实用神经病学

（第五版）

名誉主编·史玉泉

主　　编·吕传真　周良辅

副 主 编·毛　颖　洪　震
　　　　　赵重波　董　强

学术秘书·王　亮　陈　亮

上海科学技术出版社

图书在版编目（ＣＩＰ）数据

实用神经病学 / 吕传真，周良辅主编. -- 5版. --
上海 ： 上海科学技术出版社，2021.7(2023.4重印)
　ISBN 978-7-5478-5071-8

　Ⅰ. ①实⋯ Ⅱ. ①吕⋯ ②周⋯ Ⅲ. ①神经病学
Ⅳ. ①R741

中国版本图书馆CIP数据核字(2020)第163895号

实用神经病学（第五版）
主编　吕传真　　周良辅

上海世纪出版（集团）有限公司 出版、发行
上海科学技术出版社
(上海市闵行区号景路 159 弄 A 座 9F - 10F)
邮政编码 201101　　www.sstp.cn
浙江新华印刷技术有限公司印刷
开本 889×1194　1/16　印张 81.5　插页 24
字数 3 450 千字
1978 年 1 月第 1 版
2021 年 7 月第 5 版　2023 年 4 月第 2 次印刷
ISBN 978 - 7 - 5478 - 5071 - 8/R・2175
定价：480.00 元

内容提要

本书是由复旦大学附属华山医院、复旦大学附属中山医院、上海交通大学医学院附属仁济医院、上海交通大学医学院附属瑞金医院、上海交通大学附属第一人民医院的近百位专家共同编写的大型神经病学临床参考书。

本书分为四篇。总论部分介绍神经系统疾病的诊断与检查技术、基础知识及近年的新进展；症状篇以神经系统症状为切入点，介绍其诊断与鉴别诊断；"中枢神经系统疾病，周围神经""神经肌病及其他"两篇则以解剖部位为主线，以疾病机制为分类依据，介绍神经系统疾病的病因、发病机制、临床表现、诊治方法等。本书采用神经内外科整合的视角，以纵向思维与横向思维相结合的编写方式，注重对学科新技术、新理论的梳理及对国内外临床实践指南的介绍，使本书内容紧跟学科发展，从而为读者提供科学、实用、前沿、权威的临床指导。

本书的读者对象为神经内科和神经外科专科医师、进修医师及研究生，亦可供其他临床学科医师、基础学科研究人员使用。

编者名单

名誉主编·史玉泉

主　　编·吕传真　周良辅

副 主 编·毛　颖　洪　震　赵重波　董　强

学术秘书·王　亮　陈　亮

作　　者（按所在单位及姓氏笔画排序）

复旦大学附属华山医院

丁　玎	丁正同	丁宏岩	于　欢	万伟国	马春来	王　坚	王　亮
王　晨	王　毅	王恩敏	王镛斐	车晓明	毛　颖	方　堃	尹　波
孔艳艳	卢家红	田彦龙	史玉泉	史朗峰	付建辉	吕传真	朱　巍
朱国行	朱剑虹	朱雯华	乔　凯	全　超	邬剑军	刘丰韬	刘正言
刘兴党	刘晓东	刘强强	孙　艸	孙一忞	寿雪飞	李　翔	李士其
李振新	李海庆	李培良	肖保国	吴　毅	吴劲松	冷　冰	汪　寅
宋剑平	张　军	张　荣	张　祥	张　超	张晓龙	张晓硌	陆　珺
陈　亮	陈　琳	陈　澍	陈　嬿	陈向军	陈灵朝	陈衔城	林　洁
罗苏珊	岳冬日	周　磊	周良辅	郑舒聪	赵重波	赵倩华	胡　锦
胡超平	钟　平	钟俊杰	洪　震	宣丹旦	宫　晔	姚　瑜	秦智勇
袁　强	耿道颖	顾晰丽	徐　铭	徐　斌	徐纪文	徐麦玲	奚剑英
栾世海	郭起浩	唐一麟	唐镇生	黄　翔	曹文杰	崔　梅	章　悦
董　强	韩　翔	程　忻	谢　嵘	虞培敏	鲍伟民	蔡　爽	管一晖
潘　力	薛　愉						

复旦大学附属中山医院
丁　晶　汪　昕

上海交通大学医学院附属仁济医院
王　勇　王智樱　江基尧　杜芸兰　邱永明　张　瑛　陆钦池　苗　玲
周至宜　郑　彦　钟春龙　施国文　耿介立　钱可久　徐　群　郭明光
郭智霖　梁玉敏　董　青　潘元美

上海交通大学医学院附属瑞金医院
包映辉　孙青芳　沈建康

上海交通大学附属第一人民医院
刘耀华　齐向前　张桂运　赵耀东　侯典琦　顾连平　郭建毅　楼美清
薛亚军

前 言

　　《实用神经病学》是一本以服务临床为宗旨的介绍神经系统疾病(包括神经内科和神经外科疾病)的大型参考书。本书自 1978 年 1 月首次发行以来,已于 1994 年、2004 年和 2014 年先后修订和再版。第四版发行以来,亦已有五次印刷,得到了广大读者的认可和支持,编者对此衷心感谢。

　　近年来,神经病学发展非常迅速,包括神经影像学的新发展,分子显像的应用,分子生物学在神经疾病诊断中的广泛开展和应用,对神经疾病新的认识和界定,许多神经谱系病的提出,以及许多神经疾病的诊断标准、治疗措施的更新等。为了适应发展、更新知识,我们组织了复旦大学附属华山医院、复旦大学附属中山医院、上海交通大学医学院附属仁济医院、上海交通大学医学院附属瑞金医院和上海交通大学附属第一人民医院的神经内科、神经外科专家,对《实用神经病学》进行了修订。

　　第五版《实用神经病学》仍坚持以实用为宗旨,保持原有风格,但在编排和内容中作了相当比例的更新和调整。第一,将本书原有的三篇改为四篇,将原来的"各论篇"调整为第三篇"中枢神经系统疾病"和第四篇"周围神经、神经肌病及其他"。第二,增补和调整了部分章节内容:在第一篇中独立增设了 SPECT 和 PET 节,神经药理中补充了免疫抑制剂在神经系统疾病的合理使用;第二篇中增加了正常压力脑积水;第三篇中增设了神经系统退行性疾病,将肌萎缩侧索硬化和痴呆列入其中,将染色体病和线粒体病纳入了遗传性疾病;第四篇中增设了神经康复。第三,增加了神经系统新疾病、新概念和新治疗途径的相关内容:在新理论和新概念中增加了导航、脑机接口的临床应用;中枢神经系统疾病中的脑血管疾病有了较大调整,增加了静脉溶栓、介入治疗和脑小血管病,中枢神经系统炎症性疾病中新增了自身免疫性脑炎和神经结节病;第四篇的神经-肌肉接头病与骨骼肌疾病修订了以往许多老概念,更新了分类、诊断依据和治疗措施。

　　由于神经科学发展的日新月异,对神经系统疾病认知的飞速进步和更新,以及编写者学识水平和表达水平的限制,本书定有诸多不足或有误之处,恳请广大读者斧正。

编者

2020 年 12 月

前 言

目　录

第一篇　总　　论

第一章　神经疾病的诊断方法与流程

钱可久

第一节　病史的采集和一般检查

一、病史的采集

在神经系统疾病的诊断中，病史的采集是十分重要的步骤。一份正确、全面、系统的病史，经过科学的分析后对神经系统疾病的定位、定性诊断与及时、妥善的防治可以起很大的作用。

（一）主诉

主诉即患者就医的原因和主要诉述，一般包括其主要症状和病程时间。

（二）现病史

现病史是主诉的扩大叙述，系病史中最重要的部分。现病史应包括每个症状发生的时间、方式和性质，有无明显的致病或诱发因素，症状的进行、发展或消失，既往治疗的方法、经过及其效果，病程是稳定、缓解还是恶化，各个症状的相互关系及其与环境的关系。

下列几种症状是神经系统疾病最常见的表现，如果存在，需要重点描述，如疼痛（包括头痛）、抽搐、瘫痪、麻木、眩晕及各种脑神经障碍症状（视力障碍、口眼歪斜、耳聋、耳鸣、进食咳呛、构音不清等）。有关营养、言语、睡眠、意识和精神障碍等情况均在询问之列。

（三）过去史

过去史对病因及鉴别诊断具有重要意义。必须问其生长和发育情况、职业和工作性质、个人嗜好、可能与现病史有关的各系统过去疾病等。妇女需加问月经史和生育史。

（四）家族史

特殊的遗传性疾病，如遗传性家族性共济失调、肌营养不良等往往有明显的家族史。对于家族中有无和患者疾病有关的癫痫、肿瘤、周期性瘫痪、偏头痛等病史也应注意。此外，尚应询问父系亲属中有无近亲婚姻。

二、一般检查

神经症状常是全身性疾病的一部分表现。神经系统病变有时和其他系统病变同时存在，或有重要的因果关系，因此不能忽视全身体检。关于全身体格检查和实验室检查的要求、程序和方法，可参阅内科诊断学方面专著，本书仅对与神经系统疾病关系比较密切的部分作扼要的叙述。

（一）头部与颈部

1. 头颅　观察头的形状、对称性、大小及有无畸形和发育异常。如脑积水、大头、小头、尖头、外形不对称和异常，有无肿胀或肿痛、额骨增生、佝偻病畸形、凹陷、瘢痕、手术切口和最近外伤征象。对婴儿还应测量头围。触诊应该触摸有无压痛区、瘢痕、畸形、陈旧性骨折、凹陷，或者开颅术的后遗症。婴儿应注意囟门的大小、闭合情况；儿童可因颅内压增高而有骨缝分离、囟门膨隆。如果有手术后颅骨缺陷，应该注意膨隆度。某些颅外动脉的缩窄或膨胀对诊断头痛和颞动脉炎有重要意义。在婴儿和儿童有脑积水时叩击颅骨有空瓮音，称 Macewen 征。听诊也可提供信息，在血管瘤、动脉瘤、动静脉瘘、新生物压迫大动脉、脑或颈动脉硬化斑部分阻塞等情况下，在其上方可听到杂音。透光试验对儿童脑积水常有诊断价值。

2. 面部　观察有无口眼歪斜，先天畸形可见到面-脑血管瘤病的血管色素斑、结节硬化症的皮脂腺瘤、偏侧萎缩症的皮下组织萎缩等。

3. 五官　注意眼部有无眼睑肿胀、睑下垂、突眼、眼球下陷、眼周瘀青、巩膜黄染、结膜炎、角膜老年环和见于肝豆状核变性的色素沉积环、葡萄肿、虹膜炎和白内障。注意耳部外形，有无脓血渗出、乳突按痛。鼻部应观察外形，有无畸形，有无鼻出血、鼻溢、鼻旁窦部位按压痛。口部注意口唇颜色（苍白或发绀）、溃疡、唇裂和疱疹样病变。检查牙齿应注意外形和口腔卫生情况及牙龈变化（包括增生、脓漏、发红、出血和铅线等）。舌的颜色很重要，另应注意有无沟裂、舌乳头萎缩或肥大、舌苔形状、黏膜斑和瘢痕。恶性贫血舌表现为光滑和透亮，伴蕈状和丝状舌乳头萎缩、发红和无苔；在糙皮病和烟酸缺乏中舌表现为光滑、舌乳头脱屑和萎缩，在急性期呈猩红色和肿胀，但在慢性或轻度缺乏时舌乳头呈蕈样,舌也不太红;在维生素 B_1 缺乏症中舌光滑、发亮、萎缩和发红;在维生素 B_2 缺乏时舌乳头扁平、紫色或品红状,可同时有唇病伴口角裂。维生素 C 缺乏可致牙龈增生,苯妥英钠也可致牙龈增生。另外还应注意舌在口腔内和伸出口腔时有无偏斜。

4. 颈部　注意检查颈部的淋巴结、甲状腺有无肿块或增大,有无畸形、压痛、强直、歪斜,或其他姿势畸形、不对称、外形的改变,活动时有无疼痛。在脑膜刺激征时可有颈强直、头后仰和角弓反张。斜颈的特征是头和颈斜向一侧,颈的歪斜也可因某些眼肌瘫痪所致,颈椎关节炎可使颈活动受限。在 Klippel-Feil 综合征(颈椎融合症)和扁平颅底则颈变短、变阔,运动受限,发线降低。颈部畸形也见于癔症。注意双侧颈动脉搏动,有无异常或不等。听诊应注意有无血管性杂音。

(二)躯干

1. 胸部　观察胸廓有无畸形,呼吸动作是否对称、有力。心、肺的检查同内科学,也需触摸腋下淋巴结有无肿大。

2. 腹部　触摸腹部是否柔软,有无肝、脾肿大或其他肿块。同时注意腹股沟有无压痛和淋巴结肿大,阴囊有无溃疡及肿块。

3. 背部　观察有无异常和畸形,姿势或发育有无异常;脊柱在做主动弯曲、伸直和侧向运动时有无受限;脊柱有无前凸、后凸和侧凸。触诊检查注意有无结构上的异常,关节有无压痛,肌肉有无痉挛;叩击每个棘突,观察有无局部疼痛或压痛。在脊柱有骨折和新生物时可有明显驼背;患肌营养不良时则有腰椎前凸;患灰质炎、脊髓空洞症或 Friedreich 共济失调时,常有脊柱侧凸。患关节强直性脊柱炎时可有脊柱畸形、疼痛、压痛和强直。患坐骨神经痛和腰椎间盘突出症时可有脊柱局部强直伴轻度侧凸或正常曲度的消失。下背部皮肤有凹陷、异常毛发生长,或触摸到异常时,应疑有隐性脊柱裂或脊膜膨出。肩胛骨异常或后突有时可见于肌营养不良。

(三)四肢

观察四肢有无陈旧性骨折、关节僵硬、肌腱挛缩、关节活动过度,及杵状指、骈指、多余指、蜘蛛状指等畸形;观察双侧肢体发育是否对称;注意肢端颜色和温度。触摸桡、足背等动脉的搏动,必要时测量并比较双侧血压。

(四)皮肤和毛发

观察有无皮肤的异常,如多发性肿瘤、色素斑块、毛细血管扩张、紫癜、压疮、痤疮、带状疱疹、溃疡、局部萎缩等。注意皮肤的粗细程度、颜色深浅和出汗多少,抚摸有无硬皮病的过紧、松皮病的过松和囊虫病的皮下结节。观察毛发分布情况,有无脱发、早白和多毛症。

第二节　神经系统检查

一、意识

意识障碍一般分为意识模糊-朦胧状态(twilight state)、谵妄(delirium)、嗜睡(drowsiness)、昏睡(slumber,stupor)、昏迷(coma)等。

1. 意识模糊-朦胧状态　意识的清晰度降低,意识范围缩小,患者认错人和事,出现错觉或片断幻觉,恐惧或激惹,或呈恍惚状态,此后可进入谵妄状态。

2. 谵妄　意识清晰度显著降低,患者出现丰富的视幻觉、视错觉,呈现紧张、恐惧、烦躁不安、行为紊乱及定向力障碍、叫喊、冲动、伤人损物或自伤等。

3. 嗜睡　患者长时间处于睡眠状态,刺激后能被唤醒,醒后反应迟缓、注意力不集中。刺激停止后又进入睡眠状态。

4. 昏睡　反复的强刺激才能唤醒。醒后能睁眼,能作简单回答,言词含糊不清,常答非所问,很快又进入睡眠。

5. 昏迷　貌似睡眠状态,对外界各种刺激及自身的生理需求完全不能感知。不能被唤醒,脑电活动没有睡眠和觉醒周期。深昏迷时,各种反射,包括角膜反射、瞳孔对光反射、咽反射及腱反射均消失,肌张力降低。

昏迷的程度通常按 Glasgow-Pittsburgh 评分。表 1-1-2-1 为英国 Glasgow-Pittsburgh 昏迷观察表(1978),供参考。

表 1-1-2-1　Glasgow-Pittsburgh 昏迷观察评分表

指标	评分	指标	评分
Ⅰ.睁眼动作		3.两侧反应不同	3
1.自动睁眼	4	4.大小不等	2
2.言语呼唤睁眼反应	3	5.无反应	1
3.痛刺激后睁眼反应	2	Ⅴ.脑干反射	
4.对疼痛刺激无睁眼反应	1	1.全部存在	5
Ⅱ.言语反应		2.睫毛反射消失	4
1.有定向力	5	3.角膜反射消失	3
2.对话混乱	4	4.眼脑、眼前庭反射消失	2
3.不适当的用语	3	5.上述反射均消失	1
4.不能理解语言	2	Ⅵ.抽搐	
5.无言语反应	1	1.无抽搐	5
Ⅲ.运动反应		2.局限性抽搐	4
1.能按吩咐做肢体活动	6	3.阵发性大发作	3
2.肢体对疼痛有局限反应	5	4.连续大发作	2
3.肢体有屈曲逃避反应	4	5.松弛状态	1
4.肢体异常屈曲	3	Ⅶ.自发性呼吸	
5.肢体直伸	2	1.正常	5
6.肢体无反应	1	2.周期性	4
Ⅳ.瞳孔对光反应		3.中枢过度换气	3
1.正常	5	4.不规则/低呼吸	2
2.迟钝	4	5.无	1

表 1-1-2-1 中七大项的总分为 35 分,最差为 7 分,最好为 35 分。

6. 持续性植物状态(persistent vegetative state,PVS)　植物状态是一种临床特殊的意识障碍,主要表现为对自身和外界的认知功能完全丧失,能睁眼,有睡眠-醒觉周期,丘脑下部脑干功能基本保存。上述状态如持续 1 个月以上即可诊断为持续性植物状态,但在日本大多主张以 3 个月为界限。

7. 闭锁综合征　为一种特殊类型的意识障碍,其诊断标准为:①能持久睁眼(应排除双侧睑下垂);②检查可发现患者有认知活动;③失声或严重发声低下;④四肢瘫痪或不全瘫痪;⑤患者可通过眼球的垂直运动或眨眼示意。

二、脑神经

脑神经的检查是神经系统检查中的一个重要部分。脑神经障碍往往是神经系统疾病中最早出现的症状，它也发生于许多全身性疾病中一支或多支脑神经损害者，尤其是结合其他神经体征时，对疾病的定位诊断具有重要意义。

（一）嗅神经（Ⅰ）

用挥发油或含挥发油的物质，如松节油、肉桂油、杏仁，甚至牙膏、香烟等进行检查。检查时要两侧鼻孔分开检测。将对侧鼻孔填塞，请患者闭目，用力嗅闻，讲出气味的名称或作出比较。有些物质如醋酸、氨水、乙醇、薄荷、甲醛等，因同时刺激三叉神经末梢，故不能用作嗅觉试验。有鼻腔炎症或阻塞时，也不能作此检查。

（二）视神经（Ⅱ）

1. 视力　测定远视力和近视力。

2. 色觉　大多数的色盲系先天性异常，但在视觉通路上的病变和在失认症中也可能发生对颜色辨认的障碍。检查时可用色盲检查图，或应用不同颜色的纸、线等。

3. 视野　常见的测定方法有：① 对向法；② 视野计；③ 盲点计。

4. 眼底　眼底检查应在不散瞳的情况下进行，以免影响对瞳孔反射的观察。检查时应注意视神经乳头的形态、大小、色泽、隆起、边缘等；血管的粗细、弯曲度，动、静脉粗细比例，动、静脉交叉处情况等；视网膜的水肿、出血、渗出物、色素沉着、结节和剥离等。

正常的视神经乳头为卵圆形，呈淡红色，有清晰的边缘和中央凹陷（生理凹陷）。外围常有一圈色素沉积。边缘上也偶有白色带鞘纤维。视神经乳头的病理变化主要为水肿和萎缩。视网膜动脉与静脉的正常粗细比例为2：3。在动脉硬化症中，动脉管腔缩小，反光增强；静脉和动脉交叉处出现压迹；严重时动脉僵直，壁外白色纤维呈银丝状。在中央动脉栓塞中，动脉狭细，静脉变淡，整个视网膜苍白、水肿。在中央静脉血栓形成中，静脉高度怒张，视网膜充血、出血。在无脉症中可见视神经乳头周围有花环的动静脉吻合。

视网膜可因各种疾病引起出血，诸如急性颅内压增高、脑出血、蛛网膜下腔出血、视网膜静脉血栓形成、视网膜损伤、眼部感染、糖尿病、肾病、血液病等。视网膜血管畸形和动脉瘤也偶可发现。黑色素沉着则为各型视网膜脉络膜炎的特征。在全身性粟粒性结核及结核性脑膜炎时，可在视网膜上看到散在的大约有半个视神经乳头大小的圆形、黄灰色结核结节。

（三）动眼神经（Ⅲ）、滑车神经（Ⅳ）、展神经（Ⅵ）

对动眼、滑车、展神经的检查包括眼睑、眼球突出度、瞳孔、瞳孔反射、眼球位置、眼球运动和眼的异常运动等部分。

1. 眼睑　注意睑裂是否对称。正常成人的上睑边缘覆盖角膜上部1～2 mm，睑裂变小常提示一侧的睑下垂、对侧的面瘫，或因复视而主动地遮盖一侧瞳孔。请患者用力睁眼或闭眼即可判明。因颈交感神经麻痹所致的睑下垂也称为假性睑下垂，因为用力时仍可完全上抬。真性睑下垂可因动眼神经瘫痪、重症肌无力、肌营养不良所致，或属于先天性。双侧睑裂增大可能是由于甲状腺功能亢进症（甲亢）或双侧突眼引起。

2. 眼球突出度　眼球可因不同的病因而致前突或下陷。下陷多因眼球病变产生眼萎缩而引起，偶尔亦见于颈交感神经麻痹综合征（Horner综合征）。双侧突眼原因可为恶性突眼症、狭颅症、良性颅内压增高、多发性眶内肿瘤等。单侧突眼也可见于甲亢，但更多地提示眶内或颅内病变，后者如蝶骨嵴脑膜

瘤、海绵窦血栓形成。在颈内动脉海绵窦瘘时，不但有单侧搏动性突眼，且可在眼球上听到杂音。突眼的程度可用突眼计测定。

3. 瞳孔　应注意瞳孔的大小、形状、位置和是否对称。正常人在一般光亮度中瞳孔直径为3～4 mm，小于2 mm者称为瞳孔缩小，大于5 mm者为瞳孔扩大。双侧瞳孔缩小可见于婴儿、老年、动脉硬化、吗啡中毒、脑桥病变、梅毒、糖尿病、左旋多巴过量、深昏迷、颅内压增高、先天性瞳孔扩大肌缺失，以及睡眠状态等。单侧瞳孔缩小见于动眼神经受到刺激、颈交感神经阻断、角膜和眼内异物等。双侧瞳孔扩大可见于中脑病变、脑缺氧、疼痛、恐惧、甲亢、深昏迷、阿托品中毒、先天性异常等。单侧瞳孔扩大，可由于天幕裂孔疝、动眼神经损伤，或颈交感神经受到刺激引起。眼球外伤和视力下降也可使瞳孔扩大。在强直性瞳孔中，往往一侧扩大。正常人瞳孔可有轻度大小的波动，明显的变化称为虹膜震颤，可由于交感与副交感神经不平衡、脑干损伤，或颅内占位病变、中毒、癫痫等所致。

正常瞳孔应为圆形，边缘整齐。卵圆、不规则、切迹、锯齿等情况可见于虹膜睫状体炎、虹膜前或后粘连、损伤、手术后和先天异常。这些局部病变也常影响瞳孔的大小及其反射。

15%～20%的正常人瞳孔有轻度不对称。双侧瞳孔大小明显不对称，提示一侧有大小或形状的改变。不对称也可见于视觉通路或反射通路中的病变，以及强直性瞳孔、梅毒和脑炎等。

4. 瞳孔反射

（1）光反射：光反射的反射弧由6个神经元组成：① 视网膜的视杆细胞和视锥细胞；② 视网膜的双极细胞；③ 视网膜的神经节细胞，其轴突通过视神经到达顶盖前区；④ 顶盖前区的神经元；⑤ 动眼神经副核（Edinger-Westphal核，艾-魏核）；⑥ 睫状神经节细胞，由此至瞳孔括约肌（图1-1-2-1）。因为一侧的顶盖前区与双侧的动眼神经副核联系，故一眼受光时不但引起该侧瞳孔的收缩（直接光反射），也使另一侧的瞳孔收缩（间接或交感光反射）。

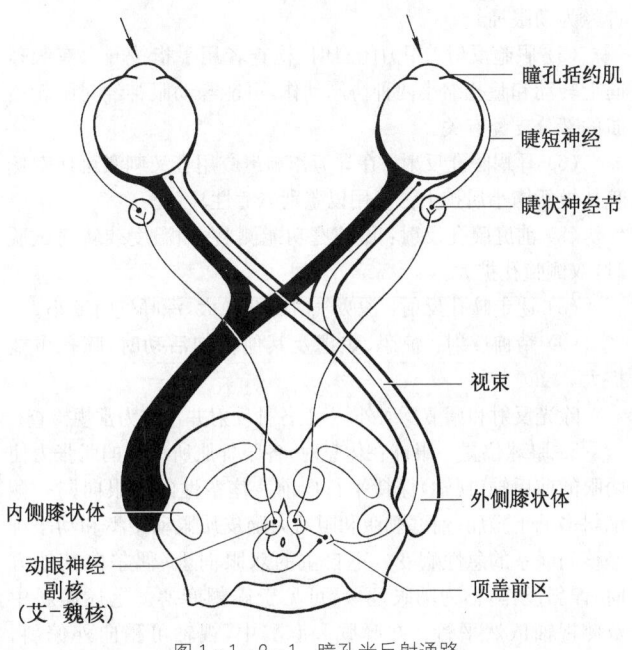

图1-1-2-1　瞳孔光反射通路

检查时请患者向光亮处注视，检查者用手掩盖其双眼，然后交替地移开一手。也可用电筒照射其瞳孔，但需避免让患者

向电筒注视而产生调节反射,或光亮过强而产生精神反射。需注意检查侧(直接)和对侧(间接)是否收缩和是否敏捷与持久。检查侧有视神经障碍时,双侧瞳孔均不收缩,或反应迟钝而不持久;有动眼神经障碍时,直接对光反射消失,但对侧瞳孔间接对光反射仍存在。

(2)调节和辐辏反射:请患者先向远处平视,然后注视放在眼前仅数厘米远的物件。注意其瞳孔收缩情况。如果患者失明,可再做眼球会聚(辐辏)动作。单纯的调节反射缺失可见于白喉性周围神经损害和脑炎。

在阿-罗(Argyll-Robertson)瞳孔中,光反射缺失,而调节反射存在,视力正常。典型的病例还包括瞳孔缩小、双侧不对称,虹膜萎缩,睫脊反射和心理反射缺失,阿托品散瞳作用减弱等。本征可见于神经梅毒、糖尿病、脑炎、脑外伤、中脑附近肿瘤、多发性硬化、酒精性脑病、脊髓空洞症等。其病理部位尚未肯定,以中脑顶盖前区或双侧睫状神经节较为可能。

强直性瞳孔(Adie瞳孔)表现为瞳孔(常为一侧)扩大,直接或间接光反射缺失,但在持续亮光下缓慢地收缩,在暗室中缓慢扩大。调节反射也较为缓慢,可能要在长达 5 min 的潜伏期后发生。瞳孔的大小也常自发地波动。用几滴 0.1% 匹罗卡品滴眼,即可使瞳孔收缩,而对正常瞳孔无效。

扩大而固定的瞳孔,对光反射和调节反射全无反应者,最多见于动眼神经麻痹;在短期内产生者,往往提示小脑幕疝的发生。此外,眼球损伤、青光眼、先天性梅毒、松果体肿瘤、癔症、木僵型精神分裂症和阿托品中毒者都能产生。

(3)睫脊反射:对颈部皮肤的疼痛刺激可引起同侧瞳孔的轻度扩大。传入神经为颈神经,传出神经为颈交感神经。颈交感神经麻痹时此反射消失,交感神经的中枢通路(脑干)损害时此反射减退。

(4)眼瞳反射:对角膜、结膜或眼睑的疼痛刺激引起双侧瞳孔短暂的扩大继以持续地缩小。传入神经为三叉神经,传出神经为动眼神经。

(5)眼睑反射:用力闭目时(检查者用手指拨开),有眼球向上转动和瞳孔缩小两种协同动作,可能与动眼神经对眼轮匝肌的部分支配有关。

(6)耳蜗瞳孔反射:在耳旁作响声或用音叉刺激可使双侧瞳孔短暂缩小后扩大。可用以鉴别癔症性耳聋。

(7)前庭瞳孔反射:做前庭功能测验,如温度或转椅试验时,双侧瞳孔扩大。

(8)迷走瞳孔反射:深吸气时瞳孔扩大,深呼气时缩小。

(9)精神反射:惊恐、焦虑及其他精神活动时,瞳孔可扩大。

除光反射和调节反射外,以上各种反射并不作为常规检查。

5. 眼球位置　眼球在休息时,各眼外肌所维持的肌张力使两眼的前后轴(视轴)保持平行向前。痉挛性的双眼向同一侧偏斜多见于癫痫、前庭刺激和阻断大脑皮质眼动中枢和动眼神经核间联系的急性病变。不自主的双眼向上(偶尔向其他方向)偏斜发作,称为动眼危象,可见于震颤麻痹。上述偏斜中双侧视轴依然平行。在睡眠和麻醉中,视轴可稍向外偏斜。在小脑病变中,偶尔发生歪斜性眼球偏斜,一侧向内下方,另一侧向外上方。眼球注视或转动时视轴不平行称为斜视,共同性斜视多因屈光不正或弱视引起,可参考眼科学著作。瘫

痪性斜视是由于一个或数个眼外肌瘫痪所致的拮抗肌过强,检查眼球动作时即可鉴别。共同性斜视眼的运动不受限,一般也无复视的感觉。

6. 眼球动作　眼外肌有上、下、内、外 4 个直肌和上、下 2 个斜肌,其解剖部位见图 1-1-2-2。眼球活动依靠 6 对眼外肌的活动而能顾盼自如,但由于眼肌在眼球上的解剖部位而使眼球在不同的眼位时眼肌所起的作用不一样,我们应把原位眼(正视时)的眼外肌生理作用和非原位眼(诊断眼位)的眼外肌最大作用区分开来。原位眼的眼外肌生理作用见图 1-1-2-3A。

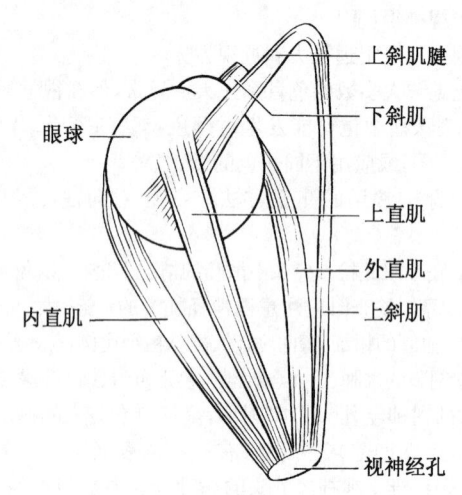

图 1-1-2-2　眼外肌(右侧)

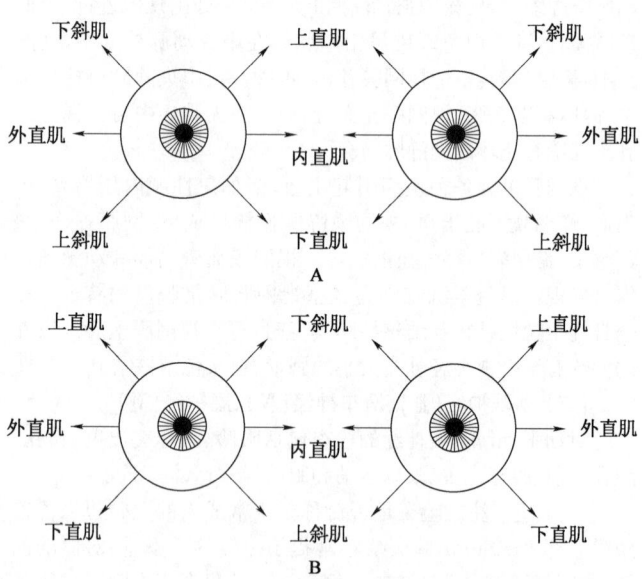

图 1-1-2-3　眼球动作方向
A. 原位眼眼外肌生理作用;B. 诊断眼位眼外肌最大作用。

为了方便观察某一眼外肌的最大作用,也更易于发现某一眼外肌的麻痹,作出 6 个诊断眼位(图 1-1-2-3B)。外展主要为外直肌功能,内收为内直肌功能;转向外上方为上直肌功能,外下方为下直肌功能,内上方为下斜肌功能,内下方为上斜肌功能。根据这 6 个诊断眼位观察眼球受限方向,与眼外肌作用方向对照,可以简单、便捷地查出某一条眼外肌瘫痪。

内、外直肌在水平方向的运动中,其生理作用即等于最大

作用,两者无区别。但上、下直肌和上、下斜肌在斜向运动中两者的作用则完全不同。例如在原位眼时的右上斜肌麻痹表现为右眼偏上,实际上是因拮抗肌(右下斜肌)失去对抗,使右下斜肌的功能充分明显,而产生眼球上转。当眼球内收 51°位时,上斜肌使眼球内下转的作用较大,也就是它的最大作用,所以其麻痹时,眼球内下转动受限最显著。因此要了解有无上斜肌麻痹,可嘱患者将眼内收 51°位时,再嘱其眼球向内下方视,即可发现其眼球活动受限。

根据上述原理,检查患者眼球运动可嘱患者两眼注视眼前 30~40 cm 处一小灯光或手指,然后将灯光或手指向左、右、左上、左下、右上、右下 6 个诊断眼位方向移动,观察眼球运动范围是否受限。根据眼外肌的最大作用图即可判断某一眼外肌受累。

(1)单眼运动:眼球内转时应水平地向鼻侧转动,瞳孔内缘应到达上、下泪点连线,内直肌功能亢进则超过此线;如果眼球不是水平地而是向上方移动,则可肯定该眼的下斜肌功能亢进;如果向内下稍移位,同时向上方运动受限,应怀疑有下斜肌麻痹。眼球外转时,应水平地向颞侧移动,角膜外缘应达到外眦部,同时注意有无向上或向下移位趋势。外直肌功能亢进时,角膜外缘进入外眦部,不足时则达不到外眦部,颞侧巩膜部分暴露,应记录角膜外缘与外眦部的距离(mm)。

(2)双眼运动:依照眼外肌的 6 个注视方位检查双眼的运动是否同步、平行和协调,有无功能亢进或减弱现象;眼球转动时,睑裂有无改变;在作直上或直下注视、看近和看远以及更换注视眼时,偏斜程度有无改变。

在轻微的眼肌瘫痪中,有时仅能发现复视。双眼复视是注视时目的物的映像不能同时投射到双侧黄斑区的结果。由于视网膜和枕叶皮质间有着固定的空间定位关系,不对称的视网膜视觉刺激在皮质上引起两个映像的冲突,不能融合,其中来自一侧黄斑区者为目的物的真像,如图 1-1-2-4A,右眼因外直肌瘫痪而向内斜视。注视 O 点时,左眼投射到黄斑区(M)而产生真像,右眼投射到黄斑鼻侧的 a 点而产生假像。由于正常时视网膜的鼻侧接受颞侧视野的投影,在患者看来假像处于真像的右侧,即外直肌收缩的方向。又如图 1-1-2-4B,右眼内因直肌瘫痪而向外斜视,目的物映像落在视网膜颞侧的 b 点上而产生假像。由于正常时该部分视网膜接收鼻侧视野的投影,在患者看来假像处于真像的左侧。a 的假像处于患眼的同侧,称为同向性复视;b 的假像处于患眼的对侧,称为交叉性复视。但均有一共同规律,即假像的偏离总是处于瘫痪肌应起作用的方向上。当患者向某个方向移动双眼而出现复视时,处于外围的映像必然是假像;随着移动幅度的增大,两像间的距离也相应加宽。

除内、外直肌外,其他眼外肌的功能并非单纯直线作用,假像和真像间也时常偏斜、成角,所以复视有几种类型,包括水平型、垂直型、轮旋型和混合型(图 1-1-2-5)。

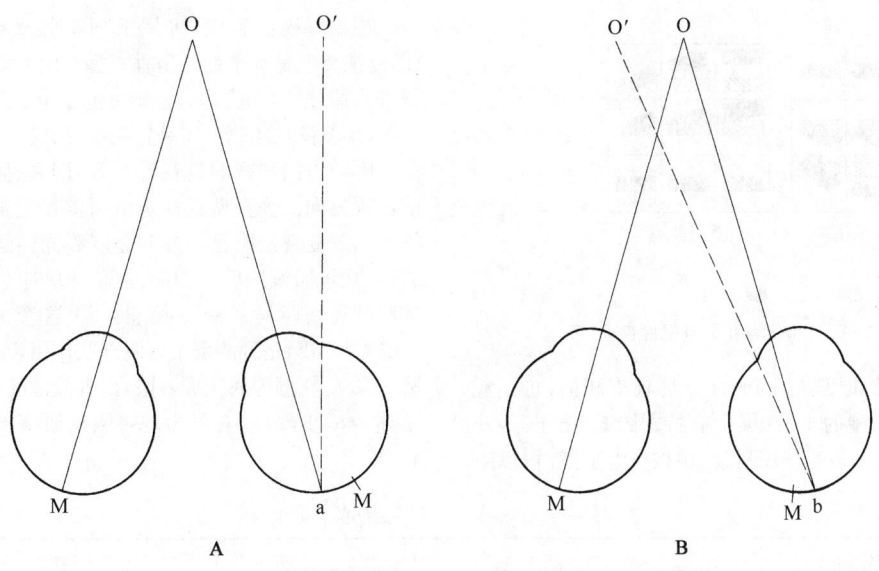

图 1-1-2-4 复视的产生

A. 右眼内斜;B. 右眼外斜。M:黄斑区;O:目的物;O':假像。

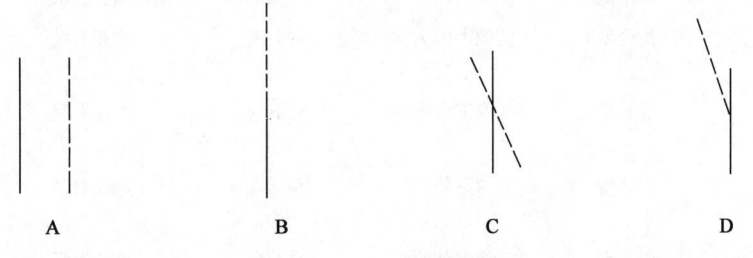

图 1-1-2-5 复视类型图

A. 水平型;B. 垂直型;C. 轮旋型;D. 混合型。——真像;--- 假像。

最简便的复视检查方法是在患者一侧眼前置一红色镜片，然后注视 75 cm 或 1 m 远处的燃烛，或用一个 10 cm 长的电光灯。长的亮光可使患者易于辨别影像倾斜的情况，有利于复视的分析和诊断。患者若有复视，则见一红灯（红烛）和一白灯（白烛）；若仅见一白或一红灯（烛），则表示一侧视网膜的影像受到抑制；若见粉红色单影则表示患者无复视。检查时患者的头和脸必须正位，不得转动，只许转动眼球。令患者用手指或用一根棍指出复像的位置和距离。最好能在各注视方向 20°内而不要在眼肌作用的最远视野检查。因为越向麻痹肌的作用方向，复视越大，可能有一物影看不见了。复视表的记录方法最好能按患者所见的复视像记录，这样分析比较容易。

除上述复视检查之外，还有用 Lancaster 屏（图 1-1-2-6）或 Hess 屏作复视检查。用 Lancaster 屏检查时，患者需戴红、绿互补的（右眼红色，左眼绿色）镜片，用红、绿互补色的投射杆灯各一个。戴红片的眼球只能看见红杆，看绿灯是黑的；戴绿镜片的眼球只能看见绿色杆灯，看红灯是黑的。在暗室中，检查者手持红灯（患者用右眼看，因右眼戴红镜片），投射在 Lancaster 屏上，令患者把手持的绿色杆灯（左眼看）重叠在红色杆上。从这两根杆灯之间的差距就可看出复像之间的距离和倾斜情况。正常眼注视时，测量的是原发偏斜；将眼镜反过来戴时，则测量的是继发偏斜。屏上画有方格，可以直接读出距离的多少。

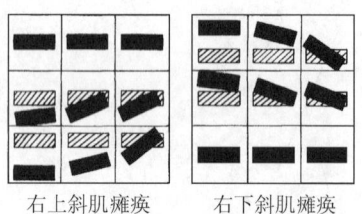

右上斜肌瘫痪　　　右下斜肌瘫痪

▨ 左眼　■ 右眼

图 1-1-2-6　Lancaster 屏复视检查法

用 Hess 屏检查的原理与 Lancaster 屏检查相同，也是戴红、绿互补色眼罩。新型的 Hess 屏上有特别图案（格子）及小孔，孔后有红色小灯泡；另有一控制盒，由检查者掌握，可以随意开关每个红亮灯泡。令患者将手持的绿色窄条管灯重叠在小红亮点上。用 Hess 屏可准确地鉴别共同性与瘫痪性斜视，并可从图案上看出瘫痪肌和痉挛肌。用 Hess 屏和 Lancaster 屏检查的优点是能同时作定性和定量测定。

复视的患者常常眯起一眼或倾斜其颈部，借以减少其不便。代偿头位是瘫痪性斜视的特征之一。患者采取代偿头位的目的是获得双眼单视或避免复视。各种代偿头位参见眼外肌瘫痪的诊断要点表（表 1-1-2-2）。检查代偿头位首先应与先天性斜颈相鉴别。眼性斜颈（ocular torticollis）时胸锁乳突肌不强硬，若遮盖一眼，则代偿头位即可消失。

Bielschowsky 征是在上斜肌瘫痪时，如果令患者把头向瘫痪眼的肩侧倾斜，则瘫痪眼必然向上移位。例如右上斜肌瘫痪，如果令患者向前注视，并把头向右肩倾斜，则右眼明显向上移位。机制为在右上斜肌瘫痪，患者的头向右肩倾斜时，右眼的内转肌（右上直肌、右上斜肌）收缩，使右眼向内旋转。正常时，右上直肌的上转作用与右上斜肌的下转作用恰好相互抵消。当右上斜肌瘫痪时，则仅有右上直肌的单独收缩，所以除了内旋之外，同时还有显著的上转运动。在右上直肌瘫痪，头向右肩倾斜时，虽然上直肌因瘫痪而不能对抗上斜肌的收缩，但后者的主要作用是内旋，因此右眼绝不会显著向上移位。所以可以用 Bielschowsky 征来鉴别上斜肌和上直肌的瘫痪。

根据复视的特点，可用下列步骤来确定瘫痪的眼外肌：① 复视类型是水平型还是垂直型，如为水平型，可能是内直肌或外直肌瘫痪，如为垂直型则可能是上、下直肌或上、下斜肌瘫痪。② 假像是同侧性还是异侧性、高或低、内旋或外旋。③ 两眼向哪一方向注视时复视最明显，即真、假两像分开距离最大的注视方向。垂直型复视是指两像在垂直方向分开最远的注视方向。复视最明显的方向是双眼同向运动中瘫痪肌作用的方向，在该肌瘫痪后，当眼球向这一方向注视时，就发生最明显的眼球运动障碍和眼球偏斜。④ 这个方向的同向运动（图 1-1-2-3B）是哪两条主要眼外肌作用，左眼是哪一条，右眼是哪一条。⑤ 假像属于哪一眼，出现假像的眼一般是病眼。利用上述分析步骤，以右眼为例将眼外肌瘫痪的诊断要点列于表 1-1-2-2。

表 1-1-2-2　右眼眼外肌瘫痪的诊断要点

瘫痪肌	眼球偏斜方向（正视时）	复视类型	虚像位置	虚像最大距离	假像消失	代偿性头位
右外直肌	右内侧	水平型	实像外侧	右视	遮住右眼	头面转向右侧
右内直肌	右外侧	水平型	实像内侧	左视	遮住右眼	头面转向左侧
右上直肌	右外下方	混合型	实像上内侧	右上视	遮住右眼	颏部抬起，面转向右侧 头倾向左侧
右下直肌	右外上方	混合型	实像下内侧	右下视	遮住右眼	颏部下沉，面转向左侧 头倾向右侧
右上斜肌	右内上方	混合型	实像下外侧	左下视	遮住右眼	颏部下沉，面转向右侧 头倾向左侧
右下斜肌	左外下方	混合型	实像上外侧	左上视	遮住右眼	颏部抬起，面转向左侧 头倾向右侧

长期的复视更可能受到皮质抑制而消失。复视也并非都提示眼肌瘫痪。在角膜浑浊、白内障、晶状体移位、视网膜剥离、高度散光和癔症中，可能出现单眼复视甚至几个映象。

单一或数个眼外肌的瘫痪，表现为上述的斜视、复视者，提示有神经或肌肉疾病。如为神经疾病，病变可能在神经核（核型瘫痪）或其周围纤维（核下型瘫痪）。应用反射刺激（如注视反射和前庭眼动反射）也不能改变其瘫痪状态。

检查眼球动作时，必须注意有无对应（即协调）运动的障碍。有些患者在检查眼球位置时已发现有同向偏斜；另一些则需在眼球动作时才开始呈现其缺陷。

患者可能不能主动地向一侧转动其双眼，但在注视检查者缓慢移动的手指时，或者在注视正前方的一个固定目标而检查者将其颈部向对侧旋转时，眼球仍能向瘫痪侧运动。这种情况可见于对侧的大脑随意眼动中枢及其下行纤维或同侧的脑桥侧视中枢及其联系纤维的病变。与此相反，患者的眼球随意动作可能大致正常，但不能跟随向一侧移动中的目标，这种情况见于枕叶注视中枢及其下行纤维的病变。在四叠体上丘附近的病变中患者双眼不能向上凝视（四叠体上丘综合征），或不能向下。在中脑导水管旁病变中，偶尔产生辐辏动作的瘫痪。在上述情况中，视轴在动作时保持平行，并无斜视或复视，应用反射刺激可以引出正常（或强化的）反应，称为核上型瘫痪。由于内侧纵束的病变而产生不完整的凝视瘫痪称为核间型瘫痪，有前、后两类。在前核间型瘫痪中，病变损害自凝视中枢上行到动眼神经核的纤维，患者向病侧凝视时，对侧的内直肌不收缩，但辐辏动作正常。在后核间型瘫痪中，病变损害自凝视中枢下行到展神经核的纤维，患者向病侧凝视时，同侧的外直肌不收缩，但反射刺激仍可使该肌收缩（图1-1-2-7）。

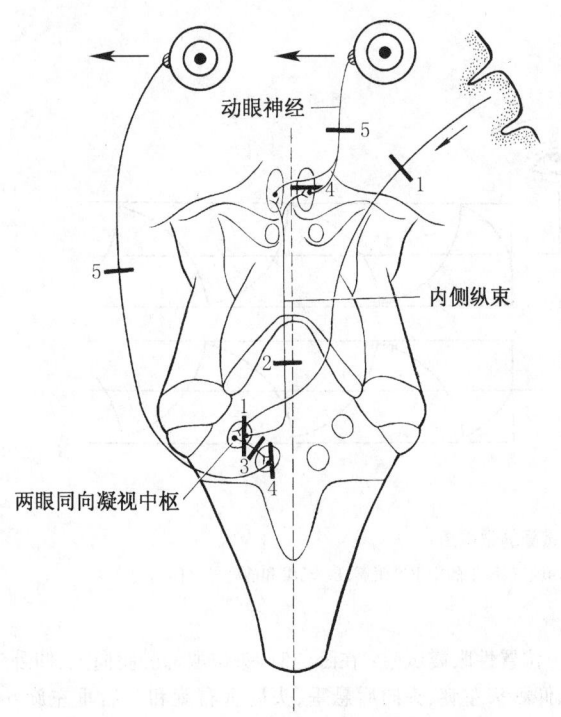

图1-1-2-7 两眼同向凝视的传导通路
1. 核上型；2. 前核间型；3. 后核间型；4. 核型；5. 核下型。

7. 眼球反射 当眼球的随意动作正常时，反射动作不易觉察，一般也无需检查。在有随意动作障碍而需要区分其类型时，则应予以注意。

（1）注视反射：利用跟随手指移动或旋转头颈的方式检查注视反射已如前述。在核上型随意动作部分受损的情况下，注视反射可能亢进；患者常需摇头或眨眼以中断注视；视野外围的刺激也可引起不自主地移动眼球去凝视。注视机构损害时，虽然视觉正常，视力却受到严重影响。

（2）耳蜗眼动反射：声响引起眼球向上或向刺激侧转动。反射弧通过腹侧耳蜗核、上橄榄核和四叠体下丘。

（3）前庭眼动反射：用冷水或温水冲洗外耳道时产生眼球偏斜或震颤，反射弧通过内侧纵束。

（4）颈肌张力反射：屈颈时眼球向上偏斜，后仰时向下，颈部侧屈时产生相反方向的眼球旋转。

8. 眼球震颤 简称眼震，是眼球的不自主、有节律的短促来回振荡。在观察眼球位置和检查其动作时即应注意是否存在震颤。眼球的位置经常受到来自视网膜、眼肌、迷路、耳蜗、深感觉、大脑皮质和小脑等冲动的影响。当发生异常的冲动时，眼球震颤即作为代偿性的眼球反射动作而出现。依据其形态，可分为：① 摆动性，来回动作的速度相等；② 冲动性，两个方向的速度不同，可分为快相和慢相，一般以快相的方向命名；③ 混合性，前视时呈摆动性震颤，侧视时呈冲动性震颤；④ 不规则性，方向、速度和幅度都不固定。依据其速度，可分为：① 缓慢，每分钟40次以下；② 中等，每分钟40～100次；③ 快速，每分钟100次以上。依据其幅度，可分为：① 细小，在5°以下，幅度1 mm以下；② 中等，5°～15°，幅度1～3 mm；③ 粗大，15°以上，幅度3 mm以上。依据其动作方向，可分为水平、垂直、旋转、斜向或混合，偶尔为前后方向。绝大多数的眼震是双侧对称同步平等的，但偶尔为分离性（即双侧互不相关）、脱节性（即双侧方向相反）或单眼性（即仅见于一侧）。临床上依据其性质分以下几个主要类型。

（1）诱发性眼震：通过某种试验或刺激方法引起的临床或实验眼震为诱发性眼震，但这种反应可为生理性的，可以在正常人身上诱发。

1）视动性眼震（图1-1-2-8A）：正常人当一系列移动中的物体在其视野中经过时，或人本身在快速行进中，外界一系列固定物体在其视野中经过时，即发生视动性眼震。检查时可用约33 cm直径的圆纸筒，外面贴满黑白相间的竖条纹，宽1～2 cm，在患者注视中先向一方，然后向另一方缓慢旋转。所产生的眼震，慢相和旋转的方向相符，快相则相反，其命名也依据快相的方向。视动性眼震牵涉视觉、皮质和皮质下的反射，其途径尚未确切明了。在同向偏盲患者中，一侧视动性眼震的缺失提示外膝状体以上的病变。但视动性眼震障碍也可见于视觉通路以外的病变，例如在一侧额叶病变中，对侧的视动性眼震（快相向对侧者）往往缺失。视动性眼震也可用来鉴别癔症性失明和判断新生儿有无视力。

2）迷路性眼震：是一种生理性反应，可以通过快速转动身体、外耳道灌冷水或热水、直流电刺激，或者压力改变等刺激半规管而引起。眼震为节律性，但眼震的方向取决于受刺激的半规管及刺激的类型。眼震的慢相方向与内淋巴流动的方向一致，而快相是发自运动中枢的对慢相的纠正运动，但眼球迅速

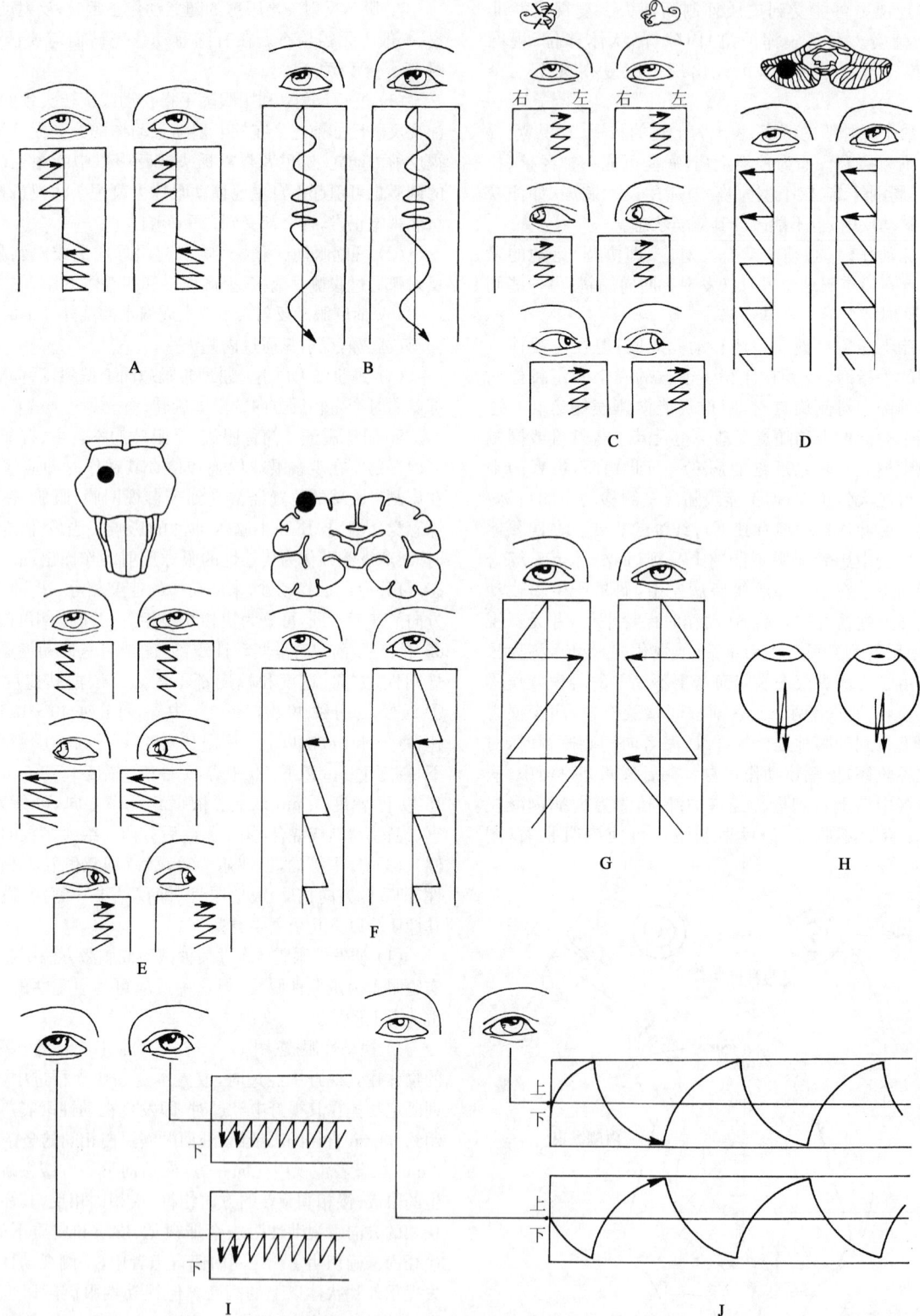

图 1-1-2-8　各种眼球震颤的眼震图

A. 视动性眼震；B. 眼性眼震；C. 前庭性眼震；D. 小脑性眼震；E. 第四脑室、脑干的中枢性眼震；F. 动眼和前庭核之间病变产生
的眼震；G. 辐辏眼震；H. 回缩性眼震；I. 下跳性眼震；J. 拉锯眼震。

恢复原位，方向与内淋巴流动方向相反。

3）体位诱发性眼震：常为病理性的，可用位置性眼震试验（positional nystagmus test）及变位性眼震试验（positioning nystagmus test）检查。

位置性眼震试验：在卧位时，头位取仰卧脸向上、仰卧头右旋、仰卧头左旋、头向后悬垂、头后垂右旋和头后垂左旋 6 种。每一头位至少 30 s，最好 60 s。

变位性眼震试验：患者坐于矮床上，检查者立于其右，两手扶头,使脸向上仰卧,改变头位应快速(3 s内),固定头部观察10 s,如无反应,则扶其坐直再观察10 s。然后依次按同法检查其余5个位置。

上述两种检查中如果出现眼震,需注意记录潜伏期、眼震方向、强度及持续时间,且须于稍微休息后重复检查该头位,并观察眼震是否消减。位置性或变位性诱发眼震试验的特点对鉴别周围性及中枢性病变有一定参考价值(表1-1-2-3)。

表1-1-2-3 位置性及变位性诱发眼震试验鉴别
周围性和中枢性病变

检查项目	周围性病变	中枢性病变
眼震出现时头位	病耳多向下	多种头位
眼震潜伏期	5 s(2~10 s)	无
眼震持续时间	30 s以下(一般10 s左右)	30 s以上
疲劳与否	呈疲劳或渐疲劳型	呈不疲劳型
眼震与头位关系	定向	不规则或随位变向
眼震性质	水平性(略带旋转)	垂直或斜向性
位置性眩晕	与眼震强度一致	偶有眩晕,程度轻
其他脑征	无	可能有

(2)病理性眼震。

1)按病变部位分:①眼性眼震(图1-1-2-8B):由于自幼开始的视力障碍影响注视功能而产生的眼震,可见于先天性白内障、先天性角膜云翳、色盲、白化病、高度近视等,也偶见于成年后罹患的黄斑变性和严重的视神经萎缩。眼震粗大而缓慢,是摆动性或混合性的。在先天性者中,常伴有不自主的点头动作。当某个眼外肌发生部分性瘫痪时,在该肌的动作方向上可能呈现冲动性眼震,其快相和动作方向相符。瘫痪性眼震一般仅见于单眼,也可发生于眼肌疲劳时。过度的侧视可以产生短暂的水平、冲动性眼震,将注视目标稍微向内移动数度即可使之消失,称为眼震样跳动,以别于真性眼震。在大多数正常人中都可见到,尤其是在疲劳时,但偶尔也可为药物中毒的早期现象。②前庭性眼震(图1-1-2-8C):两侧前庭核通过内侧纵束维持头部和眼部肌肉张力的平衡,刺激或破坏一侧的前庭机构,无论为病理性或实验性,如迷路出血,都可引起冲动性眼震。其慢相为前庭冲动的作用,快相为中枢神经机构的代偿。前庭性眼震的方向因病变的部位、性质和病程而不同,但在一段时期内总是固定的,即快相或是向左,或是向右,不受眼球部位的影响。闭眼或向快相方向注视可使眼震的幅度增大。前庭性眼震的强度可分为:Ⅰ°,眼震快相和凝视方向一致;Ⅱ°,两眼向前视时出现眼震;Ⅲ°,眼震快相和凝视方向相反。前庭性眼震的中枢性和周围性的鉴别见表1-1-2-4。③小脑性眼震(图1-1-2-8D):除去小脑中线病变以外,大多数小脑损害均产生眼震。患者的视轴常偏向健侧10°~30°,是为其休息点。无论向左或向右方注视均可发生冲动性眼震,快相向注视方向,慢相向休息点,和前庭性眼震不同,且无固定的方向。动作的方式以水平混合旋转较多,在向病侧注视时幅度增大。④内纵束病变眼震:脑桥侧视中枢和动眼核之间的联系中断,可造成分离性侧视瘫痪和分离性眼震。内纵束综合征表现为向一侧侧视时对侧眼内收瘫痪,而外展眼有粗大眼震,快相向凝视侧。这种综合征如果为双侧性常为多发性硬化的特征,也可发生在脑干血管性或新生物病变。⑤其他类型的"中枢性"眼震:影响第四脑室、脑干(图1-1-2-8E),特别是在动眼和前庭核之间的区域可产生眼震(图1-1-2-8F),大脑病变通常不产生自发性眼震,除非涉及其他结构。⑥颈髓病变引起的眼震:在第4颈髓以上的病变可以产生眼震。可见于脊髓空洞症、肿瘤,可能影响了内纵束或脊髓前庭束,或者与紧张性颈反射作用于眼运动有关。

2)按眼震形态分:①水平性眼震:最常见于周围性和中枢性前庭性病变,鉴别见表1-1-2-3及表1-1-2-4。②旋转性眼震:多见于延髓病变,右侧病变呈逆时针方向,左侧病变呈顺时针方向旋转。③垂直性眼震:常提示上前庭核有损害,或者累及内纵束的联系,但也可见于周围迷路病变,甚至小脑病变。④辐辏眼震(图1-1-2-8G):是一种节律性震荡,眼球呈缓慢外展,随之有快的内收动作,常伴有Parinaud综合征。这种眼震为在上视时引出,可发生在中脑前部、第三脑室后部、导水管周围病变。⑤回缩眼震(图1-1-2-8H):是一种眼球的振荡回缩,表现为双眼突然向后退入眼眶的活动,常伴有其他眼球活动障碍,可见于导水管区病变,也可见于Parinaud综合征。这种眼震可用垂直性视动性眼震试验诱发,采用向下方向刺激。⑥下跳眼震(down beat):表现为垂直眼震伴快速向下的成分(图1-1-2-8I),可见于脑干病变(肿瘤、多发性硬化、血管病变、延髓空洞症、急性脑膜炎)。⑦上跳眼震(up beat):表现为垂直眼震伴快速向上的成分,可能是小脑前蚓部病变所引起。⑧周期性交替性眼震:凝视前方时,出现双眼交替性向左右侧。眼震每次幅度从强至弱。病变多位于下脑干或小脑。⑨拉锯眼震(see saw):表现为交替性的一眼向上而另一眼向下运动,常伴有旋转运动(图1-1-2-8J),可发生于鞍上区或第三脑室前部肿瘤,上脑干病变也可有此征象。

表1-1-2-4 周围性与中枢性前庭性眼震的鉴别

症状和体征	周围(终器)性眼震	中枢(核)性眼震
眼震方向	单一,快相向病灶对侧	双向或单向
眼震呈纯粹水平性	常见	不常见
垂直或纯粹旋转眼震	不出现	可能出现
视注视	可抑制眼震和头眩	不能抑制眼震和头眩
眩晕	明显	轻
环境旋转的方向	向慢相	可变
过指试验的方向	向慢相	可变
闭目难立征的倾倒方向	向慢相	可变
头转动的作用	可改变闭目难立征的倾倒方向	无效果
症状的时限	有时限(分、天、周)并可反复出现	可能为慢性
耳鸣和(或)耳聋	常有	常无
常见病因	感染(迷路炎)、梅尼埃病、神经元炎、血管病变、外伤、中毒	血管性、脱髓鞘性、新生物

9.眼的异常运动

(1)动眼危象:为一种不自主的发作性的双侧眼球向上活动,偶尔也可偏向一侧或下视,这种发作可为短暂的,亦可持续

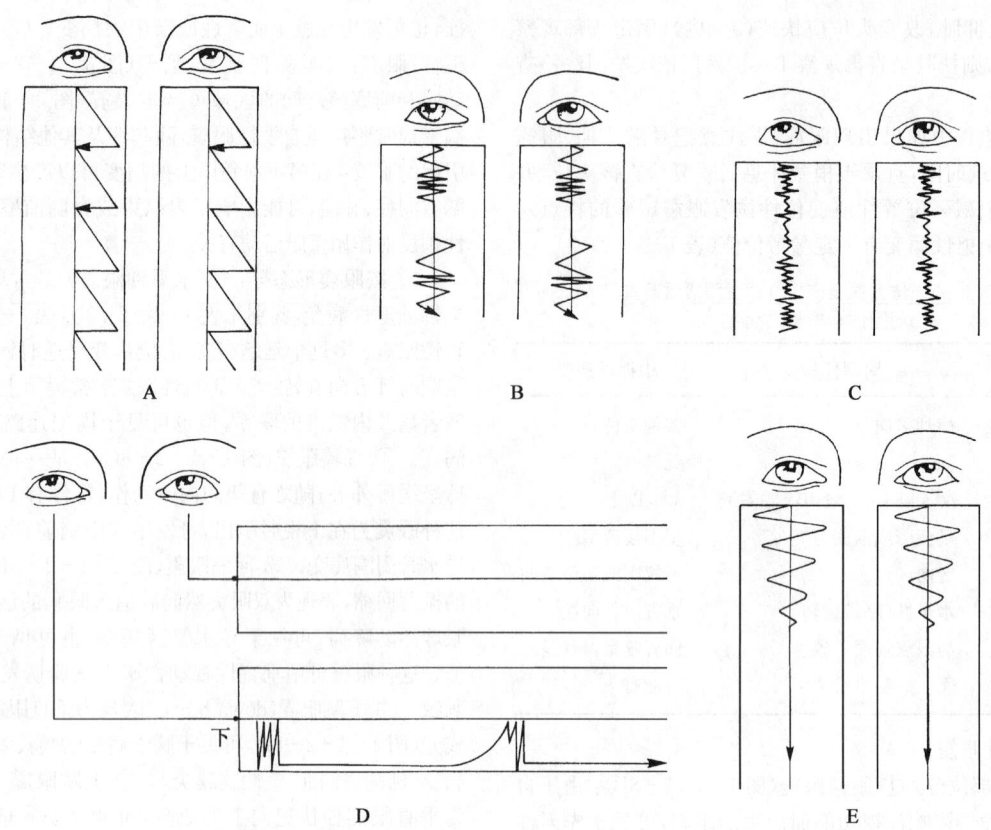

图 1 - 1 - 2 - 9　眼球异常运动的眼动图

A. 眼痉挛性侧视；B. 眼阵挛；C. 眼肌阵挛；D. 眼跳动；E. 眼辨距不良。

几小时直到患者入睡为止。患者可以使眼球短暂地向下，但无法保持其在下方。这种现象可见于脑炎后综合征或者是吩噻嗪类药物的不良反应。

（2）眼痉挛性侧视：大脑控制同向凝视中枢（第 6 区、第 8 区）受刺激时可发生眼痉挛性地向对称侧侧视，并快速地返回中线（图 1 - 1 - 2 - 9A）。发作时可伴有头的转动。常见于局限性癫痫，也可为大发作前驱的定位征。

（3）眼阵挛（opsoclonus）：眼阵挛为一种粗大、不规则、非节律性眼球跳动，可在水平面上或垂直面上跳动（图 1 - 1 - 2 - 9B），可持续一段较长的时间，可见于脑炎、小脑疾病、脑干疾病、昏迷状态和某些代谢性脑病。眼肌阵挛（ocular myoclonus）为一种快速、不规则、围绕注视点的水平来回运动（图 1 - 1 - 2 - 9C）。可发生在中脑或小脑病变。

（4）眼跳动（ocular bobbing）：为一种快速、非节律性、粗大、向下的眼运动，在慢慢返回中线前眼球可维持向下几秒钟（图 1 - 1 - 2 - 9D）；单侧性，然而另一侧常有眼外肌无力表现；可见于昏迷和脑桥病变，也可见于药物中毒。

（5）眼辨距不良：系小脑病变引起，可见于多发性硬化（图 1 - 1 - 2 - 9E）。

（四）三叉神经（Ⅴ）

三叉神经的检查，可分为运动、感觉和反射三部分。

1. 运动功能　三叉神经的运动功能主要在于对咀嚼肌群的作用。① 请患者将牙咬紧，如果双侧咀嚼肌瘫痪，则下颌下垂，不能咬紧。检查者用手触摸双侧嚼肌和颞肌，探查有无一侧肌肉松弛或萎缩。怀疑时请患者分别用两侧前磨牙咬住压舌板，检查者拉动时可以判断咀嚼肌收缩力。② 请患者张口，

一侧的翼肌瘫痪时，下颌偏向同侧。③ 患者向两侧移动其下颌，检查者加以阻力，观察翼肌的收缩力。④ 患者将下颌前伸（翼肌）和后缩（颞肌、二腹肌），注意有无偏斜。

由于三叉运动核受双侧皮质支配，明显的一侧咀嚼肌群瘫痪提示核型或核下型病变，并常有该侧嚼肌和颞肌的萎缩。双侧皮质延髓束病变造成双侧核上型瘫痪者，有严重的双侧咀嚼肌瘫痪，伴有下颌反射亢进。

2. 感觉功能　三叉神经分布区（图 1 - 1 - 2 - 10）内的皮肤触、痛、温度觉等检查和身体其他部位相同。口唇、鼻孔、口腔和舌部的一般感觉也需要检查。角膜感觉可用棉絮测验。由于三叉神经的周围部分和中枢部分的纤维分布方式不同，应尽

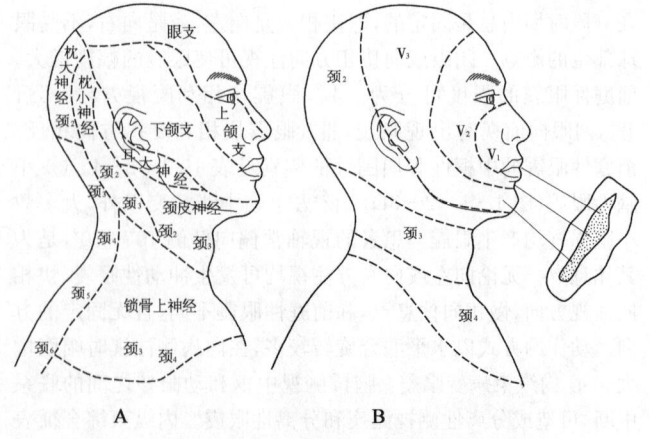

图 1 - 1 - 2 - 10　三叉神经感觉支分布

A. 周围型；B. 中枢型。

量了解感觉障碍是限于哪个区域(周围性或中枢性)。周围性病变痛觉、温度觉及触觉均受累,中枢性病变则痛觉、温度觉与触觉可保留。检查时也需注意面部皮肤有无特殊敏感以及触之引起剧痛的部位(触发点)。

3. 反射功能　① 角膜反射;② 下颌反射;③ 头部后仰反射。

(五)面神经(Ⅶ)

面神经检查分运动、味觉、反射、分泌等部分。

1. 运动功能　请患者做皱眉、闭眼、露牙、鼓腮、吹哨等动作。

2. 味觉　可用糖、食盐、醋酸和奎宁(或苦术素)的溶液测验。

3. 反射　可进行角膜、结膜和睑反射的检查。

4. 分泌　对分泌障碍的了解主要依靠病史,必要时可做简易的泪液分泌检查,即将滤纸剪成狭条悬挂于两侧下睑上,相隔一定时间后对比两侧。

(六)听神经(Ⅷ)

听神经包括耳蜗神经和前庭神经,前者主听力,后者主平衡。

1. 耳蜗神经

(1)音叉试验:可应用 Weber 试验和 Rinne 试验以区别传导性聋和感音神经性聋,最为常用的是 256 Hz 和 512 Hz 音叉(表1-1-2-5)。

表1-1-2-5　传导性聋和感音神经性聋的鉴别

试验名称	正常	传导性聋	感音神经性聋
正中骨导试验(Weber 试验)	声音在正中	声音偏向病侧	声音偏向健侧
骨导气导比较试验(Rinne 试验)	气导>骨导	病侧骨导>气导	气导>骨导(时间均缩短)

(2)纯音听力检查:利用电测听力计检测(图1-1-2-11)。

(3)脑干诱发电位检查:脑干诱发电位亦称脑干听觉诱发电位(brainstem auditory evoked potential,BAEP),简称听觉诱

发电位(auditory evoked potential,AEP)。方法为:单耳接受频率为 10 Hz、强度为正常人听阈上 60~65 dB 的刺激;记录颅顶-耳垂连接的电位变化,并经叠加后形成波形,分别有Ⅰ~Ⅶ波;Ⅰ波提示耳蜗神经(外围段),Ⅱ波代表耳蜗核性,Ⅲ波代表上橄榄核,Ⅳ波代表外侧丘系,Ⅴ波代表下叠体,Ⅵ波代表内侧膝状体,Ⅶ波可能代表听放射。BAEP 检查用于听觉传导通路受累,特别是脑干通路受累疾病的诊断和检查。

2. 前庭神经

(1)前庭动眼反射的检查:应用眼震电图、冷热试验和 Nylen-Bárány(Dix-Hallpike)试验(头位与眩晕有关时采用)检测。

(2)前庭脊髓反射:① 平衡动能检查,包括闭目直立试验、步行试验、原地踏步试验。② 姿势图,用于前庭功能状态的评估和临床诊断,有静态和动态两种测试方法。

(七)舌咽神经(Ⅸ)

舌咽神经的检查,分运动、感觉和反射。

1. 运动功能　检查时请患者张口,发"啊"音,观察咽、软腭部有无收缩、双侧是否对称,病变侧软腭不能上抬。

2. 舌后部的味觉检查　同面神经检查。

3. 反射

(1)咽反射:用压舌板分别触碰两侧的咽后壁,引起咽部肌肉的收缩和舌部的后缩。

(2)软腭反射:用压舌板触碰软腭或腭垂(悬雍垂),引起软腭的提高和腭垂的后缩。

(八)迷走神经(Ⅹ)

1. 运动功能

(1)软腭:观察腭垂在休息时是否居中,发音时软腭是否对称。

(2)咽部:试咽反射。

(3)喉部:声音和声带检查。

2. 感觉功能　询问患者是否有咽喉和外耳道疼痛、麻木。检查咽下部是否有感觉丧失。

3. 反射　可检查迷走神经的反射动作,如吞咽、呕吐、喷嚏、咳嗽等。特殊检查有眼心反射和颈动脉窦反射。做眼心反射和颈动脉窦反射时,应在严密监护下进行。

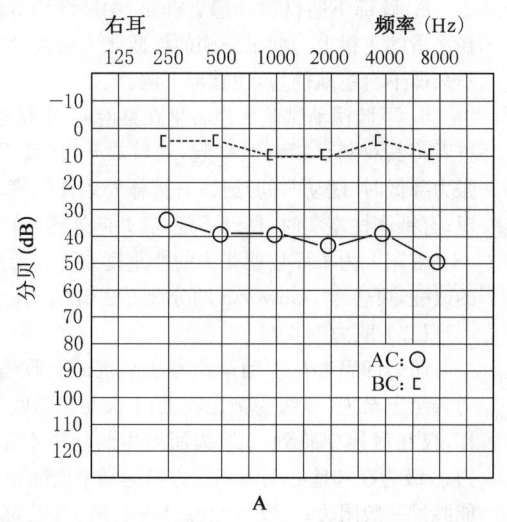
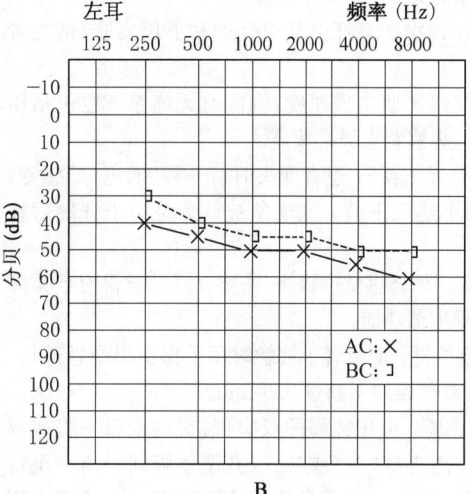

图1-1-2-11　纯音听力检查

A. 传导性耳聋;B. 感音神经性耳聋。AC:气导;BC:骨导。

（九）副神经（Ⅺ）

检查胸锁乳突肌的功能时可在头部分别向两侧旋转时施加阻力，同时注意收缩中的肌肉轮廓和坚硬度。检查斜方肌的功能时可在耸肩或头部向一侧后仰时加以阻力，并请患者将臂部高举。

（十）舌下神经（Ⅻ）

观察舌在口中的位置、伸舌动作和伸出时的方向，舌肌有无萎缩和纤颤。

三、感觉系统

1. 浅感觉（细纤维和脊髓丘脑功能）

（1）触觉：用一小束棉絮在皮肤上轻轻掠过，在毛发覆盖区则可轻触其毛发，请患者在每次感受接触时报数。

（2）浅痛觉：可用普通的大头针轻刺皮肤，或用针的尖、钝两端交替刺激。患者于感到微痛时作声。必须确定患者所感到的是痛感而非尖物的接触感。如发现有痛觉减退或过敏的区域，需从各个方向用针尖在皮肤上向患区拖曳，请患者于感到感觉变化时立即作出反应。

（3）温度觉：用两只金属管（导热较差的玻璃试管亦可），分别盛 0～10℃ 的冷水及 40～50℃ 的温水，交替地接触患者的皮肤，请其报出"冷"或"热"。

2. 深感觉（粗纤维和脊髓后柱功能）

（1）运动觉：嘱患者放松、勿动。检查者轻轻移动患者的手指和足趾，请患者说出移动的方向。移动时检查者手指需放在动作方向的两侧，轻轻夹住，以减少压觉的干扰。移动幅度仅需 5° 左右，发现障碍时再行加大；如果患者全无感受，则再试较大的关节，如腕、肘、距小腿（踝）、膝关节等。

（2）位置觉：检查者移动患者一个肢体的大多数关节，塑成一种姿势，嘱患者保持之，然后请他用对侧的肢体模仿。

（3）振动觉：通常用 128 Hz 的音叉，在振动时将其柄端置于患者的手指、足趾以及骨隆起处如桡或尺骨茎突、内外踝、鹰嘴、膝盖、锁骨、髂前上棘、胸骨、脊椎棘突等，询问有无震动的感受，注意感受的时限，两侧对比。也可交替地使用振动和不振动的音叉，观察其辨别能力。年老患者的足部振动感时常减退，并无一定临床意义。

（4）压觉：用钝物如笔杆交替地轻触和下压皮肤，请患者鉴别。

（5）深痛觉：挤压肌肉或肌腱，询问有无痛感。也包括压迫各主要神经干，观察有无异常按痛。

（6）Lhermitte 综合征：患者低头时有一种"通电样"感觉，自颈部沿后背向下达双下肢。此现象被认为是由于脊髓后柱有刺激性病灶。

3. 复合感觉　复合感觉的检查，需要在浅感觉没有严重障碍时施行，常提示半球功能。

（1）触觉、定位觉：请患者于被触时用手指指出受触部位。正常时在指部或掌部误差不超过 3.5 mm。

（2）两点辨别觉：可用钝脚的双脚规，交替地以一脚或双脚触及其皮肤，请患者报"一"或"二"，并调整脚间距离直至得到正确回答的最小限度。正常身体各部位辨别两点的能力不一致，指尖为 0.2～0.8 cm，手背为 2～3 cm，臂和大腿为 6～7 cm。也有个体差异，必须两侧对照。

（3）图案觉：用钝物在其皮肤上画出简单图形（如三角形、圆圈等）或数字，一般为略大于该处两点辨别觉的距离，请患者识出。也需比较两侧。图案觉障碍有时是轻微的浅感觉障碍所致，不一定提示皮质功能失常。

（4）形体觉：可将常用物体如钥匙、纽扣，或立体模型如方块、圆球，放在患者一侧手中，任其用单手抚摸，请他说出内容或描述其形状。也可先后给予外形相同但大小不一的物件（如分币），或外形相似但质地不同的物件（如纸板和砂皮纸），请其辨别。均需左右分试。

（5）重觉：用重量不同（相差 50% 以上）的物件先后放入一侧手内，请患者区别。有深感觉障碍者不做此检查。

（6）感觉抑制试验：在身体两侧对称的部位，或一侧的不同部位（如面部和上肢、下肢和下肢），同时给予浅痛或触刺激，观察此时有无对一侧或一肢的刺激不能感受的情况。

四、运动系统

（一）肌张力

肌肉松弛时被动运动所遇到的阻力为肌张力。有些辅助方法有助于发现轻微的肌张力改变。

1. 头部下坠试验　患者仰卧，将头枕在检查者的左手上，闭目，放松。检查者用右手突然将其头部托起，随即放开。正常时头部立刻坠落到检查者的左手。在有锥外系性张力强直者，头部下落很迟缓。

2. 肢体下坠试验　患者仰卧，闭目。检查者举起一个肢体后突然放开。肌张力增高时下坠速度比正常者缓慢，减退时比正常者快速。可比较两侧情况。

3. 摇肩试验　检查者和患者相对而立，扶住患者的两肩，快速地转动或前后推动。肌张力减退时，上肢的晃动幅度增加；有锥外性强直时，晃动幅度减小。

4. 上肢伸举试验　患者闭目，双臂平伸。有锥体束性张力痉挛或小舞蹈症者，前臂渐趋内旋，高举过头顶时更为明显。有锥体外系性强直时，在平举中患肢向中线偏斜，有小脑病损时向外侧偏斜。有各种轻度瘫痪时，整个患肢或其掌部逐渐下沉。有严重深感觉障碍时，患肢手指呈现不自主蠕动，称为假性指划动作。

5. 膝部下坠试验　患者仰卧，两膝部均等地微屈，足跟搁在平滑的木板上。如果一侧的伸肌张力增高，则可见该侧下肢不久即不自主地伸直，使膝部下沉。

6. 下肢摆动试验　患者坐在桌沿上，小腿松弛地下垂。检查者将其双侧小腿略微举起，然后放开，任其摆动。一侧有肌张力降低时，摆动时间延长；有锥体外系性强直时，摆动时间缩短；有锥体性痉挛时，摆动不规则，并向外侧旋转。

临床上为了评估肌张力的严重度或了解治疗前、后肌张力的改变，可参考 Ashworth 的分级方法（表 1-1-2-6）。

（二）肌力

肌力即患者在主动动作时所呈现的肌收缩力。常用的肌力分级记录为：0 级为毫无收缩；1 级为轻微收缩，不能产生动作，仅在触摸中感到；2 级为所产生的动作不能胜过其自身重力；3 级为在和地心引力相反方向运动中尚能完成其动作，但不能胜过一般阻力；4 级为能胜过一般阻力，但尚较弱；5 级为正常肌力。

肌力检查方法见表 1-1-2-7。

表 1-1-2-6 Ashworth 肌张力分级法

分级	肌张力	分级	肌张力
0 级	无肌张力增高	3 级	增高明显,被动活动困难
1 级	轻度增高,被动运动时有一过性停顿	4 级	肢体僵硬,被动活动不能
2 级	增高较明显,活动未受限		

表 1-1-2-7 肌力检查方法

肌肉	神经节段	神经	作用	检查方法
颈深肌	$C_1 \sim C_4$	颈	屈颈、伸颈、转颈、颈侧弯	作屈、伸、侧弯颈时检查(胸锁乳突肌和斜方肌也参与)
斜角肌	$C_3 \sim C_5$	膈	提上胸	请患者作吸气动作,观察扩胸强度
横膈	$C_3 \sim C_5$	膈	吸气	请患者作吸气动作,观察扩胸强度
冈上肌	$C_5 \sim C_6$	肩胛上	臂外展	臂自垂直部位开始外展,检查者加以阻力
冈下肌	$C_5 \sim C_6$	肩胛上	臂外旋	维持臂垂直、肘部前屈 90°,检查者将前臂向内侧推
肩胛下肌	$C_5 \sim C_6$	肩胛下	臂内旋	维持臂垂直、肘部前屈 90°,检查者将前臂向外侧推
菱形肌	C_5	肩胛背	肩胛内缘内收和上抬	维持手叉腰位(拇指在后),检查者将肘部前推
前锯肌	$C_5 \sim C_7$	胸长	肩胛下角外展和向前	伸臂推向前面的墙壁,瘫痪时肩胛下角离开胸壁形成翼状肩胛
背阔肌	$C_6 \sim C_8$	胸背	臂内收-伸直和内旋	臂自水平外展部位向下,检查者加阻力
胸大肌	$C_5 \sim CT_1$	胸前	臂内收-屈曲和内旋	维持臂部向前平伸,检查者将臂部向外侧推
三角肌	$C_5 \sim C_6$	腋	臂外展	维持臂水平外展位,检查者将肘部向下推
肱二头肌	$C_5 \sim C_6$	肌皮	前臂屈曲和外旋	维持肘部屈曲、前臂外旋位,检查者将其伸直
肱桡肌	$C_5 \sim C_6$	桡	前臂屈曲	维持肘部屈曲,前臂在半内旋半外旋位,检查者将其伸直
肱三头肌	$C_7 \sim C_8$	桡	前臂伸直	维持肘部伸直位,检查者将其屈曲
旋后肌	C_6	桡(骨间)	前臂外旋	维持前臂伸直、外旋位,检查者将其内旋
旋前圆肌	$C_6 \sim C_7$	正中	前臂内旋	肘部半曲,将前臂内旋,检查者加阻力
桡侧腕长伸肌	$C_6 \sim C_7$	桡	腕部伸直和外展	前臂内旋,指部松弛,维持腕部伸直伸肌(背屈)位,检查者自手背偏桡侧下压
尺侧腕伸肌	$C_7 \sim C_8$	桡(骨间)	腕部伸直和内收	患者姿势同上,检查者自手背偏尺侧下压
指总伸肌	$C_6 \sim C_8$	桡(骨间)	示指到小指的掌指关节伸直	前臂内旋,腕部正中立,维持指部伸直,检查者将近侧指节下压
拇长伸肌	$C_7 \sim C_8$	桡(骨间)	拇指远端指节伸直	掌平放,检查者以一手固定其拇指近侧指节,患者伸直远侧指节,检查者加阻力
拇短伸肌	$C_7 \sim C_8$	桡(骨间)	拇指近端指节伸直	掌平放,拇指远侧指节屈曲,检查者固定其第一掌骨,患者伸直拇指近侧指节,检查者加阻力
拇长展肌	$C_7 \sim C_8$	桡(骨间)	拇指外展	掌平放,拇指外展,检查者在第一掌骨上加阻力
桡侧腕屈肌	$C_6 \sim C_7$	正中	腕部屈曲和外展	指部松弛,维持屈曲腕部,检查者在掌部偏桡侧压下
尺侧腕屈肌	$C_7 \sim T_1$	尺	腕部屈曲的内收	指部松弛,维持屈曲腕部,检查者在掌部偏尺侧压下
指浅屈肌	$C_7 \sim T_1$	正中	示指到小指的近侧指骨间关节屈曲	远侧指骨松弛,近侧指节固定,患者屈曲中段指节,检查者加阻力
指深屈肌	$C_7 \sim T_1$	正中(示、中指),尺(环、小指)	远侧指骨间关节屈曲	近侧和中段指节固定在伸直位,屈曲远侧指节,加阻力
拇长屈肌	$C_7 \sim T_1$	正中	拇指远侧指节屈曲	拇指内收,近侧指节固定,患者屈曲远侧指节,加阻力
拇短屈肌	$C_8 \sim T_1$	正中,尺	拇指近侧指节屈曲	拇指内收,远侧指节松弛,第一掌骨固定,屈曲近侧指节,加阻力
拇短展肌	$C_8 \sim T_1$	正中	拇指在与掌部垂直的方向上展开	患者做该动作时,检查者在第一掌骨上加阻力

肌肉	神经节段	神经	作用	检查方法
拇对掌肌	$C_8 \sim T_1$	正中	第一掌骨向掌前转动	各指骨间关节伸直,患者将拇指和环指的远侧指节的掌侧互相贴紧,检查者将其分开
蚓状肌	$C_7 \sim T_1$	正中(示、中指),尺(环、小指)	指骨间关节伸直	掌指关节伸直、固定,患者将近侧指骨间关节伸直,加阻力
拇收肌	$C_8 \sim T_1$	尺	拇指从和掌面平行或垂直方向收拢	拇指伸直,用拇指和手掌的桡侧夹住纸条,检查者试拉出之
骨间背侧肌	$C_8 \sim T_1$	尺	手指分开(拇指、小指除外)	将伸直的手分开,检查者试将中间三指聚拢
骨间掌侧肌	$C_8 \sim T_1$	尺	手指收拢(拇指除外)	将伸直的手指夹住纸条,检查者试拉出之
小指展肌	$C_8 \sim T_1$	尺	小指外展	将伸直的小指外展,并施加阻力
腹前肌群	$T_6 \sim T_{12}$	肋间	参与脊柱的屈曲	检查者压住两侧大腿,患者自卧位无撑坐起,可观察和触摸腹肌并注意脐孔位置(上部腹肌瘫痪时下移,下部腹肌瘫痪时上移,一侧瘫痪时向健侧移动)
髂腰肌	$L_1 \sim L_3$	股	髋部屈曲	仰卧,屈膝,维持髋部屈曲,检查者将大腿向足部方向推
股四头肌	$L_2 \sim L_4$	股	膝部伸直	仰卧,维持膝部伸直,检查者屈曲之
股内收肌	$L_2 \sim L_5$	闭孔,坐骨	主要为股部内收	仰卧,下肢伸直,分开两膝,加阻力
臀中肌和臀小肌	$L_1 \sim S_1$	臀上	股部外展和内旋	仰卧,下肢伸直,分开两膝,加阻力
胫前肌	$L_4 \sim L_5$	腓深	主要为足部背屈	维持足部背屈,检查者在足背压下
踇长伸肌	$L_4 \sim S_1$	腓深	踇趾伸直和足部背屈	足部固定于中间位置,伸直踇趾,加阻力
趾长伸肌	$L_4 \sim S_1$	腓深	足趾伸直和足部背屈	足部固定于中间位置,伸直足趾,加阻力
腓肠肌,比目鱼肌	$L_5 \sim S_2$	胫	足部跖屈	膝部伸直位,跖屈足部,加阻力
踇长屈肌	$L_5 \sim S_2$	胫	踇趾跖屈	足部固定于中间位置,跖屈踇趾,检查者在踇趾远端趾节加阻力
趾长屈肌	$L_5 \sim S_2$	胫	足趾跖屈	足部固定于中间位置,跖屈足趾,加阻力
胫后肌	$L_5 \sim S_1$	胫	足部内翻	足部跖屈位,内旋足部,检查者在足内缘加阻力
腓骨肌群	$L_4 \sim S_1$	腓浅、腓深	足部外翻	足部跖屈位,外旋足部,检查者在足外缘加阻力
股二头肌,半腱肌,半膜肌	$L_4 \sim S_2$	坐骨	膝部屈曲	俯卧,维持膝部屈曲,检查者向足部方向推其小腿
臀大肌	$L_5 \sim S_2$	臀下	髋部伸直	俯卧,膝部屈曲90°,将膝部抬起,加阻力

(三) 共济运动

协调作用的障碍称为共济失调。它主要反映小脑半球、前庭、深感觉和大脑半球的病变。

共济运动可以通过患者的穿衣、系扣、取物、进食、语言、行动和书写等障碍进行评估,有些特殊检查方法供选择应用。

1. 指鼻试验　请患者将一上肢外展,然后用伸直的示指尖端触及自己的鼻尖。要从不同方向和以不同速度进行。先在睁眼时做,然后闭眼重复。两侧分别试验。观察动作是否平稳准确。辨距不良时,手指往往超过目标,或在未达到时即停止,也可在接近鼻尖时呈现动作迟缓(终段动作迟缓)和(或)手指震颤(意向性震颤)。如果手指是从高举的位置下降,正常者可成直线到达鼻尖,而有动作分解的患者先屈曲肘部,然后再将手指从旁侧引向鼻尖,在其他闭眼试验中也是如此。

2. 鼻-指-鼻试验　患者睁眼,先用示指指尖触及自己的鼻尖,然后再触及检查者伸出的指尖,如此反复进行。检查者不断改变其手指的位置,要求患者跟踪指准。

3. 过指试验　患者上肢向前平伸,示指放在检查者固定不动的手指上,然后请他将手指上抬至垂直位置,再复下降到检查者的手指上,始终维持上肢伸直。先睁眼,再闭眼检查。两侧可以分别或同时检查。前庭性共济失调者,双侧上肢下降时均偏向迷路有病变的一侧;小脑性共济失调者,一般仅患侧的上肢向外侧偏斜;感觉性共济失调者,闭眼时寻不到检查者的手指。

4. 跟-膝-胫试验　患者仰卧,将一侧的下肢抬起,然后将足跟摆在对侧的膝盖上,最后沿着胫骨直线下移。小脑性共济失调患者在举腿和触膝时呈现辨距不良,下移时更常摇晃不稳;感觉性共济失调患者很难寻到膝盖,下移时也不能和胫骨保持接触。

5. 趾-指试验　患者仰卧,举起踇趾来触及检查者伸出的手指,后者时常改变位置,要求患者跟踪指准。

6. 轮替动作试验　可请患者快速、反复地做以下动作:① 前臂的内旋和外旋,例如用手的掌侧和背侧交替地接触床面或桌面；② 手在床面或桌面上拍击；③ 伸指和握拳；④ 足趾叩击地板，或其他来回重复性动作，小脑性共济失调患者表现速度缓慢和节律不匀，在持续片刻后尤为明显。

7. 反跳试验 请患者闭眼，维持两臂平伸的姿势。检查者分别或同时突然向下推动其臂部。小脑性共济失调患者不能正常地控制主动肌和拮抗肌的收缩幅度和时限，患肢（或两肢）表现主动恢复原来位置的动作（向上）过度和上下摆动时间过长。检查下肢时可在患者平卧位维持屈髋、屈膝各 90° 的姿态中推动其小腿。

8. 无撑坐起试验 请患者从仰卧位不用手撑而试行坐起时，正常人于屈曲躯干同时下肢下压，而小脑性共济失调患者反而将髋部（尤其是患侧）与躯干同时屈曲，称为合并屈曲现象。

有关行动时的共济失调现象，参见下文有关步态的检查。

（四）步态

检查步态时可请患者普通行走，根据具体需要也可请他循着直线走、后退行走、横向行走、绕着椅子行走、每步将一侧足跟碰到另一侧足尖的纵列式行走、闭目行走、足跟行走、足尖行走以及跑步。检查者需要观察起步和停止的情况，伸足和落下的姿势，步伐的大小，进行的节律和方向有无偏斜，整个身体的动态，包括骨盆部、上肢和头部同时的动作，患者的神情，例如眼睛是否紧张地盯住脚步等。

1. 痉挛步态 偏侧有痉挛性轻瘫时，患肢因伸肌收缩而显得较长，上肢的协同摆动动作缺失，将该侧下肢向外作半圆形划圈动作，称为划圈步态。双侧下肢有痉挛性轻瘫时，上述情况还附加股内收肌的收缩，行走时每步都交叉到对侧，形成"剪刀型步态"。

2. 宽基步态或醉汉步态 小脑中线病变或弥漫性小脑-中脑病变可造成步行不稳，患者常将两腿较为分开，称为"宽基步态"。严重时步行不规则，方向不固定，上下身动作亦不协调，犹如酒醉，可称为醉汉步态。小脑半球或前庭病变使行走向患侧偏斜，在直线行走或绕椅行走时最为显著。有深感障碍的患者也呈宽基步态，并常以目视地，闭眼时呈现明显的不规则步态。

3. 慌张步态 震颤麻痹患者呈现起步和停止困难，前冲后蹶，并有上肢协同动作的缺失，跨步短小，称为"小步步态"。常见于帕金森病患者。

4. 鸡步或跨越步态 有足垂的周围神经病变患者，如腓总神经麻痹或吉兰-巴雷综合征（Guillain - Barré syndrome，GBS），患者足部不能背屈，行走时或是拖曳病足，或是将下肢举得较高，落脚时总是足尖先触地面，类似公鸡步态，故称"鸡步"。

5. 鸭步 患者行走时，常因臀中肌、臀小肌软瘫，腰椎明显前凸而致骨盆部过度摇摆，类似鸭子步态，故称为"鸭步"或"摇摆步态"。

五、反射

反射是机体对于环境刺激的不随意定型反应，其解剖基础为反射弧。一个反射弧包括以下 5 个部分：① 感觉器官；② 自周围走向脑干或脊髓的传入途径（感觉神经）；③ 中枢（脑、脊髓）；④ 传出途径（运动神经）；⑤ 效应器官（肌肉、分泌腺等）。

反射可以是简单的或是复杂的，主要是根据反射弧所牵涉的神经组织的范围不同。临床检查中所针对的主要是一些最简单的节段性反射。有些反射由刺激不同部位的皮肤或黏膜引起，称为浅反射。有些用叩击肌腱或骨膜的方式引起肌肉的牵伸反射，称为深反射。例如叩击髌腱可以产生股四头肌的短暂牵伸，由该肌内肌梭感受器发出的冲动经过感觉神经进入脊髓后索，再和同节段的前角 α 神经元发生突触联系；后者的活动由运动神经传出到同一肌肉，引致收缩，即称为膝反射（图 1 - 1 - 2 - 12）。

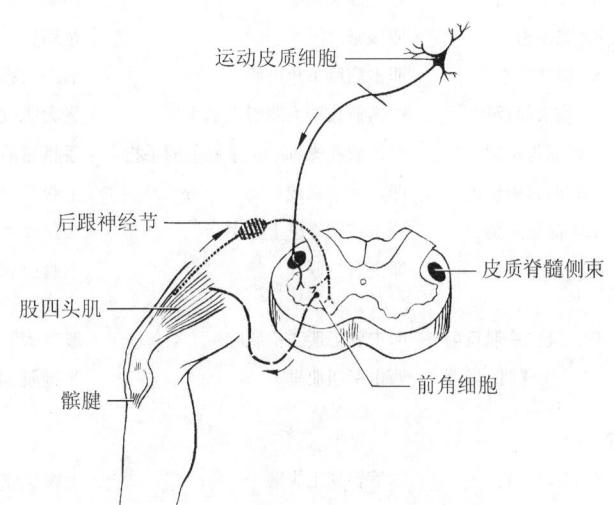

图 1 - 1 - 2 - 12 脊髓节段性深反射（膝反射的反射弧）

神经系统是一个有密切联系的整体，即使最简单的节段性反射也不是孤立的功能。每一根感觉神经进入脊髓（或脑干）后，都有上、下行的侧支联系邻近的节段和对侧的脊髓，以及导向大脑的通路。以膝反射为例，在股四头肌收缩的同时，即有侧支联系到其下面的节段，引致和股后肌群有关的神经元的抑制（相互神经支配）。

节段性反射还经常受到各种节段上反射和随意运动的下行冲动的影响。小脑系统病变中，下行抑制作用增强，使深反射减退。上运动神经元病变则常伴有下行易化作用的增强，使节段性反射亢进，甚至原来被经常抑制的一些反射也会出现，称为病理反射。此外，有些浅反射，例如腹壁反射和提睾反射，除有节段性反射弧外，尚有升至大脑皮质再循皮质脊髓束下行的反射弧。在上运动神经元病变中，这些反射消失。因此，反射的检查不仅探查该节段的完整性（节段反射弧上任何部分的局部病变使反射缺损），也可了解节段以上神经的生理状态。

在神经系统检查中，反射检查比较客观，即较少受到患者的意识状态和意志活动的影响，但仍需叮嘱患者平静、放松。寒冷、疼痛和紧张情绪引起的肌肉收缩，以及肌腱挛缩、关节僵硬，可以遏制反射动作。全身情况，如衰竭、疲劳、中毒、深睡、昏迷等，以及脑膜刺激和颅内压增高，也可使反射低落。反射活动还有一定程度的个体差异，在有明显改变或两侧不对称时意义较大。

常做的反射检查方法和较常见的病理反射列于表 1 - 1 - 2 - 8，表 1 - 1 - 2 - 9，以供参考，已在脑神经检查中叙述者从略。

表1-1-2-8 深、浅及内脏反射的检查及意义

反射	检查方法	作用	中枢	传导神经(传入、传出)
深反射				
1. 肱二头肌反射	叩二头肌腱	肘屈曲	$C_5 \sim C_6$	肌皮神经
2. 肱三头肌反射	叩三头肌腱	肘伸直	$C_6 \sim C_7$	桡神经
3. 桡骨膜反射	叩桡骨茎突	屈肘旋前、屈指	$C_5 \sim C_6$	桡神经
4. 屈腕反射	叩屈腕肌	屈腕	$C_6 \sim C_8$	正中神经
5. 伸腕反射	叩伸腕肌	伸腕	$C_7 \sim C_8$	桡神经
6. 膝反射	叩股四头肌腱	伸膝	$L_2 \sim L_4$	股神经
7. 踝反射	叩跟腱	足跖屈	$S_1 \sim S_2$	胫神经
8. 肩胛反射	叩击肩胛下角内缘	肩胛内移、肱部内收	$C_4 \sim C_5$	主要为肩胛背神经
9. 胸大肌反射	叩击放在胸大肌腱上的手指	胸大肌收缩	$C_5 \sim T_1$	胸前神经
10. 屈指反射	叩击放在患者手指掌面上的手指	手指屈曲、拇指远端指节屈曲	$C_6 \sim T_1$	正中、尺神经
11. 肋骨膜反射	叩击肋下缘或剑突	上腹肌收缩	$T_5 \sim T_9$	肋间神经
12. 深腹反射	叩击放在腹壁上的手指	腹肌收缩	$T_7 \sim T_{12}$	肋间神经
13. 耻骨反射	叩击耻骨联合	下腹肌、股内收肌收缩	$T_6 \sim T_{12}$、 $L_2 \sim L_4$	肋间、髂腹、下闭孔神经等
14. 股二头肌反射	叩击膝后股二头肌腱	股二头肌收缩	$L_5 \sim S_2$	胫神经
15. 半腱肌、半膜肌 反射	叩击两肌肌腱	半腱肌、半膜肌收缩	$L_5 \sim S_2$	胫神经
浅反射				
1. 上腹反射	木签轻划上腹壁	上腹肌收缩	$T_7 \sim T_{10}$	胸$_{7 \sim 10}$ 神经
2. 下腹反射	木签轻划下腹壁	下腹肌收缩	$T_{10} \sim T_{12}$	胸$_{10 \sim 12}$ 神经
3. 提睾反射	轻划股内侧	同侧提睾肌收缩	L_1	股神经(传入)、生殖股神经(传出)
4. 跖反射	轻划足底偏外侧	各足趾屈曲、踝背屈	$S_1 \sim S_2$	胫神经
5. 肛门反射	轻划肛门附近、会阴	肛门外括肌收缩	$S_4 \sim S_5$	阴部神经
内脏反射				
1. 光反射	光照一侧瞳孔	引起双侧收缩	中脑	视神经(传入)、动眼神经(传出)
2. 调节反射	视近物	双眼内收、瞳孔缩小	枕皮质	视神经(传入)、动眼神经(传出)
3. 睫脊反射	针刺一侧颈部	同侧瞳孔扩大	$T_1 \sim T_2$	颈神经(传入)、颈交感神经(传出)
4. 眼心反射	压迫眼球	心率减慢	延髓	三叉神经(传入)、迷走神经(传出)
5. 颈动脉窦反射	压迫动脉窦	心率减慢、血压下降	延髓	舌咽神经(传入)、迷走神经(传出)
6. 球海绵体反射	针刺阴茎皮肤	海绵体肌收缩	$S_2 \sim S_4$	阴部神经(传入)、骨盆自主神经(传出)

表1-1-2-9 病理反射检查法

部位	检查方法	反射
头部		
1. 眼轮匝肌(眉间)反射(Myerson征)	刺激眉间	重复刺激可以重复出现瞬目反射
2. 口轮匝肌反射	轻叩上唇或下唇	可以引起口唇突起
3. 吸吮反射	刺激口唇	引起口唇、舌和下颌的吸吮动作
4. 头后仰反射	当头轻度前曲时,快速叩击上唇	可引起迅速、不自主的头向后活动
5. 掌颌反射	刺激手的鱼际处	可引起同侧颌部和口轮匝肌的收缩
6. 角膜上颌反射	刺激一侧角膜	可引起同侧眼睑闭合和上唇上提动作
上肢		
1. 霍夫曼(Hoffmann)征	快速弹拨患者中指指甲	手指屈曲、拇指内收
2. 屈指反射(Tromner征)	快速叩击手掌或示、中、环指指尖	手掌屈曲
3. 莱里(Leri)征	用力被动屈曲患者手腕和手指	肘部丧失正常的屈曲反应
4. 强握反射	手指抚摸患者手掌或手指	患者不自主地握住检查者手指

续 表

部位	检查方法	反射
5. 巴宾斯基(Babinski)旋前征	患者双手平伸,掌面向上	患侧手下垂,掌面向下
下肢		
1. 巴宾斯基(Babinski)征	划足底外侧	蹈指背屈,其他足趾扇形展开,踝背屈
2. 查多克(Chaddock)征	划足背外侧皮肤	蹈指背屈
3. 冈达(Gonda)征	向下压迫第2~5趾中任何一趾	蹈指背屈
4. 戈登(Gordon)征	捏挤腓肠肌群	蹈指背屈
5. 奥本海姆(Oppenheim)征	检查者以拇指和示指在患者胫骨前内侧自上而下用力地划过	同巴宾斯基征
6. 谢飞(Schäeffer)征	挤压跟腱	蹈指背屈
7. 孟-别(Mendel - Bechterew)征	叩击足背骰骨上	足趾跖屈
8. 交叉伸直反射	针刺一侧足部或小腿	该侧下肢屈曲,对侧伸直
9. 交叉内收反射	叩击置于患者股内收肌腱上的检测者的手	双侧下肢内收
10. 髌阵挛	将髌骨向下推	髌骨阵挛
11. 踝阵挛	将足背向上推	足有阵挛
12. 罗索利莫(Rossolimo)征	用手指将患者趾尖一齐向上弹拨	足趾跖屈

六、脑膜刺激征

脑膜刺激征见于脑膜炎症、蛛网膜下腔出血等情况中。对于发生急性头痛、呕吐、意识障碍的患者,应做下列检查。

1. 屈颈试验 脑膜刺激征主要表现为不同程度的颈强直,尤其是伸肌。被动屈颈遇到阻力,严重时其他方向的被动动作也受到限制。颈强直也可见于颈椎疾病和颈部炎症,因此必须辅以其他检查。

2. 克尼格(Kernig)征 又称屈髋伸膝试验、抬腿试验。患者仰卧,检查者首先将其一侧髋部屈成直角,然后试行伸直其膝部。在此姿势中,膝部原不能完全伸直,但如果在大小腿间夹角不到135°时即发生疼痛和骨后肌群的痉挛,即为试验阳性或称Kernig征阳性存在。注意本试验涉及神经根的牵引,一侧阳性可见于坐骨神经痛,双侧阳性可见于多发性神经根炎。

3. 布鲁津斯基(Brudzinski)征 屈颈时发生双侧髋、膝部屈曲;屈曲一侧的髋,对侧下肢也会屈曲。

七、失语、失认、失用、失算、失写和失读的检查

1. 失语 观察理解力、流利性、复述、命名等方面。
2. 失认 对事物认识的检查包括视觉、听觉、触觉三方面。
3. 失用 呈现一般失用、姿势性失用、结构性失用的现象。
4. 失算 观察心算和笔算的速度。
5. 失写 观察书写、听写和抄写的能力。
6. 失读 观察阅读报纸和书刊的精确度。

八、智能检查

脑部疾病或身体其他疾病累及脑时往往影响脑的功能。智能状态的检查涉及面较广,包括下列几个方面:① 意识水平;② 注意力;③ 语言,包括理解、复述、流利性命名、阅读;④ 书写;⑤ 计算;⑥ 情绪和行为;⑦ 思维内容,包括幻觉、妄想、抽象、判断;⑧ 记忆,包括即时记忆、近期记忆、远期记忆;⑨ 复合感觉功能,包括形体觉缺失(不能辨认手中物体)、感觉性失写(在肢体上书写感知不能)、两点辨别觉、触觉定位觉、触觉忽略、单侧肢体病态忽视、空间想象障碍(结构性失用、左右失定向、外部空间忽略);⑩ 整合运动功能,如失用。

临床上为了解患者的认知功能,可用多种评分方法,但比较简单、方便而实用的方法可选用MMSE量表(表1-1-2-10)结合钟面试验(表1-1-2-11)。

表1-1-2-10 智能评分MMSE量表

姓名:		性别:		年龄:		文化程度:		评定日期:

指导语:现在我要问您一些问题,来检查您的注意力和记忆。大多数问题很容易回答。年纪大了,记忆力和注意力会差一些,我尽量讲慢点,请您努力回答正确。

1. 今年的年份	1,0	19. 回忆:皮球	1,0
2. 现在是什么季节	1,0	20. 回忆:国旗	1,0
3. 今天是几号	1,0	21. 回忆:香蕉	1,0
4. 今天是星期几	1,0	22. 辨认:手表	1,0
5. 现在是几月份	1,0	23. 辨认:铅笔	1,0
6. 省(市)	1,0	24. 复述:四十四只石狮子	1,0
7. 县(区)	1,0	25. 按卡片上所写闭眼睛、	1,0
8. 乡/镇(街道)	1,0	做动作	
9. 现在我们在几楼	1,0	26. 用右手拿纸	1,0
10. 这里是什么地方	1,0	27. 将纸对折	1,0
11. 复述:皮球	1,0	28. 将纸放在大腿上	1,0
12. 复述:国旗	1,0	29. 说一句完整句子	1,0
13. 复述:香蕉	1,0	30. 按样作图	1,0
14. 100-7(93)	1,0		
15. 再减7(86)	1,0		
16. 再减7(79)	1,0		
17. 再减7(72)	1,0		
18. 再减7(65)	1,0		

注:总分为30分。<17分为痴呆。小学文化程度者<20分为痴呆。中学以上文化程度者<24分为痴呆。

表 1-1-2-11 钟面试验记分表

项目	完成情况	计分
空间组织		
· 钟面	完整	4
	3/4	2
	1/2	1
	无序	0
· 数字在钟面内		7
· 先画策略(先画重要时间点)		1
数字安排		
· 重要时间点(3、6、9、12)	4个	4
	3个	3
	2个	2
	1个	1
	0个	0
· 增加其他时间点	是	4
	否	0
· 顺时针排列	是	5
	否	0
· 顺序(1~12数字按序排列)	是	5
	其他	0

注:最高30分。

九、精神检查

精神科检查主要内容有:① 意识状态;② 一般行为;③ 情感;④ 思维;⑤ 知觉;⑥ 定向;⑦ 记忆;⑧ 计算;⑨ 判断;⑩ 常识。

十、自主神经系统检查

自主神经系统检查通过对发育、体温、血压、心跳、呼吸、皮肤和黏膜、出汗、毛发和指甲、唾液和眼泪、胖瘦、骨关节和瞳孔等的观察可大致了解自主神经功能的概况。必要时可以选做竖毛试验、血管运动试验、皮肤温度测定和皮肤电阻测定等。

第三节 神经系统疾病的诊断流程

在详细获得病史及进行躯体的神经系统检查后,往往要思考其神经系统损害的部位,亦即定位诊断。在定位明确后,很重要的即是其病因是什么,亦为定性诊断。随后需要选择一些有针对性的辅助检查以证实或鉴别其他病因,唯有在定性明确后才能制定出具体的治疗方案,以解除患者的疾苦。

一、定位诊断

根据病史和神经系统检查的资料,很重要的一步是作出神经系统的定位诊断。首先决定其病变部位,如是在脑、脊髓、周围神经还是在神经肌肉接头或肌肉处。在肢体检查时可根据肌力、肌张力、腱反射、病理征来确定其有无上或下运动神经元病变。如果有肌张力增加、腱反射亢进和病理反射则考虑为上

运动神经元病变,其病变部位可涉及脑、脑干和脊髓;反之,肌张力下降、腱反射减低或消失、无病理征,则考虑有下运动神经元病变,拟有周围神经病、神经肌接头或肌肉病变。当然,脑神经症状的有无对定位也起重要作用。

(一) 大脑病变

1. 半球病变 一侧半球病变可有对侧中枢性面瘫和偏瘫、偏身感觉障碍,如影响主侧半球可有运动性失语。

2. 脑叶病变

(1) 额叶病变:有运动障碍、部分性癫痫发作、运动性失语及精神障碍(智能障碍为主)。

(2) 顶叶病变:有中枢性感觉障碍,如形体觉、两点辨别觉受损和命名性失语。

(3) 颞叶病变:有精神障碍(情感障碍为主)、复杂部分性癫痫发作(精神运动型癫痫)、视野缺损和感觉性失语。

(4) 枕叶病变:视野缺损及皮质盲。

3. 基底节病变 常有肢体异常运动,如震颤、舞蹈样动作、指划症或投掷症。

4. 广泛性全脑病变 如果有双侧脑广泛性病损,常有意识、智能、精神异常并伴有各种运动感觉障碍。

(二) 脑干病变

单侧病变可表现有病灶侧脑神经障碍、对侧肢体中枢性运动或感觉障碍。如为一侧动眼神经麻痹,对侧肢体偏瘫,病变常在中脑。如果一侧面部的三叉神经、展神经、听神经、面神经的某脑神经受累,对侧肢体瘫痪,病变可在脑桥。如果一侧面部和对侧肢体感觉障碍,病变可以在延髓后外侧。如果延髓有广泛性损害,则可以有吞咽困难、构音障碍、舌肌萎缩和咽反射消失等症,亦称球麻痹。如果脑干有病变,往往有双侧脑神经、锥体束和感觉传导束损害,甚至影响呼吸、心率等生命体征。

(三) 小脑病变

小脑病变表现为共济失调,半球损害时有同侧肢体共济失调,往往一侧肢体指鼻试验和跟膝胫试验异常。蚓部损害有躯干共济失调,常表现有直线行走不能。小脑病变的其他体征可有构音障碍和眼球震颤。

(四) 脊髓病变

脊髓病变常有肢体截瘫或四肢瘫和传导束感觉障碍,常伴自主神经症状,有大小便障碍;单侧病变表现为 Brown-Sequard 综合征。

(五) 周围神经病变

周围神经病变的定位诊断见表 1-1-3-1。

(六) 神经肌肉接头病变

肌张力、腱反射感觉常无异常,但肌力呈斑片状分布,并常累及脑神经支配的肌肉;肌无力程度可有波动,常与运动有关,见于重症肌无力、肌无力综合征。

(七) 肌肉病变

肌无力常在近端,多见肌萎缩;感觉和深浅反射无异常,可见于肌营养不良、肌炎。

二、定性诊断

病变部位确定后,则需要探明病因。凡疾病的病理改变无论在哪个系统均大同小异,可逐一予以推断,得出一个较为符合的可能性;随后可提出一些辅助检查予以佐证。

表 1-1-3-1 常见的周围神经损害的临床表现

病损神经	运动	感觉	反射	自主神经功能障碍	疾病
脊神经根					
后根	呈节段性（根性）疼痛和感觉障碍。如病损在脊神经节时，还伴有带状疱疹	该区内腱反射减弱			根性坐骨神经痛、带状疱疹、肿瘤、结核、外伤等
前根	呈节段性肌萎缩、无力，可有肌束颤动		该区内腱反射减弱		进行性脊肌萎缩症，增生性脊椎炎，多发性神经根炎
臂丛（$C_5 \sim T_1$）					
臂丛上型（$C_{5,6}$）	肩部肌肉萎缩、瘫痪，其典型姿态为臂及前臂内收，前臂伸直且向前旋，臂不能外展举起，不能屈肘，但腕及手指的动作无损	臂外侧有感觉障碍，但不明显	肱二头肌腱反射减弱或消失		外伤，如穿刺伤、跌伤、产伤（由于难产时牵拉胎头所引起）
臂丛下型（$C_7 \sim T_1$）	手部小肌萎缩、瘫痪，形成鹰爪手	手的尺侧感觉缺失	肱三头肌腱反射减弱或消失	Honer 征、手的皮肤水肿、营养障碍等	肺部病变（如肺癌）、锁骨骨折、颈肋、肱骨头骨折、脱臼、肩关节过度外展与炎症等
臂丛全型（$C_5 \sim T_1$）	上肢呈周围性瘫痪、肌萎缩	上肢除臂内侧（第2、3肋间神经支配）外，其余区感觉障碍	上肢的腱反射减弱或消失	可有 Honer 征，上肢皮肤及手指的营养障碍及水肿	
腰骶丛（$L_1 \sim S_4$）					
腰丛（$L_2 \sim L_4$）	屈髋、伸膝和髋内收无力	大腿前内侧感觉丧失	膝反射减弱或消失	相应区域有血管运动障碍和肌萎缩表现	血肿、脓肿、动脉瘤、外伤、妊娠、新生物、放射性血管炎、特发性腰骶神经丛病
骶丛（$L_4 \sim S_3$）	伸髋、髋外展、屈膝、趾背屈和跖屈无力	大腿后面及前外侧小腿膝下后面、足背外侧和跖面有感觉丧失	踝反射减低或丧失		
神经干					
尺神经（$C_8 \sim T_1$）	手部骨间肌、小鱼际部肌、尺侧腕屈肌、指深屈肌尺侧半等萎缩、无力，拇指内收和手指的外展及内收动作不能，手呈爪形手	手掌及手背的尺侧、小指及环指尺侧半感觉缺失		手部皮肤及指甲营养障碍	腕、肘部外伤，麻风病，肘管综合征（肘后慢性尺神经炎）
桡神经（$C_5 \sim T_1$）	腕下垂，腕不能伸直，手指亦不能伸直而呈屈曲状态	桡侧手背及拇指背侧感觉缺失	肱三头肌腱反射及肱桡肌腱反射消失		腋部被拐杖所压、肩关节脱臼、肱骨或桡骨骨折、上肢穿通伤及铅中毒、麻风病等
正中神经（$C_6 \sim T_1$）	屈腕无力，手略向尺侧倾斜，前臂常处于旋前不能，大鱼际部肌萎缩，手掌平坦，拇指、示指、中指的屈曲动作和拇指对掌动作丧失，呈"猿形手"	手掌桡侧、示指和中指的掌侧和背侧、环指的桡侧以及拇指的掌侧感觉缺失	桡骨膜反射减弱或缺失	手部皮肤、血管、汗腺、营养等功能障碍	肩关节脱臼、肘关节、腕关节病、肱骨、桡骨骨折、腕管综合征等
腋神经（$C_5 \sim C_7$）	小圆肌的单独麻痹，产生臂的轻度外旋无力；三角肌麻痹，臂不能向外平举（外展），三角肌萎缩	三角肌区皮肤感觉缺失			肩部外伤、肱骨头骨折及脱位、神经炎
肌皮神经（$C_5 \sim C_7$）	前臂屈曲和旋后的动作减弱，肱二头肌、喙肱肌及肱肌萎缩	前臂的桡侧及掌面感觉缺失	肱二头肌腱反射减弱或消失		肩部及臂近端外伤、肱骨骨折等
股神经（$L_2 \sim L_4$）	膝部伸腿和屈髋无力，行走困难，股四头肌萎缩，虽平地可步行，但不能登楼梯和从坐位起立	股内侧下 2/3 区，小腿内侧和足内侧的感觉缺失	膝腱反射消失		骨盆、脊柱肿瘤，股骨上端骨折，腰大肌脓肿，股动脉瘤压迫，腹膜后淋巴结肿大及糖尿病等

病损神经	运动	感觉	反射	自主神经功能障碍	疾病
坐骨神经($L_4 \sim S_3$)	足的所有肌肉麻痹,膝关节屈曲无力,踝和趾关节不能伸屈,足内翻、外翻能力消失,患者不能用足趾或足跟站立,足、小腿、股肌群萎缩	小腿外侧及足的外侧感觉缺失,伴灼性坐骨神经痛	跟腱反射及跖反射消失	局部皮肤干燥或水肿,足底皮肤过度角化	骨盆骨折,髋关节脱臼、肿瘤、穿通伤、臀部注射、臀位产或产钳牵引损伤,腰椎间盘突出等
腓总神经($L_4 \sim S_2$)	足下垂,足、趾不能背伸,呈内翻马蹄状畸形,行走呈跨阈步态,胫前肌群萎缩	小腿外侧和足背踇趾与第二趾之间皮肤感觉缺失		不明显	腓骨头处外伤或压迫(如石膏固定、跪等姿势)、麻风病、铅中毒
胫神经($L_4 \sim S_3$)	不能抬起足跟及用足尖站立或行走,不能内翻,足及趾跖屈不能,小腿后群肌及足底肌群显著萎缩	小腿及足部感觉缺失,部分损害时可出现灼性神经痛	跟腱反射及跖反射消失	局部血管运动、分泌及营养障碍	骶丛及坐骨神经损伤,下肢弹伤、刺伤、骨折等
股外侧皮神经		大腿外侧麻木、刺痛、蚁走感,股外侧感觉减退			神经经腹股沟韧带下方或穿出大腿阔筋膜时受压而损伤,有时与感染及中毒有关
末梢神经	手、足以及四肢肌无力和萎缩	呈手套、袜套型感觉障碍	四肢腱反射减弱或消失	手足发冷,少汗或多汗,皮肤光滑、菲薄、干燥、起裂、脱屑,指(趾)甲角化过度、增厚、脱落等	感染、中毒、营养障碍及全身疾病等所致的末梢神经炎

(一)感染性疾病

病因众多,可因细菌、病毒、真菌、螺旋体、寄生虫、朊病毒等感染所致。不同的病因可呈急性或慢性发病。临床可表现为脑炎、脑膜炎、抽搐、颅内高压、意识障碍等症状。因此常需要选择多种辅助检查例如微生物学、血清学、免疫学、寄生虫学、头部磁共振成像(magnetic resonance imaging,MRI)、脑脊液(cerebrospinal fluid,CSF)检查等予以鉴别。

(二)血管性疾病

发病可在几分钟到几天内达到高峰,其病因包括脑梗死、脑出血、动脉炎、血液病、脑内血栓性静脉炎、动脉瘤等。临床上以偏瘫为多见,其次可有交叉性偏瘫、共济失调等症,常可伴有不同程度的意识障碍、神志昏迷,故需采用计算机体层摄影(computerized tomography,CT)或MRI、磁共振血管造影(magnetic resonance angiography,MRA)及颈部血管超声等检查,必要时做数字减影血管造影(digital subtraction angiography,DSA)以了解颅内和颈部血管的情况,并且脑血管性疾病常涉及血压、心脏、动脉和静脉、血液流变学、凝血机制和代谢等方面的疾病,故更要结合心功能、血液生物化学等检查以全面评估血管病的病因。

(三)肿瘤

起因大多缓慢,严重时可有头痛、呕吐、颅内高压症状或可伴有偏瘫、偏身麻木、共济失调等症状,但有时亦可急性发病,可因肿瘤内出血或脑内结构移位所致。可因病灶位于大脑、脑室、小脑、脊髓等不同部位而症状各异,其症状可单发或多发,可原发或转移,因此疑有占位性病变时需做全面检查,目前手段较多,如MRI、MRA、正电子发射体层成像(position emission tomography,PET)、癌性免疫指标等可予以选择应用,以做出正确的诊断。

(四)外伤

急性头、脊柱外伤所致神经系统损害较易识别,但还应注意,头颅慢性硬膜下血肿常在受伤数月后才出现偏瘫、癫痫、智能障碍。如有慢性脊柱压迫性病变可出现截瘫或四肢瘫。因此在病史询问中有外伤史者要引起注意,必要时做头、脊柱MRI检查以排除病变。

(五)脱髓鞘性疾病

本病可急性亦可慢性进展,更多见缓解或复发。症状可局限在脑或脊髓,亦可呈多灶性,可涉及脑、脑干、小脑、脊髓和视神经等部位,常见的有多发性硬化、视神经脊髓炎、急性播散性脑脊髓炎等。通过头和颈MRI可呈现多发性异常信号。脑脊液的免疫功能检查,可发现寡克隆带及IgG指数增高等情况。视、听觉诱发电位亦可有异常。

(六)遗传代谢性疾病

家族同胞中或近亲中往往有相同类型的神经疾病,症状大多为进行性发展,有共济失调、锥体外系症状、难治性癫痫、精神障碍、痉挛性无力、肌肉萎缩,或有小头、耳聋、眼盲等。其病因中有不少有糖类、脂肪、氨基酸、血浆蛋白等先天性代谢异常。其疾病有 Tay-Sachs 病、Gaucher 病、Niemman-Pick 病、Krabbe 病等。

(七)发育性疾病

大多在出生时即可发现有躯体畸形的局限性神经系统发育异常。随着年龄的增长,症状日见明显,其外观可有头颅畸形、脊椎裂、眼耳畸形、结节性硬化、神经纤维瘤等,其相应症状可有瘫痪、癫痫、精神发育迟缓等。

(八)变性性疾病

变性性疾病是神经系统中并不少见的疾病,病因复杂尚未完全了解,临床上可表现为四大类:① 进行性痴呆;② 运动障碍;③ 遗传性共济失调;④ 脊髓变性病。

目前对这类疾病均在致力于研究其病因,在治疗上亦仅能采取一些并不理想的治标措施,但很重要的一点是要从中鉴别一些可治性疾病,以避免误、漏诊,而影响疾病的治疗,因此有时需在临床上随访观察。

(九) 获得性代谢性疾病

凡缺血、缺氧、低血糖、高血糖、肝肾衰竭、糖尿病、血钠水平紊乱、甲状旁腺功能亢进或减退、高钙血症、高胆红素血症等均涉及一些系统性疾病,因此,临床上要熟知它们可能产生的神经系统损害。

(十) 营养缺乏性疾病

营养缺乏性疾病发病很慢,病程较长,往往有消化系统疾病或长期静脉补充营养史,亦可见于较严重的妊娠呕吐孕妇,较常见的如维生素 B_1 缺乏易发生多发性神经病、Wernicke 脑病,维生素 B_{12} 缺乏易发生亚急性联合变性,烟酸缺乏易致 Korsakoff 病等。

(十一) 中毒性疾病

中毒性疾病者常有长期接触酒精、工业制剂和药物史。酒精中毒是一种常见疾病,其可有急性中毒(昏迷、兴奋)、戒断综合征(震颤、谵妄、抽搐)和慢性戒断等。尤以慢性者往往可继发神经系统多种疾病,如 Wernicke - Korsakoff 综合征、周围神经病、视神经萎缩、小脑变性、Marchiafava - Bignami 病、肌病、痴呆、脑萎缩、中央脑桥溶解症和肝性脑病等。

长期应用镇静药、抗精神病药物、抗肿瘤和免疫抑制药、氨基糖苷类抗生素、β 受体阻滞剂、胺碘酮等均可产生神经系统中毒症。药物品种繁多,只能择要提及。

工业毒物和重金属亦可产生神经系统中枢或周围毒性征。

(十二) 风湿病

风湿病是一组系统性自身免疫病,本组疾病对中枢、周围神经系统和肌肉有广泛损害,因此在定性诊断中尚需考虑本病。其常见的有系统性红斑狼疮、干燥综合征、白塞综合征(Behet syndrome)、进行性系统性硬化症和血管炎等,尚需通过特异性抗体和影像学检查以明确病因。

(十三) 离子通道病

本组肌病均是由肌细胞膜上编码氯、钠或钙离子通道的基因突变所致。如氯离子通道病有先天性肌强直、全身性肌强直和 Levzir 肌强直;钠离子通道病有高钾性周期性麻痹和正常钾性周期性麻痹;钙离子通道病有低钾性周期性麻痹。

(十四) 放射损伤性疾病

此类疾病有放射线暴露和治疗史,其病变部位与照射区相符,有一定的潜伏期,在接触后 3 个月到 5 年可出现症状,与照射剂量大小有关。在脑部 MRI 常表现有脑白质病变。

(十五) 脑脊液及其循环障碍

随着影像学的发展,目前对脑脊液循环障碍发生的病变日渐了解,下列几种类型常见。

1. 脑积水

(1) 梗阻性脑积水:临床上可有颅内高压症状及梗阻部位的相关症状,其病因可为感染、先天畸形、出血和肿瘤。在头颅 CT 或 MRI 上可显示阻塞近端脑室扩大,并能了解梗阻病变的组织学特点和范围。

(2) 交通性脑积水:临床上亦可有颅内高压症状及锥体束和小脑等受累的神经征。常发生于蛛网膜下腔出血、脑膜癌症、脑膜感染、外伤或颅脑手术后。在影像学上发现整个脑室系统呈对称性扩大,脑沟正常或消失。

(3) 正常压力性脑积水:临床表现有痴呆、尿失禁和步态障碍。但无颅内高压症,脑脊液压力正常。影像学示脑室扩大,脑沟加深。放射性核素(同位素)脑池造影见脑室内核素清除延迟。

2. 特发颅内压增高(大脑假瘤) 症状有头痛、呕吐和视神经乳头水肿等颅内高压症状,但无神经系统局限性受损症状。脑脊液压力可增高,头 CT 或 MRI 无占位性病变。其病因较多,归类可有内分泌疾病、代谢障碍、颅内静脉窦血栓形成、药物和中毒、血液病、风湿病或脑脊液蛋白增多等。

3. 自发性低颅压 直立的体位性头痛为本病的特征。本病可为自限性,其原因可能为脉络膜分泌减少、脑脊液重吸收增加或有脊神经根的硬膜瘘隐性泄漏。钆强化的脑 MRI 可示弥漫性硬膜强化伴下垂“脑”(脑桥向斜坡靠近,小脑扁桃体在枕骨大孔之下)。

参 考 文 献

[1] 宰春和. 神经眼科学[M]. 北京:人民卫生出版社,1989:86-95.
[2] 郑建仲,田时雨. 神经病诊断学[M]. 2 版. 上海:上海科学技术出版社,1991:363-364.

第二章 　脑脊液检查

张 祥

第一节 　脑脊液的生成和作用

脑脊液(CSF)主要由各脑室中的脉络丛产生,占 80%～85%,其余则由软脑膜、蛛网膜毛细血管和脑部细胞外液经过脑室的室管膜上皮渗出。生理情况下,脑脊液为无色透明、清亮、呈弱碱性的液体,比重为 1.004～1.008,渗透压与血浆大致相等。脑脊液中的蛋白质、葡萄糖、Ca^+、K^+、HCO_3^- 含量低于血浆,Na^+、Mg^{2+}、Cl^- 含量则略高于血浆,还含有氨基酸、维生素、酶、微量重金属以及多种神经递质、神经激素等,这些成分是脑组织生理代谢与功能发挥的重要物质基础。正常情况下,脑脊液没有或仅含有少量细胞,每毫升中有 0～8 个,以单核细胞和淋巴细胞为主,但不会含有红细胞。正常成人的脑脊液量为 140～180 ml,平均为 150 ml,充满脑室系统和蛛网膜下腔内,两个侧脑室内有 20～30 ml,第三和第四脑室中有 5～10 ml,脑蛛网膜下腔内有 20～30 ml,脊髓蛛网膜下腔内有 70～80 ml。脑脊液压力于侧卧位为 0.78～1.76 kPa(80～180 mmH₂O)。脑脊液的成分、总量以及压力相对稳定,处于生成、流动和吸收的动态循环中,这也保证了中枢内组织的营养代谢需要以及整体微环境的稳定。

脑脊液可充当淋巴液的作用,起到运送营养物质、清除代谢产物的功能。脑脊液中含有氨基酸、维生素、葡萄糖和多种电解质,由于覆盖脑、脊髓表面的软膜屏障功能较低,这些物质容易通过扩散等而到达脑与脊髓,为其提供营养。同时,神经元和胶质细胞对中枢环境的变化极为敏感,如何高效排出脑内代谢废物对维持中枢神经系统正常的生理功能非常重要。传统解剖学认为中枢神经系统内不存在衬有内皮细胞的淋巴管,也不存在淋巴循环,而是由脑脊液将脑内代谢废物经蛛网膜颗粒回流到血液中,发挥类似淋巴循环的功能。但近年相关研究证实,中枢神经系统明确存在淋巴循环,主要由类淋巴系统和脑膜淋巴管组成。脑内代谢废物可通过血管旁引流和类淋巴引流通路排入到外周淋巴系统或者脑脊液中,脑脊液中的代谢废物则可以通过蛛网膜颗粒渗入血液循环系统,还可以通过神经周围间隙以及脑膜淋巴管进入外周淋巴系统。

脑脊液对维持脑组织的渗透压和酸碱平衡也有重要作用,若神经系统的理化环境发生较大的变化,心率、呼吸、血压、感觉运动系统及精神状态都有可能受到影响。同时,脑脊液还是中枢和外周组织相互联系和影响的重要途径,维护中枢内外酸碱值(pondus hydrogenii,pH)、蛋白、糖、电解质等微环境平衡,并传递相关化学信息,使两者功能相互影响,协调发挥。

由于中枢神经系统的相对封闭性,在生理或病理情况下,脑脊液可以反映中枢神经系统细胞、组织等代谢和功能的变化,通过对脑脊液各种成分的分析,将有助于了解中枢神经系统的正常和病理状况,并协助相关疾病的诊断及疗效评估等。在神经系统疾病诊疗过程中,脑脊液分析具有不可替代的地位。

第二节　血-脑-脑脊液屏障

1885 年,德国细菌学家 Ehrlich 通过将酸性染料甲酚蓝注入大鼠体循环,发现注射后的动物除脑组织未着色外,全身组织均被染着色;1909 年,Goldmann 将台盼蓝直接注入大鼠脑室内,发现脑组织被染着色,身体其他组织却未着色。这些都提示脑微血管与脑组织之间存在着某些结构,使中枢神经系统与血循环之间分隔开来,阻挡染料到达脑组织或外周组织。由此 Goldmann 于 1913 年正式提出了脑屏障的概念。然而有关这一结构的主体是脑毛细血管内皮,还是星形胶质细胞的终足争议多年,直到 1967 年,Reese 和 Karnovsky 才应用电子显微镜证实此屏障的主要形态基础是脑毛细血管内皮。

随着显微技术、生理、生化和药理学等现代实验技术的发展,对脑屏障的结构和功能的认识不断深入。目前认为脑屏障并不是指在脑血管和脑组织之间存在的绝对屏障,而是指血流与脑和脊髓组织之间存在的有别于其他器官的、独特的调节物质交换的系统。脑屏障主要包括 3 个部分:血-脑屏障(blood-brain barrier,BBB)、血-脑脊液屏障(blood-cerebrospinal fluid barrier,BCB)和脑脊液-脑屏障(cerebrospinal fluid-brain barrier,CBB)。三者有各自的形态学和理化性质特点,在功能上表现为复杂的物质交换调节机制。正是通过脑屏障这一特殊结构,才能保持神经细胞所处微环境的稳定,从而保证神经细胞的正常生理活动。

一、血-脑屏障

血-脑屏障位于血液与神经细胞之间,系由脑毛细血管内皮细胞和内皮细胞的紧密连接、星形胶质细胞以及基底膜所组成的一个细胞联合体。它对维持中枢神经系统的内环境稳定起重要作用。

1. 脑毛细血管内皮细胞间的紧密连接　与机体其他部位的毛细血管相比,脑毛细血管具有许多不同之处:① 内皮细胞没有窗孔,缺少收缩性蛋白,彼此之间形成的紧密连接(tight junction,TJ)较紧密,从而构成更为严密的物理屏障,且对组胺、5-羟色胺反应低下,使得蛋白质分子及其他大分子物质通常难以透过,并可限制离子和非电解质通过;② 内皮细胞结构有亲脂特性,故对亲脂性物质有较好的通透性;反之,亲水物质极难透过;③ 内皮细胞的紧密连接跨内皮细胞电阻(transendothelial electrical resistance,TER)远高于机体其他部位内皮细胞的 TER,且发现蛋白质合成抑制剂对 TER 有明显的影响;④ 内皮细胞的胞膜上含有一些特殊的蛋白质,这些蛋白质在其他组织内皮细胞胞膜上缺乏或较少,如碱性磷酸酶(AKP)、γ-谷氨酰转肽酶(γ-GTP)、糖转运蛋白等,它们与营养物质的转运以及兴奋性氨基酸的选择性去除有关;⑤ 内皮细胞有胞饮作用,但在正常情况下,内皮细胞胞膜小泡的数量比其他血管少。紧密连接被认为是血-脑屏障功能发挥的重要基础结构。

2. 星形胶质细胞　围绕脑毛细血管内皮细胞的星形胶质细胞终足是血-脑屏障的重要组成结构。正常情况下,星形胶质细胞足突并不参与血-脑屏障功能的执行,其主要作用是通过分泌活性物质、促进蛋白质合成、介导内皮细胞表达碱性磷酸酶(ALP)、γ-GTP 等途径,参与促进内皮细胞分化、紧密连接形成以及诱导和维持血-脑屏障的完整性。目前认为星形胶质细胞与脑血管内皮细胞关系极为密切,是内皮细胞间紧密连接形成和成熟的重要条件之一。

3. 基底膜(basement membrane,BM)的结构和功能　基底膜主要由Ⅳ型胶质、层连蛋白、内肌动蛋白、纤维连接蛋白等组成。在血-脑屏障中,基底膜是与血管内皮细胞组成的紧密连接相邻的结构,起支持作用,同时对于周围细胞的生长、分化起调节作用;内皮细胞也可通过基底膜与星形胶质细胞及其他周围细胞建立联系。

二、血-脑脊液屏障

脑脊液与血液中的成分组成及含量有所不同,尤其是一些大分子物质。如脑脊液中蛋白质和葡萄糖含量极微,K^+、HCO_3^- 和 Ca^{2+} 的浓度较血浆中低,Na^+ 和 Mg^{2+} 的浓度则较血浆中的高。这表明两者之间的物质交换并不只是依赖浓度的单纯扩散，机械屏障、主动分泌和转运在其中均有重要的作用。血-脑脊液屏障正是发挥此特殊屏障的主要结构。

血-脑脊液屏障主要是由脉络丛毛细血管内皮、基膜和脉络丛上皮细胞组成。脉络丛毛细血管内皮细胞有窗孔，基膜呈不连续，故溶质分子较易通过；脉络丛上皮细胞则有一定的吸收功能，且细胞之间存在的闭锁小带可阻止部分溶质分子进入脑脊液，因此脉络丛上皮细胞及其之间的闭锁小带被认为是血-脑脊液屏障的形态学基础。在脉络丛部位已证明，溶质分子从血液至脑脊液有弥散、异化扩散和主动运输方式，而从脑脊液至血的运输则是通过主动转运机制。

三、脑脊液-脑屏障

脑室的室管膜上皮细胞、覆盖脑表面的软脑膜和软脑膜下的胶质细胞突起组成了脑脊液-脑屏障。室管膜上皮细胞无闭锁小带状连接，不能有效阻止大分子物质通过，而其他结构的屏障效能也较差，因此，脑脊液的化学成分与脑组织细胞外液的成分大致相同。

四、酶屏障和免疫屏障

除中枢结构的物理屏障外，广义的脑屏障还包括酶屏障和免疫屏障。脑毛细血管内皮细胞含有调节物质转运的特殊酶，包括多种氧化酶和水解酶，它们构成了一道屏障，可以降解透过血-脑屏障的一些物质以及中枢微环境中的一些递质，如单胺氧化酶、碱性磷酸酶、儿茶酚-O-甲基转移酶等。对于酶屏障的组成、定位及其生理意义目前还不甚明了。

传统上认为中枢神经是免疫特免区，没有免疫系统的存在。但近年来大量的研究表明：小胶质细胞具有巨噬细胞的功能；星形胶质细胞具有抗原提呈细胞的作用；脑内部分神经细胞和神经胶质细胞还是许多细胞因子的主要来源和靶细胞，具有参与免疫应答的潜能。

然而，脑屏障并不是非常完整和严密的。在脑的某些部分，如下丘脑正中隆起、松果体、垂体神经部、下丘脑第三脑室周围以及延髓后缘区等处的室周器官等，毛细血管内皮有小孔，基膜不连续并与邻近胶质突分开，有较大的通透性，脑屏障比较薄弱或是缺乏，因而血液循环中的一些物质，包括细胞因子、神经肽、激素等，可以通过这些部位进入脑内，但目前有关这些现象的意义和认识还较欠缺。另外，当脑组织受到电离辐射、微波、激光等作用，或机体在高渗、高温、缺氧、损伤以及疾病等内环境紊乱的情况下，脑毛细血管壁的通透性增加，血-脑屏障功能被破坏或是抑制，正常情况下不能透过脑屏障的分子可进入脑内，其机制可能涉及特殊细胞因子（如血管内皮生长因子、肿瘤坏死因子等）对脑屏障构成组织的影响以及血-脑屏障局部代谢（如线粒体代谢、糖代谢等）受损等。

五、脑屏障的意义

神经细胞生理功能的正常发挥有赖于中枢内微环境的稳定，任何可能破坏微环境平衡的因素，都将直接影响到神经细胞的生存和功能，如酸碱度、氧含量、无机离子浓度、肽类、蛋白质等。脑屏障可以阻止和降解血循环中有害成分、防止大分子物质的进入、主动性地转运神经细胞代谢所需物质、保证脑脊液中电解质以及酸碱度的平稳波动，以及预警启动、应答和消除免疫分子的侵袭等，同时又可借助于神经元等细胞的作用，通过神经-内分泌等形式，与外周系统保持一定的联系和相互作用，从而保护中枢内微环境的稳定，维护中枢和外周生理以及病理状况下的功能协调。如体内酸碱度紊乱和电解质失平衡时，脑脊液中的 pH 以及电解质变化都相对外周迟滞和平缓，从而使神经细胞的功能状态保持相对稳定，并及时发挥中枢调节作用，启动外周代偿机制；另外，外周存在可以充当神经递质或信使的物质，如 γ-氨基丁酸、多巴胺等，脑毛细血管内皮细胞上存在的多巴胺脱羧酶、单胺氧化酶以及 γ-氨基丁酸转氨酶等可以有效阻挡它们进入中枢，从而避免脑内这些物质浓度的改变对神经细胞正常功能活动的干扰。

对血-脑屏障结构和理化性质的认识，将有利于中枢神经功能研究以及疾病的诊治。由于血-脑屏障的存在，中枢神经系统是相对封闭的系统，有着自身特殊的微环境。物质透过血-脑屏障主要有 4 个途径：① 水溶性小分子直接经细胞间隙扩散；② 脂溶性分子的跨膜扩散；③ 特异受体介导的胞饮作用；④ 特异载体通道和酶系统的激活。在许多中枢神经系统疾病的诊治中，必须采取合适的检查手段和给药途径，使其有效地透过脑屏障，才能够对有关疾病的诊治有所帮助。

正电子放射体层成像（PET）利用放射性核素标记的葡萄糖、氨基酸和核酸等进入脑内，从生化、代谢、化学递质及神经受体等功能方面对脑组织以及血-脑屏障进行显像和评估。在作用于中枢组织的药物研发中，可合理设计药物的相对分子质量、脂溶性、荷电性、同血浆蛋白以及特定的载体或受体转运系统的结合能力，使其通过易化扩散、主动转运以及胞饮作用等方式有效入脑。在给药途径中，鼻腔给药可使药物通过鼻腔嗅部直接进入脑组织或脑脊液。嗅神经上皮是中枢神经系统与外界直接相接触的组织。被嗅纤毛覆盖的嗅神经感觉神经元的轴突形成束，能够穿过骨板上的筛孔进入颅腔，并且与脑内嗅球的僧帽细胞形成突触连接，鼻腔黏膜给药后药物分子可以通过嗅部黏膜沿着包绕在嗅神经束周围的连接组织或嗅神经元的轴突到达脑组织周围的脑脊液或者脑部组织，因而可绕过血-脑屏障直接进入中枢神经系统，发挥治疗作用。在脑室系统，脑脊液和脑组织之间为室管膜所分隔；在脑的表面，脑脊液和脑组织之间为软脑膜所分隔。室管膜和软脑膜的通透性很高，脑脊液中的物质很容易通过室管膜或软脑膜进入脑组织。因此，在临床上可将不易通过血-脑屏障的药物直接注入脑室或蛛网膜下腔，使之能较快地进入脑组织。

六、血-脑屏障功能的评价

血-脑屏障的存在，使脑内微环境处于相对稳定的状态，保证了脑组织正常发育、活动。当血-脑屏障遭受破坏或是功能受到抑制时，中枢组织将直接暴露于外周蛋白质、肽类、氨基酸、无机离子以及毒性物质、病原菌、免疫细胞和细胞因子等。由于脑组织的"免疫豁免"特性、所处微环境与外周的不同以及神经细胞的相对脆弱，使得其极易受到损害，从而引起功能的抑制和病理改变，发生中枢神经系统疾病。因此，对于血-脑屏障功能的评价，将有助于对脑组织这一关键防线的了解，同时对可能的病原侵入、免疫攻击以及病理触发有所提示。

正常状态下，由于血-脑屏障的存在，脑脊液中的蛋白质含量远低于血液。当中枢神经系统发生疾病时,血-脑屏障受损,蛋白质通过血-脑屏障进入脑脊液的量增加,且蛋白质的相对分子质量越小,透过越多。测定脑脊液中含量较高的清蛋白[白蛋白(Alb)]可作为监测血-脑屏障完整程度的参数,因为清蛋白是血液中含量丰富的蛋白,且相对分子质量相对较小,而中枢神经系统本身不生成清蛋白,也不参与神经系统内的物质代谢;清蛋白的相对分子质量仅为 67 000 左右,与血清中的免疫球蛋白相比更易率先透过受损的血-脑屏障,具有较好的敏感性;清蛋白检测方法简易、快捷,并具有良好的稳定性和可靠性。另外,由于脑脊液中的清蛋白含量往往受到血清中清蛋白水平的影响,采用脑脊液和血液中清蛋白的比值,即清蛋白商,可以纠正这一因素,从而更客观地反映血-脑屏障的完整性,而清蛋白商的正常上限在不同年龄人群中有所差异,因此在评判其意义时,需要参考被检者的年龄,可以 $(4+年龄/15)\times10^{-3}$ 作为上限值。清蛋白商值越大,代表血-脑屏障损害越重。

第三节　脑脊液检查

脑脊液位于脑室和蛛网膜下腔内,是脑组织生存和活动的环境,故在生理或病理情况下,脑脊液可以反映中枢神经系统细胞、组织等代谢、功能的变化,通过对脑脊液各种成分的分析,将有助于中枢神经系统疾病的诊断及疗效评估。临床工作中,可采用穿刺术(腰椎穿刺、小脑延髓池穿刺和侧脑室穿刺等),由外向内,依次通过皮肤、皮下组织、棘上韧带、棘间韧带、黄韧带、硬膜外隙(包括椎静脉丛、硬脊膜和蛛网膜),进入蛛网膜下腔,测定脑脊液压力或是获取脑脊液标本用于临床分析检测。

一、脑脊液的获取

(一)腰椎穿刺

1. 适应证

(1)疑诊神经系统变性疾病、感染性疾病、炎性疾病等。

(2)疑诊中枢神经系统出血性疾病,但不具备条件作 CT 检查者。

(3)疑诊或需排除中枢神经系统占位性病变或肿瘤播散疾病。

(4)神经系统特殊检查,如气脑造影、放射性核素脑池扫描等。

(5)椎管内减压引流和注射治疗性药物。

2. 禁忌证

(1)有颅内高压表现,或是高度怀疑后颅窝占位性病变,慎行腰椎穿刺检查。

(2)穿刺点局部有感染。

(3)患者病情极危重,生命体征不平稳者。

(4)有明显出血倾向者。

3. 操作步骤

(1)患者取侧卧位,与床面垂直,头向前弯,双髋屈曲,两手抱膝,尽可能使椎间隙增宽。

(2)以 3% 碘酊消毒局部皮肤,再用 75% 酒精脱碘,随后以穿刺点为中心铺上消毒洞巾。用 2% 普鲁卡因或 0.5% 利多卡

因在穿刺点处作皮内、皮下浸润麻醉。

(3)一般选择腰椎 3、4 间隙(相当于双侧髂骨嵴连线与脊柱中线交界处)为穿刺点,必要时亦可选择腰椎 4、5 间隙。右手持针,以左手示指和拇指固定并绷紧穿刺点皮肤,与脊椎垂直或略向头端倾斜进针(一般成人可刺入 4~5 cm,儿童为 2~3 cm);当感到两次落空感后,拔出针芯,可见脑脊液滴出。若无脑脊液流出,可缓慢将针退出少许,略微调整深度,直至脑脊液流出。切忌用针筒用力抽吸。

(4)穿刺成功后,要求患者全身放松,平静呼吸,两下肢半屈,头略伸。接上测压管,待液面不再上升且随呼吸、脉搏有微小波动时,即为脑脊液的压力。若压力不高,可缓慢留取送检;而若压力显著升高,则应避免或谨慎留取少量脑脊液。

(5)留毕标本后,插回针芯,拔出穿刺针,稍加按压止血,敷上消毒纱布并用胶布固定。术后要求患者去枕平卧 4~6 h。

(二)小脑延髓池穿刺

1. 适应证　该穿刺部位邻近延髓,操作的危险性相对较大,只有在因腰椎穿刺术有禁忌或是无法操作,而诊疗必需的情况下,才予以考虑。

2. 禁忌证

(1)穿刺部位局部感染。

(2)有后颅凹占位性病变以及颅内高压表现。

(3)枕骨大孔处占位或畸形。

(4)高度怀疑有小脑延髓池蛛网膜粘连者。

3. 操作步骤

(1)剃除患者后枕以及颈部毛发。患者取侧卧位,头略前屈,可取软枕垫于头下,使头与颈保持在一个水平。

(2)以眼外眦至外耳道下缘连线的延长线与枕骨粗隆至第七颈椎棘突连线交叉处下 0.5 cm 为穿刺点,消毒后浸润麻醉。

(3)沿寰椎上缘对准眉间中心进针,当穿刺针进入 3 cm 后拔出针芯观察有无脑脊液滴出。若未见脑脊液滴出,可插回针芯,每进针 2 mm 观察一次有否脑脊液滴出。总进针深度应控制在 6 cm 以内。如穿刺过程中碰到骨性结构,可将针退出 2 cm 左右,略向下修正后再慢慢进针。

(4)穿刺成功后测压和留取脑脊液标本,注入治疗或诊断用药物等。

(三)并发症

1. 穿刺后头痛　是最为常见的并发病,多于穿刺后 1~7 d 发生,14 d 内消失。以青年女性多见,以前额及枕部为著,性质多为胀痛或跳痛,一般直立 15 min 内可加重,平卧 30 min 内可缓解。其原因可能与脑脊液放出后致颅内压力分布不均,颅内脑膜及血管组织受牵拉或位移;脑脊液容量减低又会直接刺激腺苷受体,使脑血管扩张,导致腰穿后头痛。

腰穿时可通过注意以下几点来尽力避免穿刺后头痛的发生:① 选用直径较小的穿刺针;② 进针针头斜角的方向应与脊柱长轴平行;③ 在拔针前要将针芯先放回;④ 避免重复穿刺;⑤ 穿刺后较为充分的平卧位休息等。症状较轻者可嘱其头低位平卧休息,多饮水;较重者可适度给予止痛、静滴生理盐水,以及将患者自体血注入硬膜外腔以封闭硬脊膜裂孔。

2. 脑疝　是最为危险的并发症,一般发生于有高颅内压者。因留取脑脊液致上下位颅内压不平衡,形成压力差,致脑组织嵌入枕大孔内形成小脑扁桃体疝,压迫延髓导致呼吸骤

停。故对有颅内高压表现患者应严格掌握穿刺指征,对不确定者可酌情予以脱水剂减压后再作穿刺,同时注意穿刺过程中避免迅速将针芯退出套管。

3. 出血　主要为蛛网膜下腔出血或硬膜下血肿,原因大多是损伤了蛛网膜或硬膜静脉或是患者有严重的凝血功能障碍等。出血量少者较少引起临床症状;若出血量较大,患者可有背部剧烈疼痛,出现脑膜刺激征,严重者可发生截瘫。因此,除规范操作,避免动作粗暴外,腰穿前应了解患者凝血功能相关指标情况,若有出血倾向时,应避免穿刺或是在积极纠正后再予以操作。

4. 腰背痛及神经根痛　大多是因穿刺造成局部软组织损伤所致,尤其是多次行穿刺或是穿刺过程较长及反复进针者多见。另外,由于脊椎的纵行韧带均为头尾方向,若穿刺时针孔斜面与韧带成垂直方向则可能切断韧带的纵行纤维,使韧带失去张力产生腰背酸痛症状。

5. 感染　穿刺点局部有感染、消毒不严格或未严格遵循无菌操作等均可引起各种感染的发生。

6. 鞘内引入异物或药物所致并发症　多因操作不慎将某些异物(滑石粉、棉花纤维等)或药物(皮肤消毒剂等)引入鞘内,可引起急性化学性脑膜炎或粘连性蛛网膜炎等并发症。

(四) 脑脊液送检注意事项

根据检测内容,脑脊液一般可连续收集3管,第一管主要用于生化和免疫指标检测,第二管用于微生物病原体检测,第三管用于细胞计数和分类检测。但若第一管为血性脑脊液时,则各项检查以第三管脑脊液为佳。

脑脊液采集后应及时送检。若放置时间过久,细胞成分可能会发生变形、崩解或是受脑脊液中蛋白质影响而分布不均匀;葡萄糖由于细胞或微生物代谢、分解,造成含量降低;病原菌由于环境变化,发生死亡、崩解等。这些都可能导致脑脊液细胞或细菌数无法满足检测需要,以及对生化指标的误判等。

二、脑脊液压力测定及其意义

成人脑脊液压力卧位为 0.78～1.76 kPa (80～180 mmH$_2$O),坐位为 3.43～3.92 kPa(350～400 mmH$_2$O)。通常儿童脑脊液压力低于成人。以成人卧位为例,当压力高于 1.96 kPa(200 mmH$_2$O)时视为颅内压增高,低于 0.58 kPa(60 mmH$_2$O)时称为颅内压降低。正常情况下,每次放出 0.5～1 ml 脑脊液,压力约降低 0.1 kPa(10 mmH$_2$O)。

(一) 脑脊液压力增高

任何引起颅腔内容物增多、体积增大或是血管扩张等的因素,都可能引起脑脊液压力的增高。正常情况下,包括负重、剧烈咳嗽等行为;病理状态下,包括颅内占位病变(脑肿瘤、脑脓肿等)、感染(结核性脑膜炎、真菌性脑膜炎等)、脑血管疾病(颅内静脉窦血栓形成、脑出血、急性脑梗死等)、外伤(硬膜下血肿、硬膜外血肿等)、炎性疾病(系统性红斑狼疮脑病、血管炎等)、中毒性脑病(一氧化碳中毒、铅中毒性脑病等)以及某些系统性疾病(高血压脑病、肾性脑病等),均可使脑脊液压力增高。

(二) 脑脊液压力降低

脑脊液压力降低主要见于以下情况:脑脊液循环受阻(枕骨大孔区阻塞、蛛网膜下腔粘连等)、脑脊液流失过多(脑脊液漏、持续性脑室引流等)、脑脊液分泌减少(病毒感染、药物所致等)、全身系统性疾病(严重脱水等)。另外,还有部分目前尚不能明确病因者,统称为低颅压综合征。

(三) 压腹试验和压颈试验

主要是用以了解蛛网膜下腔有无阻塞或阻塞的程度。患者取侧卧位,颈部予以血压计气袋缠绕。

1. 压腹试验(Stookey 试验)　腰椎穿刺测定脑脊液初压后,握拳持续用力压迫患者上腹部 10 s,正常情况下,脑脊液压力会迅速上升,压迫停止后压力迅速下降至初压水平,证明穿刺针通畅且完全在蛛网膜下腔内;若压腹未能引起压力的升高或是升高的速度缓慢,则表明穿刺针没有完全在蛛网膜下腔内或椎管阻塞平面较低。

2. 压颈试验(Queckenstedt 试验)　将血压计气袋分别充气至 2.67、5.34、8.01 kPa(20、40、60 mmHg),每 10 s 记录一次脑脊液压力,持续至脑脊液压力不再上升或是保持 30 s,血压计气袋放气后,仍每 10 s 记录一次脑脊液压力,至脑脊液压力不再下降为止。部分梗阻时压力上升、下降均缓慢,或上升迅速而下降缓慢,或上升后不能下降至初压水平;完全梗阻时,则在颈部加压后,脑脊液压力不升或上升极少。

对有颅内压增高或脑出血者,应禁忌作此两项试验,避免颅内压进一步升高,导致脑疝及出血加重。另外,影像学的迅速发展,其相对安全、直观和准确的特点,也使得脑脊液动力学检查临床应用进一步减少。

三、脑脊液的一般实验室检查

(一) 脑脊液的颜色辨别

正常人的脑脊液应呈无色水样液体。在病理状况下,通过观察颜色的变化将有助于对部分疾病的直观判断。

1. 血色　往往提示脑脊液中有红细胞存在。正常脑脊液中是不含红细胞的,病理性出血常见于蛛网膜下腔出血、脑出血等。但在确定血性脑脊液是病理性之前,需先排除穿刺损伤所致的可能。

通常可用下列方法鉴别:① 三管试验,用 3 个试管依次留取脑脊液,观察前后各管中颜色是否均匀一致,若颜色由浓转淡,则可能是穿刺损伤;若三管颜色均匀一致,则可能是病理性出血。② 离心试验,脑脊液离心后,观察上清液颜色,若上清液微黄,则可能是陈旧性出血;若上清液透明,则可能是穿刺损伤。③ 联苯胺试验,病理血性脑脊液中的红细胞被破坏,释放出氧化血红蛋白,可与联苯胺反应显色;而穿刺损伤所致者不显色。④ 病理性出血一般不凝固,而穿刺损伤较重时,其中的血液成分可迅速凝固成血块。⑤ 脑脊液细胞学检查,病理血性脑脊液中可有单核-吞噬细胞反应,而穿刺损伤所致者不会出现此反应。单核-吞噬细胞是为清除红细胞及其分解产物而出现的一组病理细胞,一般于出血后 12～24 h、3 d 内、5 d 后和 10 d 后,相继出现激活型单核样细胞,以及红细胞、含铁血黄素和胆红素巨噬细胞。

2. 黄色　一般提示脑脊液中有陈旧性出血、蛋白质含量增高、色素沉着或是胆红素增多。① 出血性:可见于陈旧性蛛网膜下腔出血及脑出血、硬膜下血肿等。② 蛋白质含量增高:可见于各种原因引起的椎管和蛛网膜下腔阻塞、中枢神经系统感染或是炎性疾病,如化脓性脑膜炎、脊髓肿瘤、结核性脑膜炎、吉兰-巴雷综合征等。③ 色素沉着或是胆红素增多：见于含铁血黄素沉着症、胡萝卜素血症、新生儿核黄疸、重症肝炎等。

3. 乳白色　常见于化脓性脑膜炎等。

4. 微绿色　铜绿假单胞菌性脑膜炎、急性肺炎球菌性脑膜炎和甲型链球菌性脑膜炎等。

5. 褐色或黑色　见于中枢神经系统的黑色素瘤、黑色素肉瘤等。

(二)脑脊液透明度观察

正常脑脊液清晰透明，久置不凝；病理状态下可出现混浊，甚而凝块或有薄膜形成等，与含有的细胞和细菌数量多少有关。

1. 混浊　是脑脊液中含大量细胞成分的标志。常见于化脓性脑膜炎、结核性脑膜炎等感染性疾病。

2. 出现凝块　见于化脓性脑膜炎、神经梅毒、椎管内占位等致脑脊液中蛋白质量大幅升高的疾病。

3. 形成薄膜　提示纤维蛋白大量渗出。常见于结核性脑膜炎等。

(三)脑脊液比重

正常脑脊液中细胞和蛋白质等物质含量均低于血浆，故其比重明显低于血浆。不同穿刺部位所得脑脊液，因其蛋白质含量不同而使比重略有差异，如腰椎穿刺所得脑脊液为 $1.006\sim$ 1.008，小脑延髓池穿刺者为 $1.004\sim1.008$，而侧脑室穿刺者为 $1.002\sim1.004$。病理情况下，凡使脑脊液中细胞数增加、蛋白质量增高等因素，均可使脑脊液比重增高，如中枢神经系统感染、肿瘤、出血等。在尿毒症、糖尿病等全身性疾病患者中，也可出现脑脊液比重增高情况。

(四)脑脊液 pH

正常成人脑脊液呈弱碱性，pH 为 $7.35\sim7.40$，通常比较稳定，其主要的缓冲系统是重碳酸盐缓冲系统。正常脑脊液的二氧化碳分压(PCO_2)高于血浆值，$[HCO_3^-]$ 低于血浆值。由于二氧化碳(CO_2)较容易通过血-脑屏障，故脑脊液中的 PCO_2 常受血液和脑组织中产生的 CO_2 的影响而变化；$[HCO_3^-]$ 则不易随血浆 $[HCO_3^-]$ 急剧波动，而发挥缓冲作用。在中枢神经系统感染时，脑脊液 pH 可降低，但临床实用价值不高。

(五)脑脊液细胞学

正常情况下，脑脊液中没有红细胞，仅含有少量淋巴细胞、单核细胞或中性粒细胞，通常成人少于 $8\times10^6/L(8/\mu l)$，婴幼儿少于 $20\times10^6/L(20/\mu l)$。病理情况下，脑脊液中可出现红细胞，多见于中枢血管相关疾病；白细胞增多则原因较为复杂，中枢神经系统感染和非感染性疾病均可能发生。细胞种类和数量上的差异以及动态演变过程的分析，可有助于病变性质的鉴别诊断(表 1-2-3-1)。

1. 红细胞增多　多见于脑出血、蛛网膜下腔出血等中枢血管相关疾病。穿刺损伤也可导致脑脊液中红细胞的增多。为明确脑脊液中白细胞增加是否为出血导致时，可用下列公式粗略估计：混血前脑脊液白细胞数＝血性脑脊液白细胞数－外周血白细胞数×血性脑脊液红细胞数÷外周血红细胞数；或采用简化公式估计：混血前脑脊液白细胞数＝血性脑脊液白细胞数－血性脑脊液红细胞数÷700。

2. 中性粒细胞增多　可见于各种中枢神经系统感染性疾病，如细菌性脑膜炎，早期结核性、真菌性脑膜炎，神经梅

毒早期等。亦可见于非感染性疾病，如中枢神经系统出血后、反复腰穿反应、转移性肿瘤以及白血病累及中枢神经系统等。

3. 淋巴细胞增多　因感染性因素增多见于结核性脑膜炎、细菌性脑膜炎、神经梅毒、钩端螺旋体脑膜炎、寄生虫病、亚急性硬化性全脑炎等。因非感染性因素增多见于多发性硬化、吉兰-巴雷综合征、急性播散性脑脊髓炎等。

4. 单核细胞增多　见于脑膜非特异性反应(真菌性脑膜炎和结核性脑膜炎慢性期等)和部分中枢破坏性病变(脑挫裂伤、脑梗死、肿瘤等)；激活单核细胞增多见于中枢神经系统变性、炎症疾病、肿瘤和各种异物刺激等。

5. 浆细胞增多　主要见于急性病毒感染、吉兰-巴雷综合征、多发性硬化、亚急性硬化性脑炎、梅毒性脑膜脑炎以及结核性脑膜炎等。

6. 嗜酸性粒细胞增多　脑脊液中出现嗜酸性粒细胞通常为病理性的。感染性疾病最常见的为脑寄生虫病(囊虫病、血吸虫病、弓形体病等)、真菌性脑膜炎等，细菌性脑膜炎、病毒性脑炎等也可偶见。非感染性疾病见于视神经脊髓炎、中枢内异物反应、特发性嗜酸性粒细胞脑膜炎、淋巴细胞白血病中枢神经系统浸润、接种狂犬病疫苗等。

7. 嗜碱性粒细胞增高　少见。主要见于慢性粒细胞白血病累及脑膜、寄生虫感染、炎症性疾病、异物反应等。

表 1-2-3-1　不同类型脑膜炎患者脑脊液鉴别诊断

项目	细菌性脑膜炎	病毒性脑膜炎	真菌性脑膜炎	结核性脑膜炎
压力	升高	正常或轻度升高	升高	升高
白细胞计数($\times10^6/L$)	$\geqslant1\,000$	<100	$5\sim500$	$10\sim500$
白细胞分类	中性粒细胞为主，少部分可以淋巴细胞为主	单核细胞为主，早期可以中性粒细胞为主	单核细胞为主，早期可以中性粒细胞为主	淋巴细胞为主，早期可以中性粒细胞为主
蛋白质(mg/L)	$1\,000\sim5\,000$	$500\sim2\,000$	$250\sim5\,000$	$1\,000\sim30\,000$
糖(mmol/L)	$\leqslant2.2$ (40 mg/dl)	正常	<2.8 (50 mg/dl)	<2.8 (50 mg/dl)
乳酸	中度或重度增加	正常或轻度增加	轻度或中度增加	轻度或中度增加

摘自：① Ferri FF. Ferri's clinical advisor 2012. Mosby, 2011；② McPherson RA, Pincus MR. Henry's clinical diagnosis and management by laboratory methods. Saunders, 2006。

(六)脑脊液生物化学检验

1. 脑脊液蛋白定性和定量　正常人脑脊液中总蛋白含量为 $150\sim450$ mg/L，相当于血浆蛋白浓度的 0.5% 左右，其主要成分为清蛋白、球蛋白、转铁蛋白、前清蛋白和 α_1 糖蛋白等。

(1)脑脊液蛋白定性检测：目前应用最为广泛的是潘氏试验，可以肉眼直接观察其结果。其结果判断可分 5 级(表 1-2-3-2)。正常脑脊液潘氏试验为阴性反应。化脓性脑膜炎、结核性脑膜炎等患者脑脊液中球蛋白增加，潘氏试验呈阳性反应。

表 1-2-3-2　潘氏试验结果判断标准

级别	记录标识	判断标准
阴性	—	清晰透明
弱阳性	+	微混
阳性	++	混浊
强阳性	+++	强度混浊
超强阳性	++++	乳状白浊

（2）脑脊液蛋白质定量检测：脑脊液蛋白质含量与获取部位有关。脑脊液蛋白质含量腰椎穿刺为 $0.2\sim0.4$ g/L，小脑延髓池穿刺为 $0.1\sim0.25$ g/L，侧脑室穿刺为 $0.05\sim0.15$ g/L。另外，还与年龄成正比，儿童含量较低，成人稍高，老年人又比成年人高。早产儿脑脊液蛋白质含量可达 2.0 g/L，新生儿为 $0.8\sim1.0$ g/L，出生 2 个月后逐渐降至正常水平。

（3）临床意义：脑脊液中蛋白质含量增高，通常提示血-脑屏障通透性增高、蛛网膜颗粒吸收减少、脑脊液循环阻塞以及鞘内球蛋白合成增多等。多见于中枢神经系统感染性疾病，如化脓性脑膜炎、结核性脑膜炎、神经梅毒、脑炎等；也可见于炎性疾病、中枢肿瘤占位和脑出血等。脑脊液若出现蛋白-细胞分离现象，即细胞数正常，而蛋白质量明显升高，对吉兰-巴雷综合征的诊断有提示性意义。

2. 脑脊液葡萄糖检测　参考范围：成人 $2.5\sim4.4$ mmol/L，儿童 $3.9\sim5.0$ mmol/L。脑室脑脊液葡萄糖含量略高于腰椎穿刺脑脊液中的糖含量，新生儿高于成人。脑脊液中糖的含量受血-脑屏障膜转运系统以及血糖浓度影响。血糖和脑脊液中糖的含量需 4 h 左右能达到动态平衡，正常情况下的脑脊液内糖含量相当于血糖的 $2/3$，故应结合同步血糖来判断脑脊液血糖变化的意义。脑脊液/血清葡萄糖比率下降可提示细菌和真菌感染或软脑膜转移瘤。

（1）脑脊液糖含量降低：中枢神经系统化脓性、结核性、真菌性脑膜炎以及癌性脑膜炎等常可见糖含量显著降低；中枢神经系统寄生虫感染时亦可有不同程度降低。另外还可见于恶性肿瘤中枢神经系统转移，如肉瘤、黑色素瘤等。

（2）脑脊液糖含量增高：可见于流行性乙型脑炎、急性脊髓灰质炎等病毒性感染，在各种原因所致的丘脑下部损害以及糖尿病等全身疾病中亦可见到，一般无特殊诊断意义。

3. 脑脊液氯化物检测　参考范围：成人 $120\sim130$ mmol/L，儿童 $111\sim123$ mmol/L。正常脑脊液的氯化物含量比血浆高 20% 左右，会随血浆氯的水平而变化。

（1）脑脊液氯化物含量降低：多见于化脓性脑膜炎、结核性脑膜炎和隐球菌脑膜炎的急性期或慢性感染急性加剧期，一般与糖含量降低同时出现，以结核性脑膜炎下降较为显著。若氯化物含量降低早于糖含量的降低，则提示病情不良。肾上腺皮质功能减退、严重腹泻与呕吐等亦可引起脑脊液氯化物减低。脊髓灰质炎、脑肿瘤等患者脑脊液氯化物含量也可有小幅降低。

（2）脑脊液氯化物含量增高：主要见于尿毒症、脱水以及慢性肾炎等可导致血氯升高的疾病。部分中枢系统病毒感染患者脑脊液氯化物也可轻度增高。

四、脑脊液特殊实验室检查

（一）脑脊液蛋白质电泳

常规脑脊液蛋白质电泳条带主要有三大组分：前清蛋白、清蛋白和球蛋白。球蛋白又可分 α_1、α_2、β_1、β_2 和 γ 球蛋白等组分。正常脑脊液与血清蛋白电泳带并不完全相同：脑脊液中的前清蛋白明显多于血清，β 球蛋白则略高于血清，而 γ 球蛋白仅为血清的一半。

1. 前蛋白　增多见于舞蹈病、帕森金病、手足徐动症等神经变性疾病等。降低见于脑膜炎、吉兰-巴雷综合征等。

2. 清蛋白　增多见于椎管梗阻、脑肿瘤、部分中枢血管性疾病等。降低见于脑外伤急性期等。

3. α_1 球蛋白　增多见于中枢神经系统急性感染，如细菌性脑膜炎、脊髓灰质炎等。降低见于脑外伤急性期等。

4. α_2 球蛋白　增多见于脑部转移瘤、癌性脑膜炎、胶质瘤、脑桥小脑角肿瘤等。降低见于脑外伤急性期等。

5. β_1、β_2 球蛋白　增多见于中枢神经系统萎缩与退行性病变，如多发性硬化症、亚急性硬化性全脑炎、帕金森病、脑萎缩、阿尔茨海默病、手足徐动症、肌萎缩侧索硬化等；还可见于小脑胶质瘤、延髓肿瘤等。降低见于脑膜瘤及髓内肿瘤等。

6. γ 球蛋白　增多多见于中枢神经系统感染性和炎性疾病，如多发性硬化、亚急性硬化性全脑炎、病毒性脑炎、脑脓肿、多发性神经根炎、神经梅毒、酒精中毒性周围神经炎等；还可见于胶质瘤、脑桥小脑角肿瘤等。降低见于脑外伤等。

（二）脑脊液蛋白商

即脑脊液球蛋白和清蛋白的比值，参考值：$0.4\sim0.8$。

1. 蛋白商增高　提示球蛋白增多，见于多发性硬化等神经炎性疾病以及神经梅毒等神经感染性疾病。

2. 蛋白商降低　提示清蛋白增多，见于中枢占位性疾病、椎管狭窄等。

（三）脑脊液清蛋白指数

即脑脊液和血液中清蛋白的比值，参考值：$\leqslant0.007$。

可用以评价血-脑屏障的破坏程度。脑脊液中的清蛋白含量容易受到血清中清蛋白水平的影响，采用脑脊液和血液中清蛋白的比值，可以纠正这一因素，从而更客观地反映血-脑屏障的完整性。而清蛋白指数的正常上限在不同年龄人群中有所差异，因此在评判其意义时，需要参考被检者的年龄，可以（4＋年龄/15）$\times10^{-3}$ 作为上限值。清蛋白指数值越大，提示血-脑屏障损害越严重。

（四）脑脊液球蛋白指数与鞘内合成率

仅单纯测定血和脑脊液中免疫球蛋白的临床意义不大。为了能客观反映鞘内本身合成的免疫球蛋白水平，Delpech（1972）等提出了以免疫球蛋白 G（IgG）指数来判断，其依据为，脑脊液（CSF）中的清蛋白（Alb）和免疫球蛋白（IgG）随血清（serum）中相应成分的变化而变化，但脑脊液与血清中的比值是相对恒定的。当血-脑屏障发生破坏时，虽然 IgG_{CSF}/IgG_{serum} 和 Alb_{CSF}/Alb_{serum} 均会发生改变，但两组比值的商仍应是个不变常数，一般应小于 0.7，大于此值则提示鞘内 IgG 合成增多。该方法也同样可用于 IgM 和 IgA 合成指数分析，IgM 和 IgA 指数参考范围分别为 0.06 和 0.6。应该指出的是，IgG 指数分析不是一项能定性诊断的项目，仅提示患者鞘内有免疫球蛋白分泌变化,主要支持如多发性硬化等神经系统免疫性疾病的诊断。另外,在神经系统感染性疾病中也可有 IgG 指数增高。

1975 年,Tourtellotte 创立了定量计算鞘内 IgG 合成率的推算公式:IgG 合成率 = $[(IgG_{CSF} - IgG_{serum}/369) - (Alb_{CSF} - Alb_{serum}/230) \times (IgG_{serum}/Alb_{serum}) \times 0.43] \times 5$。式中 369 和 230 分别为血液中 IgG 和 Alb 透过正常状态下的血-脑屏障进入脑脊液的比率。由该式计算出的合成率系指每天产生和吸收 500 ml 脑脊液中合成的 IgG 量。正常人 24 h 鞘内 IgG 合成率为 −9.9~3.3 mg/d,超出此值则提示鞘内 IgG 合成增加。血-脑脊液屏障与合成率关系见图 1-2-3-1。

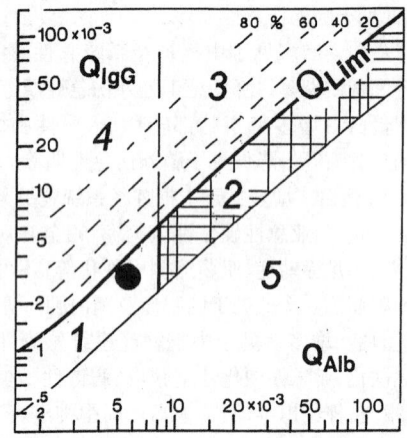

图 1-2-3-1　脑脊液血-脑屏障及鞘内 IgG 合成评估
1. 正常;2. 仅有血-脑屏障破坏;3. 鞘内 IgG 合成伴血-脑屏障破坏;4. 鞘内 IgG 合成不伴血-脑屏障破坏;5. 试验偏差,无临床意义。引自:Reiber H, Peter JB. J Neurol Sci, 2001, 184(2): 101-122。

(五)寡克隆区带

凡血清中无寡克隆区带(oligoclonal band,OCB),而脑脊液中有寡克隆区带,或脑脊液中寡克隆区带条带数多于或异于血清中的条带,即为寡克隆区带阳性(图 1-2-3-2),提示中枢系统内有异常免疫反应,主要见于多发性硬化和亚急性硬化性全脑炎,亦可见于其他自身免疫病(如副瘤综合征、系统性红斑狼疮、干燥综合征等)、感染(神经梅毒、神经莱姆病、HIV 感染、脑膜炎等)、脑血管病以及先天性疾病(共济失调微血管扩张症、肾上腺脑白质营养不良)等。

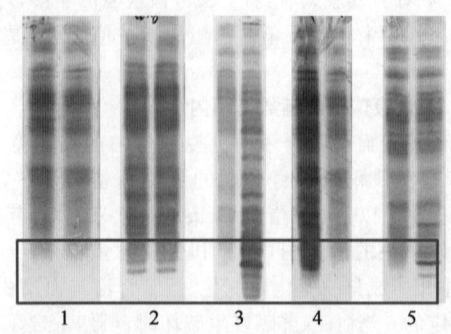

图 1-2-3-2　血清和脑脊液电脉
1. 血清和脑脊液中均未见 OB;2. 血清和脑脊液中 OB 数相同;3. 仅于脑脊液中见到 OB;4. 仅于血清标本中见 OB;5. 脑脊液中 OB 数多于血清。

(六)脑脊液酶学测定

目前在健康人脑脊液中可测得 20 余种酶,含量均明显低于血清,包括乳酸脱氢酶、谷丙转氨酶、谷草转氨酶、肌酸磷酸激酶等。在中枢神经系统感染、缺血、缺氧以及肿瘤等疾病中,由于血-脑屏障通透性改变、神经细胞受损释放以及肿瘤细胞异常代谢增强等因素,脑脊液中酶水平或活力会有所改变,通过对它们的测定,可以辅助对部分中枢神经系统疾病的诊断。

1. 乳酸脱氢酶(lactic dehydrogenase,LDH)　参考范围:总 LDH 3~50 U/L。

LDH 是糖酵解过程中重要的酶,正常脑脊液中 LDH 活性很低,约为血清中的 1/10。脑脊液中 LDH 含量和活性的增高一般提示中枢神经系统有坏死性病灶或肿瘤细胞的存在。

(1) 脑血管疾病:脑梗死、脑出血或蛛网膜下腔出血的急性期患者脑脊液 LDH 明显升高,后随病情好转而下降。

(2) 中枢感染性疾病:细菌性脑膜炎和病毒性脑膜炎脑脊液 LDH 均可显著升高,前者升高的幅度一般大于后者。

(3) 肿瘤:中枢神经系统淋巴瘤、癌性脑膜炎和脑转移瘤患者脑脊液的 LDH 均可显著升高。

(4) 中枢脱髓鞘疾病:尤其是多发性硬化的急性期或病情恶化期,脑脊液 LDH 明显升高,缓解期下降,可用于辅助判断多发性硬化疾病的活动期。

(5) 其他:颅脑外伤、脑肿瘤、脑积水和神经系统退行性变时也可升高。

2. 谷草转氨酶(glutamic-oxaloacetic transaminase,GOT)　又称天冬氨酸转氨酶(aspartate aminotransferase,AST),参考范围:5~20 U/L。

正常脑脊液中 GOT 活性约为血清中的 1/4,血-脑屏障完整的情况下,外周疾病所引起的 GOT 水平变化一般不影响脑脊液的水平。当中枢神经系统发生器质性病变时,脑脊液中 GOT 活性增高。

(1) 脑血管病变:脑出血、蛛网膜下腔出血、脑梗死等。

(2) 中枢神经系统感染性疾病:通常伴有血-脑屏障破坏。见于化脓性脑膜炎、结核性脑膜炎、病毒性脑膜炎、脑炎等。

(3) 其他:继发性癫痫、中毒性脑病、急性颅脑损伤、中枢神经系统转移瘤等也可有升高。近年研究提示,在排除其他疾病引起的 GOT 升高情况下,可将脑脊液 GOT 作为阿尔茨海默病诊断的一个辅助生化指标。

3. 肌酸磷酸激酶(creatine phosphokinase,CPK)　参考范围:0.5~2 U/L。

脑脊液中 CPK 的活性增高可提示脑组织受损的程度和范围,同时对脱髓鞘疾病、脑血管疾病的诊断以及脑膜炎的鉴别诊断均有一定意义。

(1) 脑血管病变:脑梗死,缺血、缺氧性脑病等。CPK 活性增高程度与脑组织受损范围的大小成正比。

(2) 中枢感染性疾病:化脓性脑膜炎 CPK 增高最为明显,其次是结核性脑膜炎,病毒性脑膜炎 CPK 仅轻度增高。

(3) 其他:进行性脑积水、多发性硬化、继发性癫痫、良性颅内压增高、感染性多发性神经根炎、星形胶质细胞瘤与髓母细胞瘤以及严重颅脑损伤、慢性硬膜下血肿等疾病中脑脊液中 CPK 也可升高。

4. 胆碱酯酶(cholinesterase,CHE)　参考范围:0.5~1.3 U/L。

CHE 包括特异性 CHE 和非特异性 CHE 两种,能专一性水解乙酰胆碱。特异性 CHE 可受高浓度乙酰胆碱抑制,可与非特异性 CHE 加以区别。乙酰胆碱是中枢胆碱能神经递质,故测定脑脊液 CHE 活性可反映中枢胆碱能神经元的功能状态。

(1) 中枢神经系统感染疾病:细菌性和病毒性感染 CHE 均有升高,而前者一般比后者升高幅度较大,可作为临床上区别中枢神经系统感染辅助诊断指标。

(2) 神经变性疾病:多发性硬化患者脑脊液 CHE 可显著增高。痴呆以及弥漫性硬化患者亦有增高。

(3) 其他:脑梗死、重症肌无力、恶性脑瘤、吉兰-巴雷综合征等患者脑脊液 CHE 也有报道增高。

5. 溶菌酶(lysozyme, Lyz) 定性:阴性;定量:0 mg/L。

Lyz 一般只存在粒细胞和单核细胞等的溶酶体内,细胞裂解后释放至体液。正常脑脊液中细胞稀少,故没有或仅有微量 Lyz。

当血-脑屏障通透性增高,血中 Lyz 可进入脑脊液,使脑脊液 Lyz 活性增高,如化脓性脑膜炎、结核性脑膜炎、病毒性脑炎、脑瘤等疾病,其中结核性脑膜炎 Lyz 增高最为明显。另外,即使脑脊液培养阴性,部分细菌性脑膜炎患者脑脊液中仍可测得增高的 Lyz,从而对诊断有提示意义。

6. 神经元特异性烯醇化酶(neuron specific enolase, NSE) 参考范围:0~3.14 μg/L。

NSE 是一种二聚体糖酵解酶,存在于成熟的神经元和神经内分泌细胞中。NSE 可作为反映脑梗死、癫痫、脑外伤后脑损伤程度的较敏感指标。NSE 值与梗死面积以及预后密切相关,NSE 水平越高,脑缺血面积越大和预后越差;脑脊液中 NSE 水平还有利于对心脏外科手术、体外循环以及新生儿窒息引起的缺氧性脑损害的早期判断。

7. 腺苷脱氨酶(adenosine deaminase, ADA) 参考范围:0~8 U/L。

脑脊液的 ADA 主要来源于白细胞,有报道化脓性脑膜炎、结核性脑膜炎患者脑脊液 ADA 的活性明显升高,尤其是后者。

(七) 脑脊液中氨基酸分析

氨基酸类神经递质广泛分布于中枢神经系统内。由于血-脑屏障的存在,血浆中的氨基酸类递质在正常情况下并不会影响中枢神经系统中氨基酸类递质的含量,而脑中氨基酸类递质的含量又远高于脊髓,因而认为脑脊液中氨基酸类递质主要来自脑组织,在某种程度上可提示脑结构、代谢、功能的变化。因此可通过对脑脊液中氨基酸的分析,了解中枢神经系统正常及病理状态下氨基酸的变化规律,从而为临床对疾病的诊断和治疗提供指导。

阿尔茨海默病和血管性痴呆患者脑脊液中谷氨酸、天冬氨酸水平降低,但前者下降的水平更低,而帕金森病患者脑脊液中不仅谷氨酸、天冬氨酸降低,甘氨酸、γ-氨基丁酸也有明显降低;癫痫患者脑脊液中谷氨酸水平升高,而 γ-氨基丁酸明显降低;脑梗死发生的前 6 h 内,谷氨酸、天冬氨酸有明显升高,而谷氨酸、天冬氨酸于 24 h 左右才达最大量,认为这反映了保护性抑制机制发生的延迟,同时还认为卒中后 24 h 内脑脊液中低水平的 γ-氨基丁酸,前 3 d 进行性升高的谷氨酸、天冬氨酸水平在升高后的严重下降,都是预后不良的迹象;在脑膜炎患者中谷氨酸、天冬氨酸、甘氨酸均有不同程度升高;多发性硬化患者脑脊液中谷氨酸等兴奋性氨基酸升高,而谷氨酰胺下降。

(八) 脑脊液中神经递质测定

神经递质是神经细胞功能发挥的重要物质,如多巴胺(DA)、去甲肾上腺素(NE)、二羟基苯乙酸(DOPAC)、5-羟吲哚乙酸(5-HIAA)、高香草酸(HVA)等。通过脑脊液中神经递质的测定,可以帮助直观地了解这类疾病的病理机制,并可以采取或补充或拮抗的治疗策略。在一部分中枢神经系统疾病中,正是神经递质的紊乱导致了疾病的发生,如帕金森病(PD)、亨廷顿病、威尔逊(Wilson)病、多系统萎缩(MSA)等。

有报道,MSA 患者脑脊液中的 5-HIAA 水平较 PD 患者明显下降;阿尔茨海默病患者脑脊液中 5-HIAA 水平降低,而血管性痴呆者却并无显著改变,路易体痴呆者下降的程度更显著,因此 5-HIAA 可辅助上述疾病的鉴别诊断。脑脊液中 HVA 的水平可反映 PD 患者脑内残存黑质纹状体多巴胺能神经元的功能,可用于患者病情的评估。

(九) 脑脊液免疫指标检测

1. 神经梅毒实验室检测 梅毒是由梅毒螺旋体(TP)引起的性传播疾病,并可累及中枢神经系统引起神经梅毒,其临床表现复杂多样,容易误诊和漏诊。采集血清和脑脊液标本行性病研究实验室(VDRL)试验、梅毒螺旋体颗粒凝集试验(TPPA)、梅毒荧光密螺旋体抗体吸收实验(FTA-ABS)检测可作为神经梅毒的实验室诊断依据。因 VDRL 检查敏感性较低,操作及保存不便,未能广泛应用于临床;FTA-ABS 虽具有较高特异性,但因其操作烦琐,对技术人员水平要求较高,临床常规开展较少。目前,国内临床多用梅毒螺旋体非特异性试验快速血浆反应素试验(RPR)替代 VDRL 试验,对高危人群可结合 FTA-ABS、TPPA 等提高诊断的敏感度及特异度。脑脊液检测结果阳性有利于神经梅毒诊断,但若脑脊液阴性而血清阳性,仍不能排除神经梅毒诊断,需要结合临床或是复检,因一般血清和脑脊液检测结果有相关性。

2. 细胞因子检测 细胞因子是具有免疫调节和效应功能的蛋白质或小分子多肽,可以由多种细胞产生,包括淋巴细胞、巨噬细胞等免疫细胞,以及小胶质细胞和星形胶质细胞等神经细胞。细胞因子在神经感染性疾病及炎性或变性疾病中,具有重要的病理作用。

在细菌性脑膜炎患者的脑脊液中可检测到高浓度的肿瘤坏死因子-α(tumor necrosis factor-α, TNF-α)、白细胞介素(interleukin)-1(IL-1)、IL-6、转化生长因子-β(transforming growth factor-β, TGF-β)等,而在病毒性脑炎患者脑脊液中 γ-干扰素(interferon-γ, IFN-γ)含量明显增加。脑脊液中这些细胞因子的测定对细菌性与病毒性脑膜炎的鉴别诊断有一定的临床意义。

另外,在一些神经炎性或变性疾病患者脑脊液中也检测到细胞因子的变化,如阿尔茨海默病患者可检测到高水平的 TGF-β;肌萎缩侧索硬化(ALS)中单核细胞趋化因子-1(monocyte chemotactic protein-1, MCP-1)增多;多发性硬化患者脑脊液中可观察到 B 淋巴细胞趋化因子 13(C-X-C motif chemokine 13, CXCL13)、IL-9、粒细胞巨噬细胞刺激因子(granulocyte-macrophage colony-stimulating factor, GM-

CSF)、巨噬细胞炎性蛋白 1β(macrophage inflammatory protein-1-beta，MIP-1β)、TNF-α、碱性成纤维细胞生长因子(fibroblast growth factor-basic，FGF-b)、IL-10 等浓度增加；视神经脊髓炎患者中则可检测到较高水平的 IL-6、IL-8、IL-13、IL-10 和粒细胞集落刺激因子(granulocyte colony-stimulating factor，G-CSF)。

由于细胞因子调控网络非常复杂，且多种细胞可分泌同种因子，而有关疾病中脑脊液细胞因子的来源还存有一定争议，因此目前对脑脊液中细胞因子水平检测对疾病鉴别诊断的参考价值有限。

3. 抗神经节苷脂抗体 神经节苷脂广泛分布于全身各组织细胞膜的外表面，以神经系统含量最丰富，对神经细胞的发育、信号传导、再生和修补起重要作用。抗神经节苷脂抗体已被发现与多种自身免疫疾病有关，尤其是吉兰-巴雷综合征(GBS)，血清和脑脊液中可检测到相应的抗神经节苷脂抗体滴度升高。一些主要的神经节苷脂如 GM1 主要分布于背部脊神经根，GQ1b 集中分布于支配眼肌的运动神经，GD1a 主要分布于轴膜、郎飞结及神经末梢。急性运动轴索型神经病(AMAN)患者血清以抗 GM1、GD1a 抗体多见，米-费综合征(MFS)则以抗 GQ1b 抗体为主；咽-颈-臂型 GBS 与抗 GT1a 抗体有关，共济失调型 GBS 的发生与抗 GD1b 抗体有关。多数报道支持血清和脑脊液中抗神经节苷脂抗体水平无显著相关性，两者检测差异的临床意义有待进一步明确。

4. 视神经脊髓炎谱系病相关抗体 抗水通道蛋白 4 抗体(AQP4-IgG)是视神经脊髓炎谱系病(NMOSD)诊断标记性抗体。目前有多种 AQP4-IgG 检测方法，如间接免疫荧光法(IIF)、基于细胞检测法、放射免疫沉淀分析法、荧光免疫沉淀分析法和酶联免疫吸附分析等，以细胞为背景的检测(cell-based assay，CBA)法敏感度最高。血清和脑脊液检测敏感性和特异性的比较提示，脑脊液标本的特异性略优于血清标本，敏感性却显著低于血清标本，提示应用脑脊液检测诊断 NMOSD 的临床价值低于血清标本。但有研究报道，同时应用血清和脑脊液联合检测，可提高 NMOSD 诊断的敏感性，优于单纯血清标本检测。

髓鞘少突胶质细胞糖蛋白(MOG)是中枢神经系统髓鞘外层髓鞘蛋白，MOG 抗体主要是 IgG1 型抗体，可通过补体依赖性细胞毒性反应途径造成中枢组织损伤。有报道在多发性硬化(MS)和 AQP4-IgG 阴性 NMOSD 患者血清或脑脊液中可检测到较高水平的抗 MOG 抗体，但目前认为 MOG 抗体介导的免疫性疾病可能是一种不同于 MS 和 NMOSD 的疾病。MOG 抗体在血清中的阳性率可能高于脑脊液，两者平行检测或是联合检测的意义尚不明确。

5. 副肿瘤相关抗体 神经系统副肿瘤综合征(PNS)是指某些伴肿瘤患者，在体内未出现肿瘤转移的情况下，即已产生影响远隔的自身器官而发生功能障碍的疾病。PNS 与抗神经元自身抗体相关，相应的靶抗原包括神经元细胞内神经肿瘤抗原和神经元表面抗原，与患者潜在伴有的肿瘤存在一定的对应关系，如 Hu、Yo、Ri、CV2、Ma2、Amphiphysin、PCA-2、GAD 等抗原，用于临床表现为感觉性周围神经病、小脑性共济失调、脑干脑炎、边缘叶脑炎、不明原因的脑脊髓炎等疑似 PNS 的辅助诊断。检测血清或者脑脊液中的这类自身抗体除对于

PNS 诊断具有重要意义，还可为临床医生探查肿瘤提供指导和依据。

6. 自身免疫性脑炎抗体检测 自身免疫性脑炎泛指一类由自身免疫机制介导的脑炎。除临床表现和影像学检查的特征性表现外，患者体液中可检测到自身免疫性脑炎相关抗体(抗 NMDAR 抗体、抗 LGI1 抗体、抗 GABAaR 抗体、抗 GABAbR 抗体、抗 AMPAR 抗体、抗 IgLON5 抗体、抗 DPPX 抗体等)。目前已经明确的相关抗体大多在脑脊液中的阳性率或是抗体滴度高于外周血(如抗 NMDAR 抗体、抗 LGI1 抗体等)，故脑脊液检查在自身免疫性脑炎诊疗中具有非常重要的诊断价值。

多发性硬化和视神经脊髓炎等中枢神经脱髓鞘疾病、副肿瘤抗体综合征和自身免疫性脑炎患者血液和(或)脑脊液中均可能检测到相关抗体，但不同体液中抗体状态是否存在相关性，是否有不同的病理意义，是否需要平行检测或是联合检测，以及多种抗体共存的临床意义，目前都还不甚明了，还需要进一步的临床观察和研究，以利于更好地辅助诊断。

（十）脑脊液生物标志物

生物标志物是指可以标记系统、器官、组织、细胞及亚细胞结构或功能改变或可能发生改变的各种指标，对于疾病的早期诊断、鉴别及预防、治疗过程中的监控可能起到帮助作用。疾病对中枢神经细胞和组织所造成的结构或功能变化，使得相关代谢产物或生理活性物质释放到脑脊液中，而脑脊液处于相对封闭的环境中，对其中较具有显著水平变化物质的检测，将有利于对疾病病理变化过程的理解以及同其他疾病的鉴别诊断(表1-2-3-3)。

表1-2-3-3 部分神经系统疾病可能的生物标志物

阿尔茨海默病	帕金森病	多发性硬化
Aβ42	多巴胺(DA)	可溶性血管细胞间黏附分子-1(sVCAM-1)
总 Tau 蛋白	3,4 羟基苯乙酸(DOPAC)	24S-羟基胆固醇
磷酸化 Tau 蛋白	3-甲氧基-4-羟基苯乙二醇(MHPG)	神经纤维丝
神经纤维丝轻链	5 羟吲哚乙酸(5-HIAA)	可溶性细胞间黏附分子-1(sICAM-1)
神经纤维丝重链	高香草酸(HVA)	可溶性 E 选择素
	3,4 二羟基苯乙二醇(DHPG)	可溶性 CD30
	α-突触核蛋白	血小板/内皮细胞黏附分子-1(PECAM-1)
	趋化因子 CX3	神经细胞黏附分子(NCAM)
	辅酶 Q10	胶质纤维酸性蛋白(GFAP)
	总 Tau 蛋白	一氧化氮
	磷酸化 Tau 蛋白	可溶性人类白细胞抗原(HLA)
	DJ-1	肿瘤坏死因子-α(TNF-α)
	胶质纤维酸性蛋白(GFAP)	白细胞介素-6(IL-6)
		白细胞介素-12(IL-12)
		抗 GM3 抗体
		金属蛋白酶-9(MMP-9)
		重链异构体抗体
		Tau 蛋白
		肌动蛋白
		微管蛋白
		14-3-3 蛋白

（十一）脑脊液病原学检查

神经系统感染性疾病主要包括病毒、细菌、真菌以及寄生虫等（表 1-2-3-4）感染引起的中枢损伤和功能障碍。

表 1-2-3-4   神经系统感染性疾病常见病原体

病毒	细菌	真菌	寄生虫
脊髓灰质炎病毒	肺炎链球菌	隐球菌	血吸虫
ECHO 病毒	流感嗜血杆菌	曲霉	肺吸虫
单纯疱疹病毒	金黄色葡萄球菌	毛霉	旋毛虫
带状疱疹病毒	大肠埃希菌	组织荚膜胞浆菌	弓形虫
Epstein-Barr 病毒	李斯特菌	球孢子菌	囊虫
巨细胞病毒	结核分枝杆菌		裂头蚴
西尼罗病毒	脑膜炎奈瑟菌		
蜱传脑炎病毒	诺卡菌		
麻疹病毒	苍白密螺旋体		
圣路易斯脑炎病毒			
流行性乙型脑炎病毒			
黄热病毒			
登革热病毒			
马脑炎病毒			
寨卡病毒			
狂犬病毒			

1. 脑脊液细菌学检查

（1）直接涂片：脑脊液标本直接涂片、干燥、固定后染色，或经离心浓缩后再涂片染色，于显微镜下观察细菌的形态、染色性、排列与特殊结构，结果对病原学诊断具有一定意义。

（2）抗酸染色：分枝杆菌的细胞壁内有大量包围在肽聚糖外面的分枝菌酸，使得分枝杆菌一般不易着色，而经过加热和延长染色时间使分枝菌酸与染料结合后，就很难被酸性脱色剂脱色，故名抗酸染色。脑脊液抗酸染色阳性对中枢神经系统结核菌感染有重要的提示性意义。

（3）墨汁染色：新型隐球菌菌体周围存在黏多糖荚膜物，用印度墨汁染色后新型隐球菌的荚膜取代了墨汁中的胶状碳粒，显微镜下可见菌体被清楚无色透明的晕圈所包绕。但脑脊液检查并非每次均能检出该菌，因此需多次反复检查。

（4）乳胶凝集试验：以胶乳颗粒为载体，表面连接有抗新生隐球菌抗体，形成致敏胶乳悬液，若脑脊液中含有一定量的隐球菌荚膜多糖抗原，则可产生肉眼可见的凝集反应颗粒。需要注意脑脊液乳胶凝集试验存在假阳性现象。

（5）分离培养：依照细菌学鉴定程序，选择合适的接种细菌培养基、血平板以及琼脂平板，观察菌落形态并进行生化鉴定和血清学试验。

（6）分子生物学方法检测：聚合酶链反应（PCR）技术自问世以来就被应用于病原菌感染的检测，但是一般 PCR 只能针对特定的细菌 DNA 进行扩增。近年来，以细菌 16S rRNA 或 23S rRNA，真菌 18S rRNA 或 28S rRNA 的基因设计细菌的通用引物，采用多重半套式 PCR，PCR 加 DNA 测序，PCR 加单链构象多态性（SSCP），PCR 加杂交（点印迹杂交、反向杂交和反相交叉印迹杂交等）以及 PCR 加限制酶切等，可同步鉴定出多种病原菌的菌种，其敏感性比培养法高。基因芯片则可同时将大量探针固定于支持物上，能够一次针对大量样品序列进行检测和分析，具有简便、快速、准确、稳定以及高通量等优点。另外，脑脊液细菌培养影响检出率的重要因素之一是受治疗药物的影响，而 PCR 技术对于靶细菌的扩增，可有效减少这方面的影响。

2. 脑脊液病毒学检查   病毒性脑炎是常见的中枢感染性疾病，有近 100 多种病毒可引起脑炎，病原体主要有脊髓灰质炎病毒、ECHO 病毒、柯萨奇病毒、麻疹病毒、单纯疱疹病毒、水痘-带状疱疹病毒、EB 病毒、巨细胞病毒、腮腺炎病毒以及尼帕病毒、西尼罗病毒等。由于中枢神经系统病毒感染的临床表现复杂多样，给诊断带来困难，确诊的主要依据是脑脊液的病原学诊断，但脑脊液中病毒含量甚低，其病毒培养检测不但费时、费力，而且敏感性和特异性较差，远远不能满足临床要求。近年来，针对脑脊液中病毒检测的方法日趋丰富，将有力推动中枢神经系统病毒感染的临床诊疗。

（1）酶联免疫吸附试验（ELISA）：运用 ELISA 法检测患者脑脊液中病毒特异性 IgG 或 IgM 抗体是实验室检测病毒的重要手段之一，若脑脊液中检测出特异性抗体，则提示中枢病毒感染可能。但病毒抗体检测的判定结果须注意结合临床资料。

（2）脑脊液病毒分子生物学检测：应用基因扩增技术检测脑脊液中各种病毒核酸，有较高的敏感性和特异性，可用于早期诊断。目前应用的检测方法主要有以下几种。

1）逆转录 PCR（RT-PCR）：可根据 RNA 病毒的基因组核酸 RNA 反转录成 cDNA，再以 cDNA 为模板进行 PCR 扩增，以检测 RNA 病毒的感染。

2）套式 PCR（Nested-PCR）：设计 4 条共两套引物，先用外套式引物后用内套式引物对脑脊液进行两步靶基因扩增。适合于检测脑脊液中含量低的病原体。

3）荧光定量 PCR（FQ-PCR）：在常规 PCR 基础上，在反应体系中加入一种带有荧光标记的探针，该探针可与引物包含序列内的 DNA 模板发生特异性杂交，模板每复制一次，就有一个探针被切断，伴随一个荧光信号的释放。释放的荧光基团数目和 PCR 产物量是一对一的关系，因此可对模板进行准确定量。

4）原位 PCR：是一种将 PCR 技术的高度敏感、高效扩增的特点与分子杂交方法精细定位的特点紧紧结合在一起发展起来的分子分析技术。它在原位检测低拷贝基因及基因低水平的表达方面有着独特的优越性，是检测单个细胞中低拷贝 DNA 或 RNA 有效的方法。

5）高通量测序技术：高通量测序是基于第二代测序技术平台，可一次性对数十万到数百万条 DNA 分子进行序列测定，通过数据分析即可诊断病原体，具有通量高、准确性高和成本低等特点，已被越来越多地应用于病原基因组的检测。高通量测序技术可有助于检测不明原因的中枢神经系统感染。

3. 脑脊液寄生虫检查

（1）脑脊液涂片检查：用于镜检血吸虫卵、肺吸虫卵、弓形虫、阿米巴滋养体等。

（2）ELISA：利用寄生虫虫体或其分泌物作为包被抗原进行检测，适用于脑囊虫、血吸虫、裂头蚴等寄生虫检测。

（3）其他：针对不同寄生虫感染，还可应用补体结合、间接血凝、间接荧光抗体、可溶性抗原荧光抗体、絮状试验，以及免疫电泳、琼脂扩散、环卵沉淀等方法行脑脊液寄生虫检测。

（十二）脑脊液脱落细胞检查

脑脊液脱落细胞检查对颅内占位性病变、中枢神经系统转移性肿瘤以及血液病累及中枢神经系统等病变有重要的诊断价值。将脑脊液标本离心沉降细胞,联合巴氏染色、瑞氏染色等,对细胞原始形态进行观察,或采用流式细胞术、microRNA检测等进行细胞病理学标记分析。脑脊液中肿瘤细胞一般分为原发性肿瘤细胞、肿瘤转移播散细胞、白血病细胞、淋巴瘤细胞等。若一次检测阴性,不能够排除中枢神经系统肿瘤相关疾病可能,应注意留取充足脑脊液标本,多次反复检测。

参 考 文 献

[1] 方芳,张国军,李伟,等. 脑脊液核酸检测的研究进展[J]. 中华检验医学杂志,2017(12):920-923.

[2] 王振海,谢鹏. 病毒性脑炎脑脊液病毒核酸检测的研究进展[J]. 国际病毒学杂志,2006(3):72-75.

[3] ANDERSEN A D, BINZER M, STENAGER E, et al. Cerebrospinal fluid biomarkers for Parkinson's disease — a systematic review[J]. Acta Neurol Scand, 2017, 135(1):34-56.

[4] BENNINGER F, STEINER I. CSF in acute and chronic infectious diseases[J]. Handb Clin Neurol, 2017, 146:187-206.

[5] DEISENHAMMER F, BARTOS A, EGG R, et al. Guidelines on routine cerebrospinal fluid analysis. Report from an EFNS task force[J]. Eur J Neurol, 2006, 13(9):913-922.

[6] ENGELBORGHS S, NIEMANTSVERDRIET E, STRUYFS H, et al. Consensus guidelines for lumbar puncture in patients with neurological diseases[J]. Alzheimers Dement (Amst), 2017, 8:111-126.

[7] HARRIS V K, SADIQ S A. Disease biomarkers in multiple sclerosis: potential for use in therapeutic decision making[J]. Mol Diagn Ther, 2009, 13(4):225-244.

[8] HUHMER A F, BIRINGER R G, AMATO H, et al. Protein analysis in human cerebrospinal fluid: physiological aspects, current progress and future challenges[J]. Dis Markers, 2006, 22(1-2):3-26.

[9] JOHANSON C E, STOPA E G, McMILLAN P N. The blood-cerebrospinal fluid barrier: structure and functional significance[J]. Methods Mol Biol, 2011, 686:101-131.

[10] LOTANKAR S, PRABHAVALKAR K S, BHATT L K. Biomarkers for Parkinson's disease: recent advancement[J]. Neurosci Bull, 2017, 33(5):585-597.

[11] PRANZATELLI M R. Advances in biomarker-guided therapy for pediatric- and adult-onset neuroinflammatory disorders: targeting chemokines/cytokines[J]. Front Immunol, 2018, 9:557.

[12] RAHIMI J, WOEHRER A. Overview of cerebrospinal fluid cytology[J]. Handb Clin Neurol, 2017, 145:563-571.

[13] REIBER H, PETER J B. Cerebrospinal fluid analysis: disease-related data patterns and evaluation programs[J]. J Neurol Sci, 2001, 184(2):101-122.

[14] SEEHUSEN D A, REEVES M M, FOMIN D A. Cerebrospinal fluid analysis[J]. Am Fam Physician, 2003, 68(6):1103-1108.

[15] SHEIKH-BAHAEI N, SAJJADI S A, PIERCE A L. Current role for biomarkers in clinical diagnosis of Alzheimer disease and frontotemporal dementia[J]. Curr Treat Options Neurol, 2017, 19(12):46.

[16] SIMONSEN A H, HERUKKA S K, ANDREASEN N, et al. Recommendations for CSF AD biomarkers in the diagnostic evaluation of dementia[J]. Alzheimers Dement, 2017, 13(3):274-284.

[17] SPECTOR R, ROBERT S S, JOHANSON C E. A balanced view of the cerebrospinal fluid composition and functions: Focus on adult humans[J]. Exp Neurol, 2015, 273:57-68.

[18] TEUNISSEN C E, VERHEUL C, WILLEMSE E. The use of cerebrospinal fluid in biomarker studies[J]. Handb Clin Neurol, 2017, 146:3-20.

[19] WRIGHT B L, LAI J T, SINCLAIR A J. Cerebrospinal fluid and lumbar puncture: a practical review[J]. J Neurol, 2012, 259(8):1530-1545.

第三章　神经影像学检查方法及临床价值

第一节　颅脑和脊髓的放射解剖学

耿道颖　尹波　张军　李海庆　张晓龙

一、颅脑放射解剖学

(一) 颅骨

颅骨容纳脑,分颅盖和颅底。颅盖由前部的额骨、后部的枕骨及两者之间的左右顶骨构成;颅底由位于中央的蝶骨以及前部的额骨、两侧的颞骨和后部的枕骨组成。颅顶为膜化性骨,以缝连接。新生儿颅顶各骨之间仍以结缔组织连接,称为囟,位于顶骨的4个角。在颅顶中线上,前部为菱形的前囟,后部呈三角形的后囟,顶骨前下角相当于翼点处称蝶囟,顶骨的后下角称乳突囟。颅底内面由前至后、由高至低呈三级阶梯状的颅窝,分别称为颅前、中、后窝。颅前、中窝的界线为蝶骨小翼后缘。蝶骨小翼后缘向外延伸为蝶嵴,相当于翼点的内面;蝶骨小翼后缘向内后方延伸为前床突。前床突的前下方有视神经管,两侧前床突之间的前下方有交叉前沟。沟的前缘为颅前、中窝中央部分的分界线。前窝两侧部分为眶顶,稍突向颅腔;中央狭条部分作为鼻腔顶的筛板,位置较低。在颅前、中窝交界处,有眶上裂向前通眼眶。颞骨岩部上缘从两侧方以水平方向伸向前内,作为颅中、后窝的分界线。岩部的前上面属颅中窝的外侧部,后上面属颅后窝。颅中窝的中央部为垂体窝,又称蝶鞍(图1-3-1-1),它的两侧有前后方向的浅沟即颈动脉沟。垂体窝向后上形成鞍背,鞍背上缘为颅中窝中央部与颅后窝的分界线。鞍背上缘两侧为后床突。后床突的后外方隔破裂孔与颞骨岩部尖相对。蝶骨体由颅底向上凸起,使垂体窝的底远比颅中窝两外侧部分的颅底为高。鞍背向后即为颅后窝。它又以枕骨大孔为界分为两部分,枕骨大孔前,由蝶骨体和枕骨基底部构成,为很陡的面向后上的斜坡;枕骨大孔后方为枕鳞。在颅后窝的颞骨岩部后下方与枕骨交界处,有孔通向下方的颈静脉窝。

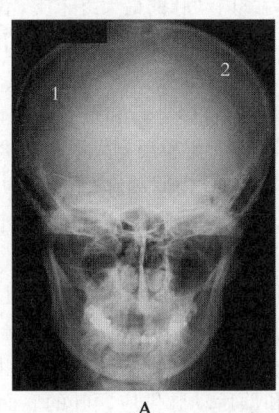 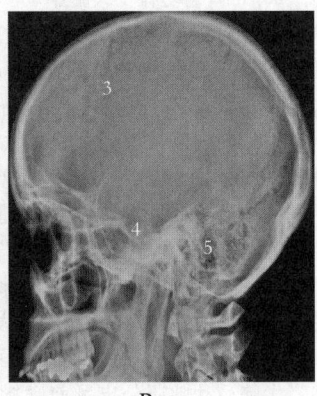

图 1-3-1-1 头颅 X 线平片

A. 正位;B. 侧位。1. 冠状缝;2. 蛛网膜颗粒压迹;3. 血管沟;4. 蝶鞍;5. 乳突气房。

(二)脑膜

脑有三层被膜,由外向里依次为硬脑膜、蛛网膜和软脑膜。

1. **硬脑膜** 硬脑膜的外层衬于颅骨内面,即骨膜;其内层则可折叠成隔膜,深入脑的各部间隙中。硬脑膜内层主要有:① 大脑镰,形如镰刀,呈正中矢状位,伸入两大脑半球之间的纵裂内。上缘成为上矢状窦,下缘呈弓状游离位于胼胝体上方。下矢状窦即位于下缘内,前端附着于鸡冠,后端连于小脑幕的上面。② 小脑幕,形似帐幕,紧贴于小脑的背面,与大脑的枕叶分隔。小脑幕前缘较高且形成切迹环绕中脑。小脑幕的两侧周缘,附着于枕骨横窦和颞骨岩部上缘,内侧分别向内上于正中线上相遇,并连于大脑镰的后下缘,其间有直窦。直窦前端于胼胝体压部的下后方收纳大脑大静脉。直窦后接窦汇,再经横窦与乙状窦在颅底颈静脉孔处连接颈内静脉。

2. **蛛网膜** 其薄而透明,贴于硬脑膜的内面,跨越脑沟,被覆于脑表面。大脑纵裂和横裂间有大脑镰及小脑幕伸入裂内。大脑侧裂(又称外侧裂)间不含硬膜反褶。此外蛛网膜随脑神经根向外延伸一定距离。在蛛网膜和软脑膜之间即为蛛网膜下腔,其内充满脑脊液。由于软脑膜深入沟裂,此处的蛛网膜下腔扩张加深形成脑池,其中最大者为小脑和延髓背面之间的小脑延髓池。在脑桥的侧方和腹侧周围形成桥池。桥池向前上通入脚间池,此池位于两侧大脑脚之间,深入脚间窝。在胼胝体压部下方、小脑背面的前上方和四叠体背面之间的称四叠体上池,又称四叠体池或大脑大静脉池,内有大脑大静脉和松果体。此池向前深入胼胝体压部下面,与第三脑室后方只有一膜之隔,再向前上即为中间帆池(即中间帆腔或第六脑室)。一般情况下中间帆腔为潜在间隙。位于两侧穹隆体和胼胝体压部前缘之间的为三角形蛛网膜池。包绕中脑的为环池,其背侧

即四叠体上池,腹侧为脚间池。鞍上池,包括交叉池和脚间池,内有视交叉、下丘脑下部和大脑动脉环。室间隔在两层侧脑室室管膜之间也存在一潜在间隙,其内也可积液,可称之为第五脑室。三叉神经从脑桥腹侧面发出后,在过渡成三叉神经节(Gasserian 神经节)之前,穿过硬脑膜包绕所形成的一个硬脑膜、蛛网膜间隙,即美克腔(Meckel cave)。

3. **软脑膜** 软脑膜包绕于脑表面,沿脑沟和脑回分布。软脑膜和脑表面之间为一潜在间隙,正常情况下无肉眼可见的真正间隙。位于蛛网膜下腔的血管进入脑组织时,常有软脑膜随之通入,所以脑部(特别是较浅表部分脑灰质和白质)的血管周围也有一由软脑膜所包绕的潜在间隙,称血管周围间隙(Virchow-Robin 间隙)。此间隙随年龄增长可以扩大并含有脑脊液。

(三)脑和脑室

脑可分为大脑、间脑、中脑、脑桥、延髓和小脑。大脑和间脑位于天幕之上。中脑通过天幕切迹与脑桥相连,再向下延续即为延髓。中脑、脑桥和延髓可合称为脑干。大脑以纵裂分为左右两大脑半球。侧裂从外向内切入大脑半球,深达岛叶(又称脑岛)。侧裂上方主要为额叶,下方主要为颞叶,后上方为顶叶,再后方为枕叶。两个大脑半球内的腔称侧脑室,间脑内的脑室称第三脑室,两侧侧脑室经室间孔和第三脑室相连。脑桥、延髓和小脑围成第四脑室,呈帐篷状,其底为脑桥和延髓上半部的背面,其尖顶正对小脑蚓部。第三和第四脑室间以中脑导水管相连。大脑半球分 4 叶,即额叶、颞叶、枕叶和顶叶。由于它们的皮质迅速发展,将岛叶皮质深埋入外侧裂的深面,以岛叶环沟与其他脑叶分开。

大脑半球向前发展为额叶,向前下发展为颞叶,向后发展为枕叶时,大脑半球内的脑室亦随之形成前角、下角和后角,原来位于顶叶内的脑室称为侧脑室体部。在中央部、下角和后角的联合处称侧脑室三角区。在侧脑室的体部和下角内有脉络丛,而前角和后角无脉络丛。第三脑室的顶部和第四脑室下半部的背侧有脉络丛。

尾状核原是位于侧脑室下面的一个灰质块,侧脑室形成前角、体部和下角时,尾状核位于脑室的下方,被侧脑室拖着延伸为尾状核的头部、体部和尾部。由此尾状核头部位于侧脑室前角的下外方,体部位于中央部的下方,尾部位于下角的上方。其背侧丘脑可用来作为侧脑室的标志,即侧脑室体部位于丘脑的上方,三角区位于丘脑的后方,而下角位于丘脑的下外方。侧脑室的后角伸入枕叶,与丘脑及尾状核无毗邻关系。

胼胝体为连系两侧大脑半球的联合纤维束,当脑叶和脑室发展时,在脑室上方连接两侧半球对应各叶的纤维束,亦发展成位于中线呈弓状排列的横行纤维板。位于两侧侧脑室体部的上方称胼胝体体部;放射于侧脑室前角的前方和下方的纤维为胼胝体膝部,膝部再向后下转称喙部。胼胝体的后端称压部,其纤维向两侧伸展,覆盖于侧脑室三角区和后角的上方。胼胝体膝部的纤维形成前钳进入额叶,压部纤维形成后钳进入枕叶。大脑半球基底的灰质块,被投射纤维将其分为外侧的豆状核和内侧的尾状核,但其前端仍连一处。

内囊为一宽厚的由投射纤维组成的白质层,位于尾状核、丘脑与豆状核之间。横位面上,两侧内囊成尖端向内侧的"╳"形,每侧可分为三部:前肢位于豆状核和尾状核头部之间,后肢

位于豆状核和丘脑之间,前、后肢汇合处形成钝角为内囊膝。

投射纤维穿过豆状核、丘脑和尾状核之间后,向上放射形成辐射冠。胼胝体的联合纤维向两侧方伸展时与辐射冠的投射纤维交叉于侧脑室前角、体部和后角的外上方。随着脑皮质的发育,脑皮皱褶包绕于脑。

大脑前动脉的皮质支分布于顶枕沟以前的大脑半球内侧面和嗅沟稍外侧的额叶底面。大脑中动脉分布于大脑外侧面,主要为以外侧沟为中心的背外侧面,其分支与大脑前、后动脉边缘分支的分界线大致沿嗅沟稍外侧、额上沟、中央前回和中央后回的上部、顶内沟,再向前经颞下沟达颞叶前极。在外周边缘区域中以顶枕沟上端向背外侧面引短虚线可以分隔大脑前、后动脉的供应区。在大脑半球内部一般以侧脑室各部为大脑前、中、后动脉皮质支供应区的分界标志。因大脑动脉不会跨过或绕过含脑脊液的侧脑室去供应对侧白质区,由此在大脑各方位的连续断层中,以大脑半球上的表面标志与深部的侧脑室各部引以虚线,一般均可作为各断层上大脑前、中、后动脉分界线。大脑中动脉的皮质支在大脑半球的背外侧面供应区范围较广,且大部分区域为重要功能区。

(四)脑部动脉

颈内动脉经颈动脉管穿过海绵窦向前,在进入硬脑膜腔后发出眼动脉穿过视神经管入眶,主干于前床突内侧向后上升的颈内动脉称颈内动脉床突上段。颈内动脉的海绵窦段和床突上段,临床上合称为虹吸部,常呈"U"形或"V"形弯曲,是脑动脉硬化的好发部位之一。

脑动脉供应来自颈内动脉和椎动脉(图1-3-1-2),它们在脑底形成大脑动脉环(Willis环)后,再分出两种分支:皮质支、中央支。前者主要为大脑前、中、后动脉,它们主要营养脑皮质及其深面的髓质;中央支深入脑实质供应基底核、内囊及间脑等。

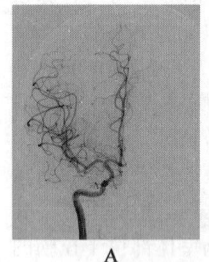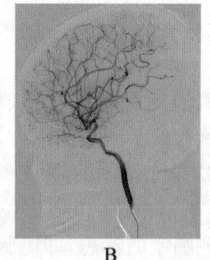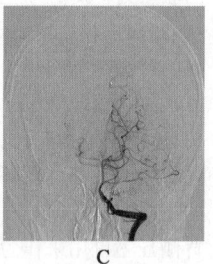

图1-3-1-2 脑内动脉DSA影像

A. 冠状位右侧颈内动脉系统造影,示右侧颈内动脉颈段、岩段、海绵窦段及床突上段,大脑前动脉,大脑中动脉及其分支;B. 侧位右侧颈内动脉系统造影,示眼动脉、胼周动脉、胼缘动脉;C. 正位椎基底动脉系统造影,示椎动脉、基底动脉及大脑后动脉及其分支。

大脑动脉环由以下分支组成:前交通动脉、两侧大脑前动脉起始部、颈内动脉末段、两侧大脑后动脉起始部。它们位于鞍上池内,环绕着视交叉和下丘脑下部。颈内动脉分支有大脑前动脉、大脑中动脉和脉络丛前动脉和后交通动脉。

椎动脉经枕骨大孔入颅后,在脑桥、延髓交界处,左右椎动脉汇合成一条基底动脉,于桥池中,贴脑桥腹侧的基底沟上行至脑桥上缘水平,于脚间池中分为左、右大脑后动脉。两侧大脑前动脉,行经视神经上方,在大脑纵裂内,借很短的前交通动脉相连。两侧颈内动脉床突上段向后内侧发出后交通动脉,沿

鞍上池外侧缘,行于视束下方,越过后床突的上方,在脚间池内与大脑后动脉近侧段连接。

1. 大脑前动脉 大脑前动脉行于视神经上方,沿鞍上池前缘向内走(称横段),而后转向前上(称升段),进入半球间池,与对侧的同名动脉通过前交通动脉相连。本干分支到额叶的内侧面,且绕过胼胝体膝部分为两支,沿胼胝体沟向后行走的称胼周动脉,沿扣带沟向后上走行的称胼缘动脉。大脑前动脉分布到顶枕裂以前,包括旁中央小叶的大脑内侧面及额叶底面的一部分。

2. 大脑中动脉 大脑中动脉为颈内动脉的最大终末支,沿蝶骨小叶后缘上方的外侧裂池横行向外(称横段),达岛叶成角转弯向后上。大脑中动脉在岛叶环沟内分支供应岛叶皮质。大脑中动脉及其主要分支可以分为两组,即上行和下行两组。上行组从前向后依次为额眶动脉(再分眶支和额支)、中央前沟动脉、中央沟动脉、顶前动脉支、顶后动脉、角回动脉;下行组从后向前依次为颞后动脉、颞前动脉和颞极动脉,它们出大脑外侧沟后,大多沿沟分布于大脑的背外侧面。

3. 大脑后动脉 大脑后动脉是基底动脉的终支,于脑桥上缘的脚间池内发出,在桥池内绕大脑脚后,继而沿海马回钩,于小脑幕上方向后走,沿枕叶内侧面分为距状动脉和顶枕动脉以终。大脑后动脉还分出颞前动脉和颞后动脉供应颞叶的底面和内侧面。

4. 脑部动脉的中央支 中央支来自大脑动脉环部及大脑前、中、后动脉的起始段和脉络丛前动脉。大脑前动脉和大脑中动脉的中央支均穿入前穿质后分布于脑底,前者分布至尾状核头部、壳核的前腹侧部及其间的内囊前肢;后者分布至壳核、尾状核和内囊的膝部及后肢的前上部。大脑后动脉的中央支由脚间窝穿入脑实质,供应间脑等。脉络丛前动脉为颈内动脉的细小分支,位于后交通动脉的外侧,不伸入鞍上池,于海马回钩和脑干之间的桥池内,经脉络裂进入侧脑室下角,形成脉络丛以终,沿途分支至壳核下部、苍白球、内囊后肢的后下部、尾状核尾部和部分大脑脚。

5. 大脑皮质功能定位区的动脉分布 中央前回为运动区,中央后回为感觉区,额下回后部为前语言区,缘上回、角回和额上回的中、后部为后语言区。由于大脑皮质的沟回个体差异较大,同一个人两侧半球也不完全对称,因此大脑中动脉皮质支也有变异;各支动脉分布区域变化更多,要在大脑表面和皮质下髓质较精确地确定各支的分布范围是不易做到的。在此,大致描述各分支的分布范围,以及其脑沟行径。大脑中动脉沿外侧沟发出分支呈放射状依次为:① 额眶动脉,主要分布于额中、下回的一部(相当于44、45、46、47区);② 中央前沟动脉,分布于中央前回(相当于4、6区);③ 中央沟动脉,分布于中央前、后回(相当于4区一部分和3、2、1区等);④ 顶前动脉,分布于顶叶的前部(相当于40及7区);⑤ 顶后动脉,主要分布于角回(相当于40区后方大部);⑥ 角回动脉,主要分布于角回(相当于39区)及向颞叶分布的颞支。

各支动脉行径与沟的关系大致如下:额眶动脉主干一般位于构成Broca三角区的升支和水平支之间,后分额支和眶支。额支向上升,末梢达额上沟;眶支向前,主要分布于额下回的前部和中部,故额眶动脉基本上不位于沟内。中央前沟动脉主支大多行于中央前沟内。中央沟动脉的特征是位于中央沟内,向两侧的中央前、后回发出分支。顶前动脉的起始段多位于中央

后沟。顶后动脉沿外侧沟后上部向两侧分支狭长分布在大脑背外侧面上。假设用前、后两条虚线代表中央沟前动脉和顶前动脉的供应区，即可见大脑中动脉在背外侧面的二级支分布区分为前、中、后三区。中区的外表皮质和内部髓质均呈向前下外倾斜的长条形，为中央沟动脉分布的中央前、后回的运动区和感觉区。前区呈三角形为额眶动脉分布区，其所分布的额下回后部为前语言区。后区亦呈三角形，包括以顶后动脉支配为主的缘上回和角回动脉支配的角回为后语言区的一部分。亦可更精细地在前区再划虚线以分前部的额眶动脉眶支分布区和后上部额眶动脉额支分布区；后区再用虚线分前上部的顶后动脉和后部的角回动脉供应区。

大脑前、中、后动脉的中央支分布范围为尾状核、豆状核、丘脑及三者之间的内囊等。此区域位于侧脑室体部的下方、前角的后外方和三角区的前内方，故三支大脑动脉分布的中央支区，在各方位的切面标本上的分界线均与侧脑室无关，只需将其前部（尾状核头部、豆状核及其之间的内囊前肢）划为大脑前动脉所分布，后外侧部（尾状核、尾状核头部及内囊的膝部和后肢前上部）划为大脑中动脉所分布，后内侧部的丘脑为大脑后动脉所分布。至于苍白球大部和内囊后肢的后下部，为脉络丛前动脉所分布。由于来自脑底大脑前、中、后动脉起始部和脑底动脉环以及脉络丛前动脉的中央支所分布范围较小，在断层和诊断图像上难以作出较明确的划分。

（五）脑部静脉

在脑血管增强的断层中，大脑动、静脉均可显示，只是静脉模糊些。浅部静脉在影像诊断中应用较小，而深部静脉常与动脉伴行，须加以鉴别。现扼要描述如下：于尾状核、豆状核和丘脑的背侧，有丘脑纹状体静脉和脉络丛静脉等，于室间孔附近丘纹静脉与来自前方的透明隔静脉构成静脉角，是影像中不确定室间孔时一个定位标志。此后即为两侧的大脑内静脉，向后汇入大脑大静脉。在脑底，静脉及其属支位于大脑动脉环的周围，其中有一属支称大脑深中静脉，位于大脑中动脉横行水平段的后方，勾勒出外侧裂池的后上壁，较易与大脑中动脉混淆。大脑中动脉横段在前，而大脑深中静脉在后，且增强后的动脉密度比静脉高。基底静脉主干位于鞍上池的外侧边缘，易与后交通动脉混淆，一般基底静脉位于后交通动脉的外侧。基底静脉向上进入环池时，贴近大脑脚，要与大脑后动脉甄别。一般是基底静脉位于大脑后动脉的外侧。基底静脉最后汇入大脑大静脉。此外基底静脉或其属支（大脑深中静脉）有较粗的纹状体下静脉与背侧的纹状体上静脉吻合。

诊断图像上，通过 CT 动脉增强能观察到脑动脉的一级和二级分支；MRI 检查无需增强亦能观察较粗的动脉。B 超可识别颅内较细的动脉，如直径 1 mm 以下的后交通动脉，即使在解剖婴儿脑时也难以找到，而在实时超声却能发现。于 SPECT 脑图像上无法识别颈内动脉和基底动脉，但能清楚显示脑实质的缺血范围，这点为其他检查方法所不及。故研究各方位断层上各动脉分布的范围，对脑 SPECT 图像诊断缺血性疾病及其病变范围有重要的临床意义。

二、脊髓放射解剖学

（一）椎管的形态

正位上，两侧椎弓根间距自 C_2 开始向下逐渐增大，至 C_5～

C_6 处最著，为颈膨大所在。至 C_7 以下又渐渐缩小，到 T_4～T_5 最为狭小，有时可延续至 T_4～T_{10}。T_{11} 以下椎弓根间距又逐渐扩大，为腰膨大和马尾所在。侧位上，椎体后缘和后椎弓的前缘间为骨性椎管，一般以 C_4、C_5、C_6 椎管前后径最狭，其余水平前后径相近。

（二）椎体和附件的形态

椎体显示近似方形，以侧位片显示最清晰。椎弓根显示于正位，投影如卵圆形，两侧大致对称。横突两侧对称，位于椎体两旁。上、下关节突组成小关节，棘突向后方突起。

（三）椎间隙和椎间孔

椎间隙为上、下两相邻椎体间的透亮间隙，其内为椎间盘。椎间孔常于斜位片上显示最佳，多呈圆形或卵圆形，两侧大致相仿。

（四）脊髓及其附件结构病变的 X 线平片表现

脊髓的各种病变常能反映在椎管的骨性结构上，因此 X 线平片检查是基本内容之一。椎管的 X 线平片检查，常规摄取正、侧位片，必要时可加拍斜位片，观察椎管的形态和椎骨骨质结构。各段脊髓大致相仿（寰、枢椎和骶椎略有差异），包括椎管的形态、椎体、椎间隙、椎间孔、椎弓根及其附件等。

1. 椎管内肿瘤　可引起椎管扩大，正位片表现为椎弓根间距增大，侧位片显示椎管前后径增宽，其增大的范围与肿瘤大小密切相关。椎体和附件的骨质改变表现在椎体和附件骨结构受压变形或骨质破坏，椎间孔扩大和破坏。椎管内异常钙化，少数脊膜瘤和血管母细胞瘤可出现斑片状钙化影和椎旁软组织块影。肿瘤通过椎间孔向外生长，或椎旁结核性脓肿所造成上述影像，尤其在胸椎，在与肺的对比下较易显示。

2. 椎体或附件的病变　病变常累及脊髓，引起脊髓压迫，可见于脊椎骨折或脱位（图 1-3-1-3）。脊椎结核所致椎间隙破坏、狭窄，伴相邻椎体骨质破坏，严重者可累及数个椎体呈后凸畸形；椎旁常有梭形软组织肿块影。脊椎先天畸形常见的有脊柱裂、椎体分节不全和半椎体畸形。脊椎肿瘤如转移瘤、脊索瘤、血管瘤、巨细胞瘤等，可出现骨质破坏和增生，亦可伴有软组织肿块。脊椎退行性骨关节病及椎间盘病变可见椎体、附件和小关节增生肥大，关节面及椎体边缘有硬化增白和骨赘形成。椎间盘病变常需 CT 或 MRI 检查，才能明确诊断，X 线平片只能发现椎间隙狭窄或椎间盘钙化。

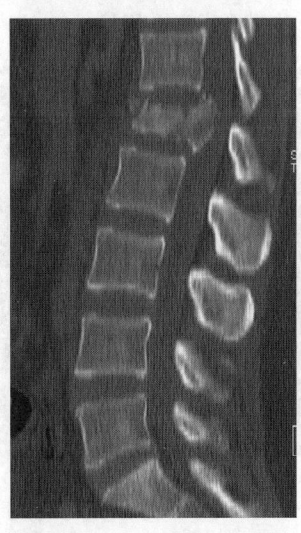

图 1-3-1-3　腰椎 CT 影像
L_1 椎体粉碎性骨折，碎片突入椎管。

第二节 颅脑和脊髓的CT检查

耿道颖 尹 波 张 军 李海庆

一、CT原理

电子计算机体层摄影（CT）由 A. M. Conmack 和 C. N. Hounsfild 发明设计。与传统 X 线成像相比，CT 是真正的断层图像，它显示的是人体某个断层的组织密度分布图，其图像清晰、密度分辨率高、无断层以外组织结构干扰，因而明显扩大了人体的检查范围，提高了病变的检出率和诊断准确率，大大促进了医学影像学的发展。

CT 是用高度准直的 X 线束对人体检查部位一定厚度的层面进行扫描，扫描过程中由灵敏的探测器接收该层面上各个不同方向的人体组织对 X 线的衰减值，经模/数转换输入计算机，通过电子计算机高速运算处理后得到扫描层面的衰减系数的数字矩阵，再将矩阵内的数值通过数/模转换，用黑白不同的灰度等级在荧光屏显示出来，即构成 CT 图像。

根据检查部位的组织成分和密度差异，CT 图像重建要使用合适的数学演算方式，常用的有标准算法、软组织算法和骨算法等。由于人体各部分的组织不一样，其 CT 值也不一样，这样，就可以显示出脑灰质、白质、脑室、脑池。同样，肿瘤、炎症、脑积水等病理改变也可清晰地显示出来。

二、CT技术种类和临床特征选择

1. CT 平扫 平扫是指无对比剂增强的扫描（图 1-3-2-1A）。扫描方位多采用横断面，检查颅脑及头面部病变有时可加用冠状面扫描。

2. 高分辨率扫描 采用薄层扫描、高空间分辨率算法重建及特殊的过滤处理，可获得层厚为 1.0 mm 甚至更薄的高分辨率图像，有利于垂体、内耳等微细结构的精细观察。

3. CT 增强扫描 指血管内注射对比剂后再行扫描的方法（图 1-3-2-1B），目的是提高病变组织同正常组织的密度差，以显示平扫上未被显示或显示不清的病变，通过病变有无强化及强化类型，有助于病变的定性。

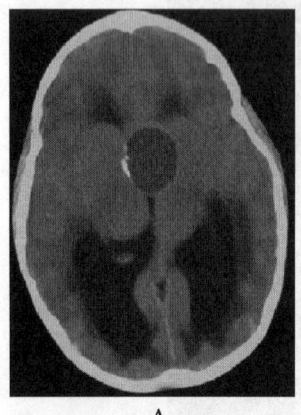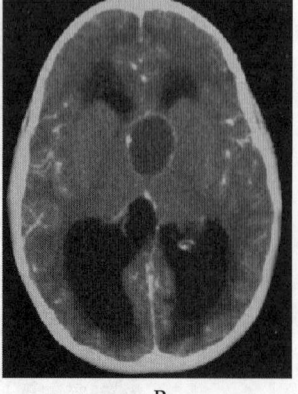

图 1-3-2-1 颅咽管瘤 CT 影像

A. 平扫；B. 增强。CT 示鞍上卵圆形低密度占位，周围"蛋壳样"高密度钙化；增强后边缘环形强化，中央低密度区无明显强化。

4. 脑灌注 CT 灌注技术是通过静脉团注一定量对比剂后对所选定区域进行同层动态扫描，以获得该层面内每一体素（voxel）的时间-密度曲线（time-density cure，TDC）。根据该曲线利用不同的数学模型计算出血流量（blood flow，BF）、血容量（blood volume，BV）、对比剂的平均通过时间（mean transit time，MTT）、对比剂峰值时间（time to peak，TTP）和表面通透性（permeability surface，PS）等参数，以此来评价脑组织的灌注状态。临床上主要用于急性脑梗死、烟雾病等的诊断。

5. 动态 CT 扫描（dynamic CT，DCT） 该技术是在快速向血管内注入对比剂后，对检查区域所选定的层面进行一系列短时连续扫描，测定兴趣区的 CT 值，画出时间密度动态灌注曲线（dynamic perfusion curve，DPC），以观察靶区的生理及病理改变，了解局部血流动力学变化的一项新技术。它的广泛应用，扩大了 CT 的检查范围和研究领域。

6. 低剂量 CT 扫描 是指在保证成像质量的前提下，通过降低管电压和管电流、增大螺距、减少扫描次数等方法降低 CT 扫描辐射剂量的一种 CT 扫描方式。目前低剂量 CT 扫描在中枢神经系统主要用于儿童颅内病变及颅脑外伤的检查。

7. ^{133}Xe CT 评价脑灌注的另一种方法，是应用氙（Xe）作为对比剂产生脑灌注图。当吸入稳定的氙气（28% Xe，72% O_2）后，Xe 通过肺毛细血管进入血液中达到平衡，再弥散至身体组织内。动态 CT 扫描通过密度变化可以定量检测 Xe 在脑组织中的分布，从而可以准确地产生脑血流灌注图。但这种方法需要患者良好的配合来吸入氙气，而且偶见一些不良反应（如呼吸频率下降、头痛、恶心、呕吐、癫痫发作等）。

三、颅脑CT的临床应用

（一）颅内肿瘤

1. 共性表现 CT 为诊断颅内肿瘤的首选方法，常能单独作出诊断。它能确定颅内肿瘤的部位、数目和大小，显示肿瘤继发性改变，并且还常常能作出定性诊断。若参考典型的发病部位、特定的发病年龄、增强前后的密度特征、肿瘤的成分和质地、肿瘤的形态，则 80% 以上的颅内肿瘤可作出正确的定性诊断。增强后动态 CT 可用于检查脑肿瘤的血流灌注，以此评估肿瘤的良恶性、血供及血-脑屏障破坏程度等。脑肿瘤组织的强化主要与肿瘤内血管分布状况和血-脑屏障的破坏有关。血供丰富的脑肿瘤，其时间密度曲线特征为：① 峰值高，持续时间较长且 CT 值变化快；② 密度缓慢升高时相正常；③ 密度快速升高时相抬高并延迟；④ 密度降低时相 CT 值持续抬高。如血管瘤型脑膜瘤、恶性度高的胶质瘤等表现上述特征。乏血供脑肿瘤，其时间密度曲线特点为：① 峰值正常或略低；② 密度升高时相稍延迟，快慢升高时相尚可分辨；③ 密度快速降低时相正常，缓慢降低时相时曲线拉平。如纤维型脑膜瘤、恶性度低的胶质瘤、转移性肿瘤等可出现此类特征。

2. 常见脑肿瘤的 CT 表现

（1）胶质瘤：CT 平扫肿瘤多呈低密度或等密度为主的低等混合密度病灶，病灶较大，以不规则形为多见；可伴不同程度的瘤周水肿和占位效应。增强扫描实质部分可强化，强化形式表现为花圈状或环状。跨中线生长呈蝴蝶样表现时颇为典型。偶尔坏死不显著，无或轻微强化，广泛侵犯半球不形成明显肿块（图 1-3-2-2）。动态增强 CT 扫描胶质母细胞瘤的时间密度曲线有一定特征性,表现为峰值较高,密度缓慢上升时相正常,快速上升时相抬高,快速下降时相延缓;坏死/囊变区不形成曲线。

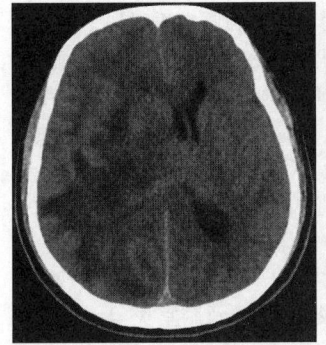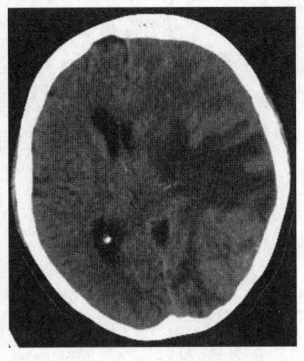

图1-3-2-2 右颞岛叶及基底节区间变性星形细胞瘤CT影像

图1-3-2-3 左顶枕脑转移瘤(原发肿瘤为乳腺癌)

周围脑实质大片水肿,中线结构移位。

(2)脑膜瘤:CT平扫呈等或高密度,增强后多呈明显均匀强化,多伴颅骨增生性改变及脑外肿瘤的征象。

(3)淋巴瘤:典型者CT表现为脑内深部的单发或多发的等密度或高密度病灶,增强后明显均匀强化,周围水肿相对较轻。

(4)血管母细胞瘤:好发于小脑半球,瘤周水肿轻,增强后典型者呈大囊小结节样强化,瘤周见粗大血管引入为其特征性表现。

(5)转移性肿瘤:发病年龄较大,起病快,病灶小,瘤周水肿显著,增强后病灶多呈环状或结节状强化(图1-3-2-3)。临床上有原发肿瘤史可提供线索。

(二)脑血管疾病

脑血管病中最多见的为脑卒中,可区分出血性和缺血性两大类,各有其特征,但经典的临床诊断与尸检结果只有60%的符合率。由于两者治疗方法不同,其正确诊断就非常重要。CT血管造影(CT angiography,CTA)对于显示脑脊髓血管畸形、血管狭窄等病变具有很大价值,尤其对于颈内动脉及其分支病变的显示可以与磁共振血管造影及超声相媲美。动态CT可用于脑血管病变如动静脉畸形、动脉瘤、海绵状血管瘤及脑梗死的诊断与鉴别诊断,根据病灶的部位、大小、形态及病灶区时间密度动态曲线形态及曲线特征,如曲线上升时间(RT)、上升CT值(RV)、峰值时间(PT)、峰值CT值(PV)等评判病变的性质,有利于该类疾病的早期发现、早期治疗。

1. 脑出血 脑出血的CT特征是出血区密度增高(图1-3-2-4),通过高密度影很容易确定颅内出血的部位、形态、大小等。

脑出血急性期的CT表现有4种情况:① 脑实质或脑

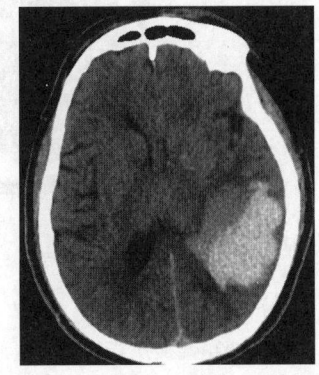

图1-3-2-4 左侧颞叶出血CT影像

室内血肿,呈高密度影,CT值为60～80 Hu,其形态视所在部位纤维结构情况而呈球形、卵圆形、长条形或不规则形;② 血肿周围狭窄的低密度影,提示血肿周围的水肿带,少数为血肿穿破脑室,脑脊液渗漏至血肿周围所致;③ 血肿与水肿引起的占位效应,如脑室受压变形、中线结构移位等;④ 血块堵塞脑脊液循环引起的脑积水。CT提供了在活体上观察脑出血动态变化的可靠手段。血肿开始时呈密度均匀、边界清晰的高密度影。发病后第4日,血肿开始溶解吸收,血肿边缘部分密度降低,边界由清晰转为不清。一般血肿于1个月时变为等密度,以后逐渐变为低密度。经过几个月,小的出血在CT上可看不出痕迹,较大的血肿则成为边界清晰的充满水样密度的囊性灶。血肿周围的脑水肿,亦呈动态改变。开始时水肿带为薄薄一圈,于第2周时范围扩大,第2～3周时发展至高峰。此不仅为血肿周围的水肿,同时,血肿于第2周时开始溶解,溶解中的血肿边缘与脑水肿合在一起,使低密度影范围变大。脑水肿于第3周后开始减退。多数情况下,对脑出血患者不作CT增强。但为了鉴别诊断或研究需要,进行增强检查可发现血肿周边的低密度影内有环状强化,这种强化于发病后3～5周时出现率最高。研究表明,早期强化环为血-脑屏障破坏所致,而晚期强化是因毛细血管增生、肉芽组织形成导致。

2. 脑梗死 脑梗死的CT特征是阻塞血管供血区出现低密度影,此与脑出血引起的高密度影成鲜明对照。脑梗死的低密度改变可在数小时就表现出来,但由于早期伴有脑水肿,可以表现得不明显(图1-3-2-5)。1周后,梗死区神经胶质细胞发生坏死,出现巨噬细胞活动,髓磷脂分裂成中性脂肪,使梗死区密度明显减低,低密度影变得明显,平均CT值为10～30 Hu,较对侧相应部分至少降低6 Hu。脑梗死,特别是范围较大者,由于伴有脑水肿,亦会产生占位效应。占位效应于发病后1～2周最明显,之后逐渐减轻,第4周后基本消退。脑梗死经水肿期、吸收期,于第4～6周转入瘢痕期,此时病灶内坏死组织被移除,最后为水样液所充填,遗留下一囊腔。梗死灶液化、脑组织丢失或瘢痕收缩可使邻近脑沟、脑室增宽扩大,中线结构向病侧移位。有时梗死的低密度影与脑室仅仅以一薄层组织相隔。脑梗死的不同阶段CT增强表现不同。多数学者认为出现强化是血-脑屏障破坏、对比剂外溢所致;也有人认为是毛细血管缺血受损或新生毛细血管形成不良,产生对比剂外溢。血-脑屏障破坏于脑梗死发病后2～3周最明显,本阶段发

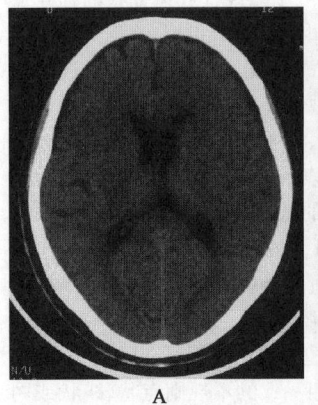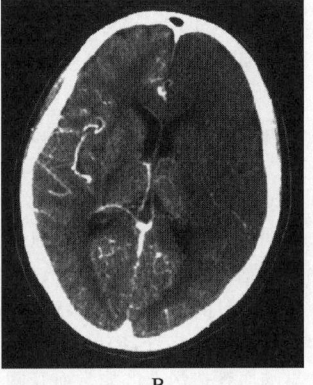

图1-3-2-5 脑梗死CT影像

A. CT平扫(阴性);B. 发病4 h增强扫描示左侧半球大面积脑梗死。

生强化的比例也最高。强化可以为均一性和非均一性,有时可呈环状、脑回状或指状。

3. 脑动脉瘤　动脉瘤的 CT 表现有动脉瘤本身的形态(图 1-3-2-6)、动脉瘤破裂出血、动脉瘤引起脑血管痉挛及脑水肿 3 个方面。动脉瘤本身的形态依动脉瘤内血栓形成情况分 3 种类型:① 无血栓的薄壁动脉瘤,CT 显示圆形高密度区,注射对比剂后明显增强。② 有部分血栓形成的动脉瘤,CT 呈现圆球形,中心或偏心为高密度区,周围为高密度边,两者之间为等密度影,分别代表动脉瘤血栓、动脉瘤外层纤维囊壁及动脉瘤内腔。增强时中心和周围囊壁出现明显增强,称为靶征。③ 完全闭塞的动脉瘤,CT 显示为等密度影,增强时无中心强化,但可能出现囊壁的环状强化。动脉瘤囊腔内增强是对比剂滞留于腔内,动脉瘤囊壁增强相当于硬膜的增强,动脉瘤内血栓不强化。需要注意的是,CT 显示的是动脉瘤全形,而脑血管造影显示的是动脉瘤内腔,两者在形态上完全不相同。巨大动脉瘤可出现占位效应,如脑室受压、移位等。但动脉瘤周围均无水肿;除薄壁动脉瘤外,有时于瘤壁可见弧线状钙化影。

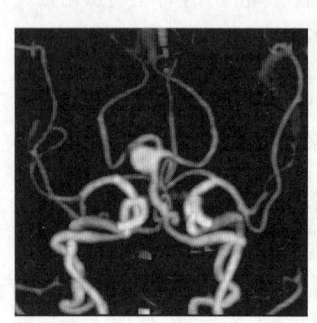 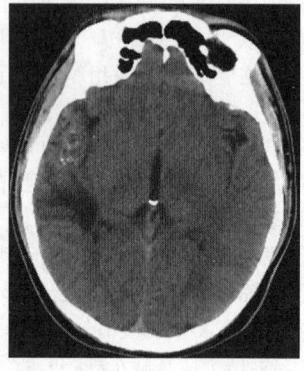

图 1-3-2-6　基底动脉宽基底　　图 1-3-2-7　右侧颞叶动静脉
　　　　动脉瘤 CT 影像　　　　　　　　畸形 CT 影像

4. 脑动静脉畸形(arteriovenous malformation, AVM)　AVM 的 CT 表现从 AVM 的病灶、AVM 周围变化及 AVM 并发出血三方面进行观察。AVM 病灶 CT 扫描可显示高、低等及混合密度。明显曲张的血管团、附壁血栓及病灶内的胶质增生及钙化可呈斑片状或不规则高密度影(图 1-3-2-7),AVM 及附壁血栓也可表现为低密度影。很多 AVM 呈混合密度,增强后,病灶可呈结节型、斑点型、混杂的不规则型和均匀密度型强化,但以不规则型最多。有时可见弧线状或树枝状的强化血管影,这有助于 AVM 的诊断。由于 AVM 的"盗血",周围脑组织缺血引起脑萎缩;也可能是 AVM 出血,血肿破坏附近脑组织,吸收后留下瘢痕囊腔,均呈现脑萎缩改变。CT 上出现病灶周围的低密度影,邻近脑室扩大、皮质萎缩、脑沟增宽等。

5. 烟雾病　烟雾病的 CT 表现为脑萎缩、脑梗死,显示基底节、额、颞部脑皮质出现多发的低密度区,往往累及两侧;部分烟雾病临床表现为脑出血,CT 上呈形状不规则、周围有水肿带的脑内血肿,并有占位效应,血肿吸收时则边缘模糊,半个月至 2 个月间出现周围环状强化;脑软化灶为脑梗死和脑出血囊变等所遗留的病灶,密度呈水样,边界清。增强后,于 CT 上看到与脑血管造影上的异常血管网相一致的不规则点状、线状或网状血管影,多见于基底节区,则为烟雾病的特殊改变,具有诊断意义。此外,增强 CT 上或 CT 血管造影上脑底动脉环特别是

大脑前、中动脉近端充盈不良,也是提示烟雾病的一个特征。

(三) 颅脑损伤

颅脑损伤于 CT 上出现多种改变。颅骨外头皮软组织损伤的表现最主要的是帽状腱膜下血肿,呈现高密度影;此种高密度影常伴有凹陷骨折、急性硬膜下血肿和脑实质损伤。在对冲性脑损伤,往往于外伤着力点出现高密度的帽状腱膜下血肿,于对冲点出现脑实质挫伤及脑内血肿。颅骨线形骨折于单纯头颅片上即可诊断,凹陷骨折伴有其下硬膜外血肿或脑实质损伤,则只有 CT 上才能迅速诊断。CT 最有用的是显示颅底、眼眶及鼻旁窦的骨折,从骨折处进入颅腔的 0.5 ml 空气也能被发现。

(四) 颅内炎症

颅内炎症包括脑炎、脑膜炎、脑脓肿及脑室炎等。脑炎在 CT 上表现为界限不清的低密度影或不均匀混合密度影;当炎症局限化时,将成为界限清楚的脓肿,并在对比剂增强时出现环状强化影。脑炎和脑脓肿的周围都可有低密度水肿带围绕。脑室炎时,可于脑室内出现不正常密度影和脑室壁的强化。脑膜炎的 CT 表现虽无特征,如蛛网膜下腔增宽及作为后期表现的脑积水和钙化。但近年的研究却发现细菌性脑膜炎和无菌性脑膜炎有不同的 CT 表现,使 CT 在各种颅内炎症性疾病诊断中具有很大价值。

(五) 脑积水、蛛网膜囊肿及颅脑先天性疾病

脑积水是一种非脑萎缩或脑发育不良所引起的脑室扩大状态,大多数病例有脑脊液循环障碍和颅内压增高现象。脑室内积水(亦称阻塞性脑积水或非交通性脑积水)是由脑脊液通道的梗阻所致。功能性脑积水(亦称正常压力性脑积水)是脑积水中的一个特殊类型,脑室扩大但脑压正常。先天性脑积水则是发生于脑内的原因不明的脑积水。CT 能显示脑室的大小及形态,若有阻塞能显示阻塞的水平;还能显示脑积水对颅骨、脑实质和颅内脑膜的影响,便于测定脑皮质与白质的总厚度,有助于判断分流术的效果。

此外,CT 可用于诊断颅内各类蛛网膜囊肿(图 1-3-2-8)、颅脑先天性畸形,包括颅裂、Arnold-Chiari 畸形、脑发育不全、脑室穿通畸形、Dandy-Walker 畸形及结节硬化症等。

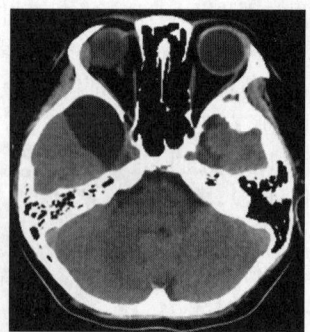

图 1-3-2-8　右颞蛛网膜囊肿 CT 影像
CT 平扫示右颞极囊性脑脊液样密度灶。

(六) 脱髓鞘性疾病

脱髓鞘性疾病指的是一组原因不明的疾病,包括多发性硬化、急性播散性脑脊髓炎、进行性多灶性白质脑病、异染性脑白质营养不良、类球状细胞型白质脑病、海绵状脑病、肾上腺白质

营养不良、局限性对称性白质变性、脑室周围白质变性、局限性不对称白质变性、中央半卵圆中心白质变性、广泛性白质变性等。其 CT 的特征是白质低密度改变,但无占位表现。晚期转变为萎缩性改变,定性诊断需密切结合临床及实验室检查。随访复查及增强亦有助于鉴别诊断。但当与脑炎、脑水肿、脑囊虫病等鉴别时,仅靠 CT 图像是不足以确定的。

(七)脑变性疾病

脑变性疾病的 CT 表现,除了其固有的病理特征外,与疾病处于急性期还是慢性期以及与患者的年龄有关。脑变性病的损害有多种类型,第一类脑变性病,其 CT 特征是大脑萎缩(包括 Alzheimer 病、Creutzfeldt – Jacob 病),有的系滥用酒精及海洛因,以及长期应用激素等引起;第二类脑变性病特征性的 CT 表现为小脑及脑干萎缩,如橄榄体脑桥小脑萎缩症、Marie 共济失调症(遗传性痉挛性共济失调症),有的系滥用酒精饮料及因 Hodgkin 病、癌症时引起;第三类脑变性病 CT 表现为局限性皮质萎缩,如单侧脑萎缩、多发性梗死性痴呆及 Pick 病;第四类脑变性病 CT 上特征性地表现为基底节萎缩,如 Parkinson 病、Wilson 病、Huntington 舞蹈病、Hallervorden – Spatz 病及一氧化碳中毒症;第五类脑变性病主要表现为脑白质损害。

(八)癫痫及其他脑部疾病

CT 可检查癫痫灶的部位和性质,从解剖形态上作出诊断。CT 对囊虫病的诊断较其他放射学检查为优。CT 对脑部解剖形态的清晰显示,对决定手术及随访疗效均具意义。此外,CT 对脑包虫病、脑血吸虫病、脑肺吸虫病、脑脊液鼻漏、放射性脑坏死、脑基底节钙化症等都具有优越的诊断价值。

四、脊髓、脊柱的 CT 应用

(一)髓内肿瘤

较多为胶质瘤、室管膜瘤、血管母细胞瘤和脂肪瘤。胶质瘤显示为等密度灶,静脉注射对比剂后常无强化,诊断较难。室管膜瘤和脂肪瘤,CT 显示为均匀低密度灶,静脉注射对比剂后也无强化。脂肪瘤的 CT 值甚有特征,不难诊断。

(二)髓外硬膜下肿瘤

常见为神经纤维瘤和脊膜瘤。神经纤维瘤可发生在脊髓任何节段,常延及硬膜外。特征性 CT 表现为椎间孔扩大,肿瘤呈哑铃状。瘤体较小时不影响脊髓,长大明显时可见脊髓和硬膜囊移位、硬膜外间隙增宽。脊膜瘤常见于胸段脊髓。CT 检查可见椎管内软组织块影,有时肿瘤内有钙化或骨化影,颇为特征。

(三)髓外硬膜外肿瘤

大多为恶性。原发者以淋巴源性肿瘤多见,CT 显示为密度不均匀肿块。脊髓、硬膜囊和硬膜外脂肪受压移位,常可有椎旁软组织肿块。继发者常为转移性肿瘤,邻近脊柱常有改变。成骨性肿瘤转移者 CT 呈现高密度灶,溶骨性者 CT 呈现低密度灶,亦有呈混合密度者。

(四)椎间盘病变

CT 对诊断椎间盘突出较为可靠。正常情况下,椎间盘为软组织密度,后缘呈凹面,有硬膜外脂肪与鞘膜囊分开(图 1 - 3 - 2 - 9)。椎间盘突出时,椎间盘后缘呈凸面,后突者凸面自中央突向椎管,侧突者常一侧突向椎管。硬膜外脂肪后移或侧移,有时鞘膜囊也可移位。椎间盘突出严重时,可见

硬膜外脂肪闭塞。部分病例可见椎间盘钙化。有的病例椎间隙或小关节内出现"真空现象":CT 显示椎间隙内多发低密度灶,CT 值接近于空气,以及小关节腔内线形低密度区,CT 值与空气相仿。

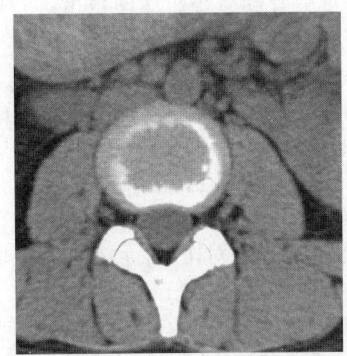

图 1 - 3 - 2 - 9　椎体 CT 横断面影像
CT 显示椎间盘与脊髓密度相近。

(五)脊髓空洞症

CT 可显示椎管内结构,为显示脊髓内空腔的有效方法。脊髓空洞症的 CT 表现为脊髓膨胀、增粗,呈圆形,其中央可见圆形低密度空腔,占据脊髓的 1/3 或 1/2;脊髓呈扁平形,提示空腔萎陷;脊髓异常缩小,空腔也很小;脊髓粗细正常,其中央可见空腔。颈脊髓空洞症时常同时伴 Chiari 畸形,CT 呈现上颈段脊髓后面或外侧面肿块影,为扁桃体下疝所致。MRI 在显示此类病变时较 CT 优越。

第三节　颅脑脊髓的 MRI 检查

耿道颖　尹　波　张　军　李海庆

一、MRI 的基本结构与成像原理

磁共振成像(MRI)检查是在发现磁共振显像的基础上,于 20 世纪 70 年代继 CT 之后,借助电子计算机技术和图像重建数学的进展与成果而发展起来的一种新型医学影像检查技术。

(一)基本结构

磁共振成像设备基本由磁体、射频线圈、梯度磁场线圈以及图像处理和显示系统所组成。其中磁体是产生磁场的关键部分,目前共有 3 种:① 永久磁体,磁感应强度可达 0.3 T;② 阻抗磁体,磁感应强度最多达 2 T 左右;③ 超导磁体,磁感应强度可达 4.7 T。由于超导磁铁成像系统图像质量较高,目前应用较广泛。

(二)成像原理

MRI 是通过对静磁场中的人体施加某种特定频率的射频(radio frequency,RF)脉冲,使人体组织中的氢质子受到激励而发生磁共振现象,当停止射频脉冲后,质子在弛豫过程中感应出磁共振信号,经过对磁共振信号的接收、空间编码和图像重建等处理过程,即产出磁共振图像。人体内氢核丰富,而且用它进行 MRI 的效果最好,因此目前 MRI 常规用氢核来成像。

二、MRI 成像常规技术种类

（一）快速成像

梯度回波又称快速场回波，可增加脑内灰白质的对比度，提高 MRI 对脑脊髓微小病灶的检出，同时可缩短扫描时间。

（二）反转恢复序列

不仅能缩短 T_1W 成像时间，而且能使脑脊液信号变黑（black CSF），这样一方面有利于检出沿室管膜播散的肿瘤病灶，另一方面 IR 序列显示颅脑解剖细节优于 SE 序列。

（三）增强 MRI

指血管内注射磁共振对比剂后再行扫描成像的方法。磁共振对比剂本身不显示磁共振信号，只对邻近质子产生影响和效应，一般是使 T_1 和 T_2 时间都缩短，但程度不同，以其中一种为主。最常用者为钆喷酸葡胺（Gd-DTPA），主要用于中枢神经系统检查，可显示病变的血供情况，勾画肿瘤的轮廓，区别病变组织与正常组织，发现平扫不能显示的微小病变以及进行灌注成像等功能研究。常规剂量为 0.1 mmol/kg。对脑多发性硬化和脑转移瘤，为显示更多的微小病变，剂量可增加至 $0.2\sim0.3$ mmol/kg。

（四）磁化传递对比成像

磁化传递对比（magnetization transfer contrast，MTC）技术通过降低脑组织背景信号而改变 MRI 中脑组织的对比度，从而在不同检查中调节图像对比，使诊断更易进行。在颅脑疾病诊断方面，由于脑灰白质的磁化传递（MT）效应明显，脑脊液的 MT 效应甚微，同时 MT 效应对 Gd-DTPA 作用很小，大大增加了强化后肿瘤病灶的显示率，也提高了 MRI 诊断的敏感性。由于脑肿瘤内部结构及组成成分不同，其 MT 效应有明显差异，有利于判定肿瘤的起源及鉴别肿瘤的良恶性，提高了 MRI 诊断的特异性。MT 与 Gd-DTPA 联合应用可产生协同作用，同样剂量时增强效应提高 $6\sim8$ 倍。

（五）动态增强 MRI

原理为在静脉注射对比剂后，对检查区域所选定的层面进行一系列短时快速扫描，然后在重建后的图像上利用计算机软件测定感兴趣区（region of interest）的信号强度，绘制时间信号强度曲线，以观察靶区血流动力学改变。动态 MRI 增强扫描除可用于脑血管性病变如脑梗死、动静脉畸形、动脉瘤等的诊断外，还可观察脑肿瘤的血流灌注。研究表明：肿瘤组织的强化程度与强化形式及时间信号曲线的形态和参数主要与肿瘤内血管分布状况和血-脑屏障的破坏有关。根据肿瘤的血管分布状况将脑肿瘤分为血管丰富型、正常血管型和乏血管型3种。血管丰富型肿瘤的时间信号强度曲线的特点为峰值高、达峰值时间（TM_1）短、TM_2 也缩短，但持续时间延长，可能与血管外对比剂淤积有关。乏血管型肿瘤时间信号曲线的特点为峰值正常或略低，TM_1 和 TM_2 均延长。

（六）磁敏感加权成像

磁敏感加权成像（susceptibility weighted imaging，SWI）是一种 MRI 的新技术，它采用完全速度补偿、三维、射频脉冲扰相、高分辨率、3D 梯度回波扫描，通过对相位图和幅值图的后处理可以得到不同磁敏感度组织的良好对比，对小静脉、出血和铁沉积的显示尤为敏感。可以较好地显示脑内静脉的解剖

结构，并且对中枢神经系统的血管性疾病、脑外伤、脑肿瘤等的临床诊断具有很高价值。

三、颅脑 MRI 常规技术的临床价值

（一）脑肿瘤

1. 胶质瘤 最常见。根据 2016 版中枢神经系统 WHO 肿瘤分类原则，将所有的弥漫性胶质瘤（无论是星形细胞还是少突胶质细胞）归于一类，包括 WHO 分级 II 级和 III 级的星形细胞瘤，II 级和 III 级的少突胶质细胞瘤，IV 级的胶质母细胞瘤。本病男女比例为 2:1。好发部位为额、颞叶深部白质区，基底节和后颅窝也可累及，后者以小脑半球和脑干最常见。常沿白质通道蔓延，累及多叶和双半球，可伴脑膜或室管膜转移。临床主要表现为癫痫。

MRI 平扫时，T_1WI 多呈低等混合信号，其次部分可呈低等高混合信号，少数为均匀低或等信号；T_2WI 呈等高信号，信号不均匀，与肿瘤内坏死/囊变和出血有关。肿瘤形态多不规则形，少数可见圆形或椭圆形，边缘不整，轮廓不清，瘤周水肿多为中重度，占位效应常较明显。增强后扫描病灶多呈不均匀强化，其强化形式多样，可呈斑片状、不规则环形和环伴结节型（图 1-3-3-1）。近来，MRI 的动态增强扫描及磁共振血管造影也用于评价肿瘤的血供和血-脑屏障破坏情况。

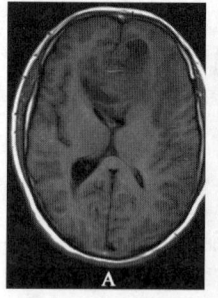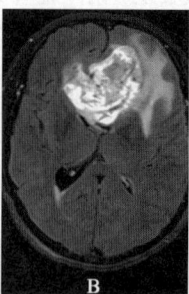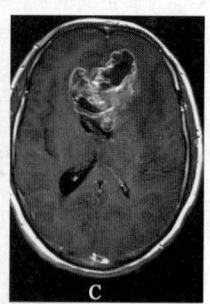

图 1-3-3-1 胼胝体及双侧额叶胶质母细胞瘤 MRI 影像

A. 横断位 T_1WI，示肿块等低信号；B. 横断位 FLAIR，示病灶呈不均匀高信号，邻近脑实质水肿；C. 横断位 T_1WI 增强，示病灶呈不规则花环状强化。

2. 脑膜瘤 磁共振 T_1WI 上病灶呈等或低等混合信号，T_2WI 上呈高或等高信号，随回波时间延长，实质性病灶信号衰减。增强后多呈均匀明显强化。多伴颅骨改变及脑外肿瘤的征象，如可见脑膜瘤以宽基底与硬膜相连，脑膜尾征的出现更有助于确诊（图 1-3-3-2）。

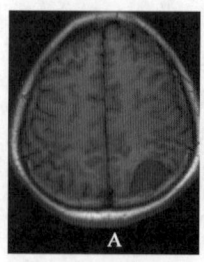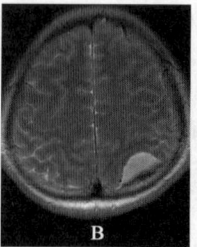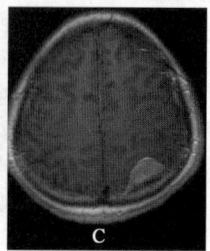

图 1-3-3-2 左顶部脑膜瘤 MRI 影像

A. 横断位 T_1WI，示左顶凸面等信号占位性病变伴周围低信号环，邻近脑实质受压改变；B. 横断位 T_2WI，示病灶呈高信号；C. 横断位 T_1WI 增强，示病灶明显均匀强化，伴有"脑膜尾征"。

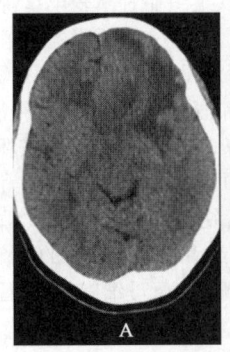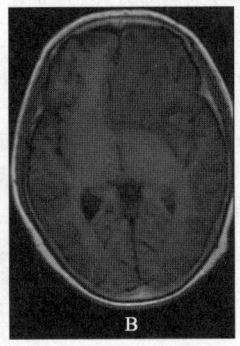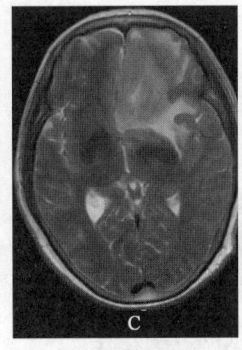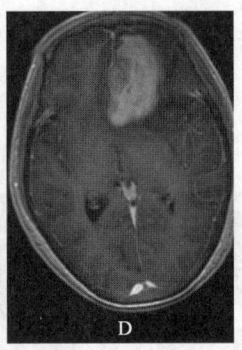

图 1-3-3-3 左侧额叶淋巴瘤影像检查

A. CT 横轴位平扫,左侧额叶类椭圆形稍高密度影;B. MRI 横轴位 T_1WI,病变呈团状略低信号;C. MRI 横轴位 T_2WI,病变呈高及略低信号,周围水肿;D. MRI 增强扫描病变明显强化,信号欠均匀。

3. 淋巴瘤 可以是全身淋巴瘤的颅内浸润,也可原发于脑内,但后者极少见。MRI 上的信号变异较多,在 T_1WI 或 T_2WI 上多呈等信号。瘤内不发生钙化,出血极少见(图 1-3-3-3)。

4. 血管母细胞瘤 好发于小脑半球,瘤周水肿轻,增强后典型者呈大囊小结节样强化(图 1-3-3-4),瘤周见粗大血管引入为其特征性表现。后者在 MRI 上呈现弯曲低信号流空影。

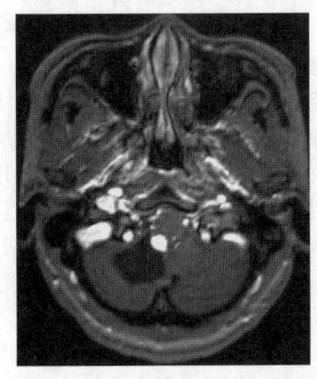

图 1-3-3-4 右侧小脑血管母细胞瘤 MRI 影像

增强扫描示右侧小脑低信号囊伴强化结节。

5. 转移性肿瘤 发病年龄较大,起病急,病灶小,瘤周水肿显著,多数病灶 T_1WI 呈低信号,T_2WI 呈高信号;增强后病灶多呈环状或结节状强化,临床上原发肿瘤史可提供线索。

(二)感染性病变

1. 脑脓肿 位置多表浅,好发于灰白质交界区,病灶局限但水肿明显,脓肿壁增强后呈均匀连续环形强化。近期复查病灶缩小及追溯感染史有助于诊断。

2. 肿瘤样脑炎 是脑部炎症性病变的一种特殊类型,以脑内单发炎性肿块为主,基本病理变化为病变组织炎性渗出、脑软化、血管周围炎、肉芽肿形成、小灶性出血和胶质增生。MRI 特征为:病变好发于额顶部灰白质交界区,边界不清;T_1WI 为低信号,T_2WI 为高信号,增强后可见结节状、斑片状或沿血管壁袖套样强化,极少数伴病灶邻近脑膜线性强化;病变周围水肿广泛但占位效应与之不成比例;抗炎治疗或适当应用激素后短期病灶缩小。

(三)动静脉畸形

AVM 在 MRI 上可见蜂窝样的血管流空,钙化明显,无或仅有轻度占位征象,可见粗大的供血动脉和引流静脉。MRA 和 DSA 可明确诊断。

(四)脑梗死

梗死灶多与脑血管分布范围一致,急性期可伴水肿,治疗后可见病灶缩小。慢性期可见软化灶及局部脑萎缩。MRI 显示病灶及灶周水肿均呈 T_1WI 低信号,T_2WI 高信号,增强后急性期无强化,慢性期可见沿脑沟回的强化。

(五)脑外伤

1. 脑挫伤 表现为局限性或弥漫性脑水肿,T_1WI 呈低信号,T_2WI 呈不均匀高信号。外伤史有助于诊断。

2. 脑内血肿 多有外伤史,T_1WI 和 T_2WI 的信号变化较为复杂,根据出血时间的不同,其信号变化不一。

(六)多发性硬化

多发生于侧脑室周围脑白质区,以 20~40 岁为发病高峰,临床上以反复发作多灶性神经功能障碍为特征。急性期病灶 T_1WI 呈多发低信号,T_2WI 呈多发高信号,增强后可见多发强化(图 1-3-3-5)。慢性期强化不明显。

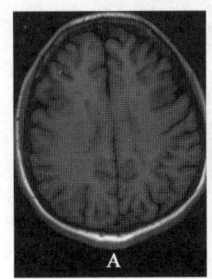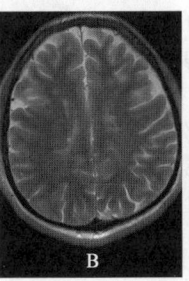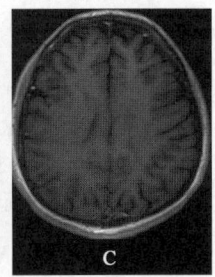

图 1-3-3-5 双侧大脑半球多发性硬化 MRI 影像

A. 轴位平扫 T_1WI 双侧半卵圆区白质内多发斑块样低信号影,边界较清,无占位效应;B. 轴位平扫 T_2WI 病灶呈高信号,垂直于侧脑室长轴;C. 横轴位增强病变边缘可见强化。

(七)复发肿瘤

复发肿瘤在 MRI 上主要表现为手术区生长活跃综合征,包括:术区病灶扩大或在附近出现新发病灶;局部脑水肿扩大;占位效应加重,有时可见脑组织沿手术减压窗向外膨出;增强后手术区及远隔部位出现异常强化灶。

（八）放射性坏死

MRI 上主要表现为：原手术野无明显扩大，手术野附近未见新的病灶出现；放疗区水肿明显；占位效应多较轻；T_1WI 上呈低信号，T_2WI 上呈广泛高信号；增强后部分病灶呈地图样强化，部分无强化（图 1-3-3-6）。

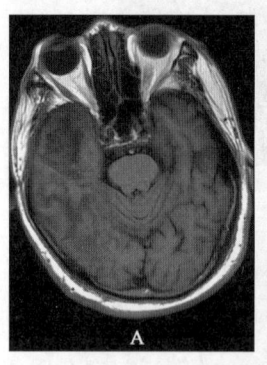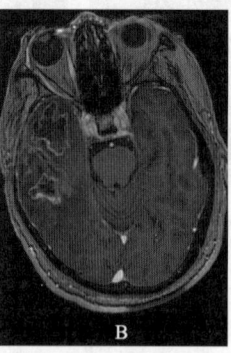

图 1-3-3-6　右颞叶放射性坏死 MRI 影像

A. 轴位平扫 T_1WI 右颞叶片状低信号影；B. 轴位增强病灶内多发地图样强化，内部见不强化区。

（九）先天性脑病

包括神经元移行异常所致的脑裂畸形、巨脑回、微小脑回、灰质异位、白质发育不良、胼胝体发育异常、透明隔发育畸形和脑穿通畸形等。MRI 可进行准确定位和定性诊断，磁共振波谱（magnetic resonance spectroscopy，MRS）的应用有利于诊断与鉴别诊断。

（十）颞叶癫痫

颞叶癫痫原因多种多样，文献报道在颞叶癫痫手术病例中，60%～80% 的颞叶癫痫由海马硬化所致，由颞叶器质性病变如胶质瘤、错构瘤、发育异常、血管畸形和炎性病变引起者仅占 20%～40%。临床上颞叶癫痫多为药物难治性癫痫，常需手术治疗。MRI 对颞叶癫痫的定位及定性价值很大。如上所述，引起颞叶结构改变的占位性病变、血管性病变、炎性病变和发育异常有其特征性 MRI 征象。近来研究表明：MRI 对海马硬化诊断有其特异性。常见 MRI 表现为海马萎缩变小和在冠/矢状面 T_2WI 上或 FLAIR 成像呈高信号，此两点对海马硬化有确定的诊断价值。其次为海马头部浅沟消失、海马内结构消失、白质萎缩、颞角扩大和颞叶萎缩等对海马硬化有一定程度的辅助诊断价值。部分临床诊断为颞叶癫痫的病例，MRI 检查可无异常发现，借助 SPECT 脑血流灌注显像和 PET 的脑功能显像有助于明确诊断。

四、脊髓与脊柱 MRI 的临床价值

（一）硬膜外肿瘤和肿瘤样病变

硬膜外占位性病变包括硬膜外骨性脊柱、椎间盘和邻近椎旁软组织的肿瘤、囊肿和肿瘤样病变。MRI 可直接显示硬膜外肿块影、局部硬膜受压移位、脊髓受压移位，有些病例尚可见肿瘤被新月形硬膜外脂肪包绕。增强后 MRI 有助于鉴别诊断。

最常见硬膜外良性病变为退行性病变与外伤性病变，如椎间盘突出、骨肥大增生和骨折。

最常见的硬膜外肿瘤为恶性肿瘤，以转移瘤最多见，还可见淋巴瘤、骨髓瘤或肉瘤等原发肿瘤，大多位于硬膜外腔的后

方或侧后方，因为此处软组织血管丛较丰富，而前方仅为一潜在间隙。肿瘤常偏于一侧生长，呈硬膜外软组织肿块影；由于硬脊膜较坚硬，肿瘤较少穿入蛛网膜下腔，因而易纵向发展，可压迫、推移蛛网膜下腔和脊髓，甚至引起脑脊液循环部分或完全阻塞；当肿瘤向前生长时，常伴邻近骨质破坏，但椎间盘较少受累。少数椎管内肿瘤可以同时长在硬膜外和硬膜下，骑跨于椎间孔处，椎间孔扩大，硬膜可有局部缺损，肿瘤大多呈哑铃状，称之为哑铃型肿瘤，约占椎管内肿瘤的 7%，以神经鞘瘤和神经纤维瘤为多。脊膜瘤、血管母细胞瘤、血管瘤、脂肪瘤和软骨瘤也可呈哑铃状。

（二）硬膜下髓外肿瘤

占椎管内肿瘤的 60%，绝大部分为良性肿瘤，以神经鞘瘤、神经纤维瘤和脊膜瘤最多见。此类肿瘤大多为局限缓慢生长，有完整包膜，与椎管内结构分界清楚，有时占据整个蛛网膜下腔，使脑脊液循环受阻，脊髓受压变形并向健侧移位，易压迫神经根，造成鞘膜囊变形。MRI 可显示肿瘤的部位、范围及对脊髓压迫的情况。

1. 神经鞘瘤　75% 神经鞘瘤 T_1WI 呈与脊髓相等或略高于脊髓的信号，25% 为低于脊髓信号，95% 以上 T_2WI 呈高信号。典型"靶征"表现为 T_2WI 或增强 T_1WI 呈中心低信号，周边呈环形高信号，多见神经纤维瘤；其信号与组织结构有关，中心低信号为胶原纤维组织，周边高信号为黏液基质成分。神经鞘瘤中，Antoni A 型和 Antoni B 型之间磁共振信号无明显差异，40% 神经鞘瘤可发生囊变、出血或坏死，在 T_1WI、T_2WI 上呈现相应信号变化。增强 MRI，所有神经鞘瘤均见强化，实质性肿瘤强化均匀；而合并囊变、坏死的实质伴囊变肿瘤可呈不均匀强化。神经鞘瘤与神经纤维瘤有时在 MRI 上不容易区分。合并囊变、出血、坏死的良性神经鞘瘤与恶性神经鞘瘤或神经纤维肉瘤容易混淆。单发神经纤维瘤往往难与神经鞘瘤相区别，早期仅见相应脊神经增粗；多组神经受累时则为神经纤维瘤病，常合并颅内或脊髓内其他肿瘤存在。

2. 脊膜瘤　大多数椎管内脊膜瘤为良性，具有恶性行为的脊膜瘤和血管外皮细胞瘤十分少见。MRI 平扫，病灶 T_1WI 可呈等信号，T_2WI 可呈等或略高信号，伴钙化时 T_1WI、T_2WI 均为低信号，呈卵圆形位于脊髓背侧，很少超过两个节段，脊髓多向健侧移位。少数恶性脊膜瘤可突破硬脊膜长入硬膜外。静脉注射 Gd-DTPA 后 T_1WI，肿瘤呈持久性均匀强化，邻近硬脊膜可见"尾巴状"线性强化，颇具特征。伴明显钙化或囊变时，可有轻度强化。

（三）髓内肿瘤

占椎管内肿瘤的 15%，多数为恶性肿瘤，90%～95% 为胶质瘤，其中 95% 为室管膜瘤和低度恶性星形细胞瘤，其他原发髓内肿瘤较少见，如血管母细胞瘤。副神经节瘤好发于脊髓马尾或终丝区。软脊膜下脂肪瘤为先天性畸形。囊肿和肿瘤样病变包括脊髓积水空洞症和血源性脊髓病、非感染性炎症，如多发性硬化和横贯性脊髓炎。肿瘤常呈浸润性沿脊髓长轴生长，多不规则增粗，可发生液化、坏死和囊变，蛛网膜下腔受压变窄，甚至消失。MRI 可直接显示肿瘤部位、范围及与脊髓邻近结构的关系。

1. 星形细胞瘤　占髓内胶质瘤的 30%，是成人第二位常见髓内肿瘤，是儿童最常见的髓内肿瘤。MRI：典型者肿瘤范

围相当广泛,多个脊髓节段受累,横断面上,T_1WI肿瘤呈低信号,T_2WI上呈高信号,肿瘤内合并囊变或出血时可见信号不均匀;注射Gd-DTPA增强后扫描,肿瘤区明显强化,有些肿瘤恶性度低,血-脑屏障完整,早期可不出现强化,延迟30~60 min后扫描可见较大范围的强化区。瘤周水肿、瘤内囊变、软化灶不出现强化(图1-3-3-7)。少数恶性度高的胶质母细胞瘤60%以上可见有脑脊液种植性转移。Gd-DTPA增强扫描对判别肿瘤复发及检出沿脑脊液种植转移灶非常有价值。

2. 室管膜瘤 髓内室管膜瘤典型的为细胞型室管膜瘤。黏液乳头状室管膜瘤好发于马尾和终丝,可生长到很大而充满整个腰骶管,使腰骶管和椎间孔扩大。室管膜瘤占脊髓内胶质瘤的60%,占马尾、终丝区原发肿瘤的90%,为成人最常见的髓内肿瘤。MRI显示脊髓增粗或终丝肿块。肿瘤区T_1WI与脊髓等信号,T_2WI呈高信号,其内可见囊变、坏死、出血。Gd-DTPA增强后,肿瘤实性成分均匀强化,囊变坏死区无强化。增强扫描有助于显示肿瘤范围及区别肿瘤与良性空洞症。

3. 血管母细胞瘤 十分少见,占所有脊髓肿瘤的1%~5%。75%椎管内血管母细胞瘤发生于髓内,10%~15%髓内与硬膜下共同存在,硬膜外血管母细胞瘤少见,常与脊髓背侧软脊膜粘连。半数血管母细胞瘤发生于胸髓,颈髓占40%。80%为单发病灶。T_1WI上可见大范围的脊髓增粗,边界不清,其内可见多个不均匀低信号区。囊肿形成时,其周围可有清晰的囊壁,有些囊肿位于肿瘤中央,外周绕以正常脊髓组织,有些囊肿可不与肿瘤结节相连续,并常见到多发囊肿存在。T_2WI上呈大片高信号灶,随回波时间延长,肿瘤结节可见信号衰减,而囊肿信号更高。注射Gd-DTPA后,肿瘤结节呈明显均匀强化,其边缘更清楚,有时可见大小不等的多个肿瘤结节存在,可依附在囊壁上或位于脊髓实质内。囊肿不强化。肿瘤结节切除后,囊变部分可恢复正常,甚至萎缩。在肿瘤部位脊髓内及其背侧有时见到异常小血管影,由于动脉流空现象而呈极低信号区。当肿瘤较小或肿瘤结节显示欠清时,脊髓背侧异常扩张的引流静脉可为诊断提供线索。

(四)脊髓外伤

MRI多平面、多回波技术在显示脊髓受压、髓内病变、外伤性椎间盘病变和椎管内出血、神经根等软组织损伤方面明显优于CT。尤其矢状面成像可直接观察脊髓损伤的全貌和周围结构受损的程度。脊髓震荡伤多无阳性发现。脊髓挫裂伤可见局部脊髓外形膨大、脊髓内灰白质对比消失,T_1WI呈低信号,其内可见散在高信号出血灶,T_2WI出血、水肿均为高信号。T_2WI在显示水肿方面较T_1WI敏感。

(五)脊柱脓肿

MRI表现与感染的部位密切相关。高颈段硬膜外脓肿易向枕大孔及椎体周围蔓延,脓肿替代了正常的硬膜外脂肪组织,使正常水脂肪界限消失。矢状面T_1WI上,可见齿状突周围及其上方的间隙内充满感染性蜂窝组织(与肌肉信号相仿);当脓肿形成时,硬膜外脓肿的中央多呈低信号,可累及数个椎体水平和相应的椎间孔;T_2WI上,脓肿聚集区呈高信号。张力较高时,可见脓肿呈凸面压向脊髓,相应蛛网膜下腔变窄,脊髓受压水肿,在T_2WI上呈高信号。

胸段硬膜外脓肿,由于胸段硬膜外间隙较大,脓肿易于扩散,多见于脊髓背外侧。聚集在硬膜外的脓肿可压迫硬膜外静脉,使之破裂、出血,常表现为硬膜外带状高信号影,椎管内结构受压。脓肿进一步发展,可环绕硬膜囊分布,使之明显变窄,横断面上T_1WI显示更清晰,表现为等信号的脊髓周围环绕含有脑脊液的低信号蛛网膜下腔,其外围包绕高于脑脊液信号的脓肿;T_2WI上,脓肿呈高信号,形态不规则,范围广泛,多个节段同时累及多见。

腰段硬膜外脓肿,信号改变与胸段相仿,多呈梭形,位于背外侧,易向椎旁软组织蔓延,形成腰大肌脓肿及髂窝脓肿等,当脓肿内有肉芽肿形成时,T_2WI上可见局限性低信号块影,T_2WI上呈高信号;静脉注射Gd-DTPA后,肉芽肿呈环形或结节状强化。Osborn等发现有3种强化形式:① 弥漫性均匀或不均匀强化,占70%,提示蜂窝织炎期;② 厚或薄脓肿壁呈环形强化(占30%),提示脓肿形成期;③ 两种形式同时存在。

硬膜下脓肿较少见。MRI上,T_1WI可见椎管内结构紊乱,蛛网膜下腔内充满脓肿组织,边缘不规则,脊髓受压、移位。增强后,横断面上可见脓肿与脊髓似有分界。硬膜下脓肿可并发蛛网膜炎,引起蛛网膜下腔粘连、阻塞,甚至形成蛛网膜囊肿。

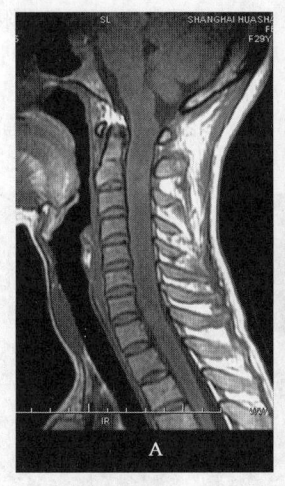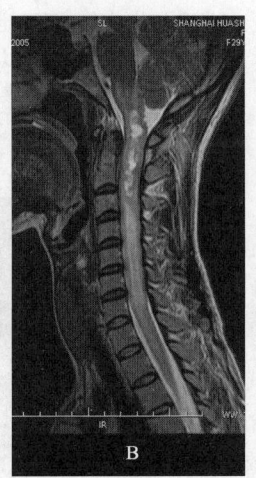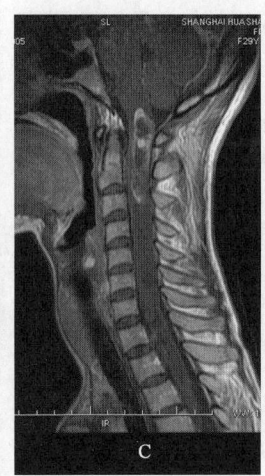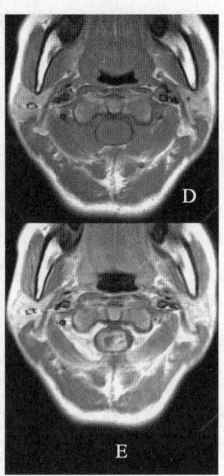

图1-3-3-7 脊髓间变性星形细胞瘤MRI影像

A. 矢状面T_1WI平扫可见肿瘤呈低等混合密度,脊髓不规则增粗,累及多个脊髓节段,肿瘤内见囊变;B. 矢状面T_2WI可见肿瘤不均匀高信号,边界欠清楚;C. 注射Gd-DTPA增强后扫描肿瘤区不均匀强化;D. 横断面T_1WI平扫可见病灶呈低信号,邻近蛛网膜下腔受压变窄;E. 横断面T_1WI增强可见病灶不均匀强化。

脊髓内脓肿极少见,有时可与硬膜外/下脓肿合并存在; MRI上表现为正常脊髓灰白质分界消失,脊髓增粗,形态不规则,脊髓内信号不均。

(六) 脊髓变性病变

1. 多发性硬化 斑块好发于脊髓的后索及侧索。急性期病灶区域髓鞘崩解,局部组织水肿,血管周围有淋巴细胞、浆细胞浸润等炎性反应,轴索保持完整。中期,巨噬细胞吞噬消除崩解产物,形成斑片状软化坏死灶,并可见格子细胞形成,轴索消失。晚期,陈旧性病灶区域见胶质细胞增生,周围有网状及胶原纤维增殖而形成边界清楚的灰色斑块。但新旧不一,最后可出现脊髓萎缩改变。可发生于脊髓的任何节段,颈髓多见。MRI为首选检查方法。矢状面 T_1WI、T_2WI 可显示病变范围。

急性期 T_1WI 仅显示脊髓因水肿、炎症反应而增粗,其内信号可正常;T_2WI 可见一个或数个高信号灶;增强后可见脱髓鞘斑块呈斑片状强化。亚急性期和慢性期,可见脊髓逐渐变细呈萎缩性改变。

2. 急性播散性脊髓炎 为一组炎症后脱髓鞘性疾病,常发生在某些感染性疾病如麻疹、天花、水痘、腮腺炎、百日咳、流行性感冒等疾病后,也可发生于牛痘、狂犬病疫苗接种后。发病机制多数人认为:感染后炎症反应和继发脱髓鞘改变与自身免疫有关。MRI可显示弥漫性异常信号区,灶周可见水肿,脊髓可出现局限性肿胀膨大,增强后一般无强化(图1-3-3-8)。病灶内较易合并出血。慢性期,可见白质萎缩,灰质也可见萎缩改变,脊髓变细伴中央管扩大。

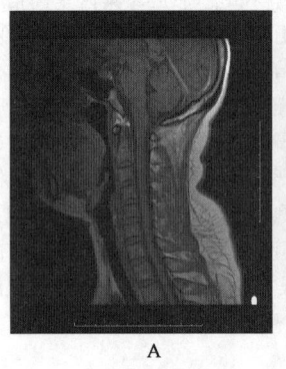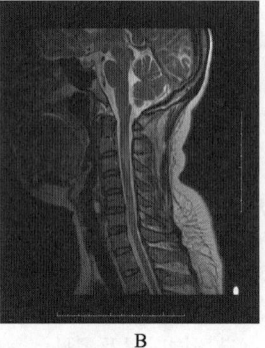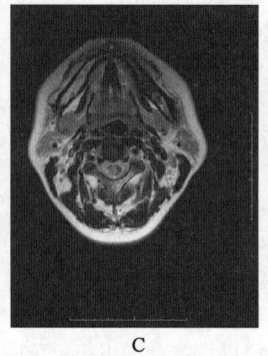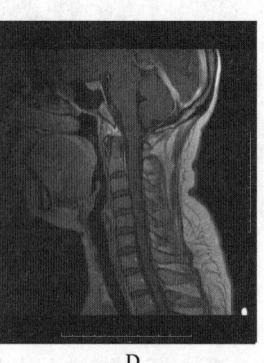

A   B   C   D

图1-3-3-8 急性脊髓炎 MRI 影像

A~C. 平扫显示脊髓稍肿胀,内见斑片状长 T_1、长 T_2 异常信号,边界模糊;D. 增强显示病灶未见明显强化。

3. 急性横断性脊髓炎 又叫急性横贯性脊髓病(ATM),为多种原因引起的临床综合征。其发病可在急性感染期或感染后,也可在疫苗接种后,脱髓鞘病如急性播散性脊髓炎,全身系统性疾病如系统性红斑狼疮(SLE)及多发性硬化(MS)等自身免疫性病变发展过程中引起。有时,急性、亚急性ATM可以是副肿瘤综合征,而类似于边缘性脑炎;有时ATM突然发作可以由血管梗阻或者脊髓梗死所致。急性期,MRI检查,一半以上ATM显示正常,其他显示脊髓呈纺锤形肿胀增粗,T_1WI 呈等或低信号,T_2WI 呈高信号,病灶边界不清;有些病例增强后可见强化。MRI检查的主要目的是对类似ATM的病变如急性椎间盘突出、血肿、硬膜外脓肿或脊髓压迫症加以鉴别,也可作为ATM治疗后随访检查。

4. 放射性脊髓病 是一种少见但非常严重的放疗后并发症。诊断标准如下:① 脊髓在接受放疗野内;② 神经功能障碍需与放射的脊髓节段相对应;③ 排除肿瘤转移或原发性病灶所致。根据临床症状在放疗后出现的症状早晚,可分为超急性、急性、亚急性和慢性4种类型。其中慢性放射性脊髓病最常见,多数发生于鼻咽癌放疗后,以颈髓多见。一般放疗结束至出现症状时间为3~40个月,多数在9~12个月之间。

MRI为检查该病最敏感的方法,急性期、亚急性期可见脊髓正常或肿胀,增强后可见不同程度强化,强化形式不一,大约症状出现在8个月时,MRI可见脊髓内长节段 T_1WI 低信号,T_2WI 高信号,可伴或不伴脊髓肿胀;症状出现后3年左右行MRI,可仅发现脊髓萎缩,其内未见异常信号。另外,尚发现照射区域内椎体也可在 T_1WI 呈现高信号,提示椎体内红骨髓被脂肪组织所代替而呈脂肪变性等退行性改变。

五、功能 MRI 新技术与临床应用

(一) 弥散加权成像与弥散张量成像

弥散加权成像(diffusion weighted imaging,DWI)价值在于对脑血管病如脑梗死作出早期诊断。由于DWI较敏感,可在梗死后 2 h 发现病变;同时由于表观弥散系数(apparent diffusion coefficient,ADC)的差异,可以辨别常规 MRI 不能区分的新鲜与陈旧梗死灶;在脑梗死发作后最初 10~14 d,与正常脑组织比较,梗死灶内的水分子弥散一般仍受限制。约 14 d 后,ADC 值正常化;以后与脑软化相关的水分子弥散度增大,ADC 值升高。绝大多数情况下,超急性脑梗死患者的水分子近似弥散受限(图1-3-3-9、图1-3-3-10),面积与完全性梗死有关。在缺血症状发生后数小时内,在 MRI 上发现弥散

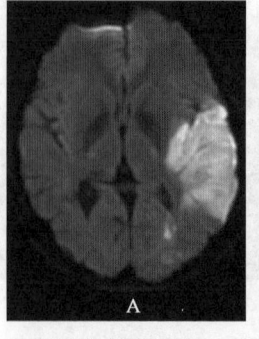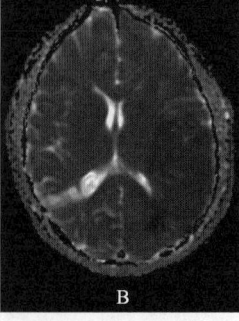

A   B

图1-3-3-9 急性脑梗死磁共振 DWI

A. 轴位 DWI 左侧颞枕岛叶团片状高信号;B. 轴位 ADC 图显示病灶呈低信号(弥散受限)。

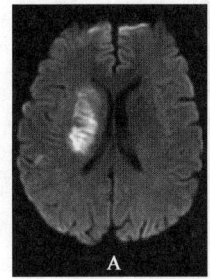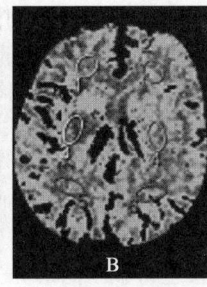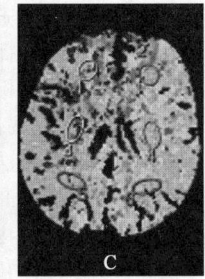

图1-3-3-10　急性脑梗死功能MRI影像

A. DWI示右侧基底节区团状高信号影；B、C. 灌注加权成像显示脑血容量减低、平均通过时间延迟。

受限时，溶栓治疗和其他治疗后仍有机会自发性恢复或改善。DWI也可用于研究多发性硬化、假性脑肿瘤和正常压力性脑积水，也有用于鉴别表皮样囊肿和蛛网膜囊肿的报道。

有学者通过测量ADC值发现蛛网膜囊肿的ADC值与静止水相近，而表皮样囊肿的ADC值与脑实质相近。近来，DWI技术用于脑肿瘤的研究，测定肿瘤内强化和非强化区域及水肿区各自不同的ADC值，以区别肿瘤与非肿瘤，识别肿瘤内部囊变和坏死区。对脑肿瘤的弥散张量成像（diffusion tensor imaging，DTI）研究示：在异常区域各向异性（FA）通常下降，提示正常组织结构破坏；坏死、水肿、囊变区与正常组织比较ADC上升。Sugahara等指出，ADC值可以反映脑肿瘤的细胞构成，高级别胶质瘤较低级别胶质瘤ADC值小得多。Nelson等报道，在常规MRI上表现为无强化的肿瘤，很难将肿瘤区与水肿区分开；在DWI上则不同，水肿区的ADC值明显高于肿瘤区的ADC值，从而把两者区分开，这对指导临床确定手术范围及放射治疗有很大帮助。

（二）灌注加权成像

灌注加权成像（perfusion weighted imaging，PWI）主要反映组织中微观血流动力学信息，其3个半定量参数：局部脑血流量（rCBF）、平均通过时间（MTT）和局部血容量（rCBV）。三者之间的关系可通过下列方程表达：rCBF=rCBV/MTT。分为两种方法：①利用磁共振对比剂的血管内注射和快速成像序列相结合来观察器官、组织和病灶的微循环灌注情况；②利用动脉血液中的质子作为内源性示踪剂，通过特殊设计的脉冲序列来观察微循环灌注情况，临床上主要用于脑血管性病变的早期发现及早期诊断。

近来已有DWI与PWI技术联合应用，对急性脑卒中作出早期诊断的报道。DWI和PWI的联合应用有助于鉴别缺血和非缺血病变，DWI和PWI阳性，高度提示脑梗死（图1-3-3-10）。尽管DWI异常也见于其他许多种疾病，包括癫痫持续状态、一过性健忘症、脑静脉血栓和惊厥，但后两种情况下，ADC通常不是降低，而是增高的，这与血管源性而非细胞毒性水肿引起T₂WI信号异常有关。单纯的PWI缺损异常信号偶可转变为脑梗死，常见于可逆性脑血管收缩综合征和可能发生蛛网膜下腔出血及在偏头痛先兆期间（因它们可引起血管痉挛）。用DWI和PWI鉴别脑肿瘤和梗死仍有困难，可能需要常规MRI和其他成像手段。同时文献报道PWI可评估放、化疗疗效，探查放、化疗或术后残留、复发的肿瘤组织，确定肿瘤确切的侵犯范围，指导手术及放疗；还可用于良恶性肿瘤的鉴别和肿瘤的分级。研究显示rCBV数值最大的区域是肿瘤生长

最活跃、恶性程度最高的部位，提示肿瘤有较丰富的新生血管，而新生血管不仅为肿瘤生长提供营养，而且其本身就是肿瘤向周围及远处扩散的重要通道。常规T₁WI增强反映的是血-脑屏障破坏程度，而PWI反映微血管的丰富程度。研究显示脑肿瘤的MTT大多数增加，其原因可能是肿瘤本身的新生血管或正常毛细血管遭到破坏。

（三）氢质子磁共振波谱

氢质子磁共振波谱（¹H magnetic resonance spectroscopy，¹H MRS）是基于化学位移原理测定体内化学成分的一种成像技术。MRS能检测到脑组织多种生化成分，最常见的是N-乙酰天门冬氨酸（NAA）、肌酸（Cr）和胆碱（Cho），病理状态下有时可检测到乳酸（Lac）（图1-3-3-11）。

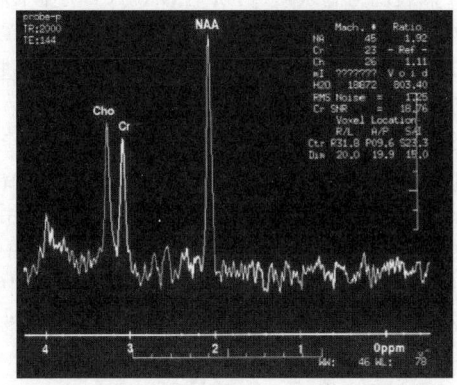

图1-3-3-11　正常脑组织的MR波谱成像

1. 正常脑组织的主要代谢物及意义

（1）NAA：¹H MRS可测定10余种化合物，其中最主要的为NAA，其波谱峰位于2.02 ppm，是公认的神经元标志物。NAA与年龄有关，随着脑组织发育成熟而逐渐升高，反映神经元的发育情况及功能状态。在正常脑组织的MRS中，NAA是最高的峰。

（2）Cho：主要包括磷酸甘油胆碱（GPC）和磷酸胆碱（PC），构成细胞膜的磷脂双分子层，参与细胞膜磷脂的合成与降解，是磷脂代谢的中间产物。其波峰位于3.22 ppm，是髓鞘形成、细胞代谢和胶质增生的指标，并反映细胞的密集度。

（3）Cr：定位于3.02 ppm的波峰为肌酸峰，主要由肌酸和磷酸肌酸（PCr）构成，参与人体基本代谢过程——肌酸激酶反应。PCr是神经元胞质中的高能磷酸储备，充当缓冲剂，因此肌酸峰被认为是能量代谢中高能通路的指标。在正常脑组织不同代谢的情况下，总肌酸浓度（Cr+PCr）基本保持稳定，因此经常被作为计算比值的标准，如NAA/Cr、Cho/Cr、Lac/Cr等。

（4）Lac：Lac以其特有的双峰波谱出现于1.33 ppm的位置，双峰间距为0.2 ppm。Lac是能量代谢的低能通路——葡萄糖无氧酵解的终产物，在正常人脑组织¹H MRS中水平很低，甚至测不到。Lac峰出现常提示正常细胞的有氧代谢不能正常进行，并提示周围组织缺血、缺氧甚至有占位性病变。

（5）肌醇（MI）：包括肌醇1磷酸化合物和细胞膜上的含MI物质，波峰位于3.6 ppm。MI是细胞内跨膜信号传导通路的前身物质，而由MI派生出的三磷酸肌醇则是下派细胞内钙调激素的第二信使物质。MI被认为是神经元退化的标志物。

除以上常见波峰外，^{1}H MRS 中还可见谷氨酸和谷氨酸盐、丙氨酸、脂质、葡萄糖等少见代谢物。

2. 正常脑发育与先天性脑病的 MRS　^{1}H MRS 可测定人脑在发育过程中各种代谢产物的浓度。研究表明：新生儿、儿童和成年人脑组织中代谢物浓度有明显差异，新生儿脑组织中 MI 含量增高；Cho/Cr 值升高，而 NAA 有所降低。随着年龄增长，脑发育成熟后，MI 含量迅速下降，NAA 含量明显增高。成年人脑内，仅存在很小的波谱差异。Christiansen 等认为新生儿脑组织中水含量较高，通过 MRS 对水含量及代谢物浓度的定量测定可以为临床判断脑发育状况提供可靠依据，有利于先天性脑病包括非特异性脑白质和新生儿肾上腺性脑白质病、多发性硬化、Alexander 与 Canavan 病的诊断与鉴别诊断。Alexander 病表现为脑灰质、白质中 NAA/Cr 明显下降（仅为 0.6，正常为 1.2），且出现局限性乳酸堆积。同时，NAA、Cho/Cr 用 PCr 代谢物波谱影像可以直观显示各种病变的进展及治疗后反应等情况，大大提高了 MRI 的临床应用价值。^{1}H MRS 和 ^{31}P MRS 及其代谢影像亦可用于测定肝性脑病及全身性病变在脑内的表现，如糖尿病酮症酸中毒时乳酸及酮体增高等。

3. 脑卒中 MRS　MRS 在动物实验中已广泛应用于缺血性脑卒中的研究。Barker 等用 ^{1}H MRS 对急性脑卒中进行评价，发现 MRS 出现异常改变早于常规 MRI。脑卒中急性期（24 h 之内），病灶区出现 Lac 浓度高峰，反映了存活的神经细胞的无氧酵解过程。亚急性期与慢性期：梗死区内 NAA 水平下降，而 Cho 水平升高，Lac 浓度渐降，甚至消失。NAA 主要存在于神经元中，可作为神经元的标志物，其浓度下降说明神经元已经缺失，功能不能恢复。NAA 在梗死区分布不均匀，中心区域下降较周围明显，在缺血半暗区（penumbra zone）Lac 水平升高，NAA 改变轻微，再灌注后 Lac 可恢复正常水平，此区又称为卒中可挽救区（salvageable area of stroke）。Graham 等研究发现 Lac 信号增高区提示脑缺血区。持续的 NAA 信号减低区是神经元缺失、脑梗死的征象，而脑白质区 Cho 浓度持续升高则是膜损伤、脱髓鞘的标志。同时指出，若病变区仅 Lac 浓度升高，而 NAA、Cho 浓度一直正常，则表示该区为可挽救区，经治疗可以恢复正常。

^{31}P MRS 研究发现缺血急性期 PCr 和 ATP 下降，Pi 升高，pH 在酸性范围，但 ^{31}P MRS 的敏感性稍逊于 ^{1}H MRS。随着技术的改进，MRS 将在脑卒中的诊断、治疗后随访观察、预后评估等方面起到举足轻重的作用。

4. 脑肿瘤 MRS　^{1}H MRS 和 ^{31}P MRS 实验在临床上有许多应用于脑肿瘤的报道。Ott 等研究 ^{1}H MRS 对颅脑肿瘤的诊断，比较了不同来源（脑内、脑外）、不同分级（良、恶性）肿瘤的波谱特征。结果发现所有肿瘤的波谱均与相对应的正常脑组织有显著差异。但用波谱形态对肿瘤作出分类诊断、定级诊断非常困难，因为不同部位的同一种肿瘤波谱差异大于不同组织起源肿瘤的波谱差异。测定代谢产物峰值比值 NAA/Cr、Cho/Cr、Lac/Cr 等可以预测肿瘤组织类型、分类和分级，以弥补单纯波谱交叉重叠较多的缺陷。高浓度 Cho 与细胞类型、细胞有丝分裂活动及细胞增殖指数有相关关系。

（四）BOLD-fMRI 原理与临床应用

1. BOLD-fMRI 原理　BOLD-fMRI 即血氧饱和水平依赖功能 MRI，是以脱氧血红蛋白的磁敏感效应为基础的 MRI 技术。局部脑皮质通过外在特定任务刺激后，局部血流量增加，即氧合血红蛋白增加，而局部脑耗氧量增加不明显，即局部脱氧血红蛋白含量相对降低。一方面，脱氧血红蛋白具有很强的顺磁效应，引起局部组织周围磁场失去均匀性，增加了体素内磁敏感性引起的去相位，引起信号下降；另一方面，氧化血 T_2^* 或 T_2 比脱氧血的 T_2^* 或 T_2 要长，因而氧合血红蛋白绝对量的增加引起局部皮质区的信号增加。对 T_2^* 效应敏感的梯度回波（GRE）序列和快速成像的平面回波成像（EPI）序列可用于微出血病灶的早期诊断。

2. BOLD-fMRI 的临床应用

（1）BOLD-fMRI 在脑肿瘤手术前后的应用价值：BOLD-fMRI 的出现扩大了 MRI 在临床中的应用。有报道 8 例位于或邻近感觉运动中枢的脑肿瘤，术前 1 d 行 BOLD-fMRI 检查，以简单运动模式激发，在工作站后处理的功能图像经网络传输至外科导航系统，肿瘤被顺利切除，未出现新的神经功能障碍。脑肿瘤患者进行 BOLD-fMRI 定量研究，以手指复杂运动模式激发，结果显示术前对功能区正确评估可最大限度保护功能区解剖结构的完整性。BOLD-fMRI 不仅可对脑肿瘤患者术前进行功能评估，而且对立体定向放射外科计划的制定同样有指导意义。报道 25 例脑肿瘤患者应用 BOLD-fMRI 对病灶周围功能区进行确认，从而帮助确定病灶周围等剂量曲线的范围、调整照射曲线的角度，使靶病灶的剂量逐步上升，以避免重要脑神经和皮质中枢的功能丧失。BOLD-fMRI 不仅能直接显示功能激活区的部位、大小、范围，而且可直接显示激活区所在确切位置，图像空间与时间分辨力高，可重复性好，无电离辐射，费用相对较低。

（2）BOLD-fMRI 在脑损伤后认知功能康复中的应用价值：现在大多数的关于脑损伤恢复的认识只是来源于间接的行为观察，尽管已有通过主动康复治疗功能损伤的成功先例（主要在于运动和语言康复领域），但一些学者对于通过康复手段获得功能恢复的有效性仍存有争议。随着尖端的功能神经影像技术的引入，进行直接的脑功能研究成为可能。功能性神经影像技术能够给我们提供关于功能恢复机制的信息，并可以帮助我们对后遗症状进行干预治疗，或帮助建立代偿策略以减轻患者的不便。美国国立卫生研究院也强调了功能 MRI 技术在评价脑外伤的康复治疗效果方面及在指导应用干预方法方面的重要意义。

当前，主要有两种研究策略来检查脑损伤后功能恢复的可塑性变化及过程：其一是纵向方法，也就是在患者的恢复过程中进行多次扫描，分析数据并判断脑功能是否随着训练任务的刺激而有所恢复。这种方法只适合于研究短期恢复的脑功能。另一种是横断面研究，也就是研究不同阶段/能力的受试者与对照组进行比较，以鉴别其神经功能的恢复水平。这种方法适合于需要数月或更长恢复阶段的脑损伤者，如卒中患者或创伤性脑损伤（TBI）患者。两种研究方法各有优缺点，前者是受试组前后比较，可以减少组间变异，但是受试者经过多次监测，容易熟悉测试技能，因而会产生偏倚。

功能 MRI 技术在临床实践和对功能恢复机制的理解之间架起了一座桥梁，使我们有可能弄清楚脑损伤后通过干预手段能否修复脑功能，而且能够深入了解现象发生的原因及如何发生的。

（3）BOLD-fMRI 在工作记忆中的初步研究。

1）语音环：语音环在工作记忆中有很重要的作用，它是由两个子系统构成：① 暂时性存储系统，其作用是维持记忆的内容数秒钟，而其中的内容可被新的信息内容所取代；② 默读提取系统，作用在于提取前者的内容进行复述默读，使记忆的内容维持更长久的时间。另外，有些视觉信息材料如字母、单词或其他信息，被语音环以语义的形式储存，因此工作记忆的记忆效果有赖于语音环，其对学习新的单词有帮助。

工作记忆的存储和提取复述系统一般认为是分开的。语音材料的存储被认为位于后下顶叶脑回，而默读复述则被定位于左额下回（即 Broca 区）。S. D. Newman 等在语义研究中，发现语义维持主要在左侧的额下回和顶下回，而左侧的背外侧前额皮质（DLPFC）作用在于认知的控制处理。这与多数研究认为语义工作记忆定位于前额叶和顶叶是一致的。

2）空间视觉板：工作记忆的视觉信息主要包括物体本身的属性如大小、形状、质地、颜色等和外在属性如空间位置、物体之间的相互位置关系等。研究表明前额叶的外侧部分（LPC）是执行空间信息材料的主要部位。部分学者并且认为存在特异化的功能区，分为背侧区域（DLPFC）和腹侧区域（VLPFC）。研究认为 VLPFC（包括颞枕叶皮质）主要负责处理物体内属性，而物体的空间位置等外在属性则由 DLPFC（包括顶叶皮质）处理。而 J. B. Sala 却认为并没有专门的脑功能特异区域。他在空间和物体的双重任务研究中观察到 DLPFC 和 VLPFC 对空间和物体信息刺激时都受到激活，从而认为物体的两种属性信息是被大脑整合后进行处理。

3）中央执行系统：中央执行系统行使的是注意力控制的作用。当今主流的注意理论样式认为，注意力控制是执行了抑制功能。脑内有个分布广泛的网络结构，包括前扣带回、前额叶皮质、外纹状皮质、上丘、丘脑、基底节等共同执行抑制功能。在需要注意的情况下，负责选择的网络结构内部组织管理严密的控制或激活，使之能够进行复杂的目标导向行为。所以在神经处理系统进行任务相关信息处理时的激活必须简化，这其中的非相关信息和潜在的干涉信息必须去掉。这种调整可以使非任务相关的激活不能轻易进入工作记忆，否则其表现会由于无用的繁重的工作记忆的保存和维持而遭到削弱，这样选择和调控的结果可以使任务相关的表现超过非任务相关的表现。M. P. Milham 进行 Stroop 任务研究时发现进行注意力控制的结构网络激活增加，包括前扣带回皮质、前辅助运动区、额中回、额下回、顶上小叶、顶下小叶和外纹状皮质。M. D'Esposito 使用双重任务方法时发现前额叶特别是背侧区域激活，而此区域在单一任务时都没有被激活，认为前额叶皮质负责协调和分配注意力资源的功能。

4）片断式的缓冲区：是容量有限的暂时性储存系统，由中央执行器所控制，它所起的作用在于能够有意识地提取所储存的信息，反映出这些信息，必要时要调控并且修改信息。因为缓冲区储存的信息是片断式的，其中的信息可以在空间及时间上进行整合。所以可以认为它在从片断式长期记忆中提取和反馈信息中发挥重要作用。Prabhakaran 等在比较语义和空间两个不同性质信息的整合和分解过程中发现右侧额叶在两个单独的任务中都有激活。额叶皮质是重要的中央处理器和片断式记忆区域。

5）工作记忆中脑的定位：根据神经解剖学理论，前额叶背侧区在空间视觉中起重要作用，它接受来自顶叶联合纤维的纤维投射。初级视觉皮质把经视觉通路传达的视觉信息中的外在属性中的空间特征如视觉刺激的运动方向、方位朝向、远近及各个组分间的空间关系等再传至顶叶联合皮质，并在此被加工处理，从而形成空间知觉，最后经过整合后的空间信息被传达到前额叶背侧区并被储存，形成空间工作记忆。而前额叶腹侧区则接受视觉信息中的内在属性如颜色、形状、外貌等信息，此部分信息被初级视觉皮质传达到颞下联合皮质并被加工处理，整合后形成物体视觉，再传入前额叶腹侧区储存，形成物体空间记忆。

许多研究都表明前额叶皮质在人的认知功能中具有重要的作用，不仅仅是单一的认知处理，其他还包括如信息的编码、反应等相关的过程。而在工作记忆研究中主要位于前额叶皮质的 BA6、44、9、46 区，这与其神经解剖是一致的。其中 44 区（Broca 区）在语义、数字任务中激活明显，且倾向左半球，这反映了工作记忆的语义提取复述过程；6 区主要与语义、空间、问题解决任务有关，也可能与一般的工作记忆有关；9、46 区根据 Petrid 模型认为是执行了监控和调节工作记忆的许多碎片性的信息功能，所以只在特定的工作记忆任务如 N-Back 任务这种需要调控工作记忆内容的任务时才被激活。

涉及工作记忆的顶叶区域主要在 7 和 40 区，语义、数字材料因和语言有关，所以激活区主要位于左侧。根据 Baddley 模式，工作记忆语音环中的语音存储器储存简明的信息并且可被提取复述，其中的内容也可被新的信息更新。左顶叶的激活可能就反映了语音存储过程。非语义、数字材料主要激活左右大脑的 BA 7 区，而且是与空间记忆有关，表面腹侧通路被认为负责处理与物体内在属性有关的信息，而背侧通路与处理空间信息等有关的外在属性有关。

D. M. Barch 认为前扣带回（32 区）激活反应可能并不是工作记忆过程，而可能与任务的难易程度有关。枕叶在视觉空间任务时被激活，反映的是工作记忆的视觉注意力。而小脑主要在语义工作记忆时激活，特别是包括语音处理任务和需要 Broca 区处理的任务中。另外，小脑在其他认知过程中扮演重要的作用，如运动准备、感觉的获得、注意力控制等。

第四节　CT 血管成像和磁共振血管造影

耿道颖　尹　波　张　军　李海庆

一、CT 血管成像的原理与临床应用

（一）CT 血管成像的原理

CT 血管成像（CTA）的原理是以螺旋 CT 扫描机进行连续快速容积扫描，静脉快速团注对比剂增强，加上计算机三维影像重建技术显示血管结构（图 1-3-4-1）。

扫描技术条件：多用 $100 \sim 120$ kV，$160 \sim 250$ mA；由高压注射器从肘前静脉加压注射对比剂，总剂量 $70 \sim 80$ ml，速度 $3 \sim 5$ ml/s，使用双筒高压注射器，团注后注射生理盐水，可以提高增强效果，并且可以减少对比剂剂量；扫描速度及层厚随着

新设备的应用不断改善,一般在 1 min 内完成扫描,图像可以达到各向同性。

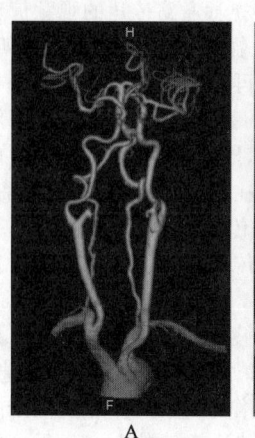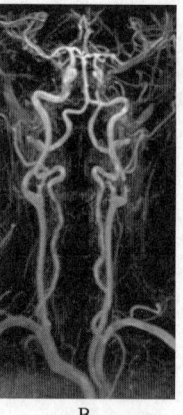

图 1-3-4-1 头颈联合血管成像
A. 头颈联合 CT 血管造影;B. 增强 MR 血管造影。

三维影像重建技术(简称 3D CT):完成螺旋 CT 扫描后,血管解剖结构的三维重建用独立的图像后处理软件进行。3D CT 是指经计算机处理将连续断层 CT 扫描所收集到的信息重建为直观的立体图形。目前主要有 4 种技术,即表面覆盖显示法(threshold shaded surface display, SSD)、最大密度投影法(maximum intensity projection, MIP)、曲面重建法(curved planar reformation, CPR)及容积重建法(volume rendering, VR)。三维重建是图像后处理技术的一大飞跃,它给人以三维立体形象,能显示复杂结构的完整形态,使人对图像有更全面、整体化的观察。

(二) CTA 的临床应用

目前,应用 CTA 评价脑脊髓血管,尤其对 Willis 环及其分支的解剖显示高度敏感。可用于检查颅内动脉瘤、血管畸形和颅内肿瘤,对显示动脉瘤颈部的形态、方向及邻近血管和骨结构的关系很有帮助。对动脉瘤的外科治疗有重要意义。对蛛网膜下腔出血的患者,可用 CTA 检测小的动脉瘤和术后复查,避免不必要的创伤性脑血管造影。此外,CTA 结合最大密度投影显示大脑 Willis 环可与常规血管造影媲美。3D CT 的应用有利于整体观察脑膜瘤、胶质瘤、听神经瘤等肿瘤的大小、形态及其与大血管、脑室、大脑镰及颅骨的解剖关系,为手术方案的制定提供肿瘤的位置、大小、形态,并可以此作为放射剂量的选择、放射深度的确定、患者所取位置及决定照射范围的依据,从而避免不必要的辐射损伤。

二、磁共振血管造影的原理与临床应用

(一) 磁共振血管成像(MRA)的原理与成像技术

1. 时间飞跃(time-of-flight, TOF)和相位对比(phase contrast, PC) 两者均可行二维(2D)和三维(3D)采集。TOF 法是通过射频脉冲(RF)反复作用于扫描平面,使层面内静止质子达到饱和,而流动质子刚进入层面,未经历上述射频脉冲,与周围静止组织对比呈高信号,又称流入相关增强或矛盾增强。PC 法则是基于磁共振信号不仅受纵向磁化影响还受相位影响这一特点,使流动质子失相位(散相),而静止质子因处于固定磁场中相位保持一致(相干相位),达到血管与周围组织的明显

信号对比。TOF 技术具有在颅内血管快速稳定的血流中获得血流相关强化的优势,因而可减少血管信号的丢失,缩短扫描时间,提高空间分辨率。PC 技术因能有效地删除背景静止组织,可提供较高的血管软组织对比,并能调整对流动缓慢血液的灵敏度及改进流速编码图(VENC),还可行进一步的定量测定,但采集信息和后处理时间较长。两种技术都不能提供评价小血管所需的对比度和空间分辨能力。这主要与信噪比(SNR)的限制和常规脉冲序列在硬件上的限制有关。

2. 多层重叠薄块采集(multiple overlapping thin slab acquisition, MOTSA) 这一技术由多层、薄块、3D、梯度回波序列等构成,每一层块又由一组薄层组成,而这些参数可以选择。理论上层块重叠越密越理想,但在临床上势必会延长检查时间。MOTSA 技术既结合了 2D 和 3D TOF MRA 的优点,覆盖面大,又减少了因流动效应而不断饱和的血管信号的丢失,从而使视野内的血管得以连续而不致中断,同时又保留了高信噪比、小像素等三维梯度回波的优点。研究表明,3D TOF 中的 MOTSA 技术成像满意率达 90%,可显示大脑前、中、后动脉的 3 级甚至 4 级分支。

3. 磁化传递对比(magnetization transfer contrast, MTC)技术与钆剂对比增强的协同作用 MTC 技术主要通过改变组织的弛豫率,形成新的图像对比。Elster 研究表明,Gd-DTPA 与 MTC 联合应用具有协同作用,增强效应明显提高。其原理主要为采用顺磁性对比剂(Gd-DTPA)增强时,钆离子与水直接相互作用,而非大分子的交叉弛豫,因此,磁化传递(MT)脉冲降低了背景组织的信号强度,使钆增强相对突出。临床上此技术已广泛应用。主要用于转移性肿瘤与脑内良、恶性肿瘤的鉴别,以及脱髓鞘病变、脑卒中和颅内感染的诊断。Edelman 等认为,MTC 技术应用于 MRA 上可以改善 MRA 的图像对比度,对于显示小分支和小动脉瘤非常有利。据其研究认为,小的 MT 脉冲频率有助于显示动脉,相对大的脉冲频率有利于静脉的显示,具体情况依不同的 MRI 机器而定。

4. 图像后处理技术 除 2D-PC 外直接投影外(无原始图像)外,均可用最大信号强度投影(maximum intensity projection, MIP)技术处理,使血管成像,并旋转 360° 投影,再用一个局限阈值降低背景噪声。除了目前常用的 MIP 技术外,近年来还开发了先进投影方法,如强度累积或最大投影(summed intensity or maximum projection, SIMP)、数据适应重投影技术(data adaptive reprojection technique, DART)、多平面重建、多平面旋转、单根血管重建、脑实质与血管分开重建、着色后再次整合等技术,其共同目的在于提高血管重叠或扭曲处的信号强度,对血管结构进行仔细观察,并能显示出血管性病变与邻近脑实质的关系。三维重建后图像可任意角度旋转,提高了对微小病变的显示能力。但 3D 重建易得放大部分容积效应,所以要求扫描层面越薄越好。

5. 增强磁共振血管造影(CE-MRA) 常规 MRA 包括 TOF 法和 PC 法,可行 2D 或 3D 成像,是利用血液的流动特点与周围静止组织的自然对比来显示血管,其基本原理为流动增强效应和相位效应。但常规 MRA 对于较表浅的血管、狭窄或扭曲的血管显示不理想,对涡流等不规则血流易夸大血管的狭窄程度,且不能同时显示动脉和静脉,不能提供肿瘤循环时间的快慢信息。静脉注射 Gd-DTPA 后增强了流入增强效应,缩

短了血液的 T_1 值而使血流信号强度提高(图1-3-4-2),使动、静脉的大小分支均能显示,可清晰地显示脑肿瘤相关的血管以及肿瘤对周围血管的侵犯。通过3D重建,可显示肿瘤的载瘤动脉、引流静脉和肿瘤染色。

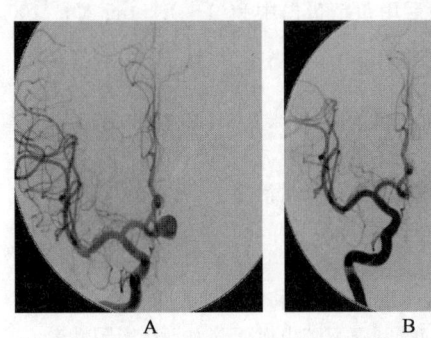

图1-3-4-2 前交通动脉瘤
A. DSA示前交通囊袋状窄颈动脉瘤;B. 栓塞后原有动脉瘤被弹簧圈填充。

(二) MRA 的临床应用价值

1. 颅内动脉瘤 人群发病率 1%~14%,是蛛网膜下腔出血的最常见原因。以先天性居多,好发于动脉分叉处,尤其是颅底 Willis 环。颅内动脉瘤所用的最新 MRA 技术要点为提高血管内信号/背景信号比,提高 MRA 对慢流动的敏感性。主要分为两大类:① 抑制背景信号;② 减少流动饱和。研究显示 TOF 法 MRA 特点为:① 使用磁量转换其血管内信号强度/背景信号比,提高统计学意义;② 使用梯度激发 TOF 成像时信号强度/背景信号强度,两者相比略有提高;③ 磁量转换 TOF 成像、梯度激发 TOF 成像或两者同时使用 PC 成像可以明显提高信号强度/背景信号之比。3D TOF 和 3D PC 法可以显示直径>3 mm 的动脉瘤,但两者各有特点:对于直径<5 mm 的动脉瘤,3D TOF 优于 3D PC,敏感性为 50%~60%;对于直径≤15 mm 的动脉瘤,3D PC 明显优于 3D TOF。TOF 法对检测湍流或慢血流不如 PC 法敏感,PC 法可以良好显示瘤灶内的慢血流情况。TOF 法可反映管腔,包括真腔和血栓两部分,PC 法仅反映真腔。在 1.5 T 的高场强 MRI 机中采用合适的 TR/TE (40~50/7~15)和翻转角(15°),可获得良好的 MRA 图像,检测率可达 86%。

研究指出:MRA 对于较大动脉瘤评价与血管造影相接近,而对小的动脉瘤(直径<5 mm)评价两者存在一定差异,MRA 易漏诊。MRA 在颅内动脉瘤中应用价值:① 对于无症状、无出血而怀疑动脉瘤,特别是有多囊肾家族史患者,可作为首选的筛选工具;② MRA 结合 SE 序列可以显示瘤周梗死、水肿和软化灶;③ 采用多角度重建投照技术,有利于发现瘤颈及更小的病灶;④ 对于动脉瘤术后放置无磁性手术夹的患者,可作为随访手段,避免反复介入及再次创伤。

2. 脑血管畸形 研究表明 MRA 可更清楚地显示病灶与供血动脉及大的引流静脉之间的三维空间关系。3D TOF 法对供血动脉粗、血流速度快而复杂的动静脉畸形(AVM)较理想;2D TOF 法对慢血流敏感,对 AVM 的血管巢及小的动、静脉显示好;2D PC 法用不同流速编码多次检查,以显示不同流速的血管,可明显提高 AVM 的供血动脉和引流静脉的显示。3D PC 法成像时间长,应用较少,但 AVM 合并出血时,3D PC 法为

最佳方法。目前常用方法为增强前后 2D TOF、3D TOF 和 PC 法并结合 SE 序列。与血管造影对比,其优点有:① 可显示静脉窦内栓塞;② 采用梯度回波可更好地鉴别钙化、出血与血管;③ 3D PC 法可以测量不同血管中血流的流速,用来定量观察 AVM 血管内栓塞治疗的效果;④ 对于部分隐匿性 AVM 有一定帮助;⑤ 无创伤性,由于 MRA 可定量测定病变三维大小,可作为放疗后病灶的随诊手段。MRA 不足之处在于不能连续清晰地显示供血动脉的血流动力学情况,而且在显示 AVM 细小供血动脉和引流静脉方面尚有局限性。

3. 脑血管闭塞性疾病 MRA 可发现颅内闭塞大血管,可了解梗死原因,特别是发现动脉闭塞部位。MRA 采用各支动脉供血区域的预饱和法可以清晰显示闭塞血管及伴随的侧支循环。颅内动脉相对细小、扭曲,3D TOF MRA 更有效,但 3D PC MRA 可以测量大脑中动脉的流速,其测量值为 130~160 ml/min。目前主张 SE 序列与 MOTSA 技术相结合,辅以静脉内 Gd-DTPA,有助于末梢血管显示。研究显示 MRA 对评价闭塞及严重狭窄较可靠,准确率达 98%~100%;对轻度狭窄的评价准确率仅为 60%~80%,主要原因是蝶骨嵴及颞骨附近信号干扰,血管弯曲及分叉处相位弥散导致信号丢失。应用 MTC 与脂肪抑制技术(IR)可抑制背景信号,在一定程度上可提高空间分辨率。Edelman 等用"黑血技术"、薄层 SE 序列扫描,利用血管流空效应,重建后显示出低信号的血流(一般 MRA 方法血流均为高信号)。"黑血技术"不会夸大狭窄。总的来说 MRA 目前只能作为一种筛选检查。

4. 静脉硬膜窦闭塞 一般 MRI 仅能显示引起硬膜窦栓塞或闭塞的邻近肿块或脑膜炎性改变,不能识别闭塞的硬膜窦。2D、3D TOF 和 PC 法并结合 SE 序列可显示硬膜窦闭塞及肿瘤侵犯情况。

5. 脑肿瘤 用 MRA 顺磁性对比剂有助于证实肿块区域的静脉和较小动脉;3D TOF 法加上平面重建对识别血管包绕或由颅内基底部肿瘤引起的位移有帮助。另外,磁化传递对比流入血管造影(MTC inflow angio)、快速流入血管造影(turbo inflow angio)及带血流速率计算的相位对比血管造影(phase contrast angio with flow determination)等新技术的开发适用于观察脑肿瘤血供状况并用于判断供血动脉的来源。

第五节 数字减影血管造影

耿道颖 张晓龙

一、基本设施与造影技术

(一) 设备条件

数字减影血管造影(DSA)设备条件包括:① 有实时减影功能;② 有路径图(road-mapping);③ C 型臂,最好是正侧位双向影像增强器及球管,并具备三维重建功能的工作站;球管焦聚一般为 0.6 mm;大功率设备常用电压 60~70 kV,电流 1 000 mA 以上;摄影速度不低于 3 帧/秒。导管床能够保证向各个方向移动。

(二) DSA 室基本设施

DSA 室基本设施有:① 监测(护)设备;② 麻醉机及附属

装置,位置不影响球管转动;③ 经颅多普勒超声机;④ 急救药品车,常规药品包括肝素钠注射液、鱼精蛋白注射液、地塞米松注射液、注射用血凝酶(立止血)、硝普钠、尼莫地平注射液、20%甘露醇;⑤ 操作人员X线防护设备,包括铅衣、铅帽、铅眼镜、铅围脖及铅屏风;⑥ 导管材料储藏柜,可存放各种不同长度的导管及各种栓塞材料,分类放置并注明标签,标签要求注明规格、用途及产地;⑦ 蒸汽壶,用于导管塑形;⑧ 微量泵。

(三) 全脑血管造影术

1. 适应证

(1) 疑有颅内外血管性病变,如出血性或闭塞性脑血管病变。

(2) 脑内或蛛网膜下腔出血病因检查。

(3) 头面部富血供肿瘤术前了解血供状况。

(4) 观察颅内占位病变的血供与邻近血管的关系及某些肿瘤的定性。

(5) 头面部及颅内血管性疾病治疗后复查。

2. 禁忌证

(1) 对碘严重过敏者。

(2) 有严重出血倾向或出血性疾病者。

(3) 有严重心、肝或肾功能不全者。

(4) 有严重高血压或动脉粥样硬化者。

(5) 脑疝晚期、脑干功能衰竭者。

3. 术前准备

(1) 血、尿常规,活化凝血时间(AT)、凝血酶原时间(PT)、活化部分凝血活酶时间(APTT),肝、肾功能,心电图及胸片。

(2) 术前24 h禁食,特殊情况可经麻醉师观察患者后适当缩短禁食时间。

(3) 双侧腹股沟及会阴区备皮。操作时间长者要留置导尿。

(4) 大于60岁的老年人、疑有动脉硬化者或需超选择造影者,术前24 h及术中静脉持续给予Ca^{2+}通道拮抗剂,如尼莫地平2~4 ml/h。

(5) 对未成年人和孕妇一定做好射线防护。

4. 器械准备 血管造影手术包,压力袋2个,0.9%软包装生理盐水2 000 ml,2%利多卡因5 ml 1支,Y阀1个,三通接头2个,脑血管造影管1根(5 F或4 F,血管迂曲者可选Mani或Simmon造影管),5 F导管鞘1个,30 cm短导丝和160 cm弯头泥鳅导丝各1根,高压注射器及其连接管,50~100 ml对比剂,肝素盐水(500 ml,0.9%生理盐水加10 000 U肝素钠),穿刺针(成人选16 G或18 G,儿童选18 G或20 G)。

5. 经股动脉穿刺操作步骤 能配合者予局麻,不能配合者,包括婴幼儿和神志不清者需全麻。常规双侧腹股沟及会阴区消毒铺单,暴露一侧(一般为右侧)腹股沟部。连接至少2个滴注,其中一个与导管鞘连接,另一备用或接Y阀导管。接高压注射器并抽吸对比剂(一般用1/3量的生理盐水稀释)。对比剂用量一般不超过2 ml/kg。对所有连接装置仔细排气。肝素盐水充满造影管。穿刺点选腹股沟韧带下1.5~2.0 cm股动脉搏动最明显处,麻醉成功后与皮肤成30°~45°角穿刺。穿刺成功后,在短导丝(大于60岁的老年人、疑有动脉硬化者需用弯头长泥鳅导丝)辅助下置血管鞘。调节血管鞘滴注,15~30滴/分。全身肝素化,首剂1 mg/kg静脉注射,1 h后给半量,

2 h后1/4量,以后每隔1 h加1/4量。对于有经验的医生,可不行全身肝素化。透视下依次行全脑血管造影,包括双侧颈内、外动脉,双侧椎动脉。必要时可行双侧甲状颈干及肋颈干造影。血管迂曲导管不能到位时,可使用导丝辅助。全身肝素化者,造影结束后用鱼精蛋白中和(1~1.5 mg对抗100 U肝素钠)。

6. 术后处理

(1) 加压包扎穿刺点,卧床24 h,保持穿刺侧下肢伸直。

(2) 测穿刺肢体足背动脉波动,每半小时1次。

(3) 给适量抗生素及激素治疗。

(四) 脊髓血管造影术

1. 适应证

(1) 临床及MRI疑有脊髓血管性病变。

(2) 部分脑蛛网膜下腔出血而脑血管造影阴性者。

(3) 了解脊髓肿瘤与血管的关系。

(4) 脊髓富血供肿瘤的术前栓塞。

(5) 脊髓血管病变的复查。

2. 术前准备 术前24 h灌肠。余同"全脑血管造影术"。

3. 器械准备 造影导管用脊髓造影导管(4 F或5 F)。余同"全脑血管造影术"。

4. 经股动脉穿刺操作步骤 同"全脑血管造影术"。

5. 脊髓造影要点

(1) 造影前必须在透视下贴铅号,明确相应椎体的位置。

(2) 造影必须包括双侧椎动脉、甲状颈干、肋颈干、各肋间动脉、腰动脉、双侧髂内动脉及骶正中动脉。

(3) 根动脉的常规注射量是1 ml/s,共3~5 ml。

6. 术后处理 同"全脑血管造影术"。

7. 并发症、禁忌证及处理 参见"全脑血管造影术"。

二、临床应用

(一) 脑动静脉畸形的血管内治疗

1. 术前检查

(1) 血、尿常规,AT、PT、APTT,血生化,肝、肾功能,心电图等。

(2) CT检查:检查有无颅内出血。病灶检出率为50%。

(3) MRI/MRA:检出率可达100%。确定病灶区与功能区的关系。

(4) 经颅多普勒(TCD)探测:出现高血流频谱。频谱波形紊乱、增宽、边缘不清。出现反向血流,同时伴有对侧或患侧低流速的频谱。压颈实验异常。

(5) 单光子发射计算机体层摄影(SPECT):检出率达90%,了解血流动力学及代偿情况。

(6) 血管造影:属确诊性检查。① 明确病变的部位,是否与临床体征相吻合;② 了解供血动脉多少,是否主供血,是否伴有血流相关动脉瘤;③ AVM血管构筑学分类:畸形团属成熟型还是幼稚型;畸形团内是否伴有动脉瘤或直接高流量动静脉瘘;④ 引流静脉的数量、途径及深浅,是否伴有异常血流出道的狭窄、扩张及静脉性动脉瘤;⑤ 动静脉循环时间;⑥ 是否有颈外动脉参与供血。

2. 栓塞适应证

(1) 不能手术的巨大AVM,有明显的临床症状如癫痫发

作和严重头痛或反复蛛网膜下腔出血。目的是减轻症状或缩小 AVM 体积,便于显微外科手术或立体定向治疗。但 2 年内曾行立体定向治疗者禁行栓塞治疗。

(2) 单支或 4 支以下动脉供血的 AVM,栓塞的疗效较好,可优先考虑。

(3) 主要血管结构为动静脉瘘或高流量 AVM 有明显盗血者。

(4) 有脑膜支供血伴有严重头痛者。

(5) 术前栓塞减少手术危险因素如动脉瘤、巨大动静脉瘘及深部供血等。

3. 栓塞要点

(1) 可选择神经镇痛麻醉,有条件者或患者不能配合及小儿选择全麻,常规心电、血压、氧饱和度监测。

(2) 一般选择经股动脉途径。血管迂曲者,可选择其他途径。

(3) 认真研究血管造影,明确栓塞的关键点,首先针对危险因素,如相关动脉瘤、巨大动静脉瘘等。

(4) 功能区病变,最好使用脑电图或体感诱发电位监测。

(5) 对于巨大 AVM,为防治正常灌注压突破(NPPB),一次栓塞不能超过 60%,栓塞前要控制性降压 10%~20%,或快速静脉滴注 20%甘露醇 250 ml。

4. 术后处理

(1) 术前有癫痫病史或致痫区者,术后继续服用抗癫痫药物。

(2) 术中闭塞大动静脉瘘、高血流病变及巨大 AVM 一次栓塞超过 60%者,应该控制性降低血压 24~48 h,方法:500 ml 生理盐水+50 mg 硝普钠持续泵入或滴入,维持原收缩压的 2/3。必要时给予半量或全量冬眠疗法。

(3) 持续静脉泵入尼莫地平 2~4 ml/h,或罂粟碱肌内注射(30 mg,6 h 或 8 h 一次),预防血管痉挛。

5. 并发症及预防

(1) 死亡:主要原因为脑出血和大面积脑梗死。

(2) 颅内出血。

1) 原因:① 反复微导管牵拉;② 伴随动脉瘤破裂;③ 闭塞引流静脉而供血动脉仍然存在;④ 过度栓塞致灌注压突破自动调节的上限;⑤ 供血动脉痉挛而引流静脉淤滞;⑥ 近 2 年内有行立体定向治疗史。

2) 预防:① 微导管操作要轻柔,不能反复在同一供血动脉内来回牵拉;② 首先选择动脉瘤或动静脉瘘栓塞;③ 畸形团内栓塞;④ 一次栓塞不能超过 50%~60%;⑤ 控制性降压,栓塞时维持基础血压的 2/3;⑥ 每次栓塞结束造影时,若发现有明显引流静脉淤滞或整个循环变慢时立即停止栓塞;⑦ 近 2 年内有行立体定向治疗史者禁行栓塞治疗。

(3) 正常供血动脉误栓。

1) 预防措施:微导管到位后,超选造影应反复多角度观察,并由有经验的上级医师确认被栓塞区域内确无正常供血动脉后方可栓塞。

2) 处理:已经误栓并出现神经功能障碍时,应给予扩容、解痉、升压等以增加代偿循环,改善局部血流。

(4) 微导管头端断在脑内。

1) 预防措施:① 注射高浓度液体栓塞剂 NBCA 时,当看

到有反流时立即拔管;② 栓塞前应仔细检查微导管,完好无损时方可使用;③ 超选造影时,注射压力不可过大;④ 尽量避免微导管扭曲、打折;⑤ 有血管痉挛时,不可强行牵拉微导管,应该耐心等待或向微导管内缓慢推注罂粟碱 15 mg(15 mg 罂粟碱+15 ml 生理盐水,1 ml/min)。

2) 处理:已经发生断裂者,应该全身肝素化治疗 1~2 周。

(二) 颅内动脉瘤介入治疗

颅内动脉瘤是蛛网膜下腔出血最常见的原因。

1. 术前检查 除血常规、尿常规、出凝血时间、血生化、肝功能、心电图、CT/CTA、MRI/MRA 等常规检查外,主要行脑血管造影。造影原则:高度怀疑颅内动脉瘤时,应行全脑血管造影,包括双侧颈内动脉和双侧椎动脉,椎动脉要显示双侧小脑后下动脉。首先做最接近载瘤动脉的血管,适当减少对比剂用量,以防动脉瘤破裂;一侧颈内动脉动脉瘤应该同时做交叉循环实验即分别压迫两侧颈内动脉行对侧颈内动脉及椎动脉造影。有 3D 工作站者必须行 3D 重建,否则需有 CTA 或 MRA 的 3D 重建;无条件行 3D 重建者,提倡多角度投照摄片,以获取详尽的解剖资料。若蛛网膜下腔出血患者造影阴性,应 3 周后复查造影。蛛网膜下腔出血患者脑血管造影阴性常见原因有:载瘤动脉痉挛;瘤腔内有血栓,对比剂不能进入;造影条件差,显示不清;没有多角度反复造影观察;读片方面的错误,未能识别动脉瘤;其他原因如海绵状血管瘤等引起的蛛网膜下腔出血。

2. 术前准备

(1) 有蛛网膜下腔出血者给予止血。

(2) 术前 24 h 及术中静脉给予钙离子通道拮抗剂(如尼莫地平 2~5 ml/h)。

(3) 常规留置导尿管。

(4) 特殊材料:6 F 或 5 F 软头导引导管(如 Casassco 或 Ominiguide),导丝导引微导管(Fastrack/Prowler 10、18),与微导管配套的微导丝(Dasher/Seeker/Transent 10、18),电解发生器(GDC 系统),弹簧圈释放器(MDS 系统),不同规格的弹簧圈若干。

(5) 如有异常体征,常规术前及术后对比拍照以保存资料。

3. 栓塞要点 有条件者尽可能采用全身麻醉。全身肝素化(蛛网膜下腔出血后 2 h 除外)。根据造影结果选择 1~2 个最佳工作角度,使瘤颈和瘤体均显示最清楚。根据动脉瘤的位置及形态进行微导管塑形。微导管的操作要缓慢行进,不能跳跃式前进。弹簧圈的选择要根据动脉瘤测量结果,第一个弹簧圈的直径应该接近瘤体的宽径,其长度需根据动脉瘤的大小及术者的经验来决定,使其在瘤内盘成篮状。对于新近出血的小动脉瘤应该尽可能选择柔软的弹簧圈。弹簧圈的位置合适后要进行造影证实,确信无正常血管闭塞后再解脱。关于弹簧圈的填塞程度现有两种观点:一种认为(以 Lasjaunias 为代表)达100%填塞(至少两个投照角度未见透光且动脉瘤未见显影)即可;另一种认为(以 Moret 为代表)应致密填塞(直到弹簧圈塞满瘤腔,无法再填塞为止)。现多倾向于第一种观点,因部分病例随访未见两种程度的栓塞对动脉瘤的复发有明显不同的影响,但致密填塞增加费用,延长手术时间,对于巨大动脉瘤则肯定增加出血的可能性。再塑形技术主要适应于宽颈动脉瘤的栓塞。行双侧股动脉穿刺,分别置 8 F 和 6 F 血管鞘。在动脉

瘤开口处置保护球囊,每次填塞弹簧圈时充盈之,填塞后复原之。重复该操作直至栓塞结束。载瘤动脉闭塞技术主要适用于颈内动脉岩段或海绵窦段及后循环梭形、宽颈动脉瘤,无法行瘤内栓者和假性或夹层动脉瘤,且球囊闭塞试验阴性(患侧毛细血管充盈良好;双侧静脉期同时出现,患侧充盈时间与健侧充盈时间相差小于 1.5 s;观察 20～30 min,无神经系统症状和体征。强化实验即降压 20～30 mmHg,20～30 min 阴性)的患者。

4. 并发症及其预防

(1) 脑血管痉挛:原因多为导管、导丝在血管内过多操作和蛛网膜下腔出血。治疗参见第三篇第四节出血性脑血管病中蛛网膜下腔出血的治疗部分。

(2) 血栓形成:溶栓须十分谨慎,因易致动脉瘤破裂。血栓形成重在预防,足量抗凝和同轴导管、导丝之间的加压滴注是一重要环节。

(3) 动脉瘤破裂:微导管、导丝的操作和弹簧圈的放置均可致动脉瘤破裂。动脉瘤还可因其他原因(如血压波动、动脉造影)破裂。一旦治疗中出现动脉瘤破裂,首先迅速中和肝素(必要时降压),同时尽快栓塞动脉瘤,然后行 CT 检查决定是否手术;若栓塞困难或生命体征严重紊乱,应即刻予开颅手术。如果弹簧圈刺破动脉瘤并外置,切忌回拉,应设法将后部分弹簧圈放置于动脉瘤腔内,然后继续囊内栓塞。继续栓塞时要尽量减少对比剂注射量。

(4) 个别弹簧圈的部分脱出。

1) 常见原因:① 弹簧圈与其输送导丝离断或脱离;② 弹簧圈栓塞至瘤颈部时,其头端容易进入载瘤动脉,而回拉时弹簧圈可与动脉瘤内已有弹簧圈或其自身发生缠绕卡结,使回拉不能;回拉时还可造成弹簧圈近端解旋,使推入困难或不能;③ 回拉弹簧圈以调整位置或更换合适的弹簧圈时,将已有的弹簧圈带出;④ 在栓塞接近瘤颈时,MDS 弹簧圈在解脱的瞬间,其尾端因自身弹性而弹出动脉瘤。尽管可控性弹簧圈可自由推拉,但这往往见于第 1 个弹簧圈,后面的弹簧圈回拉须十分谨慎。使用 MDS 弹簧圈栓塞时,要稳定放置好弹簧圈后再小心解脱。

2) 处理:一旦弹簧圈完全脱出动脉瘤,应设法用 Lasso 将其取出。不能取出时应尽量保证载瘤动脉的通畅;若解脱弹簧圈后脱出的部分弹簧圈可能栓塞远端血管,可将微导管留置体内(埋管),同时行抗凝、扩容和扩张血管等治疗。

5. 术后处理

(1) 动脉瘤 GDC 栓塞术前、术中、术后均行钙离子通道拮抗剂(如尼莫地平 2～5 ml/h)治疗;术后地塞米松 5 mg 静脉注射。

(2) 动脉瘤栓塞术后常规行 CT 扫描,以除外动脉瘤破裂或原出血加重。

(3) 有蛛网膜下腔出血史的动脉瘤患者经 GDC 致密填塞后,要常规腰穿,行脑脊液置换。栓塞前切勿腰穿,以免动脉瘤破裂。

参 考 文 献

[1] 耿道颖,冯晓源. 脑与脊髓肿瘤影像学[M].北京:人民卫生出版社,2004.

[2] 耿道颖. 脊柱与脊髓影像诊断学[M].北京:人民军医出版社,2008.

[3] 耿道颖. 颅脑影像鉴别诊断学[M].北京:人民军医出版社,2009.

[4] 沈天真,陈星荣. 神经影像学[M].上海:上海科学技术出版社,2004.

[5] 张军,李克. 磁敏感加权成像在中枢神经系统中的应用[J].中国医学计算机成像杂志,2008,14:176-179.

[6] ARTZI M, LIBERMAN G, VAISMAN N, et al. Changes in cerebral metabolism during ketogenic diet in patients with primary brain tumors:1H - MRS study[J]. J Neurooncol, 2017, 132(2):267-275.

[7] ARVINDA H R, KESAVADAS C, SARMA P S, et al. Glioma grading:sensitivity, specificity, positive and negative predictive values of diffusion and perfusion imaging[J]. J Neurooncol, 2009, 94:87-96.

[8] ASSAF Y, PASTERNAK O. Diffusion tensor imaging (DTI) based white matter mapping in brain research:a review [J]. J Mol Neurosci, 2008, 34:51-61.

[9] BACKES W H, NIJENHUIS R J. Advances in spinal cord MR angiography [J]. AJNR Am J Neuroradiol, 2008, 29:619-631.

[10] BACKES W H, NIJENHUIS R J. Advances in spinal cord MR angiography[J]. AJNR Am J Neuroradiol, 2008, 29:619-631.

[11] BRANDÃO L A, CASTILLO M. Adult brain tumors:clinical applications of magnetic resonance spectroscopy[J]. Magn Reson Imaging Clin N Am, 2016, 24(4):781-809.

[12] BROWNLEE W J, HARDY T A, FAZEKAS F, et al. Diagnosis of multiple sclerosis:progress and challenges[J]. Lancet, 2017, 389(10076):1336-1346.

[13] CALLAGHAN B C, KERBER K A, PACE R J, et al. Headaches and neuroimaging:high utilization and costs despite guidelines[J]. JAMA Intern Med, 2014, 174(5):819-821.

[14] CASTELLANO A, DONATIVI M, RUDÀ R, et al. Evaluation of low-grade glioma structural changes after chemotherapy using DTI-based histogram analysis and functional diffusion maps [J]. Eur Radiol, 2016, 26(5):1263-1273.

[15] CHA S. Perfusion MR imaging:basic principles and clinical applications[J]. Magn Reson Imaging Clin N Am, 2003, 11:403-413.

[16] CIANFONI A, COLOSIMO C, BASILE M, et al. Brain perfusion CT:principles, technique and clinical applications [J]. Radiol Med, 2007, 112:1225-1243.

[17] DORFER C, WIDJAJA E, OCHI A, et al. Epilepsy surgery:recent advances in brain mapping, neuroimaging and surgical procedures[J]. J Neurosurg Sci, 2015, 59(2):141-155.

[18] GAO S J, ZHANG M W, LIU X P, et al. The clinical application studies of CT spinal angiography with 64-detector row spiral CT in diagnosing spinal vascular malformations [J]. Eur J Radiol, 2009, 71:22-28.

[19] GHALI M G Z, SRINIVASAN V M, CHERIAN J, et al. Pediatric intracranial aneurysms:considerations and recommendations for follow-up imaging [J]. World Neurosurg, 2018, 109:418-431.

[20] GIESEL F L, MEHNDIRATTA A, ESSIG M. High-relaxivity

contrast-enhanced magnetic resonance neuroimaging: a review [J]. Eur Radiol, 2010, 20: 2461 - 2474.

[21] GORDON E, ROHRER J D, FOX N C. Advances in neuroimaging in frontotemporal dementia[J]. J Neurochem, 2016, 138 Suppl 1: 193 - 210.

[22] HARDY T A, REDDEL S W, BARNETT M H, et al. Atypical inflammatory demyelinating syndromes of the CNS[J]. Lancet Neurol, 2016, 15(9): 967 - 981.

[23] HESPEL A M, COLE R C. Advances in high-field MRI [J]. Vet Clin North Am Small Anim Pract, 2018, 48 (1): 11 - 29.

[24] HU J, SALZILLO T C, SAILASUTA N, et al. Interrogating IDH mutation in brain tumor: magnetic resonance and hyperpolarization[J]. Top Magn Reson Imaging, 2017, 26(1): 27 - 32.

[25] HULKOWER M B, POLIAK D B, ROSENBAUM S B, et al. A decade of DTI in traumatic brain injury: 10 years and 100 articles later [J]. Am J Neuroradiol, 2013, 34 (11): 2064 - 2074.

[26] IP I B, BERRINGTON A, HESS A T, et al. Combined fMRI-MRS acquires simultaneous glutamate and BOLD-fMRI signals in the human brain[J]. Neuroimage, 2017, 15;155: 113 - 119.

[27] JIA Z, HUANG Y, SHI H, et al. Comparison of CTA and DSA in the diagnosis of superior mesenteric artery dissecting aneurysm[J]. Vascular, 2018, 26(4): 346 - 351.

[28] KIM D S, NA D G, KIM K H, et al. Distinguishing tumefactive demyelinating lesions from glioma or central nervous system lymphoma: added value of unenhanced CT compared with conventional contrast-enhanced MR imaging [J]. Radiology, 2009, 251: 467 - 475.

[29] KLINGEBIEL R, BOHNER G. Neuroimaging. Recent Results Cancer Res. 2009, 171: 175 - 190.

[30] KRISHNAN P, MURPHY A, AVIV R I. CT-based Techniques for Brain Perfusion[J]. Top Magn Reson Imaging, 2017, 26(3): 113 - 119.

[31] LA ABRAHAM T, FENG J. Evolution of brain imaging instrumentation[J]. Semin Nucl Med, 2011, 41: 202 - 219.

[32] LANSBERG M G, CHRISTENSEN S, KEMP S, et al. Computed tomographic perfusion to Predict Response to Recanalization in ischemic stroke[J]. Ann Neurol, 2017, 81 (6): 849 - 856.

[33] LEIVA-SALINAS C, WINTERMARK M, KIDWELL C S. Neuroimaging of cerebral ischemia and infarction [J]. Neurotherapeutics, 2011, 8: 1927.

[34] LOUIS D N, PERRY A, REIFENBERGER G, et al. The 2016 World Health Organization classification of tumors of the central nervous system: a summary [J]. Acta Neuropathol, 2016, 131(6): 803 - 820.

[35] MARCIANO D, SOIZE S, METAXAS G, et al. Follow-up of intracranial aneurysms treated with stent-assisted coiling: comparison of contrast-enhanced MRA, time-of-flight MRA, and digital subtraction angiography[J]. J Neuroradiol, 2017, 44(1): 44 - 51.

[36] MAZEROLLE E L, MA Y, SINCLAIR D, et al. Impact of abnormal cerebrovascular reactivity on BOLD fMRI: a preliminary investigation of moyamoya disease[J]. Clin Physiol Funct Imaging, 2018, 38(1): 87 - 92.

[37] MUNDIYANAPURATH S, DIATSCHUK S, LOEBEL S, et al. Outcome of patients with proximal vessel occlusion of the anterior circulation and DWI - PWI mismatch is time-dependent [J]. Eur J Radiol, 2017, 91: 82 - 87.

[38] PANIGRAHY A, BLÜML S. Neuroimaging of pediatric brain tumors: from basic to advanced magnetic resonance imaging (MRI)[J]. J Child Neurol, 2009, 24: 1343 - 1365.

[39] PATEL P, BARADARAN H, DELGADO D, et al. MR perfusion-weighted imaging in the evaluation of high-grade gliomas after treatment: a systematic review and meta-analysis [J]. Neuro Oncol, 2017, 19(1): 118 - 127.

[40] PHILIPP L R, MCCRACKEN D J, McCRACKEN C E, et al. Comparison between CTA and digital subtraction angiography in the diagnosis of ruptured aneurysms[J]. Neurosurgery, 2017, 80(5): 769 - 777.

[41] RODALLEC M H, FEYDY A, LAROUSSERIE F, et al. Diagnostic imaging of solitary tumors of the spine: what to do and say[J]. Radiographics, 2008, 28: 1019 - 1041.

[42] ROMIJN M, GRATAMA van ANDEL H A, van WALDERVEEN M A, et al. Diagnostic accuracy of CT angiography with matched mask bone elimination for detection of intracranial aneurysms: comparison with digital subtraction angiography and 3D rotational angiography [J]. AJNR Am J Neuroradiol, 2008, 29: 134 - 139.

[43] SAKATANI K, MURATA Y, FUJIWARA N, et al. Comparison of blood-oxygen-level-dependent functional magnetic resonance imaging and near-infrared spectroscopy recording during functional brain activation in patients with stroke and brain tumors[J]. J Biomed Opt, 2007, 12: 0621108.

[44] SCHRAMM P, XYDA A, KLOTZ E, et al. Dynamic CT perfusion imaging of intra-axial brain tumours: differentiation of high-grade gliomas from primary CNS lymphomas [J]. Eur Radiol, 2010, 20: 2482 - 2490.

[45] SHUKLA G, ALEXANDER G S, BAKAS S, et al. Advanced magnetic resonance imaging in glioblastoma: a review[J]. Chin Clin Oncol, 2017, 6(4): 40.

[46] SLED J G. Modelling and interpretation of magnetization transfer imaging in the brain[J]. Neuroimage, 2018,182: 128 - 135.

[47] SMYSER C D. Role of connectome-based analysis techniques in functional neuroimaging investigations of neurodevelopmental disorders[J]. Acta Paediatr, 2016, 105(9): 1001 - 1003.

[48] TCHAW R E, ALBERTS M J, LEV M H, et al. Recommendations for imaging of acute ischemic stroke: a scientific statement from the American Heart Association[J]. Stroke, 2009, 40: 3646.

[49] TIMSIT C, SOIZE S, BENAISSA A, et al. Contrast-enhanced and time-of-flight MRA at 3T compared with DSA for the follow-up of intracranial aneurysms treated with the WEB device [J]. AJNR Am J Neuroradiol, 2016, 37(9): 1684 - 1689.

[50] UĞURBIL K. Imaging at ultrahigh magnetic fields: history, challenges, and solutions[J]. Neuroimage, 2018, 168: 7 - 32.

[51] VELDSMAN M, EGOROVA N. Advances in neuroimaging for neurodegenerative disease[J]. Adv Neurobiol, 2017, 15: 451 - 478.

[52] VILELA P, ROWLEY H A. Brain ischemia: CT and MRI

techniques in acute ischemic stroke[J]. Eur J Radiol, 2017, 96: 162-172.

[53] WERMER M J, van WALDERVEEN M A, Garpebring A, et al. 7Tesla MRA for the differentiation between intracranial aneurysms and infundibula[J]. Magn Reson Imaging, 2017, 37: 16-20.

[54] WINFIELD J M, PAYNE G S, WELLER A, et al. DCE-MRI, DW-MRI, and MRS in cancer: challenges and advantages of implementing qualitative and quantitative multi-parametric imaging in the clinic[J]. Top Magn Reson Imaging, 2016, 25(5): 245-254.

[55] XING Z, YANG X, SHE D, et al. Noninvasive assessment of IDH mutational status in World Health Organization grade Ⅱ and Ⅲ astrocytomas using DWI and DSC-PWI combined with conventional MR imaging[J]. Am J Neuroradiol, 2017, 38(6): 1138-1144.

第六节　颅脑血管超声检查

付建辉

颅脑血管超声检查包括颈动脉彩色多普勒超声和经颅多普勒超声,可对颅内外颈动脉系统及椎-基底动脉系统进行无创性检查,能准确评估颅内外大血管狭窄程度、血流动力学特征、颅外斑块性质及稳定性等。由于颅脑血管超声检查具有无创性、操作简便、可重复检测、经济实惠等特点,特别是两者同步检测,能进一步提高对颅内、外动脉疾病的阳性检出率,因而临床实践中应成为颅内、外动脉疾病者首选检测手段。

一、脑血管解剖学基础

熟练掌握颅内、外脑血管解剖学及脑血流动力学的病理生理知识,是开展颅脑血管超声检查的重要理论基础,对超声检查结果的可靠性起决定性作用。

人脑的血液供应由颈内动脉系统及椎-基底动脉系统组成。以顶枕裂为界,前者为大脑半球前 2/3 供血,后者为大脑半球后 1/3 及脑干、小脑供血。

(一) 颈内动脉系统

1. 颈内动脉颅外段　双侧颈内动脉均由颈总动脉分出,右颈总动脉起自头臂干,左颈总动脉直接起自主动脉弓。双侧颈总动脉走行于胸锁乳突肌内侧缘,在甲状软骨上缘或第四颈椎水平分出颈内动脉和颈外动脉。颈外动脉向前内侧上行,颈内动脉向后外侧上行。颈内动脉起始部呈梭形膨大,称为颈动脉窦,是动脉粥样硬化好发部位。颈内动脉在颅外段无任何分支,由颈动脉孔入颅。

2. 颈内动脉颅内段及其分支　按其走行,将颈内动脉颅内段分为 5 段,即岩骨段(C_5)、海绵窦段(C_4)、膝段(C_3)、床突上段(C_2)及终末段(C_1)。海绵窦段、膝段和床突上段合称颈动脉虹吸部,终末段发出后交通动脉、大脑前动脉及大脑中动脉,并参与颅底动脉环的组成。

颈内动脉颅内段主要有以下分支。

(1) 眼动脉:从颈内动脉虹吸部发出,与视神经一起经视神经孔出颅进入眼眶内。

(2) 后交通动脉:从颈内动脉终末段发出,与大脑后动脉前壁连接,是颈内动脉系统与椎-基底动脉系统重要的交通通路。正常情况下,颈内动脉系统与椎-基底动脉系统压力均衡,后交通动脉内无血液流动。

(3) 大脑前动脉:是颈内动脉发出的较小终末分支,其主干又分出皮质支及深穿支,供应纹状体内侧及大脑半球穹窿面前 3/5~2/3 的区域。双侧大脑前动脉之间由前交通动脉连接,以前交通动脉为界,大脑前动脉近端称交通前段(A_1 段),远端称交通后段(A_2 段)。与后交通动脉一样,正常情况下,前交通动脉内亦无血液流动。

(4) 大脑中动脉:是颈内动脉的直接延续,也是其最大的分支。大脑中动脉沿外侧裂行走,分出上部皮质支和下部皮质支,并在沿途发出许多深穿支(豆纹动脉),供应额叶及顶叶大部分、颞叶前部及基底节区的区域。大脑中动脉不参与颅底动脉环的组成。

(二) 椎-基底动脉系统

1. 椎动脉　双侧椎动脉在颈部由双侧锁骨下动脉发出,穿行于第六至第一颈椎横突孔,于枕骨大孔处入颅,在脑桥下缘汇合成基底动脉。根据其行程,分为 4 段。

(1) 颈段:从锁骨下动脉发出至进入第六颈椎横突孔之前的部分。

(2) 椎骨段:穿行于第六至第一颈椎横突孔的椎动脉。

(3) 枕段:第一颈椎横突孔至枕骨大孔的部分。

(4) 颅内段:经枕骨大孔进入颅内的部分。

2. 基底动脉　在脑桥下缘由双侧椎动脉汇合而成,沿脑桥腹侧正中沟上行,沿途发出脑桥支、小脑前下动脉、内听动脉、小脑上动脉,最后在与中脑交界处分出两支大脑后动脉。

3. 大脑后动脉　是基底动脉的终末支,从基底动脉分出后不久,即与后交通动脉吻合,最后到达枕叶。通常以大脑后动脉与后交通动脉汇合点为界,将大脑后动脉分为交通前段(P_1 段)和交通后段(P_2 段)。

(三) 脑动脉侧支循环

1. 颅底动脉环(Wills 动脉环)　正常情况下,在颅底由双侧颈内动脉终末段,双侧大脑前动脉 A_1 段,双侧大脑后动脉 P_1 段及前、后交通动脉构成一个类似"六边形"的大动脉环,即颅底动脉环。因此,在双侧颈内动脉之间、颈内动脉系统与椎-基底动脉系统之间存在侧支循环通路,即使一侧颈内动脉发生严重狭窄甚至闭塞,也可能无任何临床症状。

2. 颈内动脉与颈外动脉间的吻合　颈内动脉的分支眼动脉与颈外动脉的分支上颌动脉、颞浅动脉及面动脉之间有广泛的吻合;大脑中动脉与颈外动脉的分支脑膜中动脉之间也有吻合。

3. 椎-基底动脉与颈外动脉间的吻合　基底动脉的分支内听动脉与颈外动脉的分支茎突舌骨动脉之间,椎动脉肌支与颈外动脉的分支枕动脉、腭升动脉之间,与锁骨下动脉的分支颈深动脉之间有吻合。

4. 皮质支之间的吻合　大脑前、中、后动脉软脑膜支之间存在广泛的吻合。

二、颈部血管彩色多普勒超声

(一) 超声波的基本特性及仪器设置

1. 超声波的基本特性　将振动源与介质接触,引起介质中的粒子振动而产生声波。人类可听到的声波频率范围在30～20 000 Hz,超出这一范围以上的声波称为超声波。声波的基本参数有波长(λ)、频率(F)、周期(T)及速度(C)。

$$\lambda = C/F \text{ 或 } \lambda = C \cdot T$$

声波传播速度取决于传播介质的性质,与频率及振幅无关。一般情况下,声波在固体中传播速度最快,液体次之,在气体中传播速度最慢。做超声检查时应用耦合剂的目的就在于减少空气阻力,聚集超声束。声波在传播过程中发生衰减、散射和反射,在界面产生回声。超声束在同一种媒体中以匀速传播;在遇到不同媒体表面时超声束会发生部分反射,其余部分继续传播;在媒体表面不规则且障碍物直径小于入射波波长时,超声束会发生散射现象。血液中主要是大量的红细胞,超声波波长远大于红细胞直径,因此红细胞被视为散射体,超声波与其相遇时将发生散射。多普勒超声正是通过处理红细胞散射信号来测定血流的。衰减指超声束在组织中传播时,其强度随传播距离增加而减弱。医用超声波的衰减是由于声波在两种不同密度的组织界面发生反射和散射,以及组织对超声能量的吸收引起的。

2. 仪器设置　超声波的发射和接收是根据压电效应(piezo - electric effect)原理。压电效应是指当供应电压发生变化时,压电材料的形状或厚度随之发生改变。自然界的石英或人工压电陶瓷受到外力作用时,在对应的两个面上产生相反的电荷,此为正压电效应。反之,在对应面上给予一定的电压则晶体出现厚度改变,产生伸缩现象形成振动,从而产生声波,称为逆压电效应。因此,超声探头中的换能器是利用晶体的逆压电效应,产生和发射超声波,并利用正压电效应接收回声声压并转变成电信号。颈动脉超声检测通常选用5.0～10.0 MHz线阵式超宽频探头。

(二)颈动脉超声检测方法

颈动脉超声检测包括实时灰阶图像(二维)、彩色血流、脉冲多普勒频谱和能量多普勒血流影像等4种方法。检测部位应包括颈总动脉、颈内动脉球部、颈内动脉近端及颈外动脉。

1. 实时灰阶图像　超声探头放于皮肤表面,并以某一固定频率连续发射短暂的脉冲波,此频率称为脉冲重复频率。每次发射脉冲信号后,探头等待声束路径上各界面返回的声波,将其放大并使用灰阶显示模式成像,即以回声不同的振幅等级,在声像图中用相应回声的黑白层次来反映灰度分层等级程度。如果回声的振幅大,即回波强度高,称为强回声;反之,称为弱回声。因此,此类超声显像技术称为灰阶超声(brightness modulation 或 grey scale)成像,即 B 型超声。

颈动脉超声检测首先做实时灰阶图像,对颈动脉行纵断面和横断面扫查。实时灰阶图像显示血管壁结构,包括血管内膜、中膜及外膜。正常时,内膜超声表现为一细线样连续光滑的等回声光带;中膜层为低回声带;外膜层为较内膜层回声明亮的强回声带。操作时,应实时测量各检测部位血管内、中膜厚度及管腔内径。对动脉硬化斑块在灰阶图像上的描述应包括:斑块形态、回声特征及其表面纤维帽结构回声的连续性或完整性。

2. 彩色多普勒显像　正常颈动脉血流表现为单一的中心亮带式红色(血流朝向探头)或蓝色(血流背离探头)层流影像。

生理情况下,颈动脉球部由于血流切应力的作用,球部中心为相对高流速层带,周边为低流速区域,形成涡流(生理性涡流),彩色血流显示为血流分离的特征。当颈动脉狭窄导致血流动力学发生改变时,血管内正常层流带血流消失,代之以涡流(病理性涡流)或湍流。彩色血流表现为"五彩交织"的紊乱血流影像特征。

3. 多普勒频谱显像

(1)多普勒效应:多普勒效应是波源和观察者有相对运动时,观察者接收到波的频率与波源发出的频率并不相同的现象。远方疾驰而来的火车鸣笛声变得尖细(即频率变高,波长变短),背离我们而去的火车鸣笛声变得低沉(即频率变低,波长变长),就是多普勒效应的现象。这种变化可用多普勒频移描述,即发射频率与接收频率之间的差值。频率为 f 的波源向着发射波源运动时,接收频率 $f_1 > f$;频率为 f 的波源远离发射波源运动时,接收频率 $f_2 < f$。多普勒频移是超声检查仪能检测到血流速度和方向的基本原理,频移的大小取决于红细胞运动的速度,频移的正负值取决于红细胞与超声探头间的相对或相向运动。

(2)连续多普勒和脉冲波多普勒:按超声源在时域的工作状态,可以将多普勒系统分为连续和脉冲波多普勒。

连续式多普勒超声仪是由振荡器发出高频连续振荡,送至双片探头中的一片,被激励的晶片发出连续超声的。遇到活动目标(如红细胞),反射回来的超声已是改变了频率的连续超声,它被双片探头的另一片所接收并转为电信号。此信号与仪器的高频振荡器产生的信号混频以后,经高频放大器放大,然后解调取出差频信号。此差频信号含活动目标速度的信息。连续波多普勒由于采用两个(或两组)晶片,由其中一组连续地发射超声,而由另一组连续地接收回波。它具有很高的速度分辨力,能够检测到很高速的血流,这是它的主要优点;其最主要的缺点是缺乏距离分辨能力。

脉冲式多普勒超声仪发射的是脉冲波,每秒发射超声脉冲的个数称脉冲重复频率(PRF),一般为 5～10 kHz。目前常用的距离选通式脉冲多普勒超声仪由换能器、高频脉冲发生器、主控振荡器、分频器、取样脉冲发生器、接收放大器、鉴相器、低通滤波器和 $f - v$ 变换器等部件组成。换能器(探头)采用发、收分开型,发射压电晶体受持续时间极短的高频脉冲激励,发射超声脉冲。接收压电晶体收到由红细胞散射后的高频回波,经放大后输入鉴相器进行解调,低通滤波器滤去高载波,让不同深度的多普勒回波信号通过。调节取样脉冲与高频发射脉冲之间的延迟时间,就可以对来自某一深度的回波信号进行选通取样,从而检测到那一深度血管中的血流。按照取样定理,取样脉冲的重复频率必须大于最大多普勒频移的 2 倍。脉冲波多普勒是由同一个(或一组)晶片发射并接收超声波的,它用较少的时间发射,而用更多的时间接收。由于采用深度选通(或距离选通)技术,可进行定点血流测定,因而具有很高的距离分辨力,也可对湍点血流的性质做出准确的分析。由于脉冲波多普勒的最大显示频率受到脉冲重复频率的限制,在检测高速血流时容易出现混叠。

(3)多普勒频谱分析。

1)峰值流速(peak systolic velocity,PSV):心脏收缩期颈动脉血流速度的最高峰值。

2）舒张末期流速（end of diastolic velocity，EDV）：心脏舒张末期颈动脉最低血流速度。

3）颈内动脉与颈总动脉远端峰值流速之间及舒张末期流速之间的比值（PSV_{ICA}/PSV_{CCA} 和 EDV_{ICA}/EDV_{CCA}）：用于评价颈内动脉狭窄程度。

4）狭窄段与狭窄远端流速比值：对颈内动脉狭窄率的评价具有较高的准确性。

5）频谱宽度（spectral broadening，SB）：指峰值流速与频窗顶点之间的流速之差。正常 SB＜40 cm/s，血管狭窄时 SB 增宽。

4. 能量多普勒血流显像　能量多普勒（power Doppler，PD）是采用多普勒效应的反射回声信号所具有的能量信息进行成像的。能量多普勒成像特点包括：① 血流成像不受超声束入射角度的影响，即对声波角度的非依赖性；② 对低流速、低能量的血流信号相对敏感，因而小血管血流成像很清晰；③ 易受机体其他低频信号的影响，如呼吸或吞咽动作等均可形成彩色能量影像信号，干扰血流信号的观察；④ 不能反映血流方向及流速；⑤ 无法区分动脉或静脉的血流影像。

（三）颈部彩色多普勒超声

颈部动脉的彩色多普勒超声（color Doppler ultrasonography，DUS）简称"彩超"，是在灰阶实时成像的基础上叠加彩色多普勒血流显像（color Doppler flow imaging，CDFI）以及频谱多普勒检测，用以显示颅外脑供血动脉（颈动脉、椎动脉、锁骨下动脉）的血管结构、血流影像和血流速度的一种无创性检查方法，已被证明可以客观评价颈部动脉病变，如颈动脉狭窄等改变，并已作为颈动脉病变首选的筛查方法。

1. 适应证

（1）卒中、短暂性脑缺血发作、一过性黑矇等神经功能缺损症状。

（2）颈部血管杂音。

（3）颈部搏动性肿物。

（4）心血管外科手术前的评估。

（5）非半球的或不能解释的神经症状。

（6）已诊断颈动脉疾病的复查随诊。

（7）血管外科术中监测。

（8）颈动脉血运重建（包括支架）术后复查和随诊。

（9）可疑锁骨下动脉盗血综合征。

（10）有高血压、糖尿病、脂代谢紊乱、吸烟等动脉粥样硬化危险因素及高龄者。

2. 颈动脉检查步骤与注意事项

（1）通常患者取仰卧位，充分暴露颈部检查区，垫枕尽量放在肩部下方并放松颈肌。

（2）用灰阶成像以横断面从颈总动脉起始连续检查颈总动脉、颈内外动脉分叉、颈内动脉（近、中、远段）和颈外动脉（主干及分支）的位置、内膜与中膜厚度、有无斑块和斑块所在位置等。横断面检查过程中对可疑病变区可随时加 CDFI 观察管腔内是否有充盈缺损，然后纵断面检查上述区域。测量颈总动脉中部、颈内动脉距窦部 1 cm 处的血管内径。短轴测量颈总动脉、颈内动脉的内膜与中膜厚度。根据横断面所发现的斑块位置纵向检查，测量大小，记录斑块所在位置、回声特点、斑块形状，观察有无血管迂曲、走行异常及起源变异等并记录。

（3）灰阶超声图像的分析。

1）强回声：反射系数大于 50％以上，灰阶明亮，后方常伴声影，如结石和各种钙化灶等。

2）高回声：反射系数大于 20％左右，灰阶较明亮，后方不伴声影，如肾窦和纤维组织等。

3）等回声：灰阶强度呈中等水平，如肝、脾等实质脏器等。

4）低回声：呈灰暗水平的回声，如肾皮质等匀质结构。

5）弱回声：表现为透声性较好的暗区，如肾锥体和正常淋巴结的回声。

6）无回声：均匀的液体内无声阻差异的界面，如正常充盈的膀胱和胆囊腔。

（4）在灰阶图像基础上加 CDFI 观察各动脉血流方向、充盈情况，有无湍流、涡流、返流或血流中断。

（5）脉冲多普勒检查，观察频谱特征、测量各动脉的血流速度，包括颈总动脉（近、远段）、球部、颈内动脉（近、远段）、颈外动脉的峰值、舒张末期血流速度，并计算颈内动脉与颈总动脉（或狭窄远端颈内动脉）流速比值。

（6）注意事项：① 检查颈动脉时，右侧追踪至无名动脉、左侧至主动脉弓起始；② 如果从颈前侧位检查病变显示不清或探头侧血管壁钙化可从颈后侧位检查或根据横断面定位选择纵向检查位置；③ 脉冲多普勒频谱采集时，声束与血流的夹角≤60°以减少流速测量误差，此项也适用于以下任何动脉血流速度的检查。

3. 椎动脉、锁骨下动脉检查步骤

（1）以颈总动脉为基准，探头转向前后位寻找椎动脉的椎间隙段，纵断面连续性检查椎动脉的颈段、椎间隙段和枕段。测量颈段、椎间隙段血管内径，重点观察开口处有无病变。CDFI 检查椎动脉充盈情况、血流方向和血管走行。脉冲多普勒检查峰值及舒张末期流速和搏动指数。

（2）检查锁骨下动脉近端有无斑块和狭窄及与椎动脉开口的位置关系，血流充盈情况、血流频谱、血流速度测量。

4. 临床应用

（1）颈动脉内-中膜增厚和斑块形成：① 正常颈动脉内-中膜厚度（IMT）＜1.0 mm；② 内膜增厚，IMT≥1.0 mm；③ 斑块形成，局限性 IMT≥1.5 mm。

对有斑块形成的病变，描述斑块的部位、大小、形态、声学特征。注意有无活动性斑块（罕见）。用声学造影剂增强有助于提供是否为易损斑块的信息。

1）部位：斑块所在动脉及所在近、中、远节段和内、外、前、后侧壁。

2）大小：斑块的长度和厚度，最大厚度从横断面确定。

3）形态：如扁平形、不规则形，表面是否有缺损、溃疡。

4）声学特征：均质回声（低回声、等回声、强回声）和不均质回声（内部包含两种或两种以上不同强度的回声）。

（2）颈动脉狭窄和闭塞。

1）导致狭窄的病变所在部位、大小、形态、声学特征。

2）测量残余管径、原始管径和面积，计算内径和面积狭窄百分比。

应用 B-flow 可清晰显示血流与血管壁的界线。特别是有低回声斑块时，灰阶成像显示不清，彩色血流外溢都可以影响到测量的准确性，B-flow 可提高狭窄血管测量的准确性。

3）测量狭窄段、近端、远端的血流速度和比值。

4）同侧颈外动脉峰值、舒张末期血流速度及管径的测量。

5）如有血管内支架，测量支架长度与支架近、中、远端的内径，观察支架内有无内膜增厚、斑块形成，彩色血流充盈情况和最高流速。

6）对颈动脉狭窄患者的复查随诊与前次对比。

7）注意事项：① ＜50％的狭窄，流速无明显变化，可用灰阶或CDFI判断狭窄程度，计算内径和面积狭窄百分比；＞50％的狭窄需要结合流速判断狭窄程度，但流速受多种因素影响，应注意排除全身因素或侧支代偿等原因引起的流速变化，并结合其他参数全面评价确定。② 对重度狭窄或可疑闭塞的血管用能量多普勒超声检测微弱血流信号或用CDFI调节至适合低速的标尺。应注意重度狭窄和闭塞的鉴别，因为可以影响到治疗策略。③ 根据血流速度计算狭窄率。

2003年美国放射年会超声会议提出的狭窄程度诊断标准见表1-3-6-1。

表1-3-6-1 颈动脉狭窄彩超诊断标准

狭窄程度	PSV(cm/s)	EDV(cm/s)	PSV_{ICA}/PSV_{CCA}
正常或＜50％	＜125	＜40	＜2.0
50％～69％	125～230	40～100	2.0～4.0
70％～99％	≥230	＞100	＞4.0
闭塞	无血流信号	无血流信号	无血流信号

（3）椎动脉狭窄：目前尚无统一标准，椎动脉起始段的狭窄可参考的标准见表1-3-6-2。

表1-3-6-2 椎动脉狭窄彩超诊断标准

狭窄程度	PSV(cm/s)	EDV(cm/s)	$PSV_{起始段}/PSV_{椎间隙段}$
正常或＜50％	＜170	＜34	＜2.5
50％～69％	170～120	34～60	2.5～4.1
70％～99％	≥200	≥60	＞4.1
闭塞	无血流信号	无血流信号	无血流信号

由于锁骨下动脉狭窄或闭塞引起椎动脉波形、流速的变化，将锁骨下动脉盗血分为Ⅰ级（隐匿）盗血、Ⅱ级（部分）盗血和Ⅲ级（完全）盗血。

（4）锁骨下动脉狭窄和闭塞。

1）狭窄＜50％：局部血流速度稍高于健侧，频谱形态正常。当狭窄率接近50％时，患侧椎动脉收缩期加速度时间延长，收缩峰出现小切迹频谱特征（Ⅰ级）。

2）狭窄50％～69％：狭窄段血流速度高于健侧，频谱改变。同侧椎动脉表现为收缩期达峰时间延长，伴切迹加深或低速逆转血流信号。健侧椎动脉血流速度相对升高（Ⅰ～Ⅱ级）。

3）狭窄70％～99％：狭窄段血流速度明显升高，频谱改变。患侧椎动脉出现典型的振荡型频谱。当狭窄≥90％时，患侧椎动脉以逆转的负向血流信号为主，舒张期正向血流信号微弱（Ⅱ～Ⅲ级）。

4）锁骨下动脉闭塞（开口处）：血管腔内充填均质或不均质回声，血流信号消失，开口以远探及低速、低阻力类似颅内动脉血流信号。患侧椎动脉血流方向完全逆转（Ⅲ级）。

三、经颅多普勒超声

经颅多普勒超声（transcranial Doppler，TCD）是利用超声波检查颅内大血管血流速度的一种无创性技术。

（一）适用范围

（1）诊断颅内Willis环的各支动脉以及椎基底动脉系统血管狭窄或者闭塞，包括监测急性卒中溶栓治疗。

（2）颅内外血管狭窄或闭塞后侧支循环的评估。

（3）诊断和监测蛛网膜下腔出血管痉挛。

（4）检测Willis环各支动脉和椎基底动脉血管中微栓子。

（5）使用激活生理盐水检测右向左分流。

（6）诊断脑血流循环完全停止，帮助临床确诊脑死亡。

（7）术中和围手术期间检测栓子、血栓、低灌注和高灌注。

（8）评估血管运动反应性。

（二）TCD操作规范

1. 患者体位 通常患者取仰卧位。根据特殊检查目的，可以采用侧卧、坐位、立位，或者在检查过程中变换体位。

2. TCD检测的动脉及英文简写

（1）颞窗：可以检测颈内动脉终末段（TICA）、大脑中动脉（MCA）、大脑前动脉（ACA）、大脑后动脉（PCA）、前交通动脉（ACoA）及后交通动脉（PCoA）。如果一侧颞窗穿透不良，可以通过透声性良好的另一侧颞窗检测双侧MCA、ACA和PCA。

（2）眼窗：可以检测眼动脉（OA）、颈内动脉虹吸部（CS），包括海绵窦段、膝段和床突上段。如果一侧颞窗穿透不良，可以通过眼窗检测对侧MCA、ACA和同侧PCA。

（3）枕窗或枕旁窗：可以检测椎动脉颅内段（VA）、基底动脉（BA）和小脑后下动脉（PICA）。

（4）内眦部：可以检测眼动脉的分支血管，主要用于协助诊断颈内动脉病变的部位，在TCD工作中，可笼统称为滑车上动脉（STrA）。

（5）颈部：可以检测颈总动脉（CCA）、颈内动脉（ICA）、颈外动脉（ECA）、椎动脉（VA）及锁骨下动脉（SubA）。

需要注意，在TCD检测颅内、外动脉病变时，尽量全面检查血管，这样正确诊断准确率会较高。

3. TCD常用的检测指标及正常脑血流频谱

（1）深度：颅内动脉的解剖结构决定了血管的不同检测深度。

（2）血流速度：通常血流速度的计量单位是"cm/s"，包括峰值流速、平均流速、舒张末流速。

（3）血流方向：血流方向是判断颅内动脉血流动力学正常与否的重要技术指标之一。通常根据红细胞运动方向与探头之间的关系确定。当多普勒取样容积位于血管的分支处或血管走行弯曲时，可检测到双向血流频谱。病理情况下，当一侧大血管出现严重狭窄或闭塞后，某些相邻血管血流方向会发生改变。根据血流方向的改变可以识别病理通道。

（4）血管搏动指数（PI）和血管阻力指数（RI）：是评价颅内动脉弹性和血管阻力及脑血流灌注状态高低的指标。常规TCD检测结果分析多采用PI，计算公式为：$PI=(Vs-Vd)/Vm$。正常颅内动脉的PI值为0.65～1.10。

RI是评价血管阻力的另一指标，计算公式为：$RI=(Vs-$

Vd)/Vs,意义同 PI。RI 的增加反映血管阻力的增高。

4. 鉴别动脉及其血管来源的实验

(1)颈总动脉压迫实验。

1)方法:正常情况下,压迫颈总动脉 3~4 s,同侧的 MCA 和 ACA 血流速度会下降,压迫停止后,血流速度短暂升高,之后恢复到未压迫之前的水平。压迫颈总动脉时,PCA 的血流变化比较复杂,可以升高(PCA 由 BA 供血,且同侧 PCoA 存在)、不变(PCA 由 BA 供血,且同侧 PCoA 不存在)或下降(PCA 由同侧 ICA 供血)。

2)用途:①需要鉴别某条检测到的血流信号;②需要判断前交通动脉、后交通动脉是否存在;③需要明确 PCA 的发育起源。最有意义的用途是在颈内动脉有严重狭窄或闭塞时判断前交通动脉是否开放。在前交通动脉及双侧大脑前动脉 A₁ 段都发育正常的情况下,健侧颈内动脉的血流会通过健侧 ACA、前交通动脉、患侧 ACA 向患侧大脑中动脉供血,此时压迫健侧颈总动脉时,患侧的 MCA 血流会部分或全部下降,这也证实前交通动脉开放。

(2)下颌动脉和面动脉压迫实验。

1)方法:当在内眦部探及眼动脉的分支血管——STrA 血流信号后,用拇指压迫耳前的颌内动脉和(或)颞浅动脉,中指和(或)环指压迫面动脉。正常情况下 STrA 血流速度增快或不变。如果 STrA 血流速度下降,则说明该 STrA 由颈外动脉供血,提示颈内动脉在发出眼动脉之前存在严重狭窄或闭塞。

2)用途:鉴别颈内动脉是否存在严重狭窄或闭塞、颈内动脉是发出眼动脉之前病变还是发出眼动脉之后病变。

(3)对光实验。

1)方法:PCA 与视觉中枢供血有关,所以当强光照射瞳孔引起视觉中枢兴奋时,会出现 PCA 血流加快的改变。当移走强光,嘱患者闭眼后,PCA 血流速度会下降。

2)用途:鉴别探及的动脉是否是 PCA。

5. 脑血流速度增快和减慢的含义

(1)脑血流速度增快。

1)动脉狭窄(图-1-3-6-1A):表现流速增快伴涡流、湍流,声频粗糙以及节段性血流改变。

2)代偿增快(图-1-3-6-1B):表现流速增快,但频谱形态正常,出现于邻近动脉有狭窄或闭塞的情况,例如颈内动脉严重狭窄或闭塞后,如果前交通动脉开放,对侧大脑前动脉血流速度会代偿性增快。

3)动静脉畸形的供血动脉(图-1-3-6-1C):表现流速增快伴搏动指数减低及隆隆样杂音。

4)血管痉挛(图-1-3-6-1D):表现为均匀一致、一条或者多条动脉出现流速增快。

在临床上,由 TCD 直接诊断的血管痉挛非常少见。仅见于蛛网膜下腔出血、颅脑外伤和可逆性血管收缩综合征等。

(2)脑血流速度减慢。

1)狭窄近段(图 1-3-6-2A):由于狭窄前阻力增高,TCD 出现流速减慢、搏动指数增高。

2)狭窄远段(图-1-3-6-2B):由于狭窄后段低灌注,TCD 出现低搏动指数波浪状频谱。

3)锁骨下动脉盗血时椎动脉可以表现血流速度减慢(图 1-3-6-2C):常伴有收缩期切迹,或者收缩期反向等变化。

4)颅内压增高或脑死亡(图-1-3-6-2D):表现为血流速度减慢和搏动指数增高,常出现舒张期血流反向等变化。

6. TCD 对颅内、外血管的评估

(1)颅外段颈动脉:在具备彩色超声多普勒机器的情况下,可以先进行颈部血管彩超检查,再进行 TCD 检查,不需要额外进行 TCD 的颈动脉颅外段检查;如果没有颈动脉超声,则应使用 TCD 对颈部血管进行探测。

1)检查位置:患者平卧位,检查者位于患者头顶上方。检查右侧 CCA 时右手持探头,检查左侧 CCA 时左手持探头。

2)检查手法:在检查部位或探头上放置适量超声耦合剂,将探头轻放在皮肤上,保持探头检查面与皮肤紧密接触,探头与皮肤的夹角要小于 60°,并注意力度,以免压迫血管造成检查失误。

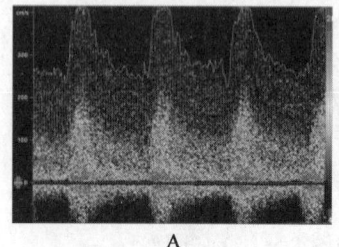 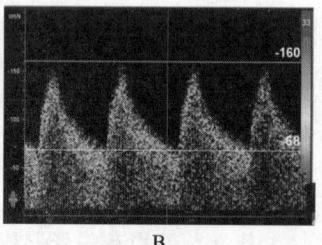 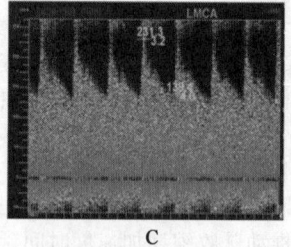 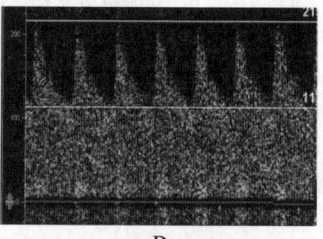

A   B   C   D

图 1-3-6-1 脑血流速度增快的常见典型频谱

A. 动脉狭窄;B. 代偿增快;C. 动静脉畸形的供血动脉;D. 血管痉挛。

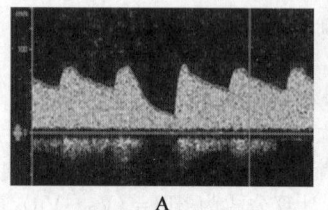 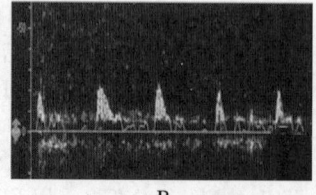 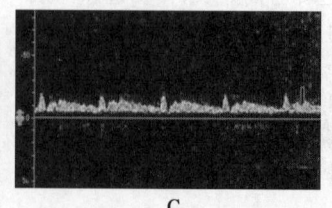 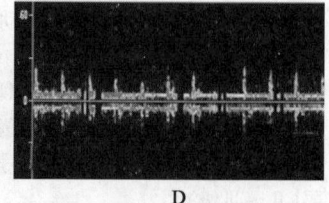

A   B   C   D

图 1-3-6-2 脑血流速度减慢的常见典型频谱

A. 狭窄后低流速低搏动频谱;B. 狭窄前低流速高阻力频谱;C. 锁骨下动脉Ⅰ期盗血频谱;D. 脑死亡的小钉子波。

3) CCA：在胸锁乳突肌内侧血管搏动明显处开始检查，沿CCA 长轴移动探头，检查 CCA 全程；血流方向根据探头位置和部位，可以是朝向和背离探头。

4) ICA：在下颌骨下方，检查探头向上，沿 CCA 信号向上移动探头，经过颈动脉分叉部，探头向后外方，可找到 ICA。ICA 血流方向为背离探头、相对阻力低的频谱。

5) ECA：在下颌骨下方，检查探头向上，在 ICA 前内侧可以找到 ECA。ECA 血流方向为背离探头、相对阻力高的频谱，可以通过颞浅动脉和面动脉震颤试验对 ECA 及 ICA 进行鉴别。

6) SubA：探头位于锁骨上窝胸锁乳突肌外侧，探头向纵隔方向时，可以检测到锁骨下动脉的近端，血流方向朝着探头，呈外周动脉频谱，收缩峰高尖，舒张期早期血流反向。

7) VA 颅外段：VA 在颈部可以分为开口处、颈段、椎间隙段、寰枢段。TCD 对 VA 颈段和椎间隙段无法探测。VA 开口处附近，SubA 还发出甲状颈干、肋颈干等血管，TCD 在这个区域测得的频谱，有时很难鉴别是哪一条动脉，因此不建议常规使用 TCD 检测 VA 开口。VA 寰枢段位置比较固定，常能提供有价值的信息，因此建议常规检测。探头置于乳突尖端下或后方，探头向对侧耳垂下缘方向检测，可以检测到 VA 寰枢段频谱，血流方向背离探头。

8) STrA：以探测右侧 STrA（此处检测到的也可能是 OA 其他分支）为例，用左手持探头的线，使探头轻轻放在内眦部，轻柔调整角度，当检测到血流信号后，用右手的中指和（或）环指压迫面动脉（位于下颌骨下缘下颌角前方）并同时用右手的拇指压迫耳前的颌内动脉和（或）颞浅动脉。正常情况下，STrA 呈高阻力的颅外化频谱。

9) 桡动脉：将 4 或 8 MHz 探头置于桡动脉搏动处，即检测到桡动脉。频谱形态为外周动脉频谱，收缩峰高尖，舒张期早期血流反向。

(2) 颅内动脉。

1) 颞窗：通常是用来探查 MCA、ACA、PCA、TICA 的血流信号，也包括 ACoA 和 PCoA。MCA 朝向探头，ACA 背离探头，TICA 朝向探头，PCA 包括朝向探头的 P_1 段或 P_2 段以及背离探头的 P_2 段。

检查步骤：① 设置检查深度为 50 mm（50 mm 左右的深度是 MCA M_1 段中点）。探头放置在颞骨弓上方对准对侧耳郭或声窗，然后稍稍向上、向前调整角度，寻找直接朝向探头的血流信号。正常的 MCA 波形为低阻力频谱，与 ICA 血流模式相似。降低深度，连续观察至 M_1 段远端。通常需要稍微调整一下探头的角度。在 30～40 mm 处记录远端 MCA 最高血流速度信号。如果发现双向信号，需记录每个方向的血流。② 查 ACA A_1 段远端全长，通常可探测到 70～75 mm 深度。③ 查远端 A_1 段 ACA 信号，探查至中线位置（75～80 mm）。④ 返回到 60～65 mm ICA 分叉处。⑤ 设定深度为 60 mm 并且缓慢将探头向后转动 10°～30°寻找 PCA。通常 ICA 分叉处与 PCA 之间有一段无信号区。在 55～75 mm 范围可找到朝向探头（P_1/近端 P_2）及远离探头（远端 P_2）的 PCA 信号。

2) 眼窗：嘱患者闭眼，探头置于眼睑上，偏向内侧。眼窗用于检查 OA 和 CS。当颞窗穿透不良时，可通过眼窗探测到

对侧 ACA、MCA、PCA。

眼窗检测步骤：① 功率减至最小（17 mW）或 10%；② 设定检查深度为 50 mm，把探头放置在眼睑上方稍向内成角，记录 OA 信号（深度范围 40～50 mm）；③ 增加深度至 50～55 mm 寻找 ICA 虹吸部血流信号；④ 在 60～62 mm 深度记录双向信号或最高血流速度信号（C_3 段/虹吸部）。

眼窗检查的注意事项：① 避免太深和探头向上，否则血流信号强时会检测到 ACA 和其他颅内血管；② 如果只得到单方向的血流信号，记录朝向探头（C_4 段）或远离探头（C_2 段）的血流信号；③ 没有颞窗的患者，可以通过眼窗来获取颅内动脉的信号；④ 需注意尽管能探查到 ACA 及 ICA 的分支，但是血管识别有一定困难，也许需要做颈动脉敲击或压迫试验；⑤ 通过眼窗检测颅内动脉常被用来获取异常的颅内动脉高速血流信号，但不能准确区分是狭窄还是侧支代偿。

3) 枕窗和枕旁窗：患者侧卧。枕窗位于颈后部正中，距离颅骨边缘 2.54 cm（约两横指）处，探头对准鼻梁。枕旁窗位于颈后部正中侧方大约 2.54 mm 处，探头对准鼻梁或轻轻偏向对侧眼睛。检测血管：是通过枕骨大孔来观察 VA 和 BA。

枕窗检查步骤：① 功率调回至最大，将探头放置在颈后部正中距颅骨边缘大约 2.54 cm 处，并对准鼻梁。设定深度为 75 mm（即双侧 VA 末段和 BA 近段的位置）。在 80 mm 左右深度记录近端 BA 血流信号。沿着 BA 探查至 90 mm 深度（BA 中段）。在颈后轻轻地推动探头尾部便可探查到 BA 中段和远段。② 沿着远端 BA 探查至 100～105 mm 深度。③ 沿着 BA 主干返回，检查深度降低至 80 mm 并再次确定之前的检查所见。④ 将探头放置在距颈后部正中侧方大约 2.54 cm 的地方并对准鼻梁部。自深度 75 mm 处末段 VA 主干探查 VA 颅内段至 40 mm 处。记录 60 mm 处的 VA 血流信号，或 VA 血流速度最高处的频谱。⑤ 将探头放置在距颈后部中线大约 2.54 cm 的一侧，探查另一侧 VA。重复上述检查步骤，从 80 mm 至 40 mm 检测对侧 VA。记录 60 mm 处的 VA 血流信号，或 VA 血流速度最高处的频谱。

4) 颌下窗：患者仰卧位，头部居中。颌下窗位于下颌侧下方，胸锁乳突肌前正中部，探头向上并略偏向中线。检测血管：ICA 远端入颅前段（40～60 mm）的血流速度。

检测步骤：① 将探头放在下颌侧下方、胸锁乳突肌前中部。探头向上并略偏向中线。设定深度为 50 mm。寻找背离探头方向的低阻力血流信号。② 深度从 50 mm 增加至 60 mm 再降低至 40 mm。在显示最高血流速度信号的深度时记录远端 ICA 信号。

7. TCD 检查注意事项

(1) 头的位置和声束方向是检测动脉是否准确的关键。

(2) 检测动脉的全长，而不能只取一点，要注意血流信号的连续性，这是观察血流动力学正常与否的重要因素。

(3) 识别、优化每条动脉频谱，并记录至少 2 个关键点的波形；存储 MCA 近、中及远段波形，VA 深度为 40～50 mm 和 60～70 mm 处波形，BA 近、中及远段波形，并要标出它们的深度、血流速度和频谱形态的变化。

(4) 颅内动脉之间的解剖位置关系是鉴别血管的自然标志。

（5）动脉血流频谱方向的改变是判断颅内侧支循环开放的标志。

（6）双侧半球或同名动脉血流速度和血管搏动指数的对称性是判断血管病变的重要指标。

（7）正确利用颈总动脉压迫试验，是分析鉴别 TCD 检测结果是否准确的重要方法，但要注意压颈位置准确、手法轻柔；如果有颈动脉超声，注意避开动脉粥样硬化斑块位置。在极为罕见的情况下，即使轻柔地进行颈总动脉的压迫实验操作，也可能会发生短暂性脑缺血甚至卒中。

8. 报告内容　完整的 TCD 检查报告的内容应该包括下面这些信息：① 检查日期和时间；② 患者姓名、性别、年龄及病案号；③ 临床诊断；④ 各条血管的检查数据（检测深度、血流速度、搏动指数等）；⑤ 必要时，需有数据获取过程的描述，记录操作失败的原因，如缺少颞窗等；⑥ 检测数据的描述（频谱形态和声频表现）和分析；⑦ 检查结论。

（三）TCD 微栓子监测

1. 简介

（1）微栓子信号（microembolic signal，MES）是由于微栓子与循环血流的声阻抗不同，产生不同于循环血流的声频特征，表现为位于 TCD 频谱中高强度、短持续时间的信号（high intensity transient signal，HITS）。MES 代表着血流中的气体或固体颗粒，如气泡、血栓成分、血小板聚集物、粥样斑块脱落成分、脂肪成分等。

（2）微栓子的特征：第九届国际脑血流动力学会议调查委员会对微栓子的特征作了如下规定：① 短时程，持续时间取决于微栓子通过多普勒取样容积的时间，通常短于 300 ms；② 信号强度通常高出背景血流信号 3 dB 或以上，取决于单个微栓子的特性；③ 单方向出现于多普勒速度频谱中（当双向多普勒仪器的动态范围适当时）；④ MES 伴有表现为尖锐"鸟鸣"或"哨音"或"呻吟"的声频信号，这取决于仪器和微栓子的速度。在使用双深度或多深度探头监测时，MES 在不同深度之间有时间差也是识别 MES 的重要特征。气体微栓子常常表现为双向、高强度信号。由于电干扰、探头和患者的移动而导致运动的伪差，常常为双向、低频信号，如用双深度探头监测在双深度之间没有时间差。目前根据栓子回声还不能得出关于栓子组成、大小的可信的结论。

2. 适用证

（1）判断缺血性卒中/短暂性脑缺血发作的栓塞发病机制。

（2）判断栓子来源：通过不同的探头、被检血管和深度设置，有助于定位栓子来源，如心源性（如房颤、瓣膜性心脏病、心内膜炎、心肌梗死等）、动脉-动脉栓塞源性疾病（如颅内、外大动脉狭窄闭塞性疾病，常见动脉粥样硬化病变包括主动脉粥样硬化，血管夹层等），有助于病因和发病机制的诊断。

（3）评价栓子来源的活动性：对于急性脑卒中，随时间推移微栓子阳性率呈递减趋势，故距离症状出现的时间越近检测到 MES 的数目和概率越高。有研究报告微栓子阳性与动脉狭窄的程度和斑块不稳定性有关。微栓子监测可用于评价无症状颈动脉狭窄患者的脑缺血风险，评价症状性颈动脉狭窄和大脑中动脉狭窄的患者卒中复发风险，评价抗拴药物疗效的实验

室指标，但是其临床意义尚有待于进一步研究。MES 监测是否有助于脑动脉狭窄的患者选择手术或介入治疗指征，缩短观察时间，也有待于进一步研究。

（4）血管检查、手术或介入治疗的术中或围手术期监测：如脑血管造影、颈动脉内膜切除术、颈动脉支架成型术、心脏介入手术、心肺旁路手术等，同时监测微栓子和脑血流。

（5）卵圆孔未闭：如怀疑右向左分流导致反常栓塞，TCD 发泡试验可用于筛查卵圆孔未闭。

（6）其他：如脂肪栓塞。

由于客观原因不能进行微栓子监测的情况有：① 颞窗透声差，血流信号弱或无信号；② 患者极度躁动，不能安静平卧者。

3. 设备技术规范　用于监测的 TCD 仪器要配有专门的微栓子监测软件、监测探头和固定探头的头架。监测探头有单通道或双通道、单深度或多深度探头。不建议操作者手持探头监测，因为微栓子是随机出现难以预测的，出现频率也常常并不频繁，手持探头监测难以避免因探头移动而导致的信号缺失或伪差，最终造成结果不准确。使用不同的参数设置和不同的计算方法所得的监测结果是不同的，故在监测过程中各种参数应保持恒定，尤其是对患者进行时间序列上的观察或多中心之间的合作研究时。不能机械比较不同仪器和不同参数设置下的结果。影响栓子可探测性的仪器设备和技术参数如下，应在研究报告中注明：① 超声机器；② 探头类型和大小；③ 探测动脉；④ 深度；⑤ 探测信号强度和方法；⑥ 标尺设置；⑦ 探测阈值；⑧ 轴向取样容积；⑨ FFT 点数大小；⑩ FFT 的时间长度；⑪ FFT 的重叠程度；⑫ 超声发射频率；⑬ 高通过滤波的设置；⑭ 记录时间。迄今为止，MES 识别的金标准是，贮存监测过程，由有经验的观察者脱机、盲法分析整个监测过程。盲法判定有助于避免观察者偏倚。在进行研究时，多中心或不同检查者之间要进行信号事件的一致性检验。采用较高的检测阈值能提高特异性和多中心和不同检查者之间的一致性。

4. 操作规范

（1）选择监测血管：在监测前应先简要了解临床表现，如病史、体征、辅助检查（尤其是脑血管检查）。如果没有进行脑血管检查，在监测前应先进行常规 TCD 检查。根据临床需要（如监测目的、可能的栓子来源、责任血管等）选择监测血管。常用颞窗监测。常用于监测的血管有大脑中动脉、大脑前动脉、颈内动脉终末段、大脑后动脉。

（2）安装头架，固定探头。

（3）探测血流信号：调整深度和角度探测所监测血管，取得清晰的血流信号。

（4）调整参数设置：尽量采用小的取样容积（如 5～10 mm），降低能量和增益（至血流背景信号为淡蓝色、刚能识别的状态），调整标尺比例（至血流频谱能完整显示在屏幕中），加快屏幕扫描速度，确定快速傅立叶转换时间窗覆盖率＞60％，取消包络线，设定自动检测阈值或可信限。

（5）无论是否有自动监测软件，均必须由有经验的技术人员进行全程监测。采用自动监测软件，有助于识别和记录感兴趣区，但是尚不能替代有经验的观察者。监测过程中，如未被自动监测系统识别的可疑 MES，应人工手动记录、存贮；因探头

或患者移动产生的伪差可能会被自动监测系统误认为是MES，应记录相应事件和时间，以备脱机分析。

（6）监测时间：最合适的监测时间取决于所研究人群栓子出现的频率和监测目的。一般为30～60 min。如果患者能够耐受的话，可以监测60 min；如果患者难以耐受或微栓子出现频繁，也可以监测30 min。微栓子的发生频率在不同时间段内可能有显著的、无规律的变异性。为提高阳性率，可以延长监测时间或短时间内增加监测次数。如果监测结果阳性，证实存在微栓子。但是监测时间过短，可能会得出假阴性结果，此时不能排除微栓子存在的可能。

（7）脱机分析，确认MES。脱机状态下回放经手动和自动记录下的全部可疑信号，由有经验的技术人员逐个判定，剔除伪差信号，统计在一定观察时间内MES的数目。

（四）增强经颅多普勒超声诊断右向左分流

增强经颅多普勒超声（contrast-enhanced transcranial Doppler sonography，cTCD），又称为TCD发泡试验（TCD bubble test）。

1. 原理　从肘静脉注射含有微气泡的超声对比剂，TCD监测双侧MCA是否出现气体MES。有试验表明微气泡由肘静脉到达颅内脑血管的时间只有3～5 s，最长不超过10 s。如果不存在右向左分流（right to left shunt，RLS）通路，微气泡将在肺循环吸收，10 s之内TCD检测不到MES；10 s之后正常人也可能会检测到未被肺循环吸收干净的少量微气泡；如果存在RLS，微气泡会经RLS入体循环，不被肺循环吸收，10 s之内TCD可以检测到MES。行瓦尔萨瓦动作（Valsalva maneuver，VM）时，右心压力升高，卵圆孔未闭（PFO）可以达到最大开放，分流增加，检测阳性率提高。分流量越大，检测到的MES越多。

2. 适应证　怀疑右向左分流反常栓塞导致卒中，如卵圆孔未闭等。常见于隐源性卒中，尤其是青年卒中。也包括其他可能存在右向左分流的疾病，如偏头痛、潜水减压病。

3. 检测过程

（1）所需器材：静脉留置针、三通2个、10 ml注射器2支、250 ml生理盐水1袋。

（2）选择监测血管：推荐监测双侧MCA。如一侧颞窗穿透差、血流信号差，可监测信号好的一侧MCA；如不能监测MCA，也可以选择PCA（颞窗），或枕窗监测VA或BA。

（3）激活生理盐水的制备：一个10 ml注射器吸取9 ml生理盐水，另一个10 ml注射器吸取1 ml空气，两个注射器通过三通连接，用力快速来回推吸10次以上。激活盐水需要在推注前制备，制备后立即使用。

（4）VM：深吸气后声门紧闭做用力屏气动作（闭呼动作）。有效的VM：使MCA血流速度下降30%。VM持续时间至少5 s；如达不到有效的MCA血流速度下降，VM持续时间可延长至10 s。

4. 操作步骤

（1）平卧位。TCD监测目标血管，寻找最佳脑血流信号，调整参数，适当降低取样容积、功率、增益，调整扫描速度。

（2）上肢处于水平位置，肘正中静脉穿刺，首选右侧，留置静脉穿刺针，连接三通。

（3）平静呼吸时：制备激活生理盐水。平静呼吸状态下，快速静脉推注激活生理盐水。计时观察MES指标。如第一次阴性或只有少数MES，可重复一次。

（4）练习有效的VM。

（5）VM：制备激活生理盐水，快速静脉推注激活生理盐水，推注开始5 s时，进行有效的VM，持续至少5 s，放松。计时观察MES指标。如第一次阴性或只有少数MES，可重复1次。

（6）每次注射操作后，待最后一个MES消失后至少40 s开始下一次注射操作。

（7）平卧观察数分钟。拆除监测探头和静脉穿刺。结束检查。

（8）分析结果，出具报告。

5. 检测结果解读

（1）MES出现时间：注射开始计时，观察第一个MES开始出现时间。总体来说，不存在诊断RLS的时间点绝对界值。使用激活生理盐水做对比剂时，可采用22 s之内出现MES为阳性。采用短的时间界值会增加特异性，降低敏感性。时间窗长短不能鉴别心房水平分流和其他水平的分流。

（2）MES数目、形态：双侧MCA分别计数MES数目。根据MES数目将分流程度分级。如两次操作不一致，按最大数目MES的操作计算分流程度。推荐操作时同步录像，以便回顾分析。可以使用以下分流程度的分级方法。

1）0～3级分类法（一侧MCA的MES数目）：0级，无MES；1级，1～10 MES（双侧MCA：1～20 MES）；2级，＞10 MES（双侧MCA：1～20 MES），但未成"帘状"；3级，"帘状"MES，不能区分单个MES。

2）Spence的0～5级分类：0级，无MES；1级，1～10 MES；2级，11～30 MES；3级，31～100 MES；4级，101～300 MES；5级，＞300 MES。

（五）TCD辅助评估蛛网膜下腔出血后脑血管痉挛

脑血管痉挛（cerebral vasospasm，CVS）是蛛网膜下腔出血（subarachnoid hemorrhage，SAH）患者不良预后的主要原因，可继发脑缺血、脑梗死、神经功能障碍甚至死亡。TCD可用于评估SAH后的CVS，是一种无创的辅助监测手段，可以为临床医生提供重要的决策依据（表1-3-6-3）。

表1-3-6-3　TCD评估CVS的参考标准

CVS程度	Vm MCA（cm/s）	频谱	Lindegaard指数
轻度	120～140		≥3
中度	140～200		3～6
重度	≥200	频谱紊乱或涡流频谱伴杂音	≥6

（1）用常规方法检测ICA颅外段（4 MHz探头）及颅内Willis环主干血管（2 MHz探头），频谱以最清晰、最大血流速度取样。分析各血管的收缩期峰值流速（Vs）、平均血流速度（Vm）、舒张期末峰值流速（Vd）、频谱形态及音频改变等。一般的，大脑中动脉平均血流速度（mean flow velocity of MCA，Vm MCA）≥120 cm/s为CVS。

（2）计算Lindegaard指数（Lindegaard index，LI）（图1-3-6-3），即同侧MCA与ICA颅外段Vm之比，≥3为CVS。

（3）受检动脉的Vm逐日递增时，要警惕CVS的发生。

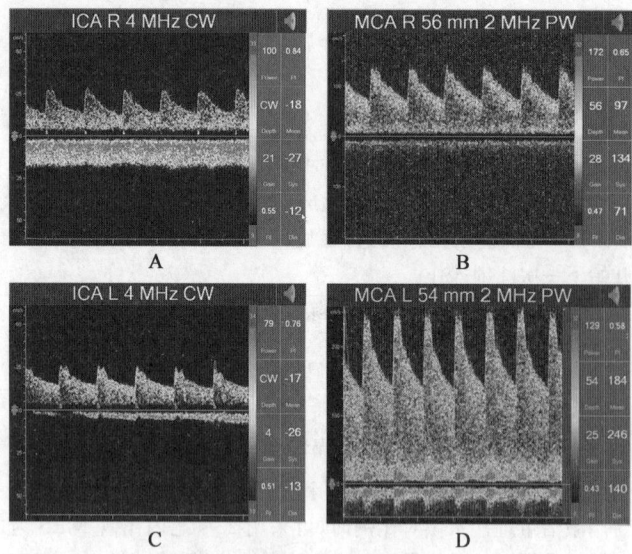

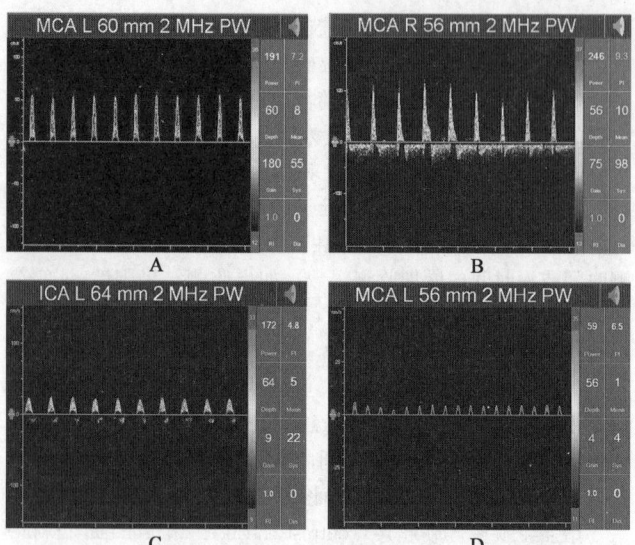

图 1-3-6-3 SAH 后 13 d Lindegaard 指数(LI)

右侧(A、B.)LI:5.4(97/18),左侧(C、D.)LI:10.8(184/17)。

图 1-3-6-5 TCD 提示脑循环停止可能的特殊频谱

A. "钉子波";B. "振荡波";C、D. 微弱的收缩期血流信号甚至无血流信号。

（六）TCD 辅助评估脑循环停止

颅内压进行性增高可以使颅内动脉逐步受压,最终导致脑循环停止。在重症患者的临床工作中,脑循环停止往往见于脑死亡。TCD 不能用于临床确诊脑死亡,但是它可以用来辅助判断脑循环的停止。在有经验的医院,TCD 对脑循环停止的诊断可接近 100%。

(1) 评估双侧的 MCA 和 BA(图 1-3-6-4)。

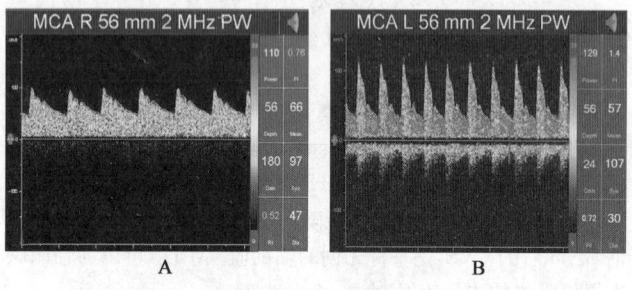

图 1-3-6-4 正常时 MCA 及颅内压增高时 MCA 的血流动力学参数及频谱形态

A. 频谱形态正常,Vm MCA 66 cm/s,PI 为 0.76;B. 频谱示收缩峰升高且高尖,舒张峰相应减低,Vm MCA 57 cm/s,PI 为 1.4。

(2) 特殊的频谱提示脑循环停止的可能(图 1-3-6-5):① 仅有高尖的收缩期血流,而舒张期血流为零,即"钉子波";② 舒张期血流方向逆转,即"振荡波";③ 微弱的收缩期血流信号甚至无血流信号。

(3) 需要在不同的时间动态观察脑循环的改变。

（七）TCD 检测脑血流自动调节

1. 简介　脑血流自动调节(cerebral autoregulation,CA)是机体在应激状态下维持脑血流相对稳定的能力。它是脑血管系统的一种内在能力,当脑灌注压在一定范围内波动时,它能维持脑血流量相对恒定,从而保证了脑氧代谢的需要。根据 Ohm 法则,脑血流量和灌注压之间的关系可用公式表示为:脑血流量=脑灌注压/脑血管阻力。由于脑灌注压等于平均动脉压与颅内压的差值,上述公式变为:脑血流量=(平均动脉压-颅内压)/脑血管阻力。正常情况下,颅内压值很低,可以忽略

不计,故:脑血流量=平均动脉压/脑血管阻力。

从最后的公式可以看出,正常的脑血流自动调节功能是指脑血管阻力能够随着动脉血压的变化而成比例地变化,从而保持脑血流恒定。研究表明,脑血管阻力的改变与动脉血压的改变不完全同步,当血压突然下降时,脑血流迅即下降,但在数秒钟内很快恢复到正常水平;当血压突然升高时,脑血流也随之增加,但很快恢复正常,包括一个快速恢复相和一个慢速恢复相。脑血流自动调节的这一动态特性是目前大多数临床研究评估脑血流自动调节状态的基础。

2. 脑血流自动调节机制测定方法　评估脑血流自动调节状态的方法主要包括两大类:以调节血压变化测定的脑血流自动调节试验和以血管扩张刺激物为基础的评估脑血管运动反应性。必须强调的是,由于目前对脑血流自动调节的发生机制尚未完全明了,因而无论采取哪种实验方法,均不能完整地反映脑血流自动调节的真实状态。

(1) 脑血流自动调节试验:包括静态脑血流自动调节和动态脑血流自动调节两部分。静态脑血流自动调节是指当血压或脑灌注压发生缓慢变化时脑血流自动调节发生的反应,描述的是脑血流改变的整体效果,不能反映脑血流量改变的速率和潜伏期。动态脑血流自动调节则指在血压波动的瞬间(多指在血压变动后的 10 s 内)脑血流量的相应变化,反映了脑血流对脑灌注压的时间变化率。

(2) 静态脑血流自动调节:TCD 问世之前,多采用静态脑血流自动调节方法评估脑血流自动调节状态。首先测定一个基础动脉血压和脑血流速度,然后测定血压调控完毕后的动脉血压和脑血流速度,称为"静态"自动调节试验。如果动脉血压下降或升高,脑血流速度也随之发生明显变化,就认为脑血流自动调节受损;如果动脉血压发生变化,而脑血流速度保持或接近基线水平,就认为脑血流自动调节完好。该方法费时,调控血压需要使用缩血管药物,目前已基本被动态脑血流自动调节方法取代。

(3) 动态脑血流自动调节:动态调节要求在灌注压变化的同时,观察脑血流量的改变。与静态调节测定相比,动态调节提供了关于脑血流自动调节的定性分析,可对自动调节单位时

间内的改变量和自动调节发生作用的潜伏期进行测量,因此能更有效和早期发现各种疾病时的病理变化。在 TCD 问世之前,研究脑血流自动调节功能多采用侵入性(如 Kety - Schmidt 法)或放射学方法(如 ^{133}Xe 和 Xe 吸入法)等来测量脑血流或脑灌注压。TCD 主要用于测定颅底大动脉内脑血流速度。在管径不变的前提下,脑血流速度的改变等同于脑血流量的改变,因此 TCD 已被广泛应用于脑血流自动调节动态无创监测。目前常用的几种动态评估脑血流自动调节状态的方法如下。

1) 下肢束带法:在受试者下肢放置可以自动充放气的绑带并充气至高于收缩压,维持 2 min 后快速放气使血压下降约 20 mmHg。在这一过程中,可以观察到血压在 10 s 内保持低水平,然后逐步恢复至充气前水平;在全身血压降低的同时,脑血流速度出现与血压同步的先下降后上升的变化,比较血压和血流速度的恢复速率。正常情况下,TCD 检测的大脑中动脉血流速度也与血压同步下降约 20%,但脑血流速度一般先于动脉血压恢复到原始水平。Tiecks 等根据脑血流动力学的数学模型,用自动调节指数(autoregulatory index,ARI)将脑血流自动调节速度分成 0~9 级,ARI - 0 代表完全被动的自动调节,ARI - 9 代表自动调节反应速度最快。下肢束带法是最为经典、广泛应用于研究与脑血流自动调节损害有关的疾病中,如颈动脉狭窄、脑外伤等。

2) 通过 Valsalva 动作,来检测动态调节:令患者作 Valsalva 动作,在屏气相(Ⅱa 期)瓣膜压到达 30 mmHg 时,持续 15 s,此时由于胸腔内压力增大,心房内回流减少,可观察到血压在此期明显下降,随后由于心率代偿性增快而使血压上升,同时 TCD 记录到的脑血流速度也呈现先下降再上升的规律。通过比较脑血流恢复早期过程中脑血流速度和动脉血压变化百分率的差异,计算自动调节斜坡指数(autoregulatory slope index,ASI),正常值为 22%±14%。

3) 倾斜试验:通过体位改变获得迅速的血压变化,再对动脉血压和脑血流速度的变化进行评估,从而评价脑血流自动调节功能。研究证实,倾斜试验过程中脑动脉横径的改变可以忽略,因此倾斜试验过程中用 TCD 监测的脑血流速度代替脑血流量是有效的,但对于有大血管疾病、冠心病、心律失常、直立性晕厥的患者行此试验时要注意保护。倾斜试验应用于自主神经功能评估方面较多,如直立性低血压(orthostatic hypotension,OH)、晕厥等。

4) 传递函数法:利用脑血流自动调节的高频滤波特性,同步记录平均动脉压和脑血流速度的自然波动曲线,利用传递函数法来评价自动调节功能。该方法的优点是不通过人为改变血压即可了解脑血流动态自动调节功能,缺点是相比于脑血流固有变异性及噪声,受试者可能无法充分体现血压变异输入,从而难以获取每个个体间精确的脑血流动态自动调节功能。传递函数法适用于群体的一般特点及药物影响的研究。

3. 脑血管运动反应性(vasomotor reactivity,VMR) 脑血流量取决于脑灌注压及脑部血管的阻力,任何影响这两者的因素都可引起脑血流量的改变。脑血流量与局部脑组织的代谢程度有关。脑 VMR 就是利用上述生理机制,通过生理性或血管扩张剂负荷后,观察感兴趣区域试验前后血流量的变化,来评价脑血流储备能力,按其方法学可分为药物介入及生理负荷试验两类。血管负荷试验理论基础是,脑底传导性大血管在中

度压力波动或微循环功能改变时管径仍然保持相对恒定,TCD 测定的脑血流速度变化反映了脑血流量的变化。正常情况下,血管扩张刺激物如吸入二氧化碳(CO_2)或使用乙酰唑胺导致高碳酸血症时,小动脉及毛细血管前括约肌扩张,脑血流速度反应性增高。如果刺激后脑血流速度无明显增加甚至降低时,则可推断刺激前已经发生了慢性脑血管自动调节性扩张,反映脑血流储备能力降低。与直接测定脑血流自动调节功能相比,测定脑 VMR 应用更为广泛。

(1) CO_2 吸入试验:血液中的 CO_2 是调节脑血管血流状态的重要因素。已经证明 CO_2 对脑血管的平滑肌有松弛作用,当血液中 CO_2 分压升高,脑的阻力血管舒张,血流量增加;反之脑的阻力血管收缩,血流量减少。CO_2 对脑血管平滑肌的这种作用是通过改变血管周围的 pH,激活细胞膜上的电压依赖性质子泵实现的。生理条件下,动脉血二氧化碳分压($PaCO_2$)在 3~9 kPa 之间变化时,脑血流量的变化与 $PaCO_2$ 的变化呈正相关。因此,通过 TCD 测量 $PaCO_2$ 变化时受检动脉血流速度的变化,可以评价脑 VMR 及脑血管储备能力。分别记录正常 CO_2 浓度时和高碳酸血症时呼吸末 $PaCO_2$ 和脑血流速度(公式中用 V 表示),$VMR = (V_{高碳酸血症期} - V_{正常})/V_{正常} \times 100\%$。$CO_2$ 吸入试验的可靠性已被普遍认同,其不足之处在于依赖患者合作的程度,且有呼吸道不适,禁用于有阻塞性呼吸系统疾病的患者。而且有研究提出,CO_2 吸入所引起的高血压使机体对血压的自动调节与脑血流对 CO_2 的反应相互影响,所以应当在测量 VMR 的同时动态监测血压变化,才能更好地反映脑储备能力。

(2) 乙酰唑胺负荷试验:乙酰唑胺是一种强效可逆性碳酸酐酶抑制剂,对脑血管的扩张作用可以达到 CO_2 生理负荷试验所不能达到的程度,机制可能是乙酰唑胺抑制碳酸酐酶,使 CO_2 缓冲系统失衡,血液 $PaCO_2$ 升高,导致毛细血管前动脉扩张,从而增加脑血流量。分别记录给药前静息状态下平均脑血流速度 Vr 及给药后最大的平均脑血流速度 Vacet,$VMR = [(Vacet - Vr)/Vr] \times 100\%$。由于剂量过小有可能使部分患者脑阻力血管不能得到最大程度的扩张,因此负荷试验时常规剂量为 1 g。乙酰唑胺经静脉注射后起效迅速,10~25 min 达高峰,半衰期为 90 min。在国外乙酰唑胺试验的有效性已得到证实,由于其静脉用药使用方便,易于操作,不完全依赖于受试者的配合,故广泛用于 VMR 的检测。但其作用与年龄、药物剂量等多种因素相关,且少数受试者发生心血管不良反应和一过性神经功能障碍,而且费用较高,国内无针剂生产,限制了其临床应用。

(3) 屏气试验:令被测者屏住呼吸 30 s,然后紧接着连续测量 4 s 脑血流速度,计算呼吸抑制指数(breath-holding index,BHI)。$BHI = (V_{呼吸抑制末} - V_{静息})/(V_{静息} \times 呼吸抑制时间)$。$BHI \geqslant 0.69$ 为正常,否则为异常。应避免采用深吸气后屏气的方法,因为由于 Valsalva 效应使得这种屏气方法测得的脑灌注人为地降低。因此,BHI 通常采用平静吸气后屏气。屏气试验方法简便可行,无需用药,快速无创,无明显不良反应,但不能用于肺功能不全者,且受试者配合程度对结果影响较大,故存在一定误差。

4. 临床应用 TCD - VMR 试验技术已用于评价有症状或无症状 ICA 颅外段狭窄或闭塞、脑内小动脉病变、脑外伤和动脉瘤性蛛网膜下腔出血。在一项对 ICA 颅外段狭窄≥70% 的

无症状患者的研究中,BHI正常者年同侧缺血性事件发生率为4.1%,而BHI受损者为13.9%。在ICA颅外段重度狭窄(>70%)的有症状患者中,同侧MCA-VMR显著降低。侧支血流受损者VMR下降可能最为显著。研究表明,同侧MCA-VMR下降是同侧短暂性脑缺血发作或卒中的独立预测因素($OR=14.4$,95% CI 2.63~78.74)。在无症状ICA颅外段闭塞患者中,BHI<0.69能可靠鉴别脑VMR正常和VMR病理性下降,并可确定卒中和短暂性脑缺血发作高危患者。在脑外伤患者中有时也会测定脑血管运动反应性,但对颅内压增高或不稳定的患者,由于提高$PaCO_2$或给予乙酰唑胺会导致灌注压降低的风险,因此在这类患者中只能通过短暂降低$PaCO_2$来测定脑VMR。TCD-VMR试验对于检出无症状重度ICA颅外段狭窄(>70%)患者、有症状或无症状ICA闭塞患者和脑内小动脉病变患者的脑血流动力学损害很可能有用。如何用这些技术结果影响治疗和患者的转归有待确定。

参 考 文 献

[1] 高山,黄家星.经颅多普勒超声(TCD)的诊断技术与临床应用[M].北京:中国协和医科大学出版社,2004.
[2] 华扬.实用颈动脉和颅脑血管超声诊断学[M].北京:科学出版社,2002.
[3] 中国医师协会神经内科医师分会神经超声专业委员会,中华医学会神经病学分会.中国神经超声的操作规范[J].中华医学杂志,2017,97(39):3043-3050.
[4] ALEXANDROV A V, SLOAN M A, TEGELER C H, et al. Practice standards for transcranial Doppler (TCD) ultrasound Part Ⅱ. Clinical indications and expected outcomes [J]. J Neuroimaging, 2012, 22(3): 215-224.
[5] NAKAE R, YOKOTA H, YOSHIDA D, et al. Transcranial Doppler ultrasonography for diagnosis of cerebral vasospasm after aneurysmal subarachnoid hemorrhage: mean blood flow velocity ratio of the ipsilateral and contralateral middle cerebral arteries[J]. Neurosurgery, 2011, 69(4): 876-883.
[6] PURKAYASTHA S, SOROND F. Transcranial Doppler ultrasound: technique and application[J]. Semin Neurol, 2012, 32(4): 411-420.

第四章　神经电生理检查

第一节　脑电图检查

朱国行

脑电图(electroencephalogram,EEG)是将大脑神经元细胞的生物电活动通过脑电描记器加以记录和描记获得。自1924年德国的神经精神病学家H. Berger开始研究人类脑电图以来,脑电图学在全世界范围发展,并开始为临床和科学服务。1947年国际脑电图和临床生理学会成立,并在英国举行了第一次国际脑电图学术会议。我国南京精神病防治院在20世纪50年代率先设立了脑电图室,继之北京协和医院、上海华山医院也成立了脑电图室。20世纪80年代初北京在全国率先成立了癫痫和脑电图学组,继之全国各省、自治区也先后成立了相应组织。在此基础上,全国脑电图和癫痫学会诞生,并两年举行一次会议。当今脑电图检查已普及至县级以上医院,作为一个成熟的技术为广大患者服务。20世纪70年代以后,随着电子技术的发展,动态盒式脑电图、脑电图录像监测系统及数字化脑电图仪问世,为癫痫、癫痫发作类型的诊断及睡眠的生理病理等领域的研究提供了更多的机会。

一、脑电图学原理

人类的大脑与身体其他部位如心脏、肌肉等一样,能产生生物电流。通过在头皮上安放电极描记的脑生物电活动谓之脑电图。但人的大脑所产生的电流是十分微弱的,因此必须放大100万倍,并且要通过电磁感应作用,将从头皮电极描记出

来的脉冲直流电转变为交流电,再通过多极放大,将电能转变为机械能,描记在记录纸上。因此通常所见到的脑电图是脑电活动的间接图像。

(一)脑波形成的解剖基础

人类的脑包括大脑、间脑、小脑及脑干4个部分。大脑分左右两个大脑半球,由胼胝体及大脑前后联合连接在一起。大脑半球的最表面为灰质,主要由神经细胞所组成,称为大脑皮质;大脑半球的深部由神经细胞的纤维组成,称为白质。大脑半球又分成额、顶、枕、颞4叶。间脑位于两侧大脑半球之间,中脑的上方,包括丘脑、丘脑下部和第三脑室。脑干分为中脑、脑桥及延髓。

大脑皮质是人类高级神经活动的最高中枢,也是脑波活动的主要解剖基础。人的大脑皮质是由约140亿个神经元和不计其数的突触形成的庞大而复杂的信息传递网。大脑皮质分为6层,由外向里依次为:① 分子层,内有水平细胞,其轴突横行于皮质表面,有横向传导功能;② 外颗粒层(小锥体细胞层);③ 锥体细胞层,其顶树突长达皮质表面;④ 内颗粒层(星形细胞层);⑤ 神经节细胞层;⑥ 梭形或多形细胞层,其轴突伸至邻近白质。中枢神经系统基本上是由神经细胞(即神经元)、胶质细胞和神经纤维组成。神经细胞是由胞体和从胞体伸出的突起构成,后者根据其功能又分为树突和轴突两种类型。每一个神经元有多个树突,每个树突反复分支形成树枝状,它是神经兴奋传递的最活跃部位,接受外来的冲动。树突又分短树突及顶树突,前者联系各神经元,后者则伸向皮质表面。每个神经元只有一个轴突,其功能是将神经冲动从胞体传出。神经冲动并不是从一个神经元直接传送至下一个神经元,而必须通过一

个称为突触的接触点。一个神经元的末梢分成许多小支，每个小支末端膨大呈球状，称突触小体，它附贴在下一个神经元的胞体或树突表面。在突触的接触处，各有膜隔开。轴突末端的轴突膜称为突触前膜，与其相对的胞体膜或树突膜为突触后膜，两膜之间的间隙称为突触间隙。突触前膜的内侧有致密的突起，形成囊泡栏栅，突触小体内含有大量突触囊泡，内含神经递质。突触囊泡通过囊泡栏栅释放递质。在突触后膜上的某些部位存在着一种能与神经递质结合的特殊物质，称为受体。

（二）脑波形成的生理、生化基础

现在普遍认为，脑电活动起源于大脑皮质，是由垂直方向的锥体细胞与它们的顶树突的突触后电位产生的。

1. 脑电活动的产生和传递　在静止状态，如果把微电极插入细胞内，可见膜内和膜外存在着电位差；细胞膜内电位低，比膜外相对负 60～90 mV；如果不给神经元以任何刺激，这一电位差可保持恒定，此种膜内外的电位差称为静止电位（resting potential，RP）或膜电位。静止电位的形成与细胞内外液的多种离子浓度有关。正常情况下，细胞内液中主要的正离子是 K^+，主要的负离子是有机酸；细胞外液中，主要的正离子是 Na^+，主要的负离子是 Cl^-。细胞膜对离子的通透性具有一定的选择性。在静止状态下，对 K^+ 通透性最大，是 Cl^- 次之，对 Na^+ 的通透性很小，仅为 K^+ 的 1/50，对有机物则完全不通透。离子总是由浓度高的地方向浓度低的地方扩散，因此 K^+ 通过胞膜向细胞外扩散，而细胞内的有机阴离子则留在细胞内。细胞外的 Na^+ 难以通过胞膜向细胞内扩散，因此便形成细胞膜外正离子多、电位高、细胞膜内负离子多、电位低。膜内外电位这种极性的不同现象称为极化状态。由于膜内外正负电荷互相吸引，正负离子分别排列在细胞膜外和细胞膜内，因此在膜内外便形成了电位差，这便是上面所说的静止电位。

当神经元兴奋时，细胞膜对离子的通透性发生改变，细胞膜对 Na^+ 的通透性选择性地增高，因此 Na^+ 便由细胞外向细胞内扩散，使膜内正离子增加，并抵消了原有的膜电位，称为去极化；最后细胞内的电位甚至高于细胞外，此时产生的电位变化称为动作电位（action potential，AP）。当动作电位达高峰后，膜对 Na^+ 通透性减小，对 K^+ 的通透性又显著增加，于是 K^+ 向膜外扩散，又恢复至膜外为正，膜内为负的极化状态，称之为复极化。在复极化过程中，借助细胞膜的 Na-K 泵作用，使已扩散至细胞内多余的 Na^+ 转到细胞外，细胞外多余的 K^+ 转运到细胞内。由于细胞膜两侧的溶液都是导电的，因此在兴奋和休止部位的神经段之间就形成了环形电流回路，这一环形电流回路使邻近部位原来处于休止状态的神经膜去极化，形成新的兴奋区。新的兴奋区又与下一个邻近部位间形成局部电路，如此反复，就使兴奋沿神经纤维传播。

神经冲动不是直接从一个神经元传至下一个神经元，而是以突触的形式进行联系。当神经冲动由突触前神经元向突触后神经元传导至突触时，储存在突触小体内的传递介质（如乙酰胆碱、γ氨基丁酸等）被释放，通过突触间隙作用于突触后膜，传递介质与突触后膜中的受体结合，暂时改变了突触后膜对离子的通透性，使其膜电位发生变化，并产生局部电流，当局部电流达到一定强度时，兴奋便传给下一个神经元，此种电位谓之突触后电位（postsynaptic potential，PSP）。如突触小体内释放的化学递质是乙酰胆碱，则增加突触后膜对 Na^+、K^+、Cl^-

的通透性，但对 Na^+ 通透性最大，引起去极化性突触后电位，即兴奋性突触后电位（excitatory postsynaptic potential，EPSP）。一个 EPSP 是膜电位的暂时部分性减少。如果突触小泡释放 γ 氨基丁酸，突触后膜对 K^+ 的通透性增加，引起突触后膜过度极化，称为抑制性突触后电位（inhibitory postsynaptic potential，IPSP）。一个 IPSP 是膜电位的暂时性增加。在细胞不同部位的突触所产生的电位，被总和在细胞体的膜电位中。

大脑皮质电位的总和主要发生在皮质垂直方向排列的大锥体细胞。以下几个因素使这些神经元具有总和作用：① 锥体细胞的树突几乎伸延到大脑皮质的各层，引导在皮质深层的细胞体及穿过皮质全厚度的位于更表层的树突的 PSP 所产生的电流流动；② 这些神经元彼此紧密地平行排列，便于由每个神经元所产生的电流在空间总和；③ 这些神经元群接受同样的传入冲动及对冲动产生反应，有相同方向和同步的电位改变。由这些神经元所产生的电流总和在细胞外间隙。大多数电流限于皮质，少部分穿过脑膜、脑脊液及头颅到达头皮，引起头皮不同部分有不同的电位水平。这些电位差的波幅为 10～100 μV，可在两个电极间被记录，这就是脑电图。

2. 脑电电活动的节律性　正常的脑电图，在清醒安静状态下常常含有节律性电位变化。研究表明，皮质的节律活动取决于从中央起搏点来的同步化冲动。节律冲动是由丘脑投射神经元和丘脑中间神经元组成的网络系统产生的。丘脑的投射神经元发出纤维到大脑皮质的多数区域，这些纤维发出分支回到丘脑，终止在丘脑投射神经元。丘脑的中间神经元的纤维终止在数个投射神经元上。一个或几个丘脑投射神经元的激活，除影响少数皮质神经元外，还通过侧支纤维兴奋丘脑中间神经元。中间神经元发出冲动抑制大量的投射神经元，在抑制期的终末，投射神经元发射兴奋到皮质神经元和抑制的中间神经元，中间神经元抑制更大量的投射神经元，于是产生另一个周期的节律放电。中间神经元的抑制作用持续 0.1 s，它所引起的周期及同步抑制与丘脑-皮质投射神经元的重新兴奋频率是 10 Hz。这些冲动投射到皮质，引起同样速度的 PSP，这即是头皮电极描记下来的 10 Hz 的脑电图波。丘脑的节律活动可因各种不同原因停止。在丘脑网络系统去同步中，传导速度的轻度差异便可使节律活动暂停。中脑网状激活系统活动性改变可能干扰周期性。网状激活系统接受所有感觉系统及皮质各区域的传入冲动，并通过直接联系的方式或通过间脑转运的方式，发出它的传出冲动到整个大脑皮质。因此它可能通过直接干扰皮质神经元的活动及通过影响起搏点冲动的丘脑中间神经元而中断节律的皮质活动的产生。上行性网状激活系统的强直性活动的增加或减少，能引起节律的皮质活动消失。人类的皮质节律可被醒觉、注意集中、思睡和睡眠取消。然而节律的活动也可被下脑干的结构增强。下脑干结构有抑制上行性网状激活系统的去同步化作用。当脑干损害，网状结构的去同步化作用减少，另一些中枢的同步作用增强时，便可产生异常的节律活动。

二、脑电图检查方法

脑电图是将大脑神经细胞的生物电活动通过脑电描记器加以记录和描记，由头皮电极记录到的脑电活动通常为 1～60 Hz，电压在 5～300/μV 之间。与心电图的原理一致是将生物电活动经放大加以描记。但和心电图不同的是,心电的测量单位是毫伏(mV),脑电则以微伏(μV)计算。因此,脑电必须经过100万倍以上的放大才能充分地加以描记,这就对脑电描记器的敏感性有很高的要求。随着近代科学技术的进展,患者的脑电信息可通过有线或无线两种方式传送到记录仪中,后者是由患者随身携带的发射器将信号发送到附近的接收器中,再转送至记录仪中,这就是所谓的"脑电图遥测技术"。20世纪90年代以来脑电图已经实现了由模拟信号向数字化记录的飞跃,数字化脑电图使脑电技术进入了一个新的纪元。

安置在头皮上用以导出脑电活动的导体称为电极。电极的式样较多。常用的头皮电极有针电极、管状电极和盘状电极,特殊电极有蝶骨电极、鼻咽电极及颅内电极。

电极的安放方法一般应遵循国际脑电图学会建议的10—20电极放置法(图1-4-1-1)。这些部位包括前额区、中额区、中央区、顶区、枕区、前颞区、中颞区和后颞区,还包括额、中央、顶区的中线部位。重要的是要确保在头皮上不同代表区域的脑电活动均能被记录到,如少于21个电极,就不能覆盖整个皮质脑区。为了能对各个部位的脑电活动进行精确的分析或记录到明确的局灶性活动,偶尔需要在标准部位之间增放电极。头皮电极的安放点代表大脑各个不同的解剖部位,希望能够广泛地放置以反映不同部位的电位变化。

为记录脑电图,至少要有两个电极,将一个电极联结在脑电图机的第一栅极(G_1),另一个在第二栅极(G_2),两个电极间所记录下来的电位差就形成了脑电图。每道放大器都有两个输入端,分别接到G_1和G_2,以记录其电位差。根据习惯,当G_1的电位比G_2为负时,要求记录到的波形是向上的(负相,阴

性);反之,若G_1电位比G_2为正时,则波形是向下的(正相,阳性)。所以G_1是放大器的负端,而G_2是正端。

假如身体上存在有零电位的点并联结在G_2上,则与G_1上其他部位的电极之间的电位差则等于后者电位变化的绝对值。这种零电位点理论上指的是机体位于电解质液中时距离机体有无限远的点,实际上这种绝对零电位是不存在的。脑电图的导联方法(montage)可分为使用无关电极的单极导联法(monopolar)和不使用无关电极而仅使用活性电极的双极导联法(bipolar)。

(一)单极导联

单极导联为将头皮各活性电极与同侧的无关电极相联结,其描记出的脑电图为各活性电极与无关电极间的电位差(图1-4-1-2)。经常使用的无关电极为耳极,设定耳极为零电位,用于表示头皮各个活性电极的电位绝对值。但实际上,耳极也非绝对零电位,可能受到除脑电外其他的生物电如心电、肌电等的影响。因此,标准单极导联描记的也只是头皮各活性电极与耳极之间的电位差,在数值上有时非常接近活性电极电位的绝对值。推荐同时使用平均单极导联,即无关电极以各个头皮电极电位通过高电阻输入(0.5~3 Ω)后的平均值作为基准,以消除来自耳极的影响。

(二)双极导联

双极导联为不使用无关电极而将头皮上的两个活性电极分别连接到脑电图机G_1和G_2进行描记的方法。用双极导联法记录下来的是两个活性电极之间的电位差(图1-4-1-3)。在单极导联显示某一部位有异常波时,可以在双极导联上得到印证,即表现为在异常出现的部位可以看到异常波的位相倒置

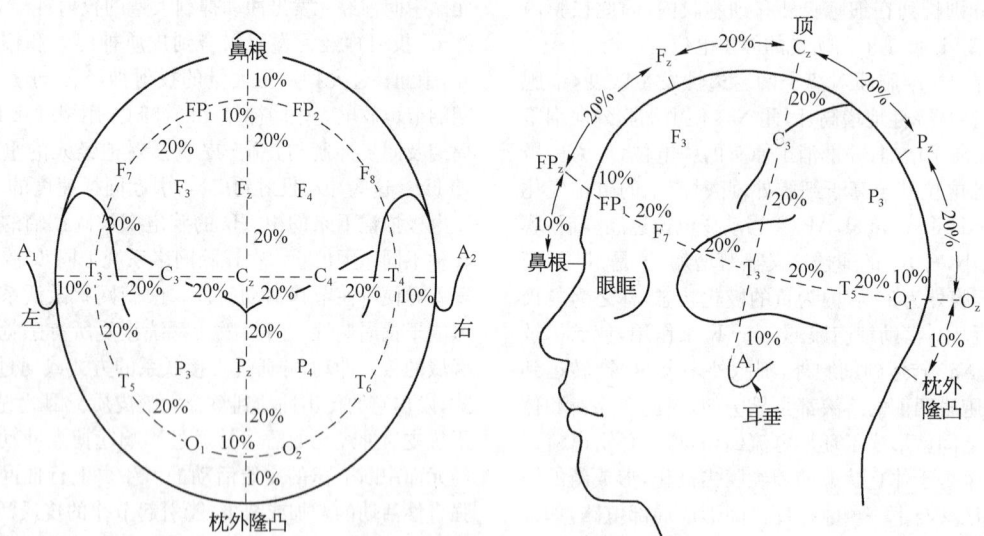

图1-4-1-1 头皮电极安置法

10—20电极系统操作法:它包括19个记录电极和2个参考电极。首先在头皮表面确定两条基线,一条为鼻根至枕外粗隆的前后连线为100%,另一条为双耳前凹之间的左右连线为100%。两者在头顶的交点为C_z电极的位置。从鼻根向后10%处为FP_z(额极中线),从FP_z向后每20%为一个电极的位置,依次为F_z(额中线)、C_z(中央中线)、P_z(顶中线)及O_z(枕中线)。O_z与枕外隆凸的间距为10%。双耳前凹连线距左耳前凹10%处为T_3(左中颞)电极位置,以后向右每20%放置一个电极,依次为C_3(左中央)、C_z(中央中线)、C_4(右中央)和T_4(右中颞)。T_4距右耳前凹间距为10%。从FP_z通过T_3至O_z的连线为左颞连线,从FP_z向左10%为FP_1(左额极),从FP_1沿左外侧向后每20%放置一个电极,依次为F_7(左前颞)、T_3(左中颞)、T_5(左后颞)及O_1(左枕),其中T_3为此线与双耳前凹连线的交点,O_1距O_z为10%。FP_2沿右外侧向后连线与此相对应,从前向后依次为FP_2(右额极)、F_8(右前颞)、T_4(右中颞)、T_6(右后颞)及O_2(右枕)。从FP_1至O_1和从FP_2至O_2各作一连线,为左、右矢状旁连线,从FP_1和FP_2直线向每20%为一个电极位点,左侧依次为F_3(左额)、C_3(左中央)、P_3(左顶)和O_1(左枕),右侧依次为F_4(右额)、C_4(右中央)、P_4(右顶)和O_2(右枕)。在10—20电极系统中,FP_z和O_z不包括在19个记录位点内。

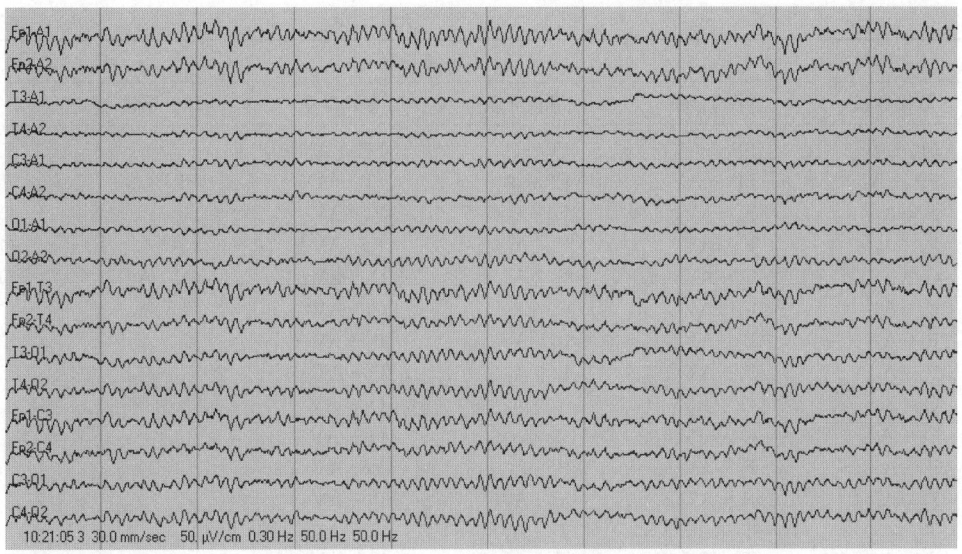

图1-4-1-2　单极导联记录的脑电图

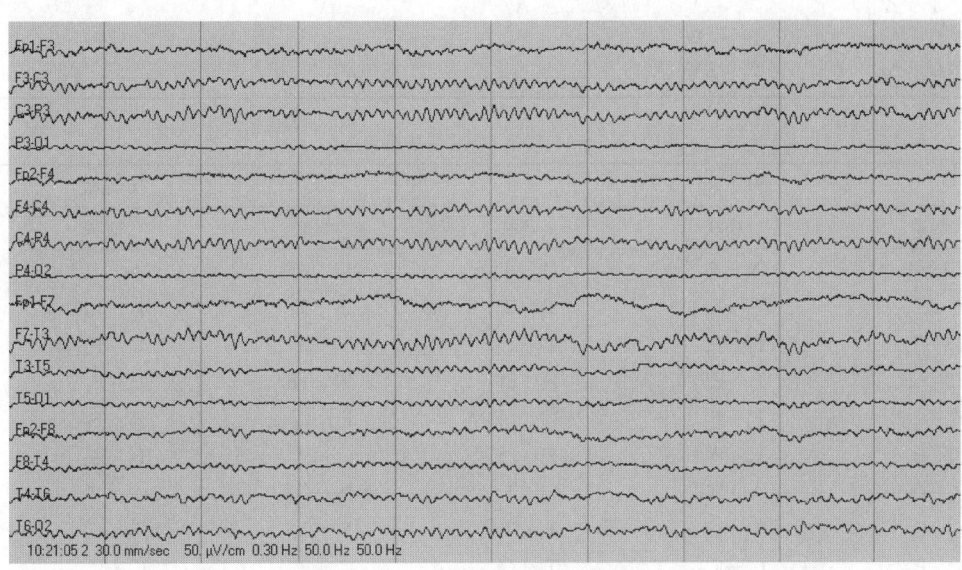

图1-4-1-3　双极导联描记的脑电图

（或针锋相对）。双极导联的优点是较单极导联不易受到其他生物电如心电的影响，并可排除无关电极活化所引起的伪差。双极导联必须和单极导联合并使用。单极导联是分析脑电图的基础，双极导联应结合单极导联的所见具体分析才能得出正确的结论。应根据十字交叉和三角定位的原则进行双极导联设计，推荐使用下列导联设计。

纵联：$FP_1-F_7-T_3-T_5$

　　　　$FP_1-F_3-C_3-P_3-O_1$

　　　　$F_z-C_z-P_z$

　　　　$FP_2-F_8-T_4-T_6$

　　　　$FP_2-F_4-C_4-P_4-O_2$

横联：$A_1-F_7-F_3-F_z-F_4-F_8-A_2$

　　　　$A_1-T_3-C_3-C_z-C_4-T_4-A_2$

　　　　$T_5-P_3-P_z-P_4-T_6$

　　　　FP_1-FP_2

　　　　O_1-O_2

环联：$O_1-T_5-T_3-F_7-FP_1-FP_2-F_8-T_4-T_6-$

　　　　O_2-O_1

　　　　$T_6-O_2-O_1$

　　　　$F_z-F_7-F_8-F_z$

　　　　$C_z-T_3-T_3-C_z$

　　　　$F_z-C_z-P_z$

现国内常用的导联组合法见表1-4-1-1和表1-4-1-2。

（三）记录参数

1. 电极阻抗　待电极安装好后应测定电极与头皮之间的阻抗，一般要求不超过5 kΩ。当记录时出现可能因电极导致的伪差时，应重新检测电极阻抗。

2. 校准电压（定标）　在记录前需要方波定标和生物定标。方波定标时，推荐尝试不同滤波设定状态下记录并测量校准电压。定标电压应该调到敏感水平，全部记录笔尖均应在零位并应排列在同一条直线上。生物定标后，各导联的曲线在波形、

表 1-4-1-1 单极导联组合法

	18 导联		16 导联		8 导联	
导联	耳极导联	平均导联	耳极导联	平均导联	耳极导联	平均导联
1	$FP_1—A_1$	$FP_1—AV$	$FP_1—A_1$	$FP_1—AV$	$FP_1—A_1$	$FP_1—AV$
2	$FP_2—A_2$	$FP_2—AV$	$FP_2—A_2$	$FP_2—AV$	$FP_2—A_2$	$FP_2—AV$
3	$F_3—A_1$	$F_3—AV$	$F_3—A_1$	$F_3—AV$	$C_3—A_1$	$C_3—AV$
4	$F_4—A_2$	$F_4—AV$	$F_4—A_2$	$F_4—AV$	$C_4—A_2$	$C_4—AV$
5	$C_3—A_1$	$C_3—AV$	$C_3—A_1$	$C_3—AV$	$O_1—A_1$	$O_1—AV$
6	$C_4—A_2$	$C_4—AV$	$C_4—A_2$	$C_4—AV$	$O_2—A_2$	$O_2—AV$
7	$P_3—A_1$	$P_3—AV$	$P_3—A_1$	$P_3—AV$	$T_3—A_1$	$T_3—AV$
8	$P_4—A_2$	$P_4—AV$	$P_4—A_2$	$P_4—AV$	$T_4—A_2$	$T_4—AV$
9	$O_1—A_1$	$O_1—AV$	$O_1—A_1$	$O_1—AV$		
10	$O_2—A_2$	$O_2—AV$	$O_2—A_2$	$O_2—AV$		
11	$F_7—A_1$	$F_7—AV$	$F_7—A_1$	$F_7—AV$		
12	$F_8—A_2$	$F_8—AV$	$F_8—A_2$	$F_8—AV$		
13	$T_5—A_1$	$T_5—AV$	$T_5—A_1$	$T_5—AV$		
14	$T_6—A_2$	$T_6—AV$	$T_6—A_2$	$T_6—AV$		
15	$T_7—A_1$	$T_7—AV$	$T_7—A_1$	$T_7—AV$		
16	$T_8—A_2$	$T_8—AV$	$T_8—A_2$	$T_8—AV$		
17	$P_z—A_2$	$P_z—AV$				
18	$C_z—A_2$	$C_z—AV$				

表 1-4-1-2 双极导联组合法

	18 导联			16 导联		
导联	纵联	横联	环联	纵联	横联	环联
1	$FP_1—F_7$	$A_1—F_7$	$O_1—T_5$	$FP_1—F_7$	$A_1—F_7$	$O_1—T_5$
2	$F_7—T_3$	$F_7—F_3$	$T_5—T_3$	$F_7—T_3$	$F_7—F_3$	$T_5—T_3$
3	$T_3—T_5$	$F_3—F_z$	$T_3—F_7$	$T_3—T_5$	$F_3—F_z$	$T_3—F_7$
4	$FP_1—F_3$	$F_z—F_4$	$F_7—FP_1$	$FP_1—F_3$	$F_z—F_4$	$F_7—FP_1$
5	$F_3—C_3$	$F_4—F_8$	$FP_1—FP_2$	$F_3—C_3$	$F_4—F_8$	$FP_1—FP_2$
6	$C_3—P_3$	$F_8—A_2$	$FP_2—F_8$	$C_3—P_3$	$F_8—A_2$	$FP_2—F_8$
7	$P_3—O_1$	$A_1—T_3$	$F_8—T_4$	$P_3—O_1$	$A_1—T_3$	$F_8—T_4$
8	$F_z—C_z$	$T_3—C_3$	$T_4—T_6$	$F_z—C_z$	$T_3—C_3$	$T_4—T_6$
9	$C_z—P_z$	$C_3—C_z$	$T_6—O_2$	$C_z—P_z$	$C_3—C_z$	$T_6—O_2$
10	$FP_2—F_8$	$C_z—C_4$	$O_2—O_1$	$FP_2—F_8$	$C_z—C_4$	$O_2—O_1$
11	$F_8—T_4$	$C_4—T_4$	$F_z—F_7$	$F_8—T_4$	$C_4—T_4$	$F_z—F_7$
12	$T_4—T_6$	$T_4—A_2$	$F_7—F_8$	$T_4—T_6$	$T_4—A_2$	$F_7—F_8$
13	$FP_2—F_4$	$T_5—P_3$	$F_8—F_z$	$FP_2—F_4$	$T_5—P_3$	$F_8—F_z$
14	$F_4—C_4$	$P_3—P_z$	$C_z—T_3$	$F_4—C_4$	$P_3—P_z$	$C_z—T_3$
15	$C_4—P_4$	$P_z—P_4$	$T_3—T_4$	$C_4—P_4$	$P_z—P_4$	$T_3—T_4$
16	$P_4—O_2$	$P_4—T_6$	$T_4—C_z$	$P_4—O_2$	$P_4—T_6$	$T_4—C_z$
17	$O_2—O_1$	$FP_1—FP_2$	$F_z—C_z$			
18	$O_1—T_5$	$O_1—O_2$	$C_z—P_z$			

波幅、位相上均应完全一致。

3. 敏感度 常规记录时,敏感度一般设置于 $7\ \mu V/mm$ 或 $10\ \mu V/mm$(成人)、$10\ \mu V/mm$ 或 $20\ \mu V/mm$(儿童)。可酌情及时调整。

4. 滤波 常规记录时,高频滤波不应该低于 70 Hz,多设定为 70 Hz。低频滤波不应该高于 1 Hz,多设定为 0.3 Hz 或 0.5 Hz(对应时间常数分别为 0.4 s 或 0.3 s)。

5. 走纸速度 常规走纸的速度设为 3 cm/s。1.5 cm/s 速度可用于长时间描记。

6. 描记时间 常规脑电图应至少记录 20 min 清醒状态下的无干扰图形。

7. 诱发试验 睁闭眼、闪光刺激及过度换气应作为常规诱发试验,应尽可能进行睡眠诱发。进行诱发试验时,均需相应增加记录时间。

（1）睁闭眼试验：在受检者清醒、放松闭目状态时，每隔10 s左右嘱其睁眼3～5 s，反复睁闭眼2～3次，并标记每次睁、闭眼的时间点。

（2）闪光刺激：闪光刺激器置于受检者眼前约30 cm处，在闭目状态下嘱其眼睛注视刺激器中心。刺激器发光亮度为10万烛光（>100 cd/m²），刺激脉宽0.1～10 ms，刺激频率在1～60 Hz可调。每个频率刺激持续时间为10 s，间隔10 s，再用另一个频率刺激10 s。一般采用由低频逐渐递增至高频刺激。举例：1 Hz→3 Hz→6 Hz→9 Hz→12 Hz→15 Hz→18 Hz→21 Hz→24 Hz→27 Hz→30 Hz。

（3）过度换气：过度换气描记应至少持续3 min，深呼吸频率为20～25次/分。在过度换气之前及之后，均应在不更换导联组合条件下记录至少1 min。下列情况不应进行过度换气：严重心肺疾病、脑血管病、高颅压、镰状细胞贫血及一般情况较差的患者。

（4）睡眠诱发：应记录到入睡过程和浅睡期（非快速动眼睡眠Ⅰ、Ⅱ期）图形。

三、脑电图检查指征及临床评价

（一）检查指征

脑电图主要适用于脑功能障碍性疾病的辅助诊断，特别是对于癫痫等发作性疾病的诊断与鉴别诊断具有重要价值。

临床脑电图检查的主要适应证如下。

（1）中枢神经系统发作性疾病，如癫痫、意识障碍、睡眠相关疾病等。

（2）癫痫外科手术前致痫区定位。

（3）围生期异常的新生儿监测。

（4）脑外伤及大脑手术后监测。

（5）危重患者监测（ICU内使用）。

（6）脑死亡的辅助判定。

（二）临床评价

脑电图记录反应神经元的电位变化，因此任何疾病只要累及神经元功能的程度相同，就会产生同样的脑电图异常；反之，一种脑电图异常可以有多种病因，故脑电图不能做病因诊断。一般而言，正常范围、边缘状态和轻度不正常脑电图临床意义不大，参照临床资料作出诊断时必须谨慎；中度不正常以上的脑电异常提示有明确的临床意义。脑电图在监测疾病的进展和观察治疗的有效性上，常常是有帮助的，例如脑电图可能帮助判断缺氧后、代谢中毒脑病、癫痫持续状态的恢复情况。

1. 正常脑电图的判定

（1）成人：觉醒时的正常脑电图是以α波为基本波和间有少量散在快波和慢波。① 基本波：以α波或α波为主，分布正常；两侧对称，有对称部位的α波频率差不应超过20%，波幅差在枕部不超过50%，其他部位不超过20%；波幅不应过高，α波平均波幅<100 μV。在睁闭眼、精神活动及感受到刺激时，α波应有正常的反应。② 慢波：为散在低波幅慢波，主要见于颞部，多为θ波。任何部位均不应有连续性高波幅θ或δ波。③ 睡眠时脑波应左右对称，无异常电活动，无发作波。④ 不论在觉醒和睡眠时，均不应有棘波、棘-慢综合波等。

（2）儿童：相对于成人，儿童的脑电背景活动较慢，并且根据不同的年龄而不同。一般说来，8岁儿童的α波若低于8 Hz应视为异常。① 基本波：觉醒时脑波的基本频率与同年龄组正常儿童的平均值相比，其频率差<2 Hz。② 慢波：慢波为非局灶性，也无广泛性高波幅波群。③ 过度换气：在过度换气中，脑波频率变慢，波幅升高，两侧应大致对称。④ 睡眠脑波：睡眠波一般应两侧对称，无发作波。⑤ 不论在觉醒和睡眠，均不应有棘波、棘-慢综合波等。另外，6 Hz的棘-慢综合波、睡眠中小的尖锐棘波、6～7 Hz和14 Hz的正相棘波、节律性中颞放电不应视为异常。

2. 异常脑电图的判定 诊断异常脑电图，主要不是根据它缺少正常脑电图的成分或类型，而应根据它是否含有不正常的脑电活动或类型。一份脑电图，如果含有异常的电活动，不管它含有多少正常的成分，都应认定它为异常。在大多数异常脑电图中，异常类型不完全代替正常电活动，它们可能间歇地或仅于某个或某些区域出现，或添加在正常背景之上。

（1）异常脑电图基本类型：① 癫痫样活动；② 慢波；③ 波幅的异常；④ 偏离正常类型的异常。

每种类型的异常可能由一种或几种类型的脑疾病引起，脑的异常是以刺激性或破坏性病变为特征，病变位于皮质、皮质下或皮质外。另一方面，很多疾病引起一种类型以上的脑电图异常，而且一种神经系统疾病，不是全部病例都有脑电图异常，如果脑的病变范围小，病程长，位于脑深部，脑电图可能是正常的。有些人虽然脑电图是异常的，但没有任何脑疾病的其他表现。鉴于上述原因，脑电图不能单独用于具体临床诊断，它只能提示一系列可能的诊断。与其他实验室检查指标一样，脑电图在鉴别诊断及引导正确诊断的选择上可能是有价值的。例如一个昏迷病史不详的患者，快活动脑电图可能提示巴比妥中毒，双侧同步普遍性三相波有利于肝性脑病的诊断，而局灶的慢波或波幅抑制，可能有利于硬膜下血肿的诊断。

（2）成人脑电图异常判定标准。

1）基本节律的平均波幅特别高或特别平坦，并有低波幅的慢波混入。

2）基本节律对于各种生理刺激一侧或两侧缺乏反映。

3）基本节律波幅明显不对称并>50%，或两侧波频率相差20%。

4）超过正常量的慢波活动，特别是局灶性出现时。

5）觉醒和睡眠描记中有肯定的棘波、尖波、棘-慢波或尖-慢复合波。

6）高波幅的慢波、快波爆发出现。过度换气中出现2次以上的爆发性活动。

7）睡眠时出现的顶部尖波、睡眠纺锤波、K综合波或明显不对称。

（3）儿童脑电图异常判定标准：在儿童中，如果不符合或有异于该年龄组脑电图式样，即为儿童异常脑电图。应熟悉儿童在各个年龄组脑电图表现。

与正常脑电图表现不符的即为异常脑电图。根据对脑电图记录的客观描述，对正常或脑电异常严重程度进行判定，提示其临床意义，为临床诊断提供参考。

（4）脑电图结果报告：对脑电图结果的判定并没有严格统一的定量标准，推荐使用以下的判断结果。

1）正常范围：与相应年龄正常脑电图无异。

2) 边缘状态脑电图：正常背景脑电活动有轻度的量改变。如两侧的波率不佳，波幅一过性不对称。

3) 轻度异常脑电图：背景脑电活动的改变较为明显。

4) 中度不正常脑电图：背景活动的量变加上波形的中等度改变。

5) 高度不正常脑电图：有高度的脑波量变和质变。

四、癫痫脑电图表现

(一)癫痫波的种类和临床意义

当脑电图上出现有阵发性高波幅电位活动时，不论其临床表现形式如何，都要考虑有癫痫的可能性。其中某些形式的电活动(癫痫波形)对癫痫具有特殊的诊断意义。

1. 棘波　棘波是癫痫性放电最特征性的表现之一。棘波的出现表明脑部有刺激性病灶。在慢波背景上出现的棘波，常提示来自癫痫灶或其附近区域。在正常背景上出现的棘波，一般波幅较低，周期较长，多由远处的病灶传播而来。如在脑电图描记中出现棘波数量上逐渐增多现象或形成棘波节律，预示临床发作即将发生。各种类型的癫痫均可出现棘波。

2. 尖波　其意义与棘波相同，是神经元同步放电的结果，也是常见的癫痫性放电的特征波形之一。典型的尖波由急速上升支和较缓慢下降支组成，呈锯齿状形状。其周期在 $80\sim200\ ms$ 之间，波幅较高，常在 $100\sim200\ \mu V$ 之间，甚至高达 $300\ \mu V$ 以上。它可能由较大的癫痫灶中多数神经元棘波放电的不完全同步产生；或由远处棘波灶传播而来使棘波的时间(周期)延长所致，为棘波在时间上的延长。可见于各种类型癫痫发作间歇期脑电图。

3. 棘-慢综合波　由棘波和 $200\sim500\ ms$ 的慢波所组成，均为负相波，出现正相波者极少见。波幅一般较高，在 $150\sim300\ \mu V$ 之间，甚至高达 $500\ \mu V$ 以上。通常是两侧同步性阵发，以额区最明显，也可为散发性或局灶性出现。这种异常电位可能起源于皮质深部的中线组织，或始于视丘，而影响的皮质只限于背内侧核的投射部分。在综合波中慢波是主要成分，比较规则而有节律，棘波出现在其间，或在慢波的上升支或下降支上，波幅高低不一，一般不超过慢波的高度。典型的 $3\ Hz$ 的棘、慢节律，为失神发作的特殊放电波形。有时也可以看到一些并非先有棘波后有慢波的典型棘-慢综合波，而是慢-棘波形式出现，即慢波在前，随后出现一个棘波，或棘波附合在慢波的下降支上。这种波形被认为与棘-慢综合波有相同的意义，可能是棘-慢综合波的一种变异形式。节律性的棘-慢综合波的频率多为 $2.5\sim3.5\ Hz$。若这种节律性综合波局限性出现，多为部分性癫痫；若两侧同步性出现，则多为全身性癫痫。

4. 尖-慢综合波　是由尖波和 $200\sim500\ ms$ 的慢波所组成。一般为 $1.5\sim2.5\ Hz$ 的尖-慢综合波，也常见有 $4\sim6\ Hz$ 的尖-慢综合波。出现形式多种多样，多呈不规则同步爆发，也可弥漫性或连续性出现。局灶性尖-慢综合波多见于部分性癫痫；弥漫性尖-慢综合波见于全身性癫痫，表示脑组织深部存在较广泛的癫痫病灶。

5. 多棘-慢综合波　是由几个棘波和一个慢波所组成，常为成串连续出现或不规则出现。棘波波幅高低不一，但一般不超过慢波的波幅。常预示有痉挛发作，是肌阵挛性癫痫最具特征的波形之一。

6. 多棘波群　为 $2\sim6$ 个棘波成簇的单独(不与慢波构成综合波)出现，有时会附随着 1 个或多个慢波(多棘波慢波综合)。主要见于肌阵性癫痫。当棘波连续出现、数量不断增多、频率加快(其频率可达 $20\sim30\ Hz$)或由一个脑区逐渐扩散至整个大脑时，则预示患者将出现癫痫发作，或为发作开始时的脑电图表现，多为临床发作的表现。

7. 高峰节律紊乱　也称高度失节律，为多数高波幅棘波或尖波与多数慢波呈杂乱而不规则地结合出现。首先由 Gibbs(1951)所描述，1974 年被国际脑电图组织列入脑电图术语词汇中。高峰节律紊乱的特征是高波幅的棘波、尖波、多棘波或多棘-慢综合波及慢波在时间上、部位上杂乱而毫无规律的一种独特波形，其波幅可高达 $1\ 000\ \mu V$。福山幸夫(1987)描述其常见者有 4 种类型。

(1)典型高度失律：即棘波、尖波、慢波在时间上、部位上无规律地结合出现。

(2)不典型高度失律：为棘波成分少，多少有些接近基本节律。

(3)周期性高度失律：为每隔数秒出现一次两侧不规则杂乱的棘、慢波短程或长程爆发。

(4)非对称性高度失律：可有上述 3 种类型的改变，但亦可两侧不对称，且有局灶性变化。这种表现多见于婴儿痉挛，具有明显的年龄特征，在 1 岁以内出现占 70％，4 岁以后几乎不再出现。高度失节律预示着患者存在着严重的脑损伤。

8. 发作性节律波　也叫阵发性或爆发性节律，即在原有脑电图背景上出现阵发性高波幅节律。在背景脑电图上出现阵发性、高波幅的慢节律(θ节律或δ节律)、α节律或快节律(β节律)，多呈高波幅放电，与背景脑电图有明显区别，表现为突然出现、突然消失。多由中央脑系统病灶发出，被认为是癫痫脑电图特征性表现之一。

(二)不同癫痫类型的脑电图

不同类型癫痫由于其异常放电的部位、传播途径、影响范围以及病变的性质、发病年龄等不同，脑电图表现具有相对特征性。虽然发作间期和发作期的脑电图表现有类似之处，但也有一定的不同点。

1. 癫痫发作期脑电图放电特征

(1)波率突然变化：在癫痫临床发作开始，脑电图可能以突然的波率改变为特征，出现一种与发作前完全不同的新的节律，此种节律可在α范围内，也可为慢或快的节律。此种节律越来越明显，并很快在整个描记中居支配地位；其波形可能具有棘样特征，但也可不具棘样特征。异常节律的波率逐渐减慢，波幅逐渐增加，此时节律性波的波形逐渐趋于棘样特征。

(2)波幅突然衰减：在癫痫发作开始时，脑电活动突然去同步化，表现为局灶性或弥散性的低平活动，但非常低电压的快活动，波幅可能逐渐增加，而波率逐渐减小，随后以节律性发作活动占优势，与在波率突然变化所见到的节律活动相似。

(3)波幅突然增高：癫痫失神发作的 $3\ Hz$ 棘-慢复合波是典型例子。

(4)各种发作类型最典型的发作期脑电图特征：见表 $1-4-1-3$。

表 1-4-1-3　各种癫痫发作类型常见的发作期脑电图特征

发作类型	发作期脑电图
全面性发作	
全身强直阵挛发作	10～20 Hz 低波幅快节律（强直期），波幅渐高，频率减慢，并有反复慢波插入（阵挛期）；发作后广泛性电抑制
肌阵挛发作	广泛性 1.5～3 Hz 棘-慢复合波或多棘-慢复合波发放
典型失神发作	双侧对称同步 3 Hz 棘-慢复合波节律爆发，过度换气可诱发
不典型失神发作	全导 1.5～2.5 Hz 不规则棘-慢复合波、慢波发放
强直发作	全导 10～20 Hz 棘波节律爆发，或广泛性低波幅去同步化快波
失张力发作	广泛性低波幅去同步化，或全导棘-慢复合波、慢波发放
肌阵挛发作	全导多棘-慢复合波爆发 0.5～1 s
眼睑肌阵挛	全导 4～6 Hz 棘-慢复合波节律爆发，闪光刺激及过度换气可诱发
肌阵挛失神发作	双侧对称同步 3 Hz 棘-慢复合波节律爆发
痉挛发作	全导高波幅慢波、棘-慢复合波 0.5～1 s，可复合低波幅节律性快波，至广泛性去同步化或低波幅快节律 3～5 s
局部性发作	
局部感觉性发作	局部节律性棘波、尖波或慢波，取决于发作起源部位。有时头皮脑电图无明显异常发现
局部运动性发作	
局部阵挛性发作	一侧额、中央、顶区为主的节律性棘波、尖波或慢波
不对称强直发作	一侧额区为主的尖波、尖-慢复合波节律，或广泛性低波幅去同步化快波；亦可表现为一侧枕区为主的持续尖波、棘-慢复合波放电
典型自动症	多数为弥漫性不规则慢波，或颞区 4～7 Hz 尖波节律或 θ 节律
过度运动性自动症	多数脑电图被大量运动伪差掩盖，有时可见额区棘、尖波发放
负性肌阵挛	对侧中央区高波幅棘-慢复合波
痴笑发作	额区或额颞区阵发性放电，有时头皮脑电图无明显发放
偏侧阵挛发作	对侧半球为主的节律性尖波、尖-慢复合波或不规则慢波活动
继发全身性发作	局灶性放电扩散至双侧半球，可不对称或不同步

2. 全身强直阵挛发作

（1）发作时的脑电图表现：发作期由于大量异常冲动，使大脑中心神经通道闭塞，患者突然意识丧失，此时脑电图示波幅的突然降低（去同步化作用，电衰减期）（图 1-4-1-4A）；持续数秒钟，随后进入强直期，脑电图双侧同时爆发 20～40 Hz 的棘波，波幅逐增，波率逐减至 10 Hz 的节律（图 1-4-1-4B）；持续 10～20 s 后，进入阵挛期，脑电图显示高波幅棘波群逐渐被一个或多个慢波所间断，形成多棘-慢复合波（图 1-4-1-4C），持续约 40 s；当肢体抽搐停止，患者昏睡不醒，脑

电图出现低波幅慢活动（图 1-4-1-4D）；之后进入恢复期，慢波波幅及波率递增，依次为 δ→θ→α 节律，最后恢复至发作前状态（图 1-4-1-4E）。

（2）发作间期的脑电图：发作间期的脑电图可以是正常，或基本节律的异常改变及显示棘波、尖波等特异性放电。这些改变可能为癫痫发作所引起的脑功能障碍所致，也可能是癫痫的原因。特异性变化主要有发作性棘波、尖波或棘（尖）-慢综合波及爆发性高波幅节律。

3. 部分性发作癫痫　脑电图见图 1-4-1-5。由于病灶的部位和异常放电传播的径路、影响的范围等各不相同，其发作形式多种多样，脑电图表现也各不相同，但大多数表现为局灶性棘波、尖波或棘（尖）-慢综合波以及局灶性慢活动。当异常放电扩展至两侧大脑皮质时，则产生继发性强直阵挛发作。

4. 复杂部分性癫痫发作　在复杂部分性发作，发作间期的脑电图为颞或额颞区单或双侧的灶性癫痫样放电。如为双侧，通常不呈同步发生。少数患者（儿童及青少年）表现为双侧同步的棘-慢复合波放电。发作期的脑电图改变，与临床表现相同，是多种多样的：① 4 Hz 的平顶波爆发；② 高波幅 6 Hz 的节律性 θ 活动爆发；③ 暴发性锯齿状波；④ 受累颞区波幅的突然降低，局灶的棘波；⑤ 大约 10% 的病例在发作开始时脑电图没有任何改变；⑥ 发作放电开始为弥散的低平活动；⑦ 大约 5% 的病例，在复杂部分性发作期间，不伴任何可记录到的脑电图放电；⑧ 普遍同步的棘-慢复合波放电，这些患者可能还有两颞叶病灶；由此脑电图表现的患者多见于儿童及青少年。患有 Lennox-Gastaut 综合征的患者中，复杂部分性发作并不少见。

当部分发作（单纯或复杂）继发全面发作时，脑电图改变则由某部位的局灶放电转变为双侧同步的癫痫放电。

5. 儿童失神癫痫　失神发作时的脑电图示双侧同步对称的节律性棘-慢波爆发发放。在爆发开始的频率为 3 Hz，在结束前可能减慢至 2～2.5 Hz，以额-中央导联最明显。

发作间期脑电图，背景活动通常正常，也可能为轻度异常改变。发作间期的爆发活动为单个的或短暂的双侧棘-慢波放电，爆发放电在非快速眼动（NREM）睡眠期增多，但波形可能有改变。部分儿童脑电图显示枕区或顶枕区 3 Hz 长程的高波幅正弦样 δ 节律，双侧对称或不对称。此种 δ 节律在睁眼时受抑制，过度换气时增强（图 1-4-1-6）。过度换气是 3 Hz 棘-慢复合波放电最好的诱发方法。NREM 睡眠及低血糖也能促发此种放电；在一些病例闪光刺激也是有效的诱发方法。有 3 Hz 棘-慢复合波爆发的患者，脑电图的背景通常是正常的。

在非典型失神发作，意识障碍的发生和恢复均较典型失神发作缓慢，肌张力改变较明显，患者常伴精神智能发育迟缓。发作间期脑电图背景活动大多不正常，有 2.5 Hz 以下的棘（或尖）-慢复合波放电普遍爆发，但也可偏于一侧或局灶性出现。发作期脑电图较杂乱，包括不规则的棘-慢复合波、快活动或其他爆发活动。

6. 肌阵挛发作　癫痫性肌阵挛发作期及发作间期脑电图均示短阵的棘-慢波和多棘-慢复合波放电，间歇性、节律性，闪光刺激可引起光搐搦反应。在婴儿痉挛与肌阵挛有关的脑电图有多种形式，可能为突然的低平活动或失同步化，也可能为广泛的棘波，或脑电图在发作时根本无变化。

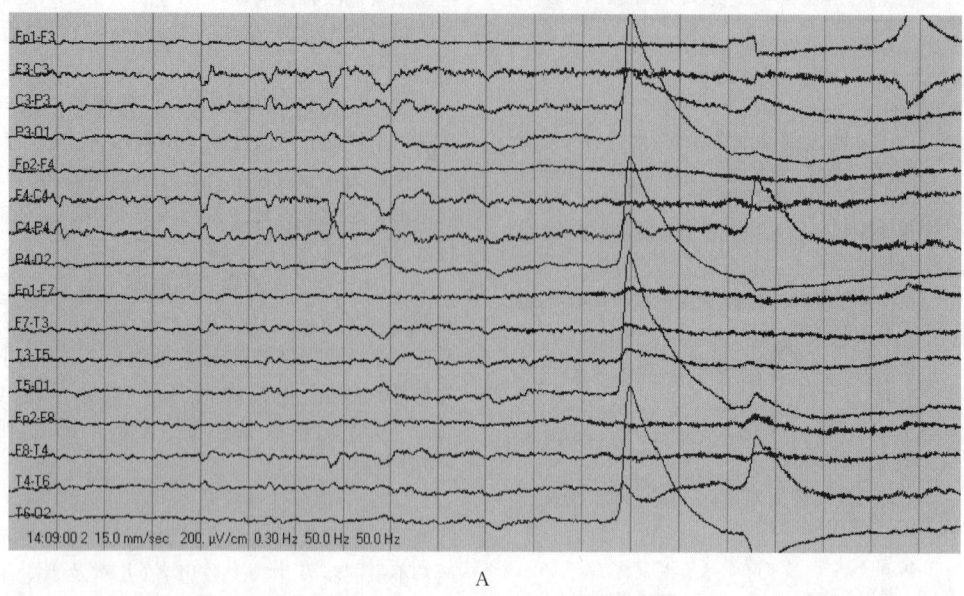

A

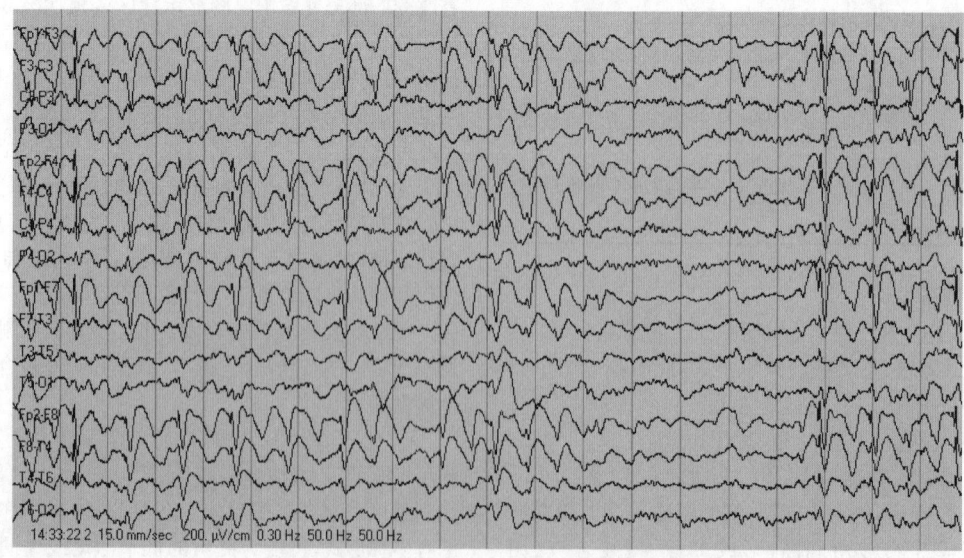

B

C

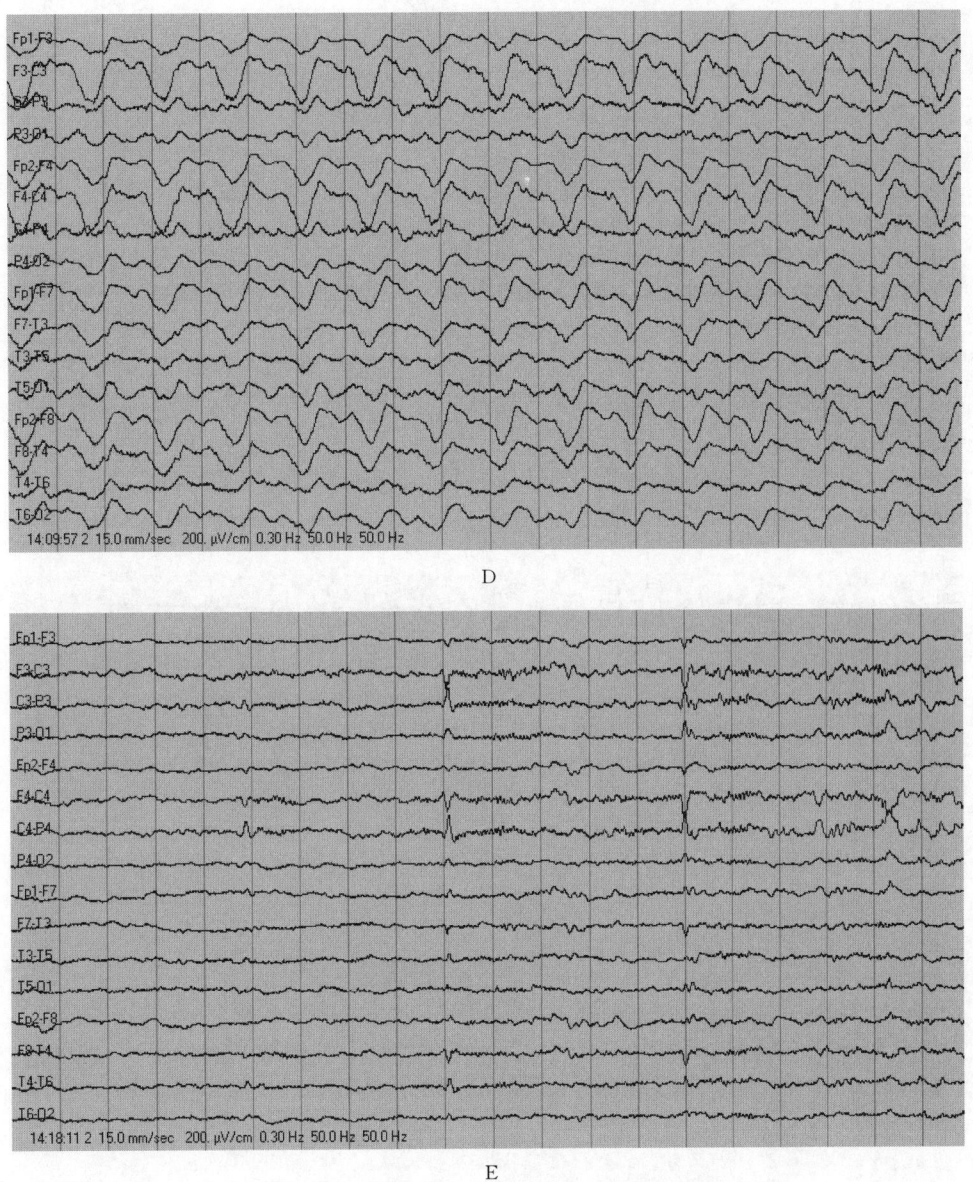

图1-4-1-4 全身强直阵挛发作的脑电图变化

A. 发作起始时；B. 发作持续时；C. 阵挛发作时；D. 发作停止时；E. 发作恢复时。

7. 中央-颞部棘波的儿童良性部分性癫痫 脑电图（图1-4-1-7）特征：① 脑电图背景活动通常正常，有时在中央有μ节律。② 在一侧或双侧中央、中颞区有局灶的棘或尖波病灶。③ 局灶的棘或尖波通常在NREM的轻睡期明显增多，常成群成组出现，甚至以不到1 s的间隔成半节律或周期性发生。可从清醒时一侧性棘或尖波转变为双侧性（同步或不同步）的放电，而在快速眼动（REM）睡眠期可能又恢复一侧的特征。在有些患者中，局灶性放电仅出现于睡眠中。④ 少数病例，棘波放电以中线中央区（C_z）或中线中央顶（C_z、P_z）为最显著，或C_z、P_z是棘波放电的唯一区域，如果描记不包括中线导联，则可能漏掉异常发现。

8. 良性儿童枕部爆发放电的癫痫 脑电图背景活动通常正常，发作间期在一侧或双侧枕及后颞区频繁呈节律性爆发高波幅1.5～3 Hz棘-慢复合波放电（图1-4-1-8），但仅出现于闭目时。发作期的脑电图在一侧枕区显示持续性的棘-慢复合波活动；即使发作间期棘-慢复合波是双侧的，发作期的放电也

是一侧性的，可播散至中央、颞区。目前对预后没有肯定的说明。

9. 颞叶癫痫 典型脑电图所见为前颞的棘或尖波呈不规则的发放，以尖波发放为多（图1-4-1-9）。用国际10—20系统电极安放法，电极F_7或F_8可记录到放电，这两个电极是放在额叶的下部稍偏向颞尖的前方，因此，人们推荐用F_7、F_8电极稍后下方导联记录颞叶电活动。睡眠可活化颞叶棘（或尖）波的发放，而REM睡眠比NREM睡眠更能可靠地记录棘（或尖）波。此外，过度换气常能活化颞叶癫痫的放电。

25%～35%颞叶癫痫患者的棘（或尖）波放电呈双侧性的。有双侧放电的患者多有复杂部分性发作及全面性发作。双侧前颞棘波可能是同步的，也可能为双侧各自单独出现。双侧同步被分为两种情况：① 真性双侧同步；② 放电从一侧到另一侧。

在颞叶癫痫，爆发的脑电图异常可能超越颞叶。有时前颞棘波缺乏，而表现为局灶性慢波或节律性δ活动。

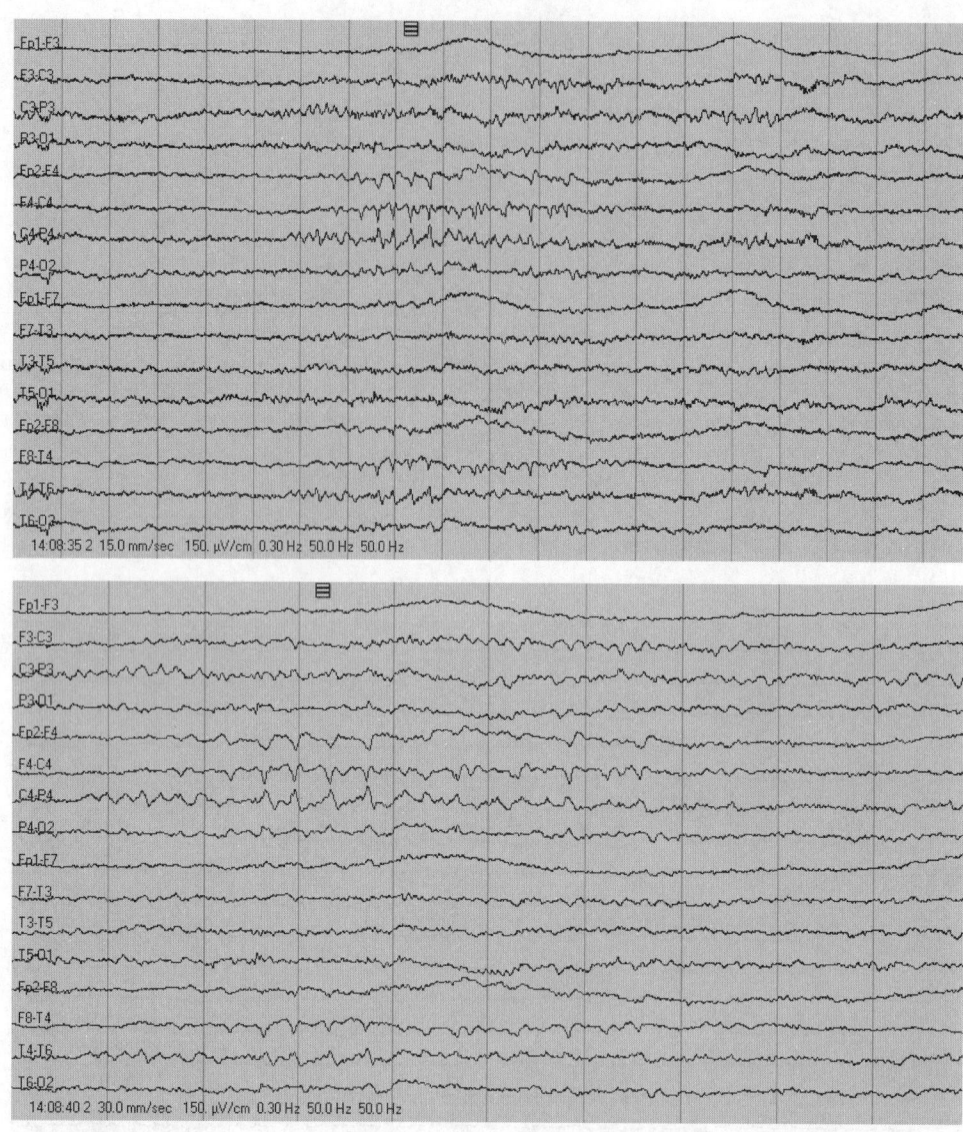

图1-4-1-5　部分性发作癫痫的脑电图

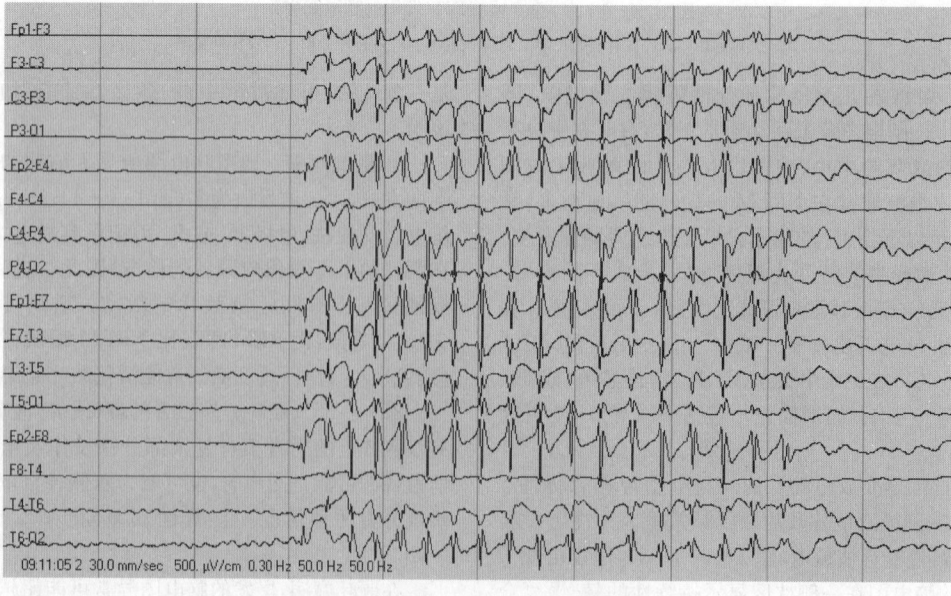

图1-4-1-6　儿童失神癫痫的脑电图

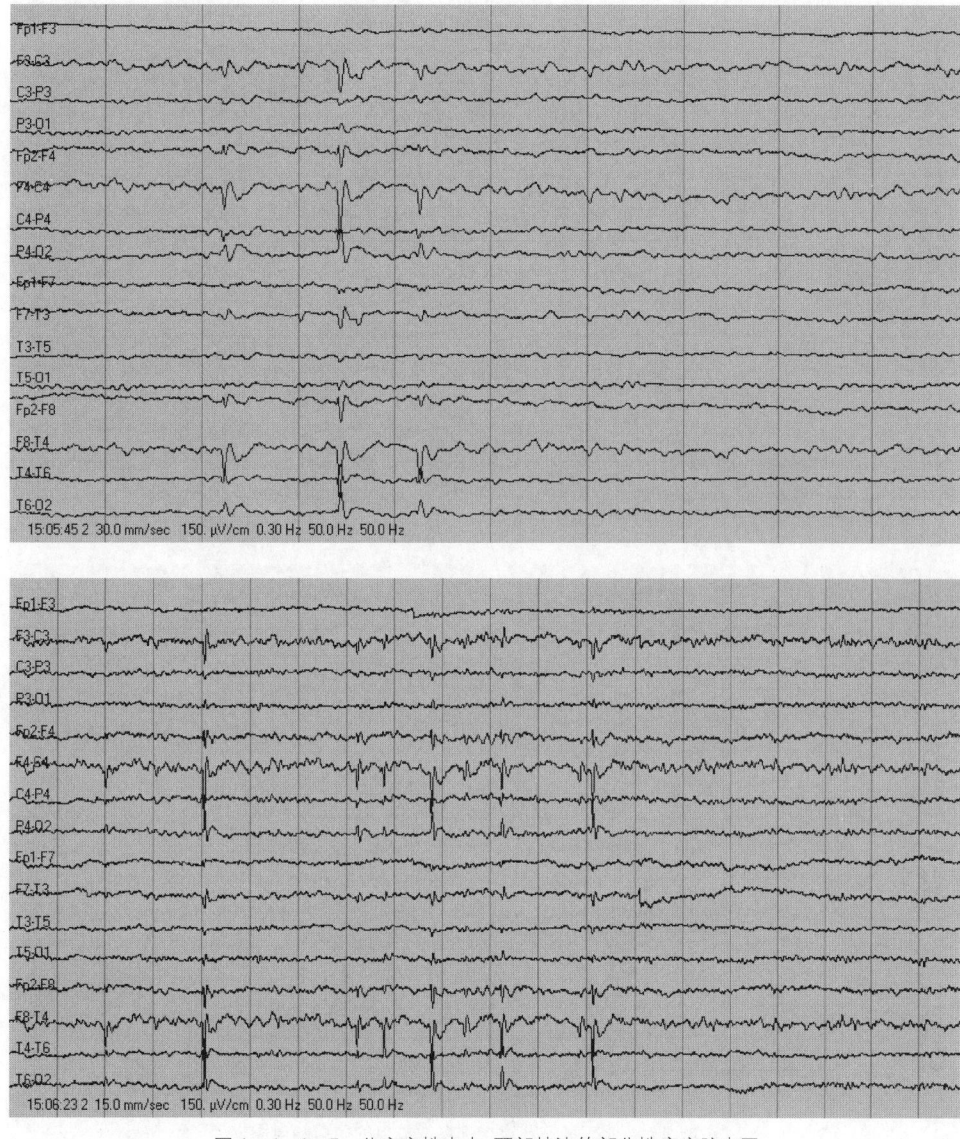

图 1-4-1-7　儿童良性中央-颞部棘波的部分性癫痫脑电图

鼻咽电极可能增加显示颞叶癫痫脑电图变化的机会,但极易引起伪差,电极极易交叉到对侧。蝶骨电极常常能产生有价值的颞叶癫痫的信息,但国外产品价格昂贵,需一定的操作技巧,限制了临床上的应用。

10. 额叶癫痫　发作间期头皮脑电图描记可见背景活动的不对称。额部的棘波或尖波;一侧或双侧或一侧多叶性尖波或慢波(图1-4-1-10)。少数患者发作间歇期脑电图无异常。

额叶癫痫发作期脑电图,初起的临床症状可能伴有各种不同的类型:① 额叶或多叶异常,常为双侧低波幅快活动,混有棘波、节律性棘波、节律性棘-慢复合波或节律性慢波;② 双侧高波幅单个尖波,继之弥散性低平活动。少数情况下,脑电图异常先于癫痫发作而发生,此时可提供定位资料。

11. 青少年肌阵挛(juvenile myoclonic epilepsy,JME)　发作间期多棘-慢波频率较失神发作的 3 Hz 的棘-慢复合波快,慢波前的棘波数目不超过2~3 个(图1-4-1-11)。约1/3的患者对间歇闪光刺激敏感(比其他类型特发性癫痫更常见),女性更明显。尚有一些报道,闭目诱发多棘-慢波放电,甚或与光敏感共存。

12. 婴儿痉挛(West 综合征)　发作间期脑电图被 Gibbs(1952)描述为"高度节律失调"(hypsarrhythmia),呈现极高波幅的慢波以不规则的形式反复爆发,且在长程的爆发中混有棘波、尖波、棘-慢波或多棘慢复合波。其爆发活动的波形、波幅、波率无任何规律,双侧呈不同程度的同步发生。在 NREM 睡眠的早期阶段更有助于记录到典型的高度节律失调表现;长程的高波幅活动可能被短程低平或近于低平的描记所打断,短程低平脑电图可能出现于所有导联或一侧半球或数个导联。这些低平的脑电图改变实际上只限于睡眠描记。在一些病例,高度失律仅限于睡眠时出现,因此睡眠描记对疑似婴儿痉挛是必要的。

高度节律失调脑电图是婴儿痉挛的重要特征,但在少数患儿,临床上表现为典型的婴儿痉挛,而脑电图却无高度节律失调,这样的病例,脑电活动的波幅通常是不寻常地增高,这些患者如果对治疗无良好快速反应,在病程中多半会出现高度节律失调。

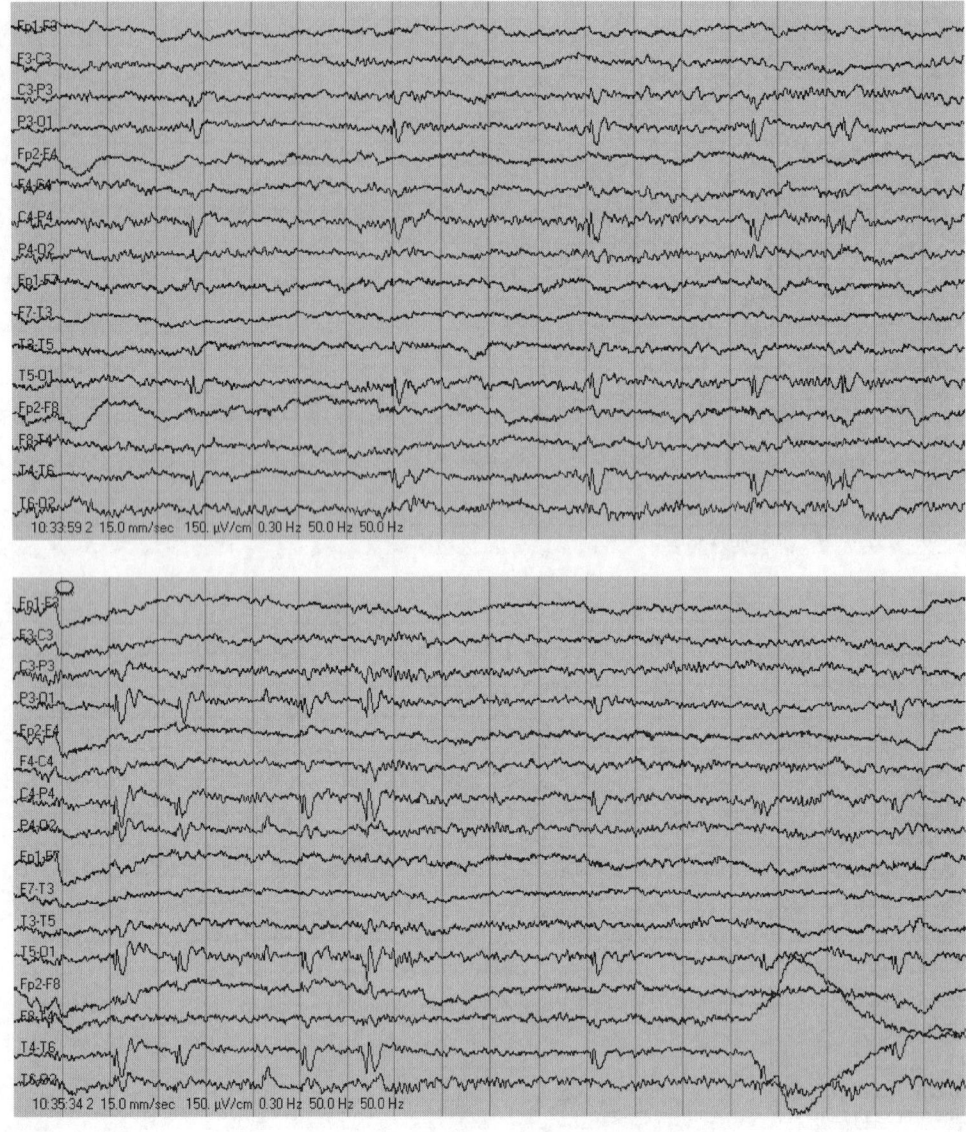

图 1-4-1-8　良性儿童枕部爆发放电的癫痫脑电图

婴儿痉挛发作时脑电图可有多种不同表现：① 突然的脑电活动抑制，持续数秒。这一类型是最常见的。② 发作伴有快活动或高波幅棘波。③ 多棘波及慢波。④ 与发作间期相同，即为高度节律失调。

13. Lennox-Gastaut 综合征　发作期的脑电图，视不同发作类型而异。发作期的脑电图可为普通的 1～2 Hz 节律性慢棘-慢波或多棘-慢复合波发放。发作间期脑电图有如下特征。

（1）1～2.5 Hz 的慢棘-慢复合波，常以普通同步的方式发放，额中线区最显著，但也可为一侧性的；而局灶性者少见，这是 Lennox-Gastaut 综合征最重要的脑电图特征。此种慢棘-慢复合波在 NREM 睡眠中增强，甚或变得持续，此时应与慢波睡眠期有持续性棘-慢复合波放电癫痫（ESES）鉴别。

（2）快速棘波节律：普遍性 10～25 Hz 中至高波幅（常常超过 100 μV，甚或 200 μV）的节律性放电，前头部更显著，持续 2～10 s，放电超过 5 s，通常伴有强直性发作。此种放电仅见于 NREM 睡眠，多见于较大儿童。

（3）脑电图背景活动通常不正常，有杂乱的活动及过多减

慢的活动。

五、其他疾病的脑电图表现

（一）脑炎

脑炎是中枢神经系统常见的疾病，为脑受某种生物原性感染所引起的脑实质的炎症性改变。主要临床特征是弥漫性脑功能障碍，不同程度的意识障碍、精神行为异常、抽搐、瘫痪等症状和体征的急性、亚急性临床综合病征。其脑电图表现如下（图 1-4-1-12）。

（1）双侧弥漫性慢活动：背景节律的弥漫性慢活动是最常见的形式，原有背景节律的消失或不明显，可以表现为双侧弥漫性 4～7 Hz θ波和 2～3 Hz δ波。

（2）局限性慢活动：提示局限性实质性脑功能障碍，表现为原有背景节律存在，双侧出现散在或局灶性 4～7 Hz θ波和 2～3 Hz δ波。

（3）一侧弥漫性慢活动：提示偏侧弥漫性脑功能障碍，表现为一侧原有背景节律存在，另一侧弥漫性 4～7 Hz θ波和 2～

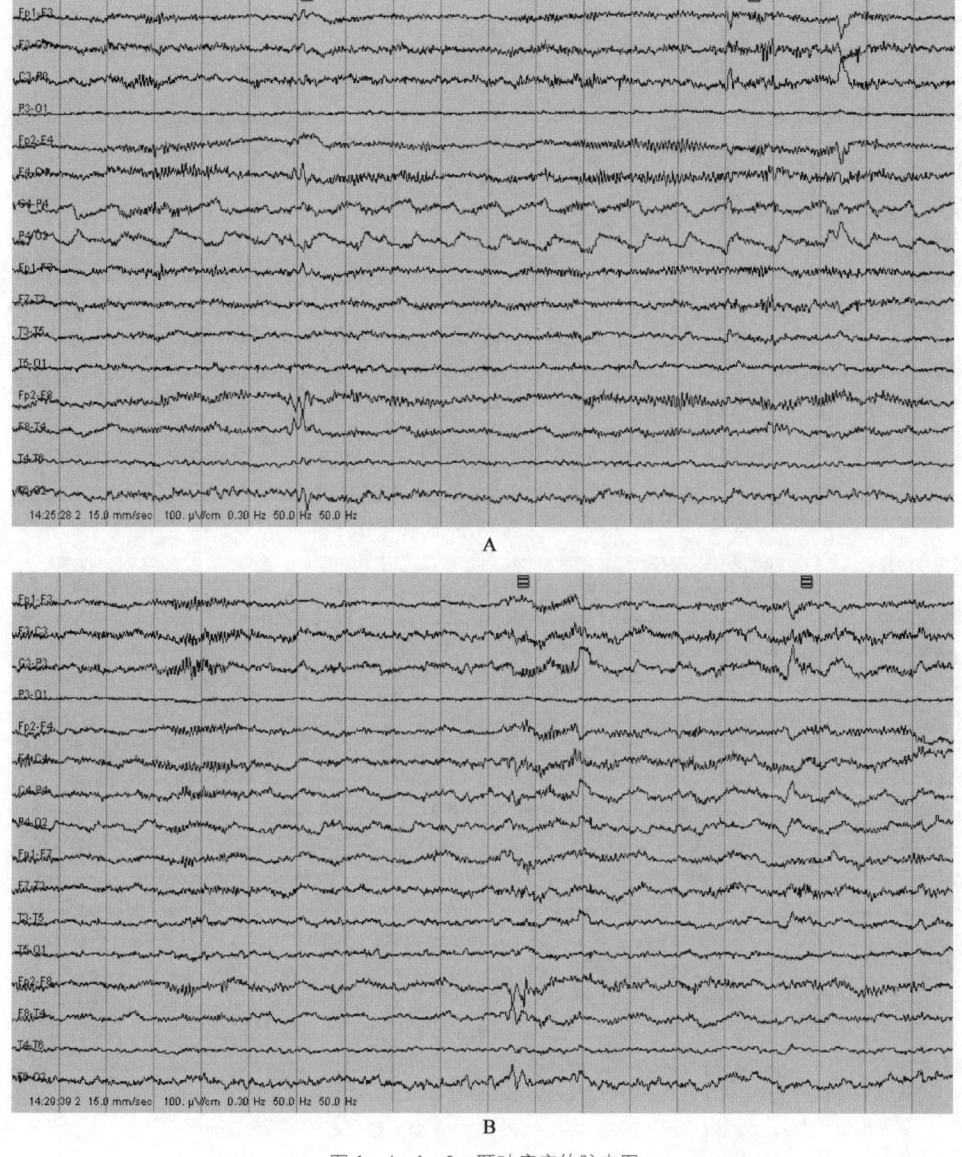

图 1-4-1-9 颞叶癫痫的脑电图

A. 一侧放电；B. 两侧放电。

3 Hz δ 波。

（4）癫痫样发作波：临床上有癫痫发作时，表现为双侧散在或阵发性的棘波、尖波、棘慢波、尖慢波。

（5）三相波：可表现为散在、阵发和周期性三相波。

（6）波幅的变化：主要表现为 α 波、θ 波和 δ 波波幅的降低或平坦。

（二）代谢性脑病

某些内科疾病如内分泌异常（糖尿病、垂体功能异常、肾上腺病变、甲状腺功能异常）、严重心肺疾病伴有脑缺氧、肝性脑病（肝昏迷）、电解质紊乱均可影响脑功能，出现意识、认知和其他神经功能的损害，脑电图表现为 α 节律不明显或消失，双侧为散在和（或）弥漫性 θ 波、δ 波、三相波，伴或不伴癫痫样放电。

（三）Rasmussen 脑炎

通常在儿童中发病的，以局灶性癫痫发作、经常出现部分性癫痫持续状态、进展性神经功能减退、半球萎缩和炎症性病理改变为特点的罕见的病因不明的疾病。病理特征是一侧的慢性脑炎。头颅 CT、MRI 表现为进展性半球萎缩，伴或不伴有密度或信号的异常。脑电图的特点为单侧半球脑电活动减慢，伴或不伴癫痫样放电；发作期脑电图上表现为单侧起始。

（四）克-雅病

克-雅病（Creutzfeldt - Jakob disease，CJD）或称为皮质-纹状体-脊髓变形，是最常见的人类 Prion 病。临床以中年起病，进行性痴呆、肌阵挛、锥体束或锥体外系损害症状为主。脑电图检查是临床诊断的重要依据。病情初期是非特异性慢波，晚期呈特征性改变，可表现为周期性同步放电或周期性尖-慢综合波，即周期性高波幅棘-慢综合波、同步三相波及双相高波幅波（见图 1-4-1-13）。

（五）颅内肿瘤

颅内占位病变往往可以引起不同程度的脑电图变化。尤其是大脑半球的占位病变，包括脑肿瘤、脑部转移癌、脑脓肿、脑内血肿、脑寄生虫病和慢性硬膜下血肿等，大都可有一侧性

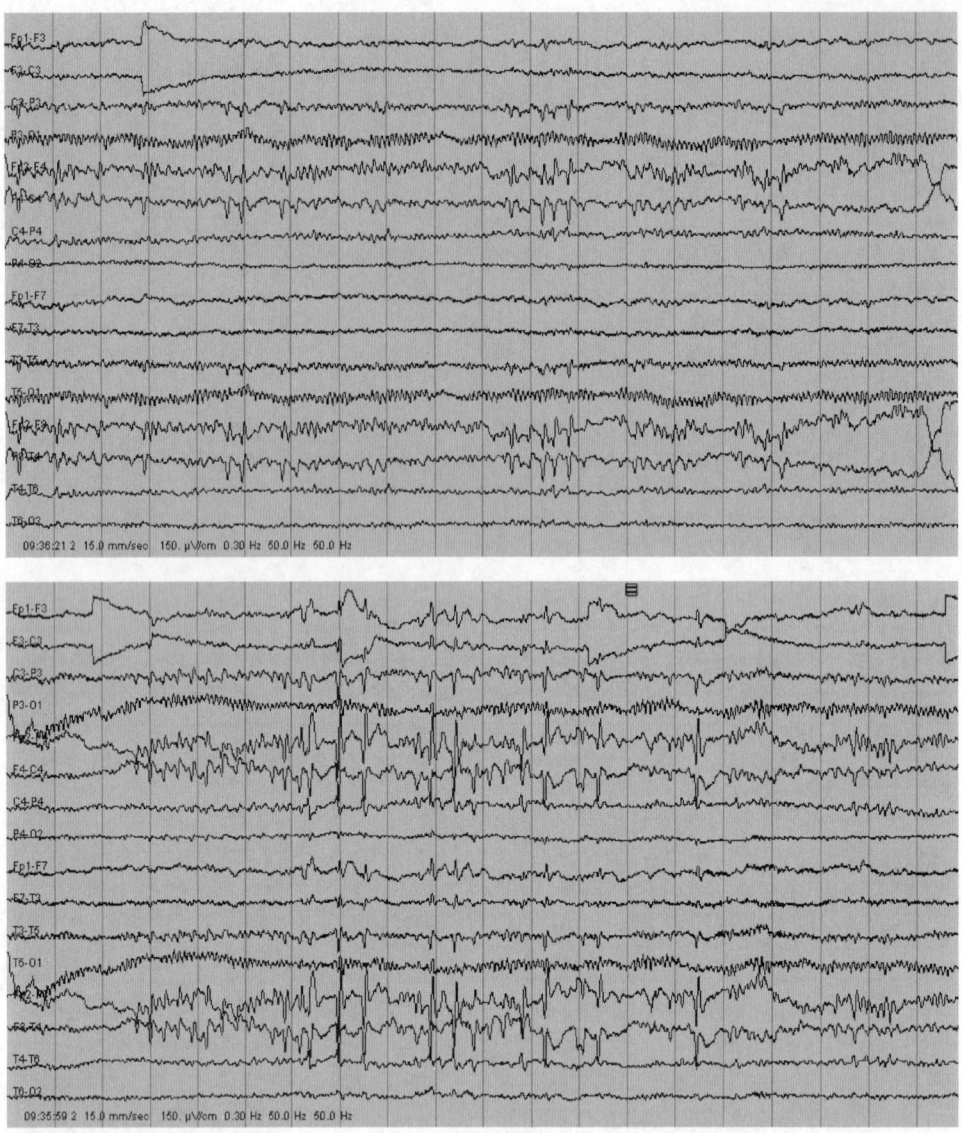

图 1-4-1-10 额叶癫痫的脑电图

或局灶性慢波(主要为 δ 波,亦可为 θ 波)。有一部分没有定位体征的半球占位病变患者,可经脑电图检查发现有局灶性改变,再结合病史及进一步检查,可得到及时诊断和治疗。

六、特殊脑电图

(一)鼻咽电极脑电图

方法是经鼻孔插入一个(或一对)特殊金属电极,将其顶端置于颅底下方的鼻咽部,并以此描记脑电图。因插入鼻咽电极会给患者造成痛苦,除非极有必要否则在临床上已较少使用。这一技术在各临床试验室也有不同的成功率。鼻咽电极较柔韧,易于被插入和定位,可由医师或经过特殊训练的技师操作,无需局部麻醉。但也有些患者不能耐受,可需经鼻腔喷药做表面麻醉。鼻咽电极通常为双侧性,放置电极需要熟练的技术,以便最大限度地减少来自呼吸运动和血管搏动伪差,在冠状双极导联进行描记能减少来自眼球运动的伪差。有证据表明,鼻咽电极如定位准确可能记录到来自内侧颞叶的电活动,如果记录到局灶性放电与蝶骨电极相似,则表明放电可能是经附近颅骨孔(卵圆孔)传导的。遗憾的是鼻咽导联也容易产生伪差,这

使其应用受到很大的限制,其中最令人困扰的是因鼻咽肌收缩而产生的棘波样伪差。这些肌源性电位的外形与癫痫样放电很难区别。但是,如果与冠状双极导联在邻近颞区头皮记录的无伪差记录相比较,就会使这一问题得以解决。如果鼻咽电极的放电也反映到这些导联上,即使很小也应认为是有意义的。最近引进了一种特殊结构的鼻咽电极,其球形电极带有一个可移动的转换器,在脑电图的一个频道上可记录到微小的动作电位(如鼻咽肌收缩、脉搏或呼吸伪差),这有助于脑电图学家对这些记录进行临床解释。鉴于鼻咽电极应用中的困难,很多实验室均优先选择相对无伪差且操作方便的蝶骨电极。

(二)蝶骨电极脑电图

蝶骨电极能对前颞底部(常见的颞叶癫痫源)的电活动进行较为满意的记录。因电极的尖端应位于卵圆孔区附近,所以要求有受过训练的内科或外科医师插入。一般应采用一根除尖端镀银导其余部分均绝缘的细导线,经套管针引导插入,到位后退出套管针头,留下导线备用。从技术角度看蝶骨电极导联记录应令人满意,在患者配合下,一般没有什么无关伪差活动。但蝶骨电极进行精确定位较为困难,且插入时须局部麻

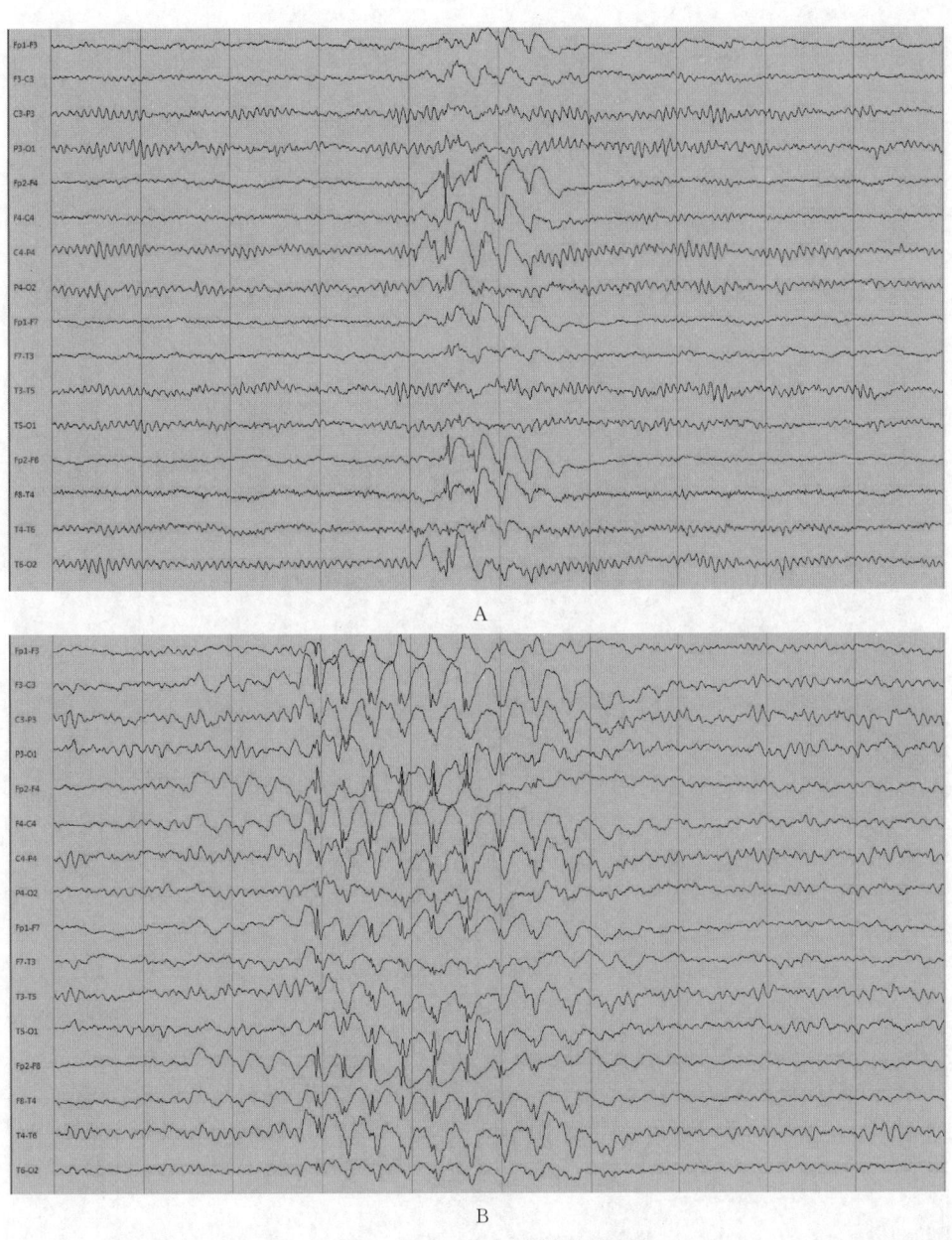

图 1-4-1-11 青少年肌阵挛脑电图

A. 双侧棘-慢波,持续 1.5 s;B. 双侧棘-慢波,持续 2.5 s。

醉及外科操作,这使蝶骨导联的应用受到限制。在临床实践中,蝶骨电极导联的应用多限于某些情况,如颞叶癫痫的诊断,拟行外科手术治疗颞叶癫痫进行术前定位,需要捕捉数次临床颞叶发作。在做皮质电极或深部电极脑电图之前,一般应先进行蝶骨电极导联检查。冯应琨等(1983)报道 2 000 例是用针灸毫针作为蝶骨电极的临床应用结果,使用 5~6 cm 长的针灸针,用高压蒸汽或 75% 的酒精浸泡半小时消毒,手指和皮肤用碘酒消毒,酒精脱碘后进针。进针部位在颧弓中点下 2 cm 乙状切记处即"下关穴",进针时让患者口微张,不要咬牙,垂直进针约向上 15° 插入 4~5 cm 直达骨壁(卵圆孔附近)。在 155 例怀疑颞叶癫痫的病例中,蝶骨电极较头皮电极诊断的阳性率提高 30.33%;在 765 例可疑颞叶癫痫表现为癫痫大发作的病例中,阳性率也提高 15.16%。多年临床经验证明,针灸毫针作为蝶骨电极具有使用简便、安全可靠的优点,可作为短时间常规脑电图检查使用。由于长时间脑电图监测安置电极不能影响

到患者睡眠、说话和进食,还应使用传统的蝶骨电极。

(三) 卵圆孔电极脑电图

用单电极的尖端,按照 Kirschner 的技术从右侧卵圆孔插入,放在人脑的钩回区进行记录。1985 年公布了这项技术,宣布它作为内侧颞叶癫痫术前评估的一项新方法。认为这种记录技术有多种优点:与立体定向深部记录相比,卵圆孔电极的安放是一种相对简单的手法操作,对大脑是非创伤性的;卵圆孔电极很容易耐受,在开始的 10 个患者没有相关的不良反应。卵圆孔电极在延长期表现了稳定的记录,因此它适合于癫痫手术患者的术前评估,用来记录习惯性的发作。与传统的表面电极相比,卵圆孔电极有更好的信噪比,能提供更准确的定位信息。接着设计了更好的机械特性的多极卵圆孔电极,开始是 4 个触点,以后是 10 个触点。

卵圆孔电极记录技术被称作半侵入方法,它记录内侧颞叶的信息。其操作是微侵入的,仍有出现并发症的可能,因此其

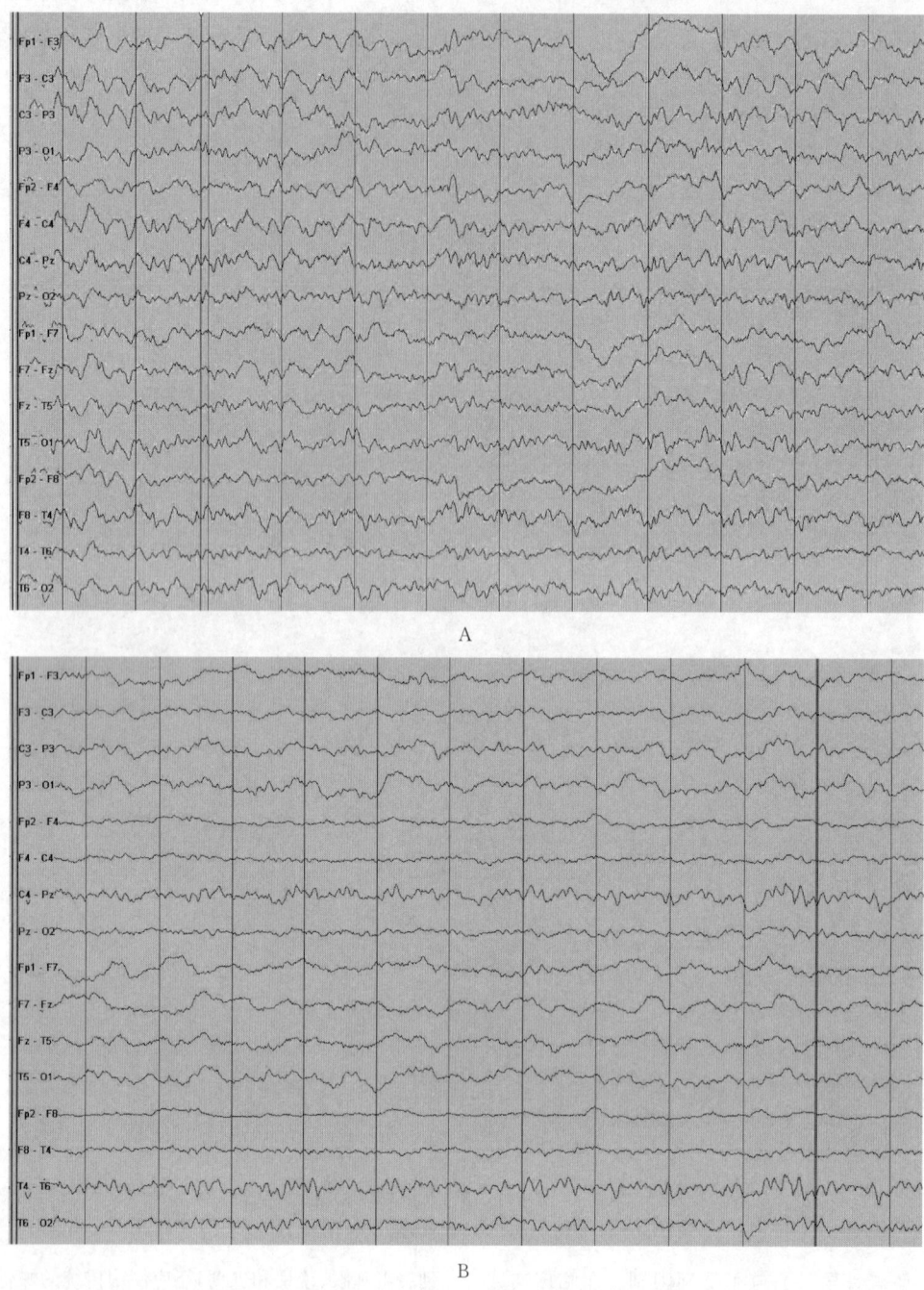

图 1-4-1-12 脑炎脑电图

A. 双侧 α 节律不明显,双侧为散在或阵发性 4~7 Hz θ 波和 2~3 Hz δ 波,双侧基本对称,双侧见散在和局灶性尖波、尖慢波;B. 左侧 α 节律消失,左侧为弥漫性 2~3 Hz δ 波和 4~6 Hz θ 波。

使用应当被限制于可能行癫痫手术患者的术前评估。虽然在最近几年,几种类型的卵圆孔电极已经可通过商业途径获得,但在苏黎世使用的卵圆孔电极仍然是自制的。它包括 4~10 个聚四氟乙烯绝缘的、螺旋状缠绕的银导线,连到 4~10 个电极。它们使用 0.1 mm 直径的手术不锈钢导线装置,能够被充分地弯曲,被特殊地设计成钝的头端,以使其不穿透蛛网膜-软膜层。非常重要的是卵圆孔电极有客观的机械特性,它的外径足够小,以至能够通过一个足够小的插管(套管)。卵圆孔电极的插入能够在局麻下进行操作,然而目前在苏黎世,这项操作是在全麻下进行的。操作时将特殊的带管心针的套管,从口角一侧 3 cm 处插入。它对着卵圆孔的方向,以前的观点,针的

方向对着下眼睑瞳孔的边缘中间,现在的一个观点是针对着外耳道前 5 cm。当针通过卵圆孔时,患者经常出现躲避和咬肌的一过性收缩。退出管心针后,有几滴脑脊液流出,然后电极被小心地在放射探测仪控制下安放。在许多情况下,电极套的尖端进入包围池时没有阻力。接着可劈开的套管针被抽出来,电极被一个特殊的夹子单独地固定在皮肤上。电极穿透皮肤的地方用纱布和胶带覆盖。在整个记录期间,抗生素一直被使用到电极撤出后 3 d 以后。严重的并发症包括蛛网膜下腔出血,可导致短暂的脑桥上部损害症状。70% 的患者被报告有过一过性的口角感觉迟钝。卵圆孔电极的费用同其他的介入性技术相比较低,能够在局麻下操作,没有复杂的神经外科手术的

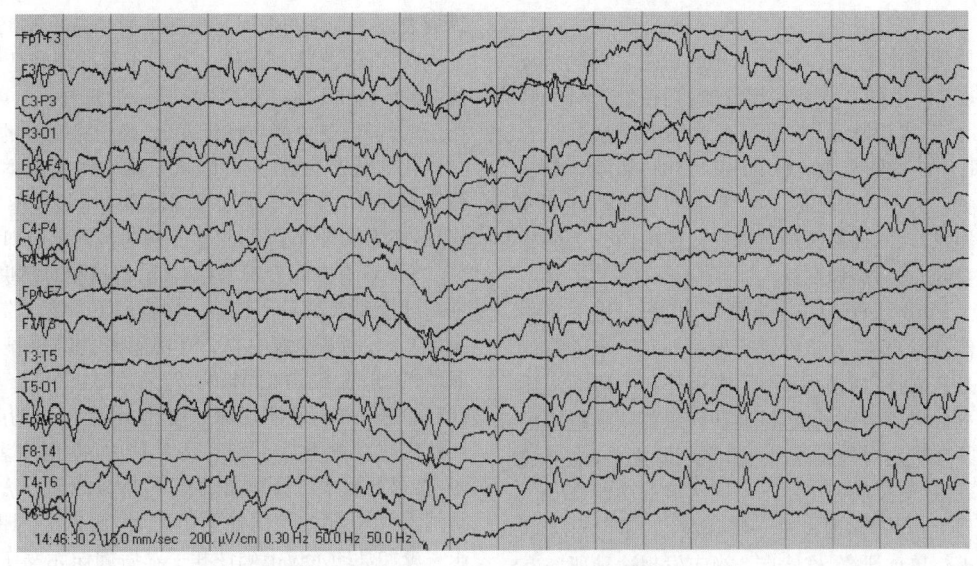

图 1-4-1-13　CJD 患者脑电图

双侧未见 α 节律,双侧基本对称,双侧为散在或阵发性 δ 波、尖波、尖-慢波、三相波,同时表现为周期性三相波。

危险,不必在立体定向的条件下进行神经放射检查。

(四)颅内电极脑电图

当非创伤性的方法不能确定发作的起源时,就会使用颅内电极(intracranial electrode)。颅内电极包括硬膜外电极(放在硬膜上)、硬膜下电极(放在软脑膜上或硬膜下)和皮质电极或深部电极(插入脑组织)。电极还可以从卵圆孔插入,这样就可以从硬膜外来记录内侧颞叶的活动,对于低电位活动比头皮电极更敏感。当非创伤性的检查方法获得的数据不够充分时,颅内电极可以用来帮助定位。颅内电极常常会提示一个明确发作的起源,即使头皮脑电图记录到并非一侧性的异常。以下介绍几种颅内电极。

1. 硬膜下电极(subdural electrode)　为了精确定位癫痫灶,采用了长程介入性监测的方法。关于是否颅内硬膜下电极、深部电极或者两者都用仍存在争论。硬膜下电极能够覆盖广泛的皮质表面,对于言语区的定位特别有帮助。然而,深部电极对于探测深部结构,如海马和杏仁核更加敏感。尽管硬膜下电极相对的低敏感性,许多外科医师更乐于接受它,用来记录内侧颞叶发作性活动。这主要是由于相对于深部电极的立体定向植入法,硬膜下电极的植入更容易一些。另外,深部电极可能有继发颅内出血的危险。

2. 皮质电极(cortical electrode)　这是一种高度专业化的技术,仅用于神经外科手术室。其目的是对大脑皮质癫痫源区进行精确的定位测定,以便确定外科手术的方法和切除的范围。在不同的神经外科中心,这一技术有所不同。一般手术是在局麻下进行,这样就可在进行各种测试时不中断与患者的交流;这一方法还有利于对刺激癫痫源区诱发癫痫所伴随的临床现象进行观察。在充分暴露皮质表面后,将电极条块与骨缘相连接。这种电极为矩形的块状电极(grip)或长形的条状电极(strip),根据检查部位不同进行选择。将这些电极用盐水浸泡后放置于皮质表面。大脑凸面适用于块状电极,凹面如颞叶内侧则适用于条状电极。电极安置部位也受常规脑电图异常所见的影响,电极安放的实际位置常由皮质表面可视性异常作为指示,如瘢痕、囊肿或其他异常组织。这种病理性损害的边缘

优先覆盖,因为癫痫源区及癫痫放电源区最常与此相关联。要注意的是癫痫放电源区有可能在此附近周围,或远远超过形态学病灶的范围。进行皮质脑电图检查最终目的是要标出癫痫源区的界限范围,为手术提供依据。理想的皮质脑电图应尽量不中断皮质的自然生理状态,所以应避免全麻。但部分外科医师喜欢采用全麻和肌肉松弛剂做手术,对儿童和不适于局麻手术者可选用全麻药如氯烷。在全麻下,癫痫样放电可能会有所减少,且在有癫痫发作的情况下无法判断患者的语言即意识状态,皮质脑电图也可伴有伪差,包括与地线有关的 50~60 Hz 干扰、神经外科仪器接地不良及其他手术电器的干扰等。脉搏也可造成伪差,但稍微移动电极的位置即可使之消失。电极的位置应当用数字加以标记并对暴露的皮质照相,以便日后参考癫痫样放电与各皮质电极的关系。一般皮质电极常采用相邻电极的双极导联记录,以进行精确定位。发作间歇期皮质脑电图和深部脑电图记录经验表明,尖波或棘波样放电的起源常涉及多个病灶,且不一定为真正癫痫病源之所在。因此,除记录发作间歇期皮质脑电图外,还应记录发作期皮质放电的起源。过去曾在手术室使用药物(戊四氮)诱发癫痫发作,现在倾向于癫痫的自然发作。将电极安放后,让患者回到病房或监测实验室等待发作的出现。为尽快捕捉到临床发作,必要时可减药、停药。一般认为视频脑电图(VEEG)能记录到至少 5 次以上自然发作是必要的。如皮质记录表明病灶位置较深,如位于杏仁核或海马沟内,则要应用多界面的深部针电极插入进行记录,以帮助对深部核团癫痫样放电的定位。

皮质脑电图的另一项应用技术是皮质电刺激,主要达到以下目的:① 脑功能区定位。脑功能区与皮质表面解剖标记并非总是一致,因此在操作中经常先划定运动皮质,然后通过观察电刺激引起的对侧肢体运动而加以校正。在对优势半球进行手术时,通常要对语言功能区进行测定,避免因切除癫痫源脑区而可能产生的语言功能障碍。② 皮质癫痫源定位。刺激特定皮质区成功诱发癫痫发作或引起皮质某一局限范围内持续性脑电图癫痫样放电,均表明该部位是癫痫源区。但须注意的是,经附近的神经元传导,甚至因刺激本身也可导致癫痫

样放电或发作。

对于接受皮质切除术的患者,通常在完成切除后再次行皮质脑电描记,如仍可检出棘波等癫痫样放电,则神经外科医师应在可能的情况下扩大切除范围,更加有效地清除病灶。总之,皮质脑电图是一种特殊技术,仅用于拟行外科切除癫痫病灶或放电灶的患者。另一种情况是,对于患者有脑实质性病变(如肿瘤)且伴癫痫发作者,外科医师也以皮质脑电图作为向导来确定切除范围,预防术后癫痫发作。

3. 深部电极(depth electrode) 获取深部电极脑电图是一种比较复杂的操作技术,仅在有条件进行癫痫外科手术治疗的医院内进行。它是在立体定向的引导下,采用外科手段向皮质或皮质下任一部分插入深部针电极,从而获得该部位脑电图的方法。它也是医师在决定对癫痫源区行外科切除之前,能通过植入电极进行电刺激,对皮质和皮质下不同区域的功能(记忆、语言、运动)进行研究。另外,通过这一特殊技术,还可对人脑皮质和皮质下区进行单项研究,虽然迄今尚未发现这种研究有何特殊诊断价值。

深部电极检查的程序和植入电极的类型在实际应用中有很大的差别,这取决于个实验室的方法和经验。一些学者认为,癫痫过程有相当大的个体差异,涉及区域可能包括颞叶或脑的其他部分,并不仅限定于某个核团。因此,在一个较大的区域内植入深部电极均有助于癫痫源区的定位。这种较大的覆盖面积有利于其后对可能切除的区域进行功能性定位研究。其他试验室则认为,癫痫活动主要集中于颞叶特殊结构,如海马回、颞叶钩回或杏仁核,因此植入电极应瞄准这些结构。

为选择适于进行此项检查的患者,现已制定了严格的标准。这些标准在各实验室不尽相同,通常包括:① 患者有局灶性癫痫的长期病史,经不同种类的足量抗癫痫药物治疗,抗癫痫血药浓度达到有效范围而未能得到有效控制的难治性癫痫;② 因频繁的癫痫发作而影响到患者的生活质量;③ 癫痫病灶部位明确而单一;④ 局部癫痫灶切除不会引起严重的脑功能障碍。

(五)立体三维脑电图

立体三维脑电图(stereoelectroencephalography, SEEG)是一种安全、微创的癫痫定位评估手段,三维网络化的分析,为难治性癫痫的术前精准定位,以及术后获得无发作的结果提供了良好的技术保证,也为难治性癫痫患者的外科治疗带来了新的方法。此法最早在 20 世纪 60 年代由法国的 Bancaud 和 Talairach 两位教授提出,是以临床症状-皮层放电-神经解剖为依据,采用立体定向的方法,三维立体地植入深部电极,对癫痫放电的起源、传播形式进行记录,从时间上和空间上对癫痫病灶进行定位评估,从而了解脑皮质三维脑电传播网络形式,对致痫灶进行精准定位。随后这一技术在欧洲被广泛使用。以 Cleveland 为代表的北美癫痫中心一直以来主张使用开颅硬膜下电极和深部电极植入进行癫痫灶定位,但两项技术孰优孰劣并无定论。而随着技术间的融合加深,2009 年 Cleveland 癫痫中心也开始应用 SEEG 技术,并取得较好的定位效果。目前,国内的癫痫中心开展较多的是开颅硬膜下电极和深部电极植入技术,但近些年来开展 SEEG 技术的单位亦在逐渐增多。

SEEG 是一项可以在三维空间精确记录癫痫电活动的技术,相比于传统的硬膜下电极和深部电极,其优势在于:① 更容易记录深部皮层和皮层下区域的放电,包括脑沟深部、大脑纵裂表面尤其是扣带回等深部结构和岛叶等;② 能够定位硬膜下电极无法定位的癫痫灶;③ 对于某些怀疑是多灶癫痫需要监测双侧半球的病例,SEEG 是唯一的选择;④ 可根据每个患者特定的解剖、电生理与临床表现,确定癫痫灶的可能部位,定制个体化的植入策略,并可以从三维空间绘制癫痫网络,精确定位癫痫起源;⑤ 创伤小,风险低;即使电极埋植后仍无法定位致痫灶,亦无需再次手术,直接于病房拔除电极即可。

SEEG 有空间分辨率相对低、价格相对昂贵、对癫痫的传播网络理论要求较高等不足。对于 SEEG 技术带来的手术疗效,来自 Cleveland 癫痫中心 200 例患者的结果显示,可定位出癫痫灶的病例数占总体的 77%(154 例)。其中的 134 例(87%)进一步行手术切除癫痫灶,术后 55% 的患者病理结果为局灶皮质发育不良Ⅰ型。又对其中 90 例患者平均随访 2.4 年,结果显示术后癫痫无发作率为 67.8%。法国 McGonial 团队纳入 MRI 阳性与阴性两组患者,比较了 SEEG 技术对两组患者癫痫灶的定位准确性和手术后癫痫无发作率,统计结果均无显著性差异。这说明 SEEG 技术对于即便是 MRI 阴性的癫痫亦具有很好的定位精确性。

SEEG 并发症的比例为 3%(每根电极并发症概率为 0.2%),并发症均为颅内出血,没有死亡或遗留永久神经功能损伤的严重并发症报道。与之相比,硬膜下电极的永久并发症为 0~26%,而深部电极的并发症比例为 3%~6%。尽管硬膜下电极的空间分辨率更高,可以更精确定位浅表皮层区域的癫痫灶,但硬膜下电极往往需要大的骨瓣,带来的出血、感染、脑水肿等并发症的风险更高。相比之下,SEEG 具有更高的安全性。

参 考 文 献

[1] 洪震,江澄川. 现代癫痫学[M]. 上海:复旦大学出版社,2007.
[2] 刘晓燕,吴逊. 临床脑电图学[M]. 2 版. 北京:人民卫生出版社,2017.
[3] BENICZKY S, AURLIEN H, BROGGER J C, et al. Standardized computer-based organized reporting of EEG: SCORE [J]. Epilepsia, 2013, 54(6): 1112 - 1124.
[4] BINNIEA C D, STEFANB H. Modern electroencephalography: its role in epilepsy management[J]. Clin Neurophysiol, 1999, 110(10): 1671 - 1697.
[5] BLUME W T, LUDERS H O, MIZRAHI E, et al. Glossary of descriptive terminology for ictal semiology: report of the ILAE task force on classification and terminology[J]. Epilepsia, 2001, 42(9): 1212 - 1218.
[6] KING M A, NEWTON M R, JACKSON G D, et al, Epileptology of the first seizure presentation: a clinical, electroencephalographic, and magnetic resonance imaging study of 300 consecutive patients [J]. Lancet, 1998, 352 (9133): 1007 - 1011.
[7] NOACHTAR S, REMI J. The role of EEG in epilepsy: a critical review[J]. Epilepsy Behav, 2009, 15(1): 22 - 23.
[8] PILLAI J, SPERLING M R. Interictal EEG and the diagnosis of epilepsy[J]. Epilesia, 2006, 47(Suppl 1): 14 - 22.

第二节 诱发电位检查

乔 凯

刺激周围的感觉器官可在其对应的皮层区域或皮层下的

一些中继结构引出电活动,这种电活动被称为诱发电位。理论上,各种形式的感觉输入都可在其相应的中枢结构引出电活动,但实际上只有少数几种能记录到并在临床上得到常规应用,它们包括视觉诱发电位(visual evoked potential,VEP)、短潜伏期躯体感觉诱发电位(short-latency somatosensory evoked potential,SSEP)和脑干听觉诱发电位(brainstem auditory evoked potential,BAEP)。诱发电位应具备以下特征:① 必须在特定的部位才能检测出来;② 有其特有的波形和电位分布;③ 潜伏期与刺激之间有严格的锁时关系。

在临床上可将诱发电位分为两大类:与感觉或运动功能有关的外源性刺激相关电位(如 VEP、BAEP 和 SSEP)和与认知功能有关的内源性事件相关电位(event-related potential,ERP)。ERP 属于长潜伏期诱发电位,用于研究高级皮质功能。目前 ERP 并没有广泛地应用到神经科临床常规检查中,这主要是因为操作规范较难确定。

由于各种诱发电位的波幅都很低,在强大的脑电和肌电活动背景下,只能通过平均叠加技术才能获得。诱发电位各波的潜伏期、波间期和两侧的差异是判断正常与否的指标,而波幅的意义则相对较小。

虽然影像技术尤其是 MRI 的发展在一定程度上限制了诱发电位的临床应用,但是两者的作用其实是互补的:MRI 主要用于发现解剖和结构方面的异常,而诱发电位提供功能改变的证据。

一、视觉诱发电位

人们早就知道闪光刺激视网膜可在枕叶引出一个电位。1969 年,Regan 和 Heron 发现棋盘格模式翻转刺激较闪光刺激可诱发出更为稳定和易于测量的波形。这种模式翻转(pattern-shift)视觉诱发电位用于检查从视网膜到视皮质的整个视觉通路的传导功能。这条通路的解剖结构包括:视网膜→视神经→视交叉→视放射→视觉皮质。由于来自视网膜鼻侧的视神经纤维会交叉到对侧上行,而来自视网膜颞侧的纤维不发生交叉,因此全视野棋盘格刺激无法检测到视交叉后的损害,此时可用半视野刺激替代。

(一)检查方法

VEP 通常用棋盘格模式翻转作为刺激,双眼轮流检查。对于不能配合的患者可用闪光刺激替代。皮质记录电极置于 O_z、O_1 和 O_2,如用半视野刺激,记录位置放在 T_5 和 T_6。检查环境和条件应保持统一,包括检查座椅与显示器的距离应控制在 70～100 cm,棋盘格的大小约为 30°视角,刺激频率为 1～2 Hz,带宽设置在 1～200 Hz,分析时间为 250 ms,叠加 50～200 次,最少记录 2 次以观察其重复性。

棋盘格的大小和对比度、瞳孔大小、性别、年龄、视敏度、镇静剂或麻醉剂、被测者的关注程度、某些药物、血糖水平等都会对 VEP 产生影响。

(二)基本波形和异常表现

VEP 的波形通常类似"V"字形,是由初始负波(N1 或 N75)后面跟一个大的正向波(P1 或 P100),随后再是一个负波(N2 或 N145)所构成的。N1、P1 和 N2 分别表示第 1 个负波、第 1 个正波和第 2 个负波;"75""100"和"145"分别表示其潜伏期为 75,100 和 145 ms。P100 是 VEP 的检测波。目前认为

VEP 复合波起源于初级视觉皮质、枕叶纹状皮质区及其周围的纹状体旁区。

P100 峰潜伏期绝对值延长或双眼潜伏期差大于正常范围是评价 VEP 异常的最为可靠和敏感的指标。此外,P100 波的缺失或波幅明显降低也是异常的表现。

(三)临床应用

VEP 在诊断视神经损害时特别有价值,且 P100 的异常可持续存在。如球后视神经炎恢复以后,即使视敏度、视野和视神经乳头的各项检查均正常,大部分患者 P100 波潜伏期仍超过正常范围。不过 VEP 异常并无病因上或病理改变上的特异性。例如在肿瘤压迫视神经、缺血性视神经病或视神经炎中,VEP 的改变都是相似的。

多发性硬化或视神经脊髓炎的 VEP 改变多为单眼或双眼 P100 峰潜伏期延长(图 1-4-2-1)。1/3 的多发性硬化患者会出现 VEP 异常,如果采用低对比度刺激异常率更高。

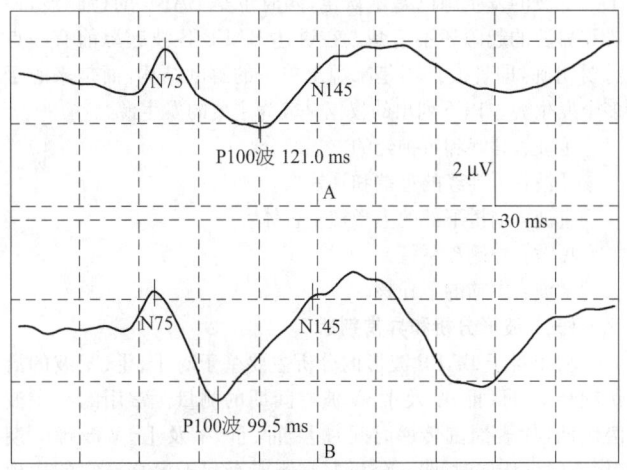

图 1-4-2-1 视神经脊髓炎患者双眼 VEP
右眼(A)P100 波潜伏期较左眼(B)明显延长。

青光眼和其他视网膜节细胞前的结构性病变也可使 VEP 延长。视敏度的损害通常不影响 P100 的潜伏期而仅会使其波幅降低。如果 VEP 正常则可基本排除视神经或视交叉前的损害,但不能排除交叉后病变。

总之,如发现 VEP 异常,以下鉴别诊断需予以考虑:① 视神经病;② 视神经炎;③ 中毒性弱视;④ 青光眼;⑤ Leber 遗传性视神经病;⑥ 球后视神经炎;⑦ 缺血性视神经病;⑧ 多发性硬化或视神经脊髓炎;⑨ 肿瘤压迫视神经,见于视神经胶质瘤、脑膜瘤、颅咽管瘤、巨大的动脉瘤和垂体瘤。

二、脑干听觉诱发电位

BAEP 用于检查听神经和脑干听觉通路的功能。根据其潜伏期的长短可分为短潜伏期(<10 ms)、长潜伏期(>50 ms)以及中潜伏期(10～50 ms)3 种。短潜伏期脑干听觉诱发电位(short-latency BAEP,SLBAEP)的波形稳定易于记录,不受被测者意识和关注程度的影响,常规的镇静剂和麻醉剂不影响其波形,这些优点使其在临床上应用最为广泛。

(一)检测方法

1. 刺激 单相方波(0.1 ms 波宽),短声刺激(咔嗒声),刺激频率约为 10 Hz,刺激强度为被检耳听阈加上 60～65 dB 或

正常人群听阈加上 60～65 dB。单耳给声，对侧耳予小于刺激强度 30～40 dB 的白噪声。刺激极性通常采用疏相（rarefaction click），因为与密相（compression click）相比，疏相刺激诱发的各个波更易于分辨。

2. 记录　患者在检查时应完全放松。至少采用双导联记录，即颅顶（C_z）-耳垂（A_i/A_c）或乳突（M_i/M_c）。最好双侧耳垂或乳突再放置一导联，这样更有利于波形的分辨，即三导同时记录：① $C_z—A_i/M_i$；② $C_z—A_c/M_c$；③ $A_c—A_i/M_c—M_i$。接地置于前额。带通设置为 100～150 Hz 至 2～3 kHz。分析时间通常为 10 ms。采用叠加平均技术刺激 1 000～2 000 次；每耳重复测试 2 次，以显示波形的重复性。

3. 影响因素　刺激强度、刺激频率、刺激极性、年龄和性别以及血糖水平都会对 BAEP 各波的产生和潜伏期有影响。

（二）电位起源

在 10 ms 的扫描时间内可记录到 7 个波（Ⅰ～Ⅶ）。其中Ⅰ～Ⅴ波的发生源已基本认定，同时也是 BAEP 的检测波，而Ⅵ和Ⅶ波的起源还不清楚。在讲述 BAEP 各波起源前有一点需要明确，即各波都不是来源于单一的解剖结构，而是来源于多个发生源。以下列出的仅仅是较为主要的发生源。

Ⅰ波：耳蜗和听神经的末端部分。

Ⅱ波：听神经的近端和耳蜗核。

Ⅲ波：脑桥下部的上橄榄复合体。

Ⅳ波：外侧丘系。

Ⅴ波：中脑的下丘核。

（三）波形分析和异常判断

临床对于 BAEP 波形的分析主要基于对Ⅰ、Ⅲ、Ⅴ波的潜伏期和Ⅰ-Ⅲ、Ⅲ-Ⅴ及Ⅰ-Ⅴ波峰间期的测量。常用的有Ⅰ波潜伏期（代表周围传递时间）；Ⅰ-Ⅲ、Ⅲ-Ⅴ及Ⅰ-Ⅴ波峰间期（代表中枢传递时间）。分析左右侧差有利于提高异常的发现率。潜伏期、峰间期和侧差的正常上限均定为正常人均值＋3 倍的标准差。

（四）异常 BAEP 的临床意义

1. Ⅰ波异常　因为Ⅰ波起源于听神经的远端和耳蜗，因此Ⅰ波潜伏期的延长或消失反映了周围听觉障碍。

2. Ⅰ-Ⅲ波峰间期延长　绝对的（与正常值相比）或相对的（与对侧相比）Ⅰ-Ⅲ峰间期延长反映了从听神经远端到下位脑干的病变。Ⅲ波和Ⅴ波的消失具有同样的意义。

3. Ⅲ-Ⅴ波峰间期延长　如果Ⅲ波正常而Ⅲ-Ⅴ峰间期延长或Ⅳ/Ⅴ复合波缺如往往提示在下位脑干和中脑之间的听觉通路受损害。

4. Ⅰ-Ⅴ波峰间期延长　此种情况反映了从听神经远端到中脑的听觉通路受损。

（五）临床应用

BAEP 能有效地评价周围和中枢听觉通路的完整性。从以上 5 个波的发生源来看，BAEP 检测对于第八对脑神经的损害（如神经瘤或其他桥小脑角的肿瘤）以及脑干听觉通路的损害尤为敏感。随着 MRI 的广泛应用，BAEP 对于桥小脑角肿瘤的诊断价值已大为减小，但其仍是评价术后听觉功能预后的指标。在确诊的多发性硬化症患者中，即使没有脑干功能损害的临床表现，也会有约 1/2 的患者有 BAEP 异常（主要是中枢传导时间的延长，见图 1-4-2-2）。对于不能配合电测听的

婴儿和儿童，BAEP 能够提供听觉通路是否完好的重要信息。此外，BAEP 还可用于评价昏迷患者的预后。

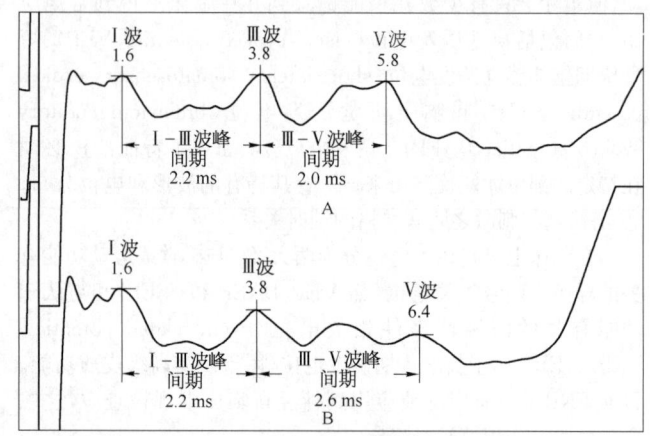

图 1-4-2-2　BAEP 示例
A. 正常波形；B. 多发性硬化症患者，Ⅲ-Ⅴ波峰间期明显延长。

三、躯体感觉诱发电位

传统的感觉神经传导技术主要用于评价周围神经远端部分的功能，对难以接近的近端神经价值不大。与此不同，躯体感觉诱发电位（somatosensory evoked potential，SEP）能测定感觉通路的全程。目前临床常用电刺激的方法记录 SSEP。虽然机械刺激和热刺激可选择性地激活特殊的感觉终末器，但这两种刺激引出的 SEP 因其波幅非常低而且不恒定，在临床上并不常用。

（一）检查方法

1. 刺激技术

（1）混合神经刺激：电刺激混合神经可产生较为同步的冲动，从而引出较大波幅的 SEP，因此是临床上最为常用的刺激方法。检查时所用的刺激强度只要能引起肌肉产生轻微的收缩即可，表明运动和感觉轴索同时被兴奋。刺激脉宽为 0.2～0.3 ms，频率为 2～3 Hz。检查上肢通常在腕部刺激正中神经，检查下肢在踝刺激胫后神经。

（2）皮神经刺激和皮节刺激：多用于检查周围神经或神经根的损害。当某些感觉神经动作电位用传统的神经传导方法不易引出时，可双侧刺激该神经诱发 SEP，通过比较双侧 SEP 来判断该神经有无损害；此外，还可用于不是很明确的片状麻木感或局部感觉减退的检查。

与皮神经刺激相比，皮节刺激具有更高的节段特异性。然而，刺激皮肤得到的上行冲动同步性较差，使 SEP 波幅较低或难以辨认。皮节刺激也可用于评价神经根的损害。

2. 记录（图 1-4-2-3）

（1）正中神经 SEP：常规用 3 个导联同时记录：① 同侧 Erb 点-FP_z，记录臂丛 N9 电位；② 第七颈椎棘突（Cv_7）-FP_z，记录 N13 电位；③ 对侧头部感觉区（C_3'/C_4'）-FP_z，记录 P15-N20-P25 复合波，N20 为检测波。

（2）胫后神经 SEP：通常也用 3 个导联同时记录：① 腘窝（PF）-髌或第四腰椎棘突（L_4）-对侧髂嵴（IC），分别记录 N7（胫后神经电位）和 N17（马尾神经电位）；② 第十二胸椎棘突（Th_{12}）-对侧髂嵴，记录 N21 电位；③ 头部感觉区（C_z'）-FP_z，

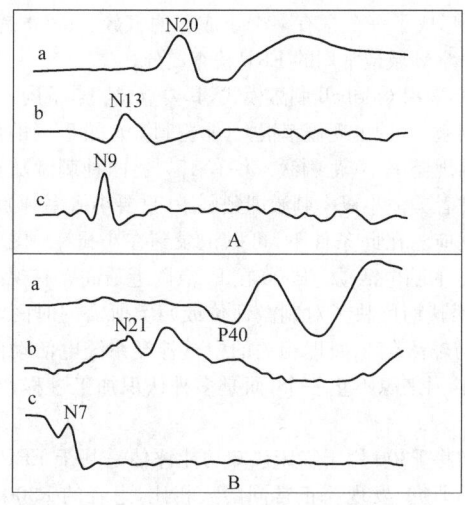

图1-4-2-3 正常体感诱发电位

A. 上肢;B. 下肢。a. 皮质记录;b. 颈髓(上肢)或腰骶髓(下肢)记录;c. 外周记录。

记录形似"w"的N35-P40-N50-P75复合波,P40为检测波。

(二)解剖生理基础及电位起源

1. SEP的传导通路 传入神经为大直径、快传导的Ⅰa和Ⅱ类纤维,进入脊髓后由后索上行,在延髓薄束核与楔束核换元后,经内侧丘系至丘脑腹后核,然后经脑皮质投射到大脑皮质主感觉区(S1区)。

2. 电位起源

(1)上肢:N9,臂丛动作电位;P/N13,颈髓后角和楔束核;P15-N20-P25,头部主感觉区(S1)。

(2)下肢:N7,胫神经动作电位;N17,马尾动作电位;N21,腰骶髓后角;N35-P40-N50-P75,头部主感觉区(S1)。

(三)临床应用

SEP检查通常可作为传统感觉神经传导的补充,反映近端感觉纤维的功能,有助于诊断神经根或神经丛病。在慢性炎性脱髓鞘性周围神经病的诊断中,SEP可以发现近端感觉神经或感觉神经根受累的证据,同时记录感觉神经动作电位。SEP有助于评价各种神经系统疾病(如晚发性共济失调、脊髓延髓型肌萎缩症、肌阵挛、HIV感染)有无中枢性的感觉异常,如在Friedreich共济失调中,腓肠神经感觉传导速度正常但波幅降低,然而在SEP的检查中发现皮质反应不仅延长而且离散,提示有中枢传导的减慢。SEP作为一个独特的方法可用于脊髓功能检查,如脊髓损伤、脊髓拴系、脊髓动静脉畸形、亚急性联合变性、脊椎脊髓炎、遗传性痉挛性截瘫等。脊髓空洞症的患者虽然周围感觉传导正常,但SEP异常,临床上也有感觉缺失。如果没有临床症状,脊髓的局限性压迫并不会对SEP产生影响。但脊髓的弥散或多灶性损害常使皮质电位消失或脊髓与皮质之间的传导速度减慢。在有局灶性大脑损伤的患者中,病变部位不同SEP的异常也不同。因此SEP的异常形式有助于半球损伤的定位。

SEP检查有助于发现多发性硬化症的亚临床病变。有时即使临床症状显示病灶只有一处,SEP也可揭示多发性硬化症弥漫的病变特性。在确诊的多发性硬化症患者中,皮质记录的SEP异常率为50%~86%,在可能型或可疑型的患者中,SEP的亚临床异常率为20%~40%,此时下肢SEP的改变较上肢

明显。作为多发性硬化症的诊断手段,SEP和VEP较之BAEP和瞬目反射具有更大的价值。多种诱发电位同时检查的敏感性优于MRI,但单独检查任何一项时,其阳性率均不如MRI高。

SEP的另一个临床应用是在手术过程中对脊髓进行监护。

四、运动诱发电位

运动诱发电位(motor evoked potential,MEP)指刺激运动皮质或中枢运动传导通路,在肌肉记录到的动作电位。从严格的意义来讲,MEP并不属于脑诱发电位,因为其记录的不是脑电活动而是肌肉活动。根据刺激的方式可将MEP分为电刺激MEP和磁刺激MEP。目前临床常用的刺激运动皮质的方法是经颅运动皮质磁刺激(transcranial motor cortex stimulation);对脊髓和神经根刺激可用电刺激或磁刺激的方法。MEP主要用于检查中枢运动传导通路,即锥体束的功能。皮质刺激时主要兴奋最大的运动神经元(可能是Benz细胞)和最快的轴索;神经根刺激时可能的兴奋部位是前根。

(一)检查方法

1. 经颅刺激 刺激皮质运动区时,通常将磁刺激线圈置于手和下肢的运动支配区。上肢的记录部位是手内肌(如小指展肌、拇短展肌)、下肢常用胫前肌或趾短伸肌,均用表面电极记录。当波形不易引出时,可让患者轻度收缩被检肌以达到易化。复合肌肉动作电位(compound muscle action potential,CMAP)的潜伏期代表从皮质刺激的开始到肌肉产生动作电位的全过程。

2. 神经根刺激 将刺激电极分别置于C_6-C_7(上肢)和T_{12}-L_1(下肢)之间对神经根进行刺激,记录部位与经颅刺激相同,得到的CMAP的潜伏期就代表周围运动传导时间(peripheral motor conduction time,PMCT)。也可以通过测量F波潜伏期来计算PMCT,其公式为:PMCT=(F波潜伏期+远端M波潜伏期-1)/2。

3. 中枢运动传导时间(central motor conduction time,CMCT)的计算 CMCT是将皮质刺激得到的CMAP潜伏期减去颈、腰神经根刺激得到的PMCT后得出的,是MEP的最重要目标参数。

(二)异常MEP的病理生理意义

MEP的异常包括:PMCT或CMCT延长、CMAP波幅降低甚至消失、刺激阈值升高、反应的波形复杂且离散,以及多次检查之间波形的重复性差等。这些异常表现并不相互独立,而是可以同时出现。不同的临床病理过程可有相同的MEP异常(图1-4-2-4)。

CMCT的延长可由中枢脱髓鞘疾病引起,但也可由皮质运动神经元或其轴索的变性导致。

皮质脊髓束的变性或传导阻滞也可引起MEP的波幅下降和波形离散。脱髓鞘病可使神经冲动不能向下传递,以至于无法兴奋脊髓前角运动神经元,波幅也会降低。

(三)临床应用

MEP可评价中枢和外周(尤其是近端神经根)运动传导通路的情况,因此可用于多种神经科疾病的诊断。多发性硬化症患者MEP的异常主要表现为CMCT延长,但与前述三种诱发电位不同,MEP往往不能揭示亚临床的改变。MEP异常还可

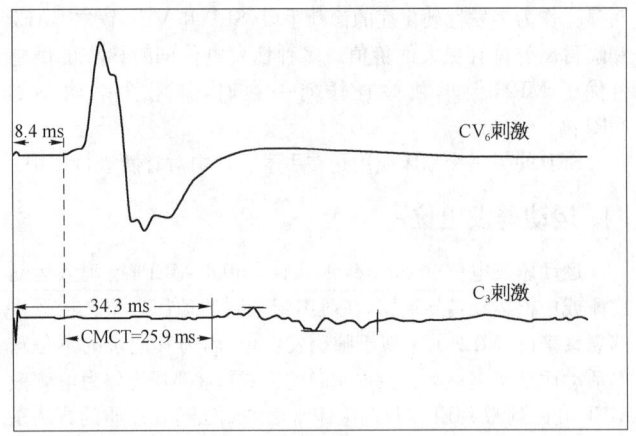

图 1-4-2-4 异常 MEP

上肢拇短展肌记录，CV_6 刺激时 CMAP 潜伏期和波幅正常，头 C_3 刺激时潜伏期明显延长伴波幅降低和波形离散，CMCT 也相应延长。

见于遗传性痉挛性截瘫、脊髓小脑萎缩、脊髓型颈椎病和其他脊髓病。MEP 还可用于运动皮质兴奋性的研究，例如，肌萎缩侧索硬化（ALS）早期患者运动皮质的刺激阈值下降，皮质静息期缩短，提示运动皮质的高兴奋性。与 SEP 一样，MEP 也越来越多地应用在脊髓手术中，检测运动传导束的功能。

五、事件相关电位

ERP 是一种特殊的脑诱发电位，是指外加的一种刺激作用于感觉系统或脑的某一部位，在给予刺激或撤销刺激时在脑区引起的与刺激有相对固定时间关系和特定位相的生物电反应。ERP 与外源性刺激相关电位有明显不同，它不是记录神经系统对刺激本身的反应，而是记录大脑对刺激带来的信息进行处理所产生的反应。在注意的基础上，ERP 与识别、比较、判断、记忆、决断等心理活动有关，反映了认知过程中大脑的神经电生理改变，是了解大脑认知功能活动的"窗口"。ERP 分析系统可用于精神疾病和认知功能障碍的研究。ERP 属于长潜伏期诱发电位，在测试过程中被试者要保持清醒和配合。

经典的 ERP 成分包括 P1、N1、P2、N2、P3（P300），其中 P1、N1、P2 为 ERP 的外源性（生理性）成分，N2 和 P3 为 ERP 的内源性（心理性）成分。目前 ERP 的概念有所扩大，广义的 ERP 还包括 N4（N400）、失匹配负波（mismatch negativity, MMN）、伴随性负变化（contingent negative variation, CNV）等。

外在刺激的性质、内容和编排按研究目的的不同而有所变化，其目的是启动被试者认知过程的参与。常用的刺激模式有视觉、听觉和躯体感觉，常用的试验模式有 Oddball 模式、Go/Nogo 模式、跨通道研究模式等。影响 ERP 的因素包括与刺激相关的物理因素，如刺激的概率、刺激间隔时间、刺激的模式等；一些心理因素如被试者的觉醒状态、关注程度和作业难度也与 ERP 有关；此外，年龄也是一个影响因素，如潜伏期与年龄正相关而波幅与年龄负相关。

（一）P300

P300 是 Sutton 等于 1965 年发现的。P300 是晚成分的第三个正波 P3，且当初发现的 P3 潜伏期约为 300 ms，故称之为 P300 波。实际上该波的潜伏期在 300~600 ms 的较大范围内，额叶记录波幅最大。后来随着与 P300 类似的成分不断被发现，P300 形成了一个含有多个子成分的家族。P300 是目前临床神经科学领域最常用的 ERP 检查成分。

P300 采用 Oddball 刺激模式，其要点是：给予同一感觉通路两种刺激，一种出现概率很大（非靶刺激），如 85% 的出现率；另一种出现概率小（靶刺激），仅有 15%。两种刺激随机出现，要求被试者关注小概率刺激即靶刺激，只要小概率刺激一出现就尽快反应。在此条件下，可以记录到在小概率刺激出现后 300 ms 处的脑电活动。P300 在 P_z 点附近最高。有观点认为，P300 的潜伏期反映了对刺激评价或归类所需的时间，而波幅反映了与输入信息处理相关的中枢神经系统电活动的总量。P300 的脑内来源不止一个，而是多种认识加工过程产生电位的总和。

最初将 P300 用于临床认知功能评估是基于 ERP 对痴呆性疾病的研究，发现与正常同龄人相比，患者的 P300 潜伏期延长，且潜伏期的延长与简易精神状态量表（MMSE）评分具有较好的相关性，可将其作为评估胆碱酯酶抑制剂疗效的指标。一些研究表明 ERP 可鉴别皮质下和皮质性痴呆，P300 潜伏期可鉴别真性痴呆和与抑郁相关的假性痴呆。还有报道 P300 可用于阿尔茨海默病的早期诊断和 ALS 患者认知功能的评价。

（二）伴随性负变化

如果在测量反应时，先给出一个预备信号（如一个短音或一个闪光），令被试者在听到或看到试验信号后尽快按键，可在预备信号和试验信号之间记录到负向偏转的脑电活动，称为伴随性负变化（CNV），在中央区 C_z 点波幅最大。CNV 被认为是一个综合心理准备、紧张或应急状态的反应。

（三）失匹配负波

MMN 也采用 Oddball 模式。在 Oddball 模式下，大概率刺激为 1 000 Hz 纯音，小概率刺激为 800 Hz 纯音，双耳同时刺激，让被试者只注意一只耳的声音并对小概率刺激作出反应。结果发现，无论关注与否，小概率刺激均比大概率刺激引起更高的负波。大、小概率引起的负波相减，其波幅差显示为一个 100~250 ms 之间的明显的负波，即 MMN。MMN 的出现说明人脑有对刺激间差异进行无意识加工的能力，或者说人脑能够对不同刺激自动地做出不同反应。

（四）N400

N400 多用于研究脑的语言加工能力。试验方法是：通过屏幕呈现一些句子，句子中的每个字或词按先后顺序逐个出现。前几句都符合语法和语境，而最后一个句子的最后一个单词是明显错误的。在这个错误词出现后 400 ms 左右出现了一个负成分，即 N400。目前认为 N400 与长时记忆的语义信息的提取有关。与 P300 相似，N400 也有许多成分，代表彼此不同的脑内源。

各种诱发电位正常值参见表 1-4-2-1。

表 1-4-2-1 VEP、BAEP、SEP 和 MEP 的正常值

诱发电位类型	均值(ms)	正常上限(ms)
VEP		
P_{100}	104	118
侧差	2	8

诱发电位类型	均值(ms)	正常上限(ms)
		续 表
BAEP		
Ⅰ-Ⅲ波峰间期	2.1	2.6
Ⅲ-Ⅴ波峰间期	1.9	2.4
Ⅰ-Ⅴ波峰间期	4.0	4.7
侧差	0.1	0.4
SEP-正中神经		
N9	9.7	12.0
N13	13.5	16.3
N20	19.0	22.1
N9-N13 波间期	3.8	5.2
N13-N20 波间期	5.5	6.8
N13-N20 波间期侧差	0.3	1.1
SEP-胫神经		
N21	20	25
P40	36	42.5
N21-P40 波间期	16.4	21.6
N21-P40 波间期侧差	0.7	1.9
MEP-上肢		
CV_6 刺激	11.5	14.4
头 C_3/C_4 刺激	18.8	22.8
CMCT	7.3	10.6
MEP-下肢		
L_1 刺激	13.5	16.9
头 C_z 刺激	26.7	30.8
CMCT	13.3	17.1

注：SEP 以身高 165 cm 为参照；VEP、SEP 和 BAEP 正常上限为均值+3s，MEP 正常上限为均值+2.5s（除 MEP 外均引自：Ropper AH，Brown RH. *Principles of neurology*. 2005）。

第三节 神经传导检查

临床神经电生理检查利用电子仪器对神经肌肉电活动进行观察和分析，并以此判断周围神经系统（包括运动神经元、周围神经、神经肌肉接头和肌肉）功能是否正常，在神经肌肉病的定位诊断中具有非常重要的价值。此外，电生理检查在一些情况下还能揭示病变潜在的病理生理机制，帮助临床定性诊断以及预后评估。电诊断的本质是以电生理检查为工具的临床诊断，因此，对电诊断医师有较高的要求。首先必须具备神经解剖学和神经生理学的知识，包括肌肉和神经的体表投影，肌肉的神经支配和节段支配以及神经和肌肉纤维的兴奋特性，神经传导和神经肌接头传递的电活动变化等。其次，电诊断医师必须具有扎实的临床功底。在检查之前，详细的病史采集和神经系统体检是不可缺少的。检查医师应根据患者的具体情况制定初步的电生理检查计划，并在检查过程中根据得到的结果对计划进行相应的调整。合格的电诊断报告应该基于对疾病临床表现的了解，对其电生理改变的认识，以及对于检查结果的全面综合分析。针极肌电图和神经传导是两项最主要的电生理检查，两者相辅相成，缺一不可，因此常需同时进行以得到对神经肌肉功能的全面评估。此外，电诊断还包括 F 波、H 反射、瞬目反射、重复神经电刺激、运动试验、运动单位数目分析等特殊的检查手段。

一、神经传导检查技术

给予神经以电刺激，可以在神经上引发一个神经冲动，该冲动沿着神经双向传播，向远端传播到神经支配的皮区或靶肌肉，向近端可一直传递到皮质。神经传导检查的基本方法是在皮肤上放置电极并用电脉冲刺激神经或神经支配的皮区，同时在肌肉或神经上记录由该电脉冲产生的动作电位。在肌肉上记录运动神经产生的动作电位，得到 CMAP。在神经上刺激的同时在刺激点近端或远端的神经上记录，可引出复合神经动作电位（compound nerve action potential，CNAP）或感觉神经动作电位（sensory nerve action potential，SNAP）。CNAP 和 SNAP 是真正的神经电位。CMAP 和 SNAP/CNAP 的波幅、面积、传导速度和远端潜伏期等参数包含很多关于神经或肌肉病理生理状态的定量信息，简单地说就是神经反应是否够快、够好。在神经传导检查中能够测到的都是大的有髓纤维，包括传导位置觉、本体感觉和触觉的感觉纤维以及 α 运动纤维。由于薄髓或无髓纤维传导非常缓慢而且兴奋阈值高，因此用传统检查方法很难测到。神经传导也可以检查自主神经系统，但目前缺乏方便、有效、可靠的方法，在临床上较少应用。

（一）运动神经传导

1. 检查方法 运动神经传导检查指在神经行径的两点或多点进行刺激，并在该神经支配的肌肉上用表面电极或针电极记录 CMAP。用表面电极记录时记录电极（G_1）放在肌腹，参考电极（G_2）放在肌腱或肌腱附着点。深部的肌肉可用针电极记录。给予神经以超强刺激（即逐渐增加电流强度直到动作电位达到最大，此时进一步将刺激强度加大 20%～30% 即达到超强刺激），保证所有神经轴突都能兴奋。由于至少需要两个刺激点才能计算传导速度，因此临床上常用上肢的正中神经、尺神经和桡神经，下肢的腓总神经和胫神经以得到传导速度的值。对于无法进行两点刺激的近端神经，比如上肢的腋神经、肩胛上神经等只能用单点刺激获得潜伏期和波幅以间接评价神经传导功能。对于那些无法找到刺激点的神经则不能进行神经传导检查。

2. 测量参数 在运动传导中肌肉上记录到的 CMAP 是所有运动单位电位（motor unit potential，MUP）的总和。常用的测量参数包括潜伏期、波幅、时限和传导速度。

（1）潜伏期和传导速度：潜伏期指从神经受到电刺激到肌肉出现 CMAP 所用的时间，即从刺激伪迹到 CMAP 负波的起始，用毫秒（ms）表示，反应最快的神经轴索的传导时间。潜伏期是一系列电生理过程所需时间的总和，它包括：① 电刺激使神经产生电冲动的时间；② 神经冲动从刺激点下行传到轴突末梢的神经传导时间；③ 神经肌肉接头传递时间；④ 肌肉去极化产生动作电位所需的时间。由此可见运动传导的潜伏期并不仅仅包括神经传导的时间。远端刺激的 CMAP 潜伏期称为远端潜伏期（distal latency，DL），近端刺激点的潜伏期叫近端潜伏

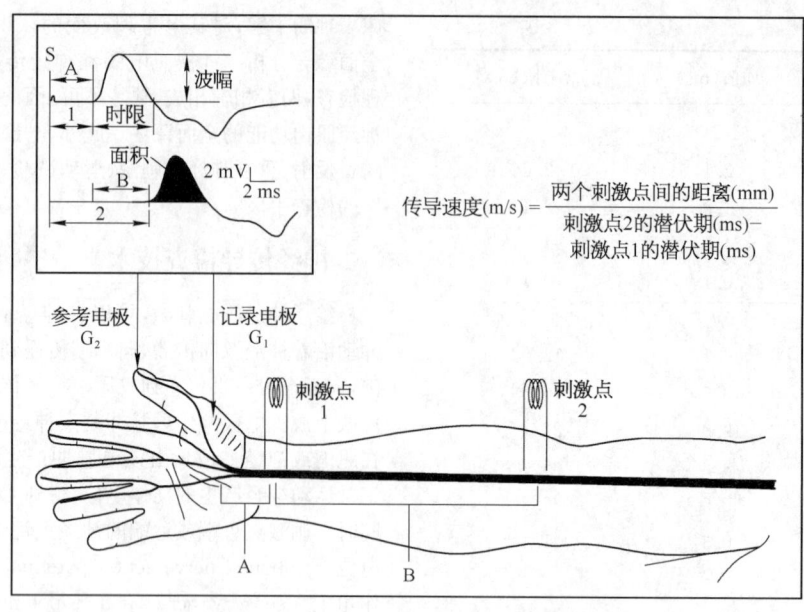

传导速度$(m/s) = \dfrac{两个刺激点间的距离(mm)}{刺激点2的潜伏期(ms)-刺激点1的潜伏期(ms)}$

图 1-4-3-1　正中神经运动传导检查示意

期(proximal latency,PL)。两个潜伏期的差代表神经冲动在两个刺激点之间传导所需要的时间,即传导时间(conduction time,CT)。将两点之间的距离除以传导时间,就得到了该运动神经在这两点之间的传导速度(conduction velocity,CV),单位为米/秒(m/s)(图 1-4-3-1)。传导速度大致的正常值为上肢>50 m/s,下肢>40 m/s。

(2)波幅、时限和面积:波幅指基线到负峰(负峰值)的振幅,用毫伏(mV)表示。用表面电极记录时,波幅可以间接反映有功能的运动轴索的数量。时限指动作电位(即负波)离开基线到回复基线所需的时间,单位是毫秒(ms)。近端刺激的CMAP的时限略长于远端刺激,这主要是由于轴索间传导速度不同引起的相位抵消造成的。CMAP面积指负相电位下的面积,用毫伏×毫秒(mV·ms)表示。

(3)远端潜伏期指数:由于远端潜伏期不仅包括神经传导时间,还包括神经肌肉传递和肌肉动作电位产生所需的时间,而且刺激与记录之间的距离也不统一,因此神经在远端的传导速度较难评估。而远端潜伏期指数(terminal latency index,TLI;或 distal latency index,DLI)较好地解决了这一问题,将远端传导按照距离和近端传导速度作调整,从而使远近端的神经传导具有可比性。TLI 是计算出来的潜伏期和实际测量的潜伏期的比值,而计算潜伏期等于远端刺激点到记录点的距离除以近端神经传导速度。其公式为:TLI=(远端距离/远端运动潜伏期)/近端运动神经传导速度。比如,某人正中神经远端潜伏期为 4 ms,远端距离为 8 cm,腕部至肘传导速度为 50 m/s,则计算潜伏期为 8 cm/50 m/s=1.6 ms,TLI=1.6 ms/4 ms=0.4。尺神经 TLI 的正常值>0.4,正中神经>0.31。

3. 异常运动传导的电生理表现　对于单根神经纤维来说,轴突损伤或功能障碍往往导致动作电位波幅降低或消失,而髓鞘脱失则引起传导时间的延长。但是神经传导是将神经作为一个整体进行评估的,因此,各种异常形式会同时存在,使其电生理改变复杂多样。异常运动传导的电生理表现包括远端潜伏期延长、传导速度减慢、远端波幅降低、运动传导阻滞和时间离散等。

(1)波幅降低:CMAP 的波幅直接代表的是能被神经冲动激活的肌纤维的数量。在神经肌肉传递功能完好的前提下,CMAP 波幅也可间接反映能被兴奋的神经纤维的数量。因此,当远端 CMAP 波幅降低而潜伏期正常或轻度延长时,可认为神经轴突损伤。在急性周围神经损伤时,通过与健侧同一神经CMAP 波幅相比可以估计轴突丧失的数量。例如,患侧 CMAP 波幅为 5 mV 而健侧为 10 mV,则患侧大约有 50%的神经轴突损害了。但在慢性损害时,由于存在再支配,即使轴索损害超过 50%,CMAP 波幅可能还在正常范围,所以不能通过比较波幅来推断神经损伤的程度。

(2)传导速度减慢和远端潜伏期延长:传导速度低于正常下限或远端潜伏期长于正常上限可认为是神经传导减慢。传导减慢并不能推断一定存在脱髓鞘。在伴有大直径快传导纤维丧失的单纯轴索性神经病或前角细胞丧失的运动神经元病中也有传导减慢和潜伏期延长,不过这种改变通常程度较轻。一般认为,波幅降低到正常均值的 50%以下时,传导速度最多可减慢到正常低限的 70%,超过此范围则认为存在髓鞘脱失,且传导减慢的程度与髓鞘脱失的程度相平行。如果波幅在正常值的 80%以上,而传导速度减慢到正常下限的 80%以下,也提示有脱髓鞘。

(3)传导阻滞和时间离散:传导阻滞(conduction block,CB)指大多数神经纤维的电冲动不能通过损伤部位传导,在临床上表现为肌肉未见萎缩而肌力却明显下降。在电生理上传导阻滞表现为近端刺激与远端刺激相比,引出的 CMAP 波幅和面积出现明显降低(通常下降>50%)而时限增加不超过30%。传导阻滞可由于严重的节段性脱髓鞘损害导致的,见于获得性脱髓鞘性周围神经病如吉兰-巴雷综合征(GBS)、慢性炎性脱髓鞘性多发性神经根神经病(CIDP)以及多灶性运动神经病(MMN)(图 1-4-3-2)。但在某些 GBS 患者中,传导阻滞在治疗后迅速消失,同时伴有临床症状的好转,提示脱髓鞘损害以外的机制。越来越多的研究表明,在急性运动轴索性周围神经病中传导阻滞并不少见,可能的原因是抗体和补体对郎飞结处的免疫攻击导致钠通道封闭或无法聚集,从而使神经冲动

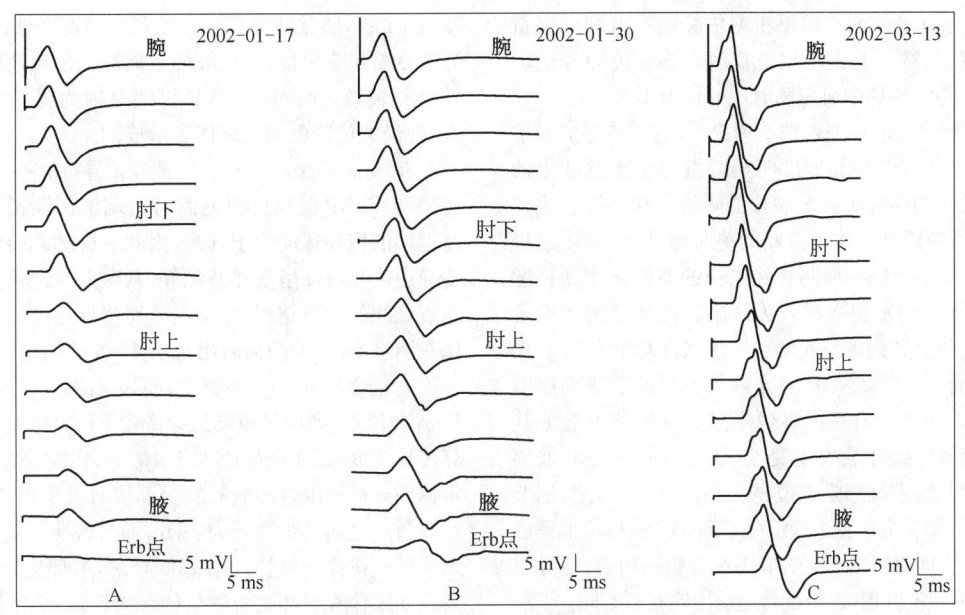

图 1-4-3-2 GBS 患者尺神经传导检查

A. 起病初期,肘上下和 Erb 点-腋见传导阻滞;B、C. 治疗后的两次随访,可见传导阻滞逐渐改善,远端 CMAP 波幅也有增高。

无法下传。这类患者的转归可能是免疫治疗后快速恢复,也可能造成运动轴索变性而转为经典的急性运动性轴索型神经病(AMAN)。有文章提出传导阻滞有助于判断 GBS 的预后。传导阻滞还可见于周围神经卡压性疾病如尺神经的肘管综合征和腓总神经在腓骨头的损害。当近、远端刺激点之间的神经出现轴索损害或神经断伤时,早期的神经传导检查也可发现类似传导阻滞的电生理改变,此时的传导阻滞被称为假性阻滞(pseudo-conduction block)。因为随着瓦氏变性的完全,数天之后远端 CMAP 波幅下降,传导阻滞消失。

如果近端刺激与远端刺激相比,CMAP 的时限明显增加(>30%),则称为时间离散(temporal dispersion,TD)。在这种情况下波幅也会明显降低,但其降低并不是传导阻滞造成的,而是由于不同神经纤维之间传导速度不同而产生的相位抵消所致(图 1-4-3-3)。时间离散往往提示刺激点之间的神经纤维发生了不均匀脱髓鞘改变。

(二) 感觉神经传导

1. 检查方法　顺着感觉传导方向进行的感觉传导检查称

为顺向法,反之则为逆向法。比如在手指给予刺激在腕部记录为顺向法,腕部刺激于手指记录为逆向法。逆向法测得的电位波幅高于顺向法,但由于刺激的往往是混合神经,逆向法容易出现肌肉活动产生的容积传导。临床上,感觉传导检查多用表面电极刺激和记录。有时采用近神经的单极针电极记录可以检测早期神经损害或显示脱髓鞘和髓鞘再生的电生理改变。常用于临床检查的感觉神经包括上肢的正中神经、尺神经和桡神经,下肢的腓浅神经和腓肠神经。此外,根据诊断需要也可以检测上肢的前臂内外侧神经、尺神经手背支以及下肢的隐神经、股外侧皮神经等。

2. 测量参数　与运动传导不同,感觉传导的潜伏期仅仅包括从刺激点到记录电极之间神经激活和传导的时间。因此,与运动神经需两点刺激才能得到传导速度不同,感觉传导在一个部位刺激便可计算出传导速度。感觉神经动作电位的潜伏期有两种:起始潜伏期和峰潜伏期。在计算传导速度时应采用起始潜伏期,因为这样才能反映最快纤维的传导速度。感觉电位波幅的测量可以从基线到负峰,也可以测量负峰-正峰值,用

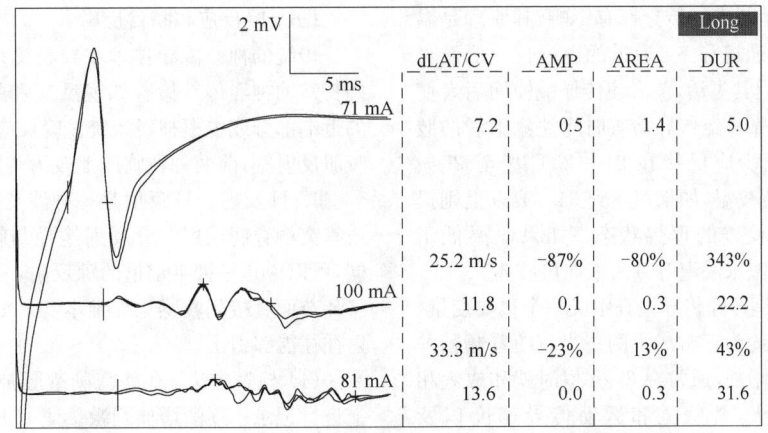

	dLAT/CV	AMP	AREA	DUR
71 mA	7.2	0.5	1.4	5.0
	25.2 m/s	-87%	-80%	343%
100 mA	11.8	0.1	0.3	22.2
	33.3 m/s	-23%	13%	43%
81 mA	13.6	0.0	0.3	31.6

图 1-4-3-3 GBS 患者腓总神经运动传导检查

刺激点为踝和腓骨头上下。腓骨头下刺激见明显的时间离散现象(与远端 CMAP 相比时限增加 343%,并伴有波幅降低)。

微幅（μV）表示。感觉电位的波幅可粗略估算能被电刺激兴奋的大直径神经纤维的数量。由于相位抵消在感觉传导较运动传导更为明显，在感觉传导中面积和时限的价值不大。

3. 异常感觉传导的电生理表现　理论上，运动传导的异常类型也适用于感觉传导。传导速度明显减慢提示感觉纤维的脱髓鞘损害，此时往往伴有 SNAP 波幅的降低。轴突损害主要表现为感觉电位波幅降低。除了波幅的绝对值外，波幅比也可作为异常判断的指标。比如，腓肠神经电位的波幅在诊断长度依赖的多发性周围神经轴突病时较为敏感。在神经病变患者中，下肢腓肠神经与上肢桡神经的电位波幅比常常小于 0.4，而正常人的平均值为 0.71。SNAP 的异常与否有助于鉴别周围感觉损害的部位。通常只有在损害位于感觉神经节本身或其远端（节后）时，感觉纤维才会发生变性，从而引起 SNAP 波幅的降低或消失。因此，末端感觉电位是否存在可以作为鉴别节前和节后损害的依据。由于在生理情况下 SNAP 的相位抵消已经很明显，因此即使感觉神经发生了节段性脱髓鞘损害，传导阻滞和时间离散也不易被发现，这一点与运动传导有所不同。

4. 寸移技术（inching technique）　常规的神经传导检查足以诊断大多数广泛性周围神经病，但是对于局灶性尤其是局部卡压性周围神经病需要有效定位时就显得无能为力了。跨病变神经节段的寸移技术能检到常规大节段神经传导易漏诊的局灶性病变。其方法是对于疑有病变的部位采取 1 cm 间距的短段刺激。此时相邻刺激点之间的潜伏期差替代了神经传导速度作为判断异常的标准。例如，神经传导速度为 50 m/s，按此计算，1 cm 距离的传导时间为 0.2 ms。间距为 1 cm 的两个刺激点间的潜伏期差大于 0.4 ms 则为异常。有时除了潜伏期的改变，CMAP 的波幅也会有明显降低甚至出现传导阻滞。

（三）影响神经传导检查的因素

1. 温度　温度是影响神经传导结果的最重要因素。低温会减慢神经和肌肉电位的传导，使速度减慢和潜伏期延长。例如，如果温度降低 1℃，正中和尺神经的远端潜伏期就会增加 0.3 ms。而在较高的体温时神经传导的速度加快。在生理范围内，神经传导速度随着温度的升高而呈线性增加。在 29～38℃ 的范围内，温度每增加 1℃，传导速度相应增加 5%，也就是对于 40～60 m/s 的正常传导速度来说，温度变化 1℃ 时传导速度会改变 2～3 m/s。温度对动作电位的波幅也有影响。CMAP 和 SNAP 的波幅会随着温度的降低而升高，并存在线性关系。温度对正常或脱髓鞘纤维的传导都有影响，其原理是温度改变了电压敏感性、Na$^+$ 通道和 K$^+$ 通道的电导性。低温可以延缓 Na$^+$ 通道开放并延迟其失活，前者使传导减慢而后者使电位的波幅增高。因此，在做神经传导检查时应注意患者的肢体温度。检查室的温度至少应保持在 21～23℃ 甚至 26～28℃。同时用热敏电阻检测皮温，如果可达到 34℃ 或以上则提示肌肉温度接近 37℃，是检查的理想状态。如果皮温低于 32℃，可通过红外线照射或温水浸泡等方法来加热肢体。

2. 年龄和性别　年龄是神经传导检查中又一个重要变量。新生儿的传导速度较慢，大约为正常成人的一半。随着髓鞘的形成，神经传导速度会迅速增加，通常在 2～4 岁时就和成人相似。对于 20～60 岁的成人，其感觉和运动传导速度以及 CMAP 和 SNAP/CNAP 的波幅基本保持不变。60 岁以后，上述各值的变化较为明显，例如年龄每增加 10 岁，运动传导速度

减慢 1 m/s，感觉减慢 2 m/s，波幅也有所降低。此外，女性的传导速度略快于男性，电位波幅也略高。传导速度快可能由于女性身材较矮，而波幅的差异可能是因为男性的肢体较女性粗大，神经的位置更加远离体表造成的。

3. 身高和距离　身高对神经传导也有一定的影响。例如，身高与 SNAP 波幅负相关而与远端潜伏期正相关。神经冲动在近端的传导速度快于远端，因此下肢远端感觉和运动神经的传导速度与身高呈反比。此外，刺激点与记录点之间或两个刺激点之间的距离越短，测量误差对传导速度的影响就越大。如果在测量 5 cm 的距离时出现了 1 cm 的误差，则由此算出的传导速度也会产生 20% 的误差；而如果测量 20 cm 的距离时出现 1 cm 的误差，则传导速度只会产生 5% 的误差。因此如果要计算传导速度，距离至少应大于 10 cm，以减小测量误差的影响。定位局灶性周围神经病的病变部位时可采用寸移技术，此时最小刺激点之间的距离可为 1 cm，而潜伏期差被用来判断传导有无减慢。在检查尺神经肘部传导时，肘部应屈曲 90° 来测量距离。如果伸直肘部则所测得的距离较短，会错误地得出肘部传导速度减慢的结论。

（四）神经传导检查的临床价值和局限性

一直以来神经传导检查以其方便、实用、有效、准确的特点为电生理工作者和临床医生了解生理和病理状态下的周围神经功能提供了重要的信息。该检查可以精确描述损伤的部位、程度和性质。对体外腓肠神经的研究证实了生理学和组织学的相关性。概括起来，电生理诊断在周围神经病中的作用包括：① 明确是否有周围神经病；② 明确是单神经、多发性单神经还是多发性周围神经病；如果是单神经病，损害的部位在哪里；③ 明确是运动纤维还是感觉纤维损害或是混合性损害；④ 明确是髓鞘损害还是轴索损害或是两者都有，髓鞘脱失是否均匀；⑤ 明确神经传导异常的模式是否指向某一特定类型的周围神经病。

对神经传导原理的理解和对其技术缺陷的认识有助于更好地运用神经传导检查并解释检查结果。常规的检查方法主要用于评价四肢远端（如上肢的肘部以下，下肢腘窝以下）的神经节段，无法检测近端神经尤其是近神经根的传导功能。一些特殊的检查技术能够评估常规方法不易达到的近端神经节段，提高异常的检出率。由于神经传导无法检测小纤维功能，因此即使神经传导检查正常也不能除外小纤维性周围神经病。

（五）晚反应和瞬目反射

传统的神经传导技术主要检测周围神经的远端部分。一些特殊的神经传导检查如晚反应和瞬目反射可检查周围神经的近端部分或中枢神经系统。晚反应有 H 反射、F 波、T 反射、咬肌反射等，前两种在临床上较为常用。

1. H 反射　H 反射是一种涉及感觉和运动纤维的单突触或寡突触脊髓反射。其反射途径与临床检查中的跟腱反射相同，可以说是一种半定量的踝反射，只是 H 反射不通过肌梭这一环节而直接刺激感觉纤维本身。如果跟腱反射存在则 H 反射往往能够引出。

（1）检查方法：在腘窝刺激胫神经，于腓肠肌或比目鱼肌上进行记录。逐渐增加刺激量使 H 反射的波幅逐渐增加，当波幅达到最大时再增加刺激量，H 反射波幅逐渐降低。超强刺激时虽然前面的 M 波达到最大但 H 反射通常消失并被 F 波替

代。正常成人仅在胫神经才可引出稳定可靠的 H 反射波形。在肘部刺激正中神经或在腹股沟刺激股神经有时也可分别于桡侧腕屈肌和股四头肌记录到不恒定的 H 反射。

(2) 异常判断：由于 H 反射可评估近端神经的损害而且在发生神经根病变时 H 反射较早出现异常，因此该检查是评价神经根病变的敏感方法。胫神经 H 反射主要用于评价 S_1 的传入和传出纤维。理论上正中神经的 H 反射也能用于 C_6/C_7 神经根病的诊断，但实用性较差。H 反射潜伏期侧差超过 1.5 ms 或单侧未引出或两侧 H 反射波幅相差大于 60%，被认为有病理学意义。在锥体束损害时，H 反射的波幅会增高，H/M 比值增大。

(3) 临床价值：虽然 H 反射很敏感，但是其应用也有一定的局限性。例如，S_1 根病的患者 H 反射可以正常；由于其通路包括周围神经、神经丛、神经根和脊髓，因此即使 H 反射异常也不能完全确诊为神经根病；即使排除其他异常而判断有神经根病，也没有足够证据说明是由椎间盘突出引起或需要行手术治疗。此外，正常个体尤其是年龄超过 60 岁时 H 反射消失也不少见。因此，要判断神经根病，H 反射有无异常只能作为一个参考，最主要的还是看该神经根支配的肌肉是否存在失神经或慢性再支配的电生理改变。

(4) 影响因素：影响 H 反射的主要因素是身高和年龄。因此，在分析潜伏期时，应使用经过身高校正过的正常范围。H 反射潜伏期可用以下公式校正：H = 2.74 + 0.05 × 年龄（岁）+ 0.14 × 身高（cm）+ 1.4。

2. F 波

(1) 检查方法：给予神经超强刺激时，在直接的运动电位（M 波）后常常可记录到一个迟发的肌肉反应，即 F 波。F 波的产生是由于逆向激活的前角细胞发生回返放电。当神经冲动沿运动纤维逆向传导至前角细胞时，小部分前角细胞被激活产生动作电位并顺向传导至其支配的肌纤维，产生小的肌肉动作电位。因此 F 波的传入和传出成分都为 α 运动纤维且在中枢没有突触联系，这一点与 H 反射不同。此外，刺激任何一根远端运动神经都可在其支配的肌肉上记录到 F 波，而 H 反射仅在少数肌肉记录得到。

(2) 评价指标：评价 F 波最常用的参数是最短潜伏期。增大 F 波的取样量可得到更准确的 F 波潜伏期，比如 10 次刺激的 F 波潜伏期与 100 次刺激相比差值约为 1 ms，而 20 次刺激与 100 次刺激，该差值小于 0.5 ms。不过，取样量越大所耗费的时间越多，因此还需根据实际情况选择适当的取样量。除了最短潜伏期，根据最长和最短潜伏期的差得出的 F 波时间离散度、评价 F 波出现个数的响应率以及重复 F 波等也可作为参考。近端神经传导速度也能通过 F 波计算。在上肢，测量从刺激点经腋部和锁骨中点到第七颈突的表面距离，下肢则测量从刺激点经膝部和股骨大转子到胸$_{12}$棘突的距离。F 波的传导速度（FWCV）=（2D）/（F − M − 1）。其中 D 代表依上述方法测量到的距离，F 是 F 波的最短潜伏期，M 代表 M 波潜伏期，"1"是假定的中枢延迟时间 1 ms。用 F 波和 M 波潜伏期的比值即 F 波比率可以比较近端和远端的神经传导速度，就如同 TLI 可以比较远端和近端的传导速度一样。F 波比率 =（F − M − 1）/2M（各个符号的意义同上）。该比率是一种评估近远端神经传导特性的简单方法，不须测量神经长度。如果比率高

于 1.3，则提示近端受损明显；如果比率低于 0.7，则表明远端损害较重。

(3) 临床价值：F 波的行径涵盖了周围神经的全程，因此能够很好地评价神经的完整性。目前临床上多用 F 波来帮助诊断多发性周围神经病，尤其是累及近端神经的病变。在 GBS 早期，在远端神经传导检查未见异常的情况下，F 波会出现潜伏期延长、响应率降低甚至 F 波不能引出，提示近端神经的脱髓鞘改变。此外，F 波检查操作简单，其结果在不同检查者之间变异度较小，因此也越来越多地运用在周围神经病的随访中。由于 F 波的本质是单个或几个运动单位电位，因此 F 波也可用于评估运动单位的数目。在 ALS 患者中，F 波的响应率降低、重复 F 波出现率增高（提示运动神经元数量减少）并可出现高波幅的 F 波（再支配产生的巨大运动单位）。此外，F 波还可用于脊髓兴奋性改变的研究。

对于较为局限的神经损害如卡压综合征 F 波的帮助并不大，在病变较轻微时更是如此。首先，这是由于 F 波的通路很长，局灶性损害被"稀释"在大部分完好的神经中，从而 F 波潜伏期仍在正常范围；其次即使 F 波潜伏期出现异常，也无法精确定位局灶病变，因为损害可以发生在从前角细胞到肌肉的任何一个环节。

虽然 F 波可以反映近端运动神经功能，但是对于颈椎或腰椎引起的神经根病的诊断并无多大价值。其主要的原因在于周围神经多由多个节段神经根的纤维组成且肌肉也是由多节段交叉支配的，因此单个神经根的部分性损害并不会对 F 波产生太大的影响。其次，F 波来源于纯运动神经，如果神经根病只影响感觉纤维，F 波则不会出现异常。

(4) 影响因素：同 H 反射，主要是身高和年龄。

3. 瞬目反射　电生理上所讲的瞬目反射其本质是用电刺激三叉神经来诱发并记录瞬目的动作，可用于诊断某些脱髓鞘性周围神经病和评估三叉神经及面神经和脑干功能。

(1) 检查方法和反射途径：电刺激一侧三叉神经眶上支，诱发双侧眼轮匝肌收缩产生瞬目动作，并用肌电图仪描记。于刺激同侧的眼轮匝肌可记录到潜伏期在 10 ms 左右的波形相对简单并且重复性好的 R_1 波和潜伏期 30 ms 以上波形较复杂的 R_2 波；对侧的眼轮匝肌仅能记录到 R_2 波。

R_1 是一个寡突触反射，其反射通路包括：三叉神经眶上支传至三叉神经感觉主核，通过感觉主核附近的 1～3 个中间神经元传递后再由面神经运动核和面神经传至其支配的眼轮匝肌，其中枢位于脑桥。R_2 是多突触反射，中枢位于桥、延髓。其反射途径为：三叉传入冲动到达脑桥，再沿三叉脊束下行到延髓，并与网状结构的中间神经元进行多突触联系之后，上行投射到同侧和对侧的面神经核，最后经面神经传出。

(2) 评价指标：R_1 潜伏期的正常值小于 13.0 ms，R_1 侧差小于 1.2 ms。R_2 潜伏期在刺激侧小于 40 ms，在刺激对侧小于 41 ms。一侧刺激双侧记录的 R_2 潜伏期侧差小于 5 ms，一侧记录到的双侧刺激的 R_2 潜伏期差小于 7 ms。R_1 和 R_2 波幅的大小没有临床意义。

(3) 临床价值：正常的瞬目反射提示上述传导通路的完整性，而异常的瞬目反射模式可指向不同的损害部位。当各种多发性周围神经病累及面神经和（或）三叉神经时可见瞬目反射异常。以脱髓鞘为主要病理改变的 GBS、CIDP 和遗传性运动

感觉神经病（HMSN）Ⅰ型可见 R_1 反应缺失或延迟；糖尿病性周围神经病和 HMSN Ⅱ型则较少有瞬目反射异常。Bell 面瘫患者第 1 周 R_1 均出现异常（延迟或缺失）。瞬目反射对听神经瘤和脑干病变也有一定的辅助检查作用。面部起病的感觉和运动神经元病（FOSMN）患者瞬目反射表现为双侧 R_1 和 R_2 的潜伏期延长甚至消失，借此可以和延髓起病的 ALS 患者相鉴别。值得注意的是，三叉神经痛的患者瞬目反射是正常的。

二、重复运动神经电刺激

重复运动神经电刺激（repetitive motor nerve stimulation，RNS）是最常用的检查神经肌肉传递（neruomuscular transmission，NMT）障碍的电生理方法。给予运动神经以重复电刺激，可在其支配的肌肉上记录到一连串的 CMAP。其波幅和面积的变化有助于诊断 NMT 功能异常。

（一）检查方法

常规 RNS 检查应包括以下 4 个步骤：① 放松状态下的单次刺激；② 用力收缩（10～15 s）后单次刺激；③ 低频重复刺激（low frequency repetitive stimulation，LRS），可用 2～5 Hz（最好是 2～3 Hz）；④ 高频重复刺激（high frequency repetitive stimulation，HRS），常用 20～50 Hz。

LRS 通常记录 7～10 个 CMAP，第 4 个或第 5 个 CMAP 的波幅与第 1 个相比较，波幅衰减超过 10% 为异常（图1-4-3-4）。当多次检查结果都临界于正常范围下限而临床又高度怀疑重症肌无力时，行疲劳试验（强直后衰竭）有助于提高阳性率。具体方法是：患者大力收缩被检肌 30 s 至 1 min，在收缩停止即刻（0 min）和收缩后 2～4 min 分别 RNS。阳性结果是：0 min RNS 显示衰减改善而 2～4 min 的 RNS 发现衰减明显（与试验前相比进一步衰减 5% 以上）。

高频刺激所需刺激数和刺激时间可根据诊断需要进行调整，在诊断突触前膜钙通道病变如 Lambert-Eaton 肌无力综合征（LEMS）时，有可能需要较长时间的刺激才能引出波幅的异常增高（图1-4-3-5）。通常用最后一个 CMAP 波幅与第一个的波幅比较，并算出衰减或递增的百分比。多数患者难以承受长时间的高频电刺激，所幸的是，肌肉大力随意收缩时运动纤维神经冲动的发放频率也可以达到 40～50 Hz，因此可以用大力收缩替代高频电刺激。

（二）异常 RNS 的电生理改变

1. 低频衰减　重症肌无力（MG）和 LEMS 都有低频衰减现象。此外，ALS、脊髓灰质炎和其他一些破坏运动神经元的疾病也可见低频衰减。在这类疾病中，低频衰减的机制与神经末梢再支配不完全和神经肌肉接头不成熟有关。低频衰减现象还可以出现在神经轴突兴奋性增高的一类离子通道疾病中，如 Isaac 综合征，其机制可能是神经轴突高频放电导致去极化阻滞。

2. 高频衰减　症状较重的 MG 可有高频衰减。此外某些肌膜兴奋性增高的疾病如先天性肌强直也可见高频衰减现象，并可由肌肉收缩活动得到改善（warm-up 现象）。

3. 高频先衰减后递增（decrement-increment pattern，DIP）　可见于乙酰胆碱绝对或相对过多引起的肌接头功能障碍，如先天性胆碱酯酶缺乏症和慢通道综合征、有机磷中毒和抗胆碱酯酶药物过量时。此外，在 Musk 抗体阳性的 MG 患者中也可出现。该现象往往提示胆碱能神经肌肉活动过度。

4. 高频递增　高频递增见于突触前膜由于钙通道异常导致乙酰胆碱释放减少引起的 LEMS 和肉毒毒素中毒。通常认

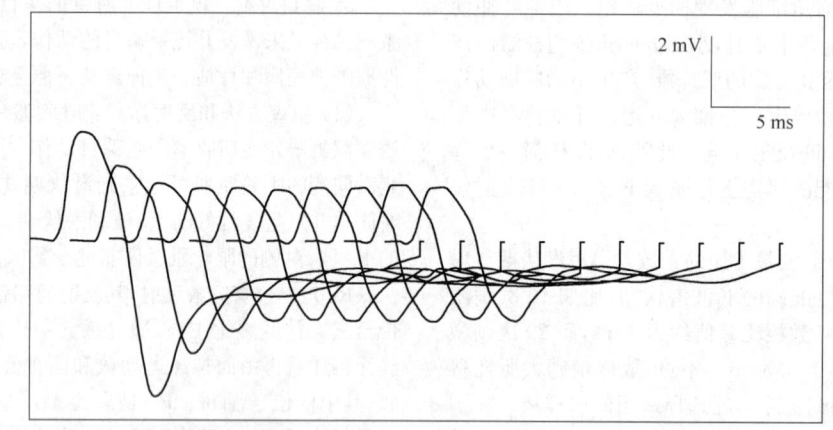

图1-4-3-4　重症肌无力患者低频重复电刺激波形可见第 4 个波衰减显著，其后的波稍有修复

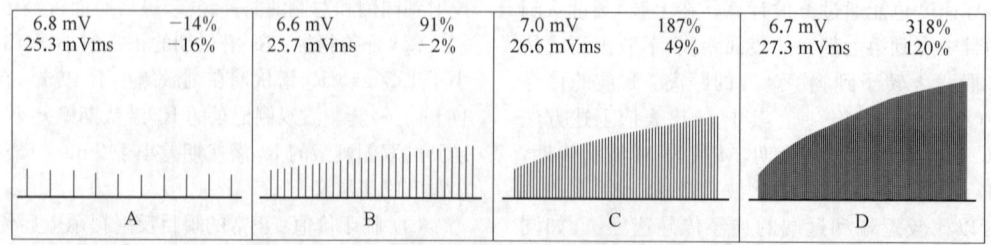

图1-4-3-5　LEMS 患者重复电刺激

A. 低频衰减；B～D. 分别为 30 个、100 个和 200 个连续 30 Hz 高频刺激，可见随着刺激时间的延长 CMAP 波幅递增更趋明显。

为波幅递增 100％以上为异常。高频递增还可见于 Agrin 相关的先天性肌无力综合征(CMS)。

5. 重复 CMAP　在先天性胆碱酯酶缺乏症和慢通道综合征中,单次刺激可引出重复 CMAP(图 1-4-3-6)。在低频重复电刺激时,不论它前面的 CMAP 是否衰减,该重复 CMAP 总会出现衰减。该电位还可见于有机磷中毒和抗胆碱酯酶药物过量时以及一些 MuSK 抗体阳性 MG 患者,也提示神经肌肉接头过度兴奋。

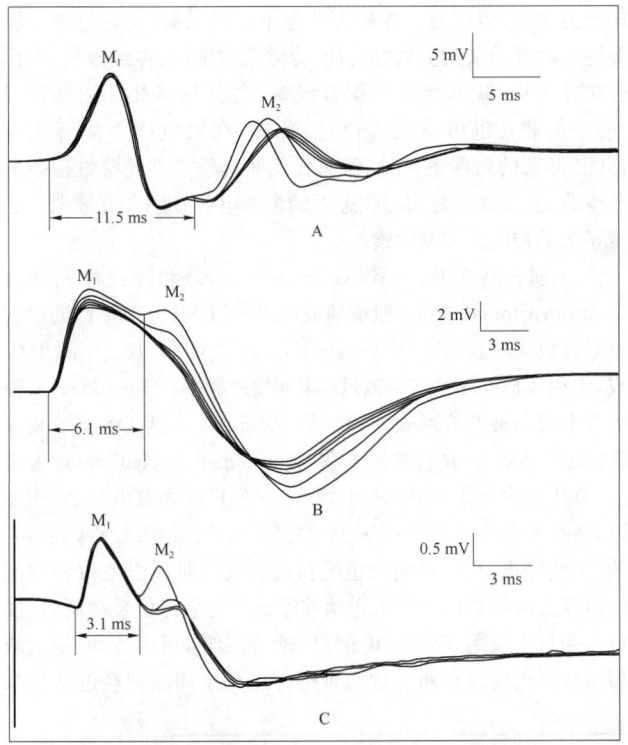

图 1-4-3-6　先天性肌无力综合征患者重复 CMAP
图中的 M₂ 就是重复 CMAP。A 为小指展肌记录,M₂ 独立于 M₁ 波存在;B 和 C 分别为斜方肌和眼轮匝肌记录,M₂ 重叠于 M₁ 之上。低频重复电刺激检查发现不论 M₁ 是否衰减,M₂ 波均有明显的波幅下降。

(三) 运动试验

在骨骼肌离子通道病中,肌膜兴奋性降低在临床上表现为肌无力、肌张力下降、反射减弱以及电生理上的 CMAP 波幅和面积降低。即使是短时间的肌肉收缩也会改变肌膜的兴奋性,从而使 CMAP 的波幅发生变化。这就是短时间和长时间运动试验的理论基础。由于运动试验操作方便且在普通的商用肌电图仪上就能进行,因此现已被广泛用于肌肉离子通道病的检查。

1. 短时运动试验(short exercise test,SET)　嘱患者尽最大力量收缩被检肌肉 10 s 左右后放松,即刻测定 CMAP 波幅,并每隔 10 s 依次测定,观察时间为 60 s。也可观察至 CMAP 波幅恢复基线水平。SET 可重复进行几组以提高检查结果的敏感性和特异性。相对于长时间运动试验,短时运动试验操作更为简便,对于全身性肌强直的鉴别诊断很有帮助。此外,SET 在周期性麻痹中的诊断价值也正在被认识。

2. 长时运动试验(long exercise test,LET)　嘱患者尽最大力量收缩被检肌 5 min,收缩过程中为避免肌肉缺血、缺氧,应每 30～45 s 后休息 3～4 s,之后继续活动。在收缩过程中,可以每分钟测定一次 CMAP;收缩结束即刻测定一次,然后前 5 min 可每 1 min 测定 1 次,之后延长测定间隔,如每 5 min 测定 1 次,持续 40～45 min;如有条件可观察至波幅恢复到基线。LET 有助于诊断周期性麻痹和非萎缩性肌强直。如果以运动后波幅降低超过基线波幅的 40％为异常,则 LET 在诊断周期性麻痹时的敏感性为 71％而特异性可达 100％。在发作后或治疗前进行这一检查可提高其阳性率。

(四) 运动单位数目分析

运动单位数目分析(motor unit number estimation,MUNE)是一项无创检查技术,可用来大致估算支配一块或一群肌肉的运动神经元数量,此外还提供了一个计算运动单位大小的方法来评估神经再支配的程度。上文提到,CMAP 波幅代表所有有功能的运动单位产生电位的总和,如果能知道单个运动单位产生的电位的均值,就可以用 CMAP 波幅除以单个运动单位电位(single motor unit action potential,SMUP)波幅的均值得到运动单位的数目,即运动单位数目＝最大 CMAP 波幅/单个运动单位波幅的均值。获得 SMUP 均值的方法有递增法、多点刺激法、多点递增刺激法、统计法和运动单位数目指数(motor unit number index)。各种方法均有各自的优缺点,在这里不详细陈述。MUNE 多用于运动神经元病尤其是 ALS 的存活运动神经元数目分析以及随访。此外,MUNE 还被用于各种遗传性和获得性周围神经病的研究。

第四节　肌电图检查

乔　凯

一、针极肌电图检查

针极肌电图(electromyogram,EMG)是通过将针电极插入被检肌来记录肌肉在放松和收缩状态下的电活动,从而分析其生理或病理生理状态的一种检查方法。针电极有两种:单极针电极和同心圆针电极,目前国内常用的是同心圆针电极。由于针电极的检查会造成患者较多不舒适的感觉,因此在检查前应充分解释并得到患者的理解和配合,根据病情和诊断需要选择肌肉,在明确诊断的前提下尽可能减少检查肌肉的数量。

针电极检查包括以下 3 个部分:① 针电极插入肌肉时和完全放松状态下的肌电活动;② 肌肉轻度收缩时的运动单位动作电位(motor unit action potential,MUP)分析;③ 大力收缩时 MUP 的募集情况。异常肌电活动包括:① 插入活动增加或减少;② 异常的自发活动;③ 单个 MUP 波幅、时限和形态的异常;④ 大力收缩时 MUP 募集的异常。

(一) 放松状态下的肌电活动

1. 插入电位

(1) 正常的插入电位:当插入或移动针电极时肌膜会因受到激惹而产生一串爆发的电反应,称为插入电位。正常肌肉的插入活动通常小于 300 ms,随后即为电静息(在示波器或屏幕上显示为一条平的扫描线)。

(2) 异常的插入电位:包括插入电位延长和插入电位减

少。插入电位延长往往是肌肉出现异常自发活动的先兆,提示肌膜的兴奋性增高。但如果仅有插入电位延长而没有其他自发电活动出现,且没有 MUP 形态和数目的改变,则通常没有临床意义,但也有人认为这是"肌电图病"(EMG disease),提示亚临床的肌强直,可能与编码离子通道基因的异常有关。如果插入或移动针电极时未引出插入电位,则称为插入电位减少或消失,提示肌膜兴奋性降低或肌纤维数量减少,可见于肌肉纤维化、脂肪化、周期性麻痹发作期、McArdle 病肌肉出现痉挛时等。

2. 自发电活动

(1) 正常的自发电活动:在放松时可见到两种与终板相关的正常自发电位,即终板噪声(end-plate noise)和终板棘波(endplate spike)。前者是一种低波幅、短时限的负相电位,代表乙酰胆碱呈量子释放时在突触后膜形成的单个或同步的微终板电位;后者是一种不规则发放的高频双向棘波,代表神经末梢自发活动引起的单个肌纤维放电。

(2) 异常的自发电活动。

1) 肌纤维颤动(fibrillation, Fib)电位和正相锐波(positive sharp wave, PSW):肌纤维颤动电位简称纤颤电位,是二相或三相短时限(<2 ms)、低波幅(<100 μV)电位,正相起始,一般在失神经改变 2~4 周出现,代表了单个肌纤维在失去了神经支配后的自主活动。正相锐波简称正锐波,是失神经支配时肌肉出现的另一种自发电位,以正向起始锐波后跟随一个时间稍长的负向缓波为特征(图 1-4-4-1A),其病理意义与纤颤电位相似。纤颤电位和正锐波的出现往往提示失神经支配的病理过程(尤其是神经轴索变性),但在一些肌病或肌强直时也可出现这两种自发电活动。神经损害时其支配的肌肉也可没有纤颤电位、正锐波出现。可能的原因为是:① 失神经支配的早

期还没有出现纤颤电位、正锐波;② 原发性的周围神经髓鞘损害而没有继发的轴索变性;③ 温度降低会使纤颤电位和正锐波减少甚至消失;④ 肌肉严重萎缩以至于几乎没有具有活性的肌纤维;⑤ 慢性病程,失神经后再支配完全。

2) 束颤(fasciculation)电位:是一个运动单位或它的一部分自发收缩产生的电位,在肌电图上可见单个正常或异常形态的 MUP,呈不规则无节律发放。临床上,患者常主诉有"肉跳",并且肉眼可见,虽不足以引起大关节活动,但手内肌或足部的肌肉束颤可见手指或足趾的抖动。束颤电位在 ALS 患者中较为多见,但在另一些病理状态下也可见到,如进行性脊肌萎缩症和脊髓灰质炎后综合征、脊髓型颈椎病、神经根病、卡压性单神经病、脱髓鞘性周围神经病(尤其是多灶性运动神经病)。正常人也可有束颤电位,此时,在肌电图上除有正常 MUP 形态的束颤电位外,没有任何肌源性或神经源性损害的肌电改变,以此可与病理状态下的束颤电位鉴别。束颤电位起源于运动神经元或其轴索。

3) 肌颤搐放电(myokymic discharges)和神经性肌强直(neuromyotonia)电位:肌颤搐放电以一组 MUP 节律性的短暂重复发放为特征(图 1-4-4-1B),通常由 2~10 个 MUP 组成,组内发放频率为 2~60 Hz,组间发放频率 0.1~3 Hz。肌颤搐放电另一种发放形式是以二联(doublet)、三联(triplet)或多联(multiplet)束颤电位成群发放(grouped fasciculation)为特点,节律或非节律,发放时间<1 s。神经性肌强直电位是 MUP 以高频(可以高达 150~300 Hz)发放,通常持续数秒钟,突然开始、突然终止,在严重病例也可持续存在。肌颤搐电位和神经性肌强直电位被认为是由运动神经轴突远端异位发放所致,发放不受自主收缩、移动针电极和睡眠的影响,可由运动、缺血或叩击神经诱发或加重。这两种电位可见于周围神经过度兴奋

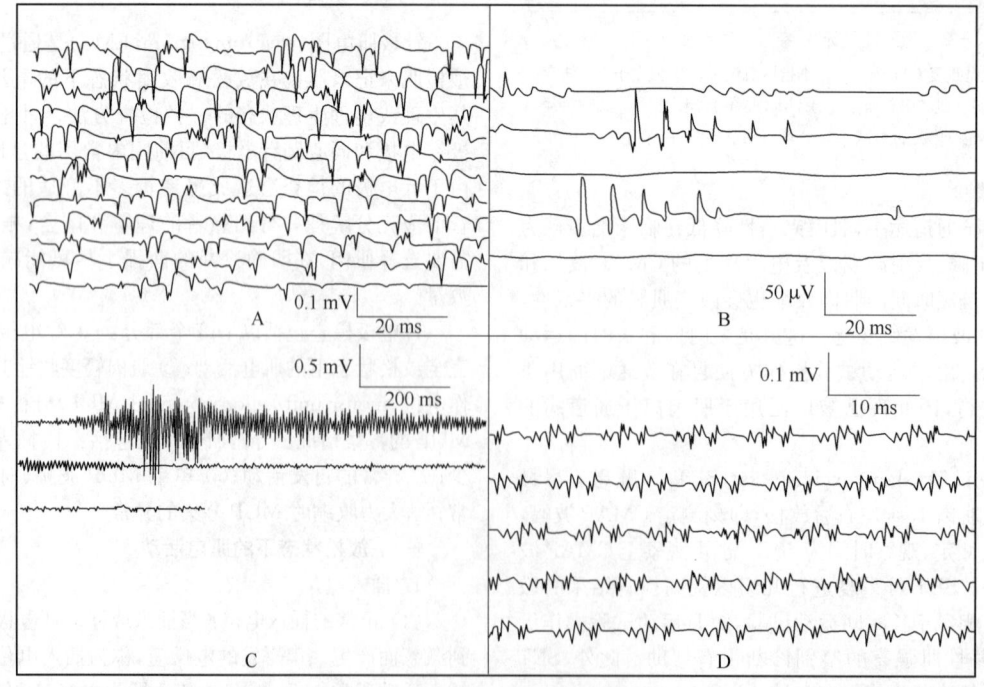

图 1-4-4-1　几种自发电位类型

A. 纤颤电位和正锐波;B. 肌颤搐电位,可见 MUP 呈多联重复发放;C. 肌强直电位,可见渐强渐弱的特点;D. 复合重复放电。注意图形的标尺不同。

综合征(PHS),如 Isaac 综合征、Morvan 综合征等。肌颤搐电位还可见于放射性臂丛神经病、脱髓鞘性周围神经病(如 GBS 和 MMN)和 ALS。此时,除了肌颤搐电位,肌电图上还有其他神经源性损害的表现。局部面肌颤搐在多发性硬化症和脑桥胶质瘤患者中较常见。神经性肌强直还见于发作性共济失调Ⅰ型及某些遗传性或获得性周围神经病中。

4) 肌强直电位(myotonia):在肌电图检查中,肌强直电位是最具特征性的一种电位,其波幅由高到低,发放频率由快到慢(图1-4-4-1C),声音类似"俯冲的轰炸机"或"启动的摩托车"。将针电极插入病变肌肉、移动针电极、叩击肌肉或轻收缩时均可引出该电位。温度降低时肌强直电位会更明显。肌强直电位是由肌纤维持续、自发的去极化引起的,多见于各种非萎缩性肌强直和萎缩性肌强直,也可见于钠通道异常引起的周期性麻痹、炎性肌病、包涵体肌炎和酸性麦芽糖酶缺乏症等。

5) 复杂重复放电(complex repetitive discharge,CRD):过去被看成是假性肌强直或类肌强直,指复杂电位的重复发放,具有突然开始、突然终止的特点。其电位是多相、复杂的,而且每次发放的电位形态相同,不存在波幅和频率上的变化趋势(图1-4-4-1D)。CRD 并不总是病理性的,在正常人的椎旁肌、髂腰肌以及括约肌上也可发现短暂发放的 CRD。病理性的 CRD 可见于多种神经肌肉病中,如脊肌萎缩症、Charcot-Marie-Tooth 病、ALS、甲状腺功能减退、包涵体肌炎、酸性麦芽糖酶缺乏症和炎性肌病等。

(二) 运动单位电位形态的分析

1. MUP 的参数 一个运动单位所支配的肌纤维共同产生的电活动称为 MUP。评价 MUP 形态的参数主要包括波幅、时限、相位和转折(图1-4-4-2),此外有无卫星电位以及 MUP 发放的稳定性也有临床价值。MUP 波幅的测量使用峰-峰值,即负波顶点到正波顶点的振幅,通常用微伏(μV)或毫伏(mV)表示,代表了离针尖最近的若干肌纤维活动的总和。时限指 MUP 从最早离开基线到最后回到基线所需要的时间。相

位指穿过基线的峰电位的数目,常用穿过基线的次数+1得到。相位与一个运动单位中不同肌纤维去极化的同步性有关。当相位≥5时,称为多相电位。在 MUP 的一个相位中可有弦的变化,称为"转折",可以理解为没有回到基线的多相电位。超过5个转折的 MUP 被称为复杂 MUP。复杂 MUP 电生理意义与多相电位相同,在正常肌肉中可占10%。MUP 的主要成分后或前,有时会出现一个远离的小电位,该电位与主波之间存在等电位间隔且发放与主波存在锁时关系(time-locked relationship),该小电位称为卫星电位(satellite potential),此时 MUP 称为含有卫星电位的 MUP。面积和面积波幅比也可被用来作为评估 MUP 的参数。有人认为,面积波幅比在诊断肌源性损害时较为敏感。MUP 不稳定发放指连续发放的同一个 MUP 形态具有明显的变异,提示再支配正在进行中,成熟的突触联系还没有形成(图1-4-4-3)。

2. MUP 的影响因素 年龄是最重要的影响因素。随着年龄的增加 MUP 的时限和波幅均会增大,多相电位的比例也会增多。温度降低时 MUP 的时限和波幅也会增加,并伴有多相电位增多。在正常人的不同肌肉之间 MUP 时限变化很大。一般来说,肌肉越小 MUP 时限越短,肌肉越大时限越长。通常下肢肌的 MUP 时限长于上肢肌。

3. 神经源性损害时 MUP 的改变 在肌肉失去神经支配的早期可仅有募集的减少而不伴 MUP 形态的改变。此后,功能正常的运动单位对失去神经支配的肌纤维进行再支配,从而该运动单位所支配的肌纤维数量增多范围扩大,在电生理上表现为高波幅长时限运动单位电位(high amplitude long duration MUP,HALD MUP)常伴有相位和转折的增多,有时还会出现卫星电位,与这种改变相对应的是肌肉病理上的群组化现象。时限增宽较波幅增高对诊断神经源性损害更有特异性,但 MUP 复杂性增加和单纯波幅增大对于早期轻度的损害比较敏感。不稳定发放多见于再支配的早期,或破坏与再支配共存的病理过程如 ALS 中。

4. 肌源性损害时 MUP 的改变 肌肉病变时,肌纤维自身

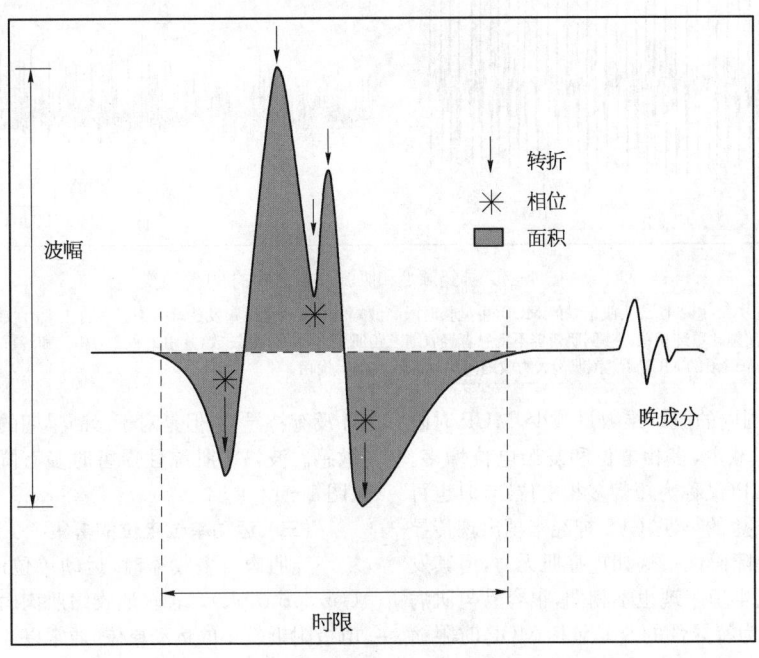

图1-4-4-2 MUP 模式图

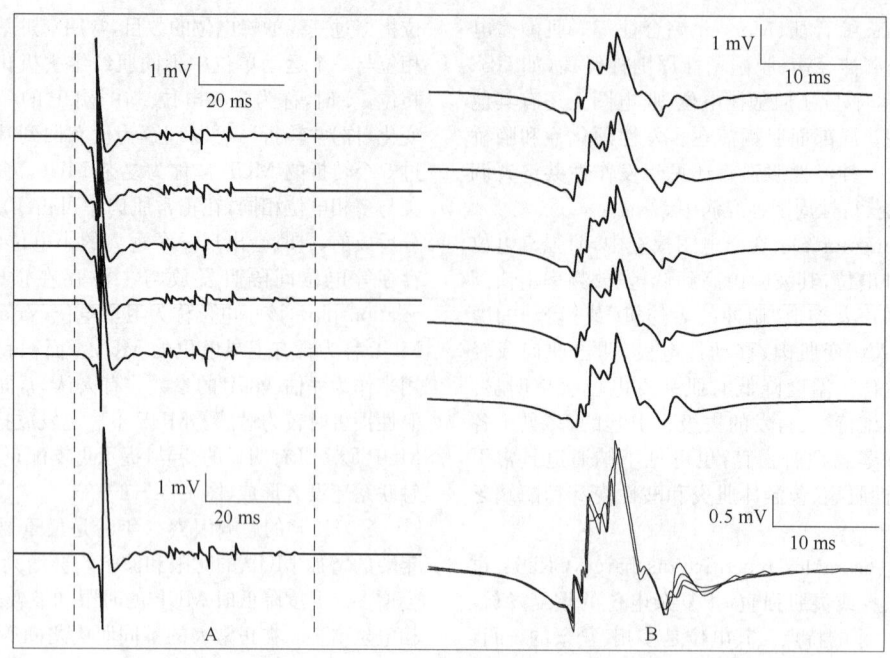

图 1-4-4-3　MUP 的稳定发放(A)和不稳定发放(B)

　　同一个 MUP 连续 5 次发放,最下面的一条曲线是 5 次连续发放的重叠。A. S_1 神经根慢性损害患者的股二头肌长头记录的高波幅复杂 MUP,突触比较成熟和稳定;B. ALS 患者胸锁乳突肌记录的连续发放的同一个 MUP,可见其形态具有明显的变异性,提示还没有形成稳定的再支配。

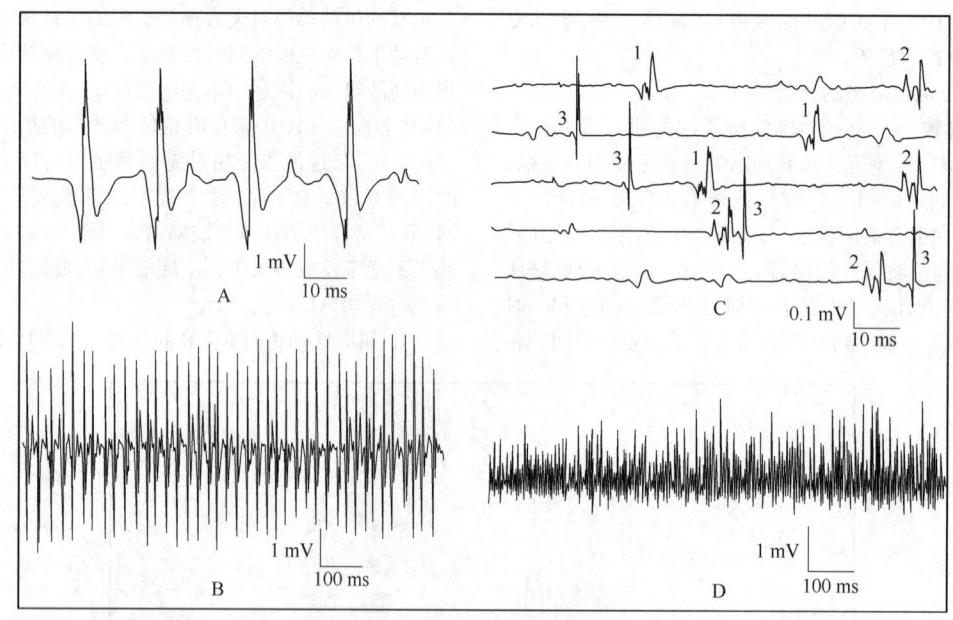

图 1-4-4-4　神经源性和肌源性损害时的 MUP 改变

　　A. 在 ALS 患者肱二头肌记录的 MUP,可见长时限高波幅的 MUP 呈高频发放;B. 该患者自主大力收缩时募集表现为高波幅的单纯相;C. 一例肌营养不良患者轻收缩三角肌见 3 个 MUP 发放,其中 1 和 2 为相位和转折增多的复杂波,3 为窄时限的 MUP;D. 该肌肉大力收缩时呈现的低波幅干扰相。

的破坏使一个运动单位范围内的肌纤维数量减少,MUP 时限缩短、波幅降低并伴有面积减少,多相电位和复杂电位增多。这种短时限低波幅多相 MUP(又称为短棘多相电位)有时也可见于周围神经轴索损伤后再生的早期、GBS 神经末梢出现传导阻滞时,以及神经肌肉传递障碍性疾病如重症肌无力,但其发生机制不同,临床和其他电生理表现也不相同,很容易与肌病鉴别。总之,肌源性损害较为特异性的改变包括 MUP 时限缩短、面积减小(尤其是面积波幅比降低)。MUP 的复杂性增加

并没有特异性,但是对于诊断早期的较轻度的肌源性损害比较敏感。波幅在肌源性损害时多有降低,但也可以正常或增高(图 1-4-4-4)。

(三) 运动单位电位的募集

　　当肌肉自主收缩时,运动单位的募集发放遵循大小原则(size principle)。轻轻地收缩肌肉时最早出现的 MUP 代表针电极附近较小的运动单位,通常以 4~5 Hz 的频率发放。当收缩力量有所加大时,最早募集到的 MUP 发放频率可增加到

10～11 Hz,随着力量的进一步加大,仅有的一个运动单位已不能满足要求时,则出现第 2 个 MUP,同时第 1 个 MUP 的发放频率进一步增加。以此类推,当肌肉最大力收缩时,所有运动单位以最大的频率(可达到 40～50 Hz)发放,在电生理上表现为干扰相。这种 MUP 发放数量和发放频率上的变化过程称为 MUP 的募集。

根据大力收缩时 MUP 的数量可将募集相分为 3 种:单纯相、混合相和干扰相。正常肌肉大力收缩可达到干扰相(full or complete interference pattern);当某些病理因素使能被募集到的 MUP 数量减少时,称为混合相或减少的干扰相(reduced interference pattern);如果 MUP 进一步减少甚至只能募集到 1～2 个 MUP 时则为单纯相或分离相(discrete pattern)。例如在运动神经元病时,由于运动单位数量减少以及残存运动单位的再支配,大力收缩时可见到单个高波幅的 MUP 以高频率发放的单纯相。而在肌病时,因为破坏的是运动单位支配的肌纤维而不是运动单位本身(换而言之,是运动单位的质量下降而不是数量减少),所以即使是轻微的肌肉收缩也需要很多运动单位共同完成,表现为正常波幅或低波幅的干扰相,这种现象在肌电图上称为早募集(early recruitment)。

二、单纤维肌电图

(一) 概述

单纤维肌电图(single fiber EMG, SFEMG)是一种选择性的肌电记录技术,可以采集到来源于同一个运动单位的个别肌纤维的动作电位。SFEMG 可用于运动单位纤维密度(fiber density,FD)的测定和神经肌肉接头"颤抖"(jitter)的分析。纤维密度是测量同一个运动单位肌纤维数目和分布的指数;"颤抖"指属于同一个运动单位的 2 个肌纤维连续发放时其电位间间隔(interpotential interval,IPI)的变异性。"颤抖"这一现象主要源于神经冲动在轴突分支末端和神经肌肉突触传递的轻微延迟,因此,SFEMG 最主要的作用是检查神经肌肉突触传递有无障碍,如用于重症肌无力的诊断。在神经损害中,由于存在失神经和再支配的过程,纤维密度和"颤抖"也会增加。肌病中,它们通常正常或仅有轻度的增加。SFEMG 电极记录的肌纤维动作电位应该大于 $200\,\mu V$ 且上升时间小于 $300\,\mu s$,这样才能保证记录到的动作电位是电极附近(与电极的距离 $<300\,\mu m$)肌纤维发放的。

(二) 纤维密度

FD 是一个发现并定量肌纤维在运动单位中重新排列的敏感指标。具体方法是:在一块肌肉中的 20 个点进行采样,记录每一个点的动作电位数量(即肌纤维数量),平均以后就是该肌肉的 FD。正常人中不同肌肉的 FD 不同,大于 60 岁的正常人 FD 也会增加,尤其是远端肌。神经源性损害时 FD 增加,提示肌纤维的群组化,与肌活检时的发现相仿。在一些肌病中 FD 也会增加。

(三) 神经肌肉的"颤抖"

当连续刺激轴突并引出一连串单个肌纤维动作电位时,不同刺激间动作电位的潜伏期长短会发生变化。这种变化来源于神经肌肉"颤抖",是由于终板电位达到动作电位阈值所需的时间不同造成的。当 SFEMG 记录到属于同一个运动单位的 2 个肌纤维的活动时,"颤抖"就表现为 2 个动作电位之间的时

间差(即潜伏期差)的波动。通常将第一个动作电位用触发(trigger)技术固定于示波器或屏幕的某一个位置,另一个动作电位发放的时间波动即为"颤抖"。

在测量"颤抖"时,可让患者主动轻度收缩被检肌,也可以对肌肉内的神经分支行电刺激,但前者所得到的结果更为可靠,不过对患者的配合程度要求较高。虽然与自主收缩相比,电刺激测得的结果更易受到技术因素的干扰,但当患者欠合作或有肌肉震颤时电刺激法优于自主收缩法。此外,电刺激也可用于观察发放频率对"颤抖"的影响。"颤抖"的程度可通过测量两个肌纤维连续发放的电位间间隔的均值来定量,即连续差均值(mean of consecutive difference,MCD)。通常需要采样 20 对肌纤维来计算。不同肌肉的 MCD 正常值不同,多在 10～50 μs 之间,如指总伸肌的 MCD 应小于 34 μs。在神经肌肉接头病中,不仅 MCD 会增大,而且由于传导在突触的阻滞(blocking),使成对肌纤维中的一个会、间或不能产生动作电位。突触传递的阻滞是临床上肌无力和重复电刺激衰减的基础。因此,除了 MCD 外,阻滞出现的百分比(正常应小于 10%)和异常"颤抖"的百分比(正常应小于 10%)也是重要的参数。三个指标中的任何一个出现异常都可以诊断神经肌肉接头传递异常。

(四) SFEMG 肌肉的选择

指总伸肌(extensor digitorum communis,EDC)是 SFEMG 检查中最常用的一块肌肉,因此在多数情况下首先检查 EDC。如果 EDC 正常,可选择眼轮匝肌或额肌。虽然单纯眼肌型重症肌无力患者 SFEMG 的阳性率不如全身型高,但仍有超过一半的患者可见肢体肌 SFEMG 异常,提示病理生理的改变远较其临床表现广泛。然而在 MuSK 抗体阳性的患者中,肌电的异常改变较为局限,因此应该在临床无力的肌肉进行 SFEMG 检查以提高阳性率。一般来说即使患者应用抗胆碱酯酶药物,"颤抖"仍会异常,不过对于单纯眼肌型或者极轻症的重症肌无力患者还是应在检查前 24 h 停药。

(五) SFEMG 的临床应用

绝大多数重症肌无力患者有 SFEMG 的异常,对于临床怀疑而其他检查包括重复电刺激和相关抗体都是阴性的患者更具价值(图 1-4-4-5)。如果重复电刺激提示神经肌肉传递异常,SFEMG 不能对诊断有进一步的帮助,但基线"颤抖"值可以成为随访和评价疗效的指标。应该注意的是,"颤抖"虽然敏感但特异性不强,在许多神经和肌肉疾病中都可有异常。因此在诊断时应该结合患者的临床背景和其他相关检查综合分析,审慎地下结论。

(六) 同心圆针电极 SFEMG(CNE)

由于单纤维针电极十分昂贵,不可能做到一次性使用,因此目前有学者正研究用同心圆针电极替代单纤维针电极来进行 SFEMG 检查。由于是一次性使用,同心圆针电极在安全上有保障,此外其记录表面大,较易获得波形。但缺点也是显而易见的:记录半径过大导致多个肌纤维的动作电位易发生重叠而低估了真正的"颤抖"值(CNE 的"颤抖"正常值要小于传统 SFEMG 的正常值),此外,CNE 不能测量纤维密度。就目前的研究来看,CNE 诊断重症肌无力的特异性(可达 96%)与 SFEMG 不相上下,但其敏感性(67%)有较大差距。

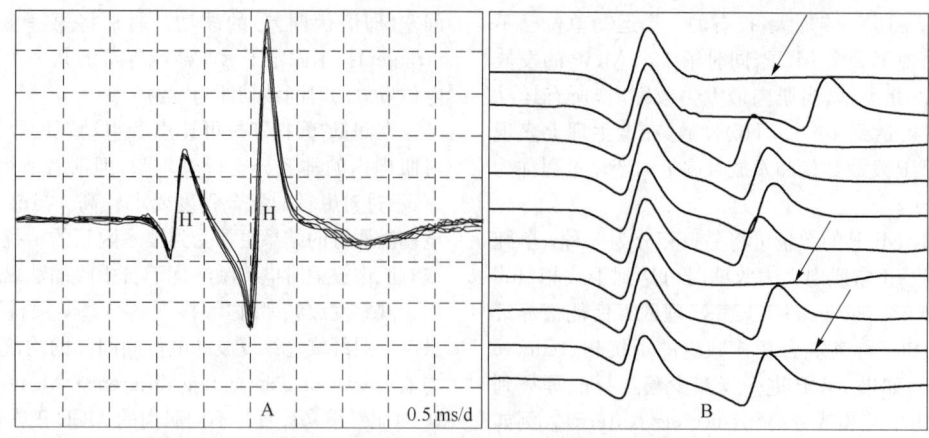

图 1-4-4-5 正常人与重症肌无力患者的 SFEMG

A. 正常人的 SFEMG；当第 1 个肌纤维的动作电位被触发固定后，第 2 个肌纤维发放的潜伏期仅在很小的范围波动；B. MG 患者
SFEMG，当第 1 个肌纤维固定后，第 2 个肌纤维发放的潜伏期变化很大，即"颤抖"增加，并在箭头所指处见传导阻滞。

三、肌电图和神经传导检查的临床应用

(一) 运动神经元病和脊髓病变

1. 肌萎缩侧索硬化　在 ALS 的诊断中针电极检查应该包括人体的颅、颈、胸和腰骶 4 个区域，而且肌肉的神经源性损害既要有活动性改变又要有慢性再支配的证据。活动性损害指出现纤颤正锐波或见束颤电位；慢性损害指宽大的 MUP 伴或不伴相位增多，MUP 发放不稳定，募集时 MUP 发放频率增加和募集减少等。在颈和腰骶这两个区域，如果发现不同神经和不同节段支配的两块肌肉有以上神经源性损害，则可认为该区域受累。而对于颅段和胸段只需一块肌肉异常就可判断该区域受累。因此，诊断一例 4 个区域均有下运动神经元损害的 ALS 最少只需 6 块肌肉。其实在临床实践中，3 个区域受累往往也可诊断"明确的"ALS 了。在 4 个下运动神经元区域中，最常受累的是颈和腰髓水平。在颅段，组织学变化主要发生在Ⅹ、Ⅺ、Ⅻ脑神经运动核，而Ⅴ和Ⅶ脑神经运动核较少受累。舌下神经支配的舌肌、颏舌肌以及副神经支配的斜方肌和胸锁乳突肌是检查颅段损害常用的肌肉。由于支配斜方肌和胸锁乳突肌的运动神经元位于 $C_{1\sim4}$ 的脊髓前角，因此关于副神经支配肌是否可作为头部代表肌也有不同看法。目前较为认可胸锁乳突肌代表头部而对斜方肌持保留态度，但也有研究认为，斜方肌出现纤颤正锐波更应该考虑 ALS 而不是颈椎病。胸部的支配肌可以选择 T_6 至 T_{10} 的脊旁肌或胸髓支配的腹部肌肉如腹直肌。

ALS 的电诊断要点包括：① 感觉神经传导正常；② 运动传导的 CMAP 波幅可以降低，但潜伏期和速度应该大致正常。如果轴索损害严重，则传导速度可以减慢，远端潜伏期和 F 波潜伏期可以延长，但仍应与其轴索损害的程度相匹配而不应该有脱髓鞘损害的证据，不应出现传导阻滞和时间离散等提示节段性脱髓鞘的电生理改变；③ 针电极见受累肌肉有神经源性损害证据；④ 重复电刺激有时可有低频衰减，提示活动性损害并伴有新的神经再支配、终板不成熟以及较快的病程。

进行性肌萎缩（PMA）的电生理诊断和鉴别诊断原则与 ALS 相同。对于临床表现为原发性侧索硬化的患者，如果肌电图发现有下运动神经元损害，则提示患者可能还是以痉挛为首发症状的 ALS 患者。对于以延髓麻痹为主要症状的患者，电生理的诊断要点首先是明确脑干支配肌有无下运动神经元损害，其次是明确其他 3 个区域支配肌有无下运动神经元损害。由于该组疾病多为进展性的，比如初诊为"可能的 ALS"患者，复诊可能已经发展成为"确诊的 ALS"，或者部分原发性侧索硬化和延髓麻痹也可能发展成 ALS，因此电生理随访也是需要的。

2. 脊肌萎缩症（SMA）　SMA 是一组以脊髓前角细胞变性为特点的婴儿或儿童期起病的遗传病。根据起病年龄和 *SMN1* 基因的缺失情况和 *SMN2* 的拷贝数将儿童 SMA 分为Ⅰ、Ⅱ、Ⅲ型。各种类型的 SMA 有相似或相同的肌电图表现，包括纤颤正锐波和束颤电位；轻收缩时的高波幅长时限 MUP；重收缩时 MUP 发放频率增加，募集减少等。纤颤正锐波的出现率取决于疾病的阶段、发展速度和严重程度。束颤电位较少见。大部分Ⅰ型患儿见 CMAP 波幅降低，Ⅱ型或Ⅲ型可正常或降低，运动传导速度正常或轻度减慢。在Ⅰ型患儿可有 SNAP 波幅的降低，提示感觉神经受累。

3. 脊髓延髓肌萎缩症（SBMA）　X-连锁脊髓延髓肌萎缩症（X-linked spinal and bulbar muscular atrophy）患者均为男性，以进行性近端肢体肌和延髓肌无力、萎缩为特点。其电生理检查无论是针极肌电图还是运动和感觉神经传导都有广泛的异常，提示运动神经元和位于后根神经节的感觉神经元或其轴索均有损害。针电极检查发现，SBMA 患者 4 个区域的支配肌均可见神经源性改变且以慢性再支配为主。其中，脑神经支配肌不仅累及延髓舌下神经核支配的舌肌，还有脑桥三叉神经运动核支配的咬肌和面神经支配的肌肉受累，这一点与 ALS 不同。在神经传导检查中，感觉异常较运动更为多见，大约 90% 的患者可见 SNAP 波幅降低，仅为正常均值的 20%～30%。运动传导可见 CMAP 波幅降低。感觉和运动传导速度正常或轻度减慢。感觉传导正常并不能除外 SBMA 诊断，尤其是 60 岁以下的患者。

4. 脊髓灰质炎　在急性期，肌电图最初仅显示运动单位募集减少，随着轴突变性 1～2 周后出现纤颤正锐波。当神经再支配发生后，自发电位明显减少而出现高波幅、长时限的巨大 MUP。在没有症状的肢体有时也可以发现神经源性损害的改变。有些患者在灰质炎病毒感染后 30～40 年出现原先受累的肢体症状加重或原来未受累的肢体出现无力和萎缩，这一现象被称为灰质炎后综合征。电生理上可见广泛的慢性再支配。

5. 脊髓空洞症　其临床症状和电生理改变取决于病变的

部位和程度。颈髓空洞症主要引起手内肌或上肢肌萎缩和无力以及下颈部和上胸部皮节区的分离性感觉障碍。高颈髓病变还可导致斜方肌和胸锁乳突肌萎缩。延髓空洞症可见舌肌萎缩和面部痛、温觉缺失。受累肌在肌电图上见纤颤正锐波和宽大的 MUP。下肢往往不受累。虽然患者在临床上有感觉缺失，但是 SNAP 正常，提示损害发生在节前感觉通路上。SEP 有助于发现中枢感觉传导通路的异常。

6. 颈椎病　颈髓受压或缺血性改变可引起前角运动神经元的损害，如脊髓型肌萎缩和青年单上肢肌萎缩症（也被称为平山病）。前者在临床上主要表现为上肢肌肉的萎缩和无力，可以有麻木的主诉。电生理在受损节段支配的肌肉见失神经和再支配的改变。如果 C_5、C_6 脊髓受压，则上肢近端肌受累为主，有时斜方肌也可有轻度慢性损害，但往往不累及胸锁乳突肌。平山病主要以 C_7、C_8 支配肌损害为主。虽然临床上多以单侧为主诉，但电生理发现多数为双侧损害。运动神经传导检查可见 CMAP 波幅降低但传导速度正常，感觉传导在正常范围。F 波可潜伏期略延长或响应率降低。

7. 多系统萎缩（MSA）　是一组神经系统退行性疾病，表现为不同程度的小脑性共济失调、帕金森症状、自主神经功能障碍和锥体束损害等。除了中枢神经系统病变外，骶髓奥奴弗罗维奇（Onufrowicz）核的前角运动神经元损害也很显著，导致其支配的肛门、尿道括约肌出现失神经改变。多数 MSA 患者可有肛门外括约肌（external anal sphincter，EAS）肌电图的异常，表现为纤颤正锐波、MUP 偏宽大、多相电位增多和出现卫星电位等神经源性损害的改变。EAS 肌电图的异常与病程呈正相关，因此在疾病早期如果肌电图正常也不能除外 MSA 的诊断。一般认为 EAS 肌电图有助于鉴别病程在 5 年以内的 MSA 和帕金森病（PD）。如果病程超过 5 年，则 PD 患者也会出现 EAS 肌电图改变。其他一些中枢变性病如路易体痴呆、进行性核上性麻痹等也会有 EAS 肌电异常，因此 EAS 肌电图的临床价值需要综合考虑。

（二）神经根病和神经丛病

在神经根或神经丛损害的评估中，电生理检查有助于发现受累肌肉的分布并对损伤水平精确定位。不过，这需要电生理检查者对神经和肌肉的解剖结构非常了解，同时也应认识到肌电图在诊断神经根和神经丛病中的局限性。

1. 神经根病　颈部椎间盘突出引起的根病最多累及 C_6 神经根，其次为 C_7，而腰椎间盘突出常累及 L_5 或 S_1 神经根。在神经根病中运动传导检查基本正常，但受损神经根支配的肌肉 CMAP 波幅会降低，但通常不会消失，这是因为肢体肌多由数个神经根共同支配。F 波对于神经根病的诊断价值不大。S_1 神经根损害时胫神经 H 反射往往消失，但 H 反射消失并不能推断 S_1 神经根病。感觉神经传导异常与否是鉴别神经根病和神经丛病的关键。在神经根损害时，虽然患者有感觉障碍，但由于神经根压迫发生在背根神经节的近端，因此周围感觉神经 SNAP 多正常。对于神经根病节段的定位是依靠针电极检查来实现的。在根性损害的急性期，肌肉并不出现纤颤正锐波而仅仅表现为募集减少和 MUP 发放频率增高；10～14 d 以后该神经根支配的肌肉可见失神经改变。椎旁肌发现纤颤正锐波有助于神经根病和神经丛病的鉴别，但是椎旁肌的异常无助于判断是哪一个神经根受损。此外，如果患者曾有颈椎或腰椎

的手术史，则椎旁肌失神经改变的诊断价值就不大了。

2. 臂丛神经病　由于解剖上的复杂性和位置靠近肢体近端，评价臂丛神经病对于肌电图医师来说具有一定的挑战性。大部分臂丛神经病是由外伤引起，本节仅介绍几种神经内科医师会遇到的非外伤性的臂丛神经病。

（1）神经痛性肌萎缩（neuralgic amyotrophy，NA）：又称为特发性臂丛神经病、急性臂丛神经病（acute brachial neuropathy，ABN），在非外伤性臂丛神经病中排在首位。临床上主要表现为急性起病；颈肩部或臂部、前臂剧烈的疼痛；疼痛 7～10 d 后出现肌萎缩和无力。在臂丛支配范围内的多灶性损害是该病的特点，病变可累及单侧或双侧，常不对称。肌电图表现为受累神经支配肌的失神经改变，由于轴索损害常较为严重，因此募集多为单纯相。因为运动纤维损害往往重于感觉纤维，因此感觉传导可正常或轻度异常。

（2）放射性臂丛神经病：多发生于乳腺癌、肺癌或纵隔肿瘤放射治疗后数月到数年。患者疼痛不明显，主要以缓慢进展的感觉异常为主诉。电生理检查发现臂丛以上干或全臂丛损害为主，中干或下干单独受累罕见。神经传导检查见受累神经的感觉和运动传导异常，运动传导可见传导阻滞或波形离散，提示脱髓鞘损害。肌电图可见纤颤正锐波和宽大的 MUP 伴多相电位增多。在肌肉中见到肌颤搐电位能够支持放射性神经病的诊断。

放射性臂丛神经病需与肿瘤局部浸润引起的臂丛神经病相鉴别。后者多侵犯臂丛下干且患者有明显的疼痛。

（3）胸廓出口综合征（thoracic outlet syndrome，TOS）：电生理只能诊断臂丛受压引起的神经源性 TOS，而对血管源性的 TOS 无能为力。TOS 多由颈肋压迫臂丛下干引起。在电生理上的表现为：① 正中神经 CMAP 波幅明显降低而尺神经 CMAP 相对保留；② 尺神经和前臂内侧皮神经 SNAP 波幅明显降低而正中神经相对保留；③ 尺神经 F 波潜伏期延长；④ C_8、T_1 支配肌见慢性神经源性损害改变。

3. 腰骶丛神经病　与臂丛一样，由于解剖和位置的关系腰骶丛神经病的电诊断也有相当的难度。腰丛损害常与单纯股神经损害混淆，此时需要检查股外侧皮神经、隐神经以及闭孔神经支配的肌肉以鉴别。骶丛损害需与坐骨神经损害相鉴别，此时加做臀上神经支配的阔筋膜张肌和臀中肌以及臀下神经支配的臀大肌有助于区分。总之，腰骶丛神经病的电诊断结果包括：① 下肢感觉神经 SNAP 波幅降低；② 下肢运动神经 CMAP 波幅可降低；③ 椎旁肌肌电检查正常；④ 受损部位以下神经的支配肌出现神经源性损害改变。

（三）周围神经病

1. 单神经病　在非外伤性的单神经病中，局部解剖结构的卡压或局部外力的压迫是最常见的病因。感觉和运动纤维往往同时受累，但有时也会只卡压某根运动支或感觉支。寸移技术有助于确定病变部位。

有时，临床表现为单根神经损害的患者在电生理检查中会发现多发单神经或多发性周围神经的损害，或者有些患者在起病时是单根神经损害，但在以后的随访中发现多根神经受累。因此，单神经病的电诊断即应包括诊断和定位该神经损害的内容，也应排除更为广泛的周围神经损害。

（1）腕管综合征（carpal tunnel syndrome，CTS）：是最常见的神经局部受压性疾病。CTS 典型的电生理改变包括：① 正中神

经感觉传导速度(指-腕)减慢伴或不伴 SNAP 波幅降低;② 正中神经远端运动潜伏期延长伴或不伴 CMAP 波幅降低;③ 拇短展肌见失神经和再支配。轻症患者往往只有感觉传导的异常。

为了提高 CTS 诊断的敏感性可采用以下方法:① 环指刺激并于正中神经和尺神经腕部记录,比较两根神经 SNAP 的潜伏期;② 正中神经和尺神经掌部刺激腕部记录(刺激和记录间距 8 cm),比较 CNAP 的潜伏期;③ 正中神经和尺神经腕部刺激,于掌部同一位置分别记录蚓状肌和骨间肌,比较 CMAP 潜伏期。以上各潜伏期差值的上限为 0.4 ms。

(2) 尺神经病:尺神经的解剖学特点决定了它在肘部和腕部易受压迫。肘管综合征是尺神经在尺侧腕屈肌和弓状韧带近端或其下方受到压迫,腕部损害是尺神经在 Guyon 管中受压。

肘管综合征的电生理改变包括:① 跨肘部传导速度减慢伴或不伴传导阻滞;② 尺神经和尺神经手背支 SNAP 波幅降低;③ 尺神经支配肌有神经源性损害的改变(尺侧腕屈肌有时可正常)。

尺神经腕部在 Guyon 管的损害依据其卡压部位可有多种电生理表现。Ⅰ型的损害部位在 Guyon 管近端,感觉和运动纤维均受累。电生理发现:① 尺神经远端潜伏期延长伴或不伴 CMAP 波幅降低;② 尺神经感觉传导速度减慢伴或不伴 SNAP 波幅降低;③ 尺神经支配的远端肌见神经源性损害。Ⅱ型的损害部位在 Guyon 管远端,因此只有运动纤维受累。电生理改变主要以 CMAP 远端潜伏期延长和波幅降低为主,尺神经支配肌的手内肌见神经源性损害改变。尺神经感觉不受累。Ⅲ型的损害仅尺神经的浅支即感觉支受累,表现为尺神经 SNAP 的异常而运动传导和肌肉均正常。无论哪一种类型的尺神经腕部损害,尺神经手背支 SNAP 都应该正常,以此鉴别尺神经损害在肘部还是在腕部。

(3) 桡神经病:桡神经最容易受损的部位在桡神经沟以及前臂穿过旋后肌的部位(后骨间神经)。此外,其感觉分支桡浅神经也会由于不同原因受到损害。

所谓的"周六晚麻痹"是由于某些人在疲劳或醉酒的状态下熟睡,臂部受压导致桡神经损害,临床上表现为垂腕和垂指。电生理早期表现为桡神经远端 CMAP 波幅几乎正常,但桡神经沟上下传导减慢并见到传导阻滞,桡浅神经 SNAP 一般也正常。此时针电极虽未出现纤颤正锐波,但桡神经支配肌(肱三头肌除外)见募集明显减少。

后骨间神经损害仅累及运动纤维。电生理上发现该运动支支配的前臂后群肌肉出现神经源性损害。桡神经 CMAP 波幅降低而桡浅神经 SNAP 正常。肱桡肌和桡侧腕伸肌不受累,可以此鉴别后骨间神经和更为近端的桡神经损害。

单纯的桡浅神经损害多由于腕部外力压迫引起,如戴手铐或表带太紧。电生理见桡浅神经 SNAP 波幅降低,桡神经运动传导和肌电检查正常。

(4) 腓总神经损害:腓总神经损害是下肢最常见的单神经病。腓骨颈或头是最常见的压迫部位,临床表现为足下垂和足背以及小腿外侧感觉异常,可以追问到患者的一些相关病史,如习惯性双腿交叉盘坐、石膏固定太紧或从事需久蹲的职业。腓总神经损伤需与 L₅ 神经根损害相鉴别。

腓总神经在腓骨头的损害常同时累及腓深神经和腓浅神经,电生理上表现为 CMAP 波幅降低伴或不伴腓浅神经 SNAP 波幅降低;腓骨头上下见传导速度减慢或传导阻滞;腓深神经和腓浅神经支配肌见失神经改变。股二头肌短头有无受累有助于鉴别腓骨头处的腓总神经损害和坐骨神经外侧支损害。

(5) 跗管综合征(tarsal tunnel syndrome,TTS):是胫神经在内踝后方受到卡压引起的。患者以内踝疼痛和足底麻木为主要症状。由于胫神经在足底的两个主要分支(即足底内、外侧神经)的 SNAP(趾-踝)即使在正常人也很难引出,因此通常检查 CNAP(足底-踝)。TTS 的电生理改变包括足底内、外侧神经 CNAP 速度减慢或波幅降低;足底内侧(拇展肌或拇短屈肌记录)和外侧(小趾展肌记录)神经 CMAP 远端潜伏期延长或波幅降低;足部胫神经支配肌见自发电活动。有一点需要注意,即便在正常人也常有足部肌肉的自发电活动和宽大的 MUP。因此在诊断 TTS 时不仅神经传导要双侧对照,有时也要检查对侧的肌肉,以免得出假阳性的结果。

2. 多发单神经病(mononeuropathy multiplex) 指周围神经范围之内两个或多个部位以相同病理机制受累的一组疾病。不对称性和局灶性改变是其特点。这里讲的"部位"可以指单根神经,也可以指神经根或丛的某一个部位。例如,患者可以表现为右侧正中神经损害而左侧累及臂丛。因为多发单神经病的诊断有助于指向某一类特定的病因,因此将其与多发性周围神经病鉴别开来具有重要的临床意义。

(1) 血管炎性多发单神经病:其神经的损害模式是感觉运动轴索型的,起病时常伴有疼痛和肢体的水肿。在对结节性多动脉炎引起的多发单神经病的观察中发现,神经损害并不是随机发生的,而是表现为某些神经更易受累。例如,腓总神经损害的发生率最高,其次为尺神经,再次为正中神经。

(2) 自身免疫相关的多发单神经病:两种以传导阻滞为特征的多灶性周围神经病可以归在这一类型中。其一是多灶性获得性脱髓鞘性感觉运动神经病(multifocal acquired demyelinating sensory and motor neuropathy,MADSAM)或称为 Lewis-Sumner 综合征(Lewis-Sumner syndrome,LSS),另一个是多灶性运动神经病(multifocal motor neuropathy,MMN)。正中神经和(或)尺神经常最先受累,感觉和运动纤维都有损害。感觉神经受累和非卡压部位的运动传导阻滞或时间离散是其电生理改变特点。受累神经可有 F 波潜伏期延长。有时在临床没有症状的神经也可发现异常的亚临床电生理改变。继发的轴索损害时针电极见神经源性损害改变。

MMN 的主要临床特点为非对称性的、缓慢进展的以上肢为主的肢体无力伴或不伴肌肉萎缩。与 LSS 不同,MMN 没有感觉神经的损害。其电生理特点为持续且不可逆的非卡压部位节段性运动神经传导阻滞。传导阻滞在正中神经和尺神经的前臂段较为多见,Erb 点-腋也是好发部位。有时同一根神经可在两个部位存在传导阻滞。在 MMN 诊断中,节段性的时间离散与传导阻滞同等重要。在针电极检查时,如果正常容积的肌肉出现 MUP 募集明显减少并见高频放电,则提示在神经近端的某一部位存在传导阻滞。束颤电位在 MMN 并不少见,需与 ALS 相鉴别。

(3) 遗传性压力易感性周围神经病(hereditary neuropathy with liability to pressure palsies,HNPP):临床表现为反复发作的无痛性单神经病或多神经病,多有轻微外伤或受压或牵拉的病史。最常受累的神经是腓总神经和尺神经,其次为臂丛和桡神经。电生理检查除了在有临床症状的神经发现异常以外,在其他神经的易卡压部位如正中神经腕部、尺神经肘部也能发现传导异常,感觉和运动神经常同时累及。由于是显性遗传,没有临床症状的家人也可发现相同模式的电生理改变。

3. 多发性周围神经病   多发性周围神经损害的电生理改变模式包括以下几类。

(1) 均匀脱髓鞘型感觉运动多发性神经病:均匀脱髓鞘指不同神经之间以及同一神经的不同节段之间都以相近的程度发生脱髓鞘改变。电生理上表现为运动传导速度广泛均匀减慢,远端潜伏期延长,远端潜伏期指数在正常范围;CMAP 波幅正常或降低;感觉传导速度减慢伴 SNAP 波幅降低或不能引出;F 波潜伏期明显延长或不能引出;由于髓鞘均匀脱失,多没有传导阻滞或时间离散(图 1 - 4 - 4 - 6A)。针电极的改变取决于继发轴索损害的程度,从正常到严重的神经源性损害都可以出现。这一类疾病多为有遗传性背景的周围神经,包括HMSN I 型、Ⅲ型和Ⅳ型,异染性脑白质营养不良,Krabbe 脑白质营养不良,Tangier 病,先天性髓鞘形成障碍性神经病,肾上腺髓质神经病和脑腱黄瘤病等。

(2) 不均匀脱髓鞘型感觉运动多发性神经病:该型周围神经病以节段性髓鞘脱失为特点,多为获得性的脱髓鞘疾病。电生理表现为不同神经之间或同一根神经的不同部位之间传导改变的程度不同,常见传导阻滞和时间离散。

急性炎性脱髓鞘性多发性神经病(AIDP)患者运动传导的异常多发生在神经的远端、易卡压部位或神经的近端(如上肢的 Erb 点处),包括传导速度减慢、远端潜伏期延长、传导阻滞和时间离散。有时传导阻滞可快速恢复,伴随临床症状的明显好转,提示郎飞节传导异常导致的暂时的神经失用。远端CMAP 波幅降低可由神经末梢的脱髓鞘引起,并不一定提示轴索变性。感觉传导的异常没有运动显著。在其他多发性周围神经病中常常最先受累的腓肠神经在 AIDP 中损害不明显,该现象被认为是 AIDP 的一个特点。15%~20%的患者在起病初期远端神经传导可以完全正常,此时 F 波的缺失或潜伏期的延长提示近端神经受损。慢性炎性脱髓鞘性多发性神经病(CIDP)的传导异常与 AIDP 相仿,也表现为不均匀脱髓鞘损害

(图 1 - 4 - 4 - 6B)。不同抗体引起的 CIDP 除了临床表现不同,电生理改变也有差异。与 AIDP 相比,CIDP 针电极检查会发现更多的失神经和慢性再支配的改变。POEMS 综合征的神经损害表现为中段髓鞘损害较远端重,同时下肢远端有严重的轴索损害,时间离散也不常见。X 连锁腓骨肌萎缩症(CMTX)虽然是遗传性神经病,但患者的神经传导检查也会提示不均匀髓鞘。

(3) 轴索损害型多发性运动神经病:电生理改变包括CMAP 波幅降低而远端潜伏期或传导速度正常或略有异常;没有传导阻滞或时间离散;SNAP 多正常或仅有轻度波幅降低;针电极有纤颤正锐波。GBS 的变异型急性运动轴索型神经病(AMAN)、CIDP 的变异型慢性运动轴索型神经病(CMAN)、卟啉病和某些遗传性运动神经病等就属于这一类。

(4) 轴索损害型多发性感觉神经病:电生理发现被检感觉神经 SNAP 波幅降低伴或不伴传导速度轻度减慢;胫神经 H反射可正常或消失;运动神经传导速度和波幅以及 F 波均正常,针电极检查也没有神经受损的证据。遗传性感觉神经病、脊髓小脑变性、Sjögren 综合征、Miller - Fisher 综合征、淀粉样变性和化疗药物顺铂引起的周围神经病均属于这一类。虽然其中有些是由于感觉神经元损害引起的,但在电生理上将两者区分开并不容易。如果电生理改变对称且为长度依赖的,轴索损害可能大,反之则需要考虑感觉神经元的损害,不过这种区分并不绝对,还需结合临床表现和其他检查一起判断。

(5) 轴索损害型感觉运动多发性神经病:多发性运动感觉轴索性周围神经病在临床上最多见。电生理改变包括 CMAP和 SNAP 波幅降低伴或不伴传导速度轻度改变;无传导阻滞或时间离散;针电极有神经源性损害的改变,远端肌为重。许多遗传、代谢或中毒性周围神经病属于此类,例如 HMSN Ⅱ 型、酒精性多发性神经病、维生素缺乏、某些金属如铊引起的神经病、化学物如丙烯酰胺中毒等。此外还有 GBS 的变异型急性感觉运动轴索性周围神经病(AMSAN)、重症疾病伴发周围神经病、甲状腺功能减低、Lyme 病等。有些代谢性周围神经病如糖尿病性多发性周围神经病和尿毒症性周围神经病在轴索损害的基础上伴轻度脱髓鞘改变。电生理结果显示:CMAP 和SNAP 波幅降低;运动传导远端潜伏期的延长和传导速度的减

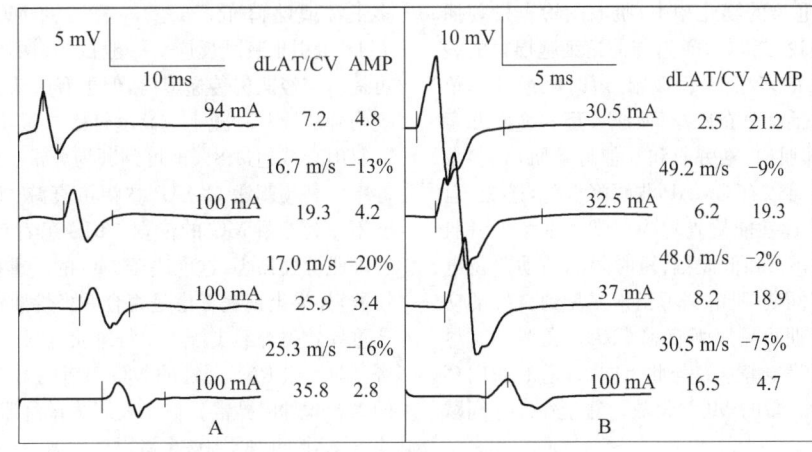

图 1 - 4 - 4 - 6   均匀(A)和不均匀(B)脱髓鞘损害

A. 为一例 HMSN Ⅰ 型患者,同样是右侧尺神经的运动传导,刺激点相同。可见在神经的各个节段传导速度都明显且相同程度减慢而不伴有传导阻滞;B. 为一例 CIDP 患者右侧尺神经运动传导,刺激点从远端到近端依次为腕、肘下、肘上和 Erb 点。肘下-腕和肘上-肘下传导速度在正常下限,而在 Erb 点-肘上显示传导速度明显减慢(30.5 m/s)伴传导阻滞(波幅降低 75%)。

慢不能用单纯的轴索损害来解释,但也达不到获得性脱髓鞘性周围神经病如CIDP和AIDP的诊断标准;可有轻度的时间离散但不会出现传导阻滞;针电极见神经源性改变。

4. 周围神经兴奋性增高综合征 周围神经过度兴奋综合征(PHS)是一组以肌肉僵硬(stiffness)、肌肉跳动(twitch)、痉挛(cramp)为特点并伴有异常肌肉自发电活动的疾病。该组疾病包括 Isaac 综合征、Morvan 综合征、痉挛-束颤综合征(CFS)等。肌电图上可见束颤电位、肌颤搐电位和神经性肌强直电位。电刺激神经可引出重复后放电。神经传导通常没有周围神经损害的证据。

(四) 肌肉病

在肌病的诊断中,肌电图的作用首先是将肌源性损害和神经源性损害鉴别开来,其次是阐明异常肌电的分布,并判断有无活动性改变。本节将简单介绍一些常见的肌病。

1. 肌营养不良 Duchenne 型和 Becker 型肌营养不良纤颤电位和正锐波出现较早,但数量远不如在炎性肌病和运动神经元病中多。病程晚期由于肌肉的纤维化,插入电位可消失。肌纤维的破坏在肌电图上表现为低幅、短时限 MUP。重收缩时这些 MUP 会发出特征性的、类似大量纤颤电位发放的声音。

面肩肱型肌营养不良早期肌电图仅有轻度异常,后期肌电改变为典型的肌源性损害。肌源性损害在不同肌肉间有很大差异,一些肌肉损害明显而另一些几乎正常。

肢带型肌营养不良由一组不同的遗传性疾病组成,症状和体征各异。肌电图上可见纤颤正锐波和短时限低波幅多相电位以及早募集。除此以外肌电可帮助明确受累肌肉或肌群的分布。

强直性肌营养不良患者见大量肌强直电位和肌源性损害的改变,有别于先天性肌强直。

眼咽型肌营养不良表现为进行性睑下垂和吞咽困难,伴或不伴眼外肌麻痹,在临床上需与重症肌无力鉴别。肌电图上该病无重复电刺激衰减现象,而针电极可见典型肌源性损害改变。

2. 先天性肌病 其诊断取决于肌活检样本中特定的病理结构。在肌电图上,自发电活动少见(除了中央核肌病以外),轻收缩见低幅短时限多相 MUP,神经传导正常。

3. 代谢性肌病

(1) 糖原累积病:在 II 型的婴儿型中,肌电图检查发现插入活动增加,并有纤颤、正锐波和 CRD,这与前角细胞损害的表现类似。轻收缩出现大量的多相位、低波幅、短时限运动单位电位。婴儿型的异常肌电活动分布广泛,而成人型和晚发儿童型的异常改变局限于臀部肌肉、椎旁肌和其他近端肌,且多数患者无自发电活动。除了可以有 CMAP 波幅降低外,感觉、运动神经传导和神经肌肉传递功能检查均为正常。III 型患者肌电图可见大量的纤颤波、CRD 和低波幅、短时限的运动单位电位。V 型患者在挛缩发作间期,肌电图可正常或见到自发活动和肌源性损害改变。椎旁肌可见肌强直和 CRD。在挛缩时尽管肌肉有缩短但肌电图上呈电静息。与此不同,普通的肌肉痉挛或抽筋时肌电图显示为大量的 MUP 发放。VII 型在发作间歇期肌电图也无异常。

(2) 脂质代谢疾病:半数以上的脂质代谢肌病患者可有纤颤波或其他自发电活动如 CRD,MUP 呈典型的肌源性改变。有些患者可伴发周围神经病,主要以感觉和运动神经轴索损害为主。

(3) 线粒体疾病:线粒体疾病伴发的肌肉损害在肌电图检查中可正常或仅轻度异常。用传统或单纤维肌电检查方法可以在无症状的家庭成员中发现轻微的亚临床肌病改变。患者可伴发周围神经轴索改变,其腓肠神经活检显示有髓纤维密度下降以及有髓和无髓纤维的轴索变性。

4. 内分泌性肌病 甲状腺功能障碍可引起各种各样的神经肌肉疾病,但其临床表现常被较为明显的内科症状所掩盖。在这些疾病中,甲状腺毒性肌病(甲亢性肌病)发病率最高。在典型病例中肩胛带肌的无力较骨盆带肌常见。即使临床上肌无力不明显,定量肌电图也可发现低波幅、短时限 MUP。甲状腺功能减退引起近端肌无力、痛性肌痉挛和肌肉肥大,在儿童中尤为如此。用反射锤急速叩击可见肌肉局部收缩形成的肌球,肌球往往呈电静息。肌电图检查可表现为插入电位延长或短暂肌强直放电。甲状腺功能减退患者血清肌酸激酶水平升高常由肌酸代谢异常引起,不能以此诊断肌病的存在。

肾上腺和垂体疾病可引起非特异性肌肉无力,在系统性应用皮质类固醇或肾上腺皮质激素后也可发生这种情况,骨盆带肌和大腿肌受累明显。由于该类肌病以 II 型纤维萎缩为主,在肌电图上常无特异性异常发现。炎性肌病患者在长期接受激素治疗后无力可能进行性加重。在这种情况下,若插入电位正常且无纤颤波,往往提示为类固醇肌病而不是肌炎的加重。

5. 炎性肌病 炎性肌病的肌电图改变都是相似的。未经治疗的患者常出现以下肌电图异常三联征:① 纤颤电位和正锐波;② CRD;③ 早募集的低幅短时限多相 MUP,在无力肌肉尤为明显。肌电图的异常有时主要见于或仅见于椎旁肌。病程晚期 MUP 可见时限增宽、波幅增大,并出现晚成分(late component)。大剂量激素治疗几周后,自发电活动明显减少或消失。这一电生理改变过程与临床症状改善之间有很好的相关性。

包涵体肌炎是一类独立存在但较少被认识的骨骼肌炎性疾病。该病男性多见,多以远端肌无力起病,表现为屈腕、伸膝和踝背屈无力。肌电图改变与其他炎症性肌病相似,表现为纤颤电位、正锐波、CRD、伴早募集的低幅短时限 MUP。部分患者呈肌源性和神经源性混合损害,可有肌强直发放。

(五) 神经肌肉接头病

1. 重症肌无力(MG) 患者单次刺激引出的 CMAP 波幅多正常或略降低。65%～85% 的 MG 患者低频刺激(2～3 Hz)可引出衰减反应。一般认为,两块肌肉衰减超过 10% 即可提示神经肌肉传递障碍,但也有人认为即使只在一块肌肉发现明确的异常衰减也应高度怀疑终板功能障碍。Oh 等认为面部肌肉衰减超过 8% 即可判断为异常。疲劳试验有助于提高阳性率。高频刺激 CMAP 波幅可衰减、不变或略递增。高频改变不作为诊断 MG 的依据。MG 患者针电极可正常或表现为轻度肌源性损害,这取决于 MG 的严重程度。通常没有纤颤正锐波,如果出现应考虑是否合并炎性肌病或由于终板功能损害严重导致失神经支配。单纤维肌电图是诊断 MG 最为敏感的检查。对一组 RNS 阴性的 MG 患者的 SFEMG 研究发现,有 79% 的患者"颤抖"异常。临床表现为单纯眼肌型的患者,如果肢体肌 SFEMG 正常,则该患者以后发展为全身型的机会不大。

2. 肌无力综合征 Lambert - Eaton 肌无力综合征(LEMS)的电生理改变为:单次刺激时 CMAP 波幅明显降低且与肌肉容积不相称;低频刺激波幅可衰减;高频刺激(20～50 Hz)后 CMAP 波幅递增超过 50% 甚至超过 500%。如果患者不能耐受长时间高频刺激或需要检查近端肌时，可让患者大力收缩被检肌 10～15 s 并观察收缩前后 CMAP 波幅的变化。如果患者能很好地完成大力收缩，其效果等同于甚至优于高频电刺激。检查 MG 患者时为了提高阳性率要选择多块肌肉，并且首选无力最为明显的肌肉。对于 LEMS 患者则不需要如此，因为其电生理改变是广泛存在的，只需选择便于检查的肌肉即可，如上肢远端的拇短展肌和小指展肌。

针电极检查所见与 MG 患者相似，即类似于肌源性损害的改变，也与疾病的严重程度有关。针电极无纤颤正锐波。SFEMG 可见增加的"颤抖"和阻滞，但对 LEMS 的诊断价值不大。

3. 肉毒毒素中毒　肉毒毒素中毒也引起突触前膜乙酰胆碱释放减少，但其致病机制与 LEMS 不同。两种疾病的电生理改变有相似之处，如单次刺激引出一个低波幅的 CMAP；低频可衰减；高频可递增。但其高频递增的程度远不如 LEMS 明显，在严重的病例高频刺激 CMAP 波幅甚至不会增高，这是由于神经肌肉接头被完全阻滞了。此时肌肉中可见纤颤正锐波，但 MUP 表现为肌源性损害的改变。单纤维肌电图可见异常"颤抖"。

4. 先天性肌无力综合征（CMS）　是一组非常罕见的先天性或遗传性神经肌肉传递功能障碍性疾病。根据损害部位以及病理生理特点，可分为突触前缺陷、突触缺陷和突触后缺陷三大类型。其中以突触后缺陷最为常见。该类疾病临床特点为：起病较早；肌肉无力易疲劳；应用胆碱酯酶抑制剂有效（除了终板胆碱酯酶缺乏症和慢通道综合征）；MG 相关抗体阴性。

RNS 或 SFEMG 的改变只能提示 CMS 患者神经肌肉接头有损害而并不能鉴别 MG 和 CMS。不过在检查中发现重复 CMAP 却是诊断 CMS 中胆碱酯酶缺乏症和慢通道综合征的重要依据，而且这种重复 CMAP 在低频和高频刺激时均衰减。多数 CMS 电生理上类似 MG 的改变，但也有几种与 LEMS 相仿。有些胆碱乙酰基转移酶缺乏的患者需先用 10 Hz 刺激 10 min 后才能发现低频衰减。

（六）骨骼肌离子通道病

编码离子通道的基因突变导致的各种疾病被称为离子通道病。广义的通道病还包括获得性的离子通道功能异常。本节主要介绍几种在临床上较为常见的神经肌肉离子通道病的电生理改变。

1. 先天性肌强直（myotonia congenital，MC）　肌强直指骨骼肌突然自主收缩后不能放松这一现象。MC 是由于编码骨骼肌氯通道的基因 CLCN1 突变导致的。MC 可分为常染色体显性遗传的 Thomsen 型和常染色体隐性遗传的 Becker 型两种。肌电图检查发现患者肌肉广泛存在肌强直电位但不伴 MUP 改变。此外，67% 的遗传基因携带者虽然没有临床症状但电生理上也可见肌强直。Becker 型患者的重复电刺激可见 CMAP 波幅进行性衰减，高频刺激时更为明显。在短时间运动试验（SET）中，MC 患者 CMAP 波幅在活动后即刻下降（等同于高频衰减），重复 SET 后发现波幅下降改善（等同于临床上的"热身现象"）。

2. 先天性副肌强直（paramyotonia congenital，PMC）　是一种由于骨骼肌电压门控钠通道基因 SCN4A 异常引起的显性遗传疾病。其肌强直现象在运动后会加重，与先天性肌强直正好相反。面部、舌和手部是临床表现明显的区域。运动后或暴露于寒冷环境后肌强直加重并导致无力是该病的特点。肌电图可见肌强直电位偶尔也可见少量正锐波；重复电刺激或冷冻试验（降低肌肉温度）可使 CMAP 波幅降低；SET 后 CMAP 波幅下降，重复 SET 使波幅下降越来越明显。长时间运动后即刻 CMAP 波幅明显降低且在观察期间（45 min）波幅也不能恢复到基线水平。

3. 周期性麻痹　以发作性肌肉无力伴血钾水平变化为特点，其病理生理机制是可逆性的肌膜兴奋性降低，从而动作电位无法在肌膜传播。通常分为低钾性周期性麻痹（HypoPP）、正钾性周期性麻痹（NormoPP）和高钾性周期性麻痹（HyperPP）3 种。

在发作期，HypoPP 患者针电极插入电位明显减少伴 MUP 募集明显减少，提示肌膜兴奋性降低；CMAP 波幅明显降低甚至不能引出。发作间期通过长时间运动试验可揭示肌膜兴奋性异常：长时间运动后 10～20 min CMAP 波幅逐渐缓慢下降，下降幅度可超过 50%，在数小时后才能恢复到基线水平。HyperPP 针电极可见肌肉插入电位延长或见肌强直电位。短时间运动后 HyperPP 患者 CMAP 波幅可以增高，而长时间运动后即刻患者 CMAP 波幅可升高，但在随后的 10～20 min 内波幅逐渐缓慢下降，与 HypoPP 相同（图 1-4-4-7）。周期性麻痹患者针电极可有肌源性损害改变，提示伴有肌病。

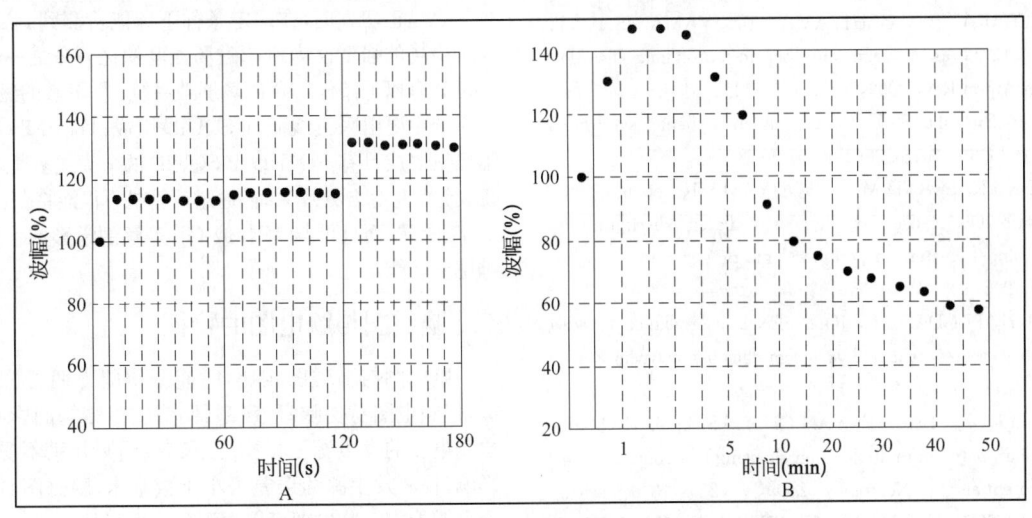

图 1-4-4-7　一例高钾性周期性麻痹患者的运动试验

A. 连续的三组短时间运动试验（SET），见 CMAP 波幅逐渐增高；B. 长时间运动试验（LET），可见 CMAP 波幅先增高，在随后的 10～20 min 内波幅逐渐缓慢下降，与基线波幅（100%）相比降低超过 40%。

参 考 文 献

[1] 魏景汉,罗跃嘉.事件相关电位原理与技术[M].北京:科学出版社,2010.

[2] BENATAR M, HAMMAD M, DOSS-RINEY H. Concentric-needle single-fiber electromyography for the diagnosis of myasthenia gravis[J]. Muscle Nerve, 2006, 34(2): 163-168.

[3] De CARVALHO M, DENGLER R, EISEN A, et al. Electrodiagnostic criteria for diagnosis of ALS [J]. Clin Neurophysiol, 2008, 119(3): 497-503.

[4] DEVIC P, PETIOT P, MAUGUIERE F. Diagnostic utility of somatosensory evoked potentials in chronic polyradiculopathy without electrodiagnostic signs of peripheral demyelination [J]. Muscle Nerve, 2016, 53(8): 783.

[5] FOURNIER E, ARZEL M, STERNBERG D, et al. Electromyography guides towards subgroups of mutations in muscle channelopathies[J]. Ann Neurol, 2004, 56: 650-661.

[6] GEEVASINGA N, MENON P, YIANNIKAS C, et al. Diagnostic utility of cortical excitability studies in amyotrophic lateral sclerosis[J]. Eur J Neurol, 2014, 21(12): 1451-1457.

[7] KIMURA J. Electrodiagnosis in diseases of nerve and muscle: principles and practice [M]. 3th ed. New York: Oxford University Press, 2001.

[8] NIU J, LIU M, SUN Q, et al. Motor nerve conduction block predicting outcome of Guillain-Barre syndrome [J]. Front Neurol, 2018, 9: 399.

[9] OGAWA T, TANAKA H, HIRATA K. Cognitive deficits in amyotrophic lateral sclerosis evaluated by event-related potentials[J]. Clin Neurophysiol, 2009, 120(4): 659-664.

[10] PAREYSON D, SCAIOLI V, LAURA M. Clinical and electrophysiological aspects of Charcot-Marie-Tooth disease [J]. Neuromolecular Med, 2006, 8(1-2): 3-22.

[11] PEASE W S, LEW H L, JOHNSON E W. Practical electromyography [M]. 4th ed. Philadelphia: Lippincott Williams & Wilkins, 2007.

[12] ROPPER A H, BROWN R H. Principles of neurology[M]. 8th ed. New York: McGraw-Hill, 2005.

[13] SAKAKEBARA R, UCHIYAMA T, YAMANISHI T. Sphincter EMG as a diagnostic tool in autonomic disorders [J]. Clin Auton Res, 2009, 19(1): 20-31.

[14] SHIEH P B, OH S J. Congenital myasthenic syndromes [J]. Neurol Clin, 2018, 36(2): 367-378.

[15] SUSUKI K, RASBAND M N, TOHYAMA K, et al. Anti-GM1 antibodies cause complement-mediated disruption of sodium channel clusters in peripheral motor nervr fibers[J]. J Neurosci, 2007, 27(15): 3956-3967.

[16] TANKISI H, PUGDAHL K, JOHNSEN B. Correlations of nerve conduction measures in axonal and demyelinating polyneuropathies [J]. Clin Neurophysiol, 2007, 118(11): 2383-2392.

[17] THURTELL M J, BALA E, YANIGLOS S S, et al. Evaluation of optic neuropathy in multiple sclerosis using low-contrast visual evoked potentials[J]. Neurology, 2009, 73(22): 1849-1857.

[18] Van ASSELDONK J T H, Van den BERG L H, KALMIJN S, et al. Criteria for demyelination based on the maximum slowing due to axonal degeneration, determined after warming in water at 37℃: diagnostic yield in chronic inflammatory demyelinating polyneuropathy[J]. Brain, 2005, 128: 880-891.

[19] VISSER J, de VISSER M, Van den BERG-VOS R M, et al. Interpretation of electrodiagnostic findings in sporadic progressive muscular atrophy[J]. J Neurol, 2008, 255: 903-909.

[20] VUCIC S, KIERNAN M C, CORNBLATH D R. Guillain-Barre syndrome: an update [J]. J Clin Neurosci, 2009, 16 (6): 733-741.

第五节 脑 磁 图

朱国行

脑磁图(magnetoencephalography, MEG)是一种无创的功能成像技术,它将大脑皮质神经元电活动产生的磁信号在颅外采集处理后将磁信号源的空间位置融合对应于 MRI 图像相应的解剖部位,因此可直观地反映局部神经元的活动情况。脑磁图的研究始于 1972 年,Cohen 首次从人脑记录到相当于 θ 波的波形。初期的 MEG 为单磁道传感装置,在探测研究脑功能活动时必须不断移动探头,其检测结果不仅费力、耗时,而且重复性差,以至无法进行深入的脑功能研究和临床应用。随着计算机技术以及医学影像学信息处理技术的进一步发展,自开发用超导量子干扰器(superconducting quantum interference device, SQUID)的超高感度磁束仪后,在脑磁图的设计研制和应用方面已发生了质的变化。20 世纪 90 年代的脑磁图具有全头多磁道传感装置、计算机信号综合处理系统和抗外磁场干扰功能,因此其临床应用大大增加。

一、脑磁图应用原理

脑磁场主要来源于神经元兴奋性突触后电位(EPSP)所产生电流形成的相关磁场信号。突触后电位的时空跨距明显大于细胞动作电位,在单位面积(数平方厘米)脑皮质中数千个锥体细胞几乎同步发放的神经冲动可形成集合电流,该电流为与脑皮质重建方向一致的细胞内电流,这一电流便是脑磁场的发生源。这一脑磁场与电流是正切。将头颅作为球形导体后在颅外与之是正切方向,在一定条件下即能检测到脑磁场信号。由于脑磁场的强度仅为地球磁场强度的亿万分之一,所以脑磁图必须具有以下条件:① 磁场屏蔽系统;② 灵敏的磁场探测系统,该系统主要由采集线圈和 SQUID 组成;目前 MEG 的探测传感器已发展成具有 100 个以上 SQUID 的全头式多通道传感探测系统;③ 信息综合处理系统,通过计算机不仅能将获得信号转换成数字、图像,而且可与 MRI 或 CT 等解剖学影像信息整合,形成脑解剖功能定位。

二、脑磁图与脑电图的特征

脑电图与脑磁图相比,时间分辨能力两者皆可达到毫秒级,但脑电图易受脑脊液、颅骨、头皮等结构的影响,难以准确检测电流的发生源。相比之下脑磁图则几乎不受这些因素的影响,检测发生源的误差可小于数毫米,脑磁图具有良好的空间分辨能力。脑磁图可以探测到皮质直径<3 mm 的癫痫灶活动,分辨时可达 1 ms,是目前最灵敏的无创性癫痫灶定位方法。它能将捕捉到的瞬时磁信号与三维 MRI 解剖图融合,从

而精确确定致痫灶的解剖部位,有极高的时间和空间分辨率。同时由于磁信号穿过头皮、颅骨等解剖结构时不会发生畸变,所以脑磁图定位较其他功能检查具有更高的准确性。两者之间的差别包括以下方面。

(1)脑磁图不能探测脑内径向对着颅骨的电源产生的磁场,仅能探测切向电源,而脑电图则既能探测径向电源也可探测切向电源。因为皮质内与颅骨成切向的电源位于脑沟内,径向电源位于脑凹内,因此从理论上讲,脑磁图仅探测脑沟内电源,而脑电图对脑沟和脑凹内的电源均能探测。

(2)脑电图由径向电源所主导,脑磁图所能探测的正是在脑电图中为径向电源所主导或所掩盖的切向电源,这是脑磁图对脑电图进行补充的一个方面。

(3)脑磁图不能探测头部中心附近的电源,因为球壳中心的电源(偶数子)通常是径向电源。

(4)脑磁图对 y 轴方向的电源定位,而脑电图对 x 轴方向的电源定位好,这是脑磁图互补于脑电图的另一方面。与脑电图相比脑磁图图形较小,主要是因为脑磁图被表面电流通过高电阻率的颅壳时所干扰;脑电图可测量到这种表面电流,而脑磁图几乎不能探测。若在完全均质的球壳内,脑磁图、脑电图波的大小、形式会是相同的。

(5)脑磁图很易受某些伪迹的影响干扰,这些干扰是来源于肌肉的高频信号以及来自皮肤本身的低频信号(如头皮内的磁粒子)。后一种伪迹使脑电图不能测量来自脑的直流电,而直流电在癫痫发作中具有重要意义。因此在测量前必须清洗头发。

三、脑磁图的临床应用

(一)脑磁图与癫痫

由于脑磁图具有良好的空间分辨能力,故其对于癫痫灶的定位较脑电图强,因此脑磁图主要用于难治性癫痫外科治疗的定位。正确的手术方法与治疗效果与癫痫灶的正确定位有关。有人统计临床癫痫中 20% 的癫痫能够通过神经影像学检查确诊定位,而相当数量难治性癫痫因无法确定致痫灶而不能得到合适的外科治疗。研究表明,脑磁图可检测到直径小于3.0 mm 的癫痫灶,分辨时相达 1 ms,是目前最灵敏的无创癫痫定位手段,其临床综合率可达 70% 以上。研究发现,一侧半球痫灶发放的间期活动通过胼胝体传到对侧出现类似信号时间相差 20 ms,这在脑电图上很难将一侧大脑半球致痫灶与对侧半球"镜灶"区分,脑磁图利用这种信号时限差技术不仅可以确定双侧大脑半球同时出现的癫痫波病灶,而且还能分辨一侧半球中多脑叶出现的异常间期活动病灶。在癫痫外科治疗中,脑磁图可用于指导放射外科治疗癫痫。有人报道使用 MEG - MRP - γ 刀系统治疗癫痫具有无创、治疗准确、评估疗效及时等优越性,是外科治疗难治性癫痫的一个新尝试。最近有人还将脑磁图与其他影像学(CT、MRI、DSA)共同组成人工智能立体定向导航手术系统,使神经外科手术更加精确无误。

(二)脑磁图在脑功能区定位中的应用

脑的重要功能区主要有体感皮质、运动皮质、听觉皮质、视觉皮质及语言皮质等,对于准备进行癫痫灶切除及颅内肿瘤切除的患者,术前对上述脑的重要功能区进行精确定位具有重要意义,可以指导神经外科医师在尽可能减少术后神经功能障碍的基础上最大范围地切除病灶,提高患者术后生活质量。脑磁图可以进行以下功能定位:初级体感皮质区功能定位、运动皮质功能区定位、听觉皮质功能区定位、视觉皮质功能区定位、语言皮质区定位。

(三)脑磁图在一些精神、神经疾病中的应用

脑磁图对短暂性脑缺血发作(TIA)和短暂性全面遗忘(TGA)能检测到局灶性慢波活动,并且分别位于有症状的对侧半球的感觉运动皮质、双侧颞叶内侧及颞叶底部皮质,故脑磁图对监测 TIA 及 TGA 有重要意义。

脑磁图可对 Alzheimer 病进行早期诊断,可使疾病在早期阶段得到及时治疗,延缓症状加重。相对于健康对照组的额中央区,Alzheimer 病患者的绝对低频磁频率明显并且广泛增高,高频率值在枕颞区明显下降。

脑磁图可以检测精神分裂症患者慢波的源分布及患者临床症状与低频活动源的关系。精神分裂症患者与健康对照组比较,慢波活动明显增多;在额颞叶及枕部区域,局灶性慢波活动两组间明显不同。精神分裂症患者的慢波活动与正常对照组相比,前者的慢波活动在不同的区域明显超过后者,提示局灶性簇状慢波可能与精神病特征有关。

第六节　经颅磁刺激的临床应用

朱国行　丁　晶

经颅磁刺激(transcranial magnetic stimulation,TMS),是一种利用脉冲电磁场和交变电磁场产生的感应电流作用于大脑中枢神经系统,改变皮质神经细胞的膜电位,使之产生感应电流,影响脑内代谢和神经电活动,从而引起一系列生理、生化反应的磁刺激技术。

TMS 装置包括两个主要部分:作为能源的储存电荷的电容器和用于传递能量的位于刺激线圈中的感应器。电容器可以储存高电流的电荷,在极短时间内感应线圈可以释放大量电荷产生磁场,磁力线可以以非侵入的方式以很小的阻力穿过头皮、颅骨和脑组织,并在脑内产生反向感生电流。皮质内的电流可以激活大的锥体神经元并引起轴突内的微观变化,并进一步引起电生理和功能的变化。但是,对神经元产生何种影响取决于多种因素,例如线圈的形状、方向,神经元的密度以及神经轴突、树突的方向。其最终效应既可以引起暂时的大脑功能的兴奋或抑制,也可以引起长时程的皮质可塑性的调节。目前,TMS 共有 3 种主要的刺激模式:单脉冲 TMS(sTMS)、双脉冲 TMS(pTMS)和重复性 TMS(rTMS)。sTMS 由手动控制无节律脉冲输出,也可以激发多个刺激,但是刺激间隔较长(如10 s),多用于常规电生理检查。pTMS 以极短的间隔在同一个刺激部位连续给予 2 个不同强度的刺激,或者在 2 个不同的部位应用 2 个刺激仪(又称作 double - coil TMS,dTMS),多用于研究神经的易化和抑制作用。rTMS 分为高频和低频两种,需要设备在同一个刺激部位给出慢节律低频或快节律高频rTMS。不同刺激参数(模式、频率、强度、间隔、持续时间、刺激位点、刺激方向等)的 rTMS 产生不同的神经生理效应,低频刺激模式引起皮质的抑制,高频刺激模式则引起兴奋。在临床中主要通过捕捉和利用这种生物效应来达到诊断和治疗的目的。

rTMS与sTMS原理相同,不同的是rTMS在神经元不应期也可以刺激,所以能兴奋更多水平方向的神经元,不仅引起生物学效应,影响刺激局部和功能相关的远隔皮质功能,实现皮质功能区域性重建,而且产生的生物学效应可持续到刺激停止后一段时间,已成为研究神经网络功能重建的良好工具。

1985年,Barker研制出第一台经颅磁场刺激仪,开始用连续额的磁力线刺激人的大脑运动皮质,这是现代TMS的开端。1986年以后有关磁刺激的报道就逐年增加了。1992年美国公司推出了第一台重复性磁刺激仪。到21世纪初,TMS已广泛应用于各个神经科领域,可用来刺激视皮质、躯体感觉皮质等大脑皮质,引起局部的兴奋或抑制效应,以探测系统的功能。另外,TMS还可以用于学习、记忆、语言及情绪等领域的研究。新一代的无框架立体定位式TMS能整合fMRI结果,极大地提高了TMS刺激部位的准确性,可精确控制刺激大脑的深度,从而可以准确地调节刺激强度,已经发展应用于科学研究和神经外科手术中。TMS已经被神经、精神、心理等各个领域广泛应用,如用于研究知觉、注意、学习记忆、语言、意识、皮质功能联系及可塑性。

一、经颅磁刺激的在神经系统疾病中的应用

1. 帕金森病 帕金森病患者主要表现为休息时兴奋性亢进和抑制性降低,而自主运动过程中躯体感觉兴奋性输入缺损或失调,所以rTMS作用于相应脑区改变皮质兴奋性,使兴奋性输入得到恢复或提高,则可以改善患者的运动障碍。现在看来,rTMS用于治疗帕金森病的疗效还存在争议,但可以提供更多的帕金森病的生理机制。

2. 癫痫及相关运动障碍 癫痫的主要病理机制是皮质及皮质下的异常兴奋。所以研究者们尝试用低频的rTMS治疗癫痫发作及其他皮质异常兴奋疾病。但值得注意的是,TMS在部分患者可诱发癫痫,所以用于治疗癫痫时尤其要注意。

3. 肌张力异常及抽动障碍 与任务有关的肌张力异常,如书写痉挛(Writer痉挛)与皮质的高兴奋性或皮质内抑制缺失有关。对抽动障碍而言,与肌张力异常相似出现皮质兴奋性异常,可能是由于基底神经节对皮质的控制异常导致。

4. 其他 TMS还可用于研究和治疗其他神经系统疾病,如脊髓小脑退行性病变(SCD)、ALS、多发性硬化等神经疾病。

二、经颅磁刺激在精神疾病中的应用

前额叶、扣带回、顶皮质、颞皮质、部分纹状体、丘脑及下丘脑构成的神经网络对情绪进行控制,网络中的结构如出现功能障碍,则可导致情绪障碍,而对这些区域进行rTMS治疗,使其功能得到提高或恢复,则可起到临床治疗作用。

1. 抑郁症及情绪障碍 抑郁症是TMS应用最彻底的一种疾病,TMS提供了干预抑郁症所涉及的关键脑区的可能性。由于抑郁症涉及皮质及皮质下的神经通路,所以选择该通路中的最优目标是一个经验问题,而TMS正好有用武之地。背外侧前额叶(dorsal-lateral prefrontal cortex, DLPFC)是治疗抑郁症最常用的刺激位点。由于抑郁症的电休克疗法(electroconvulsive therapy, ECT)已得到临床公认,所以很自然地神经科学家们将TMS的疗法与ECT进行比较。一些研究分析rTMS和ECT对正常被试者效果相同,而对于抑郁症精神病患者,ECT较rTMS有较好的疗效,但rTMS的空间特异性更高、副作用少。但rTMS的疗效较为短暂,如果要将rTMS的治疗应用于临床,必须要维持其疗效时间。

2. 强迫症(obsessive compulsive disorders, OCD) OCD患者由于基底神经节功能异常,初级运动皮质神经元抑制减弱,皮质静息期缩短,患者出现Tourette综合征、脸部肌张力异常等症状。OCD病理机制并没有特异涉及外侧前额叶,所涉及的眶叶和扣带回位于颅内深部,无法直接进行TMS,但对外侧前额叶进行刺激理论上可以对眶叶和扣带回产生跨突触效果。

三、经颅磁刺激在镇痛及疼痛研究中的应用

TMS的镇痛作用尚未完全清楚,但有研究说明rTMS对快痛和慢痛都可以缓解。TMS对疼痛的调制作用取决于刺激参数的选择。在慢痛的研究中,单个系列的高频刺激可以使镇痛作用从数分钟持续至8 d左右,而多次rTMS刺激可使镇痛效果持续更长时间。rTMS对快痛的镇痛效果则没有这么持久。可能rTMS对C纤维介导的疼痛具有抑制作用,而对Aδ纤维介导的疼痛具有易化作用。这说明运动皮质对急性疼痛的调制具有重要作用,也许反映了快痛与慢痛的不同生物学意义。

第五章 SPECT和PET - CT在神经系统疾病中的应用

第一节 SPECT/CT在神经系统疾病中的应用

刘兴党

一、SPECT/CT原理

单光子发射计算机断层成像(single photo emission computerized tomography, SPECT)是把核素应用于临床的一种诊断技术,是一种无损害性脑功能测定法。SPECT的基本原理是把能够发放γ光子的放射性核素,如^{99m}Tc、^{68}Ga、^{123}I、^{201}Tl、^{133}Xe等标记的示踪剂(tracer)注入或吸入体内,通过显像仪准直器探头对准所要检查的部位,接受被检部位或脏器发出的γ射线,再通过光电倍增管将光电脉冲放大并转化为信号,经过计算机连续采集信息进行图像处理和重建,最后获得脏器的三维图像。根据观察病变需要,可以通过横断面、冠状面、矢状面以及任何角度的断面进行分析。

二、脑血流灌注显像剂

SPECT 脑显像剂必须要穿过血-脑屏障,因此脑血流显像剂必须是相对分子质量小、不带电荷、脂溶性,可自由通过完整的血-脑屏障进入脑细胞,经水解酶或脱脂酶作用下由脂溶性转变为水溶性,或经还原型谷胱甘肽作用下分解为带电荷的次级产物,滞留在细胞中,从而在脑组织中固定分布。脑细胞对显像剂的摄取量与局部脑血流量(regional cerebral blood flow, rCBF)成正比,可反映脑血流灌注情况,也可反映局部脑功能状态。中枢神经系统发生病变时,局部脑组织的血流动力学状况会发生改变,在病灶处表现为显像剂放射性分布异常浓聚或稀疏,此对中枢神经系统疾病诊断和治疗具有重要的临床价值。

(一) ^{99m}Tc 显像剂

1. ^{99m}Tc -六甲基丙二胺肟(^{99m}Tc - d, 1 - hexamethylpropylene amine oxime, ^{99m}Tc - HMPAO) 是脂溶性显像剂,大脑灰质摄取量较高,白质摄取量相对较低。^{99m}Tc - HMPAO 在额叶、丘脑、小脑浓聚轻度增高,首次摄取率可达 80%,滞留时间在 24 h 左右;其体外稳定性差,配制后需在 30 min 内注射,目前使用稳定性添加剂,配制后时间延长至 4 h。SPECT 采集可在注射后 15~120 min 内进行。

2. ^{99m}Tc -双半胱乙酯 (^{99m}Tc - ethylcysteinate dimer, ^{99m}Tc - ECD) ^{99m}Tc - ECD 在顶叶和枕叶浓聚轻度增高,首次摄取率达 60%~70%。与 ^{99m}Tc - HMPAO 相比,摄取速度较慢,约为 6%/h,但清除率较快,注射后 15~30 min 显示较高的脑组织与本底之比。^{99m}Tc - ECD 在体内稳定性较差,注射 4 h 后 25%可被清除。该显像剂是中国目前应用最多的。

血流流速过高时,上述两种显像剂显示的灌注情况低于实际脑血流灌注值。

(二) ^{123}I -显像剂

^{123}I -安菲他命(^{123}I - iodoamphetamine, ^{123}I - IMP)可在首次通过时被脑组织几乎完全摄取,在脑内可稳定分布 20~60 min。但是 ^{123}I - IMP 在体内有再分布现象,注射后 4 h 和 24 h 的延迟显像结果和即刻显像不同,并且受到个体因素影响。延迟显像可用于鉴别缺血和梗死病灶,为患者的临床表现和预后评估提供有用信息。标记后需尽快注射,使 ^{123}I - IMP 的临床应用受到制约。

(三) ^{201}Tl 显像剂

^{201}Tl 不能通过正常血-脑屏障,可通过破坏的血-脑屏障,因此用于脑肿瘤显像。与 CT 或 MRI 联合诊断肿瘤性质,监测肿瘤复发。对阳性预测值的预计优于阴性预测值,但 ^{201}Tl 对诊断肿瘤类型、临床预后欠佳。

(四) 其他显像剂

^{111}In 用于脑脊液显像。^{67}Ga 应用较广泛,主要应用于淋巴瘤、肺癌和肝癌等。但在中枢神经系统应用较局限。

^{111}In - DTPA 是美国唯一授权使用的脑池显像剂,符合以下条件:① 脑脊液循环;② 半衰期 2.8 d 适合显像研究;③ 能量合适 173 和 247 KeV;④ 对患者相对较低的辐射剂量;⑤ 低药物毒性。在 L_3 或 L_4 水平腰穿将 500 μCi ^{111}In - DTPA 注入蛛网膜下腔,沿脑脊液循环途径上行,依次进入各脑池,到达上矢状窦吸收入血液。

三、显像方法

使用 ^{99m}Tc 显像剂的 SPECT/CT 检查,患者准备 10~15 min,依据注射的时间,在脑内分布的显像剂反应血流状况。受检者处于安静状态,停止说话和活动,戴墨镜。显像时室内光线调暗,保持安静状态,必要时可使用镇静药物。注射前 15 min,开通静脉通道,以免注射显像剂时带给患者不必要的疼痛。注射前,患者采取仰卧位舒适平躺在检查床上,头托及绷带固定头部以免移动。探头尽可能贴近患者头部,以确保获得高质量的图像。在检查过程中,密切观察患者情况,以防患者活动或者发生意外。采用低能高分辨率的准直器,有条件者尽可能用扇形准直器以增加图像分辨率。使用三探头或四探头以提高灵敏度,但使用多探头时需要加强质量控制。目前国内多数使用双探头 SPECT/CT,方便用于脑血流灌注显像和其他显像。图像采集时间在注射显像剂 30 min 到 4 h 内进行,探头旋转 360°,矩阵 128×128,90 帧图像,每帧 4.20°。

SPECT/CT 融合显像的应用越来越广泛,CT 可用于衰减校正和解剖学定位。SPECT 脑灌注显像图可 x、y、z 轴或某一特定的倾斜轴重新定位进行校正。常规 SPECT 脑显像包括矢状位、冠状位、横断位显像,应用容积和表面成像技术得到三维立体图像,有助于对疾病准确定位。

四、SPECT/CT 脑血流灌注显像临床应用

(一) 正常脑血流灌注显像

脑血流灌注断层显像反映的是脑内的血流分布,正常人的两侧脑结构及放射性分布高低应是基本对称的,而灰质的放射性分布明显高于白质和脑室区。显像剂在脑组织的分布受到受试者年龄和放射性药物活度影响。婴幼儿的感觉运动皮质、丘脑、脑干、小脑蚓状体处与额叶皮质相比放射性分布增高,随年龄的增加,额叶放射性分布明显下降。因受到 SPECT 本身的空间分辨率(≤10 mm)限制,其解剖结构显示方面远不如 CT、MRI 清晰(图 1-5-1-1),应用 SPECT 与 CT 融合显像可以弥补这一不足,可对病灶进行准确定位(图 1-5-1-2)。

NeuroGam 自动分析 SPECT 脑血流灌注图像(图 1-5-1-3),采用定量分析方法,根据 SPECT/CT 所获得的功能性数据与参考模板(Talairach 图)之间配准,依据动脉环、Broadmann 分区等对患者脑组织图像进行定量分析,并将 SPECT 所得结果与正常或疾病数据库信息进行比较,得到可视化大脑皮质、基底节区及不同断面的图像;与特定人群组数据进行比较,可得到大脑皮质 3D 图像及不同层面灌注的定量值。还可将采集的患者脑血流数值与性别、年龄相对应的正常人数据库对比。亦可使用数据相减功能,即对同一患者多次检查数据比较,图像上直观可视化显示临床治疗前后脑血流灌注增加或减低。

(二) 脑血管疾病脑血流灌注显像

1. 急性脑梗死 急性脑梗死患者的临床症状提示大脑皮质或皮质下脑组织受损,但图像中临床症状提示的受损部位可能在图形上并不能表现出来,在图像上显示的病变往往可以提示继发性改变,如传入神经阻滞等。CT 和 MRI 可显示脑血管疾病和脑卒中,但对病变涉及的范围早期显示欠佳。血管造影对大血管的显像良好,但对脑穿支动脉等小血管显像欠佳。目前应用 MRI 弥散加权序列等,对脑梗死诊断的灵敏度明显提高,可对一些超急性期脑梗死作出诊断。

SPECT/CT 灌注显像对脑梗死早期诊断的价值较过去已

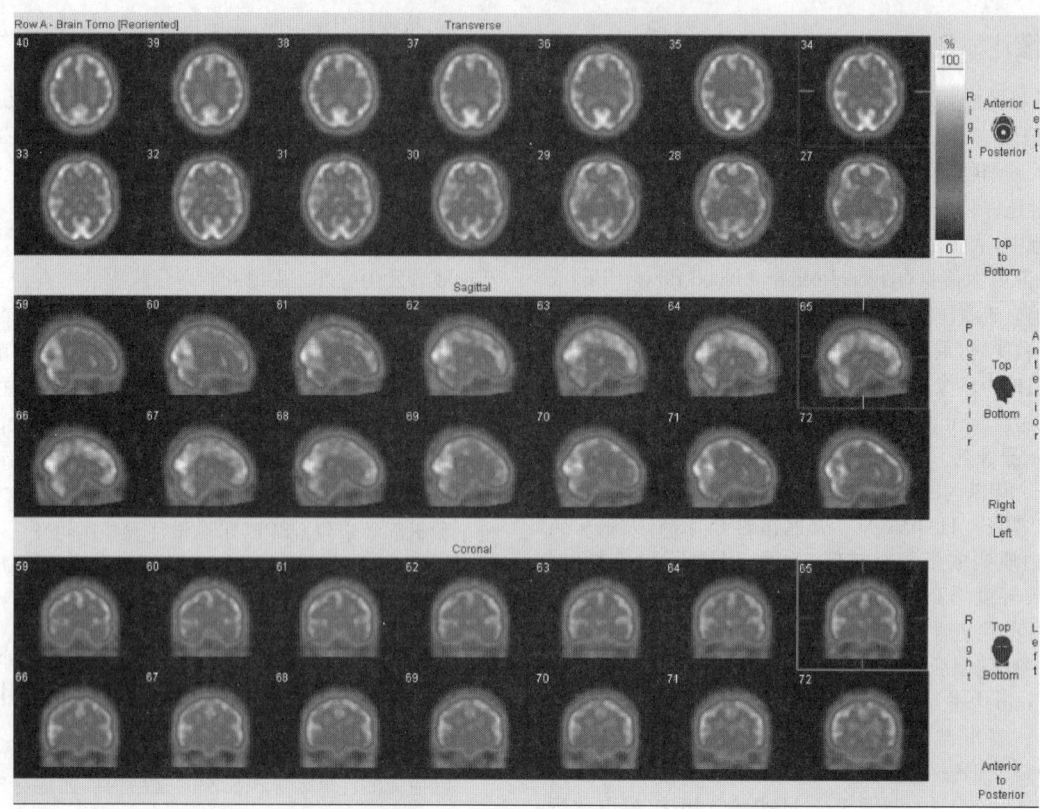

图 1-5-1-1 ⁹⁹ᵐTc-ECD SPECT 正常脑血流灌注断层显像

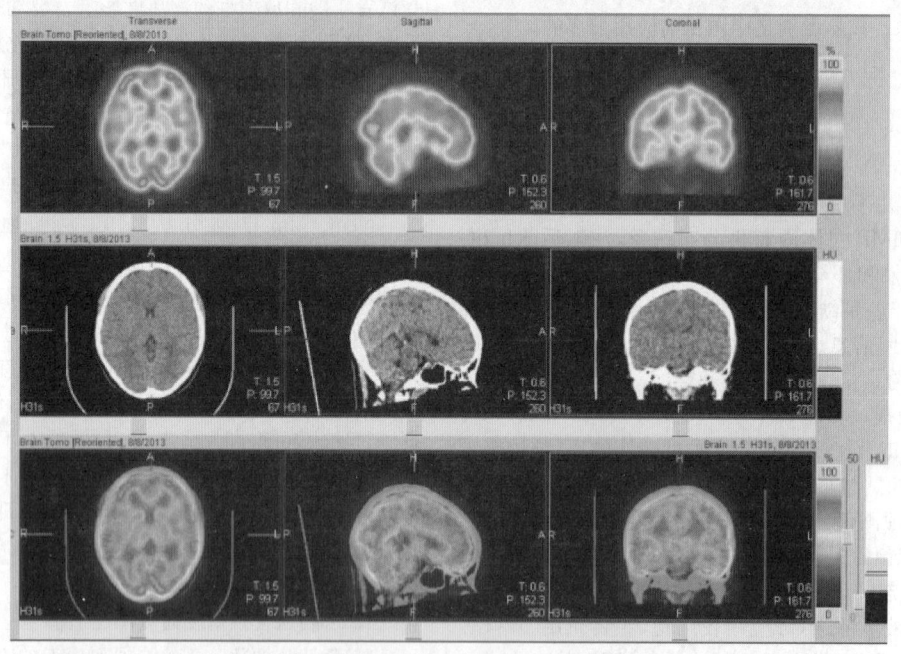

图 1-5-1-2 ⁹⁹ᵐTc-ECD SPECT/CT 融合的正常脑血流灌注断层显像

有所降低,但脑灌注显像在疗效观察和预后评估方面仍有一定的临床价值,如脑卒中患者应用溶栓治疗的疗效观察等。SPECT/CT 可显示脑梗死患者出现的过度灌注(luxury perfusion)现象,表现为发病数日后,在梗死区周围出现放射性增高区,这可能是因正常脑血管自主调节功能减弱,毛细血管增生,酸中毒使神经细胞、内皮细胞膜渗透性发生变化,使局部脑血流增多所致。如交叉性失联络现象,是指在病变区对侧小

脑等区域也会发现脑血流灌注减低的现象(图 1-5-1-4),这种表现并非小动脉闭塞缺血所致,而是与神经纤维联系中断有关。

2. 脑出血 脑实质内的出血称为脑出血。80%~90%脑出血发生在大脑半球,以大脑基底节、内囊为最常见。CT 和 MRI 能早期对脑内出血的部位、范围有很好的显示,可鉴别水肿、梗死。脑 SPECT/CT 在这方面的诊断价值不如 CT 或

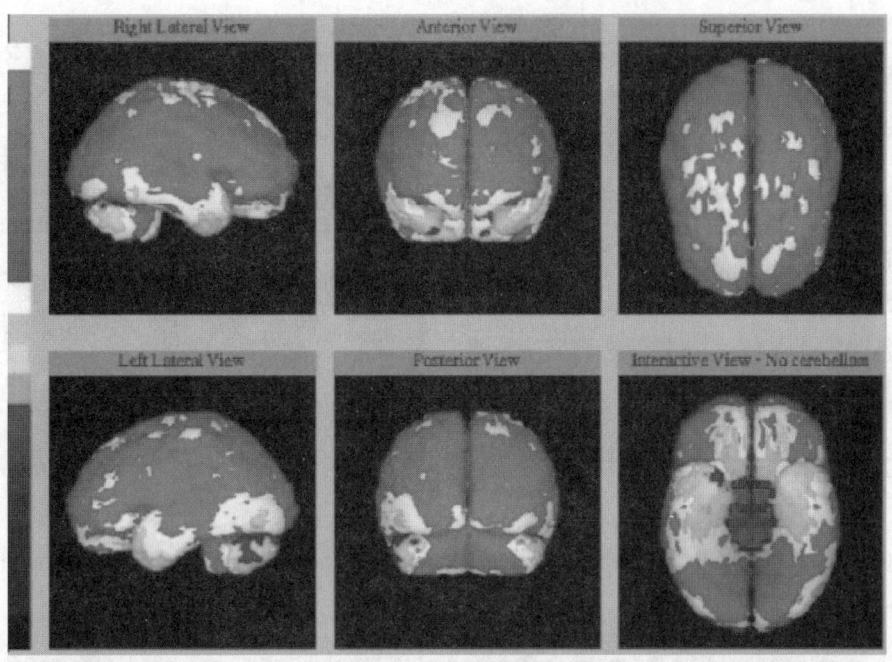

图 1 - 5 - 1 - 3　^{99m}Tc - ECD SPECT 正常脑血流灌注使用 NeuroGam 处理后图像

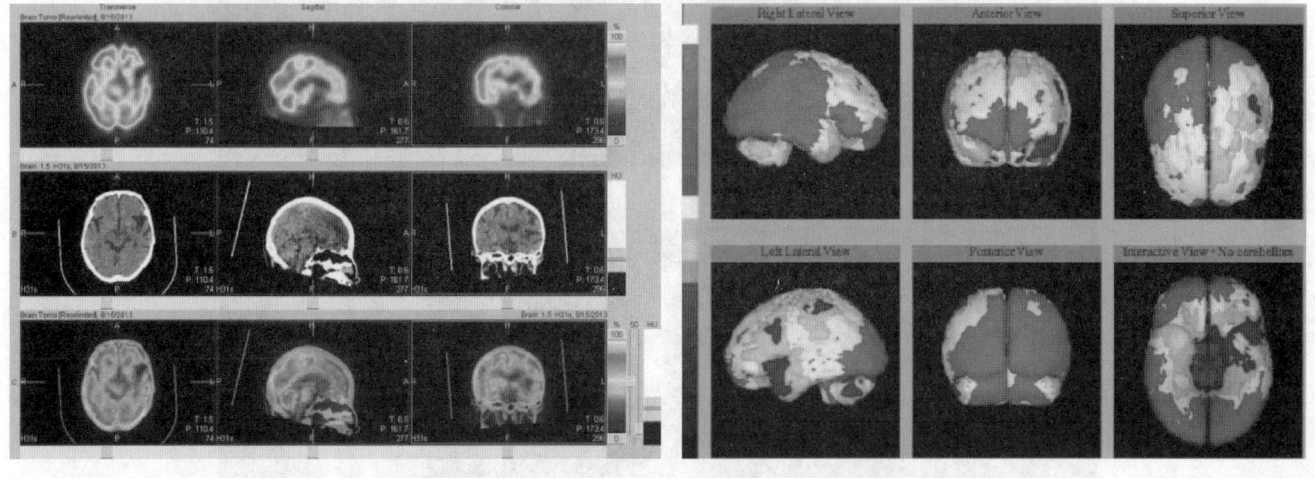

图 1 - 5 - 1 - 4　脑梗死^{99m}Tc - ECD SPECT/CT 脑断层显像

左侧额叶、左侧顶叶、右侧颞叶、左侧基底节及丘脑及左侧小脑血流灌注减低，提示右侧小脑有失联络现象。临床诊断为左侧脑梗死。

MRI，病变主要表现为局部放射性减低或缺损（图 1 - 5 - 1 - 5）；但对脑出血带来的一些功能性的改变如失语等，仍具有重要的临床价值，如左基底节区出血引起的失语，在 Wernicke 区和 Broca 区可观察到与临床表现相符的低灌注表现。

3. 烟雾病　又称 Moyamoya 病（MMD），由于双侧颈内动脉末端及其主要分支，如大脑前动脉和大脑中动脉起始段逐渐狭窄甚至闭塞，脑底穿通动脉代偿性扩张，最终形成脑底部和软脑膜处烟雾状细小血管的侧支循环。侧支循环常不能代偿正常脑血流，此类患者在临床上常表现为缺血型，新生的脆弱血管破裂也可导致脑出血。侧支循环存在，可为狭窄的血管提供代偿血供，因此，仅仅从形态学上评估血管狭窄，并不能对患者病情严重程度、治疗后的效果做出准确评价。在烟雾病诊疗中，核医学脑血流灌注评价具有重要价值。使用 SPECT/CT 对烟雾病患者进行脑血流状况评价，手术治疗前后血流灌注情况对比，可对手术进行疗效评价（图 1 - 5 - 1 - 6）。应用脑 SPECT 研究主要用于观察受累区域的血流灌注受损情况，通常 SPECT 显示的病灶较 CT 观察到的低密度损伤范围大、数量多。静脉注射乙酰唑胺（diamox）可扩张脑血管，多用于评价脑血管储备（cerebrovascular reserve，CVR）能力。CVR 是指脑血管通过小动脉和毛细血管的代偿性扩张或收缩（Bayliss 效应）以维持脑血流正常稳定的能力。静息期血管扩张，对乙酰唑胺的反应性降低，CVR 下降。CVR 对烟雾病的临床评估具有重要价值，烟雾病患者 CVR 明显下降时，建议尽早手术治疗，而 CVR 处于正常参考水平时，若采用血管重建术，可因脑组织过度灌注而导致脑出血。

4. 颈动脉狭窄　颈动脉内膜剥脱术（CEA）后几小时至 3 周内，由于颈动脉高度狭窄被解除后，同侧脑血流增加远超出代谢需要，可出现高灌注状态，发生率为 0.3%～2.0%。高灌

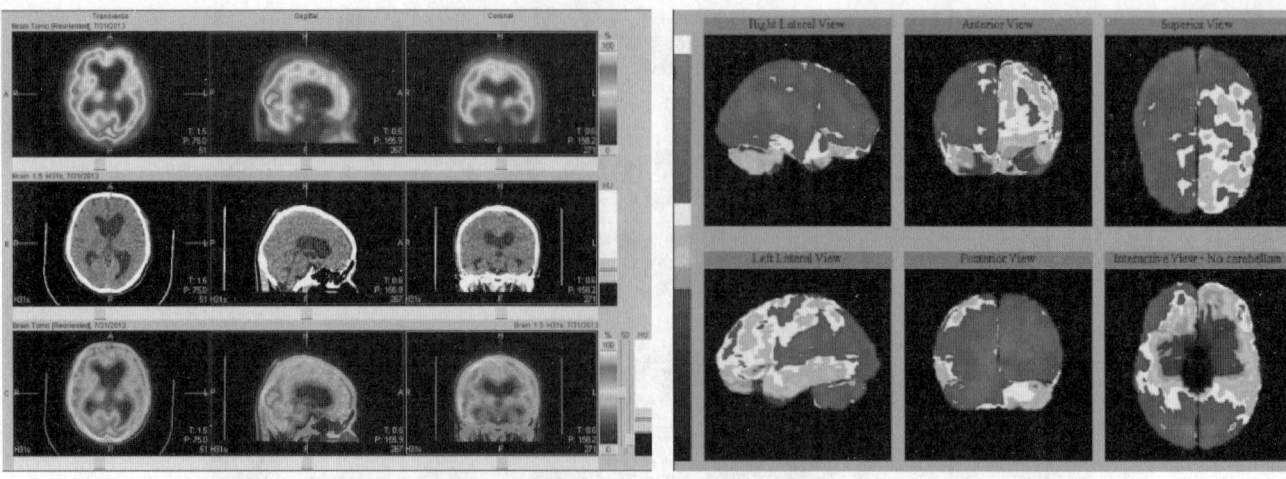

图 1-5-1-5 脑出血 ^{99m}Tc-ECD SPECT/CT 脑断层显像

左侧额叶、左侧顶叶、右侧颞叶、左侧基底节及丘脑、右侧小脑血流灌注减低，提示右侧小脑交叉失联络。临床诊断为脑出血。

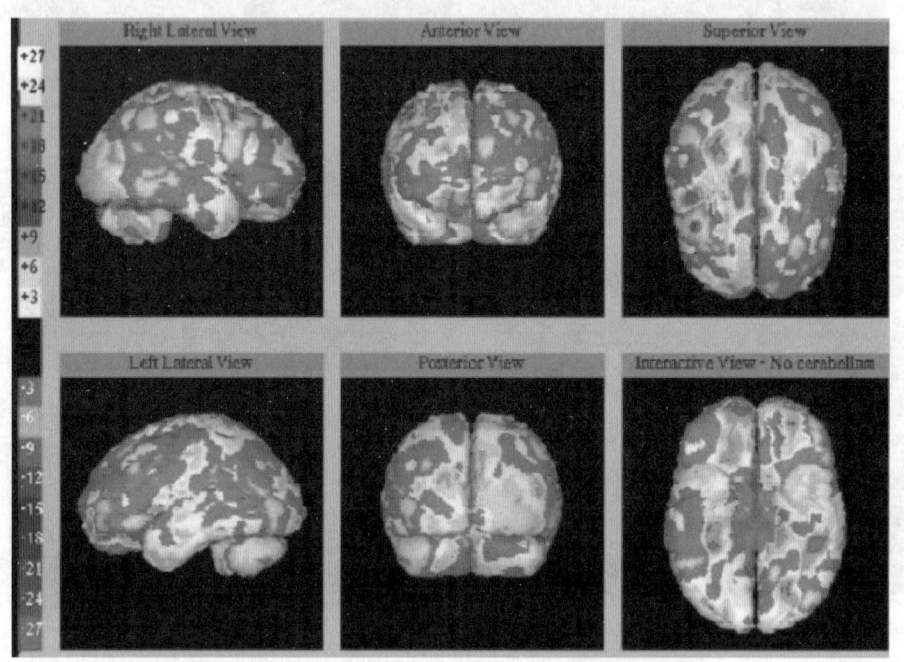

图 1-5-1-6 烟雾病 ^{99m}Tc-ECD SPECT/CT 脑断层显像

右侧额、顶叶、双侧颞叶、右侧基底节及丘脑、右侧小脑血流灌注增加。临床诊断烟雾病，术后血流灌注好转。

注损害可导致局部神经功能缺损，甚至发生脑出血，对患者预后影响极大。因此，对颈动脉中重度狭窄的患者行 CEA 前使用 SPECT/CT 检查，若出现脑血液重度减低，则患者术后发生高灌注风险大大增加；术后几天内，尤其是 1 d 左右，发现大脑中动脉血流速度异常增高，SPECT/CT 上主要表现为部分额叶、顶叶、颞叶放射性异常增高，考虑为高灌注可能性极大（图 1-5-1-7）。

（三）脑肿瘤的脑血液灌注显像

脑肿瘤（brain tumor）分为原发性肿瘤和转移性肿瘤两大类。常见的脑肿瘤有胶质瘤、脑膜瘤、垂体瘤、听神经瘤以及其他肿瘤。脑肿瘤临床表现形式决定于肿瘤的病理类型、大小、生长速度和部位。早期诊断、良恶性判定、预后评估、发现转移及残余病灶是治疗脑肿瘤的关键因素。肿瘤放射治疗后，患者神经症状出现或者改变，使用解剖学显像技术难以判定是放射

治疗后残余病灶还是神经胶质增生，对此核医学显像技术独具优势。虽然与 PET/CT 的代谢相比，SPECT/CT 优势不明显，但随着 SPECT/C 技术的应用发展，脑肿瘤显像剂，如 ^{201}Tl、^{99m}Tc-MIBI、^{111}In-奥曲肽及 ^{123}I-AMT 等可在脑肿瘤显像中发挥重要作用。

^{99m}Tc-HMPAO 可显示脑肿瘤导致的早期脑梗死，^{99m}Tc-ECD 能显示脑膜瘤的形态以及对周围组织血流灌注的影响，结合 ^{99m}Tc-DTPA、^{99m}Tc-MIBI 显像有助于对肿瘤良恶性进行判别。脑摄取低下的原因可能和脑肿瘤组织周围包含了坏死、水肿的组织或肿瘤病变血管动静脉短路等致示踪剂摄取减少有关。^{99m}Tc-HMPAO 在进行放射治疗或手术前、后的随访结果，可间接反映脑肿瘤对治疗的反应；其在脑肿瘤手术或放疗后的复发检查中作用更为明显。^{99m}Tc-HMPAO 和 ^{99m}Tc-ECD 对肿瘤显像并不敏感。

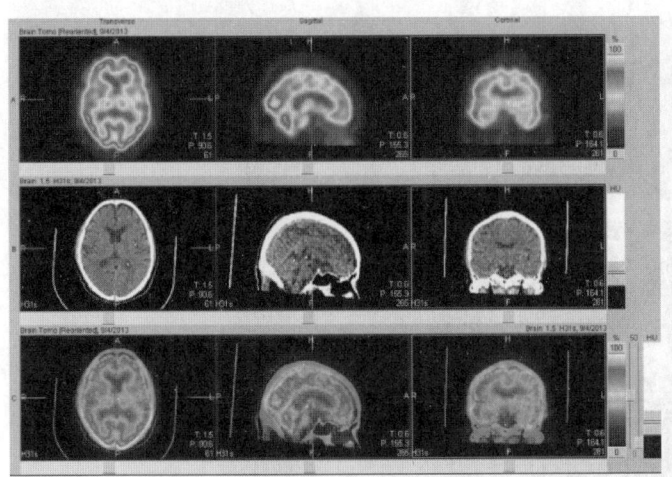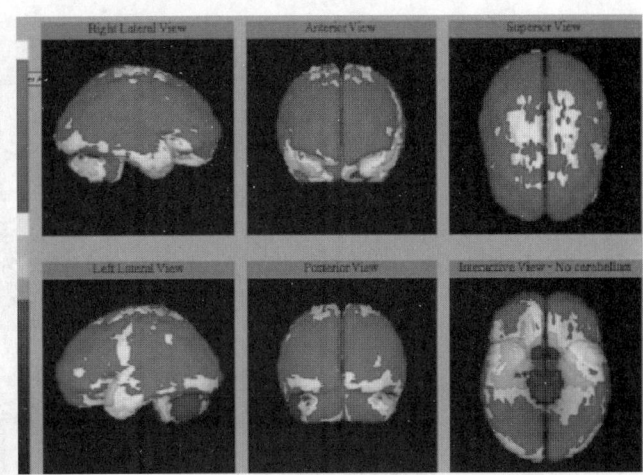

图 1-5-1-7　CEA 后 ^{99m}Tc–ECD SPECT/CT 脑断层显像

全脑各叶血流灌注增加。临床诊断为颈动脉内膜剥脱术后高灌注。

^{123}I 标记氨基酸类似物可用于肿瘤的良、恶性鉴别,与脑 ^{11}C-甲硫氨酸 PET 相比并不逊色。^{123}I – AMT 可用于估测脑瘤的复发,并能区分神经胶质增生与肿瘤复发,这对脑肿瘤的治疗评估有其特殊的价值。

^{201}Tl 和 ^{99m}Tc – MIBI 是最常用的两种脑肿瘤 SPECT 显像剂,^{201}Tl 与 FDG PET/CT 相比有更高的靶组织(病灶)与非靶组织(正常组织)的比值,因 ^{201}Tl 可在血-脑屏障破坏处异常浓聚,所以特异性比 FDG 低。脑肿瘤显像的目的主要有脑肿瘤的定位、良、恶性判别,恶性程度确定和预测,确定残存或复发肿瘤及范围并预测对治疗的反应等。

肿瘤细胞表面某些生物活性多肽受体均有不同程度的过度表达,是肿瘤受体显像的分子生物学基础。生长抑素的类似物,^{111}In-奥曲肽生长抑素膜受体存在于许多细胞和神经内分泌肿瘤细胞、腺垂体的促生长激素细胞和胰腺的胰岛细胞中,淋巴癌和乳腺癌中也可能存在类似的受体,这就使 ^{111}In-奥曲肽在上述肿瘤诊断方面显示其价值。^{111}In-奥曲肽显像对于垂体瘤的治疗评价具有独特的价值。在脑膜瘤和胶质瘤病例中均可见 ^{111}In-奥曲肽浓集。但值得注意的是,低级别的星形细胞瘤(Ⅰ、Ⅱ级)可见 ^{111}In-奥曲肽阳性,而高级别的(Ⅲ级)星形细胞瘤反而是阴性。可能与生长抑素受体与表皮生长因子在肿瘤内的存在呈负相关。

(四)癫痫的脑血液灌注显像

癫痫是一种慢性脑部疾病,以脑部神经元过度放电所致的突然改变和短暂的中枢神经系统功能失常为特征。间歇期可能存在神经元的代谢功能低下或局部血流灌注不足,使惊厥阈值下降;某些诱发因素影响时,神经元发生超同步异常放电,使氧耗量和血流量增加,特别是在癫痫持续状态下,其氧耗量增加 0.5~2.5 倍,脑血流量增加 9 倍。SPECT/CT 可显示功能显像,所以癫痫在发作期脑 SPECT/CT 影像表现为放射性增高灶,发作间期呈放射性减低灶。SPECT/CT 脑显像对癫痫,尤其是颞叶癫痫的术前定位诊断价值得到了肯定,而发作期脑 SPECT/CT 检查对病灶在颞叶以外的癫痫定位则无价值。

1. 癫痫发作期(ictal)及发作后期(post ictal)　发作期通常指癫痫发作期 30 s 内注入显像剂,发作后期则指发作后 1~

10 min 内注入显像剂。发作期 SPECT/CT 显示局部发作病灶的血流灌注明显增加,PET/CT 显像也证实了该部位的代谢率增高。常见发作部位在颞叶中部和前端,同侧基底节也常可累及。在发作期高灌注区域的周围常有低灌注的表现,这是发作后期开始的主要特征,发作后期常可见病灶位于中前颞叶处。但须要注意的是注射时间,如发作后超过 5 min 才注射显像剂,诊断的灵敏度会有下降。发作期的 SPECT/CT 诊断的正确率在 80% 以上,但由于发作期较难掌握,需要临床、脑电图监测、患者密切配合等才能完成。

2. 癫痫发作间期(interictal)　发作间期 SPECT/CT 显像对发作期高灌注部位呈低灌注显像(图 1-5-1-8)。SPECT/CT 能够为 50% 以上的患者提供较正确的定位诊断,同时为发作期 SPECT/CT 图像读片提供依据,尤其对于病灶在颞叶以外的患者更为重要。

(五)痴呆的脑血流灌注显像

痴呆是因大脑器质性或代谢性病变而导致的进行性智能减退。痴呆的症状以记忆障碍、思维和判断力障碍、人格改变的情感障碍为常见。患者持续出现 6 个月典型症状后才可做出痴呆的临床诊断。痴呆有脑实质损害和脑血流改变,局部脑血流降低程度与智力障碍程度有关,不同类型痴呆,其局部脑血流的显像有其不同的特点。

1. Alzheimer 病(AD)　AD 是痴呆最常见的类型,在老年人发病率高,病理上改变有神经原纤维缠结、老年斑及脂褐质积聚等。早期诊断对 AD 患者疗效有极重要的作用。SPECT/CT 对于 AD 的诊断和鉴别诊断具有一定的价值。SPECT/CT 图像的典型表现是:早期 AD 患者呈两侧颞、顶叶对称性灌注减低,部分患者可呈不对称减低;随着病程的进展,累及部位增多。脑 SPECT/CT 灌注显像对 AD 的病程有较好的评估价值。

2. 多灶梗死性痴呆　病理研究认为,多灶小梗死也是并发痴呆的原因。MRI 可证实多发脑梗死灶的存在。SPECT/CT 脑灌注显像可发现脑内散在、多处且不规则分布的血流灌注缺损区,存在于大脑灰质和白质区域内;典型的图像与 AD 较易区分开来。

3. 混合性痴呆　混合性痴呆指伴有有多灶性脑梗死和

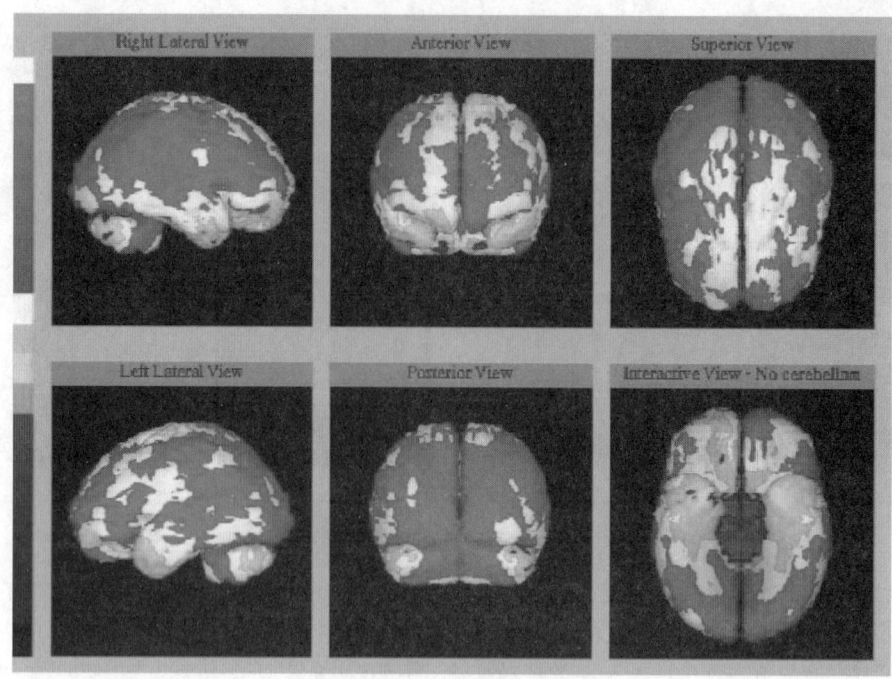

图1-5-1-8　癫痫发作间期^{99m}Tc–ECD SPECT NeuroGam图像

双侧额叶局部放射性分布减低。

AD的痴呆。无论在临床上或仅从脑SPECT/CT显像上均难以区分出来，常需结合临床、CT或MRI及SPECT/CT的资料进行综合分析诊断。

4. 其他类型的痴呆　Binswanger痴呆主要表现为白质周围的额叶、丘脑和基底节血流灌注减低等。

（六）精神疾病的脑血流灌注显像

精神疾病是一大类精神活动异常的疾病，包括精神分裂症、情感障碍、抑郁、焦虑等。CT或MRI对大多数精神疾病无定位病灶作用，而核医学所显示的功能性改变为精神疾病患者提供了更好的客观诊断标准和预后估计。功能性脑显像技术分为两种，一种是显示局部脑血流、代谢的脑功能影像；另一类是利用脑对示踪剂的特殊摄取和结合来反映脑功能，如受体显像等。本节主要介绍前一种。

1. 精神分裂症　SPECT/CT对精神分裂症的研究最主要的帮助是精神活动的脑功能区定位。早期研究揭示额叶的局部脑血流减少，SPECT/CT研究证实在精神分裂症患者的额叶处存在低灌注的表现，揭示额叶皮质功能的减退。其他部位的异常灌注也相继被认识，如颞叶、基底节等。在颞叶的表现有高灌注，也有低灌注的发现。

2. 抑郁症　与正常人相比，抑郁症患者许多脑区的血流和代谢存在异常，主要包括额叶、颞叶前部、扣带回、顶叶、枕叶及尾状核，以额叶、颞叶表现更为明显，与边缘系统-皮质-纹状体-苍白球-丘脑环路的功能异常有关。总体认为抑郁症患者局部脑血流总体减少呈现低灌注（图1-5-1-9），也可表现为正常或血流灌注增加，这与临床类型及不同临床表现有关。

3. 焦虑症　焦虑症患者额-颞-边缘系统通路功能异常，主要表现为大脑半球的左右尾状核、顶叶放射性分布不均匀。

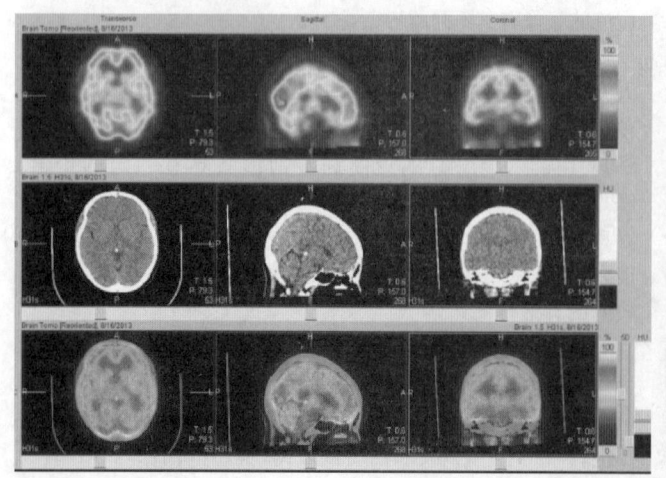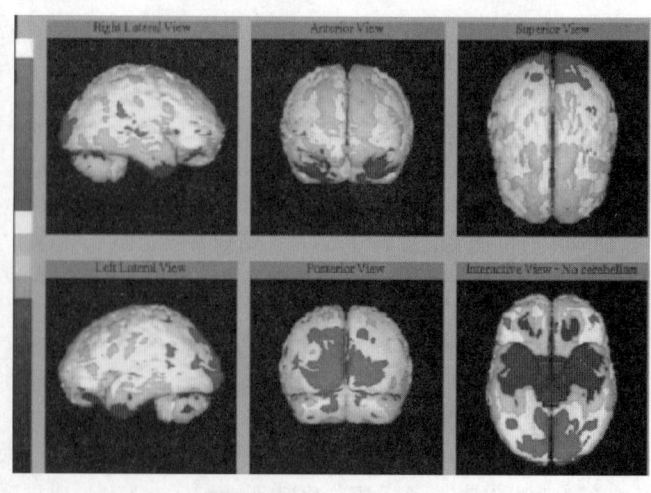

图1-5-1-9　抑郁症患者^{99m}Tc–ECD SPECT/CT脑断层显像

双侧额、顶、颞叶对称性血流灌注减低，右侧部分丘脑血流灌注减低。

4. 强迫症　强迫症患者脑血流灌注显像可见双侧基底节局部脑血流量下降(图 1-5-1-10)。

(七) 其他脑血流灌注显像

除了以上提到的脑血管疾病、痴呆、癫痫、精神疾病以外，脑血流灌注显像的应用和研究范围还十分广泛，包括药物依赖、酒精成瘾、艾滋病脑病变、脑死亡、帕金森病、亨廷顿病(Huntington's disease)、儿童行为异常、进行性核上性瘫痪、一氧化碳中毒后改变等，以下仅作简单介绍。

1. 药物依赖和酒精成瘾　药物成瘾是由于长期滥用成瘾性物质所引起的一种脑内的神经细胞形态结构、生物化学和功能改变的慢性复发性脑病。其主要特点是强迫型药物使用、持续性渴求状态和对药物渴求控制力的减弱。药物依赖患者的脑灌注显像常可见灌注缺损，多为广泛分布小的局灶性改变。酒精成瘾患者也可见脑代谢和灌注改变，实验研究发现酒精成瘾患者，全脑葡萄糖代谢均减少，以额叶和顶叶较为常见。可用阿片受体、多巴胺受体及转运体显像。

2. 艾滋病脑部病变　30%～40%艾滋病患者有神经系统损害或合并症，尸体检查发现80%以上患者有神经系统病变。早期的患者多累及皮质下结构，以后发展至皮质功能缺损，脑血流灌注也发现艾滋病患者的灌注异常是从皮质下结构向皮质发展的。

3. 脑死亡　对于诊断脑死亡患者，可进行放射性核素脑血管显影，观察颈内动脉有否放射性浓聚显影，再观察静态或断层脑血流灌注，如脑组织不显影可进一步证明脑死亡。

4. 锥体外系统疾病　主要有帕金森病和亨廷顿病。帕金森病的脑灌注显像表现并不是很特异的，大多数的患者有皮质多种形态灌注减低(图 1-5-1-11)，可伴有或不伴有基底节灌注异常。而亨廷顿病脑灌注显像可见在疾病早期尾状核部即发现有低灌注的表现，以后随病情发展可波及至壳核，其全脑的灌注一般不减低，功能性脑显像在这方面的表现先于形态学的改变，可以作为亨廷顿病早期诊断的方法。

相对于核素血流灌注显像来说，受体显像显得更具临床诊断价值。临床常用的 SPECT 脑受体显像剂主要有多巴胺转运蛋白，即^{99m}Tc-TRODAT-1及^{123}I-β-CIT。原发性帕金森病表现为纹状体放射性浓聚，而帕金森综合征表现为放射性摄取减低(图 1-5-1-12)。亨廷顿病主要表现为神经基底节，特别是尾状核多巴胺 D_2 受体密度和活性明显减低，其程度与病情严重程度正相关。

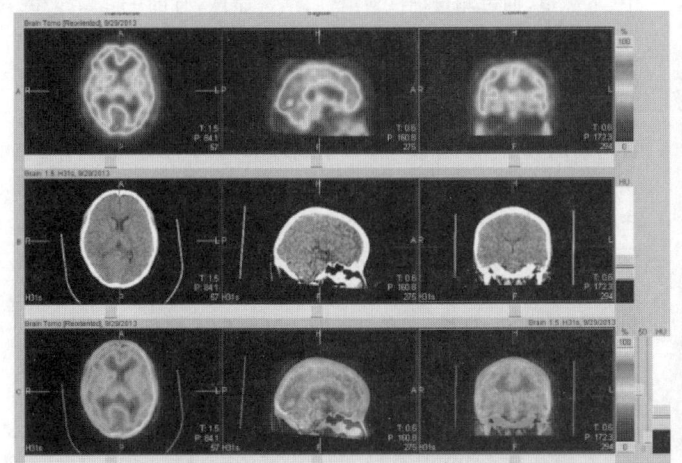

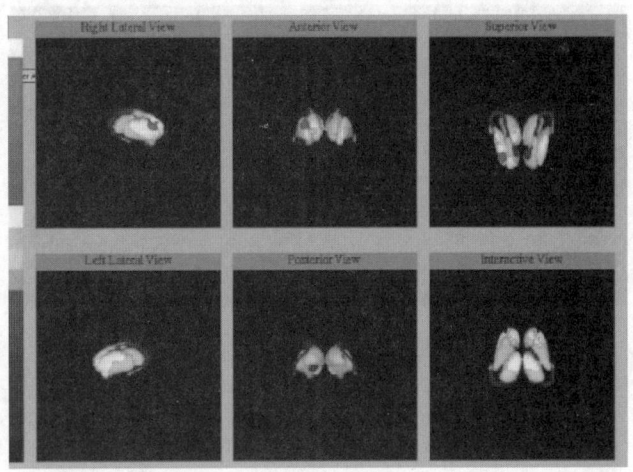

图 1-5-1-10　^{99m}Tc-ECD SPECT/CT 脑断层显像

患者脑血流灌注显像可见双侧基底节局部脑血流量下降。

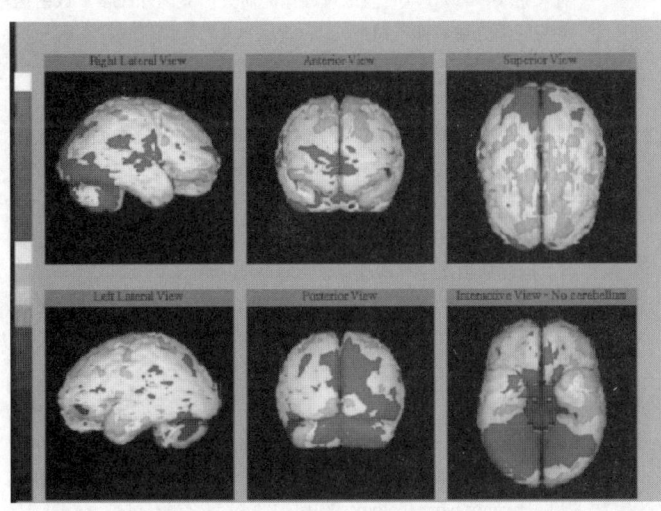

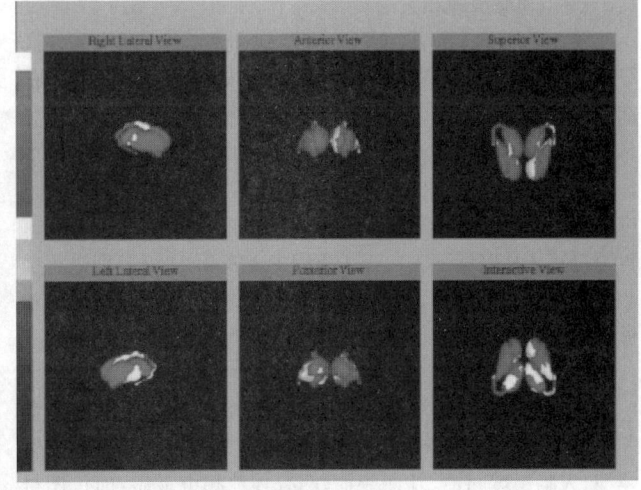

图 1-5-1-11　帕金森病^{99m}Tc-ECD SPECT/CT 脑断层显像

全脑皮质放射性对称性分布明显减低，基底节及丘脑放射性分布明显增加。

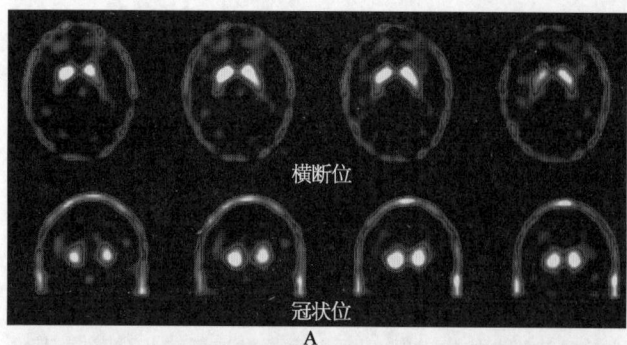

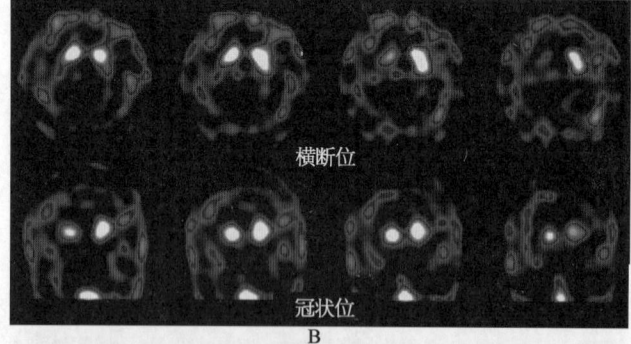

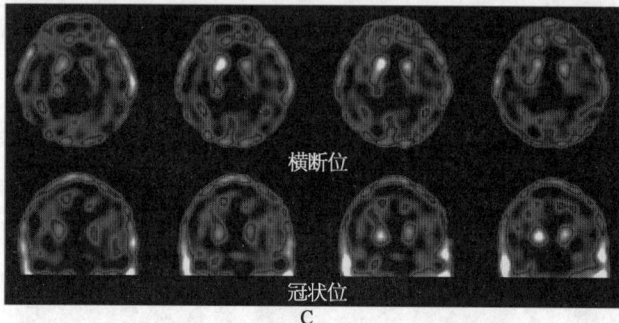

图 1-5-1-12　^{99m}Tc-TRODAT-1 SPECT 脑多巴胺转运蛋白(DAT)断层图像

A. 正常人脑;B 和 C 分别为 1 级、1.5 级帕金森病患者脑。图像显示症状对侧的基底节(BG)(B 为右侧 BG,C 为左侧 BG)受损较明显。

五、脑池显像

(一) 显像原理和方法

将无刺激、不参与代谢的水溶性显像剂经腰穿注入蛛网膜下腔后,沿脑脊液循环途径上行,依次进入各脑池,到达大脑凸面上矢状窦进入静脉,可用 SPECT 显示不同时相的影像,以显示蛛网膜下腔是否通畅、脑脊液的循环动力学改变等。常用的显像剂为 ^{99m}Tc-DTPA、^{111}In-DTPA 等,我国主要使用 ^{99m}Tc-DTPA。经常规腰椎穿刺,缓慢回吸脑脊液稀释显像剂至 2 ml,再缓慢注入蛛网膜下腔。于注药后 1、3、6 及 24 h,分别进行前后位和侧位头部显像。如 24 h 显像剂仍未到达上矢状窦,可加做 48 h 或 72 h 相。

(二) 正常影像

正常人在显像剂注射入蛛网膜下腔后,约 1 h 可到达脊髓颈段水平,3 h 可见小脑延髓池、脑桥池、脚间池、交叉池、胼胝体池、大脑半球间池、外侧裂池、四叠体池相继显影,前位图呈向上的三叉影,基底部为基底池和四叠体池的重叠影像,中央为胼胝体池和大脑半球间池,两侧对称者为外侧裂池,其间空

白区为侧脑室所在处。6 h 显像基本同 3 h,但沿大脑凸面向上矢状窦延伸。24 h 后上矢状窦内放射性浓聚,两侧大脑凸面呈大致对称的放射性分布,前位图形如伞状,而正常情况下脑室并不显影。儿童由于脑脊液循环速度较成人快,显像时相测定可有所提前。

(三) 临床应用

1. 交通性脑积水　交通性脑积水一般指脑室与蛛网膜下腔之间无阻塞,或脑脊液仅能流到脊髓蛛网膜到达脑表面蛛网膜下腔或脑蛛网膜颗粒。病因可分为脑脊液分泌过多,吸收或循环障碍。交通性脑积水患者可有轻度痴呆、步态不稳和尿失禁的三联症状,脑池显像的典型表现为:① 较早进入侧脑室且滞留时间达 24 h 以上;② 上矢状窦 24~48 h 仍未见显影。不典型的表现仅见延缓而无脑室显影,或仅见脑室充盈而无清除缓慢。

2. 梗阻性脑积水　梗阻性脑积水不发生脑室反流,显像剂缓慢分布于大脑凸面。常压性脑积水脑室反流持续超过 24 h,大脑凸面放射性分布显著延迟或缺如。

3. 脑脊液漏　常见原因为颅脑外伤,尤其是颅骨骨折或手术损伤。无菌棉拭置于双侧鼻甲或双耳孔漏处,并用标签标明棉拭位置;若为脑脊液鼻漏,在注射显像剂前,须置棉拭于上、中、下鼻道,通过测量棉拭放射性,结合显像,有助于漏口定位。经腰穿注入显像剂,注射后 3 h 和 24 h 进行脑显像。3 h 即可取出棉拭,用井型 γ 计数器进行测量。鼻漏患者测试时,一般可在 2 h 后开始,尽量采取使脑脊液滴漏的体位,同时开始采集,看到漏道为止。脑脊液耳漏以前、后位显示即可。

4. 脑脊液分流术　行脑室-脑池分流术随访时,将显像剂注入侧脑室,如导管通畅,则 30~60 min 可见小脑延髓池显影。行脑室-心脏(或腹腔)分流术,可见放射性示踪剂沿导管径路到达心前区(或腹腔),若双肾或膀胱区显影揭示导管通畅。一般在注射后 3 h 显像,必要时可做注射后 24 h 显像。

5. 其他　蛛网膜下腔囊肿由于与脑脊液相通,表现为局部异常放射性增高区。脑穿通畸形可见头颅膨出部呈明显放射性浓集影,与脑室或蛛网膜下腔相通,清除缓慢。

参 考 文 献

[1] 刘兴党. SPECT rCBF 显像对癫痫的研究[J]. 国外医学·放射医学核医学分册,1997,21(1): 7-10.

[2] 刘兴党. SPECT 诊断癫痫并与 EEG、PET、MRI 对比研究[J]. 国外医学·放射医学核医学分册,1997,21(1): 10-13.

[3] 刘壮,刘兴党,施慎逊. ^{99m}TC-ECD SPECT/CT 脑血流灌注显像半定量分析在广泛性焦虑障碍患者中的应用[J]. 中华医学杂志,2015,95(13): 1017-1020.

[4] 吕荣彬,韩梅,刘兴党. 人脑功能显像研究药物成瘾的新进展[J]. 国际放射医学核医学杂志,2009,33(4): 210-214.

[5] 吕荣彬,刘兴党,刘从进,等. 体质指数(BMI)与脑纹状体多巴胺转运蛋白相互关系的研究: ^{99m}Tc-TRODAT-1 脑 SPECT 显像[J]. 中华核医学杂志,2011,31(2): 108-112.

[6] LIU Y, HAN M, LIU X D, et al. Dopamine transporter availability in heroin-dependent subjects and controls: longitudinal changes during abstinence and the effects of Jitai tablets treatment[J]. Psychopharmacology, 2013,230(2): 235-244.

[7] LV R B, LIU X D, WANG Y K, et al. Decreased striatal dopamine transporters densities in methamphetamine users after

a short-term abstinence：A Tc - 99m - TRODAT - 1 SPECT study[J]. J Nucl Med，2011，52(Suppl 1)：1281.

[8] XU S，LIU Y，LI Y，et al. Longitudinal changes of dopamine transporters in heroin users during abstinence ［J］. Psychopharmacology，2015，232(18)：3391 - 3401.

[9] YUAN J，LIU X D，HAN M，et al. Comparison of striatal dopamine transporter levels in chronic heroin-dependent and methamphetamine-dependent subjects[J]. Addict Biol，2017，22(1)：229 - 234.

[10] YUAN J，LV R，ROBERT BRAŠIĆ J，et al. Dopamine transporter dysfunction in Han Chinese people with chronic methamphetamine dependence after a short-term abstinence ［J］. Psychiatry Res，2014，221(1)：92 - 96.

第二节　脑 PET/CT 显像的应用

孔艳艳　管一晖

一、PET/CT 的基本原理及常用脑显像剂

正电子发射断层成像(PET)早期工作重点主要是在神经系统的研究，经过半个多世纪的发展，尤其是进入 20 世纪 90 年代以来，PET 已正式从研究阶段进入临床应用阶段。随着[18]FDG 获准临床应用，PET 已成为临床重要的检查手段之一。随着在神经系统的应用和研究的增加，脑 PET 目前已可以较为完整地反映脑内的各种生理、生化过程，包括血流量、血容量、局部葡萄糖代谢、氨基酸代谢、蛋白质合成、血-脑屏障的完整性、受体的密度与分布以及神经精神药物药理作用过程等，其中部分内容已经或正在进入国外医疗保险的支付范畴，如癫痫的术前、Alzheimer 病等检查，更多的临床研究如神经受体的研究正在深入进行中。而随着仪器的进展，以往单纯的 PET 也过渡到了 PET/CT。PET/CT 一次扫描可获得 PET、CT 及 PET 与 CT 的融合图像。CT 提供的解剖信息能够准确地与 PET 功能图像匹配，不但弥补了 PET 空间分辨率的不足，还同时为 PET 代谢图像提供了一种快速而精确的衰减校正方法，达到了取长补短、信息互补的目的，目前 PET/CT 已基本取代单独的 PET。新的 PET/CT 对脑显像的图像质量也有进一步的提高，而近期 PET/MRI 的研究可能会使 PET 在脑功能方面的研究有显著的提高。本章节将根据不同的疾病对 PET/CT 在神经精神系统中的应用进行介绍。

（一）显像原理

PET 的物理原理是利用回旋加速器加速带电粒子(如质子、氘核)轰击靶核，通过核反应产生正电子放射性核素(如[11]C、[13]N、[15]O、[18]F 等)，并在热室中合成相应的显像剂，引入机体后定位于靶器官；这些核素在衰变过程中发射正电子，这种正电子在组织中运行很短距离后(<1 mm)，即与周围物质中的电子相互作用，发生湮没辐射，发射出方向相反、能量相等(511 keV)的两个光子。PET 是采用一系列成对的互成 180°排列并与符合线路相连的探测器来探测湮没辐射光子，从而获得机体正电子核素的断层分布图，从分子水平显示机体及病灶组织细胞的代谢、功能、血流、细胞增殖和受体分布状况，为临床提供更多的生理和病理方面的诊断信息。

（二）神经精神系统 PET 常用的显像剂

从 PET 的发展开始，就不断有新的正电子显像剂进入 PET 的临床使用。适用于 PET 脑显像的放射性核素较多，以[11]C、[15]O、[13]N、[18]F 最为常用，这几种放射性的核素均由医用小型回旋加速器生产，它们的半衰期都较短，均释放正电子。另外尚有部分核素可用发生器生产或加速器生产，如[62]Cu、[68]Ga、[82]Rb、[76]Br 等。PET 的药物需要在设备完全的放化实验室，也称"热"室(hot cell)中进行复杂的合成、标记、放化测定等工作，最后经过鉴定的示踪剂才能用于临床 PET。神经系统的功能十分复杂，用于显像的放射性示踪剂也就多样化，包括脑血流灌注、葡萄糖代谢、蛋白质合成、受体和神经递质、氧消耗等。放射性药物的多样化是核医学得以深入和发展的动力。随着 PET 技术的发展，多种正电子放射性药物被合成并应用于临床。在所有的核素中，由于短半衰期核素可以进行真正生理上的示踪和能够方便地进行重复研究，所以短半衰期核素越来越受到人们的重视。表 1 - 5 - 2 - 1 是目前常用的 PET 放射性药物。

表 1 - 5 - 2 - 1　临床或研究中较常用的 PET 放射性药物或示踪剂(按病种进行文献综合)

应用(或研究)领域	显像剂
癫痫(定位、外科手术疗效随访)(包括结节性硬化症)	[18]FDG(代谢)
	γ-氨基丁酸(GABA)受体([18]F-氟马西尼，FMZ)
	Opioid 受体([11]C-卡芬太尼，μ 亚型；[11]C-甲基纳曲吲哚，δ 亚型；[11]C-二丙诺啡)
	5-羟色胺受体(^{18}F-FCWAY，[11]C-WAY100635)
	^{11}C-AMT*(结节性硬化浓聚)
	尼古丁乙酰胆碱受体(nACHR)，[18]F-F-A-85380(α_4、β_2 亚型)
	1 型大麻素受体：[18]F-MK-9470(大麻素)
	[11]C-胆碱：磷脂代谢
	细胞增殖：[18]F-FLT
肿瘤(诊断、复发与放射性坏死鉴别，指导肿瘤组织活检)	[18]FDG(代谢)：常规及 3~8 h 延迟显像
	氨基酸示踪剂：[11]C-甲硫氨酸，[18]F-FET，[18]F-DOPA(通过血-脑屏障，通过氨基酸转运体运送到脑组织)
	^{15}O-H$_2$O(血流)
	生长抑素受体：[68]Ga-DOTA-TOC
	肿瘤增殖：[18]F-FLT
	乏氧：[18]F-FMISO
帕金森病(PD)	[18]FDG(代谢)
	多巴胺系统：[18]F-DOPA，[18]F-FP-β-CIT，[18]F-VMAT，[11]C-CFT
痴呆(AD)、轻度认知障碍(MCI)、正常脑老化	[18]FDG(代谢)
	[15]O 氧气(气体)(代谢)
	淀粉样斑块：[11]C-PIB，[18]FDDNP，[11]C-SB-13，[11]C-BF-227
	5-羟色胺受体(5-HT$_{1A}$)：[18]F-MPPF

应用(或研究)领域	显像剂
抑郁症(MDD)(伴焦虑症)	^{18}FDG(代谢)
	^{15}O - H$_2$O(血流)
	5-羟色胺受体(5 - HT$_{2A}$)、^{18}F-司托哌隆,^{11}C-MDL100907,^{18}F-阿坦色林
	单胺类转运体:^{11}C-(+)MCN5652,^{11}C - DASB
	多巴胺转运体:^{11}C - RTI - 32,^{11}C - PE21
	单胺氧化酶结合:^{11}C - Clogyline,^{11}C -哈尔明碱,^{11}C -贝氟沙通
	5-羟色胺受体(5 - HT$_{1A}$),用于 MDD 伴焦虑症:^{18}F - FCWAY

1. 血-脑屏障示踪剂

(1) ^{13}N-谷氨酸:^{13}N-谷氨酸在成骨肉瘤和脑肿瘤中的摄取增加。后来的研究证明,^{13}N-谷氨酸在脑内的定位主要因为血-脑屏障的改变而能进入脑内,故可作为血-脑屏障示踪剂使用。

(2) ^{68}Ga - DTPA:回旋加速器中通过^{68}Zn(p, n)^{68}Ga 反应产生^{68}Ga,然后^{68}Ga 和 EDTA 之间进行螯合反应合成^{68}Ga - DTPA。^{68}Ga - DTPA 不能通过正常人的血-脑屏障而入脑,但可以进入脑肿瘤内,因为脑肿瘤改变血-脑屏障的通透性。Ericson 应用^{68}Ga - DTPA PET 可以显示脑肿瘤的存在;Hawkins 采用两室模型确定^{68}Ga - DTPA 通过血-脑屏障的速率常数,这些常数可以反映血-脑屏障的通透性。

(3) ^{82}RbCl:应用无菌生理盐水淋洗^{82}Sr/^{82}Rb 发生器可以得到^{82}RbCl。^{82}Sr 通过电子俘获衰变为^{82}Rb,因为^{82}Rb 的半衰期非常短,所以^{82}RbCl 应通过注射泵注入患者体内。对放射治疗前后的原发性和转移性脑肿瘤进行^{82}RbCl PET,可以测定血-脑屏障的通透性。Doyle 等应用^{82}RbCl 和 FDG 进行 PET 来区分肿瘤复发还是放射性坏死,他们发现:^{82}RbCl 在肿瘤复发区的聚集远远快于在坏死区的聚集,而 FDG 在肿瘤复发区浓集,在坏死区摄取降低。

2. 脑血流灌注显像剂

(1) ^{15}O$_2$:回旋加速器中通过^{14}N(d, n)^{15}O 或^{15}N(p, n)^{15}O 反应产生^{15}O,^{15}O$_2$ 通过吸入方式进入患者体内。正常人持续地吸入^{15}O$_2$,待^{15}O$_2$ 在脑内的摄取达到平衡状态后,应用 PET 可以确定安静状态下正常人的脑血流量、氧摄取分数和氧代谢。Lenzi 和 Baron 等采用相同的方法来评价脑梗死患者的脑血流动力学和氧代谢情况。

(2) [^{15}O]H$_2$O:加速器产生的^{15}O 与 400~600℃的木炭反应生成[^{15}O]CO$_2$。[^{15}O]CO$_2$ 通入水中或[^{15}O]O$_2$ 与氢直接反应制得[^{15}O]H$_2$O。应用[^{15}O]H$_2$O 可以评价人脑的血流情况。

(3) [^{13}N]NH$_3$:静脉注射后,NH$_3$ 以 NH$_4^+$ 的形式存在于血液中,它的血浆清除率非常快,注射后 5 min 仅有不超过 2%的注射剂量存在于血内。人脑对示踪剂的摄取非常迅速,因此短时间内脑摄取可以达到峰值,而放射性从脑内的洗脱速率很慢,半衰期为 60~70 min。应用[^{13}N]NH$_3$ PET 可以反映脑的

血流灌注情况。

(4) [^{18}F]氟甲烷:经^{18}O(p, n)^{18}F 反应产生^{18}F,^{18}F 以[^{18}F]F$_2$ 气体或[^{18}F]F$^-$ 的形式存在,[^{18}F]F$^-$ 与碘甲烷通过亲电反应生成[^{18}F]氟甲烷。[^{18}F]氟甲烷已经被用来测量正常人和存在脑血流灌注异常患者的脑血流。正常人平均的脑血流量是 42.9±4.3 ml/(min · 100 g),脑梗死患者梗死灶同侧的大脑半球血流减少。

(5) [^{62}Cu]PTSM:应用 H$_2$^{15}O 和[^{62}Cu]PTSM 对狒狒的显像研究可以得到相同的脑血流值。注射[^{62}Cu]PTSM 后 2 h 内示踪剂没有再分布现象。Green 等研究[^{62}Cu]PTSM 在人体内的生理分布,发现[^{62}Cu]PTSM 血浆清除率快,心/血比值高,脑摄取量大,在组织内滞留时间长。

(6) [^{11}C]CO:加速器中发生^{10}B(d, n)^{11}C、^{11}B(p, n)^{11}C 或^{14}N(p, α)^{11}C 反应产生^{11}C,因为^{14}N(p, α)^{11}C 反应中^{11}C 的产率高,所以是目前应用最广泛的核反应。[^{11}C]CO 可以通过吸入的方法来测量局部脑血流容积(CBV)。

(7) [^{15}O]CO:加速器中产生的^{15}O$_2$ 与 1 000℃的木炭反应生成[^{15}O]CO。通过吸入的方法可以测量脑血流容积,但值得注意的是,只有当动静脉血中放射性达到平衡后,才能获得准确的脑血流容积值。

(8) [^{15}O]CO$_2$:[^{15}O]CO$_2$ 最初用于测量脑血流,Gemmell 等应用[^{15}O]CO$_2$ 和^{99m}Tc - HMPAO 测量痴呆患者的局部脑血流发现这两种示踪剂间相关性很好。

(9) [^{11}C]丁醇:应用[^{11}C]丁醇可以测量局部脑血流,然而这种示踪剂不利之处在于:合成困难和^{11}C 的半衰期比^{15}O 长。应用[^{11}C]丁醇进行重复显像之间的间隔时间一般为 100 min,而应用[^{15}O]丁醇重复显像的间隔时间为 10 min。

(10) [^{15}O]丁醇:应用[^{15}O]丁醇和[^{15}O]H$_2$O 分别测量脑血流,然后对比结果发现:在低血流量情况下[^{15}O]丁醇和[^{15}O]H$_2$O 的结果一致,而脑血流增加时,[^{15}O]H$_2$O 低估脑血流,这表明与[^{15}O]H$_2$O 相比,[^{15}O]丁醇是测量脑血流更好的脑示踪剂。

3. 脑代谢显像剂

(1) 氟代脱氧葡萄糖(fludeoxyglucose,FDG):脂肪酸、葡萄糖等多种营养物质可以作为心脏能量的来源,而脑的代谢与心脏不同,它几乎全部以葡萄糖作为其能源物质。FDG 是葡萄糖的类似物,它广泛地应用于脑代谢研究和肿瘤诊断等方面。FDG PET 显像有助于多种神经疾病的诊断。Reivich 和 Phelps 应用 FDG PET 测量脑局部葡萄糖代谢率(rCMRG)。灰质的 rCMRG 是白质的 4~5 倍,因为进行能量代谢的主要是神经元,所以葡萄糖代谢分布图可以反映脑内神经元的相对活性。应用 FDG PET 测得正常成年人的 rCMRG 大约是 30 μmol/(min · 100 g)。

FDG PET 在脑肿瘤诊断方面应用广泛,主要可以应用在胶质瘤和淋巴瘤的诊断、胶质瘤恶变的判断、脑瘤预后的评价、脑瘤放疗后复发与放射性坏死的判断、恶性肿瘤脑转移的诊断。FDG 的增加表明肿瘤内糖酵解增加。FDG PET 诊断脑瘤的准确性取决于摄取 FDG 的多少和肿瘤所在的位置,例如脑白质内 FDG 中度摄取的脑瘤可以在 PET 显像上很明显地显示,而当位于灰质中时则较难判断。FDG PET 在脑功能性疾病诊断方面有很高的临床价值。CT、MRI 侧重于脑结构的显

示,而 FDG PET 可以从分子水平评价脑神经细胞的代谢,从而早期诊断疾病,主要应用于癫痫、Alzheimer 病、亨廷顿病等功能性疾病。

(2) ^{11}C-甲硫氨酸(methionine):^{11}C-甲硫氨酸自应用于肿瘤显像以来,现在它与 FDG 成为 PET 肿瘤显像中相辅相成的显像剂,现在 ^{11}C-甲硫氨酸是除 FDG 以外的用量第二的正电子显像剂。在对脑肿瘤的病理分级、预后估计、复发判断、对治疗的反应测定等方面的应用积累了一定的经验。其他的氨基酸代谢显像剂也在进一步的研究中,如 ^{11}C-酪氨酸(tyrosine)等。这一类大分子氨基酸在胶质瘤内积集的机制尚未完全阐明,一方面可能和蛋白质的合成有关,另一方面与细胞膜的渗透现象也有关系。在某些方面 ^{11}C-甲硫氨酸具有独特的价值,例如在诊断病理分级较低的胶质瘤时,显示出很高的浓聚性,尤其相对于 FDG,在显示肿瘤细胞的增殖力时,也表现出其优越性。但 ^{11}C-甲硫氨酸也有自己的缺点,尤其是其半衰期较短,在研究细胞活力方面不及 FDG。故两种显像剂均有自己的优点和局限性。

(3) ^{11}C-胆碱(choline):恶性肿瘤细胞的分裂增殖速度远快于正常细胞,其合成细胞膜所需要的卵磷脂相应地显著增加。胆碱是合成卵磷脂的底物,相应部位的胆碱代谢明显加快,理论上反映肿瘤增殖的一个方面。目前已有初步的磁共振波谱成像(MRS)研究显示,在排除坏死区域以后,胶质瘤内的胆碱含量与代表肿瘤增殖活性的 Ki-67 指数呈正相关。由于正常脑组织对于胆碱表现为低摄取,^{11}C-胆碱 PET 显像可以获得高对比度的脑肿瘤显像,对于鉴别胶质瘤及类肿瘤性的脱髓鞘病变比 MRS 更为有效。^{11}C-胆碱对于胶质瘤的分级也有一定价值,高等级的胶质瘤摄取 ^{11}C-胆碱的程度要显著高于低级别胶质瘤。^{11}C-胆碱在血液中的清除较快,而其放射活性在组织中的分布于注射后 5 min 内即可达到稳定,因此注射 5 min 之后即可进行显像。

(4) ^{11}C-乙酸盐:^{11}C-乙酸盐可被心肌细胞摄取,在线粒体内转化为 ^{11}C-乙酰辅酶 A,并进入三羧酸循环氧化为二氧化碳和水。能反映心肌细胞的三羧酸循环流量,与心肌氧耗量成正比。可用于估测心肌活力及肿瘤显像,特别是对分化较高的原发性肝细胞癌具有重要的诊断价值。

(5) ^{18}F-FLT:肿瘤增殖显像剂 3′-脱氧-3′-氟胸腺嘧啶脱氧核苷(3′-deoxy-3-fluorothy-midine,^{18}F-FLT)是一种显示细胞增殖状态的胸腺嘧啶类显像剂,^{18}F-FLT 作为一种胸腺嘧啶类似物,能够和胸腺嘧啶一样按双相动力学进入细胞内并掺入 DNA,但不掺入 RNA。^{18}F-FLT 在细胞质内胸腺嘧啶核苷激酶 21(thymidine kinase 21,TK21)的作用下发生磷酸化生成 ^{18}F-FLT-磷酸盐,由于 3′端氟原子的置换,其不能进一步参与 DNA 的合成,也不能通过细胞膜返回组织液而滞留在细胞内,这有利于 PET 的显像。TK21 是正常细胞 DNA 补救合成途径中的无活性酶。但肿瘤细胞在增殖过程中,增殖细胞的 G_1 期后期和 S 期,TK21 酶活性达到最大。^{18}F-FLT 通过反映 TK21 的活性而间接反映肿瘤细胞的增殖状况,这是其作为 PET 细胞增殖示踪剂的基础。

在过去几年中,不同研究小组对 ^{18}F-FLT 的多个方面进行了研究,已取得令人鼓舞的结果。研究表明,^{18}F-FLT 作为一种反映细胞增殖的正电子示踪剂,应用于 PET 可以无创、定

量地在分子水平观察机体内肿瘤的增殖情况,使我们能够提高肿瘤诊断的特异性,同时也提供了一种检测肿瘤治疗反应的方法,并有助于对肿瘤的预后进行评估。目前,应用 ^{18}F-FLT PET 进行抗肿瘤疗效评价已成为许多临床前和临床研究的重点,有望为肿瘤患者治疗方案的筛选提供有利的辅助工具;PET 技术也有了快速发展,小动物 PET 的出现与新的细胞增殖示踪剂相结合,可缩短药物临床前研发过程,对生物医药的发展有推动作用;^{18}F-FLT 更优化的合成前体和标记方法正在开发之中,放射化学率的提高使对临床广泛应用研究的限制得以解除。随着以上研究的进一步深入,PET 细胞增殖示踪剂 ^{18}F-FLT 必将在肿瘤学领域拥有广阔的应用前景。

4. 常用的脑内的神经递质和受体相关显像剂 神经系统通过化学物质作为媒介进行信息传递的过程称为化学传递。化学传递的物质基础是神经递质。神经递质主要在神经元中合成,而后储存于突触前囊泡中,在信息传递过程中由突触前膜释放到突触间隙,作用于下一神经元的突触后膜,从而产生生理效应。突触有特殊的微细结构,一个神经元的轴突末梢分成若干小枝,每小枝末梢部分膨大呈球状,称为突触小体,贴附在下一个神经元的胞体或突起表面。在突触后膜存在着能与突触前膜释放的神经递质特异性结合的蛋白质——受体。受体是能特异地与神经递质或配体相结合的大分子蛋白,受体和神经递质的结合具有很高的亲和力、特异性和一定的饱和度。不同种类的神经递质在脑组织中有其相对应的受体,脑内神经递质的受体分布在脑功能和电生理学研究中有其特殊意义。通常认为中枢系统神经递质应具备以下几条标准:① 神经元中具有合成神经递质的前体和酶系统,神经递质存在于该神经元轴突末端的一定部位;② 当神经元发生兴奋并进行信息传递时,神经递质便从神经元轴突末端囊泡内释放出来,进入间隙;③ 神经递质作用于突触后膜的特异性受体,产生突触后电位而发挥生理作用;④ 存在该递质的灭活酶或其他灭活方式,以实现突触传递的灵活性;⑤ 用适当方法使递质作用于突触后膜,能引起与刺激神经相同的效应;⑥ 有特异的受体激动剂或拮抗剂,能模拟或拮抗其生理效应。由于目前发现的许多活性物质在外周神经中证明是递质,但上述 6 个条件在中枢神经系统中是很难完全满足的,因此,严格来讲,中枢神经递质只能称为假定的递质。在脑内,研究较多的神经递质、受体及其受体显像剂主要有以下几种。

(1) 胆碱类:乙酰胆碱(acetycholine,ACh)是最早被确定的一种神经递质。在中枢,脊髓前角运动神经元轴突侧支末梢与闰绍细胞的突触联系是通过 ACh 介导完成的;脑干网状结构上行激动系统某些环节的递质也可能是 ACh。中枢神经系统内广泛分布着 ACh 受体,其在与 ACh 结合后对运动、感觉、觉醒、意识、学习、记忆、心血管活动、摄食、体温调节等方面起着重要作用。

中枢神经系统的胆碱受体与外周一样可分为毒蕈碱样胆碱受体(M 受体)和烟碱样胆碱受体(N 受体)。根据 M 受体对不同选择性激动剂或拮抗剂亲和力的高低,M 受体可分为 M_1、M_2、M_3、M_4、M_5 5 种药理亚型,分子克隆技术又阐明了 m_1、m_2、m_3、m_4、m_5 5 种结构亚型,其中 m_1、m_2、m_3 分别与 M_1、M_2、M_3 受体亚型对应,m_4、m_5 与 M_1 受体相似。已克隆的中枢 N 受体亚单位有 12 种,分别为 $\alpha_2 \sim \alpha_9$、$\beta_3 \sim \beta_5$。中枢 N 受体是五聚体,多数由 2 个 α_4 亚单位和 3 个 β_2 亚单位组成($\alpha_4\beta_2\beta_2\alpha_4\beta_2$)。

ACh 受体显像剂见表 1-5-2-2。

表 1-5-2-2　乙酰胆碱受体显像剂

受体	SPECT 显像剂	PET 显像剂
M		^{11}C-4-NMPB, ^{11}C-3-NMPB, ^{11}C-苯甲托品(benztropine), ^{11}C-东莨菪碱(scopolamine)
M_1	^{123}I-QNB	^{11}C-MQNB
M_2	^{123}I-右苄替米特(dexetimide)、^{123}I-ZQNP	^{11}C-TRB
M_3		^{18}F-FP-TZIP, ^{18}F-DPET, ^{11}C-DPET
N	^{123}I-尼古丁(nicotine)等	^{11}C-尼古丁, ^{11}C-CHIBA-1001, ^{18}F-2-F-A-85380, ^{18}F-6-A-85380, ^{18}F(^{11}C)-地棘蛙素(epibatidine)
AChE		^{11}C-MP3A, ^{11}C-MP4A, ^{11}C-PMP

(2) 单胺类：包括多巴胺(dopamine,DA)、去甲肾上腺素(noradrenalin,NE)、肾上腺素(epinephrine,E)三类儿茶酚胺类递质和吲哚胺类递质 5-羟色胺(5-HT)等。

1) DA：黑质、中脑脚核头背侧和下丘脑矢状核等处都存在有 DA 能神经元,它发出的轴突分别向纹状体、边缘前脑和正中隆起等中枢部投射。DA 在中枢神经系统内具有重要功能,包括调节中枢神经系统的电活动、调节躯体运动、参与精神情绪活动、调节垂体内分泌功能、调节心血管活动及参与镇痛等。根据受体信号的转导过程及特异性配体的不同,一般将 DA 受体分为 D_1、D_2 两种亚型。而采用分子生物学克隆技术已获得 D_1、D_2、D_3、D_4 和 D_5 5 种 DA 受体亚型,这 5 种亚型分属于 D_1、D_2 两大受体家族：D_1、D_5 属于 D_1 受体家族,D_2、D_3、D_4 属于 D_2 受体家族。DA 受体显像剂见表 1-5-2-3。

表 1-5-2-3　多巴胺受体显像剂

受体类型	SPECT 显像剂	PET 显像剂
D_1	^{123}I-SCH 23982, ^{123}I-FISCH, ^{123}I-TISCH	^{11}C-SCH 23390, ^{11}C-NNC112, ^{11}C-SCH 39166, ^{11}C-SKF 82957
D_2	^{123}I-IBZM, ^{123}I-NCQ 298, ^{123}I-依匹必利(epidepride), ^{123}I-IBF, ^{123}I-IMD, ^{77}Br-螺环哌丁苯(spiperone)等	^{11}C-IBZM, ^{11}C-雷氯必利(raclopride), ^{11}C-NPA, ^{11}C-NMSP, ^{11}C-FLB457, ^{11}C-(+)-PHNO, N-1-^{11}C-正丙胺(propylnorapomorphine), ^{18}F-FESP, ^{18}F-NMSP, ^{18}F-IBZM, ^{18}F-Fallypride, ^{76}Br-螺环哌丁苯
DAT	^{123}I-β-CIT, ^{123}I-CIT-FE, ^{123}I-CIT-FM, ^{123}I-FP-CIT, ^{99m}Tc-TRODAT-1, ^{99m}Tc-technepine 等	^{11}C-CFT, ^{11}C-β-CIT, ^{11}C-CIT-FE, ^{11}C-CIT-FM, ^{11}C-可卡因(cocaine), ^{11}C-哌甲酯(methylphenidate), ^{11}C-诺米芬新(nomifensine), ^{11}C-PE21, ^{11}C-WIN-35428, ^{18}F-FP-CIT, ^{18}F-CFT, ^{18}F-FECNT, ^{18}F-GBR13119, ^{18}F-methyl-BTCP 等
MAO-A		^{11}C-氯吉兰(clorgyline)
MAO-B		^{11}C-司立吉林(deprenyl)

2) NE：NE 大多数是交感神经节后纤维末梢释放的递质。

中枢 NE 能神经元胞体主要集中在低位脑干,最主要的在脑桥蓝斑核和网状结构内。NE 主要起兴奋性作用。发源于蓝斑核投射到大脑皮质的肾上腺素能神经纤维,与维持觉醒有关;发源于延髓网状结构投射到下丘脑和边缘前脑的肾上腺素能神经纤维,到达脊髓前角和侧角,与躯体运动和内脏活动的调节有关。中枢 NE 受体广泛分布于大脑皮质、海马、丘脑、松果体、蓝斑、延髓腹外侧区、孤束核和脊髓等众多部位的神经元、胶质细胞及血管床细胞等。根据其药理特性,分为 α_1、α_2、β 三大类,后者又包含各自不同的亚型。依据现代分子生物学克隆技术已获得 NE 受体的 9 个亚型(α_{1A}、α_{1B}、α_{1D}、α_{2A}、α_{2B}、α_{2C}、β_1、β_2、β_3)。脑内以 α_1 和 β_1 亚型受体为主,而脊髓以 α_{1D}、α_{2A} 亚型受体占优势。α、β 受体显像剂见表 1-5-2-4。

表 1-5-2-4　去甲肾上腺素 α、β 受体显像剂

受体	SPECT 显像剂	PET 显像剂
α_1	^{123}I-BE 2254, ^{123}I-HEAT	^{11}C-GB67
α_2		^{11}C-RS-79948-197
β		^{11}C-CGP12177, ^{11}C-CGP12388
β_1	^{123}I-普瑞特罗(prenalterol)	
β_2	^{123}I-ICYP	^{18}F-FAPIN, ^{11}C-卡拉洛尔(carazolol)

3) 5-HT：5-HT 能神经元主要位于脑干中线处,向上投射纤维到纹状体、丘脑、下丘脑、边缘前脑和大脑皮质,与睡眠、情绪反应和下丘脑分泌调节有关;下行纤维到达脊髓,与躯体运动和内脏活动有关。5-HT 主要起兴奋性作用。5-HT 受体的类型很复杂,放射配体结合实验和受体分子生物学研究证明,目前已发现的 5-HT 受体有 7 种亚型,即 5-HT$_1$ ～ 5-HT$_7$,其中 5-HT$_1$ 受体又可分为 5-HT$_{1A}$ ～ 5-HT$_{1F}$ 5 亚型,5-HT$_2$ 受体分为 5-HT$_{2A}$ ～ 5-HT$_{2C}$ 3 个亚型,5-HT$_5$ 受体分为 5-HT$_{5A}$ 和 5-HT$_{5B}$ 两个亚型。5-HT 受体广泛分布于中枢神经系统,其中 5-HT$_{1A}$ 受体在边缘系统的分布最为密集;5-HT$_{1B,1D}$ 受体主要集中于基底神经节;5-HT$_{2～4}$ 受体分别集中于新皮质、后缘区、海马等脑区;5-HT$_{5～7}$ 受体分布较为弥散,在大脑皮质、边缘系统、下丘脑、丘脑、脑干等区域均有分布;此外,5-HT$_{1～4}$ 受体亚型在脊髓背角也均有分布。5-HT 受体显像剂见表 1-5-2-5。

表 1-5-2-5　5-羟色胺受体显像剂

受体	SPECT 显像剂	PET 显像剂
5-HT$_1$	^{123}I-p-MPPI	^{11}C-WAY-100635, ^{11}C-DWAY, ^{11}C-CPC222, ^{11}C-(R)RWAY, ^{11}C-CUMI-101, ^{11}C-NAD-299, ^{18}F-trans-FCWAY, ^{18}F-p-MPPF
5-HT$_2$	^{123}I-2-酮色林(ketanserin)等	^{18}F-司托哌隆(setoperone), ^{18}F-阿坦色林(altanserin), ^{18}F-NMSP, ^{11}C-MDL 100907
5-HT$_3$	^{125}I-LSD 等	

（3）兴奋性氨基酸类：谷氨酸（Glu）是中枢神经系统内最重要的兴奋性氨基酸（EAA），其次是天冬氨酸（Asp）。近年来也发现了一些兴奋作用极强的其他氨基酸，如 N-甲基-D-天冬氨酸（NMDA）、使君子酸（QA）、海人藻酸（KA）、α-氨基-3-羟基-5-甲基-4-异噁唑丙酸（AMPA）等。Glu 和 Asp 在脑组织内分布广泛，对大脑皮质细胞具有普遍而强烈的兴奋作用。在哺乳动物脑内，至少有 5 种 EAA 受体，分别命名为 NMDA 受体、AMPA 受体、KA 受体、L-2-氨基-4-磷酸丁酸（L-AP4）受体和代谢型谷氨酸受体（mGluR），前三者属于离子型受体，后者为 G 蛋白偶联受体。每种受体分别具有各自的受体亚型，其中，mGluR 已知至少具有 8 种亚型。目前可用的 EAA 受体显像剂相对较少。近来出现的 ^{11}C-ABP688 是 mGluR5 拮抗剂，具有较高的选择性和亲和力，在动物及人体脑内显像结果均与已知的 mGluR5 分布区域高度一致。此外，^{11}C-MK 801、^{18}F-氟乙基-TCP、^{11}C-氯胺酮（ketamine）、^{18}F-美金刚（memantine）等药物可与 NMDA 受体特异性结合，但其相关性尚有待临床进一步证实。

（4）抑制性氨基酸类：包括 γ-氨基丁酸（GABA）和甘氨酸（Gly）。GABA 是中枢神经系统最重要的抑制性递质，在脑组织内分布广泛，以黑质内神经元含量最高，苍白球次之，而下丘脑、纹状体和大脑皮质含量较低。GABA 受体可分为 GABA$_A$、GABA$_B$ 和 GABA$_C$ 3 种亚型，GABA$_A$、GABA$_C$ 受体均属 Cl$^-$ 通道受体，GABA$_B$ 受体属 G 蛋白偶联受体。GABA 受体显像剂见表 1-5-2-6。

表 1-5-2-6　GABA 受体显像剂

受体	SPECT 显像剂	PET 显像剂
GABA$_A$	^{123}I-氟马西尼（flumazenil），^{123}I-碘西尼（iomazenil）	^{11}C-氟马西尼，^{11}C-PK11195，^{11}C-DAA1106，^{11}C-Ro-151788，^{11}C-Ro-154513，^{11}C-PBR28，^{11}C-NMDZ
GABA$_B$		^{11}C-CGP62349

（5）多肽类：包括多种与核素神经受体显像有关的神经肽类，如内源性阿片样肽等。自 1973 年在脑内发现阿片受体以来，已经发现十几种内源性阿片样肽。内阿片肽在脑内分布不均匀，其作用则较为广泛，以对痛的调节尤为突出，其他包括精神活动、呼吸、心血管、摄食、饮水等的调节作用。现已确定的阿片受体有 μ、δ、κ、OFQR 4 种类型。一般阿片受体显像主要应用于 PET。常见的阿片受体 PET 显像剂见表 1-5-2-7。

表 1-5-2-7　阿片受体显像剂

受体	PET 显像剂
阿片受体	^{11}C-二丙诺啡（diprenorphine，DPN），^{11}C-cyclofox，^{18}F-cyclofox
μ	^{11}C-卡芬太尼（carfentanil，CFN）
δ	^{11}C-MeNTI，^{18}F-BU97001，^{18}F-BU97018
κ	^{11}C-GR89696，^{11}C-GR103545，^{11}C-MeJDTic

（6）其他神经递质：尚有前列腺素、组胺等。

二、正常 PET 图形

脑 PET 显像包括了葡萄糖代谢、氧代谢、血流灌注、蛋白质代谢及受体显像等，其中最常用的是葡萄糖代谢显像。从显像的原理来看，图像的质量也是 FDG 脑显像最佳。以下以 FDG PET 脑显像为例，观察正常人脑的断层成像表现。正常成人在无外界刺激的情况下，其断层显像可见大脑皮质显示清晰，两侧放射性分布基本对称，灰质及基底节的放射性分布明显高于白质。一般来看，枕叶视皮质的葡萄糖代谢最高，余葡萄糖代谢的高低依次为颞叶、豆状核和纹状体、顶叶、额叶和海马等。皮质下结构显示清楚，包括基底节、丘脑、内囊、胼胝体等，其他如小脑、中脑和脑干也可清楚显示。通过定量的测试，可知大脑各部的葡萄糖代谢率。早在 1981 年，美国神经病学杂志便发表了一组正常年轻（21～27 岁）自愿者的人脑在无刺激清醒状态下的 FDG PET 图像及全脑的局部脑葡萄糖代谢率（rCMRGlu）的资料，见表 1-5-2-8。

表 1-5-2-8　正常受试者在静息状态时左右半球各部位的葡萄糖代谢情况

脑部位	平均葡萄糖代谢率[mg/(100 g·min)]			占全脑百分比（%）
	左	右	左/右	
大脑半球	6.78±1.56	6.88±1.57	1.01±0.03	0
额叶皮质	7.74±1.87	7.77±1.91	1.00±0.05	+15
顶叶皮质	7.81±1.74	7.71±1.81	1.02±0.07	+15
颞叶皮质	8.03±2.16	7.86±2.03	1.02±0.06	+18
联合视皮质	6.56±1.70	6.76±1.75	0.97±0.06	-1
初级视皮质	8.47±2.03	8.32±1.98	1.02±0.05	+25
下枕叶皮质	6.59±1.22	6.95±1.73	0.96±0.07	+1
扣带回	7.82±2.23	7.75±2.11	1.01±0.06	+16
尾状核	6.96±1.61	6.91±1.68	1.02±0.08	+3
丘脑	6.63±1.30	6.57±1.28	1.01±0.04	-2
纹状体	8.03±1.86	8.11±2.17	1.00±0.05	+20
豆状核	8.27±1.78	8.05±1.55	1.02±0.07	+21
胼胝体	4.28±1.60	4.14±1.44	1.03±0.05	-37
中央半卵圆	5.29±1.42	5.17±1.36	1.02±0.05	-22
后颅凹	4.24±0.29	4.18±0.12	0.99±0.04	—

如果在安静避光和受试者清醒状态下,PET FDG 的脑显像断层如下:与脑断层解剖图的相对应,横断取眦耳线(canthomeatal line,CML)进行重建,以层之间的间隔为 1 cm,CML 以上为+,CML 以下为一,如线上 8 cm 可表示为(水平+8)。对于横断面来说,整个大脑皮质可在水平+8~0 之间,首先几个重要的解剖标志均可以找到,如外侧裂(水平+5~+1)、顶枕裂(水平+6~+4)及半球间裂(水平+8~+2)。即使是在受试者无外界刺激的状态下,皮质内的局部葡萄糖摄取分布也可以是两侧不对称的,这可能与脑功能的分区位置不一有关,但两侧大脑总体的葡萄糖摄取并没有显著性的差异。皮质下可见清晰的基底节(水平+5~+3)、丘脑(水平+5~+4)、辐射冠(水平+7~+3)、胼胝体(水平+6~+4)及内囊(水平+4~+3)等,小脑皮质(水平+3~-1)、小脑中线(水平+2~-1)和脑干(水平+3~0)也可以清楚地观察到。冠状断层对于显示脑的解剖结构也是非常清晰的。在冠状断层图上,可以看到大脑的主要沟和回,如外侧裂(水平+5~0)等可以在冠状断层更好地显示出来,其他如皮质下结构,像基底节(水平+7~+1)、丘脑(水平+4~-1)、胼胝体(水平+7~-1)、辐射冠(水平+8~-3)、内囊(水平+5~0)、小脑扁桃体(水平+1~+3)和海马(水平+1~-1)等亦可清楚观察。

葡萄糖代谢对人脑的研究作出了很大的贡献。过去的研究发现,婴儿出生以后,其大脑的葡萄糖代谢活性持续增加,直至 6 岁左右达到最高,以后逐年下降,至 15 岁以后逐渐平稳。然而,进入正常的老年后,病理学的研究已经知道在额、顶、颞叶的神经细胞存在缺失,解剖结构方面的改变主要是脑室扩大和皮质萎缩以及脑室周围和(或)病灶深部白质 MRI 高信号和 CT 的低密度改变。大多数的研究结果表明,老人随着年龄的增加,大脑葡萄糖代谢逐年减低,其中最为明显的部位是额叶,而且减低的方式常常是两侧对称的,同样葡萄糖代谢的减低也常见于顶叶和颞叶,而一些皮质下结构如基底节、丘脑、海马及视皮质、扣带回等脑区随着年龄的增长则显得相对较为稳定,而且两侧的葡萄糖代谢分布较为对称。值得注意的是,在服用某些神经系统药物时,会使脑葡萄糖代谢发生改变,如某些抗癫痫药可以导致小脑的代谢低下等,提示在对患者进行检查时,有必要了解患者的服药治疗史。

三、显像方法

(一)患者准备

PET 显像前患者需根据检查须知准备,但根据显像的目的和方法不同而须有一定的检查程序。以 FDG 显像为例,由于血糖的水平与脑肿瘤摄取 FDG 量直接相关,大多数实验要求受试者禁食 4 h 以上,必要时,建议注射前测试血糖的水平。检查前注射时所要求的环境较脑 SPECT 显像严格,避光和安静是必须的;而根据不同的激活试验要求进行 PET 显像时,要注意统一受试条件,避免干扰因素。部分定量分析的方法,须要连续动脉采血。

(二)采集和处理

一般采集至少在注射 FDG 30 min 后开始进行。PET 脑显像时一般要做透射扫描(transmission scan),主要用于组织的衰减校正,以后再行发射扫描(emission scan)。注射 FDG 后,在作定量分析时,常需要进行连续的动脉或静脉采血,用于葡

萄糖代谢的计算。PET 的计算机硬件和软件上与 SPECT 并无本质的区别,但要求内存容量大、运算速度快;脑断层影像也大多采用滤波反投影法,根据透射扫描的结果进行图像衰减校正,衰减校正十分重要,与 PET 的定量测量直接相关。在发射扫描采集时,传统上采用 2D 模式进行采集,新的机型大都可以进行 3D 模式采集。3D 模式的采集大大提高了采集的信息量,并减少了采集的时间,缺点主要是噪声有所增加。

四、定量方法

(一)应用 FDG PET 显像测定脑局部葡萄糖代谢率

^{11}C-脱氧葡萄糖(DG)和 FDG 都通过运输葡萄糖的可饱和性载体来实现血液和脑之间的转运,并且它们在脑组织中都可与葡萄糖竞争细胞膜上葡萄糖转运体(GLUT),进入细胞内后在己糖激酶的作用下分别转变为各自对应的 6-磷酸己糖。与 6-磷酸葡萄糖相比,由于 6-磷酸脱氧葡萄糖的 C-2 位上没有氧原子,所以不易被葡萄糖 6-磷酸酶降解,同时 6-磷酸脱氧葡萄糖也不受葡萄糖-6-磷酸脱氢酶(G6PDH)作用,也不被糖原异生途径上酶分解,因此 6-磷酸脱氧葡萄糖停留在细胞内,不发生进一步的变化,这为 PET 定量测量提供了客观基础,同时当 ^{11}C-DG 和 FDG 在体内达到平衡后,通过已建立的动态房室模型和可测量的参数(如速率常数、集总常数、血浆内葡萄糖变化曲线等)可以测定葡萄糖代谢率。PET 的定量分析包括局部脑血流、局部葡萄糖代谢率、局部氧代谢率、神经递质如 $^{18}F-L-DOPA$ 的测定、受体的密度测定等。每种测定的方法复杂,方法也多样化,部分尚需要连续的动脉采血,需要受试者的密切合作。以脑局部葡萄糖代谢率的测定为例:FDG PET 已经成功地应用在正常人的功能研究和多种脑部疾病的诊断等方面,对于所获得的 FDG 图像,可以从两种截然不同的水平上进行分析,例如,对于脑肿瘤的 FDG PET 图像,仅通过肉眼分析而不需要定量分析即能达到临床诊断的要求。然而 PET 的价值并不仅仅如此,通过合适的房室模型和定量分析,可以探索脑内基本的生理和生化参数。Phelps 和 Huang 等在 Sokoloff 的动力学模型基础上,考虑了去磷酸化过程,修正了动力学模型,即为现在通用的三室模型。FDG 的三室模型由血浆 FDG、脑组织 FDG 和组织中的 FDG-6-PO$_4$ 这三部分组成。在平衡状态下,葡萄糖利用率为一常数,假设没有糖原合成与分解,那么,葡萄糖的磷酸化率等于糖酵解率,且糖酵解过程中任何一步的速率等于糖酵解总过程的速率,这样测定处于滞留和平衡状态的 FDG-6-PO$_4$ 即能计算出葡萄糖的代谢率。具体的测算公式如下:

$$rCMRglc = \frac{Cp}{Lc} \times \frac{K_1 K_3}{(K_2 + K_3)} \times \frac{C_1(T) - C_1(T)}{C_2(T)}$$

式中:rCMRglc 为局部的脑葡萄糖代谢率,Cp 是血浆内 FDG 的浓度,Lc 为集总常数,K 为速率常数,$C_1(T)$ 和 $C_2(T)$ 表示注射后某个时间(T)组织内 FDG 和代谢产物的浓度。

多位研究者分别对脑葡萄糖代谢率测定所需要的动态速率常数进行测量后发现,通常速率常数平均值之间几乎没有差别。分别应用 Reivich 和 Phelps 所报道的速率常数测得的脑葡萄糖代谢间没有显著性差异,并且应用个体值和组平均值测得的结果也没有显著差别,这表明测定正常人的葡萄糖代谢率

时,采用平均速率常数测得的值误差很少或几乎无误差。然而速率常数不仅随年龄的变化而改变,而且病变区的脑组织与正常脑组织相比会有所不同,所以获得个体的速率常数是精确测定局部脑葡萄糖代谢率的必要前提。集总常数用于校正 FDG 与葡萄糖在转运和磷酸化方面的差值,在正常年轻志愿者中,DG 和 FDG 的集总常数分别为 0.56 ± 0.043 和 0.52 ± 0.028。这些数值体现的是整个脑的平均值而不是局部脑区的数值,它们只能严格地应用于针对正常人群的定量研究中,也可应用于脑弥漫性病变,如阿尔茨海默病等。Crane 等研究者认为,病理状态下的集总常数与生理状态下不同。Gjedde 等曾应用[11]C - 甲基葡萄糖来观察脑局部集总常数的变化情况,他们发现脑区之间的集总常数变化不大,灰质和白质中基本相同;然而他们在脑梗死患者中发现存在两种不同的集总常数,其中一种在正常范围,而另一种远大于正常值,约为正常值的 10 倍。

虽然 PET 在空间分辨率、分辨率一致性、计数统计、散射、随机符合、衰减校正和物理结构等技术方面存在一定的局限性,但 Hoffman 认为只要每帧图像能够采集足够的计数,就可以得到很好的定量测定精度,并且随着新一代 PET 机的研制成功,其分辨率已经可以接近理论上的极限值(2~3 mm),这更加提高了葡萄糖定量测定的精度。近十几年来,有关应用 FDG PET 定量脑葡萄糖代谢率的研究越来越多,虽然研究者所用的生物动态房室模型基本相似,但不同实验室实际测得的相近人群同一脑区的局部葡萄糖代谢率差别较大。Heiss 统计的结果表明,这种差异大体在 $20\% \sim 30\%$ 之间,尤其是 William 实验室所获得的脑局部葡萄糖代谢率值高于其他实验室所测得的,这其中可能的影响因素包括仪器分辨率、容积效应、仪器的敏感性、数据采集过程、感兴趣区域(region of interest,ROI 大小、衰减校正方法、动脉采血情况(即输入函数)和速率常数的选择等。更为常用的是半定量分析法,包括统计参数图(statistical parametric mapping,SPM)和标准摄取率(standard uptake value,SUV)等;对于脑肿瘤,常用的半定量指标有肿瘤/白质(T/WM)、肿瘤/皮质(T/C)等多种方法,根据研究的不同目标或方法而定。

葡萄糖定量常分为静态和动态两种方法。

1. 静态定量方法 需要在注射 FDG 后 45~55 min 内进行一次静态 PET 成像,而动态定量方法要求从[18]FDG 注射开始起每隔一定的时间进行重复 PET 显像,由此可以得到多帧 PET 图像。两种定量方法的主要区别在于 PET 成像的方式,但无论是哪种方法,都需要每隔一定的时间采集动脉血。静态定量方法也可以称为"一次成像"法,实施过程较为方便,但计算过程中所用到的 K_1、K_2、K_3、K_4、Lc 等值都是 Huang 从正常青年人群中得到的数据,不适用于有脑部疾病的患者进行葡萄糖定量测定;而动态方法通过动态采集 PET 图像,观察脑内放射性的变化情况,继而通过 Patlak 分析得到个体的各种速率常数,确保对病变脑组织消耗葡萄糖进行定量的准确性。二维(2D)采集和三维(3D)采集是 PET 数据采集的两种模式。3D 采集是无间隔的采集方式,它的灵敏性是 2D 采集的 6 倍左右,噪声相当计数率(noise equivalent counting rate,NECR)大约是 2D 采集的 4 倍,而 NECR 与信噪比成比例。定量测定葡萄糖代谢率时,PET 采集模式应设置为 2D 采集(即钨间隔伸出),这与受体定量分析时不同。受体定量分析时,房室动态模型是

一种主要方法,如果放射性配体在脑内动态变化的持续时间超过核素的几个半衰期,这种情况下继续以 2D 模式采集数据,常常在动态采集的最后几帧造成信息量(放射性计数)不足,这会引起重建过程中统计噪声较大,影响受体定量分析的准确性;这时如果采用 3D 模式采集,可以在短时间内获得足够的信息量,虽然 3D 采集时散射计数和随机计数会相应增加,然而合适的散射校正和随机计数校正方法的建立,可保证应用 3D 获得的数据进行受体定量的可靠性,无疑 3D 模式采集是 PET 受体显像时推荐的采集模式。然而,葡萄糖定量测定时,脑内放射性计数率高,如采用 3D 采集模式,很大程度上会增加随机计数,从而增大定量的不准确度;应用 2D 采集模式,在规定时间内同样可以获得足够的信息量,减少随机计数。

现以西门子公司提供的定量软件为例,简要说明脑内葡萄糖代谢定量静态方法的操作和程序。

(1) FDG 注射前采集动脉血,测定血浆内血糖浓度。在动脉取血侧的对侧桡静脉内弹丸式注入 FDG 5.55~7.4 MBq/kg。每间隔一定的时间从桡动脉内采集动脉血,采集的动脉血移入混有抗凝剂的试管内(每 5 ml 的试管内加入 EDTA 8.55 mg),将盛有动脉血的试管置于冰块中保存。

(2) 从 FDG 注射时采集第一份动脉血样开始,按照表 1 - 5 - 2 - 9 的程序收集动脉血样标本。

表 1 - 5 - 2 - 9 脑内葡萄糖代谢率定量静态法采血程序

时间间隔(min)	动脉血样数	血样采集间隔
0~3	10	20 s
4~10	7	1 min
12~30	10	2 min
35~60	6	5 min

(3) 将动脉血标本移入离心管中,应用离心机离心动脉血标本得到血浆。将血浆标本移入已知重量的试管内,测量试管的总重量,与空试管重量相减得到内盛血浆的重量。应用 γ 计数仪,测定血浆的放射性。通过以上的操作得到血浆的重量和放射性大小,将所得数据输入 Quant 程序内,得到脑内葡萄糖代谢率。

应用静态方法定量测定葡萄糖代谢率的过程中,所采用的 K_1、K_2、K_3、K_4 值来源于正常人,故此方法适用于正常脑。对于脑内存在病变的患者,则可采用动态定量方法。

2. ROI 定量方法 目前国内学者对脑 FDG PET 图像研究方法主要采用传统的 ROI(感兴趣区域)法,通过勾划 ROI,计算区域内的放射性计数,与参照区放射性相比后得到的数值进行统计分析,从而得到结果。ROI 虽然直观、方便,但主观性强、重复性差,容易漏掉 PET 图像间的小区域像素差别,并且 PET 图像提供的是功能信息,研究者需要同时借助 MRI,通过图像融合才能精确确定 ROI 边界。

3. SPM 法 鉴于 ROI 方法的缺点,英国 Hilmmersmith 医院的 K. J. Friston 等开发的统计参数图软件很快替代手工的 ROI 方法,成为国际上脑功能影像学研究的公认方法。在国内 SPECT 和 PET 脑功能研究中有初步的应用,但是目前 SPM 只能用于脑部图像的分析。

SPM 的优点如下。

（1）SPM 是针对像素水平的图像统计分析方法,图像皆由像素所组成,SPM 即是以整个三维图像中的所有像素作为分析对象,并以像素作为最小的分析单位,获得每个像素所包含的信息大小,然后对每个像素的数值大小进行统计检验,将统计上有意义的像素提取出来得到统计推断图。

（2）在对不同采集次数以及不同被观察对象间的 PET 图像进行比较时,PET 图像的空间位置应一致,SPM 可以对 PET 图像进行归一化,应用塑性变形的原理,与 PET 模板相匹配。

（3）对单个研究对象多次采集时,并不能保证研究对象每次头位一致,因为每个研究对象的头是刚性结构,SPM 中有进行移动校正的 Realign 模块,通过容积融合的概念对单个个体的多次 PET 图像进行移动、位置校正,达到同一个体多次 PET 检查后头位的一致。

（4）因为 SPM 可以精确配准某个像素对应的解剖学位置,因此可根据 Talairach 图谱确定统计有意义点的坐标和功能脑区。

（5）SPM 可以对 PET 图像进行像素值大小的标准化处理,从而避免被研究对象之间的像素总体差异(如注射放射性药物量不同等)而掩盖局部像素之间的差异。

（6）可与 SPM 内部的 MRI 模板进行图像融合。

（7）可重复性强。

（8）有显著意义的区域可以融合到标准 MRI 空间模拟图中,精确地以图形的方式显示显著性区域,或得到这些区域的统计参数。

因此,SPM 在脑功能分析方面比传统的 ROI 方法更有优势。

（二）脑氧代谢显像

脑的氧代谢对维持脑功能的完整是非常重要的。应用 PET 的方法可对脑的深部进行可靠的氧代谢的定量测定。目前用吸入氧测定局部脑氧代谢(rCMRO$_2$)的方法有两种,一种为持续吸入氧(^{15}O$_2$),另一种为短暂地吸入氧(^{15}O$_2$)。这里需先测定脑样递送分数,即氧递送率等于局部脑血流动脉氧含量。由于氧在脑中没有储备,从产生的局部氧摄取分数(rOEF)和氧递送率可以测定氧利用率;为脑氧代谢所设计的示踪剂动态模式必须能够区别和计算脑组织中不同来源的氧(^{15}O),包括脑组织最初从动脉血中摄取的氧,被转换成代谢的氧(水)和从脑中清除的摄取的氧,进入脑的静脉循环的未被摄取的氧,以及从脑中洗出来的再循环中的代谢氧(水)。

（三）局部脑血流的测定

用 PET 测定局部脑血流的大多数方法是以^{15}O 标记的水作为血流示踪剂。因为水在这个应用中有一些理想的特性:水在生物学上是中性的,是自然存在于体内的成分,而且水没有不合意的生理学和药理学的副作用,在体内其化学性质是稳定的;又因^{15}O 的短半衰期,可以给予相对大的活度,以在短暂的间隔时间内获得统计学上满意的显像,并将对受试者的辐射保持在可接受的范围内。另外氧的短半衰期使局部脑血流测定很快能完成,放射性本底迅速衰减,使其他的 PET 测定可以在血流研究后紧接着进行。

（四）其他

利用 PET 尚可进行其他示踪剂的定量测定,如神经递质显像剂^{18}F-DOPA 及其他受体密度的测量等。

五、PET/CT 在神经系统疾病中的应用

（一）PET/CT 在脑血管病中的应用

脑血管疾病是由各种血管源性病因引起的脑部疾病的总称,其范围包括了脑动脉硬化、短暂性脑缺血发作(TIA)及完全性的脑卒中。脑血管疾病的临床处理包括早期诊断、鉴别诊断、疗效观察、存活组织估测及预后评估多方面,脑 PET 血流灌注显像在这些方面可能会有重要的作用。除 FDG 显像外,常用的血流显像方法有以下几种:氧气(^{15}O$_2$)吸入、[^{15}O]H$_2$O 和[^{13}N]NH$_3$ 等静脉注入等。脑缺血和脑卒中的病理主要影响到局部脑血流(rCBF)、局部氧代谢率(rCMRO$_2$)、局部血容量(rCBV)和局部氧摄取分数(rOEF),这些都可以通过 PET 的^{15}O,^{18}F 等标记的示踪剂来进行显像分析,从而对脑血管疾病进行临床评估。

1. TIA 应用 PET 对患者的氧代谢及血流灌注进行观察,当 TIA 患者出现脑灌注压下降时,先是机体代偿性血管扩张以维持局部脑血流平衡,随着病程的进展,这种自我调节机制失调时,则逐渐增加 rOEF 以维持氧供应,一旦 rOEF 增加到使 rCBF 进一步下降时,则导致功能和代谢的异常。这种机制通过 PET 可以观测到,从而使 TIA 能够在早期诊断,有助于及时制定有效的治疗方案。

2. 脑梗死 PET 能够早期准确测定脑各局部血流量变化,结合 FDG PET 显像可以判断脑缺血区存活组织存活与否,对病程分期、疗效评价、预后评估等均有良好的价值。PET 血流及代谢显像显示了脑卒中的病理生理演变过程,在 PET 显像中,同时也可以观察到过渡灌注、小脑失联络征等征象。应用^{15}O 和 FDG PET 对脑卒中的研究表明,PET 比 X-CT 可更早地发现病灶,并且所显示病灶的范围超过 X-CT 所显示的范围。陈旧性脑梗死病灶在 PET 上可以被清楚地显示出来,且陈旧性病灶周围没有 FDG 低代谢区。

（二）PET/CT 在脑肿瘤中的应用

国内脑肿瘤 9 个中心资料显示神经上皮源性肿瘤(又称脑胶质瘤)约占脑肿瘤住院病例的首位(42.3%)。按病理分类又分星形细胞瘤、间变性(恶性)星形细胞瘤、多形性胶质母细胞瘤、少突胶质细胞瘤、神经母细胞瘤和室管膜细胞瘤等,病理分级为Ⅰ～Ⅳ级,一般Ⅰ、Ⅱ级为低度恶性,Ⅲ、Ⅳ级为高度恶性。由于胶质瘤的异质性(heterogeneous),可呈多中心生长,且恶性级别可不同,有时病程中或治疗后可发生间变,从低度恶性变为高度恶性,而且治疗后容易复发亦是胶质瘤的特点。随着立体定向放射外科(sterotatic radiosurgery,SRS)的开展和应用范围的逐步扩大,临床上面临的如何正确判断手术后或 SRS 后有无残留病灶抑或复发,放疗后放射性脑损伤(坏死)和复发,如何精确地定位放疗靶区(物理和生物靶区),尽可能保护功能性脑区及早期预测化疗的效应(response),均给 CT、MRI 及 PET 神经影像学提出了新的挑战。此外,系统恶性肿瘤脑转移灶的诊断及处理对策也是影像学应关注的一个课题。

1. 放射性坏死(radiatic necrosis) 根据接受放射治疗时间的差异,将放射性脑反应(脑损伤)分为 3 期:① 急性期,在接受照射后数小时至数周内;② 早迟发期(early delayed)或亚急性期,发生照射后数周至 3 个月内;③ 晚迟发期或晚期(late),接受照射 3 个月以上。关于放射性坏死和肿瘤复发的

鉴别,[18]FDG PET 的灵敏度、特异性分别为 81%～86% 及 40%～94%。李立伟等报告 16 例,脑肿瘤术后加放疗患者,9 例残存或多发者[18]FDG 摄取增高,5 例放射性损伤者 FDG 摄取减低或缺损。2 例术后软化灶表现为放射性缺损区。一般认为,[18]FDG PET 对放射性分布的显像灵敏度与下列因素有关。

(1) 照射后时间(timing),以晚迟发期(即放疗后 6 周以上)明显。

(2) 放射治疗的方法。

(3) 肿瘤病理类型。

(4) PET 显像的方法学:① PET 与 MRI 图像进行融合联合观察,有利于空间精确定位。如某一区域 FDG 摄取比相邻脑区本地放射性高,或[18]FDG 高摄取区与 MRI 造影剂 FDG 摄取增强区相对应,可定位病灶位置。一组 117 例放疗后患者[18]FDG PET 对肿瘤复发与放射性坏死鉴别的灵敏度为 96%,特异性为 77%。一些学者认为 PET 与 MRI 的配准定位(coregistered)的重要意义不可与前 PET/CT 所具备的图像融合定位同日而语。② 显像时间:静脉注射后 3～8 h 开始采集,有利于提高肿瘤的检出率。从[18]FDG 代谢动力学模型分析,在早期现象时,肿瘤与正常组织葡萄糖-6-磷酸酶解离常数 K4 无明显差别,随时间延长,肿瘤的 K4 比正常组织的高,而导致正常组织葡萄糖-6-磷酸因水解而排出,使 T/N 比值增高。③ 新示踪剂的应用。动物(鼠)试验示[11]C-MET 在肉芽肿(granulomas)的聚集比[18]FDG 及[18]FLT 低;又有动物试验在巨噬细胞(macrophages)比较[18]FDG、[18]F-胆碱及[18]FET,仅[18]FET 无摄取;一组 21 例脑转移灶立体放射外科放疗后观察[11]C-MET 在 9 例复发中 7 例浓集,12 例放射性损伤中 10 例不浓集。从目前的情况看,似尚宜积累更多的资料来评估。

2. 脑肿瘤复发评估 临床主要指术后结构改变与复发鉴别,以及胶质瘤从低级别(低度恶性)向高级别(高度恶性)间变。一组报告 28 例低级别胶质瘤,19 例呈低代谢者到随访 27 个月时仍成活,9 例代谢增高者 6 例随访时间内死亡,指示[18]FDG 对预后有价值。[18]FDG PET 对高级别胶质瘤显示较好,但对无间变的低级别胶质瘤灵敏度较低。[11]C-MET 能对低级别胶质瘤灵敏度高起补偿作用,但对近中线的少突胶质细胞瘤、转移性病灶脊索瘤及囊性神经节瘤则呈假阴性。

关于肿瘤术后改变和复发的鉴别中,一组 45 例[18]FET 与 MRI 的比较研究,[18]FET 的灵敏度、特异性分别为 100% 与 92.9%,MRI 分别为 93.5% 及 50%。作者指出[18]FET 的灵敏度较高可能是因为已做 MRI,已有 MRI 发现作基础有关;MRI 灵敏度高,可作为筛选检查,疑有复发可能再做[18]FET PET,以协助区分复发抑或手术治疗引起的结构改变,以避免失去治疗机会或过度治疗。ULLA Chon 报道前后二组综合共 81 例脑瘤[18]F-DOPA 扫描结果,其灵敏度、特异性分别为 98% 及 86%,阳性预测值及阴性预测值均为 95%,指出和肿瘤级别及 MRI 有无造影剂增强无关,放射性坏死能与肿瘤复发区分。

3. 放疗靶区的制定 胶质瘤具有异质性,且容易退行性变,可用 PET 指导穿刺定位,在高代谢区域穿刺无疑会捕捉到富有肿瘤细胞的样本,比 CT、MRI 具有优点。脑肿瘤生物靶区制订方面,复旦大学附属华山医院黄喆敏报告,选择 8 例胶质瘤(4 例术后复发需再度手术切除,4 例术前待手术)进行增强 MRI、[18]FDG PET、[11]C-胆碱图像采集并输入放疗计划系统进

行生物靶区勾划及计算计划靶体积(planning target volume,PTV),最后与手术病理对比,发现 MRI 与肿瘤实体部分大小无显著差异,[18]FDG 与肿瘤实体分别相差(cm[3] 计算)2.1、-13.5、-49.9、-32.4、-36.1、-115.2、-4.9 及-1.5;[11]C-胆碱相差分别为 29.5、45.2、60.9、7.2、85.4、124.2、5.3 及 3.9。作者认为[11]C-胆碱 PET 对生物靶区勾划是可行的,结果优于[18]FDG PET,相对于 MRI,[11]C-胆碱更可能包括肿瘤亚临床浸润范围。但要证实[11]C-胆碱改变生物靶区的临床价值,尚需积累更多病例及作按此勾划的生物靶区与传统 CT,MRI 为根据 PTV 长期生存期的比较。国外近年有一组报告[11]C-MET 用于脑膜瘤立体导向放射外科治疗。

(三) PET/CT 在帕金森病中的应用

帕金森病(PD)主要累及黑质-纹状体多巴胺神经元及其通路,临床以静止性震颤、运动迟缓、肌张力增高和姿势平衡障碍为主要症状,严重影响患者的运动和生活能力,严重时可导致残障。早期诊断 PD 有利于及时采用药物干预,对延缓 PD 的进程有重要的意义。传统的放射学检查(如 CT、MRI)缺少诊断 PD 的特异性指标。

多巴胺能神经元摄取血液中的酪氨酸,经细胞内酪氨酸羟化酶(TH)催化成左旋多巴(L-dopa),再经多巴脱羧酶(DDC)转换成多巴胺,再转运入囊泡,由于 TH 的专一性强,是多巴胺合成的限速酶。多巴胺能神经末梢释放的多巴胺可经突触前膜重摄取,发生作用。突触间隙内单胺氧化酶(NAO)和儿茶酚氧胺甲基转移酶(COMT)破坏逸入血液的多巴胺而使其失活,代谢成 3,4-双羟苯乙酸(DOPAC)和 3-甲氧基-4-羟基苯乙酸(高香草酸,HVA)经尿中排出。多巴胺能系统作为 PD 中受累的中心环节,可以通过 SPECT 和 PET 显像,反映其相关的生理、生化、代谢及功能性变化,可为 PD 的早期诊断、鉴别诊断和指导治疗提供重要价值。多巴胺神经递质系统的 SPECT 和 PET 显像主要包括多巴胺能神经递质、多巴胺受体和多巴胺转运蛋白(DAT)PET 显像。PET 可以探测体内 PD 纹状体、苍白球、中脑与大脑皮质多巴胺神经元末端功能异常,根据受体数量的变化评价运动任务过程中多巴胺的释放,而且可以监测通过胚胎细胞或胶质源性神经营养因子(GDNF)的植入对局部多巴胺功能的影响。目前用于 PD 的显像有下列数种。

1. FDG PET 显像 早期的研究认为 FDG PET 对 PD 可以进行早期诊断,但随着知识技术的更新和分析方法的不同,在 PET 对 PD 基底节代谢的显示与实际 PD 进程的相关性解释不同。一些研究者认为,早期未治疗的 PD 基底节区呈现高代谢,偏侧震颤麻痹与对侧基底节的高代谢有关;也有报道偏侧震颤麻痹-偏侧萎缩综合征患者,症状对侧基底节葡萄糖代谢减低。国内的研究结果显示,33 例 PD 患者 96.97%FDG PET 显示异常,其中 93.94% 表现为非对称性黑质代谢减低;69.70% 表现为不对称的纹状体、丘脑代谢减低,以壳核减低为著;15.15% 表现为纹状体系统不对称性代谢轻度增高;重症 PD 患者可出现脑叶的代谢减低。PD 的早期诊断及正确诊断的研究,对 PD 的治疗以及延缓疾病进程至关重要。由于 PD 的 FDG PET 显像不具有特异性,因此单纯依靠 FDG PET 进行 PD 的早期诊断是困难的。但 FDG PET 对 PD 的功能研究方面有重要的地位,临床上仍然可以考虑应用 FDG PET 进行

PD的研究。近年来,FDG对PD方面的研究,倾向于应用改良的SPM对PD的分型及功能变化进行描述。

2. 多巴胺能PET显像在PD诊断中的作用

(1) 突触前黑质纹状体多巴胺能神经元显像:60%~85%的帕金森综合征是PD。PD病理改变主要为黑质、蓝斑和纹状体等处的多巴胺能神经元丧失,胶质增生及细胞内出现Lewy复合体。生化研究可见壳核处多巴胺活性明显降低。黑质纹状体多巴胺能神经通路的受损是PD发病机制中的主要因素。一项[18]F-DOPA PET用于PD的早期诊断、鉴别诊断、调节用药、病程评价和预后估计等方面的研究结果表明,壳核区DOPA的摄取减少比尾核区更明显。这与尸检的结果一致,即PD患者壳核区多巴胺的耗竭比尾核区严重得多。另外,早期PD患者(症状为单侧)双侧纹状体DOPA的摄取不对称,并且与疾病的严重程度有明显的相关性,这对于PD的早期诊断有一定的意义。但近期的研究表明,[18]F-DOPA显像在晚期PD诊断方面并未显示出优越性,因此提出,其在早期PD诊断中应用的价值值得商榷。

(2) 多巴胺D_2受体显像:多巴胺受体分为D_1、D_2、D_3、D_4和D_5 5种亚型,因D_1、D_5受体亚型结构同源性,统称为D_1样受体,而D_2、D_3、D_4 3种亚型性质相近,统称为D_2样受体。D_1受体PET显像剂有[11]C-SCH23390、[11]C-NNC756等。D_2受体PET显像剂的研究非常活跃,品种很多,主要包括螺环哌丁苯类衍生物、苯甲酰胺(benzamide)类衍生物、Pride类和麦角乙脲(lisuride)类衍生物等。

PD的主要病理变化是黑质纹状体多巴胺通路的神经元变性。PD早期黑质纹状体多巴胺能细胞合成多巴胺的能力降低,突触后膜上的多巴胺受体代偿性地上调,所以在PD早期多巴胺受体PET显像发现D_2受体数目增加。但随着疾病的进展,多巴胺受体继发性破坏,这时PET显像会发现D_2受体数目减少。总之,D_2受体的数目随疾病的进展而改变,即PD在不同的病理阶段受体PET显像的表现不同。因为突触后膜多巴胺受体是L-DOPA发挥药理作用的前提,所以D_2 PET显像可以作为预测L-DOPA在运动性异常疾病中疗效的指标。PET显示,一般PD患者多巴胺D_2受体数目保持正常或仅有轻度增加,这为应用左旋多巴和其他多巴胺受体激动剂治疗PD提供了理论依据。

(3) 多巴受体转运体(DAT)显像:脑内单胺类物质多巴胺、去甲肾上腺素、5-羟色胺等,在各自神经元终末细胞膜上都有相应的选择性重摄取转运蛋白或重摄取位点。当多巴胺能神经元末梢受到刺激而引起多巴胺自突触前膜的囊泡内释出至突触间隙,并作用于突触后膜相应的多巴胺受体时,也同时刺激位于突触前膜的DAT,启动将其运回突触前膜的过程。这种再摄取对调节突触间隙内多巴胺浓度、控制突触传导方面发挥着重要作用。这一过程中,约有3/4的多巴胺由DAT运回突触前膜,以待重新利用或进一步分解。若DAT的重摄取功能异常,将导致相应的递质在突触间隙的增高或降低,从而引起相应递质系统功能活动的改变。相反,在某些病理生理状态下,如神经元退行性变等,突触前递质数量发生改变,那么不仅在突触后膜的相应受体会出现上调或下调改变,而且在突触前膜的DAT也会发生一系列相应的代偿性变化,并且这种DAT的变化比突触后受体改变更为敏感、直接。因此,DAT的

功能、密度变化是反映多巴胺递质系统功能的重要指标(图1-5-2-1)。

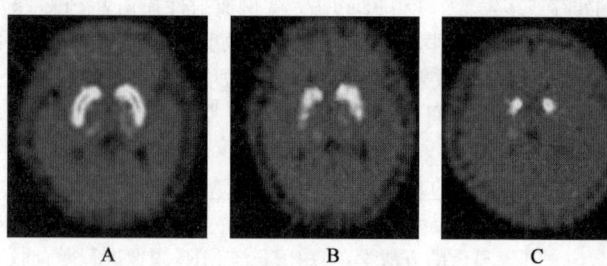

图1-5-2-1 帕金森病患者DAT显像(^{18}F-FP-β-CIT)

A. 正常对照;B. 早期PD患者可见右侧基底节壳核后部转运体密度减低;C. 晚期PD患者双侧基底节转运体密度明显减低。

国外研究者对12例早期PD与11例正常对照组进行[18]F-CFT PET显像,间隔一段时间(平均2.2年)后重复进行二次显像,以研究PD患者纹状体多巴胺能功能损伤的进展情况。第一次PET显像时,豆状核前部[18]F-CFT摄取值为1.92 ± 0.67(为正常对照组均值的45%),豆状核后部为1.02 ± 0.55(为正常对照组均值的27%),尾状核为2.55 ± 0.58(为正常对照组均值的71%);这些摄取值在之后的PET复查时均显著下降,豆状核前部、豆状核后部与尾状核显像剂摄取绝对值每年分别下降0.23 ± 0.14、0.13 ± 0.13与0.20 ± 0.15;与正常均值比较,每年的下降率依次为5.3%、3.3%与5.6%;同侧与对侧分别分析,主要症状同侧豆状核[18]F-CFT摄取下降的绝对值高于对侧(豆状核前部$P=0.035$,豆状核后部$P=0.026$),尾状核下降绝对值两侧无显著差异;健康对照组[18]F-CFT摄取无明显下降。目前[18]F-FP-β-CIT人体PET显像结果显示,药物注射后90 min纹状体/枕叶比值为3.5,正常人纹状体/枕叶分布容积比(DVR)与年龄有关,经过年龄校正的PD患者DVR与临床症状评分(UPDRS)呈负相关,表明其可用于PD的早期诊断和病情严重程度的评估。豆状核后部的变化更为灵敏。[18]F-FECNT比[18]F-FP-β-CIT具有更好、更快的结合动力学,2 h内纹状体摄取达峰值,豆状核、尾状核摄取高,小脑摄取低且清除很快。该化合物标记简单、放化产额高、纯度好,人体照射剂量较小,是一个有前途的DAT PET显像剂。我国在这方面进行了多方面的尝试,已有相关的临床工作报道。另传统的[11]C-CFT也是一个可以考虑的常规使用药物,由于药物制作较为方便,半衰期短,一天可以生产多次,有利于患者随到随做,利于有加速器的医院进行,对不具备加速器的单位则显得较为困难。

(4) 单胺囊泡转运体:目前,已经合成了许多针对细胞膜上单胺类转运体的放射性配体,如[11]C-丁苯那嗪(tetrabenazine)(^{11}C-TBZ)、[11]C-二氢丁苯那嗪(dihydrotetrabenazine)(^{11}C-DTBZ)等可以作为显示囊泡表面单胺类转运体的显像剂。这种配体的有利之处在于囊泡单胺类转运体不会随治疗而发生上调或下调,因此药物的复杂性作用对它影响不大;同时,这类药物被认为其图像表现与临床表现符合度高,是PD的一种多功能生物特征标记品,其缺点在于[11]C-TBZ对不同的单胺类转运体缺乏特异性。

(四) PET/CT在阿尔茨海默病中的应用

阿尔茨海默病(AD)是一种以进行性痴呆为主要临床表现

的大脑变性性疾病,临床表现为进行性精神状态衰变,包括记忆、智力、定向、判断能力、情感障碍和行为失常,甚至发生意识模糊等。AD 起病多在 50 岁以后,通常在发病后 5～6 年内死于继发感染和全身衰竭。随着人类寿命的延长,AD 的发病率呈增高趋势,给家庭和社会带来沉重的负担,造成严重的社会和医疗卫生问题。按照美国的诊断标准,上海 60 岁以上人群发病率为 3.46%。目前 AD 的诊断主要根据 3 种标准:① 疾病的国际分类第十版(ICD-10);② 美国精神病学会的精神障碍诊断和统计手册(DSM-Ⅲ-R & DSM-Ⅳ-R);③ 美国神经病学、语言障碍和卒中-老年性痴呆和相关疾病学会(NINCDS-ADRDA)工作小组标准。临床上诊断 AD 主要依据临床症状并结合各种神经心理学的量表进行判断,尚未见特异和灵敏的实验室检查方法,神经影像学检查也没有被列为AD 准确诊断的指标。AD 的最终确诊依赖于尸体解剖或脑组织活检。与人体许多疾病一样,AD 往往在很长一段时间内处于静止的、无症状时期,此阶段虽然不表现症状,但疾病的生化改变是存在的,因此能够在活体内进行早期、无创伤的特异性神经显像及量化分析显得尤为重要。

AD 的病因不详,但其渐进性病理改变涉及脑内多个部位,影响到从局部脑血流、脑代谢、多种受体、神经递质转运体、酶等生物活动。因此,国际上报道了多种正电子类放射性药物,分别用于脑内 AD 相关的不同功能侧面、不同生物过程的 PET 显示(表 1-5-2-10)。

表 1-5-2-10 Alzheimer 病常用的 PET 显像剂

显像剂类型	显像剂
血流灌注	$^{15}O-H_2O$
葡萄糖代谢	$^{18}F-FDG$
多巴胺合成	$^{18}F-FDOPA$
多巴胺转运蛋白	$^{18}F-FP-CIT$, $^{11}C-CFT$
5-HT$_2$ 受体	$^{18}F-$司托哌隆
N 受体	$^{11}C-$烟碱
M 受体	$^{18}F-FMeQNB$, $^{11}C-$苯甲托品
β-淀粉样肽显像	$^{18}F-FDDNP$, $^{11}C-PIB$
乙酰胆碱酯酶活性	$^{11}C-MP4A$

1. FDG PET 脑显像

(1) 正常老化和痴呆的 FDG PET 显像:正常人脑葡萄糖代谢的增龄性变化随着年龄增加而逐渐降低。在结构上主要表现为新皮质、基底核和背侧丘脑、端脑及髓核等部位的糖代谢水平下降。Kuhl 等应用 FDG PET 技术研究 40 位正常志愿者脑代谢的变化情况。78 岁正常人的平均脑葡萄糖代谢率比18 岁正常人低 26%,皮质的平均脑葡萄糖代谢率随年龄的增加而减低,前额叶与上顶叶的比值随年龄增加而减少。Loessner 的研究同样发现皮质,尤其是额叶皮质,代谢随年龄的增加而减低,基底节、海马、丘脑、小脑、前联合、后联合和视皮质的代谢随年龄变化不大。因为皮质代谢减低,所以基底节与皮质的比值和小脑与皮质的比值反而增高,尤其是基底节/皮质比值的增高在 PET 脑图像上出现特异的表现,即壳核代谢相对于周围皮质增高,形象地称之为"基底节比值优势"征象。这种表现有时与帕金森病的脑部表现不易区别。通过

PET 显像可显示正常老化引起脑结构和功能的改变,从而将正常老化与老年病理状态区分开来。

(2) AD 患者的 FDG PET 显像:自 20 世纪 80 年代起,国外就应用 PET 对 AD 进行研究,发现在诊断和鉴别诊断方面具有良好的价值。有多中心研究的结果显示 FDG PET 对早期及中等程度 AD 患者的诊断灵敏度为 93%,特异性为 93%;对非常轻度的 AD(MMSE<24 分)诊断敏感度为 83%,特异性为93%。AD 的 FDG 图像典型表现为顶、颞叶的葡萄糖摄取减少,脑血流、脑氧利用率减低。AD 特征性表现是:新皮质相关区域(颞、顶叶皮层)葡萄糖代谢降低,偶尔累及前额部,但主要感觉运动皮质和视皮质、纹状体、丘脑、小脑、基底节均少受累及。通常认为 PET 的异常表现早于量表评分。从长期随访的结果看,1～2 年的 AD 患者典型表现为顶、颞部葡萄糖代谢减低,大多是双侧对称性减低。随着疾病的进展,累及的面积逐步扩大,最后额叶皮质也出现低代谢的表现。这些研究提示PET 可以进行 AD 的早期诊断和病程分期。AD 患者临床症状的严重程度与葡萄糖代谢减低的程度直接相关,低代谢区域与临床表现相一致,如右顶叶低代谢伴视图空间异常,左顶、颞区低代谢伴语言困难等。PET 在对 AD 研究中发现,脑内最易受损的结构是后顶叶、后颞叶和前枕叶,额叶相对保持正常,并且认知丧失的程度与脑葡萄糖代谢降低的程度相关。

为了反映正常老化脑和痴呆脑之间的区别,Alavi 等对17 例 AD 患者、11 例正常老年人和 11 例正常年轻人进行脑PET 显像,发现与正常年轻人相比,正常老年人额叶的代谢相对降低,另外右下顶叶的代谢率明显减低;轻度和中度 AD 患者中,下顶叶的 FDG 代谢率比正常老年人更低,而运动感觉皮质、视觉皮质和小脑的代谢相对正常。这与临床的症状的发展相一致,即最初认知功能的受损,直到晚期才出现听觉和运动功能的受损。有些 AD 患者出现左半球的代谢改变,这可以解释 AD 患者在疾病进展中出现的语言功能障碍。在非常早期阶段的可疑 AD 就可以出现选择性脑区代谢的降低(图1-5-2-2),此时临床症状、皮质萎缩和神经心理缺陷尚未出现,FDG PET 显示明显的颞叶和顶叶皮质的葡萄糖代谢减低。AD 患者认知障碍等症状的严重程度与局部葡萄糖代谢程度密切相关,因此脑代谢的评估有助于识别不同的病理生理特征与不同症状之间的关系。

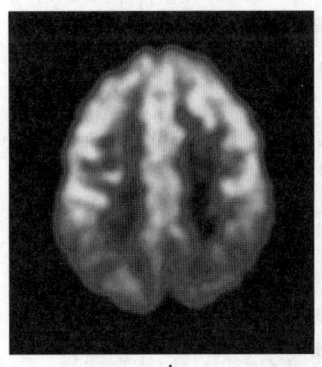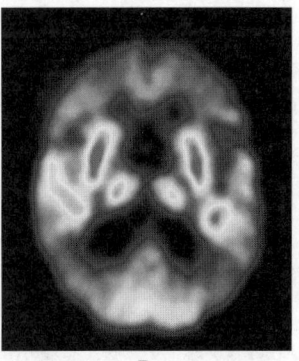

图 1-5-2-2 早期 AD 可见双侧顶枕叶代谢减低
A. 正常对照者;B. 进展期 AD 可见病变范围明显广泛。

前瞻性研究发现 PET 与临床诊断方法(包括血液学检查、

反复性的神经心理测试、脑电图和结构影像)相比,能提前2.5年以上发现AD,其准确性在90%以上。轻度认知功能损害现被认为是老年期痴呆特别是AD的临床早期表现,因此越来越受到人们的重视。FDG PET可探测到早期脑代谢方面改变,局部脑皮质葡萄糖低代谢的程度与随后的局部脑的变性和病程进展有关。FDG PET提供了一种很好的预测轻度认知功能损害患者是否转变为AD的手段,FDG PET能正确辨别那些可能迅速转变为AD患者的轻度认知功能损害。Silverman等的多中心研究对284例有轻度认知功能障碍和行为功能障碍患者进行平均为3.2年的随访研究,预测AD的灵敏度为93%,特异性为76%,准确性可达到88%;而FDG PET阴性者中,3年随访几乎无一例发展为AD。早期AD影响代谢的脑区是后扣带回,随后可能是颞、顶叶后相关区皮质和海马旁回,而迅速进展为AD的患者,右侧颞、顶叶皮质摄取FDG低下更为明显。

随着近年来AD治疗药物的发展,对早中期AD患者实施恰当治疗,可以使患者的病程放缓或转归改善,这使FDG PET对AD的早期诊断更具意义。FDG PET可观察AChE抑制剂治疗前后脑葡萄糖代谢的变化。应用药物治疗后6个月,PET显像发现治疗有效者记忆相关皮质葡萄糖代谢显著增加,尤其是海马区比治疗前增加了32.5%,而治疗无效者和安慰剂组海马区代谢率分别下降了6.4%和4.1%。表明该药能显著增加患者的脑代谢活性,有效阻止临床病情的恶化。这些表明FDG PET不仅可以发现潜在的脑葡萄糖代谢异常,而且在病程预测和监测治疗效果等方面起到积极的作用。

(3) PET脑功能图像分析技术:如何在PET图像上分析出有价值的临床信息是脑功能影像研究的重点。肉眼分析缺乏客观的指标,并且肉眼并不能发现微小的PET图像变化。半定量分析是指用脑局部区域感兴趣区(ROI)与某一特定区域作放射计数比较,用两者的比值来分析。用半定量分析可以帮助发现视觉不易确定的异常区域,提高诊断的灵敏度,为临床的诊断、治疗和疗效观察提供有用的信息,而且可以为不同的患者及不同实验室提供可比的依据。半定量分析可用的方式、方法多种多样,可以根据研究目的不同、研究方式不同等进行选择。临床常用的半定量分析技术包括两侧脑区放射性比值、与小脑的比值、与全脑的比值等。近来SPM也正得到广泛的应用。但无论应用哪种比较方式,分析结果的可比性和重复性是必要前提。传统的半定量方法,通过计算ROI内的放射性计数,与参照区放射性相比后得到的数值进行统计分析,从而得到结果。ROI法虽然直观、方便,但主观性强、重复性较差,容易漏掉PET图像间的小区域像素差别。PET图像提供的是功能信息,研究者需要同时借助同一受检者的MRI,通过图像融合才能精确确定ROI边界。

鉴于ROI方法的缺点,近几年开发的SPM软件很快替代手工的ROI方法,已成为国际上公认的脑功能影像学研究方法。20世纪90年代中期,国外应用SPM分析技术,发现早期AD在临床症状出现之前后扣带回及顶叶皮质代谢减低。同时晚期AD患者尸检结果显示后扣带回皮质有严重的变性。然而早期的显像研究结果忽视了后扣带回的代谢减低,原因可能是由于正常此区域的代谢高于脑皮质,下降通常不很明显,常易被忽视。另一方面肉眼分析常规横断面图像,识别这一结构的较为困难。日本滨松医学影像中心与美国华盛顿大学、密歇根大学报道应用3D定向表面投影(3D-SSP)分析551例正常人和31例AD患者的FDG PET图像,发现与年龄有关的、最显著的代谢下降脑区为内侧额叶、前扣带回、侧额叶相关皮质、上顶叶和前颞叶皮质。

(4) FDG PET在痴呆鉴别诊断的应用。

1) 多发梗死性痴呆:PET脑血流灌注显像可发现脑内散在、多处且不规则分布的灌注缺损区,可存在灰质和白质区域内多发性病灶。脑梗死性痴呆葡萄糖代谢、脑血流量、氧代谢减低多呈局灶性,与某一特定动脉分布区有关,从PET图像区分两种痴呆一般并不困难。

2) 家族性AD和散发性AD:痴呆患者的神经功能缺失症状往往与低代谢或低灌注区相吻合,如以记忆减退为主的AD,有明显的双侧颞叶代谢下降;语言障碍与左颞顶皮质代谢有关;视觉空间功能障碍主要表现与视觉有关的双侧视皮质区、后扣带回、顶颞叶、上颞叶、中颞叶和感觉运动区糖代谢的明显降低,顶枕部皮质代谢降低越严重,视觉空间障碍的症状越明显;大多数伴时空障碍的患者,只有在后期伴有记忆障碍出现才考虑AD型痴呆;伴有情感意欲障碍的AD患者,双侧上额叶和左侧前扣带回的葡萄糖代谢降低。因此,分析不同类型AD的病变特征对减少临床的漏诊率和误诊率有重要作用。家族性AD(FAD)和散发性AD(SAD)可能由于遗传因素导致不同程度的脑代谢障碍,虽两者FDG PET都显示双侧颞叶、顶枕部、额叶前部皮质、后扣带回、颞叶中部的葡萄糖代谢率明显降低,但家族性AD的双侧扣带回、海马旁回、枕部皮质代谢下降更为明显。

3) Wilson病:又名肝豆状核变性,是另一种运动紊乱伴痴呆的疾病,主要生化和临床异常表现包括血浆铜蓝蛋白降低、尿铜增加、眼球角膜色素环(K-F环)、软组织铜沉淀和中枢神经系统症状。铜沉积于全脑,但在豆状核最多,引起相应部位的脑损害。有文献报道,Wilson病全脑葡萄糖代谢率平均降低44%,以豆状核下降最明显。

4) 混合性痴呆:指同时有多灶性脑梗死和AD的痴呆。无论在临床上或仅从脑SPECT显像上,均难以区分出来,往往需要结合临床、CT或MRI及PET、SPECT的资料才能进行诊断。

5) 额叶型痴呆:为临床上表现独特,由额、颞叶功能变化引起的退行性痴呆,常被分为额叶痴呆、额叶型痴呆和Pick病。近年来对这类疾病的研究着重于它的临床表现、神经心理与神经影像学的联系,它的特征性显像表现是额叶的血流和代谢受损较为明显。磁共振波谱(MRS)的资料显示额叶的神经元丢失。而PET的主要作用是与AD等痴呆的鉴别诊断。PET显示主要位于额叶和部分前颞叶的低代谢区,相对来说,其影响的范围可以比较广泛,除额叶以外,常常有颞叶和皮质下结构的累及。与AD最主要的区别在于本病可累及基底节和丘脑,而对于仅累及顶叶和中颞叶的患者,与AD的鉴别较为困难。

2. 淀粉样蛋白(amyloid)显像 β-淀粉样蛋白(amyloid β-protein,Aβ)是AD三大病理特征之一老年斑(senile plaque,SP)的核心成分,被认为是神经退行性变的原因及重要的病理特征。1984年Glenner和Wong等首先将其分离和序列化,其结构成分是39~43个氨基酸残基所组成的疏水非糖基化多肽,是淀粉样前体蛋白(amyloid precursor protein,APP)在加工修饰过程中,经不同的剪切方式形成的。Aβ 以淀粉样纤维形式沉积于异常的神经轴突周围(多为 Aβ40 与 Aβ42),可在细胞内、外沉积,形成片层聚合物,常称为"Aβ 负载"。由于其具有一定的特异性,已成为研究 AD 的重要生物学指标。

Barrio 等 1999 年提出 AD 患者淀粉样显像的初步计划,2002 年首次报道应用[18]F-FDDNP 对 9 例轻-中度 AD 与 7 例正常人进行淀粉样蛋白显像。DDNP 是一种荧光染料,在正常生理溶液中不带电荷,脂溶性和黏滞性强,易透过细胞膜,结合的部位可能是 Aβ1～40 纤维的疏水表面裂缝。[18]F-FDDNP 时间-活度曲线分析显示,AD 患者在注射后 60～120 min 的平衡期内,显像剂在额叶、顶叶、颞叶和枕叶的聚集超过参照区域(脑桥)的 10%～15%,其中最高的区域为海马、杏仁核和内鼻侧皮质(高于脑桥约 30%)。这与 AD 病理学显示神经纤维缠结的分布相一致。Agdeppa 等合成的[18]F-FDDNP 和[18]F-FENE 与 Aβ1～40 的高亲和部分结合的 Kd 值均为 0.12 nM,与低亲和力部分的 Kd 值分别为 0.86 nM 和 71.2 nM。临床试验显示[18]F-FDDNP 在产生细胞外老年斑(或轴突斑)和细胞内神经纤维缠结(neurofibrillary tangle,NFT)的脑低代谢区和萎缩区呈现放射性高浓聚,局部显像与临床记忆功能障碍密切相关。美国加州大学洛杉矶分校(UCLA)的 Kepe 等应用[18]F-FDDNP 对 13 例可疑 AD 和 10 例正常人进行 PET 显像,AD 患者内颞叶、顶叶、前额叶标准摄取值(SUV)高于正常对照,FDG PET 显像颞、顶叶葡萄糖代谢平行性降低,与[18]F-FDDNP 结合增加呈负相关。提示[18]F-FDDNP 显像可以判定受累的脑区。更重要的是,PET 显像所示受累脑区影响的程度,有助于 AD 的早期诊断、监测和评价药物的治疗效果。

3. 胆碱能显像　皮质和海马的胆碱能传导缺失是 AD 的特征之一,是 AD 诊断的重要依据之一。以往临床主要应用生化方法进行检测血液和脑脊液中胆碱的变化,而现在 PET 可以使这一现象图像化,利用 PET 可以显示脑皮质轻度和中度 AD 大脑胆碱能受体减少,可以弥补淀粉样肽显像的特异性不足的缺点。

(五) PET/CT 在癫痫中的应用

癫痫是一种常见的脑部疾病,发病率高,且严重影响生活质量。手术可能是部分病例有效的治疗方法,术前对致痫灶的定位十分重要。癫痫病因多种多样,常见的有肿瘤、皮质发育不良,血管畸形,近中颞叶硬化(MTS)和神经皮质硬化。对难治性局灶性癫痫患者进行的分析显示,海马硬化占 57%,是颞叶癫痫最常见的病因;神经皮质硬化也是常见的原因,一般是由于脑损伤——创伤、梗死、感染或炎症所引起的局部区域神经元细胞丢失和反应性的胶质增生所致,PET 显像的主要作用是把这些包括海马在内的病灶显示清楚。而癫痫临床表现通常为患者或观察者能察及的、大脑神经元的阵发性放电所致的各类癫痫发作,一般可呈多次发作。常用的癫痫症分类法很多,如按临床、病因分类,按解剖、脑电图分类,也有的从治疗角度分类和按发病年龄分类等。常见的分类如下:① 按病因将癫痫症分为特发性癫痫、继发性癫痫和隐源性癫痫。临床上青少年期发病,找不到病因,亦无神经系统阳性体征者属于特发性癫痫;任何年龄的癫痫发作,能找到有引起癫痫发作的病因或神经系统有可疑疾病者为继发性癫痫;隐源性癫痫推测是症状性的,但其病因不明。② 按临床发作表现区分为不同类型的

癫痫,如大发作、小发作、局限性发作、自主神经性发作、精神运动性发作等。③ 按脑电图描记图形进行分类,4 种类型可以明显区分,即大发作、小发作、小发作变异、精神运动发作。④ 其他,根据发作的诱因分为情感性癫痫、反射性癫痫(光源性癫痫、音乐性癫痫、电视性癫痫);根据癫痫发作昼夜关系分为觉醒性癫痫,睡眠性癫痫发作以及不定性癫痫发作,前者有癫痫发作在觉醒或睡眠中的规律性,后者无规律性,昼夜都可发作;按年龄分为新生儿癫痫、小儿癫痫、青春期癫痫和晚发性癫痫等。

目前用于癫痫术前定位的方法主要有脑电图(EEG),神经影像学检查如 MRI、MRS、CT,功能影像学检查如 PET、SPECT,以及脑磁图(MEG)等。其中 PET 能反映脑内代谢、血流灌注、氧耗及化学递质、神经受体的改变,对于颞叶癫痫的术前定位有较高的应用价值。与常规 PET 一样,PET/CT 在癫痫的临床适用范围主要还是在解剖结构上无异常改变的原发性癫痫患者,同时对有具体解剖结构变化如脑萎缩、脑发育不全或迟缓、脑肿瘤、脑血管畸形、脑梗死、脑积水、脑畸形、脑软化、脑钙化灶、未明原因或性质的高密度改变、低密度改变等均可以应用 PET/CT 中 CT 的技术进行阐述。最为常用的 FDG PET/CT 在癫痫诊断的临床应用如下。

1. 术前定位　癫痫患者考虑的手术对象是在临床上对经充分而合理的抗癫痫药物治疗达 2 年以上,仍然频繁发作,明显影响患者生活质量者,其中对只有单个、局限的癫痫灶又不累及重要生理功能的患者效果最为理想。而癫痫手术治疗的疗效取决于定位的准确性。目前用于癫痫术前定位的方法如前述有多种,但各种检查手段各有利弊,通常癫痫的定位还是综合判断。

(1) 发作间期 FDG-PET/CT:Kuhl 及 Engle 等早在 1978 年就提出癫痫灶在发作间期的葡萄糖代谢降低,而自 20 世纪 80 年代 Engel 等报道应用 FDG PET 对癫痫定位诊断的方法以来,多数文献证实在发作间期 FDG PET 显像对癫痫灶的检出率为 80%～90%。无论是癫痫部分发作还是大发作,发作期的脑代谢和脑血流都明显增加,而癫痫发作后期或发作间期,脑代谢和脑血流都降低。与癫痫大发作相比,部分发作病灶往往局限于某个脑区。在临床常见的患者中颞叶癫痫是目前药物难治性癫痫中开展手术最多、手术效果最好的一种。临床与电生理学研究证实,70%～80% 的原发性癫痫是颞叶癫痫,其常见的病理改变主要是以下几个方面:① 选择性神经元丧失,位于癫痫灶内抑制性神经元数目的选择性减少;② 神经元改变,癫痫灶内不仅有神经元数目减少,而且可观察到受累神经元细胞如 GABA 能抑制性细胞树突或树突棘的丧失;③ 星型胶质细胞增生及胶质化,胶质细胞增生使慢性病程或病程长者因大量胶质细胞增生而形成胶质瘢痕。这些病理学的改变是发作间期 FDF PET 表现为低代谢的主要原因。有文献报道美国有 5 万例耐药的复杂部分性发作患者可得益于颞叶切除治疗,但其中仅 500 例患者才得到外科治疗,其部分原因就是准确定位的困难。因为癫痫发作时引起的脑电异常是可播散的,发作时脑电图记录的异常脑区可能是癫痫发作时受影响的脑区,因此脑电图尚不能完全准确定位癫痫原发灶。Spencer 总结了 1982—1993 年文献报道的 312 例癫痫患者[18]FDG 显像结果,其中 205 例为颞叶代谢减低,32 例为颞叶外代谢减低,75 例正常。CT、常规 MRI 虽然对脑软化、星形胶

质细胞瘤、蛛网膜囊肿、海绵状血管瘤等病变的诊断明确，但由于颞叶及海马等胶质增生等病变的解剖形态和密度变化常不明显，且脑脊液位于海马的上、内、外侧，参与构成海马的背景组织，很易掩盖海马的信号改变，因此在 X‑CT、常规 MRI 上往往表现阴性。新近应用 MRI 中的液体衰减反转恢复（FLAIR）序列来显示海马结构，去除了脑脊液高信号的干扰，可提供病变与周围脑脊液的良好对比，理论上应在原发性癫痫的诊断中得到广泛应用。发作间期 PET 的低代谢区对癫痫灶并不具有特异性，尤其是多灶和双侧弥散者，所以异常范围常大于实际癫痫病灶，因而不能为手术或立体定向放射治疗提供精确的定位信息。Swatz 等报道颞叶癫痫的 PET 低代谢范围往往超过颞叶，这一结果也被其他研究者所证实。很多颞叶癫痫的低代谢区涉及同侧额叶、顶叶及丘脑等区域，而这些区域很少同时在脑电图上表现为痫性放电。导致这些部位低代谢的原因可能有以下几种：① 功能失联络。海马、颞叶皮质与丘脑及额叶、顶叶等有广泛的纤维联系，颞叶癫痫患者海马功能受损，可导致向这些区域的神经冲动传导减少，从而使这些区域的局部葡萄糖摄取下降。② 癫痫传波区域的影响。起源于颞叶内侧的癫痫异常放电可能向颞叶外侧及其他脑叶传导，这些传布位点可能表现为低代谢。有研究发现，在典型颞叶癫痫患者中 FDG 低代谢范围广的患者往往表现为肢体抽搐或其他如额叶癫痫的表现，或有全身强直抽搐，证实了 FDG 低代谢范围与癫痫放电涉及部位的关系。近期 PET/CT 的结果也有相应的报道，但结果的解释主要依靠 PET 的表现，同时应结合临床的相关表现进行定位。

以往的假说和 MRI 研究重点均认为颞叶癫痫的起源在一侧或双侧海马，PET/CT 的发展使癫痫的定位进一步发展，研究对海马的认识也进一步加深，在冠状位切面观察海马的代谢变化目前也已经成为癫痫诊断的一个重要诊断依据。

（2）发作期 FDG PET 显像：Engle 发现在发作期及发作后，癫痫灶的局部葡萄糖代谢增高，Chugani 等分析其可能原因是发作期癫痫灶局部脑电活动增加使神经元耗能增加，葡萄糖摄取增加。而在发作期后，由于细胞膜电位的恢复及细胞内外离子的重新平衡亦使癫痫灶的能量需求增加。Chugani 等报道 18 例癫痫患儿发作期 FDG 显像结果，仅 4 例未见皮质高代谢灶，而海马或内囊呈高代谢，认为发作期检查对癫痫灶术前定位有指导意义。发作期癫痫灶残存神经元的过度放电，使局部脑血流及代谢增加，此时行 PET 检查可提高定位的特异性，但由于过度放电的神经与无功能的低血流、低代谢神经细胞相混杂，加之癫痫发作过程中的播散，使得单纯发作期检查也不能真实显示癫痫灶的部位，需结合发作间期其他检查结果综合判断。值得注意的是，发作期不总是表现为明显高代谢，可以表现为相对高代谢，即相对发作间期代谢增高。另外，由于发作期较难捕捉，故对发作频繁者，可在发作前注射显像剂；对发作次数较少者，根据患者不同的临床类型和易发因素选择不同的诱发因素。但对发作期的 FDG PET 显像一直存在着争议，因为与脑血流显像不同的是，FDG 摄取与代谢需一定的时间，一般为 30~40 min，而颞叶癫痫发作往往仅持续几十秒钟至数分钟，占整个摄取时间的比例很小。即使摄取期间有单次癫痫发作，其扫描图像仍反映了包括发作间期、发作期及发作后的整个摄取过程的综合代谢情况，其结果可能仍然为发作间期表

现。而典型的发作期 FDG 高代谢 PET 显像仅出现在少数癫痫持续状态或频繁发作以及癫痫发生在 [18]FDG 摄取早期的病例。因此，发作期 FDG‑PET 显像对于颞叶癫痫致痫灶的定位价值可能尚不如发作间期显像。当然，对于癫痫发作频繁的患者，连续重复进行 PET 扫描，结合脑电图监测可以发现从发作间期到发作期、发作后的脑代谢的进行性改变，有助于识别癫痫灶。

（3）癫痫 FDG PET 的图像分析：葡萄糖几乎是脑细胞能量代谢的唯一来源。[18]F‑FDG 为葡萄糖的类似物，静脉注入人体后进入脑组织，在己糖激酶的作用下磷酸化生成 6‑磷酸‑FDG，后者不能参与葡萄糖的进一步代谢而滞留于脑细胞内。通过 FDG PET 显像，可以反映大脑生理和病理情况下葡萄糖代谢情况，了解脑局部葡萄糖的代谢状态。由于分辨率的关系，在冠状及矢状切面上，PET 脑部结构需要 CT 的帮助来显示细微的结构上的代谢变化，在横段切面图上可以清楚地分辨脑部的 [18]FDG 分布。正常情况下，大脑皮质、基底节、丘脑及小脑呈 FDG 高摄取区，而白质内为低放射性分布，脑室、脑沟裂均呈放射性分布。在横段切面图上还可以清楚看到颅底的轮廓影，其中动眼肌肉 [18]FDG 的摄取明显，特别是部分患者没有避光休息后注射药物，眼部肌肉显影尤为明显，且相对应的枕部视觉中枢的 FDG 摄取增加更加明显。脑部 [18]FDG 图像都要进行衰减校正，否则脑组织及颅底的主要结构显示不清楚。CT 主要观察脑内是否有异常密度改变，如梗死性病变，因为小病灶 FDG 代谢的改变用 PET 区分有一定的难度，因此要结合 CT 以避免病变的漏诊。通常癫痫在 FDG PET 上的表现有以下几种：① 大脑皮质 FDG 摄取减低（分为双侧、单侧多发、单侧局灶），可同时涉及多脑叶和海马，通常范围较其他检查广泛（图 1‑5‑2‑3）；② 同侧或对侧基底节和丘脑代谢减低；③ 对

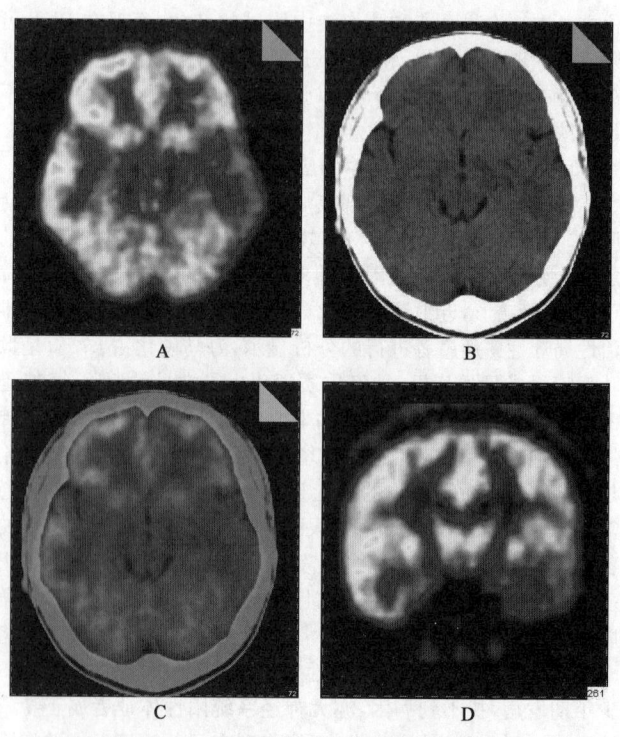

图 1‑5‑2‑3　左侧颞叶癫痫患者见左侧颞叶及
海马葡萄糖代谢减低

A~C. 横断面；D. 冠状面。

侧小脑代谢减低(CCD);④ 局灶性 FDG 摄取增高(肿瘤、毛细血管增生、灰质异位、发作期或亚临床发作)等。

在 PET 上的表现对癫痫病灶来说并不是特异性的,因为 FDG 的低代谢只是说明这一区域脑组织的代谢或功能状态,可以是致痫病灶,也可以是癫痫发作后导致的相继变化,还可以是一些脑功能的"镜灶",即脑局部功能受损后,在对侧或同侧的相应部位出现功能性的脑反应所致。因此,FDG PET 对癫痫的定位实际是非特异的,需要结合临床和其他检查来确定致痫灶。

2. PET 对抗癫痫药物治疗的观察 癫痫的治疗首先是药物治疗,药物治疗癫痫的原理主要是由于癫痫发作是在某种病因的作用下,大脑神经细胞膜的性质或者细胞突触的功能发生改变的结果。其中,前者主要涉及钠、氯、钙等离子通道的变化,而后者主要涉及兴奋性传导的加强和抑制性传导的减弱,大多数抗癫痫药就是针对这两种改变而使神经细胞恢复正常功能状态的。国际上的抗癫痫药物,如卡马西平、丙戊酸镁、丙戊酸钠、硝基安定等国内均已生产并广泛使用。但药物治疗不可避免带来一定的副作用,尤其是神经系统的副作用会给患者带来生理和精神方面的障碍:① 小脑综合征。患者会自觉头晕、眼花、走路不稳等。检查可发现小脑共济失调,如眼球震颤、复视、构音困难、指鼻不准、站立不稳、手足震颤等。尤其长期服用苯妥英钠可出现这类情况。在早期患者无明确的自觉症状,解剖结构上无改变,而应用 FDG PET 显像上可在临床无症状时就表现双侧小脑的低代谢。持续的副作用可发生小脑萎缩。② 亚急性、慢性脑病。除急性药物中毒外,长期服用抗癫痫药物的患者可能还有行为异常、情绪改变等症状出现。有的患者还会有不自主运动、舞蹈样动作、口面部肌肉运动障碍等。③ 精神状态异常。嗜睡几乎是所有抗癫痫药物的最常见的副作用。多在治疗开始时出现,可影响患者的学习和工作能力,影响精神和智能。在 FDG PET 上表现为多数脑区的代谢低下,停药后可恢复。由此可以说明,药物治疗在一定情况下,FDG PET 可以及时反映治疗对脑代谢产生的影响,同时可反映癫痫发作给患者脑功能带来的损害。

3. FDG PET 对术前疗效判断的价值 癫痫手术的疗效与术前精确定位有很大关系,FDG PET 对颞叶癫痫术前判断疗效好坏有一定的价值。有研究表明,在颞叶癫痫手术治疗患者中,MRI 与 PET 定位一致者预后最好;MRI 定位结果呈可疑且 PET 显示同侧低代谢者,手术效果亦较好;MRI 结果可疑但 PET 显示对侧低代谢,手术效果不理想;MRI 正常、PET 显示两侧低代谢或一侧轻度低代谢者,手术效果较差;崔瑞雪等报道单侧颞叶低代谢手术效果好;对部分双侧颞叶低代谢患者,切除代谢更低、更明显的一侧,发作也会改善;颞叶外癫痫手术效果不如颞叶癫痫;病灶局限者,手术效果优于伴有其他部位皮质代谢改变患者;单侧多脑叶代谢减低者,大脑半球切除效果好;双侧大脑多脑叶弥漫病变者,手术效果差。这种研究目前例数较少,结果报道不一,还需要有大样本病例和更为科学的评价手段才能得出可靠的结论。但无论结果如何,术前进行手术疗效的预测是今后努力的方向之一。

4. PET 癫痫评估的方法

(1) FDG 脑血流显像:与 ^{99}MTc - HAMPAO SPECT 一样,^{15}O - H_2O 及 ^{13}NH$_3$ · H_2O 也被应用于测定局部脑血流灌注,但对于颞叶癫痫定位价值尚不肯定。癫痫灶在发作间期血流量降低。但是 ^{15}O - H_2O 及 ^{13}NH$_3$ · H_2O PET 显像由于半衰期短、图像噪声大,空间分辨率低,因而对于低血流量区的检出敏感性降低,尤其在颞叶内侧癫痫患者可能会在 FDG PET 表现为低代谢,而在 ^{15}O - H_2O PET 不表现低灌注。也有学者认为癫痫发作间期脑葡萄糖代谢降低较脑血流量降低更明显,对癫痫灶的诊断亦更准确。因此,发作间期 ^{15}O - H_2O 及 ^{13}NH$_3$ · H_2O PET 显像对颞叶癫痫的定位意义可能不如 FDG PET 肯定。而发作期的 ^{15}O - H_2O 或 ^{13}NH$_3$ · H_2O PET 显像对于癫痫灶的定位作用目前尚有待进一步研究。

(2) PET GABA 受体显像:GABA 是中枢神经系统的主要抑制性神经递质,GABA 代谢障碍是导致癫痫发作的重要病理生理基础。苯二氮䓬受体对 GABA 受体复合物起调节作用,在癫痫灶局部受体密度下降。用苯二氮䓬受体拮抗剂 ^{11}C - 氟马西尼(^{11}C - FMZ)PET 显像能显示脑内该受体密度的变化,从而帮助癫痫定位,如颞叶癫痫病灶局部可见苯二氮䓬受体的明显分布减低,配合 FDG PET 的表现,对致痫灶的判断就较为容易。对苯二氮䓬受体显像的研究表明,对于癫痫灶局部仅有功能异常而尚无结构性改变的癫痫患者来说,^{11}C - FMZ PET 显像定位的敏感性高于显示结构异常的 MRI 等解剖结构性检查,也高于 FDG PET 检查,是一种客观有效的癫痫术前定位方法。有研究比较了 ^{11}C - FMZ PET 显像与 FDG PET 显像,发现 ^{11}C - FMZ 结合下降的区域较为局限,而 FDG 摄取减低范围往往大于癫痫灶范围,提示 ^{11}C - FMZ PET 显像对于颞叶癫痫的定位精确性和灵敏度可能更高。颅内脑电图记录定位与 ^{11}C - FMZ PET 显像定位,发现对于颅内脑电图记录显示癫痫波位于一侧颞叶者,^{11}C - FMZ PET 定位准确性高达 96%,^{11}C - FMZ PET 与颅内脑电图记录有很好的相关性。这些研究表明,对于颞叶癫痫,^{11}C - FMZ PET 显像可能是比 MRI 及 FDG PET 更敏感及更精确的定位方法,其与颅内脑电图的高度一致性提示 ^{11}C - FMG PET 检查还可以进一步减少需颅内脑电图检查的病例。但由于目前对 ^{11}C - FMG PET 的应用受到显像剂 ^{11}C - FMZ 的限制,有关其对颞叶癫痫的定位作用还有待进一步的论证。

除了苯二氮䓬受体显像剂,近年还发现阿片受体与其他中枢递质之间存在相互调节的关系。应用阿片受体显像剂 ^{11}C - DPN PET 的研究证明颞叶癫痫灶与放射性配体的结合明显增加,目前国外已经能成功地应用 ^{11}C - DPN PET 对癫痫、抑郁症患者进行诊断和治疗。

(六) PET/CT 在中枢神经系统炎性疾病中的应用

颅内感染性疾病是一种由病毒、细菌、真菌、立克次体、螺旋体、寄生虫等多种感染源引起的中枢神经系统的常见、多发性疾病。中枢神经系统的实质、被膜及血管等组织均可成为感染源的侵犯对象。该病的影像学诊断以 MRI 为首选,核医学在这方面的应用以 PET 或 PET/CT 对脑实质感染或炎症性疾病的鉴别诊断为主。

化脓性脑脓肿 ^{18}F - FDG PET 典型影像表现是:病灶中心为脓液,呈放射性缺损或减低区;外周区域是炎性细胞和肉芽肿组织,可见环形异常放射性增高区,边界大于 MRI 或 CT 影像上的环形病灶。转移性脑肿瘤常表现为病灶中央和外周的实体性代谢增高,全身显像还可以发现肿瘤原发灶。

颅内肉芽肿性病变¹⁸F-FDG PET 显像呈高度异常放射性浓聚,但缺乏特异性,鉴别诊断较困难,结合¹¹C-MET 显像和 CT 影像上的改变可能有助于临床的判断。

¹⁸F-FDG PET 还可用于颅内获得性免疫缺陷综合征(AIDS)的早期诊断和疗效观察。自 1981 年 AIDS 被首次报道以来,其感染者和患病率呈不断上升趋势,40%~50% AIDS 患者会出现神经系统症状,10%~27%以神经系统损害表现为首发症状,尸检发现约 80%有神经系统病理性改变。所以 AIDS 患者的神经系统损害日益受到重视。早期患者可以表现为脑皮质和皮质下灰质结构异常:轻症者,可见基底节和丘脑的葡萄糖代谢增加;伴发痴呆者,葡萄糖代谢局部或广泛性减低。这些改变,在治疗后可以明显改善,病灶可以明显缩小或消失。¹⁸F-FDG PET 显像在探测 AIDS 神经系统损害方面较 CT 和 MRI 更为灵敏。

值得一提的是,神经炎性反应是清除脑内碎片与外来异物的重要防御机制,也是许多神经退行性疾病的一个共同特征。近年来,有研究表明,神经炎性反应能够引起神经元的变性与死亡,尽管病因不同,但神经炎症反应却是引起各种神经退行性疾病的一个重要机制。小胶质细胞(microglia,MG)是中枢神经系统中主要的免疫细胞,主要功能是监视中枢神经系统的微环境,并释放影响周围神经元和星形胶质细胞的因子。转运蛋白 TSPO(相对分子质量为 18 000)又称外周型苯二氮䓬受体(PBR),正常条件下其在合成类固醇激素的细胞中表达最高,在肾上腺、肾脏、肺和脾脏等器官中也呈高表达。PBR 在中枢神经系统中除了室管膜、脉络丛以及嗅球的嗅神经层高表达外,在其他部位的表达较低,但小胶质细胞在应对各种病原体和损害而被激活时其线粒体外膜上的 TSPO 表达上调。¹¹C-PK1195 是在 1994 年被发现和命名的,用¹¹C 标记的非苯二氮䓬类的 TSPO 选择性配体(Ki=9.3 nM),¹⁸F 标记的 TSPO 配体¹⁸F-DPA714 是具有高亲和力的吡唑并嘧啶类的 TSPO 配体,且目前已广泛应用到动物和人类的 PET 显像研究中。神经炎性反应在神经退行性疾病中起着重要作用,尽管其具体机制仍不明确,但小胶质细胞在疾病过程中的激活已经得到认可。故对激活的小胶质细胞进行显像有助于疾病进展的评估和治疗反应的监测,但小胶质细胞只占脑内非神经细胞的 15%,激活部分则更少。所以,开发具有高亲和力、高信噪比且生物分布性好和代谢稳定的显像剂很有必要。另一方面,可对小胶质细胞激活时上调表达的 2 型大麻素受体进行显像,该受体只表达在小胶质细胞上,不仅对于显像具有特异性,而且可以避免 TSPO 基因多态性对受体亲和力的影响,是一个很有前景的治疗和显像靶点。

(七) PET/CT 在其他神经系统疾病中的应用

1. 颅脑损伤 PET 可显示多处病灶存在,反映了大脑皮质弥漫性受损的病理基础。脑 PET 在急性和亚急性脑外伤患者可以更为准确、早期显示脑实质受损情况。同时对轻微脑外伤患者,如脑震荡等也可显示其脑实质所受损伤。脑 PET 的临床价值还在于对脑外伤患者疗效观察和预后评估。在颅脑损伤方面,PET 的局限性在于所显示的病灶非特异,不能区别是何种因素所导致的血流灌注减低。对于脑外伤后综合征,脑 FDG PET 显像也可发现单个或多个代谢异常分布区,且和原外伤受损部位关系不大。这些提示在脑外伤后综合征的患者

中,仍存在弥漫性受损的病理基础。应用脑 PET 可以用来诊断和鉴别其他原因引起的头痛,如外伤愈合瘢痕组织的牵拉、颅骨骨折愈合不佳等因素,同时可以用来观察临床治疗的疗效。

2. 肌萎缩侧索硬化症(ALS) 本病发病年龄在 40~50 岁,男多于女,临床起病缓慢,表现为进行性上、下肢肌萎缩,无力,锥体束损害及脑干运动神经核受损,一般无感觉障碍,病程一般 2~6 年。ALS 是一种进展性的病变,以皮质脊髓束以及脑干和脊髓的下运动神经元的退变为特征,以往影像学方面的检查多无特征性的阳性发现。其临床诊断标准是临床症状半年内加重,不伴感觉障碍,一般没有括约肌障碍,可伴有痴呆或者帕金森病,肌电图可以示神经源性损害。本病的病变多自脊髓向上发展,波及脑干乃至大脑的运动区。下运动神经元变性消失,以脊髓的颈、腰膨大区最为显著。脊髓前根及其支配的肌肉萎缩。上运动神经元大量变性消失伴星形胶质细胞增生。肉眼观察,可见大脑中央前回萎缩明显。在延髓麻痹型病例中,脑运动神经核特别是第 V、IX、X、XI 及 XII 神经核的神经细胞变性缺失,偶见神经细胞被吞噬,提示脑内存在持续性的神经细胞丢失。残留的神经细胞皱缩成鬼影状。Lloyd 等对 ALS 患者进行¹¹C-FMZ 研究发现:17 例 ALS 患者(不伴有痴呆症状)和 17 例正常人的脑 PET 显像的 SPM 结果显示,与正常人相比,ALS 患者前额叶(双侧 BA9 和 BA10)、顶叶(双侧 BA7)、视觉联合皮质(双侧 BA18)和左侧运动前区(包括 BA4)的 GABA 受体密度明显减少,其他相对减少的脑区包括前额叶(BA45~47)、右侧颞叶(BA21)和右侧视觉联合皮质(BA19)等。这项研究表明,ALS 患者脑内存在运动区和运动外区(尤其是前额叶区域)的异常。

目前的观点认为,ALS 是一种多系统的病变,而不仅仅累及初级运动区。在散发的 ALS 患者中,有不到 3%的患者伴有痴呆,表现为额叶功能损害引起的认知及行为改变,其相应的病理学改变为前额叶及颞叶 2、3 层神经元的海绵状退变,此外,部分位于边缘系统的区域也可见受累。而在不伴痴呆的 ALS 患者中,最显著的认知障碍表现为词汇流利性及记忆功能的受损,而词汇流利性的受损常与左侧前额叶皮质损害相关。既往的¹⁵O-H₂O PET 研究显示,伴痴呆的 ALS 患者背外侧前额叶(DLPFC)区、运动前区、岛叶、丘脑的局部脑血流相比正常对照组有明显的减低,而不伴痴呆的患者与正常对照的脑血流活性区别则较小。通常神经内科临床上对于 ALS 大脑皮质的损害多只能靠患者认知状况受损的程度来推测,而 PET 显像可以明确地显示出相应大脑皮质功能的受损情况。FDG-PET 显像可以显示出双侧额、颞叶及双侧小脑弥漫性葡萄糖代谢减低(图 1-5-2-4),在基于临床诊断的基础上提供了影像学的诊断依据,有利于运动神经元疾病的诊断和鉴别诊断。

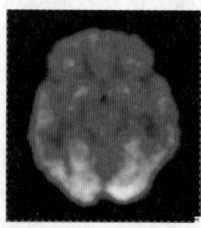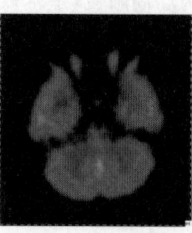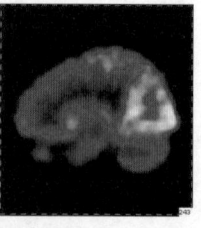

图 1-5-2-4 ALS 患者 FDG PET

双侧额叶、颞叶、双侧基底节及小脑 FDG 代谢弥漫减低,以额叶最为明显。

3. 慢性进行性舞蹈病 又称 Huntington 病,是一种常染色体显性遗传病,突变基因位于第 4 对染色体。患者的子女中半数可得病,男女患病机会均等,多在 20～50 岁开始发病。临床表现为舞蹈样动作及进行性痴呆。脑明显缩小,重量小于 1 000 g,最突出的是两侧尾状核和壳核的萎缩,以致侧脑室明显扩张。大脑皮质特别是额、顶叶萎缩显著,白质也减少。镜下可见尾状核和壳核中选择性小神经细胞丢失,伴星形胶质细胞增生和胶质纤维化,类似的病变可见于丘脑腹侧核和黑质。本病呈进行性发展,病程多为 10～15 年,最后死于并发症。本病的一般影像诊断缺乏特异性,早期患者 CT 示尾状核头部解剖结构完整,晚期则见明显萎缩,而 FDG PET 显像早期即可见尾状核头部葡萄糖代谢明显降低(图 1-5-2-5),有助于早期诊断。

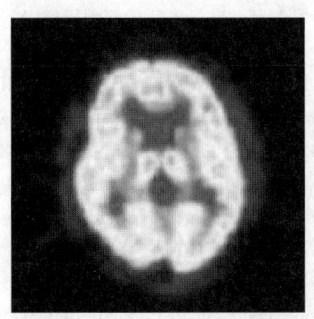

图 1-5-2-5 慢性进行性舞蹈病患者 FDG PET
可见双侧尾状核头部葡萄糖代谢明显减低。

4. 精神分裂症 FDG PET 对精神分裂症的研究最主要的帮助就是精神活动的解剖定位,研究发现在精神分裂症患者额叶的确存在低代谢的表现,提示额叶皮质功能的减退,而且这种功能减退与疾病的退化过程或疾病的治疗情况有关。在 PET 的血流或代谢显像中,不但可以观察到额叶的 FDG 摄取减低,部分患者尚可见基底节的代谢增多,但多方报道不完全一致,取决于检查的方法、受试者的心理状态等因素。PET 对精神分裂症的研究,主要应用于病因探讨、疗效评价、临床药理学研究和指导用药等方面,如在分子水平上观察治疗精神分裂症药物(如氟哌啶醇等)的药理机制和量效关系,用以筛选药物、指导临床用药和调整药物剂量等。神经生物学的研究提示,脑内的多巴胺、5-羟色胺等神经递质与精神分裂症的病因和抗精神病药物治疗作用机制有关。其中抗精神分裂药物和多巴胺受体的结合亲和力与临床效应密切相关,通过定量测定多巴胺受体的结合位点数和亲和力,可在分子水平上观察治疗精神分裂症药物的药理机制和量效关系,用以筛选药物、指导临床用药和调整药物剂量等,故通过 PET 的多巴胺受体、5-羟色胺受体显像可以对精神分裂的病因、抗精神分裂药物的作用机制进行研究,对临床治疗的药物剂量调整起到指导作用。在病因研究时发现多巴胺能活性与精神分裂症的发病有密切关系,然而,应用 PET 研究精神分裂症患者的多巴胺 D_2 受体却发现不一,有的报道多巴胺 D_2 受体升高,有的报道是不变,有的报道既有升高也有不变。这种差异可能与病例的选择和示踪剂的选择有关,因为慢性用药在短期内可增加脑内多巴胺受体的数量,而进行 PET 受体显像的精神分裂症患者,都长期服用过抗精神病药物,因此所发现的受体增加现象是由于疾病本身还是药源性很难确定,并且多巴胺 D_4 受体与精神分裂症有

密切的关系。典型的抗精神病药物发生疗效的前提是 70%～80% 的多巴胺 D_2 受体被占据,然而更高的多巴胺 D_2 受体占有率往往导致不良反应的发生,非典型药物平均 D_2 受体占有率相对较低,一般在 20%～67%;而对多巴胺 D_1 受体,典型抗精神病药物的占有率为 16%～44%,非典型者为 36%～59%。这些结果表明,多巴胺 D_2 受体是典型的抗精神病药物的分子靶,而不是非典型药物的分子靶。虽然非典型药物对 D_1 受体的阻断大于对 D_2 受体的阻断,但它的作用机制还包括阻断 D_4 受体和 5-HT_2 受体。

5. 抑郁症 抑郁症是一种非常常见的疾病,其在人一生中总体的患病率高达 15%。虽然其发病机制至今尚未完全了解,但其很可能与某些生物学的异常有潜在联系。最近对一些精神障碍患者的前额叶皮质尸检研究显示,这些患者的精神障碍可能与胶质细胞数量、密度的减少或某些神经元体积、密度的减低有关。鉴于抑郁症病程的间断性及对某些药物治疗的敏感性,PET 等功能性影像方法可在不同病程阶段对抑郁症进行脑显像,由此探索研究抑郁症的生物学机制。应用 PET 不仅能观察抑郁症患者脑内的葡萄糖代谢及脑血流情况,而且能活体显示与抑郁症相关的 5-羟色胺能系统(包括转运体及受体),目前国内外以 5-羟色胺受体的研究更为多见。

对抑郁症患者的 FDG PET 显像显示,双向躁狂忧郁症抑郁期,其幕上结构的葡萄糖利用率比正常对照组降低 25%;轻躁狂期葡萄糖代谢率与正常对照组相近。抑郁症患者的脑葡萄糖降低呈弥漫性,以额叶和扣带回降低为主。单相抑郁症患者,未经药物治疗,其全脑代谢率在正常范围内,而当病情好转,情感恢复正常时,基底节的葡萄糖利用率反而明显减低。5-羟色胺受体的显像目前主要包括 5-HT_{1A} 受体及 5-HT_{2A} 受体。

5-HT_{1A} 受体:5-HT_{1A} 受体在海马、杏仁核、下丘脑及新皮质区有高密度的表达。抑郁症患者的 5-HT_{1A} 受体有异常改变。在对恒河猴的研究中发现,其脑皮质中 5-HT_{1A} 受体的结合能力有显著的下降,以中颞叶皮质尤为明显。5-HT_{1A} 受体的 PET 显像剂目前以 ^{11}C-WAY100635 为主,其对 5-HT_{1A} 受体有着很高的亲和力。初步研究显示,在抑郁症患者脑内多个区域的 5-羟色胺受体结合能力下降,尤以中脑最为显著,且结合能力的降低不受选择性 5-羟色胺再摄取抑制剂(selective serotonin reuptake inhibitor,SSRI)类药物治疗的影响,但其代谢产物与 α-肾上腺素能受体有亲和力,影响 5-HT_{1A} 的定量测定,同时 ^{11}C-WAY100635 的血-脑屏障透过率较低,半衰期较短。[18]F-MPPF 能选择性地与 5-HT_{1A} 受体结合,适用于定量测定 5-HT_{1A} 在人脑中的分布。国内已有 ^{18}F-MPPF 合成的报道,但无具体的临床应用。

5-HT_{2A} 受体在所有的新皮质区都有表达,与 5-HT_{1A} 受体相比,其在海马、基底节和丘脑的密度略低,小脑与脑干则无可见的表达。对于 5-HT_{2A} 受体的 PET 显像以 [18]F-司托哌隆及 ^{11}C-MDL100907 的报道较多见。虽然之前对于 5-HT_{2A} 受体在抑郁症中的研究结果不尽相同,但最近的 [18]F-司托哌隆研究显示其在严重抑郁症患者中表达降低。应用 ^{11}C-MDL100907 的研究表明,临床康复并停药的抑郁症患者脑内皮质的 5-HT_{2A} 受体结合能力有所升高。动物 PET 的研究结果显示,[11]C-MDL100907 对突触处的 5-羟色胺浓度并不敏感,

因此应用^{11}C - MDL100907可特异地对5 - HT$_{2A}$受体进行正常或疾病状态下的临床研究,而无需考虑神经递质浓度的影响。

PET显像发现抑郁症患者纹状体D$_2$受体增加,因为这体现的是D$_2$受体与精神病之间的关系,而不是与情绪间的关系,所以可以解释为PET检查反映的是精神状态而不是情绪异常。应用^{11}C - SCH23390对抑郁症患者进行D$_1$受体PET显像,结果发现额叶的D$_1$受体结合力降低,纹状体的D$_1$受体没有变化。这些结果表明情感性疾病存在多巴胺系统的异常。

6. 强迫症　强迫症是精神科较为常见的病种之一,其原因及发病机制还不清楚。已有研究材料显示,强迫症的发病涉及心理发育的异常、神经递质系统的异常、脑代谢异常及内分泌异常等,但均未获得肯定的结论。也有假说认为,强迫症患者存在异常的神经通路。目前对强迫症的治疗手段主要为药物治疗和心理治疗,约有1/3患者对药物治疗无任何反映;而相当部分患者不愿或不具备接受心理治疗的条件。因此至少有20%的患者对上述两种治疗无效,病情日益恶化,严重影响家庭生活、学习和工作,患者感到痛苦异常,生活质量低下,部分者因继发抑郁而导致自杀。所以一直在寻找能有效治疗强迫症的其他方法。许多难治性强迫症的病程往往长达数十年,常反复住院。然而,药物对强迫症治疗效果并不完全令人满意,药物难治性强迫症患者的生活质量往往不能保证,所以需要新的治疗手段来改善患者的病情。应用立体定向的方法,手术切断内在的异常神经环路,可望使患者的强迫思维和强迫行为得到改善。在术前的病例选择和术后的评估需要功能性检查来完成。既往FDG PET显像在强迫症患者发现其扣带回额叶部位的高代谢表现,经药物治疗后,额叶、扣带回FDG代谢减低的程度与强迫理念的改善呈相关关系,所以通过PET的研究可以证实异常神经环路的存在,对手术治疗的依据提供佐证,对疗效的预测和术后的疗效评估FDG PET均有重要的价值。

7. 药物成瘾或药物依赖　药物依赖现已成为当今世界上严重的社会问题,近年来我国的吸毒人数逐年增加。药物依赖的主要表现是长期或反复大量使用与医疗目的无关的药物,追求欣快感,在精神或躯体上产生对该药的依赖性,停止后可出现戒断症状。所使用药物大多为神经活性物质,包括吗啡、鸦片、海洛因、哌替啶、可卡因及其他镇痛剂等。药物依赖的形成常有脑神经递质的功能改变。PET显像可以用来观察药物滥用患者的脑代谢及神经递质的变化与药物滥用的关系,对临床的治疗起到指导和监督的作用。通常药物滥用患者的FDG脑代谢显像常显示多个脑区的局部脑葡萄糖代谢低下,包括整个新皮质区、基底节、丘脑、海马和中脑等。各类不同的阿片类药物均可导致上述脑区产生低代谢的表现。利用PET进行戒断研究的结果表明,可卡因滥用的患者在戒断后脑代谢的改变与戒断时程存在函数关系,在戒断可卡因1周内,全脑以及额叶眶面皮质和纹状体区均见葡萄糖代谢增高,在戒断后10 d至4个月,却发现前额叶的背侧中部及侧部葡萄糖代谢率异常减低。换言之,可卡因的戒断能够形成脑代谢活性的双相性改变,即在戒断早期,部分区域脑代谢是增高的,而随着戒断时间的延长,脑代谢的活性逐步减低,在重度可卡因滥用者的前额皮质代谢减低尤其明显。观察药物滥用者的脑代谢情况对治疗方面可以起到监测的作用。

神经递质受体与转运体显像的PET研究显示,多巴胺能、5-羟色胺能、谷氨酸能及γ-氨基丁酸能等神经递质系统皆参与了调节或介导药物滥用的效应过程,这方面的研究正在引起神经精神科学家的兴趣。

参 考 文 献

[1] 李立伟,刘京璇,金泉.16例颅内胶质瘤术后并放射治疗后的^{18}F - FDG PET显像[J].中华核医学杂志,2001,(1):14-16.

[2] 吕传真,周良辅.实用神经病学[M].4版.上海:上海科学技术出版,2014.

[3] 吕传真.神经病学[M].上海:上海科学技术出版社,2003:241-243.

[4] 王世真,朴日阳,张春.用正电子发射断层显像技术探讨阿尔茨海默病[M].北京:中国协和医科大学出版社,2004.

[5] 肖世富,张明园.阿尔茨海默病的病因研究[M].上海:上海医科大学出版社,2000:85-94.

[6] ABBOTT B G, LIU Y H, ARRIGHI J A. [^{18}F] Fluorodeoxyglucose as a memory marker of transient myocardial ischaemia[J]. Nucl Med Commun, 2007, 28(2): 89-94.

[7] ABRAHAMS S, GOLDSTEIN L H, KEW J J, et al. Frontal lobe dysfunction in amyotrophic lateral sclerosis. A PET study [J]. Brain, 1996, 119 (Pt 6): 2105-2120.

[8] AGDEPPA E D, KEPE V, LIU J, et al. 2 - Dialkylamino - 6 - acylmalononitrile substituted naphthalenes (DDNP analogs): novel diagnostic and therapeutic tools in Alzheimer's disease [J]. Mol Imaging Biol, 2003, 5(6): 404-417.

[9] BARRIO R A, VAREA C, ARAGON J L, et al. A two-dimensional numerical study of spatial pattern formation in interacting turing systems[J]. Bull Math Biol, 1999, 61(3): 483-505.

[10] BYBEL B, BRUNKEN R C, SHAH S N, et al. PET and PET/CT imaging: what clinicians need to know[J]. Cleve Clin J Med, 2006, 73(12): 1075-1087.

[11] CHEN W, SILVERMAN D H, DELALOYE S, et al. ^{18}F - FDOPA PET imaging of brain tumors: comparison study with ^{18}F - FDG PET and evaluation of diagnostic accuracy[J]. J Nucl Med, 2006, 47(6): 904-911.

[12] EIDELBERG D, MOELLER J R, DHAWAN V, et al. The metabolic topography of parkinsonism[J]. J Cereb Blood Flow Metab, 1994, 14(5): 783-801.

[13] EIDELBERG D, MOELLER J R, ISHIKAWA T, et al. Assessment of disease severity in parkinsonism with fluorine-18 - fluorodeoxyglucose and PET[J]. J Nucl Med, 1995, 36(3): 378-483.

[14] FEIGIN A, LEENDERS K L, MOELLER J R, et al. Metabolic network abnormalities in early Huntington's disease: an [^{18}F] FDG PET study[J]. J Nucl Med, 2001, 42(11): 1591-1595.

[15] GROSU A L, WEBER W A, ASTNER S T, et al. C-methionine PET improves the target volume delineation of meningiomas treated with stereotactic fractionated radiotherapy [J]. Int J Radiat Oncol Biol Phys, 2006, 66(2): 339-344.

[16] HOFFMAN J M, WELSH-BOHMER K A, HANSON M, et al. FDG PET imaging in patients with pathologically verified dementia[J]. J Nucl Med, 2000, 41(11): 1920-1928.

[17] JORM A F, JOLLEY D. The incidence of dementia: a meta-analysis[J]. Neurology, 1998, 51(3): 728-733.

[18] KEPE V, HUANG S C, SMALL G W, et al. Visualizing pathology deposits in the living brain of patients with Alzheimer's disease [J]. Methods in enzymol, 2006, 412: 144 - 160.

[19] KLUNK W E, ENGLER H, NORDBERG A, et al. Imaging brain amyloid in Alzheimer's disease with Pittsburgh compound-B[J]. Ann Neurol, 2004, 55(3): 306 - 319.

[20] LANGLEBEN D D, SEGALL G M. PET in differentiation of recurrent brain tumor from radiation injury[J]. J Nucl Med, 2000, 41(11): 1861 - 1867.

[21] LAVISSE S, INOUE K, JAN C, et al. [^{18}F]DPA - 714 PET imaging of translocator protein TSPO (18 kDa) in the normal and excitotoxically - lesioned nonhuman primate brain[J]. Eur J Nucl Med Mol Imaging, 2015, 42(3): 478 - 494.

[22] LLOYD C M, RICHARDSON M P, BROOKS D J, et al. Extramotor involvement in ALS: PET studies with the GABA (A) ligand [^{11}C]flumazenil[J]. Brain, 2000, 123 (Pt 11): 2289 - 2296.

[23] LUCIGNANI G. Time-of-flight PET and PET/MRI: recurrent dreams or actual realities[J]? Eur J Nucl Med Mol Imaging, 2006, 33(8): 969 - 971.

[24] MA Y, DHAWAN V, MENTIS M, et al. Parametric mapping of [^{18}F]FPCIT binding in early stage Parkinson's disease: a PET study[J]. Synapse, 2002, 45(2): 125 - 133.

[25] MEYER J H, KAPUR S, EISFELD B, et al. The effect of paroxetine on 5 - HT(2A) receptors in depression: an [^{18}F] setoperone PET imaging study[J]. Am J Psychiatry, 2001, 158(1): 78 - 85.

[26] ONO M, KUNG M P, HOU C, et al. Benzofuran derivatives as Abeta-aggregate-specific imaging agents for Alzheimer's disease [J]. Nucl Med Biol, 2002, 29(6): 633 - 642.

[27] PASSCHIER J, van WAARDE A. Visualisation of serotonin - 1A (5 - HT1A) receptors in the central nervous system[J]. Eur J Nucl Med, 2001, 28(1): 113 - 129.

[28] PICCINI P P. Dopamine transporter: basic aspects and neuroimaging[J]. Mov Disord, 2003, 18 Suppl 7: S3 - 8.

[29] PLOWMAN P N. Stereotactic radiosurgery. Ⅷ. The classification of postradiation reactions[J]. Br J Neurosurg, 1999, 13(3): 256 - 264.

[30] RACETTE B A, GOOD L, ANTENOR J A, et al. [^{18}F] FDOPA PET as an endophenotype for Parkinson's disease linkage studies[J]. Am J Med Genet B Neuropsychiatr Genet, 2006, 141B(3): 245 - 249.

[31] SCHERFLER C, KHAN N L, PAVESE N, et al. Upregulation of dopamine D_2 receptors in dopaminergic drug-naive patients with Parkin gene mutations[J]. Mov Disord, 2006, 21(6): 783 - 788.

[32] SHAH F, HUME S P, PIKE V W, et al. Synthesis of the enantiomers of [N - methyl -^{11}C]PK 11195 and comparison of their behaviours as radioligands for PK binding sites in rats [J]. Nucl Med Biol, 1994, 21(4): 573 - 581.

[33] SHOGHI-JADID K, SMALL G W, AGDEPPA E D, et al. Localization of neurofibrillary tangles and beta-amyloid plaques in the brains of living patients with Alzheimer's disease[J]. Am J Geriatr Psychiatry, 2002, 10(1): 24 - 35.

[34] TSUYUGUCHI N, SUNADA I, IWAI Y, et al. Methionine positron emission tomography of recurrent metastatic brain tumor and radiation necrosis after stereotactic radiosurgery: is a differential diagnosis possible[J]? J Neurosurg, 2003, 98(5): 1056 - 1064.

[35] Van der GRAAFF M M, de JONG J M, BAAS F, et al. Upper motor neuron and extra-motor neuron involvement in amyotrophic lateral sclerosis: a clinical and brain imaging review [J]. Neuromuscul Disord, 2009, 19(1): 53 - 58.

[36] VARLEY J, BROOKS D J, EDISON P. Imaging neuroinflammation in Alzheimer's disease and other dementias: recent advances and future directions[J]. Alzheimers Dement, 2015, 11(9): 1110 - 1120.

[37] WANG S X, BOETHIUS J, ERICSON K. FDG - PET on irradiated brain tumor: ten years' summary[J]. Acta Radiol, 2006, 47(1): 85 - 90.

[38] WARBURTON L, GILLARD J. Functional imaging of carotid atheromatous plaques [J]. J Neuroimaging, 2006, 16(4): 293 - 301.

[39] WIGHTMAN G, ANDERSON V E, MARTIN J, et al. Hippocampal and neocortical ubiquitin-immunoreactive inclusions in amyotrophic lateral sclerosis with dementia [J]. Neurosci Lett, 1992, 139(2): 269 - 274.

第六章　神经心理检查及其临床应用

第一节　认知功能的脑定位和神经心理障碍

郭起浩

神经心理学是研究脑与心理相互关系的学科,是脑科学的主要分支之一。神经心理学的历史通常认为从 Carl Wernicke(1874)的研究开始。在早期阶段,神经心理学是神经病学(相当于硬件)与心理学(相当于软件)的结合,现代神经心理学是认知科学与临床神经科学的整合。现今,行为神经病学(研究中枢神经系统与复杂行为的关系)、临床神经心理学(强调心理测验过程)和神经精神病学(研究神经疾病的精神病性症状)构成神经心理学的主要组成部分。

在认知的大脑定位研究中,起初人们认为可以发现所有认知功能处在大脑中的特定位置,简洁明快的点对点的定位思想占了主导地位。自从 Lashley 通过动物实验提出脑损坏容积起作用的观点后,大脑每个结构功能相同的思想与严格的脑结构定位观念分庭抗礼。随着资料的积累和认识的深化,人们发现有多个脑结构联合执行某种认知功能,比较著名的有 Luria(20 世纪 70 年代)的 3 个基本机能联合区学说和 Damasio(20 世纪 80 年代)的 3 个系统学说。Luria 的基本理论是:第一联合区由大脑半球内侧部皮质、间脑、脑干网状结构组成,调节机体紧张度、保证觉醒状态;第二联合区由枕叶听区、颞叶视区、顶叶普通感觉区组成,作用是兴奋的接收、传递、加工和储存;第三联合区由前额叶组成,对传入信息进行第二次加工,形成自己的行动计划和程序,在言语参与的条件下调控自己的行为。Damasio 的基本理论是:① 初级皮质记录感觉和运动信息;② 辅助运动区、边缘结构(内嗅皮质、海马、杏仁核和扣带皮质)、新纹状体和小脑等结构组成内部信息编码的基础;③ 在①和②之间有正反馈和负反馈联系;④ 丘脑、前脑底部、下丘脑、脑干组成伺服系统。

本节将介绍临床医生感兴趣的、常见的认知功能,如运用、物体识别、注意和记忆等在大脑的定位研究及其主要的神经心理障碍(失用症、失认症、偏侧忽视和遗忘症)。听、说、读、写等语言成分的定位及其障碍(失语症、失读症和失写症)的知识可参见语言障碍节。限于篇幅,有关计算、空间加工、执行功能和情绪的大脑定位及其障碍的知识未能介绍。没有按照不同结构如额叶、颞叶、顶叶、枕叶、基底节、小脑等部位作为纲目并在每个部位下罗列各种认知障碍的编排原则,而是从认知的临床症状分析开始进行精确的脑部定位,这与我们已习惯的运动、感觉等生理功能定位的临床逻辑思路是一致的。

这种从认知功能出发寻求大脑结构定位的思路与现代功能影像学的设计原理不谋而合。每个认知亚成分可能在大脑神经网络中存在许多相关结点,如 Mesulam 提出的记忆网络模型中,将记忆的感知、编码和提取区分为"外现记忆""工作记忆""面孔识别"和"空间意识"等不同成分后,认为外现记忆的结点在海马-内嗅区域、工作记忆-筹划执行功能的结点在前额叶外侧皮质、面孔与物品再认的结点在颞中和颞极皮质、空间意识的结点在后顶皮质。尽管记忆的编码和提取涉及几乎所有的联络皮质,但其信息处理过程存在有规律的解剖分布;相关的皮质区域对感觉信息进行编码,边缘系统将这些感觉信息整合到原有的知识体系中,前额叶指导信息储存和提取的条理性。

本节将简要地介绍一些重要的认知相关结点(即脑区),以便从神经解剖层面上理解各种认知症状。

一、运用的相关脑区和失用症

运用(praxia)是个体生活中经过模仿、学习和长期实践而形成的,是运动机能的高级表现形式,为人类所特有。运用功能的障碍称为运用不能或失用症(apraxia)。

(一) 运用的相关脑区

肌群的运动有 4 个相关脑结构通路,包括皮质脊髓束、皮质脑干束、内侧纵束和红核脊髓束。行动计划又称运动程序,指意向性运动的抽象表现,包括达到目标的一系列动作是如何

动、动的次序、动的方向、动的时限等,这些信息产生依赖初级运动皮质外的脑结构,包括辅助运动区(supplementary motor area,SMA)、前扣带回皮质、额叶视野和顶叶。这些大脑结构与协调的、熟练的运用功能相关。

1. SMA 在运动的计划、准备和开始方面起重要作用。SMA 位于初级运动皮质前侧,并与之相连,经常被称为前运动区。不同于初级运动皮质,每侧 SMA 有同侧和对侧运动皮质投射。功能影像学研究表明,需要复杂运动排序时双侧 SMA 被激活,而在简单的重复性任务中,尽管对侧初级运动皮质区域的血流量增加了,SMA 并没有被激活。要求患者想象而不是实际执行复杂的手指序列任务时,SMA 被激活,而初级运动皮质区域没有被激活。

2. 前扣带回皮质 位于扣带沟之下、胼胝体之上,在运动和认知功能的连接中起作用,尤其是这种连接是新的或需要更多认知控制的时候。它只有 5 个细胞层,是大脑中最原始的结构之一。在分别需要手部、口部和眼睛运动的 PET 研究中,每种运动区分为熟练动作和新学习动作两种,发现只有在新学习动作中,需要手部运动时前扣带回皮层的尾部被激活、需要眼睛运动时前扣带回皮层前端被激活、需要言语时前扣带回皮层的中段被激活。

3. 额叶视野(frontal eye fields) 位于 SMA 的前侧、Broca 区的背面,在控制随意的眼睛运动中起作用。在突闻大声或明亮物品移动时吸引人们注意引起的反射性眼睛运动是不随意的,这种运动受控于上丘。而随意的眼睛运动是编程的,如在熙熙攘攘的人群中寻找朋友的容颜,受控于额叶视野。尽管在最后的输出通路上相同,随意和不随意眼睛运动两者相互独立,但额叶视野系统具有优先性。额叶视野在成对眼睛运动即眼睛侧向快速运动中起重要作用。

4. 顶叶 顶叶在运动程序中的作用是双重的,首先涉及各种空间运动控制,其次是产生复杂的、熟习的运动行为。前者依赖于顶叶上部区域,后者依赖于顶叶下部区域。顶叶既对自身各部分位置的本体感受信息很敏感,也接受运动和运动前区的反馈,两者整合确保身体各部服从指挥。顶叶上区的损伤可导致患者运用肢体从事自控动作的能力,顶叶下区的损伤会导致复杂的、熟练掌握的运动行为受影响,引起失用。

(二) 运用的神经心理障碍——失用症

失用症指在具有健全的肌力和完整的神经支配的情况下,肌体不能顺利完成有目的的动作,丧失已获得的、熟练的正常运动。这种丧失不能用肌力减退、肌张力异常、震颤或舞蹈症等解释,它是皮质高级运动损害而不是初级水平的运动控制损害。失用症的表现一般是双侧的,而肢体肌肉控制障碍时病灶在对侧。失用症患者有时能自发地完成熟练运动动作,他们的困难仅仅出现在要求完成有目的动作或模仿无意义动作和不熟悉姿势的时候。

1. 失用症检查 失用症的检查项目见表 1-6-1-1。每个项目又可分为自发完成和模仿完成两个步骤。

2. 失用症分类 以部位分,可以区分为口面失用症和肢体失用症。前者定位于额叶和中央叶盖、邻近的颞上回和岛回的前端,后者与左顶叶或顶颞叶区病变有关。

表 1-6-1-1 失用症的检查项目

部位	动作
上肢	不及物：表示再见；敬礼；搭便车；来去；停止
	及物：用钥匙开门；抛硬币；使用剪刀；敲音叉；用订书机装订；开调味瓶；使用螺丝起子；使用锤子
	描述：三角形、圆形、螺旋形
	系列动作：折好信纸、放入信封、封好信口、贴上邮票
下肢	伸腿；踢球动作；踩灭地上烟头动作；走直线；蹲马步；后退
口部	不及物动作：伸舌；露齿；张口；吹口哨；发鞭炮声（"噼啪"）
	及物动作：吹灭火柴；吮吸管
眼睛	闭眼；左看；右看；上视；眯眼
全身	鞠躬；扫地动作；转圈子；给自行车打气动作

早在 1905 年，Liepmann 将失用症区分为观念性失用（ideational apraxia）和观念运动性失用（ideomotor apraxia）。观念性失用是形成运动的"观念"能力受损，比如点蜡烛，需要取火柴、关火柴盒、擦火、火头凑上蜡烛等连贯动作，患者能完成单个动作，但不能组织每个步骤成为系列动作。另外，观念性失用患者不能使用实际物品如锤子、牙刷、剪刀等。观念运动性失用是概念和行动之间脱节，信息不能从运动的大脑区域传输到指挥身体进行运动的区域。与观念性失用不同，观念运动性失用患者不能完成或模仿简单具体的动作，如手势和不及物动作如敬礼，但能完成复杂动作的次序组织。有些研究者使用"符号性动作失用"和"物品使用的失用"来取代观念性失用和观念运动性失用。

其他类型的失用如结构失用（不能正确处理空间关系）和穿衣失用都是空间领域的失用，与空间加工和偏侧忽视有关，许多神经心理学家将它们归到视觉空间障碍。

二、物体识别与失认症

Marr 提出物体识别的计算理论（computational theory），首先定义 3 种主要表征（即符号性描述）：① 初级简图，是对视觉输入的边缘、亮暗和轮廓的二维描述；② $2\frac{1}{2}$-D 简图，通过利用阴影、纹理、运动和双眼视差等信息对可视表面深度和方位进行描述；③ 3-D 模型表征：这一表征描述物体形状的三维特征以及它们的相对位置。初级简图和 $2\frac{1}{2}$-D 简图围绕视网膜的参照系统展开，因而它们保留观察者和被观察物体之间关系的信息。与前 2 种表征不同，3-D 模型表征的参照系主轴是由物体特性决定的，是以客体为中心，不依赖于观察者的角度变化，具有物体认知的恒常性，所以，尽管视网膜显示的成像不同，我们仍然感知到是同一物体。该理论对于我们细致地理解各种辨认障碍提供了有用的框架。综合各种物体识别理论（模板理论、特征理论和成分识别理论），以下一系列加工对于物体识别是重要的：对物体边缘形状的编码、物体各种特征的组合、与大脑储存的结构性知识匹配及语义知识的提取。

物体识别的神经心理障碍——失认症

失认症（agnosia）包括视觉失认症、听觉失认症、触觉失认症和体感失认症。

1. 视觉失认症 分为知觉性视觉失认症和联络性视觉失认症。知觉性视觉失认症：物体识别的困难是因严重的知觉加工缺陷所引起。联络性视觉失认症：知觉加工是完整的，物体识别的困难是因对目标的视觉性记忆损害或不能搜索到与目标相关的语义信息所致。所以，要区分视觉失认症，最基本的问题是明确知觉损害还是记忆破坏。

（1）知觉性视觉失认症：其评估有 3 个常用的测验：Gollin 图形测验（由一系列逐渐变得完整的素描图组成）、不完全字母测验和不常见视角图片测验。知觉性视觉失认症患者在这些测验中的表现比正常人差。不常见视角图片是从一个很不常见的角度拍摄的照片，如茶杯的常见视角是从侧面拍摄的，不常见视角是从正上方拍摄，只能看到杯子的底部和手柄。用 Marr 的理论解释，患者不能将不常见视角获得的信息转换为三维模型表征。进一步分析发现患者不能处理透视缩短的照片，而对缺乏显著特征的照片的识别则没有问题。

知觉性视觉失认症可分为狭义知觉性失认、同时性失认和知觉范畴障碍。狭义知觉性失认患者的基本视觉功能如视野、视敏度是正常的，但不能正确地辨识简单的视觉形态。同时性失认指的是患者在视野没有缺损的情况下，可以辨识一幅画面或一个情景的个别物体或人物，但不能对整幅画面或情景正确地认识。双侧顶枕部损伤导致背侧同时性失认，患者数一个以上物品有困难。比如，目睹横排的一行硬币不能计数；患者看窗外的马路，说"我知道那里不只一辆车，但我在同一时间内只能看到一辆车"。左颞枕叶结合部损伤导致腹侧同时性失认，同样不能辨识一个以上的物品，与背侧同时性失认不同之处是计数作业能完成、对自然环境的处理损害较少。知觉范畴障碍指患者不能正确地匹配从不同视角呈现的二维或三维物体，大部分是单侧右后半球病变所致。用 Marr 的计算理论分析，这些患者未能形成独立于观察点的描述，从而使非传统或非典型的观察点呈现的物体识别或匹配受损。总而言之，复杂的视觉能力由可分离的信息加工流组成，这些信息流包括物体形态、颜色、明暗、大小、移动、空间位置及整合，知觉性视觉失认症是这些信息流中的某一个或几个受损所致。

（2）联络性视觉失认症：患者对所见物体不能命名，也常常不能表达其语义知识和功能特征，不能对其分类和归类。同一物品的不同呈现方式如照片和实物的匹配不能是一个典型的例子。但保存复制和匹配以相同方式呈现的物体的能力，知觉相对正常。比如，能对知觉特征相似的目标进行区分。针对面孔、颜色和书写材料的识别障碍分别叫颜面失认（prosopagnosia）、颜色失认和单纯性失读症（pure alexia），物体失认的患者未必合并这三种失认。它们可以单独出现，因为其视觉加工和识别依赖于不同的脑结构，但因为这些结构比较接近，在大的双侧大脑后皮质血管意外时常常同时受累而出现各种不同的失认表现。

颜面失认患者不能识别熟悉的面孔，但一般还拥有一些关于这些颜面的内隐知识，如该颜面是否著名等。颜面失认是因为特异性颜面加工机制损伤而不是精细辨别能力缺乏造成的。Farah 提出的双加工模型对整体分析加工与局部分析加工进行区分，认为颜面识别涉及整体分析过程，阅读涉及局部分析过程，而物体识别两者皆有。

范畴特异性命名障碍是联络性视觉失认的一种特殊类型，文献报道的选择性受损的范畴包括颜面、动物、植物和食品等。

大部分患者表现出对生物类比非生物类更容易出现命名障碍，可能是因为前者的视觉形态更复杂、彼此更相似、有更多的特殊名称的缘故，也可能是因为生物类语义记忆结构的局灶性破坏。视觉失语症也是一种特殊的命名障碍，患者不能命名视觉通道中呈现的物体，但可以通过其他感觉通道完成对同一物体的命名。例如，呈现一只靴子，患者可以准确地做出穿靴子的动作，但嘴里却说"帽子"，但听觉辨认和用手触摸靴子没有命名错误。患者表现为局限于视觉的物体和图像的语义性命名障碍，没有知觉障碍，是联络性视觉失认的一种类型。

2. 其他失认症

(1) 听觉失认症：包括纯词聋、非言语声音失认、感受性失音乐症和听觉情感性失认。纯词聋指识别音乐和非言语声音保持而听词破坏；非言语声音失认指非言语声音识别被破坏而理解词语能力保存；感受性失音乐症指欣赏音乐的各种特点的能力受损；听觉情感性失认指对语言内容理解正常而对表达感情的吟咏的语理理解受损。

(2) 体感失认症：包括疾病感缺失、偏侧躯体失认、偏侧疼痛失认、自体部位失认、异处感觉（指不能对皮肤接受的刺激做出正确的定位）和动觉性幻觉（自觉一侧肢体发生了长短粗细等变化）。

三、注意的相关脑区与偏侧忽视

注意是心理活动对一定事物的指向和集中。注意依赖于许多脑区域的复杂的相互作用。

(一) 控制注意的神经网络

主要是 6 个脑区域：脑干网状激活系统、中脑上丘、丘脑后结节、前扣带回、后顶叶和额叶皮质。每个脑区域在某种特定的注意功能中起到突出的作用。

1. 脑干网状激活系统（reticular activating system, RAS）负责警觉和注意的唤醒。RAS 的细胞体位于脑干，与大部分大脑皮质有弥散联络，使大脑保持在恒定的注意状态。注意维持指在一段不间断的时间内集中注意力完成任务的能力，RAS 很可能有助于注意的维持。双侧 RAS 或弥漫性 RAS 损伤导致昏迷。

2. 中脑上丘 要灵活分配注意，就需要有从一个位置转移到另一个位置的能力。通过控制眼睛运动从视觉物品或位置转移注意的重要部位是上丘，它负责外来刺激快速进入视窝。尽管眼睛的移动和注意的焦点并不同步，眼睛的位置总是跟随在注意集中点之后。外周的物品或位置进入视觉中枢的过程伴随着眼睛飞快的跳跃式扫描。快速扫视是约 120 ms 的对外周新的视觉刺激作出反射性触发反应；而规则扫视是在意识控制下 200～300 ms 的反应。对猴子的研究表明，上丘在快速扫视中起关键作用，上丘受损后快速扫视消失而规则扫视不受影响，后者只有在额叶视野受损后被破坏。人类的核上性麻痹是以基底节的部分退行性变和上丘的特殊退行性变为特征。观察这些患者的日常行为可以了解上丘在注意控制中的作用：与人交谈时没有眼睛接触、举箸就餐时不看碗碟。实验发现这些患者的注意转移有特异的问题。下丘在听觉通道信息的注意转移中起着同样的作用。

3. 丘脑后结节 丘脑处于几乎所有感觉信息的十字路口，丘脑后结节在选择性注意中起重要作用。注意选择，指在一段时间内将精力集中在某一相关刺激或处理，而忽略不相关或分心刺激。在一项人类 PET 研究中，当呈现 8 个字母围绕着字母 O 的图像，与比单独呈现的 O 的图像相比，发现只有丘脑后结节部位的激活增加，原始视觉皮质区域并没有出现激活。从大量字母中识别字母 O 需要集中注意力过滤信息，这说明是任务的过滤而非其视觉复杂性使丘脑后结节部位被激活。

4. 前扣带回 前扣带回被认为是皮质和皮质下结构的分界面，整合警觉、唤醒、指向和过滤功能，结合当时情绪或动机选择恰当的反应。设想你站在咖啡店外面的大街中间，突然注意到你周边有快速移动的车辆，你必须处理这些车辆的情绪意义（如紧张、惊奇）并作出反应（如离开），此时是扣带回赋予此景的情绪信息。PET 研究表明，阅读 Stroop 色词测验的卡片 C 时激活在前扣带回。从大量的相关词（如斧头等）中选择一个词（如树木）时，也可以观察到扣带回激活增加。

5. 后顶叶 顶叶在注意的空间方面和注意资源的分配方面起重要作用。顶叶受损将导致偏侧忽视，患者对一侧空间往往是左侧空间的物品不注意。顶叶涉及注意资源的分配，因为出现在个体有意识注意任务中的特殊信息之时的 P_{300} 波幅在顶叶最明显。例如，在双重任务中，要求注意分割（指在一段时间内将注意力集中在一个以上相关刺激或处理），被试者既可以给予相等的注意（任务 A 是 50%，任务 B 也是 50%），也可以给予不等的注意（如任务 A 是 20%，任务 B 是 80%，或者反过来），执行该任务时有意分配的注意力越多，顶叶区的 P_{300} 波幅越大。这个 P_{300} 有时也被称为 P_{3b}。

6. 额叶皮质 额叶皮质对独特运动反应的选择和在充实服务于目标或计划的注意资源中起重要作用。额叶病变也可以观察到忽视，但不同于后顶叶病变导致感觉信息忽视，额叶病变是对忽视侧空间的运动性移动不能。额叶还驾驭注意指向的眼睛凝视，与眼运动的有意识控制和反射性眼移动的抑制有关。在 P_{300} 研究中，出现新的或不可预知的刺激试图引起被试注意时，额叶中央区的 P_{3a} 波幅下降，即额叶与新刺激的识别有关。

上述部位构成注意的神经网络，RAS 的主要作用是维持警觉和唤醒，扣带皮质是赋予信息以动机意义，后顶叶提供感觉地图，额区提供通过探索、扫描、抵达和注视来转移注意的运动程序。但每个脑结构的特殊作用不是绝对的，比如，额叶是注意网络的一部分，同时也是其他许多认知功能的发源地，严重的注意障碍可能涉及两个以上脑部位。Posner 提出视觉选择性注意的三阶段理论模型是：注意从一个给定的视觉位置脱离，由顶叶控制（偏侧忽视被认为是一种注意脱离障碍）；注意从一个目标移动到一个新目标，由上丘控制；注意接近或锁定一个新目标，由丘脑后结节控制。

(二) 注意的神经心理障碍——偏侧忽视

偏侧忽视（hemineglect）是突出的注意障碍之一，患者临摹图画时只画一侧（通常是左侧）的空间内容、阅读时忽略一侧的文字、书写时只在纸张的一侧、列算式时忽略一侧数字、吃饭时只吃盘子一侧的食品，严重者认为左侧身体不属于自己、极端者甚至认为这些肢体是他人的[称为躯体错乱（somatoparaphrenia）]等。感觉对消（sensory extinction）现象是感觉性偏侧忽视之一，其表现为：在患者左侧呈现一支钢笔，患者能正确识别，钢笔放在右侧也能正确识别，而在左右两侧同时呈现钢笔时，患者仅能看到右侧的一支。顶叶缘上回病变易致偏侧忽视，右侧病灶比左侧病灶更常见且更严重。额叶、基底节和丘脑损伤者也有偏侧忽视报道。忽视症状通常在起病数周至数月后缓解，但一般不会完全消失。遗留症状的检查经常采用双侧同时刺激技术，分别在视觉、听觉和触觉通道同时呈现相似的刺激，患者会忽视一侧的刺激。

偏侧忽视表现为一侧景物看不见，但它不是左侧视野感觉加工损害的结果。忽视患者以身体中线为坐标，其左侧所有视觉材料的加工缺失。偏盲患者身体不动、只要转个头，注视左侧视野，就能看到原来看不到的物体，而忽视患者依然看不到。视野损害可以通过恰当的搜索策略作出弥补，而忽视患者不能。视野损害的病灶通常在枕叶，而忽视的病灶通常在顶叶，但如果病灶从顶叶延长到枕叶，忽视患者可以合并左侧偏盲。

偏侧忽视的检测有：① 无意义结构模仿测验；② 字母、数字和符号划消测验；③ 线条等分测验；④ 两点辨别测验；⑤ 自行画图、物品图形（如树、花）模仿测验；⑥ 连线测验 A 与 B；⑦ 文章朗读和文字抄写等。也有不同材料混合在一起要求划消的测验，如 Caplan 字母与符号混合划消测验和 Halligan 等单词与星星混合划消测验。

在线条等分测验中，要求将一根线条分为相等两段，偏侧忽视患者常常将中点放在右 1/4 处，左边长度占 3/4。然而，如果在等分之前要求患者注意线条左缘的某个明显的标记，则患者能正确地指出中点。这说明忽视是一种注意导向障碍。Mesulam 报道一例偏侧忽视患者在完成字母划消测验时，要求划掉图中所有的 A，患者表现为左侧忽视；当告诉患者每划掉一个 A 可以得到一元钱时，左侧忽视减轻了。这说明扣带皮质发挥作用改善了患者的注意动机，忽视的严重性可由注意力节制。患者对自己的偏侧忽视没有自知力，对他们来说，左侧空间是不存在的。这就像是脑后的空间，平时，你聚精会神地目视前方，对背后的世界浑不在意。只有在每回首一次可得一元硬币的奖励或黑暗的街道上有脚步声紧跟而来，你才会频频回头。总之，忽视是注意缺损的结果。

笔者在检测 2 例右顶叶梗死患者的汉字阅读中发现左右结构的汉字容易出现偏侧忽视（如睛→青、腔→空、颠→页、勋→力），而上下结构（如尘、岩）与封闭结构（如园、困）的汉字罕见发生偏侧忽视。患者将"树"读作"寸"而不是"对"，将"拗"读作"力"而不是"幼"，将"谢"读作"寸"而不是"射"，字的左边和中间部分都被忽视了；而将"纵"读作"从"而不是"人"，将"诩"读作"羽"而不是"习"，将"讹"读作"化"而不是"匕"等，字左边部分都被忽视，而中间部分没有被忽视，这说明患者的注意的空间受到内隐记忆的影响。

为什么偏侧忽视易发在右半球损伤患者？不注意（inattention）、肢体运动不能和指向运动不能（directional akinesia）也是右侧病灶比左侧病灶表现更常见。应用视觉搜索测验，有左半球病灶患者的平均遗漏项目左侧 1 个、右侧 2 个，而有右半球病灶患者的平均遗漏项目左侧 17 个、右侧 8 个。这说明右半球承担了更多的总体注意和觉醒功能。这些现象的一个解释是推测右半身活动受双侧半球支配而左半身活动受右半球单侧支配，故右半球损伤患者易发生左半身偏侧忽视。另一个解释来自脑电图的研究，左侧和右侧的视觉刺激都会导致右顶叶波的去同步化，而左顶叶的去同步化只在右视野

受刺激时才表现明显，这说明右顶叶比左顶叶在警觉方面更占优势。

对于偏侧忽视患者，过街、骑车等简单的日常生活都会显得危险重重。冷热水刺激治疗可以减轻忽视症状。20 ml 7℃以上、体温以下的水在 15 s 内注入左外耳道，因为水顺着耳道前庭系统流动，患者不能保持平衡。冷水送入使眼睛向刺激的对侧移动，而温水的导入使眼睛向刺激的同侧移动。遗憾的是，该技术会使患者出现眩晕和恶心等副作用，限制了它的应用。可能的治疗机制是前庭刺激使颞顶叶区域血流量增加，从而暂时缓解各种偏侧忽视症状。

此外，视觉运动反馈、提高空间注意警觉性、左侧视野强化训练、戴右倾 10° 的棱镜等方法均可以改善偏侧忽视症状。

四、记忆的相关脑区和遗忘症

记忆是使储存于大脑内的信息复现于意识中，保存和回忆以往经验的过程。从信息加工的角度可将记忆分为 3 个阶段：① 获得，是通过学习在大脑留下记忆痕迹的过程；② 储存和巩固（编码），是记忆痕迹从开始时的不稳定状态逐渐转化为长期牢固并储存下来的过程；③ 再现（提取），是将储存在脑内的记忆痕迹回忆出来的过程。

以时间间隔来划分，可将记忆分为即刻记忆、短时记忆和长时记忆。即刻记忆又称感觉登记，是感觉器官获得的短暂保留的信息（持续 0.25～2 s），完全依据它所具有的物理特性编码。视觉感觉记忆保留 0.25～1 s，听觉感觉记忆保留在 4 s 内。故即刻记忆很容易被新的信息取代或自行消失，只有受到特别注意的材料才能转入短时记忆。短时记忆指在意识中暂时掌握的信息（1 min 内），容量为 7±2 个组块。延迟记忆一般指保持 1 min 至 1 h 的信息。有的将它归为长时记忆，有的将它作为短时记忆与长时记忆之间的中间记忆。长时记忆指能够长期保存的信息，有的可以维持终生。

根据意识是否参与，可以将记忆分为外显记忆（又称有意记忆）和内隐记忆（又称无意）。外显记忆可以进一步区分为语义记忆和情景记忆。语义记忆指与环绕我们的世界相关的概括和不变事实的外显记忆，以语义知识为基础。语义知识是以复杂的概念联系网络加以组织，概念的属性是事物相互区别和归类的基础。情景记忆指个人体验的外显记忆，包括它们的时间、地点或空间背景及曾经的感受，提取时需要努力、缓慢、谨慎的记忆检索。

记忆不是单一的过程，记忆是有机协调组合在一起的一组系统；每一部分的记忆都有各自不同的功能，由不同的大脑组织支持。正常的记忆功能需要许多大脑组织协同作用。

（一）记忆的相关脑区

肯定与记忆的相关脑区包括内侧颞叶（海马系统）、前额皮质、间脑和杏仁核等，有争议的相关脑区包括颞叶新皮质、基底节和小脑等。

1. 内侧颞叶（海马系统） 颞叶内侧区包括海马、内嗅皮质、嗅旁皮质和海马旁回。海马系统接收所有来自大脑新皮质处理器的汇合输入信息，接收关于人和物、时间和空间背景、情感和行为反应以及构成学习经历的行为的信息。各个皮质加工区处理特定场景或事件的各种要素，如视觉、听觉、语言和空间信息；事件的不同属性和成分可以储存在不同的新皮质区，

如情景经历的视觉部分记忆被储存在视觉加工区,语言部分记忆储存在语言区。海马系统和这些不同的新皮质系统之间都是相互连接的,以便海马系统与加工原始事件或场景有关的新皮质区域保持沟通。因此,对完整事件的记忆是分布式储存的。

外显记忆(尤其是情景记忆)的中枢神经结构是海马系统和相关结构。外显记忆又称为陈述性记忆,是需要对以往事件或体验进行自觉追忆的记忆,需要对信息作有意识的重建。外显记忆主要取决于海马系统,还有以下证据:① 在功能性磁共振成像(fMRI)研究中,受试者在执行一项需要多个信息流相结合的任务中,海马系统被激活。② 对海马系统的神经解剖学和生理学检查表明,海马系统拥有支持这种关系连接所必需的解剖连接和神经机制。对于大脑处理的不同种类和形式的信息,海马系统从新皮质区接收信息输入,回馈投射至新皮质区。海马系统还扮演处理联结记忆机制的角色。它表现出一种特别强健的突触可塑性形式,称为长时强化(long-term potentiation, LTP),特定通路的短暂激活可以产生持续数小时乃至数周的稳定神经突触效力。这种可塑性形式是通过 N-甲基-D-天冬氨酸(NMDA)受体传播的,后者组成强有力的结合传感器,只有时间上很紧凑的信息输入汇合才能激活。③ 海马系统的电生理研究发现,神经元的活动代表着对环境中各种有意义的线索和物体关系的编码。例如,当大鼠积极探索周围环境时,海马神经元拥有位场(place fields)。当动物处在环境中的某一特定"位置"时,对应的细胞优先被唤起。神经元的表现和细胞唤起有关,这一点并不取决于众多的环境刺激中的哪一个,而是取决于刺激物之间的关系。

2. 前额皮质

(1) 工作记忆是短时记忆的一种类型,储存在背外侧前额皮质,由三部分组成:① 中枢筹划系统,是连接长时记忆的注意控制系统;② 发音环路,听觉材料被存储和复述;③ 视觉空间映像,为视觉短时储存。早先对于记忆的理论研究认为,工作记忆和长时记忆处理信息的方式是按照一种严格的顺序:首先由工作记忆保存信息,然后,假如需要记住该信息的时间达到一定的长度,则转为长时记忆储存。记忆巩固则被认为是将不稳定的短时记忆储存转到更稳定的长时记忆储存的过程。目前认为工作记忆和长时记忆储存在不同的脑区。遗忘症(amnesia)只损害长期记忆,工作记忆却可保持。后者使得遗忘症患者可以像正常人一样理解情景、事件和语言,可以进行有条理的谈话。与遗忘症相反,在有些病例中,工作记忆出现选择性损害而长时记忆完好,这种现象形成了两种记忆系统的双重分离。对存在选择性工作记忆损害的患者进行研究,以及对在工作记忆功能中很关键的背外侧前额皮质区域进行解剖学、生理学和功能影像学研究使我们对工作记忆有了更完整的认识。工作记忆和长时记忆必须被看作是并行不悖的记忆系统,工作记忆系统将信息保持在活动状态以支持在线处理,长时记忆系统则创造持久的经历纪录以备后用。关于工作记忆缺陷最著名的一个例子是有关听-口语工作记忆损害的。患者不能大声复述和一字不差地重复就在片刻之前的发音,但是,能够保留和恢复口语输入链中的信息,甚至可以学习单词表。他们在其他处理领域内的工作记忆(比如空间处理或者代数运算方面)却完好如初。有人还报道过存在视-语工作记忆缺陷

的患者。因此,每一种这样的缺陷都和专门的处理区域相关,其他处理域的工作记忆完好。这意味存在着多个工作记忆容量,每一个都和大脑特定的信息处理模块的运作紧密相连。前额皮质似乎还有不同的部分,虽然它们都和工作记忆有关,但每个部分都致力于某种特定的工作记忆类型。

(2) 策略记忆的储存在前额皮质。策略记忆有很多方式,如:① 时间顺序的记忆,如判断连续呈现的两个项目哪一项是最近出现过的;② 来源记忆,回忆特定信息的来源;③ 自我定序指示任务,在许多项目中立刻指出一项,每次指出一个不同项目,各项目在队列中的位置则是经过处理的,要求说出每格空间位置项目。前额皮质损伤,影响到的不仅是工作记忆。比如外伤病灶造成的前额皮质损害,还可产生策略记忆的缺陷。虽然有此损害的被试并不存在对刚才学习过的项目的再认困难,但是,如果超出这个范围,当项目回忆必须基于上下文背景时,要求他们重建当时的学习环境或深入推断项目信息,会有受损表现。衰老对额叶功能的影响比对大脑其他部位的功能影响大,即使老人没有神经系统损害,比起年轻人,也可有策略记忆缺陷表现。年迈显然对额叶有着异乎寻常的损害。

3. 间脑(乳头体和丘脑) 韦尼克-柯萨克夫(Wernicke-Korsakoff)综合征是被研究得最多的遗忘症病因,因多年慢性酒精滥用及维生素 B_1 缺乏导致间脑中线结构损害所致。中线丘脑核损害可累及海马系统,因为丘脑和海马相互连接。也有许多患者损及额叶,除了遗忘症状,还有额叶功能障碍,如策略记忆受损。策略记忆损害并非遗忘症出现的记忆损害的必要部分。相反,只有同时存在额叶功能障碍,才会出现策略记忆方面的问题。还有一种观点认为,该综合征是丘脑和额叶之间的联系中断所致。

丘脑卒中是遗忘症另一种常见病因。丘脑卒中最容易引起血管意外的是丘脑膝状体动脉(大脑后动脉的第 2 节段),其次是丘脑-下丘脑旁正中后动脉(大脑后动脉的开始节段基底交通动脉),通常呈双侧(蝴蝶结状)梗死。有记忆损害的丘脑卒中累及内髓板和乳头丘脑束。乳头丘脑束是 Papez 环路的组成部分。与颞叶内侧病灶导致遗忘相比,间脑病灶导致遗忘有更多的逻辑记忆、编码学习方面的损害,有更多的虚构现象。

4. 杏仁核 情绪记忆既不是外显记忆,也不属于内隐记忆。比如,惊恐障碍患者呈现显著的焦虑情绪但不能识别出特异的病因。情绪记忆的关键结构是杏仁核,它与控制自主功能(如血压和心率)的系统、与下丘脑及激素分泌均有联系。杏仁核破坏后情绪记忆被革除,但对外显和内隐记忆几乎没有影响。相反,严重痴呆患者已经说不出照片上人的姓名,但由于其杏仁核结构未被累及,还能根据自己平时好恶讲出照片上喜欢或不喜欢的人。

(二) 遗忘症的病因

根据发病过程划分遗忘症的病因。

1. 突然起病的遗忘症 通常会逐渐但不完全恢复,如双侧或优势侧海马梗死(大脑后动脉或其下颞叶分支血管意外所致),双侧或优势侧前内侧丘脑梗死,额叶底部梗死(大脑前交通动脉前支血管意外所致),蛛网膜下腔出血(一般是前交通动脉瘤破裂),间脑、颞叶内侧或额叶眶部的外伤,车祸致头部损伤往往导致颞叶内侧和额部损伤,心脏骤停,煤气(一氧化碳)中毒和其他脑部缺氧状态(如高山症)致海马损伤,长期反

复癫痫发作之后。

2. 突然起病、病程短暂的遗忘症 如颞叶癫痫（是成年期最常见的癫痫类型，其典型病损为海马硬化）、电抽搐治疗之后（在第5次或第6次施行电抽搐疗法时，就会产生遗忘症）、短暂性全面性遗忘症（通常突然起病，持续数小时，1 d内逐渐恢复。遗忘症相对独立地存在，没有其他神经病学症状和体征，可能是颞叶内侧局部血流减低、氧代谢降低所致）、癔症（系功能性失忆）。

3. 亚急性起病伴有各种各样恢复程度的遗忘症 一般会遗留永久性损害，如韦尼克-柯萨克夫综合征；单纯疱疹性脑炎，病毒往往影响颞叶内侧以及额叶眶部，有时还累及颞叶新皮质区外侧；结核性或其他原因的脑膜炎，以大脑底部的肉芽肿为特征。

4. 慢性进展性遗忘状态 如累及第三脑室底部、侧壁和边缘皮质结构的脑瘤；第三脑室肿瘤（如压迫丘脑要害和下丘脑结构的垂体肿瘤）；退行性痴呆症，如阿尔茨海默病和帕金森病；类肿瘤"边缘"脑炎。

（三）遗忘症的基本特征

不同的遗忘症患者存在很大不同，但遗忘症有一系列基本特征。遗忘有两种：① 顺行性遗忘，即在遗忘症起病后获得的信息记忆受损；② 逆行性遗忘，即在遗忘症起病之前获得的信息记忆受损。

1. 顺行性遗忘的特点

（1）顺行性遗忘是有选择地损害长时记忆能力，而工作记忆完好无损，即可以保留当时正在加工处理的少量信息。相应的，假如在材料获取和记忆测试之间间隔时间比较短，遗忘综合征患者可以有正常的表现，但假如间隔时间再长一点，他们就无法保持记忆了。数字广度（digit span）的测试提供了工作记忆的指标，扩展数字广度（即在数字广度基础上增加一个数字）则提示长时记忆，两种测试可以发现遗忘综合征患者长时记忆和工作记忆的分离。由于患者的记忆损害在显著迟延后就会"暴露"出来，他们无法持久保存信息。因此，他们无法学会和累积关于世界、关于自身的新的事实和数据。

（2）顺行性遗忘损害的只是长时记忆中的一个特殊部分，亦即对新事实和新事件的记忆受损。在大多数此类记忆测试中，要求被试学习一组常用单词、面容、视觉物体等，遗忘症患者在回忆或者辨认曾经学习过的项目时都存在显著的损害。

（3）顺行性遗忘并不累及熟练行为的获取和表达。虽然在许多记忆测试中，遗忘症患者都表现出显著的能力受损，但在某些情况下，即使是最严重的遗忘症患者，其内隐记忆完好无损。内隐记忆，又称为程序性记忆，指自动的、不需要有意识回忆的记忆现象，提出由于先前的经验或行为得以易化或改变，它包括启动效应、条件反射、习惯化和运动技能学习等。旋转追踪测试、谜塔推理测试、不完整绘图识别测试、镜像阅读测试、词干完形测试及眼动监控技术等大量检测证实这种保留。以下仅列举词干完形测试，说明其设计理念。

词干完形测试：向受试者提供一个词汇表供其学习。表中每个词的前3个字母是单词的"词干"。例如，学习词表中包括"motel"和"cyclone"，它们的前3个字母也是单词"mother"和"cycle"的开头字母，而后两个单词则不在学习表中。经过一段间隔时间后，用两种方法测试受试者对这3个字母词干的记

忆，得到两个结果。一种测试方法是线索回忆。在这种测试中，遗忘症患者的表现比起对照组来要差得多。另一种测试方法是词干完形，要求受试者讲出他想到的第一个由该词干组成的单词。遗忘症患者的表现正常。因此，和对照组的受试一样，遗忘症患者也表现出对前面信息的启动反应，因为他们也倾向于采用学习词表中的单词来完成词干组词。简言之，针对可以通过培训改善的能力和各种关于培训经历的记忆，遗忘症患者的表现是不同的，完好的是重复启动和技能学习，受损的是自由回忆和辨别。

（4）顺行性遗忘者能够获取的信息依赖特定环境，即只能体现在特定的有来龙去脉的材料中的信息。在技能学习和重复启动测验中，出于不同需要进行的评定都是以同一方式进行的：每一次都是对原先环境的重复。患者在启动和技能学习测试中表现出来的完好的行为能力并不涉及其他测试内容。早先的学习过程即使再现，他们也不记得曾经见过。只有当材料再现，测试条件和原来的学习条件在关键方面都一模一样时，才能发现患者具有学习能力。

2. 逆行性遗忘的特点

（1）不同的逆行性遗忘症病例其病程跨度存在显著差异，有些持续几十年，而有些只有几个月或几年。逆行性遗忘可以区分为两大类：① 长时逆行性遗忘，影响到几十年的记忆量；② 限时逆行性遗忘，只影响几个月或几年的记忆。逆行性遗忘综合征的时间跨度因其病因而有所不同。韦尼克-柯萨克夫综合征、阿尔茨海默病、帕金森病和亨廷顿病都会产生长时逆行性遗忘。相反，其他患者，最常见的是闭合性脑外伤患者，表现为限时逆行性遗忘。在病情稳定后，经过这种伤害的患者多数表现出非常短暂的逆行性遗忘。有人研究过1 000多例的连续病例，其中80%以上的患者有过1周内的逆行性遗忘。

（2）多数逆行性遗忘综合征病例，不论其病程长短，都表现出一种时间梯度，即遗忘综合征影响近期记忆甚于影响远期记忆。尽管韦尼克-柯萨克夫综合征患者的缺陷跨越测试的任何阶段，但其最近期的缺陷最严重，时间越远的记忆所受影响越小。有些时候逆行性遗忘是没有病程起伏的。阿尔茨海默病晚期，某些脑炎后患者以及亨廷顿病患者损伤的区域可能正是长时记忆的储存区，造成没有时间梯度的逆行性遗忘。有的临床医生在查房时常常将遗忘综合征患者不能讲出自己今天早饭吃了点什么或者他们现在住在哪里作为一种"短时"记忆缺陷，而将患者能够讲出自己的姓名、出生地等等说明其"长时"记忆完好无损。这是他们误解了"短时记忆"和"长时记忆"。心理学上的短时记忆指的是个体积极处理信息阶段时用的记忆（比如立即重复7个数字时采用的记忆）。正如我们前面已知，遗忘综合征患者可以记住信息的时间非常短，也就是说，他们有正常的短时记忆。这些记忆的时间段是以秒、分来计，而不是年、月、日。因此，最好采用近期记忆（recent memory）和远时记忆的概念来区分逆行性遗忘中丧失的不同时间段的长时记忆。

（3）成年逆行性遗忘均不会永久性影响所有的长时记忆，因为患者早年学到的许多信息都保留了下来。不论逆行性遗忘多么广泛，除非患者又发生了别的广泛性新皮质区损伤，而该区域刚好是储存长时信息的所在，否则他都可以保留早年熟练掌握的信息。因为对所有人而言，这一部分信息都是知觉、

运动和语言能力的基础。韦尼克-柯萨克夫综合征、缺氧和脑炎而起的遗忘综合征患者，虽然其逆行性遗忘是广延的，但其对世界的知识完好无损，保有语言、知觉和社会技能，一般智能正常，除非是进行性痴呆晚期才会损害此类信息。这也说明海马系统及其相关构造并不是所有长时记忆的储存地。所有短期逆行遗忘综合征的患者其远时记忆完好无损，甚至长时逆行性遗忘患者都仍然可以保留早年获取的信息。相反，新皮质似乎才是长时记忆的永久储存地。

（4）正如顺行性遗忘一样，在逆行性遗忘中，记忆支持的技能行为也完好无损。在顺行性遗忘中可以见到，记忆的直接测验（如自由回忆）受损而间接测验（如启动）中完好无损，这种记忆分离现象在逆行性遗忘中也有发现。

五、执行功能的相关脑区

执行功能（executive function，EF）是一种重要的高级认知功能，是为了实现一项特殊目标而将不同的认知加工过程灵活地整合起来、协同操作的功能。执行功能完整的人可以独立完成一件有目的的事情。执行功能涉及的问题是是否要及如何做一件事情，而不是要做什么事情。执行功能受到损害的患者，智力、长时记忆和运动技能测验结果可以正常，但是整合协调这三者的功能的能力受损，可以表现出行为和性格的改变。

（一）额叶与执行功能的关系

执行功能损伤最先是在研究额叶损伤患者的认知功能时发现的。最早报道的是 Phineas Gage 的病例，后来又陆续报道一些类似病例。医生们发现额叶损伤患者的智力、记忆、常识等与发病前相同，但是行为产生了变化，解决问题的能力低下，并且在做卡片分类等需要执行能力参与的神经心理测验时成绩低下，故把执行功能笼统地定位在额叶。但是，晚近研究认为，执行功能不仅仅定位于额叶，其与其他大脑皮质、皮质下结构以及小脑都有关联。

前额叶皮质（PFC）内部是如何组织不同的加工过程的呢？前额叶不是一个单一的结构，它可以区分为3个主要区域，这3个区域协同作用、整合功能。① 外侧前额叶皮质（DLPFC），包括 Brodmann 分区的第44、45、46 区的大部分，第9 和10 区的外侧，负责行为的认知部分，如计划、认知控制；② 眶和腹内侧前额叶皮质，包括 Brodmann 分区的第11、12、13、24、25 和32 区的大部分，第10 区的内侧，负责界定总体目标，根据上下文背景调整行为；③ 背内侧前额叶皮质，包括 Brodmann 分区的第9 区的内侧大部分，邻近前扣带回皮质，在前辅助运动区（SMA）和 SMA 的后侧，负责行为反应的启动和不同反应冲突的处理。这种简单的三分区模式提供了不同前额叶病灶的患者中观察到的临床综合征的框架。

1. DLPFC　DLPFC 起源于海马的旧皮质趋向的一部分，是空间和逻辑推理过程等执行功能的结构基础。在解决复杂认知任务方面，DLPFC 病灶的患者有严重的障碍，这些复杂认知任务包括需要发现规则、转移心理定势、解决多步骤问题、抵抗环境干扰、分配注意资源、维持和操纵非自动化反应、选择已加工的信息、积极提取记忆信息，等等。这些认知加工的大部分依赖工作记忆。工作记忆指在短时间中维持和运用外部世界的相关信息，并使用这些内部表征详细计划目标导向的行为的能力。DLPFC 位于感觉联络区和运动系统的交界处，接

受相关的感觉信息，经由反馈通路过滤混杂的感觉刺激。DLPFC 与海马形成区的连接使当前的心理表征与以往的经验相比较，起辅助决策作用。而且，从其他边缘结构输出的情感和动机信息对于根据行为奖惩情况调整认知计划是必不可少的。另一方面，DLPFC 与运动系统和基底节的密切联系意味着 DLPFC 参与执行和控制反应。DLPFC 神经元的生理特征对于该区域在工作加工和计划方面发挥作用也颇有意义。

2. 眶和腹内侧前额叶皮质　奖励预期和反馈敏感性。Eslinger 和 Damasio 于1985 年报道一个额叶病灶的病例，没有认知损害，甚至 Wisconsin 卡片分类测验（WCST）也是正常的，但在与决策相关的复杂社会行为方面有严重的缺损，他们称之为"获得性社交病"，患者不再能够评估现实情境和自己行为的未来结果。这些患者受损的主要是眶和腹内侧前额叶皮质。行为适应是基于奖励预期，前额叶皮质与纹状体、边缘结构一起参与动机活动。在人类的扑克牌游戏中，一组是点数较大、短期赢但长远要输，另一组是点数较小、短期输但长远要赢，结果，正常人选择后一组牌子，而腹内侧前额叶皮质受损的患者选择前一组牌子。患者在皮肤电反应、决策前情绪的周围指标方面没有明显的改变。

DLPFC 和"眶和腹内侧前额叶皮质"是否存在相互作用？功能 MRI 研究显示奖励预期提高了参与认知加工的额叶的激活水平，但是，奖励预期的强度和认知加工的复杂性达到一定程度才能激活"眶和腹内侧前额叶皮质"，也就是说，存在一把"情绪阀门"过滤产生不良后果、干扰注意资源的情绪信息。

3. 背内侧前额叶皮质　前额叶病灶患者可观察到的第3 种损害是淡漠。它包括控制内生性行为（如监督和自我调节目前正在从事的行为的潜在冲突）出现更多的困难，这些行为与前扣带回皮质相关。这个现象其实早在1953 年就被 Tow 观察到，在前扣带回外科切除后，患者完全放弃了木工、园艺和阅读，原来习惯开展的足球比赛等体育锻炼活动也全部放弃了。这种功能障碍的一个解释是前扣带回皮质连接了前额叶皮质和纹状体，而且，前扣带回皮质涉及调控情感和行为的自主神经功能影响。

（二）执行功能分因子在大脑皮质的定位

早先执行功能被视为单一的认知结构。Baddeley 在1986 年提出了执行功能的工作记忆模型，认为工作记忆由三部分组成：语音环路、视空间模板和中央控制器。后者代表执行功能或者是额叶功能。并且 Baddeley 认为 Morman 和 Shallice 的注意管理系统（SAS）也是中央控制器的模型。迄今已经有很多文章报道了不同群体样本（正常人或脑损伤患者）进行的一系列公认的执行功能测验，如 Wisconsin 卡片分类测验（WCST）、汉诺塔测验（TOH）、Stroop 色词测验等，用相关回归分析和因子分析，发现各个测验的相关性很低（$r \leqslant 0.4$）。Miyake 和同事将执行功能划分为记忆刷新、定势转移和优势抑制3 个因子，但是他们运用的测验中双重任务测验和这3 个因子没有相关性。文献中还有一些其他的执行功能的分因子，如流畅性、概念形成、干扰控制、计划和组织、警惕性、估计等。各个因子间并非独立，Miyake 等人的研究表明，抑制、转换和刷新3 种执行功能因子间主要以抑制功能为主，这3 个分因子之间既存在着相互的联系又有相互独立的一面。Collette 等沿用 Miyake 的结论用 PET 来研究3 个因子的定位，结果发现右侧

顶内沟、左侧顶上回、左外侧前额叶皮质均有激活，也证明了执行功能分因子有着相互的联系。

1. 优势抑制(inhibition) 将注意力集中在相关信息及处理过程上，抑制无关的信息和不适宜的优势反应。测试抑制最经典的神经心理测验是 Stroop 色词测验。维度变换的卡片分类、手部游戏、go - no - go 任务等也可以用来测试抑制。Nelson 认为不同的抑制任务激活不同的区域：解决刺激潜在冲突的时候，额下回激活，而解决刺激回答冲突时前扣带回激活；D'Esposito 解决词语工作记忆干扰任务时候左额下回激活。这个结果和一些 Stroop 测验的皮质激活研究相类似。Fabienne Collette 的研究结果显示 3 个因子都激活的部位是右额下回(BA45)、右眶额回(BA11)、右中上额回(BA10)，相关性分析显示相对转移和刷新来说这些部位同抑制关系更加密切。

2. 定势转移(set shifting) 是内源性注意控制机制，当两项任务竞争同一认知资源时，对两项任务相互转换的控制过程。常用的神经心理测验是双作业任务和连线测验(TMT)。研究显示，这个分因子和额叶、基底节有关。Smith 等设计心理测验在排除了工作记忆成分干扰后发现，前额叶背外侧皮质连同顶颞叶部分区域同转移有直接关系。Moll 等运用口语连线测验，排除了该测验视空间和运动灵活性的干扰，发现前额叶背外侧皮层(BA6 外侧、BA44 和 BA46 区)辅助运动区和前扣带回显著激活。顶叶在转移当中的作用也渐渐被人们所重视，Rushworth 等 2001 年研究发现视觉注意转移和视运动转移都激活顶叶，之后有许多人都报道了顶叶在转移中的作用，包括顶内沟、顶上回、顶下小叶等。Wager(2004)荟萃分析中描述了各式注意转移(地点转移、规则转移、物体转移、任务转移)的 7 个独立的区域，包括后部(顶叶枕叶)和前部(额叶背外侧皮质和前岛叶)这些区域在所有转移任务当中都激活。有人报道在额叶损伤患者的转移能力并不受到太大影响，而顶叶受损者受到的影响大。这都说明顶叶在转移中扮演的角色可能比前额叶更重要。许多研究中都发现前扣带回在转移中也起作用，而Dreher 进行了双任务测验和任务转移测验，发现前者激活了前扣带回，后者激活左外前额叶和双顶内沟，从而提出扣带回是解决刺激反应关系中的冲突，而外侧额叶主要处理转移过程。Collette 的研究发现 Miyake 定义的刷新定位在额极(BA10)、上回(BA6)、中回(BA9/46)、下回(BA44/45)、眶额部(BA11)、顶内侧回和小脑，且以左侧的额极为主。

3. 流畅性(fluency) 要求被试者就某一语言或非语言范畴列举尽可能多的例子，检测命名能力、言语生成速度、短时和长时记忆，也反映被试的语义组织和提取策略，后者反应执行功能。用得最多的就是类别流畅性作业(说动物的名称)、字母流畅性、语音流畅性。另外还有图形流畅性(如五点测验)等。许多人用功能 MRI 研究了流畅性的定位，发现左额下回(BA44、45)、额中回(BA46、9)、前扣带回、岛叶、颞上回、小脑与其有关，并且以左侧为主。有文献报道语义流畅性以 BA45 区为主，而 BA44 区更多的是管理言语的组织过程，对于可能的皮质下结构如尾状核、豆状核和丘脑的激活可能是和发音清晰度、发音动作及语言处理有关，如果改良了言语流畅性测验，消除发音对于测验准确性的干扰则皮质下激活消失。

总之，执行功能并非一个单一功能，它存在分因子，各个分因子之间有关联却又相对独立。它们在大脑中有各自独立的又有相同的定位区域，这个区域十分广泛，涉及前后大脑、基底节及小脑，并且相互联系，但以前额叶背外侧皮质和顶叶皮质为主。

第二节 常用神经心理测验 方法及其意义

郭起浩

早在 1935 年，Ward Halstead 通过比较脑损伤和正常对照组的认知心理功能差异，提出 18 种测试鉴别方法(后由 Reitan 删订为 Halstead - Reitan 成套神经心理测验，至今仍在使用)。第二次世界大战后神经心理的基础理论和评定方法突飞猛进，流派纷呈。影像学(如 CT、MRI)问世并普及以后，神经心理测验承担的部分功能(如用于病灶定位)相对减少，但影像学检查并不能告诉我们患者的职业能力受损程度或轻微认知功能损害情况，神经心理测验不仅没有被取代，而且在功能神经影像学(如 fMRI、SPECT 和 PET)研究中得到更高层次的发展。随着轻度认知损害(mild cognitive impairment，MCI)和血管性认知损害(vascular cognitive impairment，VCI)概念的普及，神经心理测验作为诊断的核心工具变得不可或缺。

Spreen 和 Strauss 合编的《神经心理测验概略》(2006 年第 3 版)详细介绍了约 200 种常用测验的使用方法、品质、常模和作用。Lezak 编写的《神经心理评定方法》(1995 年第 3 版)中简要介绍的测验约 500 种。限于篇幅，本节选择国内外最常用的 20 多种神经心理测验工具进行介绍，这些测验基本上覆盖了总体智力、注意、记忆、语言、视知觉和执行功能。有关情绪和精神症状的评估请参考精神科量表手册。这些认知测验也是目前复旦大学附属华山医院神经心理室日常应用最多的工具。

判断测验的品质主要有三组指标：信度(reliability)和效度(validity)、敏感性(sensitivity)和特异性(specificity)、常模(norm)和划界分(cutting scores)。信度指测量的稳定性和一致性，包括一致性信度和再测信度；效度指测验能够测量想要测量的东西，包括内容效度、效标效度和构想效度。敏感性是筛查测验发现真正病例的能力；特异性是该测验确定真正非病例即正常人的能力。常模是用来比较的标准，来自有代表性的大样本调查，有年龄常模、百分位常模和标准分常模；划界分用于区分正常与异常或功能性与器质性的一个测验得分。作为临床神经科医生，关心的是该测验能为临床诊断、疗效评定、预后判断提供多少帮助，所以本节省略了每种测验品质的统计方法和结果的测量学方面的介绍。

由于现时国内使用的大部分测验是从西方国家引进的，文化背景的差异会导致测验敏感性的变化。比如，在中国教育程度较高的人群中，其结构模仿、数字顺背、使用硬币运算等方面可能优于年龄和教育程度匹配的西方中老年人，因为复杂的汉字书写的长期训练使几何结构模仿变得更容易，同样长度的数字汉语中的音节比拉丁语中的少。众所周知，诗歌语言由左半球司职，非语言的绘画和音乐欣赏由右半球司职，而对中国传统文化艺术的一个常用评语是"诗中有画、画中有诗"，这似乎说明汉语的语言和非语言界限远没有拼音文字那样清晰；汉字材料的认知、书写、阅读和记忆尽管也存在侧性优势,但相对于拉丁文字,大脑左右半球的分工并非那么明确。

当测试结果与被试者大脑的病灶联系起来考虑时,应该注意被试者的病前功能状况和双分离原则。病前智力水平的评估包括晤谈印象、家庭成员和朋友的描述、词语阅读测验得分、既往职业能力和教育水平等。双分离原则指缺损症状 A 出现于某一大脑病变部位,而不出现在其他部位病变的时候;症状 B 出现在其他病变部位,而该部位没有病变。这是症状与责任部位有关的基本要求。

除了测验本身的品质和翻译的误差外,在所有的认知功能测验中,被试者的年龄、性别、文化背景、教育程度、社会经济状况、测试时的心理状态(如应激、焦虑或抑郁导致注意力不集中)和施测者的技术水平都会影响测验结果。由于神经心理测验在不同地区和不同文化背景中使用时正常值差异颇大,使用者不能仅仅根据提供的正常值或划界分,机械地应用这些测验作出诊断性结论。针对我国人口教育水平千差万别的情况,许多测验需要根据不同的年龄、性别和教育程度分别编制百分位表,由于这些表格将占据很大的篇幅,读者可参考相关的专著,本节不再赘述。

在那么多的神经心理测验中,作为 MCI 和痴呆检测用的测验有哪些呢? 让我们分析一下国际上一些大型研究的选择与专家共识的推荐,它们的共同原则是:耗时少,敏感性高,易获得,反映记忆、语言、注意、空间和执行等认知领域。所以,每个研究或共识采用的测验组合是大致相同的。

2006 年美国国立神经疾病和卒中研究所与加拿大卒中网关于 VCI 统一标准的建议 60 min 方案采用的是 MMSE(简易精神状态检查)、AVLT(听觉词语学习测验)、SDMT(符号数字模式测验)、TMT(连线测验)、FAS(列举 F 或 A 或 S 为首字母的单词)、AFT(动物流畅性测验)、BNT(Boston 命名测验)、R-O CFT(Rey-Osterrich 复杂图形测验)和反应时间测验共 9 种。

2004—2010 年,美国 57 个研究单位联合进行的大规模的阿尔茨海默病神经影像研究(the Alzheimer's disease neuroimaging initiative, ADNI)采用的是 MMSE、AVLT、SDMT、TMT、AFT、LMT(逻辑记忆测验)、CDT(画钟测验)、ADAS-cog(阿尔茨海默病评定量表-认知部分)和 DS(数字广度)共 9 种。

2009 年,Weintraub 总结美国数十家阿尔茨海默病中心采用的神经心理测验统一数据库(Uniform Data Set Neuropsychological Test Battery)包括 MMSE、SDMT、TMT、LMT、AFT、BNT 和 DS 共 7 种。

2011 年,Albert 等提出阿尔茨海默病型 MCI 评估用神经心理测验,包括 FCSRT(自由与线索选择性提醒测验)或 RAVLT(Rey 听觉词语学习测验)或 CAVLT(California 听觉词语学习测验)、LMT、VRT(视觉再生测验)、TMT、BNT、LCFT(字母和范畴流畅性测验)、GIT(图形模仿测验)和 DS 等 8 种。

对于这些测验的介绍,还存在一个问题,是详细的程度。一个规范的神经心理测验,从测验材料、指导语、评分标准、使用说明、常模数据到临床意义,往往是一本厚厚的专著,本节的介绍限于篇幅,只能是简约的。

一、神经心理检测量表

(一) 简易精神状态检查

作为老年人认知功能障碍筛查量表,简易精神状态检查(mini-mental state examination, MMSE)自 1975 年问世以来在国内外得到普及推广,其具体项目见表 1-6-2-1,满分 30 分。

表 1-6-2-1 简易精神状态检查(MMSE)

项目	满分
1. 今年是何年? 何季? 何月? 几号? 星期几?	5
2. 你住在哪个市(省)? 什么区(县)? 街道(村)? 我们现处何地? 是第几层楼?	5
3. 现在我要说三样东西的名称,在我讲完之后,请你重复说一遍,请你记住这三样东西,因为等一下要再问你的:"皮球、国旗、树木"。	3
4. 现在请你从 100 减去 7,然后从所得的数目再减去 7,如此一直计算下去,把每一个答案都告诉我,直到我说"停"为止。	5
5. 现在请你告诉我,刚才我要你记住的三样东西是什么?	3
6. (访问员拿出手表)请问这是什么? (拿出铅笔)请问这是什么?	2
7. 现在我要说一句话,请清楚地重复一遍,这句话是:"四十四只石狮子。"	1
8. (访问员把写有"闭上你的眼睛"大字的卡片交给受访者)请照着这卡片所写的去做。	1
9. (访问员说下面一段话,并给他一张空白纸,不要重复说明,也不要示范) 用右手拿这张纸,再用双手把纸对折,将纸放在大腿上。	3
10. 请你说一句完整的、有意义的句子(句子必须有主语、动词)。 记下句子:_____	1
11. 请你按样子画图(交叉五边形)。	1

使用注意事项:
(1) 三词听觉记忆:被试者如果第一次不能全部重复,主试者可再说一遍,最多说 6 次;以第一次回答记分。
(2) 100 连续减去 7:当患者忘记减去 7 后的数字,不能给予"93 再减去 7"这样的提示;若前一个答案错了,但据此而得出的下一个答案都是对的,只记一次错误。

1. 评分 分析指标为总分。中文版 MMSE 通常依据不同教育程度制定划界分。张明园(1990)调查年龄在 55~80 岁城市社区人群,制定的划界分是:文盲组 17 分,小学组 20 分,中学或以上组 24 分;低于划界分为认知功能受损。张振馨(1999)通过大样本流行病学调查将划界分定为文盲组 19 分、小学组 22 分、中学或以上组 26 分。彭丹涛(2005)制定的非文盲人群中,年龄小于 50 岁者划界分定为≤27 分,大于 80 岁时划界分定为 25 分。5 年随访表明正常衰老的 MMSE 总分减少约为 0.25 分/年,病理衰老约为 4 分/年。

2. 评价 MMSE 总分与 WAIS(韦克斯勒成人智力量表)的相关系数是 0.78;与 MDRS(Mattis 痴呆评定量表)总分的相关系数是 0.87;与 ADAS-cog 总分的相关系数是 0.90。

MMSE 的优点是耗时短,5~10 min 即可完成;测评了定向、记忆、注意、语言和结构等广泛的认知领域;在痴呆的起病、进展和重度阶段均可使用;它的低分或下降速度可以作为痴呆预后的预测因素。MMSE 作为痴呆诊断的辅助工具,敏感性高,尤其是在评估中重度认知损害时假阴性率极低。MMSE总分与影像学脑萎缩程度、SPECT反映的脑灌注缺损及事件相关电位的潜伏期延长有显著相关性。MMSE易操作、易携带、易推广,在社区大样本调查与临床医生对可疑病例作初步检查时得到广泛的应用。

MMSE的缺点亦不容忽视,表现在其项目内容易受到被试者教育程度的影响,对文化程度较高的老人有"天花板效应",即可能出现假阴性,容易忽视轻度认知损害(Strain报道MMSE识别轻度认知失调的敏感性仅为52%),而对低教育和受方言影响者则有可能出现假阳性;强调语言功能,非言语项目偏少;对右半球功能失调和额叶功能障碍不够敏感;记忆检查缺乏再认项目;命名项目过于简单;没有时间限制;对皮质下功能紊乱不及皮质性功能紊乱敏感;不能用于不同病因所致痴呆的鉴别诊断。

MMSE的分析指标为总分,因子分析的结果不一致,项目分析表明三词回忆、100连续减7、模仿画图及时间定向对痴呆识别比其他项目更为敏感。必须指出的是,不能将MMSE的单个项目得分视作相应的认知领域表现,如MMSE中两物命名不等同于命名能力,它与BNT得分没有显著相关性;模仿画交叉五边形不等同于空间结构能力,它与R-O CFT的结构模仿得分也没有显著相关性。深入研究认知损害须采用多个更特异的测验工具组合使用。也不能仅依据低于MMSE总分的划界分作出痴呆诊断,就像不能单纯根据白细胞总数来认定是否感染一样;认知评定只能作为痴呆诊断的辅助工具,临床诊断必须结合患者日常活动能力变化、非认知行为症状及脑影像学、电生理学、生化学检查结果,根据相应诊断标准作出,最后确诊还有赖于随访、脑脊液检查和病理检查。

有些研究者通过对MMSE的项目增删试图改进诊断效度,较为常用的是认知能力筛查测验(cognitive abilities screening instrument,CASI),又称为3MS,包括定向、注意、心算、远时记忆、新近记忆、结构模仿、语言、范畴流畅性、概念判断等9个因子,共20题,用时15~20 min,总分100分,得分可换算成MMSE的分数。与MMSE相比,CASI并没有改善痴呆识别的敏感性。

(二) Mattis痴呆评定量表

由于部分老年患者认知损害非常严重,无法完成全套的韦克斯勒智力量表和韦克斯勒记忆量表,而MMSE又没有因子分,Mattis于1976年编制的痴呆评定量表(dementia rating scale,DRS)可弥补这两者的不足。DRS的内容包括注意、起始与保持、概念形成、结构和记忆等5个因子。注意因子包括数字广度,执行比较复杂的口头指令,数出随机排列的7个数,读一组词语和图片匹配;起始与保持因子包括言语流畅性、语言重复、两手交替运动和书写运动;概念形成因子包括词语归类、图片相似性和自发语言;结构因子包括数个几何结构模仿;记忆因子包括定向、句子延迟回忆、词语即刻再认、无意义图案即刻再认等。

1. 评分 分析指标为总分和因子分。总分144分,注意37分,起始与保持37分,概念形成39分,结构6分,记忆25分。根据国人受教育程度不同,中文版DRS的划界分为:文盲组90分,小学组115分,初中及以上组120分;低于划界分为认知功能受损。

2. 评价 与MMSE比较,DRS有许多优点,如题量较大易于获得更全面的认知功能损害与保存状况的信息。每个因子的题目由难到易排列,能完成较难的就不再做该部分中较易的题目,借以节约时间,故正常老人只要10~15 min就可完成,在各种综合性神经心理测验中属于用时较少的测验之一。由于部分题目非常简单,被试者很少出现"地板效应",在一组MMSE平均为8分的阿尔茨海默病患者中,DRS平均58分,故DRS常被用来判断痴呆患者认知损害的严重度,也可用于中-重度患者的纵向随访和中-晚期患者的疗效评定。其"起始与保持"和"概念形成"等项目是MMSE没有的,被认为对额叶和额叶-皮质下功能失调较敏感,有助于痴呆的鉴别诊断(血管性痴呆和亨廷顿病以额叶-皮质下功能失调为主)。另外,DRS的语言项目和非语言项目数量和得分上平分秋色,Kessler提出语言和非语言双因子模型,这是其他综合性测验没有的,有利于分析语言背景的影响和语言的损害程度。DRS的缺点是对临床前痴呆或MCI的检测敏感性和特异性与MMSE相似,并未改善。

(三) 蒙特利尔认知评估量表

蒙特利尔认知评估量表(Montreal cognitive assessment,MoCA)覆盖注意力、执行功能、记忆、语言、视空间结构技能、抽象思维、计算力和定向力等认知域,旨在筛查MCI患者。原作者研究发现,以26分为分界值,MoCA区别正常老人和MCI及正常老人和轻度阿尔茨海默病患者的敏感度分别为90%和100%,明显优于MMSE(分别为18%和78%),而且有较好的特异度(87%)(表1-6-2-2)。MoCA对识别帕金森病导致的认知障碍和痴呆也优于MMSE。该量表尽管没有加工速度的要求,但由于注意/执行功能的项目比较多,故对VCI的检测仍然优于MMSE。另外,MoCA-5分钟版包括5单词即刻回忆与延迟回忆,6个定向题与1个流畅性测验,可以作为筛查应用。另外,作为随访工具的MoCA电话版已经得到验证,适用于文盲和低教育老人人群的MoCA基础测验(MoCA-B)中文版(图1-6-2-1)已经完成信度、效度检验。

表1-6-2-2 MoCA-BC与MMSE识别MCI比较

教育水平	测验	AUC	划界分	敏感性(%)	特异性(%)
低教育组(≤6年)	MoCA-BC	0.896	19/20	87.9	81.0
	MMSE	0.797	26/27	86.2	60.3
中学组(7~12年)	MoCA-BC	0.949	22/23	92.9	91.2
	MMSE	0.736	27/28	78.6	52.2
大学组(>12年)	MoCA-BC	0.916	24/25	89.8	90.9
	MMSE	0.721	28/29	76.4	53.4

MoCA已经在国内得到广泛使用,其缺点值得研究者关注:MoCA只有总分,没有因子分,项目分不能进行独立的分析,因为项目并不反映相应的认知领域,如MoCA的简短连线项目和相似性项目与完整的连线测验和相似性测验相关性极低;不能用于区分MCI亚型;所有项目不计时,而信息加工速度是执行功能最敏感的指标。

(四) 记忆与执行筛查量表

理想的针对MCI的认知筛查工具应简明,耗时短,易操作,不受教育程度、文化背景、语言习惯、城乡差异等各种混杂

蒙特利尔认知评估基础量表中文版

Montreal Cognitive Assessment-Basic (MoCA-B) Chinese Version

姓名	
性别	年龄
教育年限	测试日期
检查者	

执行功能

得分

开始时间
_____

(/1)

即刻回忆

不计分

		桃花	萝卜	沙发	蓝色	筷子
即时第一次测试所有词语均能回忆，也需完成第二次测试。	第一次					
	第二次					

流畅性

在 1 分钟内尽可能多的说出水果的名字

N=个
N≥13 计 2 分
N=8~12 计 1 分

(/2)

1~15 秒：	16~30 秒：	31~45 秒：	46~60 秒：

定向

[ ]时间(±2 小时)　　[ ]星期几　　[ ]月份　　[ ]年份　　[ ]地点　　[ ]城市

(/6)

计算

用 1 元、5 元、10 元钱购买"**13 元**"的物品，说出 3 种付款方式。

(说出 3 种正确付款方式计 3 分，2 种计 2 分，1 种计 1 分，未说出计 0 分)

正确方式：① ② ③ ④ 错误方式：

(/3)

抽象

下面的事物属于什么类别？（例如：香蕉-桔子=水果）

[ ]火车-轮船　　　　[ ]锣鼓- 笛子　　　　[ ] 北方-南方

(/3)

延迟回忆

回忆时	桃花	萝卜	沙发	蓝色	筷子
不提示	[ ]	[ ]	[ ]	[ ]	[ ]
分类提示	[ ]	[ ]	[ ]	[ ]	[ ]
多选提示	[ ]	[ ]	[ ]	[ ]	[ ]

未经提示下自由回忆正确的词计分
（每词 1 分）

(/5)

视知觉

图片识别，时间 60 秒。
图片见附录。

剪刀	T恤	香蕉	台灯	蜡烛
手表	杯子	叶子	钥匙	勺子

N=9~10 计 3 分
N=6~8 计 2 分
N=4~5 计1分
N=0~3 计 0 分 　　(N=个)

(/3)

命名

动物命名，图片见附录。[ ]斑马　　　　[ ]孔雀　　　　[ ]老虎　　　　[ ]蝴蝶

(/4)

注意

朗读圆形中的数字：
数列见附录

1 5 8 3 9 2 0 3 9 4 0 2 1 6 8 7 4 6 7 5 5

错误数__N
错误数≤1 个计 1 分

(/1)

朗读圆形和正方形中的数字：3 8 5 1 3 0 2 9 2 0 4 9 7 8 6 1 5 7 6 4

数列见附录

1 5 8 3 9 2 0 3 9 4 0 2 1 6 8 7 4 6 7 5

错误数__N
错误数≤2 计 2 分
错误数=3 计 1 分
错误数≥4 计 0 分

(/2)

结束时间
_____

总分　　　　　　(/30)

受教育年限<4 年加 1 分，不识字再加 1 分

总时间　　　分　秒

蒙特利尔认知评估基础量表中文版

附录

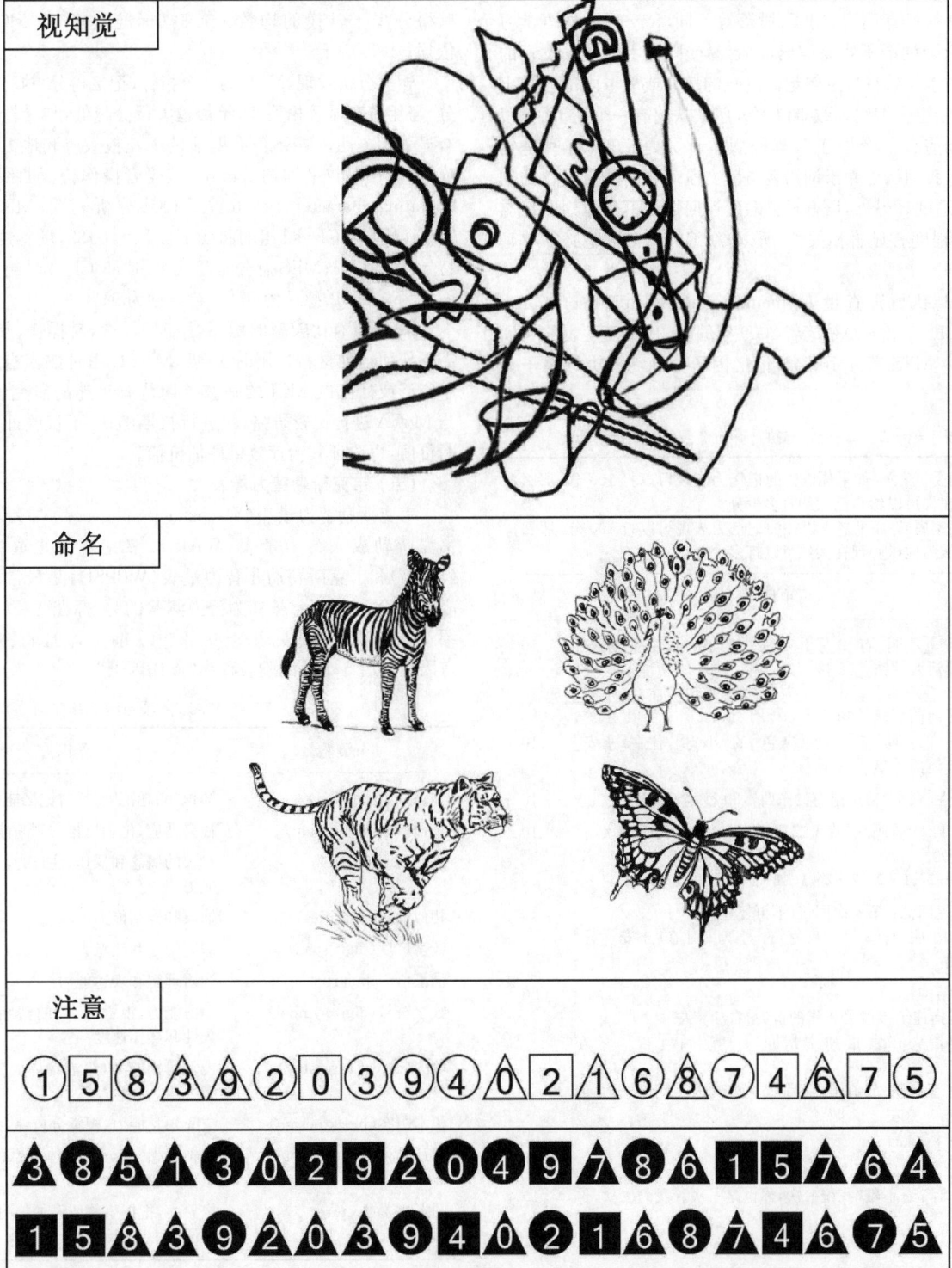

Adapted by: Qihao Guo, MD　　　　Copyright: Z. Nasreddine, MD　　　　Chinese Version August 01,2015

图 1-6-2-1　蒙特利尔认知评估基础量表中文版

因素影响,能够反映其最突出、最主要的认知损害领域。由于 MCI 被试者在七大认知领域(记忆、语言、空间、注意、执行、运用、社会认知)中最常受损的是记忆与执行功能,所以,选择这 2 个认知域进行评估是最有效率的。

记忆的评估方法很多,根据我们以往的研究,听觉呈现的语言材料的记忆是阿尔茨海默病型 MCI 的记忆功能评估的首选,而语言材料有词表、句子、段落等不同,Ray 听觉词语学习测验的 15 个词语不容易编码,也容易受同音字与方言发音的影响(如树木与数目),逻辑记忆测验的散文或故事段落容易出现字句重新组合编码以致难以评分(如"从前有一个王"回忆表达的是"以前有一个国王",有些版本评分是正确、有些是错误),所以,我们认为介于词语表与散文段落之间的陌生化的句子是最合适的。另外,语言材料的延迟回忆而不是即刻回忆与海马萎缩程度有显著相关性,所以,新编的记忆测验必须有延迟回忆。

记忆与执行筛查量表(memory and executive screening, MES)(表 1 - 6 - 2 - 3)是笔者 2009 年编制、2012 年发表的 MCI 筛查量表。MES 满分 100 分,记忆因子分 50 分,执行因子分 50 分。

表 1 - 6 - 2 - 3 记忆与执行筛查量表(MES)记录纸

问题 1(问受试者):如果你以往的记忆力表现可以打 100 分,那么,现在你可以给自己大约打多少分?
问题 2(问家属):如果老人以往的记忆力表现可以打 100 分,那么,你认为他(她)现在大约可以打多少分?

	项目	满分
1	N1[李][小明]有[2 只][灰色]的[小狗],住在[永安][县][河西][镇]58 号]	10
	N2[李][小明]有[2 只][灰色]的[小狗],住在[永安][县][河西][镇]58 号]	10
	N3[李][小明]有[2 只][灰色]的[小狗],住在[永安][县][河西][镇]58 号]	10
2	流畅性[列举"厨房里有的东西",30 秒,全部记录]:	10
3	扣指 1:矛盾刺激"我敲二次,你敲一次。我敲一次,你敲二次。" 1-1-2-1-2-2-2-1-1-2-1-2-2-1-1	10
4	短延迟回忆:第 4 次回忆(不再复述); [李][小明]有[2 只][灰色]的[小狗],住在[永安][县][河西][镇]58 号]	10
5	手指结构: ① 拇指连续接触另 4 指的指尖[右 左] ② 拇指夹在食指和中指间——剪刀状[右 左] ③ 手卷起来放在眼睛前——同侧耳朵上——嘴前[右 左] ④ 划十字[右 左] ⑤ 攥拳——掌缘—手平放[右 左]	20
6	扣指 2:敲-不敲"我敲一次,你也敲一次。我敲二次,你不敲。" 1-2-1-2-1-1-2-2-1-1-2-1-2-2-1-2	10
7	长延迟回忆:第 5 次回忆 [李][小明]有[2 只][灰色]的[小狗],住在[永安][县][河西][镇]58 号]	10

笔者调查 197 例正常对照组老人、116 例单领域遗忘型

MCI(aMCI - sd)患者,195 例多领域遗忘型 MCI(aMCI - md)患者,228 例轻度阿尔茨海默病患者(来源于 2009 年 6 月至 2011 年 10 月复旦大学附属华山医院记忆门诊)。全部样本在 50 岁以上,各组之间的年龄、性别、受教育程度没有显著差异。评估量表除了 MMSE、MES,还有 AVLT、CFT、TMT 和 BNT 等标准化神经心理测验,并以这些标准化神经心理测验得分少于常模的均数 $-1.5s$(标准差)作为 MCI 诊断的依据。

相关分析发现,MES 的 3 个指标(记忆得分、执行得分和总分)与年龄有显著相关性,年龄越大得分越低,与受教育程度没有显著相关性。MES 没有明显的天花板效应和地板效应。完成 MES 用时数平均约 7 min。接受者操作特征曲线(receiver operating characteristic curve, ROC)分析表明,MES 总分 $\leqslant$ 75 分识别 aMCI - sd 组的曲线下面积为 0.89,敏感性为 80%,特异性为 83%;MES 总分 $\leqslant$72 分识别 aMCI - md 组的曲线下面积为 0.95,敏感性为 87%,特异性为 91%。

MES 具有比较高的敏感性和特异性,易操作、易携带(不需要任何辅助材料)、用时少(与 MMSE 用时数相当),适合用于门诊或社区的 MCI 的筛查。期待有兴趣的研究者将 MES 与 MoCA 进行比较研究,并进行长期随访,不仅验证其早期诊断价值,也验证其治疗效果评估价值。

(五)韦克斯勒智力量表

韦克斯勒智力量表(Wechsler intelligence scale, WIS)包括韦克斯勒成人智力量表(WAIS)、韦克斯勒儿童智力量表(WISC)和韦克斯勒幼儿智力量表(WPPSI),是最常用的神经心理测验之一,经常被作为智力测验的"金标准"。以下侧重介绍 WAIS,项目组成见表 1 - 6 - 2 - 4。前 6 个分测验被称为"语言因子",后 5 个分测验被称为"操作因子"。

表 1 - 6 - 2 - 4 WAIS 的项目组成和作用

分测验	作用
知识(information)	知识、兴趣范围、长时记忆能力
领悟(comprehension)	社会适应、伦理道德的判断能力
算术(arithmetic)	对数的概念和操作,注意力,解决问题能力
相似性(similarities)	抽象和概括能力
数字广度(digit span)	即刻记忆和注意力
词汇(vocabulary)	词语理解和表达能力
数字符号(digit symbol)	学习能力,视觉-运动的精细动作,持久性和操作速度
填图(object assembly)	视觉辨别能力,组成物体要素的认知能力
积木图案(block design)	空间知觉能力,视觉分析综合能力
图片排列(picture arrangement)	逻辑联想、部分和整体关系的观念及思维灵活性
图形拼凑(picture completion)	想象力,把握事物线索的能力和眼-手协调能力

1. 评分 将每个分测验的原始分换算成量表分,通过查阅相应的表得到语言智商(VIQ)、操作智商(PIQ)和总智商(IQ)。每个年龄组平均成绩为 100,标准差为 15。其等级分类如下:130 以上非常优秀、120～129 优秀、110～119 中上、90～109

中、80～89 中下、70～79 临界水平、69 以下智力落后、50～
69 轻度智力低下、35～49 中度智力低下、20～34 重度智力低
下、少于 20 极重度智力低下。VIQ 和 PIQ 之间的差异、分测验
之间的差异也为诊断提供有益的补充信息。

2. 评价 WAIS 的因子分析可以区分出 2 个因子,语言理
解因子测量语言知识和领悟力、正规教育获得的知识以及语言
技巧的运用,与 BNT、AVLT 和 WCST(Wisconsin 卡片分类测
验)有中等的相关性。知觉组织因子即操作分测验反映了限定
时间内理解和组织视知觉材料的能力,与 R-O CFT 的图形模
仿和回忆及 WCST 有相关性。有的研究将算术和数字广度组
成分心因子,与注意力和记忆力有关。一般地说,左半球损伤
的患者,其 VIQ 低于 PIQ;而右半球或两侧半球损伤的患者,其
PIQ 低于 VIQ。当然,被试者受教育程度和总 IQ 水平不同,
VIQ 与 PIQ 的差值也不同,分析头部外伤者的半球定位要结
合临床。

对于阿尔茨海默病患者在 WAIS 的表现,有一个公式:
A>B>C≤D,A>D。A 代表知识和词汇分测验,B 代表相似
性和数字广度分测验,C 代表数字符号积木图案分测验,D 代
表填图分测验。但这个剖面图不是绝对的。

WAIS 的优点包括:它是目前内容最全的智力测验;内部
结构合理;以因子分析获得结构效度;用离差智商代替比率智
商;适用范围广。缺点是测验内容偏重知识性,较少创造性;不
适合特别聪明或特别低下的被试者;测试的情境和被试者的情
绪对结果有影响;用时长、效率低(施测者和受测者只能一对一
进行);不能用于大脑病灶精确定位,即较难定性或定量地发现
特异分测验与大脑责任部位之间的对应关系。

WAIS-Ⅲ的标准化版本于 1997 年推出,除了修订原来的
11 个分测验,还增加了 3 个分测验:矩阵推理、符号搜索和字
母-数字排序。产生 4 个因素指标分数:言语理解、工作记忆、
知觉组织和加工速度。我国内地已经引进该版本。

(六)符号数字模式测验

符号数字模式测验(symbol digit modalities test, SDMT)是
Aaron Smith 于 1973 年发表的,测验材料和操作过程与 WAIS
的数字符号分测验相似,前者在符号下写数字,后者在数字下
写符号。符号都是 9 个无意义几何图形。将测试表(图 1-
6-2-2)放在患者面前,然后说:"请看这些方格(用手指着表的
上方的图解),可以看见上面一行的每一个方格里都有一个符
号,符号下面一行的方格(用手指着),有对应的数字。根据这
个配对关系,请您在每一个空的方格内填上数字,数字必须与
上面的符号配对。例如,当您看了第一个符号标记后,您将会
发现 1 可以写到第一个空格中。如果填错了,请不要涂抹,直
接将正确的答案填在错误答案上就行。现在请你练习一下,将
余下的空格填完,填到双线处停止。"在练习时,为患者指出所
有的错误,并加以纠正。注意,如果患者不按顺序填空,应提醒
他不要跳着填。继续测验,告诉患者:"现在,当我说开始时,请
您立即按刚才练习过的方法开始填写数字,越快越好,一直到
我叫停为止。不要跳格,填得越快越好。准备好了吗? 开始。"
准确计数 90 s,然后说:"停!"

对于不能书写的被试者(如利手瘫痪的卒中患者),可以要
求口头说出配对的数字,由施测者记录。Feinstein 发展了
SDMT 的计算机版,Uchiyama 要求在完成 90 s 配对后附带回
忆与每个符号相配的数字。

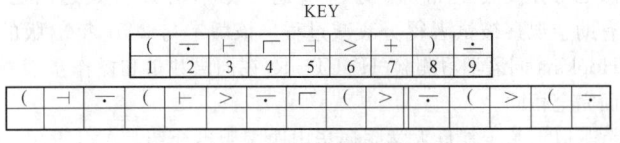

图 1-6-2-2 符号数字模式测验用图表

1. 评分 90 s 内正确填写的个数为最后得分。不包括在
练习时填的数字。填写错误的数字个数也应记录。最高分为
110 分。

2. 评价 对于正常成年人,1 个月后复测可改善 4 分;2 年
间隔后复测,得分没有明显的练习效应。口头版和书写版的相
关性超过 0.78。SDMT 用于评估注意的扫描和轨迹,其作用与
数字划消测验、TMT、WAIS 的数字符号分测验和反应时间测
验相似。SDMT 已经广泛用于各种神经疾病患者,如头部外
伤、癫痫、帕金森病、脑血管意外,也用于药物依赖、衰老、内科
疾病和中毒性疾病等的脑损害程度的评估。Kinsella 发现
Stroop 色词测验、同步听觉系列加法测验、反应时间测验和
SDMT 都是脑外伤患者信息加工速度的良好的预测因子,但
SDMT 对加工速度减慢最敏感。Pfeffer 应用 MMSE、瑞文推
理测验和 SDMT 等鉴别痴呆和认知正常老人,发现 SDMT 是
最佳鉴别指标。

(七)听觉词语学习测验

Rey 听觉词语学习测验(Rey auditory verbal learning test,
RAVLT,1958 年发表)、Buschke 的选择提醒测验(selection
reminder test, SRT,1973 年发表)和 California 词语学习测验
(California verbal learning test, CVLT, Delis 等 1987 年发表)都
是以一组词语为材料的学习和记忆能力检测。以 CVLT 为例,
其操作程序是:检查者每秒读 1 个读出 16 个词语,请受试者听
完后立即回忆,在事先提醒需要回忆的情况下连续学习并回忆
5 次。而后给予另外 16 个干扰词语,也要求立即回忆,然后进
行非语词测验以间隔约 30 min 后针对第 1 组词语进行延迟自
由回忆和以类别为线索的回忆。最后检查者读出 32 个词语请
受试者回答是否记忆过(称为"再认")。每次回答时记下词语
次序和错误词语。可以在受试者每次回忆时给予鼓励。

国内版本目前有 4 种,主要是词语材料不同,操作过程和
得分分析方法相似。

(1)上海市精神卫生中心版本(改编自 WHO)采用的
15 个词语是:手臂、耳朵、眼睛、猫、狗、马、斧、刀、锤子、床、闹
钟、椅子、飞机、自行车、汽车。

(2)香港大学-安徽医科大学版本(HKU-AHMU,改编自
RAVLT)采用的 15 个词语是:鼓、窗帘、门铃、咖啡、学校、父
亲、月亮、公园、帽子、农民、鼻子、母鸡、颜色、房屋、河流。

(3)香港中文大学版本(HKVLT,改编自 CVLT)采用的
16 个词语是:祖母、伯父、表弟、侄女、镜子、书桌、衣柜、电灯、
印度、智利、泰国、瑞士、番茄、黄瓜、花菜、洋葱。

(4)复旦大学附属华山医院版本(AVLT,1998 年参考
CVLT 与 HKVLT 编制)采用的 12 个词语为:大衣、长裤、头
巾、手套、司机、木工、士兵、律师、海棠、百合、腊梅、玉兰。此
外,有 3 处修改:词语重复学习改为 3 次;删除 16 个干扰词语
回忆;增加"短延迟回忆",即在非言词测验间隔约 5 min 后,回

忆刚才的 12 个词语。因为原版本用于痴呆患者,其延迟自由回忆得分极低,经常是 0 分,呈现地板效应,增加"短延迟回忆"有助于观察被试者得分衰减过程。该版本与 2001 年出版的 Hopkins 词语学习测验(HVLT-R)在词语数量和操作步骤方面完全相同。

以下基于复旦大学附属华山医院版本介绍。AVLT 汉语版本词语的选择:RAVLT 和 SRT 的词语选择要求在意义上互不相干,AVLT 则相反,要求选择的词语使被试者尽可能按照语义归类记忆,借此分析被试者记忆过程中的内在编码情况,因为对于痴呆的早期识别,语义归类记忆比其他归类编码方式更敏感,所以,在词语的选择中,应根据汉语词语的特点,注意是具体名词还是抽象名词、汉字的字数(形成记忆的字数编码)、词性(形成词性编码)、有无同音字(形成语音编码)、汉字笔画数(通过视像化形成字形编码)、熟悉性(冷僻词或假词会使受试者听不懂而不能形成语义编码,过于熟悉,如眼睛、鼻子、耳朵、嘴巴等则容易形成内隐编码)。我们选用的词语包括服装类、职业类和花朵类名词,每类 4 个名词共 12 个词汇随机组成。再认词语中干扰词的选择包括同类、读音近似者、同类兼读音近似者以及意义和读音均无关者。

1. 评分　Delis 等发表了多达 29 个分析变量的常模。AVLT 主要包括:① 每次回忆正确数(包括即刻回忆、短延迟回忆、长延迟回忆、线索回忆和再认)和错误数;② 学习能力;③ 记忆保持率;④ 辨正能力和概念记忆,又称为类别记忆、语义串联记忆(深加工记忆),它反映语义编码程度,连续 2 个同类名词作为语义串联 1 分,连续 3 个同类名词作为语义串联 2 分,全部按照语义串联回忆,得 12 分;⑤ 主观组织(浅加工记忆);⑥ 首因和近因效应(primacy and recency effects),首因效应指每次回忆中前 4 个词回忆的数目,近因效应指每次回忆中后 4 个词回忆的数目。有些研究还包括反应偏差(response bias),即在再认测验中,是倾向于把错误的说成对的,还是倾向于把对的说成错的。

2. 评价　大量研究证实 CVLT 识别记忆损害的敏感性不仅优于 RAVLT 和 SRT,也优于韦克斯勒记忆量表修订版(WMS-R)。通过 CVLT 检测头部外伤、癫痫、阿尔茨海默病、帕金森病、亨廷顿病、缺血性血管性痴呆、韦克尼-柯萨可夫综合征、艾滋病、抑郁症和精神分裂症等不同疾病,可以发现特征性的记忆和学习损害的剖面图,从而有效区别不同疾病所致认知功能减退。如有无左侧海马硬化的被试者在首因和近因效应方面有显著差异;亨廷顿病患者的记忆保持率较高但词语重复较多;根据使用的编码策略的差异可以将头部外伤患者的记忆缺损区分为 4 种类型等。

目前 CVLT 最重要的应用是识别 MCI。MCI 的识别对于阿尔茨海默病的早期诊断、早期治疗有重要意义。MCI 有许多诊断标准,研究用的标准中有一条是"有记忆减退的客观证据",通常用 CVLT 的延迟回忆得分少于年龄和教育程度匹配组的"均数-1.5s"来表示。延迟回忆被认为是阿尔茨海默病患者认知功能损害最早、最敏感的指标。Tierney 通过对 123 名有记忆损害主诉的非痴呆老人随访 2 年,有 24% 发展为阿尔茨海默病,分析基线时样本的神经心理测验表现,以 AVLT 的延迟记忆得分最有意义,预测准确性为 89%。Visser 编制临床前阿尔茨海默病诊断量表(PAS)由患者年龄、MMSE

总分、总体严重度量表、认知测验、影像学呈现颞叶内侧萎缩和 ApoE 基因型 6 个部分组成,其认知测验由听觉词语学习测验和 1~3 种其他认知领域测验(如 Stroop 色词测验)组成。CVLT 的词语延迟回忆在认知下降(MCI 转化为阿尔茨海默病)和认知稳定(MCI 未转化为阿尔茨海默病)两组间最具鉴别力,已经被多个纵向调查所证实。

我们应用 CVLT 检查正常老人,发现受教育程度较高老人的延迟回忆优于短时回忆,即随着时间间隔延长,记忆成绩不是下降而是提高,这种反跳现象(rebound phenomenon)在阿尔茨海默病患者和遗忘型 MCI 患者中没有发现。受教育程度低或文盲老人的差异比较大,标准差甚至大于均数,不能用于低教育程度老人 MCI 的识别是 AVLT 的主要缺点。为了弥补这一缺点,我们还编制了 CVLT 的图片版,即以图片显示记忆材料,测验过程与分析策略和 CVLT 相似。图片短时记忆和延迟回忆识别 MCI 也相当敏感,且测验员之间一致性和可接受性(完成率)更佳,但是目前国际上使用 AVLT 图片版的还非常少。

(八)韦克斯勒记忆量表

韦克斯勒记忆量表(Wechsler memory scale,WMS)是 Wechsler 于 1945 年开发的,1987 年出版了修订版(WMS-R),1997 年出了第 3 版(WMS-Ⅲ)。因为初版应用的时间长、积累了丰富的资料,所以目前并没有被淘汰。国际文献中 3 个版本均有使用。WMS 包括经历、定向、心理控制、视觉再生、联想学习、逻辑记忆和记忆广度 7 个分测验。WMS-R 增加了 6 个分测验,包括经历/定向、心理控制、图形记忆、即刻与延迟逻辑记忆、即刻与延迟视觉配对联想、即刻与延迟听觉词配对联想、即刻与延迟视觉再生、数字广度和视觉记忆广度,共 13 个分测验。取消了单一的记忆商指标,通过因素分析,获得 5 个合成标准指数:一般性记忆指数、注意集中指数、言语记忆指数、视觉记忆指数和延迟记忆指数;每个指数的平均成绩为 100,标准差为 15。国内应用的 WMS 中文版(WMS-RC)是龚耀先教授 1983 年根据 WMS 第 1 版修订的,增加了图片记忆、再认和触觉记忆 3 个分测验。记忆商(MQ)的计算同 WIS 中文版。

1. 评分　WMS-RC 的分析方法是将每个分测验的原始分换算成量表分,通过查阅相应的表得到 MQ。每个年龄组平均成绩定为 100,标准差为 15。

2. 评价　WMS 初版的局限性包括:只有即刻回忆而缺乏延迟记忆;在评价视觉记忆时没有控制视知觉和视觉运动能力;言语性记忆项目占的比重过大;不能用于不同的记忆侧面的鉴别。为了弥补这些缺陷,有很多修订版。Russell 的方法是取逻辑记忆和视觉再生两个分测验代表语言和非语言记忆,并分别在 30 min 后完成延迟记忆。在词配对联想学习分测验中,可以通过声音、词形和词义联想获得联系,而词义联想者最后得分最高。WMS 总分对记忆损害是敏感的,但用于区分不同类型的遗忘症和痴呆并不敏感。Russell 的方法用于痴呆、闭合性脑外伤、阻塞性睡眠窒息综合征和慢性药物依赖等鉴别是敏感的。逻辑记忆得分与左侧海马 CA3 区和门区的神经细胞减少密切相关。WMS 用于病灶侧性判断时必须注意,在两半球弥漫性损伤的患者,视觉再生的得分比语言分测验的得分低,不能将再生的低分仅仅归因于右半球损伤。

WMS-R 与 CVLT 表现高度相关。WMS-R 延迟记忆指数与 CVLT 长延迟自由回忆得分的相关性最高,相关系数达到 0.93。WMS－R 可用于区分不同类型的遗忘症和痴呆。中重度闭合性脑外伤患者除了注意集中指数均低于正常,其储存分(延迟记忆/即刻回忆)与患者海马萎缩程度相关。遗忘速率在轻度阿尔茨海默病和亨廷顿病之间有显著差异。额叶病变的患者,注意集中指数低于记忆指数。注意集中指数与智力测验而不是记忆得分高度相关,注意集中指数与一般性记忆指数的差异有助于鉴别不同类型的记忆障碍。WMS－R 虽优于WMS,依然有许多缺点,如用时过长、常模中缺某些年龄段、非言语材料的记忆项目仍然很少、延迟记忆指数混合了言语和非言语材料、视觉再生评分强调准确性而不是信息量等。WMS－Ⅲ删除了图形记忆和视觉配对联想分测验,增加了词表学习和面孔记忆,建立了每个年龄段(从 16 岁到 89 岁)的常模。

同时应用 WMS 和 WAIS 时,MQ 通常比 IQ 低 10～12 分,不能据此作为记忆损害的识别指标。总 IQ 与即刻记忆得分的差值不能反映临床已经证实的记忆损害,与延迟记忆得分的差值有助于识别记忆损害。患者的记忆障碍主观体验与 WMS－R 的实际表现几乎没有相关性,但照料者和家庭医生反映的记忆障碍与 WMS－R 表现呈中度相关。

在欧美国家,WMS 的逻辑记忆分测验(LMT)经常被作为 MCI 客观记忆损害的判断指标。在国内使用 LMT,必须注意 2 个问题,首先,WMS－RC 的 LMT 只有即刻记忆,没有延迟回忆,所以,在使用时应该加上;延迟时间是 20 min 还是 30 min,对得分没有明显的影响。其次,应该注明故事段落是视觉呈现还是听觉呈现,在欧美国家一般是听觉呈现的,而在国内,根据 WMS－RC 的操作要求是视觉呈现,即将故事打印在纸上由被试者自己读一遍,这与施测者读给被试者,其难度和加工策略是不一样的。

(九) Rey－Osterrich 复杂图形测验

复杂图形测验(complex figure test,CFT)是 Rey 于 1941 年首先开发的,此后众多研究者相继绘制出难度相似的一系列图形(图 1－6－2－3),可供治疗前后比较。它首要要求模仿,指导语是:“我现在给你看一幅图画,请你照它的样子把那幅画画在白纸上。”限时 2～5 min,画得太慢,要告诉被试者加快速度;画得太快,要告诉被试者仔细地检查一遍。由施测者给不同颜色的笔(便于分析患者的绘制策略)。在事先没有提醒的情况下即刻回忆这幅图;延迟记忆的间隔时间,短的只要 3 min,长的要 45 min。事实上,选择的时间间隔是 15、30、45 或 60 min,对回忆成绩的影响不大。延迟画图没有时间限制。有的研究者取消即刻回忆这一步。有即刻回忆者其延迟记忆表现相对较好。延迟画图结束后,给予 24 个图形片段要求再认。

1. 评分　有定性和定量分析两种方法。

(1) 定性分析分以下几型。

Ⅰ型:先画中央长方形框架后填入细节。

Ⅱ型:先画部分细节和长方形框架后填入其余细节。

Ⅲ型:没有明确区分长方形框架,先画周边轮廓后填入细节。

Ⅳ型:由细节拼凑成全图。

Ⅴ型:只能画出部分细节,不能辨别全图。

Ⅵ型:简化成通俗的图形如房子、小船等。

Ⅶ型:与原图不相干。

(2) 定量分析:划分为 18 个单位(表 1－6－2－5),形状和位置正确记 2 分;形状正确但位置不对记 1 分;单元变形、不完整(尚可认出)但位置正确也得 1 分;单元变形、不完整且位置也不对得 0.5 分,缺如或认不出为 0 分。总分为 36 分。聚类分析获得 5 组指标:3 min 和 30 min 延迟记忆指标(反映视觉空间记忆);视觉空间再认指标;再认错误指标(反映反应偏差);模仿用时指标(反映加工速度);结构模仿指标(反映视觉空间能力)。

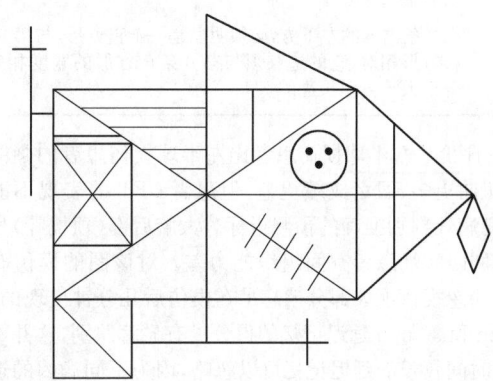

图 1－6－2－3　Rey－Osterrich 复杂图形

表 1－6－2－5　Taylor 对 Rey－Osterrich 复杂图形的记分标准

第 1 条:左上角的“十”字,在长方形之外,与长方形的平行,其位置必须在长方形上方,连接“十”字与长方形的线必须接近“十”字的中点,介于第 7 条和长方形的顶边之间

第 2 条:大长方形,长方形的水平长度不必超过垂直长度的 2 倍,但不能像正方形。由于长方形变形的可能性非常多,对位置进行评分是不可能的;如果长方形不完整或有任何形式的变形,只给 1 分

第 3 条:对角线必须连接长方形的 4 个角,相交在长方形的中心

第 4 条:长方形的水平中线须以一连贯的直线清晰地通过长方形左边中点与右边中点

第 5 条:垂直中线必须起始于长方形底边中点,以一连贯的直线穿过长方形顶边中点

第 6 条:小长方形必须在大长方形之内,并在其左边。小长方形的界限是长方形顶端介于直线 2 和 3 之间(这些平行线组成第 8 条内容),小长方形的宽必须接近大长方形宽的 1/4,也就是说,小长方形的右边应该通过大正方形左边与垂直中线之间的中点。小长方形内的对角线必须经过它的 4 个角,且相交于小长方形的中点

第 7 条:小长方形上的直线,必须短于小长方形的宽度,介于小长方形的顶端与第 8 条的第 2 条线之间

第 8 条:在长方形左上角内的 4 条平行线,必须是平行的,间距应该大致相等。如果直线过度弯曲、少于或多于 4 条,应扣分

第 9 条:长方形右上方的三角形,高度小于底边

第 10 条:长方形内的短直线,刚在三角形下方,线条必须清晰地伸至大长方形内右上四边形的左侧

第 11 条:有三点的圆,必须位于右上四边形的右下部分。圆不触及三角的任何一条边,点的位置应该是两点在上、一点在下,看起来像一张脸

第 12 条:5 条平行线,经过右下方对角线,必须都在右下方的四边形内,它们不能碰到四边形的任何一条边,彼此之间的间距大致相等

第 13 条:大长方形右侧的三角形,其高不超过长方形中间水平线的 1/2,其斜边并不是第 9 条三角形斜边的延续

续 表

第14条：钻石形，连接在第13条内容的尾端

第15条：第13条三角形内的垂直线，必须是平行于第2条大长方形的右侧垂直线，在第13条内靠近左侧

第16条：第13条内的水平线，是第4条内容向右的延续，必须起自大长方形右边的中点直到三角形的顶端。如果第13条三角形轻微倾斜或第4条不通过长方形右边的中点，只要它从长方形右边中点到三角形顶端，依然计满分（2分）

第17条：与长方形下侧中间区域相连的"十"字形，其右边必须明显长于左边，但不超过大正方形的右侧，其左侧末端应在正方形右边中点上

第18条：第2条内容的左下方，必须明显是一个正方形，与第6条的长方形相对，它的边长须与第6条长方形的宽度相等，即等于大长方形长边的1/4

2. 评价　右半球损伤患者比左半球损伤患者的画图准确性差、扭曲更多、回忆成绩更差，但患者CFT的表现不能作为左、右侧病灶判别准确的预测指标。大脑后部（顶枕叶）病灶比前部（额叶）病灶患者空间组织能力差。对该图的模仿有助于发现偏侧忽视。绝大部分遗忘是在模仿后几分钟出现的，正常人3 min和30 min延迟记忆的得分没有显著差别，这并不意味着间隔时间较长的延迟记忆可以忽略，因为不同病因的遗忘症患者有不同的记忆储存模式和能力。阿尔茨海默病患者早期即有CFT模仿和回忆能力受损。有迷路、无目的闲逛和不认识熟悉环境等症状的阿尔茨海默病患者，其图画模仿能力也差。MMSE的结构模仿仅1分，非语言的空间结构模仿和记忆能力在临床检查中常常被忽视，而视觉空间记忆缺损正是阿尔茨海默病患者最重要的早期表现之一。我们在对偏侧忽视的研究中发现患者在完成CFT模仿时采用的是从右到左渐渐推进的方式，而语义性痴呆患者相反，是从左到右渐渐推进的方式，不同于上述定性分析的Ⅵ型。

（十）受控词语联想测验

受控词语联想测验（controlled oral word association, COWA）又被称为词语流畅性测验（verbal fluency test, VFT），后者因容易被误认为是人际交流中的口语能力或句子连续性而不提倡在正式文章中使用。COWA要求被试者就某一范畴在有限的时间（通常为1 min）内列举尽可能多的例子，例如，请你说出所有你记得的花的名字，你可以说玫瑰、菊花、剑兰，等等。常用的范畴有动物、水果、蔬菜、服装、交通工具、姓氏、城市名、超市商品、家庭用品和F或A开头的单词。最后一种又称为字母流畅性测验，在英语国家中是很常用的一种COWA；在中文语境下，可以要求被试者列举尽可能多的木字旁、提手旁或三点水旁的汉字，也有的采用列举包含"发""水"或"不"字的词语或成语。如果将语义联想和语音联想结合起来，可以要求列举"C字母开头的动物"。词语书写流畅性测验是要求3 min内写下尽可能多的F或A或S开头的单词。假如被试者停顿15 s，应该重复一下指导语。要记录所有的回答。

1. 评分

（1）正确数，想象的或神话中出现的动物如龙、麒麟应该算正确。

（2）错误数，包括专有名词（如赤兔、千里马）、错误的、不属于该范畴的和重复出现的例子。英语背景的错误有4种形式：重复（持续言语）、插入（不属于该范畴的例子）、错语症和拼字错误。中

文背景的错误形式显然差别，没有"拼字错误"。别称应该作为重复，计算其中一个，如同时列举"老虎"和"大虫"，应计算为一分。

（3）不同时间段列举的正确数和错误数，如前15 s和最后15 s所列举例子占的比例是多少。

（4）归类程度：这是反映语义策略运用的能力，如列举"家中用品"时，厨具类、家电类和家具类分别是多少，每个类别的串联程度（semantic cluster），如列举"动物"时，哺乳类、鱼类、鸟类、昆虫类分别是多少，按照类别列举的例子占的比例是多少。不同类别的转移次数也是进一步细致分析时的常用指标。

2. 评价　言语流畅性测验简单实用，是各种成套测验的一部分，如认知能力筛查量表（CASI）、长谷川痴呆量表（HDS）、7 min痴呆筛查测验、DemTect（Kalbe, 2004）、Mattis痴呆评定量表、剑桥老年精神状态检查法和美国CERAD成套神经心理测验均包括言语流畅性测验。

不管是正常人还是轻度痴呆患者，在限定的1 min内以前15 s列举的例子最多。前15 s产生的词汇更多的是反映大脑的一个自动加工过程，是速度和活动的指数；后45 s产生的词汇反映了工作记忆、定势转换和执行控制，可以通过对受试者产生词汇的策略进行仔细分析而获得。诸如动物、水果的范畴提示可能依赖左颞顶后部的功能，而语音提示的词汇表生成则与左额背外侧完整性有关。

范畴流畅性测验要比字母流畅性测验容易，尤其是前15 s最明显，列举动物的例子是C（或F、L）字母开头的单词数的2倍，这是因为这两种流畅性测验涉及的层次组织不同，列举动物的例子只要从哺乳类、鱼类、鸟类等几大亚群中提取具体的名称，列举字母开头的单词需要更多的语义范畴（甚至每个单词属于不同的语义范畴），所以，针对范畴流畅性制定的划界分要比字母流畅性测验高。由于汉字的偏旁有意义提示作用，列举木字旁的字可能与列举植物名称的复杂性相似，范畴流畅性和字母流畅性是否存在差异还未见报道。

左侧与双侧额叶损伤，如前交通动脉瘤破裂延及额叶、多发性硬化的胼胝体前部萎缩、左丘脑后结节切除术、左颞叶切除术后，COWA的表现明显下降。针对正常志愿者的PET研究发现，被试者完成COWA时右背外侧前额皮质和内侧前额的血流量增加。阿尔茨海默病患者字母流畅性的损害比范畴流畅性损害重。如果给予亚群线索，如家养的动物、野生的动物，帕金森病和亨廷顿病所致痴呆患者可以明显提高列举的数量，而阿尔茨海默病患者没有改善。额颞叶痴呆在COWA的表现显著低于严重度匹配的阿尔茨海默病组的表现。由此可见，COWA反映的是额叶执行功能。

（十一）Boston命名测验

失语症患者和其他神经疾病患者的命名障碍非常普遍，对此目前最常用的是Kaplan编制的Boston命名测验（Boston naming test, BNT），要求对从易到难排列的60幅线条图行自发命名和线索命名。比如，有一幅图是"飞标"，被试者回答正确，接着做下一题，如果回答不正确，比如是"羽毛"，可以问"它还有别的名称吗"，如果回答错误，比如是"毛笔"或不能回答，就给予语义线索："这是用来投掷的东西"，假如在20 s内依然不能回答，就给予语音线索"这个名称是以字母'd'开头的单词"。我们用的中文版共30幅图片（与全本BNT有极高相关性），第1步自发命名和第2步语义线索命名与原版相同，第

3 步改为选择题,由正确答案、形态相似名称和同类物品名称组成的三个名词随机呈现,请被试者选择一个,如"这是标靶、飞标、火箭三者中的哪一个",用时 5~10 min。

1. 评分 分析指标为自发命名、线索命名和选择命名的正确数和错误数。选择命名回答的错误类型。

2. 评价 命名的难易次序有极大的文化差异。女性的 BNT 得分低于男性。BNT 对于检测极轻度阿尔茨海默病、失语、皮质下疾病(如多发性硬化和帕金森病)均较为敏感。阿尔茨海默病患者的 BNT 低分预示病程进展将更为快速。针对阿尔茨海默病患者的 MRI 研究中发现 BNT 总分与颞叶、海马和海马旁回的容积有显著相关性;PET 研究发现 BNT 总分与左颞叶代谢有关,然而,对左半球为优势半球的患者行局限的左颞叶前部切除术和右颞叶前部切除术,BNT 的表现未受影响。

(十二)画钟测验

画钟测验(clock drawing test,CDT)是不需要特殊材料、可以在床边进行的简短测验,所以是各种成套测验的常见组成部分。CDT 通常有自发画钟和模仿画钟两种方式,此外,钟面时间阅读、钟面指错、图-时匹配、钟面知识测验也见诸文献报道。目前最常用的是自发画钟,通常是要求被试者在预设圆圈的白纸上画"1 点 50 分"或"3 点 40 分"的钟。

1. 评分 方法非常多,但至今没有统一的评分标准。以下介绍较有代表性的 4 种评分方法。

(1) 三分制评分法:画出圆形计 1 分;钟面数字正确,计 1 分;标出正确时间,计 1 分。

(2) Wolf - Klein 评分法:按照错误程度评分 1~10 分。6 分为划界分,≤6 分可考虑为认知障碍。与 Sunderland 评分法不同,Wolf - Klein 法白纸上已画好圆圈,而且也不要求时间设置。其检测痴呆的特异度和敏感度分别为 93% 和 87%。

(3) Sunderland 评分法:10 分,正常画钟,数字和指针在正常位置。9 分,指针位置轻微错误,如指向数字不精确,但不是偏向旁边数字;钟面遗漏一个数字。8 分,时针和分针更明显错误,如偏向达到 1 个数字;数字位置出现间断。7 分,时针和分针显著错误,如偏向超过 1 个数字;数字位置非常不恰当,如都画在一侧。6 分,指针运用不恰当,如越过数字或圆圈;数字云集在钟面最后或数字重复。5 分,指针不是清楚地指向数字;数字安排不恰当,如圆点表示数字。4 分,没有指针或画在圆圈外面;数字缺失或画在圆圈外面或次序错乱。3 分,没有指针;数字和圆圈没有关联。2 分,有理解指导语的证据,但钟模糊不清。1 分,不相干,不理解,不动笔。

(4) 郭氏评分法:满分 30 分。项目见表 1 - 6 - 2 - 6。要求在空白纸上画钟"1 点 50 分"。开始 4 笔用红色笔,其余线条用黑色笔。

表 1 - 6 - 2 - 6 CDT 的郭氏评分法

项目	满分	得分
1. 锚定"12""3""6""9"4 个点	4	
2. 写出所有数字	4	
3. 所有数字在钟面圆圈内	3	
4. 顺时针排列	1	
5. 1~12 数字次序	1	

		续 表
项目	满分	得分
6. "12""3""6""9"分布对称	2	
7. 其他 8 个数字的象限位置	3	
8. 中央点位置	1	
9. 钟面完整	1	
10. 有时针和分针	2	
11. 时针指向正确	2	
12. 分针指向正确	2	
13. 分针比时针长	2	
14. 时针和分针都有箭头	2	

2. 评价 CDT 的定量评分存在一个矛盾:敏感地识别轻微的认知损害需要关注 CDT 的各种细节(如坐标系观念的确立与实施过程),而细节的正确性存在个体差异、从而容易导致假阳性,也就是说,是简单的 3 分法好还是复杂的 30 分法好,目前还有争议。

一般认为要求受试者模仿已画好的钟反映的是非语言的空间结构能力,这反映了右侧或双侧颞顶叶的功能;要求受试者在空白的纸上画钟,需要整合空间组织、数字次序和时间概念等多个任务,反映的是执行能力,这是额叶的功能。应用 Sunderland 10 分法编制常模制定的划界分为小于 6 分。CDT 判别阿尔茨海默病的敏感性和特异性有比较大的差异,Cahn 的大样本调查结果分别是 82% 和 98%,综合众多文献,CDT 的敏感度和特异度平均都在 85%。CDT 对 MCI 有一定的识别作用,即它可用于预测阿尔茨海默病的发生。血管性痴呆患者在书写运动、数字安排、指针位置和执行控制错误(如标数字时转动纸张、逆时针标数和持续动作)方面的总错误数多于严重度匹配的阿尔茨海默病组。有的评分标准中要求在钟面上优先标出"12""3""6""9"这 4 个数字,中国小学以上教育程度的健康老人中运用这一策略使两侧数字对称分布的比例大约是 80%。

(十三)连线测验

连线测验(trail making test,TMT)是 Halstead - Reitan 成套神经心理测验中的一个分测验,分 A、B 两部分,其操作与提醒语言均有详细规定,简要描述是:TMT - A 部分,把从 1~25 的数字按照顺序连起来。TMT - B 部分,数字包含在正方形和圆形两种图形中(图 1 - 6 - 2 - 4),按顺序连接数字时两种图形要交替地排列。原版本是要求数字和字母交替排列。请被试者注意笔尖切勿离开纸张。所画的线必须穿过图形。连接错误应予提醒。正式开始之前均有练习。

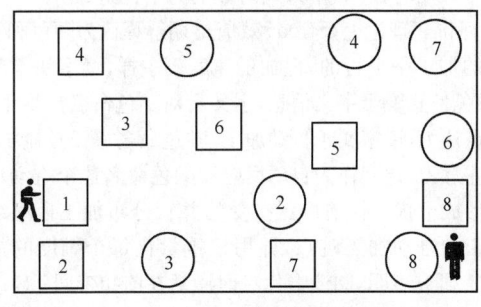

图 1 - 6 - 2 - 4 连线测验 B 部分

1. 评分 TMT-A 和 TMT-B 的耗时数,(TMT-B—TMT-A)/TMT-A 为干扰指数。

2. 评价 TMT 反映的是快速视觉搜索、视觉空间排序和认知定势转移(TMT-B)。TMT 对闭合性脑损伤、酒精中毒、药物依赖高度敏感,但对甲醛暴露受害者不敏感。Cahn 评估 238 例正常老人、77 例阿尔茨海默病危险人群和 45 例阿尔茨海默病患者,TMT-A 的平均得分分别为 48 s、56 s 和 84 s,TMT-B 的平均得分分别为 124 s、173 s 和 228 s,能有效区分这三组样本,TMT-B 的敏感性(87%)优于 TMT-A(69%),特异性相似(分别为 90% 和 88%)。严重度匹配的阿尔茨海默病和血管性痴呆之间没有显著差异。以往曾经将 TMT-A 和 TMT-B 的表现定位在左额叶,但近来发现左额叶损伤和右额叶损伤患者的 TMT 用时数并没有显著差异,病灶容积与测验得分也没有相关性。

TMT 有两种变异版本,一种是口头 TMT,省略了视觉运动成分,适合视觉障碍和利手瘫痪的被试者;一种是着色 TMT,用两种不同颜色的数字代替数字和字母,体现文化公平,但在不同种族的(非裔、西班牙裔和高加索裔)美国人中依然有显著差异。我们采用的将数字包含在两种不同图形中来消除中国人对英语字母不熟悉的影响,可说是第三种变异版本。

(十四) Stroop 色词测验

Stroop 色词测验(Stroop color words test)通常由 3 步组成:呈现卡片 A,要求尽量快而正确地读出一组颜色字(如黄、红、蓝和绿);呈现卡片 B,要求尽量快而正确地读出一组不同颜色的圆点的色名;最后,呈现卡片 C,要求尽量快而正确地读出字的颜色的名称,比如第一个字是用绿色印刷的"蓝"字,应读作"绿",而不是"蓝"。

Stroop 色词测验是 1935 年 Stroop 首先使用的,其后的发展演变使它有很多变异版本,如卡片的数量从 2 张到 4 张不等(2 张版去掉卡片 A,4 张版增加卡片 D,要求交替读出字本身的名称和字的颜色名称);每张卡片的字数少则 17 个、多则 176 个;字的颜色少则 3 种、多则 5 种。评分方法也有差异,有的采用完成一定字数的时间消耗,有的采用限定时间内的完成字数。一般地说,增加卡片的张数、字数和颜色种类,可使测验的难度和复杂性增加,需要更高的注意力、更大的可塑性。现在介绍的是我们神经心理研究室采用的,也是国际上常用的中等难度的版本,由 3 张卡片,每张 50 字、4 种颜色组成。

1. 评分 每张卡片用时数,正确阅读个数,错误包括说错个数、遗漏个数、立即改正个数、延迟改正个数、重复个数、特意拉长声音个数和为掩饰不流畅而插入"这个"之类口头语的次数。卡片 C 用时数/卡片 A 用时数的为干扰指数。

2. 评价 理论上,Stroop 效应早期解释认为颜色和字义两个维度的加工是平行的,但加工速度不一样,读字快于颜色命名,即颜色信息晚于字义信息,字义会对颜色命名产生干扰;另一种观点认为,读字属于自动加工,颜色命名属于控制加工,需要集中注意力,读字作为自动反应和颜色命名这个主动反应相互竞争形成干扰。目前广泛接受的并行分布加工模型综合了平行加工和自动加工观点,并用权重量化每个维度的加工速度。PET 研究表明,阅读卡片 C 时激活在前扣带回。Stroop 色词测验能有效地区分轻度痴呆和抑郁患者,对轻度阿尔茨海默

病患者具有良好的敏感性,对于判断痴呆的严重度也较敏感。精神分裂症、帕金森病、亨廷顿病都有干扰效应(卡片 C 时间延长);脑外伤患者 3 张卡片的用时均有延长,左额叶损伤患者的 Stroop 色词测验的卡片 C 的表现比其他脑部位损伤的患者差。Stroop 色词测验不适用于色盲和色弱被试者。

(十五) 划消测验

划消测验(cancellation test)有各种不同的类型,如 Diller(1974)发表了 9 种划消测验,包括 2 种数字划消、2 种字母划消、2 种单词划消、2 种几何符号划消和 1 种简单图片划消。可以划消 1 个或 2 个目标,如字母划消中同时划去所有的"C"和"E"。

本节介绍 Gauthier 于 1989 年发表的一种符号划消测验——搜钟测验(bells test)。在一张 21.5 cm×28 cm 的纸张上,有 315 个小的物品剪影图,其中 35 个小钟是要求划消的目标(图 1-6-2-5)。如果将全图均分为 7 列,每列 5 个小钟,用于干扰的小图也是恒定的。操作步骤是:首先呈现 15 种小图,施测者指着要求命名,假如不能命名,施测者可以另取一张,直至确信被试者能再认。然后,呈现测验图,要求圈出所有的小钟。圈完后,要求检查一遍。记录劝告后识别的符号。

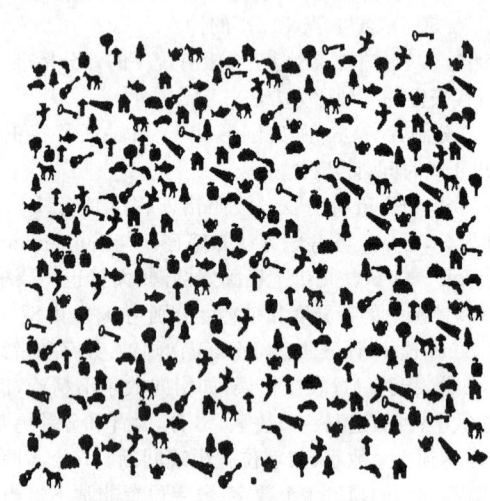

图 1-6-2-5 划消测验图片

1. 评分 圈出小钟的正确数;完成时间。研究时还可分析左侧、右侧和中央列的错误数和遗漏数。注意观察被试者搜索过程。

2. 评价 用于识别卒中患者的偏侧忽视,尤其是轻中度忽视的检测,本测验优于线交错测验(Albert,1973)、线条等分测验(Schenkenberg,1980),或模仿画房子、钟面、花朵和几何图形等方法。阿尔茨海默病患者倾向于在全图中央部分出现更多错误。

(十六) Wisconsin 卡片分类测验

Wisconsin 卡片分类测验(Wisconsin card sorting test,WCST)是 Berg 和 Grant 于 1948 年开发,此后有多种修订版本出现,本节介绍的是 Heaton 于 1981 年修订发表、1993 年再次完善的标准化版本。WCST 由 4 张模板(分别为 1 个红三角形、2 个绿五角星、3 个黄十字形和 4 个蓝圆)和 64 张根据不同的形状(三角形、五角星、十字形、圆形)、不同的颜色(红、黄、绿、蓝)和不同的数量(1、2、3、4)的卡片构成。要求受试者根据 4 张模板对总共 64 张卡片进行分类。测试时不告诉受试者分

类的原则,只说出每一次测试是正确还是错误。开始后如受试者按颜色进行分类,告诉他是正确的;连续正确 10 次后,在不给予任何暗示下将分类原则改为形状;同样地根据形状分类连续正确 10 次后,将分类原则改为数量;根据数量分类连续正确 10 次后,分类原则又改为颜色,然后依次又是形状、数量。受试者完成了 6 次分类或将 64 张卡片分类完毕,整个测验就算结束。测验没有时间限制,一般 20 min 即可完成。

现在 WCST 有各种基于计算机操作的版本,可以避免因烦琐的评分导致的错误。

1. 评分　指标有:① 分类数,即测验中完成的范畴数,从 0 分到 6 分;② 第 1 个范畴的试验数,是在定势转移之前的概念化指标;③ 持续(perserative)错误百分比,反映与总的测验表现相关的持续错误,持续反应是不放弃旧的分类范畴,也就是说不能转移到新的分类范畴;④ 定势维持失败,指不能成功地持续使用策略;⑤ 概念水平反应百分比,反映被试者已洞察正确的分类策略;⑥ 其他,如学习能力、错误百分比、持续反应百分比、非持续错误百分比等也是有用的指标。值得注意的是,Nelson 修订版、Osmon 修订版和 Heaton 修订版的卡片张数、评定指标及结果并不相同,使用时应该注明是那种版本。

2. 评价　WCST 用于评估抽象思维和根据可能的环境变化快速转移认知策略的能力,是测量执行功能的测验。执行功能包括行为始动力、抽象推理、次序排列、定势转移、策略修改、自我控制、处理新信息应付新情境能力、思维灵活性与计划性等。除此之外,被试者还必须在选择规则时接受负激励而有效加工反馈信息,记住这些规则(情景记忆)和拒绝某些规则(推理能力)。有些研究认为 WCST 与工作记忆、特征识别、冲动控制和社会意识与动机水平有关。

在背外侧额叶切除术患者和眶额叶和后部病灶的患者之间,WCST 的表现不同。PET 或 SPECT 研究支持 WCST 对额叶功能敏感的观点。但是,弥漫性脑病变和额叶外紊乱的患者也可与局灶性额叶病变患者的表现相同。如 Axelrod 将额叶局灶性病变者、额叶和非额叶皆有病变的患者、非额叶病灶患者、弥漫性病变患者与正常对照组比较均有显著差异,区分准确率为 71%,但 4 个患者组之间没有显著差异。另外一些研究者发现脑外伤患者和颞叶癫痫患者 WCST 的表现可以比额叶病变者严重。帕金森病、韦尼克-柯萨可夫综合征、药物依赖、孤独症、多发性硬化和精神分裂症均有损害表现。因此,WCST 不能用来预测额叶病灶。它能反映的执行功能是多个脑部位的整合,额叶只是其重要成分。

(十七) 汉语失语检查法

失语是由于获得性大脑局部病灶引起的语言加工障碍。在西方国家,经典的失语检查法包括波士顿诊断性失语检查(BDAE)、西方失语成套测验(WAB)和双语失语症检测法(BAT)等。国内迄今发表的失语检查法都是参照国外传统的失语症检查法(主要是 BDAE 和 WAB),结合国情,并考虑汉文化、语言特点及方言等因素编制的,比较常用的有 5 个版本:中国科学院心理研究所胡超群等编制的"临床汉语言语测评方法"、北京医院王新德等编制的"汉语失语检查法(草案)"、北京大学第一医院高素荣编制的汉语失语检查法(ABC)、中国康复研究中心李胜利等编制的"汉语失语症标准检查法"和暨南大学附属第一医院陈卓铭等编制的"基于计算机辅助的汉语失语

检查法"。以使用广泛的 ABC 为例,具体检查内容为:谈话、理解、复述、命名、阅读、书写、结构与视空间、运用和计算等(表 1-6-2-7)。

表 1-6-2-7　汉语失语检查法(ABC)

领域	项目
口语 表达	① 信息量;② 流利性;③ 系列语言;④ 复述;⑤ 命名
听理解	① 判断题;② 听辨认;③ 口头指令
阅读	① 视觉阅读;② 听字辨认;③ 字画匹配;④ 读指令执行;⑤ 填空
书写	① 抄写;② 听写;③ 系列书写;④ 看图书写;⑤ 自发书写

1. 评分　自由交谈,分析语量(字/分)、旋律(语调)、短语长度,发音灵活性,语法形式变化,错语的有无与类型(语音、语义、声调错语,声调错语为汉语所特有),找词(实质词)、用力程度。命名包括反应(如用什么点烟?)、实物命名、图片命名、身体部位命名和颜色命名(如煤是什么颜色?)。听觉理解除了听字辨认,执行指令,还有对实际问题的应答(如灯是用来照明的,对吗?)和句法解码(如姐姐的丈夫是男是女? 你在吃晚饭前吃中饭吗?)。

临床医生使用的"简易失语检查法"包括 5 个步骤:① 模仿画一个正方形、"十"字形、三角形;② 说出这 3 个图的名称;③ 写出这 3 个图的名称;④ 复述语句(如"老虎头上拍苍蝇");⑤ 解释这句话的意义并写下来。

2. 评价　基于临床资料,汉语语言的脑结构定位研究有两种基本观点:一种认为汉语语言的脑结构定位与欧美国家的研究结果相同,汉语与拉丁语的脑内接受、编码、保持和提取模式相似;另一种观点强调表意与表音语言的差异,认为汉人左脑卒中后失语的发生率(尤其是纯感觉性失语和命名性失语)较西方人低,汉人右脑有语言功能比例较西方人高;汉人脑卒中后失写症、失读症和空间忽视的发生率也较西方报道低。

传统失语检查法的优点是:① 以简单明确的"运动/感觉""表达/接受"两维模式取向为分析基础;② 能比较好地区分常见的失语类型,如运动性失语、经皮质运动性失语、感觉性失语、经皮质感觉性失语、混合性失语、传导性失语等;③ 其失语分类和影像学证实的失语的解剖定位之间有比较高的符合率(67%~94%)。

传统失语检查法的局限性有:① 语言材料的选择并没有充分的现代语言学依据,未能分析语言内部的加工过程。② 有相当多的失语无法归类。Albert 和 Prins 发现只有 20%~30% 的失语患者符合特定失语综合征中的一种;Godefroy 调查 207 例住院失语症患者,发现 50% 被试者表现为完全性失语或传统失语症检查法无法分类。这说明目前的失语检测方法是不全面的。③ 把失语视为单纯的语言问题,而没有充分考虑其他认知功能(如记忆和执行功能)对语言功能的影响作用。④ 在诊断、治疗和康复等检查目的方面,传统的评估由于忽视了语言和非语言交流以及技巧性语言能力的评估,用于治疗效果的评价不够敏感。另外,失语治疗效果的评价除了失语检查法,还采用沟通能力指数(PICA)和爱丁堡功能性交流能力检查法(EFCP)等。

王荫华等使用汉语失语检查法(ABC)评估阿尔茨海默病

患者,发现不同严重度的阿尔茨海默病患者有不同的语言障碍,阿尔茨海默病早期表现为轻度词命名障碍、轻度复述障碍、听理解障碍及书写障碍;阿尔茨海默病中期表现为流利型失语,类似于经皮质感觉性失语;阿尔茨海默病晚期表现为经皮质感觉性失语向 Wemicke 失语过渡,最终缄默不语。

(十八) EC301 数字和计算量表中文修订版

EC301 数字和计算量表中文修订版包括以下内容:① 数字与非数字次序,共 6 项,顺数、倒数、连续加 3、非数字次序;② 数字大小概念,共 4 项,数点数、数字比较;③ 数字的感知与表达,共 9 项,数字阅读、口头复述、指出数字、听写数字、抄写数字、数字分解("请指出 43 217 那个数字是个位数、十位数、百位数、千位数、万位数"),两种汉语数字阅读、抄写和听写;④ 算术符号的感知与表达,共 3 项,符号阅读、符号听写、列算式;⑤ 数字转化,共 2 项,包括两种语文数字转化阿拉伯数字(如叁拾玖→39、四十七→47),阿拉伯数字转化为语文数字(34→三十四);⑥ 说出相邻数字,共 4 项;⑦ 运算,共 4 项,包括心算、笔算、估算、珠算;⑧ 数字相关记忆,共 2 项,精确数字知识的记忆,如一小时有几分钟;估计数字,如"上海夏天的最高气温是多少度"? 回答在 38~41℃之间的都算对。

将 EC301 数字和计算量表中文修订版用于 MCI 和痴呆患者,发现上述项目中最敏感的题目是"说出相邻数字",项目内容为请被试者听:"我读出以下数字,要求你说出该数的前一个和后一个。"数字为 56、105、132、8 436、62 894。该分测验综合了加减计算、注意广度,其本质可能与常用的"100 连续减 7"接近。

与国外同类研究相比,"心算""笔算""估算""珠算"对于患 MCI 和轻度阿尔茨海默病的中国老人的敏感性略为逊色,这与中国数字的单音节、数字递进简洁性、运算口诀的规律性有关。

(十九) Das-Naglieri 认知评估系统

Das-Naglieri 认知评估系统(Das-Naglieri cognitive assessment system,CAS)是基于 Luria 的 3 个机能联合区的神经心理学理论,将大脑区分为 3 个功能单元,测验由 4 部分组成,包括反映计划的数字匹配和设计编码测验、反映注意的表达性注意和感受性注意测验、反映同时性加工的非文字推理和文字空间关系及图形记忆测验、反映即时加工的单词复述和句子复述测验。分别反映前额叶、脑干和枕叶听区、颞叶视区的功能等。

(二十) 日常生活能力量表

日常生活能力量表(activity of daily living scale,ADL),由 Lawton 和 Brody 制定于 1969 年。由躯体生活自理量表(physical self-maintenance scale,PSMS)和工具性日常生活活动量表(instrumental activities of daily living scale,IADL)组成,主要用于评定被试者的日常生活能力。ADL 共有 14 项,包括两部分内容:一是躯体生活自理量表,共 6 项:上厕所、进食、穿衣、梳洗、行走和洗澡;二是工具性日常生活能力量表,共 8 项:打电话、购物、备餐、做家务、洗衣、使用交通工具、服药和自理经济。每项 4 级评分:① 自己完全可以做;② 有些困难;③ 需要帮助;④ 根本无法做。评定时按表格逐项询问,如被试者因故不能回答或不能正确回答(如痴呆或失语)则可根据家属、护理人员等知情人的观察评定。如果无从了解,或从未做过的项目,例如没有电话也从来不打电话,记(9),以后按研究

规定处理。评定结果可按总分、分量表分和单项分进行分析。总分量低于 16 分,为完全正常;大于 16 分有不同程度的功能下降,最高 64 分。单项分 1 分为正常,2~4 分为功能下降。凡有 2 项或 2 项以上≥3 分,或总分≥22 分,为功能有明显障碍。

(二十一) 认知功能减退知情者问卷

认知功能减退知情者问卷(informant questionnaire for cognitive decline in the elderly,IQCODE)是由与患者关系密切的知情者完成的调查表。完整版本为 26 项,简化版本为 16 项(表 1-6-2-8),两版本有高度的相关性与相似的效度。IQCOD 反映的记忆功能包括情景记忆、语义记忆、远期记忆与学习能力 4 个方面。与 MMSE 相比,IQCODE 不受患者病前智力、教育水平、职业能力的影响,但是,受年龄影响,情感状态、人格特征、知情者与患者的关系也会影响 IQCODE 的评定。所以,IQCODE 的优点是:① 教育程度影响少,不是评定实际水平,而是评定变化状况;② 根据日常生活表现发现认知功能早期改变是敏感的,可以用于遗忘型 MCI 的识别;③ 简单、费用低。缺点是:① 有时找不到知情者,因为知情者必须密切了解就诊者目前和 10 年前的情况;② 知情者的立场不够客观,甚至存在利益冲突,从而影响评分。

表 1-6-2-8　认知功能减退知情者问卷(IQCODE)

项目	明显好	好一点	无变化	差一点	明显差
1. 记得家庭成员和朋友的信息,如职业、生日和地址					
2. 记得最近发生的事情(近 1 周发生的个人、家庭或社会上的重要事件)					
3. 记得近几天谈话的主要内容					
4. 记得自己的地址和电话号码					
5. 记得现在是几月几号					
6. 记得家里东西通常存放在哪里					
7. 能够找到放在不同地方的东西					
8. 记得家里熟悉的电器是如何运转的					
9. 能够学习使用近来新添置的家庭用品					
10. 能够学习各种非专业的新知识					
11. 能够复述近几天看的书或电视里的故事(如主要人物的姓名、主要情节)					
12. 能对每天的事情做出决定					
13. 购物时账目清楚					
14. 处理财务,如退休金、在银行存取款					
15. 能够处理日常计算问题,如购买食品、计算日期等					
16. 能够理解事情发生的前因后果					

IQCODE 指导语:与 10 年前比较,你的朋友或亲戚目前的表现。注意是自身比较,如果他 10 年前的记忆比较差,现在仍然一样差,那么是"无变化"。"明显好"指目前情况明显优于 10 年前;"明显差"指目前情况明显差于 10 年前。

(二十二) 神经精神量表

神经精神量表(neuropsychiatric inventory questionnaire,NPI)是 Cumming 等于 1994 年针对痴呆患者所呈现的精神病理改变而设计的(表 1-6-2-9)。

表 1-6-2-9　神经精神量表(NPI)记录表(询问知情者或家属)

(面对照料者)对于以下行为是否存在,请您回答"是"或"否"。如果相符请在后面的方框里打钩。并请给这些行为的发生频率(1～4)和严重度(1～3)分别评分。两者的乘积(A×B)为患者的该项得分。再给您的痛苦程度评分(0～5)。

内容	发生频率 1 2 3 4	严重度 1 2 3	痛苦度 0 1 2 3 4 5
1. 妄想(delusions)			
2. 幻觉(hallucinations)			
3. 激越(agitation)			
4. 抑郁/心境恶劣(depression)			
5. 焦虑(anxiety)			
6. 情感高涨/欣快(euphoria)			
7. 情感淡漠(apathy)			
8. 去抑制(disinhibition)			
9. 易激惹/不稳定(irritability)			
10. 迷乱的动作行为(aberrant motor behavior)			
11. 睡眠(night-time behaviors)			
12. 食欲和饮食障碍(appetite and eating disorders)			

(二十三) 流调用抑郁自评量表

流调用抑郁自评量表(center for epidemiological survey depression scale,CES-D)有 20 个项目,4 级评分,总分 60 分(表 1-6-2-10),由美国国立精神卫生研究院制定,可以问卷的形式进行问讯评估或自我测查。CES-D 已被使用了 20 多年,证实其有效性,评分大于 16 分则高度提示临床抑郁(敏感性 86%,特异性 90%,预测阳性率达 80%)。已证明其在老年卒中患者(观察者评估和自我评估)中与其他抑郁测量结果高度一致,也在多个研究中被用以评估卒中后抑郁症状。它还被用于心血管健康研究。

表 1-6-2-10　流调用抑郁自评量表(CES-D)

项目	0分 1分 2分 3分
1. 我因一些小事而烦恼	
2. 我不大想吃东西,我的胃口不好	
3. 即使家属和朋友帮助我,我仍然无法摆脱心中的苦闷	
4. 我觉得我比不上一般的人	
5. 我在做事时无法集中自己的注意力	
6. 我感到情绪低沉	
7. 我感到做任何事都很费力	
8. 我觉得我的前途没有希望	
9. 我觉得我的生活是失败的	
10. 我感到害怕	
11. 我的睡眠情况不好	
12. 我感到高兴不起来	
13. 我比平时说话要少	
14. 我感到孤单	
15. 我觉得人们对我不太友好	
16. 我觉得生活没有意思	
17. 我曾哭泣	
18. 我感到忧愁	
19. 我觉得人们不喜欢我	
20. 我觉得无法继续我的日常工作	

CES-D填写说明:以下是一些你可能有过或感觉到的情况或想法。请按照过去一星期内你的实际情况或感觉,在适当的格子内画"√"。

0分:没有或几乎没有(过去1周内,出现这类情况的日子不超过1天)。
1分:少有(过去1周内,有1～2天有过这类情况)。
2分:常有(过去1周内,有3～4天有过这类情况)。
3分:几乎一直(过去1周内,有6～7天有过这类情况)。

在国内,CES-D 总分的划界分是,≤15 分为无抑郁症状;16～19 分为可能有抑郁症状;≥20 分为肯定有抑郁症状。

(二十四) 老年抑郁量表

老年抑郁量表(geriatric depression scale,GDS)是 Yesavage 和 Brink 于 1983 年编制的(表 1-6-2-11),它的主要优点是评分方法非常简洁,适合老人使用。GDS 也是被试者自评的,若由评定员评估,通常总得分比自评低。有轻度认知障碍的老人仍然可以准确地完成 GDS。GDS 有 30 道判断题,满分 30 分,≤10 分为无抑郁症状;11～20 分为可能有抑郁症状;≥21 分为肯定有抑郁症状。GDS 有一个简短的版本是 GDS-15,由 15 项组成,有的研究认为它比 30 项的 GDS 有更高的可接受性,得分判断标准是:0～4 分正常,5～8 分轻度抑郁,8～11 分中度抑郁,12～15 分重度抑郁。其他还有 12 项、10 项、5 项、4 项和 1 项组成的版本。文献中常用的是 15 项与 5 项版本。表 1-6-2-11 中带 * 的项目组成 5 项版本,带 # 的组成 15 项版本。

表 1-6-2-11　老年抑郁量表(GDS)

编号	项目	回答
1 * #	你对生活基本上满意吗?	是　否
2 #	你是否已放弃了许多爱好与兴趣?	是　否
3 #	你是否觉得生活空虚?	是　否
4 * #	你是否感到厌倦?	是　否
5	你觉得未来有希望吗?	是　否
6	你是否因为脑子里一些想法摆脱不掉而烦恼?	是　否
7 #	你是否大部分时间精力充沛?	是　否
8 #	你是否害怕会有不幸的事落到你头上?	是　否
9 #	你是否大部分时间感到幸福?	是　否
10 * #	你是否经常感到孤立无援?	是　否
11	你是否经常坐立不安,心烦意乱?	是　否
12 * #	你是否愿意待在家里而不愿去室外做些新鲜事?	是　否
13	你是否常常为将来的生活担心?	是　否
14 #	你是否觉得记忆力比以前差?	是　否
15 #	你觉得现在活着很开心吗?	是　否

续　表

编号	项目	回答	
16	你是否常感到心情沉重、郁闷？	是	否
17 * #	你是否觉得像现在这样活着毫无意义？	是	否
18	你是否总为已经过去的事忧愁？	是	否
19	你觉得生活很令人兴奋吗？	是	否
20	你开始一件新的规划很困难吗？	是	否
21#	你觉得生活充满活力吗？	是	否
22#	你是否觉得你的处境已毫无希望？	是	否
23#	你是否觉得大多数人比你强得多？	是	否
24	你是否常为一些小事伤心？	是	否
25	你是否常觉得想哭？	是	否
26	你集中精力有困难吗？	是	否
27	你早晨起来很快活吗？	是	否
28	你希望避开各种聚会吗？	是	否
29	你做决定很容易吗？	是	否
30	你的头脑像往常一样清晰吗？	是	否

填写说明：选择最切合您一周来的感受的答案，在每题后选择"是"或"否"。

(二十五) 焦虑自评量表

焦虑自评量表(self-rating anxiety scale，SAS)由 Zung 编制 (1971)。SAS 采用 4 级评分，主要评定症状出现的频度，其标准为："1"表示没有或很少时间有；"2"表示有时有；"3"表示大部分时间有；"4"表示绝大部分或全部时间都有。20 个条目中有 15 项是用负性词陈述的，按上述 1～4 顺序评分；其余 5 项 (第 5、9、13、17、19 项)注 * 号者，是用正性词陈述的，按 4～1 顺序反向计分(表 1-6-2-12)。

表 1-6-2-12　焦虑自评量表(SAS)

项目	评分	他评
1. 我觉得比平常容易紧张或着急	1 2 3 4	1□
2. 我无缘无故地感到害怕	1 2 3 4	2□
3. 我容易心里烦乱或觉得惊恐	1 2 3 4	3□
4. 我觉得我可能将要发疯	1 2 3 4	4□
*5. 我觉得一切都很好，也不会发生什么不幸	4 3 2 1	5□
6. 我手脚发抖、打颤	1 2 3 4	6□
7. 我因为头痛、颈痛和背痛而苦恼	1 2 3 4	7□
8. 我感觉容易衰弱和疲乏	1 2 3 4	8□
*9. 我得心平气和，并且容易安静坐着	4 3 2 1	9□
10. 我觉得心跳得很快	1 2 3 4	10□
11. 我因为一阵阵头晕而苦恼	1 2 3 4	11□
12. 我有晕倒发作，或觉得要晕倒似的	1 2 3 4	12□
*13. 我吸气、呼气都感到很容易	4 3 2 1	13□
14. 我的手脚麻木和刺痛	1 2 3 4	14□
15. 我因为胃痛和消化不良而苦恼	1 2 3 4	15□
16. 我常常要小便	1 2 3 4	16□
*17. 我的手脚常常是干燥温暖的	4 3 2 1	17□
18. 我脸红发热	1 2 3 4	18□
*19. 我容易入睡，并且一夜睡得很好	4 3 2 1	19□
20. 我做噩梦	1 2 3 4	20□

分析指标：SAS 的主要统计指标为总分。将 20 个项目的各个得分相加，即得粗分；用粗分乘以 1.25 以后取整数部分，就得到标准分，或者可以查表作相同的转换。Zung 根据美国受试者测评结果，规定 SAS 的标准分 50 分作为焦虑症状分界值。全国焦虑障碍协作组吴文源等人对 1 158 例正常人(常模)测评结果分析，正评题 15 项平均值 1.29 ± 0.98；反向 5 项均分 2.08 ± 1.71；20 项总分均值 29.78 ± 0.46，可作为代表常模总分均值的上限。

(二十六) 照料者负担量表

在世界范围内，家庭系统一直以来是痴呆照料的基石。国内外研究发现痴呆家属照料者较非痴呆家属照料者经历更多的应激，这些应激包括客观应激源(stressors)和主观角色负担(strain)。客观应激源包括照料者的人口统计学特征，被照料者的认知、行为和躯体功能，照料者角色对家庭和职业的冲突、经济上的压力以及因照料而导致的社交孤立。主观角色负担包括照料过程的情绪体验、关系剥夺，照料的主观评价、动机和影响。上述这些应激引发家属照料者明显的躯体和心理疾患。澄清和评估这些应激是制定对痴呆患者及其家属照料者有效的服务和干预项目中不可或缺的部分。常用的评估照料者应激工具中，Zarit 照料者负担量表(Zarit caregiver burden interview，ZBI)、照料者负担问卷(caregiver burden inventory，CBI)和照料压力问卷(caregiving stress inventory，CStI)的研发过程均来自对痴呆患者家属照料者的研究，因而被广泛地应用于该人群的相关研究，包括评价照料负担、主要影响因子、对照料者健康相关结局的影响等。

ZBI 由美国学者 Zarit(1980)根据照料负担测量的理论研制而成。中文版 ZBI(表 1-6-2-13)由王烈等修订，信效度分析显示量表总的和两维度 Cronbach α 系数均大于 0.7(0.75～0.88)；条目敏感性分析结果提示量表反应度较好(Cronbach α 系数在 0.87～0.89 之间)；各条目分与总分相关分析结果发现条目 4、6、20 和 21 的相关系数低于 0.3，分别为 0.230、0.249、0.249、0.160，提示上述条目内容与量表内容相关性较低；各维度和条目间 Cronbach α 系数中仅条目 5 与内部条目(角色负担)的 α 系数(0.273)小于外部条目(个人负担)的 α 系数(0.361)。

表 1-6-2-13　Zarit 照料者负担量表(ZBI)

下列描述反映了人们在照顾其他人时的一些感受。请根据您自己的感受进行选择。请在相应的数字下打"√"。

0：从来没有过；1：很少(每月几次)；2：有时(每周 1～3 次)；3：相当频繁(每周 4～5 次)；4：几乎总是(几乎每天都有这种感觉)。

您觉得……	感受的频率				
	0	1	2	3	4
1　老人要求的帮助比他/她实际所需要的多					
2　因为把时间花在照顾老人身上，自己的时间不够用					
3　既要照顾老人又要承担其他家庭和工作责任使您紧张					
4　老人的一些行为让人难堪					
5　当老人在您身边时，您感到生气					

<table>
<tr><td colspan="2"></td><td colspan="5">续　表</td></tr>
<tr><td rowspan="2"></td><td rowspan="2">您觉得……</td><td colspan="5">感受的频率</td></tr>
<tr><td>0</td><td>1</td><td>2</td><td>3</td><td>4</td></tr>
<tr><td>6</td><td>老人对您与其他家庭成员的关系产生了负面的影响</td><td></td><td></td><td></td><td></td><td></td></tr>
<tr><td>7</td><td>您为老人的前途担忧</td><td></td><td></td><td></td><td></td><td></td></tr>
<tr><td>8</td><td>老人很依赖您</td><td></td><td></td><td></td><td></td><td></td></tr>
<tr><td>9</td><td>当老人在您身边时,您觉得紧张</td><td></td><td></td><td></td><td></td><td></td></tr>
<tr><td>10</td><td>因为照顾老人,您感到自己的健康受损了</td><td></td><td></td><td></td><td></td><td></td></tr>
<tr><td>11</td><td>因为照顾老人,您的个人生活不如期望的好了</td><td></td><td></td><td></td><td></td><td></td></tr>
<tr><td>12</td><td>因为照顾老人,您的社交生活受到了影响</td><td></td><td></td><td></td><td></td><td></td></tr>
<tr><td>13</td><td>您不太愿意叫朋友过来玩了</td><td></td><td></td><td></td><td></td><td></td></tr>
<tr><td>14</td><td>老人在期待您照顾他/她,就好像您是他/她唯一的依靠</td><td></td><td></td><td></td><td></td><td></td></tr>
<tr><td>15</td><td>您的收入不够照顾老人</td><td></td><td></td><td></td><td></td><td></td></tr>
<tr><td>16</td><td>您没有能力再照顾老人很长时间了</td><td></td><td></td><td></td><td></td><td></td></tr>
<tr><td>17</td><td>您的生活被搅乱了</td><td></td><td></td><td></td><td></td><td></td></tr>
<tr><td>18</td><td>您希望把照顾老人的任务交给别人</td><td></td><td></td><td></td><td></td><td></td></tr>
<tr><td>19</td><td>您不知道拿他/她怎么办</td><td></td><td></td><td></td><td></td><td></td></tr>
<tr><td>20</td><td>您应该为他/她做得更多</td><td></td><td></td><td></td><td></td><td></td></tr>
<tr><td>21</td><td>您可以在照顾他/她的方面做得更好</td><td></td><td></td><td></td><td></td><td></td></tr>
<tr><td>22</td><td>总的来说,您觉得照顾老人对您是一个负担</td><td></td><td></td><td></td><td></td><td></td></tr>
</table>

(二十七) 其他常用测验

其他常用测验包括阿尔茨海默病评估量表(ADAS)、临床记忆量表、瑞文(Raven)推理测验、Halstead - Reitan 成套神经心理测验、Luria - Nebraska 成套神经心理测验等。

1. ADAS　包括认知行为量表(ADAS - cog)与非认知行为量表。认知行为量表包括定向、语言、结构、观念的运用、词语即刻回忆与词语再认,共 11 题,用时 15～30 min,满分 70 分。非认知量表包括恐惧、抑郁、分心、不合作、妄想、幻觉、步态、运动增加、震颤、食欲改变等 10 项,每项 5 分,共 50 分。未经治疗的中度阿尔茨海默病患者每年 ADAS - cog 总分下降 7～10 分。通常将改善 4 分(相当于 6 个月平均自然下降分数)作为临床上抗痴呆药物显效的判断标准。治疗组有效的标准是与安慰剂对照组相差 2.5 分以上。ADAS 是目前应用最广泛的抗痴呆药物临床试验的疗效评价工具。由于 ADAS - cog 没有详细检测执行功能的项目,在血管性痴呆(VaD)的疗效评定中,修订版的 VaDAS - cog 增加了范畴流畅性、数字-符号转换、迷宫、数字广度的倒数等测验。

2. 临床记忆量表　这是中国科学院心理研究所许淑莲等编制的一套记忆量表,包括指向记忆、联想学习、图像自由回忆、无意义图形再认和人像特点回忆 5 个分测验,以记忆商(MQ)来衡量记忆等级水平。

3. 瑞文推理测验(RPM)　是 1938 年 Raven 设计的非文字智力测验。由 60 道题组成,分为 5 组,由易到难逐渐增加;每题都是一张主题图,要求从图下 6～8 张小图片中选择 1 张填补主题图的缺失部分,使整幅图合理完整。满分 60 分。RPM 测量人的解决问题能力、知觉和思维、发现和利用信息以及有效地适应社会生活的能力。

4. Halstead - Reitan 成套神经心理测验　包括范畴测验、触摸操作测验、节律测验、手指敲击测验、Halstead - Wepman 失语筛查测验、语声知觉测验、侧性优势检查、握力测验、连线测验和感知觉障碍检查,共 10 个分测验。其中连线测验已在前文介绍。全套测验共需要耗时 2 h 以上。

5. Luria - Nebraska 成套神经心理测验　包括运动量表、触觉量表、节律量表、视觉量表、言语感知量表、表达性言语量表、书写量表、阅读量表、算术量表、记忆量表和智力量表,共 11 个分测验。

二、神经心理测验用于大脑皮质定位的选择

(一) 额叶

额叶具有以下功能：① 执行功能。前额病变时最突出的障碍是不能启动和执行新的、有目的方向的行为,包括计划性、持续行为、自我意识和自我知识的分离、时间整合等。② 记忆方面,前额皮质的完整对空间工作记忆的操作极为重要;额叶患者对要求判断事件发生的时间顺序上可有严重损害。③ 语言方面,左额损害患者词语流畅作业做得不好。

评定工具：颜色-形状分类测验、Wisconsin 卡片分类测验(WCST)、Porteus 迷宫测验、伦敦塔测验、连线测验 A 与 B、Stroop 色词测验、受控词语联想测验、次序排列测验和符号数字模式测验等。

(二) 颞叶

颞叶皮质以语义记忆障碍为主,颞叶内侧以情景记忆障碍为主。

评定工具：听觉词语学习测验或 California 词语学习测验(CVLT)、Rey - Osterrich 复杂图形测验(R - O CFT,记忆部分)、韦克斯勒记忆量表(WMS)、Boston 命名测验(BNT)、Benton 视觉保持测验、面容再认测验、Corsi 积木测验、节律测验、Fuld 物品记忆测验(FOM)等。针对听觉和视觉通道可分选择言语和非言语测验。

(三) 顶叶

检查知觉障碍、言语障碍、空间定向障碍、失用、计算不能、体象障碍等。

评定工具：画钟测验、Rey - Osterrich 复杂图片测验(R - O CFT,模仿部分)、Benton 视觉保持测验、面容再认测验、木块排列、图形拼凑、触摸操作测验、逻辑-语法测验、数学测验。

(四) 枕叶

评定工具：颜色命名、名人面容再认测验、绘制地图测验和 Gottschaldt 包埋图测验。

三、神经心理测验常用组合

选择神经心理测验的标准：标准化样本的质量、心理测量学的质量、携带轻便、测查简短、费用低廉、使用方便、对认知域的特异性(用于 1 h 的成套调查)、可有多种供前后对照的版本、可供国际或跨文化交流、缺乏天花板和地板效应、曾在研究人群中使用过。

(一) 阿尔茨海默病

CERAD 成套神经心理测验由美国阿尔茨海默病联合登记协作组织(CERAD)在 20 世纪 80 年代后期制定。该套测验共

有 10 个分测验：受控词语联想测验；Boston 命名测验；词表记忆与再认；结构测验；Shipley - Hartford 单词表；词语配对联想学习测验；Nelson 成人阅读测验（用于评估病前智力功能）；连线测验 A 与 B；手指敲击测验；画钟测验。美国有常模资料。非英语国家如德国、韩国等亦建立了该套测验的正常老人常模资料。我国尚未引进该套测验，但除了因文化背景差异不能直接引用 Shipley - Hartford 单词表和 Nelson 成人阅读测验外，其余 8 个分测验已经在我国研究者中使用。这套测验评估的认知领域比较全面，每个分测验的难易广度较大，不仅可用于识别临床前阿尔茨海默病，对于甄别认知损害的不同病因也有一定作用。缺点是耗时长，必须由经过严格训练的神经心理学专家对结果进行解释。

（二）癫痫

癫痫患者常常伴有认知功能的障碍，发生率为 30% ～ 40%。临床表现为对一般知识的注意力下降、数字推理能力、视觉空间能力、视运动协调能力、抽象概括能力、计划判断能力和词汇表达能力的减退。其严重程度与癫痫类型、癫痫灶部位、起病年龄与发作频度有关。长期应用抗癫痫药物（如苯二氮䓬类、苯巴比妥类、苯妥英钠和托吡酯）对认知功能也有一定的影响。Lezak(1995)提出以下测验对癫痫所致认知障碍比较敏感：注意采用连续运算测验（如连续加 3、减 7 或字母表倒背）、数字广度和算术测验（取自 WIS）、符号数字模式测验和连线测验；视知觉和视觉推理采用图形拼凑（取自 WIS）；记忆和学习采用句子复述测验、听觉词语学习测验、故事回忆、Rey - Osterrich 复杂图形测验（即刻和延迟记忆）、持续视觉再认测验和符号数字模式测验（记忆每个符号配对的数字）；语言功能采用 Boston 命名测验、受控词语联想测验、知识和相似性测验（取自 WIS）；结构功能采用 Rey - Osterrich 复杂图形测验（模仿部分）和积木图案（取自 WIS）；运动功能采用手指敲击测验和面-手测验；情绪状态采用 Beck 抑郁清单。上述 20 种测验中有 18 种已见上述介绍，国内易获得。

（三）多发性硬化（MS）

多发性硬化的认知障碍发生率为 30% ～ 70%，可以累及注意、近时记忆、信息加工速度、执行功能、言语智商和空间知觉，认知损害程度与多发性硬化的类型有关，与临床特征的演变及 MRI 显示的病灶变化并不平行，有认知损害的多发性硬化患者预后比无损害者差。Lezak(1995)提出以下测验可用于检测多发性硬化患者的认知障碍：注意采用连续运算测验、数字广度和算术测验（取自 WIS）；视知觉和视觉推理采用图形拼凑（取自 WIS）和视觉搜索测验；记忆和学习采用句子复述测验、听觉词语学习测验、故事回忆、数字系列学习测验和持续视觉再认测验；语言功能采用 Boston 命名测验、受控词语联想测验、知识和相似性测验（取自 WIS）；概念形成采用范畴测验；情绪状态采用 Beck 抑郁清单。

四、常用认知评估的正常值

中国的地域广大，各地的语言和文化背景也有差异，通过协商，筛选出大部分地区认可的分测验，通过大样本验证，从而建立中国统一数据库（Chinese Cognitive Uniform Database，CCUD）。目前，我们通过大量的论证研究，筛选出 8 个国内外常用的分测验并制定了上海地区使用的划界分（表 1 - 6 - 2 - 14）。

表 1 - 6 - 2 - 14　常用认知评估的主要指标的划界分

指标	$\bar{x}-1.5s$			$\bar{x}-1s$		
	50～59 岁	60～69 岁	70～79 岁	50～59 岁	60～69 岁	70～79 岁
记忆功能						
AVLT 长延迟回忆	4	3	2	5	4	3
AVLT 前 5 次回忆总分	20	18	15	24	22	19
CFT - 长延迟回忆	9	8		12	11	9
空间加工						
CFT - 模仿总分	32	30	29	33	31	30
CDT 总分			17			20
语言功能						
AFT 总分			10			12
BNT 总分			20			22
注意功能						
SDMT 总分			29			34
TMT - A 耗时数-中学[#]	85	90	120	70	80	90
TMT - A 耗时数-大学[#]	70	80	85	65	67	75
执行功能						
CWT - C-耗时数[#]	106	111	130	94	100	116
CWT - C-正确数	40	38	35	41	40	38
TMT - B 耗时数-中学[#]	200	230	290	180	200	260
TMT - B 耗时数-大学[#]	200	210	240	180	190	220

注：# 分别为 $\bar{x}+1.5s$、$\bar{x}+1s$。

五、计算机辅助神经心理测验

神经心理测验一个令人兴奋的发展方向是计算机辅助神经心理测验,它的基础是项目反应理论;对于正常认知功能和极轻微的损害,它是简洁的、敏感的方法。但是,它成本比执笔测验高,需要信息科学的专家参与设计与分析,对被试的教育水平和理解能力有一定要求,这些局限性影响了它在发展中国家的应用。

目前常用的计算机辅助神经心理测验有自动神经心理评估体系(automated neuropsychological assessment metrics,ANAM)、计算机实施的轻度认知损害筛查(the computer-administered neuropsychological screen for mild cognitive impairment,CANS-MCI)、认知药物研究计算机评估系统(cognitive drug research computerized assessment system,COGDRAS)、计算机辅助成套神经心理测验(computerized neuropsychological test battery,CNTB)、剑桥神经心理测验自动化版(Cambridge neuropsychological test automated battery,CANTAB)和轻度认知损害计算机评估(computer assessment of mild cognitive impairment,CAMCI)等。各种版本的项目大部分是相同的,且大部分项目是根据纸笔版本转化修订而来,以下仅简单介绍 CAMCI 的分测验内容。

CAMCI 的分测验:星星划销测验、数字广度测验、词语记忆测验、图片记忆测验、Go/No-Go Test 是根据纸笔版本转化修订而来的,虚拟现实的商店购物路径测验(包括将要购买物品的前瞻性记忆、路径的选择和偶然记忆等)和虚拟银行的 ATM 取款任务。

参 考 文 献

[1] 郭起浩,洪震.神经心理评估[M].上海:上海科学技术出版社,2016.
[2] ALBERT M S, DEKOSKY S T, DICKSON D, et al. The diagnosis of mild cognitive impairment due to Alzheimer's disease: recommendations from the National Institute on Aging and Alzheimer's Association workgroup on diagnostic guidelines for Alzheimer's disease[J]. Alzheimers Dement, 2011, 7(3): 270-279.
[3] LEZAK M D, HOWIESON D B, LORING D W. Neuropsychological assessment[M]. Fifth ed. New York: Oxford University Press, 2004.
[4] STRAUSS E, SHERMAN E, SPREEN O. A compendium of neuropsychological tests[M]. New York: Oxford University Press, 2006.

第七章　神经系统疾病流行病学

丁玎

第一节　概　述

神经流行病学(neuroepidemiology)是研究神经系统疾病的流行病学,是随着神经病学和流行病学的发展而不断成熟、发展起来的。它研究神经系统疾病在人群及人群的各个亚组(如年龄、性别、地区、种族以及不同干预组等)中的发病频度、动态变化及其差异,从而研究各种客观存在和人为干预的因素对神经疾病的影响,提供病因学、发病危险因素及防治措施的线索,进而为神经系统疾病的预防、诊断和治疗提供依据。

神经流行病学研究方法有现场调查、现场实验、疾病登记等。此外,随着分子生物学的发展和遗传学的发展,又产生了分子流行病学和遗传流行病学。

一、现场调查

现场调查是流行病学的主要研究方法,并随着统计学和计算机科学的发展而得到了极大的发展。现场调查一般有两种目的:一种是了解疾病的流行情况。疾病流行情况需要用各种统计指标来描述,如发病率、死亡率等,称为描述性研究。另一种是通过现场调查,了解不同人群亚组间的差异是否有统计学意义,以了解各种因素与疾病流行的联系,为因果关系的研究

提供线索,也就是对假设进行统计学检验(假设检验),称为分析性研究。在设计描述性研究时,需要考虑用哪种抽样方法和样本量等问题。在分析性研究的设计时,需要精心考虑用什么样的研究设计(前瞻性或回顾性、定群研究还是病例对照研究等)、选择合适的对照及样本量等。

二、现场实验

现场调查是对情况进行了解和观察,因而比较难以控制各种可能的混杂和偏倚。而现场实验则是在现场经过精心设计,对研究对象进行分组,分别给予不同的干预措施(如不同的药物、饮食制度、生活方式等)以观察实验的结果。由于这种实验可以人为地控制一些因素,因而比现场调查能更好地控制混杂和偏倚。这类研究也被称为实验流行病学(experimental epidemiology)。根据现场的不同,现场实验又可分为社区实验(community trial)和临床试验(clinical trial)。前者是以人群为整体来评价干预措施的防治效果;后者是对患者进行药物等的干预,以观察药物的疗效和不良反应,同时也包括二级预防的效果评价等。

社区实验常常是对社区的人群进行不同的干预,以进行比较。在设计时同样要考虑到不同分组人群的可比性、随机分组和样本量的估计等。在社区进行随机分组常常会有困难,因为相近的邻居间得到不同的措施常会引起质疑。有时只好以条件相似的未实施干预的社区作为对照。其中"条件相似"的要

求是很重要的。曾经有人研究社区心脑血管疾病危险因素的社区干预效果,研究者以已经进行过多年干预的四个社区为试验区,以一个未经干预的社区作为对照,这是绝对错误的。由于两者不具有"条件相似"的要求,这样的设计将得不到可靠的结果。临床试验方法的金标准是随机对照试验(randomized controlled trial,RCT)。如果能做到双盲试验则更为理想。这方面,药品监督部门有许多文件来规范其设计和实施,如国际协调会议(international conference of harmonization,ICH)的临床试验管理规范(good clinical practice,GCP),我国食品和药品监督管理局的《药品临床实验质量管理规范》以及 ICH 和我国的各种指导原则。这些文件使得临床试验的设计和执行都有可靠的依据。

三、疾病登记

随着社会经济发展、人口老龄化以及生活方式的转变,慢性非传染性疾病(以下简称慢性病)已经成为危害居民健康的重要公共卫生问题。近年来我国慢性病的发病率及死亡率一直呈上升趋势,主要慢性病如脑血管病、心血管疾病、恶性肿瘤已成为导致居民死亡的主要原因。

慢性病发病登记报告是慢性病预防控制工作的重要内容之一。通过登记报告可以系统地收集居民主要慢性病发病相关信息,了解疾病的动态情况,及时发现患者并开展个体化动态健康管理;可以掌握主要慢性病发病特征和流行趋势,为制订预防控制策略和评价防治效果提供科学依据。在神经系统疾病方面,美国已建立了头部与脊髓外伤、多发性硬化、颅内肿瘤以及卒中等全国性的登记制度;欧洲的一些国家建立了卒中的登记制度和癫痫妇女妊娠登记制度。我国尚未建立神经系统疾病规范的登记制度。但是,从疾病预防控制中心的死亡登记和各地恶性肿瘤的登记资料中,可以得到有关神经系统疾病的死亡及神经系统恶性肿瘤发病的有关信息。

四、分子和遗传流行病学

分子流行病学是阐明疾病和健康状态相关的生物标志物在人群和生物群体中的分布及其影响因素,并研究防治疾病、促进健康的策略与措施的科学。分子生物标志(molecular biomarker)主要指代表生物结构和功能的生物大分子特征,如DNA、RNA、蛋白质等,是生物标志的主要部分。遗传流行病学是研究与遗传有关的疾病在人群中的分布、发生的原因,以及制订预防或控制对策的学科。其着重研究在疾病发生中遗传与环境因素所起的作用、作用方式和疾病的防制方法。遗传流行病学这个概念囊括了非常广泛的研究范围,包括从疾病在家族中的现象到某一疾病的特定的分子起源。在过去的十年中,遗传流行病学进展迅速,包括人类基因组序列、常见遗传变异的识别、应用大型的高生产量医疗设备研究人类基因组方面的进展。近年来,人们的研究热点从原来的单基因引起的遗传疾病(如:亨廷顿病)转向常见的多基因病或复杂疾病(如阿尔茨海默病),它可能是基因与环境因素相互作用的结果。

本章着重介绍脑卒中、癫痫、痴呆和帕金森病这几种常见的神经系统疾病的流行病学数据及其相关的危险因素。

第二节 脑 卒 中

急性脑血管病又称脑卒中(stroke),临床上分为缺血性卒中和出血性卒中两大类。脑卒中是目前导致人类死亡的第2位原因,也是主要的致残性疾病,其高发病率、高死亡率和高致残率,给社会、家庭和患者带来沉重的负担。世界卫生组织近期公布的数据:在各种神经系统疾病中脑卒中的伤残调整生命年(DALY)排在首位;发展中国家脑卒中死亡占全世界卒中死亡的85.5%,其DALY是发达国家的7倍。

近几十年来,我国人民生活条件和生活方式明显改变,加之迅速到来的人口老龄化,导致国民的疾病谱、死亡谱发生了很大的变化。目前脑血管病已成为危害我国中老年人身体健康和生命的主要疾病。据国家卫健委(原卫生部)统计中心发布的人群监测资料显示,无论是城市或农村,脑血管病近年在全死因顺位中都呈现明显前移的趋势。城市居民脑血管病死亡率已上升至第2位,农村地区在20世纪90年代初脑血管病死亡率列第3位,90年代后期升至第2位。2004—2005年卫生部组织完成的全国第3次死因回顾抽样调查报告显示,脑血管病已跃升为我国居民死因的首位。据统计,在存活的卒中患者中,约有3/4不同程度地丧失劳动能力,其中重度致残者约占40%。另据国内各地医院近年统计,多数医院神经内科病床收治的患者约3/4是脑卒中,且平均医疗费用也在不断上升。中国心血管病年报2005年公布的数字,2003年我国脑血管病的直接医疗费用375亿元人民币。若考虑到医疗费用上涨因素,再加上各种间接损失,估计目前我国因脑血管病造成的经济损失每年已超过500亿元人民币。本病已成为严重影响国计民生的重要公共卫生问题,必须引起高度重视。

由于人们普遍缺乏必要的防病保健知识,导致很多人的生活方式不健康。目前我国居民中导致脑血管病发生的几种主要危险因素如高血压、糖尿病、高脂血症等患病率正在快速上升,吸烟状况也无明显改善;另外一个不容忽视的客观危险因素即人口老龄化,我国60岁以上人口现已超过1.5亿,2025年将达到3亿。由于脑卒中超过2/3都发生在≥60岁以上人群,所以老龄人口的迅速增长,必然会影响到脑卒中发病率升高。上述几种主要危险因素的现状决定了脑卒中的发病率、患病率、死亡率在近年内还会继续上升的必然趋势。

一、发病率、患病率和死亡率

20世纪80年代初,世界卫生组织(WHO)经反复论证,制定了一项为期10年的研究方案,全名为"多国心血管病趋势和决定因素监测"(multi-national monitoring of trends and determinants in cardiovascular diseases),简称 MONICA 方案。该方案是在不同国家选定的人群中,用统一标准、统一方法测量心血管病和脑卒中的死亡率、发病率及其变化趋势。同时也可评价动态变化与已知的危险因素、生活习惯和主要社会经济特点变化的关系。1984年起,有12个国家20多个中心参加的 MONICA 方案正式开始实施,1993年结束。总监测人年数(35~64岁)超过1 500万。MONICA 方案研究结果表明,脑卒中年龄标化发病率男性在 124/10 万～388/10 万之间,女性在 61/10 万～312/10 万之间(表1-7-2-1)。一项对美国、瑞典、英国等 8 个国家进行的脑卒中发病研究分析发现,1989—1995 年期间,澳大利亚脑卒中发病率下降了 25%;1981—2002 年期间,英国牛津郡脑卒中发病率下降了 29%;而瑞典、美国、丹麦和爱沙尼亚等几个国家的脑卒中发病率研究期间均在增加。

表1-7-2-1 WHO MONICA 方案研究各国 35～64 岁人群脑卒中发病率和死亡率(1/10 万)

国家	人群所在地	监测人口	发病率		死亡率	
			男	女	男	女
中国	北京	286 006	247	175	66.7	58.0
丹麦	Glostrup	133 416	173	92	32.7	20.9
芬兰	Kuopio 省	95 812	351	173	64.7	30.2
芬兰	North Karelia	65 139	280	123	70.0	30.8
芬兰	Turku/Loimaa	77 826	247	105	50.2	24.9
德国	Halle 县	203 216	151	86	53.4	31.5
德国	Karl-Marx 县	212 565	176	104	54.7	31.5
德国	其他监测区	104 407	141	74	41.5	27.4
意大利	Friuli	377 048	124	61	41.9	23.6
立陶宛	Kaunas	147 671	308	159	80.0	39.3
波兰	Warsaw	196 459	184	90	79.4	47.2
苏联	Moscow	87 466	257	121	95.8	44.5
苏联	Moscow	229 561	241	126	95.5	51.4
苏联	Novosibirsk	50 391	388	312	113.0	76.1
瑞典	Gothenburg	152 479	137	69	28.6	16.1
瑞典	北部地区	190 986	207	111	31.0	22.9
南斯拉夫	Novi Sad	111 469	228	107	72.3	47.2

注:发病率、死亡率用世界人口构成标化。改编自:Thorvaldsen P, Asplund K, Kuulasmaa K, et al. Stroke, 1995, 26(3):361-367.

国内自 20 世纪 80 年代开始,采用多中心、标准统一的前瞻性研究主要有 4 项重大课题:① 中国-WHO MONICA 方案;② 中国 10 组人群高血压、冠心病、脑卒中发病及其危险因素研究;③ 中国七城市脑卒中危险因素干预试验;④ 中国城乡社区人群心脑血管病综合预防研究。下面对上述研究结果分别作一简要介绍。

(1)中国-MONICA 方案:全国有 16 个省市参加,监测总人口约 590 万,为期 10 年(1984—1993 年)。该项研究设计严谨,但由于样本量太大,缺乏足够的经费支持和研究时间较长,质量可能会受到一定影响。据 1994 年吴桂贤等报告结果:我国大庆市脑卒中发病率最高,男性为 596/10 万,女性为 432/10 万。最低为安徽省滁县,男女发病率分别为 54/10 万和 30/10 万。

(2)中国 10 组人群高血压、冠心病、脑卒中发病及其危险因素研究:此项课题由中国医学科学院心血管病研究所牵头,全国城乡 10 个地区参加,为期 7 年(1983—1989 年)。监测总人年数为 3 819 659 人年,平均每年监测人口约 55 万。男性脑卒中发病率 90/10 万～138/10 万,女性为 76/10 万～91/10 万。该资料有如下特点:① 从 1983—1989 年变动趋势看,男性发

病率有上升趋势,女性发病率虽也略有上升,但不显著。② 脑卒中标化发病率显示北方高于南方地区;发病率最高的是哈尔滨和北京,最低的是浙江渔民和广西农民。但该研究总体结果偏低。

(3)中国七城市脑卒中危险因素干预试验:该研究由北京市神经外科研究所牵头组织完成。样本人群约 11.5 万人,其中半数作为对照组(又称监测社区,不进行特殊干预)。按统一标准进行严格的疾病监测,诊断的可信度较高。七城市监测社区 1986—1990 年的平均年发病率分别为 237/10 万、241/10 万、220/10 万、223/10 万和 182/10 万(表1-7-2-2)。除 1990 年有较大幅度下降外,前 4 年无明显变化。

(4)中国城乡社区人群心脑血管病综合预防研究:这是一项国家科技攻关课题,为期 5 年(1991—1995 年)。研究地区为北京、上海、长沙三市区和北京市房山区农村共 4 个点。总人群 42 万,仍设半数人口为对照社区,对照社区只作疾病监测,不进行干预。因本研究制订了一套严格的疾病监测、诊断标准和质量控制措施,脑卒中的发病率、死亡率均有较好的参考价值(表1-7-2-2)。

表1-7-2-2 我国几组前瞻性研究(监测组)脑卒中发病率和死亡率(1/10 万)

研究项目	时间	监测人口	发病率		死亡率	
			男	女	男	女
七城市研究	1986	57 941	295	180	149	89
	1987	57 268	314	167	149	142
	1988	59 028	239	202	137	145
	1989	58 743	260	186	143	105
	1990	58 124	188	177	151	123
三市一县	1991	153 705	197.4	212.2	119.7	110.6
	1992	209 707	226.5	165.4	158.9	122.3
	1993	209 346	235.3	189.7	154.4	116.9
	1994	208 567	236.7	204.6	178.7	133.3
	1995	202 538	192.1	175.1	105.8	109.5
三城市研究	1996	152 492	198.4	178.2	141.5	87.1
	1997	151 455	260.2	191.8	135.4	93.3
	1998	148 563	225.3	208.3	111.3	105.5
	1999	148 753	229.0	201.5	113.8	100.1
	2000	147 425	182.1	178.8	98.6	72.6

引自:张国瑾,主编. 国外脑血管疾病研究进展. 北京:中国医药科技出版社,2000.

中国台湾地区一篇权威性报告显示,台湾也属脑卒中高发地区,1975—1976 年台北市全年龄组人口脑卒中发病率为 170/10 万。其中 35 岁以上脑卒中发病率为 330/10 万;65 岁以上男性为 2 580/10 万,女性为 1 760/10 万。

脑卒中在世界范围平均患病率为 500/10 万～600/10 万。我国 1983 年完成的六城市调查结果为 719/10 万;1985 年完成的 21 省农村及少数民族地区 24 万人的调查资料,患病率为 394/10 万。从我国各地的标化患病率看,最高的是吉林省,最低为浙江省(表1-7-2-3)。

表 1-7-2-3　我国部分省(直辖市、自治区)脑卒中发病率、死亡率、患病率(1/10 万)

地名	发病率		死亡率		患病率	
	发病粗率	标化率*	死亡粗率	标化率*	患病粗率	标化率*
黑龙江	163.50	202.75	88.25	118.10	427.03	543.69
吉林	200.56	234.40	121.59	145.03	537.35	662.20
辽宁	167.35	191.35	81.31	96.18	387.35	452.74
上海	203.06	144.85	196.73	138.63	248.88	175.78
北京	118.81	116.90	85.62	86.82	452.04	440.00
天津	99.44	105.20	94.73	105.57	421.45	454.79
河北	180.46	190.15	87.42	90.65	537.86	553.72
山西	75.04	75.45	52.25	50.94	177.12	180.69
内蒙古	65.13	107.60	26.72	44.69	215.00	354.19
山东	115.16	105.05	71.43	64.17	307.98	287.01
河南	86.21	107.60	49.59	61.86	231.57	285.31
新疆	81.13	97.15	48.49	59.60	205.57	254.55
青海	59.30	104.15	49.42	87.33	114.19	207.24
宁夏	118.28	139.40	79.71	97.24	243.40	299.05
甘肃	78.88	116.55	50.20	75.21	166.21	239.44
陕西	99.53	100.42	89.19	92.68	203.60	267.74
四川	86.19	85.30	70.22	68.15	114.52	118.24
贵州	68.19	75.50	50.93	57.28	121.58	132.15
西藏	127.30	450.40	98.70	370.17	76.41	195.62
云南	74.42	83.65	52.93	60.63	123.24	139.79
广东	52.24	53.20	43.70	45.20	105.13	108.11
广西	68.91	73.55	55.46	51.83	110.07	117.47
湖南	145.54	141.15	88.88	86.20	307.81	299.12
湖北	124.96	119.95	81.45	77.67	267.54	257.00
江苏	115.95	105.05	117.82	104.19	248.44	218.49
安徽	79.56	110.80	57.74	80.74	115.45	152.82
江西	96.86	91.30	67.49	63.58	150.32	141.02
福建	97.04	99.10	98.71	85.41	144.05	143.01
浙江	86.34	71.35	80.62	66.81	127.35	106.00

注:*采用世界人口年龄构成进行标化。引自:全军脑血管病流行病学协作组.中国脑血管病流行病学研究.北京:人民军医出版社,1993.

自 1920 年以来,脑卒中死亡率在一些工业发达国家如美国、澳大利亚、瑞士、法国、英国等一直呈缓慢下降趋势。美国脑卒中死亡率的下降始于 20 世纪 50 年代,70 年代起下降速度加快。1970—1977 年间下降 17%,每年平均下降约 3%,非白种人死亡率下降大于白种人。法国、英格兰和威尔士下降的曲线基本与美国一致,自 20 世纪 50 年代初到 80 年代末,脑卒中死亡率各自下降了 40%~50%。日本 1950—1980 年脑卒中死亡一直高居各种死因之首,1980 年以后降为第 2 位,1985 年后再降为第 3 位,平均每年下降速度为 5%~7%。而在俄罗斯、波兰、塔吉克斯坦、亚美尼亚、保加利亚、匈牙利和罗马尼亚等国,脑卒中死亡率近年有明显上升。在非洲,脑卒中死亡率比英国、加拿大及其他发达国家更高。2002 年 WHO 在非洲的调查结果显示,除了塞舌尔男女脑卒中死亡率较低,分别为 27/10 万、22/10 万外,其余非洲国家脑卒中死亡率男性为 107~

189/10 万,女性为 95~168/10 万。

我国过去缺乏标准统一的系统研究,加上观察时间相对较短,对脑卒中死亡率、发病率的时间变化趋势不清楚,特别是对脑卒中发病率的变化趋势仍需进一步研究。卫生部统计中心来自全国各省市数千万人的疾病监测资料显示,我国从 1988—2007 年脑血管病死亡率在 105/10 万~135/10 万之间。城市高于农村地区,男性高于女性,20 世纪 90 年代末上升到高峰,2000 年起城乡人群脑血管病死亡率都呈现出明显下降趋势。

2013 年,在中国 31 个省的 155 个城乡中心开展了全国脑血管病流行病学调查。在 480 687 名 20 岁以上的成年参与者中,年龄标准化患病率、发病率和死亡率分别为 1 114.8/10 万、246.8/10 万人年和 114.8/10 万人年。在新发病例和罹患病例中,脑梗死分别占 69.6% 和 77.8%,脑出血分别占 23.8% 和 15.8%,蛛网膜下腔出血分别占 4.4% 和 4.4%,未分型分别占 2.1% 和 2.0%。年龄≥40 岁男性脑卒中患病率显著高于女性(P<0.001)。卒中最常见的危险因素是高血压(88%)、吸烟(48%)和饮酒(44%)。2013 年脑卒中患病率估计值比 30 年前报告的数据要高,特别是在农村居民中(P=0.017)。脑卒中年发病率和死亡率以东北地区最高(365/10 万人年和 159/10 万人年),其次是中部地区(326/10 万人年和 154/10 万人年),西南地区发病率最低(154/10 万人年),华南地区死亡率最低(65/10 万人年)(P<0.002)。

二、脑卒中亚型分布

脑卒中按人群流行病学研究分类常分为 4 种亚型,即脑出血(CH)、脑梗死(CI)、蛛网膜下腔出血(SAH)和难分类的脑卒中(ID)。脑卒中各亚型分布在不同国家、不同地区存在明显的差别。随着 CT、MRI 技术的问世和普及,西方发达国家自 20 世纪 70 年代,我国自 80 年代起对脑卒中分型诊断的准确度已大大提高。据统计,目前国内一些大城市脑卒中患者经 CT 或 MRI 的诊断率已达 95% 以上。但农村地区由于交通和经济条件等所限,诊断率仍普遍较低;城市郊区一般可达到 50%~70%,偏远农村地区经 CT 诊断率为 30%~50%。

表 1-7-2-4 中列举了 20 世纪 70 年代末期至 90 年代文献报道的社区人群首次脑卒中发病诊断分型。从表中可以看出如下特点:① 世界范围内均以缺血性脑卒中(脑梗死)占多数,占总数的 55%~80%,出血性脑卒中(脑出血、蛛网膜下腔出血)占 10%~20%,难分类的脑卒中约占 5%。② 东亚主要是中国和日本的脑出血明显高于西方国家。过去有些西方学者怀疑中国的研究资料中分类诊断的可靠性不够,但近年一些中国的报告 CT 诊断率已相当高,使人们不得不接受这个事实。中国 1992—1998 年完成的两项社区人群随访调查研究,将未做 CT 检查的病例全部去除后分析,结果脑出血所占比例仍高达 37%~38%,高于西方国家 3~4 倍。其中长沙市区出血性脑卒中高达 50% 以上,确切原因有待阐明。以人群为基础的研究发现,中国缺血性脑卒中的发病率占总脑卒中的 45.5%~75.9%,西方国家占 67.3%~80.5%;中国出血性脑卒中的发病率占总脑卒中的 17.1%~55.4%,西方国家占 6.5%~19.6%。我国江滨等报告的中国三大城市脑卒中发病与趋势的研究结果与以往的报道结果基本一致,与西方国家相比,我国人群中出血性脑卒中发病率相对较高,而缺血性脑卒中较

低。调整年龄后,年龄≥55 岁的人群总的脑卒中发病率以长沙最高,出血性脑卒中也是如此。过去的 10 年,3 个城市出血性脑卒中的发病率降低,而缺血性脑卒中的发病率升高,这表明中国人脑卒中亚型结构趋向西方模式。虽然,遗传因素在解释东西方脑卒中发病率和构成的差异上不可忽视,但是,对发病率的趋势分析也提示了环境因素的作用。

表 1-7-2-4　各国报道的社区人群(首次发病)脑卒中诊断分型

作者(报道年份)	国家(地区)	资料来源	各型脑卒中所占比例(%)			
			CH	CI	SAH	ID
Wolf(1977)	美国	22 年随访	5	73	10	3
Garranway (1983)	美国,明尼苏达	社区登记	13	73	10	4
Herman(1982)	荷兰,Tilburg	卒中登记	9	83	3	3
Sivenius(1982)	芬兰,Kuopio	社区随访	9	80	3	3
Sanderock(1985)	英国	社区随访	14	70	6	10
Tanaka(1981)	日本,Shibata	社区随访	23	65	7	5
李世绰(1985)	中国,六城市	发病调查	44	51	2	3
陈丹阳(1986)	中国,北京	社区登记	40	54	2	4
杨期东(1992)	中国,七城市	社区随访	38	60	1	1
吴升平(1998)	中国,三市一县	社区随访	37	60	2	1
Harmsen(1992)	瑞典	社区登记	20	54	15	11
Henrik(1992)	丹麦	社区登记	7	78	1	14
Kagan(1994)	夏威夷(日本裔男性)	队列随访	17	73	6	4
Nakayama(1997)	日本	队列随访	23	67	9	1
洪祖培(1993)	中国,台湾	前瞻性随访	30	61	5	4

注:CH 为脑出血,CI 为脑梗死,SAH 为蛛网膜下腔出血;ID 为难分类的卒中。
引自:张国瑾,主编. 国外脑血管疾病研究进展. 北京:中国医药科技出版社,2000。

人群流行病学研究一般很少有人单独选择其中一种亚型进行大样本调查,因为从经济学角度考虑这种做法不太值得。但近期有几篇人群缺血性脑卒中亚型的分析文章,这些文章主要来自美国。其中 Woo D 等报道 1993 年美国辛辛那提地区 5 个县 187 000 名黑种人中经住院或尸解诊断的缺血性脑卒中病例。缺血性脑卒中年发病率按 TOAST 分型标准如下:原因不明 103/10 万;心源性梗死 56/10 万;小血管梗死 52/10 万;大血管梗死 17/10 万;其他原因 17/10 万。2005 年 Kleindorfer 等报道在美国辛辛那提地区 130 万居民中短暂性脑缺血发作(TIA)的标化发病率为 83/10 万。White 2005 年报道美国北曼哈顿区调查结果,白种人中首发缺血性脑卒中的年发病率为 88/10 万,西班牙裔人群中发病率为 149/10 万,黑种人中发病率为 191/10 万。德国学者 Kolominsky-Rahas 等报道 1994—1998 年 4 年间在 Erlangen 小城确诊的 583 例缺血性脑卒中,按 TOAST 分型心源性梗死年发病率为 30.2/10 万,小动脉血管梗死发病率为 25.8/10 万,大动脉硬化性梗死发病率为 15.3/10 万。

北京市神经外科研究所与上海复旦大学神经病学研究所、中南大学湘雅医院神经病学研究所、中国医学科学院阜外医院心血管病研究所等合作,自 1991 年开始在北京、上海、长沙进行大规模社区人群脑血管病综合防治研究。该项研究对人群

脑卒中发病报告制度与诊断核实程序都比较严格。在未受到干预的对照社区 20 余万人群中,1991—1995 年缺血性脑卒中的发病率男性为 111.0/10 万～136.8/10 万,女性为 104.9/10 万～134.5/10 万。

三、性别与年龄分布差异

纵观世界各国的统计资料,绝大多数的结果显示脑卒中发病率与死亡率男性高于女性。中国六城市调查男女发病率之比为 1.5:1,死亡率之比为 1.1:1;21 省农村调查男女发病率之比为 1.03:1,死亡率之比为 1:1.1;1983—1995 年国内进行的几项前瞻性研究,男女发病率和死亡率之比在 1.1～1.6:1 之间。国外一些研究资料与我国有所差别,芬兰的 3 组研究资料,男女发病率之比为 2.0～2.35:1;瑞典、波兰、立陶宛、意大利、丹麦等也都在 2:1 左右。但美国 Framingham 一组观察 18 年的研究却得到不同的结果,45～54 岁、55～64 岁和 65～70 岁 3 个年龄组脑梗死发病率男女之间并无明显差异。最近 Peter 等对 5 个洲 19 个国家的 59 项脑卒中发病的汇总分析发现,男性和女性初次发生脑卒中的平均年龄分别为 68.6 岁和 72.9 岁,男性脑卒中发病率和患病率分别比女性高 33% 和 41%;男性易发生脑梗死和脑出血,而女性则更易发生蛛网膜下腔出血,但这种差异没有统计学意义。和男性 1 个月病死率 19.7% 相比,女性预后似乎比男性更差,1 个月病死率是 24.7%。

脑卒中发病或死亡都与年龄有十分密切的关系。无论是缺血性脑卒中或出血性脑卒中,随着年龄的增大,其发病率和死亡率均呈明显升高。35 岁以上年龄每增加 5 岁,脑卒中发病率、死亡率增加接近 1 倍。以我国脑卒中发病年龄组专率统计,≤44 岁组为 30/10 万,45～64 岁组为 680/10 万,65～74 岁组为 1 150/10 万,≥75 岁组为 1 880/10 万。另一项研究对数百例首次发生脑卒中的患者进行分析,44 岁以下发病者约占总数的 5%,45～64 岁占 42%,≥65 岁者占 53%。由此表明,我国居民脑卒中(首次)发病年龄约 2/3 在 60 岁以上,75 岁以上人口脑卒中发病率最高,是 35～44 岁年龄组的 30 倍。所以预计随着我国人口老龄化的加速,脑卒中对国民的危害将日趋严重,应引起政府及各有关部门的高度重视。

四、地理分布差异

不少流行病学研究结果显示,脑卒中存在明显的地理分布差异,且这种差异不仅存在于不同国家之间,也存在于一国内的不同地区。脑卒中死亡率排在前几位的国家是俄罗斯、保加利亚、葡萄牙、匈牙利和捷克,其中多数集中在东欧地区。而北欧地区国家以及美国和澳大利亚较低。亚洲国家中日本、中国脑卒中死亡率较高,印度尼西亚、泰国、菲律宾则很低。在日本国内,以北方的秋田县发病率、死亡率最高。美国脑卒中高死亡率主要分布于东南部地区的佐治亚、阿拉巴马、卡罗来纳等州,而中西部地区如丹佛、科罗拉多州最低。

我国脑卒中的地理分布差异更为明显。无论城市或农村,脑卒中的发病率、死亡率、患病率均呈现出由北向南的递减趋势。东北、华北地区高发,广西、广东、四川则很低。其中最高的黑龙江省尚志市朝鲜族居民发病率比最低的广西壮族居民高 6 倍,死亡率高 9 倍。城乡比较结果,农村居民脑卒中患病

率显著低于城市居民,发病率、死亡率则与城市接近。但也有例外。如地处西北的新疆维吾尔族居民死亡率也很低。而位于长江以南的长沙市脑卒中的发病率、死亡率却很高;值得研究的是,该市脑出血的发病率明显高于国内其他地区,接近脑卒中病例总数的50%。

五、危险因素

世界卫生组织"卒中与其他脑血管病工作组"于1989年发表的脑卒中危险因素表,是迄今关于脑卒中危险因素研究结果的概括总结。我国人群中高血压、心脏病、脑缺血发作等因素同欧美国家一样是脑卒中肯定的危险因素,其他因素在我国人群中为可疑或否定。虽然脑卒中的危险因素有时有特殊的地理位置特点,但多数则是全球共同的(表1-7-2-5)。甚至受遗传因素控制的某些危险因素,仍可因易地居住、改变个人生活习惯或医学干预而削弱其作用。现将性别、年龄以外的已知的脑卒中危险因素分述如下。

表1-7-2-5　全球各地区脑卒中总体危险因素(1998)

危险因素	北美	欧洲	南美	日本	中国	中东	印度	非洲
高血压	+	+	+	+	+	0	+	+
高收缩压	+	+	+	+	+	+	+	+
高舒张压	+	+	+	+	+	+	+	+
糖尿病	+	+	0	−	0	0	0	+
心脏病	+	+	+	0	+	0	+/−	0
脑缺血发作	+	+	+	0	+	0	+	0
肥胖	+/−	+/−	0	0	0	0	0	0
血小板高凝聚性	+/−	0	0	0	0	0	0	0
嗜酒	+/−	0	0	0	0	0	0	0
吸烟	+	0	0	+	0	0	0	0
高血脂水平	+/−	0	0	+/−	0	0	+	0
胆固醇	+	+	0	0	0	0	0	+
三硝酸甘油	+	+	0	0	0	0	0	0
低密度脂蛋白	+	+	0	0	0	0	0	0
高尿酸症	+	+	0	0	0	0	0	0
感染	0	0	0	0	0	+/−	+	0
遗传与家族史	+/−	+	0	0	0	0	0	0
其他								
偏头痛	0	+	0	0	0	0	0	0
低气温	0	+	0	0	0	0	0	0
高雌激素避孕药	+	0	0	0	0	0	0	0
社会经济状况	+	+	0	0	0	0	0	0
血细胞比容增高	+/−	0	0	0	0	0	0	0
血细胞比容减少	0	0	0	0	0	0	0	0
纤维蛋白原增加	+	0	0	0	0	0	0	0
蛋白尿	+	0	0	0	0	0	0	0
食盐量	+	0	0	0	0	0	0	0

注:+ 肯定;+/− 可疑;− 否定;0 资料不足。

(一) 高血压

高血压是脑卒中最重要的、公认的独立危险因素。血压水平与脑血管病的危险呈连续性正相关;不同血压值(包括正常血压和正常高限血压)均与脑血管病的危险性相关联。所有高血压类型包括收缩期高血压、舒张期高血压以及混合性高血压都会增加脑卒中的危险性。高血压患者发生脑卒中的危险性

均高于非高血压患者和临界高血压患者。有大量证据表明:

(1)血压增高的程度与发生脑卒中危险呈明显正相关。

(2)高血压的"危险"作用在高龄组并不衰减。

(3)卒中发生的危险在那些伴有其他临床异常表现如左心室肥厚、心律不齐、眼底动脉硬化等状况的高血压患者中更为增加。

(4)脑卒中发病率与死亡率的地理分布差异与高血压病的地理分布差异相一致,这在国内外的研究均获得证实。

(5)有人认为,偶尔一次测量血压的数值即可用以估计脑卒中的危险,并有一定意义。还有学者报告,无症状的高血压比有症状的高血压危险性更大,前者发生脑梗死的危险比后者高4倍。

(6)血压与出血性脑卒中的联系比缺血性脑卒中更密切。

我国方向华等对1987年5个城市年龄≥35岁、无脑卒中病史的26 587人10年随访研究发现,在中国人群中,单纯收缩期高血压(ISH)和单纯舒张期高血压(IDH)同样常见,两者对脑卒中的发生有相似的预测价值;混合型高血压(SDH)患者发生脑卒中的危险性最高;中年高血压患者往往比老年患者更易发生脑卒中;被管理高血压(MHT)(SBP≥140 mmHg或DBP≥90 mmHg或正服用降压药)患者发生脑卒中的危险主要是由于心脏病和其他危险因素。混合型高血压与出血性脑卒中危险性之间的联系比其他高血压类型与脑卒中的联系更密切;单纯收缩期高血压组比单纯舒张期高血压组发生总的脑卒中、出血性和缺血性脑卒中的危险性都高,但差异没有显著性。血压与出血性脑卒中的关系女性比男性更密切,而缺血性脑卒中则正好相反。

高血压对脑卒中发生的危险作用还可从防治高血压对降低人群脑卒中发病率和死亡率的效果得到验证。有研究表明有效降低血压确实能降低脑卒中的发生。

(二) 心脏病

各种原因所致的心脏损害也是脑卒中的主要危险因素。无论在任何血压水平上,有心脏病的人患脑卒中的危险都要增加2倍以上。风湿性心脏病、冠状动脉硬化性心脏病、高血压性心脏病以及先天性心脏病,包括可能并发的各种心肌损害如心房纤颤、房室传导阻滞、心功能不全、左心室肥厚、细菌性心内膜炎和各种心律失常等,均可增加脑卒中,特别是缺血性脑卒中的危险。世界各国进行的研究,几乎一致证实了这一点。美国Framingham的研究结果,有心房纤颤者脑卒中的危险性增加5倍,且随年龄增长而增加。在明尼苏达州Rochester小城进行的一项前瞻性研究表明,对于缺血性脑卒中,高血压性心脏病的相对危险性为2.2,冠心病亦为2.2,先天性心脏病是1.7。有的学者报道,约有75%的脑卒中死亡者伴有一种或多种心脏疾患,冠心病患者发生脑梗死的机会比无冠心病者高5倍。对心源性心律失常的患者进行持续监护,观察到有20%~25%的患者出现局灶性或弥漫性脑缺血发作。另外,心脏病也可直接促成脑卒中的发生,成为脑卒中的直接原因,如风湿性心脏病附壁血栓脱落造成的脑栓死。国内21省农村调查结果,有心脏病病史者患缺血性脑卒中的危险增加15.5倍,有心律不齐或心脏扩大者其危险性增加7~8倍。上海一项前瞻性研究证明,有冠状动脉硬化性心脏病或高血压性心脏病者在男性比无此病者出血性脑卒中的发病率高6.8倍,女性差别

不明显;而缺血性脑卒中的发病率,有前述心脏病者与无心脏病者相比,男女分别为 5.48 倍和 4.22 倍。

(三)糖尿病

北美与欧洲国家的研究证实糖尿病是各种卒中及缺血性脑卒中肯定的危险因素。欧洲一些资料提示糖尿病可能也是出血性脑卒中的危险因素。在这些国家中,占有很高比例的脑卒中死亡证明书上同时有糖尿病的诊断。有证据表明,女性糖尿病患者发生脑梗死的危险性大于男性,接受胰岛素治疗的患者危险性大于未接受治疗者,其原因尚不清楚。但美国的有关糖尿病队列研究资料显示,血压正常的糖尿病患者,其卒中发生率并无明显增高。欧洲的研究也表明缺乏有力的证据表明糖尿病与出血性脑卒中的确切关系。中国和日本尚缺乏这方面的资料。Abbott 等对 690 例糖尿病患者及 6 908 名非糖尿病者对照观察 12 年,发现糖尿病患者脑卒中发病率为 6 230/10 万,而非糖尿病者为 3 270/10 万。Boysen 等发现在 35 岁的糖尿病患者发生脑卒中的危险性比非糖尿病者高 12 倍,但这种危险性随年龄增高而下降。Wolf 认为,糖尿病与高血压关系密切,而并非独立的危险因素。世界卫生组织专家组的报告结论是:糖尿病是大血管损害致缺血性脑卒中的危险因素,对小血管病的影响有待深入研究,对出血性脑卒中的作用尚未确定。目前还没有更多有关控制糖尿病能降低脑卒中发病率的充足证据。但是在脑卒中急性期控制高血糖水平的确能减轻脑损害的严重程度。

(四)短暂性脑缺血发作

有人认为,TIA 已经是卒中的一个亚型,不应算作危险因素。但多数学者仍将其归入脑卒中的危险因素一类加以讨论。据统计约有 30% 的完全性脑卒中患者发病前有 TIA 病史,约 1/3 的 TIA 患者会发生完全性脑卒中。有人甚至认为 TIA 迟早要发展为完全性脑卒中。本病的年发病率平均在 30/10 万~55/10 万之间。荷兰的 Michiel 撰文报道了对一组≥55 岁的 7 983 名社区人群进行 3 年的队列随访研究结果,其男性典型 TIA 的患病率 55~64 岁为 1 000/10 万,65~74 岁为 2 700/10 万,75~84 岁为 2 100/10(比无 TIA 史者高 6 倍以上),≥85 岁为 1 900/10 万;女性在上述 4 个年龄组分别为 900/10 万、1 000/10 万、2 400/10 万和 2 200/10 万。Dennis 等对 105 000 人中在 1981—1986 年期间有 TIA 发作的 184 例患者平均随访 3.7 年,发现 TIA 后第 1 年内发生脑卒中的危险性是正常人的 13 倍,7 年内发生脑卒中的危险性是正常人的 7 倍。国内 21 省农村调查,脑梗死病例中 11% 曾有 TIA 病史,这个比例与美国的一些研究相一致。病例对照研究显示 TIA 仅与脑梗死关系密切,而与出血性脑卒中并无明显相关。在同一研究中,共检出有 TIA 病史者 98 例,52 例(53%)后来发展成完全性脑卒中,而其中的 48 例(92%)是脑梗死。总之,不管是否应将其归入危险因素,TIA 都是近期发生脑卒中的一个"危险信号"。一些临床研究亦证明,用阿司匹林等抗血小板聚集制剂积极治疗 TIA 患者可明显减少缺血性脑卒中的发生率和死亡率。

(五)血脂异常

血脂异常是否为脑卒中的危险因素,很长时间以来并无确切定论。在早期日本和中国的一些研究中表明,血脂水平高并非脑卒中的危险因素,甚至有些研究呈现一定的"负相关"关系,即血脂偏高者发生脑卒中的危险反而低。Tanaka 报道在血压与血胆固醇水平均高的一组人群中,脑卒中的危险低于单纯血压高的另一组人群。Kondo 报道以及中国一组随访 9 年的前瞻性研究结果显示,脑卒中危险与血清胆固醇水平之间呈"U"字形相关关系,即当血清胆固醇过高或过低时均能增加脑卒中的危险。美国有些学者也提出血胆固醇处于低水平[<4.16 mmol/L(160 mg/dl)]时可增加出血性脑卒中的危险;胆固醇处于高水平[>5.72 mmol/L(220 mg/dl)]时与缺血性脑卒中发生又呈正相关。日本旅居美国夏威夷和加州的人群中,其血清总胆固醇水平较生活在日本本土者高,但脑卒中发病率和死亡率均低于后者,表明胆固醇增高并不是脑卒中独立的危险因素。

近年的荟萃分析证实,他汀类药物降血脂临床试验可显著降低脑卒中的发病率和死亡率。当然对此的意向是他汀类药物的这一作用并非为降低血脂的关系。长期以来我国居民膳食结构与西方人差异较大,虽然近年已有很大变化,但居民的平均胆固醇水平仍比欧洲和北美人偏低,然而我国脑卒中的发病率和死亡率却很高。由此看出,血脂增高特别是低密度脂蛋白升高虽然被证实是动脉粥样硬化的肯定危险因素,但对脑卒中的影响远不如其对冠心病的危险作用更明显。确切结论仍有待深入研究。

(六)肥胖或超重

对肥胖与脑卒中的关系,看法并不一致。芬兰一项前瞻性调查研究了肥胖指标腰围和腰臀围比值与脑卒中发病之间的关系,该研究纳入了 49 996 例研究对象(年龄 25~74 岁,无冠心病、无脑卒中者)。在 19.5 年随访期间,3 228 例发生脑卒中事件(674 例出血性脑卒中,2 554 例缺血性脑卒中)。与体重正常的男性(BMI 18.5~24.9)相比,经多因素调整(年龄、受教育年限、吸烟、体力活动、教育水平、家族脑卒中史和饮酒)后,无论男女,超重、肥胖者脑卒中风险明显增加。该研究还发现,腹型肥胖使男性发生缺血性脑卒中的风险更大,是男性缺血性脑卒中的确定危险因素。日本、印度与大洋洲的研究,包括我国 20 世纪 80 年代完成的城乡研究,均显示肥胖并不增加脑卒中的危险。北美和欧洲的研究资料也并不确定,而来自非洲的一些报道认为肥胖是脑卒中的肯定危险因素。流行病学纵向观察研究证实,体重的改变与血压的变化呈正相关,降低体重可减少患高血压病的危险性。肥胖增加了疾病的发病风险,尤其是增加高血压病、糖尿病、心脑血管疾病和关节炎的致残率和死亡率。因此可认为,肥胖或超重与脑卒中有间接的关系。

(七)吸烟

吸烟可增加冠心病的危险虽然早已得到公认,但对脑卒中的作用很长时间来未有明确结论,直到近期才被确定是脑卒中的重要危险因素。Rogers 发现长期吸烟,特别是长期大量吸烟可使脑血管舒缩功能降低并加速动脉硬化而增加脑卒中风险。

Framingham 研究 1956—1982 年发病的 495 例患者中有 243 例为脑梗死,经校正其他危险因素后男性和女性脑梗死的吸烟相对危险度分别为 1.6 和 1.9。檀香山研究组 1968—1980 年共研究了 7 872 名日本裔男性病例。获得缺血性脑卒中诊断 189 例,吸烟者的相对危险度平均为 2.5(95% CI:1.8~3.5)。在美国波士顿一项研究中亦得到类似结果,

1976 年起共登记 118 539 名护士,平均年龄 33～35 岁,在随访的 8 年中有 112 例患缺血性脑卒中,吸烟每天超过 25 支者,其相对危险度为 3.1(95% CI:1.7～5.6)。另有几项社区病例对照研究结果也证实吸烟对缺血性脑卒中的相对危险度为 2.5～5.7。仅对脑出血而言,吸烟的相对危险度男性为 1.82(95% CI:0.9～3.7),女性为 1.30(95% CI:0.5～3.4)。在吸烟对蛛网膜下腔出血影响的研究中,Bonita 对某社区 115 例病例与 1 586 例对照者进行比较分析,发现吸烟的相对危险度男性为 3.0(95% CI:2.0～5.2),女性为 4.7(95% CI:2.9～7.6)。另一项研究的分析结果表明,吸烟者发生蛛网膜下腔出血的相对危险度为 2.9(95% CI:2.5～3.5)。可以肯定吸烟是脑卒中的独立危险因素,它与年龄、高血压和相关的心血管疾病危险因素无关,其危险度随吸烟量增加而增加。

长期被动吸烟也可增加脑卒中的发病危险。有证据显示,约 90% 的不吸烟者可检测到血清可铁宁(N-甲-2-5-吡咯烷酮),考虑与暴露于吸烟环境有关。Bonita 和其同事发现,在去除年龄、性别、高血压、心脏病和糖尿病史的影响后,长期被动吸烟者脑卒中的发病危险比不暴露于吸烟环境者的相对危险增加 1.82 倍,且在男性和女性中都有显著意义。中国上海的一项研究发现,丈夫吸烟数量越多、时间越长,女性发生脑卒中的风险就越高。调整年龄后,与丈夫从未吸烟的女性相比,丈夫吸烟、丈夫已戒烟的女性发生脑卒中的相对危险度分别为 1.47(95%CI:1.22～1.78)和 1.03(95%CI:0.79～1.35)。北京的一项研究也表明,在调整了年龄、体重指数、血压等 13 个危险因素后,与不吸烟者相比,被动吸烟者发生缺血性脑卒中的危险度是 1.56(95%CI:1.03～2.35)。

(八)饮酒超量

饮酒与出血性脑卒中之间存在直接的、剂量依赖关系。但是饮酒与缺血性脑卒中的关系存在争议,在不同研究中结果不尽相同。大部分研究表明,饮酒和缺血性脑卒中之间呈"J"字形关系,即少量饮酒或适量饮酒可有保护作用,而超量饮酒会增加缺血性脑卒中的危险。Sacco 等在北曼哈顿的研究也证实了这一点。少量饮酒会对身体产生保护作用在白种人中已经得到证实,但在亚洲人中还缺乏证据。一项多种族人群的研究表明,适量饮酒可降低缺血性脑卒中的风险,但大量饮酒,无论是每日或者偶尔酗酒,都会导致脑卒中风险增加。

一些研究证据显示,酒精摄入量对于出血性脑卒中有直接的剂量相关性。有研究认为,中等量(酒精 60 g/d 摄入)和大量饮酒者发生出血性脑卒中的危险增加,特别是发生蛛网膜下腔出血的危险性为不饮酒者的 2～3 倍,但与缺血性脑卒中没有必然联系。来自 Framingham 的研究资料提示,脑梗死的发病率随饮酒量增加而增加,但仅见于男性。对于那些不会饮酒者即使是少量饮酒也可能使脑卒中的危险度增加。然而,在日本人和黑种人群体中这种相关曲线并不明显。

(九)高血小板聚集性

从理论上讲,血小板聚集性高会促进血栓形成,从而增加脑卒中的危险。欧洲的资料支持这一论点。特别是在脑卒中二级预防中早期使用阿司匹林能够显著降低脑卒中再发的风险。但迄今为止,尚无充分的证据证实其在一级预防中的确切作用。一项大样本研究观察了 >45 岁的健康妇女 40 000 人,随机分入隔日服 100 mg 阿司匹林、维生素 E 或两者兼用或两

者均不用 4 组,随访逾 10 年。结果显示,阿司匹林组脑卒中发病率降低 17%,其中缺血性脑卒中减少 24%,但却未能预防心肌梗死。研究认为,可能只有对于那些有明确脑卒中危险因子特别是高血压、并且 >45 岁的女性,才应予考虑预防性地长期服用阿司匹林,而对男性尚无明确效果。

(十)食盐摄入过多

不少流行病学及实验室研究显示,食盐摄入量过多对高血压发病有重要影响作用,从而间接增加脑卒中的危险。很多报道一致认为,血压的水平与钠盐的摄入量呈平行的关系。Gleibermann 在 27 组不同人群中调查盐摄入量与平均血压水平的关系,发现盐摄入量增加 1 g,相对应的收缩压可上升 1.6 mmHg,舒张压上升 0.8 mmHg。澳大利亚的 Morgan 等通过限盐使患者 24 h 尿钠排除量从 195 mmol/L 减少到 157 mmol/L,平均舒张压下降 7.3 mmHg,而对照组却升高 1.8 mmHg。有研究发现每日食盐摄入 ≥12 g,患高血压的风险增加 14%;每日食盐摄入 ≥18 g,患高血压的风险增加 27%。食盐摄入过多除通过升高血压增加脑卒中的危险外,还可对血管壁有直接损害作用,加剧脑血管病的并发症。日本和中国的研究都发现脑卒中高发地区与高血压的地区分布相一致,同时又与食盐平均摄入量一致。

(十一)遗传因素

有关脑卒中遗传因素的作用仍不十分明了。多数研究者认为脑卒中是多基因遗传,其遗传度受环境因素的影响很大。有些研究表明脑卒中具有家族倾向。一组研究显示脑卒中患者的父母死于脑卒中者比对照组高 4 倍,双胞胎患脑卒中有一致性,说明遗传因素在脑卒中发病上有一定相关性。但一些研究显示环境因素比遗传因素更为重要,遗传因素所产生的负性作用可通过改变环境因素发生变化。

(十二)口服避孕药

欧洲和北美一些调查研究表明,长期服用避孕药可使年轻妇女的脑卒中发病增加,但仅仅是"相对危险"性增高,前瞻性研究并未获得可信的证据。已知的脑卒中与口服避孕药有关的报道多是源于早期高剂量的药物制剂研究为基础的,对雌激素含量较低的第二代和第三代口服避孕药多数研究并未发现脑卒中危险性增加。但对 35 岁以上的吸烟女性同时伴有高血压、糖尿病、偏头痛,或以前有血栓病事件者,如果应用口服避孕药可能会增加脑卒中的风险。

第三节 癫 痫

癫痫(epilepsy)是一组由大脑神经元反复过度放电引起的发作性、突然性和短暂性大脑功能障碍的一种临床综合征。全球约有 5 000 万癫痫患者,80% 在发展中国家,其中 80%～90% 没有接受适当的治疗或根本没接受治疗。亚洲患者占全球的总患者 1/2 以上;中国的癫痫患者约 900 多万,而且每年还有 45 万余新发病例。中国目前有活动性癫痫患者约 650 万,其中农村地区约占 2/3。

一、发病率

在发达国家,初次诊断原发性癫痫的全人群年发病率为

20～70/10万。其中主要的癫痫年发病率研究结果有：芬兰24/10万；瑞典34/10万；美国48/10万；英国48/10万；冰岛44/10万。而在发展中国家，智利农村地区、坦桑尼亚和厄瓜多尔的癫痫年发病率分别为114/10万、77/10万和190/10万，洪都拉斯、印度分别为92.7/10万和49.3/10万。尽管各研究所采用的癫痫的定义不尽相同，各研究之间的发病率无法比较，但发展中国家癫痫的发病率是发达国家的2～3倍。

我国大规模人群调查的资料显示，癫痫的年发病率农村和城市分别为25/10万和35/10万，处于中等水平。在我国农村和少数民族地区进行的调查，显示了地区之间发病率的差异，高发地区有新疆、陕西、云南等地，年发病率在60/10万左右；发病率较低的是福建、浙江、贵州等地，年发病率在10/10万以下。

许多研究报道的是特定年龄段人群的发病率，包括儿童、成人或老年人。年龄别发病率数据往往是整个人群发病率的重要组成部分。一些调查显示癫痫的年龄发病率从婴儿到青年有明显的下降，在此之后新发病例逐渐减少。而其他疾病发病率自婴儿后基本不变，或者是随着年龄的增长而增加。在发达国家，癫痫发生的高峰在生命的两端。复旦大学附属华山医院神经内科在浙江天台的癫痫流行病调查中也发现了"双峰"的现象。各地发病率在年轻人群中一致性较高，在刚出生的几个月中最高。1岁以后发病率急剧下降，到10岁这段时间内相对稳定，并在青春期再次下降。儿童发生热性惊厥的危险性为2%，在美国和欧洲有较大差异，在1%～4%；在日本、马里亚纳群岛和巴拿马印第安人的调查显示该危险性分别为7%、11%和14%。从总体上看，发热惊厥发病率男性与女性比为1.2：1。在绝大多数的研究中，发热惊厥有1/3为周期性发热惊厥，而2%～4%的单纯性发热惊厥和11%的复杂性发热惊厥将转变为癫痫。

发达国家的成人期年龄别癫痫发病率是最低的。大部分西方国家的研究发现癫痫发病率在老年人中有一个高峰，且高于成人数倍之多。图1-7-3-1显示在美国明尼苏达州（Minnesota）罗彻斯特（Rochester）按年龄分组的癫痫发病情况。癫痫在1岁内高发，在儿童期和青春期发病率逐渐下降，到55岁又呈上升趋势；癫痫的累积发病率在24岁前为1.2%，并逐渐增至4.4%（85岁）；75岁以上人群中将近有1.5%的人

有癫痫频繁发作。在西方，约50%的癫痫病例起病于儿童或青少年，而70岁以上人群的癫痫发病率明显高于10岁以下者。一项英国的普查提示约25%新发症状性癫痫（非癫痫病）病例发生于60岁以上的人群。但发展中国家的情况却有所不同，在非洲和南美的调查中发现，癫痫的发病率高峰出现在青年人，且第2个高峰并不出现，提示其发病模式和危险因素不同于西方国家。

大部分研究发现，对大多数类型的癫痫，在所有年龄段男性发病率比女性高15%。可能是因为男性易患脑外伤、脑卒中及中枢神经感染等危险因素。男女差异在多个研究中的一致性表明男性患原发性癫痫发作和癫痫病的危险性高于女性。但失神发作在女孩中的发病率是男孩的2倍。

大多数人群发病率研究的对象是欧洲世系的白色人种，在亚洲和非洲的研究人种也较单纯。种族差异仅发现于儿童发病率或队列研究。在国家围生期合作研究中，小于7岁者非热性惊厥的发病情况无种族差异。在针对日本东京儿童及美国罗彻斯特的高加索儿童研究中，年龄别发病率和各发作类型发病率在小于14岁者中基本是确定的。这两个研究尽管其方法学不同，癫痫的定义却相似。一个对美国康涅狄格州纽海文镇儿童的研究尽管使用的定义与上述其他研究不同，仍显示15岁以下黑种人癫痫的发病率是白种人的1.7倍；这项研究还根据周围社会平均经济状况进行了生态学比较，控制人种因素后，显示较低社会经济阶层者发病率明显增高。

美国罗彻斯特、丹麦法罗群岛及智利等地的研究表明，新发病例中部分性发作病例略高于50%。在瑞典对成人和儿童的调查数据汇总后发现部分性发作是主要的发作类型。美国明尼苏达州的研究发现：肌阵挛发作是1岁内最主要的发作类型，也是1～4岁年龄组最常见的类型，但5岁后就罕见了；失神发作常见于1～4岁年龄组，并且不出现在20岁以上的患者中；复杂部分性发作（精神运动性发作）和全身强直阵挛发作在5～65岁间发病情况无明显差异，为5～15/10万，同样1～4岁为高发年龄，而70岁以上发病率又急剧上升；全身强直阵挛发作的发病率曲线在原发性和继发性癫痫中大致相同；简单部分发作的发病率随年龄略有上升（图1-7-3-2）。

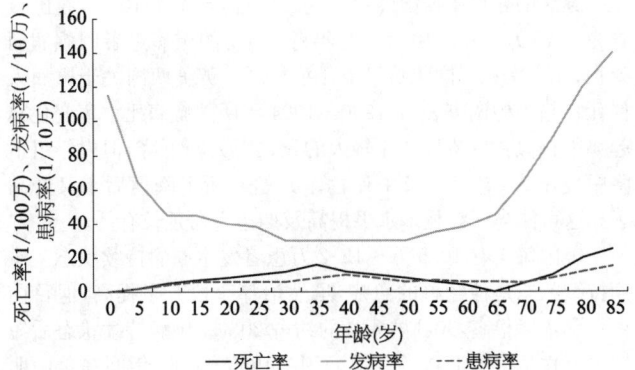

图1-7-3-1 癫痫的年龄别患病率、发病率和死亡率
（美国，Rochester，1935—1984）

引自：Hauser WA，Annegers JF，Rocca WA. Descriptove epidemiology of epilepsy：contributions of population-based studies from Rochester, Minnesota. Mayo Clin Proc, 1996, 71：576-586。

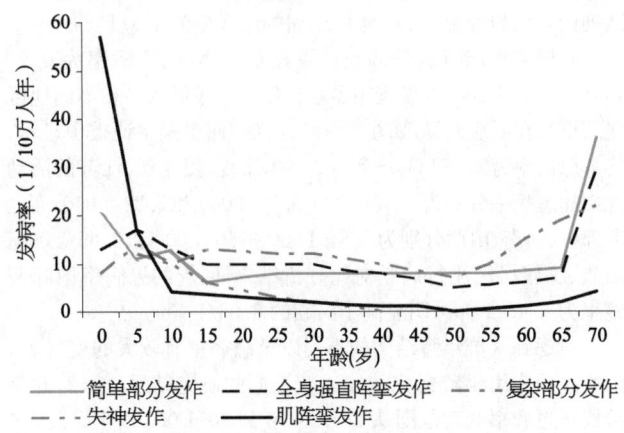

图1-7-3-2 不同发作类型的癫痫年龄别发病率
（美国，Rochester，1935—1984）

引自：Hauser WA，Annegers JF，Rocca WA. Descriptove epidemiology of epilepsy：contributions of population-based studies from Rochester, Minnesota. Mayo Clin Proc, 1996, 71：576-586。

有关癫痫综合征的发病率数据并不多见。一项来自法国波尔多(Bordeaux)的研究表明,特发性局灶性癫痫和症状性局灶性癫痫的发病率分别是 1.7/10 万和 13.6/10 万,分别占所有病例的 7%和 56%。如果使用目前绝大多数发病率研究标准的话,约 60%的病例能归入部分性发作。青少年肌阵挛癫痫,觉醒期的全身强直阵挛性发作和 West 综合征各占新发病例的 1%,其中约 2%合并有失神发作。这些数据与美国罗彻斯特及其他全人群研究中所显示的癫痫综合征发病率的数据基本一致。在法国和美国罗彻斯特的研究中,非热性相关癫痫的发病率分别为 30/10 万和 40/10 万。单次的癫痫发作在上述两地的研究中发病率相近,为 18/10 万。West 综合征在几个不同地区的研究显示,出生存活者发病率在 2/10 万~4/10 万之间。良性枕叶中央颞癫痫是多发生于儿童期的一种癫痫综合征,意大利的一项研究表明,这种癫痫占 4~15 岁儿童癫痫的 24%;在瑞典,该癫痫在 15 岁以下儿童中的发病率为 10.7/10 万,占儿童期癫痫的 14%。青少年肌阵挛的年发病率在丹麦法罗群岛(Faeroe岛)、瑞典和美国罗彻斯特分别为 1.1/10 万、6/10 万和 1/10 万。

累积发病率随着年龄的增长逐渐上升,是年龄别发病率的总和。在丹麦,80 岁以下癫痫的累积发病率是 1.3%,低于美国罗彻斯特的同年龄组累计发病率(癫痫为 4%,所有原发性癫痫发作大于 5%)。美国罗切斯特的资料表明,癫痫发生的风险从出生至 20 岁的 1%上升到 75 岁的 3%。因此,大约 3%的人在其一生中有可能罹患癫痫。累计发病率可揭示暴露在特定病因下发生癫痫的风险。如严重的颅脑外伤后,5 年内发生癫痫的风险是 15%。

二、患病率

美国、欧洲和亚洲的大多数研究报告癫痫的人群患病率为 5/1 000~9/1 000,而一些热带国家则较高,如巴拿马的印第安美国人社区的患病率为 57/1 000。男性和黑种人比女性和白种人患病率更高。痉挛发作的患病率为 3/1 000~9/1 000;在哥伦比亚的波哥大,患病率高达 19.5/1 000。在 1979—1987 年间,发作性癫痫的患病率在意大利的 Vecchiano 为 5.1/1 000,法国的 Beziers 为 6.48/1 000,芬兰的库奥皮奥为 6.3/1 000,美国罗彻斯特 6.8/1 000,厄瓜多尔北部 8/1 000。英国出生队列的随访研究显示,10 年内癫痫的患病率为 4.3/1 000。

我国癫痫流行病学调查结果显示,癫痫的患病率为 0.9/1 000~4.8/1 000,与发展中国家相比处于较低水平。不同地区之间也存在明显差异,如在农村六地区癫痫患病率调查中显示,终身患病率为 4.7/1 000~8.5/1 000,宁夏、黑龙江、江苏的活动性癫痫患病率分别为 6.40/1 000、5.32/1 000 和 5.22/1 000,而上海郊区、河南、山西分别为 3.84/1 000、3.50/1 000 和 3.65/1 000。回族、汉族居民流行病学对比分析结果,回族的患病率国际调整率为 8.48/1 000,明显高于汉族的 3.03/1 000。

考虑到人群年龄结构的不同以至患病率有较大的变异度,因此必须应用年龄标化才能比较不同的研究结果。癫痫的年龄校正患病率变动范围从 2.7/1 000 到 40/1 000 以上,而大多数研究为 4/1 000~8/1 000。即使相同的研究者运用相同的癫痫定义和研究方法,活动性癫痫的患病率还是波动于 3.6/1 000~41.3/1 000 之间。在我国台湾地区,30~39 岁活动性癫痫的患病率为 2.77/1 000,40~49 岁为 4.0/1 000;在我国香港,活动性癫痫的患病率是 3.94/1 000。在巴拿马、厄瓜多尔、哥伦比亚和委内瑞拉使用标准的 WHO 方案进行的试验研究,报道了较高的患病率(14/1 000~57/1 000)。在中、南美洲运用 WHO 方案得到的较高的癫痫患病率与方法学有关。在厄瓜多尔农村运用国际人群癫痫研究组(ICBERG)方案的一项研究发现,其患病率(8.0/1 000)明显低于同一地区运用 WHO 方案的试验研究所报告的患病率(18.5/1 000),这个差别可能与在ICBERG 研究中病例入选更严格有关。墨西哥农村的一个人群调查显示,按照 1980 年美国人口进行年龄校正后,活动性癫痫的患病率为 5.9/1 000。巴基斯坦的患病率约为 10/1 000,在埃塞俄比亚农村约为 5/1 000。

癫痫是一生都可以得的疾病。来自美国罗彻斯特和冰岛的患病率研究指出,随着年龄的增长,各年龄组中活动性癫痫患病率不断增加,老年人患病率最高。来自其他欧洲国家和丹麦法罗群岛的研究报道了在成人的患病率相对稳定。在法国贝济耶(Beziers),发病的第 1 个高峰是 20~50 岁,第 2 个高峰是 70~74 岁。在许多情况下,由于各年龄组的患病例数较少,年龄别患病率估计并不准确。大多数研究,尤其来自发展中国家的研究,报道了最高患病率发生在 11~30 岁,在老年中患病率相对较低。而我国 1998 年在浙江的一个 10 万人群的流行病学调查发现,癫痫的终身患病率存在"双峰"现象,主要表现在 10~40 岁和 90 岁以上两个患病高峰。

和发病率研究一样,大多数患病率研究报道男性患病率高于女性。几乎没有研究可以直接比较种族的差异。美国城市中黑种人社区研究的初步报道的患病率为 10/1 000~14/1 000。在这些研究中,儿童年龄别患病率与美国其他社区相同。在 20~59 岁的人群中,黑种人的年龄别患病率明显高于白种人或西班牙人。

较小人群的患病率研究不可避免地受到了社会经济状况的影响。在厄瓜多尔,患病率与社区等级呈负相关。据报道,巴基斯坦农村癫痫患病率大于城市。癫痫在发展中国家特别是不发达国家中较发达国家更为常见。WHO 报告,发达国家、经济转轨国家、发展中国家和不发达国家癫痫的患病率分别为 5.0/1 000、6.1/1 000、7.2/1 000 和 11.2/1 000。

三、死亡率

癫痫的死亡率据国外报告为 1/10 万~4.5/10 万,我国报告为 3/10 万~7.9/10 万。每年有 0.1%的癫痫患者因癫痫而死亡,死亡率在不同年龄组中几乎相同。英美两国关于癫痫人群死亡趋势的调查表明,1950—1994 年两国癫痫死亡率变化总趋势很相似:20 岁以下年轻人的死亡率大幅下降,但中年组下降幅度不大,老年人口中死亡率开始有所下降但后来又升高了。这可能与医疗技术水平提高及期望寿命延长有关。

美国每年有 10.5 万~15.2 万患者发生癫痫持续状态。癫痫持续状态是神经科的急症,虽然治疗手段有了提高,但目前死亡率依然很高,30 d 内死亡的约占 20%。癫痫持续状态后短期内死亡是由于潜在的急性病因。1965—1984 年间在美国明尼苏达州的人群病例对照研究显示,40%的研究对象在癫痫持续状态后的 30 d 内存活,却在 10 年内死亡。对于肌阵挛性癫痫持续状态,癫痫持续状态超过 24 h 和有症状的癫痫持续状态的患者,远期死亡率就更高了。远期死亡率在先天性癫痫持续状态或隐性癫痫持续状态患者中并不增高。这些结果表明癫痫持续状态本身并不影响远期死亡率。

许多疾病的死亡率可以反映疾病的严重程度，但癫痫不完全如此。癫痫的死亡原因有多种：① 癫痫的病因，尤其像脑肿瘤和脑血管疾病等直接导致了死亡；② 发作时的意外事故，如溺水以及少数的婴儿癫痫持续状态导致了死亡。最近，在一些难治性癫痫病例、手术病例、接受新抗癫痫药物（anti-epilepsy drug，AED）或迷走神经刺激治疗病例的队列研究中发现一个难以预料和解释的死亡现象，这些死亡通常发生在睡眠时或其他正常活动时，不能用窒息或冠心病等原因来解释，推测可能是由于一次发作所引起。有严重癫痫病的成人，这种癫痫的不明原因的突然死亡（sudden unexpected death in epilepsy，SUDEP）的年发生率为 2/1 000～10/1 000，比无发作性疾病的人群高出好几倍。Walczak 等通过 3 个中心 4 578 名患者的研究得出：强直阵挛性发作可能是突然不明原因死亡的一个重要原因，其中大多是癫痫持续状态者，但更多的癫痫持续状态是由脑出血、外伤、脑肿瘤引起，而这些疾病本身可导致死亡。国外有学者分析突然死亡有下列因素引起：GTCS、频繁发作、癫痫的初始年龄早、癫痫发作持续时间长、多药治疗/多药大剂量、频繁改变抗癫痫药物的剂量、死亡前的发作、低于治疗的剂量、青少年、拟行癫痫外科手术治疗、伴有其他神经科疾病、男性、依从性差、颅脑外伤史、酗酒、在家、卧床、严重的发作、有病因的发作、起始于部分性发作者等。

由于癫痫不作为单独的疾病列入死亡登记表的"死因"，有关癫痫的死亡率数据并不可靠。近年来采用标化死亡比（standard mortality ratio，SMR）来比较癫痫人群与一般人群死亡的情况，能更加准确地反映癫痫的严重程度。1896—1965 年期间英国癫痫的 SMR 是 2.3，在整个时期变化不显著。瑞典斯德哥尔摩市 1980—1989 年住院的癫痫患者随访，SMR 是 3.6。各类死因包括癫痫相关疾病（如颅内肿瘤、脑卒中和痴呆）、癫痫并发症（如肺炎和坠落伤）和其他原因。欧洲其他地区的研究经随访 6.5～45 年，所得的 SMR 为 1.6～9.3；而美国的研究分别随访 17～29 年，SMR 为 1.8～8.0。在冰岛原发性癫痫发作的患者中发现所有原因导致的死亡在男性中增高（SMR 2.25），而女性中却没有（SMR 0.79）。这些男性增加的死亡部分是由于车祸和自杀。在其他的研究中也显示癫痫患者的自杀率是一般人群的 5～6 倍。欧美的另一些重要的有关癫痫死亡原因的 SMR 分别为：恶性肿瘤 1.47～5.2，循环系统疾病 1.3～4.0，呼吸系统疾病 1.7～4.0，消化系统疾病 5.1，外伤和中毒 2.7～5.6，自杀 1.8～3.5，SUDEP 0.5～6.0。

我国癫痫管理示范项目中发现，癫痫患者的主要死因是伤害（30%）和脑卒中（30%），而恶性肿瘤、肺炎和心肌梗死分别占 15%、6% 和 5%。肺炎、伤害、脑卒中和恶性肿瘤的 SMR 分别为 21.3、12.2、7.0 和 1.6。以 2004 年中国人口年龄构成进行标化后得出总的 SMR 为 3.85，其中 15～19、20～24 和 25～29 岁年龄组的 SMR 分别是 23.3、40.2 和 33.3，说明癫痫死亡在青年中非常严重（图 1-7-3-3）。溺水死亡是四川农村癫痫患者的主要死因（45.1%），该人群的溺死风险更是较普通人群高 82 倍。居住在水边（HR=3.9）、病程 10 年以上（HR=3.1～6.2）、发作频率大于 2 次/月（HR=1.63）、3 个月前仍有癫痫发作（HR=2.4）是溺水死亡的危险因素。

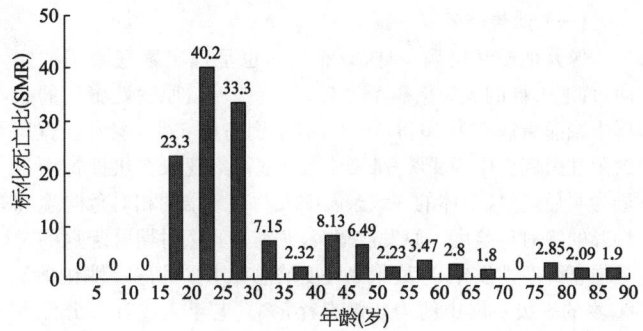

图 1-7-3-3 中国农村地区癫痫的标化死亡比（SMR）
（以中国 2004 年人口构成标化）

引自：Ding D, Wang W, Wu J, et al. Premature mortality in people with epilepsy in rural China: a prospective study. Lancet Neurol, 2006, 823 - 827。

癫痫中的突然意外死亡（SUDEP）与癫痫患者中的过早死亡率相关。在西方国家，SUDEP 的发病率随样本人群的不同而不同，从社区样本的 0.35 增至 2.3，在癫痫诊所增至 1.1～5.9，在癫痫外科项目参与者中增至 6.3～9.3。一项长期研究报告指出，在追踪 30 多年的癫痫患者群中，SUDEP 占所有死亡的 1/3。我国对癫痫猝死的研究非常有限。2000 年以后的 2 个队列研究中，已有一些中国病例报道的 SUPDEP 尸检，以及死亡比例的估计（PMR：1%～14.7%）。在中国，特别是农村地区，尸体检查非常罕见，这给 SUDEP 的调查带来了困难。中国农村的多中心前瞻性研究基于详细的口头尸检，在 1 562 名癫痫患者中和在中位 5 年的随访中，确定了 15 例可能/疑似的 SUDEP 病例，SUDEP 的发病率为每 1 000 人年 2.34（95%CI：1.36～3.77）。与以往高收入国家的社区研究相比，中国癫痫患者的 SUDEP 发病率相对较高。发病年龄≤10 岁（OR=6.8）、基线发作频率＞10 次/年（OR=5.9）、之前 1 个月仍有发作（OR=9.5）是 SUDEP 的危险因素。

四、危险因素

绝大多数人群发病率研究提供了关于病因假设的信息，其中新诊断的病例仅有约 1/3 有明确的病因。在儿童，先天性神经系统缺陷，如脑性瘫痪可能与癫痫有重要的病因关联，而脑血管疾病是发达国家成人中最常见的明确病因，大约占新发病例的 12%（图 1-7-3-4）。

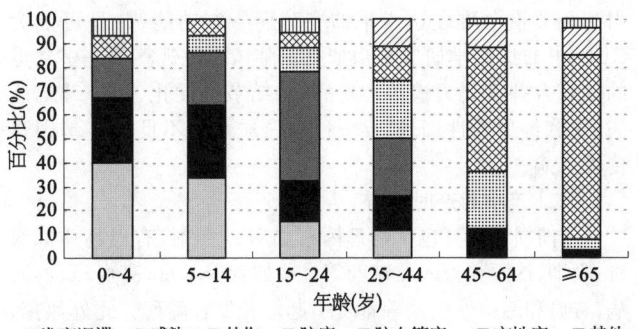

图 1-7-3-4 不同年龄癫痫病因的构成（美国，Rochester，1935—1984）

引自：Hauser WA, Annegers JF, Rocca WA. Descriptove epidemiology of epilepsy: contributions of population-based studies from Rochester, Minnesota. Mayo Clin Proc, 1996, 71: 576 - 586。

(一) 遗传因素

像其他慢性疾病一样,癫痫发作也呈现出家庭聚集的倾向,普通人群的癫痫患病率为 0.3%~0.9%,原发性癫痫的家属中癫痫患病率为 19.8%~35%,个别高达 69%,继发性癫痫的阳性家族史中为 1%~4.5%。家庭聚集现象在热性惊厥中最为明显,患病个体的一级亲属中大约有 4 倍的相对危险度和10%的绝对危险度。原发性癫痫,尤其是儿童时期就起病的全身强直阵挛性发作,家庭聚集程度的总体水平的危险性在小于20 岁的一级亲属中约为 3 倍或者 5%。老年人或者部分性发作癫痫患者的家庭聚集水平呈下降趋势,推测其相对危险度接近 1.0。通过对双胞胎的脑电图和家系染色体研究为癫痫的遗传倾向提供了一定的证据。Miller 对 16 634 个双胞胎和他们的亲属研究显示,单卵双生子同时患癫痫的概率比双卵双生子的要大,且有统计学差异。但关于癫痫的遗传方式,至今尚无统一意见。近年来有多基因遗传的观点,认为致病基因无显、隐区别,需在许多基因积累效应共同作用的基础上发病。也有明确定位的相关基因,如 Fletcher 等证实了定位于 19 号染色提长臂上的 CACNL1A4 是与失神发作有关的基因,Escayg 等报道在一些家族性癫痫和共计失调的小家中发现钙离子通道 β4 亚基基因 CACNB4 存在突变,其癫痫发作类型包括青少年肌阵挛性癫痫、全面性癫痫、运动诱发的癫痫和周期性共济失调。调节神经元正常迁移的基因,如 FLN1 基因的突变可引起一种 X-连锁遗传的室周灰质异位综合征可导致癫痫发作。20q、1q 和 15q 上极少的多型性基因与夜间发作的额叶癫痫有关。γ-氨基丁酸受体和钙通道上的基因突变对儿童失神发作起作用。国内有研究观察颞叶癫痫患者和脑外伤对照患者编码内向整流钾通道蛋白的 KCNJ4 基因表达的差异,阐明内向整流钾通道编码基因下调可能是难治性颞叶癫痫发生、发展的基础。癫痫表现型的家庭多样性和全身发作型癫痫较多地表现在热性惊厥患者中,提示有多种不同的具有癫痫发作素质的等位基因的存在。国内有研究探讨 GABRG2 基因的突变及多态性与全身性癫痫发作伴高热惊厥叠加综合征(GEFS+)之间的关系。该研究发现外显子 8 的 K289M 基因突变及外显子5 的单核苷酸多态性(SNP)C540T 在研究人群中突变率比较低。外显子 5 的 SNP C588T 在 GEFS+ 病例组与正常对照之间有明显差异,可能与 mRNA 二级结构变化影响其稳定性导致功能异常有关。由此推测,该构象的改变可能会引起相关蛋白质表达水平的变化而影响功能,并且可能为GEFS+ 的病因学研究提供依据。临床上也观察到许多常见的癫痫合并有先天遗传性疾病,如结节性硬化、神经纤维瘤病、家族性黑矇性痴呆、异染性脑白质营养不良等多基因遗传性疾病。

(二) 产前及产时损伤

产前损伤主要包括物理因素如 X 线照射,有毒物质如吸毒、吸烟、饮酒和摄入致畸药等。孕妇营养不良、高血压、心脏病、贫血和感染性疾病等都可引起胎儿发育障碍。此外风疹、疱疹、巨细胞病毒和其他可通过胎盘的病原微生物感染都可能导致胎儿出生后癫痫发作。产时损伤如产钳助产、吸引产、产后窒息,胎位不正,产伤、早破水、过期产和吸入性肺炎等均可增加癫痫发生的危险性。以上因素是否与癫痫发作有直接因果关系尚需进一步证实。

(三) 发育缺陷

5.5% 的初发癫痫病例和 18% 的有原因的癫痫病例都和发育缺陷有关,是儿童中最重要的继发性因素(图 1-7-3-4)。每 1 000 个存活的出生婴儿中有 3~6 个是脑瘫和(或)中重度精神发育迟滞,其中有 1/3 会发生癫痫。所以,脑瘫和精神发育迟滞应该被考虑为导致神经性残疾和癫痫的重要因素。具有脑瘫和精神发育迟滞的儿童在进入成年阶段后癫痫发生率呈现出增长的趋势。成人中的 Down 综合征同样也可以被认为是一种退行性改变的病因,这类患者中的癫痫患病率随年龄增长迅速上升,从 18~29 岁人群中的大约 5% 上升到 50~60 岁人群中的 50%。一项最新研究表明,癫痫母亲的自发性的流产会导致其后代癫痫发生危险性上升 4~5 倍。

(四) 高热惊厥史

许多研究显示了高热惊厥与癫痫之间的关系。印度的一项研究证实了高热惊厥史是癫痫的独立危险因素(OR=6.45;95%CI: 1.45~28.66)。Slovitor 和 Pedley 提出,由遗传因素决定的隐匿型海马畸形是许多高热惊厥患儿继发海马硬化及难治性颞叶癫痫的共同病因。另有研究表明,每次高热惊厥的发生都会使再发率提高 18%,体温每升高 1℃,再发的危险增加 1 倍,而年龄、性别、首发类型、首发体温、家族史都与再发率无关。

(五) 脑外伤、脑瘤和颅脑手术

脑外伤和脑瘤是青壮年时期癫痫的主要病因(图 1-7-3-4)。有研究表明脑外伤后癫痫平均发病率约为 30%(根据4 次世界及地区战争的统计)。通常颅脑损伤程度越重,癫痫发生率越高。在军队服役期间头部受穿通伤者患癫痫的危险性是一般人群的 500 倍。相反,脑损伤后意识或记忆丧失在30 min 以下者并不增加患癫痫的危险性。据统计,闭合性颅脑损伤中轻度外伤、脑震荡及伴有神经症状者癫痫发生率分别为8.5%、11.9% 和 26.6%,而开放者颅脑损伤中有硬脑膜穿通而无神经症状、脑膜穿通有神经症状和脑膜穿通伤没有显著合并症的癫痫发生率分别为 17.4%、34.2% 和 50.5%。此外与外伤部位也有关系,Cox 模型显示脑外伤早期有癫痫的并有单纯的颞叶或额叶病灶的,其癫痫的发生率为 8.58%,是无上述部位病灶的 3.43 倍。1 个月内有脑电图改变的患者其危险度是无变化者的 3.49 倍。在脑瘤患者中,癫痫发病率为 18%~30%,其中以癫痫为首发症状的占 10% 左右。癫痫的发病率高低与肿瘤的部位有关,一般认为幕上肿瘤比幕下肿瘤的癫痫发病率高。癫痫是颅脑手术后的一种常见的并发症,其发生率根据病变的性质、部位、术前病情的轻重、手术入路及术后是否有后遗症等情况而异。

(六) 脑血管病

脑血管病是老年人癫痫发作的主要原因。在美国罗彻斯特的研究中发现,大于 65 岁的所有的新近诊断为癫痫发作的患者中,有 55% 与急性发作的脑血管疾病或其后遗症有关(图1-7-3-4)。脑血管疾病的发生率随着年龄的增长而增加。75 岁以后脑血管病的年发病率高于 1%,这也是老年期癫痫发生率陡增的主要原因。我国 1985—2003 年广州、河南、北京和江苏的病例报道脑卒中后癫痫的发生率为 7.2%~8.9%。

据统计,各型脑血管病的癫痫发生率分别为:脑出血4.5%~17.6%,蛛网膜下腔出血 6.2%~19.2%,脑血栓

3.9%～15.6%,脑栓塞 9.3%～18.2%,短暂性脑缺血发作为 4.5%～5.5%。出血性脑血管病发病后 1 d 内出现癫痫发作者占 80%,缺血性脑血管者占 50% 以上。脑卒中后发生迟发性发作的比例是 3%～8%。脑卒中后 1 年内癫痫的累积发生率是 3%,5 年是 5%。我国香港地区的一项研究报道了脑卒中后癫痫的发作类型,在早发性(<1 个月)痫性发作中,以全身强直阵挛性发作(43.8%)和简单部分性发作(37.5%)为主,而在迟发性痫性发作(>1 个月)中,以全身强直阵挛性发作(72.2%)和简单部分性发作继发全身发作(22.2%)为主。

癫痫的发生与脑卒中引起的皮质损害关系密切,且以多灶、多叶损害者癫痫发生率高。CT 或尸检发现的脑皮质损害是迟发性发作的预兆。在 1987 年,Olsen 报道了脑卒中后 2 年的癫痫发作发生率是 9%。23 个有皮质损害的患者中,有 6 个发生了癫痫,42 个皮质下损害的患者中只有 1 个发生迟发性发作,而 12 个没有损害的人都没有发生迟发性发作。

(七)神经系统感染

以前认为有 1%～5% 的癫痫病例与中枢神经系统感染有关,如脑囊虫、疟疾、脑炎、脑膜炎、脑脓肿等。在南美,中枢神经系统感染是癫痫最常见的病因。尽管感染经常发生在孩童时期,但也是 15～64 岁年龄组发生癫痫的主要因素(图 1-7-3-4)。中枢神经系统感染后的存活者发生癫痫的危险性是一般人群的 3 倍,并且与发生感染的年龄无关,但是危险性却因感染类型和早期临床表现的不同而有较大的变化。

无论在发展中国家还是发达国家,在拉美、亚洲和非洲,目前普遍认为脑囊虫病是癫痫的最主要的原因。这一疾病同样也频繁出现在有大量移民的发达国家。一项美国的研究显示,有 2.1% 癫痫患者是由于脑囊虫病所致。在疟疾和病毒性脑炎患者中常见惊厥性发作和癫痫持续状态,病死率较高。病毒性脑炎使癫痫发作的危险性增加 10 倍,而且在感染后至少持续 15 年。对于有脑炎和早期癫痫发作的患者,在感染后的前 5 年发生癫痫的危险性是 10%,前 20 年是 22%。在没有早期癫痫发作的脑炎患者中,20 年内的非诱发性癫痫发作的危险性是 10%。国内一项对流行性乙型脑炎的长期随访研究表明,2.6% 的患者在感染后有早发的癫痫发作,而 10.3% 的患者在患病后 3～17 年间出现了迟发的癫痫发作。无菌性脑膜炎后发生癫痫的危险性并没有明显增加,细菌性脑膜炎后癫痫发作的危险性大约增加 5 倍,而且大部分是感染后的前 2 年发生的。在有癫痫早期发作和没有早期发作的病例中,细菌性脑膜炎后 20 年内迟发癫痫发作的危险性分别是 13% 和 2%。

(八)神经系统退行性疾病

神经系统退行性疾病的发生率随年龄的增加而增加。癫痫患者中,与退行性疾病有关的约占 2%,与其他原因相关的约占 6%。在 70～79 岁和大于 80 岁的人群中,每年分别有 0.5% 和 2% 的人患阿尔茨海默病。这个疾病使癫痫发生的危险性增加了 10 倍,而且估计 10% 晚期有该病的患者最终会发生癫痫。尽管通常认为癫痫与神经元有关,但是脱髓鞘病变患者癫痫发作的危险性较高。近年来许多报道及临床资料表明,多发性硬化也是癫痫的危险因素。5% 的多发性硬化患者有癫痫发作,其发生率是正常人群的 3 倍。

(九)中毒

许多外来或内生物质中毒均可以导致癫痫,如酒精、高浓度氧、士的宁、尼可刹米过量及某些抗精神病药使用过量。此外有报道青霉素刺激大脑皮质可以引起癫痫,使用西司他丁(泰能)等也可以致癫痫发作。内生毒物如肾衰和子痫时容易出现癫痫持续状态。此外,锗、锂中毒也可诱发癫痫,人静脉注射 600 mg/m² 的锗即可引起癫痫全身性发作。

(十)其他

有研究表明高血压可增加癫痫的危险性。有学者认为地理环境、季节差异、社会经济因素都可成为癫痫的危险因素。癫痫还有很多诱发因素,如发热、过量饮水、过度换气、饮酒、睡眠剥夺、过度疲劳、饥饿、低血糖、使用某些药物(如贝美格、戊四氮、米帕明、可卡因及某些抗癫痫药物等),各种感觉因素如视、听、嗅、味、前庭和躯体受到特定的刺激可引起反射性癫痫。此外,精神因素也可以引起癫痫的发作。体内激素水平如雌、孕激素可分别增强及降低皮层海马神经细胞的兴奋性,N-甲基-D-天冬氨酸受体 1(NMDAR1)亚单位的 mRNA 水平使惊厥易感性增加。Timst 等在海仁酸诱发的大鼠癫痫模型中,发现海马 CA3 区 Cyclin D1 mRNA 表达增多,认为 Cyclin D1 可能是癫痫发作后神经细胞凋亡的调节因子。有人发现有 11 种可诱发癫痫的植物,它们是以桉树、茴香、牛膝草和迷迭香等有特殊气味的植物为代表的。以上这些诱因都可使身体内环境发生暂时性变化造成致痫阈值的一过性降低而导致癫痫发作。

第四节 痴 呆

痴呆(dementia)是指获得性的持续的智能减退,包括记忆功能显著损害和至少另一领域的精神活动功能损害,基本日常生活能力受损的一组疾病。至少有一半的痴呆,一些文献报道将近 70% 的痴呆,是由阿尔茨海默病(AD)引起的。单纯由血管性因素引起的痴呆很少,占 2%～3%,但如果合并 AD,引起的痴呆占 10%～20%。在相当一部分患者中,AD 和血管性痴呆(VaD)共存,18%～46% 的痴呆患者既有 AD,又有血管性损害,且这部分重叠的比例随着年龄的增长而增大。

痴呆患者的临床病程在 3～20 年之间,平均 7 年。但是由于很难明确其起病时间,该数字并不准确。AD 使患者的死亡危险性增加 1.4～3 倍。根据 WHO《世界健康报告》估计,痴呆已是全球继肿瘤、心血管病、脑血管病之后的第 4 位致死原因。据估计,在美国,仅 AD 每年的消耗就高达 1 120 亿美元。我国目前尚无相关卫生经济学数据,但痴呆相关的直接和间接卫生资源消耗相当庞大。

一、患病率

痴呆的患病率与年龄密切相关。纵观世界各国既往患病率研究,其结果虽有差异,但总体趋势都较为接近:65 岁以上老年人中,痴呆的时点患病率多在 2%～7% 之间。我国"九五"期间调查结果显示,65 岁及以上老年期痴呆年龄调整患病率在北方地区为 6.9%,AD 为 4.2%,VaD 为 1.9%;南方地区分别为 3.9%、2.8%、0.9%。AD 在老年期痴呆的比例北方和南方地区分别为 49.6%、71.9%。虽然北方地区的痴呆患病率高于南方,但我国总体水平介于世界各国中等水平之间。分布特征上比较肯定的是:各年龄段女性 AD 的患病率均高于男性;不同文化程度人群差异显著。AD患病率随年龄增长的变化趋势也与国外研究结果一致，即年龄每增5岁，患病率几乎增加1倍。而不同职业、城乡的患病率差别仍未有定论。洪震等发现，尽管AD占老年期痴呆的多数，但VaD的患病率仍可能对老年期痴呆总患病率产生相当的影响。因此，老年期痴呆的地理差异中，VaD起到重要作用，这也将成为今后痴呆预防工作的重点。据报道，所有痴呆患者有60%~80%居住在社区，其余则收治于医院或养老院中。在美国，所有住院的患者中，约有50%为痴呆患者。

多数研究均发现女性更易患AD，在老年组更为显著。低教育程度、低社会地位、头围小、低雌激素水平等均会使妇女发生痴呆和AD临床表现的危险性高，但男性和女性发生AD病理表现的危险性是相等的。国内周玢等研究发现，雌激素水平随年龄增长呈下降趋势，与此同时AD患病率逐渐升高，但该研究仍无法确定雌激素水平下降是在AD患病之前或之后，或者两者是平行的，因此雌激素水平下降可能仅是AD患病过程的一个伴随症状。

尽管方法不同，大多数研究报道的痴呆的总患病率是相似的。但是，AD和VaD的构成比差异很大。亚洲研究显示，30%~60%的痴呆由血管性因素引起，近一半是由AD引起。在西方，50%~75%的痴呆由AD引起。Davignon提出，东方人AD比例低，可能与人群中载脂蛋白E-ε4（$ApoE\varepsilon4$）等位基因频率较低（为9%~10%）有关。有研究比较了印第安纳的非洲裔美国黑种人与居住在尼日利亚的非洲黑种人，结果表明非洲裔美国黑种人的痴呆患病率为8.29%（95% CI：7.1%~9.4%）是非洲黑种人2.29%（95% CI：1.2%~3.4%）的3.6倍。然而，尽管尼日利亚黑种人的$ApoE\varepsilon4$等位基因频率较其他人群高2倍，其痴呆或AD的患病率仍然处在较低的水平。Osuntokun等的研究也未发现尼日利亚人群中$ApoE\varepsilon4$等位基因与AD的关系。

轻度认知障碍（MCI）是介于正常衰老和痴呆之间的一种过渡状态，MCI患病率将对人群痴呆风险的评估提供重要信息。在近20年里，为调查MCI的患病率，发达国家实施了一系列基于人群的流行病学研究。系统研究显示，MCI或遗忘型MCI患病率范围在0.5%~42%之间。美国、澳大利亚、保加利亚、墨西哥和日本的老年人MCI患病率范围在6.5%~39.1%之间。由于各研究的人群检测方法、MCI诊断标准以及样本量的不同，调查获得的MCI患病率具有显著差异。印度加尔各答一项研究显示，MCI的患病率为13.7%。欧洲的4项研究——德国老年人的莱比锡纵向研究（LEILA75＋），意大利老龄化纵向研究，德国人初级护理患者老化、认知与痴呆研究（AgeCoDe），瑞士的国王岛项目，曾报道MCI的患病率分别为19.3%、16.0%、15.4%、11.1%。美国心血管健康研究和Moya老龄化临床研究显示，在≥75岁的非痴呆个体中，MCI的患病率分别为19%和18.2%。高龄女性认知障碍研究结果显示，在≥85岁的老年女性中，MCI患病率为23.2%。一些研究报告的MCI患病率较低。法国Eugeria项目报道≥60岁人群的MCI患病率为3.2%。东芬兰报道显示60~75年龄组MCI患病率为5.3%，Monongahela山谷独居老人的研究（MoVIES）报道遗忘型轻度认知障碍（aMCI）的患病率为3%~4%，德国老年人的莱比锡纵向研究（LEILA75＋）报道在≥

75岁的老年人中，aMCI发病率为3.1%。"上海老年研究"应用临床诊断和神经心理学方法对3 141名≥60岁的社区居民进行评估，运用诊断标准共识诊断出MCI及其亚型，获得MCI的总患病率为20.1%，其中aMCI患病率为13.2%，非遗忘型MCI（naMCI）的患病率为7.0%；MCI各亚型的构成比：单纯遗忘型MCI（aMCI-SD）患病率为38.9%，遗忘型MCI多个认知域损害（aMCI-MD）患病率为26.5%，单一的非记忆损害MCI（naMCI-SD）患病率为25.0%，多个非记忆认知域损害MCI（naMCI-MD）患病率为9.6%；aMCI-MD的患病率在女性$ApoE\varepsilon4$的携带者中随着年龄增长显著升高（60~69年龄组至80岁及以上年龄段，患病率从3.3%至33.3%，$P<0.01$）。

二、发病率和死亡率

在80岁年龄组中痴呆的发病率在北美洲（20.6/千人年）和欧洲（15.1/千人年）较高。女性的痴呆发病率（13.7/千人年）高于男性（10.6/千人年）。一项对全球范围内痴呆发病率研究的荟萃分析表明，痴呆的发病率随着年龄的增加而上升，一般年龄每增加5.9岁，发病率就成倍增加，从60~64岁组的3.1/千人年增加到95岁以上组的175.0/千人年。发展中国家和发达国家间痴呆发病率的比较因诊断标准或研究方法不同结果并不一致。在欧美地区，发病的高峰在80~89岁年龄组；在亚洲和非洲，发病高峰分别在75~84和70~79岁年龄组。每年全球有770万新发痴呆病例，其中360万（46%）在亚洲，230万（31%）在欧洲，120万（16%）在美洲，50万（7%）在非洲。

有关痴呆的独立致死因素很难确定。由于痴呆很少作为直接的致死原因，多数患者死于各种并发症，死亡证书并不能提供完整的证据。有一项研究表明，AD患者的中位存活时间为7.1年（95% CI：6.7~7.5年），而VaD患者为3.9年（95% CI：3.5~4.2年）。EURODEM研究报告痴呆患者死亡的相对危险度由90岁以下组的2.38下降到90岁以上组的1.7。发展中国家则报告稍高的死亡相对危险度，为2.77~5.16。英国的研究报道因痴呆死亡的比例随年龄增加而升高，65岁以上男性有10%死于痴呆，而65岁以上女性则有15%死于痴呆；因痴呆所致的死亡大部分发生在80~95岁年龄组。

三、病理的危险因素

（一）遗传因素

最早发现的AD危险因素是痴呆家族史。遗传因素在AD的病因学中占有一定的比重，其中部分遗传因素的机制已经明了，但还有一些尚待阐明。

阳性家族史将使患AD的危险性变为原来的2~4倍。家族中痴呆患者越多，风险就越高；但随着年龄增长，该风险逐渐减弱。目前已知，极少数AD（1%~5%）是由某些染色体上的单基因突变导致（第1、14、21号染色体，其中又以1号染色体突变最为常见）。多表现为在40~50岁的早发AD，家系研究发现其呈常染色体显性遗传，外显率为100%。换言之，如果家族成员的寿命够长，每个人最终都会发生AD。第1、14、21号染色体的突变导致脑内Aβ（β淀粉样蛋白）的快速沉积。在占绝大多数的晚发散发性AD中，除了$ApoE\varepsilon4$等位基因外，尚无其他肯定的遗传基因。

1993 年,Strittmatter 等报道了 19 号染色体与 AD 的关联。此后,Corder 等又发现 $ApoE\varepsilon4$ 等位基因与 AD 起病年龄有关,并且呈现出剂量依赖的作用模式。此后,大量学者均以不同研究证实了晚发性 AD 与 ApoE 的关联。例如:在 AD 患者中,$ApoE\varepsilon4$ 等位基因的频率为 30%~40%,而正常人群中仅为 11%~15%。不过,由于 AD 患者均来源于临床,可能家族史阳性的比例较高,可能高估了 AD 患者中 $ApoE\varepsilon4$ 等位基因的频率。Breitner 认为,$ApoE\varepsilon4$ 等位基因并非决定了一个人是否罹患 AD,而是决定了患者在何时起病。此外,Farrer 等发现,同样在携带 $ApoE\varepsilon4$ 等位基因的人群中,女性较男性罹患 AD 的风险更高。此外,$ApoE\varepsilon4$ 等位基因与年龄、脑外伤、吸烟等环境危险因素也存在交互作用。Toll 等预计 17%~19% 的 AD 患者可归因于携带 $ApoE\varepsilon4$ 等位基因,Combarros 甚至估计 40%~50% 的 AD 的发病与 ApoE 有关。然而,Farrer 等则发现约有一半以上的 $ApoE\varepsilon4$ 等位基因携带者终身不发生 AD。Lendon 等认为,$ApoE\varepsilon4$ 基因分型仅对诊断有参考价值,但不适宜作为遗传咨询检测。显然,AD 是遗传因素与环境因素交互作用的结果。

(二) 颅脑外伤

Mortimer 等在 20 世纪 80 年代的病例对照研究中就已发现脑外伤是 AD 的危险因素,OR 值为 1.8(95% CI:1.3~2.7)。Schofield 等的前瞻性研究也支持这一发现。Nemetz 等认为脑外伤并不增加 AD 风险,但可使其发病年龄提前。一项汇总了 2 233 名肯定或很可能 AD 及其 14 668 名一级亲属的病例对照研究的荟萃分析显示,伴有意识丧失的脑外伤对于 AD 的 OR 值为 9.9(95% CI:6.5~15.1)。但经过对 $ApoE\varepsilon4$ 等位基因分层后,在不携带 $ApoE\varepsilon4$ 等位基因的亚人群中,脑外伤与 AD 关联的 OR 值为 3.3,然而这种关联在 $ApoE\varepsilon4$ 等位基因携带人群中不存在。因此,有关脑外伤与 $ApoE\varepsilon4$ 等位基因间的相互作用还有待进一步研究。McKenzie、Strittmatter 等的研究表明,脑外伤后 Aβ 沉积增加、ApoE 合成增加、$ApoE\varepsilon4$ 与 Aβ 结合增加,均可能参与了 AD 的发生。Wisniewski 和 Frangione 提出,$ApoE\varepsilon4$ 可能作为 Aβ 的伴侣蛋白,而参与了 Aβ 进入脑内的过程。Graham 等发现大约有 30% 的严重颅脑外伤患者其脑组织内有 Aβ 的聚集,并且颅脑外伤患者脑内 ε4 过多表达者其病理上发现了 Aβ。这个证据是首次将 AD 遗传基因的易感性因素与环境危险因素联系起来了。

四、临床表现的危险因素

(一) 早年脑发育

许多研究发现低教育程度与痴呆和 AD 的流行与发生有关。受教育的年份比较容易了解到,但是教育是不均等的,也就是说一些个体由于其童年时期的社会地位而接受了教育,而其他个体则没有接受教育。因此,应用受教育程度来预测痴呆、AD 的发生会低估疾病的发生。但是,教育是与智力以及其他早期因素例如童年社会经济地位和后天的头围/脑组织的大小、身高和语言功能是密切相关的。

近年来有研究显示早年生活条件使童年成长达到最佳,则青年时期会减小或延缓痴呆和 AD 临床表现的发生。脑发育主要是在孕期最后阶段和出生后的 2~3 年内,是头颅生长的主要决定因素,而头颅生长在 6 岁以前完成。脑体积与最终的智商密切相关。

小头围被认为与早发 AD 密切相关,也与 AD 患者的脑功能损害密切相关。一项大规模人群研究中发现,头围最小的 20% 的个体,女性患 AD 的危险性是其他人的 3 倍[经过年龄、教育程度和种族校正,OR 值为 2.9(95% CI:1.4~6.1)],男性的 OR 值为 2.3(95% CI:0.6~9.8)。在一项社区的非痴呆人群研究中发现,小头围还与认知功能测验得分低相关。最近一项人群研究显示,携带有 $ApoE\varepsilon4$ 等位基因的小头围者,患 AD 的危险性增加[风险比(hazard ratio, HR)= 14.1,95% CI:3.0~65.2],并发现小头围与 $ApoE\varepsilon4$ 等位基因之间存在着复杂的相互作用。但 Edland 等未能在美国罗彻斯特的 Mayo 诊所重复出该试验结果。在该研究中,并没有给出平均教育程度,但是在 Mayo 医学中心就诊的患者文化程度都是很高的。Mortimer 等近来研究显示,仅有低教育程度和小头围共同存在时,其患痴呆危险性才增加。另有报道认为身高与 AD 之间存在相似的危险性。Abbott 等报道了身高为 154 cm 或更矮的男性患 AD 危险性(4.7%)要高于较高的男性(2.9%)。

以上关于后天脑组织、头围的大小和身高的讨论提示恶劣的早期生活状态,如贫穷、营养差、父母低教育和职业预示着痴呆/AD 的早发。Mortimer 等研究发现,具有 AD 家族史、童年时期低社会经济地位者患 AD 的危险性是无家族史和社会经济地位高者的 32 倍(95% CI:6.9~147)。没有家族史患者目前尚未发现与 AD 之间的相关性,这提示仅仅那些具有遗传背景的人需要预防。洪震等调查人群中 25 岁以前的出生地、教育情况、出生时父母年龄、同胞个数、家中排行等早期生活因素与 AD 的关系,发现 AD 与居住在农村、低教育、排行增加、出生时母亲年龄大等因素均有关联。上述因素都直接或间接地反映了社会经济水平和生活环境质量,可见较差的社会经济环境可能是 AD 的危险因素之一。

早期具有高智商的个体以后认知测验得分也较高。智商可以比教育程度更好地预测痴呆的发生和认知功能的下降。具有较高智商的人成年后可能有更多的智能活动。成年时期的思维活动是具有一定的神经保护作用的。因此,由于思想活动的持续性,儿童时期给予的思维保护很有可能一直持续到成年。

(二) 脑功能储备

任一年龄特定的脑损伤决定了具有功能的相对脑组织量。脑储备逐渐衰退,导致正常认知功能难以维持。防止痴呆/AD 的发生既可以通过减慢 AD 病理损害的聚集速度,也可以通过增加脑储备来进行。能够增强脑储备(儿童时期良好的环境和营养,成人时期良好的精神激励)功能的因素和阻止发生疾病临床表现的因素(激素替代治疗,用非甾体类抗炎药,解毒治疗)被认为是将来有效的预防因素。相反的是,环境和既往经历会加速损害的聚集以及脑储备衰减的速度,从而加速疾病临床表现的发生(动脉粥样硬化危险因素,暴露于神经毒性物质)。

(三) 心血管危险因素

早期的病例对照研究将 AD 限定为"纯 AD"患者,将有血管性因素的患者排除在外。而新近社区人群的前瞻性研究数据显示,AD 的严重认知功能损害与血管性损害密切相关。

有证据提示心血管危险因素的减少可以降低痴呆发生的

可能性。在修女研究(Nun Study)中,没有皮质下脑梗死并且不符合 AD 的神经病理诊断标准的修女,简明精神状态量表(MMSE)在调整年龄、死亡时间、教育程度后得分为 26 分(满分 30 分),具有皮质下梗死并且不符合 AD 的神经病理诊断标准的修女 MMSE 为 25 分,两者相似。相反的是,符合 AD 诊断标准但是没有皮质下梗死病灶的修女其 MMSE 调整后的得分为 15 分;既符合 AD 诊断标准,也具有皮质下梗死病灶的修女其 MMSE 调整后的得分为 3 分。该研究提示如果 AD 损害伴发血管性损害的话,患者更容易患痴呆。

ApoEε4 等位基因同时也是心血管疾病的危险因素。既往有研究调查了心血管病危险因素在痴呆和 AD 发病中的作用,以及 ApoEε4 等位基因是否会影响这些危险因素的作用。Haan 等的研究发现,收缩压高、颈内动脉粥样硬化和糖尿病患者认知功能下降的可能性更高,如果这些人同时携带有 ApoEε4 等位基因的话,这些危险性将增大。在另一项人群研究中,Hoffman 等对 284 位痴呆患者(其中 207 位是 AD 患者)与 1 698 位非痴呆者作了比较,患有严重动脉粥样硬化的患者患 AD 的 OR 值为 3.0(95%CI:1.5~6.0),而其中同时携带有 ApoEε4 等位基因的患者其 OR 值为 3.9(95%CI:1.6~9.6);而对于血管性痴呆来说,患有动脉粥样硬化同时携带有 ApoEε4 等位基因的患者其估计的危险性可达 19.8(95%CI:4.1~9.5)。在男性双生子的研究中中年高血糖和高血压与认知功能下降也显示了一定的联系,但并未发现上述危险因素与 ApoEε4 等位基因之间的相互作用。

鹿特丹研究(Rotterdam Study)发现,糖尿病是痴呆的预测因子。此相关性在胰岛素抵抗的糖尿病患者中较为密切(OR=3.2,95%CI:1.4~7.5),而在血管性痴呆患者中此相关性更显著(OR=5.4,95%CI:1.2~23.8)。在火奴鲁鲁-亚洲老化研究(Honululu Asia Aging Study, HAAS)中,糖尿病与 AD 的发病率相关(RR=1.8,95%CI:1.1~2.9),而携带有 ApoEε4 等位基因的患者发病的危险性更高(RR=5.5,95%CI:2.2~13.7)。患有糖尿病且携带 ApoEε4 等位基因者,海马神经炎性斑块的数目更高(RR=3.0,95%CI:1.2~7.3),皮层(RR=3.5,95%CI:1.6~7.5)和海马(RR=2.5,95%CI:1.5~3.7)神经纤维缠结数目也更多。纽约一项多民族研究显示,糖尿病与 AD 发病增高密切相关(RR=1.6,95%CI:1.2~2.1),但是在高加索关于健康和老化的研究中发现糖尿病与血管性痴呆密切相关(RR=2.0,95%CI:1.2~3.6),与 AD 没有相关性(RR=0.9,95%CI:0.3~2.2),与其他痴呆类型也没有相关性(RR=1.3,95%CI:0.9~1.8)。因此,即使是设计相仿的前瞻性研究,也会得出完全有关痴呆和 AD 相反的结果。HAAS 研究中在个体中年就检测了许多暴露因素如糖尿病,由此可以在 30 年或更久以后观察痴呆结果,因而成为一项大受欢迎的研究。熊云云等对上海市某社区 50 岁以上常住居民的糖尿病患者及与其年龄、性别相匹配的、1:1 对照的非糖尿病患者进行调查,结果糖尿病患者中痴呆患病率为 4.75%(95%CI:3.03~7.04),高于非糖尿病患者中痴呆患病率 2.24%(95% CI:1.13~3.98)(P=0.03)。两组痴呆患病率均随着年龄增长而升高,糖尿病组 60~69、70~79 和 80 岁以上各年龄段的痴呆患病率分别为 1.94%、4.43% 和 14.12%;非糖尿病组相应年龄段痴呆患病率分别为 1.43%、2.86% 和 5.00%。

糖尿病组女性和男性痴呆患病率分别为 6.55% 和 2.06%;非糖尿病组女性和男性痴呆患病率分别为 3.01% 和 1.05%。提示,糖尿病患者中的痴呆患病率显著高于非糖尿病患者,两组痴呆患病率均随年龄增长而升高,并且女性痴呆患病率高于男性。

收缩期高血压增加了晚年认知功能下降的危险性,并且可以预测脑萎缩和 AD 样神经病理损害。Launer 还曾提出高血压和 AD 之间具有争议的相关性结果主要是来自不同的研究设计。一般来说,随访时间长的研究,例如 HAAS,显示高血压与 AD 及其病理损害是相关的。

鹿特丹研究显示,总脂肪摄入量可以使痴呆发病的危险性增加至 2.4 倍(95%CI:1.1~5.2),该相关性在血管性痴呆的发病中更显著。吃鱼是与痴呆和 AD 的发病呈负相关的(RR=0.3,95%CI:0.1~0.9)。动物研究中有证据显示高脂肪饮食可以上调 ApoEε4 的活性。在曼哈顿北部的一项研究对 980 位老人随访了 4 年,242 位患者发展为痴呆。该研究应用半定量的饮食频率问卷调查参与者的热量摄入情况,发现热量摄入最高的 1/4 参与者其 HR 为 1.5(95%CI:1.0~2.2),ApoEε4 等位基因携带者为 2.3(95%CI:1.1~4.7)。

血浆同型半胱氨酸浓度是一个重要的血管病危险因素,同样也可以增加 AD 的危险性。Framingham 研究随访了 1 092 个男性和女性,平均用时 8 年,111 名参加者发展为痴呆,其中 83 位是 AD。血浆同型半胱氨酸浓度>14 μmol/L 者患 AD 的相对危险度(RR)是其他人的 2 倍。越来越多的证据显示了高胆固醇血症与 AD 发病之间的相关性。

有研究提示服用他汀类药物(降脂药)者患 AD 的危险性降低(RR=0.29,95%CI:0.13~0.63);加拿大健康与老化研究得到了相似的结果(RR=0.26,95%CI:0.08~0.88)。当时人们认为,该项研究提示药物干预是一个非常有前景的领域。基于此,近年来多项随机双盲对照临床试验研究了各种他汀类药物对痴呆的作用,但很遗憾,最终得到的却是阴性结果。目前的数据显示,在有血管性危险因素的老年人群中应用他汀类药物,并无预防 AD 或痴呆的作用。

(四)神经毒性物质——铝

铝是否是 AD 的危险因素这一问题是有争议的,即使是最初发现的假设(铝在斑块和神经纤维缠结处的浓度增高)也是有争议的。近来研究显示,AD 患者脑组织中铝的浓度并没有增高。R. Doll 总结了所有支持和反对铝的假说,认为铝的确是一种神经毒剂,但铝并不一定是引起 AD 的原因。有一些学者支持该观点,但仍有一些学者认为尚不能否认铝是 AD 发生的可能危险因素。

(五)有机溶剂

早期职业研究发现应用有机溶剂与神经行为障碍之间具有一定的联系。在 1991 年,一组病例对照研究的荟萃分析没有发现职业性暴露于有机溶剂与 AD 发病之间的相关性(OR=0.76,95%CI:0.47~1.23)。但是,在华盛顿州西雅图大型健康维护中心(HMO)进行的一项病例对照研究,比较了 193 位可能 AD 患者和 243 位对照组成员,最后报道的 OR 值为 2.3(95%CI:1.1~4.7),高于对照组,其中男性更明显(OR=6,95%CI:2.1~17.2)。此项研究不仅询问了职业特征,包括可能接触的有机溶剂,还询问了既往特异的溶剂暴露史。Gun 等比较了 170 个 AD 患者与 170 对照,没有发现有机溶剂暴露与 AD 间存在相关性。同样,Graves 等报道职业中接触有机溶剂的个体其患 AD 的危险度较未暴露者仅有轻度增高(OR=1.8,95%CI:0.8~3.9),但是该 OR 值和量-效关系无统计学意义。

(六) 电磁场

Sobel 和他的同事们研究发现暴露于电子磁场(EMF)会引发影响病理变化的瀑布式炎症反应,最终导致 AD 的选择性神经元死亡。在 1995 年,Sobel 等发表了 3 个不同的病例对照研究的结果,这些研究显示了 EMF 与可能 AD 之间存在具有统计学意义的联系,其 OR 值为 3.0。作者在紧接着的另一项病例对照研究重复出了他们的试验结果(OR=3.9,95%CI:1.5~10.6),该研究应用痴呆与对照比较而不是血管性痴呆与对照比较。Savitz 等在一项电工的人群研究中并没有发现 EMF 与 AD 死亡率间存在密切联系。在第三个研究中,Feychting 等比较了来自瑞典孪生子注册处的 77 名痴呆患者和 2 组对照,发现最后从事的工作如果暴露程度超过 2μT,则其 OR 值会增高,但是对于职业接触最高电磁场的个体来说,其 OR 值接近 1.0。进一步的研究需要应用前瞻性的方法来证实观察到的联系性。

(七) 吸烟

吸烟与 AD 之间的联系是复杂的。病例对照研究发现吸烟与 AD 之间存在着相反的联系,尽管这些结果并不总是一致的。前瞻性研究中既有显示吸烟与 AD 无相关性,也有研究显示吸烟可以增加 AD 发病的危险性。在对 8 项纯的 AD 患者病例对照研究的荟萃分析显示 OR 值为 0.78(95%CI:0.66~0.84)。在病例对照研究中,该负相关会由于有痴呆的家族史或者携带 ApoEε4 而改变(OR=0.1,95%CI:0.01~0.87)。在具有明显遗传背景的家族中,吸烟者 AD 的起病要比非吸烟者晚。

目前有学者认为病例对照研究得出的负相关联系主要是由于死亡的选择性引起的。吸烟的 AD 患者可能比不吸烟的 AD 患者或者不吸烟的对照组死亡的时间早,从而导致该病例对照研究的估计值降低。在病例对照研究中观察的保护作用可能也是混杂有遗传的作用。Riggs 认为,考虑到吸烟者存活时间长到足够患 AD,其基因可能与那些存活时间不长的吸烟者是不同的,老年患病者的基因库与老年对照组的基因库是不匹配的。Plassman 等的研究与该观点一致,他们的研究显示异卵双生子(他们有一半的基因是相同的)吸烟者患 AD 的 OR 值为 0.55(95%CI:0.18~1.59),同卵双生子(其基因完全相同),此 OR 值为 2.0(95%CI:0.45~10.06)。

前瞻性研究通常显示吸烟与认知功能评分较低相关,并且患 AD 的危险性要高,但是另一些研究没有发现其中的相关性。Wang 等(1999)报道患有痴呆的吸烟者随访 3 年的死亡率是痴呆的非吸烟者的 3.4 倍,该发现支持差异生存理论(differential survival theory),但是并非所有研究都发现了该结果。

在发病率研究中,可能存在有患病率-发病率偏倚。换言之,即将那些尚未发展为痴呆的吸烟者错误分类,而这些吸烟者随着年龄的增长或在叠加血管性因素损害时会逐渐发展为痴呆。这可能是在许多发病率研究发现吸烟是认知功能损害和 AD 的危险因素的原因。

两项前瞻性研究发现不携带 ApoEε4 等位基因的吸烟者,其患 AD 的危险性(RR=2.1,95%CI:1.5~14.2)要高于那些携带有该等位基因的人(RR=1.4,95%CI:0.6~3.3)。因此,在前瞻性研究中,正如病例对照研究中所见,吸烟可以弱化 ApoEε4 对 AD 的作用。关于吸烟的争论主要涉及以下两个方面:一是在携带有 ApoEε4 等位基因或者具有其他遗传上患 AD 的危险性时,吸烟可能具有保护作用;二是吸烟可能成为未携带该等位基因而血管性损害不断增多的个体的危险因素。因此,尽管回顾性的病例对照和前瞻性研究在表面上并不一致,这种不一致可能缘于这些辅助因素的不同,而其潜在的生物作用机制是相同的(例如基因和血管性疾病)。

(八) 酒精

少量到中等量的饮酒可能会减少心血管病理损害的发生,其机制可能是阻止了酒精对血小板聚集的作用或者改变了血脂的结构。考虑到过度饮酒会引起认知功能下降,并且可能是引起痴呆的基本原因,有研究发现少量到中等量的饮酒可能是认知功能和痴呆的保护性因素。一项 98 例晚发型 AD 病例对照研究,将过量饮酒与没有饮酒者相比较,发现过量饮酒者患 AD 的危险度是升高的(OR=4.4,95%CI:1.4~13.8)。而许多研究并没有发现饮酒与 AD 之间具有相关性。特别要提出的是,早年病例对照研究采用的病例定义是不包括酗酒者的。近来研究考虑到酒精在认知功能中的作用。在 1990—1992 年间,14 000 名中年人参加了小区动脉粥样硬化危险因素的研究(ARIC),该研究检测了参加者的延迟记忆、数字符号转换测验和言语流畅性,横断面分析显示饮酒者其数字符号测验和言语流畅性测验要比非饮酒者强。鹿特丹研究检测了饮酒和发生痴呆、AD 和 VaD 危险性之间的相关性,他们在对 7 983 位参与者随访了 6 年后鉴定出 197 位痴呆患者(146 位 AD,29 位 VaD),在经过调整年龄、性别、收缩压、教育程度、吸烟和体质指数后,发现少量至中等量饮用任一类型的酒都会增加任一类型痴呆的危险性(HR=0.58,95%CI:0.38~0.90),而这在 VaD 中危险性更明显(HR=0.29,95%CI:0.09~0.93),在 AD 中未发现该相关性。关于该理论仍需要进一步的队列研究来证实。

五、可能的保护性因素

(一) 非甾体类抗炎药

AD 患者的尸检结果显示,AD 存在炎症介导的自我凋亡过程,并且在神经炎性斑块中存在活化的小胶质细胞和细胞因子。多项研究结果使得人们提出了一项假说:抗炎制剂可能具有预防 AD 的发生并且延缓病程进展的作用。非甾体类抗炎药(NSAIDs)可以抑制环氧合酶(COX)的作用。一种类型的 COX 在被白介素 1β(IL-1β)和相关的细胞因子启动后诱导炎症的发生;IL-1β 在 AD 患者脑内水平增高。双生子患 AD 存在不一致的现象的研究显示,应用 NSAIDs 可以延缓 AD 的发生至少 5~7 年,并减少一半的发病率。一项双盲的安慰剂对照的随机试验,入组了 28 个 AD 患者,给予吲哚美辛(消炎痛)或者安慰剂治疗 6 个月,发现吲哚美辛治疗患者 MMSE 上升了 1.3%,而安慰剂治疗组其 MMSE 下降了 8.4%(P<0.003)。许多观察性研究都发现了 NSAIDs 可以对抗认知功能下降和 AD 的发生,但是并不是所有的结果都具有统计学的

差异。在巴尔的摩衰老的队列研究中,共有 1 686 名参与者,Stewart 等自 1979 年开始每 2 年随访一次,每一次访视每一位参与者都会被要求列出自上次访视以来服用的所有药物。应用阿司匹林、NSAIDs 和对乙酰氨基酚被定义为 COX 成比例受损模型中的时间依赖性的积累暴露变量。在这 3 种模型中,仅有 NSAIDs 是有显著意义的(RR＝0.46,95% CI：0.24～0.86)。鹿特丹研究随访了 6 989 位入选者,其年龄在 55 岁,平均随访了 7 年,394 位发展为痴呆,其中包括 293 位 AD 患者。这是一个在应用 NSAIDs 和发展为 AD 之间具有量效关系的联系:应用≤1 个月,其 RR＝0.95(95% CI：0.7～1.3),应用 1～24 个月,RR＝0.83(95% CI：0.6～1.1);应用超过 24 个月,其 RR＝0.20(95% CI：0.05～0.8)。该研究并没有明显显示与此相关性有特异关系的 NSAID 类型。但是该研究组随后进行的研究显示,一些 NSAIDs,如布洛芬、吲哚美辛和舒林酸,可以降低淀粉样蛋白 β-42 的产生。

(二)激素替代治疗

关于雌激素在记忆、认知和中枢神经系统的作用已经得到深入研究。早期病例对照研究普遍没有发现应用雌激素与 AD 存在相关性。这些研究都向知情者询问了情况,并且都对对照进行了直接的访视。2 个病例对照研究使用了用药记录以确保发现不一致的暴露情况,其中一项研究没有发现相关性,另一项研究则显示 OR 为 0.42(95%CI：0.18～1.96)。Yaffe 等发表声明,认为这些研究没有调整教育程度这一众所周知的混杂因素。近来一项成套的病例对照研究在意大利进行,参加者为 2 816 名妇女,在调整了年龄、教育程度、初潮和绝经年龄、吸烟、饮酒、50 岁的体重和孩子的数目后,发现 OR 值为 0.28(95%CI：0.08～0.98)。该研究同样也向可疑痴呆病例的知情者询问了有关情况,并向未受影响的妇女询问了激素替代治疗(HRT)的情况,可能由此增强了相关性。Yaffe 等对 8 项病例对照研究进行了荟萃分析,由此产生了各型痴呆和 AD 的综合 OR 为 0.8(95%CI：0.56～1.12)。两项前瞻性研究从非痴呆妇女得到了关于 HRT 的信息。COX 部分损害模型被用来估计 AD 的 RR 值。在第一个研究中,RR 值为 0.40(95% CI：0.22～0.95),第二个研究的 RR 值为 0.46(95% CI：0.21～0.98)。但是,尽管第一个研究发现妇女应用时间较长 HRT 是有利的(RR＝0.13,95% CI：0.02～0.92),第二个研究没有发现应用的持续时间的效果。Tang 等发现携带有 *ApoEε4* 等位基因并且接受了 HRT 者最不易于患 AD(RR：0.13,95%CI：0.02～0.95)。这些研究中的大多数 HRT 是包括孕酮的。一项前瞻性研究(Rice 等,1998)的初步结果显示孕酮会减少雌激素有益处的有效作用,而雌激素对于那些具有多种已经揭露的危险因素例如低收入、具有记忆障碍的家族史和轻度认知功能损害的妇女可能是具有很重要意义的。一项在美国犹他州 Cache 小镇的大规模前瞻性人群研究显示,HRT 可以减少患 AD 的危险度,平均每 3 年减少 41%,调整后的 HR 为 0.59(95%CI：0.36～0.96),但是该效果仅仅体现在既往就至少已经应用 HRT 10 年的妇女。近来有证据包括该项研究提示妇女在绝经期就开始应用 HRT,可以使 AD 发病减少。因此,目前仍旧存在于 HRT 和痴呆之间的问题是:单用雌激素治疗是否比联合应用雌激素和孕激素效果更好;HRT 开始应用的最佳时间窗;应用的时间为多长才能获得危险度的减少。

(三)抗氧化剂、叶酸、银杏制剂

有确切的证据表明氧化应激会引起一系列的级联反应,最终导致 AD 的发生。一个规模较小的研究应用了司来吉兰、α-生育酚(维生素 E)或联合应用两者,与安慰剂组相比,可以延缓 AD 的发生。美国国家健康和营养监测调查的数据显示,血浆每个单位胆固醇维生素 E 浓度的减少与记忆功能下降之间,在调整了相关变数后,在横断面上是具有相关性的。然而,没有其他抗氧化剂与记忆功能下降有相关性(维生素 A、维生素 C 和 β-胡萝卜素)。另一项研究尽管样本量较小,在对参加者随访了 4 年后,发现补充维生素 E 和维生素 C 可以减少 AD 的发病。这些暴露因素的检测是有难度的,并且可以由主观的报告而产生偏倚,依从性问题并且是随着时间而变化的。尽管并不是所有的研究都显示了保护性的效果,应用抗氧化剂来减少痴呆和 AD 的发病还是很有发展前景的。

Oken 等对银杏制剂对 AD 认知功能起的作用进行了荟萃分析,他们报道了在对患者应用了 3～6 个月 120～240 mg 的银杏叶片提取物后,较低程度地改善了认知功能,但是该改变具有统计学差异。这是一项处于萌芽状态的研究领域,还需要进一步地证实这些相关性。

其他人们较感兴趣的药物包括叶酸、同型半胱氨酸和褪黑激素。今后会有更多的科学研究以发现更多的药物来延缓 AD 的病理变化进展,从而延缓 AD 型痴呆的临床表现的发生。

(四)其他

正如前文所提到的,低教育程度是痴呆/AD 和血管性事件引起痴呆的危险因素。一些研究也发现其他一些与成人教育和收入相关的因素和职业地位,这些因素同样也与痴呆和 AD 相关。动物研究显示环境和丰富的思想活动可以阻止自发的凋亡,并能保护以防受到兴奋性毒素的损伤。流行病学研究显示经常参加认知刺激活动可以减少 AD 发生的危险性。

一些研究已经发现具有较高社会经济指数的个体比此指数较低者表现痴呆的临床表现要晚,如果他们具有了痴呆的临床表现,说明他们的病理变化已经很严重了。这一现象可能是认知功能保留引起的,当个体在解决问题时能想到多种解决办法,进行神经心理学测验检测,他们可以在已经具有潜在痴呆病理表现的情况下测验的结果仍在正常范围内。认知保留在社区筛查痴呆时具有重要的意义。在测验成绩较高的人中发现的病例可能性较小,这就需要投入更多的资源来寻找可能的病例。

第五节 帕金森病

帕金森病(Parkinson disease,PD)是老年人中最常见的退行性疾病之一。本病随年龄的增加而增多,据估计美国在未来 50 年内,随着老龄化社会的到来,其患病率将增加 3 倍。尽管过去的几十年间相关研究很多,但帕金森病的病因仍不清楚。然而,关于基因和环境危险因素与帕金森病退行性变过程之间的联系,已经取得了显著的进展。

临床诊断的不确定性是帕金森病流行病学研究设计和分析的重要影响因素。帕金森病没有诊断性试验,诊断完全依靠病史和神经科体检,因此诊断人员的经验可以影响诊断的准确性。另外,临床诊断为帕金森病的患者在尸解时并不总是表现出典型的病理变化,典型者只占80%。在未来的研究中,诊断准确性的提高有赖于新的影像学技术,或通过已知的帕金森综合征基因对病例进行仔细的排除,最终有赖于敏感而特异的生物学标志的问世。

一、患病率和发病率

在研究涉及的全部人群中,帕金森病在50岁前少见,之后随年龄的增加而增多。这既反映了环境因素的累积效应,也反映了年龄相关的遗传因素的影响。帕金森病的发生率在国家间有差异,但是几乎没有可供比较的研究结果发表。

(一)年龄

年龄的增加和帕金森病风险的增加之间明确相关,这在所有以社区为基础的研究中得到证实,其年发病率从50岁时不足10/10万,到80岁时为200/10万以上。尽管帕金森病和年龄增长直接相关,但其潜在过程和自然老化明显不同。

(二)性别

不考虑地域和种族差异,男性帕金森病的诊断率是女性的2倍,无论患病率和发病率都是如此(图1-7-5-1)。男性患病风险的增加可能反映了男性和女性在生物学上的差异,例如性激素或X性染色体连锁易感基因的影响。另外,男性和女性在行为上的差别以及与之相关的在危险因素暴露方面的差异可能也有助于解释这一现象。后一假说得到了芬兰一项大型研究结果的支持。这项研究表明男女相对风险从1971年的0.9戏剧化地增加到1992年的1.9。如何解释这一现象,还需要进一步的流行病学研究和实验室研究。

(三)种族

尽管证据还不明确,但帕金森病在白种人为主的国家可能更常见。已经有报道,在非白种人中帕金森病患病率较低,但这些差异是否真实、是否与生存期短或者诊断标准不同有关,现在尚不明确。近来的多种族人群研究没有发现不同种族群体之间的差异。然而在这些研究中,非白种人的实际数量很小,因而估计的精确性差。

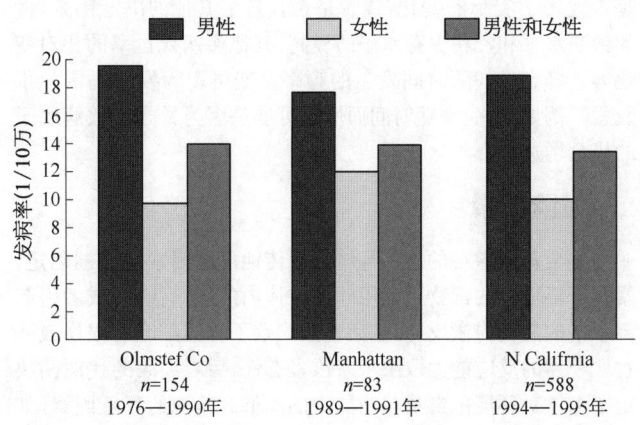

图1-7-5-1 美国三项研究评价人群中帕金森病的性别相关性发病率

(四)地域

地域变量主要见于患病率研究,目前还几乎没有发病率研究。既往报道过的患病率在国家间差异很大,从利比亚的31/10万到阿根廷Buenos Aires的657/10万。这种差异多数可以用研究人群的地域差异、单个研究所用方法学的差异、人们得到健康保障机会的差异或者疾病生存率的差异来解释。然而,即使对这些差异进行调整以后,仍能看到国家间帕金森病发生率的差异。如果帕金森病发生率的地域差异存在,潜在的因素可能是遗传学特征的差异,也可能是致病因子和保护性因子暴露机会的不同。我国张振馨、洪震等在"九五"期间开展了北京、上海、西安三地人群的帕金森病患病率调查。结果显示,65岁以上的人群中,帕金森病患病率为1.7%。这个结果高于国内以往的报道,并和欧洲的数据相似(图1-7-5-2)。

(五)时间

发病率随时间的变化在地区间可能有所不同。在美国Minnesota的Olmsted County,最近几十年,帕金森病年龄特异性发病率没有明显变化。与之相反,芬兰一项大型研究在比较1971年和1992年的发病率时发现,随着大规模的人口迁移,出现了男性和农村居民发病率的显著上升。很难明确这些变量

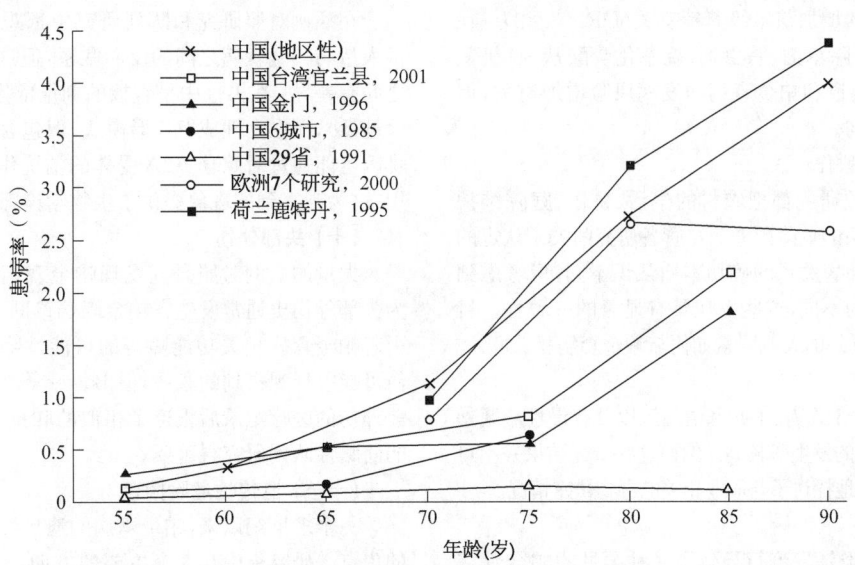

图1-7-5-2 中国部分地区和欧洲地区帕金森病人群患病率的比较

是否代表了实际的变化,或者是否代替了其他的决定因素,例如诊断水平和资料保存水平的提高、其他疾病死亡率的相对变化等。确定疾病随时间发生的频率改变可以为发现病因提供线索。例如,发病率随时间而增加可能是因为暴露于致病因子的机会增加。

二、危险因素

帕金森病潜在的许多环境和遗传性危险因素已经被确定。暴露于环境中的毒物可能阻断线粒体内的能量代谢,或者引起高水平的氧化应激反应,从而直接导致了神经细胞的损伤或死亡。个体的反应能力取决于遗传多态性,后者编码的代谢酶决定了个体对环境中毒物代谢能力的高低。其他的环境因素,如饮食中的抗氧化剂、咖啡因或者尼古丁样的物质可能保护神经元免受损伤。

(一) 环境危险因素

帕金森病的环境致病因素在许多年前即被怀疑到。1983 年,在加利福尼亚北部麻醉剂成瘾者中进行的帕金森综合征研究证实 1 - 甲基 - 4 - 苯基 - 1,2,3,6 - 四氢基吡啶(MPTP)的神经毒性作用。MPTP 引起的帕金森综合征在临床和病理方面都和帕金森病非常相似。这些发现推动了帕金森病环境致病因素的研究,主要是探究 MPTP 神经毒性的大量实验室研究。暴露于 MPTP 的情况并不常见,但在结构和功能上类似于 MPTP 的物质也是可能的环境致病因素。例如杀虫剂甲基紫精在结构上类似于 MPTP,可引起动物的帕金森综合征。其他可引起动物帕金森综合征的复合物如杀虫剂鱼藤酮通过抑制线粒体内复合物 I 而致病。

(二) 杀虫剂

一些杀虫基因为和 MPTP 相似而引起了研究者的兴趣。另外,帕金森病和农场或农村生活的关系也间接支持杀虫剂是危险因素。病例对照研究也提示某些特异性的杀虫剂与此有关。对 19 个已发表的研究的荟萃分析发现,暴露于杀虫剂的 OR 值为 1.94(95%CI: 1.49~2.53)。然而目前已经证实的特异性复合物或复合物种类还很少。两项尸解研究发现帕金森病患者脑内杀虫剂狄氏剂的水平升高。Liou 等报道了我国台湾地区帕金森病风险的增加与甲级紫精有关(OR=3.22)。在其他的研究中,暴露于除草剂、杀虫剂、烷基化磷酸盐、有机氯化物和防腐剂,均被报道和帕金森病的发病风险增加有关,但被报道的毒物各不相同。

(三) 农村生活与耕作

全世界的病例对照研究都把农村的生活、耕作、庭院维护和喝井水作为帕金森病的危险因素。尽管各研究间关于认定的农村风险因素与帕金森病关系的确切本质认识不同,但考虑到所用方法和所处地区的不同,这些发现具有显著的一致性。目前还不清楚除杀虫剂以外的农业因素如何与帕金森病相关联。

(四) 其他职业

据报道,教师、卫生工作者、木匠和清洁工以及有慢性金属暴露史的工人中帕金森病的发生率较高。然而这些研究结果并不可靠。只有一个研究系统地探讨了与职业相关的毒物暴露情况。

(五) 感染

18 世纪早期的脑炎暴发流行导致了一种罕见的帕金森综合征,但之后的许多研究都未能确定帕金森病的感染性病因。

尽管有许多偶尔有关联的报道,但极少被证实。存在于土壤中的星形诺卡菌可在动物模型中造成帕金森综合征。但到目前为止,还没有发现星形诺卡菌和人类帕金森病的关系。理论上,感染性因素可以解释家族性帕金森病。因为星形诺卡菌广泛存在于土壤中,这也可以解释农村帕金森病的高发病率。但是,没有其他证据的支持。

(六) 吸烟

不吸烟是最常观察到的帕金森病危险因素,相反的关系存在于吸烟和帕金森病之间。30 多年来的研究,涵盖了不同的人群,还包括几项大型前瞻性研究,均证实了这一点。总体上讲,吸烟者的患病风险大约是不吸烟者的一半,而且吸烟量越大,患病风险越低。动物实验表明,尼古丁可能起到保护作用。而帕金森病患者在诊断确定之前减少吸烟量可能是保护性人格的表现之一。

(七) 酒精

一些研究发现,即使在控制了由吸烟引起的可能干扰以后,酒精和帕金森病之间仍呈反向关系。一个研究发现与对照相比,帕金森病患者中诊断为酒精依赖的患者较少。关于这一现象,还没有明确的生物学方面的解释。饮酒量少通常可以引起帕金森病患者淡漠的性格,这在帕金森病本身的临床表现出现之前即可观察到。

(八) 饮食

饮食的不同可以解释帕金森病患病率的地域间差异和家族内的聚集现象。几个病例对照研究已经探讨了饮食因素,提供了可进一步评价的某些联系。因为含抗氧化剂的食物和维生素补充可能具有神经保护作用,有几个研究解释了这些因素和帕金森病之间的关系。但是抗氧化剂的饮食或补充摄入似乎并未降低帕金森病的发病风险。几项病例对照研究发现,摄食动物脂肪含量高的食物与总能量摄入量高一样,与帕金森病发病风险增高有关。目前认为帕金森病的病理机制之一,即氧化应激的水平在摄入脂肪或高能量时增高。另外,在给予 MPTP 的大鼠中,饮食控制可以阻止多巴胺能神经元的丢失。关于这种联系仍需进一步研究。

(九) 咖啡和咖啡因

在病例对照研究和队列研究中都观察到了咖啡和咖啡因摄入量与帕金森病之间的反向联系,但这种联系在男性和女性之间有差异:在男性中呈直接的剂量依赖关系(摄入量越高,风险越低),而在女性成"U"形模式,但包含女性的研究很少。咖啡因可能通过对腺苷 A2A 受体的拮抗作用而发挥神经保护作用,这为观察到的现象提供了生物学诠释。

(十) 头部外伤

大量的病例对照研究发现帕金森病和头部外伤有关。因为头部外伤史通常发生在帕金森病诊断之前数十年,使得外伤引起帕金森病相关功能障碍的可能性降到最低。尽管回忆偏倚可能解释观察到的联系,但 Bower 等在比较了帕金森病诊断前外伤的医疗纪录后报道了相似的联系。在这一方面,进一步的前瞻性队列研究很重要。

(十一) 遗传性危险因素

一个多世纪以来,帕金森病的遗传性危险因素一直是研究的焦点。研究集中在 3 个主要的方向:① 家族性研究和基因连锁分析;② 孪生研究;③ 单基因联系。

应用当代分子学技术已经发现基因突变可以导致帕金森综合征,尽管这样的发现还很少(表 1-7-5-1)。帕金森综合征基因型的研究需要克服许多方法学的困难。首先,即使并非绝大多数,仍有许多患者的诊断是通过家族遗传史而非基因检查。由于帕金森病发病晚,所以不同代人之间通常难以应用一致的确诊方法。病史提供的信息通常不完全和不准确。其次,

尸检不普遍,因此不可能确定这一家族性疾病是否符合尸检提供的"诊断金标准"。在绝大多数家族,至少部分病例的临床或病理不完全符合帕金森病的典型表现。因此,将这些病例中的发现外推到非家族性病例是不恰当的。尽管有上述限制,还是有几个基因被确定。相关基因的实验室研究已经为研究帕金森病的病因提供了重要线索。

表 1-7-5-1 导致帕金森综合征基因型的研究

研究者	遗传模式	遗传缺陷	受累病例数	起病年龄(岁)
Polymeropoulous 等,1997;Papadimitriou 等,1999	常染色体显性遗传	染色体 4q 的 α-共核蛋白基因突变;丙氨酸 53 苏氨酸 *PARK1*	5 个家系中的 60 人	20～85
Kruger 等,1998	常染色体显性遗传	染色体 4q 的 α-共核蛋白基因突变;丙氨酸 30 脯氨酸 *PARK1*	1 个家系中 3 例确诊,2 例疑似病例	30～56
Hattori 等,1998a;Kitada 等,1998;Lücking 等,1998	常染色体隐性遗传	染色体 6q25.2-27 的 Parkin 基因连锁 *PARK2*	未知;全球数百至数千人	30 岁前最常见
Wsolek 等,1995;Gasser 等,1998	常染色体显性遗传	染色体 2p13 连锁外显率低(约 40%) *PARK3*	6 个家系中的 57 人	36～82
Farrer 等,1999	常染色体显性遗传	染色体 4p14-16.3 连锁外显率低 *PARK4*	2 个有共同祖先的美国大家系	<50
Leroy 等,1998;Farrer 等,2000	常染色体显性遗传	染色体 4p14-15 泛素羧基末端水解酶(UCH-L1)基因外显率低 *PARK5*	2 个家系中的 3 个病例	49,51
Valente 等,2001,2002	常染色体隐性遗传	染色体 1p35-36 连锁 *PARK6*	1 个西西里家系	32～48
Van Duijn 等,2001	常染色体隐性遗传	染色体 1p36 连锁 *PARK7*	1 个荷兰家系	≤40
Funayama 等,2002	常染色体显性遗传	染色体 12p11.23-q13.11 连锁外显率低 *PARK8*	1 个日本家系	
Hicks 等,2001	常染色体隐性遗传	染色体 1p32 连锁 *PARK10*	51 个冰岛家系中的 117 个病例	与散发帕金森病类似

病例对照研究已经提示了遗传在帕金森病发病中的作用。帕金森病患者的阳性家族史较对照组常见得多,OR 值在 2.7～14.6 之间。遗传作为危险因素在年轻发病者中更常见。这些病例对照研究中遇到的方法学问题包括了家庭偏倚的可能性。患者比正常对照者更有可能发现家庭成员的患病情况,在所有家庭成员没有检查的情况下,对照者可能会忽视了疾病的存在。Elbaz 等发现与对照者相关的低报率和与患者相关的高报率导致 OR 值呈 4 倍增加。在许多研究中,病例来自各治疗中心。在这些中心,家族性帕金森综合征可能比社区更常见。另外,在比较病例和对照者家庭发病率时,对家庭成员组成进行分析也很重要。家庭大小、年龄和性别的差异可以导致对发病风险的高估或低估。

Marder 等采用以社区为基础确定病例的方法进行了一项大型研究也发现,帕金森病患者一级亲属的患病风险显著提高,但低于以诊所为基础的研究。在对性别、种族以及与患者的关系进行匹配以后发现,帕金森病患者一级亲属的发病风险是对照一级亲属的 2.3 倍,而男性亲属发病风险是女性亲属的 2 倍。患者一级亲属的生存期(达 75 岁)发病率仅为 2%,对照

组为 1%,这提示尽管家族倾向很明显,原发性帕金森病可能不局限于一般的孟德尔遗传规律。

冰岛为研究遗传在帕金森发病中的作用提供了独特的方法。该研究确定了 772 个患有帕金森综合征的在世和过世的冰岛人(诊断时间跨度达 50 年)的关系发现,同胞晚发起病(50 岁以后)的风险增加 6.7 倍,子代增加 3.2 倍,侄子/女增加 2.7 倍。与对照相比,帕金森病患者之间的亲属关系更密切。这一模式支持复杂遗传,即多基因和(或)基因-环境相互作用对早发和晚发帕金森病都有作用。同胞患病风险高于后代支持环境因素或者隐性遗传的作用。实际上,隐性遗传基因引起的帕金森综合征最近已有报道。因为冰岛人一般被认为是部分基因隔离形成的群体,所以上述发现推广到其他人群的程度还不确定。与其他地区以人群为基础的研究相比,该报道中早发病例的数量很多(超过 25%)。尽管一般情况下患病率和发病率随着年龄的增加而增加,但该报道中早发患病率明显高于晚发者。这些发现提示晚发病例确诊不完全,或者冰岛帕金森病的发病模式与其他国家不同。然而,帕金森病的家族聚集倾向并非总提示遗传因素。由于家庭成员的行为方式和环境因

素接近,所以家族聚集并不能必然归因于潜在的遗传机制。

全基因组扫描(genome-wide scans)使我们可以对可能影响帕金森病患病风险的染色体区域进行检查。在两项研究中,最引人注目的是 6 号染色体上的 Parkin 基因(PARK2),见于至少有一名 40 岁以前发病者的家族。与迟发性帕金森病有关的基因可见于染色体 17q、8p、5q 和 9q。染色体 1、9、10 和 16 也和帕金森病有关。综合上述结果可见目前这类研究中的困难所在。因为这些结果没有重叠,提示具有明显的异质性。另外,某些结果和帕金森病之间的联系不符合特异性统计学标准,在生物学上可能被证明是错误的。另一种可能是每个研究都包括了家族性不典型帕金森综合征的患者。采用有力的工具进一步复检将有助于解决这一难题。

双胞胎研究也被用来检验遗传因素在帕金森病发病中起作用的假说。与其他遗传学研究相似,双胞胎研究也不支持遗传因素在迟发性帕金森病发病中的主导作用。然而在早发性帕金森病,遗传因素是主要的。因为对双胞胎的观察主要是横断面研究,所以可能会丢失重要信息。接下来的研究中,了解遗传和环境因素在帕金森病中的作用至关重要。

我国的帕金森病流行病学研究开展较少。陈彪等 1991 年以医院为基础的病例对照研究发现病例组一级亲属帕金森病患病率以及特发性震颤阳性家族史发生率均显著高于对照组,而居住或工作在钢铁厂、工业化学品厂和印刷品厂周围的人患帕金森病的危险性明显升高。该研究还发现既往脑外伤史,30 岁前习惯饮咖啡和乳制品者是帕金森病的危险因素,而帕金森病患者头发中锰元素的含量显著低于对照组。1993 年王文志等在天津开展门诊患者的病例对照研究显示,阳性家族史、居住在橡胶厂附近、喝河水等可增加帕金森病的发病危险,而居住在小城市、喝井水、常喝白酒(每次饮酒量小于 50 g)是保护因素。杨金升等也发现阳性家族史、既往学龄前抽搐史、头外伤、风湿热、使用抗精神病药物以及毒物接触史等均为帕金森病的危险因素。

参 考 文 献

[1] 程学铭. 脑血管病的流行病学[M]//李世绰,程学铭,王文志,等. 神经系统疾病流行病学. 北京:人民卫生出版社,2000:72 - 87.

[2] 洪震,丁玎,江澄川. 神经流行病学[M]. 上海:复旦大学出版社,2011.

[3] 洪震. 血管性痴呆与血管性认知损害的再认识[J]. 中国现代神经疾病杂志,2010,10(3):279 - 281.

[4] 王文志. 卒中流行病学与人群防治[M]//张国瑾,赵增荣. 国外脑血管疾病研究进展. 北京:中国医药科技出版社,2000:177 - 197.

[5] 张振馨. 神经病学-神经系统疾病临床流行病学[M]. 北京:人民军医出版社,2007.

[6] DING D, WANG W Z, WU J Z, et al. Premature mortality in people with epilepsy in rural China: a prospective study[J]. Lancet Neurol, 2006, 5(10): 823 - 827.

[7] DING D, ZHAO Q, GUO Q, et al. Prevalence of mild cognitive impairment in an urban community in China: a cross-sectional analysis of the Shanghai aging study[J]. Alzheimers Dement, 2015, 11: 300 - 309.

[8] GE Y, DING D, ZHANG Q, et al. Incidence of sudden unexpected death in epilepsy in community-based cohort in China[J]. Epilepsy Behav, 2017, 76: 76 - 83.

[9] MU J, LIU L, ZHANG Q, et al. Causes of death among people with convulsive epilepsy in rural west China, a prospective study[J]. Neurology, 2011, 77(2): 132 - 137.

[10] NELSON L M, TANNER C M, EEDEN S V D, et al. Neuroepidemiology. From principles to practice[M]. Oxford University Press, 2004.

[11] SI Y, CHEN D, TIAN L, et al. Update on causes of premature death in people with convulsive epilepsy in rural west China[J]. Epilepsia, 2016, 57(6): e117 - 120.

[12] WANG W Z, WU J Z, WANG D S, et al. The prevalence and treatment gap in epilepsy in China- an ILAE/IBE/WHO study[J]. Neurology, 2003, 60: 1544 - 1545.

[13] WANG W, JIANG B, SUN H, et al. Prevalence, incidence, and mortality of stroke in China results from a nationwide population-based survey of 480 687 adults[J]. Circulation, 2017, 135: 759 - 771.

[14] ZHANG W, SI Y, CHEN T, et al. Risks of probable SUDEP among people with convulsive epilepsy in rural west China[J]. Seizure, 2016, 39: 19 - 23.

[15] ZHANG Z X, ROMAN G C, HONG Z, et al. Parkinson's disease in China: prevalence in Beijing, Xian, and Shanghai[J]. Lancet, 2005, 365: 595 - 597.

[16] ZHANG Z X, ZAHNER G E, ROMĀN G C, et al. Dementia subtypes in China-prevalence in Beijing, Xian, Shanghai and Chengdu[J]. Arch Neurol, 2005, 62(3): 447 - 453.

第八章 神经免疫

肖保国

第一节 神经免疫概论

神经免疫学(neuroimmunology)是 20 世纪 30 年代由神经病学、精神病学、心理学和免疫学之间发展起来的一门新兴边缘学科。神经免疫横跨神经和免疫二大系统,以前认为免疫系统是一个独立完整的系统,现代概念认为没有神经调控的免疫系统可能是不完整的。神经免疫涉及的议题范围甚广,主要包括:神经系统和免疫系统的免疫细胞(小胶质细胞、星形细胞、巨噬细胞、树突状细胞、T 细胞和 B 细胞等)、中枢胶质细胞和外周免疫细胞的交叉对话、神经系统和免疫系统在分子水平上的交流和沟通、神经-内分泌-免疫调控、神经系统自身免疫性疾病(重症肌无力、多发性硬化、吉兰-巴雷综合征等)、某些神经系统疾病的免疫学异常、全身免疫性疾病的神经系统表现和神经系统疾病的外周免疫反应等。

神经与免疫虽由两个相对独立的神经系统和免疫系统组成,长期以来一直都有各自独特的语言,但它们之间确实存在紧密的多重往返联系及信息交流,共同维持生命机制的稳定与平衡。实验证明脊椎动物的神经纤维可直接支配淋巴组织,通过神经递质与淋巴细胞和其他免疫组织上特异受体相结合而影响其免疫应答反应。骨髓、胸腺、腔上囊、脾、淋巴系统、淋巴结均受到交感和副交感神经支配,甚至在电子显微镜下看到神经细胞与免疫细胞相接触的现象。20 世纪 80 年代后,由于技术的进步和新的学说和理论的问世,神经和免疫系统相互关系的研究进入一个新的阶段,这主要基于下述事实:① 众多的神经递质和神经肽可作用于免疫细胞及免疫应答的不同环节;② 免疫细胞膜上存在多种神经递质和神经肽受体的表达;③ 免疫细胞可合成某些神经肽或激素;④ 神经细胞也可合成及分泌免疫活性分子。

神经和免疫系统在信息分子和细胞表面标志、信息储存和记忆、周期性变化以及正负反馈调节网络等方面都有不同程度的相似之处。越来越多的证据表明,神经系统和免疫系统可共享某些信息分子及受体。大多数神经肽、细胞因子可分别在神经及免疫组织内合成或释放,这已在转录、翻译、加工、储存和释放等层面得到确认。不仅如此,神经和免疫细胞的标志分子也呈重叠分布,如胸腺细胞抗原 1(CD90,Thy-1)是啮齿动物胸腺细胞和神经元细胞的表面标志。同样免疫细胞表面的 MHC Ⅰ 及 Ⅱ 类抗原分子也可在神经胶质细胞及腺垂体滤泡星形细胞膜上表达;激活的人 T 细胞也能合成神经细丝(neurofilament)。神经胶质细胞的标志蛋白 S-100 不仅存在于垂体滤泡星形细胞中,也可出现在胸腺的树突状细胞内。神经和免疫系统各自均存在正负反馈性调节机制,由此构成的神经免疫的功能活动更趋协调、准确而精细。

一、免疫系统的免疫细胞与功能

(一) 免疫细胞组成

免疫系统的免疫细胞是指与免疫应答反应有关的所有细胞,主要包括 T 细胞、B 细胞、杀伤细胞(K 细胞)、自然杀伤细胞(NK 细胞)、巨噬细胞和树突状细胞等。其中 T 细胞和 B 细胞亦称免疫活性细胞,因为这类细胞受抗原刺激后能引起免疫应答反应,形成致敏 T 细胞或产生特异性抗体。这种细胞在血液中占淋巴细胞总数的 $80\%\sim90\%$。杀伤细胞又称抗体依赖淋巴细胞,直接从骨髓的多能干细胞衍化而来,表面无抗原标志,但有抗体 IgG 的受体。自然杀伤细胞占人外周血中淋巴细胞总数的 $5\%\sim10\%$,但杀伤效应却很高。除淋巴细胞外,参与免疫应答的细胞主要还有抗原呈递细胞(APC),如巨噬细胞和树突状细胞。两者有共同的祖先,当被转移到小鼠体内时能够分化成树突状细胞和巨噬细胞两种细胞的亚型;二类细胞在外周血中所占比例较低,总数小于 5%。

(二) 免疫细胞功能

T 细胞能识别抗原,分泌多种淋巴因子,形成细胞免疫应答反应,同时也能辅助 B 细胞产生体液免疫应答。B 细胞受抗原刺激后增殖分化形成大量浆细胞,分泌抗体,此为体液免疫应答。杀伤细胞的杀伤活性无主要组织相容性复合体(MHC)限制,不依赖抗体。杀伤细胞作用于靶细胞后杀伤作用出现早,在体外 1 h、体内 4 h 即可见到杀伤效应。巨噬细胞是机体固有免疫系统的重要成分之一,具有吞噬、抗原呈递和分泌多种细胞因子的功能,在炎症和修复等生理过程中发挥重要作用,同时也是机体维持自身稳定的关键因素。巨噬细胞具有高度可塑性,在不同条件下可极化为炎性的 M_1 型,或极化为抗炎、组织修复的 M_2 型。树突状细胞(dendritic cell,DC)是已知最强的抗原呈递细胞,在机体内可诱导强烈的免疫反应。树突状细胞向 T 细胞呈递抗原后可致两种完全不同结果:刺激免疫反应(免疫原性)和抑制免疫反应(耐受原性),同时两种不同功能的细胞亚群可在特定条件下互相转化。

二、神经系统的免疫细胞和功能

(一) 免疫细胞组成

大脑的免疫细胞群体包含浸润和宿主在实质和非实质结构中的免疫细胞。浸润细胞主要为外周免疫激活的 T 细胞和炎性巨噬细胞,而大脑宿主的免疫细胞包括小胶质细胞和星形胶质细胞,但目前我们并没有完全阐明其在人类大脑中所发挥的作用。小胶质细胞相当于脑和脊髓中的巨噬细胞,是中枢神经系统的第一道也是最主要的一道免疫防线。小胶质细胞大约占大脑中神经胶质细胞的 20%。小胶质细胞的起源尚有争议,主要存在两方面的见解:① 起源于中胚层,包括起源于脑膜中胚层,毛细血管壁的周细胞(pericyte)或血循环中的单核细胞;② 起源于外胚层,认为脑室室管膜附近有一些幼稚且具有变形运动能力的细胞,称阿米巴样小胶质细胞(ameboid microglia),是小胶质细胞的前身。

星形胶质细胞(astroglia),是哺乳动物脑内分布最广泛的一类细胞,也是胶质细胞中体积最大的一种细胞。用经典的金属浸镀技术(银染色)显示此类胶质细胞呈星形,从胞体发出许多长而分支的突起,伸展充填在神经细胞的胞体及其突起之间,起支持和分隔神经细胞的作用。细胞突起的末端常膨大形成脚板(foot plate)或称终足(end foot),可贴附在邻近的毛细血管壁上,靠近脑、脊髓表面的脚板则附着在软膜内表面,彼此连接构成胶质界膜(glia limitans)。根据胶质丝的含量以及胞突的形状又将星形胶质细胞分为两种:纤维性星形胶质细胞(fibrous astrocyte)和原浆性星形胶质细胞(protoplasmic astrocyte)。

(二) 免疫细胞功能

大多数浸润脑的 T 细胞和巨噬细胞主要存在于脑的边界区域(例如脑膜和脉络丛),而不是在脑实质中。位于边界区域的这些细胞可以通过分泌细胞因子和趋化因子,调节邻近的上皮细胞和室管膜细胞直接或间接作用大脑实质的胶质细胞(小胶质细胞、星形胶质细胞和少突胶质细胞)和神经元。此外,这些浸润细胞在组织稳态发生异常后也可能会进入脑实质,起到促进恢复或加速病理进程的作用,具有双刃剑的效应。

小胶质细胞隶属单核吞噬细胞族,被广泛认为是中枢神系统内的主要免疫效应细胞,能够吞噬碎片,产生炎症反应和氧化应激,参与诸如多发性硬化、视神经脊髓炎、帕金森病和阿尔茨海默病等发病过程。小胶质细胞对中枢神经系统损伤反应灵敏,能迅速激活、增殖或重新表达 MHC 抗原,迁移并变化成吞噬细胞样形态(阿米巴样),同时爆发性分泌大量细胞因子和细胞毒性物质;在损伤所致炎症后期,则以分泌脑源性神经营养因子(BDNF)等神经营养因子为主,有利于神经元的营养及修复。激活后的小胶质细胞有表型和功能完全不同的 M_1 和 M_2 两种状态,不同状态下的小胶质细胞发挥不同的作用。M_1 型小胶质细胞释放大量的炎性细胞因子如白细胞介素-1β(IL-1β)、IL-6、肿瘤坏死因子-α(TNF-α)和活性氧(ROS)等,对神经细胞产生毒性作用。M_2 型小胶质细胞能够释放抗炎因子如 IL-4、IL-10 和 IL-13,吞噬损伤的神经元碎片和髓鞘碎片,促进组织修复、髓鞘和神经元再生。因此,维持小胶质细胞处于 M_2 状态,对于髓鞘和神经的保护和再生具有深远的临床意义,同时对寻找治疗相关疾病的药物和方法有着重要的理论价值。

星形胶质细胞支持、引导神经元,并增强神经元的存活,促进神经元之间形成突触连接。创伤性脑损伤、脑卒中、感染等疾病可以将"好"的"静息星形胶质细胞"转变为特征行为异常的"反应性星形胶质细胞"。直到最近,反应性星形胶质细胞到底是敌是友仍然存在争议。2012 年发现两种不同类型的反应性星形胶质细胞——A_1 和 A_2。在脂多糖(LPS)的刺激下,静息态星形胶质细胞转变为 A_1 型,后者可以产生大量的炎症因子。另一方面,大脑缺氧可诱导 A_2 型星形胶质细胞形成,分泌神经生长或营养因子,支持神经元存活,保证神经元的正常功能。

三、神经系统和免疫系统的异同点

(一) 神经系统和免疫系统的相似点

从解剖学上看,神经系统和免疫系统均有中枢和周围两部分组成,均有细胞和可溶性生物活性分子两部分构成,后者通过效应器官和(或)相应细胞发挥作用。从功能学上看,神经系统和免疫系统均具有下列共同点:① 均能接受刺激,然后呈现兴奋或抑制;② 都有识别能力,免疫系统能识别自己与非己,神经系统能识别有意义和无意义的刺激;③ 均可呈现应答反应,免疫系统中有细胞免疫和体液免疫应答,神经系统对外界刺激所产生的有意义和无意义的应答反应;④ 均有表面标志或受体,免疫活性细胞和神经系统细胞的细胞膜上有某些相似,甚至相同的表面标志和受体;⑤ 均有记忆功能,神经系统和免疫系统记忆的共同物质基础都是核糖核酸。免疫细胞按其分泌的细胞因子可有不同的亚型,如主要分泌 IFN-γ 的 Th1 细胞亚型和主要分泌 IL-10 的 Th2 细胞亚型。神经细胞可根据其末梢释放递质的不同分为多巴胺能神经细胞、胆碱能神经细胞和肾上腺素能神经细胞。

(二) 神经系统和免疫系统的不同点

神经系统和免疫系统除有诸多相同点外,也有许多不同之处。主要表现为:① 特异性,免疫系统除有非特异性免疫应答外,尚有高度特异性的免疫应答,这取决于抗体分子 Fab 端和免疫活性细胞表面受体的特异性,而神经系统则缺乏此种高度特异的结合部位。② 信息传递,神经系统的信息传递主要由神经纤维上的动作电位和突触传递来实现;而免疫系统的信息传递更多的是由体液运输完成。③ 信息储存和记忆,神经系统借助感官可存储和记忆外界信息,免疫系统则在抗原识别等方面表现其记忆功能。另外,神经系统的记忆有瞬时记忆、短时记忆和长时记忆,而免疫系统的记忆时间较持久,甚至是终身的,比如疫苗免疫。④ 应答产物,神经反应的应答途径往往比较清楚,如交感神经刺激释放肾上腺素,继而产生一系列生物反应,但免疫系统的应答反应比较模糊,说不清楚 Th1 细胞反应后可能出现哪些反应。

四、神经系统和免疫系统的相互作用

研究发现神经系统的神经末梢直接可达到淋巴细胞等免疫细胞上,发生类似神经突触的接触。这种接触使神经细胞释放出神经传导物质对免疫细胞进行调节。这一发现使人们不再对免疫细胞接受神经细胞的信息调节表示怀疑。然而,神经系统与免疫系统的作用是双向的。

(一) 神经-免疫的传出通路

脑调节免疫功能的机制很复杂。首先脑可以通过自主神经系统调控免疫功能,其中交感神经起重要作用。如去交感神经支配导致淋巴细胞增殖、巨噬细胞活动以及细胞因子生成等过程增强等广泛的免疫器官特异性效应。脑还可通过迷走神经调节胸腺淋巴细胞生成和向外周淋巴器官移动等活动。脑调节免疫系统的另外一个重要机制是神经内分泌途径。下丘脑-垂体-肾上腺轴(hypothalamic pituitary adrenal axis,HPAA)是脑调控免疫系统的主要传出通路。脑内 IL-1 也可启动免疫调节信号的传出。大鼠脑内注射少量 IL-1 导致肝内急性期蛋白合成以及血液中细胞因子水平增加。因此认为 IL-1 作用的最后通路在下丘脑。除 HPAA 外,脑内神经肽和细胞因子等也可传导中枢效应到外周免疫系统。总之,交感神经、副交感神经和周围神经末梢均可释放大量神经递质,包括乙酰胆碱(ACh)、降钙素基因相关肽(CGRP)、血管活性肠肽(VIP)、P 物质(SP)、促肾上腺皮质激素释放激素(CRH)、神经肽 Y(NPY)、去甲肾上腺素(NE)等,可分别作用于免疫系统 T 细胞、B 细胞、巨噬细胞和树突状细胞表面相应的受体或配体,从而发生生物学效应(图 1-8-1-1)。

(二) 免疫信号的传入通路

外周免疫信号传入脑内有两种观点。

1. 免疫信号主要通过体液途径进入脑 即血液中积累的免疫细胞因子穿过血-脑屏障作用于脑内神经元。然而问题是细胞因子是相对较大的亲水性分子,很难直接通过血-脑屏障。目前推测它们入脑的途径主要有 3 条。

(1) 脑血管内皮细胞的特异性主动运输机制把它们运输到脑内。

(2) 细胞因子与脑血管内皮细胞上的受体结合后激活第二信使,来传导对神经元活动的影响。

(3) 也有人认为免疫细胞因子可由缺少血-脑屏障的脉络丛或脑室周围器渗透入脑。

2. 免疫信号通过传入神经来介导 如外周小剂量注射 LPS 或细胞因子能诱导中枢神经系统的一些急性期反应。这种现象推测可能是神经传导所致,免疫活动的信息由附近的神经末梢翻译成神经信号。尽管迷走神经传统上被认为是一个

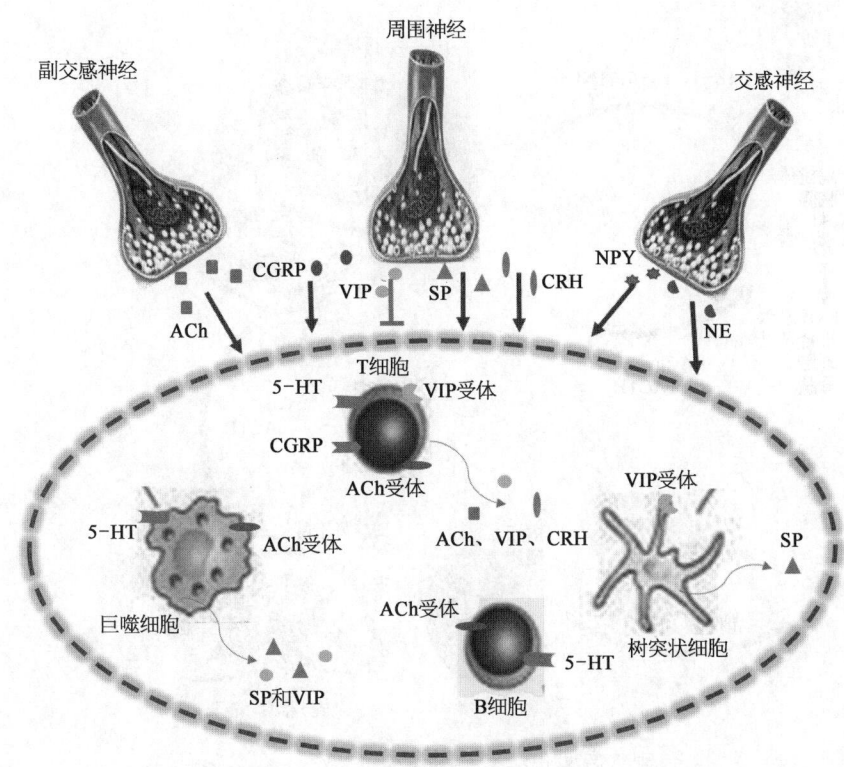

图 1-8-1-1　神经系统作用于免疫细胞的分子基础

ACh: 乙酰胆碱
CGRP: 降钙素基因相关肽
VIP: 血管活性肠肽
SP: P物质
CRH: 促肾上腺皮质激素释放激素
NPY: 神经肽 Y
NE: 去甲肾上腺素
5-HT: 5-羟色胺

副交感传出神经,但研究发现膈下迷走神经是传导外周免疫信息的重要传入通路。注射 IL-1β 到肝门静脉导致迷走神经肝分支传入电发放增强,提示细胞因子的信号可由迷走神经传入脑。迷走神经末梢并未检测到 IL-1 结合位点,却在围绕迷走神经末梢的副神经节中发现非常集中的 IL-1 等细胞因子结合位点,显微镜下观察到这些副神经节具有化学受体结构,并与迷走神经纤维形成突触,可释放神经递质激活迷走神经,提示细胞因子可通过副神经节上的受体间接兴奋迷走神经。

神经和免疫系统之间的相互作用对免疫调节、防御反应和内环境的稳定非常重要。近年来,免疫-脑通路、免疫调节的神经中枢,以及心理行为事件通过脑导致免疫器官和细胞功能变化的机制成为神经免疫研究的重点。比如说,压力信号会降低免疫系统抗体的效力,但是免疫系统与神经系统之间具体的关联机制至今仍不清楚。除调节免疫系统外,神经调控还对非神经活动、细胞寿命和脂肪储存都具有调控作用。

五、神经-免疫-内分泌网络调节

神经内分泌理论来自神经内分泌学(neuroendocrinology),它是神经生物学(neurology)和内分泌学(endocrinology)之间的边缘学科,主要研究神经系统和内分泌系统之间的调控关系。随着神经生物学的飞速发展,神经、内分泌和免疫三大系统间相互作用使神经免疫内分泌学(neuroimmunoendocrinology)成为一个新的热门研究领域。神经、内分泌、免疫相互作用,密切配合,组成一个完整的网络调控系统,在更高水平上,更有效地维持内环境的稳定,保证机体各项机能的健康进行。研究发现,HPAA 可以控制实验性变态反应性脑脊髓炎的病理过程。近十几年来,生命科学研究的热点之一也已涉及神经免疫内分泌学。根据大量的研究结果提出了神经-免疫-内分泌网络

(neuro-immune-endocrine network)假说。神经-免疫-内分泌网络基于下列事实。

(1)几乎所有的免疫细胞表面(包括 T 细胞、B 细胞、NK 细胞、巨噬细胞和树突状细胞)都有不同的神经递质及内分泌激素受体。这些内分泌激素和神经递质具有免疫调节功能,如肾上肾上腺皮质激素、生长激素、泌乳素和阿片肽等。

(2)免疫细胞本身可以产生和释放内分泌激素,也可以通过它们所产生的细胞因子作用于神经内分泌及全身各器官系统。

(3)神经细胞以及免疫细胞均可合成和分泌免疫活性分子,如细胞因子等,且细胞因子对内分泌影响也极为广泛。

(4)神经、内分泌及免疫系统之间也存在双向调节的反馈联系。

(5)许多临床疾病的发生和发展与神经、免疫和内分泌系统间的交互作用密切相关。

在机体稳态调节机制中,传递信息的分子除了体液因子外,许多新的生物活性分子不断被发现,许多神经递质、细胞因子以及神经肽和神经激素都是参与机体稳态调节的信息分子。神经、免疫和内分泌以自身特有的方式发挥着调节作用,同时三者之间又形成了一个稳固的"调节三角"(图 1-8-1-2)。它们两两之间形成双向往返联系,使这三个系统的作用相互协调,以维持机体的完整统一。现已证明,神经内分泌系统通过释放多类神经激素或神经递质作用于免疫系统,调节免疫系统的功能;而免疫系统则通过释放多种细胞因子等生物活性分子作用于神经内分泌系统,从而使机体形成完整的调节网络,使机体内环境稳态得以保持。神经免疫内分泌学与神经内分泌学、神经免疫学和免疫内分泌学相比,涉及更为复杂的系统间的影响和作用,内涵广泛,并以神经内分泌学、神经免疫学和免

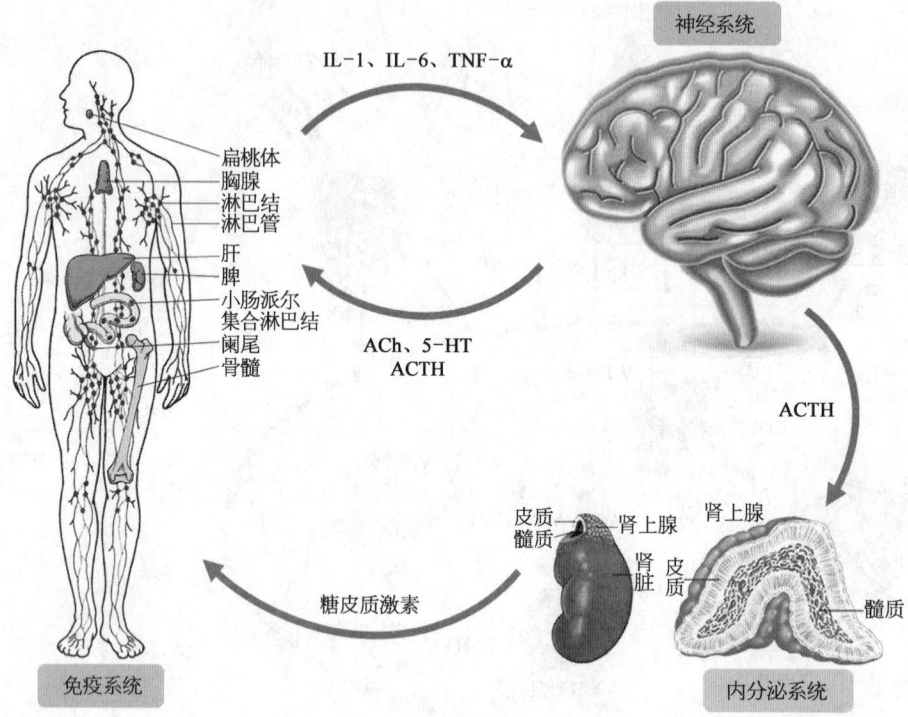

图 1-8-1-2 神经-免疫-内分泌相互作用

疫内分泌学之间的联系为基础。两大系统间的作用,既有直接和间接之分,亦有同时和先后之别,系统间交互作用的性质可有激活、抑制、修饰或协同,有自分泌和旁分泌等作用方式。免疫系统可作为中枢神经系统的感受器官,感知机体内环境的化学性和生物性动态变化,神经内分泌系统对此作出精确的调控,保障机体内环境的稳定和生理活动的正常进行。

(一) 神经-免疫-内分泌相互作用的分子基础

神经-免疫-内分泌系统之间相互作用的分子基础,主要表现在以下几个方面。

(1) 神经-免疫-内分泌系统各自所具有的生物活性物质分别是神经递质或神经肽、细胞因子和激素。实验发现,这些生物活性物质也可分别在这三个系统交叉合成和分泌。免疫系统可直接产生神经肽和激素,如阿片肽、促肾上腺皮质激素、促甲状腺激素、生长激素和催产素等。中枢神经系统可产生细胞因子,如 IL-1、IL-2、IL-3、IL-6、IL-10、TNF-α、转化生长因子-β(TGF-β)及其他许多原由免疫细胞分泌的细胞因子和趋化因子。

(2) 神经-免疫-内分泌系统的神经递质、细胞因子和激素的作用方式,基本上都可直接与相应的受体结合。免疫细胞上已经发现存在神经递质和激素的受体,如儿茶酚胺受体、乙酰胆碱受体、阿片受体、胰岛素受体、生长激素受体等;反之,中枢神经系统结构中也存在许多细胞因子受体,如神经元和胶质细胞可表达 IL-1 受体、TNF-α 受体、促红细胞生成素(EPO)受体、粒细胞集落刺激因子受体等。

(3) 某些功能的细胞、树突状细胞为神经系统和免疫系统所共有。在粒细胞集落刺激因子和 IL-4 的共同作用下,免疫系统的单核细胞可转分化为树突状细胞;中枢神经系统的小胶质细胞也可在粒细胞集落刺激因子单独刺激下成为树突状样细胞。它们有非常相似的生物学功能,比如表面分子表达、细胞因子产生和抗原呈递能力。

(二) 神经内分泌和免疫系统之间的连接通路

神经内分泌和免疫系统的连接通路主要有两类:体液通路(hormonal pathways)和神经通路(neural pathways)。前者包括 HPAA、下丘脑-垂体-性腺轴(hypothalamic - pituitary - gonad axis,HPGA)、下丘脑-垂体-生长素轴(hypothalamic - growth - hormone axis,HGHA)和下丘脑-垂体-甲状腺轴(hypothalamic - pituitary - testicle axis,HPTA);后者包括交感神经系统、副交感神经系统、周围神经系统和迷走神经。

由于研究的深入和技术的进步,神经-内分泌-免疫系统间的关系探讨进入一个新的阶段,神经-免疫-内分泌网络的理念也逐渐获得了解剖学的支持证据。研究明确神经系统、内分泌系统和免疫系统彼此之间存在着双向传递机制,这种相互作用是通过神经、内分泌、免疫三大调节系统共有的化学信号分子(如神经递质/神经肽、激素、细胞因子等)和受体共同实现的。免疫系统产生的细胞因子能影响中枢神经系统,中枢神经系统也能合成细胞因子,利用共享受体,相互作用,由此构成神经-免疫-内分泌网络调节。

综上所述,维持机体稳态的机制是一个极其复杂的生物学问题,它涉及机体各个调节系统、相应器官以及各类细胞的相互协调和配合,也涉及机体的各种功能活动。随着分子生物学的发展,现在已认识到神经递质、神经激素和细胞因子等生物活性分子在机体生理机能的调节中具有重要的作用,明确了免疫系统在机体调节中的地位,提出了神经-免疫-内分泌调节网络是机体维持稳态的主要机制的观点。已在众多疾病的病理过程中,找到神经、免疫、内分泌相互作用的证据。相信随着研究的深入,更好地理解神经系统调节炎症和免疫的机制,可能将彻底改变现行自身免疫性疾病和其他疾病的治疗策略。

第二节 神经免疫的
组成和功能

一、中枢神经系统的特殊结构

（一）血-脑屏障

动物注射苯胺染料后，一般的器官都被染色，而只有脑不被染色。其后使用其他多种物质也发现了类似现象，于是认为血与脑之间存在特殊的结构性屏障，并将此称为血-脑屏障（BBB）。以后又进一步发现存在血-脑脊液屏障（BCB）、脑脊液-脑屏障（CBB）。这些屏障系统被认为在脑完成其复杂的机能所需要保持相对稳态性方面起了重要的作用。血-脑屏障是随个体发育而慢慢成熟起来的，婴幼儿由于该屏障尚未发育完善，所以较易发生脑膜炎等中枢神经系统的感染。血-脑屏障是存在于脑血循环中的一种生理解剖学结构，主要由软脑膜、脉络丛、脑毛细血管壁及星形胶质细胞组成，具有细胞间连接紧密、胞饮作用弱的特点，可阻挡病原体及大分子有毒产物从血液透入脑组织或脑脊液，从而保护中枢神经系统的稳定性。另外，脂溶性物质和小分子物质比难溶于脂肪的物质和大分子较容易通过血-脑屏障。

中枢神经系统包括位于颅腔内的脑和位于椎管内的脊髓。脑的毛细血管与身体其他器官的毛细血管不同，它能阻止多种物质，特别是生物大分子物质进入脑内。血-脑屏障的毛细血管内皮细胞之间紧密连接，内皮细胞外有基膜、周细胞（pericytes）和星形胶质细胞突起的脚板围绕，构成了所谓的中枢神经系统"免疫特敏"状态的屏障结构。实验证明，内皮细胞是构成血-脑屏障的主要细胞结构，它可阻止多种大分子物质进入脑，但营养物质和代谢产物可顺利自由通过，以维持神经系统内环境的相对稳定状态。脑毛细血管内皮细胞的这种生理特性，与细胞膜上存在许多不同类型的转运器（transporter）有关。转运器是细胞膜上的蛋白质，能识别特定分子并转运它们越过血-脑屏障。星形胶质细胞利用突起的脚板覆盖脑毛细血管的基膜。内皮细胞和星形胶质细胞共同构成了一个最理想的血-脑屏障结构。另外，星形胶质细胞在血-脑屏障重建功能中也起重要的作用。Kakinuma（1998）利用血管紧张素（angiotensin）敲除的小鼠发现当血-脑屏障破坏后，星形胶质细胞可以产生血管紧张素，以便重建血-脑屏障功能。激活的胶质细胞可以产生细胞因子和趋化因子的重新排列，导致内皮细胞通透性的增加和淋巴细胞的方向性移行。血-脑屏障的动态平衡特性可以被用来作为免疫调节治疗的靶点。基于血-脑屏障的解剖学基础由脑微血管与星形细胞、周细胞、神经原和细胞外基质（extracellular matrix）共同组成，由此构成了一个神经血管单位（neurovascular unit）。构成神经血管单位结构的多种成分均可能调节血-脑屏障的通透性。

然而，血、脑构建的屏障并不是完全的。血-脑屏障的存在使血液中抗体及免疫活性细胞不能与脑组织中的外来抗原接触，从而不能产生免疫应答反应。但是，血-脑屏障的阻断作用又是相对的，并且分布是不均匀的。在脑室周围器官，血-脑屏障结构相当薄弱，甚至缺乏，这些部位的毛细血管具有孔隙，

这就意味着血浆成分可以由此经周围组织间隙进入脑组织。室周器官（circumventricular organ，CVO）是位于第 3、4 脑室壁上缺乏血-脑屏障的 8 个微小器官，包括终板血管器、穹隆下器、正中隆起、联合下器、最后区、神经垂体（垂体后叶）、漏斗柄和松果体隐窝。脉络丛也是相对缺乏血-脑屏障的器官，因此不少人推测 CVO 缺乏血-脑屏障，可能是血液携带免疫信息分子入脑的位点。脑内有些区域如终板血管器（organum vasculosum of laminae terminalis，OVLT）、最后区（area postrema）、脉络丛及正中隆起等处也缺乏血-脑屏障，也为循环中的生物大分子影响中枢神经系统提供了直接的重要通道。直径小于 10～20 nm 的溶质可在此两液间自由扩散。神经系统的某些代谢产物或免疫活性细胞可由脑通过血管周围间隙再经过蛛网膜下腔、蛛网膜颗粒和颅内静脉窦等带回到周身血流中。因此，免疫细胞和相应的大分子可有条件地通过血-脑屏障。另外，局部脑组织的损伤可引起血-脑屏障短暂性甚至是长期开放，从而导致活化淋巴细胞和巨噬细胞的少量进入。不仅如此，即使是完整的血-脑屏障也不能完全阻止活化后的 T 淋巴细胞主动移行进入脑实质内。中枢神经系统内的抗原也能够转移至周围淋巴结。血-脑屏障的存在一定程度上起到了阻止免疫活性细胞进入脑内的作用，但在损伤及病理状态下，血-脑屏障的破坏允许大量免疫活性细胞和大分子有毒、有害分子的进入，从而在脑实质引起免疫炎症反应，导致神经元的变性和死亡。

（二）中枢神经系统淋巴引流

中枢神经系统虽然没有衬附内皮细胞的淋巴管，但是存在淋巴引流，即血管周围的淋巴管"前淋巴系统"（prelymphatic system）。其后形态学研究发现有"血管周围间隙"（Virchow - Rubbin space），并认为这是神经系统变相的淋巴系统，对维持脑和脊髓的正常生理功能和神经免疫调节具有重要作用。中枢神经系统内的淋巴液可经两条途径到中枢神经系统之外的淋巴系统。

（1）血管周围的淋巴管前淋巴系统：脑淋巴管前淋巴系统是由位于脑血管外膜中连续的组织间隙所构成。该系统起始于毛细血管周围的 Virchow - Robin 间隙，并沿脑内各级动、静脉血管外膜中的组合资间隙，与脑血管颅外段外膜中衬附内皮细胞的毛细淋巴管相延续，构成了一个连续的淋巴引流系统。

（2）神经周围淋巴管途径：大脑皮质中的淋巴液自毛细血管周围的 Virchow - Robin 间隙，沿各级动脉血管周围间隙流动，最后穿软脑膜进入蛛网膜下腔。软脑膜上的淋巴孔可能在脑内淋巴向脑脊液的转运过程中起重要作用。大脑白质中的淋巴液自细胞外间隙（excellular space）通过扩散机制，经室管膜上皮转运到脑室，继而引流到蛛网膜下腔。动物实验证明，脑白质中的淋巴液主要引流到脑脊液；蛋白示踪结果显示约 1/2 经淋巴途径引流经神经周围淋巴管途径流到血浆；脑皮质中的淋巴液主要经血管周围间隙引流到颈部淋巴结。阿尔茨海默病患者的 β-淀粉样蛋白首先沉积于大脑皮质及动脉血管周围间隙，继而出现在颈部淋巴结，最终引起脑血管的淀粉样变性。临床上死于脊髓灰质炎、脑炎及多发性硬化的患者，其脑组织碎片及渗出物等在血管外膜间隙内大量积累，说明脑组织间液沿血管周围的淋巴管前淋巴系统引流。

脑淋巴引流在神经免疫中的重要性已引起人们的普遍关

注,其作用是通过淋巴细胞靶向中枢的传入-传出途径来实现的。区域淋巴结在免疫排斥反应中起着十分重要的作用,在T淋巴细胞介导的中枢神经系统自身免疫反应中占有重要地位。以前观点认为,脑组织因缺乏淋巴组织及淋巴引流系统,使脑内的外来抗原不能到达淋巴系统引起免疫应答反应。但是作为免疫系统组成部分之一的脑血管周围间隙类似于外周组织中的淋巴引流管道,在脑内起着简易淋巴管作用,引流脑脊液、脑组织间液、淋巴细胞和巨噬细胞等,参与机体的免疫反应。大分子物质及免疫活性细胞从中枢神经系统通过血管周围间隙引流到淋巴系统,为免疫识别、抗体生成及细胞介导的抗脑源性抗体提供可能性。脑淋巴引流的传入途径在各种动物,特别是啮齿类动物中已经明确。脑内抗原及液体沿着血管周围间隙引流到颅外,然后直接经筛板到鼻黏膜淋巴管及颈淋巴。将核素标记蛋白注入兔大脑尾状核内,在颈深淋巴结发现标记蛋白的存在。由此认为中枢神经系统内的抗原性物质能够进入外周淋巴组织,并对脑组织移植后不发生排斥反应的原因归于脑内缺乏淋巴引流管道的观点现已受到挑战。

淋巴引流及颈淋巴结在多发性硬化及其动物模型的发病机制中起重要作用。中枢神经系统注射特异性抗原后,于颈部淋巴结中能够检测到特意性抗原反应细胞。抗原接种诱导多发性硬化动物模型后,抗原从脑引流到颈淋巴结,导致了淋巴细胞靶向中枢神经系统的浸润,引起脑内的再次激活,产生随后的第二次损伤。如果提前摘除颈部淋巴结,由此造成的脑损伤的严重程度将下降40%,提示颈部淋巴结在介导免疫引起的脑损伤过程中起重要的作用。神经系统炎症及感染性疾病聚集在血管周围间隙内的淋巴细胞(包括T细胞和B细胞)形成袖套状细胞浸润或血管周围袖套也提示脑内血管周围间隙具有输送淋巴细胞的功能,脑内外来抗原可经该途径到达淋巴系统,引起不同程度的免疫刺激而诱发免疫应答反应。总而言之,中枢神经系统存在着淋巴引流和免疫反应,脑淋巴引流在神经免疫性疾病的发病机制中具有重要作用。

(三)中枢神经系统免疫特免内环境

过去认为脑组织具有免疫豁免的特征,且脑内的外来抗原不能到达淋巴系统引起免疫应答反应,其主要理由是:① 脑组织缺乏淋巴引流;② 脑组织内缺乏抗原呈递细胞;③ 脑组织存在血-脑屏障;④ 脑组织缺乏二类组织相容复合物抗原。以后人们发现脑并非一个完整的免疫豁免区,中枢神经系统免疫是机体整个免疫系统不可分割的一部分。与病毒感染或多发性硬化等疾病有关的免疫反应均提示中枢神经系统与免疫系统密切相关。

实验发现脑内异种移植并不像周围一样引起应答免疫反应,提示所谓的神经系统免疫特免性。除了血-脑屏障,中枢神经系统还需要一个生理的免疫监护内环境以保护各种刺激物引起的脑损伤。脑内有完整的免疫效应机制,但不能识别脑内抗原,原因是:① 脑内免疫细胞(小胶质细胞和星形细胞)主要组织相容性抗原和共刺激分子的表达很低,不能有效激发免疫反应。② 脑内受较强的免疫抑制分子控制。研究发现,眼球内免疫特免状态是在神经控制之下。眼球的晶状体含有α促黑激素(α-melanocyte stimulating hormone,α-MSH)、VIP和CGRP,它们能够抑制和改变T淋巴细胞和巨噬细胞的功能特性。当角膜损伤后,前房周围组织停止释放免疫抑制因子,有

助于形成眼内免疫的诱导和表达,因此控制其免疫特免的状态。α-MSH能够避免并停止眼睛的自体免疫疾病,并可能借此结果治疗其他自身免疫疾病的新方法。已有研究报道α-MSH能够成功地阻止动物体内的葡萄膜炎的发生,并停止它的病情发展。迄今收集到的科学证据似乎要推翻脑是免疫特权场所的基本认识,而是一个虚拟次级淋巴器官,主动调节的免疫监视位点。

中枢神经系统的淋巴管这一研究彻底回答了大脑免疫反应是否存在,多发性硬化症患者如何会受到免疫攻击等大脑免疫反应的基础问题。像所有其他的组织一样,大脑也可以通过脑膜淋巴管与外周免疫系统产生相互作用,这颠覆了过去关于大脑是免疫豁免器官的概念,对解释阿尔茨海默病、自闭症和多发性硬化形成的原因提供了重要信息。比如阿尔茨海默病,脑内累积一些蛋白质团块,有可能是因为淋巴管无法有效清除,才导致这些蛋白质在大脑中累积。这些淋巴管随年龄而改变,因此可能与大脑衰老过程有关。

(四)脑-肠轴

大脑是人体最依赖营养和能量的器官,也是毒素和压力比较敏感的器官。现代研究揭示大脑和肠道紧密关联(图1-8-2-1)。在脑-肠轴上,对其中一个的伤害通常会造成对另外一个的损害。从长期的临床实践来看,神经退行性疾病,如多发性硬化、帕金森病、阿尔茨海默病或抑郁和焦虑可能并不完全起因于大脑。当肠道屏障被破坏时,血-脑屏障也会被破坏,由此从循环中产生的LPS可刺激脑内静息态小胶质细胞使之激活,演变成炎性的小胶质细胞,产生炎症反应和氧化应激,随后导致神经元慢性进行性损害。肠道菌群对中枢神经系统的影响涉及多样化的途径,可以通过肠-脑轴的3条途径(免疫、神经内分泌和迷走神经)形成肠道菌群-肠-脑轴,对中枢神经系统产生深远的影响。科学家们使用很多实验方法试图阐明脑-肠轴的作用机制。其中最大的一项自然研究就是对沃克顿灾难的研究。沃克顿供水的污染事件发生在2000年,造成2000多人死亡。污染的供水引起大肠埃希菌感染暴发,这些传染极大地提高了感染后肠易激综合征,并伴随着抑郁和焦虑。

脑-肠轴可能存在3条途径。

1. 免疫途径　肠道黏膜淋巴组织含有的免疫细胞占整个机体免疫细胞的70%~80%,肠道黏膜免疫系统同肠道菌群拥有非常复杂的相互关系。肠道菌群失调可引起肠道黏膜屏障功能降低,导致肠道黏膜通透性增高。一方面,肠道菌群诱导产生的细胞因子可以穿过肠道黏膜进入循环系统,通过血-脑屏障转运系统入脑,直接对大脑功能产生影响;另一方面,中枢神经系统虽然具有免疫特免,但也不是完全没有免疫细胞,脑实质内存在小胶质细胞,脑脊液中也具有白细胞,在室周、脉络丛和脑膜内存在巨噬细胞和树突状细胞,这些细胞产生免疫应答并释放细胞因子;同时血管周围的巨噬细胞和脑小血管上皮细胞上的IL-1受体可以和肠道菌群产生的IL-1结合,对中枢神经系统产生影响。

2. 神经内分泌途径　肠道被认为是人体内最大的内分泌器官。首先肠道微生物菌群可以调节肠道内分泌细胞分泌多种激素,如脑肠肽、瘦素、促肾上腺皮质激素释放因子、促肾上腺皮质激素、肾上腺皮质酮等激素类物质,实现肠和脑之间的

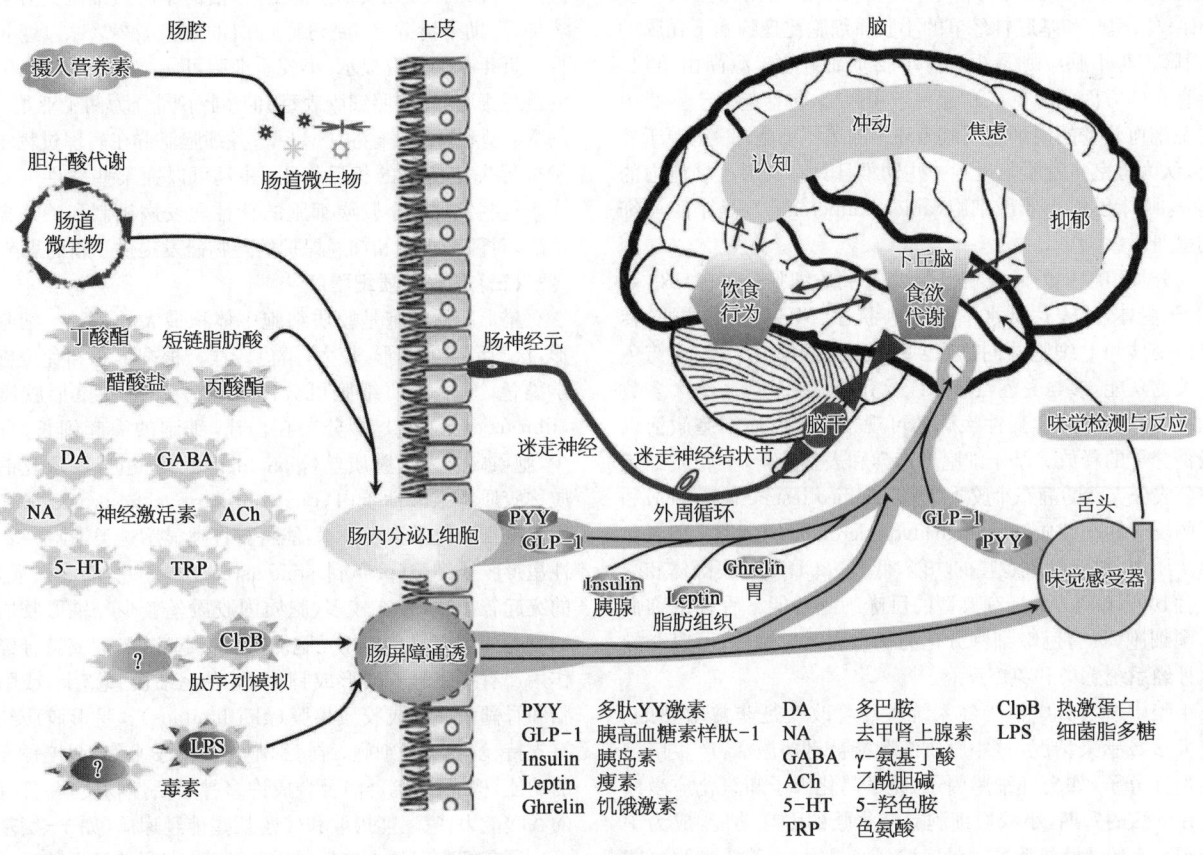

图 1-8-2-1 脑-肠轴的作用途径

PYY	多肽YY激素	DA 多巴胺	ClpB 热激蛋白
GLP-1	胰高血糖素样肽-1	NA 去甲肾上腺素	LPS 细菌脂多糖
Insulin	胰岛素	GABA γ-氨基丁酸	
Leptin	瘦素	ACh 乙酰胆碱	
Ghrelin	饥饿激素	5-HT 5-羟色胺	
		TRP 色氨酸	

信息交流,例如肠道菌群可以调节肠嗜铬细胞释放5-羟色胺,调节大脑的情绪活动;其次肠道微生物代谢过程也可产生多种信号物质,比如γ-氨基丁酸、多巴胺、褪黑激素、乙酰胆碱等神经信号物质,激活肠神经系统,进而通过迷走神经上行传入中枢神经系统。另外,肠道微生物代谢的其他产物,如短链脂肪酸类,多为肠道厌氧菌发酵产物,也可被肠上皮细胞和肠内分泌细胞上的受体识别,也可影响神经系统。

3. 迷走神经途径　肠道神经系统可以通过自身的肠神经(自主神经系统分支)和迷走神经将肠道所感觉的信息直接传入大脑。事实上,迷走神经途径是肠道菌群对中枢神经系统产生影响的主要途径。在迷走神经终末上分布着大量肠道调节肽和肠道代谢成分的受体,可将信号直接传入大脑。

肠道菌群通过上述3条途径对中枢神经系统产生影响,各条途径可能并行,之间也可能存在相互作用。肠道菌群可能通过其中一条或多条途径影响大脑功能,比如肠内分泌细胞上有Toll样受体(TLR)分布,因此肠道菌群在调控肠内免疫活动的同时也可以影响内分泌细胞的分泌活动,肠道迷走神经激活的同时也可以通过烟碱乙酰胆碱受体促进抗炎性反应。系列研究已经证实了肠道菌群-肠-脑轴的存在,并且证实了肠道菌群与多种中枢神经系统疾病密切关联,包括多发性硬化、视神经脊髓炎、吉兰-巴雷综合征、阿尔茨海默病、帕金森病和肌萎缩侧索硬化症。

总之,大量资料显示神经系统内有免疫应答存在。神经系统的免疫细胞表面与外周血中免疫细胞表面同样有表面标志的表达,神经系统表面也有免疫应答有关的主要组织相容性抗原的表达。但是,无可置疑,正常情况下神经系统免疫反应远较身体其他部位为低。

二、中枢神经系统的特殊细胞

(一) 毛细血管内皮细胞

毛细血管内皮细胞除了构建血-脑屏障功能外,还具有向初级T细胞呈递抗原的能力。因为这些细胞很大一部分可以直接接触循环淋巴细胞和抗原。尽管细胞因子像γ干扰素(IFN-γ)能上调主要组织相容性抗原和共刺激分子的表达,人脑内皮细胞可以抑制T细胞增生。这些结果提示脑内皮细胞在感染情况下可能抑制抗原特异性免疫反应。另一方面,激活的T细胞反过来提供可溶性和接触依赖信号调节正常内皮细胞的功能,包括血管的形成和重建、血流的调节、选择渗透性维持、感染细胞的回流和导致T细胞激活的抗原呈递。T细胞和血管内皮细胞的反应是双向的,连接着免疫和循环系统。受到免疫性刺激和某些细胞因子(如IL-1)作用时,能增加局部星形胶质细胞表面细胞间黏附分子-1(ICAM-1)的表达,诱导内皮细胞产生ICAM-1和内皮白细胞黏附分子(ELAM),促进白细胞在局部的黏附和浸润,并能诱导细胞因子IL-6和TNF-α的产生。表达于血-脑屏障内皮细胞及神经细胞上的ICAM-1通过影响血-脑屏障通透性及调节脑内免疫反应参与神经系统疾病的发生。

(二) 小胶质细胞

小胶质细胞是胶质细胞中最小的一种,细胞体呈细长或椭圆形,从胞体发出细长而有分支的突起,表面有许多小棘突。

该细胞在脑内各部分均与分布,在灰质中数量比在白质中多5倍;海马、嗅叶和基底神经节的小胶质细胞比丘脑和下丘脑的多,而脑干与小脑中则最少。对小胶质细胞的起源尚由争议,主要存在两方面的意见:① 起源于中胚层,包括起源于脑膜中胚层毛细血管壁的周细胞或血循环中的单核细胞;② 起源于外胚层,认为脑室室管膜附近有一些幼稚且具有变形运动能力的细胞,称阿米巴样小胶质细胞(ameboidmicroglia),是小胶质细胞的前身。

与外周组织中的巨噬细胞类似,小胶质细胞表面有CR3受体和Fc受体,并表达低水平的CD4抗原、MHC Ⅱ类抗原、转铁蛋白受体和B细胞共同抗原。小胶质细胞具有多方面与免疫有关的功能,参与炎症及修复以及介导免疫反应。绝大多数中枢神经系统感染和变性疾病都可观察到小胶质细胞激活以及炎性分子的释放。基于细胞形态学和表型分析,小胶质细胞可被分成分支状的静态小胶质细胞(ramified resting microglia)和激活的反应性小胶质细胞(activated microglia)两大类。前者位于脑实质内,缺乏细胞吞噬的功能,低表达CD45和膜配体和受体,它们可以被激活,具有典型的巨噬细胞功能。后者也称血管周围细胞,具有巨噬细胞分化的标志和效应特性,可以介导中枢神经系统感染和免疫反应。

小胶质细胞对中枢神经系统微环境改变是非常敏感的。在绝大多数感染情况下,小胶质细胞能被迅速激活,产生广谱免疫炎性分子,如炎性细胞因子、化学趋化因子和氧化应激产物。在激活的后期,小胶质细胞具有很强的吞噬功能,成为中枢神经系统的清除细胞。大量实验研究显示,小胶质细胞可能具有细胞毒和神经保护二重性,并在一定程度上受组织部位和其他免疫细胞存在的影响。在小胶质细胞激活和释放细胞因子过程中起关键作用的转录因子——核因子κB(nuclear factor kappa - B,NF-κB)。NF-κB与抑制蛋白IκB结合共存于细胞质,接受刺激后,IκB很快磷酸化和泛素化,并被蛋白酶小体降解。NF-κB进入细胞核,调节特异基因的转录。所以抑制IκB磷酸化和泛素化的药物,抑制蛋白酶小体功能的药物,以及抑制NF-κB转录活性的药物都可以减少小胶质细胞释放炎性分子。以抑制小胶质细胞激活为靶向的治疗方法将为诸多神经系统炎性和变性疾病提供新的思路。

中枢神经系统损伤时,小胶质细胞可转变为巨噬细胞样树突状细胞。血循环中的单核细胞亦可侵入损伤区,然后转变为巨噬细胞,参与吞噬活动。由于小胶质细胞有吞噬功能,有人认为它是来源于血液中的单核细胞,属单核吞噬细胞系统。在中枢神经系统感染情况下,小胶质细胞也可分化成脑树突状细胞,刺激脑内Th1细胞的分化,有助于脑内炎性反应慢性化。另一方面,Th1细胞也可以刺激小胶质细胞产生大量的前列腺素E$_2$,通过阴性反馈控制重新回流的Th1细胞分化而预防炎症进一步恶化。实验证明,转化生长因子-β_1(TGF-β_1)处理的培养小胶质细胞可有效地抑制反应性T细胞的扩增,从而限制脑内T细胞引起的炎性反应。小胶质细胞还可以通过表达Fas-FasL、TNF-TNFR1或者产生可溶性一氧化氮介导细胞的凋亡,这是另外一个限制中枢神经系统免疫效应的机制。

然而,目前对小胶质细胞的看法仍然是相互矛盾的。一般认为,小胶质细胞正常状态下保持相对静止,可被多种因素所激活,产生炎性分子(如IL-1β、IL-6和TNF-α)以及氧化应激产物导致神经元损伤。但是,激活的小胶质细胞其吞噬能力增加,有助于清除β-淀粉样蛋白的聚集,减少对神经元的毒性。近年来的研究提示,小胶质细胞可能类似于外周血循环中的巨噬细胞,可按照细胞表型和功能不同分为两个亚群:炎性的M$_1$型和抗炎/修复的M$_2$型;各细胞亚群在病理过程中分别发挥促炎或抗炎的相反作用,并且可以在某些条件下互相转化。这些发现对小胶质细胞的特性和发病机制和治疗提出了挑战,对髓鞘再生和神经保护的药物研发提供了新的思考。

(三) 星形胶质细胞

星形胶质细胞是胶质细胞中体积最大的一种。细胞呈星形,核圆形或卵圆形,较大,染色较浅。根据形态和免疫细胞化学染色,星形胶质细胞可分两种:① 纤维性星形胶质细胞(fibrous astrocyte),多分布在白质,细胞的突起细长,分支较少,胞质内含大量胶质丝(glial filament)。组成胶质丝的蛋白质称胶质纤维酸性蛋白(glial fibrillary acidic protein,GFAP),用免疫细胞化学染色技术,能特异性地显示这类细胞。② 原浆性星形胶质细胞(protoplasmic astrocyte),多分布在灰质,细胞的突起较短粗,分支较多,胞质内胶质丝较少。星形胶质细胞的突起伸展充填在神经元胞体及其突起之间,起支持神经元的作用。有些突起末端形成脚板,附在毛细血管壁上,或附着在脑和脊髓表面形成胶质界膜(glia limitans)。星形胶质细胞具有支持、营养神经元,维持细胞外液离子平衡,调控神经递质的功能,构成血-脑屏障及合成许多神经活性物质,并且有一定的吞噬能力;它还能摄取和代谢某些神经递质(如γ-氨基丁酸等),调节细胞间隙中神经递质的浓度,有利神经元的活动。中枢神经系统损伤时,星形胶质细胞增生、肥大,充填缺损的空隙,形成胶质瘢痕(glial scar)。除了上述功能外,星形胶质细胞还可以作为免疫效应细胞影响中枢神经系统内的免疫活动,特别是促进Th2细胞的分化。实验研究还显示星形胶质细胞也表达组织相容性抗原和共刺激分子,但其水平比小胶质细胞低。星形胶质细胞也可以通过诱导CD95L清除脑内激活的T细胞。

星形胶质细胞可以表现如下重要功能:① 分泌众多活性成分,如IL-6、IL-1、IL-3、TNF-α、碱性成纤维细胞生长因子(bFGF)、TGF-β_1、EPO、粒细胞集落刺激因子(G-CSF)、前列腺素E$_2$(PGE$_2$)、单核细胞趋化活化因子(MCAF)、IL-8等。这些成分为免疫介质或炎症介质,可参与脑内的免疫生理及病理反应。② 表达MHC-Ⅰ类及Ⅱ类分子,从而具有抗原呈递功能。③ 表达ICAM-1、纤维粘连蛋白(FN)、层粘连蛋白(LN)和神经细胞黏附分子(NCAM)等,参与T细胞的激活和抗原呈递。④ 星形细胞增殖加速与脑受损后的瘢痕形成及多发性硬化斑形成均有密切的关系。因此可以认为,星形细胞是脑内的免疫辅助细胞,介导中枢神经系统内部的神经-免疫相互调节。

长久以来,人们认为星形胶质细胞只对神经元起营养和支持作用,对神经信号的传递和处理不起作用。近年来研究提示,大脑中的星形胶质细胞对神经元活动具有两个新的重要作用:① 神经元兴奋性活动增加时,其在突触部位释放的谷氨酸可以刺激邻近的星形胶质细胞,释放出三磷酸腺苷(ATP),ATP不仅对兴奋的神经元产生适度的抑制作用,还抑制周围神经元的活动,从而防止神经元的过度兴奋。而神经元过度兴奋会引发不少疾患,如癫痫、脑卒中等。② 星形胶质细胞还对神经环路在进行复杂运算等活动时起到整合作用。这一发现对突触调制和神经网络的认识具有重要意义。

(四)少突胶质细胞

少突胶质细胞是中枢神经系统内被髓鞘化的细胞,尽管它们在中枢神经系统中广泛分布,但似乎只从神经管的一个非常狭窄的区域起源而来。这个区域的精确定位存在争论,对啮齿类动物胚胎和鸡胚的研究结果是相矛盾的。根据解剖结构,少突胶质细胞主要分布于灰质和白质中。不同分布的少突胶质细胞其功能也不相同:在白质,少突胶质细胞主要参与神经轴突髓鞘的形成;在灰质,少突胶质细胞主要位于神经元的周围,不参与髓鞘的形成,其主要功能是参与神经元周围微环境中钾离子和氯离子等的缓冲,还可以产生某些神经营养因子。在灰质中紧靠神经元周围的少突胶质细胞也称为卫星细胞。在银染色标本中,少突胶质细胞的突起较少,但用特异性的免疫细胞化学染色,可见少突胶质细胞的突起并不很少,而且分支也多。

少突胶质细胞直径 1~3 μm,突起也比其他胶质细胞少而短,无血管足,胞质中不生成纤维。少突胶质细胞在灰质和白质中都有,在灰质中紧靠神经元周围称为卫星细胞。少突胶质细胞分布在神经元胞体附近和神经纤维周围,它的突起末端扩展成扁平薄膜,包卷神经元的轴突形成髓鞘,所以它是中枢神经系统的髓鞘形成细胞。中枢神经组织的髓鞘是由少突胶质细胞突起形成的,因此,其功能与外周神经的施万细胞相同。一个少突胶质细胞可以其不同的突起,形成多极神经纤维结间部位的鞘膜(可多至 20 个)。少突胶质细胞核圆而小,有浓密的染色质;细胞质电子密度大,含线粒体、核糖体和微管,这些特点使它们在电镜图中可以鉴别出来。在组织培养中看到少突胶质细胞有周期性的强烈运动。少突胶质细胞通过产生大量的生长因子不仅对神经元,还可对少突胶质细胞本身起到营养支持的作用。少突胶质细胞对一氧化碳、兴奋性氨基酸以及凋亡通路的激活是非常敏感的。因此,它构成了脱髓鞘疾病的主要靶细胞。少突胶质细胞是一种相对惰性的细胞,很少主动参与免疫反应。

(五)神经元

神经元即神经细胞,是神经系统的一个结构与功能单位。虽然神经元形态与功能多种多样,但结构上大致可分成胞体和突起两部分。突起又分树突和轴突两种。神经元按照用途分为 3 种:输入神经元、传出神经元和连接神经元。神经元参与脑内免疫反应的研究较少。由于神经元并不表达 MHC-Ⅰ类及Ⅱ类分子,因此它的免疫调节功能经常被忽视。近年有些研究提示神经元可以参与脑内的免疫反应。神经元可以控制 T 细胞免疫反应和中枢神经系统的炎性反应。神经元通过 B7 和 CD28 以及 TGF-β 受体的信号通路诱导激活 T 细胞增生,并可以导致脑炎性 T 细胞转化为 CD25(+)、TGF-β1(+)、CTLA-4(+)、FoxP3(+)的调节性 T 细胞。这种 T 细胞不但不能诱导实验性脑脊髓炎,反而可以抑制该动物模型的发生和发展。最近还发现神经元可表达功能性的 IL-12 受体。IL-12 是一个调控免疫反应的重要分子,因此可以推测 IL-12 直接作用于神经元。最近又发现,在炎性情况下神经元胞体和轴索均有 C1q 补体的激活,而且伴随补体调节蛋白(CD55)在神

经元表达。活跃的神经元介导的中枢免疫反应的抑制可以预防不必要的免疫介导的神经元损害。神经元表达趋化因子 CXCL10,有助于通过 CXCR3 受体吸引效应 T 细胞。来自交感神经系统的信号还可以调节骨髓干细胞的形成。大脑胶质胞具有抑制神经元活动的作用,可以防止神经元的过度兴奋。近年来,认为神经元参与免疫调节,可以训导 T 细胞和 B 细胞,告诉它们如何工作,这意味着神经元的研究对于深入探索中枢神经系统疾病的发病机制有着重要的理论和应用价值。

三、中枢神经系统的免疫反应

(一)中枢神经系统的固有免疫反应

固有免疫(即天然免疫、非特异性免疫)天生既有,无特异性,无记忆性,主要效应是抗感染和介导炎症反应,并参加获得性免疫应答的启动和调节。其组成主要包括组织屏障、固有免疫细胞和固有免疫分子。中枢神经系统的屏障结构血-脑屏障,可以阻止病原微生物进入中枢神经系统。脑内的固有免疫细胞有小胶质细胞和星形胶质细胞,其效应分子应该包含胶质细胞来源的细胞因子、补体系统和其他活性分子如一氧化氮和活性氧等。

1. 固有免疫应答的机制 巨噬细胞、小胶质细胞表面,具有能直接识别病原体及其产物或宿主凋亡细胞和衰老损伤细胞表面某些共有特定分子结构的受体,包括 Toll 样受体。其特征表现为某些病原体及其产物所共有的高度保守,可被模式识别受体识别结合的特定分子,通常是病原体特有,而宿主细胞没有,也是宿主固有免疫细胞识别的分子基础。当组织或细胞受到损伤、缺氧、应激等因素刺激后释放到细胞间隙或血液循环中的一类物质,可通过 Toll 样受体或 RIG-1 样受体等模式识别受体介导炎症反应。

2. 固有免疫应答的特点 ① 非特异性和泛特异性;② 快速,无细胞增殖、分化和克隆扩增;③ 维持时间较短,无免疫记忆;④ 参与获得性免疫应答,并可影响其类型。

3. 固有免疫应答的生物学意义 包括:① 抗感染,是机体抗感染的第一道防线;② 参与炎症反应,表现为炎性细胞侵入和炎性因子释放;③ 启动并调节获得性免疫应答。

(二)中枢神经系统的获得性免疫反应

获得性免疫是指机体与外来微生物接触后获得的免疫应答,因此也叫后天免疫或特异性免疫。特异性免疫具有特异性,只针对某一种特定物质而产生。比如多发性硬化或重症肌无力,针对中枢髓鞘和肌肉乙酰胆碱形成的特异性免疫反应,T 和 B 淋巴细胞可以发起特异性细胞免疫反应和体液免疫反应,导致特异性免疫介导的组织病理破坏和临床表现。获得性免疫反应可以针对不同的抗原"定制"出具有高度特异性的免疫反应,所以具有丰富的多样性。特异性免疫有记忆功能。参与非特异性免疫反应的细胞主要是吞噬细胞和中性粒细胞,还有自然杀伤细胞(NK 细胞),而参与特异性免疫反应的细胞主要是淋巴细胞,包括 T 和 B 淋巴细胞。

获得性免疫根据其获得的方式又可分为 4 种:① 自然自动免疫。由于某些原因(如病毒感染引起的分子模拟)患了多发性硬化或重症肌无力,这种免疫是后天获得的,人体产生了 T 细胞或抗体介导的免疫反应。② 人工自动免疫。指用人工的方法使人感染毒性极微的某种病原微生物,比如接种卡介

苗,人们便自动获得了对某种疾病的抵抗力。③ 自然被动免疫。主要指婴儿由母亲身体接受的免疫力。6 个月内的婴儿,其免疫系统还没有发育起来,可是很少生病,是因为胎儿的血循环是和母亲相通的,母体的抵抗力通过血液注入胎儿,可保护婴儿数月。④ 人工被动免疫。指给患者注射免疫球蛋白等,患者即刻获得相关的免疫力。

(三) 神经系统不同部位对免疫的影响

1. **免疫调节的脑区控制** 大量研究发现,不同脑区的损害或刺激可以引起完全不同的免疫反应。左、右大脑皮质受损或刺激后可引出不同的免疫反应。左侧皮质损害导致 T 细胞功能和数量的降低,抑制 NK 细胞毒性,但不影响 B 细胞和巨噬细胞;而右侧皮质损害可增强 T 细胞的功能。如果左侧皮质受到刺激,T 细胞数量增加,但不影响 NK 细胞和 B 细胞。刺激右侧皮质对 T 细胞没有任何作用。部分边缘系统部位受到损害或刺激也有不同免疫反应,但左、右侧刺激或受损对免疫调节没有区别。海马受损可导致 T 细胞扩增,抗体分泌增加,但 NK 细胞毒性没有变化。刺激海马可以增加嗜性细胞数量,增加吞噬细胞的吞噬指数,降低淋巴细胞数量。终纹床核或中隔受损一般引起免疫抑制,包括 T 细胞数量降低、NK 细胞毒性减弱、抗体分泌减少。

下丘脑是一个重要的免疫调节位点。下丘脑的视交叉前、弓状核和内侧/腹内侧下丘脑的损害通常引起免疫反应的减弱,包括 T 细胞数量的减少和功能的减弱,NK 细胞毒性的减弱,体液免疫反应下降,并伴随胸腺萎缩。刺激下丘脑的腹侧被盖区则可增强体液免疫反应,皮肤超敏反应和 NK 细胞毒性。刺激或损害外侧下丘脑则可以造成完全不同的免疫反应。外侧下丘脑破坏后脾细胞数减少,NK 细胞毒性降低,而抗体反应没有影响。相反,刺激外侧下丘脑则可以增加体液免疫反应和 NK 细胞毒性。中脑导水管周围灰质区域与免疫抑制有关,刺激背部和腹部均可降低循环或脾脏 NK 细胞的细胞毒作用。小脑不同部位的毁损可以引出相反的免疫效果。小脑前庭毁损减少细胞因子分泌、白细胞数量和抗体反应,而刺激小脑尖顶部则增加 T 细胞的功能。所有这些结果清晰地证明脑的不同区域可以严格地调控着全身免疫反应。中枢神经系统调节免疫反应的输出通路主要有内分泌-自主神经系统通路(endocrine-autonomic nervous system routes),包括去甲肾上腺素能通路(noradrenergic pathway)、多巴胺能通路(dopaminergic pathway)、肽能通路(peptidergic pathway)、胆碱能通路(cholinergic pathway)和 HPAA。它们相应的介质分别是儿茶酚胺类、多巴胺、神经肽和乙酰胆碱。

2. **外周神经毁损的效应** 脾神经切除后,小鼠对抗原刺激的抗体反应增强,新生及成年动物给予 6-羟多巴可选择性破坏外周交感神经,可使 T 细胞非依赖性抗原刺激引起的免疫应答增强。切除免疫动物单侧的第二颈交感神经节能增加同侧引流区淋巴结的细胞数目,用 α-甲基酪氨酸以抑制肾上腺髓质激素的合成则可进一步加强此反应。这些结果说明交感神经去甲肾上腺素能系统对免疫有紧张性抑制效应。外周交感神经的免疫调节作用在动物种属中有差异,如小鼠对交感神经损毁引起的免疫变化较大鼠更为明显。

(四) 中枢免疫异常的主要表现

许多中枢神经系统疾病,比如多发性硬化和老年性痴呆等

都伴有中枢免疫功能的异常。发生于疾病早期的病毒感染或炎性反应可以激活脑内的免疫反应,但是近年来越来越多的证据证实免疫功能调节异常参与了神经元的坏死变性。中枢神经系统炎性和变性过程中的免疫异常,主要表现为小胶质细胞过度激活和相应活性分子的过量释放。

1. **免疫特免内环境的破坏** 大多数周围组织的免疫细胞处于高度分化,并能很快被激活和增殖。它们可以不断地死亡和增生,达到一个动态的免疫调节平衡。然而,中枢神经系统内的免疫细胞,包括小胶质细胞和星形胶质细胞,缺乏更新的能力,损伤后一般很难重新形成。因此,中枢神经系统内有一个特殊的内环境保护胶质细胞和神经元的损害或死亡。一般地说,中枢神经系统的免疫反应是有条件的。在正常条件下,中枢神经系统维持一个最低限度的,但又可以诱导的免疫状态。

正常条件下,血-脑屏障可预防细胞、抗体、补体因子和细胞因子进入脑实质内。仅有少量细胞可以进入脑内,但是它们很难在脑内引发免疫反应。虽然,健康脑的小胶质细胞有时也可遇到脑内的免疫细胞,也能呈递抗原,并刺激淋巴细胞,但这些反应在脑内受到脑内微环境的严格控制:① 正常中枢神经系统缺乏像树突状细胞、巨噬细胞和 B 细胞一样的抗原呈递细胞。这类细胞的缺乏可以预防抗原特异性免疫反应的形成和扩展。② 在正常中枢神经系统内,组织相容性抗原和共刺激分子的表达是非常低的,有时低到不可检测。这种现象有助于避免 CD4$^+$ T 细胞在脑内被再度激活。③ 中枢神经系统有一个免疫抑制的内环境,它在很大程度上有助于免疫特免状态。比如,脑内细胞结构表达的 FasL 能导致 Fas 表达的淋巴细胞形成凋亡,从而保护脑内细胞免受损害。星形胶质细胞也可表达 FasL,导致 T 细胞的凋亡。总起来讲,脑内的这些免疫细胞在正常情况下主要起到抑制免疫反应的功能。④ 除了小胶质细胞和星形胶质细胞外,正常情况下的神经元也有一个抑制免疫反应的潜能,预防和限制感染反应。⑤ 中枢神经系统内存在大量的免疫抑制因子,如 TGF-β 和 IL-10,这些因子有很强的免疫抑制能力。星形胶质细胞是这些因子产生的主要细胞来源。

在感染或病理情况下,可以观察到小胶质细胞和星形胶质细胞的激活,从而触发抗原特异性或非特异性的免疫反应。最近,在脊髓炎的动物模型中发现血管周围细胞中有表达 CD11c 的树突状细胞,这类细胞有助于中枢神经系统内感染的慢性化。除了细胞和细胞间的相互作用外,Th1 细胞和巨噬细胞的分泌产物,如 IFN-γ,TNF-α 和一氧化氮也能直接或间接损害少突胶质细胞和神经元。中枢神经系统内感染暗示了许多疾病继发性损伤的机制。许多动物模型都已用来评估炎性反应对细胞损伤的重要性。内皮细胞黏附分子、E-选择素(E-selectin)和 P-选择素(P-selectin)的上调可吸引循环白细胞浸润进入中枢神经系统。内皮细胞的紧密连接是形成血-脑屏障的关键解剖位点,它调控屏障的选择性通透。无论体内还是体外实验均已证实,脑内感染或炎症改变了黏附分子在血管内皮细胞上的表达,从而使通过血-脑屏障的免疫细胞增加。

2. **小胶质细胞过度激活** 小胶质细胞是中枢神经系统的免疫活性细胞,在中枢神经系统的免疫调节过程中发挥核心作用。小胶质细胞的形态和功能具有可塑性,在静止状态为分支

状,接受损伤信号刺激后细胞体积增大,突起伸长、增多,成为高度分支的小胶质细胞,这是介于静止和激活之间的一种中间状态,它们很快演变为激活的小胶质细胞和脑巨噬细胞,也有可能分化成脑树突状细胞。脑老化过程中伴有小胶质细胞的进行性激活,中年人脑内的小胶质细胞已经发展为高度分支状的小胶质细胞;老年人脑内的小胶质细胞高度肥大,形成杆状小胶质细胞,细胞之间失去接触抑制,互相融合为胶质细胞簇。有研究认为小胶质细胞簇不断增大,最后可以形成老年斑。

小胶质细胞在形态改变的同时,功能也发生改变。细胞表面表达的 CR3 补体受体和组织相容性抗原分子水平上调,合成和分泌细胞因子的速度加快。在脑急性损伤如炎性感染或缺血损伤后,某些炎性分子表达上调、分泌增加,可有效刺激小胶质细胞激活,组织相容性抗原和共刺激分子迅速上调,这时的小胶质细胞可成为专职的抗原呈递细胞,刺激 Th1 细胞增生扩增;促炎因子的慢性持续性升高对神经元是有害的,引起神经元的继发性不可逆性损伤。然而,免疫介导的炎性反应可能具有二重性:在损伤后很短时间内可诱导炎性分子分泌,继而诱导包括神经营养因子的分泌,从而有利于创伤修复和组织再生。激活的小胶质细胞可以分泌许多细胞因子、趋化因子和可溶性分子(表1-8-2-1)。小胶质细胞在应激后的极化对中枢神经系统的炎症反应,髓鞘再生以及神经元的修复起关键作用,不同亚型的小胶质细胞(M1 型或 M2 型)在中枢神经系统损伤后充当既对立又统一的角色。因此,适当地调控小胶质细胞的极化对脑损伤的预后具有靶向性和精确性。

表 1-8-2-1　小胶质细胞分泌的生物活性物质

类别	细胞因子
细胞因子	IL-1,IL-6,IL-10,IL-12,IL-23,TNF-α,TGF-β
趋化因子	
CC	CCL2/MCP-1,CCL3/MIP-1α,CCL4/MIP-1β,CCL5/RANTES
CXC	CXCL8/IL-8,CXCL9/MIG,CXCL10/IP-10,CXCL12/SDF-1
CX3C	CX3CL1/fractalkine
基质金属蛋白酶	MMP-2,MMP-3,MMP-9
自由基	过氧化物,一氧化氮
不饱和脂肪酸类	前列腺素,前列环素合成酶,白三烯
生长因子	NGF,FGF
造血生长因子	EPO,G-CSF
蛋白酶	弹性蛋白酶,纤溶酶原
补体因子	C_1,C_3,C_4

3. 星形胶质细胞成为免疫辅助细胞　星形胶质细胞通过高传导性通道缝隙连接使细胞内的 Ca^{2+} 和三磷酸肌醇等在相互联系的细胞间直接传递。这种连接形成一个功能性的合胞体(syncytium),参与组织内环境稳定、细胞内信号转导、钾离子间隙的缓冲作用,在脑内执行着与调节微环境和神经传递有关的重要功能,并为神经元提供营养物质和神经营养因子。在健康成年人,这些非神经元细胞,通过确保神经元周围化学组成

上的良好微环境来保护神经元。它们起海绵或缓冲器的作用,清除潜在的过量或致毒含量的化学物。在神经元损伤发生时,星形胶质细胞的大小和数量均增加,并释放许多生物活性物质,使随后的神经元生长及损伤后的修复成为可能。星形胶质细胞的功能可受以下因素的影响:① 与 LFA-1 及 ICAM-1 等免疫黏附分子有关的细胞接触及黏附;② 活化的 T 淋巴细胞、巨噬细胞及星形胶质细胞释放的多种细胞因子;③ 抗原抗体复合物刺激。在这些因素作用下,星形胶质细胞可分泌许多活性成分,如 IL-6、IL-1、IL-3、TNF-α、白三烯(LT)、bFGF、TGF-$β_1$、C_3、备解素 B、S 蛋白(SP)、血栓素 2(TX2)、白三烯(LT)B_4、LTC_4、PGE_2、IL-8、MCAF 等。这些成分为免疫介质或炎症介质,可参与脑内的免疫生理及病理反应。同时,星形胶质细胞表达 MHC-Ⅰ类及Ⅱ类分子,从而具有抗原呈递功能,参与 T 细胞的激活和抗原呈递。星形胶质细胞增殖加速与脑受损后的瘢痕形成及多发性硬化的硬化斑均有密切的关系。这些事实说明,星形胶质细胞可视为脑内的免疫辅助细胞,介导中枢神经系统内部的神经与免疫的相互调节,并很可能成为许多药物作用的靶点。

4. 脑内主要的炎性细胞因子水平升高　中枢神经系统免疫反应过程中经常伴有细胞因子水平升高。这些细胞因子可为外周免疫细胞产生后进入脑内,也可为中枢神经系统的神经元和神经胶质细胞受到损伤后分泌。目前较公认的对神经元有损伤作用的细胞因子主要有 IFN-γ、TNF-α、IL-1β 和 IL-6。

(1) IFN-γ:主要由小胶质细胞、星形胶质细胞和侵入脑内的淋巴细胞所分泌。IFN-γ 的主要功能是激活小胶质细胞,诱导细胞表达 MHC-Ⅱ分子;促进诱导型一氧化氮合酶(inducible nitric oxide synthase, iNOS)转录,使一氧化氮生成增多。经 IFN-γ 处理后,神经元表面 MHC-Ⅰ分子表达也可上调,使神经元容易被细胞毒性 T 细胞识别并破坏。运动神经元轴突离断后,神经元和周围的星形胶质细胞 IFN-γ 免疫反应阳性,提示 IFN-γ 可能参与了轴突离断后神经元的变性。

(2) TNF-α:主要由小胶质细胞和星形胶质细胞产生。TNF-α 可诱导神经元 MHC-Ⅰ类分子表达上调,使它们易受 MHC-Ⅰ限制性细胞毒性 T 细胞攻击。在原代培养的星形胶质细胞,TNF-α 可诱导其自身的分泌,形成一个正反馈环路。TNF-α 还可以诱导星形胶质细胞释放一氧化氮和谷氨酸等神经毒性物质,促进星形胶质细胞和小胶质细胞合成集落刺激因子(CSF)。CSF 可以作为白细胞趋化因子吸引血液循环中的粒细胞和巨噬细胞到达中枢神经系统炎症部位,参与炎症反应,从而放大了中枢神经系统的炎症反应。

(3) IL-1β:主要由胶质细胞分泌。IL-1β 对神经元具有损伤作用。脑损伤后 IL-1β 合成增加,Caspase-1 刺激小胶质细胞产生活性 IL-1α 和 IL-1β,激活下游信号。IL-1β 作为一种重要的促炎因子,参与了脑内炎症和免疫反应过程多种细胞分化及功能调控。

(4) IL-6:主要由小胶质细胞和星形胶质细胞产生。其受体广泛存在于丘脑、海马、皮质等脑区的神经元膜上。皮质、海马等部位发生病理学改变时,反应性小胶质细胞分泌 IL-6 的能力增加。

5. 神经系统免疫应答的启动　下列原因可以启动中枢神

经系统内相对特免的免疫反应。

（1）神经组织或其降解产物进入血流时，免疫系统就会把它当作"非己"成分，产生相应细胞和体液免疫应答，发生自身免疫反应。比如髓鞘破坏后释放出来的髓鞘蛋白成分可以进入血流刺激 T 细胞免疫反应，抗原反应性 T 细胞特异性移行进入中枢神经系统，触发中枢免疫反应的形成。

（2）在中枢神经系统感染过程中，血-脑屏障受到损伤，外周免疫细胞可以进入脑内。感染后即使没有明显的血-脑屏障损伤，血液循环中的淋巴细胞也能通过血-脑屏障进入脑实质，启动脑内的免疫应答。在周围炎症反应期间，也可能经体液途径使脑直接感受炎症信息。目前认为，有下列 4 种可能的激活机制：① 炎症反应产生的细胞因子可通过缺乏血-脑屏障的室周器官，如血管终板、穹窿下器（最后区）等进入脑。② LPS、细胞因子与脑血管内皮细胞上的受体结合，诱导细胞因子或次级介质的产生，后者作为第二信使把免疫信息传递到脑实质。研究较多的介质有前列腺素和一氧化氮。③ 细胞因子通过脑毛细血管内皮细胞上载体介导的可饱和的易化扩散方式通过血-脑屏障。④ 细胞因子在各种因素如寒冷、一过性血压升高等血-脑屏障一过性开放时入脑。

6. 脑损伤修复与再生　有人认为，脑损伤后修复就是提高免疫力。其实，脑损伤的修复是个复杂的过程，需要细胞增殖和细胞因子的调节，需要细胞间的相互帮助，是机体总体修复能力的体现。脑损伤修复与再生中的"清道夫"——星形胶质细胞和小胶质细胞可以对神经元损伤作出反应。它们参与细胞残骸的清除及瘢痕的形成。作为第一步，原有的小胶质细胞以及从血液浸润到脑受损部位的巨噬细胞进行分裂，并清除濒死细胞的残骸。在修复过程中，脑内的巨噬样细胞产生新的胶质细胞，包裹神经元及调节液态环境。在正常情况下，小胶质细胞均匀地分布在神经节以及连接这些神经节的轴突束内。脑损伤后，小胶质细胞立刻以每小时 300 μm 的速度向损伤位点迁移；它们聚集到那里，并吞噬已损伤的组织。并且，小胶质细胞在损伤部位能产生促进神经轴索生长的层蛋白。

（1）脑自身修复机制：脑损伤后长期的恢复动力至少部分来自成熟神经系统干细胞，这些干细胞进而发育成至关重要的替代性神经细胞和星形胶质细胞。作为神经系统基本结构单元的神经细胞及在神经细胞和血管之间发挥代谢功能作用的神经胶质细胞，对受损伤脑的恢复或再生很重要。脑损伤后，受损伤部位，和所累及的受损伤部位远端的脑组织干细胞均将继续加速分化增殖。这种再生能力并不仅局限于受损伤部位，还表现远部位波及。尽管用的是实验小鼠，但研究结果已经指出了这种再生过程可能在人脑出现。从长远角度看眼，当前的研究结果有望通过胚胎干细胞或成熟干细胞来研发一种新的或更具有效性的人类治疗方法来缓解或征服瘫痪及其他严重脑或脊髓损伤性疾病。

（2）反应性损伤修复：反应性星形胶质细胞对中枢神经系统损伤后脑神经再生也具有重要意义。成年大鼠液压性脑损伤可诱导室下区表达神经上皮干细胞蛋白（nestin）和胶质细胞原纤维酸性蛋白（GFAP），神经上皮干细胞蛋白的表达和反应性星形胶质细胞增生呈正相关，并且具有星形胶质细胞的形态。室下区的星形胶质细胞对脑损伤有反应，并可能参与中枢神经系统损伤修复。室下区细胞表达星形胶质细胞的特异性

蛋白 GFAP，有很强的增殖能力和分化能力，可以分化为神经元、少突胶质细胞和星形胶质细胞，是中枢神经系统的干细胞。

（3）内源性脑保护因子：体外细胞培养和动物实验研究证明内源性脑保护因子有助于减轻继发性神经元损害、促进受损神经元及轴索修复再生。正常情况下，内源性 bFGF 微量分布于脑、垂体和下丘脑等器官。已证实星形胶质细胞、垂体滤泡及部分神经细胞能分泌 bFGF，在海马皮质、中脑、纹状体和小脑颗粒细胞均有其受体。神经损伤后，早期就能观察到内源性 bFGF 表达增多，是神经损伤后早期反应之一。在周围坐骨神经损伤后，碱性成纤维细胞生长因子受体-1（bFGFR-1）和 bFGF 的 mRNA 在损伤远、近端均有不同程度的增加，并有时间依赖性。bFGF 的表达具有自身正反馈特点，且不影响 bFGFR-1。这一实验与发生在中枢神经的现象一致。内源性 bFGF 表达增多同样是外周神经损伤后的早期反应。不少学者研究发现 bFGF 具有广泛的促神经再生作用，提示 bFGF 表达增多是神经损伤后的修复反应，且可能具有始动意义。另外，脑缺血后增加的内源性 EPO 和 G-CSF 的神经保护作用也正在广泛深入研究之中。

（4）细胞凋亡与损伤修复：凋亡是一种细胞主动性死亡模式。阿尔茨海默病是一种神经退行性疾病，大脑的神经元丢失是其最基本的病理改变。近年研究表明，老年斑的核心组成 β 淀粉样蛋白（amyloid β-protein，Aβ），其水平与阿尔茨海默病严重程度明显相关，而 Aβ 毒性作用的基本特征是神经元凋亡。因而细胞凋亡是阿尔茨海默病发病的重要病理学机制。中枢神经系统在炎症时清除自身反应性 T 细胞，也是终止中枢神经系统炎症的有效机制。T 细胞的凋亡是一个有多种协同参与的、主动自然发生的过程，它保护着中枢神经系统免于炎症的损伤。可以解释中枢神经系统自身免疫病复发、缓解的一些难以理解的特点。T 细胞凋亡可消除造成临床炎性病变的炎细胞而阻止其对脑的损害，故 T 细胞凋亡的诱导可用于治疗中枢神经系统炎性疾病。

四、周围神经免疫相关的特殊结构

（一）血-神经屏障

周围神经内毛细血管网，存在有类似于血-脑屏障的血-神经屏障（blood nerve barrier），神经根是否有类似屏障尚有异议。血-神经屏障是一个圆筒状的结构，部分由紧密联结神经束膜细胞层（perineurial cell layers）构成。另外，还有一个由神经内的内皮细胞（endoneural endothelial cells）通过特殊连接组成的圆柱体结构。这些结构维持血液和轴索的分离，阻止循环物质进入神经内环境。萤光素标记显示萤光素可以进入外神经鞘，但很少在神经内膜，证明人周围神经血管屏障是不完全的。基于目前的报道，周围神经微血管和外膜细胞混合培养可以构成体外血-神经屏障模型。血-神经屏障对于维持轴索环境是非常重要的。神经损伤导致的屏障破坏可以引起许多病理变化。神经损伤可暴露神经髓鞘纤维上的 P_0 和 P_2 蛋白，形成相应抗体，使神经纤维受到攻击；T 淋巴细胞侵入神经并被激活，产生炎性分子，从而引发神经损害。与血-脑屏障相比，血-神经屏障的研究较少。两者在分子和生理学特性上有许多相似之处，也有一些不同点。它们的异同不能简单地用血-神经屏障缺乏星形细胞来解释。施万细胞在其中的功能仍有待

进一步深入研究。

(二) 周围神经的特殊细胞

周围神经系统(peripheral nervous system)联络于中枢神经和其他各系统器官之间,包括与脑相连的脑神经和与脊髓相连的脊神经。施万细胞是周围神经纤维的髓鞘细胞,也称周围胶质细胞,它们排列成串,一个接一个地包裹着周围神经纤维的轴突,给予神经纤维的支持和营养。施万细胞对神经纤维的包裹方式不同,使神经纤维分为有髓鞘神经纤维和无髓鞘神经纤维。在有髓神经纤维,施万细胞形成髓鞘,是周围神经系统的髓鞘形成细胞。无髓鞘神经纤维轴索直径小(主要是自主神经系统和一些小的疼痛神经),施万细胞的细胞质简单地包裹神经纤维。施万细胞外表面有一层基膜,在周围神经再生中起重要作用。周围神经的轴突周围被施万细胞环绕包围形成脂性的绝缘属性。在一定条件下,施万细胞能显示其功能的多样性,如分泌多种生物活性物质,促进周围神经再生,修复中枢神经系统损伤等。

1. 施万细胞与神经兴奋的传导 由于施万细胞高浓度类脂而具有嫌水性,不容带电离子的水溶液通过而起到了有效的绝缘作用。一般认为髓磷脂是一种加快神经冲动传导的电绝缘体。有髓神经纤维轴突的轴膜,除轴突起始段和轴突终末外,只有在郎飞结处才暴露于细胞外环境,其余大部分的轴膜均被髓鞘所包裹。由于髓鞘的电阻比轴膜高,而电容很小,通过轴突的电流只能使郎飞结处的轴膜去极化而产生兴奋。所以,从轴突起始段产生的神经冲动(动作电位)的传导,是通过郎飞结处的轴膜进行的,即从一个郎飞结跳跃到下一个郎飞结,呈快速的跳跃式传导。这样,结间体越长,跳跃的距离就越远,传导的速度也越快。

2. 施万细胞与神经损伤后的再生 在轴突损伤 3 h 后轴突再生就已经开始,它主要发生在邻近损伤端的郎飞结处。再生的轴突在损伤 2 d 后是没有施万细胞包裹的,此后,施万细胞开始分裂增殖,并且由受损神经两端不断向受损处迁移,沿着再生的神经网接触神经,并包裹神经。有些施万细胞还会先于轴突生长锥,形成与神经纤维长轴平行的 Bungner 带,诱导轴突生长,这提示施万细胞具有促进神经再生的巨大作用。

3. 施万细胞对周围神经再生的作用机制 在周围神经损伤和再生的过程中,施万细胞的功能变得十分活跃。施万细胞可以产生数种神经营养因子(如神经生长因子或促突起生长因子),后者包括细胞外基质(extracellular matrix,ECM)和细胞黏附分子(cell adhesion molecules,CAM),如层粘连蛋白、纤维粘连蛋白、胶原和硫酸肝素蛋白多糖(heparan sulfate proteoglycan,HSPG)等。黏附分子包括神经细胞黏着分子、神经胶质细胞黏着分子(neuron-glia cell adhesion molecule,Ng-CAM)、髓鞘相关糖蛋白(myelin-associated glycoprotein,MAG)、短暂表达的轴突糖蛋白-1(transient axonal glycoprotein-1,TAG-1)、磷脂髓鞘蛋白 0(P0)等。这些因子对中枢和周围神经细胞的生长、发育、再生及正常状态下维持神经细胞存活都起着重要作用。神经因子的不足可能是导致某些神经疾病和神经再生失败的重要原因。

五、周围神经系统的免疫反应

施万细胞构成周围神经系统的卫星细胞,它们包围在轴索

和运动神经末端。在成熟的神经系统中,施万细胞依据其形态、生物化学和在轴索的定位分成:髓鞘形成细胞(myelinating cells)、非髓鞘形成细胞(nonmyelinating cells)、突触周边施万细胞(perisynaptic Schwann cells)和周围基底神经节卫星细胞(satellite cells of peripheral ganglia)。基于施万细胞在轴索和周围神经屏障的地位提示它在轴索的绝缘、钠通道的定位、周围神经屏障中神经免疫和功能的完整性以及有效神经再生中起了重要的作用。

周围神经系统故有的屏障和缺乏淋巴引流限制了免疫系统分子和细胞的沟通。另一方面,周围神经系统又有介导特异性免疫保护的机制。施万细胞是周围神经系统显示免疫能力的主要细胞,参与抗原呈递,分泌感染和抗感染细胞因子、趋化因子和神经营养因子。施万细胞反应于 P2 和 P2 肽特异性 $CD4^+$ T 细胞,激活的 T 细胞又能引起局部周围神经系统损害,导致补体激活或抗体依赖的细胞溶解,引起周围神经损害。人体施万细胞还表达 MHC I 分子,可以作为 $CD8^+$ 自身反应性 T 细胞细胞毒的靶点。激活的 $CD8^+$ T 细胞或它们的产物对髓鞘和施万细胞有直接的细胞毒性,或可以显示免疫抑制的效果。人体施万细胞表达 Toll 样受体 2(TLR2),激活后可以引起细胞凋亡。施万细胞被认为是最基本的外周神经的免疫组分,上调主要组织相容性抗原的表达,并呈递抗原引起 T 淋巴细胞的免疫反应。移植物中供体来源的施万细胞是宿主免疫反应的靶细胞。通过对神经移植排斥反应机制的探讨,有人用鼠动物模型运用放射免疫测定,认为组成髓鞘的施万细胞及血管内皮细胞是移植排斥靶点。在其上存在 MHC I 类及 II 类抗原。由于外来施万细胞上 MHC-I 类抗原的完全表达及 MHC-II 类抗原的不完全表达和血管内皮细胞 MHC-II 类抗原的表达并呈递抗原引起 T 淋巴细胞介导的免疫反应,故发生移植排斥。

第三节 常见神经系统免疫性疾病

多发性硬化(multiple sclerosis,MS)、重症肌无力(myasthenia gravis,MG)和吉兰-巴雷综合征(Guillain-Barré sydrome,GBS)是一组较为常见的神经系统自身免疫性疾病。MS 发生在中枢神经系统,主要以自身反应性 T 细胞引起的大脑及脊髓炎症及神经脱髓鞘性斑块为特征。MG 是累及神经-肌肉接头处突触后膜上乙酰胆碱受体(acetylcholine receptor,AChR)的乙酰胆碱(ACh)传递障碍性疾病,是乙酰胆碱受体抗体(AChRAb)介导、细胞免疫依赖、补体参与的自身免疫性疾病。GBS 是一种由于免疫系统错误地攻击自身的周围神经系统造成的,由 T 细胞和 B 细胞共同参与的周围神经自身免疫病。

在过去一个世纪的研究中,相应的动物模型已经建立起来,如 MS 的动物模型为实验性变态反应性脑脊髓炎(experimental allergic encephalomyelitis,EAE),MG 的动物模型为实验性自身免疫性重症肌无力(experimental autoimmune myasthenia gravis,EAMG)和 GBS 的动物模型为实验性自身免疫性神经炎(experimental autoimmune neuritis,EAN)。至目

前为止,这些动物模型均为国际公认的经典模型。

一、实验动物模型的作用和现状

模式动物建立的疾病模型具有重大理论和运用价值。一方面,通过动物模型可以研究基因因素和环境因素在疾病发生和发展中的作用;可以研究疾病发展过程中各类细胞和生物分子的相互作用,这类分析已经成为推动生命科学重大理论成果的主要动力。另一方面,动物模型,特别是心脑血管、自身免疫病、代谢疾病及老年病等严重危害人类健康的重大疾病的动物模型可被用来研究新的治疗方案,也可用于新药的筛选和开发。

目前国内系统地建立重大疾病模型的工作仍处在初级阶段。其原因主要有:① 不同领域的合作不够,疾病模型的筛选、建立和分析需要多方面合作,特别是生物学家和医学第一线医生的相互沟通;② 缺乏不同动物模型的评判标准和鉴定机构;③ 缺乏统一的保种和繁育中心而使某些动物模型不能重复或发病率和临床评分与国际标准模型不可比较,不能最大限度地得到认同;④ 缺乏模型建立技术上的沟通。疾病的多样性决定了模型的构建必须应用不同的方法。

(一) 动物模型在医学中的意义

1. 可复制 临床上一些疾病不常见,如放射病、毒气中毒、烈性传染病、外伤、肿瘤等,还有一些如遗传性、免疫性、代谢性和内分泌、血液等疾病,发生、发展缓慢,潜伏期长,病程也长,可能几年或几十年,在人体很难进行 3 代以上的连续观察。人们可有意选用动物种群中发病率高的动物,通过不同手段复制出各种模型,在人为设计的实验条件下反复观察和研究,甚至可进行几十代的观察,同时也避免了人体实验造成的伤害。

2. 可按需要取样 动物模型作为人类疾病的"复制品",可按研究者的需要随时采集各种样品或分批处死动物收集标本,以了解疾病全过程,这是临床难以办到的。

3. 可比性 一般疾病多为零散发生,在同一时期内,很难获得一定数量的定性材料,而模型动物不仅在群体数量上容易得到满足,而且可以在方法学上严格控制实验条件,在对饲养条件及遗传、微生物、营养等因素严格控制的情况下,通过物理、化学或生物因素的作用,限制实验的可变因子,并排除研究过程中其他因素的影响,取得条件一致的、数量较大的模型材料,从而提高实验结果的可比性和重复性,使所得到的成果更准确、更深入。

4. 有助于全面认识疾病的本质 在临床上研究疾病的本质难免带有一定局限性。许多病原体除人以外也能引起多种动物的感染,其症状、体征表现可能不完全相同。但是通过对人畜共患病的比较,则可以充分认识同一病原体给不同机体带来的各种危害,使研究工作上升到立体的水平来揭示某种疾病的本质。

因此,一个好的疾病模型应具有以下特点:① 再现性好,应再现所要研究的人类疾病,动物疾病表现应与人类疾病相似;② 动物背景资料完整,生命周期满足实验需要;③ 复制率高;④ 专一性好,即一种方法只能复制出一种模型。应该指出,任何一种动物模型都不能全部复制出人类疾病的所有表现,动物毕竟不是人体,模型实验只是一种间接性研究,只可能在一个局部或一个方面与人类疾病相似。所以,模型实验结论的正

确性是相对的,最终还必须在人体上得到验证。复制过程中一旦发现与人类疾病不同的现象,必须分析差异的性质和程度,找出异同点,以便正确评估。

(二) 人类疾病动物模型的分类

1. 自发性动物模型(naturally occuring or spontaneous animal models) 是指动物自然发生的疾病,或由于基因突变的异常表现通过定向培育而保留下来的疾病模型,如大鼠的结肠腺癌、肝细胞癌模型,家犬的基底细胞癌、间质细胞癌模型等。突变系的遗传性疾病很多,可分为代谢性疾病、分子性疾病、特种蛋白合成异常性疾病等。这类疾病的发生在一定程度上减少了人为因素,更接近于人类疾病,因此近年来十分重视对自发性动物疾病模型的开发。

2. 诱发性动物模型(experimental artificial or induced animal models) 是指通过物理、生物、化学等致病因素的作用,人为诱发的具有类似人类疾病特征的动物模型,如实验性变态反应性脑炎、实验性癫痫模型、实验性帕金森病模型等。

(三) 动物模型的优越性和局限性

人类各种疾病的发生、发展十分复杂,深入探讨其疾病的发病及疗效机理从伦理学上考虑也不该在患者身上进行,因此人类疾病的动物模型是生物医学科学研究中所建立的具有人类某些疾病基本特征相应实验模型,是现代生物医学研究中的一个极为重要的实验方法和手段,有助于更方便、更有效地认识人类疾病的发生、发展规律和研究防治措施。其主要的优越性为:① 避免了在人身上进行实验所带来的风险;② 根据研究目的要求随时采用实验性诱发的方法在动物身上复制出来;③ 可以克服人类某些疾病潜伏期长、病程长和发病率低的缺点;④ 可以严格控制实验条件,增强实验材料的可比性;⑤ 可以简化实验操作和样品收集;⑥ 有助于更全面地认识疾病的本质;⑦ 医学上有些重要概念的确立只有通过动物实验才能做到,临床上是根本做不到的。例如,关于神经与内分泌的关系早就引起了人们的注意,在 20 世纪 30 年代临床就观察到下丘脑损伤可引起生殖、代谢的紊乱,尸体解剖与动物实验都强烈地提示下丘视脑可能通过分泌某些激素调节腺垂体的功能从而控制许多的内分泌器官的功能,如果这一现象能得到肯定,神经体液调节的概念将得到决定性的支持,但是花费了 40 年时间,人们却无法找到下丘脑调节垂体物质,直到 70 年代两组科学家分别用 10 多万头羊和猪的下丘脑提取出几毫克下丘脑的释放激素,而仅需注射几微克这类激素就可导致垂体分泌大量激素,这才最后确定了下丘脑对垂体激素调节的新概念。由于下丘脑释放激素的分离、合成,为神经内分泌调节的概念提供了有力的证据并改变了许多内分泌疾病诊断与治疗的方法。

诱发性动物模型制作方法简便,实验条件容易控制,重复性好,在短时间内可诱导出大量疾病模型,广泛用于药物筛选、毒理、传染病、肿瘤、病理机制的研究。但诱发性动物模型是通过人为限定方式而产生的,多数情况下与临床所见自然发生的疾病有一定差异,况且许多人类疾病目前还不能用人工诱发的方法复制,因而又有一定的局限性:① 难以模拟,也不可能和所模拟的疾病一模一样;② 由于种属差异,与临床疗效有一定距离。以 MS 的动物模型 EAE 为例,讨论动物模型与人类疾病的局限性:在 MS 病灶脑内,存在大量巨噬细胞和 $CD8^+$ T 细胞,而 CD4 T 细胞相对较少。通过 T 细胞受体基因目标扩

增证实为限制性 CD8 克隆扩增。另外的研究也发现 MS 脑脊液里含有 CD8 T 细胞过度表达。这些细胞有些是记忆表型的，可稳定几个月。在 MS 患者脑实质区邻近髓鞘膜有 CD8 T 细胞，提示它们可能与组织损害有关。这些发现不符合以 CD4 为主导的 EAE 的发病机制。因此重视整体性的研究，采用多学科交叉从细胞水平、动物模型到临床研究多个层面上开展研究，对于正确认识疾病和有效治疗是必不可少的。

二、多发性硬化与实验性变态反应性脑脊髓炎

MS 为一种特定针对中枢神经系统白质，导致其脱髓鞘的自身免疫病。多发生在青壮年时期，其特点为病灶多发，病程中常见缓解和复发。好发于北半球的寒冷和温带地区，在非洲与东方人中发病率较低。发病机制尚不完全清楚，可能是一种有遗传背景的神经系统自身免疫病。

1. 致病因素 MS 是一种遗传因素和环境因素共同作用导致的以中枢神经系统白质脱髓鞘为特点的自身免疫疾病。研究表明 MS 具有遗传异质性，其遗传易感性由多个微效基因共同决定，这些基因的多态性与 MS 相关性研究较为广泛。髓鞘碱性蛋白（MBP）是髓鞘的重要组分，是 EAE 的主要抗原。*MBP* 基因是否为 MS 的易感基因尚无定论。多个国家的研究在《自然》杂志上公布他们辨认出的 29 种基因，这些基因的变异体和 MS 高度相关。他们也怀疑另外 5 种基因也与 MS 有关。许多新辨认出的基因不是控制白介素就是控制 T 细胞。白介素能让免疫防御因子间的互动更为方便，T 细胞则是 MS 发病的主要效应细胞。然而，美国加利福尼亚大学研究人员选择一对女性双胞胎进行研究，发现其中一人患有 MS，另一人完全健康。随后对这对姐妹进行全基因组测序，比对发现二人基因组没有重大差异。另一份 35 对单卵双胎证实 MS 诊断的有 12（34%）对，49 对双卵双胎中仅有 2 对（4%）。这项研究提示，MS 并不完全受基因因素控制。

除遗传因素外，环境因素对 MS 发病也有一定作用。流行病学材料显示，MS 与儿童期感染某种病毒有关，但至今未在 MS 患者的病灶里证明或分离出病毒。目前有认为人类疱疹病毒 6（HHV-6）可能是导致 MS 发病的环境因素之一，并在 MS 患者的脑标本中 HHV-6 阳性显著区别于对照组脑标本。分子模拟（molecular mimicry）学说认为患者感染的病毒可能与中枢神经系统髓鞘蛋白或少突胶质细胞存在共同抗原，即病毒氨基酸序列与 MBP 等神经髓鞘组分的某段多肽氨基酸序列相同或极为相近，推测病毒感染后使体内 T 细胞激活并生成抗病毒抗体并与神经髓鞘多肽片段发生交叉反应，导致脱髓鞘病变。另外，MS 的发病率随地球纬度的增高而增加。

2. 病理检查 MS 病变部位主要在脑内，新鲜 MS 病灶镜下可见水肿、髓鞘肿胀、巨噬细胞浸润、淋巴细胞浸润。陈旧病灶的边缘或原来未受累的白质，可见髓鞘崩解、泡沫状巨噬细胞吞噬髓鞘，少突胶质细胞减少；血管周围出现淋巴细胞，以辅助 T 淋巴细胞和巨噬细胞为主，而细胞毒性 T 淋巴细胞/抑制 T 淋巴细胞和 B 淋巴细胞较少见。一些斑块可发现轴突损害。慢性非活动性斑块通常是静止的神经胶质斑，反应性星形胶质细胞增生，少突胶质细胞明显减少甚至缺失，病灶内血管周围可见巨噬细胞、淋巴细胞、单核细胞、浆细胞形成套袖状浸润；轴突在病灶中可长期保持，但数目可减少。组织学检查还见另

一种病灶，在斑块边缘月牙形薄髓鞘部分出现，边缘模糊，甚至可以覆盖整个病灶，称影斑，有观点认为其代表病变发展，有观点认为是代表髓鞘再生。暴发病程的 MS 患者，其病灶分布与慢性 MS 相同，大量边界清楚、白色或黄色病灶，病灶内有更多炎性细胞（巨噬细胞、T 细胞为主）、坏死，斑块内髓鞘脱失可以不完全，轴索通常呈不规则肿胀，反应性星形胶质细胞增生不明显，少突胶质细胞显著减少。

电镜下观察 EAE 模型动物，病变分布不规则，脱髓鞘改变以血管周围明显，大部分髓鞘环形结构呈松散状，部分区域斑块状脱落，明暗相间消失，轴突细胞器消失，血管基膜增厚，部分区域局灶性坏死。神经元细胞尼氏小体消失，内质网扩张脱颗粒。

值得注意的是，MS 已不是以往意义上的仅限于白质脱髓鞘病变，可伴有灰质损伤，特别是神经元和轴索损伤，且临床不可逆的神经功能障碍和轴索损伤相关，而这些又是 MS 急性期神经功能障碍以及慢性期神经功能恢复不佳的主要原因之一。因此，应当注意 MS 早期的这些非脱髓鞘病变的改变。

毫无疑问，大量证据支持 MS 是一个免疫介导的炎性脱髓鞘疾病，最重要的是，如果使用抗免疫疗法治疗 MS 患者，他们的病情明显好转。但是，原发进展型和继发进展型 MS（都没有炎症反应）的免疫调节治疗失败似乎提示可能还有其他促进神经变性的因素。因此，需要更多更深入地研究阐明 MS 的免疫炎性和神经变性之间的关联。

3. 免疫学反应 目前对其认识主要集中在 Th1 和 Th2 细胞的功能失衡。致敏的 T 细胞在外周主要表现为 Th1 亚型的增殖，并且可以选择性地移行进入中枢神经系统，在脑内抗原呈递细胞的作用下再次激活和扩增，导致中枢神经系统一系列的病理变化和临床症状。

EAE 动物中枢神经系统也有自身反应性 T 细胞和大量的巨噬细胞侵入。侵入的炎性细胞直接或通过其产物激活胶质细胞。过去认为细胞侵入中枢神经系统主要是通过受损的血-脑屏障实现的，现在认为可能有 3 条途径可使白细胞移行进入：① 通过脉络丛从血液到中枢神经系统；② 通过脑膜血管从血液到蛛网膜下腔；③ 从血液到实质组织血管周的空间。致脑炎性 T 细胞的被动转移 2 h 后至少有少量细胞集聚在脑膜或髓膜和脉络丛。这种首波少量细胞的移行能够激活微血管或星形细胞表达化学趋化因子，有助于随后大量非特异性细胞浸润。

另一方面，激活的小胶质细胞可产生许多炎性介质，比如 NO、TNF-α 和蛋白水解酶等。从临床研究、动物实验及体外细胞培养 3 个方面对其免疫学发病机制进行了系列研究，证明细胞因子及细胞因子受体、黏附因子及其配体在 MS 发病机制中的作用。作为血管组成单位的星形胶质细胞，炎性分子可诱导其上调趋化因子，进一步吸引炎性细胞，特别是巨噬细胞的浸润，从而形成中枢神经系统免疫病理链。

目前仍不清楚 MS 复发、缓解的细胞分子基础。中枢神经系统中 T 细胞凋亡是可能的机制之一，其凋亡有 2 条可能的通路：① 中枢神经系统通过抗原特异机制诱导 T 细胞的凋亡；② 中枢神经系统存在使 T 细胞凋亡的特殊环境。星形胶质细胞和小胶质细胞可能扮演重要角色。星形胶质细胞可将自身抗原呈递给自身反应性 T 细胞，但其并非全能的抗原呈递细

胞,不能将 T 细胞完全活化。为此,有人研究了星形胶质细胞对 T 细胞的抗原呈递作用,发现星形胶质细胞是一种非专职的抗原呈递细胞,在一定条件下抑制 T 细胞的活化。在 T 细胞激活后期,在 T 细胞与星形胶质细胞培养物中加入糖皮质激素,可明显增加 T 细胞的凋亡。同时,缺少协同刺激因子的小胶质细胞在抗原呈递时,也可诱导 T 细胞凋亡通路的类似活化。以上结果表明,中枢神经系统局部细胞可能给 T 细胞一个凋亡刺激,并且这个刺激受多种体液因素如内分泌因素的协同影响。

最近,人们开始重新评估 B 细胞在 MS 发生和发展中的作用。CD20 单抗治疗 MS 可显著降低再发病灶和复发次数,似乎并不依赖抗体,而是调节促炎效应 B 细胞(B_{eff})或抗炎调节 B 细胞(B_{reg})的再平衡。同时,B 细胞作为抗原呈递细胞,进一步调节 T 细胞免疫反应,达到免疫治疗的临床效果。

4. 多发性硬化动物模型——EAE　目前,MS 的动物模型包括 3 种类型:EAE、病毒模型(Theiler 小鼠脑脊髓炎病毒,TMEV)和化学模型[双环己酮草酰双腙(cuprizone,CPZ)脱髓鞘作用]。EAE 是医学上最成功的实验动物模型之一,是研究人类 MS 以及自身免疫病的重要工具。早在 20 世纪 20 年代,人们就发现针对病毒(比如兔黏液瘤病毒)感染的疫苗有时会导致瘫痪,这种"疫苗事故"是由于炎症细胞侵入大脑和脊髓造成的脱髓鞘病变。当时对此现象有两种解释:① 用于免疫的病毒灭活不完全;② 反复注射大脑组织的提取物引发了超敏反应。1944 年 Ferraro 根据对一系列实验结果的总结,指出 EAE 和人类脱髓鞘病有许多相似之处。1947 年 Freund 等报告,以脑或脊髓加 Freund 佐剂进行免疫,仅需一次注射就能引起豚鼠发生 EAE,而且成功率相当高。以后,以兔、小鼠、大鼠、羊、猫、田鼠及猴等动物用同样方法均能复制成功,并以豚鼠最为敏感。免疫注射半个月后,血清中逐渐出现抗脊髓抗体,皮肤试验呈延缓反应,而且陆续出现后肢瘫痪,甚至大小便失禁,直至死亡。该模型可以主动诱导,也可被动产生。MBP_{68-86} 肽可在 Lewis 大鼠诱导急性 EAE。该模型的发病率很高,几乎高达 100%,而且疾病严重程度的变异较小,是一个用于研究疾病治疗的理想动物模型。但是,该模型仅有急性期,而缺乏慢性复发的临床特征,也没有脱髓鞘的病理学变化。因此,离人类 MS 相距较远。但其他病理学的改变非常接近于人类 MS 特征。在缓慢进展型与复发型 EAE 中,所见病损又与 MS 患者有惊人相似之处(表 1-8-3-1)。这种模型不能用血清抗体进行传递,但用淋巴细胞被动传递则能成功,提示病变的本质属于细胞免疫机制。

表 1-8-3-1　多发性硬化(MS)和实验性变态反应性
脑脊髓炎(EAE)的比较

项目	多发性硬化	实验性变态反应性脑脊髓炎
病因学	未知	髓鞘抗原或抗原特异性 T 细胞
基因学		
MHC 易感性	+	+
女(雌)性易感	+	+
临床表现		
病程	复发缓解	单相或复发缓解
瘫痪	+	+

项目	多发性硬化	实验性变态反应性脑脊髓炎
共济失调	+	+
视觉缺陷	+	+
免疫学		
髓鞘反应性 T 细胞	+	+
抗髓鞘抗体	+	+
$TNF-\alpha$、$IFN-\gamma$	↑	↑
脱髓鞘	+	+ (在 MOG 或 PLP 诱导的模型)
轴突损害	+	+ (在 MOG 或 PLP 诱导的模型)

无论从遗传背景还是从环境因素的角度来看,病毒都很可能在 MS 的病因中扮演重要的角色。实验研究表明,多种病毒均可诱导程度不同的中枢脱髓鞘病理,比如小鼠 TMEV。小鼠感染该病毒后可呈现双相的表现。在急性期(感染后 1 周),病毒导致的病理特点是大脑灰质感染和神经元凋亡;在慢性期(感染后 1 个月),病毒感染胶质细胞和巨噬细胞,引起脑白质发生脱髓鞘,少突胶质细胞发生凋亡和轴索变性。这种模型的成模率与小鼠品系密切相关。抵抗株小鼠(B6)能完全清除体内的病毒而不发生脱髓鞘病理改变,而敏感株小鼠(SJL)则不能彻底清除体内的病毒,可引发低病毒滴度的持续性感染,在模型晚期出现脱髓鞘变化,以及单核细胞浸润和轴索损伤,呈现 MS 的基本病理特征。因此,该模型也是一个较为理想的实验模型,但缺点是该模型的建立条件要求较高,普通实验室较难复制这一实验模型。另外,EAE 模型已可在包括灵长类在内的多种动物中构建,而 TMEV 模型目前仍只能在小鼠中诱导。

MS 是一种慢性中枢神经系统脱髓鞘疾病,其病理表现为神经纤维出现髓鞘变性、脱失和轴突变性等。髓鞘是包裹在有髓神经纤维轴突外的脂质细胞膜,呈管状结构,为阶段性,其主要成分为类脂质和蛋白质。少突胶质细胞受损后影响髓鞘的正常功能,可导致 MS 等中枢神经系统脱髓鞘疾病。CPZ 是一种选择性铜离子螯合剂,小剂量能够诱导中枢神经系统非免疫介导的髓鞘脱失,形成髓鞘细胞的少突胶质细胞死亡,常作为诱导因子建立中枢非免疫介导的脱髓鞘动物模型,属于化学诱导的脱髓鞘动物模型。该模型的优点在于绝大多数实验动物(接近 100%)在喂食 CPZ 造模后均可呈现髓鞘脱失;一旦停止喂食 CPZ,即可自发性出现髓鞘再生,在研究髓鞘脱失和髓鞘再生上具有独特的优势,也有助于髓鞘再生的药物研发。CPZ 能特异性诱导少突胶质细胞凋亡,导致中枢神经系统轴突损伤和髓鞘脱失。该模型能诱导急性和慢性髓鞘脱失。持续 5~6 周喂食 CPZ 可诱导急性脱髓鞘,而持续 12 周喂食 CPZ 可诱导慢性脱髓鞘。建模成功后,通常在胼胝体和脑白质处可检测到髓鞘脱失和胶质细胞的富集。然而,胶质细胞在髓鞘脱失和髓鞘再生中的作用仍未完全阐明,髓鞘脱失和髓鞘再生过程是否存在其他因素仍有待进一步深入探索。总之,研究髓鞘再生的相关机制对于治疗脱髓鞘及其相关疾病具有重要的临床意义。

三、视神经脊髓炎

多年来国内外将 MS 和视神经脊髓炎（neuromyelitis optica，NMO）混为一谈，很大程度上影响了临床总结不能真实地反映 MS 和 NMO 的特点。中国以前的寡克隆检测显示中国 MS 患者其阳性率明显低于欧美 MS 患者，认为中国 MS 患者寡克隆低检出率可能与人种有关。Lennon 在 2004 年发现 NMO 患者血清中 NMO IgG 阳性率高达 76%，而特异性高达 94%。但是，MS 患者血清中 NMO IgG 的阳性率极低，一般不超过 5%。基于这些发现，2006 年提出 NMO 诊断标准，2007 年提出了视神经脊髓炎谱系疾病（NMO spectrum disorders，NMOSD）的概念。最近，更新的 NMOSD 诊断标准经国际 NMO 诊断委员会讨论于 2015 年 6 月 19 日发布。2015 年 NMOSD 诊断标准分为 AQP4 抗体阳性和 AQP4 抗体阴性。前者仅需有一项核心临床症状，并除外其他可能的诊断；后者需要至少两项核心临床症状，并且必须至少一项核心临床症状是视神经炎、急性脊髓炎或脑干背侧极后区综合征，并能提示病灶的空间多发性。由此可见，AQP4 抗体的检测对于 NMO 的临床诊断显示重要的实践意义。

1. 致病因素　NMO 的病因及发病机制目前尚不清楚。白种人具有 MS 的种族易感性，以脑干病损为主；非白种人则对 NMO 具有易感性，以视神经和脊髓损害最常见，这可能与遗传素质及种族差异有关。

AQP4 是中枢神经系统主要的水通道蛋白，位于星形胶质细胞的足突上，也是 AQP4 抗体的主要目标，由此解释 NMO 的病灶主要位于视神经及脊髓，使 NMO 成为独立的疾病实体。AQP4 抗体通过血-脑屏障可部分进入中枢神经系统，与星形胶质细胞上 AQP4 结合，其细胞足突被抗体和补体降解，继而活化巨噬细胞、嗜酸性粒细胞及中性粒细胞产生炎性细胞因子和氧自由基，最终导致包括轴索和少突胶质细胞在内的白质和灰质的损伤。因此，NMO 也被称为星形胶质细胞病（astrocytopathy）。

NMO 是一种急性或亚急性脱髓鞘疾病，特征性的临床表现是双侧视神经炎和严重的长节段横贯性脊髓炎。随后，研究者发现 AQP4 抗体阳性、类似 NMO 的更广泛临床疾病谱，因此提出了 NMOSD 概念。另外，AQP4 抗体并非 NMO/NMOSD 的通用生物学标志物，以目前最敏感的检测技术，仍有 10%~25%NMO/NMOSD 患者 AQP4 抗体阴性，同时提醒我们寻找其他生物学标志物的必要性。

在新发现的 NMO/NMOSD 相关抗体中，髓鞘少突胶质细胞糖蛋白（MOG）抗体是研究最多的另一自身免疫抗体。部分血清 AQP4 抗体阴性 NMO/NMOSD 患者存在 MOG 抗体。此后，关于 MOG 抗体与 NMO/NMOSD 的研究逐渐增多。在新的 2015 年 NMOSD 诊断标准中提及 MOG 抗体参与 NMO/NMOSD 发病机制的可能性。

2. 病理检查　NMO 的病理改变是脱髓鞘、硬化斑及坏死，伴血管周围炎性细胞浸润。与经典的 MS 不同，病变常主要选择性地累及视神经、视交叉和脊髓（胸段与颈段），破坏性病变明显，脊髓坏死并最终形成空洞，胶质细胞增生不显著。NMO 脊髓病变具有不同于 MS 的特征，为多个脊髓节段的广泛脱髓鞘，伴同时累及灰、白质的空腔形成、坏死和急性轴突病变，病灶中有显著嗜酸性粒细胞和中性粒细胞浸润，围绕透明样变血管周围，有免疫球蛋白（IgG 和 IgM）和补体活化产物的沉积，呈特征性的框边样（rim）和玫瑰花形（rosette），提示体液免疫机制参与了 NMO 发病过程。视神经及视交叉可见脱髓鞘，逆行性轴索损伤导致视网膜神经纤维层丢失。

3. 免疫学反应　自从 NMO 患者血清中发现了 NMO IgG 以来，人们对 NMO IgG 进行了广泛而深入的研究。确认 NMO IgG 可以作为鉴别 MS 和 NMO 的较为特异的生物学标志，其靶抗原是水通道蛋白 4（aquaporin-4，AQP4）。水通道蛋白 4 是中枢神经系统中重要的与水的通透性有关的转运蛋白，多表达在星形胶质细胞接近微血管的足板细胞膜上，参与脑内水的代谢以及脑脊液分泌、吸收等重要的生理过程。当 K^+ 通过血-脑屏障进入血液或脑脊液时必然伴随水分子的流动，以代偿因 K^+ 流动所引起的渗透压的变化，此时需要 APQ4 在功能上参与。目前，NMO IgG 与 AQP4 结合的病理机制尚不清楚，Lennon 提出其机制可能为：① 通过 APQ4 结合特异性 IgG，活化补体反应，使得免疫反应开始；② 由 IgG 介导免疫反应，引起调节水的稳态功能下降，引起一系列炎症和脱髓鞘反应。目前，人们已普遍采用抗 AQP4 抗体替代 NMO IgG。

目前还没有典型的 NMO 的实验动物模型，因此没有明确的机制解释 NMO 中的抗 AQP4 抗体是否有致病作用。然而，一个潜在的独特机制是抗 AQP4 抗体渗透进入血-脑屏障到达某些区域，从而启动一个关键"看门人"（星形胶质细胞）。最初 AQP4 表达与 AQP4 反应性 B 细胞有关。AQP4 特异性 B 细胞的免疫球蛋白如果是 AQP4 IgG_1，又有生殖序列或突变序列，那么 B 细胞有可能经历生发中心反应，预示可与抗原特异性 T 细胞相互作用。其次，NMO 病理中存在抗体和补体产物，在视神经和脊髓可以表现为非特异性抗体以及抗 AQP4 特异性抗体。需要进一步评价抗 AQP4 抗体的亲和力、特异性抗原表位、同种或亚型，以及最终致病潜力，以了解 AQP4 特异性 T 细胞在诱导视神经和脊髓炎症性疾病的作用。但是，需要一个 AQP4 的动物模型确定是否 AQP4 特异性抗体代表 NMO 的致病因素，在人类引起类似 NMO 的中枢神经系统免疫病变。

四、吉兰-巴雷综合征与实验性变态反应性神经炎

GBS 是一组以周围神经炎症并伴有髓鞘脱失改变为主的自身免疫性多发性神经根神经病。任何年龄和男女均可得病，但以男性青壮年为多见。病因尚不明，一般与感染和免疫紊乱有关。根据起病形式和病程，GBS 又可分为急性型、慢性复发型和慢性进行型。急性 GBS，又名急性感染性多发性神经根神经炎，或急性感染性脱髓鞘性多发性神经根神经病（AIDP）。慢性 GBS 又名慢性感染性脱髓鞘性多发性神经根神经病（CIDP）。

1. 致病因素　GBS 的病因与发病机制尚未完全阐明，认为与发病前有非特异性感染史与疫苗接种史，而引起的迟发性过敏反应性免疫疾病，其主要病变是周围神经广泛的炎症性节段性脱髓鞘。GBS 发病原因主要有：① 病毒感染，普遍认为巨细胞病毒、EB 病毒、流感病毒等与 GBS 有很大关系。② 疫苗接种，一组 1 034 例 GBS 有 4.5% 为疫苗接种后发病。多见于流感疫苗、肝炎疫苗、麻疹疫苗接种后发病。③ 遗传因素，研究显示 GBS 患者 A3 和 B8 基因频率明显增高。④ 微量元素，

GBS 患者存在微量元素 Zn、Cu、Fe 代谢异常,认为可能在 GBS 发病中起一定作用。某些人群对部分细菌、病毒易感,这些感染物的化学结构中有些成分与人体周围或中枢神经组织中某些化学成分相似,于是启动了对神经组织相应成分的攻击而发生自身免疫性神经病。

2. 病理检查　GBS 是以周围神经和神经根的脱髓鞘及小血管周围淋巴细胞及巨噬细胞的炎性反应为病理特点的自身免疫性疾病,是一种以神经根、外周神经损害为主,伴有脑脊液中蛋白-细胞分离为特征的综合征。免疫反应作用于周围神经的施万细胞和髓鞘,产生局限性节段性脱髓鞘变,伴有血管周围及神经内膜的淋巴细胞、单核细胞及巨噬细胞的浸润。在病变早期,髓鞘改变呈松解、变形、断裂及多层状,部分增厚突向轴浆向。严重病例可见轴索变性、碎裂。髓鞘能再生,在同一神经纤维中可同时见到髓鞘脱失和再生。有时见脊膜炎症反应、脊髓点状出血、前角细胞及脑神经运动核退行性变。有髓神经纤维呈不同程度的减少、退行性变及脱髓鞘,肌肉呈失神经性萎缩。

电镜下可见巨噬细胞和淋巴细胞浸润;神经纤维髓鞘板层之间多处出现空泡或不同程度脱失,严重者轴索呈裸露状态,而轴索相对完好;轴索内神经微丝、微管形态和数量与正常人相同;髓鞘板层表面出现膜蛋白颗粒,且大小不一,分布不均;施万细胞处于激活状态具有吞噬功能,参与髓鞘破坏。

3. 免疫学反应　GBS 免疫病理过程是一个复杂的连锁反应,包括特异性抗原的识别,T 细胞的活化,细胞黏附分子的激活,非特异性炎性细胞在病灶处聚集,炎性细胞释放大量炎性介质和细胞因子,最终导致脱髓鞘损害。

(1) 细胞免疫起主要作用:GBS 病理特点为血管周围的单核细胞浸润和节段性髓鞘脱失,神经根周围可见巨噬细胞浸润髓鞘的基底膜。循环血液中激活的反应性 T 细胞数增多,Th1 细胞因子增加,所以认为该病主要与 T 细胞免疫激活有关。多种炎性细胞因子和趋化因子在 GBS 的发生和发展中起着重要作用,并且这些细胞因子的升高水平与疾病的严重程度相关。

(2) 体液免疫起重要作用:许多现象支持体液免疫也起着重要的作用。患者血中可检测到抗周围神经髓鞘、脊髓和神经母细胞的抗体,且与临床表现相关。GBS 患者血清作神经内注射后,于组织培养中可见周围神经脱髓鞘,但并非所有患者都有此现象。另外,把患者血清输入实验动物,也可致 EAN 动物模型,同时有髓鞘脱失。据报道各种髓鞘相伴糖蛋白抗体享有共同的抗独特型抗原决定族。因此,GBS 是一种 T 细胞免疫和抗体共同参与的自身免疫性疾病。

4. GBS 动物模型——EAN　自从 1955 年 Waksman 和 Adams 首次描述 EAN 以来,EAN 作为 GBS 的动物模型已在世界范围内被公认。近年来在研究诱导 EAN 的免疫原方面有了很大进展,从最初用整个周围神经组织匀浆来诱导 EAN,逐步发展到用周围神经系统的髓鞘 P2 蛋白、P2 蛋白特异性 T 淋巴细胞株、从 P2 中提取的肽段及人工合成肽段来作为 EAN 的免疫原。MBP 包括 P0、P1 和 P2,P0 不具有免疫原性。P1 存在于中枢及周围神经中,用 P1 蛋白加上完全佐剂免疫动物可诱发 EAE 和 EAN;P2 只存在于周围神经中,用 P2 蛋白加上完全佐剂免疫动物只会产生 EAN,不产生 EAE。最主要的模型

是采用大鼠,Lewi 大鼠是该模型敏感鼠种。可用纯化的周围神经髓磷脂、牛的 P2 蛋白、重组人的 P2 蛋白或 P2 蛋白肽 53-78 均可主动诱导。SJL 小鼠可有中度临床症状和组织学损害,Balh/c 小鼠对该模型是相对抵抗的。最近,C57BL/6 小鼠可用 PO_{56-71} 肽和 $PO_{180-199}$ 肽,加毒素主动诱导该模型。动物模型和人类 GBS 相似之处见表 1-8-3-2。

表 1-8-3-2　吉兰-巴雷综合征(GBS)和实验性自身
免疫性神经炎(EAN)的比较

项目	吉兰-巴雷综合征	实验性自身免疫性神经炎
病因学	未知	髓鞘抗原或抗原特异性 T 细胞
基因学		
MHC 易感性	-	-
女(雌)性易感	-	-
临床表现		
病程	急性或亚急性起病	急性单相
瘫痪	+	+
传导异常	+	+
免疫学		
髓鞘反应性 T 细胞	+	+
抗髓鞘抗体	+	+
TNF-α、IFN-γ	↑	↑
脱髓鞘	+	+

EAN 的主要病理部位在脊神经根(尤以前根多见且明显)、神经节和周围神经髓鞘,偶可累及脊髓。病理变化为水肿、充血,局部血管周围淋巴细胞、单核细胞和巨噬细胞浸润,神经纤维出现节段性脱髓鞘和轴突变性。这些改变可以是多灶性的。在恢复期可见髓鞘修复,但淋巴细胞侵入可持续存在。病变神经处浸润的细胞主要为 $CD4^+$ T 细胞及巨噬细胞,少量的 $CD8^+$ T 细胞及 B 细胞偶尔可见。抗原特异性的 $CD4^+$ T 细胞浸润进入周围神经系统,导致促炎因子分泌,使趋化因子产生,从而吸聚更多的非抗原特异性的 T 细胞和巨噬细胞进入炎症区域。也可观察到局部小胶质细胞的激活。

光镜下单根神经纤维均有不同程度的脱髓鞘,伴有轴索变性。主要表现为朗飞结附近脱髓鞘;除了朗飞结附近有脱髓鞘外,还有节段性脱髓鞘、球型或卵圆形髓球形成。电镜下可见毛细血管通透性增加,单核吞噬细胞游离出血管,并向髓鞘靠近;吞噬细胞的胞质附着在髓鞘上,并可见吞噬细胞胞质内有吞噬物及次级溶酶体。说明从发病机制上,脱髓鞘不是炎细胞损坏了施万细胞胞质后所致髓鞘脱失,而是吞噬细胞直接损害髓鞘本身。有时可见薄髓鞘及脱髓鞘的轴索及脱髓鞘不完全的轴索。少数动物可见轴索变性。以上病理改变均与发病严重程度相关。轴索变性的机制可能是水肿导致了缺血,因为神经的血液供应与周围神经水肿区神经内膜的液体压力有关。少数动物脑脊膜血管轻度充血并可见少量炎细胞浸入,脑脊髓实质内均未见炎细胞浸入,髓鞘染色未见脱髓鞘改变。脑脊髓除了脑脊膜有散在的少数炎细胞浸润外,实质基本正常,提示重要的病理变化还是在神经根及周围神经。

EAN 的免疫学反应包括细胞免疫和体液免疫。由于细胞和体液免疫因素导致细胞间质周围神经的一种抗原抗体迟发型过敏反应。神经、血管组织包含有抗原抗体和免疫复合物的沉淀,导致神经脱鞘性损伤。一些细胞因子如 TNF-α,IFN-γ 和 IL-12 等在 EAN 的免疫致病中起重要作用。

五、重症肌无力与实验性重症肌无力

MG 是神经肌肉接头部位因乙酰胆碱受体减少而出现传递障碍的自身免疫性疾病。临床主要特征是暂时局部或全身横纹肌极易疲劳,经休息或用抗胆碱酯酶药物后可以缓解。该病见于任何年龄,女性多见。发病者常伴有胸腺异常。

1. 致病因素　MG 是人类疾病中发病原因研究得最清楚、最具代表性的自身免疫性疾病,是神经肌接头突触后膜上的 AChR 受累,由 AChR 抗体介导的体液免疫、T 细胞介导的细胞免疫依赖性、补体参与的自身性疾病,胸腺是激活和维持 MG 自身免疫反应的重要因素,某些遗传及环境因素也与 MG 的发病机制密切相关。临床发现,某些环境因素如环境污染造成免疫力下降,过度劳累造成免疫功能紊乱,病毒感染或使用氨基糖苷类抗生素或 D-青霉素胺等药物诱发某些基因缺陷等。近年来许多自身免疫疾病研究发现,它们不仅与主要组织相容性抗原复合物基因有关,而且与非相容性抗原复合物基因,如 T 细胞受体、免疫球蛋白、细胞因子、凋亡等基因有关。

2. 病理检查　骨骼肌最常见的病理改变是神经源性和肌源性(营养性)损害,也可见肌纤维直径大小不一、断裂、增殖和向中央移位,玻璃样变性和结缔组织增生等。免疫组织化学及电子显微镜检查可发现突触前膜很小、皱缩、突触后膜延长、皱褶减少,表面破碎、皱缩,皱褶破坏成二级甚至三级突触裂隙和皱褶,突触裂隙增宽,突触裂隙内可见基底膜样物质沉积。上述形态学改变部分构成了神经肌肉传导阻滞的基础,称之为突触间失神经作用(intersynaptic denervation)。受累骨骼肌的肌纤维间小血管周围可见淋巴细胞浸润,并有多形核和巨噬细胞渗出与浸润。部分肌纤维萎缩、肌核密集,呈示失神经支配性改变。

3. 免疫学反应　Simpson(1960 年)首次提出 MG 可能也是一种自身免疫性疾病。近 60 年来,MG 发病的自身免疫学说普遍受到重视和承认。Patrick 和 Fambrough(1973 年)分别以电鳐放电器官纯化乙酰胆碱受体,并在 MG 患者血清中测到抗 AChR 抗体,也在实验动物中诱导实验性肌无力模型。自此以后,多数人认为 MG 是对自身 AChR 致敏的自身免疫病。

(1) 自身抗体作用:大量的临床和实验研究表明,MG 是一个特异性抗体介导的自身免疫病。70%～90% 的 MG 患者血清中能测到抗 AChR 抗体。血浆交换治疗后,肌无力症状可以暂时好转。近 20 年的研究还证明,MG 患者除突触后膜受累之外,还存在突触前膜的损害,因为患者血清中还可测到抗突触前膜抗体。但有研究发现胸腺切除后的患者血清中抗体的滴度从未转为阴性;血浆交换后,血清中抗体滴度的下降是短暂的,而临床症状的缓解可持续数周或数月。因此认为,血清中抗体滴度与临床症状并无直接关系,这可能是抗体滴度水平并不反映机体在神经肌肉接头处的活性。另外,仍有约 15% 患者血清抗 AChR 抗体阴性。

在部分抗 AChR 抗体阴性患者中,可检测出肌肉特异性激酶(MuSK)抗体。MuSK 是一种肌肉特异的受体酪氨酸激酶,存在于神经肌肉接头处肌样细胞表面。MuSK 抗体阳性患者常有球部及面部肌肉受累的显著症状。对于这些患者,常规治疗方法效果不好,血浆交换治疗有效。患者的血浆或 IgG 可以诱发老鼠发生 MG,可见 AChR 抗体阴性患者仍然是一种抗体介导的疾病。对于 MuSK 抗体如何影响神经肌肉接头的信号传递目前还不明确。除此之外,MG 患者血清中还含有许多非特异性抗体,包括抗横纹肌、抗核、抗甲状腺、抗胃壁、抗产生精子和抗神经元的抗体,这类抗体的致病作用不清楚。

(2) 补体起辅助作用:补体也可能在 MG 发病机制中起作用。Engel(1977 年)展示 IgG 和 C_3 补体沉积在突触后膜有 AChR 分布的节段和突触间隙退化接合褶的碎片上,这可能是抗体与受体结合后激活补体,破坏突触后膜,进一步发展到突触后膜由补体介导的溶解。若把 AChR 抗体输入补体耗尽的实验动物,则不能致 EAMG 的被动转移,提示补体也参与 MG 的发病机理。最近,人们发现 C_9 在突触后接合褶和突触间隙,类似 C_3 补体的分布区。激活 C_9 补体致不可逆的膜破坏,支持补体介导的溶解在 MG 膜破坏机制中的作用。胸腺能激活补体的替代途径并加速此反应的过程,抗体也可能使受体引起补体介导的溶解。已经清楚肌细胞能够上调补体调解蛋白 CD55、CD59 和 vitronectin 的合成,阻止补体介导的损害。当抗 AChR 抗体结合于突触后膜皱褶时,经典的补体通路被激活。补体通路的激活造成膜攻击复合物的形成,最终是突触后膜的局部溶解。缺乏 CD55 的小鼠明显对抗 AChR 抗体诱导的动物模型,其机制是抑制 C_3 的产生。CD59 可以预防膜攻击复合物的形成,阻断该分子也可以导致膜破坏。

(3) T 细胞作用:MG 发病机制中不能排除 T 细胞介导的免疫机制。在晚期发病的患者,其周围血循环中的 T 细胞减少。切除胸腺后,这些变化恢复正常。动物实验也证实 T 细胞缺失可减轻实验模型的发生和发展。当 CD4-/-、CD8-/- 和 CD4-8- 的鼠被用来诱导实验模型时,可以观察到明显的疾病保护和抗 AChR 抗体的下降。CD8 基因敲除的小鼠,EAMG 的发生率降低,但在 B6 没有明显的减少。也有研究发现 EAMG 必须在有 CD4$^+$ T 细胞存在,实验动物才会产生 MG 症状。这些结果提示在 EAMG 的发生中,CD8 T 细胞的作用很小,主要是 CD4 T 细胞。这些结果表明 T 细胞参与了该病免疫病理学的过程。

(4) 胸腺因素:胸腺切除的大量临床资料说明胸腺因素在发病机制中起重要作用。胸腺的慢性、持续性病毒感染,使胸腺 B 淋巴细胞增多,产生大量自身抗体。这些肌样细胞具有的 AChR,其抗原性与横纹肌细胞的 AChR 有交叉,也能抗神经肌肉接头处的 AChR,引起自身免疫性 MG。已患胸腺炎的胸腺,也可能产生一群 T 杀伤细胞,破坏神经肌肉接头处,刺激周围血循环中的淋巴细胞产生 AChR 抗体。胸腺切除后症状缓解的原因可能是:① 减少乙酰胆碱抗原来源;② 抑制 AChR 抗体的产生;③ 阻断直接攻击神经肌肉接头处已致敏的 T 杀伤细胞;④ 切断激活补体途径导致补体介导溶解的胸腺因素。也有一些重症肌无力病例胸腺切除无效,还可能是由于:① 切除不完全;② 神经肌肉接头处的损伤已不可逆;③ 长期存活的周围 T 细胞仍有活性;④ 患者个体对胸腺影响的反应不同。

4. MG 动物模型——EAMG　MG 的发病机制主要是 B

细胞产生的 AChRAb 介导的体液免疫和 T 细胞介导的细胞免疫。脊椎动物如小鼠、大鼠等通过肌内注射电鳐或电鳗的电器官纯化的 AchR 可诱导产生 EAMG 模型。由于该动物模型在许多方面与 MG 患者有相似的实验室表现和临床症状（表 1-8-3-3），研究 EAMG 的发病机制对 MG 发病机制的探索具有十分重要的意义。

表 1-8-3-3 重症肌无力(MG)和实验性自身免疫性重症肌无力(EAMG)的比较

项目	重症肌无力	实验性自身免疫性重症肌无力
病因学	不详	乙酰胆碱受体或相应抗体
临床表现		
肌无力	+	+
易疲劳性	+	+
上睑下垂	+	+/-
电生理		
递减肌电图	+	+
胆碱酯酶抑制剂	+	+
箭毒敏感性	↑	↑
乙酰胆碱敏感性	↓	↓
免疫学		
抗乙酰胆碱受体抗体	+	+
补体激活	+	+
终板乙酰胆碱受体丢失	+	+

选用的小鼠种属不同，诱发 EAMG 的概率也不相同。小鼠的 MHC-Ⅱ类基因即 $H-2$ 基因，影响 EAMG 的敏感性。研究发现敏感型小鼠有 H-2b 单体型小鼠[如 C57BL/6(B6)或 C57BL/10(B10)]和 H-2d 单体型小鼠。相对而言，H-2p 或 H-2K 单体型小鼠对 EAMG 的诱导具有一定的抵抗性，而 H-2q 或 H-2s 单体型小鼠没有 EAMG 发生。MHC-Ⅱ类分子决定 AChR 的细胞免疫和体液免疫效应。敏感型小鼠的 MHC-Ⅱ类基因的突变或破坏均可抑制 EAMG 的发生。bm12 小鼠是由 B6 小鼠突变而来。$bm12$ 基因仅仅在 $H-2$ 基因 I-A 位点上发生突变，它与 B6 小鼠不同之处在于 I-A 分子 β 链的 3 个氨基酸发生突变，分别由 Ile67 突变为 Phe,Arg70 变为 Gln,Thr71 变为 Lys。这种突变导致 T 细胞效应的减弱，降低了对 AChR 及其肽段 α 亚基 146-162 的反应，它们能诱导 AChR 免疫的 B6 小鼠，产生明显的淋巴增生效应。bm12 与 B6 小鼠相比产生了较少的 AChR 特异性抗体 IgG2a 和 IgG2b。总之，bm12 小鼠的基因突变抑制了对 AChR 的细胞免疫和体液免疫效应，导致临床 EAMG 的发生率减小。大鼠近交品系对该模型的易感性依次为 Wistar Munich＞Fischer＞Lewis＞Buffalo＞Brown Norway＞ACI＞Wistar Kyoto＞Kopenhagen＞Wistar Furth。大鼠和小鼠近交品系对 EAMG 的敏感性主要受 MHC-Ⅱ基因的控制。但是，某些非 MHC-Ⅱ基因，例如 Ig、C_5 和 TCR 可能也会影响对 EAMG 模型的易感性。实验结果提示大鼠 EAMG 模型较相似于人类 MG，并优于小鼠模型。应用人类 AChR 在 HLA 转基因鼠中诱导 EAMG,使 MG 的研究更加人源化。

六、自身免疫性脑炎与实验性动物模型

自身免疫性脑炎(autoimmune encephalitis, AE)泛指一类由免疫系统针对中枢神经系统抗原产生反应而导致的脑炎。目前已被认识的 AE 以抗 N-甲基-D-天冬氨酸(NMDA)受体脑炎最为常见，其次还包括抗谷氨酸脱羧酶(GAD)抗体脑炎、抗 Ma2 抗体脑炎、抗 AMPA 受体抗体脑炎以及抗 γ-氨基丁酸-b(γ-aminobutyric acid-b,GABAb)受体抗体脑炎等。AE 合并相关肿瘤者，称为副肿瘤性 AE；而副肿瘤性 AE 中符合边缘性脑炎者，称为副肿瘤性边缘性脑炎。广义而言，急性播散性脑脊髓炎(acute disseminated encephalomyelitis, ADEM)与 Bickerstaff 脑干脑炎(Bickerstaff's brainstem encephalitis)也属于 AE 的范畴。

1. 致病因素 病因分类为特异性抗原抗体相关性和非特异性抗原抗体相关性 AE。前者在患者血浆和脑脊液中存在相应抗体而导致局灶性神经功能异常。这些抗体通常由某些相对特定肿瘤组织表达，由于肿瘤产物异常的免疫反应(包括交叉免疫、自身免疫和免疫复合物)或其他不明原因，出现内分泌、神经、消化、骨关节等发生病变，出现相应临床变化。

2. 病理检查 神经病理表现是以淋巴细胞为主的炎性细胞浸润脑实质，并在血管周围形成套袖样结果为主要表现。虽类似病毒性脑炎改变，却不能在组织中检出病毒抗原核酸及包涵体。根据病理病变部位不同，可分为灰质受累为主型、白质受累为主型和血管炎型。

3. 免疫学反应 脑脊液细胞学多呈淋巴细胞性炎症，偶可见中性粒细胞、浆细胞。脑脊液蛋白轻度升高，寡克隆区带可呈阳性，抗神经元抗体阳性。

4. 自身免疫性脑炎动物模型 C57BL6/J 小鼠置入渗透泵连接心室导管，以便该泵持续递送患者脑脊液(流速 0.25 ml/h,14 d)。在输液期间和之后，标准化测试包括记忆评估(开阔视野中的新物体识别和 V 迷宫)、享乐行为(蔗糖偏好)、抑郁样行为(尾部悬品、强迫游泳试验)、焦虑(黑白和高架十字迷宫测试)、攻击性(入侵者测试)和运动活动(水平和垂直)。动物呈现进行性记忆障碍、ANDYAND 和抑郁样行为，不影响其他行为或运动功能。一旦停止脑脊液灌注，上述症状可以自行缓解。脑组织学研究显示，脑内 NMDA 受体抗体水平随灌注时间逐渐增加，主要在海马，灌注后第 13~18 天达到最大浓度。激光共焦显微显示海马突触的 NMDA 团簇密度逐渐降低，但不影响突触后密度蛋白 95(PSD95)和 A-氨基-3-羟基-5-甲基-4-异噁唑丙酸(AMPA)受体。这些效应平行于行为障碍，并在第 18 天逐渐改善，症状的可逆性伴随着脑结合的减少和 NMDA 受体抗体的降低。总之，这个模型建立了 NMDA 受体抗体与记忆和行为缺陷之间的联系，为免疫治疗改善神经功能提供了一个测试疾病疗效的实验模型。

第四节 其他神经系统疾病的免疫机制

近年来神经免疫学研究发展迅速，许多神经系统的疾病都

呈现异常的免疫反应。这些免疫反应可能参与了疾病的发生和发展。最近几年，通过大量的研究发现，除了第三节所述的较为公认的神经系统自身免疫性疾病外，阿尔茨海默病、帕金森病、肌萎缩侧索硬化和缺血性脑卒中都有炎症和自身免疫的某些特征。应该说神经免疫学在这些领域已经做出了重大贡献，但仍存在大量有待深入探索和解决的问题。

一、阿尔茨海默病

阿尔茨海默病（AD）是发病率较高的中枢神经系统退变性疾病。AD 主要的病理改变是神经细胞之间出现大量老年斑（senile plaques，SP）和神经细胞内出现神经纤维缠结（neurofibrillary tangle，NFT）。SP 的主要成分是 β 淀粉样蛋白（Aβ），而神经原纤维缠结则由许多互相缠绕的细丝形成的成对螺旋状结构组成，是过度磷酸化的 Tau 蛋白。这些病变主要见于海马和新皮质，病变的发展可导致神经细胞死亡和皮质萎缩。因此，围绕 Aβ 和 Tau 蛋白的两大假说一直是 AD 致病机制的关注点。AD 以 Aβ 和 Tau 蛋白为治疗靶点，通过疫苗刺激产生靶标抗体的主动免疫或直接给予抗体的被动免疫，均可减轻或延缓 AD 的病程进展。动物研究显示了广阔的治疗前景，而临床免疫治疗已完成的 Ⅲ 期临床试验，没有达到预期效果。

脑脊液 Aβ、Tau 蛋白和磷酸化 Tau 蛋白考虑作为 AD 早期诊断的生物学标志。近年来的研究显示，免疫功能异常与 AD 的发生密切相关。AD 患者脑内有明显的炎症反应，血清中可检测到升高的 TNF-α 和 IL-1β。炎症反应可使 AD 患者 Aβ 清除机制受损，Aβ 沉积形成免疫原，激活脑内非特异性免疫反应，而这种非特异性免疫反应可参与胆碱能神经元的变性死亡。CD36，一个 B 类的清道夫受体（SR-B）能够帮助小胶质细胞处理 Aβ。研究发现，AD 患者血液中 CD36 表达明显低于同龄的正常人。在免疫发病机制研究中，Richartz 提出一个早熟的免疫沉默（premature immunosenescence）可能有助于 AD 的发生和发展。

正常情况下，小胶质细胞、巨噬细胞、树突状细胞都可以吞噬淀粉样蛋白，淀粉样蛋白在其中加工后，抗原通过 MHC 分子的互相识别，激活静息态 T 细胞，协助 B 细胞产生特异性淀粉样蛋白抗体，抗体与可溶性 Aβ 结合后，可促进其降解。另一方面激活特异性细胞毒性细胞，通过血-脑屏障进入脑组织，杀灭形成淀粉样蛋白过多的细胞。用 Aβ 刺激后，外周血 T 细胞出现免疫耐受，不发生增殖，因此器官不能避免淀粉样蛋白聚集和由此产生的毒性作用。Aβ 特异性免疫反应机制受损，引起 Aβ 沉积。Aβ 和细胞外神经原纤维缠结一起构成免疫原，激活脑的局部炎症反应。在局部炎症反应过程中起主要作用的是胶质细胞。在 AD 患者脑中，成熟的斑块周围有大量的激活胶质细胞，仅有少量的浸润 T 细胞。在动物模型中，Aβ 斑块和激活的小胶质细胞之间也具有量效关系。由于激活胶质细胞分泌炎性介质如 TNF-α 和 IL-1β，因此认为激活的胶质细胞在 AD 发病机制中起了重要作用。

由于 AD 的免疫异常可以概括为 Aβ 特异性免疫功能低下和脑内非特异性炎症反应失控，选择性地激活针对 Aβ 的特异性免疫反应可减少淀粉样蛋白形成，是预防 AD 以及其他与淀粉样蛋白形成过多有关疾病的一种新措施。用合成的纤维性

Aβ 作为疫苗免疫转基因鼠，会阻止甚至逆转斑块形成和神经元死亡。在斑块形成之前给转基因鼠注入 Aβ，发现鼠血液循环中出现高水平的 Aβ 抗体，鼠脑中不形成斑块，也不发生与斑块形成有关的神经系统病变。如果给脑中已形成斑块的老年鼠进行 Aβ 免疫注射，老年鼠血液中 Aβ 抗体滴度同样升高，几个月后，斑块大部分消失，与斑块形成有关的神经系统病变明显减轻。在鼠脑内发现残存的淀粉样蛋白斑块中有 IgG 存在，脑中清除免疫复合物的小胶质细胞中充满了淀粉样蛋白。残存斑块中抗体的存在说明抗体顺利通过了血-脑屏障。免疫疗法的作用原理可能是：① Aβ 抗体可作为一种人工分子伴侣，与 Aβ 结合后可阻止 Aβ 变为 β 折叠构象；② 外周的 Aβ 可以通过血-脑屏障，使中枢神经系统 Aβ 浓度升高，从而促进淀粉样蛋白形成，而 Aβ 与抗体结合后可阻止外周 Aβ 通过血-脑屏障；③ 抗 Aβ 抗体和 Aβ 结合形成的免疫复合物，通过由 Fc 受体介导的信号传导，激活小胶质细胞清除 Aβ。

使用非甾体类抗炎药物的风湿性关节炎或其他疾病患者，AD 发病率比未经治疗的对照组低，说明非特异性的炎症因子与淀粉样斑块的成熟和病变范围扩大有关。近来研究发现，非甾体类抗炎药可抑制转录因子 NF-κB 的活性，减少小胶质细胞合成和分泌的细胞因子，从而发挥神经保护作用。这些研究显示炎症促进 AD 的发生和进展。

总之，大量研究探索了小胶质细胞在 AD 发生和发展中的作用，但较少探究 T 细胞和 B 细胞的作用。缺失 T 细胞、B 细胞和 NK 细胞的转基因 AD 小鼠发现 6 个月后这些小鼠脑内 Aβ 积聚是野生型小鼠的 2 倍以上。衰老伴随防御性免疫反应下降，由星形胶质细胞和小胶质细胞介导的炎症反应增强，从而产生炎性细胞因子，诱导早期炎症反应，促进 AD 的病理过程。在中枢神经系统炎症反应过程中，细胞因子通过调控血-脑脊液屏障通透性和 Toll 样受体（TLR）水平，调节免疫系统与大脑间的信号交流，应答外周炎症反应。然而，在衰老的情况下，这种放大的免疫反应和减弱的反馈机制可促进 AD 的病理过程。为了进一步证实外周免疫细胞与脑内免疫细胞之间相互作用的重要性，研究发现免疫系统会随着年龄增长而发生变化，诱导 T 细胞和 B 细胞的能力会下降。人类免疫系统的衰老是否会触发 AD 发展是我们需要探索的重大问题。

二、帕金森病

帕金森病（PD）是一个常见的老年期中枢神经系统退变性疾病，其主要病理特征为黑质致密部多巴胺能神经元变性，并伴有胞质内 Lewy 小体的出现。黑质多巴胺能神经元的大量死亡致使纹状体多巴胺含量明显下降，严重影响了运动控制的功能，从而出现了运动失衡症状。

近几年的研究对 PD 的发病机制有了很多新的认识。其中泛素（ubiquitin）和蛋白酶体（proteasome）复合物功能障碍是至关重要的一环，与过度的氧化应激，线粒体功能障碍共同构成 PD 发生的核心，且互为因果，恶性循环。系列研究发现，PD 患者伴有中枢和外周免疫功能异常，同时 PD 患者脑内黑质纹状体系统有明显的炎症反应。PD 患者和 PD 动物模型脑内细胞因子和神经营养因子水平检测提示 TNF-α、IL-1β 和 IL-6 增加，而神经营养素（neurotrophins）如大脑衍生神经营养因子（brain-derived neurotrophic factor，BDNF）减少。[11C]

(R)-PK11195 PET 影像也证实了 PD 患者脑内有着广范围的小胶质细胞激活。免疫组化染色也发现 PD 患者中脑黑质 α-突触核蛋白聚集与小胶质细胞 MHC-Ⅱ表达密切相关,进一步提示激活后的小胶质细胞可能参与了 α-突触核蛋白(α-synuclein)聚集。激活的小胶质细胞和星形胶质细胞的亚群参与了黑质纹状体系统的炎症反应。有效地调节小胶质细胞和星形细胞的功能为 PD 患者的防治开辟了新的作用靶点,有待更进一步深入研究。

胶质细胞可能参与了黑质纹状体系统的免疫应答。PD 患者纹状体内有多种细胞因子水平均升高,它可能来源于激活的小胶质细胞。COX2 是一个激活小胶质细胞产生的重要酶,在 PD 的发病过程中起一定的作用。减少 COX2 活性能抑制 1-甲基-4-苯基-1,2,3,6-四氢吡啶(MPTP)引起的多巴胺神经元死亡。在 PD 疾病早期发生的多巴胺能神经元变性,可引起一些继发性改变,反过来也能刺激小胶质细胞激活。因此认为,神经退变性疾病过程中发生的胶质细胞激活是神经元死亡的结果。最近的研究表明,胶质细胞激活可能参与了多巴胺能神经元的选择性变性。如百草枯(paraquat)具有多巴胺能神经毒性。实验结果还认为,体液免疫也可能在 PD 发病中起作用。PD 患者脑标本存在激活的小胶质细胞,同时伴有多巴胺神经元 IgG 抗体的结合。Lewy 小体也有很强的 IgG 免疫标志。上述这些结果从不同的角度表明脑内的免疫细胞和免疫反应参与了 PD 的发病进程。

PD 患者的外周血中 CD4$^+$ T 细胞/CD8$^+$ T 细胞比值降低,其中 CD8$^+$ T 细胞数量增加。研究发现 CD4$^+$CD45RA$^+$ 幼稚性 T 细胞的比例下降,而 CD4$^+$CD45RO$^+$ 记忆性 T 细胞显著增高,且 γδ$^+$ T 细胞显著增高。多项研究提示,T 细胞重要的表面抗原 CD4 和 CD8 可能参与了 PD 发病,但尚无直接证据。2016 年,Cell 发表了 2 个 PD 相关的基因(PINK1 和 Parkin),是免疫系统的重要调控因子。PINK1 和 Parkin 功能失常导致免疫系统过度激活,导致多巴胺能神经元死亡,提供了直接的证据表明 PD 与自身免疫疾病的联系。2017 年,Nature 报道了 PD 一种可能的自身免疫特征,发现 PD 患者的 T 细胞能识别一系列 α-突触核蛋白的肽段,而健康人则不能识别。这一现象解释为 α-突触核蛋白加工异常时会导致反常蛋白片段的形成,这些片段会被 T 细胞识别,导致 T 细胞激活。表明自身免疫反应可能与 PD 的发病过程有关,或许能解释 PD 与 MHC 基因变异的关联。2018 年,Cell Stem Cell 报道在 PD 患者的中脑发现大量 T 细胞,特别是 Th17 细胞的数量增加。利用患者皮肤细胞转化为中脑神经细胞,发现 PD 患者的 Th17 免疫细胞能杀死中脑神经细胞,但健康受试者并未如此。进一步发现应用抗 Th17 抗体作用,可显著降低对中脑神经元的伤害,为治疗 PD 的新方法提供了重要依据。在体液免疫方面,部分 PD 患者血清中的确存在 α-突触核蛋白的自身抗体,但这种抗体是否具有致病性仍无定论。

与 AD 类似,非正常折叠 α-突触核蛋白的蛋白沉积可能是引起 PD 的重要因素,因此一种针对 α-突触核蛋白的单抗药物可以阻止非正常折叠的 α-突触核蛋白在大脑中的传播,并将其清除出大脑,有望从根本上治疗 PD。Ⅰb 期临床试验显示 PRX002 单抗能迅速进入患者脑部,并减少 α-突触核蛋白,尤其是聚积的 α-突触核蛋白水平;患者血清中 α-突触核蛋白浓

度下降达 97%,并且展示了良好的安全性和耐受性数据。

三、癫痫

很久以前人们已经提出了引起癫痫的免疫学基础。从那以后,许多研究观察到了免疫异常和癫痫发病的关联,同时提供了丰富的事实支持相互之间的病理学联系。但至今仍少有直接证据证明脑内免疫反应参与癫痫的发病。有人报道原发性大发作患者的免疫球蛋白 G 降低,患儿的免疫球蛋白 A 降低,成人免疫球蛋白 A 升高。国外报道从 3 例免疫球蛋白 A 缺陷的癫痫儿童血清中检测出了抗脑 AChR 抗体。有关癫痫的免疫学机制目前尚未完全明了。有人提出脑部的各种损伤如感染、外伤等,可使血-脑屏障发生破坏,脑组织进入血液循环,激活自身的免疫系统,产生抗脑抗体。这些抗体作用于脑部的突触部位,影响正常的突触传递或封闭抑制性受体,使脑部抑制性冲动减少,从而引起癫痫发作。目前有大量的研究已经证实,癫痫患者存在免疫功能低下,这主要包括细胞免疫和体液免疫两个方面。有人用免疫治疗来改善癫痫症状,取得了一定疗效。用大剂量人体丙种免疫球蛋白治疗伴有细胞和体液免疫功能低下的小儿癫痫 100 例,结果提示完全缓解 31 例,显著改善 39 例,显效率为 70%。用免疫球蛋白治疗儿童难治性癫痫获得较好效果,证实癫痫的发病和免疫异常有关。华中科技大学同济医学院在国内外首次提出"癫痫发病与神经免疫内分泌调节网络失衡有关"的新学说,他们观察到癫痫发病的基本过程以神经机制为主,神经活性物质(包括神经递质)通过受体、信使、基因和转录等各级水平,导致癫痫状态的发生。免疫细胞因子和内分泌激素则分别通过受体、信使和基因表达等环节进行干扰,影响癫痫的发病过程。他们还首次提出"脑-脑脊液神经体液通路"的新理论,并证明该回路在癫痫发病中起重要作用。但是有一点是肯定的,并非所有类型的癫痫都有免疫学变化。即便免疫学有改变的癫痫患者,其发病机制也并非与免疫改变有直接的因果联系,需要更深入广泛的研究。

2002 年,在日内瓦国际自身免疫病会议上首次提出了"自身免疫性癫痫"的概念,癫痫的免疫异常表现为体内出现各种自身抗体,癫痫的发病可能是由自身免疫机制介导的。癫痫患者存在多种抗脑抗体和非抗脑抗体,这些抗体可通过血-脑屏障,引起脑和神经系统的自身免疫应答。研究观察了 163 例癫痫患者,其中 19% 的患者血清 IgG 抗心磷脂抗体明显增高,25% 的患者抗核抗体阳性,这两种抗体与癫痫类型、抗癫痫药物反应、患者的年龄和性别均无关。上述非脑抗体的来源和作用意义目前还不清楚,抗磷脂抗体与神经系统病理机制相关的可能原因:① 由于血栓的形成导致脑组织中微梗死灶形成,少数患者则因大动脉栓塞而出现脑组织大片梗死;② 抗磷脂抗体可能与神经细胞的磷脂发生交叉反应;③ 抗磷脂抗体通过对胶质细胞的抑制引起血-脑屏障破坏。

四、肌萎缩侧索硬化

肌萎缩侧索硬化(ALS)也是一种神经退行性疾病,其主要病理变化是脊髓和大脑运动神经元退化,导致进展性瘫痪和死亡,ALS 的病因及发病机制仍不清晰,遗传因素、中毒因素和免疫因素可能参与疾病的形成和发展。目前仍无治愈方法。突变的 SOD1 在 ALS 中的毒性与其错误折叠和聚集似乎支持在

ALS 发生、发展中起关键作用,也是 ALS 的治疗靶标。

ALS 诸多发病机制假说中,免疫和炎性反应已越来越引起人们的关注。证据表明,胶质细胞和免疫细胞会加剧包括 ALS 在内的神经退行性疾病的进程。适应性免疫应答已经和 ALS 疾病进程相关联,固有免疫的重要感受器——Toll 样受体(TLR)转导信号需要两种转导信号的关键接头蛋白 TRIF 和 MyD88。实验模型发现 TRIF 消融显著缩短 ALS 小鼠存活时间。虽然 MyD88 也是大多数 TLR 转导信号通路的关键接头,但 MyD88 缺乏对 ALS 病程似乎没有影响。另外,TRIF 转导信号能够通过细胞凋亡消除异常激活的星形胶质细胞。在 TRIF 缺失情况下,星形胶质细胞会在体内累积,从而对运动神经元具有毒性。最近一些有限的数据提示免疫细胞对 ALS 的作用可能超出人们的想象。人体及动物研究发现,CD4+ Foxp3 阳性调节性 T 细胞(Treg),和 ALS 进展速度密切相关。患者不仅 Treg 的数量少,而且功能低。接受 Treg 输注,可以显著减慢 ALS 病程进展,有望转化为 ALS 患者的细胞治疗方法。

五、脑缺血

在动脉硬化和脑缺血性损伤的病理机制中,免疫炎症是一个非常重要的环节和因素之一。已经清楚脑缺血可以引起炎症反应。大量临床和动物实验结果显示,脑缺血后 6 h 脑内炎性细胞因子如 Il-1β、TNF-α、IL-8 和 IP-10 等迅速升高,24 h 后 MIP-2 水平上升,第 5~6 天后可见 IFN-γ 和 IL-17 增加。然后,炎性因子水平呈现缓慢下降,一般 7 d 后可回落至基线水平。同时,脑内巨噬细胞浸润增加,脑组织内凋亡细胞数增加。另一方面,外周血 T 细胞和 B 细胞数减少,动物模型可见脾脏和淋巴结体积明显缩小,Foxp3 阳性调节性 T 细胞数增加,显示免疫抑制的状态。缺血后的免疫炎症对神经元和神经功能恢复的影响目前仍不十分明了,但有研究认为与缺血后的不良预后可能有关,并可能与缺血后的肺部和泌尿道感染有关。PK11195 的 PET 显像进一步证实缺血后不仅有缺血灶周围,还有纤维投射的远隔区域的小胶质细胞激活,说明激活的小胶质细胞是造成缺血后脑内炎症反应的主要细胞来源。

脑缺血后,缺血区产生的具有致炎作用的细胞因子诱导多种黏附分子的表达,并进一步促进白细胞的浸润,加重脑损伤。脑缺血后局部的细胞因子是通过缺血信息刺激巨噬细胞、T 细胞和自身的脑细胞产生的。动物实验的证据表明,白细胞浸润是缺血性脑损害发生、发展的重要因素。大量的白细胞黏附并聚集于微血管,直接阻塞微血管,降低脑血流。狒狒大脑中动脉阻断再通后,微血管内白细胞聚集并导致再通后"无复流"现象的发生。白细胞还可释放蛋白水解酶、自由基、高氯酸和二十烷类物质损害神经元和胶质细胞内皮素-1、前列腺素 H₂ 等血管活性物质的释放,使血管通透性增加,损害血-脑屏障。浸润的白细胞可产生一氧化氮等毒性物质诱导凋亡。目前关于脑缺血损伤过程中黏附分子和细胞因子的释放顺序及其网络关系尚不清楚。它们在灌注损伤中的作用可分为白细胞浸润、小胶质细胞激活和重塑 3 个时相。用 Tc-HMPAO 白细胞进行 SPECT 脑显像,发现急性缺血性卒中患者脑灌注不足区均可见多形白细胞浸润,持续不少于 5 周,大量白细胞浸润者预后不良。有报道观察 88 例急性脑梗死患者,发现发病 3~6 h 白细胞开始在梗死半球聚集,12~24 h 达高峰,持续 6~9 d,且白细胞升

高早、持续时间长的患者脑损害范围大,神经功能恢复差。

然而,已有大量证据表明,脑缺血后多种神经营养因子及其受体表达上调,并对缺血性损伤起保护作用。脑缺血诱导神经营养因子表达上调的主要因素为谷氨酸释放、兴奋性氨基酸受体激活、钙离子内流以及细胞膜去极化。神经营养因子对脑缺血的神经保护机制包括:① 拮抗兴奋性氨基酸毒性,维持细胞内钙离子稳定;② 增强抗氧化酶活性,抑制诱导型一氧化氮合酶的表达,抗自由基损伤;③ 抗细胞凋亡;④ 增强蛋白激酶 C 活性;⑤ 修复受损神经元;⑥ 微血管再生。研究脑缺血神经营养因子的表达及神经保护机制,有助于进一步阐明脑缺血神经损伤的病理生理机制。缺氧性脑损伤后,促红细胞生成素(EPO)及其受体在脑组织中的表达增加。EPO 可以促使神经干细胞向神经元分化,增加细胞的迁移。这一效应可能是通过调控细胞核转录因子 NF-κB 的表达来实现的。

国内外的研究表明,动脉粥样硬化是一个慢性炎症过程。认为炎症是贯穿于动脉粥样硬化发生与发展全过程的重要因素,并建议将"动脉粥样硬化"更名为"动脉粥样炎"。组织学上,不稳定动脉斑块含有巨噬细胞、T 细胞、黏附分子、趋化因子、细胞因子、基质降解酶和前血栓形成因子。炎症导致血管局部产生中性粒细胞和单核细胞,动脉粥样硬化帽出现活化的巨噬细胞,进而导致硬化的斑块破裂、脱落,从而导致心脑血管的堵塞。更重要的是,炎症在血管的再狭窄过程中也起着重要作用,如血管成形术后管腔损失的严重性与炎症细胞活化有关。最近,在动物模型中,几种抗炎措施已成功限制了损伤后新生内皮的增生,如对兔进行球囊损伤和支架置入后,通过一些抗炎手段就可降低单核细胞活性,阻断白细胞黏附,减少新生内皮生成。因此,人们开始有理由考虑炎症在斑块破裂与脱落和血栓形成中的重要作用,也正在进行一系列免疫干预治疗缺血性卒中的临床试验。

总之,免疫系统和神经系统已不是两个完全独立的系统,它们之间存在密切的对话和沟通。这种对话和沟通在人类健康和疾病中发挥着至关重要的作用。

参 考 文 献

[1] ALTMANN D M. Neuroimmunology and neuroinflammation in autoimmune, neurodegenerative and psychiatric disease[J]. Immunology, 2018, 154(2): 167-168.

[2] BOWER N I, HOGAN B M. Brain drains: new insights into brain clearance pathways from lymphatic biology[J]. J Mol Med (Berl), 2018, 96(5): 383-390.

[3] BRODISH A. A review of neuroendocrinology, 1966-1967 [J]. Yale J Biol Med, 1968, 41(2): 143-198.

[4] CHAMORRO Á, MEISEL A, PLANAS A M, et al. The immunology of acute stroke[J]. Nat Rev Neurol, 2012, 8(7): 401-410.

[5] FU Y, LIU Q, ANRATHER J, et al. Immune interventions in stroke[J]. Nat Rev Neurol, 2015, 11(9): 524-535.

[6] GISTERÅ A, HANSSON G K. The immunology of atherosclerosis [J]. Nat Rev Nephrol, 2017, 13(6): 368-380.

[7] HENEKA M T, KUMMER M P, STUTZ A, et al. NLRP3 is activated in Alzheimer's disease and contributes to pathology in APP/PS1 mice[J]. Nature, 2013, 493(7434): 674-678.

[8] LYON M S, WOSISKI-KUHN M, GILLESPIE R, et al. Inflammation, immunity and amyotrophic lateral sclerosis: Ⅰ. etiology and pathology[J]. Muscle Nerve, 2019, 59(1): 10 – 22.

[9] MARTIN C R, OSADCHIY V, KALANI A, et al. The brain-gut-microbiome axis[J]. Cell Mol Gastroenterol Hepatol, 2018, 12, 6(2): 133 – 148.

[10] MATHEOUD D, SUGIURA A, BELLEMARE-PELLETIER A, et al. Parkinson's disease-related proteins PINK1 and Parkin repress mitochondrial antigen presentation [J]. Cell, 2016, 166(2): 314 – 327.

[11] NEGI N, DAS B K. CNS: not an immunoprivilaged site anymore but a virtual secondary lymphoid organ[J]. Int Rev Immunol, 2018, 37(1): 57 – 68.

[12] O'ROURKE J G, BOGDANIK L, YÁÑEZ A, et al. C9orf72 is required for proper macrophage and microglial function in mice [J]. Science, 2016, 351(6279): 1324 – 1329.

[13] RICHARTZ-SALZBURGER E, STRANSKY E, LASKE C, et al. Premature immunosenescence: a pathogenetic factor in Alzheimer's disease[J]. Nervenarzt, 2010, 81(7): 837 – 843.

[14] SKAPER S D. Impact of inflammation on the blood-neural barrier and blood-nerve interface: from review to therapeutic preview[J]. Int Rev Neurobiol, 2017, 137: 29 – 45.

[15] SOMMER A, MAXREITER F, KRACH F, et al. Th17 lymphocytes induce neuronal cell death in a human iPSC-based model of Parkinson's disease[J]. Cell Stem Cell, 2018, 23(1): 123 – 131.

[16] SULZER D, ALCALAY R N, GARRETTI F, et al. T cells from patients with Parkinson's disease recognize α – synuclein peptides[J]. Nature, 2017, 546(7660): 656 – 661.

[17] SUN B L, WANG L H, YANG T, et al. Lymphatic drainage system of the brain: a novel target for intervention of neurological diseases[J]. Prog Neurobiol, 2018, 163 – 164: 118 – 143.

[18] TENA-SEMPERE M. Neuroendocrinology in 2016: neuroendocrine control of metabolism and reproduction[J]. Nat Rev Endocrinol, 2017, 13(2): 67 – 68.

[19] TIAN L, MA L, KAARELA T, et al. Neuroimmune crosstalk in the central nervous system and its significance for neurological diseases[J]. J Neuroinflammation, 2012, 9: 155.

第九章　神经药理学基础

第一节　概　　论

吕传真

神经药理学(neuropharmacology)是研究药物和某些内源性物质对神经系统作用的一门科学,是研究药物如何作用于神经信号传递、递质结合而影响神经功能、行为、精神和认知的一门快速发展的神经科学。在研究神经药理学的过程中,由于药物主要作用于精神行为的改变而有神经精神药理学(neuropsychopharmacology)或精神药理学(psychopharmacology)的名称,以改善行为为主要特点的为行为药理学(behavioural pharmacology),以神经中毒为主的称为神经毒理学(neurotoxicology)等名词介绍。作为临床神经科医师,关心的是神经疾病的药物治疗及其作用机制,药物代谢过程及其不良反应,为指导临床实践服务。

一、神经药理作用的递质基础

随着神经科学研究的神速发展,作用于神经系统的已知药物和新近开发的药物,究其作用原理几乎都与神经的兴奋传导和抑制性传导有关。这种兴奋和抑制的传导都与神经递质的释放、水解、再吸收,递质结合的相关受体,与受体相关的配体(ligand)以及配体与受体结合后发生的结合部位蛋白质结构功能改变(如离子通道的开放)等一系列的生物效应(biological effect)有关。

中枢神经递质有:① 氨基酸,如谷氨酸(glutamic acid, Glu)、γ-氨基丁酸(γ – aminobutyric acid, GABA);② 生物胺,如5-羟色胺(5 – hydroxytryptamine, 5 – HT)、去甲肾上腺素(norepinephrine, NE);③ 乙酰胆碱(acetylcholine, ACh)、组胺(histamine, H)和多肽。这些神经递质从突触前释放以后均需作用于突触后的相关受体配体并与受体起作用而发生生物效应。

(一) 谷氨酸

谷氨酸是中枢神经主要的兴奋性氨基酸。谷氨酸是在细胞代谢过程中,在线粒体内的谷氨酰胺脱氨酶或α-酮戊二酸转氨酶作用下生成。谷氨酸与另一个兴奋性氨基酸——天门冬氨酸一样均不通过血-脑屏障。谷氨酸在线粒体内经胞吐作用将其释放到突触间隙,然后与突触后的谷氨酸受体相结合而发生效应。释放谷氨酸的神经元为谷氨酸能神经元。

1. 谷氨酸受体类型　有离子型(inotropic)和代谢型(metatropic)两种配体受体(ligand-gated receptor)。已知谷氨酸能激活 3 种离子型受体(iGluR)和 9 种代谢型受体(mGluR)。

(1) 离子型谷氨酸受体:有 3 种类型,即 N-甲基-D-天门冬氨酸(NMDA)受体、α-氨基-3-羟基-4-异噁唑丙酸(AMPA)受体和海人藻酸(KA)受体。AMPA 和 KA 受体均可被谷氨酸和海人藻酸所激活,促使细胞的离子通道开放,使 Na^+ 内流和 K^+ 外流。NMDA 受体可由谷氨酸、天门冬氨酸所激活, Na^+、Ca^{2+} 的内流和 K^+ 外流,但可被氯胺酮、苯环利啶等药物所抑制。

1) NMDA 受体:主要激活 Ca^{2+} 通道,它有 5 个结合点,分别有增加谷氨酸、精氨酸和多胺的释放,降低 Mg^{2+}、Zn^{2+} 电流等功能。谷氨酸和精氨酸的分泌促使离子通道的开放。反之，苯环利定(phencyclidine，PCP)、氯胺酮、Mg^{2+}为依赖性电压门的阻断剂，Zn^{2+}为非依赖性电压门的阻断剂。正常的NMDA受体能被Mg^{2+}所阻断，当过多的谷氨酸释放则可抵制镁的抑制作用而促Ca^{2+}细胞内流而致细胞死亡。NMDA受体分布于海马的锥体细胞，与认知有关。

2) AMPA受体：主要激活Na^+通道，是中枢神经快速兴奋性突触后电位的来源。与Rusmussen脑炎密切有关。AMPA受体与AMPA的亲和性较强，但亦能与谷氨酸及海人藻酸相结合，其亲和性依次为AMPA＞谷氨酸＞海人藻酸。海人藻酸受体(KA受体)对海人藻酸的亲和力最强，依次为海人藻酸＞谷氨酸＞AMPA。因此，谷氨酸受体各亚型之间互有竞争性。兴奋性氨基酸在谷氨酸脱羧酶和维生素B_6的作用下，最终降解为抑制性神经递质GABA。维生素B_6的缺乏可能会诱发痫性发作，而补充维生素B_6可以减少癫痫发作。

(2) 代谢型受体：有3类，其中一类通过鸟苷三磷酸(GTP)结合蛋白(G蛋白)促使细胞内钙离子释放，另两类则通过环腺苷酸(cAMP)的调节减少神经递质的释放。正常情况下，兴奋性和抑制性递质同时调节而不出现谷氨酸代谢障碍。在兴奋和抑制调节的位点出现障碍、调节失衡时，即可出现神经症状，这也是神经药物作用靶点的选择。G蛋白与细胞内信号系统受体结合参与神经元的兴奋，代谢和第二信使系统密切有关。随着受体蛋白的分子克隆，各种受体蛋白在神经系统疾病中作用的认识亦不断进步。

2. 谷氨酸受体功能　作为兴奋性氨基酸受体，均应通过受体作用兴奋神经元和突触传递，但两种受体的作用有些不同。

(1) 离子型谷氨酸受体的作用。

1) 兴奋突触传递：谷氨酸与AMPA受体、NMDA受体结合后开放突触后的阳离子通道，产生兴奋性突触后电位(excitatory postsynaptic potential，ECPP)，使神经元产生去极化。达到一定阈值后产生动作电位，并扩散，其时程可达数十毫秒。AMPA受体兴奋产生的电流，产生快，消失也快；NMDA受体激活产生的电流，产生慢，消失也慢。AMPA受体和NMDA受体共同分布于中枢神经各个部位，但每个兴奋性突触中，AMPA受体和NMDA受体数分布并不一致。三种谷氨酸离子型受体中，KA受体在中枢神经系统中的比例很少。

2) 离子通道作用：AMPA受体传递的电流使细胞外Na^+向细胞内流，但该作用为专一性。神经系统的某些部位，如纹状体、海马、小脑神经元的AMPA受体也影响Ca^{2+}通道的通透性。NMDA受体Na^+、K^+通透性有非特异性增高，对Ca^{2+}离子通透性特别增高，较Na^+的通透性高10倍以上。该受体对2价阳离子的通透性依次为Ca^{2+}、Ba^{2+}、Sr^{2+}、Mn^{2+}。该离子通道的改变特别是对细胞内Ca^{2+}离子水平的增高有重要的实验性和临床意义。

3) 神经元的毒性反应和可塑性作用：NMDA受体通过增加Ca^{2+}的通透性激活突触后Ca^{2+}依赖的酶，导致突触的强度变化，使突触反应的功能发生持久性的变化，即突触可塑性发生改变。例如小脑神经元突触传递的持续化可改善运动功能和学习功能。该理论已用于小脑电刺激治疗共济失调和脑卒中后遗症。

谷氨酸是兴奋性氨基酸，亦是毒性氨基酸。在脑外伤，脑缺氧、缺血后均可通过抑制钠钾ATP酶的活性使细胞内的K^+浓度增高，Na^+浓度降低，使神经元的活性抑制；释放的谷氨酸通过NMDA和AMPA受体作用，产生细胞Ca^{2+}超载，最后致神经元死亡。在癫痫发病中，谷氨酸通过AMPA和NMDA受体，迅速提升突触后兴奋电流，在达到一定强度后诱发后电位的释放而致痫性发作。

(2) 代谢型谷氨酸受体功能：与离子型受体有些不同，代谢型谷氨酸受体主要起反馈和调节受体的作用。

1) 通过调节离子通道活性介导突触前抑制：已知各型代谢型谷氨酸受体均可抑制L-型电压门Ca^{2+}通道及N型Ca^{2+}通道，减少Ca^{2+}电流兴奋性。在某些部位亦调节K^+电流而改变突触功能。

2) 调节谷氨酸能神经元的兴奋性：神经元的兴奋与抑制总是反馈调节的。同一神经递质——谷氨酸，它作用在不同的受体上产生不同的效应：作用于AMPA、NMDA和KA等离子型受体上则产生作用神经元的兴奋、离子通道的开放、神经元的去极化、突触后电位升高和放电；作用于代谢性受体如GABAb受体则产生抑制作用。代谢型谷氨酸受体的不同类型分布部位也不同。Ⅰ型主要分布于突触后，它通过离子型谷氨酸受体和离子通道增强神经元的兴奋性扩散；Ⅱ型和Ⅲ型则分布于突触前，调节谷氨酸的释放，增强神经元的兴奋性。Ⅱ型代谢型谷氨酸受体则在突触前膜抑制谷氨酸的进一步释放起到反馈作用。代谢性谷氨酸受体分布于海马等神经元，也广泛存在于非谷氨酸能神经元中。所以理论上认为代谢型谷氨酸受体的GABAb功能，在经过多次突触传递后，在神经元的兴奋与抑制的平衡中能起多少作用值得怀疑。

3. 谷氨酸及其受体的意义　兴奋性氨基酸的递质传递是所有中枢神经元放电的激发递质，是研究急性、慢性脑损伤和癫痫发病机理的重要途径，亦是最近几年研究中枢神经自身免疫病，特别是自身免疫性脑炎、Rusmussen脑炎。探索治疗急性脑血管病药物的地莫西平、氟桂利嗪、右美沙芬等均与AMPA、NMDA受体功能有关。老年痴呆治疗的美金刚(memantine)亦与NMDA受体和代谢型谷氨酸受体功能有关。

(二) γ-氨基丁酸

GABA是中枢神经内主要的抑制性神经递质，存在于脑内多种抑制性中间神经元和投射性神经元中。GABA有3种类型的受体，分别为GABA-A、GABA-B和GABA-C受体。

1. GABA-A受体　广泛分布于大脑皮质、脑干和脊髓组织中，根据其受体的5个亚单位构成15种亚型。GABA-A受体能被受体拮抗剂巴氯芬所抑制，由G-蛋白介导的K^+通道开放，间接地通过G蛋白介导的酶的通路阻断钙电流和神经递质的释放。在神经药理作用中，GABA-A受体竞争性抑制的药物有致惊厥和抑制惊厥的双向应用。例如戊四氮和印防己毒素均与Cl^-通道或附近结合，阻断离子流而致神经元兴奋，是目前常用的实验性癫痫模型的致痫剂。与兴奋作用相反，苯二氮䓬类则作用于GABA-A受体的变构性调节位点，根据其受体亚型的分布不同，产生抗焦虑和镇静作用等。例如地西泮、劳拉西泮、阿普唑仑等能增强GABA-A受体的亲和力而增加离子通道开放的频度，因此这些药物除了抗焦虑作用之外，有抗惊厥、镇静和催眠的作用。除了苯二氮䓬类药物外,巴比妥类药物(苯巴比妥、戊巴比妥)、酒精等均影响和作用 GABA-A 受体,最大限度地增大 Cl⁻ 内流,延长 Cl⁻ 通道的开放时间,是巴比妥类药物作用于抗惊厥治疗的基础。由于巴比妥类、苯二氮䓬类和酒精均作用于 GABA-A 受体,因此这些药物为防止酒精中毒、酒精癖患者戒断的幻觉、震颤、谵妄等精神症状的主要药物。随 GABA-A 受体亚单位研究的不断深入,许多新药亦涌现于临床实践。应用选择性抑制地西泮的 GABA-A 受体 W₁ 结合位点而不抑制其他受体位点 W₂ 位点的抗焦虑、镇静和抗惊厥药唑吡坦、佐匹克隆、扎来普隆等广泛应用于临床神经科和精神科。

2. GABA-B 受体 目前用于临床的受体激动剂巴氯芬选择性强,是用作 GABA 神经元兴奋性的抑制剂,使痉挛肌肉松弛,缓解由上运动神经元性瘫痪的肌张力升高,也用于三叉神经痛的治疗。GABA-B 受体的拮抗剂在开发研究中,目前尚无成熟产品。一旦开发成功,将可能有抗惊厥、抗抑郁和治疗精神疾病的效果,并可能为改善认知功能、保护神经等提出新方向。

神经递质的作用都有分泌、水解、结合受体等环节,抑制 GABA 的水解,可间接地提高该抑制性递质的作用,因此 GABA 转氨酶制剂亦被用作抗惊厥药物筛选的靶点,丙戊酸、氨己烯酸等抗癫痫药即属此类。

(三)乙酰胆碱

ACh 是作用于自主神经系统、皮质内传递和神经肌肉接头的神经递质。分泌 ACh 的神经元为胆碱能神经元。ACh 从突触前分泌后,经突触间隙作用于突触后膜乙酰胆碱受体(AChR)起效应作用。AChR 主要分为 M 型和 N 型。毒蕈碱型乙酰胆碱受体(muscarine acetylcholine receptors, mAChR)即 M 型胆碱能受体,位于周围组织、自主神经系统以及中枢神经系统。mAChR 可分为 M₁~M₅,分布于大脑皮质、海马、纹状体、丘脑。以海马、丘脑分布最多。受体与 G 蛋白偶联,激活 K⁺ 内流,抑制电压门控 Ca²⁺ 通道,抑制 ACh 生成而起抑制作用。大脑皮质及海马的 AChR 介导学习与记忆。M 型 AChR 激动剂药物卡巴可用于治疗膀胱收缩无力,毛果芸香碱用于缩瞳治疗青光眼。M 型受体拮抗剂阿托品、东莨菪碱、苯扎托品、苯海索等用于帕金森病。三环抗抑郁药物、抗精神病药物氯丙嗪等均作用于 mACR。

N 型胆碱能受体(nAChR)分布于大脑皮质的不同部位,大量分布于神经肌肉接头处。nAChR 有 α、β、γ 和 δ 4 个亚单位,ACh 激活 nAChR 引起 Na⁺、Ca²⁺ 离子内流和去极化。神经肌肉接头病——重症肌无力、Eaton-Lambert 综合征以及肉毒中毒、黑寡妇蜘蛛毒素中毒、蝮蛇毒素中毒等均与离子通道的阻断有关。中枢神经内的 nAChR 分布与 mAChR 分布不同,特别是 nAChR 的 α7 亚型与认知功能密切有关,被认为是改善认知功能的药物筛选靶点。

(四)儿茶酚胺

儿茶酚胺(catecholamine)是神经递质研究最多的神经递质,包括多巴胺(DA)、去甲肾上腺素(NE)、肾上腺素(E)、5-HT 和组织胺(H)。因为它们都有单胺基团,故亦称单胺类神经递质。

1. 去甲肾上腺素 分泌去甲肾上腺素的神经元为去甲肾上腺素能神经元,主要位于脑干的脑桥前端。① 通过被盖背束(亦称去甲肾上腺素背束)进入丘脑和前脑腹内侧核,支配大脑皮质海马、杏仁核和丘脑膝状体;② 通过被盖中央纤维支配视上核和嗅球;③ 通过背侧室周系统支配中央灰质和侧脑室周边神经元;④ 通过小脑脚支配小脑皮质;⑤ 通过延髓控制交感神经系统。蓝斑区神经元兴奋能释放大量的肾上腺素,使人产生恐惧和焦虑,阿片制剂和苯二氮䓬类药物能减少蓝斑神经元放电而减轻焦虑和惊恐。值得注意的是,蓝斑区神经元和生物学效应与鸦片、苯丙胺、麻黄碱、可卡因、乙醇等药物依赖和致幻有关。

2. 多巴胺 多巴胺能神经元分泌多巴胺,分布于黑质致密带、中脑腹侧被盖区和下丘脑的弓状核。① 黑质多巴胺能神经元主要投射到尾状核和壳核(统称为新纹状体)。② 中脑的腹侧被盖和黑质后内侧神经元投射到边缘系统的前额叶皮质和扣带回,构成中脑-边缘皮质系统。多巴胺能神经元的变性死亡,使多巴胺分泌减少是帕金森病出现临床症状的主要递质基础。然而,中脑的多巴胺系统通道,中脑-大脑皮质和中脑-边缘系统环路与认知、意识活动有关,亦与情绪、感情表达等有关。从神经药理认识,可以通过补偿多巴胺、增加再摄取、增加和激发多巴胺的释放来改善多巴胺不足的帕金森病症状,拮抗多巴胺的功能而改善精神分裂症的症状,这亦是许多抗精神病药物产生药物性帕金森病和迟发性运动障碍的药理基础。在理解多巴胺递质的作用与反作用中,需理解多巴胺的合成和分解途径。

酪氨酸在酪氨酸羟化酶的作用下合成左旋多巴(L-DA),在 L-芳香族氨基酸脱羧酶(ADDC)作用下合成多巴胺,又在 β-羟化酶作用下生成去甲肾上腺素,它可在甲基转移酶作用下生成肾上腺素。因此,脑桥蓝斑的去甲肾上腺素能神经元释放去甲肾上腺素,中脑黑质多巴胺能神经元释放多巴胺,均属单胺类神经元,这些神经元的兴奋,递质释放、吸收和代谢过程均与神经精神活动密切相关,值得临床医师重视。

(五)5-羟色胺

5-HT 是单胺类递质的一种。5-HT 能神经元主要集中于中脑的中缝核(Raphe nucleus),从该神经核出发上行纤维支配小脑和多数脑区,分支终止于黑质、丘脑内侧核、缰核、束旁核、视前核、嗅结节和额叶底部,亦支配海马和隔核。下行纤维下行至脊髓侧束,分布于脊髓前角、侧角和后角。5-HT 能神经元分泌 5-HT 作用于 5-HT 受体,兴奋和调节机体的精神活动。5-HT 受体亚型种类众多,因此,5-HT 的分泌、抑制、再摄取和转运途径十分复杂,亦是目前神经精神药物,特别是抗精神药物和疼痛药物研究和新药开发的重要部分。5-HT 在神经末梢的再摄入是 5-HT 能神经元信号终止的重要机制。该机制是一个主动的、由转运体所完成的,因此转运的抑制和调节均是药物与药物作用相关。在神经精神药物中,选择性抑制 5-HT 再摄取的老药有氯米帕明、文拉法辛。目前用于抗抑郁的 5-HT 再摄取抑制剂(SSRI)有氟西汀、舍曲林、帕罗西汀、氟伏沙明和西酞普兰等。这些药物除广泛用于抗抑郁、抗焦虑外,还用于贪食症和外伤后焦虑状态和强迫症等。

(六)组胺

组胺(histamine)能神经元几乎均分布于下丘脑的乳头体核内,神经元投射到整个脑部和脊髓神经元,亦分布于大脑皮质、基底节和杏仁核。组胺能神经元在中枢神经的作用不完全清楚,可能与睡眠及精神异常有关。已知的组胺能通过血-脑屏障,如苯海拉明的抗过敏作用,它能进入中枢而起镇静作用;多塞平的抗抑郁作用以及氯氮平的抗精神分裂症作用均与组胺(H_1)受体的拮抗有关。鉴于组胺能神经元主要分布于乳头体的特点,下丘脑的损伤和该神经元兴奋性的抑制均产生明显的嗜睡,重则昏沉。

二、常用神经药物与递质的关系

用于神经疾病治疗的药物种类繁多,但按其临床表现主要集中于抗惊厥、抗运动障碍(动作增多或减少)、抗疼痛,以及睡眠、认知和精神心理活动障碍等数种类型。从治疗学角度认识神经科常用药物的机理有利于药物的选择与应用。

(一)抗癫痫药物

以前均以癫痫发作形式选择抗癫痫的药物,没有从作用靶点和机理上认识药物的作用。数十年的研究已明确,抗癫痫药物的作用可分为三大类。

(1)通过选择性的稳定非活性状态的 Na^+ 通道,阻断兴奋性电压门控 Na^+ 通道,易化抑制 Cl^- 通道;降低神经元迅速放电的能力,促使 Na^+ 通道失活。这类药物有苯妥英钠、卡马西平、奥卡西平、拉莫三嗪、托吡酯(妥泰)。

(2)减少兴奋性氨基酸释放或减少对 NMDA 受体的作用,减少 GABA 的再摄取或提高其代谢利用率,提高 GABA 介导的抑制性突触的功能。这类药物有苯巴比妥、苯二氮䓬类药物[如地西泮、硝西泮(硝基安定)、氯硝西泮(氯硝安定)]、氨己烯酸、噻加宾等。

(3)作用于 Ca^{2+} 通道,抑制 Ca^{2+} 通道,尤其是 T 型 Ca^{2+} 通道,抑制神经元的兴奋性发放。用于治疗癫痫的这类药物有乙酰胺、氟桂利嗪(西比灵)。这类药物除治疗癫痫外,还用于眩晕和偏头痛的治疗。氟桂利嗪的抗癫痫作用,除阻断 Ca^{2+} 通道外,亦与苯妥英钠一样阻断 Na^+ 通道。常用抗癫痫药物与离子通道及受体关系见表 1-9-1-1。

表 1-9-1-1 抗癫痫药物与离子通道及受体关系

抗癫痫药	GABA	Na^+通道	Cl^-通道	Ca^{2+}通道	碳酸酐酶
丙戊酸	+	++	+		
苯巴比妥	+++	++			
卡马西平		+++	++		
奥卡西平		+++	++		
苯妥英钠		+++	++		
扑痫酮	+++	−			
拉莫三嗪		+++	++		
左乙拉西坦	++	+	+		
托吡酯		++	+	+	+
安定类	+++				
加巴贲丁	+++				
乙琥胺					++

(二)抗运动障碍的药物

运动障碍包括锥体系统的痉挛(spasm)、锥体外系统的运动障碍(dyskinetic movement),有动作减少和动作增多。在运

动障碍疾病章节中对帕金森病的药物和多巴胺的代谢过程有详细描述。从作用原理和递质机制我们将帕金森病的治疗分为以下两类。

1. 增强多巴胺作用

(1)补充多巴胺的前体,如口服左旋多巴或抑制多巴的脱羧酶使实际的多巴胺含量升高。该制剂有卡比多巴、苄丝肼多巴等。临床应用的复方卡比多巴(息宁)及苄丝肼多巴复合剂(美多巴)均属此类。

(2)减少多巴胺的灭活。通过增加多巴胺的再吸收以及单胺氧化酶抑制剂(MAO)和儿茶酚胺邻位甲基转移酶(COMT)抑制剂等阻止和抑制多巴胺的降解,使多巴胺作用增强和延长。用于临床的药物有司来吉兰、地扑拉宁等单胺氧化酶抑制剂,托卡朋,恩托卡朋。

(3)激活多巴胺受体。这些制剂直接刺激突触后膜的多巴胺受体,模拟内源性多巴胺的作用。理论上说该类药物更接近生理,特异性更高,安全性更好。目前用于临床的此类药物有溴隐亭、吡贝地尔(泰舒达)、罗平尼格和普拉克索等。吡贝地尔直接刺激多巴胺受体,抑制谷氨酰胺的过度释放,对以震颤为主的帕金森病效果较好,强直和运动减少也有效,因此目前应用较广。

(4)增加多巴胺合成和释放。药物有金刚烷胺(amadantine)。该药在增加多巴胺释放的同时,再吸收也增加,而且还有 NMDA 受体的拮抗作用,可用于轻型或早期帕金森病的治疗。

2. 改变其他神经递质的平衡 乙酰胆碱是基底节系统的另一类递质,该递质的增多可使肌张力增高,动作减少。因此,选择 M 型乙酰胆碱受体阻滞剂可以减轻帕金森病的震颤和强直。用于临床的药物有苯甲托品、苯海索(安坦)和开马君。这些药物的应用常有口干、少汗、便秘及幻觉等精神症状,目前临床应用较少。若能适当控制剂量或与多巴系列药物联合应用,仍是良好的选择。

综合多巴胺系统和乙酰胆碱递质系统,用于帕金森病的药物如表 1-9-1-2 所示。

表 1-9-1-2 帕金森病药物的作用部位

作用部位	常用药物
多巴胺前体	左旋多巴,卡比多巴或苄丝肼多巴,或控释片等
多巴胺受体激动剂	溴隐亭,培高利特,吡贝地尔(泰素达),普拉克索(申福罗),罗平尼格等
COMT 抑制剂	托卡朋,思他卡朋
多巴胺释放剂	金刚烷胺
MAO 抑制剂	司来吉兰
胆碱能拮抗剂	苯甲托品,苯海索,开马君,普罗吩胺

(三)神经心理和认知障碍的药物

近年神经科临床中,认知障碍、心理障碍的患者有快速增多趋势,WHO 精神卫生司亦将认知障碍和心理卫生以及药物滥用(drug abuse)作为重点列入计划。近年的神经科学研究均提示神经递质的失衡和相关受体变性是这些疾病的发病基础。

1. 通过乙酰胆碱的释放和受体作用的药物

(1)神经肌肉接头病——重症肌无力的胆碱酯酶抑制剂有

新斯的明、吡啶斯的明、美斯的明等,这些药物均为 N 型胆碱酯酶的抑制剂。促使突触前释放的四氢吡啶用于 Eaton - Lambert 综合征和多发性硬化。

(2) 作用于中枢的 N 型胆碱酯酶抑制剂有他克林、石杉碱甲、多奈哌齐(安理申)、加兰他敏。同时抑制 N 型胆碱酯酶和 M 型胆碱酯酶的药物有卡巴拉汀(艾斯能)。这些药物均用于老年痴呆的治疗。

(3) 选择性乙型胆碱受体激动剂,用以增加神经肌肉接头或中枢神经的兴奋性。该类制剂中有 GTS - 21(选择性 α7N 型乙型胆碱受体激动剂),用以治疗阿尔茨海默病。

(4) 改变乙型胆碱受体配体变构,增加受体兴奋性。该类药物主要有苯二氮䓬类药物。这可能也是重症肌无力患者使用少量地西泮而改善症状的机理。

2. GABA 受体作用的药物 GABA 受体激动剂有GABA、地西泮、苯巴比妥、戊四氮、印防己毒素等。其中苯二氮䓬类药物应用最广,包括阿普唑仑(佳静安定)、氯氮䓬(利眠宁)、氯硝西泮、艾司唑仑(舒乐安定)、氟西泮(氟安定)、咪达唑仑(咪唑安定)、硝西泮、劳拉西泮、替西泮、三唑仑、唑吡坦(思诺思)等,均为 GABAA 受体激动剂,增加神经元的抑制性作用。GABA 受体激动剂主要用于抗焦虑的治疗,但多数药物有依赖性,应当特别注意。

3. 5 - HT 受体和去甲肾上腺素受体相关药物 特别是5 - HT 递质传递相关的药物,包括分泌、重吸收和受体抑制剂均广泛应用于抗焦虑、抗抑郁和疼痛的治疗中,特别是抗抑郁的药物,靶点更为清楚。

选择性 5 - HT 再摄取抑制药有阿米替林、丙咪嗪、氯米帕明、氟西汀、帕罗西、舍曲林、西酞普兰、氟伏沙明、文拉法辛等。

去甲肾上腺素再摄取抑制剂有瑞波西汀。

各类抗抑郁药物对受体和转运体作用强度不同,药效也不相同,但均应注意间断应用,以防发生药物依赖。

第二节 神经药物临床评价

吕传真

神经药理是研究作用于神经系统药物的吸收、代谢、分布和排泄(AMDE)的系统过程。吸收、分布和排泄为药物在体内的迁移或转运过程;化学结构和特性的改变为代谢过程。临床应用药物中常应用药物的吸收、作用靶点而起作用,也可以利用其代谢产物而减少不良反应并保持治疗作用或反之。例如卡马西平有良好的抗惊厥作用,但有易过敏和白细胞减少的不良作用。其代谢产物奥卡西平则减少不良作用而仍有良好的抗癫痫作用。

如何评价药物治疗的有效性是临床医师关心和研究的问题。随着临床药物评估体系的建立,在我国已经建立了许多临床药物评价基地,为新药开发和评价提供了基础。

一、治疗药物疗效评价

评价药物是否有效需要客观的标准。目前应用的治疗药物疗效评价有比较性疗效(comparative effect,CE)和循序性研究疗效(implementation research effect,IRE)。CE 研究已广泛应用于新药和老药的评价之中。比较疗效评价要求方法学和设计的合理性,观察的客观性、可操作性、可比性。

(一) 比较性有效性评价

1. 随机双盲比较 要求以统计学随机设计,观察者和药物接受者均不知情。观察者观察和记录给药后的各种症状或体征改变状况。观察结束后,封存所有资料,由统计学家进行分析总结。给予观察的药物可以是求证的药物,亦可以是设计的比较性药物。该方法广泛用于我国的临床药理评价。

随机配对双盲临床观察可以选用已知药物作比较,对尚无可靠药物比较时亦可应用安慰剂为比较。实际上,药物接受者、评价的观察者和安全员均不知道时,为三盲法;监察员亦不知道时为四盲法。随机设计,可分为整体 1∶1 随机,2∶1、3∶1 随机,盲法设计中可以整体随机和区域随机。

2. 标准设计和有效性检验 临床评价中,病例观察的标准设计和有效性设定非常重要。例如,抗癫痫药物观察中,选那种类型的癫痫,每月发作频率,用过哪些抗癫痫药物,多长时间治疗后仍然有发作的患者入组,以次/月观察用药期间的发作频率。偏头痛的每月发作频率;多发性硬化的年复发次数,MRI 的活动性病灶等均可作为观察对象的入组指标和疗效评价指标。脑卒中和认知障碍的评分量表选择和应用均为临床药物有效性评价的可比性指标,必须应用,即疗效可比性数字化和等级化。

有效性检验同样非常重要。A 组和 B 组比,首先应知道 A 组的基线是什么,评价的指标设定要客观。例如,抗癫痫药物中对完全不发作的比例有多少,减少 1/2 发作的比例有多少等进行比较。在多发性硬化的观察中,可应用年复发次数、缓解期时间或 MRI 病灶数进行比较。痴呆和脑血管病的研究中则应用量表评分进行比较。通过比较,得出显著改善率和有效率等。

3. 样本的大小 对药物有效性的评价必须有一定的数量。在新老药物对照,或注册性观察中常选择性 100 对为低限。已知药物的新指证,或新药扩大试验,或老药重评价均需要样本量足够大,常可达数千例之多,数十例或数百例的观察均不足为新途径的指征。

4. 多中心 国际多中心研究,即多个国家多个单位同时行一个方案观察新药物的有效性。一个单位的临床观察常因地区、文化差异而存在偏倚性,多中心观察一则可以缩短观察性研究的时间,二则可减少偏倚性。但同时又增加对观察指标一致性监控的难度。因此,多中心研究很必要,但要做好一致性测验和研究人员的培训。

(二) 循序性研究评价

IRE 为一种非对称性的纵向评价研究,常用以下方法。

1. 回顾性评价 常用历史性资料或资料库研究,评价各自多年的治疗经验、总结,进行历史性比较和建议。这种方法是回顾性的,例如回顾某医院治疗肌无力危象的总结,或应用某种制剂治疗某一疾病的经验等,是临床医师提高诊疗水平极为重要的途径。

2. 系统性评价 以文献复习的方法,收集各国、各人在某一疾病治疗中的经验和疗效。文献的样本可为个案报告,亦可为病例分析。例如 IgG 治疗免疫介导性周围神经病,干细胞移植、G-CSF 治疗缺血性脑卒中等均属此列。

3. 荟萃分析　荟萃分析是近年来十分重视的循证医学(evidence-based medicine,EBM)临床评价体系。选择文献中相同治疗方法的文献资料,根据其研究设计是否随机等进行权重分析,得出结论。这种评价方法是目前各国制订临床治疗指南的依据,也是学术界的规范化治疗和个体化治疗的争论焦点。

规范化治疗时,我们必须认识到:① 所有的临床药物评价都是有条件的,不是所有的同类疾病均在观察范围之内,病情太重的、太轻的或有其他伴发病的,都不能进入随机的评价。因此去头斩尾之后,仅有 50%～60% 的病例在研究的评价之内。而由 50%～60% 病例观察到 10%～20% 的优劣差异,得出结论,并以指南的方式进行规范,是有失公允的。② 资料来源参差不齐。在文献中虽然说是随机双盲的分析,但有不少文献资料是随意不盲的,因此从资料中经统计分析得出结论亦非可靠。总之,荟萃分析的结论亦应具体分析、参考应用。在药物疗效性方面,特别是临床应用中应强调普遍规律,诊疗指南做到规范性,但千万不忘疾病诊疗的个体性、特殊性,以便进行个体化治疗,这也是临床诊疗的重要艺术。

二、神经药物的基因组学和个体化治疗

神经药物的基因组学(pharmacogenomics in neurology)是神经分子药理的近期发展,是神经疾病个体化治疗的重要理论基础,也是临床药物治疗的重要方向。神经疾病的各个领域均在基因组学方面有重大进展,现将几个常见疾病治疗的方法略作介绍。

(一)心脑血管疾病防治中常用抗凝血和抗血小板药物

1. 阿司匹林　在卒中的二级预防中,美国、欧洲和我国均列为Ⅰ级证据。但事实上,有 30% 左右的患者对阿司匹林没有效。是否为阿司匹林抵抗? 目前还不清楚,其药物基因组学仍在研究中。

2. 华法林　是心房颤动患者预防栓塞,安装支架患者预防血栓的重要药物,但用药剂量可有数十倍的差别。药物剂量虽然与患者的年龄和体质指数有关,但现已清楚,它与患者的基因背景相关,表达 Cyp2C9 和 VKORC1 基因者出血并发症的危险性增加。在美国,该项指标已作为住院溶栓和抗凝治疗前的必查项目,以减少住院患者抗凝治疗并发出血的发生率。

3. 氯吡格雷　亦被用作脑卒中二级预防和使用心脑血管支架者的预防性药物。它由 P450 酶所代谢,特别是与 CYP2C19 的代谢有关。许多研究认为,该酶代谢不好,氯吡格雷不能代谢为有效的活性物质而产生耐药性,也不能起到预防脑梗死的作用,但有另外研究没有证实该结果。因此,除少数中心外,还没有推荐在选用氯吡格雷时必须常规检测 CYP2C19 的意见。

(二)抗癫痫药

抗癫痫的药物治疗中,30% 的患者有药物耐受。因此,抗癫痫的耐药基因寻找是目前研究的一个重要方向。随着癫痫发病机制中与 Na^+、Cl^-、K^+ 通道及 GABA 受体功能关系的发展,各种抗癫痫药物的分子机制越来越清楚。在抗癫痫药物的不良反应中,药物基因组学将有重大进展。

抗癫痫药物的变态反应,特别是卡马西平(得理多)的变态反应十分严重。卡马西平药物致剥脱性皮炎(Steven-Johnson

综合征),病死率高达 30%。该综合征的出现与人群的遗传背景不同有关。在中国人中,它与 MLA-B* 1502 有密切关系;在印度和泰国人中,与 MLA-B* 1502 有关;但在日本人、高加索人中却与 HLA-A* 3101 有关,而且认为在预防Ⅰ级反应中,检测 HLA-A* 3101 比 MLA-B* 1502 更重要。在华人地区,我们推荐在接受卡马西平治疗时,检测 MLA-B* 1502 在预防药物性剥脱性皮炎仍有重要的临床意义。

(三)阿尔茨海默病与多发性硬化的治疗

抗胆碱酯酶抑制剂对阿尔茨海默病的治疗,有的患者疗效很好,有的则不理想。现已发现药物疗效与患者的 APO-E 基因密切相关。凡是 APOE-ε4 阳性者对多奈哌齐(安理申)、加兰他敏和卡巴拉汀(艾斯能)均有效,APOE-ε4 阴性者则疗效不好。由于对阿尔茨海默病治疗的长期性和药物价格的昂贵,临床医师在选用此类药物之前,进行 APO-E 基因的筛查是进行个体化治疗可以推荐的方法。

多发性硬化的治疗也一样,30% 患者对 INF-β 无效。

神经药物治疗的基因组学发展神速,但由于临床对疾病认识的差异、病例一致性的困难、基因检查技术的普及性以及经费等众多因素影响,要做到在基因差异的基础上进行有效的个体化治疗,仍需较长期的努力。

(四)精准治疗在神经系统中的实践

精准治疗(precision medicine)是近年努力的方向。随疾病致病原因的明确或某种疾病过程中转化因素的明确,近年来精准治疗成为热词。其在肿瘤药物的靶向治疗中发展神速,有许多肿瘤的治疗有了良好的改变。在神经系统疾病的治疗中也有精准治疗,例如维生素 B_1 治疗 Wernicke 脑病,维生素 B_{12} 治疗亚急性联合变性,维生素 B_2 治疗代谢性肌病等均为精准治疗。但在重大神经疾病,例如阿尔茨海默病、肌萎缩侧索硬化等难治性疾病中正在研究。总之,精准治疗仍是神经科学今后的努力方向。

第三节　神经疾病的免疫治疗

吕传真　马春来

长期以来,神经系统疾病是诊断明确但治疗措施缺乏。然而,近年来神经系统疾病的治疗有了很多改变,许多治疗均可改变疾病的现状和预后。无论是自身免疫病的免疫调节治疗,还是递质传递障碍的替代治疗,抗惊厥药物的合理应用等都有很大的进展,大大改变了患者的预后。因此,当今的神经科不再那么悲观了。然而,神经科的大剂量激素应用和免疫球蛋白的冲击治疗在其他学科仍属少用,而在神经科几乎成为特色,故略作介绍。

一、静脉注射免疫球蛋白的临床应用

静脉注射免疫球蛋白(intravenous immunoglobulin,IVIg)用于临床的治疗已经近 40 年了,最早于 1981 年 Imbach 等用于儿童的低蛋球蛋白血症和原发性血小板减少性紫癜(idiopathic thrombocytopenic purpura,ITP)的治疗,发现在 IVIg 治疗后患儿的血小板数增高了。从此之后,IVIg 作为免疫调节治疗广泛用于儿科的川崎病(Kawasaki disease),神经系

统免疫相关性疾病,包括急性神经根神经炎(Gullian - Barres 综合征,GBS)、慢性炎症性脱髓鞘性多发神经根神经病(chronic inflammatory demyelinating polyradiculoneuropathy,CIDP)、炎性肌病(inflmammtory myopaties)、视神经脊髓炎谱系病(neuromyelitis optical spectrum disease,NMOSD)、自身免疫性脑炎(autoimmune encephalitis,AE)、僵人综合征(Stiffman 综合征),亦用于多发性硬化、脑卒中以及阿尔茨海默病等治疗。

（一）IVIg 的作用机制

众所周知,IgG 分子有两个功能区(domains),即 F(ab)2 段和 Fc 段,前者为抗原结合端,它负责识别抗原,后者与固有免疫系统的 Fc 段受体(FcγR)相结合。FcγR 有 4 个亚型,FcγRⅠ、FcγRⅣ 及 FcγRⅢb 均为兴奋性受体,仅 FcγRⅡb 为抑制性受体。FcγR 分布于固有免疫系统的单核细胞、中性粒细胞、内皮细胞等。每个人血液中的 IgG 分子就很复杂,它有抗各种感染、外伤、预防接种等产生的抗体,还有大量的低浓度的各种抗自身成分的自身抗体。例如抗细胞因子、抗 IgG 不同区域、抗各种抗特质性抗体(anti-idiotype antibodies)、抗-抗特质型体抗体(anti-anti-idiotype antibodies)、抗 CD95(Fas)、抗

CD95L(FasL)体、抗表达于中性细胞与酸性细胞上的唾液酸结合蛋白植物凝集素 9 样球蛋白、抗 T 细能表达的抗原、抗表达羧基与节苷脂的白细胞、抗 B 细胞活化因子(BAFF)以及抗转运白细胞的黏附分子和诱导细胞增殖的相关蛋白及关联抗体。

大剂量 IVIg 治疗可通过 F(ab)2 和 Fc 依赖的机制完成它的免疫调节作用(图 1 - 9 - 3 - 1)。

(1) F(ab)2 依赖机制:① 由抗体依赖的细胞毒(antibody-dependent cytotoxicity,ADCC)作用杀死靶细胞;② 借助 B 细胞表面受体,如 CD95(Fas)、D95L(FasL)阻断细胞与细胞之间的相互作用;③ 对细胞因子的中和作用;④ 借助抗特质型抗体中和自身抗体;⑤ 清除致敏特性的补体 C3a、C5a。

(2) Fc 段依赖的作用机制:① 饱和新生儿 Fc 受(FcRn);② 扩增调节性 T 细胞(Treg);③ 封闭免疫复合物的结合,降低 Fc 受体的敏感性;④ 通过 FcγRⅢ 调节树突细胞(dendritic cell)的活性;⑤ 调节 FcγR 在固有免疫的效应细胞和 B 细胞上的活化和抑制。

若以 T 细胞的细胞免疫和体液免疫活性的 B 细胞理解 IVIg 免疫调节治疗的作用机制则有下列观点。

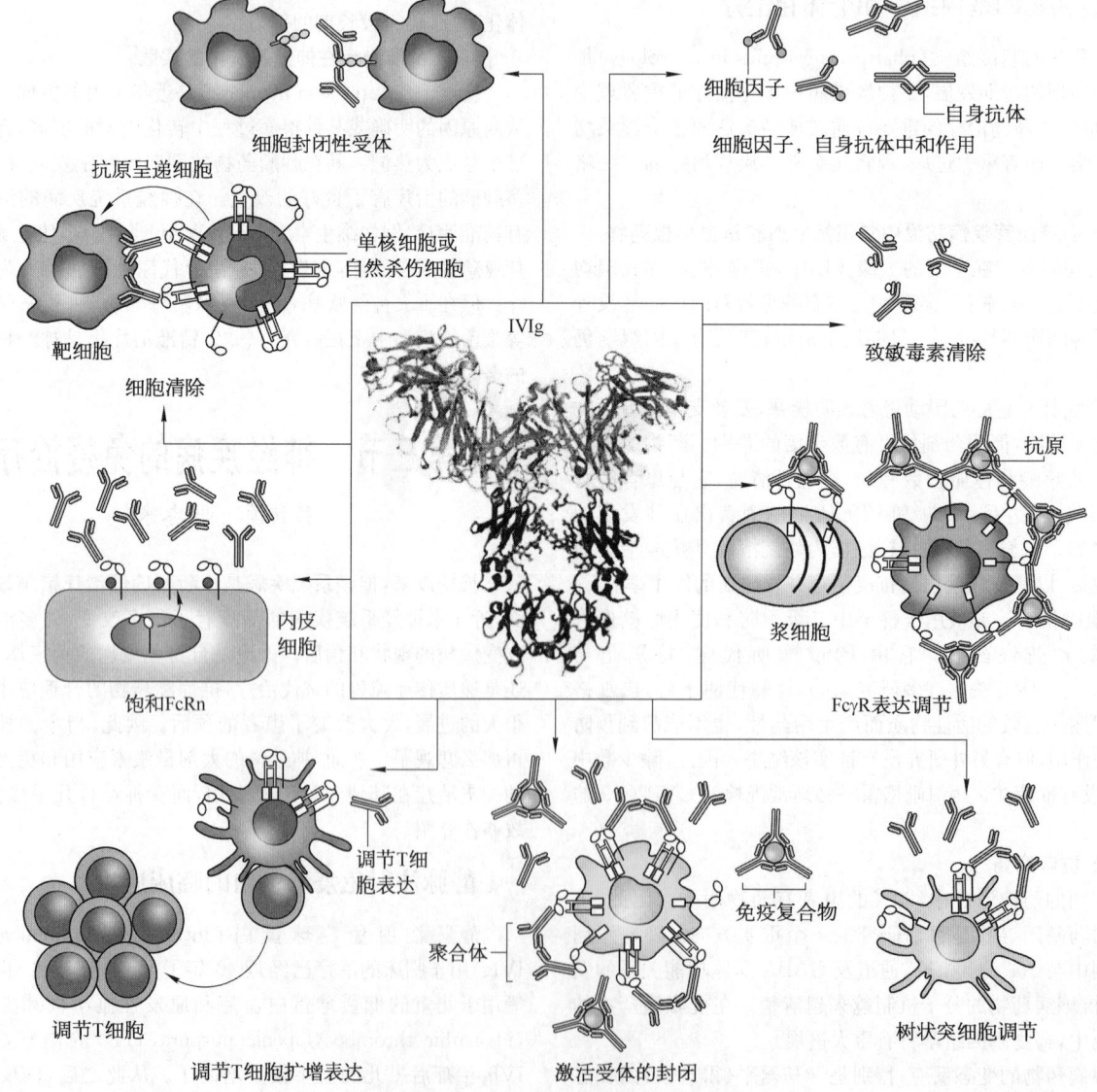

图 1 - 9 - 3 - 1 IVIg 的免疫调节机制示意图

（1）T 细胞作用：T 细胞是获得性免疫的主要活性细胞。在 MHC、CD4/CD8 和 T 细胞受体参与下，抗原呈递细胞与 T 细胞相互作用，并激活 T 细胞的免疫反应。在 IVIg 的制剂中含有可溶性的抗-HLA、抗 CD4/CD8 及 T 细胞受体抗体，因此，IVIg 是借助自身反应性 T 细胞的竞争性抑制起作用的。

（2）B 细胞作用：神经系统许多自身免疫病均由 B 细胞的体液免疫介导所引起。因此，IVIg 对 B 细胞的作用可谓最为重要。其主要作用为：① 降低 B 细胞产生抗体。② 通过抗特质型抗体中和病原体产生的抗体。在 IVIg 的制剂中，含有数量众多的各种抗特质型抗体，这些抗体包括抗 IgG 各部分的抗体、抗各种自身抗原的抗体和抗-抗体、抗Ⅷ因子、抗甲状腺球蛋白抗体、抗 CD5 抗体以及抗 Lamin 抗体等。③ 封闭 B 细胞表面的增殖性受体，IVIg 加速细胞的凋亡。④ 借助 FcRn 加速病原性自身抗体的清除。FcRn 是新生儿的 Fc 受体，能分解 IgG 分子。由此也可解释 IVIg 半衰期为 21～25 d 或 2～3 周。因此，大剂量的 IgG 输入，即可加速病原体的 IgG 分解，减少其致病作用。⑤ IgG 制剂中含有抗 B 细胞活化因子抗体，它封闭或阻止 B 细能的进一步分化，阻止自身抗体的继续产生。

（二）IVIg 治疗的指征

1. 体液免疫介导 T 细胞依赖的神经系统自身免疫性疾病 包括：慢性炎性脱髓鞘性神经根神经病、急性多发性神经根神经病、重症肌无力和炎性肌病、视神经脊髓炎谱系病、自身免疫脑炎和自身免疫脑病、自身免疫性癫痫、僵人综合征、神经性肌僵直。

2. 以 T 细胞介导为主的神经系统自身免疫病 包括多发性硬化、Rassmusen 脑炎。

（三）剂量与用法

1. 静脉注射 400 mg/kg，5 d 为 1 个疗程，1 个月后可重复。

2. 皮下注射 1.0 g，每周 2 次，1 个月为疗程。亦有每周 1 次，疗程 1 年，用于慢性炎性脱髓鞘性神经根神经病的治疗。亦有用 10% IgG 的皮下滴注，每月 1 次，在滴注之前注射重组透明质酸，此法可维持 IgG 的稳态血浓度达一个月之久。

（四）不良反应

（1）变态反应，重则溶血。

（2）头痛，全身不适。

（3）高球蛋白血症，血栓形成。

二、免疫抑制剂在神经疾病的合理使用

免疫抑制剂是指一类抑制机体异常免疫反应的药物，现主要用于移植排斥反应和自身免疫性疾病。自身免疫性疾病的形成是一个非常复杂的过程，但免疫耐受的缺失是其发生的基本机制。免疫抑制剂应用于神经系统自身免疫相关性疾病，如多发性硬化、重症肌无力和视神经脊髓炎，已经有 30 多年的历史，主要是基于该类疾病的性质是炎性的、细胞介导的自身免疫性疾病的假说。免疫调节治疗（immunomodulatory treatment）已经被研究证实可以改善疾病的进展。当前常用的免疫抑制剂可分为以下几类：① 糖皮质素类，如甲泼尼龙、泼尼松、地塞米松等；② 钙调磷酸酶抑制剂，如环孢素 A（CsA）、他克莫司（FK506）等；③ 抗代谢药物，如硫唑嘌呤、特立氟胺；④ 抗肿瘤药物，如环磷酰胺、甲氨蝶呤、米托蒽醌等；⑤ 多克隆及单克隆抗体，如利妥昔单抗。

（一）糖皮质激素类

1. 作用机制

（1）抗炎作用：糖皮质激素在超生理剂量应用时，具有强大的抗炎作用，能抑制多种原因造成的炎症反应。在炎症早期，能降低毛细血管通透性从而减轻出血和水肿。在炎症的后期，糖皮质激素可以抑制毛细血管和成纤维细胞的增生，抑制胶原蛋白、黏多糖的合成及肉芽组织的增生，防止伤口粘连，减轻后遗症。

1）基因组效应：糖皮质激素是一种脂溶性较高的物质，容易通过细胞膜进入细胞，与细胞质内的糖皮质激素受体（GR）结合，产生相应的生理效应。糖皮质激素受体有两种亚型分别为 GRα 和 GRβ。其中，α 亚型可以与糖皮质激素结合，结合后产生激素效应，但是 β 亚型不能与糖皮质激素结合。未活化的 GRα 与热休克蛋白 90 结合，该复合体不能进入细胞核而无法产生效应。当该复合体与糖皮质激素结合后，热休克蛋白会脱离，剩余部分进入细胞核，与糖皮质激素反应元件或负性糖皮质激素反应元件相结合，影响基因的转录，发挥抗炎作用。具体抗炎作用包括：① 使炎症介质 PGE_2、PGI_2 和白三烯类减少，抑制一氧化氮合酶的表达；② 抑制 TNF-α、白介素及细胞间黏附因子的产生和表达；③ 促使细胞凋亡等。

2）非基因组效应：非基因组效应比基因组效应起效快，不易受转录和蛋白质合成抑制剂的干扰。糖皮质激素发挥非基因组效应主要通过：① 与细胞膜上的细胞膜类固醇受体结合，发挥效应。② 非基因的生化效应。糖皮质激素可直接影响细胞能量代谢，增加线粒体内膜的离子通透性，并通过不减少细胞内 ATP 的产生而抑制阳离子循环。③ 受体外成分介导的信号通路。在激素-GRα 复合体进入细胞核后，热休克蛋白等其他成分进一步激活某些信号通路产生快速效应。

（2）免疫抑制作用：糖皮质激素抑制免疫的机制可能与下列因素有关。① 诱导淋巴细胞 DNA 降解，这种现象只发生在淋巴组织中并且具有特异性；② 影响淋巴细胞的物质代谢，减少葡萄糖、氨基酸、糖苷的跨膜转运而影响 DNA、RNA 和蛋白质的合成；③ 诱导淋巴细胞凋亡，受影响的主要是 CD4/CD8 双阳性的未成熟淋巴细胞；④ 抑制核转录因子 NF-κB 活性，NF-κB 过度激活可导致多种炎症细胞因子的生成，糖皮质激素一方面抑制 NF-κB 与 DNA 的结合，另一方面增加 NF-κB 抑制蛋白 IκBα 基因的转录，抑制 NF-κB 的活性。

2. 药代动力学 糖皮质激素在肝脏中代谢转化，由尿中排出。因此肝、肾功能不全患者使用糖皮质激素后，药物的半衰期会延长。泼尼松需要在肝脏内活化生成泼尼龙后方有活性，因此严重肝功能不全患者应当使用泼尼龙。肝药酶诱导剂与糖皮质激素合用时，会加快后者的分解。

3. 临床应用

（1）重症肌无力（MG）：糖皮质激素是治疗 MG 的一线药物。目前常用于治疗 MG 的糖皮质激素包括醋酸泼尼松、甲泼尼龙、地塞米松。使用方法：醋酸泼尼松 10～20 mg/d，顿服，2 周后增加 10 mg，并逐渐改为隔日给药，在达到目标剂量 1～1.5 mg/(kg·d) 后，持续 8～12 周，然后逐渐减量。通常 2 周内起效，6～8 周效果最为显著。如病情危重，在经良好医患沟通并做好充分机械通气准备下，可用糖皮质激素冲击治疗，其使用方法为：甲泼尼龙 1 000 mg/d，连续静脉滴注 3 d，然后改

为 500 mg/d,静脉滴注 2 d;或者地塞米松 10～20 mg/d,静脉滴注 1 周。冲击治疗后改为醋酸泼尼松或者甲泼尼龙,晨顿服。视病情变化调整药物剂量,醋酸泼尼松或甲泼尼龙减量需要根据患者病情改善情况个体化处理,如病情稳定并趋好转,可维持 4～16 周后逐渐减量;一般情况下逐渐减少醋酸泼尼松用量,每 2～4 周减 5～10 mg,至 20 mg 左右后每 4～8 周减 5 mg,酌情隔日服用最低有效剂量。

(2) 多发性硬化(MS):糖皮质激素主要用于 MS 急性期的一线治疗,目的是减轻恶化期的症状、缩短病程、改善残疾程度。研究证实,糖皮质激素治疗期内能促进急性发病的 MS 患者神经功能的恢复,但是延长用药对神经功能恢复无长期获益。因此治疗原则为大剂量、短疗程。

推荐大剂量甲泼尼龙冲击治疗。根据成人患者发病的严重程度及具体情况,临床常用两种方案:① 病情轻者从 1 g/d 开始,静脉滴注 3～4 h,共 3～5 d,如神经功能缺损明显恢复可直接停用,如疾病仍进展则阶梯减量。② 病情重者从 1 g/d 开始,静脉滴注 3～4 h,共 3～5 d,此后剂量阶梯依次减半,每个剂量用 2～3 d,至 120 mg 以下,可改为口服 60～80 mg,每日 1 次,每个剂量 2～3 d,继续阶梯依次减半,直至减停。原则上总疗程不超过 3～4 周。

(3) 多发性肌炎(PM):糖皮质激素是治疗 PM 的首选药物,常用方法为:1.0～1.5 mg/kg,晨起顿服,维持 4～8 周开始递减,减量速度通常是高剂量时每 1～2 周减 5 mg,至 40 mg/d 以下时每 1～2 个月减 2.5～5.0 mg,根据情况调整减药速度,可减停或小剂量维持。临床缓解并稳定、肌酸激酶基本正常、肌电图无自发电活动时可以考虑停药。激素疗程一般为 2～3 年甚至更长。

对于症状严重的患者,如出现吞咽困难、呼吸困难或同时合并其他脏器受累,如间质性肺炎等,可在口服之前进行甲泼尼龙冲击治疗,剂量为 1 000 mg/d 静脉滴注,每 3～5 d 减为对半剂量,至相当于泼尼松的初始口服剂量时改为口服,剂量同前。

(4) 自身免疫性脑炎(AE):糖皮质激素是 AE 的一线治疗药物,一般采用冲击治疗。方法为:甲泼尼龙 1 000 mg/d,连续静脉滴注 3 d,然后改为 500 mg/d,静脉滴注 3 d。而后可减量为甲泼尼龙 40～80 mg/d,静脉滴注 2 周;或者改为口服醋酸泼尼松 1 mg/kg,2 周(或者口服甲泼尼龙,按 5 mg 醋酸泼尼松相当于 4 mg 甲泼尼龙核算);之后每 2 周减 5 mg。对于轻症患者可以不采用冲击治疗而直接采用口服激素,总疗程 6 个月左右。

激素治疗中应注意补钾、补钙,服用钙剂(1 500 mg/d)和维生素 D(400～800 IU/d)可预防骨质疏松,也可用阿仑膦酸盐(alendronate)。质子泵抑制剂或 H₂ 受体拮抗剂不作为常规应用,如患者出现胃部不适,可以加用。定期监测血压、血糖和电解质。

4. 不良反应 使用糖皮质激素早期,会诱发或加剧消化性溃疡,甚至造成消化道大出血或穿孔;血糖升高;导致高血压、高脂血症和电解质紊乱;出现精神症状如焦虑、兴奋、欣快,严重时可诱发精神失常、癫痫发作;骨质疏松(6 个月达高峰),自发性骨折甚或骨坏死(如股骨头无菌性坏死)。

长期使用者可使伤口愈合迟缓,诱发或加重细菌、病毒和真菌等各种感染及皮质醇增多症,少数患者可出现肌无力、肌肉萎缩。儿童长期应用影响生长发育。

5. 特殊人群用药

(1) 儿童:儿童长期应用糖皮质激素更应严格掌握适应证和妥当选用治疗方法。应根据年龄、体重(体表面积更佳)、疾病严重程度和患儿对治疗的反应确定糖皮质激素治疗方案。更应注意密切观察不良反应,以避免或降低糖皮质激素对患儿生长和发育的影响。

(2) 妊娠期妇女:妊娠各个时期均可以使用泼尼松龙(A 级证据),应对患者进行血压、血糖等各项监测,并注意补充钙剂和维生素 D。一项纳入 83 万名新生儿研究显示,孕期使用糖皮质激素并不增加新生儿唇腭裂风险。

(3) 哺乳期妇女:哺乳期妇女应用生理剂量或维持剂量的糖皮质激素对婴儿一般无明显不良影响。但若哺乳期妇女接受中等及大剂量治疗方案的糖皮质激素时,应在用药后 4 h 哺乳,此时血药浓度较低,最大程度上避免经乳汁分泌的糖皮质激素对婴儿造成不良影响。

(二) 微生物代谢产物类免疫抑制剂

1. 他克莫司 他克莫司又名 FK506,是日本藤泽集团于 1984 年从链霉菌属中分离出的一种强效免疫抑制药,它与环孢素同属于钙调磷酸酶抑制药家族。他克莫司的免疫抑制作用比环孢素 A 强 10～100 倍,因而大大降低了临床使用剂量,可降低原治疗费用 1/3～1/2,同时不良反应也明显降低。临床应用于预防肝脏或肾脏移植术后的移植物排斥反应。他克莫司治疗其他免疫性疾病也有一定疗效。

(1) 作用机制:他克莫司在体内进入 T 细胞后,与 T 细胞胞质内的钙神经素即 FK506 结合蛋白-12(FK506 binding protein 12,FKBP-12)结合,形成 Tac-FKBP-12 复合体,抑制磷脂酶活性和钙离子内流,阻止 T 细胞核因子(nuclear factor of activated T cell,NF-AT)去磷酸化,抑制多种细胞因子基因的转录过程,从而抑制细胞因子的表达,诱导免疫耐受,发挥免疫抑制的作用。

(2) 药代动力学:他克莫司的生物利用度个体差异很大,范围为 5%～67%,平均生物利用度为 25%。小肠和肝脏吸收过程中的首过效应以及肠道的泵出作用均能降低他克莫司的生物利用度。CYP3A 酶和 P-gp 协同阻碍他克莫司在小肠内的吸收。P-gp 的转运作用实现他克莫司在小肠细胞的重复吸收和外排,这种在细胞内重复接触 CYP3A 酶的途径也增加了被代谢的概率。进入体循环后,约 99% 的他克莫司与红细胞结合,只有部分游离药物才能进入淋巴系统发挥其主要的免疫抑制效应。P-gp 能够抑制他克莫司进入器官或者区隔结构,从而降低药物在体内的分布。小肠、肝脏和肾脏细胞中他克莫司主要通过 CYP3A 酶代谢,仅有约 0.5% 的原药未经代谢通过尿液和粪便排泄。*CYP3A5* 基因多态性显著影响血浆及组织中药物浓度,进而影响疗效和不良反应。*CYP3A5 * 3* 等位基因导致 CYP3A5 酶活性缺失或下降,中国人群发生率为 65%～76%。大约 95% 的他克莫司代谢产物通过胆汁排泄,尿液排泄大约只占 2%。

(3) 临床应用。

1) 重症肌无力:《中国重症肌无力诊断和治疗指南 2015》推荐本药适用于不能耐受糖皮质激素和其他免疫抑制剂副作

用或对其疗效差的 MG 患者,特别是 RyR 抗体阳性的患者;也可与糖皮质激素早期联合使用,以尽快减少糖皮质激素的用量,减少其不良反应。他克莫司起效较快,一般 2 周左右起效。使用方法:3.0 mg/d,口服。陈玉萍等研究了 74 例激素依赖性全身性 MG 患者,34 例采用他克莫司治疗,其剂量为 2~6 mg/d,血药浓度 8.2±3.5 μg/L;40 例采用硫唑嘌呤治疗(150 mg/d)。结果显示,他克莫司治疗的临床总有效率显著高于硫唑嘌呤组,治疗 3、6、12 个月后激素减停率分别为 8.8%、32.4% 和 70.6%,且激素不良反应从 94.1% 下降为 14.7%。Cruz 等得出他克莫司常规治疗剂量(3 mg/d)下可显著降低 MG 严重程度评分和激素的用量,长期应用(1~5 年)仍安全、有效。他克莫司因其治疗窗窄,个体吸收差异大,口服生物利用度低,给药剂量须遵循个体化治疗原则,有条件时监测血药浓度来调整剂量,以维持有效的治疗,并避免治疗无效或感染等不良反应的发生。快代谢型 MG 患者需要加大药物剂量,直到疗效满意为止。

2)视神经脊髓炎(NMO):《中国视神经脊髓炎谱系疾病诊断与治疗指南 2016》推荐他克莫司为二线治疗药物。Chen 等对 25 例接受他克莫司治疗的 NMO 患者进行了回顾性研究,其中 24 例(96%)患者接受 2~3 mg/d 口服他克莫司治疗,1 例患儿接受 1 mg/d 治疗。这 25 例患者中,15 例(60%)在维持剂量范围内同时接受泼尼松治疗超过 6 个月,每天 2.5~20 mg;4 例严重神经功能缺损患者急性发作时 IVIg 和血浆置换作为抢救治疗;1 例是在他克莫司治疗前接受了 1 年的干扰素治疗;另外 5 名患者采用其他免疫抑制剂,如环磷酰胺(n=1)、硫唑嘌呤(n=3)和霉酚酸酯(n=1),因为复发或严重的不良反应而换用他克莫司。结果表明他克莫司可降低复发率 86.2%,显著提高扩展残疾状态量表(EDSS)评分(4.5 vs 2.3)。

3)多发性硬化:Lemster B 等研究了他克莫司在慢性进行性 MS 中的潜在疗效和安全性,19 例患者连续口服他克莫司(起始剂量每日 0.15 mg/kg)12 个月,分别测定 CD25 或 CD45RA 亚型,以检验这种新型高效免疫抑制剂对正常非移植人群中循环 T 细胞的影响。在接受他克莫司治疗 12 个月的 19 例患者中,他克莫司的不良反应是轻微的,通过 EDSS 评分或步行指数估计的总体残疾程度都没有明显的恶化。

(4)不良反应:他克莫司常见的不良反应包括消化道症状、麻木、震颤、头痛、血压和血糖升高、血钾升高、血镁降低、肾功损害等。他克莫司还可能引起中性粒细胞减少、肥厚型心肌病、急性造血功能停滞、颅内感染、常规剂量导致免疫抑制过度、牙龈增生、溶血性尿毒性综合征、肝脏毒性、癫痫、迟发性后部脑白质病变、视神经损害、失语症等不良反应。此外,临床常见其他不良反应有皮肤瘙痒伴有皮疹、脱发、腹泻等,减量或停药后症状减轻或消失。服药期间至少每月查血常规、血糖、肝和肾功能 1 次。如无严重不良反应,可长期服用。

(5)特殊人群用药:2016 年英国风湿病学会妊娠期和哺乳期处方用药指南推荐:整个妊娠期可使用最低有效剂量他克莫司,基于有限的证据,母亲可以使用。他克莫司的妊娠期暴露未发现与妊娠不良结局相关。有研究显示乳汁中他克莫司浓度很低,母乳喂养与牛奶喂养的婴儿他克莫司的血药浓度无差异。因此,认为不应阻止使用他克莫司的母亲哺乳。由于治疗窗狭窄,他克莫司的用药剂量应根据药物谷值浓度进行调整,而且要个体化用药。

2.环孢素 又称环孢素 A(cyclosporine A,CsA),是 1972 年从多孢子木霉菌中提取的亲脂性环状 11 肽,1976 年发现其具有免疫抑制作用,1978 年开始用于肾移植患者,后来逐渐试用于其他与免疫有关疾病如某些血液病、皮肤病、肾脏病、类风湿关节炎等的治疗。

(1)作用机制:CsA 具有独特的免疫调节功能,能特异且可逆地作用于 T 细胞(特别是辅助性 T 细胞),产生选择性细胞免疫抑制效应:特异性地抑制辅助性 T 细胞活性;抑制 T 细胞分泌 IL-2,对其他免疫细胞的功能和细胞因子等的分泌也有一定抑制作用;不产生明显的骨髓抑制作用。CsA 抑制 T 细胞的具体作用机制尚未明确。目前认为,CsA 与胞质环嗜蛋白 P(cyclophilin P,CyP)结合形成复合体,然后以钙离子依赖性方式与钙调磷酸酶(calcineurin,CNR)结合,抑制 CNR 的活性,进而阻碍 IL-2 等细胞因子的基因活化。

(2)药代动力学:CsA 在人体内呈非线性吸收,个体差异较大,其生物利用度为 20%~50%,1~2 h 达药峰浓度(C_{max})。全血中 50%~60% 的 CsA 分布于红细胞,4%~9% 分布于淋巴细胞;此外,CsA 还易分布于含脂肪和蛋白较多的组织、脏器。约 30% CsA 与血浆中蛋白结合,其中蛋白绝大多数是脂蛋白。CsA 经肝脏细胞色素 P450 3A 代谢,消除半衰期($t_{1/2}$)为 10~30 h,可产生 30 多种代谢产物;代谢物活性较弱,主要经胆汁排泄,约 0.1% 以药物原型经尿排出。肾功能不全、腹膜透析或血液透析对 CsA 清除影响不大,口服 CsA 治疗肾病综合征的患者中未见有药代动力学改变的报道。当出现肾功能衰竭时血浆结合蛋白减少,游离药物增加,清除率可提高。另外,CsA 清除率与年龄有关,小儿清除率高,清除半衰期短,老年患者及肝病、血清低密度脂蛋白低水平患者清除率高。

(3)临床应用。

1)重症肌无力:《中国重症肌无力诊断和治疗指南 2015》推荐 CsA 用于治疗全身型和眼肌型 MG。通常使用后 3~6 个月起效,主要用于因糖皮质激素或硫唑嘌呤不良反应或疗效欠佳,不易坚持用药的患者;也可早期与糖皮质激素联合使用,可显著改善肌无力症状,并降低血中 AChR 抗体滴度。如无严重不良反应,可长期和糖皮质激素联合使用,疗效和硫唑嘌呤相当,但不良反应较少。使用方法:每日口服 2~4 mg/kg。CsA 血药浓度个体差异较大,血药浓度与不良反应相关。因此,使用过程中注意监测血浆 CsA 药物浓度,并根据浓度结合临床病情及时调整 CsA 的剂量,实施个体化给药。CsA 的主要不良反应包括肾功能损害、血压升高、震颤、牙龈增生、肌痛和流感样症状等。服药期间至少每月查血常规、肝和肾功能各 1 次,以及监测血压。Antonini 等报道 CsA 能够改善 MG 的临床表现,包括对其他免疫抑制剂治疗无效者。一项非盲研究显示,对无肾脏损害的患者,将 CsA 血药浓度调整到 300~500 μg/L,每月定量评定一次肌无力情况。结果与安慰剂组相比,在第 6 个月 CsA 治疗组肌力明显改善,AChR 抗体滴度降低,多数患者的维持剂量是每日 3 mg/kg 或更小,血药浓度达 100~150 μg/L,临床可有改善。CsA 治疗 MG 的作用机制可能是通过抑制辅助 T 细胞对 B 细胞的激活,从而减少由 B 细胞产生 ACh 抗体。

2)多发性硬化:CsA 可在几个阶段抑制 T 细胞激活,并间接影响 B 细胞及抗体生成。美国一为期 2 年的研究报道:CsA 最初每日口服剂量 7 mg/kg,可延长患者完全致残时间,但

84%的患者出现肾毒性等不良反应,建议剂量应控制在每日 2.5 mg/kg 之内,超过每日 5 mg/kg 易发生肾脏毒性,故需监测血清肌酐水平[应<114.9 μmol/L(1.3 mg/dl)]。为减少毒性可分 2~3 次口服。作为 MS 患者维持期治疗的合并用药,通过小剂量、与其他免疫抑制剂交替使用的方法,尽量避免长期用药可能导致的药物毒性、蓄积中毒及药物耐受等不良作用。

3)其他神经免疫病:《中国视神经脊髓炎谱系疾病诊断与治疗指南 2016》推荐 CsA 为此类疾病的二线治疗药物;推荐剂量为每日 2~3 mg/kg,并通过监测血药浓度调整剂量。有个案报道 CsA 对炎性肌病、慢性炎性脱髓鞘性多神经病、进行性神经类肉瘤样病有一定疗效。CsA 对肌萎缩侧索硬化治疗无效。

(4)不良反应:器官移植者 CsA 的应用剂量较高,因此与其他适应证患者相比较,这类患者中不良反应发生的机会较多且较重。在器官移植应用 CsA 临床实践中发现的不良反应主要为肾功能损害、高血压、震颤、多毛、胃肠功能紊乱、齿龈增生、肝功能损害、感染、疲劳、头痛及感觉异常(手足灼热、口周麻木,常见于治疗的第 1 周)。采用 CsA 治疗时肾功能损害较常见,但严重不可逆肾损害罕见,一般减量或停药后肾功能尚能恢复至接近基线水平。肾毒性主要表现为血清肌酐升高,其血药浓度增高有两种不同类型,一种为原形 CsA 增高,另一种为代谢产物增高而原形 CsA 在正常范围。CsA 还可导致高钾性肾小管酸中毒,其发生可能与低肾素血症和醛固酮不足有关。老年患者、原有肾损害或高血压者肾毒性发生的危险性高。

(5)特殊人群用药:到目前为止,CsA 应用于妊娠期妇女、哺乳期妇女的安全性尚未完全得到临床认可,FDA 分级为 C。CsA 可经乳汁分泌。近年来越来越多的研究显示,经乳汁进入婴儿血液循环的 CsA 浓度并不高,影响较小。研究对 5 例口服 CsA 的哺乳期妇女及母乳喂养婴儿的 CsA 血药浓度进行监测,发现婴儿的 CsA 血药浓度较低。换言之,规律服用 CsA 的哺乳期妇女坚持母乳喂养并非完全不可能。

研究对 36 例肾病综合征患儿的 CsA 血药浓度进行监测,发现儿童的 C_{max} 和药物浓度-时间曲线下面积均低于成人。这可能与儿童的体格指标有关:儿童体液占体重百分比更大,脂肪组织百分比更小,亲脂性、亲蛋白性的 CsA 分布范围小、更易清除,其用量需比成人高(按千克体重计算)。

3. 吗替麦考酚酯 吗替麦考酚酯(MMF)是从青霉属真菌中分离出的具有抗代谢作用的霉酚酸的半合成物,是一种抗代谢类免疫抑制药。它最初作为一种抗细菌和抗真菌的药物,20 世纪 60 年代后期开始作为抗肿瘤药物应用于临床。直到 20 世纪 80 年代,发现其在体内脱酯化后形成具有免疫抑制活性的麦考酚酸(mycophenolic acid,MPA)在体外具有抑制淋巴细胞的能力,才将它作为免疫抑制剂应用于临床,目前主要用于预防移植排斥反应和自身免疫性疾病的治疗。

(1)作用机制:MPA 能高效地、有选择性地抑制次黄嘌呤单核苷酸脱氢酶(IMPDH),阻断鸟嘌呤核苷酸的从头合成途径,使鸟嘌呤核苷酸耗竭,阻断 DNA 合成,抑制 T 和 B 细胞增殖,进而抑制淋巴细胞聚集及抗体生成,而对大多数非淋巴细胞则无抑制作用,减少了肝、肾、骨髓的不良反应。

(2)药代动力学:MMF 口服吸收完全,在体内迅速被水解脱酯为其活性代谢产物 MPA,口服时其平均生物利用度为静脉注射时的 94%。口服后在体内几乎检测不到 MMF,约 1 h 后 MPA 药物浓度达高峰;由于肝肠循环作用,服药后 6~12 h 将出现第 2 个血浆 MPA 高峰(峰值较第 1 次小)。在临床有效浓度下,血浆中 MPA 大多以结合形式存在,血浆蛋白结合率高达 97%,只有少量游离 MPA 发挥生物学活性。MPA 的生物半衰期为 16~18 h,在肝内通过葡萄糖醛酸转移酶代谢成酚化葡萄糖醛麦考酚酸(MPAG)而失去药理活性。87% 的 MMF 以 MPAG 形式通过肾小管排泄,6% 从粪便排出,极少量以 MPA 原形从尿中排泄。MMF 的吸收与肝功能密切相关,肝功能越差者吸收越少。

(3)临床应用。

1)重症肌无力:《中国重症肌无力诊断和治疗指南 2015》推荐 MMF 为治疗 MG 的二线药物,但也可早期与糖皮质激素联合使用。使用方法:每次 0.5~1.0 g,每日 2 次。在美国 MG 基金会(MGFA)由 Meirggiiol 等进行的一次回顾性分析中,入选了 85 例 MG 患者,以 MMF 作为其他免疫抑制剂的辅助药物,剂量为 1.0~3.0 g/d,其中有 62 例(73%)症状减轻或改善,其定量 MG 评分(QMT)和徒手肌力测试(MMT)评分也显著下降,且与体内乙酰胆碱受体(AChR)抗体水平及是否曾进行胸腺切除术无明显相关,故可用于对胸腺切除术反应较差的患者,但部分重症患者及一些顽固性 MG 患者对其反应不佳。约半数患者使用 MMF 后糖皮质激素用量明显减少,且胆碱酯酶抑制剂嗅吡斯的明用量也显著减少(约 57%)。用药后症状改善所需时间不等,平均 10.7 周;而患者主观感觉改善则略早,平均约 8.8 周;平均用药 26.7 周后作用强度达到最强。研究结果表明该药起效快,疗效好,且对合并胸腺瘤的患者亦有良好效果;同时,该药耐受性和安全性好,能够为大多数患者所耐受,在 85 例患者中有 27% 患者发生不良反应,其中只有 5% 由于严重不良反应而停药。Sehneider 等建议 MMF 用于 MG 患者的剂量为 1.0~2.0 g/d。

对于用 MMF 治疗 MG 等自身免疫性疾病尚处在起步阶段,还无明确的血药浓度范围。依靠临床经验的积累,专家建议 MG 患者每次使用 MMF 0.5~1.0 g,每日 2 次,MPA 谷浓度大于 1.0 mg/L。

2)视神经脊髓炎:MMF 能减少 NMOSD 的复发和减缓神经功能障碍进展,为一线用药;推荐用法:1~1.5 g/d,口服。黄巧等对 MMF 治疗 NMOSD 进行了多中心、前瞻性研究,进行用药前后年复发率对比,发现 MMF 可显著减少 NMOSD 复发,是国内关于 NMOSD 免疫抑制治疗较大样本的研究。其中 90 例 NMOSD 患者接受 MMF 1 000 mg/d 治疗中位时间 12 个月(1~30 个月),年复发率(ARR)由治疗前 1.1 次/年下降至治疗后 0,97% 患者 ARR 下降,88% 无临床复发;EDSS 评分由 4.0 分下降至 3.0 分,96% 患者 EDSS 下降或稳定。MMF 治疗后 90 d 开始,EDSS 评分下降差异有统计学意义。

3)多发性硬化:Pandit 等以 MMF 作为一线治疗药物治疗了 40 例 MS 患者,平均治疗 24 个月后(研究前 2 年的标准剂量是每日 2 次,每次 2 g),患者的 ARR 较治疗前 1 年显著下降,EDSS 评分较基线水平下降。

(4)不良反应:MMF 耐受性好,不良反应少。消化道症状主要表现为轻度恶心,偶有呕吐、腹泻,严重的胃肠道不良反应是胰腺炎和出血性胃炎。MMF 的不良反应有自限性,停药后可恢复,并与剂量有关。

血液系统损害最常见的表现是贫血和白细胞减少。贫血常发生于 MMF 治疗后 30 d 内,这期间可发生较严重的贫血,但多在 1 周后缓解。白细胞减少一般发生于治疗后 30~180 d,但有临床意义的粒细胞减少症并不多见。服用本药的患者,在第 1 个月每周 1 次全血细胞计数,第 2、3 个月每月 2 次,3 个月后每月 1 次检查,如果发生中性粒细胞减少,应停止或酌情减量使用本药。不能与硫唑嘌呤同时使用。

常见的感染性并发症是尿路感染、巨细胞病毒感染和疱疹病毒感染,偶见皮疹、高血尿酸、高血钾、肌痛或嗜睡。

(5) 特殊人群用药:MMF 的妊娠分级为 D 类,在黑框警告部分提示:"育龄女性用药者必须采取避孕措施;医生应告知女性患者,妊娠期间使用 MMF 可能增加流产和先天畸形的风险,尤其是在妊娠早期。"因此,建议用药前 4 周采取 2 种不同的避孕方式,避孕药可能会失效。如果计划妊娠,应在怀孕前停药至少 6 周。对大鼠的研究发现 MMF 可通过乳汁分泌,是否可从人乳中分泌尚不清楚,并且,MMF 可能对哺乳期婴儿可能有潜在的严重不良反应,哺乳期妇女应中止哺乳或停药。

肾功能不全患者 MMF 的血药浓度会升高,MPA 提高 50%,MPAG 提高 3~6 倍,严重肾功能不全者(GFR<25 ml/min)每日用量不超过 1 g,分 2 次口服。

(三) 抗代谢类免疫抑制剂

1. 硫唑嘌呤 硫唑嘌呤为嘌呤类抗代谢药,在体内分解为巯嘌呤而起作用。它通过干扰嘌呤代谢的所有环节,抑制嘌呤核苷酸合成,进而抑制细胞 DNA、RNA 及蛋白质的合成,发挥抑制 T、B 细胞及 NK 细胞增殖作用。因此,能同时抑制细胞免疫和体液免疫,T 细胞对该类药物更为敏感,但不同的 T 细胞亚群敏感性有不同。不抑制巨噬细胞的吞噬功能。

(1) 作用机制:硫唑嘌呤代谢生成的 6-硫基鸟嘌呤单磷酸(6-TGTP)和 2-脱氧-6-硫基鸟嘌呤三磷酸(2-deoxy-6-TGTP)与细胞 DNA、RNA 整合,通过错配修复途径触发细胞周期停滞和凋亡;另外 6-TGTP 整合到 DNA 后,损害其正常结构,导致细胞大小和形态改变。6-TGTP 替代 GTP 与 Racl 结合,抑制 GTP 与 Racl(Rac GTP 酶)结合,不能发挥 GTP 酶的作用,影响下游靶基因的表达,激活线粒体凋亡途径,引起激活的 T 细胞凋亡,减轻炎症反应。

代谢产物甲基化 6-硫基鸟嘌呤单磷酸(6-MeTGMP)抑制嘌呤类物质的从头合成,抑制 DNA、RNA 的合成,特异性地对有丝分裂 S 期的细胞产生毒副作用,下调 B 细胞和 T 细胞的功能。

(2) 药代动力学:硫唑嘌呤口服吸收良好,进入体内后很快被代谢成为 6-巯基嘌呤,然后再分解代谢而生成多种氧化和甲基化产物,随尿液排出体外。24 h 尿中排泄量为 50%~60%,48 h 内大便排出 12%;血中浓度低,服药后 1 h 达最大浓度,3~4 h 血中浓度降低一半。

(3) 临床应用:硫唑嘌呤是治疗 MG 的一线药物,眼肌型和全身型 MG 均可使用,且与糖皮质激素联合使用可减少糖皮质激素的用量。J. Palace 在 1998 年对 34 例随访 3 年的 MG 患者进行了多中心随机双盲研究,比较了泼尼龙联合硫唑嘌呤和单用泼尼龙的临床疗效。研究分为两组,一组为泼尼龙联合硫唑嘌呤(2.5 mg/kg),另一组为单用泼尼龙。两组泼尼龙均为隔日服药,大剂量开始,逐渐减至最小维持剂量。结果显示,第 1 年两组泼尼龙剂量无显著性差异;第 2 年和第 3 年,泼尼龙联合硫唑嘌呤组的泼尼龙减至 0 mg,且不良反应发生率较低;单用泼尼龙组的泼尼龙剂量维持剂量为 40 mg/d,AChR 抗体滴度显著升高。结果表明,联合硫唑嘌呤可显著减少糖皮质激素的剂量,减少不良反应的发生,显著延长缓解期。

硫唑嘌呤也是治疗 NMO 的一线药物之一。目前 NMO 的治疗推荐主要基于一些小样本临床试验、回顾性研究以及专家共识并借助其他自身免疫性疾病治疗经验而得出。硫唑嘌呤能减少 NMO 的复发,在疾病的早期使用硫唑嘌呤可缓解神经功能障碍进展,并可作为低收入人群的可靠选择。

硫唑嘌呤的常用剂量为:儿童每日 1~2 mg/kg,成人每日 2~3 mg/kg,分 2~3 次口服。开始服用硫唑嘌呤 7~10 d 后检查血常规和肝功能,如正常可加到足量。服药最初 4 周,需要每周监测血常规和肝、肾功能,以后每月 1 次,1 年后每 3 个月复查一次血常规与肝、肾功能。巯基嘌呤甲基转移酶(thiopurine S-methyltransferase, TPMT)基因突变会导致酶活性改变,与其引起的白细胞下降相关,因此,用药前进行 TPMT 基因筛查有助于预防严重不良反应的发生。

(4) 不良反应:服用硫唑嘌呤患者中有 20%~30%会出现不良反应,分为剂量依赖性不良反应和非剂量依赖性不良反应;可出现在服药的任何时间,多发于用药早期(4 周);总不良反应发生率与用药时间的长短无关。

剂量依赖性不良反应主要表现在造血系统。硫唑嘌呤可干扰核酸(尤其是 DNA)的生物合成,抑制细胞分裂增殖。由于骨髓增生活跃,对硫唑嘌呤的敏感性比免疫系统高,容易发生骨髓抑制及骨髓细胞基因突变,并且呈明显的时间和剂量依赖性。故治疗前存在严重细胞减少者(白细胞<2.5×10⁹/L 或血小板<50×10×10⁹/L),或活性完全缺乏者禁用,因可导致 6-硫代鸟嘌呤核苷酸(6-TGN)蓄积而引起骨髓抑制。该类型不良反应是可逆的,及时减量或停用后可缓解。

非剂量依赖性不良反应是一种罕见的异质性临床综合征,多见于用药前 4 周,临床表现多变,从局部中性粒细胞疾病到系统综合征,包括肝损害、胰腺炎、胃肠道反应、关节痛/肌痛、感觉异常、脱发、发热、非胰腺炎性腹痛、结节性再生性增生、心神不宁等,增加肿瘤的发生率。

(5) 特殊人群用药:硫唑嘌呤妊娠分级为 D 级,对人类存在潜在的致畸作用,故孕妇或准备近期怀孕的妇女禁用。哺乳期妇女服用硫唑嘌呤后,可在初乳和母乳中可测得 6-硫基嘌呤,因此,服用该药的患者不应进行哺乳。肝功能不全患者慎用,使用该药时应定期检查全血细胞计数和肝功能。肾功能不全患者应根据肌酐清除率调整剂量。肌酐清除率为 10~15 ml/min 时,应减少正常剂量的 25%或延长给药间隔至 36 h;小于 10 ml/min 时,应减少正常剂量的 50%或延长给药间隔至 48 h。

2. 特立氟胺 特立氟胺是来氟米特的一种活性代谢产物,为口服嘧啶类合成酶抑制剂和免疫调节剂,2012 年 9 月获 FDA 批准用于治疗成人复发型多发性硬化症,2018 年 7 月获得国家食品药品监督管理局批准在中国上市。

(1) 作用机制:特立氟胺治疗多发性硬化的确切机制尚未完全阐明,主要作为二氢乳清酸脱氢酶的抑制剂。二氢乳清酸脱氢酶是嘧啶从头合成的关键酶线粒体酶,在 T 细胞、B 细胞等的快速增殖中发挥重要作用。抑制该酶活性可减少 DNA 的合成,作用于细胞周期的 S 期,抑制 T 细胞和 B 细胞的增殖,从而抑制自身免疫性炎症反应。静止期淋巴细胞可通过稳态增殖完成自我更新,该过程所需的嘧啶主要来自补救合成途径,故特立氟胺对静止期淋巴细胞无作用。嘧啶除了参与 DNA 和 RNA 的合成外,还参与磷脂合成、蛋白质和脂质糖基化、DNA 双联修复等,特立氟胺可通过这些途径发挥免疫调节作用。

另外特立氟胺还可通过减少 T 细胞增殖,减少白细胞介素 2(IL-2)的产生,抑制钙动员,阻断免疫球蛋白 G_1 的产生,抑制酪氨酸蛋白激酶的活性。

(2)药代动力学:特立氟胺口服吸收迅速,健康受试者空腹服用单剂量时,血药浓度平均达峰时间为 1~2 h,生物利用度接近 100%。饭后服用会延迟其吸收,但和空腹时血药浓度相似。血浆蛋白结合率为 99.3%,表观分布容积约为 11 L,平均消除半衰期为 10~18 d,少量通过血-脑屏障。特立氟胺主要经肝脏代谢,以原型经胆汁排泄(37.5%),以 4-三氟甲基苯胺碳酸代谢物的形式经肾脏排泄(22.6%),另外有 23.1% 通过粪便排出。因特立氟胺存在肝肠循环,正常情况下血浆清除率约为 0.05 L/h,平均 8 个月血药浓度会降至 0.02 mg/L,某些患者的清除可达 2 年之久。

(3)临床应用:特立氟胺用于治疗复发缓解型多发性硬化,在美国推荐剂量为 7 mg 或 14 mg,每日 1 次;伴或者不伴食物服用,如有胃肠不适则尽量饭后服用。

特立氟胺治疗前和治疗期间需检测患者谷丙转氨酶和胆红素水平、全血细胞计数、血压。使用特立氟胺 6 个月内至少每月检测 1 次谷丙转氨酶水平,注意观察患者是否有感染症状。此外,治疗前应检查患者是否存在潜伏性结核感染。

轻、中度肝功能不全或严重肾功能不全患者服用后,特立氟胺的药物动力学特性无显著变化,因此,轻、中度功能不全和肾功能不全患者无需调整剂量。

多发性硬化口服特立氟胺试验(teriflunomide multiple sclerosis oral trial,TEMSO)是首个评价特立氟胺治疗 MS 的 Ⅲ期临床试验。TEMSO 是一项多中心、随机、安慰剂对照、双盲研究,首要目标是评估特立氟胺对复发型 MS 患者的临床疗效。该研究共纳入了 1 088 名患者,年龄 18~55 岁,EDSS 评分≤5.5,在过去 2 年至少有 2 次临床复发或一年前至少复发 1 次,随机 1∶1∶1 分至安慰剂、特立氟胺 7 mg/d 和特立氟胺 14 mg/d 组,治疗时程 108 周。主要终点为 ARR,次要终点包括残疾进展、MRI 测量的疾病活动性(病灶总体积、孤立活动性病灶的数目、T_1-Gd 病灶、T_1 像低强度病灶和脑萎缩)以及疲劳。与安慰剂组相比,特立氟胺的两个治疗组的 ARR 均下降,7 mg 组和 14 mg 组的相对危险度分别下降了 31.2% 和 31.5%,残疾进展也下降,但 MRI 测量的疾病活动性改善,病灶总体积变小,T_1-Gd 病灶和孤立活动性病灶更少,但三组之间的脑萎缩无显著性差异。与基线相比,三组之间的疲劳影响量表的改变无差异。

复发缓解型多发性硬化患者口服特立氟特试验(teriflunomide oral in people with relapsing remitting multiple sclerosis,TOWER),为第 2 个评估该药治疗复发型 MS 有效性和安全性

的Ⅲ期临床试验。该临床研究结果显示 7 mg 和 14 mg 特立氟胺治疗组的 ARR 显著下降,分别为 22.3% 和 36.3%。在残疾指数方面,与安慰剂组相比,14 mg 治疗组 12 周的残疾未见统计学差异。

(4)不良反应:特立氟胺常见不良反应为头痛、脱发、腹泻、恶心、中性粒细胞减少、肝酶升高。严重不良反应为肝毒性、皮肤反应、严重高钾血症、急性肾功能衰竭、增加对感染的易感性。

(5)特殊人群用药:特立氟胺禁用于孕妇和严重肝、肾功能不全患者;使用特立氟胺期间怀孕的妇女应该停药并接受考来烯胺(消胆胺)或活性炭治疗,加速特立氟胺的排泄。

3. 环磷酰胺 环磷酰胺是一种烷化剂,作为细胞毒性药物具有抗肿瘤和免疫抑制作用,且治疗费用较低,广泛应用于实体瘤的药物化疗和自身免疫性疾病治疗,疗效确切。

(1)作用机制:环磷酰胺能抑制细胞的增殖,非特异性地杀伤抗原敏感性小淋巴细胞,限制其转化为免疫母细胞。在抗原刺激后给予更为有效,而在抗原刺激前大剂量给予也有一定作用。环磷酰胺对受抗原刺激进入分裂的 B 细胞和 T 细胞有相同的作用,对体液免疫和细胞免疫均有抑制作用。

(2)药代动力学:环磷酰胺在肝中被多种细胞色素 P450 酶(主要是 CYP2B6)活化。初始代谢产物为 4-羟基环磷酰胺及其非环状异构体醛磷酰胺,两者进行进一步代谢,醛磷酰胺可能经非酶转化成为活性的磷酰胺氮芥。此过程同样产生丙烯醛而丙烯醛可能引发膀胱毒性。环磷酰胺以代谢物和一些原型主要经尿排泄。环磷酰胺可通过胎盘并可存在于母乳中。

(3)不良反应:环磷酰胺主要的剂量限制性作用是骨髓抑制。使用单次剂量 1~2 周后白细胞计数出现最低值,完全恢复通常需要 3~4 周。也可能发生血小板减少和贫血。但一般较少见和轻微。

大剂量长时间用药可导致出血性膀胱炎,并可能有生命危险。使用低剂量的患者 20% 会出现脱发,高剂量时所有患者都会出现脱发。恶心、呕吐也较常见,也可出现皮肤着色过度,以手、脚掌和指甲最为明显。其他不良反应有糖代谢紊乱、性腺抑制、间质性肺纤维化、心脏毒性、致畸、致突变、致癌等。

(4)临床应用:《中国重症肌无力诊断和治疗指南 2015》推荐环磷酰胺用于其他免疫抑制药物治疗无效的难治性 MG 患者及胸腺瘤伴 MG 的患者。与糖皮质激素联合使用可以显著改善肌无力症状,并可在 6~12 个月时减少糖皮质激素用量。De Feo 及其同事开展了一项随机双盲临床研究,与安慰剂组比较,环磷酰胺组在 6 个月和 12 个月时,糖皮质激素的使用量显著降低;3 个月和 6 个月时,环磷酰胺组肌力显著升高,12 个月时差异有显著性,主要表现在延髓支配的肌肉、咀嚼肌和眼外肌。

《中国视神经脊髓炎谱系疾病诊断与治疗指南》推荐环磷酰胺为 NMO 的二线治疗药物,对减少 NMO 的复发和缓解神经功能障碍进展有一定的疗效,可作为不能耐受硫唑嘌呤和 MMF 患者的治疗选择。

《中国自身免疫性脑炎诊治专家共识》推荐环磷酰胺作为自身免疫性脑炎的二线治疗药物,主要用于一线免疫治疗效果不佳的患者。M. J. Titulaer 及其同事针对抗 NMDA 抗体脑

炎患者治疗和预后的观察性队列研究,共纳入了 577 例自身免疫性脑炎患者,其中 212 例为儿童患者。用改良 Rankin 评分量表来评价患者预后。随访结束后,纳入分析的患者共有 501 例,其中 472 服用一线治疗药物或切除肿瘤。一线药物治疗失败的有 221 例,其中 125 例接受了二线药物治疗,其中接受环磷酰胺治疗的有 81 例。结果显示与不接受二线治疗药物治疗的患者,接受二线药物治疗患者治疗效果更佳。

(5)特殊人群用药:环磷酰胺有致突变、致畸作用,可造成胎儿死亡或先天畸形,故妊娠期妇女禁用。该药可在乳汁中排出,在开始用药时必要中止哺乳。

4. 甲氨蝶呤 影响核酸合成的药物成为抗代谢药。甲氨蝶呤的化学结构与核酸合成所需的叶酸相似,可通过抑制二氢叶酸还原酶的活性,特异性干扰核酸的代谢、组织细胞的分裂和增值。

(1)作用机制:甲氨蝶呤是叶酸拮抗药,可竞争性抑制二氢叶酸还原酶,妨碍四氢叶酸的形成,干扰嘌呤和嘧啶的合成,从而抑制 T 细胞增殖,发挥免疫抑制作用。

(2)药代动力学:甲氨蝶呤分布在组织和细胞外体液中,稳态分布容积 $0.4\sim0.8\,L/kg$,血浆蛋白结合率为 50%;能穿过腹水和渗出物,将其作为存储场所,因而增加毒性。甲氨蝶呤进入细胞后,一部分通过主动转运机制和聚谷氨酸盐形成轭合物,结合的药物可以在体内保持数月,尤其在肝脏中。

口服或胃肠外给药后,只有少量的甲氨蝶呤通过血-脑屏障,进入脑脊液;使用高剂量甲氨蝶呤时通过量增加。鞘内注射甲氨蝶呤有明显的通路进入体循环。唾液和母乳中可检测到少量的甲氨蝶呤。

口服后甲氨蝶呤主要从尿液排泄,肾小球滤过和肾小管主动分泌。一部分通过肠道菌群代谢,少量分泌到胆汁中,再到粪便中;有肝肠循环。

(3)临床应用:《中国重症肌无力诊断和治疗专家共识》推荐甲氨蝶呤在 MG 的治疗中的使用方法为:每周静脉滴注 $10\sim15\,mg$,连用 $2\sim3$ 周。《中国视神经脊髓炎谱系疾病诊断与治疗指南》推荐甲氨蝶呤在 NMO 的治疗中的使用方法为:每周 15 mg 单用或联合小剂量泼尼松。文献表明每周口服甲氨蝶呤 7.5 mg,减缓 MS 的进展。

用药前评估患者肝、肾功能;用药时监测血常规与肝、肾功能,并测定甲氨蝶呤血药浓度,每日饮水量 $\geqslant3\,L$。

甲氨蝶呤早在 1969 年就被用于 MG 的治疗,目前主要用于 MG 患者中需要免疫抑制的治疗但不能耐受糖皮质激素和硫唑嘌呤或对糖皮质激素和硫唑嘌呤无应答的患者。与糖皮质激素合用后可减少糖皮质激素的用量。

《中国视神经脊髓炎谱系疾病诊断与治疗指南》推荐甲氨蝶呤与泼尼松合用,减少 NMO 复发和功能障碍进展,其耐受性和依从性较好、价格较低,适用于不能耐受硫唑嘌呤的不良反应及经济条件不能承担其他免疫抑制剂的患者。每周口服甲氨蝶呤 7.5 mg,在减缓 MS 进展上可以获益。有研究针对鞘内注射甲氨蝶呤(ITMTX)治疗进展型 MS 的可行性,开展了一项开放标签、回顾性研究;121 例患者中 87 例为继发进展性患者,34 例为原发进展性患者;8~11 周给予鞘内注射甲氨蝶呤 1 次,最多可达 8 次,治疗结束或治疗中止后随访 1 年;87 例继发进展性 MS 患者治疗后平均 EDSS 评分较基线显著改善

($P=0.014$);34 例原发进展性 MS 患者治疗后 EDSS 评分无明显进展。鞘内注射甲氨蝶呤可能在进展性的 MS 中具有有益的作用,并且耐受性良好,没有严重的不良事件。

(4)不良反应:甲氨蝶呤的主要毒性反应发生在正常和增殖迅速的组织,特别是骨髓和胃肠道。最常见的不良反应包括溃疡性口腔炎、白细胞减少、恶心和腹部不适。其他有疲劳、发热、头痛、头晕、困倦、耳鸣、视物模糊、眼睛不适和对感染抵抗力下降。一般而言,不良反应的发生率和严重性与用药的剂量和频率有关。

(5)特殊人群用药:甲氨蝶呤的妊娠分级为 D 级,妊娠期应避免使用任何剂量的甲氨蝶呤,并在受孕前 3 个月停用甲氨蝶呤;在受孕前 3 个月内接受低剂量甲氨蝶呤治疗的女性,应在妊娠之前至整个孕期补充叶酸;使用低剂量甲氨蝶呤期间意外怀孕者,应立即停用甲氨蝶呤,继续补充叶酸,评估胎儿风险。哺乳期不推荐使用甲氨蝶呤。

老年人使用甲氨蝶呤应特别谨慎,使用时应考虑降低剂量。甲氨蝶呤具有肝毒性,治疗期间应检测肝功能。严重肝功能受损或肝脏疾病(肝炎、肝纤维化、肝硬化)患者不应使用。甲氨蝶呤通过肾脏排泄,治疗前、中、后均需要检测肾功能,并根据肾功能调整使用剂量。甲氨蝶呤注射液中含有苯甲醇,不建议新生儿使用。

(四)抗肿瘤类免疫抑制剂——米托蒽醌

米托蒽醌是蒽醌类抗肿瘤抗生素,其结构与多柔比星(阿霉素)类似。其来源于链霉菌土壤样本中获取的一种新的具有抗癌潜力的化合物柔红霉素,并对其进行结构修饰而得到的新化合物。

1. 作用机制 米托蒽醌主要通过抑制拓扑异构酶 II 抑制 DNA 的复制和修复,为周期非特异性药物。干扰 DNA 拓扑异构酶 II 介导的 DNA 再连接反应,导致 DNA 单链或双链断裂,影响 DNA 复制,发挥细胞杀伤作用。易断裂复合物的形成及稳定的存在促进了 DNA 的异常重组,从而启动细胞凋亡程序而导致细胞死亡。

2. 药代动力学 在人体内给药后,米托蒽醌通常以三相法从血浆中消除。用高效液相色谱法和[14C]标记药物对血浆进行药物分析,证明该药物最初在两个相对快速的 α 和 β 阶段被消除(半衰期分别为 $3\sim10\,min$ 和 $0.3\sim3.1\,h$),然后是较长的 γ 期长达 12 d。米托蒽醌清除缓慢的部分原因是药物的大量分布,肝脏、甲状腺和心脏中最多。

米托蒽醌的代谢和药物的最初消除发生在肝脏内。肝功能不全患者体内米托蒽醌清除功能受损。此外,该药物的粪便回收率约为给药量的 18%,胆汁排泄是消除药物的主要途径,尿液排泄也有一部分。

3. 临床应用 2000 年 10 月米托蒽醌获得 FDA 的许可,现主要用于恶化的复发缓解型(RR)、继发进展型(SP)和进展复发型(PR)MS 患者。治疗剂量为一次 $12\sim14\,mg/m^2$,每月 1 次。

第一项双盲安慰剂对照研究由意大利米托蒽醌研究组进行,治疗组每月服用 $8\,mg/m^2$ 米托蒽醌,为期 1 年,与安慰剂组相比,米托蒽醌治疗组的复发率降低了 70%($P=0.05$),两组无进展患者的比例差异无显著性意义,但持续时间太短,不能得出明确的结论。在随后公开的二期临床试验中,研究人员跟踪了 68 名接受米托蒽醌治疗的患者,大多数观察期长达 6 年,

其中 20 例定期随访 3 年或更长时间,结果关于发病率和进展的影响结果证实了初步数据。

法国和英国的随机对照试验评估了米托蒽醌治疗的短期效益。该研究纳入 42 例在过去 12 个月中出现 2 次或 2 次以上的复发,但无恢复或残疾进展,并伴有活动性疾病的 MRI 证据的复发缓解型或继发进展型 MS 患者,为期 6 个月,患者被随机分为两组后,一组采用米托蒽醌(20 mg)和甲基泼尼龙(1 g)治疗,每月 1 次,一组仅服用甲基泼尼龙 6 个月以上。观察两组每月 MRI 扫描中发现新的钆增强 T_1 病变的患者所占的比例。米托蒽醌组无新强化病变的患者比例(90%)明显高于对照组(31%)。米托蒽醌组有 66% 的患者在 6 个月的治疗期间没有复发,而对照组有 33% 复发率。

4. 不良反应 米托蒽醌最主要的不良反应是血液系统和胃肠道系统的不良反应。与用药剂量相关的不良反应是骨髓抑制,主要表现为粒细胞减少;用药后 14 d 后可出现典型的延迟性白细胞减少,3 周可恢复正常。米托蒽醌抑制红细胞和血小板计数的报道很少。胃肠道系统反应主要包括恶心、呕吐和口腔炎,但这些不良反应发生的频率相对较低。

米托蒽醌有心脏毒性。美国 FDA 发布黑框警告提示,心脏毒性可能发生在米托蒽醌治疗的任何一个时期,而且随着剂量的积累,危险会随之增加。充血性心力衰竭可发生在米托蒽醌治疗期间或治疗结束后数月或数年以后。开始使用米托蒽醌前应该先通过病史和身体检查来评估患者的心脏指征,基础左心室射血分数(LVEF)小于 50% 的 MS 患者不应接受米托蒽醌的治疗;在每服一种剂量的米托蒽醌之前,应该对 MS 患者的心脏功能进行监测。米托蒽醌的终身累积剂量<140 mg/m^2,患有心脏病或蒽环类抗生素暴露的患者终身累积剂量<140 mg/m^2。

因为有潜在继发性急性髓细胞性白血病的危险,所以建议对用米托蒽醌治疗的 MS 患者进行严格的全血细胞计数监测,包括血小板。一般情况下米托蒽醌不用于中性粒细胞计数少于 1.5×10^9/L(1 500/mm^3)的 MS 患者。同样,在米托蒽醌治疗结束之后也应该进行常规血细胞计数。

5. 特殊人群用药 米托蒽醌的 FDA 分级为 D 级,禁用于妊娠期患者,所有有生育潜力的妇女都应在服用米托蒽醌药物之前进行妊娠测试,并应建议在服用这种细胞毒性药物时不要怀孕。米托蒽醌可以通过乳汁排泄,在哺乳期禁用。米托蒽醌不推荐用于肝、肾功能不全者。

(五) 单克隆抗体——利妥昔单抗

利妥昔单抗(美罗华)是抗 CD20 人/鼠嵌合 IgG_1 单克隆抗体,其本质是一种 Y 形蛋白质。随着对 B 细胞及其作用机制认识的深入,利妥昔单抗的治疗范围已从 B 细胞恶性肿瘤扩展至类风湿关节炎、系统性红斑狼疮、特发性血小板减少性紫癜等自身免疫性疾病。

1. 作用机制 利妥昔单抗是一种未结合的 $IgG_1\kappa$ 抗体。利妥昔单抗在体内主要通过免疫介导的机制起作用,包括补体依赖性细胞毒性、抗体依赖性细胞介导的细胞毒性,以及巨噬细胞和中性粒细胞的吞噬作用(见图 1-9-3-2A)。这些机制依赖于抗体在免疫细胞上与 FcγR 结合的 Fc 片段。补体依赖的细胞毒性效应,利妥昔单抗与补体 C1q 结合,使补体蛋白固定在抗体包被的肿瘤细胞表面,介导补体依赖的细胞毒作用。抗体依赖性细胞介导的细胞毒性效应,利妥昔单抗 Fc 片段与各种效应细胞 Fc 片段受体结合,激活效应细胞释放具有细胞毒性物质,介导抗体依赖的细胞毒途径。此外,利妥昔单抗和其他抗 CD20 抗体可在 Fab 部分与 B 细胞上的 CD20 结合后激活信号通路,并在不同程度上诱导同型黏附(目标细胞聚集)和(或)细胞死亡(见图 1-9-3-2B)。有证据表明利妥昔单抗可诱导细胞毒性 T 细胞(CTL)产生抗肿瘤免疫反应。抗体可能促进树突状细胞对肿瘤抗原肽的摄取和呈递,导致特异性效应 CTL 的成熟和激活(图 1-9-3-2C)。这一机制可以解释在淋巴增生障碍患者中有时观察到的延迟和长期反应,这些反应预测的时间远远超过仍能检测到有效循环 mAb 浓度的时间。然而,这一机制仍需在其他模型中得到证实,目前还无法直接证明疫苗对患者的影响。

A 免疫介导机制

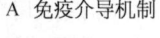

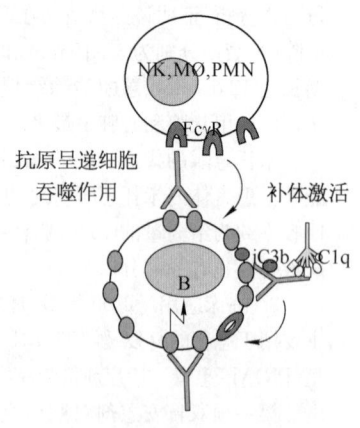

B 经CD20信号直接效应
同型黏附细胞介导死亡

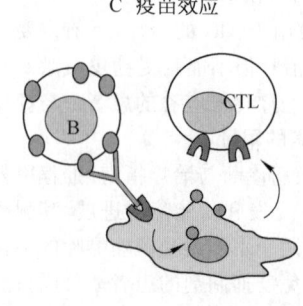

C 疫苗效应

图 1-9-3-2 利妥昔单抗的作用机制
A. 免疫介导;B. 直接机制;C. 疫苗免疫效应。

2. 药代动力学　静脉注射利妥昔单抗的生物利用度为100%，利妥昔单抗在稳态下的分布体积约为9.6 L，由于血浆体积只有3～3.5 L，说明其分布于细胞外的组织间隙，但中枢神经系统除外。血-脑屏障阻碍大分子进入中枢神经系统，严重限制了静脉注射后利妥昔单抗的分布。抗体清除的机制有三：① 靶介导的清除；② 肝 Kupffer 细胞和网状内皮系统(RES)单核/巨噬细胞的蛋白水解；③ 非特异性的，FcγR 无关的内吞作用。利妥昔单抗的分布和消除时间很长，清除率也可能不同，因此很难估计药物在多次剂量后的累积程度。

3. 临床应用　利妥昔单抗最先批准用于诱导治疗非霍奇金淋巴瘤，剂量为375 mg/m^2，静脉注射，每周1次，连用4周。由于利妥昔单抗用于神经免疫系统疾病的研究较少，缺乏大样本的前瞻性临床研究，实际临床应用剂量也并不统一。利妥昔单抗作为单一药物的治疗周期一般是每周给予1次，联合化疗时每21～28 d给予1次。

(1) 重症肌无力：Blum等回顾性分析了使用低剂量的利妥昔单抗(1 g利妥昔单抗，每2周500 mg，共4周)治疗14例MG患者(其中11例为AChRAb＋型MG患者，3例MuSKAb＋型MG患者)，并进行了外周血B细胞和自身抗体的监测。14例患者中有11例临床症状明显缓解，有13例在使用利妥昔单抗4周后出现外周血B细胞耗竭，而B细胞的恢复则发生在停止使用利妥昔单抗9～30个月后，其中的4例B细胞恢复患者MG症状复发并进行利妥昔单抗复治。利妥昔单抗治疗后仍有8例患者血清AChR水平仍＞8 nmol/L，其中7例患者临床症状改善，另外3例血清AChR水平下降，其中2例临床症状改善。而3例MuSKAb＋型MG患者中，血清MuSK水平增加有1例，另外2例下降，但这3例MuSKAb＋型MG患者症状均达到临床缓解。这项研究结果提示：低剂量的利妥昔单抗是有效的，其有效的机制是通过去除B细胞和B细胞产生的细胞因子的消除以及对获得B细胞提呈抗原的辅助T细胞清除来实现的，而不是自身抗体介导。B细胞耗竭是必要的但不是唯一的因素，因此，监测外周血B细胞的数量有助于指导利妥昔单抗临床用药。

(2) 多发性硬化：在一项Ⅱ/Ⅲ期多中心临床试验中，439例原发进展型多发性硬化(PPMS)患者每24周接受2次1 000 mg静滴利妥昔单抗或安慰剂注射，共96周(4个疗程)。主要终点是确认疾病进展时间(CDP)。MRI扫描结果显示，T_2病灶体积和脑总体积从基线到96周均有变化。与安慰剂组比较疾病进展没有显著差异。但亚组分析显示，年龄在51岁的患者中，利妥昔单抗组的CDP较安慰剂组有延迟。不良反应在各组间具有可比性，利妥昔单抗组和安慰剂组患者分别有16.1%和13.6%发生严重不良事件。利妥昔单抗组和安慰剂组严重感染发生率分别为4.5%和1.0%。

(3) 视神经脊髓炎及其谱系疾病：2013年Kim等观察30例接受利妥昔单抗(每次375 mg/m^2)治疗的NMOSD患者，随访5年，结果显示87%(27例)的患者复发率由治疗前的2.4%降至0.3%，60%(18例)的患者治疗后无复发，93%(28例)的患者治疗后EDSS评分下降或保持原来水平。随访5年期间无严重不良反应事件发生。同剂量利妥昔单抗研究分别对8例NMO、25例NMO[23例NMO、2例长节段横断性脊髓炎(LETM)]、23例(8例未接受过免疫治疗)NMO患者进行观察，平均随访时间1.5～2年，结果显示患者的复发率都降至0，无明显严重不良反应。上述研究表明，375 mg/m^{2}利妥昔单抗治疗NMOSD可以缓解复发次数、改善EDSS评分。目前对于利妥昔单抗治疗NMOSD的疗效肯定，但在长期治疗效果及安全性方面尚缺乏多中心、大规模、随机对照的临床试验，需要进一步研究。

(4) 慢性炎性脱髓性神经病：目前对此疾病研究表明利妥昔单抗在原发性CIDP的疗效存在争议。一项小样本数试验研究结果显示利妥昔单抗治疗CDIP患者有效。在给予标准剂量的利妥昔单抗(375 mg/m^2，每周1次，连用4周)治疗后，其中1例CDIP患者肌力改善持续5年之久，此后也有一些CIDP患者对利妥昔单抗治疗有反应的报道。但样本数量和开放性试验设计限制了结果的解释，对常规治疗无效的CIDP患者采用利妥昔单抗治疗是否有效还需进一步研究。

4. 不良反应　利妥昔单抗最主要的不良反应是感染，病原体可以是细菌或病毒。无论是诱导治疗还是维持治疗，加用利妥昔单抗注射液均会增加感染发生率。利妥昔单抗不仅损伤B细胞，对T细胞的功能也有抑制作用，所以一些少见的机会性感染也可出现，如卡氏肺孢子菌肺炎。而且随着利妥昔单抗注射液剂量和强度的增加，其感染发生率也相应增加。

病毒感染亦不少见，尤其是乙型肝炎病毒和巨细胞病毒，据报道这两种病毒再激活的比率高达20%～30%。目前认为对于病毒尚有复制的患者，在使用利妥昔单抗注射液同时服用逆转录药物预防复发很有必要。

除此之外，利妥昔单抗还可见变态反应、心脏毒性、血液学毒性、中性粒细胞减少所致的感染。

5. 特殊人群用药　利妥昔单抗的分级为C级，育龄妇女在使用利妥昔单抗的过程中及治疗后的12个月，应采取有效的避孕措施。妊娠已知免疫球蛋白IgG可通过胎盘屏障。在猕猴中进行的发育毒性研究没有发现利妥昔单抗治疗具有子宫内胚胎毒性的证据。在研究中观察到母体动物暴露于利妥昔单抗时，其新生子代在出生后阶段出现B细胞群缺失现象。在人类临床试验中，还没有对母亲暴露于利妥昔单抗后对新生儿B细胞水平的影响进行研究。尚未有与怀孕妇女有关的充分、良好对照研究数据，但是，怀孕期间使用过利妥昔单抗的母亲所产新生儿有报告一过性B细胞耗竭和淋巴细胞减少。鉴于此，孕妇应禁用利妥昔单抗，除非可能的获益高于风险。

尚不清楚乳汁中是否有利妥昔单抗排出。已知母体的IgG可进入乳汁，因此利妥昔单抗不得用于哺乳的母亲。

参考文献

[1] 孟晓梅，殷剑，张华，等.环孢素A在神经免疫疾病中的临床应用[J].中国神经免疫学和神经病学杂志，2006，13(1)：22-24.

[2] 邵福源，王宇卉.分子神经药理学[M].上海：上海科学技术出版社，2005.

[3] 苏炳华.临床药物试验[M].上海：上海科学技术文献出版社，2000.

[4] 卫生部.糖皮质激素类药物临床应用指导原则[J].中华内分泌代谢杂志，2012，28(2)：171-202.

[5] 杨宝峰，陈建国.药理学[M].9版.北京：人民卫生出版社，2018.

[6] 张月丽，明英姿，周宏灏，等.他克莫司：药代动力学，药效动力学

和药物基因组学[J]. 中国临床药理学与治疗学,2014,19(9):1042-1050.

[7] 中国免疫学会神经免疫学分会,中华医学会神经病学分会神经免疫学组,中国医师协会神经内科分会神经免疫专业委员会. 中国视神经脊髓炎谱系疾病诊断与治疗指南[J]. 中国神经免疫学和神经病学杂志,2016,(3):155-166.

[8] 中华医学会神经病学分会,中华医学会神经病学分会神经肌肉病学组,中华医学会神经病学分会肌电图及临床神经生理学组. 中国多发性肌炎诊治共识[J]. 中华神经科杂志,2015,(11):946-949.

[9] 中华医学会神经病学分会. 中国自身免疫性脑炎诊治专家共识[J]. 中华神经科杂志,2017,(2):91-98.

[10] 中华医学会神经病学分会神经免疫学组,中国免疫学会神经免疫分会.多发性硬化诊断和治疗中国专家共识(2014版)[J]. 中华神经科杂志,2015,(5):362-367.

[11] 中华医学会神经病学分会神经免疫学组,中国免疫学会神经免疫学分会. 中国重症肌无力诊断和治疗指南2015[J]. 中华神经科杂志,2015,(11):934-940.

[12] BALLOW M. Mechanisms of immune regulation by IVIg [J]. Curr Opin Allergy Clin Immunol, 2014, 14(6):509-515.

[13] BEGITT A, DROESCHER M, MEYER T, et al. STAT1-cooperative DNA binding distinguishes type 1 from type 2 interferon signaling [J]. Nat Immunol, 2014, 15(2):168-176.

[14] CHAMBLISS A B, CHAN D W. Precision medicine:from pharmacogenomics to pharmacoproteomics[J]. Clin Proteomics, 2016, 13:25.

[15] CHAN A, PIRMOHAMED M, COMABELLA M. Pharmacogenomics in neurology:current state and future steps [J]. Annals of Neurology, 2011, 70(5):684-697.

[16] DALMARCO E M, ASTOLFI G, de LIZ R, et al. Modulatory effect of mycophenolate mofetil on carrageenan-induced inflammation in the mouse air pouch model [J]. Int Immunopharmacol, 2012, 13(4):476-482.

[17] EVISON B J, SLEEBS B E, WATSON K G, et al. Mitoxantrone, more than just another topoisomerase II poison [J]. Med Res Rev, 2016, 36(2):248-299.

[18] GENGO F M. Pharmacological principles in treating neurological disease[M]//BRADLLY W G, DAROFF R B, GERAD M, et al. Neurology in clinical practice. 5th ed.

Butterworth Heinemann:Elsevier, 2008:859-898.

[19] GU L, JIN W, KAN L, et al. A retrospective study to compare the use of tacrolimus and cyclosporine in combination with adriamycin in post-transplant liver cancer patients[J]. Cell Biochem Biophys, 2015, 71(2):565-570.

[20] LV Q K, LIU J X, LI S N, et al. Mycophenolate mofetil modulates differentiation of Th1/Th2 and the secretion of cytokines in an active crohn's disease mouse model[J]. Int J Mol Sci, 2015, 16(11):26654-26666.

[21] MILLER A E. Oral teriflunomide in the treatment of relapsing forms of multiple sclerosis:clinical evidence and long-term experience [J]. Ther Adv Neurol Disord, 2017, 10(12):381-396.

[22] MINAGAR A, BENARROCH E E, KOLLER W C. Basic pharmaceutical principles and the blood-brain barrier [M]//NOSEWORTHY J H. Neurological therapeutic:principles and practice. Vol I. London:Martin Dunitz, 2003:1-24.

[23] OH J, O'CONNOR P W. Teriflunomide in the treatment of multiple sclerosis:current evidence and future prospects[J]. Ther Adv Neurol Disord, 2014, 7(5):239-252.

[24] POPPE D, TIEDE I, FRITZ G, et al. Azathioprine suppresses ezrin-radixin-moesin-dependent T cell-APC conjugation through inhibition of Vav guanosine exchange activity on Rac proteins [J]. J Immunol, 2006, 176(1):640-651.

[25] SCHWAB I, NIMMERJAHN F. Intravenous immunoglobulin therapy:how does IgG modulate the immune system? [J]. Nat Rev Immunol, 2013, 13(3):176-189.

[26] THOM V, ARUMUGAM T V, MAGNUS T, et al. Therapeutic potential of intravenous immunoglobulin in acute brain injury[J]. Front Immunol, 2017, 8:875.

[27] USHIJIMA K, UEMURA O, YAMADA T, et al. Age effect on whole blood cyclosporine concentrations following oral administration in children with nephrotic syndrome[J]. Eur J Pediatr, 2012, 171(4):663.

[28] VICKERY B G, HIRTZ D, WADDY S, et al. Comparative effectiveness and implementation research:directions for neurology[J]. Ann Neurology, 2012, 71:732-742.

[29] WASSERMAN R L. Subcutaneous immunoglobulin:facilitated infusion and advances in administration[J]. Clin Exp Immunol, 2014, 178(Suppl 1):75-77.

第十章　神经疾病的特殊诊断

第一节　神经病理诊断

汪　寅

一、脑组织活检的病理诊断

20世纪70年代以来,由于脑神经成像技术(CT、MRI)的出现与进步,使颅内疾病的定位诊断由神经症候学定位跃进到脑影像的图像直观定位的新时代。但对一些弥散或大脑深部的微小病变,诊断及治疗常遇有困难,立体定向穿刺脑组织活检病理则是解决这一问题的有效途径。开展脑、周围神经及骨骼肌活组织检查的主要目的是明确病因,做出恰当的诊断或通过病理形态学改变进一步解释临床和神经电生理的变化。随着病理诊断技术的不断发展,包括酶组织化学技术、免疫组织化学及分子原位杂交技术的应用,病理检测的阳性率在不断提高。然而,脑组织活检也有一定的局限性,例如:受取材部位及样本量的限制;局部组织的病理改变不能完全解释疾病的发生和发展过程;穿刺精确度要求高,易引起出血等并发症。因此,脑组织活检远不如周围神经或骨骼肌活检那么普及和广泛,理由是需要熟悉脑局部解剖结构,充分了解神经系统疾病的基本病理改变、染色技术及具有诊断意义的特征性病理改变。在此必须强调的是脑组织活检毕竟是一种创伤性检查,风险度极高,有可能导致不良后果,需要权衡利弊后谨慎决定,特别是对重要功能区的病灶更应慎重。

目前,脑组织活检主要适用于经头颅影像学证实的占位性

或弥散性病变,但病变性质尚难明确,有待病理进行鉴别的肿瘤性病变及非肿瘤性病变,例如:大脑胶质瘤病、肉芽肿性病变、炎性脱髓鞘病变、血管性病变、系统性变性症及痴呆综合征。脑组织活检的取材途径主要取决于病变部位,较浅的、靠近皮质表面的病变可采用颅骨钻孔后切开脑膜,锥形切取脑组织;也可钻孔后穿刺采取脑标本;大脑深部的病变,通常需要开颅手术切取标本或在 CT 或 MRI 导航下行立体定向穿刺获取脑组织。采集的脑组织应根据病变的性质和需要进行特殊处理,制作冷冻、石蜡切片或电镜标本,通过形态学观察和特殊的染色技术显示病变,做出比较适当的病理诊断,具体操作流程详见图 1-10-1-1。

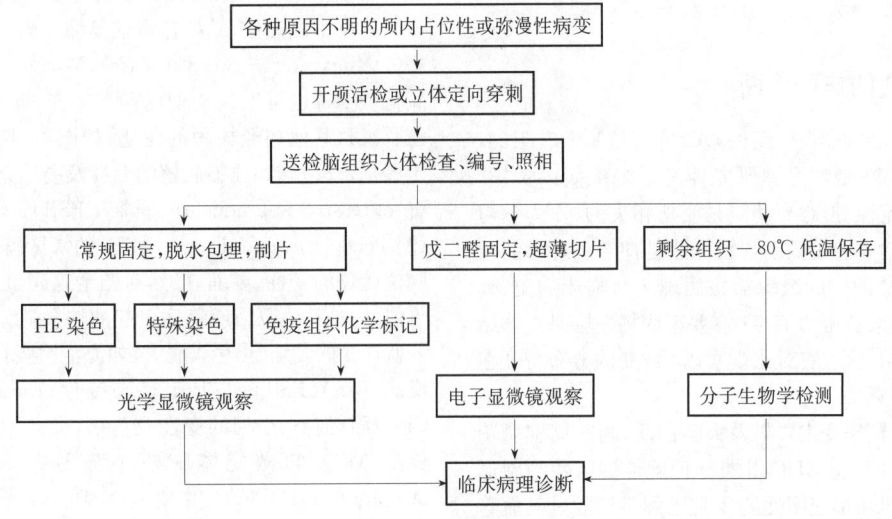

图 1-10-1-1　脑组织活检操作流程

二、肿瘤性病变的病理诊断

脑肿瘤性病变是开展脑组织活检的最佳适应证。颅内最常见的肿瘤是胶质瘤、脑膜瘤及转移性肿瘤,近年中枢神经系统原发性淋巴瘤的发病率有上升倾向。关于颅内肿瘤的具体分类、分级及形态学特征可参阅 2007 年颁布的第 4 版《WHO中枢神经系统肿瘤分类》蓝皮书,在此不再重复赘述。但值得一提的是,近年来随着人类癌基因图谱的完善及分子病理技术的飞速发展,在脑胶质瘤的基础研究领域有突破性进展,2008 年公布了人类脑胶质瘤的癌基因图谱,并确定了在成瘤过程中 RTK/RAS/PI-3K、P53 及 RB 是三条关键的分子信号通路;有 90% 以上的低级别胶质瘤,包括星形细胞瘤、少突胶质细胞瘤、混合性少突-星形细胞瘤以及 80% 的继发性胶质母细胞瘤的患者有异柠檬酸脱氢酶 1(isocitrate dehydrogenase 1,IDH1)基因突变,应用 IDH1 突变型特异性抗体(IDH1-R132H)的免疫组织化学方法能精确区分胶质增生和低级别胶质瘤(图 1-10-1-2),这在立体定向穿刺活检中,对极少的小标本的病理诊断能发挥重要作用;通过免疫荧光原位杂交技术发现有 80% 以上的少突胶质细胞瘤有染色体 1p/19q 杂合性缺失(图 1-10-1-3),提示患者预后良好并对烷化剂类化疗药物有效;通过免疫组织化学方法检测 O^6-甲基鸟嘌呤-DNA-甲基转移酶(O^6-methylguanine-DNA-methyltransferase,MGMT)的水平,利用 PCR 技术检测

MGMT 启动子甲基化状态及胞嘧啶-磷酸盐-鸟嘌呤岛(CpG岛)甲基化表型状态,对胶质瘤患者的预后判断具有十分重要的意义。

随着科学技术日新月异的飞速发展,特别是各种影像诊断仪器的成功研制和推广应用,为许多疾病的诊断提供了大量重要的信息,但必须承认目前尚未有一种检测手段能取代活体病理检查在疾病诊断中的地位和作用,特别对肿瘤性病变的最后确诊,病理诊断仍然是"金标准",并为临床制定个体化治疗方案及分子靶向治疗奠定基础。

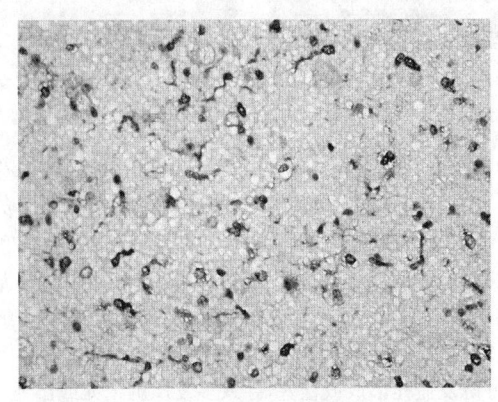

图 1-10-1-2　WHO Ⅱ级星形细胞瘤的瘤细胞对 IDH1 呈强阳性表达(IDH1-R132H 免疫组织化学染色,×400)

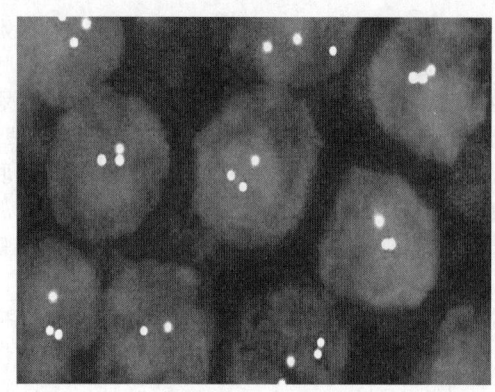

图 1-10-1-3　WHO Ⅱ级少突胶质细胞瘤 1p/19q 杂合性缺失 (FISH 检测法，红色为标记信号，绿色为指示信号)

三、非肿瘤性病变的病理诊断

脑组织活检对于非肿瘤性病变的诊断价值是非常有限的，积极争取尸体解剖仍然是学习和研究神经系统疾病的关键。临床与病理、定位与定性、形态与功能是密切相关的，作为学习和研究的基础，大体检查和显微镜观察仍然是神经病理学的主要手段，需要强调的是：① 脑组织活检病理应与临床病史、神经系统体征及影像学改变密切结合；② 要牢固树立脑是立体结构的概念，熟悉解剖结构，左右对比观察；③ 病变的分布特征在病理诊断上具有重要意义。

假瘤样炎性脱髓鞘病变主要累及大脑白质、脑室周围髓鞘破坏，形成脱髓斑伴有大量 MHC Ⅱ类标记阳性的巨噬细胞形成及吞噬髓鞘碎片，CD4 标记阳性的 T 淋巴细胞形成淋巴血管套现象和浸润脑实质，随着病程的迁延出现修复性胶质纤维增生，轴索脱失、重新分布或囊腔形成(图 1-10-1-4)。

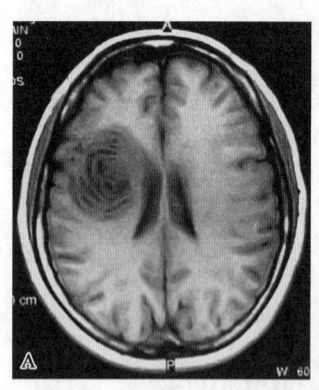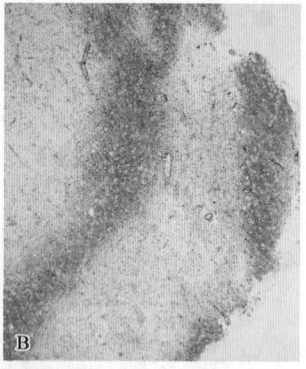

图 1-10-1-4　同心圆样脱髓鞘病(Balo 同心圆硬化，35 岁女性)
A. 头颅 MRI 提示右额同心圆样病灶；B. 年轮状髓鞘脱失(K-B 染色，×40)。

中枢神经系统原发性血管炎，又称中枢神经系统肉芽肿性血管炎或孤立性血管炎，病因不明，可能与细胞介导的免疫反应有关。好发于 30~50 岁的成年人，主要侵犯软脑膜和大脑皮质内直径 200~500 μm 的小动脉，累及血管壁全层，尤其是中层，有玻璃样坏死和纤维素样渗出，淋巴细胞和单核细胞浸润。血管内膜肥厚，管腔狭窄，巨噬细胞浸润伴有多核巨细胞形成，可诱发血栓形成或栓塞，导致多发性脑梗死或出血。

对于系统性变性症或痴呆性病变的脑组织活检一直存有争议，这就需要熟悉病变分布的特点，采用特殊染色技术及细

胞骨架蛋白免疫组织化学方法来显示细胞变性的形态学特征，有助于早期诊断。

基底节与运动障碍性疾病关系密切，从广义上说，其应包括尾状核、壳核、苍白球、丘脑底核、黑质、红核、中脑被盖、网状结构、桥核、橄榄核和小脑齿状核等结构。任何运动障碍性疾病都可累及上述核团和它们的投射纤维，甚至播及脊髓、丘脑和大脑皮质。

尾状核头部显著萎缩是亨廷顿病的特征性改变，正常情况下尾状核常向侧脑室凸出，而在亨廷顿病的大脑半球冠状切面上，由于尾状核萎缩、扁平化，致使侧脑室扩大。

壳核萎缩是多系统萎缩(multiple system atrophy, MSA)的典型病变分布特征，双侧壳核外侧部呈灰褐色线条状萎缩伴有中脑黑质、脑桥蓝斑核萎缩。当然，哈勒沃登-施帕茨病(Hallervorden-Spatz disease)、Wilson 病、脑血管疾病和一氧化碳中毒也可发现类似的病变分布，此时应紧密结合病史，注意观察其他神经核团的变化，如橄榄-脑桥-小脑系统，有助于鉴别；苍白球和丘脑底核的变性及萎缩是进行性核上性麻痹(progressive supranuclear palsy, PSP)、马查多-约瑟夫病(Machado-Joseph disease, MJD)的常见病变部位；中脑黑质和脑桥蓝斑的变性、萎缩，虽然对帕金森病(PD)的诊断具有重要价值，但是其他原因或疾病引起的帕金森综合征也可出现黑质和蓝斑核的萎缩、黑色素脱失，如海洛因吸食者、脑炎后、脑血管疾病、MSA、PSP 和皮质基底节变性(corticobasal degeneration, CBD)等；脑桥、小脑的变性及萎缩，最典型的运动障碍性疾病就是 MSA 的橄榄体脑桥小脑萎缩(olivoponto-cerebellar atrophy form, OPCA)，主要是小脑传入纤维系，包括桥核、橄榄核、脑桥基底部桥横纤维、小脑中脚、小脑下脚和小脑白质的变性及萎缩；脊髓的变性及萎缩，最具代表性的运动障碍性疾病是肌萎缩侧索硬化(ALS)，尸检可发现脊髓萎缩，脊髓横断面前后径缩小、前角扁平化，侧索、前索变性和前根变细，呈灰褐色调；MJD 的脊髓小脑索变性、MSA 的 Shy-Drager 综合征型的胸髓内侧核(Clarke 核)和腰骶髓 Onuf 核的变性和萎缩，一般在尸检时很难识别，需要在显微镜下仔细观察。

神经细胞的病理学改变一般可分为原发性和继发性两大类，继发性改变一般认为是由于外界因素直接作用于神经细胞，导致神经细胞在形态和机能上产生可逆或不可逆的损害，常见的原因为缺血、循环障碍、中毒、机械损伤和感染等；原发性改变一般认为是不能明确引起神经细胞损害的确切因素，在中枢神经系统疾病中，大多数属于运动障碍性疾病、遗传性疾病和老年变性病的范畴，这种原发性神经细胞改变的特点是除了神经细胞内正常的结构和成分有增减之外，同时还发现有新的结构形成，如包涵体和老年斑沉积等。原发性神经细胞病变具有两面性，某些神经细胞的病理学改变在某些疾病中具有病理学诊断意义，而这些类似的变化在一般正常人脑中也可见到，如正常人脑神经细胞一般在 40 岁以后可有脂褐素沉积，60 岁以后可有神经原纤维缠结、老年斑形成和颗粒空泡变性等，但这些变化超过一定的数量和范围就会产生质的变化，具有病理学意义，因此正确认识生理性退化和病理性变化，以及相互间的关系是非常重要的，这就需要我们根据病理改变的形态学特征、病变损害的程度、分布范围并结合临床病史、实验室检查来综合判断。神经细胞由细胞核、细胞体以及由细胞体发

出的一根轴突和多根树突组成,因此在观察神经细胞变化时,需要观察核的变化、细胞体及突起的变化,以及突起之间连接的突触间的变化。由于神经细胞具有这些特点,在常规苏木素-伊红染色(hematoxylin-eosin stain,HE染色)中不能观察到细胞的全部结构,需要做一些特殊染色,如轴索染色、髓鞘染色、尼氏染色等来观察神经细胞各部位的形态学变化。

(一)神经细胞的形态学改变

1. 神经细胞的轴索反应 又称 Wallerian 变性。当神经元的轴突与胞体发生断离时可发生神经细胞体积增大、核偏位和尼氏小体中心溶解现象,在断离端的轴突可发生肿胀和崩解。在人体中,如薄束和楔束核,随着年龄增大,可产生肿大性变化;在疾病时,如 CBD、ALS 和克-雅病(Creutzfeldt - Jakob disease,CJD)等均可产生此种变化。

2. 单纯萎缩 在没有任何外源性因素的影响下,神经细胞由于慢性代谢障碍所导致的渐进性萎缩性改变称为单纯萎缩。各种运动障碍性疾病、变性病和正常老年脑,可见在大脑的特定解剖区域内有单纯性萎缩和神经元丢失。在显微镜下,可见神经细胞体积变小、核浓染、核仁不清或消失,胞体内尼氏小体明显减少或消失。由于这些变化导致神经细胞内蛋白质合成障碍、代谢降低,最终导致丢失和死亡。

3. 颗粒空泡变性 常见于颞叶海马锥体细胞层内,比较局限地发生这种变化。一般认为颗粒空泡变性属生理性、老年性改变,在 60 岁以下的尸检中非常少见,随着年龄的增加发生率上升,80 岁以上的老年人中约有 75% 可见颗粒空泡变性。一般老年人在好发部位神经细胞的平均发生率为 0.27%,而在阿尔茨海默病(AD)患者中平均发生率为 9.16%,目前对颗粒空泡变性的病理意义还不清楚。在显微镜下,神经细胞胞体内见直径约 5 μm 的空泡,在空泡内可见嗜银性颗粒样物质;在细胞体内可见一个颗粒空泡变性或数个颗粒空泡变性。目前对颗粒的化学特性还不清楚。在电镜下,空泡的膜由两层或多层结构构成,颗粒由高电子密度的微细颗粒状物质聚集;在颗粒空泡变性的周围可见许多溶酶体的聚集。因此,有人认为颗粒空泡变性与细胞的自身消化有关。

4. 神经原纤维缠结 为大量纤维性蛋白在神经细胞的核周边、轴突和树突内异常积聚,其在神经病理学上一直占据着重要位置,至今还是研究的重要课题之一。在显微镜下,这种变化最初于 1907 年由 Alzheimer 在早老性痴呆患者的脑内发现,在神经细胞的胞体和突起内,由嗜银性的粗纤维聚集成束状或球状,当时认为是由正常的神经原纤维变性后凝集所致。在电镜下,神经原纤维缠结与微丝和微管结构有明显不同,纵断面观察直径常不固定,横断面观察可见每隔 80 nm 有一节段性的狭窄,平均直径大约在 15 nm,而且是由两根纤维组成的双螺旋状结构。免疫组织化学分析显示神经原纤维缠结可能来自异常磷酸化的微管相关蛋白 Tau 的异常积聚,与微管变性有关。神经原纤维缠结的意义:在正常老人脑中可出现,根据文献记载在 50~59 岁的老年人中约有 50% 出现神经原纤维缠结。70 岁以上老人 100% 可出现神经原纤维缠结,但是仅局限于海马和海马旁回,因此认为属生理性变化。但在许多疾病,如阿尔茨海默病、Down 综合征、关岛型帕金森病痴呆综合征(parkinsonism-dementia complex)、脑炎后帕金森病、PSP 等疾病中,在大脑皮质和皮质下神经核均可见到神经原纤维缠结,

并且其出现的数量和部位与疾病的症状、体征以及与痴呆的程度有密切关系。

5. Pick 小体 Pick 病(Pick disease,PiD)主要为大脑额、颞叶局限性叶性萎缩,呈对称性。Pick 小体是 PiD 的特征性病理改变,一般分布于大脑皮质第 II、III 层小型神经细胞胞体内,特别在颞叶海马的颗粒细胞层内最多见,其次是海马旁回的锥体细胞内。在所有 PiD 的病例中,仅有 50% 的患者可出现 Pick 嗜银小体。Pick 小体的超微结构是由神经微丝和微管的异常聚集所构成,并含有大量的小胞、空泡、线粒体和溶酶体等细胞小器官。免疫组织化学分析显示 Pick 小体有 3 次微管重复序列的 Tau 蛋白(3R Tau)异常聚集。因此 Pick 小体的形成与异常磷酸化微管蛋白的异常积聚有关。

6. Lewy 小体 1913 年由 Lewy 在帕金森病的黑质神经细胞的胞体内发现,HE 染色下表现为球形,中央为强嗜酸性的核心部分和周围呈淡伊红色的空晕环部分,称为脑干型 Lewy 小体(图 1 - 10 - 1 - 5)。在帕金森病和 Lewy 小体痴呆的病例中,Lewy 小体广泛分布于中脑黑质、脑桥蓝斑和延髓迷走神经背核。在电镜下,Lewy 小体主要是由纤维状物质组成,中心部的核心由高电子密度的细颗粒结构组成,周围的空晕由放射状的直径为 8~10 μm 的细纤维构成。免疫组织化学分析显示 Lewy 小体对泛素蛋白呈强阳性表达,有 α-共核蛋白(α-synuclein)异常聚集。

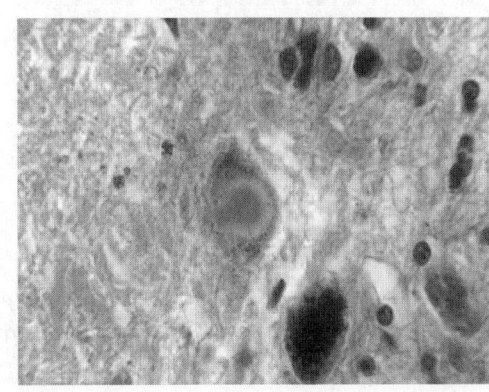

图 1 - 10 - 1 - 5 Lewy 小体(64 岁男性,帕金森病)
中脑黑质色素神经元脱失伴脑干型 Lewy 小体形成(HE 染色,×400)。

7. Bunina 小体 1962 年由俄国神经病理学家首先在家族性 ALS 的脊髓前角细胞的胞质内发现嗜酸性包涵体,直径大约为数个微米,呈球状,可有一个或数个聚集。在电镜下,可见在小体的中央部有纤维样物质聚集,周边部有高电子密度的物质呈带状围绕。目前认为 Bunina 小体是 ALS 的特征性病理改变,免疫组织化学分析显示 Bunina 小体对 Cystatin - C 有阳性表达。最近,在 ALS 的病例中发现与转录抑制基因(transcriptor repressor gene,TARDP)的表达产物 TDP - 43 有连锁反应。

8. 轴索和树突的变性——老年斑沉积 最具有代表性的轴索病变是老年斑沉积。老年斑的形成是神经突起和突触的变性与 Aβ 淀粉样蛋白的沉积有密切关系。老年斑在大脑皮质内随处可见,一般认为在非痴呆病例中出现率约为 32.8%,在 80 岁以上老人出现率为 100%。在显微镜下,老年斑在大脑皮质的神经纤维网中呈斑状变化。一般在 HE 染色下很难观察,在嗜银染色后可发现具有强嗜银性的粗细不均一的神经突起

聚集成斑块状。从形态上老年斑可分为两种类型,一种是弥漫型老年斑或称为原始斑,在嗜银染色后在大脑皮质浅层第Ⅰ、Ⅱ层有弥漫分布的粗细不均的神经突起组成的斑状块;另一种是定型老年斑或称核斑,在大脑皮质深层第Ⅲ~Ⅵ层内具有棕黑色核心斑块形成,周围由变性轴突及树突围绕成环状的典型老年斑。一般认为弥漫型老年斑是早期改变。在电镜下,可见直径70~80μm的纤维状淀粉样斑块,周围有变性的神经、胶质细胞突起和巨噬细胞形成。免疫组织化学分析显示β-淀粉样蛋白是构成老年斑的主要成分(图1-10-1-6)。老年斑出现的意义与神经原纤维缠结有以下不同:① 老年斑作为主要的病理改变,只发生在阿尔茨海默病患者和老年人中;② 在老龄的猴、猫、狗、鼠的脑中均可发现老年斑;③ 在高龄人群中随着年龄的增加,老年斑的数量也在增加;④ 老年斑的数量与生前的智能障碍程度有关。因此,老年斑能够直接反映脑的老化程度。

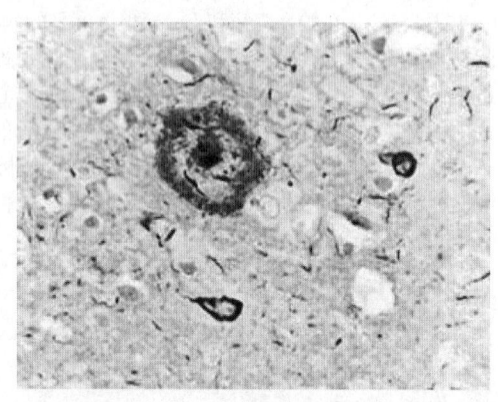

图1-10-1-6 老年斑(82岁女性,阿尔茨海默病)

老年斑内有β-淀粉样蛋白沉积伴有大量Tau标记阳性的神经突起变性及神经原纤维缠结 (β-amyloid+Tau双重免疫组织化学染色,×400)。

9. 平野小体 是轴索变化的一种类型,在老年脑和阿尔茨海默病患者,在海马的锥体细胞旁可见棒状或球状直径在15~30μm具有折光性嗜酸小体。一般认为平野小体可能是一种老年性改变,但在阿尔茨海默病、ALS和帕金森病患者的脑内均可出现。因此,目前对平野小体的病理意义尚不清楚。

10. 小脑齿状核 Grumose 变性 小脑齿状核神经细胞突起与小脑 Purkinje 细胞突起连接处的变性,齿状核神经细胞肿大,在神经细胞周围的树状突起和神经纤维网的突触之间变性,嗜银性增强,使齿状核神经细胞轮廓模糊不清。Grumose变性大多见于进行性核上性麻痹、马查多-约瑟夫病和皮质基底核变性症等疾病中。

11. 海绵空泡状变性 在克-雅病、库鲁病(Kuru disease)、吉斯特曼-斯召斯列斯综合征(Gerstmann - Sträussler syndrome,GSS)等 Prion 病的大脑皮质内可见大小不等、弥散的空泡状变性,这种变化是由神经细胞的突起肿胀变性,突触前膜破坏,突起内的神经微丝、微管、线粒体消失以及 PrP^{Sc} 的异常沉积,形成的空泡样变性(图1-10-1-7)。

构成神经系统的主体是神经细胞,在中枢神经系统的支持细胞被称为胶质细胞,包括星形胶质细胞、少突胶质细胞和小胶质细胞,在周围神经系统的支持细胞被称为施万细胞(Schwann's cell)。支持细胞的突起伸向神经细胞体和突触,其末端与神

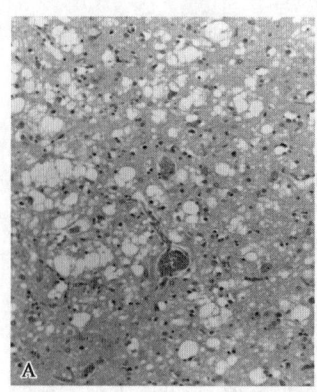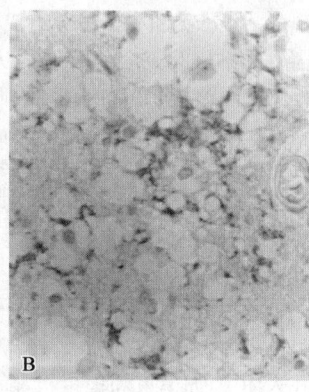

图1-10-1-7 神经细胞海绵空泡状变性(48岁男性,克-雅病)

A. 大脑皮质层状结构消失伴海绵空泡状变性(HE染色,×200);B. 神经毡内见 PrP^{Sc} 异常沉积(Prion 免疫组织化学染色,×200)。

经细胞胞体和突起相连。在临床神经病理学范畴内,一般对"胶质瘤"及"胶质化"都已熟知。近年来,采用特殊的嗜银染色技术发现在系统性变性及痴呆综合征的患者中,不是单纯的神经元变性,在胶质细胞内也有大量嗜银性异常构造物沉积。这些改变在形态学和免疫表型上具有特征性,对疾病的病理诊断和分类以及在系统性变性的病理机制研究中具有十分重要的意义。

(二)胶质细胞的形态学改变

1. 星形胶质细胞细胞核的变化 最常见的疾病是 Wilson 病和肝性脑病,在苍白球、小脑齿状核、黑质和大脑皮质等区域内可见星形胶质细胞细胞核异常肿大,为直径在15~25μm的椭圆形或肾形,并有不规则分叶状的核,核内染色质稀疏,细胞体的轮廓辨别不清,被称为 Alzheimer Ⅱ型星形胶质细胞,或称为裸核星形胶质细胞。

2. 反应性星形胶质细胞 中枢神经系统受损后,包括缺氧、循环障碍、机械性损伤或其他原因,星形胶质细胞细胞体和突起发生肿胀性改变。在 HE 染色下,可见细胞体体积增大,突起变粗,呈嗜酸性。在电镜下,可见中间丝明显增加,排列成束状。反应性星形胶质细胞增生,一般在大脑皮质区域最易发生。

3. 纤维性星形胶质细胞 一般在中枢神经系统损害进入慢性期,或在某些慢性病变中可见到,称为胶质化或胶质纤维瘢痕形成。在形态学上,HE 染色可见星形胶质细胞核和细胞体体积变小,突起增多,且又长又细,在突起内充满胶质纤维丝;用 Holzer 染色能清楚地显示星形胶质细胞突起的变化。

4. 类淀粉样小体 是一种嗜碱性或嗜银性的圆形球状物,直径为5~20μm,PAS 染色呈阳性反应,化学成分是含有少量蛋白质的胶原样糖类(碳水化合物)。类淀粉样小体的出现一般认为是一种生理性的老化现象,40岁以上就可出现,随着年龄的增加数量增多,广泛分布于大脑皮质浅层、脑室周围、海马、脊髓后索,特别在血管的周围最多见。

5. 毛丛状星形胶质细胞 在 PSP 病例的大脑基底节、中脑导水管周围的灰白质、中脑黑质、动眼神经核等处,用 Gallyas - Braak(G - B)嗜银染色可发现有小圆形核,胞体内染成棕黑色,含有大量嗜银性胶质纤维缠结,并伸出许多突起的毛丛状星形胶质细胞散在分布;免疫组织化学分析显示异常磷酸性的 Tau 蛋白呈强阳性表达(图1-10-1-8),在电镜下发

现直径在 10 μm 左右的纤维样细丝异常聚集,免疫电镜证实这些纤维样构造物对 tau 蛋白呈强阳性表达。目前认为毛丛状星形胶质细胞是诊断 PSP 的特征性病理改变。

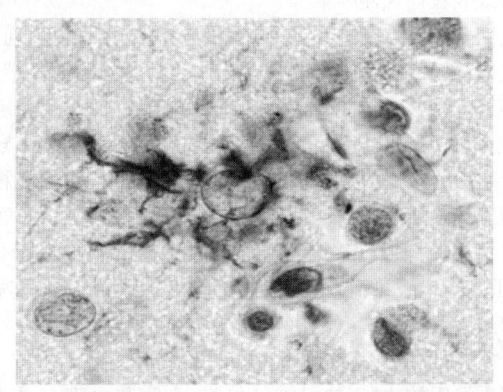

图 1-10-1-8 毛丛状星形胶质细胞

PSP 患者中脑导水管周围的灰白质内出现毛丛状星形胶质细胞,对 Tau 呈强阳性表达(Tau 免疫组织化学染色,×400)。

6. 星形胶质斑 在 CBD 的病例中,用 G-B 嗜银染色在大脑皮质,特别是中央前回、基底节区、中脑导水管周围灰白质、动眼神经核和蓝斑处可发现有染成棕黑色星形胶质细胞的变性突起,形成环状结构;在环状构造物的中央部由星形胶质细胞的细胞核构成,称为星形胶质斑,免疫组织化学分析显示 Tau 蛋白呈强阳性表达(图 1-10-1-9),β-淀粉样蛋白呈阴性反应。目前认为星形胶质斑是皮质基底核变性症的特征性病理改变。

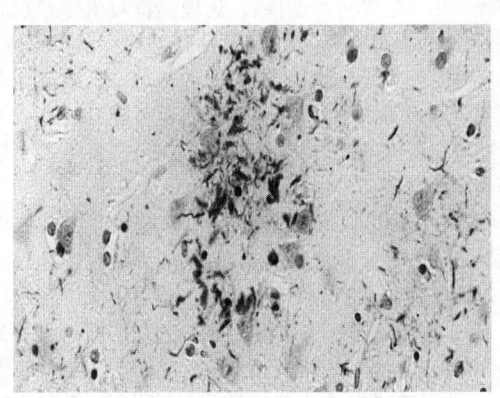

图 1-10-1-9 星形胶质斑

CBD 患者中央前回皮质内出现星形胶质斑,对 Tau 呈强阳性表达(Tau 免疫组织化学染色,×400)。

7. 胶质细胞包涵体 在 MSA 的基底节、内囊、中脑黑质、大脑脚、脑桥核、延髓橄榄核、小脑和大脑白质处,发现有大量被染成棕黑色的火焰状或月牙状嗜银性胶质细胞包涵体(glial cytoplasmic inclusion,GCI)(图 1-10-1-10),免疫组织化学分析显示 GCI 对泛素、α-Synuclein 呈强阳性表达。目前认为 GCI 是诊断 MSA 的金标准。

8. 螺旋状或卷曲状少突胶质细胞包涵体 在 Pick 病和皮质基底核变性症的额叶皮质深层和白质交界处发现有染成棕黑色的螺旋状或卷曲状少突胶质细胞包涵体,免疫组织化学分析显示包涵体对 Tau 蛋白呈强阳性表达。

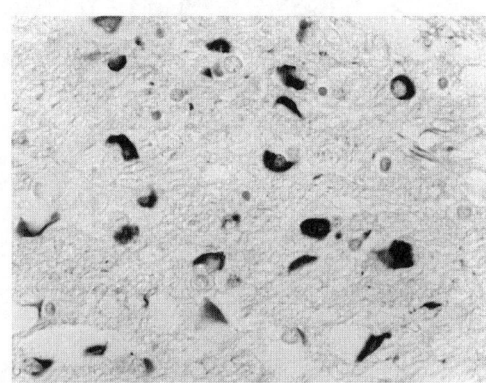

图 1-10-1-10 月牙状嗜银性胶质细胞包涵体

MSA 患者脑桥基底部出现月牙状胶质细胞包涵体(G-B 嗜银染色,×400)。

9. 小胶质细胞 至今,因缺乏有效的染色方法,对于小胶质细胞形态学改变的研究很少。过去一般认为小胶质细胞来源于血液中的单核细胞,但现在发现小胶质细胞是神经系统中一种固有胶质细胞,来源于神经外胚叶组织具有吞噬功能。在正常情况下,HE 染色在大脑灰白质内可见少量杆状核或椭圆形核的小细胞,胞质稀少,容易与血管内皮细胞相混淆。但在感染、外伤、血管病变及肿瘤的情况下,可见病灶周围小胶质细胞明显增多,并可吞噬含铁血黄素、脂质和病毒颗粒,使细胞变大,胞体肿大,似泡沫状,核常偏位,一般通称为吞噬细胞或格子细胞。吞噬细胞一般在急性病变时容易见到,但在慢性病变中,常可见到杆状核或椭圆形核的小胶质细胞增生,目前对小胶质细胞在中枢神经系统变性病或运动障碍性疾病中的形态学改变及功能性改变是研究的热点,例如在阿尔茨海默病中,老年斑的形成可能与小胶质细胞活性有关。

四、周围神经活检的病理诊断

尽管只有极少数患有周围神经病的患者需要做神经活检,但在许多情况下为明确诊断,这种创伤性检查是不可避免的,要精确界定周围神经活检的适应证是非常困难的(图 1-10-1-11),应视患者的具体情况,例如详细的临床病史、肌无力的进展程度及是否能获得适当的治疗来进行综合判断。近年来,随着神经电生理、分子生物学技术的飞速发展和其他组织的易获得性(例如:唾液腺活检来诊断淀粉样变性病),神经活检呈明显的下降趋势;对于获得性神经病的神经活检,需要临床与病理密切配合,详细了解临床表现、病变的分布特征,针对病理改变做出适当的诊断并提出指导性的治疗意见,如通过神经活检可能有助于非典型慢性炎性脱髓鞘性多发性神经病的诊断。另一方面,在常规基因检测阴性的遗传性神经病的病例中,通过神经活检可发现某些特征性的病理改变,从而来锁定或筛选特定的基因突变。在许多文献和教科书中都已经详细阐述了神经活检对神经病诊断的重要意义,以下就近年来在神经活检中开展的新技术,如周围神经冷冻切片检测单克隆免疫球蛋白、恶性淋巴瘤 T 细胞受体基因重排、免疫细胞化学标记免疫球蛋白的电镜应用,以及各种遗传性神经病的纵向轴索超微结构特征做简要介绍。

(一)神经活检技术

神经内科医生对神经活检技术不一定十分了解,这就需要在该领域有丰富经验的病理医生与神经内科医生合作,让他们

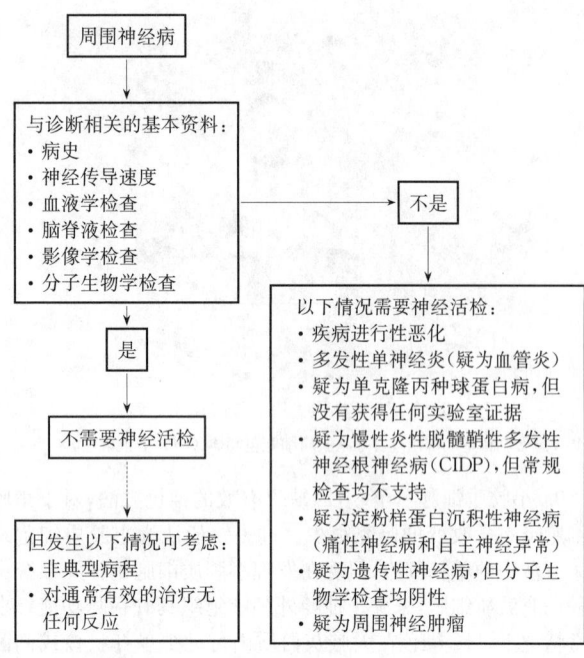

图 1 - 10 - 1 - 11　周围神经活检的适应证和基本流程

知道哪些方法在疾病诊断中能发挥最大的价值。任何感觉神经都能做活检,腓肠神经是最常用的采取部位,有时在血管炎的患者中可采取腓浅神经及邻近的腓骨短肌,当上肢症状明显时可采取桡浅神经活检,需要做神经根或神经丛活检时可在成像导航下进行,仅有少数人试图想确定周围神经活检的种类及并发症的发生率。Dyck 等报道,腓肠神经活检后,约有 30% 患者留有主观或客观的感觉异常。因此,神经活检应按照国际周围神经学会 2010 年颁布的操作指南进行。常规采取神经标本后,应立刻把神经组织小心地分割成三部分:一是甲醛固定后石蜡包埋制片,用于观察神经周间质的变化。二是用 2.5% 戊二醛及 0.05 mol/L 二甲胂酸钠缓冲液固定 1 h 后,再用 1% 锇酸后固定,环氧树脂包埋制成超薄切片,用于电镜或免疫电镜观察,同时应常规制作横断面的甲苯胺蓝半薄切片用于光镜观察。经醋酸铀和柠檬酸铅染色后,常规进行横切面电镜观察,纵切面电镜用于观察郎飞结和轴索内线粒体等特殊结构,半薄切片用来检测有髓神经纤维密度,而超薄切片用来检测无髓神经纤维密度。有时需要精心制作单神经纤维,按照 Dyck 分类和计算法计算出脱髓鞘和轴索损害的比例。三是留取冷冻切片用于免疫荧光检测,如因技术等原因难以操作,可改用免疫电镜检测。

(二)神经纤维的形态学改变

首先,我们需要了解几种人为假象以免引起误诊,它们可能产生于活检过程中(组织破碎或过度牵拉)或组织处理时(固定液配方或渗透压问题,固定不充分,冷冻及解冻的技巧等诸多问题)。在包埋过程中应注意神经纤维的走向(避免神经纤维形成波纹状,造成斜切面)。急性轴索变性的特点是出现大量含有轴索及髓鞘碎片的卵形体,慢性轴索损害通常表现为神经纤维有不同程度的脱失伴有不规则丛状神经纤维或髓鞘再生现象,当神经纤维重度脱失时可不伴有再生现象。在任何类型慢性神经病的病程中,进行性轴索脱失是共同的病理特征。因此,在重度、慢性获得性或遗传性神经病中,除了有脱髓鞘改变外还有更显著的轴索脱失,这种大直径有髓神经纤维脱失与

电生理神经传导速度的研究结果是一致的,提示轴索型神经病。反之,仅能在半薄切片或电镜观察到的小直径有髓神经纤维或无髓神经纤维的改变,可能会提示某些特殊的疾病,如巨轴索病或线粒体代谢异常等。

脱髓鞘的特点是神经纤维有髓鞘脱失或伴有再生现象,这些再生的髓鞘直径与轴索的直径相比非常薄称为薄髓鞘,尤其在单神经纤维检查时更容易观察到髓鞘节段性改变和巨轴索等病理改变特征,电镜检查可发现单克隆免疫球蛋白异常或 PO 基因突变诱发的特征性髓鞘结构改变。与巨噬细胞相关的脱髓鞘病变主要表现为组织细胞侵入施万细胞,破坏及吞噬髓鞘板层结构,而轴索相对保留,这种改变在半薄切片上不是很清楚,但在电镜下可清晰显示完整的轴索和组织细胞吞噬髓鞘碎片的过程。某些毒素或酶代谢异常可引起脂类物质异常沉积,电镜下可发现施万细胞有特殊的形态学改变。

间质组织的改变,除了神经外膜、束膜和内膜三层结构有改变外,更应留意神经间质内小动脉及毛细血管的变化,如炎性细胞浸润、血管壁坏死和微血管瘤等。胶原结缔组织增生和间质水肿也是很常见的病理改变,但难以量化。Kaemmer 等提出在神经活检时,计算胶原Ⅰ型和Ⅲ型的比率具有一定的诊断价值,并可作为一个对治疗是否有效的判断指标。淀粉样变性症或伴有单克隆免疫球蛋白异常的多发性神经病通常在间质内有异常物质沉积,这些沉积物的性质往往需要通过电镜或免疫电镜来做精确的检测和分析。

(三)免疫相关性神经病

1. **血管炎** 这组疾病共同的病理特征是血管壁炎症伴有或无坏死,它往往是多系统疾病的一部分,但也可能只局限于周围神经。由于它是可治性疾病,病理确诊对治疗方案的制定具有重要意义,血管炎患者通常累及腓总神经、腓浅神经及腓骨短肌,因此提倡联合活检可提高阳性检出率。结节性多动脉炎应仔细观察中等大小的动脉,部分患者可能有乙型或丙型肝炎病毒感染史伴有或无冷球蛋白血症,在显微镜下主要累及小至中等大小的动脉。

2. **Churg - Strauss 综合征** 是以哮喘及嗜酸性粒细胞增生为主要表现的一个独立疾病单元,其病理表现为坏死性血管炎伴有以嗜酸性粒细胞为主的各种炎性细胞浸润。

3. **结节性神经病** 又称类肉瘤样神经病,其病理特征是在肌肉组织、神经外膜、肺和淋巴结内形成多发性非干酪样肉芽肿;神经纤维的病理改变主要表现为轴索损害,偶尔伴有脱髓鞘改变。

4. **类风湿关节炎** 某些结缔组织病常伴有神经内血管炎,如类风湿关节炎晚期常伴有多发性单神经炎,血管炎通常累及有髓和无髓神经纤维,严重时可波及轴索,这种变化一般在显微镜下很容易被发现,但当检测结果与临床表现互相矛盾时,此时应对采集的神经及肌肉标本做连续切片反复仔细地观察。

5. **慢性炎性脱髓鞘性多发性神经病** 起源于一般的免疫异常,致病性抗原至今不明。当患有慢性孤立性多发性神经病,同时不具备免疫球蛋白异常的直接证据,但电生理检查却显示脱髓鞘型神经病,提示慢性炎性脱髓鞘性多发性神经病的可能性很大。由于慢性炎性脱髓鞘性多发性神经病的患者不伴有单克隆免疫球蛋白异常,因此神经活检不能发现典型病例,但有助于确定非典型病例而得到适当的治疗。如果临床和

电生理改变均达不到诊断标准,我们通常会选择神经活检来得到证实。2008 年法国的研究小组公布了慢性炎性脱髓鞘性多发性神经病的诊断指南。按照美国神经病学会提出的组织病理学诊断标准,至少要发现 5 个以上的脱髓鞘纤维才能诊断慢性炎性脱髓鞘性多发性神经病,但有时在石蜡或冷冻切片上仅能见到血管周围有极少数 T 淋巴细胞浸润及神经内膜处有巨噬细胞弥散分布,而在半薄切片低倍放大后,可发现部分病例在粗大的神经纤维束或束内有分布不均匀的脱髓鞘及髓鞘再生现象;在电镜下见到脱髓鞘的轴索周围有施万细胞突起呈同心圆样增生构成洋葱球样结构,有的轴索周围可能包绕一层非常薄的髓鞘,提示有髓鞘再生现象;巨噬细胞吞噬破坏的髓鞘碎片,同时伴有不同程度的继发性轴索脱失。几乎在所有的病例中都能见到丛状神经纤维再生,这反映了一个修复的过程。这些形态学改变提示慢性炎性脱髓鞘性多发性神经病通常与单克隆免疫球蛋白异常或其他疾病相似。因此,应保留那些非典型病例的临床资料和电生理检查结果,针对每一个病例都要对神经活检的结果进行细致分析和讨论,但在没有确凿依据的情况下,可能有相当一部分慢性炎性脱髓鞘性多发性神经病的患者,可能被归类于慢性特发性轴索型神经病而得不到适当的治疗。

(四)感染性神经病

一般情况下根据临床表现基本能判断感染性神经病。

1. 莱姆病 是一种经蜱传播的感染性疾病,主要累及脑膜和周围神经,引起不对称的脑神经、脊神经及多发性周围神经炎,神经活检显示血管周围有明显的炎性细胞浸润及急性轴索损害。

2. 艾滋病 HIV 感染早期可出现类似于吉兰-巴雷综合征及慢性炎性脱髓鞘性多发性神经病的症状和体征,其基本病理改变是坏死性血管炎、感觉性神经病和抗逆转录病毒药物引起的中毒性神经病,均属于轴索型非炎性神经损害,具有相似的临床表现和组织病理学改变。在尸体解剖时,可发现巨细胞病毒等条件致病菌的感染引起马尾神经丛的多发性神经病。

3. 麻风病 虽然部分患者通过皮肤活检可明确诊断,但有时也需要做神经活检来证实特发性多发性神经病。典型的麻风性结节样神经病表现为泡沫状炎性细胞浸润神经束,用 Ziehl 染色可清晰显示麻风杆菌沉积在神经外膜、束膜及内膜,电镜检查可发现施万细胞质内含有透亮光晕、杆状结构的菌丝;类结核性麻风的病理特征是含有大量组织细胞浸润及多核巨细胞反应的肉芽肿性病变,偶尔伴有干酪样坏死,此时很难找到麻风杆菌,需与结节病进行鉴别。

(五)代谢性神经病

除了极少数原因不明的患者外,糖尿病、尿毒症及其他各种营养障碍性神经病一般不提倡做神经活检。代谢性疾病的神经活检通常表现为急性、亚急性或慢性的非特异性轴索型神经损害。糖尿病患者通常能发现微血管病变,但其确切意义尚不清楚;偶然也可发生慢性炎性脱髓鞘性多发性神经病,通过神经活检有助于那些非典型病例得到明确诊断和适当治疗。Said 指出长度依赖型糖尿病性神经病(length-dependent diabetic polyneuropathy)不是神经活检的适应证,但神经活检有助于发现炎性改变,提示糖尿病性神经病对治疗可能有一定的疗效。在实际工作中,如果糖尿病患者患有感觉-运动或以

运动神经病为突出表现,电生理却提示脱髓鞘型神经病的时候,这些患者更应倾向于慢性炎性脱髓鞘性多发性神经病的诊断,此时神经活检有助于鉴别长度依赖型糖尿病性神经病和慢性炎性脱髓鞘性多发性神经病。此外,患有痛性多灶性神经病和根性神经病的糖尿病患者一般都伴有炎性细胞浸润,提示系微血管炎所致,神经活检有助于此类神经病的诊断,并能接受类固醇激素治疗。

(六)中毒性神经病

在一般情况下中毒性神经病不需要做神经活检,胺碘酮及氯喹诱发的神经病可表现出相似的脱髓鞘病理特征。电镜检查发现在有髓、无髓神经纤维周围的施万细胞、纤维母细胞及内皮细胞内有大量脂质包涵体沉积,形成薄型板层状或假髓鞘样结构。有时临床医生并不完全了解患者的用药情况,通过神经活检可除外其他原因引起的神经病。由于脂类物质在神经内异常沉积需要很长时间才能消失,因此在停药后数月或更久做神经活检仍然能发现异常。大部分神经毒性药物诱发的神经病一般均表现为非特异性轴索型损害,与其他原因引起的神经病很难鉴别。己烷、甲基丁基酮及丙烯酰胺等工业污染引起的神经病,在电镜下可发现轴索增粗扩大,内含直径 9~10 nm 的细丝增生的超微结构特征,但偶尔在毒品吸食者的神经活检中也能发现类似的病理改变。

(七)单克隆丙种球蛋白异常与神经病

需要研究神经病与免疫球蛋白异常之间的直接关系,由于临床和电生理检查很难区分化学药物或其他原因导致的神经病,因此病理检查对那些接受具有潜在神经毒性的化疗患者有特别重要的意义。

1. IgM 免疫球蛋白病 如果抗髓鞘相关糖蛋白(myelin-associated glycoprotein,MAG)抗体水平明显增高(>10 000 BTU),再结合临床、电生理及血清学间接免疫荧光检查,基本可确定神经病与免疫球蛋白异常有关,此时不需要做神经活检。但在个别病例,我们会发现抗 MAG 抗体滴度不升高,而血清学间接免疫荧光检查却呈阳性反应的矛盾结果,此时就需要做神经活检,采用直接免疫荧光方法可发现髓鞘周围有免疫球蛋白呈环形沉积,在电镜下可见髓纹增宽。关于抗 MAG 神经病髓鞘改变的病理机制至今还不清楚,但最近的研究显示早期病变仅发生在髓鞘的终末端,随后再导致脱髓鞘改变;髓纹增宽可在血清单克隆免疫球蛋白异常之前就能被电镜观察到,此外神经活检还能发现一些伴随变化,如间质内有淀粉样物质沉积、淋巴细胞浸润等改变。通过光镜和电镜的免疫组织化学检查基本能确定细胞的类型和沉积物的性质,如果抗 MAG 抗体阴性,则应想到慢性炎性脱髓鞘性多发性神经病。

2. IgG 或 IgA 免疫球蛋白病 有极少数病例,采用特异性抗体的直接免疫荧光检测发现在大量有髓纤维周围有免疫球蛋白呈环状聚集,在电镜下也能见到与 IgM 型抗 MAG 神经病相似的髓纹增宽改变,但在髓鞘内还能发现一些施万细胞的碎屑,通常分布在髓板的内层和中层或外层,因此在髓纹增宽的边缘可形成稠密的条带,但不伴有巨噬细胞浸润;采用免疫组织化学染色或免疫电镜检查,可发现髓鞘内有重链或轻链蛋白异常沉积。在使用大剂量化疗和自体造血干细胞移植的患者中,发现这种异常沉积通常可提示抑制浆细胞的增殖活性可明显改善神经系统症状。

3. 神经内免疫球蛋白异常沉积　神经活检是观察神经内间质异常免疫球蛋白或淀粉样物质沉积的唯一途径。根据沉积的数量,可采用冷冻切片免疫荧光方法或免疫电镜来检测,在电镜下这些沉积物表现为指突状、纤维丝状或管状等超微结构特征。最好收集患者血清中的沉淀蛋白,固定后制成超薄切片在电镜下与神经内的沉积物进行比较学研究。

4. T 或 B 淋巴细胞增生性病变　一般常规石蜡包埋切片就能发现这些肿瘤样淋巴细胞,并通过免疫组织化学染色来确定细胞类型。淋巴瘤、白血病及单克隆免疫球蛋白病均能引起神经病,通过神经活检有助于诊断和鉴别。此外,检测免疫球蛋白的克隆性和 T 细胞受体基因重排对淋巴瘤样增生性病变非常有价值,通常应用 PCR 技术来评估免疫球蛋白或 T 细胞受体基因交界区域的差异性。PCR 技术检测克隆性只需要极微量的 DNA 样本,但具有极高的敏感性。

(八) POEMS 综合征

POEMS 综合征是指多发性神经病、脏器肿大、内分泌失调、单克隆免疫球蛋白异常和皮肤损害的综合征,绝大多数患者表现为血清中血管内皮生长因子(VEGF)异常升高。如果在不知道丙种球蛋白异常的情况下,仅凭临床症状来诊断本病是很不可靠的,此时就需要做神经活检。当有髓纤维和神经内膜的免疫细胞化学检测均为阴性时,大约有 80% 的患者在电镜下可出现非紧密性髓鞘层状结构(uncompacted myelin lamellae,UML)特征,占有髓纤维的 1%～7%。这种髓鞘改变通常发生在轴系膜附近,在一个半圆形的轴索周围至少有 3 层以上连续的髓纹呈疏松排列。这种超微结构特征与以上提及的 IgM、抗MAG 抗体、IgG 和 IgA 单克隆丙种球蛋白异常的髓纹增宽是有明显区别的,但相似的病理改变也可发生在 PO 及PMP22 基因突变的遗传性神经病中。

(九) 淀粉样变性症

淀粉样变性症是淀粉样蛋白异常沉积在某个脏器或全身的一组疾病,原发性或免疫球蛋白轻链型是最常见的类型,但也有因基因突变引起的神经系统淀粉样蛋白沉积症。石蜡包埋切片可显示淀粉样蛋白呈圆形斑块状,沉积在神经内膜或毛细血管壁上,刚果红及硫磺素染色能清晰显示淀粉样蛋白沉积(图 1-10-1-12)。在冷冻切片上应用特异性抗体可检测免疫球蛋白轻链型淀粉样变性症。电镜可发现淀粉样蛋白沉积在细胞外,为直径为 7～10 nm 构成的纤维细丝呈不规则束状

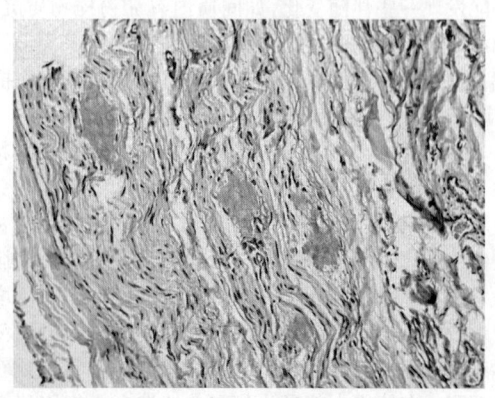

图 1-10-1-12　淀粉样蛋白斑块沉积
36 岁女性,淀粉样蛋白沉积性周围神经病,腓肠神经活检(刚果红染色,×400)。

排列结构;淀粉样纤维细丝有时与血管内皮细胞基底膜、施万细胞及胶原紧密相连。无论是遗传性或免疫原性淀粉样变性症,有髓和无髓神经纤维均遭到严重破坏。通常,皮下脂肪活检、唾液腺活检及直肠黏膜活检均有较高的阳性检出率,神经活检仅适用于上述活检均阴性的患者。通过神经活检约有 85% 的系统性淀粉样变性症能得到明确诊断,甚至应用免疫电镜可区别免疫球蛋白轻链型淀粉样变性和转甲蛋白(transthyretin,TTR)基因突变导致的遗传性淀粉样变性,这对临床遗传咨询具有重要意义。

(十) 遗传性神经病

遗传性神经病包括腓骨肌萎缩症(Charcot-Marie-Tooth病,CMT)、遗传性运动或感觉神经病,一般不伴随全身症状和体征,对于散发性病例的诊断是相当困难的。如遇到家族性病例,应确定显性、隐性或 X-连锁等遗传方式。一般认为显性遗传的患者比隐性遗传的患者起病较晚,且病情较轻。目前,CMT 的分类仍然按照正中运动神经传导速度:<38 m/s 提示脱髓鞘型(CMT Ⅰ 型);>38 m/s 提示轴索型(CMT Ⅱ 型)。对于家族性病例,直接分子学检测是首选的诊断方法,但价格昂贵,在一般实验室难以展开。如遇到散发性病例,首选的诊断方法是神经活检,通过形态改变的特征来寻找或锁定某个基因突变。

1. 显性 CMT

(1) CMT Ⅰ 型:PMP22 基因重复和突变引起脱髓鞘型CMT ⅠA 型,在电镜下发现在节段性脱髓鞘的过程中同时伴有神经纤维内薄型髓鞘再生现象,其表现为含有施万细胞突起和基底膜的多层髓鞘形成大量洋葱球样结构,偶尔在轴索周围有异常的薄型髓鞘再生。由于施万细胞和结缔组织增生可导致神经呈假性肥大,随着疾病的进展,任何慢性脱髓鞘性神经病都表现为有髓神经纤维的密度显著减少。MPZ 基因突变引起脱髓鞘型 CMT ⅠB 型,在电镜下发现超薄型髓鞘周围有大量施万细胞增生形成大量洋葱球样结构,同时能见到大量外套式髓鞘散在分布。

(2) CMT Ⅱ 型:对于这些轴索型 CMT 患者,尽管通过大规模的分子筛选,但目前还不完全清楚其发病机理。至今,比较明确的是编码于线粒体膜熔化蛋白 2(MFN2)基因突变引起CMT ⅡA 型,占 20% 左右;在电镜下除了神经纤维脱失、出现洋葱球样结构外,最显著的改变是在轴索的膜内外有大量圆形线粒体呈灶性异常聚集及线粒体嵴的异常或破坏。如遇到散发性 CMT Ⅱ 型病例,只有通过神经活检才能发现这种特征性超微结构改变,从而锁定分子检测的范围。

2. 隐性 CMT　通常需要通过分子学检测才能明确诊断,GDAP1 基因突变引起 CMT ⅣA 型的超微结构特征与 CMT Ⅱ A 型相似;MTMR2 或 MTMR13 基因突变引起 CMT ⅣB 型和 FGD4 基因突变引起 CMT ⅣH 型表现为重度脱髓鞘伴有大量外套式髓鞘形成;SH3TC2 基因突变引起 CMT ⅣC 型可表现为大量菲薄化的施万细胞突起扩散至无髓神经纤维周围;PRX 基因突变引起 CMT ⅣF 型可导致郎飞结的异常。

3. X-连锁型 CMT　GJB1 基因编码的缝隙连接蛋白32(connexin 32)突变引起 X-连锁型 CMT,神经活检可发现有大量薄型髓鞘纤维呈丛状再生现象,有髓神经纤维通常在正常范围或轻微减少,但小直径神经纤维往往有增多倾向,有时也

能见到典型的洋葱球样结构。

(十一) 先天性神经病

新生儿肌张力低下可由中枢神经系统病变、脊髓前角细胞、周围神经、神经肌接头及肌肉的病变引起。在这个年龄段，周围神经病变一般很难被确诊，其预后主要取决于呼吸功能和肌无力的程度，几乎所有患者都要通过分子生物学检查才能确诊。绝大多数新生儿神经病属先天性髓鞘形成不全综合征范畴，包括髓鞘合成和维护的障碍，仅有极少报道发现有脱髓鞘及髓鞘再生过程。

(十二) 其他遗传性神经病

遗传性感觉或自主神经病不适合做神经活检，在电镜下仅能见到个别无髓神经纤维的非特异性改变，通常需进行分子生物学检查。

1. 家族性淀粉样神经病(familial amyloid neuropathy，FAP) 通常通过分子生物学方法检测 *TTR* 基因突变来诊断 FAP。然而，在临床上偶然会遇到特发性病例，甚至会误诊其为慢性炎性脱髓鞘性多发性神经病，此时需要做神经活检以鉴别。

2. 巨轴索神经病(giant axonal neuropathy，GAN) 是由 *gigaxonin* 基因突变引起的常染色体隐性遗传病，通常发生在儿童，伴有卷发，早期累及周围神经和中枢神经系统；有时也会遇到以 CMT 或痉挛性截瘫为临床表型的非典型病例，在没有做分子生物学筛选的情况下，通过神经活检可发现含有大量神经纤维丝增生的巨轴索形成。

3. 婴幼儿和青少年的神经轴索营养不良(Seitelberger 病) 非常罕见，常伴有中枢神经系统损害，在脑内有轴索肿胀的球形体形成，神经活检可发现有髓或无髓神经纤维的轴索呈节段性肿胀，内含直径 20~40 nm 囊泡样结构或管状物质无序增生。

(十三) 贮积症

通常累及中枢和周围神经系统，在临床上仅有少数患者以周围神经病为首发症状，如临床和实验室检查均不能明确病因

时，神经活检可能会有所帮助。

1. 成人糖原贮积病 累及中枢和周围神经系统，通过神经活检，石蜡包埋切片 HE 染色、半薄切片及电镜检查可发现大量缠丝异常聚集，形成圆球状结构，沉积在轴索内。尽管本病仅出现神经系统症状和体征，但糖原体可沉积在全身许多脏器，目前认为是由糖原分支酶(glycogen branching enzyme，GBE)基因纯合子或杂合子错义突变导致糖原分支酶缺乏而引起的，相当于糖原贮积病Ⅳ型。

2. 神经脂质贮积症 异染性白质营养不良、Krabbe 病、Fabry 病、Niemann - Pick 病、Gaucher 病及肾上腺白质营养不良等均可引起神经病，通过电镜检查可以发现各自具有特征性结构的结晶状脂质包涵体的异常沉积。

综上所述，血液系统异常相关的神经病，应尽早、尽快争取做神经活检来明确诊断，针对病因使患者获得相应的治疗。但在实际工作中，神经活检往往是相对滞后的，使部分患者丧失治疗的最佳时机，导致不良预后。免疫组织化学和电镜检查对周围神经病变的诊断具有很大帮助。但必须强调在决定做神经活检前，需充分了解患者的临床症状、体征，电生理检查及所有实验室的检查结果。神经活检的标本固定和制作可在一般实验室进行，但对标本的观察和分析必须有经验丰富的专科医生来担当。

五、骨骼肌活检的病理诊断

骨骼肌活检的适应证及具体操作流程详见图 1 - 10 - 1 - 13，其目的包括：临床已高度怀疑某种特定的疾病希望通过病理得到明确诊断；在明确诊断的基础上希望更进一步了解病因和发病机制；希望评估疾病的发展过程及预后。由于骨骼肌病变是一组多病因、具有先天性及遗传倾向的疾病，专业性极强，在决定做骨骼肌活检时，需要对患者的临床症状、体征，实验室及电生理检查结果进行细致分析，倡导以临床专科医生为主体，病理医生为辅助的模式开展骨骼肌活检的病理诊断和讨论。随意获取一块肌肉组织，进行纯形态的病理学描述对临床

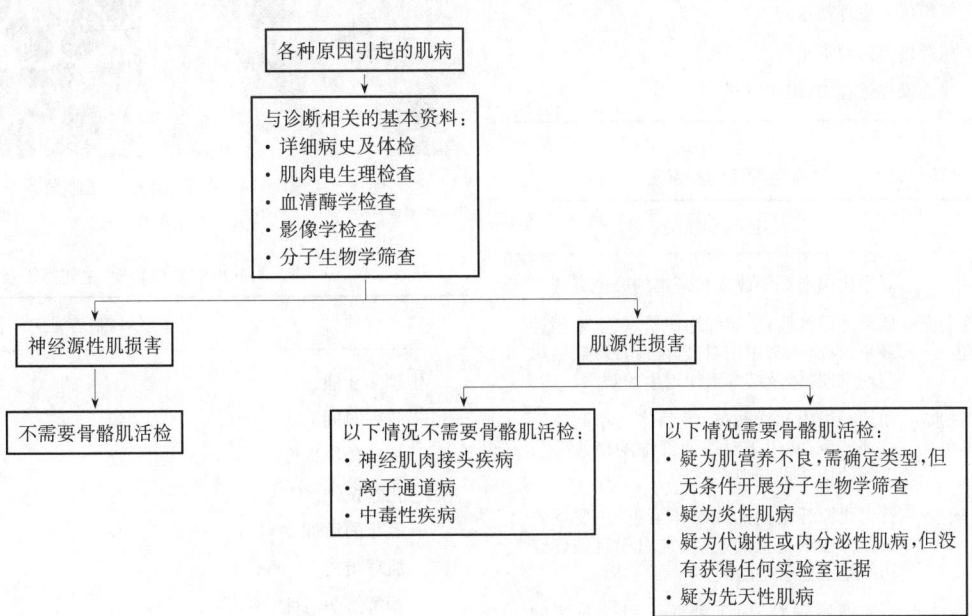

图 1 - 10 - 1 - 13　骨骼肌活检的适应证和基本流程

毫无帮助,如临床要区别神经源性肌萎缩和肌源性萎缩,只要通过肌电图检查就可明确,不需要做骨骼肌活检。

选择取材部位对病理诊断非常关键。有时在讨论具体病例时,小儿科医生和神经内科医生在认识上可能会产生分歧:小儿科医生通常会选择肱二头肌,其理由是可大致了解肩胛部的病变情况;肌腱较少,能制作漂亮的冷冻切片;不影响患者的步行功能。而神经内科医生更注重的是肌电图的检查结果,有无外伤史及脊柱的改变等因素。因此,取材部位应选择临床及电生理均受累的肌肉,最好在 CT 或 MRI 引导下实施骨骼肌活检。慢性进行性病变应选择轻、中度受累的肌肉,急性病变应选择受累较重甚至伴疼痛的肌肉,切忌选择严重萎缩及有脂肪组织充填的肌肉。

骨骼肌活检也是一种创伤性检查,应注意保护周围软组织及神经,术后严密止血,预防感染。采集的新鲜肌肉标本,经适当处理并按肌纤维方向垂直固定后,制成 4 μm 厚的横断面冷冻切片,通过各种染色后在光学显微镜下进行观察;对代谢性肌病或疑为包涵体炎或肌病的患者,需及时留取电镜标本。残余标本应放置深低温冰箱储存,以备分子生物学检测。在取材、制片及染色过程中,应尽量避免诸多人为因素对肌肉病理观察及诊断的影响(表 1-10-1-1)。骨骼肌的纤维类型、形态学改变、酶学变化、线粒体异常、蛋白质异常及间质变化,需通过一系列的特殊染色后才能观察。关于各种特殊染色的目的及病理意义详见表 1-10-1-2。

表 1-10-1-1 影响病理观察和诊断的各种因素

类别	影响因素
手术取材问题	部位的选择(病变严重部位,不能判断病变性质)
	肌肉采集量不足
	手术过程中严重出血
	肌纤维周围肌膜及肌腱等结缔组织成分过多
冷冻制片问题	空气中暴露时间过久,组织干枯
	组织浸入生理盐水内
	肌纤维方向辨别不清
	冷冻操作过程中,组织倾斜

表 1-10-1-2 各种染色的目的和意义

染色方法	目的和意义
HE 染色	观察肌肉形态学改变最基本的染色方法
Gomori 三色染色(醛复红-阿尔辛蓝染色)	肌纤维呈淡蓝色,结缔组织呈绿色,末梢神经呈紫红色,常用于对破碎红边纤维、镶边空泡、杆状体及结缔组织增生的观察
NADH 染色(烟酰胺腺嘌呤二核苷酸染色)	肌原纤维内的线粒体、溶酶体及小胞体染成淡紫色,常用于对肌原纤维的横纹及肌质网的构造进行观察
SDH 染色(琥珀酸脱氢酶染色)	针对肌原纤维内的线粒体染色,主要反映线粒体在数量上的改变,常用于对破碎红边纤维及血管壁的观察
PAS 染色(碘酸雪夫染色)	观察糖原颗粒,用于糖原沉积性肌病的诊断

续表

染色方法	目的和意义
油红 O 染色	观察脂滴颗粒,用于脂质沉积性肌病的诊断
CCO 染色(细胞色素 C 氧化酶染色)	检测线粒体活性,用于线粒体肌病的诊断
ATP 酶染色(pH 9.6 和 pH 4.6)	主要用于肌纤维分型
免疫组织化学染色	主要用于肌营养不良的诊断及分型

(一)骨骼肌的形态学改变

1. 正常肌肉组织 由数十至数百根直径 $60\sim80~\mu m$ 肌纤维丝聚集成肌束,在肌纤维丝之间很少有结缔组织成分,偶见少量毛细血管及末梢神经,在肌束之间能见到纤维结缔组织、肌纺锤、血管及末梢神经束等组织。肌纤维呈多边形,周边部有 2~3 个细胞核,纤维内部基本见不到细胞核,细胞质呈嗜酸性,主要是含有丰富的收缩蛋白肌原纤维及线粒体、溶酶体和糖原颗粒构成的肌质网。通常肌纤维可分为两种类型,Ⅰ型肌纤维,相当于慢肌,又称赤肌;Ⅱ型肌纤维,相当于快肌,又称白肌。在正常情况下两种类型肌纤维的比率约为 1∶1,呈"马赛克"样结构镶嵌均匀分布,采用 ATP 酶、NADH、SDH 及 PAS 染色能区分两种类型的肌纤维(图 1-10-1-14),肌纤维的生理功能、生化特性及超微结构特征详见表 1-10-1-3。

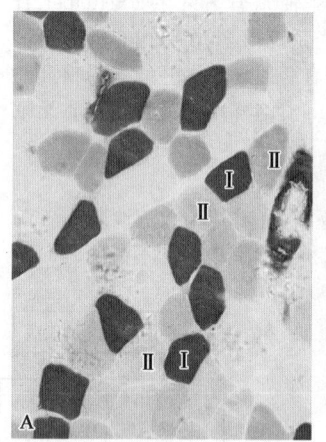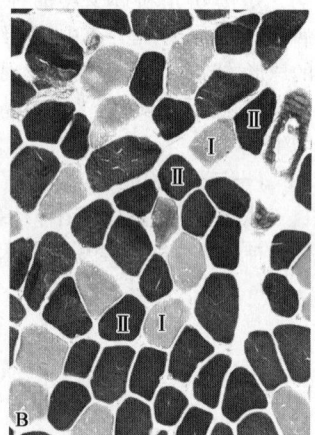

图 1-10-1-14 ATPase 染色清晰显示肌纤维类型
A. pH 4.6;B. pH 9.6。

表 1-10-1-3 肌纤维的生理功能、生化特性及超微结构特征

项目	Ⅰ型肌纤维(赤肌)	Ⅱ型肌纤维(白肌)
生理学功能		
收缩时间	长	短
神经传导速度	慢	快
生化学特性		
氧化酶活性	高	低
肌球蛋白	多	少
糖酵解酶活性	低	高
糖原含量	少	多

续　表

项目	Ⅰ型肌纤维（赤肌）	Ⅱ型肌纤维（白肌）
脂质含量	多	少
超微结构特征		
线粒体数量	多	少
Z带幅度	宽广	狭窄

2. **异常肌纤维**　通过骨骼肌活检希望能发现对诊断最有价值的信息，如肌纤维的类型及构造异常、异常物质沉积、酶活性改变、间质内炎性细胞浸润及蛋白质异常等（表1-10-1-4）。

表1-10-1-4　骨骼肌活检希望发现对诊断有价值的病理改变

类别	病理改变
异常构造物的发现	杆状小体，中央核，中央轴空
肌纤维类型的异常	先天性肌纤维类型不均等症
免疫组织化学	蛋白的缺失和异常：肌养蛋白（dystrophin），肌聚糖蛋白（Sarcoglycan），Emerin蛋白，Dysferilin蛋白，分区蛋白（merosin），Ⅵ型胶原蛋白
酶组织化学	糖原、脂肪代谢异常，细胞色素C氧化酶（CCO）缺失，果糖磷酸激酶（PFK）缺失

（1）肌纤维萎缩：Ⅱ型肌纤维萎缩为非特异性改变，常见于中枢神经系统病变引起的废用性萎缩及长期使用类固醇激素的患者；Ⅰ型肌纤维萎缩具有病理意义及诊断价值，常见于各种类型的肌营养不良和先天性肌病等疾病。由于长期失神经支配及再分配导致肌纤维群组化萎缩现象或出现小角化肌纤维，常见于遗传性运动感觉性神经病等神经源性损害。

（2）肌纤维变性、坏死和再生：是肌源性疾病最基本的病理改变。由于变性、坏死使肌原纤维及细胞内小器官消失导致染色性低下，在显微镜下不能清晰呈现肌纤维的内部结构，偶尔伴有巨噬细胞浸润；肌纤维再生现象往往与坏死相随行，表现为含有数个核仁明显、中等大小肌周细胞核的嗜碱性小型肌纤维，常见于各种类型的肌营养不良。

（3）肌纤维及肌质网的构造异常：NADH染色可发现肌纤维横纹排列紊乱和消失，通常被形容为虫蚀样、分叶状、漩涡样或不透边肌纤维，常见于各种类型的肢带型肌营养不良；肌周细胞核向心性内移、杆状体及中央轴空形成（图1-10-1-15），常见于各种类型的先天性肌病；不同类型的空泡形成，特别是含有嗜碱性膜样漩涡状结构的镶边空泡，在Gomori三色染色下呈紫红色，常见于肌原纤维肌病、远端型肌病及包涵体肌炎等疾病。

（4）异常物质聚集或沉积：常见于代谢性肌病。Gomori三色染色可发现在肌膜下有染成紫红色的破碎纤维形成同时伴有各种酶活性的改变，提示有线粒体代谢障碍或异常聚集（图1-10-1-16）；PAS染色可发现肌原纤维内有糖原颗粒异常沉积；油红O及苏丹黑染色可发现Ⅰ型肌纤维内有大量粗大脂滴颗粒沉积。

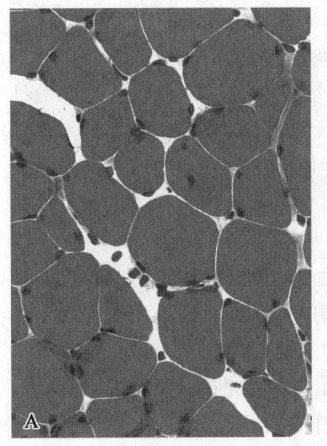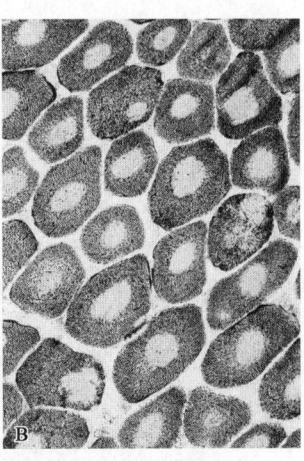

图1-10-1-15　中央轴空病（19岁女性）

A. 肌纤维大小不均等，中央见嗜碱性球形结构形成（HE染色，×400）；B. 肌纤维中央呈圆形酶活性缺失（NADH染色，×400）。

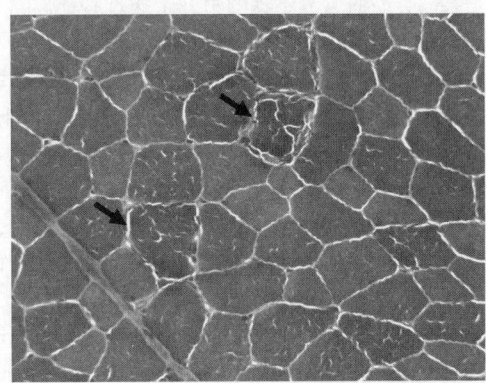

图1-10-1-16　线粒体肌病脑病伴乳酸中毒及卒中样发作（MELAS）（17岁男性）

示破碎红边纤维（Gomori三色染色，×400）。

（5）间质的变化：任何慢性进行性肌病都能引起间质内纤维结缔组织增生，脂肪组织填充；在皮肌炎、多发性肌炎及免疫系统异常的患者中，可见各种类型的炎性细胞弥散浸润或形成血管周围淋巴套现象。

3. **蛋白质异常**　采用特异性抗体的免疫组织化学筛选和分析主要用于对肌营养不良（muscular dystrophies，MD）的诊断及分类。以下就骨骼肌活检病理在肌营养不良诊断中的有效性，肌营养不良的病理改变及近年来的进展做一详细阐述。

肌营养不良是一组在临床、遗传和分子生物学上具有各自特征的神经肌肉疾病。近年来，在致病基因及肌营养不良分型方面的研究取得了很大的进展，其中骨骼肌活检病理在分子生物学筛选及发病机制的研究中扮演了重要的角色，其本质是要了解病理与临床表型的相关性，包括临床检查的所有结果及患者的家族史。众所周知，肌营养不良的突出症状是肌无力，但不同类型的肌营养不良有其独特的分布部位和方式，同时可伴有跟腱挛缩、关节松弛以及其他系统的损害，例如中枢神经系统、心脏、眼睛及皮肤等器官。此外，血清肌酸磷酸激酶异常升高是肌营养不良的另一个特征，在Duchenne型、Becker型肌营养不良，部分肢带型或先天性肌营养不良的患者中，血清肌酸磷酸激酶可显著升高。然而，骨骼肌活检病理对面肩肱型或强直性肌营养不良的诊断价值不大，需通过分子生物学检测才能明确。

（二）肌营养不良的组织学特点

肌营养不良的基本病理特征是两种类型的肌纤维弥散性大小不均，肌纤维坏死伴有或无巨噬细胞浸润，肌纤维再生及胶原结缔组织增生和纤维化，但肌纤维的病变程度往往与临床症状是不对应的，也不能确定肌营养不良的具体类型。肌纤维坏死和纤维化是肌营养不良的两大病理特征，但也可发生在其他类型的肌病中，特别是在有大量脂肪组织填充时应注意鉴别以免混淆。其实，绝大多数肌病的特点是肌肉萎缩伴有广泛的胶原结缔组织增生及纤维化，但一旦使用"肌营养不良"这一术语时必须要见到坏死肌纤维。在某些慢性肌营养不良病例中，肌肉重度萎缩，仅有极少数肌纤维残留，在肌纤维膜下见到多个细胞核聚集在一起，通过酶组织化学染色可发现肌周细胞核通常聚集在Ⅱ型肌纤维膜下，这种改变通常表示有肌纤维再生，而且在Ⅱ型强直性肌营养不良中特别明显。炎性细胞浸润可能也是某些类型肌营养不良的另一个病理特征。除了已知的Duchenne型肌营养不良对激素治疗有反应外，其他不同类型的肌营养不良可能也对激素治疗有一定反应。炎性细胞的类型主要是巨噬细胞、T淋巴细胞和极少量嗜酸性粒细胞，浸润坏死肌纤维及肌纤维内膜，然而嗜酸性粒细胞浸润通常见于肢带型肌营养不良ⅠA型、ⅡA型及ⅡC型；极少量肢带型肌营养不良ⅡB型的患者可有明显的炎性细胞浸润，有时会误诊为多发性肌炎（图1-10-1-17）。最近，有文献报道类似于疫苗接种后诱发巨噬细胞性肌筋膜炎的病理改变，也可发生在不同类型的隐性遗传性肌营养不良病例中，在坏死和再生的肌纤维中发现有不同类型的巨噬细胞浸润，这对肌营养不良的进一步认识及治疗将产生巨大影响。

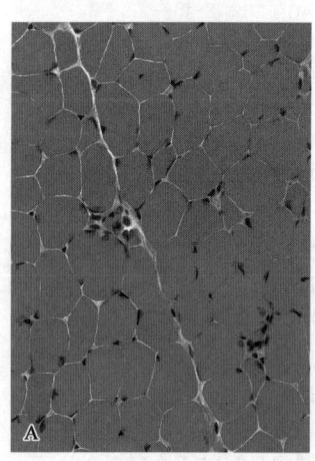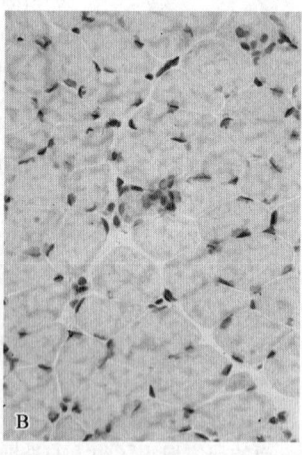

图1-10-1-17　肢带型肌营养不良ⅡB型（24岁女性）

A. 肌纤维大小不均等伴变性、坏死及再生（HE染色，×400）；
B. Dysferlin蛋白完全缺失（免疫组织化学染色，×400）。

（三）酶组织化学和免疫组织化学

1. **酶组织化学染色**　可区分肌纤维的类型，并能显示两种肌纤维在数量及大小上的变化，有时也能显示肌纤维在结构上的各种改变，例如轴空样改变、漩涡状及分叶状碎裂肌纤维。分叶状碎裂肌纤维呈现为三角形的较小肌纤维，在纤维的边缘有线粒体聚集现象，通常出现在肢带型肌营养不良ⅡA型和ⅡG型的患者中，但它不是特异性病理改变，在Ullrich先天性肌

营养不良中也能见到类似的改变。不同类型的空泡形成，特别是含有嗜碱性膜样漩涡状结构的镶边空泡，在Gomori三色染色下呈紫红色，主要出现在肌原纤维肌病、某些类型的远端型肌病及包涵体肌炎的患者中，同时在眼咽型、肢带型、面肩肱型及Emery Dreifuss型肌营养不良的患者中也能见到不同程度的镶边空泡形成。PAS染色不仅能明确诊断糖原沉积性代谢性肌病，同时也能清晰显示受损肌纤维的糖原缺失或环形肌纤维。虽然，这些病理改变是非特异性的，但在Duchenne型肌营养不良中，常能见到许多受损肌纤维有糖原缺失，而环形肌纤维常出现在1型和2型糖尿病强直性肌营养不良患者中。

2. **免疫组织化学**　如上所述，肌肉病理的组织学形态和酶组织化学技术不可能区分肌营养不良的类型，因此免疫组织化学分析具有至关重要的作用。蛋白质表达异常或缺失在隐性遗传性肌营养不良中比较容易被检测及确定，但在显性遗传性肌营养不良中，要确定原发性蛋白异常或缺失是相当困难的，主要取决于基因突变的检测及正常等位基因调控蛋白的表达水平。然而，蛋白质的继发性改变也有助于隐性遗传性肌营养不良的诊断及鉴别诊断。

有几种蛋白质对肌肉发育有调控作用，在肌营养不良的患者中可见到处于成熟期各个阶段的再生肌纤维，特别对先天性肌营养不良，需要重点观察新生肌纤维的蛋白质表达状态。表1-10-1-5简要概括了蛋白质在肌肉发育、成熟过程中的表达水平及差异。

表1-10-1-5　在发育、成熟过程中与病理相关蛋白质表达的变化

类别	相关蛋白质
蛋白质表达的变化	肌动蛋白：心肌→骨骼肌 肌球蛋白：胚胎型→新生儿型→持久表达→缓慢消失
在未成熟或再生肌纤维中呈低表达的蛋白	β-Spectrin C-Dystrophin
部分Dystrophin相关膜蛋白	nNOS Laminin β_2 Integrin α_7
在再生肌纤维中呈高表达蛋白	Utrophin Laminin α_5 Vimentin Desmin N-CAM MHC Ⅰ类

（1）免疫组织化学检测原发性蛋白质缺陷：表1-10-1-6显示了采用免疫组织化学或免疫印迹法检测各种类型肌营养不良的蛋白质缺陷。这种膜蛋白成分的变异，从本质上来说有赖于基因突变的性质、基因编码的蛋白质产物及遗传方式。在隐性遗传性肌营养不良中，如果是终止密码子突变，就可表现为蛋白质完全缺失；如果是错义突变，免疫组织化学通常不能显示蛋白质的变化，但采用免疫印迹法就能反映出蛋白质在分子量及数量上的改变；在显性遗传性肌营养不良中，正常等位基因的蛋白质表达通常会掩盖异常等位基因的蛋白质表达，但在基因编码Caveolin-3缺失占优势型的肢带型肌营养不良ⅠC型就是一个例外。最近，有文献报道没有基因突变

的自身免疫异常也可导致肌纤维呈"马赛克"样镶嵌式 Caveolin-3 缺失。需要注意的是现有商品化抗体并非都具有非常高的特异性来精确定位或识别变性的蛋白质，有些抗体可能不适合做免疫组织化学或免疫印迹的检测。此外，因抗原修复等原因掩盖抗原决定簇常会导致假阴性结果。对某些分子量大的蛋白质，例如 Dystrophin 和 Laminin α_2 使用时最好选用多家公司的产品，进行对照研究，对于 Collagen Ⅵ、β-Spectrin、Laminin-γ_1 及 Perlecan 应严格按照使用说明书要求妥善保存。

表 1-10-1-6 肌营养不良致病基因编码的原发性蛋白缺失

蛋白质缺陷的部位	肌营养不良类型
肌纤维膜	
Dystrophin	Xp21 肌营养不良（Duchenne 型完全缺失，Becker 型部分缺失）
Sarcoglycans	肢带型肌营养不良ⅡC～F型
Dysferlin	肢带型肌营养不良ⅡB型
Caveolin-3	肢带型肌营养不良ⅠA型，Rippling 肌病，高肌酸磷酸激酶血症
Laminin α_2	Merosin 缺失先天性肌营养不良
Collagen Ⅵ	Ullrich 型先天性肌营养不良
Integrin α_7（无商品化抗体）	轻度先天性肌营养不良/肌病
核膜	
Emerin	X-连锁 Emery Dreifuss 型肌营养不良
细胞骨架蛋白	
Plectin	肌营养不良伴有大疱性皮肤松解
肌原纤维蛋白	
Telethonin	肢带型肌营养不良ⅡG型
Titin	肢带型肌营养不良ⅡJ型（免疫组织化学仅能检测终止密码子突变的完全缺失型）
酶活性改变	
Calpain-3	肢带型肌营养不良ⅡA型（需要用免疫印迹法来检测）

（2）免疫组织化学检测继发性蛋白质缺陷：在已知基因突变的肌营养不良病例中，除了基因编码的致病蛋白质缺失外，经常在肌纤维的不同部位伴随有蛋白质的继发性改变，使用何种抗体搭配对肌营养不良进行筛选应视具体情况而定。表 1-10-1-7 罗列了部分具有鉴别意义的最新抗体，尽管有些抗体的特异性不强，但结合其他的组织形态学改变及临床表型有助于肌营养不良的鉴别。最近，在各种类型的先天性肌营养不良中发现致病基因编码的 α-Dystroglycan 的 O-糖基化缺陷是一个显著的继发性改变。

表 1-10-1-7 肌营养不良的继发性蛋白缺陷

蛋白质	肌营养不良类型
Utrophin	Xp21 和各种类型的肢带型肌营养不良
Sarcoglycans	肢带型肌营养不良ⅡC～F型

续 表

蛋白质	肌营养不良类型
nNOS	Xp21
Laminin α_2	各种类型的先天性肌营养不良
Laminin β_1	肢带型肌营养不良Ⅲ型，常染色体显性遗传性 Emery Dreifuss 型肌营养不良
Laminin α_5	各种类型的先天性肌营养不良
α-Dystroglycan	各种类型的先天性肌营养不良，肢带型肌营养不良Ⅲ型
Caveolin-3	Merosin 缺失先天性肌营养不良ⅠC型，PTRF 基因突变的 Lipodystrophy 合并肌营养不良

利用肌球蛋白各种亚型的免疫标记可取代 ATP 酶染色对肌纤维分型，肌球蛋白的免疫标记比酶组织化学方法更能识别那些混合型肌纤维。分化差的肌纤维通常对肌球蛋白的各种亚型有共同表达，肌球蛋白标记阳性的新生肌纤维大小、数量及分布方式有助于肌营养不良的鉴别，例如 Duchenne 型肌营养不良，通常能见到大量弥散分布的大小不均肌纤维对肌球蛋白呈强阳性表达；Becker 型肌营养不良，仅在局部区域发现有灶性肌球蛋白阳性纤维伴随肌球蛋白阳性的小型纤维散在分布。然而，在先天性肌营养不良中，仅有极少数直径约在几微米的小型新生肌纤维对肌球蛋白呈阳性表达，未成熟的再生肌纤维对胚胎性或新生儿型肌球蛋白重链呈强阳性表达。然而，除了再生肌纤维外，那些非嗜碱性的慢性萎缩纤维以及失神经支配的小角化纤维对新生儿型肌球蛋白也会呈阳性表达，因此需结合其他形态学的改变来鉴别再生、萎缩及小角化纤维。

（3）免疫印迹法检测蛋白质：免疫印迹法检测被视为免疫组织化学的补充，能分析蛋白质的分子量和数量，并可多重印迹同时检测几种蛋白质，特别重要的是能分析蛋白质之间的相互影响及检测继发性缺失。根据血清肌酸磷酸激酶值的水平，特别在隐性遗传性肢带型肌营养不良中，免疫印迹法检测可能会发挥出最大的潜在价值。对于 Duchenne 型肌营养不良，一般很少用免疫印迹法来检测 Dystrophin 缺失，因为在免疫组织化学染色的切片上很容易被确定；但对 Becker 型肌营养不良的疑似病例，特别是那些常规分子检测阴性或免疫组织化学结果不太明确的病例，就需要用免疫印迹法来检测 Dystrophin 的分子量和数量，如果有一个、多个外显子缺失或点突变，就能检测到蛋白质分子量的改变和蛋白质数量减少。免疫印迹法对某些类型肌营养不良的诊断是非常可靠的，例如商品化的 Calpain-3 可以通过免疫组织化学染色来检测肢带型肌营养不良ⅡA型的蛋白质缺失情况，但很难区别致病性蛋白质缺失和继发性改变，必须要用免疫印迹法来检测蛋白质的分子量或数量。类似的情况也可发生在 Dysferlin 缺乏的ⅡB型肢带型肌营养不良中。因此，比较分析 Dysferlin、Calpain-3 和 Caveolin-3 在数量上的变化是非常重要的。任何一个致病基因编码的蛋白质缺失都能引起蛋白质之间的相互影响导致继发性缺陷。最近发现 M-line titin 基因突变的肢带型肌营养不良ⅡJ型也能导致 Calpain-3 的继发性缺陷。

参考文献

[1] 汪寅，叶诸榕，吕传真. Lewy 小体病的临床病理学研究[J]. 中华

神经科杂志,2001,34:214-217.

[2] 汪寅,张玉林,张福林,等. 神经原纤维 Bodian 染色法的改良[J]. 中华病理学杂志,2000,29:386-387.

[3] 王亮,汪寅,吕传真. 多系统萎缩 17 例临床分析和 1 例尸检报告[J]. 中华神经科杂志,2001,34:287-290.

[4] American Academy of Neurology AIDS Task Force. Research criteria for diagnosis of chronic inflammatory demyelinating polyneuropathy (CIDP). Report from an ad hoc subcommittee of the American academy of neurology AIDS task force [J]. Neurology, 1991, 41: 617-618.

[5] ARMSTRONG R A, LANTOS P L, CAIRNS N J. Overlap between neurodegenerative disorders [J]. Neuropathology, 2005, 25: 111-124.

[6] BUSHBY K. Diagnosis and management of the limb girdle muscular dystrophies[J]. Pract Neuro, 2009, 19: 314-323.

[7] Cancer Genome Atlas Research Network. Comprehensive genomic characterization defines human glioblastoma genes and core pathways[J]. Nature, 2008, 455: 1061-1068.

[8] DING Z T, WANG Y, JIANG Y P, et al. Argyrophilic grain disease: frequency and neuropathology in centenarians[J]. Acta Neuropathol, 2006, 111: 320-328.

[9] DING Z T, WANG Y, JIANG Y P, et al. Characteristics of alpha-synucleinopathy in centenarians [J]. Acta Neuropathol, 2006, 111: 450-458.

[10] DUBOWITZ V, SEWRY C A. Muscle biopsy: a practical approach[M]. 3rd ed. London: Saunders Elsevier, 2007.

[11] DYCK P J, DYCK P J B, ENGELSTAD J K. Pathologic alterations of nerves [M]//DYCK P J, THOMAS P K, ed. Peripheral neuropathy. 4th ed. Philadephia: Elsevier Saunders, 2005: 733-829.

[12] ELLISON D, LOVE S, CHIMELLI L, et al. Neuropathology-A reference text of CNS pathology [M]. 2nd ed. London: Elsevier Mosby, 2004.

[13] French CIDP Study Group. Recommendations on diagnostic strategies for chronic inflammatory demyelinating polyradiculoneuropathy [J]. J Neurol Neurosurg Psychiatry, 2008, 79: 115-118.

[14] GAZZERRO E, SOTGIA F, BRUNO C, et al. Caveolinopathies: from the biology of caveolin - 3 to human diseases[J]. Eur J Hum Genet, 2010, 18: 137-145.

[15] Joint Task Force of the EFNS and the PNS. European Federation of Neurological Societies/Peripheral Nerve Society guideline on management of chronic inflammatory demyelinating polyradiculoneuropathy: report of a joint task force of the European Federation of Neurological Societies and the Peripheral Nerve Society-First Revision[J]. J Peripher Nerv Syst, 2010, 15: 1-9.

[16] LOUIS D N, OHGAKI H, WIESTLER O D, et al. The 2007 WHO classification of tumours of the central nervous system[J]. Acta Neuropathol, 2007, 114(2), 97-109.

[17] LOVE S, LOUIS D N, ELLISON D W. Greenfield's neuropathology [M]. 8th ed. London: Hodder Arnold, 2008.

[18] LUO S S, XI J Y, LU J H, et al. Clinical and pathological features in 15 Chinese patients with calpainopathy[J]. Muscle Nerve, 2011, 43: 402-409.

[19] PARSONS D W, JONES S, ZHANG X et al. An integrated genomic analysis of human glioblastoma multiforme [J]. Science, 2008, 321: 1807-1812.

[20] PRAYSON R A. Neuropathology[M]. Philadelphia: Elsevier Churchill Livingstone, 2005.

[21] ROSALES X Q, GASTIER-FOSTER J M, LEWIS S, et al. Novel diagnostic features of dysferlinopathies[J]. Muscle Nerve, 2010, 42: 14-21.

[22] SCHOTT J M, REINIGER L, THOM M, et al. Brain biopsy in dementia: clinical indications and diagnostic approach[J]. Acta Neuropathol, 2010, 120: 327-341.

[23] SCHRODER J M. Pathology of peripheral nerves: an atlas of structural and molecular pathological changes[M]. New York: Springer, 2001.

[24] SIMHA V, GARG A. Inherited lipodystrophies and hypertriglyceridemia [J]. Curr Opin Lipidol, 2009, 20: 300-308.

[25] SOMMER C L, BRANDNER S, DYCK P J, et al. Peripheral nerve society guideline on processing and evaluation of nerve biopsies[J]. J Peripher Nerv Syst, 2010, 15: 164-175.

[26] WANG Y, HASHIZUME Y, YOSHIDA M, et al. Pathological changes of the spinal cord in centenarians [J]. Pathology International, 1999, 49: 118-124.

[27] WANG Y, LU C Z, YE Z R. Alpha-synuclein immunoreactivity and ultrastructural study of glial cytoplasmic inclusions in multiple system atrophy [J]. Chin Med J, 2002, 115: 1491-1495.

[28] WANG Y, QIAO X Y, ZHAO C B, et al. Report on the first Chinese family with Gerstmann-Sträussler-Scheinker disease manifesting the codon 102 mutation in the prion protein gene [J]. Neuropathology, 2006, 26: 429-432.

第二节　神经疾病的基因诊断

孙一忞　朱雯华

神经疾病的诊断包括定位诊断、定性诊断和病因诊断。定位诊断相对容易,定性诊断和病因诊断比较困难。病史和体格检查十分重要,脑脊液检查和其他实验室检查、肌电图、脑电图和影像学检查往往能提供重要线索。随着分子生物学技术的发展,越来越多疾病的致病基因被克隆,这不仅为疾病的分子发病机制研究奠定了基础,也使得疾病的诊断由临床水平过渡到基因水平和蛋白质水平,从而大为提高了诊断的速度和准确性。同时,对分子发病机制研究的不断深入也将为基因治疗提供更多的方法和途径。此外,分子诊断技术也有利于非遗传性疾病的病情分析、预后评估和用药指导。当然,分子诊断只有建立在临床诊断的基础上才是可靠的。本节主要概述分子水平的遗传学诊断,即基因诊断(genetic diagnosis),它是利用分子生物学技术,从 DNA 或 RNA 水平检测基因是否缺陷、缺陷的类型及表达水平是否正常等,从而对疾病做出正确的诊断。它是继细胞学、生物化学及免疫学三大实验室诊断技术之后的第四大诊断技术。

一、基因诊断的优势

1953 年 Waston 和 Crick 发现基因组 DNA 呈双螺旋结构，到 21 世纪初人类基因组测序基本完成，人们对疾病与基因关系的认识不断深化。目前认为，人类除了外伤，几乎所有疾病或健康状态都与基因直接或间接相关，每种疾病都有其相应的致病基因或易感基因存在。在已经定位克隆的与疾病相关的基因中，神经遗传病基因占相当部分，这为其进行基因检测奠定了基础。

基因诊断具有以下独特的优势：① 直接从病因上诊断，能提示疾病的发病机制；② 可对疾病进行早期诊断及产前诊断；③ 灵敏度高，特异度强；④ 适应性强，检测范围广；⑤ 标本用量少，来源广，如血液、尿液、头发、口腔黏膜上皮细胞、羊水脱落细胞等均可作为标本进行基因检测，而且由于基因体外扩增技术的发展，待分析的标本只需微量。

基于上述优势，目前基因诊断越来越广泛地被应用于神经系统疾病的临床检验中，包括遗传性致病基因的检测；对隐性遗传病进行杂合子筛查；对具有遗传倾向的疾病进行相关基因连锁分析，从而开展有效的遗传咨询。基因诊断使许多遗传病在症状前、早期和产前准确地被发现，并及时得到相应的处理。随着检测水平的提高，神经系统复杂疾病相关基因的研究也在快速发展，并已取得较多成果。

二、常用的基因诊断技术

基因诊断建立在一系列分子生物学技术的基础上。在 20 世纪 80 年代以前，基因诊断主要以检测遗传病为主，采用核酸杂交技术检测样品的基因型。这种方法需要大量的样本，技术步骤繁多，且在当时探针多需要同位素标记，对人体有害。随着聚合酶链反应（polymerase chain reaction，PCR）技术的建立和完善，基因诊断取得了突破性进展。PCR 技术具有快速、简便、稳定、准确等优点，建立于该技术上的一系列基因检测方法大大扩展了基因诊断的应用范围。近年发展起来的基因芯片技术、全基因组关联分析（genome wide association study，GWAS）技术、全基因组测序技术等具有精密准确、自动化和高效率的优点，使基因诊断的应用更为广泛。

（一）核酸杂交技术

Southern 印迹杂交是经典的基因诊断技术，在 PCR 技术被发明之前，它是最常用的分子诊断技术。该技术可检测基因大片段插入、基因重复、缺失或动态突变，可进行基因限制性内切酶图谱分析及限制性片段长度多态性（restriction fragment length polymorphism，RFLP）连锁分析等。随着 PCR 技术的建立和完善，其使用率逐渐降低，但在诊断一些由于 DNA 大片段缺失导致的疾病（如面肩肱型肌营养不良）、或 DNA 动态突变长度超过 PCR 扩增能力的疾病（如强直性肌营养不良）时，该技术仍占优势地位。该技术利用硝酸纤维或尼龙滤膜对单链 DNA 的吸附能力，电泳后的凝胶经过 DNA 变性处理后，把凝胶上的单链 DNA 原位转移到滤膜上，DNA 片段的位置保持不变。转移结束后经过 80℃烘烤将 DNA 原位固定于膜上。当含有特定基因的片段原位转移至膜上后，在一定温度下，同位素标记的探针 DNA 与固定于膜上的单链基因组 DNA 将按碱基互补原理特异性结合。杂交后，洗去膜上未被结合的探针，

将 X 线胶片覆于膜上数小时或数十小时，然后在暗室中放射自显影。结合了同位素标记探针的 DNA 片段所在的位置将显示黑色的杂交带，根据杂交带型可判定 DNA 片段的缺失、重复、易位等情况。由于杂交技术的进步，使用地高辛等生物制剂代替同位素标记探针，也能达到同样的效果，从而减少了同位素造成的污染。

Northern 印迹杂交是对 RNA 样品进行印迹杂交，原理与 Southern 印迹杂交相同，能对组织或细胞内总 RNA 或 mRNA 进行定性、定量分析。

将 DNA 杂交技术与 DNA 分子拉伸技术相结合，能进一步在细节上研究 DNA 单分子的结构。分子梳（molecular combing，MC）技术就是一种有效的拉伸 DNA 分子的手段，它利用流体流动过程中液面退却所产生的力，将在溶液中无规则卷曲的 DNA 分子拉伸并且固定在玻片上。这种物理拉伸具有较好的可控性和可重复性，在每个玻片上可以同时获得很多整齐排列的 DNA 分子。分子梳进一步与荧光原位杂交和高分辨率观察手段相结合，能提高对基因组 DNA 所有部位特殊结构和功能的分析能力，例如测量基因位点间的距离、与疾病相关的基因缺失和重复等。2011 年，Nguyen 等首次应用分子梳技术检测面肩肱肌营养不良 I 型患者 D4Z4 重复单元数，此后临床应用逐渐普及，近期国内亦有开展。通过分子梳技术拉伸后的 DNA 分子，被特定的一组荧光探针标记，使得在单次检测中就能够同时确定 D4Z4 片段大小、区分 4 号染色体和 10 号染色体的来源、分辨 4qA 和 4qB 单倍型并判断嵌合及重组状态，最后获得可视化的单分子荧光原位杂交结果。由于该方法获得图像的分辨率较高，可以精确计算 D4Z4 重复单元数量，每个样本能进行多次计数，并通过内参校正确保计算结果的准确性。研究发现，利用分子梳检测面肩肱型肌营养不良 D4Z4 缺失片段的分辨率和准确性均较传统 Southern 印迹杂交有很大的提高。

（二）PCR 及其相关技术

1. PCR 技术 PCR 技术由 Mullis 在 1983 年发明，是一种快速、准确地从微量样品中扩增出特异 DNA 片段的方法，可以使特定的 DNA 片段在 1~2 h 内体外扩增数十万至百万倍。其原理是模拟 DNA 天然复制过程，在模板 DNA、引物和 4 种脱氧核糖核苷酸存在条件下，由 DNA 聚合酶催化，按碱基配对原则，以变性、退火及延伸为主要步骤组成的循环，使目的 DNA 片段迅速扩增。理论上 20 次循环可使 DNA 含量扩增 2^n 倍，即 100 万倍左右。PCR 技术灵敏度特异度高、重复性好、操作简便又省时。但在 PCR 操作中要注意一些问题：由于 PCR 反应过程中会产生模板之间或模板与环境之间的交叉污染，因此需要设立阴性对照及阳性对照。由于 DNA 聚合酶（Taq 酶）缺乏 $3' \rightarrow 5'$ 核酸外切酶的即时校正机制，碱基配对出错率为 1/9 000，如果对扩增片段序列正确性要求较高的实验，需注意结果的真实性。PCR 是基因检测的基础，可直接用于基因诊断，或扩增出已知片段，再用其他方法做进一步分析。

PCR 技术主要根据特异性扩增片段是否出现或扩增片段的分子量大小是否异常来判断。前者可判断基因片段是否缺失，如采用多重 PCR 对假肥大型肌营养不良（Duchenne/Becker muscular dystrophy，DMD/BMD）的肌养蛋白基因的 79 对外显子进行扩增，可判定是否存在外显子缺失；后者多用于检测

动态突变导致 DNA 片段扩增的疾病,如亨廷顿病、脊髓小脑性共济失调(spinocerebellar ataxia,SCA)等,若有异常扩增片段时,PCR 产物的分子量明显大于正常对照的上限片段的分子量。

2. PCR - RFLP 分析法　基因突变导致基因的碱基组成或顺序发生变化,在基因结构中原有的酶切位点消失或产生新的酶切位点,因此包含该突变的 PCR 产物经过相应的限制性内切酶酶切后产生的条带数量或大小发生变化,以此判断突变是否存在,即 PCR - RFLP 分析法。如脊肌萎缩症(spinal muscular atrophy,SMA)患者的 SMN1 基因第 7、8 号外显子缺失检测即可采用此方法。该方法具有简便快速、经济实惠的优点,但受限制性内切酶活性的影响,在 PCR 产物酶切不够彻底时,可能出现假阳性或假阴性的结果。因此每次检测时,应设立阳性对照和阴性对照。

3. 等位基因特异性 PCR　等位基因特异性 PCR(allele specific PCR,AS - PCR)一般用于检测基因突变。将突变碱基设计在引物 3′末端,当模板相应序列含有该突变时,则引物能顺利延伸,片段得到扩增;而在正常模板中,引物无法延伸,则检测不到片段。一个反应体系中可加入一对或多对引物,根据条带是否出现及条带的分子量大小进行基因诊断。

4. 甲基化特异性 PCR　未甲基化的胞嘧啶经过甲基化后转变成尿嘧啶,在 PCR 扩增时与引物中 A 碱基配对,而 CpG 岛上甲基化的胞嘧啶则不受影响,PCR 扩增时仍与引物中 G 配对。基于上述差异,可进行甲基化特异性 PCR(methylation specific PCR,MSPCR)。设计两对特异性引物,甲基化引物中 G 结合模板中的 C,非甲基化引物中 A 结合模板中的 U,通过 PCR 扩增就可检出甲基化等位基因化学修饰的 DNA 序列和非甲基化等位基因序列,可用于脆性 X 综合征(FXS)等疾病的基因诊断。

5. 等位基因特异性寡核苷酸探针斑点杂交法　PCR 产物结合等位基因特异性寡核苷酸(PCR allele specific oligonucleotide,PCRASO)探针斑点杂交方法主要用于检测 PCR 扩增的片段是否含有突变以及突变为纯合还是杂合。针对 PCR 产物上的每一种突变分别合成一对寡核苷酸片段作为探针,其中一个为正常序列,另一个为带有突变碱基的序列;该寡核苷酸片段上带一放射性标记、酶标或荧光标记物用于显示信号。突变碱基及其对应的正常碱基均位于寡核苷酸片段中央。实验中严格控制杂交及洗脱条件,使只有与被测 DNA 序列完全互补的探针才能显示杂交信号,而与被测 DNA 序列不匹配的探针则被洗脱不显示杂交信号。如果正常探针和突变探针均可杂交,提示是杂合突变,如果只有突变探针可以杂交,提示为纯合突变,如果只能与相应的正常探针杂交,则提示不存在该种突变。若与正常和突变探针均不能杂交,提示可能为一种新突变。

6. 重复引物 PCR　最初称为三引物 PCR(triple repeat-primed PCR,TP - PCR)。由 Warner 等在 1996 年发明用于诊断强直性肌营养不良 I 型患者 DMPK 基因大片段动态突变患者。TP - PCR 的反应中加入 3 个引物,分别为荧光标记的上游引物 P_1、与人类无同源性的 21 个碱基组成的通用引物 P_3 以及由 5 个 CAG 重复加上通用引物 P_3(又称 P_3 尾)组成的引物 P_4,3 个引物以一定比例加入反应体系。反应时,引物 P_1 与

P_4 首先扩增出长度相差 3 bp 的一组 PCR 产物,这些产物随后被 P_1 和 P_3 再次扩增,到循环晚期,由于加入体系的量少,引物 P_4 首先被耗尽,保证了循环早期产生的相差 3 bp 的 PCR 产物能够充分扩增,最后采用荧光毛细管电泳检测 PCR 终产物。目前此法临床多应用于核苷酸序列重复扩增的动态突变疾病中。

7. 定量 PCR　上述 PCR 方法只能对结果定性,即有或没有。随着研究的深入,特别是当要阐明疾病发生、发展的分子机制时,对基因及其转录产物的定量分析显得尤其重要。定量 PCR 指通过检测 PCR 过程中扩增效率及指数增长期扩增的含量来精确定量起始模板数。其方法有很多,包括对 PCR 产物直接定量、极限稀释法定量、靶基因与参照基因同时扩增,以及目前使用较多的荧光定量 PCR(fluorescence quantitative PCR,FQPCR)。荧光定量 PCR 技术能实时监测 PCR 扩增反应中每一个循环产物荧光强度,从而对起始模板进行定量。在 PCR 反应体系中加入荧光基团,随着反应进行,PCR 产物不断累积,荧光信号强度也不断增加,从而获得一条循环荧光强度曲线,通过指数增长期模板及对照荧光强度的变化对起始模板进行定量分析。荧光定量 PCR 准确、重复性好,实现了 PCR 从定性到定量的飞跃,目前已广泛用于基因表达检测、点突变检测、验证基因芯片等诸多领域。其中,逆转录 PCR(reverse transcription PCR,RTPCR)通过逆转录酶将 mRNA 逆转录为 cDNA,后者可再作为模板进行 FQPCR,可用于定量检测特定基因的转录情况。

(三) 单链构象多态性分析技术

单链构象多态性(single strand conformation polymorphism,SSCP)分析技术是一种利用单链 DNA 构象差别检测点突变的方法。单链 DNA 由于碱基间相互作用在中性条件下形成立体构象。相同长度的单链 DNA 由于碱基组成和排列不同,形成不同构象,即 SSCP。长度相同但构象不同的单链 DNA 在非变性聚丙烯酰胺凝胶电泳中的电泳迁移率不同,从而可检出 DNA 中单个碱基的替换、微小的缺失等。用 SSCP 法检测基因突变时,通常在疑有突变的 DNA 片段附近设计一对引物进行 PCR 扩增,然后将扩增产物用甲酰胺等变性,并在聚丙烯酰胺凝胶中电泳,突变所引起的 DNA 构象差异将表现为电泳带位置的差异,可据此作出诊断。该方法可检测已知或未知的 DNA 突变和多态,敏感性较高,操作较简便,检测费用低,可用于大样本筛查,但有将近 30% 的样品可能会出现假阴性结果,筛查出的阳性样品需要结合 DNA 序列分析才能明确 DNA 序列变异的详细情况。

(四) 变性高效液相色谱分析技术

变性高效液相色谱分析(denaturing high performance liquid chromatography,DHPLC)技术在 1992 年由美国斯坦福大学 P. J. Oefner 和 P. A. Underhill 共同发明,是一种新兴的检测 DNA 突变的技术。该技术是在高效液相色谱分析(HPLC)的基础上发展而来,其工作原理是通过一个耐高温液相色谱分离柱进行 DNA 片段的分离和分析,即通过使用特殊的耐高温液相色谱分离柱同时采用温度调控的方式,对核苷酸片段分子进行分离和分析。

色谱分离柱使用疏水性的烷化 C18 作为固相基质,DNA 片段因带有负电荷不能直接被固相基质吸附,而桥分子三乙胺

醋酸盐(trithylamonium acetate,TEAA)可同时通过疏水作用及带正电荷的氨基与固相基质C18结合及带负电荷的DNA片段结合,从而帮助DNA片段吸附到色谱分离柱上。流动相中乙腈的作用是使固相基质和桥分子之间的作用减弱,使DNA片段被洗脱。根据不同大小或不同序列的核苷酸片段分子在固定相上移动的速率不同达到分离片段的目的,选定不同的温度及改变缓冲液成分可使各种不同的DNA片段分离开来。洗脱的DNA片段被系统的紫外探测器检测、转换成数字信号存储于计算机中,结果以波谱的形式显示,即一系列波峰对应不同的DNA片段。

DNA分子的双螺旋结构随温度升高逐渐解链,因此在DHPLC中,温度是关键因素。根据温度范围不同,其分离原理和应用范围也不同。当温度低于50℃时,DNA分子处于完全双链状态,碱基对数量决定了洗脱顺序,当乙腈浓度升高时,核酸片段会根据分子量从小到大的顺序被洗脱。非变性的DHPLC可用于双链DNA片段长度鉴定、PCR产量检测和产物纯化及定量分析。当温度在52~75℃时,DNA分子处于部分变性的条件下,核酸片段将根据碱基对数量和序列分离。当单核苷酸突变或单核苷酸多态性(single nucleotide polymorphism,SNP)为杂合时,包含目的序列的PCR产物中野生型和突变型DNA含量相等,将PCR产物加热变性,在退火过程中两种单链杂交形成同源双链和异源双链。而当突变或多态性为纯合时,包含纯合突变点的PCR产物需与等量野生型DNA扩增的PCR产物混合并杂交,才能产生异源和同源双链的混合物。部分变性的DHPLC可用于突变检测及SNP研究,如脊肌萎缩症的快速基因诊断及产前诊断。当温度在75~80℃时,DNA分子完全变性,分离则根据片段大小和序列来实现。与非变性DHPLC原理相似,单链DNA根据分子量从小到大的顺序被洗脱。不同的流动相也可以将碱基数目相同而序列不同的单链DNA分离,这主要利用不同碱基与色谱柱固定相的分子作用力不同(C<G<A<T),即富含T的单链DNA比富含C的单链DNA保留时间长。DHPLC在完全变性条件下对单链DNA的纯化效果很高,可用于鉴定单链DNA片段长度、RNA分析及寡核苷酸分析和纯化。

DHPLC敏感性和准确性均高,结果重复性好,操作简便快速,高通量检测,价格相对低廉,可用于检测单碱基替换、小片段缺失和插入等多种基因序列变异。特定位点DNA甲基化状态异常等遗传功能改变,甚至多个特异基因突变的同步微序列测定,也可采用在DHPLC基础上建立起来的方法来检测。最近DHPLC被应用到mRNA检测中,如对mRNA的可变剪接或转录产物的编辑进行检测;将DHPLC与差异显示mRNA法(differential mRNA display method)的原理相结合,可用于鉴定差异表达的基因。DHPLC这一高效、准确、经济的基因筛查技术的发展,极大地促进了新突变位点和SNP位点的发现,并在研究疾病的发病机制和确定药物研发方向等方面发挥重大作用。

(五)多重连接依赖性探针扩增技术

多重连接依赖性探针扩增(multiplex ligation-dependent probe amplification,MLPA)技术是在2002年由Schouten等发明,是一种针对DNA序列进行定性和半定量分析的新技术。该技术原理如下:针对目标片段设计几十对探针,每对探针包括两个荧光标记的寡核苷酸片段,每个片段都包括一段引物序列和一段特异性序列。在MLPA反应过程中,各对探针的两个寡核苷酸与相应DNA片段杂交,之后用连接酶连接这两个寡核苷酸。只有当两个寡核苷酸与相应的DNA序列完全杂交,连接酶才能将两段寡核苷酸连接成一条完整的核苷酸单链;如果两者不完全互补,即使仅有一个碱基的差别,都会导致连接反应失败。连接反应完成后,用一对通用引物扩增所有已连接成完整片断的探针,每个探针扩增的产物长度都不同。最后用毛细管电泳分离扩增后的PCR产物,输出峰形、峰面积等数据,再根据众多的内对照和正常外对照,可精确计算出各目的片断的拷贝数。如果检测的靶序列发生点突变、缺失或扩增突变,那么相应探针的扩增峰便会缺失、降低或增加。因此,根据扩增峰的改变就可判断靶序列是否有拷贝数的异常或点突变存在。

MLPA可用于检测染色体亚端粒的基因重排、染色体的非整倍性改变、SNP和基因突变(包括点突变、缺失或扩增突变)等。其优点主要为高效性,一次反应可同时检测多达45个不同的核苷酸序列拷贝数变化。MLPA试剂盒能对多种智力低下综合征进行诊断。MLPA还有特异性、检测快速简便等优点。但也有其局限性,包括需要精确测量DNA浓度、样品易被污染、不能用于单个细胞的检测、不适合检测未知的点突变类型、不能检测染色体的平衡易位等。

神经系统疾病中,MLPA主要应用于DMD/BMD、帕金森病、遗传性周围神经病和遗传性痉挛性截瘫等疾病的基因诊断。以DMD/BMD为例,传统的基因诊断方法是多重PCR,MLPA与之相比具有如下优势:① MLPA在扩增阶段只采用一对通用引物,很好地解决了多重PCR过程中因引物过多导致体系不稳定及假阴性结果等问题;② MLPA在两个反应管内既可覆盖肌养蛋白基因的79个外显子,又可准确定量其拷贝数,提高了基因检测的效率和敏感性;③ MLPA结果可明确肌养蛋白基因突变的具体范围,有助于分析基因型与表型的关系,同时也为研究阶段性的基因治疗奠定基础,这是多重PCR方法难以做到的。在DMD/BMD携带者检测方面,与传统的实时荧光定量PCR等定量方法相比,也具有明显的优势,主要表现在:① MLPA内含众多内对照所需的DNA模板,不需要精确定量;② MLPA两个反应管内可同时定量检测79个外显子,提高了检测效率,其结果尚可与先证者的突变位点相印证,保证了结果的可靠性。

但MLPA技术在DMD/BMD诊断上也有不足。首先,它不能检测出肌养蛋白基因的微小突变,对此类患者的女性亲属也难以进行携带者筛查。有学者认为,此时DHPLC可以作为MLPA的有力补充,用于检测微小突变。亦有学者认为在先证者基因突变未知且有家族史情况下,也可考虑使用STR连锁分析进行家系检测。其次,在应用MLPA检测DMD/BMD患者时应注意单个外显子缺失的情况,必须结合其他方法进一步验证。对于MLPA检测结果为单个外显子缺失的样本,有可能由于邻近探针连接点的微小突变或多态影响了探针杂交的稳定性及探针连接,导致扩增失败,出现假阳性的结果。而对于多个外显子连续缺失的样本,相邻外显子检测结果可以用于相互印证,因此连续外显子缺失的MLPA检测结果是可信的。总之,在分析MLPA单个外显子缺失结果时必须慎重,需要通过单对引物PCR进一步验证。再者,MLPA技术费用较为昂贵,需要使用毛细管电泳仪等高端设备,这在一定程度上限制了其在临床上的推广应用。

(六) DNA 测序技术

1. Sanger 测序法　DNA 序列测定(DNA sequencing),即测定 DNA 分子的核苷酸排列顺序,是基因诊断最直接、最准确的技术。1977 年,Sanger 首次用双脱氧链末端终止法对 DNA 进行测序。该方法用放射性核素标记引物,用双脱氧核苷酸(ddNTP)随机终止 DNA 序列延伸,得到一组长短不等的有共同起始点的 DNA 片段,再通过高分辨率变性聚丙烯酰胺凝胶电泳分离这些片段,放射自显影读取结果。但该方法检测通量小、费用高,且需要使用放射性核素。

2. 二代测序技术　随着生物科学的发展,传统的 Sanger 测序不能满足研究的需要,需要更快速、通量更高、费用更低的测序技术,因此第二代测序技术应运而生,使测序技术进入了新时代。该方法采用毛细管电泳技术,应用四色荧光染料标记的 ddNTP,通过单引物 PCR 测序反应,生成各片段间相差 1 个碱基的单链 DNA 混合物。由于各片段分子量不同,引起的迁移率不同,按大小依次通过读数窗口时,由激光激活荧光检测标记,读取荧光信息,确定 DNA 序列。该方法因其自动化程度高,有操作简便、省时、直观、准确度高等优点,目前广泛应用于疾病的基因诊断,尤其是以点突变导致的疾病,如伴皮质下梗死和白质脑病的常染色体显性遗传性脑动脉病(CADASIL)、肝豆状核变性(WD)和多种遗传性神经肌肉疾病。目前热门的全基因组测序、外显子测序以及临床应用最为广泛的捕获测序都是在此基础上飞速发展起来的。

全基因组测序(whole genome sequencing,WGS)是对基因组序列已知的物种进行基因组测序,在此基础上对个体或群体进行差异性分析,通过序列比对和一系列生物信息学分析,可以找到大量的 SNP,插入缺失(insertion/deletion,InDel)和结构变异(structure variation,SV)位点。原理如下:将随机打断的基因组 DNA,用设计好的探针序列耦联到固相载体上,被打断的基因组 DNA 片段同探针杂交,最后富集的 DNA 片段被同时进行测序,用相应的仪器进行阅读,通过生物信息手段,分析不同个体基因组间的结构差异。目前该技术主要用于寻找疾病的致病基因,但是花费较大,而且数据分析方法仍不够完善,难以从海量的数据中迅速发现具有重大价值的信息。

全外显子测序(whole exome sequencing,WES)是利用目标序列捕获技术将基因组全部外显子区域 DNA 捕获后进行高通量测序的技术。由于外显子长度只占人类基因组序列的 1%,花费较 WGS 低。目标序列捕获方法有固相捕获、液相捕获和聚合酶调节捕获 3 种方法:① 固相捕获是将设计好的探针序列耦联到固相载体芯片上,利用这些序列捕获外显子区域。被打断的基因组 DNA 片段同探针杂交,没有杂交的片段将被清洗掉,最后,富集的 DNA 片段被洗脱进行测序分析。该方法优点是特异性高、覆盖度高,捕获区域可按需设计。② 液相捕获的原理是将打断的基因组 DNA 和与生物素标记的 RNA 诱饵共同孵育,再加入含有链霉亲和素标记的磁珠,用以钓出 RNA 诱饵与 DNA 杂合体,然后洗脱磁珠,降解 RNA 诱饵,富集目的区域再进行高通量测序。该方法操作简单,成本较低,反应需要的 DNA 量低,特异性、均一性和重复性均较好。③ 聚合酶调节捕获是基于 PCR 设计的一种引物延伸捕获

(primer extension capture,PEC)。PEC 利用携带探针的生物素标记的引物,直接扩增目的片段。RainDance 公司利用微流体发展了该项技术,从而可以在一个管中同时进行上千个独立的反应以富集目标区域。全外显子测序的应用范围主要为单基因病和复杂疾病。对于单基因病而言,采用传统的连锁分析方法来定位致病基因需要足够的病例,这在大多数情况下很难做到;GWAS 检测到的核苷酸变异大多位于非编码区并且 GWAS 对稀有变异和结构变异不敏感,因此不适用于孟德尔遗传病的基因检测;而全外显子测序对罕见变异高度敏感,能测得外显子区大部分疾病相关的变异,因此在孟德尔遗传病上有其独特的优势。虽然复杂疾病的研究方式主要是 GWAS,但低频和稀有的突变也可能在复杂疾病的发病中起重要作用,因此全外显子测序在复杂疾病的研究中对 GWAS 是一个补充。但全外显子测序技术也有如下缺点:① 无法检测非编码区的变异,这可以通过全基因组测序研究来弥补;② 对目标区域捕获时存在捕获不均、捕获偏差等现象,可通过增加测序深度、获取更多序列信息来弥补;③ 研究常见疾病的罕见突变时需要的样本量大,增加了测序费用;④ 数据分析方法仍不够完善。利用与 WES 相同的捕获原理,也可设计针对特定疾病或临床综合征相关基因的捕获探针进行捕获测序(panel-based target enrichment sequencing)。相较于 WGS 或者 WES,该技术捕获测序数据量较小、耗费时间短、费用相对低廉,而且滤出的变异与疾病相关性更强、更直接,因此临床应用越来越广泛。

3. 第三代测序技术　随着生物技术的快速发展,第三代测序技术也在 2011 年应运而生,称为单分子测序技术,在 DNA 测序时不需要经过 PCR 扩增。主要技术方法为单分子实时(single molecule real time,SMRT)测序技术和纳米孔测序技术(nanopore sequencing),其特点为高通量、读长非常长,还可直接测 RNA 序列及甲基化 DNA 序列。第三代测序技术是未来的主要发展方向,目前已用于基因组测序、甲基化研究等基因相关的科学研究。

(七) DNA 芯片技术

DNA 芯片(DNA chip)又称为基因芯片(gene chip)、DNA 微阵列(DNA microarray),是近年来国际上迅速发展的高新技术,具有广阔的应用前景。该技术集成了探针固相原位合成技术、照相平版印刷技术、高分子合成技术、精密控制技术和激光共聚焦显微技术。它以反相点杂交为基本原理,将许多 DNA 寡核苷酸或 cDNA 片段(探针)有序地固定在固相支持物表面,形成二维 DNA 探针阵列,然后与荧光标记样品按碱基配对原则杂交,通过激光共聚焦荧光扫描或电荷耦联摄影机检测荧光信号的强度,对杂交结果进行解读及量化分析,获得待测样品大量基因序列信息,可用于基因表达谱分析、基因突变及多态性检测、基因测序和基因组文库作图等研究。其中,微阵列比较基因组杂交(array comparative genomic hybridization,aCGH)通过患者基因组与对照基因组比较,可检测全基因组或靶向区域内拷贝数变异,并准确判定拷贝数变异在染色体上的定位。其检测方法简单来说,就是将等剂量的检测标本和对照标本用不同颜色的荧光标记,后将上述标本混合并与包含数千个寡核苷酸探针的微阵列芯片杂交,清洗后通过数字图像系统检测两种荧光强度的比值,从而判定发生拷贝数变异的区域。该技术具有高敏感、高通量、自动化等优点,且分辨率较传统 CGH 高,可检

测 5 000～10 000 个碱基 DNA 序列的拷贝数变化,高分辨率 CGH(HR-CGH)的分辨率甚至可高达 200 个碱基。目前该技术广泛用于肿瘤、遗传性疾病和产前基因诊断等,检测基因的缺失重复及寻找断裂点等。但该技术无法检测非拷贝数变异(平衡易位或倒位等)或嵌合体。基因芯片诊断技术以其处理样品能力强、自动化程度高、结果分析准确可靠等特色,对突变类型较多的遗传疾病和复杂疾病遗传易感因素的研究起推动作用。

(八) GWAS 技术

传统的关联研究大多仅检测单个或几个基因的数个多态位点,容易造成结果的偏倚,假阳性率较高,可重复性较低。近年来,随着国际人类基因组计划(human genome project, HGP)和国际人类基因组单体型作图计划(the international HapMap project)的完成以及高通量生物芯片技术的开发, GWAS 技术已成为令人瞩目的关联分析新方法。GWAS 采用分阶段研究、重复验证的策略,借助高通量芯片技术,以及大规模数据处理方法,在全基因组范围内筛选与复杂疾病关联的 SNP 和拷贝数变异(copy number variations,CNV),从中筛选出与复杂疾病相关的 SNP 或 CNV。其优势是:① 高通量,一个反应检测成百上千个 SNP;② 不仅检测"候选基因",也可以检测"未知基因";③ GWAS 研究不需要在研究之前构建任何假设。随着人类基因组计划的实施及基因芯片技术的发展,目前通过 GWAS 方法已发现并鉴定了一系列与人类复杂性疾病发生、发展及治疗相关联的遗传变异,为人类复杂疾病的遗传特征提供重要线索。

GWAS 的确是关联研究的重大突破,它能高效快速地对全基因组进行筛查,显著提高了研究效率;它的多重验证策略也使得阳性结果可信度大大提升,对阳性结果的反复确认与验证,正是 GWAS 得到国际认可的关键因素之一,但这并不等于复杂疾病遗传机制的所有问题就因此迎刃而解。目前 GWAS 主要检测人群中最小等位基因频率(minor allele frequency, MAF)相对较高(MAF>5%)的 SNP,对稀有变异不敏感,无法涵盖复杂疾病所有的基因变异,人类基因组中还有许多与疾病相关的低频 SNP 或罕见变异有可能被遗漏;GWAS 只对统计上与疾病最显著相关的基因位点进行研究,如果单位点遗传效应微弱而相互作用较强时,GWAS 就可能因忽略了基因与基因相互影响而低估基因网络的作用;GWAS 发现的与疾病相关联的 SNP 多位于基因间或内含子上,位于外显子或 5′UTR 区的较少;GWAS 未能对基因环境相互影响进行很好的分析,有可能忽略环境因素的影响,从而过高估计遗传因素在发病机制中的作用。此外,我们还必须认识到 GWAS 只是寻找复杂疾病遗传病因的一种新的研究策略和技术手段,并不能直接阐明其确切的病理生理机制,GWAS 阳性结果还应从基因转录调控、蛋白翻译与表达等层面进行系统全面的功能验证,才能真正做到对功能变异的精细定位。目前发表的很多采用 GWAS 方法进行的研究结果不尽相同,甚至在相同人种中也有截然不同的发现,因此绝大多数 GWAS 结果暂时无法直接用于指导临床诊断和治疗,仍有待于进一步研究与甄别。

三、基因诊断在不同疾病中的运用策略

(一) 致病基因及发病机制明确的疾病

神经遗传病中有相当一部分疾病的致病基因及分子机制

已经基本明确,直接检测致病基因即可获得基因诊断。

1. **点突变所致的疾病** 如肝豆状核变性、多巴反应性肌张力障碍(DRD)、家族性肌萎缩侧索硬化症(FALS)等均由相关致病基因的点突变引起。可用 PCR-RFLP、PCRASO 杂交法等技术检测已知突变,也可先采用 PCRSSCP 筛选某一基因或基因片段是否存在点突变。最直接的方法是对含有突变的片段进行 DNA 序列测定。

2. **基因片段缺失或插入所致的疾病** 如 DMD/BMD,可用 Southern 印迹杂交、PCRASO 探针法和 MLPA 进行检测,也可直接采用 PCR 法检测片段有无或片段大小来区别。但 FSHD 必须采用脉冲电泳技术结合 Southern 印迹杂交技术或分子梳技术检测。

3. **核苷酸重复序列扩增所致的疾病** 如糖尿病、脆性 X 综合征(FXS)、脊髓小脑共济失调(SCA)某些亚型、亨廷顿舞蹈症(HD)等。可用 Southern 印迹杂交、PCR 或测序等方法。

随着高通量测序技术的临床应用,在已知基因中发现的既往没有报道过的变异越来越多,对这些变异进行临床解读是一项巨大挑战。美国医学遗传学与基因组学学会(the American College of Medical Genetics and Genomics,ACMG)在 2015 年发表了遗传变异分类标准与指南,基于典型的数据类型(如人群数据、计算机数据、功能数据、共分离数据、新发突变数据、等位基因数据、数据库数据等)等把变异分为"致病""可能致病""意义不明""可能良性"和"良性"5 类,用于解释变异与疾病发生的关系。该分类标准与指南适用于解释孟德尔遗传疾病的变异,不适用于体细胞变异、药物基因组变异或多基因复杂型疾病的基因变异的解释。

该分类标准提供两套证据,一是对变异致病性判定的证据,另一套是对变异为良性的判定证据。致病性判定证据可分为非常强(PVS_1)、强($PS_1 \sim PS_4$)、中等($PM_1 \sim PM_6$)和辅助证据($PP_1 \sim PP_5$)(表 1-10-2-1)。良性判定证据分为独立(BA_1)、强($BS_1 \sim BS_4$)和辅助证据($BP_1 \sim BP_6$)(表 1-10-2-2)。解读者根据变异的各种数据类型结果与上述各条证据进行比对,选择所有符合该变异的证据,再根据证据组合情况判读变异的分类(表 1-10-2-3)。

表 1-10-2-1 2015 年 ACMG 遗传变异分类标准与
指南的变异致病性判定证据

致病性证据	分类	说明
非常强	PVS_1	当一个疾病的致病机制为功能缺失(LOF)时,无功能变异(无义、移码、经典±1 或 2 的剪接变异、起始密码子变异、单个或多个外显子缺失)。注意:① 该基因的 LOF 是否是导致该疾病的明确致病机制;② 3′端的功能缺失变异需谨慎解读;③ 需注意外显子选择性缺失是否影响到蛋白的完整性;④ 考虑存在多种转录本时需谨慎
强	PS_1	与既往明确的致病变异有相同的氨基酸改变,不管核苷酸如何变化。注意:影响到剪切的变异需谨慎解读
	PS_2	新发变异,且无家族史(经父母验证)。注意:仅确认父母还不够,还需注意捐卵、代孕、胚胎移植的差错等情况

续表

致病性证据	分类	说明
	PS₃	体内、体外功能实验已明确会导致基因功能受损的变异。注意：功能实验需要验证是有效的，且具有重复性与稳定性。
	PS₄	变异出现在患病群体中的频率显著高于对照。注意：① 病例对照研究可用相对风险值或比值比(OR 值)评估，OR 值应大于 5.0 且置信区间不包括 1.0。② 极罕见的变异在病例对照研究中可能无统计学意义，既往在多个具有相同表型的患者中观察到该变异且在对照中未观察到可作为中等水平证据
中等	PM₁	位于热点突变区域和(或)位于已知无良性变异的关键功能域(如酶活性区域)
	PM₂	ESP 数据库、千人数据库、ExAC 数据库中正常对照人群中未发现的变异(或隐性遗传中极低频位点)。注意：人群由高通量测序得到的插入/缺失数据质量较差
	PM₃	在隐性遗传病中，与致病变异在不同等位基因上。注意：必须通过患者父母验证
	PM₄	非重复区框内插入/缺失或终止密码子变异导致的蛋白质长度改变
	PM₅	在既往明确致病的氨基酸变异位点发生新的错义突变导致新的氨基酸变化。如现在观察到的是 Arg156Cys，而 Arg156His 是已知致病的。注意：影响到剪切的变异需谨慎解读
	PM₆	可能为新发突变，但未经父母验证
支持证据	PP₁	突变与疾病在家系成员中共分离。注意：如家系人数众多，可上升为更强的证据
	PP₂	某基因的错义变异是造成某种疾病的原因，且该基因中良性变异频率极低，在这样的基因中所发现的新的错义变异
	PP₃	多条计算证据支持基因或基因产物的致病影响(保守性预测、进化预测、剪接位点影响等)。注意：由于多种生信算法使用相同或非常相似的预测方法，每种算法不应作为独立标准。PP₃ 在变异评估中只能使用一次
	PP₄	患者表型或家族史高度符合某种单基因遗传病
	PP₅	有可靠来源报道认为该变异致病，但证据尚不足以支持进行实验室独立评估

表 1-10-2-2　2015 年 ACMG 遗传变异分类标准与指南的良性变异判定证据

良性证据	分类	说明
独立证据	BA₁	ESP 数据库、千人数据库、ExAC 数据库中等位基因频率>5%的变异
强	BS₁	等位基因频率大于疾病发病率
	BS₂	对于早发的完全外显的疾病，在健康成年人中发现该变异(隐性遗传发现纯合、显性遗传发现杂合，或者 X 连锁半合子)
	BS₃	在体内或体外功能实验中确认对剪接或蛋白功能无影响的变异
	BS₄	在家系成员中缺乏共分离。注意：常见表型的拟表型可能混淆共分离，多个变异引起的常显疾病也会影响共分离

续表

良性证据	分类	说明
支持证据	BP₁	已知一个疾病的致病原因是由于某基因的截短变异，在此基因中所发现的错义变异
	BP₂	在完全外显的显性遗传病中发现与致病变异在不同染色体上的变异，或者是任意遗传模式遗传病中发现与致病变异在同一条染色体上的变异
	BP₃	功能未知重复区域内的不导致编码框移位的缺失/插入
	BP₄	多种计算机预测证据提示变异对基因或基因产物无影响，包括保守性预测、进化预测、剪接位点影响等。注意：由于多种生信算法使用相同或非常相似的预测方法，每种算法不应作为独立标准。BP₄ 在变异评估中只能使用一次
	BP₅	在有明确致病基因的病例中发现的其他基因上的变异
	BP₆	有可靠信誉来源的报告认为该变异为良性的，但证据尚不足以支持进行实验室独立评估
	BP₇	同义变异且预测不影响剪接

表 1-10-2-3　根据变异致病或良性证据组合判读变异分类的规则

类别	规则
致病	(1) 1 很强(PVS₁)和 (a) ≥1 个强(PS₁₋₄)或 (b) ≥2 个中等(PM₁₋₆)或 (c) 1 个中等(PM₁₋₆)和 1 个支持(PP₁₋₅)或 (d) ≥2 个支持(PP₁₋₅) (2) ≥2 个强(PS₁₋₄)或 (3) 1 个强(PS₁₋₄)和 (a) ≥3 个中等(PM₁₋₆)或 (b) 2 个中等(PM₁₋₆)和≥2 个支持(PP₁₋₅)或 (c) 1 个中等(PM₁₋₆)和≥4 个支持(PP₁₋₅)
可能致病	(1) 1 很强(PVS₁)和 1 个中等(PM₁₋₆)或 (2) 1 强(PS₁₋₄)和 1~2 个中等(PM₁₋₆)或 (3) 1 强(PS₁₋₄)和≥2 个支持(PP₁₋₅)或 (4) ≥3 个中等(PM₁₋₆)或 (5) 2 个中等(PM₁₋₆)和≥2 个支持(PP₁₋₅)或 (6) 1 个中等(PM₁₋₆)和≥4 个支持(PP₁₋₅)
良性	(1) 1 个独一无二(BA₁)或 (2) ≥2 个强(BS₁₋₄)
可能良性	(1) 1 个强(BS₁₋₄)和 1 个支持(BP₁₋₇)或 (2) ≥2 个支持(BP₁₋₇)
意义不明	(1) 不符合上述标准的或 (2) 良性和致病性标准有矛盾的

常用人群数据库、疾病数据库、序列数据库和拷贝数变异数据库见表 1-10-2-4。

表1-10-2-4　常用人群数据库、疾病数据库、序列
数据库和拷贝数变异数据库

类别	数据库名	网址
人群数据库	Exome Aggregation Consortium	http://exac.broadinstitute.org/
	Exome Variant Server	http://evs.gs.washington.edu/EVS
	1000 Genomes Project	http://browser.1000genomes.org
	dbSNP	http://www.ncbi.nlm.nih.gov/snp
	dbVar	http://www.ncbi.nlm.nih.gov/dbvar
疾病数据库	ClinVar	http://www.ncbi.nlm.nih.gov/clinvar
	OMIM	http://www.omim.org
	Human Gene Mutation Database	http://www.hgmd.org
	Human Genome Variation Society	http://www.hgvs.org/dblist/dblist.html
	Leiden Open Variation Database	http://www.lovd.nl
	DECIPHER	http://decipher.sanger.ac.uk
序列数据库	NCBI Genome	http://www.ncbi.nlm.nih.gov/genome
	RefSeqGene	http://www.ncbi.nlm.nih.gov/refseq/rsg
	Locus Reference Genomic (LRG)	http://www.lrg-sequence.org
	MitoMap	http://www.mitomap.org/MITOMAP/HumanMitoSeq
拷贝数变异数据库	CHOP	http://cnv.chop.edu
	DECIPHER	https://decipher.sanger.ac.uk/
	ECARUCA	http://agserver01.azn.nl:8080/ecaruca/ecaruca.jsp
	ISCA	http://dbsearch.clinicalgenome.org/search/

目前随着基因技术的发展,致病基因明确的疾病越来越多,但仍有很多疾病的致病基因尚未被克隆,因此仅靠直接检测致病基因的方法进行基因诊断远远不够,还需依赖其他方法。

(二)基因未确定的疾病

一些遗传病的基因虽未确定,但已定位在染色体某一具体位置上。由于同一染色体上相邻基因或遗传标记在遗传过程中分离概率很低,常一起遗传,形成连锁,因此可通过检测染色体上与致病基因连锁的遗传标记进行基因诊断。目前多使用可变数目串联重复序列(variable number tandem repeat,

VNTR)、短串联重复序列(short tandem repeat,STR)和 SNP 等作为遗传标记。连锁分析还能确定致病基因或疾病相关基因在染色体上的大致位置,利用距离该基因最近的遗传标志筛选基因文库,找到目的基因。如在患者的 DNA 上发现该基因的突变,则需在一定数量的正常人中验证,并建立细胞和动物模型或直接利用患者的样本,阐明基因产物的生理功能和异常基因产物的病理作用,从而确定该基因异常确实与疾病的发生有关,可作为诊断的靶点。

采用传统的连锁方法寻找遗传病的致病基因,许多遗传病无法找到足够的病例。新一代高通量技术出现后,可用全外显子测序的方法来鉴定孟德尔遗传病的致病基因,而对于发生在非编码区的遗传变异、基因组内较大的结构变异及拷贝数变异,可用全基因组测序进行深度扫描;对于前期连锁分析等手段已获得足量目标基因变异信息或定位信息的前提下,可以采用目标区域测序,也可在全基因组筛选的基础上对特定基因或区域进行深度分析。

(三)多因素致病的复杂疾病

临床上较常见的神经系统疾病如脑卒中、癫痫、多发性硬化、帕金森病、晚发型阿尔茨海默病等的发病都与多个基因及基因的相互作用、基因与环境相互作用有关。对于这些疾病的发生,单个易感基因的作用是微小的,但存在累加效应。对于这些复杂疾病,不能采取直接检测致病基因或连锁遗传标志检测法,目前主要采用表型克隆方法进行基因诊断。表型克隆是将表型与基因结构或基因表达的特性结合起来,直接分离该表型的相关基因。通过分析正常和异常基因组的相同和差异,分离和鉴定与疾病相关的多个基因,确定导致疾病的分子缺陷,其本质是对疾病相关的一组基因的克隆。该组基因可制作成探针用于诊断相应的疾病。这种策略既不用事先知道基因的生化功能或图谱定位,也不受基因数及其相互作用方式的影响。具体技术可采用基因芯片、GWAS、全基因组测序等多种方式。

神经系统复杂疾病,包括卒中、阿尔茨海默病、帕金森病等,都是受多个基因和环境因素的影响,"常见疾病、常见变异"与"微效基因共同作用"是这类复杂疾病的主要特点,也就是说这些疾病不存在主基因效应,通常由一些具有微弱遗传效应的常见变异(多态)共同影响疾病的发生与发展过程。由于复杂疾病不遵循经典的孟德尔模式遗传,受基因因素、基因环境交互作用的影响,因此单基因病的连锁分析方法在复杂疾病的遗传学研究中很难奏效,因而主要采用的是关联分析,如国内目前仍广泛开展的疾病多态相关性研究。

(四)转录水平异常的疾病

在某些疾病中,主要是基因的转录水平异常,而非基因结构的异常,导致蛋白质功能改变或丧失而引起发病,因此需要检测转录水平来做出诊断。需从患者血样或组织中提取 mRNA,运用 RT-PCR 或 FQ-PCR 分析患者与正常对照 mRNA 含量的差异,从而做出基因诊断。

四、基因诊断存在的问题

(一)遗传咨询的意义

遗传病的诊断不仅给患者带来困扰,对其家庭成员亦造成一定的负面影响,此时遗传咨询是非常必要的。遗传咨询的内

容包括解释遗传病的病因、遗传方式、发病风险、预后情况、如何预防、疾病的诊断和可能的治疗方法，帮助患者及携带致病基因的家庭成员调整未来的工作目标和生活方式等。可由临床医师或遗传学工作者为他们提供必要的指导和建议，让他们自己选择对策。

（二）基因诊断中的伦理问题

基因诊断不仅涉及分子生物学技术，还涉及伦理、法律及心理问题等。每个人的基因信息均为其个人隐私，携带的致病基因或易感基因若被泄露出去，可能引起基因歧视，使携带者在工作和生活等方面遭到不公正的对待，对其心理会产生巨大的压力，因此对患者的基因检测结果必须保密。对于一些无症状的家庭成员是否要进行基因检测以及阳性结果是否告知亦值得深思。有些患者被建议不宜生育或必须行产前基因检测，发现胎儿有问题时可能被建议流产，这些都是需要考虑的伦理问题。

（三）基因诊断的局限

基因诊断有助于确诊疾病，但需要了解疾病发生的分子机制，包括相关的基因结构、基因表达水平及其与疾病发生、发展的关系。就目前对于神经系统疾病机制的认识和检测技术而言，能真正采用基因诊断确诊的病种仍局限于一些遗传病。复杂疾病如晚发型阿尔茨海默病、脑卒中、帕金森病等，与衰老、遗传和环境等多种因素有关，发病机制不明，相关的易感基因较多，且易感基因对疾病的影响程度还存在争议，这些疾病目前尚无法进行基因诊断。

基因诊断对仪器设备及实验环境的稳定性要求高。由于反应体系易受污染可能出现假阳性结果，或操作不当可能出现假阴性结果，因此应由受过训练的专业人员进行操作。基因检测所用的试剂较贵且研究成本较高，这些均是基因诊断上的局限。随着分子生物学技术的进步和对疾病致病基因研究的深入，将能为更多的疾病做出基因诊断。

参 考 文 献

［1］ 陈晟,吴志英. 重复引物 PCR 技术在超大片段动态突变疾病基因检测中的应用[J]. 遗传,2014,36(11):1145-1151.

［2］ 冯作化. 医学分子生物学[M]. 北京:人民卫生出版社,2005.

［3］ 辜清泉,杨琳,杨旭. 外显子测序技术在疾病研究中的应用[J]. 分子诊断与治疗杂志,2011,05:334-338.

［4］ 廖杰,钱小红,董方霆,等. 色谱在生命科学中的应用[M]. 北京:化学工业出版社,2007.

［5］ 刘焯霖,梁秀龄,张成. 神经遗传病学[M]. 3版. 北京:人民卫生出版社,2011.

［6］ 吴江. 神经病学[M]. 2版. 北京:人民卫生出版社,2010.

［7］ 叶建伟. 变性高效液相色谱分析的技术特征及其应用[J]. 肾脏病与透析肾移植杂志,2003,12(2):197-200.

［8］ 周运鹤,许艺明,何玮璇,等. 单分子荧光原位杂交技术在面肩肱型肌营养不良症精准诊断中的应用研究[J]. 中国临床神经科学,2018,26(3):269.

［9］ BAO S, JIANG R, KWAN W, et al. Evaluation of next generation sequencing software in mapping and assembly[J]. J Hum Genet, 2011, 56: 406-414.

［10］ BICK D, DIMMOCK D. Whole exome and whole genome sequencing[J]. Curr Opin Pediatr, 2011, 23(6): 594-600.

［11］ BONNEFOND A, DURAND E, SAND O, et al. Molecular diagnosis of neonatal diabetes mellitus using next-generation sequencing of the whole exome[J]. PLoS One, 2010, 5(10): e13630.

［12］ CHOI M, SCHOLL U I, JI W Z, et al. Genetic diagnosis by whole exome capture and massively parallel DNA sequencing[J]. Proc Natl Acad Sci USA, 2009, 106(45): 19096-19101.

［13］ DENG D, DENG G, SMITH M F, et al. Simultaneous detection of CpG methylation and single nucleotide polymorphism by denaturing high performance liquid chromatography[J]. Nucleic Acids Res, 2002, 30: E13.

［14］ DROEGE M, HILL B. The genome sequencer FLX system-longer reads, more applications, straight forward bioinformatics and more complete data sets[J]. J Biotechnol, 2008, 136(1-2): 3-10.

［15］ GALLO A, THOMSON E, BRINDLE J, et al. Micro-processing events in mRNAs identified by DHPLC analysis[J]. Nucleic Acids Res, 2002, 30: 39-45.

［16］ MATIN M M, ANDREWS P W, HORNBY D P. Multidimensional differential display via ion-pair reversed-phase denaturing high-performance liquid chromatography[J]. Anal Biochem, 2002, 304: 47-54.

［17］ MAXAM A M, GILBERT W. A new method for sequencing DNA[J]. Proc Natl Acad Sci USA, 1977, 74: 560-564.

［18］ McCLELLAN J, KING M C. Genetic heterogeneity in human disease[J]. Cell, 2010, 141(2): 210-217.

［19］ McCLELLAN J M, SUSSER E, KING M C. Schizophrenia: a common disease caused by multiple rare alleles[J]. Br J Psychiatry, 2007, 190: 194-199.

［20］ MONTENEGRO G, POWELL E, HUANG J, et al. Exome sequencing allows for rapid gene identification in a Charcot-Marie-Tooth family[J]. Ann Neurol, 2011, 69(3): 464-470.

［21］ MYERS R A, CASALS F, GAUTHIER J, et al. A population genetic approach to mapping neurological disorder genes using deep resequencing[J]. PLoS Genet, 2011, 7(2): e1001318.

［22］ NGUYEN K, WALRAFEN P, BERNARD R, et al. Molecular combing reveals allelic combinations in facioscapulohumeral dystrophy[J]. Ann Neurol. 2011, 70(4): 627.

［23］ PAREEK C S, SMOCZYNSKI R, TRETYN A. Sequencing technologies and genome sequencing[J]. J Appl Genet, 2011, 52(4): 413-435.

［24］ ROSENBERG R N. The molecular and genetic basis of neurologic and psychiatric disease[M]. 3rd ed. Philadelphia: Elsevier Inc, 2003: 101-108.

［25］ SANGER F, NICKLEN S, COULSON A R. DNA sequencing with chain-terminating inhibitors[J]. Proc Natl Acad Sci, 1977, 74: 5463-5467.

［26］ TEWHEY R, WARNER J B, NAKANO M, et al. Microdroplet-based PCR enrichment for large-scale targeted sequencing[J]. Nat Biotechnol, 2009, 27(11): 1025-1031.

［27］ WANG J L, YANG X, XIA K, et al. TGM6 identified as a novel causative gene of spinocerebellar ataxias using exome sequencing[J]. Brain, 2010, 133(Pt 12): 3510-3518.

［28］ WORTHEY E A, MAYER A N, SYVERSON G D, et al.

Making a definitive diagnosis：successful clinical application of whole exome sequencing in a child with intractable inflammatory bowel disease[J]. Genet Med, 2011, 13(3)：255-262.

[29] ZHANG J, CHIODINI R, BADR A, et al. The impact of next generation sequencing on genomics[J]. J Genet Genomics. 2011, 38(3)：95.

第十一章　新理论与新技术的临床应用

第一节　血管内介入及其在神经疾病中的应用

田彦龙　冷　冰

神经介入治疗是指在 X 线监护下，经动脉或静脉途径，对中枢神经系统疾病进行血管内治疗。

一、神经介入治疗的发展

1904 年 Dawbarn 用石蜡和凡士林混合物注入颈外动脉行脑胶质瘤的术前栓塞，开始了神经介入治疗的临床应用。1930 年 Brook 报道应用带线肌肉片通过"放风筝"的方法治疗颈内动脉海绵窦瘘。20 世纪 50 年代，Seldinger 首创经皮穿刺动脉后插入导丝导管技术（Seldinger 技术），进一步促进了血管内治疗技术的发展；到 70 年代初，法国的 Djindjan 开始应用颈动脉和脊髓动脉的超选择性插管技术，扩大了神经介入治疗的范围，在欧洲兴起了脊髓血管畸形和脑动静脉畸形的栓塞治疗；80 年代起，由于介入治疗设备和材料的飞速发展，血管内治疗取得快速发展。对于颅内动脉瘤的治疗，自从 1991 年 Guglielmi 设计的电解可脱性弹簧圈（Guglielmi detachable coil, GDC）问世以来，已有更多的性能优良的弹簧圈及多种生物修饰弹簧圈应用于临床，而球囊辅助技术和颅内支架辅助技术的广泛应用，使动脉瘤栓塞治疗范围扩大，安全性和有效性增加。近年来血流转向的理念更新与装置发明，使动脉瘤的介入治疗取得进一步突破。对于脑脊髓血管畸形的介入治疗，Onyx 及可解脱微导管的应用已使疗效明显提高。随着颅内外血管狭窄的扩张球囊、支架系统、取栓装置及球囊导引导管的发展和应用，缺血性脑卒中的血管内治疗也日新月异。

二、神经介入治疗的应用

（一）常用介入材料

常用介入材料有穿刺针、导管鞘、高流量造影管、导引导管、导丝、微导管、栓塞材料及辅助材料等。

1. 导引导管　主要用于选择性导入微导管，临床常用的有 5～9 F 多种类型，根据治疗用途而选用不同型号的导引导管。导丝根据用途不同分为 3 种：① 普通导丝，与造影导管及导引导管配合使用；② 交换导丝，与造影导管相交换，用于导引导管到位困难时的选择性到位；③ 微导丝和交换微导丝，用于微导管超选到治疗靶点。

2. 微导管　主要分为 4 种：① 血流导向微导管；② 导丝导向微导管；③ 兼具血流导向和导丝导向的微导管；④ 头端可以解脱的微导管。

3. 栓塞材料　① 固体微粒，包括干燥硬脑膜、聚乙烯泡沫醇微粒（PVA）、明胶海绵、真丝线段等临时栓塞物；Embosphere 被认为是相对永久性栓塞物；② 液体栓塞剂，包括丁氰酯（NBCA）、Glubran、Onyx 等；③ 弹簧圈，厂家和型号繁多；④ 球囊，分可脱和不可脱式漂浮球囊、高张扩张球囊和低张封堵球囊、单腔球囊和双腔球囊、快速交换球囊和全通过同轴球囊等；⑤ 支架，包括颈动脉支架、颅内血管支架（多数为自膨式支架，少数为球扩式支架）、密网支架（血流转向装置）、带膜支架等；⑥ 血管内碎栓、取栓装置；⑦ 其他新型介入材料，如 WEB、Medina、Artisse、Pulsrider、Phil 等；⑧ 辅助材料，包括"Y"阀、连接管、加压袋、球囊镊、钽粉、碘苯酯、弹簧圈解脱器等。

（二）围手术期处理

1. 适应证

（1）脑疾病：① 脑动脉瘤；② 脑动静脉畸形；③ 硬脑膜动静脉瘘；④ 颈动脉海绵窦瘘；⑤ 椎动静脉瘘；⑥ Galen 静脉畸形；⑦ 急性脑梗死；⑧ 颅内外动脉狭窄；⑨ 严重鼻出血；⑩ 血供丰富的脑肿瘤，估计手术中难以控制者。

（2）脊髓疾病：① 脊髓动静脉畸形；② 髓周动静脉瘘；③ 硬脊膜动静脉瘘；④ 血供丰富的脊髓肿瘤。

2. 一般禁忌证　① 有严重出血倾向者；② 严重的动脉硬化及严重高血压患者；③ 有严重肝、肾、心、肺功能障碍者；④ 穿刺部位有感染者；⑤ 对造影剂和麻醉剂过敏者；⑥ 患者一般情况极差、生命体征不稳定、休克或濒死状态。

3. 术前常规准备　① 检查血常规、出凝血时间和凝血功能（PT、APTT）、心电图、胸片；② 双侧腹股沟区备皮，检查股动脉搏动情况；③ 家属知情同意、签字；④ 术前禁食 6 h；⑤ 拟使用支架的患者，术前服用抗血小板聚集药物 3～5 d；⑥ 有癫痫发作可能的，术前需服用抗癫痫药物。

4. 麻醉　神经介入患者多数采用全麻，造影和少数费时较少、操作简单且患者容易合作的介入治疗可以采用神经安定麻醉加穿刺部位局部浸润麻醉。

5. 术后常规处理　① 手术结束后穿刺部位压迫或用封堵器止血，局部加压包扎 12～24 h；② 穿刺侧下肢制动 12 h；③ 监测血压、下肢足背动脉搏动情况；④ 酌情使用地塞米松、抗生素、低分子右旋糖酐等药物；⑤ 术后仍需肝素化的患者，应定时监测出凝血功能，通常将 APTT 值控制在基础值的 2～3 倍。

（三）普通并发症与处理

1. 穿刺和插管所致的并发症

（1）穿刺部位血肿：因反复穿刺、压迫止血不当或凝血功能障碍等所致。小的血肿可自行吸收。大的血肿先予局部冷敷，若引起血液循环障碍，如肢体远端静脉回流受阻或动脉搏动消失时，应立即行血肿清除术。

（2）穿刺部位动脉和静脉痉挛：见于多次穿刺和插管时间过长，特别是儿童患者。表现为局部疼痛、水肿，不及时处理可导致血栓形成。轻者可局部热敷，用普鲁卡因局封，重者可用盐酸罂粟碱 30～60 mg 静脉注射，每 4～6 h 1 次，也可用 15 mg 溶于 10 ml 生理盐水中，缓慢动脉内推注。无效者应在 1 h 内给予肝素化，且应连续用药 7 d。

（3）颅内血管痉挛：以椎动脉痉挛最危险，可完全阻塞椎动脉血运，引起椎基底动脉急性供血不足，患者意识不清，甚至突发死亡。重在预防，如颈内动脉造影导管头不应超过 C$_2$ 水平，椎动脉造影导管头不应超过 C$_6$ 水平，且尽量缩短导管在椎动脉内的停留时间。一旦发生颅内血管痉挛，应迅速拔管，动脉内注射罂粟碱或尼莫地平，静脉持续滴注尼莫地平，同时进行全身肝素化，以防继发血栓形成。上述处理无效者，可局部用低张球囊扩张处理。

（4）假性动脉瘤和动静脉瘘：前者表现为穿刺部位有局限性搏动性肿块，后者除可扪及搏动性肿块外，还可闻及血管杂音。应及早手术切除假性动脉瘤，动静脉瘘者应修补缝合动、静脉壁。

（5）导管折断于动脉内、动脉粥样硬化斑脱落栓塞、血栓形成等：若引起循环障碍，应及时处理，如动脉内溶栓或行手术切开取出异物、斑块等。

2. 造影剂所致的并发症

（1）造影剂过敏：轻者无需处理，重者出现休克、惊厥、喉头水肿、支气管痉挛、肺水肿等。重在预防。对有过敏史者，术前可静脉注射地塞米松 5～10 mg，并配备抢救器械和药品，以备急救。残余造影剂应封存备检。

（2）造影剂过量或浓度过高可导致急性肾功能衰竭、癫痫发作和脑水肿等。因此，每次造影剂总量不超过 3.5 ml/kg，即便是非离子型水溶性造影剂，也应小于 5.0 ml/kg。一旦发生，应立即抢救，如生理盐水血管内冲洗，静脉注射地塞米松和呋塞米，有颅内高压者降低颅内压，吸氧、气管插管及抗癫痫治疗等。

3. 神经系统并发症

（1）癫痫：常为大发作。应立即停止造影，给予抗癫痫治疗。

（2）暂时性运动、感觉障碍，角弓反张，意识不清，一侧动眼神经麻痹和对侧偏瘫，一过性黑矇和视野缺损等。一旦出现上述症状，应立即拔管，给予吸氧、脱水、静脉滴注低分子右旋糖酐和全身肝素化等。

（3）颅内动脉瘤或血管畸形破裂出血：应立即行气管插管、吸氧、用止血剂和降颅压处理，必要时行急诊介入栓塞止血或开颅手术。

（四）常见疾病治疗

1. 外伤性颈动脉海绵窦瘘（TCCF）的介入治疗

（1）诊断：头部外伤后数天或数周，出现同侧和（或）对侧海绵窦综合征，主要表现为搏动性突眼、颅内杂音、球结膜充血水肿、外展和（或）动眼神经麻痹等。除视神经管骨折直接伤及视神经外，早期视力仅轻度受损。脑血管造影为确诊依据。通过血管造影可以明确：① 瘘口位置、大小、数量；② 颈内外动脉供血和代偿情况；③ 盗血现象，瘘口远端颈内动脉分支是否正常显影；④ 引流静脉的走向、扩张情况；⑤ Willis 环侧支循环状况。

（2）介入治疗。

1）动脉入路：可脱性球囊顺血流进入海绵窦，用等渗造影剂充盈球囊后闭塞瘘口是最常用的方法。当一个球囊无法完全闭塞瘘口时，可选择多个不同规格的球囊组合栓塞，直到完全闭塞瘘口为止；颈内动脉（ICA）应尽量保留通畅，但有时瘘口复杂不得不闭塞 ICA 时，需先行球囊阻断试验（BOT）。当球囊治愈患者又出现杂音时，表明瘘口复发，多因球囊早泄或移位所致，可以再次栓塞治疗。当球囊使用不理想时，也可以采用弹簧圈填塞瘘口治疗。

2）静脉入路：当动脉入路栓塞失败或 ICA 被结扎、闭塞，尤其是间接型瘘伴有多支细小的颈外动脉（ECA）脑膜支供血时，可采用静脉入路栓塞。目前常用的有经岩下窦（IPS）和眼上静脉（SOV）两种。均采用弹簧圈和（或）联合 Onyx 填塞海绵窦。也有经面静脉入路，可避免穿刺或手术切开 SOV。

3）海绵窦穿刺入路：当动脉入路和静脉入路都无法完成时，可以采用立体定向穿刺技术直接穿刺海绵窦，以弹簧圈和（或）Onyx 栓塞海绵窦及瘘口。

（3）注意事项和随访：80%～90% TCCF 可经血管内栓塞治疗治愈。ICA 通畅率达到 75%～88%。眼球突出和球结膜水肿可在栓塞成功后数天到数周内消失。动眼神经麻痹在几周或几个月内缓解。由球囊、弹簧圈压迫所致的脑神经症状发生率高达 30%，但大多能恢复。建议在栓塞后 3～6 个月内随访血管造影。海绵窦内静脉湖或假性动脉瘤的发生率约为 50%，大部分病例无症状，不需特殊处理；小部分有三叉神经痛者，需行再次栓塞或闭塞 ICA。

2. 硬脑膜动静脉瘘（DAVF）的介入治疗 DAVF 是位于硬脑膜及其附属物（大脑镰、小脑幕、静脉窦）上异常的动静脉短路，占颅内动静脉畸形（AVM）的 10%～15%。其发病原因、部位、症状、分类及治疗与其静脉引流结构密切相关。可发生于硬脑膜的任何部位，以横窦、乙状窦和海绵窦最多见。供血动脉可来源于颈动脉系统和（或）椎动脉系统的硬脑膜支，少数有甲状颈干参与供血，引流入相邻的静脉窦和（或）逆行流至软脑膜静脉。症状和预后差别很大。几乎所有症状起因于动脉化的静脉系统，如耳鸣、颅内高压症状是硬脑膜静脉窦高压所致；眼部症状起源于眼静脉高压；神经功能障碍、癫痫和颅内出血与皮质静脉高压有关。

（1）分类、临床表现和治疗原则：目前临床上常用的是根据静脉引流状况进行分类的 Cognard 法（系 Djindjian 法和 Merland 法的改良）：Ⅰ 型，静脉引流入正常静脉窦，顺血流方向。表现为功能性症状如搏动性耳鸣、耳后痛、眼部症状等。Ⅱ 型，正常静脉窦引流减少，伴逆血流方向的静脉回流。Ⅱ$_a$，未逆流入皮质静脉者，20% 的患者有颅内高压和视力减退的表现；Ⅱ$_b$，逆流入皮质静脉，10% 的患者可发生颅内出血；Ⅱ$_{a+b}$，正常静脉窦回流减少,伴皮质静脉回流,有颅内出血和局部神经功能障碍。Ⅲ型,直接回流入皮质静脉但不伴静脉扩张;40%的这类患者表现为颅内出血。Ⅳ型,直接回流入皮质静脉,伴有静脉扩张,出血率为65%,伴局部脑功能障碍。Ⅴ型,静脉回流入脊髓周围静脉伴进行性脊髓功能障碍。Ⅱb/Ⅱa+b型、Ⅲ型、Ⅳ型、Ⅴ型患者病情较重,神经功能障碍明显,出血可能性较大,应争取彻底治愈。可经动脉或静脉入路行栓塞治疗或直接手术。

(2)注意事项、随访。

1)当瘘口比较明确,微导管经供血动脉可以到达瘘口,可采用动脉入路栓塞,尤其当被选择的供血动脉允许一定长度的栓塞剂反流时,采用Onyx栓塞往往有很好的效果。必须将所有引流静脉起始端、瘘口和供血动脉末端全部栓塞,治疗才彻底。

2)当动脉入路困难,或者瘘口很弥散,可采用静脉入路栓塞。通常用弹簧圈结合Onyx的方法将引流静脉/或受累的静脉窦(必须是已经功能性废用)完全闭塞,以达到治疗目的。

3)无论动脉入路还是静脉入路,对正常动脉、静脉窦和正常皮质静脉的保护都十分重要。如无法控制Onyx的弥散时,最好采用球囊保护技术以确保正常动脉、引流静脉和静脉窦的安全。

DAVF是一种较复杂的疾病,治疗往往伴随着血流动力学的改变,因此定期随访复查十分必要。

3. 脑动静脉畸形(BAVM)的介入治疗 BAVM是一团发育异常的先天性血管畸形,内含不成熟的动脉和静脉,动、静脉之间存在不同程度的直接交通,没有毛细血管。这些不成熟的动静脉短路可以引起颅内出血、癫痫、头痛和其他一系列神经系统症状与体征。在自然病程中,畸形团的解剖和血流动力学是可变的。单一动脉供血的小型BAVM单次栓塞治愈率为90%以上,而多支供血的大型BAVM单次栓塞治愈率不高,往往需要多次栓塞治疗,或作为外科手术或放射治疗的辅助手段。

(1)适应证:AVM最大直径大于3 cm(相对适应证,小于3 cm不愿意接受开颅手术者也可介入治疗);不可控制的癫痫;高血流量的AVM;反复的蛛网膜下腔出血或脑出血者;出血后神经功能障碍者;位置较深(位于脑室周围、基底节区、内囊、间脑、脑干)的AVM;位于功能区(语言区、运动区)的AVM;位置较表浅而非功能区的AVM,但不愿接受手术者。

(2)常用栓塞材料。

1)导管:目前国内最常用Marathon微导管,可以深入畸形血管团内,但反流较多时易致拔管困难,最好采用可解脱的微导管(如Sonic微导管、Apollo微导管),可大大减少拔管所致的并发症,提高了手术安全性和栓塞疗效。

2)栓塞剂:目前应用最多的是Onyx,但当微导管不能进入畸形团内时,可以采用Glubran(NBCA)闭塞供血动脉和部分畸形团。栓塞高流量瘘口时也可结合弹簧圈栓塞。国外目前有Phil可供选择,栓塞技术与Onyx类同,但不需要提前震荡混匀,术后复查CT无金属伪影,使用更方便。

(3)复合手术(hybrid operation):同期进行介入栓塞治疗和开颅手术切除,可最大程度提高治愈率,减少残余率,降低手术风险。先通过介入治疗使开颅手术难以暴露和控制的部分得到有效栓塞,可以降低手术中AVM的张力、减少出血、缩短手术时间,有利于AVM周围功能区的保护。术中实时复查造影,如有残余可精确定位后再予以切除。

(4)注意事项和随访:对有出血者首先应对AVM中的动脉瘤和高流量动静脉瘘(AVF)等出血危险点进行靶向栓塞,消除出血因素,然后再栓塞畸形团。对大型高流量的AVM,应分次栓塞,先栓塞周围的小供血支,保留最主要的供血动脉到最后以高压锅技术做彻底栓塞,且术中、术后应降低血压(降去基础血压的20%~30%),以免发生正常灌注压突破性出血(NPPB)。需要分次栓塞的患者,间隔1~3个月。对畸形团位置深在、供血动脉细小迂曲,微导管难以到位者,可以采用静脉入路使微导管进入畸形团进行栓塞。当栓塞治疗不能完全治愈时,剩余的AVM可予进一步手术切除或放射外科治疗或定期随访。

4. 颅内动脉瘤介入治疗 颅内动脉瘤最理想的治疗是阻断流入动脉瘤的血流而保持载瘤动脉的通畅。随着介入技术和材料的发展,栓塞治疗基本上可以达到上述要求。

(1)常用栓塞方法。

1)弹簧圈栓塞术:应尽可能做到动脉瘤腔和动脉瘤颈的致密栓塞,以减少复发。一般而言,动脉瘤直径在3~10 mm之间、瘤颈<4 mm且颈/体比在1/3~1/2之间者,均适合行弹簧圈栓塞。对宽颈动脉瘤,可采用3D弹簧圈、瘤颈再塑型技术(球囊重塑)或双微导管技术。对于未能致密栓塞者,有学者认为也可起到改变血流动力学,减少动脉瘤破裂出血的机会,但必须进行严密的脑血管造影随访。

2)支架辅助栓塞技术:目前颅内支架技术已广泛应用,对于宽颈动脉瘤、大型动脉瘤、夹层动脉瘤等复杂性动脉瘤而言,使用支架不仅使治疗过程变得简单、安全,还可提高栓塞疗效,减少复发。

3)血流导向装置:包括部分导向(密网支架)和完全导向(带膜支架)。国内外正在进行深入的材料研究和临床应用研究,已经给动脉瘤的介入治疗带来新的变革。

4)载瘤动脉闭塞术:须慎用,仅用于少数难治性巨大动脉瘤或梭形动脉瘤。事先必须行暂时性阻断试验(BOT),证实患者有良好的侧支循环及临床耐受后,并综合考虑年龄、部位等因素才用球囊、弹簧圈或液态栓塞剂行永久阻断。如果侧支循环代偿不好,必须先行远端血管搭桥重建手术,再行载瘤动脉闭塞。

(2)并发症及处理。

1)动脉瘤破裂:是栓塞治疗最险恶的并发症,一旦发生,病死率极高,应立即抢救。若此时微导管已进入动脉瘤腔,可迅速继续放置弹簧圈,直至致密填塞,多数可自行止血;若此时微导管尚未到位或估计有一定难度时,应立即停止栓塞,中和肝素,采取保守治疗或急诊手术治疗。也可用球囊暂时封堵载瘤动脉及动脉瘤颈以控制出血。

2)弹簧圈异位栓塞:可导致血栓形成或直接堵塞动脉末端而导致脑缺血,应尽量避免。一旦发生,应进行抗凝治疗,多数患者可用介入或手术方法将弹簧圈取出。

3)动脉瘤复发:未完全闭塞的动脉瘤,特别在近瘤颈处,容易复发;有血栓的动脉瘤,术后弹簧圈被压缩或血栓溶解,也可造成动脉瘤残腔。应定期随访,如有复发,可再次栓塞或手术治疗。

(3) 注意事项、随访:随着介入材料和技术的不断改进,动脉瘤的治愈率不断提高,但仍然有 10%～30% 的复发再通和一定的再出血率,因此必须长期随访复查。

5. 脊髓血管畸形介入治疗 脊髓血管畸形是一种少见的先天性疾病,仅为脑血管畸形的 1/10 左右。但肢体瘫痪、大小便障碍等临床症状严重,致残率高。随着脊髓血管超选择造影技术的发展,对它的病理变化也有了更为清晰的认识,早期诊断和治疗已成为可能。

(1) 分类:脊髓血管畸形的分类,目前尚无统一标准。根据病变部位、影像学表现,从治疗的角度出发可分为以下几类。

1) 硬脊膜动静脉瘘(SDAVF):多见于 50 岁左右的男性。本病瘘口位于脊髓后根硬脊膜袖口上,由一根或数根椎体动脉或硬脊膜动脉的分支穿过硬脊膜,直接与脊髓冠状静脉丛相通,后者汇入粗大扭曲的脊髓后静脉而形成。供血动脉不是脊髓根动脉或脊髓动脉,且瘘口位于硬脊膜上,是其与其他脊髓血管畸形的鉴别要点。静脉压增高、扭曲扩张的静脉对正常脊髓组织压迫,是渐进性脊髓功能障碍的主要原因。

2) 髓周动静脉瘘(PMAVF):约占脊髓血管畸形的 20%。由一支或数支来源于脊髓前或后动脉的分支与脊髓前或后静脉直接交通而成,两者之间无毛细血管网。瘘口位于脊髓表面。根据供血动脉和引流静脉的管径、长度、数量及血流动力学改变,又可分为 3 个亚型:Ⅰ 型,又称小型瘘,由一支供血动脉和一支引流静脉组成,供血动脉细长,引流静脉轻度扩张、扭曲,血液循环时间缓慢;Ⅱ 型,即中型瘘,由一支或两支动脉参与供血,动脉扭曲扩张明显,瘘口处有静脉湖,引流静脉明显扩张,血流速度加快;Ⅲ 型,为大型瘘,由多支管径粗大的动脉供血,引流静脉显著扩张,呈假性发育不良状,循环时间明显加快。

3) 髓内动静脉畸形:约占脊髓血管畸形的 76%,病理特征同脑 AVM,在供血动脉和引流静脉间有异常血管网。可位于脊髓表面,累及髓内。供血动脉来自前根动脉和后根动脉。位于颈部的髓内 AVM,供血动脉多来源于双侧椎动脉和(或)双侧甲状颈干或肋颈干的分支。发病以 20～30 岁年轻人多见,神经根痛为首发症状者占 15%～20%,也可以蛛网膜下腔出血或急、慢性脊髓缺血损伤起病。

4) 微动静脉畸形(mAVM):由微小的畸形血管团或几乎为正常的供血动脉、引流静脉所形成的 AVF 构成。MRI 检查为阴性,脊髓血管造影是唯一的诊断方法,临床上以出血所致脊髓功能障碍为主要表现。

5) 复合型动静脉畸形:较 mAVM 多见,可合并有脑AVM、血管斑痣性错构瘤病(phakomatosis)、骨 AVM、多节性血管瘤病(Cobb 综合征)等,脊髓和邻近骨质均可受累。

(2) 栓塞治疗原则:目前栓塞彻底治愈脊髓血管畸形相当困难。治疗目的主要是改善脊髓的血流动力学,防止再出血,稳定和改善脊髓功能。除了硬脊膜 AVF 以手术治疗为主外,髓周 AVF 和髓内 AVM 应首选栓塞治疗,后两者手术治疗所致脊髓功能不可逆损伤的发生率是栓塞治疗的 3～5 倍。

(3) 复合手术治疗:对于复杂的脊髓血管畸形,单纯介入栓塞治疗或单纯外科手术治疗往往极为困难,采用复合手术的方法可能使治疗变得相对简单。有时介入导管难于到位,而复合手术暴露血管畸形附近的供血动脉或引流静脉,可以直接穿刺后栓塞,微导管很容易到位,拔管也更容易、更安全。复合手术中还可以通过微导管亚甲蓝造影,清晰显示血流方向和病变结构,指导更精确地切除病变。术中实时造影,如有残留可精确定位后再予以切除,使治愈率大大提高。

(4) 注意事项和随访。

1) 超选择性插管,微导管头端需插入病灶或供血动脉接近瘘口处。

2) 若微导管到位良好,可首选氰基丙烯酸正丁酯(NBCA)或Onyx 液体栓塞剂,但注射时应特别小心,防止误栓。

3) 若微导管到位困难,远离病灶和 AVF 瘘口,则只能用颗粒栓塞剂进行栓塞,降低流量,改善症状。

4) 脊髓血管畸形栓塞中应特别强调保留正常的脊髓前、后动脉。当有原先未出现的脊髓前、后动脉出现时,即应停止栓塞。

5) 髓内 AVM 栓塞必须在脊髓前动脉扩张、供血动脉和畸形血管团间距离较短、有多个交通支参与供血、病灶上下节段脊髓前动脉正常的情况下进行。

6) 髓周 AVF 的 Ⅱ 型和 Ⅲ 型,因液体栓塞剂有通过瘘口、闭塞引流静脉的危险,可以用可脱球囊或弹簧圈栓塞。而 Ⅰ 型瘘因供血动脉细长,微导管到位困难,应以手术治疗或复合手术治疗为主。

7) 当栓塞不完全时,保留引流静脉的通畅对防止术后出血非常重要。

8) 栓塞治疗完全闭塞脊髓血管畸形非常困难,但部分栓塞亦有助于稳定或改善症状,或为手术治疗提供方便。栓塞治疗后往往伴随血流动力学的变化,可能出现新的供血动脉和引流静脉或部分血管闭塞,因此定期脊髓 MRI 和全脊髓血管造影复查十分必要。

6. 颅内、颅底、脊髓肿瘤的术前栓塞 术前选择性栓塞肿瘤供血动脉及肿瘤血管巢可减少颅内、颅底、脊髓肿瘤的血供,减少术中出血,有助于肿瘤切除。一般不能作为一种独立的治疗措施,但有时可作为晚期肿瘤患者的姑息性治疗。

(1) 术前栓塞指征:血供丰富,估计术中止血困难的颅内、颅底、脊髓肿瘤,均有术前栓塞的指征。常用于如较大的实质性血管母细胞瘤、副神经节瘤及巨大的血管外皮瘤等。特别是暴露困难、供血动脉难以早期控制的高血管肿瘤,先行栓塞有利于减少出血,保持术野清晰和保护重要结构,提高手术效果。

(2) 注意事项:① 首先必须行全脑(全脊髓)血管造影检查,详细了解肿瘤供血动脉的来源、数量和类型,侧支循环情况,血流特征,静脉引流情况。② 有效的术前栓塞是闭塞肿瘤内血管巢,而不是单纯栓塞瘤周供血动脉。通常选择性插管应到达肿瘤供血动脉终末支,再选择合适的栓塞材料(颗粒或液体栓塞剂)进行栓塞。③ 通常应在栓塞后 1 周内进行手术或在复合手术室栓塞后即刻进行手术切除,以防血管再通。

(3) 并发症:主要为栓塞剂反流到正常血管造成的脑、脊髓缺血,引起失明、脑神经麻痹、偏瘫、失语,甚至昏迷、死亡;或脊神经麻痹导致的截瘫、感觉障碍、二便功能障碍、性功能障碍等,应高度重视。

7. 颈动脉狭窄的介入治疗 颈动脉支架同样可以有效改善病变侧的脑供血和预防脑缺血发作,整体疗效与颈动脉内膜剥脱术相似。

(1) 适应证:① 症状性狭窄超过 50%,或无症状但狭窄严重者(超过 70%);② 对有明显颈动脉夹层或严重不稳定性溃疡斑的患者,指征可适当放宽;③ 病变侧脑血流检查明显低于健侧者;④ 尤其对不适合行颈动脉内膜剥脱术者,如高位颈动脉狭窄、患者一般情况差不能耐受手术、外伤性或医源性颈动脉狭窄、伴有颈动脉夹层动脉瘤、颈动脉内膜纤维组织形成不良、肿瘤压迫性颈动脉狭窄等;⑤ 颈动脉内膜切除术后再狭窄者。

(2) 禁忌证:① 除严重心、肺功能衰竭的患者外,支架治疗无绝对禁忌证;② 颈内动脉已完全闭塞者;③ 颈动脉狭窄钙化斑明显成半圆形者,效果差,应慎重;④ 不适于行脑血管造影者。

(3) 术前准备:① 术前 3 d 口服阿司匹林 300 mg,每日 1 次;氯吡格雷 75 mg,每日 1 次;② 脑血管造影术前准备常规,如需全身麻醉,行全麻手术前准备。

(4) 术后处理:① 术后可用低分子肝素 1 d,但目前无证据显示其有益或有害;② 术后应用阿司匹林(长期)和氯吡格雷(4~12 周)。

(5) 注意事项。

1) 血小板聚集功能检测:可以做血栓弹力图或基因检测,了解抗血小板聚集药物的效果以及是否有药物抵抗,根据检测结果调整抗血小板聚集药物的剂量和种类。

2) 术中保护装置的应用可以减少缺血事件的发生,根据具体情况选择近端或远端保护装置。

3) 术后血压监测和控制。部分患者颈动脉支架植入后会发生持续低血压,导致脑灌注不足,而原有高血压者术后如果不能有效控制血压易发生脑内出血,因此必须监测和控制血压在合理水平。

4) 支架植入术后,部分患者可能会出现再狭窄,需要长期随访,如明显再狭窄可行经皮球囊扩张或颈动脉内膜剥脱术。

8. 颅内动脉狭窄的介入治疗 根据 SAMMPRIS 研究提示,强化药物治疗对颅内动脉粥样硬化性狭窄的治疗效果优于支架治疗,因此颅内动脉狭窄的支架治疗应在药物治疗无效后慎重应用。多数采用自膨式支架(如 Gateway Wingspan 系统),安全性较好,也有用球扩式支架和药物涂层支架,后者被认为可能减少术后再狭窄。

(1) 适应证:① 颅内动脉狭窄率>70%,有与狭窄相关的神经系统症状;② 有与狭窄相关的脑实质缺血影像学表现;③ 3~6 个月正规的内科药物治疗无明显改善者或加重者。

(2) 禁忌证:① 发病危险因素控制不佳者;② 合并严重全身器质性疾病,如心、肝、肾功能障碍者;③ 3 周之内有严重的卒中发作;④ 影像学(CT 或 MRI)显示已有大面积的脑梗死灶;⑤ 严重血管迂曲,支架系统难以到位者;⑥ 凝血障碍或造影剂过敏。

(3) 术前准备和术后处理:同"颈动脉狭窄的介入治疗"。

9. 急性脑动脉闭塞的开通治疗 对颈动脉系统而言,经静脉溶栓的时间窗是 4.5 h,此后只能进行经动脉的溶栓(6 h 之内)或机械开通(8 h 之内),对椎基底动脉急性闭塞的溶栓治疗可以延期到发病后 12~24 h 内。近年来,有许多学者为避免药物溶栓引起出血的并发症,提出应首先尝试使用机械性手段开通闭塞的脑动脉,如无效,再使用药物溶栓。

(1) 适应证:① 年龄<75 岁(75 岁以上一般情况好者不受限制);② CT 排除脑出血,也未见明显脑梗死灶;CT 灌注成像见与症状相符合的低灌注区;③ 脑血管造影显示的血管闭塞区域与临床症状相符合。

(2) 禁忌证:① 症状较轻或经静脉溶栓后有明显改善;② 有活动性内出血,包括脑出血;③ 存在凝血功能障碍;④ 有颅内动脉瘤、AVM、肿瘤或 SAH 表现;⑤ 近 6 个月有大面积脑梗死史,近 1 个月内有较大手术史、外伤史、颅内出血史,近日行动脉或静脉穿刺术;⑥ 明显脑水肿或颅内压增高表现;⑦ 治疗前血压很高(收缩压>200 mmHg 或舒张压>120 mmHg);⑧ 心、肺、肝、肾等重要器官功能严重衰竭;⑨ 已超出治疗的时间窗。

(3) 动脉内机械性开通及溶栓方法。

1) 脑血管造影。

2) 确定血栓形成部位和动脉闭塞程度,将微导管送到闭塞部位,利用各种机械性血管开通装置进行血管开通、血栓栓子取出;如无效,可以在局部缓慢持续注射溶栓剂进行局部溶栓。

3) 通常给药时间为 30 min 至 2 h,术中如发现血管已再通,即可停止。

4) 血管再通后发现有明显的狭窄时,可同时行球囊扩张术或支架成形术,预防术后再次血栓形成导致血管再闭塞。

5) 如术中仅使用了机械装置开通血管,术后可以使用低分子肝素和抗血小板聚集药物;如使用了药物溶栓,应在溶栓药停止 12 h 后再使用上述药物,以免引起出血性并发症。

(4) 注意事项。

1) 血管开通时间与患者预后有明显相关性,应建立绿色通道,争取尽早开通。

2) 时间窗为相对指证,应结合患者情况、侧支代偿情况及多模态影像检查结果综合评估。

3) 推荐使用球囊导引管,可降低取栓过程中发生栓子脱落再梗死的发生率。

4) 有条件者可使用中间抽吸导管,可能对取栓的成功有所帮助。

5) 对血栓负荷大者或血栓位于血管分叉部者可以采用双支架同时取栓。

6) 不必等待静脉溶栓结果,应尽早开始动脉取栓甚至无静脉溶栓直接采取动脉取栓。

参 考 文 献

[1] AGUILAR-SALINAS P, BRASILIENSE L B C, WALTER C M, et al. Current status of the PulseRider in the treatment of bifurcation aneurysms: a systematic review[J]. World Neurosurg, 2018, 115: 288-294.

[2] CHAPOT R, STRACKE P, VELASCO A, et al. The pressure cooker technique for the treatment of brain AVMs[J]. J Neuroradiol, 2014, 41(1): 87-91.

[3] COGNARD C, CASASCO A, TOEVI M. Dural arteriovenous fistulas as a cause of intracranial hypertension due to impairment

of cranial venous outflow[J]. J Neurol Neurosurg Psychiatry, 1998, 65(3): 308-316.

[4] DJINDJAN R. Arteriography of the spinal cord[J]. AJNR, 1969, 107(3): 461-478.

[5] DJINDJIAN R. Super selective arteriography of branches of the external carotid artery[J]. Surg Neurol, 1976, 5(3): 133-142.

[6] FISCHER U, KAESMACHER J, CHAPOT R, et al. Direct mechanical thrombectomy versus combined intravenous and mechanical thrombectomy in large-artery anterior circulation stroke: a topical review[J]. Stroke, 2017, 48(10): 2912-2918.

[7] FRÖLICH A M, NAWKA M T, ERNST M, et al. Intra-aneurysmal flow disruption after implantation of the Medina® Embolization Device depends on aneurysm neck coverage [J]. PLoS One, 2018, 13(2): e0191975.

[8] KALLMES D F, BRINJIKJI W, BOCCARDI E, et al. Aneurysm study of pipeline in an observational registry (ASPIRe)[J]. Interv Neurol, 2016, 5(1-2): 89-99.

[9] LYLYK P, MIRANDA C, CERATTO R, et al. Curative endovascular reconstruction of cerebral aneurysms with the pipeline embolization device: the Buenos Aires experience [J]. Neurosurgery, 2009, 64: 632-642.

[10] MOLYNEUX A, KERR R, BIRKS J, et al. Risk of recurrent subarachnoid haemorrhage, death, or dependence and standardised mortality ratios after clipping or coiling of an intracranial aneurysm in the international subarachnoid aneurysm trial(ISAT): long term follow up[J]. Lancet Neurol, 2009, 8: 427-433.

[11] PANAGIOTOPOULOS V, GIZEWSKI E, ASGARI S, et al. Embolization of intracranial arteriovenous malformations with ethylene vinyl alcohol copolymer (Onyx)[J]. AJNR Am J Neuroradiol, 2009, 30: 99-106.

[12] PIEROT L, MORET J, BARREAU X, et al. Safety and efficacy of aneurysm treatment with WEB in the cumulative population of three prospective, multicenter series[J]. J Neurointerv Surg, 2018, 10(6): 553-559.

[13] RAYMOND J, MOLYNEUX A J, FOX A J, et al. The team trial: safety and efficacy of endovascular treatment of unruptured intracranial aneurysms in the prevention of aneurysmal hemorrhages: a randomized comparison with indefinite deferral of treatment in 2002 patients followed for 10 years[J]. Trials, 2008, 9: 43.

[14] SCHUMACHER H C, MEYERS P M, HIGASHIDA R T, et al. Reporting standards for angioplasty and stent assisted angioplasty for intracranial atherosclerosis[J]. Stroke, 2009, 40: 348-365.

[15] SELDINGER S I. Catheter replacement of the needle in percutaneous arteriography, a new technique[J]. Acta Radiol, 1953, 39(5): 368-376.

[16] TASCHNER C A, CHAPOT R, COSTALAT V, et al. Second-generation hydrogel coils for the endovascular treatment of intracranial aneurysms: a randomized controlled trial[J]. Stroke, 2018, 49(3): 667-674.

[17] VELIOGLU M, ISLAK C, KOCER N, et al. Early and midterm results of complex cerebral aneurysms treated with silk stent[J]. Neuroradiology, 2012, 54(12): 1355-1365.

[18] VOLLHERBST D F, SOMMER C M, ULFERT C, et al. Liquid embolic agents for endovascular embolization: evaluation of an established (Onyx) and a novel (PHIL) embolic agent in an in vitro AVM model[J]. AJNR Am J Neuroradiol, 2017, 38(7): 1377-1382.

[19] ZAIDAT O O, BOZORGCHAMI H, RIBÓ M, et al. Primary results of the multicenter ARISE Ⅱ study (analysis of revascularization in ischemic stroke with EmboTrap)[J]. Stroke, 2018, 49(5): 1107-1115.

[20] ZARINS C K, WHITE R A, DIETHRICH E B, et al. Carotid revascularization using endarterectomy or stenting systems (CARESS): 4 year outcomes[J]. J Endovasc Ther, 2009, 16: 397-409.

第二节　放射外科及其临床应用

王恩敏　潘　力

放射外科(radiosurgery)是指利用外部电离辐射束(γ射线、X射线或带电粒子束)和立体定向系统的精确定位,将高能量放射线聚焦于某一局部靶区内,摧毁该区域内的所有组织,或引起所需要的生物学效应,达到类似外科手术的效果,而靶区外组织因放射剂量梯度锐减而免受损伤或呈轻微的可逆性损伤的技术。由于计算机技术、神经影像和影像追踪技术的发展,放射外科近20年来发展迅速。放射外科按部位分为脑部(头部)放射外科、体部放射外科和脊柱放射外科,按放射源分为伽玛刀放射外科(简称伽玛刀)、直线加速器放射外科[包括X刀、射波刀、速锋刀(EDGE)、TrueBeam系统、Versa HD™直线加速器]和带电粒子束放射外科(包括质子刀和重离子束治疗)。

一、伽玛刀的原理及其临床应用

1968年,瑞典神经外科医生Lars Leksell和他的同事研制出世界上第一台伽玛刀(gamma knife)。它是由呈半球形排列的179个60Co(钴-60)放射源和两个准直器(collimator)组成(图1-11-2-1)。179个60Co源产生的射线经过准直器校准均在球心集中,形成焦点,其目的是在不开颅的情况下,经一次性高剂量照射能在脑内白质传导束或脑内核团制造盘状毁损灶,以治疗功能性神经外科疾病。1974年和1984年改进后的

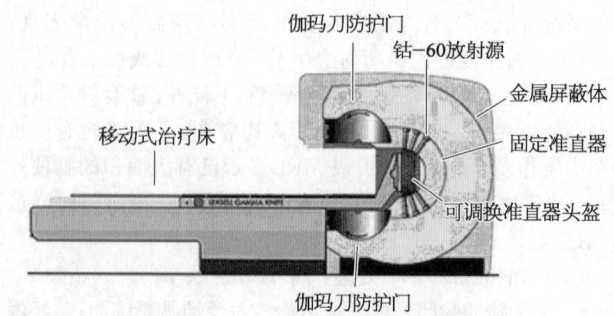

图1-11-2-1　伽玛刀结构示意图

第二代和第三代伽玛刀采用 201 个 ^{60}Co 放射源,照射后可产生类球形的损毁灶,且可选用多个等中心(isocenter)照射,并通过更换准直器的型号以治疗不同大小及不同形状的病变。1999 年,瑞典医科达(Elekta)公司又研制出 Leksell C 型伽玛刀。这种伽玛刀可自动完成各靶点坐标的调节以及验证工作,使伽玛刀治疗工作进入程序化、自动化阶段。2006 年医科达(Elekta)公司研发出第五代伽玛刀 Leksell Gamma Knife Perfexion,自动化程度进一步提高,精确度和安全性也得到了进一步提升。2015 年,医科达(Elekta)公司研发出第六代伽马刀 Leksell Gamma,在治疗床与伽玛刀屏蔽门之间安装锥形束 CT(cone-beam CT),用于治疗前的摆位验证。Icon 伽玛刀不仅具有安装金属头架单次伽玛刀治疗功能,同时还具备了去除金属框架采用面罩固定,实施分次伽玛刀治疗功能。分次放射外科治疗更符合恶性肿瘤的放射治疗要求。另外,Icon 伽玛刀具备治疗精度高、治疗计划高度适形和靶区外剂量梯度锐减的特点,因此 Icon 伽玛刀对脑部放射外科起到引领作用。2018 年是 Leksell 伽玛刀诞生 50 周年,全世界安装了 330 台 Leksell 伽玛刀,每年治疗患者近 8 万例。截止到 2017 年底,Leksell 伽玛刀已累计治疗了 110 万例患者。

(一) 伽玛刀设备的组成

目前临床上使用的 Leksell 伽玛刀有 4 种:C 型、4C 型、Leksell Gamma Knife Perfexion(PFX)和 Leksell Gamma Knife Icon,早期应用于临床的 U 型和 B 型伽玛刀已经退出临床。1996 年我国科研人员自主研发成功旋转聚焦伽玛刀。国产伽玛刀包括澳沃伽玛刀、马西普伽玛刀、尊瑞伽玛刀、月亮神伽玛刀、超级伽玛刀等。澳沃伽玛刀、马西普伽玛刀、尊瑞伽玛刀使用 30 个 ^{60}Co 放射源,钴源旋转,不需要人工更换准直器头盔。月亮神伽玛刀使用 42 个 ^{60}Co 放射源,超级伽玛刀使用 18 个 ^{60}Co 放射源,两者通过钴源旋转聚焦,产生放射外科的治疗作用。近 10 年,马西普公司研制出的 INFINI 伽玛刀,与 Leksell Gamma Knife Perfexion 一样,已经实现了自动摆位和自动调整三维坐标的功能。下面重点介绍 Leksell C 型伽玛刀和 Perfexion 伽玛刀。

1. Leksell C 型伽玛刀 由 201 个 ^{60}Co 放射源系统、准直器系统、移动式治疗床、控制系统、自动摆位系统(automatic positioning system,APS)、治疗计划系统以及与此配套的 Leksell G 型立体定向架和三维坐标定位盒组成(图 1 - 11 - 2 - 2)。

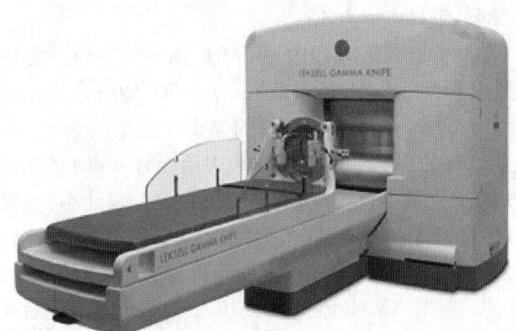

图 1 - 11 - 2 - 2 Leksell C 型伽玛刀

(1) 放射源系统:Leksell C 型伽玛刀拥有 201 个 ^{60}Co 放射源,它们分别安于半球形金属屏蔽体内,放射源排列成 5 个同心圆圈。201 束 ^{60}Co 射线先经过半球体内的固定准直器校正,然后再通过准直器头盔上 201 个准直器孔,聚焦在半球体的球心(聚焦点)上。按照准直器的大小,在聚焦点上形成直径不等的照射野。

(2) 准直器系统:由固定准直器和准直器头盔(可调换的二级准直器头盔)组成。固定准直器与放射源连为一体,准直器头盔按照准直器孔径分为 4 种型号,即 4、8、14、18 mm。

(3) 移动式治疗床:它与伽玛刀的主体结构相连。移动式治疗床的头部是准直器头盔支架,通过螺栓可将准直器头盔固定在治疗床的头部。在治疗过程中,移动式治疗床将患者送入伽玛刀放射源主体结构内进行治疗。

(4) 控制系统:伽玛刀的治疗过程是在计算机的控制下进行。计算机自动开启伽玛刀主体结构的防护门,通过移动式治疗床将患者自动送入放射源主体内进行治疗。

(5) 自动摆位系统:APS 是一种由计算机精确控制的,按照治疗计划所设定的靶点,能在三维空间中自动移动患者头位,摆放靶点坐标的装置。

(6) 治疗(剂量)计划系统(dose planning system):治疗计划系统是由计算机工作站和治疗规划软件组成的计算机系统,目前使用 Leksell Gamma Plan(LGP)治疗计划系统,它使图像处理、图像显示、照射靶点设计、放射剂量计算、等剂量曲线分布都显示在高清晰显示器上。LGP 通过局域网与 C 型伽玛刀的 APS 相连,将设计的治疗计划书(治疗方案)直接传输到 C 型伽玛刀的 APS,从而进行自动调整照射靶点坐标。

(7) Leksell 立体定向架:由底部的矩形框架、4 根立柱、固定头架的螺钉和三维坐标定位盒组成。

2. Leksell Gamma Knife Perfexion 简称 PFX 伽玛刀,为机器人(robot)控制的全新伽玛刀(如图 1 - 11 - 2 - 3 所示),拥有 192 个 ^{60}Co 放射源。放射源以同心圆的形状排列成 5 圈,然后将同心圆分成 8 个扇区,每个扇区有 24 个 ^{60}Co 放射源。PFX 伽玛刀只有 3 种型号的准直器,分别是 4、8 和 16 mm。准直器完全位于伽玛刀机器内部,无需人工更换准直器。准直器也呈同心圆形状排列,同样分成 8 个扇区,每个扇区拥有 72 个准直器(包含 3 种型号,每种型号 24 个)。PFX 伽玛刀的准直器处于相对固定的位置,每个扇区的 ^{60}Co 放射源在程控电动机的控制下进行移动,通过快速移动放射源,使放射源对准不同的准直器孔,产生相应大小的射线束。放射源可以停留在 5 个不同的位置(position),即:本部(home)、屏蔽位置(sector off)、4 mm 准直器位置、8 mm 准直器位置和 16 mm 准直器位置。当放射源在屏蔽位置时,放射源正好处在 4 mm 和 8 mm 准直

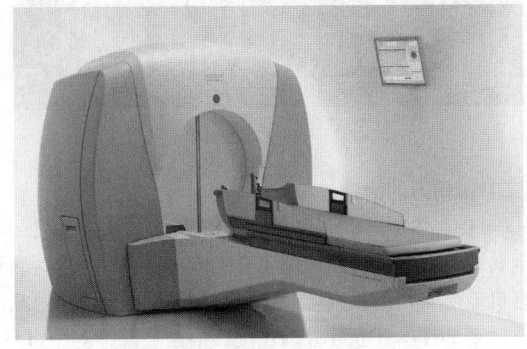

图 1 - 11 - 2 - 3 PFX 伽玛刀

器之间的部位,射线被屏蔽。当一个扇区需要屏蔽射线,或患者头部在进出伽玛刀机器内部的过程中,或治疗床在调整靶点坐标时,放射源被快速移动到屏蔽位置。因此,患者头部以外接受的放射剂量比 C 型伽玛刀低 90%,而伽玛刀治疗室内的放射剂量更低,可以在治疗室墙壁上安装玻璃窗,用于直接观察患者的情况。靶点坐标的调整完全由机器人通过上、下、左、右、前进或后退移动治疗床来完成。此系统简称为患者摆位系统(patient positioning system)。它的移动速度快于 C 型伽玛刀 APS 的速度,而精度高于 APS。医生在 LGP 上设计治疗(计划)方案,并将设计好的治疗计划传输到伽玛刀控制计算机,然后将患者安放在治疗床上,头架固定在治疗床的卡坐上,最后按动治疗按钮,治疗的全过程即自动完成。

3. Leksell Gamma Knife Icon　简称 Icon 伽玛刀(如图1-11-2-4),其 ^{60}Co 放射源、准直器系统、治疗床与 PFX 伽玛刀一样。Icon 伽玛刀的特点如下：在治疗床和屏蔽门之间加装了锥形束 CT(cone beam CT,CBCT)、增加了患者治疗过程中的实时监测系统(high definition motion management,HDMM)、实时自适应剂量控制技术(online adaptive dose control)、在线照射剂量评估。在无框架治疗时,使用面罩固定患者头部;在头部两侧和患者鼻尖上,安装有发射红外线的标志灯,通过红外摄像机不间断监测患者的头部是否移动,当患者的头部移动超越了系统误差,机器将停止治疗。Icon 伽玛刀在治疗过程中实时监测治疗的精度(靶区精确位置是否移动)和投照放射剂量的精准度(照射剂量是否准确),确保伽玛刀精确照射。将CBCT 扫描获得的图像与伽玛刀定位扫描图像精确配准,并将CBCT 图像转化为立体的三维坐标,在面罩固定实施单次和分次治疗的过程中,通过 CBCT 扫描确保治疗过程的精度与头架固定治疗时的精度保持一致。在线剂量评估实现了治疗时放射剂量与计划放射剂量的实时比对,确保照射剂量准确。Icon 伽玛刀的治疗模式分为 3 种：① 头架固定单次伽玛刀治疗;② 面罩固定单次伽玛刀治疗;③ 面罩固定分次伽玛刀治疗。

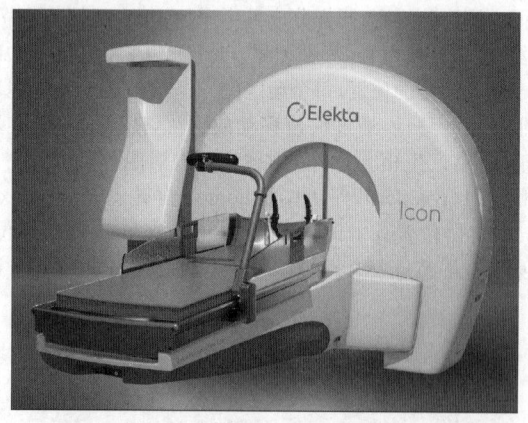

图 1-11-2-4　Icon 伽玛刀

(二) 伽玛刀的治疗过程

1. 安装立体定向架　患者无需剃发,术前清洗头发。局麻下用金属螺钉将立体定向架固定在患者的颅骨上,然后测量头皮到有机玻璃头罩的距离,测量每根立柱到矩形框架的高度和每个螺钉尾部裸露在立柱外的长度。根据测得头皮距,LGP 自动勾画出患者头型轮廓并测算出头架是否碰撞准直器头盔。

2. 定位扫描　根据病变的性质和部位可选择 CT、MRI 或DSA 作为伽玛刀术前定位方式。肿瘤病灶多选用 MRI 定位。MRI 定位优点是无金属伪影,病灶与周围组织的边界清晰。患者有 MRI 检查禁忌证时,可选用 CT 定位。脑动静脉畸形患者多选用 CT+MRI+增强 MRA 或 MRI+DSA 联合定位。CT和 MRI 的扫描层厚为 2~3 mm。

3. 设计治疗计划(或剂量计划)　通过网络、光磁盘将定位片(CT,MRI 或 DSA 片)输入到 LGP 计算机工作站内,在 LGP上设定剂量矩阵范围、照射时的角度、等剂量曲线。然后选择不同直径准直器设计治疗计划,LGP 计算机能快速计算出一个治疗计划。根据病变性质、病灶大小以及病灶周围结构制订中心剂量和周边剂量。通常选用 50% 的等剂量曲线覆盖病灶的周边,根据肿瘤的性质和部位,可在 40%~50% 等剂量曲线之间选择一个合适的等剂量曲线。治疗计划设计完毕,计算机将打印出一份包括照射剂量、每一个照射靶点所使用的准直器、三维坐标、照射时间等内容的治疗计划书。

4. 治疗　按照治疗计划书上所给的准直器头盔型号调换正确的准直器头盔。先将 APS 的坐标调整在泊位坐标,然后通过立体定向架将患者的头部固定在 APS 上并验证治疗时的伽玛角。通过 APS 手控键,让 APS 预先运行到每一个照射靶点的坐标,并确认,之后开启控制台的开关,伽玛刀开始治疗。一个照射靶点照射完毕,APS 自动调整三维坐标到下一个照射靶点,坐标调整到位,开始第二靶点的照射,如此重复,直至完成所有靶点的治疗。

治疗结束拆除立体定向架包扎伤口。常规给予 20% 甘露醇 250 ml 和地塞米松 5 mg 静脉滴注,以减轻急性放射反应。多数患者观察一晚,绝大多数患者无不适,次日出院。

(三) 伽玛刀治疗的适应证及治疗效果

伽玛刀主要治疗小型或中型脑动静脉畸形、直径<3 cm 的听神经瘤、三叉神经鞘瘤、中等大小的颅底特别是海绵窦内脑膜瘤、小型垂体瘤、直径 3 cm 左右的颅内单发或多发转移瘤、其他小型边界清楚的颅内肿瘤以及术后残留的颅内良性肿瘤(肿瘤直径<3 cm)。在功能神经外科方面,伽玛刀主要用于治疗三叉神经痛、癫痫、帕金森病等。在伽玛刀应用过程中,严格按照伽玛刀治疗的适应证治疗患者,可取得良好疗效。截至2017 年 12 月,全世界拥有 330 个 Leksell 伽玛刀治疗中心,Leksell 伽玛刀累计治疗了 110 万例患者,其中血管性病变占11.3%,颅内良性肿瘤占 36.7%,恶性肿瘤占 44%,功能性疾病占 7.3%,眼科疾病占 1%。

1. 脑动静脉畸形　颅内 AVM 是伽玛刀治疗的良好适应证,小型或中等大小(直径<25 mm)AVM,伽玛刀治疗后 1 年的闭塞率为 50%~62.5%,2 年的完全闭塞率为 80%~85%,3 年的闭塞率为 92%~94%。伽玛刀治疗后 AVM 的闭塞率与病灶大小、照射剂量、治疗前有出血史相关。病灶小、照射剂量高或治疗前有过出血史,伽玛刀治疗后 AVM 的闭塞率高,影像学上 AVM 消失快。此外,青少年患者 AVM 的闭塞率高于成年患者。大型 AVM(体积大于 10 cm³)伽玛刀治疗后 3 年内的闭塞率仅为 60% 左右。因此,体积较大的 AVM 需要配合其他治疗。由于伽玛刀 LGP 具有体积分割功能,大体积 AVM 可以采用体积分割治疗,即先照射一半的体积,半年至 1 年后再照射未治疗的另一半 AVM。

2. 听神经瘤　伽玛刀治疗中小型(直径≤2.5 cm)听神经瘤的长期(10年以上)控制率为92%～96%。有60%～65%的患者听力保持在术前状态,面神经受损率降低到1%左右,三叉神经受损率为1%～2%。大型(直径>30 mm)听神经瘤首选显微外科手术治疗,但是,如果患者高龄并有手术禁忌证,仍可考虑伽玛刀治疗。伽玛刀治疗后半年到1年,听神经瘤中心强化减弱(中心坏死),部分肿瘤有暂时性肿胀,体积可增大。这是正常的病理变化过程,只要患者症状没有明显加重,不伴有颅内压增高,不必视为"肿瘤增大、治疗无效,而行外科手术治疗",可继续随访,一般判断治疗是否有效的界线为伽玛刀治疗后2～3年。伽玛刀治疗后50%～60%中小型肿瘤明显缩小,30%左右的肿瘤略缩小或保持原来大小。伽玛刀治疗后有3%～8%的患者出现交通性脑积水,需要脑室腹腔分流手术。

3. 脑膜瘤　伽玛刀治疗主要适用于小型脑膜瘤、手术后残留或复发脑膜瘤以及颅底特别是海绵窦等部位的中小型脑膜瘤。当肿瘤的周边剂量为14 Gy时,伽玛刀对海绵窦脑膜瘤的5年控制率约为92%,10年控制率为82%。伽玛刀对颅底中小型脑膜瘤或颅底脑膜瘤术后残留的控制率为93%左右。伽玛刀治疗脑膜瘤的不良反应是脑水肿,特别是位于外侧裂、顶叶功能区的肿瘤。

4. 垂体瘤　小型垂体瘤离开视神经、视交叉、视束的距离大于3 mm均可用伽玛刀治疗。手术后残留垂体瘤,特别是当肿瘤位于海绵窦部位是伽玛刀的良好适应证。在功能性腺瘤中,伽玛刀对生长激素型垂体瘤的治疗获得了满意的临床效果,其次是ACTH垂体瘤。伽玛刀能够控制PRL型垂体瘤的生长,但部分患者仍需口服溴隐亭以恢复内分泌功能。伽玛刀对无功能的术后残留垂体瘤具有控制效果好、不良反应轻的优点。伽玛刀治疗垂体瘤的主要并发症是垂体功能减退或低下。

5. 三叉神经鞘瘤　伽玛刀在治疗中小型三叉神经鞘瘤方面显示出其独特的优势,不仅使肿瘤缩小达到中长期控制作用,还能改善临床症状,肿瘤的控制率为90%以上。

6. 血管母细胞瘤　血管母细胞瘤是一种良性血管性肿瘤,中小型实质性肿瘤边界清楚,是伽玛刀治疗的良好适应证,但是伴有囊性变或囊性血管母细胞瘤者应首选手术治疗。

7. 海绵窦海绵状血管瘤　也称为海绵窦血管瘤,与脑内海绵状血管瘤被认为是一种血管畸形不同,该瘤被认为是一种高于血运的肿瘤性病变,极其少见。伽玛刀治疗这类中小型肿瘤的长期疗效好,无脑神经损伤,不良反应轻,伽玛刀已经成为治疗中小型和部分大型海绵窦海绵状血管瘤的首选治疗手段。

8. 脑转移瘤　脑内转移瘤呈膨胀性生长,边界清晰,是伽玛刀治疗的良好适应证。伽玛刀治疗脑转移瘤的病例数逐年增多,截至2017年12月,Leksell伽玛刀已治疗40多万例脑转移瘤患者。颅内单发(肿瘤直径<3.5 cm)或数个中小型多发转移灶,颅内压增高症状不严重时,均可行伽玛刀治疗。伽玛刀对脑转移瘤的局部控制率为80%～93%;肿瘤原位复发后,伽玛刀治疗仍有效。由于伽玛刀只能对影像学可见病灶进行治疗,不能预防周围隐匿的微小病灶增大形成新的转移灶,故有学者建议,多发性脑转移瘤在放射外科治疗后应辅以30 Gy全脑放疗。

9. 胶质瘤　胶质瘤呈浸润性生长,肿瘤细胞与正常脑组织之间无明显的边界。因此,通常情况下,并不主张将伽玛刀作为恶性胶质瘤的首选治疗。但是,伽玛刀可作为胶质瘤手术后的一种辅助治疗措施,如用于复发胶质瘤治疗及低度恶性胶质瘤的分次伽玛刀治疗。由于疗效肯定、不良反应轻,伽玛刀治疗低度恶性胶质瘤病例数逐年增多。

10. 颅内其他肿瘤　伽玛刀除了治疗上述肿瘤外,还可用于治疗小型颅咽管瘤、松果体区肿瘤、脊索瘤、颈静脉孔区肿瘤(颈静脉球瘤和神经鞘瘤)以及鼻咽癌颅底转移等。颅咽管瘤由于其位置特殊,外科手术全切除仍有一定难度,对手术后残留或复发者,伽玛刀治疗不失为一种有效的辅助治疗手段。颈静脉孔区肿瘤位置深,周围结构复杂,伽玛刀治疗这一部位的肿瘤有一定的优势。但是肿瘤位置低,伽玛刀治疗前立体定位头架的安装极为重要。如果头架安装不当往往不能完整治疗肿瘤。PFX伽玛刀可以治疗到C_1水平较为适合。

11. 三叉神经痛　三叉神经痛成为伽玛刀治疗病例最多、疗效最好的功能性疾病。经多元分析发现治疗前无多发硬化病史、无非典型三叉神经痛、无手术治疗三叉神经痛病史、女性患者,用伽玛刀治疗容易获得三叉神经痛缓解。

二、射波刀的原理及其临床应用

1988年,美国斯坦福大学从事放射外科治疗与研究的神经外科医生John R. Adler提出了影像引导无框架立体定向放射外科(image guided frameless stereotactic radiosurgery)的概念。随着计算机技术、神经导航技术和直线加速器放射外科的发展,Adler及其同事于1992年研制出射波刀(cyberknife)。射波刀是一种新型立体定向放射治疗设备,由直线加速器、机器人机械臂、治疗床、靶区定位追踪系统(target localization system)、呼吸追踪系统、治疗计划系统、计算机网络集成与控制系统组成(如图1-11-2-5所示)。它无须使用金属头架或体架,采用计算机立体定位导航和自动跟踪靶区技术,治疗中实时追踪靶区(肿瘤),然后从100多个节点对肿瘤实施聚焦照射。

2002—2006年间,射波刀控制系统、治疗计划系统、靶区追踪系统、脊柱追踪技术、呼吸追踪技术进一步升级,使射波刀的临床治疗日臻完善。2010年Accuray公司对射波刀进一步改进,推出了VSI射波刀(多功能智能化射波刀,如图1-11-2-5B所示)。VSI射波刀特点是直线加速器的剂量率从400 MU(或800 MU)升级为1 000 MU;配备了IRIS准直器。IRIS准直器就如同照相机的自动光圈,可以任意变换准直器的孔径大小,无需更换准直器。设计治疗计划时,可以选择多个不同孔径的准直器,这样可以设计出适形性更好的治疗计划,对周围组织的损伤更少。机器人机械臂运行的节点更加合理和高效,节省治疗时间。

由于射波刀在体部肿瘤治疗中的优势明显,2012年Accuray公司针对不同部位的肿瘤,研制出射波刀M6(如图1-11-2-5C所示)。射波刀M6有3个不同系列,针对不同部位的肿瘤设计了专门的软件包和准直器,即:① 射波刀M6 FI系统,是以脑部为主的全身治疗系统,具有专门的神经系统软件包和IRIS准直器;② 射波刀M6 FM系统,是将IRIS准直器更换成多叶光栅准直器系统(Incise™ Multileaf Collimaotor),其他部分和射波刀M6 FI完全一样,它对体部肿瘤治疗速度更快;③ 射波刀M6 FIM系统包含所有的软件包(前列腺癌软件包、肺癌软件包、神经系统软件包、俯卧位治疗软件包)和全部准直器系统(Xchange™、IRIS™、Incise™)。射波刀 M6 使射波刀的智能化程度和治疗的精度更高,操作更加简便。

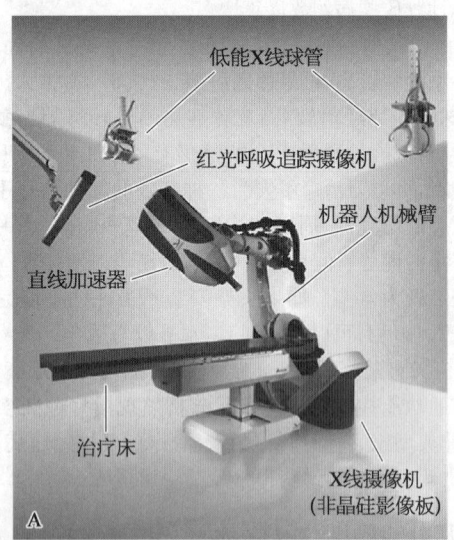

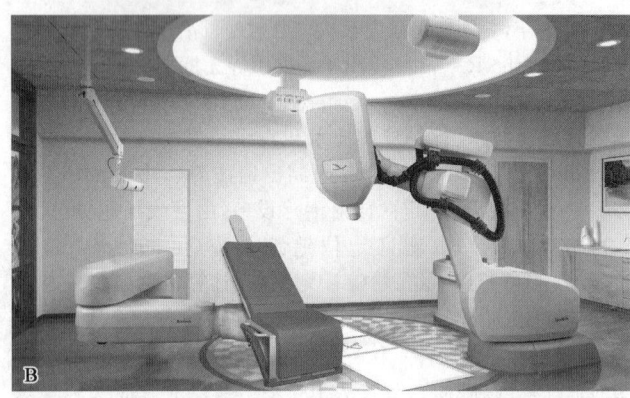

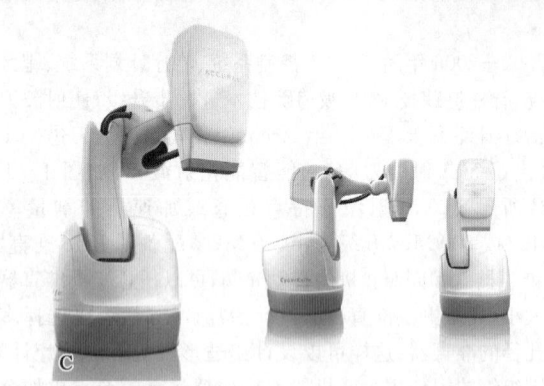

图 1 - 11 - 2 - 5 射波刀
A. 第三代;B. 第五代(VSD);C. 第六代(M6)。

射波刀的问世使放射外科治疗的解剖范围从脑部扩展到全身,它不仅可以治疗颅内肿瘤,还可以治疗颅底肿瘤、头颈部肿瘤、脊髓肿瘤、脊柱肿瘤、肺部肿瘤、胰腺肿瘤、肝脏肿瘤、肾脏肿瘤、前列腺肿瘤、妇科肿瘤、骨科肿瘤等。

(一)射波刀的组成

1. 直线加速器 射波刀使用一个紧凑型、能产生 6MV X 射线和电子束的轻型直线加速器,直线加速器安装在由机器人控制的机械臂上。

2. 机器人机械臂(robot arm) 机器人机械臂头端上安装有直线加速器,它带动直线加速器围绕患者在前、后、左、右、上、下六度空间自由转动,按照计算机预设的路线,机械臂可将直线加速器调整到 100～120 个位置(或节点),在每个节点处可以从 12 个角度投照射线,因此可以多达 1 200 个方位发出射线。每到一预设治疗点,机械臂停止运动,直线加速器对准靶区投照相应的放射剂量。

3. 治疗床 治疗床有 2 种,第一种由计算机程序和电动控制,可以在五度空间自由移动;第二种治疗床由机器人控制,可以在六度空间自由移动。

4. 靶区定位追踪系统(target localization system) 传统放射外科使用立体定向架固定患者头部,使脑组织与定向架之间产生相对应的三维坐标关系,在治疗中立体定向架确保了射线的精确投照。射波刀使用人体骨骼结构作为参考框架,颅内病灶与颅骨之间产生固定的对应关系。靶区定位(影像)追踪系统是利用天花板上安装的两组诊断 X 射线球管和安装于患者两侧地面上的非晶体硅摄像机(影像板)组成。两组 X 射线球管发出低能 X 线相互垂直,交叉穿过头颅(或肿瘤的治疗部位),摄像机获得颅骨的数字图像,计算机与事先 CT 扫描获得的颅骨数字重建图像(DRR)相比较,首先确定颅骨的精确位置,然后得出治疗靶目标(病灶)的精确位置。靶区定位追踪系统使用 4 套计算机软件,治疗颅内病变时,使用 6 维颅骨追踪软件;治疗脊髓、脊柱及其周围肿瘤时,使用脊柱追踪软件;治疗部分周围型肺癌时,使用肺部追踪软件;治疗随呼吸运动的肿瘤时或需要埋置金标(fiducial)时,使用金标追踪和呼吸追踪软件。

5. 治疗计划系统 由计算机工作站和治疗计划软件组成。射波刀的 Multiplan 治疗计划软件可以接受 8 套影像资料,包括 CT 图像、磁共振图像、DSA 图像和 PET 图像和功能磁共振,这些图像可以相互融合,更加清晰地显示病灶,使医生和物理师设计出精美的治疗计划。

6. 呼吸追踪系统 当治疗肺部肿瘤或受呼吸运动影响的肿瘤(肝癌、胰腺肿瘤等)时,肿瘤随着患者的呼吸而上下左右运动。治疗这些体部肿瘤之前,需要向肿瘤内或周围放置金标(金标是由黄金制成的长 5 mm、直径 0.8 mm 的圆柱体),金标放置 5～7 d 后才能实施射波刀治疗。呼吸追踪是让患者穿上胸前带有发红光二极管的背心,呼吸追踪摄像机通过捕捉二极管的运动获得肺部的呼吸运动节律,计算机建立呼吸模型。治疗时,通过追踪金标的位置获得肿瘤的精确位置,同时计算机根据呼吸节律,自动微调机器人机械臂,让射线始终精确瞄准病灶。

7. 计算机网络集成与控制系统 射波刀拥有一个计算机工作站(SGI),SGI 通过局域网络控制机器人机械臂,控制直线加速器,控制治疗床的移动和追踪治疗靶区位置。

8. 射波刀的精确度 目前头颅 CT 扫描层厚为 1 mm,使用六维颅骨追踪技术,治疗头颅肿瘤的误差为 0.44±0.12 mm,使用金标追踪技术时的误差为 0.29±0.1 mm,使用脊柱追踪技术治疗脊柱及其周围肿瘤的误差为 0.53±0.16 mm。

(二)射波刀的治疗过程

1. 制作面罩或体模 颅内肿瘤患者在作定位扫描之前,需要制作一个无创的网眼热缩面罩,用于固定头部,防止头部移动。体部肿瘤患者需要制作一个体模,用于固定体部。

2. 射波刀的定位扫描　颅脑肿瘤或脑血管畸形患者使用颅骨结构作为参考框架,定位扫描时,用热缩面罩将头部固定在特制的 CT 床板上,CT 扫描从头顶部开始(头顶外 1 cm),一直扫描到下颌以下,扫描层厚为 1~1.25 mm。体部肿瘤使用脊柱骨骼结构或金标作为定位参考依据。CT 扫描时患者平卧在体模内,扫描层厚 1~1.5 mm,扫描范围为包括肿瘤在内的整个器官。除了 CT 扫描外,患者还需要作相应部位的 MRI 平扫和增强扫描,用于图像的融合。脑部 AVM 患者需要做 DSA 造影和旋转三维 DSA。将定位片输入到 Multiplan 计算机工作站内,然后在计算机上设计治疗计划(等中心照射或非等中心照射)。

3. 设计治疗计划　在 Multiplan 计算机上接收 CT 和 MRI 定位影像资料,脑血管畸形患者还需要接受 DSA 图像资料。首先,融合 CT 和 MRI 图像;第二,在 MRI 图像上勾画出肿瘤和重要器官;第三,选择肿瘤的追踪方式(头颅追踪、脊柱追踪、金标追踪联合呼吸追踪);第四,设置中心点(align center);最后,按照病灶的性质、部位和病灶周围是否有重要结构,选择准直器的大小、射线强度、靶区范围、剂量分布、治疗剂量和其他参数,计算机能自动设计一个满足设定条件、适形满意、剂量分布均匀、照射范围与肿瘤形状几乎吻合的治疗计划。治疗计划设计完毕,将治疗计划保存并传输到射波刀的主控计算机上。

4. 实施治疗

(1) 头部肿瘤的治疗:患者平卧在治疗床上,用面罩将头部固定在治疗床上。技术员通过电脑操作,打开治疗计划,拍摄一对颅骨图像,计算机将拍摄的一对颅骨图像与事先 CT 扫描获得的颅骨数字重建图像(DRR)进行自动比对,通过移动治疗床,使拍摄的颅骨图像与 DRR 颅骨图像完全拟合。此时计算机获得了患者头颅和病灶的初步方位,机械臂将直线加速器旋转到初始坐标位,然后按照程序将加速器围绕着患者旋转到预定节点。直线加速器每到一个节点,机械臂停止运动,此时靶区定位追踪系统立刻获得新的头颅影像,计算机确认目前的头颅影像与治疗开始时影像完全一致。如果头颅有轻微的移动,靶区定位追踪系统立刻计算出移动造成的偏差,并将此偏差传输到机器人机械臂,机械臂微调加速器的方位或射线的入射角度,最后加速器将所需的剂量精确投射到病灶内。如果患者的移动超过计算机自动调整的范围,治疗会紧急暂停(Estop)。加速器每到一个预定节点,将重复上述影像实时验证步骤。在治疗过程中,X 射线球管每 10 s 发射一次,靶区影像追踪系统获取一次影像信息。从摄像到调整数据只需要几秒钟,射波刀基本上做到了在治疗过程中实时跟踪治疗靶区。头部肿瘤的治疗时间一般为 40~50 min。治疗结束,多数患者无不适;治疗后 1 周内,少数体部肿瘤患者感到疲乏无力和纳差。

(2) 脊柱及其周围肿瘤的治疗:脊柱追踪软件(Xsight spine)的问世免除了在脊柱上埋置金标(或金属螺钉)的过程,它是利用计算机软件技术和锥体的图像直接获得脊柱及其周围病灶的精确位置。

(三) 射波刀在神经外科中的应用

射波刀治疗颅内肿瘤的适应证与伽玛刀相同,对于肿瘤位于颅底深部和重要功能区、常规外科手术难以切除或创伤较

大、并发症较高的患者以及高龄,或有系统性疾病不能耐受外科手术的患者,可实施大分割射波刀治疗(hypofractionated cyberknife radiosurgery),以达到控制肿瘤生长提高患者生活质量的目的。由于射波刀可以实施大分割治疗(每天照射 1 次,一共照射 2~3 次,甚至 4~5 次),所治疗肿瘤的体积可适度放宽。在功能神经外科方面,射波刀主要用于治疗三叉神经痛。由于射波刀治疗的解剖范围扩大,它更适合治疗颅底深部肿瘤、颈静脉孔区肿瘤、颅颈交界肿瘤、椎管内外沟通肿瘤、脊柱及其周围的肿瘤和脊髓 AVM。对于小的颅内良性肿瘤,大分割放射外科治疗与单次放射外科治疗之间无差异。截至 2017 年 12 月,全世界已经安装了 350 多台射波刀,治疗患者超过 30 万例。下面根据华山医院射波刀的应用和国际上发表的文献简介射波刀在神经外科的应用。

1. 脑动静脉畸形　射波刀的治疗计划系统可以接受旋转 3-D DAS 图像,能够更加清晰地显示 AVM 的病灶范围。射波刀治疗 AVM 病例数相对较少,根据一组 279 例的报道,小型或中等大小(直径<25 mm)的 AVM,射波刀治疗后 3 年的完全闭塞率约为 91%,2.8% 的患者治疗后再次发生 AVM 破裂出血。AVM 是华山医院射波刀治疗数量排名第三的病种,射波刀治疗 AVM 的闭塞率为 78%,血管内栓塞联合射波刀治疗 AVM 的闭合率为 82%。射波刀治疗功能区和基底节 AVM 时将功能磁共振(FMR)和传导束成像(DTI)技术应用于 AVM 的定位和治疗计划设计,通过降低功能区神经传导束的剂量来降低功能区 AVM 的副反应,提高了闭塞率。射波刀分次治疗 AVM 后的水肿反应相对较轻。

2. 听神经瘤　中小型听神经瘤是放射外科治疗的良好适应证。射波刀通过实施大分割照射,在保存有效听力方面比伽玛刀有一定的优势。Chang 等人报道射波刀分次(staged cyberknife radiosurgery)治疗 61 例听神经瘤,其随访时间在 36 个月以上,肿瘤的控制率为 98%。74% 的患者射波刀治疗前拥有有效听力,射波刀治疗后,这些患者的有效听力无减退。高龄大型听神经瘤患者,如果有内科疾病无法手术时,射波刀大分割治疗可提高照射肿瘤的剂量,且肿瘤内的剂量梯度差异小,治疗后肿瘤肿胀不明显,不良反应相对较轻,肿瘤缩小明显,长期疗效好。

3. 脑膜瘤　射波刀分次照射脑膜瘤,可以提高治疗肿瘤的放射剂量。华山医院射波刀治疗最多的肿瘤是脑膜瘤,经过 10 年的经验积累和随访,明确射波刀分次治疗海绵窦、岩斜脑膜瘤具有副反应轻、肿瘤长期控制效果好的特点。华山医院独创了剂量雕刻技术,对肿瘤的附着部位进行高剂量照射,肿瘤紧贴脑干处降低剂量,这种治疗计划的目的是提高了肿瘤的长期控制率,降低脑干的放射性损伤。射波刀通常使用 60%~70% 的等剂量曲线覆盖肿瘤周边,根据肿瘤的大小和部位选择不同等剂量曲线包绕肿瘤,在控制肿瘤的同时,降低治疗后肿瘤肿胀和脑水肿反应。射波刀对海绵窦、岩尖斜坡、颅颈交界脑膜瘤,矢状窦、窦汇等部位残留和复发脑膜瘤有良好的治疗效果。

4. 海绵窦海绵状血管瘤　是一种少见的血管性肿瘤,手术切除时,出血多,脑神经损伤重,但是此肿瘤对放射外科治疗非常敏感,长期疗效好。射波刀分次照射可以治疗中小型、大型和巨大型海绵窦海绵状血管瘤。根据华山医院射波刀治疗

170 例海绵窦海绵状血管瘤的长期结果显示：治疗后半年肿瘤体积缩小程度达 30%～90%，无脑水肿发生，无新的脑神经损伤，患者症状改善或恢复正常，肿瘤的长期控制率达 98%。射波刀治疗已替代显微外科手术成为此肿瘤的主要治疗方式。

5. 脑转移瘤　随着全身恶性肿瘤，特别是肺癌治疗的进步，肿瘤患者生存期明显延长，因此发生脑内转移瘤的患者大幅增加。脑内单发或多发转移瘤是射波刀治疗的良好适应证。射波刀兼具放射外科的精准和分次放疗更符合恶性肿瘤治疗要求的特点，因此射波刀在治疗小体积、中等体积、大体积脑转移瘤以及脑水肿严重的脑转移瘤时有明显优势，既可以提高照射肿瘤的剂量，又可以减轻脑水肿，特别是射波刀联合贝伐珠单抗治疗后，脑水肿明显减轻，症状迅速改善，转移瘤缩小或消失。射波刀治疗脑转移瘤的 1 年局控率为 80%～95%。肿瘤原位复发后仍可再次射波刀治疗。

6. 胶质瘤　射波刀大分割放射外科(分次治疗)对治疗某些胶质瘤有一定的优势。胶质瘤为恶性肿瘤，分次照射符合恶性肿瘤的放射治疗要求，有利于杀死肿瘤细胞。胶质瘤手术后，先行常规放疗 40 Gy，然后用射波刀给肿瘤局部增量治疗(boosting radiotherapy)，每次 5 Gy，共 5 次。这种联合放疗可以提高肿瘤的放疗剂量，但是正常脑组织接受的剂量低于常规放疗，不良反应较轻，肿瘤复发后可再次予射波刀治疗。对手术、放疗和化疗后复发胶质瘤，也可选择射波刀联合贝伐珠单抗治疗；这种联合治疗脑水肿较轻，肿瘤得到控制，可明显延长患者的生存期。对某些小的低度恶性胶质瘤，肿瘤位于重要功能区，射波刀分次治疗可以取得缩小或局部控制肿瘤生长的作用。

7. 松果体区肿瘤　松果体区肿瘤多数为恶性肿瘤。儿童松果体区肿瘤多数为生殖细胞瘤，不适合射波刀治疗。华山医院用射波刀治疗成年人松果体区肿瘤，肿瘤被分次照射 3～4 次，随访 2～3 年，肿瘤控制良好，肿瘤均缩小。对于复发的松果体生殖细胞瘤，可以采用射波刀治疗。

8. 颈静脉孔区肿瘤　颈静脉孔区肿瘤主要包括颈静脉球瘤和颈静脉孔区的神经鞘瘤。虽然手术是主要治疗手段，但是术后的神经受损率高，后遗症较多。由于射波刀治疗的解剖范围大，能完整地照射位于鼻咽部、颅底、颈静脉孔区以及颅颈交界部位的肿瘤，治疗后肿瘤缩小或保持稳定，而不良反应较轻。

9. 青少年鼻咽部纤维血管瘤　青少年鼻咽部纤维血管瘤是好发于青少年的良性肿瘤，由于肿瘤血供丰富，手术切除时出血凶猛，切除不完全肿瘤易复发。射波刀治疗鼻咽部纤维血管瘤有其独特优越性，它可实施低分割治疗，并获得了良好效果。Deguchi 等人报道用射波刀分 3 次照射鼻咽部纤维血管瘤，照射剂量为 45 Gy，治疗后 7 个月肿瘤几乎消失，随访 2 年未见肿瘤复发。

10. 鞍区靠近视神经的肿瘤　鞍区和鞍旁海绵窦肿瘤大多首选手术治疗，但当肿瘤术后残留或复发或肿瘤较小时，射波刀分次治疗这些肿瘤的初步结果令人满意。射波刀分次治疗可提高治疗肿瘤的放射剂量，同样也提高了视神经的耐受剂量，视力受影响较轻，部分患者的视力有改善。这个部位肿瘤包括颅咽管瘤、侵犯海绵窦的垂体瘤、海绵窦海绵状血管瘤和部分脑膜瘤等。

11. 脊髓内血管畸形及脊柱、椎管内和脊髓肿瘤　脊髓内血管畸形主要引起出血、盗血、脊髓压迫和静脉压增高症状，目前的主要治疗方法有介入治疗、显微外科治疗和介入显微手术联合治疗。射波刀的出现为脊髓内血管畸形提供了另一种治疗选择。Sinclair 等人最近报道了射波刀治疗 15 例脊髓血管畸形的初步结果。他们采用低分割照射，经过 2～5 次的射波刀治疗，随访 3 年以上的患者中，脊髓血管畸形明显缩小，1 例血管畸形经 DSA 证实完全消失。椎管内脊髓外良性肿瘤以手术治疗为主，但在椎管内小的多发神经纤维瘤是射波刀治疗的良好适应证。射波刀治疗后，多数肿瘤得到控制未再增大，1/3 肿瘤缩小。椎管内外沟通神经纤维瘤术后残留是射波刀治疗的良好适应证，治疗后肿瘤缩小。脊柱(椎体)转移瘤射波刀治疗不仅可局部控制肿瘤，而且可减轻患者疼痛，是一种革命性进步。髓内肿瘤首选手术，但是部分肿瘤术后残留者可选择射波刀治疗。

三、速锋刀(EDGE)和双模四维直线加速器(Versa HD)

Edge™(中文翻译为"速锋刀")是瓦里安(Varian)公司最新的一款产品，为图像引导的精确放射治疗系统，同时可以实施放射外科治疗。它使用 6 MV(可选配 10 MV)直线加速器，剂量率为 1 400～2 400 MU/min，高于射波刀的剂量率(射波刀：1 000 MU/min)，因此可缩短治疗时间。使用蒙特卡罗算法进行剂量计算，针对颅内放射外科，Edge™ 具有独特的放射外科限光筒准直器和 2.5 mm 精细多叶光栅(MLC)叶片为束流塑形，通过锥形束 CT 和兆伏级成像(MV imaging)实时跟踪，实现直接靶区定位；通过全自动操控精准定位的六维治疗床来满足放射外科非共面聚焦照射的要求。目前 Edge™ 主要用于体部放射外科，部分用于颅内恶性肿瘤的放射外科治疗，由于临床应用时间短，效果有待观察。

Versa HD™(中文翻译为"双模四维直线加速器")是医科达公司生产的体部肿瘤放射外科治疗设备，其结构和原理类似 Edge™。它集精确放疗和颅内放射外科治疗于一身，具备常规放疗和体部放射外科治疗功能。

四、质子和重离子治疗

带电粒子束放射外科(heavy-charged particle radiosurgery)是利用同步加速器或回旋加速器产生的带有电荷的粒子束(如质子束、碳离子束)对颅内病灶进行立体定向放射外科治疗。带电荷粒子中比氖离子轻的称为轻粒子，如质子、氦离子，而氖离子、碳离子称为重离子。带电粒子束为质子束时，称为质子束放射外科(proton beam radiosurgery)。带电粒子束为重离子束时，称为重离子束放射外科，目前使用的重离子为碳离子。

带电粒子束治疗始于 1954 年。当时使用同步加速器产生的 184 MV 氦离子束进行垂体去势，抑制垂体激素分泌，从而达到治疗乳腺癌转移的目的。经过 40 多年物理学、神经放射学和计算机科学的发展，质子束技术亦得到较大的改进，特别是 1991 年美国加州 Loma Linda 大学医院成功地安装一台医学专用质子装置，正式宣告质子治疗进入临床医学领域；1999 年 Harvard 大学医院安装的第二台质子放疗设备，使质子束治疗进入一个崭新时代。全套设备由质子加速器、束流输运系统(beam transport system)、束流配送系统(beam delivery system)、剂量检测系统、患者定位系统、控制系统、辅助系统以及与其配套的软件系统组成。

质子来源于氢原子,氢原子经电离成为质子(H^+),质子经过回旋加速器的加速,使质子达到光速并产生 230 MeV(或160 MeV)的恒定能量的质子束,再用电偏转将质子束从加速器中引出来,然后经过质子束运输系统将质子束输送到各个治疗室。质子束治疗不仅用于治疗颅内肿瘤和 AVM,还可用于全身其他部位肿瘤的治疗。质子刀对颅内病灶进行立体定向放射外科治疗的优势主要基于这类射线的物理特性——Bragg 峰效应。带电粒子束进入组织时,很少释放能量,形成低剂量区,但当其穿透到一定深度,并逐渐停止运动之前,几乎释放全部能量,形成一高剂量区,这种效应称为 Bragg 峰效应,如图1-11-2-6 所示。在射线穿透的末端,该部位组织接受高的放射剂量,周围组织接受的剂量小而免受损伤,所以几乎没有剂量从对侧穿出。Bragg 峰的宽度仅几个毫米。为了调整Bragg 峰的宽度和穿透深度使其符合颅内病灶的治疗,在质子束路径上增加补偿物(质子束吸收物质),使 Bragg 峰变宽(扩展 Bragg 峰)。同样使用塑形模板、旋转桨片,使高剂量分布形态与病灶形态吻合。

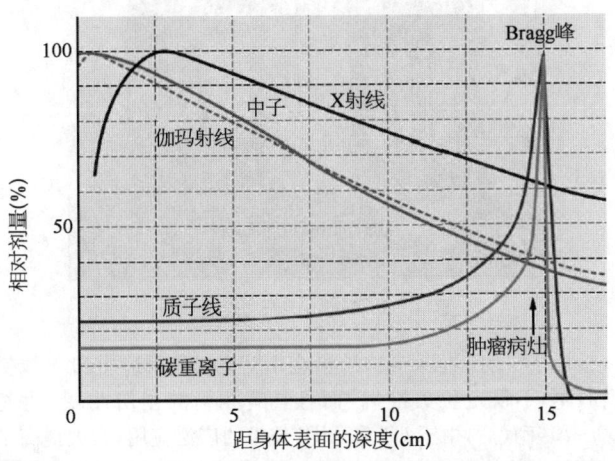

图 1-11-2-6 电离辐射束能量释放曲线

质子刀放射外科采用立体定向面膜系统将患者头部精确定位。可采用 CT、MRI 或 DSA 进行治疗靶点定位。质子刀在治疗颅内肿瘤和 AVM 过程中,质子束处于静止状态,治疗床在水平面上沿 Z 轴作弧形旋转,同时可沿 X 轴左右旋转。在治疗身体其他部位肿瘤时发射质子束的机架可进行 360°旋转,质子束随同机架旋转,如同直线加速器所进行的放射治疗。根据颅内病灶的大小和形状,质子束均需要调整穿透深度范围、扩展 Bragg 峰、增加组织等效补偿物和应用相应形状的光栅,使穿透病灶的每束射线的高剂量区都在靶区内,达到90%等剂量曲线覆盖病灶的边缘,从而使产生的高剂量分布区和病灶的三维形状一致,相邻近正常脑组织接受很少辐射剂量。虽然其突出的物理剂量分布和放射生物学特性有较好的临床应用前景,但是造价昂贵,需要大量工程技术人员的维护。进入 21 世纪,许多国家建立了质子治疗中心。截止到 2017 年底,全球有66 家质子治疗中心,11 家重离子治疗中心(其中 8 家同时具备质子),累计治疗了 17 万例患者。上海质子重离子医院引进德国西门子碳离子治疗系统,此系统可以产生质子和碳离子,于2015 年投入临床使用。

参 考 文 献

[1] 潘力. 立体定向放射外科[M]//周良辅. 现代神经外科学. 2版. 上海:复旦大学出版社,2015:1450.

[2] 王恩敏,潘力,刘晓霞,等. 射波刀技术及其临床应用[J]. 中国临床神经科学,2009,17:185-189.

[3] 王鑫,王恩敏,梅广海,等. 射波刀治疗脑动静脉畸形的靶区勾画和疗效分析[J]. 中华医学杂志,2014,94(37):2902-2906.

[4] DING D, STARKE R M, KANO H, et al. Radiosurgery for unruptured brain arteriovenous malformations: an international multicenter retrospective cohort study[J]. Neurosurgery, 2017, 80(6):888-898.

[5] FRISCHER J M, GRUBER E, SCHÖFFMANN V, et al. Long-term outcome after Gamma Knife radiosurgery for acoustic neuroma of all Koos grades: a single-center study[J]. J Neurosurg, 2018, 2:1-10.

[6] HASEGAWA T, KATO T, YAMAMOTO T, et al. Long-term hearing outcomes after gamma knife surgery in patients with vestibular schwannoma with hearing preservation: evaluation in 92 patients with serial audiograms[J]. J Neurooncol, 2018, 138(2):283-290.

[7] KALANI M A, CHOUDHRI O, GIBBS I C, et al. Stereotactic radiosurgery for intramedullary spinal arteriovenous malformations[J]. J Clin Neurosci, 2016, 29:162-167.

[8] KUO J S, YU C, PETROVICH Z, et al. The CyberKnife stereotactic radiosurgery system: description, installation, and an initial evaluation of use and functionality[J]. Neurosurgery [J]. 2003, 53(5):1235-1239.

[9] LEVIVIER M, GEVAERT T, NEGRETTI L. Gamma Knife, CyberKnife, TomoTherapy: gadgets or useful tools[J]. Curr Opin Neurol, 2011, 24(6):616-625.

[10] LINDQUIST C, PADDICK I. The Leksell Gamma Knife perfexion and comparisons with its predecessors[J]. Neurosurgery, 2008, 62 Suppl 2:721-732.

[11] McTYRE E, HELIS C A, FARRIS M, et al. Emerging indications for fractionated Gamma Knife radiosurgery[J]. Neurosurgery, 2017, 80(2):210-216.

[12] MONACO E A, GRANDHI R, NIRANJAN A, et al. The past, present and future of Gamma Knife radiosurgery for brain tumors: the Pittsburgh experience[J]. Expert Rev Neurother, 2012, 12(4):437-445.

[13] PAN L, ZHANG N, WANG E, et al. Pituitary adenomas: the effect of Gamma Knife radiosurgery on tumor growth and endocrinopathies[J]. Stereotact Funct Neurosurg, 1988, 70 Suppl1:119-126.

[14] SHEEHAN J P, STARKE R M, KANO H, et al. Gamma Knife radiosurgery for sellar and parasellar meningiomas: a multicenter study[J]. J Neurosurg, 2014, 120(6):1268-1277.

[15] TLACHACOVA D, SCHMITT M, NOVOTNY J Jr, et al. A comparison of the gamma knife model C and the automatic positioning system with Leksell model B[J]. J Neurosurg, 2005, 102 Suppl:25-28.

[16] WANG X, ZHU H, KNISELY J, et al. Hypofractionated

stereotactic radiosurgery: a new treatment strategy for giant cavernous sinus hemangiomas[J]. J Neurosurg, 2018, 128(1): 60-67.

[17] ZEVERINO M, JACCARD M, PATIN D, et al. Commissioning of the Leksell Gamma Knife® Icon™[J]. Med Phys, 2017, 44(2): 355-363.

第三节　神经导航及其临床应用

吴劲松　周良辅

人脑遍布重要的神经功能结构,如何在手术中对脑内的病灶和重要神经功能结构进行定位,从而实现精确切除病灶的同时保护神经功能,一直是神经外科医生面临的最大挑战之一。传统的神经外科手术是这样进行的:神经外科医生复习患者术前影像资料(如MRI或CT),把病变在患者颅内的位置记在心里,然后离开影像资料,在患者头皮上画出皮肤切口。为了弥补这种定位的误差(常以厘米记),皮肤切口常做得很大。术中外科医生完全依靠个人的经验和判断来指导手术操作。同样为了弥补这种方式可能带来的误差,手术操作速度必须减慢,步步为营,直到暴露出病灶或重要神经、血管结构。在切除无包膜或边界不清的肿瘤时,切除的程度亦主要凭外科医生的主观判断。因此,现代神经外科虽有先进的MRI和CT诊断手段、手术显微镜和微创外科技术,但手术方案的设计(如手术入路、皮肤切口)和手术结果的判断主要依靠外科医生主观经验,缺少科学、实时、客观的检测指标和依据。20世纪90年代后由于神经导航外科(neurosurgical navigation)又称神经影像导向外科(image-guided surgery, IGS)的出现把现代神经影像技术、计算机三维图像处理技术、脑立体定向技术与显微神经外科技术有机地结合起来,它不仅有三维空间定位功能,而且有近实时导航功能,大大提高了神经外科手术的精确性和安全性,成为现代神经外科发展史上的一个重要的里程碑。

一、神经导航外科的起源与发展

1. 脑表面结构的定位　考古学家发现,在新石器时期(公元前7000—公元前3000年)出土的人类颅骨上,有一些奇怪的孔。据推测,人类的祖先在与自然斗争中,就掌握了在颅骨上凿洞——最简单的开颅技术,来治疗颅内疾患。公元前2600年的古埃及纸莎草文稿和中国《黄帝内经·素问》中,都有钻颅治病的记载。古希腊医生Hippocrates(公元前460—公元前370年)在其著作中记载了脑和脊髓手术的病例。我国的华佗(公元2年)不仅专长中医外科和发明了"麻沸汤"(比西医麻醉早1000年),而且会开颅治病。公元14—16世纪,文艺复兴后资本主义在欧洲出现,当时外科医生出身于传教士或剃头匠,除了开展创伤外科和普通外科外,一些外科医生还会做些简单的开颅手术,治疗脑外伤。其中法国的Paré医生为法王二世诊治过脑外伤。由于受时代限制,早期的外科医生只能根据受伤的着力点进行开颅。以后,通过尸体解剖的研究,根据头皮或颅骨表面的隆起和沟缝等解剖结构标志可进行脑表面结构的定位。例如,Broca(1860年)发现脑皮质额下回后部是主

管语言表达的脑区;Horseley(1857—1916年)发表了专著,描述脑沟回与其上颅骨的关系。由于早期外科医生兼做神经外科手术,只能粗略地定出脑表面的一些沟回,为了避免定位误差(以厘米计)以及照明差和手术工具粗大等原因,往往要做很大的皮肤切口和骨窗。对脑深部结构则无法定位,在脑实质内手术非常困难。

2. 有框架导航外科　有框架导航外科又称立体定向外科,它是用一个能固定在头颅上的金属支架,附有刻度,通过X线摄片、CT或MRI扫描可定出颅内靶点的位置,并用坐标数表达。1906年英国Horsley和Clarke研制出立体定向仪,用于动物实验研究。1947年美国Spiegel和Wycis发明了人类的立体定向仪,并利用脑室造影术定位,毁损脑深部结构以治疗精神病。以后,相继出现了Leksell、Reichert等定向仪,我国蒋大介在1960年研制出中国自己的定向仪(图1-11-3-1),并成功应用于患者。

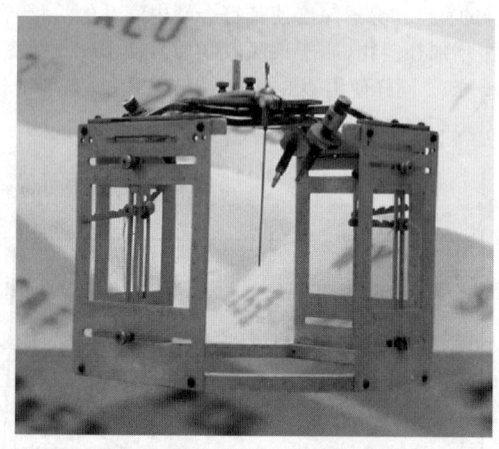

图1-11-3-1　蒋氏立体定向仪

由于早期有框架导航外科应用脑室或气脑造影和X线摄片技术,不仅定位欠准确,而且具有相当的创伤性,20世纪60~70年代后,由于CT和MRI技术的广泛应用,大大提高了有框架导航外科的准确性和安全性,使有框架导航外科重新焕发青春。但是,有框架导航外科装置具有以下难以克服的缺点,限制了它的应用:① 定位和导向装置笨重,缺少灵活性;② 框架装置引起患者不舒服;③ 定位和导向非实时、非直觉且计算方法烦琐复杂;④ 不适用于儿童或颅骨较薄者;⑤ 由于定位架影响气管插管,对需全麻者须先行气管插管,再戴定位架,这样将增加麻醉和手术时间,而且不能作功能MRI检查。基于本身的局限,目前有框架导航外科主要用于功能神经外科,例如脑深部刺激术(deep brain stimulation, DBS)深部电极植入。随着技术的不断进步,有框架导航逐步被无框架导航所取代。

3. 无框架导航外科　20世纪80年代后期,下列一些科技发展,为无框架导航外科的诞生奠定了基础:① 高分辨、3D神经影像技术的发展和应用,如CT和MRI不仅扫描时间缩短,而且能薄分层成像和3D重建;② 3D数字转化器的问世,能把图像信息准确传送给电脑;③ 高速、大容量电脑或工作站的应用,可保证导航外科在短时间内处理大量数据和图像资料。1985年Kwoh等应用工业用机器人PUMA在CT定位下进行脑病手术,但因机器人太笨重,使用有限。1986年美国Roberts发明了首台安装在手术显微镜上,运用超声定位的无框架立体

定位系统;几乎在同时,德国的 Schlondorff 和日本的 Watanabe 发明了关节臂定位系统,并由后者首次将其命名为"神经导航系统"(neuronavigator)。经历 20 余年的发展,导航系统由关节臂定位系统发展为主动或被动红外线定位装置;电磁导航技术逐步成熟;手术显微镜导航由单纯定位发展到动态定位和导航;各类新型导航工具逐步被研发出来。我国上海、北京、广州和天津先后在 1997 年引进神经导航设备,开展临床应用和研究。通过改进扫描和注册技术,无框架导航系统的定位误差已经可以与有框架系统媲美(<2 mm)。近十年,国产神经导航设备自主研发也已取得突破,例如复旦大学数字医学研究中心研发的复旦数字医疗 Excelim - 04™ 手术导航系统(图 1-11-3-2)于 2006 年获国家批准上市,奠定了具有我国自主知识产权的神经导航新技术标准,提升国产神经导航系统的产业化水平。目前,国内各级神经外科中心导航设备装机量已超 500 台,年手术量上万台。

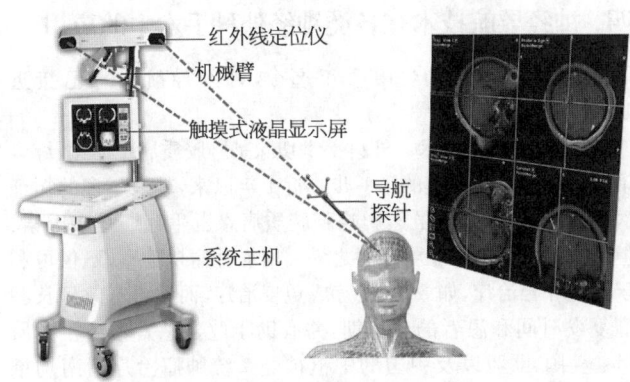

图 1-11-3-2 复旦数字医疗 Excelim-04™ 手术导航系统

神经导航系统把患者术前的影像资料与术中患者手术部位的实际位置通过高性能计算机紧密地联系起来,能准确地显示神经系统解剖结构及病灶的三维空间位置与毗邻。因此,相比有框架的立体定向神经外科,神经导航系统不但可应用于包括活检在内的所有手术,而且还具有以下优点:① 术前设计手术方案;② 确定手术实时所到达的位置及术野的周围结构;③ 显示目前手术位置与靶灶的空间关系并实时调整手术方向;④ 提示手术入路可能遇到的结构,特别是需要保护的结构;⑤ 显示病灶已切除的范围。

无框架导航不仅克服了有框架导航的缺点,而且大大扩大了手术范围,现在它已广泛应用于各类神经外科手术。

二、神经导航手术适应证

1. 颅内占位性病变 特别是脑实质病变、脑深部体积较小的病变、脑功能区病变以及肉眼边界不清的病变,其中以脑胶质瘤、转移瘤和海绵状血管瘤为典型代表。此外,侵犯周围重要血管、神经结构的颅底肿瘤以及脑干、丘脑、大脑中央核心区的深部病变也适用神经导航手术。

2. 经鼻-蝶垂体瘤 特别是功能性垂体微腺瘤,侵犯周围重要结构的巨大侵袭性垂体瘤,或由于蝶窦气化不佳、二次手术导致术中容易迷失方向的病例。

3. 脑血管畸形 尤其是高血流量病灶、功能区病灶以及微小病灶等。

4. 功能神经外科 如难治性癫痫手术,还可用于 DBS 治疗帕金森病、扭转痉挛、特发性震颤、神经性厌食、运动障碍等疾病。

5. 辅助神经内镜手术 如纯内镜或内镜辅助经鼻-蝶手术、颅底外科手术、脑深部肿瘤的内镜手术、脑室镜手术、三脑室造瘘术及蛛网膜囊肿手术等。

6. 颅内病灶的穿刺活检 在导航下可以动态观察穿刺的进程,设计多条穿刺轨迹,多靶点取样。

7. 脊柱与脊髓手术 如椎弓根钉植入术、脊髓肿瘤手术及椎管减压手术等。

8. 放射治疗及放射外科 如与伽玛刀、射波刀或质子/重离子等放射外科技术相结合。

9. 其他 与虚拟现实(virtual reality,VR)技术相结合,实现 VR 手术教学与手术预演(图 1-11-3-3)。

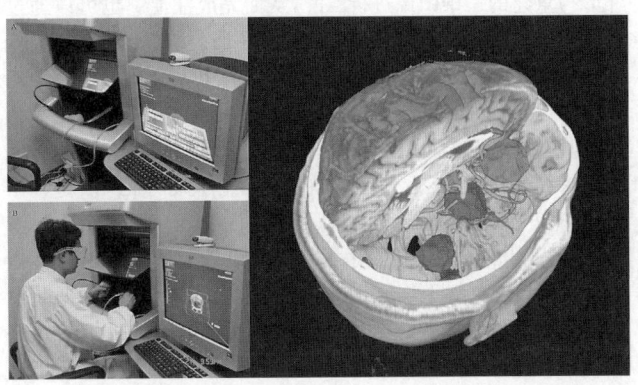

图 1-11-3-3 虚拟现实(VR)技术手术预演

三、神经导航手术的常规工作流程

常规神经导航手术的工作流程主要有以下几个步骤。

1. 导航影像的采集 需进行特定导航序列的 CT、MRI 或 PET 扫描。

(1)患者影像扫描要求:扫描前可使用造影剂;连续不间断切片扫描;使用不变的层厚;首选轴位切片扫描。

(2)CT 扫描:使用螺旋比为 1:1 的轴位或螺旋扫描均可。

(3)MR 扫描:如果使用 3D 获取方式,重新格式至 1 mm 层厚的扫描;使用圆形或方形的观察视野 FOV;选择包绕感兴趣区域 ROI 的最小 FOV。

(4)神外和耳鼻喉扫描:对于正常的成人头颅,不超过 250 mm。

(5)脊柱扫描:包括棘突和横突在内的整个椎体的感兴趣区域,不超过 180 mm。

(6)立体定向扫描:包括前联合-后联合(AC/PC)、靶点区域、入路区域(如果需要)和立体定向头架(如适用),通常为 280~320 mm。

(7)适用方形图像矩阵,256×256 或者 512×512。

(8)扫描图像保存为未被压缩格式。

(9)假如需要将两幅或更多的图像进行融合,必须确保有一些可识别的标记点。

2. 导航影像的融合与三维重建 将载入导航工作站的影

像数据通过医学影像三维重建技术转换成直观的、个体化的组织器官数字化模型。其中,多源影像融合、皮质提取、建立病灶及其他重要结构的三维模型,包括肿瘤、脑室、骨骼、血管、皮质功能区以及皮质下重要神经传导通路的纤维束追踪成像等。

3. 影像配准　所谓配准就是将虚拟影像空间和真实解剖空间对应起来,临床称之为"注册"。术者利用导航探针将患者头皮上的皮肤坐标与术前影像资料上显示的皮肤坐标对应起来,其中存在误差及注册误差,后者由导航系统自动计算出。目前商用导航提供两种注册方式:表面轮廓注册(tracer)和坐标注册(point merge)。

(1) 表面轮廓注册:首先点击患者的鼻尖、眉心、左侧眉弓这三个点,以此确认患者当前位置的上下左右方向。然后使用导航探针轻轻划过患者的鼻翼两侧和额头等骨性结构,导航系统会记录这些皮肤上的点,运用形态匹配方法将术中患者头部外形与重建的三维图像进行匹配,从而完成注册。也可以通过患者头颅表面轮廓进行表面激光扫描注册。

(2) 坐标注册:选择术野与影像资料上4个或4个以上相应的坐标点(皮肤坐标、固定坐标或解剖坐标)进行点对点吻合的注册方法。首先,在图像上选取影像图像上的坐标中心,依次记录在软件中;然后使用导航探针轻触坐标中心,以与影像图像中相应的坐标进行吻合,从而完成注册。

4. 病灶的体表定位及手术切口的设计　通过导航探针指示,将病灶的体表投影在患者的头皮表面标记出来,并据此设计相应的手术切口。医生可以在术前计划中确定手术的入路和靶点,可以对各种感兴趣的区域进行距离测量(图1-11-3-4)。

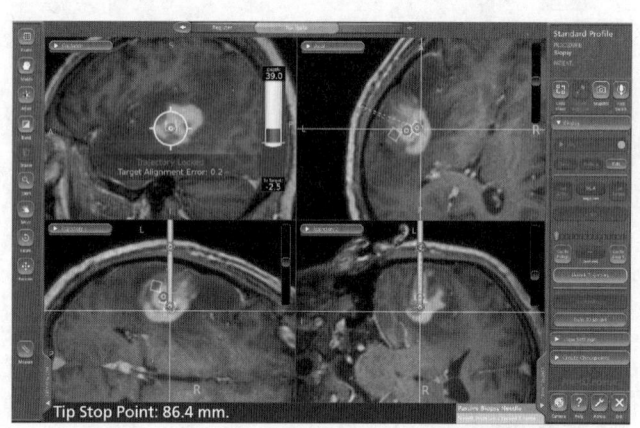

图1-11-3-4　导航下设计手术入路和靶点

5. 校验导航精度　应用导航工具定位,通过定位固定结构(如内听道等)或病灶本身,然后在显示器上使用鼠标测量该点与图像上相应位置之间的距离,及靶点准确性。

6. 术中导航　术中实时导航,导航探针针尖在视野移动时,显示器上同步连续显示探针针尖在相应CT或MRI上的三维位置,并可根据需要显示投射轨迹(trajectory view)、向前看(look ahead)、探针眼睛(probe's eyes)等多种视角(图1-11-3-5)。应用神经导航,手术医生可明确:① 准确定出手术实时的三维位置(现在到了什么地方);② 显示术野周围的结构(周围有什么结构);③ 指出目前手术位置与靶灶的空间关系(应向什么方向前进);④ 术中实时调整手术入路以达靶灶;

⑤ 显示手术入路可能遇到的结构(沿途有什么);⑥ 显示重要结构(应回避的结构);⑦ 显示病灶切除范围(图1-11-3-5)。

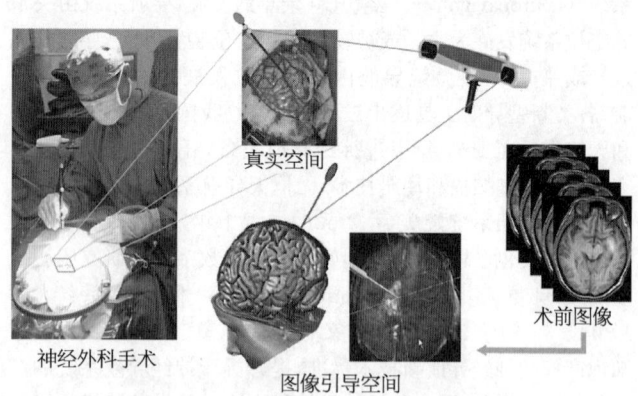

真实空间

神经外科手术

图像引导空间

术前图像

图1-11-3-5　神经导航手术的常规工作流程

四、神经导航技术在各类神经外科手术中的应用

上海华山医院自1997年迄今,神经导航手术已接近15 000例(图1-11-3-6)。

1. 脑胶质瘤手术　外科手术切除是脑胶质瘤个体化、综合治疗策略中最为关键的第一步。近十年以来,越来越多的循证医学研究结果证实,虽然影响脑胶质瘤患者生存期是多因素,但肿瘤切除程度是主要原因之一。增加肿瘤切除率,不仅可利于其他综合治疗,如放疗、化疗或免疫治疗,而且可有效延长肿瘤复发时间和患者的生存期,并有助于改善患者术后生存质量。美国、欧盟以及中国的中枢神经系统肿瘤治疗指南均推荐,对于低级别胶质瘤或高级别胶质瘤,治疗的首要步骤是采取手术实现基于影像学的最大限度地安全切除肿瘤。脑胶质瘤的全切除评估标准包括:① 肉眼(或手术显微镜视野下)全切除;② 影像学全切除;③ 组织病理学全切除。由于脑胶质瘤位于脑实质内,且呈弥漫浸润性生长,缺乏肉眼可分辨的组织学边界,因此神经外科医师在手术过程中对于脑胶质瘤切除程度的判断仅依靠经验和视觉观察(肉眼全切除)往往是不准确的,一般不超过肿瘤的影像学边界。所以,尽管显微手术技术在不断进步,但术后早期(<72 h)MRI复查证实仅60%左右的脑胶质瘤可以达到影像学全切除。

这一现状随着神经导航外科的出现发生了根本的改变。当今胶质瘤手术的首要目标是:应用多模态影像引导技术,争取最大程度和安全切除,减少肿瘤细胞负荷,保障患者生活质量,为术后放疗、化疗(靶向治疗)以及免疫治疗等个体化综合治疗创造最优条件。目前除了常规的结构态导航外,脑胶质瘤外科的影像技术的发展热点包括:功能影像神经导航(functional neuronavigation)、术中影像(intraoperative imaging)神经导航、神经导航联合术中神经电生理监测技术,以及基于脑组织代谢影像(如磁共振波谱、PET-CT)等的多模态神经导航技术。

2. 经蝶垂体瘤手术　手术治疗是目前治疗垂体腺瘤的主要方法。随着神经外科显微技术和神经内镜技术的发展和普及,绝大部分肿瘤都能通过经鼻-蝶入路手术获得有效治疗。但由于手术视野局限,手术轨迹只能由术者主观判断决定,特别是巨大侵袭性垂体瘤侵犯后组筛窦、两侧海绵窦和斜坡者。此外,蝶窦气化不良、肿瘤体积微小或二次(或多次)手术时原

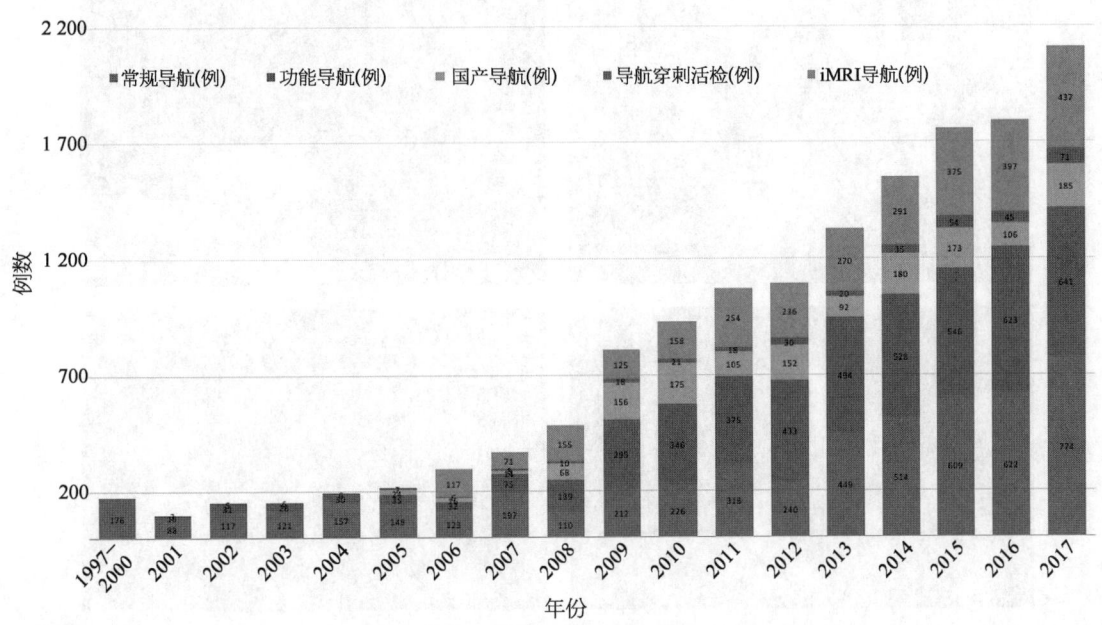

图 1-11-3-6 复旦大学附属华山医院各类神经导航外科年手术量统计

有正常解剖结构或解剖标志已遭前次手术破坏的病例,其共同的特点是手术入路过程中用以参考的解剖标志不明显甚至缺如,难以确定肿瘤方位。通常手术者会较大范围地切开蝶窦前壁和鞍底的骨质、硬膜来寻找肿瘤,而此举最大的危险性在于盲目切开硬膜后有可能误入前颅底、斜坡,甚至误伤海绵窦、正常垂体或颈内动脉等正常结构,造成脑脊液漏、大出血等严重并发症。有时因存在方向性错误,即使大范围切除骨质切开硬膜后仍有可能找不到肿瘤,造成手术失败。此时手术路径、鞍底硬膜和肿瘤方位的术中实时引导显得尤其重要。

随着神经导航技术的问世,国内外学者开始应用神经导航辅助显微镜(或内镜)手术切除垂体瘤(特别是甲介型蝶窦垂体腺瘤、复发型垂体腺瘤和垂体微腺瘤)。这使得更多的垂体瘤患者得以采用微创、安全的经蝶入路手术治疗,取得了良好疗效。神经导航有助于手术进程的实时引导,能使术者随时了解手术方向、深度、肿瘤方位、肿瘤范围、与邻近的重要神经和血管结构的关系等信息。对于蝶窦气化不良的病例,神经导航的主要目的是引导手术者在显微镜(或内镜)下精确磨除蝶窦骨质,显露鞍底硬膜;对于垂体微腺瘤而言,由于肿瘤大多位于鞍内且体积微小,神经导航有助于缩小鞍底硬膜切开范围,在显微镜(或内镜)下精确定位肿瘤,保存正常垂体组织。由于在手术进程中蝶窦、鞍底以及鞍内微小病灶的位置均相对固定,不会发生明显组织结构变形或移位,因此神经导航对于上述病例的定位精度高;对于复发或侵袭性垂体瘤,导航有助于实时判断手术轨迹,并对颈内动脉等重要结构进行定位和保护,从而提高手术的安全性。

3. 颅底外科手术 颅底外科手术需要颅底解剖知识,术中如何避免损伤重要神经和血管等是手术成功的关键。因此,各种颅底入路都以解剖结构作为手术入路和切除病变的重要标志。常常为寻找这些解剖标志(特别是初学者),要花费较多的时间和精力。

神经导航技术得以在颅底外科得到运用,原因在于:① 颅底病变不受脑脊液流失造成脑移位的影响,定位准确,适用于导航手术。② CT 导航可以清晰显示骨性结构,而 CT 与 MRI 融合可以为软组织结构提供更多信息。随着影像融合技术和功能性检查的发展,CT、MRI、fMRI 以及脑磁图等互相融合,可以更清楚地显示病灶及其周边的解剖结构和脑功能区的范围,使得手术更加安全准确,既能提高手术成功率,又能避免过多损伤正常组织。③ 神经导航指引可更易找到解剖标志,避免损伤重要结构。颅底肿瘤手术时,同时采用 CT 和 MRI 影像融合方法,使软组织结构和骨性结构同时在导航仪中显示,使手术过程简化、直观、安全。

4. 脑内病灶穿刺活检手术 立体定向穿刺活检技术为临床医生诊断脑部病变(特别是位于脑实质深部的病灶)提供了一种有效手段。多年以来,基于立体定向头架的立体定向穿刺活检术已成为诊断脑内病变的一种常用方法,为临床医生所认可并得到了广泛的应用。近年来,无框架神经导航技术的发展,为定向活检提供了新的技术手段。最初导航被用于脑部病变活检时,依靠术者徒手穿刺,操作的稳定性曾一度成为影响其应用的瓶颈。可调节式固定臂和其他固定穿刺针方法的出现,对导航活检的发展起到了很大的推动作用,使手术的稳定性得以保障。有学者对两者的精度进行了实验和临床比较,显示两者精度相仿。

随着临床经验的积累,多数学者认为与传统依靠框架的定向活检技术相比,导航下活检有着其自身的优势,其临床应用也日趋增多(图 1-11-3-7)。Paleologios 报道一组 125 例导航下活检的病例,122 例获得明确诊断,无手术死亡,1 例少量出血,经保守治疗后好转。与传统定向头架相比,导航活检更具优势,表现在:① 免去了安装头架给患者造成的不便;② 手术时采用全身麻醉,减少患者的焦虑和紧张;③ 避免因患者咳嗽等因素对穿刺活检造成的干扰;④ 免去了靶点的计算;⑤ 选择穿刺点,模拟穿刺轨迹时更为直观;⑥ 穿刺时,随时了解穿刺针所在的位置,做到心中有数;⑦ 病情需要再行多道穿刺时,不

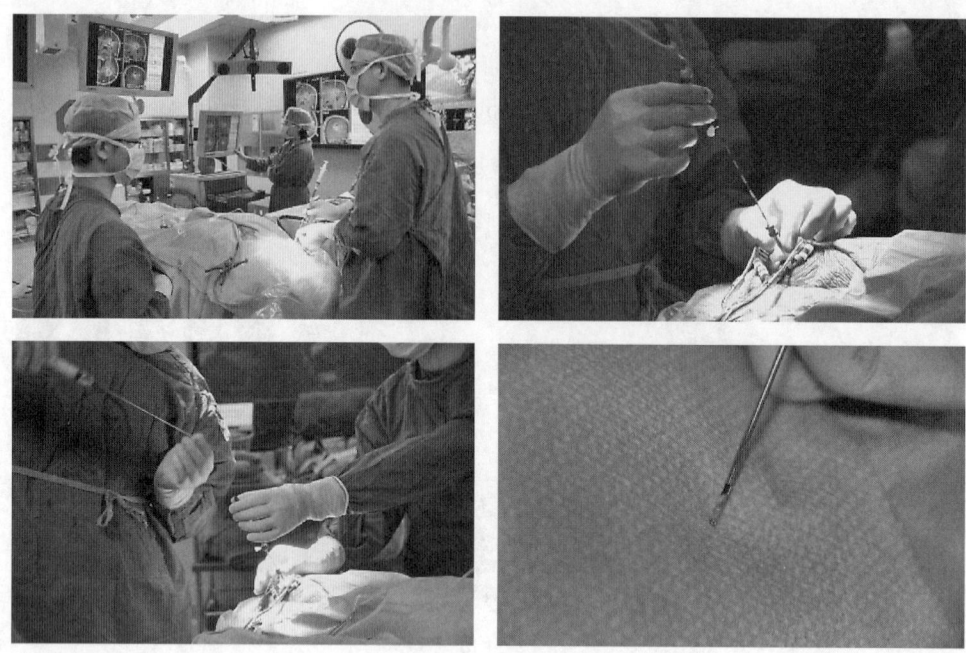

图 1-11-3-7　脑内病灶穿刺活检手术流程

必重复计算；⑧ 病理性质明确后，需要改为开颅手术时，可迅速进行，省去装卸头架的操作。

穿刺活检手术适应证包括：① "假瘤样"病变，如血管炎、脱髓鞘、寄生虫、炎性肉芽肿、脑脓肿、放射性坏死等；② 对于放疗敏感的病变，如淋巴瘤、生殖细胞瘤等；③ 病变位于脑主要功能区或常规手术难以达到的中央核心区，如脑干、丘脑基底节、松果体等，或不能耐受手术者；④ 脑内弥漫性病灶，可以采用基于三维磁共振波谱成像的多靶点穿刺活检术代替开颅术，明确组织病理学和分子诊断（图 1-11-3-8）。

此外，近年来，术中影像技术被用于神经导航下的活检穿刺手术，使得术中可以对穿刺靶点准确性及有无穿刺引起的出血进行及时客观的评估，从而指导手术的进程。

5. 脑血管病手术　神经导航技术在脑血管病中的运用，开始于 20 世纪 90 年代末，目前在脑海绵状血管瘤的手术中已成

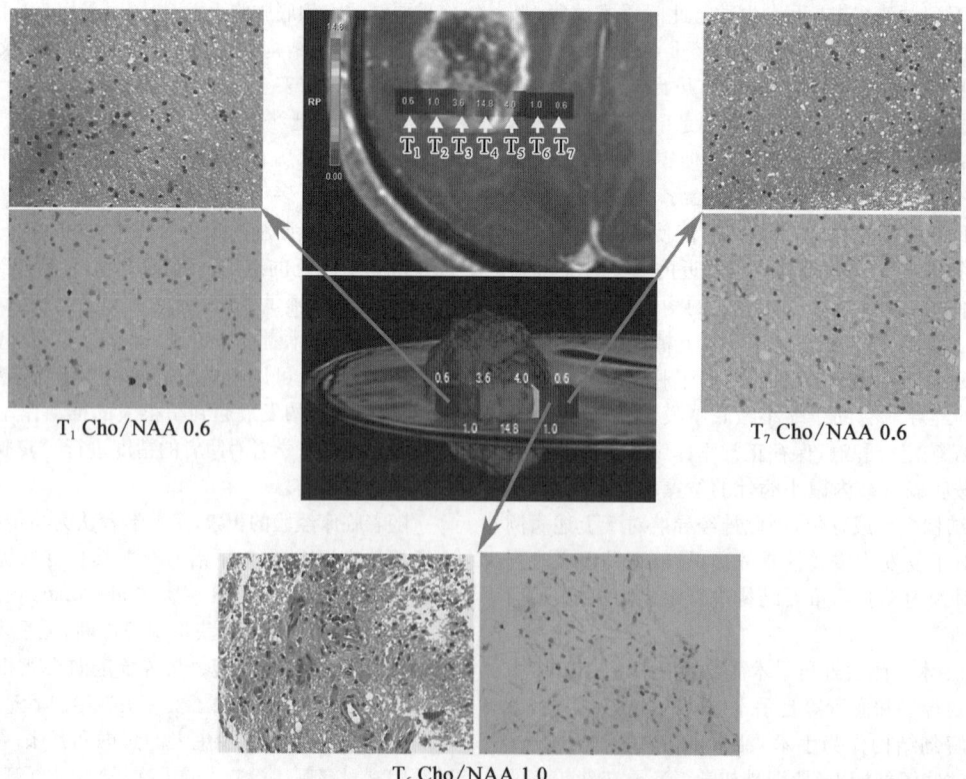

图 1-11-3-8　三维磁共振波谱成像引导弥漫性脑胶质瘤的多靶点穿刺术，证实肿瘤空间异质性
引自：Guo J, et al. Acta Neurochirurgica, 2012, 154：1361-1370。

为首选的技术。神经导航应用于深部及邻近功能区的海绵状血管瘤的手术,可大大提高手术的精确性,减少手术的创伤,改善患者的术后生活质量。

对于脑动静脉畸形的手术,神经导航系统可通过 DSA、MRA 或者 CTA 扫描采集脑血管影像,并与 CT 和 MRI 影像融合,三维重建后获得脑畸形血管的位置、形态、结构以及与周围组织的毗邻关系。运用术中实时导航定位,合理设计手术入路,确保定位供应动脉位置,可增加手术切除的安全性。

在脑动脉瘤手术中,目前神经导航技术应用较有限。但对于伴发于脑血管畸形的末梢动脉瘤或烟雾病的动脉瘤或单纯动脉远端的动脉瘤,如来自大脑前动脉或大脑中动脉远端的孤立动脉瘤,因位置深在,形体较小,寻找常有困难。借助神经导航系统,术前融合血管造影、CTA 或 MRA 影像,确定动脉瘤位置,使手术过程变得简单方便。

6. 功能神经外科手术 有框架立体定向技术很早就被应用于癫痫、帕金森病、扭转痉挛、三叉神经痛等功能神经外科手术。近年来,随着无框架神经导航技术的兴起和发展,该技术越来越多地被应用于立体定向深部电极植入、癫痫病灶的定位与切除、脑深部核团的刺激与损毁手术中。立体定向扫描包括前联合-后联合(AC/PC)、靶点区域、入路区域(如果需要)和立体定向头架(如果适用),通常为 280~320 mm。

7. 脊柱外科手术 脊柱脊髓疾病如椎间盘突出(颈椎、胸椎或腰椎)、脊柱肿瘤、脊柱骨折脱位、椎管狭窄、腰椎弓根崩裂滑脱、退变性脊柱不稳、脊柱结核、脊柱畸形和椎管内肿瘤等,可造成脊柱及其附件破坏。此外,因手术切除病变组织,解除神经和脊髓受压,矫正脊柱畸形,使得脊柱的稳定性受到影响,此时常常需做脊柱的稳定手术,以防止脊柱不稳定导致神经、血管结构等的损害。20 世纪 80 年代,以椎弓根螺钉技术为代表的脊柱内固定手术已成为最常用的方法。但是传统的螺钉内固定术,主要依靠经验和术中 X 线片或 C 型臂 X 线机透视来判断螺钉的位置、方向及深度等。由于脊柱解剖的复杂性和 X 线透视或摄片的二维图像的局限性,准确植入螺钉有时困难,有可能导致螺钉穿透骨皮质误伤血管、内脏及神经。据文献报道,应用这种传统的技术有 10%~40% 椎弓根螺钉的植入轨迹不正。而椎弓根螺钉的植入位置准确与否又往往决定手术的成败。因此,脊柱外科医生希望寻找一种既准确又安全的脊柱内固定技术。

五、神经导航技术与其他新技术的结合

1. 多模态技术(multimodality) 在功能导航技术出现之前脑功能区或邻近功能区病变(如肿瘤、脑动静脉畸形、海绵状血管瘤等)常因损伤功能皮质和(或)皮质下功能传导束,术后发生肢体瘫痪、失语、失读、视野缺损等并发症。因此,如何最大限度地切除病灶,最大限度地保留功能结构和功能,一直是神经外科医生面临的难题。鉴于对生存质量的日益重视,当前国际上对于脑部手术的理念正由"最大程度切除(maximal resection)"优先,转变为"最大程度安全(maximal safe)"优先。为实现这一目标,就需要依赖多模态(multi-modal)技术对脑的功能结构(包括功能皮质及皮质下功能传导束)进行术中实时精准定位。狭义的多模态导航技术主要是基于脑结构影像

(T_1W、T_2W 或 FLAIR)和脑功能影像技术(BOLD 及 DTI)对病灶及周围功能结构进行定位并引导手术。广义的多模态定位技术还整合了脑代谢影像(MRS、PET/CT)、术中电生理监测技术(intraoperative neurophysiological motoring, IONM)及与脑地形图结合的功能磁共振成像技术(EEG - fMRI)等。这些技术的融合,大大提高了手术的精度和病灶的全切除率,同时又最大限度地保护功能结构,降低了手术的致残率。

血氧水平依赖性成像(blood oxygen level dependent, BOLD)和弥散张量成像(diffusion tensor imaging, DTI)可以分别显示多种功能皮质和皮质下神经传导通路,借助多模态影像融合技术,可以直观地引导术中脑功能定位与保护。但其真实性和可靠性还需要得到临床验证。复旦大学附属华山医院神经外科开展了一系列临床试验研究,证实 BOLD 用于运动皮质定位,其 AUC 值分别为 0.82(任务态)和 0.89(静息态),临床适用。而 BOLD 用于语言皮质定位,其 AUC 值分别为 0.61(任务态)和 0.69(静息态),临床可以参考。

笔者开展了"术中直接皮质下电刺激",用此金标准技术验证运动通路及其重建有效性的试验研究,测量 DTI 运动通路的手术安全距离为 8.0~8.6 mm。笔者还在国际上率先完成 DTI 功能影像导航应用于脑运动区胶质瘤手术的临床试验研究($n=238$)。结果以 I 级循证医学证据证实:① 运用新技术可以使功能区脑胶质瘤的手术全切除率由 51.7% 提高至 72.0%($P<0.001$);② 术后近期致残率由 32.8% 降低至 15.3%($P<0.001$);③ 功能神经导航具有独立生存优势($P=0.048$),可以使功能区高级别脑胶质瘤(WHO III~IV级)患者的术后死亡风险降低 43.0%。

与结构影像相比,磁共振波谱(MRS)能提供更接近组织病理学属性的肿瘤代谢信息。以 MRS 引导手术将显著提高脑肿瘤立体定向穿刺活检的成功率,并有助于精准切除肿瘤至生物学边界。笔者通过:① 将 3D MRS 与脑结构影像融合;② 根据 Cho/NAA 指数(CNI)绘制肿瘤代谢轮廓图;③ 对 CNI 肿瘤体积进行定量分析并指导精准手术,提出基于 3D MRS 代谢影像的脑肿瘤精准手术新策略,实现按照代谢边界切除肿瘤,延长患者总生存率。

2. 基于术中实时影像神经导航手术 神经导航技术有一固有的不足和弱点,即不能实时发现和纠正术中脑移位。所谓脑移位,系指原闭合的颅腔在术中开放后,脑脊液流失和脑组织受重力或牵拉等因素的影响,发生脑组织空间移位或变形。此时,神经导航技术仍应用术前采集的影像学资料来指导手术,必然会导致偏差。据实验和临床研究报道,脑皮质可发生 4.4~20.0 mm 的移位,在神经导航认为达到全切除者中,术后复查仍有 30%~60% 发现残余肿瘤;而在导航认为还有残瘤而进一步切除时,则可能误伤正常脑组织,术后出现神经功能障碍。

为了纠正术中脑移位,一般可采取下列方法。

(1)微导管技术:硬脑膜剪开前,在神经导航指引下,把微硅胶管(直径 1~2 mm)放置在病灶周边。当硬脑膜剪开后,在脑脊液流失或病灶切除过程中,脑移位虽然发生,但微导管也随之移动,外科医生可在微导管的指引下,进一步完成手术操作。华山医院自 1999 年创用此法,经长期临床实践证实其简便、有效;不足之处是此方法仍较粗糙。

（2）模型校正技术：有物理和数学两种模型，主要是通过软件技术弥补和纠正脑移位，但目前还在实验室研制阶段，尚未应用于临床。

（3）术中成像技术：是目前最成熟的解决术中脑移位的方案，包括超声、CT 和 MRI 等成像技术。最早应用于术中成像的技术是 CT 和超声，它们分别由 Shalit（1979）和 Rubin（1980）首先报道。术中超声操作简易、快速有效，近来发展很快，可 2D 和 3D 成像，但其分辨能力仍不如 CT 或 MRI，而且超声的穿透能力与分辨力呈反比，即分辨力提高，穿透力则下降。虽然近来经不断改进，CT 已具有良好的分辨能力，特别对骨质，但是其对软组织的分辨仍不如 MRI。另外 CT 具有放射线，长期在此环境下工作，对人体有一定伤害。因此，术中 CT 和术中超声的应用受到限制，得不到广泛的推广应用。目前应用较多的是术中磁共振成像（intraoperative magnetic resonance imaging，iMRI）技术。

最早报道应用 iMRI 的是美国哈佛大学 Black 课题组（1996）。经十余年努力，iMRI 导航的设备和技术有了很大的发展和提高。目前 iMRI 按场强可分为低场强系统（≤0.5 T）、中场强系统（0.5～1.0 T）和高场强系统（1.0～2.0 T）。高场强 iMRI 以其高效实时、时空分辨力以及脑功能与代谢成像等技术优势，为神经导航外科的发展开辟了一片崭新天地（图 1-11-3-9）。

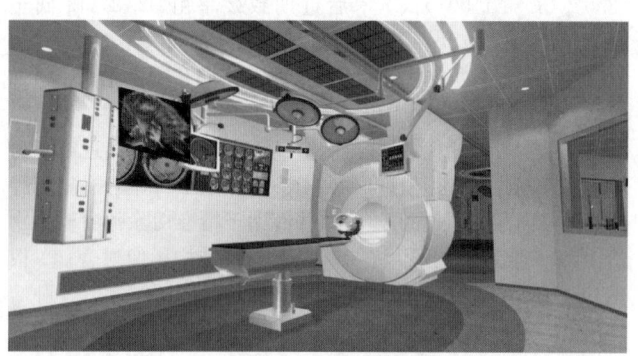

图 1-11-3-9　华山医院 3.0T iMRI 数字一体化手术中心

华山医院在国际上率先注册 3T iMRI 在胶质瘤手术治疗中的临床有效性 RCT（NCT0 1479686）。研究中期报告显示：iMRI 组全切除率明显高于对照组（86% vs. 45%，P<0.000 1）；对于功能区高级别胶质瘤，iMRI 组的无进展生存期（PFS）（未达中位数 vs. 13.2 个月，P=0.012）及总体生存率（未达中位数 vs. 21.5 个月，P=0.003）均明显优于对照组。该研究结果证实了 3.0T iMRI 引导下最大程度安全切除胶质瘤的临床有效性（图 1-11-3-10）。

3. 神经导航辅助内镜手术　神经内镜手术的主要并发症是手术出血和神经损伤，手术风险主要源自术中定位和手术轨迹的偏差。即便是经验丰富的术者，面对这些问题同样感到棘手。神经内镜手术定位能力受限于以下一些因素：① 神经内镜手术的骨窗小于传统显微外科手术，需要更为精细的定位方法来到达深部靶点。如果单凭术者自身能力，往往会通过不断调整内镜工作鞘的方向来接近靶点，结果导致手术路径和靶点周围重要结构的损伤，增加手术风险。② 在脑室内液体环境下，为了取得清晰的图像，常把内镜贴近解剖标记，内镜术野相

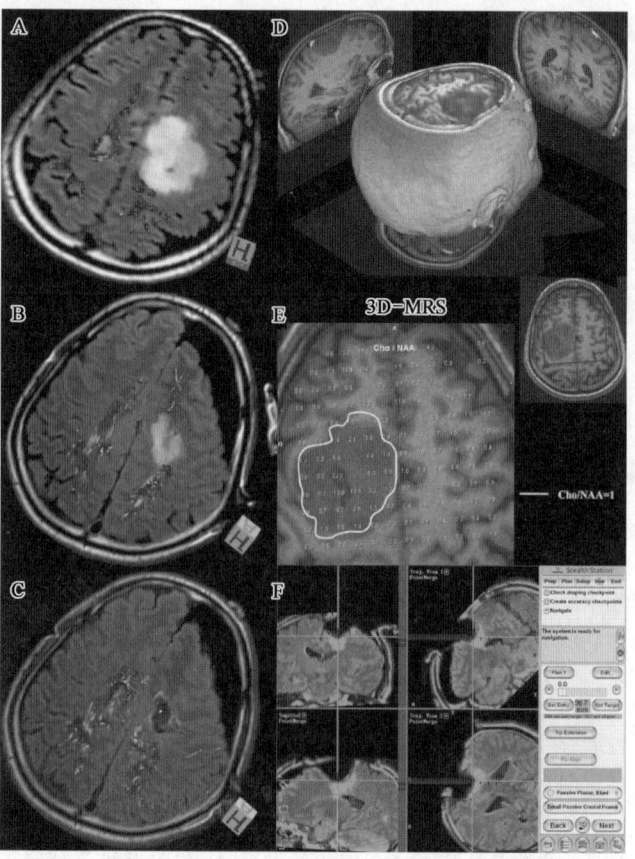

图 1-11-3-10　功能区低级别脑胶质瘤（星形-少突混合胶质瘤 WHO Ⅱ级）3T iMRI 系列结构、功能与代谢影像

A. 术前胶瘤；B. 术中发现肿瘤残余，同时 DTI 功能成像显示肿瘤后界的锥体束未损伤；C. 术后扫描证实肿瘤全切，同时 DTI 功能成像显示手术切缘后界的锥体束保护良好；D. 术前 BOLD 功能成像显示运动皮质（橙色高亮激活区）与肿瘤病灶的三维空间关系；E. 术前 MRS 代谢成像显示 Cho/NAA 的三维波谱比值图，以 Cho/NAA=1 为临界值，勾勒出手术计划切除范围（黄色高亮线条轮廓）；F. 术中依据 iMRI 扫描更新的影像导航精确定位手术残腔深部的残余肿瘤，定量切除。引自：吴劲松，等. 中华外科杂志，2011，49（8）：693-698。

对受到了限制，尤其在血性脑脊液混浊的情况下更是如此。或者由于颅底等解剖结构复杂，因此导致手术"迷路"。③ 病变被覆正常组织，如室管膜下肿瘤，或病变组织包绕重要神经、血管，使术者无法定位或误操作。④ 小脑室。⑤ 病灶与周围正常组织在内镜下分辨困难。⑥ 复杂脑室内手术中正常的解剖参考标记移位或缺失，导致手术路径出现偏差，手术无法完成。

神经内镜与神经导航技术结合出现了神经导航辅助神经内镜技术（neuronavigation assisted neuroendoscopy），通过术中实时、人机交互式操作模式，为术者提供精确而且丰富的 3-D 影像学解剖定位信息，不但能获得理想的手术效果，缩短了手术时间，而且使更多、更复杂的脑室等深部内镜手术的开展成为可能。

近年来，神经内镜技术在垂体瘤、颅咽管瘤、颅底脑膜瘤等手术中的应用日趋广泛。神经导航与神经内镜的配合使用在这类颅底手术中是一种良好的组合方案，可综合利用两者的优势，为术者同时提供实时的手术方向指引和自由的器械操作范围，有助于术中精确定位、提高手术切除率、减少严重并发症。

参 考 文 献

[1] 《中国中枢神经系统胶质瘤诊断和治疗指南》编写组. 中国中枢神经系统胶质瘤诊断与治疗指南（2015）[J]. 中华医学杂志, 2016, 7: 485 - 509.

[2] 金毅, 吴劲松, 陈衔城, 等. 基于体模的 Excelim - 04TM 神经导航系统实验研究[J]. 复旦大学学报（医学版）, 2007, 34: 741 - 743.

[3] 路俊锋, 章捷, 吴劲松, 等. 3T iMRI 环境下唤醒麻醉联合术中语言皮质定位技术在语言区脑胶质瘤手术中的应用[J]. 中华外科杂志, 2011, 49(8): 693 - 698.

[4] 吴劲松, 朱凤平, 庄冬晓, 等. 3T iMRI 导航在神经外科手术应用的初步经验[J]. 中华外科杂志, 2011, 49(8): 683 - 687.

[5] 周良辅, 吴劲松. 神经导航外科的现状和未来[M]//中国工程院编. 中国科学技术前沿. 12 卷. 北京: 高等教育出版社, 2010: 387 - 420.

[6] 周良辅. 神经导航外科学[M]. 上海: 上海科技教育出版社, 2008.

[7] 周良辅. 现代神经外科学[M]. 2 版. 上海: 复旦大学出版社, 2015: 1369 - 1389.

[8] ALBERTI O, RIEGEL T, HELLWIG D, et al. Frameless navigation and endoscopy[J]. J Neurosurg, 2001, 95: 541.

[9] ALEXANDER E 3rd, MORIARTY T M, KIKINIS R, et al. Innovations in minimalism: intraoperative MRI[J]. Clin Neurosurg, 1996, 43: 338 - 352.

[10] AMIOT L P, LANG K, PUTZIER M, et al. Comparative results between conventional and computer-assisted pedicle screw installation in the thoracic, lumbar, and sacral spine[J]. Spine, 2000, 25(5): 606 - 614.

[11] AMMIRATI M, VICK N, LIAO Y L, et al. Effect of the extent of surgical resection on survival and quality of life in patients with supratentorial glioblastomas and anaplastic astrocytomas[J]. Neurosurgery, 1987, 21: 201 - 206.

[12] BLACK P M, ALEXANDER E 3rd, MARTIN C, et al. Craniotomy for tumor treatment in an intraoperative magnetic resonance imaging unit[J]. Neurosurgery, 1999, 45: 423 - 431; discussion 431 - 433.

[13] BRADLEY W G. Achieving gross total resection of brain tumors: intraoperative MR imaging can make a big difference (editorial)[J]. AJNR Am J Neuroradiol, 2002, 23: 348 - 349.

[14] BUCCI M K, MAITY A, JANSS A J, et al. Near complete surgical resection predicts a favorable outcome in pediatric patients with nonbrainstem, malignant gliomas: results from a single center in the magnetic resonance imaging era[J]. Cancer, 2004, 101: 817 - 824.

[15] ELIAS W J, CHADDUCK J B, ALDEN T D, et al. Frameless stereotaxy for transsphenoidal surgery[J]. Neurosurgery, 1999, 45: 271.

[16] GONG X, YAO C J, YUAN S W, et al. 3.0T iMRI - guided resection of eloquent high-grade gliomas: preliminary results of a randomised controlled trial[J]. Lancet, 2015, 386 (Suppl 1): S11.

[17] GUMPRECHT H, LUMENTA C B. Intraoperative imaging using a mobile computed tomography scanner[J]. Minim Invasive Neurosurg, 2003, 46: 317 - 322.

[18] GUO J, YAO C, CHEN H, et al. The relationship between Cho/NAA and glioma metabolism: implementation for margin delineation of cerebral gliomas[J]. Acta Neurochirurgica, 2012, 154: 1361 - 1370.

[19] HADANI M, SPIEGELMAN R, FELDMAN Z, et al. Novel, compact, intraoperative magnetic resonance imaging-guided system for conventional neurosurgical operating rooms[J]. Neurosurgery, 2001, 48: 799 - 807; discussion 807 - 809.

[20] HENTSCHEL S J, SAWAYA R. Optimizing outcomes with maximal surgical resection of malignant gliomas[J]. Cancer Control, 2003, 10: 109 - 114.

[21] KELES G E, LAMBORN K R, BERGER M S. Coregistration accuracy and detection of brain shift using intraoperative sononavigation during resection of hemispheric tumors[J]. Neurosurgery, 2003, 53: 556 - 562; discussion 562 - 564.

[22] LACROIX M, ABI-SAID D, FOURNEY D R, et al. A multivariate analysis of 416 patients with glioblastoma multiforme: prognosis, extent of resection, and survival[J]. J Neurosurg, 2001, 95: 190 - 198.

[23] LAWS E R, PARNEY I F, HUANG W, et al. Survival following surgery and prognostic factors for recently diagnosed malignant glioma: data from the Glioma Outcomes Project[J]. J Neurosurg, 2003, 99: 467 - 473.

[24] LU J, WU J, YAO C, et al. Awake language mapping and 3 - Tesla intraoperative MRI - guided volumetric resection for gliomas in language areas[J]. J Clin Neurosci, 2013, 20(9): 1280 - 1287.

[25] LU J F, ZHANG H, WU J S, et al. "Awake" intraoperative functional MRI (ai - fMRI) for mapping the eloquent cortex: is it possible in awake craniotomy? [J]. Neuroimage Clin, 2013, 2: 132 - 142.

[26] MORIARTY T M, QUINONES-HINOJOSA A, LARSON P S, et al. Frameless stereotactic neurosurgery using intraoperative magnetic resonance imaging: stereotactic brain biopsy[J]. Neurosurgery, 2000, 47: 1138 - 1145; discussion 1145 - 1146.

[27] NAKAO N, NAKAI K, ITAKURA T. Updating of neuronavigation based on images intraoperatively acquired with a mobile computerized tomographic scanner: technical note [J]. Minim Invasive Neurosurg, 2003, 46: 117 - 120.

[28] NIMSKY C, GANSLANDT O, HASTREITER P, et al. Intraoperative diffusion-tensor MR imaging: shifting of white matter tracts during neurosurgical procedures — initial experience[J]. Radiology, 2005, 234: 218 - 225.

[29] NIMSKY C, GANSLANDT O, Von KELLER B, et al. Intraoperative high-field-strength MR imaging: implementation and experience in 200 patients[J]. Radiology, 2004, 233(1): 67 - 78.

[30] PALEOLOGOS T S, DORWARD N L, WADLEY J P, et al. Clinical validation of true frameless stereotactic biopsy: analysis of the first 125 consecutive cases[J]. Neurosurgery, 2001, 49(4): 830 - 835; discussion 835 - 837.

[31] QIU T M, YAN C G, TANG W J, et al. Localizing hand motor area using resting-state fMRI: validated with direct cortical stimulation[J]. Acta Neurochir (Wien), 2014, 156: 2295 - 2302.

[32] QIU T M, YAO C J, WU J S, et al. Clinical experience of 3T intraoperative magnetic resonance imaging integrated neurosurgical suite in Shanghai Huashan Hospital[J]. Chin Med J (Engl), 2012, 125: 4328 - 4333.

[33] ROHDE V, REINGES M H, KROMBACH G A, et al. The combined use of image-guided frameless stereotaxy and neuroendoscopy for the surgical management of occlusive hydrocephalus and intracranial cysts[J]. Br J Neurosurg, 1998, 12: 531.

[34] SCHROEDER H W, WAGNER W, TSCHILTSCHKE W, et al. Frameless neuronavigation in intracranial endoscopic neurosurgery[J]. J Neurosurg, 2001, 94: 72.

[35] SCHULDER M, CARMEL P W. Intraoperative magnetic resonance imaging: impact on brain tumor surgery[J]. Cancer Control, 2003, 10: 115 - 124.

[36] STADLBAUER A, GRUBER S, NIMSKY C, et al. Preoperative grading of gliomas by using metabolite quantification with high-spatial-resolution proton MR spectroscopic imaging[J]. Radiology, 2006, 238: 958 - 969.

[37] UNSGAARD G, OMMEDAL S, MULLER T, et al. Neuronavigation by intraoperative three-dimensional ultrasound: initial experience during brain tumor resection[J]. Neurosurgery, 2002, 50: 804 - 812; discussion 812.

[38] VIVES K P, PIEPMEIER J M. Complications and expected outcome of glioma surgery[J]. J Neurooncol, 1999, 42: 289 - 302.

[39] WHITTLE I R. Surgery for gliomas[J]. Curr Opin Neurol, 2002, 15: 663 - 669.

[40] WIRTZ C R, KNAUTH M, STAUBERT A, et al. Clinical evaluation and follow-up results for intraoperative magnetic resonance imaging in neurosurgery[J]. Neurosurgery, 2000, 46: 1112 - 1120; discussion 1120 - 1122.

[41] WU J S, GONG X, SONG Y Y, et al. 3.0 - T intraoperative magnetic resonance imaging-guided resection in cerebral glioma surgery: interim analysis of a prospective, randomized, triple-blind, parallel-controlled trial[J]. Neurosurgery, 2014, 61 (Suppl 1): 145 - 154.

[42] WU J S, LU J F, GONG X, et al. Neuronavigation surgery in China: reality and prospects[J]. Chin Med J (Engl), 2012, 125: 4497 - 4503.

[43] WU J S, SHOU X F, YAO C J, et al. Transsphenoidal pituitary macroadenomas resection guided by PoleStar N20 low-field intraoperative MRI: in comparison with early postoperative high-field MRI[J]. Neurosurgery, 2009, 65 (1): 63 - 70; discussion 70 - 71.

[44] WU J S, ZHOU L F, TANG W J, et al. Clinical evaluation and follow-up outcome of diffusion tensor imaging-based functional neuronavigation: a prospective, controlled study in patients with gliomas involving pyramidal tracts[J]. Neurosurgery, 2007, 61(5): 935 - 948; discussion 948 - 949.

[45] ZHANG J, ZHUANG D X, YAO C J, et al. Metabolic approach for tumor delineation in glioma surgery: 3D MR spectroscopy image-guided resection[J]. J Neurosurg, 2016, 124(6): 1585 - 1593.

[46] ZHU F P, WU J S, SONG Y Y, et al. Clinical application of

motor pathway mapping using diffusion tensor imaging tractography and intraoperative direct subcortical stimulation in cerebral glioma surgery: a prospective cohort study [J]. Neurosurgery, 2012, 71: 1170 - 1184.

第四节　神经内镜及其临床应用

王镛斐　周良辅

一、神经内镜发展历史

神经内镜的发明源于人们观察脑室内和脑深部结构的强烈愿望,内镜(endoscopy)一词源于希腊语"scopein",意思为"to see"。早在 1806 年,德国内科医生 Bozzini(1773—1809 年)发明了名为"Lichtleiter"的内镜雏形,由目镜和作为光源的内置蜡烛光两部分组成。1879 年,Max Nitze 设计了现代第一部内镜。据 Schultheiss 等描述,该内镜结构简陋,由一系列的镜片和操作柄上的照明装置组成,光源改为 Edison 发明的白炽灯。之后,神经内镜发展经历了 3 个阶段。

第一阶段(早期神经内镜,20 世纪 10～50 年代):内镜诊断及内镜下三脑室造瘘或电凝脉络丛缓解和治疗脑积水。第一次神经内镜下手术由美国芝加哥泌尿科医生 L'Espinasse 于 1910 年完成,他使用膀胱镜为 2 名脑积水患儿施行了脉络丛烧灼术,一例取得了成功,另一名患儿术后死亡。1922 年,Walter Dandy 在报道了经开放手术切除脉络丛以治疗脑积水后,施行了内镜下脉络丛切除术,但遗憾的是,该手术以失败告终。同一年,Dandy 报道了首例经额入路内镜下终板开窗行脑室造瘘术治疗脑积水。1923 年,Fay 和 Grant 成功地应用膀胱镜观察并拍照记录了一名脑积水患儿脑室下部的结构。由于照明较差,脑室结构的暴露时间仅有 30～90 s。同年,Mixter 成功使用尿道镜为一名患有梗阻性脑积水的 9 个月大女婴进行了首例内镜下三脑室造瘘术,由于设备的简陋和糟糕的照明,该报道并未引起人们的重视。1932 年,Dandy 再次报道了内镜下脉络丛切除术,手术取得了成功。1934 年,Putnam 报道了内镜下脉络丛烧灼术,该手术在 7 名患者身上施行,共进行了 12 次,至少 3 例取得了成功,有 2 例死亡。1943 年,Putnam 再次报道了一组达 42 例的内镜下脉络丛切除术治疗颅内压增高的病例,结果仅 17 例有效,10 例于围手术期死亡。虽然内镜优势无疑,但早期内镜下手术并未显现出较开颅手术有更好的效果。

第二阶段(20 世纪 50～70 年代早期):纤维内镜的发展应用和神经内镜的沉寂。虽然很多报道显示了神经内镜的潜在应用前景,但由于早期神经内镜在放大和照明上的重大缺陷,该领域始终未引起神经外科医师的重视和认可。即使在 Dandy 这样技艺娴熟的神经外科医生手中,内镜下手术也以失败居多。由于技术上的难度和很高的死亡率,大部分神经外科医生却对此望而却步。1952 年,Nulsen 和 Spitz 首次详细报道了使用脑室分流术治疗脑积水,标志脑室分流术治疗脑积水的开端和早期神经内镜应用时代的终结。20 世纪 60 年代,显微神经外科诞生,显微镜克服了早期神经内镜所有的缺点,使得神经外科医生可以在充分的照明和放大的条件下开展脑深部和颅底手术。由于显微镜的普及,内镜应用的空间被进一步压缩。1957年,美国胃肠病学家Hirschowitz设计发明了光导纤维胃镜,代表纤维软镜应用时代的到来。而同时期,表面上归于沉寂的神经内镜,正经历着巨大的技术革新。这段时期内,Hopkins发明柱状镜系统、Storz发明传导冷光源的导光束系统和贝尔实验室发明CCD图像传感器,这些硬质内镜关键元件的革命性发展为神经内镜技术带来了新生,神经外科医生也开始再次思索神经内镜的发展。

第三阶段(20世纪90年代至现今):内镜辅助显微神经外科手术的开展。虽然脑脊液分流手术为脑积水的治疗带来了革命性的变化,但脑室分流手术的并发症却不容小觑。寻找更好的治疗脑积水的方法驱使神经外科医生研究新的治疗手段,并重新审视脑室分流手术发明之前一些治疗手段的优劣。由于内镜图像质量的改善,人们重新燃起了内镜下三脑室造瘘术治疗梗阻性脑积水的热情。1960年以来,Hopkins等将内镜的光学系统和照明系统不断加以改进,使神经外科医生重新挖掘内镜手术的应用价值。1986年,Griffith总结了各种内镜手术,提出"内镜神经外科学"的概念。1994年,随着微侵袭神经外科的发展,Bauer和Hellwig提出"微侵袭神经内镜手术"的概念。20世纪90年代以来,许多术者将神经内镜与手术显微镜结合运用,认为这种技术不但能提供更大而且清晰的手术视野,而且能减少脑组织的牵拉,避免手术操作所致的脑功能损害。1998年,Perneczky将这种技术命名为"内镜辅助显微神经外科",并不遗余力地提倡和发展之。近20年来,随着神经内镜制造技术的不断进步,全高清和3D神经内镜逐渐被运用于神经外科各个领域,其中以内镜鼻颅底外科(endoscopic endonasal skull base surgery,EESBS)和脊柱内镜的发展最为令人瞩目。逐渐进入神经外科医生视野的机器人内镜技术,预示着神经内镜无穷的发展潜力。

二、神经内镜基础

(一)神经内镜结构

目前的神经内镜可分为3种:硬质内镜、纤维内镜和电子内镜。硬质内镜按用途可分脑室镜和成角内镜。脑室镜应用于以脑室内操作为主的手术,而成角内镜则适用于内镜辅助的显微神经外科手术。纤维内镜可分颅脑内和椎管内两种。

1. 硬质内镜 硬质内镜通过一组柱状镜片来传导影像,成像清晰。内镜物镜具备广角性能,形成所谓"鱼眼"的假3D视功能,其视野角度(view field)范围达80°,临床应用最多。

2. 纤维软镜 根据其头端屈伸活动可分为可控与不可控两种。内镜图像分辨率与光纤数量有关,光纤数目越多,分辨率越大;反之则分辨率越低。一般直径<4 mm的纤维内镜由1 000~10 000根光纤组成,内镜直径15 mm的光纤数>100 000根,所以适合于神经外科应用的纤维软镜,通常图像分辨率较低,临床应用较少。

(二)神经内镜附件

1. 微型手术器械 与脑室镜配套使用。脑室镜的工作通道内径小,相应的手术器械也十分细长。目前常用的手术器械有微型钳、微型剪、电外科器械、激光和超声吸引器。

2. 内镜成像系统 主要包括冷光源、摄像机和监视器。冷光源有卤素光源、水银蒸气光源和氙光源,通过与内镜连接的纤维导光束的传导给术野提供足够的照明。常用的是150~300 W氙灯。摄像机由单芯片(1 CCD)、三芯片(3 CCD),发展至现今的2D和3D全高清三芯片(full HD 3 CCD),全高清三芯片摄像机可以提供分辨率为1 920像素×1 080像素的清晰图像。

3. 内镜固定支架和微调器 内镜固定支架有机械臂Leyla、Greenberg或气动软轴固定装置,便于术者双手操作手术器械。微调器接驳于内镜和固定支架之间,可以三维六轴方向精细移动内镜,适合术者长时间手术操作。

4. 辅助设备 有立体定向、神经导航、数字减影脑室造影、血管超声多普勒、电生理监测和机器人辅助导航等。辅助神经内镜肿瘤切除设备有超吸、激光、低温等离子和电磁刀等。

(三)神经内镜手术适应证

神经内镜在神经外科手术领域的应用可分为颅脑和脊柱两大类。

1. 颅脑

(1)脑室系统:神经内镜在脑室系统中的应用分为水环境和空气环境下操作两大类。水环境下操作以脑室镜手术为代表,包括脑室内囊肿切开术(如蛛网膜囊肿切开术)、膜开窗术(如三脑室造瘘术)、肿瘤切除术(如胶样囊肿切除术)和活检术、脑室内置管手术、分流管拔除术、分流管脑室端阻塞后再通术等。空气环境下操作可以完成脑室内肿瘤切除。

(2)脑实质:神经内镜需要一定的操作通道和腔隙,后者包括生理性或病理性腔隙,所以脑实质内应用大多数为脑内血肿、脑脓肿和囊性肿瘤。现今有许多术者采用"endoport"技术,人为建立操作通道来切除脑实质深部血肿或肿瘤。外视镜(exoscope)手术与显微镜相似,将脑实质表面的空气环境作为内镜下操作空间,可以应用于凸面脑膜瘤、脑叶胶质瘤等脑实质表浅病变的手术。

(3)脑外:颅腔内的颅外间隙包括蛛网膜下腔和颅底腔隙。蛛网膜下腔应用包括肿瘤切除术和蛛网膜囊肿切开术、微血管减压术和动脉瘤夹闭术等。颅底手术包括经鼻颅底肿瘤切除、经鼻脑脊液漏修补和经筛视神经减压等。

2. 脊柱 脊柱系统可分为硬脊膜外和硬脊膜内两部分。硬脊膜内可进一步分为脊髓内和脊髓外。

(1)硬脊膜下:最多应用于脊髓积水,通过内镜可发现和打通中央管内引起积水的隔膜。内镜也可适用于中央管内及其周围的髓内肿瘤的活检,但全切肿瘤则非常困难。髓外硬膜下存在的蛛网膜下腔同样适合于细径的纤维软镜操作,故可应用于髓外蛛网膜囊肿或脊髓手术粘连导致的蛛网膜下腔囊肿。

(2)硬脊膜外:硬脊膜外包括椎管内和椎管外,后者是神经内镜脊柱内应用最有发展潜力的部分,可采用经皮胸镜和腹腔镜进行胸椎和腰骶椎($L_4 \sim L_5$ 和 $L_5 \sim S_1$)间盘切除手术、腰椎椎板切开术、交感神经切断术、前入路椎体重建术;脊柱旁肿瘤也可应用胸腔和腹腔镜操作技术切除。

(四)神经内镜技术

内镜手术方式可分为4种。

1. 单纯内镜神经外科手术(pure endoscopic neurosurgery,PEN) 又称脑室镜手术。手术在脑室镜下使用微型手术器械操作完成,如三脑室造瘘术、脑室内蛛网膜囊肿切开术等。

2. 内镜辅助显微神经外科手术(endoscope assisted

microneurosurgery, EAM) 是指手术在显微镜和内镜协作下操作完成, 适用于所有显微外科手术。

3. 内镜监视显微神经外科手术 (endoscope controlled microneurosurgery, ECM) 是指使用常规显微外科手术操作器械, 通过内镜监视器完成整个手术, 如内镜下经鼻蝶垂体瘤切除手术。

4. 内镜观察手术 (endoscopic inspection) 可用于术中观察, 确认手术效果。

（五）手术室布局和人员组成

神经内镜手术需要一组特殊的工作人员协调配合才能完成, 尤其是内镜经鼻颅底手术, 通常需神经外科医生与眼耳鼻喉科(五官科)医生或内镜医生一起完成。除常规手术室布局外, 器材布局以术者坐位时容易操作内镜和手术器械, 并能近距离直视监视器为宜。

三、内镜神经解剖学

外科学的发展必须以解剖学发展为基础, 正如 Yasargil 所指出的, 从普通神经外科学发展到显微神经外科不只是一个工具问题, 这里存在着许多显微解剖上的差异。同样, 内镜神经外科学的发展也离不开内镜神经解剖学。内镜神经解剖学是指利用内镜来研究中枢神经系统的解剖结构。由于内镜的固有特点, 内镜神经解剖与传统显微解剖又有很大差异。内镜术野大, 能观察到更多的相邻解剖结构之间的关系, 为内镜手术操作提供"线路图"; 内镜可以观察到显微镜下的术野盲区, 因此可以获得更多的解剖信息; 内镜操作时, 随着内镜沿手术路径逐渐深入, 途径的和周边的解剖结构会移出视野, 熟悉内镜下解剖可以防止定位困难或误操作; 内镜可以自由旋转, 且为鱼眼广角图像, 术野所见与显微镜有明显差别。故而, 熟悉内镜神经解剖学对制定内镜手术计划和完成手术操作至关重要。由于内镜操作需要一定的操作空间, 因此中枢神经系统的固有解剖腔隙如脑室系统、脑池、颅底和椎管是内镜神经解剖学的主要研究对象。

四、脑室镜的临床应用

脑室镜应用是内镜在神经外科手术中最成熟的技术, 脑室镜手术应用范围以脑室内病变为主: ① 阻塞性脑积水; ② 脑室内囊肿, 如侧脑室囊肿、透明隔囊肿、松果体囊肿、鞍上池囊肿和寄生虫性囊肿; ③ 脑室旁囊肿; ④ 复杂脑积水, 包括不对称性脑积水和感染性脑积水; ⑤ 拔除粘连分流管和重置分流管; ⑥ 脑室内肿瘤活检和切除。脑室镜在脑实质内应用仍局限于脑内血肿、脑脓肿和囊性肿瘤等存在一些病理解剖腔隙的疾病。Zamarano 等报道运用脑室镜治疗高血压性脑出血和囊性肿瘤。

脑室镜最常见手术是三脑室造瘘术, 并已取代脑室分流术成为治疗非交通性脑积水的首选治疗。三脑室造瘘术主要适用于非交通性脑积水。非交通性脑积水的病因包括: 中脑导水管狭窄、顶盖和丘脑肿瘤、后颅窝肿瘤、松果体区肿瘤、颈髓脊膜膨出、囊肿、脑膜炎、脑室炎、脑室内出血和蛛网膜下腔出血。由三脑室后半部至四脑室出口处之间的任何占位引起的阻塞性脑积水是三脑室造瘘术的最佳适应证, 而脑出血和感染等引起的非交通性脑积水手术效果尚不令人满意。1 岁以下的婴儿

脑脊液吸收系统尚未完全发育成熟, 手术成功率较低。

总体来说, 三脑室造瘘术的并发症发生率远较分流术低。笔者荟萃分析总结了 1 422 例三脑室造瘘手术, 感染率为 1.4%、术中小血管出血发生率为 3.1%、术后硬膜下积液发生率为 0.4%、癫痫发生率为 0.1%, 意识丧失、下丘脑功能障碍和动眼神经麻痹等多为一过性, 发生率分别为 0.4%、0.4% 和 0.2%。其中最危险的并发症是基底动脉及其分支破裂引起大出血, 发生率为 0.4%, 原因是使用锐性器械或电外科器械造瘘所致。

五、神经导航辅助内镜手术

神经内镜手术的主要并发症是手术出血和神经损伤, 手术风险主要源自术中定位和手术轨迹的偏差。即便是经验丰富的术者, 对于该问题的解决方法也感到同样棘手。神经内镜手术过程中的定位能力受限于以下一些因素: ① 神经内镜手术的骨窗明显小于传统显微外科手术, 所以需要更为精细的定位方法来到达深部靶点。如果单凭术者自身能力, 往往会通过不断调整内镜工作鞘的方向来接近靶点, 结果导致手术路径和靶点周围重要结构的损伤, 增加手术风险。② 尽管内镜具有显像清晰和视野较大的优点, 但是在脑室内液体环境操作下, 往往为了取得清晰的图像而尽量贴近解剖标记, 内镜术野相对受到了限制, 尤其在血性脑脊液混浊的情况下更是如此。或者由于颅底等解剖结构复杂, 导致手术"迷路"。③ 病变会覆盖正常组织, 如室管膜下肿瘤, 或病变组织包绕重要神经、血管, 使术者无法定位或误操作。④ 脑室系统偏小。⑤ 病灶与周围正常组织在内镜下分辨困难。⑥ 复杂脑室内手术中, 正常的解剖参考标记移位或缺失, 导致手术路径出现偏差, 手术无法完成。

立体定向技术具有精确的定位能力, 通过立体定向方法设计最理想的轨道, 在立体定向影像学解剖的引导和神经内镜的直视帮助下, 精确定位于靶点且不影响周围重要的神经、血管组织。目前, 应用日益普及的无框架神经导航辅助神经内镜技术使更多、更复杂的脑室等深部内镜手术的开展成为可能。

六、内镜辅助显微神经外科和锁孔手术

内镜辅助显微神经外科手术是指神经外科手术在显微镜和内镜同时协作操作下完成。由于早期神经外科手术器械制作技术比较粗糙, 严重妨碍了神经外科治疗技术的发展。一个多世纪以来, 神经外科工作者不断地找寻有效而且能尽量减少手术牵拉导致的并发症的外科新技术。近 20 年来, 现代影像学技术发展迅速, 不但可以做到非常精确的定位诊断, 而且可以提供个体颅内解剖结构差异的详细资料, 为手术入路的选择提供参考。同时与诊断技术一起发展的有与显微外科技术相关的显微镜技术和显微外科手术器械等。但是显微外科手术中, 由于手术显微镜提供的视野存有死角, 为了获得足够的显微镜光线照明和满意的术野暴露, 常常需要牵拉局部脑组织, 结果可能引起局部脑组织压力增高, 脑血流减少, 最后因局部脑组织缺血梗死导致神经功能损害; 同样, 脑神经及蛛网膜下腔血管的牵拉也会损害神经功能。内镜具有各种视角, 不用牵拉脑组织即可显示显微镜无法暴露的区域, 如动脉瘤的术野背侧面及其邻近血管走行等, 同时可以增加局部照明, 对近距离物体的细节表现尤为清晰, 故而将内镜与显微外科技术结合,

可以尽量避免牵拉性神经损害,这就是内镜辅助显微外科应用的理论基础。内镜与显微外科技术两者相辅相成,显著提高了手术的疗效。Perneczky 于 1998 年报道了 380 例内镜辅助显微神经外科手术,其中肿瘤 205 例,颅内动脉瘤 53 例,囊肿 86 例,神经、血管减压 36 例。Rak 于 2004 年运用该技术完成 28 例微血管减压手术,认为内镜有助于显露受骨嵴遮挡或脑神经近脑干 2～3 mm 段的解剖结构,可显著提高手术有效率。

Perneczky 在内镜辅助显微外科技术基础上提出"锁孔(keyhole)"手术概念,它并非仅指小骨窗手术,它应包括术前精心诊断、个体化设计手术方案,以求以微创来获得起码与标准显微外科手术一样的疗效。锁孔手术的优点在于:① 利用自然生理性或病理性腔隙,可以减少对脑组织的牵拉;② 切口合理和美观,切口多设计在毛发内,且不影响皮肤的血供和神经营养,到达靶点路径最短;③ 开颅损伤小,内镜辅助显微外科技术的应用减少了神经和血管的牵拉损伤,所以创伤微小;④ 内镜技术弥补了显微镜直视术野盲区的缺陷,以确保良好的手术效果。2011 年,Fischer 总结 20 年锁孔手术治疗动脉瘤经验,其中眶上入路 793 例、翼点入路 120 例、颞下入路 48 例次、单侧经纵裂入路 46 例和枕下乙状窦后入路 55 例,结果表明,锁孔手术效果与传统动脉瘤显微手术相仿,但锁孔手术入路相关并发症发生率明显低于后者。

七、内镜经蝶垂体瘤手术

随着近 20 年来内镜制造技术的飞速发展,其成像能力日趋优越,在神经外科与眼耳喉鼻科合作努力下,内镜下完成整个经鼻蝶手术成为现实。1992 年,Jankowski 首先采用内镜经鼻蝶入路(endoscopic transnasal transsphenoidal approach)成功手术切除 3 例垂体腺瘤。1997 年,Jho 在 15 例内镜下垂体瘤切除术早期临床报道中,认为多数类型的垂体瘤切除可在内镜下满意完成,这种技术可以显著提高肿瘤全切除率,对鼻腔功能影响小,功能恢复快,住院时间也相应缩短。目前,内镜经鼻蝶入路切除垂体瘤已被大多数术者所应用。

内镜经蝶垂体瘤手术的主要优势在于提高侵袭性巨大垂体腺瘤的切除率和功能型垂体瘤生化缓解率。手术并发症主要与手术路径和肿瘤邻近解剖结构有关,但发生率低于显微镜经蝶手术。2009 年,Tabaee 采用荟萃分析方法,对 1997—2006 年间的 9 个临床研究报告,共 821 例患者进行短期疗效分析,肿瘤总全切除率为 78%,垂体 ACTH 腺瘤、GH 腺瘤和 PRL 腺瘤术后内分泌指标恢复正常率分别为 81%、84% 和 82%。术后并发症:术后脑脊液漏发生率为 2%,术后永久尿崩症发生率为 1%,鼻出血和腺垂体(垂体前叶)功能减退的发生率<1%。死亡 2 例,原因都与动脉损伤有关,死亡率为 0.24%。

八、内镜扩大鼻颅底手术

内镜扩大鼻颅底手术(expanded endoscopic endonasal approach,EEEA)是指利用鼻腔鼻旁窦与邻近颅底结构的关系,扩大切除筛窦、上颌窦、筛窦和蝶窦,显露前颅底(筛板、蝶骨平板)、眶内侧壁、鞍结节、鞍底、海绵窦、斜坡、C_1 后弓和齿状突等中线颅底的重要解剖结构,以及以翼颚窝和颞下窝为主的侧颅底重要解剖结构,手术入路主要有经筛入路、经蝶蝶骨平板-鞍结节入路、经斜坡-齿状突入路、经上颌窦-翼突入路、上颌窦-颞下窝入路等。

扩大鼻颅底手术适合多数颅底中线和一部分侧颅底病变,如颅底恶性肿瘤、颅底脑膜瘤、巨大侵袭性垂体瘤、鞍上型颅咽管瘤、三叉神经鞘瘤、Sternberg 管脑膜脑膨出脑脊液漏修补以及血管性病变等。它有诸多优点:① 避免因牵拉脑组织和大血管所引致的风险;② 内镜直视下进行肿瘤分离和切除操作较简易;③ 对于颅底脑膜瘤来说,经鼻入路便于离断肿瘤基底血供,而且对侵入视神经管内的肿瘤显露和切除有显著优势;④ 不必担心开颅手术时因牵拉视神经引起视路缺血而致术后视力下降甚至失明,这种情况在开颅鞍结节脑膜瘤和颅咽管瘤手术中比较多见。

内镜鼻颅底手术的主要潜在并发症是颅内感染和术后脑脊液鼻漏。文献报道术后颅内感染发生率为 0.7%～3.1%,美国匹兹堡医学中心 1 000 例内镜鼻颅底手术后颅内感染发生率为 1.8%。术中硬膜开放和术后脑脊液鼻漏是导致术后颅内感染的高危因素,围手术期无脑脊液漏手术术后感染率为 0.1%,然而伴有脑脊液漏者的术后感染率则高达 13%,所以术中预防感染和修补颅底硬膜缺损是内镜鼻颅底手术的重要环节。采用脑脊液漏分级修补策略,及以带蒂鼻中隔黏膜瓣多重修复较大颅底硬膜缺损方法,术后脑脊液漏发生率从 10 年前的 5%～20%,降低到现今的 1%～5%。

九、虚拟内镜手术

虚拟技术可分为增强现实(augmented reality,AR)、虚拟现实(VR)和混合现实(mixed reality,MR)。虚拟内镜技术是基于高清晰度的三维放射影像资料(CT、MRI)基础上,利用相应软件,产生在复杂解剖通道间串行旋转的动态三维图像效果,在这个虚拟三维空间中,可以进行任意的图像移动及参数调整,类似在内镜下操作一样。虚拟内镜已在胃肠外科、呼吸科、泌尿科、眼耳鼻喉科得到应用。在神经外科,虚拟内镜最早用于脑室镜和脑池内镜的模拟,目前也已广泛用于鞍区肿瘤、微血管减压、脑室肿瘤等手术的术前模拟。术前应用虚拟神经内镜检查,可以在术前清晰了解每一步操作的三维解剖变化,使手术真正实施时更安全。同时,虚拟神经内镜检查还可进一步提供位于手术盲区的重要结构的位置,避免并发症的发生。奥地利学者用虚拟内镜为 35 例内镜下经蝶垂体病变手术进行术前模拟,能清楚地显示鼻腔、鞍底及鞍内的各种解剖标志及特点,与术中内镜图像完全一致,特别是正常垂体、垂体瘤及颈内动脉的相互关系得到了很好的展示。L. Tanrikulu 等人术前将虚拟神经内镜用于三叉神经痛与面肌痉挛的微血管减压手术,并与术中操作的图像对比研究,虚拟神经内镜能清晰显示桥小脑角的神经、血管的三维图像,显示压迫神经的血管位置及其走行,与术中图像完全吻合。K. Aydin 在另一组神经内镜下切除脑室内囊性病变手术的研究中,用虚拟神经内镜与术中真实内镜进行图像对比,也发现了相同的效果。

十、神经内镜技术展望

神经内镜的发展很大程度上依赖于神经外科医生对现代神经内镜技术的观念改变、新技术的进步、内镜下神经解剖学的发展和对神经外科医师进行的神经内镜技术的培训。

（1）神经内镜发展历史是一个科技发展影响外科技术的鲜明例证。但是，目前有诸多因素仍然限制神经内镜开展的普及，如许多有经验的神经外科医生已经习惯显微镜的三维直视术野，很难接受并改变为在内镜的二维监视器屏幕下进行脑深部操作；相对匮乏的配套内镜手术器械和内镜解剖知识、不可预知且处理棘手的手术并发症使许多神经外科医生望而却步。神经外科与耳鼻喉科的学科间交流屏障也是限制神经内镜在颅底手术开展的重要原因。因此，仍有许多神经外科医生对神经内镜技术持怀疑态度。但 Maroon 认为，新观点、新技术总有一个渐进性的接纳过程，2005 年是他们从抵制和被动接受内镜颅底技术向主动接受进行转变的一年，新事物的出现和发展总是伴随许多风险和困难，但同时也是一种机遇。Cushing 认为学科间合作和经验分享将会简化操作，甚至促使一门新技术的产生。

（2）内镜技术应成为现代神经外科临床操作和训练的常规技术。外科医生必须要经过术前培训以期做出更好的临床决策、获得良好的治疗预后，并减少并发症发生。

（3）内镜团队建设非常重要。开展内镜手术，尤其是经鼻颅底手术有诸多困难，其中最大的困难就是如何配备经过良好训练的外科医生团队。手术团队必须经过长时间磨合才能在术中熟练配合，达到最佳手术效果。医疗机构的培训条件以及资金状况也可能影响内镜手术的开展。此外，多学科团队合作也是内镜手术质量和安全性的可靠保证，神经外科与耳鼻喉科、内分泌科、神经电生理的合作，对术中和术后鼻腔功能的保护、鞍区肿瘤术后内分泌功能的重建、术中保护重要皮质传导束和脑神经功能起到非常重要的作用。

（4）机器人内镜技术。在近来的微侵袭神经外科发展过程中，神经导航、神经内镜、术中实时影像技术作出了最显著的贡献。但是现有的内镜手术在临床应用中也暴露出许多不足之处，如图像是二维的，缺乏立体感；内镜头由助手医生控制，稳定性不够；长时间操作易导致外科医生身心疲惫，使手术中失误风险增加等。这在一定程度上影响了这项先进技术的推广应用。近年来，新的手术机器人的出现，为进一步完善内镜手术提供了新的帮助。手术机器人的动作精度高（毫米级别），稳定性强，可重复性好，是内镜手术的好帮手。常用的机器人系统有美国 Computer Motion 公司的 AESOP 系统、ZEUS 系统以及美国 Intuitive 公司研制的 da Vinci 系统等。

参 考 文 献

［1］ ALBERTI O, RIEGEL T, HELLWIG D, et al. Frameless navigation and endoscopy[J]. J Neurosurg, 2001, 95: 541.

［2］ ANIL S M, KATO Y, HAYAKAWA M, et al. Virtual 3-dimensional preoperative planning with the dextroscope for excision of a 4th ventricular ependymoma[J]. Minim Invasive Neurosurg, 2007, 50: 65-70.

［3］ BOSCHERT J, HELLWIG D, KRAUSS J K. Endoscopic third ventriculostomy for shunt dysfunction in occlusive hydrocephalus: long-term follow-up and review [J]. J Neurosurg, 2003, 98: 1032-1039.

［4］ CHAKRAVARTHI S, GONEN L, MONROY-SOSA A, et al. Endoscopic endonasal reconstructive methods to the anterior skull base[J]. Semin Plast Surg, 2017, 31: 203-213.

［5］ ELANGOVAN C, SINGH S P, GARDNER P, et al. Intraoperative neurophysiological monitoring during endoscopic endonasal surgery for pediatric skull base tumors [J]. J Neurosurg Pediatr, 2016, 17: 147-155.

［6］ FISCHER G, STADIE A, REISCH R, et al. The keyhole concept in aneurysm surgery: results of the past 20 years [J]. Neurosurger, 2011, 68: 45-51; discussion 51.

［7］ KONO Y, PREVEDELLO D M, SNYDERMAN C H, et al. One thousand endoscopic skull base surgical procedures demystifying the infection potential: incidence and description of postoperative meningitis and brain abscesses[J]. Infect Control Hosp Epidemiol, 2011, 32: 77-83.

［8］ LAI L T, TROOBOFF S, MORGAN M K, et al. The risk of meningitis following expanded endoscopic endonasal skull base surgery: a systematic review[J]. J Neurol Surg B Skull Base, 2014, 75: 18-26.

［9］ LAWS E R, KANTER A S, JANE J A, et al. Extended transsphenoidal approach [J]. J Neurosurg, 2005, 102: 825-828.

［10］ SNYDERMAN C H, WANG E W, FERNANDEZ-MIRANDA J C, et al. The making of a skull base team and the value of multidisciplinary approach in the management of sinonasal and ventral skull base malignancies[J]. Otolaryngol Clin North Am, 2017, 50: 457-465.

第五节　神经肿瘤的化学治疗

陈灵朝　姚　瑜　唐镇生

一、神经肿瘤化疗概述

神经肿瘤化疗是通过药物来治疗神经系统肿瘤。因受到血-脑屏障的限制，很多药物不能进入脑内或达不到有效浓度，故既往常认为化疗对脑肿瘤意义不大。2005 年 3 月新英格兰医学杂志发表了循证医学 Ⅰ 级证据的研究结果：替莫唑胺（temozolomide, TMZ）可显著延长新诊断胶质母细胞瘤（GBM）患者的生存期。该杂志发表评论称此为胶质瘤化疗的里程碑，开创了胶质瘤化疗的新纪元。此后，恶性脑胶质瘤的化疗重新受到医学界的重视。由于化疗可以杀灭残留肿瘤细胞，减少复发，延长生存，目前化疗已是神经系统恶性肿瘤综合治疗中不可缺少的重要治疗方法之一。

本节所论及的神经肿瘤涉及了胶质瘤（包括高级别和低级别胶质瘤）、髓母细胞瘤、颅内生殖细胞瘤、原发中枢神经系统淋巴瘤和转移瘤等神经系统肿瘤。针对神经肿瘤专业化的、个体化的治疗，将不断提高神经肿瘤患者的生存质量和远期生存率。目前以化疗耐药及敏感分子检测为依据的个体化化疗，以及分子靶向治疗等是神经肿瘤化疗未来的努力方向。

二、胶质瘤的化疗

胶质瘤是指来源于神经胶质细胞的肿瘤，包括星形细胞肿瘤、少突胶质细胞肿瘤、混合型胶质瘤、室管膜肿瘤。根据恶性程度分为 4 级：Ⅰ 级，通常仅仅经手术治疗就可治愈，不需要联合放化疗；Ⅱ 级，手术切除伴或不伴联合放或化疗，部分患者明确病理后可直接行放化疗；Ⅲ级和Ⅳ级，属于恶性胶质瘤，需要手术、放疗、化疗等联合治疗。2016 新版 WHO 中枢神经系统肿瘤分类中，引入分子病理诊断（详见第三篇第三章第一节）。内源性 6-氧-甲基鸟嘌呤-DNA 甲基转移酶（O⁶-methylguanine DNA methyltransferase，MGMT）表达及染色体 1p/19q 杂合性缺失与否可分别作为 GBM 和间变少突胶质细胞瘤化疗反应性及预后的预测因素。基于新分类的诊疗探索仍不断地进行当中，下文所提及的治疗方式仍会沿用部分旧的病理分类。

近来，欧美等国先后制定了有关胶质瘤处理的指南或推荐，对规范和提高胶质瘤的诊治很有助益。为了规范国内医务人员的临床医疗行为，提供与时俱进、指导临床工作的信息，2015 年中华医学会神经外科分会肿瘤专业组牵头，通过 20 多场指南交流会，广泛听取了临床一线医生意见和建议。经过 1 年的努力，终于完成《中国中枢神经系统胶质瘤诊断和治疗指南（2015）》的编写。本节把胶质瘤的化疗分为高级别胶质瘤（WHO 分类为Ⅲ级和Ⅳ级）和低级别胶质瘤（WHO 分类Ⅱ级）分别展开论述。

（一）高级别胶质瘤的化疗

高级别胶质瘤包括了 WHO Ⅲ级（间变性星形细胞瘤、间变性少突胶质细胞瘤、间变性少突星形细胞瘤、间变性室管膜瘤）及 WHO Ⅳ级（多形性胶质母细胞瘤、胶质肉瘤），占所有胶质瘤的 77.5%。

近来国际大型随机对照研究（RCT）提示，辅助化疗能延长高级别胶质瘤患者的生存时间。国内学者也报道成人高级别胶质瘤患者在手术后同步放化疗组生存率明显优于单纯放疗组。利用化疗可以进一步杀灭实体肿瘤的残留细胞，有助于提高患者的无进展生存期及总生存期。

高级别胶质瘤化疗应用概况如下。

（1）化疗和放疗同步进行：2002 年的一项高质量荟萃分析指出，化疗和放疗联合治疗可以为胶质瘤患者带来益处：联合治疗的患者比单纯放疗患者的中位生存时间延长 2 个月，同时 2 年生存率也提高了 5%（Ⅰ级证据）。2005 年由 Stupp 等组织的一项大规模 RCT 结果发现，TMZ 联合放疗较单纯放疗可延长 GBM 患者的中位生存时间 2.5 个月，同时 2 年生存率提高了 16%，5 年生存率由 2%提高至 9.8%（Ⅰ级证据）。同年由 Athanassiou 等组织的另一项 RCT 也证实 TMZ 联合放疗较单纯放疗可明显延长 GBM 患者生存时间（从 7.7 个月延长到 13.4 个月）。

（2）TMZ 化疗：对于新诊断的 GBM 患者，强烈推荐术后 TMZ 同步放疗联合 TMZ 辅助化疗至少 6 个周期（Ⅰ级证据）。该方案又简称 STUPP 方案，具体为：同步化疗期间 TMZ 每日 75 mg/m²，连服 42 d；辅助化疗期间 TMZ 每日 150～200 mg/m²，第 1～5 天，每 28 d 重复，共 6 个周期。STUPP 方案被美国 NCCN 指南、加拿大 GBM 共识、英国卫生与临床优秀成果研究所（NICE）以及澳大利亚成人胶质瘤临床诊疗指南推荐，目前被认为是新诊断的 GBM 患者的标准治疗方案。国内学者也发现了类似的结果（Ⅲ级证据）。由于 TMZ 的低毒性，有研究分析其长周期（>6 个周期）使用的疗效和毒性。一项双中心、回顾性分析显示，58 例成年 GBM 患者均接受 TMZ+放疗的同步放化疗，其中 38 例 TMZ 化疗 6 个周期，

20 例化疗≥9 个周期，结果：6 周期治疗组和≥9 周期治疗组比较，死亡风险显著增加（HR 3.88，$P=0.001$），疾病进展风险显著增加（HR 2.25，$P=0.03$），延长 TMZ 疗程未显著增加毒性。另一项多中心、回顾性分析显示，128 例高级别胶质瘤患者接受至少 12 个周期（或至少 12 个月）TMZ 化疗，其中 73 例为一线 TMZ 化疗，65 例为复发后 TMZ 化疗。结果显示：一线 TMZ 化疗患者自诊断起的中位肿瘤进展时间（TTP）为 14 个月，复发后 TMZ 化疗患者自开始 TMZ 治疗起的中位 TTP 为 15.5 个月，仅少部分患者出现Ⅲ～Ⅳ级毒性反应。因此，对于 TMZ 治疗中有持续改善且毒性可耐受的患者，可考虑延长辅助化疗的治疗周期，参考目前国际多中心临床研究方案，推荐辅助化疗 12 个周期。最近，中国一项多中心临床试验对新诊断的 GBM 患者，在 STUPP 方案基础上增加手术后 2 周开始 TMZ 早期治疗 14 d（每天 75 mg/m²），虽然无进展生存期（PFS）没有明显延长，但显示总生存期（OS）比单纯 STUPP 方案组明显延长（17.6 个月比 13.2 个月，$P=0.021$），而毒副反应没有明显增加。因此，在手术后早期（2 周后）如果没有化疗禁忌证，特别是后续放疗不能及时进行的患者，可以在放疗开始前就给予 TMZ 化疗。在辅助化疗过程中，建议每 2 个疗程进行 1 次影像学评估，若发现肿瘤复发进展（需排除假性进展），则需要改用其他化疗方案或需要再手术或再放疗（包括放射外科治疗）。

对于高龄的高级别胶质瘤患者，有研究指出 TMZ 也有益处。老年及虚弱患者可采用单独 TMZ 化疗，老年但身体状况良好的患者可采用标准 STUPP 方案（Ⅰ级证据）。Brandes 等发现，对于 65 岁以上 GBM 患者，放疗联合 TMZ 化疗比单独放疗或放疗联合甲基苄肼有明显的生存获益（Ⅲ级证据）。一项前瞻性、多中心、随机三期临床研究中，342 例新诊断的老年 GBM 患者（≥60 岁）入组。其中 291 例患者被随机分为 3 个组，93 例接受 TMZ 治疗，98 例接受低分割放疗，100 例接受标准放疗。另外 51 例随机分为 2 个组，26 例接受 TMZ 治疗，25 例接受低分割放疗。在 3 组对比中，TMZ 组比标准放疗组的 OS 显著延长（8.3 个月比 6.0 个月，HR 0.60，$P=0.01$）；而与低分割放疗组相比差异无统计学意义（7.5 个月，HR 0.85，$P=0.24$）。在>70 岁的患者中，TMZ 组与低分割放疗组的 OS 比标准放疗组显著延长。在 TMZ 治疗组中，MGMT 启动子甲基化患者的 OS 比非甲基化患者显著延长（9.7 个月比 6.8 个月，HR 0.56，$P=0.02$）；而放疗组无显著差异。另一项前瞻性、随机三期临床研究中，373 例老年（>65 岁）间变性星形细胞瘤或 GBM 患者随机分组，195 例接受 TMZ 化疗（100 mg/m²，第 1～7 天，每 14 d 重复），178 例接受放射治疗。结果显示，TMZ 组和放疗组的中位 OS 分别是 8.6 个月和 9.6 个月（HR 1.09，$P=0.033$）；中位无事件生存期分别是 3.3 个月和 4.7 个月（HR 1.15，$P=0.043$），MGMT 启动子甲基化的患者较非甲基化患者的 OS 显著延长（11.9 个月比 8.2 个月，HR 0.62，$P=0.014$），MGMT 启动子甲基化患者更易从 TMZ 治疗中获益，非甲基化患者更易从放疗中获益。

（二）低级别胶质瘤的化疗

以往对低级别胶质瘤的化疗一直存在争议。随着对化疗新药的不断研发、肿瘤分子遗传学研究的深入和随机对照临床试验的开展，化疗在低级别胶质瘤患者中的作用逐渐得到重视

和肯定,主要包括高危新诊断患者的辅助化疗和复发患者的挽救化疗。

新发低级别胶质瘤患者的辅助治疗,应根据是否存在高危因素实施个体化的治疗方案。其中患者的高危因素包括:①年龄>40岁;②次全切除。高危患者术后辅助治疗推荐:放疗联合PCV方案化疗(Ⅰ级证据),或放疗联合TMZ化疗(Ⅱ级证据),或放疗联合TMZ同步和辅助化疗。但对1p/19q联合缺失的患者可以选择单纯化疗。复发患者的挽救化疗根据患者的情况实施个体化的化疗,包括TMZ、亚硝脲类、PCV方案、铂类为基础的方案。

支持推荐意见的证据:RTOG 9802随机对照研究中,251例低级别胶质瘤(Ⅱ级幕上星形细胞瘤、少突星形细胞瘤、少突胶质细胞瘤)患者被随机分组接受放疗或放疗序贯6个周期的PCV方案化疗。中位随访11.9年,放疗+PCV方案组比放疗组的中位生存时间显著延长(13.3年比7.8年,HR 0.59,$P=0.03$),PFS显著延长(10.4年比4.0年,HR 0.50,$P=0.002$),5年总生存率分别为73%和64%,10年总生存率分别是62%和41%,放疗+PCV方案是总生存率和PFS的优势预后因子。2001年Chinot等首次报道了TMZ在少突胶质细胞瘤中的治疗效果,与PCV方案比较,TMZ有良好耐受性,毒副作用较小,疗效不亚于PCV方案。2003年EORCT 26971临床试验结果表明,由于其化疗毒性较低,治疗有效率较高,TMZ可作为未进行过化疗的低级别少突胶质瘤复发者的化疗首选治疗(Ⅱ级证据)。2007年Kaloshi等回顾性地分析了TMZ标准化疗方案(5/28 d疗法)治疗单中心149例进展的低级别胶质瘤患者(仅进行过手术治疗,而未进行过放疗)的疗效,平均用药14个疗程,有效率为53%,疾病稳定率为37%,中位PFS为28个月;86例患者行1p/19q杂合子缺失检测,其中42%的患者存在1p/19q缺失,1p/19q缺失的患者TMZ疗效明显好于无1p/19q缺失的患者,包括PFS和OS。同时该研究证明,TMZ对于初治的进展性低级别胶质瘤有显著效果(Ⅳ级证据)。

2009年Kesari等发表新诊断及复发的低级别胶质瘤二期临床试验,结果显示,TMZ的长疗程方案(每日75 mg/m²,连续给药7周,停药4周,11周为1个疗程,继续下一个疗程直至肿瘤进展或毒副作用不可耐受)和标准的5/28 d方案比较,患者化疗可耐受性好;12个月的PFS、中位PFS和中位OS均有明显的提高。同时,MGMT启动子甲基化组相对于MGMT启动子非甲基化组、1p/19q缺失组相对于1p/19q无缺失组在中位PFS和OS均有显著的提高(Ⅲ级证据)。RTOG 0424临床二期研究探索了高危低级别胶质瘤患者接受STUPP方案治疗的疗效和毒性,129例患者在放疗期间同步接受TMZ化疗(每日75 mg/m²,共6周),放疗结束后,TMZ辅助化疗12个周期(每日150～200 mg/m²,第1～5天,每28 d重复)。中位随访4.1年,中位生存时间未达到,3年总生存率为73.1%,显著优于历史对照的54%($P<0.000\,1$),3年无进展生存率为59.2%,毒性可耐受。因此,对于存在高危因素的低级别胶质瘤患者可以考虑尝试STUPP方案治疗。

三、髓母细胞瘤/中枢神经系统原始神经外胚叶肿瘤的化疗

髓母细胞瘤是一种胚胎源性肿瘤,多起源于小脑的下蚓部,发生于幕上者又称为原始神经外胚叶肿瘤(primitive neuroectodermal tumors,PNET)。本病好于儿童,85%的病例在15岁以前发病,发病高峰年龄为7岁。该肿瘤易复发、播散,对放化疗敏感。25%～35%的髓母细胞瘤发生在小于3岁的儿童,由于不成熟的脑组织对放疗诱导的认知缺陷敏感,从而限制了放疗在婴幼儿的使用,单纯术后高强度化疗可使小于3岁儿童患者的5年生存率达到66%;大于3岁的髓母细胞瘤患者需在放疗后行足够周期数的化疗。

目前髓母细胞瘤的临床治疗常根据术前分期和手术后肿瘤残留情况综合考虑。术后需进行全中枢MRI检查,将患者分为中危和高危两组进行不同的治疗。①中危组:肿瘤全切除或近全切除,残留病灶直径<1.5 cm,无播散转移。②高危组:年龄<3岁,或肿瘤次全切除,残留病灶直径>1.5 m,和(或)非后颅窝定位,即幕上原始神经外胚叶性肿瘤。最近法国Frappaz提出术后2周以上若脑脊液循环中有恶性肿瘤细胞亦属高危组。目前探索的治疗方案是对中危患者降低治疗的强度,高危患者则增加治疗强度。

中危髓母细胞瘤患者的化疗:主张在放疗结束后6周进行辅助化疗,方案为:CCNU 75 mg/m²,餐后服用1次;顺铂(DDP)总量75 mg/m²,分成3 d,第1～3天静脉注射;长春新碱(VCR)1.5 mg/m²,第1、8、15天静脉注射。以上每6周重复1次,共8个疗程。此方案的5年无进展生存率约为79%。也有推荐放疗期间每周静脉注射VCR 1.5 mg/m²(最大剂量2 mg/m²)。高危组如按中危髓母细胞瘤的治疗策略,其5年生存率低于55%。因此高危髓母细胞瘤患者在手术/放疗基础上需增加化疗剂量强度,辅助化疗在放疗结束后6周进行,有条件者推荐自体造血干细胞支持下行超大剂量化疗,5年生存率可达70%。

小于3岁髓母细胞瘤患者的化疗:对小于3岁的髓母细胞瘤患者,无论术后有无肿瘤残留,均定义为高危。25%～35%的髓母细胞瘤发生于小于3岁的儿童。与较大的儿童比较,婴幼儿的预后相对差,近20年来患儿生存率没有明显改善。由于不成熟的脑组织对放疗诱导的认知缺陷敏感,从而限制了放疗在婴幼儿的使用,一般不主张术后马上放疗。术后单独高强度化疗策略:通过侧脑室前角穿刺植入Ommaya囊,通过该囊反复小剂量甲氨蝶呤(MTX)注入脑室化疗,维持脑脊液内MTX水平,以代替放疗的作用;同时静脉给予环磷酰胺(CTX)、VCR、大剂量MTX、卡铂(CBP)、依托泊苷(VP-16),该方案每2个月为1个周期。3个周期后如果患者肿瘤完全消失则停止治疗。该方案应用CTX时要同时应用巯乙磺酸钠(mesna),以防治出血性膀胱炎。应用大剂量MTX时,需用四氢叶酸(CF)解救,并检测MTX血药浓度。CTX、VCR、CBP的剂量需根据年龄进行调整。该术后单独高强度化疗患者的5年无疾病进展生存率和5年总生存率分别为58%±9%、66%±7%。这个结果和放疗加化疗相似,并且患儿的认知缺陷较放疗减轻。由此可以认为,单纯术后高强度化疗可以使小于3岁的儿童获得较长期缓解,尤其在诊断时没有转移的儿童,而放疗可以保留为复发时的挽救治疗策略。

四、原发性中枢神经系统生殖细胞肿瘤的化疗

原发性中枢神经系统生殖细胞肿瘤(CNS GCT)占所有颅

内肿瘤的 2%～3%。亚洲国家发生率比西方国家高。好发于年轻人群,70% 发生在 10～24 岁。病理主要分为两大类型:① 生殖细胞瘤(germinoma),相当于颅外睾丸精原细胞瘤或卵巢的无性细胞瘤,无甲胎蛋白(AFP)或绒毛膜促性腺激素(β-HCG)升高;② 非生殖细胞性生殖细胞肿瘤(nongerminoma germ cell tumor,NGGCT),相当于颅外的非精原细胞瘤,包括畸胎瘤、胚胎性癌、内胚窦瘤(卵黄囊瘤)、绒毛膜上皮癌和混合型,常伴有 AFP 或 β-HCG 升高。

生殖细胞瘤对放疗很敏感,单纯放疗的治愈率在 90% 以上,但对儿童患者可通过联合化疗来减少放疗的剂量和范围。原发颅内的生殖细胞瘤对化疗较敏感,然而采用单纯化疗治疗颅内的生殖细胞瘤复发率较高,5 年复发率达 48%。目前颅内纯生殖细胞瘤的化疗方面主要是探索联合化疗减少纯生殖胞瘤的放疗剂量和范围,在不影响疗效的基础上,减少放疗所致的远期不良反应。例如对局限型生殖细胞瘤患者先化疗 2 个疗程[VP16,CBP,异环磷酰胺(IFO)],随后仅行局部瘤床放疗,不做全中枢放疗,4 年总生存率达 100%,无病存活率为 93.3%。

NGGCT 对放疗敏感性较差,与纯生殖细胞瘤相比预后较差,单纯放疗 5 年生存率为 10%～38%,需要联合化疗或手术等综合治疗改善生存率。有人提出术后"三明治法",即先行 3～4 个疗程化疗,然后接受全中枢及瘤床放疗,放疗后再化疗 4 个疗程,4 年无事件生存率达 67%～75%。国际儿童肿瘤协会中枢神经系统生殖细胞瘤 1996 年方案:先行 4 个疗程铂类为主化疗,随后施行肿瘤切除和放疗。

总之,颅内生殖细胞瘤是化疗敏感肿瘤,近年来化疗加减量放疗已逐渐被认可。如果肿瘤单发、脑脊液细胞学检查阴性、β-HCG 和 AFP 不高,术后首先化疗 3～4 个周期(通常采用 PEB 方案:DDP 20 mg/m²,第 1～5 天;VP16 80～100 mg/m²,第 1～5 天;BLM 10 mg/m²,第 1、5 天。每 3 周重复),肿瘤消失后在肿瘤原发部位采用减量放疗,不用全脑全脊髓放疗,这不仅减少了放疗造成的并发症,同时又避免用全脑全脊髓放疗来预防肿瘤播散和种植。如果肿瘤多灶性、有播散,或 β-HCG 和 AFP 升高,术后采用高强度化疗 3～4 个周期后,肿瘤局部放疗加全脑全脊髓放疗。此外,颅内生殖细胞瘤(直径<3 cm)经伽玛刀治疗后应立即辅以化疗,否则容易复发、播散。

五、原发性中枢神经系统淋巴瘤的化疗

原发性中枢神经系统淋巴瘤(primary central nervous system lymphoma,PCNSL)是一种侵袭性非霍奇金淋巴瘤,具有弥漫浸润性生长的特点,可发生于脑、脊髓、眼及软脑膜。

研究证实手术仅起诊断作用,无明显治疗价值。立体定向活检术可以提供足够组织明确病理诊断,损伤较小,优于常规开颅手术。目前该病较佳的治疗模式为:立体定向活检明确病理,首选含大剂量 MTX 的联合化疗方案同时鞘内化疗,对 60 岁以下患者化疗后可考虑行全脑放疗。PCNSL 化疗疗效好,化疗后患者中位生存时间为 5 年;60 岁以下患者疗效更好,74% 的患者能存活超过 10 年。2000 年 Mead 等通过随机对照试验发现针对 PCNSL,放疗后加用 CHOP 方案[CTX、多柔比星(ADM)、VCR、泼尼松(PDN)]化疗与单纯放疗比较不能延长生存期,且毒性较大,老年患者难以耐受,并提出 PCNSL 的

化疗应选择常规或增加剂量的情况下能通过血-脑屏障的药物。目前公认采用含大剂量 MTX(大于 3 g/m²)的联合化疗方案,甚至单药大剂量 MTX 可以明显延长患者的生存期;阿糖胞苷(Ara-C)是仅次于 MTX 的有效药物,2009 年 Ferreri 等通过随机临床试验(编号 IELSG♯20)发现大剂量 MTX 与 Ara-C 联合化疗较单用 MTX 能提高 PCNSL 患者的完全缓解率和总体生存率,虽然血液系统毒性反应也相应增加。MTX 与 Ara-C 联合化疗应作为新诊断 PCNLS 患者的标准化疗方案,并且今后相关临床试验都应该将其作为对照。容易穿透血-脑屏障的其他药物如替尼泊苷(VM26)、拓扑替康(TPT)等亦常被用于一线或二线治疗方案中。由于放疗可加快血-脑屏障功能的恢复,刺激血管内皮细胞增殖以及诱导肿瘤细胞耐药,从而影响化疗的疗效,并且放疗后给予大剂量 MTX 可明显增加脑白质病变的发生率,因此放疗在大剂量 MTX 化疗后进行。最近,一项三期临床随机对照试验(编号 GPCNSLGS1)发现,大剂量 MTX 化疗后再行巩固放疗可以提高患者的无进展生存率,但对总体生存率无影响。

六、脑转移瘤的化疗

脑转移瘤是身体其他部位的肿瘤转移到脑组织形成的恶性肿瘤,约占颅内肿瘤的 10%。国内外均认为脑转移瘤中以肺癌最常见,约占 50%。胃肠道癌和乳腺癌次之,泌尿生殖系肿瘤和皮肤癌较少见。儿童则以肉瘤和生殖细胞瘤多见。脑转移瘤的治疗方式包括手术、放疗、化疗等,需要多学科综合治疗。化疗多数为针对原发病的方案,有一定疗效。

1. 非小细胞肺癌(NSCLC)脑转移的化疗 化疗是 NSCLC 重要的综合治疗手段之一,也是 NSCLC 脑转移不可或缺的治疗手段。以 DDP、CBP 为主的铂类药物为基础,联合第三代细胞毒类药物可给 NSCLC 脑转移患者带来生存获益。

2. 小细胞肺癌(SCLC)脑转移的化疗 化疗是 SCLC 脑转移患者综合治疗的一种有效手段。对于初治的 SCLC 脑转移患者,CTX/VP-16/VCR、DDP/VP-16/VCR、CTX/ADM/VP-16 3 个化疗方案均具有一定疗效,对脑转移病灶的客观缓解率(ORR)为 27%～85%。一线化疗对于脑转移病灶的疗效低于颅外病灶的疗效。因此,建议对于广泛期 SCLC 伴有无症状的脑转移患者的一线治疗采用全身化疗,在全身化疗结束后或脑转移进展时再考虑全脑放疗。

七、其他恶性脑肿瘤的化疗

见相关章节。

八、化疗展望新观点

综上所述,脑肿瘤化疗在近十年来取得了一定的进展。作为个体化综合治疗的重要组成部分,化疗将会在肿瘤学领域发挥更大的作用。在未来一段时间,抗癌研究的重点将会从杀灭肿瘤向转化诱导方向发展,正如汤钊猷所说:经过近百年的抗癌战,人们在"消灭肿瘤"上已取得很大的进展,但距离攻克癌症还有很大的距离。对于晚期肿瘤患者来说,与其消灭肿瘤,不如控制肿瘤,因为有时"消灭"肿瘤时,反而会促进肿瘤的抵抗和复发。通过提高机体的肿瘤免疫达到扶正祛邪的目的也是未来肿瘤学新的研究方向。

参 考 文 献

[1] 《中国中枢神经系统胶质瘤诊断和治疗指南》编写组. 中国中枢神经系统胶质瘤诊断与治疗指南（2015）[J]. 中华医学杂志, 2016, 96(7): 485 - 509.

[2] 中国医师协会脑胶质瘤专业委员会. 中国中枢神经系统胶质瘤免疫和靶向治疗专家共识[J]. 中华医学杂志, 2018, 98(5): 324 - 331.

[3] GROSSMAN S A, YE X, PIANTADOSI S, et al. Survival of patients with newly diagnosed glioblastoma treated with radiation and temozolomide in research studies in the United States[J]. Clin Cancer Res, 2010, 16(8): 2443 - 2449.

[4] IWAMOTO F M, KREISL T N, KIM L, et al. Phase 2 trial of talampanel, a glutamate receptor inhibitor, for adults with recurrent malignant gliomas[J]. Cancer, 2010, 116(7): 1776 - 1782.

[5] LEVIN N, LAVON I, ZELIKOVITSH B, et al. Progressive low grade oligodendrogliomas: response to temozolomide and correlation between genetic profile and O6-methylguanine DNA methyltransferase protein expression[J]. Cancer, 2006, 106(8): 1759 - 1765.

[6] RAIZER J J, GRIMM S, CHAMBERLAIN M C, et al. A phase 2 trial of single-agent bevacizumab given in an every 3 week schedule for patients with recurrent high-grade gliomas[J]. Cancer, 2010, 116(22): 5297 - 5305.

[7] RICARD D, KALOSHI G, AMIEL-BENOUAICH A, et al. Dynamic history of low-grade gliomas before and after temozolomide treatment[J]. Ann Neurol, 2007, 61(5): 484 - 490.

[8] SHAW E G, WANG M, COONS S, et al. Final report of Radiation Therapy Oncology Group (RTOG) protocol 9802: Radiation therapy (RT) versus RT + procarbazine, CCNU, and vincristine (PCV) chemotherapy for adult low-grade glioma (LGG)[J]. J Clin Oncol, 2008, 26: S2006.

[9] STUPP R, HEGI M E, NEYNS B, et al. Phase Ⅰ/Ⅱa study of cilengitide and temozolomide with concomitant radiotherapy followed by cilengitide and temozolomide maintenance therapy in patients with newly diagnosed glioblastoma[J]. J Clin Oncol, 2010, 28(16): 2712 - 2718.

[10] STUPP R, MASON W P, van den BENT M J, et al. Radiotherapy plus concomitant and adjuvant temozolomide for glioblastoma[J]. N Engl J Med, 2005, 352(10): 987 - 996.

[11] TOSONI A, FRANCESCHI E, ERMANI M, et al. Temozolomide three weeks on and one week off as first line therapy for patients with recurrent or progressive low grade gliomas[J]. J Neurooncol, 2008, 89(2): 179 - 185.

第六节　神经保护与神经功能重建

钟俊杰　朱剑虹

一、基本定义及机制

在神经科学领域,神经保护(neuroprotection)是相对较新的概念,其创新性地包含了中枢神经系统遭损伤后即将发生神经变性或坏死时起保护作用的各种机制和策略。神经损伤的常见机制包括氧化应激水平增加、线粒体功能障碍、兴奋毒性、炎症改变、铁过量蓄积和异常蛋白聚集。神经保护的目的是在损伤发生后限制神经功能异常或死亡,并尽可能维持大脑细胞间相互作用的完整性,最终使得大脑的功能得以保留。

近年来,神经保护逐渐成为神经疾病预防和治疗的重要策略和手段。也正是通过多形式、多方法和多层次的神经保护,受损的神经功能才有望得以修复和重建。

二、神经保护治疗模式

广义的神经保护指通过多种治疗手段,阻断神经细胞坏死和凋亡的各个环节,从而增加细胞的存活能力,促进神经功能恢复。目前,临床上使用的神经保护治疗方法主要有手术治疗、药物治疗、低温治疗等。

(一) 神经保护的手术治疗

现有的神经保护的手术治疗主要是通过早期再灌注治疗以挽救缺血性神经损伤,从而防止细胞死亡并促进神经系统恢复。再灌注治疗包括静脉内溶栓、动脉内溶栓、机械取栓和超声溶栓等疗法。

(二) 神经保护的药物治疗

随着对神经疾病发病机制研究的深入,特别在钙离子超载、自由基、兴奋性毒性、炎症、凋亡等领域的新发现,越来越多的神经保护药物应用于临床。目前研究规模较大的神经保护药物包括离子通道调节药、兴奋性氨基酸毒性拮抗剂、抑制性神经递质受体激动剂、自由基清除剂、抗炎药物、神经生长营养因子、胰岛素样生长因子-1等。

1. 离子通道调节药

(1) 钠通道阻滞药:主要有卡马西平、拉莫三嗪和苯妥英钠等。该类药物通过阻滞电压依赖性 Na^+ 通道,降低通道活性,减少 Na^+ 内流,从而缓解脑水肿并对抗缺血过程中出现的兴奋性氨基酸(excitatory amino acid, EAA)释放,还可通过 $Na^+ - Ca^{2+}$ 交换机制,抑制电压依赖性 Ca^{2+} 通道,使 Ca^{2+} 内流减少,从而降低细胞内 Ca^{2+} 浓度,保护神经细胞。

钠通道阻滞药醋酸艾司利卡西平(ESL)是为提高卡马西平(CBZ)和奥卡西平(OXC)的疗效,改善其耐受性而开发的抗癫痫新药。三期临床研究显示:醋酸艾司利卡西平与其他抗癫痫药物联合应用时,可有效降低癫痫部分性发作患者的发作频次,且安全性好,能起到保护神经的作用。欧洲医药管理局(EMEA)已批准该药以商品名 Zebinix® 和 Exalief® 在欧洲上市,而其在美国和加拿大的上市前临床研究也在进行中。

(2) 钙通道阻滞药:是指作用于 L-型钙通道,抑制 Ca^{2+} 经 L-型钙通道进入细胞内的药物。因此,钙通道阻滞药有潜在的神经保护作用。尼莫地平是当前临床应用最为广泛的 Ca^{2+} 通道阻滞剂,它可以选择性地作用于脑血管平滑肌,扩张脑血管,增加脑血流,保护神经元,具有抗缺血和抗血管收缩的作用,适用于各种原因的蛛网膜下腔出血后的脑血管痉挛和急性脑血管病恢复期的血液循环改善。国际和欧洲的多临床中心针对尼莫地平进行前瞻性临床双盲随机对照研究,多期临床实验结果争议较大。目前尼莫地平仍然是临床上急性颅脑外伤和蛛网膜下腔出血治疗时的神经保护药之一。

（3）其他离子通道调节药：如目前在研的钾离子通道调节剂多环吡啶等。

2. 兴奋性氨基酸毒性拮抗剂　兴奋性氨基酸本是存在于哺乳类动物中枢神经系统的正常神经递质，参与突触兴奋传递、学习记忆形成等生理活动，但遇上缺血、缺氧、创伤、中毒等因素，就有可能出现兴奋性神经元异常堆积，破坏能量代谢平衡，产生神经毒性作用。

（1）谷氨酸受体拮抗剂：以 N-甲氧-D-天冬氨酸（NMDA）受体拮抗剂为例，包括：① 竞争性拮抗剂，脂溶性强，能透过血-脑屏障进入中枢发挥作用。② 非竞争性拮抗剂，作用于正常受体的能力较弱，只在必要的情况下，受体过度激活、通道开放时才发挥作用，具有良好的安全性。美金刚（memantine）是一种非竞争性 NMDA 受体拮抗剂，它可以适度结合 NMDA 受体，既可阻断 NMDA 过度激活所引起的兴奋毒性，也可保留正常学习和记忆所需要的 NMDA 受体活性。美金刚被 FDA 批准用于治疗轻、中度阿尔茨海默病患者。Herrmann 等开展的一项先期临床试验就证明使用美金刚治疗中到重度阿尔茨海默病患者，可有效减轻情绪异常波动，减少攻击行为。③ 甘氨酸结合位点拮抗剂，如 SM-31900 是一种新型甘氨酸位点拮抗剂，对 NMDA 受体甘氨酸位点的选择性高，动物实验证明其对脑梗死有良好的神经保护作用。另一种很有希望的药物是 CV150526，其无中枢神经系统不良反应，也显示良好的抑制兴奋毒性作用而发挥神经保护作用。两者均有待进一步的临床试验验证。

（2）谷氨酸释放抑制剂：抑制谷氨酸释放的神经递质主要是 5-羟色胺（5-HT），其通过激活腺苷 A_1 受体，可减少突触前膜 Ca^{2+} 介导的谷氨酸释放。腺苷摄取抑制剂如丙戊茶碱（propentofylline）等，可抑制腺苷摄取，提高内源性腺苷在突触的浓度，激活腺苷 A_1、A_3 受体，也能减少谷氨酸释放。Tsai 等研究发现，西帕曲近（sipatrigine，BW619C89）能阻断钠离子通道，抑制突触前兴奋性氨基酸的释放，对重度抑郁症（major depressive disorder，MDD）有潜在的治疗价值。Bay3702 是一种 5-羟色胺拮抗剂，动物实验已发现其能缩小局灶性脑缺血体积，但临床结果尚不确定。

3. 抑制性神经递质受体激动剂　γ氨基丁酸（GABA）受体是脑内主要的抑制性神经递质受体，能平衡谷氨酸的兴奋性作用，减轻钙超载，降低兴奋性毒性。研究发现，GABA 受体激动剂可减少缺血诱发的去极化，也可明显减轻因缺氧缺糖而造成的神经元损伤。临床数据提示，GABA 受体激动剂氯甲噻唑（clomethiazole）对大面积脑梗死、皮质梗死患者的神经功能恢复有潜在作用，有望显著降低病死率。

4. 自由基清除剂　自由基清除剂是能将自由基还原为非自由基的氧化剂，分为非酶类清除剂和酶类清除剂。非酶类清除剂主要有维生素类和微量元素硒等；酶类清除剂主要有超氧化物歧化酶（SOD）、过氧化氢酶（CAT）和谷胱甘肽过氧化物酶等。

（1）维生素类：主要的维生素类自由基清除剂包括脂溶性抗氧化剂维生素 E 和水溶性抗氧化剂维生素 C。维生素 E 为血浆中最强的脂溶性抗氧化剂，然而还未有充分的临床试验结果支持维生素 E 的神经保护作用，这可能与给药剂量和药物作用时间有关。维生素 C 是血浆中最强的水溶性抗氧化剂，可清

除氧自由基和阻止脂质过氧化。美国科学家新近研究发现，眼睛中的神经细胞需要依靠维生素 C 来发挥正常功能，这意味着大脑的其他部位要正确发挥作用可能也需要维生素 C 的帮助。作为一种重要的天然抗氧化剂，维生素 C 对体内 GABA 等受体和细胞可能具有保护作用。

（2）辅酶 Q10：辅酶 Q10 是线粒体复合物 I 和 II 的电子受体，也是一种有效的抗氧化剂和自由基清除剂。辅酶 Q10 的神经保护作用归功于它的抗细胞凋亡功能，这种功能因细胞类型和诱导细胞凋亡模式的不同而有所不同，且在代谢底物烟酰胺存在的情况下，辅酶 Q10 的神经保护作用将增强。一项临床试验证实辅酶 Q10 对早期未治疗的帕金森病患者有疗效。而也有研究认为 300 mg/d 剂量的辅酶 Q10 是安全的，但对中晚期帕金森病患者没有明显的作用。

（3）依达拉奉（edaravone）：该药可通过捕获羟自由基，抑制脂质过氧化，抑制脑细胞过氧化，起到神经保护作用。Nakase 等使用依达拉奉治疗超过 80 位急性缺血性脑卒中患者发现，治疗组患者的卒中面积明显减小，且神经功能的修复得到了一定的促进。

（4）其他抗氧化自由基清除剂：21-氨基类固醇替拉扎特（tirlazed）具有清除自由基抗氧化能力。依布西林（ebselen）通过谷胱甘肽过氧化酶样作用发挥抗氧化效力，抑制膜磷脂的过氧化和花生四烯酸的脂质氧化酶，减少自由基的生成。雌激素的化学结构中具有对苯二酚环，可通过形成永久性"化学盾牌"保护神经元免受自由基损伤。上述研究多为实验室资料，缺乏循证支持。

5. 抗炎性药物　缺血性损伤所致的炎性级联反应是脑缺血后重要的病理生理特征。早期动物实验研究表明，四环素类抗生素如多西环素、米诺环素除有抗微生物活性外，还具有抑制炎症反应、保护神经细胞、抗缺血性卒中的作用。后来的研究表明，这些抗生素是通过降低小胶质细胞的激活，从而抑制其释放促炎因子来达到神经保护的作用。恩莫单抗（enlimomab）即是一种 ICAM-1 单克隆抗体，动物实验表明其可抑制中性粒细胞浸润和缩小梗死体积，但一项涉及 625 位缺血性卒中患者的临床试验却并不支持恩莫单抗可对抗卒中伤害。此外，还有针对 P 选择素和 E 选择素的单克隆抗体仍在研究中。

6. 胰岛素样生长因子-1（IGF-1）　IGF-1 具有广泛的神经保护活性，整合在不同脑细胞类型和外周之间的保护性信号传导网络内，具有从解决基本细胞需求（如能量平衡）到脑部特定需求（如调节神经元可塑性）的能力。血液中的 IGF-1 是脑细胞的重要营养来源，近期的研究强调了 IGF-1 及其下游靶标在脑疾病中的潜在治疗效用，并且强调了神经胶质细胞在 IGF-1 神经保护中发挥的重要作用。

7. 神经营养因子　神经营养因子是亲水性的单体或二聚体蛋白，能促进神经元的发育、生长和存活。在已开展过临床试验的生长因子中，已显现出良好神经保护作用的有：碱性成纤维生长因子、胰岛素样生长因子、脑源性神经营养因子和成骨蛋白 1 等。胶质细胞源性神经营养因子（glial cell line derived neurotrophic factor，GDNF）是从胶质细胞中分离出来的一种糖基化蛋白，是目前已知促进多巴胺能神经元存活最有效的神经营养因子之一。对 5 例帕金森病患者进行的临床试验显示，直接壳核内注射 GDNF 可显著改善患者的运动症状和

日常活动能力,不良反应也很少。保守型多巴胺神经营养因子(conserved dopamine neurotrophic factor,CDNF)是一种带有8个保守的半胱氨酸残基的分泌蛋白,对使用6-羟基多巴胺制作的帕金森病大鼠模型进行研究发现,不论是在6-羟基多巴胺注射前或后给予CDNF,都能对多巴胺能神经元损害产生保护和修复作用,其效果不亚于GDNF。

人红细胞生成素(EPO)是由肾脏和胚胎肝脏产生的一种能促进红细胞生成的细胞因子。大量体外实验证据表明,由星形胶质细胞及神经元细胞合成产生的EPO有神经保护作用,并且其含量会在受缺氧刺激后增加。

(三)非药物治疗

低温治疗(hypothermia)是目前公认有效的一种神经保护方法,其神经保护机制包括:① 减少能量消耗,提高脑血氧饱和度,改善细胞代谢。实验研究证明,脑温降低2~4℃(即在32~34℃之间)对缺血性损害有显著的保护作用。② 提高脑灌注压,调节脑血流,减轻脑水肿,降低颅内压。③ 抑制兴奋性氨基酸释放。④ 减少钙离子内流。低温可缓解能量消耗并促进ATP恢复,从而激活Na^+泵,减少钙内流。此外,低温还通过抑制兴奋性氨基酸释放,减少对神经递质敏感的钙通道的激活,抑制钙内流。⑤ 减轻缺血再灌注早期的过度灌注,减少灌注时自由基的产生和释放,对抗自由基损伤。⑥ 抑制一氧化氮合酶(nitric oxide synthase,NOS),减少一氧化氮和过氧化亚硝基阴离子($ONOO^-$)产生,保护脑细胞。⑦ 促进蛋白质合成恢复,抑制缺血后炎症反应,抑制神经元凋亡。

根据温度的高低水平可将低温治疗分为5个等级:轻度低温(>32℃),中度低温(28~32℃),深度低温(20~28℃),极度低温(5~20℃),超极度低温(<5℃)。但低温带来感染和凝血功能障碍限制其使用。Komotar等已在接受高风险心脏和神经外科手术时需要体外循环和临时性停止循环的患者身上使用深低温(26℃)辅助治疗,结果显示患者的格拉斯哥预后评分(GOS)明显优于未接受低温治疗组。为探讨在开颅术中使用低温是否可改善急性蛛网膜下腔出血患者的预后,Todd等开展了一项涉及30个不同研究中心,超过1 000名入选患者的临床随机试验。研究者选取术前神经外科联盟分级为Ⅰ、Ⅱ、Ⅲ级的患者在蛛网膜下腔出血14 d内进行动脉瘤夹闭术,采用体表降温的方法使试验组患者在手术中的温度维持在33℃,对照组维持正常体温,术后的90 d内持续监测GOS。结果显示,降温没有明显的提升神经功能恢复的效果。

三、神经功能重建其他策略

(一)康复训练

现普遍认为,脑卒中患者的早期康复治疗,无论是对降低患者的神经功能缺损程度,提高生活自理及运动功能,还是对降低并发症的发生都有显著意义。大量的临床及基础研究证明,在急性脑卒中发生后前5个月内,神经功能恢复最快,因此早期康复不可忽视。Ryan等报道了一例轻度脑外伤(mild TBI)患者在接受康复训练后,不仅心理认知能力恢复明显,其日常的行为功能也得到了良好恢复。

镜像神经元(mirror neurons,MN)是一类能直接在观察者大脑中映射出他人动作、情绪、意图等的具有特殊映射功能的神经元。因其在动作的理解、模仿、共情和社会认知等活动中起重要作用,镜像神经元已成为近年来神经科学、认知心理学、影像学等多个学科领域的研究热点之一。人们自发现镜像神经元以来,就尝试将其运用于临床,迄今已在多发性硬化和脑卒中后的运动康复中初步采用。Rocca等使用功能磁共振成像(fMRI)研究多发性硬化患者在进行康复训练时镜像神经元的活跃情况,结果发现,与正常对照组相比,多发性硬化症患者在完成简单康复任务时镜像神经元区有更强的功能信号,这表明该类患者需要增加激活镜像神经系统才能实现正常水平的功能,从而提示镜像神经元系统在促进多发性硬化症患者的临床康复中可能起到了一定的作用。Ertelt等对伴有卒中后运动障碍的患者进行物理康复训练,实验组被安排在做完康复后观看一段手臂和手部日常动作的录像片段,对照组则观看一段有序的几何图形和字母。通过使用fMRI在实验前后比较两组患者脑区的激活情况发现,与训练前相比,实验组的运动功能改善要明显优于对照组,这也提示了利用镜像神经元系统进行脑卒中后运动康复可能是一种新的方法。

(二)饮食限制

在对慢性帕金森病MPTP(1-甲基-4-苯基-1,2,3,6-四氢吡啶)猴模型的研究中发现,限制30%热量摄入的猴对MPTP诱导帕金森综合征的敏感性显著降低。MPTP注射后16~18周限制热量摄入的动物较对照组运动功能恢复更好,纹状体多巴胺及其代谢产物水平更高,而且黑质酪氨酸羟化酶(tyrosine hydroxylase,TH)阳性细胞多出15%。这些动物实验研究的结果已被流行病学调查所证实,即高热量摄入会增加患帕金森病的风险。临床试验证明,创伤性脑损伤后24 h内禁食对神经功能重建有积极作用,而脑源性脂肪因子也具有该类似功效。

(三)神经功能重建仪

目前对大多数神经疾病患者的康复治疗是通过物理疗法。神经功能重建仪是近年引入临床协助神经疾病患者(主要是卒中患者)康复的新设备。神经功能重建仪将肌电和神经肌肉刺激结合起来,可检测卒中患者发出的微弱肌电信号,当自发肌电达到或超过仪器特设的肌电阈值时,仪器就会发出刺激而使患者肌肉产生收缩反应。当自发肌电能够超越肌电阈值后,仪器又可自动调高阈值,提高训练效果。在训练中患者主动参与引发的肌电信号经反馈对大脑皮质是一种良性的条件性重复刺激,可在相应部位形成兴奋灶,经过反复训练,患者就能自主控制肌肉动作,运动能力不仅比治疗前有明显的改善,且比单纯的药物、常规物理疗法更有助于神经功能重建。

(四)基于干细胞分化再生的神经功能重建

研究表明,在神经损伤发生后,从简单的神经干细胞分化成神经元,以及新生神经元的存活、生长发育及功能联系的构建,不仅包括神经细胞及神经纤维的生长,更重要的是建立和维持它们相互间及与靶组织稳定的联系,即维持其脑内环境的相对恒定尤为关键。因此,基于干细胞分化再生的神经功能重建主要从几个方面入手:① 以神经干细胞作为切入点,揭示脑损伤过程中内源性细胞因子、神经营养因子(GDNF、BDNF)等与神经细胞凋亡,神经干细胞增殖、迁移、分化过程的内在联系,以及对干细胞增殖、迁移与分化过程的信号转导通路的调节机制;② 诱导神经干细胞增殖;③ 通过药物等手段阻断损伤的"级联反应",调动脑内源性神经保护机制,维持并构建脑内稳态系统。促进神经干细胞向病灶区神经元的定向分化，维持新生神经元的存活，促进突触联系的重建，修复和补充缺血损伤后缺血易损区神经元的损伤与缺失，促进脑运动及认知功能的早日康复，最终实现神经结构与功能的重建。

（五）基于脑机接口的神经功能重建

脑机接口技术是指通过解码脑电活动信息，构建人脑与外部世界的直接信息传输通路。近几十年来，脑机接口技术飞速发展，取得了一些突破性进展。比如美国杜克大学、布朗大学的科学家先后在猴子和人类大脑植入微电极，实现了大脑对于外部物体的运动控制。R. Anderson 将脑机接口与功能电刺激技术结合，通过植入式脑机接口直接提取创伤性高位脊髓损伤患者位于运动皮质负责手部运动区域的脑神经信号，解码神经电信号对应的功能电刺激器的相关参数，控制功能电刺激器，对患者瘫痪的手臂输出电刺激信号，引发肌肉活动，从而帮助患者实现接近实际生活的连续动作控制，实现神经功能重建，又通过电刺激感觉皮质获得类似触觉。脑机接口结合了神经科学、微电子和计算机信息处理等领域的最新成果，在肢体残疾、中枢及周围神经损伤患者的康复应用中显示出广阔的应用前景。

四、神经保护与神经功能重建的发展方向和应用前景

以治疗脑卒中为例，未来的神经保护治疗研究应着眼于以下方面。

1. 联合用药　通常神经损伤并非由单一机制造成，阻断单一途径并不能完全阻断病理生理过程，因此，"鸡尾酒"疗法可能更为合理。如针对缺血性脑损伤，最有效的协同治疗是作用机制不同的两种药物的联合应用，如溶栓治疗与组织保护策略的联合，而当前主要是血栓溶解剂和神经保护剂联用。阿斯利康公司完成的一项三期临床试验表明，神经保护药 cerovive（NXY-059）可降低急性缺血性卒中患者的致残率，其与溶栓药重组组织型纤溶酶原激活剂（rt-PA）联用，可明显减少 rt-PA 相关的出血。

2. 延长治疗时间窗　超早期应用药物或施以保护措施（如低温治疗）可延长时间窗，以便实施进一步的神经保护治疗。能够起上述作用的药物必须安全且应用简便，胞二磷胆碱和镁剂因具有良好的耐受性而成为有潜力的候选药物。Muir 等对60例大脑中动脉缺血患者以随机双盲法与安慰剂进行对照试验，其中30例患者15 min内先静脉注射8 mmol硫酸镁，继以总量65 mmol硫酸镁持续静脉滴注24 h。治疗3个月后，镁剂治疗组病死率、致残率均比安慰剂组低，且未出现不良反应。

另一种可以在超早期应用的强效药物可能是粒细胞集落刺激因子（G-CSF），该药具有多种作用方式和良好的耐受性。国外应用 G-CSF 治疗成人缺血性脑卒中已进入到了临床一、二期阶段。

3. 新的疗效评价系统　目前常用的神经保护治疗方法几乎均采用3个月的改良 Rankin 量表（modified Rankin scale）或日常生活活动（ADL）量表（Barthel 指数）作为预后判断指标。有质疑认为该评估方法不够敏感，故规范化使用量表，进一步改良或寻找更为敏感和特异的评价指标体系对神经保护和功能重建具有一定的指导意义。

4. 神经连接组学　在人的大脑中约有1 000亿个神经细胞，其中每一个又与其他数千个的神经细胞相连。据此保守估计，人的大脑里至少有150万亿个突触，有超过 10^{14} 个连接。神经细胞正是在相互连接形成神经网络后才能发挥作用。研究表明，神经连接网络对于脑损伤后神经功能的重塑尤为重要。

神经连接组学（connectomics）是神经科学领域近几年兴起的一个新学科，其主要内容是研究和绘制大脑神经细胞连接（即突触）的图谱。科学家希望通过绘制出这些线路并弄清其发挥功能的方式，了解大脑信号产生、传递、反馈和损伤后再生的过程与机制，进而为阿尔茨海默病、精神分裂症以及卒中等疾病的治疗提供帮助。

目前，英国的 Ko 等开发出一种新技术，他们在同一块组织切片上，首先利用体内双光子钙成像法探测小鼠大脑视觉皮质中神经细胞对特定刺激的反应，然后在一个神经元上施加微电流刺激，采用全细胞记录法观察与其有突触联系的其他神经的反应，如此反复就可追踪到视觉皮质中神经细胞的功能及连接状态，并通过计算机系统模拟大脑绘制出小鼠视觉皮质部分神经连接的"布线图"。除视觉皮质外，研究人员还希望该技术能帮助他们绘制出大脑中更多的神经突触线路，从而找出从神经连接组学的角度去理解和实现脑功能和结构重建的可能性及关键方法。

目前神经保护治疗的药物进入临床的较多，但经循证医学证实有效的相对较少，缺乏大样本高质量的临床一期研究证据，还需临床工作者不懈地努力做艰苦的研究。但我们乐观地认为，随着神经疾病发病机制的逐步阐明，神经保护方法的愈加丰富，神经功能重建体系的渐进完善和客观准确评价体系的完整建立，神经保护和神经功能重建研究及应用的前景将更加光明。

参考文献

［1］ BURRIDGE S. Neurodegenerative diseases: novel route to neuroprotection[J]. Nat Rev Drug Discov, 2012, 11（12）: 906-907.

［2］ CICCONE A, VALVASSORI L, NICHELATTI M, et al. Endovascular treatment for acute ischemic stroke[J]. N Engl J Med, 2013, 368(10): 904-913.

［3］ HANLEY D F, LANE K, MCBEE N, et al. Thrombolytic removal of intraventricular haemorrhage in treatment of severe stroke: results of the randomised, multicentre, multiregion, placebo-controlled CLEAR III trial [J]. Lancet, 2017, 389 (10069): 603-611.

［4］ KO H, HOFER S B, PICHLER B, et al. Functional specificity of local synaptic connections in neocortical networks[J]. Nature, 2011, 473(7345): 87-91.

［5］ LEWIS S. Neuroprotection: power release [J]. Nat Rev Neurosci, 2016, 17(10): 604.

［6］ SEREBRUANY V. NXY-059 for acute ischemic stroke[J]. N Engl J Med, 2006, 354 (19): 2075-2076; author reply 2075-2076.

［7］ SHUAIB A, LEES K R, LYDEN P, et al. NXY-059 for the treatment of acute ischemic stroke[J]. N Engl J Med, 2007, 357(6): 562-571.

[8] STOCCHETTI N, TACCONE F S, CITERIO G, et al. Neuroprotection in acute brain injury: an up-to-date review [J]. Crit Care, 2015, 19: 186.

[9] TODD M M, HINDMAN B J, CLARKE W R, et al. Mild intraoperative hypothermia during surgery for intracranial aneurysm[J]. N Engl J Med, 2005, 352(2): 135-145.

[10] WECHSLER L R. Intravenous thrombolytic therapy for acute ischemic stroke[J]. N Engl J Med, 2011, 364(22): 2138-2146.

[11] YEMISCI M, GURSOY-OZDEMIR Y, VURAL A, et al. Pericyte contraction induced by oxidative-nitrative stress impairs capillary reflow despite successful opening of an occluded cerebral artery[J]. Nat Med, 2009, 15(9): 1031-1037.

[12] YENARI M A, HAN H S. Neuroprotective mechanisms of hypothermia in brain ischaemia[J]. Nat Rev Neurosci, 2012, 13(4): 267-278.

[13] ZHANG C, FRIAS M A, MELE A, et al. Integrative modeling defines the Nova splicing-regulatory network and its combinatorial controls[J]. Science, 2010, 329(5990): 439-443.

第七节　脑机接口及其应用

陈　亮

一、概述

(一) 脑机接口的概念

脑机接口(brain-machine interface, BMI 或 brain-computer interface, BCI)是一个通过采集大脑神经活动信号、分析大脑神经活动,进而将这些信号转换为指挥外部设备运动的指令,最终实现目标运动的系统。脑机接口通过新的通路来完成指令输出而不是按照生理的通路来实现控制周围神经或肌肉。根据大脑神经活动的不同,脑机接口分为侵入性脑机接口和非侵入性脑机接口两种。目前,脑机接口取得了较大的进展,对于继发于脊髓损伤、脑外伤等机械损伤引起的瘫痪患者部分恢复了肢体运动功能。此外,越来越多的脑机接口技术应用于神经康复等方面,加速患者康复。脑机接口目前越来越多地应用于临床实践,有着非常广阔的前景和重大临床意义。

(二) 发展历史

脑机接口最初得益于脑电图技术的产生,通过脑电图我们可以简单认识大脑的神经活动。在此基础上,Jacques Vidal 于 1973 年提出是否可以利用特定频段的脑电图波形转换为计算机控制指令的问题,进一步产生了脑机接口的概念。由于初期计算机技术相对落后,且我们对大脑神经生理学了解相对不充分,导致脑机接口起步阶段进展相对缓慢。

早期的脑机接口的研究主要是集中于头皮脑电方面的研究。20 世纪 70 年代末,Kuhlman 等人发现"μ"节律可以通过被动训练予以加强。基于此发现,Wolpaw 等人开始利用中央区特定频段的脑电来控制电脑的光标运动,并且能够成功实现利用脑电在二维平面控制光标运动。20 世纪 80 年代,Elbert 等人发现,通过不断训练强化,可以通过固定的慢波频段实现控制物体在垂体平面运动。1988 年 Farwell 等人则通过利用 P300 的事件相关电位来实现通过脑电解码特定的发音。

进入 21 世纪,关于侵入性脑机接口的研究越来越多。2006 年 Leigh 等人在《自然》杂志上报道,通过在一位 $C_3 \sim C_4$ 脊髓高位损伤瘫痪患者的运动皮质植入微电极阵列,实现了脑机接口控制患者完成包括收发邮件、开关电视、完成瘫痪手抓握物体等简单任务,掀起了侵入性脑机接口研究的高潮。Krusienski 等人 2011 年研究又发现,通过皮质电极获得的脑电信号,可以实现读书、发音的目的,应用前景广阔。

总之,脑机接口的发展得益于各个学科的交叉融合,这其中包括神经科学的发展、制造工程的发展、电生理技术的发展以及计算机技术的发展等。随着各种技术的不断交互融合,脑机接口研究领域的各种瓶颈正在逐渐被克服,脑机接口也日益接近临床应用。

二、构成部件

脑机接口的主要目的是通过获取高质量的大脑神经活动的信号,并提取转化为控制输出设备指令,从而达到实现意念活动的过程。为了达到此目的,脑机接口需要以下组成部分:信号采集、数据处理以及效应输出设备(图 1-11-7-1)。

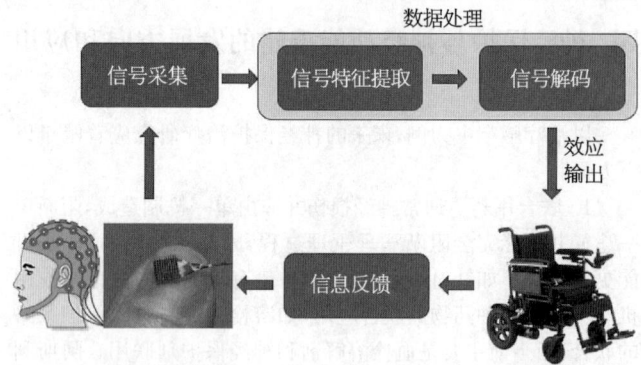

图 1-11-7-1　脑机接口的组成部分

(一) 信号采集

脑的神经生物电活动是脑机接口的主要数据来源,如何准确捕捉大脑神经元活动信号是脑机接口需要首先解决的问题。目前有非常多的方式来评估大脑神经元活动,脑机接口根据获取大脑神经活动信号来源方式的不同可以分为非侵入性脑机接口和侵入性脑机接口。

1. 非侵入性脑机接口　主要通过无损伤的方式获取大脑神经元活动,通过采集头皮脑电图(EEG)、脑磁图(MEG)、功能磁共振(fMRI)、正电子发射断层扫描(PET)等信号来衡量大脑神经元活动。由于头皮脑电图具有易获取、时间分辨率高等优势,因此目前非侵入性脑机接口相关研究主要以头皮脑电为主。早期有很多成功的应用头皮脑电解码运动区皮质信号的研究,成功地实现控制屏幕光标来选择字母、简单的发音以及帮助偏瘫患者康复锻炼。但是,头皮脑电因为存在头皮以及颅骨的阻挡,且往往存在眨眼、运动等伪差的问题,使其信噪比较差、带宽相对较窄,很难获得较高频率、高质量的脑电信号,因此目前的研究主要提供大脑与外界的简单(一维或者二维)交流,限制了其进一步发展。

2. 侵入性脑机接口　需要通过外科手术将脑电采集装置植入颅内采集神经元电活动信号。根据信号来源种类的不同主要分为以下几类：基于局部场电位(local field potentials)、基于单个神经元的电活动(single-unit activity)、基于多个神经元的电活动(multiunit activity)以及皮质电极(electrocorticography, ECoG)。

神经元电信号(单个神经元或多个神经元)是将电极植入皮质内记录到的神经元电活动。由于单个神经元活动的信息量不足以反映运动计划或意图，常用多个神经元。BrainGate是最具代表性的操作系统，常用 Utah 电极，其在 4 mm×4 mm 的硅胶板上集成 10×10 个微电极，每个电极长 1.5 mm，铂制末端 100～200 μm，阻抗 100～800 kΩ，在动物和人均有使用。单细胞电活动记录解析精度高，目前已经成功实现帮助高位截瘫患者控制机械臂完成简单任务。且目前的研究发现，神经元的活动具有"全息"特性，即同一部位神经元可以解析出不同的神经功能，有望成为后续研究的热点。相关研究正在持续进行中。

皮质脑电信号是直接记录的大脑表面的脑电信号，相对于头皮脑电，其具有高采样率、高时空分辨率、高信噪比等优势。高频脑电信号具有定位精准的优势，皮质脑电信号可以采集到高达 200～500 Hz 的脑电信号(头皮脑电一般低于 70 Hz)，可以帮助我们更加精确地定位大脑功能活动，对脑机接口的进一步发展有非常重要的意义。目前，已经能够通过皮质脑电采集的信号，成功解码出单个手指、手掌以及整个上肢的运动，并且已经成功实现基于皮质脑电信号支配机械臂或者瘫痪肢体运动。基于皮质脑电的脑机接口的研究已经成为该领域重要的组成部分，有可能达成实际临床应用的目的。

相对于非侵入性方式，侵入性电极具有高信噪比、高分辨率等优势，目前在控制外部机械装置方面取得了非常大的进展。但是，由于需要开颅手术，可能存在出血、感染等手术相关风险，且植入电极时间有一定限制，需要进一步解决相关问题。

(二) 数据处理

数据处理包括特征信号提取以及信号解码两个部分。特征信号提取是指将和被试者特定任务相关的神经活动信号(比如和某种特定的运动相关的信号)采集出来，以便进一步分析解码。这些特征信号是指原始的神经活动信号，可能是和被试者的特定任务有特定的锁时或者频率相关等关系。信号解码是指将和被试者任务相关的特定神经活动信号(特征信号)予以解码，最终变成计算机或者外部机械设备可以识别的语言，进一步实现控制外部设备的目的。脑电图是最常应用于脑机接口系统神经元活动信息采集的工具。以下以脑电图为例介绍数据处理的过程。

准确地提取信号特征是信号处理的第一步。通常会在获取的大脑神经元活动信号中得到各种特征来描绘这段信号，这种特征信号可能是原始数据，也可能是通过一定的数据转换处理之后得到的数据。以脑电图为例，这种特征信息可能是波形相关的特征，也可能是功率相关的，还可能是和时间频率相关的信息。在脑电图特征提取中我们常用诱发电位(evoked potentials，EP)、稳态视觉诱发电位(steady state visually evoked potentials，SSVEP)、P300 以及事件相关去同步化/同步化 (event-related desynchronization/synchronization，ERD/ERS)等来提取其和特定任务的关系，从而提取出特定的任务对应的脑电特点，用于进一步分析。

信号解码是脑机接口非常困难且非常重要的环节。虽然我们在信号提取环节已经明确了和特定的任务相关的信号特征，但是这种特征并不是恒定的，可能因受试者不同而差异很大，甚至可能因同一受试者的不同时刻而不同。因此，在确定解码信息前，我们往往会尽可能多地提取出特征信息，甚至用尽可能多的方法予以解码，以保证脑机接口系统应用时的准确性。

(三) 效应输出

信号输出是指将解码的神经活动信号输出至效应器，进而实现支配效应器达到自身意图的目的。效应器根据患者的实际需求，可以是神经假体、电控轮椅、屏幕光标等。

具体实现效应输出的过程包括训练模式和大脑控制模式。训练模式要求受试者反复作出或者想做出要求的动作，通过教学工具在动作和多组神经元之间发现固定的联系，并且建立数据库。大脑控制模式是利用训练模式获得数据库，根据神经元活动来判断运动意图。训练中获得的数据库质量越高，运动意图的预测也就越准确。在使用假体过程中，患者还可以通过纠偏来主动适应。美国 A. Schwartz 等发表在 Lancet 的研究成为训练模式和大脑控制模式的典范。他们在一个高位截瘫患者的运动皮质植入了 96 位微电极阵列，然后训练患者使用具备 7 个自由度的假肢，对各类运动所对应的神经信号进行记录，并持续 13 周，建立较为完整的运动信号库。在开始训练的第 2 天对患者进行测试，仅能控制假肢在 3 个自由度内活动，而所有训练完成后再次测试，患者已经能够在 7 个自由度内使用假肢完成日常活动，并且随着时间推进，完成动作的精度和速度都在提高。

相对于外置假体，患者自身的肢体是更为理想的效应输出器。功能性电刺激(functional electrical stimulation，FES)是指利用电刺激肌肉、神经或脊髓，未受损的外周肢体完成运动功能，目前已广泛应用于外周神经运动系统。已有的 FES 系统可以通过简单的开关控制一些预置的运动模式，并利用上肢完成抓握、下肢完成站立乃至行走等动作。例如步态 FES 系统包括倾斜感受器及脚跟开关，可刺激腓肠肌神经，从而在步态摇摆时促进足背屈。1970 年 Brindly 首次提出构建"人工运动通路"的理念，将脑机接口与 FES 系统结合，巧妙地绕过神经受损的区域，正契合了该理念，前景非常广阔。动物实验证实，猴子在外周神经阻滞后可以利用脑控 FES 系统保留腕部运动功能，进一步研究扩展至 3 组肌群，从而可以按照意愿完成抓握运动。

三、临床应用

脑机接口的目的是希望通过建立大脑与肢体或者外部设备间新的交流沟通的途径，对于肢体存在严重功能障碍或者残疾的患者，实现改善或者部分重建生理机能的目的。因此，对于像脑干损伤、脊髓损伤、肌萎缩侧索硬化、周围神经病变以及肌肉病变等会导致严重功能障碍的患者都可能会受益于脑机接口。

为了进一步探究脑机接口系统的实际应用价值，Wolpaw 等人建议将潜在的脑机接口的使用群体分为以下 3 类：① 完全不能通过神经自主控制肌肉运动的群体；② 仅残存非常少的可以自由支配的肌肉运动(比如动眼或者只有肌肉收缩)的群体；③ 有部分的肌肉运动能力(比如可以动手等)并且可以通过用肌肉运动来操纵设备完成简单任务的群体。经过分析研究，Wolpaw 等人认为，第二类患者可以通过脑机接口系统获得最大利益，是脑机接口系统的主要受用群体。近年来，脑机接口系统的应用范围也在逐渐扩大，不仅仅限制于运动控制，还被广泛应用于语音交流、环境控制等领域，而且在神经康复领域也在使用脑机接口系统帮助患者加速康复，对于卒中患者的肢体康复锻炼起到了非常好的康复作用。

四、存在问题及发展方向

（1）如何获得稳定长程的大量神经元活动的信号：目前使用的颅内电极的设计使用寿命一般是几个月，少数可以长达数年。但是，由于这类电极植入过程会对周围神经元造成损伤，引起神经元凋亡；另外，由于植入引起炎症反应导致电极包裹效应，使电极所采集的信号质量逐渐变差，不能满足患者数年乃至数十年的使用需求。因此，如果想获得稳定的神经元信号必须要对电极制造工艺有进一步的改进，使其能够满足实际应用需求。

（2）如何保证侵入性电极的安全性：侵入性电极需要通过开颅方式植入电极，存在手术以及麻醉方面的风险；此外，植入的电极为异物，还会增加出血、感染以及排异反应等风险。例如癫痫患者植入电极的相关风险有出血（0.8%～2.5%）、感染（1.8%～9.1%）、永久性神经功能障碍（0.6%～1.5%）。且随着植入时间延长，将会有更多的不可知的风险。

（3）如何保证脑机接口系统的可靠实用性：将来电极的制造工艺可能可以实现稳定脑电记录，但是这并不意味着脑机接口系统可以真正地应用于临床。要想真正地实现脑机接口系统替代生物结构应用于日常生活，需要脑机接口系统能够完全代替生物结构。目前脑机接口系统还只是停留在完成简单任务层面，完全达不到实际生活需求的要求。而且植入高精度电极往往会存在电极数目的限制，如何实现多种任务、多项功能还需要进一步研究。

参 考 文 献

[1] 陈亮，周良辅. 脑机连接及其应用[M]//周良辅. 现代神经外科学. 2版. 上海：复旦大学出版社，2016：1330-1334.
[2] CHAUDHARY U, BIRBAUMER N, Ramos-Murguialday A. Brain-computer interfaces in the completely locked-in state and chronic stroke[J]. Prog Brain Res, 2016, 228：131-161.
[3] COLLINGER J L, WODLINGER B, DOWNEY J E, et al. High-performance neuroprosthetic control by an individual with tetraplegia[J]. Lancet, 2013, 381(9866)：557-564.
[4] ETHIER C, OBY E R, BAUMAN M J, et al. Restoration of grasp following paralysis through brain-controlled stimulation of muscles[J]. Nature, 2012, 485(7398)：368-371.
[5] HOCHBERG L R, SERRUYA M D, FRIEHS G M, et al. Neuronal ensemble control of prosthetic devices by a human with tetraplegia[J]. Nature, 2006, 442(7099)：164-171.
[6] LEBEDEV M A, NICOLELIS M A, Brain-machine interfaces：past, present and future[J]. Trends Neurosci, 2006, 29(9)：536-546.
[7] MAK J N, WOLPAW J R. Clinical applications of brain-computer interfaces：current state and future prospects[J]. IEEE Rev Biomed Eng, 2009, 2(1)：187-199.
[8] SHIH J J, KRUSIENSKI D J, WOLPAW J R. Brain-computer interfaces in medicine[J]. Mayo Clin Proc, 2012, 87(3)：268-279.
[9] VELLISTE M, PEREL S, SPALDING M C, et al. Cortical control of a prosthetic arm for self-feeding[J]. Nature, 2008, 453(7198)：1098-1101.

第二篇　症　状　篇

第一章　神　经　痛

王　毅

国际疼痛研究协会将由于神经系统原发性损害所引起的疼痛定义为神经病理性疼痛,其中多数为周围神经病所致。依原发损害发生在神经内的位置不同,神经病理性疼痛主要可来源于周围神经和中枢神经两类。神经痛系指以沿某周围神经通路及其分布区疼痛为主要特征的一种临床综合征,乃由于周围神经根、神经节、神经丛、神经干或其分支的原发性或继发性损害所引起。至于各种局部病变刺激末梢感受器所产生的局部痛、内脏病变时所出现的牵涉痛,以及中枢神经系统病变侵及感觉传导通路或皮质中枢所引起的中枢性痛等,均不属于神经痛的范畴。

第一节　神经痛相关解剖

一、周围神经系统解剖

周围神经系统是中枢神经(脑和脊髓)以外的神经成分,该系统包括脊神经根组成的脊神经、脑干腹外侧发出的脑神经(嗅神经和视神经除外)及内脏神经(自主神经),广泛分布于头面部、躯干、四肢及内脏,并可形成神经网络彼此联系。

(一)痛感受器和初级传入纤维

一般认为,痛觉感受器就是薄髓 Aδ 纤维和无髓的 C 纤维的游离神经末梢,前者主要感受快痛,后者感受慢痛。各种高强度的机械、化学、温度刺激均可兴奋 C 纤维的游离神经末梢,因此,又称其为"多型伤害性感受器"。感受器的功能活动受邻近其他感受器状态以及脑的下行性调控的影响,痛感受器的敏感度还受局部血液供应和组织内环境的理化变化的影响。

近年来发现一类特殊的 C 纤维伤害感受器,在生理状态下对常规的伤害性刺激不反应,但在组织炎症时,可产生强烈的持续性反应。有人将这种感受器称为"寂静性感受器"。这类感受器分布普遍,占 C 类传入纤维的 20%~50%。在炎症状态下,这类感受器对各类机械刺激变得敏感,甚至连关节的运动都能导致其持续性强烈发放。

躯体性组织器官的痛觉初级传入纤维主要存在于三叉神经和脊神经内。内脏组织器官的痛觉初级传入纤维经由下列途径传入中枢:① 经舌咽神经、迷走神经传入脑干孤束核和三叉神经脊束核;② 经交感神经、脊神经传入脊髓;③ 经盆神经传入腰骶髓。

内脏传入神经全部由细纤维组成,其末端除形成游离末梢之外,还未发现其他类型的特定感受器,解剖学还不能将伤害性、非伤害性的内脏传入纤维完全区分开。

(二)疼痛在中枢神经系统中的传导途径

1. 躯体痛的中枢传导途径　躯干和四肢的躯体痛二级神经元位于脊髓后角,向高位中枢传递伤害性信息的神经元分两类:① 只传递伤害性信息的特异性伤害感受神经元;② 对伤害性、非伤害性刺激均起反应的非特异性伤害感受神经元。头面部躯体痛的二级神经元位于脑干三叉神经核。

(1)新脊髓丘脑束(图 2-1-1-1):后根内痛觉纤维进入脊髓,在后角换元后,二级纤维经中央管前交叉到对侧,在前外侧索集中上行,抵达丘脑腹后外侧部腹侧基底复合体[包括腹

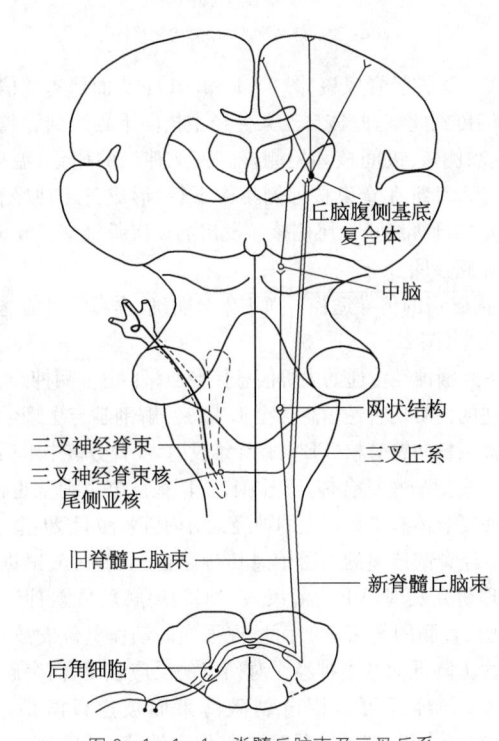

图 2-1-1-1　脊髓丘脑束及三叉丘系

后外侧核(VPL)和腹后内侧核(VPM)〕、腹尾侧核和后核组。

（2）旧脊髓丘脑束（图2-1-1-1）：在新脊髓丘脑束深层上升，在脑干网状结构、中脑被盖、导水管周围灰质等处中继或终止，换元后传至丘脑板内核群、下丘脑、边缘系统等。该束纤维分布弥散，长短不一。其功能与痛反应及痛觉调控有关。

（3）脊髓颈束（图2-1-1-2）：该束起自脊髓后角，沿外侧索的背内侧部上行，在脊髓第1~2颈节外侧颈核中继后，投射到丘脑腹侧基底复合体，进而继续上行至大脑皮质感觉区。其功能与痛觉调控有关。

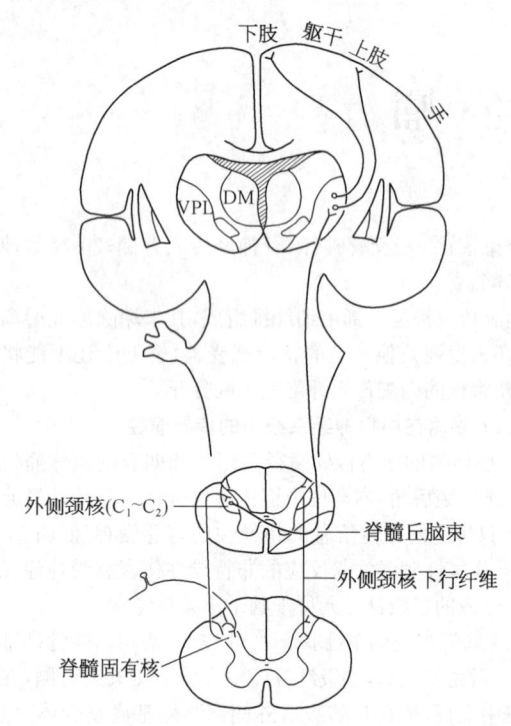

图2-1-1-2 脊髓颈束
VPL：腹后外侧核；DM：背内侧核。

外侧颈核(C₁~C₂)
脊髓丘脑束
外侧颈核下行纤维
脊髓固有核

（4）三叉神经脊束核（图2-1-1-1）：头面部痛觉信息经三叉神经传到此核，此核自三叉神经主核向下延续到脊髓胶状质，包括吻侧核、极间核和尾侧核。三叉神经的痛觉、温度觉、触压觉传入纤维在脊束核外侧集中下行，形成三叉神经脊束，传导痛觉的纤维终止于尾侧核。发出的二级纤维交叉至对侧，上升至丘脑核团。

2. 内脏痛的传导途径 尚不十分明确，提出的可能途径包括以下几条（图2-1-1-3）。

（1）经脑神经传递的内脏信息传导通路：由舌咽神经、迷走神经传递的内脏伤害性信息传至孤束核。解剖学与生理学研究均证明孤束核向臂旁核(PBN)有纤维投射，经臂旁核中继后投射到丘脑的腹侧基底复合体、下丘脑、杏仁核。电生理学也证明，腹侧基底复合体有半数以上的神经元对内脏刺激起反应。

（2）经脊髓传递的内脏信息传导路：Willis对大鼠进行在体电生理研究发现，VPL、薄束核（NG）、突触后后索神经元均可因结肠、直肠的伤害刺激而呈现强烈的动作电位发放；毁损后索则大大降低前两类神经元对伤害的反应强度，而突触后背束(PSDC)神经元可以因电刺激薄束而被逆行激活，说明PSDC-NG-VPL有可能是盆内脏伤害性信息的重要传导通

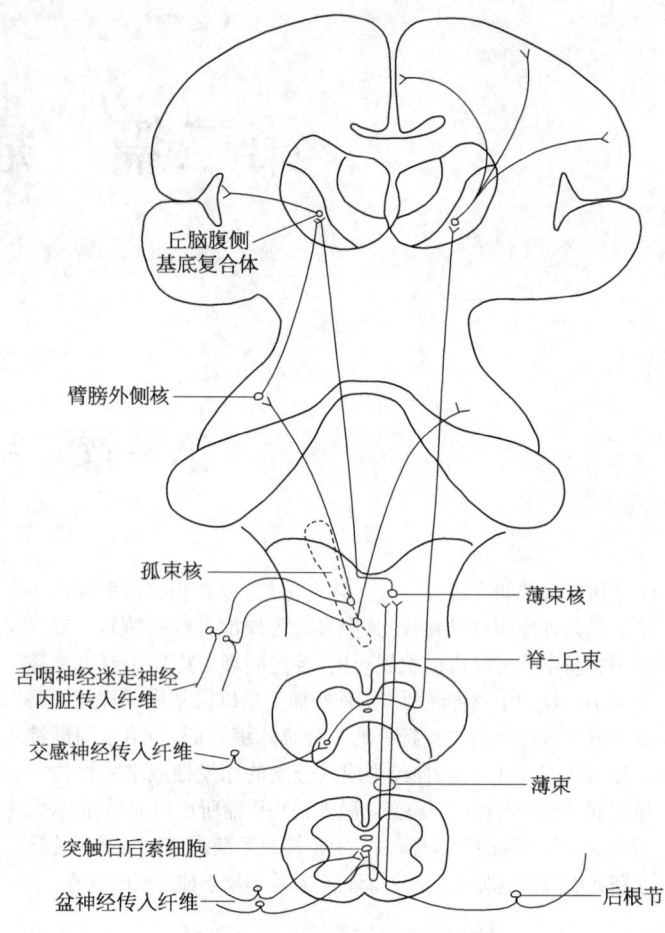

丘脑腹侧基底复合体
臂膀外侧核
孤束核
舌咽神经迷走神经内脏传入纤维
交感神经传入纤维
突触后后索细胞
盆神经传入纤维
薄束核
脊-丘束
薄束
后根节

图2-1-1-3 内脏痛觉传递通路

路。其后的形态学研究印证了生理学的发现。因此，通过后索传递的伤害性信息有两条纤维通路：DRG-PSDC-NG-VPL和DRG-NG-VPL。临床实践证明，切断后索能有效缓解盆腔脏器的癌性疼痛。经交感神经传入的胸腹腔脏器的伤害性信息，在脊髓中继后可经脊丘束上传到臂旁核或直达丘脑VPL等处。

（3）内脏痛的皮质中枢：大脑岛叶很早以前即被证明与内脏信息的感知有关，胃肠道机械性感受器的激活可以引起此区神经元的强烈发放。辣根过氧化物酶（HRP）顺行和逆行追踪研究证实岛叶与丘脑腹侧基底复合体存在着纤维联系，但这种联系是否与内脏伤害性信息的感知有关，有待进一步深入研究。

大脑皮质在疼痛中的作用：痛信息传至大脑皮质广泛区域，在皮质形成意识，皮质对疼痛有定位、定性、调节、记忆等功能，但直接刺激大脑皮质并不引起痛觉。由此看来，大脑皮质对痛觉的主要作用表现为"分辨作用"。

二、神经痛的发生机制

（一）外周敏感化

继发与损伤的炎症与修复机制可导致周围神经"敏感化"。研究表明，在多数人中，随着炎症消退和损伤修复，这种敏感状态亦恢复正常。然而，在病理状态下（如糖尿病），伤害感受器将持续受到刺激，进而加重周围神经敏感化的过程，引发神经痛。

炎症介质(如降钙素原相关肽、P 物质、前列腺素、缓激肽等)是导致周围神经敏感化的重要物质,它们增加血管通透性,引起组织水肿,并降低伤害性感受器阈值、促进异位放电的发生。

(二)离子通道作用

神经损伤后引发的自发放电被证实与背根神经节和周围神经末梢的钠离子通道表达增加相关。基础研究发现,神经损伤后,多种钠离子通道数量增多并可转位至细胞内不同部位(如 Nav 1.3、Nav 1.7、Nav 1.8),继发神经电位阈值降低和自发放电增加,并最终导致自发性疼痛。此外,某些类型的钙离子(N 型、T 型、L 型)亦可能参与神经痛的发生。

(三)中枢致敏及抑制机制受损

动物研究发现,周围神经的损伤或功能障碍可导致"持续的、可逆的兴奋性神经元突触传递增加",推测其机制可能与 A-β 触觉纤维的表型转化继发的神经肽和兴奋性氨基酸活性增加有关。另外,内源性疼痛抑制通路受损也会促进神经痛的发生与发展,可能与脊髓抑制性神经元的凋亡有关。

第二节 神经痛的分类

一、神经痛的分类

(一)根据疼痛部位分类

1. 脑神经痛 以三叉神经痛最常见,诸如舌咽、喉上神经痛和一些非典型性神经痛(自主神经痛)均少见。

2. 脊神经痛 以腰骶神经痛(坐骨神经痛)、颈胸神经痛(臂神经痛)与颈枕神经痛最为多见,而其余的脊神经痛以及因交感神经干、神经节和富有交感纤维神经损害所致的自主神经痛等则比较少见。按其病变的解剖部位又可进一步分为根性、丛性和干性 3 种,其中绝大多数是根性脊神经痛,而且多与脊椎病有关。

(二)根据病因分类

1. 原发性神经痛 系指原发于周围神经的病变,主要是间质性神经炎及病因暂时尚未明确者。除三叉神经痛外,临床较少见。

2. 继发性神经痛 由于周围神经通路受邻近组织病变损害而起病,临床多见。

(三)根据疼痛的性质分类

1. 刺痛或锐痛 其特点为定位明确,疼痛感觉的形成及消失均十分迅速,常不会引起明显的情绪反应,又称为快痛或第一痛。多被认为与外周神经中的 δ 纤维传导有关。

2. 灼痛 又称慢痛或第二痛。它的特点是定位不太明确,而且疼痛往往难以忍受。痛觉的形成比较缓慢,常常在受到刺激后 0.5~1 s 才出现。去除刺激后,还要持续数秒钟后才逐渐消失,常伴有心血管和呼吸等自主神经功能变化,并一过性地影响思想情绪。多被认为是由于外周神经中的 C 类纤维活动所致。

3. 钝痛 此种性质的疼痛是躯体深部组织和(或)内脏器官受到伤害性刺激时所产生。通常呈持续性,并且部位固定,有时伴有烧灼感。但是疼痛的性质很难描述,感觉定位差,痛源(痛觉产生部位)很难确定。常伴有明显的内脏和躯体反应,并可引起较强的情绪变化。对这种性质的疼痛,目前普遍认为两种神经纤维均参与其中,即外周神经中的 δ 纤维和 α 纤维。

二、各种神经痛

(一)枕神经痛

枕神经痛是指发生于头部和颈后的一种发作性疼痛,系由枕大、枕小或耳大神经本身的炎症、损伤,或者因其他疾病刺激、压迫该神经引起。

【解剖基础】

1. 枕大神经 由 C_2 神经的后支纤维所构成,通过颈$_1$~颈$_2$椎体之间出椎管,分布于枕后和顶部的皮肤(图 2-1-2-1)。

2. 枕小神经(C_2、C_3) 由胸锁乳突肌后缘穿出至皮下,继而上行并分布于枕外侧部、乳突及耳前后侧面的上部分皮肤。枕小神经司这些区域的感觉。

3. 耳大神经(C_2、C_3) 在枕小神经的下方出胸锁乳突肌后缘,分布于下部分耳郭的前后侧、乳突及腮腺区皮肤,其末梢与枕大、枕小神经相吻合。

【常见原因】

1. 颈椎病变 如炎症、肿瘤等。

2. 椎管内病变 如上颈髓肿瘤、枕骨大孔内肿瘤、蛛网膜炎等。

3. 枕部病变 如环枕部脱位、颅底凹陷症、环枕融合、枕部韧带或关节损伤、骨折等。

4. 其他 呼吸道感染、风湿病、糖尿病及酒精、铅中毒等。

【临床表现】

多呈针刺或刀割样放射性痛,主要位于一侧的枕下及乳突后,并向枕上、耳及顶部放射,甚至可波及前额与眼眶区。疼痛常呈发作性出现,或自发或因旋转头部,尤其是向对侧旋转而被诱发,其他的头颈部活动或咳嗽、打喷嚏等亦可诱发或加剧疼痛。多数患者在疼痛间歇期仍感到患区钝痛。体检时常见颈肌紧张乃至强迫头位,患侧的枕大神经出口处枕小神经(胸锁乳突肌上端后缘)有压痛。

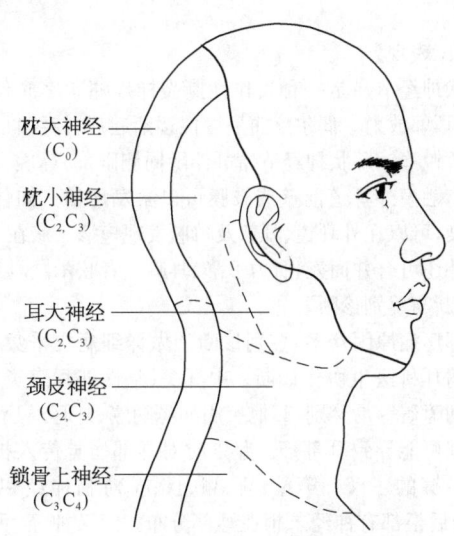

图 2-1-2-1 枕神经分布

(图中标注:枕大神经(C_0)、枕小神经(C_2、C_3)、耳大神经(C_2、C_3)、颈皮神经(C_2、C_3)、锁骨上神经(C_3、C_4))

【诊断与鉴别诊断】

根据疼痛的部位、特定区域压痛等,枕神经痛可诊断,但需注意对其病因进行鉴别,临床以继发性枕神经痛较多见。

1. 感染　发病较急,常与受凉关系密切,且疼痛范围较广泛。

2. 骨关节病　多于紧张劳动、外伤后出现,部分为在慢性基础上突然加重,并且疼痛比较局限,头颈部活动和位置对疼痛的程度具有较大影响。其中颈椎病的发病年龄多较大,并常合并有慢性颈痛和僵硬、眩晕、颈枕部跳痛、臂痛或麻木等其他颈椎病的表现。

3. 畸形　多有较特殊的外貌特征,且常在青少年时期发病。

4. 其他　如结核、肿瘤等,常出现双侧性枕神经痛,且颈椎的局部压痛较显著。

(二) 面神经痛

临床所见的面神经痛表现为两组异质性症状。其一为短暂的、发作性的剧痛,疼痛多局限于受累神经的分布区内,又称典型面神经痛;其二表现为疼痛部位较为广泛,并非局限于受累神经的分布区,且疼痛持续时间长,呈灼烧样痛或不适感,并常伴有自主神经症状,包括膝状神经节痛、鼻睫神经痛、疱疹后神经痛、颈交感神经节损害所致面痛及血管神经节面痛等,其产生原因主要为自主神经受损,又称非典型性面神经痛。现将膝状神经节痛介绍如下。

【解剖基础】

膝状神经节是面神经组成部分中间神经的神经节,位于颞骨岩部的面神经管内。面神经是混合性神经,其本身相当于运动根,中间神经为副交感纤维。中间神经感觉纤维的细胞体位于膝状神经节内,其中枢突经中间神经与面神经经内耳孔进入脑干终末端与脑干孤束核连系,周围突则主要加入岩大浅神经和岩小浅神经,另有少量纤维随面神经主干出颅到达外耳,并与迷走神经耳支共同传导一部分外耳道、鼓膜和耳郭的一般感觉。

【病因】

多由于病毒尤其是疱疹病毒感染神经节所致,也可因颅底骨折、动脉瘤、周围组织感染致该神经节及其感觉纤维受损所引起。

【临床表现】

膝状神经节痛是一种发作性撕裂样疼痛。疼痛位于耳的深部,向耳郭放射。偶尔疼痛呈慢性逐渐起病,持续性钝痛,其中伴短暂锐痛。膝状神经节痛可伴随同侧眶部、鼻腔及面部弥散疼痛。触摸外耳道前壁或鼓膜可以激发疼痛。如伴随带状疱疹感染,可以在外耳道、耳郭及口腔发现疱疹。疹在 4 d 内消退。另外还可合并面瘫、听力下降、耳鸣或者眩晕。

【诊断与鉴别诊断】

耳部疼痛原因众多,鉴别诊断须做详细病史采集和检查,必要时请耳科医生协作诊断。中耳炎、急性外耳道炎、颞下颌关节活动障碍等易鉴别,其他疾病如鼻咽癌、外耳道囊腺癌、茎突过长都可能导致耳部痛。鉴别时对耳部痛觉传入神经的解剖须有足够的了解。第 Ⅴ、Ⅶ、Ⅷ、Ⅸ、Ⅹ 对脑神经和第 2、第 3 脊神经后根都有神经末梢在耳部分布。三叉神经、舌咽神经病在有关章节详细介绍。枕神经痛则不宜与膝状神经节痛相

混淆。迷走神经痛少见,疼痛部位主要在咽部及颈部,有时疼痛部位不典型,可以在甲状软骨膜处用利多卡因阻滞喉上神经,如疼痛缓解说明是迷走神经痛。

(三) 三叉神经痛

三叉神经痛是脑神经疾病或神经痛疾病中较常见的一种神经痛。以面部三叉神经分布区内出现反复发作性触电样短暂而剧烈疼痛为其临床特征。本病多发生于 45 岁以上的中老年人,女性发病多于男性。三叉神经痛将于脑神经疾病一章中具体阐述,此处不再赘述。

(四) 肩臂神经痛

肩臂神经痛指构成肩臂部神经的颈胸神经根、臂丛或其各周围神经干,由于不同原因而受损(原发性或继发性损害)所产生的上肢疼痛的总称,是一个以臂痛为主要表现的临床综合征。肩臂神经痛比较常见,在各脊神经痛当中,其发生率仅次于坐骨神经痛,居第二位。

【解剖基础】

1. 颈神经　颈髓共有 8 对颈神经,颈神经根较短,几乎呈水平方向离开脊髓向椎间孔伸延,但在下颈部则稍向尾侧偏斜,神经根亦相应变长。C_1、C_2 神经位于关节突的后外侧,其余均介于后关节前面和钩椎关节之间。每一颈神经在出根间孔后亦皆分出前支、后支和脊膜支,并有来自椎旁交感神经干的灰交通支加入。由于大部分颈髓的侧角并无交感神经细胞,因而可能除 C_8 神经根外,其余各颈神经根内均无交感神经的节前纤维及其所组成的白交通支。C_1～C_4 神经的前支组成颈丛,C_5～T_1 神经的前支组成臂丛。

2. 颈椎旁交感神经干　颈交感神经干位于颈脊柱前外侧。交感神经节的数目变异较大,每侧 2～4 个;颈上和颈下神经节一般恒定,而颈中及颈中间神经节常缺如。

3. 臂丛　位于锁骨上下,由颈椎旁直至腋窝下界之间的区域内,主要由 C_5～T_1 神经的前支组成。组成臂丛的各脊神经由相应的椎间孔穿出后,经中、前斜角肌间隙向下逐渐集合,横越第 1 肋骨上到达腋区。在锁骨上窝先合并为 3 个干,至锁骨下上、中、下 3 干又各分为前、后股,进而夹腋动脉形成 3 束,最后在腋下区重新组合形成上肢的各周围神经。其中,由上、中干前股形成的外侧束分出肌皮神经和正中神经外侧部,下干前股组成的内侧束分出正中神经内侧部、尺神经及上肢内侧皮神经,而由 3 干后股合成的后束则延续为桡神经及腋神经。这些神经支配上肢的运动及感觉。此外,臂丛尚发出肩胛背神经、肩胛上神经、肩胛下神经、锁骨下神经、胸前神经及胸长神经等而分布于肩胛带的肌肉。

【病因】

1. 根性肩臂神经损伤　指组成臂丛的 C_5～T_1 神经根由于原发性或继发性损害所产生的疼痛综合征。其中绝大多数系由这些神经根的继发性病变所致,并且常为 C_5～T_1,尤其是 C_6、C_7 神经根受累,而 T_1 神经根损害则少见。常见病因包括:① 颈椎病变,最常见于颈椎病,如颈椎间盘突出、颈椎骨关节韧带退行性变、钩椎关节骨质增生,是引起根性肩臂神经痛的最常见原因。其他如各种感染性脊椎炎、颈椎损伤、颈椎肿瘤及颈椎畸形等,亦可导致神经根的继发性损害。② 颈脊髓脊膜病变,如颈髓肿瘤、脊髓空洞症、脊髓蛛网膜炎、硬脊膜周围炎等,在病程发展阶段可产生根性肩臂神经痛。③ 颈胸神经根炎症,

如感染性多发性神经根神经炎、血清性多发性神经根神经炎、中毒或变态反应性炎症,可累及胸神经根而致痛。

2. 丛性肩臂神经损伤 由于不同原因致使臂丛损害而产生的疼痛综合征。在临床上,易与颈胸神经根病相混淆。其实,两者的症状虽相似,但其发病原因却有很大的区别。如颈胸神经根病常因颈椎及椎管内病变所引起;而臂丛病则主要由锁骨上、下窝的各种病变所致。因此,有必要将两种疼痛综合征分开,以利于病因诊断及治疗。

引起丛性肩臂神经痛的常见病因有:① 臂丛损伤,为较为常见的病因。如刺伤、肋骨颈部骨折、肩关节脱位、锁骨骨折以及新生儿产伤、剧烈牵拉手臂、头固定时臂部过度运动或臂固定时头部过度运动等,均可引起臂丛损伤。② 胸廓出口异常,如颈肋、第1肋骨畸形、前斜角肌异常、锁骨下动脉病变等,可致臂丛受压而致痛。③ 肿瘤与淋巴结病变,如肺上沟肿瘤可侵犯臂丛,颈根部及锁骨上、下窝的淋巴结肿大可刺激或压迫臂丛。④ 肩关节炎与肩关节周围炎,偶尔可侵犯部分的臂丛而产生肩臂神经痛。⑤ 感染、中毒与变态反应性臂丛炎症,单独侵犯臂丛的原发性臂丛发炎极为少见,多因臂丛周围组织的炎症扩散受累。

3. 干性肩臂神经损伤 指上肢某周围神经干的原发性或继发性病变所产生的疼痛综合征。但须注意,上肢的桡神经、正中神经和尺神经较易受损,但引起神经痛者少见。大多以运动功能受损为主,明显的神经痛症状主要见于正中神经损害。常见病因包括:① 周围神经损伤,如刺伤及神经干附近的骨折或脱位等。正中神经损伤可发生于肱骨髁上骨折、前臂骨折、腕关节骨折或脱位。② 局部受压,如正中神经在腕横韧带下的腕管内受压,可产生腕管综合征。③ 周围神经肿瘤,如神经鞘瘤、神经纤维瘤等。④ 周围神经炎症,如感染、中毒或变态反应性单神经炎。

【临床表现】

1. 根性肩臂神经痛 多表现为单侧的单根或少数神经根受损症状,常于颈部扭伤、紧张劳动或受凉后急性或亚急性发作,病程较长,可反复发作。疼痛为最主要的自觉症状,起初为间歇性短期发作,之后可逐渐加重并转为持续性。多为某一侧颈根部疼痛,严重时向肩部、臂部以及手指放射,可表现为钝痛、刺痛或灼痛,夜间明显,头颈部活动、咳嗽或用力时加重,常伴有颈部僵硬及局部麻木、寒冷等感觉异常。下颈椎棘突、横突、锁骨上窝可有压痛,且可向臂部乃至手指放射。臂丛神经牵拉试验多为阳性,压头试验、屈颈试验及增加腹压试验等亦可为阳性。感觉、运动及反射障碍一般不明显,少数患者可有根性分布的痛、温觉过敏或减退区,肩臂部肌肉松弛、萎缩及相应的腱反射减弱等。另外,部分患者可出现 Horner 综合征、椎动脉供血不足及脊髓受压症状。

2. 丛性肩臂神经痛 疼痛是患者的主要症状,发病初期疼痛多呈间歇性,继而可转为持续性并阵发性加重。疼痛部位开始主要位于锁骨上下窝的臂丛解剖区域,不久即可扩展至肩后部,并向上臂、前臂及手部放射。性质可呈钝痛、刺痛或灼痛,并可伴有较弥散的酸、沉、麻、冷等异常感觉。上肢外展、上举等牵拉臂丛的动作往往可诱发或加剧疼痛。锁骨上下窝、肩胛冈上方、上臂各周围神经干等处常有明显压痛。臂丛神经牵拉试验常呈阳性。神经功能障碍程度不一,多数较轻,严重者可

出现臂丛麻痹。

上臂丛麻痹表现为臂丛上干损害症状,如上肢外侧痛,感觉过敏、减退或缺失,三角肌、肱二头肌、肱桡肌、胸大小肌等麻痹甚至萎缩,肩臂下垂,上臂外展、外旋及前臂屈曲旋后等运动障碍。

下臂丛麻痹表现为臂丛下干受累症状,如前臂内侧及手部尺侧疼痛及感觉障碍,手部无力及手内肌萎缩,可见"爪形手",常伴有上肢供血不足症状,如手部皮肤发凉、苍白或青紫,桡动脉搏动减弱等。

3. 干性肩臂神经痛 大多数周围神经是混合性神经,内含感觉、运动和自主神经3种纤维,因此它们受损后,即可出现相应部位的周围性运动麻痹、感觉障碍及自主神经功能紊乱等症状。在上肢的神经当中,以正中神经内所含自主神经纤维最丰富,故在其受损后往往发生剧烈的疼痛及显著的神经、血管和营养障碍。

正中神经损害的临床表现,依其病因及损害程度不同而异。如该神经部分损伤时,常出现剧烈的上肢灼性神经痛,如于腕管内受压,则主要症状为示、中、环指麻木、刺痛等异常感及鱼际部肌群萎缩。正中神经完全麻痹的典型症状为前臂不能旋前,手屈腕和握举运动无力,拇指、示指不能屈曲亦不能过伸,拇指不能对掌、外展,鱼际部肌群萎缩,拇指呈内收及伸展状,呈"猿手"。常伴有桡侧手掌及三个半手指的感觉障碍。

【诊断】

肩臂神经痛的诊断步骤包括3步:① 是否是肩臂神经痛(定向);② 为根性、丛性或干性肩臂神经痛(定位);③ 由什么原因引起(定性)。诊断需根据病史、临床表现及辅助检查结果作出。

1. 病史 需详细询问疼痛的部位、范围、程度、性质、持续时间、诱发及缓解因素、伴随症状等。

2. 体格检查 需注意观察患者是否有 Horner 征,颈部肌肉有无紧张或萎缩,双臂及双手肌肉有无萎缩或其他营养障碍,辅以臂丛神经牵拉试验、压颈试验等。椎动脉点、枕神经、颈椎间盘等处压痛点检查阳性较具诊断意义。感觉、运动、反射及自主神经检查对于病因鉴别较具价值。

3. 辅助检查 颈椎 X 线摄片、脊髓造影等对于病因诊断具有价值。

【鉴别诊断】

1. 定向诊断 ① 肩关节周围炎:多见于老年人。疼痛常局限于肩关节周围,肩关节外展、外旋运动受限较显著。压痛点位于肩关节周围。② 肱骨外上髁炎:疼痛为局限性,以肱骨外上髁处为重,旋转前臂、屈腕等动作可诱发或加剧疼痛。肱骨外上髁,尤其是内下方压痛较显著。无神经功能障碍体征。③ 心绞痛:疼痛多始于胸骨后或心前区,继而向肩部及上肢尺侧放射。无神经干压痛,发作持续时间较短,常伴其他心脏体征,心电图检查多有异常,服用硝酸酯类药物或休息后疼痛明显减轻。④ 自主神经、血管疾病:包括雷诺病、红斑肢痛症等。多呈发作性,以血管功能性障碍为主,长期反复发作者可能引起血管器质性改变。主要表现为发作性疼痛与麻木,多局限于肢端部位,常伴有局部皮肤颜色及温度改变。病程长者还可出现神经营养障碍。

2. 定位诊断 ① 神经根病变:疼痛主要位于颈部,压痛点为颈椎棘突、横突,感觉障碍区呈根性分布,伴颈肌紧张,肌

萎缩、运动障碍、反射改变及血管营养障碍少见或程度较轻,脑脊液可有椎管梗阻及蛋白、细胞数增加。② 上臂丛病变:疼痛主要位于肩部,锁骨上窝及神经干有压痛,感觉障碍区分布于肩部和上肢外侧,伴臂丛部肌紧张,可有肩胛带肌肉萎缩,臂部及前臂无力,肱二头肌反射减弱或消失,血管营养障碍多不明显,脑脊液正常。③ 下臂丛病变:疼痛部位主要位于手部,压痛点位于锁骨上窝及神经干,一般不伴肌紧张,前臂及手部尺侧可有感觉障碍区,前臂屈肌和手内肌可有萎缩,可伴手和手指无力,肱三头肌及桡骨膜反射减弱或消失,血管营养障碍等,脑脊液正常。

3. 定性诊断　① 根性肩臂神经痛需与颈椎病、颈膨大部脊髓肿瘤、粘连性脊髓蛛网膜炎及脊髓空洞症、颈胸神经根炎等疾病鉴别。② 丛性肩臂神经痛需与颈肋、前斜角肌综合征、锁骨上窝脓肿及变态反应性臂丛神经炎相鉴别。③ 干性肩臂神经痛需排除腕管综合征、灼性神经痛及周围神经干神经鞘瘤等疾病。

(五) 腰腿痛

腰腿痛是临床常见的综合征,往往呈慢性病程,并严重影响患者的工作能力及生活质量。导致腰腿痛的病因多样,与神经系统相关者以坐骨神经痛最为常见。此外,股神经痛、隐神经痛、股外侧皮神经痛、髂腹股沟神经痛、臀上皮神经痛等也是导致腰腿痛的原因。

1. 坐骨神经痛　坐骨神经通过梨状肌下孔出骨盆后,在股骨大转子与坐骨结节中间偏内下行。至股后部,先由股二头肌覆盖,以后介于股二头肌和大收肌之间,行至腘窝上角处分为胫神经与腓总神经。有时此两神经亦可于股中部、股上部或直接由骶丛分出等变异情况。其中胫神经在分出膝关节支和腓肠内侧皮神经后,沿小腿后侧与胫后动脉向下伴行,至内踝后方分为足底内侧神经与足底外侧神经,分布于足底的内、外侧皮肤;腓总神经在腘窝处分出腓肠外侧皮神经后,绕腓骨头转向小腿前外侧,再分为腓深神经与腓浅神经。腓深神经分布于踇趾间背侧皮肤,腓浅神经分布于足背皮肤;腓肠神经由来自胫神经的腓肠内侧皮神经和来自腓总神经的腓肠外侧皮神经吻合而成,分布于足外缘及小趾背侧皮肤。

坐骨神经痛分为以下 3 种临床类型:① 根性坐骨神经痛或上段坐骨神经痛,为腰骶神经根损害;② 丛性坐骨神经痛或中段坐骨神经痛,为骶丛病变;③ 干性坐骨神经痛或下段坐骨神经痛,为坐骨神经干及其分支损害。

此外,J. A. Sicard 及 L. Ramond 将坐骨神经痛分为脊膜神经根炎、神经节神经根炎、神经根炎、神经丛炎及神经炎。

【病因】

(1) 根性坐骨神经痛:过去曾认为腰骶神经根病多由感染所致,而近些年研究认为,绝大多数反复发作性坐骨神经痛均由脊椎病所致。换言之,除一些脊椎破坏性病变、椎管内肿瘤以及炎症等以外,一般急性或亚急性发生的腰骶部单神经病或多数单神经病,多为脊椎退行性病变所致,而感染、受凉或过度疲劳等因素,仅对发病具有一定的诱发作用。其病因可分为:① 先天性畸形、隐性脊椎裂、椎弓峡部裂与脊椎滑脱、关节突与横突异常(如小关节面异常、横突粗大或钩状畸形)、椎管狭窄等。② 压迫与损伤,如脊椎病、椎间盘突出症、增生性脊椎炎、黄韧带肥厚等、脊椎损伤(脊椎骨折与脊椎滑脱)、脊椎肿瘤(骨

肿瘤、转移瘤)。③ 畸形及破坏性脊椎病变,如类风湿脊椎炎、感染性脊柱炎(脊柱结核、化脓性脊柱炎)、骨质疏松症等。④ 炎症,为感染、中毒及变态反应性炎症,如脑脊膜炎、脊髓炎、脊髓蛛网膜炎、神经节神经根炎(带状疱疹)、硬脊膜外周围炎、感染性多发性神经根神经炎、血清性多发性神经根神经炎等。⑤ 脊髓肿瘤,如神经鞘瘤、脊膜瘤、转移癌、皮样囊肿等。⑥ 其他脊髓疾病,如脊髓血管疾病、局限性蛛网膜下腔出血、脊髓空洞症、多发性硬化以及某些医源性疾病,如鞘内注射某种药物等。

(2) 丛性坐骨神经痛:多为继发性,而原发性感染或中毒罕见。原因包括骶髂关节炎、骨盆肿瘤、骨盆外伤、梨状肌损伤或炎症、盆腔器官疾病(如子宫附件炎等妇科病)等。

(3) 干性坐骨神经痛:临床少见,多为坐骨神经干继发的反应性炎症所致,其中梨状肌损伤最为多见。另外,坐骨神经本身的局限性损伤也可引起干性坐骨神经痛。

【临床表现】

本病男性青壮年多见,单侧为多。疼痛程度及时间常与病因及起病缓急有关。

(1) 根性坐骨神经痛:起病随病因不同而异。最常见于腰椎间盘突出者,常在用力、弯腰或剧烈活动等诱因下急性或亚急性起病,少数为慢性起病。疼痛常自腰部向一侧臀部、大腿后、腘窝、小腿外侧及足部放射,呈烧灼样或刀割样疼痛,咳嗽及用力时疼痛可加剧,夜间更甚。患者为避免神经牵拉、受压,常取特殊的减痛姿势,如睡时卧向健侧,髋、膝关节屈曲,站立时着力于健侧,日久造成脊柱侧弯,多弯向健侧;坐位时臀部向健侧倾斜,以减轻神经根的受压。牵拉坐骨神经皆可诱发疼痛,或疼痛加剧,如 Kernig 征阳性(患者仰卧,先屈髋及膝成直角,再将小腿上抬。由于屈肌痉挛,因而伸膝受限而小于 $130°$,并有疼痛及阻力),直腿抬高试验(Lasegue 征)阳性(患者仰卧,下肢伸直,患肢上抬不到 $70°$ 而引起腿部疼痛)。坐骨神经通路可有压痛,如腰旁点、臀点、腘点、踝点及跖点等。患肢小腿外侧和足背常有麻木及感觉减退。臀肌张力松弛,伸及屈肌力减弱。跟腱反射减弱或消失。

(2) 丛性坐骨神经痛:大多数患者在下腰椎(常为 L_4、L_5)的患侧棘突区有明显的压痛点,且在压迫时疼痛常由局部向该侧下肢放射。有时患侧的臀部坐骨大孔区亦有压痛,臀以下的坐骨神经压痛则一般表现较轻或不明显。常出现直腿抬高试验阳性。在急性期常有痛区感觉异常、过敏,病程较长者,可有感觉减退乃至缺失的现象,大多位于 L_5 或 S_1 的神经根分布区,即小腿和足的外侧部。个别较严重者,可有部分腓骨肌(如腓骨长肌)无力,以及臀部、小腿肌肉松弛和萎缩现象。急性期患侧的跟腱反射正常或亢进,而长期反复发作者,其跟腱反射可减弱或消失。

(3) 干性坐骨神经痛:起病缓急亦随病因不同而异,如受寒或外伤诱发者多急性起病。疼痛常从臀部向股后、小腿后外侧及足外侧放射。行走、活动及牵引坐骨神经时疼痛加重。压痛点在臀点以下,Lasegue 征阳性而 Kernig 征多阴性,脊椎向患侧侧弯以减轻对坐骨神经干的牵拉。

【诊断及鉴别诊断】

(1) 诊断:坐骨神经痛的诊断包括以下 3 个步骤:① 是否为坐骨神经痛(定向诊断);② 为根性、丛性还是干性坐骨神经

痛(定位);③ 引起坐骨神经痛的病因是什么(定性)。需要根据详细的病史采集、体格检查及必要的辅助检查作出诊断,病因鉴别十分重要。

1) 病史:需了解患者的一般情况(年龄、性别、职业等),疼痛的部位、性质、范围、程度、持续时间、诱发与缓解因素、伴随症状等。

2) 体格检查:需注意患者的姿势、步态、脊柱活动及肌肉萎缩等情况,并常规进行运动、感觉、反射等检查。压痛点检查对于诊断病变的部位及性质具有重要意义。坐骨神经牵拉试验及其加强试验阳性具有诊断价值。骨盆挤压试验、4 字试验等有助于鉴别诊断。

3) 辅助检查:对可疑脊髓肿瘤、粘连性蛛网膜炎等椎管内病变患者,可进行腰椎穿刺检查。腰骶椎 X 线检查有助于排除骨折、关节脱位及某些腰骶部先天性畸形,必要时可行脊髓碘油造影及 MRI 检查。

(2) 鉴别诊断。

1) 定向诊断:即判断疼痛是否为坐骨神经痛。因多数的腰腿痛并非由坐骨神经受累所引起,而仅仅在疼痛的部位方面和坐骨神经痛有某种相似之处,应首先加以排除。① 肌痛:由肌纤维组织炎所引起,可急性或慢性起病,间歇性病程,其症状常与天气变化有密切关系,疼痛与压痛的范围多较广泛,有时亦可为游走性痛。患区的活动因疼痛往往受限,肌肉紧张、僵硬,偶可触及肌肉硬结节或条索,压迫时较敏感。检查无感觉、运动及反射等神经功能障碍,疼痛并不沿坐骨神经干放射而位于肌肉内。② 蜂窝织炎所致疼痛:由于皮下浸润物以及逐渐发生纤维化,则可压迫神经末梢而产生局部疼痛。此种疼痛多位于臀部和大腿,小腿一般不受累,而且通常在活动时出现,范围较广,无自发痛。患区皮下有时可触及圆形扁平的浸润结节,质硬,与皮肤粘连,压迫时较敏感,可产生较持续的疼痛。无神经损害的体征。③ 腰肌劳损:腰部的肌肉、筋膜、韧带及关节囊等软组织可因长期的紧张体力劳动,以致发生慢性损伤,或因急性腰扭伤未愈而转为慢性过程者。实为腰椎退行性改变的一种早期表现,紧张劳动或外伤仅起一定的外界诱因作用。本病的临床特点为长期的腰部酸胀和钝痛,但疼痛并不向下肢放射,清晨起床时较重,稍事活动后减轻,劳累与天气变化对疼痛的影响亦较大。检查时往往腰部活动受限,单侧或双侧的腰背肌紧张、压痛。无神经系统损害体征。④ 关节痛:髋关节、骶髂关节等病变,如不累及神经丛或神经干时,则可产生单纯的关节痛。但关节痛疼痛及压痛以关节部位最明显,关节向各方运动均引起疼痛,直腿抬高试验时疼痛位于关节区,相应的各种关节试验阳性,无神经损害的体征等。⑤ 内脏病变所致的腰腿牵涉性痛:某些内脏疾患的疼痛可牵涉至腰腿部,易与坐骨神经痛相混淆。但具有胃肠、胆、胰、肾或盆腔器官疾病史,疼痛及压痛以病灶附近为剧,有原发病的典型症状和体征,无神经体征。

2) 定位诊断:即明确为坐骨神经痛后,判断为根性、丛性或干性坐骨神经痛。① 根性坐骨神经痛:疼痛位于腰骶部,沿坐骨神经放射;棘突旁压痛较明显,而坐骨神经干压痛较轻,脐旁及股神经无压痛;直腿抬高试验、交叉直腿抬高试验、屈颈试验等均为阳性;感觉障碍呈根型分布;踝反射可减弱或消失;常伴有脑脊液改变。② 丛性坐骨神经痛:疼痛位于骶部,沿坐骨

神经放射并可至股前、会阴部;棘突旁无压痛,坐骨神经干压痛明显且常有脐旁及股神经压痛;直腿抬高试验多呈弱阳性,交叉直腿抬高试验、屈颈试验阴性;感觉障碍呈一支以上周围神经干型分布;膝反射及踝反射常有减弱或消失;脑脊液检查正常。③ 干性坐骨神经痛:疼痛部位位于臀部以下,并沿坐骨神经放射;坐骨神经干压痛明显,棘突旁、脐旁及股神经无压痛;直腿抬高试验阳性,交叉直腿抬高试验、屈颈试验阴性;感觉障碍呈周围神经干型分布;膝反射多正常,踝反射可减弱,脑脊液正常。

3) 定性诊断:即坐骨神经痛的病因鉴别。

A. 根性坐骨神经痛的病因:① 腰椎间盘突出,患者常有较长期的反复腰痛史,或重体力劳动史,常在一次腰部损伤或弯腰劳动后急性发病。除典型的根性坐骨神经痛的症状和体征外,并有腰肌痉挛、腰椎活动受限和生理屈度消失,椎间盘突出部位的椎间隙可有明显压痛和放射痛。X 线摄片可有受累椎间隙变窄,CT 检查可确诊。② 马尾肿瘤,起病缓慢,逐渐加重。病初常为单侧根性坐骨神经痛,逐渐发展为双侧。夜间疼痛明显加剧,病程进行性加重。并出现括约肌功能障碍及鞍区感觉减退。腰椎穿刺有蛛网膜下腔梗阻及脑脊液蛋白定量明显增高,甚至出现 Froin 征(脑脊液黄色,放置后自行凝固),脊髓碘水造影或 MRI 可确诊。③ 腰椎管狭窄症,多见于中年男性,早期常有“间歇性跛行”,行走后下肢痛加重,但弯腰行走或休息后症状减轻或消失。神经根或马尾受压严重时也可出现一侧或双侧坐骨神经痛症状及体征,病程呈进行性加重,卧床休息或牵引等治疗无效。腰骶椎 X 线摄片或 CT 可确诊。④ 腰骶神经根炎:因感染、中毒、营养代谢障碍或劳损、受寒等因素发病。一般起病较急,且受损范围常常超出坐骨神经支配区域,表现为整个下肢无力、疼痛、轻度肌肉萎缩,除跟腱反射外,膝反射也常减弱或消失。⑤ 腰椎结核、椎体转移癌等。干性坐骨神经痛时,应注意有无受寒或感染史,以及骶髂关节、髋关节、盆腔和臀部的病变,必要时行腰骶椎 X 线摄片外,还可行骶髂关节 X 线摄片、妇科检查以及盆腔脏器 B 超等检查以明确病因。

B. 丛性坐骨神经痛的病因:① 骶髂关节炎,痛与压痛主要位于关节区,如继发神经丛损害,可产生坐骨神经痛,但多伴有股神经和闭孔神经等受累表现,4 字试验阳性,X 线检查可见病变。② 盆腔疾病,如盆腔慢性炎症所致盆腔粘连可累及腰骶神经丛,表现为腰骶部疼痛,并向下肢放射,但常伴有其他原发病表现。

C. 干性坐骨神经痛的病因:① 梨状肌综合征,疼痛位于臀部,下肢旋转时疼痛加剧,并可沿坐骨神经向下放射。可有梨状肌压痛及异常改变。② 下肢静脉曲张,表现为久站后疼痛加重,走路或患肢抬高时症状减轻,可见下肢静脉曲张或痔疮。③ 血栓闭塞性脉管炎,常伴有小腿乏力、足冷等感觉,可测量足背动脉搏动以鉴别诊断。

2. 腰神经痛 系指组成腰丛的脊神经根、神经丛及其各分支损害所产生的疼痛综合征。腰丛由 $L_1 \sim L_3$ 和部分 L_4 神经的前支所组成,大约半数人 T_{12} 神经的部分前支亦加入该丛。腰丛为腰骶丛的上部分,位于腰椎的横突前、腰四方肌和腰大肌之间。其主要分支有髂腹下神经、髂腹股沟神经、生殖股神经、股神经、臀外侧皮神经及闭孔神经。此外,由 $L_1 \sim L_3$ 神经

的后支尚组成臀上皮神经。

腰神经痛发病率远较坐骨神经痛为低,其中比较常见的有股神经痛、隐神经痛、股外侧皮神经痛以及臀上皮神经痛。

【解剖基础】

(1) 股神经:为腰丛最大的分支,由 $L_2 \sim L_4$ 神经组成。起始于腰大肌后方,沿髂腰肌沟下行,于腹股沟韧带下进入股三角。发出终支包括运动支(支配髂腰肌、缝匠肌、耻骨肌和股四头肌)和感觉支(股前皮神经、隐神经)。

(2) 隐神经:为股神经最长的分支,分出后经腘窝管,最终与大隐静脉伴行至内踝及足内缘。支配膝内侧、小腿前内侧及部分足内缘的皮肤感觉。

(3) 股外侧皮神经:为感觉神经,始于 L_2、L_3 脊神经后根,终于股前外侧皮肤,司该区皮肤感觉。

(4) 臀上皮神经:为感觉神经,由 $L_1 \sim L_3$ 脊神经后支的外侧支发出,分布于臀上外侧以至股骨大转子区,司该区皮肤感觉。

【病因】

引起各种腰神经痛的病因复杂,包括脊椎病、脊髓病变、腰骶部周围神经病变、腰骶部先天性畸形、脊椎与脊髓损伤、脊椎炎症、脊椎肿瘤、腰骶神经周围软组织病变及骨盆与盆腔脏器病变等。

【临床表现】

主要表现为相应神经支配区的疼痛及压痛,神经牵拉征阳性,病情较重、病程较长者常可伴有感觉、运动及反射障碍。

(1) 股神经痛:疼痛位于腹股沟区,并向股前、小腿内侧放射,腰部运动及咳嗽等可使疼痛加重;压痛点多位于腹股沟韧带中外 1/3 处、膝关节内侧、内踝及足内缘,股神经牵拉试验可为阳性;常伴有股神经分布区内感觉过敏、异常或感觉减退。

(2) 隐神经痛:如损害位于内收肌管内,则表现为股下部和小腿前内侧痛,股下 1/3 内侧隐神经出口处有压痛,常伴有膝内侧及小腿前内侧的皮肤痛觉过敏或减退。

(3) 股外侧皮神经痛:表现为股前外侧皮肤疼痛,可伴有各种异常感觉,如麻木、僵硬、刺痒、烧灼感等;压痛点位于髂前上棘内侧或其下方;股前外侧皮肤常有感觉减退。

(4) 臀上皮神经痛:主要表现为腰臀部疼痛,范围较为弥散,以髂骨嵴中部附近较明显,并可向大腿后侧扩散;髂骨嵴中部及其上下方常有压痛。

【诊断与鉴别诊断】

根据病史、临床表现及必要的辅助检查进行诊断,主要需鉴别的疾病因疼痛部位的不同而异。如股神经痛需与髋关节炎及腰大肌炎进行鉴别,股外侧皮神经痛则需注意盆腔脏器病变等。

(六) 偏侧肢体痛(丘脑痛)

偏侧肢体痛表现为偏侧躯体弥散性、自发性灼痛,常伴有痛觉异化、痛觉过敏或减退、感觉异常,以及受累区的神经系统阳性体征。严格地说,其属于中枢性疼痛而非典型的神经痛,但因其症状与神经痛相似,故在此进行介绍。

【解剖生理基础】

丘脑为巨大的"中央灰质核",呈卵圆形,左右各一,分别位于两侧大脑半球的下内份。左右丘脑间于中线处被第三脑室所隔。

躯体的多种感觉与感官上行冲动(除嗅觉外)在到达大脑皮质前,均先到达丘脑,丘脑各核借其联系与相应皮质区形成各个功能单位,每一核与相应的皮质区发生关系。

丘脑含多个核团,其中腹后外侧核和背外侧核与躯体感觉密切相关,其内存在着意识性外感受与内感受性通路,接受内侧丘系、脊髓丘脑束及三叉神经丘脑束的传入纤维,并有相应的躯体代表部位,发出纤维投射到顶叶感觉皮质。

丘脑痛产生的确切机制尚不明确,Head 学说认为疼痛系丘脑的释放症状。Lhermitte 学说认为丘脑是一"选择性过滤器",可留下一些冲动,并让另一些冲动通过而到皮质。当丘脑损害时,则可让强的刺激通过而产生疼痛。

【病因】

任何导致丘脑腹后外侧核损害的原因均可导致丘脑痛,80%为脑出血或脑梗死,也可继发于外科手术、肿瘤、外伤或多发性硬化的并发症。大脑脚、脑桥、延髓和丘脑附近的损伤,也可产生类似症状,但疼痛发生在同侧面部和对侧肢体。这些区域最常见的原因为小脑后下动脉闭塞、大脑后动脉或其供应脑干的分支闭塞、延髓出血或延髓空洞症、肿瘤、多发性硬化、外伤和立体定向外科手术。延髓损伤可产生面部疼痛,偶有半球局限性损伤产生中枢性疼痛者。

【临床表现】

本病多见于 40 岁以上的心脑血管疾病患者,部分患者有卒中史,疼痛多于病后几周至 2 年内发生。疼痛多累及大脑病变对侧的一侧身体。单独面和头部或头部均累少见(但单下肢受累较常见),有时为上肢,可包括或不包括头部;最常见的是整个对侧身体或上下肢一起受累,偶见一侧面部和对侧肢体受累(脑干损伤)。疼痛呈自发性、持续性灼痛或戳痛,程度不一。大多数患者疼痛发生在皮肤、肌肉或骨骼。整日持续,加剧无明显诱因,亦可由非伤害性刺激诱发,如轻触、冷、热、运动、经皮神经电刺激等,也可因视听刺激(如声、光)、内脏活动(如排尿)而诱发或加剧,或因焦虑和激动加重。常伴各种神经系统的症状和体征,以轻瘫较多见。受损区多有运动障碍和感觉缺失,轻触觉减退,几乎均有感觉异常或感觉过敏,可存在血管运动和泌汗障碍;焦虑和抑郁常见。

【诊断及鉴别诊断】

诊断主要依据病史,疼痛的部位、特点和伴随症状及辅助检查进行,其中头颅 CT 及 MRI 等影像学检查见丘脑或大脑脚等部位病变较具诊断价值。

如患者表现为半侧躯体疼痛,需要与躯体化障碍鉴别;如疼痛仅限于头部或单个肢体,则应与其他神经系统疾病鉴别。脊髓损伤产生的疼痛不属于本范围。

(七) 全身痛

引起全身痛的病因多样,包括感染(病毒、细菌)、中毒、外伤等均可导致持续性或发作性全身痛,其中与神经系统疾病相关的全身痛常见于带状疱疹后神经痛、糖尿病性神经病变及脑卒中、外伤、严重中枢神经系统感染后所致中枢性疼痛。

全身神经痛的临床表现为非特异性,起病可呈急性、亚急性或慢性,疼痛性质可呈刺痛、胀痛、灼烧痛等,程度亦可轻可重,部分患者症状可自行缓解,亦可能需要依赖药物控制疼痛发作。

其诊断主要依据详细的病史采集,包括感染史、卒中史、外伤史等,结合全身神经痛的临床表现,诊断不难,但病因鉴别及针对病因的治疗尤为重要。

第三节 神经痛的治疗

正确地对神经痛及其相关症状进行评估是指导最优治疗的前提,神经痛的病因诊断及治疗十分必要。必须强调,神经痛"继发于神经病变或损伤",因此对于所有神经痛患者,只要病因可纠正者,均应首先针对病因进行治疗,再通过药物、物理、手术等治疗疼痛,并同时进行社会、心理治疗等综合治疗,使患者得以获得全面的疗效。目前治疗神经痛的方法众多,包括药物治疗、物理疗法、封闭疗法、按摩疗法、手术疗法和心理疗法等。

一、药物治疗

(一)治疗原则

(1)低剂量开始,每3~7 d增量1次,直至疼痛缓解50%以上或出现不可耐受的不良反应。

(2)尽可能用单一药物治疗,如疗效不佳或不良反应太大,则可联合另一种药物(如抗抑郁药联合阿片类药物)。

(3)如疼痛缓解50%以上且不良反应可耐受,则推荐长期治疗。对于长期治疗,每6个月尝试逐步减药1次,并评价其疼痛状态和是否需继续用药;约1/3患者不需继续用药,1/3需低剂量用药,另1/3需按原剂量维持用药。

(二)药物种类

近年来基于临床随机试验结果:① 一线推荐的药物包括某些种类的抗抑郁药,如三环类抗抑郁药(TCA)、5-羟色胺(5-HT)及去甲肾上腺素双重再摄取抑制剂,钙通道 $\alpha_2\delta$ 配体(如加巴喷丁、普瑞巴林);② 二线推荐应用的药物包括利多卡因贴剂、曲马多及辣椒素贴片;③ 推荐三线使用,而某些特殊临床情况可考虑二线应用的药物包括某些抗癫痫药及抗抑郁药、美西律、N-甲基D-天门冬氨酸受体拮抗剂、肉毒素及强阿片类药物(表2-1-3-1)。需要注意的是,任何一种药物均需权衡其可能的效果、不良反应及患者的病情、经济状况等采取个体化的治疗方案。

表2-1-3-1 神经痛治疗药物推荐

药物	用法剂量	推荐级别
加巴喷丁	1 200~3 600 mg,每日3次	一线
加巴喷丁缓释片	1 200~3 600 mg,每日2次	一线
普瑞巴林	300~600 mg,每日2次	一线
度洛西汀	60~120 mg,每日1次	一线
文拉法辛缓释片	150~225 mg,每日1次	一线
三环类抗抑郁药	25~150 mg,每日1次或2次	一线
8%辣椒素贴剂	疼痛区域1~4片/次,30~60 min	二线
利多卡因贴剂	疼痛区域1~3片/次,每日1次	二线
曲马多	200~400 mg,2~3次分隔剂量	二线
肉毒素A	疼痛区域50~200单位/次,3个月1次,皮下注射	三线
强阿片	个体化调整剂量	三线

1. 一线药物

(1)抗抑郁药。

1)三环类抗抑郁药:通过抑制再摄取而增加突触间隙去甲肾上腺素和5-羟色胺水平。有证据证明,5-羟色胺和去甲肾上腺素双重再摄取抑制剂阿米替林与选择性去甲肾上腺素再摄取抑制剂去甲丙咪嗪同样可缓解神经痛,而选择性5-羟色胺再摄取抑制剂(SSRI)则与安慰剂疗效相似。提示三环类抗抑郁药对神经痛的疗效主要取决于去甲肾上腺素能。此外,三环类抗抑郁药也可通过阻断钠离子通道、组胺受体、胆碱能受体、N-甲基D-天冬氨酸受体和激动阿片受体发挥镇痛作用。

A. 适应证:为中枢性神经病理性疼痛的首选药物,对于慢性感觉迟钝性疼痛、带状疱疹后神经痛、糖尿病性神经病理性疼痛、三叉神经痛、偏头痛、紧张型头痛和幻肢痛亦有疗效。

B. 用法:起始量10 mg/d,睡前服用,以后每5~7 d增量10 mg/d或25 mg/d,直至见效或出现不可耐受的不良反应,或75~150 mg/d。1~2周起效,4~6周疗效显著。如用75 mg/d以上剂量2周无效,可换用另一种三环类抗抑郁药治疗。

C. 不良反应:常见镇静、轻度认知障碍、视物模糊、口干、心动过速、直立性低血压、排尿延迟、便秘及体重增加。

D. 禁忌证:包括窄角性青光眼、前列腺增生和急性心肌梗死。

2)度洛西汀、文拉法辛:为5-羟色胺和去甲肾上腺素双重再摄取抑制剂,对毒蕈碱、组胺和肾上腺素作用很弱。临床试验对各种神经痛有效,但疗效略逊于三环类抗抑郁药。20%~30%的患者可出现较重的胃肠道不适,从而限制其用量。

(2)钙通道 $\alpha_2\delta$ 配体。

1)加巴喷丁:与电压依赖性钙通道的 $\alpha_2\delta$ 配体亚基相连,降低谷氨酸、去甲肾上腺素及P物质的释放。

A. 适应证:临床随机试验证明加巴喷丁可明显减轻疱疹后神经痛、糖尿病性周围神经病神经痛、幻肢痛、吉兰-巴雷综合征(GBS)神经痛、神经病理性癌痛及急性或慢性脊髓损伤所致疼痛。在某些临床随机试验中,加巴喷丁尚被证明具有改善睡眠、情绪及提高生活质量的作用。

B. 不良反应:较少且较轻,常见者包括眩晕及嗜睡,使用时无需监测血药浓度,亦与其他药物无相互作用。

C. 用法:起始量为300 mg/d,每3~7 d增量1次,直至疼痛缓解或出现不可耐受的不良反应,或用量大于6 000 mg/d。有效量通常为1 200~3 600 mg/d,维持量为900~1 800 mg/d。

2)普瑞巴林:作用机制及临床适应证与加巴喷丁相似。

A. 不良反应:与加巴喷丁相似,但肾功能减退者需减量使用,且作为新药,其长期的安全性及不良反应发生情况尚有待进一步研究。

B. 用法:起始量150 mg/d,1~2周后剂量可增至300 mg/d,一般于2周后达目标剂量300~600 mg/d,并可取得最佳临床疗效。

2. 二线药物 曲马多在多项临床随机试验中已证实对神经痛有效,当一线药物单独或联合使用无明显疗效时,可单独或与一线药物联合使用。在某些特殊情况下,曲马多尚可考虑一线使用,包括一线药物加用到可耐受的最大剂量疼痛仍无明显缓解甚至加重者、反复发作的剧烈神经痛、急性神经痛以及癌性神经痛。

(1) 利多卡因贴剂。

1) 适应证：临床随机试验已证实利多卡因贴剂可明显缓解包括糖尿病性周围神经病在内的多种周围神经病的疼痛及感觉异常症状。因此被推荐于周围神经病的治疗，但中枢性神经病理性疼痛则不推荐使用该药物治疗。

2) 不良反应：轻微，唯一的为轻度的局灶性皮肤症状（如红斑、皮疹）。使用最大剂量（3 剂/12 h 或 4 剂/18 h）时，血液中利多卡因浓度仍然极低。但对于同时服用Ⅰ类抗心律失常药物（如美西律）及严重肝病患者，其血药浓度可能很高，需减量使用。

(2) 曲马多：为 μ 阿片受体激动剂和去甲肾上腺素和 5-羟色胺双重再摄取抑制剂，但它既不属于阿片类又非抗抑郁药。已有临床随机试验证实可减轻糖尿病性多发性神经病和其他原因所致神经痛的疼痛症状，并能改善患者的生活质量。

最常见的不良反应包括嗜睡、便秘、眩晕、恶心和体位性低血压，多发生于加量过快时。在老年患者，可导致进行性的认知障碍及步态异常。对于有癫痫史或正在使用增加神经兴奋性药物的患者，曲马多有导致癫痫的风险。与其他 5-羟色胺能的药物联合应用［如选择性 5-羟色胺再摄取抑制剂（SSRI）及选择性去甲肾上腺素再摄取抑制剂（SNRI）］，可能增加 5-羟色胺综合征的发生概率，需要注意。

3. 三线药物　此类药物常规推荐三线使用，但在某些特殊情况（如有使用阿片类药物的禁忌证）可二线应用，包括某些抗癫痫药（如卡马西平、拉莫三嗪、奥卡西平、托吡酯、丙戊酸）和抗抑郁药（如丁螺环酮、帕罗西汀、西酞普兰）、美西律、N-甲基 D-天冬氨酸受体拮抗剂、强阿片类药物及肉毒素皮下注射。

(1) 抗癫痫药。

1) 卡马西平：为钠通道阻滞剂，是治疗三叉神经痛最有效的药物之一，还可用于治疗多发性硬化、幻肢痛、糖尿病性神经病和卒中后疼痛。因其可抑制血象，故不用于癌性疼痛的治疗。有效量为 200～400 mg，每日 3 次。

2) 拉莫三嗪：为钠通道阻滞剂，已报道可用于治疗三叉神经痛和糖尿病性多发性神经病性疼痛及神经损伤性疼痛。

3) 丙戊酸：为 γ 氨基丁酸能激动剂，能预防部分偏头痛发作，有恶心、头晕和震颤等不良反应，但易于耐受，使用时需监测肝功能及血常规。

(2) 抗抑郁药：选择性 5-羟色胺再摄取抑制剂中，西酞普兰及帕罗西汀在临床随机试验中证实对糖尿病性多发性神经病的神经痛疗效有限，而氟西汀未见效果。丁螺环酮通过抑制去甲肾上腺素及多巴胺的再摄取发挥作用，被证明对多种中枢性及周围性神经病理性疼痛具有一定疗效。一般当使用三环类抗抑郁药或选择性去甲肾上腺素再摄取抑制剂无明显疗效时，考虑作为阿片类及曲马多的添加应用药物。

(3) 美西律、NMDA 受体拮抗剂和辣椒碱贴剂：美西律为口服Ⅰ类抗心律失常药，多项临床随机试验证实其效果从无效至中度，效果不一，但仅当其使用大剂量时才可产生中度疗效，故使用时需充分考虑到可能产生的严重不良反应。

(4) 强阿片类药物。

1) 适应证：吉兰-巴雷综合征，75% 的患者需使用阿片来缓解疼痛，在有通气设备的监护室中，严重疼痛者最好静脉滴注吗啡或氢化吗啡，而无通气设备时则须小心增加口服剂量，以防止呼吸抑制；在恢复期，被动和主动锻炼常引起突然肌痛及关节痛，为增加锻炼合作性，在锻炼前 1～2 h 可服用即释可待因或吗啡，一般至 8 周后不再需要此类药物。阿片类药物还可治疗中枢性疼痛、带状疱疹后神经痛、神经损伤性疼痛、腰痛、脊柱压缩性骨折痛、围手术期疼痛、炎症及癌性疼痛。阿片类对非神经痛疗效优于对神经痛疗效。

2) 用法：在多数情况下低剂量即有效，如美沙酮 1.0～1.5 mg/d 和长效氧可酮 30～60 mg/d，但神经损伤性疼痛所需剂量可能较高。多数疼痛呈慢性，故最好使用长效制剂，如缓释氧可酮、缓释吗啡、美沙酮等。

3) 依赖：与一般人群不同，疼痛患者用阿片类药物不易发生依赖，据 Parter 等报道，对 12 000 例内科患者用阿片治疗，仅 4 例无物质滥用史的患者发生依赖。

二、物理疗法

物理疗法通常是指应用自然界和人工的各种物理因素作用于机体，以达到治疗和预防疾病的方法。常用的自然理疗法有日光疗法、海水浴法、矿泉疗法等，常用的人工理疗法有电疗法、磁疗法、水疗法、超声疗法以及光疗法等。

(一) 作用机制

理疗是利用各种物理能量，包括光能、电能、热能及机械能等作用于机体，首先并且最容易接受刺激的是兴奋阈值最低的组织，同时也可作用于某些致痛物质。所以，理疗的作用机制至少包括两个方面：第一是针对机体组织器官和（或）致病因子的直接作用。第二是神经体液的反射作用，即当外界刺激（理疗）作用于机体时，可引起各种感受器兴奋，这些兴奋又立即传入到神经系统。首先兴奋沿着传入神经纤维传到相应的脊髓节段，再由脊髓向上传到脑干和大脑皮质下中枢，最后到达大脑半球的皮质，并在这里进行综合分析，然后再发出冲动，沿传出神经传达到颜面部、躯干、四肢、内脏和各种腺体等组织，产生各种反应。同时，在理疗的直接作用下，也引起血液、淋巴和激素等的改变。如温热疗法可引起血管扩张和增加局部血液循环，从而可以使致痛的化学介质迅速排出，起到减轻和（或）消除疼痛的作用。

(二) 疗法的选择

理疗已经成为目前医疗手段中较重要的方法之一。目前市场上有各种理疗仪，但值得注意的是，虽然理疗法的可取之处很多，但也不是万能的。各种理疗方法既有共性也有特殊性，不同的疗法虽然可以治疗相同的疾病，但有的疗法只具有独特的效能，其他疗法不能将它取代。所以，在选择理疗方法时要充分了解该种物理疗法中的物理因素究竟有什么作用。只有如此，才能充分利用该物理因素的特殊性和共同性。目前，较常用于神经痛的理疗方法有：电疗法、光疗法、超声波疗法、针灸疗法、拔罐疗法、运动疗法和温热疗法等。

(三) 理疗的注意事项

在进行理疗时，操作人员要具备触电后的急救知识，应该备有橡皮手套、绝缘钳等用品。另外，某些物理因素可以加重病情,应注意适应证和禁忌证。对高热、恶性肿瘤和有出血倾向的疾病,一般不宜使用;妊娠、月经期以及空腹、过度疲劳和饭后 30 min 内,一般也不宜使用。此外,理疗一般有疗程,一个疗程结束后需要一定的休息时间,以利于物理因素作用的充分发挥。

(四) 几种常用物理疗法

1. 红外线疗法　就是用红外线照射局部痛处,将红外线释放出来的热能在短时间内传到痛处,从而使照射处温度提高、血管扩张、血液循环加快;同时缓和交感神经的兴奋性,使疼痛得到缓解。一般每日照射 1 次,每次 10～20 min。

2. 短波疗法　它是通过超短波治疗机和电波治疗机输送高频电流通过人体组织时所产生的热量及特殊的生物学作用治疗神经痛的。一般每日 1 次,每次 15～20 min;一般 15～20 次为 1 个疗程。

3. 电疗法　将正、负两个电极放在患处周围,然后接通电流。电压从 20 V 起逐渐升高,直到患者可忍耐的最高限度。这种疗法以电流刺激机体组织,产生兴奋而起镇痛效果。

4. X 线疗法　大剂量地照射 X 线可引起白细胞下降、骨髓抑制和机体抵抗力下降等。但小剂量的 X 线照射,却可以使白细胞数增加,从而增强机体抵御外来侵害的能力。而且,小剂量 X 线还能扩张局部血管,促进局部血液循环,因而可起到缓解疼痛、增加组织活力的作用。

三、针灸疗法

针灸是中医学重要的组成部分。自古以来,针灸治疗疼痛即具有较好的疗效,几乎可以治疗各种性质的疼痛。从中医传统的观点看,针灸治痛不外乎通过 3 个方面来实现:① 病因治疗,纠正和消除使气血淤滞、运行障碍的因素;② 病机治疗;③ 症状治疗。三者往往相辅相成,同时发挥作用。但通经络、调气血是解除疼痛的关键,也是针灸治疗的共同机制,在针灸治疗学中起着决定性的作用。其取穴的部位因疼痛部位而异。

四、封闭疗法

神经痛经常用药物治疗和(或)针灸治疗等后仍疼痛难忍时,常采取封闭方法进行治疗。一般将封闭治疗分成三大类,即压痛点封闭、神经阻滞封闭和蛛网膜下腔和硬膜外阻滞封闭。

1. 压痛点封闭　颈部、肩部、背部、腰部以及腿部有疼痛的患者,常常在病变部位有压痛。这是由于局部病变组织刺激感觉神经末梢所致。病程较长者,一般药物疗效不佳,常需要配合压痛点的封闭治疗。通常所用的药物有普鲁卡因、利多卡因、醋酸泼尼龙等。在进行激素封闭以后,一般在 24 h 之内症状即可有明显改善,但每个人的治疗效果以及疼痛缓解时间的长短不同。此外,部分患者在进行封闭治疗以后,常可感觉局部疼痛症状反而加重。这种情况一般只持续几个小时,极少数可达几天,可发生在封闭中的任何一次,但在某一封闭部位,通常只发生一次。治疗者只要注意休息即可,必要时也可采取局部冷敷等措施。

2. 神经阻滞封闭　也是治疗神经痛的一种常用封闭法。其疗效显著,但由于药物的作用时间有限,止痛效果常不能持久。有些患者需要经过 2～3 个疗程才能达到满意的治疗效果。目前临床常用的有:三叉神经阻滞、肋间神经阻滞、椎旁神经节阻滞以及坐骨神经和闭孔神经阻滞等。

3. 蛛网膜下腔和硬膜外阻滞封闭　对于恶性肿瘤引起的神经痛或非恶性肿瘤但伴有持续性节段性疼痛的患者,可采用该法进行阻滞封闭治疗。于蛛网膜下腔或硬膜外腔注入神经破坏性化学物质,致使神经脱髓鞘,从而使神经在后根神经节等部位发生退行性改变。经过相当长时间再逐渐自行恢复,以希望镇痛时间能够延续到 3～6 个月。但这种方法必须严格控制适应证,对于操作者的要求也比较高。否则,可造成严重的不良反应。

五、手术治疗

对于有顽固性疼痛或使用其他治疗方法均告失败的患者,疼痛成为患者主要的问题或急需解决的唯一问题。为了阻断异常痛觉冲动的产生、传导或感知,可考虑进行手术治疗。目前较常用的手术方法有:感觉神经根切断术、经皮脊髓束切断术及丘脑破坏术等。较理想的解除疼痛的手术应达到以下几个要求:① 止痛效果明显,而且不易复发;② 手术创伤较小,能够被年老体弱的患者所耐受;③ 手术破坏正常组织及功能(尤其是功能)的程度最小;④ 手术后无异常感觉及中枢性疼痛发生。遗憾的是,到目前为止,还没有一种止痛手术能够达到以上所有的要求。所以,对于神经痛的患者,只有其他治疗均不能达到满意效果的情况下,才考虑选择手术治疗。

六、心理疗法

心理及精神状态对于患者来说非常重要,因此精神心理治疗在神经痛的治疗中占有重要地位。心理疗法的目的是降低交感神经兴奋性,增加躯体活动,改善姿势和躯体力学,恢复睡眠,稳定情感和预防医源性损害。方法包括教育、松弛技术、催眠、应激处理和家庭及职业的应急咨询等。

参 考 文 献

［1］　郝泽民. 神经痛［M］. 上海:上海科学技术出版社,1981.

［2］　王新德. 神经病学［M］. 北京:人民军医出版社,2002.

［3］　BOCKBRADER H N, WESCHE D, MILLER R, et al. A comparison of the pharmacokinetics and pharmacodynamics of pregabalin and gabapentin［J］. Clin Pharmackinet, 2010, 49 (10):661 - 669.

［4］　CHEN P P, JOSEPHINE W Y, JOSEPH M K, et al. Recommendations for the management of painful diabetic peripheral neuropathy［J］. Med Progress, 2006, 12 (33):579 - 585.

［5］　COHEN S P, MAO J. Neuropathic pain: mechanisms and their clinical implications［J］. BMJ, 2014, 348:f7656.

［6］　DOOLEY D J, TAYLOR C P, DONEVAN S, et al. Ca^{2+} channel $\alpha_2 \delta$ ligands: novel modulators of neurotransmission ［J］. Trends Pharmacol Sci, 2007, 28(2):75 - 82.

［7］　DWORKIN R H, O'CONNOR A B, BACKONJA M, et al. Pharmacologic management of neuropathic pain: evidence-based recommendations［J］. Pain, 2007, 132(3):237 - 251.

［8］　DWORKIN R H. An overview of neuropathic pain: syndromes, symptoms, signs, and several mechanisms［J］. Clin J Pain, 2002, 18(6):343 - 349.

［9］　DYCK P J, THOMAS P K. Peripheral neuropathy［M］. 4th

ed. Philadelphia：Saunders，2005：2637 - 2652.

[10] FINNERUP N B，ATTAL N，HAROUTOUNIAN S，et al. Pharmacotherapy for neuropathic pain in adults：a systematic review and meta-analysis[J]. Lancet Neurol，2015，14(2)：162 - 173.

[11] GILRON I，BARON R，JENSEN T. Neuropathic pain：principles of diagnosis and treatments[J]. Mayo Clin Proc，2015，90(4)：532 - 545.

[12] McMAHON S B，KOLTZENBURG M. Textbook of pain [M]. 5th ed. New York：Elsevier，2005：1075 - 1083.

第二章　头　痛

李　翔

第一节　概　述

头痛是临床上常见的症状之一，是由于颅内外痛觉敏感组织受到病理刺激而引起的主观感觉，可发生于任何年龄。头痛有时可为某种严重疾病的早期或突出症状，及时明确诊断有助于疾病的治疗。继发性头痛可因颅内炎症、脑膜刺激、血管牵张、肿瘤压迫、变态反应、代谢异常、内分泌及自主神经功能失调与精神因素等病因引起。而原发性的头痛则包括了偏头痛、紧张型头痛、丛集性头痛等数十种目前发病机制仍不十分明确的疾病。头痛是一种症状，它的发作形式随着时间推移可有改变。原发性头痛的诊断主要根据临床症状，应尽量要求患者描述头痛发作的情况。诊断原发性头痛必须除外任何可能的继发性头痛疾患。如有以下情况，需要特别注意：① 发作时间上头痛与可能的原因(如脑外伤)关系非常密切；② 头痛逐渐加重，或与原有头痛的性质不同；③ 有充分证据表明该疾病可造成头痛恶化；④ 疾病治愈或缓解后患者的头痛随之缓解。

诊断头痛的主要依据是病史，除要了解头痛的发生、演变、诱因等病史资料外，根据国际头痛分类(ICHD - 3)的诊断标准，还须着重询问头痛的频率(尤其是近 3 个月内情况)、每次发作的时间，头痛的部位、性质、严重程度，是否会因日常活动而加重，头痛的伴随症状，如是否伴有恶心、呕吐、畏光、畏声或其他自主神经症状等。除此之外，还需询问治疗头痛过程中药物的使用，尤其是止痛药的使用方法。由于止痛药物很多不需要处方，患者可自行购买、服药，且每个人使用的方法都可能有所不同，需要仔细询问，排除药物对头痛的影响。

原发性头痛是目前全球范围内最常见的疾病之一，给患者个人或国家带来了沉重的经济负担。以偏头痛为例，目前一项关于疾病、损伤以及风险因子对全球负担的研究认为，"偏头痛"是导致全球范围内患者功能障碍的突出病因之一，尤其是在年龄小于 50 岁的患者中。值得注意的是，很多疾病都与偏头痛伴随出现，包括颈部疼痛、抑郁及焦虑障碍等导致功能障碍。由此可见，偏头痛也是导致失能性疾病的重要疾病之一。此外，由于头痛病者的药物过度使用与滥用，也增加了头痛进入失能性疾病的这一行列。

第二节　头痛分类

头痛分类复杂，国际头痛分类委员会已有多次修订。本章采用国际头痛协会(International Headache Society，IHS)在 2018 年推出的第 3 版国际头痛疾病分类(international classification of headache disorders，ICHD)诊断标准，即 ICHD - 3。在此之前还有第 1 版和第 2 版。随着科学研究的进步，人们对头痛的认识也在发生变化，故而头痛的分类也在不断改进。国际头痛疾病分类对于临床神经科医生对头痛的诊断和鉴别诊断具有指导性意义，熟练地掌握最新的分类，可以使得临床工作事半功倍。ICHD - 3 的一些内容见表 2 - 2 - 2 - 1。

表 2 - 2 - 2 - 1　ICHD - 3 部分内容

1. 偏头痛
　　1.1　无先兆偏头痛
　　1.2　有先兆偏头痛
　　(根据偏头痛先兆的类型又可分为典型先兆偏头痛、脑干先兆偏头痛、偏瘫型偏头痛以及视网膜型偏头痛。其中偏瘫型偏头痛又分为家族性偏瘫型偏头痛以及散发性偏瘫型偏头痛)
　　1.3　慢性偏头痛
　　1.4　偏头痛并发症
　　1.5　很可能的偏头痛
　　1.6　可能与偏头痛相关的周期综合征
2. 紧张型头痛
　　2.1　偶发性紧张型头痛
　　2.2　频发的紧张型头痛
　　2.3　慢性紧张型头痛
　　2.4　很可能的紧张型头痛
　　(其中每个亚群根据颅周压痛，又可分为伴颅周压痛的紧张型头痛以及不伴颅周压痛的紧张型头痛两类)
3. 三叉神经自主神经性头痛
　　3.1　丛集性头痛
　　　　3.1.1　发作性丛集性头痛
　　　　3.1.2　慢性丛集性头痛
　　3.2　阵发型偏侧头痛
　　3.3　短暂单侧神经痛样头痛发作

注：详细的第 3 版国际头痛分类在 13 项头痛分类的后面还有附录（本书未列出），为一些新种类的疾病提供研究标准。这些疾病目前尚未得到充分的研究，虽然临床确实会用到这些诊断名称，但在获得广泛以及证实被大众接受之前仍需要更多的科学证据的支持。值得注意的是，附录中提出了前庭性偏头痛，表现为偏头痛相关性前庭功能障碍，临床医师应当引起注意。

第三节　常见头痛类型的临床与诊断标准

一、偏头痛

偏头痛是最常见的头痛类型，其患病率各国报道不一，西方国家的患病率成年人为 20%～30%；东方的我国与日本，目前没有确切的流行病学资料，但有零碎资料显示日本成人的患病率约为 30%，且以青年女性最为多见，我国情况大约类似。

【病因及发病机制】

目前研究认为偏头痛存在多种病因：研究已发现有 38 种以上偏头痛相关基因多态性，环境、代谢、激素以及药物使用等都可以影响偏头痛的发作。但是偏头痛确切的病因仍不明确。约 50% 的患者有家族史，女性患者则倾向于在月经来潮期间发病，如"月经相关性偏头痛"；约 15% 的女性偏头痛患者仅在月经前后发生，被称为"月经性偏头痛"；而怀孕后发作减少，其中大部分在孕期停止发作，提示发病可能与激素变化有关。另外，精神紧张、过度劳累、气候骤变、气压变化、强光刺激、烈日照射、过于饱腹或者过于饥饿，应用扩血管药物，或食用高酪胺食物（如巧克力、乳酪）及酒精类饮料等，均可诱发偏头痛发作。

偏头痛发病机制也多种多样：下丘脑激活、丘脑皮质环路的变化、大脑神经元之间联系的改变；脑干激活、皮质扩布抑制（cortical spreading depolarization, CSD）；神经肽如降钙素基因相关肽（calcitonin gene-related peptide, CGRP）以及垂体腺苷酸环化酶激活多肽（pituitary adenylate cyclase-activating polypeptide, PACAP）的释放等。例如偏头痛发作前期可有一些打哈欠、多尿、情绪变化、易怒、对光线敏感、颈部疼痛等。PET 以及功能磁共振的研究表明，在发作前期下丘脑的激活及联系已经出现，这也可以解释一些如多尿、情绪变化、包括胃口的改变等症状；PET 的研究也表明在这一阶段枕叶皮质的神经元活动增加与光敏感有关，而脑干的激活则与恶心、呕吐的症状有关。偏头痛发病机制不完全清楚，现有下列说法。

（1）丘脑及丘脑-皮质环路脑网络联系说：电生理的研究表明，发作前期丘脑及皮质之间的脑环路发生变化最为显著，结构及功能影像研究也表明偏头痛组与对照组比，无论偏头痛发作期还是发作间期，丘脑及丘脑皮质环路活动均有所增加，并且丘脑在皮肤异常疼痛以及光刺激加重头痛中也起到一定的作用。这些研究都表明丘脑及丘脑皮质在偏头痛特征性的感觉异常中发挥重要作用，这也作为临床研究治疗手段的一个靶点，如经颅磁刺激。

静息状态磁共振研究表明皮质、丘脑、下丘脑、脑干、杏仁核以及小脑之间存在各种感觉和疼痛的多重交叉环路，而且这些环路之间还包括了焦虑和情绪的变化。尽管这些变化之间的联系还不是很明确，但这可能与偏头痛患者不管在发作期还是发作间期，异常疼痛及感觉过敏有关。认知功能障碍则是另一个偏头痛发作期常见的表现，这可能是与正常的脑功能网络受损有关。这些都表明偏头痛与广泛的脑功能异常之间存在联系。

（2）上位颈神经理论：颈部疼痛是偏头痛常见症状之一，可持续存在整个偏头痛发作阶段，这与可逆性的先兆发病机制明显不同。尽管颈部脊髓在偏头痛致病机制中证据不足，但是频发的颈部疼痛提示上位颈神经在传导偏头痛的疼痛中起作用。颈神经传导的疼痛是从脑干二级神经元发出的三叉神经以及高颈段神经汇集而来。无论是偏头痛或非偏头痛患者，刺激颈部神经可导致头痛，但刺激偏头痛患者 C_1 神经则可导致眼眶周围的不适，这可能是由于三叉神经-颈神经复合体的中枢敏化。解剖学也提示上位颈神经根在解剖上存在很大变异，

尤其是 C_1 神经根,这可能与偏头痛疼痛形式的多样化以及对局灶性治疗方案(例如后枕部注射激素及止痛药)的不同反应有关。

(3) CSD 说:关于偏头痛先兆的机制研究仍是偏头痛研究的焦点之一。目前认为 CSD 是偏头痛先兆形成的主要机制。超兴奋伴随抑制的 CSD 波以约 3 mm/min 的速度在邻近脑区传播,而与皮质的特定血管边界无关。CSD 涉及神经元和胶质细胞膜的大量去极化,同时伴随着离子流动的破坏。当异常激活的皮质神经元和胶质细胞变得静止并处于较低的新陈代谢时,这种初始的异常去极化使得脑血流量短暂增加,随后又出现脑血流量减少。虽然 CSD 可以被实验触发,但其在偏头痛人群中的触发机制尚不清楚。脑外伤、缺血性脑卒中和出血后均可观察到 CSD。CSD 可引起兴奋性和炎性介质的释放,包括质子、一氧化氮、谷氨酸、二十碳六烯酸、钾(K^+)和三磷酸腺苷(ATP)等,它们能够激活脑膜和血管周围伤害性感受神经元。这一系列分子事件导致三叉神经血管长时间激活和硬脑膜肥大细胞脱颗粒,两者都是血管周围和脑膜伤害性感受神经元激活的标志。活化的三叉神经血管传入神经元释放 P 物质、CGRP 和神经激肽 A,最终导致无菌神经源性炎症,这可能进一步延长头痛。

(4) 介质的神经肽说:近年来,越来越多的证据表明 CGRP 在偏头痛发作中起介导的作用,并且是重要的治疗药物靶点。研究表明在偏头痛及丛集性头痛发作过程中 CGRP 释放到外周血,曲普坦类药治疗后 CGRP 浓度恢复正常,但对非特异性阿片类止痛药无效。而 CGRP 在慢性偏头痛的患者中持续升高。早期的研究显示血管活性肠肽、P 物质及神经肽 γ 在偏头痛发作时并不升高,这也表明 CGRP 的升高并不是由于神经源性炎性物质普遍升高所致。之前动物研究认为 P 物质是主要的介质,但在临床试验中 P 物质的受体拮抗剂治疗偏头痛无效。CGRP 并不通过血-脑屏障,故而 CGRP 或其受体的拮抗剂多位于血-脑屏障以外,如正中隆起、极后区以及松果体等部位,这些治疗作用基本位于外周(包括三叉神经节)。实验证明,硬脑膜小血管对各种刺激处于高敏状态是产生头痛的一个重要来源。脑膜血管周围分布有许多三叉神经发出的纤维(三叉-血管纤维),这些细小纤维被激活后能将神经递质释放到血管壁内,使脑血管扩张并增加其通透性,从而引起搏动性头痛;各种病理改变刺激三叉神经末梢的伤害感受器,异常信号通过三叉神经中枢支传递到脑干、丘脑及大脑皮质,产生疼痛感及恶心、呕吐、出汗等症状。CGRP 拮抗剂可抑制硬脑膜中枢三叉神经血管性神经元的激活,尽管三叉神经通路以及抗体作用部位仍不是非常清楚,但 CGRP 及其受体的单克隆抗拮抗剂在预防偏头痛中的作用可以体现其在偏头痛发病机制中的重要地位。

与 CGRP 类似,PACAP 也可在敏感人群中诱发偏头痛的发生,而且偏头痛发作期间也可出现 PACAP 水平的升高,由此可见,PACAP 对偏头痛而言也是重要的神经递质之一,但目前研究没有 CGRP 广泛,未来可能会有以 PACAP 为靶点的药物,药物的有效与否也可提示其对偏头痛的意义所在。

【临床表现】

偏头痛表现为反复头痛,持续 4～72 h。典型头痛表现为单侧、搏动性、中至重度痛,日常活动可加剧,伴呕吐和(或)畏光、畏声。典型先兆偏头痛可分为 4 期,这些阶段之间可能有交叉或者变化,有些症状如感觉过敏及颈部疼痛可在整个过程中持续存在。

1. 发作前期 在偏头痛发作前数小时或数天,一些患者会表现出某些前驱症状,包括精神认知症状、神经症状以及非特异性躯体不适症状等。打哈欠、疲乏、注意力不集中和颈部僵硬是最常见的前驱症状。

2. 先兆期 偏头痛先兆多在头痛前出现,头痛通常在先兆症状开始后的 15～30 min 内发生,或与先兆同时出现。先兆多表现为完全可逆的局灶性神经症状,视觉症状最为常见,如畏光、眼前闪光、火花或复杂视幻觉以及视野缺损、暗点、偏盲或短暂失明。常为双眼症状。另外还可出现偏身麻木、轻偏瘫、语言障碍等的缺损或刺激症状。先兆大多持续 5～60 min。不同先兆可以接连出现。

3. 头痛期 典型的头痛多位于一侧,逐渐加重至中、重度,常在先兆开始消退时或者与先兆同时出现。疼痛多始于一侧眶上、眶后部或额颞区,逐渐加重而扩展至半侧头部,甚至整个头颅及颈部。头痛多为搏动性,呈跳痛或钻凿样,程度渐加重,发展成为持续性剧痛,常伴有恶心、呕吐、畏光、畏声。一次发作可持续 4～72 h,通常睡觉后头痛可有明显缓解。

4. 发作后期 发作后,患者觉疲乏,注意力下降,可有情绪低落、焦虑等表现,也有患者欣快、神清气爽,部分患者仍会残留头皮触痛症状,有些觉得肌肉无力、疼痛、食欲下降或饥饿感。发作间歇期则一切正常。

【诊断标准】

1. 无先兆的偏头痛

(1) 符合下述(2)～(4)项标准的头痛至少发作 5 次。

(2) 头痛发作持续 4～72 h(未治疗或者治疗未成功)。

(3) 至少符合下列 4 项中的 2 项:① 单侧;② 搏动性;③ 中-重度头痛;④ 日常体力活动可加重头痛或因头痛不能胜任日常活动。

(4) 发作过程中,至少符合下列 2 项中的 1 项:① 恶心和(或)呕吐;② 畏光和畏声。

(5) 不能用 ICHD-3 中的其他诊断更好地解释。

一些偏头痛与"偏头痛样"症状难以区别,所以需要类似发作 5 次以上才能诊断,如果发作次数不足 5 次,可以诊断为很可能的无先兆偏头痛。

2. 有先兆的偏头痛

(1) 符合下述(2)～(4)项标准的头痛至少发作 2 次。

(2) 至少有 1 个可完全恢复的先兆症状:① 视觉;② 感觉;③ 语音和(或)语言;④ 运动;⑤ 脑干;⑥ 视网膜。

(3) 至少符合下列 4 项中的 2 项:① 至少有 1 个先兆持续超过 5 min,和(或)2 个或更多的症状连续发生;② 每个独立先兆症状持续 5～60 min;③ 至少有 1 个先兆是单侧的;④ 与先兆伴发或者在先兆出现 60 min 内出现头痛。

(4) 不能用 ICHD-3 中的其他诊断更好地解释。

视觉先兆是最常见的先兆,超过 90% 的有先兆偏头痛患者的先兆为视觉先兆。感觉、语言以及嗅觉症状也十分常见,而且可以与视觉先兆同时出现,或者单独出现。经典的闪光或暗区在偏头痛先兆中约占 50%。有先兆偏头痛又可分为:① 典型有先兆偏头痛,先兆主要是视觉、感觉或语言症状,无运动症状,逐渐发展,持续时间不超过 1 h,阳性或者阴性症状混合存在并可完全恢复;② 有脑干先兆偏头痛,先兆明确地起源于脑干,但不伴肢体无力,先兆至少存在下列脑干症状中的 2 项——构音障碍、眩晕、耳鸣、听力减退、复视、共济失调;③ 偏瘫型偏头痛,先兆症状包括肢体无力;④ 视网膜型偏头痛,有反复发作的单眼视觉障碍,包括闪光、暗点或者黑矇,伴随符合偏头痛特征的头痛。

3. 慢性偏头痛 每个月头痛 15 d 以上持续 3 个月,且符合偏头痛特点的头痛至少每月 8 次。

(1) 符合下述(2)和(3)的头痛(符合紧张型头痛或者偏头痛特征的头痛)每月发作至少 15 d,至少持续 3 个月。

(2) 符合无先兆偏头痛诊断标准中(2)~(4)项或有先兆偏头痛诊断标准中(2)和(3)项的头痛至少发生 5 次。

(3) 头痛符合以下任何 1 项,且每月发作大于 8 d,持续大于 3 个月:① 无先兆偏头痛诊断标准中的(3)和(4)项;② 有先兆偏头痛诊断标准中的(2)和(3)项;③ 患者所认为的偏头痛发作并可通过服用曲普坦类或者麦角类药缓解。

(4) 不能用 ICHD - 3 中的其他诊断更好地解释。

4. 偏头痛并发症

(1) 偏头痛持续状态:逐渐变轻的偏头痛发作持续时间超过 72 h。诊断标准如下。

1) 符合下述(2)和(3)项的头痛。

2) 符合无先兆偏头痛和有先兆偏头痛的诊断,除了持续时间和疼痛程度外,发作典型。

3) 符合下列全部 2 项特点:① 持续超过 72 h;② 疼痛或者相关症状逐渐减轻。

4) 不能用 ICHD - 3 中的其他诊断更好地解释。

(2) 持续先兆不伴脑梗死:先兆症状持续 1 周或者更久但没有梗死的影像学证据。诊断标准如下。

1) 先兆符合下述第 2)项。

2) 发生在有先兆偏头患者,除了持续时间大于或等于 1 周,先兆呈典型表现。

3) 神经影像学没有脑梗死的证据。

4) 不能用 ICDH - 3 中的其他诊断更好地解释。

(3) 偏头痛性脑梗死:1 个或多个先兆症状,并存在相应脑区影像学证实的缺血性脑损害。诊断标准如下。

1) 偏头痛符合下述第 2)和 3)项。

2) 有先兆偏头痛患者先兆时程大于 60 min。

3) 神经影像学证实先兆相应脑区的梗死灶。

4) 不能用 ICHD - 3 中的其他诊断更好地解释。

(4) 偏头痛先兆诱发的痫样发作:有先兆偏头痛的痫样发作。诊断标准如下。

1) 痫性发作符合癫痫发作诊断标准中的一种类型,并符合下述第 2)项标准。

2) 发生在有先兆偏头痛患者,在有先兆偏头痛发生过程中或者发作后 1 h 内出现痫样发作。

3) 不能用 ICHD - 3 中的其他诊断更好地解释。

5. 很可能的偏头痛 继发于其他疾病的偏头痛样头痛(症状性偏头痛)。诊断标准如下。

(1) 符合无先兆偏头痛诊断标准(1)~(4)项中的 3 项或有先兆偏头痛诊断标准(1)~(3)项中的 2 项。

(2) 不符合 ICDH - 3 中其他诊断的标准。

(3) 不能用 ICHD - 3 中的其他诊断更好地解释。

6. 可能与偏头痛相关的周期综合征 发生在无先兆偏头痛和有先兆偏头痛的患者,或者有很大可能性会发展为两者之一的患者。儿童多见,成人也有。包括:① 反复胃肠功能障碍,反复发作不频繁的、慢性的或有固定间隔的腹痛,或腹部不适,或恶心、呕吐,可能与偏头痛有关(包括反复胃肠功能障碍、周期性呕吐综合征、腹型偏头痛 3 个亚型);② 良性阵发性眩晕;③ 良性阵发性斜颈。

附:前庭性偏头痛的诊断标准如下。

(1) 符合下述(3)、(4)项标准的头痛至少发作 5 次。

(2) 有无先兆偏头痛或有先兆偏头痛的病史。

(3) 中或重度的前庭症状,持续 5 min 到 72 h。

(4) 至少 50% 的发作中伴有下列至少 1 项偏头痛样症状。

1) 头痛至少符合下列 4 项中的 2 项:① 单侧;② 搏动性;③ 中或重度;④ 日常体力活动加重头痛。

2) 畏光和畏声。

3) 视觉先兆症状。

(5) 不能用 ICHD - 3 中的其他诊断更好地解释。

二、紧张型头痛

【病因及发病机制】

紧张型头痛(tension type headache,TTH)的病因最为多种多样,并且目前暂未发现其特定的发病机制。对于发作性紧张型头痛(episodic tension type headache,ETTH),个人和环境的因素均可影响发作。而基因在慢性紧张型头痛(chronic tension type headache,CTTH)中的作用可能更突出,当然心因性的影响也是存在的,尤其是继发于应激后产生的头痛。颅周肌肉和颈部肌肉的外周感受器的伤害以及中枢因素包括中枢敏化、中枢兴奋性增加,在 TTH 的病理生理学中起到重要作用。对于 ETTH 而言,外周的影响可能更显著。然而,就像在神经病理性疼痛中一样,继发于颅周肌筋膜来源的长期伤害性刺激导致中枢神经痛通路的敏化,以及其他(颈部和肩部)伤害性病因似乎是导致 ETTH 转化为 CTTH 的原因。

CTTH 的发病机制可能与其他慢性疼痛疾患类似,与脑结构的改变有关。在基于体素的形态测量中显示,CTTH 中与疼痛通路相关脑区的灰质明显减少。肌肉骨骼系统的病理改变可启动、调节或维持 TTH。发作性和慢性 TTH 起初均是继发于肌肉诱发的疼痛综合征,通常与肌筋膜疼痛综合征(myofascial pain syndrome, MPS)相关。

中枢神经系统通过影响脊髓前角细胞 γ-传出神经元的系统来控制肌张力,γ-传出神经元主要是作用于供应肌梭的 α 运动神经元。而 Renshaw 细胞是通过抑制性神经递质 γ-氨基丁酸(GABA)影响该突触系统。除此之外,还有来自皮质、皮质下和脊髓以及边缘系统传入和传出的控制。生理和情绪在肌肉张力的维持或变化中相互作用。无论是否有边缘(情感)刺激,局部肌筋膜伤害性感受都可能产生显著的肌肉痉挛,如果这种刺激延长,随着焦虑的增加或肌肉收缩-疼痛周期的维持,肌肉痉挛会变得强直,这也从某种程度上帮助鉴别 ETTH 与 CTTH。

【临床表现】

中老年女性好发,但男性也不少见,男女比例约 4∶5;表现为反复头痛,持续 30 min 至 1 周。典型头痛表现为双侧、非搏动性(多为压迫感、紧箍感)、轻至中度、日常活动不加剧头痛,不伴恶心、呕吐,偶有畏光或畏声(不超过 1 个)。

【诊断标准】

1. 偶发性紧张型头痛

(1) 平均每月发作<1 d(每年<12 d),至少 10 次以上并符合下述诊断标准(2)～(4)项。

(2) 头痛发作持续 30 min 到 7 d。

(3) 至少符合下列 4 项中的 2 项:① 双侧头痛;② 性质为压迫性或紧箍样(非搏动性);③ 轻或中度头痛;④ 日常活动如走路或爬楼不加重头痛。

(4) 符合下列全部 2 项:① 无恶心或呕吐;② 畏光、畏声中不超过 1 个。

(5) 不能用 ICHD-3 中的其他诊断更好地解释。

2. 频发性紧张型头痛

(1) 平均每月发作 1～14 d,超过 3 个月(每年≥12 d 且<180 d),至少 10 次以上并符合下述诊断标准(2)～(4)项。

(2) 头痛发作持续 30 min 到 7 d。

(3) 至少符合下列 4 项中的 2 项:① 双侧头痛;② 性质为压迫性或紧箍样(非搏动性);③ 轻或中度头痛;④ 日常活动如走路或爬楼不加重头痛。

(4) 符合下列全部 2 项:① 无恶心或呕吐;② 畏光、畏声中不超过 1 个。

(5) 不能用 ICHD-3 中的其他诊断更好地解释。

3. 慢性紧张型头痛

(1) 平均每月发作≥15 d,持续超过 3 个月(每年≥180 d),并符合下述诊断标准(2)～(4)项。

(2) 头痛发作持续 30 min 到 7 d。

(3) 至少符合下列 4 项中的 2 项:① 双侧头痛;② 性质为压迫性或紧箍样(非搏动性);③ 轻或中度头痛;④ 日常活动如走路或爬楼不加重头痛。

(4) 符合下列全部 2 项:① 无恶心或呕吐;② 畏光、畏声中不超过 1 个。

(5) 不能用 ICHD-3 中的其他诊断更好地解释。

4. 很可能的紧张型头痛 紧张型头痛样的头痛除 1 项特征外,其余均符合上述紧张型头痛某亚型的诊断标准,同时又不符合其他头痛的诊断标准。

三、三叉神经自主神经性头痛

三叉神经自主神经性头痛(trigeminal autonomic cephalgia,TAC)是一类发作时间相对短暂、伴有脑神经自主神经症状的原发性头痛。TAC 包括丛集性头痛、发作性偏侧头痛以及短暂性偏侧神经痛样头痛发作。

丛集性头痛是最常见的 TAC,患病率为 50/10 万,好发于中青年男性,男女比例为 3～4∶1,任何年龄均可起病,20～40 岁为其好发年龄。丛集性头痛分为发作性及慢性两种,其中发作性丛集性头痛最为常见,占 80%～90%。值得注意的是,丛集样头痛有一些少见的继发性原因,如椎体剥离术导致的血管损伤、巨大颅内动脉瘤、枕叶动静脉畸形以及蝶骨翼脑膜瘤、

垂体肿瘤等均有报道。因此,必要时需建议患者行头颅 MRI 及头颅 CTA 检查。

【发病机制】

TAC 的病理生理机制必须要解释其主要的 3 个特征:三叉神经性疼痛、节律性(尤其是丛集性头痛)以及自主神经症状。

1. 三叉神经血管系统(trigeminovascular system,TVS) TAC 中疼痛的分布主要提示三叉神经和上位颈神经的活动。神经血管性头痛的病理生理学核心是三叉神经血管系统;三叉神经的激活可以解释疼痛,并可能引发一些自主神经表现。颈内动脉在其骨性通道中发生的血管周围神经源性炎症或眶内眼压的升高可能导致丛集性头痛的发生,并且眼眶血管炎在慢性阵发性偏头痛及丛集性头痛发病中的作用也有提及。扩张的血管直接刺激三叉神经伤害感受器导致神经元的活动增加(神经肽释放)。但这一假说被研究结果驳斥,因即使血管扩张被阻止,疼痛也会持续存在。因此,血管的变化被认为是三叉神经血管系统逆向激活的一种现象。

颅内循环中降钙素基因相关肽(CGRP)、一氧化氮(NO)和血管活性肠肽(VIP)水平的升高表明三叉神经和副交感神经的活动增多。此外,吲哚美辛或氧气给药的成功治疗使阵发性偏侧头痛中 CGRP 和 VIP 水平正常化,并可逆转丛集性头痛中 CGRP 的升高。而三叉神经切断后疼痛常会持续,并且很多丛集性头痛的患者有主诉三叉皮肤以外的疼痛。这可能表明,丛集性头痛的疼痛不仅仅是三叉神经起源,而是起源于中枢。

交感神经功能障碍表现为上睑下垂和瞳孔缩小。这可能继发于颈动脉水肿对交感神经丛的压迫导致缺氧,或可能意味着全身交感神经功能障碍。

2. 神经病理性机制 阵发性偏侧头疼和原发性、阵发性、神经性偏头痛伴流泪(SUNCT)的发作可被机械激活,通常具有短暂的潜伏期,提示存在神经元传递。在阵发性偏侧头痛中,10%的病例报告明确有触发机制,通常是颈部运动触发,而 SUNCT 患者则显示三叉神经痛样触发。成功的微血管减压术提示丛集性头痛可能涉及神经病理性机制。神经病理机制的特点是具有节律性。

3. 神经系统全网络(total access communication system,TACS) TACS 的周期性和睡眠关联,提示参与控制人类"生物钟"的中心部位。在人类中,这些位于视交叉上核、下丘脑的前部和视交叉之上。早期神经影像学研究显示 TACS 存在下丘脑结构和功能改变,特别是丛集性头痛。然而,这些变化中的一些并不是 TACS 特有,在颅面部和脊椎疼痛综合征中也有发现。这是由于下丘脑与髓背网状核有联系。腹内侧下丘脑在伤害感受性通路中也很活跃,此外,下丘脑与副交感翼腭神经节和三叉神经感觉核也有功能联系。

4. 自主神经症状 颅旁副交感神经纤维在上泌涎核发出,并支配颅面结构的一部分。神经节后纤维投射到特定的颅面部目标,如泪腺、鼻黏膜和唾液腺以及颅面部血管。独立的副交感神经活动引起 TAC 可观察到的泪液分泌和流涕。而三叉神经第一分支和第二分支支配区域的疼痛实验刺激也可引起类似于 TAC 中观察到的自主神经征象。这些效应普遍认为是继发于三叉神经激活后启动副交感神经反射,即三叉神经副交感神经反射(trigeminoparasympathetic reflex,TPR)。目前的数

据表明，丛集性头痛和其他 TAC 的病理生理基础在中枢神经系统，而其外围机制的参与尚不清楚。

【临床表现】

丛集性头痛发生于眶、眶上、颞部处，以眼眶为主中心，剧烈的、严格局限于偏侧的头痛发作，头痛大多固定于一侧，但也有 14% 的发作可以换到另一侧。持续 15～180 min，发作频率可以从隔日 1 次到每日 8 次，每天 1～2 次的发作最常见。疼痛时伴有同侧结膜充血、流泪、鼻塞、流涕、前额和面部出汗、瞳孔缩小、上睑下垂和（或）眼睑水肿，伴或不伴不安或躁动。而阵发性偏侧头痛则是固定单侧重度头痛，位置可为眼眶和（或）眶上、和（或）颞部，单侧发作持续时间为 2～30 min，发作频率为每日数次或数十次。头痛时伴有与丛集性头痛类似的同侧自主神经症状。短暂单侧神经痛样头痛每次发作持续数秒至数分钟，总发作时间持续至少 1 d，通常伴有同侧眼睛发红及流泪。持续性偏侧头痛则是持续性固定单侧头痛，同样伴有同侧自主神经症状。

【诊断标准】

1. 丛集性头痛

（1）符合下述诊断标准（2）～（4）项的发作 5 次以上。

（2）发生于单侧眼眶、眶上和（或）颞部的重度或极重度的疼痛，若不治疗疼痛持续 15～180 min。

（3）至少符合下列 2 项中的 1 项。

1）至少伴随以下症状或体征（和头痛同侧）中的 1 项：① 结膜充血和（或）流涕；② 鼻充血和（或）流涕；③ 眼睑水肿；④ 前额和面部出汗；⑤ 前额和面部发红；⑥ 耳部胀满感；⑦ 瞳孔缩小和（或）上睑下垂。

2）烦躁不安或躁动。

（4）丛集期内超过半数的时间，发作频率为隔日 1 次至每日 8 次。

（5）不能用 ICHD - 3 中的其他诊断更好地解释。

注：丛集性头痛至少 1 年内无缓解期或缓解期小于 1 个月者被称为慢性丛集性头痛。

2. 阵发性偏侧头痛

（1）至少 20 次发作符合下述诊断标准（2）～（5）项。

（2）重度单侧眼眶、眶上和（或）颞部疼痛，持续时间为 2～30 min。

（3）至少存在下列症状（和头痛同侧）中的 1 项：① 结膜充血和（或）流泪；② 鼻塞和（或）流涕；③ 眼睑水肿；④ 前额和面部出汗；⑤ 前额和面部发红；⑥ 耳部胀满感；⑦ 瞳孔缩小和（或）眼睑下垂。

（4）发作期超过一半的时间头痛发作频率至少为每日 5 次。

（5）对吲哚美辛绝对有效。

（6）不能用 ICHD - 3 中的其他诊断更好地解释。

3. 短暂单侧神经痛样头痛发作

（1）至少 20 次发作符合下述诊断标准（2）～（4）项。

（2）中或重度单侧头痛，伴眶周、眶上、颞部和（或）其他三叉神经支配区域，持续 1～600 s，发作呈单个刺痛，连续刺痛或呈锯齿样模式。

（3）至少存在下列头面部自主神经症状（和头痛同侧）中的 1 项：① 结膜充血和（或）流泪；② 鼻塞和（或）流涕；③ 眼睑水肿；④ 前额和面部出汗；⑤ 前额和面部发红；⑥ 耳部胀满感；⑦ 瞳孔缩小和（或）眼睑下垂。

（4）发作期超过一半的时间头痛发作频率至少为每日 1 次。

（5）不能用 ICHD - 3 中的其他诊断更好地解释。

包括短暂单侧神经痛样头痛发作伴结膜充血及流泪（SUNCT）以及短暂单侧神经痛样头痛发作伴头面部自主神经症状（SUNA）两种亚型。

4. 持续性偏侧头痛

（1）符合下述诊断标准中（2）～（4）项的单侧头痛。

（2）头痛时间超过 3 个月，且头痛程度呈中度或重度加重。

（3）至少符合下列 2 项中的 1 项。

1）至少出现下列各项症状或体征（和头痛同侧）中的 1 项：① 结膜充血和（或）流泪；② 鼻塞和（或）流涕；③ 眼睑水肿；④ 前额和面部出汗；⑤ 前额和面部发红；⑥ 耳部胀满感；⑦ 瞳孔缩小和（或）眼睑下垂。

2）烦躁不安或躁动，或活动可加重头痛。

（4）治疗剂量的吲哚美辛有特效。

（5）不能用 ICHD - 3 中的其他诊断更好地解释。

5. 很可能的三叉神经自主神经性头痛

（1）符合丛集性头痛诊断标准（1）～（4）项中的 3 项，阵发性偏侧头痛诊断标准（1）～（5）项中的 4 项，短暂单侧神经痛样头痛发作诊断标准（1）～（4）项中的 3 项或持续性偏侧头痛诊断标准（1）～（4）项中的 3 项。

（2）不符合 ICHD - 3 中其他头痛诊断标准。

（3）不能用 ICHD - 3 中的其他诊断更好地解释。

四、其他头面痛

其他头面痛中的分类比较松散，这里主要描述的是既不属于痛性脑神经病范畴也没有找到明确病因的头面痛，如复发性痛性眼肌麻痹神经病、烧灼嘴综合征以及持续性特发性面痛。

（一）复发性痛性眼肌麻痹神经病

支配眼肌的一支或多支脑神经（通常为动眼神经）反复出现麻痹，伴同侧头痛。

诊断标准如下。

（1）至少 2 次发作符合下述第（2）项标准。

（2）单侧头痛，伴随同侧 1 支、2 支或全部 3 支动眼神经麻痹。

（3）通过适当的检查排除眶部、鞍区或后颅窝的病变。

（4）不能用 ICHD - 3 中的其他诊断更好地解释。

在临床上，复发性痛性眼肌麻痹很容易与 Tolosa - Hunt 综合征相混淆。关于 Tolosa - Hunt 综合征，是指单侧眶后疼痛，伴随因海绵窦、眶上裂或眼眶炎性肉芽肿导致的动眼神经的一支或多支、滑车神经和（或）外展神经麻痹。这两类疾病均需要排除一些其他病因所致的痛性眼肌麻痹，如肿瘤、血管炎等。皮质类固醇激素可以缓解 Tolosa - Hunt 综合征的疼痛和眼肌麻痹，对复发性痛性眼肌麻痹的患者部分有效。

（二）烧灼嘴综合征（BMS）

口内烧灼感或感觉迟钝，每天至少发作 2 h，反复发作超过 3 个月，临床未发现明显相关致病灶。

诊断标准如下。

（1）口腔疼痛符合下述标准中的第（2）、（3）项。

（2）每天超过 2 h,持续超过 3 个月的反复发作。

（3）疼痛符合下列全部 2 项：① 性质为烧灼样;② 感觉出现在口腔黏膜表面。

（4）口腔黏膜外观正常,包括感觉测试在内的临床检查正常。

（5）不能用 ICHD-3 中的其他诊断更好地解释。

烧灼嘴综合征的症状通常是双侧的,最常见的部位为舌尖,可以出现口干、感觉迟钝和味觉改变等。这一类疾病的发病机制目前尚不明确,绝经期女性患病率高,提示可能属于社会心理以及精神异常的共病。局部病变如真菌感染或系统性疾病如维生素缺乏、干燥综合征、糖尿病继发的烧灼嘴综合征是否可以作为单独的疾病存在目前仍存在争议。

（三）持续性特发性面痛

诊断标准如下。

（1）面部和（或）口腔痛符合下述标准中的第（2）、（3）项。

（2）反复发作,每天超过 2 h,持续超过 3 个月。

（3）疼痛符合以下全部 2 项：① 难以定位,不符合周围神经分布;② 性质为钝痛、酸痛或不适。

（4）临床神经系统检查正常。

（5）相应的检查已经排除外牙源性原因。

（6）不能用 ICHD-3 中的其他诊断更好地解释。

持续性特发性面痛可能源于面部、上颌骨、牙齿和牙龈的小手术或轻微损伤,原有损伤愈合后,疼痛仍持续存在。通常为钝痛、酸痛以及不适感,可以出现急性加重、按压加重等,疼痛可扩散至头颈部。这类疾病和其他疼痛如慢性广泛性疼痛和肠易激综合征可同时存在,都属于社会心理和精神异常共病。

第四节　头痛的治疗

一、偏头痛的治疗

（一）防治原则

1. 基本原则　① 积极开展患者教育;② 非药物干预,手段包括按摩理疗、生物反馈治疗、认知行为治疗和针灸等;③ 药物治疗,包括急性期治疗和预防性治疗。

2. 患者教育　偏头痛在目前仍是无法根治的疾病,科学的防治观念可以避免对疾病不必要的恐慌和医疗资源的浪费,应鼓励患者培养健康的生活方式,避免头痛诱发因素,学会记录头痛日记,这对诊断和评估疗效有重要意义。

3. 非药物预防　放松训练、生物反馈、音乐疗法及应对应激的认知行为治疗对头痛的缓解均有帮助。

4. 头痛门诊（中心）的建立及转诊　将诊治不够理想的患者及时转诊到头痛门诊（中心）,可极大地减少偏头痛的危害、减少医疗资源的浪费。

（二）急性期治疗药物评价及推荐

1. 非甾体类消炎药及其复方制剂　对乙酰氨基酚剂型有口服剂（片剂、混悬液、混悬滴剂）、肛门栓剂及注射液多种,可满足不同患者的需求,不同年龄的患者适用不同剂型药物。萘普生有口服剂、肛门栓剂及注射液,可用于 6 岁以上或体重 25 kg 以上的儿童。

常用复方制剂包括阿司匹林、对乙酰氨基酚及咖啡因的复方制剂,对乙酰氨基酚与咖啡因的复方制剂,双氯酚酸与咖啡因的复方制剂。合用的咖啡因可加强镇痛药的疗效等。但可能会增加药物依赖及药物过量性头痛的危险。

2. 曲坦类药物　曲坦类药物为 5-羟色胺 1B/1D 受体激动剂,是急性期治疗偏头痛的特效药物。目前国内有舒马曲普坦、佐米曲普坦和利扎曲坦等。曲坦类药物越早应用效果越好,但不主张在先兆期使用。如首次无效,则改变剂型或剂量可能有效。

3. 麦角胺类药物　麦角胺类药物治疗偏头痛急性发作的历史很长,极小量的麦角胺类即可迅速导致药物过量性头痛,而且麦角过量会出现恶心、呕吐、腹痛、肌痛及周围血管痉挛、缺血等不良反应,有严重心血管、肝肾疾病者及孕妇禁用。对偏瘫型、眼肌麻痹型及脑干型偏头痛也不适用。因此应限制药物的使用频度,不推荐常规使用。

4. CGRP 受体拮抗剂　新型药物 CGRP 受体拮抗剂通过将扩张的脑膜动脉恢复至正常而减轻偏头痛症状,且该过程不导致血管收缩。部分对曲坦类无效或者对曲坦类不能耐受的患者可能对这类药物有良好的反应。

5. 止吐和促进胃动力药　甲氧氯普胺、多潘立酮等止吐和促进胃动力药物,可促进头痛改善。伴有恶心、呕吐症状的患者可联合其他急性期药物,既起到止痛的作用,又可改善胃部症状,抑制恶心、呕吐感,辅助其他止痛药起效。

6. 镇静类药物　镇静类药物有成瘾性,故仅适用于其他药物治疗无效的严重患者,不予常规推荐。

（三）预防性药物治疗

1. 预防性治疗目的　对患者进行预防性治疗的目的是降低发作频率、减轻发作程度、增加急性发作期治疗的疗效。

2. 预防性治疗有效性指标　预防性治疗的有效性指标包括偏头痛发作频率、头痛持续时间、头痛程度、头痛的功能损害程度及急性期对治疗的反应。

3. 预防性药物治疗指征　存在以下情况应考虑开始预防性治疗：① 患者的生活质量、工作和学业严重受损;② 每月发作频率 2 次以上;③ 急性期药物治疗无效或患者无法耐受;④ 存在频繁、长时间或令患者极度不适的先兆,或为偏头痛性脑梗死、偏瘫性偏头痛、伴有脑干先兆偏头痛亚型等;⑤ 连续 2 个月,每月使用急性期治疗 6~8 次以上等;⑥ 偏头痛发作持续 72 h 以上等。

4. 预防性治疗药物评价及推荐　目前预防性治疗药物的一线药物有钙离子拮抗剂、部分抗癫痫药物、β 受体阻断剂。

（1）钙离子拮抗剂：非特异性钙离子拮抗剂氟桂利嗪对偏头痛的预防性治疗证据充足,但长期服用仍需注意其可能导致锥体外系状及加重抑郁情绪等副作用。而目前尼莫地平作为预防药物证据不足,多项尼莫地平预防偏头痛的研究结果均未能显示其疗效优于安慰剂。

（2）抗癫痫药物：托吡酯作为抗癫痫药物,对发作性及慢性偏头痛均有效,并可能对药物过量性头痛也有效。托吡酯可能导致反应迟钝及肢体发麻,一般情况减量或停药即可以改善其不良反应或使不良反应消失。双丙戊酸钠/丙戊酸钠对偏头痛预防有效,但长期使用需定时检测血常规、肝功能。女性患者需注意体重增加及卵巢功能异常(如多囊卵巢综合征)。

(3) β受体阻断剂:β受体阻滞剂在偏头痛预防性治疗方面效果明确,有多项随机对照试验结果支持。其中证据最为充足的是普萘洛尔和美托洛尔。另外,比索洛尔、噻吗洛尔和阿替洛尔可能有效,但证据质量不高。β受体阻滞剂的禁忌证包括反应性呼吸道疾病、糖尿病、体位性低血压及心率减慢的某些心脏疾病。不适于运动员,可发生运动耐量减低。有情感障碍患者在使用β受体阻滞剂中可能会发生心境低落,甚至有自杀倾向。

(4) 抗抑郁药:在抗抑郁药物中,阿米替林和文拉法辛目前可作为预防偏头痛的二线用药,另外这两个药物尤其适用于合并有紧张型头痛或抑郁状态的患者,阿米替林主要不良反应为镇静、便秘,严重心脏病患者禁用。文拉法辛疗效与阿米替林类似,但不良反应更少,主要为初始服药时的胃肠道不良反应及撤药反应。

(5) 其他药物:研究结果表明抗高血压药物赖诺普利及坎地沙坦对偏头痛预防治疗有一定疗效,但需进一步证实。阿司匹林对偏头痛预防治疗的研究结果不一,与有确定疗效药物的对比试验显示其效果较差,在与安慰剂的对照试验中却从未被证实有效。大剂量维生素 B_2(每日 400 mg)及辅酶Q10的对照试验结果显示有效。含有维生素 B_2、辅酶Q10、镁盐复方制剂也可能对预防偏头痛发作有效,减少偏头痛发作频率。

5. 预防性治疗药物选择和使用原则 医师在使用预防性治疗药物之前须与患者进行充分的沟通,根据患者的个体情况进行选择,注意药物的治疗效果与不良反应,同时注意患者的合并病、与其他药物的相互作用、每日用药次数及经济情况。

通常首先考虑一线药物。若一线药物治疗失败,存在禁忌证或患者存在以二、三线药物可同时治疗的合并症时,方才考虑使用二线或三线药物。

药物治疗应从小剂量单药开始,缓慢加量至合适剂量,同时注意不良反应。对每种药物给予足够的观察期以判断疗效,一般观察期为4~8周。患者需要记头痛日记来评估治疗效果。有效的预防性治疗需要持续约6个月,之后可缓慢减量或停药。若发作再次频繁,可重新使用原先有效的药物。若预防性治疗无效,且患者没有明显的不良反应,可增加药物剂量;否则,应换用第二种预防性治疗药物。若数次单药治疗无效,才考虑联合治疗,也应从小剂量开始。

(四)其他(替代)治疗方法

1. 针灸治疗 一般应在偏头痛发作之初、痛势未甚时及时进行,效果往往更佳。对反复发作的患者应根据病情制订治疗计划,按疗程治疗。推拿对偏头痛有一定疗效。头面部和颈项部的不同穴位推拿按摩常常可以缓解疼痛。

2. 心理治疗和物理治疗 偏头痛的心理治疗主要基于行为治疗,包括放松、生物反馈及认知治疗。放松疗法主要目的为降低身体各种系统的激活及促进身体放松。使用各种仪器,通过感受、衡量肌张力、皮肤电阻或周围体温来测量、放大并反馈躯体信息给患者,从而达到由生物反馈促进的放松。认知疗法通过指导患者更好地处理与头痛相关的应激反应及其他伴随心理疾患来治疗反复发作的头痛。

3. 外科治疗 有研究提示卵圆孔未闭(PFO)与伴有先兆的偏头痛之间存在关联。偏头痛患者经皮 PFO 封堵手术对偏头痛预防发作的疗效存在争议。神经阻滞疗法治疗偏头痛已受到临床关注。

二、紧张型头痛的治疗

1. 非药物治疗 目前紧张型头痛的发病机制尚不十分清楚,可能与多种因素有关,包括心理因素、中枢痛觉超敏、颅周肌肉收缩和肌筋膜炎、神经递质因素等,因此紧张型头痛的治疗也是综合性的。对紧张型头痛患者,首先应建立起患者对医生的信任,进行适当的心理疏导,鼓励患者建立良好的生活习惯。尽可能采用非药物治疗,如松弛治疗、物理治疗、生物反馈及针灸等治疗。

2. 药物治疗

(1) 对症治疗:对发作性紧张型头痛,特别是偶发性紧张型头痛患者,适合对症治疗。必须注意勿滥用镇痛药物,因为其本身也可引起药物性头痛。

(2) 预防治疗:对于频发性和慢性紧张型头痛,应采用预防性治疗,目前临床使用的药物有:① 抗抑郁药物,主要是三环类抗抑郁药,如一线阿米替林、多塞平以及双通道去甲肾上腺素以及二线用药5-羟色胺再摄取抑制剂文拉法辛及米氮平,单通道5-羟色胺再摄取抑制剂未证实有效;② 肌肉松弛剂,如盐酸乙哌立松、巴氯芬等;③ 部分抗癫痫药物,如丙戊酸;④ A肉毒毒素注射治疗,适用于口服药物无效或不能耐受的顽固性头痛患者。在这些药物中除了一线而二线药物有研究证据确切证明有效外,其他的药物暂时证据仍不足,属于临床经验性用药。此外,中药目前广泛应用于治疗紧张型头痛,但需要进一步的循证医学证据的支持。

三、丛集性头痛的治疗

丛集性头痛的治疗也包括急性期及预防性治疗。

(一)急性期治疗

考虑到其发作时快速起病,持续时间短,故胃肠道外给药为一线方案。

(1) 舒马曲普坦:皮下注射舒马曲普坦4~6 mg是阻断性药物的首选,疼痛的缓解可在 10 min 之内出现,并且对大多数患者有效。与偏头痛相比,反复给药不易出现快速给药反应及头痛反弹。除此之外,还有鼻内给药舒马曲普坦及佐米曲普坦,或者鼻内给药双氢麦角胺,但这与皮内注射舒马曲普坦相比,起效慢并且效果不明显。

(2) 吸氧:面罩吸 7~10 L/min 流量的 100% 纯氧是一种安全并且有效的阻断治疗,在绝大部分患者中证实有效。氧气通常给 15~20 min 后即可起效。但有报道在少部分患者中,氧气只有推迟头痛发作数分钟至数小时的作用。尽管如此,吸氧治疗还是安全且一天之内可以反复使用的治疗方法,并且没有什么已知的不良反应。然而,吸氧装置携带并不方便,而且价格昂贵,这也是限制其使用的原因,国内目前还未广泛使用吸氧治疗。

(二)预防性治疗

预防性治疗的目的主要是快速抑制发作,并维持较长的间歇期。

(1) 预防性药物的治疗部分取决于丛集性头痛发作期的时

间长短,发作时间短的可以短期使用激素。每次 60～80 mg,每日 1 次的泼尼松可快速并显著改善头痛发作。由于激素的副作用,而使疗程限于 3～4 周。这些对于发作期不长的患者效果明显,但对于发作期长或者慢性丛集性头痛,很有可能复发。这种情况下,激素可以联合其他起效较慢如需要数周后起效的药物共同使用。

(2)维拉帕米可以作为发作期长的丛集性头痛的预防药物,药物的剂量在丛集性头痛患者中需要比普通心脏疾病患者中使用的剂量大,有报道每次 160～960 mg,每日 1 次有效。维拉帕米通常从每次 80 mg,每日 3 次起始,10～14 d 增加一次剂量,直到头痛得到控制,最大可至每次 960 mg,每日 1 次。维拉帕米可导致心律失常,定期检查常规心电图是有必要的。

(3)有报道每次 600～1 500 mg,每日 1 次的锂剂也有一定治疗效果,且对于慢性丛集性头痛比发作性丛集性头痛疗效好;需要检测药物血浆浓度,维持在 0.6～1.2 mmol/L,此外需检测肝、肾功能以及甲状腺功能。

(4)其他药物:维拉帕米或者锂剂治疗效果不明显的时候,可考虑丙戊酸、托吡酯和褪黑素,剂量与偏头痛治疗剂量类似。临床通常是多种药物联合使用以达到更好的预防效果。

四、其他头痛的治疗

与丛集性头痛治疗方案不同,阵发性偏侧头痛、短暂单侧神经痛样头痛发作以及持续性偏侧头痛有特效药物即吲哚美辛。临床上对吲哚美辛的疗效也是鉴别丛集性头痛以及其他三叉神经自主神经性头痛的方法之一。

参 考 文 献

[1] 中华医学会疼痛学分会头面痛学组,中国医师协会神经内科医师分会疼痛和感觉障碍专委会.中国偏头痛防治指南[J].中国疼痛医学杂志,2016,22(10):721-727.

[2] BENOLIEL R. Trigeminal autonomic cephalgias[J]. Br J Pain, 2012:6(3) 106-123.

[3] CHARLES A. The pathophysiology of migraine:implications for clinical management[J]. Lancet Neurol, 2018, 17(2):174-182.

[4] DELANGE J M, CUTRER F M. Our evolving understanding of migraine with aura[J]. Curr Pain Headache Rep, 2014, 18(10):453.

[5] Headache Classification Committee of the International Headache Society (IHS). The international classification of headache disorders, 3rd edition (ICHD-3)[J]. Cephalalgia, 2018, 38(1):1-211.

[6] JAY G W, BARKIN R L. Primary headache disorders-part 2:tension-type headache and medication overuse headache[J]. Dis Mon, 2017, 63(12):342-367.

[7] STEVEN L M. Cluster headache and trigeminal autonomic cephalgias[J]. Disease-a-Month 61(2015) 236-239.

第三章　瘫　痪

张　瑛

骨骼肌的运动可分为随意运动和不随意运动两大类。随意运动受意志控制,接受锥体系支配;不随意运动为不受意志控制的"自发"动作,受锥体外系支配。

瘫痪是指随意运动功能减低或丧失,临床上表现为受累肢体无力或完全不能活动,是神经系统常见症状之一。从大脑到肌肉的运动通路任何一点联系发生中断均可引起瘫痪。一般按其解剖部位可分为上运动神经元、下运动神经元、周围神经、神经肌接头及肌肉本身病变引起的瘫痪(paralysis)或麻痹(palsy)。

一、运动的神经解剖基础

(一)上运动神经元

上运动神经元是指对下运动神经元发生影响的上级运动神经元,广义上包括锥体系与锥体外系。锥体系主要作用于脊髓前角的 α 运动神经元,再由 α 运动神经元支配相应的随意肌,调节随意运动。锥体外系主要作用于 γ 运动神经元,通过 γ 反射回路发挥作用,影响牵张反射、调节肌张力、协调肌肉运动、调整姿势,以利进行随意运动。锥体系与锥体外系协同影响前角细胞,两者的活动紧密结合,共同参与运动的调节。上运动神经元,系指下运动神经元以上的神经元及其神经通路,主要指支配随意运动的锥体系。

锥体系的神经元位于额叶中央前回运动区皮质(Brodmann 4 区)、运动前区皮质(Brodmann 6 区)、辅助运动区皮质和部分顶叶皮质(312 区、5 区、7 区),其细胞体为锥体细胞。该区神经元的轴突集合组成锥体束,内含约 3% 为粗大的神经纤维,起始于运动区的大锥体细胞(Betz 细胞),其余神经纤维直径中细,起自上述各区的中小型锥体细胞。Brodmann 4 区占据中央前回的大部分,身体各部分肌肉在该区均有相应的控制区域(代表区),其排列顺序呈倒立的人形,但面部为正立。各代表区的大小与其运动精细程度有关,执行精细复杂运动部分如手指、头面部,其相应的皮质代表区较躯干、下肢代表区大。

锥体束含皮质脊髓束和皮质脑干束,经放射冠分别通过内囊后肢和膝部下行,皮质脊髓束经中脑大脑脚中 3/5、脑桥基底部,在延髓锥体交叉处大部分纤维交叉,进入对侧脊髓侧索,形成皮质脊髓侧束下行,终止于脊髓前角;小部分纤维不交叉,在同侧脊髓前索内下行,形成皮质脊髓前束,在下行过程中经过前联合陆续交叉,止于对侧脊髓前角,两者共同支配对侧的躯干与肢体;仅有少数神经纤维始终不交叉直接下行,陆续止于同侧前角,支配同侧的躯干肌。所以说,躯干肌是受双侧大脑半球支配,而肢体肌主要受对侧大脑半球控制。皮质脑干束在脑干各个脑神经核的平面上交叉至对侧,分别终止于各脑神经运动核。其中,支配下半面部表情肌的面神经核及支配颏舌肌的舌下神经核受对侧皮质脑干束支配外,其余的脑干运动神经核均受双侧皮质脑干束支配。

上运动神经元的功能是发放和传递随意运动冲动至下运动神经元,并控制和支配其活动。上运动神经元损伤导致的瘫痪称上运动神经元性瘫痪。

(二) 下运动神经元

下运动神经元包括位于脊髓前角、脑干脑神经运动核的运动神经元及其发出的神经轴突。由皮质及皮质下结构发出的下行冲动最终都要通过下运动神经元才能发挥运动调节作用,同时,脊髓节段性运动反射也要下运动神经元参与才能完成,故下运动神经元是运动调节的最后通路。

每一个脊髓前角细胞和脑神经运动细胞,通过其轴突支配50~200条肌纤维,每个运动神经元及其所支配的一组肌纤维称为一个运动单位,是执行运动功能的基本单元。在脊髓前角中,除α(分大、小两种)、γ(分γ_1、γ_2)运动神经元外,尚有中间神经元。α运动神经元发出的轴突经前根、脊神经前支、后支分布于梭外肌纤维。大α细胞主要与白肌纤维联系,组成运动性运动单位,又称快速运动单位,与随意运动有关,并参与腱反射活动。小α细胞与红肌纤维联系,组成张力性运动单位,又称缓慢运动单位,与肌张力维持、姿势调整、紧张性牵张反射有关。γ运动神经元轴突分布于肌梭内肌纤维。γ运动神经元兴奋时激发α运动神经元,使肌肉收缩,同时激发其他节段中间神经元,使支配拮抗肌的α运动神经元受到抑制,从而形成随意肌的反馈控制系统。

一个脊髓节段的前角运动神经元细胞发出轴突先组成前根,前根和后根在椎间孔处合成一条脊神经干,脊神经干又分为前支和后支。除胸段外,相邻节段的前支在脊髓各个不同的水平彼此互相吻合形成5个神经丛——颈丛(C_1~C_4)、臂丛(C_5~T_1)、腰丛(L_1~L_4)、骶丛(L_5~S_4),这些神经丛再形成若干周围神经到达所支配的肌肉。每个前根都支配相应节段的肌肉。因此,前根的损害使瘫痪分布呈节段性,而神经丛损害常引起一个肢体多数周围神经的麻痹。

下运动神经元接受上运动神经元的支配,将来自上运动神经元的冲动进行整合,通过前根、神经丛、周围神经传递至运动终板,引起肌肉收缩。下运动神经元损伤导致的瘫痪称下运动神经元性瘫痪。

(三) 神经肌接头

运动神经末梢和肌肉之间并不直接相连,而是通过一个50 nm左右的突触间隙作为接头,合在一起称为神经肌肉接头(neuromuscular junction,NMJ)。神经末梢在运动电位的作用下释放出神经递质乙酰胆碱(ACh),通过突触间隙作用于肌膜上运动终板处ACh受体,后者产生终板电位引起肌肉纤维的动作电位,导致肌肉收缩。神经肌肉接头的传递是电化学传递的复杂过程。突触前神经末梢、突触间隙与突触后肌膜受体各有多种调控机制存在(特别是各种离子通道与神经递质的酶解与重回收),使神经肌肉活动具有高度的可塑性。神经肌接头的这种特性也决定了其病变所产生的临床症状具有明显的波动性,不同于周围神经或中枢神经系统传导束被阻断后出现的固定的功能障碍。神经肌肉传递障碍导致的瘫痪又可分为突触前的神经源性瘫痪和突触后的肌源性瘫痪,突触前和突触后的疾病统称神经-肌肉接头病,其瘫痪称神经-肌接头性瘫痪。

(四) 骨骼肌

骨骼肌是机体执行运动和能量代谢的主要器官。人体有600多块肌肉,重量约占成人体重的40%。骨骼肌由数以千计的纵向排列的肌纤维(肌细胞)聚集而成。肌纤维为多核细胞,外由肌膜包绕。肌纤维内含肌质,肌质内有肌原纤维和纵向排列纵管,以及线粒体、核糖体、溶酶体等细胞器。肌原纤维由许多纵向排列含收缩蛋白和调节蛋白的粗、细肌丝组成。当神经冲动抵达神经末梢,通过神经肌接头电化学传递,导致肌细胞兴奋,在Ca^{2+}作用下,收缩蛋白与调节蛋白完成肌肉收缩和舒张,所需能量由线粒体氧化代谢提供。

肌纤维本身病变、肌膜离子通道异常、肌细胞内结构功能异常、线粒体代谢或基因突变等功能失调,或肌细胞内缺乏某些酶或载体而影响肌肉能量供应等,均可导致肌无力,均称为肌源性瘫痪。

二、瘫痪的分类

瘫痪有很多分类方法,其中临床上常用的有按瘫痪的程度、瘫痪的分布、瘫痪的性质、造成瘫痪的神经系统病变的解剖部位来进行分类。

(一) 按瘫痪的程度分类

可分完全性瘫痪和不完全性瘫痪两种。完全性瘫痪为瘫痪肌肌力完全丧失,无法进行任何随意运动;不完全性瘫痪为瘫痪肌肌力呈不同程度的减低,存在部分随意运动。

临床上常使用0~5度6级肌力评定标准对瘫痪的程度进行分级。

0级:肌肉无任何收缩现象。

1级:肌肉可轻微收缩,但不能活动关节。

2级:肌肉收缩引起关节活动,但不能对抗地心引力,肢体不能抬离床面。

3级:肢体能对抗地心引力抬离床面,但不能对抗阻力。

4级:能做对抗阻力的活动,但较正常差。

5级:正常肌力。

(二) 按瘫痪的解剖部位分类

可分为偏瘫、交叉性瘫、截瘫、四肢瘫、单肢瘫、单神经瘫。

1. 偏瘫(hemiplegia) 指同侧上下肢的瘫痪,有时累及面部,是最常见的瘫痪形式。除极少数特殊病例外,该类型瘫痪是由脑干以上的皮质脊髓通路受损引起,常见于急性脑梗死、脑出血、脑肿瘤等。

2. 交叉瘫(crossed hemiplegia) 指一侧脑神经麻痹和对侧肢体瘫痪,是脑干病变的特征性表现,见于各脑干综合征。

3. 截瘫(paraplegia) 一般指两上肢正常而双下肢瘫痪的一种状态。常由脊髓疾病所引起,常伴有传导束型感觉障碍和二便障碍。以胸段脊髓病变最为典型,呈病变以下运动、感觉及膀胱直肠功能障碍。急性期患者多软瘫,肌张力低下,肌腱反射消失,病理征阴性;急性期之后,逐步出现肌张力升高、腱反射亢进和锥体束征阳性;此后,肢体肌张力进一步升高,肌腱反射亢进和阵挛,呈痉挛性截瘫。如病变在腰骶段则不出现痉挛性截瘫,而呈弛缓性瘫,同时伴有膀胱直肠功能障碍者称为低位截瘫。病损累及颈、胸段而出现的截瘫称为高位截瘫。两侧前角细胞或前根病变所致的非对称性下肢无力,瘫痪称为截瘫。

4. 四肢瘫(quadriplegia) 双侧上下肢瘫痪。双侧颈髓以上的皮质脊髓通路受损、广泛的脊髓前角或周围神经病变、神经肌接头或肌肉病变均可导致四肢瘫。四肢瘫的早期也可表现为 2 个或 3 个肢体的瘫痪。

5. 单肢瘫(monoplegia) 指单个肢体的瘫痪。一个肢体或肢体的某一部分瘫痪均属于单瘫的范围。单瘫有两种可能性:一为大脑运动区局限性病变,引起该区所支配的肢体瘫痪,属于上运动神经元性瘫痪;另一种可能性是相应的脊髓前角、脊髓神经根、脊髓神经丛的病变,也可以出现单瘫,属于下运动神经元病变。但是,单瘫也可以是偏瘫或截瘫的病程中某一阶段的表现。

6. 局部瘫(locoplegia,local palsy) 系指局部的随意肌的瘫痪所引起的无力和肌肉萎缩。根据其分布又可分为对称性和非对称性两种。

(1) 对称性局部瘫痪:有两侧展神经麻痹、双侧面瘫、延髓麻痹、面-肩-肱肌营养不良、末梢神经炎、吉兰-巴雷综合征等。

(2) 非对称性局部瘫痪:常由单神经损伤引起,有动眼神经麻痹、展神经麻痹、面神经瘫痪、舌下神经麻痹、副神经麻痹、Erb-Duchenne 麻痹、桡神经麻痹、尺神经麻痹、腓神经麻痹等。

(三) 按瘫痪的性质分类

根据瘫痪的性质,可分为痉挛性瘫痪(硬瘫)和弛缓性瘫痪(软瘫)。痉挛性瘫痪是指瘫痪的肢体肌张力增高,肢体被动运动时抵抗力大并有僵硬感,腱反射亢进。弛缓性瘫痪是指瘫痪的肢体肌张力低下,肢体被动运动时阻抗小,腱反射减低或丧失。痉挛性瘫痪为上运动神经元损害所致。弛缓性瘫痪可由下运动神经元(脊髓前角、周围神经)或神经肌接头、肌肉等部位的病变所致。

应特别提及的是,在上运动神经元损害的急性期,可出现脊休克现象(又称锥体束休克),也可表现出弛缓性瘫痪,待度过急性休克期才逐渐表现出痉挛性瘫痪的特点。休克期长短依损害程度、全身状况而异,一般数天至数周不等。休克现象的产生原理是正常生理状态下,脑干锥体外系下行通路对下运动神经元具有易化作用,锥体束急性严重病变常同时累及此通路,使下运动神经元失去易化作用,兴奋性降低,呈现弛缓性瘫痪。待下运动神经元兴奋性恢复后,才表现为固有的痉挛性瘫痪。

(四) 按解剖部位分类

根据运动传导通路上的不同部位的病变可将瘫痪分为上运动神经元性、下运动神经元性、神经肌接头性、肌源性瘫痪。上运动神经元胞体及其轴突(即锥体系)损害引起的瘫痪,称上运动神经元性瘫痪;下运动神经元胞体及其轴突损害引起的瘫痪,称下运动神经元性瘫痪。上、下运动神经元病变均可引起其支配区的瘫痪,但临床特点却截然不同。神经肌接头性及肌肉本身病变引起的瘫痪虽各有其特点,但也有一些共性,有时笼统称为肌源性瘫痪。上、下运动神经元瘫痪与神经肌接头性、肌源性瘫痪的鉴别要点见表 2-3-0-1。

表 2-3-0-1 上、下运动神经元性及肌源性瘫痪的鉴别要点

特点	上运动神经元性瘫痪	下运动神经元性瘫痪	神经肌接头肌源性瘫痪
损害部位	皮质运动区或锥体束	脑神经运动核及其纤维、脊髓前角细胞或前根、脊神经	神经肌接头、肌肉
瘫痪分布	整个肢体为主(偏瘫、截瘫、单瘫)	肌群为主	相对全身性,或局部分布,多双侧累及,不符合神经解剖规律
肌张力	增高(呈折刀样增高)	降低	正常或降低
腱反射	亢进	减弱或消失	正常或减弱甚至消失
病理反射	有	无	无
肌萎缩	无或轻度废用性萎缩	明显	可有
肌肉肥大	无	无	可有,多见于肌营养不良
肌束颤动	无	可有	无
肌电图	神经传导正常,无失神经电位	神经传导异常,有失神经电位	特征性肌接头或肌病
肌酶	正常	正常或轻度增高	肌肉疾病肌酶常明显增高
同义名称	中枢性瘫痪	周围性瘫痪	肌源性瘫痪

除了休克期等特殊情况(如上所述),本质上来说,上运动神经元性瘫痪常表现为痉挛性瘫痪,故一般上运动神经元瘫痪亦称痉挛性瘫痪。下运动神经性瘫痪有时又称弛缓性瘫痪,但并不完全等同,因神经肌接头和肌源性瘫痪也可表现为肌张力低下,腱反射减低,呈现弛缓性瘫痪的特征。

三、瘫痪的诊断与鉴别诊断

瘫痪的诊断分以下几个步骤:① 明确是否存在真性瘫痪。瘫痪特指随意运动功能减低或丧失,轻者临床表现不明显或仅表现精细活动受影响、步态异常;重者活动明显受限,甚至完全不能活动。应与其他原因导致的肢体运动障碍、肌无力、步态异常等鉴别。② 根据患者神经系统的症状和体征对引起瘫痪的病变部位进行判断,即定位分析。③ 根据患者的病情特点(如起病方式、演变过程、主要表现、伴随情况等)结合既往病史、辅助检查结果,确定疾病的性质、病因,即定性分析。

(一) 是否真性瘫痪

多种原因可导致肢体运动障碍,如锥体外系疾病、骨关节病变、心理疾病等,应注意鉴别。此外,患者一般情况差、年长、卧床、检查不配合等不属于瘫痪定义。

1. 锥体外系疾病 帕金森病或帕金森综合征患者常因运动障碍而主诉肌无力,可根据表情呆滞、肌张力增高(齿轮样或铅管样)、步履困难、肌力正常等进行鉴别。严重的舞蹈病可能引起轻瘫,是为麻痹性舞蹈病,应注意结合舞蹈病史及瘫痪肌肌张力降低进行鉴别。

2. 骨关节病变 骨关节病变时可因疼痛、关节畸形等致肢

体的随意运动受限而出现单瘫或截瘫。如类风湿关节炎等,应注意通过病史、体检局部红肿、压痛、保护性体位、关节被动活动受限、神经系统无阳性体征等进行鉴别。

3. 功能性瘫痪(心身性疾病) 全身乏力、某肢体无力、偏瘫、截瘫均可出现。根据相应病史、神经系统体格检查予以鉴别。功能性瘫痪患者有不同表现形式,以截瘫最多见,其次为四肢瘫、偏瘫、单瘫等。不管何种形式的瘫痪,只要认真地进行体格检查均能从临床上予以鉴别。功能性瘫痪表现某个部位或肢体不能运动,但瘫痪部位的肌张力、腱反射往往正常,不出现锥体束征,肌电图检查正常等,以此鉴别。功能性偏瘫患者除上述体征特点外常可伴偏身感觉减退,但感觉障碍的特点是中线分布可予以鉴别。

4. 癔病性瘫痪 好发于青年女性,发病较快,病前常有精神刺激史,瘫痪类型多样,以单瘫、截瘫多见,瘫痪程度不等,可能时轻时重,可反复发作,可伴有情感色彩丰富的精神症状,暗示治疗可有一定疗效,结合癔病性格既往类似发作史帮助诊断。对于这类疾病,诊断须相当谨慎,必须注意排除器质性病因。

(二)定位诊断

在确认为真性瘫痪后,根据瘫痪的类型,结合神经系统其他阳性体征,推断病变的部位。首先把瘫痪分为痉挛性瘫痪(硬瘫)和弛缓性瘫痪(软瘫)。一般来说,痉挛性瘫痪系上运动神经元瘫痪,而弛缓性瘫痪可为下运动神经元瘫痪(脊髓前角、周围神经)或神经肌接头、肌源性瘫痪。上运动神经元瘫痪的休克期亦可为弛缓性瘫痪,应根据病史特点注意甄别。因此,根据瘫痪的性质可初步把病变部位定为上运动神经元、下运动神经元或神经肌接头、肌肉。

1. 上运动神经元瘫痪 系皮质脊髓束径路任一部位损害所致,表现为上运动神经元瘫痪的特征,但不同部位各有其相应特点,有助于进一步定位。

(1) 额叶皮质:额叶皮质运动区局限性损害可引起对侧肢体瘫痪,可伴癫痫运动性发作。中央前回上部损害时引起对侧下肢单瘫,累及旁中央小叶可同时伴括约肌功能障碍。中部损害引起对侧上肢单瘫,若累及相邻的面部运动中枢可伴有对侧中枢性面瘫。病变累及额叶皮质较大范围,也可出现对侧肢体偏瘫,并根据所累及的部位还可有失语、失用、认知、精神情感障碍等皮质受损的表现。大脑半球内侧面病变可同时损害双侧旁中央小叶,累及双侧支配下肢的皮质运动区,表现为双下肢上运动神经元性瘫痪,可伴括约肌功能障碍及双下肢不同程度的感觉障碍,易误诊为脊髓病变,前者常无明确的感觉平面。双侧的额叶皮质病变可依部位不同表现为相应的肢体瘫痪甚至四肢瘫痪,假性球麻痹等。广泛的双侧半球病变除四肢瘫外常伴昏迷。

(2) 放射冠:皮质向内囊发出的纤维组成的区域,称皮质下白质。此处的神经纤维越接近皮质越分散,因此接近皮质的局灶性病灶可表现为类似于皮质损害的单肢瘫,而接近深部的病灶或较大范围的病灶可导致肢体偏瘫,出现对侧上下肢不均等性瘫痪。换言之,放射冠区病变的临床表现介于额叶皮质、内囊受损之间,视部位范围不同而异。

(3) 内囊:内囊是运动、感觉、视觉传导束高度集中经过的部位,内囊处锥体束损害可导致对侧肢体完全性偏瘫,常伴对侧中枢性面瘫和舌瘫,同时累及丘脑辐射和视辐射时,可出现对侧偏身感觉障碍和对侧同向性偏盲,称为"三偏"征,临床上较常见。此外,较小部分的内囊区域病灶临床症状较轻,并因受累部位是前支、后支还是膝部等,临床表现各异。

(4) 脑干:较小的脑干病变时,可仅累及锥体束,表现为偏瘫。病变位于脑桥的面神经核以上时,可伴对侧中枢性面瘫和舌瘫,与大脑半球病变所致的锥体束受损的表现相似。由于脑神经运动核均分布于脑干,一侧脑干病变常可累及同侧脑神经运动核和未交叉的皮质脊髓束和皮质延髓束,出现病灶侧的脑神经麻痹和对侧锥体束的体征,临床上表现为交叉性瘫痪,即病灶水平同侧脑神经下运动神经元瘫痪,对侧肢体及病变水平以下神经上运动神经元性瘫痪。交叉性瘫痪是脑干病变特征性表现。根据脑神经核损害的情况,可出现不同断面的脑干综合征。

1) 中脑损害出现的综合征:① 中脑中央内侧综合征(middle median midbrain syndrome),表现为病变侧睑下垂,复视,核性或核间性眼肌麻痹;病变对侧肢体瘫痪、无力、麻木,肢体共济失调和核上性水平性凝视麻痹。② 中脑中央外侧综合征(middle lateral midbrain syndrome),表现为病变侧面部麻木或偏侧麻木,肢体动作笨拙,同侧 Horner 综合征;病变对侧偏身感觉障碍和共济失调。③ 中脑腹侧综合征(Weber syndrome),病灶侧动眼神经麻痹,对侧肢体偏瘫及中枢性面、舌瘫。病变位于中脑大脑脚底内侧,影响锥体束和动眼神经核。④ 中脑下内侧综合征(inferior medial midbrain syndrome),主要表现为复视,对侧肢体无力,动作笨拙;体征有对侧滑车神经麻痹,偏瘫,共济失调和核上性凝视麻痹。⑤ 中脑下外侧综合征(inferior lateral midbrain syndrome),表现为病变侧面部麻木,感觉减退,Horner 综合征和病变对侧偏身麻木和感觉减退。

2) 脑桥损害可产生下列综合征:① 上脑桥内侧综合征(superior medial pontine syndrome),表现为病灶身侧共济失调,核间性眼肌麻痹,软腭、舌及声带震颤;病变对侧肢体无力,笨拙或完全性偏侧瘫痪。② 上脑桥外侧综合征(superior lateral pontine syndrome),主要表现为头昏、恶心、呕吐,病灶侧肢体笨拙,共济失调,易向病侧跌倒,面部麻木,感觉减退,咀嚼肌无力和 Honer 综合征;病灶对侧偏身痛,触、震动位置觉损害。此综合征常由小脑上动脉梗阻所致。③ 脑桥腹外侧综合征(Millard-Gubler syndrome),病灶累及一侧外展神经核及面神经时,出现病灶侧的展神经麻痹、周围性面瘫以及对侧肢体瘫及中枢性舌瘫。若损害内侧丘系和脊髓丘脑束,可伴对侧偏身感觉障碍。④ 脑桥下内侧综合征(inferior lateral pontine syndrome,Foville syndrome),主要表现为病侧周围性面瘫、复视、眼球震颤,病灶侧同向凝视障碍。若病灶侧外展神经麻痹和对侧偏瘫者称为一个半综合征,伴向病灶侧凝视麻痹。常见于基底动脉内侧支梗阻所引起。⑤ 脑桥下外侧综合征(inferior lateral pontine syndrome),亦称小脑前下动脉综合征(anterior inferior cerebella artery syndrome),表现为眩晕、恶心、呕吐,眼球斜视,耳鸣、耳聋,面部麻木和协调障碍。体格检查可见病灶侧耳聋、面瘫、共济失调和面部感觉减退。

3) 延髓损害常有下列综合征:① 延髓前部综合征

（Jackson syndrome），表现为病灶侧周围性舌下神经麻痹，对侧偏瘫。病变位于延髓前部橄榄体内侧。常见于脊髓前动脉缺血。此外，脑干较大的病灶因累及双侧锥体束表现为四肢瘫，多伴有脑神经受累的症状，严重者可有意识障碍、生命体征改变。② 延髓内侧综合征（medial medullar syndrome），表现为构音障碍，病灶侧舌肌麻痹、萎缩；原发性上跳性眼球震颤和病灶对侧轻度面瘫和偏侧肢体瘫痪。③ 延髓外侧综合征（lateral medullar syndrome），表现为眩晕、恶心、呕吐、复视、构音障碍、肢体笨拙和病侧面部麻木或疼痛；体格检查可见面部和偏身感觉缺失，共济失调，向病灶侧跌倒，声音嘶哑，声带麻痹和味觉缺失，还可见呕吐反射减退、眼球斜视、眼球震颤等。

（5）脊髓：脊髓的横贯性损伤，表现为受损节段平面以下完全性运动障碍伴传导束型感觉障碍、自主神经功能障碍（包括括约肌功能障碍）。高位颈髓（$C_1 \sim C_4$）损伤，四肢呈上运动神经元性瘫痪；颈膨大（$C_5 \sim T_2$）损伤，双上肢呈下运动神经元性瘫痪、双下肢呈上运动神经元性瘫痪；胸髓（$T_3 \sim T_{12}$）损伤，双下肢呈上运动神经元性瘫痪而双上肢正常。脊髓半侧损害临床称为布朗-塞卡（Brown - Seqard）综合征，主要特点为病变节段以下同侧上运动神经元瘫痪、深感觉障碍，对侧痛、温觉障碍。此外，脊髓的不完全性损害如累及锥体束，也可出现上运动神经元性瘫痪，可伴有附近结构受累的症状和体征。

2. 下运动神经元瘫痪 系脊髓前角、脑干脑神经运动核的运动神经元及其发出的神经轴突上任一部位损害所致，表现为下运动神经元瘫痪的特征，损伤部位不同，症状和体征也不同，因而根据不同的临床表现可进行进一步定位。

（1）脊髓前角细胞：脊髓前角细胞选择性损害，可导致相应节段支配肌的下运动神经瘫痪，伴肌萎缩和肌束震颤，无感觉障碍。如 C_5 前角细胞损害引起三角肌的瘫痪和萎缩，$C_8 \sim T_1$ 损害累及手部小肌肉，L_3 损害股四头肌萎缩无力，L_5 损害则使踝关节及足趾背屈不能。腰膨大（$L_1 \sim S_2$）双侧脊髓前角同时损害可出现双下肢下运动神经元。颈膨大（$C_5 \sim T_2$）、腰膨大（$L_1 \sim S_2$）双侧脊髓前角同时损害可导致四肢下运动神经元性瘫痪。急性起病者，如脊髓灰质炎，慢性起病，如脊髓空洞症、运动神经元病等。慢性起病者因损伤的脊髓前角细胞受到病变刺激可出现肉眼可分辨的肌纤维束颤动，称肌束颤动，或肉眼不能识别而仅在肌电图上显示肌纤维性颤动。舌下神经核进行性病变可见舌肌萎缩，并同时出现肌束颤动，常见于 Kennedy 综合征及延脊髓空洞症等。此外，脊髓前角细胞损害可为脊髓部分性或横贯性损害的一部分，临床上除节段性肌无力、肌萎缩外，根据累及的结构不同，还有相应的临床表现。

（2）前根：单纯前根受损可表现为节段性分布的下运动神经元性瘫痪，无感觉障碍。若同时累及后根，则可伴根性疼痛和节段性感觉障碍。多见于髓外肿瘤压迫、脊髓蛛网膜炎症或椎骨病变。

（3）神经丛：常引起一个肢体的多数周围神经瘫痪、感觉及自主神经功能障碍。如臂丛的上干损伤，可有三角肌、肱二头肌、肱肌和肱桡肌等瘫痪，手部小肌肉则不受累，感觉受损范围包括三角肌区、手及前臂桡侧。

（4）周围神经：瘫痪分布与周围神经支配区一致，可伴相应区域感觉障碍。如尺神经麻痹出现拇指内收肌萎缩、骨间肌、小鱼际肌萎缩，第三、四蚓状肌萎缩呈爪形手，表现为环指、小指近节伸直或过伸，中指节或远节屈曲，伴手尺侧感觉障碍；桡神经受损导致伸腕、伸指及拇伸肌瘫痪，手背拇指和第一、二掌骨间隙感觉减退或消失；多发性周围神经病变时出现对称性四肢远端弛缓性瘫痪，伴肌萎缩、手套或袜套样感觉障碍及皮肤营养障碍等。

3. 神经肌接头或肌源性瘫痪 系神经肌接头或肌肉本身病变所致。瘫痪呈局部或广泛分布，多双侧累及，且不符合神经解剖规律。通常没有感觉障碍。

（1）神经肌接头：神经肌接头病变表现为部分或全身骨骼肌无力，且症状波动，活动后有病态疲劳现象，以重症肌无力最常见。其他的肌接头疾病有 Lambert - Eaton 综合征、肉毒毒素中毒等。

（2）肌肉：肌肉疼痛或触痛、肌肉肥大、肌强直往往提示肌肉本身病变。肌酶增高、肌电图特征性改变支持肌肉病变的定位。

（三）定性诊断

定性诊断是确定瘫痪的病理性质与病因。在已确定病变部位的基础上，依据该部位容易发生的病理损害，结合病史特点、辅助检查结果，推断最有可能的导致瘫痪的疾病。各类不同病理性质的疾病，各有其不同的发生与发展规律。起病方式与病情经过在定性诊断中最具有诊断价值。

1. 血管性疾病 脑和脊髓的血管性疾病导致的瘫痪，起病急骤，可在数分钟或数小时内症状达高峰。根据发病部位，可以伴其他相应的神经系统局灶症状、体征，颅内血管性病变严重者可出现意识障碍。患者往往年龄较大，常有高血压、糖尿病、心脏病、吸烟、酗酒、高脂血症等卒中危险因素。年轻患者要考虑动脉瘤、血管畸形、血管炎、血液病等其他病因。CT、MRI 有助于明确是否为血管性疾病以及是缺血还是出血等的诊断，而 DSA、血液免疫学等其他辅助检查可以帮助血管性疾病的病因诊断。

2. 感染性疾病 感染性疾病多呈急性或亚急性起病，常于发病后数天至数周达高峰，常有发热等全身感染的表现。发病前可有或无前驱感染史。神经系统损害较为弥散，可出现脑实质、脑膜或脊髓、脊膜累及甚至脑、脊髓及脑脊膜同时损害的表现。神经影像学可能显示损害部位，但不能取代脑脊液检查，后者可以提供感染甚至病原学证据。对于特殊感染，针对性血液学检查也非常重要。

3. 肿瘤 多慢性起病，症状逐渐加重，病程呈进行性发展。脑部肿瘤导致的瘫痪往往表现为单瘫或偏瘫，可伴肢体麻木、癫痫发作等局灶定位症状，还常有颅内高压表现。脊髓肿瘤则表现为根痛、脊髓半切综合征，可逐渐发展为截瘫。脑脊液检查蛋白质含量增高，细胞学检查可见肿瘤细胞。CT、MRI 等影像学检查非常重要。

4. 脱髓鞘疾病 通常急性亚急性起病。瘫痪因中枢神经系统脱髓鞘病变所致往往表现为上运动神经元瘫痪。病灶分布弥散，因而可伴多样局灶症状。病程可有复发和缓解（如多发性硬化），或单相病程（急性播散性脑脊髓炎）。周围神经系统脱髓鞘病变往往表现为下运动神经元瘫痪，多发性周围神经的脱髓鞘病变可致四肢瘫痪，严重者累及呼吸肌。如累及单神经或多数性单神经,表现为相应神经支配肌的无力。

5. 外伤 大多急性起病,神经系统症状于外伤后即刻出现,并在短时间内达高峰,结合影像学表现,定性不难。少数患者在外伤后较长时间出现(如慢性硬膜下血肿),易漏诊、误诊。也有些患者外伤系神经系统疾病(卒中、癫痫)所致,或外伤促进原发疾病恶化(如脊髓空洞症),均应注意区别。

6. 变性性和遗传性疾病 常隐匿起病,病情发展缓慢,病程长达数年甚至数十年,但呈进行性。变性疾病常主要侵犯某一系统,如肌萎缩侧束硬化主要累及上、下运动神经元,患者表现为上和(或)下运动神经元瘫痪,无感觉、自主神经障碍。Alzheimer病、Pick病主要侵犯大脑皮质。遗传性疾病多于儿童期和青春期起病,部分病例可在成年期起病,可有家族遗传史。常染色体显性遗传病较易诊断,隐性遗传病或散发病例不易诊断。基因分析有助于发现携带者或症状轻微的患者。

7. 代谢及营养障碍性疾病 慢性起病,病程较长,除神经系统损害外,常有其他脏器受损的表现。患者往往有糖、脂肪、蛋白质、氨基酸及重金属代谢障碍性疾病病史,或有引起营养及代谢障碍的病因,如偏食、饥饿、酗酒、呕吐、腹泻、胃肠切除术、长期静脉营养等。

8. 中毒与与环境有关的疾病 因中毒与与环境有关的疾病导致的瘫痪,患者常有酒精、药物滥用或长期服药史,有杀虫剂、灭鼠药、重金属(砷、汞、铅等)接触史。神经症状可表现为急性或慢性脑病、周围神经病、肌病等。除急性中毒外,起病均进展缓慢。常有其他脏器受损的证据。

四、瘫痪的治疗

瘫痪的治疗主要围绕三方面,即病因治疗、对症治疗及康复治疗。

(一)病因治疗

积极的病因治疗非常重要。目前,除一些变性、遗传性疾病缺乏有效的治疗方法外,大多数导致瘫痪的疾病通过病因治疗,可使瘫痪的肌肉部分或完全恢复。

中枢或周围神经的脱髓鞘疾病及免疫性疾病可通过肾上腺皮质激素、免疫球蛋白、免疫抑制剂等免疫调节治疗取得比较好的疗效。感染性疾病应积极抗病原菌治疗。缺血性脑血管病予以抗血栓治疗,对有溶栓指征且无禁忌证的脑梗死患者应考虑溶栓治疗,有时可使瘫痪肢体肌力短时间内明显改善。维生素 B_{12} 缺乏引起的亚急性联合变性通过补充维生素 B_{12} 改善损伤的锥体束及周围神经。糖尿病性周围神经病应积极控制血糖并给以营养神经等措施。积极纠正低血钾可使低钾性麻痹导致的四肢肌无力很快好转,如同时存在甲状腺功能亢进症等病因须积极干预。肿瘤、血肿、脓肿、肉芽肿等占位性病变可考虑进行手术治疗以解除对邻近神经结构的压迫。对中枢神经系统疾病导致的颅内高压除了积极病因治疗外,应给予脱水治疗。

(二)对症治疗

在病因治疗的同时,注意积极对症治疗。上运动神经元瘫痪常有肌张力(上肢屈肌、下肢伸肌)增高,严重者可导致痉挛,应给予肌松药,如巴氯芬片(力奥来素)、乙哌立松片(妙纳),降低肌张力;部分患者因急性或慢性瘫痪可伴发抑郁、焦虑等心理障碍,及时予抗抑郁、焦虑治疗有助于肢体的康复;瘫痪的患者常因卧床、活动减少而并发肺部感染、压疮、下肢深静脉血栓、便秘等,应积极给予相应治疗。

(三)康复治疗

康复治疗是瘫痪治疗非常重要的一个环节。现代医学研究认为,中枢神经系统也具有一定的可塑性,即指神经系统损伤后具有一定的结构和功能重建能力。其结构基础是突触可塑性以及神经环路可塑性。这种可塑性可通过学习和训练得到强化和巩固。积极系统地进行康复治疗,能有效减轻因疾病或残疾带来的各种功能缺失,提高患者的生活质量。

对瘫痪患者的康复治疗强调早期康复、采用综合的康复措施,不仅促进运动功能的恢复,缩短恢复期,而且可以避免并发症的发生,最终改善患者的生活和工作能力和社会活动能力。

针对瘫痪患者的具体康复方法如下。

1. 急性期康复

(1)注意体位:静息状态应将患肢维持于功能位,可用矫形器具防止腕下垂、足下垂及内外旋转,并需定时翻身及改变体位。可适当抬高患肢减轻患肢水肿。

(2)被动活动:早期即可进行患肢的被动活动及轻按摩,以保持受累各关节的正常关节活动度,可预防发生关节僵硬或挛缩。幅度宜大,但要循序渐进,动作要轻柔。

(3)主动运动:病情稳定后,应开始做助力及主动运动练习。

2. 恢复期康复

(1)物理治疗:要进行系统、细致的患肢功能锻炼。受累神经支配肌肉肌力为1级时,使用辅助运动。受累神经支配肌肉肌力为2~3级时,使用范围较大的辅助运动、主动运动及器械性运动,但应注意运动量不宜过大,以免肌肉疲劳。随着肌力的增强,应减少辅助力量。受累神经支配肌肉肌力为3~4级时,可进行抗阻训练,以争取肌力的最大康复。同时进行速度、耐力、灵敏度、协调性与平衡性的专门训练。在治疗中不断增加训练的难度和时间,以增强身体的灵活性和耐力。

(2)作业疗法:包括功能性活动和日常生活活动性(衣、食、住、行、个人卫生等)训练以及适当的手工操作(娱乐、职业等)训练。

(3)生物反馈治疗:肌电生物反馈是目前最常用、最稳定的生物反馈训练方法。

(4)其他:主要指各种理疗、针灸、按摩等方法。

参 考 文 献

[1] 陈生弟.神经病学[M].北京:科学出版社,2005:21-26.

[2] 吕传真,周良辅.实用神经病学[M].4版.上海:上海科学技术出版社,2014:260-264.

[3] WALL M. Brain stem syndrome [M]//BRADLY W G, DAROFF R B, FENICHEL G M, et al. Neurology in clinical practice. 5th ed. Oxford: Butterworth-Heinemann Elsevier Ltd, 2008:271-284.

第四章 感 觉 障 碍

赵重波

感觉障碍系指躯体感觉的减退或缺失,感觉障碍的检查在神经科临床定位诊断中有重要的价值,但在实际操作中,因感觉检查的客观性和患者的主观性等因素的干扰,要比运动障碍的检查更困难。因为感觉带有很大的主观性,患者对不同性质感觉障碍的感知和描述会出现偏差而不一致。临床上通常把感觉分为特殊感觉(视、听、嗅、味觉等)和一般感觉。一般感觉包括:① 浅感觉(来自皮肤和黏膜),如痛觉、温度觉和触觉;② 深感觉(来自肌腱、肌肉、骨膜和关节),如运动觉、位置觉和振动觉;③ 复合感觉(皮质感觉),如定位觉、两点辨别觉、图形觉、重量觉等,系由大脑顶叶皮质对深、浅等各种感觉进行分析比较和综合而形成的。

一、感觉的神经解剖基础

一般感觉(如浅感觉、深感觉)的神经末梢均有其特有的感受器,它们接受刺激后分别传向中枢。各种末梢感受器的种类及所传导的感觉见表2-4-0-1,各种感觉传入神经纤维根据髓鞘厚度及传导速度的分类见表2-4-0-2。

表2-4-0-1 感受器的分类

感受器	传入神经	感觉性质
环层小体	大直径有髓纤维	触觉和振动觉
高尔基腱器	大直径有髓纤维	关节位置觉和运动速度
游离神经末梢	小直径有髓纤维和无髓纤维	强烈触觉和温度觉
Merkel 盘	有髓纤维	触觉
麦斯纳小体	有髓纤维	触觉
Krause 终末球	小直径有髓纤维	温度觉
肌梭	大直径有髓纤维	肌肉长度和收缩

表2-4-0-2 感觉传入神经纤维根据髓鞘厚度及传导速度的分类

类别	直径(μm)	传导速度(m/s)	传导的感觉形式
Ⅰa(Aα)	12~20	70~100	本体感觉
Ⅰb(Aα)	12~20	70~100	本体感觉
Ⅱ(Aβ)	5~12	30~70	皮肤触觉和压觉,本体感觉
Ⅲ(Aδ)	2~5	10~30	痛觉、温度觉、关节和肌肉痛觉
Ⅳ(C)	0.5~2.0	0.5~2.0	痛觉和温度觉

痛觉、温度觉和一般轻触觉虽由不同的神经纤维传导,但其途径基本相同。支配躯干和肢体的Ⅰ级神经元位于脊髓背根神经节内,其周围突经周围神经至皮肤及黏膜的感受器,中

枢突经后根进入脊髓,于脊髓后角细胞(Ⅱ级神经元)换元,自后角细胞发出的纤维经脊髓前联合交叉至对侧脊髓的前索和侧索,组成脊髓丘脑束上行达丘脑腹后外侧核(Ⅲ级神经元)。面部的一般感觉由三叉神经传导,Ⅰ级神经元位于三叉神经半月神经节内,Ⅱ级神经元位于中脑至第2颈髓之间的三叉神经感觉核内,Ⅲ级神经元位于丘脑内。交叉亦发生于Ⅱ级神经元,即由该神经感觉核发出三叉丘脑束交叉至对侧后加入内侧丘系,上行并终止于丘脑。从丘脑发出的纤维(丘脑皮质束或丘脑辐射)通过内囊后肢后1/3部分,抵中央后回和顶叶皮质的感觉代表区。

深感觉和识别性触觉的传导通路有所不同,Ⅰ级神经元的胞体亦在后根神经节,其周围突分布于肌腱、关节、骨膜及皮肤的感受器,中枢突经后根进入脊髓后,在同侧后索(薄束及楔束)上行,于延髓下部的薄束核和楔束核(Ⅱ级神经元)换元。由此两核所发出的纤维(内弓纤维)交叉至对侧中线旁,组成内侧丘系(来自舌咽、迷走及三叉神经的感觉纤维在脑干交叉后亦加入内侧丘系),经脑桥及中脑的腹内侧部上行,止于丘脑腹后外侧核(Ⅲ级神经元),由此再发出纤维(丘脑皮质束或丘脑辐射)通过内囊后肢到达中央后回及顶上小叶。

在脊髓内各种感觉纤维按功能分类,各有自己的传导束,在病变时按受损部位及损害传导束的不同而出现不同类型的感觉障碍(图2-4-0-1)。

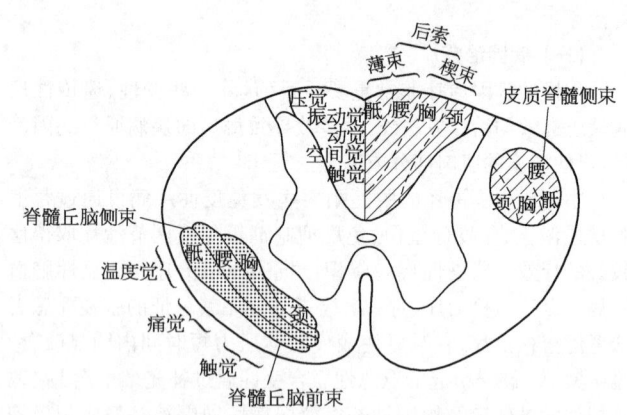

图2-4-0-1 脊髓传导束的排列

二、感觉障碍的分类

感觉障碍可因不同性质或不同解剖部位的病损而表现主观的疼痛和其他不适感,或是客观的麻木和分析能力的失常。

(一)根据感觉障碍性质分类

感觉系统被损害或功能受抑制时出现感觉减退或缺失症状。感觉系统受到刺激或兴奋性增高时,引起感觉过敏、感觉过度、感觉异常、感觉倒错及疼痛等症状。

1. 感觉减退或缺失 表现为痛、温、触或深感觉阈值增高，需要比正常增强的刺激才能感受，感知不如正常部位清晰时为感觉减退，完全不能感知者为感觉缺失。痛觉减退或缺失的患者多描述为"麻木"，深感觉减退或缺失者多出现感觉性共济失调。

2. 感觉过敏 一种或数种浅感觉和(或)深感觉的感觉阈值降低，患者对轻微刺激也有强烈感受。

3. 感觉过度 一般对浅感觉而言，感觉过度的部位感觉阈值增高与反应时间延长，刺激必须达到很强的程度方有感觉，在刺激后需经一潜伏期才能感到强烈的、定位不明确的不适感觉，患者不能正确指出刺激部位，也不能判明刺激的性质与强度。有时患者尚感到刺激点会向四周扩散并有"后作用"，即持续一段时间后才消失。

4. 感觉倒错 对感觉的认识完全倒错，例如触觉刺激被错误认为是痛觉刺激，冷觉刺激被误认为是热觉刺激等。

5. 感觉异常 没有外界刺激即可发生感觉，例如麻木感、蚁走感、触电感、针刺感、灼热感、冷水滴在皮肤上的感觉等。

6. 疼痛 感受器、感觉传导通路或感觉中枢受损或对痛觉起到抑制作用的正常结构受损都会发生疼痛。不受外界刺激而感受到的疼痛称为自发性疼痛，系由机体内的病灶刺激痛觉

结果所致。最明显的疼痛现象发生于周围神经、脊髓后根、脑脊膜和丘脑等部分损害时。

(二)根据解剖部位分类

1. 神经末梢型 当多数周围神经末梢受损时，出现对称性四肢远端的各种感觉障碍，呈手套、袜套样分布(图2-4-0-2)，且常伴有运动及自主神经功能障碍，见于吉兰-巴雷综合征。

2. 神经干型 某一周围神经受损时，其支配区皮肤的各种感觉呈条、块状障碍，常伴有疼痛、肌肉瘫痪、萎缩及自主神经功能障碍。正中神经受损时出现手掌桡侧三指和环指桡侧一半的感觉障碍，尺神经受损时出现手掌和手背尺侧整个小指和环指尺侧一半的感觉障碍(图2-4-0-3)。

3. 神经丛型 感觉障碍的分布范围较神经干型大，包括受损神经丛在各神经干内感觉纤维所支配皮肤区域，例如臂丛损害时，肩部以下整个上肢的各种感觉都可发生障碍，并与神经干型一样，伴有疼痛和运动障碍等表现。

4. 神经根型 脊神经后根或后根神经节受损时，其支配区内皮肤出现节段性带状分布的各种感觉缺失或减退(图2-4-0-2)，并常伴发神经根痛，如脊髓髓外肿瘤。疱疹病毒感染累及神经节时则可在相应节段的皮肤上发生带状疱疹。

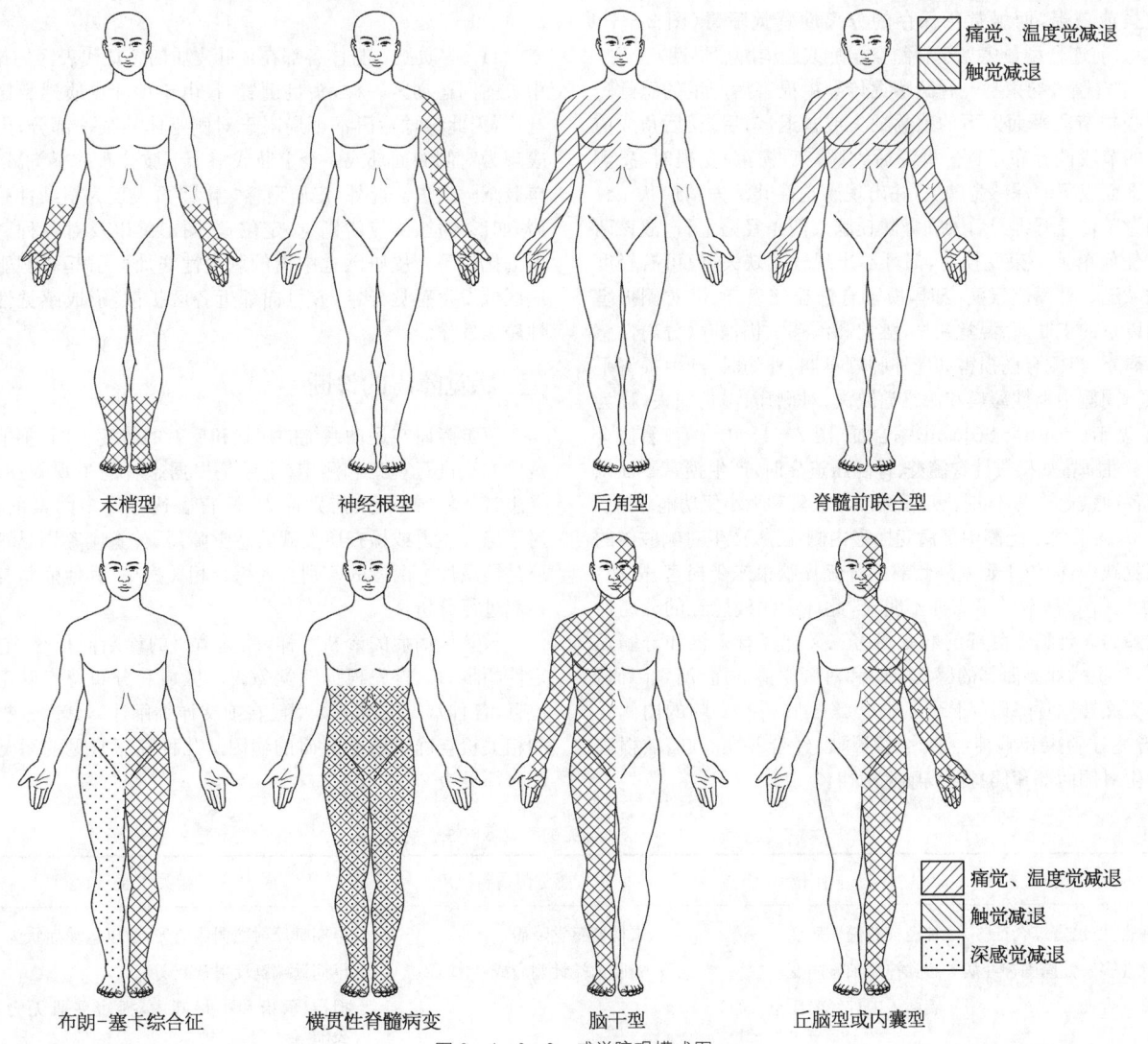

末梢型   神经根型   后角型   脊髓前联合型

痛觉、温度觉减退
触觉减退

布朗-塞卡综合征   横贯性脊髓病变   脑干型   丘脑型或内囊型

痛觉、温度觉减退
触觉减退
深感觉减退

图2-4-0-2 感觉障碍模式图

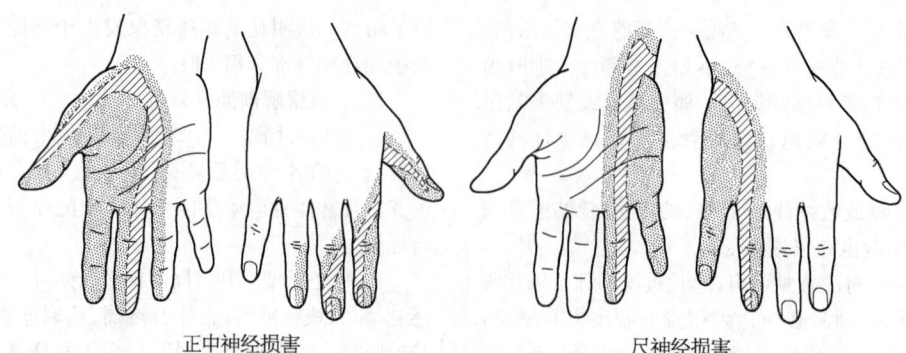

正中神经损害   尺神经损害

图2-4-0-3 正中神经和尺神经损害时感觉障碍的过渡

最内侧区域完全感觉缺失,紧邻的周围区域感觉减退,最外围的区域仅有轻度感觉减退。

5.脊髓后角型　脊髓后角损害产生节段性的痛、温觉障碍,受损区域的触觉和深感觉仍保存(分离性感觉障碍)(图2-4-0-2),因为痛觉、温度觉纤维进入后角,而触觉和深感觉的纤维绕过后角直接进入后索。后角受损时,疼痛不如后根受损那样明显,但有时也可达到强烈的程度。后角型最多见于脊髓空洞症或髓内肿瘤早期。

6.脊髓前连合型　脊髓中央部的前连合主要是两侧脊髓丘脑束的交叉纤维,损害时即发生两侧对称的节段性痛、温度觉缺失或减退,而触觉仍保存的分离性感觉障碍(图2-4-0-2)。前连合型最多见于脊髓空洞症或髓内肿瘤早期。

7.脊髓传导束型　脊髓感觉传导束损害后产生的感觉障碍时受损节段平面以下的感觉缺失或减退,与后根、后角或前连合的节段性分布不同。脊髓后索(薄束、楔束)受损时,患侧病变平面以下的深感觉缺失,并出现感觉性共济失调症状。触觉的脊髓传导纤维经后索和脊髓丘脑束两条径路上行,故该两束的任何单独一束受损时,都可不出现触觉缺失,但可有轻度触觉减退。脊髓侧索病变时,损害脊髓丘脑束,产生对侧损害平面以下的皮肤痛、温觉缺失,触觉和深感觉仍保存(分离性感觉障碍)。半侧脊髓损害如髓外肿瘤早期、外伤时,产生损害平面以下同侧中枢性瘫痪和深感觉缺失;对侧痛、温觉缺失,称为布朗-塞卡(Brown-Sequard)综合征(图2-4-0-2)。脊髓全部横贯性损害如横贯性脊髓炎、脊髓压迫症时,产生损害平面以下的各种感觉缺失,同时出现截瘫或四肢瘫和大小便功能障碍。

8.脑干型　延髓中部病变损害内侧丘系,产生对侧肢体的深感觉缺失,因位于延髓外侧部的脊髓丘脑束未受损害,故痛、温觉并无障碍,触觉障碍亦不明显,此称为深浅感觉的分离性感觉障碍。延髓外侧部的病变损害三叉神经脊束核和脊髓丘脑束,产生病灶侧面部的感觉障碍和对侧躯体的痛、温觉障碍,称为交叉性感觉障碍(图2-4-0-2)。脑桥和中脑的内侧丘系、脊髓丘脑束和脑神经的感觉纤维已经合并在一起,故损害时产生对侧面部和偏身深浅感觉障碍。

9.丘脑型　丘脑为深浅感觉的第三级神经元起始部,受损后产生对侧偏身(包括面部)深、浅感觉缺失或减退(图2-4-0-2),深感觉和触觉的障碍常较痛、温觉障碍更明显。此外,丘脑损害尚可有自发性疼痛和感觉过度或感觉倒错的特点。

10.内囊型　丘脑皮质束经内囊后肢的后1/3投射到中央后回及顶上小叶,内囊损害时,产生对侧偏身深、浅感觉缺失或减退,如同时损害内囊后肢的锥体束和视觉纤维时则伴有偏瘫和偏盲,称为三偏综合征(偏身感觉缺失、偏瘫和偏盲)(图2-4-0-2)。

11.皮质型　身体各部在顶叶皮质的感觉代表区的排列和中央前回运动区一样,头足倒置,且由于顶叶皮质感觉区范围甚广,因此感觉障碍常可局限于对侧躯体的某一部分,因而常表现为对侧的面部或一个上肢或一个下肢分布的感觉减退,称单肢感觉缺失。此外,皮质型感觉障碍可表现为精细性感觉障碍,如形体觉、两点辨别觉、定位觉、图形觉以及对各种感觉强度的比较等。皮质感觉中枢的刺激性病灶可引起对侧躯体相应区域发生感觉异常,并可向邻近各区扩散,形成感觉性局限性癫痫发作。

三、感觉障碍的诊断

感觉障碍与运动系统的症状和反射的改变不同,不能用客观的方法进行观察和测定,主要是根据患者的主观叙述,并且受患者的精神状态、辨别能力、语言表达等许多因素的影响。对于患者主诉或检查所发现的感觉障碍,首先应鉴别是功能性还是器质性。两者的鉴别必须综合相关病史、其他症状与体征一起进行分析。

与其他病症的诊断一样,感觉障碍的诊断同样遵循定位、定性的步骤。首先根据感觉障碍的区域和分布特点确定解剖位置,各种常见的解剖类型已在前文详细阐述。其次根据病史和相关检查确定感觉障碍的病因。几种临床常见的感觉障碍综合征见表2-4-0-3。

表2-4-0-3 常见的感觉障碍性疾病

疾病	定位	感觉障碍特点	相关体征
急性吉兰-巴雷综合征	神经根脱髓鞘病变	末梢型感觉障碍	早期腱反射减弱或消失,常以运动症状为主
感觉性多发性周围神经病	感觉神经轴索病变	四肢远端针刺痛或麻木	早期远端腱反射常减弱
腕管综合征	腕部正中神经受压迫	拇指、示指和中指麻木,拇短展肌无力甚至萎缩	

续 表

疾病	定位	感觉障碍特点	相关体征
肘管综合征	肘部尺神经受压迫	环指和小指感觉障碍	骨间肌无力甚至萎缩
脊髓空洞症	几个脊髓节段内的液体腔	相应节段的神经元和白质受损	马甲或半马甲样分离性感觉障碍,病变水平前角细胞受损可出现运动神经元综合征样表现,病变水平以下出现痉挛性瘫痪
丘脑痛	丘脑病变	对侧偏身烧灼痛或痛觉过敏等感觉异常	对侧偏身感觉减退
三叉神经痛	三叉神经神经根病变	面部短暂阵发性电击痛	无其他神经系统异常

四、感觉障碍的治疗

感觉障碍系由各种病因累及感觉系统所致,在积极针对病因治疗的基础上辅以对症治疗是最合理的策略。在对症治疗方面,感觉减退或缺失无有效治疗,目前临床上采取的措施还是以改善各种神经病理性疼痛为主。根据国际疼痛学会(IASP)最近的建议,治疗神经病理性疼痛的一线药物包括三环类抗抑郁药(阿米替林、地昔帕明)和去甲肾上腺素/5-羟色胺双通道再摄取抑制剂(文拉法辛、度洛西汀等)、钙离子通道 $\alpha_2\delta$ 亚基配体(普瑞巴林、加巴喷丁)和外用利多卡因,二线药物包括曲马多和阿片类止痛药,而其他一些抗抑郁药物(如安非他酮、西酞普兰和帕罗西汀)和抗癫痫药物(卡马西平、拉莫三嗪、奥卡西平、托吡酯和丙戊酸)作为三线药物推荐。

由于感觉症状具有一定主观性并容易受情绪影响,因而做好心理疏导和获得家庭社会支持也非常重要。

第五章　视力与视野障碍

全 超

一、视觉通路的神经解剖基础

视神经为特殊的躯体感觉神经。视觉纤维由视网膜神经节细胞的轴突聚集而成,主要传导视觉冲动。视网膜内的神经细胞主要分3层:最外层为视杆细胞和视锥细胞,是视觉感受器;第二层为双极神经细胞(Ⅰ级神经元);第三层为神经节细胞(Ⅱ级神经元)。视网膜的神经节细胞发出的轴突在视神经乳头处汇聚形成视神经,经视神经孔进入颅中窝,在蝶鞍上方形成视交叉。来自双眼视网膜鼻侧(内侧)半部的纤维进行交叉,来自颞侧(外侧)半部的纤维不交叉,因此,视交叉后的视束中,含有来自视网膜同向半部的纤维,例如右侧视束由双眼右侧半部视网膜(右眼颞侧和左眼鼻侧)的纤维构成(图2-5-0-1)。

在视交叉中,纤维的排列并非很规则,来自一侧视网膜内下象限的纤维,在视交叉的前部交叉后,一部分先绕到对侧视神经的底侧,然后再进入对侧视束;同样,来自内上象限的纤维,一部分在交叉前先绕到同侧视束的前段。视束绕过大脑脚后,终止于外侧膝状体(Ⅲ级神经元),外侧膝状体换元后再发出纤维,经内囊后肢后部形成视放射,终止于枕叶视皮质中枢(距状裂两侧的楔回和舌回),此区也称纹状区。来自视网膜上部的纤维在顶叶和枕叶的深部经过,自外侧绕过侧脑室后角,终止于距状裂上缘的楔回;来自视网膜下部的纤维在颞叶深部经过,自外侧绕过侧脑室下角,终止于距状裂下缘的舌回。

在视觉通路中,尚有反射纤维在外侧膝状体前方离开视

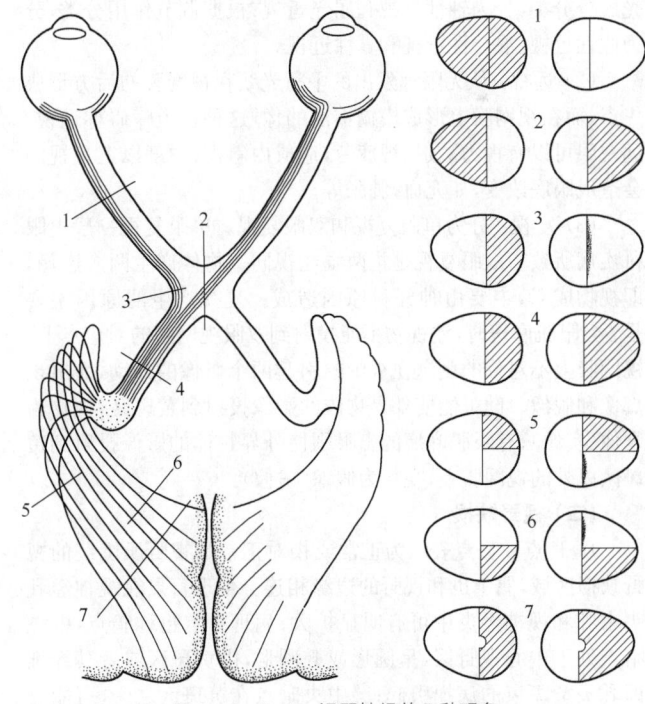

图2-5-0-1 视野缺损的几种现象

束。光反射纤维经上丘臂进入中脑上丘和顶盖前核,前者与顶盖球束和顶盖脊髓束联系,完成视反射;后者的轴突通往同侧和对侧的副核 Edinger-Westphal 核(E-W核),司瞳孔的对光反射。

二、视力和视野障碍的分类

视力和视野障碍可由眼部因素和神经系统因素造成。眼科疾病是常见原因，主要有屈光不正、角膜病变、白内障、青光眼、视网膜和脉络膜病变、斜视和弱视等。非眼科疾病也会导致视力和视野缺损，神经系统病变引起的视力障碍容易与眼科疾病混淆。

（一）视力障碍

1. 弱视 5岁以上裸眼视力或矫正视力可以看到国际标准视力表的1.0，就是正常标准。因此，无明显器质性病变，而矫正视力低于0.9者，定义为弱视。但归根结底弱视还是由病变造成，视网膜、视传导和视觉中枢三者中的任何地方出现问题，都会导致弱视。而明显的器质性病变，如视神经萎缩、先天性白内障、先天性角膜混浊、先天性玻璃体混浊、先天性青光眼、白化病等造成的矫正视力低于正常标准，在通过现有的医疗手段解决或部分解决器质性病因之后，仍需进行弱视治疗。弱视患者一般同时患有斜视、屈光不正（远视、近视、散光），习惯上称为"斜弱视"。

2. 屈光障碍

（1）近视：近视是一种常见的屈光不正，是指眼睛在无调节状态下平行光线经屈光系统曲折后，成像在视网膜的前方，使远距离物体不能清晰地在视网膜上成像的一种病理状态。近视眼看远的物体模糊，而看近物清晰。近视的主要致病因素有：遗传、环境和个人用眼习惯。近视尚可诱发各种其他眼部病变，包括视网膜脱离、白内障、玻璃体液化变性、黄斑变性等。根据功能分类，近视可分为单纯性近视和病理性近视；根据屈光成分分类，分为轴性近视和屈光近视；根据调节作用分类，分为假性近视、混合性近视和真性近视。

（2）远视：从无限远发出的平行光线在视网膜的后方形成焦点，而在视网膜上形成模糊不清的像，这种视力障碍称远视。远视眼可以有视力减退、视疲劳，造成内斜视；中度以上远视的会造成眼底改变，如充血、肿胀等。

（3）复视：分为单眼复视和双眼复视。单眼复视一般由眼科疾病所致。双眼复视是指两眼注视同一物体产生两个影像，即视物成双，主要由神经科原因造成。复视产生的原因主要是：当眼肌麻痹时，注视物不能投射到双眼视网膜的对应点上，视网膜上不对称的刺激在视中枢引起两个影像的冲动，而出现真像和假像。健眼能使外界物体的影像投射到黄斑区，视物为真像（实像）；有眼肌麻痹的患眼则使外界物体的影像投射到黄斑区以外的视网膜上，视物为假像（虚像）。

（二）视野缺损

1. 盲点 盲点表示为正常或相对正常的视野所围绕的视野缺损区域，偶尔也和视野的边缘相连。生理盲点在视神经乳头水肿和视神经炎中可有明显扩大；病理盲点也称暗点，中央暗点处于中心视野区，呈圆形或椭圆形，由黄斑区或者其纤维即乳头黄斑束的病损引起；旁中央暗点在黄斑区之旁，可能介入黄斑区，有时呈象限性或同向偏盲，有时不完全掩盖中心视力，因此患者可以是无症状的。

2. 视野缩小 视野缩小为视野周围部的缺失，可以是向心性或局部性的。向心性缩小大多是规则性的，即各个方向的视野都均匀地狭小，严重时成管状视野；也可以不规则而呈星形

视野。这些情况可见于视神经萎缩或色素性视网膜变性，也可以在疲劳、照明不足或癔症患者中出现。

3. 偏盲 视野的局部性缺损范围如果占据视野的一半，其边界为视野的纵向或横向直径，称为偏盲。可以发生于单眼，提示为视交叉前的病变；也可以是双眼的，如果是同向性的，即一侧的颞侧偏盲和另一侧的鼻侧偏盲，见于视交叉后的病变；如果是异向性的，即两颞侧偏盲或两鼻侧偏盲，见于视交叉的病变。在同向偏盲中，两侧的缺损可能相符（指视野的中央部分而言，颞侧外围不能和鼻侧外围比较），也可能不相符，即不很对称。不相符的同向偏盲可见于一部分视束或外膝状体的病变。完全的同向偏盲一般也包括中心视野的一半，但在一部分外侧膝状体以上尤其是枕叶的病变，中心视野即注视点周围$1°\sim5°$的区域不受影响，视力检查也属正常。轻微或早期的偏盲不一定呈现明显的视野变化，有些病例仅有色觉偏盲或视觉的偏侧减弱现象，即在两侧视野中同时出现试标时，患侧的映像受到抑制。

4. 象限盲 视野的局部性缺损范围如果占据视野的四分之一，其边界为视野的纵、横半径所构成，称象限盲。同向性象限盲表示不完全的视放射或皮质病变；上象限的缺损提示对侧颞叶到舌状回的病变；下象限的缺损提示对侧顶叶到楔状回的病变。横向性的视野缺损，即以视野横径为界的缺损，比较少见，如在单眼，可为视神经上部和下部受压所致。双侧的横向性视野缺损提示视交叉或矩状裂上部或下部的病变。

5. 全盲 一侧视神经损害产生该侧全盲，常因视神经本身、眼眶内或颅前窝病变引起，如视神经乳头炎、球后视神经炎、眼眶内肿瘤、视神经胶质瘤等。双颞侧偏盲由视交叉中部受侵所引起，多见于垂体占位，如病变向一侧扩张，则产生一侧全盲和对侧颞侧偏盲。

三、各种视野缺损或视力障碍的病因

（一）视野缺损的常见病因

视野缺损的病变部位一般可以分为3种，即视交叉前、视交叉和视交叉后病变，可以遵循如下规则（详见图2-5-0-1）。

（1）一侧的视网膜或视神经损伤导致该侧的单眼盲，常见于视神经乳头炎、球后视神经炎、眼眶内肿瘤、视神经胶质瘤、颅内颈动脉瘤、鞍旁或蝶骨小翼内侧脑膜瘤、视神经孔附近损伤及蝶鞍处蛛网膜炎等。

（2）视交叉的正中部病变导致双眼颞侧偏盲，常见于垂体瘤、颅咽管瘤或其他鞍内肿瘤的压迫等。

（3）视交叉后的视束损伤导致双眼对侧同向性偏盲，常见于颞叶肿瘤向内侧压迫时。

（4）视辐射全部损伤导致双眼对侧同向性偏盲，常见于基底节区的脑血管病等。

（5）视辐射的上部顶叶损伤导致对侧视野的同向下象限盲，常见于顶叶肿瘤、血管病等。

（6）视辐射的下部颞叶损伤导致对侧视野的同向上象限盲，常见于颞叶后部肿瘤、血管病等。

（7）枕叶的视中枢完全损伤导致对侧偏盲，但有黄斑回避现象，常见于枕叶肿瘤、脑血管病等。

（二）视神经乳头水肿

视神经乳头水肿是一种重要的临床征象，关键是要鉴别真

性的视神经乳头水肿还是假性视神经乳头水肿。真性的视神经乳头水肿往往继发于颅内压增高,临床表现为头痛、姿势改变后短暂的视物模糊、恶心和呕吐;而假性视神经乳头水肿往往是双侧的,病因有先天发育异常、视神经脉络膜疣等。

真性视神经乳头水肿的主要发生原理是:当颅内压力增高时,颅内蛛网膜下腔的液体(包括脑脊液、血液或渗出液)将增高的压力传至视神经周围的蛛网膜下腔,使后者的压力也增高,因而压迫视网膜中心静脉,妨碍其血液回流,从而引起视神经乳头肿胀、静脉怒张和出血。另外,在有些正常状态下,经常有液体自眼球流至颅内,当颅内压力增高时,这种液体流动发生障碍,而引起视神经乳头水肿。

视神经乳头水肿分4个期:早期、急性期、慢性期和萎缩期。在早期,由于视盘的上、下极神经纤维层最厚,所以最早累及,表现为视盘水肿,视网膜静脉轻度扩张,视神经乳头轻度充血。急性期随着病情加重,视神经乳头充血逐渐加重,边缘模糊不清,生理凹陷消失,严重时视盘和视神经周围片状出血,视神经乳头隆起;荧光素血管造影表现:动脉相荧光素不显影,动静脉相见毛细血管扩张、微小动脉瘤和火焰状出血,静脉相见扩张的毛细血管荧光素漏。周至数月后进入慢性期,神经纤维层变苍白。由于胶质的大量增生,视神经逐渐萎缩,出血反而逐渐吸收,由于轴浆的淤积,视盘呈"香槟酒软木塞"样改变。假如颅内高压持续存在,神经轴突损害,视神经乳头由水肿逐渐变成灰白,进入萎缩期。在慢性期和萎缩期,患者往往有视力和视野的缺损。

1. 单侧视神经乳头水肿 单侧的视神经乳头水肿常见于眼科疾病。

(1) 视神经炎:视神经炎是视神经的炎症性脱髓鞘性神经病,也是提示可能发生中枢神经系统脱髓鞘疾病的标志性事件。临床表现主要有视力减退、眼球转痛和视野缺损。患者的视力一般在数小时到数天内快速减退,疼痛持续3~5 d;视野缺损往往无特异性,表现为弥散性或暗点。色觉和对比灵敏度的减退是其特征性的临床表现。眼底改变可见视神经乳头水肿。当然,视神经炎也可以双眼同时或相继发生。

(2) 缺血性的视神经病:可分为动脉炎性和非动脉炎性两种。颞动脉炎是引起缺血性前部视神经病变(AION)的常见原因,常伴发视神经乳头水肿;如果仅仅累及邻近筛板的神经而无视神经乳头水肿,则为缺血性球后视神经病变(PION)。颞动脉炎性AION的发病率随着年龄增大而增加,常见于70岁以上,多累及中等至大血管的弹力层,临床表现主要是急性视力减退,有些患者还可能伴发风湿性多肌痛,则表现为肌痛、关节痛、僵硬、下颌关节紊乱、发热和全身乏力。实验室检查可见红细胞沉降率(血沉)和C-反应蛋白升高,颞动脉活检可以确诊。非动脉炎性AION是50岁以上成人引起单侧视神经乳头水肿的最常见原因,患者往往有血管危险因素,如糖尿病、高血压等,另外还有夜间性低血压的患者不恰当地使用降压药后。

(3) 鼻旁窦疾病:常见病因有鼻旁窦炎和鼻旁窦的黏液囊肿。严重的鼻旁窦病可能引起视神经炎、急性视神经病和眼球活动后的疼痛,或者压迫症状。有严重的鼻旁窦疾病的老年患者,有发热史,出现眼肌麻痹或进行性的视力下降,则要考虑这一可能。

(4) 压迫性损害:眶内或眼球的压迫性病变,如视神经鞘或蝶骨翼的脑膜瘤是最常见的引起单侧视神经乳头水肿的压迫疾病;颅内的占位性病变在晚期导致颅内压增高,会出现视神经乳头水肿,但往往是双侧的;甲状腺功能亢进引起眼外肌粗而压迫视神经,也可能出现视神经乳头水肿。

(5) 视神经视网膜炎:黄斑处有渗出液,在中央凹周围形成星型图案。视神经视网膜炎的主要病因是传染病,包括猫抓病(Bartonella菌感染)、Lyme病、弓形体病和梅毒等。

(6) 视网膜静脉血栓:视网膜静脉血栓引起的视神经乳头水肿往往是轻度的,不伴有视网膜出血,视野很少有缺损。年轻的患者多由于感染后炎症,而老年患者多由于动脉粥样硬化引起。

(7) 视神经浸润:可以是原发性或继发性的。乳腺癌和肺癌是最常见的会转移至视神经的肿瘤,患者可以单侧或双侧视神经受累,出现视神经乳头水肿,常有视力和视野的损害,有些患者可伴有癌性脑膜炎的表现。原发性肿瘤多见良性青少年性毛细胞型星型细胞瘤、Ⅰ型多发性神经纤维瘤;影响成人的恶性视神经胶质瘤则比较罕见。另外,视神经乳头水肿还可以继发于淋巴瘤和肉芽肿。

(8) 放射治疗后:放疗后比较少见的并发症有迟发性视神经病,通常在放疗后6~24个月发生,在数周至数月内进展,很少自限。

(9) Leber遗传性视神经病(LHON):线粒体病的一种,是罕见的亚急性母系遗传的视神经疾病。80%~90%患者是男性,一般在20~30岁发病。在急性期视神经乳头有充血和轻度水肿,乳头周围毛细血管扩张是特征性的改变。眼底的这些改变往往在临床症状出现前出现。

2. 双侧视神经乳头水肿 除了颅内高压引起的双侧视神经乳头水肿以外,其他的病因还有以下可能。

(1) 恶性高血压:血压的恶性升高会导致双侧视神经乳头水肿,眼底的特征性表现为视神经乳头周围的棉絮样斑点。临床表现为脑病的症状;在伴有肾功能衰竭的患者中更容易出现视盘水肿。

(2) 糖尿病性:糖尿病是引起双侧视神经乳头水肿的较少见原因,往往见于1型糖尿病。一般很少有视野缺损,可以有生理盲点的扩大,视力有轻度下降,眼底可见视盘表面的毛细血管扩张,并继发视神经乳头水肿。

(3) 其他:如贫血、高黏滞综合征、肺换气不良综合征、低血压、严重失血、中毒等都可能造成视神经乳头水肿,但比较少见,临床病史的提供对诊断非常重要。另外,儿童的视神经炎往往是双侧的;55岁以上的双侧的AION往往提示有颞动脉炎。

3. 假性视神经乳头水肿 亦称假性视神经炎或先天性视神经乳头水肿。出生即有,常在检查中偶然发现。假性视神经乳头水肿的患者,视神经盘的脉络膜小疣是特征性改变。如果没有脉络膜小疣的形成,可以通过眼底镜检查来鉴别真性视神经乳头水肿和假性视神经乳头水肿,详见表2-5-0-1。

(三) 视神经炎

视神经的炎性病变可以侵犯视神经的任何部位,临床上可分为视神经乳头炎和球后视神经炎两种。在视神经乳头炎中,视神经乳头有明显的炎症变化;球后视神经炎指炎症发生于眶

表2-5-0-1　视神经乳头水肿鉴别

鉴别点	视神经乳头水肿	假性视神经乳头水肿
视神经乳头色泽	充血,红	粉红色或淡黄色
视神经乳头边缘	早期上下极边缘模糊,晚期周围都变模糊	不规则模糊
视神经乳头隆起度	大于2个屈光度	小于2个屈光度
视网膜血管	静脉充血,动脉正常	血管充盈
神经纤维层	由于影响视网膜下血管,使神经纤维层分层模糊	分层清晰
出血	放射状或片状出血	视神经乳头周围的视网膜下出血
荧光素血管造影	有血管漏	正常

内球后、视神经孔内或颅内视交叉处的视神经,一般视神经乳头改变不明显。

视神经炎的病因较多,可见于神经系统脱髓鞘疾病(如视神经脊髓炎、多发性硬化、急性播散性脑脊髓炎等);眼球邻近组织的病变,包括感染(如鼻旁窦炎、面部感染、眼眶骨膜炎和眼眶蜂窝织炎等)、代谢性疾病(如糖尿病、尿毒症、痛风等)、蝶窦或筛窦黏液囊肿压迫视神经、多发性神经根炎、妊娠高血压综合征、甲醛或砷中毒等。它也可继发于各种类型的感染,如布氏杆菌病、结节病、钩端螺旋体病、急性细菌性脑膜炎、结核性脑膜炎、梅毒、病毒感染和寄生虫感染等。

视神经炎的临床具有特征性的表现:患眼发生急速的失明和眼球疼痛,往往为单侧,出现中心暗点,盲点轻度扩大,畏光,患眼活动时有明显的眼球疼痛,往往在数天内中心视力显著减退,甚至完全失明。失明时瞳孔扩大,直接光反应消失,但调节反应仍存在。

从神经科医生角度,视神经炎是中枢神经系统脱髓鞘疾病的标志性事件,甚至是首次发病的表现。确诊视神经炎后,要常规进行水通道蛋白4(AQP4)抗体筛查,明确是否为视神经脊髓炎谱系病(NMOSD);行髓鞘少突胶质细胞糖蛋白(MOG)抗体筛查,明确是否为MOG抗体相关的视神经炎或脱髓鞘病;行头部及脊髓MRI检查,以明确中枢神经系统有无亚临床病灶,与多发性硬化进行鉴别,必要时行脑脊液寡克隆带和IgG指数分析。当然,也有一些中枢神经系统脱髓鞘疾病会伴随视神经炎的发作,但检测不到任何致病抗体,也不符合多发性硬化的诊断,这种情况需要长期随访。

(四)视神经萎缩

视神经萎缩是视神经纤维变性的临床表现,其主要表现为视力减退和视神经乳头颜色从原来的淡红变为苍白。压迫、炎症、变性、外伤和中毒等都可以引起视神经萎缩,如病变在视网膜节细胞,即引起上行性变性;如位于视神经、视交叉或视束,即引起下行性变性。临床上将视神经萎缩分为原发性、继发性和遗传性3类。

1. 原发性视神经萎缩　原发性视神经萎缩除了视神经乳头苍白外,眼底无其他异常。由视神经、视交叉或视束因不同原因损害引起,代表下行性退变。

(1)肿瘤:垂体肿瘤是引起两侧原发性视神经萎缩较常见的原因。先有两颞侧偏盲,然后逐渐发生单眼或双眼失明及视

神经乳头苍白。其他如鼻咽癌向眶内伸展,蝶鞍附近蝶骨嵴上和嗅沟脑膜瘤,视神经胶质瘤及神经纤维瘤等均可引起同侧的视神经萎缩。额叶底部的肿瘤(如嗅沟脑膜瘤)可压迫视神经引起同侧视神经萎缩和对侧视神经水肿(Foster - Kennedy综合征),详见图2-5-0-2。

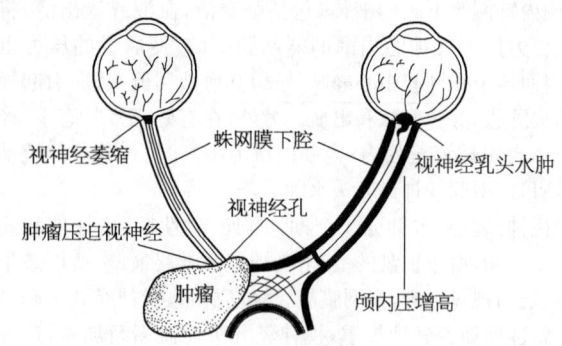

图2-5-0-2　肿瘤致视神经萎缩示意图

(2)炎症:球后视神经炎、脱髓鞘病,或各种原因的脑膜炎影响视神经或视交叉时,常引起原发性视神经炎。急性期炎症消退后视神经可出现继发性萎缩。

(3)损伤:头颅损伤,特别是颅底骨折或视神经管骨折可撕裂视交叉或视神经,引起原发性视神经萎缩。

(4)血管疾病:如中心动脉血栓形成或栓塞、颈内动脉血栓形成使眼动脉供血不良、严重贫血、高血压性视网膜病变等都可能引起视神经萎缩。

(5)中毒:可引起视神经萎缩的有害物质很多,常见的有甲醇和乙醇,另外有奎宁、氯霉素、乙胺丁醇、异烟肼、链霉素、麦角胺等。

(6)眼球和眼眶病变:如青光眼、恶性突眼、眼眶假瘤、畸形性骨炎、小头畸形或眼眶骨膜炎等。

(7)其他:恶性贫血、慢性肾上腺皮质功能减退、某些慢性病兼有贫血、维生素缺乏症、糖尿病、大面积烧伤等亦可出现视神经萎缩。

2. 继发性视神经萎缩　继发性视神经萎缩是指除了视神经乳头苍白外,视网膜或视神经乳头还有其他的改变,包括视神经乳头水肿、视网膜病变等。常见于视神经乳头水肿及视神经乳头炎的晚期。

原发性和继发性视神经萎缩的鉴别可见表2-5-0-2。

表2-5-0-2　原发性和继发性视神经萎缩的鉴别

鉴别点	原发性视神经萎缩	继发性视神经萎缩
视神经乳头颜色	白色或灰白色	苍白程度较原发性轻,呈灰色、灰白色或灰红色
视神经乳头边界	清晰可见	模糊不清
视神经乳头上胶质组织增生	无	有
筛板结构	清晰可见	不能看到
病因	视神经、视交叉、视束的压迫、炎症、脱髓鞘、外伤、中毒等;一些遗传性视神经萎缩	视神经乳头水肿、视神经乳头炎

3. 遗传性视神经萎缩 家族性疾病,如 Leber 遗传性视神经萎缩、家族性黑矇性痴呆、遗传性共济失调、色素性视网膜炎等。可遗传退变性视神经萎缩以 Leber 遗传性视神经萎缩最为重要,这是一种少见的家族性遗传病,有视神经萎缩和视力减退,多为双侧性,但极少造成失明。

四、主要视神经病变的治疗

(一)视神经乳头水肿的治疗

主要是针对病因进行治疗。如确诊为颅内肿瘤、血肿、血管性病变后,可减压或开颅切除肿瘤,清除血肿使颅内压降低后多能使视力有所好转。但若手术前已出现明显的继发性视神经萎缩,则手术对于改善视力未必会有帮助。

(二)视神经炎的治疗

急性期以促进炎症消退,抢救视力为主。糖皮质激素大剂量冲击为首选治疗措施。甲泼尼龙 1 000 mg/d,连用 3~5 d;之后每 3~5 天减半,或继之以口服泼尼松缓慢减量的方案。若视神经炎与多发性硬化相关,则激素减量可以较快。而 NMOSD 或 MOG 抗体相关的视神经炎,激素减量过快容易导致病情的反复,特别是减到口服泼尼松 30 mg/d 及以下时更要注意缓慢减量;部分患者对激素依赖明显,需长期小剂量口服维持。对激素治疗反应不好的患者,血浆交换(PE)或大剂量免疫球蛋白静脉滴注可以作为备选措施,宜早期应用,或与激素同时应用。复发性病程者在急性发作缓解后可考虑免疫抑制剂维持治疗。

(三)视神经萎缩的治疗

不论是原发性还是继发性视神经萎缩,首先应针对病

因作局部或全身治疗,如肿瘤压迫的,应切除肿瘤;炎症的针对病原体使用相应的抗生素;中毒或代谢性的,尽快去除病因或治疗原发的代谢病;眼科或五官科疾病的,治疗原发病等。

参 考 文 献

[1] 吕传真,周良辅. 实用神经病学[M]. 4 版. 上海:上海科学技术出版社,2014.

[2] 吕传真. 神经病学[M]. 3 版. 上海:上海科学技术出版社,2015.

[3] 吴江. 神经病学[M]. 北京:人民卫生出版社,2005:5-7.

[4] TOMSAK R L. Neuro-ophthalmology: afferent visual system [M]//BRADLEY W G, DAROFF R B, FENICHEL G, et al. Neurology in clinical practice. 5th ed. Oxford: Butterworth-Heinemnn Elsevier Ltd, 2008:728-738.

[5] TOMSAK R L. Vision loss[M]//BRADLEY W G, DAROFF R B, FENICHEL G M, et al. Neurology in clinical practice. 5th ed. Oxford: Butterworth-Heinemnn Elsevier Ltd, 2008:177-196.

[6] WINGERCHUK D M, LENNON V A, LUCCHINETTI C F, et al. The spectrum of neuromyelitis optica[J]. Lancet Neurol, 2007,6(9):805-815.

[7] ZHOU L, HUANG Y, LI H, et al. MOG-antibody associated demyelinating disease of the CNS: a clinical and pathological study in Chinese Han patients[J]. J Neuroimmunol, 2017,305:19-28.

第六章　头晕与眩晕

陆钦池

第一节　前庭神经解剖基础

第Ⅷ对脑神经由前庭神经和耳蜗神经构成。声波从外耳道进入,通过中耳听小骨的机械振动,三块听小骨的最后一块镫骨对卵圆窗的振动被转换成外淋巴液中的压力波。外淋巴液压力波经前庭阶,沿耳蜗旋转至蜗孔,再经鼓室阶到达圆窗。这些压力波造成基底膜振动,刺激螺旋器(Corti 器)毛细胞,这种感受器能将机械波转换成动作电位。螺旋神经节位于螺旋器螺旋管内。神经节双极细胞周围支与螺旋器感觉细胞相联系,中枢支形成耳蜗神经,并入前庭神经,通过内耳孔到小脑脑桥角,然后入脑干的耳蜗神经核,最后至下丘和内侧膝状体。身体平衡的维持涉及 3 个系统:前庭系统、来自肌肉和关节的本体感觉系统及视觉系统。

前庭系统包括迷路、前庭神经及其中枢通路。迷路和耳蜗均在内耳。迷路位于岩骨内,包括椭圆囊、球囊和 3 个半规管。膜迷路是内含淋巴液的膜性器官,与骨迷路间有充满外淋巴液

的缝隙分隔。膜迷路是平衡位置觉和听感受器的所在地。膜迷路可分为椭圆囊、球囊、膜半规管和蜗管。椭圆囊、球囊位于前庭内,椭圆囊底部有椭圆囊斑,球囊的前壁有球囊斑。椭圆囊斑和球囊斑都是与静止的位置觉有关,并能感受直线变速运动的刺激。3 个膜半规管内相互膨大的部分称膜壶腹,壁上有壶腹嵴。壶腹嵴也是位置感受器,能感受旋转变速运动的刺激。来自迷路感受器的刺激,通过反射弧协调眼肌、颈肌和躯干各种肌肉,保持头部在运动中的平衡。前庭神经节(Scarpa 神经节)位于内耳孔,其所有周围纤维部分与前庭感受器相连,中枢纤维则形成前庭神经,与耳蜗神经一起穿过内耳孔至脑桥小脑角,在脑桥延髓交界处并入脑干,止于四脑室底的前庭神经核。前庭系统的解剖说明详见图 2-6-1-1。

前庭周围神经系统由 3 个半规管、椭圆囊、球囊和第Ⅷ对脑神经的前庭支构成。半规管感受旋转变速运动,而椭圆囊和球囊则感受直线的变速运动。前后两个半规管以岩骨轴为基准,前半规管成垂直位,后半规管平行,外侧半规管则为水平位,称水平半规管。每个半规管互成直角排列。当这些半规管的毛细胞受到刺激时,信号通过第Ⅷ对脑神经的前庭支传至前

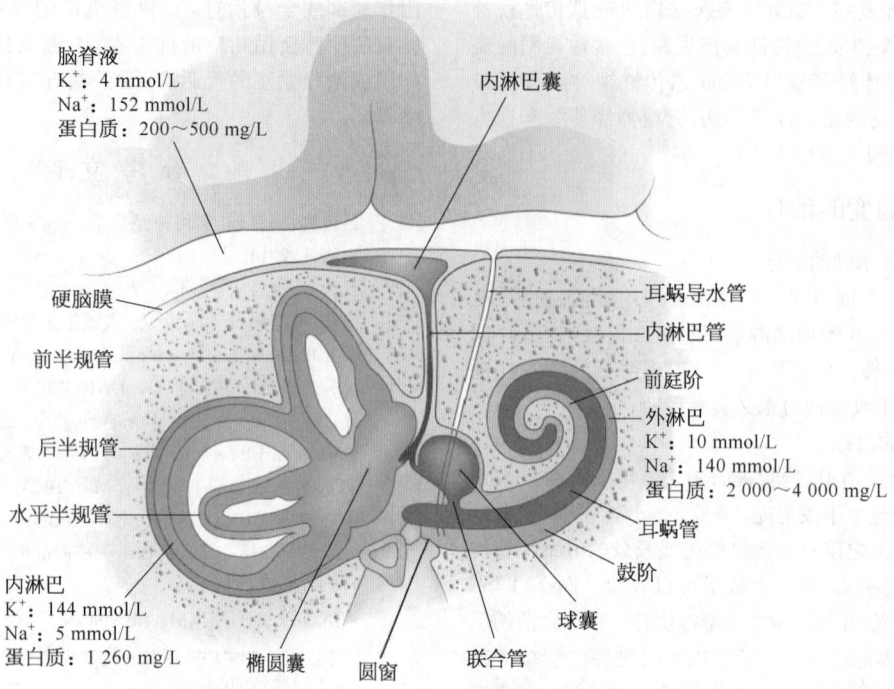

脑脊液
K⁺: 4 mmol/L
Na⁺: 152 mmol/L
蛋白质: 200~500 mg/L

内淋巴囊

硬脑膜

前半规管

后半规管

水平半规管

耳蜗导水管

内淋巴管

前庭阶

外淋巴
K⁺: 10 mmol/L
Na⁺: 140 mmol/L
蛋白质: 2 000~4 000 mg/L

耳蜗管

鼓阶

内淋巴
K⁺: 144 mmol/L
Na⁺: 5 mmol/L
蛋白质: 1 260 mg/L

椭圆囊

圆窗

联合管

球囊

图 2-6-1-1　前庭系统的解剖示意图

庭核。来自水平半规管的冲动信息沿第 4 脑室底经内侧纵束传至中脑的展神经核及腹侧脑干的眼球运动核群。前半规管和后半规管的冲动信号经前庭神经核至动眼和滑车神经核,促发眼球大致以各管的方向发生眼球震颤。关键的特征是一旦前庭信号离开前庭神经核,它们全分成垂直、水平和旋转成分,结果一个前庭中枢的病变可能引起垂直、旋转或纯水平的眼震。

前庭神经传入神经维持着恒定的动作电位基线发放的频率。当两耳的基线发放率对称(或不对称已经被中枢所代偿)时,眼球是静止的。当不代偿的不对称发放出现时,导致一侧的活动增高或者减少,出现缓慢的眼球偏向。如果头转向右侧,水平半规管的生理基础发放发生了改变,引起右侧发放率的增加或左侧发放率的减少。在意识清醒的正常人中,这种缓慢的偏向被向对侧方向的快速眼球运动所抵消,所以眼球不会偏向一侧。在昏迷的患者中,由于起纠正作用的快速眼球运动相是缺失的,所以会偏向缓慢的一侧。

眼球偏向的平面取决于被刺激的半规管的组合。如果仅为一侧的后半规管受到刺激[如良性发作性位置性眩晕(benign paroxysmal positional vertigo,BPPV)中发生的情况],一种垂直-旋转的眼震可被观察到,这是向相反方向的纠正后的结果。但是如果水平半规管是刺激的来源(见于 BPPV 的水平半规管变异型),主要是出现水平性眼震伴有轻微的旋转成分。如果前庭神经发生病变(见于前庭神经炎),或受到刺激(如前庭发作症),一种水平大于旋转的眼震会出现,这可能是 3 个半规管的综合结果,因为每侧的垂直半规管的作用被相互抵消了。

随着时间的推移,要么不对称的基线发放被消除(刺激被去除),要么中枢神经系统对它产生代偿作用。这可以解释为什么完的单侧周围前庭系统被手术毁坏后,患者仅经历几天到几周的眩晕,同样也能解释为什么生长缓慢的影响前庭神经的肿瘤(如听神经病)的患者一般没有出现眼震或者眩晕。表 2-6-1-1 为周围前庭系统不同构成部分的生理特性和临床特征。

表 2-6-1-1　周围前庭系统不同构成部分的生理特性和临床特征

定位	构成部分	促发的眼动	常见临床情况	局部特征
半规管				
后半规管	PC	垂直、旋转	BPPV-PC	眼震
前半规管	AC	垂直、旋转	BPPV-AC,SCD	眼震,瘘管试验
水平半规管	HC	水平≫旋转	BPPV-HC	眼震,瘘管试验
前庭神经				
上支	AC、HC、椭圆囊	水平>旋转	VN,缺失	眼震,甩头试验
下支	PC、球囊	垂直、旋转	VN,缺失	眼震
主干(第Ⅷ对脑神经)	AC、HC、PC、椭圆囊、球囊	水平>旋转	VN,VP,缺失	眼震,甩头试验,听力测验反应
迷路	AC、HC、PC、椭圆囊、球囊	水平>旋转	EH,迷路炎	眼震,听力测验反应

注：AC,前半规管;PC,后半规管;HC,水平半规管;BPPV,良性发作性位置性眩晕;SCD,上半规管裂开;VN,前庭神经炎;VP,前庭发作症;EH,内淋巴积水。

第二节 头 晕

头晕是一组非特异性的症状,包括周围环境的旋转和晃动感、头重脚轻、晕厥前期或者平衡障碍。患者也可以用头晕来描述其他感觉如视觉变形、内在旋转感、非特异性定向障碍和焦虑等。对于一个因头晕来就诊的患者,神经科医生应该注意是否存在通过床边检查就能确定的周围前庭性障碍及排除由于中枢神经系统疾病引起的中枢性前庭病变。患者往往仅有头晕或者伴随其他症状,如果同时存在神经系统的症状和体征且常见的周围前庭性疾病又能被排除,就应该考虑神经系统方面的原因,必需询问患者伴有的相关症状,因为这对确定诊断是非常关键的。另一方面,眩晕特异性的症状,主要指周围环境旋转的感觉,这种环境有旋转的存在表明了前庭系统的病变,或者是周围性的,也可能是中枢性的。出现伴随的耳部症状如听力下降和耳鸣,可定位于周围通路,包括内耳的第Ⅷ对脑神经,因为对于神经科医生而言,正确理解和认识常见的听觉系统疾病也是非常重要的。

【临床表现】

头晕的临床表现多样,全身疾病及神经精神疾病均可以有头晕的主诉,是各种门诊、急诊来访者中最主要的主诉症状,远比真性眩晕更为常见。德国的一项基于人群的电话调查显示,普通人群中近30%经历过中至重度的头晕。虽然大部分受累的患者报告为各种非特异性的头晕,但约有1/4为真性眩晕。头晕更常见于妇女和老年人。这些患者通常主要的问题是头重脚轻,晕厥前期症状,失平衡,对改变体位的高度敏感及焦虑。药物的不良反应也是非特异性头晕的最常见的原因。药物可直接引起头重脚轻的副作用,也可能是通过降低血压而导致那样的感觉。抗癫痫药物可引起共济失调,但是如果药物的剂量下调或停药后这种症状可能逆转。患有周围神经病的头晕患者,报告他们在光线暗的地方行走会有平衡障碍的加重,并有踏在棉花上的感觉。惊恐障碍的患者也常常有非特异性的头晕,但头晕的发作一定会伴其他的症状和体征,比如恐惧感、心跳加快、出汗、呼吸短促,或感觉异常。另外,心律失常或代谢紊乱亦可引起非特异性的头晕。在老年患者中,脑白质密度增高与头晕及平衡障碍问题有极强的相关性,可能与这些患者的小血管动脉硬化,大脑的灌流量下降有关,虽然有时测量上臂血压是正常的;那些头颅MRI上呈现白质密度增高的头晕患者通常在坐下或躺下时感觉好些,但不能直线行走。由于许多老年患者服用抗高血压药物,故至少进行一次尝试减少或停用抗高血压药物观察其对头晕和步态不稳的影响是必需的。

【诊断与鉴别诊断】

头晕诊断应该是全面地分析患者临床表现,再结合患者的各种特点进行综合评估的过程,绝非仅仅依赖于对临床主诉或症状的了解。其实,头晕的鉴别诊断并不容易。有研究证实患者并不能很好地对头晕症状进行区分,可靠性很低。另有研究提示完全依赖对症状区分并不能引导正确的诊断,如卒中患者中非眩晕性头晕与眩晕的比例相当,心肌梗死患者中眩晕与晕厥前表现的比例亦相当。因此,必须对患者的临床表现予以全面的分析,特别是要重视对症状持续时间、诱发因素及伴随其他症状的分析。临床观察发现有相当部分头晕的病因难以确定,甚至经过详细的辅助检查也无法明确。因此,医生应本着科学严谨的态度,予以症状性而非病因性诊断,尤其应注意将患者及时转诊到神经科、耳科等有关专科予以明确诊断和随访,不能随意地予以病因性诊断,导致患者躯体和心理疾病负担增加和医疗资源浪费。

非眩晕性头晕的病因众多,绝非只限于神经科或耳科疾病。大量流行病学研究提示大多数慢性、持续性头晕的病因主要与精神心理障碍(如抑郁、焦虑、惊恐、强迫或躯体化障碍)有关,而短暂或发作性头晕则多与系统疾病(如贫血、感染、发热、低血容量、体位性低血压、糖尿病、药物不良反应等)有关。

【治疗】

头晕的治疗取决于不同疾病的特殊诊断。考虑药物相关性的头晕应该减少或停用某种药物以观察头晕有无改善。焦虑或其他精神心理因素引起的头晕,特别是无其他阳性发现的慢性每日头晕,可考虑试用抗焦虑、抑郁的药物治疗。

第三节 眩 晕

眩晕是患者感觉到周围的物体或自身在旋转、升降和倾斜的运动幻觉。通常分为主观眩晕和客观眩晕两种情况。主观眩晕为自身的转动感觉,而客观眩晕为周围的物体或环境的运动幻觉。但这种划分的重要性也受到质疑。仔细询问病史和体格检查是眩晕区分于非特异性头晕(比如焦虑患者)及其他类型的假性眩晕的主要基础。行走时患者感觉不稳或倾向一侧,或感觉被拉到地上或一边,像被一块强磁铁吸过去了一样,这种被推动的感觉是眩晕的特征。另一方面,振动幻觉,一种周围环境在动的幻觉,特别是头部转动时诱发的幻觉是前庭疾患的另一种表现,观察患者会发现这种节律性的周围环境运动是由于眼球震颤所致。

除了极少数最轻微的眩晕,几乎所有眩晕患者均伴有不同程度的恶心、呕吐、面色苍白、出汗和行走困难。从行走不稳到几乎不能行走,患者会意识到某种位置,经常是一侧和闭目可以减轻眩晕和恶心,而头部轻轻转动又会使之加重。必须注意的是眩晕时肢体的协调动作不受影响,但小脑病变时肢体的协调动作却受到影响。如果眩晕伴有短暂意识丧失则可能是痫性发作等其他疾病。

【分类】

根据中华医学会2017年对2010年的眩晕诊治专家共识加以更新,以疾病发生的部位和病因,眩晕分为周围性眩晕、中枢性眩晕、精神疾患及其他全身疾患相关性头晕和原因不明性眩晕4类。

1. 专家共识

(1)前庭周围性眩晕。

1)BPPV:在眩晕/头晕疾病谱中占17%~30%,表现为短暂的视物旋转或不稳感,多发生在患者起卧床及翻身的过程中,主要是椭圆囊斑中的碳酸钙颗粒脱落并进入半规管。

2)前庭神经炎(vestibular neuritis,VN):常急性或亚急性起病,剧烈的眩晕常持续1~3 d,部分可达1周余;眩晕消失后有数天到数周的行走不稳感,可能与前期的病毒感染有关。

3) 美尼尔病(Meniere disease):首次发作多出现在 30～60 岁,女性多于男性,其病理改变主要为膜迷路积水。

4) 突发性感音性聋伴眩晕:30%～40% 的突发性感音性聋伴眩晕或头晕发作。

5) 前庭发作症:好发于中年人,男性多于女性,其发病机制与血管襻压迫前庭蜗神经有关。

6) 双侧前庭病:表现为行走不稳且夜间为著,近半数出现震动幻觉。

7) 较少见的前庭周围性病变。

(2) 前庭中枢性眩晕:导致眩晕/头晕的中枢病变,多位于脑干和小脑,少数见于丘脑、前庭皮质或颅底高颈髓。前庭中枢病变大致分为 3 类。

1) 脑干和小脑病变:病因以脑梗死最多,其次为脑出血、多发性硬化、肿瘤、感染和变性病变等。

2) 前庭性偏头痛:曾称为偏头痛性眩晕,女性高于男性。

3) 癫痫性眩晕和发作性共济失调:极为少见。

(3) 精神心理性头晕:参见头晕章节。

(4) 全身疾病相关性头晕:部分贫血、低血糖、甲状腺功能低下或亢进、严重的心肌梗死或心律失常、心力衰竭、电解质酸碱失衡、眼肌麻痹和屈光不正等疾患可能导致头晕。

(5) 原因不明性眩晕:有 15%～25% 的眩晕患者虽经详细的临床和实验室检查仍不能明确病因。

(6) 诊断值得商榷的眩晕。

2. 起病方式和病程 根据患者眩晕的起病方式和病程,有以下最常出现的几种眩晕。

(1) 急性眩晕:急性起病,眩晕,伴有呕吐与恶心、眼震、步态不稳,持续 24 h 以上的可称为急性前庭综合征(acute vestibular syndrome,AVS)。患者出现新发的严重眩晕可能是前庭神经炎,但是也要想到脑卒中的可能。突然发病并伴有局灶神经系统症状,特别是与后循环相关的症状,考虑为缺血性脑卒中。如果神经系统检查无特殊的阳性发现,应该注意神经耳科方面的检查。如果自发眼震没有发现,可用视觉固定阻止(block visual fixation)技术进行诱发并记录眼震的方向和凝视的出现。如果出现周围前庭型眼震,并且甩头试验(head thrust testing)阳性(图 2-6-3-1),便可将病变定位于前庭神经;对于年轻的患者诊断为前庭神经元炎,对于老年人可能前庭神经发炎也是最常见的诊断,但是急性前庭神经或前庭迷路缺血很难区分。当甩头试验结果阴性,与前庭神经元炎表现相似的脑干或小脑的小卒中应该考虑到。如果伴有听力减退,迷路炎是最可能的诊断,但是听力症状并不能排除血管性原因,因为小脑前下动脉同时供应内耳和大脑;当急性眩晕伴有听力下降和面肌瘫痪应检查外耳有无疱疹(Ramsay Hunt 综合征)。

(2) 反复发作性眩晕:其诊断的关键在于发作的细节。有人将发作时间少于 24 h 的称为发作性前庭综合征(episodic vestibular syndrome,EVS)。美尼尔病可能是反复眩晕发作每次持续 20 min 以上并伴有单侧听力症状的患者。短暂性脑缺血发作(TIA)的诊断对于短暂的发作(持续几分钟)的眩晕,特别是血管危险因素存在并有其他神经系统症状和体征的患者应该考虑。偏头痛等位症,出现良性复发性眩晕,特征是出现相似的症状,体检无阳性发现,有偏头痛的过去史或家族史和

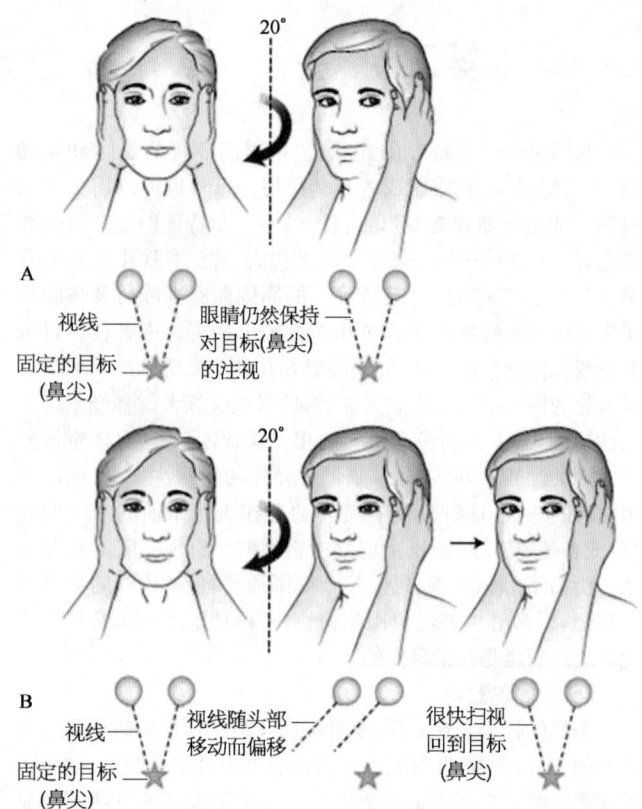

图 2-6-3-1 甩头试验

A. 头转动前,凝视物体;B. 甩头后立即回复,凝视前面物体,甩头后出现复视即为阳性。

典型的促发因子。发作的其他方面变异很大,持续数秒至数日。如果发作仅持续数秒,前庭发作症(vestibular paroxysmia)也应考虑。

(3) 反复发作性位置性眩晕:位置性眩晕定义为症状为某些体位改变所触发,而非仅仅是加重。患者主诉为反复出现的由特定头部转动而触发的眩晕,最可能的诊断为 BPPV,但并非仅有这种可能。由于 BPPV 可能是床边可治性疾病,所以对每一个具有这种主诉的患者都应进行位置性试验。如果位置性眩晕短暂(持续少于 1 min),有典型的触发因素,不伴有其他神经系统症状,应高度怀疑到 BPPV 的可能。出现垂直性旋转性眼震是后半规管 BPPV 的特征。如果 Dix - Hallpike 试验阴性,检查者应该注意排除 BPPV 的水平半规管变异型。中枢性的位置性眼震见于影响后颅凹的病变如肿瘤、小脑变性、Chiari 畸形和多发性硬化。这些疾病的眼震是方向向下和持续性的,虽然也有纯粹的旋转性眼震。一侧椎动脉闭塞时,头转向该侧时出现眩晕或显著的头晕,中枢型眼震也会出现。偏头痛也可模仿 BPPV,有偏头痛的患者位置性眼震被触发后持续的时间更长,眼震可以是中枢或外周型的。

【眩晕的检查】

1. 内科检查 简短的内科体检是必要的,如果患者从卧位转为坐位时出现头晕,要测不同体位的血压,以明确或排除直立性低血压的存在。直立性低血压是头晕而求诊的常见病因,床边即可明确诊断。发现并证实不规则的心律也是相关的。其他评估视力也应进行,因为适当的视力对平衡是重要的。肌肉、骨骼的检查也不要遗漏(严重的关节炎可使步态受影响)。

2. 神经科检查　神经系统检查对于头晕或眩晕为主诉的患者是非常重要的。因为头晕或眩晕可能是早期神经变性疾病、脑卒中、脑肿瘤、脱髓鞘疾病或其他神经系统疾病的重要症状。从患者提供病史的能力也可推测他的智能状态。对于头晕或眩晕主诉的患者而言，应该详尽地检查脑神经。其中最重要的是眼球运动功能的检测。后颅凹占位病变可以检查面神经和一侧的角膜反射，也要注意检查后组脑神经。肌张力的增强或齿轮样强直可能为神经变性疾病的早期发现。周围神经感觉检查也很重要，因为周围神经病通常会有非特异性的头晕或平衡障碍。反射的存在与否及是否对称也要检查，但老年人会有震动觉的减退及跖反射的缺失。特征为共济失调的疾病可能以头晕为主要症状，所以这些患者也必须检测共济运动。

3. 神经耳科学特殊检查　神经耳科检查是神经系统检查的补充和扩展，同时也包括听觉和前庭功能的评估。对于眩晕为主诉的患者，这方面的详细检查是至关重要的。

（1）眼球运动功能检查：检查眼球运动功能的第一步是寻找有无眼球自发的不自主运动。检查者请患者朝向正视以观察有无眼震或扫视。眼震有快慢两相并可分为自发、凝视诱发或位置性3种。一般将快相的方向定位眼震的方向，垂直、水平或旋转的眼震提供了重要的定位信息。自发的眼震可以为周围型或中枢型。一个有很少例外的规则是中枢性病变可以模拟眼震的周围型，但是周围性的病变不可能引起眼震的中枢型。周围型的自发性眼震是单向性的，而且永远不会改变方向，周围型眼震经常是水平型多见于旋转型。水平型的眼震成分来自相反方向的水平半规管，其他的周围自发性眼震的特征是可被视觉固定所抑制，在快相方向凝视时可增加眼震的幅度，快相方向相反凝视时则减少。

有些患者在床边检查时会使眼震产生抑制作用，或者从开始的眼震中部分地恢复。所以通过去除视觉固定（visual fixation）而使自发性眼震出现。一些眼科的常用床边技术如Frenzel眼镜和眼底镜被用于去除视觉固定。

扫视侵扰（saccadic intrusions）是一种自发的眼球扫视移动，它不具有眼震节律性的快慢相特征。自主控制的扫视是眼快速改变凝视方向的眼球运动。方波急跳（square wave jerks）和扫视震荡（saccadic oscillations）是两种最为常见的扫视侵扰。方波急跳是一种低幅不自主的眼球扫视，使眼球离开目标物体，经过一段扫视间隔（200 s）纠正扫视使眼球回归目标物体。方波急跳见于诸如小脑性共济失调、Huntington病、进行性核上性眼肌麻痹，也可见于正常人。扫视振荡没有扫视间隔，特征是振荡性，见于几种中枢神经系统疾病，涉及脑干小脑近路，有时见于副肿瘤综合征。

（2）凝视试验：检查者请患者在左、右、上、下各个方向注视时检查凝视诱发方位的眼震。正常人凝视超过30 s可出现几次非持续性的眼震。如凝视诱发向下的眼震，侧视时增加的垂直眼震均定位于颅颈交界处和小脑中线部位。凝视亦可触发扫视震荡。

（3）平稳跟踪试验（smooth pursuit）：平稳跟踪是眼球以低速移动跟踪移动的物体，它的作用是使移动的物体处于中央凹而能最大限度地看清物体。这种平稳跟踪在低速度移动物体时测试，在高速度时这种扫视跟踪就不能正常进行了。平稳跟踪障碍时患者需要更频繁地扫视以跟踪目标物体，这种情况

常见于广泛性皮质疾病、基底节病变或广泛小脑病变，为双侧病变，也可见于使用镇静剂或酒精；轻度的小脑病变也可能显著损害平稳跟踪能力，但临床上仅有轻微的躯干性共济失调。

（4）扫视（saccades）：扫视是一种为获取感兴趣目标影像而快速改变眼轴方向的眼动。扫视缘于脑桥（水平运动）和中脑（垂直运动）神经元的发放，这些部位的病变可导致扫视的减慢，也可见于眼球运动神经元或眼外肌肉的病变。严重的扫视减慢可在床边让患者在不同的物体间来回注视而发现。

（5）视动性眼震（optokinetic nystagmus，OKN）：可在床边进行。OKN是一种联合的眼球快速（扫视）及慢速（平稳跟踪）运动，并可在正常人中观察到。如在观察移动的列车时，即可看到这种生理性OKN。OKN是对中央凹和旁中央凹刺激的最大化。实验室中让患者静坐着，围绕着患者有大型的旋转的仪器进行全方位的刺激。虽然这种技术仅刺激中央凹，但具有引起严重减慢扫视的疾病不能形成OKN，他们的眼睛只"盯"在一处。

4. 前庭神经检查

（1）床边检查：前庭神经的检查通常在神经系统脑神经检查的部分被忽略，但这种床边检查可以获得前庭神经的重要定位信息。用甩头试验可以发现单侧或双侧的前庭神经病（Halmagyi等，2008）。检查的医师站在坐于检查椅的患者正对面，用手抱住患者的头并让其两眼注意在检查者的鼻子上。将患者的头朝一边快速转动5°～10°，前庭功能正常的患者，前庭眼反射（VOR）导致眼球向头转动的相反方向转动。因此在突然转动头部时，患者的眼睛仍然注视着检查者的鼻部。在对侧方向重复这个检查试验。如果甩头试验后，检查者观察到矫正性扫视将患者的眼球带回检查者的鼻部，头部转动相同方向的VOR就有损害。将头来回反复缓慢旋转（the doll's eye test）也能诱发代偿性的眼球运动，但是视觉和前庭都能被这种低速的检查试验激活。所以一个完全前庭系统功能缺失并有正常视觉追踪功能的患者，慢速转头眼试验可以出现外表正常的代偿性眼球运动。不过对一个不能产生自主性视觉追踪眼球运动的昏迷患者，这种慢速转头试验是有帮助的。另外，慢速转头试验对平稳追踪系统有损害的患者也是有帮助的，因为慢速转头下的眼球平稳运动说明VOR是完整的，而慢速转头试验时出现的眼球持续的扫射运动说明伴有VOR缺失。

（2）位置性试验：能够帮助鉴别中枢或周围性眩晕。最常见的位置性眩晕——BPPV是由于碳酸钙碎片的自由漂浮而引起，通常发生在后半规管，偶尔见于水平半规管，罕见于前半规管。这种患者出现的向上旋转的眼震可由一种Dix-Hallpike的床边试验诱发。该检查是让患者直坐于检查床，检查者将其头部抱住，迅速将其置于转向左或右侧倾斜而低于床面的仰卧位。当患者确有BPPV时，眼震通常由一侧的位置诱发。当患者恢复到坐着位置时有时会出现一阵相反方向向下眼震。一种叫作Epley的复位手法能有效治疗BPPV。如果碎片位于水平半规管，位置变化触发方向改变性水平眼震。检查这种水平规管变异型的BPPV是将仰卧位的患者头部连续向各个方向转动，眼震可以是向地上或离开地面的方向，有强烈眼震的一侧即是有水平半规管碎片的那一侧。碎片可通过一种Barbecue手法将患者朝正常侧滚动而得到去除。位置性试验也能触发向下的持续的中枢型眼震，诸如Chiari畸形或小脑性

共济失调也可阳性。偏头痛相关性头晕患者也可出现显著的位置性眼震。

（3）瘘管试验（fistula test）：是对有声波或压力诱发头晕主诉的患者检测迷路骨性覆盖结构有无缺陷的方法。将耳屏压住并放开，观察眼球有无短暂的偏转。通过耳镜将空气引入外耳道或压住鼻孔闭合声门的 Valsalva 动作也能触发眼球的移动，眼震的方向有助于瘘管的定侧。

（4）步态的评估：步态检查主要观察步态，然后检查闭目难立征（Romberg 征）和直线行走。一般而言，脚跟抬起减弱，小步姿势屈曲，上肢协同摆动减少见于帕金森病。阔基并有直线行走不能见于躯干型共济失调。急性前庭功能缺失的患者发病后几天行走时倒向内耳受累的一侧。周围神经痛或双侧前庭神经病的患者闭目难立。前庭系统在姿势调整和保持中起着重要作用，只要其他感觉系统功能正常结构良好，可产生代偿性的恢复。姿势稳定性的检查除了上述静态的闭目难立试验外，尚有不少动态的检测方法如踏步试验、倾斜板试验、动态平衡仪等，由专科医生进行检测，此处不再详述。

（5）眼震图测试：前庭功能测试主要有眼震图（ENG 或视频 ENG）和旋转椅试验组成。标准的眼震图包括视觉眼动检查（扫视、平稳跟踪和视动性眼震），用黑暗处睁眼、固定视觉的方法寻找病理性眼震的原因及冷热温度试验。标准的旋转椅试验是在短时间内运用多级的各种前庭刺激，也被用来测试视-前庭的相互作用（VOR 的固定抑制）。前庭试验被用来证实和定量单侧或双侧前庭功能缺失和眼球运动的异常。前庭功能测试是检查前庭神经系统的功能。前庭功能检查名目繁多，让非五官科医生无从下手，现从临床实践出发，可将其大体上分为以下几个部分：① 自发眼球运动及眼震的检查；② 视眼动系统功能检查，如扫视、跟踪、视动眼震；③ 位置及变位试验；④ 前庭眼动系统检查，包括前庭刺激诱发试验；⑤ 前庭脊髓功能检查，包括静态与动态平衡试验；⑥ 前庭皮质功能检查，如前庭诱发电位（BAEP）。

前庭功能检查要按顺序进行，要先做自发眼震、扫视跟踪、视动眼震以及位觉变位试验，然后做前庭刺激诱发检查；先做床边检查，再做仪器测试；先做自发检查，再做诱发性检查。属于视眼动系统功能的检查当日可复查，而属于前庭诱发试验检查，特别是强刺激量的前庭刺激检查不能在当天同时进行，最好在一月后复查，至少也要间隔 2 d 时间。总体上讲凡患者有头晕、听觉障碍和平衡功能障碍的都应接受前庭功能检查。眼震图是目前观察眼震方法中应用最广泛、量化水平最高、效果最佳的一种手段。近年来有视频眼震图（VNG）的问世并得到应用。眼震图已经广泛应用在临床上观察各种自发性与诱发性的前庭性眼震及视眼动系统的眼动和眼震反应。上述各自发性眼震、凝视、扫视、跟踪视动性眼震、位置及变位试验、旋转试验、温度试验等前庭系统和视眼动系统功能均可以眼震图作为观察指标。

前庭功能检查首先应当用来确定前庭神经系统功能有无异常（概率在 90% 以上）。但确定在前庭哪个水平上的异常只能达到 70% 左右。对前庭异常的定侧，只要方法恰当几乎都可以进行。但是应该知道前庭功能检查对病因、病理异常的确定是基本做不到的，除了少数特殊的疾病如 BPPV。但总体而言，前庭系统结构和功能非常复杂，而且前庭功能检查易受各种因素的影响，这些检查有时并不能完全真实反映前庭系统的真实状态。医生面对种种检查结果常常一筹莫展，所以前庭检查结果的判断要综合评定各项结果，并结合临床进行，这样才可能得出有用的临床结论。

（6）听觉诱发电位：脑干听觉诱发电位是评估从内耳到上脑干听觉通路的电生理学测定，可用于婴幼儿和不合作的患者。听音刺激 10 ms 内记录到的 5 个系列的微伏级的电位。5 个电位和解剖部位只有大致的相关性。脑干听觉诱发电位的第Ⅰ波是由第Ⅷ对脑神经的末端到邻近耳蜗的部分动作电位，第Ⅰ波由第Ⅷ对脑神经或耳蜗核产生，第Ⅲ波可能在上橄榄体水平产生，第Ⅳ和第Ⅴ波由腹侧脑桥或靠中脑附近的下丘处产生。中枢听觉通路非常复杂，由于耳蜗核水平到下丘有许多交叉纤维，所以解释诱发电位中的中枢性异常非常困难。

耳蜗后病变出现的异常波间潜伏期（Ⅰ～Ⅲ或Ⅰ～Ⅴ），可能比其他的听力图异常出现要早，但是与 MRI 增强扫描检查相比，敏感度要低，特别是对于小的肿瘤，最不特异的是所有波均缺失，可见于一些听神经瘤和桥小脑角的脑膜瘤，除非严重听觉缺失，否则不会出现所有波的缺失。

5. 影像学检查　常见的周围前庭疾病一般均无影像学异常，影像学的分辨率远不足以检测到 BPPV 中的半规管中的耳石。Bell 面瘫会出现典型的增强 MRI 的面神经强化而前庭神经元炎则无第Ⅷ对脑神经的强化。头颅 MRI 对桥小脑角肿瘤，如听神经瘤有高度的特异性和敏感性。颞骨的 CT 扫描用于发现内耳及扩大的前庭通道的异常。头颅 MRI 能可靠地发现脑干和小脑处的肿瘤，但 MRI 对后颅凹缺血检出的敏感性要低于其他大脑区域。

【常见眩晕疾病的诊断和鉴别诊断】

1. 前庭神经元炎　前庭神经元炎是一种急性起病，常见于急诊和门诊的一种伴有恶心、呕吐、平衡障碍的严重眩晕。症状在几天内逐渐缓解，但有时持续数月。病因可能是病毒性的，因为总体病程是良性和自限性的；多发于健康青年，有时会流行。组织病理研究证实了周围前庭性的定位并支持病毒性的病因。Bell 面瘫和突发性感觉神经性耳聋，也是以病毒为其病因。诊断前庭神经元炎的关键是识别周围前庭型眼震类型和甩头试验阳性发现。这种急性起病的眩晕没有其他神经系统阳性症状，头颅 MRI 经常是正常的。前庭神经元炎的病程是自限性的，主流的治疗方法是对症治疗。最近的研究显示，与安慰剂相比，前庭神经元炎发病 3 d 内使用甲泼尼龙的治疗，1 年后的卡罗里试验（Caloric test）显示前庭周围功能有改善。正规的前庭康复锻炼有助于一些患者代偿已有的前庭病变。

2. BPPV　BPPV 可能是人群中最常见的眩晕。患者常在起床和上床时、在床上翻身时、弯下身体或伸直头颅时及抬头时发生短暂的眩晕。当碳酸钙盐的碎片从耳石膜上脱离出来时会进入半规管，碎片可浮游于受累的半规管（管石病）或撞击顶部（嵴帽沉石病）。手法复位可有效地使碎石离开半规管而使发作停止。一旦碎片离开半规管，告诉患者避免一些极端的头部体位以防止碎片再进入半规管。如果患者再次出现位置性眩晕，应该告诉患者来院再次进行复位。

3. 美尼尔病　美尼尔病的特征是伴随听力症状（听力下降、耳鸣、耳部阿胀感）的反复发作性眩晕。随着时间的推移，听力呈逐渐下降的趋势，发作时程不等，大多数要超过 20 min，并伴有严重的恶心和呕吐。疾病的病程变异很大,有些患者发作很少并随时间推移越来越少,另外一些患者则发作越来越频繁。有时患者在疾病之初没有听力症状或者在发作间期听力阈检查为正常,但听力减退症状对所有患者都会不可避免地出现,特别是在第一年内。过去用来描述患者反复出现眩晕而无听力症状的情况被称为"前庭美尼尔症"的诊断不再使用。虽然通常情况下美尼尔病只涉及单耳,但是有 1/3 的患者发展成两耳累及。

膜迷路积水或与外淋巴相关的内淋巴扩大被认为是美尼尔病的病因,虽然具体机制还没有搞清楚。特征性的膜迷路积水的组织病理学改变也见于临床上并没有美尼尔病的患者颞骨标本。一些具有明确的美尼尔病患者出现了突然跌倒在地并无意识丧失和相关的神经系统症状,他们报告有被推倒或摔倒地上的感觉;他们跌得很重,经常导致骨折或其他损伤。

发作间期的美尼尔病患者的床边检查可发现听力不对称,但是甩头试验结果是正常的。开始的治疗为严格的低热饮食和利尿剂,虽然这方面的有效证据还不多。鼓室庆大霉素注射可能有效,可减轻疾病的侵害。切除前庭神经和破坏迷路是用来治疗难治性疾病的办法。自身免疫内耳疾病表现为一种美尼尔病的暴发变异型;另一种变异型即所谓的迟发性膜迷路积水,特征为反复发作的严重眩晕,而无听力症状,发生于病毒或细菌感染的严重单侧听力下降的多年以后。

4. 前庭发作症 前庭发作症的特征是短暂(数秒)的眩晕,突然发作而没有明显的触发因素。这种疾病类似于单侧面肌痉挛和三叉神经痛,这些疾病都被认为是部分受损神经的自发性放电。前庭发作患者的单侧功能缺损可经前庭或听力试验发现。有些病例则是由正常的血管压迫第Ⅷ对脑神经而引起,外科手术方法去除神经的血管压迫可以治愈这种罕见的情况;另外一方面,许多无症状患者也有正常血管置于第Ⅷ对脑神经之上(经常是小脑前下动脉),所以,在没有认真评估潜在的益处可能远大于并发症的弊处时,不应对这个区域进行手术。在外科手术前,尝试一种抗癫痫药物如卡马西平是必须的,并经常会获得良好的效果。

5. 前庭瘘(vestibular fistulas) 上半规管裂开在 1998 年第一次被描述,正如病名所指示的,覆盖于上规管的管性结构裂开导致上半规管和中颅凹之间形成瘘管。正常情况下,半规管覆盖着坚硬的骨性胶囊,不会受到声波压力的改变,圆孔和卵圆孔将声波产生的压力传入耳蜗和螺旋基底膜。半规管的骨性胶囊的破坏使得声音和压力直接传入半规管引导前庭受到刺激,被称为 Tulio 现象。对上半规管裂开的认识之前已经知道感染使圆窗或卵圆窗破裂或侵蚀而出现瘘管的现象。颅内压的升高(紧闭声门而产生 Valsalva 动作)及中耳压力的升高(捏鼻和压耳屏的 Valsalva 动作)产生的压力改变使受影响的骨膜平面产生短暂的震动。外科修复瘘管对一些患者有效。该病的患者听力图检查对骨传导声音敏感,出现骨传导低阈值,而气传导阈值仍然正常。其他的前庭瘘可见于外伤或胎脂瘤侵蚀水平半规管。

诊断头晕相关的中枢神经系统疾病的关键在于存在其他神经系统局灶症状或证实中枢型的眼球运动异常或共济失调。由于中枢的疾病有时与周围前庭疾病临床表现相似,所以对单独头晕为主诉的患者也应该先排除常见的周围原因。

6. 脑干或小脑缺血、梗死 缺血影响脑干或小脑中的前庭通路而导致眩晕。80%的人的供应迷路的内听动脉由小脑前下动脉(AICA)支配,来自基底动脉,2%~3%的患者来自小脑后下动脉(PICA),可以解释急性听前庭缺失的小脑梗死出现在 PICA 支配区。脑干缺血通常伴有其他神经系统症状和体征,因为运动和感觉通路非常靠近前庭通路。眩晕是 Wallenberg 综合征的最为常见的症状,特征为 PICA 支配的延髓背外侧梗死,其他的神经系统症状和体征(如复视、交叉性面部和肢体麻木、Horner 征)也总是存在。小脑的缺血可以以眩晕为最显著的症状甚至是唯一症状,所以对急性眩晕发作的患者,医生总是困惑是否要做 MRI 检查以除外小脑梗死,后颅凹的 CT 扫描不足以敏感地除外缺血。甩头-眼震-偏斜视试验(HINTS)是神经耳科集静态前庭指征和动态功能检查于一体的快速床边检查法,由 3 个检查体征组成:水平头脉冲检查(head impulse)、凝视性眼震(nystagmus)、眼偏斜(test of skew),合称 HINTS。ABCD2 评分研究表明,对于持续 1 d 以上的急性前庭综合征,HINTS 比神经影像学对发现脑卒中更为敏感,对急性前庭综合征的炎症或血管性病因鉴别起重要作用。急性听前庭缺失(acute audiovestibular loss)表现为前庭(眩晕)和耳蜗(听力)的症状,最常见的梗死是 AICA 支配区,HINTS、ABCD2 评分和灌注 MRI 有助于发现血管性病因。急性迷路梗死和急性迷路炎症的鉴别依赖于病史和体检,ABCD2 评分对评估血管性病因有很大帮助;AICA 近端在 MRA 出现狭窄,也应考虑 AICA 梗死的可能。

7. 多发性硬化 头晕是多发性硬化患者的常见症状,以眩晕为首发症状的占 5%。典型的多发性硬化发作是逐渐发展的,几天内达到顶峰。轻微的自发性眩晕发作,不是新的发作的特征,持续数秒的位置性眩晕常见于多发性硬化患者。诊断的关键是发现神经系统病变的时间和空间的多发。几乎所有的中枢性自发或位置性眼震均见于多发性硬化,偶尔当病变影响前庭部神经根入口区域时发生典型的周围前庭性眼震。头颅 MRI 可以发现约 95%的患者存在大脑白质性病变,虽然有时相似的病变也见于不符合多发性硬化诊断标准的患者。

8. 后颅凹结构性病变 任何后颅凹的结构病变可能导致头晕。在 Chiari 畸形病例中,脑干和小脑组织向下突出至颈髓管腔,对小脑中线尾侧和颈延髓交界处产生压力,最常见的神经系统症状是缓慢进展的步态不稳,患者常将此称为头晕,眩晕和听力缺失不常见,大约见于 10%的患者。自发的向下位置性眼震特别常见于 Chiari 畸形的患者,但其他类型的中枢性眼震也会出现,吞咽困难、声音嘶哑、构音不清是由于后组脑神经受累,基底池的阻塞可产生阻塞性脑积水。MRI 可用于诊断 Chiari 畸形,矢状位中线切片可显示小脑扁桃体的水平。

最常见的中枢神经系统后颅凹肿瘤在成人为胶质瘤,而儿童则为髓母细胞瘤,眼球运动障碍(平稳跟踪损害、过度扫视),共济运动障碍,或其他中枢神经系统异常见于这些患者。中枢性位置性眼震可能见于小脑肿瘤的初期。血管畸形(动静脉畸形、海绵状血管瘤)同样也可引起头晕,但多数在出现危及生命的出血之前是无症状的。

9. 神经变性疾病 临床上经常可见到头晕主诉的患者具有或以后发展成帕金森病、帕金森综合征(进行性核上性麻痹、多系统萎缩)或是进行性共济失调,但是在这些患者中,头晕最好还是归为平衡障碍,向下的位置性眼震出现于脊髓小脑共济失调6型(SCA6)和其他进行性共济失调疾病。

10. 与眩晕相关的遗传疾病　通常临床评估头晕患者主要关注患者的现病史和体格检查,随着近年来快速发展的分子生物学,已经发现许多眩晕的原因是有很强的遗传成分在内,所以获得完整的家族史是非常重要的,特别是对那些没有眩晕特殊原因发现的患者。临床上目前也广泛开展二代测序,发现很多这样的疾病。由于这些家族性疾病的症状变异很大,且不严重,故仅在就诊时问及家族史是不够的,应该特殊安排家中其他成员全面澄清这些症状。以下介绍一些代表性的与眩晕发作相关的遗传病。

(1) 家族性双侧前庭神经病(familial bilateral vestibulopathy,FBV):患者通常发生短暂(几秒)的眩晕发作,随着出现进行性周围前庭功能障碍的平衡障碍和振动幻觉。通常在50岁左右起病,随着前庭神经病越来越严重,眩晕越来越少,至无发作。前庭功能很差但另一方面听觉则为正常。有四种家系的连锁分析定位于6q的染色体,这个区域没有与任何已知的常染色体显性耳聋或偏头痛综合征重叠。

(2) 家族性听觉缺失和眩晕(familial hearing loss and vertigo):家族性进行性前庭-耳蜗功能障碍于1988年首先被发现,后来的连锁分析定位于染色体14q12-13,疾病被命名为DFNA9[DFNA代表耳聋、家族性、非综合征、A型(常染色体显性)]。使用器官特异性技术途径,COCH基因突变被发现是DFNA9的病因。本病呈进行性听觉缺失,眩晕见于50%患者,眩晕可以是自发的或位置触发的;起病于20~30岁,临床上与美尼尔病相似,所以对特发性美尼尔病患者的COCH基因进行筛查,没有发现这些突变位点。对眩晕治疗没有有效的药物。与FBV相似,这些眩晕发作仅持续数年,结果由于前庭功能缺失使发作越来越少。前庭管扩大综合征(EVA),被称为DFNB4[DFNB代表耳聋、家族性、非综合征、B型(常染色体隐性遗传)],特征为早发性听力缺失伴有前庭管扩大,CT扫描可见于颞骨处病变。

(3) 家族性共济失调综合征(familial ataxia syndrome):前庭症状和体征常见于各种遗传性共济失调综合征,包括脊髓小脑共济失调1、2、3、6和7型,Friedreich共济失调,Refsum病和发作性共济失调(EA)2、3、4和5型,大部分这些疾病的症状缓慢进展。小脑性共济失调和协调障碍使前庭症状更显严重,头部转动诱发振动幻觉常常出现,因为患者不能以视觉固定抑制眼前庭反射。脊髓小脑共济失调6型(SCA₆)大约有近50%的患者有眩晕发作。许多眩晕为位置触发的眩晕发作,位置性眩晕和眼震甚至是这些疾病的首发症状。大多数的发作共济失调综合征患者起病早于20岁,发作的特征为极度的协调障碍,导致发作期间行走非常困难,眩晕可作为发作的一部分。偏头痛常见,事实上,EA₂、SCA₆和家族性偏瘫性偏头痛均为一个相同CACNA1A的突变,EA₂和EA₄的另外特点是最终发展成发作间期的眼震和进行性共济失调,EA₂的患者对乙酰唑胺有显著的反应。

11. 偏头痛　偏头痛是一种异质性遗传疾病并有许多其他的神经系统症状,几种罕见的单基因突变已被发现。常见的各型偏头痛中用连锁分析的方法找到的一些连锁的染色体,但没有发现特殊的基因。

【眩晕症状的鉴别诊断】

1. 中枢性和周围性眩晕的鉴别　头晕和眩晕的鉴别诊断首先在于区分头晕和眩晕两种症状的主诉,在此基础上还应该对眩晕的患者进一步区分中枢性或周围性眩晕。表2-6-3-1有助于鉴别中枢性和周围性眩晕。

表2-6-3-1　常见的中枢和周围性眩晕的鉴别

类别	原因	眩晕史	持续时间	相关症状	体格检查
周围性眩晕	前庭神经元炎	单次较长时间	几天至几周	恶心、呕吐	"周围型"眼震、甩头试验阳性、平衡障碍
	良性位置性眩晕	位置性触发发作	<1 min	恶心	特征性的位置改变诱发一阵眼震
	美尼尔病	可能含盐成分多的食物触发	几小时	单侧耳胀满、耳鸣、听觉缺失、恶心	单侧低频听力缺失
	前庭发作症	突发起病、自发或位置触发	数秒	耳鸣、听觉缺失	经常正常
	外淋巴瘘	声音、压力触发	数秒	听觉缺失、听觉过敏	高声或压力改变可触发眼震
中枢性眩晕	脑卒中/TIA	突发起病、自发	脑卒中>24 h,TIA通常数分钟	脑干、小脑	自发性"中枢型"眼震,凝视诱发眼震,局灶神经体征
	多发性硬化	亚急性起病	数分至数周	单侧视觉缺失、复视、协调障碍、共济失调	"中枢型"或少见"周围型",自发或位置性眼震,伴其他局灶神经体征
	神经变性疾病	自发或位置性触发	数分至数小时	共济失调	"中枢型"自发或位置性眼震,凝视诱发眼震,小脑、锥体外系和额叶体征
	偏头痛	起病经常与典型偏头痛触发因素相关	数秒至数天	头痛,视觉先兆,畏光、畏声	发作间期检查正常,发作期检查可出现"周围型"或"中枢型"自发或位置性眼震
	家族性共济失调综合征	急性-亚急性起病,经常由紧张压力、身体锻炼或兴奋触发	数小时	共济失调	"中枢型"自发或位置性眼震,发作期甚至发作间期凝视诱发眼震,共济失调,步态障碍

头晕和眩晕是一种发作性症状,还应与下面的晕厥、偏头痛、癫痫发作等进行鉴别。

2. 与其他神经系统发作性疾病的鉴别

(1)晕厥:晕厥是伴有姿势张力缺失的发作性意识丧失,涉及大脑和脑干的全面性低灌注,它的本质是全面性的脑部供血不足,而眩晕是对自己和环境活动的幻觉,是前庭受累的实质。

(2)癫痫发作:前庭的症状可见于局灶性癫痫发作,特别是那些起源于颞叶和顶叶的癫痫发作。区别伴有眩晕的癫痫发作和其他原因的眩晕在于这些部位的癫痫发作伴有意识障碍。发作性眩晕作为局灶性癫痫发作的单独表现是很少见的情况。

(3)偏头痛:偏头痛是一种以头痛和其他神经系统症状组成的异质性遗传疾病。已发现几种单基因遗传亚型,用连锁分析的方法找到了常见的偏头痛类型的染色体位点,但没有发现特定的基因。良性反复性眩晕通常也可以是偏头痛的变异型,因为以后没有出现其他的神经系统症状和体征,神经系统检查正常。偏头痛患者常有个人和家族史,和特殊的触发因子。一些良性反复眩晕的患者存在与美尼尔病相似的听觉症状,听力图上反映出轻度的听力缺失。偏头痛与美尼尔病鉴别的关键在于前者缺乏进行性单侧听力缺失。偏头痛患者也有位置性眩晕,发生眩晕的原因未明,长期的运动敏感包括晕车、对其他刺激的敏感、明确的家族偏头痛史都有助于支持诊断。虽然偏头痛相关性头痛仍然是个排除诊断,很少情况下会发生长时间的反复出现头晕症状而无其他症状。对良性反复发作眩晕病的全基因组连锁扫描发现,此病连锁于染色体区22q12,但异质性非常明显,没有证据说明偏头痛与反复发作眩晕基因在同一条染色体上,虽然偏头痛在反复发作眩晕患者中的患病率很高。

【治疗】

1. 特殊疾病眩晕治疗 眩晕的治疗取决于不同疾病的特殊诊断。前庭神经元炎的治疗主要是对症治疗,发作数天后,应该鼓励患者进行适当的活动,并开始前庭康复锻炼,而使大脑对眩晕产生代偿。有人对前庭神经炎患者起病3 d内使用甲泼尼龙的治疗,发现用热量反应试验测量得出前庭神经功能改善的结果,虽然还不清楚这种治疗是使功能改变还是仅仅对症状的改善。过长时间使用镇静剂、对症治疗药物现在已不予推荐,因为这种长时间的药物治疗推迟了前庭功能的代偿过程。对美尼尔病的早期治疗仍然是低盐饮食和利尿剂,虽然这方面证据并不是很充足;微创鼓室内注射庆大霉素对顽固性症状的患者有益,外科切除迷路和部分前庭神经为另外的选择。患有前庭发作症的患者使用卡马西平或其他抗癫痫药物有效。

BPPV是能够在床边诊断和有效治疗的疾病,一般不需要其他进一步的治疗。在后半规管有碎片沉积的患者,可使用一种称为Epley的手法进行复位(图2-6-3-2所示),大约对80%的后半规管BPPV患者有效,而假手法对照的仅10%有效。手法的关键是在后半规管平面翻动使碎片在后半规管内转动并流入椭圆囊,碎片一旦进入椭圆囊,可能再附于膜上、溶解或在椭圆囊中浮游,但不再干扰半规管的功能,不过常会有复发。

如果碎片位于水平半规管,位置改变触发的方向改变性水

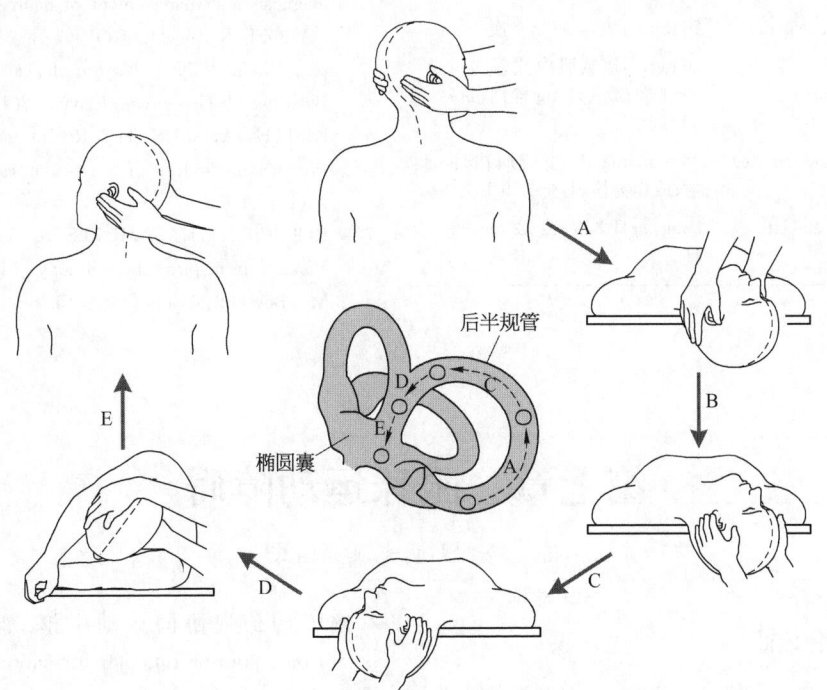

图2-6-3-2 治疗影响右耳的BPPV的手法复位

可用相反方向调整方向治疗左耳的症状。中央的图表示治疗各阶段迷路中碎石从后半规管(PSC)进入椭圆囊(UT)的过程。A. 患者坐直,头面对站在右面的医生;B. 患者很快被置于头后伸的仰卧位(Dix-Hallpike试验),这个过程维持30 s或至眼震停止,然后医生转到床头如图示改变手的位置;C. 头再迅速转到左侧,此时右耳在上,这个位置维持30 s;D. 患者的身体转到左侧,医生迅速将头左转至鼻尖垂直地面的位置,保持30 s;E. 将患者很快地回复到坐直位,面向左。这种手法反复进行直到不再引出眼震为止。手法复位以后,患者被告知避免头的后仰过伸位置,以防碎石再次进入后半规管。

平眼震可被观察到。检查患者是否存在 BPPV 的水平半规管变异型的方法是在患者置于仰卧位将头左右转动,可出现向下或离开地面方向的眼震,具有较强眼震的一侧为水平半规管有碎片的一侧。一种将患者向正常侧滚动的 Barbecue 手法,可将碎石从半规管去除。

有些反复眩晕的患者是由于严重的基底动脉狭窄而引起,可以使用血管内支架技术治疗,虽然这种方法仍在实验阶段。脱髓鞘疾病的患者应该使用免疫调节(β-干扰素)等治疗。发作性共济失调的患者对乙酰唑胺有特别的疗效,也有证据表明乙酰唑胺对偏头痛的变异型良性反复眩晕有效。偏头痛相关性头晕首先应该找到和去除触发症状和体征的诱因,可以使用偏头痛预防药物,曲坦类药物对症治疗偏头痛性眩晕没有显著效果。

2. 眩晕的对症治疗　常用的抗眩晕药物列于表 2-6-3-2。目前缺乏大量的临床试验,很难预测哪种药物是对具体的患者有效。由于这些药物都不是特别针对前庭系统的,故不良反应很常见。抗胆碱能或抗组胺药经常被用于有效治疗轻至中度眩晕,镇静作用较少见。如果患者有显著恶心症状,可以考虑试用吩噻嗪和甲氧氯普胺等抗呕吐药,近年来试用抗化疗呕吐药昂丹司琼等也有不错的疗效,这些药物可以和其他的抗眩晕药物联合使用。对严重的眩晕症状者,可使用镇静药物,如异丙嗪和地西泮特别有效,但是长期使用不予推荐。

表 2-6-3-2　眩晕的内科对症治疗

类别	药物	剂量(开始剂量)
抗组胺类	桂利嗪(cinnarizine)	25 mg,每日 3 次
	美克洛嗪(meclizine)	25 mg,口服,4~6 h 1 次
	茶苯海明(dimenhydrinate)	50 mg,口服或肌内注射,4~6 h 1 次;或 100 mg 栓剂,4~6 h 1 次
	异丙嗪(promethazine)	25~50 mg,口服或肌内注射;或作为栓剂,4~6 h 1 次
	倍他司汀(betahistine)	6 mg,每日 3 次;或 12 mg,每日 3 次

续　表

类别	药物	剂量(开始剂量)
抗胆碱类	东莨菪碱(scopolamine)	0.2 mg,口服,4~6 h 1 次;或 1.5 mg 皮下注射,每 3 d 1 次
苯二氮䓬类	地西泮(diazepam)	5 或 10 mg,口服、肌内注射或静脉注射,4~6 h 1 次
	劳拉西泮(lorazepam)	0.2~2 mg,口服、肌内注射或静脉注射,6~8 h 1 次
吩噻嗪	丙氯拉嗪(prochlorperazine)	5 或 10 mg,口服或肌内注射,6 h 1 次;或 25 mg 栓剂,12 h 1 次
苯甲酰胺	甲氧氯普胺(metoclopramide)	10 mg,口服、肌内注射或静脉注射,4~6 h 1 次

参考文献

[1] 头晕诊断流程建议专家组. 头晕的诊断流程建议[J]. 中华内科杂志,2009,48(5): 435-437.

[2] 中华医学会神经病学分会,中华神经科杂志编辑委员会. 眩晕诊治多学科专家共识[J]. 中华神经科杂志,2017,50(11): 805-810.

[3] CHOI J Y,LEE S H,KIM J S. Central vertigo[J]. Curr Opin Neurol,2018,31: 81-89.

[4] GREENBERG D A,AMINOFF M J,SIMON R P. Disorders of equilibrium[M]//SIMON R P,GREENBERG D A,AMINOFF M J. Clinical neurology. 8th ed. New York: McGraw-Hill, 2012: 186-218.

[5] KERBER K A,BALOH R W. Dizziness,neuro-otology: diagnosis and management of neuro-otological disorders[M]// DAROFF R B,JANKOVIC J,MAZZIOTTA J C,et al. eds. Bradley's Neurology in clinical practice. 7th ed. Oxford: Butterworth-Heinemann Elsvier,2016: 583-604.

[6] KIM H A,LEE H. Recent advances in understanding audiovestibular loss of a vascular cause[J]. J Stroke,2017, 19(1): 61-66.

[7] ROPPER A H,SAMUELS M A,KLEIN J P. Adam & Victor's principles of neurology[M]. 10th ed. New York: McGraw-Hill,2014: 290-315.

第七章　眼球运动障碍

苗 玲　郭明光　施国文

一、眼球运动的神经支配

与眼球运动相关的结构主要有 3 个部分:一是和控制眼球协同运动相关的神经结构,包括大脑和脑干中的侧视中枢以及脑干中的内侧纵束;二是支配眼外和眼内肌的眼球运动神经,包括动眼神经、滑车神经和外展神经;三是神经肌肉连接点和眼外肌。

(一)眼球协同运动中枢

控制眼球侧视协同运动的神经结构包括大脑皮质侧视中枢、脑干的侧视协同运动中枢、脑桥旁正中网状结构(paramedian pontine reticular formation,PPRF)以及内侧纵束(图 2-7-0-1)。

大脑皮质侧视中枢位于额中回后部(8 区),是眼球随意协同运动的控制中枢,发出的神经纤维下行至脑干交叉至对侧,支配对侧的位于外展神经核附近的脑桥旁正中网状结构。内侧纵束位于脑干背侧近中线处,内侧纵束和支配眼外肌的各个神经核有相互联系,并接受来自前庭核、上颈段脊髓前角的神

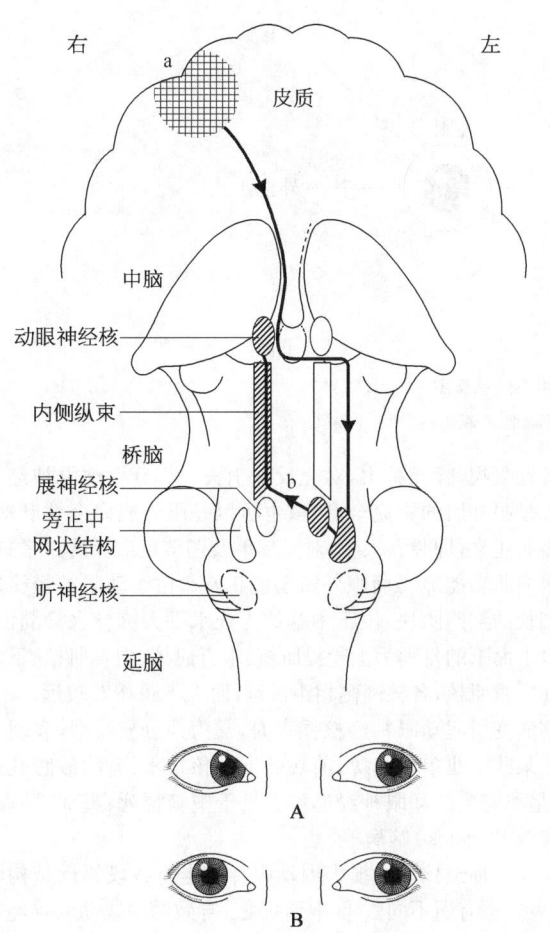

图 2-7-0-1 眼球协同运动时神经通路

A. 皮质损害时,同向凝视障碍;B. 核间性眼肌麻痹,示会聚运动时单眼外斜视。

经纤维,负责颈部肌肉本体感受器和前庭神经传入刺激引起的头眼协调反射活动。内侧纵束中有部分纤维将同侧脑桥旁正中网状结构与支配同侧外直肌的神经核与对侧内直肌的神经核互相联系,从而控制眼球的侧向协同运动。

另外在四叠体及其附近的核有控制眼球垂直协同运动的垂直性协同运动中枢。

(二)眼球运动神经的解剖和生理

眼球运动的神经支配见图 2-7-0-2。

1. 动眼神经 动眼神经核位于中脑上丘水平的导水管周围腹侧灰质中,含躯体运动和内脏运动(副交感)两种纤维,分别起自动眼神经核和 Edinger-Westphal 核(EW 核)。由动眼神经核发出的神经纤维向腹侧穿过内侧纵束、红核及黑质,在大脑脚间窝出脑,在大脑后动脉及小脑上动脉之间穿出后与后交通动脉平行向前,经过天幕孔,在蝶鞍后床突外侧穿过硬脑膜进入海绵窦,经眶上裂进入眼眶内,分为上下两支,上支支配上直肌和上睑提肌,下支支配内直肌、下直肌和下斜肌。副交感纤维自中脑 EW 核发出后进入睫状神经节,交换神经元后,节后纤维组成短睫状神经支配瞳孔括约肌和睫状肌。此二肌收缩分别使瞳孔缩小、晶体变突。

2. 滑车神经 滑车神经核位于中脑下丘水平的导水管周围灰质中,与动眼神经的外侧核相连续。滑车神经纤维绕导水管行向中脑背侧,在前髓帆交叉到对侧,然后在下丘下缘、中脑的背侧出脑干,围绕中脑的外侧方走向腹侧,经中脑和颞叶之间,在后床突的后外侧穿过硬脑膜进入海绵窦,经眶上裂进入眼眶支配上斜肌。

3. 展神经 展神经核位于脑桥被盖部,第四脑室上端后面,靠近中线的面神经丘内。展神经纤维向腹侧进行,在桥延沟出脑干,向前向外经颞骨岩尖,于鞍背旁穿过硬脑膜进入海绵窦,在海绵窦的外侧壁前行经眶上裂入眼眶支配外直肌。

(三)眼外肌的神经支配和功能

除上睑提肌作用是上提眼睑,主司睁眼动作外,其他眼外肌则参与眼球运动的调节(图 2-7-0-3)。在眼球运动肌中,外直肌/内直肌只分别产生单一外展/内收的水平方向运动,其他眼肌在两眼平视前方时都有几个方向的运动功能(见表 2-7-0-1)。但当眼球处于外展位时,上/下直肌功能仅为上视/下视;而当眼球内收位时,上/下斜肌的功能仅为下视/上视。

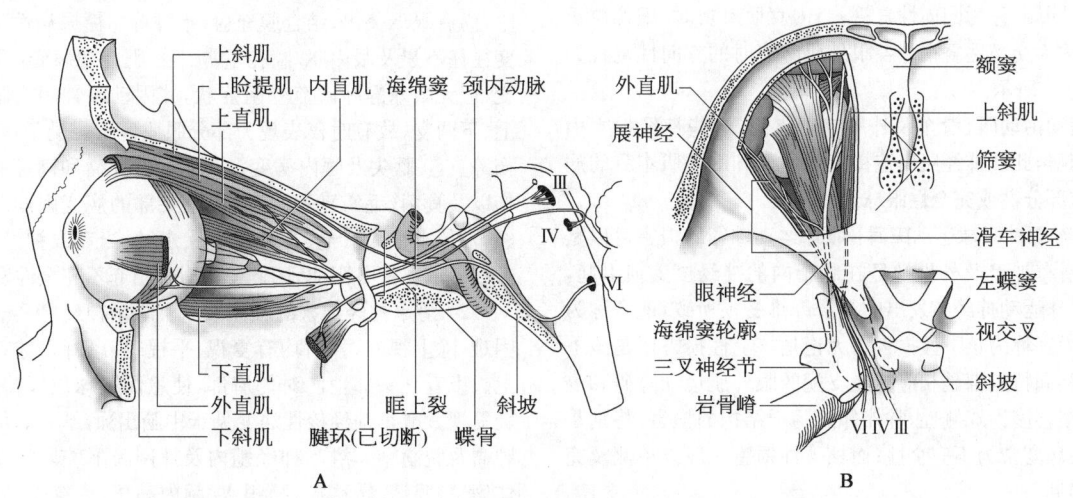

图 2-7-0-2 眼球运动的神经支配

A. 眼肌运动神经支配(侧面观);B. 眼肌运动神经的支配(背面观)。Ⅲ. 动眼神经;Ⅳ. 滑车神经;Ⅵ. 展神经。

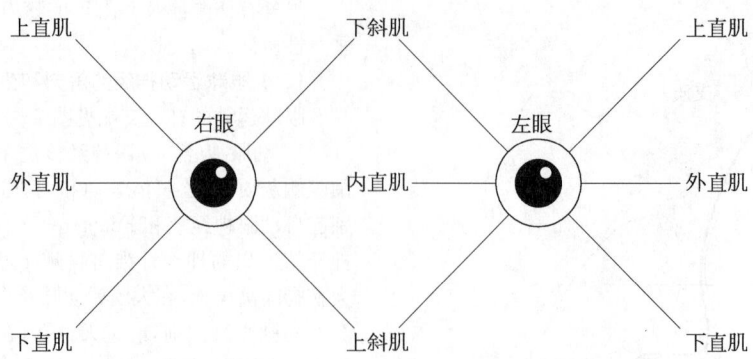

图 2-7-0-3　眼外肌作用方向示意图

外展：外直肌；内收：内直肌；上视：上直肌+下斜肌；下视：下直肌+上斜肌。

表 2-7-0-1　眼外肌的神经支配和功能

神经	支配肌肉	主要作用	辅助作用
动眼神经	上直肌	眼球向上	内收、内旋
	下直肌	眼球向下	内收、外旋
	内直肌	眼球内收	
	下斜肌	眼球向上	外展、外旋
滑车神经	上斜肌	眼球向下	外展、内旋
展神经	外直肌	眼球外展	

二、眼球运动障碍分述

（一）复视

当有某一眼外肌麻痹导致两眼球向麻痹肌收缩的方向运动受限时，患侧眼轴偏斜，目的物映像不能像健眼那样投射到黄斑区，而在黄斑区以外的视网膜上；由于视网膜和枕叶皮质间有固定的空间定位关系，不对称的视觉刺激在皮质上引起两个映像的冲动，不能融合，即形成复视。其中来自黄斑区的映像为目的物的实像，黄斑区外的映像为虚像。

复视成像的规律是越向麻痹肌运动的方向注视时，虚像与实像的间距越远，虚像的偏离总是处于麻痹肌应起作用的方向上，是位于注视侧两个映像的外围映像。当外直肌麻痹时，虚像位于患眼同侧，称为同向性复视；当内直肌麻痹时，虚像位于患眼对侧，称为交叉性复视。各眼外肌麻痹时的方向性复视如图 2-7-0-4 所示。

眼球运动由动眼、滑车及外展神经支配，这些神经损害引起眼外肌麻痹，此外神经肌肉连接点的病变和眼外肌本身的病变都将导致部分性或完全性眼球运动障碍。

（1）神经源性眼球运动障碍：球运动神经的损害可以是动眼神经、滑车神经及外展神经在脑干内的神经核受损引起，也可以是眼球运动神经核发出的神经纤维受损所致，前者称为核性损害，后者称为核下性损害。无论是核上性损害还是核下性损害，其共同特点都是相应神经支配的眼外肌运动障碍和复视，但核性损害多为双侧性，常伴邻近脑干结构的损害，特别是动眼神经核病变常为不完全性；而核下性损害一般以单侧及完全性损害多见。

1）动眼神经损害的临床表现：完全性动眼神经麻痹表现为眼睑下垂，该侧眼球外展位，眼球向内、向上、向下运动受限，交叉性复视，瞳孔扩大，对光反射消失。部分性动眼神经麻痹可以是眼外肌的不完全麻痹；也可以是眼外肌完全性麻痹，而眼内肌正常，即瞳孔大小、对光反射及调节反射保持正常；或者是眼内肌功能障碍而眼外肌功能正常。由于动眼神经核群为一细长的细胞团块，位于中脑的上丘水平大脑导水管周围，双侧自上而下的排列为上睑提肌核、上直肌核、内直肌核、下斜肌核和下直肌核，各核两侧相距甚近，而上下距相对较远。因此，中脑病变引起动眼神经核损害时，常为部分核受损，表现为双侧的某些眼肌单个麻痹，前端的 EW 核常不累及，故瞳孔多正常，呈不完全性动眼神经麻痹。见于中脑梗死、炎症、肿瘤、脱髓鞘及 Wernicke 脑病等。

动眼神经核下性损害因动眼神经走行各段邻近结构的不同，表现也有所不同。① 中脑病变：导致髓内段动眼神经纤维受损，常累及同侧尚未交叉的锥体束，故出现病灶侧动眼神经麻痹，伴对侧中枢性面瘫、舌瘫及肢体上运动神经元瘫痪（Weber 综合征）。病因同核性病变。② 颅底蛛网膜下腔段病变：仅为一侧动眼神经麻痹，多见于基底动脉环及后交通动脉瘤；颅内高压所致的颞叶沟回疝压迫动眼神经，由于副交感神经纤维包绕在动眼神经外侧，因此首先表现的往往是瞳孔扩大，继而出现眼外肌麻痹症状。也可见于脑膜炎症、肉芽肿等。③ 海绵窦病变：见于海绵窦血栓形成、海绵窦动静脉瘘、糖尿病性动眼神经梗死、颈内动脉瘤、垂体卒中、鼻咽癌等。如眼球静脉回流受阻，尚有眼球突出，结合膜充血、水肿等。糖尿病性动眼神经病变往往不累及眼内肌，瞳孔正常。④ 眶上裂病变：同海绵窦病变，但无眼球静脉回流受阻症状，并因动眼神经入眶上裂分为上、下两支，故有时仅表现为部分眼肌麻痹。见于该处肿瘤、外伤等。⑤ 眶尖及眶内病变：见于眶内肿瘤和肉芽肿、炎症、外伤以及真菌（毛霉菌）感染等。眶尖部的病变因同时累及视神经，常伴有视力减退、视神经乳头水肿，当动眼神经进入眶内，末段分散支配各眼肌，因此受损时常引起不完全性麻痹。

2）滑车神经损害的临床表现：滑车神经麻痹表现向下看困难，除上视外，各向均有复视；平视时，患侧眼球在位置上偏上。患者喜头部歪向对侧肩部，使患侧眼球位置得以改善，减轻复视。滑车神经核病变见于中脑出血/缺血、动静脉畸形、肿瘤及脱髓鞘。滑车神经髓内及蛛网膜下腔段病变见于松果体瘤、脑膜瘤、转移瘤、脑积水、颅内高压、乳突炎、脑膜的炎症和肉芽肿等病变；滑车神经海绵窦及眶内段病变见于肿瘤、颈内动脉瘤、Tolso-Hunt 综合征、带状疱疹、糖尿病、外伤及肉芽

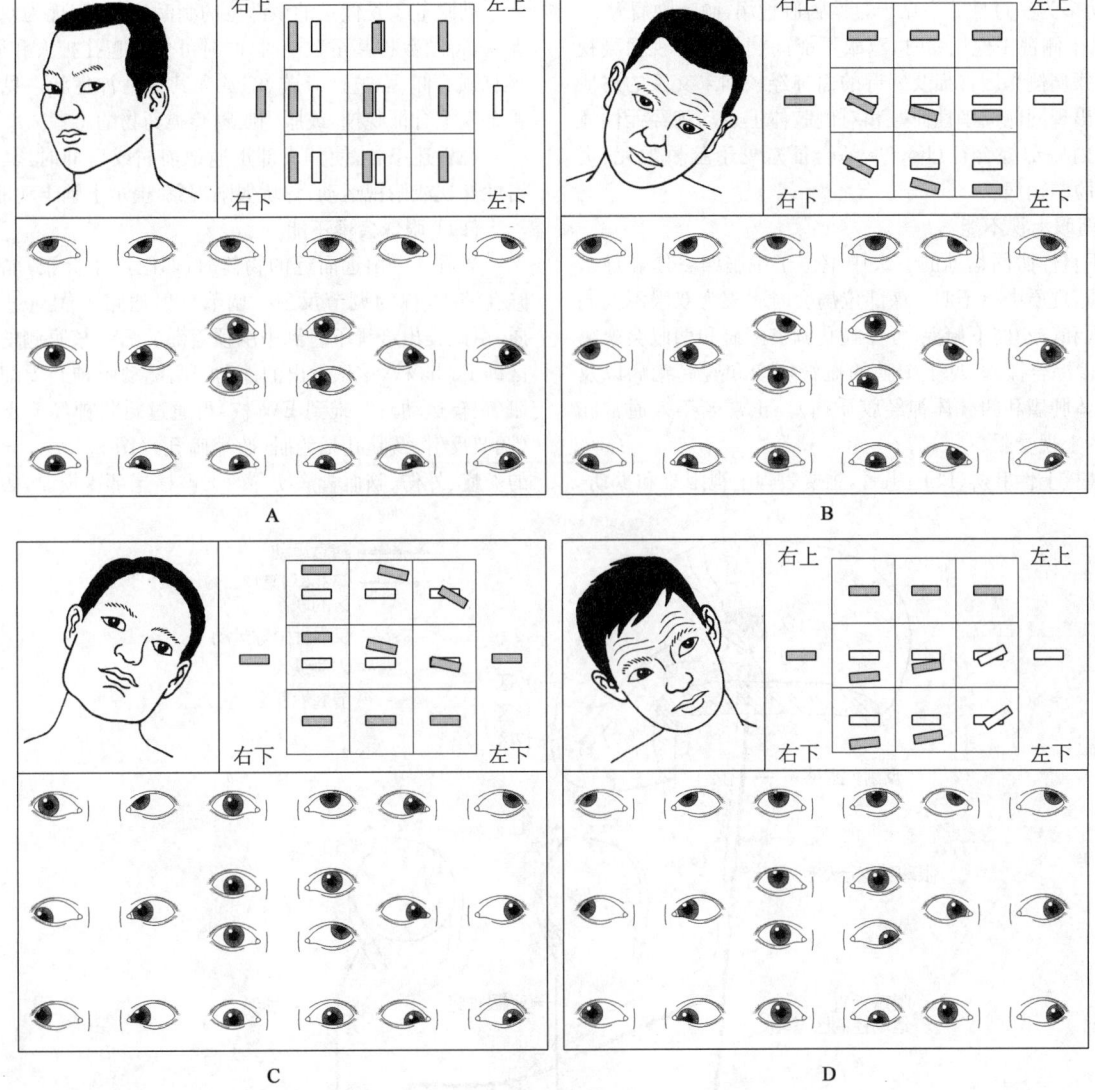

图 2 - 7 - 0 - 4　各眼外肌麻痹复视示意图

A. 右外直肌麻痹时的复视图像；B. 右上斜肌麻痹时的复视图像；C. 右上直肌麻痹时的复视图像；D. 右下直肌麻痹时的复视图像。

肿等。

3）外展神经损害的临床表现：外展神经麻痹表现为眼球内斜，外展运动受限，同向性复视，头部常转向病侧。外展神经核位于脑桥面丘水平，被面神经所环绕。因此外展神经核或脑干内核下性损害时常伴有面神经的损害，出现同侧的周围性面瘫；因病变常累及同侧位未交叉的锥体束，故还出现对侧肢体上运动神经元瘫痪（Millard - Gubler 综合征）。外展神经核性损害多见于脑干梗死、肿瘤、Mobius 综合征、Wernicke 综合征、脱髓鞘、红斑狼疮等。

（2）神经肌肉接点病变导致的眼球运动障碍：眼肌型或全身型重症肌无力常有复视、眼睑下垂等症状。但症状多变，表现受累肌的极度易疲劳、休息后好转、晨轻暮重、复发缓解等特点。疲劳试验及新斯的明试验阳性可协助诊断。

（3）肌源性眼球运动障碍。

1）眼肌营养不良，又称慢性进行性核性眼肌麻痹，为一罕见的遗传性疾病，早期表现为双侧眼睑下垂，以后逐渐发生双侧眼外肌的麻痹。

2）内分泌疾病如甲状腺功能亢进或垂体功能失常也可产生眼肌麻痹和眼球突出等症状。甲状腺突眼性麻痹又称 Graves 眼病，单眼或双眼亚急性起病，逐渐进展，眼球上视和内收最易受累，常伴肌无力。球后 B 超、眼眶 CT/MRI 检查有助于诊断。对甲状腺功能正常患者因做 T_3 抑制试验及甲状腺素释放激素刺激试验进一步排除。

（二）同向凝视障碍

双侧同向侧运动障碍，系脑干或皮质眼球同向协调运动中枢病变引起。又称核上性眼球运动麻痹。

额中回后部的皮质侧视中枢发出的下行纤维支配对侧脑桥侧视中枢，脑桥侧视中枢发出纤维经内侧纵束至同侧外展神经核及对侧动眼神经核的内直核，使同侧外直肌和对侧内直肌同时收缩，产生双眼球向同侧视运动。上述两个侧视中枢的病变均可引起同向侧视麻痹（图 2 - 7 - 0 - 5）。

（1）皮质侧视中枢破坏性病变时，双眼不能受意志支配向病灶对侧注视，且因受对侧（健侧）侧视中枢功能占优势的影响，双眼向病灶侧偏斜；当病变产生刺激症状时，则双眼向病灶对侧偏斜。由于皮质其他部位的代偿作用,皮质侧视中枢产生的侧视麻痹多为一过性。多见于急性脑血管病、额叶肿瘤等。

(2)脑干侧视中枢病变时,双眼不能向病灶侧注视而凝视病灶对侧(瘫痪侧),因常损及邻近的面神经核和未交叉的皮质脊髓束,而出现同侧周围性面瘫和对侧肢体上运动神经元性瘫痪,即脑桥内侧部综合征(Foville综合征),见于脑桥梗死、炎症、肿瘤和脱髓鞘病。

(三)两眼上视不能

两眼垂直性协同运动的下级中枢位于中脑四叠体和导水管周围灰质,皮质中枢不明。该部位病变时表现为双眼不能同时向上仰视和(或)向下俯视,可伴有瞳孔调节障碍和两眼会聚障碍(Parinaud综合征)。见于中脑的血管病变和脱髓鞘病以及肿瘤(松果体肿瘤和四叠体神经胶质瘤)。正常老年人通常亦会有轻度的上视受限。

进行性核上性麻痹(PSP)患者,主要表现上视困难和少动-

强直的帕金森症状,也可伴有假性球麻痹和锥体束征。

动眼危象是偶见的该部位的刺激症状,表现为双眼痉挛性上视,持续数秒甚至数小时,同时可伴有瞳孔扩大和固定,并可伴有颈后仰、强迫性奔跑、幻觉和其他精神症状。见于脑炎后帕金森综合征晚期,或服用吩噻嗪类药物的患者。

在昏迷患者,使其头部迅速地前屈或后仰时,其两眼有反射性仰视或俯视运动,称玩偶眼现象,提示上脑干功能保存。

(四)眼球会聚不能

当看一个由远而近的物体时,两眼产生会聚,晶体变凸及瞳孔缩小,称为调节反射。调节反射通路可能通过枕叶视皮质,由此发出纤维下行到中脑顶盖部的EW核腹侧的副交感核区即Perlia核,该核发出的冲动经两侧动眼神经支配两侧内直肌(辐辏运动);纤维到EW核,再通过睫状神经节支配睫状肌(调节反射)及瞳孔括约肌(收缩瞳孔)(图2-7-0-6)。中脑的炎症、外伤、脑血管病变导致EW核尾部受损时,表现为侧视

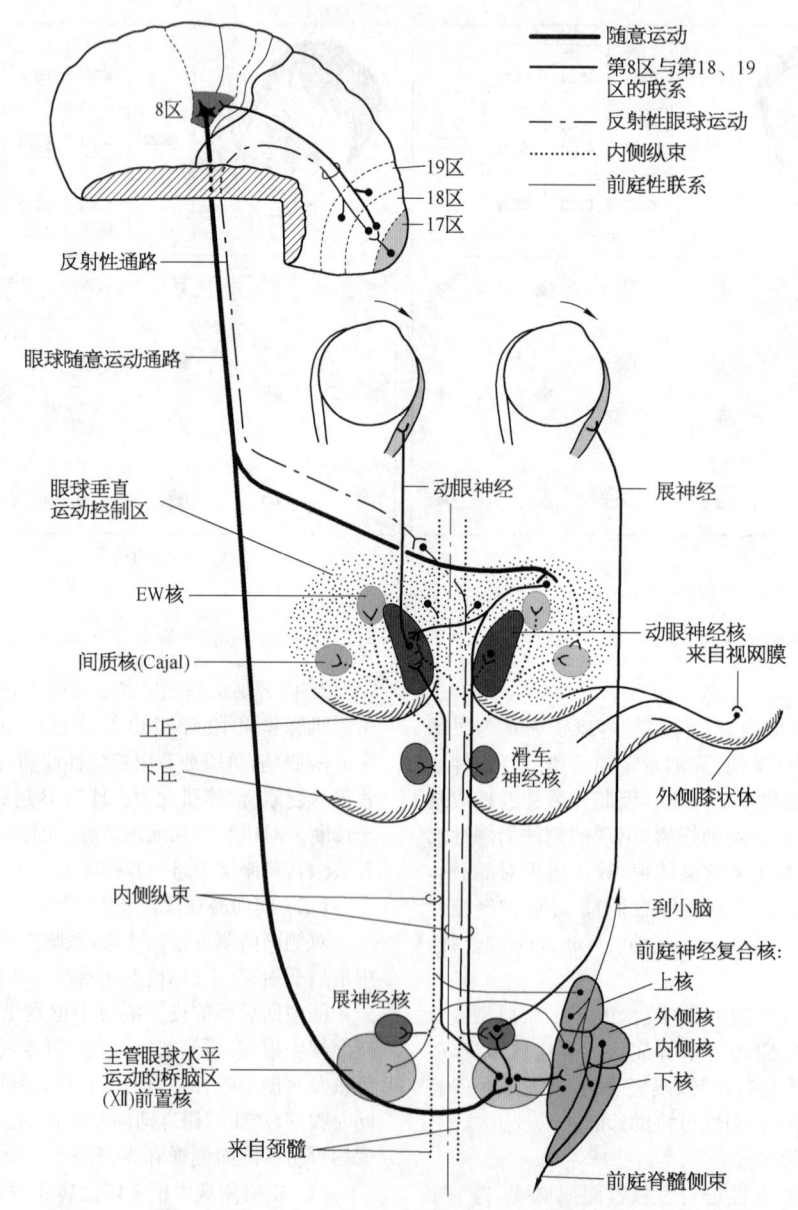

A

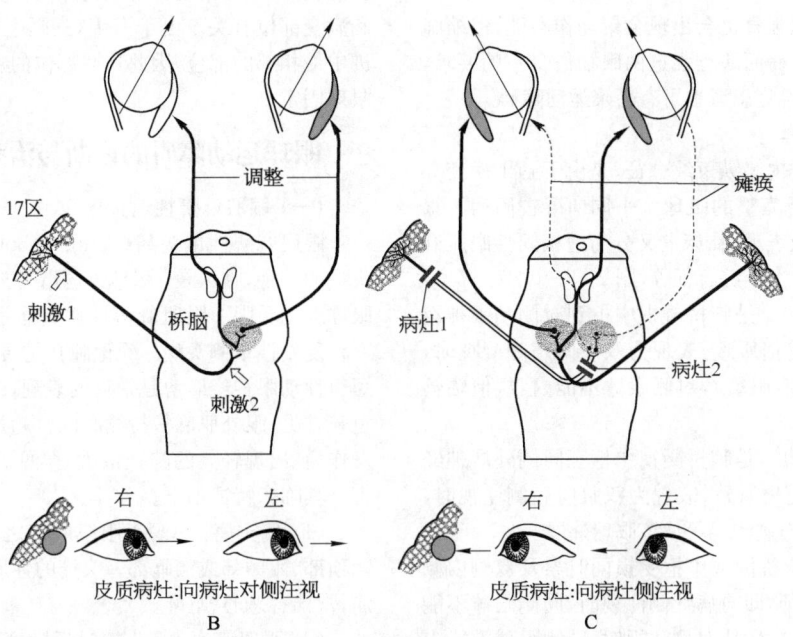

图 2-7-0-5 双眼同向凝视的传导通路

A. 同向凝视的正常通路;B. 皮层刺激病灶的同向凝视;C. 皮质破坏时的同向凝视。

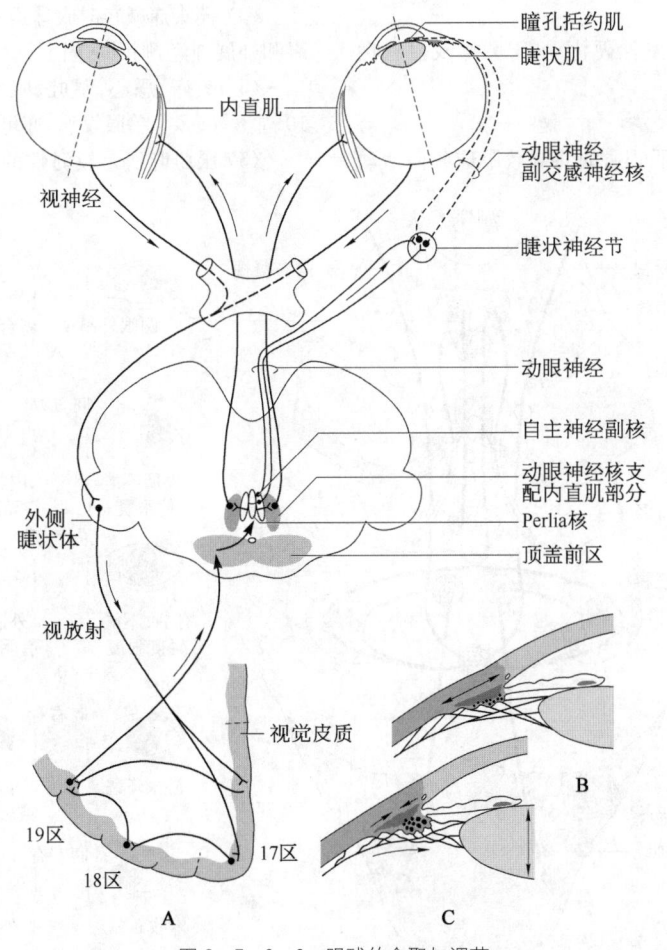

图 2-7-0-6 眼球的会聚与调节

A. 眼球会聚时通路(枕皮层);B. 睫状肌松弛(远视);C. 睫状肌收缩(近视)。

时内收运动正常,而视近物时会聚不能,可伴瞳孔收缩障碍。

帕金森病患者由于肌强直也会出现会聚动作不能,但缩瞳效应正常。一眼的视力障碍而缺乏强迫两眼物像合一的要求、严重近视、疲劳。某些神经症患者也可有会聚运动障碍。

(五)核间性眼肌麻痹

核间性眼肌麻痹又称内侧纵束综合征,是由于脑干病变导致内侧纵束受损引起的不完整的眼球水平同向凝视障碍。根据内侧纵束受损的部位及表现,临床上又分为前核间性眼肌麻痹、后核间性眼肌麻痹、一个半综合征等(图2-7-0-7)。

1. 前核间性眼肌麻痹 是脑桥凝视中枢到对侧动眼神经核的内侧纵束上行纤维受损所致,表现为双眼向病侧凝视时,同侧眼球可以外展(常伴有眼震),对侧眼球不能内收,但辐辏运动正常。

2. 后核间性眼肌麻痹 是脑桥凝视中枢至同侧外展神经核的内侧纵束下行纤维受损所致,表现为双眼向病侧注视时,同侧眼球不能外展,但反射刺激仍可使该眼球外展。

3. 一个半综合征 脑桥侧视中枢受损同时累及双侧内侧纵束时,出现一个半综合征,即向病灶侧注视时,同侧眼球不能外展、对侧眼球不能内收;向病灶对侧注视时,同侧眼球不能内收,对侧眼球可以外展;两眼会聚运动正常。

另外核间性眼肌麻痹也可以表现为靠边眼(两眼外展位,但会聚运动存在)、分离性斜视(患侧眼向内、向下,健侧眼向外、向上)。

核间性眼肌麻痹可见于多发性硬化、脑干肿瘤及血管性病变。

(六)眼肌固定

当多眼球运动神经或眼外肌损害时将导致眼球各向活动

功能丧失,眼球固定。解剖特点使得多眼球运动神经病损往往和病变部位有关。由于海绵窦、眶上裂、眶尖是这三组神经行进中最相邻的部位,因此这些部位的病变最易导致眼肌麻痹和眼球固定。

三、眼球运动障碍的诊断与治疗

(一)眼肌麻痹性偏头痛

眼肌麻痹性偏头痛(ophthalmoplegic migraine,OM)是偏头痛的一种,临床较为少见,是指在头痛发作期或发作后并发眼球运动受限。眼肌麻痹性偏头痛是与眼外肌肉松弛相关的一种复发性单侧头痛。无论瞳孔是否受影响,伴有上睑下垂的短暂性动眼神经麻痹是常见的表现,展神经很少受累。该病儿童较常见,眼外肌麻痹持续时间常超过头痛几天或几周。多次发作后,出现轻微的瞳孔散大,罕见眼外肌麻痹成为永久性损害。其临床特征如下。

(1)偏头痛:出现于眼肌麻痹之前,头痛的部位多在单侧额顶部、额颞部或额眶部。头痛的性质为阵发性搏动性痛或跳痛,常伴有恶心、呕吐。

(2)眼肌麻痹:偏头痛过后随之出现眼肌麻痹,常累及动眼神经,表现为完全性动眼神经麻痹症状,眼睑下垂,眼球偏外下方,眼球向上、下、内运动明显受限,伴有瞳孔散大;很少亦可累及外展神经。

(3)偏头痛减轻时眼球运动障碍反而加重;如同时累及动眼和外展神经,则眼球固定。

(4)头痛、恶心、呕吐、眼肌麻痹等症状可持续数小时至10周不等,多为单眼发病,亦可双眼或交替发病。

(5)眼肌麻痹是暂时性的,但可反复发作,发作次数多在

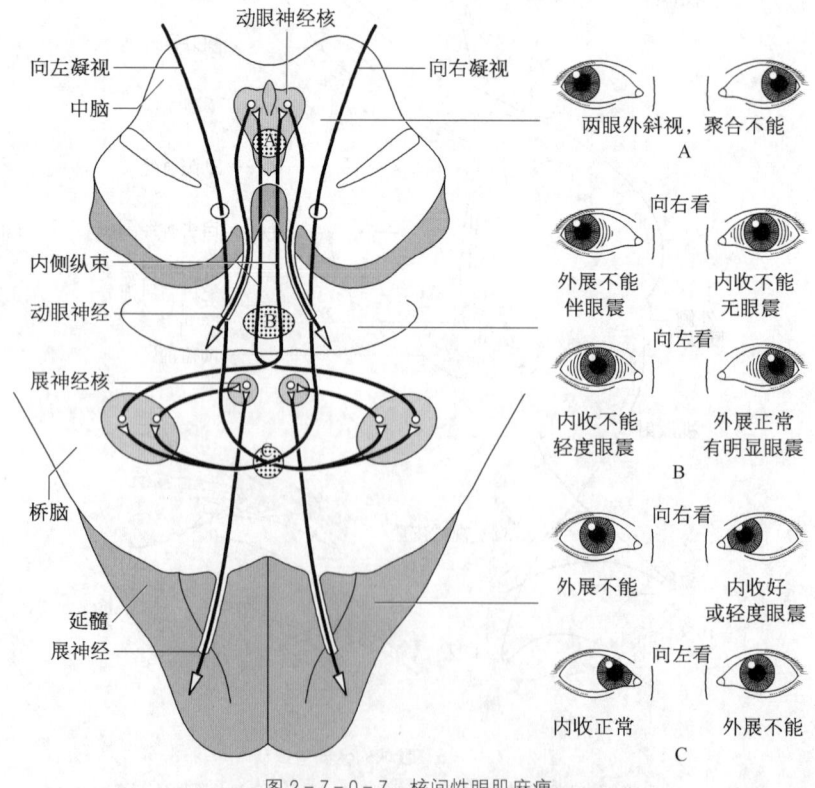

图2-7-0-7 核间性眼肌麻痹

A. 中脑病变;B. 脑桥病变,典型核间性麻痹;C. 延髓水平。

2～4 次或更多。发作间隔时间变化不大,可为数日或数年;复发频率越高,其间隔时间越短。对于少数眼肌麻痹性偏头痛出现动眼神经永久性损伤的,必要时进行全面检查,如数字减影血管造影术(DSA),以排除动脉瘤等病变。

眼肌麻痹性偏头痛临床上不多见,依据偏头痛、眼肌麻痹、反复发作及临床检查无明显器质性病变为主要特征即可做出诊断。

(6) 血管扩张剂和消炎镇痛剂可以使用。

(二) 眶尖综合征

眶尖综合征是以视神经、动眼神经、滑车神经、三叉神经第1支及外展神经受侵犯为其特征,临床表现为:患者视神经乳头水肿或视神经萎缩,视力严重减退或失明,上眼睑下垂,轻度突眼,眼球运动障碍,瞳孔散大,对光反射减弱或消失、调节麻痹,三叉神经第1支分布区感觉障碍及眶静脉回流障碍。这是由于视神经孔位于眶上裂内,在解剖学上两者关系极为接近所致。常见病因有炎症和肿瘤等。除外肿瘤病变者应予相应抗炎治疗。

(三) 眶上裂综合征

眶上裂综合征是指动眼神经、滑车神经、三叉神经第1支、外展神经及交感神经纤维受损引起上眼睑下垂,眼球向正前方突出与运动障碍,瞳孔散大,对光反射消失、调节麻痹,角膜触觉消失,面部皮肤感觉障碍。一般早期外展神经受损,可能为眶上裂综合征,而海绵窦综合征发生外展神经受损较晚,这是因为外展神经在动眼神经、滑车神经、三叉神经第1支的内侧关系。常见病因有肿瘤、蝶骨小翼骨折、颈内动脉瘤、蛛网膜炎等。眶上裂综合征炎症最为多见,应作病因诊断和抗炎治疗。

(四) 海绵窦综合征

海绵窦综合征又称 Foix Ⅰ型综合征,为动眼神经、滑车神经、外展神经和三叉神经的第1支受累,病变偏后者可有三叉神经第2、3支受累,可分为前、中、后三组。前海绵窦综合征表现为动眼神经、滑车神经、外展神经和三叉神经第1支受损并伴有眼球突出;中海绵窦综合征表现为动眼神经、滑车神经、外展神经和三叉神经第1、2支受损症状;后海绵窦综合征表现为动眼神经、滑车神经、外展神经和三叉神经第1、2、3支受损症状。其主要临床表现为:① 一般有全身感染症状,同侧眼球突出,上、下睑和球结膜充血、水肿。② 眼球向各方向运动麻痹,上睑下垂,瞳孔散大,对光反射和调节反射消失。③ 三叉神经麻痹症状:引起同侧眼及额部疼痛、麻木,角膜反射减弱或消失。常见于头面部炎症、海绵窦血栓(一般为单侧,由于双侧海绵窦有环窦相连,常有一侧病变引起对侧受累,可出现两侧症状)、外伤、肿瘤、颈动脉瘤等病变。头颅 MRI 检查,病变侧眼眶周围常有炎症改变。诊断成立后应做相应抗炎治疗。

(五) Tolosa - Hunt 综合征

Tolosa - Hunt 综合征(Tolosa-Hunt syndrome, THS),又称痛性眼肌麻痹综合征,由 Tolosa 和 Hunt 等首先报道。是指海绵窦、眶上裂或眶尖部位非特异性炎症所致的痛性眼肌麻痹,多认为与海绵窦非特异性炎症肉芽肿有关。

其临床诊断标准:① 急性或亚急性起病,一侧眼眶或眶后持续性疼痛。② 以动眼神经、滑车神经、外展神经损害为主,可合并三叉神经第1、2支及视神经损害,有或无瞳孔改变。③ 症状可持续数天、数周,可自然缓解,但可遗留神经功能损害。亦可间隔数月、数年复发。④ 类固醇激素(泼尼松)治疗有效。⑤ 除外海绵窦附近病变(DSA 检查)。

(六) Weber 综合征

Weber 综合征,又称动眼神经交叉瘫综合征或大脑脚综合征,系由一侧中脑大脑脚脚底病变损伤动眼神经和锥体束,表现为同侧动眼神经麻痹(眼睑下垂,眼球外展位,眼球向上、内收及向下运动麻痹,瞳孔散大、对光反射消失)和对侧偏瘫(对侧中枢性面瘫、舌肌麻痹及上下肢瘫痪)。常见病因有肿瘤、炎症、外伤、动脉瘤等。另外,在脑疝早期常有 Weber 综合征表现。

(七) Parinaud 综合征

Parinaud 综合征,又称上丘脑综合征、中脑顶盖综合征、上仰视性麻痹综合征,系由中脑上丘的眼垂直同向运动皮质下中枢病变而导致的眼球垂直同向运动障碍,累及上丘的破坏性病灶可导致两眼向上同向运动不能。

临床特征为两眼同向上视不能、两侧瞳孔散大或不等大,光反应、调节反射存在,可表现为眩晕,有时共济失调;睑下垂,复视,双眼同向上视运动麻痹,但无会聚性麻痹。常见病因有松果体瘤、帕金森综合征、服用吩噻嗪类药物等。

眼球活动神经受损时,由于损伤部位不同而产生不同的综合征症状,应寻找病因积极治疗。如炎症感染,则应用足量抗生素,必要时加用激素治疗;对脓肿形成者,可做引流处理;肿瘤者手术治疗,动脉瘤者可作介入疗法等。

参 考 文 献

[1] 杜斯. 神经系统疾病定位诊断学——解剖、生理、临床[M]. 刘宗惠,胡威夷,译. 北京:海洋出版社,2010.

[2] 吕传真,周良辅. 实用神经病学[M]. 4 版. 上海:上海科学技术出版社,2014.

[3] ROPPER A H, BROWN R H. Disorders of ocular movement and pupillary function[M]//ROPPER A H, BROWN R H, eds. Adams and Victor's principles of neurology. 8th ed. New York:McGrow-Hill, 2005:222 - 245.

第八章　眼球震颤和眼球摆动

董　青　吕传真

眼球震颤(简称眼震)和眼球摆动(nystagmus and ocular oscillation)是眼球不能固定在一个固定位置上的不自主、节律性、短促的振荡,是神经科常见的体征。眼震可为钟摆性和冲动性震颤,方向为水平性、垂直性、旋转性或伸缩性等。钟摆性眼震的眼球来回震荡的速度相等。冲动性眼震有快相和慢相，通常以快相作为眼震的方向。慢相为病灶的提示侧，是壶腹嵴的冲动通过前庭核经各种通路作用于眼球运动神经核的结果，提示眼震的始发和产生；快相则是大脑皮质对慢相的矫正作用。

一、眼球震颤的检查与定位

神经系统体格检查时应注意眼球运动以及运动中有无眼球震颤。在眼震检查时应注意下列要点：① 有无弱视？② 有无头部自发性点头动作或扭转动作？③ 眼球震颤出现在原始位置还是发生在眼球凝视时出现？④ 眼震是垂直性还是跳跃式？⑤ 眼震有无潜在的代偿？当一只眼被掩盖住后另一眼的眼震是否更明显？⑥ 眼球震颤有无自发地转变震颤方向？有无周期性地改变眼震？借此可以区别反跳性眼震；⑦ 有无不震颤？即眼球向一侧同向凝视时，眼震是否减弱或短暂消失？⑧ 眼球会聚时眼震是否减弱或改变眼的方向？⑨ 眼震是否随头的位置改变而改变？⑩ 眼震是否随眼球运动刺激的反应而改变？例如婴儿性眼球震颤综合征的儿童眼震，快相出现在目标缓慢移动的方向；⑪ 眼震同时有无其他肌群的参与？例如有无面肌、舌肌、耳、软腭及眼睑板的动作参与？通过这些注意点后，明确眼震的表现形式为临床诊断提供参考。

眼球震颤可起源于前庭终末器官、前庭神经、脑干、小脑神经核团或皮质中枢（负责眼球扫视）的功能异常，可作为定位诊断的参考。

(1) 两侧颈-小脑髓部及绒球和四脑室底部病变出现下跳性眼震。

(2) 颈-小脑髓部及结节部受累出现周期性交替性眼球震颤。

(3) 两侧脑桥-中脑连结部、两侧桥-髓连结部和小脑部病损出现上跳性眼球震颤。

(4) 脑桥旁中央和小脑深部顶核的损害出现钟摆性眼球震颤。

(5) 拉锯式眼球震颤见于视交叉或间脑结合部，半跳式拉锯状眼震则见于一侧的间脑损害，向上的拉锯指向病灶一侧，向下则指向瘫痪一侧。

(6) 交替性半侧拉锯状眼震伴垂直性跟随动作者，由小脑中脚受累所致。

(7) 反跳式眼震定位于小脑。

(8) Brun眼震，定位桥小脑角，常见于小脑前下动脉梗死。

(9) 旋转或水平旋转型眼球震颤，见于前庭中枢（脑干）的损害。

(10) 垂直旋转型眼球震颤由延髓病变引起。

非眼球震颤性眼球摆动亦有定位意义，例如：

(1) 会聚伸缩性眼震(convergence-retraction nystagmus)，定位于中脑。

(2) 斜视定位于小脑顶核。

(3) 眼球跳动(ocular flutter)，定位于小脑小深部核团或脑干。

(4) 眼球阵挛(ocular myoclonus)，定位于脑桥顶盖盖束。

(5) 眼现球辨距困(ocular dysmetry)，定位于小脑蚓后部或顶核。

(6) 眼球振荡(ocular bobbing)，定位于脑桥中央或隐球菌性脑膜炎。

二、眼球震颤和摆动的类型及临床意义

(一) 眼球震颤的临床类型

1. 生理性眼震　眼球处于极度侧视或垂直注视时可观察到的眼震为生理性眼震，或称终末性眼震，易于消退。如果鼻梁阻挡了眼球内收的活动，导致眼球外展的幅度更为明显，可观察到分离性眼震。有时可观察到旋转性成分。生理性眼震在侧向注视时眼震对称，在正中位的眼球注视角度超过30°以上时出现，无其他神经系统体征。眼震图的记录可见生理性眼震的慢相速度呈线性，可伴短暂性小幅反跳性眼震。

2. 先天性眼震(congenital forms of nystagmus)　发生在出生后、婴儿早期、青少年期或成年人，多为特发性，常由代谢异常和脑的结构性损害包括眼球和前视路的异常引起。先天性眼震与凝视诱发的眼震不同，前者当眼球移向慢相方向时，慢相的速度呈指数性增加。眼震常为完全摆动性或带有冲动性成分，通常为水平同向性，也可垂直性，凝视使之增强，眼睑闭合或辐辏活动使之减弱，无振动幻觉。

婴儿期先天性眼震有4种类型。

(1) 婴儿眼震综合征(infantile nystagmus syndrome, INS)：出生时即伴有，但往往在数周或数年后才被发觉。眼球在原始位置时表现为水平摆动性或冲动性眼震，侧视时眼震由摆动性转为冲动性。眼震图表明尚具有旋转性成分。一般不影响视力，除非存在视觉输入障碍。眼球会聚时眼震减弱。

(2) 融合子发育不良眼震综合征(fusional maldevelopment nystagmus syndrome, FMNS)：包括延迟型(LN)和表现型(MLN)。

(3) 点头样痉挛综合征(spasmus nutans syndrome, SNS)。

(4) 钟摆性眼震(pendular nystagmus)：钟摆性眼震常为先天性，往往伴有弱视（如视神经病变），多为单侧。获得性摆动性眼震(APN)多混合有水平、垂直或旋转性成分，以一种成分为主，可为单眼性。最常见的APN是多发性硬化，其次为脑干血管性病变，还有Cockayne综合征、Pelizaeus - Merzbacher病、线粒体病、脊髓小脑变性、缺氧性脑病和Whipple病。钟摆性眼震的病因可能与影响小脑至神经整合器的正常反馈有关。

3. 凝视不全麻痹性眼震(gaze paretic nystagmus)　是最常见的眼震类型，在侧向凝视时出现对称性眼震。当中枢神经系统不对称病变时，眼震也可不对称。具有冲动性波形，快相指向凝视侧。眼震图显示慢相速度呈指数性递减。凝视不全麻痹性眼震的发生与整合器的功能失调有关，见于酒精或药物（抗惊厥药物或镇静剂）中毒等。

4. 前庭性眼震(vestibular nystagmus)　起源于对迷路、前庭神经、前庭神经核及其与脑干、小脑联系通路的损伤，可分为中枢性或周围性。周围性前庭性眼震是由前庭神经或其终末功能失调引起的，在头部姿势改变后存在一定的潜伏期，且易于疲劳；慢相速度呈线性，伴严重的自主神经反应，如恶心、呕吐、出汗、腹泻、耳鸣、听力下降等。而中枢病变时，慢相速度易变，自主神经反应较小，常伴头痛、不良共轭凝视和锥体束征。中枢性与周围性前庭性眼震的鉴别点为：① 凝视对眼震方向的影响，凝视时可抑制周围性眼震，但对中枢性眼震无影响；

② 周围性眼震,表现为垂直性伴旋转性成分,而中枢性眼震表现为单纯的垂直性或单纯的旋转性眼震。

5. 会聚不良性眼震(dysconjugate nystagmus) 即分离性眼震,双眼的眼震方向各异。常见于核间性眼肌麻痹、其他脑干病变。此类眼震患者常伴点头样痉挛。

6. 单眼性眼震(monocular nystagmus) 单眼性眼震可为摆动性或冲动性,方向可为水平性、垂直性或斜向性。单眼眼震还有会聚不良、弱视或其他形式的视力下降。眼震图记录显示单侧眼球小幅震荡,可出现于弱视、斜视、单眼盲、点头样痉挛、核间性眼肌麻痹、多发性硬化至癫痫患者,当然也可出现于另一眼眼肌完全麻痹或摘除后的情况下。Heimann - Bielschowsky 现象是一种极为罕见的类型,表现为单眼垂直摆动性震荡,频率为 $1\sim5$ Hz,出现于弱视的眼球或获得性视力减退的眼球,如白内障。在后一种情况下,经积极治疗后状况可能改善。上斜肌颤搐(myokymia)可能被误诊为单眼旋转性或垂直性眼震。单眼性眼震的原因见表 2-8-0-1。

表 2-8-0-1 单眼性眼震的原因

获得性单眼盲(盲眼震颤)
弱视
脑干梗死(丘脑和中脑上部)
痫性眼震
核间性和假性核间性眼肌麻痹
多发性硬化
单眼眼肌麻痹性眼震
单眼摘除后的眼震
假性眼震(睑板肌肌束震颤)
点头样痉挛
上斜肌颤搐

7. 上跳性眼震(upbeat nystagmus) 表现为垂直眼震伴快速向上的成分,侧视时眼震无变化。前半规管介导向上性眼前庭反射,其中枢通路有前庭上核经结合臂到中脑,当此通路受累及时,向上性眼前庭反射损害而引起纠正性快速扫视运动。眼震的振幅和强度随着上视而增强。这强烈提示双侧脑干中央旁病变,常位于脑桥延髓或脑桥中脑连接处、下位延髓的中央旁神经通路或小脑蚓部。可为小脑星形细胞瘤的早期征象,也可见于 Wernicke 脑病、抗癫痫药物中毒、有机磷酸盐中毒、锂中毒、尼古丁中毒、铊中毒、脑干脑炎、脑干肿瘤、小脑变性、脱髓鞘性疾病、血管性疾病等。在婴儿中,上跳性眼震可能是视觉通路前部病变的体征,如 Leber 先天性黑矇、视神经发育不全、虹膜缺失和白内障。小幅上跳性眼震可能见于蓝色锥体全色盲的携带者,患者会出现阵发性斜向摆动性眼震。若下视时眼震的强度减弱,辅以佩戴棱镜可能改善震动幻觉,抗癫痫药加巴喷丁也有相当作用。

8. 下跳性眼震(downbeat nystagmus) 自发向下冲动性眼震可出现于初始位置,当向下或一侧凝视时更明显,而向上凝视时减弱或消失。它的发生主要与中枢投射经四脑室底部后半规管的驱动缺乏有关。向下前庭反射通路的破坏可导致向上平稳眼球运动和向下纠正性快速扫视运动。小脑绒球蚓垂和小结的损害则可导致小脑对前庭核的抑制脱失,小脑绒球浦肯野细胞发出抑制性纤维至前半规管,但不经后半规管中枢通路。体位改变特别是头位下垂时下跳性眼震尤为明显。

下跳性眼震主要见于颈延髓连接部的病变,也可见于第四脑室底中线部位和小脑中线部位(绒球小结)的病变。对枕大孔区域矢状位的 MRI 扫描可能有助于诊断。

下跳性眼震病因见表 2-8-0-2。

表 2-8-0-2 下跳性眼震的原因

先天性(罕见)
短暂者见于正常新生儿
颅颈连接处病变
颅底凹陷症
Chiari 畸形
椎基底系统的异常扩张
枕大孔处肿瘤
延髓空洞症
小脑病变
慢性酒精性小脑变性
缺氧性小脑变性
家族性脊髓小脑变性(特别是 SCA6 和多系统变性)
发作性共济失调
人类 T 淋巴细胞病毒 1 型和 2 型相关的小脑变性
副肿瘤性小脑变性
热休克相关的小脑变性
代谢性疾病(药物、毒素、营养缺乏引起者)
酒精中毒
胺碘酮
抗癫痫药物
铅中毒
阿片类药
苯滥用
镁缺乏
Wemick 脑病
维生素 B_{12} 缺乏
脑干脑炎
蓝色锥体全色素盲携带者伴小幅下跳性眼震
脑型破伤风
脑积水
脑白质营养不良
多发性硬化
晕厥
椎基底动脉缺血

9. 周期性交替性眼震(periodic alternating nystagmus, PAN) 周期性交替性眼震是水平冲动性眼震,眼球在初始位置发生震颤,快相朝向一侧并逐步减弱或停止数秒,后转向对侧。在短暂的转换过程中,可出现垂直性眼震或正弦波型冲动性眼震。可伴有周期性交替性振动幻觉。一个循环持续约 3 min。可为先天性或后天获得性,临床意义同下跳性眼震,有时两者同时并存。临床见于颅颈交界处病变、肿瘤、外伤、脑炎、神经梅毒、多发性硬化、先天性白化病、克-雅病(CJD)等。治疗针对病因,如纠正 Chiari 畸形,GABAb 激动剂巴氯芬可能有效。

10. 反跳性眼震(rebound nystagmus) 反跳性眼震是侧向凝视时诱发的水平性眼震,快相方向快速回复到中间位置或继续向另一侧震荡,后者有时是生理性的。其发生与小脑或延髓舌下神经核的功能失调有关。反跳性眼震有时伴旋转性的成分。

11. 向心性眼震(centripetal nystagmus)　小脑功能失调可产生快相指向正中位、慢相指向外侧的向心性眼震。病因与反跳性眼震相似,是小脑结的过度代偿和蚓部的纠偏作用,可见于克-雅病。

12. 辐辏诱发性眼震(convergence evoked nystagmus)　常为摆动性,由辐辏动作所诱发,向上垂直性成分为主。最常见于多发性硬化、Chiari 1型畸形。辐辏运动可改变眼震的方向、幅度,诱发水平性或垂直性眼震。需与随意性眼震和辐辏式回缩性眼震鉴别。

13. 拉锯状眼震(seesaw nystagmus)　是一种奇异的摆动性眼球震荡,表现为周期性同向旋转成分和分离性垂直成分。如一眼上视及内旋伴另一眼下视及外旋,然后向相反方向运动,完成一个周期。向上凝视时眼震呈加速和幅度变小,向下凝视时变慢和幅度变大,在黑暗中眼震消失。眼的旋转计数器反射的功能障碍是病因。鞍上肿瘤、脑干病变等可产生拉锯状眼震。

14. 旋转性眼震(torsional nystagmus, rotary nystagmus)　旋转性眼震可出现于眼球初始位或各种头位、侧向凝视时,多由中枢前庭通路上的病灶产生。单纯旋转性眼震是由中枢前庭病变引起,可见于脑干损害、僵人综合征;混合性(水平旋转)眼震由周围性前庭病变产生。当旋转性眼震为摆动性时,病灶多在延髓,常伴眼球偏斜。旋转性眼震为冲动性时,可由眼球的垂直扫视活动或小脑中脑脚的病灶产生。快相的方向随凝视侧而变化,向下扫视为病灶侧或向上扫视为病灶的对侧。

15. 痫性眼震(ictal nystagmus)　痫性眼震常继发于癫痫发作后,并指向病灶的对侧。伴瞳孔扩大和眼球外展。眼震作为癫痫的唯一临床表现罕见。眼震可为水平性或垂直性。在昏迷患者中发现周期性眼球活动可能提示症状性癫痫的存在。

16. Brun眼震　可见于桥小脑角部位较大的肿瘤患者。眼震呈双侧性、不对称的冲动性波形。向病灶侧凝视时,为大幅、低频的震荡,向对侧凝视时,为小幅、高频的震荡。

17. 发作性眼震(episodic nystagmus)　多见于发作性眩晕、共济失调患者,常持续24 h。眼震可为旋转性、垂直性或分离性。发作的频率不定。疾病可为遗传性代谢缺陷(离子通道病)、基底型偏头痛和多发性硬化。

18. 倒错性眼震(perverted nystagmus)　倒错性前庭性眼震发生于与前庭刺激非一致的平面上,为中枢源性。如多发性硬化患者左右摇头时会产生短暂的向下眼震。

19. 眼睑眼震(lid nystagmus)　以上眼睑节律性冲动样运动为特征,可出现于下列情况:① 垂直性眼病性眼震;② 某些延髓背外侧综合征的患者;③ 部分中脑肿瘤患者;④ 部分小脑或延髓病变患者。

(二)非震颤性眼球摆动

1. 眼球振动(ocular flutter)　表现为眼球水平会聚时眼球来回跳动,扫视时出现自发间断的多次连续跳动;若使眼球固定,则眼球跳动加重。眼球的这种跳动系由脑桥内侧旁中央网状结构的点燃神经元抑制功能丧失、破坏所引起。常见于脑干

和小脑病变。此外,眼球振动可与眼球的辨距障碍(ocular dysmetry)相伴随,可发展为眼斜视。轻微的眼球振动是眼球跳动的罕见症状,一般不必处理;若症状持续存在,则可能是脑变性病,与多发性硬化等有关。

2. 眼阵挛斜视(opsoclonus)　眼肌痉挛性斜视是一种自发的、不规则的多方向的眼球扫视活动。运动时眼球能保持会聚状态,在企图固定眼球时,痉挛性症状加重,并可伴随肢体的阵挛性跳动和小脑性共济失调,出现舞蹈眼睛-舞蹈足综合征(dancing eye-dancing fee syndrome)。这些症状系由小脑或脑干的中继细胞(pause cell)功能异常所引起。见于病毒性脑炎后,中毒代谢性脑病、副瘤综合征、神经母细胞瘤患者中。7%可出现痉挛性斜视-肌阵挛-小脑综合征。

出现本临床表现的原因很多,依次为:① 获得性免疫缺陷综合征-脑干脑炎、脑炎、中枢淋巴瘤等;② 生物素-反应性多碳酸酐酶综合征;③ 肠道免疫病;④ 药物性反应,如阿米替林、可卡因、苯妥英钠、地西泮等;⑤ 各种脑病,如桥本脑炎、脑积水、高渗性昏迷、脑桥出血、丘脑出血、脑炎后遗症;⑥ 类脂质沉积病和病毒性肝炎等。

3. 眼球振荡和游动(ocular bobbing and dipping)　这是一种眼球不自主运动,患者眼球左右活动不能,但可上下运动眼球,表现为眼球快速向下而缓慢恢复到原始位置的一种眼球异常运动,称为眼球振荡,节律为每分钟搏动2～15次之间,常见于伴严重脑桥中央破坏的昏迷患者。按其表现又可分:① 为正向眼球垂直振荡和反向垂直性振荡,前者眼球向下振荡快而恢复慢,反向则眼球向上跳动快而恢复原位慢;前者见于中央脑桥髓鞘溶解症,后者常见于缺氧性脑病、代谢性脑病、脑炎、脑外伤和癫痫持续状态后。② 眼球游动,与眼球振荡类似,眼球不能左右活动,仅能上下游动。也分为逆向与非逆向两种,快速向下游而慢速向上游动者称为逆向游动,反之称为非逆向游动。眼球游动见于缺氧性、代谢性、中毒性脑病和癫痫持续状态后;逆向眼球游动常出现于隐袭性脑膜炎者。

4. 眼咀嚼肌节律收缩病(oculomasticatory myorhythmia)　眼咀嚼肌节律收缩病仅发现于Whipple病,以双眼钟摆样、分离性眼球震荡伴咀嚼肌节律性的同步收缩为特点。双眼发生节律性辐辏运动,频率为每秒1次,随后眼球分开回到初始位置;节律性下颌上提、下降与眼震荡同时发生,持续存在于睡眠中,不受刺激的影响。偶尔可伴有夜间磨牙引起的严重牙齿磨损。常常伴有核上性垂直凝视麻痹、智能衰退、嗜睡、轻度葡萄膜炎或视网膜病变。面、上肢的节律性收缩可见于桥本脑病。

三、眼球震颤的诊断

首先要确定眼震是先天性、后天获得性及是否有家族史。同时,要注意有无弱视和相关药物应用史。先天性眼震通常是无症状的,极少影响患者的生活或引起震动幻觉。头痛、复视、视力下降、震动幻觉、头晕和其他神经系统症状也要引起重视。检查应包括视敏度、视野、瞳孔反射、眼白化病、眼球活动和眼底检查。眼底检查对裸眼检查未能发现的细小眼震特别有价值,同时需要检查眼球运动。以下临床特征有助于临床诊断:有无眼白化病的特征;有无自发的头部倾斜或扭转;眼震的诱发形式(自发性抑或侧向凝视诱发);眼震是双侧性的、共轭性

的抑或分离性的;摆动性抑或冲动性眼震,后者的快相方向;有无潜伏期;有无旋转性成分;是否会自发改变眼震方向,即周期性交替性眼震,须与反跳性眼震鉴别;侧视诱发的眼震是否细微或可消失;会聚是否减弱眼震或改变其方向;头位、体位改变或摇头是否加强或减弱眼震;视动刺激的效果如何;是否伴有面、舌、耳、颈部、上颚、肢体的节奏性运动。

四、眼球震颤的治疗

一些药物可试用于各种眼震,见表 2-8-0-3。首先要纠正视敏度。婴儿眼震综合征可用棱镜、接触镜或手术矫正。佩戴棱镜有助于获得性眼震的改善。也可试用地西泮、巴氯芬、异烟肼、苯海索、丁苯那嗪、丙氯拉嗪、卡马西平、左旋多巴、酒精、卡立普多等药物。对获得性摆动性或下跳性眼震,中枢毒蕈碱拮抗剂苯甲托品、东莨菪碱可能有效。加巴喷丁、左乙拉西坦、美金刚、丙戊酸钠可能对获得性摆动性眼震有效。氯硝西泮、巴氯芬、3,4-二氨基嘧啶、4-氨基吡啶、加巴喷丁可能对下跳性眼震有效,加巴喷丁也可试用于上跳性眼震。除了氯硝西泮、巴氯芬对获得性周期性交替性眼震、上跳性或下跳性眼震有效外,苯海索用于多发性硬化的摆动性眼震可能有效,其他药物治疗的疗效欠佳。

表 2-8-0-3 眼震的治疗

眼震综合征	治疗
先天性眼震	棱镜,接触镜,眼外肌手术,加巴喷丁,基因治疗
获得性摆动性眼震	苯海索,苯甲托品,氯硝西泮,加巴喷丁,异烟肼,金刚美,丙戊酸钠,安非泼拉酮
辐辏诱发性眼震	棱镜
下跳性眼震	棱镜,巴氯芬,氯硝西泮,加巴喷丁,东莨菪碱,3,4-二氨基嘧啶,4-氨基吡啶

续 表

眼震综合征	治疗
周期性交替性眼震	
先天性	右苯丙胺,巴氯芬,5-羟色胺
获得性	巴氯芬,苯妥英钠,美金刚
上跳性眼震	棱镜,加巴喷丁,4-氨基吡啶
眼肌阵挛	眼贴,巴氯芬,卡马西平,蛙皮素,氯硝西泮,美金刚,加巴喷丁,东莨菪碱,苯海索,丙戊酸钠
跷跷板状眼震	巴氯芬,氯硝西泮,棱镜底向外
痫性眼震	抗癫痫治疗发作性眼震
共济失调1型	乙酰唑胺
共济失调2型	乙酰唑胺,4-氨基吡啶

参 考 文 献

[1] 吕传真,周良辅.实用神经病学[M].4版.上海:上海科学技术出版社,2014.

[2] BHIDAYASIRI R, WATERS M F, GIZA C C. Neurological differential diagnosis: a prioritized approach [M]. Massachusetts: Blackwell Publishing, 2005: 311-313.

[3] BRADLEY W G, DAROFF R B, FENICHEL G M, et al. Neurology in clinical practice [M]. 5th ed. Pennsylvania: Butterworth-Heinemann Elsevier, 2008.

[4] LAVIN P J M. Eye movement disorders: diplopia, nystagmus and other ocular oscillations[M]//BRADLEY W G, DAROFF R B, FENICHEL G M, et al. Neurology in clinical practice. 5th ed. Pennsylvania: Butterworth-Heinemann Elsevier, 2008: 197-224.

[5] ROSS R T, ROWAND L P. How to examine the nervous system [M]. 4th ed. New Jersey: Human Press, 2006: 71-77.

第九章 上睑下垂与瞳孔异常

王智樱

一、上睑下垂

【发生机制】

上眼睑的结构由外向内分5层:皮肤、皮下组织、眼睑肌(眼轮匝肌、上睑提肌、Müller睑板肌)、睑板和睑结膜。眼睑皮肤很薄,皮下组织疏松,容易发生水肿、出血或炎症,可致眼裂变小。眼轮匝肌和上睑提肌都是骨骼肌,眼轮匝肌由面神经支配,作用是使眼睑闭合;上睑提肌由动眼神经支配,作用是使眼裂开大;Müller睑板肌是平滑肌,受交感神经支配,也可使眼裂开大。上睑提肌和Müller睑板肌缺损可表现为肌源性上睑下垂。上睑提肌起自蝶骨小翼,沿眶顶向前,在接近眶缘处形成白色腱膜,在睑板后上方与眶隔融合。由于各种原因引起的眼

睑腱膜缺损会导致腱膜性上睑下垂。

单侧上睑下垂是第Ⅲ对脑神经病变和交感神经麻痹如Horner综合征的显著特点,可伴有对侧额肌和上睑提肌的过度活动,这种联合过度活动异常也可见于重症肌无力患者复视时的代偿性上睑下垂。完全性动眼神经损伤可造成上睑下垂(因为上睑提肌主要由动眼神经支配)和眼球向上、向下或向内旋转困难,对侧眼睑可轻度下垂(表明眼睑由双侧的动眼神经支配),如果被动提起眼睑,由于与完整的外直肌和上斜肌对抗活动消失,眼球可向外或轻度向下偏斜。另外,由于动眼神经的副交感纤维破坏,可伴有瞳孔散大、对光反应消失(虹膜麻痹)和调节反射麻痹等。上睑下垂伴眼外肌麻痹有时与颅内大脑半球的病变,尤其是右侧半球的病变有关。

当眼睑裂隙异常缩小时,还需鉴别假性眼睑下垂和真性眼睑下垂。假性眼睑下垂可由睑痉挛、睑睁开失用、眼睑松弛及对侧眼睑回缩等引起。引起真性眼睑下垂的原因可以是先天性或继发性(肌源性或神经源性)。先天性睑下垂可由异常的上睑提肌及其支配神经损伤引起,可为单侧或双侧。Marcus-Gunn综合征(下颌瞬目综合征)是一种常发生于婴幼儿的先天性上睑下垂,可能由于发育过程中动眼神经核与三叉神经核外翼或下行神经纤维之间发生异常的联系所致。

Duane综合征是一种先天性眼球运动障碍性疾病,确切病因不明,包括解剖结构异常,病眼外直肌神经支配异常,脑神经运动中枢机制异常等,约有10%的患者有家族史,其遗传方式为常染色体显性遗传。继发性睑下垂的原因包括损伤、炎症、淀粉样及恶性病变的浸润及老年性睑下垂等。老年人睑下垂最常见的原因为上睑提肌和腱膜的分离。缓慢发展的双侧眼肌麻痹最常见的原因是眼肌病变,包括线粒体肌病:慢性进行性眼外肌麻痹(chronic progressive external ophthalmoplegia, CPED)和Kearns-Sayre综合征(Kearns-Sayre syndrome, KSS)。在KSS中常有线粒体缺陷伴视网膜色素沉积及内收缺陷等。

重症肌无力是另一个睑下垂的常见原因,可以单独发生或伴随眼球运动障碍及全身乏力。睑下垂也可以是甲亢性眼肌病(Graves病)、眼咽型肌营养不良和强直性肌营养不良的临床表现之一。

【临床类型】

根据眼肌运动障碍的机制,上睑下垂可分为神经源性、肌源性、腱膜性、机械性和假性上睑下垂等。

1. 神经源性上睑下垂　各种原因引起支配上睑提肌或Müller睑板肌的神经受累都可导致上睑下垂。外伤、动眼神经炎症、脑血管病、颅内肿瘤、动脉瘤、基底脑膜炎和海绵窦疾病等均可引起动眼神经麻痹并致上睑下垂,但这类上睑下垂常伴随其他神经系统症状和体征,可为病因学诊断提供帮助。临床上常见的疾病如下。

(1) 眼肌麻痹性偏头痛:多见于青少年和中年人,患者多有普通偏头痛发作史。在一次偏头痛发作1~2 d后头痛逐渐减退之际,发生头痛侧眼肌麻痹,持续数日至数周后恢复,可反复发作。

(2) Fisher综合征:三联征主要表现为急性起病的双侧眼外肌麻痹、双侧小脑性共济失调和四肢腱反射减弱或消失,是吉兰-巴雷综合征的一种特殊类型。

(3) 糖尿病性上睑下垂:常急性起病,表现为一侧较重的眼睑下垂,遮盖大部分或全部角膜,常伴有眼外肌麻痹,眼球活动受限,其特征为不伴或仅有轻微瞳孔改变。在上睑下垂之前常有前额、眶上区疼痛,可有外展神经、滑车神经麻痹等表现。可在几周内恢复,但常反复发作。

(4) 痛性眼肌麻痹综合征:又称Tolosa-Hunt综合征,临床特点为:① 眼肌麻痹症状常伴有眼球后疼痛,并放射至颞部及前额部;② 病变常累及动眼神经、滑车神经、外展神经、三叉神经第1支及交感神经;③ 症状可持续数日或数月,可自行缓解,少数患者可遗留部分神经麻痹症状;④ 发作时间间隔不一,可为数月或数年;⑤ 除海绵窦眶上裂肉芽肿外,全身无异常表现;⑥ 肾上腺皮质激素可促使症状缓解。

(5) Horner综合征:由于支配眼肌的交感神经通路毁坏,导致病变侧上睑下垂、瞳孔缩小、眼球轻度内陷等,上睑下垂程度较轻。眼球的交感神经支配是多突触通路,在颈部交感神经传导通路中,各受累部位的病因和表现也各不相同。

(6) Marcus-Gunn综合征(下颌瞬目综合征):是一种由于发育过程中动眼神经核与三叉神经核外翼或下行神经纤维之间发生异常联系所致的先天性上睑下垂,有家族遗传倾向。典型特征是当患者张口时,下颌偏向健侧,下垂的上睑突然自动抬起,睑裂开大,出现比健侧位置还高的奇特现象,但这种睑裂开大不持久;嘱患者伸舌时也可出现下垂的眼睑上提等现象;当患者下颌向患侧运动时上睑下垂加剧,咀嚼时眼睑出现不停的瞬目现象。

(7) Duane综合征:是一种先天性眼球运动障碍性疾病,但其确切病因不明。临床表现为眼球外转不能或受限,睑裂变大,眼球轻度突出;内转时,外直肌不能相对松弛,而牵引眼球向后退缩,睑裂缩小。

2. 肌源性上睑下垂　指上睑提肌和Müller肌缺损引起的上睑下垂,主要由遗传或免疫学异常引起,主要包括以下情况。

(1) 重症肌无力:上睑下垂的发生率为70%,双眼多见,具有波动性和病态疲劳性的临床特点。Coagan描述了一种"眼睑抽搐"现象:当患者将视觉固定从向下位置移到正前方位置时出现瞬间的上睑收缩。眼睑边缘的短暂扑动也是重症肌无力的特征之一。

(2) 甲亢性眼肌病(Graves病):是一种复杂的免疫介导疾病,发病隐匿,缓慢进展,出现双眼不对称性的眼外肌麻痹,下直肌和内直肌最易受累并出现复视,之后逐渐出现上睑下垂以及其他眼外肌麻痹,同时伴有突眼、球结膜水肿、角膜溃疡、视力下降、视野缺损等。

(3) 线粒体肌病:主要包括CPED和KSS,这两种线粒体肌病主要表现为上睑下垂,多于20岁以前出现易疲劳,常在休息后减轻。病例多呈散发,部分有家族史。

(4) 先天性单纯性上睑下垂:是婴幼儿最常见的上睑下垂原因,由上睑提肌发育不良所致,多为常染色体显性遗传。患者表现为上睑下垂,下视时出现眼睑退缩,即追随视标向下注视时眼睑运动相对滞后于眼球运动。患者多为单侧受累,部分合并同侧上直肌无力。

(5) 其他肌病:包括眼肌型肌营养不良、眼咽型肌营养不良、强直性肌营养不良和眼咽肢体远端型肌病。

3. 腱膜性上睑下垂　是眼科最常见的上睑下垂类型,指除先天原因外,各种原因引起的上睑提肌腱膜缺损均可造成上睑下垂。引起腱膜性上睑下垂的原因很多,主要有老年腱膜退行性变、外伤、双重睑术后、眼部手术后、戴角膜接触镜等。其典型体征包括:① 轻度持续性上睑下垂;② 上睑提肌功能正常或接近正常;③ 上睑皱襞不明显或抬高,若双侧受累,一般上睑皱襞距睑缘10 mm以上;④ 上睑皮肤变薄;⑤ 病变早期平视时上睑下垂不明显,但下视时上睑明显遮盖视轴。

4. 机械性上睑下垂　指由于眼睑本身的重量增加而引起上睑下垂。主要由丛状神经纤维瘤、眼睑肿瘤、眼眶转移瘤、毛细血管瘤、沙眼、结膜瘢痕和眼睑皮肤松弛症等引起。

5. 假性上睑下垂　指由各种原因引起的明显睑裂变小,而上睑及眼球运动正常。其发生原因有:无眼征、小眼球、眼球内陷和对侧突眼、垂直性麻痹性斜视、眼睑痉挛等。

【诊断】

对于上睑下垂的患者，首先应判断是否是上睑下垂，以排除假性上睑下垂，另外要根据患者年龄、病史、查体和必要的辅助检查来确定病因。病史应包括上睑下垂的发病时间、变化情况、家族史、生育史、既往健康史、疾病史、对侧眼病及其治疗史，特别是斜视情况。检查项目应包括视力、外眼和内眼检查、眼球运动的评价、测量下垂量和上睑提肌功能。相关检查包括系统的躯体运动、感觉和自主神经功能检查。进一步完善各项辅助检查，包括头颅 CT、MRI，必要时通过磁共振血管造影（MRA）、数字减影血管造影（DSA）确诊。另外甲状腺功能检查、乙酰胆碱受体抗体检测、疲劳试验、新斯的明试验、电生理检查等对明确病因也是很重要的。

【治疗】

病因治疗　动脉瘤患者宜早期行介入或手术治疗；如为Tolosa-Hunt 综合征，激素疗效明显；甲亢性眼肌病、糖尿病性上睑下垂需治疗原发疾病；先天性上睑下垂是最佳的手术适应证；眼睑松弛的患者眼睑皮肤过多，常伴眼眶脂肪脱出，可通过手术来治疗。后天性上睑下垂常见的原因有外伤性、机械性、全身性或眼局部疾病等，如为肌营养不良、全眼肌麻痹或提睑后出现复视的病例，则不宜做手术矫正。

二、瞳孔异常

【发生机制】

瞳孔的大小由自主神经支配的瞳孔括约肌和放射状排列的瞳孔散大肌之间的平衡所决定，括约肌起主要作用。缩瞳肌纤维由动眼神经的副交感纤维支配，起源于中脑 EW 核，然后加入动眼神经，在眶内的睫状神经节处形成突触，节后纤维通过睫状短神经进入眼球，大约 3% 的纤维支配括约肌，97% 的纤维支配睫状肌，司瞳孔缩小及晶状体变厚，视近物时管理瞳孔的收缩和调节反射。瞳孔散大肌由颈上交感神经节的交感神经纤维支配，来自丘脑的后外侧部，在中脑外侧被盖部、脑桥、延髓和颈髓内下行，不交叉，到达面神经颈段和嗅神经与视神经胸段，并在此与外侧角细胞形成突触。外侧角细胞产生节前纤维，大多数在视神经胸段的前根离开脊髓，经过星状神经节到达上颈神经节形成突触；节后纤维沿颈内动脉，经过海绵窦，在海绵窦内加入三叉神经的第 1 支，最后随着睫状长神经到达眼，支配瞳孔开大肌，使瞳孔散大，其中有些神经纤维也支配汗腺和面上部及眼睑的 Müller 肌。随着年龄的增长，瞳孔会变小，对光反应会迟钝，这时的瞳孔诊断价值会下降。正常情况下，一个瞳孔在光线刺激时收缩（直接反射），遮盖的另一瞳孔也会收缩（间接反射）。

位于下丘脑和从脊髓（$C_8 \sim T_2$）发出的交感神经纤维中枢受损或交感神经纤维周围（颈交感链、上颈交感神经节或沿着颈动脉段的交感神经纤维）损伤，可导致瞳孔缩小和上睑下垂（因为瞳孔开大肌和 Müller 肌分别麻痹）、同侧面部无汗、结膜发红，称为 Horner 综合征。出汗的方式有助于定位：颈总动脉病变时，整个一侧面部无汗；颈总动脉分叉远端病变，无汗仅限于前额内侧和鼻侧。双侧 Horner 综合征很少见，该病通常见于自主神经病变和高位颈段脊髓横切。

瞳孔缩小常见于脑桥病变，可能是因为破坏了双侧瞳孔散大纤维。引起 Horner 综合征的病因包括节前病变（一、二级神经元）和节后病变（三级神经元），区分这两点才能明确诊断。药物能诱导瞳孔扩大，病变定位在节前一、二级神经元，无扩大，则为三级神经元受损。任何引起交感通路上三级神经元的病变（炎症、压迫、新生物、损伤及其他原因）都可能引起 Horner 综合征。有两种病变因其临床意义重大，如漏诊将导致预后不良，它们是颈动脉夹层分离（常表现为单侧 Horner 综合征）和肺尖肿瘤。

源自眼球运动麻痹的瞳孔扩大由于损伤了眼球运动支配神经（主要支配内直肌、下直肌、上直肌、上睑提肌和下斜肌），常伴随眼球运动障碍和睑下垂。一侧瞳孔受影响可能是后交通动脉瘤动眼神经受压的早期症状，这是因为支配瞳孔的纤维定位于神经表面的内上方；也可为颅内压升高引起的脑疝表现。一个固定扩大的瞳孔常常是脑损伤、卒中和颅内肿瘤病变的最初表现，病死率达 75%。

强直性瞳孔是由睫状神经节及控制和影响瞳孔调节的节后副交感神经纤维变性引起。其病因包括局灶感染（单疱病毒、梅毒）或其他非感染因素如巨细胞感染、恶性病变浸润、副肿瘤综合征和损伤等。强直性瞳孔也可以作为一种系统性自身免疫性疾病神经病变的并发症，如吉兰-巴雷综合征、Fisher 综合征、肉毒中毒等。最常见、最易识别的强直性瞳孔是良性 Adie 瞳孔，常表现为急性、无痛性瞳孔扩大，约 80% 的患者为单侧受损，青年女性多见。由于影响支配晶状体聚集的睫状体纤维，可伴有畏光和近视模糊。角膜反射减退，受影响的瞳孔较健侧变得更小，对光、会聚反射分离，即 Adie 瞳孔对会聚和辐辏反应较对光反应好；缩瞳药可使受累的瞳孔迅速收缩。

晚期梅毒患者，特别是脊髓痨患者，瞳孔通常较小且不规则，两侧不对称，散瞳药不能使之正常散大，对光反应消失，调节反应存在，偶可出现瞳孔萎缩，称为 Argyll-Robertson 瞳孔。病变可能位于中脑顶盖动眼神经核附近。相似的改变也可以出现于 Lyme 病的脊髓炎患者。光反射与调节会聚反射分离有时也见于其他中脑病变如松果体瘤、多发性硬化，偶见于糖尿病。糖尿病患者的脊髓和脑神经经常受累，多数病例瞳孔由于散大肌的交感神经纤维受累，所以较同龄人瞳孔缩小。

药物是影响瞳孔异常的重要原因之一，药物性瞳孔扩大常发生在意外事故后或抗胆碱药物注射如阿托品的注射后。可用特定的药物来检测终止于瞳孔的交感和副交感神经功能的完整性：阿托品通过麻痹副交感神经末梢，抑制神经肌接头处的胆碱酶活性使瞳孔散大，毒扁豆碱和毛果芸香碱直接刺激瞳孔括约肌可收缩瞳孔，肾上腺素和去甲肾上腺素通过直接刺激瞳孔散大肌而使瞳孔散大，可卡因通过阻止去甲肾上腺素再吸收到神经末梢而使瞳孔散大，吗啡和其他麻醉药作用于中枢引起瞳孔收缩。

虹膜缺血可引起瞳孔扩大和瞳孔反应差，可见于急性闭角性青光眼和眼缺血综合征，两种情况常伴视力减退和眼部疼痛。急性青光眼还可有其他症状，如角膜水肿、眼球坚硬如石等。眼的缺血性症状可由颈内动脉的一侧狭窄或双侧颈内和颈外动脉狭窄引起，其他相关的症状包括视网膜或虹膜的神经或血管病变（虹膜发红）、虹膜炎、眼部张力降低和角膜水肿等。

虹膜的急性炎性病变可能会引起瞳孔收缩,如果炎症持续,瞳孔和晶状体的粘连可能会导致瞳孔的不规则和固定,感染的眼球发红、畏光明显。慢性虹膜炎、结节病,可引起虹膜粘连而没有这些临床表现,虹膜的肿瘤或淀粉样蛋白浸润也可引起瞳孔大小的不规则。

脑部的钝性损伤影响眼部,可以损伤虹膜括约肌引起瞳孔散大,无论在光亮处及近刺激都不能引起瞳孔收缩;损伤急性期,瞳孔可能较正常略小(痉挛性缩小),几分钟后再扩大直至反应差。这个过程类似钩回疝。

内分泌及代谢性疾病如糖尿病累及交感神经时使瞳孔较同龄人为小,而甲状腺功能亢进的患者双侧眼球突出,可出现瞳孔散大等。

【临床类型】

包括瞳孔不等、瞳孔反应差、对光反射辐辏会聚反射分离、瞳孔不规则、虹膜震颤等。

1. 瞳孔不等 许多影响虹膜及其神经支配的单侧和双侧病变都可表现为瞳孔不等。包括眼的局灶疾病、副交感神经缺陷、交感神经缺陷和单纯的瞳孔不等。

(1) 眼的局灶疾病:眼的钝性损伤可损伤瞳孔括约肌,导致瞳孔扩大,无论近刺激还是光刺激,瞳孔收缩都差。葡萄膜炎可形成固定性瞳孔散大;虹膜的急性炎症可引起轻度的瞳孔收缩;虹膜的慢性炎症如结节病可引起虹膜粘连而无其他表现;虹膜的缺血性病变可引起瞳孔扩大和瞳孔反应差。梅毒患者常发现瞳孔异常伴虹膜基质退变。有些少见的虹膜退变如特发性虹膜萎缩和遗传性常染色体虹膜睫状体炎,可引起瞳孔扩大和边缘不规则。

(2) 副交感病变:包括眼球运动神经麻痹、强直性瞳孔和药物性瞳孔散大。

眼球运动神经麻痹涉及瞳孔的动眼神经损伤,常伴随其他眼外肌麻痹。瞳孔的单独扩大可见于早期颞叶钩回疝、脑损伤、卒中和颅内肿瘤。强直性瞳孔的原因包括眶内肿瘤、眼部单纯疱病毒感染、梅毒、颞动脉炎和各种周围神经病变。药物性瞳孔扩大可发生在意外事故后、某些药品的手眼接触或抗胆碱药物如阿托品的注射后。药物引起的瞳孔散大程度较动眼神经病变引起的更明显,即使给予1%毛果芸香碱也不会引起瞳孔收缩。交感神经类物质如苯肾上腺素引起的瞳孔扩大较胆碱能引起的更局限而维持时间相对较长。

(3) 交感神经病变:交感神经退变可引起瞳孔缩小和单侧眼睑下垂,任何引起交感神经通路上三级神经元的病变(炎症、压迫、新生物、损伤及其他原因)都可能引起 Horner 综合征。有两种病变尤其值得注意:颈动脉夹层分离和肺上沟瘤。典型的颈动脉夹层三联征是:患侧头痛、面或颈痛,Horner 综合征及数小时或数天出现脑或视网膜缺血症状。数字减影血管造影(DSA)表现为不规则管腔合并近端狭窄、梭形扩张、近端和(或)远端狭窄(串珠或线样征)、双腔、不规则扇形狭窄等,静脉期造影剂滞留,是诊断的金标准。肺上沟瘤又称为 Pancoast 肿瘤,是发生在肺尖部的肺癌,恶性程度高,由于其发生部位在肺尖,常侵犯臂丛引起同侧肩关节、上肢内侧的剧烈疼痛和感觉异常;如侵犯压迫颈交感神经,可引起同侧 Horner 综合征。MRI 是肺尖癌的最佳影像学检查手段。

(4) 单纯性瞳孔异常(生理性或特发性):生理性瞳孔不等

在人群中的发生率约为 20%,可每周有变化或偶尔每小时不同,直径相差小于 0.05 mm,有时会达 1 mm,其对光反射和辐辏反射正常,不伴睑下垂。有一种少见的情况是间断性节段性瞳孔散大肌痉挛,称为蝌蚪样瞳孔,通常这些患者也有潜在的 Horner 综合征。还有一种相关的现象是与颈椎病变相关的眼交感神经性痉挛,药物试验或瞳孔成像术对明确诊断是有必要的。

在单眼或双眼前持续闪光刺激,瞳孔在最初收缩后可有轻度散大,如果瞳孔反应缓慢且不能保持收缩,称为 Gunn 瞳孔。正常人可有轻度上述体征,但主要见于视网膜和视神经病变的患者。

良性发作性单侧瞳孔扩大是一种排除性诊断,其特点是病因不明的单侧短暂性瞳孔散大(弹性瞳孔);妇女较常见,持续几分钟到几天,可以复发,间隔时间不等,不伴眼球运动麻痹和上睑下垂,但有时发作时可有瞳孔扭曲。有些患者抱怨瞳孔散大侧视物模糊和头痛,提示可能为不典型的眼肌麻痹性偏头痛,发作频率自一周数次到几年发作一次。清醒患者第一次发作时往往要考虑是否为角膜无意地(或有意地)接触了瞳孔散大剂,如心脏复苏时使用的血管加压药等。

2. 瞳孔反应差 即无瞳孔异常扩大的、反应差的瞳孔,可发生在下丘脑和中脑的病变,病因包括梅毒、吉兰-巴雷综合征变异型(Fisher 综合征)、自主神经功能紊乱、中毒、药物源性等。偶然双侧瞳孔散大也可为先天性,有时年轻人焦虑时可伴有延迟的、反应差的、扩大的瞳孔。

瞳孔缩小、反应差的瞳孔在老年人中很常见。继发性原因包括梅毒、糖尿病和持续的 Adie 瞳孔。先天性瞳孔缩小可以是马方综合征或先天性风疹的伴随症状之一,但也可单独发生。

3. 对光反射会聚反射分离 指瞳孔接受光刺激时明显缩小,但对近刺激收缩更明显。鉴别诊断应包括梅毒、强直性瞳孔、顶盖前病变及双侧瞳孔传出神经病变(如双侧视神经萎缩)等。小瞳孔伴光反射分离可发生在梅毒患者(Argyll - Robcrtson 瞳孔)、慢性持续性 Holmes - Adie 瞳孔和糖尿病神经病变的患者。有一些眼球运动神经病变,如脱离正常轨道的纤维再生,患者可表现为对光反应差而眼球活动(如内收)较好,这容易与真正的光近分离相混淆。

4. 瞳孔不规则 常由虹膜的局灶疾病引起。其他继发性原因包括梅毒、缺血、虹膜后粘连(虹膜和晶状体间的粘连)、外伤性虹膜麻痹、虹膜的退行性变和 Holmes - Adie 综合征。虹膜的肿瘤或淀粉样病变浸润也可引起不规则瞳孔。椭圆或偏心性瞳孔(瞳孔异位)可发生在中脑病变和颅内压升高的患者。

5. 虹膜震颤 是正常人在光刺激后的一种非节律性的、瞳孔大小小波幅变化,不受眼部调节诱发。在光刺激后瞳孔收缩、扩大,然后震颤,而这种震颤在瞳孔及视功能中的作用尚不清楚。

【诊断】

引起瞳孔异常的原因较多,除眼部疾病、药物及毒物中毒外,神经系统疾病也常导致明显的瞳孔异常。详细的病史及体检尤为重要,如果有瞳孔异常,在光线明亮处及昏暗处都需检查。在不同的光线中比较瞳孔的对光反应有助于决定是哪个瞳孔或两侧瞳孔有病变。在光亮处瞳孔不等更明显者则提示扩大的一侧瞳孔是异常的。鉴别诊断包括副交感神经传出障碍(如眼外肌麻痹、瞳孔强直)、虹膜括约肌损伤或缺血和药物性瞳孔扩大。瞳孔不等在黑暗的环境中更明显,说明小的一侧瞳孔是有病的,因为正常一侧在黑暗中会扩大。病理性瞳孔缩小的鉴别诊断包括交感神经抑制(Horner 综合征)、局灶虹膜病变(如炎症)、副交感神经刺激(如药物性刺激)等。

眼睑轻微下垂伴小瞳孔提示可能为交感神经异常,睑下垂伴瞳孔扩大可能提示眼外肌神经异常。仔细地检查视力、眼外肌活动、面肌、感觉及眼底是有必要的。同时需辅以特殊检查如脑脊液检测、梅毒检测、药物毒物检测及 CT、CTA、MRI、MRA、DSA 等,以明确诊断。急性发病的疼痛性 Horner 综合征需高度怀疑颈动脉夹层剥离、颅内海绵窦病变等。常规MRA 可能会漏诊,常需仔细检查非增强轴位 T_1 像,进行经颅底的 MRI 检查,寻找颈动脉血流周围的新月形高信号灶。神经节前 Horner 综合征,尤其患者有吸烟史的,要考虑寻找肺尖部的肿瘤。除了上述的两个病因外,引起 Horner 综合征交感神经通路的神经影像学检查还包括:脑和脊髓(颈髓和 T_1、T_2)MRI 增强对节前病变有价值,脑的 MRI 增强及 MRA 对节后病变有价值。

【治疗】

应针对病因进行治疗。如为眼科疾病,应及时进行眼科治疗,避免使用引起瞳孔异常的药物和毒物。确诊为肿瘤或血肿,可减压或开颅清除肿瘤、血肿,改善症状。如为海绵窦血栓病变,主要为抗凝(肝素、华法林)治疗,降低栓塞风险。

参 考 文 献

[1] 吕传真,周良辅. 实用神经病学[M]. 4 版. 上海:上海科学技术出版社,2014:292-295.
[2] 谢琐臣,许贤豪,张华. 上睑下垂的病因、诊断和鉴别诊断[J]. 中国神经免疫学和神经病学杂志,2004,11(2):115-121.
[3] 张淑琴. 神经疾病症状鉴别诊断学[M]. 北京:科学出版社,2009:387-394.
[4] LAVIN P J M. Eye movement disorders:Diplopia, nystagmus and other ocular oscillation[M]//BRADLEY W G, DAROFF R B, FENICHEL G M, et al. Neurology in clinical practice. 5th ed. Pennsylvania: Butterworth-Heinemann Elsevier, 2008:197-224.
[5] VICTOR M,ROPPER A H. Adams and Victor's principles of neurology[M]. 7th ed. 北京:科学出版社,2001:292-299.

第十章 意 识 障 碍

吕传真

意识(consciousness)是人类认识世界,接受内外环境信息并对信息作出分析,形成思维,然后转化为情感、记忆,贮存和忘却的完整功能。按 Plum 和 Posner 的说法,意识是对自身及其周围事物和环境的清醒知晓。近代研究认为,意识由注意控制(attentional control)、语言产生(speech production)、意愿控制(volitional control)、语义理解(sematic comprehension)、交流困难(global incongruency)、认知异常(metacognition)、执行控制(executive control)以及眼球凝视和跟随(visual tracking and fixation)8 个方面予以表示。意识的基本内容则由觉醒(wakefulness)或唤醒(arousal)和知晓(awareness)两部分所组成,前者代表意识水平,后者代表意识内容。机体通过中枢神经系统对内、外环境刺激对上述 8 个方面作出的应答能力的减退或丧失定义为不同程度的意识障碍(disorders of consciousness)。

神经病学科的观点来说,意识定义为自身的唤醒和对外界环境刺激所需的一种反应能力。意识的生物学基础是解剖学基本完整,认为上脑干神经核团起唤醒作用,而丘脑和皮质的活动提供更多的意识内容。实践证明,临床上的觉醒是由脑干的上行网状激活系统(ascending reticular activating system,ARAS)以及它与脑干-皮质连系完成;知晓是对自身内外环境的感知,是大脑皮质以及丘脑-皮质、皮质-皮质下-皮质的网络连接所完成。上述两个部分之一或两者均受损均可导致意识障碍。

第一节 意识障碍的发病机制与分类

一、意识障碍的发病机制

意识的完整需要机体的觉醒状态,觉醒则需要脑干网状结构和大脑皮质的相互作用。早在 20 世纪三四十年代,Bremer 等在猫的动物模型中即已证实:在动物的脑桥与中脑间切断时,动物呈睡眠样状态,脑电呈同步节律;在延髓与脑桥之间切断时,动物清醒,脑电的同步节律消失。此研究证实,觉醒需要中脑和间脑网状结构的相互作用,中脑可作为更高级神经中枢的驱使中枢去唤醒大脑皮质的意识功能。若没有中脑网状结构的参与,大脑皮质即处于被唤醒状态,脑电图显示与常人无异,但对各种刺激没有反应,这种现象称为"醒状昏迷"。中脑的网状结构可以上升到间脑并投射到大脑皮质;或上升到下丘脑经基地节到达前脑的底部和边缘系统;或经脑干正中的缝隙核和蓝斑,弥散地投射到大脑皮质,通过这三条途径激活大脑半球的皮质功能,使之唤醒。反之,中脑网状结构又通过丘脑的其他核群抑制大脑半球的皮质功能。因此,中脑的网状上升激活系统通过丘脑的激活或抑制调节大脑皮质的功能活动。网状结构是一群小神经细胞的网状连接,其具体的神经通路仍不清楚,但其调节功能仍较明确,可能与中枢神经元的递质分泌有关。中枢的乙酰胆碱和单胺系统的去甲肾上腺素、5-羟色胺在觉醒和觉知的网络调节中起主要介质作用,应予特别注意。例如抗毒蕈碱药常常抑制意识,而胆碱能抑制剂毒扁豆碱能逆转胆碱能性脑病。脑干的蓝斑是去甲肾上腺素能神经中枢,凡作用于去甲肾上腺素和5-羟色胺能的药物均为影响觉醒的神经药物。综上所述,意识的存在依赖于神经解剖的完整基础,特别是中脑及以上水平的解剖结构的完整性,以及神经递质传递的正常调节;凡破坏上述神经解剖结构或阻断正常神经递质的通路,均将出现不同程度的意识障碍。

神经科医师从神经解剖基础研究出发去认识意识和意识障碍。De Sousa 等提出多层面的意识概念(multidimentional concept)并与不同解剖结构有关,认为:① 觉醒的基本结构是脑干的网状核和由这些小细胞发出的具有不同神经递质的神经纤维所组成的 ARAS、外丘脑(extra-thalmus)通路与下丘脑和前脑底部的突触;② 觉醒状态下的调节记忆、注意、情绪和高级认知功能与杏仁核相关;③ 前额叶皮质和楔前叶(precurens)与自身感受及认知异常有关,楔叶前部和前额叶皮质与颞顶皮质的连接和前舌回,是静息状态下意识清除(default model)模式的代表区;④ 额-顶连接与维持知晓、注意、行为选择和信息贮存有关,该连接的任何损害均可产生意识障碍;⑤ 丘脑是接收信息并将信息转送到皮质,起到意识信息的转运站作用,同时它在调节皮质活动中起到关键作用,因此丘脑和皮质两者之间代表了更高级的认知过程。此外,丘脑网状核(thalamus reticular nucleus)控制了丘脑皮质的同步化(synchronization)。

意识障碍的发生,必须是神经解剖的完整性受损,神经递质的失衡或递质传递阻断所致。全身的代谢性疾病以及全脑性低氧性缺血、低血糖、高渗透性、低渗透压状态、酸中毒、碱中毒、氨中毒、尿毒症、高钙血症、药物中毒及维生素 B₁ 缺乏等均可出现意识障碍。脑血流量突然降到每分钟 12~15 ml/100 g 脑组织时即可发生昏厥、意识丧失;若持续降至每分钟 8~10 ml/100 g 脑组织,则将持续昏迷而导致细胞死亡。此外,血糖低至 2.0 mmol/L 以下,血氨升至正常值的 5~6 倍,血液 pH 降至 7.0 以下的各种酸中毒,体温升高至 41℃ 或降至 30℃ 以下等,均可发生意识障碍,但这些因素都必须在上述解剖结构受累后才能发生。药物中毒引起中毒性脑病的意识障碍则与神经通路中神经递质阻断有关。

二、意识障碍的分类

(一) 急性意识障碍

1. 意识紊乱(confusion)　亦称朦胧状态(somolence),意识的清晰度降低,伴意识范围缩小。有不同程度的注意力涣散及定向力障碍。患者观察不到周围发生的事情,认错人和事,思维慢,且不能连贯思索并形成记忆。患者可出现错觉或片段幻觉,引起恐惧或激惹,或呈恍惚状态,或称感知云雾状态(clouding of sensorium)。常见于中毒性、代谢性脑病或痴呆的患者,也可见于局灶性脑病,特别是右侧半球所致的语言记忆障碍以及视空障碍,临床医师应予注意。

2. 谵妄(delirium)　意识清晰度显著降低,患者出现丰富的视幻觉、视错觉。在此影响下,呈现紧张、恐惧、烦躁不安、行为紊乱及定向力障碍。患者可叫喊、冲动、伤人损物或自伤等。

多见于由代谢性、中毒性疾病引起的急性脑病综合征,以及颅脑外伤、高热等情况。

3. 嗜睡(drowsiness)　患者长时间处于睡眠状态,刺激后能被唤醒。醒后意识活动慢,思维慢,说话和肢体活动弱,心率、呼吸变慢,反应迟缓,注意力不集中,对周围环境状况识别力差。刺激停止后又进入睡眠状态。

4. 昏睡(slumber)　亦称昏沉(stupor)。意识障碍进一步加深,需要反复的强刺激下才能唤醒。醒后活动迟钝,能睁眼,对问话仅能作极简单回答,言词含糊不清,常答非所问,可伴肢体不自主的运动。停止刺激后患者立即又进入昏睡状态。

(二) 慢性意识障碍

1. 昏迷(coma)　最严重的意识障碍。患者貌似睡眠状态,两眼闭合,四肢伸直,意识活动全部丧失,对外界各种刺激及自身的生理需求完全不能感知。给予任何刺激均不能被唤醒,脑电活动可能呈现 α-节律,但没有睡眠和觉醒周期。深昏迷时,各种反射,包括角膜反射、瞳孔反射、咽反射及腱反射均消失,肌张力降低。

2. 植物状态(vegetative state, VS)　是继昏迷之外的最严重的意识障碍,常见于昏迷 2~4 周后的意识障碍。欧洲意识障碍研究组将其命名为无觉知无觉醒综合征(unawareness unawakefulness syndrome, UUS),后又称其为无反应性觉醒综合征(unresponsive wakefulness syndrome, UWS)。患者睁眼,眼球能自由地转动,类似清醒状态,但没有知晓,如同植物状,故称"植物状态"。患者意识活动全部丧失,对外界各种刺激及自身的生理需求完全不能感知,给予任何刺激均不能被唤醒,脑电图检查可呈现有睡眠和觉醒周期。

3. 微意识状态(minimally conscious state, MCS)　是一种对自身和外界有一点点知晓的严重意识障碍。与植物状态不同之处是其具有一点点与意识觉知相对应的行为,这种行为不持久,但可重复。此种状态必须与反射行为相区别。此后又根据反应的强弱被分为微意识状态(+)和微意识状态(-)。

4. 边缘微意识状态(emergency minimally conscious state, EMCS)　是一种较微意识状态改善的一种意识状态,具有一定的沟通或交流功能和二个不同物体的识别与应用功能。

5. 功能性闭锁综合征(functional locked in syndrome, FLiS)　非血管性疾病所致的除眼球能运动外的全身瘫痪综合征,但觉知和觉醒功能均存在。在过去将其列为脑血管病中而非列为意识障碍范围。

(三) 发作性意识障碍

发作性意识障碍主要有昏厥(syncope)、癫痫发作、短暂性全脑遗忘症(TGA)、短暂性脑缺血发作(TIA)、心因性非痫样发作。

(四) 睡眠的意识状态

睡眠的意识状态主要有发作性睡病、觉醒障碍、快眼动相行为障碍病。

第二节　慢性意识障碍

一、昏迷

昏迷是最严重的意识障碍,患者对自身和环境全无知晓,患者闭眼,双眼眼球固定,瞳孔正常或稍大,呼吸存在或辅助呼吸,四肢松软,反射消失。昏迷持续的时间与不同病因有关。

【病因】

引起意识结构的结构性或功能损害的中枢神经系统疾病和(或)全身性疾病均可引起昏迷。常见的原因有以下几类。

(1) 急性脑血管病:脑内出血、蛛网膜下腔出血、颅内静脉窦血栓形成、脑栓塞等。

(2) 急性颅脑损伤:脑挫裂伤、颅内血肿、脑干伤等。

(3) 颅内肿瘤:大脑半球深部、中线肿瘤,上脑干肿瘤等。

(4) 心搏骤停。

(5) 急性气道阻塞、溺水等。

(6) 中毒:一氧化碳、毒鼠强等工业、农业毒物中毒。

(7) 减压病。

(8) 全身代谢性疾病:糖尿病、尿毒症等。

(9) 其他。

【检查】

体格检查中应查昏迷患者的瞳孔状态、眼脑反射、眼前庭反射,以及对疼痛刺激的运动反应,对病因诊断有重要价值。

1. 瞳孔 瞳孔不同程度散大或缩小,对光反应消失。

(1) 在中脑病变时,一侧或两侧瞳孔处于中间位,对光反应消失。颅内占位病变压迫丘脑,在早期呈现较小瞳孔,但光反应正常。

(2) 瞳孔大而固定者,直径超过7 mm,对光反应消失,通常因动眼神经受压所致。昏迷患者出现该瞳孔的常见病因有天幕裂孔疝,抗胆碱能药物,阿托品类药物,乙醇或拟交感神经类药物中毒。

(3) 中等大小固定瞳孔:直径约5 mm大小的固定瞳孔,是因中脑水平的脑干损伤所致。

(4) 针尖样瞳孔:昏迷者出现直径1~1.5 mm的针尖样瞳孔,常见病因是服用吗啡、阿片类药物过量,巴比妥类药物中毒、有机磷中毒。脑桥被盖部病损及神经梅毒也可引起。瞳孔对光反应消失,但用放大镜观察可见轻微的收缩。

(5) 不对称瞳孔:约有20%正常人的双侧瞳孔可相差1 mm或小于1 mm,但对光反应好。若一侧瞳孔对光收缩缓慢,收缩程度也小,通常为同侧中脑或动眼神经病变。但需除外眼睛的局部原因,如外伤或虹膜粘连等。

(6) 颈交感神经麻痹综合征(Horner征):见于一侧脑干病变。

(7) 代谢性脑病:通常不会造成瞳孔大小不等,或对光反应消失。

2. 眼球运动 昏迷患者闭眼,提示下脑干是完整的;双眼球静止时不在同一轴水平上,意味着有个别的眼肌瘫痪,或核间性眼肌麻痹,或以往有斜视。一侧大脑半球急性病变,例如脑出血或脑梗死,患者两眼凝视向瘫痪肢体的对侧(急性期看病灶侧)。一侧脑桥受损时,双眼向瘫痪肢体侧凝视。两侧大脑皮质急性病变,可出现眼球激动现象,每隔几秒钟眼球呈现快速强力摆动。丘脑底部和中脑首端病损,两眼转向内下方,好像盯着自己的鼻子看(太阳落山眼)。脑桥被盖急性损害可出现眼球浮动,双眼突发快速下转,而后又慢慢地向上恢复原位。分离性斜视见于小脑或脑干病损。

测试昏迷患者的眼球运动方法有以下几种。

(1) 玩偶眼球运动(眼脑反射):将患者头部轻轻地朝左右两侧或前后转动(刺激前庭半规管),见患者两眼朝相反方向转动。

(2) 变温试验(眼前庭反射):用微量冰水灌入患者一侧耳内,刺激前庭系统引起眼震等反应。

无脑干病变的昏迷患者,在作玩偶眼球运动时可见患者两眼朝相反方向转动,保持眼球与身体其他部位的原先相对关系,即两眼具有完整的同向水平运动。作变温试验,用冰水刺激一侧耳朵,双眼偏向刺激侧,伴随的眼震持续约数分钟。如出现上述情况,说明脑桥到中脑间的脑干部分是完整的。

昏迷患者的玩偶眼球反射消失,意味着脑干的脑桥部位有严重的损害,或有代谢性障碍。常见于较易影响脑干功能的镇静药物,如巴比妥类药物中毒。作一侧变温试验,引起一或两眼向下震颤,多见于镇静类药物中毒导致的代谢性昏迷,及抽搐发作后。

3. 对疼痛刺激的运动反应 通过挤压眶上裂、胸骨、指甲床,或捏颈部皮肤、肢体或肌腱,观察患者对疼痛刺激的运动反应,有助于判断昏迷患者的脑功能障碍程度或昏迷深度。

(1) 在代谢性疾病中,患者呈两侧对称性姿势。当出现一侧异常或两侧不对称姿势时,提示对侧大脑半球或脑干有结构性损害。

(2) 在中等程度的意识障碍时,患者对疼痛刺激可产生似乎有目的的定位性反应,如患者的手可伸向被刺激部位,但往往很难和反射活动相鉴别。

4. 呼吸状态

(1) 陈-施呼吸:也称过度缺氧性呼吸暂停。往往是呼吸5次后暂停10 s,呼吸节律由大变小,然后逐步变大。这种呼吸见于两侧半球的弥漫性病变。

(2) 反射性过度呼吸:连续的深呼吸,频率较慢,见于两侧大脑半球、下中脑、上脑桥以及延髓的病变。

(3) 呼吸暂停性呼吸(apneustic respiration):患者吸气延长,呼气短而急促,这种呼吸提示病变累及脑桥。

(4) Biot呼吸:也称为间歇性呼吸暂停,常常提示病变累及脑桥下部。

(5) 共济失调性呼吸(ataxic respiration):呼吸速度和节律均不规律、不均匀常提示脑桥和上延髓已受累。

(6) 吸气性呼吸(ondine's curse):如急性缺氧时的张口吸气,节律短促,有呼吸节律,但往往无效,提示病变累及延髓,为呼吸衰竭的终极表现。

(7) 呼吸停止:见于延髓至C_4节段的病变。

【诊断与鉴别诊断】

病史是诊断的关键,应尽可能从护送者或家属中详细了解昏迷发生时的经过情况,患者最后一次被看到呈正常状态的时间,以及患者以往的健康状况等。重点了解昏迷发生的时间和过程,起病缓急及伴随症状;昏迷是首发症状,还是先有其他疾病最后导致昏迷;昏迷前后有无外伤或意外事故;患者是否服用过药物、毒品或接触过某些化学品,有无一氧化碳中毒等情况;以往有无癫痫史,有无高血压、糖尿病或严重肝、肺、肾或心脏等疾病史。

通过病史询问及临床检查,部分患者能找到明确的病因。例如有颅脑外伤史的,或有电击、溺水等意外后发生的昏迷。

有服用某些药物或毒品史的患者出现昏迷,首先检查是否和这些因素有关。糖尿病患者、高血压患者突然发生昏迷、偏瘫,应想到脑卒中可能。先有严重感染、发热史的,需除外败血症和休克导致的昏迷。然而昏迷的原因并不都是易于明确的,在有些情况下,需要通过对病史及临床检查作详细的分析,才能得到比较可靠的结论。诊断过程中需要明确:① 是否昏迷;② 什么原因的昏迷;③ 昏迷累及神经解剖的部位。

1. 是否昏迷 根据临床表现和体格检查判断患者是否昏迷,还是昏迷后的某种意识障碍必须认真检查与判别。但有时还需和一些貌似昏迷的情况相鉴别,如谵妄、木僵、功能性不反应状态等情况。

2. 什么原因引起的昏迷 昏迷的常见病因可分为颅脑损伤、脑血管疾病、颅内占位病变及弥漫性脑病数大类。

(1) 颅脑损伤:是最常见的昏迷原因,有急性的颅脑损伤病史、车祸等。

(2) 急性脑血管病:脑出血、蛛网膜下腔出血等。

(3) 颅内占位性疾病:通常先有局灶性体征,抽搐或精神症状,随后或同时出现意识障碍。无论是天幕上病变或天幕下病变,因占位病变的产生及扩大,除破坏局部脑组织外,尚引起病损周围组织的反应性改变,如压迫、移位及水肿。有些病变,如肿瘤或血肿会不断增大,压迫周围组织结构,使之移位,脑脊液吸收及通路受阻,造成颅内压增高及脑疝形成,导致昏迷或死亡。供应脑组织血供的动脉或静脉回流被阻断,可触发或加重上述情况。若肿瘤等病损在脑桥中部被盖以上,中脑头端处,或直接破坏、压迫脑干内上行性网状激动系统,可造成木僵、昏迷等状况。

(4) 代谢、中毒及弥漫性脑病:由于脑部弥漫性疾病或全身系统性疾病,造成的精神错乱、谵妄、木僵,最后进入昏迷者称为弥漫性(或代谢性)脑病。某些神经化学药物及全身性疾病的影响,易引起代谢性脑病。常见化学药物为镇静剂及抗胆碱能药物。常见疾病有全身性或中枢神经系统感染、中毒性脑病,内脏疾病,如肺性脑病、肝性脑病、尿毒症、心肌梗死、心律失常等,缺氧、缺血状态,低血糖,水和电解质紊乱,酸碱平衡障碍,内分泌疾病如糖尿病等,维生素缺乏,体温调节障碍如中暑等,癫痫发作,颅脑外伤及播散性脑部疾病等。

临床特征为急性或亚急性发病,症状为非特异性的,常见注意力丧失、记忆力减退、思维紊乱及定向障碍、睡眠及觉醒周期改变。昏迷前常先出现嗜睡、意识模糊、精神错乱或谵妄。体检通常没有明显的定位体征。无感觉障碍,若有运动障碍,也是双侧性的。有时可见肌阵挛发作或癫痫发作。多数患者无明显颅内压增高症状。瞳孔对光反应总是保持完好,是弥漫性脑病的一个特征性体征。

3. 哪个解剖部位受累的昏迷 从大脑皮质、深部结构到脑干不同水平的病变均可出现昏迷,各有特点。

(1) 两侧皮质性昏迷:完全昏迷者,表现为剧烈的刺激没有反应,瞳孔中等或散大,对光反应存在或迟钝。

(2) 丘脑水平昏迷:呈去皮质状态。若无视束损害则光反应存在,瞳孔小;眼球游动或呈现娃眼表现;呈过度换气性呼吸或陈-施呼吸。

(3) 中脑水平昏迷:呈去皮质或去大脑强直姿势;瞳孔中等大小、固定,光反应消失;眼球固定或分离性;呼吸深而有力,

(4) 脑桥水平受累:呈现去脑强直,瞳孔细小,双侧针尖样;眼球水平会聚,上下视不能,常呈分离状;呼吸呈反射性,过度换气性暂停或群聚性呼吸(cluster respiration)和呼吸暂停。

(5) 延髓水平受累:肢体瘫,瞳孔小,一侧病变时有 Horner 征;自发性眼球运动正常,偶有眼震,共济失调性,或吸气性呼吸障碍或呼吸暂停。

【处理】

1. 急救治疗 昏迷是一种危急状态,应作紧急检查及处理。立即治疗某些会危及生命的病况。与此同时,应努力查明可能的病因。急救处理包括下列措施。

(1) 保证呼吸道通畅:有良好的换气及血循环功能。观察呼吸速率、有无发绀。作胸部听诊,动脉血气分析及 X 线检查,了解肺换气功能。若有呼吸道阻塞,应立即清除阻塞物,置张口器,吸痰,必要时作气管插管或气管切开。有循环障碍者,根据情况合理补液及应用升压药。

(2) 昏迷患者通常需插静脉导管,作必要的实验室检查,包括血常规、血糖、凝血酶原时间、电解质及肝、肾功能等。

(3) 静脉输液:给予葡萄糖、维生素 B_1 及纳洛酮。每个昏迷患者均给予 50% 葡萄糖 50 ml,治疗可能存在的低血糖昏迷。在缺乏维生素 B_1 的患者中,用葡萄糖易诱发或加重 Wernick 脑病,故应同时静脉内给予 100 mg 的维生素 B_1。若疑为阿片类中毒,需常规应用阿片拮抗剂纳洛酮,0.4～1.2 mg 静脉注射。若诊断不清,纳洛酮与葡萄糖都应继续应用。

(4) 昏迷伴抽搐者,应作抗抽搐治疗。持续或反复发作的抽搐伴有昏迷者,需考虑为癫痫持续状态,应作紧急相应处理。

(5) 有外伤史并可能累及颈椎者,颈部应制动。作放射学检查,除外颈椎损伤。

2. 病因治疗 在急救处理昏迷的过程中,应积极寻找一切可能的病因。一旦病因明确,应迅速给予有效的相应治疗,如颅内血肿清除、颅内肿瘤切除。颅内感染引起的,应迅速给予大量有效的抗生素治疗。各种全身性疾病,如高血压,糖尿病,低血糖,肝、肾功能衰竭,药物、毒品或某些化学品中毒者,均应给予相应的积极治疗。

二、特殊意识状态

特殊意识状态系指继昏迷之外的各种意识障碍,它包括植物状态、微意识状态、边缘微意识状态和闭锁综合征。

(一) 植物状态

植物状态是一种无知觉和无觉醒的一种意识状态,以往曾称为去皮质综合征(apallic syndrome)、无动性缄默综合征(akinetic mutism)、睁眼昏迷(coma vigil)等名称,1972 年起 Jennet 和 Plum 使用"植物状态"这个名词。后来欧洲又使用"无反应性觉醒综合征"的名词,这个名词的意思是:患者除维持基本的心跳、呼吸、体温、血压和消化功能外而完全无知晓,酷似植物的生长而生存的一种意识状态。这种状态持续 4 周以上者称为连续植物状态(continuous vegetative state),持续 12 个月者称为持续植物状态(persistent vegetative state,PVS)或永久植物状态(permanent vegetative state)。然而近年研究发现,在脑外伤后 2～4 年后仍有恢复意识者亦非罕见。主要临床表现为眼睛睁开,眼球游动,貌似醒状,脑电图检查没

有明显的节律性改变,但有较好的 α 波出现,上肢屈曲内收、下肢伸直,两侧病理征阳性。

1. 1996 年 4 月中华医学会急诊学会持续植物状态诊断标准 其植物状态的判断标准如下。

(1) 意识丧失,不能执行言语指令。

(2) 对视、听、触或有伤害性刺激有反应,但无持续、重复和有目的的随意运动。

(3) 眼球无自主性运动。

(4) 睡眠-觉醒周期良好。

(5) 下丘脑、脑干功能(心跳、呼吸、血压、瞳孔光反应、咳嗽、吞咽反射等)基本正常。

(6) 两便失禁。

根据我国 1996 年制订的持续性植物状态的评分标准(表 2-10-2-1)定义,小于 3 分为完全植物状态,4~7 分为不完全植物状态,8~9 分为临界植物状态,10~11 分为非植物状态,大于 12 分基本正常。

表 2-10-2-1 持续性植物状态的评分量表

反应	评分	反应	评分
肢体运动		进食	
无	0	胃管营养	0
刺激后运动	1	能吞咽液体	1
无目的的随意运动	2	能吞咽稠食	2
有目的的随意运动	3	能咀嚼	3
眼球运动		情感反应	
无	0	无	0
不持续眼球跟踪	1	偶流泪	1
持续眼球跟踪	2	能哭笑	2
有意注视	3	正常情感反应	3
执行指令		言语	
无	0	无	0
微弱动作	1	能哼哼	1
偶能执行简单指令	2	能说单词	2
能执行各种指令	3	能说整句	3

2. 欧洲 1996 年修改意见 列出下列诊断标准。

(1) 对自身和外界完全无知晓,视、听、触和伤害性刺激没有反应,眼睛能睁、能闭,类似新生儿的睡眠与觉醒睁,或出现无目的眼球游动,貌似清醒。

(2) 心跳、呼吸、消化功能正常;下丘脑自主功能正常,如女性月经周期存在等。

(3) 眼球分离位或会聚,有游动和眨眼动作,瞳孔稍大、光反应存在,玩偶眼球运动试验阳性,内耳冷热水试验不出现眼球震颤,但出现眼球分离性游动。

(4) 睡眠-觉醒周期紊乱,可有白天的睡眠-觉醒周期。

(5) 初级原始反射出现,如咀嚼、吸吮和自主吞咽动作等。

(6) 缺乏情感反应,但可出现原始的情感表现,如有痛苦表情或哭泣。

(7) 去大脑或去皮质体位姿势,上肢屈曲、内收,两下肢伸直或跖屈,病理征阳性。

(8) 两便失禁,自发性睁眼或闭眼,角膜冷冰水试验和睫-脊(cilio-spinal)反射阳性。

3. 2011 年 Gerstenbrand 等修订评分 将植物状态制订了 8 个时相的评分。

1 期:深度睡眠状态,偶能睁眼,眼球固定,有原始的情感和原始运动(如无故哭泣、咀嚼动作等),睡眠-觉醒周期紊乱,上肢屈曲、内收,下肢伸直、跖屈。

2 期:昏睡状态,眼球游动,脑电开始有白天的睡眠节律周期,有能鉴别性的情绪反应,有原始的目的性的行为性运动(如触及口角后会转头去做吸吮或张口反应等),体位固定,呈上屈下伸体位,和强直性痉挛。

3 期:嗜睡状态,开始有唤醒反应,能有“是”或“不是”的情绪反应(笑或哭),有初级反射,如口周反射、抓握反射等。

4 期:Kluver-Bucy 期,患者完全觉醒,出现白天的睡眠节律;能握持检查者给予的物体,但不知是何物;对简单的问题能发出轻微的声音;出现明确病损产生的定位体征,强直-屈曲体位和痉挛性强直消失。

5 期:Kluver-Bucy 后期,觉醒状态,脑电出现白天黑夜周期节律,屈伸体位和痉挛性体征减轻,强直性痉挛消失。

6 期:Korsakov 症状期,患者完全觉醒,原始的初级运动消失(如自动咀嚼、吞咽等),但无定向力,完全呈极度疲劳状态,能凝视物体,在指导下可以握物但不知放开等,痉挛性体征减轻。

7 期:遗忘综合征期,患者完全觉醒,有白天和夜间的睡眠周期节律;无定向力但可被引导;有严重的记忆障碍,但很少出现原始的动作行为;有轻度的痉挛性体征,体格检查可以明确局灶性或弥漫性脑损害的结果,其总体临床可完全表现为卧床的静息状态。

8 期:植物状态恢复的最终期,出现不能干扰的意识状态,正常的睡眠-觉醒节律周期,有明确弥漫性或局灶性脑损害的体征可能,可伴发不同的卧床症状群。

(二) 微意识状态

微意识状态是一种对自身和外界有一点点知晓的证据的严重意识障碍,它不同于植物状态的是因为它有一点点与意识觉知相对应的行为,但这种行为虽不持久但可重复,并能与反射相区别。

2011 年后又根据这种反应的强度将其分为微意识状态(+)和微意识状态(-)。

诊断标准如下。

(1) 对手势或词汇有“是”或“不是”的反应,如呼喊患者的姓名会有反应,但对其他无关的活动或谈话无反应。

(2) 眼睛能向检查者发问的方向转动。

(3) 能寻找发问者的方向和声音或刺激的来源和方向。

(4) 触及患者手掌时可有握持的倾向,但需排除强握反射。

(5) 眼球能有跟随反射和凝视反射。

(6) 脑电图检查可有白天黑夜的睡眠节律,功能磁共振(fMRI)可见较明显的额-顶旁区活动。

(三) 边缘微意识状态

边缘微意识状态是从微意识状态转向更高级意识状态的过渡状态,它必须具备两个功能相构通的能力和两个不同主题的应用能力。

诊断标准如下。

（1）对 6 个基本定位能力的问题能做出正确的"是"或"不是"的回答。

（2）对 2 个执行功能可正确回答，如"请你坐下。""你躺着吗?""我手指向天花板吗?"等等。

（3）至少有 2 个功能性目标的应用和至少有 2 个不同主题功能的执行功能，如给予木梳看他能否应用，或给予一张纸和一支铅笔看他能否应用。

（4）脑电图可见周期性觉醒-睡眠周期，功能磁共振可见皮质功能活动。

（四）闭锁综合征

闭锁综合征由 Plum 和 Posner(1965 年)首先提出，由脑桥腹侧基底部病变损害了皮质脊髓束和皮质延髓束引起患者四肢瘫痪，不能运动，不能讲话，但眼球运动正常，意识清楚，常以眼球运动表示意思。因此又称为失传出状态（deefferented state)，或称脑桥腹侧综合征、Monte-Cristo 综合征。脑外伤、脑血管病、肿瘤、脱髓鞘病为最常见病因。

闭锁综合征是非真实的意识障碍，但仍归特殊意识状态。下列条件为诊断标准。

（1）意识清醒，认知正常。

（2）眼睛睁闭自如，并以眼球、眼睑运动表达思维和指令。

（3）四肢全瘫或不全瘫。

（4）严重发音困难或不能发音。

（5）脑电检查正常或轻度异常。

（五）木僵

患者缄默不语，不吃不喝，保持一固定姿势僵住不动。可有蜡样屈曲及违拗症，甚出现尿潴留。通常对外界刺激无反应，只有强力的反复的外界直接刺激才能被唤醒，患者睁着眼，对语言指令无反应或反应迟缓。多见于精神分裂症紧张型等重型精神病患者。

（六）功能性不反应状态

功能性不反应状态（psychogenic disturbances of consciousness)见于癔症或强力的精神刺激后产生的一种精神抑制状态，脑部并无器质性疾病。患者表现为僵卧、双目紧闭、呼吸增快、肢体紧张，对外界刺激如呼叫、推摇或疼痛刺激一般无反应。检查时拉开眼睑会有抵抗性紧闭反应，并可见眼球向上转动，瞳孔光反应正常。

第三节 发作性意识障碍

一、晕厥

晕厥（syncope)亦称"脑贫血"，系指突然发生的短暂性全脑缺血而引起的短暂性意识丧失，平卧片刻即可自行恢复的临床现象。紧张、精神刺激、站立过久、外伤、出血等为常见病因。

【病因和发病机制】

正常全脑血流量为 800～1 200 ml/min 或每分钟 45～50 ml/100 g 脑组织，大脑灰质为每分钟 80 ml/100 g，大脑白质为每分钟 20 ml/100 g。当脑血流量骤减至每分钟 20～30 ml/100 g 时可发生晕厥。

在正常情况下，由于脑血流的自动调节机制，脑灌注压在一定范围内波动不引起血流量改变，当脑灌注压增高时，机体反射性引起毛细血管动脉端平滑肌收缩，使脑血管阻力增高而不引起脑血流量增加;反之脑灌注压降低时，又反射性引起毛细血管动脉端平滑肌松弛，降低脑血流阻力，从而增加脑血流量。这种自动调节有一定限度。据估计维持意识所需脑血流量的临界水平为每分钟 20～30 ml/100 g，当脑血流量骤减至临界水平以下可引起晕厥。

脑血流量骤减的原因有:① 心排出量突然减少或心脏停搏。根据实验，终止脑灌注 1～2 s，人如处于直立位可有头昏及无力，3～4 s 后则发生意识丧失;而处于卧位可不发生意识丧失，直至脑血流中断 5 s 后才发生意识丧失。② 血压急剧下降。通常在直立位时约需平均动脉压来维持脑血流灌注。当静脉回流不全、微动脉张力缺失、血容量不足、心律失常、心泵衰竭、神经-体液调节障碍等这些因素的相互作用，可导致心搏出量突然减少和血压骤降。③ 供应脑部血流的动脉发生急性较广泛的缺血，动脉本身病变导致管腔狭窄或闭塞，颈部疾病或人为压迫血管，交感神经受累引起反射性椎动脉痉挛等。如一侧大脑的大血管已经闭塞，对侧未闭塞大动脉如再受压，即在正常心排出量和血压的情况下也可引起晕厥。

【晕厥的分类】

根据发病机制及引起晕厥的各种原因将晕厥分为 4 类，见表 2-10-3-1。

表 2-10-3-1 晕厥的分类

类别	原因
1. 反射性晕厥	血管减压性晕厥（单纯性晕厥）
	位置性晕厥（直立性低血压）
	颈动脉窦晕厥
	吞咽性晕厥
	排尿性晕厥
	咳嗽性晕厥
	仰卧位低血压综合征
	舌咽神经痛性晕厥
2. 心源性晕厥	心律失常，以急性心源性脑缺血综合征为最常见
	病态窦房结综合征
	主动脉狭窄
	先天性心脏病
	原发性肺动脉高压症
	心绞痛与急性心肌梗死
	左心房黏液瘤，血栓形成
	原发性心肌病
	心包填塞
3. 脑源性晕厥	脑部循环障碍引起一时性广泛的脑供血不足
	脑组织本身病变
	颅脑损伤后
4. 其他类型晕厥	哭泣性晕厥
	过度换气综合征

【临床表现】

晕厥是一种突然发作的、持续时间短暂的意识缺失临床现象。典型的临床发作可分为 3 期：① 晕厥前期，自主神经症状明显，常感头部或全身不适、视物模糊、头昏耳鸣、出汗、面色苍白，偶有恶心、呕吐、上腹部不适、肢端发冷以及肌张力减低使患者摇晃。此期持续几秒至 10 s，预示即将发生晕厥。在此期间部分患者如能扶持物体或躺下，症状可逐渐消失而不发生意识丧失。② 晕厥期，意识丧失及肌张力消失、跌倒在地、血压下降、瞳孔散大光反应减弱、腱反射消失、尿失禁。脑电图见各导联出现慢波，持续整个晕厥期。此期约几秒钟，若意识丧失时间超过 15~20 s，则多发生抽搐。③ 晕厥后期，意识恢复初期，可有短时间处于意识混乱状态，然后慢慢对周围环境能正确理解，但仍面色苍白、全身软弱无力，不愿讲话或活动，有恶心、腹部不适和便意，有极度疲劳或嗜睡。晕厥后期持续的时间取决于晕厥发作的程度。有些晕厥发作并无明显的三期表现，却有其独特症状。

除晕厥的一般临床表现外，各种类型的晕厥仍有其各自的特点。

1. 反射性晕厥　最常见，约占各型晕厥总数的 90%，分布于各年龄组。多数是经血管迷走反射，由压力感受器反射弧传入通路上的功能障碍引起的。

（1）血管减压性晕厥（单纯性晕厥）：本病较多见于青春期体质较弱的女性，常有家族晕厥史及明显的发病诱因。其诱因多为情绪紧张、恐惧、疼痛、注射、拔牙、抽血、外伤或各种穿刺术及小手术、焦虑、闷热、疲劳、愤怒、站立过久、妊娠、饥饿等。有短暂的前驱症状，如头晕、恶心、上腹部闷胀、视物模糊、出冷汗、面色苍白、无力等。继则意识丧失、跌倒，血压迅速下降，脉弱缓，每分钟降至 40~50 次以下。平卧后可很快恢复知觉，常无严重后果。如在 10~30 min 内试图使患者坐起或站立时，常可导致复发。本病与直立性低血压的鉴别是：发作不因体位的变换（如卧位转为直立性），有明显诱因及前驱症状。可用皮下注射阿托品或肾上腺素消除脉率的减慢；晕厥发作时，让患者躺平或放低头部后意识即行恢复。

（2）直立性低血压（体位性低血压）晕厥：直立性低血压为多系统疾病，可为特发性也可继发于其他疾患。此类晕厥常发生于由卧位和蹲位突然起立或持续站立时。其特点是血压急剧下降，于 1 min 内收缩压降至 60 mmHg 以下，舒张压亦相应下降，随即意识丧失。除体位改变外，找不出任何可以说明血压下降的原因。一般无前驱症状。直立性低血压所致晕厥有：① 生理性，多发生于站立时间过长；如慢性消耗疾病长期卧床或孕妇骤然起立时常可发生的晕厥。② 低血容量性，血容量减少时，使心输出量减少，动脉压降低；大量利尿，严重丢失体液和钾、钠，或胃肠道出血、艾迪生病（Addison disease）可以引起低血容量，造成晕厥；下肢静脉极度曲张或应用某些血管扩张剂如亚硝酸盐可引起相对低血容量，导致晕厥。③ 药物作用与交感神经切除术后：应用氯丙嗪、交感神经阻滞剂胍乙啶等降压药及用左旋多巴治疗震颤麻痹均可引起直立性低血压性晕厥；交感神经切除术常合并直立性低血压，此类晕厥系传出通路功能障碍所致。④ 特发性直立性低血压，属自主神经疾病，中年后起病，病程呈进展性、波动性，又缓解和复发。主要症状是患者于站立时出现眩晕、黑矇、暂时失明、晕厥。进展型的患者不能维持直立位完全卧床不起。本病同时伴有阳痿、无汗和括约肌障碍等自主神经症状。伴发基底节与小脑萎缩、锥体外系损害体征，常见于多系统萎缩症。此外，慢性直立性低血压也常发生于糖尿病性神经病变、脊髓痨、脊髓空洞症和其他神经系统疾患。

（3）颈动脉窦晕厥：是由颈动脉窦反射过敏所致。常见的原因是颈动脉窦附近的肿瘤或肿大淋巴结、颈动脉体瘤、颈部外伤及手术，尤其是甲状腺手术、颈总或颈内动脉结扎，甚至手压迫颈动脉窦、颈部突然转动、衣领过紧等。发作时心率减慢、血压下降、面色苍白但无恶心等先驱症状。发作可分为 3 种形式：① 迷走型，有反射性窦性心动过缓，或房室传导阻滞，或两者同时存在，因反射性心脏收缩不全引起脑供血不足而导致晕厥。此型约占颈动脉窦晕厥患者的 70%。可用阿托品或普鲁本辛等治疗。② 减压型，有显著的血压下降，而无心动过缓或房室阻滞。可用肾上腺素或麻黄素治疗。③ 中枢型，心率和血压均无明显改变，只有短暂的晕厥。阿托品及肾上腺素皆无效。突然转动头位或衣领过紧均可诱发。

（4）吞咽性晕厥：患有舌咽神经痛，食管、咽、喉、纵隔疾患，高度房室传导阻滞，病态窦房结综合征的患者，偶因吞咽动作激活迷走神经，引起反射性心律失常而致晕厥。发作与体位无关，发作前、后期多无不适。类似发作可见于胆绞痛、胸膜或肺刺激、支气管镜检时。阿托品可终止其发作，心脏起搏器可防止其发作，卡马西平、苯妥英钠等药物可使舌咽神经痛的症状缓解。

（5）排尿性晕厥：此类晕厥多见于青年和中年的男性患者，偶见于老年人。发病多在醒后起床排尿时或排尿后，白天排尿时亦发生。发作前无前驱症状，或仅有短暂的头晕、眼花、下肢发软等感觉，发作时患者突然意识丧失、晕倒，持续 1~2 min，自行苏醒。发作后检查可有心动过缓或心律不齐，脉搏变慢，血压无明显改变。本病的发病机制为综合性，如膀胱收缩产生强烈的迷走性反射，导致心脏抑制和节律失常；身体由卧位至立位的改变，反射性周围血管扩张；排尿时腹压的骤然降低，及睡眠时肌肉松弛，血管扩张等存在，使血管运动中枢不能立即起调节作用而致血循环紊乱，产生暂时性脑供血不足而导致晕厥。为避免排尿性晕厥的发生，夜间排尿时不要急起站立，采取蹲位，以增加血管外周阻力，阻止血压下降，同时排尿时平和呼吸。发作时除立即使患者躺卧外，可用肾上腺类药物治疗；如发现心动过缓或心律失常，可用阿托品消除。

（6）咳嗽性晕厥：本病多见于中年以上男性患者，常有肺气肿或其他慢性阻塞性肺部疾病。患者在剧烈咳嗽时，突然意识丧失，常于呼吸重新规则时自行苏醒。偶有头晕、眼花、出汗等前驱症状。此类晕厥的发病机制，可能是由于咳嗽时胸内压上升，阻碍静脉回流，使心输出量降低，导致脑缺血而发生晕厥。也有人提出由于咳嗽时反射性地引起脑脊液压力升高，影响脑血液循环致脑缺血。白天可采用腹带和弹力长袜，夜晚服用止咳剂可以减少或控制发作。

（7）仰卧位低血压综合征：多发生于妊娠后期孕妇仰卧时，也可发生于腹腔内巨大肿瘤的患者仰卧时，改变体位常可使症状缓解。本病主要的临床表现是血压骤降、心率加快和晕厥。发病机制是由于机械性压迫下腔静脉，使静脉回心血量突然减少所致。如改变为侧卧位或坐位，可防止发作。

（8）舌咽神经痛性晕厥：舌咽神经痛发作期或发作后，偶尔可因迷走神经激惹发生心率减慢和血压降低而导致晕厥。触动舌根、扁桃体、耳部可诱发舌咽神经痛，间接诱发晕厥。

2. 心源性晕厥　这类晕厥是由于心脏停搏，严重心律失常、心肌缺血，心脏排出受阻等原因引起血流动力学紊乱，导致脑缺血性贫血而发生。通常在直立位发生的无前驱症状的晕厥，常提示为心源性或体位性低血压所致；在仰卧位发生的晕厥则提示为心源性。心源性晕厥或直立性晕厥一般缺乏前驱症状或仅有瞬息的前驱症状，如头胀、头晕、视觉障碍等。

（1）心律失常伴发心源性晕厥：此类晕厥又名心源性脑缺氧综合征（Adams - Strokes syndrome）是由于心脏停搏和心脏节律失常，如严重的心脏传导阻滞、阵发性心动过速、心房纤颤、室性阵发性心动过速等，导致急性脑缺血所致。临床表现为突然晕厥，心音消失，癫痫样抽搐，面色苍白或发绀。一般心搏停止 5～10 s 即可引起晕厥。15 s 内者借自发性心室起搏点或窦性心律的折返而使晕厥自然消失，此后可再复发。心室纤颤可发生致命的抽搐性晕厥。晕厥也可发生于突然导致死亡的聋-心综合征，其特点是先天性双侧传导性聋，发作性晕厥或抽搐和心电图 QT 间期延长，发作可导致死亡。晕厥也见于 QT 间期延长而无聋的非完全型综合征。

（2）病态窦房结综合征：本综合征的基本生理学障碍是窦性停搏、严重窦性心动过缓、窦房传导阻滞或快速心律失常引起的脑缺血，可引起晕厥。临床上凡心率在 55 次/分以下，且窦性频率不能随运动、发热、剧痛等相应增加时，应疑及本综合征的可能性。

（3）主动脉狭窄：严重主动脉狭窄可由于输出量下降以致脑缺血引起晕厥，多发生于在用力屏气时，又称屏气性晕厥。用力屏气时心脏无力增加排血量和冠状动脉的血流量，导致严重的心肌缺血，使心输出量急剧下降。半数病例中伴发心绞痛或短暂呼吸困难。放射及心电图检查均可发现心室肥厚。这类晕厥确诊后，应迅速进行手术治疗。

（4）先天性心脏病：先天性心脏病合并右至左分流者，可以发生发绀性低氧性晕厥，其中以法洛四联症最为常见。患者在用力或运动时，由于周围血管阻力降低，使右向左的分流增加，肺血流量和氧合作用减少导致脑缺氧，从而引起晕厥。

（5）原发性肺动脉高压症晕厥：较少见，仅出现于极端严重的肺动脉狭窄者。此类晕厥也属于用力性晕厥范围。典型的临床表现为心绞痛，伴有发绀的窒息性呼吸困难，患者往往在初次发生晕厥时就出现大量肺动脉栓塞，预后很差。

（6）心绞痛与急性心肌梗死晕厥：较少见，但重症心肌梗死早期发生的晕厥并不少见。此类晕厥类似用力晕厥，是由于心肌缺血和发作性心律失常造成的。晕厥多发生在心绞痛发作的高峰时刻，持续时间较长，呈反复发作，偶有大、小便失禁，脉搏减慢或消失。通过心电图检查可以确诊。

（7）左心房黏液瘤及阻塞性二尖瓣：常发生于体位改变时，使黏液瘤、血栓或修补术后的球形瓣膜嵌顿于二尖瓣口，造成机械性梗阻，使心排血中断，导致晕厥或癫痫样抽搐。

（8）原发性心肌病性晕厥：原发性心肌病的三型（扩张型、肥厚型、限制型）均可发生晕厥。症状特点是胸痛及晕厥，常有家族史。限制型心肌病可因心室流入通道受阻而发生晕厥。

（9）心包填塞：心包疾病引起心包填塞者可并发晕厥。

3. 脑源性晕厥

（1）脑局部供血不足引起的晕厥：在高血压病或肾小球肾炎及妊娠高血压综合征等引起的症状性高血压中，血压突然显著升高时，患者有头痛、呕吐，有时发生晕厥及面部或全身抽搐，继以暂时性、局限性运动或感觉障碍，视神经乳头水肿，颅内压升高等。意识丧失的时间较一般晕厥为长。在动脉硬化的患者中，由于血管狭窄，脑供血不足，可经常有发作性意识丧失。大部分病例晕厥发作时伴有眩晕、无力、呕吐、视觉障碍等症状。

（2）中枢神经组织本身病变引起的晕厥：由于脑干病变影响延髓的血管运动中枢引起，可见于脑干的血管病变、肿瘤，或由于血管运动中枢附近肿胀、受压（第四脑室肿瘤、先天性小脑扁桃体向下移位压迫延髓），中枢神经系统脱髓鞘或变性疾病，高位脊髓灰质炎，及狂犬病、卟啉病、感染性多发性神经根炎或任何病因引起的上行性麻痹等。这类患者的预后不良，发作延长时可引起死亡。

（3）其他：脑外伤和某些药物如安定剂、镇静剂、安眠药、抗抑郁剂和麻醉剂等对血管运动中枢有直接抑制作用而引起晕厥。

4. 其他类型晕厥

（1）哭泣性晕厥：多发于幼童，发作常由于被恐吓、责骂或疼痛引起，患儿先哭泣，继之屏住呼吸，致缺氧而发生晕厥，当时面唇发绀，称"青色晕厥"。

（2）过度换气综合征：情绪紧张或癔症发作引起过度换气时，二氧化碳呼出量增加，导致呼吸性碱中毒，引起脑部毛细血管收缩，脑组织缺血、缺氧，轻者头晕、乏力、四肢麻木及发冷，重者晕厥。这种晕厥的特点是前驱期较长，可在卧位发生。

【诊断与鉴别诊断】

晕厥是一常见神经症状，致晕厥的因素众多，临床医师应根据详细的病史和体格检查及必要的辅助检查予以诊断并作出相应处理。晕厥应与所有的发作性意识障碍相鉴别，特别是癫痫、短暂性脑缺血发作（TIA）、短暂全面性遗忘（transient global amnesia，TGA）、偏头痛等相鉴别。此外晕厥还应与眩晕、癔症、发作性睡病、昏迷等相鉴别。

临床上，常可借助发作的前驱症状（如黑矇、出汗、脸色苍白、体位诱发、心律减慢等）、脑电图检查异常与癫痫发作相鉴别；借助发作早期或发作后出现局灶性神经症状和体征、体格检查和头颅 MRA 等发现异常与短暂性脑缺血发作相鉴别；借助老年人突然发生的记忆丧失但不伴迷走反应，事后不能回忆而神经系统无阳性发现者与短暂性全脑遗忘症相鉴别。

此外，晕厥还应与癔症、发作性睡病、昏迷等相鉴别。癔症患者的意识障碍不是真正的意识丧失，常为意识范围缩窄。发作时无苍白或出汗，血压与脉率无变化；发作常可因暗示而终止或加强；跌倒时常无外伤，多见于年轻或中年女性。发作性睡病与晕厥的鉴别是前者无论在任何情况下反复发生不可抑制的睡眠，可被唤醒，但无意识丧失。昏迷与晕厥不同，前者的意识丧失时间长，睡眠-觉醒周期丧失，根据病史与体格检查不难与晕厥鉴别。

【预防与治疗】

晕厥是一组症状，防治首先要找出引出晕厥的病因与诱因。应尽量避免各种诱因，如精神刺激、疲劳、长时间站立等，出现前驱症状时应立即采取卧位以免发作。对直立性低血压，应鼓励患者步行和做力所能及的体力活动，避免长期卧床和突然的体位变动，睡眠时头部抬高，避免用镇静剂、安眠剂、安定剂等。排尿性晕厥的预防是：避免膀胱过胀而急需排尿的情况，起床排尿时动作要缓慢，排尿时不能过急，必要时可取蹲位排尿。

不同原因的晕厥应选用不同的方法，一般原则为：① 反射性晕厥多数是由迷走神经反射导致心肌抑制造成的，可应用心脏起搏器或阿托品进行防治。② 对减压型可用拟交感神经药物如麻黄素、异丙肾上腺素、去氧肾上腺素等。阿托品与巴比妥联合应用对有明显迷走神经过敏倾向的婴儿有效。③ 在对颈动脉窦综合征、吞咽性晕厥进行上述治疗时，应进一步探查和去除原发病灶。④ 对直立性低血压可试用拟交感神经药、类固醇激素，增加氯化钠摄食量（每天 20～30 g），以提高血容量及动脉血压；对顽固性特发性体位性低血压可试用单胺氧化酶抑制剂。⑤ 心源性晕厥的治疗是应用按需或非同步心脏起搏器，房室传导障碍者是使用心脏起搏器的最好适应证。继发于心房纤颤或其他室上性心动过速时，可应用洋地黄；再发性室性心动过速和（或）室性纤颤引起的，可单独应用普鲁卡因胺或奎尼丁，或与肾上腺素能 β 受体阻滞剂并用，如治疗无效时，可同时并用起搏器；对某些类型的梗阻性或先天性心脏病可进行手术治疗。⑥ 脑源性晕厥或其他神经系统疾患引起的晕厥主要是治疗原发病。

二、其他发作性意识障碍

（一）癫痫发作

详见癫痫章节。在儿童或成人突然的意识丧失有可能是癫痫。全身性发作（失神发作及强直-阵挛性发作）和复杂部分性发作，都可以有意识障碍作为临床表现的一部分。

失张力发作（atonic seizures）常见于儿童，少数在青少年。通常表现为突然的肌张力丧失，倾倒伴短暂神志丧失，又称倾倒发作。摔倒前可有短暂的肌阵挛发作或强直性肌痉挛，易造成自我损伤。通过病史询问、体检及脑电图（表现为多棘-慢波，低平或低幅快波）检查，多数病例能做出诊断。

失神发作的特点是没有任何先兆，突然发病，正在进行的动作如讲话、吃饭突然停止，发呆，在走路时可突然站立不动；对问话无反应，不能作答；有时可出现努嘴、舐舌或吞咽动作，双手可无目的的搓动或抚摸衣服等小动作。发病持续数秒至 30 s，很少超过 1 min。如起病时一样，发作可突然中止，患者可继续发病前的动作，如行走、讲话等。脑电地形图上可见每秒 3 次的棘慢波。

强直-阵挛发作是最常见的癫痫发作形式。少数患者有恐惧、腹部气流上冲等先兆。多数患者无先兆，突然神志不清、摔倒，四肢强直收缩。若呼吸肌收缩会有尖叫一声。强直期全身肌肉收缩、呼吸抑制而呈现面色青紫，舌咬破或尿失禁。该期持续 10～20 s。此后进入阵挛期，肢体出现一张一弛的阵发性抽搐，持续 1～3 min。随后进入到痉挛后期，此时神志不清仍会持续一段时间，有的患者会进入昏睡状态，有的不久即清醒。因有短时的意识丧失，伴有特征性的运动障碍，且反复以相同形式发作，通常不难和其他疾病相鉴别。

（二）发绀性屏气发作

发绀性屏气发作（cyanotic breath holding spells）是幼儿的一种特殊的意识和代谢障碍，需与癫痫相鉴别。在 6～28 个月的幼童起病，通常在 5～6 岁时消失。强力的啼哭可诱发发作。患儿在呼气状态下屏气，出现缺氧发绀后导致意识丧失。神经系统检查及脑电图正常。

（三）颅内压增高

大脑导水管狭窄，第三脑室胶样囊肿阻塞脑脊液循环可造成发作性昏迷。改变体位（如低头前倾跪倒）可使症状消失。

（四）遗传性代谢性疾病

儿童的许多遗传性代谢性疾病也可造成意识改变，嗜睡和抽搐。例如氨基酸代谢障碍的苯丙酮尿症、糖尿病、高甘氨酸血症以及丙酮酸代谢障碍等。在小儿出生时，或在婴儿和儿童期即有神经系统异常发现，通过对尿和血清的有关检查，以及染色体检查会有助于诊断。

（五）短暂性全脑遗忘症

短暂性全脑遗忘症为一种特殊的记忆障碍，多见于中老年人。临床表现为突然发生的持续数小时的遗忘和迷惑状态，神志是清醒的。

发病时患者突然忘记当前和最近发生的事情，在发作期间意识正常，对事物的鉴别力，躯体的运动、感觉以及反射均正常，和周围环境的接触、智能和语言也正常。患者会疑惑："我是在什么地方？"（不认识自己经常所处的地方）"我怎么会到这里来？""我来做什么？"等等。事后对发作期间的事物，以及发病前的短暂时间完全没有记忆。

本病的发病机制尚不清楚，有人认为和两侧颞叶缺血有关。该病预后良好，一般不需要特殊治疗。

（六）短暂性脑缺血发作

TIA 见于脑动脉硬化、血管狭窄，每次发作十数秒至数十分钟之内，神经症状在 24 h 内消失，可伴或不伴意识丧失（详见脑血管病章节）。

参 考 文 献

［1］ 吕传真,周良辅. 实用神经病学［M］. 4 版. 上海：上海科学技术出版社,2014：296 - 302.

［2］ BAYNE T, HOHWY J, OWEN A M. Are there levels of consciousness? ［J］. Trends Congn Sci, 2016, 20(6)：405 - 413.

［3］ BAYNE T, HOHWY J, OWEN A M. Reforming the taxonomy in disorders of consciousness［J］. Ann Neurol, 2017, 82(6)：866 - 872.

［4］ BODART O, LAUREYS S, GOSSERIES O. Coma and disorders of consciousness: scientific advances and practical considerations for clinicians［J］. Semin Neurol, 2013, 33(2)：83 - 90.

［5］ CALABRÒ R S, MILARDI D, CACCIOLA A, et al. Moving into the wide clinical spectrum of consciousness disorders: pearls, perils and pitfalls［J］. Medicina (Kaunas), 2016, 52(1)：11 - 18.

［6］ GIACINO J T, ASHWAL S, CHILDS N, et al. The minimally conscious state: definition and diagnostic criteria［J］. Neurology, 2002, 58(3)：349 - 353.

［7］ McCLENATHAN B M, THAKOR N V, HOESCH R E. Pathophysiology of acute coma and disorders of consciousness:

considerations of diagnosis and management[J]. Semin Neurol, 2013, 33(2): 91 - 109.

[8] VITHOULKAS G, MURESAU D R. Conscience and consciousness: a definition [J]. J Med Life, 2014, 7 (1): 104 - 108.

[9] Von WILD K, LAUREY S T, GERSTENBRAND F, et al. The

vegatative state — a syndrome in search of a name[J]. J Med Life, 2012, 5(1): 3 - 15.

[10] WHYTE J. Disorders of consciousness, the changing landscape of treatment[J]. Neurology, 2014, 82(13): 1106 - 1107.

[11] XIE Q, NI X, YU R, et al. Chronic disorders of consciousness [J]. Exp Ther Med, 2017, 14(2): 1277 - 1283.

第十一章 震 颤

邹剑军

震颤(tremor)是肌肉不自主收缩-松弛的节律性活动导致的一个或多个身体部位的振荡运动,是最常见的不自主运动,影响部位包括手、手臂、眼睛、脸部、头部、声带、躯干和腿部。震颤是最早被描述并命名的运动障碍之一,希波克拉底著作中和中医的颤症都有描写。"tremor"源于古印欧语的词根"* ter-",意为因恐惧发抖。

1998 年国际运动障碍协会首次对震颤分类,根据震颤特征分为静止性震颤、姿势性震颤、动作性震颤和意向性震颤,并对各种震颤根据震颤特征、病史和神经系统检查分为增强的生理性震颤、特发性震颤、原发性直立震颤、任务/姿势特异性震颤、肌张力障碍性震颤、帕金森震颤、小脑震颤、Holmes 震颤、软腭震颤、药物诱发震颤、周围神经病震颤、心因性震颤。该版共识尝试将震颤综合征结合病因指导临床工作,但因分类标准不统一(如小脑性震颤以解剖分类,帕金森震颤以病因分类),混合的分类标准可能导致概念混淆。随着临床研究深入,先前制定的共识已不能准确界定震颤特征,指导临床诊治。2018 年运动障碍协会(国际帕金森和运动障碍协会)依据震颤的表型和病因,在两个维度进行重新分类(图 2-11-0-1),修正 20 年前分类的部分不足。

特定的临床症状和体征组合可形成临床综合征。如果震颤是唯一的症状和体征称为孤立性震颤综合征(isolated tremor syndrome);临床表现除了震颤还包含其他系统性或神经系统体征称为复合性震颤综合征(combined tremor syndrome)。病因学分类根据电生理、影像学和实验室辅助检查明确震颤的原因(表 2-11-0-1)。

表 2-11-0-1 震颤病因筛查

类别	检查方法
电生理检查	表面肌电图可判断震颤,检测震颤频率,评估肌电爆发形态和节律性(如鉴别肌阵挛和扑翼样震颤) 肌电图结合上肢负重判断力学反射或神经源性震颤 肌电图结合傅里叶和一致性分析诊断原发直立性震颤
结构影像	MRI 和 CT 检测结构性损害
受体影像	多巴胺和 5-羟色胺转运体影像
血清和组织指标	代谢物检测,检测感染指标和基因筛查

厘清临床特征对震颤分类有很大价值。根据起病年龄,可以分为婴儿(出生～2 岁)、儿童(3～12 岁)、青少年(13～20 岁)、青年(21～45 岁)、中年(46～60 岁)以及老年(>60 岁)。按照震颤的解剖分布,可以分为局灶型、节段型、偏侧型和全身型。局灶型指仅累及身体一个区域,如声带、头部、下颌、单一肢体;节段型指累及两个或者更多的紧邻区域,如头和上肢、双上臂、两下肢;全身型指同时累及躯体上下部。直立性震颤是特殊表达,指站立时躯干或下肢的震颤。

根据临床表现,震颤主要分为静止性震颤(rest tremor)和动作性震颤(action tremor)。动作性震颤根据激活情况分为运动性震颤(kinetic tremor)、姿势性震颤(postural tremor)和等张性震颤(isometric tremor)(图 2-11-0-2)。

肌电图和加速计能精确监测震颤频率,震颤频率可以分为<4 Hz、4～8 Hz、8～12 Hz 和>12 Hz。某些特定震颤的频率具有特征性,有一定鉴别价值,如帕金森病再现的姿势性震颤频率为 5～6 Hz,而出现在帕金森患者的姿势性震颤频率为 8～12 Hz。大多数病理性震颤是 4～8 Hz,震颤频率仅能作为辅助证据区分震颤类型。

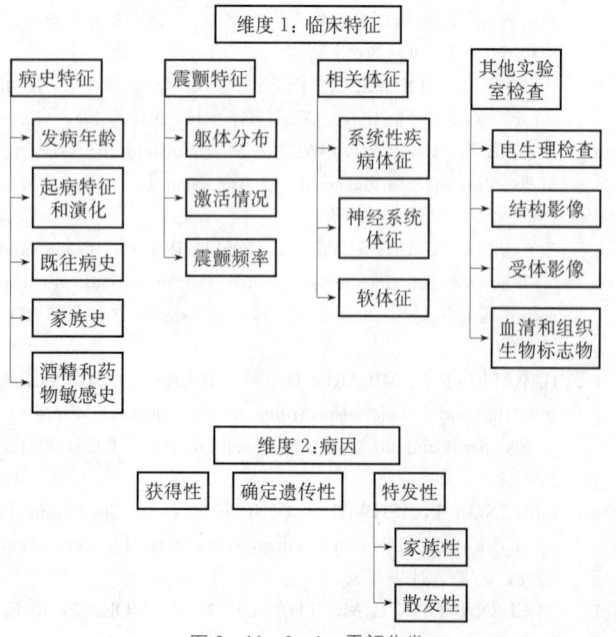

图 2-11-0-1 震颤分类

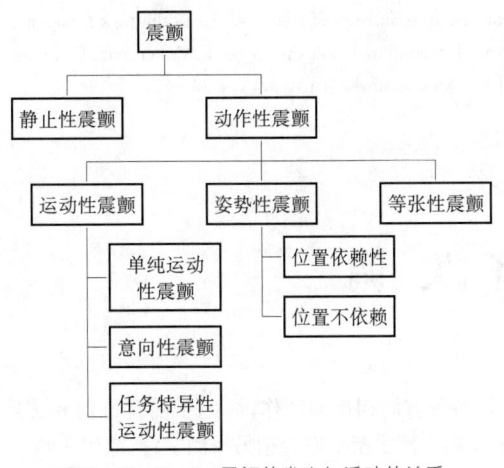

图 2-11-0-2 震颤的发生与活动的关系

为了区分震颤类型,详细的体格检查非常重要。孤立性震颤指震颤是唯一的症状和体征;复合性震颤指除了震颤表现,还能发现肌张力障碍、强直或肌阵挛等共同存在,明确其他神经系统障碍为诊断提供帮助。

目前常见的震颤综合征及其分类如图 2-11-0-3 所示。临床定义的震颤综合征可能随病程改变,例如病程早期表现为书写震颤,随年龄增长表现为偏侧肌张力障碍性震颤。如果出现演变的震颤综合征,建议在病史中记录。未定义震颤可能是一类新的震颤综合征,也可能由于临床特征不明显,无法归类至某个震颤综合征,随着病程发展,可能演变为特定综合征。一种震颤综合征可能由不同病因导致,一种病因也可能引起不同震颤综合征。震颤的病因可能为遗传性、获得性或特发性,详细病因分类见表 2-11-0-2。

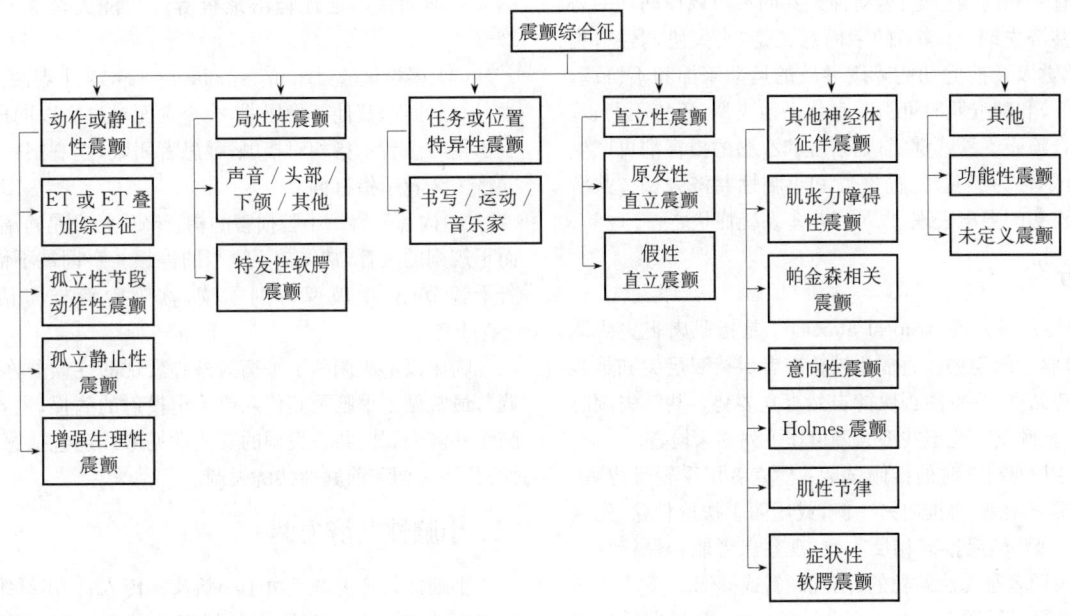

图 2-11-0-3 震颤综合征分类

表 2-11-0-2 震颤的病因

类别	病因
神经变性疾病	帕金森病、多系统萎缩、皮质基底节变性、进行性核上性麻痹、基因导致帕金森症、基因导致额颞叶痴呆伴帕金森症、基因导致肌张力障碍、神经铁蛋白病、脊髓小脑共济失调、基因导致 Fahr 病、基因导致周围神经病、肝豆状核变性、X 连锁肌张力障碍-帕金森症、Lesch-Nyhan 综合征、脆性 X 伴震颤-共济失调综合征、脊肌萎缩症
染色体异常	XYY 综合征、XXY 综合征、XXYY 综合征
线粒体遗传病	Leigh 综合征、线粒体多聚酶 γ 突变
感染或其他炎性疾病	多发性硬化、视神经脊髓炎、致死性脑炎、亚急性坏死性全脑炎、艾滋病、结核、梅毒、麻疹、斑疹伤寒、神经螺旋体病、细菌性或病毒性脑炎、抗神经元抗体病
内分泌和代谢疾病	肾功能衰竭、肝功能衰竭、甲状腺功能亢进
神经病和脊髓肌萎缩	肯尼迪综合征、吉兰-巴雷综合征、单克隆 γ 球蛋白病

续 表

类别	病因
毒物	汞、铅、锰、砷、氰化物、双对氯苯基三氯乙烷(DDT)、一氧化碳、萘、甲苯、林丹(一种杀虫剂)
药物	抗癫痫药物:丙戊酸、卡马西平、苯妥英 丁苯那嗪、拟交感胺、支气管扩张剂、β₂ 激动剂 抗肿瘤药物:长春新碱、顺铂、紫杉醇、多柔比星(阿霉素)、阿糖胞苷、异环磷酰胺、他克莫司、5-氟尿嘧啶、甲氨蝶呤 药物或酒精戒断 其他:锂、抗精神病药物、甲氧氯普胺(胃复安)、胺碘酮、甲状腺激素替代治疗
其他	脑肿瘤、脑创伤、血管性疾病、焦虑、应激、疲劳、寒冷、外周组织损伤

参 考 文 献

[1] ALTY J E, KEMPSTER P A. A practical guide to the

differential diagnosis of tremor[J]. Postgrad Med J, 2011, 87(1031): 623 - 629.

[2] BHATIA K P, BAIN P, BAJAJ N, et al. Consensus statement on the classification of tremors. From the task force on tremor of the International Parkinson and Movement Disorder Society [J]. Mov Disord, 2018, 33(1): 75 - 87.

第十二章　共济失调

邬剑军

随意运动(voluntary movement)是受意志控制,基于预期目的和方向的活动。正常的随意运动是在正常肌力情况下由从大脑至脊髓的完整而复杂的回路控制完成的,大脑、基底节、小脑、前庭、脊髓和周围感觉、运动神经共同参与调控动作的协调和平衡。共济失调(ataxia)的字面意义是"丧失协调性",指小脑、本体感觉以及前庭功能障碍导致的运动笨拙和不协调,累及躯干、四肢和咽喉肌时可引起身体平衡失调、姿势不稳、步态不稳及构音障碍。深感觉、前庭系统和小脑的损害都可产生共济失调,分别称为感觉性、前庭性和小脑性共济失调。共济失调可以是疾病的突出表现,也可以是多系统症状之一。

一、临床分类

1. 躯干性共济失调(truncal ataxia)　是指肌肉丧失协调性,无法维持躯干的姿势。通常让被检查者保持双足尖和足跟并列靠拢姿势站立,观察能否保持自然直立姿势。共济失调时出现摇晃,甚至倾倒。此型共济失调可作下列临床检查。

(1) 双足并列站立时的推倾试验:检查者用手轻推患者,从右侧肩部推向左侧,再推向另一侧,或用两手扶持骨盆,先从一侧推向另一侧,然后推向相反一侧,观察患者能否保持直立姿势。共济失调者是无法站稳的,出现倾斜或倾倒。

(2) 直线行走试验(tandem walking test):两足前后站立成一直线,并沿着一直线行走。共济失调者不能完成此动作。

(3) 睁眼时直立能保持直立姿势,闭目后有摇晃甚至倾倒者为闭目难立征(Romberg 征)阳性,提示深感觉障碍。

(4) 观察患者能否坐稳或坐位时有无摇晃。躯干共济失调严重者不能坐稳,并可有躯体或头部的前后、左右晃动。

2. 肢体性共济失调(limb ataxia)　指四肢力量正常,但无法完成平滑、协调的动作,最常表现为肢体动作时摇摆不定,无法精确到达目标。观察患者穿衣、系扣、进食、取物等日常活动的动作是否连贯、协调。此型共济失调可作下列临床检查。

(1) 上肢的共济运动测试:常用指鼻试验(finger-nose testing),嘱患者先将一侧上肢外展,然后用伸直的示指端以不同的方向、速度触到自己的鼻尖,睁眼、闭眼重复进行,并比较两侧上肢的共济运动。下肢的共济运动测试可作跟膝胫试验(heel-knee testing):患者仰卧,一侧下肢膝关节伸直抬起,然后将足跟放在对侧膝盖上,随后沿着胫骨前缘直线下移。在这些试验中,可见共济失调者运动幅度过大(辨距过度)或过小(辨距不足)、辨时不良(运动的起始及终止延迟)以及运动的连续性障碍(意向性震颤)。

(2) 轮替运动试验(dysdiadochokinesis):嘱患者快速地交替重复做各种方向相反的动作,如:① 前臂旋前和旋后(翻手试验);② 用一侧手指掌面轻拍另一侧手背,或用一侧手指的掌面和背面交替轻拍另一侧手背,或以同样方法用两手轻拍坐着的大腿前面;③ 足趾轻击地板等。共济失调者动作笨拙且缓慢。

(3) 误指试验(Barany's pointing test):患者两上肢向前平举,示指伸直,其他各指屈曲,检查者面对患者以同样姿势的两手示指与患者示指相对接触;嘱患者闭眼,在观察一定时间内,共济失调者示指有偏离。

3. 构音障碍　小脑损害的构音障碍特征是言语含糊,缓慢而不规则的发音,常伴随不恰当的停顿。字词被不恰当分割为若干音节,对爆破音特别重读,称为吟诗样言语(scanning speech)。

临床以不协调和不平衡为核心表现的症候群称为"共济失调",最常见于小脑及其传入或传出投射的病损,主要表现为小脑性共济失调。共济失调的其他常见形式还包括感觉性(传入性)共济失调和前庭性共济失调。

二、小脑性共济失调

小脑性共济失调是由于小脑及其传入、传出纤维联络和结构损害造成。出现单纯小脑损害症状和(或)其联络结构的症状。

小脑病变的临床表现有以下方面。

(1) 主动运动时的共济失调:如站立不稳、摇晃欲倒(称Romberg 征阳性);行走时两脚分开、步态蹒跚、左右摇摆(醉汉步态),睁眼并不能改善此共济失调症状。因构音肌共济失调,患者出现暴发性言语,语音不清,且言语缓慢,断断续续不连贯,犹如吟诗状,故亦称"吟诗状言语"。

(2) 辨距不良(dysmetria):由于对运动的距离、速度及力量估计能力的丧失而发生,导致"动作过度"。体检可发现指鼻试验、跟膝胫试验、轮替动作、误指试验及反跳试验等呈不正确、不灵活或笨拙反应,且书写时字体常过大。动作性震颤或意向性震颤以及眼球震颤亦为小脑病变的特征。

(3) 动作性震颤:只在做随意运动时出现,静止时消失。

小脑蚓部是躯干的代表区,而小脑半球是四肢(特别是远端部)的代表区,故小脑蚓部病变与半球局部病变的临床表现有差异。小脑蚓部(中线)的病变可引起躯干性共济失调,小脑半球病变则出现同侧肢体的共济失调,也即病变小脑同侧的上、下肢出现共济失调,上肢比下肢重,远端比近端重,精细动作比粗大动作影响明显。小脑病变常出现肌张力降低和腱反射减弱或消失。

脊髓接受小脑传入和传出纤维,由于脊髓损害,四肢肌力常表现增高、腱反射亢进、Babinski征阳性、痉挛步态。脊髓和小脑共同受损时,有时脊髓损害导致的痉挛性步态可能很严重,以至于掩盖小脑宽基步态的表现。MRI常有小脑、脑干和(或)脊髓萎缩、体积变小。

小脑性共济失调根据病因分为原发性和获得性小脑共济失调。

(一)原发性小脑共济失调

原发性小脑共济失调可分为遗传性和散发性小脑共济失调。遗传性小脑共济失调根据遗传特征分为常染色体显性遗传、常染色体隐性遗传、X-连锁遗传和线粒体共济失调。散发性共济失调大多与小脑变性相关,最常见的是多系统萎缩小脑型(cerebellar form of multiple system atrophy, MSA - C)。部分无法证实遗传性或确切病因的归为特发性晚发小脑共济失调。

遗传性共济失调(inherited ataxias)是除突出的小脑损害的表现外,多合并其他多个系统损害的疾病,还可能伴有脑神经损害,如有神经性耳聋、耳蜗损害、视神经的萎缩、视网膜色素变性;眼球的联合运动损害以各种凝视障碍或失用为多见。大脑皮质损害造成痴呆、人格障碍或癫痫为主要表现。偶尔有周围神经损害。此外,遗传性共济失调尚可合并血液系统疾病(低β脂蛋白血症、棘红细胞增多症等)、代谢异常(维生素E、辅酶Q10异常及甲羟戊酸尿等)和生殖系统损害。遗传性共济失调的详细内容参见遗传性脊髓小脑性共济失调节(见第3篇第10章)。

(二)获得性小脑共济失调

很多小脑性共济失调患者,由于环境因素、毒物、药物、感染、免疫、肿瘤和其他结构损害等造成进行性加重的症状。大部分获得性小脑性共济失调呈急性或亚急性病程,少部分呈慢性病程。大多数获得性小脑性共济失调患者的头颅MRI能发现小脑萎缩。获得性小脑性共济失调的常见病因归纳如表2-12-0-1所示。

获得性小脑共济失调的详细内容请参考相关各章节。

表2-12-0-1 获得性小脑性共济失调的病因

类别	病因
小脑结构损害	血管性疾病:出血、缺血、血管畸形、动脉瘤 后颅窝肿瘤 炎性脱髓鞘:多发性硬化、视神经脊髓炎、血管炎 缺氧性脑病 脑表面铁沉积
毒性物质	酒精 药物:化疗药(如5-氟尿嘧啶、阿糖胞苷、卡培他滨)、左旋咪唑、抗癫痫药(苯妥英钠等)、锂、钙调蛋白抑制剂(他克莫司、环孢素)、安碘达隆 毒品:可卡因、海洛因、美沙酮、苯环己哌啶 重金属:汞、铋、铅、锰 有机溶剂:甲苯/苯衍生物
代谢性	获得性维生素缺乏:维生素E、维生素B$_1$ 甲状腺功能减退 甲状旁腺功能减退

续 表

类别	病因
免疫相关	免疫介导:抗谷氨酸脱羧酶抗体介导性共济失调、谷氨酸受体抗体介导性共济失调、谷蛋白致敏性共济失调、自免性甲状腺炎相关的甾体激素敏感性脑病(Hashimoto脑病)、Bickerstaff脑干脑炎 副肿瘤性小脑变性:小细胞肺癌、乳腺和卵巢癌、霍奇金淋巴瘤、非皮肤性默克细胞癌、黑素瘤、扁桃体癌、前列腺癌
感染性	急性:水痘(儿童)、EB病毒感染(成人) 慢性进展性:梅毒、莱姆病、HIV感染、皮质纹状体脊髓变性、Whipple病
功能性	心因性

三、感觉性共济失调

深感觉障碍时,因不能辨别躯体的位置和运动方向,无法正确执行随意运动及维持正确姿势,表现为步态障碍为主的感觉性共济失调(传入性共济失调)。深感觉障碍的共济失调可发生于周围神经、后根、脊髓后束、脑干、丘脑顶叶通路及顶叶等各个部位的病变。各个部位病变产生的共济失调除有以上共同特点外,尚有该部位损害的特征,可以帮助定位,如周围神经或后根病变时下肢表现重于上肢,腱反射明显减低或消失。感觉性共济失调的常见病因归纳如表2-12-0-2所示。

导致感觉性小脑共济失调的相关疾病的详细内容请参考相应章节。

表2-12-0-2 感觉性共济失调的常见病因

类别	病因
代谢性	维生素缺乏:维生素B$_{12}$、维生素E 神经结节病 椎基底动脉延长扩张症
感染性	梅毒
周围神经病	轴索性周围神经病:糖尿病性周围神经病 免疫相关周围神经病:感觉性吉兰-巴雷综合征、Miller - Fisher综合征、慢性炎性脱髓鞘性多发性神经根神经病(CIDP)、单克隆免疫球蛋白血症(MGUS)、干燥综合征、慢性共济失调神经病伴眼肌麻痹单克隆冷凝集素disialosyl抗体综合征(CANOMAD)、抗GD1b抗体综合征、GALOP综合征 副肿瘤性感觉周围神经病:支气管癌、小细胞肺癌、霍奇金淋巴瘤、神经内分泌肿瘤、乳腺癌、卵巢癌、肉瘤
药物诱发的周围神经病	化疗药物:顺铂、卡铂、奥沙利铂、多柔比星 药物:舒拉明钠、硼替佐米 铊

注:MGUS,抗MAG抗体性多发周围神经病;CANOMAD,慢性共济失调性周围神经病、眼外肌麻痹、单克隆IgM、冷凝素和二乙酰基抗体综合征;GALOP综合征,共济失调步态、晚发性周围神经病综合征。

四、前庭性共济失调

本病系前庭系统损害产生以平衡障碍为主的共济失调症状。前庭系统包括内耳迷路、前庭神经、脑干前庭神经核及其中枢联系,这些部位的损害都可发生前庭功能失调。迷路及前庭神经病变均有前庭功能试验异常。迷路损害(如迷路炎)常继发于中耳或乳突的炎症。前庭神经损害可合并蜗神经症状。前庭神经核及其中枢联系的病变,一般都有脑干或小脑损害的症状,如脑干脑炎、多发性硬化、脑干肿瘤、脑卒中等。

小脑性、前庭性和感觉性共济失调的鉴别要点见表2-12-0-3。

表2-12-0-3　小脑性、前庭性和感觉性共济失调鉴别要点

症状、体征	前庭性	小脑性	感觉性
眩晕	++ 发作性或持续性或波动性 活动头部后症状加重伴耳鸣	+/- 程度轻、持续性 头部活动与症状无关	无
耳聋、耳鸣	可伴随	不常见	无
恶心、呕吐和出汗	急性发作时明显突出且严重	急性发作时明显,慢性病程者不明显	无
肢体麻木或感觉异常	无	合并脑干累及时存在	有
夜间加重	双侧前庭损害时存在	无或罕见	有
小脑体征	无	有	无
眼球震颤	急性发作时可见 眼球震颤方向背向病损侧	明显 注视诱发眼球震颤	无
本体觉	正常	正常	减退/消失
Romberg征	双侧前庭损害可见	无	有

参 考 文 献

[1] AKBAR U, ASHIZAWA T. Ataxia[J]. Neurol Clin, 2015, 33(1): 225 - 248.

[2] ASHIZAWA T, XIA G. Ataxia[J]. Continuum (Minneap Minn), 2016, 22(4): 1208 - 1226.

[3] BARSOTTINI O G, ALBUQUERQUE M V, BRAGA-NETO P, et al. Adult onset sporadic ataxias: a diagnostic challenge [J]. Arq Neuropsiquiatr, 2014, 72(3): 232 - 240.

[4] HADJIVASSILIOU M, MARTINDALE J, SHANMUGARAJAH P, et al. Causes of progressive cerebellar ataxia: prospective evaluation of 1500 patients[J]. J Neurol Neurosurg Psychiatry, 2017, 88(4): 301 - 309.

[5] HELMCHEN C, KIRCHHOFF J B, GÖTTLICH M, et al. Postural ataxia in cerebellar downbeat nystagmus: its relation to visual, proprioceptive and vestibular signals and cerebellar atrophy[J]. PLoS One, 2017, 12(1): e0168808.

[6] KLOCKGETHER T. Sporadic adult-onset ataxia[J]. Handb Clin Neurol, 2018, 155: 217 - 225.

[7] NACHBAUER W, EIGENTLER A, BOESCH S. Acquired ataxias: the clinical spectrum, diagnosis and management[J]. J Neurol, 2015, 262(5): 1385 - 1393.

[8] PANDOLFO M, MANTO M. Cerebellar and afferent ataxias [J]. Continuum (Minneap Minn), 2013, 19(5): 1312 - 1343.

[9] STRUPP M, FEIL K, DIETERICH M, et al. Bilateral vestibulopathy[J]. Handb Clin Neurol, 2016, 137: 235 - 240.

[10] TEIVE H A, ASHIZAWA T. Primary and secondary ataxias [J]. Curr Opin Neurol, 2015, 28(4): 413 - 422.

第十三章　抽　　搐

虞培敏

抽搐是指四肢、躯干和(或)颜面骨骼肌非自主的强制与阵挛性抽搐,并引起关节运动,可由脑部、全身性疾病或神经症所致。这是神经科常见的症状之一,应予鉴别。抽搐的发作形式可以是强直性的(即肌肉持续性收缩)、阵挛性的(肌肉断续的收缩)和混合性的(先后出现强直性和阵挛性肌肉收缩)。

一、临床表现

1. 全身性强直阵挛性抽搐　这是临床上最多见的一种形式。患者突然意识丧失,昏倒在地,全身肌肉强直性收缩。或倒地之前,尖叫一声,这是由于呼吸肌与声带同时收缩,肺内空气从狭窄的声带间隙急速挤出所致。强直性抽搐表现为:头转向一侧或后仰,双眼侧视或上翻,上肢的肩部内收,肘、腕及掌指关节屈曲;下肢髋关节稍屈曲,膝关节伸直;呼吸停止,颜面发绀;瞳孔散大,对光反应消失。抽搐一般持续15～30 s;继之转为肢体一伸一屈的阵挛性、节律性抽搐,呼吸逐渐恢复。咀嚼肌的阵挛性抽搐可咬破舌尖及颊黏膜而至红色泡沫流出,小

便失禁。阵挛性抽搐一般持续30 s至3 min,经过深睡后清醒。醒后对发作经过毫无记忆,可有头痛、乏力,偶有短时间肢体轻瘫等。本类抽搐多见于癫痫发作、脑炎、脑膜炎、中毒性脑病、高热惊厥等。癫痫大发作若连续出现,两次发作之间无清醒期,称为癫痫持续状态。患者持续昏迷,如不控制抽搐则可出现高热、脱水、衰竭等严重情况,导致死亡。癫痫持续状态见于特发性或继发性癫痫患者,可由于骤然停用抗癫痫药物或脑肿瘤、感染等引起。

2. 全身强直性抽搐　表现为全身肌肉张力持续性增高,四肢为伸性强直,头后仰,有时伴有角弓反张,多数人意识丧失;每次发作持续十多分钟至数十分钟。这类发作多见于强直性癫痫。

3. 全身阵挛性抽搐　开始发作时,患者意识丧失,全身肌阵挛突然降低,摔倒在地,继之全身肌肉阵挛性抽搐,以一侧或一个肢体明显。抽搐一般持续一至数分钟,意识多迅速恢复,易发生在婴幼儿的发热过程中,也见于原发性癫痫等。

4. 全身肌阵挛性抽搐　表现为头、颈、躯干及四肢屈肌极短促的抽动，可一次或数次连续发生。抽搐时间短、间隔长、无意识丧失，这是和全身阵挛性发作的不同点。多见于儿童，如为非典型小发作，也见于成人。

5. 局限性痫性抽搐　抽搐的特点是一侧面肌或肢体呈阵挛性抽搐，多起于一侧口角、手指或足趾，多无意识丧失；这种发作可沿中央前回扩展至整个半身，称为 Jackson 癫痫。此外，抽搐也可局限于起始部位不扩散；或可波及到对侧肢体，称为全身抽搐而出现意识丧失。局限性抽搐持续时间比癫痫大发作长，偶尔持续数小时、数日之久，为局限性癫痫性抽搐持续状态。持续抽搐后，可出现该肢体的一时性瘫痪。本类抽搐常提示对侧大脑皮质运动区有器质性病变，见于某些颅内占位性病变，如脑寄生虫病、脑外伤后遗症等。

6. 手足抽搐　表现为腕及掌指关节屈曲，指骨间关节伸直，拇指内收；踝关节及足趾强直跖屈。见于低血钙及碱中毒。

7. 癔症性抽搐　患者发病时躺卧在床，呼之不应，全身僵直；也可表现为肢体无节律性乱动或抖动，常伴哭、叫；有时呈角弓反张，呼吸时而停顿，时而闭气，但无发绀。瞳孔大小多正常，对光反应灵敏，无大小便失禁。抽搐可持续数十分钟至数小时。

二、抽搐分类

(一) 特发性癫痫

特发性癫痫，指目前尚未查到病因，亦没有发现显著病理变化者，其中部分可有家族史。临床表现往往呈癫痫大发作形式(全身强直-阵挛性抽搐)，首次发病年龄有两个高峰：一为 5 岁前后；另一为青春期。病期较长，间歇期神经系统检查无阳性体征，患者亦无自觉症状。

(二) 继发性癫痫

常见病因为颅内感染、颅内肿瘤、颅脑外伤、脑寄生虫病、脑血管病、脑变性病及脑先天性疾病。临床表现除原发疾病症状、体征外，抽搐发作可为癫痫大发作及局限性癫痫性抽搐。

1. 颅内肿瘤引起的抽搐　大脑肿瘤常引起抽搐发作，据统计全身性抽搐占 23.2%，局限性抽搐占 13%。接近皮质(靠近中央沟)的肿瘤比大脑深部的肿瘤易引起癫痫，脑肿瘤患者除可有抽搐外，尚有以下特点可资鉴别：① 有进行性加重的颅内压增高；② 有局灶型脑损害的征象；③ 感染、中毒及寄生虫等病史。

2. 颅内感染引起的抽搐　结核性脑膜炎、流行性脑脊髓膜炎、散发性脑炎、乙型脑炎、大脑脓肿等，除可引起各种形式的抽搐外，常有发热、头痛、呕吐、嗜睡、谵妄、昏迷、颈强直、神经系统异常体征、周围血象白细胞计数增高及脑脊液异常改变等，有助于对疾病性质的鉴别。

3. 脑囊虫病引起的抽搐　脑囊肿瘤多见于我国北方，癫痫发生率约为 80%。以大发作多见。癫痫初发时间多在大便中出现绦虫时及出现皮下囊肿后半年。脑内囊虫数量可为单个或数百个，因损害部位各异，故临床症状以多样性表现为特征。癫痫发作及精神障碍为最常见的两大类症状。

鉴别依据：① 约半数病例有大便排绦虫史；② 可有皮下囊虫尾蚴；③ 皮下结节活检对本病的诊断很有帮助；④ 血及脑脊液的囊虫间接红细胞凝集试验阳性；⑤ 头颅 CT 及大便找绦虫卵都有助于本病的确诊。

4. 颅脑外伤引起的抽搐　颅脑外伤是继发性癫痫的常见原因，损伤程度越重，发病率越高，伤口越深，发病机会也越多。外伤性癫痫可为局限性发作或全身性发作。伤后半年发作者约占半数。外伤性癫痫的鉴别诊断依据：颅脑外伤史、脑电图显示病灶性改变，头颅 CT 可显示皮质局限性萎缩、脑室扩大和移位。颅脑产伤是新生儿和儿童继发性癫痫的常见病因，发作形式可为全身性抽搐或局限性抽搐，可发生于产伤当时，85% 在出生后 5 年内发作。产伤性癫痫的鉴别诊断主要靠有产伤史。

5. 脑血管病引起的抽搐　常见的 4 种急性脑血管病中以蛛网膜下腔出血最易引起癫痫样发作，脑出血次之，脑栓塞患者在起病时可有癫痫发作，但脑血栓形成发生癫痫少见。这四种病的癫痫多为全身性发作，也可为局限性发作。鉴别依据：① 多为老年人；② 原有高血压、动脉硬化或心脏病；③ 突发卒中，具有相应的症状、体征及脑脊液改变。脑血管畸形引起的继发性癫痫亦较常见。癫痫发作、蛛网膜下腔出血和偏头痛是脑血管畸形的三大特征。首次发生癫痫的年龄为 25 岁左右，这与原发性癫痫始于儿童时期不同。多为局限性发作。在头颅或一侧眼球处听诊可发现血管性杂音，有助于鉴别，但确诊须靠脑血管造影检查。

(三) 热性惊厥

一般认为，6 个月至 3 岁之间的小儿，由于感染(颅脑感染除外)所致发热而发生惊厥，神经系统检查无异常者，即可诊断为热性惊厥，可分为两型。

1. 单纯型热性惊厥(良性惊厥)　发病年龄多在 6 个月至 3 岁之间，惊厥与发热有密切关系，多在体温升至 40℃ 时出现，发生于高热后 2~6 h 内，一般不超过 24 h。惊厥时间短暂，在 1 min 以内，不超过 2 min，发作后一般情况好，多无癫痫发作后的嗜睡，而伴有啼哭。一次发热过程中惊厥只出现一次。惊厥表现为全身呈阵挛或强直性抽搐。脑电图表现为节律变慢或枕部有高电位活动，热退 1 周后脑电图恢复正常。预后较好，以后虽可复发，一般不超过 4 次，转变为癫痫者极少。

2. 非典型高热惊厥(有合并症性高热惊厥，高热诱发性癫痫)　发病年龄常在 3 岁以上或 6 个月以下。发病与高热关系不密切，低热也可引起发作。发病可见于发热后任何时间，超过 24 h 也可发病；抽搐多为全身性，也可局限于一侧；发作持续时间长，可超过 10~20 min。在一次发热中，抽搐可发作数次。抽搐时间长者易发生并发症，脑电图异常时间长，日后癫痫发生率亦高。

(四) 婴儿痉挛症

发病年龄多在出生后 4~6 个月，发作有 3 种形式：① 迎宾式痉挛，患儿突然低头，躯干屈曲，上肢伸直或向前环抱，下肢屈曲至腹部。此型最多见。② 点头痉挛，多见于能取坐位的幼儿。由于屈肌痉挛仅限于头颈部，故表现为急促头前屈。③ 闪电样痉挛，表现为四肢极短促的屈曲。发作时常伴有短暂哭泣。每次抽搐时间短暂，仅 1~2 s；每日均可发生，常连续发作。多发生于刚入睡或初醒时。

(五) 代谢疾病性抽搐

1. 维生素 D 缺乏引起的手足抽搐症　有 3 种抽搐形式：① 手足抽搐，多见于 6 个月以上的婴儿和儿童。② 癫痫样抽搐,多见于婴儿时期,其特点是患儿在没有发热的情况下突然发生全身性抽搐,类似癫痫大发作;每次持续时间短,多为数秒至数分钟,可以反复发作。间歇期儿童基本正常。③ 喉痉挛或支气管痉挛症,大多见于 2 岁前婴幼儿,发作时表现为呼吸困难。由于呼吸困难,可继发脑缺氧而引起全身抽搐。

2. 甲状腺手术损伤或切除甲状旁腺所致的手足抽搐症　多发生于术后 1～4 d,偶有癫痫样大发作,发生于术后数年至数十年。特发性甲状旁腺功能减退引起的手足抽搐大多在出生后 2 年发病,约 70% 病例伴有癫痫大发作。血钙、血磷测定有助于诊断。

3. 维生素 B$_6$ 缺乏性抽搐　常在出生后几周至 10 个月内发生,尤多见于 2～4 个月的婴儿,全身性抽搐发作较频繁,一日可连发数次,每次持续时间不一。患者常伴有其他症状,如烦躁不安、敏感性增高,各种刺激可诱发惊跳及失眠,部分患儿智能减退。

4. 维生素 B$_6$ 依赖性抽搐　母体怀孕早期因妊娠呕吐而应用大量维生素 B$_6$,可使新生儿发病,大多数在出生后数小时至 1 周内发生全身抽搐,伴有应激性增强、听觉过敏、荨麻疹、哮喘、贫血、精神发育幼稚及精神异常。

5. 低血糖抽搐　通常发生于血糖降至 2.78 mmol/L(50 mg/dl)时。由于中枢神经系统缺乏能量来源,轻者发生肌肉跳动、肌阵挛,重者呈癫痫大发作或局限性发作。胰岛细胞瘤所致的低血糖易产生发作性抽搐和昏迷,抽搐多出现于清晨、夜间、延迟进食及运动后的空腹情况下。低血糖性抽搐与癫痫的不同点在于:发作前常有饥饿、无力、出汗、焦虑、脸色苍白、心动过速、意识朦胧等前驱症状。

6. 低血钠、高血钠及低血镁抽搐　儿童尤为多见,常呈阵发性全身抽搐,低血镁还伴有手足抽搐。诊断依据在于患者具有引起电解质紊乱的病史、相应的临床表现和化验检查。

7. 碱中毒抽搐　碱中毒时神经肌肉兴奋性增高,严重时可发生全身肌肉抽搐,这与肌肉呈碱性状态时钙的离子化减少,导致低血钙有关。癔症患者由于过度换气引起碱中毒时可出现手足抽搐,患者常伴有头昏、耳鸣、胸闷、兴奋、躁动、手足麻木、呼吸减慢及暂停等症状。

8. 糖尿病昏迷抽搐　可引起局部抽搐及癫痫样大发作,多见于高渗性昏迷。由于大量失水,血糖过高,细胞外液呈高渗状态,引起脑细胞内严重脱水所致。癫痫发作亦可见于酮症酸中毒,这是由于酸性代谢产物及电解质紊乱影响中枢神经系统所致。

9. 肝昏迷性抽搐　癫痫大发作多发生于疾病末期,此期患者已处于深昏迷状态,瞳孔散大,肌张力减低,各种反射消失,昏迷前期出现的扑翼样震颤亦消失。

10. 尿毒症抽搐　癫痫样发作是尿毒症的常见症状,发作形式多为全身性抽搐,也可以是局限性抽搐,全身抽搐发作前常先有运动不稳、手指震颤、扑翼样震颤及肌颤搐(myokymia)。

11. 苯丙酮尿症抽搐　癫痫常在 1 岁以前发病,多为全身性抽搐及婴儿痉挛症,具有反复发作及药物不易控制的特点。脑电图有高波幅棘-慢复合波及高度失律等异常改变,患者常伴精神发育幼稚、皮肤色白细腻、头发呈棕黄色等特点。

(六) 心血管疾病性抽搐

1. 高血压脑病抽搐　抽搐发作形式多为全身性,也可为局限性,严重者呈癫痫持续状态,患者多伴有剧烈头痛、呕吐、意识障碍及神经系统症状。

2. 急性心源性脑缺血综合征抽搐　各种心血管疾病引起的急性脑缺血、脑缺氧性晕厥,其中部分病例可发生抽搐性晕厥。抽搐发作时有心脏停搏或心动过速、心动过缓、血压下降等,心电图检查有异常改变。

(七) 暴怒惊厥

暴怒惊厥又称屏气发作,多见于 1～3 岁小儿,暴怒时出现,严重者与癫痫发作相似,两眼凝视,发呆 2～3 min 后来一次深呼吸,片刻后神志立即清醒,继续啼哭,无其他症状及神经系统阳性体征。与癫痫的区别在于:① 发作前有暴怒等诱因刺激;② 发作以突然停止呼吸出现发绀为起点,继之才出现抽搐,而癫痫发作则先有抽搐,后出现呼吸暂停。

(八) 破伤风

本病的特点是肌肉呈强直性抽搐,具有以下特点可与癫痫相区别:患者有皮肤及黏膜外伤史,全身强直性抽搐时意识清楚,外界刺激可引起发作,发作间歇期肌肉呈紧张的强硬状态,苦笑面容,张口困难。

(九) 狂犬病

狂犬病引起的全身肌肉抽搐仅发生于痉挛期,患者可呈角弓反张,但意识清醒,伴随的喉肌痉挛不仅在饮水时出现,无法吞咽,即使看到水、听到水流的声音,甚至一想到水也可发生。

(十) 全身感染性疾病引起的抽搐

急性中毒性脑病,抽搐是本病的常见症状,多为全身强直性抽搐,常见于儿童。诊断依据是抽搐和脑部症状与急性传染病同时存在,而且常先有全身性感染疾患,如肺炎、痢疾等,以后才出现抽搐。

(十一) 癔症性抽搐

根据发病前有情感因素,发作时意识并不丧失,对外界刺激尚有反应,双眼常紧闭,无舌咬伤及口流血沫等特点,一般容易与癫痫发作相鉴别。

三、诊断与鉴别诊断

根据病史、临床发作类型、神经系统检查,结合必要的辅助检查,大部分病例可发现相关的病因,明确诊断。

询问病史应注意有无家族史及胎儿期、围生期的情况,有无产伤、头颅外伤、脑炎、脑膜炎、脑寄生虫等病史。查体应注意有无皮下结节、全身性疾病及神经系统局限体征,然后针对所怀疑的病因选择有关检查,如血糖、血钙、脑脊液、脑电图、经颅多普勒超声(TCD)、局部脑血流量(rCBF)、CT、MRI、PET等。须与以下疾病相鉴别。

1. 癫痫　癫痫发作具有反复发作与刻板性的特点。应仔细询问病史,如发作时的表现、意识状态、发作的诱因等,以及有无热性惊厥史、出生时有无缺血或缺氧、癫痫家族史、颅脑外伤等,结合脑电图检查发现痫样放电与影像学检查可鉴别。

2. 癔病　癔病有时表现为全身肌肉的不规则收缩,而且反复发生,要与全面性强直、阵挛发作鉴别。癔病抽搐发作一般在有人场合,发作前多有情感刺激,每次发作持续时间较长(数十分钟或数小时),往往伴有嚎哭或喊叫、面色潮红,无意识丧失,无外伤和二便失禁;发作形式多变,不符合强直阵挛的规律。发作中检查瞳孔、角膜反射多正常。

3. 低血糖 可见意识障碍、精神症状，极似复杂部分性发作。但发作多在清晨，持续时间较长，发作时血糖降低，脑电图呈弥漫性慢波，口服或静脉注射葡萄糖可迅速缓解。

4. 低血钙症 表现为手足搐搦和（或）喉痉挛，而不是真正的癫痫发作，无意识障碍，Chvostek 征阳性，Trousseau 征阳性，血钙及血磷测定可确诊。此外，在婴儿和儿童中低血钙常是痫性发作的潜在原因。

四、治疗

特发性癫痫者以抗癫痫治疗控制发作为主。其他原因导致抽搐者则以治疗原发病为治疗主要手段，在治疗原发病的基础上再给予适当合理抗癫痫治疗。亦有部分患者在积极治疗原发病的过程中即达到发作控制，无须抗癫痫治疗。

（一）高热惊厥

1. 控制抽搐 抽搐次数不多者可口服苯妥英钠、丙戊酸钠或适量肌内注射苯巴比妥钠。若发作频繁呈持续状态者，可首选地西泮静脉注射，婴儿一次剂量不超过 5 mg；5～10 岁者，一次可用 5～10 mg，必要时 1 d 可重复用 4 次。其次采用肌内注射苯巴比妥钠，每次剂量为 10 mg/kg，亦可应用静脉注射氯硝西泮、丙戊酸钠或苯妥英钠，肌内注射副醛或水合氯醛保留灌肠。

2. 病因治疗 积极治疗原发病。根据不同感染采用相应强有力的抗生素。

3. 其他 抗高热；降低颅内压及消除脑水肿。

（二）代谢性疾病

应在控制抽搐的同时，进行原发病的治疗，如补钙、补充维生素 B_6，纠正高钠、低镁以及酸碱平衡。

第十四章 睡 眠 障 碍

于 欢

睡眠障碍是古老而常见的疾病，它不仅引起患者的苦恼与不适，影响日常的功能，还会导致严重的并发症。古希腊哲学家德谟克里特斯（B. C. Democritus）认为，生理性疾病是导致日间思睡（daytime sleepiness）的原因，而营养不良则是造成失眠（insomnia）的主要因素。欧洲中世纪，人们认识到睡眠对癫痫及哮喘的影响，英国医生 Thomas Willis 在 17 世纪时记录并描述了梦魇（nightmares）及不宁腿（restless legs）的症状。然而从可以考证的记录来看，在很长一段时间里，睡眠障碍更多的是被看作各类躯体疾患所致的并发症，或者是药物治疗不当的后果，而非当作原发性的疾病。睡眠被视作一个类似于死亡的被动过程。当时睡眠生理异常可以导致特定综合征的理念并没有得到认可。

1953 年，随着快速眼球运动（rapid eye movement，REM）睡眠的发现，人们对于睡眠的理念发生了相应的变化，由原来认为睡眠是大脑皮质功能停止，转而认为睡眠是神经系统的一个主动活动的过程，可以区分为截然不同的两种状态，即快动眼睡眠（REM sleep）和非快动眼（non - REM，NREM）睡眠。当发现发作性睡病（narcolepsy）患者的睡眠起始于 REM 期，而不是正常情况下起始于 NREM 期以后，人们意识到发作性睡病是睡眠进程异常所致的原发性睡眠疾病，即睡眠进程异常本身可以导致特定的睡眠异常综合征。

然而，直至 40 多年以前，神经科医生们感兴趣的仅仅是发作性睡病这唯一的一种睡眠疾患，其他睡眠障碍通常被视作精神疾患的表现。随后，随着睡眠呼吸暂停（sleep apnea）和周期性肢体运动（periodic leg movements）的发现、睡眠实验室对睡眠结构研究的开展、睡眠呼吸暂停有效治疗措施的发现，以及对未经治疗的睡眠呼吸暂停患者心脑血管死亡率增高的认识，人们对睡眠疾病的理解发生了戏剧性的转变。现在，多数睡眠专科医生接受过神经科或者呼吸科的专业训练，而神经科医生也越来越多地被要求熟悉主要的睡眠疾病。

第一节 睡眠生理及睡眠-清醒调节机制

睡眠是生命的一个重要元素，是人类生存不可或缺的部分。它表现出昼夜节律性（以 24 h 为一个周期）。无论是哺乳类、飞禽类还是爬行类动物都必须睡眠。调节睡眠节律的神经核团分布在下丘脑腹侧前部，更确切的位置在视交叉上核，这一部位的损害，将造成睡眠-清醒节律、体温调节以及摄食行为的改变。

【年龄对睡眠的影响】

人类睡眠-清醒节律是随着年龄而变化的。新生儿每天睡 16～20 h；学龄前的儿童，每天睡 10～12 h；到 10 岁左右，儿童对睡眠时间的需求降至 9～10 h/d；青春期的睡眠时间进一步缩减到 7～7.5 h/d；成年阶段，睡眠的需求会进一步降低，大约为 6.5 h/d。当然，对于睡眠时间的需求在个体之间的差异很大，受到遗传因素、早年生活习惯、体育活动量以及精神状态等多方面因素的影响。

睡眠出现的次数及昼夜时相分布也是随着年龄而动态变化的。足月生产的新生儿在产后数周才逐渐形成昼夜睡眠节律，即倾向于在日间保持相对多的清醒，而在夜间更多的时间处于睡眠状态。随着婴儿进一步成熟，清晨的打盹逐渐消失，然后午后的打盹减少、消失。幼儿期儿童的睡眠模式是双次的，夜间出现一次较长的睡眠，午后保持一段较短的睡眠。在学龄期，儿童的睡眠方式固定为单次持续较长时间的模式，并仅出现于夜间。但受到文化背景的影响,在包括中国在内的一些国家,普遍认为午睡是一种有利健康的养生方法,许多人终身有午睡的习惯。即幼儿期形成的睡眠模式一直持续到青春期和成年期。睡眠模式随年龄的变化见图2-14-1-1。中年以后,随着年龄的增长,入睡潜伏期延长;睡眠的时相分布前移,即就寝、起床时间呈现逐渐提前的趋势;夜间累计睡眠时间缩短;睡眠连续性降低,夜间醒转的次数增加,睡眠效率降低;慢波睡眠期脑电波幅降低;浅睡眠的比例增加,深度睡眠比例降低,而REM睡眠的比例在增龄过程中相对稳定;日间清醒程

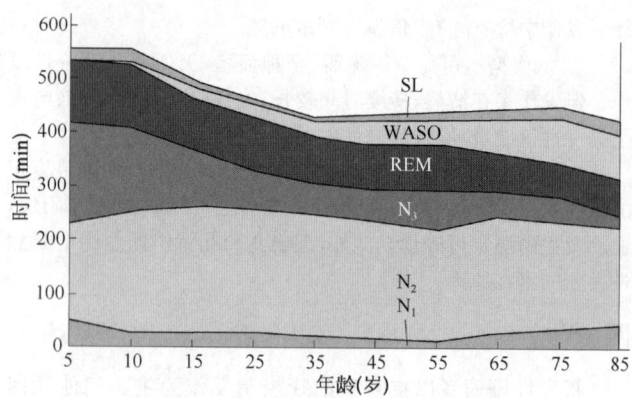

图2-14-1-2　随年龄增长睡眠结构的变化

SL:睡眠潜伏期;WASO:入睡后清醒时间;REM、N_1~N_3为美国睡眠协会的睡眠分期。

度降低,逐渐出现短暂的打盹(见图2-14-1-2)。睡眠再度分解成多相化结构发生于成年晚期。

【睡眠的分期】

健康成年人的睡眠分期是以1968年Rechtschaffen和Kales制定的R&K规则为基础的。2007年美国睡眠医学会(American Academy of Sleep Medicine, AASM)对其中一些细节作了调整,并进行了更加科学的定义和解释。根据这一标准,以30 s为一帧判读多导睡眠图,每帧以>50%页面睡眠期相特点所指向的分期作为此帧的分期。各睡眠期的特点见表2-14-1-1和图2-14-1-3~2-14-1-7。

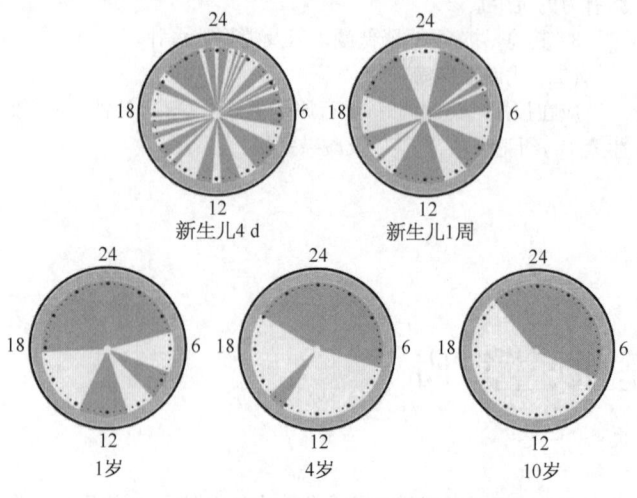

图2-14-1-1　从新生儿期到学龄期睡眠出现
次数及分布时间的变化

新生儿4 d　　新生儿1周
1岁　　4岁　　10岁

表2-14-1-1　美国睡眠医学会(AASM)睡眠分期规则

分期	以往名称	脑电图		眼电图	下颌肌电	行为表现
		脑电背景波	特征脑电波			
清醒(W)	清醒	后部α节律活动		快速眼球活动	维持在较高水平	清醒闭目
1期(N_1)	NREM 1期	α波消失,出现低频混合波(θ波)	顶尖波	慢速眼球活动	肌电活动保持	困倦
2期(N_2)	NREM 2期	低频混合波,混有一定量的慢波,频率较N_1慢	睡眠梭行波,κ复合波	类似N_1期	较N_1期为弱	浅睡眠
3期(N_3)	NREM 3期和4期	高波幅θ波和δ波		脑电活动侵入眼电导联	肌电活动明显降低	深度睡眠
R期(R)	REM期	低频混合波和锯齿状波		快速眼球活动	降至最低,偶见肌肉抽搐	出现梦境

正常成人从清醒状态进入睡眠状态时,首先出现的是NREM睡眠期。在整夜睡眠过程中,NREM睡眠期和REM睡眠期以大致90 min的节律交替出现。前半夜N_3期睡眠所占比例较高,而后半夜REM睡眠期所占比例增加。正常成人在整夜睡眠中,清醒时间一般少于5%,N_1期睡眠约占5%,N_2期睡眠占45%~55%,N_3期睡眠占15%~20%,REM睡眠占20%~25%。

【睡眠的调节】

根据Borbely的理论,睡眠-清醒节律受3个系统因素调节,即:内稳态系统(homeostatic system)、昼夜生物节律系统

(circadian system)和次昼夜节律系统(ultradian system),见图2-14-1-8。在禁止睡眠后出现的睡眠反跳现象是内稳态系统的作用,随着清醒时间的延长,睡眠负债(sleep debt)不断增加,当解除睡眠禁令后即很快进入睡眠,这就是内稳态系统的调节。视上核是调节睡眠昼夜节律的中枢核团,对睡眠有起搏作用,其调节以24 h为一个周期,受光照刺激影响。次昼夜节律系统主要作用是维持夜间睡眠期间NREM睡眠和REM睡眠之间的转换和平衡,其周期短于24 h,与体温变化密切相关。

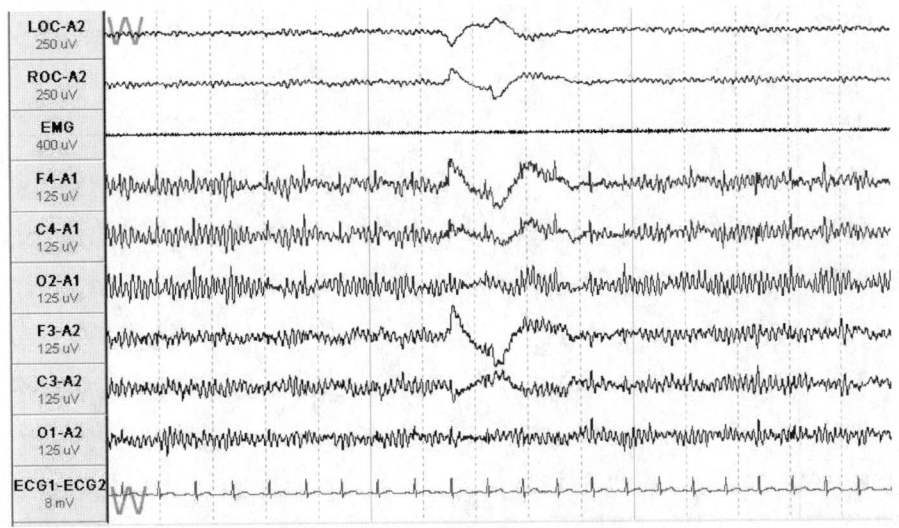

图 2-14-1-3　正常成人清醒期多导睡眠图(PSG)表现

LOC-A2：左侧眼电导联,以右侧乳突为参考电极；ROC-A2：右侧眼电导联,以右侧乳突为参考电极；EMG：下颏肌电；F4-A1、C4-A1、O2-A1、F3-A2、C3-A2、O1-A2 为脑电导联,ECG1~ECG2 心电导联。

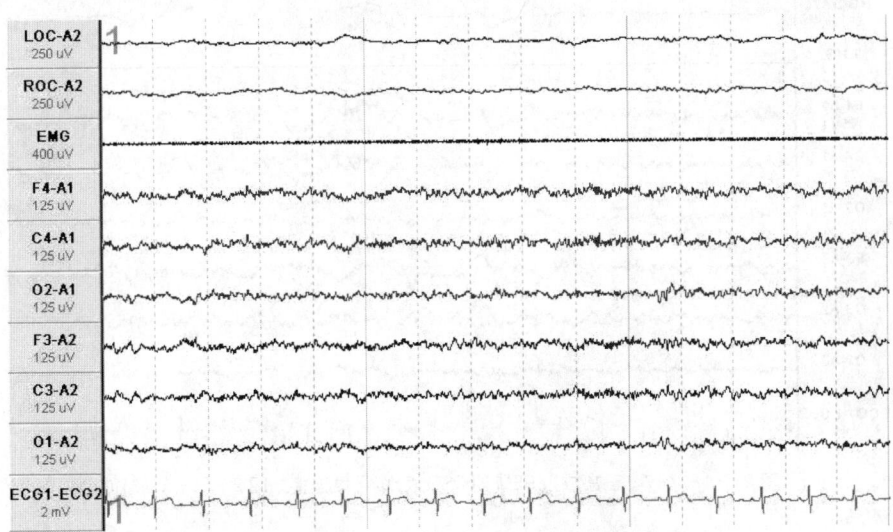

图 2-14-1-4　正常成人 N_1 期 PSG 表现(导联连接如图 2-14-1-3)

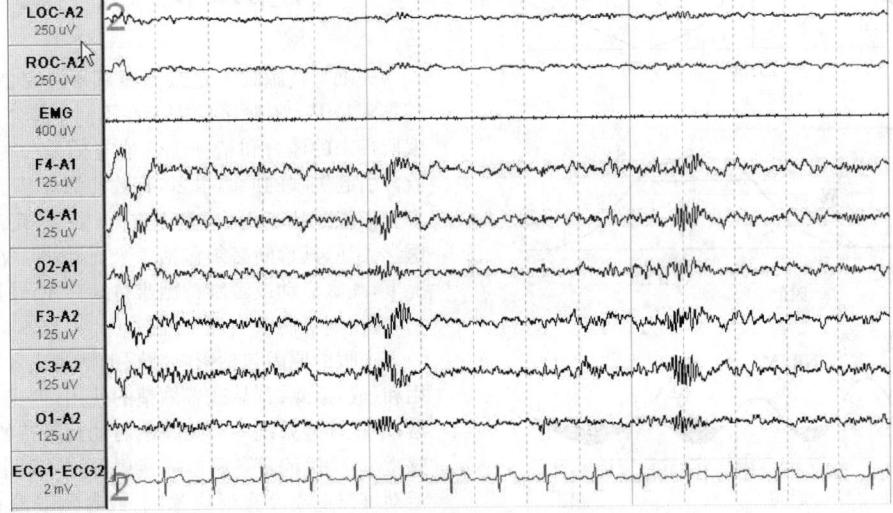

图 2-14-1-5　正常成人 N_2 期 PSG 表现(导联连接如图 2-14-1-3)

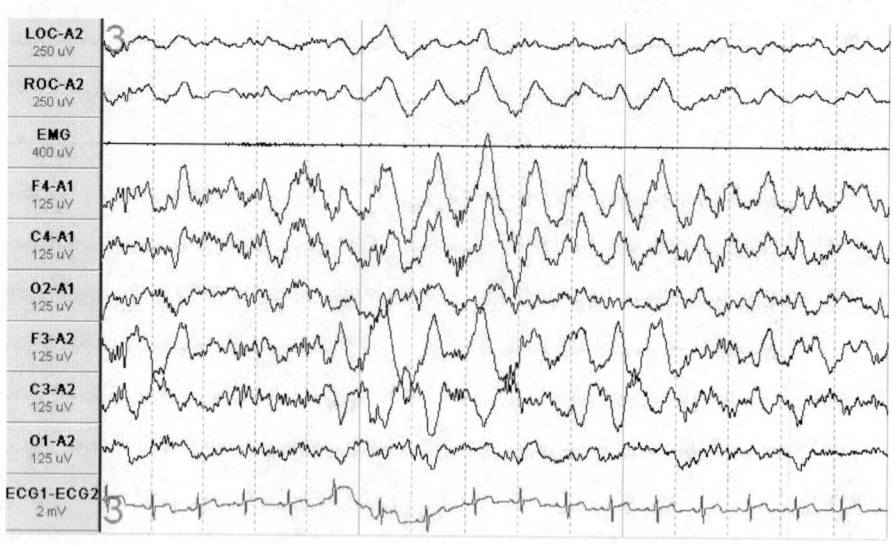

图 2-14-1-6　正常成人 N₃ 期 PSG 表现(导联连接如图 2-14-1-3)

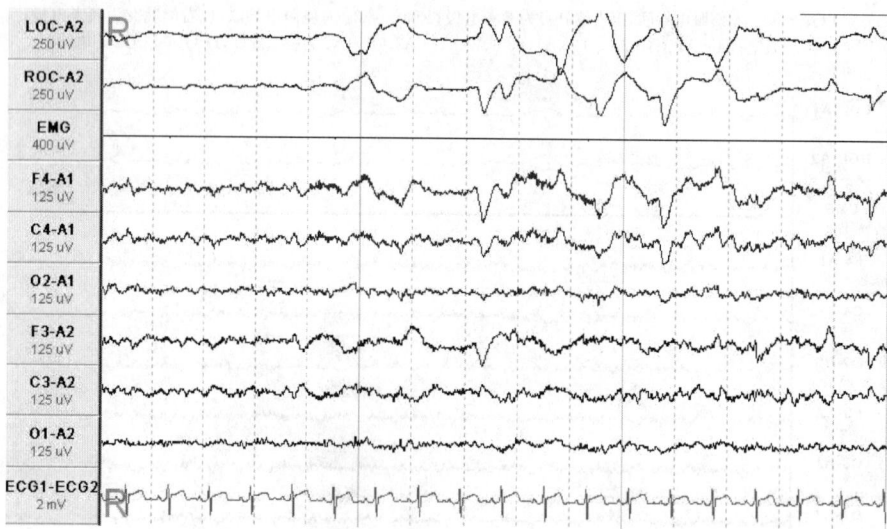

图 2-14-1-7　正常成人 REM 期 PSG 表现(导联连接如图 2-14-1-3)

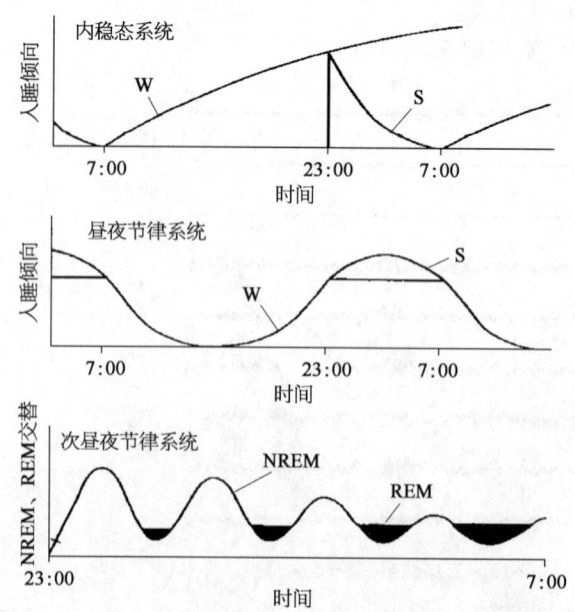

图 2-14-1-8　参与睡眠-清醒调节的 3 个系统

W:清醒;S:睡眠。

第二节　失　眠　症

失眠是指睡眠不足或者睡眠不连贯的一种主观感受。说其主观是因为对睡眠的需求在不同个体之间差异很大,并且睡眠所带来的体力和精神上的修复感是一种很难评估的个人体验。引起失眠的原因很多,有效的治疗基于对其发病机制的理解。失眠症(insomnia)是指失眠达到一定严重程度,需要引起医学关注,其诊断必须包括 3 个要素,即:在睡眠条件充沛的情况下,睡眠启动或者维持困难持续存在,并且影响到日间功能。

【发病机制及病理生理】

失眠的原因包括影响睡眠的情绪或者思想活动;药物的使用和(或)撤除;毒品或者酒精的使用;声光、温度等各种外界刺激;中枢神经系统中涉及睡眠启动及维持的结构的损害;疼痛、感觉/运动障碍等各种躯体疾患等。睡眠中出现的强烈的思维活动可以造成没有形成睡眠,或者睡眠没有修复作用的印象。许多失眠症患者,其失眠症状是多个因素共同作用的结果,详细分析易患因素(predisposing factors)、促发因素(precipitation factors)及维持因素(perpetuating factors)非常重要。

性格与年龄影响着失眠的易患性。性格紧张、神经质、易于担忧的人,容易把问题内向化,并对压力产生躯体反应,这些人群是罹患失眠的高危人群。随着年龄的增长,各种躯体疾病增加,与睡眠启动及维持相关的神经系统功能出现退化,同时,机体对各类药物的睡眠破坏作用也越来越敏感。

内外应激促发失眠。躯体及精神疾病、治疗药物的使用、至亲患病或者死亡、离异、搬迁到新的环境,以及职业地位的改变是常见的促发因素。其他促发因素还有睡眠作息规律的突然改变,睡眠环境(海拔、温度等)的明显变化等。

失眠一旦发生,患者对睡眠的担忧情绪,伴随失眠而出现的负面状况,以及不良的睡眠习惯等使得失眠持续存在,成为失眠的维持因素。患者认为白天表现良好与否直接取决于前一晚睡眠质量的好坏,这种观念造成的无形压力使得入睡变得困难。当入睡困难发生时,患者变得越来越焦虑。一些患者应对失眠的方法是在床上待更长的时间,以期获得充足的睡眠。其结果是卧床清醒的时间增加了,而不是睡眠时间增加,这种错误的行为应对模式也是导致失眠持续存在的因素。其他失眠维持因素还包括继发获益,如夜间有更多的时间饮酒、吃零食、看电视,因患者角色受到特别的照顾及享受病假等。

一些失眠患者抱怨自己睡眠时间非常短,尽管睡眠监测客观记录到正常的或者接近正常的睡眠。造成这种错误印象的原因迄今不明,这种情况称作反常性失眠(paradoxical insomnia)或者睡眠状态感知错误(sleep state misperception)。有两种假说解释这一现象:其一是患者夜间醒转时出现相同的思想活动,造成思维从未中断的印象,从而引起患者对睡眠状态的错误感知。另一种解释是:反常性失眠患者睡眠异常非常细微,不能被标准化的多导睡眠监测所发现。

【流行病学及危险因素】

在美国,约有10%的成人患有慢性失眠,另外有15%承认曾经出现过短暂的失眠。妇女和老年人患病率较高。在50岁以上的社区人群中的调查资料显示,失眠的患病率为23%。抑郁症、焦虑症及物质滥用在失眠症患者中的患病率高于普通人群。虽然失眠给很多人造成了痛苦,但不到1/3的人向他们的医生诉说了失眠的症状。

【临床特征及伴随症状】

失眠症患者诉述入睡困难,睡眠维持困难,清晨早醒。除了夜间的症状,患者日间会表现出注意力难以集中、易激惹、情绪低落、焦虑等症状,做事容易出错,有时出现头痛、肌肉酸痛、疲惫,偶尔嗜睡。但是大多数患者即使有条件在白天躺下睡觉也难以成眠。一般认为,儿童患者入睡超过20 min,成年患者入睡超过30 min可以判断为入睡困难。入睡后累计醒转时间,儿童超过20 min,成人超过30 min,可以认为存在睡眠维持困难。清晨醒转时间比以往提前30 min甚至更多者,可以认为存在早醒。当然,这些都是人为界定的时间范围,遇到具体患者,应结合睡眠环境和日间功能综合判断。

根据失眠症状持续时间到长短,可以分为短程失眠(short-term insomnia)和慢性失眠(chronic insomnia)。前者持续时间短于3个月,而诊断慢性失眠要求失眠症状每周至少出现3次,持续至少3个月(国际睡眠疾病分类,2014年ICSD-3标准)。慢性失眠也适用于某些在数年内反复出现短期失眠,每

次失眠症状持续未必达到3个月的患者。

以往慢性失眠曾被分为原发性失眠(primary insomnia)和继发性失眠(secondary insomnia)。然而对于具体患者,有时很难分清失眠与伴随疾病的因果关系,因此不提倡使用原发和继发的概念。在前一版国际睡眠疾病分类标准中,慢性失眠又被分成若干亚类,如精神生理性失眠(psychophysiological insomnia)、特发性失眠(idiopathic insomnia)、睡眠卫生不良(inadequate sleep hygiene)及反常性失眠。这些亚类的临床特征常重叠,且同一个患者可能同时具有不同亚类的特点,在临床实践中具体病例很难明确归类,因此ICSD-3提倡临床操作中取消亚类的使用。但并不摒弃在研究中将具有某些特征的失眠症加以归类,如主、客观睡眠时间存在明显差异的反常性失眠等。

失眠症不是多导睡眠监测的指征,如果接受检查,多数失眠患者会表现出睡眠潜伏期延长、睡眠连续性差、入睡后醒转次数和累计清醒时间增加、睡眠效率降低等情况。唯一例外的是反常性失眠,这些患者通常拥有相对正常的睡眠结构和睡眠持续时间。但从主观评价来看,反常性失眠患者对自己睡眠质量的主观评价是最差的,常抱怨每晚仅睡不足2 h,甚至长期彻夜不眠。

失眠症状也是各种躯体疾病常见的伴发症状,表2-14-2-1中列出了容易出现睡眠障碍的常见躯体、精神疾病。

表2-14-2-1 出现睡眠障碍的常见躯体、精神疾病

分类	疾病
感染性疾病	非洲锥虫病,发热性疾病
心血管疾病	充血性心力衰竭,夜间心绞痛
呼吸科疾病	慢性阻塞性肺病,哮喘
消化道疾病	胃-食管反流,消化道溃疡,炎症性肠病
神经系统疾病	神经系统变性疾病,神经肌肉疾病等
风湿性疾病	风湿性关节炎
肾脏疾病	慢性肾功能衰竭
精神科疾病	急性精神病,抑郁症,焦虑症,惊恐障碍,酒精成瘾
内分泌疾病	Cushing病,甲亢,甲减,糖尿病,停经伴随的内分泌改变
骨骼及软组织疾病	软骨发育不全,路面不畸形,Down综合征,黏多糖病
其他	癌症,瘙痒症,Prader-Willi综合征

【鉴别诊断】

一个特定的患者可以同时拥有多个致病因素,如睡眠习惯不良、环境因素、镇静安眠药物依赖,以及具有容易罹患失眠的个体素质。辨别可能存在的因素,有助于选择正确的治疗措施。失眠也可以作为其他疾病的重要症状出现,伴有明显失眠症状的常见原因见表2-14-2-2。

有时确定一个失眠患者其失眠症状与抑郁症状的关系非常困难,尤其当患者试图掩盖其悲伤和失望情绪时。心境恶劣是各类失眠症常见的伴随症状。如果失眠症状出现以前患者已经有抑郁症的发作病史,在心境障碍时曾有睡眠障碍出现,或者发现抑郁症的其他症状时可以诊断失眠继发于抑郁症。

表2-14-2-2　成人失眠的原因及诊断要点

失眠原因	诊断要点
不宁腿综合征	常表现为入睡困难,患者有腿部的不适症状及渴望活动的欲望,因活动肢体减轻,夜间、安静状态下加重
周期性肢体运动障碍	睡眠中出现规律性的踢腿样动作,睡眠连续性障碍,日间疲惫
睡眠呼吸暂停综合征	睡眠中呼吸歇顿,患者睡眠连续性破坏,反复醒转,夜尿增加,次晨起床时疲乏感明显,日间困倦
睡眠卫生不良	睡眠作息习惯不良:长时间无眠卧床,卧床读书、看电视,睡眠起止时间不固定等
环境因素引起的睡眠障碍	存在不适合睡眠的环境状况,如短期进入高海拔地区、睡眠环境声光刺激大等
药物或治疗措施引起的失眠	失眠的出现与治疗措施有时间上的相关性,如镇静安眠药物突然停药后出现的失眠等
睡眠昼夜节律障碍	睡眠时相分布与社会公认正常的分布时相不吻合:睡眠时相延迟障碍表现为入睡困难,睡眠时相前移障碍表现为早醒。通过记录2～4周睡眠日记或者佩戴体动仪加以鉴别
由躯体、精神疾病所致的失眠	失眠症状随着基础疾病的严重程度而起伏波动
短睡眠者*	个体对睡眠时间要求少,夜间睡眠时间短于常人,日间精神状态良好,能胜任日常生活

注:＊短睡眠者(short sleep duration),为睡眠持续时间和需求的正常变异,不属于睡眠疾病。

虽然很多失眠症患者有焦虑情绪,但他们的焦虑多集中针对睡眠问题。只有当患者的焦虑涉及生活众多方面时,才需要考虑广泛性焦虑症的可能。

在没有良好睡眠习惯的失眠患者中,需要考虑睡眠卫生不良。这些患者早年即没有良好规律的睡眠习惯。年轻时他们机体内部的睡眠调节机制功能强劲,虽然作息习惯不佳,也能启动睡眠;随着年龄增加,内部调节机能下降到一定阈值时,失眠则变得明显。因咖啡或者治疗措施不当引起的失眠很常见。而那些失眠主诉严重,但从来不会在床上辗转反侧的患者需要考虑矛盾性失眠。

响亮打鼾,被目击出现呼吸暂停或被发现有规律踢腿动作的患者需考虑呼吸暂停综合征或周期性肢体运动障碍所致的失眠。有中枢呼吸暂停(如出现潮式呼吸)的患者容易诉述失眠。如果患者失眠主要出现于入睡期,则需考虑焦虑障碍和睡眠时相后移障碍。清晨早醒伴过度思虑者,则提示可能存在抑郁症或强迫性障碍。

【诊断】

病史是诊断失眠最重要的依据。需要详细追溯失眠起病时有无促发事件,病程中失眠特点及严重程度的变化,并查找使得失眠症状加重和(或)减轻的因素。详细记录患者的上床时间、入睡时间、中间醒转次数以及起床时间,同时记录睡得比较理想的夜晚和睡眠不佳的夜晚的情况。在这两种情形下,患者的行为、思想活动及情绪的变化。其他重要信息还包括患者工作日及周末作息时刻的变化,酒精消耗情况,咖啡因的摄入

量及食品药物的摄入情况。

如果存在精神病性因素,则心理评估就很重要。如果怀疑存在睡眠呼吸暂停和周期性肢体运动障碍,则多导睡眠监测检查必不可少。同样,如果治疗无效或者怀疑患者存在睡眠感知障碍,也需要多导睡眠检查来协助诊断。当然,多数失眠症患者是不需要进行多导睡眠检查的。

【处理】

失眠治疗方法的选择应该基于失眠的根本原因,从治疗的角度来看,失眠维持因素(perpetuating factors)较其他方面的因素更为重要,因为它们是被纠治可能性的部分。改良睡眠习惯可以使病情明显改善(见表2-14-2-3),但是不良睡眠习惯有时是其他问题的结果,尤其是精神问题。

表2-14-2-3　睡眠卫生保健基本原则

(1) 规律作息,保持每天在基本相同的时间点上床/起床

(2) 尽量避免白天打瞌睡,或者将断断续续的多次瞌睡集中到午睡时间休息,午睡不宜过长

(3) 避免夜间饮酒

(4) 避免午后饮用咖啡、茶等兴奋性饮料

(5) 减少或者戒除吸烟,尤其避免夜间吸烟

(6) 有规律地进行体育锻炼,但避免在夜间进行剧烈的体育运动

(7) 避免在床上阅读、看电视或者进食,仅在睡眠及性生活时使用卧室和床铺

(8) 保持睡眠环境安静、凉爽,避免强光照射

(9) 避免晚上睡觉以前思考有压力的,或者令人不愉快的事情

认知行为治疗(cognitive behavioral therapy)是治疗成人慢性失眠的主要方法。70%～80%的患者可以通过这种非药物治疗获益。睡眠限制治疗法可以提高睡眠的连续性。具体方法包括:通过限制午睡,形成轻度睡眠不足状态;或者在短期内控制每晚的卧床时间,使实际卧床时间接近自己汇报的总睡眠时间;一旦睡眠状况稳定下来,可以逐步延长卧床时间。还可以同时使用刺激控制疗法,其基本原则是:使床及睡眠环境仅与睡眠发生联系;禁止在床上读书、看报、进食或看电视。如果患者卧床15～20 min仍然不能入睡,应鼓励其离开床铺,做一些放松活动,待有睡意以后再回到床上。

催眠药物对于短程失眠是有帮助的,有时也可以用于一部分慢性失眠的患者。通过随机对照临床实验得知,认知行为治疗及药物治疗都可以在较短时间内产生效果,但是要获得长期维持的疗效,认知行为治疗明显优于药物治疗。

慢性失眠的患者因家中备有安眠药物而感到安慰,部分患者实际上很少使用药物。对于持续用药的患者来说,虽然有些人连续使用安眠药很多年仍能获得较为满意的睡眠质量,但是多数患者会出现药物需要量不断增加,甚至药物依赖的现象。对于慢性失眠患者,计划性用药是较为可行的方法(即仅在患者需要睡个好觉以达到次日良好表现时每周选择性使用1～2次安眠药物,或者采用工作日隔天用药,周末停药的方式减少累积用药量)。安眠药物除了会产生药物依赖,还会带来其他问题,如夜间意识模糊,次日记忆力下降和宿醉感等。近年提倡使用小剂量的抗抑郁药物替代传统苯二氮䓬类药物治疗轻中度失眠(见表2-14-2-4)。因为催眠药物通常在准备入睡前使用,所以褪黑素(melatonin)的应用价值不大。但近年上市

的褪黑素受体激动剂(melatonin agonist),如雷美替胺起效较快,被用作催眠药物。

表2-14-2-4 临床常见用于治疗失眠的药物

药物分类	药物名称及剂量(mg)范围
苯二氮䓬类药物	
短效苯二氮䓬类	三唑仑(triazolan),0.125~0.25
	咪哒唑仑(midazolam),7.5~15
中效苯二氮䓬类	阿普唑仑(alprazolam),0.25~0.5
	劳拉西泮(lorazepam),1~2
	奥沙西泮(oxazepam),15~30
	替马西泮(temazepam),15~30
长效苯二氮䓬类	地西泮(diazepam),2.5~10
	氯硝西泮(clonazepam),0.5~2
	氟西泮(flurazepam),15~30
	氯氮䓬(chlordiazepoxide),10~20
苯二氮䓬受体激动剂类	唑吡坦(zolpidem),5~10
	扎来普隆(zaleplon),5~10
	佐匹克隆(zopiclone),7.5~15
	右佐匹克隆(eszopiclone),1~3
褪黑素受体激动剂类	雷美替胺(ramelteon),8~16
抗组胺药物	苯海拉明(diphenhydramine),25~50
具有镇静作用的抗抑郁药物	阿米替林(amitriptyline),10~75
	多塞平(doxepin),10~75
	曲唑酮(trazodone),25~100
	丙咪嗪(imipramine),25~100
	米氮平(mirtazapine),7.5~30

对于反常性失眠的患者,可以向他们解释主观性睡眠障碍与客观睡眠状况的差距,并使他们相信即使自己感觉不到,他们的睡眠亦足以达到疲劳修复作用。认知行为治疗以及催眠药物治疗对一部分患者有效。后者起效的可能机制是药物所致的遗忘作用,使患者忘记了睡眠中间醒转的主观印象及相应的意识活动。

【失眠的预后】

失眠病程变化很大,许多患者终身伴随睡眠问题,而有些患者仅在生活的几个时期出现失眠,其他阶段睡眠基本正常。病程超过12个月的患者发生抑郁症、焦虑症及酒精滥用的危险性增加。其他并发症包括:苯二氮䓬类药物的依赖,工作能力下降,自我评价降低,工作、交通事故危险性增加等。

第三节 睡眠节律障碍

睡眠节律障碍(circadian rhythm sleep disorder)是指患者睡眠作息节律与社会公认的节律相违背的现象,即患者易于在日间入睡,而在夜间正常睡眠时间段内难以成眠。这一类疾病又包括以下6个亚型:睡眠时相后移障碍(delayed sleep-wake phase disorder),睡眠时相前移障碍(advanced sleep-wake phase disorder),不规则睡眠-清醒节律障碍(irregular sleep-wake rhythm disorder),非24 h睡眠-清醒节律障碍(non-24-hour sleep-wake rhythm disorder)(见图2-14-3-1),时差障碍(jet-lag disorder)及轮班工作睡眠节律障碍(shift work disorder)。

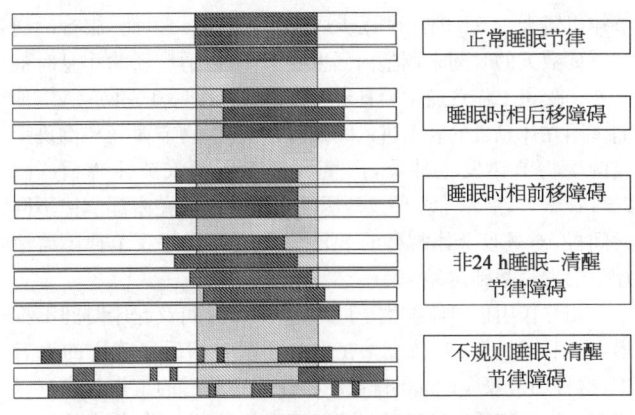

图2-14-3-1 正常睡眠节律及睡眠节律障碍模式图

【发病机制及病理生理】

昼夜睡眠节律紊乱的根本原因是机体内部生物钟所产生的睡眠-清醒节律与所期望的睡眠-清醒节律不一致。下丘脑视上核(the suprachiasmatic nucleus)是生物节律调控的中枢所在。在没有外界驱动因素影响的情况下,人类的昼夜节律略长于24 h。因此,生活在彻底与外界隔绝环境中的人,是按照24.5~25 小时/周期的睡眠-清醒节律生活的。内部节律与地球自转的24 h节律的同步化,需要每天在外部刺激调节下得到加强。有效的外界刺激信号包括光照、社会生活节律、食物刺激及进食对体温的影响等。其中光照是一种较强的生物节律调节刺激信号。暴露于光照中可使人体内部的节律周期略微缩短,保持24 小时/周期的节律,但是其调节作用仅限于内外节律时差小于2 h的范围之内。另外,光照的强度、持续时间和光照出现的时点决定了它对昼夜节律系统的作用方式(见图2-14-3-2)。当光照刺激出现于内部生物节律黑夜期(dark phase)之前或者黑夜期的前1/2 时间段内时,昼夜节律时相发生位相后移;反之,当光照刺激出现于内部生物节律的白昼期(white phase)起始段或者黑夜期的后1/2 段时,它对昼夜节律时相的作用是向前移动。褪黑素是一种松果体激素,人类主要在夜间分泌,它对昼夜节律的相移作用正好与光照相反:下午或晚间服用褪黑素使睡眠时相前移,而早上服用褪黑素则使睡眠时相后移。

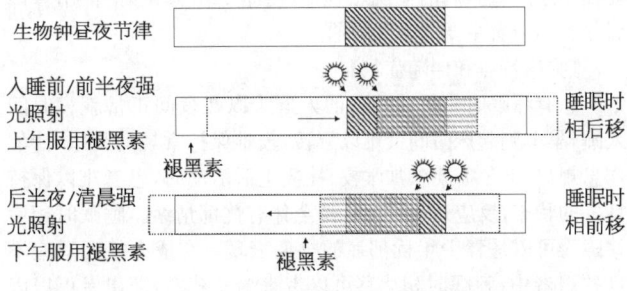

图2-14-3-2 人体内部生物节律在外界刺激因素影响下的位相移动

经过跨时区的旅行后或倒班以后,许多人试图改变其睡眠-清醒时间,以快速适应社会生活,但其内部生物节律难以适应,从而产生时差障碍。当睡眠时相需提前时(如经历一次由西向东的旅行),内部生物节律每天能调节适应约1 h的落差,而睡眠时相需后移时(如经历一次由东向西的旅行),内部生物节律以每天 1.5 h 的速度逐步适应时相落差。因此,旅行后通常需要数天的时间来调整内部生物节律,以适应新的作息时刻需要。夜班工作者通常较日班工作者每天少睡 1~1.5 h,当他们试图在休息日的晚上进入睡眠时,内部生物节律又与倒班形成的生物节律发生冲突,产生倒班工作睡眠节律障碍。图 2-14-3-2 展示了光照及外源性褪黑素出现在内部节律不同时间段,对昼夜节律相移的不同作用,这也是昼夜节律障碍治疗学的理论基础。

相移作用也可能发生于周末,当上床时间及起床时间都推迟,光照的时间发生改变。在患有睡眠时相后移障碍的患者中,这种周末效应造成的睡眠相移作用在此后的工作日内难以纠正。青少年是此类型睡眠节律障碍的易患人群,他们的睡眠需求量增加,但由于此年龄段的社会角色转变,自控能力不足,夜间他们时常不自觉地推迟就寝时间。当他们因离家上学等原因脱离父母的管束后,这种后移趋势进一步加大,并形成睡眠时相的后移。而睡眠时相前移障碍的患者情况正相反,多见于老年人。他们的体能和社会角色需求随着年龄的增长逐步衰退,逐渐采取提前就寝的方式适应上述改变,内部生物节律也相应前移,达到一定程度,则形成睡眠时相前移障碍。

不规则睡眠-清醒节律障碍是由于视上核或者其传出通路的变性或损害所致。非 24 h 睡眠-清醒节律障碍的患者不是按照 24 h 节律进行起止作息的。常见的损害出现在视网膜、视交叉前区以及视交叉区域,使视网膜-下丘脑信号传递通路中断。没有视网膜光刺激信号的传入,患者体内生物节律完全与外界环境脱节。当内外节律位相差异较小的时候,患者尚且能够保持与社会公认的正常节律作息,如果位相差异较大时,患者难以与外界保持同步,他们的睡眠节律表现出明显的不规则性。患者可以出现持续 40~50 h 的清醒,继而连续睡眠 12~20 h,然后间隔出现一段时期较为正常的睡眠。

【流行病学与危险因素】

昼夜睡眠节律障碍很常见。时差综合征主要累及航程跨度超过 5 个时区的长程旅行者;倒班工作者有相当一部分受到睡眠节律障碍的困扰,在紧接着倒班以后的日夜,睡眠问题较为突出。睡眠时相后移障碍出现在高达 7% 的城市青少年中,其他类型的睡眠节律障碍相对少年。睡眠-清醒不规则障碍主要发生于严重脑病的住院患者中,而非 24 h 睡眠-清醒节律障碍是失明患者主要的睡眠问题。

【临床特点和伴随症状】

患有睡眠时相后移障碍的人群难以在夜间正常就寝时间入睡,早上到起床时间又难以醒转,较难保持常规的睡眠-清醒作息规律;上午需要参加学校/社会生活活动时,患者难以保持良好的状态,反应迟缓、惰怠,甚至伴有忧郁情绪。睡眠时相后移障碍可以是青少年忧郁症的早期表现。在成人社会适应不良的患者中,睡眠时相后移可以带来继发获益,即患者可以因此逃避与社会的接触。睡眠时相前移障碍的患者,夜幕降临后即困倦乏力而上床就寝,凌晨又过早醒来。症状典型者在 18:00~21:00 睡觉,而在 1:00~3:00 醒转。

时差障碍者,在经过一次跨越 5 个时区以上距离的旅行以后,出现持续存在 7~10 d 的不适症状,包括在新的环境中入睡困难,或者睡眠维持困难,伴有日间的过度思睡。向东的旅行症状较向西的旅行为重。旅行中如果睡眠不足或者有酒精摄

入,症状会更加明显。经常进行航空旅行或者频繁跨时区穿越的人容易罹患慢性时差综合征,表现为困倦、睡眠紊乱、虚弱无力、工作能力下降和容易激惹。

长期上夜班或者参加三班倒(每班 8 h)工作的人会出现类似于时差障碍的表现,同样面临外部昼夜节律和内在生物节律之间的不匹配。周末时,夜班工作者尝试在夜间上床睡觉,但因不能适应新的作息时刻,夜间睡眠时间被动减少;到工作日,睡眠不足将进一步加重疲惫症状。

患有非 24 h 睡眠-清醒节律障碍的患者,睡眠持续时间的长度变化很大,间隔以长短不等的清醒期(见图 2-14-3-1)。患者或者看护者诉述患者入睡困难,睡眠维持障碍,以及日间疲劳,难以维持清醒。患者夜间常出现烦躁不安的症状,因此常有使用镇静催眠类药物或者抗精神病类药物治疗的案例,但使用不当,尤其是使用抗精神病类药物使得睡眠不规则的症状进一步复杂化。

不规则睡眠-清醒节律障碍的患者抱怨夜间入睡困难,早上不易醒转,或者白天难以维持清醒。典型者其症状严重程度呈周期性变化,因为其睡眠问题往往在患者体温变化节律与外界节律位相差异最大的时候最重。

【诊断】

病史及睡眠日记有助于睡眠节律障碍的诊断。连续记录 2~4 周睡眠日记通常足以确诊。非 24 h 睡眠-清醒节律障碍患者,短期记录有时不易发现规律,需要连续较长时间的记录才能明确诊断。

睡眠时相后移障碍患者,睡眠日记反映其入睡及醒转的时间较社会所接受的时间明显推迟。尤其是周末,在没有作息时刻表约束的情况下,这种延迟表现得尤为突出。不规则睡眠-清醒节律障碍的患者,其睡眠日记上就寝时间极不一致;24 h 中可以分散出现多次持续 2~4 h 不等的睡眠,一天与一天之间睡眠出现的时间和持续时间可以呈现显著的变异性。

如果怀疑存在睡眠呼吸暂停或者发作性睡病,多导睡眠监测及多次睡眠潜伏期测试(MSLT)对诊断很有帮助;但如果患者并不能按照常规节律作息,那么 MSLT 结果的解释会比较困难。如果考虑到抑郁症是成病因素,则精神心理评估必不可少。

【鉴别诊断】

需要与睡眠节律障碍进行鉴别的情况包括多种引起失眠及日间困倦的疾病。睡眠卫生不良及慢性睡眠不足在倒班和夜班工作者中常见;在倒班或者夜班时暂时出现睡眠问题,休假期间缓解则提示是轮班工作睡眠节律障碍。多年从事夜班、倒班工作,且睡眠作息长期稳定的夜班、倒班工作者,出现新发生的睡眠问题时需要考虑是抑郁症、婚姻与家庭问题、对工作不满意或者其他精神因素所致。

【处理】

对于睡眠时相后移障碍的患者,可以以其周末作息时刻为起点,指导他每天或者隔天向前移动 15 min 就寝和起床的时间。当然也可以以更快的速度向前推移就寝时间,但是这需要患者有更强的意志力和主动性去坚持。一旦达到期望的作息时刻,则必须每天严格遵守这一作息时刻表。早上的光照对患者是有益的,可以降低入睡的困难度。对于难治性病例,也可以考虑上床前数小时服用褪黑素,或者每天推迟 3 h 就寝/起床

时间连续1周，直至达到期望的作息时间。睡眠时相前移障碍可以通过每天推迟15 min就寝/起床时刻，或者夜间上床前暴露于强光照射中进行治疗，但效果一般较差。

合理规划睡眠作息，保证充足的阳光照射是治疗睡眠节律障碍的关键。为使时差效应最小化，旅行前睡眠时间表应向目的地时刻的睡眠时刻方向移动1~2 h。路途中尽量尝试入睡，以减少航程中的睡眠缺失。对于路途中是否可以使用短效镇静催眠药物各家意见不一，但是对于老年人，需要考虑药物对记忆力和反应能力的潜在影响。跨越时区以后，按照新的时刻表接受光线暴露，并尽快按照新的时区调整作息时间。目前可用于减轻时差症状的药物褪黑素在美国等国家作为非处方药物可自行购买，在时差障碍明显的患者可以使用。

轮班工作睡眠节律障碍的治疗取决于班次颠倒的频繁程度、倒班的方向（夜班→日班或者日班→夜班）、夜间工作的具体时间以及行使日间工作所需要达到的功能状态。从日间到前半夜，然后再到后半夜的三班制轮班方式较相反方向的轮班方式容易被接受。虽然日间连续睡眠对夜班工作者来说是最理想的修复方式，但是很少有人愿意消耗整个白天用于睡眠。由此，一种双向睡眠的作息模式成为被大多数夜班工作者接受的模式，即：午后睡2~3 h，加上出夜班后4~6 h的睡眠模式。夜间给予充足的光照，日间保持卧室黑暗避光也是有用的措施，但出夜班后使用镇静催眠药物已被证实没有多大价值。

不规则睡眠-清醒节律障碍的治疗非常棘手，理论上清晨暴露于明亮光线中，增加日间的活动量以及禁止早上及晚上打盹会有一定帮助。非24 h睡眠节律障碍的治疗也是相当困难的，仍保留部分光感的失明患者可以选择在合适的时间点暴露于高强度的光照中，以期获得部分疗效。

第四节　睡眠相关呼吸障碍

睡眠相关呼吸障碍（sleep related breathing disorders, SRBD）是一组仅发生于睡眠期间的呼吸障碍，临床常见病种包括阻塞性睡眠呼吸暂停低通气综合征（obstructive sleep apnea hypopnea syndrome, OSAHS）、中枢性睡眠呼吸暂停综合征（central sleep apnea syndrome, CSAS）、上气道高阻力综合征（upper airway resistance syndrome, UARS）和肥胖-低通气综合征（obesity-hypoventilation syndrome, OHS），其中最为常见的是阻塞性睡眠呼吸暂停综合征。

一、阻塞性睡眠呼吸暂停综合征

阻塞性睡眠呼吸暂停（obstructive sleep apnea, OSA）是指睡眠中呼吸道的狭窄或者闭塞所致的气流降低或者中断，而胸腹呼吸运动继续存在的现象。当平均每小时睡眠此类呼吸事件发生次数≥5次，并出现睡眠紊乱和日间功能障碍时则称为OSAHS。在多导睡眠图上，成人阻塞性呼吸事件定义为：睡眠中热敏气流（thermal airflow sensor）峰谷幅度下降90%，持续时间≥10 s。成人阻塞性低通气事件定义为：鼻腔气流压力（nasal pressure sensor）峰谷幅度下降30%，持续时间≥10 s，血氧饱和度下降≥4%；或者鼻腔气流压力峰谷幅度下降50%，持续时间≥10 s，血氧饱和度下降≥3%和（或）伴有脑电觉醒或者

微觉醒（见图2-14-4-1）。虽然阻塞性低通气（obstructive hypopnea, OH）和阻塞性呼吸暂停（obstructive apnea, OA）在严重程度上存在区别，但是它们的致病机制和对机体的影响是相同的，所以临床实际运用中将两者合并，用呼吸暂停低通气指数（apnea hypopnea index, AHI）来表示疾病的严重程度。其严重程度分级为：轻度，AHI 5~15次/小时；中度，AHI 15~30次/小时；重度，AHI≥30次/小时。

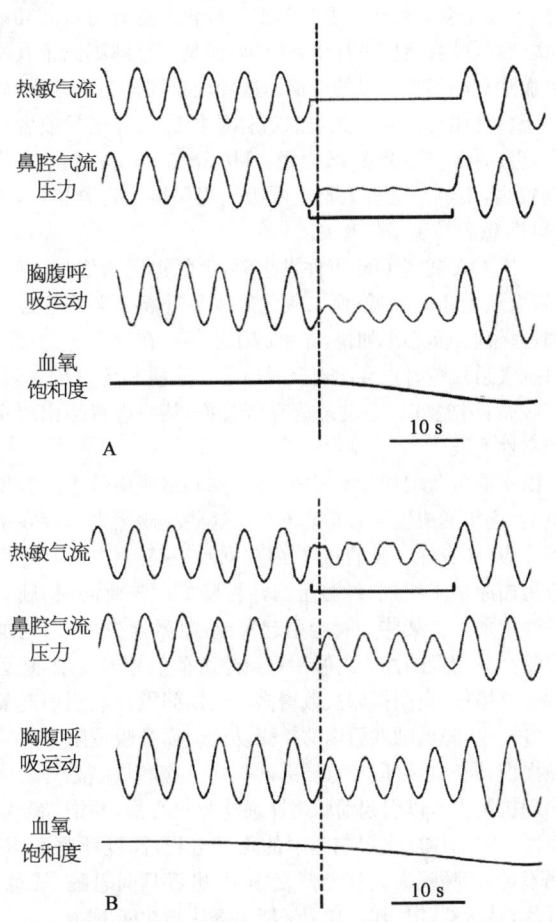

图2-14-4-1　阻塞性呼吸暂停(A)与阻塞性低通气(B)示意图

【发病机制及病理生理】

睡眠中上气道的狭窄和闭塞是OSAHS的致病基础。阻塞通常发生在咽部，因为这一部位的组织缺乏骨性结构或者软骨的支撑，较上呼吸道其他部分更容易发生塌陷。上气道内径的大小取决于面部和颈部软组织结构及骨质结构、组织的顺应性以及作用于咽壁的跨壁压力。清醒状态下咽部扩张肌的收缩恰好发生在吸气之前，通过牵拉软腭、舌、下颌和喉软骨而增加扩张上气道的力量。这一向外的力量中和了因吸气动作而产生的气道内负压，后者使气道趋向于塌陷和闭合，从而保证了气道的开放。上气道扩张肌的活动受多种信号的调控，包括：动脉血氧浓度信号，下颏、口腔和胸腔呼吸肌肉的本体感觉冲动和上呼吸道跨壁压力信号等。例如当上呼吸道负压增加时颏舌肌活动增加，牵拉舌体向前促进气道打开。

睡眠中咽部肌肉放松，造成上呼吸道变窄，气道阻力增加。对于某些患者，气道肌肉松弛本身即足以导致气道的闭合，另一些患者通过反射性增加胸廓吸气肌肉活动来抵抗气道阻力，胸腔负压因此增加，两个因素共同作用使得呼吸道闭合，血氧

饱和度下降。患者只有在微觉醒和醒转时气道才能重新打开，经过数次较大幅度的呼吸以后，血氧饱和度逐步恢复，患者再度入睡，呼吸道再度塌陷闭合。整夜睡眠中上述过程周而复始地发生，睡眠变得断断续续，加上气道闭合时的缺氧，患者日间疲惫、思睡。

有时咽部狭窄和气道阻力增加引起代偿性呼吸努力度增加(increased respiratory effort)，潮气量和血氧饱和度下降并不明显，但还是会导致微觉醒和睡眠片段化。患者的日间功能和阻塞性睡眠呼吸暂停一样受到影响，但是多导睡眠图上找不到低氧血症和潮气量下降的证据。这种现象即称为 UARS，确诊有赖于食管压力测定。此类患者体质指数通常正常或者接近正常，患病年龄较 OSAHS 为轻。UARS 在儿童和妇女中患病比例较高，推测与这些人群上呼吸道仍保持一定紧张性，不如OSAHS 患者易于塌陷有关。

每次 OA 或者 OH 事件发生时，上气道阻力增加，潮气量下降，血氧饱和度降低，血二氧化碳水平升高。交感神经活动增加，血管收缩，心率加快，导致血压增高。在呼吸努力度增加以对抗气道狭窄时也会出现反射性心动过缓和房室传导阻滞。当呼吸暂停恢复时，心动过速有所改善，某些患者会出现室上性和室性逸波。

由于前负荷增加和室间隔左移，左心室顺应性下降并增加后负荷，逐步形成慢性心功能不全。这些应激因素的存在引起病理反应，如炎症介质的释放、内皮素水平提高、血小板黏度和纤维蛋白原水平增加、纤溶蛋白活性降低。与此同时，胰岛素抵抗性增加。在某些妇女会引起睾酮-雌激素失衡，增加罹患多囊卵巢的危险性。因假性容量超负荷信号的刺激，血管利钠肽分泌增加，夜间排尿次数增多。长期间歇性缺氧引起氧化应激，进一步降低咽喉肌肉的扩张功能。而呼吸道阻塞所致的机械损伤，同样也可以加重局部的炎症反应和塌陷趋势。同样的病理机制也可以引起动脉粥样硬化和冠心病，并增加卒中的危险性。睡眠片段化影响睡眠的正常进程，深度睡眠和 REM 睡眠不足，使睡眠失去体能修复作用，患者日间思睡、疲惫、情绪低落，易激惹，定向能力、记忆能力等认知功能下降。

【流行病学】

Caples 等的流行病学调查资料显示，美国大约 5% 的人群受到 OSAHS 的困扰。不同研究者之间由于对 OSAHS 诊断方法的差异，所获得的成人患病率存在一定差异，最高可达 20%。Wisconsin 州一项针对中年普通人群的调查显示，患轻度 OSAHS 者(AHI≥5 次/小时)约占 17%，中重度 OSAHS 患者 (AHI≥20 次/小时)约占 7%。我国缺乏高质量的流行病学调查资料，但估计患病率不低，并且随着生活水平的提高，患病人口呈增长趋势。

【表现和伴随症状】

阻塞性睡眠呼吸暂停的患者通常较为肥胖，脖颈粗短，睡眠中响亮打鼾，白天困倦，在安静环境下容易睡着，并感觉自己的夜间睡眠缺乏应有的疲劳恢复作用。清晨起床时口干、咽痛、头痛症状常见，有些患者抱怨夜间睡眠不踏实，容易反复醒转，夜间排尿次数增多等。有时候患者对自己的疾病没有任何不适感觉，因为家人发现其有明显的呼吸停顿而来就诊。也有不少患者是因为其他疾病被转诊到睡眠门诊，常见的症状包括慢性头痛、顽固的高血压和肺动脉高压、心律失常

和阳痿。

打鼾常常比呼吸暂停早出现数年至数十年，鼾声响度可以达到 90 dB 以上。鼾声音量的不断增加、鼾声特点改变及打鼾过程中出现停顿或者发出哽咽样声音均提示 OSAHS 的存在。因为打鼾和血氧饱和度的下降，患者常反复醒转，并在床上频繁变换体位，以寻求能够保持呼吸道开放的位置。严重的 OSAHS 患者会被迫采用高枕卧位，甚至坐在扶手椅中睡觉，因为他们一躺下呼吸道就会闭合，平躺体位根本无法形成有效的睡眠。成年 OSAHS 患者日间精力不足，但儿童患者通常表现为日间的多动和注意力不能集中。对于女性多囊卵巢综合征患者，尤其是体型肥胖者，应考虑到罹患 OSAHS 的可能(见表 2-14-4-1)。

表 2-14-4-1 阻塞性睡眠呼吸暂停低通气综合征的临床表现

类别	表现
夜间的症状	抱怨睡眠不足、睡眠失去体能修复作用
	响亮打鼾、鼾声特点改变、鼾声断断续续、有哽咽样声音间杂
	睡眠不安稳、睡眠维持困难
	反复因哽噎感醒转
	夜间胃-食管反流
	夜间惊恐样发作
	夜间排尿次数增多
	出现异态睡眠样表现
	反复梦见从事重体力劳动或梦见窒息
日间症状	起床时头痛、口渴、咽痛
	清晨和上午更加明显的困倦感
	精力不足、工作与学习能力下降、兴趣丧失、全身疲惫、情绪低落
	驾车时困倦打盹
	停经期不适症状特别严重
	性功能下降、阳痿
其他躯体化表现	纤维性肌痛
	慢性疲劳综合征
	肠易激惹综合征
	难治性哮喘
其他状况	注意力缺陷障碍(儿童)
	血糖异常
	代谢综合征
	多囊卵巢综合征
	难治性高血压、难以解释的肺动脉高压
	慢性肾功能衰竭
	充血性心力衰竭

体检可以发现患者大多体型肥胖，颈围增加，有些患者可以呈现较为特殊的头面部构造，包括面部狭长、腭弓高而狭窄、下颌骨矮小、下颌后缩、舌体肥厚、腭垂过长、扁桃体肥大及咽部组织肥厚增多等。

【诊断】

在睡眠监测室接受整夜多导睡眠监测是诊断 OSAHS 的

标准方法。需要强调的是,根据 AASM 的推荐,OA 和 OH 需要由不同传感器的信号变化来判断。如前所述,阻塞性呼吸时间是指呼吸努力存在(胸腹呼吸运动)的情况下,出现的口鼻气流降低或者停止。OA 的判断依据是口鼻热敏感受器信号,而对于 OH 的判断,则依据鼻气流压力信号。后者对于细微气流变化的敏感度更高,可以捕捉到如呼吸努力相关性脑电觉醒反应(respiratory effort related arousal,RERA)等事件。胸腹体积描记器记录呼吸努力度情况,指端血氧计记录呼吸事件后的血氧饱和度变化。儿童呼吸事件的判断还需监测血二氧化碳饱和度的变化,并有不同于成人的诊断标准(可参考有关专著)。

目前国际上多数医疗保险制度均以 AHI≥5 次/小时,并出现以下一项以上合并症作为医疗赔付的标准:高血压、心脏疾病、卒中史、失眠、日间过度思睡、抑郁或者认知功能损害。当 AHI≥15 次/小时时,即使没有上述并发症,也属于医疗赔付范围。

由于标准多导睡眠监测消耗的医疗资源和人工成本较高,有些睡眠中心也采用诊断级别相对较低的诊断手段,常见的包括:含标准脑电导联的便携式多导睡眠监测仪、不含脑电的便携式睡眠呼吸事件筛查仪,以及仅有血氧浓度变化监测的设备。上述方法对 OSAHS 的诊断可靠性依次递减,在结果分析时需临床医生综合考虑患者的症状、体征再作出判断。对于简易设备不能确诊而临床高度怀疑 OSAHS 的患者;已由简易设备确诊,但对持续气道正压通气(CPAP)治疗反应差的患者;或者出现复杂症状(有癫痫样发作、肢体运动障碍、异态睡眠表现等)的患者,强烈建议标准多导睡眠监测。

【处理】

治疗的目的是保持睡眠时呼吸道的开放状态,改善睡眠质量,减少低血氧的出现,和提高日间的清醒程度。具体方法的选择应根据疾病的严重程度而定。严重 OSAHS 患者通过治疗可以减少交通事故的发生、降低血压、降低卒中和心肌梗死的危险性、降低睡眠中猝死的发生率。

CPAP 自 20 世纪 80 年代出现以来受到越来越广泛的应用,对于重度及有心脑血管并发症的中、重度 OSAHS 患者已经成为首选治疗。临床治疗的有效性可以高达 80%~90%,但能坚持长期使用的比例不高。不能坚持使用的原因包括机器噪声、面罩不合适、对压力适应不良、幽闭恐惧、过敏性鼻炎、面罩漏气造成的眼部不适等。存在鼻腔阻塞,妨碍鼻罩使用的患者可以给予抗充血药物滴鼻;存在鼻甲偏曲的患者可接受鼻中隔成形术改善通气状况。

对于不能耐受 CPAP 治疗的患者,AHI 未达到重度且有呼吸道解剖结构异常的患者可以根据阻塞部位的特点选择不同的手术方案。对于上颌面部结构异常造成呼吸阻塞者也可接受颌面部矫治手术或者正牙矫治器的治疗。

二、中枢性睡眠呼吸暂停综合征

中枢性睡眠呼吸暂停(central sleep apnea,CSA)远较 OSA 少见。其特点是在口鼻气流停止的同时,呼吸努力亦消失,持续时间≥10 s。其起源是调节呼吸运动的中枢神经系统功能不稳定。根据病理生理机制的不同和是否合并高碳酸血症,又可分成多个临床类型(见表 2-14-4-2)。

表 2-14-4-2 中枢性睡眠呼吸暂停的分类

不合并高碳酸血症
　　中枢性睡眠呼吸暂停/潮式呼吸
　　特发性中枢性呼吸暂停
　　高海拔性中枢性呼吸暂停
　　海平面周期性呼吸
　　偶发性(生理性)中枢性呼吸暂停(出现于入睡期)
合并高碳酸血症
　　肥胖-低通气综合征
　　先天性中枢性呼吸暂停
　　神经-肌肉疾病所致的中枢性呼吸暂停

清醒状态下,呼吸运动主要促发因素是化学感受器对血二氧化碳浓度的反应,次要促发因素是血氧饱和度的变化。当血中二氧化碳浓度增高,或者氧浓度降低时,呼吸动作加深,反之呼吸幅度变浅。入睡期,上述感受器的敏感度下降,这是生理性中枢性呼吸暂停(central apnea,CA)出现的病理基础。潮式呼吸是最为常见的 CA 形式,常见于慢性充血性心力衰竭(CHF)的患者。CHF 患者由于交感兴奋性的增高和肺迷走刺激,出现阵发性的过度通气和血二氧化碳浓度的降低,低于二氧化碳感受器阈值时出现呼吸幅度的减低和暂停。刚进入高海拔地区的个体因低血氧促发了过度通气,血中二氧化碳浓度继发性下降,诱发产生 CA。睡眠时上述表现更为明显,受累者频繁觉醒,睡眠的连续性和睡眠分期结构发生变化。原发性 CA 病例非常罕见,患者存在遗传性的化学感受器高反应性。血二氧化碳在高于常人的水平激发过度通气,出现类似高海拔性 CA 的表现。这些个体呼吸暂停较少呈现逐步递增递减的呼吸幅度变化,呼吸起止常较突兀。

很多因素可以限制肺通气,常见的是肥胖-低通气综合征。患者过度肥胖,胸廓可活动度下降,即使在清醒状态下亦存在潮气量降低、残气量增加、死腔量增加和血二氧化碳分压的增高。患者对于高碳酸和低血氧的敏感度降低,只有在上述情况达到一定程度时才诱发过度通气。类似的病理过程也出现于多种神经-肌肉疾病和胸廓活动受限的患者。

中枢性睡眠呼吸暂停低通气综合征的临床表现除了带有基础疾病的特点外,可以出现类似 OSAHS 的多种症状,如夜间睡眠不连续、反复醒转、被目击呼吸停顿、日间疲惫困倦、记忆力下降等。某些患者还可以表现出多血质的特点。

标准多导睡眠监测是诊断 CSA 的客观依据。根据 AASM 的定义,CSA 的诊断标准是:① 对于纯粹的 CA,AHI≥5 次/小时;② 对于混合有其他类型呼吸事件者,CA 所占比例必须占总呼吸事件次数的 50% 以上。

三、上气道阻力综合征

UARS 是以上呼吸道气流阻力反复一过性增高伴有脑电觉醒(arousal)为特征的睡眠呼吸障碍。与之相关的一个重要概念是呼吸努力度相关脑电觉醒反应事件,即:随气道阻力增加,食管内负压值逐渐增大,持续时间≥10 s,直至出现脑电觉醒,以及紧随其后的食管负压值骤减。由于食管压力测定不是睡眠实验室常规检查项目,这一疾病往往被忽视或者漏诊。

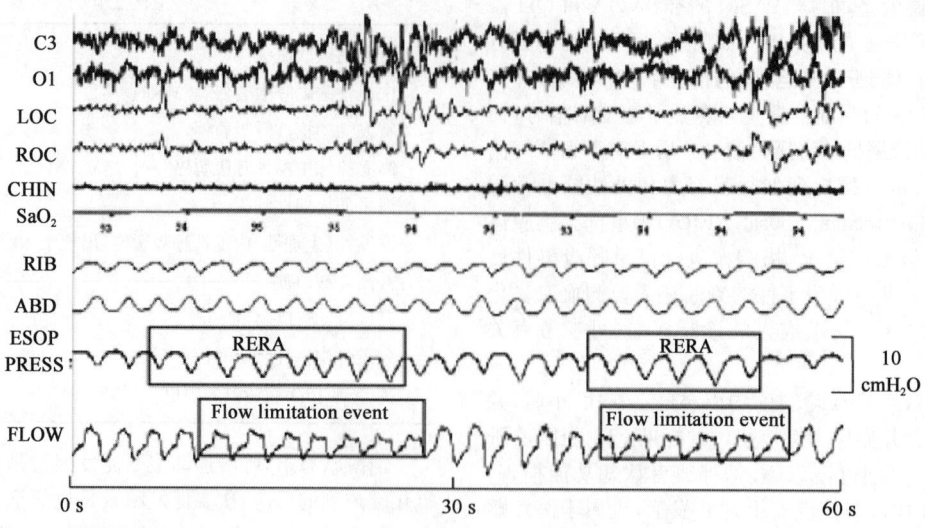

图 2-14-4-2　UARS 患者多导睡眠监测图

在持续 60 s 的多导睡眠监测图上可以看到鼻腔气流压力信号出现两段＞50%幅度下降(方框内),同时食管压
力探头探及逐渐增加的食管负压,以脑电微觉醒终结,构成 2 次 RERA。

UARS 造成睡眠的片段化,常见的临床表现是日间过度思睡,其他症状还有日间的疲惫感和高血压。而 OSAHS 患者常见的躯体症状,如头痛、晨起口渴、夜间排尿次数增加和入睡期的失眠则很少见。UARS 在两性间分布无差异,患病年龄较 OSAH 轻,无明显体型肥胖。相当一部分曾被诊断为特发性睡眠增多(idiopathic hypersomnia, IH)的患者最后被确诊为 UARS。

食管压力(esophageal pressure)测定是确定 RERA 和诊断 UARS 的标准方法,通过压力探头持续测定食管内压力的变化,来反映呼吸周期中胸腔负压的变化。在标准多导睡眠监测图上,可以观察到鼻气流压力吸气上升相低平圆钝,或者出现切迹,同时食管负压逐渐增加,达到一定程度时随着脑电觉醒的出现,鼻气流压力、气流幅度恢复正常,食管负压下降。口鼻气流热敏导联敏感度较低,常没有变化。血氧饱和度可能有轻微下降,但是不能达到低通气的诊断要求(见图 2-14-4-2)。另外还可以发现心电导联 R-R 间歇期的缩短,心率的增快。如进行同步血压监测,可以发现一过性收缩压和舒张压的增高。

第五节　异态睡眠

异态睡眠(parasomnia)是由希腊词汇的前缀 para(伴发于)与拉丁文来源的词根 somnus(睡眠)组合而成的,即指伴随于睡眠而发生的现象。国际睡眠疾病分类标准(ICSD-3,2014)中对异态睡眠的定义如下:发生于入睡期,睡眠中或者醒转过程中的令人不愉快的发声、躯体动作或者精神活动。根据其出现的睡眠时相,异态睡眠又被区分为:① 觉醒障碍(disorders of arousal),是一组仅出现于 NREM 睡眠期的异态睡眠,包括意识模糊性觉醒(confusional arousals)、睡行症(sleepwalking)、夜惊症(sleep terrors)及睡眠相关进食障碍(sleep related eating disorder);② REM 睡眠期异态睡眠,包括快眼动睡眠期行为障碍(rapid eye movement sleep behavior

disorder)、复发性孤立性睡眠瘫(recurrent isolated sleep paralysis)及梦魇障碍(nightmare disorder)等;③ 其他异态睡眠,是一组较为罕见的睡眠疾病,其症状可以出现于 REM 睡眠期,也可以出现于 NREM 睡眠期,包括头部爆响综合征(exploding head syndrome)、睡眠相关幻觉(sleep related hallucination)、睡眠遗尿症(sleep enuresis)等。各主要类型异态睡眠出现的时相见图 2-14-5-1。本节仅对神经科医生常见的几种异态睡眠加以叙述。

一、觉醒障碍

此类异态睡眠发生于 NREM 睡眠期,临床表现及疾病转归上具有较多共同特点。

【病理机制及病理生理】

归在此类的 4 个疾病均是由于深度睡眠期不完全醒转而造成的。症状通常出现于前半夜,在第一个或者第二个睡眠周期的 N3 期睡眠结尾处即将转换成 REM 睡眠时出现。这些疾病在儿童中高发,因为在这个年龄阶段,慢波睡眠的比例生理性增高。意识模糊性醒转伴随较低水平的运动表现和自主神经活动;睡行症患者发作中有运动能力,但很少伴随自主神经症状;夜惊症则有明显的自主神经反应、情绪反应及运动表现。三个综合征可以有相当程度的重叠。

【流行病学及危险因素】

儿童较成人容易罹患觉醒障碍,在 4～10 岁年龄段有一个患病高峰。有些患者也可以在成年期起病。1%～6% 的儿童有过反复发作的夜惊症。患者的一级亲属中患病率增高,提示遗传因素参与发病。

此类异态睡眠因各种造成深度睡眠比例增加的因素(深度睡眠反弹)及加重睡眠片段化的因素而诱发加重。所以,当出现以下情况时容易出现发作:睡眠剥夺或者睡眠不足,睡眠作息时间不规则,体力过劳,精神应激或者焦虑,外伤后应激状态,内外刺激如憋尿、发热或者噪声,其他导致睡眠片段化的疾病(如睡眠呼吸暂停低通气综合征、周期性肢体运动障碍及发作性睡病等)。

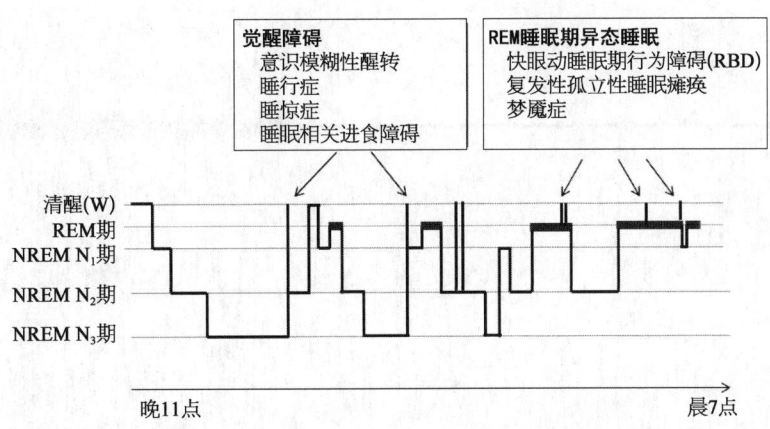

图2-14-5-1 各类异态睡眠在整夜睡眠中出现的时间分布特点

【临床表现及伴随障碍】

1. 意识模糊性醒转 以5岁以内的儿童患病率最高,在3~13岁的儿童中患病率约为17%,而超过15岁的人群中其患病率为2.9%~4.2%。两性中患病率没有明显的差异。

常见的发作表现为患者在前半夜突然起身,意识朦胧,可以出现时间、空间定向障碍。对于问话应答迟钝、缓慢甚至错误,动作笨拙。当家人试图通过强烈刺激唤醒患者时,患者可以表现出烦躁不安、易激惹,甚至出现粗暴行为。在同一个夜晚,症状可以出现两次或者两次以上,但多数患者仅在前半夜单次出现症状。儿童患者容易因睡眠期间的内外刺激而诱发。内刺激包括膀胱憋尿刺激、胃肠蠕动刺激等,外刺激常见为睡眠环境的声光刺激等。一次发作,症状持续5~15 min不等,少数发作也可以持续长达40~60 min。次晨患者对自己的发作仅有模糊记忆。

2. 睡行症 因发作频率的差异,各家对该病发作频率的报道差异较大。儿童偶发病例的患病率为15%~40%;频繁发作者在3~10岁儿童中的患病率约为9.2%,在11~12岁儿童中约为7%。66%的患者起病于3~10岁间。成人睡行症的患病率为1.9%~3.2%。其中绝大部分(约85%)起病于儿童期,症状持续到成年阶段。其余患者多数于儿童期有过发作史,多年静息,成年后在某些诱发因素作用下症状再现。仅0.6%的成年患者无儿童期发作史。该病具有一定的遗传性,在患者一级亲属中,睡行症的患病率约是普通人群的10倍。

患者常在入睡后不久突然做起于床上,表情困惑地四下张望,有时面无表情,有时会离床行走。发作中患者通常保持睁眼状态,虽然动作笨拙,但一般可以避开障碍物。这是与REM睡眠期异态睡眠的一个重要区别。发作持续数分钟到十多分钟不等。有时患者会在发作中作出荒诞甚至危险的动作。发作时,如果受到粗暴的干预,容易激发患者出现激越行为。为了避免自伤和他伤,主张采取温和的方式引导患者回到床上。在无外界干预的情况下,多数患者也会回到自己的床上继续睡觉,仅少数患者会在发作中自发醒转。发作次日,患者对发作情况几乎毫无记忆。

3. 夜惊症 在儿童中的发病率为1%~6.5%,成人中约为2.2%。96%的患者有家族史,提示此病有遗传倾向。有时夜惊症与睡行症合并出现于同一个患者,或者同一家族的不同成员身上。

患者入睡后不久骤然醒转,双眼圆睁,发出惊恐的尖叫,或者出现逃避行为,伴有面色潮红、大量出汗、心动过速、呼吸急促等自主神经症状。发作中患者难以安抚,发作过后惊恐的感觉持续几十分钟,使得患者难以再度入睡。发作次日患者能部分回忆当时惊恐的感受,但是对于发作本身、发作时自己的行为和发作时周围环境的变化并没有记忆。

【诊断】

对于症状典型者,即发作出现于夜晚前1/3时间段,且没有其他伴随疾病的儿童,可以仅依据临床病史作出诊断。当诊断不确定,症状发作频繁(每周发作数次)时需要进行视频-音频睡眠多导监测加以证实(图2-14-5-2)。如果怀疑是癫痫发作,则需要增加脑电导联的数量,以捕捉到发作时的痫样放电。

典型病例在多导睡眠图上的表现为:在第一或者第二个睡眠周期的深度睡眠结尾部分脑电图上突然出现高波幅,同步化的δ波,下颌或下肢肌电增高,心电监测显示心率加快;有时脑电波上重叠有肌电干扰伪迹。

【鉴别诊断】

需要与各种醒转鉴别的疾病包括癫痫、快眼动睡眠期行为障碍、梦魇症、某些特殊类型的意识障碍以及夜间谵妄状态(nocturnal delirium)。详细的病史询问是诊断的重要依据。夜间复杂部分性发作患者也可以出现惊叫、离床活动、惊恐体验,但是这些发作出现的时间不典型,同一个晚上多次发作,发作中出现刻板动作,如咀嚼、吞咽等口咽部动作及对药物治疗反应性差等,提示为癫痫发作。从行为表现上来看,快眼动睡眠期行为障碍可以非常像夜惊症发作。但是快眼动睡眠期行为障碍主要出现于成年期,尤其是中老年男性,发作伴有相应梦境,离床行走极其罕见,患者次日对于发作常保留一定记忆等有助于区别。当然也有罕见病例同时有REM期及NREM期异态睡眠的表现,称为异态睡眠重叠综合征(overlap syndrome)。

在癔症患者中可以出现神游状态(fugue state)和多重人格(multiple personalities)的表现,此时患者并非处于睡眠状态,其行为有一定的目的性,动作更加复杂,持续时间更长。脑电图上为清醒状态的脑电表现。

【处理】

治疗方法的选择应参考患者的起病年龄、发作频繁程度、严重程度、是否具有危险性或者潜在危险性等因素。不论哪种

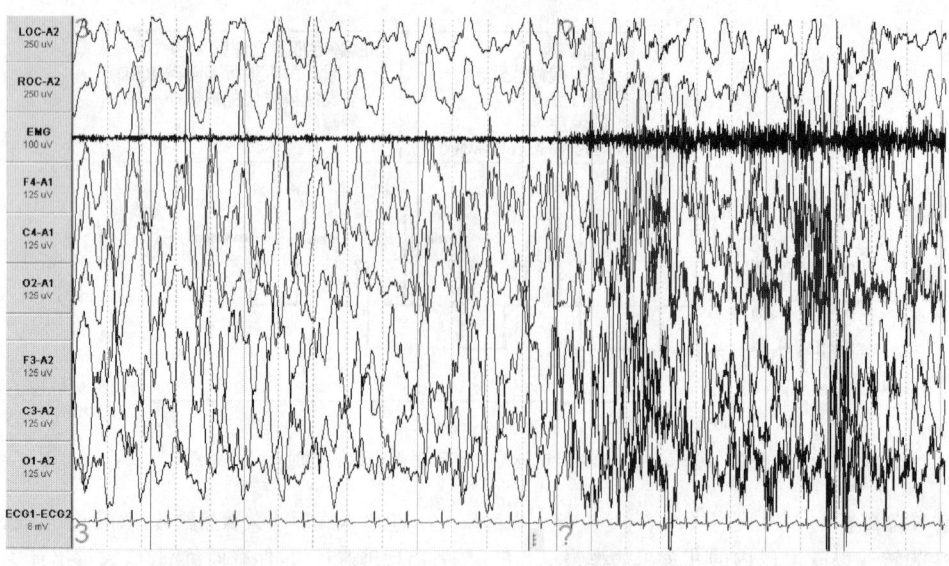

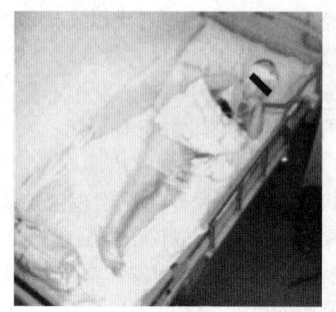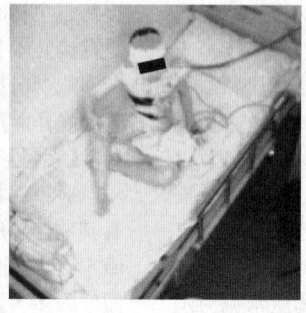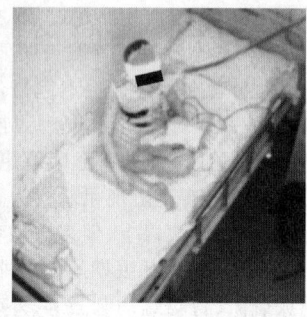

图 2-14-5-2　NREM 期异态睡眠(睡行症)视/音频多导睡眠监测表现

患儿从 N₃ 期睡眠中突然醒转,坐起于床上,面无表情,四下张望。脑电图上出现高波幅同步化 δ 波,下颌肌电增高并重叠至脑电上,心电活动频率明显增加。LOC-A2:左侧眼电导联,以右侧乳突为参考电极;ROC-A2:右侧眼电导联,以右侧乳突为参考电极;EMG:下颌肌电;F4-A1、C4-A1、O2-A1、F3-A2、C3-A2、O1-A2 为脑电导联;ECG1、ECG2:心电导联。

觉醒障碍,避免诱发因素均是最重要的措施。

儿童偶发病例,处理方法以加强安全防护为主,不主张使用药物治疗。向孩子的家长做详细的病情解释,阐述疾病自愈的病程转归特点,给予相关安全措施指导。如建议儿童睡低矮床铺或地铺,床周及房间内避免安置有尖角的家具;夜晚上床前确认门窗插销关好、锁紧,增加门窗开启的复杂性等;上床前让患者排空小便,患儿入睡后尽量减少周围环境中的声光刺激。

对于发作频繁、单次发作持续时间较长,或者发作中出现过危险行为和(或)潜在危险行为的患者,可以采用药物治疗。常用的药物有氯硝西泮,0.25~1 mg 睡前服用,氯巴占(clobazam)5 mg 睡前服用,或者劳拉西泮 0.5~2 mg 睡前服用。这些药物因能减少深度睡眠的比例而减少发作。对于成人患者,也可以使用帕罗西汀(paroxetine)等 SSRI 类药物治疗。但这些治疗仅为经验性用药,缺乏高质量的临床随机对照试验验证疗效。

二、REM 期异态睡眠和快动眼睡眠行为障碍

快眼动睡眠期行为障碍(rapid eye movement sleep behavior disorder,RBD)的特点是,在 REM 期中患者的骨骼肌未能完全放松,出现间歇性/持续性的肌电活动,甚至将梦境内容演绎

出来,表现出剧烈程度不等、持续时间长短不一的各类行为,造成睡眠中断,对自身或同床者构成危害或潜在危害。RBD 最早于 1965 年由法国睡眠医学家 M. Jouvet 发现并报道的。他在实验性损害猫的双侧脑桥被盖外侧区域后,发现猫在 REM 期肌肉弛缓的现象消失。不久以后,C. H. Schenck 于 1986 年在人类中发现了自发的 RBD 的病例并进行了报道。

【病理生理机制】

近 20 余年的时间里越来越多的证据显示,RBD、神经系统变性病和共轭蛋白病(synucleinopathies)三者之间存在密切的联系。RBD 患者在睡眠症状出现后的 5~10 年内,有很高比例发展为神经变性病:如最初被诊断为原发性 RBD(iRBD)的 50 岁以上男性,在 13 年的随访期后,有 2/3 出现了帕金森病的症状;出现 RBD 症状的认知损害患者高度提示可能是 Lewy 小体痴呆,而非 Alzheimer 病;而多系统萎缩患者有高达 90% 出现 RBD 症状,如果患者有 RBD 病史,可以基本排除单纯自主神经功能衰竭(pure autonomic failure)的诊断而考虑为多系统萎缩。这些共轭蛋白病与 RBD 共患,高度提示共轭蛋白在脑干特殊部位的沉着影响了睡眠调节机制,从而造成 RBD 的出现。

【流行病学】

快眼动睡眠期行为障碍确切的患病率并不是很清楚,估计

在普通人群中为 0.38%，老年人群中为 0.5%。iRBD 在 50 岁以上老年男性中发病率高，男女患病比例约为 4∶1。伴发于发作性睡病的症状性 RBD 患者年龄较轻，两性差异没有 iRBD 明显。另外，多种神经系统退行性疾病可以出现症状性 RBD，如帕金森病，约 1/3 的患者在确诊早期发现有 RBD 症状；多系统萎缩的患者，90% 出现症状性 RBD。

【临床表现】

RBD 症状按照起病的情况分为慢性和急性两种，提示不同的病变机制。

iRBD 患者和绝大部分神经系统变性病伴发 RBD 症状的患者起病缓慢。中年以后逐渐出现梦境的改变，常梦到情景激烈、充满激烈动作内容，如与别人发生争执、被陌生人或者野兽追赶、打斗等。患者因此出现与梦境内容吻合的动作和发声，如喊叫、哭泣、呻吟、斥责、摸索、甩臂、踢腿、挥拳等，严重者可以翻身坠床。发作时患者双目多处于闭合状态，这也是 RBD 易于造成自伤、他伤的原因。发作常以患者的突然醒转结束，患者能很快恢复与周围环境的接触，对答正确，能复述梦境，且所做动作与梦境有高度吻合性，称"同型现象"（isomorphism）。多导睡眠监测时可以观察到 REM 期患者突然出现肌电增高，录像记录到异常动作（见图 2-14-5-3）。RBD 患者伴发周期性肢体运动增高者常见，不另外诊断为周期性肢体运动障碍。

患者日间性格温和，很少出现如睡梦中的激烈粗暴行为。除非合并发作性睡病，患者日间没有明显的困倦。因为发作仅出现于 REM 期，故运动症状出现于入睡 90 min 以后，典型者以后半夜、凌晨的梦境活动更为激烈。发病初期数月乃至一年以上发生一次，随病情进展发作越来越频繁，严重者一个晚上可以出现数次症状。

急性 RBD 症状多见于酒精或者镇静安眠药物的撤退，发生 REM 睡眠反弹时，或者在使用某些影响 REM 睡眠的药物时，如 SSRI 类药物、SNRI 类药物（文拉法辛）、三环类/四环类抗忧郁药等。

【诊断和鉴别诊断】

详细的病史询问对 RBD 的诊断非常重要。需询问患者的起病年龄，起病前后的健康情况、用药情况、酒精消耗情况等。向患者的配偶询问发作频率、发作出现的时间段，是否伴有打鼾、憋气现象，是否能追寻到与动作吻合的梦境。患者日间是否有思睡，有无不自主入睡的情况。情绪激动时是否出现短暂的肌肉无力现象，以与发作性睡病区分。询问患者家族史，家族中有无类似发作史，有无神经系统疾病史。通过神经系统体检，可以筛查有无神经系统变性病的证据。

视/音频多导睡眠监测是确诊 RBD 的必须检查手段。2014 版国际睡眠疾病分类标准（ICSD-3）中对 RBD 的诊断必须同时满足以下 4 条。

(1) 反复出现睡眠相关等发声和(或)复杂行为。

(2) 这些行为由多导睡眠监测记录证实发生于 REM 期，或者基于临床病史为梦境的行为演绎，由此推断出现于 REM 期。

(3) 多导睡眠监测记录到快动眼睡眠期肌电失弛缓（REM sleep without atonia, RWA）现象（图 2-14-5-4）。

(4) 这种情况不能用其他睡眠疾病、躯体疾病、神经/精神疾病、使用药物或者物质滥用来解释。

严重睡眠呼吸暂停患者 REM 期也会出现异常的动作，这通常是由严重缺氧引起睡眠片段化所致。患者醒转时常不能复述梦境，诉说胸闷憋气感。通过多导睡眠监测可以区别。特

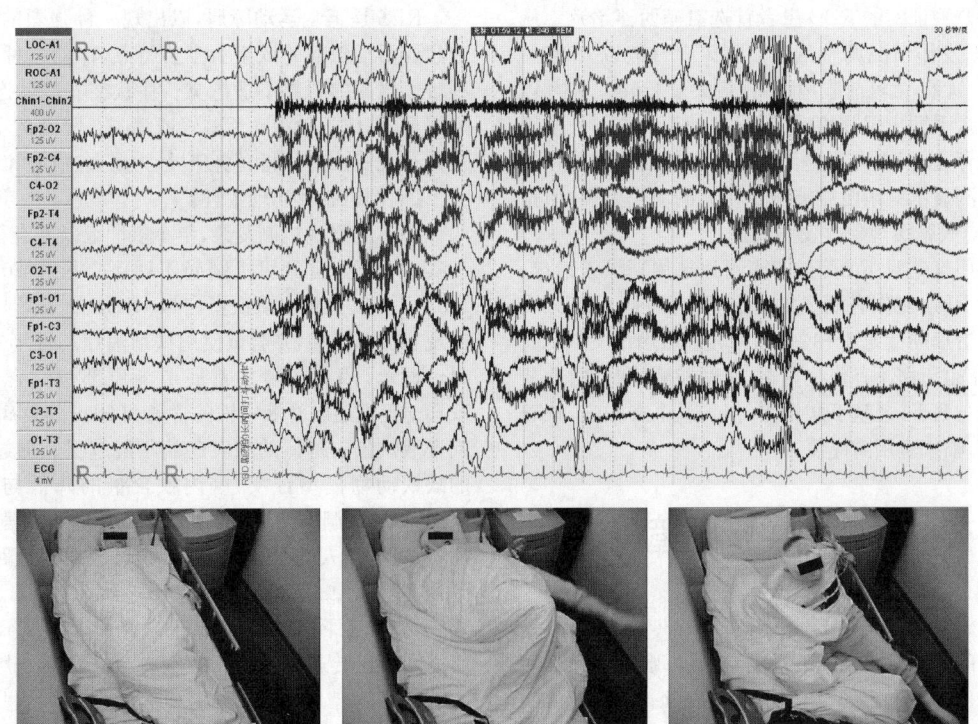

图 2-14-5-3 REM 期异态睡眠(RBD)视/音频多导睡眠监测表现

患者从 REM 期睡眠中突然出现激烈动作，左下肢踢出，继而醒转坐于床沿。全部发作过程约持续 20 s。发作中下颌/下肢肌电突然增高，肌电伪迹侵入脑电导联。LOC-A1：左侧眼电导联，以左侧乳突为参考电极；ROC-A1：右侧眼电导联，以左侧乳突为参考电极；chin1-chin2：下颌肌电；Fp2-O2～O1-T3 为脑电导联；ECG1：心电导联。

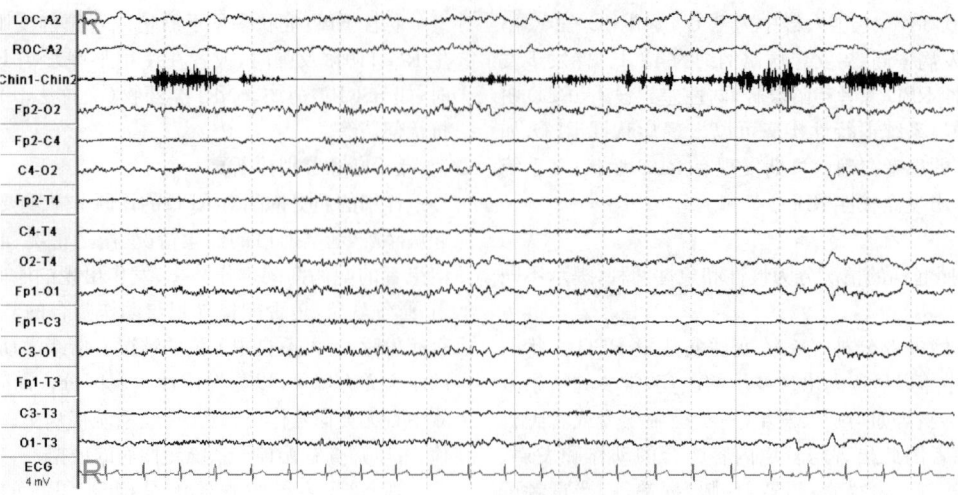

图 2-14-5-4　REM 期间下颏肌电失弛缓现象

殊类型的癫痫可以仅在夜间发作,出现较为复杂的动作,而无明显的肢体抽搐,发作时脑电痫样放电的发现是鉴别的主要依据。NREM 期异态睡眠高发年龄为儿童和青少年,以前半夜症状为主,常不伴梦境。通过多导睡眠监测不难将两类疾病加以区分。

【处理】

和 NREM 期异态睡眠的处理原则相似,RBD 患者首先要注意睡眠期间的安全防护。床旁不要放置有易碎或者有尖锐突出部分的家具,床周使用睡垫保护,最好让患者睡地铺,减少坠床受伤的风险。如果怀疑是药物诱发的症状性 RBD,应首先撤除致病药物。撤停苯二氮䓬类药物应有计划地逐步减量,避免骤然停药诱发 RBD 的出现。

经多导睡眠监测证实的 RBD 患者首选氯硝西泮治疗。从小剂量开始,根据发作情况调整剂量。临床上一般以 0.25~0.5 mg 作为起始剂量,就寝前服用,每日最大量 2 mg。90%以上的患者在小剂量下即出现梦境改善,异常动作消失。长期维持治疗效果持续存在,很少出现类似失眠患者的药物耐受和成瘾。多导睡眠监测显示氯硝西泮能减少明显的动作事件,但是对于 REM 期肌电失弛缓现象改变不大。

对于不能使用氯硝西泮治疗的患者可以选用褪黑素治疗,有资料显示其对 RBD 发作有明显的控制,而对呼吸系统无明显的抑制作用。治疗剂量为 3~12 mg,就寝前服用。文献中其他用于 RBD 治疗的药物还有普拉克索、胆碱酯酶抑制剂、地昔帕明、氯氮平、卡马西平、羟基丁酸钠等,但均属个案报道,缺乏大样本资料验证,临床应用需谨慎。

第六节　睡眠相关运动障碍

睡眠相关运动障碍(sleep-related movement disorders)是指出现于睡眠中的相对简单刻板的运动,造成睡眠紊乱和日间功能障碍的一组疾病。不宁腿综合征(restless legs syndrome,RLS)的症状并非主要发生于睡眠中,而且患者出现的运动动作也没有简单刻板的特点,但是由于它和周期性肢体运动障碍(periodic limb movement disorder, PLMD)有密切的联系,也被归在这一类别中。有些睡眠相关的癫痫,虽然发作只出现在夜间睡眠中,但它们属于神经系统发作性疾病;异态睡眠有时也可表现为刻板单一的动作,但被认为是睡眠维持机制的异常;而帕金森病或其他类型的震颤,其症状虽会侵入夜间甚至某些阶段的睡眠中,但它们属于运动障碍类疾病,均不被列入睡眠相关运动障碍中。所以,在第 3 版国际睡眠疾病分类标准(ICSD-3,2014)中,睡眠相关运动障碍共包括 5 个疾病:RLS、PLMD,睡眠相关腿部痉挛(sleep related leg cramps),睡眠相关磨牙症(sleep related bruxism),睡眠相关节律性运动障碍(sleep related rhythmic movement disorder)。本节主要介绍 RLS 和 PLMD 的相关内容。

一、不宁腿综合征

RLS 是感觉运动障碍,以出现一种强烈的、几乎难以克制的想要活动腿部的欲望为主要特点,伴随这种欲望,可以有各种难以描摹的腿部不适感觉。症状在安静状态下出现或者更加明显,肢体主动活动后减轻或消失。腿部的不适有明显的昼夜分布规律性,夜间和就寝时最为严重,清晨和上午症状缓解。

【病例机制及病理生理】

RLS 的发病机制复杂,半个多世纪以来有很多有趣的临床和实验发现,但确切机制尚不明了。早在 20 世纪 40 年代,Ekbom 等就发现血清铁蛋白(ferritin)的下降与不宁腿症状的出现和加重有关,并尝试使用铁剂治疗。近年来,头颅 MRI 资料也显示,RLS 患者的基底节黑质部位铁含量降低。C. J. Earley 等报道脑脊液中铁的含量和 RLS 的发病有直接的关联,脑脊液铁蛋白越低的患者起病年龄越早。通过低铁饮食制造的缺铁动物模型证实,脑内铁含量的降低与纹状体多巴胺 D_2 受体的下调密切相关。虽然左旋多巴能戏剧性减轻 RLS 的症状,可是在人类 RLS 患者中,多巴胺代谢通路的异常从未得到证实。几项 PET 研究结果不一致,纹状体 D_2 受体可以上调、不变或者下调。而 SPECT 研究并未发现 RLS 患者和对照组之间多巴转运体(DAT)存在差异。两项使用配体结合的方式观察膜结合 DAT 的 PET 研究发现,RLS 患者虽然总 DAT 无变化,但是膜结合 DAT 低于对照组。

【流行病学】

欧洲和美国的流行病学资料显示,普通人群中 RLS 的发病率高达 5%~10%,患病率为 2%~4%。印度次大陆和亚洲国家的流行病学研究所获得发病率远低于欧洲人群。我国由于实行计划生育,妇女多次分娩这一危险因素受到控制,虽无大样本流行病学调查资料数据可循,但一般认为我国不是 RLS 高发国家。女性发生 RLS 的危险性是男性的 1.5~2 倍,且随着年龄的增长,这一趋势更加明显。儿童中的发病率为 2%~4%,男女比例差异小于成人。

【临床表现及伴随症状】

RLS 的核心症状是腿部的不适感觉,受累最多的是膝踝关节之间部位,部分患者会有手臂或者躯干症状。仅累及肢体远端如足部和手部的病例少见,像周围神经病变那样由远端向近端发展的不适感几乎不会发生。有个别报道称感觉症状累及面部。患者用于描述不适感的词汇包括:虫爬样窸窸窣窣麻痒感、蚁爬感、紧张战栗感、爬虫蠕动感、静脉里苏打水冒气泡感觉、电流或者触电样感觉、波动感、抓紧感、骨头瘙痒感、腿发软感或者只是想活动的感觉,少数情况下也有诉述发烫或者疼痛的感觉。上述不愉快感受多位于皮下较深位置,部位和界限模糊,左右侧可有轻重差异,但是如果严格局限于一侧时需警惕神经根病变的可能。想要活动的感觉是一种强烈的欲望,并非似有似无的不适感受,问诊时要注意避免诱导患者。

不适的感受发生在安静状态下,尤其是思维不活跃、快要入睡的时候。伸展受累部位或者起身走动可以迅速减轻或者终止不适感,但活动停止后症状复现,所以患者被迫保持不断活动的状态。紧张的思维活动也可以抑制症状。从昼夜分布来看,黄昏以后直至上床入睡前是不适感最容易出现的时间段,而清晨和上午症状最轻,哪怕是非常严重的 RLS 患者也可以在这一时间段得到休息。

根据 RLS 的起病年龄,可以分为早发型和晚发型。早发型起病于青年期,家族史阳性率高,病情发展缓慢,常在起病数十年后仍无须药物治疗。晚发型起病于 40 岁以后,病情发展较快,常在数年后症状就从间歇性转变为持续性,并需要药物控制。

虽然多导睡眠监测不是 RLS 诊断的必须手段,但通过检查可以发现近 80%~90% 的 RLS 患者出现睡眠中周期性肢体运动。患者常有入睡期睡眠连续性差,睡眠浅并反复醒转的特点。中、重度 RLS 患者整夜平均睡眠时间常少于 5 h,其慢性睡眠缺失的程度常重于除失眠症外的其他睡眠障碍。但患者日间的嗜睡倾向不明显,提示 RLS 的发病机制可能同时造成过度觉醒状态(hyperarousal)。

神经系统检查常没有特殊异常发现,但也有报道症状出现时有一部分患者表现为肌力轻度下降。

【诊断】

国际睡眠疾病诊断标准(ICSD-3)中对成人(≥12 岁)RLS 的诊断规定如下。

(1)患者感到强烈的需要运动腿部的欲望,并感到受累部位难以描述的不适感,这些症状同时满足以下条件:① 症状在休息或不活动时出现或加重;② 活动后症状部分或完全缓解;③ 症状仅出现在傍晚或夜间,或即使出现在白天,症状较夜间轻微。

(2)上述症状排除药物或行为习惯所致,如腿部痉挛、姿势不当、肌肉疼痛、静脉曲张、腿部水肿、关节炎或者习惯性抖腿动作。

(3)上述症状导致担心、情绪低落、睡眠障碍以及身心、社

交、职业、受教育、行为等重要领域功能障碍。

必须同时符合上述 3 条方可诊断为 RLS。在证据不足的患者如果符合以下条件,可以支持诊断:① 有阳性家族史;② 用多巴制剂治疗有效;③ 清醒或者睡眠中周期性肢体运动指数(periodic limb movement index,PLMI)增高。

国际 RLS 研究小组(International RLS Study Group,IRLSSG)制定的 RLS 严重程度量表(IRLSSSG's RLS severity scale)是评价主观症状严重程度的指标。该量表共有 10 个项目,每项根据症状严重程度记 0~4 分,总分 40 分。分数在 0~10 分之间为轻度,10~20 之间为中度,20~30 之间为重度,30~40 分为极重度。治疗后评分降至 10 分以下可认为症状得到控制。

客观的评价方法是下肢制动实验(the suggested immobilization test,SIT)。该测试在夜间 8:00~10:00 RLS 症状高发的时间段进行。患者在除呼吸导联外的视频多导睡眠监测下,取高枕斜靠于床上,身体和床面呈 135°角,双下肢放松并向前伸展,保持此体位 60 min。其间每 10 min 记录足部不适感受的严重程度。以 0~10 分判断主观不适感受。RLS 患者随着静坐时间的延长,不适感受不断加重,出现像上抛物线。视屏监测和双胫前肌肌电监测可以观察到自主或者不自主的下肢运动。

【鉴别诊断】

需要与 RLS 鉴别的疾病包括以下几类。

(1)睡眠相关腿部痉挛:以夜间睡眠中突发的腿部剧烈疼痛和下肢肌肉不自主痉挛动作为主要表现。症状通常发生于单侧,以腓肠肌受累最为常见,持续数分钟,可通过用力拉伸受累肌肉迅速缓解症状。

(2)周围神经病变:以四肢远端对称出现的感觉、运动症状为特点,缓慢向近端发展。感觉症状 24 h 存在,夜间更加明显,活动肢体不能明显缓解症状。

(3)间歇性跛行:肢体的不适症状发生在运动中,运动停止后缓解,不难与 RLS 鉴别。

(4)关节炎:与 RLS 高发人群有重叠,症状为持续性,运动不能明显缓解症状。

(5)体位性不适:因较长时间保持同一体位引起,活动的欲望很少达到强烈的程度,改变体位后症状消失,无须不断活动肢体。

【处理】

首先要询问患者的用药史,停用可能引起不宁腿症状的药物。可以诱发不宁腿症状的药物包括多巴胺能拮抗剂(甲氧氯普胺等多种止吐药物)、中枢作用的抗组胺药物、SSRI 类药物(氟洛西汀、帕罗西汀和舍曲林等)、SNRI 类药物(文拉法辛)、三环类抗抑郁药(阿米替林等)、四环类抗抑郁药(米安塞林、米氮平等)、碳酸锂。避免酒精消耗,尤其是低剂量服用时症状加重。

如果有血清铁缺乏的患者(血清铁蛋白<50 μg/L),需要口服琥珀酸亚铁并同时补充维生素 C。

对于每周出现症状的<3 d 的患者,可以间断给予左旋多巴治疗或者选用阿片类制剂。而对于每周症状≥3 d 的患者,应给予多巴受体激动剂持续治疗。FDA 批准的药物包括普拉克索和罗匹尼罗,具体剂量见表 2-14-6-1。因左旋多巴使

用一段时间后可有症状加重作用,不建议作为持续性治疗的药物。多巴类药物可以改善患者的感觉症状,并降低 PLMI,但对睡眠片段化无明显修复作用。钙离子通道 α - 2 - δ 配体激动剂类药物,如加巴喷丁、普瑞巴林等,可达到和普拉克索相当的治疗效果,但对睡眠片段化等修复作用优于普拉克索,而且极少引起 RLS 症状加重,其应用价值近年得到提升,在某些国家的治疗指南中被提升为一线治疗用药。苯二氮䓬类药物及苯二氮䓬类受体激动剂可改善患者的睡眠状况,但可能造成药物依赖。

表 2 - 14 - 6 - 1　RLS 的药物治疗

药物	半衰期(h)	剂量(mg)			注意事项
		起始剂量	常规剂量	最大剂量	
左旋多巴	1～2	50	100	200	诱发晨间出现 RLS 症状,或症状加重,只作为短期间歇用药
普拉克索	8～12	0.125	≤0.5	2	FDA 批准持续性治疗用药
罗匹尼罗	6	0.25～0.5	≤2	4～6	FDA 批准持续性治疗用药
加巴喷丁	5～7	300	600～1 200	2 400	每日 1～3 次给药
普瑞巴林	6.3	50～75	150～450	600	FDA 批准持续治疗用药,提前 1～3 h 给药
曲马多	6～7	50	50～200	200	每日 2 次给药,有症状加重现象
美沙酮	15～30	2.5～5	10	20～30	
氯硝西泮	30～40	0.5	0.5～1	2	停药困难
唑吡坦	2.5	5	5～10	10	

二、周期性肢体运动障碍

PLMD 最早于 1953 年出现于医学文献中,被称为夜间肌阵挛(nocturnal myoclonus),直至 1980 年在 Coleman 的专著中才开始使用 PLMD 这一专业词汇。

与 RLS 不同,PLMD 的特点是睡眠中反复出现的高度刻板单一的肢体运动动作,引起睡眠的紊乱和日间的疲惫。症状常出现于下肢,典型的动作是拇趾、足踝背屈样动作,严重的患者可以出现跨膝关节和髋关节的运动。有时这种不自主动作也会出现在安静、清醒状态下,如夜间醒转时和快要入睡的时候。患者对于肢体异常活动有时并不知晓,即使知道,也会感到症状明显轻于实际情况。促使患者就诊可能是同床者的睡眠受到影响,患者本人感到入睡期睡眠不连贯,或者日间明显的困倦和疲惫感。

在国际睡眠疾病诊断标准(ICSD - 3,2014)中,PLMD 的诊断必须有多导睡眠监测的证据。2006 年 IRLSSG 的工作报告中对 PLM 的多导睡眠图表现做了新的定义,内容包括:① 肢体运动(LM)持续时间的规定,0.5～10 s;② LM 肌电幅度及起止的规定,起点肌电活动较基线增幅>8 μV,终点肌电活动降低至基线肌电幅度或比基线活动高出在 2 μV 以下,超过 0.5 s;③ LM 事件连续出现 4 个以上,称周期性肢体运动(PLM);④ 相邻两个 LM 事件起点之间的时间间隔在 5～90 s 之间者计算为同一 PLM 系列,超出上述范围,重新开始一个系列的计数。整夜睡眠期间出现 PLM 数与总睡眠时间的比值称睡眠期间的 PLMI,而入睡后清醒时间(wake after sleep onset,WASO)的 PLMI 称 PLMW。

早年学术界将 PLMI>5 作为异常的界限。但在临床实际工作中发现,此标准对儿童患者能正确反映疾病情况,而在成人患者中,有相当比例的正常老年人会出现 PLMI 值的增高,却完全没有夜间睡眠结构的改变或者日间疲惫、困倦的症状,被认为是生理性增龄的表现。因此 ICSD - 3 将 PLMI>15 作为成人划界标准。ICSD - 3 对 PLMD 的诊断标准规定如下。

（1）由多导睡眠监测证实的 PLM(重复出现的高度刻板的肢体动作)。

（2）成人患者 PLMI>15,儿童患者 PLMI>5。

（3）患者有夜间睡眠的紊乱和(或)日间疲惫的症状。

（4）这种情况不能用其他睡眠疾病、躯体疾病、神经/精神疾病、使用药物或者物质滥用来解释。

根据上述诊断标准,尽管 PLM 的出现非常常见,但符合 PLMD(PLMI 值增高且伴有夜间、日间症状)者相对较少。确切的患病率并不清楚,国外资料显示其发生率随年龄增加而增长,60 岁以上人群中可高达 34%。失眠症患者中 PLMD 的发生率为 1%～15%。没有关于两性分布差异的资料可循,发病高峰年龄也未见报道。

至今尚无任何药物被美国 FDA 批准用于 PLMD 的治疗,临床习惯参照 RLS 的治疗选用药物。由于左旋多巴和多巴受体激动剂有诱发异常感觉症状,将 PLMD 转变为 RLS 的危险,故不主张使用多巴类制剂治疗 PLMD。研究显示安眠镇静类药物可以改善 PLMD 患者的睡眠质量,但它们不能改变增高的 PLMI 值,可以按照治疗失眠症的剂量用于 PLMD 的处理。严格控制可能增加 PLMI 的药物的使用(同可以诱发 RLS 的药物)。对于有忧郁症状的患者选用曲唑酮或者安非他酮治疗,而避免 SSRI 类及三环/四环类抗抑郁药物的使用。

第七节　中枢性睡眠增多

中枢性睡眠增多(central disorders of hypersomnolence)是一组以日间过度思睡(excessive daytime sleepiness,EDS)为主要表现的疾病,这种思睡症状并非由于睡眠相关呼吸障碍、昼夜节律紊乱、睡眠剥夺等其他睡眠疾病、神经/精神疾病或者药物(或物质)滥用引起。根据 ICSD - 3 的分类标准,主要包括发作性睡病(又分为 1 型和 2 型)、特发性睡眠增多(idiopathic hypersomnia,IH)及克莱恩 - 莱文综合征(Kleine - Levin syndrome,KLS)。本节主要介绍特发性睡眠增多和克莱恩-莱文综合征两类疾病。

一、特发性睡眠增多

为更好理解此类疾病的临床症状,首先要阐明几个定义:

日间过度思睡:是指按照社会公认昼夜节律生活的个体,出现日间主要工作时间段内清醒维持的困难,反复不自主地出现打瞌睡的现象。

睡眠增多(hypersomnia):指每天所需睡眠时间超过一般人的水平,和(或)出现日间过度思睡症状。

疲惫(fatigue):是一种体能的或者精神上的无力感,难以胜任日常生活或者工作的需要,未必导致入睡。在不宁腿综合征等多种睡眠疾病,情感障碍,或者躯体疾病患者中都可以出现明显的疲惫,是一种非特异的症状。

睡眠突袭(sleep attacks):是指在常规情况下不会出现睡眠的时间段内,突然出现的、难以克制的入睡。有睡眠突袭症状的患者本人未必诉述思睡,甚至对自己出现的睡眠一无所知。

自动症行为(automatic behavior):在严重思睡的患者,当睡眠突袭时,个体可以继续保持之前从事的动作,事后对所作动作常无自知力。

特发性睡眠增多常起病于青少年期,呈慢性病程。最突出的症状是清晨唤醒困难,被唤醒后需要相当一段时间才能进入日常生活的角色。在这段时间里患者反应迟钝、动作笨拙,严重者可以出现定向障碍和轻微的共济失调。如果受到强烈的外界刺激可出现激惹行为。这段时间可以持续十数分钟至2～3 h不等,影响患者就学、工作等社会生活能力。第二个表现是日间过度思睡,但不如发作性睡病那样严重。发作性睡病患者会在不恰当的情景下(如骑车、进餐和对话时)入睡,而特发性睡眠增多患者通常只在相对安静的环境下入睡。周末假期条件允许时,患者会花较长的时间午睡(常持续2～3 h)。睡眠对特发性睡眠增多患者思睡症状的修复程度也不如发作性睡病,经过数小时午睡后,患者仍然有明显的困倦。另一个表现是:患者夜间睡眠时间较同龄人长,一般为8～10 h,甚至可以长达12～14 h。夜间睡眠期间患者的睡眠连续性较好,不像发作性睡病那样频繁醒转,极少出现梦呓及快眼动睡眠行为障碍样表现。

特发性睡眠增多的诊断方法同发作性睡病,主观评估以Epworth嗜睡量表(ESS)应用最为广泛。此量表共8项,每项根据思睡出现的频度和严重度评0～3分不等,总分数越高,嗜睡越严重。一般以ESS≥10分作为病理性困倦的临界值。客观评价方法是整夜睡眠监测加次日白天的多次睡眠潜伏期实验(multiple sleep latency test, MSLT)。一般认为5次测试平均入睡潜伏期>10 min为正常,而≤8 min为病理性困倦。正常成人日间睡眠期间不应出现REM睡眠,如果在入睡后15 min内出现REM睡眠则称为入睡期REM睡眠(SOREMPs),是REM睡眠压力异常的表现。发作性患者MSLT常出现2次以上SOREMPs,而特发性睡眠增多患者出现SOREMPs的概率较低。整夜多导睡眠监测可见患者入睡潜伏期缩短,睡眠效率较高,常>90%。有的报道认为特发性睡眠增多患者N_3期睡眠比例增高。

对于特发性睡眠增多患者,行为治疗总是首先考虑的治疗策略。应教育患者采用良好的睡眠作息习惯,规律生活,避免熬夜和睡眠不足的发生,避免饮酒。因日间长时间的午睡对困倦程度无明显的改善作用,不主张采取长时间午睡来改善症状。研究发现,适当控制总睡眠时间,限制日间睡眠时间反而

使患者白天的思睡和疲惫程度减轻。清晨光照治疗对一些患者也能起到一定的改善作用。

因日间过度思睡会增加交通安全隐患,故对于症状严重、驾车或者从事机械/高空作业的患者也可使用安非他命类神经系统兴奋剂。国际上使用最多的是莫达非尼(modafinil),起始剂量100 mg,每日最高剂量600 mg,分2次给药。我国药品市场上尚无莫达非尼,目前采用较多的是哌甲酯片及其缓释制剂(专注达)。哌甲酯缓释片的起始剂量为18 mg,维持用量一般为36～54 mg/d,建议上午给药,避免影响夜间睡眠质量。不良反应包括药物成瘾、头痛、食欲降低和恶心、心悸等症状。

二、克莱恩-莱文综合征

克莱恩-莱文综合征是一种非常罕见的睡眠障碍,全世界见于文献报道的病例不到350例。其主要的临床特点是反复出现的一过性睡眠增多。发作时患者可连续出现48 h至30 d不等的贪睡,每天平均睡眠时间可长达16～18 h。而发作间歇期,患者睡眠-清醒节律恢复正常。间歇期可以持续数周至数月不等。本病多见于男性,男女病例比例约为4∶1。青少年期为本病的高发年龄段。

起病前患者常有感染发热病史,如出现上呼吸道感染、腹泻等,或者出现一过性的疲惫、头痛等前驱症状。前驱症状持续数小时后患者出现连续的睡眠,仅在进食或者上厕所时起病。在食物选择上,患者倾向于高能量的食物,并出现和饥饿程度不符的狼吞虎咽。也有些患者进食、饮水骤然减少。除进食异常外,患者还表现出精神行为的异常,如出现幻觉,诉视物失真实感或者视物模糊,出现幼稚行为、淫秽举动等。随一次发作持续时间的延长,患者贪睡程度逐渐减轻,异常的进食和言语行为表现也逐渐减轻。有些患者在症状完全消失前会出现短暂的过度兴奋期,表现为连续十数小时的亢奋状态,言语增多,情绪高涨,毫无睡意。这段时间过后患者恢复到发作前的睡眠-清醒节律。

发作后患者对发作时的情况常仅仅保留模糊记忆,会出现持续数日的疲惫虚弱感。本病的自然病程可长到数年,报道最长的病程达20年。发作频率由每年发作1次至隔数周发作1次不等。随着病程的延长,每次发作持续的天数逐渐缩短,发作间隔期延长,而症状出现时贪睡程度、精神行为异常程度逐渐减轻,呈自限倾向。

发作期患者常无法继续工作和学业。有学者采用安非他命类药物提高患者的清醒程度,但是效果并不理想。用药后患者可以离开床铺,但是思维、行动能力无法达到正常水平。发作间歇期以预防复发为主要治疗目的,文献报道可以使用的药物包括碳酸锂和卡马西平。前者效果优于后者,但是碳酸锂治疗有效血药浓度和中毒血药浓度较接近,用药期间需要监测血药浓度。上述两种药物的使用均无大样本临床试验资料的支持,都属于经验性用药。

参 考 文 献

[1] AKERSTEDT T, WRIGHT K P. Sleep loss and fatigue in shift work and shift work disorder[J]. Sleep Med Clin, 2009, 4: 257-271.

[2] American Academy of Sleep Medicine. International classification of sleep disorders[M]. 3rd ed. Illinois: American

Academy of Sleep Medicine, 2014.

[3] American Academy of Sleep Medicine. Sleep-related breathing disorders in adults: recommendations for syndrome definition and measurement techniques in clinical research. The report of an American Academy of Sleep Medicine Task Force[J]. Sleep, 1999, 22(5): 667 - 689.

[4] ARNULF I, LIN L, GADOTH N, et al. Kleine-Levin syndrome: a systematic study of 108 patients[J]. Ann Neurol, 2008, 63: 482 - 493.

[5] ARNULF I, ZEITZER J M, FILE J, et al. Kleine-Levin syndrome: a systematic review of 186 cases in the literature [J]. Brain, 2005, 128: 2763 - 2776.

[6] AYAPPA I, NORMAN R G, KRIEGER A C, et al. Non-Invasive detection of respiratory effort-related arousals (RERAs) by a nasal cannula/pressure transducer system [J]. Sleep, 2000, 23(6): 763 - 771.

[7] BAKER F C, O'BRIEN L M, ARMITAGE R. Sex differences and menstrual-related changes in sleep and circadian rhythms [M]//KRYGER M H, ROTH T, DEMENT W C, ed. Principles and practice of sleep medicine. 5th ed. St Louis: Saunders, 2011.

[8] BILLIARD M, JAUSSENT I, DAUVILLIERS Y, et al. Recurrent hypersomnia: a review of 339 cases[J]. Sleep Med Rev, 2011, 15(4): 247 - 257.

[9] BOEVE B F, SILBER M H, SAPER C B, et al. Pathophysiology of REM sleep behaviour disorder and relevance to neurodegenerative disease[J]. Brain, 2007, 130: 2770 - 2788.

[10] BOEVE B, SAPER C. REM sleep behavior disorder: a possible early marker for synucleinopathies[J]. Neurology, 2006, 66: 796 - 797.

[11] CAPLES S M, GAMI A S, SOMERS V K. Obstructive sleep apnea[J]. Ann Intern Med, 2005, 142(3): 187 - 197.

[12] CHOKROVERTY S. An overview of normal sleep [M]// CHOKROVERTY S, ed. Sleep disorders medicine: basic science, technical considerations, and clinical aspects. 3rd ed. Philadelphia: Saunders, 2009: 5 - 21.

[13] CRABTREE V M, WILLIAMS N A. Normal sleep in children and adolescents[J]. Child Adolesc Psychiatr Clin N Am, 2009, 18(4): 799 - 811.

[14] EARLEY C J, SILBER M H. Restless legs syndrome: understanding its consequences and the need for better treatment [J]. Sleep Med, 2010, 11(9): 807 - 815.

[15] GUILLEMINAULT C, KIM Y D, STOOHS R A. Upper airway resistance syndrome[J]. Oral Maxillofac Surg Clin North Am, 1995, 7(2): 243 - 256.

[16] IBER C, ANCOLI-ISRAEL S, CHESSON JR A L, et al. The AASM manual for the scoring of sleep and associated events[M]. Westchester Illinois: American Academy of Sleep Medicine, 2007.

[17] LITTNER M, HIRSHKOWITZ M, KRAMER M, et al. Practice parameters for using polysomnography to evaluate insomnia: an update[J]. Sleep, 2003, 26(6): 754 - 760.

[18] MAHOWALD M W, SCHENCK C H. Non-rapid eye movement sleep parasomnias[J]. Neurol Clin, 2005, 23: 1077 - 1106.

[19] McGREGOR P, WEITZMAN E D, POLLACK C P. Polysomnographic recording techniques used for diagnosis of sleep disorders in a sleep disorders center[J]. Am J EEG Technol, 1978, 18: 107 - 132.

[20] MONTPLAISIR J, BOUCHER S, NICOLAS A, et al. Immobilization tests and periodic leg movements in sleep for the diagnosis of restless leg syndrome[J]. Mov Disord, 1998, 13 (2): 324 - 329.

[21] MONTPLAISIR J, BOUCHER S, POIRIER G, et al. Clinical, polysomnographic, and genetic characteristics of restless legs syndrome: a study of 133 patients diagnosed with new standard criteria[J]. Mov Disord, 1997, 12: 61 - 65.

[22] OHAYON M M, CARSKADON M A, GUILLEMINAULT C, et al. Meta-analysis of quantitative sleep parameters from childhood to old age in healthy individuals: developing normative sleep values across the human lifespan[J]. Sleep, 2004, 27(7): 1255 - 1273.

[23] SCHENCK C H, HURWITZ T D, MAHOWALD M W. Symposium: normal and abnormal REM sleep regulation: REM sleep behaviour disorder: an update on a series of 96 patients and a review of the world literature[J]. J Sleep Res, 1993, 2(4): 224 - 231.

[24] YOUNG T, PEPPARD P E, GOTTLIEB D J. Epidemiology of obstructive sleep apnea: a population health perspective[J]. Am J Respir Crit Care Med, 2002, 165(9): 1217 - 1239.

[25] ZUCCONI M, FERRI R, ALLEN R, et al. The official World Association of Sleep Medicine (WASM) standards for recording and scoring periodic leg movements in sleep (PLMS) and wakefulness (PLMW) developed in collaboration with a task force from the International Restless Legs Syndrome Study Group (IRLSSG)[J]. Sleep Med, 2006, 7(2): 175 - 183.

第十五章　肌无力和肌萎缩

卢家红

肌无力和肌萎缩是神经系统疾病,特别是神经肌肉疾病中最常见的症状和体征,认识这些症状和体征是认识和诊断各类神经科疾病的重要手段,现将肌无力和肌萎缩分述之。

第一节　肌　无　力

肌无力(myasthenia)是一种既主观又客观的临床症状,它可由神经系统疾病、全身疾病和心身疾病引起。

在神经系统疾病中，中枢神经系统、周围神经系统、神经肌肉接头和肌肉病变都可造成肌无力，详细的体检可对病变部位进行定位，如伴反射亢进和病理征阳性的无力通常由中枢神经系统病变造成；而伴明确感觉障碍的无力通常定位于周围神经或中枢，如果既无中枢病变依据又无感觉症状，则无力很有可能是运动单位(motor unit)病变造成。本节所述肌无力主要关注这部分疾病。

【分类】

1. 按其病变部位分　运动单位病变所致无力按其病变部位可分为前角细胞病变、运动神经病变(motor neuropathy)、神经肌肉接头病变和肌肉本身病变所致无力。常见疾病如下。

(1) 前角细胞病变：肌萎缩侧索硬化(amyotrophic lateral sclerosis, ALS)、脊肌萎缩症(spinal muscular atrophy, SMA)、肯尼迪综合征(Kennedy syndrome)、青年良性手肌萎缩［平山病(Hirayama disease, HD)］、脊髓灰质炎(poliomyelitis)和脊髓灰质炎后综合征(post-polio syndrome)等。

(2) 运动神经病变：周围神经病变所致无力常伴随感觉症状，但仍有部分以运动症状为主或仅表现为运动症状，称之为运动神经病变。常见的有：吉兰-巴雷综合征(Guillain-Barré syndrome, GBS)、急性运动轴索性神经病(acute motor axonal neuropathy, AMAN)、多灶性运动神经病(multifocal motor neuropathy, MMN)、进行性神经性腓骨肌萎缩症(Charcot-Marie-Tooth disease, CMT 病)、遗传性运动感觉神经病(hereditary motor and sensory neuropathy, HMSN)等。

(3) 神经肌肉接头病变：重症肌无力、Lambert-Eaton综合征(LES)、先天性肌无力综合征等。

(4) 肌肉本身病变：炎性肌病(多肌炎、皮肌炎、包涵体肌炎)、各种肌营养不良(Duchenne 和 Becker 肌营养不良、面肩肱型肌营养不良、强直性肌营养不良、肢带型肌营养不良、艾-德肌营养不良、眼咽型肌营养不良、先天性肌营养不良等)、代谢性肌病(脂质沉积病、糖原累积病、线粒体病等)、内分泌肌病、离子通道病、药物性肌病等。

2. 按病因分　按病因的分类大致可以归为获得性和遗传性两大部分。

(1) 获得性疾病：肌萎缩侧索硬化(其中有约 10% 与遗传有关)、吉兰-巴雷综合征、多灶性运动神经病、重症肌无力、Lambert-Eaton 综合征、炎性肌病、内分泌肌病、药物性肌病等。

(2) 遗传性疾病：脊肌萎缩症、肯尼迪综合征、进行性神经性腓骨肌萎缩症、先天性肌无力综合征、代谢性肌病、各种肌营养不良、离子通道病、远端肌病(Miyoshi 肌病、Nonaka 肌病、Welander 肌病等)、先天性肌病(杆状体肌病、中央轴空症、中央核肌病等)、肌原纤维病等。

【临床特征】

1. 受累肌群　不同部位、不同病因的运动单位病变，无力累及的肌群各不相同，神经科医生都知道的简单规律是：神经源性(泛指前角、运动神经)病变以肢体远端无力为主，肌源性(泛指神经肌肉接头、肌肉)病变以肢体近端无力为主。但实际临床中所碰到的情况并非总是如此，如脊肌萎缩症、吉兰-巴雷综合征肢体无力以近端更突出；远端肌病肢体无力以远端更明

显。另外，不同疾病都会有各自不同的受累肌群谱，如重症肌无力多累及眼外肌，而面肩肱型肌营养不良面肌、肩带肌、肱肌多受影响。因此，掌握不同疾病所对应的不同受累肌群对诊断帮助极大。

(1) 眼外肌：眼外肌受累造成垂睑和(或)复视。垂睑由患者自己或家人朋友发现，为使视野更为清晰，患者常提眉抬额以进行代偿(眼睑痉挛则不同)。眼外肌麻痹致双眼球活动不同步是复视的原因，因此双眼复视才属神经肌病范畴；缓慢发生的眼外肌麻痹因代偿可能不出现复视［慢性进行性眼外肌麻痹(chronic progressive external ophthalmoplegia, CPEO)常如此］。眼外肌受累常见的病因有重症肌无力、慢性进行性眼外肌麻痹、甲状腺功能亢进、眼咽型肌营养不良、中央核肌病、Millar-Fisher综合征以及支配眼肌活动的第Ⅲ、Ⅳ、Ⅵ对脑神经病变等。重症肌无力多以眼外肌受累起病，病情波动，除垂睑外常有复视，全身型尚伴其他肌群受累；慢性进行性眼外肌麻痹属线粒体病，亦以眼外肌受累起病，缓起渐重，复视少见；眼咽型肌营养不良除眼肌受累外尚有延髓肌受累，同样缓起渐重，多有家族史；Millar-Fisher 综合征为急性起病的眼外肌麻痹，属吉兰-巴雷综合征变异型，可伴腱反射减弱和共济失调。

(2) 面肌：除 Bell 麻痹外，神经肌病的面瘫多为双侧，可以对称或不对称(面肩肱型肌营养不良常不对称)，表现为面部表情改变，闭目、闭唇差，流涎等。用脉管吸吮、吹口哨和吹气球是检查面肌无力较为敏感的三种方法，另外，观察睡眠时是否睁眼也是了解闭目肌力是否受累的方法(面肩肱型肌营养不良患者常有此表现)。咬肌受累的患者尚有咀嚼费力。面肌受累常见的病因有重症肌无力、面肩肱型肌营养不良、强直性肌营养不良、多肌炎、杆状体肌病、吉兰-巴雷综合征和面神经病变等。面肌也是重症肌无力好累及的部位，患者除闭目、闭唇差外，常同时有咀嚼困难和吞咽费力、构音不清等咬肌和延髓肌症状；肌营养不良通常不累及面肌，但两种成人常见的肌营养不良——面肩肱型肌营养不良和强直性肌营养不良都有面肌受累表现，此点是两者区别于其他肌营养不良的突出特点；同样，双侧面瘫也是吉兰-巴雷综合征常见而突出的临床特点。

(3) 延髓肌：延髓肌无力表现为吞咽困难、构音障碍，累及舌下神经核时出现舌肌萎缩。常见的病因有肌萎缩侧索硬化、肯尼迪综合征、重症肌无力、眼咽型肌营养不良、多肌炎和包涵体肌炎、吉兰-巴雷综合征、第Ⅸ～Ⅻ对脑神经病变等。肯尼迪综合征也称为延髓脊髓肌萎缩症(bulb-spinal muscular atrophy, BSMA)，是 X 性连遗传病，主要累及肢体近端肌和延髓肌，伴肌肉萎缩，特别是舌肌萎缩；临床上与肌萎缩侧索硬化不同的是无锥体束征，伴感觉神经病，可有男性乳房发育，病情进展缓慢。包涵体肌炎多影响肢体肌，特别是上肢远端屈肌和下肢近端伸肌，但延髓肌亦可受累。吉兰-巴雷综合征脑神经支配肌中除面肌外，延髓肌也是好累及的部位。

(4) 颈肌：颈部伸肌肌群受累时患者出现垂头，而屈肌群受累时出现平卧抬头困难。神经肌病很少单独影响颈肌，但在某些疾病中颈肌无力表现得较为突出，这些疾病包括多肌炎、重症肌无力、吉兰-巴雷综合征和肌萎缩侧索硬化等。若无颈肌受累，诊断多肌炎一定要慎重。

(5) 肢带肌：这里指肩胛带、骨盆带和四肢近端的肌群，在未明确病因时可冠以"肢带综合征"。绝大部分肌源性疾病和

少数神经源性疾病表现为肢带肌无力,如重症肌无力、炎性肌病、Duchenne 和 Becker 肌营养不良、肢带型肌营养不良、代谢性肌病、内分泌肌病、脊肌萎缩症、肯尼迪综合征、吉兰-巴雷综合征等。

面肩肱型肌营养不良、艾-德肌营养不良以肩胛带肌无力为突出表现;Becker 肌营养不良、包涵体肌炎以下肢近端前群肌(主要是股四头肌)无力为突出表现;肢带型肌营养不良 2A(calpainopathy)则以下肢近端后群肌无力为突出表现;Lambert - Eaton 综合征以下肢无力伴腱反射减弱为突出表现。

(6)上肢远端肌:主要指前臂和手肌无力,多为神经源性疾病所致,常伴肌肉萎缩,影响前角的慢性病变尚有肉跳(肌束颤动),少数为肌源性疾病所致。常见的病因有肌萎缩侧索硬化、多灶性运动神经病、平山病、颈椎病(非 Keegan 型)、腓骨肌萎缩症、远端肌病(Welander 肌病)、强直性肌营养不良、包涵体肌炎、支配上肢的单神经或多神经病等。其中颈椎病和平山病的无力萎缩较为局限,而肌萎缩侧索硬化的无力可起于上肢远端但不限于上肢远端;多灶性运动神经病属周围神经病变,临床表现类似肌萎缩侧索硬化,但进展慢、病变相对不对称且没有上运动受累依据、肌电图有运动神经传导阻滞。远端肌病中的 Welander 肌病为常染色体显性遗传病,上肢远端受累、手内肌萎缩为其突出表现,临床上很少见;强直性肌营养不良与其他类型肌营养不良的不同在于其明显的手肌受累,除握拳后松开费力外,伴手肌无力。

(7)下肢远端肌:主要指小腿和足部无力,同样多为神经源性疾病所致,少数为肌源性疾病所致。常见的病因有腓骨肌萎缩症、肌萎缩侧索硬化、远端肌病(Nonaka 肌病、Miyoshi 肌病)、面肩肱型肌营养不良、支配下肢的单神经、多神经病等。肌萎缩侧索硬化多以不对称手肌无力萎缩起病,亦可从下肢远端起病,相对腓骨肌萎缩症来说不对称且进展快,前者属运动神经元病而后者属遗传性周围神经病。面肩肱型肌营养不良除面、肩、肱外,还好影响小腿前群肌,部分面肌受累轻的患者甚至以远端肌病首诊,因其肩带肌和小腿前群肌好累及,也有将其归入"肩胛综合征"的。以下肢起病的远端肌病较常见的有 Nonaka 肌病和 Miyoshi 肌病两种,尽管都累及下肢远端,前者以前群肌(胫前肌等)首先受累,而后者以后群肌(腓肠肌等)起病,详询病史和体检仍能通过临床作出初步判断。

2. 持续无力和波动性无力   运动单位病变所致无力可以是持续性的,也可以是波动性的,这取决于病变的部位和病因,绝大部分神经肌病的无力是持续性的。典型的波动性无力见于神经肌肉接头病、周期性麻痹和代谢性肌病。

(1)重症肌无力的突出临床特点是病态疲劳,患者的无力往往在运动后加重,休息后减轻,因此常在清晨睡醒后症状较轻,术语以"晨轻暮重"描述(需要注意的是使用激素后很多患者反而午后症状改善),查体能发现疲劳试验阳性(即持续或交替收缩某肌群诱发无力或无力加重)。Lambert - Eaton 综合征的症状波动较之重症肌无力不明显,通常在短暂运动后症状反有改善,随后再出现疲劳,发病机制与电压门控钙通道抗体介导的自身免疫病或副肿瘤综合征有关。

(2)周期性麻痹属离子通道病,无力呈发作性,常在运动后休息时发生。原发性周期性麻痹为常染色体显性遗传,钠通道或钙通道异常所致。高钾周期性麻痹(hyperkalemic periodic

paralysis)的发作性无力持续时间短,数分钟至数小时,可至数天,婴幼儿或儿童起病,运动后休息或高钾饮食诱发。低钾周期性麻痹(hypokalemic periodic paralysis)的发作性无力持续数小时至数天,相对严重,青少年或青年起病,运动后休息或高糖类饮食诱发。周期性麻痹很少影响脑神经支配肌,低钾周期性麻痹偶可影响呼吸肌。

(3)代谢性肌病(脂质沉积病、糖原累积病、线粒体病等)的患者常有"运动不耐受"的主述,这与其肌肉能量代谢障碍有关。脂肪酸是静息时和长时间(通常 30 min 以上)一般运动时肌肉的主要供能物质,而糖原则是短时间剧烈运动时肌肉的主要供能物质,所以脂质沉积病患者常在较长时间的耐力运动后出现无力,而糖原累积病患者则在短时间剧烈运动后出现无力,详询病史对两者的鉴别或有帮助。另外,饥饿时外周血葡萄糖含量降低,肌肉能量的提供更有赖于脂肪酸,因此饥饿也能诱发或加重脂质沉积病患者的症状。线粒体病由于线粒体功能障碍,致使 ATP 的产生受到影响,脑、骨骼肌、心脏等高度依赖有氧代谢的器官受累;与成人脂质沉积病和糖原累积病不同的是,线粒体病的临床表现更为复杂,就骨骼肌而言,慢性进行性眼外肌麻痹比单纯肢体的运动不耐受和波动性无力更为常见。

3. 特征性体征

(1)肌萎缩:见本章第二节。

(2)肌肥大:肌肥大因其涉及部位分为全身肌肥大(generalized hypertrophy)和局灶肌肥大(focal hypertrophy),因其真正肌细胞肥大或脂肪结缔组织浸润分为真性肥大和假性肥大。全身肌肥大除举重等运动员外见于先天性肌强直和副肌强直,局灶肌肥大偶可见于获得性神经性肌强直和慢性 S_1 神经根病变,局灶假性肌肥大特别是腓肠肌的假肥大见于 Duchenne 和 Becker 肌营养不良、肢带型肌营养不良 2C、2D、2E、2F、2I,糖原累积病Ⅴ型、脊肌萎缩症和甲状腺功能减退肌病(本病肌肥大通常为肌肉和结缔组织的肿胀)等。

(3)关节畸形:常因影响关节活动的肌群慢性非平衡性无力造成,包括脊柱畸形、大关节(肩、肘、髋、膝等)畸形和小关节(腕、指、踝、趾等)畸形,足内肌的长期无力形成高弓足。不少神经肌病可伴随关节畸形,如腓骨肌萎缩症伴双侧高弓足,肌营养不良伴跟腱挛缩(其中肢带型肌营养不良 2A 可早期出现跟腱挛缩)、艾-德肌营养不良肘关节、踝关节、颈部关节畸形,Ullrich 型先天性肌营养不良肘、膝关节屈曲畸形而腕、指关节过伸等。

(4)异常肌肉活动:包括肌束颤动(fasciculation)、肌肉颤搐(myokymia)和肌强直(myotonia)等,肌束颤动是运动单位自发放电所致的短暂肌束抽动,病理性肌束颤动多由前角细胞病变所致;肌肉颤搐是肌肉反复的、不自主的、虫体蠕动样活动,由运动单位成串放电所致,也被称为群性束颤(grouped fasciculations),见于放射性神经损伤和吉兰-巴雷综合征等;肌强直表现为肌肉自主收缩后难以立刻放松,由肌膜自发去极化所致,临床上握拳后松开费力是最常见的,见于先天性肌强直和副肌强直、强直性肌营养不良等肌病。

(5)翼状肩:固定肩胛的肌肉(如前锯肌、菱形肌、斜方肌)无力会造成典型的翼状肩,即原紧贴胸廓的肩胛骨外翻离开胸廓呈翼状突起,特别是肩胛骨内侧缘,上肢做伸直前推动作时明显。双侧翼状肩见于各种肌营养不良,特别是面肩肱型肌营养不良,肢带型肌营养不良 2A、2E、2I,艾-德肌营养不良,其中面肩肱型肌营养不良双侧翼状肩可不对称。单侧翼状肩多见于神经源性损害,如臂丛的神经病变等。

(6) Gower 征:是从卧位起立的一连串特殊动作,由于患者腹肌和髋部肌群无力,不能直接由卧位起立,而是先侧翻或俯卧,以单手或双手撑床面,然后撑着下肢(严重的由下肢远端至近端)挺直身体。Gower 征多见于各种肌营养不良。

(7) 步态异常:正常行走后跟着地时,地面的反作用力会通过髋部外展肌群吸收使髋部稳定。当一侧髋部肌群无力时,后跟着地的反作用力会使髋部向另一侧倾斜;双侧无力时,髋部则左右摆动,呈"鸭步"。另外,当髋部和背部伸肌无力时,为维持平衡患者往往双肩后移,形成或加重脊柱前凸。"鸭步"和脊柱前凸同样多见于累及骨盆带肌的各种肌营养不良等。双下肢远端特别是前群肌无力时,提足困难,出现"跨阈步态",双侧受累见于腓骨肌萎缩症、远端肌病等;单侧受累多见于神经源性病变,如腓总神经麻痹等。

【诊断】

运动单位病变所致肌无力的诊断主要依据临床表现、血生化(特别是肌酶)、肌电图,必要时做肌肉活检,部分遗传性疾病尚可行基因检测。

1. 临床表现 需要关注的要点包括起病年龄、起病方式、受累肌群、家族史及遗传方式、伴随的其他系统受累表现等。遗传性疾病通常起病年龄小,如婴幼儿起病表现为"软婴综合征"的先天性肌病、先天性肌营养不良和脊肌萎缩症,儿童起病的 Duchenne 肌营养不良以及起病较早的腓骨肌萎缩症、代谢性肌病、面肩肱型肌营养不良等,当然也有成人起病的如部分肢带型肌营养不良、肯尼迪综合征等。获得性疾病成人起病更多,如重症肌无力、吉兰-巴雷综合征、炎性肌病、多灶性运动神经病、肌萎缩侧索硬化等,其中仍有儿童起病的重症肌无力和皮肌炎,而肌萎缩侧索硬化和炎性肌病中的包涵体肌炎起病年龄更晚。遗传性疾病通常渐起缓进,而获得性疾病相对进展快,但其中的包涵体肌炎和多灶性运动神经病则进展较慢。不同的遗传性疾病遗传方式不同,如 Duchenne 和 Becker 肌营养不良、肯尼迪综合征和部分艾-德肌营养不良、中央核肌病呈 X 性连遗传,男性发病;面肩肱型肌营养不良、强直性肌营养不良、眼咽型肌营养不良、大部分腓骨肌萎缩症呈常染色体显性遗传,多有家族史;脊肌萎缩症、大部分肢带型肌营养不良、先天性肌营养不良、脂质沉积病、糖原累积病多呈常染色体隐性遗传;大部分线粒体病为母性遗传。伴随的其他系统受累表现如 Duchenne 肌营养不良、强直性肌营养不良、艾-德肌营养不良、线粒体病等可伴心脏受累;先天性肌营养不良、线粒体脑肌病可伴中枢受累;皮肌炎伴皮肤受累等。

2. 肌酶 血清肌酶中最重要的指标是肌酸激酶(creatine kinase, CK)。CK 在骨骼肌、心肌中含量最高,脑、小肠和肺中也有分布。CK 为二聚体,骨骼肌中主要为 CK - MM,心肌中主要为 CK - MB,脑中主要为 CK - BB。通常所测的血清 CK 主要为 CK - MM。不同人种、性别、年龄血清 CK 值会有所不同,运动后 CK 水平升高(运动后 12～18 h 至高峰,以后渐下降)。绝大部分肌源性肌无力和少部分神经源性肌无力可致 CK 升高,但升高程度的不同对鉴别诊断有帮助。根据 CK 不

同升高程度列出以下常见神经肌病。

(1) CK 最高:横纹肌溶解。

(2) CK 相当高:Duchenne 和 Becker 肌营养不良、肢带型肌营养不良 2B、炎性肌病(除外包涵体肌炎)、甲状腺功能减退症。

(3) CK 比较高:肢带型肌营养不良、代谢性肌病(脂质沉积病、糖原累积病)、炎性肌病、甲状腺功能减退症、药物性肌病、肯尼迪综合征。

(4) CK 不太高:面肩肱型肌营养不良、强直性肌营养不良、部分皮肌炎、包涵体肌炎、炎性肌病激素治疗后、线粒体肌病、肌萎缩侧索硬化、甲状腺功能亢进症、肌肉疾病终末期。

3. 肌电图 在运动单位病变中,肌电图对定位诊断起到举足轻重的作用。有经验的电生理医生可以通过肌电图分析较为准确地将肌无力病因定位于前角、运动神经、神经肌肉接头和肌肉,特别是神经源性肌无力。肌电图对定性尚可有极大参考价值,例如肌萎缩侧索硬化广泛的前角受累;青年良性手肌萎缩特征部位的节段性前角受累(C_7、C_8、T_1,偶为 C_5、C_6);肯尼迪综合征广泛前角受累伴感觉神经元或轴突损害;多灶性运动神经病的传导阻滞等。另外,肌电图对异常肌肉活动如肌强直、肌肉颤搐等都有诊断价值。

4. 肌肉活检 在肌电图无法确定神经源性还是肌源性肌无力时,或已明确肌源性损害却无法准确定性时,肌肉活检通常可提供明确的诊断依据(这是基于较为完善的组织化学、免疫和酶染色)。

(1) 神经源性损害和肌源性损害:两者的肌肉病理特点各不相同,神经源性损害中萎缩的肌纤维成角样,可有纤维类型的群组化(慢性病变)、群性萎缩、靶样纤维(急性病变)等;肌源性损害中萎缩的肌纤维成小圆形,可有肌纤维的新生和坏死、肌纤维的肥大和分裂(慢性病变)、核内移等。

(2) 炎性肌病:多肌炎病理可见肌纤维大小不一,有新生和坏死,炎性细胞的浸润主要在肌束内,特征性改变为完整肌纤维周边的 T 细胞浸润(CD8);皮肌炎的萎缩肌纤维主要分布在束周,称为束周萎缩,炎性细胞的浸润也主要在肌束周围;包涵体肌炎的炎性细胞浸润和多肌炎相似,但萎缩的肌纤维类似神经源性肌萎缩,特征性改变为镶边空泡及电镜下的管状细丝包涵体。

(3) 肌营养不良:病理可见肌纤维大小不一,有新生和坏死,核内移,不透明纤维、结缔组织增生等。肌营养不良多为肌细胞骨架或功能蛋白缺陷所致(除面肩肱型肌营养不良和强直性肌营养不良等)。因此,针对相应蛋白的免疫组化染色可对肌营养不良进行具体分类,如肌萎缩蛋白(dystrophin)、膜修复蛋白(dysferlin)、肌聚糖蛋白(sarcoglycan)α、β、γ、δ 的缺失分别对应于 Duchenne 或 Becker 肌营养不良、肢带型肌营养不良 2B、2D、2E、2C、2F 等。

(4) 代谢性肌病:改良 Gomori 三色染色(MGT)、油红 O 染色(ORO)、过碘酸希夫染色(PAS)等染色能明确大部分线粒体病、脂质沉积病和糖原累积病的诊断。

5. 基因检测 运动单位病变中遗传性疾病占了很大一部分,从蛋白水平的诊断上升到基因水平的确诊是临床发展的趋势,但由于大部分疾病基因检测的繁复和耗资,所以目前仅限于实验室研究。较常开展基因诊断的疾病有脊肌萎缩症、肯尼

迪综合征、Duchenne 和 Becker 肌营养不良、面肩肱型肌营养不良、强直性肌营养不良、线粒体脑肌病伴高乳酸血症和卒中样发作(MELAS)等。

【治疗】

明确病因,予相应的对因治疗。但对于大部分遗传性疾病或未能明确病因的,予对症、辅助和康复治疗。

第二节　肌肉萎缩

肌肉萎缩(amyotrophia)是指肌纤维萎缩、减少而致骨骼肌容积的缩小,通常伴肌力减退。肌肉萎缩是神经科常见的体征。在上节所述运动单位病变中前角病变和运动轴索病变是引起肌肉萎缩最常见的原因。除此之外,病程较长或病变较为严重的肌肉病变同样可致肌肉萎缩,而神经肌肉接头病变很少致肌肉萎缩。

【分类】

1. 脊髓前角或脑干运动神经核病变所致肌肉萎缩　包括选择性影响运动系统的病变如肌萎缩侧索硬化、脊肌萎缩症、肯尼迪综合征;炎症性病变如脊髓灰质炎;先天发育异常如延髓-脊髓空洞症、Mobius 综合征;以及肿瘤或压迫性病变如脑干肿瘤、脊髓髓内肿瘤、颈椎病(非 Keegan 型)、平山病等。

2. 周围神经病变所致肌肉萎缩　周围神经病变中运动轴索受累最容易发生肌肉萎缩,而病程较短的急性髓鞘受累则肌肉萎缩不明显(如经典吉兰-巴雷综合征)。神经根病变所致萎缩呈节段性,神经丛或神经干病变所致萎缩为相应支配肌萎缩,神经末梢病变所致萎缩呈远端对称性。

周围神经病变所致肌肉萎缩按病因分包括:遗传性周围神经病如腓骨肌萎缩症、遗传性压力敏感性周围神经病;外伤性或卡压性周围神经病如臂丛产伤、骨折致单神经损伤、胸廓出口综合征、腕管综合征、颈椎病(Keegan 型)、腰椎病等;炎性周围神经病如急性轴索型周围神经病(AMAN 和 AMSAN)、多灶性运动神经病、臂丛神经炎、结缔组织病伴发的多数单神经病等;代谢或中毒性周围神经病如糖尿病腰骶神经根丛病变、药物性周围神经病、铅中毒垂腕等;其他尚有营养性周围神经病和癌性周围神经病等。

3. 神经肌肉接头病变所致肌肉萎缩　神经肌肉接头病变如重症肌无力通常不伴有肌肉萎缩,部分病程较长、无力症状持续存在的患者可有面肌、肩胛带的肌肉萎缩。

4. 肌肉病变所致肌肉萎缩　肌肉萎缩多见于各种类型的肌营养不良。Duchenne 和 Becker 肌营养不良及肢带型肌营养不良的肌肉萎缩主要分布于肢带肌;面肩肱型肌营养不良的肌肉萎缩主要分布于面肌、肩带肌、肱肌和小腿前群肌;远端肌病的肌肉萎缩主要分布于小腿肌、足部肌群和手内肌。急性亚急性起病的炎性肌病病情严重时同样可见肌肉萎缩,亦以肢带肌为主。

5. 废用性肌肉萎缩　分为两类,一类是上运动神经元性瘫致使肌肉长期不活动而造成的废用性萎缩;另一类是因为疼痛等原因而使肌肉活动受限所造成的废用性萎缩,如膝关节病变(致股四头肌萎缩)、骨折石膏固定、长期卧床等。

【临床特点】

和肌无力一样,运动单位不同部位、不同病因所致的肌肉萎缩主要累及的肌群各不相同。常见肌肉萎缩的分布和类型如表 2-15-2-1 所示。

表 2-15-2-1　常见肌肉萎缩的分布和类型

类型	前角和脑干运动神经核病变	周围神经病变	肌肉病变
近端对称为主	脊肌萎缩症、肯尼迪综合征	急性轴索型周围神经病	Duchenne 和 Becker 肌营养不良、肢带型肌营养不良、炎性肌病、代谢性肌病
远端对称为主	肌萎缩侧索硬化、脊髓空洞症	腓骨肌萎缩症、代谢-中毒-营养性多发性周围神经病	远端肌病、强直性肌营养不良
不对称性或局灶性	脊髓灰质炎、颈椎病(非 Keegan 型)、平山病、脊髓空洞症、脊髓髓内肿瘤、肌萎缩侧索硬化早期	颈椎病(Keegan 型)、腰椎病、糖尿病腰骶神经根丛病变、臂丛神经炎、胸廓出口综合征、多灶性运动神经病、腕管综合征、骨折致单神经损伤、遗传性压力敏感性周围神经病、铅中毒	面肩肱型肌营养不良、包涵体肌炎、局灶性肌炎

另外,按具体部位可将肌肉萎缩进行如下细分。

1. 面肌萎缩　面神经核或核下病变可致病变侧面肌萎缩,三叉神经运动核或核下病变可致病变侧颞肌、咀嚼肌萎缩,两者通常为脑干病变或颅底病变的组成,很少单独存在。神经源性病变所致的面肌萎缩常见于肯尼迪综合征和肌萎缩侧索硬化,而肌源性病变所致的面肌萎缩常见于面肩肱型肌营养不良和强直性肌营养不良。面肌萎缩偶见于病程较长且累及面肌的重症肌无力。自幼起病、非进展性的双侧面肌萎缩见于 Mobius 综合征。

2. 舌肌萎缩　常见于运动神经元病,如肯尼迪综合征、进行性延髓麻痹、肌萎缩侧索硬化等。累及舌下神经核或舌下神经的延髓空洞症、延髓肿瘤、颅颈交接处畸形、颅底转移瘤、扁桃体周围脓肿等均可致病变侧舌肌萎缩。

3. 颈肌萎缩　颈部肌群主要由 C_1～C_4 神经根和副神经支配,在 C_1～C_4 节段病变(如脊髓空洞症、颈椎间盘突出)或副神经受累(如颈静脉孔综合征)时出现病变侧颈肌萎缩。一侧胸锁乳突肌萎缩而不伴其他症状的通常为先天性胸锁乳突肌发育不全。双侧胸锁乳突肌萎缩(可不对称)伴面肌、肱肌受累及翼状肩的为面肩肱型肌营养不良。病情较重的多发性肌炎亦可见颈肌萎缩。肌萎缩侧索硬化晚期患者除肢体肌和面肌萎缩外,尚有颈部肌群萎缩,出现头部支撑困难,垂头。

4. 肩带肌萎缩　单侧肩带肌萎缩多见于颈神经根病变(如颈椎间盘突出)和臂丛病变(如臂丛神经炎),少见于单神经病变(如肩胛背神经、肩胛上神经、胸长神经、肩胛下神经、胸前神经、胸背神经)。颈神经根病变和单神经病变的区别在于前者肌肉萎缩呈节段支配,后者呈神经支配,如 C_4、C_5 神经根病变和肩胛背神经病变均可有菱形肌萎缩,但前者同时有三角肌(C_5 节段支配)等其他肌肉萎缩而后者无。臂丛神经炎为臂丛的非特异性炎症,也叫痛性肌萎缩,通常在患侧肩部和上肢剧痛后出现肩带肌和上肢肌的无力和萎缩,可累及对侧,一般预后较好。

双侧肩带肌萎缩多见于肌营养不良、运动神经元病和累及高颈段的脊髓空洞症。在肌营养不良中,面肩肱型肌营养不良和肢带型肌营养不良 2A 查体最易发现因肩带肌无力而出现的翼状肩。以近端受累为重的脊肌萎缩症、肯尼迪综合征等,以及肌萎缩侧索硬化后期均有双侧肩带肌萎缩。

5. 手肌萎缩 单侧手肌萎缩可见于 C_7、C_8、T_1 神经根、臂丛下干以及单神经病变。颈椎间盘突出很少发生在下位而直接压迫 C_7、C_8 致手肌萎缩。颈椎病所致的手肌萎缩通常被认为是由于压迫了脊髓前动脉而使前角受累所造成(称为非 Keegan 型),相比直接压迫 C_5、C_6 神经根致上臂肌萎缩(Keegan 型)来的少见。臂丛下干受累多见于胸廓出口综合征,病因为异常颈肋、过长的 C_7 横突、前斜角肌综合征、肋锁综合征等结构异常而压迫臂丛及锁骨下动静脉,临床除手肌萎缩外,尚有前臂肌萎缩、臂丛下干支配区域的感觉异常和血管受压表现(Adson 试验、Wright 试验可阳性)。单神经病变中正中神经病变(如腕管综合征)和尺神经病变(如肘管综合征)可致手肌萎缩,前者主要是鱼际肌萎缩,而后者主要是骨间肌和小鱼际肌萎缩。

双侧手肌不对称萎缩可见于平山病、多灶性运动神经病、肌萎缩侧索硬化早期、脊髓空洞症和包涵体肌炎等。平山病亦称青年良性手肌萎缩,实际属颈曲性颈椎病(cervical flexion myelopathy),发病机制类似非 Keegan 型颈椎病,常见于青年男性,主要累及 C_7~T_1 节段支配肌,出现手内肌、前臂尺侧肌群萎缩,从一侧发展至另一侧,病变过程良性,数年后静止不再发展。多灶性运动神经病是免疫介导的运动神经病,受累肌分布呈现多数单神经病特点,起病多表现为不对称手肌萎缩。包涵体肌炎属炎性肌病,多见于老年男性,起病隐匿,受累肌群分布较为特殊,特征性表现为双侧不对称的上肢远端和下肢近端肌无力萎缩,上肢远端肌中以屈指肌受累为主。

双侧手肌对称萎缩可见于运动神经元病、腓骨肌萎缩症、多发性周围神经病、远端肌病、强直性肌营养不良、脊髓空洞症等。肌萎缩侧索硬化通常从手肌萎缩开始,尽管起病时双侧不对称,数月至一年后多表现为对称手肌萎缩,且渐累及上肢近端、下肢和脑神经支配肌。腓骨肌萎缩症属遗传性周围神经病,以双下肢远端萎缩为突出表现,后期可累及双上肢远端,但一般不超过前臂中段。远端肌病中 Welander 肌病表现为双上肢远端无力、手内肌萎缩,其他以下肢远端起病的远端肌病(如 Nonaka 肌病、Miyoshi 肌病等)后期亦可累及上肢远端,出现手肌萎缩。强直性肌营养不良除上肢远端肌强直外(握拳后松开费力),同时有肌无力和萎缩。

6. 骨盆带肌萎缩 单侧骨盆带肌萎缩多见于单神经和腰骶神经根病变。梨状肌病变可致坐骨神经、臀上神经、臀下神经受压,分别出现大腿后群肌、臀中小肌和臀大肌萎缩。股神经和闭孔神经病变则出现大腿前群肌和大腿内侧肌群萎缩。腰骶神经根病变(如腰骶神经根炎、肿瘤腰骶神经根浸润等)所致肌萎缩呈节段性分布,范围相对更广。脊髓灰质炎或脊髓灰质炎后综合征亦可表现为一侧骨盆带肌萎缩。

双侧骨盆带肌萎缩多见于各种类型的肌营养不良,由于骨盆带肌无力而出现行走时髋部左右摆动,呈"鸭步"。双侧腰骶

神经根炎亦可见双侧骨盆带肌萎缩。

7. 下肢近端肌萎缩 单侧或不对称的双侧股四头肌萎缩见于股神经病变、糖尿病神经根丛病变、高位腰椎间盘突出、包涵体肌炎、膝关节病变致废用性股四头肌萎缩等。单侧或不对称的大腿后群肌萎缩则多见于坐骨神经病变和腰骶神经根病变。

双侧下肢近端对称性肌萎缩多见于各种类型肌营养不良、脊肌萎缩症、肯尼迪综合征等。

8. 下肢远端肌萎缩 单侧下肢远端肌萎缩多见于单神经病变、L_5~S_1 神经根病变、下肢起病的肌萎缩侧索硬化或下肢起病的多灶性运动神经病。腓神经病变时,小腿前群肌萎缩伴足背屈肌力减退;胫神经病变时,小腿后群肌萎缩伴足跖屈肌力减退。

双侧下肢远端肌萎缩见于腓骨肌萎缩症、多发性神经病、远端肌病、面肩肱型肌营养不良等。腓骨肌萎缩症的下肢萎缩为大腿下 1/3 以下的肌肉萎缩,像倒置的酒瓶或鹤腿。多发性神经病的远端肌萎缩呈对称的手套、袜子样分布。Nonaka 远端肌病以小腿前群肌萎缩为主,而 Miyaoshi 远端肌病则以小腿后群肌萎缩为主。面肩肱型肌营养不良亦可有下肢远端肌萎缩,为不对称胫前肌萎缩。

【诊断】

肌肉萎缩的病因诊断类同于肌无力,除肌电图检查外,影像学检查也非常重要。

肌电图诊断肌肉萎缩的优势在于,不仅能区分神经源性病变与肌源性病变,还能将病变部位具体定位到前角或前根、神经丛、神经干和末梢。头颅和脊髓 MRI 对于明确延髓-脊髓空洞症、脑干-脊髓肿瘤、颅颈交接处畸形、颅底病变、颈椎-腰椎病变、平山病等的诊断均有意义。与肌肉活检不同,神经活检通常对定性诊断帮助不大,除个别如淀粉样周围神经病、糖尿病周围神经病和遗传性周围神经病等。

【治疗】

按不同病因治疗。

参 考 文 献

[1] 吕传真,周良辅. 实用神经病学[M]. 4 版. 上海:上海科学技术出版社,2014.

[2] FELDMAN E L, GRISOLD W, RUSSELL J W, et al. Atlas of neuromuscular diseases-a practical guildline[M]. New York: Springer, 2004:117 - 276, 335 - 451.

[3] KARL E. Misulis: heiplegia and monoplegia[M]//BRADLEY W G, DAROFF R B, FENICHEL G M, et al. eds. Neurology in clinical practice. Vol Ⅰ. Principles in diagnosis and management. 5th ed. Pennsylvania: Butterworth-Heinemann Elsveir, 2008:339 - 352.

[4] ROBINSON J A, PRESTON D C, SHAPIRO B R. Proximal, distal and generalized weakness [M]//BRADLEY W G, DAROFF R B, FENICHEL G M, et al. eds. Neurology in clinical practice. Vol Ⅰ. Principles in diagnosis and management. 5th ed. Pennsylvania: Butterworth-Heinemann Elsveir, 2008:365 - 384.

[5] ROPPER A H, BROWN R H. Motor paralysis[M]//ROPPER A H, BROWN R H, ed. Adams and Victor's principles of neurology. 8th ed. New York: McGraw-Hill Medical Publishing, 2005:39 - 54.

第十六章　语言和言语障碍

王　亮

语言(language)和言语(speech)功能是社交生活和个人智能生活中基本的人类功能。语言是指个体应用语言符号进行交往、获得和处理信息的功能。对语言功能的研究是目前神经科学研究的一个重要领域,对其认识仍在不断完善中。

第一节　失　　语

失语(aphasia)是因脑部损害所致的获得性语言障碍。患者理解、形成和表达语言的能力受损,但并不包括语言发育性疾病、单纯运动性言语障碍(如口吃、构音障碍、言语失用)、因精神分裂症等原发性精神障碍所致的语言障碍。

失语可分为:① 运动性失语(motor aphasia),亦称 Broca 失语,"表达性""前部的"或"非流畅性"失语;② 感觉性失语(sensory aphasia),亦称 Wernicke 失语,"感受性""后部的"或"流畅性"失语;③ 完全性失语;④ 失联络语言综合征,如传导性失语、词聋、词盲等。

【失语的解剖学基础】

对于失语患者脑的解剖研究,构成了目前几乎所有的有关语言的解剖知识。几乎所有的右利手和 60%～70% 的左利手人群的语言中枢在左侧大脑半球,其余 15%～20% 的左利手者,语言中枢在右侧半球,另一半是双侧半球同时参与。传统理论认为,脑部有 4 个主要语言区域,有 2 个区域与语言理解有关,与口语理解相关的区域是包括颞叶后部的后上部(22 区的后部,亦称 Wernicke 区)和 Heschl 回(41 和 42 区)。第二语言理解区是角回(39 区),位于顶叶下部,视觉接受区的前部,管理书面语言理解。缘上回可能也是语言理解区域的组成部分。与语言表达相关的区域是 44 和 45 区,位于额下回后部,称为 Broca 区,与口语表达相关。另外还有与书面语言表达相关的区域,是位于第二额回后部的第四语言区(亦称 Exner 书写中枢),不过这一概念尚有争议。这些结论多数是根据脑卒中等有局限性脑损害的病理结果和结合其失语表现来推断的,但各种失语症与脑定位损害并不存在严格的一一对应关系。目前认为,涉及语言理解和产生的神经解剖结构非常复杂,颞叶上部负责听觉的输入和言语解码,顶叶负责语言的分析,额叶负责语言的表达,这些脑叶的相关区域联合形成语言区,主要在外侧裂周边。近年来,在癫痫患者的皮质刺激研究,以及在健康人和患病人群中所做的功能影像研究(如功能磁共振和PET)中发现,特定的言语功能(如命名图片)可激活双侧大脑半球的许多区域。言语的产生、接受和阐释需要特定的认知过程,如语音的解码和编码,字母拼写的解码和编码,词汇存取、单词的语音和语义表达,言语的语义阐释等。区分不同失语症患者中这些认知过程,有助于发现这些过程的神经解剖基础。

【失语的检查】

详细的语言检查非常重要,结合其他神经系统体征能帮助诊断引起失语的病灶和病因。神经心理学家常应用成套的神经心理测定量表来检测语言功能,常用量表包括波士顿诊断性失语检查(Boston diagnostic aphasia examination)、西部失语系列(the western aphasia battery)、波士顿命名测试(the Boston naming test)、汉语失语成套测验等。床旁的失语检查应尽量检测语言障碍的微细变化,语言功能的每一部分应单独和全面检测,通常包括以下几方面:自发性言语、命名、听力理解、复述、阅读和书写。

1. 自发言语　可通过病史询问或量表检查了解患者的自发性言语。应检测言语的流利程度(发音的容易和快速)、速度(字词的数量)、言语的启动、语义性错语(semantic paraphasia)和音素性错语(phonemic paraphasia)的存在,找词停顿、犹豫和赘词,言语的韵律。语义性错语是将一个词说错为另一个词,如将"刀"说成"锯";音素性错语是以相似的音素代替正确的音素,如将刀(dāo)说成掏(tāo)。言语中根本没有的词,称为新语(neologism)或错乱失语(乱语,jargon aphasia)。

2. 命名　命名为重要的语言功能,在各种失语症中都会受损。命名包括物品和物品组成部分、身体部位、颜色、动词的命名。有时也要求受试者分别按所见和触摸来命名同一物品。要求受试者在 1 min 内说出更多水果,动物名称等也是命名测试的一种。

3. 听力理解　要求患者执行检查者的口头命令和回答问题以测试其听力理解。命令和问题应有难易程度的不同。

4. 复述　从简单的字词开始,到复述较长的句子。将其复述能力与自发性言语比较。环外侧裂失语(perisylvian aphasias)包括 Broca 失语、Wernicke 失语、传导性失语和完全性失语,复述能力差。而非环外侧裂失语(nonperisylvian aphasias)包括命名性失语、经皮质性失语,复述能力保留。

5. 阅读　先要求患者朗读简单的句子和一段文字,而后测试患者能否对书面命令作出正确反应和讲述所读文字材料的意义。有时默读比朗读更能测知理解的有效性。

6. 书写　测试书写较之言语能察觉轻度的语言缺损。需分别测试患者自发书写、抄写和听写的能力。注意书写的整齐性及拼字、语法、数量的正确性。

【失语症的分类和临床特征】

1. 环外侧裂失语　失语症主要基于对语言的理解、重复和表达障碍来进行分类。实际上,多数失语患者的语言功能各方面均受到不同程度的损害,且随病程变化可有不同的演化。环外侧裂失语的经典分类包括 Broca 失语、Wernicke 失语、完全性失语和传导性失语。

(1) Broca 失语:又称为运动性失语、表达性失语或非流畅性失语等,是指患者的语言输出或言语产生的原发性障碍,而理解能力相对保留。其主要特点是口语表达障碍,具有非流利型口语的 4 个特点:说话费力、语调障碍、语短、语法词少。对于严重的运动性失语,患者可表现为完全无自发言语,但患者能咀嚼、吞咽、咳嗽和叫喊,偶尔可说出"是"或"不是",但多数情况下不知所云。也有重复说几个刻板的词,也称为单语症。情况好一些的患者能说出短句,或唱出熟悉的歌词。在较轻的 Broca 失语或严重失语的恢复期,患者讲话犹豫,单词音节过渡困难,有结结巴巴的感觉,尤其是说多音节单词时。讲话缺乏抑扬顿挫的语调,声音低缓。语句简短,呈"电报式语言",严重者不合语法,可以有名词和动词,明显缺乏语法词(如冠词、形容词、副词或连词)。口语理解好于表达,但对有比较、次序和语法词的句子理解困难。命名困难、找词困难均存在。对行为的命名明显差于对物体的命名。复述同样存在问题,常省略语法词。在阅读理解方面也有障碍,尤其是对被动语态或复杂的句法结构,或主谓关系基于代词(如他看见她)而不是简单名词(如小强看见小丽),这也被称为深诵读困难,这说明严重 Broca 失语存在全面的语言功能障碍。多伴书写障碍。若右手瘫痪,左手写字比非失语症患者差;右手不瘫痪,患者多无法写出完整句子。写字笨拙,构字障碍,听写和抄写均困难。常伴右侧偏瘫,面和上肢瘫重于下肢。面颊失用也常见,可嘱患者打飞吻和吹气来检查。如伴肢体失用时,则说明病灶较大且累及顶叶和额叶。抑郁也很常见,因患者能认知自己的缺陷,严重时可出现类似灾难性反应。近年来,基于脑卒中的临床病理研究发现,经典持续的 Broca 失语是由左侧大脑中动脉上支供血区的大面积梗死引起,包括额下回(包括 Broca 区)、中央前回和中央后回、尾状核和壳核、脑岛前部、额顶盖。有研究认为前三者构成语言输出的网状联络,任何部位的损害引起轻微和短暂的运动性失语,三者均损害时可产生严重和持续的运动性失语,理解保持完好。

(2)Wernicke 失语:又称感觉性失语、感受性失语、流利性失语等。患者有流利的语言,但言语空洞,无实际意义,不知所云。患者可以滔滔不绝地讲话而不自知(赘语),但因对语言的理解差,严重者可完全丧失对言语的听力理解(词聋),常答非所问。谈话姿势自然,构音正常,词组长短和语调正常,但能被发现许多音素错误、语义错误和自创新词。亦有讲话少者,但讲话表现出上述流利性失语的特点。语法保留程度比 Broca 失语好,但对实质词和语法理解均困难。命名多找词困难,或多错语和赘语。复述差,常无法进行,且有大量错语,不解其意。不能大声朗读和理解性默读,对口语和文字的理解障碍可一致,也可有不一致。书写障碍以听写障碍为主,能写熟悉的字词、数字,字迹清晰,自发书写如口语,多错词、新词、词不成句,抄写慢且费力,仅能完成大体轮廓。患者起病时可有疾病失认,后期因能部分认知疾病而非常沮丧,也有因交流障碍而变得非常多疑、妄想。可伴右上象限偏盲,通常无偏瘫和偏身感觉障碍。在脑卒中的临床病理研究中,与 Broca 失语相似,引起严重的 Wernicke 失语的病灶多较大,累及大脑中动脉下支所供应的区域,包括颞上回后部、顶叶缘上回、角回和岛叶后部,即外侧裂周边区域后部。这一区域病变大小和位置变化引起 Wernicke 失语的不同临床表现,有时甚至出现单纯性词聋、传导性失语或失读伴失写。这说明对于大脑内的语言如何组织

管理目前仍知之不多。

(3)完全性失语(global aphasia):语言的所有基本功能均严重受损或基本丧失,包括自发性言语、命名、复述、听觉理解、阅读和书写,但损害并非一定要完全的(有时称为混合性失语)。常伴有程度不同的偏瘫、偏盲和偏身感觉障碍,最常见于颈内动脉或大脑中动脉闭塞引起的额、顶、颞和深部白质梗死,亦有累及外侧裂周边语言区的前部和后部,而不累及运动区,多见于脑肿瘤。

(4)传导性失语(conduction aphasia):主要特点是复述能力特别差,尤其是在重复不熟悉的事物时,且多为音位性错语。自发言语相对流利,但有些患者常有音位性错语,且停顿纠错,使得言语迟钝、口吃。听力理解相对保持良好。阅读理解、命名和书写受损程度不一。可伴上象限盲,伴顶叶损害时则有肢体失用。根据 Wernicke 等人的理论,弓状纤维因连接听觉理解中枢和言语表达中枢,其受损引起这种表现,但临床解剖研究发现缘上回、Wernicke 区的不完全损害也可引起传导性失语,但无弓状纤维受损。

2. 非环外侧裂失语　包括命名性失语、经皮质运动性失语、经皮质感觉性失语和经皮质混合性失语,也称为言语区分离综合征。

(1)命名性失语(anomic aphasia):各类失语症均可有命名障碍,命名性失语是以命名不能为唯一或主要症状的失语综合征。主要特点是无法命名物体,自发言语流利,复述基本正常,听、写、阅读均正常。命名性失语多为其他失语症的恢复阶段,亦可作为首发失语表现,在 Alzheimer 病和 Pick 病早期也可出现命名性失语,是其典型的语言损害形式。损害部位缺乏特异性,可累及优势半球颞叶、颞枕叶皮质等。

(2)经皮质性失语(transcortical aphasias):主要特点是复述相对保留,其他语言功能受损严重。可分为经皮质运动性失语、经皮质感觉性失语和经皮质混合性失语。以前认为这组失语的产生是原发疾病损害了语言的联络皮质而非语言皮质本身。经皮质运动性失语是自发言语少、简短,口语不流利,语法错误多,像 Broca 失语,不同之处在于复述保留好。命名、书写、朗读差,但听力理解保留。病灶多在大脑前动脉供应区及额叶中央旁区的运动辅助区。经皮质感觉性失语与 Wernicke 失语相似,言语流利,多空话、错语,理解显著下降,但复述能力保留,命名不能,多见于 Alzheimer 病进展期。在脑卒中时病灶较大,多位于顶颞枕交界处。经皮质混合性失语,也被称为言语区域分离综合征,复述保留,其他与完全性失语相似。患者无法自主言语,理解困难,但能复述,序列语言良好。病灶多在脑内主要动脉间的分水岭区。

(3)皮质下失语综合征:对这一失语症的研究仍有较多争议,目前的资料多数来源于脑卒中的临床和影像研究。左侧丘脑病变引起的失语类似 Wernicke 失语和经皮质感觉性失语。内囊纹状体病变引起的失语与 Broca 失语类似。亦有报道在皮质下失语患者中,CT 检查正常,而 MRI 发现皮质病灶或皮质区域血流降低。

(4)单纯性词聋:无法理解和复述所听到的言语,听写能力受损。自发言语多正常,可有错语,书写正常。电测听和听觉诱发电位正常,能听懂其他声音,如铃声。病变在双侧颞上回中 1/3 处,这干扰颞上回的原始听觉皮质和颞叶后上部皮质

的联系,少见仅主侧颞叶病变。须与皮质聋相鉴别,后者对所有声音失去辨别,为双侧颞叶病变所致。

(5)单纯性词盲:又称不伴失写的失读症、枕叶失读症。患者丧失朗读、理解文字的能力,能抄写、自发书写或听写,却读不出所写的文字。自发言语、听力理解、复述尚可。对色彩辨认,无法将所见颜色与其名字相配,但能抽象命名颜色(如能说出青菜的颜色)。病变通常涉及左侧枕叶距状皮质、胼胝体压部,患者右侧视野缺损,只有右侧枕叶能接受视觉信息,但这些信息无法通过胼胝体传回左侧角回。

(6)伴失写的失读症:又称顶叶失读症、角回综合征。患者丧失原已掌握的阅读和书写能力,类似获得性文盲。丧失拼写能力和理解拼写的字词,数字和音符同样不识。自发书写和听写障碍。多伴有不同程度的失语,与阅读和书写障碍不成比例。有学者认为是 Wernicke 失语症的变异类型。多左侧角回累及,且与 Gestermann 综合征相关。

(7)失写症:失语性失写症常有拼写和语法错误,如伴 Broca 失语的失写。① 视空间性失写(visual spatial agraphia)表现为书写部位的定向障碍,字母和单词拼写正确,但在页面错误排列。对汉字则笔画移位,偏旁分离。右侧顶叶病变者只写纸张的右半圆。② 失用性失写(apraxic agraphia)书写字形潦草,无法辨认,语言处理能力正常,知道字怎么写,拼音和打字能力保留,可伴有意念运动性失用和观念性失用。以上损害累及额叶、顶叶和外侧裂周围。③ 单纯性失写(pure agraphia),极少见,虽然对第二额回后部的书写中枢(Exner 书写中枢)有争议,但有病例证实额叶运动区下的半卵圆区病变可引起单纯性失写。

第二节　失用症和失认症

一、失用症

失用(apraxia),即获得性运用不能,患者不能执行原先掌握的一些动作,其运用障碍并非由于无力、感觉丧失、共济失调、视力丧失、不随意运动或理解障碍。现多认为,失用症是由于指导有目的动作的中枢运用程序的丢失或无法获得。常伴失语等。临床上可分为如下几类。

1. 肢体失用(limb apraxia)

(1)意念运动性失用(ideomotor apraxia):患者能理解检查者的要求,却无法按嘱做出欢迎、伸舌、招手等简单动作,但有时能自动或反射性地完成这些动作。轻症患者,动作笨拙不精确。模仿能改善动作但仍是不正常的,而使用物品时可能正常,常伴失语。现认为编码熟练动作的运动程序储存在左顶上叶,执行这些动作需要将程序传输至左侧额叶的运动前区。这样,意念运动性失用可见于两种情形:直接损伤左侧顶上叶的运动程序,或损伤从左顶上叶到左额叶运动前区的传导通路。病灶多为皮质病变,或为深部较大的病灶。

(2)意念性失用(ideational apraxia):是复杂动作的顺序和计划受到破坏,能完成一套动作中的分解动作,但无法将其统合在一起;越是复杂的动作越容易发现错误。与意念运动性失用的关系不明确,有认为其为后者的严重类型,也有认为各自

是独立的。多见于主侧顶叶病变,或双侧顶叶病变。常伴感觉性失语、命名性失语、传导性失语或 Gerstmann 综合征。

(3)肢体运动性失用(limb-kinetic apraxia):是对习得的运动功能丧失了动作的速度、技巧和准确性。做刷牙、玩牌等常见动作笨拙,不能用肢体轻度无力、共济失调等来解释;使用物品时动作稍改善,但患者表现为不熟悉物品的用途。常见运动前皮质和临近白质病变。较为少见,因有时无法与意念运动性失用和意念性失用区分。

2. 口颊舌失用(oral bucco lingual apraxia)　颊舌失用亦称口面失用(orofacial apraxia),无法按嘱进行口部和面部肌肉的技巧性活动,如噘唇、鼓腮、舔嘴唇,也不能模仿,但能自发完成,肢体活动正常。常伴 Broca 失语和完全性失语(后者难以测试),病灶多在皮质或深部有较大的病变。

3. 结构性失用(constructional apraxia)　患者无法按要求画出或构建出二维平面图形或三维立体结构,表明空间分析障碍,可通过绘图、搭积木等检查而显示。多见于顶叶或额叶病变。右侧顶叶病变所致的结构性失用多表现为视觉性空间定向障碍,常伴左侧空间忽略。左侧顶叶病变所致的结构性失用多表现为控制运动执行障碍。

4. 穿衣失用(dressing apraxia)　患者不能理解衣服各部分与身体各部位的对应关系,不能正确穿脱衣服。多见于顶叶病变,常伴结构性失用。结构失用和穿衣失用并不是严格意义上的失用,而可能是空间失认,或偏侧忽略。

二、失认症

失认症是指患者丧失认识经由某一感觉形式辨察的熟悉物体,如形状、声音或气味等,但特殊的感觉并未受损,记忆、智能和意识等无障碍。

1. 视觉失认(visual agnosia)　视觉失认为各类失认症中最常见的一种。患者不能认识、描述或命名所见的物体。可分为视物失认(visual object agnosia)、颜面失认(prosopagnosia)、颜色失认(color agnosia)、环境失认(environment agnosia)等。

视物失认症者视敏度正常、意识清楚、无失语。患者无法认出在视野范围内的物体,但通过触摸、嗅觉或听觉能辨别。特殊情况是患者无法辨认某一类物品(如动物或蔬菜),常伴象限盲和视觉性词语失认(失读)。病灶多为双侧,也有局限于左侧颞枕叶。

颜面失认者,对熟悉的人脸或照片,能认出是人脸,但认不出是谁的脸;同时尚有无法学习认识新的人脸,无法解释面部表情、面部体现的年龄与性别等。病变多见于双侧颞枕叶。

环境失认是与颜面失认很相似的综合征,患者能在记忆或地图上描绘出熟悉的环境,置身当地时却无感觉或迷失了。病变部位在颞枕叶。与地形觉失认(topographagnosia)的区别是后者无法在抽象环境中定位自己,病变在顶叶。

颜色失认指无法区分各种颜色,物品都像灰色似的,常与双侧视野缺损、面部失认有关。病灶累及枕叶或颞叶。另一种情形是能分辨颜色,但无法命名颜色的名称或指出与颜色名称相对应的颜色,多为失语或失读的表现。

2. 听觉失认(auditory agnosia)　听觉失认患者听觉存在,但不能辨别各种原先熟悉的声音。非言语声听觉失认的患者不能辨认钟声、动物叫声,通常伴随对言语声的辨认缺失,多为

右侧颞叶损害。音乐失认更为复杂，因对音乐的辨认包括：识别和命名熟悉的旋律；感知音调、音色和节奏；能创作、阅读和书写音乐。目前认为无单词的和声和旋律主要依靠右侧颞叶，而乐谱的命名和音乐的写和读需要左侧颞叶的整合，可能还包括额叶的整合。而言语性听觉失认，亦称单纯性词聋，见前述。

3. 身体失认（asomatognosia） 身体失认是指不能辨认身体的各个部分。一侧身体失认，患者对患病侧的肢体不关心，否认是自己的肢体，或否认瘫痪，也称疾病失认。常见于右侧顶上叶损害，也可累及中央后回、额叶、颞叶或枕叶。Gerstmann综合征被认为是双侧身体失认的典型表现，不能辨认自己或他人手指（手指失认），不能分辨左右方向，失算和失写，可能与手指、身体两侧和数字的空间定位缺失有关。见于左侧顶叶角回病变。

第三节 言语障碍

言语是指语言符号经由发声器官的表达。言语障碍仅影响声音的输出，而不影响语义和语法，出现构音障碍（dysarthria）。同时言语的流利性障碍，如口吃也在此讨论。

一、构音障碍

构音障碍是指神经肌肉系统器质性损害所致言语动作控制失常而产生的表达障碍。临床上表现为发音不准、咬字不清，声响、音调、速度和节奏的异常和鼻音过重等言语听觉特性的改变，就是说话不流利。严重时，他人无法听懂其意，或完全不能说话。可分为以下两型：① 迟缓性构音障碍，又称周围性构音障碍；② 下运动神经元性构音障碍，因参与口语动作的肌肉、呼吸肌或支配这些肌肉的下运动神经元病损致受累肌肉张力过低（迟缓）、肌力减弱而不能正常言语。主要表现为说话时鼻音特别重，易漏气而语句短促，声母、韵母发不准，可伴吞咽困难，进食呛咳，食物易从鼻孔中流出。可有舌肌萎缩、呼吸困难。常见病因是进行性延髓麻痹、急性脊髓炎、急性感染性多发性神经炎、脑干肿瘤、延髓空洞症、脑膜炎和外伤，极罕见白喉性神经炎。面神经瘫痪影响唇音和唇齿音的发音。重症肌无力的构音障碍呈波动性。

1. 痉挛性构音障碍 常见于双侧皮质脑干束受损的患者，如脑血管病、多发性硬化和运动神经元病等。患者可于累及一侧皮质脑干束的卒中后突发（之前有无症状的对侧损害）。患者有发音困难、讲话缓慢费力、声母不清、音调低沉单一、鼻音重、声音嘶哑等，常伴吞咽障碍、强哭强笑、下颌反射亢进，瘫痪肌肉无萎缩和肌束震颤，临床上称为"假性延髓麻痹"。常伴肢体感觉运动障碍。

2. 锥体外系性构音障碍 为帕金森病、进行性核上性麻痹等强直性锥体外系疾病所致的构音障碍。语速快，发音低而含糊，音调单一，亦称运动过少性构音障碍。而运动过多性构音障碍，见于舞蹈症、抽动秽语综合征等，以说话声音大、说话急促、语言韵律改变、与呼吸节律不协调等为特征。抽动秽语综合征尚有鸣叫、鼻吸声、哼声等不自主发声。

3. 共济失调性构音障碍 见于遗传性共济失调、多发性硬化、脑血管病等累及小脑系统的各种疾病。表现为构音不准，语速慢而不清，暴发性言语和吟诗样言语，音调和声响缺乏变化，声音粗糙等。急性发病者症状出现早，缓慢发病者构音障碍晚期才出现。多伴肢体共济失调和眼震等小脑体征。

4. 混合性构音障碍 累及与言语动作有关的多个神经肌肉机制，构音障碍更为复杂。如肌萎缩侧索硬化可同时表现为痉挛性和迟缓性构音障碍，以痉挛性成分更为突出，对言语的影响也较单纯影响者更重。多发性硬化患者常呈共济失调运动过少痉挛性构音障碍，表现为韵律不全（音调和响度单一，重音减少）、韵律过度（速度慢、音素拖延、间隔延长等）、发音狭窄（低音调、发音费力、声音粗糙）和构音共鸣不足（鼻重音、声母不准）等。

5. 其他言语障碍 成年人中口吃的发生率达1%，男性多于女性。表现为重复言语时正常节律中断和延长，或发声中断。言语缺陷发生在从一个语音转换至下一个语音的过程，在发出语音前不恰当地停顿。口吃患者在歌唱、随节拍器讲话等状态下，原有口吃可消失。口吃发生的原因较多，有研究发现在听觉皮质的联系受损后，患者口吃消失；正常人在自己的讲话声经过延迟听觉反馈处理后变得口吃，因此认为口吃原因是讲话时的听觉反馈功能的失调。另有报道认为口吃是言语运动控制异常引起的。患者不能按正常讲话所要求的速度适当调节有关肌肉的收缩；肌电图发现喉内肌和外展肌收缩的相互关系失常。儿童在学习说话过程中可有口吃现象，多数是暂时性的。少数永久性口吃患者，症状持续发展至无法说出一些字、词，而回避与人交流。

二、失声症和发声困难

1. 失声症 双侧声带麻痹引起完全性失声症，只能耳语而无语音，在吸气时声带不能分开而可能发生吸气性喘鸣。可见于延髓麻痹、迷走神经或喉返神经麻痹、喉部严重炎症等。也可因呼吸肌麻痹或协调障碍而致气流不足以发声和言语，仅能作耳语，见于重症肌无力、急性感染性多发性神经炎、帕金森病、脊髓炎等。

2. 痉挛性发声困难（spasmodic dysphonia） 痉挛性发声困难是了解较少的神经疾病，发生于中、老年人。患者逐渐丧失正常言语的能力，只要开始讲话即引起言语肌肉痉挛而发音困难，像被勒住喉咙而拼命讲话，非常吃力。可伴眼睑痉挛或痉挛性斜颈。现多认为是局限性肌张力障碍。在喉镜引导下在甲杓肌和环甲肌注射肉毒素是目前最有效的治疗方法，可维持缓解数个月。一侧喉返神经切断可能有效。心理治疗无效。

三、发育性言语障碍

发育性言语障碍，又名先天性失语，多为感受性失语，有发育性失读症和先天性听觉感知不能或混合型，常被误认为精神发育不全。

1. 发育性失读症（developmental dyslexia） 又名先天性词盲。基本缺陷为先天性的不能理解视觉符号（文字）的意义而视觉正常，较先天性听觉感知不能多见。有家族性病例。病理检查曾发现皮质结构功能异常。从小起就不能掌握正常的阅读和书写能力，但口语和听力理解正常。儿童入学后，常因学业成绩落后，屡教不懂而被误认为智力不足或不用功学习，实际上其他精神能力无缺损。诵读文字有发音错误，笔录口语写错文字。常有反写现象。儿童不认识自己有缺陷,常发生神经症。治疗以教育为主,采用教授拼音的语音学习方法,同时教以用右手做书写该词的笔画动作;在学习时,不应单纯笔录口语,允许他观看旁坐同学的书写。教师应予照顾,不勉强学习文字的读写,而应鼓励他学习新的知识和技能。个别患者在数学等领域可取得优于常人的成绩。

2. 先天性听觉感知不能 又名先天性词聋,其基本缺陷为不理解声音的意义,但听觉正常。较少见,常有家族史,男性多见。当患儿达到能理解语声和学习言语的年龄时,家人发现其对他人的言语全不理会,也不会学习重复他人的言语。但患儿听觉正常,对声音刺激有反应,并不丧失其他精神能力。由于听觉感知不能,言语功能未能正常发育,可多年不开口说话,但多数患儿可逐渐获得他们自己的词汇,仅有亲密的人才理解,称为"婴儿样语"。治疗可按聋哑症原则进行,训练其他途径来弥补其听觉缺陷,如采用视觉教以唇读或用触觉教以发音。

第四节 失语、失用和失认的诊断和处理

失语、失用和失认检查见前述。详细的检查和量表的应用能发现更多、更细微的异常。磁共振(包括功能磁共振)和正电子发射断层扫描能发现更多脑的结构和功能异常。对于病因的诊断,应结合病史、影像学发现、辅助检查(如脑脊液检查)来明确病因。常见的病因包括脑血管病、肿瘤、外伤、神经变性疾病等。

言语障碍的治疗均应首先明确病因,其处理包括治疗原发疾病和言语训练。语言训练最好以专业的言语治疗师进行训练,并高度注意患者情绪和心理的巨大变化,给相应的药物和心理干预。训练应有步骤、有计划进行,在疾病稳定后尽早进行。首先是发音练习,接着是日常用品的名称和发音,然后是将名称与图片和文字联系起来训练。坚持口语训练,家庭和社会的积极参与是取得进步的重要条件,即使在病后2~3年,仍有好转的可能。

对口吃患儿,注意言语训练,放松情绪,练习放松肌肉,再依次进行呼吸、发音、词句的训练。对患儿不应有歧视态度,或特别注意其讲话困难,应鼓励患儿多与他人交谈。

参 考 文 献

[1] 高素荣. 失语症[M]. 北京: 北京医科大学协和医科大学联合出版社, 1993: 141 - 170.
[2] 王亮. 语言和言语障碍[M]//吕传真, 周良辅. 实用神经病学. 4版. 上海: 上海科学技术出版社, 2014: 335 - 339.
[3] 王荪. 失语症学[M]. 昆明: 云南科技出版社, 1994: 1 - 399.
[4] 王新德. 常见高级白质功能障碍症状[M]//王新德. 现代神经病学. 北京: 人民军医出版社, 2008: 195 - 218.
[5] KIRSHER H S. Language and speech disorder[M]//BRADLEY W G, DAROFF R B, FENICHEL G M, et al. Neurology in clinical practice. 5th ed. Pennsylvania: Butterworth-Heineman Elsevier: 2008: 141 - 159.

第十七章 认 知 障 碍

郭起浩

第一节 轻度认知损害

轻度认知损害(mild cognitive impairment, MCI)一词是1982年Reisberg等在编制认知功能障碍分级量表即总体衰退量表(global deterioration scale, GDS)时首次使用的,他们将认知功能和社会职业功能有轻度损害,但日常生活无明显影响的老年人归为MCI。此后,比较一致的看法是:MCI是正常衰老与痴呆间之间的过渡状态。世界各地MCI发生率情况见表2-17-1-1。

针对老年人痴呆前状态的认知障碍,文献中曾经有很多术语,如年龄相关记忆损害(age associated memory impairment, AAMI)、年龄相关记忆减退(age related memory decline, ARMD)、年龄相关认知减退(age related cognitive decline, ARCD)、良性老年性遗忘(benign senescent forgetfulness, BSF)、非痴呆认知损害(cognitive impairment no dementia, CIND)、轻度认知障碍(mild cognitive disorder, MCD)、轻度神经认知障碍(mild neurocognitive disorder, MND)、可疑痴呆(questionable dementia, QD)、亚临床认知损害(subclinical cognitive impairment, SCI)等。近20年来,名称基本统一为MCI。

【诊断与转化】

Petersen等提出的MCI临床诊断标准,包括有记忆减退的主诉、有记忆减退的客观证据、总体认知功能未受影响、日常活动能力正常和非痴呆5个方面。其作为遗忘型MCI(aMCI)的诊断标准,目前仍然得到广泛应用。随着研究的深入,人们发现MCI可以涉及众多认知域而不仅仅有或一定有记忆损害。所以Petersen于2004年对MCI诊断标准作了修订并进一步提出MCI可以区分为4个亚型。同年MCI国际工作组提出了MCI广义诊断标准及诊断流程。

Petersen MCI诊断标准如下。

(1)认知功能障碍,但未达到痴呆的诊断标准(不符合DSM-Ⅳ和ICD-10的痴呆诊断标准)。

(2)认知功能衰退:患者和(或)知情人报告且客观检查证实存在认知损害,和(或)间隔一段时间检查发现有认知功能退的证据。

(3)基本日常生活能力保持正常,复杂的工具性能力可有

轻微受损。

该标准不再强调记忆损害作为 MCI 的诊断必备条件,并提出复杂工具性能力在 MCI 患者的变化。值得注意的是它提到了随访的重要性。2 年后,欧洲阿尔茨海默病协会(EADC)MCI 工作小组确立的 MCI 概念及诊断程序与上述标准相似。

神经心理测验证实存在客观认知功能损害,通常采用"比年龄和教育匹配正常人群常模低 1.5 个标准差(standard deviation,SD),即≤均数−1.5 SD"。有些研究采用"≤1 SD"作为损害的标准,但要有 2 个认知域或 2 个摘要认知指标受损,才能诊断 MCI。后者诊断的 MCI 对于转化为痴呆有更高的预测价值。情景记忆的延迟记忆(而不是即刻记忆或长时记忆)损害是最具阿尔茨海默病(AD)预测价值的指标,是 AD 前驱期核心症状。但也有报道,语义记忆、剪影命名测验有很高的预测准确性。文献中已经报道的、用来评估情景记忆的常用方法有:听觉词语学习测验(auditory verbal learning test,AVLT)、逻辑记忆测验(logical memory,LM)、Rey‐Osterrieth 复杂图形测验(complex figure test,CFT)、词语配对联想学习测验、韦氏记忆测验修订版(Wechsler memory scale revised,WMS‐R,1987)。AD 联合登记组织(Consortium to Establish a Registry for Alzheimer Disease,CERAD)采用 CERAD 的 10 词语回忆分测验(CERAD‐CWL,要求对 10 个词语进行长时延迟回忆)(Shankle,2005)。关于 MCI 的转化率统计见表 2‐17‐1‐2。

表 2‐17‐1‐1 MCI 发生率

来源	研究地点	样本量	年龄(岁)	发生率(%)
Ding,2014	中国上海静安区	3 141	≥60	20.0
Jia 等,2013	中国北京地区为主	10 276	≥65	20.8
Unverzagt,2001	美国印第安纳州 Indianapolis	2 212	≥65	23.4
Hanninen,2002	芬兰	806	60~76	5.3
Lopez,2003	心血管健康研究(CHS)	1 690	≥75	22.0
Ganguli,2004	MoVIES	1 248	≥65	3.2
Busse,2006	德国 Leipzig	980	75~79	19.3
Das,2007	印度	745	≥50	14.9
Di Carlo,2007	意大利	2 830	65~84	16.1
Fischer,2007	奥地利维也纳	581	75	24.3
Manly,2008	纽约-曼哈顿	2 364	≥65	21.8
Palmer,2008	瑞典 Kungsholmen	379	75~95	11.1
Plassman,2008	衰老与记忆研究(ADAMS)	856	≥71	22.2
Roberts,2008	美国明尼苏达州 Rochester	1 969	70~89	14.8

表 2‐17‐1‐2 MCI 的转化率研究

来源	研究地点	样本量	年龄(岁)	报告的转化率	年粗转化百分比(%)
Ding,2016	中国上海静安区	3 141	≥60	6.0%/1 年	
Solfrizzi,2004	意大利	1 524	≥65	3.8%/100 人年	3.8
Busse,2006	德国 Leipzig	863	≥75	44%/4.3 年	10.2
Tschanz,2006	美国犹他州 Cache 县	3 266	≥65	46%/3 年	15.3
Fischer,2007	奥地利维也纳	476	75~76	33.9%/30 个月	13.6
Ravaglia,2008	意大利	937	≥65	14%/1 年	14.0
Farias,2009	美国加利福尼亚州	111	≥60	3%/1 年	3.0
Petersen,2009	美国明尼苏达州 Rochester	1 969	70~89	7.5%/1 年	7.5

【神经影像学研究】

(一)结构性磁共振成像(sMRI)

可以清晰地显示脑萎缩及脑室扩大等大体结构的变化。研究显示海马结构的实际大小与活体神经影像学相关,通过神经影像学测定是否存在海马结构萎缩可反映实际组织学损伤及神经元丢失状况。内侧颞叶萎缩(medial temporal lobe atrophy,MTA)视觉分级评分(表 2‐17‐1‐3)是目前目测海马结构萎缩状况的常用量表。

表 2‐17‐1‐3 MTA 视觉分级评分

评分	脉络裂的宽度	颞角的宽度	海马结构的高度
0	N	N	N
1	↑	N	N
2	↑↑	↑	↓
3	↑↑↑	↑↑	↓↓
4	↑↑↑	↑↑↑	↓↓↓

注:<75 岁,得分≥2 为异常;>75 岁,得分≥3 为异常。N:无变化;↑:增加;↓:缩小。

皮质厚度测量是一种 MRI 结构测定技术,它可以精确反映全脑皮质厚度的变化。随着疾病的进展,由 MCI 向 AD 的进展过程中,脑皮质厚度越来越薄,在颞叶区的变化最为显著。使用皮质厚度测量方法获得的这种能够直接反映皮质萎缩的定量指数为 AD 的诊治提供了重要的衡量指标。目前研究显示,与年龄相关的灰质丢失主要发生在前额叶、颞叶中部和纹状体皮质等。横向和纵向像素形态分析方法(voxel‐based morphometry,VBM)全脑研究显示正常衰老过程中,额叶和顶叶灰质的年丢失率分别为 0.38%和 0.55%,颞叶和枕叶灰质的年丢失率分别为 0.31%和 0.09%。Chételat 等研究结果显示,MCI 患者全脑灰质年丢失率为 0~4%,该研究的结果处于正常老年人(年丢失率少于 1%)和 AD 患者[年丢失率为(5.3±2.3)%]之间。应用 VBM 对 MCI 患者灰质丢失进行研究,有助于更好地了解 MCI 的病理学过程。Karas 等应用 VBM 对 MCI 患者进行随访,结果发现 3 年后有 46%患者发展为 AD,颞中叶萎缩是转化为 AD 患者的特点,左侧颞叶及左侧顶叶皮质萎缩是预测转化的独立因素。总而言之,在 MCI 阶段若出现扣带后回、海马体尾部、颞顶叶、楔前叶等部位皮质萎缩,提示该 MCI 患者易转化为 AD。因此,应用 VBM 可以早期预测哪些 MCI 患者能向 AD 转化,早期进行干预,从而能抑制 AD 的发生。

(二)功能性磁共振成像(fMRI)

与正常被试者相比,MCI 患者完成任务时主要激活了海马、后扣带回、后侧颞顶区域等,这与 AD 的典型病理改变一致。然而用 fMRI 研究结果并不一致,部分结果显示 AD 风险组激活升高,部分显示去激活现象。有研究者认为这种激活增加或降低不一致的情况可能是实验设计和方法学技术有关,只有当任务难度对受试者来说才适当时,激活水平才可以正确反映受试者大脑的加工过程。类似的结果也在潜在的 AD 患者(高危基因 *ApoEε4* 携带者)中发现,携带组与非携带组在神经心理学测验成绩上并无差异,携带组在完成情景记忆编码任务时却表现出海马激活降低的模式。因此,海马及其他与 AD 发病相关的脑区激活模式的改变,可能是预测老年人认知状态连续变化的有力指标。

磁共振波谱(MRS):MRS 可对活体组织进行准确、无创的检查,可用于研究脑的生化及代谢方面变化,从而提高对 MCI 病理生理的认识。AD 及 MCI 中代谢的主要评价对象是 N-乙酰天冬氨酸(NAA)、肌醇(MI)、胆碱类化合物和肌酸。NAA 主要在神经元线粒体内合成,存在于神经元细胞及其轴突内,是神经/轴索密度和异型性的标志物。一般认为,灰质 NAA 水平反映了神经元缺失和代谢状态的改变,白质内 NAA 浓度减低反映轴索损伤。NAA 浓度改变也可用于反映不同疾病状态下神经元数量的变化,在神经元受损伤的疾病均可出现 NAA 浓度的降低。因此,NAA 下降在 MCI 的诊断中有重要的价值。MI 主要存于神经胶质细胞中,是维持神经胶质细胞渗透压的物质,并被认为是神经胶质细胞的标志。大多数研究发现 MCI 患者的大脑半球脑组织存在广泛的 NAA 含量减少,MI 含量增加,与正常老年组相比差异具有统计学意义。研究发现肌酐(Cr)浓度在各种状态,包括 AD 时均较为恒定,因此,可把 Cr 当作内参照物,以 Cr 为参照的代谢物信号强度比值在一定程度上反映了代谢物浓度的变化。胆碱(Cho)的主要成分为游离胆碱、甘油磷酸胆碱及磷酸胆碱。胆碱与细胞膜磷脂的分解和合成有关,同时参与细胞膜和髓鞘的构成,并且是神经递质乙酰胆碱的前体。胆碱参与细胞膜的构成及神经细胞髓鞘的形成,在细胞代谢旺盛的脑肿瘤等状态下明显增高。

扩散张量成像(DTI):能够测量到三维空间方向上水分子扩散的方向和扩散程度,描述组织的各向异性特点,精确地显示白质纤维走行方向、纤维束的密度以及髓鞘的厚度。在认知病变的早期,DTI 有望通过对这些病理变化的检测,为临床早期发现病灶以及病程监测和疗效评估等提供新的依据。在正常脑老化者,DTI 的异常出现于额叶特别是额叶白质、扣带前回和胼胝体膝部,而对于 AD 患者,DTI 的异常则集中表现在海马旁回、颞叶白质、胼胝体压部和扣带后回等后部区域。MCI 的 DTI 异常表现与 AD 的类似,均在后部区域显示异常信号。

(三)单光子发射计算机体层摄影(SPECT)

SPECT 可通过检测脑组织对亲脂性示踪剂如99mTc-HMPAO(99mTc-六甲基丙烯胺肟)、99mTc-ECD(99mTc-双半胱乙酯)等的摄取情况来评价相对脑血流灌注量,进而反映脑功能的变化。SPECT 显示 AD 患者颞顶叶、海马、扣带回、丘脑背内侧核及前核的血流灌注下降,以颞顶叶后部更为显著,左、右大脑半球血流灌注下降的程度可相似或明显不同。SPECT 诊断 AD 的敏感性约为 77%,特异性约为 89%。根据 SPECT 血流灌注改变,可以鉴别 AD 与其他类型痴呆。前额叶的灌注降低与额颞叶痴呆(frontotemporal dementia,FTD)相关,与 AD 无相关性;双侧顶叶的灌注异常与 AD 有关,而散在的灌注异常则可能是血管性痴呆(vascular dementia,VaD);Lewy 体痴呆(DLB)与内侧枕叶(包括楔叶、舌回)的低灌注相关。有研究显示,顶叶、后扣带回低灌注是 MCI 进展为 AD 的危险因素。另有研究认为进展型轻度认知功能损害(PMCI)与稳定型轻度认知功能损害(SMCI)在 SPECT 显像中存在不同的灌注缺损模式,这一发现可能有助于 AD 的早期诊断。SPECT 相对 PET 价格低廉,但在敏感性和特异性上不及 PET。

(四)正电子发射体层摄影(PET-CT)

PET 是一种借助于扫描放射性示踪剂在人体内的活动,获取细胞活动或代谢的信息,并用以成像的核医学手段。它也是目前应用最广泛的分子影像学技术。研究发现 AD 患者有严重的葡萄糖代谢缺陷,其严重程度与尸检发现的神经元脱失及神经胶质细胞增生的程度密切相关,并与认知障碍的程度相平行。利用18F-脱氧葡萄糖(18F-FDG)作为 PET 示踪剂,可测定大脑的葡萄糖代谢率,它主要反映神经突触活性。自 20 世纪 80 年代以来的众多 FDG-PET 研究显示,与年龄匹配的正常组对照,AD 患者显示大脑整体低代谢背景上的局部显著低代谢,包括颞顶叶、后扣带回,随病程进展后期扩展至额叶,而中央前后回、小脑、丘脑、基底节相对正常。其他类型的痴呆其 PET 表现有所不同。FTD 患者表现为额叶、颞前叶、内侧颞叶皮质摄取 FDG 下降;VaD 患者通常是中央白质和灰质的下降;DLB 患者表现出与 AD 相似的双颞顶叶下降,但这种下降同时也可累及枕叶和小脑,而 AD 通常不累及这些部位。Herholz 等报道 PET 诊断 AD 的敏感性和特异性均可达到 93%,在痴呆症状和结构改变之前即显示出代谢异常,对轻度痴呆者(MMSE≥24)诊断的敏感性和特异性亦分别达到 84% 和 93%。故 PET 对预测 AD 的发生具有一定的价值。边缘系统(海马、内侧丘脑、乳头体、后扣带回)的低代谢是遗忘型轻度认知功能损害(aMCI)的特征性表现。Reiman 等首次报道了 PET 代谢显像异常在预测正常老年人进展为 AD 的价值,认为早期颞顶叶和后扣带回低代谢是 AD 进展的预测指标,且对 AD 诊断具有特异性。

近年来,随着分子影像学的发展,新的 PET 示踪剂如11C-PiB、11C-SB13 和18F-FDDNP 得到应用,使 AD 中的老年斑(SP)能够得以观察。这些示踪剂能够与 AD 的病理特征物质 β 淀粉样蛋白(Aβ)结合,在 Aβ 沉积较多的区域有显著的积聚,比 FDG-PET 葡萄糖代谢改变更为敏感(表 2-17-1-4)。在认知功能下降的临床症状出现前,就能对 AD 患者进行早期诊断,并能动态观察疾病的变化和药物干预后的疗效,是目前国内外研究的热点之一。

表 2-17-1-4　MCI 患者的认知功能与 PiB 评估的β淀粉样蛋白负荷

作者	例数	认知功能与 PiB 保留量
Pike(2007)	33	PiB 与情景记忆总分显著相关($r=-0.6$, $P<0.001$)
Forsberg(2008)	21	后扣带回、额叶和颞叶皮质的 PiB 与情景记忆总分显著相关($P<0.05$)
Lowe(2009)	23	PiB 阳性的 aMCI 与 PiB 阴性的 aMCI 之间的记忆得分没有显著差异
Wolk(2009)	26	PiB 阳性的 aMCI 比 PiB 阴性的 aMCI 的词语延迟回忆更差($P<0.01$)
Rowe(2010)	57	PiB 与加利福尼亚词语学习测验(CVLT)长延迟回忆呈相关趋向($r=-0.24,P=0.07$)

【其他检查】

(一)事件相关电位

事件相关电位(event-related potential,ERP)指人注意到某客体并对其进行高级认知加工(如思维、情感、记忆、判断)时记录下来的认知脑电位。研究表明,MCI 和正常老年人听觉 ERP,包括刺激前准备电位(RP)、刺激后诱发电位(P50、N100、P200、N200 和 P300)和反应时间,对刺激反应的准确程度相当,尽管 MCI 组反应时间有增加趋势,但两者差异无统计学意义;MCI 组 P50、P300 潜伏期都比对照组明显延长,P50 的波幅也增加,表明 MCI 老年人部分脑诱发电位(RP、N100、N200 和 P200)有健康老年人的特点,其他改变(P300 潜伏期延长,反应时间变慢)则类似于 AD 患者。

(二)生物学指标检测

MCI 的血液学检查的目的是识别可逆性病因,一般认为痴呆病因中 8% 是部分可逆的、3% 是完全可逆的。

1. 常规检查　常规的实验室检查包括血常规、肝功能、肾功能、血电解质、甲状腺功能、维生素 B₁₂、叶酸、梅毒螺旋体、人免疫缺陷病毒,有条件的单位还应该检测血甲基丙二酸、重金属、ApoE 等位基因等,进行莱姆病(神经 Lyme 病)、毒理学筛查。炎性指标包括 C 反应蛋白、同型胱氨酸、白细胞介素-6、红细胞沉降率、抗核抗体、可提取的核抗原、抗心肌磷脂抗体、狼疮抗凝物、副肿瘤抗体面板等。生物学指标检测包括脑脊液 Tau、Aβ、Aβ 前体蛋白和胆碱乙酰转移酶活性等(表 2-17-1-5)。AD 的神经病理学特点是大脑皮质和海马出现大量的老年斑(SP)和神经元纤维缠结(NFT),并伴随出现神经元丧失。

表 2-17-1-5　2004—2010 年发表的预测 MCI 向 AD 转化的脑脊液指标

作者及研究组	样本	随访	MCI 到 AD	指标	敏感性	特异性
Hampel(2004) 欧洲队列研究	52 例 MCI,93 例 AD,10 例对照	8.4 个月	29/52(56%)	Aβ42、Tau	Aβ42 为 59%,Tau 为 83%	Aβ42 为 100%,Tau 为 90%
Parnetti(2006) Mayo 临床队列研究	55 例 MCI,100 例 AD	1 年	11/55(20%)	Aβ42、Tau、pTau181	91%AD 转化者有 2 个异常指标	88% 稳定型 MCI 指标正常
Hansson(2006) 前瞻性研究	137 例 MCI,39 例对照	4~7 年	42% 发展为 AD,15% 非 AD 痴呆,41% 稳定型 MCI	Aβ42、Tau、pTau181	Aβ42/Tau 为 95%,Aβ42/Tau/pTau181 为 95%	Aβ42/Tau 为 83%,Aβ42/Tau/pTau181 为 87%
Show(2009) 美国 ADNI	100 例 AD,191 例 MCI,114 例对照	1 年	37/191(19%)	Aβ42、Tau、pTau181	Tau/Aβ42 预测 89% 的 AD 转化者,脑脊液 Aβ42 与脑病理高度相关	
Mattsson(2009) 欧美 12 个中心	750 例 MCI,529 例 AD,304 例对照	>2 年	36% 转化为 AD,8% 转化为非 AD 痴呆	Aβ42、Tau、pTau181	83%	73%
Visser(2009) DESCRIPA 研究、欧洲研究	60 例 SCI,37 例 naMCI,71 例 aMCI,89 例对照	3 年	51% aMCI 与 36% naMCI 转化为 AD	Aβ42、Tau、pTau181	31% 对照组、52% SCI、68% naMCI、79% aMCI 的脑脊液中存在 AD 样改变,所有 AD 的脑脊液有 AD 样表现	

注:SCI,主观认知障碍(subjective cognitive impairment);naMCI,非遗忘型 MCI;aMCI,遗忘型 MCI。

2. 细胞因子检测　细胞因子是中枢神经系统和免疫系统相互作用的信使,对中枢神经系统的许多生理活动都有调节作用,并广泛参与中枢神经系统疾病的病理生理过程。AD 患者脑内存在明显的局灶性炎症反应,并有大量免疫分子参与炎症反应,其中白细胞介素类细胞因子在 AD 免疫炎症反应中的作用受到关注。AD 患者脑中淀粉样蛋白的沉积可引起一系列炎症反应。目前研究得比较多的炎症因子主要有 IL-1β、IL-2、IL-6、IL-8、IL-10 和 TNF-α。AD 患者血清中 IL-1β、IL-6、TNF-α 明显升高,MCI 患者 IL-1β、IL-6、IL-12、TNF-α 也有明显升高,并且在对 MCI 患者的追踪调查中发现,进展为 AD 的 MCI 患者脑脊液中有较高的 TNF-α。对细胞因子的研究,给 AD 的神经元退化的炎症学说提供了证据,并且给 AD 的诊断和治疗提供了新的途径。

3. 其他　血浆或脑脊液中胰岛素水平、胆碱乙酰转移酶活性、氨基酸水平、氧化因子、胆固醇、载脂蛋白 Eε4(ApoEε4)、锌转运体(ZnT)、糖化血红蛋白(HbAlc)水平及线粒体功能等也都可能与 MCI 或 MCI 向 AD 发展有关,这些指标的预测价值有待进一步研究。

(三)嗅觉测试

包括对气味的觉察、区分不同气味、对气味的识别和记忆。

以往研究表明,在 AD 早期就有嗅觉识别能力减退,到晚期才出现嗅觉觉察能力减退。研究发现,嗅觉障碍可出现在认知功能障碍之前的 MCI 老年人,嗅觉识别能力评分和认知测验结果呈正相关,即认知功能好的人嗅觉识别能力也较好。嗅觉减退合并 ApoEε4 阳性者发展为 AD 的风险增加 5 倍。

表 2-17-1-6 为 MCI 各种检查方法的优缺点比较。

表 2-17-1-6　各种 MCI 检查方法的优点和缺点

类别	指标	优点	缺点
认知测验	情景记忆如词语延迟回忆、故事延迟回忆、联想学习;语义记忆如语义流畅性、名人面孔识别;执行功能如心理加工速度	易接受、易获得	临床前患者不够敏感
结构影像学	MRI 容积测量;颞叶内侧视觉评估量表;脑萎缩程度;弥散加权 MRI	易接受、较高敏感性	特异性偏低
功能影像学	SPECT 扣带回和左额叶区血流量、PET 颞顶叶区葡萄糖代谢、fMRI、功能网络分析	易接受、较高敏感性	特异性偏低
分子影像学	PiB-PET 等	敏感性和特异性高	费用高,设备依赖
电生理学检查	EEG 反映的 θ、α、β 活动、事件相关电位	易接受、易获得	敏感性和特异性偏低
脑脊液检查	Aβ 与 tau 蛋白检测	敏感性和特异性高	创伤性,接受差

【诊断】

最近的研究认为 AD 诊断可以划分为 3 个阶段,第一阶段是临床前 AD(preclinical AD),患者已经有生物学指标改变,是最早期的信号。在这个阶段,还没有临床诊断标准。第二阶段是 AD 型 MCI 或预期发展为 AD 的 MCI(MCI due to AD),患者的记忆和思维能力轻度改变,能够被观察到、被评估,但是其日常生活和功能没有损害。第三阶段,是 AD 型痴呆(dementia due to AD),患者的记忆、思维和行为症状已经损害其日常生活和功能。

2011 年出版的美国国立衰老与阿尔茨海默病协会推荐的 MCI 诊断标准,将 MCI 诊断标准区分为核心临床标准(core clinical criteria)和临床研究用标准(clinical research criteria),前者的定义与诊断标准已如本节描述,后者结合了生物学指标(表 2-17-1-7),仅用于发病机制和药物临床试验的研究中。由于生物学指标及其正常值不是每个单位都容易获得,临床研究用标准还不能推广普及。

临床研究用 MCI 标准将 MCI 试用性地区分为 3 种类型。

1. 很可能 MCI　被试符合 MCI 核心临床标准,同时分子生物学指标和神经损伤指标均呈阳性,该患者发展为 AD 有"最高的可能性",因此,这部分患者称为"很可能 AD 型 MCI"。

2. 有可能 MCI　被试符合 MCI 核心临床标准,反映 Aβ 沉积的指标阳性而未检测神经损伤,或者相反,神经损伤指标阳性而反映 Aβ 沉积的指标未检测到阳性。由于生物学指标检测不全,随着时间推移发展为 AD 的可能性是中等的,因此这部分患者被称为"有可能 MCI"。

表 2-17-1-7　结合生物学指标的 MCI 诊断

诊断范畴	AD 病因指标	Aβ(PET 或脑脊液)	神经损伤(Tau、FDG、结构 MRI)
MCI——核心临床诊断	没有信息	矛盾/不确定/未证实	矛盾/不确定/未证实
AD 型 MCI——有可能	中等	阳性未证实	未证实阳性
AD 型 MCI——很可能	最高	阳性	阳性
MCI——不发展为 AD	最低	阴性	阴性

3. 不发展为 AD 的 MCI　反映 Aβ 沉积和神经损伤的指标均为阴性,未来发展为 AD 的可能性最低,但是这种 MCI 患者仍然有患 AD 的可能性,其病因值得进一步研究。

【治疗】

MCI 的治疗分为药物治疗和非药物治疗。增加 MCI 患者的脑力劳动和体力活动,均能够有效地降低患 AD 的危险性。俄勒冈州老年病研究所一项 5 年随访研究发现,不管是智能训练还是加强体能训练,MCI 患者进展为痴呆的危险性均下降。所以,临床治疗与家庭康复都应将两者有机结合。

已经有大量的临床试验研究是将一些用于治疗 AD 的药物也用于 MCI 治疗。这些药物包括乙酰胆碱酯酶抑制剂(AChEI)、抗谷氨酸能药物、益智药、抗氧化剂、抗炎药物、中医治疗和理疗等。荟萃分析 AChEI 治疗 MCI 的 4 项经典研究(表 2-17-1-8),发现药物治疗组的转化率为 15.4%,安慰剂对照组的转化率为 20.4%,两组之间有显著差异。除了多奈哌齐(安理申)、卡巴拉汀、加兰他敏,常用的药物还有石杉碱甲、银杏叶提取物等。

表 2-17-1-8　AChEI 治疗 MCI 的随机双盲、安慰剂对照临床试验研究

研究者	药物	治疗组例数	转化为痴呆例数	对照组例数	转化为痴呆例数
Petersen,2005	多奈哌齐	253	63	259	73
Feldman,2007	卡巴拉汀	505	88	509	109
研究 1	加兰他敏	494	49	496	82
研究 2	加兰他敏	532	75	526	102

第二节　血管性认知损害

脑卒中是一种突然起病的脑血液循环障碍性疾病,又叫脑血管意外。它是指因各种诱发因素引起脑内动脉狭窄、闭塞或破裂,而造成急性脑血液循环障碍,临床上表现为一过性或永久性脑功能障碍的症状和体征。脑卒中分为缺血性脑卒中和出血性脑卒中。高达 64% 的卒中患者存在某种程度的认知能损害,有 1/3 会发展为明显的痴呆。相应地,尸检病理研究提示 34% 的痴呆病例存在显著的病理性血管改变。而且使个体罹患脑血管疾病的因素同样也是导致认知功能损害的危险因素。

由血管因素导致或与之伴随的认知功能损害被称为血管性认知损害(vascular cognitive impairment, VCI)。VCI 可单独发生或与 AD 伴发。而且，脑血管病理与 AD 病理间似乎存在很强的相互作用，同时有两种病理改变的患者的认知功能损害比只有一种病理改变者更明显。因为大部分血管性危险因素是可以干预的，所以 VCI 和伴有血管因素的 AD 是可以预防，或者可延迟、缓解其发展。早期有关脑血管疾病相关认知功能损害的诊断与治疗只聚焦于痴呆即 VaD 这种严重的认知功能损害，晚近，那些表现为非痴呆的 VCI 患者得到重视，并被认为是临床试验的最佳对象，因为他们的认知功能损害尚处于轻微阶段。

【分类】

VCI 的大体分类见图 2 - 17 - 2 - 1。

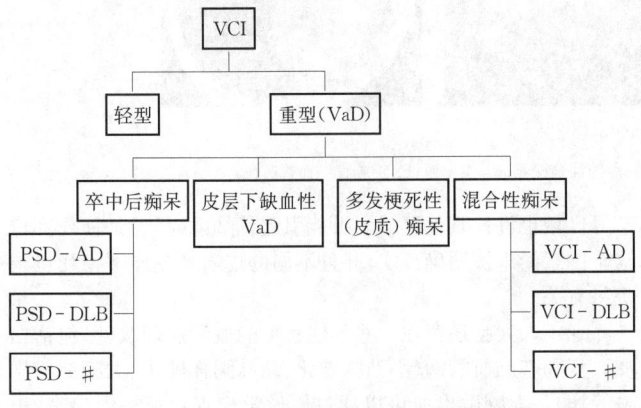

图 2 - 17 - 2 - 1　VICCCS 修订的 VCI 概念模型

肥胖、糖尿病、高血压和血脂异常，出现其中一个或多个症状的患者，与正常人群相比易表现出不同程度的轻微而持续的认知功能障碍。VCI 涵盖了范围很广的认知功能损害，从非痴呆的相对较轻的 VCI(又称为 VCI - ND)到较为严重的 VaD，或者是脑血管疾病与 AD 等其他痴呆疾病的混合。VCI 的认知功能缺陷涉及认知领域的各个方面，但或许"执行"功能的缺陷更为突出，表现为信息处理缓慢、不同工作的转换能力的受损以及掌握和应用信息能力(例如工作记忆)的缺陷。因此神经心理学评估既需要对广泛形式的认知能力敏感，又要特别适合对执行功能的评估。限时的执行功能测查，尤其适用于评估 VCI 的认知功能损害，因为患者的信息处理缓慢突出。

【认知测查方案】

2006 年美国国立神经疾病和卒中研究所与加拿大卒中网(NINDS - CSN)提出 60 min 的测查方案，可以用于不同认知领域的研究，因为内容涉及 4 个方面：执行/活动、语言、视空间和记忆。此外，它还选择了检查神经行为学改变和情绪的测查。

30 min 的测查方案内容取自 60 min 测查方案，用于对疑似患者的临床筛选。

5 min 的测查方案则被设计用来供基层保健医师、护士和其他同类保健专业人员在办公室或床边做快速筛选。它亦被设计用以开展大型流行病学研究或临床试验，敏感性和使用方便性在此类研究中尤为重要。值得注意的是，5 min 的测查方案不适合中国被试者，因为它的核心测验"字母流畅性"并没有对应的中文的检测方法。

60 min 的测查方案包括 MMSE、Hopkins 词汇学习测验(修订版)、Rey - Osterrieth 复杂图形、波士顿命名测验、字母流畅性、动物流畅性、WAIS - Ⅲ数字符号编码、连线测验、简单反应和选择反应时间、认知功能衰退老人的知情者问卷-简式、神经精神科问卷(NPI)、流行病学研究中心抑郁量表(CESD)。

【神经影像学】

由于 VCI 的复杂性与异质性，与 AD 不同，没有统一的 VCI 特有的放射学特征。

VCI 结构影像特点为有脑血管疾病病变表现，多位于额叶皮质、顶叶皮质、角回、枕叶、海马、基底节区、丘脑，为单个或多个大小不等的缺血性病灶。明显的白质低密度影伴局灶性梗死也较为常见。VCI 功能的影像学改变很大程度与脑血管病病理基础相关，故显示病变部位不固定，病变形式多样(图 2 - 17 - 2 - 2)，常显示脑内单一或多发的局限性异常信号影，也可为全脑病变。表 2 - 17 - 2 - 1 列举了推荐及可用于 VCI 前瞻性研究的 MRI 方法。

表 2 - 17 - 2 - 1　VCI 影像学：MRI 测量

特征	推荐 MRI 测量	可用的 MRI 测量
脑萎缩	头颅大小标准化后定量测脑体积	用 CHS 量表估计萎缩和脑室大小，用 Scheltens 量表估计颞叶内侧萎缩
白质高信号(WMH)	头颅大小标准化后定量测 WMH；鼓励使用解剖地形图	推荐：ARWMC 评分(图 2 - 17 - 2 - 3)；接受：CHS - WML 量表
梗死	① 用标准方法定位所有梗死以定量测定体积和部位；理想情况是用常见的立体定位空间定位梗死。② 所有的梗死都该用 CHS 标准与血管间隙相区分，不依赖何种方法确定梗死的大小和位置	特定部位的数量和大小：① 大小(最大直径)，大指 > 1.0 cm；小指 3 ～ 10 mm；② 部位，解剖位置：幕上、大脑半球、皮质(可含皮质下)、仅皮质下白质、仅皮质下灰质、幕下的。鼓励使用 Talalrch 图谱，精确解剖定位
出血	用标准方法定位所有病变以定量测定体积和部位；理想情况是用常见的立体定位空间定位病变	每个部位的数量和大小：① 大小(最大直径)，大出血直径 > 1 cm；微量出血在梯度回波 < 1 cm；必须报告最小下限，场强需要新的标准和研究。② 部位，与梗死相同
其他	占位、动静脉畸形、轴外积液、畸形、发育不良或任何损伤都会干扰对脑血管病的评估	

【神经病理学】

临床病理学研究表明，更大面积和更多数量的肉眼可见的梗死增加了痴呆的可能性。然而确定梗死的数量和面积对 VCI 和痴呆是必须的，也是很困难的。不像 AD 和其他神经变性疾病，当前没有公认的神经病理性损害标准来证实 VCI 的临床诊断。的确，尽管 Tomlinson 等人认为 100 ml 的组织坏死足以诊断痴呆，但那些梗死面积更小的患者也有痴呆的表现。很多研究普遍显示了梗死的面积和数量与认知损害的不一致。其中的一些矛盾可能与梗死的位置有关，像丘脑、角回和基底

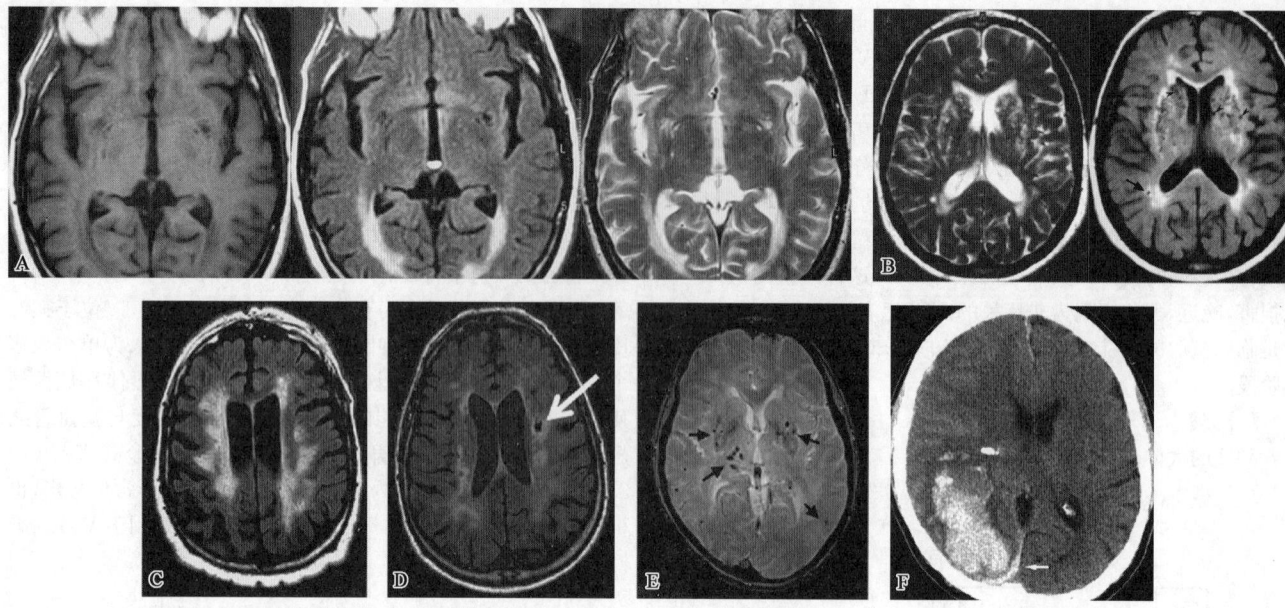

图 2-17-2-2 脑部影像学表现

A. 正常血管周围间隙；B. 腔隙状态；C. 弥漫性脑白质病变；D. 腔隙性脑血梗死；E. 微出血；F. 淀粉样脑血管病(CAA)。

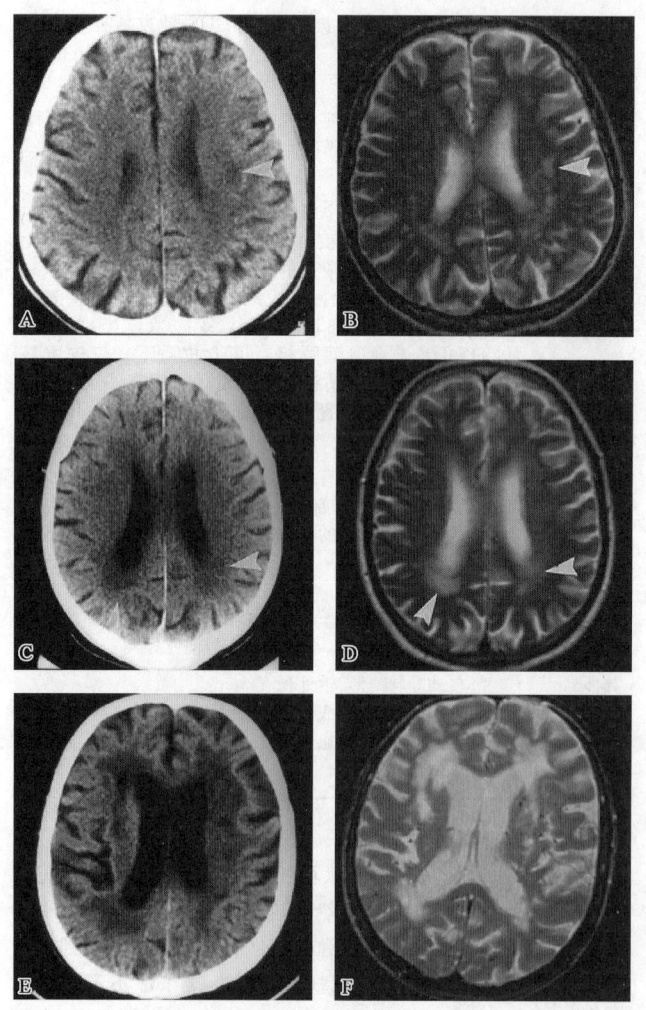

图 2-17-2-3 ARWMC 评分

A、B：ARWMC 1分——局灶性病变；C、D：ARWMC 2分——病变开始融合；E、F：ARWMC 3分——弥漫性病变。A、C、E 为 CT 所见，B、D、F 为 MRI 所见。

节等区域也许比其他区域更可能引起认知障碍，但是梗死部位这个因素尚未被明确证实，并且不同的皮质及皮质下梗死也与痴呆有关。

老年人大脑还存在一些其他常见的血管病理改变，包括白质改变和基础血管病(小动脉硬化、动脉粥样硬化、大脑淀粉样血管病)。大脑微出血可以通过影像学检查直观检测出来，也像是常见的血管病。大脑微出血和白质改变最可能直接反映组织损伤，而基础血管疾病与病灶(梗死)或弥漫性组织损伤(白质改变)或可能导致非形态学上的功能改变可能有一定联系。尽管神经影像学研究给白质改变和大脑微出血在认知功能损伤中一个定位，但目前还不清楚这些附加的病理改变是否代表 VCI 的单一病理基础。在一些研究中，脑白质损伤的神经病理学测定没有明确地与认知功能联系在一起，除非它是作为联合血管评分(包括梗死)的一部分。复杂血管病理的定量研究(针对近期死亡的有或无痴呆的老人)需要判定那些血管病理改变在 VCI 或其他痴呆中的作用。

对于临床 AD 和 VCI 的发展来说，宏观与微观梗死、其他血管与退行性病理改变的相互作用是复杂的。在老年期，血管与退行性病理改变是两个常见的病症并常常共存，它们分别增加了认知损伤和痴呆的可能性。此外，血管与退行性病理改变可能会导致重叠的临床与影像学表型。

【生物标志】

脑脊液中的标志物包括：① 血清白蛋白比率，反映颅内小血管血-脑屏障的破坏程度；② 硫酸脑苷脂，反映白质的脱髓鞘；③ 神经微丝，反映轴突变性；④ 基质金属蛋白酶(MMP)，反映脑血管病相关的细胞外基质变化。虽然这些标志对 VCI 的诊断的特异性不高，但单独或联合运用能增加诊断的肯定性。另一方面，VCI 患者的脑脊液中没有升高的 Tau 蛋白和磷酸化的 Tau 蛋白，而其可用来识别 AD 患者。基因检测：与 VCI 相关的单基因病的基因检测。一些已知基因缺陷的单基因遗传病与 VCI 相关。如在下列情况下，VCI 是重要的临床问题(相关基因列于括号内)：常染色体显性遗传病合并皮质下梗死和白质脑病(CADASIL)(*NOTCH3*),遗传性 CAA 变异型(*APP*、*CYSTATIN C* 和其他基因),镰状红细胞病(*HBB* 和其他血红蛋白基因),Fabry 病(*GLA*),同型高胱氨酸尿症(*CBS* 和其他基因)。由于这些单基因病患者人群有相同的血管病病理,部分排除了普通人群的病因异质性,因而有助于 VCI 的研究。

【预防和治疗】

脑血管病的危险因素和脑血管病本身都是 VCI 的主要病因。因此,通过控制脑血管病的危险因素(例如高血压、糖尿病、高脂血症等),减少脑血管病的发生,是 VCI 一级预防的根本途径。二级预防是对于已经出现卒中或 VCI 的患者,进行血管危险因素的干预以防止再次出现卒中,从而预防 VCI 的发生或减缓 VCI 的进展。

1. 胆碱酯酶抑制剂和非竞争性 N-甲基-D-天冬氨酸受体拮抗剂 研究表明,VaD 患者存在乙酰胆碱通路的破坏,致使脑内乙酰胆碱含量减少,提供了 VaD 治疗的理论基础。2007 年,一项关于胆碱酯酶抑制剂和美金刚治疗 VaD 的荟萃分析,共纳入了 3 项多奈哌齐、2 项加兰他敏、1 项卡巴拉汀和 2 项美金刚的双盲、随机、安慰剂对照临床试验。该荟萃分析结果显示,所有药物对 VaD 患者的认知功能均有改善作用,卡巴拉汀能使 AD 评估量表(ADAS-Cog)得分改善 1.10 分,多奈哌齐(10 mg/d)可使 ADAS-Cog 改善 2.17 分,而其他药物作用居于两者之间。只有多奈哌齐(5 mg/d)使临床医师全面印象改善量表(CGIC)得分提高。该荟萃分析发现,除了多奈哌齐(10 mg/d)可使 AD 功能评定和改善量表(Alzheimer's disease functional assessment and change scale)提高 0.95 分外,其他药物均不能改善 VaD 患者的行为症状和日常功能。该荟萃分析提示,胆碱酯酶抑制剂和美金刚对于轻度到中度 VaD 患者的认知功能有轻度改善作用,但是是否提高总体生活能力并不一致,不良反应同 AD 患者的治疗。

到目前为止,尚无胆碱酯酶抑制剂和美金刚治疗 VCI-ND 的随机、双盲、安慰剂对照临床试验。2008 年,多奈哌齐治疗皮质下血管性认知功能损害患者的研究结果显示,多奈哌齐对血管性痴呆评估量表(V-ADAS-Cog)得分没有改善作用,但对于评价执行功能的连线试验 A 和 B、执行功能会晤量表 25 项(executive interview-25,EXIT25)得分有改善。

2. 其他西药 斯堪的纳维亚多发性梗死痴呆研究(Scandinavian multi-infarct dementia trial)没有发现尼莫地平对 VaD 患者认知功能、社会功能或全面评估有显著改善作用。此后,欧洲尼莫地平治疗皮质下 VaD 的研究显示,经过 1 年治疗,尼莫地平提高了皮质下 VaD 患者的词语流畅成绩,减少了 MMSE 得分下降,提示尼莫地平对皮质下 VaD 有效。但是,由于尼莫地平治疗 VaD 的临床研究较少,目前还缺少充分的证据证明其治疗 VaD 的有效性。此外,其他一些药物如尼麦角林、己酮可可碱、奥拉西坦等对 VaD 疗效尚存争议。中医药治疗 VCI 值得探索。

3. VCI 精神行为症状治疗 VCI-ND 一般较少出现精神行为症状,即使出现,症状也多轻微,应首选非药物治疗。系统性评价证明音乐治疗、行为治疗和周围环境调整对精神行为症状有效。VaD 较 VCI-ND 容易出现精神行为症状如抑郁、焦虑、幻觉、妄想、激越、睡眠倒错、冲动攻击行为等,且程度通常

较重。如果症状使患者痛苦或伴随的激越、冲动、攻击行为,使患者或他人处于危险之中,则是药物治疗的适应证。

抑郁是 VaD 患者的常见表现,有效的抗抑郁治疗能改善患者的认知功能和生活质量。选择性 5-羟色胺再摄取抑制剂(SSRI)为常用抗抑郁剂。由于 VaD 患者常伴有多种躯体疾病,需要同时使用其他药物,因此,使用 SSRI 时还应考虑其对肝脏 P450 酶的影响和药物的相互作用。相对而言,西酞普兰和舍曲林对 P450 酶影响较小,药物间相互作用小,安全性较好。

抗精神病药物常用于幻觉、妄想、激越、冲动攻击行为等症状的治疗。由于典型抗精神病药物不良反应较多,目前常用非典型抗精神病药物。奥氮平、喹硫平、利培酮和阿立哌唑对于痴呆患者精神行为症状有一定效果,但所有这些非典型抗精神病药物均增加了患者脑血管病和死亡的风险。治疗精神行为症状应首选非药物治疗,使用非典型抗精神病药物时应充分权衡患者的临床获益和潜在风险。

第三节 痴 呆

痴呆以获得性的、广泛的、通常是进行性的认知功能缺损为主要特征,包括定向、记忆、语言、运用、注意、视知觉和解决问题能力等的减退和不同程度的人格改变,没有意识障碍。评估认知功能障碍的第一步是区分意识(觉醒或唤醒)水平的障碍如急性意识模糊状态或昏迷还是意识内容紊乱(此时觉醒维持着)。后一个范畴包括全面性的认知功能障碍(痴呆)和局限性缺损如失语和遗忘综合征。将意识水平和意识内容这两者区分开来是重要的,因为这种区分决定了以后的诊断归类。鉴别痴呆和急性意识模糊状态(如药物中毒所致)是认知障碍诊断中最常遇到的问题。另一个常见的问题是痴呆和抑郁性假性痴呆的鉴别。

由于诊断标准和不同地区老年人群本身的差异,各地调查的患病率有差异。在欧美各国,65 岁以上人群的痴呆患病率为 4%~16%,80 岁以上达到 20%,其中 AD 占 24%~84%。表 2-17-3-1 是部分有代表性的流行病学调查资料。其发病率一般随增龄而增加,每年为 1%~3%。"九·五"期间,我国北京、上海、成都、西安等地进行的大样本人群调查得到的患病率,55 岁以上为 2.67%~4.60%,65 岁以上为 4.30%~7.30%,其中 AD 为 47%~77%。

表 2-17-3-1 65 岁以上老年期痴呆患病率

作者	国家	样本量	患病率(%)
Weissman 等(1985)	美国	2 588	16.1
Shibayama 等(1986)	日本	3 106	5.8
Bond 等(1987)	英国	4 505	7.1
Evans 等(1989)	美国	3 623	10.3
张明圆等(1990)	中国	3 558	4.6
Saunders 等(1993)	英国	5 222	4.7
CSHA 工作组(1994)	加拿大	10 263	8.0
Ott 等(1995)	荷兰	4 915	9.4

【常见病因】

尽管痴呆的病因非常多,一般认为 AD 是最常见的病因。VaD 曾经被称为多发梗死性痴呆,是第二个常见的病因。表2-17-3-2 是有助于临床诊断的分类方法。

表 2-17-3-2　痴呆的临床分类

类别	病因
Ⅰ. 临床和实验室提示与其他躯体性疾病有关的痴呆	艾滋病
	内分泌疾病,如甲状腺功能低下、Cushing 综合征和垂体功能低下
	营养缺乏状态,如 Wernicke-Korsakoff 综合征、亚急性联合变性(维生素 B₁₂ 缺乏)和糙皮病
	神经梅毒
	肝豆状核变性
	慢性药物中毒(包括一氧化碳中毒)
	脑缺氧或长期低血糖
	类肿瘤"边缘"脑炎
	重金属中毒,如砷、铋、金、锰铜和汞中毒
	血液透析所致痴呆
Ⅱ. 有其他神经体征但无明确的躯体疾病的痴呆	亨廷顿舞蹈病
	脱髓鞘病如多发性硬化
	脂质沉积病
	肌痉挛癫痫
	亚急性海绵状脑病、Creutzfeldt-Jakob 病和 Gerstmann-Strausler-Scheinker 病
	小脑性共济失调
	皮质基底节变性
	伴痉挛性截瘫的痴呆
	进行性核上性麻痹
	帕金森病
	肌萎缩性侧索硬化症
	VaD
	脑肿瘤或脓肿
	脑外伤如慢性硬膜下血肿、脑挫裂伤和脑出血
	Lewy 体病
	正常颅压脑积水或阻塞性脑水肿
	进行性多灶性白质脑病
	Marchiafava-Bignami 病
	脑肉芽肿和血管炎
	病毒性脑炎
Ⅲ. 仅有痴呆的各种表现、缺乏其他疾病的症状和体征	AD
	额颞叶退行性变,包括额颞叶痴呆、语义性痴呆和原发性进行性失语
	某些艾滋病
	尚未归类的退行性疾病

【诊断】

对可疑痴呆的患者做临床评定的一个重要目的是寻找病因。尽管仅仅大约 10% 的痴呆患者是可逆的,对这部分患者采用恰当的治疗可逆转或阻止认知障碍的进展,改善生命质量和延长寿命是可能的,所以要做周到详尽的诊断性检查。在另一些病例,为了判断预后、遗传咨询或使家庭成员和医疗人员对传染性疾病的危险性提高警惕,正确的诊断也是重要的。要研发更好的对目前各种疗法没有效果或效果很差的痴呆类型的治疗,痴呆的病因学诊断的重要性与日俱增。

对认知功能障碍包括痴呆患者的诊断检查包括病史、一般身体检查、精神状态检查、神经系统检查和实验室检查。

(1) 病史:因为痴呆意味着认知功能减退,询问和检测患者减退前的认知水平是重要的。有助于痴呆病因识别的资料包括病程;相关症状如头痛、步态异常或二便失禁;同类疾病的家族史;伴发疾患;酒精和处方或非处方药物的使用情况等。

(2) 一般身体检查:一般身体检查可发现痴呆在各系统的表现,有助于病因学诊断。

(3) 精神状态检查:精神状态检查有助于确定患者是意识水平障碍还是意识内容紊乱;认知功能障碍是全面性的还是局限性的。嗜睡、注意力不集中、即刻回忆缺陷及诸如地点或时间等定向障碍提示意识水平障碍。除了痴呆晚期,这方面的异常对于痴呆患者是不常见的。确定认知功能障碍的范围(全面性还是局限性),须对认知的各个领域依次进行检测。这些领域包括记忆、语言、顶叶功能(图片结构、左右区分、物品在空间的定位)和额叶功能或弥漫性大脑皮质功能(判断、抽象思维、思想内容和完成以往习得动作的能力)。痴呆有多个认知领域缺损。各种认知检查方法见常用神经心理测验。

(4) 神经系统检查:导致痴呆的某些疾病可影响视觉、协调运动或感觉功能等。识别这些有关的神经异常有助于作出病因学诊断。

【鉴别诊断】

1. 可治疗的痴呆　病因如正常颅内压脑积水、颅内肿块、维生素 B₁₂ 缺乏、甲状腺功能低下和神经梅毒等非常少见。然而,因为治疗能阻止或逆转智力减退,故正确诊断尤其重要。

2. 痴呆的其他重要病因　亨廷顿病所致痴呆的患者及其家属应做遗传咨询。假如诊断为克-雅氏病和艾滋病所致痴呆综合征,患者应该隔离以防传染。艾滋病所致痴呆综合征的病程也有可能通过抗病毒治疗而改变。进行性多灶性白质脑病提示与免疫抑制有关,系由人类免疫缺陷病毒(HIV)感染、淋巴瘤、白血病或其他障碍所致。

3. 有争论的痴呆病因　有些常被认为是痴呆病因的疾病并不直接导致痴呆。比如,原发性酒精性痴呆就有争议,因为酗酒者的痴呆也许是头部外伤或营养缺乏等相关问题的后果。

4. 假性痴呆　这个概念目前已经较少使用,这是因为单纯抑郁导致痴呆比较少见,而长期抑郁可以产生一定程度的认知损害,所以,应该对痴呆患者的情绪进行评估与干预,是否为"假性痴呆"需要随访确定。老年人中的药物中毒,常作为痴呆病因引用,实际上它导致急性意识模糊状态,而不是痴呆。

痴呆的防治与病因相关,见相应的痴呆类型的章节。

参 考 文 献

[1]　贾建平. 中国痴呆与认知障碍诊治指南[M]. 北京:人民卫生出版社,2015.

[2]　PETERSEN R C. Mild cognitive impairment as a diagnostic

entity[J]. J Intern Med, 2004, 256: 183 - 194.

[3] SKROBOT O A, BLACK S E, CHEN C, et al. Progress toward standardized diagnosis of vascular cognitive impairment: guidelines from the vascular impairment of cognition classification consensus study[J]. Alzheimers Dement, 2018, 14(3): 280 - 292.

[4] SKROBOT O A, O'BRIEN J, BLACK S, et al. The vascular

impairment of cognition classification consensus study [J]. Alzheimers Dement. 2017, 13(6): 624 - 633.

[5] WINBLAD B, PALMER K, KIVIPELTO M, et al. Mild cognitive impairment — beyond controversies, towards a consensus: report of the International Working Group on Mild Cognitive Impairment [J]. J Intern Med, 2004, 256 (3): 240 - 246.

第十八章　颅内压增高

袁强　胡锦

【定义】

颅内压(intracranial pressure，ICP)是指颅腔内容物(脑组织、颅内血液、脑脊液以及异常颅腔内容物如血肿、肿瘤等)对颅腔壁所产生的压力，一般以人平卧时侧脑室内液体的压力为代表。在椎管蛛网膜下腔通畅的情况下，此压力与侧卧位时作腰椎穿刺所测得的压力大体相等，因此可以腰穿压力作为代表。成年人的正常 ICP 为 0.69～1.77 kPa(5.2～13.3 mmHg 或 70～180 mmH$_2$O)，平均为 0.98 kPa(100 mmH$_2$O)，女性稍低；儿童为 0.39～0.98 kPa(2.94～7.35 mmHg 或 40～100 mmH$_2$O)，平均为 0.69 kPa(70 mmH$_2$O)。在生理条件下，如咳嗽、喷嚏、体位变化或压迫颈内静脉等，颅内压可以发生短暂性增高，但中枢神经系统耐受性良好，一般不会对其造成损害。在病理条件下，如颅脑创伤、颅内血肿、颅内肿瘤或脑脊液循环及吸收障碍等，颅内压持续性超过正常范围的上限时，即为颅内压增高。颅内压增高如不能被及早发现并处理，可造成脑灌注压下降，脑血流量减少，导致脑组织缺血、缺氧，从而加重中枢神经系统损害，甚至可因颅内压持续严重增高而发生脑疝，危及患者生命。因此需要及早发现、及早处理。临床上一般将颅内压持续在 2.0 kPa(15 mmHg)以上并引起相应的症状与体征称为颅内压增高。颅内压在 2.0～2.7 kPa(15～20 mmHg)为轻度颅内压增高，2.8～5.3 kPa(21～40 mmHg)为中度颅内压增高，>5.3 kPa(40 mmHg)为重度颅内压增高。

ICP 是一种脉冲波，描记下来为 ICP 曲线(图 2 - 18 - 0 - 1)。正常 ICP 曲线的形态取决于记录的速度，表现为时相的波动，由两种波构成：心搏动波(又称脑脊液搏动波)和呼吸波。前者主要是由于左心室收缩通过动脉传递到脑和通过静脉血管传递到脑脊液，其形态似动脉搏动波；后者源于动脉压的波动和随呼吸脑静脉节律回流。咳嗽、Valsalva(深吸气后屏气片刻)动作可暂时引起 ICP 升高，乃因中心静脉压升高逆行传到脑脊液所致。一般快速记录时可看到图 2 - 18 - 0 - 2 所示的波形，似锯齿。正常时可见第 1 个上升波(P1)，为动脉搏动波，来自脉络膜丛和颅内大血管；第 2 个回落波(P2)和第 3 个复波(P3)。一般 P1 波幅较恒定，P2 则形态多变。P2 可能源于全脑的弹回性能，P3 则与静脉回流有关。ICP 曲线上又可区别出下列几种特殊波形。

(1)平波：在长达 12～24 h 的监护过程中，ICP 曲线呈一平线，压力水平保持低水平，提示脑部有萎缩性病变。

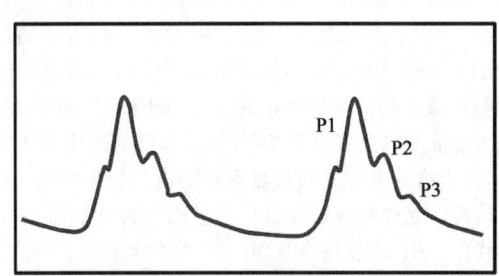

图 2 - 18 - 0 - 1　迅速记录时的正常颅内压波形

P1 为上升波，P2 为回落波，P3 为复波。摘自《YOUMANS 神经外科学》第六版。

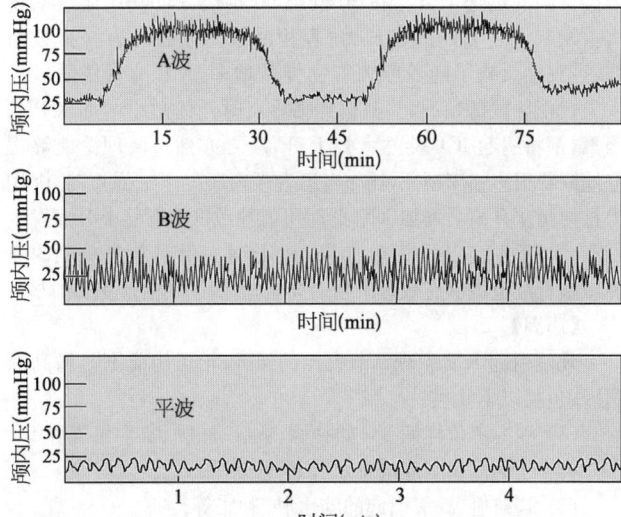

图 2 - 18 - 0 - 2　ICP 压力曲线及压力波(1 mmHg = 0.133 kPa)

(2)A 波：又称平顶波或高原波，由突发性的 ICP 急速升高引起。波幅可高达 8.0～13.3 kPa(60～100 mmHg)，持续时间长达 5～20 min。ICP 越高，出现此波的频率越多。在睡眠的快速眼动期出现此波的机会最多。发生此波时，患者有头痛加剧、呕吐、面色潮红、呼吸短促、脉速、意识障碍，甚至可有抽搐及强直性发作等。对 ICP 增高患者施加任何增高 ICP 的因素如做气脑造影、鞘内注射药物等，均可诱发此波。如能及时释放脑脊液减压、采用降 ICP 药物、作过度换气等可阻止或中断此波。A 波的出现是 ICP 代偿功能即将衰竭的信号。

（3）B波：又称 ICP 的节律性波动。见于 ICP 正常的病例中。此波历时 0.5～2 min，波幅 0.67～1.33 kPa（5～10 mmHg）。认为是血压波动的反应，没有特殊临床意义。

【病理生理】

颅腔为一无伸缩性的密闭容器。在颅缝闭合后，颅腔容积已相对固定，成人颅腔容积是颅腔内容物脑组织、单位时间脑血管内贮血容量及颅内脑脊液容量 3 种内容物的体积之和。颅腔所含内容物在正常情况下包括脑组织、血液和脑脊液这 3 种内容物是不能被压缩的，因此造成 ICP 增高的因素不外乎颅腔内容物体积增加、颅内出现异常内容物和颅腔变小等 3 种因素。

ICP 的调节除部分依靠颅内的静脉血被排挤到颅外血液循环外，主要是通过脑脊液量的增减调节。当 ICP 低于 0.7 kPa 时，脑脊液的分泌增加吸收减少，使颅内脑脊液量增多，以维持正常 ICP 不变。相反，当 ICP 高于正常范围时，脑脊液的分泌减少吸收增多，颅内脑脊液量保持在正常范围，以代偿增加的 ICP。在颅脑创伤后发生 ICP 增高时，首先通过挤压一部分脑脊液进入脊髓蛛网膜下腔，缓解颅内压，可代偿排出颅外的脑脊液量约占颅腔容积的 5%。如果 ICP 继续增高，则通过减少血液即脑血容量来代偿；为保障最低的代谢所需的脑血流量，可代偿排出颅外的脑血容量约占颅腔容积的 3%。因此一般情况下允许颅内增加的临界容积约为 8%，即约 100 ml 左右的代偿容积，超过此范围，则会产生严重的 ICP 增高。

颅腔容积代偿有其特殊规律。在发病早期，虽然导致 ICP 增高的因素已经出现，但由于容积代偿能力尚存，故 ICP 不增高或增高不明显。随着病情的加重，容积代偿能力消耗，ICP 开始增高并迅速上升。在 20 世纪 60 年代，Langfitt 通过动物实验绘制了著名的颅腔压力-容积曲线。该曲线为一指数曲线，客观地反映了随着颅内容物异常增多，ICP 由代偿阶段进入失代偿阶段的情况，当其达到临界点时任何微小增加 ICP 的因素，都将引起 ICP 陡然大幅上升，反之亦然。该理论能够很好地解释很多临床现象，比如当患者颅内压处于临界点时，因用力排便腹压升高会增加 ICP，此时可能导致 ICP 骤然上升而发生脑疝。对发生脑疝的患者，如果能够迅速钻孔释放部分颅内血肿或脑脊液也能够有效缓解颅内高压，为后续的治疗赢得时机。

【病因】

凡是引起 ICP 生理调节失控的原因，均可构成 ICP 增高的病因，包括以下几类。

（1）颅内占位性病变：如肿瘤、血肿、脓肿、寄生虫囊肿等。

（2）颅脑损伤引起的脑水肿、肿胀等。

（3）脑缺血、缺氧引起的脑水肿、肿胀等。

（4）脑血管病：如高血压脑出血、脑梗死、血管病引起的颅内静脉压增高等。

（5）脑脊液循环障碍：如脑脊液生成或吸收障碍或循环受阻引起的脑积水等。

（6）先天性病变：如狭颅症等。

（7）代谢病和中毒：如尿毒症、酮血症、各种重金属中毒引起的脑水肿、脑出血或坏死等。

（8）其他全身性或系统性疾病：如低氧血症、肺气肿、维生素 A 缺乏、真性红细胞增多症等。

【症状】

1. 头痛　头痛是 ICP 增高最常见的症状之一。头痛的程度不同，以早晨或晚间较重，部位多在额部及颞部，可从颈枕部向前方放射至眼眶。头痛程度随颅内压增高而进行性加重。当用力、咳嗽、弯腰或低头活动时常使头痛加重。头痛性质以胀痛和撕裂痛多见。

2. 呕吐　当头痛剧烈时，可伴有恶心和呕吐。急性颅压升高时，呕吐多呈喷射性，有时可导致水、电解质紊乱。

3. 眼底视神经乳头水肿　这是 ICP 增高的重要客观体征之一。表现为视神经乳头充血，边缘模糊不清，生理凹陷消失，眼底静脉扩张，随呼吸而发生的正常静脉"搏动"消失。若视神经乳头水肿长期存在，其颜色日渐苍白，视力减退，视野向心性缩小，最终发展为继发性视神经萎缩，甚至失明。

以上三者为 ICP 增高的典型表现，称之为 ICP 增高"三主征"。ICP 增高"三主征"各自出现的时间并不一致，可以其中一项为首发症状。ICP 增高还可以引起一侧或双侧外展神经麻痹出现复视。

4. 意识障碍　疾病初期意识障碍可表现为反应迟钝、嗜睡。严重病例可以出现昏睡直至昏迷，伴有瞳孔散大、对光反应消失，发生脑疝甚至去脑强直。

5. 生命体征变化　早期出现血压升高、脉搏徐缓、呼吸减慢或不规则，若颅内压升高未得到缓解，生命体征变化将日趋严重，直至体温升高等病危状态，甚至呼吸停止，可因呼吸衰竭而死亡。

6. 其他症状和体征　在小儿患者中，因颅缝尚未完全闭合，可有头颅增大、颅缝增宽或分裂，前囟饱满隆起，头颅叩诊呈"破罐声"，可见头皮和额眶浅部静脉扩张。部分 ICP 升高患者还可出现癫痫发作。

【处理】

1. ICP 监测　神经外科患者病情恶化常与 ICP 增高有关。ICP 监测可预知这样的恶化，为积极处理以防止不可逆性脑损害提供依据。对于需要控制通气而选择进行镇静的神经外科患者，ICP 监测则是一种评估患者神经功能状态的可靠方法。具备指征的持续 ICP 监测可以带给患者最佳的脑保护。

有创 ICP 监测原则上可以适用于脑血管病、重症感染、重型颅脑损伤、围手术期重症患者等，但尚缺乏统一的监测适应证。

神经外科重症管理专家共识建议 ICP 监测的适应证如下。

（1）颅脑损伤：① GCS 评分 3～8 分且头颅 CT 扫描异常（有血肿、挫裂伤、脑肿胀、脑疝或基底池受压）；② GCS 评分 3～8 分但 CT 无明显异常者，如果患者年龄＞40 岁，收缩压＜12.0 kPa（90 mmHg）且高度怀疑有颅内病情进展性变化时，根据具体情况也可以考虑进行 ICP 监测；③ GCS 9～12 分，应根据临床表现、影像资料、是否需要镇静以及合并伤情况综合评估，如患者有 ICP 增高的可能，必要时也行 ICP 监测。

（2）有明显意识障碍的蛛网膜下腔出血、自发性脑出血以及出血破入脑室系统需要脑室外引流者，根据患者具体情况决定实施 ICP 监测。

（3）脑肿瘤患者的围手术期可根据术前、术中及术后的病情需要及监测需要进行 ICP 监测。

（4）隐球菌脑膜炎、结核性脑膜炎、病毒性脑炎合并顽固高颅压者，可以进行 ICP 监测并脑室外引流辅助控制 ICP。

国内颅脑创伤专家委员会推荐的颅脑创伤患者行 ICP 监测的指征如下。

（1）强力推荐：头部 CT 检查发现颅内异常（颅内出血、脑挫裂伤、脑水肿、脑肿胀、脑积水、基底池受压等）的急性、重型颅脑损伤患者（GCS 3～8 分）。

（2）推荐：CT 检查发现颅内异常（颅内出血、脑挫裂伤、脑水肿、脑肿胀、脑积水等）的急性、轻中型创伤性脑损伤患者（GCS 9～15 分）；急性、轻中型创伤性脑损伤合并全身多脏器损伤休克的患者。

（3）不推荐：CT 检查未见明显异常，病情比较稳定的轻中型颅脑损伤患者（GCS 9～15 分）。

根据最新的证据，美国创伤性脑损伤委员会于 2016 年颁布了最新的重型创伤性脑损伤救治指南，指南中仅推荐对于重型创伤性脑损伤患者给予 ICP 监测可以显著降低患者的住院及 2 周死亡率（ⅡB 级推荐），并且推荐将 2.9 kPa（22 mmHg）作为 ICP 控制的阈值（ⅡB 级推荐）；目前还没有充足的证据来给予Ⅰ级和ⅡA 级推荐。

有创 ICP 监测的方法有脑室内、脑实质内、蛛网膜下腔、硬膜下和硬膜外。脑室内置管是目前的金标准，其在监测 ICP 的同时可通过释放脑脊液来降低 ICP。该方法相对准确、漂移少。微小探头监测应该置入皮质下或者骨板下至少 2 cm。ICP 探头的置入手术要严格遵守无菌操作规程，监测的时程一般不超过 14 d。进行 ICP 监测同时应该关注脑灌注压（CPP），为避免灌注压过高造成成人呼吸窘迫综合征（ARDS），重型颅脑外伤治疗指南建议脑灌注压以 8.0～9.3 kPa（60～70 mmHg）为宜，但也不能过低。对脑血流、脑氧及脑代谢的辅助监测也有利于脑灌注压的管理。其他神经疾病重症患者的适宜脑灌注压，以及年龄相关的脑灌注压参考值尚缺乏关键性的证据资料。

ICP 监测可指导临床治疗，有研究显示：动态进行 ICP 监测的患者，其在治疗期间高渗液体和过度换气的使用强度明显降低（P＜0.01）。ICP 可随体位改变、咳嗽、躁动或压迫颈静脉、扣背、吸痰、鼻饲等护理操作而暂时性上下波动，其中以压迫骨窗对 ICP 影响最明显。因此，护理过程中将患者床头抬高 30°，各项治疗、护理操作时应动作轻柔、集中进行，有效减少各项护理操作对 ICP 的影响。避免外部因素影响下读取记录 ICP 数值。

2. ICP 增高的治疗　对于 ICP 增高的救治，应遵循阶梯式的 ICP 控制策略（图 2-18-0-3），即首先选择基础治疗控制 ICP 增高，如果压力不能控制则进入下一阶梯。

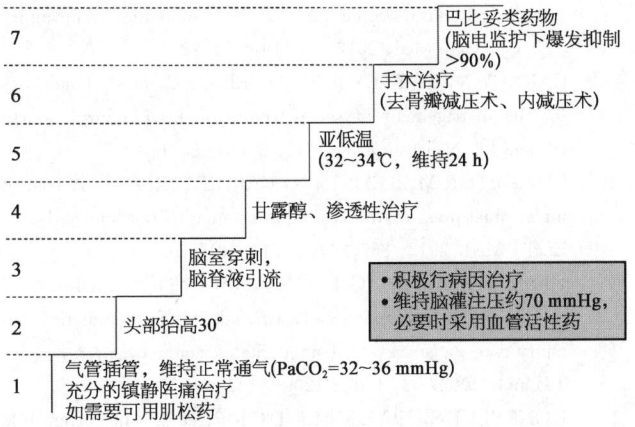

图 2-18-0-3　颅内压增高阶梯式治疗流程图
(1 mmHg = 0.133 kPa)

基础治疗包括控制体温、血糖、电解质正常，防治癫痫，中心静脉压维持在 0.7～1.6 kPa（5～12 mmHg），灌注压维持在 8.0～12.0 kPa（60～90 mmHg），动脉血氧分压 10.0 kPa（75 mmHg）以上无高碳酸血症，无中、重度贫血。保持头高脚低位（30°角），以利脑静脉回流。躁动患者早期气管插管或气管切开，常规使用镇静剂。镇静治疗期间 Ramsay 评分或 SAS 评分可达 3～4 分，脑电双频指数（BIS）达 65～85。应及时、系统地进行评估和记录镇静效果，并随时调整镇静药物及其剂量以达到并维持预期镇静水平。一般建议应用短效且不良反应可控的镇静药物，如丙泊酚、咪达唑仑和右美托咪定。短期（≤3 d）镇静，丙泊酚与咪达唑仑产生的临床镇静效果相似。丙泊酚起效快（30～60 s），作用时间短（半衰期 2.5 min），镇静深度容易控制，利于进行神经系统评估；其具有减少脑血流、降低 ICP、降低脑氧代谢率及抗惊厥作用。咪达唑仑起效迅速，具有降低 ICP 和脑代谢的作用，且能提高癫痫抽搐阈值，持续静脉注射对循环的影响轻微，但长期应用有蓄积的可能，且易感患者可致成瘾。右美托咪定属高选择中枢 α_2-肾上腺素受体激动剂，同时具有镇痛和镇静作用，可减少阿片类药物的用量；其在镇静的同时维持患者意识清醒，可以保证随时进行神经系统检查，观察病情变化；其对呼吸抑制轻，有利于神经重症患者的机械通气撤离，在神经重症领域具有一定的应用前景。静脉镇痛、镇静药应逐渐增加剂量至镇痛、镇静所需的终点。特别应该强调的是，上述镇静药物使用时均存在不同程度的呼吸抑制以及使血压下降的作用，而脑的低灌注是神经重症患者的禁忌，尤其是镇痛和镇静剂联合使用的情况下风险增加。所以，要适当控制药物剂量，实时监测患者的呼吸、血压状况，充分准备并及时纠正可能发生的呼吸及循环变化。

如果基础治疗不能有效控制颅内高压，可选择一线治疗，包括渗透性治疗、脑室外引流和短暂轻度过度通气等。快速静脉滴注甘露醇 0.25～1 g/kg，每 4～6 h 可重复 1 次；脑疝时每次 1 g/kg，用药间隔时间可缩短到 2 h。在定期、快速静脉推注甘露醇的同时应维持血浆渗透压在 300～320 mmol/L，同时注意监测患者尿量，复查肾功能、电解质。甘油果糖 250 ml 静脉滴注，每 12～24 h 1 次或呋塞米 10～40 mg 静脉推注，每天 2～4 次，与甘露醇交替使用。可考虑给患者短暂的过度通气治疗（＜2 h），使 $PaCO_2$ 达到 4.0～4.7 kPa（30～35 mmHg）范围。应及时复查 CT 并做出相应处理。如以上措施不能有效控制 ICP 增高，可以考虑给予浓度 2%～23.4% 的高渗盐溶液。浓度＞3% 的高渗盐溶液最好通过中心静脉给予。一些研究表明，高渗盐溶液降低 ICP 效果优于甘露醇，快速给予 23.4% 的盐溶液可以使 ICP 降低并逆转小脑幕切迹疝。对于合并有血容量不足及低血压患者首先考虑高渗盐溶液。甘露醇有利尿作用，对于血容量不足及血压＜12.0 kPa（90 mmHg）的患者禁忌使用，而高渗盐溶液除降低 ICP 以外，可以增加血容量升高血压。输注高渗盐溶液之前应查血钠水平，低钠血症患者慎用，以防发生脑桥中央髓鞘溶解，输注期间应监测电解质水平、血常规及凝血功能。对于原发性脑肿瘤或转移瘤引起的血管源性脑水肿应给予高剂量的皮质类固醇治疗，常用地塞米松。对于其他病变，如外伤性脑损伤或脑出血，并未证实激素治疗对其有益，反而有研究表明其应用有导致病情加重的风险。如果有脑室外引流的患者可开放脑室外引流，间断引流脑脊液以控制 ICP,行脑室外引流时应保持间断引流、间断关闭引流评估 ICP 情况,如 ICP 可控应及时关闭脑室外引流以免发生过度引流。

如 ICP 增高仍不能有效控制或患者仍有脑疝形成征象,可考虑给予二线治疗,包括去大骨瓣减压术、亚低温治疗等。颅脑创伤去骨瓣减压中国专家共识强力推荐对重型颅脑创伤瞳孔散大的脑疝患者,CT 显示脑挫裂伤、出血、脑水肿、脑肿胀和脑梗死等占位效应明显(中线移位、基底池受压),以及 ICP 进行性升高>4.0 kPa(30 mmHg)持续 30 min 的重型颅脑创伤患者应给予去大骨瓣减压术;推荐对进行性意识障碍的急性颅脑创伤患者,CT 显示同上,经渗透脱水利尿药物等一线治疗方案后 ICP 无法控制的患者,也可给予去大骨瓣减压术。不推荐对双侧瞳孔散大固定、对光反射消失、GCS 3 分、呼吸停止和血压不稳定等晚期脑疝濒死的特重型颅脑创伤患者给予去骨瓣减压术。对于大面积脑梗死患者脑疝前采用去骨瓣减压可有效控制 ICP 的进一步增高,降低脑疝发生风险,还可挽救脑梗死周边的"半暗区",改善缺血区脑组织的供血、供氧。对于术中严重的脑挫裂伤脑肿胀发生脑膨出的患者,应尽量清除失活脑组织并结合必要的内减压术。亚低温治疗(控制体温在 32~34℃)是另外一项可用于控制恶性颅内高压的二线治疗方法,虽然目前的随机对照研究均未能证实亚低温可以有效提高颅脑创伤患者的预后,但研究均显示亚低温可以有效控制 ICP 增高患者的 ICP,不能有效提高预后可能与亚低温所带来的副作用有关,因此在给予亚低温治疗时应积极防止相关并发症的发生。另外,目前研究推荐对亚低温治疗应采取长时程缓慢复温的方式进行,以免过早复温导致 ICP 反跳。巴比妥昏迷仅用于难治性 ICP 增高,因大量用药会导致严重并发症,如低血压、呼吸抑制等。临床最常用的是戊巴比妥,用法为快速注射 10 mg/kg,>30 min;然后 5 mg/(kg·h),持续 3 h;最后以每小时 1~4 mg/kg 维持。用药之前应对患者进行气管插管,用药中对脑电图、血压、心电图进行监测。随机多中心研究表明,巴比妥昏迷可使患者 ICP 得到控制的概率增大 2 倍。

【良性颅内压增高综合征】

良性颅内压增高综合征(benign intracranial hypertension syndrome,BIHS)又名假脑瘤综合征,是一组病因不同的、以 ICP 增高为特征的综合征。患者除 ICP 增高外无其他阳性神经系统体征,脑脊液检查正常,病情发展缓慢,且能自行缓解。

1. 发病原因 BIHS 的病因很多,但确切的发病机制不明。

(1)内分泌和代谢障碍:内分泌和代谢障碍导致水、电解质平衡失调,水、钠潴留,血容量增加而引起颅内高压。多见于肥胖患者(可能为肾上腺皮质或雌激素的失调)、甲状腺功能不足、妊娠或产后、阿狄森病、撤停肾上腺皮质激素,以及慢性肾上腺皮质功能不足等。

(2)颅内静脉窦引流障碍:如中耳炎并发横窦血栓形成,乳突炎和产后继发的静脉窦血栓形成,以及原发性静脉窦血栓形成。

(3)药物作用:维生素 A 过多产生 ICP 增高。婴儿服用四环素偶有继发颅内高压。硫二苯胺类、奈啶酸类、庆大霉素等药物也可致 ICP 增高,停用药物可使 ICP 下降。

(4)其他:如缺铁性贫血、脊髓灰质炎、急性感染性多发神经炎、结缔组织病等偶可引起 ICP 增高。

2. 发病特征 BIHS 可发生于任何年龄,但以中年以前多见,女性明显多于男性。患者的外观和自我感觉良好。

头痛是 BIHS 最主要和最常见的症状,程度中至重度,多为钝痛,弥漫于整个头部,有时呈搏动性,晨起或用力咳嗽后明显,可伴恶心、呕吐。体征仅表现为视神经乳头水肿和颈项抵抗,严重者可有复视、眼球外展受限等外展神经麻痹症状,无其他神经系统定位体征。

3. 诊断 对 BIHS 的诊断必须慎重。要通过临床详细而全面的检查,排除了引起颅内高压的其他原因(肿瘤、炎症、脑积水等)之后,再根据临床上仅有颅内高压症状、脑脊液细胞生化检查正常、头颅 CT 或磁共振检查未能发现颅内局部病灶等特点而做出诊断。以后仍需一段时间的严密观察和随访。

4. 治疗 本病预后良好,病程可持续数月,少数可复发。病程迁延过长者视力可以严重受累,甚至失明。多数无后遗症。

治疗以消除病源、降低 ICP 为主。积极寻找病因,对药物引起者应立即停药,过度肥胖者应劝其节食,对静脉窦血栓形成者可考虑用抗凝剂,乳突炎者应手术治疗,对病因不明者可考虑做脑脊液分流术,对内分泌机能低下者须用替代疗法。对症治疗以降低 ICP 为主要措施,常采用甘露醇、地塞米松等,亦可合用醋氮酰胺,以减少脑脊液的分泌。

参 考 文 献

[1] 郭欢欢,史玉泉.颅内压增高[M]//史玉泉,周孝达.实用神经病学.3 版.上海:上海科学技术出版社,2005:1499-1519.

[2] 中国医师协会神经外科医师分会,中国神经创伤专家委员会.中国颅脑损伤颅内压监测专家共识[J].中华神经外科杂志,2011,27(10):1083-1084.

[3] 中华医学会神经外科分会.神经外科重症管理专家共识(2013版)[J].中华医学杂志,2013,93(23):1765-1779.

[4] 周良辅.现代神经外科学[M].上海:复旦大学出版社,2015.

[5] American Association of Neuroscience Nurses. Care of the patient undergoing intracranial pressure monitoring/external ventricular drainage or lumbar drainage [S]. Illinois: Am Association of Neuroscience Nurses, 2011: 1-38.

[6] BIERSTEKER H A, ANDRIESSEN T M, HORN J, et al. Factors influencing intracranial pressure monitoring guideline compliance and outcome after severe traumatic brain injury [J]. Crit Care Med, 2012, 40: 1914-1922.

[7] CARNEY N, TOTTEN A M, O'REILLY C, et al. Guidelines for the management of severe traumatic brain injury, fourth edition[J]. Neurosurgery, 2017, 80(1): 6-15.

[8] CHESNUT R M, TEMKIN N, CARNEY N, et al. A trial of intracranial-pressure monitoring in traumatic brain injury[J]. N Engl J Med, 2012, 367(26): 2471-2481.

[9] HESDORFFER D C, GHAJAR J, IACONO L. Predictors of compliance with the evidence-based guidelines for traumatic brain injury care: a survey of United States trauma centers[J]. J Trauma, 2002, 52: 1202-1209.

[10] HONEYBUL S, HO K M, LIND C R P, et al. The current role of decompressive craniectomy for severe traumatic brain injury [J]. J Clin Neurosci, 2017, 43: 11-15.

[11] HUGHES A, LEE C, KIRKHAM F, et al. Delayed extradural haemorrhage: a case for intracranial pressure monitoring in sedated children with traumatic brain injury within tertiary centres[J]. BMJ Case Rep, 2013, 2013 pii: bcr2012007543.

[12] KOCHANOK P M, CARNEY N, ADELSON P D, et al. Guidelines for the acute medical management of severe traumatic brain injury in infants, children, and adolescents - second edition [J]. Pediatr Crit Care Med, 2012, 13: S1 - 82.

[13] LAYON A J, GABRIELLI A, FRIEDMAN W A, et al. Textbook of neurointensive care[M]. Philadelphia: Saunders, 2004: 26 - 51.

[14] RAMAMURTHI R, SYMSS N P. Intracranial pressure[M]// TANDON P N, RAMAMURTHI R, eds. Ramamurthi and Tandon's textbook of neurosurgery. 3th ed. New Delhi: Jaypee Brothers Medical Publishers (P) Ltd, 2012: 47 - 53.

[15] WEIL R J, OLDFIELD E H. Cerebral edema[M]//WINN H R. Youmans and Winn neurological surgery. 7th ed. Philadelphia: Elsevier, 2016: 162 - 168.

[16] ZIAI W C, MELNYCHUK E, THOMPSON C B, et al. Occurrence and impact of intracranial pressure elevation during treatment of severe intraventricular hemorrhage[J]. Crit Care Med, 2012, 40(5): 1601 - 1608.

第十九章　低颅压综合征

陆　珺　卢家红

低颅压(intracranial hypotension, ICH)也被称为低脑脊液压力(low CSF pressure)或低脑脊液容量(low CSF volume)。目前认为,脑脊液容量减少而不是脑脊液压力降低是低颅压的核心致病因素。临床上也存在脑脊液压力正常的低颅压综合征,因此,低脑脊液容量比低脑脊液压力来得更为确切。

尽管临床表现不同,低颅压综合征患者一般都有头痛。典型的体位性头痛是该综合征突出的临床特点。

【分类】

在国际头痛分类中,有3种低颅压头痛,分别为硬脊膜穿刺术后头痛、脑脊液瘘所致头痛、自发性低颅压头痛,共同特点是直立位后出现头痛(无论原发还是继发),通常伴随颈部疼痛、耳鸣、听力改变、畏光和(或)呕吐。若脑脊液压力恢复正常或脑脊液漏口被封堵,上述症状缓解。具体诊断标准见表2-19-0-1。

【临床特点】

1. 病因　绝大部分的低颅压综合征源于持续的脑脊液漏,

表2-19-0-1　低颅压头痛分类诊断标准

类别	临床表现
硬脊膜穿刺术后头痛	A. 任何头痛,存在低颅压[脑脊液压力低于0.59 kPa(60 mmH$_2$O)]和(或)脑脊液漏的影像学证据 B. 发生在硬脊膜穿刺术后 C. 头痛发生在硬脊膜穿刺术后的5 d内 D. 不能用ICHD - 3中的其他诊断更好地解释
脑脊液瘘头痛	A. 任何头痛,存在低颅压(脑脊液压力低于0.59 kPa)和(或)脑脊液漏的影像学证据 B. 进行过手术或发生过外伤,且这种手术和外伤都可以引起持续性脑脊液渗漏(脑脊液瘘) C. 头痛的发生与手术或外伤在时间上密切相关 D. 不能用ICHD - 3中的其他诊断更好地解释

续　表

类别	临床表现
自发性低颅压头痛	A. 任何头痛,存在低颅压(脑脊液压力低于60 mmH$_2$O)和(或)脑脊液漏的影像学证据 B. 缺乏可导致脑脊液漏的过程或外伤 C. 头痛发生与脑脊液压力低下或脑脊液漏在时间上密切相关,或因头痛使后者被确诊 D. 不能用ICHD - 3中的其他诊断更好地解释

这种脑脊液漏最常见于腰椎穿刺、脊髓造影或麻醉后。当然,任何造成硬膜损害的情况,如脑部手术、脊髓手术、脑脊髓外伤或者脑室-腹腔分流术(V - P分流术)等均可致低颅压。部分患者并无相关诱因,被认为是自发产生的,称为自发性低颅压(spontaneous intracranial hypotension, SIH)。基本上所有SIH病例都是由自发性脑脊液漏引起,因此所谓自发是指自发脑脊液漏。大部分脑脊液漏口位于颈胸交界处或者胸段脊髓,颅底的自发渗漏非常罕见。SIH可能发生在运动、轻微跌倒、咳嗽、喷嚏等轻微创伤后。近年的一些研究发现,SIH与一些遗传的结缔组织发育不良疾病,如Marfan综合征、Ehlers - Danlos综合征等密切相关。一些系统疾病同样可致低颅压,如脱水、糖尿病昏迷、过度通气、尿毒症及严重系统疾病等。偶尔,胸部手术亦可致胸腔硬膜瘘而造成低颅压。

2. 病理生理　有两大理论解释低颅压的头痛机制。

(1) 疼痛敏感结构的牵拉:正常情况下,脑组织由脑脊液的浮力支撑,1 500 g的重量对颅骨仅产生48 g的压力,这个压力又由一些疼痛敏感结构承受,包括脑膜、脑和小脑的静脉窦(上矢状窦和横窦)以及第Ⅴ、Ⅸ、Ⅹ对脑神经和C$_1$、C$_2$、C$_3$脊神经等。脑脊液漏时,脑脊液浮力减弱,脑下沉并对疼痛敏感结构造成牵拉而致痛;直立位时,脑的下沉更为明显,因而头痛加重。不少低颅压患者的头颅MRI显示幕下结构如小脑的下沉支持这一观点(由于头颅MRI是在平卧位进行的,因此很有可能低估低颅压患者的脑下沉);有学者尝试引流正常人的脑脊液而致体位性头痛亦支持这一观点。脑下沉对脊神经的牵拉可致颈部疼痛和上肢痛,对脑神经的牵拉可致听力改变、眩晕(第Ⅷ对脑神经,低颅压患者听力症状可能更多由迷路压力改变造成)、复视(第Ⅵ对脑神经)、面部麻木(第Ⅴ对脑神经)和面瘫(第Ⅶ对脑神经);脑下沉还可致桥静脉撕裂造成硬膜下血肿。

(2) 颅内血管(静脉)的扩张:根据 Monro-Kellie 假说,脑组织、脑部血管和脑脊液形成一个恒定的整体,由于脑组织容积相对不变,为代偿脑脊液的丢失,脑部血管(主要是静脉系统)会扩张,达到三者总容积的相对恒定。脑部血管是疼痛敏感结构,扩张可致痛。平卧位时,正常人脑脊液平均压力为 1.47 kPa(150 mmH$_2$O),脑各部位基本相等;直立位时,腰骶部压力明显升高至 3.65~5.54 kPa(373~565 mmH$_2$O),枕大孔水平为 0,而脑室水平为 −0.83 kPa(−85 mmH$_2$O),所以低颅压患者直立位时脑部和脊髓的静脉会进一步扩张进行代偿,使头痛加重。还有一个现象就是低颅压患者即使平卧位,有些动作如咳嗽、Valsalva 动作等仍会加重头痛,这是因为这些动作减少了静脉回心血量,增加了颅内静脉血量,静脉进一步扩张使头痛加重。颅内静脉扩张可使细胞、蛋白质渗漏至蛛网膜下腔,患者脑脊液检查可发现细胞数增多和蛋白质升高。垂体充血可在患者的 MRI 检查中发现,少数患者伴垂体功能低下和溢乳。脊髓硬膜外静脉的扩张可使神经根受压而出现相应的神经根症状。

3. 临床表现 低颅压综合征最突出的临床表现是体位性头痛。起病呈急性、亚急性、偶尔慢性,腰穿后头痛或脑脊液漏头痛均有明确的发病诱因(见表 2-19-0-1),自发性低颅压头痛无明确诱因。头痛通常在直立位 15 min 内发生或加重,也有延迟至数小时的,平卧 15~30 min 后缓解。头痛除与体位有关外,在大笑、咳嗽、颈静脉压迫、Valsalva 动作时加重。头痛可以是弥漫的,也可以局限于枕部、枕下、额部或颞部。除头痛外,尚有恶心、呕吐、厌食、颈肩痛、眩晕、水平眼震、听力改变、溢乳、面部麻木、面部无力、上肢神经根痛等。

低颅压综合征通常过程良性,经保守治疗后大部分可缓解。随诊断水平提高,一些症状不典型的低颅压综合征患者,如表现为帕金森症、共济失调、额颞叶痴呆、脊髓空洞、垂体功能低下、癫痫、昏迷甚至死亡等,被越来越多地发现和认识。

4. 辅助检查

(1) 脑脊液检查:通常,腰穿脑脊液压力低于 0.59 kPa(60 mmH$_2$O)可明确诊断低颅压。有些患者脑脊液压力低至需要做 Valsalva 动作或轻轻抽吸才能获得脑脊液,但也有脑脊液压力在正常范围的低颅压综合征。脑脊液成分检查可发现淋巴细胞增多、红细胞增多和(或)脑脊液黄变,脑脊液蛋白升高,但糖始终正常,脑脊液培养阴性。

(2) 影像学检查。

1) 头颅 MRI:低颅压患者头颅 MRI 有较为特征性的改变,包括:增强 MRI 有硬膜广泛强化(83%)、硬膜下积液(72%)、脑位下移(72%)、垂体充血肿胀(67%)、静脉窦扩张等(图 2-19-0-1),且这些影像学改变与临床平行。

根据 Monro-Kellie 假说,为代偿脑脊液漏所致低颅压,颅内血管扩张,而这种血管扩张主要发生在顺应性好及容量大的

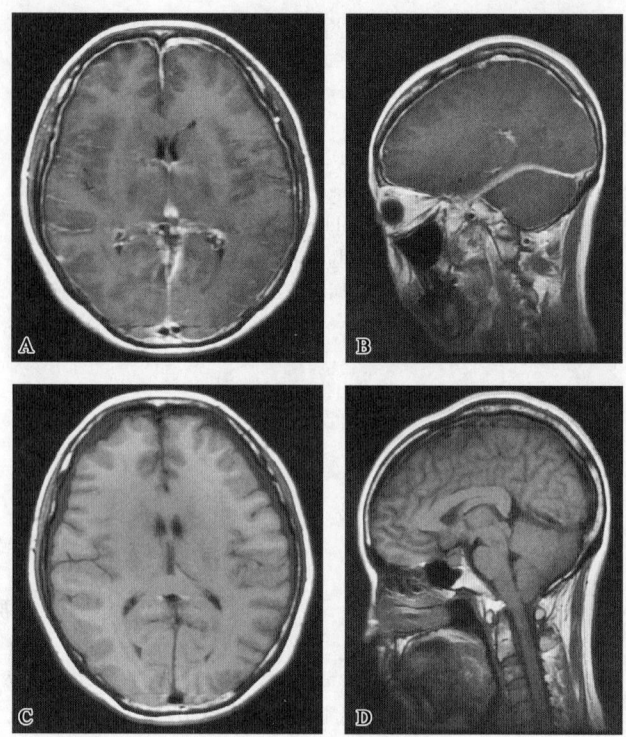

图 2-19-0-1 低颅压患者头颅 MRI 表现
A、B:示硬膜广泛强化;C:示硬膜下积液;D:示脑位下移、垂体充血肿胀。

静脉系统,在头颅 MRI 中所见的静脉窦扩张、硬膜强化和硬膜下积液均与此有关。低颅压患者的硬膜强化较厚,呈线型,均匀而无结节样表现,同时累及幕上和幕下但却不影响软脑膜,因此脑干周边、侧裂及脑沟内并无强化。如此的强化方式与硬膜结构有关。硬膜最内层是纤维母细胞,无胶原纤维,硬膜组织并非血-脑屏障组成部分,缺乏紧密连接,所以随着硬膜血管扩张、容量增加,形成的压力梯度使造影剂随液体渗出至硬膜;蛛网膜及软脑膜的微血管具有紧密连接,因此没有软脑膜增强。硬膜强化常常随低颅压改善而消失,但并非与病情绝对平行,少部分患者症状仍存在但硬膜强化已消失,也偶有自始至终不出现硬膜强化的。典型的硬膜下积液较薄,呈新月形,位于强化的硬膜下,常为双侧,没有占位效应。硬膜下积液与上述液体渗出至硬膜并积聚有关,所以有硬膜下积液的低颅压患者均有明显硬膜强化。从另一层意义来说,硬膜下积液的形成起到了进一步的代偿作用。垂体是血供非常丰富的组织,所以,低颅压患者的头颅 MRI 尚可发现垂体肿大(静脉充血所致)。低颅压患者头颅 MRI 所见的脑位下移包括:小脑扁桃体下移(易被误为 Arnold-Chiari Ⅰ型畸形)、桥前池缩小或消失、视交叉下移、视交叉池消失或闭塞、蛛网膜下池缩小等。脑位的下移与脑脊液漏致脑脊液浮力减小有关,也与硬膜下积液等所致的向下的压力有关。脑位下移往往提示代偿机制耗竭、病情严重。部分低颅压患者头颅 MRI 尚可见硬膜下血肿,通常认为是由于脑位下移时桥静脉从硬膜上撕脱出血所致。

2) 脊髓 MRI:大部分患者的颈髓 MRI 可见硬膜强化和椎内前静脉丛扩张,其原因同样可用 Monro-Kellie 假说来解释。脊髓 MRI 可见硬膜外积液(89%)及硬膜外静脉扩张(78%),但积液的部位对脑脊液漏口的定位作用有限。

（3）多普勒血流超声检查：眼上静脉回流至海绵窦，因此颅内静脉窦的扩张可以通过眼上静脉超声检查来反映。使用经眼眶血流超声检查可以发现低颅压患者的眼上静脉管径增大，最大流速升高。有研究表明该项检查的特异性和敏感性均较高，且随低颅压的缓解，眼上静脉的上述改变亦恢复，所以还可以作为随访的指标之一。

5. 脑脊液漏口的检测　检测方法包括：放射性核素脑池造影、CT脊髓造影、脊髓MRI和MRI脊髓造影。

（1）放射性核素脑池造影：脑脊液由侧脑室脉络丛产生后经由脑室系统、Magendie孔和Luschka孔直至脊髓硬膜囊，然后向上至脑表面通过蛛网膜颗粒吸收进入矢状窦。正常情况下，放射性核素示踪剂由腰穿进入蛛网膜下腔，然后向头端迁移至脑表面和外侧裂，再吸收入血。低颅压患者则有直接或间接征象提示脑脊液漏，直接征象是：腰穿注入的放射性核素示踪剂直接通过漏口进入蛛网膜外间隙；间接征象是：失踪剂迁移至脑表面的量明显减少，而很快在血流丰富的肾脏、泌尿道等组织积聚，说明失踪剂很快通过漏口进入硬膜外静脉丛而入血，通过漏口的速度快而量少，因此不能测得。有研究报道放射性核素脑池造影通过直接征象检出脑脊液漏口的为60%，另一研究发现通过直接或间接征象检出漏口的为91%。

（2）CT脊髓造影：鞘内注射碘化造影剂后，从颅底开始进行全脊髓的CT扫描。此方法可以更精确地了解漏口位置。曾有研究比较CT脊髓造影、放射性核素脑池造影和脊髓MRI，发现三者对于脑脊液漏的检出率分别为67%、55%和50%，不过由于CT脊髓扫描需要进行全脊髓扫描，耗时较久。

（3）脊髓MRI：可以发现脑脊液积聚处，亦即脑脊液漏口可能的位置。使用高场强 T_2 加权，除水（脑脊液）以外其他物质信号消失，这样就可以发现漏口。但脊髓MRI对于漏口的检出率并不高，容易出现假阴性和假阳性。

（4）MRI脊髓造影：钆增强磁共振（MR）脊髓造影是最准确的，检测脑脊液漏口的灵敏度约为89%。但是，尽管欧洲有数个试验研究报告了鞘内注射钆增强剂的安全性，FDA尚未批准这一操作。仅当高度怀疑脑脊液漏的诊断以及当其他诊断技术未检测到脑脊液漏的部位时，才予以考虑。

【诊断】

对于有明确腰穿等操作或脑脊髓手术、脑脊髓外伤史的体位性头痛，低颅压的诊断并不困难，且可以通过增强头颅MRI和腰穿测压明确。需要注意的是，影像学的检查最好放在腰穿测压前，这样可以避免腰穿对影像学结果的影响；另外，有脑位下移的患者，腰穿有可能加重症状。对于没有明确诱因的体位性头痛，需要考虑自发性低颅压的可能，影像学和腰穿同样可以帮助诊断。自发性低颅压需要和偏头痛、紧张性头痛、脑膜炎、颈椎病、蛛网膜下腔出血、Chiari畸形、硬膜下血肿等鉴别。

【治疗】

基于本病病理生理学和临床表现的明显异质性，未有随机、对照、双盲的临床试验，目前的治疗多为经验治疗。

大部分低颅压患者通过平卧和容量补充等保守疗法可以恢复正常。从理论上讲，平卧位时脑脊液漏口处压力减低，因此有利于漏口的愈合。容量补充包括静脉或口服补液、增加盐分摄入、使用糖皮质激素或盐皮质激素，但系统容量的补充是否可以增加脑脊液的量却不得而知，因此对该治疗的机制仍有争议。对于低颅压综合征尚有使用咖啡因和茶碱的报道。

在具有典型MRI表现的典型患者中，如果保守治疗2周无效即可考虑硬膜外自体血片治疗。漏口明确的可以在相应部位的硬膜外注入10~15 ml自体血；漏口不明的可以在腰穿部位的硬膜外注入自体血并头低脚高位（倾斜30°角），使血液流至胸段和颈段。即时的症状缓解和一过性脑脊液量增加有关，而持续的症状缓解则与自体血形成的胶状物堵住漏口以及以后的纤维化、胶原化形成瘢痕而使漏口愈合有关。治疗有效性说法不一。有报道单次自体血片治疗有效率达85%~90%，而第二次复治疗效可高达98%。也有报道认为仅有少数患者首次治疗即有缓解，50%的患者需要再次治疗，25%的患者治疗无效。相关的副作用包括注射部位不适、神经根病变、腰骶脊膜炎等。

除硬膜外自体血片治疗外，尚有硬膜外生理盐水输注，一般持续输注2~3 d，其即时的症状缓解与脑脊液量增加有关。由于此法不需要在漏口部位注射，因此避免了胸段或颈段的穿刺，且可避免自体血片治疗中由于不慎进入蛛网膜下腔而造成的化学性蛛网膜炎，但疗效不如自体血片确切且易复发。

如果脑脊液漏口可以定位到一个或两个脊髓节段，CT引导下注射纤维蛋白胶也是一个可选的治疗方案。

经保守治疗和自体血片、纤维蛋白胶等治疗后，约75%患者能得到缓解。症状仍无法缓解的，特别是硬膜撕脱等情况下，需要手术修补治疗，通常手术疗效确切。偶尔，硬膜下血肿等需要手术引流。

很多时候，头颅MRI异常的患者比那些MRI正常的患者治疗后预后更好，表明低颅压综合征还远远没有被我们所理解。

参　考　文　献

[1] CHO K I, MOON H S, JEON H J, et al. Spontaneous intracranial hypotension: efficacy of radiologic targeting vs blind blood patch[J]. Neurology, 2011, 76(13): 1139-1144.

[2] Headache Classification Committee of the International Headache Society (IHS). The international classification of headache disorders, 3rd edition (beta version)[J]. Cephalalqia, 2013, 33(9): 629-808.

[3] HOFFMANN J, GOADSBY P J. Update on intracranial hypertension and hypotension[J]. Curr Opin Neurol, 2013, 26(3): 240-247.

[4] MOKRI B. Spontaneous intracranial hypotension [J]. Continuum (Minneap Minn), 2015, 21 (4 Headache): 1086-1108.

[5] SCHIEVINK W I, DODICK D W, MOKRI B, et al. Diagnostic criteria for headache due to spontaneous intracranial hypotension: a perspective [J]. Headache, 2011, 51 (9): 1442-1444.

[6] URBACH H. Intracranial hypotension: clinical presentation, imaging findings, and imaging-guided therapy[J]. Curr Opin Neurol, 2014, 27(4): 414-424.

第二十章　正常压力脑积水

张　祥

正常压力脑积水(normal pressure hydrocephalus,NPH)以步态障碍、认知损害和排尿障碍三联征(Hakim 三联征)为典型临床表现,影像学表现为脑室扩张而颅内压正常的交通性脑积水。正常压力脑积水临床分为特发性正常压力脑积水(idiopathic NPH,iNPH)和继发性正常压力脑积水(secondary NPH,sNPH),前者多发生于 60 岁以上的老年人,后者则可见于各个年龄阶段,多由蛛网膜下腔出血、颅内感染、颅脑创伤等疾病所致。本章主要阐述 iNPH 的临床诊疗。

由于 iNPH 目前尚缺乏统一的诊断标准,其流行病学数据报道不一,年发病率为 0.2~5.5/10 万人。iNPH 的患病率随着年龄的增长而上升,在 65 岁以下人群中为 0.003%,65 岁以上老年人为 0.2%~2.9%。

【发病机制】

iNPH 发病机制目前尚不清楚,推测可能是由于颅内静脉系统顺应性降低、蛛网膜颗粒炎性反应、室管膜结构异常、动脉血流压力增高及脑白质深部小血管受损等原因,导致脑脊液循环或吸收障碍,脑室代偿性扩大,压迫脑室周围白质造成损伤。血管硬化等改变可使得脑血流量减少,进一步加重脑组织缺血、缺氧,促进小胶质细胞炎性因子生成增多及细胞代谢产生的毒性物质清除障碍,加重脑室周围白质受损,从而产生 Hakim 三联征。另外,脑脊液增多时颅内压升高,脑室代偿性增大以缓解局部压力过高,从而使得脑脊液压力正常。

有研究提示,高血压、高密度脂蛋白水平低、缺血性心脏病和糖尿病等患者 iNPH 发生率高于正常人群。另外,iNPH 患者 SFMBT1 内含子 2 拷贝数丢失比健康老年人更多,而 *SFMBT1* 基因的改变可影响脑脊液的循环。故该疾病可能是由遗传因素、脑血管病危险因素和脑脊液动力障碍等共同作用的结果。

【临床特点】

iNPH 临床多表现为步态障碍、认知损害和排尿障碍,其中以步态障碍为主要症状。患者早期通常很少出现三联征,57% 患者在病程后期才同时具备三联征,但部分患者可仅表现为其中一项或两项症状。

85% 的 iNPH 患者早期即会出现步态障碍,呈胶样步态或冻结步态,表现为缓慢、步幅小、步距增宽、转身困难、步态失衡、抬脚高度变小等,如同在船上行走,每个动作均需分数步完成,常呈进行性加重,但无失用、小脑共济失调体征和双臂协同动作异常,无肢体强直及震颤。

约 78% 的 iNPH 患者出现认知功能下降,可能与额叶皮质下受损有关,表现为不同程度的注意力、计算力、记忆力、执行功能及视空间功能损害,其中以执行功能损害最为突出,记忆力障碍相对较轻。早期多为执行功能损害,晚期出现淡漠、精

神运动迟缓及注意力、执行功能、短时记忆功能受损等。

iNPH 膀胱功能紊乱可能与排尿中枢抑制减弱导致逼尿肌过度活动有关。患者早期表现为尿频增加,后逐步发展至急迫性尿失禁,严重者呈永久性尿失禁。大便失禁在 iNPH 中相对少见。

除三联征外,iNPH 患者还可伴有头痛、头晕、嗜睡、性功能障碍以及神经精神症状(如情感淡漠、焦虑、幻觉、抑郁、烦躁等)等非特异性临床表现。

【影像学检查】

CT 和 MRI 检查有利于 iNPH 的诊断,尤其是 MRI。在影像上 iNPH 可有以下表现。

(1) Evan 指数(两侧侧脑室前角间最大距离与同一层面的最大颅腔之比)大于 0.3。

(2) 蛛网膜下腔不成比例扩大的脑积水(disproportionately enlarged subarachnoid space hydrocephalus,DESH):MRI 冠状位较容易观察到,表现为侧裂池以上及中线两侧脑沟及蛛网膜下腔变窄(多见于额叶后部及顶叶),而侧裂池、大脑凸面下部及腹侧脑沟脑池增宽。

(3) 中线旁存在孤立分布的单个或多个类圆形脑沟局部扩大征象。

(4) 在冠状位测量胼胝体角(冠状位扫描定位垂直于前后联合连线,测量层面通过后联合)小于 90°。

(5) 矢状位胼胝体变薄伴有扣带回沟后半部较前半部狭窄。

(6) 脑室旁白质和深部白质常见缺血性改变,可伴有脑萎缩。

【诊断与鉴别诊断】

由于 iNPH 发病机制目前尚不清楚,且不同 iNPH 患者的临床表现及进展可有明显不同,目前将 iNPH 分为 3 个诊断级别:临床可疑、临床诊断和临床确诊。

1. 临床可疑

(1) 成人缓慢起病并逐渐加重,症状可波动性加重或缓解;临床上有典型步态障碍、认知功能障碍和尿失禁三联征表现中的至少一种症状。

(2) 影像学显示脑室增大(Evan 指数>0.3),并且无其他引起脑室增大的病因存在;脑室周围可有(或)无低密度(CT)或高信号(MRI 的 T_2 加权像)征象;冠状位影像显示"DESH"。

(3) 腰椎穿刺(侧卧位)或脑室内颅内压监测证实小于 1.96 kPa(200 mmH_2O);脑脊液常规和生化检查正常。

(4) 临床、影像学和生化学检查排除可能引起上述临床表现的其他神经系统和非神经系统疾患存在。

2. 临床诊断　符合临床可疑 iNPH 的诊断标准,同时符合

下列标准之一者：① 脑脊液放液试验测试后症状改善；② 脑脊液持续引流测试后症状改善。

3. 临床确诊 临床可疑或者临床诊断患者，经过脑脊液分流手术外科干预后症状明显改善的患者可确诊。

6%～14% 诊断为痴呆的患者存在 NPH，75% 的 iNPH 患者存在血管性痴呆或是阿尔茨海默病，部分患者还可同时伴有帕金森病等。因此，iNPH 的鉴别诊断较为困难。若出现下述表现时，须谨慎诊断 iNPH：① 40 岁以下；② 不对称或非进展性临床表现；③ 皮质功能明显受损症状，如失语、失用、偏瘫等；④ 无步态障碍表现等。

iNPH 患者步态障碍的鉴别诊断包括周围神经病、脊髓病变、内耳疾病、维生素 B_{12} 缺乏、慢性酒精中毒、小脑性共济失调等。认知障碍的鉴别诊断包括各种类型的痴呆疾病，如阿尔茨海默病、路易体痴呆、额颞叶痴呆等。有些情况下，仅凭临床和放射学检查常无法将 iNPH 与其他疾病区分开来，因此需要进一步的侵入性试验，如脑脊液放液试验等。

脑脊液放液试验是指通过腰椎穿刺释放一定量的脑脊液后，观察临床症状有无改善，分为单次腰穿放液试验及持续腰大池放液试验。单次腰穿放液试验推荐每次释放脑脊液 30～50 ml。持续腰大池放液试验建议释放脑脊液的量为 150～200 ml/24 h，连续引流 72 h。在放液前后须分别进行相关临床评估，建议 8 h，24 h 内至少评估 1 次。对于首次放液试验阴性患者，若临床症状呈进行性加重则有必要重复脑脊液放液试验，但建议距上次操作 1 周后进行。

临床评估包括步态障碍（10 m 行走试验和 3 m 折返行走试验等）、认知功能障碍［简易精神状态检查方法（MMSE）等］、排尿功能障碍［国际尿失禁咨询委员会尿失禁问卷表简表（ICIQ - SF）］、整体生活能力评估（日常生活能力 ADL 量表和改良的 Rankin 量表），以及临床分级评分（表 2 - 20 - 0 - 1）。

表 2 - 20 - 0 - 1 iNPH 临床分级评分

分级	定义
步态障碍	
0	正常
1	主诉头晕或者行走困难，但客观检查无步态障碍
2	步态不稳，但可以独立行走
3	需要借助辅助行走
4	无法行走
认知功能障碍	
0	正常
1	仅有主观主诉记忆力下降、注意力分散
2	有客观记忆力下降、注意力分散，但无时间和空间的定向障碍
3	存在时间和空间的定向障碍，但可以交流
4	定向力障碍或完全不能交流

续 表

分级	定义
排尿功能障碍	
0	正常
1	尿频、尿急
2	偶发尿失禁（1～3 次/周或以上，但小于 1 次/天）
3	频发尿失禁（大于或等于 1 次/天）
4	膀胱功能基本丧失

【治疗】

NPH 是一种可治疗的、可逆的神经退行性疾病。iNPH 和 sNPH 予以分流术后症状均有明显改善，iNPH 患者改善率为 30%～50%，sNPH 患者改善率为 50%～70%。但 NPH 患者对脑脊液分流术的反应不一，且存在一定手术风险，术前评估患者对分流术反应性具有重要的临床价值。评估方法包括：腰大池脑脊液外引流、脑脊液流出阻力 R_0 值、应用 MRI 相位对比技术对中脑导水管脑脊液流速测定、单光子发射计算机断层成像技术（SPECT）对脑组织灌注评估、脑池造影、颅内压监测、脑脊液和血浆生化检测等。但是由于相关研究较少，上述方法预测分流术效果的价值尚待进一步验证。

目前手术治疗是 NPH 的主要治疗方法，手术方式包括脑室腹腔分流术、腰大池腹腔分流术、内镜下第三脑室底造瘘术，而脑室心房分流术、脑室胸腔分流术已经很少被采用。脑室腹腔分流术技术较为成熟，是目前 iNPH 的主要治疗方法，但可能合并感染、肠粘连、分流管堵塞等并发症。随着可调压分流管、抗重力装置等新技术逐步应用于临床，使脑室腹腔分流术的疗效和安全性得到提高。

参 考 文 献

［1］ 曹彦鹏，刘宁. 正常压力性脑积水的诊断与治疗进展［J］. 医学综述，2017(6)：1170 - 1173，1178.

［2］ 李佳艺，张媛媛. 特发性正常压力脑积水病理生理学机制研究进展［J］. 中华老年心脑血管病杂志，2018(3)：331 - 333.

［3］ 梁玉敏，丁圣豪，吴海波，等. 国际和日本特发性正常压力脑积水指南解读［J］. 中华神经外科杂志，2011(4)：423 - 427.

［4］ 中华医学会神经外科学分会，中华医学会神经病学分会，中国神经外科重症管理协作组. 中国特发性正常压力脑积水诊治专家共识(2016)［J］. 中华医学杂志，2016(21)：1635 - 1638.

［5］ DAOU B，KLINGE P，TJOUMAKARIS S，et al. Revisiting secondary normal pressure hydrocephalus：does it exist? A review［J］. Neurosurg Focus，2016，41(3)：E6.

［6］ KIEFER M，UNTERBERG A. The differential diagnosis and treatment of normal-pressure hydrocephalus［J］. Dtsch Arztebl Int，2012，109(1 - 2)：15 - 25.

［7］ MORI E，ISHIKAWA M，KATO T，et al. Guidelines for management of idiopathic normal pressure hydrocephalus：second edition［J］. Neurol Med Chir (Tokyo)，2012，52(11)：775 - 809.

第二十一章　脑　死　亡

章　悦

【定义】

"死亡"系指机体生命和新陈代谢的终止。脑死亡是近数十年来国际上讨论非常热烈的一个问题。

脑死亡的提出已经有 50 余年的历史。法国学者 Mollaret 和 Goulon 1959 年在第 23 届国际神经病学会上首次提出"昏迷过度"(le coma depasse)的概念,并报道了 23 个病例,开始使用"脑死亡"一词。第 22 届世界医学大会(1968)上,美国哈佛脑死亡定义审查特别委员会提出"脑死亡是包括脑干在内的全脑功能丧失的不可逆状态",并首次提出脑死亡的诊断标准。由此,脑死亡的定义为:是包括脑干在内的全脑功能不可逆转的丧失,即死亡。

【脑死亡的判定】

脑死亡的诊断是一个严肃、复杂的问题。迄今,国际上已有 30 多个诊断标准,其中哈佛标准比较有代表性,它包括:深昏迷、脑干反射消失、自主呼吸停止和脑电静息。1995 年美国神经病学会制定了脑死亡具体的操作指南。1999 年和 2003 年中华医学会组织了脑死亡标准(草案)专家研讨会,并于 2004 年提出了我国脑死亡临床标准(讨论稿),具体如下。

1. 先决条件

(1) 明确昏迷原因:原发性脑损伤包括颅脑外伤、脑血管疾病;继发性脑损伤主要指缺血、缺氧性脑病,如心搏骤停、麻醉意外、溺水窒息等。昏迷原因不明者不能实施脑死亡判断。

(2) 排除各种原因的可逆性昏迷:如急性中毒(一氧化碳、镇静安眠药、麻醉药、精神药物、肌肉松弛剂等)、低温(肛温≤32℃)、严重电解质及酸碱平衡紊乱、代谢及内分泌障碍(如肝性脑病、尿毒症脑病、非酮性高血糖高渗性昏迷)。

2. 临床判定

(1) 深昏迷,结果判定:格拉斯哥昏迷量表(GCS)评分为 3 分。

(2) 脑干反射消失,包括:① 瞳孔直接和间接对光反射消失;② 角膜反射消失;③ 头眼反射消失,眼球固定不动,没有向相反方向的运动;④ 前庭眼反射(温度试验)消失;⑤ 咳嗽反射消失。

(3) 自主呼吸停止。自主呼吸停止并经自主呼吸诱导试验证实者。

无呼吸试验如下:① 先决条件:中心体温大于 36.5℃,收缩压大于 12.0 kPa(90 mmHg),最初的 6 h 需要补足体液,保持动脉血二氧化碳分压大于 5.3 kPa(40 mmHg),动脉氧分压大于 26.7 kPa(200 mmHg);② 断开呼吸机试验:将气管插管插到隆嵴前,以 6 L/min 的速度供给纯氧;③ 注意观察呼吸运动;④ 8 min 后测动脉血气,并连接呼吸机。如果在这段时间内患者没有自主呼吸,血二氧化碳分压大于 8.0 kPa(60 mmHg)(或者高于基础值 2.7 kPa),则无呼吸试验为阳性。如果在试验

中,患者血压下降,收缩压小于 12.0 kPa,或者血氧饱和度下降,或者出现心律失常,则必须马上重新连接呼吸机,并且同时测血气,上述三项全部具备,持续观察 12 h 以上,并于 12 h 后重复证实者。

3. 实验室检查

(1) 脑电图(EEG):出现脑电图平直,不出现 $>2\ \mu V$ 的脑波活动。操作时需要满足以下技术标准:① 至少 8 个头皮电极,包括重要脑区的参考导联描记;② 电极间电阻 100～10 000 Ω;③ 应测试整个记录系统的完整性;④ 为增大波幅及获得源于脑深部结构的电场,电极间距至少大于 10 cm;⑤ 敏感性要增大到 $2\ \mu V$;⑥ 时间参数 0.3～0.4 s;⑦ 应用监测技术,同时记录心电图;⑧ EEG 对外源性刺激的反应性试验;⑨ 记录时间至少 30 min。6 h 后重复检查以证明为不可逆,如果无相应的大脑疾病,也不能做药物筛查,需观察 72 h,以评定可逆性。

(2) 体感诱发电位(SLEEP):有资质的技术人员描记正中神经短潜伏期体感诱发电位,P14 或 N18 等电位消失。操作时需要满足以下技术标准。

1) 电极的放置:通常采用盘状电极,按国际 10～20 系数放置。

2) 滤波频率:30～3 000 Hz。

3) 分析时间:通常为 50 ms。

4) 刺激技术:① 刺激参数,方波脉冲刺激,持续时间 0.1～0.5 ms;刺激频率 2～5 Hz;② 刺激强度,阈刺激强度(以诱发该神经支配的肌肉轻度收缩的强度为宜);③ 刺激部位,腕横纹中点上 2 cm 正中神经走行的部位。

5) 操作要求:① 安放电极时必须使其与头皮之间的阻抗<5 kΩ;② 受试者的体温正常(低温可使潜伏期延长);③ 每侧测定至少重复 2 次;④ 间隔 12 h 以同样条件重复测定。

(3) 经颅多普勒超声(TCD):① 在双侧大脑中动脉、颈内动脉虹吸段、椎动脉和基底动脉中的任何两条动脉记录到回荡波,收缩早期针尖样血流,无信号;② 颅外、颈内动脉起始部和椎动脉起始部记录到回荡波;③ 重复检测均有上述频谱改变;④ 除外颅内压变化的干扰。

2009 年 Wijidick 等对 1995 年制定的脑死亡操作指南进行回顾。得出以下一些经验:① 10 多年间没有患者被诊断为脑死亡后出现病情逆转的;② 脑死亡患者可以出现肢体活动,这些活动与脊髓存活有关;③ 无呼吸试验总体是安全的。

2010 年美国神经病学会对操作指南进行了更新,更新后的指南规定脑死亡判定要有以下 4 个步骤:临床前测试,临床检查,无呼吸试验,辅助检查。

(1) 临床前测试:和以前版本的先决条件基本相同,首先明确昏迷原因,排除药物的影响,方法包括病史询问、药物监

测、用5倍药物半衰期计算药物清除率(如肝、肾功能正常)、药物血浓度;用于心肺复苏的低温疗法可能会延迟药物代谢;近期没有使用过神经肌肉阻滞药物,没有严重电解质、酸碱或内分泌紊乱。如果患者有低体温,需要使用加温毯将体温回升到正常或接近正常的体温(>36℃);如患者有低血压,应使用升压药使舒张压≥100 mmHg。

(2) 临床检查:与2004年基本相似,脑干反射中增加一条,缺乏面部肌肉活动,重压颞颌关节和眼眶上方不能出现面肌活动。

(3) 无呼吸试验:操作流程略有改动。① 收缩压调整到≥100 mmHg;② 吸100%氧至少10 min;③ 如氧饱和度>95%,测基线状态的动脉血气;④ 断开呼吸机;⑤ 继续供氧,以6 L/min的流量供纯氧;⑥ 密切观察呼吸8~10 min;⑦ 如血压降至<90 mmHg要中止试验;⑧ 如果氧饱和度<85%持续30 s以上应中止试验;⑨ 如未观察到呼吸,10 min试验结束复测动脉血气;⑩ 如果无呼吸,血二氧化碳分压>60 mmHg(或者高于基础值20 mmHg),则无呼吸试验为阳性;⑪ 如果此次无呼吸试验结果不肯定,而患者血流动力学尚稳定,可重复进行无呼吸试验,测试时间可延长到10~15 min。

(4) 辅助检查和以往版本相似。

【脑死亡诊断的权限和程序】

脑死亡的判定医师数各国很不一致,我国初步规定:① 按脑死亡标准对患者实施脑死亡诊断的医师必须具有法定资格证书。② 每例脑死亡的诊断,必须由两位获资格证书的医师在"脑死亡确认书"上签字并报呈本医院分管院长。分管院长对脑死亡无异议,在"脑死亡确认书"上签字确认脑死亡后,脑死亡生效。分管院长对脑死亡有异议,须另指定两名具有资格证书的医师对患者进行复查。经该两位医师同时签署确认的脑死亡意见,并报呈本医院分管院长批准,脑死亡即生效。两名指定复查医师仍不能确认脑死亡,由主管院长召集医院脑死亡鉴定委员会进行审议,脑死亡鉴定委员会需2/3成员参加,并获会议参加者2/3以上人员确认,脑死亡即生效。我国由于幅员辽阔,各地经济文化发展和医疗水平参差不齐,故对脑死亡的程序有更严格的规定是完全必要的。

【脑死亡诊断的管理】

脑死亡的诊断必须按照国家卫生行政管理部门颁布的有关法规进行严格管理。诊断脑死亡的医师必须经国家卫生行政管理部门及委托的机构培训和考核,合格者由国家卫生行政管理部门统一颁布资格证书,参加培训的医师必须具有副高级以上职称,并是神经内科、神经外科、麻醉科、ICU的专科医师;实施脑死亡的医疗单位必须是地方三级乙等以上医院,并得到省级以上卫生行政机构批准,获得实施脑死亡诊断的特别许可证。获实施脑死亡诊断特别许可证的医院,在实施脑死亡标准以前,必须成立脑死亡鉴定委员会,并得到省级以上卫生行政部门批准,方能实施。医院的脑死亡鉴定委员会须由7名以上获得资格证书的医师组成。实施脑死亡诊断有利于有限卫生资源的合理使用,更重要的是因为脑死亡是科学和事实,接受脑死亡标准是对生命的真实尊重。

第二十二章　神经源性膀胱

邬剑军

控制排尿功能的中枢神经系统或周围神经系统受到损害而引起的膀胱尿道功能障碍称为神经源性膀胱(neurogenic bladder)。

第一节　排尿的生理

一、膀胱的生理

膀胱壁的肌肉有弹性和黏弹性,使膀胱能容纳不断增加的膀胱内的尿量,而膀胱内的内压不增高,使膀胱有相当长的一段时间内处于低压的维持状态。

在膀胱开始接受尿,达到一定充盈的尿量时,膀胱由塌陷球体变成充盈的球状,此时膀胱肌纤维不伸展或延长。膀胱肌肉弹性和黏弹性有调节膀胱内尿容量的作用。当膀胱内尿量充盈到达相当量时,此时膀胱内压已处于高压状态,膀胱扩张到一定程度以减少和缓解压力的增高,膀胱肌肉的黏弹性也起一定的缓解压力的作用。无论充盈速度如何增快,膀胱肌肉的上述两种处理特性能提高膀胱的顺应性和内压的稳定性,并保持一定程度的敏感性,使膀胱内压力不能无限增加,从而有一定量和时间缓冲,能储存一定数量的尿液和定时排尿。

1. 顺应性　是指膀胱内容积与压力变化之比,在具体测算时用膀胱内容量变化(ΔV)与相应的膀胱内的压力(ΔP)之比。膀胱顺应性良好说明膀胱在充盈过程中膀胱内压力变化很小,也即在缓慢充盈过程中可积聚大量的尿量;膀胱测压的充盈曲线几乎成平直线。

在病理情况下如神经源性损害中,下运动神经元损害或上运动神经元病变使膀胱壁肌层组织结构发生变化或组织纤维化等,可影响和损害膀胱逼尿肌的顺应性。逼尿肌的肌张力和黏弹性改变也影响膀胱的顺应性。

2. 稳定性　是指膀胱在储尿期防止逼尿肌非主动收缩的发生。一旦稳定性损害,透发逼尿肌自主收缩的各种因素均可引起尿液的漏出,甚至发生尿失禁。

稳定性主要是膀胱内存在抑制自主神经或膀胱支配神经的异常兴奋性冲动输入逼尿肌的机制。

3. 敏感性　是指在储尿期时,膀胱对膀胱内尿量的感知程度。正常状态下,膀胱的敏感性相当恒定,尿量达到充满膀胱,并且有一定张力时才会有膀胱充满感和排尿前感觉。只有膀胱充盈到排尿容量时,才产生一种排尿感知。

一旦发生尿路感染或上神经损害如多系统变性的神经系统疾病,可有膀胱敏感性增高,出现"膀胱刺激征"或排尿次数明显增加。

4. 膀胱的收缩能力　膀胱的收缩要有神经调节和神经冲动,膀胱肌群的收缩和膀胱间质的完好。

神经刺激传入到膀胱肌群上的乙酰胆碱受体及其轴突末梢,才引起逼尿肌的收缩。由于膀胱中不是每一个肌细胞都有直接的神经支配,所以存在一个独特的机制。接受神经冲动的肌细胞会产生肌收缩启动信号,传向那些不受神经支配的细胞,最终引起膀胱的整个逼尿肌肌群收缩。

所以在膀胱收缩能力的完整性中,不但依靠神经冲动和受神经支配的膀胱肌,而且还要依据不受神经支配肌群的完整性,肌群之间的胶原纤维、间质及大小隔膜的完整性。

二、尿道的生理

尿道内自主神经末梢在平滑肌肌束内走行并形成许多膨大部分,这种膨胀体被称为曲张体。在这些曲张体内有大量包含神经递质的突触囊泡。当神经冲动传达到曲张体时,突触囊泡通过出泡作用释放神经递质。

自主神经上的突触囊泡主要分为两类,一是胆碱能神经,具有内含乙酰胆碱的非颗粒型囊泡;二是肾上腺素能神经,具有内含去甲肾上腺素的小颗粒型囊泡。上述神经递质释放到肌肉内,引起尿道括约肌和尿道肌肉的收缩或扩张。

三、排尿的神经通路及神经调节

膀胱的逼尿肌和括约肌的神经传递通路,及其在中枢神经中的传递通路并不清楚。这为中枢神经病变造成的神经源性膀胱治疗带来极大困难。

膀胱的传入神经走行在脊髓内的何种传导束也不清楚。

传入神经上行至脑桥蓝斑,在该部形成突触,然后传出神经沿脊髓下行至位于 S_3 及 S_4 节段的骶髓灰质中间外侧柱内的副交感神经细胞体,在该部位传出冲动通过盆神经传达到膀胱。

脊髓中上述传出神经行走在何处也不清楚。可能在脊髓白质,也可能在锥体束中平行传导。脑桥如何与脑旁中央小叶及其他区域联系也不清楚。

在排尿控制的不同水平上,目前认为有 4 个调节环路。

环路Ⅰ:该环路包括了脑干网状结构至大脑逼尿肌中枢、背侧丘脑、基底核、边缘系统、下丘脑的上行神经纤维。通过环路Ⅰ可以有意识地控制逼尿肌的舒张和收缩,产生意识性排尿。其受损则表现为不能感知尿意并随意启动排尿、不能意识性中断排尿、不能根据需要延迟排尿。

环路Ⅱ:逼尿肌传入冲动,经脊髓后索的上行性神经纤维至脑干网状结构,并在小脑网状结构发出下行性神经纤维至脊髓胸腰段交感神经中枢和骶髓逼尿肌中枢,再经逼尿肌中枢发出纤维至逼尿肌。

环路Ⅲ:为膀胱逼尿肌与尿道外括约肌之间的环路。逼尿肌的传入纤维经后根进入骶髓逼尿肌中枢,经中间神经元到达阴部神经核,后者发出的运动神经元经前根至尿道外括约肌。该环路协调逼尿肌与尿道外括约肌的收缩活动。排尿期逼尿肌收缩时阴部神经核受到抑制,尿道外括约肌松弛。如果导致该环路被破坏,将发生逼尿肌与尿道外括约肌协同失调。

环路Ⅳ:为大脑皮质阴部神经感觉运动区到骶髓阴部神经核之间的往返通路。它包括了骶上神经通路和节段性尿道周围横纹肌神经支配通路。两部分的功能是意识性控制尿道外括约肌的舒张和收缩。一旦该环路损害,意识性控制尿道外括约肌的能力将丧失,并可以出现逼尿肌与尿道外括约肌协同失调。

上述的骶上神经通路和节段性尿道周围横纹肌支配通路描述如下。

(1) 骶上神经通路该通路由尿道外括约肌肌梭和肌腱的感觉传入纤维经后根进入骶髓,经脊髓后索和内侧丘系至丘脑交换神经元,继续上行至大脑皮质阴部神经感觉运动区,由该区发出下行性纤维,经内囊、脑干及脊髓侧索抵达骶髓阴部神经核。

(2) 节段性尿道周围横纹肌神经支配通路尿道横纹肌肌梭和肌腱的感觉神经经后根进入脊髓,通过中间神经元与阴部神经核相连,并发出运动神经至尿道外括约肌。这些运动神经由 α 和 γ 运动神经元组成,形成 γ 环路,即 γ 运动神经元支配肌梭内肌,其收缩状态经传入神经进入脊髓,与阴部神经核中支配同一肌肉的 α 运动神经元发生突触联系,由后者控制肌梭外肌的收缩和维持肌张力。

四、正常的储尿和排尿

正常有效的储尿期有 5 个必要条件:① 膀胱顺应性;② 膀胱稳定性;③ 适当的膀胱敏感度;④ 输尿管膀胱结合处功能有效(如输尿管抗反流);⑤ 膀胱出口有效控制尿液不外流。膀胱出口的有效控制受尿道括约肌、盆底肌和腹压等影响。

在膀胱充盈时体位由卧位变为立位、腹内压增高、运动、盆底肌肉随意收缩等情况下,尿道闭合收缩力会增高。尿道收缩力的增高是尿道括约肌内平滑肌及横纹肌成分共同作用的结果。在不考虑尿道受压时,无意识地发生姿态改变、咳嗽、喷嚏及运动等过程中的盆底肌活动的增加均可使尿道伸长,进而导致尿道闭合压的增高。此外,任何膀胱周围的腹腔压力增加均被完全地传递到尿道近段,引起相同幅度的近段尿道压力增高。这一压力传递效应以及上面描述的盆底肌作用共同维持应力状态下的尿道括约肌控制力和控制程度。

(一) 排尿的感觉

1. 膀胱胀满感　正常情况下膀胱内尿量充盈到一定程度时刺激本体感受器产生膀胱胀满感。本体牵张感受器引发的神经冲动通过慢传导神经纤维,沿脊髓背侧束通路直接传至脑干。

2. 膀胱疼痛、触觉和温度觉　由膀胱壁内伤害感受器产生。

正常情况下,输尿管中尿液以 $1\sim2$ ml/min 的速度、以连续喷射的方式充盈膀胱。在充盈开始时膀胱并无感觉。如果膀胱被进一步充盈,可出现一种下腹部膨胀的感觉,这种感觉的传入通路可能源于膀胱三角的本体牵张感受器,在交感神经内行走,再到达脊髓外侧柱。如果膀胱内尿液容量继续增加,就会出现主观的急迫排尿感,这种感觉的传入纤维在阴部神经内行走,然后到达脊髓的背侧柱。在神经源性膀胱测定中,上述的各种异常感觉对判定有一定帮助。

（二）排尿过程

可被简单地描述如下：排尿开始时，尿道压力降低，膀胱内压力同步升高，增高的膀胱压被维持直至膀胱排空；随着膀胱被排空，膀胱内压降至静息水平，而尿道压力也恢复到排尿前的正常水平。准确地说，排尿过程最先发生的是尿道压力下降，但仅发生在膀胱压升高前的几秒钟内，然而多数是尿道压降低与膀胱压升高可完全同步进行。当膀胱压升高超过某一水平时，膀胱颈即开放，排尿可以启动。当排尿完成后，远端尿道外括约肌区域的尿道首先闭合，然后这种尿道闭合以逆行方式抵达膀胱颈。

第二节 神经源性膀胱

脑卒中是神经源性膀胱发生率很高的疾病。Nakayama 等（1997）研究卒中后尿失禁中发现年龄每增加 10 岁，脑血管意外发生尿失禁风险增加 1.7 倍。发生卒中后尿失禁的危险因素为：年龄＞75 岁、女性、糖尿病、有运动障碍、失语、排便失禁、吞咽困难、意识障碍、精神症状、视野缺失等。

苏雅茹等（2003）报道在 158 例脑卒中第 1 周时，尿失禁占 42.4%，排尿困难占 7.6%。与卒中尿失禁相关的危险因素为高龄、失语、基底节病损、日常生活能力评分十分严重损害者。影响 3 个月后尿失禁恢复的危险因素为高龄、额叶病变、日常生活能力评分十分严重损害的患者。

Beck 等（1994）报道 62 例多系统萎缩中 69% 有进行性尿失禁，57% 女性患者有压力性尿失禁，52% 患者有排尿困难。

【病因和分类】

1. 病因　神经源性膀胱的病因复杂。造成其病症的疾病很多，只能以常见病因归纳，见表 2-22-2-1。

表 2-22-2-1　神经源性膀胱的病因

类别	疾病与药物
1. 中枢神经系统疾病	
（1）脑部疾病	脑血管意外（脑出血、脑梗死、静脉窦血栓形成） 小脑性共济失调 颅内肿瘤（额叶肿瘤多见、颅内压增高昏迷者） 正常压力性脑积水 脑性瘫痪（先天性脑瘫和代谢性脑瘫） 智能障碍或变性病（Alzheimer 病、额颞痴呆、帕金森痴呆、Lewy 体痴呆等） 继发性帕金森病 多系统萎缩 多发性硬化 重症脑外伤 各种脑炎后遗症和皮质纹状体脊髓变性 各种原因的重症脑发育不全
（2）脊髓疾病	脊髓损伤，尤其是横贯性损伤 先天性疾病（脊柱裂、脊髓发育不良、脊髓脊膜膨出、骶骨畸形和发育不良腰椎间盘突出和椎管狭窄症） 脊髓髓内肿瘤 脊髓栓系综合征 HTLV1 相关脊髓病 各种脊髓炎和脊髓结核

续　表

类别	疾病与药物
2. 周围神经病	带状疱疹性神经病 急性多发性神经炎 糖尿病性多发性神经病 广泛盆腔手术（直肠癌或宫颈癌根治术） 莱姆病 梅毒
3. 药物性因素	对交感和副交感神经有损害的药物，如阿托品、抗高血压药、抗过敏药、抗组胺等

2. 分类　近年来，国际上依膀胱充盈时逼尿肌有无抑制性收缩将神经源性膀胱分成两类。

（1）逼尿肌反射亢进：逼尿肌对刺激的反应有反射亢进现象。在测量膀胱内压时出现无抑制性收缩。可伴或不伴尿道括约肌的功能障碍。

（2）逼尿肌无反射：这一类神经源性膀胱的逼尿肌对刺激无反应或反射减退。在测量膀胱内压时不出现无抑制性收缩。可伴或不伴尿道括约肌的功能障碍。

【临床表现】

1. 低张力性膀胱　由脊髓排尿反射弧损害造成。一般由于圆锥、马尾损害，急性休克期的横贯性脊髓病造成。表现为膀胱逼尿肌张力低或消失。尿充盈膀胱后不引起反射性排尿，导致尿潴留。过度充盈后少量尿液出入尿道，形成小便点滴（溢出性尿失禁）。在检查时发现残尿多，膀胱容量大。如病损累及脊髓后柱或感觉通路，患者尽管膀胱充盈，但尿意消失。

2. 高张力性膀胱　见于骶髓排尿中枢以上的神经通路的损害。排尿反射失去中枢神经的控制。如旁中央小叶损害、脊髓炎。表现为膀胱容量减小，逼尿肌张力增高，尿道外括约肌失去控制，尿滴沥性尿失禁，尿次数多，而每次尿量少。

不同部位中枢和周围神经损害的详细临床表现见表 2-22-2-2。

尽管表 2-22-2-2 内各个部位损害有不同临床表现，但由复旦大学附属华山医院 102 例排尿症状的分析显示，神经源性膀胱的泌尿系症状与一般泌尿系统疾病相似，较为特殊的有尿意丧失，伴有排尿功能紊乱及反射性排尿。除反射性排尿（属逼尿肌反射亢进一类）外，排尿症状与神经源性膀胱的类型没有什么关系。因此，症状分析对区分两类神经源性膀胱的意义不大。

【诊断】

神经源性膀胱的诊断主要是区别逼尿肌反射亢进性和无反射性神经源性膀胱，区别如下。

（1）膀胱内压测量：观察膀胱逼尿肌是否有无抑制性收缩，必要时采用站立位测压、咳嗽、牵拉导尿管等激发方法。如出现无抑制性收缩即属逼尿肌反射亢进一类，否则属逼尿肌无反射一类。

本试验是分类的主要依据之一，但是：① 膀胱有炎症、结石、肿瘤及下尿路梗阻（如前列腺增生）时，非神经源性膀胱患者也可出现无抑制性收缩；② 逼尿肌反射亢进患者在仰卧位测压时，部分患者需激发才出现无抑制性收缩。

（2）冰水试验：用 F16 导尿管排空膀胱后，快速注入 14℃

表 2 - 22 - 2 - 2　中枢和周围神经不同部位病损的临床表现

类别	大脑皮质各皮质下	脊髓 S₂ 以上（颈胸腰）	脊髓 S₂ 以下（圆锥）	骶运动神经前角和前根	髓感觉神经后根后索
膀胱损害	(1) 完全性抑制时无张力型 (2) 弥漫局灶时无抑制型	(1) 完全性休克呈无张力型 (2) 恢复期呈反射型 (3) 晚期呈痉挛型	(1) 完全性损害呈自发性 (2) 不完全性损害呈无抑制性或自发性	运动麻痹	感觉麻痹
临床表现					
感觉	正常	模糊、无尿意	感觉丧失	正常	感觉丧失
早期表现	尿频、尿急、尿失禁	不能排尿、容量大、残余尿多	不能排尿容量大	不能排空膀胱膨胀	不能完全排空
晚期表现	尿频、尿急、尿失禁	突然排尿不可控制、容量和残余尿不定	滴尿、排尿难	不能排空伴胀感	充盈性尿失禁、滴尿

60 ml 冰水。如系逼尿肌反射亢进膀胱，在数秒钟内，冰水（如连同导尿管）从尿道中被喷射而出；而逼尿肌无反射膀胱，冰水自导尿管缓慢排出。

（3）肛门括约肌张力：肛门括约肌松弛者属逼尿肌无反射一类。

（4）尿道闭合压力图：最大尿道闭合压力正常或高于正常者属逼尿肌反射亢进，最大尿道闭合压力低于正常者属逼尿肌无反射。

（5）尿道阻力测定：正常尿道阻力为 10.7 kPa(80 mmHg)。逼尿肌无反射者尿道低于正常。

以上各项检查中，观察膀胱逼尿肌是否有抑制性收缩比较准确，其他检查，错误机会较多。错误的原因可能为"混合"病变一类神经源性膀胱，即逼尿肌的神经病变与尿道外括约肌的神经病变不属于同一水平。

【治疗】

病因治疗是最根本的方法。但大部分患者为疾病的后遗症，病因已无法治疗。

治疗神经源性膀胱主要是保护肾脏功能，防止肾盂肾炎、肾积水导致慢性肾功能衰竭；其次是改善排尿症状以减轻其生活上的痛苦。治疗的具体措施是采用各种非手术或手术方法减少残余尿量。残余尿量被消除或减至很少（50 ml 以下）之后可减少尿路并发症。但必须注意，有少数患者虽然残余量很少甚至完全没有，但仍发生肾盂积水、肾盂肾炎、肾功能减退等并发症。因这些患者排尿时逼尿肌收缩强烈，膀胱内压可高达 19.6 kPa(200 cmH₂O) 以上（正常应在 0.7 kPa 即 7 cmH₂O 以下）。这些患者应及早进行治疗，解除下尿路梗阻。

现将几种常用的治疗方法介绍于下。

1. 非手术疗法

（1）间歇导尿或连续引流：在脊髓损伤后的脊髓休克期或有大量残余尿或尿潴留者，如肾功能正常，可用间歇导尿。如患者全身情况不佳或肾功能有损害，应用留置导尿管连续引流，安装磁性开关。

（2）药物治疗：凡膀胱残余尿量较多的患者，不论是否有尿频、尿急、急迫性尿失禁等逼尿肌反射性亢进的症状，都应首先应用 α 受体阻滞剂以减少残余尿。如单独应用 α 受体阻滞剂效果不佳，可同时应用氨甲酰甲胆碱（乌拉胆碱）、新斯的明等增加膀胱收缩力的药物。对于有逼尿肌反射亢进症状（尿频、尿急、遗尿）而无残余尿或残余尿很少的患者，可应用抑制膀胱收缩的药物如奥昔布宁（尿多灵）、维拉帕米、溴丙胺太林（普鲁本辛）等。对于有轻度压力性尿失禁而没有残余尿者可应用麻黄素、普萘洛尔等促进膀胱颈部和后尿道收缩的药物。对于排尿功能有损害的患者，应首先采取措施使尿液引流畅通，而不是应用药物改善排尿症状。

（3）封闭疗法：此法由 Bors 所倡用，适用于上运动神经元病变（逼尿肌反射亢进）。对于运动神经元病变（逼尿肌无反射）效果不佳。封闭后效果良好者，残余尿量显著减少，排尿症状明显好转。少数患者在封闭 1 次之后，效果能持续数月至 1 年之久；这些患者只需定期进行封闭，无须采用手术治疗。

封闭疗法按下列次序进行：① 黏膜封闭，用导尿管排空膀胱，注入 0.25％丁卡因溶液 90 ml，10～20 min 后排出。② 双侧阴部神经阻滞。③ 选择性骶神经阻滞，每次阻滞 S₂～S₄ 中的一对骶神经。如无效果，可作 S₂ 和 S₄ 联合阻滞。Schurch 等（1996）提出用肉毒毒素 A 治疗逼尿肌反射亢进性神经源性膀胱。

（4）膀胱训练和扩张：对尿频、尿急症状严重，无残余尿或残余量很少者可采用此法治疗。嘱患者白天定时饮水，每小时饮 200 ml。将排尿间隔时间尽力延长，使膀胱容易逐步扩大。

2. 手术治疗　一般在非手术疗法无效并在神经病变稳定后进行。如具备 4 道程或 6 道程尿流动力学检查仪者，通过检查结果，明确功能性下尿路梗阻的部位和性质后进行手术，解除梗阻。

（1）手术原则：① 泌尿系有机械性梗阻者（如前列腺增生），应先去除机械性梗阻。② 逼尿肌无反射患者，首先考虑经尿道膀胱颈部切开。③ 逼尿肌反射亢进患者，或逼尿肌括约肌功能协同失调者，如阴部神经阻滞仅有短暂效果，可作经尿道外括约肌切开或切除术。④ 逼尿肌反射亢进患者，如选择性骶神经阻滞有短暂效果，可行相应的骶神经无水乙醇注射或相应的骶神经根切除术。⑤ 严重的尿频、尿急症状（急迫性排尿综合征），无残余尿或残余尿量很少，经药物治疗、封闭疗法、膀胱训练和扩张均无效者，可考虑行膀胱神经剥脱术或经膀胱镜用无水乙醇或 6％石炭酸注射膀胱底部两旁的盆神经。⑥ 逼尿肌反射亢进患者，如经各种封闭疗法均无效，可作膀胱颈部切开术。⑦ 后尿道全长切开术，此术只适用于男性，使患者的尿道内括约肌均失去控制膀胱内尿液外流的功能，造成无阻力性尿失禁，尿液引流畅通。采用这种手术后，尿路感染等并发症降至 1％以下。其缺点为患者需终身用阴茎套及集尿袋收集尿液,在生活上较不方便。

(2) 后尿道全长切开术及尿流改道指征:① 经非手术及手术治疗后仍有进行性肾功能减退、肾积水或不能控制的肾炎。② 经非手术及手术治疗后仍有严重的排尿症状。③ 肾功能已有严重损害或慢性肾功能衰竭者。

对上述情况,尿道保留导尿管对女性患者是一种良好的处理方法。

(3) 无阻力性尿失禁(无残余尿的严重尿失禁)的处理:男性患者可用人工尿道括约肌装置。

参 考 文 献

[1] 陈忠,崔吉吉,双卫兵.神经源性膀胱[M].北京:人民卫生出版社,2009:92-134.

[2] 苏雅茹.中风后尿失禁发生的危险因素、预后和尿动力学研究[D].上海:复旦大学,2003.

[3] PATEL M, COSHALL C, RUDD A G, et al. Natural history and effects on 2 year outcomes of urinary incontinence after stoke [J]. Stroke, 2001, 32(1): 122-127.

第三篇　中枢神经系统疾病

第一章　脑的功能解剖

吕传真

第一节　神经系统基本结构与功能

一、神经系统的基本结构

神经系统包括中枢神经系统和周围神经系统。中枢神经系统由脑和脊髓所组成；周围神经由脑神经（cranial nerves）和脊神经（spinal nerves）所组成。根据其功能又可分为运动神经（motor nerve）、感觉神经（sensory nerve）和自主神经（autonomic nerve）。所有神经组织的基本结构均由神经细胞和神经纤维所组成。神经细胞包括神经元和胶质细胞；神经纤维则根据纤维大小、有无髓鞘包膜的存在而分为有髓鞘纤维和无髓鞘纤维等。

（一）神经元

神经元（neurons）是神经组织中产生神经兴奋和功能活动的基本单位。神经元由细胞体、数个树突和一个轴突所组成。神经元的大小变异很大，不同部位的神经元形状亦可完全不同，例如小脑皮质中颗粒细胞层的神经元就很小，整个细胞体仅比蒲肯野（Purkinje）细胞的细胞核稍大一点点；运动神经元一般亦比感觉神经元大。按功能，神经元又可分为传出神经元，如大脑皮质的锥体细胞，它发出轴突到达脑干或脊髓的运动神经细胞；感受神经元，接受运动或感觉的传入神经冲动，经加工后，将信号直接或经中间神经元传出；中间神经元系指转递感觉或运动信号从Ⅰ级到Ⅱ级效应神经元的神经元，此类神经元的胞体较小，突触传递的距离较短。不管何种类型的神经元，均由细胞体、轴突和树突所组成（图3-1-1-1、图3-1-1-2）。

1. 细胞体（cell body）　是神经元的代谢和基因中心，亦被称为躯体（soma）或核周体（perikaryon）。虽然神经元的大小、功能各异，但其基本结构不变，都由细胞核和细胞质所组成。细胞核位于细胞体中心，在有些较小的神经细胞中，占据大部分体积，内有核包涵体，内含核染色质，是细胞遗传物质和核糖体的所在部位，与细胞的特性有关。细胞质中含有许多尼氏

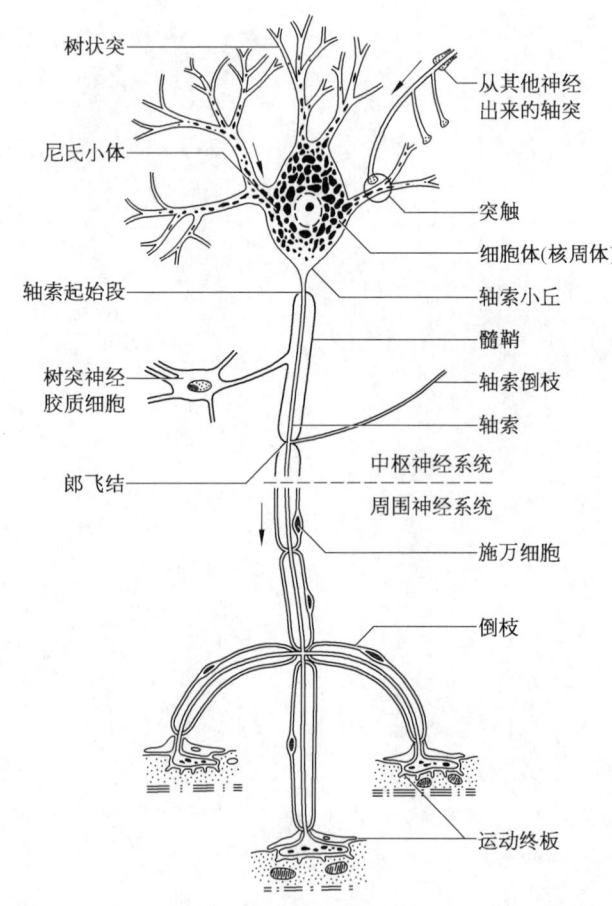

图3-1-1-1　神经元模式图

（Nissl）物质，该物质为核糖体的内质网，是一种蛋白合成装置。核糖体（ribosome）多见于树突附近的细胞体内。粗糙结构的内质网合成蛋白质，这种蛋白质能经高尔基体，随神经兴奋性，经泡吐作用从细胞膜吐出，或经轴索的轴浆流动。轴突没有蛋白合成能力。

胞质膜即神经元的细胞体膜，是一种双层的脂质结构，属液态——晶体脂膜，它能允许磷脂分子在其内缓慢移动，并有从细胞外向细胞内转递信号的功能。胆固醇起到固定胞膜的

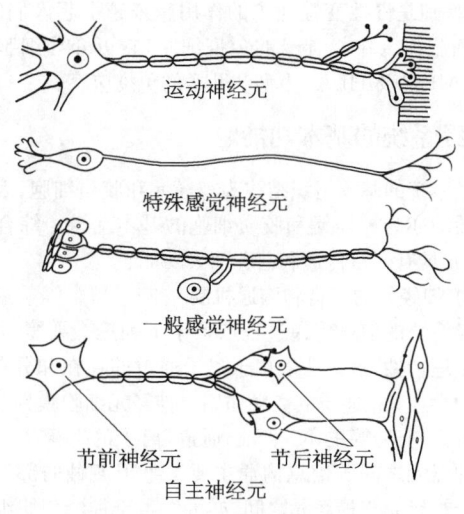

图 3-1-1-2 各种神经元模式图

（运动神经元）

（特殊感觉神经元）

（一般感觉神经元）

节前神经元　节后神经元

自主神经元

双层结构的功能。脂质膜的最外层为含有涎酸的神经节苷脂（gangliosides），它具有突触事件的调节、神经传导、神经损伤的保护和诱导神经修复和生长的功能。胞膜结构中，除脂膜结构之外，还有蛋白成分的存在。胞膜蛋白属于整合蛋白，它具有很高的离子平衡，信息传递，维持神经元、胶质细胞与细胞外结构相互作用的功能。胞膜的蛋白包括离子稳态蛋白和信号传递蛋白，如离子通道、受体、泵、转运体和裂隙结合蛋白（connexins）、黏附分子等。所有这些蛋白分子在胞膜的分布均有其各自的特性，即使剖面的选择性分布，亦完全依赖于这些分子与神经元胞膜架上的相互作用。

细胞骨架是一种半硬性的聚合体，由丝状的蛋白所组成。该蛋白决定了细胞的形态、膜的构造和细胞内的信号转运。细胞骨架蛋白有肌动蛋白（actin）、神经丝（neurofilament）和微管（microtuble）蛋白。

2. 树突（dendrites）　在神经元胞体周边可有数个树突，它接受神经元输出的冲动信息，与神经元的细胞体一起接受外来信息传递。树突接受信息的表面积要比神经元的细胞体还要大许多。树突接收从其他环境来的信息（感觉神经）或其他神经元（如中间神经元、运动神经元）来的信息，将突触电位（synaptic potential）放大并传送到神经元的胞体，当达到兴奋阈值时，则产生轴索的动作电位。多少年来，树突的突触电位放大被认为是一个被动的过程。但在发现了某些神经元（新皮质锥体细胞）的树突有高密度的电压门钠（Na⁺）通道和在轴索激发的后动作电位能放大地反馈到树突以来，已经改变了对树突的生理学的认识。现在认为：树突有两条通路，一条是从神经元到树突突触的通路，另一条为形成局部突触改变，参与突触的可塑性。

树突是神经胞体的延伸，树突的近端与神经元细胞体的成分没有区别。干状树突包含有所有的细胞器，仅当树突的直径缩小后，细胞质成分减少。随树突长度的延长，尼氏小体的数目逐步减少。相反，聚集性内质网部随树突远离胞体而增加。此外，在有些神经元，如大锥体细胞和蒲肯野细胞的树突中，有 2 μm 凸出表面的形状如蘑菇状的嵴（spine），它含有核糖体，作为树突的粗细突起，接受突触的兴奋传入。

3. 轴突（axons）　轴索起始神经元的细胞体，是由轴索膜包裹细胞质而形成的圆锥形管道，其膜称为轴索膜（axolemma），其骨架由神经丝和微管组成，并随之始终。微管提供轴索从头到尾的运送功能。轴索是一种特殊的电信号传递结构。轴索的起始部（胞体）有特殊的形态结构，该段的轴索膜含有高密度的钠通道，该段为激活带，产生动作电位，并沿轴索从近端向远端传递，最终激起突触兴奋性，将兴奋输送给另一神经元。轴索的起始段与树突不同，它不含尼氏物质。轴索的长短差异很大，从数微米到 100 cm 以上。粗细亦相差很大，其直径为 0.1~2.0 μm。

髓鞘是由多层富有脂质的膜所组成。大多数轴索均由髓鞘所包绕，有髓鞘包绕的神经纤维称为有髓神经纤维，没有髓鞘包绕的纤维称为无髓鞘纤维。中枢神经的轴索由寡突神经细胞所包绕，周围神经的髓鞘由施万细胞所包绕。髓鞘约每 1 mm 的距离被 1 μm 长的凹陷分为节段，此凹陷部分称为郎飞结。髓鞘的主要功能是绝缘，隔绝轴索的神经兴奋传导。

轴索的功能主要是传导信号从神经细胞体到达其神经终末，并在此与下级神经元形成突触（synapses）。轴索具有传导功能，沿髓鞘进行跳跃式快速传递。在轴索营养物质沿轴浆从细胞体输送到达终末——突触；反之，亦可以从突触输送物质返回到细胞体。前级传导和逆向传导两种传导途径同时存在。前级传送（anterograde）主要有：快速输送蛋白、类脂和神经递质，输送速度为 200~400 mm/d；输送线粒体，每日 50~100 mm；微丝（microfilament）输送饱和钙离子比较慢，速度为 2~8 mm/d；神经丝（neurofilaments）和线粒体则更慢，0.1~1 mm/d。反之，逆向输送（retrograde）溶酶体的产物，其速度为 200~300 mm/d。

（二）胶质细胞

胶质细胞（glia cells）又称神经胶质（neuroglia）。在脑和脊髓的神经组织中，除神经元外，就是神经胶质细胞。它主要存在于脑内，其细胞数约为脊髓的 10 倍。神经胶质细胞不形成突触，但它在髓鞘形成、神经元发育的调控、细胞 K⁺ 水平的维持、突触兴奋后神经递质的再吸收等功能中起重要作用。中枢神经系统的胶质细胞可区分为大胶质（macroglia）和小胶质（microglia）细胞，前者又可再区分为寡突神经胶质细胞（oligoderdrocytes）、星形胶质细胞（astrocyte）、NG-2⁺ 胶质胞、星管膜细胞（ependymal）等。

1. 大胶质细胞

（1）寡突神经胶质细胞：此细胞来源于外胚层，与神经元不同，它可以再生。该细胞形成髓鞘包绕中枢神经元的轴索。根据被包绕神经元轴索的直径大小，寡突神经胶质细胞可以被分为 4 种亚型。Ⅰ、Ⅱ 型寡突神经胶质细胞包绕直径较小的神经轴索，Ⅲ、Ⅳ 型寡突神经胶质细胞则包绕直径较粗的神经轴索。寡突神经胶质细胞主要位于白质中，一个细胞可以对 40~50 根神经轴索进行髓鞘包绕。

（2）星形胶质细胞：它有两种基本形态，即多胞质型和纤维型。两种细胞的功能有无差别尚不明朗。胞质型星形胶质细胞在胞体周边发出许多突起，它在神经系统血管周边，占据脑和脊髓表面，为中枢神经系统提供了结构支持；在发育阶段，为神经细胞的移行提供导向。此外，星形胶质细胞在维持脑和脊髓的细胞外腔内 K⁺ 浓度的离子稳态中亦起重要作用；在突触传递中，参与神经递质的再吸收，参与血-脑屏障的功能。虽然星形胶质细胞在毛细血管周围不形成屏障作用，但它能选择性地吸收一些物质提供该环境适应的神经元。星形胶质细胞覆盖整个中枢神经，当神经组织损伤时，它即发生增生，修复损伤的神经组织。星形胶质细胞的特异蛋白为胶质纤维酸蛋白（glial fibrillary acidic protein，GFAP）。慢性的星形胶质细胞增殖导致胶质瘢痕的形成。

2. 小胶质细胞 亦称为中枢神经系统巨噬细胞，它有 4 种细胞形式：① 阿米巴样小胶质细胞，此类细胞能移行和吞噬。② 静息小胶质细胞，分布于正常脑组织中，仅起支架和神经营养作用，因为正常的小胶质细胞能分泌神经营养因子，维持辅助神经兴奋的传递。③ 激活不具备吞噬功能的小胶质细胞，这种细胞见于脑组织受伤，但没有明显中枢神经系统损伤（sublethal CNS injury）的脑组织。④ 具有吞噬功能的小胶质细胞，亦称脑巨噬细胞，见于颅脑损伤、炎症、脱髓鞘、脑肿瘤、脑卒中（缺血性和出血性）的整个致病和修复机制。这种具有吞噬功能的小胶质细胞，一方面吞噬损伤组织的碎片，清除病灶；另一方面分泌许多炎性因子、细胞因子，激发组织的炎性反应或分泌 TGF-β 等细胞因子，保护神经免受损伤，在肿瘤组织中则促使肿瘤生长等双向作用。近年来，小胶质细胞在神经系统疾病，特别是慢性变性病中的作用越来越引起人们的注意。小胶质细胞作为中枢神经的免疫细胞，它可介导细胞免疫反应，激活 MHC 及 HLA-Ⅰ型和Ⅱ型的免疫应答。

二、神经系统的基本功能

神经系统的基本组织结构为神经元和胶质细胞，因此其基本功能活动亦为神经元和胶质细胞的基本活动。综合各种活动，神经元具有兴奋传递和营养两大功能。

（一）神经元的兴奋和沟通机制

神经系统的信号传递过程依赖于下列三大要素：① 神经元的电生理特性，该特性依赖于离子通道的存在和分布；② 突触环路的存在；③ 递质的突触作用。神经元细胞膜具有生物膜和离子特性，有跨膜的 K⁺、Na⁺ 通道，离子的平衡产生静息膜电位。神经元之间的信息沟通主要发生在突触的部位。突触可发生于神经元与神经元之间，亦可发生于神经与肌细胞之间（图 3-1-1-3）。

1. 膜电位与动作电位（membrane potential and action potential） 神经元是神经系统的基本信号单位，神经元与肌肉细胞一样，对刺激可产生电冲动。神经元的电反应可以是局部的，也可以沿轴索扩大。扩大传播的电冲动称为动作电位。在没有刺激时，神经元是稳态的，由神经元的细胞膜维持着细胞

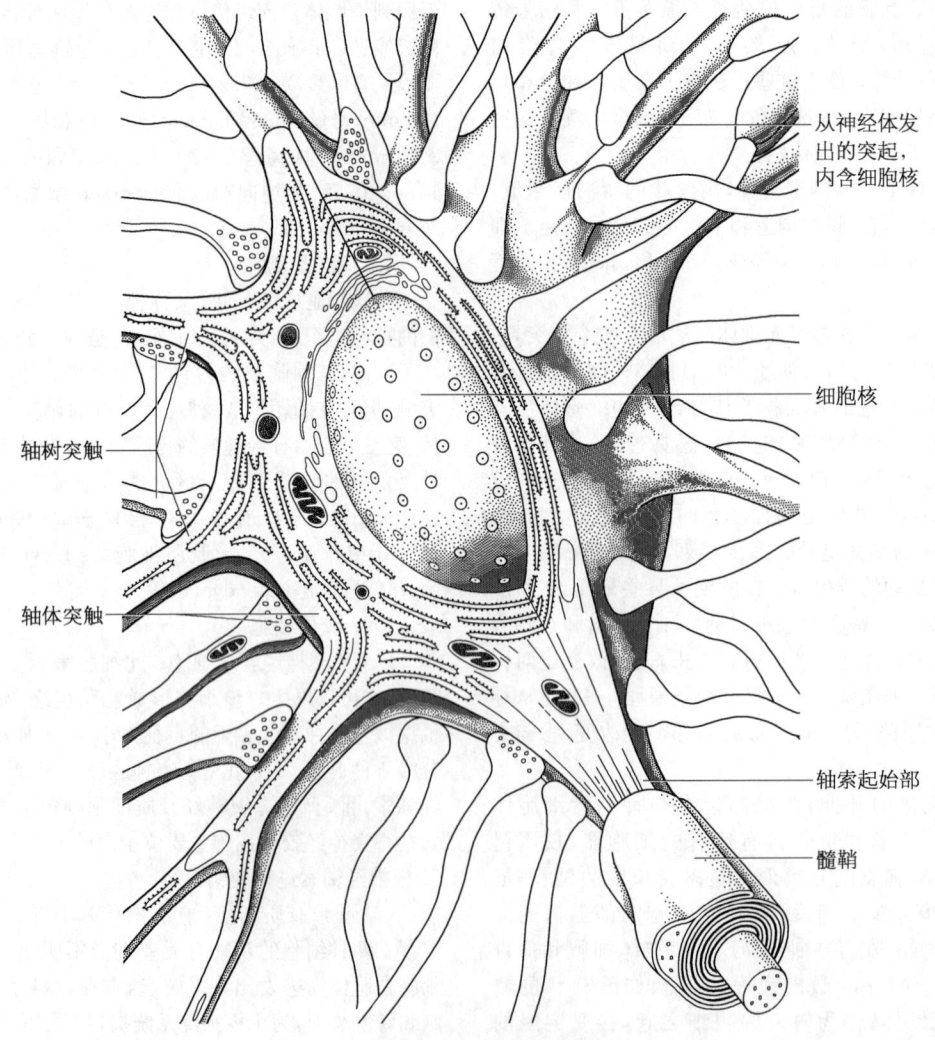

图 3-1-1-3 神经元及突触三维模式图

从神经体发出的突起，内含细胞核

细胞核

轴索起始部

髓鞘

轴树突触

轴体突触

内外的离子平衡,即维持一个静息膜电位(resting potential)。正常时,该电位约为－70 mV。神经细胞膜是一种双层脂质结构,它能选择性透过多数无机离子,不能透过蛋白质和其他有机离子。细胞内外的离子浓度差异是由细胞膜上的离子泵来维持的,它维持着恒定的细胞内高 K⁺ 浓度和细胞外的高 Na⁺ 浓度。该离子梯度的维持,依赖于 Na⁺、K⁺ ATP 酶的活性,该酶能将 K⁺ 从细胞内转运到细胞外,将 Na⁺ 从细胞外转运到细胞内,这种转运的基本特性需要消耗 ATP。有两种力量维持着细胞内外的 Na⁺、K⁺ 浓度梯度的平衡,一种为化学的力量促使 Na⁺ 或 K⁺ 从高浓度向低浓度移动;另一种力量则为电的力量,即膜电位促使 Na⁺、K⁺ 离子的流向。静息时,细胞内的 Na⁺ 浓度为 15.0 mmol/L,细胞外的浓度为 150 mmol/L,相差 10 倍,平衡电位为＋60 mV;细胞内 K⁺ 浓度为 150 mmol/L,细胞外浓度为 5.5 mmol/L,相差近 30 倍,平衡电位为－90 mV;Cl⁻ 浓度在细胞内为 9.0 mmol/L,细胞外为 125 mmol/L,内外相差14 倍,平衡电压为－70 mV。

神经元细胞膜上有 Na⁺、K⁺ 离子通道蛋白。当选择性 Na⁺ 通道开放时,即产生细胞膜的去极化,持续的 Na⁺ 通道开放,达到动作电位的阈值时则产生动作电位。K⁺ 离子通道开放一般较慢,K⁺ 离子的过度透导致过极化。因此,动作电位是由细胞在神经元信号沟通中所产生的电冲动,当达到阈值时,则可扩散并沿轴索扩展。

2. 神经纤维　神经纤维根据神经传导速度、纤维直径和生理特性分为三种纤维:① A 型纤维,为有髓鞘纤维,直径较大,髓鞘膜上有 Na⁺、K⁺ 离子通道,Na⁺ 通道主要位于郎飞结附近,K⁺ 通道主要集中在结间组织中。因此,此型纤维传导快,运送各种运动和感觉性冲动。此型纤维最易受压力或缺氧等损伤。② B 型纤维,细的有髓鞘纤维,此型纤维的神经传导速度较 A 型慢。③ C 型纤维,属最细的无髓鞘纤维,此型纤维传递痛觉,传导速度最慢(表 3-1-1-1)。

表 3-1-1-1　神经纤维类型

纤维类型	功能	纤维直径(μm)	传导速度(m/s)
A 型			
α	躯体运动	10～20	70～120
β	触觉、压觉	5～12	30～70
γ	运动-肌梭	3～6	15～30
δ	痛、温、触	2～5	12～30
B 型			
副交感神经节前部分		<3	3～15
C 型			
背根	痛、反射性	0.4～1.2	0.5～2
交感神经节后部分		0.3～1.3	0.7～2.3

3. 突触(图 3-1-1-4)　由突触前、突触后和突触裂隙所组成。突触有许多类型的化学突触。突触前为神经终末,终末内包含有突触小泡,小泡内存储和分泌神经递质。当动作电位到达突触前膜时,能激活位于突触前含有突触小泡的激活层(active zone),促使激活层内的 Ca²⁺ 电压门通道开放,借助泡吐作用将小泡内的化学递质释放。这些化学递质有氨基酸(L-谷氨酰胺、γ 氨基丁酸)、乙酰胆碱、单胺类物质(多巴胺、去甲肾上腺素、5-羟色胺)、神经肽和 ATP 等。不同的突触有不同的递质。这些化学物质(信号)作用于突触后膜的两类受体上,一类为阈门相关受体,化学物质与受体结合后引起离子通道的开放,允许 Na⁺、Ca²⁺、Cl⁻ 的快速内流,即可引起突触后的快速兴奋或抑制,这种快速的沟通称为经典的神经递质反应;另一类为通过 G 蛋白偶联受体,激活 K⁺、Na⁺ 通道,使神经元兴奋或抑制,该反应相对较慢,这种效应称为神经调节(neuromodulation)。神经兴奋所产生的化学递质突触效应的终止有不同途径,根据递质的类型,递质由突触前膜或胶质细胞再吸收、酶代谢,或由数种机制共同参与而完成。

化学递质的受体位于突触后神经元的细胞体或树突上。

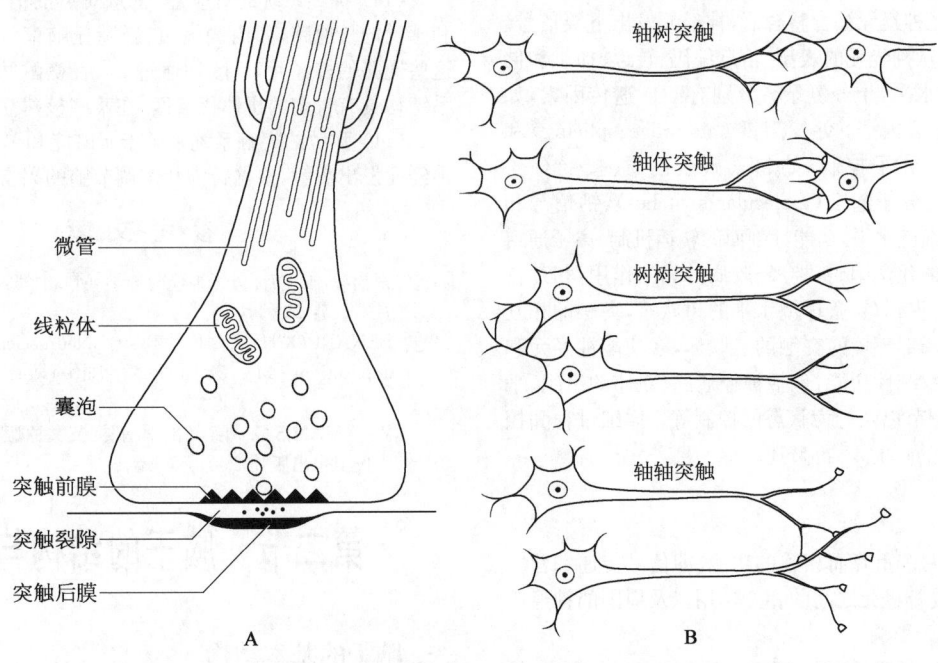

微管
线粒体
囊泡
突触前膜
突触裂隙
突触后膜

A

轴树突触
轴体突触
树树突触
轴轴突触

B

图 3-1-1-4　突触模式与突触类型模式

A. 突触模式;B. 突触类型。

突触发生的部位决定了该突触对神经元兴奋性的影响。一个树突可以接受多个突触,神经元则整合不同突触传递后产生兴奋或抑制性的突触后电位。根据树突的容量,将各突触的兴奋性被动地传入到细胞体,较远的突触对神经元的影响则较少。然而,许多神经元的树突中有各种不同的离子通道,如树突的 Na^+ 通道起突触后电位推进器(boots)作用,增加该电位到达细胞体;Ca^{2+} 通道则产生树突的棘波,增加局部的兴奋性;K^+ 通道则降低树突的兴奋性,并有可能继续胞体轴索电位向树突扩散的可能性。树突嵴(dendritic spine)原始地接受兴奋性突触的连接,引起局部 Ca^{2+} 浓度的升高。树突的这些激活机制在突触的生理和可塑性中有重要意义。

除化学突触外,神经元的兴奋性沟通还有:① 间隙连接(gap junction),此连接的形式为电突触(electrical synapse)。电突触是双向性的,它在两个神经元之间进行信号沟通,见于神经元与神经胶质细胞之间的沟通及其他细胞间的沟通。② 容量传递(volume transmissions),该传递系指化学递质从神经元释放后弥散到细胞外液中,经细胞外液作用于一定范围内的其他神经元或非神经元受体上,以旁分泌形式(paracrine fashion)起作用。突触后的靶神经元可释放一些化学物质作为反馈信号作用于突触前神经细胞。有许多分子,如一氧化氮(NO)、花生四烯酸、前列腺素、生长因子、细胞因子和固醇类激素等均通过非突触机制影响的活动。

(二)神经兴奋性的调控

神经的自我调节十分复杂,途径亦很多。从突触水平而论,神经递质的释放可有兴奋或抑制。当递质与突触后膜的受体结合后,即可产生 Na^+、K^+ 通道的开放或关闭,并产生膜的去极化,此时产生兴奋性突触后电位(exitatory postsynaptic potentials),这种兴奋传递常见于轴树突触。抑制性突触发生于轴体突触,由局部 K^+、Cl^- 弥散,通透性增加,引起过度去极化而产生抑制性突触后电位(inhibitory postsynaptic potential,IPSP)。这种电位常见于轴体突触。因此,在突触水平上,不同部位的突触信号,经神经综合整合后,神经元发出下级信号。神经的兴奋调节还从神经元的表型、信息编码、转运、加工和储存过程有不同层次水平,十分复杂。分别有:① 遗传因素,如细胞周期控制、转录因子、交替裂变(alterative splicing)和 mRNA 锚定等;② 分子控制,如超家族蛋白质、接受分子(adapter molecule)、分子起动(molecular switches)、钙信号和蛋白磷酸化等;③ 细胞水平,功能性剖面的转运机制,离子通道和电生理;④ 突触的化学编码,神经-胶质的相互作用,相互营养作用和应用的可塑性;⑤ 微环境水平的树状嵴,突触的相互作用和一致性;⑥ 局部环境的突触的三联体,多功能神经元和神经网络形成;⑦ 系统性功能,包括神经通路、立体的组织、平行的过程、区别性调节以及行为状态的控制等。详细过程和控制机制已超出本书的目的,不再赘述。

三、小结

(1)神经元有两个重要而相关的功能,即信号传递和营养功能,这两个功能受神经元之间的相互作用以及周围的神经胶质细胞和细胞外液所影响。

(2)神经元的胞体含有建立膜池系统的能力,它合成、转运、加工和锚定蛋白到细胞不同部位,包括突触小泡。胞体的细胞膜是一种富有磷脂和节苷脂的膜,有完整的膜蛋白,如离子通道、受体、转运体、离子泵和结合素(connexins)等,均参与离子的稳态、电活动和信号传递。黏附分子介导神经元、胶质细胞和细胞外间质的相互作用。

(3)细胞骨架由肌动微丝(actin microfilaments)、神经丝和微管所组成,它维持着细胞的形态、细胞膜的剖面结构和细胞内的运输。

(4)轴索有两个功能,即动作电位的快速向前或向后输送和双向的轴浆流。轴索的传递速度随髓鞘的存在和轴索直径的增加而加快。轴索运输是双向性的,借助于微管结构和运动蛋白(motor protein),允许分子在细胞体与突触终末之间进行运输。

(5)神经元的电行为依赖于电压门——离子通道的分布。K^+ 通道反映静息膜电位,它的激活降低神经的兴奋性。Na^+ 通道代表动作电位。

(6)神经沟通的主要机制是通过化学突触完成的。当动作电位到突触终末时,电压门——Ca^{2+} 通道开放,神经递质从突触小泡中释放出来,即泡吐作用(exocytosis)。阀门相关受体的激活则产生快速的突触后兴奋或抑制(经典的神经递质);G-蛋白结合的受体兴奋则产生神经兴奋性的改变(神经调节)。

(7)DNA 选择性转录为 mRNA,改变 mRNA 裂变和锚定,并转换为蛋白质。转换后的蛋白质,决定了神经表型的导质性。

(8)由接受蛋白(adapter protein)和三磷酸鸟苷(GTP)结合蛋白介导的蛋白与蛋白的相互作用,是一种结构性组织,是突触传递和细胞外到细胞内转运的分子开关(molecular switches)。

(9)神经细胞与星形胶质细胞间的感受性相互作用网络是神经系统的重要信号通路。在局部水平中,三联体的神经通路是神经兴奋的基本单位,即一级传入神经元、传出神经元和局部的中间神经元所组成。中间神经元通过前后反馈机制调节神经元的兴奋性。

(10)神经系统的对应性,是点对点的信号传递,包括运动和感觉的长通路,如内侧纵束、脊髓丘脑束、皮质脊髓通路等,这些通路的神经元,一般均通过 L-谷氨酰胺兴奋神经元。该系统均具有肯定的机体代表区,在某些核建立象形信号等。

(11)弥散的突触系统来源于胆碱能和单胺能神经元,这些神经元发出突触,根据行为状态调节脑的兴奋性。

参 考 文 献

[1] 邵福源,王宇卉.分子神经药理学[M].上海:上海科学技术出版社,2005:22-98.

[2] BENARROCH E E. Basic Neurosciences with clinical applications [M]. Philadelphia:Butterworth Hememann,2006:1-15.

[3] WAXMAN S G.神经解剖学纲要(英文原版)[M].24 版.北京:人民卫生出版社,2001:6-34.

第二节 脑干的结构与功能

一、脑干的基本结构

脑干上与间脑、大脑半球相连,下端与脊髓相连,可谓是脊髓的延续。胚胎发育中,脑干系由脊索前端膨大的脑泡后部发育而成,其外形和内部结构均能显示由脊髓向脑的逐步过渡,呈节段性结构,第Ⅲ～Ⅻ对脑神经核位于其中。

(一)脑干的外形

脑干由下往上分为延髓、脑桥和中脑。延髓在枕大孔水平,以锥体交叉和第1对脊神经根发出部位为界与脊髓相接。上端以菱脑峡、丘脑底部为界与间脑连接。

1. 延髓 位于最下端,在枕骨的基底部,背面以小脑半球所掩盖。从锥体交叉至桥延沟长约为3cm。

(1)腹面观(图3-1-2-1):延髓似倒锥体形,上粗下细,清晰可见腹正中裂,正中裂两侧为锥状体隆起的锥体,其下端可见锥体交叉,其上端可见清晰的桥延沟与脑桥分开。两侧锥体的外侧可见前外侧沟,沟内有舌下神经和副神经从此发出。沟的后方则见两侧对称橄榄状隆起,称为橄榄体,内有橄榄核,接受脊髓的传入纤维,和发出纤维与小脑发生联系。橄榄体的背侧又有舌咽和迷走神经发出。

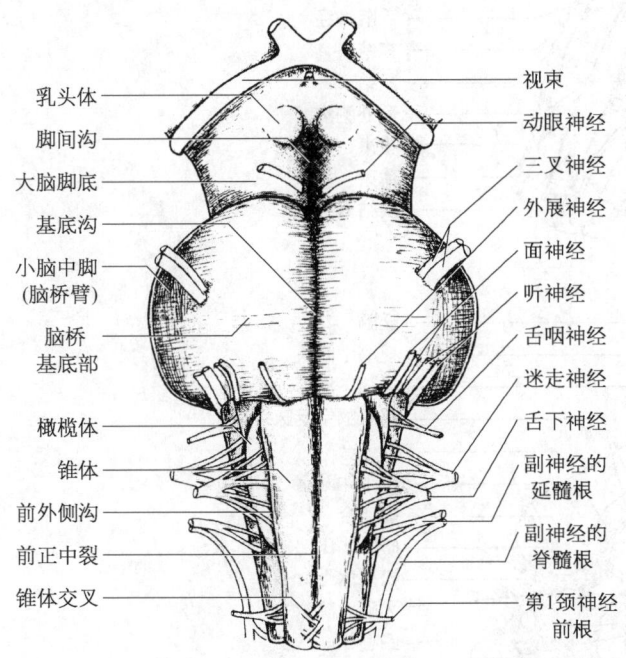

图3-1-2-1 脑干腹面观

(2)背面观(图3-1-2-2):可见后正中沟和左右对称的薄结节和楔结节,结节内分别为薄束核和楔束核,接受从脊髓传入的本体感觉,并在此换神经元将本体感觉输送到大脑皮质。背面观的延髓前端为菱形窝,即为第四脑室的底部。橄榄体的背前方和薄、楔结节前方为绳状体,它与小脑联系构成小脑下脚。

(3)侧面观(图3-1-2-3):可见有前后两条侧沟,两沟之间有一卵圆形隆起,称为橄榄体,内有橄榄核。侧沟内有数根神经发出,自上至下依次为舌咽神经、迷走神经、舌下神经和副神经发出。

2. 脑桥 位于延髓与中脑之间,长约2.5cm。腹侧面观,可见横行纤维,以桥延沟与延髓为界,前端清楚,与中脑为界。在脑桥延髓相接处,由内侧向外,依次有展神经(Ⅵ)、面神经(Ⅶ)和听神经(Ⅷ)从此发出。腹侧的正中有基底沟,基底动脉由此走过。基底沟的两侧为脑桥的基底部,并稍隆起,锥体束

在其下走过。两侧可见横伸的臂为脑桥臂(小脑中脚),借此与小脑联系。脑桥的腹外侧部亦可见脑神经(三叉神经)发出。脑桥的背面观为菱形窝的前一半,即第四脑室底部的前半部。菱形窝的侧角部隆起为前庭神经核所在区,窝中的方隆起;正前方为前髓鞘(小脑上脚),侧方为脑桥臂(小脑中脚)。

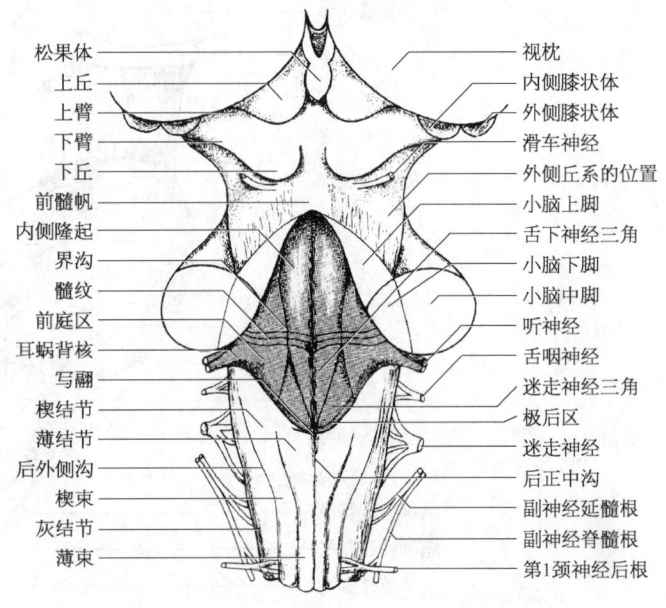

图3-1-2-2 脑干背面观

3. 中脑 位于脑干最前端。腹侧面观,可见两个圆柱形大脑脚,脚间有深凹的脚间沟,沟内发出动眼神经(Ⅲ)。沟的前端可见对称的乳头状隆起,称为乳头体,其前方为视神经和视交叉。背侧面观,在中脑背侧可见前后两对隆起,前者称上丘,后者称下丘,四个隆起统称四叠体。下丘的下方有脑神经(滑车神经)发出。上丘的上中间可见松果体。上丘的外侧分别为内侧膝状体与外侧膝状体。

(二)脑干的内部结构

脑干的内部结构亦与脊髓相似,有灰质和白质。脊髓节段中的"H"形灰质在脑干中因第四脑室的形成而上端散开,灰质的神经元集中部则为各种神经核。脊髓内的神经功能排列,从背侧往腹侧依次为内脏感觉→内脏运动→躯体感觉→躯体运动,到脑干后的排列依然如此。若以延髓橄榄体水平的断面观,则清楚可见,背内侧的迷走神经核、孤束核(内脏感觉)、疑核(内脏运动)、脊髓丘脑束(躯体感觉)、皮质脊髓束(躯体运动)的纤维排列亦与脊髓相当。各段脑干的断面结构如图3-1-2-4、图3-1-2-5所示。

1. 延髓的横断面观(3-1-2-6) 沿菱形窝下缘(延髓上部),可见第四脑室底近中线处有舌下神经核,其背外侧部有迷走神经背核,再经背外侧部为前庭内侧核、前庭背束核和前庭脊髓束;迷走神经背核的外侧为孤束核,该水平的最外侧为绳状体。舌下神经核的腹外侧为三叉神经脊髓束和三叉神经脊束核,再向腹侧为由脊髓丘脑束和脊髓顶盖束组成的脊髓丘系。再往腹侧看,可见为橄榄核和锥体束。橄榄核门附近靠中线部,有纵形纤维通过,此纤维为内侧丘系,系由薄束核和楔束核接受脊髓后索传入的本体感觉在换神经元后发出的上行纤维,在此交叉后上升,经脑桥、中脑至丘脑。

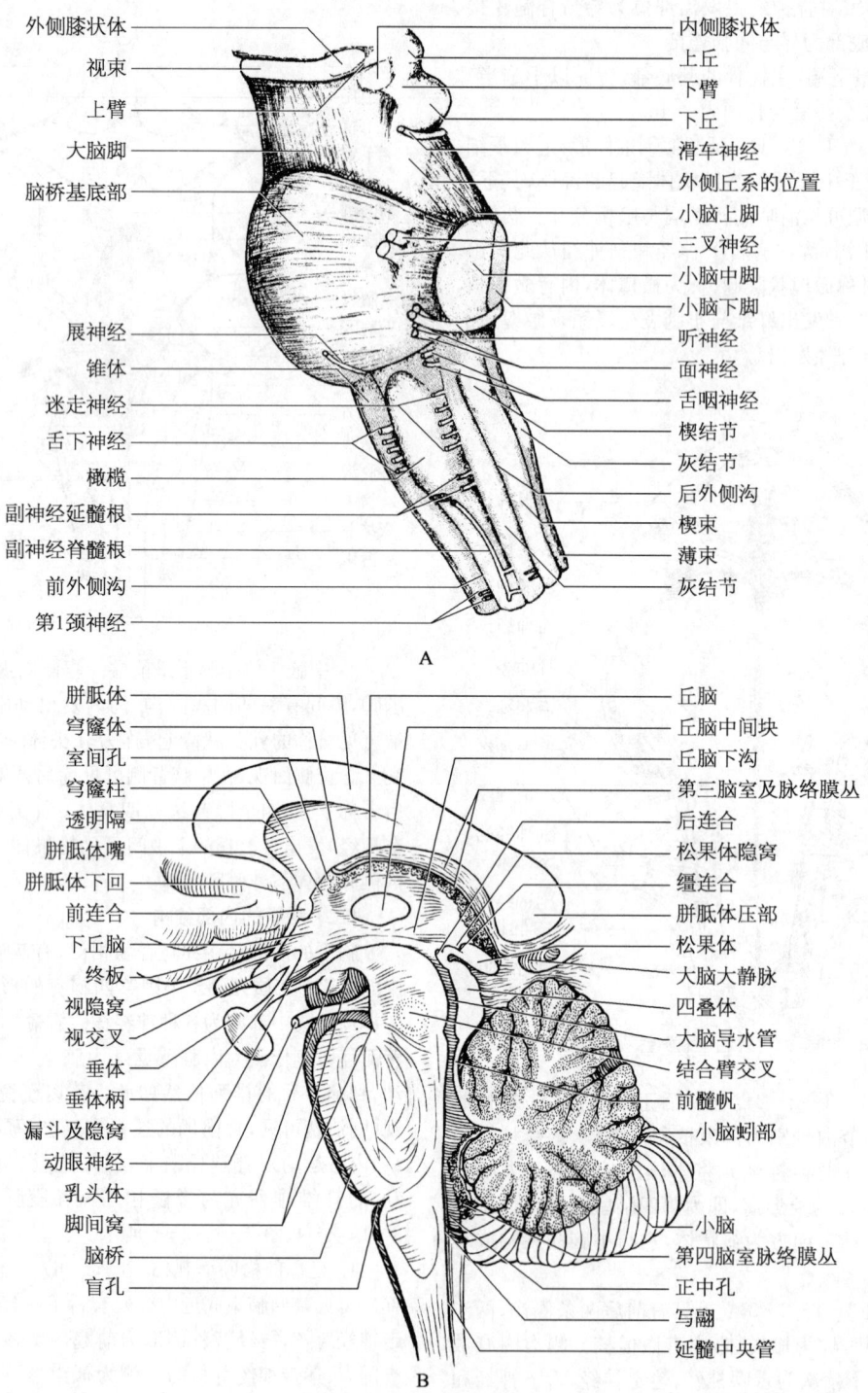

图 3 - 1 - 2 - 3　脑干侧面观
A. 外侧面观；B. 矢状面观。

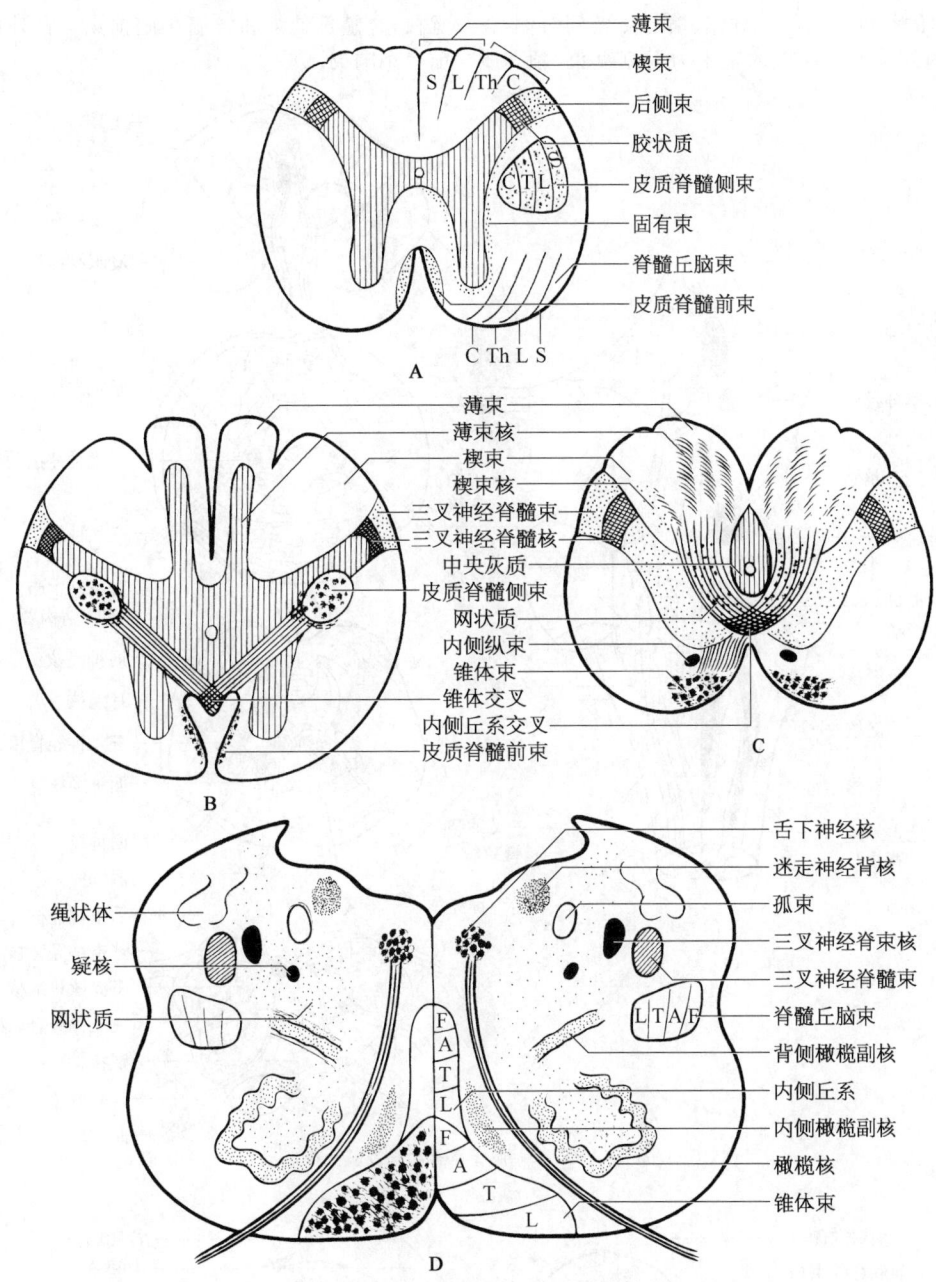

薄束
楔束
后侧束
胶状质
皮质脊髓侧束
固有束
脊髓丘脑束
皮质脊髓前束

A

薄束
薄束核
楔束
楔束核
三叉神经脊髓束
三叉神经脊髓核
中央灰质
皮质脊髓侧束
网状质
内侧纵束
锥体束
锥体交叉
内侧丘系交叉
皮质脊髓前束

B

C

绳状体
疑核
网状质

舌下神经核
迷走神经背核
孤束
三叉神经脊束核
三叉神经脊髓束
脊髓丘脑束
背侧橄榄副核
内侧丘系
内侧橄榄副核
橄榄核
锥体束

D

图 3-1-2-4 颈脊髓与脑干形态的变化

A. 颈脊髓的灰质及纤维排列(C：颈；Th：胸；L：腰；S：骶)；B. 延髓底段锥交叉水平；C. 延髓丘系交叉水平；
D. 延髓橄榄体水平(F：面；A：臂；T：躯干；L：颈)。

延髓受累后,常可产生下列 3 个临床综合征(图 3-1-2-7)。

(1) 延髓外侧综合征(Wallenberg 综合征)：常见。表现为病侧面部感觉异常(三叉神经脊髓束损害),对侧肢体感觉丧失(脊髓丘脑束损害)；同侧的软腭麻痹,咽、喉反射消失(Ⅸ、Ⅹ对脑神经根损害)；眼球震颤(前庭神经降根损害)；同侧肢体的共济失调(脊髓小脑束受累)及同侧的颈上交感神经麻痹综合征(网状结构的交感纤维受累)。常见于椎-基动脉系统的小脑后下动脉梗死或血供不足。

(2) 橄榄前综合征：较少见。表现为病侧舌下神经麻痹和对侧偏瘫。若有旁正中动脉梗死时亦可有对侧肢体的感觉异常。

(3) 橄榄后综合征：罕见。病变仅限于Ⅸ、Ⅹ、Ⅻ对脑神经核的位置,不伴锥体束损害。有时亦可扩延累及脊髓丘脑束而有对侧肢体的感觉异常。常由旁正中动脉梗死所引起。

上述延髓的三个综合征可混杂出现。

2. 脑桥的断面观 脑桥中部横切,可见以斜方体为界,将脑桥区分为两大部分。斜方体背侧称为背部或称为被盖部,是延髓的直接延续,该部可见面神经核及其神经绕过展神经核及其他许多纤维。斜方体的腹侧面称为基底部,内含纵行的皮质脊髓束纤维、脑桥固有核和大量横行的脑桥-小脑纤维,经脑桥臂到达小脑的齿状核。脑桥基底部随大脑皮质和小脑的发达而逐步增大。

脑桥中下部横切(图3-1-2-8),在被盖的最深部可见到耳蜗神经核发出的纤维组成的斜方体,横行交叉到对侧,有部分纤维穿过内侧丘系。被盖的正中为内侧纵束、顶盖脊髓束和内侧丘系;外侧为三叉神经和三叉神经运动核、感觉核,脊髓丘脑束和脊髓小脑前束。背外侧为前庭上核和前庭小脑束。

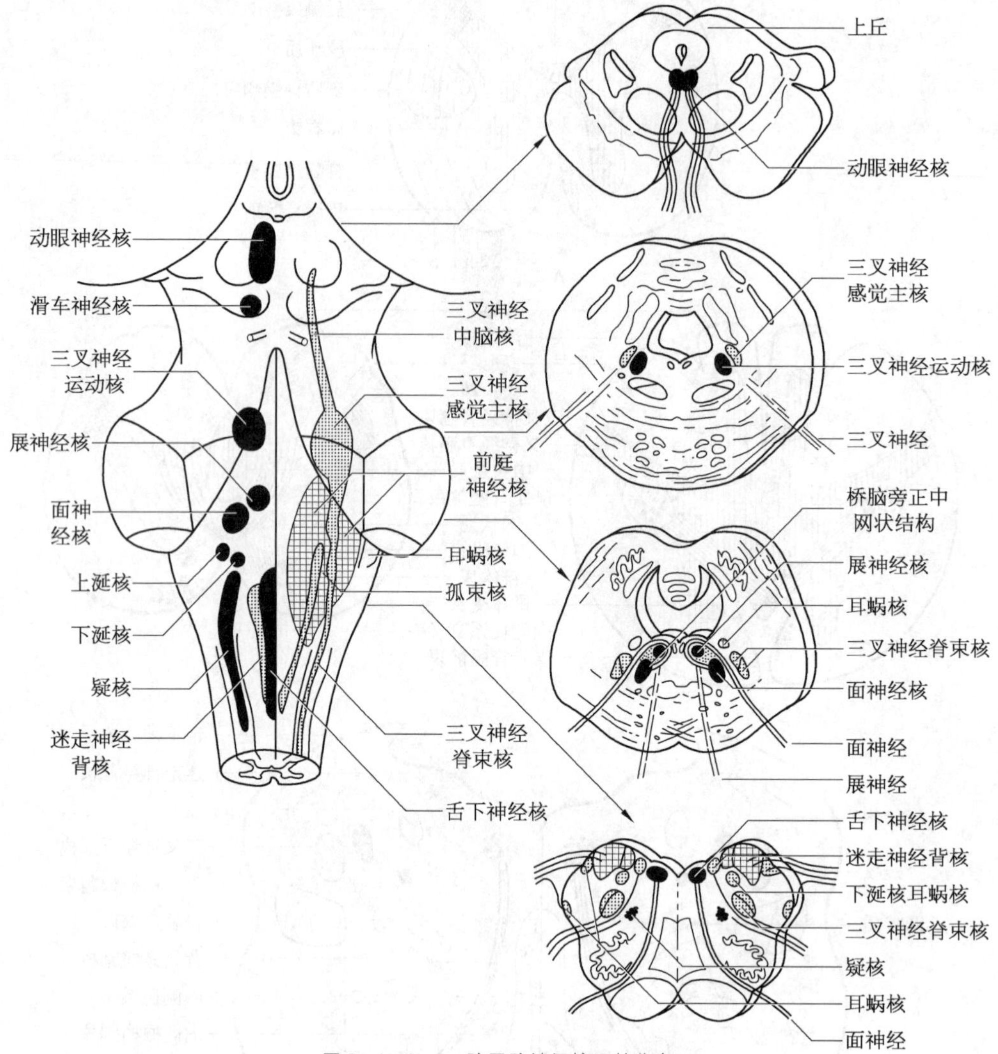

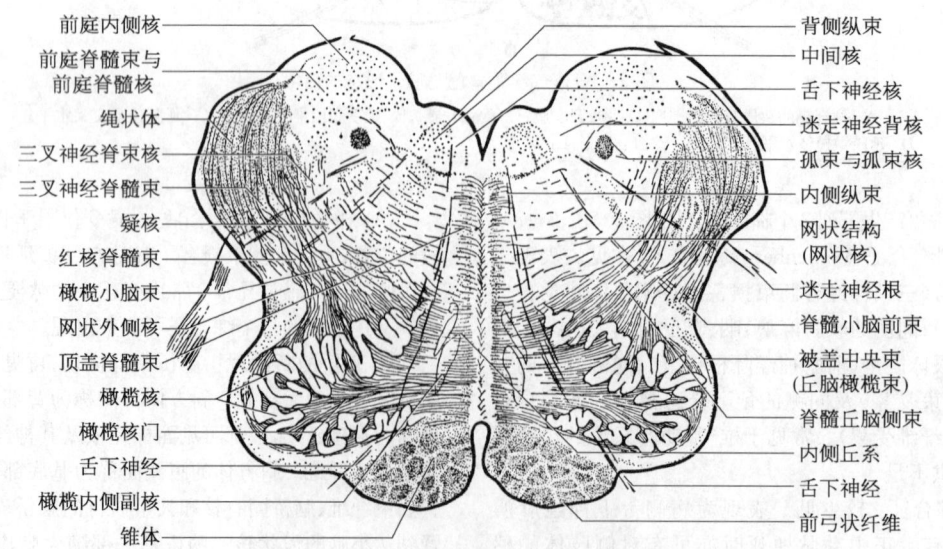

图3-1-2-5 脑干脑神经核及其分布

图3-1-2-6 延髓上部横切面(绳状体水平)

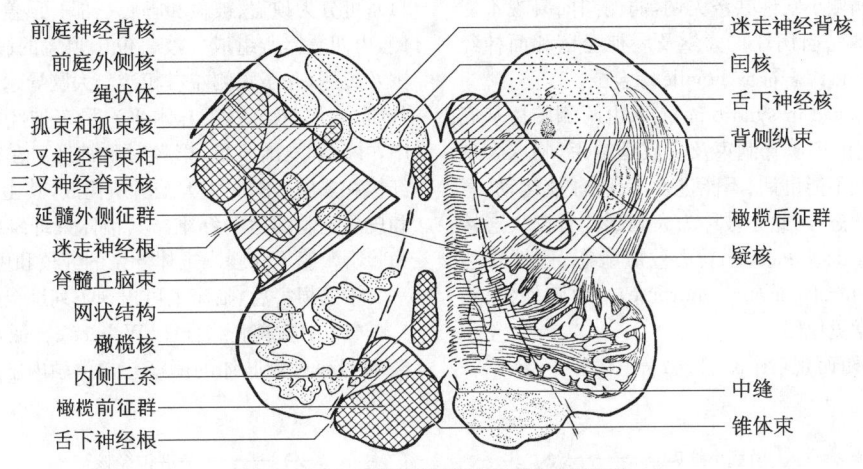

前庭神经背核
前庭外侧核
绳状体
孤束和孤束核
三叉神经脊束和
三叉神经脊束核
延髓外侧征群
迷走神经根
脊髓丘脑束
网状结构
橄榄核
内侧丘系
橄榄前征群
舌下神经根

迷走神经背核
闰核
舌下神经核
背侧纵束
橄榄后征群
疑核
中缝
锥体束

图 3-1-2-7 延髓损害综合征的病损部位

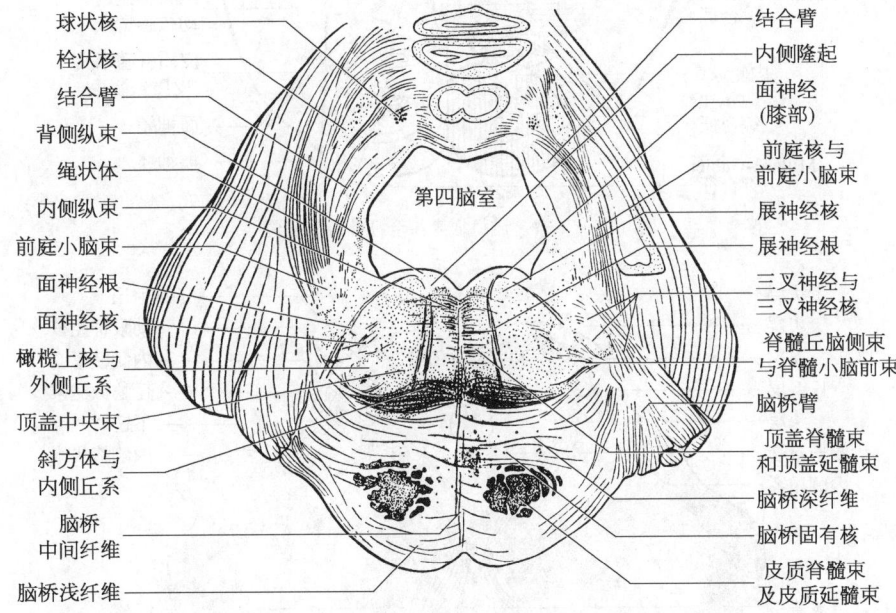

球状核
栓状核
结合臂
背侧纵束
绳状体
内侧纵束
前庭小脑束
面神经根
面神经核
橄榄上核与
外侧丘系
顶盖中央束
斜方体与
内侧丘系
脑桥
中间纤维
脑桥浅纤维

第四脑室

结合臂
内侧隆起
面神经
(膝部)
前庭核与
前庭小脑束
展神经核
展神经根
三叉神经与
三叉神经核
脊髓丘脑侧束
与脊髓小脑前束
脑桥臂
顶盖脊髓束
和顶盖延髓束
脑桥深纤维
脑桥固有核
皮质脊髓束
及皮质延髓束

图 3-1-2-8 脑桥中下部切面(经面丘)

脑桥与延髓交界处横切,正中部从背侧到腹侧依次可见为第四脑室的内侧隆起、内侧纵束、顶盖脊髓束和内侧丘系;旁正中为前庭内侧核(占第四脑室的外 2/3);外侧为三叉神经脊髓束和脊束核、脊髓丘脑束和脊髓小脑束;背外侧为绳状体、前庭外侧核;绳状体的背外侧为耳蜗背核,腹外侧为耳蜗腹核,前庭耳蜗神经在绳状体腹侧面行走;面神经在前庭耳蜗神经腹侧面通过。

脑桥的损害可出现下列临床综合征(图 3-1-2-9)。

(1)脑桥上内侧综合征:系由脑桥上脚和内侧纵束的损伤引起。临床表现为病灶侧共济失调,核间性眼球运动障碍,偶可出现软腭、咽喉肌及声带阵挛;病灶对侧肢体的肌力减退和感觉障碍。

(2)脑桥上外侧综合征:系由上脑桥外侧部病变所引起。临床表现为病侧的面部感觉减退,瞳孔缩小,呈现 Horner 征,病灶侧肢体共济失调,步行时向病侧倾倒;病变对侧肢体偏身感觉减退,但肌力影响不明显。

(3)脑桥基底综合征:系由脑桥的皮质脊髓束,脑桥的Ⅵ、

Ⅶ和Ⅴ对脑神经核的损害所引起。根据病灶的大小、损害的范围,有不同的命名。若病变累及一侧的外展神经、面神经和锥体束,则出现病变侧的展神经麻痹、面瘫和病变对侧的肢体瘫痪,称为 Millard-Gubler 综合征。若病灶稍大,除上述受累外,还累及一侧的内侧纵束,临床上表现除出现病灶侧面神经、展神经麻痹和病灶对侧肢体瘫痪外,还表现为两眼球向病灶侧的水平同向凝视障碍,亦称为 Foville 综合征。此外,该综合征还可由于小脑中脚的影响而出现对侧肢体的共济失调,同侧的 Horner 征和耳聋。仅有病灶侧的展神经麻痹和对侧肢体的瘫痪称为 Kaymond 综合征。

当病损累及展神经核、脑桥旁正中网状结构和内侧纵束,或三个结构同时受累时,可出现 Fisher 的一个半综合征(one and a half syndrome),表现为病灶侧外展不能,病侧水平同向凝视麻痹和对侧核间性眼球运动障碍(病侧眼球不能内收),对侧眼球的外展正常和上视性眼球跳动。脑梗死、脑干出血和肿瘤为其常见原因。

(4)脑桥被盖综合征(Raymond-Cestan syndrome):较少

见。主要临床表现为病侧小脑性共济失调,病侧同向凝视不能和对侧肢体深感觉障碍。当病灶扩大累及展神经核和面神经核时则可转化为 Kamond 综合征或 Foville 综合征。

(5) 闭锁综合征(loked-in syndrome):系由两侧脑桥基底部病变,同时累及两侧的皮质脊髓束及皮质延髓束,临床表现为四肢瘫痪、延髓麻痹、不能讲话、不能进食,仅眼球能运动、意识和知觉清醒的一种状态,因此亦被称为大脑延髓脊髓失连接(cerebro medullospinal disconnection)、失效应状态、假性昏迷和腹侧脑桥综合征(ventral pontine syndrome)。颅脑外伤、脑血管病为本综合征的常见原因。

3. 中脑 中脑横切面观(图 3 - 1 - 2 - 10、图 3 - 1 - 2 -

11),可分为顶盖、被盖和脚底三部。顶盖位于中脑断面的最背侧,由四叠体所组成。被盖位于顶盖的腹侧,大脑导水管的周围及腹侧,并于腹侧左右相接。大脑导水管周边低色区为中央灰质,动眼神经核(上丘水平)、滑车神经核(下丘水平)位于其中,并分别发出第Ⅲ、第Ⅳ对脑神经。在被盖与脚底连接部有红核和黑质。脚底为大脑脚所构成,其主要成分为皮质脊髓束和皮质延髓的运动纤维。其锥体束纤维的排列从内到外依次为脸、臂、躯干和腿。锥体外系的红核和黑质核亦位于其中。

中脑损害后,临床上可出现下列综合征(图 3 - 1 - 2 - 12)。

(1) 中脑脚底综合征(Weber 综合征):表现为病侧动眼神经麻痹和对侧肢体的瘫痪。常由颅内脑外的占位病变压迫引

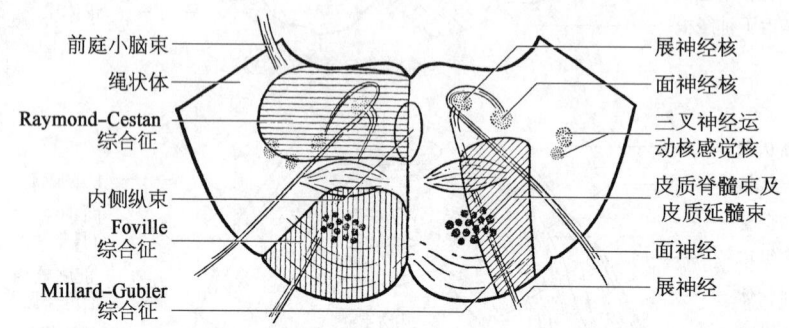

图 3 - 1 - 2 - 9 脑桥损害综合征的病损部位

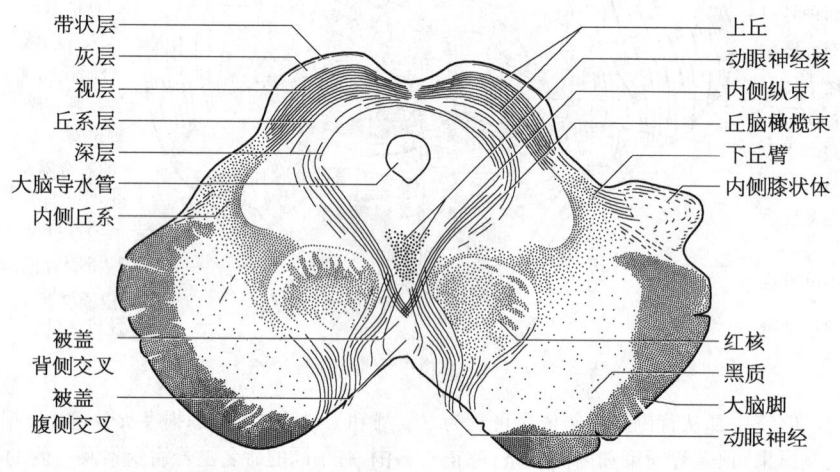

图 3 - 1 - 2 - 10 中脑(经上丘水平)切面

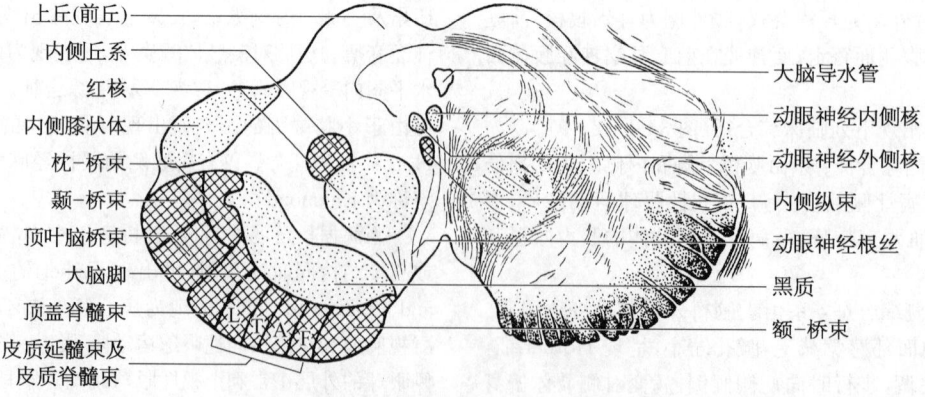

图 3 - 1 - 2 - 11 中脑(经上丘水平)切面模式

L:颈;T:躯干;A:臂;F:面。

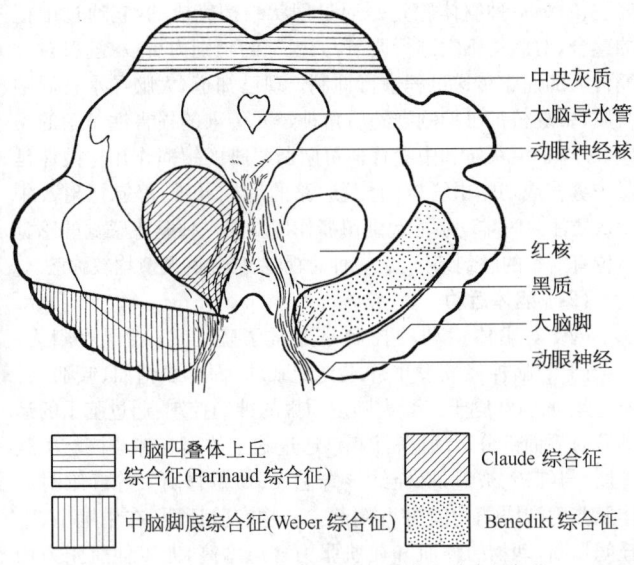

中央灰质
大脑导水管
动眼神经核

红核
黑质
大脑脚
动眼神经

▤ 中脑四叠体上丘 综合征(Parinaud 综合征)	▨ Claude 综合征
▥ 中脑脚底综合征(Weber 综合征)	▦ Benedikt 综合征

图 3-1-2-12　中脑损害常见综合征的病损部位

起,如颞叶天幕裂孔疝。少数亦可由颈内动脉瘤及环动脉梗塞等引起。

(2) 四叠体上丘综合征(Parinaud 综合征):表现为双侧眼球向上凝视不能和会聚麻痹,有时伴瞳孔光反应消失。常见于松果体区及四叠体区肿瘤。共济失调亦可在此综合征见到。

(3) Benedikt 综合征:表现为病侧动眼神经麻痹和对侧肢体的不自主运动,如半侧舞蹈、手足徐动或震颤等。常由血管性病变破坏黑质所致。

(4) Claude 综合征:相当少见。表现为病侧的眼球运动麻痹和对侧肢体的共济失调。常由红核损害引起。

4. 脑干网状结构(图 3-1-2-13) 系指分布于脑干中轴,分散于经典神经传导束和神经核之间的,交织如网状的灰质结构。该结构由非常有规律的组织所组成。神经元有很长

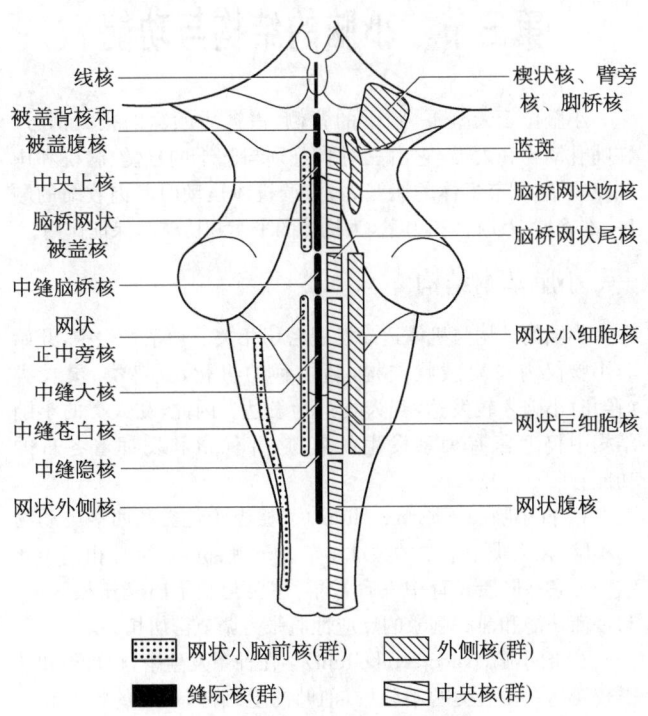

线核
被盖背核和
被盖腹核
中央上核
脑桥网状
被盖核
中缝脑桥核
网状
正中旁核
中缝大核
中缝苍白核
中缝隐核
网状外侧核

楔状核、臂旁
核、脚桥核
蓝斑
脑桥网状吻核
脑桥网状尾核

网状小细胞核

网状巨细胞核

网状腹核

▦ 网状小脑前核(群)	▨ 外侧核(群)
■ 缝际核(群)	▧ 中央核(群)

图 3-1-2-13　脑干网状结构的核群

的树突,伸展到远离细胞体的部位;轴突也很长,向头端或尾端行走,并有许多侧支与网络内的其他神经元的树突相突触。有些神经元的轴索在离开神经元后即分成两个分支,一支向头端,一支向尾端走,向头端的纤维组成上升网状激活系统,向尾端走的纤维组成下行网状激活系统,在上升和下行过程中,彼此有频繁的突触和沟通。一般说向首端投射的神经元多数位于向尾端投射的神经元的尾端。网状结构除自身神经元的沟通外,还与大脑皮质、脊髓都有广泛的信息沟通,又通过各种传出途径,直接或间接地作用于中枢神经系统的脑或脊髓的各个部位。

按神经细胞结构、解剖结构联结和生理功能可分为以下部分。

(1) 网状小脑前核群(precerebellar reticular nucleus group):由网状外侧核、旁正中核和脑桥网状被盖核组成,该核群接受大脑皮质、小脑、前庭神经核、红核和脊髓的传入,发出网状小脑纤维至小脑。

(2) 中央核群和外侧核群:中央核群位于中线的两侧,从延髓到脑桥水平的网状核群和吻核;外侧核群有延髓、脑桥的网状小细胞核群,网状巨细胞核群等组成。这些核群传入从大脑皮质(运动皮质和颞叶)的信息,然后经网状脊髓束纤维与脊髓相联系。前庭核、小脑和上丘亦有纤维传入,并从中央和外侧核群发出纤维与丘脑或脊髓相联系。

(3) 缝际核群(raphe nuclei):位于脑干中线,呈柱状连接。多数神经元为 5-羟色胺神经元,发出传出纤维分布至边缘系统和网状结构,同时亦发出传出纤维到大脑皮质、小脑、脊髓等部位。

(4) 蓝斑(locus ceruleus):位于脑桥网状吻核的背外侧部,相当于第四脑室底菱形窝的前端。该部为脑内去甲肾上腺经神经元的集合地,由此发出神经投射到大脑皮质、间脑、脑干、小脑和脊髓等部位,参与中枢神经递质调节,神经纤维支配这些部位的毛细血管和小动脉,参与这些部位的神经血管运动调节。

二、脑干的基本功能

脑干是生命活动中极其重要的功能部位,故有生命中枢所在地之称。它接受各种内脏感觉和特殊感觉的传入,做出各种内脏运动和腺体分泌功能的调节;接受颅面部躯体感觉的传入和支配,调节颅面部肌肉的躯体运动;协调大脑皮质传入本体感觉,到达大脑皮质,传出和协调执行眼球运动、共济运动等精细躯体运动;维持睡眠-觉醒、呼吸节律、精神心理平衡、行为等诸多神经生理、心理功能的正常进行。

(一)内脏运动

主要由迷走神经支配的呼吸、循环和肠道的功能运动以及涎液腺、泪腺等腺体的分泌功能的调节。

1. 呼吸　呼吸运动的神经控制部位位于脑干的延髓和脑桥水平,其神经元主要分布于延髓的外侧网状核群。吸氧神经元主要位于孤束核腹内侧部,疑核和疑后核神经元,既有吸气又有呼气神经元;孤束核的背侧神经元主要为控制支配膈肌的神经元,腹侧神经元与控制肋间肌和腹肌的运动神经元有关。吸气性神经元具有持续性放电的普遍特性;脑桥、延髓相接近的网状神经元有使吸气神经元中断放电的机制,当该机制受累

时,可出现长吸气状呼吸。此外,脑桥头端的外侧部还有呼吸的调节中枢,调节呼吸的节律。因此,脑桥损害常可出现长吸气性呼吸障碍。延髓有自主调节呼吸节律的中枢,该中枢的神经兴奋性受随意肌和化学感受器双重调节,前者由锥体束经网状脊髓束影响呼吸肌,后者通过去 CO_2 积存,即 $PaCO_2$ 升高时,呼吸中枢兴奋性升高,自主地产生呼气;当 $PaCO_2$ 降低时,呼吸中枢的兴奋性降低,呼吸抑制。这种通过 $PaCO_2$ 调节的呼吸节律与呼吸肌肉的随意运动没有关系,在意识清醒时,这种调节受随意肌的影响而产生主动呼吸,在入睡或意识不清时,对 $PaCO_2$ 降低的抑制可使自主呼吸停止。

2. 循环　心血管活动中枢位于下脑干的网状结构内。下脑干外侧的网状结构有加压区,该区有能引起血管收缩的神经元;内侧网状结构内有能引起血压降低的神经元,称为减压区;腹外侧部有能够引起血管扩张的神经元以及使心跳加快或减慢的心加速和抑制中枢。这些中枢一方面接受主动脉弓、颈动脉窦的压力感受器的兴奋传入,另一方面亦接受大脑皮质、边缘系统、下丘脑、小脑和整个网状结构的控制。

3. 胃肠及其他　中脑的网状结构内有与胃肠运动有关的神经元。下脑干有与吞咽动作有关的神经元。延髓外侧网状区和孤束核邻近有呕吐中枢。此外,在孤束核附近的最后区域为血-脑屏障的薄弱区,亦是延髓的化学敏感区。当血液中的致吐物质,如阿扑吗啡等进入时,即可引起持续呕吐。脑干还有控制膀胱功能的作用,脑桥头端有膀胱易化区,中脑存在膀胱抑制区,这些部位发出纤维控制膀胱收缩的节前纤维。

(二) 睡眠与觉醒

睡眠与觉醒是脑干的重要功能。人类能够维持意识清醒状态或睡眠以及与清醒的节律性交替均与脑干内网状结构的功能密切相关。动物实验中,在动物中脑的上下丘之间切断,动物的脑电活动呈高电压慢活动,与睡眠的脑电相似;在延髓尾端下横切,动物则出现与睡眠和觉醒交替的节律性脑电改变。进一步证明,维持与觉醒有关的上行网状激活系统(ascending reticular activating system,ARAS)主要集中于网状结构中央核的 4 个核群,即网状小细胞核和几个儿茶酚胺的神经核。脊髓的网状系统输入躯体、内脏的感觉上行,延髓段的 ARAS 经脑桥、中脑、丘脑底、下丘脑背部上行,部分终止于丘脑板内核群和网状核,并经这些核投射到两侧大脑半球额顶叶皮质。ARAS 为多突触的上行系统,部分神经元为乙酰胆碱能神经元,部分神经元为去甲肾上腺素能神经元,这些神经元的兴奋维持大脑皮质的兴奋性,保持觉醒状态。通过 ARAS 传入的感觉信号只能给刺激提供定位信息,不能提供定性的信息。因此,这种投射系统称为非特异投射系统。产生觉醒时,觉醒的脑电活动 α 波的结构位于脑桥-中脑交界的水平,亦可能包括丘脑-皮质回路。动物实验证明,脑桥中段三叉神经根处横切脑桥,动物的行为和电生理呈持续的清醒状,不出现清醒与睡眠交替现象。孤束核下段的神经兴奋有抑制 ARAS 的唤醒作用。因此,脑桥的中段以下可能存在强有力的同步化的神经结构,当其作用超过 ARAS 的兴奋对大脑皮质的影响时即可诱导睡眠。

(三) 躯体感觉

脑干在躯体感觉方面执行两种功能,一种是脑干中具有接受颅面区感觉的躯体感觉神经核,如三叉神经脊束核、三叉神经主核;另一种躯体感觉是通过网状结构完成的,它通过中枢的整合,对躯体感觉进行调节,如视觉的辨别力可以提高;对脊髓传入的痛觉传递过程进行抑制。现已知道,大脑导水管周围灰质、中缝核都可抑制脊髓后角神经元传入的损害性刺激的反应,破坏中央灰质和中缝背核可阻断吗啡的镇痛作用。破坏延髓中缝核或切断中缝核-脊髓通路的后柱纤维,静脉注射及中央灰质注射吗啡均不能起到镇痛作用。前一种躯体感觉的感觉定位有清楚的解剖部位,后一种对视觉、痛觉的调节均较弥散。

(四) 躯体运动

脑干对躯体运动的控制是非常清楚的,其表现可归为: ① 脑干的脑神经核发出纤维支配眼球、面部表情肌、咬肌、舌肌等运动。② 脑干接受大脑皮质束的神经控制,通过脑干的运动核对颅面部分运动进行调节,通过脑干的固有神经核与小脑皮质,与红核、被盖,再经红核脊髓束、顶盖脊髓束等纤维对肢体肌张力和协调功能进行调节。动物实验证明,在中脑上、下丘间切断,动物的伸肌和屈肌张力普遍增高,尤以伸肌张力增高更为明显,表现头后仰、脊柱挺直、四肢僵直,称为去大脑僵直。③ 通过网状结构对肌张力、姿位反射和随意运动进行调节,网状脊髓束、前庭脊髓束均控制下行纤维。脑桥网状尾核和吻核组成的脑桥网状脊髓束在脊髓同侧的前柱下行,延髓网状核的脊髓下行纤维在脊髓前外侧柱下行,部分纤维交叉到对侧,这两组神经纤维均与脊髓内的中间神经元相突触,并通过中间神经元与脊髓前角细胞联系,影响脊髓前角细胞的功能,并调节肢体的肌张力。

综上所述,脑干作为特有的脊髓与大脑皮质之间联系的桥梁部位,它既起到连接的桥梁作用,同时又有机体极其重要的自身的节段性功能,这些节段功能是维持机体意识、睡眠节律、内脏生理运动、内外环境稳定、精细躯体运动等的重要保证和物质基础。

第三节　小脑的结构与功能

小脑位于天幕下,脑干的背侧,占据后颅窝的很大部分。在哺乳动物和人类,它由三对脚分别与脑干的延髓、脑桥和中脑相联结,调节机体的肌张力,协调机体运动时肌肉收缩的顺序、准确性、及时性和力量,为机体的平衡和协调起保证作用。

一、小脑基本结构

小脑的结构与机体运动发展密切相关。种系发生中,开始时小脑仅为一块绒状结构,随物种的进化,到鸟类、灵长类(猴)时小脑才较发达,到人类最为发达。因此,在人类的小脑结构中仍遗留有种系发生的痕迹,并保留和发挥着各自的功能。

1. 古小脑(archi-cerebellum)　相当于鱼类和两栖类动物的小脑,在人类小脑中的绒球结节及下蚓部的蚓垂部相当于此结构。它在胚胎发育中发育最早,主要与脑干前庭核相联系,与平衡功能和前庭刺激的反应性肌张力调节密切相关。

2. 旧小脑(paleo-cerebellum)　在种系发生中,爬行类和鸟类较发达。在人类的小脑中,前叶的上蚓部,后叶的蚓锥和部分蚓垂与其相当。该部分结构主要接受来自脊髓的传入联系,与同侧躯体的肌张力控制和肌肉活动的协调功能有关。

3. 新小脑(neo-cerebellum) 由小脑半球和后叶的上蚓部所组成,与桥小脑(pontine-cerebellum)相当。该部分小脑在哺乳类动物才出现,到人类最发达。大脑皮质的各主要功能区均有纤维传入,小脑至大脑的各种传出纤维亦始于新小脑。当随意运动的信息从大脑皮质到达小脑后,小脑发出信息保证对侧躯体的随意动作平稳、有序和准确。

(一) 小脑外观

上面观(图3-1-3-1),可见中间为蚓部两侧为小脑半球,并可见三条水平而且较深的裂,依次为原裂(primary fissure)、后上裂(posterior superior fissure)和水平裂(horizontal fissure)。原裂将小脑分为绒球小结叶和小脑体部。后上裂将小脑体部分为小脑前叶与小脑后叶,小脑前叶和后叶自身又分成数个中叶。

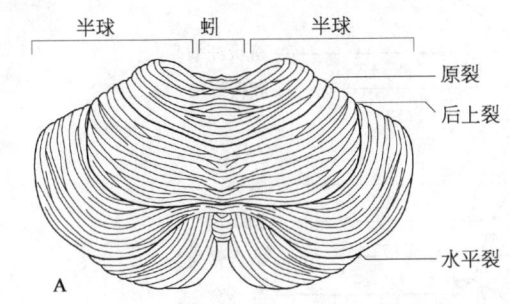

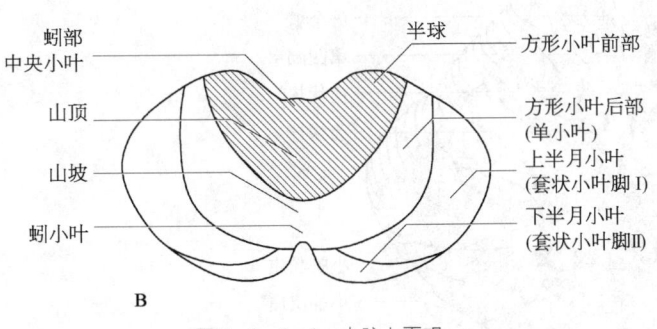

图3-1-3-1 小脑上面观

A. 示小脑各裂;B. 小脑各叶(示意)。

腹面观(图3-1-3-2),小脑呈蝶形,中间为蚓部,两侧为对称的小脑半球。蚓的头端为结节,结节的外侧为扁桃体,两半球的顶端可见绒结节。图3-1-3-2B可见古小脑、旧小脑和新小脑的分布。

小脑前下面观,可见小脑诸脚的断面(图3-1-3-3)。

(二) 小脑的内部结构

小脑的内部结构(图3-1-3-4)与大脑皮质类似,亦有皮质和白质,但灰质较薄,位于小脑表面,由分子层、蒲肯野(Purkinje)细胞和颗粒层所组成。蒲肯野细胞是小脑的主要功能细胞。整个小脑中约有1500万个蒲肯野细胞,这种细胞有梨状细胞体(长约有30 μm),轴索离开细胞的起动段没有髓鞘,约30 μm后才有髓鞘包绕。在分子层中这些轴索与许多其他神经元相突触。蒲肯野细胞是γ氨基丁酸能神经元,其靶点为小脑深部的神经核和前庭神经核。小脑内的爬行纤维和蒲肯野纤维是脑内最强的兴奋性突触,一个传入性尖波可产生很大的兴奋性突触性后电位(约10 mV),引起细胞3~10个棘波。同时,爬行纤维又有抑制性作用。发育过程中,蒲肯野细胞受

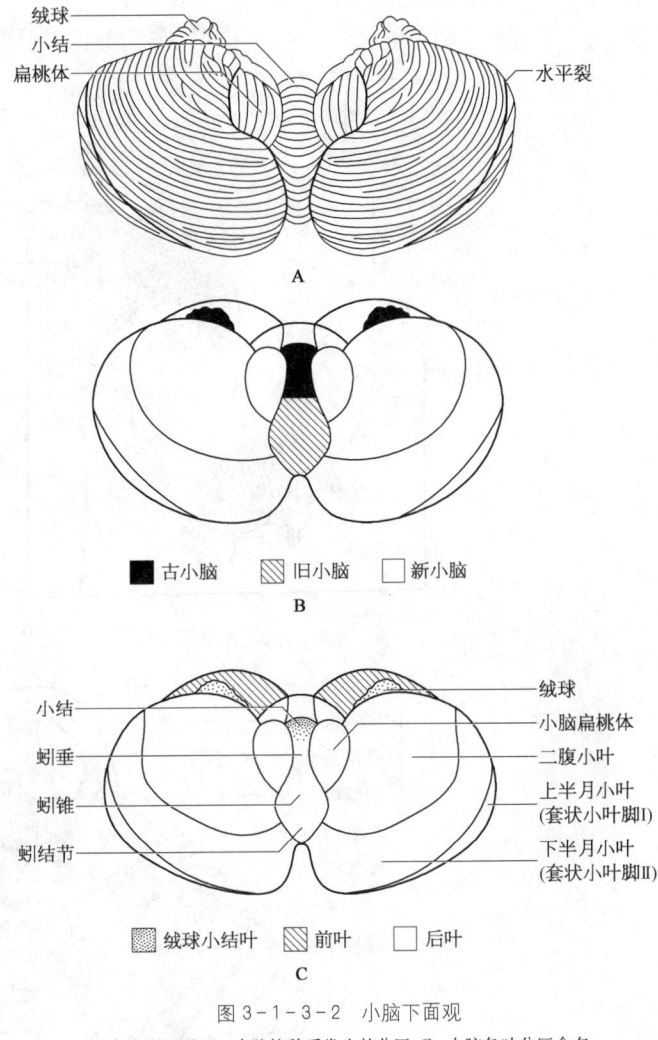

图3-1-3-2 小脑下面观

A. 小脑下面观;B. 小脑按种系发生的分区;C. 小脑各叶分区命名。

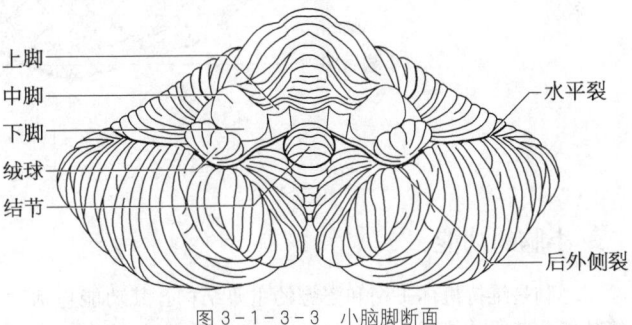

图3-1-3-3 小脑脚断面

许多爬行纤维支配,一根爬行纤维可与10多根蒲肯野细胞纤维侧突触。蒲肯野细胞的兴奋性,在分子层和颗粒层中得到抑制。

小脑白质内有四对小脑核,分别为:① 齿状核,呈马蹄形,向背内侧开口,是大脑皮质发出的额桥束、脑桥固有核发出的脑桥-小脑束和小脑脊髓束、小脑红核束等神经纤维的主要发出区。② 栓状核,位于齿状核的开口处,它接受来自旧小脑的纤维,输送冲动到红核。③ 球状核,位于栓状核的内下方,亦接受来自小脑的纤维,并输送冲动与红核联系。④ 顶核,位于蚓部的前份,近第四脑室顶部,接受绒球小结叶的神经纤维,并发出纤维与前庭神经核发生联系。

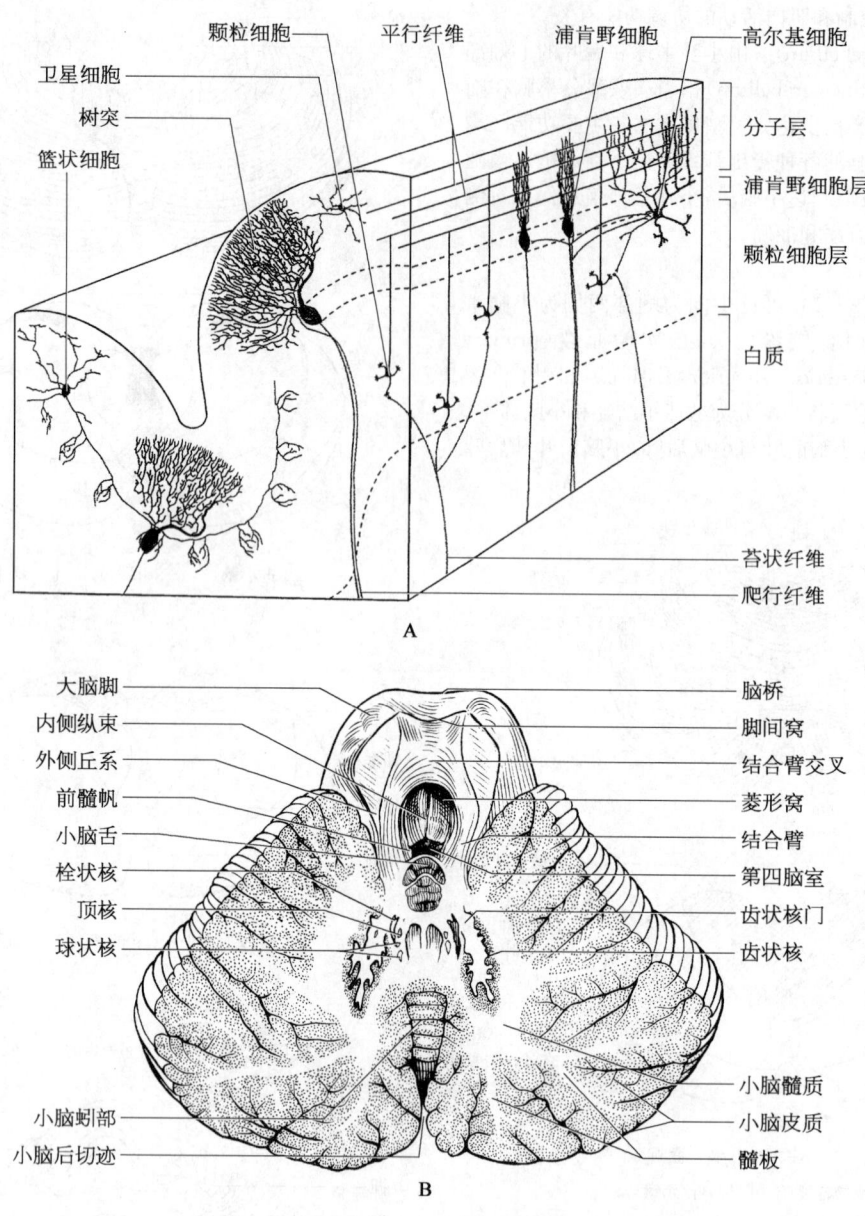

图 3-1-3-4 小脑内部结构

A. 小脑皮质细胞；B. 小脑皮质细胞核群。

二、小脑的功能

小脑是维持机体平衡和姿势的主要结构。其功能包括联络功能和节段功能两方面。

（一）联络功能

系指联络小脑与大脑皮质、脑干、脊髓以及网状结构系统之间的联系。该联络通过三对小脑脚构成传入和传出的联系（图 3-1-3-5）。

1. 小脑传入系统　或称向小脑系统纤维，它包括下列几种传入纤维。

（1）经绳状体（小脑下脚）传入的纤维：① 脊髓小脑后束，传递来自下肢及躯干部位的本体感觉冲动，经延髓的绳状体，终止于对侧小脑的前叶和旧小脑的蚓锥。② 脊髓-橄榄-小脑束，脊髓来的纤维终止于橄榄内侧核和背侧橄榄副核，经换神经元后从橄榄核发出的纤维几乎均交叉到对侧的小脑半球和

蚓部，交叉的纤维终止于前叶的蚓部、蚓锥和蚓垂的背核。③ 弓状小脑束起始于延髓的弓状纤维，三叉神经脊束核、感觉主核和中脑束的感觉纤维均参与到弓状纤维中，终止于小脑的蚓部和小脑核。④ 网状小脑束，延髓的网状外侧核、旁正中核和脑桥网状结构的被盖核发出纤维投射到两侧小脑半球。⑤ 前庭小脑束，起始于脑干的前庭和前庭神经核的纤维，经绳状体中部，终止于绒球小结叶和顶核。

（2）经小脑中脚（脑桥臂）传入的纤维：大脑皮质传导的兴奋性，在到达脑桥后，经脑桥固有核换神经元并发出横形纤维，交叉到对侧小脑半球，部分纤维终止同侧小脑半球皮质。亦有相当数量的纤维投射到旧小脑。

（3）经小脑上脚传入的纤维：① 脊髓小脑前束，始于脊髓后角背核的感觉纤维，上升到延髓和脑桥，并经结合臂进入小脑，终止于旧小脑部。② 顶盖小脑束，系指来自中脑的顶盖的纤维，经结合臂（小脑上脚）终止于小脑蚓部，将视觉协调和听

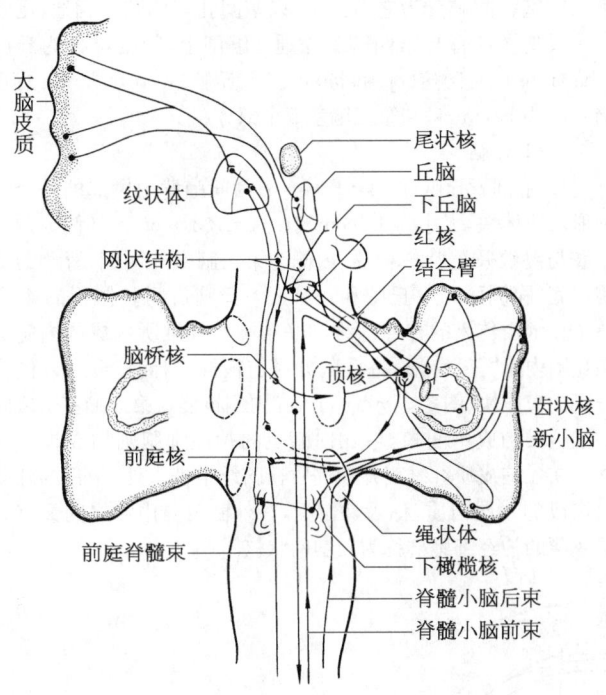

图 3-1-3-5 小脑的传入与传出通路

觉的信息传入小脑。

2. 小脑传出系统 亦称离小脑系统纤维,此类纤维主要经结合臂通路(小脑上脚),部分经绳状体(小脑下脚)传出。

(1) 通过结合臂的传出纤维:① 小脑红核束,起始于小脑齿状核、栓核和球状核的纤维,经结合臂终止于中脑的红核和中央灰质,在此又分数个通路,即经红核与网状结构的联系,在中脑的被盖部组成被盖脊髓束和网状脊髓束下行到脊髓前角神经元。② 红核发出纤维到橄榄下核,组成小脑-红核-橄榄-小脑回路。③ 小脑丘脑纤维,小脑齿状核发出神经纤维经结合臂到达中脑,穿过红核,直接投射到丘脑的腹外侧核、腹前核和中央中核。以这些核发出的神经纤维投射到大脑皮质的运动区、运动副区,构成大脑皮质-脑桥-小脑-丘脑-大脑皮质环路,调节机体的精细和协调功能。

(2) 经绳状体(小脑下脚)传出的纤维:小脑-前庭束,此组纤维起始于小脑的顶核和小脑皮质,经绳状体离开小脑,终止于延髓和脑桥相接部外侧的前庭神经核,作为前庭小脑束的反馈环路起到平衡的调节作用。

综上所述,向小脑系统的纤维,既可来自大脑皮质亦可来自脊髓;离小脑的纤维亦同样可以经脑干的不同核群或丘脑直接反馈到大脑皮质形成环路,或经脑干控制脊髓的神经功能。上行的向小脑系统神经纤维大部分经小脑下脚(绳状体)进入小脑,少部分经小脑上脚(结合臂)进入小脑;下行的向小脑纤维大部分是经小脑中脚(脑桥臂)进入小脑。反之,离小脑纤维,主要经小脑上脚出行,多数经红核-网状结构-顶盖-脊髓发生联系,或经小脑上脚-丘脑投射到大脑皮质,起到皮质环路作用,仅有较少成分的纤维经绳状体传出,对前庭脊髓束纤维进行调节。通过小脑三对脚的传入与传出,经脑干的红核、前庭核、脊髓及丘脑到大脑皮质和纹状体,完成机体的平衡和调节作用。

(二) 小脑的节段功能

小脑半球有全身各部位的代表区(图 3-1-3-6)。实验动物

证明,小脑切除后动物不能站立,并有激动、烦躁不安。急性期可有肌张力升高和阵发性角弓反张,交替性肢体阵挛,眼球会聚等,但在恢复期则出现肌张力降低、起跳晃动。到灵长类和人类中,选择性破坏古小脑的小结和蚓垂下部后,出现躯干性共济失调、平衡障碍,但不出现肌张力降低和眼球震颤。切除小脑半球则可出现明显共济失调和粗大的眼球震颤,辨距困难和肢体肌张力障碍。

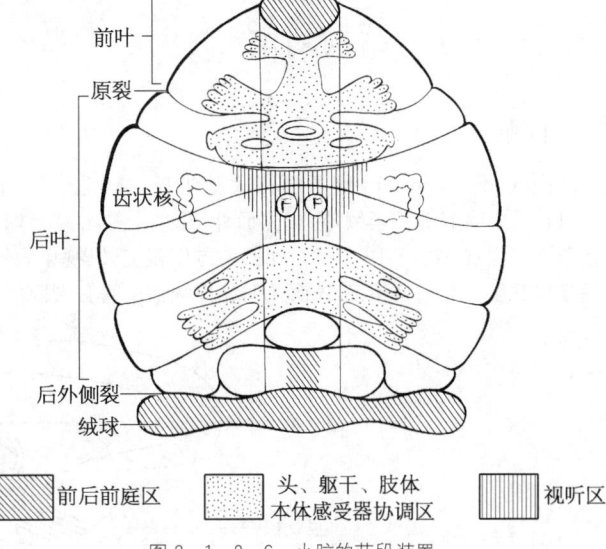

图 3-1-3-6 小脑的节段装置

小脑除与平衡、协调功能密切相关之外,还参与自主神经和认知功能的作用。实验证明,电刺激小脑皮质可产生呼吸、心血管、瞳孔和功能的改变,刺激小脑前叶以出现交感兴奋性为主,刺激后叶则以产生副交感反应为主。此外,刺激动物的顶核,可出现动物的警觉、注意、体位、血压和心律的改变。近年来,还提示小脑半球与额叶功能及能量代谢、脑血流等有交叉联络反应现象,并以此用于神经康复的治疗。

(三) 小脑损伤的神经症状

小脑损伤可以产生四组症状:① 眼球运动障碍;② 构音障碍;③ 肢体运动困难;④ 步态和姿势异常。

1. 眼球运动障碍 小脑不同部位的病变产生不同的眼球运动障碍。眼球的运动障碍包括眼球固定(fixation)、眼球不整(misetignment)、追视(pursuit)不能、扫视(saccade)不能和眼球震颤(nystugmus)等内容。目前已知:① 蚓部背侧和顶核病变,产生扫视辨距过度,巨大的扫视性眼球闪动和扫视性追视;② 绒球和绒球旁的病变出现凝视诱发性眼震,反跳性眼震和向下跳动性眼震和扫视性追视;③ 结节部和腹侧悬垂部损害则出现周期性交替性眼球震颤。然而,外周性前庭病变亦可出现眼球震颤,但外周性眼震与小脑性不同。一般说外周性眼震是水平性或旋转性,眼球固定后可以抑制,眼球向病灶侧凝视时可以加重,头部转动或晃动可以诱发。总之,跳动性、搏动性、跳跃式的眼球震颤是小脑病变的特征。

2. 构音障碍 系由肌肉的协调障碍所引起,并现爆破状语言,音节平淡和消失,故有吟诗状语言之称。构音不清亦是小脑损害的特征症状和体征之一。

3. 肢体运动困难 表现运动时辨距困难,写字不能,出现意向性震颤和动作性震颤。由于辨距困难而出现指鼻试验阳

性,走路时脚高脚低和宽基步态。由于肢体的肌张力降低,检查中可出现肌回跳和腱反射降低,乃至消失的现象。

4. 步态异常 走路步态蹒跚,醉汉状。步行时跌跌撞撞。站立时晃动,睁眼与闭眼没有影响。步态不稳,在白天较好,晚上较重,借此可与深感觉障碍者鉴别。

第四节 间脑、基底节与内囊的结构功能

一、间脑

间脑(diencephalon)位于两侧大脑半球之间(图 3-1-4-1),是中脑前端的延续,除腹侧面外,几乎全被大脑半球所遮盖。底面观(图 3-1-4-2),间脑前方以视交叉、视束为界,后端以丘脑底与中脑相接,表面无明显界线。中间有裂隙状的

第三脑室将间脑分为左右两半,以室间孔与侧脑室相通,尾端连接大脑导水管与第四脑室相通。解剖上,间脑可分为丘脑(thalamus)、上丘脑(epithalamus)、下丘脑(hypothalamus)、丘脑底(subthalamus)和第三脑室 5 个部分。

(一)丘脑

1. 解剖 丘脑(图 3-1-4-3)为间脑背内侧部的一个卵圆形灰质体块,大小为 1.5 cm×1.5 cm×3.0 cm。外侧为内囊后肢与终纹及尾状核相隔,内侧为第三脑室外侧壁,背侧为侧脑室底,腹侧面为下丘脑和丘脑底。丘脑占间脑体积的 4/5。整个丘脑由传入的神经纤维和联结神经纤维所构成的内髓板在丘脑内呈"丫"字形,将丘脑分成前核群、内侧核群和外侧核群 3 个灰质块(图 3-1-4-4)。在内侧核群与第三脑室壁之间的细胞又构成中间核群;在内髓板的神经细胞则构成板内核群。在丘脑皮质纤维离开和皮质丘脑纤维进入处,于丘脑外侧面构成的一层白质,称为外髓板,在外髓板与内囊之间又有一层薄薄的神经细胞群称为丘脑网状核。

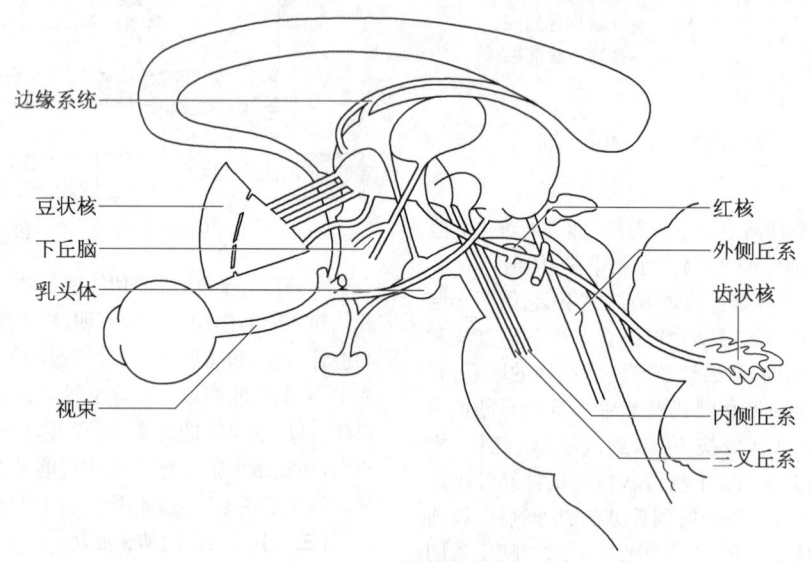

图 3-1-4-1 间脑组成

边缘系统

豆状核
下丘脑
乳头体

视束

红核
外侧丘系
齿状核

内侧丘系
三叉丘系

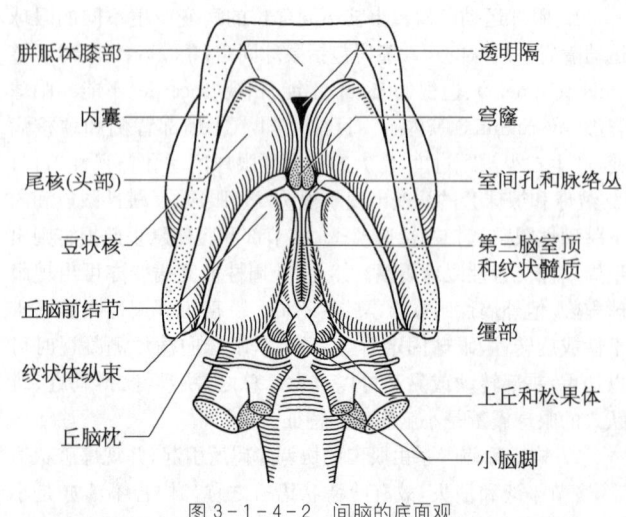

图 3-1-4-2 间脑的底面观

胼胝体膝部
内囊
尾核(头部)
豆状核
丘脑前结节
纹状体纵束
丘脑枕

透明隔
穹窿
室间孔和脉络丛
第三脑室顶和纹状髓质
缰部
上丘和松果体
小脑脚

(1)内侧核群(mmdial nuclear group):位于内髓板与第三脑室侧壁之间,其中以背内侧核为最大。该核发出的纤维经脑

室周围纤维与下丘脑各部位发生双向联系;与额叶前皮质、眶皮质,颞叶的杏仁、海马以及深部的纹状体也发生联系。该核群的主要功能与人类的情绪及内脏反应有关。当双侧内侧核群破坏后,焦虑等症状可以消失。该核群还与记忆功能有关。当第三脑室周围严重损伤时,患者可出现 Korsakoff 综合征。

(2)前核群(anterior nuclear group):该核群形成丘脑的前结节,该结节以内囊的前肢为边界,接受从乳头体发出的经乳头丘脑束的纤维,并发出纤维与边缘系统的舌回、扣带回相联系,且发生双向联系。

(3)外侧核群(lateral nuclear groups):是丘脑的最大核群部分,位于内髓板与外髓板之间,又可分为背部与腹部。

1)背部:又称外侧核群,从前往后依次为:① 背外侧核(dorso-lateral nuclear),接受海马和下丘脑的纤维传入,发出纤维与边缘系统联系,与扣带回发生双向联系。② 外侧后核(lateral posterior nuclear),接受海马、上丘和苍白球的纤维传入,发出纤维与顶叶躯体感觉区皮质发生联系。③ 枕核(pulvinar nuclear),接受内侧膝状体、外侧膝状体、上丘、顶前区、脑干网状结构、杏仁核的纤维传入,亦有部分视网膜的少量

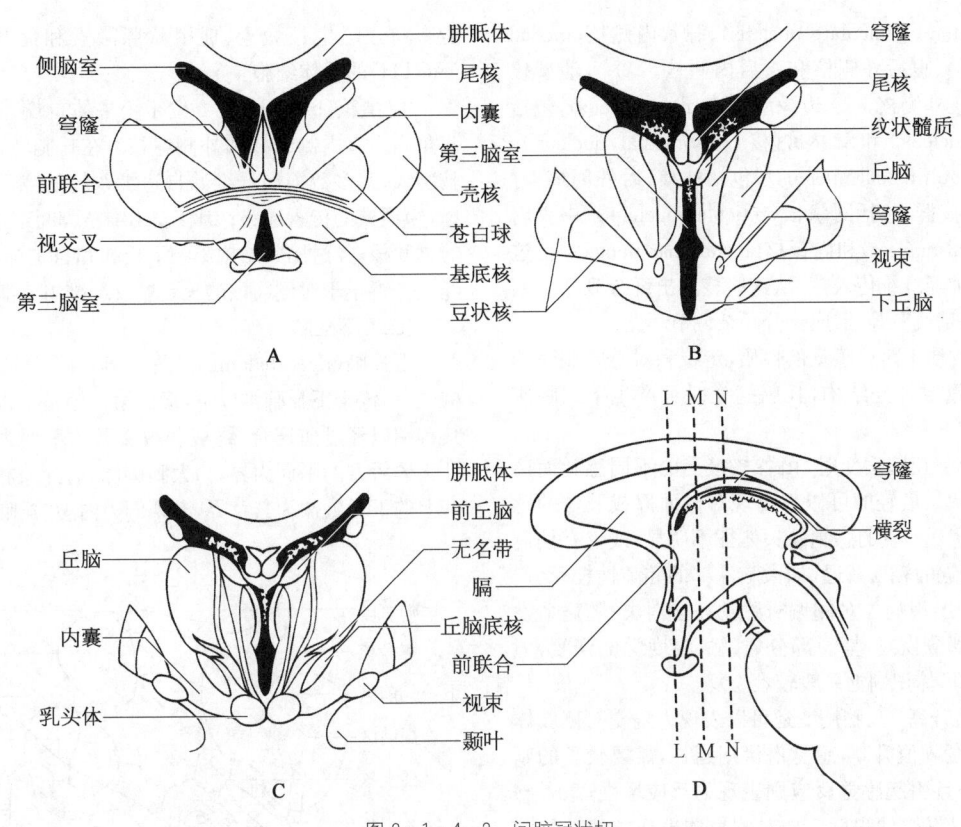

图 3 - 1 - 4 - 3　间脑冠状切

A. 经视交叉切(L 切线);B. 经灰结节和丘脑前部(M 切线);C. 经乳头体和丘脑中部(N 切线);D. 示 L,M,N 切线位置。

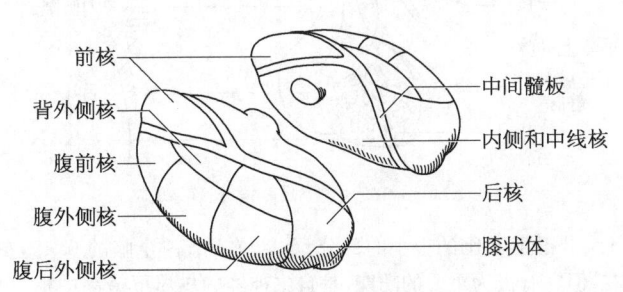

图 3 - 1 - 4 - 4　丘脑的斜面和内侧观

纤维终止于此;发出的纤维与顶叶、颞叶、枕叶的皮质发生广泛的突触。也可能参与躯体感觉和视听感觉的整合过程。

2) 腹部:又称腹核群(ventral nuclear group)。从前往后又有数个核,依次为:① 腹前核(ventral anterior nucleus),接受小脑齿状核、红核、苍白球和黑质的纤维传入,发出纤维与额叶运动皮质及眶区皮质发生广泛联系。该区的电刺激加重帕金森病患者的震颤;破坏该核区则可以减轻震颤的程度。② 腹外侧核(ventral lateral nucleus),主要接受小脑齿状核、红核、苍白球和黑质的纤维,发出纤维与大脑皮质运动区、运动辅区以及第 Ⅰ 躯体感觉区发生双向联系;形成与随意运动有关的大脑-小脑-丘脑-大脑和大脑-纹状体-丘脑-大脑两个重要的调节运动的回路。破坏腹外侧核后可以改善帕金森病患者对侧肢体的震颤和强直。③ 腹后核,又可区分为腹后内侧核(ventral posterior medial nuclear, VPM)和腹后外侧核(ventral posterolateral nucleus, VPL)及腹后中间核。腹后内侧核接受三叉神经丘系、孤束丘脑束的味觉纤维传入和前庭神经核的纤维传入,并发出纤维与皮质第 Ⅰ 躯体感觉区的面区和第 Ⅱ 躯体感觉区的空间定位发生双向联系。腹后外侧核接受脊髓丘脑束和内侧丘系的纤维传入,与对侧躯体的感觉呈特定的对应区域。④ 腹部的最后部分称为后核,为外侧膝状体和内侧膝状体,亦称为后丘脑,接受视觉纤维传入,发出投射纤维到达距状裂两侧 Brodman 17 区。双侧的听觉纤维终止于下丘,并经内侧膝状体投射到皮质的听觉皮质区,即 Brodman 41、42 区。

(4) 板内核:位于内髓板内,介于神经纤维之间,有 6 个神经核团。人类中以中央中核最突出,位于背内侧核与腹后核之间。束旁核在人类中亦较明显,位于中央中核的内侧,大量来自脑干网状结构的纤维投射于中央中核;经脊髓丘脑束的纤维投射至束旁核,并发出纤维与额、顶叶大脑皮质广泛地进行双向联系。此外,内侧丘系、三叉丘系、视放射、听放射、小脑和边缘系统来的纤维亦传入到内板核,并有部分纤维投射到新纹状体的尾核和壳核。

(5) 中线核(middle nucleus):位于第三脑室室管膜下,与上丘脑、下丘脑、中脑顶盖网状结构、脊髓、小脑、纹状体等纤维连结,并有纤维投射到大脑皮质进行广泛的联系,与维持痛觉感受和内脏活动有关。

(6) 网状核:位于外髓板与内囊之间的薄层神经元,覆盖于丘脑的前、背和外侧,它接受丘脑皮质纤维和皮质丘脑纤维的侧支联结,因此它是丘脑与大脑皮质广泛联系的核群之一。

丘脑的板内核、中线核从种系发生上说均属于古灰质的范围,共同组成网状核,并与网状结构发生联结,因此,解剖上说是网状系统前端的延续。作为丘脑的网状系统,它呈非特异性或称弥散投射系统,广泛与大脑皮质联系。

2. 功能　丘脑诸核的功能归纳分为:① 感觉型核群,包括膝状外侧核(lateral geniculate nucleus)、膝状内侧核(medial geniculate nucleus)、腹后外侧核和腹后内侧核。② 运动型核群,包括腹前核、腹外侧核。③ 边缘型核(limbic nucleus),包括前核(anterior nucleus)和背内侧核(dosomedial nucleus)。④ 多极性核群(multimodal nucleus),包括枕核、后外侧核、背外侧核。⑤ 内板核群,包括网状核(reticular nucleus)、中央内核(centrum medial nuclear)和内板核(intraminar nucleus)。这些核群均有接受神经纤维传入,并从这些核发出纤维到达大脑皮质各区或小脑、基底节等,形成十分复杂调节环路。

丘脑是大脑皮质下辨认感觉的性质、定位和对感觉刺激能作出情感反应的重要神经结构,丘脑病变时可产生下列临床症状。

(1) 感觉症状:丘脑病变时,由各核接受的不同感觉而产生不同的感觉症状。最轻的可以仅出现对侧面部或肢体的感觉不适、麻刺,而客观检查的感觉缺失体征不明显,或仅有偏侧触觉、痛觉和振动觉的轻度减退,如大脑深部的腔隙性梗死者。病损严重的患者,出现病灶对侧偏身感觉完全消失;随病情发展感觉减退可以部分恢复,呈现部分痛、触、温度觉的恢复,但轻触觉、位置觉和形体识别觉一般较难恢复。

(2) 感觉阈值升高:丘脑病变还可以表现为病变对侧肢体对各种感觉的刺激阈值升高,感觉潜伏期延长,需要较长的刺激才能被感知,一旦引起感觉反应则表现为反应增强,患者感到异常不适和难以忍受的程度。如对侧身体出现持续性的弥漫性疼痛,称为丘脑性疼痛。偏身肢体和躯体出现的感觉异常称丘脑综合征,亦称丘脑性疼痛综合征。

(3) 偏侧忽视:右侧丘脑病变可出现左侧肢体的忽视和空间的忽视。左侧丘脑的腹外侧核或枕核病变可出现语言功能障碍,左侧丘脑的全损害则出现失语。腹外侧核的破坏可以减轻帕金森病、手足徐动症、扭转痉挛和痉挛性斜颈的临床症状,而被作为功能神经外科的治疗靶点。

(4) 记忆障碍:两侧丘脑同时损害的患者可出现不同程度的记忆障碍,重则可以出现 Korsaoff 综合征。

(二) 上丘脑

上丘脑(epithalamus)位于第三脑室顶部的周围。包括松果体、缰核以及缰核的联系纤维。

1. 松果体 形如松果,约 5 mm×7 mm 大小。位于中脑上丘脑或顶盖前区的背上方。其首端通过松果体柄与背侧的缰联合和腹侧的后联合相连。在胚胎发育上,松果体和松果体柄由第三脑室顶室管膜向外生长而成。在鸟类和哺乳类,松果体的结构组成与内分泌腺体相同。在人的松果体,可能具有抗促性腺激素的作用。发生于青春期前的松果体肿瘤,若破坏松果体基质细胞则引起性早熟,若由其基质细胞衍生的肿瘤则推迟性成熟期。在实验动物,切除松果体可刺激性腺的生长,注射松果体浸出液则抑制性腺的生长。褪黑激素(melatonin)为其活性成分之一,随着青春期的开始,循环中褪黑激素水平急剧下降,育龄期妇女的血液中褪黑激素呈周期性变化,于排卵期的水平为最低。在哺乳类,松果体抗促性腺激素活力受光照的影响,在黑暗环境为最高,于光亮环境中为最低。传入神经通路为从视网膜发出的纤维,在视交叉前离开视束后终止于下丘脑的视交叉上核。下丘脑脊髓纤维于背侧纵束下行至上胸段脊髓的侧角。除了抗促性腺激素的功能外,松果体激素还可

能影响分泌生长激素、促甲状腺激素和促肾上腺皮质激素(ACTH)的垂体细胞。

2. 缰核(habenular) 位于松果体首端、丘脑背内侧的缰三角内。有内侧缰核和外侧缰核。在丘脑背内侧缘行走的丘脑髓纹,其多数神经纤维始自边缘系统的隔区、下丘脑和苍白球,为缰核的传入通路;缰核发出缰核脚间束,终止于中脑顶盖的脚间核,经过网状结构影响下丘脑和自主神经系统的节前神经元。终止于对侧缰核的丘脑髓纹纤维组成缰连合。

(三) 下丘脑

下丘脑(hypothalamus)(图 3-1-4-5)是脑的最古老的结构之一,位于下丘脑沟以下,形成第三脑室下部的侧壁和底部。其首端以经过前连合、终板和视交叉的平面为界;尾端以通过乳头体后方的平面为界,与大脑脚底、后穿质相连;第三脑室侧壁上的下丘脑沟为其背界,其外侧为内囊、丘脑底和视束所限。

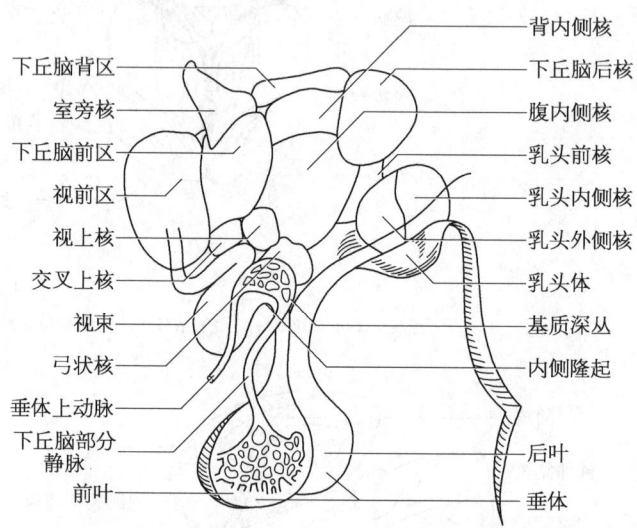

	背内侧核
下丘脑背区	下丘脑后核
室旁核	腹内侧核
下丘脑前区	乳头前核
视前区	乳头内侧核
视上核	乳头外侧核
交叉上核	乳头体
视束	基质深丛
弓状核	内侧隆起
垂体上动脉	
下丘脑部分静脉	后叶
前叶	垂体

图 3-1-4-5 下丘脑诸核(模式)

下丘脑是脑的很小的部分,重量仅 4 g,占全脑的 0.3% 左右,但它有极为重要的功能,是自主神经的皮质下最高中枢,边缘系统、网状结构的重要联系点,垂体-内分泌系统的激发处。一句话,是机体实现对全身各系统调节的重要组成和功能部分。下丘脑的某些部位是机体血-脑屏障最薄弱的地方,某些释放因子和神经递质,如雌二醇、多巴胺等可由此直接进入血液的体循环而发生作用。因此,下丘脑既是一个很重要的神经结构,又是一个具有决定意义的内分泌腺体。它经由脊髓和脑干接受各种内脏传入信息,从丘脑和边缘系统获得有特殊情感意义的信息,经温度、渗透压、糖、盐、激素等含量的改变影响机体的活动。

1. 乳头体 位于灰结节后方,为下丘脑最尾端的结构。在人类,几乎完全为乳头体内侧核所占。从中脑中央灰质、被盖发出的纤维组成背侧纵束,分布至乳头体。中脑被盖、黑质以及内侧丘系等感觉传入通路发出的纤维组成乳头脚,终止于乳头体;经前脑内侧束接受来自隔区、梨状皮质、眶额皮质、脑干被盖的传入;经穹隆接受海马的传入;经脑室周围系统与丘脑,特别是背内侧核,建立双向联系。在人类,有直接的皮质-下丘脑纤维,从大脑皮质 6 区发出,终止于乳头体内侧核。从乳头体核发出的乳头-被盖束终止于网状结构的中脑被盖背核和腹

核;乳头-丘脑束终止于丘脑的前核群(图3-1-4-6),换元后广泛投射至扣带回皮质。应用^{3}H-雌二醇和^{3}H-睾酮进行放射自显影的研究发现,乳头前核内也有密集的雌激素和雄激素受体细胞。在鼠、猴,刺激乳头体可引起阴茎勃起;将雌二醇埋入乳头体,可抑制动物的怀孕并诱发频繁的性生活;将雌激素埋入乳头体,可恢复去势猫的正常性行为。乳头体肿瘤的病孩也可发生性早熟。

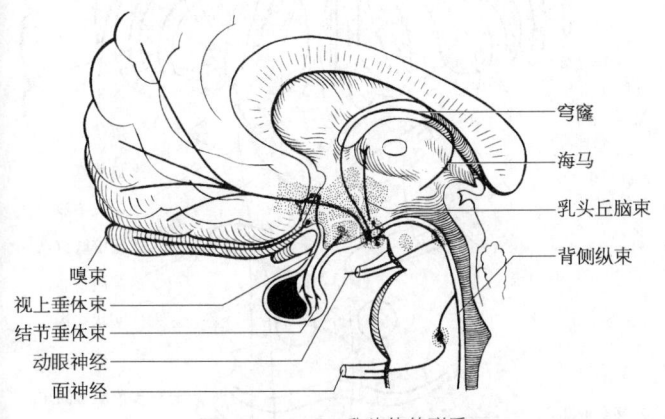

图3-1-4-6 乳头体的联系

2. 结节部和视上部 为下丘脑主要核群的集中处,与神经内分泌及自主神经功能有关。详见本章第六节。

(四) 丘脑底

丘脑底(subthalamus)亦称为路伊核(Lewy's nucleus),位于间脑的基部和中脑的移行处,即为中脑大脑脚的背面,正好是内囊转入大脑脚的转折处,为一梭状结构,可能为黑质的延续。在人类中此核较大。它的细胞较黑质中的细胞小,色素也少。它主要接受新、旧纹状体经豆束或豆状襻来的纤维和皮质脊髓束的侧支。它发出纤维反馈到新、旧纹状体、黑质,或经黑质到达中脑被盖,再下行到脊髓。

临床和动物实验证明丘脑底核与对侧肢体的舞动运动(hemiballism)有关。在猴的实验中,当损害此核达20%时则出现对侧肢体的舞动运动,而这一症状的持久与否决定于苍白球或豆状束的完整性和该核的病损是否扩展,若丘脑底核损害逐步扩展为弥漫性,或苍白球或豆状束被破坏,则其不自主运动可减轻或消除。

(五) 第三脑室

第三脑室为一垂直的狭窄腔隙,位于间脑的中间(图3-1-4-7)。终板为其前壁,前连合在终板的背部交叉过中线。外侧壁上可见下丘脑沟自室间孔走向导水管开口处,将侧壁分为背部的丘脑区和腹侧的下丘脑区。70%~80%的人两侧的丘脑经横跨第三脑室的丘脑间黏合(又名中间块)相连。中间块为一灰质结构,具体功能不明。第三脑室底为视交叉所压陷,其前为视隐窝,其后为漏斗隐窝。第三脑室底往后斜向上至中脑导水管,在导水管开口处的背侧为后连合。松果体隐窝延伸到松果体柄内,缰连合于其背侧通过。由室管膜组成的第三脑室顶附着于丘脑髓纹。

脑脊液由两侧的侧脑室经室间孔而流入第三脑室。自室间孔往后上方延伸至松果体区而为松果体上隐窝。在室间孔上方,穹隆(fornix)柱的内侧面有一稍为隆起的穹隆下器(subfornical organ)。这是一个神经元核团,核团内血管的血-

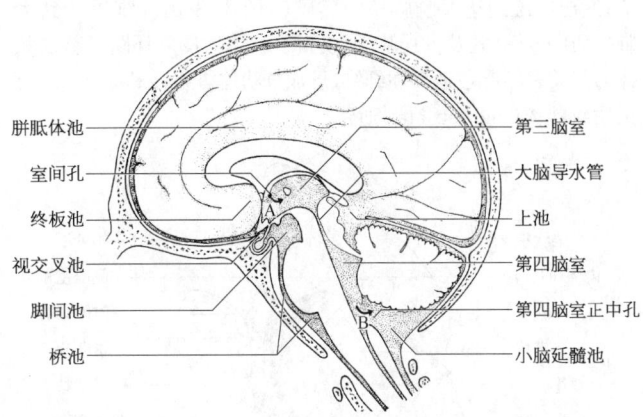

图3-1-4-7 第三脑室及邻近各池

脑屏障不完善,神经细胞能随钾离子、钠离子、血容量而变化的血管紧张素Ⅱ(angiotensinⅡ)浓度改变作出反应。穹隆下器的神经细胞投射至未定带(zona incerta)和下丘脑。脑脊液经导水管自第三脑室流至第四脑室。

二、基底节

基底节(basal ganglion)又称基底核(basal nucleus),位于近大脑半球底部的白质中,是大脑半球深部最大的核团,它由纹状体(corpus striatum)、屏状核(claustrum)和杏仁体(amygdaloid body)所组成(图3-1-4-8)。纹状体包括尾状核(caudate nucleus)和豆状核(lenticular nucleus),而豆状核又分为壳核(putamen)和苍白球(globus pallidus)。尾状核在头端和腹侧部与壳核连接,两者合称为新纹状体,苍白球被称为旧纹状体。旧纹状体-苍白球系统在鸟类动物中是最高的运动中枢,它与丘脑底核、黑质等有密切联系。新纹状体,特别是尾核是大脑皮质发育的产物,它接受大脑皮质发来的冲动,并对旧纹状体和丘脑底核和大脑脚的神经核发生密切联系和调节。

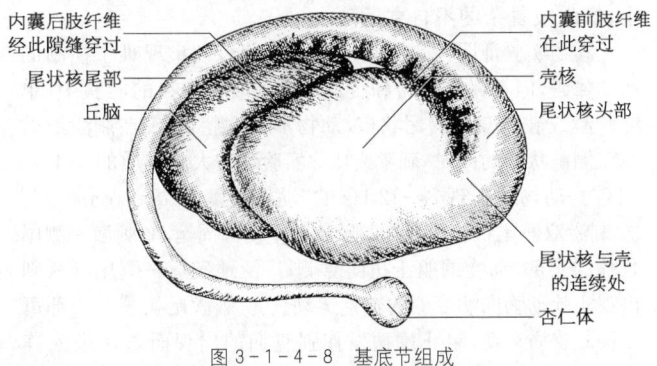

图3-1-4-8 基底节组成

(一) 新纹状体

新纹状体(图3-1-4-9)包括尾状核和壳核,均由密集的多种形状的小细胞和分散的中等细胞组成。小细胞的轴突较短仅作核内联系。中等细胞的轴突较长,能与核外联系。尾状核和壳核接受来自大脑皮质4、6区及其他皮质区域的纤维(皮质纹状束)、黑质和丘脑,特别是丘脑的中线核、板内核、中央中核等发出的纤维,传递网状上行激动系统的冲动,激动新纹状体。同时,新纹状体发出纤维到达苍白球,对旧纹状体进行调节;发出纤维到达大脑脚核的黑质(网带);发出纤维反馈到大脑皮质的6、10区及古丘脑,形成新纹状体的皮质环路。新纹状体与黑质之间有往返反馈纤维,形成纹状体黑质(striatonigral)及黑质纹状体(nigrostriatal)通路。

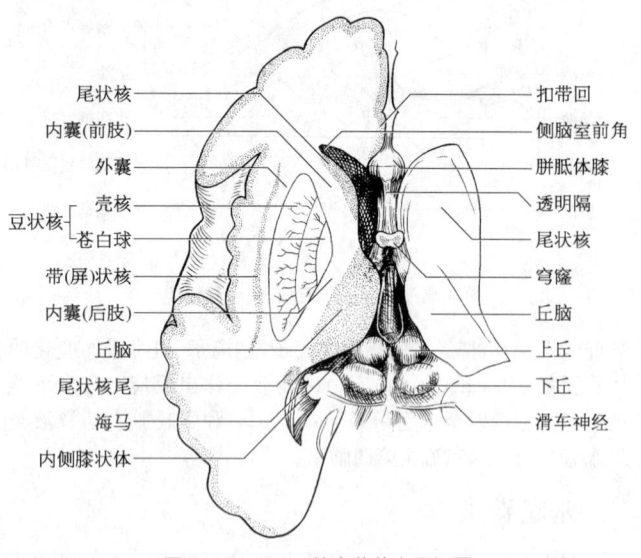

图 3-1-4-9　基底节的水平切面

新纹状体的生理功能,尚未完全清楚。不易搞清的原因是基底节的病变多是广泛的,不是孤立局限于单一结构;另外,动物实验的资料未必适用于临床,各学者所报告的结果甚至互相矛盾。大量的临床病理资料和动物实验提示,新纹状体的尾状核和壳核可能与维持机体姿势的固定有关,这两个核的破坏产生不自主的舞蹈样动作。目前的临床病理资料证明,尾状核头部的变性、萎缩则出现舞蹈样动作,如慢性进行性舞蹈病(Huntington 病)。壳核的病变被认为与不自主的手足徐动症、肝豆状核变性的运动障碍、扭转痉挛、舞蹈病等症状有关。当然,尾状核的病变很少孤立出现,常与壳核及丘脑或大脑皮质的某些部位的损害同时发生,产生极复杂的不自主运动。

动物实验证明:① 破坏双侧的尾状核则出现难于控制的运动障碍,但不伴肌张力和腱反射的改变。在猴的实验中,单纯刺激或破坏双侧的尾状核,动物不发生症状,仅在刺激或破坏双侧尾状核的同时,刺激或切除实验动物大脑皮质的4(4s)、6区时,动物才出现 8~12 Hz 的"动作震颤(action tremor)"。② 刺激双侧尾状核引起实验动物的重复圆周运动;刺激一侧尾状核的头部,动物的躯干扭向对侧;广泛地破坏一侧尾状核则出现实验动物向病变侧的奔跑运动。③ 刺激尾状核的头部可以抑制皮质运动,阻止癫痫发作强直期的出现而直接进入阵挛期;刺激一侧尾状核的头部亦可抑制疼痛而被用作恶痛的治疗。④ 刺激丘脑腹外侧核可以抑制皮质的自发性电活动,反复刺激该核则可抑制皮质脊髓束的运动神经元的反应性。⑤ 刺激实验动物的皮质运动区可产生肢体的运动,若刺激皮质运动区的同时刺激尾状核,则皮质发生的运动反应即被抑制。若刺激皮质的抑制区 4s、6区,则可以抑制由皮质运动区发动的运动。由此可知,大脑皮质与纹状体之间的联系是通过逐级循环抑制进行调节的,而且与丘脑功能有关。这一循环抑制通路为大脑皮质-尾状核或壳核-丘脑-皮质环路(图

3-1-4-10)。

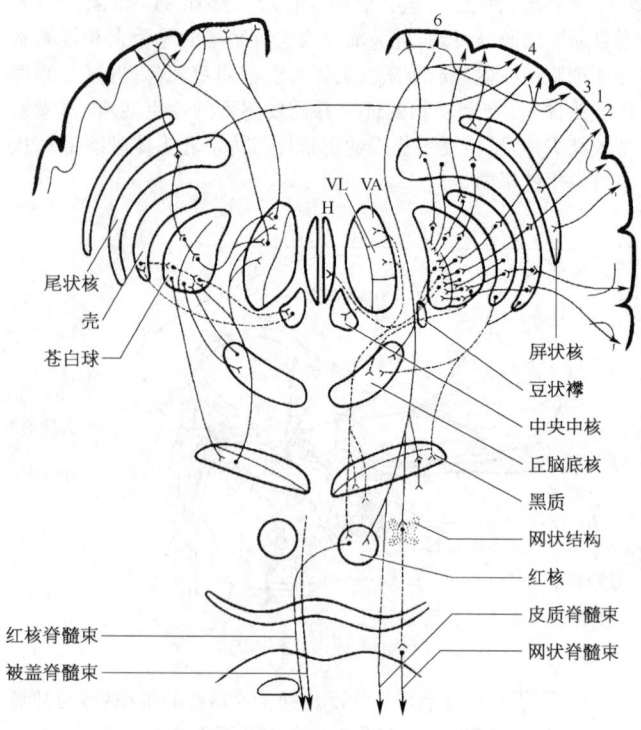

图 3-1-4-10　纹状体(新、旧)环路

(二)旧纹状体

系指苍白球。苍白球因血供较差、纤维丰富而颜色苍白而得名。传入纤维和传出纤维交织成网,网中间散布着大的梭形运动细胞。苍白球的尾端与黑质的头端相连,且含较多量的黑色素。苍白球接受来自尾状核、壳核、大脑皮质6区的下行纤维和下丘脑的中央核、内侧核和黑质的上升纤维,同时发出纤维经豆状核或豆状襻到达丘脑腹前核、腹外侧核、板内核、丘脑底核、黑质、红核、中脑被盖网状结构、下丘脑等处。然后,丘脑腹侧核又发出纤维反馈到大脑皮质的 4、8区,形成纹状体-皮质环路(大脑皮质-尾状核-壳核-苍白球-丘脑-大脑皮质的逐级抑制环路)。到达中脑被盖的纤维又经被盖核发出被盖脊髓束或网状脊髓束与脊髓发生联系。

苍白球在种系发生中,曾是鸟类的最高运动中枢。在人类中,苍白球与肢体的肌张力和姿势有关。帕金森病患者几乎均有苍白球变性,因此苍白球毁损术常可用于以僵硬为主的帕金森病患者。然而,苍白球的破坏尚可产生无动性缄默(akinetic mutism)状态。相反,电刺激苍白球及丘脑腹外侧核可使脊髓的 γ-运动神经元的传出活动暂时消失。实验还证明,纹状体通过苍白球与大脑皮质和丘脑的联系或参与 γ-运动神经元的抑制平衡。

经纹状体的大脑水平切面可见丘脑位于最内侧,丘脑的前外侧和后外侧部可见尾状核的断面,外前方为豆状核。由丘脑、尾状核和豆状核之间所夹成的"V"字形白质带为内囊。

三、内囊

内囊(internal capsule)为大脑半球深部的白质区带,由内侧的丘脑、尾状核头部和外侧的豆状核分隔而成的平卧"V"字形的白质区(图3-1-4-11)。该区为脊髓、脑干到达丘脑后

传入大脑皮质的传入纤维,以及从大脑皮质传出纤维所经过的要道。内囊可区分为内囊前肢、内囊膝部和内囊后肢。由尾状核头部和豆状核之间的白质为内囊前肢,丘脑与豆状核之间构成的白质为内囊后肢;在丘脑、尾状核头端和豆状核夹角的顶端部的白质为内囊膝部。

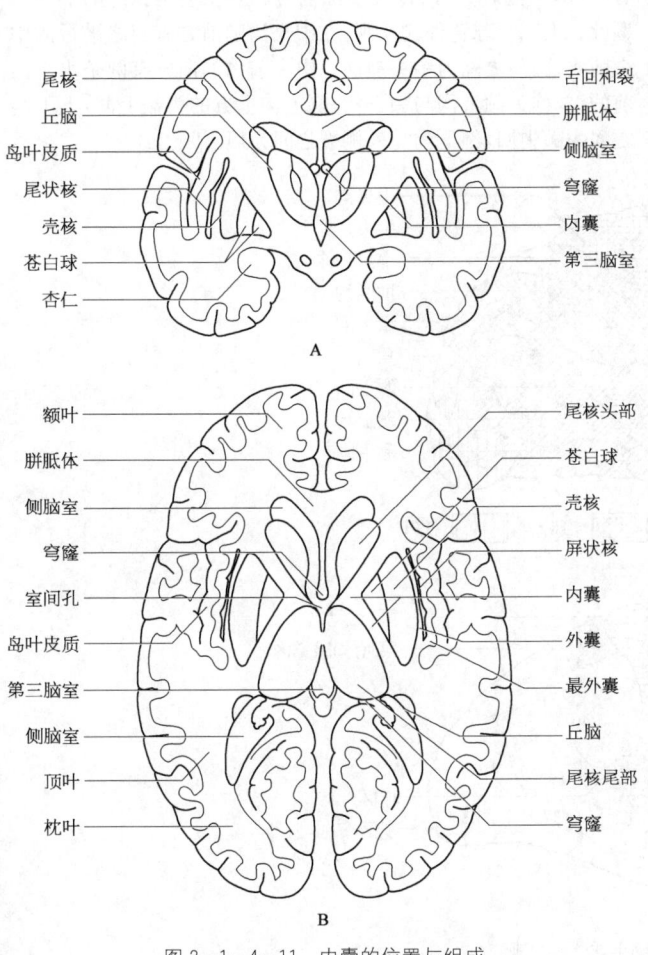

图 3-1-4-11　内囊的位置与组成
A. 冠状切面;B. 水平切面。

内囊前肢内有上行和下行纤维通过,主要纤维为丘脑背内侧核与额叶皮质联系的丘脑前轴射纤维和从额叶大脑皮质起始的终止于脑桥固有核的额桥束纤维。此区的神经纤维损害与肢体的协调功能障碍有关。

内囊后肢是人体躯体运动和躯体感觉神经纤维传导最集中的区域。内囊后肢的前部分,从膝部往后为皮质脊髓束和皮质延髓束纤维的主要经过区,其纤维排列为面部最前,上臂居中,下肢最后。从大脑皮质到红核的纤维与皮质脊髓束纤维伴随下行。在内囊后肢的后 1/2 部分,为丘脑后外侧核至大脑皮质中央后回的上行感觉纤维,其纤维排列则与其前方的运动纤维排列相似,从前到后,依次为面、臂、腿的次序(图 3-1-4-12)。由于内囊部的上行和下行纤维排列有序,因此即使很小的病变即可产生典型的临床症状,如内囊后肢前部的腔隙梗死可产生"纯运动(pure motor)"卒中;反之,后肢后部的腔隙梗死则可产生"纯感觉(pure sensory)"卒中。

此外,丘脑腹外侧核到额叶运动皮质的投射纤维在内囊的膝部和后肢部通过。自外侧膝状体发出至枕叶皮质的膝距纤

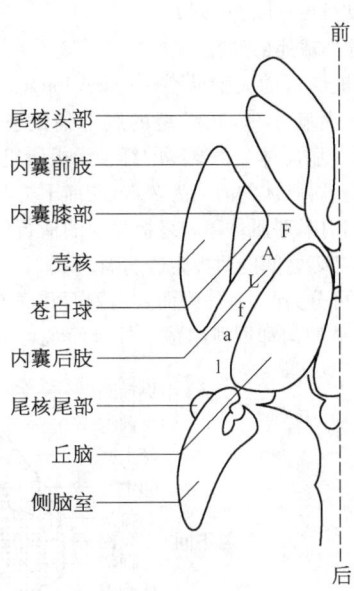

图 3-1-4-12　内囊部纤维排列
英文字母大写示运动纤维,小写示感觉纤维。

维在内囊后肢的豆状核后部和下部呈扇形辐射走向距状裂两侧壁的枕叶皮质。从内侧膝状体发出纤维,水平地通过内囊后肢的豆状核下部,组成听放射,终止于颞叶的听觉皮质区。来自大脑皮质发出的颞-桥束和枕-桥束纤维亦经过于此。

内囊是一个极为重要的解剖结构,大量的神经纤维在此经过,因此该区的细小病变均可产生严重的神经症状,特别是后肢和膝部病损尤为突出。典型内囊损害产生偏身运动障碍、偏身感觉障碍和偏盲的"三偏"症状群,常见于脑出血、大脑中动脉脑梗死等急性脑血管疾病的患者。

第五节　大脑半球的结构与功能

一、大脑半球的结构

种系发生中,大脑亦称端脑,是脑的最高部位,人类的端脑最发达,称为大脑皮质。大脑由两个基本对称的半球所组成,在两侧通过胼胝体彼此相连。覆盖大脑表面的为大脑皮质,约占中枢神经系统灰质90%,皮质厚度为 1.5～4.5 mm,平均为2.5 mm,脑回凸出部较厚,脑沟部较薄。大脑皮质的表面面积约为 4 000 cm²,其中 2/3 埋于脑沟中,其重量占脑重量的1/3～1/2。据估计,大脑皮质中神经元有 500 亿个以上。

人类的大脑皮质是由种系发生中逐步形成的,因此,大脑皮质中存在古皮质、旧皮质和新皮质。古皮质和旧皮质称为异皮质(allocortex),新皮质称为同皮质(isocortex)。异皮质约占10%,新皮质占90%。异皮质主要分布于半球内侧。海马和齿状回为古皮质;梨状皮质为旧皮质;扣带回与海马回的结构介于新旧皮质之间,称为中皮质(mesocortex)或邻异皮质(juxtello cortex)。大脑半球的深部为白质,亦称髓质,是神经纤维的主要集中处,同时有一对大的灰质团块,基底核(节)存在其中,为锥体外系统的运动调节中枢。两半球内部均有腔

隙,称为侧脑室(lateral ventricle)。

(一) 大脑半球外部形态

大脑半球被纵行的大脑纵裂(cerebral longitudinal fissure)分成左右两个大脑半球,在纵裂的底部借助胼胝体(corpus callosum)联系。胼胝体是由宽厚的纤维囊板所组成,左右半球借此相互构通。胼胝体的前端为弯端,向前下方与第三脑室的前壁——终板相接,胼胝体嘴和终板之间的横行纤维称为前连合。胼胝体和穹隆之间的薄板为透明隔。

大脑半球可分为凸面(外侧面)、内侧面和底面。大脑半球表面有凹凸不平的沟和回所组成。外侧面观可见水平走向的

深裂——外侧裂,纵向的深沟称为中央沟和顶枕沟,将每侧的大脑半球分为额、颞、顶、枕 4 个叶,以及颞叶和额叶深部的岛叶。

1. 大脑半球侧面观(图 3-1-5-1)　侧面观可见外侧裂上方、中央沟前方的额叶,中央沟后方外侧裂隙和顶枕裂前方有顶叶,外侧裂下方、顶枕裂隙前方和外侧裂延长线的下方为颞叶。大脑半球背外侧面观,在中央沟脑前方有与之平行的中央前沟,两沟之间为中央前回。中央前沟的前方有两条水平向前的沟,称为额上沟与额下沟,额上沟上方的为额上回,上下沟之间为额中回,额下沟与外侧裂之间为额下回。

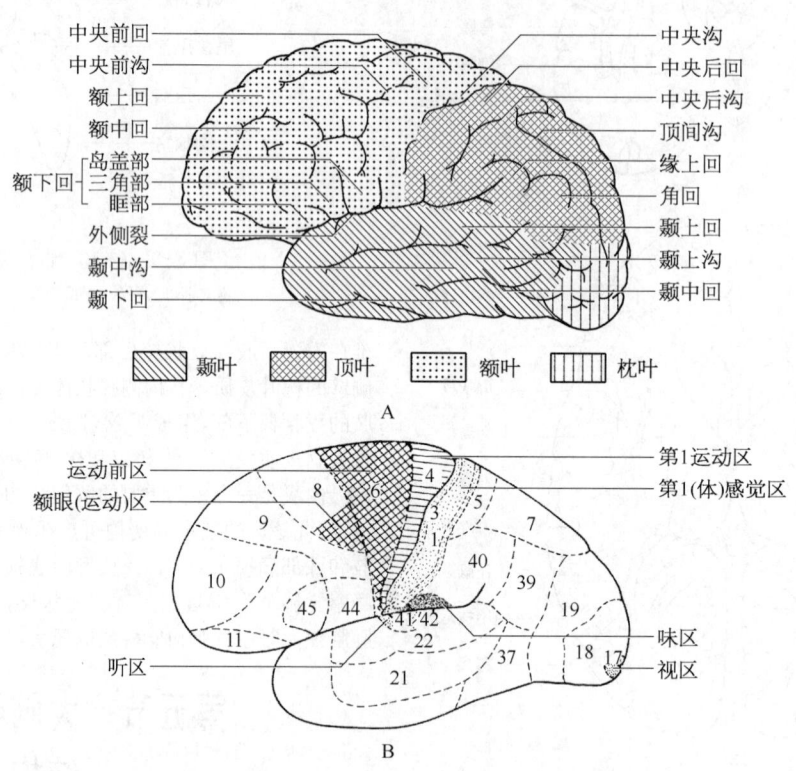

图 3-1-5-1　大脑半球外侧面观

A. 大脑各叶分布;B. 外侧面投射分区。

顶叶位于中央沟后方,外侧裂延长线上方和顶枕线之前。中央沟的后方有与之平行的中央后沟,两沟之间为中央后回,在中央后沟的后方有一条与半球上缘平行的顶内沟,沟的上下分别为顶上小叶和顶下小叶,顶下小叶又分出包绕外侧沟末端的角回。

颞叶位于外侧裂下方,与外侧裂平行的有两条沟(颞上沟和颞下沟),将颞叶分为颞上回、颞中回和颞下回;自颞上回转入外侧裂的几条自外上向下内的短而横形的脑回,称为颞横回。

2. 大脑半球内侧面和底面观(图 3-1-5-2、图 3-1-5-3)　中央前、后回在背侧向内侧的延续为旁中央小叶。围绕胼胝体背面的环形沟为胼胝体沟,绕过胼胝体的后端再向前下方移行于海马沟。胼胝体沟上方与之平行的沟称为扣带沟,此两沟之间的回称为扣带回。扣带回下方则可见略呈弓形的胼胝体。胼胝体分为嘴、膝部、体部和压部。前端的钩部与海马沟相连,后部与顶、颞、枕相连。位于大脑半球内侧面,胼胝体周边和侧脑室下角底部的结构有隔区(胼胝体下回和终板旁

回)、扣带回、海马旁回、海马、齿状回,以及颞极和岛叶前部等结构,这些结构共同构成了具有特别功能的边缘叶,或称边缘系统。

大脑半球的底面观可见额叶底部,前端可见眶沟和眶回,内侧可见嗅球、嗅囊,往后延续至嗅三角。嗅三角与视交叉之间为前穿质,此处有许多小血管穿入脑实质。嗅三角后方则与颞叶的海马前端相连系。后方则可见部分枕叶皮质,颞叶的底部和海马。

(二) 大脑皮质的内部结构

大脑皮质由类型复杂的神经元和错综复杂的神经纤维以及大量的神经胶质细胞和微血管所组成,按其细胞分布和排列,可分为 3~6 层。凡属古皮质和旧皮质者均为 3 层,凡属新皮层者均由 6 层所组成。

1. 大脑皮质的神经细胞　大脑皮质有锥体细胞(pyramidal cell)、颗粒细胞(granule cell)、水平细胞(horizontal cell)、Martinotti 细胞、梭形细胞(fusiform cell)等 5 种细胞。

(1) 锥体细胞:细胞呈锥体形,直径为 15~80 μm,锥体尖

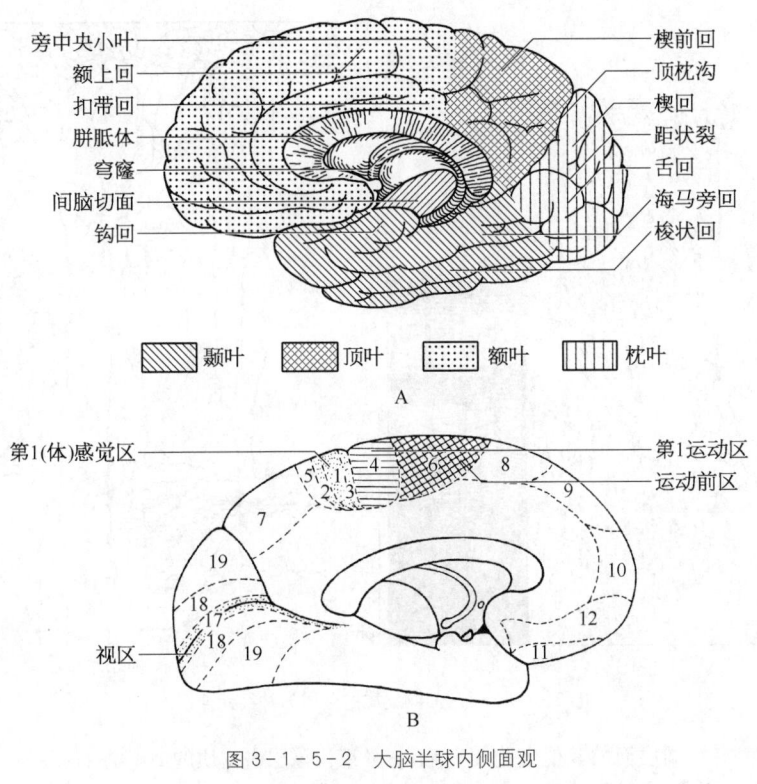

图 3-1-5-2 大脑半球内侧面观
A. 内侧面分叶;B. 内侧面投射区。

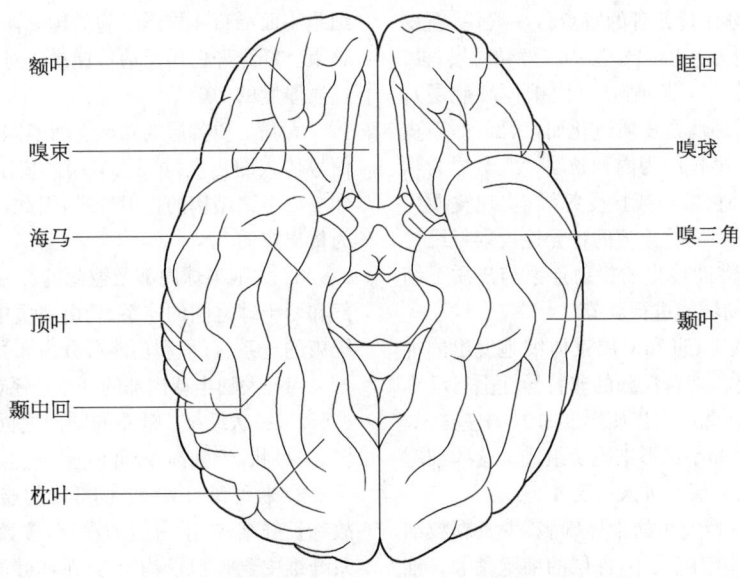

图 3-1-5-3 大脑半球底面观

朝向皮质表面。锥体细胞的顶部和基底部均可发出树状突,顶端的树状突称为顶突,垂直向皮质表面延伸,长短不一,并沿途发出分支;基底部发出的树突呈水平延伸,与周围的神经毡相突触。锥体细胞又称为高尔基Ⅰ型神经元,细胞的基底部发出轴突并下行构成白质;轴突沿途发出许多纤维与固有纤维联络。锥体细胞分布于大脑皮质中除分子层以外的各层中,以中央前回的第Ⅴ层为最多,并有数量很多的大锥体细胞(Betz细胞)分散其中,最大的细胞直径可达 120 μm。细胞数达 3.4 万个,以中央前回的肢体代表区最集中。

(2)颗粒细胞:亦称卫星细胞(stellar cell),属高尔基Ⅱ型

神经元,胞体圆形或三角形,数根树突向各个方向延伸,轴突较短,在胞体附近或上行至分子层。颗粒细胞见于除分子层以外的各层中。

(3)水平细胞:为小梭形细胞,细胞体的各级均发出树突。轴突亦发自树突。轴突在大脑皮质表面平行行走,延伸一定距离后与锥体细胞的树突的分支发生突触。

(4)Martinotti 细胞:见于大脑皮质的各层。细胞体小,多角形;树突极短;轴突较长,向皮质表面延伸,并沿途发出侧支分布于皮质各层,其终末分布于分子层。

(5)梭形细胞:亦称多形细胞。胞体梭形,与皮质表面呈

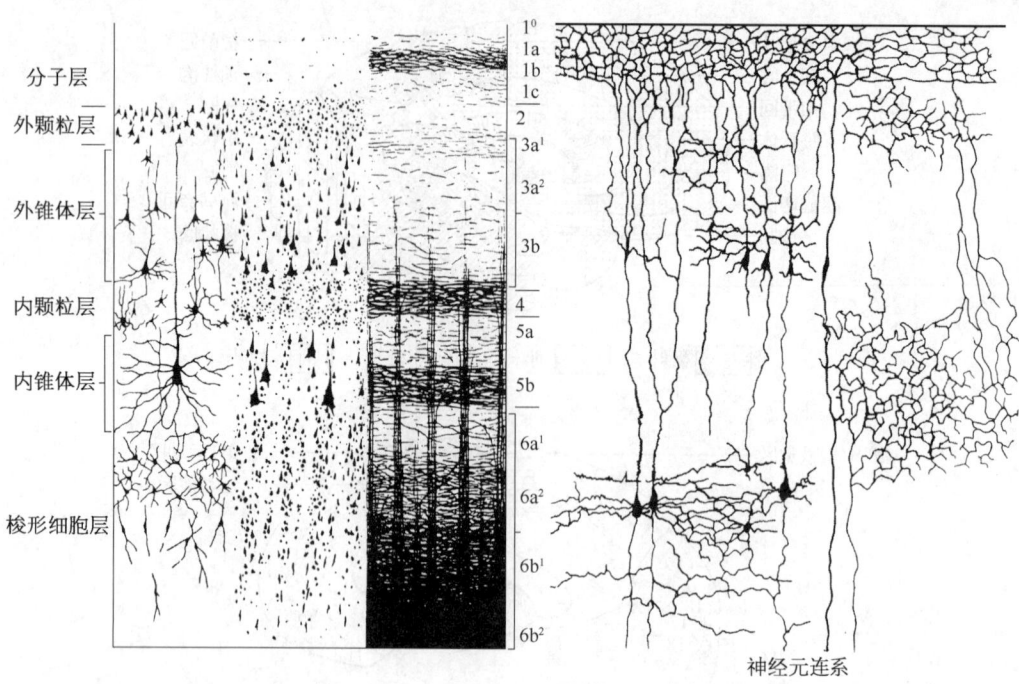

分子层
外颗粒层
外锥体层
内颗粒层
内锥体层
梭形细胞层

神经元连系

图 3-1-5-4 大脑皮质的分层与神经元连系

垂直向存在,胞体两极发出树突与同层面的其他细胞相突触;轴突从胞体的中部或下部发出,并向白质延伸。

2. 大脑皮质分层(图 3-1-5-4) 在大脑皮质的切片上,可明显分为数层,而且各层均有其各自的特点。一般说,新皮质均有 6 层结构所组成,分别为:Ⅰ,分子层;Ⅱ,外颗粒层;Ⅲ,外锥体细胞层;Ⅳ,内颗粒层;Ⅴ,节细胞层(内锥体细胞层);Ⅵ,多形细胞层。由于新皮质是从古皮质进化而来,因此,新皮质的Ⅰ~Ⅲ可称为颗粒上层,第Ⅳ层为内颗粒层,Ⅴ、Ⅵ层为颗粒下层。Ⅰ~Ⅲ层发育最晚,它发出或接受纤维,实现皮质内和机体的联系;内颗粒层主要为接受丘脑的特异性投射纤维传入;而颗粒下层(Ⅴ、Ⅵ)则借助传出的投射联系与皮质下结构作用,对躯体运动、内脏运动功能进行调节。

(1)分子层:主要是由从Ⅰ、Ⅲ和Ⅴ层锥体细胞发出的神经纤维分支、星形细胞的轴突和来自丘脑的非特异性上行纤维以及少量水平面细胞所组成。此层占皮质厚度的 10% 左右。

(2)颗粒层:由星形细胞和小星形细胞所组成。这些细胞的树突伸向分子层,轴突深入各层并进入白质。

(3)外锥体层:主要由中等大小的锥体细胞、少量颗粒细胞所组成。此层稍浅部的锥体细胞较小,深层的细胞稍大。锥体细胞的轴突形成联络纤维,并通过胼胝体与对侧的联合纤维结合。此层是大脑发育中最后分化的层次,亦是发育最好的层次,是占据大脑皮质成分较多的层次,在许多区域可达全厚度的 1/3 多。

(4)内颗粒层:由星状细胞和少数锥体细胞以及水平面走向的纤维所组成。来自丘脑特异核的纤维多数在此与星状细胞相突触。此层在感觉区的厚度较厚,约占皮质厚度的 10%。

(5)节细胞层:亦称内锥体细胞层,系由各种大小的锥体细胞和星状细胞所组成。浅层以中小锥体细胞为主,深层以大锥体细胞为主。浅层细胞的轴突主要构成皮质纹状体纤维,深层的大锥体细胞轴突构成投射纤维、联合纤维和下行性神经

束。该层占皮质的 20% 左右。

(6)多形细胞层:亦称梭形细胞层,系由大小不等的梭形细胞和少量的颗粒细胞所组成。此层的浅部细胞大而密,深部细胞小而稀疏。梭形细胞的树突伸向分子层,轴突组成皮质丘脑束。纤维经白质反馈传递皮质对丘脑的功能调节,此层约为皮质厚度的 20%。

大脑皮质各层的功能有所不同,第Ⅱ、Ⅲ、Ⅳ层主要是接受信号传入的皮质,第Ⅴ、Ⅵ层的皮层主要为大脑皮质发出信号到皮质下诸结构的投射纤维,因此,前者称为传入皮质,后者称为传出皮质。

3. 大脑半球内部及彼此的纤维连系 该连系属于半球内部和两半球之间的连系,均由白质中的纤维束所完成。根据纤维束的连系、行程和功能可分为 3 类。

(1)大脑半球内部的纤维连系(图 3-1-5-5)。

1)弓状纤维:毗邻的脑回之间的相互连系。该类纤维量多,呈弓状,于脑沟深部绕过形成连系,因此又称弓状纤维。

2)长纤维:系脑叶间纤维的连系。此类连系的纤维较长,故称长纤维,位于白质的深部,多数聚集成束状。脑叶间的连系纤维主要有:① 钩束,连系额叶的额中回、额下回、眶回与颞叶前部皮质,纤维呈钩状,在岛叶的前方绕过外侧裂将额叶的运动性语言区与颞叶及额叶底部的眶回连系起来。② 上纵束,为长纤维束,起自前额区内囊的外侧,呈弓形向后,终止于颞叶,沿途接受额、顶、枕、颞的纤维,又终止于各叶。③ 下纵束,纤维起始于终极,沿侧脑室壁前行,绕过视辐射,终止于颞极,为枕叶与颞叶的连系纤维。④ 扣带纤维,位于扣带回和海马旁回的深部,起自胼胝体嘴的下方,沿胼胝体在扣带回内行走,至半球底面进入海马旁回,分散于颞回附近的皮质,是边缘叶各部的联络纤维。⑤ 额枕束,始于额极,在上纵束的深部、尾核的外侧向后,近侧室体部呈扇形终止于枕、颞叶。

(2)大脑半球间的纤维连系:连接左右大脑半球间的连系

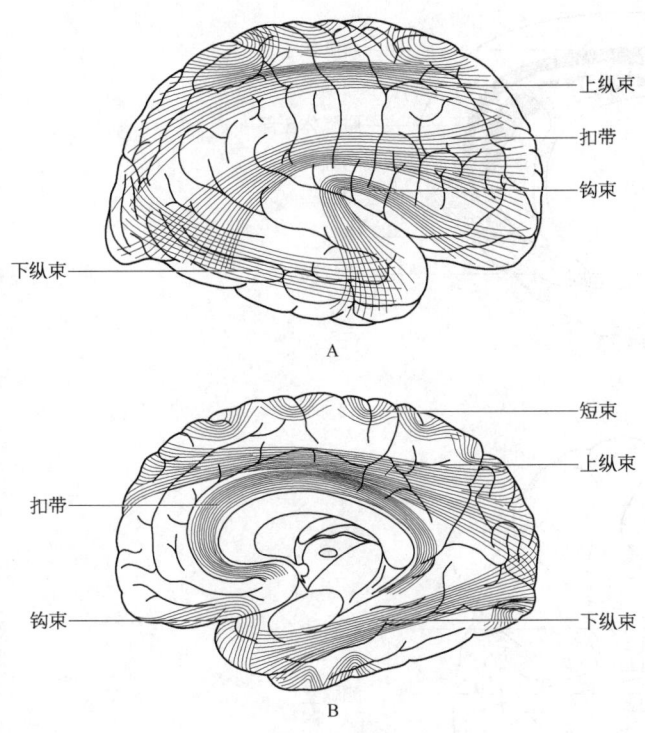

图 3-1-5-5　大脑半球内部脑回、叶间的纤维连系
A. 外侧面；B. 内侧面。

纤维称为联合纤维（commissural fibers），包括胼胝体、前连合、穹隆联合和视交叉等成分，其中以胼胝体为最重要（图 3-1-5-6）。

1）胼胝体：为宽大的白质纤维板，是左右大脑半球最重要的横行连系纤维。在哺乳类动物中，胼胝体的发育与新皮质的表面体积相一致，在人类中发育最完善。在大脑的正中矢状切面上，可见长约 10 cm 的弓形纤维板（胼胝体），前端距额极约 3 cm，后端距枕极约 6 cm。胼胝体呈钩形的纤维板，从前向后依次分为嘴、膝、体和压部 4 个部分。嘴和膝为胼胝体前端，连接左右半球额叶前部的纤维；体部连接两侧半球额叶后部和顶叶的纤维；部分颞叶的横行纤维构成毯；两侧颞叶和枕叶的纤维形成压部，胼胝体的后端为枕钳，其中含有连接两侧距状裂的视觉皮质联合纤维。胼胝体传导的横行纤维数至今尚不清楚。

胼胝体的功能主要是把两侧大脑半球不同部分沟通起来，并连成统一整体。将一侧半球的信息传递至另一半球是胼胝体的主要功能，它与识别学习、感觉经历和记忆功能有关。大量的临床资料和实验研究提示：胼胝体前 1/3 损害时可出现失用症；中 1/3 损害时可出现假性球麻痹，后 1/3 损害时可出现言语和共济失调；压部病变可出现认知和言语障碍；前部的病变出现注意力不集中，记忆减退等激怒等精神症状。

2）前联合（anterior commissure）：位于终板的上方，为穹隆柱前方的致密有髓纤维束，主要连接两侧颞叶、部分嗅球的纤维。哺乳动物中，前联合连系两侧嗅球和前嗅核、前穿质、嗅结节、梨状皮质、嗅区和海马旁回以及颞下回前区。

3）穹隆联合（fornical commissure）：亦称海马联合，系指两侧穹隆间的横行纤维。该联合将两侧的海马与乳头体相互连接起来。

4）视交叉（supraoptic decussation）联合：位于视交叉的背部，系将两侧下丘脑和丘脑底、两侧苍白球、两侧的内侧膝状体进行连结。

（3）大脑半球与皮质下中枢之间的连系：详见本章第四节。

二、大脑半球的功能

大脑半球的功能可分为定位功能和非定位功能。大脑半球的认知功能具有半球优势、功能侧化、半球侧化和半球专业化的特点。也就是说，高级心理活动或认知功能、行为产生的神经活动过程中，左右大脑半球起着不同的作用。右利手者，语言功能、运用技巧功能主要依赖于左侧大脑半球；空间定向功能主要依赖于右侧大脑半球。大脑半球功能不对称性不仅见于成年人，也见于婴儿和儿童。人类的双手功能亦有不对称性，表现在优先选用的差异和熟练技巧的区别，习惯选用和熟练的手为利手，在人类中右利手占 90% 以上。大脑半球的功能是十分复杂的，人们对自己大脑认识仍是十分肤浅，许多问题至今不能回答。人类是如何记住数十年前的事？又如何在短期限内可以回忆？认知是如何形成的？等等。因此，本节仅就临床神经病学者为认识脑部疾病的角度描述部分大脑半球的功能。大脑半球有较明确的功能分区，使用最多的仍为 Brodmann 分区（图 3-1-5-7）。

脑的病变可以是弥漫性或局限性，弥漫性病变产生谵妄、昏迷等弥漫性症状，局灶性病变产生定位症状。为描述简便起见，现按脑叶分述之。

（一）额叶

额叶（frontal lobe）位于中央沟之前，外侧裂之上，与顶叶、颞叶分界清晰。额叶新皮质的功能与运动性活动、判断、预见性及情绪、心境等活动功能有关。前额叶和后顶叶间皮质完成工作记忆-执行功能网络（working memory - executive function network）。前额叶皮质通过前额叶外侧皮质与舌后回、顶叶、中颞叶、下颞叶、岛叶后部相连系，通过这些广泛的连系，可完成注意和执行功能，例如计划的制订、操作行为的循序等。前额叶的腹侧面皮质，即边缘旁皮质，管理情感和认知过程的情绪控制和的行为动作。额叶病变时将产生随意运动、语言表达及精神活动异常三方面的功能障碍。现将不同区域的主要功能介绍于下。

1. 躯体运动功能相关的区

（1）第 I 躯体运动区（the first somatic motor area）：位于中央前回和旁中央小叶前部，包括 Brodmann 4 区和 6 区，4 区位于中央前沟和中央沟之间，上宽下窄，顶端转入半球内侧面，涉及旁中央小叶前部。4 区皮质厚度为 4 mm 左右，以锥体细胞为多，为无颗粒层大脑皮质。皮质脊髓束中 30% 的纤维位于 4 区，从 Betz 大锥体细胞发出的纤维仅占 3%。位于 4 区前方的 6 区，包括中央前回的上部和额上回后上部，内侧面则可达扣带沟；皮质脊髓束中 28% 的纤维起始于 6 区；该区的电刺激可引起头和躯干转向对侧和肢体伸屈等复杂运动。通过开颅手术，在大脑皮质表面的电刺激证实，第 I 躯体运动区支配对侧躯体骨骼肌的随意运动。下肢代表区在顶部，膝关节以下在大脑半球内侧面，上肢代表队区在中间部。躯体的排列是倒影的，头顶部的代表区在底部，但它的排列是直立的，并非倒置

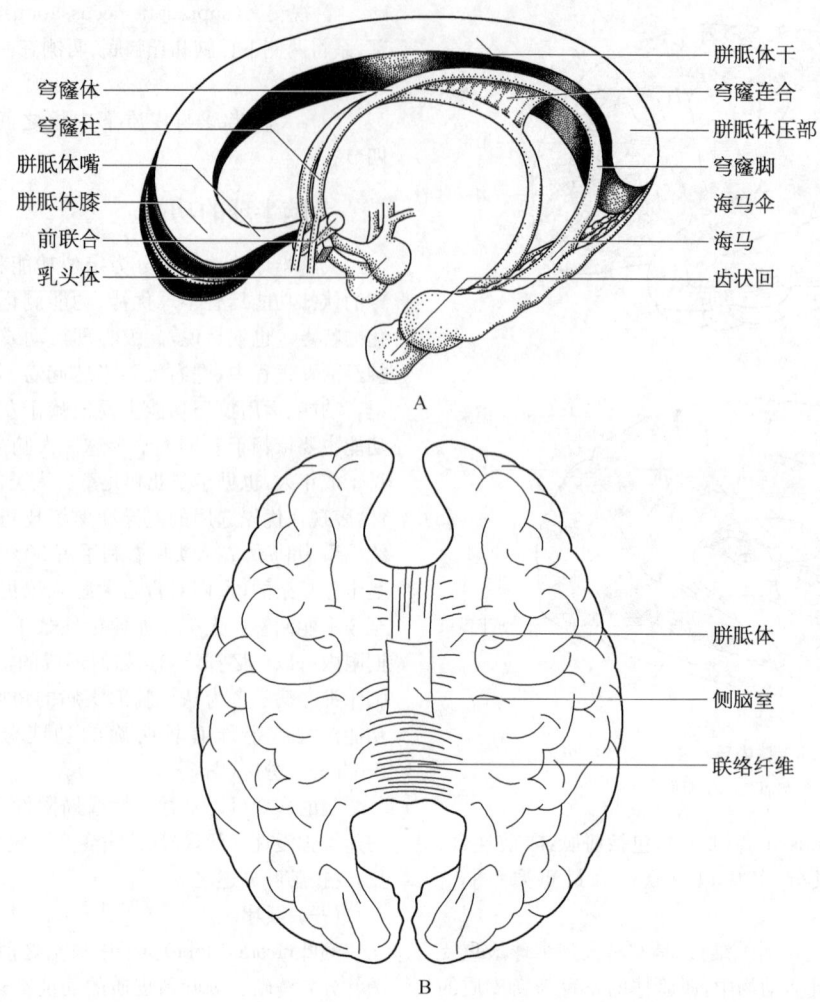

图 3-1-5-6　大脑半球间的连接纤维
A. 胼胝体；B. 半球间联络纤维。

图中标注（A图）：
穹窿体、穹窿柱、胼胝体嘴、胼胝体膝、前联合、乳头体、胼胝体干、穹窿连合、胼胝体压部、穹窿脚、海马伞、海马、齿状回。

图中标注（B图）：胼胝体、侧脑室、联络纤维。

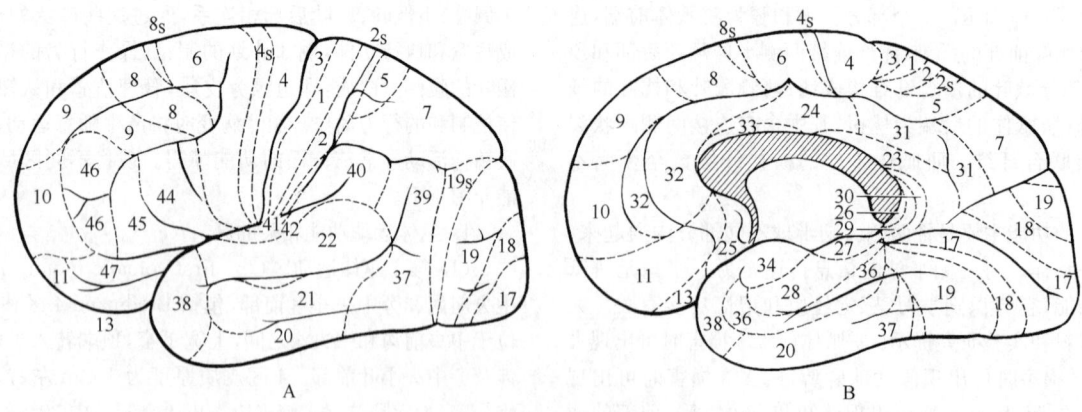

图 3-1-5-7　大脑皮质 Brodmann 分区
A. 外侧面；B. 内侧面。

（图3-1-5-8）。手指、唇、舌头所占的区域比下肢要大，这代表了人类皮质在精细复杂运动中占据的范围位置。

　　第Ⅰ躯体运动区的破坏性病变产生对侧肢体的肌肉瘫痪，上肢单瘫或上肢与颜面瘫，手部的受累较上肢和近端为重；面肌的受累以下面部肌肉的随意动作受累（中枢性面瘫），发笑等情感性动作时下面部面肌表情正常。运动区的刺激性病灶可发生对侧躯体运动肌肉的抽搐，抽搐的部位以局限于面肌和手指的阵挛为多，意识清醒，若连续抽搐者称为持续性部分癫痫发作；若发作从面部或手指逐步扩散，累及全身抽搐，且伴意识丧失者为Jackson癫痫。

　　（2）头眼运动区：相当于Brodman 8区的一部分，位于额中回的后部，其后方向中央前回延伸。该处破坏性病变，产生

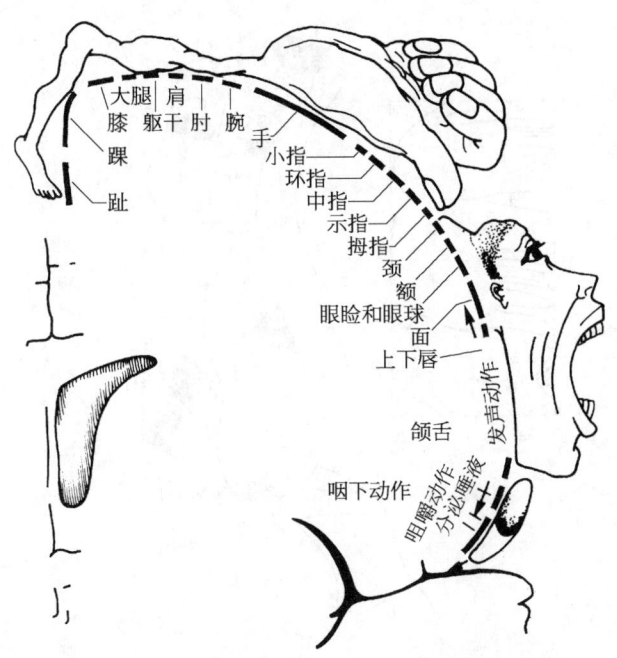

图 3-1-5-8 大脑第 I 躯体运动区中人体各部的定位

两眼球凝视障碍,两眼球同时凝向病灶侧;该区刺激性病灶则产生两眼球凝向病灶对侧或其他方向;电刺激该区时,除眼球向对侧凝视外,头与肢体亦向对侧转位。该区刺激所引起的癫痫发作称为转位发作。

(3) 第 II 躯体运动区(the second somatic motor area):位于中央前回和中央后回深部的岛叶皮质,与对侧上下肢的运动有关。

(4) 运动辅区:位于额叶内侧面旁中央小叶的前方。该部位的刺激产生对侧肢体的复杂运动,并维持特定姿势,瞳孔散大和心跳加快等症状。

2. 语言和书写功能相关区

(1) 运动性语言区:位于额下回后部 Brodman 44、45 区,亦称 Broca 区。该区的破坏性病变虽然不出现构音器官的肌肉瘫痪,但出现语言困难,表现为说话语句不流利,顿挫结巴,呈电报发报状,但语言无错义、错词,称为运动性失语(motor aphasia),或表达性失语(expression aphasia)、Broca 失语。该区域亦称为前语言区。

(2) 书写区(writing area):位于中央前回的上肢代表区和额中回后部,特别是手的代表区。该区的破坏性病变,虽然手的躯体运动功能或许影响不大,但精细的动作,如写字、绘画等功能障碍,出现不能写字和不能绘画,称为失写症(agraphia)。

3. 精神和认知功能相关区

(1) 额叶前部的病变出现精神症状,表现为情感淡漠,衣着不整,对任何事情不感兴趣,记忆和智能减退,行动迟缓,退缩,呈典型的淡漠无情-无意识运动不能综合征(apathetic-abulic-akinetic syndrome)。额叶弥漫性损害的患者还可出现行为幼稚、情绪欣快、不知羞耻和随地大小便等症状。额叶下行纤维束,特别是额桥束纤维受累后两侧肢体出现无目的的摸索、抖动,运动性反射,抓住任何东西后不肯放开等强握症状。

(2) 额叶内侧面的旁中央小叶是中央前回和中央后回在内侧面的延伸,该区前部管理对侧小腿和足部运动,同时管理排尿、排便功能。该区病变产生对侧下肢和足部为主的瘫痪,以及两便功能障碍。两侧旁中央小叶的损害则出现两侧膝以下,以足为主的两侧瘫痪和两便障碍。

(3) 额叶眶面与自主神经功能相关区:电刺激猴的眶额区可使动物呼吸停止,瞳孔散大,血压升高,流涎和躯体的紧张性运动。切除眶叶皮质则使动物活动过度,注意力不集中,愤怒和恐惧反应减弱,容易驯服。该区的病变可产生饮食过量、多饮、多尿和高热、出汗等自主神经症状;可以出现兴奋、骚动、强迫性哭笑、愤怒发作、近事遗忘、情绪欣快、性行为改变等,或出现缄默不动、木僵、蜡样屈曲和紧张症等症状。

(二) 顶叶

顶叶(parietal Lobe)位于中央沟的后方,顶枕切迹连线的前方,外侧裂延长线的上方。所以,顶叶前方的界线是清楚的,后边和下侧的界线均不很清楚,造成顶-颞-枕三叶的某些功能难以某一个叶的功能加以归类,而且常有重叠。就现有知识,顶叶主要与躯体感觉、语言文字、图像结构以及时空间定向和地理概念等功能有关。

1. 感觉功能相关区

(1) 第 I 躯体感觉区(the first somatic sensory area):位于中央后回和旁中央小叶的后部,由 3 条狭长的带状区域,即 Brodman 3 区的颗粒型皮质所组成。该区皮质较额叶薄,多颗粒细胞。主要接受丘脑腹外侧核和丘脑腹后内侧核传来的躯体对侧半身的痛、温、触、压和位置感觉的兴奋冲动,并有精确的定位投射关系,其分布特点与第 I 躯体运动区在中央前回的分布相当。头、手部在下,腿和足部在上端(图 3-1-5-9);手和嘴的感受器最密集,在感觉区的投射范围也最大,躯干和四肢近端的代表区则相对很小。一般认为,Brodman 3 区的细胞与轻触觉冲动起对应,1 区与深部刺激的冲动起对应,2 区与关节囊感受器的冲动起对应。各种冲动传入皮质后几乎均不向邻近区域扩散,因此有很高的感觉精密度和正确的部位。感觉代表区的破坏性病变产生对侧躯体相应部位的感觉减退或缺失,以触觉受累较为明显,肢体远端的触觉损害最明显,痛觉受累较轻,而且定位不清。感觉代表区域的刺激性病灶产生局灶性感觉性癫痫,可以局灶发作,或以局灶向全身扩散,乃至发生抽搐。当中央后回和顶上回、Brodman 2 区病变时,产生对侧躯体的位置觉障碍,但肢体运动功能不受影响。由于肢肌力没有改变而位置觉丧失,因此可产生假性手足徐动和动作不能的假瘫状态。

感觉代表区的病变可产生许多临床症状和综合征,如:① 位置觉缺失(atopognosia),当对侧皮肤刺激或压迫时不能定位刺激的位置;② 皮肤图形缺失(graphesthesia),皮肤或躯体上写字或画图形时不能感觉,不能识别三角形或正方形;③ 压觉缺失(abarognosis),将重物压在手上,两手比较不出相同重量的物体,即感觉缺失侧不能评估实物的重量;④ 触觉忽视或触觉不注意(tactile inattention),即以棉花絮同时触及两侧肢体或躯体时,仅在正常侧有感觉而受累侧没有感觉;⑤ 触觉失认(tactile agnosia),又称实体辨别觉缺失,将钱币放入受累手中,让患者辨别,患者分不清实物的形状、大小、软硬、光滑、粗糙等;此外,还可出现衣服穿着不能(dressing apraxia)和空间结构性不能(constructional apraxia)性认知障碍等。总之,顶叶中央后回、顶上回受累时可产生严重的与躯体感觉相关的一系列复

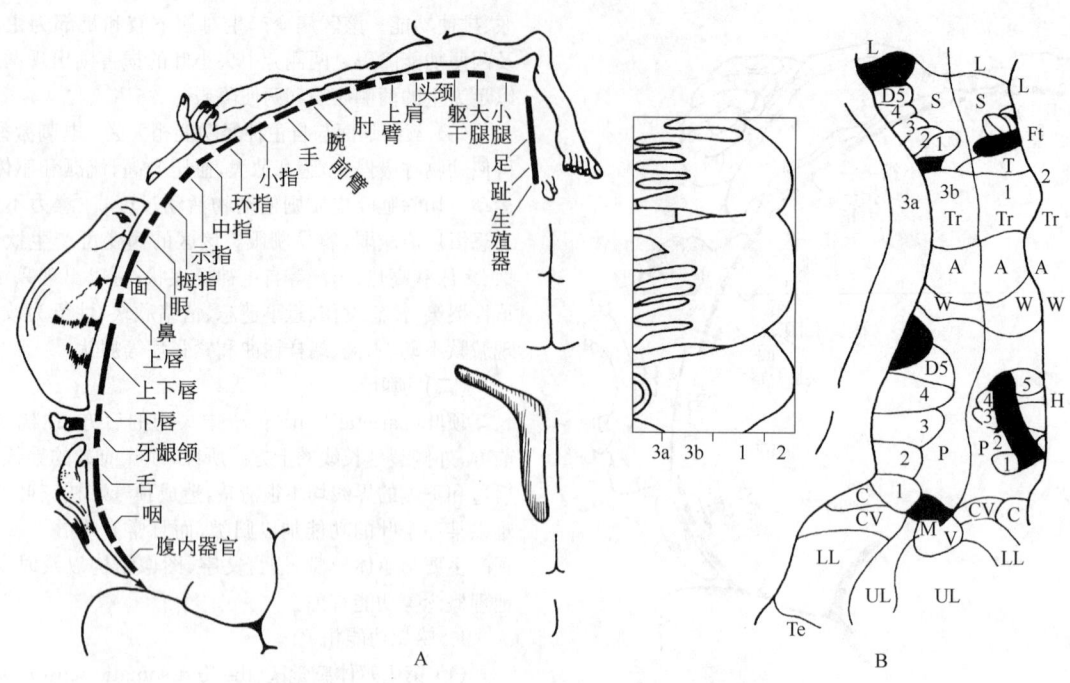

图 3-1-5-9　大脑第Ⅰ躯体感觉区中人体各部的定位

A. 第Ⅰ感觉区的定位分布；B. 第Ⅰ感觉区细胞层的体位分布。A：臂；C：额；CV：额触毛；D：趾、指；F：面；Ft：足；H：手；L：小腿；LL：下唇；M：下颌；MV：下颌触毛；P：掌；S：跖；T：大腿；Te：牙；Tr：躯干；UL：上唇；V：触毛；W：腕；1、2、3、4、5：趾、指，表明序数；涂黑色处为背部有毛区(Kaas 等,1979)。

杂的临床症状。

　　(2) 第Ⅱ躯体感觉区(the second somatic sensory area)：1993 年由 Barfon 等描述，位于岛叶皮质的表面，中央前回与中央后回的深面，外侧裂的上壁。该区的功能主要与痛觉功能有关，其分布与第Ⅰ躯体感觉区不同，它以头面部代表区在最前面，骶区在最后端，酷似平卧于外侧裂的上方。

　　顶叶躯体感觉区的电刺激除出现感觉障碍外，还可出现对侧肢体肌张力降低。由于顶叶病变的位置觉受累而使肢体运动减少，并继发肢体肌肉萎缩。自幼即有顶叶发育不全者可出现偏侧肢体萎缩症。

　　2. 味觉相关功能区　味觉功能代表区位于顶叶的岛盖，即外侧裂深处与岛叶皮质相连的 Brodman 50 区。该区的电刺激可使受试者感觉到特殊的味觉。

　　3. 语言、文字、信号等功能相关区(图 3-1-5-10)　根据目前所知，顶下回、缘上回和角回，即 Brodman 40 区和 39 区是人类语言、文字符号、信息和空间认识的重要功能区，这些部位的病变将产生严重的一系列临床症状。

　　(1) 命名性失语(anomic aphasia)：由角回病变所引起。临床表现为知道物体的名称但不能命名。讲话中常出现错词、错语，但书写接近正常。此类失语亦称为遗忘性失语(amnestic aphasia)。然而，该区的损害常与缘上回等部位同时受累，因此在命名性失语的同时常伴有书写和理解的困难。

　　(2) 失用症(apraxia)：或称应用不能。患者意识清醒，不伴肢体瘫痪、感觉缺失、理解障碍和共济失调等情况下，不能执行他所理解的有目的的工作。例如，他知道打电话是什么意思，但给他电话机后，他却不知道如何操作。失用症的产生与

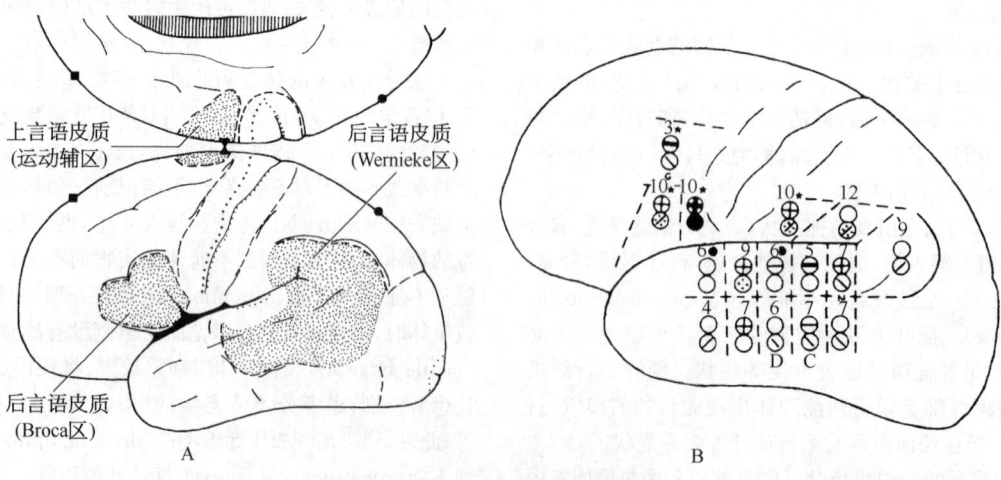

图 3-1-5-10　大脑半球的语言功能区
A. 语言功能相关区；B. 脑电刺激语言区。

缘上回的病变有关,并认为左侧半球的缘上回病变可产生两侧的失用症。因为左半球缘上回的纤维与同侧中央前回连系后,经胼胝体与对侧中央前回发生连系,因此一侧的缘上回的病变可产生两侧的失用症。但是,右侧缘上回的病变仅产生左侧失用症。由于失用症的存在,顶叶病变患者可以手拿钥匙但不知道开门,手拿衣服而不知穿衣,手拿钢笔却不会写字。由于缘上回还与图像、音符等结构功能有关,因此该处病变还可出现结构性失用,如不知堆积木、画图时少一角或不会画等偏侧忽视(neglect of the half space)现象,或称为视觉性失用。这些症状在两侧顶叶受损时表现更为严重。

(3)体象障碍:体象系指人体对自己躯体的存在及其在空间的位置和身体各部位的位置关系的感知,是由躯体各种感觉的信号到达缘上回之后而感知的,因此缘上回及其附近的病变可引起患者对自身各部位的位置和躯体各部位的存在丧失认知功能。临床上产生患者不认识病侧肢的存在,举起瘫痪肢体给患者认识亦予以否定,称为自体不认症(autotopagnosia);或者自己已经丧失的肢体认为仍然存在,称为幻肢症。自体不认的现象以右利手患者的右侧顶叶病变为多见。由于患者对自身病侧肢体的不认识,以及对自身疾病的否认,临床上称为疾病不认症(anosognosia)。患者否认自己偏瘫,将偏瘫侧的肢体说是别人的,或说是第三只手等等。这些症状发生的患者意识清醒,但往往非常固执、坚持,并由此想从床上起来或走路,造成患者从床上跌下、摔伤等意外。上述体象障碍常见于右侧顶叶病变。

顶下回及外侧裂面与痛觉有关,当同时累及缘上回附近时,少数患者可以出现对疼痛虽有感知但不认识疼痛和对疼痛刺激不惧怕,不出现对痛的逃避反射。自幼开始即不知疼痛者称为疼痛失认和先天性无痛症。

(4)失联络综合征(disconnection syndrome):系指正常的神经连接而产生不匹配的体征或功能障碍。这个概念最早由Von Manarov首先提出失联络(diaschisis)这个词,系指一个局部的脑区结构损伤产生其他脑区的功能障碍。例如左侧半球的病变出现右侧半球的症状,额叶病变出现顶叶或出现小脑症状等,均系一处病灶出现因联络障碍而产生的临床症状等。目前认为最典型的例子是书写不能或称失写症(agraphia)和失读症(alexia)。这些患者认识字,也能写字,也知道怎么读,但他不能写,也不能读。此外,额-顶深部传导束的损伤则产生传导性失语(conduction aphasia),患者知道一句话的意思,能自己阅读,但不能复述别人的讲话,也不能跟读句子。失联络患者意识清醒,但认知障碍明显。这些失联络症状产生的纤维束连系损伤均可由fMRI证实。

(三)颞叶

颞叶(temporal lobe)位于外侧裂下方,顶枕切迹连线前方。其上界线清晰,但后界不清楚,尤以颞顶枕三角区的界线更难界定。颞叶功能复杂,主要可归纳为与语言、位听平衡、嗅觉、记忆认知、精神行为和内脏运动等功能密切相关。

1. 语言功能相关的区域 颞叶与语言功能相关的区域有两个部位。

(1)听觉性语言区(auditory speech area):位于颞上回后部和缘上回,即Brodman 22区和40区。该区域的主要功能是调整自己的语言,理解和听懂别人语言的内容。当该区病变

时,患者虽然能听到别人的讲话,但不能理解别人的讲话,不能组织和调整自己的语言功能,因此讲话别人不能理解,不能正确回答别人问题的意义,成为答非所问,自言自语。此类失语称为感觉性失语(sensory aphasia)。

(2)视觉性语言区(visual speech area):该区域包括语言的阅读中枢和听觉的语言中枢,前者位于顶下小叶的角回,即Brodman 39区;后者位于颞上回后部以及缘上回。往往被统称为后语言区,即Wernicke区。Brodman 39区的病变,患者不能认识文字符号的意义和语言音符的意义,因此不能阅读,亦听不懂别人讲话,产生失读,称失读症。在语言过程中,当听觉信号在听觉语言区兴奋后,即传入顶下小叶角回和缘上回,理解其意义、文字或图像,并迅速同时经岛叶弓形纤维转递到Broca区而产生流利的回答。

2. 听觉和平衡相关功能区 颞叶与机体感受外界并维持平衡密切相关。

(1)听觉区(auditory area):位于大脑外侧裂深部,由颞中回深部的颞横回及部分的颞上回皮质所组成,即以Brodman 41区为主,部分42区和22区所组成,统称为听觉联合区。该区的大脑皮质属于颗粒型皮质,接受内侧膝状体传来的听觉投射纤维;每侧皮质接受两侧的听觉信号传入,以对侧为主。因此,一侧的颞叶病变不产生皮质性耳聋。耳蜗传来音频分布则不同,低频的刺激信号分布于听皮质较前的区域,高频的刺激信号分布于皮质的较后区域。

(2)前庭区(vestibular area):可能位于颞上回的前端皮质。该区的兴奋和电刺激可引起患者眩晕。前庭束的神经兴奋经纤维束交叉后抵达中央后回靠近第Ⅰ躯体感觉区的Brodman 2区和3a区。该区的电刺激可产生眩晕。前庭到皮质的神经纤维是完全交叉的,因此皮质性眩晕常为单侧性的。

3. 嗅觉功能相关区 位于颞叶内侧面的梨状皮质,或称梨状回。该区包括海马钩回、海马旁回前部的内嗅区和岛阈(limen insulae)的皮质。杏仁核背内侧的皮质内核群亦与钩回的皮质相连系,也接受嗅觉纤维的传入。这些部位的病变可引起经典的痫性"钩回发作",表现为以幻嗅、幻味为先兆,可闻到嗅发蛋味,出现舐舌尝味等怪动作,继之出现意识丧失、梦境状态或精神异常等症状。

4. 与精神活动相关区 颞叶病变有丰富的精神活动异常,具体功能定位常有困难。如颞叶海马的萎缩与记忆障碍有关,并可出现幻觉。海马钙化可发生癫痫、自动症;颞叶前端的病变出现嗅幻觉;颞叶后端的病变因为视觉纤维的受累而出现视觉症状和幻视等症状。

5. 与内脏活动相关的皮质 一般认为,内脏活动的皮质中枢位于边缘脑区,该区的皮质中有呼吸、血压、瞳孔、胃肠和膀胱等各种内脏活动的代表区域。

(四)枕叶

枕叶(occipital lobe)是大脑半球中较小的脑叶,它的前上方为顶叶,下前方为颞叶,它们彼此界线不清楚;后端为枕极。枕叶内侧面以距状沟将枕叶分为背侧的楔叶和下方的舌回,距状沟上下两侧均为视觉功能相关的代表区。舌回上部为Brodman 17区,此区皮质较薄,为颗粒型皮质,于第Ⅳ层皮质中有来自外侧膝状体的致密横行纤维,肉眼可见为白色细纹,称为Gennati线,故此区又称为纹状区。该区接受外侧膝状体发

出的视放射纤维,有较明确的定位关系。距状沟上唇的视皮质接受视网膜上部经膝状体内侧部的冲动;距状沟下唇的视皮质接受视网膜下部经外侧膝状体外侧部的视觉冲动;距状沟后1/3的上、下唇接受黄斑区经外侧膝状体中央部来的冲动,该部占视放射纤维的大部分。一侧半球的视区接受两眼视网膜同侧传来的神经冲动,因此,一侧的视区病变可产生两眼的同向偏盲。

纹状区周围部分皮质为 Brodman 18 区、19 区,称为视觉联合区,这些区域的病变可出现精神性视觉障碍,如视物变形症(metamorphopsia),出现视物变大、变小、颜色、形状的改变,距离歪曲等。视物变小称为小视症,视物变大称为巨视症。

此外,视觉中枢是人类或动物获得感知信息的主要区域,是人类情感知识获得的首要区域。现已知道,视觉信号到枕叶皮质后可以单模式或多模式地与顶叶、额叶、颞叶皮质相连系,完成空间注意、运动控制、完成工作记忆和执行功能,通过与颞叶的连系完成对情绪反应和长时记忆(图 3-1-5-11)。由于枕叶与顶叶、颞叶的界线很不清楚,特别是深部白质的病变可出现许多毗邻脑叶的症状,例如似曾相识症,对初次见面的人觉得非常熟悉,在哪里见过面;视物显多症(polyosia),彩视症,视觉重复出现或持续出现,视觉性体象障碍,皮质性注视麻痹,眼动失调与视觉性注视困难,空间失认症,单纯性字盲,失认性失读,脸面失认,自身手指不认,Gerstmann 综合征等。总之,枕叶的主要功能与视觉功能密切相关;其次是枕叶与比邻脑叶连系,病变时会产生一些精神和认知障碍。

(五) 边缘系统

边缘系统(limbic system)的概念是由法国学者 Broca 于1878 年首先提出。该系统包括扣带回、海马以及与嗅觉有关的皮质部位。随着研究的深入,发现这些部位的功能与内脏活动及心境有关,相关的皮质区亦逐步扩大到大脑半球内侧面的扣带回、海马旁回、侧脑室下角内的海马和齿状回等,它们共同组成边缘脑(图 3-1-5-12)。此后又将与边缘叶皮质结构相似的区域——额叶的眶回后部、颞极和岛叶的部分皮质包括在内,如此即构成了边缘系统。该系统的前部分称为边缘前脑结构,后者称为边缘中脑结构。由于边缘脑与内脏活动、情绪和记忆有关,因此亦被称作内脏脑。

1. 边缘系统的解剖结构(图 3-1-5-13)

(1) 隔部(septal area):位于胼胝体嘴的下方,由旁嗅区和

胼胝体下回所组成。人脑隔部由透明隔和中隔所组成。前者为神经胶质细胞和神经纤维所组成,后者由神经元和神经纤维所组成。

中隔又分为皮质部和皮质下隔核部两部分。皮质下隔核亦称隔核,有外侧核群和内侧核群,接受穹隆、终纹、前穿质、扣带回以及中脑的网状结构上行纤维和海马来的传入纤维;发出纤维投射到边缘系统各部皮质、下丘脑以及脑干的网状结构。因此,隔核被认为是各种神经冲动的整合中枢,是边缘系统中最主要的部分。当隔区受刺激和损伤时,可出现进食、性行为等发生改变;而侧隔核还与学习、记忆密切相关。此外,动物实验中证明,中隔区损害可以出现饮水量增加,情感的欣慰与高兴,故亦称为快乐中枢(reward center)。

(2) 海马结构(hippocampal formation):由海马、齿状回、海马旁回和下托所组成,均属古皮质。海马位于侧脑室下角内为镰状的弓形结构,属于异形皮质,由多形细胞层、锥体细胞层及分子层所组成,其皮质中最具特征的是有锥体细胞和蓝状细胞。整个海马的神经细胞层次比较一致,一般可将海马划分为 CA_1、CA_2、CA_3 和 CA_4 区。

在人类进化中,新皮质的发迹,将海马的古皮质部分挤到了侧脑室的底部,但它与皮质各区间的连系并未发生明显的改变。它的传入纤维主要来自海马旁回,嗅区纤维经海马托到海马和齿状回,内嗅区的纤维又经联络纤维广泛地与新皮质发生连系。海马的传出纤维主要经穹隆与隔区,丘脑的前核、外侧背核、背内侧核,下丘脑后部、乳头体等发生连系。其中多数纤维终止于乳头体。再由乳头体发出乳头丘脑束与丘脑前核群连系。丘脑前核群又发出纤维至扣带回,并返回海马旁回。因此形成了海马旁回-海马结构-乳头体-丘脑前核-扣带回-海马旁回的海马环路,亦称 Papez 环路。该环路与情感、学习、记忆等高级神经活动密切相关。此外,海马还有非穹隆途径的传出纤维,这部分纤维经扣带回、颞叶和额叶皮质、杏仁核和丘脑相连系。丘脑的前核群、背侧核群的纤维又沿侧脑室外侧壁与扣带回相连系,扣带回的纤维经扣带与海马连系,因而形成了又一个反馈环路(图 3-1-5-14)。

(3) 杏仁体(amygdaloid body):位于海马结构和侧脑室颞角顶端的稍前方背侧,是一组神经核团,因其形状如杏仁而命名之。杏仁体由两部分组成,一部分为皮质内侧部,它包括皮质杏仁核和内侧杏仁核;另一部分为基底外侧部的外侧杏仁核

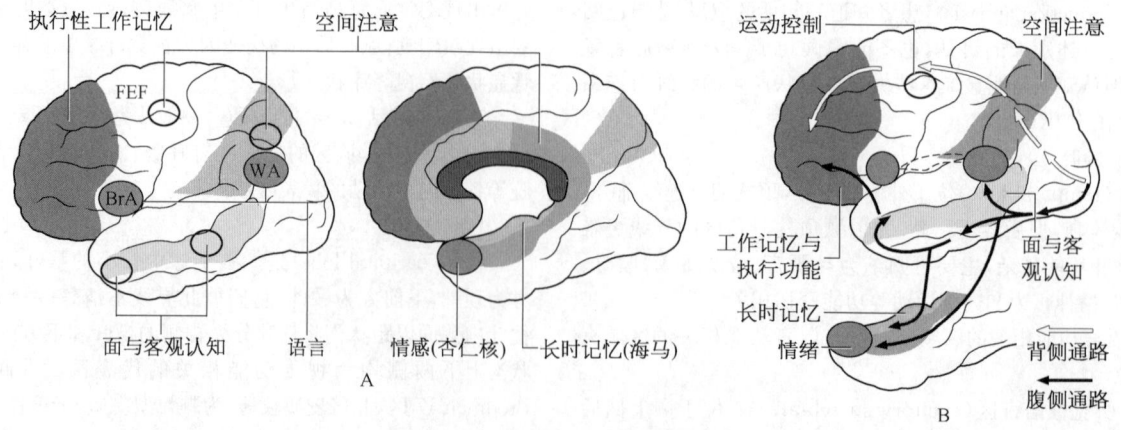

图 3-1-5-11　认知代表区与经视觉认知通路

A. 认知主要代表区;B. 经视觉认知通路。

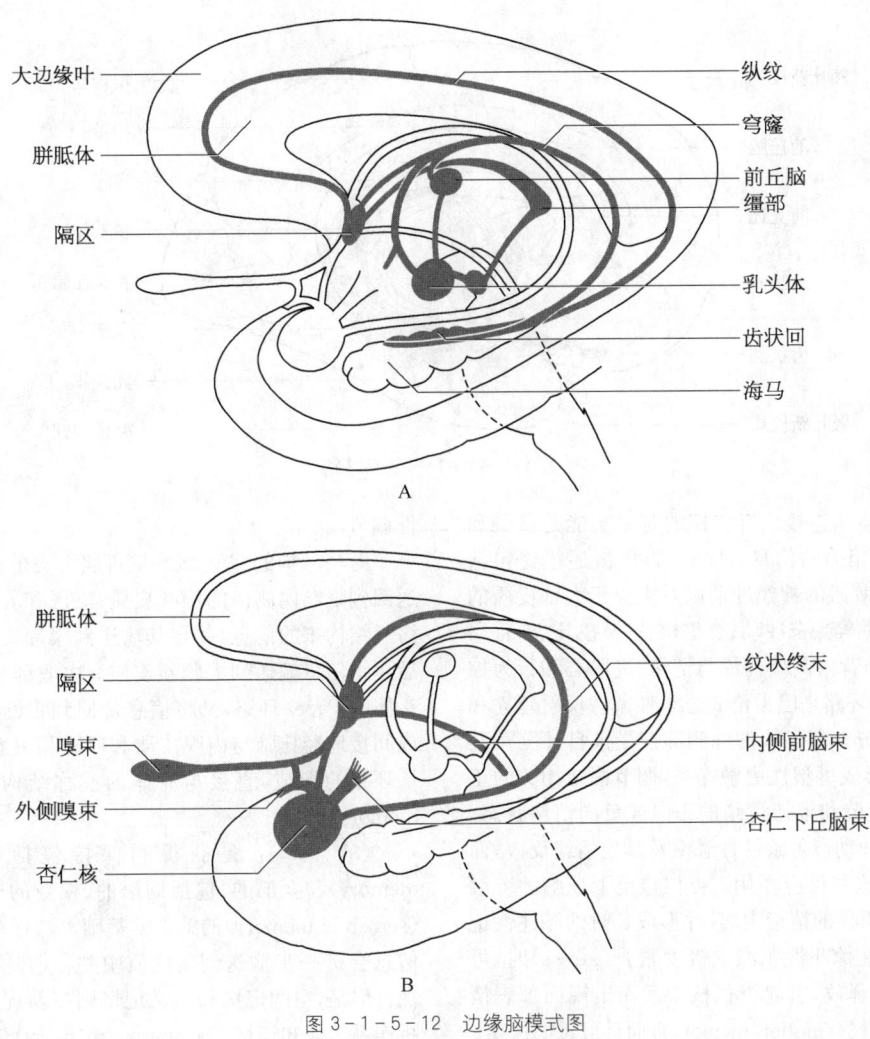

图 3-1-5-12　边缘脑模式图
A. 海马结构；B. 杏仁核。

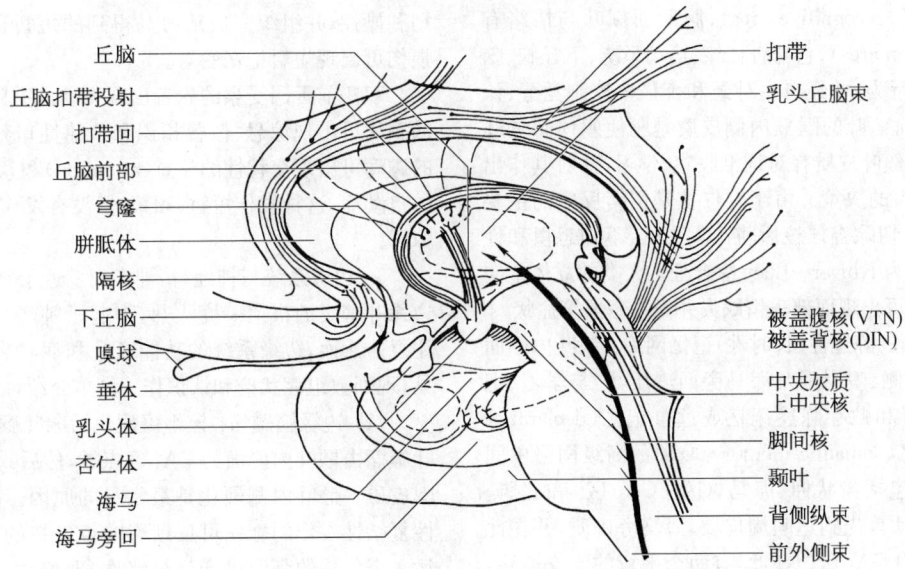

图 3-1-5-13　边缘系统的主要结构与通路

和基底杏仁核。

2. 边缘系统的解剖功能　边缘系统的功能调节系由两个独立分隔而又相互连系的皮质——皮质下结构及其相互作用的网络连接所组成，即由以杏仁核为中心的情绪控制网络

（emotion control network）和以海马为中心的陈述性（长时记忆）记忆网络（declarative memory network）所组成。

（1）杏仁核为主的情绪控制网络：杏仁核由皮质底部杏仁和外侧杏仁所组成，底部杏仁类似于大脑皮质；外侧杏仁与纹

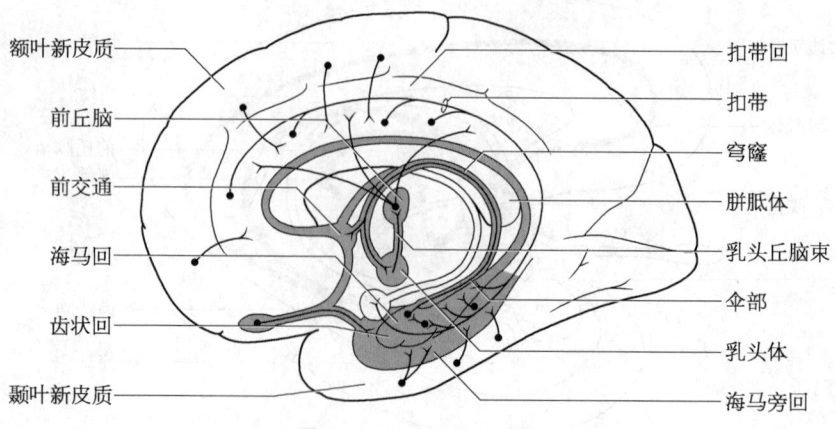

图 3-1-5-14 海马环路

状体床核(bed nucleus)相连接。杏仁核的基本功能是接受和解释与情绪或情绪性相关的信息。同时,杏仁核还接受包括嗅、味、内脏和伤害性刺激的神经冲动以及来源于大脑皮质的直接与视、听、躯体感觉等兴奋冲动;杏仁核、眶额皮质、前舌回皮质、壳核腹侧和丘脑背内侧核构成与情绪、进取心和行为控制的高级中间环路,该环路是巴甫洛夫恐惧性条件反射建立和永久性保持的关键成分。杏仁核的外侧部接受来自丘脑及其他相关的神经冲动,形成可塑性突触连系,调节情绪相关的正向或反向的兴奋性,调节和维持情绪的正向或负向情绪状态。海马结构传入的神经冲动产生条件性恐惧及其他情绪反应,而眶额叶皮质则起抑制这些反应作用。杏仁核至下丘脑的突触连系提供了形成特殊事件的情绪内容,并形成长时的陈述性记忆。人类在受到突发性惊吓性刺激或极度紧张(stress)时,可诱发 β_2 去甲肾上腺能释放,引起杏仁核激活而出现面部表情的惊恐,并形成情绪记忆(emotion memory),而且可长期保存。

前额叶皮质分为背侧面和腹侧面。背侧面额叶皮质与认知有关,称为认知区(recognitive area);腹侧面额叶与情绪有关,称情绪区(emotion area),它与杏仁核、运动系统、下丘脑、脑干共同调节情绪性行为,并经自主神经和杏仁核控制觉醒、认知和情绪性反应。前额叶的眶额内侧皮质是驱使躯体感觉环路的一部分,该部分额叶皮质有对词汇收集、学习,并对其作出相应反应和作出行为的决策。由于杏仁核是情绪反应的主要中心核,故在毁损或切除杏仁核后将产生失认、不知恐惧和性行为过度等现象,称为 Kluver-Bucy 综合征。人类的立体定向毁损杏仁核后,患者可出现面部表情缺失并极易恐惧等症状。

(2)颞叶内侧面的陈述性(长时性)记忆网络:颞叶内侧面包括海马结构、嗅内侧、嗅周围及海马旁回皮质,它与学习、记忆有关,是关于学习和贮存陈述记忆或远事记忆(declarative memory)和语义记忆(semantic memory)复原的高级网络中间连接区。海马结构包括齿状回、海马(CA₁、CA₃区)和底脚。大脑皮质的兴奋冲动首先到达嗅周皮质、海马旁皮质,并在此经穿支到达海马结构 CA₁区。在此,有两个平行的穿支通路:嗅周或海马旁回直接与 CA₁ 区的神经元相突触;海马旁-底脚部-齿状核的三个突触连系将兴奋传递到达 CA₁ 区。此外,齿状回又经绒线纤维将内嗅皮质的兴奋直接或经 Schaffer 侧支将 CA₁ 的兴奋信号返回到 CA₃ 区。齿状回及 CA₃ 区均参与了经海马结构中的学习和记忆兴奋性调节以及该环路中的抑制性调节。

海马结构的 CA₁ 区和底部将海马的输出信号经穹隆直接送回到眶额内侧面的额叶皮质、隔区和乳头体;内嗅皮质接受海马结构来的信息,并将其输送到嗅周围皮质和海马旁皮质,然后再将信息输送到大脑新皮质。由底部来的信息经穹隆至乳头体的 Papez 环路,又将信息传回到舌回,舌回又将信息直接或间接地经舌丘脑与内嗅皮质和底部相突触,并形成一个环路,该环路的形成,直接与立体的或称结构的空间记忆(spatial memory)相关。

(3)海马:是获得和保持包括短时记忆(episodic memory)和全部的,包括词语的、视空的(spatial)和语义记忆(semantic memory)的解剖学基础。贮存在海马中的短暂记忆信息会进一步输送到新皮质中贮存,并能不断地更新短暂记忆。但是,空间记忆和语义记忆则在新皮质中贮存,并与海马相连系。认知记忆(recognitive memory)包括主观的或客观的认知均不与海马相关,而与嗅周皮质相关。额叶皮质参与并策划和操控,并组织完成从海马得到的短暂记忆。因此,额叶的损伤可出现短暂记忆受累。

双侧前舌回受累的患者出现无动性缄默;累及颞叶内侧面的癫痫可出现惊恐、似曾相识和节律性口颏运动;前舌回发作的癫痫可出现交替性的注意(attention)和意识障碍性复杂运动的自动症,这种发作短暂、频繁,但没有发作前和发作后的意识障碍。

3. 边缘系统与神经、精神疾病 近十年来,自身免疫脑炎、边缘叶脑炎的报道一度火热,引起了神经科、精神科医师们的注意。然而,边缘系统的功能紊乱和症状十分复杂,为方便起见,现列数组症状群和认识作一简单介绍,以供参考。

(1)边缘脑癫痫:该组癫痫包括颞叶癫痫和舌回癫痫。颞叶癫痫由颞叶内侧面的 CA₃ 区点燃,然后兴奋逐步向外扩散到嗅皮质。颞叶内侧硬化是最常见的原因。内侧面始发的部分性复杂性发作的癫痫可反馈影响杏仁核的情绪反应和情绪记忆。杏仁核的刺激可产生情绪性、理解性、驯服性的和(或)自主神经性的自主性运动表现。常见的有情绪性发作表现为惊恐、非口渴性喝水、似曾相识,以及复杂的视、听幻觉;自主神经性发作表现的心率、血压、肠道功能紊乱和瞳孔改变,还可出现节律性的口周不自主运动,有咀嚼、吞咽、吸吮等运动。这些异常的运动反映杏仁核至疑核和脑神经核突触的受累。

舌回癫痫的失神发作与颞叶内侧面癫痫类似,致注意或意识水平改变、情绪改变、运动及自主神经功能改变。但此类患者的头皮电极脑电图检查常无异常放电改变而被认为是全面性发作或非痫性发作。此型癫痫在3～30岁多见。儿童的无失神发作,仅表现为突发性肌张力降低,或点头发作;成年人的发作则有复杂行为,如发声和自动症等表现,但多数发作没有先兆或仅有头昏、面色苍白、心律不齐、腹部不适、疲劳、闭气等自主神经症状。发作时注意或意识水平有改变,但仍可维持对刺激和原有的活动保持完整反应。

(2)记忆与遗忘:颞叶内侧面与记忆障碍有关。记忆由学习记忆和认知记忆所组成,而遗忘又分为远事遗忘(retrograde amnesia)和近事遗忘(anterograde amnesia)。研究证明,颞叶内侧面和间脑结构不仅开始形成记忆,而且可贮存记忆2～3年,然后再贮存至新皮质而不再需要颞叶内侧面—间脑系统的参与。然而,记忆是如何形成至今意见尚不一致。但某些结构损坏的确与记忆密切相关,例如内嗅、嗅周皮质和海马旁回的损伤可将20～30年前的记忆忘记,若损毁下颞叶皮质则可出现短时记忆损害。记忆障碍还可分真性记忆障碍和假性记忆障碍,后者亦称语言混乱状态(confabulation),表现为自言自语、滔滔不绝。这种症状常与额叶,特别是前额腹内侧皮质损伤有关。这种症状常见于精神疾病的紊乱状态和边缘脑自身免疫性脑炎(limbic encephalitis)的患者。

Kosakoff综合征是典型的遗忘综合征,常与酒精中毒、维生素缺乏相关。

短暂全面性遗忘(transient global amnesia,TGA)是常见于中老年人的一种良性记忆障碍,表现为突然发生的,持续数小时,平均3～12 h的记忆缺失。发作前可有情绪波动、紧张或各种诱发兴奋等诱因。脑电图检查正常。一般认为TGA是边缘脑的海马环路在记忆环路形成中的短暂障碍。

心因性疾病亦可出现记忆障碍,这种记忆障碍可以是局部的,即选择性对某一部分、某段、某事的记忆缺失,亦可表现为全面的神游状态(fugue state),而这种状态可持续数小时到数天。这种状况可出现于头颅脑外伤、突发强烈刺激所引起的抑郁、酒精过度或有短暂性遗忘病史的患者。

(3)抑郁症与精神分裂症:杏仁核与焦虑抑郁有关。氯硝西泮、阿普唑仑等抗焦虑药物的作用靶点就是杏仁核。杏仁核底外侧部有很高浓度的苯唑达嗪类药物的受体,给予GABA受体拮抗剂或苯氮䓬类药物拮抗剂,能阻断苯氮䓬类药物的抗焦虑作用。5-羟色胺三环类抗抑郁药物如阿米替林等,则通过抑制蓝斑而起到抑制性活性而起作用。在抑郁症发作时,功能磁共振(fMRI)检查,可见杏仁核的脑血流和糖代谢增强,而经5-羟色胺再摄取抑制剂(SSRI)或选择性去甲肾上腺转运体药物如苯二氮䓬类药物或三环类药物治疗后,这些脑区的血流量和糖代谢率均可恢复正常。另有报道抑郁症患者的眶额皮质和前舌回皮质的功能异常活跃,fMRI显示代谢和血流增加。

躁狂抑郁症的患者中,fMRI显示外侧眶额皮质、前额腹内侧面和岛叶前区的脑血流和脑代谢异常增高。

以幻觉、谵妄、人格缺失和认知障碍为表现的精神分裂症患者的解剖学、病理学和fMRI证实主要与前额皮质和颞叶内侧环路有关。器质性精神病可由海马、海马旁回及杏仁核受累

所致,常见于脑胶质瘤患者。fMRI研究还证实,精神分裂症患者的杏仁核海马区和海马旁回的容积缩小。

(六)岛叶

岛叶位于外侧裂的深部,被额、顶、颞叶的大脑皮质所覆盖,其纤维连接的功能并不完全清楚,但它与额、顶、颞各叶之间连系的弓状纤维在产生语言障碍中起重要作用。如岛叶病变的传导性失语(conduction aphasia)即由弓状纤维的中断所致。

参 考 文 献

[1] 吕传真. 脑功能解剖[M]//吕传真,周良辅. 实用神经病学. 4版. 上海:上海科学技术出版社,2014.

[2] 马永兴,俞卓伟. 现代痴呆学[M]. 北京:科学技术文献出版社,2006:35-64.

[3] BENARROCH E E. Limbic system:emotion and memory [M]//BENARROCH E E, ed. Basic neurosciences with clinical applications. Philadelphia:Butterworth Heinemann Elsevier, 2006:867-912.

[4] KLEINSHMIDT A, VUILLEUMIER P. Disconnecting cognition[J]. Curr Opin Neurol, 2013, 26(4):333-338.

[5] RIZZLATTI G, SINIGAGLIA C. The mirro mechanism:a basic principle of brain function[J]. Nat Rev Neurosci, 2016, 17(2):757-765.

[6] WAXMAN S G. 神经解剖学纲要(英文版)[M]. 北京:人民卫生出版社,2001.

第六节 自主神经系统

自主神经系统(autonomic nervous system),又称植物性神经系统(vegetative nervous system)、内脏神经系统(visceral nervous system),属于支配和调节内脏运动、内脏感觉和内分泌腺及外分泌腺功能的神经,是维持机体内外环境稳定、保证生命体征、生理活动正常进行的重要组成部分,是神经系统的重要组成部分。

一、解剖结构

(一)中枢自主神经

中枢自主神经系统(图3-1-6-1)结构分布于脑和脊髓的各个节段中。脑内包括大脑皮质、下丘脑、脑干、小脑均有自主神经中枢分布。脊髓侧角内均有自主神经功能的神经元。

1. 大脑皮质 大脑皮质有调控内脏运动的功能,但许多详细的功能区域不很清楚。例如电刺激运动代表区的眼区可出现流泪;刺激舌运动区可出现流涎;刺激额极第8区可出现瞳孔散大;刺激枕叶19区可见瞳孔缩小;岛叶与血管、呼吸和消化系统等的内脏运动功能有关。旁中央小叶与膀胱括约肌的功能调节有关;边缘系统的扣带回、海马回、海马钩等与情绪、情感、疲乏、进食和性行为等功能有关。但更详细的自主神经皮质定位仍欠清楚。

2. 下丘脑 下丘脑是自主神经在大脑皮质下的最高神经中枢。其详细的解剖结构见本章第四节,但很明确的是:下丘脑的后部与交感神经功能有关,称为交感能性或儿茶酚胺作用

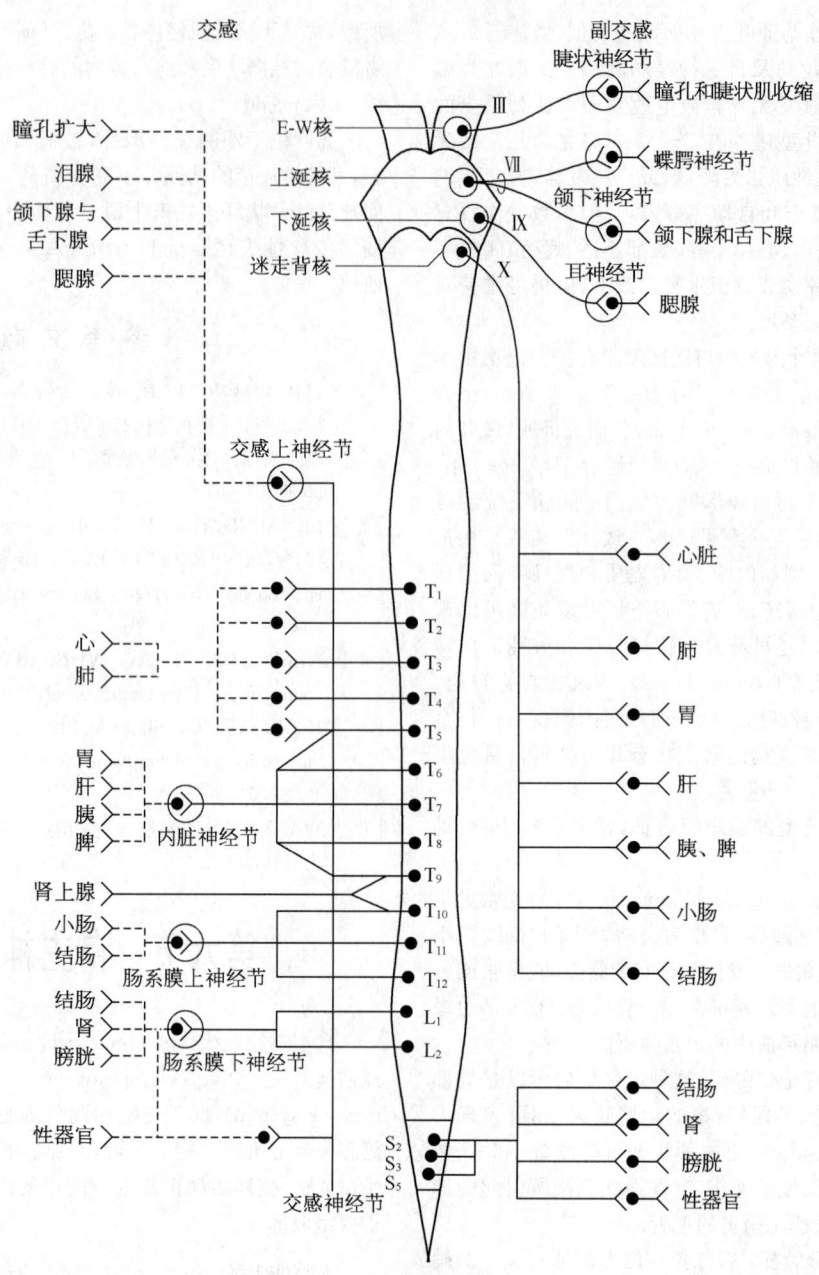

图 3-1-6-1 自主神经的组成

区(sympathetic or catecholamine activating region)。下丘脑的前区与副交感神经功能有关,称为副交感神经激活区(parasympathetic activating area)。因此,可以认为,下丘脑是自主神经最主要的高级中枢,其具体功能见表 3-1-6-1。

表 3-1-6-1 下丘脑前后部功能

下丘脑	刺激	破坏
前部	副交感神经功能增强,心率下降	副交感神经功能下降,心率增加
	血压下降,瞳孔缩小,肠蠕动增加	血压升高,瞳孔散大,肠蠕动下降
	分泌增加,出汗增加,血管扩张,呼吸增加	分泌下降,体温调节丧失,体温升高
视前部		视前性肺水肿

续 表

下丘脑	刺激	破坏
后部	交感神经功能增强,心跳加速	嗜睡,错沉,体温下降
	血压升高,瞳孔散大,肠蠕动下降	
	腺体分泌下降,立毛,皮肤血管收缩,颤抖	

3. 脑干

(1)中脑:中脑有动眼神经的 Edinger-Westphal 神经核(E-W 核),该核的神经元为副交感神经元,发出神经纤维,经动眼神经下支到睫状神经节换神经元后发出睫状短神经支配调节瞳孔大小的睫状肌。中脑网状结构的蓝斑是交感神经,为肾上腺素能神经元所在地,它发出纤维经脑干下行到颈交感神经链,并换神经元后发出灰支而调节心、肺和血管系统。从下丘脑调节内脏运动的传出纤维在中脑导水管周围和室周灰质中经背侧纵束下行。

(2) 脑桥:在小脑上脚附近,有一组神经元称为臂旁核(parabrachial nucleus),它调节延髓中与呼吸节律有关的神经元。当脑桥和延髓交界处的脑干损伤,则出现共济失调性的呼吸障碍,因此该区亦被称为呼吸共济中枢(pneumono-ataxic center)。脑桥面神经核附近有上涎核,它发出副交感神经纤维,部分纤维随面神经出神经管后加入舌神经,最后到达舌下腺和颌下腺,并在腺体内换神经元而调控腺体的分泌;另一部纤维随面神经到达膝状体神经节后,经岩浅大神经到达翼腭神经节,换神经元到泪腺,或直接至鼻腭黏膜,调控泪腺和黏膜的分泌(图3-1-6-2)。

(3) 延髓:延髓有两个与自主神经有关的神经核团。一个是下涎核,与舌咽神经一起行走,穿过静脉孔神经节,经鼓神经到耳神经节,换神经元后进入腮腺,调控腮腺的分泌功能。另

一个重要的神经核为迷走神经背核,它是典型的副交感神经,出颅后一直下行,沿途构成各种神经丛,分别为肺丛、食管丛、心丛、腹腔丛(cleliac plexus)等。各丛的神经末梢进入脏器后,特别是在肠道中,神经末梢进入肠壁后形成肠道内神经系统(enteric nerve system),调节肠道的运动(motility)、分泌活动(secrete activity)、血管活动(vascular activity)和炎症等。神经元均位于肠道内,数量众多,脏器内构成神经节。该系统约有100万个神经元,故亦称为肠肌层神经丛(myenteric plexus),或称为Auerbach神经丛。此外,在延髓腹侧后背部有化学感受器与内脏的传出纤维(图3-1-6-3),通过网状结构相联系,与血糖水平调节和其他的反射功能如流涎、恶心、呕吐、喷嚏、咳嗽和呃逆等有关。

4. 脊髓 脊髓内的自主神经除脑内下行的纤维外,脊髓内的节段性神经元有副交感性和交感性两组,这些神经元均位于脊髓侧角内。

脊髓的副交感神经元(parasympathetic neurons)位于$S_2 \sim S_4$的脊髓侧角,发出神经纤维支配结肠、肾、膀胱和性器官,控

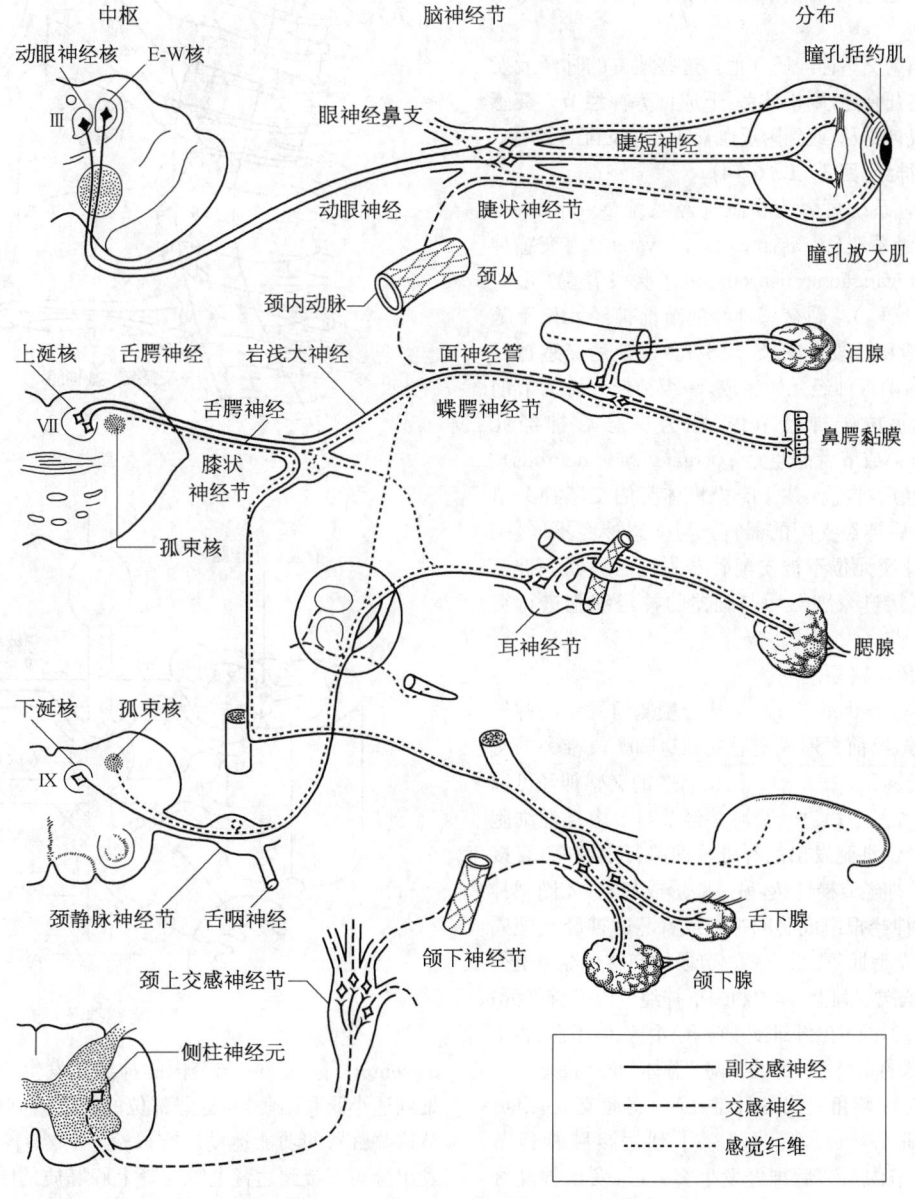

图3-1-6-2 脑干自主神经的起始与支配

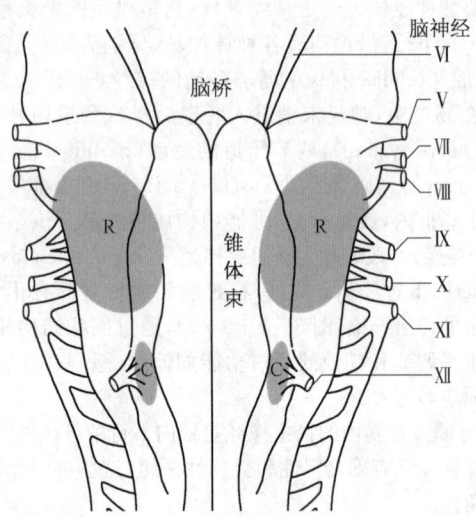

图 3-1-6-3　脑干的化学感受器分布区示意图

制膀胱的排尿反射。当脊髓切断后,膀胱张力降低,呈无张力性神经元膀胱。

胸段脊髓的侧角为交感神经所在地。这些地方的神经元发出纤维经脊髓前根离开脊髓,到椎体旁,形成椎旁神经节。交感神经节节后神经形成神经丛,或到附近血管或直接支配各器官。

(二) 外周自主神经(图3-1-6-4)

自主神经的效应系统可分为交感神经系统(sympathetic system)和副交感神经系统(parasympathetic system)。交感神经的节前神经元(preganglionic neurons)位于胸段脊髓($T_1 \sim T_{12}$)和腰段脊髓($L_1 \sim L_2$)。副交感神经的节前神经元位于脑干的中脑、脑桥、延髓和骶段脊髓($S_2 \sim S_4$)。不管是交感神经还是副交感神经均由两级神经元所组成,一级神经元称为节前神经元;二级神经元位于神经节内,称为突触后神经元(postsynaptic neurons)或节后神经元(postganglionic neurons)。交感神经的突触神经后神经元位于脊椎椎体旁的交感神经节内,神经节均远离节后神经支配的器官。与交感神经不同,副交感神经的突触后神经元位于被支配脏器附近的脏器旁神经节内,或节前神经直接进入脏器后与脏器的神经细胞进行突触,形成脏器内神经丛。

1. 自主神经的传出路径

(1) 交感神经(sympathetic nerve):从脊髓侧角发出的神经纤维为有髓神经纤维,经前根形成交通支到达胸腰段椎旁的交感神经节和交感神经链(图3-1-6-5)。每节的交感神经可以向上或向下2~3个神经节段进入交感神经节与节内神经细胞相突触。突触后的神经细胞发出的纤维分两路行走,一路直接支配靶器官而形成的神经或神经丛,另一路形成灰支(无髓靶神经纤维)再次进入脊神经根组成肋间神经或臂丛的神经支配周围血管和皮肤汗腺、立毛肌等。$T_1 \sim T_4$ 节段的交感神经可上行到颈椎下段的椎旁,依次在颈上、颈中和颈下神经节内换神经元;节后纤维沿颈动脉入颅,或发出纤维支配瞳孔、泪腺、颌下腺、舌下腺等,与支配这些脏器的副交感神经共同调节腺体分泌功能。

从胸段下7节脊髓侧角发出的纤维,经白交通支后,组成内脏神经(splanchnic nerves),经过交感干到达腹腔神经节(celiac ganglion),在节内与节后神经发生突触后,发出神经纤维到达肝、胃、胰、脾等器官;或到达肠系膜上神经节(superior

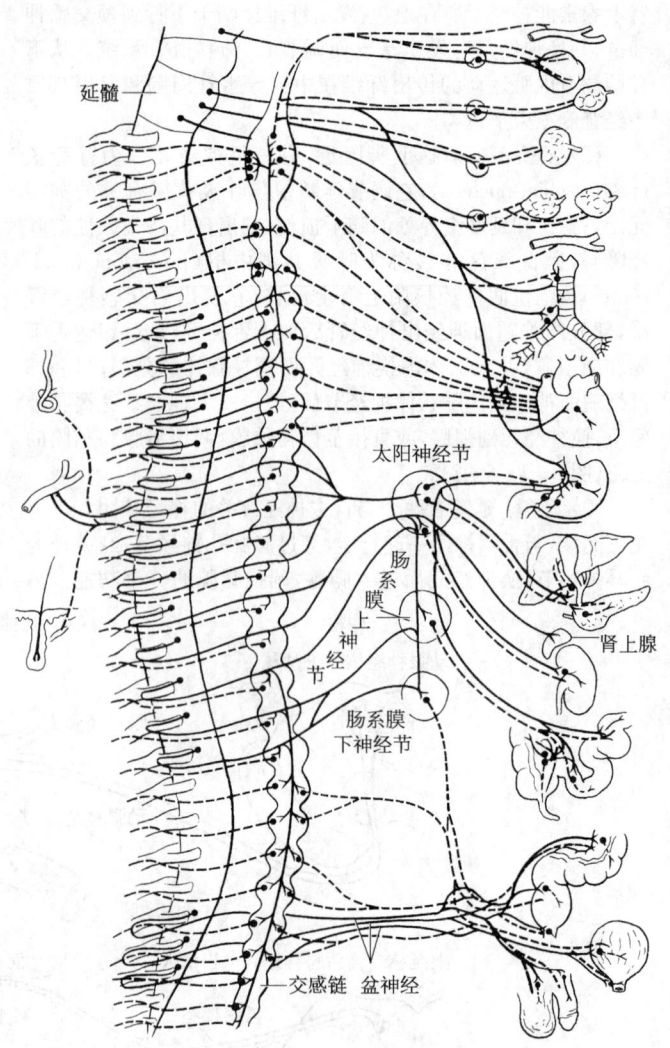

图 3-1-6-4　外周自主神经系统

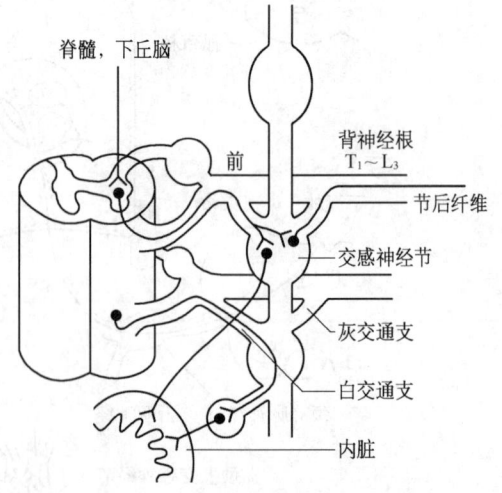

图 3-1-6-5　交感神经分支示意图

mesenteric ganglion)与节内的神经元发生突触,并发出节后纤维到达小肠和结肠,与这些部位的脏器内副交感神经元一起调节这些脏器的功能运动。胸段交感神经纤维还经太阳神经节发出分支直接到达肾上腺与肾上腺髓质的嗜铬细胞发生突触,直接接受交感神经的节前纤维调节。

$L_1 \sim L_2$ 节段的侧角神经细胞发出的交感神经纤维,经白交通支后到达肠系膜下神经节(inferior mesenteric ganglion),其节后纤维支配结肠、肾脏。

(2)副交感神经(parasympathetic nerve):副交感神经的节前细胞体分别位于脑干的动眼神经核、面神经的上涎核、舌咽神经的下涎核,以及迷走神经的迷走背核中。各核发出的纤维分别沿各自脑神经出颅,到达所支配的器官附近神经节发生突触。动眼神经的自主神经纤维在睫状神经节,面神经的自主神经纤维在耳神经节,舌咽神经的自主神经纤维在翼腭神经节发生突触,其节后传出纤维分别支配瞳孔括约肌、泪腺、腮腺、颌下腺等腺体的分泌功能。

2.自主神经的传入路径 传递内脏感觉的一级神经元位于脑神经和脊髓感觉神经节中,传递内脏感觉的神经纤维多数为慢传导的无髓鞘纤维,但也有一些有髓鞘的慢传导纤维。内脏感觉的传入范围大致为:喉、食管和气管的感觉由副交感神经的迷走神经传入;肺、胃、脾、小肠、肾脏、膀胱、子宫、卵巢和输尿管等部位由交感神经的内脏神经传入;胸膜、膈肌和腹膜则由躯体神经($C_7 \sim L_1$)所传入;盆腔内的直肠、膀胱三角、子宫、宫颈、前列腺及阴道上端则由副交感的盆神经传入。心脏、大血管、呼吸和肠胃道的许多信息经迷走神经直接传递到脑干。这些部位的传入冲动也受这些部位特殊的压力感受器、化学感受器直接调节血压、呼吸节律和深度,如主动脉弓和颈动脉窦的压力感受器,延髓内的化学感受器等。

二、自主神经功能

自主神经按其神经末梢释放的化学递质可分为胆碱能性(cholinergic)和肾上腺素能性(adrenergic)两种类型。胆碱能神经元释放乙酰胆碱,见于所有的节前神经元、副交感神经的节后神经元以及支配汗腺分泌和介导血管扩张的交感神经节后神经元。大多数交感神经节后神经终末分泌儿茶酚胺——去甲肾上腺素。虽然,许多内脏神经有去甲肾上腺素和肾上腺素,但一般认为交感神经终末不释放肾上腺素,而是去甲肾上腺素。仅在交感神经直接支配的肾上腺的嗜铬细胞才分泌肾上腺素。不同的化学递质,通过不同的受体调节整个机体的内脏运动和腺体的分泌活动。详细见表3-1-6-2。

表3-1-6-2 自主神经功能

靶器官	胆碱能性反应		去甲肾上腺多能反应类型
眼			
瞳孔开大肌		α	瞳孔散大
瞳孔括约肌	瞳孔缩小	—	
睫状肌	晶体收缩	β	晶体放松
心			
房室结、传导系统	心律减慢,迷走传导暂停、减慢和阻滞	β_1 β_1	心律增快 房室传导增快
小动脉			
冠状动脉,骨骼肌、肺、腹、内脏、肾动脉		α	收缩
黏膜、大脑、皮肤、唾液腺	扩张	β_2	扩张

续 表

靶器官	胆碱能性反应		去甲肾上腺多能反应类型
静脉系统	扩张	α_1 β_2	收缩 扩张
肺、支气管肌肉	收缩	β_2	放松
胃	张力增高	α_1、β_2	放松
小肠	运动和张力增高 分泌兴奋	α、β_2	运动和张力降低
膀胱	括约肌收缩	β	放松
胰腺	分泌增加	α	分泌降低
胰岛	胰岛素和糖原分泌增加	α β_2	降低 增加
唾液腺	水样分泌增多	α β_2	黏性分泌增多 淀粉样酶增多

第七节 脑膜、静脉窦与血-脑、脑脊液屏障

一、脑膜

脑的表面覆盖有三层膜,从外往里依次为硬脑膜、蛛网膜和软脑膜。

(一)硬脑膜

硬脑膜为坚韧的纤维组织厚膜,紧贴于颅骨之下。解剖学上可将其分为外层和内层。外层称为骨膜层,胎儿期有丰富的血液供应,亦有神经纤维支配;它具有成骨功能,使颅骨发育和增厚。新生儿时期,骨膜层与颅骨紧密连接(tight junction,TJ),到成年人时则与颅骨的连接较为松弛,可剥下。硬脑膜的内层为脑膜层,在胚胎发育过程中它向颅腔内以及脑沟内深入和折叠,形成特殊的皱襞和两层硬脑膜所夹成的硬膜窦。

皱襞 由硬脑膜深入颅腔或脑沟而形成的皱褶并形成坚韧的纤维膜,包括大脑镰、小脑幕、小脑镰、鞍膈等。

(1)大脑镰:由硬脑膜呈镰状纵行于两半球之间,前端附着于筛骨的鸡冠上,后部附着于小脑幕上。大脑镰的上缘分裂成两面三层并夹角形成中间腔,即为上矢状窦;大脑镰的下缘游离于两侧大脑半球之间,其下缘亦有空窦形成,称为下矢状窦。然而,上、下矢状窦互助不相通。不管是上矢状窦还是下矢状窦均由两层硬膜所夹成,均为大脑静脉血液回流的汇集地,这些地区淤积或阻塞均可产生颅内压增高和相应静脉供应区的脑血管病。

(2)小脑幕:呈半月形,后端起始于枕骨的横沟,向前伸入大脑半球的枕叶、部分颞叶与小脑之间;呈现幕状覆盖于整个后颅窝的顶部,故亦称为天幕。小脑幕的后半部与大脑镰相接,构成幕顶,其内部为两层膜所构成的静脉窦(直窦)。小脑幕顶较两侧约高2 cm。小脑幕两侧附着于蝶骨的后床突和颞骨的岩部,在岩部的后上缘的脑膜内有岩上窦。小脑幕的前缘为游离缘,围绕小脑形成小脑切迹,并与鞍背围绕形成小脑幕

孔,或称天幕裂孔,脑干的中脑、动眼神经在此通过。小脑幕孔的大小因人而异,它与脑干之间的空隙为脑池。两个大脑脚之间的空隙称为脚间池;后方的称为四叠体池;环绕脑干两侧的称为环池。由于小脑幕的这些解剖特点,凡当小脑幕以上部位急性炎症、出血等病变致颅内压增高时,均可迫使幕上的脑组织往小脑幕的薄弱处挤压,使脑组织沿小脑幕缺陷部下移而致脑干受压和死亡。典型例子为小脑幕切迹疝,即颞叶的钩回、海马旁回经小脑幕裂孔而下疝。极少数的后颅窝病变可因急性颅内压增高而产生小脑蚓部的小脑幕裂孔疝。

(3)小脑镰:为嵌入两小脑半球之间硬脑膜皱褶。起始于枕骨内嵴,前缘游离,上方与小脑幕相连,下方至枕大孔边缘。

(4)鞍膈:范围较小,覆盖于垂体窝处的环状硬脑膜皱襞,它构成垂体窝的顶,中央有一个小孔,为垂体柄通过处。

(二)蛛网膜

蛛网膜是位于硬脑膜与软脑膜之间的一层透明膜。蛛网膜与软脑膜之间存在腔隙(称蛛网膜下腔),腔内充满液体,即脑脊液。蛛网膜表面由单纯鳞状上皮细胞所组成,但没有血管与神经支配。蛛网膜跨过脑沟、回的上面而发生折叠。由于脑表面的高低不平,蛛网膜与软脑膜之间腔隙亦有大小和深浅不一,较深、较大的脑脊液积贮区称为脑池,最大的脑池为小脑延髓池(延池)。其他脑池依次为桥池、环池、脚间池、视交叉池、四叠体池、大脑大静脉池、终池和大脑外侧沟池等。蛛网膜的上皮细胞为单层上皮细胞,其细胞间存在紧密连接(tight

junction),它不允许大分子物质在脑脊液中与硬脑膜的血管间进行交流,该机制即为血-脑脊液屏障的一部分,起到脑脊液循环的保护作用。

(三)软脑膜

软脑膜是一层覆盖脑组织表面的纤维膜,由单层上皮细胞所组成,它紧贴脑的表面,并深入到脑沟内,有丰富的血管网供应脑实质。软脑膜可随血管伸入到脑实质内,部分软脑膜和血管随室管膜突入到脑室并形成折叠,有的呈索状,构成脉络膜丛组织,它分布于侧脑室、第三脑室和第四脑室,并由它分泌脑脊液。软脑膜的上皮细胞不同于蛛网膜的上皮细胞,它的细胞间连接不紧,因此脑脊液中的大分子易与脑组织之间进行交换。根据此特点可以提示,脑脊液的改变可以间接提示脑实质的改变,而脑的某些代谢改变亦可借助脑脊液检查予以提示。

二、静脉窦

颅内静脉窦与外周静脉不同,它由硬脑膜的骨膜层与硬脑膜内层在某些特殊部位相分离所形成的腔隙,腔壁为纤维膜,没有弹性,没有肌层,一旦破裂则不能收缩、塌陷而止血,因此,颅内静脉的破裂后果十分严重。颅内静脉窦为脑血液循环的静脉回流系统,主要静脉窦包括上矢状窦、下矢状窦、直窦、横窦、乙状窦和海绵窦等(图3-1-7-1、图3-1-7-2)。这些静脉窦回流颅内出颅的血液循环,它的通畅和阻塞均具有十分重要的临床意义(参见“颅内静脉系统血栓形成”)。

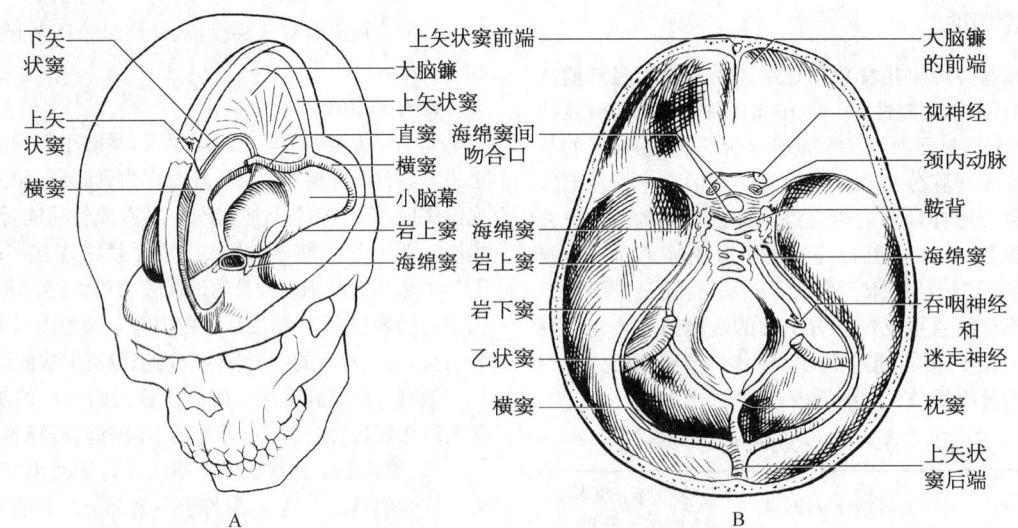

图3-1-7-1 硬脑膜与静脉窦

A. 硬脑膜及静脉窦的左上方观;B. 颅底静脉窦。

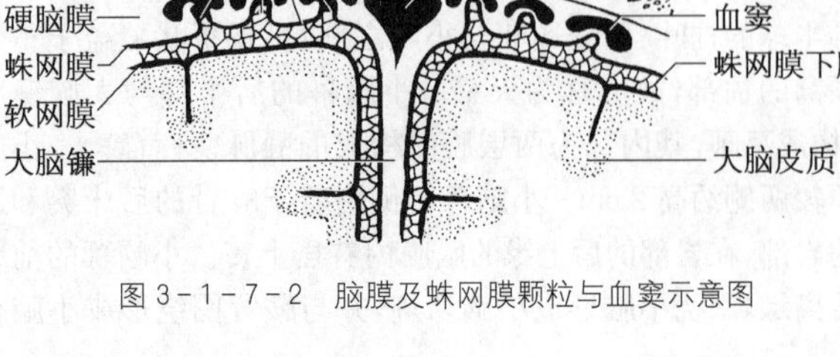

图3-1-7-2 脑膜及蛛网膜颗粒与血窦示意图

三、血-脑屏障和血-脑脊液屏障

血-脑屏障(BBB)系指血液循环与脑组织之间存在的保护性屏障,由于该屏障的存在,保证了脑组织不因周围循环的炎性、中毒性因子对脑组织的损伤。该屏障的存在,最早是由P. Ehrich(1885年)应用染料在尸体静脉注射中发现的,他发现染料注射后,除脑组织外全身器官均被染料着色,因此提出了血-脑屏障的概念。然而,该屏障的结构是什么,它的功能如何完成等等问题,人们的认识是不断深入的。

1. 血-脑屏障的发育 到目前为止,人的血-脑屏障何时发育完整仍不清楚,但动物实验和新生儿脑脊液中的蛋白质含量观察提示,刚出生的新生儿脑脊液中的总蛋白和白蛋白均较成年人高,持续8~12周后才能降低;若比较脑脊液和血清中的β_2球蛋白含量,可持续升高到9个月之久。同样,若观察胎儿脑脊液中IgG成分的变化,可以发现胎儿脑脊液中的IgG含量远高于成年人。胎儿18周时脑脊液的IgG浓度为65 mg/L,22周为80 mg/L,出生时为70 mg/L。由此可见,22周胎儿的脑脊液IgG浓度为成年人的4~8倍,出生时的IgG浓度为成年人的2~3倍。新生儿脑脊液中的IgG增高可以持续到产后3个月之久。虽然尚无资料提示,新生儿的血-脑、脑脊液屏障在出生后多久才能完善,但测定婴儿IgM的浓度可以间接推测,新生儿的血-脑屏障在出生后8~12周才能完善,这可能是新生儿中枢神经感染患病率高的重要原因。

2. 血-脑、脑脊液屏障的结构 血液与脑组织之间存在的屏障的完整性标志着脑组织有免受损伤性,是构成中枢神经的免疫特殊性(特免区)的基本结构与功能。从20世纪50年代起,人们认为血-脑屏障是由脑的毛细血管内皮细胞的功能所完成,因为脑的毛细血管内皮细胞具有与全身其他部位毛细血管不同的功能和结构:① 脑的毛细血管内皮细胞具有无缝连接(non fenestrated tight junction)的特点,每个内皮细胞之间的连接孔隙数量少,平均100 μm^3仅有一个小孔,而小孔的直径又较一般内皮细胞的为小,为60~70 μm,仅允许小分子(分子量约2万左右)物质才能通过。因此能在肝脏、骨骼、肌肉内毛细血管内皮细胞中透过的许多分子不能在脑的毛细血管内皮细胞中透过。② 脑内毛细血管的内皮细胞具有极性。基于脑内皮细胞的基架具有嗜脂性特征,因此亲水性物质极难通过,而亲脂性物质较易透过。③ 脑毛细血管的内皮细胞具有较强的泡饮作用。脑毛细血管的内皮细胞可以通过泡饮和泡吐作用,完成细胞的代谢物质交流。④ 脑毛细血管的内皮细胞具有较其他细胞更高的电阻,这些细胞的电阻高达1 500 $\Omega \cdot cm^2$以上,可与青蛙的皮肤相当,而其他部位的跨内皮电阻仅为3~33 $\Omega \cdot cm^2$,因此大大限制了电解质、离子物质的通过。脑的毛细血管面积为100~150 cm^2/g,全脑可达20 m^2以上,因此血-脑屏障是很大的保护膜。以K^+为例,脑内的通透力为每秒$3 \times 10^7/cm$,该通透力约为骨骼肌中血管内皮细胞K^+通透力的1/100。⑤ 脑毛细血管的内皮细胞上还存在许多酶、蛋白受体、转运体等,由此保证了脑细胞的生物活性物、酶等的转运和作用。随着血-脑屏障研究的深入,近20年来,在血-脑屏障的结构与生理功能方面均有进一步认识。其主要的认识更新有下列内容。

(1) 血-脑屏障:系指血液与脑细胞间屏障,它的基本结构为脑毛细血管内皮细胞的紧密连接(TJ)和黏着连接(adhering junction,AJ)及部分的间隙连接(gap junction,GJ)所组成,这些连接构成脑毛细血管内皮细胞间的无缝连接,以生理学、解剖学的基础阻止血液与脑细胞之间的物质交流。然而,脑毛细血管的内皮细胞内有丰富的线粒体,这些线粒体的功能异常活跃,含有许多蛋白转运体、受体和酶,它构成了细胞内与细胞外代谢物质快速交换的基础。脑内皮细胞在血-脑屏障中没有分泌作用,仅起到通透膜的生理作用,而血-脑屏障更主要的有分泌功能和调节功能。现已知道,更主要的分泌功能是由星形细胞、周细胞(pericytes)、基膜(basal laminas)、神经元

和小胶质细胞等所构成的神经血管单位完成的,特别是星形细胞的足突(astrocyte footed),它包绕内皮细胞外围,分泌和表达高浓度的水通道蛋白-4(Aqp-4)和钾通道蛋白(Kir4.1),以调节离子浓度和水容量。血-脑屏障结构的模式可表达如图3-1-7-3。

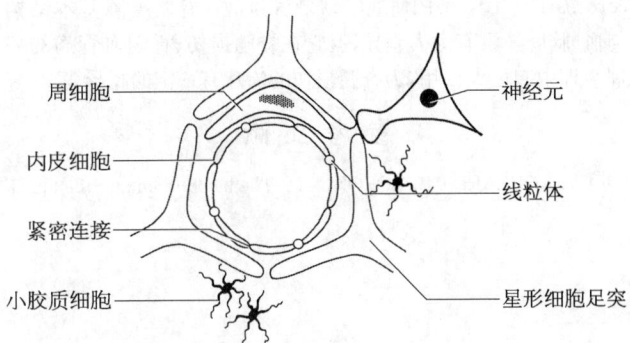

图3-1-7-3 血-脑屏障基本结构模式图

(2) 血-脑脊液屏障(blood-cerebrospinal fluid barrier,BCB):系指血与脑脊液之间的屏障,它主要由脉络膜和蛛网膜所组成。正常人,每天由血液循环,经脉络膜丛的毛细血管滤出500 ml的脑脊液,排泄出大量的废物,而脑脊液又被蛛网膜颗粒重新吸收,这种从血液-脑脊液-蛛网膜颗粒(毛细血管)的过程亦为屏障过程。现已知道血-脑脊液屏障的基本结构与血-脑屏障的结构基本相同。

血-脑脊液屏障包含脉络膜丛中的毛细血管和包绕脉络膜丛的蛛网膜,脉络膜丛中的毛细血管内皮细胞仍为脑内毛细血管内皮细胞的条状连结。脉络膜丛主要与脑室的脑脊液相屏障,蛛网膜则与蛛网膜下腔相屏障。脑室中的脑脊液和蛛网膜下腔中的脑脊液均与脑间质腔相屏障,如此即构成了血-脑、脑脊液屏障三者的屏障关系。可以图3-1-7-4模式示之。

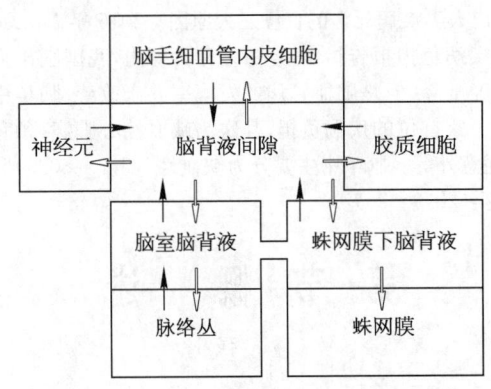

图3-1-7-4 血-脑、脑脊液屏障的交换模式图

(3) 血-脑、脑脊液屏障的意义:血-脑、脑脊液屏障的存在保证了脑组织免受全身性疾病的攻击,起到良好的保护作用,同时保证代谢的完整性。然而,血-脑、脑脊液屏障是不完善的。中枢神经系统的某些部位,如垂体后叶(神经部)松果体区、灰结节、穹窿后部及第四脑室底部等部位,均能允许较大分子的蛋白质直接从血液进入脑脊液或从脑脊液进入血液。垂体后叶激素、褪黑素等均能从中枢神经直接进入血液而起作用。由于这些解剖部位的缺陷,可激发视下区免疫应激,诱发中枢神经免疫反应。

血-脑、脑脊液屏障的存在亦为中枢神经系统疾病药物治疗增加了选择的难度。因此,选择亲脂性药物或以纳米材料包裹的导向药物,或在抗体表面标记导向物质为研究血-脑、脑脊液屏障临床应用的方向。

近年来,血-脑屏障的研究延伸到血-脊髓屏障(blood-spinal cord barrier,BSCB)的研究。结果认为,血-脊髓屏障基本结构与血-脑屏障没有太大差异,但它在脊髓损伤、脊髓血管病的病理生理中起更大作用,为脊髓损伤的治疗有一定的指导意义。

参 考 文 献

[1] ENGELARDT B, SOROKIN L. The blood-brain and the blood-cerebrospinal fluid barriers: function and dysfunction[J]. Semin Immunopathol, 2009, 31(4): 497-511.

[2] JOHANSON C E, STOPA E G, McMILLAN P N. The blood-cerebrospinal fluid barriers: structure and the functional significance[M]//NAG S, ed. The blood-brain and other neural barriers: reviews and protocols. New York: Springer Science, Business Media, 2011: 101-132.

[3] REDZIC Z. Molecular biology of the blood-brain and the blood-cerebrospinal fluid barriers: similarities and differences[J]. Fluids Barries CNS, 2011, 8(1): 3.

[4] WOLBURG H, PAULUS W. Choroid plexus: biology and pathology[J]. Acta Neuropathol, 2010, 119(1): 75-88.

第二章 脑血管疾病

脑血管疾病(cerebrovascular diseases,CVD)是由各种血管和血液源性病因引起的脑部疾病的总称,急性脑血管疾病又称卒中。脑血管疾病病因和发病机制复杂,可概括为三大类:① 血管壁原因,包括动脉粥样硬化、高血压性动脉改变、结缔组织病、感染、先天异常等导致脑部血管的狭窄、闭塞,使局部缺血,或因血管病损破裂而出血;② 血液成分异常,包括血液系统疾病和肝脏病等导致凝血功能异常相关的出血或缺血、高脂血症或心脏或血管壁粥样硬化斑块脱落造成的异常栓子阻塞脑部血管造成梗死;③ 血流动力学因素,包括高血压、低血压、低血容量和高血容量等造成高血压脑病、分水岭梗死、高灌注综合征等。

流行病学调查研究表明,目前脑血管疾病与心脏病、恶性肿瘤构成人类疾病死亡的首位三大原因。2016 年 *Lancet* 发表的全球疾病负担报告指出,经过多年的努力,我国脑出血的死亡率已经下降,但是脑血管病的发病率并未改善,脑卒中仍然是我们国家首位的疾病负担,其次为缺血性心脏病、颈背部疼痛、交通意外等。脑卒中主要分为缺血性(75%～80%)和出血性两大类(20%～25%)。

第一节 概 述

董 强

心脏通过主动脉弓供应脑的血液。主动脉弓从右到左依次分出头臂干、左颈总动脉和左锁骨下动脉。头臂干上升至胸锁切迹水平再分为右颈总动脉和右锁骨下动脉。锁骨下动脉发出椎动脉。左、右成对的椎动脉和颈内动脉经颈部上升,进入颅腔,其分支在颅底形成动脉环(又称 Willis 环)为脑部供血。

脑动脉供血的基本模式:颅腔被小脑天幕分隔为幕上和幕下,幕上结构的大脑额叶、顶叶和颞叶大部,基底节和下丘脑大部,以及眼部接受颈内动脉系统的血供;幕下结构,包括丘脑大部、脑干和脊髓上部,整个小脑以及内耳接受椎动脉和基底动脉系统的血液供应。椎-基底动脉的终末分支——大脑后动脉升至幕上,供应部分颞叶和整个枕叶。因此,幕上、幕下结构的血供来源并非截然分开。颈动脉和椎动脉之间,通过颅内、颅外的许多侧支吻合血管,特别是脑底动脉环的形成,使脑的幕上、幕下结构的血供相互融通和调剂,成为统一的整体。

一、全脑的动脉供血模式

全脑的动脉供血模式基本相同,共有 3 种血管类型。

1. 长旋动脉 从起源动脉发出后,在半球或脑干表面,绕其腹侧和外侧而行至背侧,在该处又与其他长旋动脉的末梢支相吻合,同时发出很多无名穿支进入脑实质,长距离运血供应较浅的脑组织。

2. 短旋动脉 又称外侧穿支,从起源动脉发出,行程较短,在腹侧穿入脑部供应灰质和白质。

3. 旁中央动脉 又称中央穿支,从起源动脉发出后即在中线的一侧近旁穿入脑内供应近中线的核区等中央结构。

短旋动脉供应旁中央动脉供应区和长旋动脉供应区之间的区域。旁中央动脉和短旋动脉不同于长旋动脉,几乎没有吻合而形成功能上的终动脉。

二、脑的血液供应及其障碍

脑部的血液由颈动脉系统和椎-基底动脉系统供应。颈动脉系统主要通过颈内动脉、大脑前动脉和大脑中动脉供应大脑半球前 3/5 部分的血液。椎-基底动脉系统主要通过两侧椎动脉、基底动脉、小脑上动脉、小脑下前及下后动脉和大脑后动脉供应大脑半球后 2/5 部分(枕叶和颞叶的底部)、丘脑后半部、脑干和小脑及耳部。

两侧大脑前动脉之间由前交通动脉使之互相沟通,大脑中动脉和大脑后动脉之间有后交通动脉使之沟通,这就在脑底部形成脑基底动脉环,或称 Willis 环(图 3-2-1-1～图 3-2-1-3)。

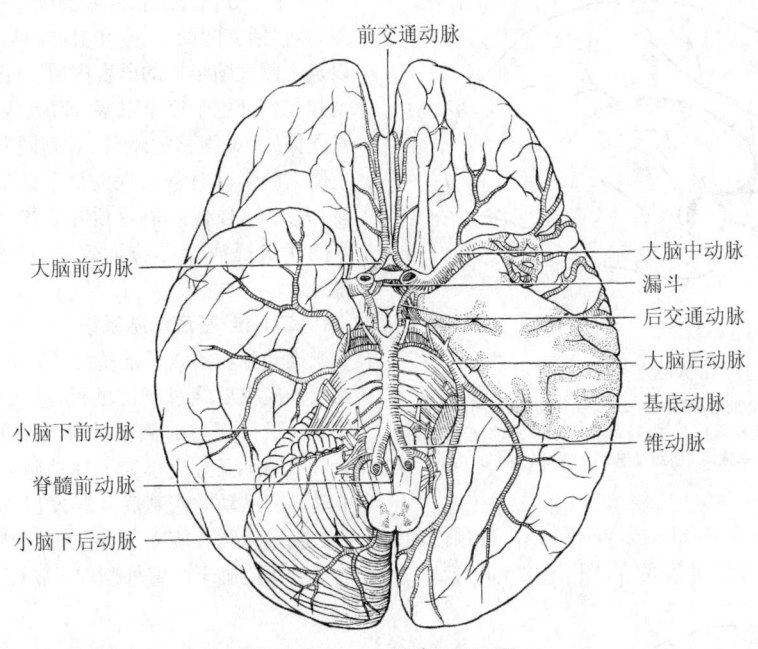

图 3-2-1-1 脑底 Willis 环

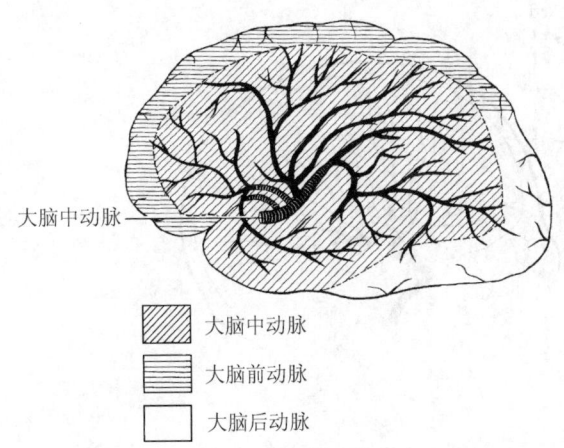

图 3-2-1-2 大脑半球外侧面血液供应分布

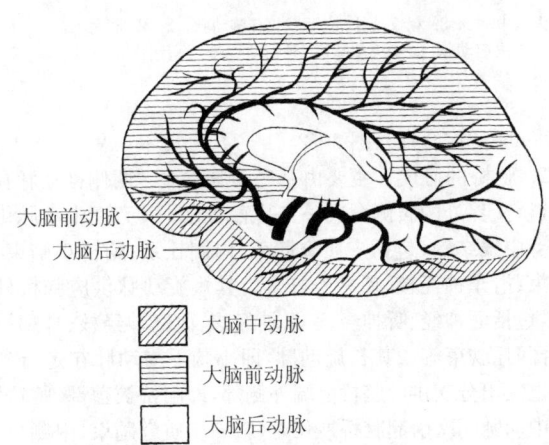

图 3-2-1-3 大脑半球内侧面血液供应分布

急性脑血液循环障碍即脑卒中的临床表现有两个特点：一是起病急骤，经常在瞬间、数分钟、数小时，至多 1～2 d 内脑部

损害症状即达到高峰。如病情好转，常可在短时间内或数分钟、数小时或 1～2 d 内症状部分或全部缓解。大多数患者在数周内可有不同程度的好转，通常在发病后 3 个月达到稳态。此后神经功能进一步缓慢地恢复。另一特点为脑部受损的局灶性缺损症状，取决于相应供血脑区承担的功能。

现将脑部的血液供应及其障碍的主要临床表现，简述如下。

(一) 颈动脉系统

颈总动脉在颈部甲状软骨上缘水平分成颈外动脉和颈内动脉。颈内动脉在颈部垂直上升，进入颅腔后分出眼动脉、后交通动脉、脉络膜前动脉、大脑前动脉及大脑中动脉。颈内动脉病变的典型症状是患侧视觉障碍和病变对侧偏瘫及感觉减退，若有眼动脉受累则可出现患侧单眼视力减退或失明，病变对侧的偏瘫常以面部及上肢为重；感觉障碍常较轻，主要为形体觉、两点辨别觉等皮质感觉障碍；视束和视放射前部受累可出现病变对侧同向偏盲。颈动脉听诊出现杂音以及视网膜动脉压低于健侧 25％ 以上时，有助于脑内动脉病变的诊断。

1. **大脑前动脉**(anterior cerebral artery, ACA) 供应整个额叶前端、额叶、顶叶内侧面以及额顶叶上外侧凸面一狭长区，即小腿和足部的运动和感觉皮质以及辅助(副)运动皮质区，而其深支，即前内侧丘纹动脉供应尾状核头部、壳核前部、丘脑前部、苍白球外侧核、内囊前支等(图 3-2-1-4)。大脑前动脉病变主要表现为病变对侧肢体瘫痪，以小腿和足部的瘫痪为明显，可伴感觉障碍。其他尚可有意志和精神改变、失用症、嗅觉障碍等。前内侧纹丘动脉病变由于内囊前支以及基底神经节的受累可发生对侧上肢和面部中枢性瘫痪，上肢瘫痪以近端为主。还可由于旁中央小叶的受累而出现排尿障碍。ACA 经常发生变异，A1 段可缺如，双侧 ACA 共干，导致一次病变双侧 ACA 供区病变，从而出现昏迷、主动性丧失、语言减少(类似完全性失语)、肢体瘫痪和尿便失禁。

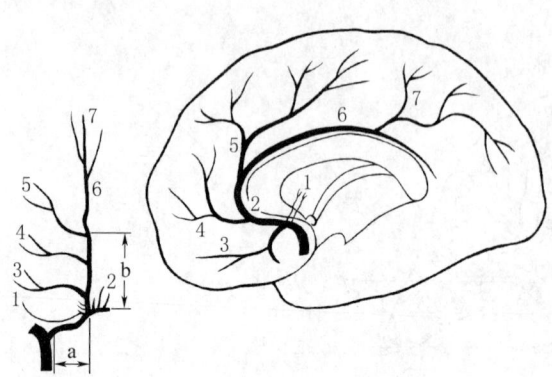

图 3-2-1-4 大脑前动脉

a. 大脑前动脉前支;b. 大脑前动脉后支。1. 前纹状动脉、短间脑动脉、长纹状内侧动脉(Huebner返动脉);2. 内侧大脑前动脉(自前交通动脉发出);3. 额底动脉;4. 额极动脉;5. 胼缘动脉;6. 胼周动脉;7. 内后顶动脉。

2. 大脑中动脉(middle cerebral artery,MCA) 自颈内动脉分出后即发出深支供应内囊和基底节(图 3-2-1-5A)。

MCA主干分出分支供应除额极和枕叶以外的整个大脑半球外侧面,包括支配面部、手和上肢的运动和感觉的皮质区、视放射以及主侧大脑半球的语言皮质区(图3-2-1-5B)。如大脑中动脉起始处主干完全阻塞,即深、浅动脉均受累时,则出现病变对侧偏瘫、对侧感觉障碍、对侧同向偏盲(三偏症状)。病变在主侧大脑半球时常出现失语。累及非主侧大脑半球可伴失用症、失认症、体像障碍等顶叶症状。大脑中动脉各浅表分支阻塞的症状视病变部位而定,以病变对侧上肢和面部瘫痪较多见。

(二) 椎-基底动脉系统

椎动脉在第六颈椎横突平面进入颈椎横突管后,上升至第二颈椎横突后绕过寰椎椎板,进入枕大孔,到达颅内。入颅腔后发出下行支与对侧椎动脉发出的下行支合成脊髓前动脉。然后椎动脉又分出小脑下后动脉以及供应脑干腹内侧的旁正中动脉。椎动脉或基底动脉发出的短旋动脉分布于脑干腹外侧。基底动脉长旋支、小脑下后动脉、小脑下前动脉以及小脑上动脉供应脑干的背外侧和小脑(图3-2-1-6)。

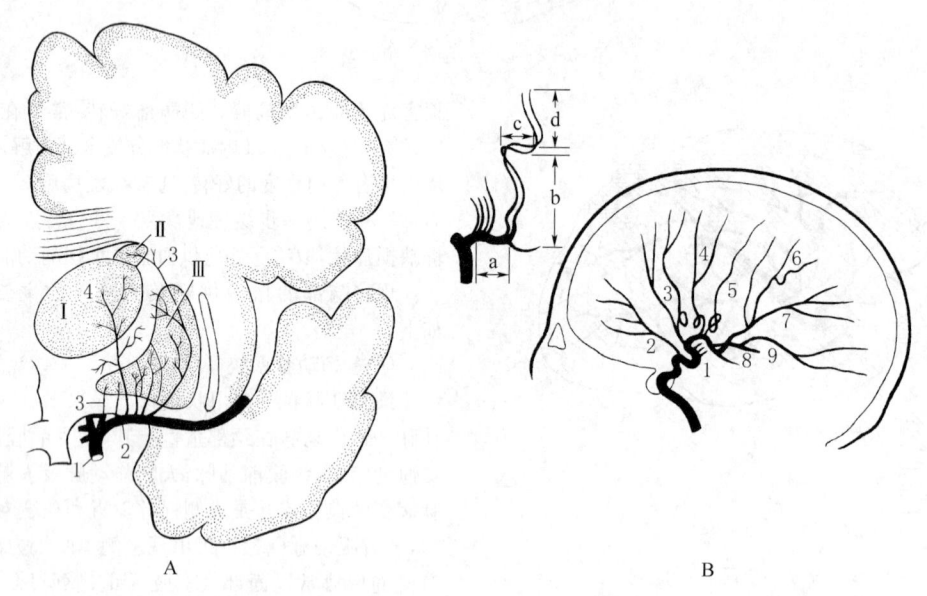

图 3-2-1-5 大脑中动脉

A. 深层分支。Ⅰ. 丘脑;Ⅱ. 尾状核;Ⅲ. 豆状核。1. 颈内动脉;2. 大脑中动脉;3. 豆纹动脉;4. 豆状核丘脑动脉。B. 皮质分支。a:蝶段;b:岛段;c:盖段;d:终段。1. 纹状动脉;2. 额眶动脉;3. 中央前动脉;4. 中央动脉;5. 顶前动脉;6. 顶后动脉;7. 角回动脉;8. 颞前、中动脉;9. 颞后动脉。

1. 延髓的血供 主要由椎动脉供血。延髓腹外侧的椎动脉及旁中央动脉供应延髓部分的锥体束、内侧丘系、内侧纵束、舌下神经等结构。椎动脉的较长分支和小脑下后动脉的分支分布于延髓较背侧,包括脊髓丘脑束、前庭神经核、三叉神经感觉核、绳状体、迷走与舌咽神经等结构。小脑下后动脉供应延髓背侧前端,包括前庭和耳蜗神经核,以及小脑后部。延髓腹内侧由椎动脉及其旁正中动脉所供应,当其发生阻塞时可引起症状,表现为病变对侧上、下肢瘫痪,对侧上、下肢躯体触觉、位置觉、震动觉的减退或丧失,病变同侧舌肌瘫痪,称为延髓内侧综合征(Dejerine综合征)。小脑下后动脉闭塞常引起延髓外侧梗死,表现为眩晕、眼球震颤、讲话含糊不清、吞咽困难,病侧软腭声带瘫痪,病侧 Horner 征,病侧小脑性共济失调,病侧面部和对侧肢体痛觉减退或消失等,称为延髓背外侧综合征

(Wallenberg 综合征)(图 3-2-1-7)。

2. 脑桥的血供 主要由基底动脉供血。两侧椎动脉在延髓、脑桥交界处的腹侧合成一支基底动脉。其旁正中动脉供应脑桥旁中线结构,包括皮质脊髓束、内侧丘系、脑桥小脑束、内侧纵束、滑车神经核、展神经核等。其短旋动脉供应脑桥外侧结构,包括面神经、听神经、三叉神经核、前庭神经核、耳蜗神经核、脊髓丘脑束等。其长旋动脉,即小脑下前动脉在走行到小脑前也发出分支供应脑桥前端外侧部,即脑桥被盖部、脑桥臂。旁正中动脉闭塞引起脑桥梗死时,影响皮质脊髓束、内侧丘系、内侧纵系、脑桥小脑束、展神经核等。临床上表现为病变侧展神经麻痹、面神经麻痹及对侧上、下肢瘫痪,称脑桥腹侧综合征(Millard-Gubler综合征)。有时伴有向病侧凝视障碍,称为脑桥旁正中综合征(Foville综合征)(图3-2-1-8)。如果两侧

3-2-1-10)。基底动脉本身的闭塞比较少见,一旦发生,情况严重,有四肢瘫、延髓麻痹、昏迷。个别患者表现为闭锁综合征(Locked-in 综合征),患者意识尚存在,但由于四肢、两侧面瘫和延髓麻痹,只能依靠眼球上、下运动来表达意识。

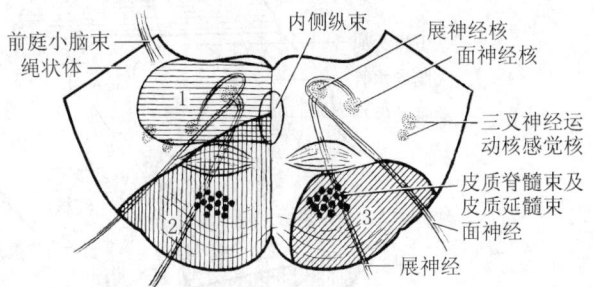

图 3-2-1-8 脑桥下部损害综合征

1. 脑桥旁正中综合征;2. 脑桥腹侧综合征;
3. 闭锁综合征(双侧损害时)。

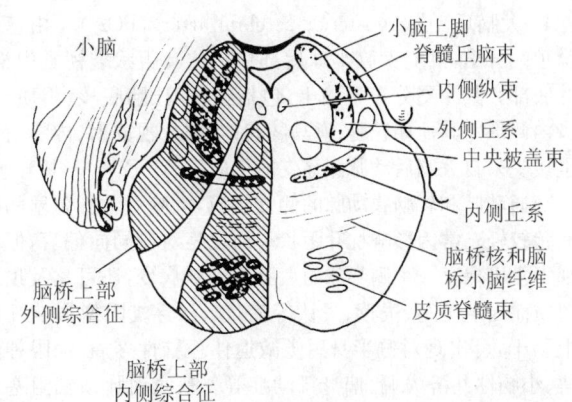

图 3-2-1-9 脑桥中段损害综合征

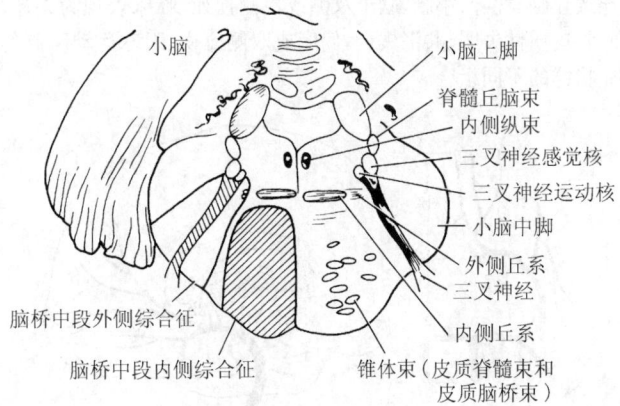

图 3-2-1-10 脑桥上部损害综合征

3. 中脑的血供 主要由基底动脉供应。基底动脉位于大脑脚间窝,发出短支分布于中脑两侧侧面和背部,供应大脑脚、动眼神经、内侧纵束、红核、动眼神经核、中脑网状结构等。大脑后动脉也发出分支供应大脑脚外侧面、内侧面、红核等。小脑上动脉供应包括四叠体的中脑背盖部和小脑的前部。中脑梗死的临床表现常见为:① 病变侧动眼神经麻痹伴对侧偏瘫,称中脑下脚综合征(Weber 综合征);② 病变侧动眼神经麻痹,病变侧步态呈共济失调以及上肢动作不稳。双侧中脑梗死较

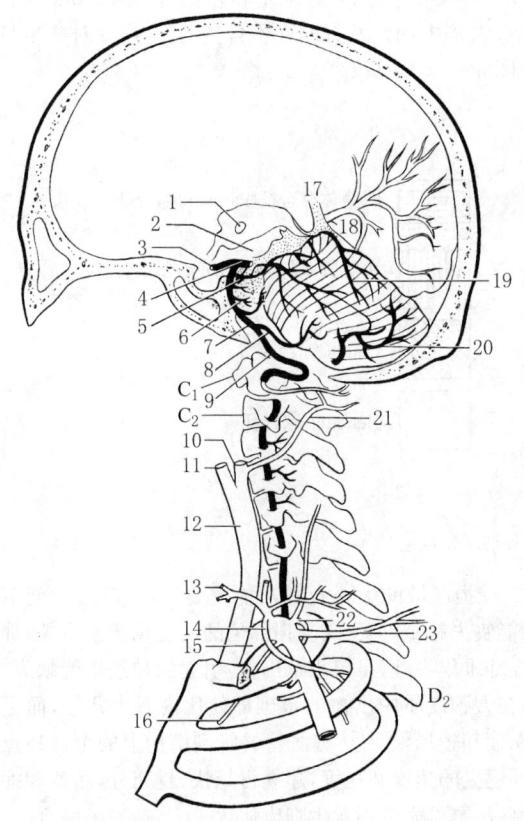

图 3-2-1-6 椎动脉颅外和颅内走行途径及分支

1. 中间块;2. 大脑脚;3. 后交通动脉;4. 大脑后动脉;5. 小脑上动脉;6. 脑桥动脉;7. 基底动脉;8. 小脑前下动脉;9. 左椎动脉;10. 颈外动脉;11. 颈内动脉;12. 颈总动脉;13. 甲状腺颈动脉;14. 肩胛上动脉;15. 锁骨下动脉;16. 胸廓内动脉;17. 胼胝体压部;18. 右侧大脑后动脉;19. 小脑上动脉;20. 小脑后下动脉;21. 枕动脉;22. 肋骨枕动脉;23. 颈横动脉;D₂. 第二胸椎棘突。

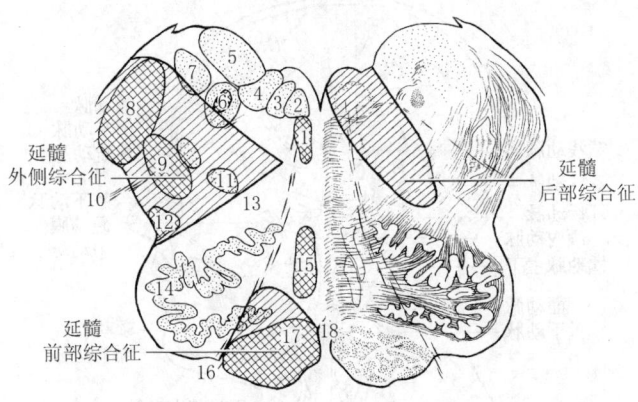

图 3-2-1-7 延髓损害综合征

1. 内侧纵束;2. 舌下神经核;3. 闰核;4. 迷走神经背核;5. 前庭神经背核;6. 孤束和孤束核;7. 前庭外侧核;8. 绳状体;9. 三叉神经脊束和三叉神经脊束核;10. 迷走神经根;11. 疑核;12. 脊髓丘脑束;13. 网状结构;14. 橄榄核;15. 内侧丘系;16. 舌下神经根;17. 锥体束;18. 中缝。

均发生病变就出现四肢瘫痪、展神经麻痹、昏迷、两侧瞳孔缩小、眼肌瘫痪、高热、呼吸障碍(图3-2-1-9)。如果供应脑桥外侧的动脉发生闭塞时就出现眩晕、耳鸣、听力减退、眼球震颤、向病侧凝视障碍、病侧面部感觉障碍、病侧 Horner 征、对侧面部以下肢体痛、温觉减退或缺失(小脑下前动脉综合征)(图

为严重,患者神志不清,四肢瘫痪;两侧瞳孔散大,对光反应消失;两眼位置正中或外斜,眼球向上运动受限制;上肢可出现粗大而不自主的舞动样动作。当大脑后动脉供应的中脑背部发

生梗死时,可出现病侧眼睑下垂和瞳孔缩小的 Honer 征,病侧上、下肢共济失调以及舞蹈样不自主动作,病变对侧半身感觉障碍(图 3-2-1-11)。

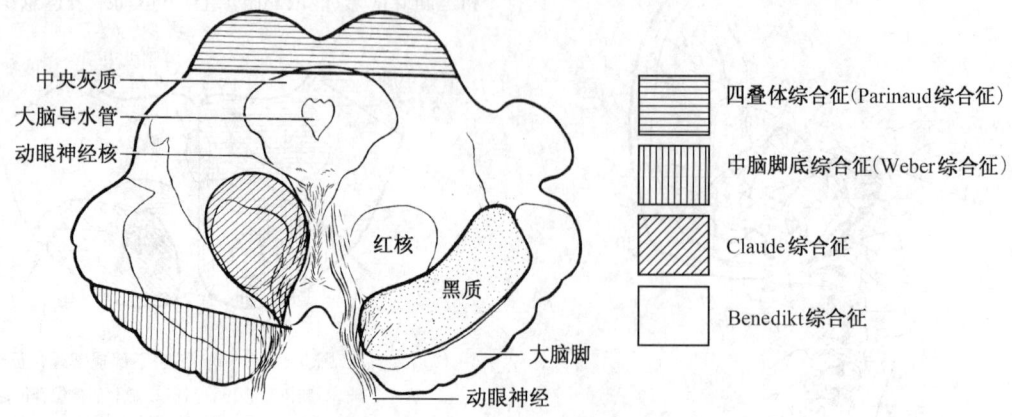

图 3-2-1-11　中脑损害常见的综合征

4. 大脑后动脉(posterior cerebral artery, PCA)　由基底动脉顶端分出,供应大脑半球后部包括枕叶距状裂视觉中枢、颞叶底部。其深支分布于脑干,包括红核、丘脑底核、黑质、大脑脚内侧部。其他如丘脑、海马膝状体、部分视放射、内囊后肢等也接受来自大脑后动脉深穿支的供应(图 3-2-1-12)。由于后交通动脉和软脑膜动脉的侧支供应,大脑后动脉阻塞的临床症状较轻。常因影响枕叶距状裂而发生对侧同向偏盲,但中心视力常可保存。主侧半球的大脑后动脉病变,还可累及顶颞区皮质而出现失写、失读、失认等症状。深穿支阻塞影响丘脑和上脑干,可出现对侧半身感觉减退伴丘脑性疼痛、动眼神经麻痹、小脑性共济失调、偏身舞蹈症等。基底动脉顶端阻塞可出现基底动脉尖综合征(top of basilar artery syndrome, TOBS),影响两侧大脑后动脉、双侧小脑上动脉和基底动脉 5 个血管,导致丘脑、枕叶、小脑、脑干双侧或单侧梗死,临床表现为昏迷、两眼皮质性失明、共济失调、偏瘫或双侧瘫痪、眼球运动障碍等症状群的不同组合。

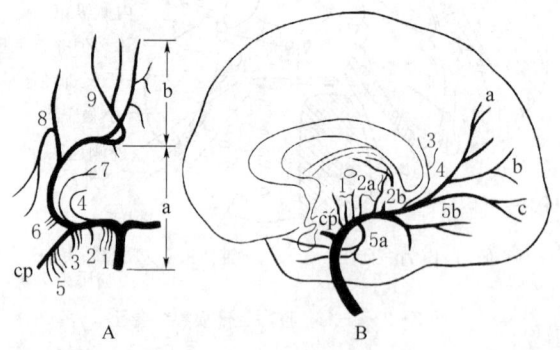

图 3-2-1-12　大脑后动脉
A. 正面。a. 环段;b. 皮质段。1. 旁正中动脉;2. 四叠体动脉;3. 丘脑动脉;4. 内侧后脉络膜动脉;5. 乳头体前动脉;6. 脑动脉;7. 外侧后脉络膜动脉;8. 外侧枕动脉;9. 内侧枕动脉。B. 侧面。cp. 后交通动脉。1. 丘脑动脉;2a. 内侧后脉络膜动脉;2b. 外侧后脉络膜动脉;3. 胼胝体背侧动脉;4. 内侧枕动脉(a. 后顶支;b. 顶枕支;c. 距状动脉);5a. 颞前动脉、颞中动脉;5b. 颞后动脉。

脑血管疾病的严重程度取决于:① 血供障碍发生的速度和持续时间,供应障碍发生越急,持续越久、越完全,则病变越

重。② 受损区域的大小及其功能重要性,一般是病变范围越大,功能丧失越重,但又与受损部位的功能重要性有关,如在内囊神经纤维集中处,虽仅小量出血,引起的神经功能缺失却重;反之,在大脑皮质中出血的范围即使比内囊大几倍,而影响的神经功能却较局限。③ 脑血管的解剖结构上的个体特点与侧支循环建立的速度和程度,建立得越快、越充分,病变和症状越易恢复,甚至可完全不发生临床症状。

(三)脑动脉侧支循环

脑部动脉通过以下几组吻合支,在一定条件下可以建立丰富的侧支循环(图 3-2-1-13)。如有某种血管发育畸形,虽在一般情况下并无症状,但当脑血供发生障碍而不能及时建立起侧支循环时,可发生病变和临床症状。

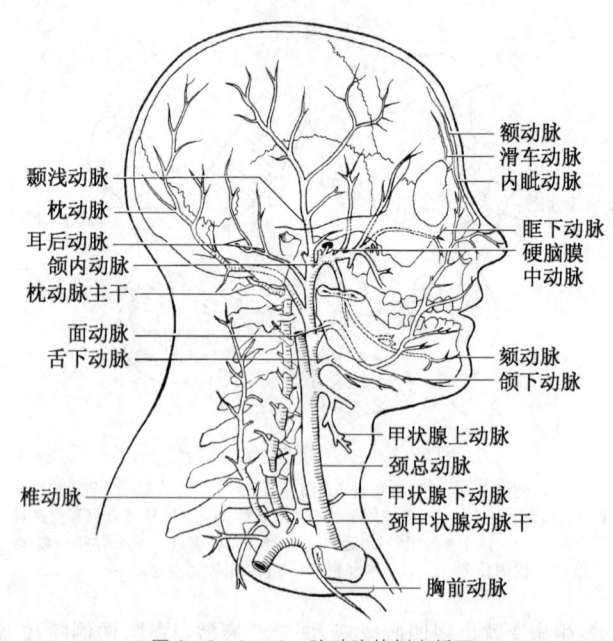

图 3-2-1-13　脑动脉的侧支循环

1. 脑基底动脉环(Willis 环)　这是脑部血液供应的一级侧支循环。这一环状动脉吻合颈动脉与椎-基动脉两大血供系统之间,特别是对两侧大脑半球血液供应的调节、平衡以及病

态时形成侧支循环极为重要。但是，基底动脉环的发育异常相当多见。研究 350 个人脑检查资料发现，约有 48% 的基底动脉环有发育异常。其中较多见的是一侧后交通支管径小于 1 mm（约 27%）；大脑后动脉起源于颈内动脉（胚胎型大脑后动脉，约 14%）；前交通支管径小于 1 mm 或缺如而两侧大脑前动脉起源于一侧的颈内动脉干等。种种发育异常导致侧支循环的建立势必大受影响。这与临床表现和预后也密切相关，例如同为颈内动脉闭塞时，如动脉环发育正常，因侧支循环迅速建立，症状较易恢复或不发生任何症状；反之，如有发育异常影响侧支循环的建立，则可能发生同侧大脑半球的严重梗死。

2. 颈外-颈内动脉的吻合支　这是脑部血液供应的二级侧支循环。可存在于颈外动脉的面动脉与颈内动脉的眼动脉支之间。枕动脉的脑膜支与大脑后动脉分支之间，颈外动脉的上颌动脉通过鼓室前动脉、脑膜中动脉与颈内动脉的颈鼓室动脉及大脑中动脉分支之间均可建立侧支循环，有时可在脑血管造影中显示出来。

3. 软脑膜动脉　也属于脑部血液供应的二级侧支循环。在大脑前、中、后动脉的软脑膜分支之间也存在吻合支。这种吻合虽然不能建立颈内与颈外动脉之间的有效侧支循环，但在颈内动脉某一分支闭塞时，能发挥防止或减轻血供障碍的作用。

关于脑的静脉系统及其循环障碍，将在以后章节中叙述。

三、脑血液循环的生理与调节

脑是人体中最娇嫩的器官。脑组织几乎没有能源的储备，需要血液循环连续地供应氧和葡萄糖。尽管脑的血液供应有很强的自动调节能力，一旦发生障碍，其后果仍是严重的。脑部血液供应的障碍造成氧和葡萄糖的缺乏，迅速引起脑功能紊乱及脑组织的破坏。在常温时，脑血液供应停止 6～8 s 后，脑灰质组织内即无任何氧分子，并迅即（10～20 s）出现脑电图异常和意识障碍。停止 3～4 min 后脑组织内游离葡萄糖消耗殆尽。停止 5 min 后脑神经元开始完全依靠蛋白质分解来维持能量代谢，仍可能存活达 30 min。如果血液受阻而非完全中断，则丧失功能的神经元可存活 6～8 h，偶可长达 48 h。按平均脑重量为 1 500 g 计算，健康成年人的脑血流量为 40～50 ml/min，即 24 h 约为 1 100 L/每 100 g 脑组织。脑各部位的血流量也不完全相同。以每分钟每克脑组织的脑血流量计算，感觉和运动中枢皮质为 1.38 ml/(g·min)，尾状核为 1.10 ml/(g·min)，视觉中枢皮质为 1.25 ml/(g·min)，丘脑为 1.03 ml/(g·min)，小脑神经核为 0.87 ml/(g·min)。脑灰质的均数为 0.8 ml/(g·min)，而脑白质为 0.20～0.23 ml/(g·min)，可见脑灰质结构的血流量高于白质。脑组织仅占整个体重的 2%～3%，然而需用的血液供应占心搏出量的 15%～20%（静态时），这与脑组织的较高代谢率相适应。每 100 g 脑组织的氧消耗量为 3 ml/min，也就是整个脑组织每分钟氧消耗量为 45 ml 或 24 h 为 65 L，占全身组织氧消耗量的 25% 左右。同样的，氧消耗量与脑血流量类似，脑灰质组织氧消耗量高于脑白质。整个脑组织的葡萄糖消耗量为 4～8 g/h，即 24 h 约 115 g。当血糖持续低于 2.2 μmol/L（相当 0.4 g/L）时，脑的意识活动就出现障碍。

（一）生理条件影响下的脑血流量变化

1. 年龄　10 岁以前的儿童脑血流量和脑氧消耗率为最高，例如 6 岁儿童的脑血流量为 1.06 ml/(g·min)。到发育期后很快锐减，例如 25 岁的成年人，脑血流量为 0.54～0.62 ml/(g·min)。至 50 岁以后又逐渐减少，一般均在 0.5 ml/(g·min)，同时脑氧消耗率减少 20%，葡萄糖消耗率减少 40%。

2. 脑功能状态　脑血流量在睡眠时约为 0.65 ml/(g·min)，较平时略微增加，但脑氧消耗率并无明显变化。各种感觉性刺激可增加有关脑皮质、皮质下灰质结构的脑血流量。脑皮质电刺激、脑干刺激诱发的脑电醒觉反应、癫痫发作、致痫药物的应用，均可使脑血流量显著增加。精神情绪紧张或高度脑力劳动时可引起整个脑血流量或脑局部血流量（rCBF）的增加。脑干损害、巴比妥类药物中毒、低温时，大脑的血流量和氧消耗量均降低。在昏迷时脑氧消耗率降低，但脑血流量不一定降低。高热时脑血流量可稍增加，但高热或低温所伴的脑血流量改变并不一定伴有脑氧消耗率的变化。

（二）脑血流量的调节

脑血流量的调节受到很多因素的影响，相互间的关系错综复杂，最主要的因素大致为动脉压、动脉-静脉压力差及脑血管阻力。

1. 血压对脑血流量的自动调节　脑血流量并不是消极被动地随血压的升降而随涨随落。脑血流量的自动调节功能在一定范围内是很有效的，这对脑的营养供应极为重要。血压的升高使脑的小动脉管腔内压增高而发生小动脉收缩，反之血压的下降可发生脑的小动脉扩张。小动脉收缩时脑血流量减少，小动脉扩张时脑血流量增加。因此血压变化时动脉灌注压虽有变化，但总的血流量维持不变，这是脑血流量自动调节的血压因素，称为 Bayliss 效应。这种效应限在平均动脉压（mean arterial pressure，MAP）介于 93～24 kPa（70～180 mmHg）时起作用。血压下降超过一定限度就失去自动调节能力。这在心源性脑缺氧综合征（Adams Stokes 综合征）、外伤性休克、颈动脉窦过敏、直立性低血压等各种原因的血压严重下降时均可遇到。平均动脉压低于 8 kPa（60 mmHg）时脑血流量可迅速锐减，仅为正常的 60%，此时就可出现脑组织缺氧的临床表现。在长期高血压患者中，平均动脉压只要较平时降低 30% 以上，自动调节的能力就可发生影响，脑血流量就会减少。脑血管疾病、颅脑损伤、脑瘤等脑组织病变、脑水肿、脑缺氧、深度麻醉、碳酸过多均影响脑血流量的自动调节功能。

2. 静脉压的作用　在通常情况下静脉压对脑血流量的调节作用是微不足道的。但在脑部血液供应受引力影响时，静脉压却起着相当重要的作用。在头部垂直位，尤其是在头部受到高速离心影响时，头部水平的动脉压可明显下降，静脉压同时也会下降，因而可不伴脑血流量的减少。这是因为起了类似虹吸的作用，使得脑血流量勉力维持。

3. 脑血管阻力因素

（1）颅内压：在正常动静脉压力差的情况下，颅内压力过高如超过 5 kPa（500 mmH$_2$O）就显著增大脑血管阻力，严重减少脑血流量。颅腔内空间固定，如有脑水肿或占位病变即会迫使总的脑血液容积和脑血流量减少。颅内压增高到一定程度时脑血流量可逐步减少，颅内压增高到接近平均动脉压时，脑血流可以被完全阻断。

（2）血液黏稠度：脑血管阻力不仅与动静脉压力差有关，还与血黏稠度有关。原发性红细胞增多症、高脂血症等可降低脑血流量,甚至可降至正常的一半程度。严重贫血,如血红蛋白低于 70 g/L 时,脑血流量可显著增加,可达到 0.79 ml/(g·min)。右旋糖酐 40 的治疗作用主要是可以减少血黏稠度,改善微循环,使流速增快而增加脑血流量。

（3）脑小动脉管径:脑血管阻力因素中最主要和影响最大的是脑血管管径的改变,尤其是脑部小动脉的收缩和扩张。这种脑血管管径的变化受下列因素的影响。

1）自主神经调节:颈动脉、椎动脉、基底动脉及其他较大的动脉分支均有颈交感神经末梢的分布。脑动脉的副交感神经支配迄今还不清楚。刺激交感神经引起的脑动脉收缩和脑血流量的减少并不明显也不恒定。星状交感神经节阻滞虽然引起皮肤血管扩张,但并不引起脑血管张力或脑血流量的改变。刺激迷走神经的近端所引起的脑血管扩张,是由于血压下降所引起的自动调节反应。

2）体液调节:① 动脉血氧分压（PaO_2）,氧吸入可使脑动脉收缩和脑血流量减少。在 1 个大气压下吸入 85%～100% 的氧气时脑血流量减少 13%～15%,在 3.5 个大气压下吸氧可使脑血流量减少达 35%,氧气压力越高脑血流量越减少,这就使脑组织内氧分压维持在较恒定的状态,使中枢神经系统避免受高度压力下氧的危害。氧分压的降低可使脑血管扩张,减少脑血管阻力,从而增加脑血流量。但这种反应一般不显著,除非吸入的空气内含氧低达 11%～15%。当颈静脉氧分压低于 2.5 kPa（19 mmHg）时脑氧消耗率下降,葡萄糖代谢处于无氧糖原分解。这种无氧糖原分解产生乳酸,致使脑皮质 pH 降低。脑血管的扩张并非缺氧本身引起,而是由于缺氧所造成的这种酸中毒引起。② 动脉血二氧化碳分压（$PaCO_2$）,二氧化碳是迄今所知的使脑血管扩张、血管阻力减少、脑血流量增加最强的因素。二氧化碳吸入使整个脑（除脑梗死区外）的血管均得到扩张。如吸入 5%～7% 二氧化碳时脑血流量可达到 0.93 ml/（g·min）。在老年高血压患者或动脉硬化患者中,二氧化碳吸入引起的脑血管扩张不如在年轻者中明显。③ 器官本身内在因素,指小动脉管腔改变的自动调节功能。其原理不明,似不能以自主神经、二氧化碳分压的影响因素来解释,可能与动脉血 pH 有关。血管内注入酸或碱改变动脉血的 pH,即代谢性酸中毒或代谢性碱中毒时,并不引起明显的脑血流量改变。动脉血二氧化碳分压变化,即呼吸性酸中毒或碱中毒,所引起的动脉血 pH 改变就可明显影响脑血流量。因此二氧化碳引起的血管扩张,可能并非由气体直接作用于血管壁,而是由于二氧化碳改变了小动脉周围组织液的 pH。二氧化碳虽然很容易渗透血管壁影响血管周围的 pH,但主要是 $[HCO_3^-]$（碳酸氢根浓度）和 $[H^+]$（氢离子浓度）来维持内环境的稳定。这就可说明为何在糖尿病酸中毒时面对动脉血内二氧化碳张力低,或严重慢性肺气肿时面对动脉血内二氧化碳分压比正常成倍增加的情况下,仍能使脑血流量维持在较正常的范围内。

（三）血管病变时脑血流量的变化

脑血管自动调节功能使脑血液供应在一定范围内的灌注压（灌注压＝平均动脉压－平均静脉压）改变时仍得以维持稳定。但在脑血管病变,脑组织功能受损或短暂缺血后,自动调节功能受损,此时该局部脑血管内的血流随血压的升降而被动地增减。高血压患者的脑血管自动调节有效功能,处在血压较高的水平进行。如果血压降低时,这种调节功能就较差。血压过分升高并超越一定限度,如平均动脉压突然升高越过平时的 40%（相当于升高 6.7 kPa 左右）时,则会影响脑血管自动调节功能。在这种情况下,脑血流自动调节的上限已被打破,脑血管并不收缩,脑血流量不仅没有减少,反而显著增加。这种在高血压作用下的过度灌注,导致毛细血管内压力增加,毛细血管被破坏,可引起严重脑水肿及出血。这种状况见于高血压脑病,可逆性后脑过度灌注综合征等。此时若应用任何扩张血管的治疗显然是有害无益的。

在脑动脉硬化时,脑血管阻力比正常显著增大,脑血流量和脑氧消耗平均较正常为低。虽然脑血管阻力主要存在于小动脉和毛细血管,一般较大动脉的血管阻力作用较小,然而较大动脉管腔变狭而影响远端动脉血压时,就可显著降低灌注压。对已有明显血管阻力增高的脑组织,这种灌注压的显著降低可产生急性的缺血症状。

缺血性卒中时脑局部血流量的变化有以下几方面。

1. 局灶性充血 病灶局部血流量可明显增加,约超过病变半球平均血流量的 30%～40%。局灶性充血常仅见于起病的 1～2 d 内,并常伴局灶血管麻痹现象。

2. 局灶性缺血 在有血管阻塞的缺血性卒中急性期,大多数表现为局灶性缺血。常在起病初 2～3 d 内,不仅可记录到病变区局灶性缺血,病侧大脑半球的血流量也普遍减少,严重者甚至波及健侧大脑半球。

3. 局灶性血管麻痹 在脑血管正常情况下,脑血流处于自动调节状态,即脑血流量在相当大的范围内保持一定的稳定性,不轻易受血压波动的影响。当动脉血二氧化碳分压（$PaCO_2$）增高时脑血管就扩张,当 $PaCO_2$ 降低时脑血管就收缩。在缺血性卒中时,大多数脑血管阻塞的患者以及约半数脑血管未见阻塞的患者,均在局灶性充血或局灶性缺血区发生局灶性血管麻痹现象,该处血管随着血压处于被动舒缩状态,并对二氧化碳的扩张血管作用失去反应。这种自动调节功能的丧失,可能是由于二氧化碳或乳酸所造成的脑组织局部酸中毒所致。在应用脑血管扩张药物使病灶周围正常脑组织血管扩张时,血液反而从病灶区分流入它周围的正常脑组织,以致病灶区更加缺血（"脑内盗血症"）。反之,在应用脑血管收缩药物或过度换气时,正常脑血管收缩,使有较多血液自正常脑组织流入缺血病灶区（"逆盗血症"）。大多数局灶性血管麻痹持续 1～2 周后消失。

4. 广泛性异常 广泛性异常表现为整个半球血流量减少,主要为病侧大脑半球的自动调节丧失。一般在起病初 2 周内发生,大多数还伴有局灶性血管麻痹。

5. 短暂性脑缺血发作（TIA） 在间歇期进行脑局部血流量测定,未能发现异常。在急性发病短时间内,可能有轻度的局灶性充血、局灶性缺血、局灶性自动调节障碍等异常,一般不超过 24 h,没有广泛性异常。

6. 对二氧化碳的反应 在吸入 5% 二氧化碳以及过度换气时,测定脑局部血流量,显示脑梗死局部血流量大多在二氧化碳吸入时有所增加,在过度换气时有所降低,这可能与侧支循环有关。少数出现脑盗血症和逆盗血症,即脑梗死局部血流量在二氧化碳吸入时显著减少,在过度换气时有所增加。还有少数由于缺血区的脑局部血流过低,以致不能测定对二氧化碳吸入或过度换气的反应。总之,通过近年来对脑局部血流量的研究,一般认为高碳酸血症在正常情况下可增加脑血流量达60%以上,在脑血管弥漫性病变时脑血流量稍有增加但不明显。在局灶性脑血管病变时,高碳酸血症一般也使脑平均血流量有所增加,但在病灶区不明显。对二氧化碳吸入的反应情况,在一定程度上反映了脑部病变的严重程度、影响范围以及不同病期。"脑内盗血症"在局灶性脑血管病变中虽不一定存在,但在起病的开始数天内,尤其在缺血性卒中梗死病灶范围较大、水肿较明显、脑组织坏死较重的情况下,还是较常遇到的,过了急性期就很少见。

四、脑血管疾病的病因和危险因素

(一)病因

脑血管疾病是血管源性脑部损的总称。从病因上看,大多数是全身性血管和血液系统疾病的脑部表现,只有一小部分是脑血管的局部病损如先天畸形、创伤或肿瘤所致。如就造成脑血管病损的直接致病作用而言,脑血管疾病的病因,主要有以下 10 种。

1. 动脉硬化 是动脉的一种非炎症性、退行性和增生性的病变,导致管壁增厚变硬,失去弹性和管腔缩小,甚至完全闭塞,或易于破裂。有多种类型,其中与脑血管病密切相关的是:① 动脉粥样硬化,主要累及大动脉和中等管径的动脉如冠状动脉、脑动脉和肾动脉;② 高血压性细小动脉硬化,持续的高血压尚可促使中等动脉和大动脉内膜沉积,促进动脉粥样硬化,故两者常伴同发生。

2. 动脉栓塞 来自心脏和大动脉或其他器官的不溶于血液中的栓子,随脑动脉进入颅内而阻塞脑的血液循环。

3. 动脉炎 包括感染性如风湿、结核、梅毒、寄生虫等动脉炎,非感染性的结缔组织病性脉管炎、巨细胞动脉炎等。

4. 发育异常 如先天性颅内动脉瘤、脑动静脉畸形。

5. 血管损伤 颅脑损伤、手术、插入导管、穿刺等直接损伤。

6. 心脏病 除瓣膜病变易发生心源性栓子外,心律失常、心肌梗死亦可影响脑血液循环,导致脑卒中。

7. 血液病和血液流变学异常 如白血病、严重贫血、红细胞增多症、血液凝固状态改变、血黏度异常等。

8. 代谢病 糖尿病、高脂血症可促进或造成动脉硬化等血管损害。

9. 药物反应 过敏、中毒,影响血液凝固,伴发血管改变等。

10. 肿瘤 血管肿瘤、肿瘤并发血管病变。

(二)危险因素

脑血管病的病因如此之多,其中最主要的是动脉硬化,但其病因尚未阐明。由此可见,企图消除病因以防治脑血管病,在现阶段的医疗实践中尚难以达到。近代流行病学调查研究证明,有些因素与脑卒中的发生有密切的相关关系,被认为是本病的致病因素,又称危险因素。危险因素可分两类:一类是无法干预的,如年龄、基因遗传等;另一类是可以干预的,如对其中一些确定的、可改变的危险因素予以有效的干预,则脑卒中的发病率和死亡率能够显著降低。我国近年来在城市和农村广泛进行的神经流行病学调查和病例对照调查分析,对这些危险因素获得了进一步的了解。

1. 年龄与性别 脑卒中的发病率、患病率和死亡率均随年龄的增长而增高。尤其是 55 岁以后至 75 岁各年龄组中,增高更为明显,几乎呈对数级上升。年龄的增长的确是脑卒中的一种不可干预的危险因素,足以说明脑卒中是 55 岁以上人群中应予重点防治的疾病。与冠状动脉硬化性心脏病不同,脑卒中的发病在两性别间无明显差异。

2. 脑血管病家族史 近代遗传学研究者多数认为有关脑血管病的遗传因素属多基因遗传,其遗传度受环境等各种因素的影响很大。有的研究显示,本病患者有卒中家族史者比没有家族史的对照组高 4 倍。我国调查表明,直系亲属中有脑血管病史的人群中有患脑卒中的机会多于没有家族史的人群(相对危险度为 3.55,$P<0.005$),有非常显著差异。

3. 高血压 高血压是最重要的脑卒中危险因素。不论年龄和性别以及何种卒中类型,血压与卒中的发生均呈正比相关关系。国内资料示卒中发病前有高血压病史者占 42.4%,发病后体检时血压增高者占 63.9%。无论收缩压或舒张压增高均可增加发生脑出血和脑梗死的危险性。本因素的相对危险度为 18.18($P<0.005$),说明高血压与脑卒中的发病有非常密切的关系。有报道,一组 60 岁男性老年人仅收缩压为>21.3 kPa(160 mmHg)而无糖尿病,吸烟史和血脂异常,随访 8 年内有20%发生缺血性卒中。

4. 低血压 突发的血压明显降低,如见于心搏骤停、大量失血等,可能促发脑梗死。但经常性低血压尚未证实是脑卒中的一种危险因素。

5. 心脏病 许多研究已证实伴有心脏病者可增加脑卒中的危险性,包括风湿性、缺血性等心脏病和二尖瓣脱垂、心脏黏液瘤等病变。尤其以伴发亚急性细菌性心内膜炎和心律失常时,发生卒中的机会更大。国内调查结果显示患有心脏病者发生脑卒中的相对危险度为 9.75;伴无症状的心脏异常,仅在体检时发现心脏扩大、心脏杂音、心律失常等体征者发生脑卒中的相对危险度为 5.44。病例对照分析均有显著的统计学意义($P<0.05$)。

6. 糖尿病 糖尿病患者发生脑卒中的危险性比血糖正常者增高约 1 倍。糖尿病对脑血管的致病影响不如其对周围血管的作用明显,而且糖尿病患者常伴有其他疾病,如高血压、动脉粥样硬化、心脏病等,但研究表明,糖尿病仍然是发生脑卒中的一种独立的危险因素。

7. 高脂血症 高胆固醇血症与动脉粥样硬化性的缺血性心、脑血管疾病的发生密切相关。低密度脂蛋白的增高和高密度脂蛋白的降低影响脑卒中的发生。

8. 血液学因素 血液病和血液流变学异常无疑是促发脑卒中的重要危险因素。有时不少血液病可为脑卒中的直接病因,如真性红细胞增多症时血细胞比容增高促发脑血栓形成,白血病并发脑出血都是临床熟知的实例。但是正常范围内的血细胞比容改变与脑卒中密切相关则是近来才阐明的事实。血细胞比容在一定范围内与脑血流量呈直线型负相关。血细胞比容增高将同时升高血的携氧能力和黏度,前者降低血流量,后者影响脑的微循环。这些改变都将促进血栓形成,增加脑卒中的危险度。

9. 无症状性颈动脉狭窄 患者颈动脉超声波检查可见动脉内壁增厚、斑块形成、内径狭窄等;颈部听诊可能听到颈动脉起源处有杂音,见于任何年龄,不一定有临床症状。

10. 高同型半胱氨酸血症　大量研究结果均支持同型半胱氨酸血浆水平的升高与动脉粥样硬化性疾病存在联系,可使包括脑卒中在内的动脉粥样硬化性血管病的危险性增加 2~3 倍。一项纳入 8 个随机研究的 16 841 例患者的荟萃分析,结果显示,补充叶酸使脑卒中风险降低了 18%。

11. 吸烟　吸烟有害健康,特别是与癌症、冠心病、气管炎等病的发生密切有关。与脑卒中的关系亦已肯定。近代研究发现长期吸烟者与对照组相比,脑血流量明显降低。可能吸烟有加速脑动脉硬化、减低脑血管的舒缩功能等不良影响。国内研究表明吸烟是脑卒中的一种轻度危险因素(相对危险度为 2.1)。

12. 肥胖　肥胖历来被视为卒中患者的常见体型,如排除高血压、高血糖的影响,肥胖本身也被证实是脑卒中的危险因素。

13. 口服避孕药　很多文献报道口服避孕药可显著增高育龄妇女的脑卒中发病率,目前比较一致的倾向是对年龄偏大、血压偏高、有偏头痛病史、吸烟史和其他危险因素者,不推荐口服避孕药特别是雌激素含量较大的药品,宜采用其他避孕方式。

14. 饮食因素　主要指摄盐量、肉类和含饱和脂肪酸的动物油食用量等。国内调查提示每日摄盐量、食肉量偏多者,对脑卒中的发生有显著性意义。摄盐量增高可引起高血压是早已证明的事实。但是饮食调查受众多因素的干扰,很难精确,矛盾很多。如以肉食为主的蒙古族、摄盐量很高的维吾尔族(喜饮加食盐的奶茶),其脑血管病发病率并不比其他民族或地区为高。这说明各地区、各民族的饮食习惯,内容差别极大,其中包括许多需要进一步研究的因素。但是,大多数研究者认为,高盐、高肉类、高动物脂肪的摄入,是促进高血压、动脉硬化的因素,因此对脑卒中也将是不利因素。

15. 其他因素　还有许多因素与脑卒中有关,如酗酒、过高热量饮食、软质饮用水、睡眠-呼吸暂停综合征、屏气的体力活动、心血管系统创伤性检查等。青年卒中的危险因素主要有卵圆孔未闭、动脉夹层、基因变异、感染等。

五、脑卒中的发病机制

脑神经元的代谢需求远高于其他组织,而能源的贮存极为有限,依靠不间断的血液循环随时供应。发生脑卒中的最后原因是神经元的代谢需求与局部血循环所能提供的氧及其他营养物(主要是葡萄糖)骤然供应不足所致。局部血循环的紊乱可能来自供应血管的破裂出血,更为常见的则是血管的狭窄、闭塞而使血流中断。若出血点位于脑内,则形成或大或小的血肿即脑出血,如位于脑室内或蛛网膜下腔,则血液与脑脊液混合流散,形成脑室内出血或蛛网膜下腔出血。因血管闭塞致供应区缺血并超过一定时限后,即发生脑梗死,其病灶中央部神经元坏死,周边部存在神经元尚可恢复的缺血半暗带(penumbra)。梗死灶的大小和可逆程度,取决于闭塞动脉口径的大小和侧支循环建立时间的有效性。动脉闭塞的病理基础可能是较大动脉的粥样硬化和血栓形成(血栓性脑梗死或称脑血栓),来自心脏或大血管栓子的栓塞(栓塞性或血栓栓塞性脑梗死,或称脑栓塞),或是小动脉(口径为 2~100 μm)的退行变性(高血压、糖尿病、脉管炎等所致)。但在个别患者脑中,出血

与缺血性病损可能先后或同时发生而并存。血流动力学因素如血压的突然升高或降低、血流速度的缓慢和血液流变学因素如血红细胞增多、血小板聚集性及血液黏度增高或降低,常成为脑卒中发病的激发机制。而另一方面,机体的代偿保护性机制,如脑血流量的自动调节、侧支循环的开放、血液流变学因素的代偿调节,均有助于限制甚至避免脑卒中的发生(图 3-2-1-14)。

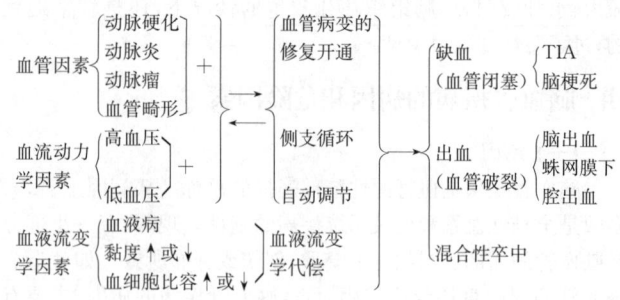

图 3-2-1-14　脑卒中的发病机制

六、脑血管病的分类

随着对脑血管疾病的病因、病理、发病机制、临床、实验室和仪器检查诸方面的长足进步,脑血管病的分类也不断发展,日臻完善,以适应临床和研究工作的需要。2017 年《中华神经科杂志》发表了中华医学会神经病学分会、中华医学会神经病学分会脑血管病学组修订的"中国脑血管疾病分类(2015)"(见表 3-2-1-1),将各种病因的脑血管病(包括脑卒中)共分为十三大类。增加了慢性脑缺血(chronic cerebral hypoperfusion,CCH),中脑周围非动脉瘤性蛛网膜下腔出血,非创伤性的硬膜下出血和硬膜外出血,头颈部动脉粥样硬化、狭窄或闭塞,无急性局灶性神经功能缺损症状的脑血管病,可逆性脑血管收缩综合征,伴有皮质下梗死及白质脑病的常染色体显性遗传性脑动脉病,伴有皮质下梗死及白质脑病的常染色体隐性遗传性脑动脉病,脑卒中后遗症,血管性认知障碍,脑卒中后情感障碍。

表 3-2-1-1　中国脑血管疾病分类(2015)

一、缺血性脑血管病
　(一)短暂性脑缺血发作
　　1. 颈动脉系统(包括一过性黑矇)
　　2. 椎-基底动脉系统
　(二)脑梗死
　　包括:脑动脉和入脑前动脉闭塞或狭窄引起的脑梗死
　　1. 大动脉粥样硬化性脑梗死
　　　(1)颈内动脉闭塞综合征
　　　(2)大脑前动脉闭塞综合征
　　　(3)大脑中动脉闭塞综合征
　　　(4)大脑后动脉闭塞综合征
　　　(5)椎-基底动脉闭塞综合征
　　　(6)小脑后下动脉闭塞综合征
　　　(7)其他
　　2. 脑栓塞
　　　(1)心源性
　　　(2)动脉源性
　　　(3)脂肪性
　　　(4)其他(反常栓塞、空气栓塞)

续 表

续 表

3. 小动脉闭塞性脑梗死

4. 脑分水岭梗死

5. 出血性脑梗死

6. 其他原因(真性红细胞增多症、高凝状态、烟雾病、动脉夹层等)

7. 原因未明

(三) 脑动脉盗血综合征

1. 锁骨下动脉盗血综合征

2. 颈动脉盗血综合征

3. 椎-基底动脉盗血综合征

(四) 慢性脑(贫)缺血

二、出血性脑血管病

不包括:外伤性颅内出血

(一) 蛛网膜下腔出血

1. 动脉瘤破裂

(1) 先天性动脉瘤

(2) 动脉硬化性动脉瘤

(3) 感染性动脉瘤

(4) 其他

2. 脑血管畸形

3. 中脑周围非动脉瘤性蛛网膜下腔出血

4. 其他原因:(烟雾病、夹层动脉瘤、颅内静脉系统血栓形成、血液病、抗凝治疗并发症等)

5. 原因未明

(二) 脑出血

1. 高血压脑出血

(1) 壳核出血

(2) 丘脑出血

(3) 尾状核出血

(4) 脑叶出血

(5) 脑干出血

(6) 小脑出血

(7) 脑室出血(无脑实质出血)

(8) 多灶性脑出血

(9) 其他

2. 脑血管畸形或动脉瘤

3. 淀粉样脑血管病

4. 药物性(溶栓、抗凝、抗血小板治疗及应用可卡因等)

5. 瘤卒中

6. 脑动脉炎

7. 其他原因:(烟雾病、夹层动脉瘤、颅内静脉系统血栓形成、血液病等)

8. 原因未明

(三) 其他颅内出血

1. 硬膜下出血

2. 硬膜外出血

三、头颈部动脉粥样硬化、狭窄或闭塞(未形成脑梗死)

(一) 头颈部动脉粥样硬化

(二) 颈总动脉狭窄或闭塞

(三) 颈内动脉狭窄或闭塞

(四) 大脑前动脉狭窄或闭塞

(五) 大脑中动脉狭窄或闭塞

(六) 椎动脉狭窄或闭塞

(七) 基底动脉狭窄或闭塞

(八) 大脑后动脉狭窄或闭塞

(九) 多发性脑动脉狭窄或闭塞

(十) 其他头颈部动脉狭窄或闭塞

四、高血压脑病

五、颅内动脉瘤

(一) 先天性动脉瘤

(二) 动脉粥样硬化性动脉瘤

(三) 感染性动脉瘤

(四) 外伤性假性动脉瘤

(五) 其他

六、颅内血管畸形

(一) 脑动静脉畸形

(二) 海绵状血管瘤

(三) 静脉性血管畸形

(四) 颈内动脉海绵窦瘘

(五) 毛细血管扩张症

(六) 脑-面血管瘤病

(七) 颅内-颅外血管交通性动静脉畸形

(八) 硬脑膜动静脉瘘

(九) 其他

七、脑血管炎

(一) 原发性中枢神经系统血管炎

(二) 继发性中枢神经系统血管炎

1. 感染性疾病导致的脑血管炎(梅毒、结核病、钩端螺旋体病、艾滋病、莱姆病等)

2. 免疫相关性脑血管炎

(1) 大动脉炎

(2) 巨细胞动脉炎(颞动脉炎)

(3) 结节性多动脉炎

(4) 系统性红斑狼疮性脑血管炎

(5) 其他(抗磷脂抗体综合征、Sneddon 综合征、白塞病等)

3. 其他(药物、肿瘤、放射性损伤等)

八、其他脑血管疾病

(一) 脑底异常血管网症(烟雾病)

(二) 肌纤维发育不良

(三) 脑淀粉样血管病

(四) 伴有皮层下梗死及白质脑病的常染色体显性遗传性脑动脉病(CADASIL)和伴有皮层下梗死及白质脑病的常染色体隐性遗传性脑动脉病(CARASIL)

(五) 头颈部动脉夹层

(六) 可逆性脑血管收缩综合征

(七) 可逆性后部脑病综合征

(八) 其他

九、颅内静脉系统血栓形成

(一) 上矢状窦血栓形成

(二) 横窦、乙状窦血栓形成

(三) 直窦血栓形成

(四) 海绵窦血栓形成

(五) 大脑大静脉血栓形成

(六) 脑静脉血栓形成

(七) 其他

十、无急性神经功能缺损症状的脑血管病

(一) 无症状性脑梗死(未引起急性局灶神经功能缺损的脑梗死)

(二) 脑微出血(未引起急性局灶神经功能缺损的脑实质内小量出血)

十一、脑卒中后遗症

(一) 蛛网膜下腔出血后遗症

(二) 脑出血后遗症

(三) 脑梗死后遗症

十二、血管性认知障碍

(一) 非痴呆性血管性认知障碍

(二) 血管性痴呆

1. 多发梗死性痴呆

2. 关键部位的单个梗死痴呆(如丘脑梗死)

3. 脑小血管病性痴呆(包括皮质下动脉硬化性脑病、脑白质病变、脑淀粉样血管病、脑微出血)
4. 脑分水岭梗死性痴呆(低灌注性痴呆)
5. 出血性痴呆(如丘脑出血、蛛网膜下腔出血、硬膜下血肿)
6. 其他(如 CADASIL)

十三、脑卒中后情感障碍

CCH 是指全脑血液灌注不足的一种临床综合征,脑整体血流量在 $25 \sim 45$ ml/100(g·min)之间的一种状态而非局灶性的脑缺血。患者多为老年人,常感觉头重、头晕、头痛,除有动脉硬化或脑动脉狭窄外,无局灶性神经系统缺损的症状和体征,也无颅脑影像学异常(即无结构性改变)。这些患者以往曾被诊断为"脑动脉硬化症"。但脑动脉硬化症的概念和临床诊断标准长期存在分歧。WHO(1989 年)、美国(1990 年)、中国(1995 年)相继在脑血管病分类中取消了脑动脉硬化症这一诊断类型。1991 年日本第 16 次卒中学会及 2007 年 ICD-10 分类中增加了 CCH 这一诊断类型。

七、脑血管病的诊断

应从临床评估和选用特殊检查两个方面来进行。力求查明:① 患者的状态和病程;② 脑部病损的部位(病灶定位、范围大小、数量);③ 病变性质(出血、梗死或其他);④ 血管病损的部位(大动脉、小动脉、分支、数量);⑤ 可能的病因。

各类脑血管病诊断要点见表 3-2-1-2。

表 3-2-1-2 各类脑血管疾病诊断要点

(一) 缺血性脑血管疾病
1. 短暂性脑缺血发作
(1) 为短暂的、可逆的、局部的脑血液循环障碍,可反复发作,少者 1~2 次,多至数十次,多与动脉粥样硬化有关,也可以是脑梗死的前驱发作。
(2) 可表现为颈内动脉系统和(或)椎-基底动脉系统的症状和体征。
(3) 每次发作持续时间通常在数分钟至 1 h,症状和体征应该在 24 h 以内完全消失。
2. 脑血栓形成
(1) 常于安静状态下发病。
(2) 大多数无明显头痛和呕吐。
(3) 发病可较缓慢,多逐渐进展,或呈阶段性进展,多与脑动脉粥样硬化有关,也可见于动脉炎、血液病等。
(4) 一般发病后 1~2 d 内意识清楚或轻度障碍。
(5) 有颈内动脉系统和(或)椎-基底动脉系统症状和体征。
(6) 腰穿脑脊液一般不含血。
(7) 鉴别诊断困难时如有条件可作 CT 或 MRI 等检查。
3. 脑栓塞
(1) 多为急骤发病。
(2) 多数无前驱症状。
(3) 一般意识清楚或有短暂性意识障碍。
(4) 有颈动脉系统和(或)椎-基底动脉系统的症状和体征。
(5) 腰穿脑脊液一般不含血,若有红细胞可考虑出血性脑梗死。
(6) 栓子的来源可为心源性或非心源性,也可同时伴有其他脏器、皮肤、黏膜等栓塞症候。
4. 腔隙性梗死
(1) 发病多由于高血压动脉硬化引起,呈急性或亚急性起病。

(2) 多无意识障碍。
(3) 腰穿脑脊液无红细胞。
(4) 临床表现都不严重,较常见的为纯感觉性卒中、纯运动性轻偏瘫、共济失调性轻偏瘫,构音不全手笨拙综合征或感觉运动性卒中等。
(5) 有条件时应进行 CT 或 MRI 检查,以明确诊断。

(二) 出血性脑血管疾病
1. 脑出血好发部位为壳核、丘脑、尾状核头部、中脑、脑桥、小脑、皮质下白质即脑叶、脑室及其他。主要是高血压性脑出血,也包括其他病因的非外伤性脑内出血。高血压性脑出血的诊断要点如下:
(1) 常于体力活动或情绪激动时发病。
(2) 发作时常有反复呕吐、头痛和血压升高。
(3) 病情进展迅速,常出现意识障碍、偏瘫和其他神经系统局灶症状。
(4) 多有高血压病史。
(5) 腰穿脑脊液多含血和压力增高(其中 20%左右可不含血)。
(6) 脑超声波检查多有中线波移位。
(7) 鉴别诊断有困难时若有条件可作 CT 检查。
2. 蛛网膜下腔出血 主要是指先天性脑动脉瘤破裂、脑血管畸形和脑动脉硬化出血等引起。
(1) 发病急骤。
(2) 常伴剧烈头痛、呕吐。
(3) 一般意识清楚或有意识障碍,可伴有精神症状。
(4) 多有脑膜刺激征,少数可伴有脑神经及轻偏瘫等局灶体征。
(5) 腰穿脑脊液呈血性。
(6) 脑血管造影可帮助明确病因。
(7) 有条件时可进行 CT 或 MRI 检查。

(三) 高血压脑病
有高血压病史,发病时常有明显的血压升高,特别是舒张压,常伴有头痛、呕吐、意识障碍、抽搐、视神经乳头水肿等症状和体征。

注:1986 年中华医学会第二次全国脑血管病学术会议第三次修订(中华神经精神科杂志,1988,21:60)。

1. 临床评估 主要依据详细准确的病史和全面的体格检查。病史需直接向患者或目睹发病的护送者采取。详细了解病史通常已能初步判断患者是否发生了脑卒中和卒中的可能类型、病程、病期,以及原有的、并发的或伴发的其他有关疾病。体格检查需全面进行,但重点在于发现有无心脑血管疾病的证据。神经系统检查则有助于脑部病损的定位。颈部动脉的扪诊,对诊断并无帮助。有时还可能引起心率的改变甚至栓子脱落。颞浅动脉的扪诊或有助于动脉炎的诊断。血管听诊可能在锁骨上窝、颈部、颅外、眼部发现杂音而提示动静脉瘘、动静脉畸形、动脉狭窄,但高度狭窄的动脉往往不产生杂音。眼底镜检查可直接观察到眼底视网膜的小血管。视网膜中央动脉是颈内动脉的直接分支,其直径约为 $200 \mu m$。仔细检查眼底可能见到高血压动脉改变、视神经乳头水肿、微栓子、缺血或出血性视网膜病变。

2. 特殊检查 诊断脑血管病,特别是脑卒中患者时,常常需要选用各种特殊检查。下列检查可结合临床需要而选用或列为常规检查。

(1) 实验室检查:应常规查尿分析,包括尿糖定性。血常规化验,并加做红细胞沉降率、血细胞比容、血小板计数。通常还需进行血生化检查,包括血糖、血脂、蛋白电泳、肝功能、肾功能、电解质。对出血、凝血时间不正常者加有关凝血因子和其他血液学、血液流变学检查。必要时选做血清梅毒反应。脑脊液测压和化验常规在疑为蛛网膜下腔出血时,必须慎重选择。

(2) 电生理学检查:常规脑电图检查对脑卒中的诊断并非必需。但是,有 TIA 发作史者,脑电图、脑电功率频谱分析等电生理学常规性和系列性检查可提供必要的鉴别诊断信息。有报道部分非惊厥性癫痫患者的临床表现与 TIA 类似,同步视频脑电图有助于鉴别。

(3) 心血管系统检查:对脑血管病患者和卒中患者,只要病情允许,都应当进行标准的心电图和 CT 胸片检查。还应选用心脏和颈部大血管的超声检查、心电图监测等特殊检查。对诊断不明确、血压波动大的高血压患者,应定期复查,甚至连续监测血压,以求明确诊断和病情,并采取有效治疗。

(4) 脑成像检查:脑成像检查现已成为脑血管病和卒中患者最有效、安全而精确的特殊检查方法。脑成像对颅内出血、梗死病灶能直接、精确地显示其部位、范围、数量。

急诊平扫 CT 可准确识别绝大多数颅内出血,并帮助鉴别非血管性病变(如脑肿瘤),是疑似脑卒中患者首选的影像学检查方法。多模式 CT 扫描如灌注 CT 可区别可逆性与不可逆性缺血改变,因此有助于识别缺血半暗带,对指导急性脑梗死溶栓治疗有一定参考价值。

常规 MRI(T_1 加权、T_2 加权及质子相)在识别急性、小梗死灶及后循环缺血性脑卒中方面明显优于平扫 CT。可识别亚临床缺血灶,无电离辐射,不需碘造影剂。但有费用较高、检查时间稍长及患者本身的禁忌证(如躁动、有心脏起搏器、金属植入物或幽闭恐怖症)等局限。多模式 MRI,包括弥散加权成像(DWI)、灌注加权成像(PWI)、水抑制成像和梯度回波、磁敏感加权成像(SWI)等。DWI 在症状出现数分钟内就可发现缺血灶并可早期确定大小、部位与时间,对早期发现小梗死灶较常规 MRI 更敏感,但也有超早期不显影的情况发生。梯度回波序列/SWI 可发现 CT 不能显示的无症状性微出血,但目前尚未成为溶栓或抗栓治疗的禁忌证。

(5) 血管检查:包括颈动脉超声、CT 血管造影(CTA)和 MRI 血管造影(MRA)、高分辨磁共振成像(HRMRI)和数字减影血管造影(DSA)。颈部和颅脑血管的非损伤检查成为脑血管病诊断的必要检查之一。利用超声波能穿透组织而又能返折的特性,血管超声检查已广泛应用于血管壁的结构和病灶的成像和血流流量、流速的检测,可相当精确地了解颅内、外动脉血管的结构与功能,评估侧支循环状态。目前临床上最为常用的血管超声检查是颈部大动脉的多普勒超声检查和经颅多普勒超声检查(TCD)。前者可显示颈内动脉和椎动脉管壁的形态和病变。后者利用低频脉冲多普勒超声穿过颞骨鳞部、眼眶和枕大孔,可直接测定 Willis 颅底动脉环各个分支血流的流速、流量和流向。对颅内动脉分支的血管痉挛和侧支循环状态的检测提供无损伤性的血管检查法。

MRA 和 CTA 都可提供有关血管闭塞或狭窄的信息。以 DSA 为参考标准,MRA 发现椎动脉及颅外动脉狭窄的敏感度和特异度为 70%～100%。CTA 的敏感性和特异性要高于 MRA。MRA 和 CTA 均可显示颅内大血管近端闭塞或狭窄,但对远端及分支血管显示有一定局限。HRMRI 管壁成像一定程度上可以显示大脑中动脉、颈动脉等动脉管壁特征,可为卒中病因分型和明确发病机制提供信息。DSA 的准确性最高,仍是当前血管病变检查的金标准,主要缺点是有创性和有一定风险。

(6) 脑血流和脑代谢检查:脑血管病和脑卒中的病理生理基础是脑局部血流量和代谢的障碍。现代已有一些方法如正电子断层扫描(PET)、单光子断层扫描(SPECT)和氙核素测定局部脑血流量等。这些方法和仪器,虽能在卒中患者的脑部测得有关局部脑血流量、脑氧代谢率($CMRO_2$)、氧摄取成分(OEF)、脑血容量(CBV)和脑葡萄糖代谢率等分布和定量资料,了解脑缺血后一系列病理生理过程,但还不能区别缺血病灶的可逆性或不可逆性,对预后和治疗效果也不能提供确切的信息,只能作为研究的手段而不能作为临床诊断的常规检查方法。

八、脑血管病的防治和康复

1. 预防 各种脑血管患者在发生卒中之前,大都并无严重的临床表现。一部分可出现 TIA 或慢性脑缺血的症状或体征。一旦发生卒中,均有较高的病死率或致残率。防治的原则应为及早检查,详细查找各种卒中危险因素,并按照不同的严重程度,尽早且长期进行干预,力求防止或推迟卒中的发生。重点措施如下。

(1) 对 35 岁以上人群定期推行简要的体检和化验,着重了解:① 血压;② 有无下列疾病,如高血压、TIA、糖尿病、心脏病;③ 体质指数[体重/身高^2(kg/m^2)]或者腰臀比;④ 血脂,特别是低密度脂蛋白和总胆固醇;⑤ 有无吸烟、酗酒的习惯。血脂高的人应该进行颈动脉 B 超了解有无斑块形成。

(2) 对有一种或多种卒中危险因素阳性者,列为监测对象,进行强化宣传教育、定期随访和予以针对性干预。

(3) 对已确诊高血压病者,收缩压≥140 mmHg 和(或)舒张压≥90 mmHg 者必须进行规范化的抗高血压治疗,定期复查巩固疗效。避免不规则用药和血压高低波动。对临界高血压者,即收缩压 130～140 mmHg 和舒张压 80～90 mmHg,参照年龄,有无高血压病直系亲属家族史、高血压过去史,有无其他危险因素等情况,加强随访,定期复查再决定治疗方案。

(4) 对已确诊或拟诊为 TIA 者,应重点干预,定期随访。

(5) 脑血管病是心血管疾病的局部表现,糖尿病与缺血性卒中的发病有非常显著的关系。故对有糖尿病、冠心病、高血压心脏病者除应接受有关专科的治疗、监测外,同时也应列为卒中防治的重点干预对象,可根据 Framingham 心血管疾病十年风险的计算结果进行适合的干预。

(6) 监测血脂:血总胆固醇每升高 1 mmol/L,脑卒中的发生率可增加 25%。非空腹三酰甘油水平每增加 1 mol/L,缺血性脑卒中风险增加 15%;三酰甘油水平≥5 mmol/L,年龄≥55 岁人群的缺血性脑卒中 10 年风险男、女性分别为 16.7%和 12.2%。

(7) 对有吸烟、酗酒习惯,特别是合并有其他因素者,宜规劝其戒除,或逐步减量直至戒除。

(8) 对饮食偏咸、过腻的中老年人,建议改善饮食结构,保持清淡、多蔬菜与水果、勿过饱等良好习惯。

(9) 体力活动过少、体重指数过高(正常范围 21～25)者宜鼓励其适当增加体力活动,从事力所能及的劳动或锻炼。健康成人每周应至少有 3～4 次、每次至少持续 40 min 中等或以上强度的有氧运动(如快走、慢跑、骑自行车或其他有氧运动等)。

(10) 对有多种危险因素合并存在者,应列为特别重点的干预对象。除加强对上述各项针对性措施外,还要注意保持心情舒适,切忌激动、暴怒,防治便秘,避免过劳、突然用力、负重、脱水等卒中诱发状况。

2. 急性卒中的处理   基本原则是在抢救患者生命的同时,力求及早明确诊断卒中的类型和可能的病因,以便进行有针对性的措施和病因治疗。以下一般处理,适用于大多数各种类型的急性期卒中患者。

(1) 体位:起病初期应尽可能避免搬动,特别是颠簸转运患者和进行非急需的检查。一般认为低灌注或分水岭脑梗死患者以及出血性卒中起病后超早期应该平卧,避免活动,待病情稳定后再进行离床运动。有脑疝危险者,搬动后病情加重或死亡的风险极高。

(2) 保持呼吸道通畅:根据呼吸情况决定是否需要吸入氧气,目前完成的临床研究不支持给所有的患者都进行吸氧处理。意识障碍、呼吸不畅者及早采用插管或气管切开术。

(3) 严密观察,加强护理:按病情轻重缓急,定时观察意识、瞳孔、体温、脉搏、呼吸和血压。定期翻身、吸痰,清理大小便和衣褥,保持患肢的功能位置等良好的基本护理,可以预防压疮、肺炎、尿路感染等并发症。

(4) 调控血压:不论原有或无高血压病,卒中起病后,一般都有血压偏高或波动,一般在发病1周后血压恢复至发病前水平。急性期血压的调控与患者年龄、病因、病变严重程度、性质、是否存在大动脉狭窄等均有相关。具体的血压目标应因人而异。

(5) 保持营养和水、电解质平衡:对昏迷、重症患者可禁食1~2 d。适当补充液体。鼻饲或静脉补液,不可过多、过快,每日入量在3 000 ml左右。应用脱水、利尿药时另作计算,以维持正常尿量和尿比重为宜。按化验指标维持水、电解质和酸碱平衡。急性期不可多用高渗或等渗葡萄糖静脉注射,以免加重脑损害。以流质饮食鼻饲保持入水量、热量和电解质平衡较为稳妥。

随着康复医学的进展,康复治疗应从起病到恢复期,贯穿于医疗护理各个环节和全过程中。急性期内保持安静不等于完全制动、长期卧床,一旦病情稳定和允许,就应积极而系统地进行患肢运动和言语功能的锻炼和康复治疗,力求使能存活的卒中患者有更好的恢复。

参 考 文 献

[1] 王陇德,王金环,彭斌,等.《中国脑卒中防治报告2016》概要[J].中国脑血管病杂志,2017,14(4):217-224.

[2] 王忠诚,程学铭,李世绰,等.中国六城市居民神经系统疾病的流行病学调查[J].中华神经外科杂志,1985,1(1):2-8.

[3] 中华医学会神经病学分会,中华医学会神经病学分会脑血管病学组.中国脑血管病影像应用指南[J].中华神经科杂志,2016,49(3):164-181.

[4] 中华医学会神经病学分会,中华医学会神经病学分会脑血管病学组.中国重症脑血管病管理共识2015[J].中华神经科杂志,2016,49(3):192-202.

[5] 中华医学会神经病学分会,中华医学会神经病学分会脑血管病学组.中国急性缺血性脑卒中诊治指南2018[J].中华神经科杂志,2018,51(9):666-682.

[6] 中华医学会神经病学分会,中华医学会神经病学分会脑血管病学组.中国脑血管病一级预防指南2015[J].中华神经科杂志,2015,48(8):629-643.

[7] 中华医学会神经病学分会,中华医学会神经病学分会脑血管病学组.中国脑血管疾病分类(2015)[J].中华神经科杂志,2017,50(3):168-171.

[8] ADAMS H P JR, BENDIXEN B H, KAPPELLE L J, et al. Classification of subtype of acute ischemic stroke. Definitions for use in a multicenter clinical trial. TOAST. Trial of Org 10172 in Acute Stroke Treatment[J]. Stroke, 1993, 24(1): 35-41.

[9] BAMFORD J, SANDERCOCK P, DENNIS M, et al. Classification and natural history of clinical subtypes of cerebral infarction[J]. Lancet, 1991, 337(8756): 1521-1526.

[10] HE J, ZHANG Y, XU T, et al. Effects of immediate blood pressure reduction on death and major disability in patients with acute ischemic stroke: the CATIS randomized clinical trial [J]. JAMA, 2014, 311(5): 479-489.

[11] LBERS G W, THIJS V N, WECHSLER L, et al. Magnetic resonance imaging profiles predict clinical response to early reperfusion: the diffusion and perfusion imaging evaluation for understanding stroke evolution (DEFUSE) study [J]. Ann Neurol, 2006, 60(5): 508-517.

[12] WALLER R, AHMED A, PATEL I, et al. Update on the classification of vasculitis[J]. Best Pract Res Clin Rheumatol, 2013, 27(1): 3-17.

[13] YONG M, KASTE M. Dynamic of hyperglycemia as a predictor of stroke outcome in the ECASS-Ⅱ trial[J]. Stroke, 2008, 39(10): 2749-2755.

第二节   缺血性脑血管病

韩 翔 董 强

一、概述

由于血管本身狭窄或闭塞、血流动力学(全身低灌注)或血液流变学(高凝状态)异常所致脑部血液供应不足,产生相应部位脑组织缺血、缺氧而坏死、软化的疾病称为脑梗死(cerebral infarction)。绝大多数为白色(缺血)梗死,少数梗死区内血管坏死,继发出血,形成出血性梗死(hemorrhagic infarction, HI)。按不同的病因和发病机制,临床上较常见的有以下类型:脑动脉血栓形成性脑梗死、栓塞性脑梗死和腔隙性脑梗死等,统称为缺血性或闭塞性脑血管病。颅内大的静脉或静脉窦血栓形成,也可导致脑梗死,但较少见。脑梗死发病率高、残障率高,是目前引起痴呆、老年癫痫的常见原因,也是引起血管性抑郁的常见原因。

【分型】

缺血性脑卒中的分型方法很多,当前国际广泛使用TOAST(Trial of Org 10172 in Acute Stroke Treatment)病因分型。TOAST分型是基于一项缺血性卒中亚型流行病学研究的病因分型方法,将缺血性脑卒中分为大动脉粥样硬化型、心源性栓塞型、小动脉闭塞性/腔隙性、其他明确病因型和不明原因型5种。对缺血性脑卒中患者进行病因分型有助于判断预后、指导治疗和选择二级预防措施。

牛津郡社区卒中计划（Oxfordshire community stroke project，OCSP）的分型将缺血性卒中分为4型：完全前循环梗死（total anterior circulation infarct，TACI）、部分前循环梗死（partial anterior circulation infarct，PACI）、后循环梗死（posterior circulation infarct，POCI）和腔隙性脑梗死（lacunar infarction，LACI）。该分型更适宜于临床工作的需要，有助于急性脑卒中的治疗。

（1）完全前循环梗死：大脑高级功能障碍；同侧视野损害；同侧面部或上、下肢中至少两个部位的运动和（或）感觉障碍。

（2）部分前循环梗死：只表现完全前循环中所列三方面中的两项，或只表现大脑高级功能障碍，或较腔隙性梗死中所规定的更局限的（如局限于一个肢体或面部和手但不是整个肢体）运动/感觉障碍。

（3）后循环梗死：表现为以下任意一项：同侧脑神经麻痹伴对侧运动和（或）感觉障碍；双侧运动和（或）感觉障碍；眼球会聚障碍；小脑症状不伴同侧的长束症状（如共济失调轻偏瘫）；单侧同向视野缺损。

（4）腔隙性脑梗死：纯运动性、纯感觉性、感觉运动性卒中，共济失调轻偏瘫、构音障碍手笨拙综合征。

【脑血管供区】

脑梗死的临床表现与病因及不同供血区域的功能有关，表3-2-2-1列举了主要动脉血管的供血区域。

表3-2-2-1 脑内主要动脉血管的供血区域

动脉	供血区域
前循环系统	
颈内动脉	
脉络膜前动脉	海马、苍白球、内囊下部
大脑前动脉	内侧额、顶叶及其白质、胼胝体前部
大脑中动脉	外侧额、顶、枕、颞叶及其白质
豆状核纹状体动脉	尾状核、豆状核、内囊上部
后循环系统	
椎动脉	
小脑后下动脉	延髓、小脑下部
基底动脉	
小脑前下动脉	脑桥中下部、小脑中央部
小脑上动脉	脑桥上部、中脑下部、小脑上部
大脑后动脉	内侧枕、颞叶及其白质、胼胝体后部、中脑上部
丘脑穿通动脉分支	丘脑内侧面
丘脑膝状体动脉分支	丘脑外侧面

二、短暂性脑缺血发作

短暂性脑缺血发作（transient ischemic attack，TIA）是指一过性神经功能缺损，累及脑、脊髓或视网膜，产生局灶症状，此系列症状发生急骤、持续时间较短（一般不超过24 h），且症状能完全缓解，组织学上未见脑梗死灶的临床综合征。患者多合并相关血管危险因素，且因受累血管不同而临床表现复杂多变，病情呈波动性，可反复发作，最终发展为症状不可逆的脑梗

死。因此，对于TIA的早期识别及处理十分关键。

【病程及转归】

（1）反复刻板发作，症状符合血管分布。短期内可能反复发作，导致不可逆的脑梗死。TIA发作2 d内9.9%将发展至脑梗死。而基于TIAregistry.org研究，早期干预可减少2 d内卒中风险至1.36%，7 d内卒中风险降低至2.06%，30 d内卒中风险降低2.78%。

（2）短暂发作的症状需要与偏头痛先兆、部分发作性癫痫相鉴别，有糖尿病病史的患者需要与低血糖发作相鉴别。

（3）短暂全面性遗忘（transient global amnesia，TGA）表现为突发遗忘，对于时间、人物、地点等定向、所需要做的事情，甚至是自己姓名等都不能回忆。大多数患者在24 h后逐渐恢复记忆，仅对于发病期间的事情记忆障碍。

（4）跌倒发作（drop attack）：常见于椎基底动脉TIA的特殊发作类型，可以表现为患者突发跌倒，在倒地即刻就恢复了意识及肌力。

【临床评估】

图3-2-2-1为拟诊TIA患者的评估处理流程。

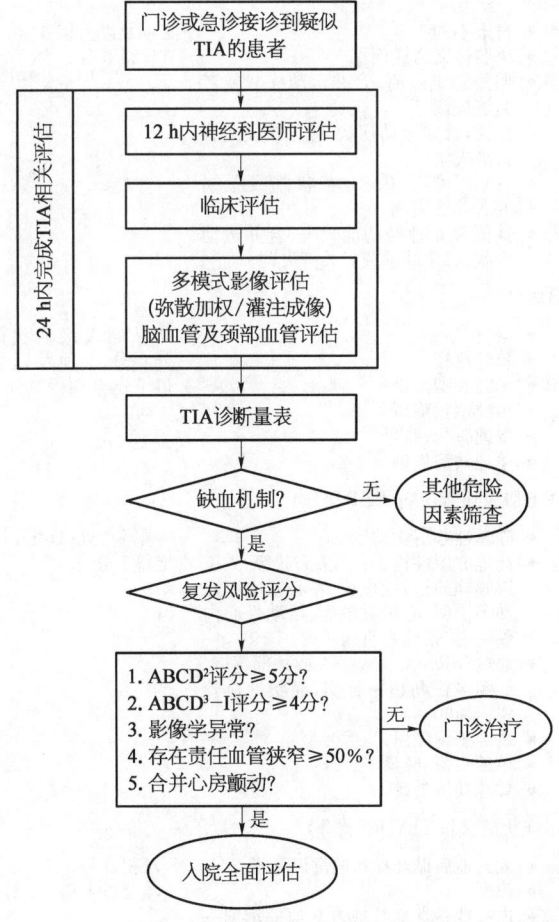

图3-2-2-1 拟诊TIA患者的处理流程

1. ABCD^{2}评分 评估项目包括年龄（age，A）、血压（blood pressure，B）、临床表现（clinical feature，C）、持续时间（duration of symptom，D）及是否合并糖尿病（diabete，D）。具体评估方法如下：患者年龄≥60岁计1分；血压≥140/90 mmHg计1分；有单侧肢体无力者计2分，有语言障碍而无肢体无力者计1

分;症状持续时间≥60 min 计 2 分,症状持续时间为 10~59 min 计 1 分;合并糖尿病且口服降糖药或使用胰岛素控制者计 1 分;完成评估后计算总得分情况。0~3 分者为低风险,4~5 分者为中度风险,6~7 分为高风险人群。

2. CHA$_2$DS$_2$-VASc 评分 用于评估有心房颤动者的卒中风险情况,评估项目包括是否合并有充血性心力衰竭、高血压、糖尿病及血管病变,年龄,既往是否有卒中或 TIA 病史,性别。具体评估方法如下:有充血性心力衰竭者计 1 分;有高血压者计 1 分;年龄≥75 岁计 2 分,65~74 岁计 1 分;糖尿病者计 1 分;既往有卒中或 TIA 史者计 2 分;血管病变者计 1 分;女性计 1 分;完成评估后计算总得分情况。凡总分≥2 分者均建议口服抗凝药物,如华法林;得分 1 分者可以选择口服华法林或阿司匹林。

3. PREDISC 评分 通过临床及影像学依据判断 TIA 诊断的可靠性(表 3-2-2-2)。

表 3-2-2-2 PREDISC 评分

类别	得分
临床症状(CS 得分)	
A 级	
• 言语不利 • 单肢体无力或面瘫 • 偏侧感觉障碍,合并运动症状或者共济失调 • 复视,合并运动症状、感觉缺损或者共济失调 • 吞咽困难,合并运动症状、感觉缺损或者共济失调 • 其他孤立神经功能缺失,合并运动症状、感觉缺损或者共济失调	1 项及以上得 3 分; 0 项得 0 分
B 级	
• 偏盲 • 单纯复视 • 单纯吞咽困难 • 单纯感觉障碍 • 单纯头晕、眩晕 • 单纯共济失调	如果有 A 级症状得分 0 分,1 项及以上得 1 分,0 项得 0 分
相关心脏及血管疾病(CAP 得分)	
• 阵发性心房颤动 • 高危心源性栓子:二尖瓣狭窄、人工瓣膜、心脏附壁血栓、左心室室壁运动不协调、心房黏液瘤、活动性心内膜炎、扩张性心肌病 • 通过 MRA、CTA、DSA 或颈部超声、经颅多普勒超声证实,症状性血管狭窄≥50% • 单纯感觉障碍 • 单纯头晕、眩晕 • 单纯共济失调	0 项得 0 分;1 项及以上得 1 分
警示症状提示非 TIA(RF 得分)	
• 无其他后循环症状的意识障碍 • 惊厥 • 进展性感觉症状或者其他提示偏头痛的症状 • 毒物接触史 • 急性代谢异常 • 急性行为或心理异常 • 全身乏力 • 周围性眩晕	0 项得 0 分; 1 项及以上得 -1 分
临床亚组得分=CS 得分+CAP 得分+RF 得分	0~4 分

续 表

类别	得分
DWI 评估	
急性 DWI 高信号(b1000)且	
• 大于 1 个 DWI 阳性病灶 • 单个病灶但大于 1 个层面(5~7 mm) • 单个病灶且伴有 ADC 低信号 • 单个病灶与临床症状相符合	DWI 符合 1 项及以上得 4 分; 若 DWI 不符合,再进行灌注成像检查
灌注成像	
如果低灌注病灶与临床症状相符合,且不属于陈旧性病灶 • 灌注病灶存在中度灌注延迟(t_{max} > 6 s)或类似灌注参数(TTP,MTT) • 灌注病灶大于 1 个层面 • 灌注病灶隶属于同一个血管分布区	符合 1 项,得 1 分,最多 3 分; 如果 DWI 得分,则灌注成像得分不计入总分
影像亚组得分=DWI 得分或灌注成像得分	0~4 分
PREDICT 总分=累计临床亚组得分(0~4)+影像亚组得分(0~4)=0~8 分	脑缺血诊断 0~1 分:不太可能 2 分:疑诊 3 分:拟诊 4~8 分:基本确诊

【治疗】

(1)对于疑似 TIA 的患者需由神经专科医师进行临床及影像学评估,并且在 24 h 内启动干预措施。

(2)对于高复发风险 TIA 患者应该尽早明确缺血机制,尽快(24 h 内)启动双联抗血小板治疗。双联抗血小板治疗方案为阿司匹林 100 mg 联合氯吡格雷 75 mg,其中氯吡格雷首剂需负荷 300 mg。尽早启动双联抗血小板治疗的目的在于预防早期的复发及症状波动。

(3)对伴有心房颤动的患者,需根据 CHA$_2$DS$_2$-VASc 评分,排除禁忌证后,尽早启动口服抗凝治疗。

(4)急性期启动他汀类药物治疗、维持血压平稳,对于早期 TIA 的治疗也至关重要。其余类似干预与急性缺血性脑梗死治疗原则类似,详见后文。

三、动脉粥样硬化性血栓性脑梗死

动脉粥样硬化性血栓性脑梗死(atherosclerotic thrombotic cerebral infarction)是脑梗死中最常见的类型。在脑动脉粥样硬化等原因引起的血管壁病变的基础上,管腔狭窄、闭塞或有血栓形成,造成局部脑组织因血液供应中断而发生缺血、缺氧性坏死,引起相应的神经系统症状和体征。

【病因】

脑梗死的病因主要是血液供应障碍。血管壁、血液成分和血压的改变均可造成脑供血动脉缺血。病变和功能障碍的程度取决于血供不足的发生快慢与时间长短、受损区域的大小与功能以及个体血管结构型式和侧支循环的有效性等因素。

脑动脉粥样硬化主要发生在供应脑部的大动脉和中等动脉,管径 500 μm 以上,是全身动脉粥样硬化的组成部分。动脉粥样硬化的程度随年龄增长而加重。脑动脉粥样硬化的主要改变是动脉内膜深层的脂肪变性和胆固醇沉积,形成粥样硬化斑块及各种继发病变,使管腔狭窄甚至闭塞。脑动脉粥样硬化性闭塞是在脑动脉粥样硬化血管狭窄的基础上,由于动脉壁粥样斑块内新生的血管破裂形成血肿,血肿使斑块进一步隆起,甚至完全堵塞管腔,导致急性供血中断;或因斑块表面的纤维帽破裂,粥样物自裂口逸入血流,遗留粥瘤样溃疡,排入血流的坏死物质和脂质形成胆固醇栓子,引起动脉管腔闭塞。脑动脉血栓形成是动脉粥样硬化性血栓性脑梗死最常见的发病机制,斑块破裂形成溃疡后,由于胶原暴露,可促进血栓形成。血栓形成通常发生在血管内皮损伤(动脉粥样斑块)或血流产生漩涡(如血管分支处)的部位,血管内皮损伤和血液"湍流"是动脉血栓形成的主要原因,血小板激活并在损伤的动脉壁上黏附和聚集是动脉血栓形成的基础。

【病理生理】

动脉粥样硬化性脑血栓形成引起急性局灶性脑缺血,基础研究揭示缺血性损害机制的主要病理生理变化集中在以下方面。

1. 缺血半暗带和治疗时间窗 急性脑梗死病灶由缺血中心区及其周围的缺血半暗带(ischemic penumbra)组成。缺血半暗带的概念最早由 Astrup 于 1977 年提出,将其定义为:围绕在不可逆性损害周边的区域,表现为电生理活动消失,但尚能维持自身离子平衡的脑组织。半暗带细胞存活的时间为治疗时间窗(therapeutic time window, TTW)。缺血中心区的脑血流阈值为 10 ml/(100 g·min),神经细胞膜离子泵和细胞能量代谢衰竭,脑组织发生不可逆性损害。缺血半暗带的脑血流处于电衰竭[约为 20 ml/(100 g·min)]与能量衰竭[约为 10 ml/(100 g·min)]之间,局部脑组织存在大动脉残留血流和(或)侧支循环,尚有大量存活的神经元,如能在短时间内迅速恢复缺血半暗带的血流,该区脑组织功能缺损是可逆的,神经细胞可存活并恢复功能。缺血中心区和缺血半暗带是一个动态的病理生理过程,随着缺血程度的加重和时间的延长,中心坏死区逐渐扩大,缺血半暗带逐渐缩小。因此尽早恢复缺血半暗带的血液供应和应用有效的脑保护药物对降低脑卒中的致残率是非常重要的,但这些措施必须在一个限定的时间内进行,这个时间段即为 TTW。它包括再灌注时间窗(reperfusion time window, RTW)和神经细胞保护时间窗(cytoprotective time window, CTW),前者指缺血后,若血液供应在一定时间内恢复,脑功能可恢复正常;后者指在时间窗内应用神经保护药物,可防止或减轻脑损伤,改善预后。缺血半暗带的存在除受 TTW 影响之外,还受到脑血管闭塞的部位、侧支循环、组织对缺血的耐受性及体温等诸多因素的影响,因此不同的患者TTW 存在着差异。一般认为 RTW 为发病后的 3~4.5 h 内,不超过 6 h,在进展性脑卒中可以相应地延长。CTW 包含部分或全部 RTW,包括所有神经保护疗法所对应的时间窗,时间可以延长至发病数小时,甚至数天后。

缺血半暗带定义最重要的意义就是指导临床治疗,特别是溶栓治疗以及介入治疗时间窗的观察。近年来 CT、MRI 等各种影像学技术对缺血半暗带的研究为临床治疗提供了非常有益的信息。

2. 脑缺血性损害的瀑布效应 急性脑缺血后神经组织的细胞能量代谢衰竭、细胞膜去极化而膜内、外离子平衡紊乱,继而兴奋性氨基酸和神经递质释放,通过各种途径导致细胞内钙离子超载,激活细胞蛋白酶、磷脂酶和过氧化系统,继发蛋白质水解和各种自由基产生,损伤神经组织。这些改变几乎同时或在极短的时间内依次序发生,故称之为瀑布效应。

实验证明,神经细胞在完全缺血、缺氧后十几秒即出现电位变化,20~30 s 后大脑皮质的生物电活动消失,30~90 s 后小脑及延髓的生物电活动也消失。脑动脉血流中断持续 5 min,神经细胞就会发生不可逆性损害,出现脑梗死。上述变化是一个复杂的过程,称为缺血性级联反应。严重缺血的脑组织能量很快耗竭,能量依赖性神经细胞膜的泵功能衰竭,脑缺血引起膜去极化和突触前兴奋性递质(主要是谷氨酸和天门冬氨酸)的大量释放,细胞外液中的 Ca^{2+} 通过如 NMDA 等电压门控通道或受体门控通道进入细胞内,细胞内还由于 ATP 供应不足和乳酸酸中毒,释放大量结合钙。细胞内 Ca^{2+} 稳态失调在神经细胞缺血损害中起重要作用,称为细胞内钙超载。受 Ca^{2+} 调节的多种酶类被激活,导致膜磷脂分解和细胞骨架破坏,大量自由基生成,细胞产生不可逆性损害。在上述过程中,还有转录因子的合成及炎性介质的产生等参与。造成缺血性损伤的另一种机制是细胞凋亡。而到目前为止,缺血性级联反应的很多机制尚未完全阐明,有待于进一步研究。

【病理】

硬化血管呈乳白色或黄色,粗细不匀,管壁变硬,血管伸长或弯曲,有的部分呈梭形扩张,血管内膜下可看到黄色的粥样硬化斑块。细胞内外脂质堆积,并可有钙质沉着。动脉管腔内血栓可见大量血小板、红细胞和血管壁向血栓内生长的纤维细胞。陈旧的血栓内尚可机化及管腔再通。脑动脉闭塞的早期,脑组织改变不明显,肉眼可见的变化要在数小时后才能辨认。缺血中心区发生肿胀、软化,灰质与白质分界不清。大面积脑梗死时,脑组织高度肿胀,可向对侧移位,导致脑疝形成。镜下可见神经元出现急性缺血性改变,如皱缩、深染及炎性细胞浸润等,胶质细胞破坏,神经轴突和髓鞘崩解,小血管坏死,周围有红细胞渗出及组织间液的积聚。在发病后的 4~5 d 脑水肿达高峰,7~14 d 脑梗死区液化成蜂窝状囊腔,3~4 周后,小的梗死灶可被肉芽组织所取代,形成胶质瘢痕;大的梗死灶中央液化成囊腔,周围由增生的胶质纤维包裹,变成卒中囊。后期病变组织萎缩,坏死组织由格子细胞所清除,留下有空腔的瘢痕组织,空腔内可充满浆液。

局部血液供应中断引起的脑梗死多为白色梗死。由于脑梗死病灶内的血管壁发生缺血性病变,当管腔内的血栓溶解和(或)侧支循环开放等原因使血流恢复后,血液会从破损的血管壁漏出,或引起继发性渗血或出血,导致出血性脑梗死,也称为红色梗死。

【临床表现】

中老年患者多见,病前常有脑梗死的危险因素,如高血压、糖尿病、冠心病及血脂异常等。常在安静状态下或睡眠中起病,部分病例在发病前可有 TIA 发作。临床表现决定于梗死灶的大小和部位,主要为局灶性神经功能缺损的症状和体征。如偏瘫、偏身感觉障碍、失语、共济失调等,部分可有头痛、呕吐、昏迷等全脑症状。患者一般意识清楚,在发生基底动脉血栓或大面积脑梗死时病情严重,可出现意识障碍,甚至脑疝形成,最终导致死亡。

依照血管供应区的神经解剖结构的功能(表 3-2-2-3、表 3-2-2-4),我们可以将脑血管病分为以下数种血管综合征。

表 3-2-2-3　颈内动脉系统主要血管供应区及其
闭塞后的症状

血管	主要供应区	闭塞后可能出现的症状
颈内动脉*	眼动脉、前脉络膜动脉、大脑前动脉、大脑中动脉供血区	常出现大脑中动脉供血区的全部或部分症状；尚可出现同侧一时性失明，视网膜中心动脉压降低；同侧 Horner 征；颈动脉搏动减弱或消失，或在颈部可听到血管杂音
眼动脉	视网膜	同侧失明，视网膜中心动脉压降低
脉络膜前动脉	内囊后肢，膝-距状束（大脑后外侧白质）	对侧偏瘫，感觉障碍，有时同向偏盲
大脑前动脉*		
皮质支	大脑半球内侧面前 3/4，沿内侧面上界外侧面的细长条，包括旁中央小叶、胼胝体的前 4/5 和额极	对侧的足、小腿运动和感觉障碍，排尿障碍；强握，吸吮反射、智力、行为改变（在前交通动脉近端闭塞通常不出现此症状）
深穿支	内囊的前肢和尾状核头的下部（纹状体内侧动脉 Heubner 动脉）	对侧上肢及面瘫，上肢瘫以近端为主
主干	皮质支+深穿支	
大脑中动脉*		
皮质支	上部分支：额叶前部、后部（包括额下回后部、额中回后部、中央前回）、顶叶前回（中央后回）	运动性失语（优势半球），头、眼偏向病灶侧（麻痹性损害），对侧偏瘫（上肢重于下肢）和感觉障碍
	下部分支：Wernicke 言语区，顶叶后部（缘上回、角回），额叶，岛叶，外侧膝状体，视放射	感觉性失语，失读、失写（优势半球），体象障碍，失用、失认（非优势半球），对侧同向偏盲
深穿支	壳、尾状核头部和体部，苍白球的外部，内囊后肢（豆纹动脉，豆状核丘脑动脉）	对侧偏瘫和感觉障碍
主干	皮质支+深穿支	

注：* 常见。

表 3-2-2-4　椎-基底动脉系统主要血管供应区
及其闭塞后的症状

血管		主要供应区	闭塞后可能出现的症状
椎动脉	脊前、后动脉	上颈髓的前部、后部和延髓的下部	两下肢或四肢无力或瘫痪（脊前、后动脉一侧分支阻塞可由对侧代偿，多不出现症状）
	椎动脉或其内侧分支	延髓锥体束，舌下神经纤维，内侧丘系	对侧上下肢瘫和同侧舌瘫，对侧深感觉丧失（延髓内侧综合征）
	椎动脉或其外侧分支（包括小脑后下动脉）*	脊髓丘脑束，下降的三叉神经核与纤维，下降的交感束，橄榄小脑束和（或）脊髓小脑束，小脑，绳状体，前庭神经核和第 IX、X 神经核	对侧痛、温觉和同侧面部痛、温觉减退，Horner 征，前庭神经和第 IX、X 神经障碍（延髓背外侧综合征、Wallenberg 综合征）

血管		主要供应区	闭塞后可能出现的症状
基底动脉	主干	延髓，小脑后下部及颈髓上部	两侧椎动脉都正常大小时，一侧闭塞不引起症状；椎动脉在颈部低位闭塞时，由甲颈干、颈深和枕动脉或由颅底动脉前部代偿而不出现症状
	小脑前下动脉	延髓上部背外侧，脑桥被盖外 1/3，绳状体，小脑前下部，脊髓丘脑束，皮质脊髓束	同侧耳鸣、耳聋，眩晕，呕吐，眼球震颤，Horner 征，小脑性共济失调，同向偏视麻痹，对侧痛、温觉丧失，可能有对侧偏瘫
	内听动脉	内耳的迷路和耳蜗	眩晕，恶心，呕吐，耳鸣，耳聋
	旁正中动脉*	脑桥中线的两侧，皮质脊髓束，内侧丘系，桥小脑束，内侧纵束，外层神经，面神经核	同侧面和展神经麻痹，对侧偏瘫和感觉障碍，为脑桥腹侧综合征（Millard-Gubler 综合征），伴病侧凝视麻痹者为脑桥旁正中综合征（Foville 综合征）
	小脑上动脉	小脑诸核，小脑上脚及小脑上部，脊髓丘脑束，皮质脑干束	同侧小脑性共济失调，静止性震颤，Horner 征，对侧痛温觉减退，听力减退，言语不清，恶心，呕吐
	主干	脑桥，延髓上部及小脑的大部，尚可影响到两侧大脑后动脉供血区	四肢瘫，眼肌瘫痪，瞳孔缩小，小脑症状，脑神经症状
大脑后动脉	皮质支	枕叶，距状裂，颞叶底部	同向偏盲或上象限盲，失读，遗忘性失语，近记忆障碍（优势半球），失认（非优势半球）
	近端支（包括深穿支）	锥体外系，丘脑底核（丘脑穿通动脉），丘脑膝状体，丘脑感觉核，内囊后肢（丘脑膝状体动脉），中央中核，丘脑底，第 III 神经核（一侧或两侧旁正中动脉）	半身投掷症，半身舞蹈徐动症，深感觉丧失，偏侧共济失调，震颤（丘脑前内下综合征）；对侧深浅感觉丧失，自发性疼痛，痛觉过敏，同向偏盲，一时性轻偏瘫（丘脑综合征）；动眼神经麻痹和对侧偏瘫（Weber 综合征）；垂直凝视麻痹，共济失调性震颤，意识障碍
	主干	枕叶，颞叶底部，丘脑，中脑	近端支+皮质支的一部分或全部

　　1. 大脑前动脉综合征　大脑前动脉供应大脑皮质的内面，包括支配对侧小腿的运动和感觉皮质、膀胱抑制或排尿中枢。若此部位缺血受损则出现对侧小腿的瘫痪和感觉缺失，因反射性排尿抑制的损害引起急迫性排尿。临床此综合征不常见。

　　2. 大脑中动脉综合征　在缺血性脑血管病中，大脑中动脉病变最多见（图 3-2-2-2 和图 3-2-2-3）。大脑中动脉供应绝大部分的大脑皮质（外侧面）和深部皮质下结构。大脑中动脉皮质支分上侧分支，供应支配对侧面部、手、臂的运动感觉皮质和优势半球的运动性语言表达区（Broca 区）；皮质下侧分支则供应视放射、部分视皮质（黄斑视力）和部分感觉皮质，及优势半球的感觉性言语区（Wernicke 区）。发自近大脑中动脉主干的豆状核纹状体动脉（豆纹动脉）则供应基底节、内囊膝部和后肢的下降运动传导束（对侧面部、手、臂和下肢）。

大脑中动脉上侧皮质支损害时，出现对侧面部、手和臂的偏瘫及相应的偏身感觉缺失，但不伴有同向偏盲。如损害优势半球，可出现 Broca 失语（损害语言的表达）。单独大脑中动脉下侧皮质支病变少见，如发生病变，可导致对侧同向偏盲，对侧肢体的图形、实体和空间感觉的障碍，可有疾病否认、肢体失认、穿着失用、结构失用等显著的皮质感觉的损害特征。如损害优势半球，可以出现 Wernicke 失语（损害语言的理解）；如损害非优势半球，临床可出现急性精神混乱状态。

大脑中动脉分叉处，即分出皮质上下侧支或（和）大脑中动脉处的病变，临床症状重，合并上、下侧皮质支综合征的表现，往往面部、上肢重于下肢，优势半球损害则有完全性失语（表达和理解语言障碍）。

大脑中动脉主干（发出豆状核纹状体动脉前）损害，临床表现出整个大脑中动脉供血区障碍，对侧偏身瘫痪和感觉缺失，因内囊受损，上、下肢损害程度无明显差异。

3. 颈内动脉综合征 颈内动脉来源于颈总动脉，其分支除前面讨论的大脑前、中动脉外，尚发出眼动脉供应视网膜。颈内动脉病变程度依侧支循环的情况而定，侧支循环多数是缓慢进展的动脉阻塞而代偿的结果。有学者认为缺血性脑血管病中约 1/5 为颅内或颅外颈内动脉阻塞。近 15％病例，颈内动脉的进行性动脉粥样硬化阻塞前，有 TIA 发作的先兆或同侧眼动脉缺血导致一过性单眼黑矇。颈动脉阻塞可以是无症状性的。有症状的颈动脉综合征类似大脑中动脉综合征。

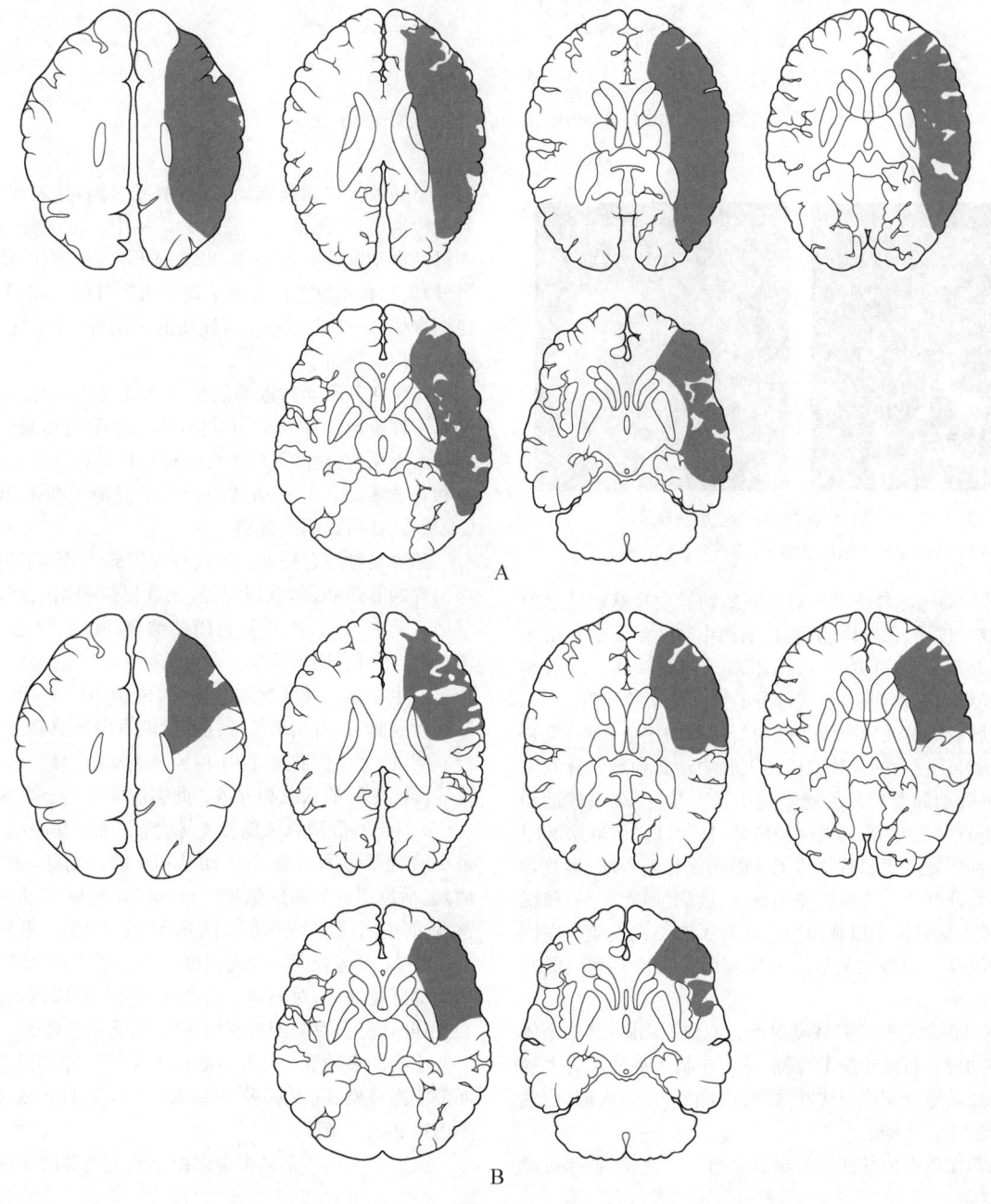

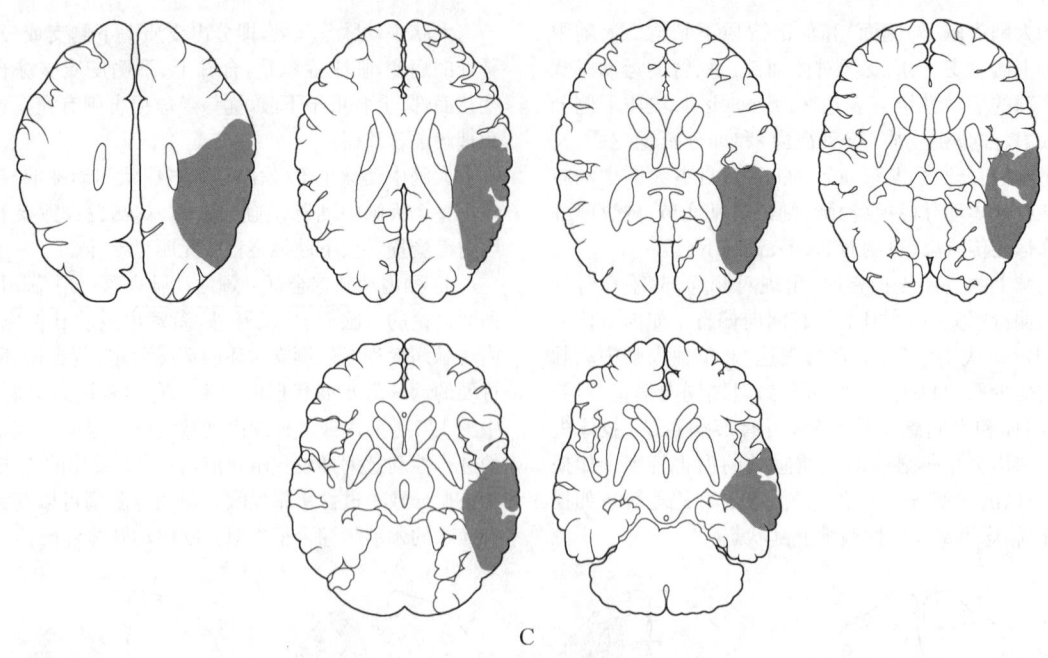

图 3-2-2-2　大脑中动脉闭塞范围
A. 浅支闭塞范围；B. 前支闭塞范围；C. 下支闭塞范围。

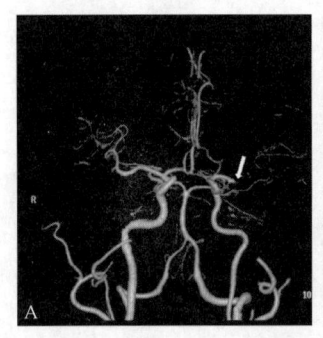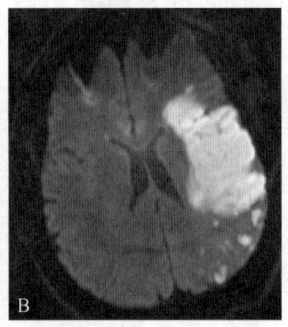

图 3-2-2-3　大脑中动脉闭塞影像表现
A. 左侧大脑中动脉闭塞；B. 大脑中动脉闭塞后 MRI 改变。

4. 大脑后动脉综合征　一对大脑后动脉发自基底动脉的尖端,供应枕叶皮质、颞叶内侧面、丘脑和中脑头端。通常由于栓塞发生在基底动脉的尖端,可以阻塞一侧或双侧大脑后动脉,栓子可崩解而不出现症状,或部分的大脑后动脉梗阻。

临床大脑后动脉闭塞导致对侧视野的同向偏盲,而黄斑视力保存(联系黄斑视力的枕叶皮质由大脑中动脉和后动脉双重供血)。大脑后动脉起始段闭塞影响中脑上端,出现眼球运动异常,包括垂直凝视麻痹、动眼神经麻痹、核间性眼肌麻痹和眼球垂直分离性斜视。大脑后动脉闭塞影响优势侧半球(多数是左侧)枕叶,特征性表现为命名性失语、失读症(而无失写)和视觉失认,视觉失认是由于胼胝体损害切断了右侧视皮质和左侧语言皮质的联系。双侧大脑后动脉闭塞引起皮质盲和因颞叶损害的记忆障碍。

5. 基底动脉综合征　基底动脉起自双侧椎动脉(某些个体仅有一支椎动脉),行进于脑干腹侧,并于中脑水平分叉为大脑后动脉。基底动脉分支供应枕叶、颞叶内侧面、丘脑内侧、内囊后肢和整个脑干及小脑。

基底动脉血栓形成往往因为累及多组分支动脉,临床表现通常不一致。如累及椎动脉(单侧或双侧)其表现类似基底动脉血栓形成,在颈椎关节硬化的病例中,可以因头部转动导致一过性椎动脉暂时性闭塞,出现脑干功能障碍的症状和体征。另外,发出椎动脉前的锁骨下动脉闭塞可以引起锁骨下动脉盗血综合征,往往是全身动脉硬化的一部分,并不提示椎基底动脉的卒中。

发生在基底动脉近端的血栓形成,影响脑桥背侧部分,出现水平性眼球运动异常,并可有垂直性眼震和眼球沉浮,瞳孔缩小而光反射存在(下降的交感神经传导束损害),偏瘫或四肢瘫和昏迷多见。基底动脉综合征易混淆于脑干出血,但临床 CT 或 MRI 可以明确鉴别。

基底动脉综合征如损害脑桥腹侧部(不影响脑桥背侧),临床出现四肢瘫痪,而意识完好,患者仅仅利用眼睛闭合和垂直眼球运动来示意,通常称为闭锁综合征。此状态多与昏迷混淆,脑电图可有助于鉴别。

发生在基底动脉远端的闭塞,影响中脑上行网状结构、丘脑和大脑脚,通常出现特征性的意识障碍和单侧或双侧动眼神经麻痹,偏瘫或四肢瘫,临床称为基底动脉尖综合征,有时与天幕疝影响中脑的状况相混淆。此类情况多见于栓塞性病变。

6. 椎-基底动脉长旋分支综合征　椎-基底动脉长旋分支是小脑后下动脉、小脑前下动脉和小脑上动脉,供应脑干背外侧,包括位于背外侧的脑神经核和进出小脑传导束的小脑脚。常见的是小脑后下动脉闭塞导致的延髓背外侧综合征(Wallenberg 综合征),表现同侧的小脑性共济失调、Horner 征和面部感觉缺失,对侧偏身痛、温度觉损害,眼球震颤,眩晕,恶心、呕吐,呃逆,吞咽困难和构音障碍,无运动障碍。

小脑前下动脉闭塞导致脑桥下端外侧部的损害,常见同侧面部肌肉瘫痪、凝视麻痹、耳聋和耳鸣,无 Horner 征、呃逆、吞咽困难和构音障碍。

脑桥上端外侧部的损害多由小脑上动脉闭塞所致,临床表现相似小脑前下动脉闭塞的表现,但无听神经损害,而出现视动性眼球震颤和眼球反侧偏斜,对侧出现完全性感觉障碍(包括触觉、振动觉和位置觉)。

7. 椎-基底动脉旁中央分支综合征 椎-基底动脉旁中央分支行径于脑干腹侧至四脑室底,供应脑干的内侧面,包括大脑脚内侧、感觉传导通路、红核、网状结构和内侧的脑神经核(Ⅲ、Ⅳ、Ⅵ、Ⅻ)。

【辅助检查】

1. 常见血液检查及心电图 血液检查包括血常规、血流变、肾功能、血糖、血脂、同型半胱氨酸、凝血功能、风湿免疫相关指标等。心电图包括床旁心电图及 Holter 等。这些检查有利于发现脑梗死的危险因素。

2. 头颅 CT 对于急性卒中患者,头颅 CT 平扫是最常用的检查,它对于发病早期脑梗死与脑出血的鉴别很重要。脑梗死发病后的 24 h 内,CT 一般无显著影像学改变,在 24 h 后,梗死区出现低密度病灶。在脑梗死的超早期阶段(发病 6 h 内),CT 可以发现一些轻微的改变:大脑中动脉高密度征;皮质边缘(尤其是岛叶)以及豆状核区灰白质分界不清楚;脑沟消失等。这些改变的出现提示梗死灶较大,预后较差,选择溶栓治疗应慎重。发病后 2 周左右,脑梗死病灶处因水肿减轻和吞噬细胞浸润可与周围正常脑组织等密度,CT 上难以分辨,称为"模糊效应"。通常平扫为临床上提供的信息已经足够,但对超早期缺血性病变和皮质或皮质下小的梗死灶不敏感,特别是后颅窝的脑干和小脑梗死更难检出,可进行 CT 血管成像、灌注成像,或要排除肿瘤、炎症等则需注射造影剂增强显像。结合灌注 CT 可区别可逆性与不可逆性缺血,因此可识别缺血半暗带。

3. MRI 脑梗死发病数小时后,即可显示 T_1 低信号、T_2 高信号的病变区域。与 CT 相比,MRI 可以发现脑干、小脑梗死及小灶梗死。多模式 MRI,如弥散加权成像(DWI)和灌注加权成像(PWI),可以在发病后的数分钟内检测到缺血性改变。DWI 与 PWI 显示的病变范围相同区域,为不可逆性损伤部位;DWI 与 PWI 的不一致区,为缺血性半暗带。多模式 MRI 为超早期溶栓治疗提供了科学依据。DWI 可以早期显示缺血组织的大小、部位,甚至可显示皮质下、脑干和小脑的小梗死灶。早期梗死的诊断敏感性达 88%～100%,特异性达 95%～100%。PWI 是静脉注射顺磁性造影剂后显示脑组织相对血流动力学改变的成像。灌注加权改变的区域较弥散加权改变范围大,目前认为弥散-灌注不匹配区域为半暗带。MRI 的最大缺陷是诊断急性脑出血不如 CT 灵敏,需应用梯度回波技术(GRE)和平面回波敏感加权技术观察急性脑实质出血。标准的 MRI 序列(T_1、T_2 和质子相)对发病几个小时内的脑出血不敏感。

4. 血管造影 数字减影血管造影(DSA)、CT 血管造影(CTA)和磁共振动脉成像(MRA)可以显示脑部及颈部大动脉的狭窄、闭塞和其他血管病变,如血管炎、纤维肌性发育不良、颈动脉或椎动脉夹层及烟雾病等。作为无创性检查,MRA 的应用非常广泛,但对于小血管显影不清,尚不能替代 DSA 及 CTA。

5. 彩色多普勒超声检查(TCD) 对评估颅内外血管狭窄、闭塞、血管痉挛或者侧支循环建立的程度有帮助,对预后判断有参考意义。

6. SPECT 和 PET 能在发病后数分钟显示脑梗死的部位和局部脑血流的变化。通过对脑血流量(CBF)的测定,可以识别缺血性半暗带,指导溶栓及取栓治疗,并判定预后。

7. 脑脊液(CSF)检查 CSF 一般正常,当有出血性脑梗死时,CSF 中可见红细胞。在大面积脑梗死时,CSF 压力可升高,细胞数和蛋白可增加。目前已不再广泛用于诊断一般的脑卒中。怀疑蛛网膜下腔出血而 CT 未显示或怀疑卒中继发于感染性疾病时可行腰椎穿刺。

【诊断与鉴别诊断】

动脉粥样硬化性血栓性脑梗死的诊断要点是:① 可能有前驱的 TIA 史;② 安静休息时发病者较多,常在晨间睡醒后发现症状;③ 症状常在几小时或较长时间内逐渐加重,呈恶化型卒中;④ 意识常保持清晰,而偏瘫、失语等局灶性神经功能缺失则比较明显;⑤ 发病年龄较高;⑥ 常有脑动脉粥样硬化和其他器官的动脉硬化;⑦ 常伴有高血压、糖尿病等;⑧ CT 排除出血和占位等病变,磁共振 DWI 高信号,表观弥散系数(ADC)图为低信号。

鉴别诊断主要考虑以下可能。

(1)出血性卒中:有 10% 左右的脑出血患者发病类似脑梗死,但 CT 扫描能第一时间区分这两种病变,是首选的影像学检查。

(2)颅内占位性病变:少数的脑肿瘤、慢性硬膜下血肿和脑脓肿的患者可以突然起病,表现局灶性神经功能缺失,而易与脑梗死相混淆。

(3)颅脑外伤:脑卒中发病时患者常有突然摔倒,致头面部损伤。如患者有失语或意识不清,不能自述病史时,尤应注意鉴别。

【治疗】

脑梗死的治疗不能一概而论,应根据不同的病因、发病机制、临床类型、发病时间等确定治疗方案,实施以分型、分期为核心的个体化和整体化治疗原则。在一般内科支持治疗的基础上,可酌情选用改善脑循环、脑保护、抗脑水肿、降颅内压等措施。在时间窗内有适应证者行溶栓、取栓治疗。有条件的医院,应该建立卒中单元,卒中患者应该收入卒中单元治疗。

1. 一般治疗

(1)保持呼吸道通畅及吸氧:保持呼吸道通畅,气道功能严重障碍者应给予气道支持(气管插管或切开)及辅助呼吸,合并低氧血症患者(SpO_2 低于 92% 或血气分析提示缺氧)应给予吸氧。

(2)调控血压:约 70% 的缺血性卒中患者急性期血压升高,原因主要包括疼痛、恶心、呕吐、颅内压增高、意识模糊、焦虑、卒中后应激状态、病前存在高血压等。目前关于卒中后早期是否立即降压、降压目标值、卒中后何时开始恢复原用降压药及降压药物的选择等问题尚缺乏可靠研究证据。关于调控血压的推荐意见:准备溶栓者,血压应控制在收缩压<185 mmHg,舒张压<100 mmHg;缺血性脑卒中后 24 h 内血压升高的患者应谨慎处理,应先处理紧张焦虑、疼痛、恶心、呕吐及颅内压增高等情况。血压持续升高收缩压≥200 mmHg 或舒张压≥110 mmHg,或伴有严重心功能不全、主动脉夹层、高血压脑病,可予缓慢降压治疗,并严密观察血压变化;有高血压病史且正在服用降压药者,如病情平稳,可在卒中 24 h 后开始恢复使用降压药物。

卒中患者低血压可能的原因有主动脉夹层、血容量减少以及心输出量减少等,应积极查明原因,给予相应处理,必要时采用扩容升压措施。

(3) 控制血糖:当患者血糖增高超过 11.1 mmol/L 时,应给予胰岛素治疗;当患者血糖低于 2.8 mmol/L 时给予 10%～20% 葡萄糖液口服或注射治疗。

(4) 降颅内压治疗:严重脑水肿和颅内压增高是急性重症脑梗死的常见并发症,是死亡的主要原因之一。常用的降颅内压药物为甘露醇、呋塞米和甘油果糖。20% 甘露醇的常用剂量为 125～250 ml,每 4～6 h 使用一次;呋塞米(10～20 mg,每 2～8 h 1 次)有助于维持渗透压梯度;其他可用白蛋白佐治,但价格昂贵。甘油果糖也是一种高渗溶液,常用 250～500 ml 静脉滴注,每日 1～2 次。

(5) 吞咽困难的处理:吞咽困难治疗的目的是预防吸入性肺炎,避免因饮食摄取不足导致的液体缺失和营养不良,以及重建吞咽功能。吞咽困难短期内不能恢复者早期可通过鼻饲管进食,持续时间长者经本人或家属同意可行胃造口管饲补充营养。

(6) 发热、感染处理:脑卒中后可因下丘脑体温调节受损、并发感染或吸收热、脱水而出现发热。中枢性高热的患者,应以物理降温为主(冰帽、冰毯或酒精擦浴)。脑卒中患者急性期容易发生呼吸道、泌尿系统感染,是导致病情加重的重要原因。约 5.6% 卒中患者合并肺炎。早期识别和处理吞咽困难问题和误吸,对预防吸入性肺炎作用显著。患者可采用半卧位。平卧位时头应偏向一侧,以防止舌后坠和分泌物阻塞呼吸道。经常变换体位,定时翻身和拍背,加强康复活动,是防治肺炎的重要措施。尿路感染主要继发于因尿失禁或尿潴留留置导尿管的患者,其中约 5% 出现败血症,与卒中预后不良有关。疑有肺炎、泌尿系感染的发热患者应给予抗生素治疗,但不推荐预防性使用抗生素。

(7) 上消化道出血处理:是由于胃、十二指肠黏膜出血性糜烂和急性溃疡所致。上消化道出血的处理包括以下方面。

1) 胃内灌洗:冷生理盐水 100～200 ml,其中 50～100 ml 加入去甲肾上腺素 1～2 mg 口服;仍不能止血者,将另外的 50～100 ml 冷生理盐水加入凝血酶 1 000～2 000 U 口服。对有意识障碍或吞咽困难者,可经鼻饲导管内注入。也可用血凝酶、云南白药、酚磺乙胺、氨甲苯酸、生长抑素等。

2) 使用抑酸止血药物:西咪替丁或奥美拉唑等。

3) 防治休克:如有循环衰竭表现,应补充血容量,可采用输新鲜全血或红细胞成分输血。

4) 必要时停用抗血小板或抗凝药物。

上述多种治疗无效,仍有顽固性大量出血,可在胃镜下进行高频电凝止血或考虑手术止血。

(8) 水、电解质紊乱处理:脑卒中患者应常规进行水、电解质监测,对有意识障碍和进行脱水治疗的患者,尤其应注意水盐平衡。出现水、电解质紊乱时应积极纠正。对低钠血症的患者应根据病因分别治疗,注意补盐速度不宜过快,以免引起脑桥中央髓鞘溶解症。对高钠血症的患者应限制钠的摄入,严重的可给予 5% 葡萄糖溶液静滴,纠正高钠血症不宜过快,以免引起脑水肿。

(9) 心脏损伤:脑卒中合并的心脏损伤包括急性心肌缺血、心肌梗死、心律失常及心力衰竭等,也是急性脑血管病的主要死亡原因之一。发病早期应密切观察心脏情况,必要时进行动态心电监测及心肌酶谱检查,及时发现心脏损伤,给予治疗。

(10) 癫痫处理:缺血性脑卒中后癫痫的早期发生率为 2%～33%,晚期发生率为 3%～67%。有癫痫发作时给予抗癫痫治疗。孤立发作一次或急性期痫性发作控制后,不建议长期使用抗癫痫药;卒中后 2～3 个月再发的癫痫,建议按癫痫常规治疗进行长期药物治疗。

(11) 深静脉血栓形成和肺栓塞预防:深静脉血栓形成(DVT)的危险因素包括静脉血流淤滞、静脉系统内皮损伤和血液高凝状态。瘫痪重、年老及心房颤动者发生 DVT 的比例更高,症状性 DVT 发生率为 2%。DVT 最重要的并发症为肺栓塞(PE)。为减少 DVT 和 PE 发生,卒中后鼓励患者尽早活动、抬高下肢、尽量避免下肢(尤其是瘫痪侧)静脉输液。对于发生 DVT 及 PE 高风险且无禁忌者,可给予低分子量肝素或普通肝素,有抗凝禁忌者给予阿司匹林治疗,症状无缓解的近端 DVT 或 PE 患者可给予溶栓治疗。

2. 特殊治疗

(1) 溶栓治疗:梗死组织周边存在半暗带是缺血性卒中现代治疗的基础。即使是脑梗死早期,病变中心部位已经是不可逆性损害,但是及时恢复血流和改善组织代谢就可以抢救梗死周围仅有功能改变的半暗带组织,避免形成坏死。溶栓治疗是目前最重要的恢复血流措施,重组组织型纤溶酶原激活剂(recombinant tissue type plasminogen activator, rt-PA)和尿激酶(urokinase, UK)是我国目前使用的主要溶栓药物。目前认为有效抢救半暗带组织的时间窗为:使用 rt-PA 溶栓应是在发病 4.5 h 内或使用尿激酶溶栓应在发病 6 h 内。

1) 静脉溶栓的适应证:① 有缺血性脑卒中导致的神经功能缺损症状;② 发病 4.5 h 以内(用 rt-PA)或 6 h 内(用尿激酶);③ 年龄≥18 岁;④ 患者或家属签署知情同意书。

2) rt-PA 静脉溶栓的禁忌证:① 颅内出血(包括脑实质出血、脑室出血、蛛网膜下腔出血、硬膜下/外血肿等);② 既往颅内出血史;③ 近 3 个月有严重头颅外伤史;④ 颅内肿瘤、巨大颅内动脉瘤;⑤ 近 3 个月有颅内或椎管内手术;⑥ 近 2 周内有大型外科手术;⑦ 近 3 周内有胃肠或泌尿系统出血;⑧ 活动性内脏出血;⑨ 主动脉弓夹层;⑩ 近 1 周内在有不易压迫止血部位的动脉穿刺;⑪ 血压升高,收缩压≥180 mmHg,或舒张压≥110 mmHg;⑫ 急性出血倾向,包括血小板计数低于 100×10^9/L 或其他情况;⑬ 24 h 内接受过低分子肝素治疗;⑭ 口服抗凝剂,且国际标准化比值(INR)＞1.5 或凝血酶原时间(PT)＞15 s;⑮ 48 h 内使用凝血酶抑制剂或 Xa 因子抑制剂;或各种实验室检查异常,如活化部分凝血活酶时间(APTT)、INR、血小板计数、蛇静脉酶凝结时间(ECT)、凝血酶时间(TT)或 Xa 因子活性测定等;⑯ 血糖＜2.8 mmol/L 或＞22.22 mmol/L;⑰ 头颅 CT 或 MRI 提示大面积脑梗死(梗死面积＞1/3 大脑中动脉供血区)。

相对禁忌证包括:① 轻型非致残性卒中;② 症状迅速改善的卒中;③ 惊厥发作后出现的神经功能损害(与此次卒中发生相关);④ 颅外段颈部动脉夹层;⑤ 近 2 周内严重外伤(未伤及头颅);⑥ 近 3 个月内有心肌梗死史;⑦ 孕产妇;⑧ 痴呆;⑨ 既往疾病遗留较重神经功能残疾;⑩ 未破裂且未经治疗的

动静脉畸形、颅内小动脉瘤(直径<10 mm);⑪ 少量脑内微出血(1~10 个);⑫ 使用违禁药物;⑬ 类卒中;⑭ 严重卒中(NIHSS 评分>25 分)。

3) 溶栓药物使用方法:① 尿激酶:100 万~150 万 IU 溶于生理盐水 100~200 ml 中,持续静滴 30 min,用药期间应严密监护患者。② rt-PA:剂量为 0.9 mg/kg(最大剂量为90 mg),静脉滴注,其中 10% 在最初 1 min 内静脉推注,其余持续滴注 1 h。用药期间及用药 24 h 内应严密监护患者。

(2) 取栓治疗:机械取栓治疗较静脉溶栓治疗有更高的血管再通率。

适应证:① 发病<6 h(部分患者可根据多模态影像结果评估结果将时间窗延长至发病 24 h);② 缺血性卒中由颈内动脉或大脑中动脉 M_1 段闭塞引起;③ 年龄≥18 岁;④ NIHSS 评分≥6 分;⑤ ASPECT 评分≥6 分。对大脑中动脉 M_2 或 M_3 段、大脑前动脉、椎动脉、基底动脉、大脑后动脉闭塞的患者,也可考虑在发病 6 h 内进行机械取栓。

(3) 抗血小板聚集治疗:不符合溶栓适应证且无禁忌证的缺血性脑卒中患者,应在发病后尽早给予口服阿司匹林 150~300 mg/d。急性期后可改为预防剂量(50~150 mg/d)。溶栓治疗者,阿司匹林等抗血小板药物应在溶栓 24 h 后且头颅影像检查排除出血时开始使用。对不能耐受阿司匹林者,可考虑选用氯吡格雷等抗血小板治疗。

(4) 抗凝治疗。

1) 普通肝素:100 mg 加入 5% 葡萄糖或 0.85% 生理盐水500 ml 中,以每分钟 10~20 滴的速度静脉滴注。

2) 低分子量肝素(LMW):4 000~5 000 IU,腹壁皮下注射,每 12 h 1 次。

3) 华法林:6~12 mg,每日 1 次,口服,3~5 d 后改为 2~6 mg 维持治疗。治疗期间需监测 PT 为正常值的 1.5 倍或INR 达到 2.0~3.0。必要时可用静脉肝素或低分子量肝素皮下注射。

4) 类肝素:美国的 TOAST 试验显示类肝素不降低卒中复发率,也不缓解病情的发展。但在卒中亚型分析时发现类肝素可能对大动脉硬化型卒中有效。

使用抗凝治疗时,应该密切监测凝血象,同时要监测APTT,使其控制在正常范围的 1.5 倍之内;使用抗凝剂量要因人而异。

《中国脑血管病防治指南》建议:一般急性脑梗死患者不推荐常规立即使用抗凝剂。使用溶栓治疗的患者,一般不推荐在24 h 内使用抗凝剂。如果无出血倾向、严重肝肾疾病、血压>180/100 mmHg 等禁忌证时,下列情况可考虑选择性使用抗凝剂:① 心源性梗死(如人工瓣膜、心房纤颤、心肌梗死伴附壁血栓、左心房血栓形成等)患者,容易复发卒中;② 缺血性卒中伴有蛋白 C 缺乏、蛋白 S 缺乏、活性蛋白 C 抵抗等易栓症者;症状性颅外夹层动脉瘤患者;颅内外动脉狭窄患者;③ 卧床的脑梗死患者可使用低剂量肝素或相应剂量的低分子量肝素预防深静脉血栓形成和肺栓塞。

(5) 降纤治疗:很多研究显示脑梗死急性期血浆纤维蛋白原和血液黏度增高,蛇毒酶制剂可显著降低血浆纤维蛋白原,并有轻度溶栓和抑制血栓形成作用。对不适合溶栓并经过严格筛选的脑梗死患者,特别是高纤维蛋白血症者可选用降纤治疗。常用的药物包括巴曲酶(batroxobin)、降纤酶(defibrase)及安克洛酶(ancrod)等。

(6) 神经保护治疗:理论上,针对急性缺血或再灌注后细胞损伤的神经保护剂可保护脑细胞,提高其对缺血、缺氧的耐受性,但缺乏有说服力的大样本临床观察资料。① 钙拮抗剂、兴奋性氨基酸拮抗剂、神经节苷脂、NXY-059、镁剂、吡拉西坦等在动物实验中的疗效都未得到临床试验证实。② 依达拉奉:是一种抗氧化剂和自由基清除剂,国内外多个随机双盲安慰剂对照试验提示其能改善急性脑梗死的功能结局并具有较高安全性。③ 胞磷胆碱:荟萃分析提示卒中后 24 h 内口服胞磷胆碱的患者 3 个月全面功能恢复的可能性显著高于安慰剂组,安全性与安慰剂组相似。④ 亚低温的疗效和安全性还需开展高质量的随机对照试验证实。

其他疗法主要包括以下几类。

1) 丁基苯酞:是近年来国内开发的 I 类新药。几项评价急性脑梗死患者口服丁基苯酞的多中心随机、双盲、安慰剂对照试验显示:丁基苯酞治疗组神经功能缺损和生活能力评分均较对照组显著改善,安全性好。

2) 人尿激肽原酶:也是近年来国内开发的另一个 I 类新药。评价急性脑梗死患者静脉使用人尿激肽原酶的多中心随机、双盲、安慰剂对照试验显示:人尿激肽原酶治疗组的功能结局均较安慰剂组明显改善并安全。

3) 扩容治疗:对一般缺血性脑卒中患者,目前尚无充分随机对照试验支持扩容升压可改善预后。对于低血压或脑血流低灌注所致的急性脑梗死如分水岭梗死,可考虑扩容治疗,但应注意可能加重脑水肿、心功能衰竭等并发症。

(7) 中医中药治疗:多种药物如三七、丹参、红花、水蛭、地龙、银杏叶制剂等国内常有应用。中成药和针刺治疗急性脑梗死的疗效尚需更多高质量随机对照试验进一步证实,可根据具体情况结合患者意愿决定是否选用针刺或中成药治疗。

(8) 外科或介入治疗:对大脑半球的大面积脑梗死,可施行去骨瓣减压术和(或)部分脑组织切除术。较大的小脑梗死,尤其是影响到脑干功能或引起脑脊液循环阻塞的,可行后颅窝开颅减压和(或)直接切除部分梗死的小脑,以解除脑干受压;伴有脑积水或具有脑积水危险的患者应进行脑室引流。脑梗死后出血量大时如无禁忌证可手术治疗。颈动脉狭窄超过 70% 的患者可考虑颈动脉内膜切除术或血管成形术治疗。

介入治疗包括颅内外血管经皮腔内血管成形术及血管内支架置入等,其与溶栓治疗的结合已经越来越受到重视。

3. 出血转化 脑梗死出血转化发生率为 8.5%~30%,其中有症状的为 1.5%~5%。心源性脑栓死、大面积脑梗死、占位效应、早期低密度征、年龄大于 70 岁、应用抗栓药物(尤其是抗凝药物)或溶栓药物等会增加出血转化的风险。症状性出血转化时停用抗栓治疗,与抗凝和溶栓相关的出血处理可参见脑出血相关章节。

4. 康复治疗 康复对脑血管病整体治疗的效果和重要性已被国际公认,病情稳定后应尽早进行。康复的目标是减轻脑卒中引起的功能缺损,提高患者的生活质量。在急性期,康复运动主要是抑制异常的原始反射活动,重建正常运动模式,其次才是加强肌肉力量的训练。除运动康复治疗外,还应注意语言、认知、心理、职业与社会康复等。

【预后及预防】

本病急性期的病死率为 5%～15%。存活的患者中,致残率约为 50%。影响预后的因素较多,最重要的是神经功能缺损的严重程度,其他还包括患者的年龄及卒中的病因等。

脑血管病的二级预防:积极处理各项可进行干预的脑卒中危险因素,应用抗血小板聚集及他汀类等药物,降低脑卒中复发的危险性。

四、脑栓塞

脑栓塞(cerebral embolism)是指血液中的各种栓子(如心脏内的附壁血栓、动脉粥样硬化的斑块、脂肪、肿瘤细胞、纤维软骨或空气等)随血流进入脑动脉而阻塞血管,当侧支循环不能代偿时,引起该动脉供血区脑组织缺血性坏死,出现局灶性神经功能缺损。脑栓塞占脑卒中的 15%～20%。

【病因和病理】

脑栓塞的栓子来源可分为心源性、非心源性、来源不明性三大类。

1. 心源性脑栓塞　为最常见原因。

(1) 风湿性心脏病:慢性风湿性心脏病伴二尖瓣狭窄,特别是伴有房颤时,极易导致脑栓塞,不管有无临床表现,脑部病理检查发现有脑栓塞者达 50%。

(2) 非瓣膜性心房颤动:随着人口老龄化的发展和生活水平的提高,风湿性心脏病导致房颤的比例逐步减少,而非瓣膜性房颤的发病率逐渐增多,且成为心源性脑栓塞的主要病因。据单次心电图检测结果发现,中国大陆年龄≥35 岁的人群,房颤患病率为 0.74%;美国 50 岁以上人群,房颤患病率高达5.5%。房颤患者发生卒中的风险增加 4～5 倍。中国 13 个省份 29 079 例 30 岁以上的自然人群调查发现,房颤患者年卒中发病率为 12.95%,是非房颤患者的 5 倍(后者仅为 2.28%),且随年龄的增长,患病率逐渐增加。

(3) 心肌梗死:心肌梗死可使心内膜变质,以致血小板可黏附在上面形成血栓。心肌梗死范围越大,血栓形成机会越大。心肌梗死后第 4～20 天内易发生周围血管(脑、肾、脾、肢体等)栓塞,此后发生的脑栓塞,与脑动脉硬化性脑梗死不易鉴别。

(4) 亚急性细菌性心内膜炎:一般在风湿性心脏瓣膜病或先天性心脏病的基础上发生。细菌附着在病变内膜上繁殖,并与血小板、纤维蛋白、红细胞等结合成细菌性赘生物,脱落后即可循血流发生脑栓塞。非细菌性心内膜炎在脑栓塞的病因中约占 10%,包括风湿性心肌炎、红斑狼疮、癌肿等慢性消耗性疾病,可能与凝血过程失常有关。

(5) 其他:近代心脏手术的发展,也增添了一部分心源性脑栓塞的发病。罕见的原发心脏肿瘤如黏液瘤、肉瘤引起脑栓塞也偶有报道。

2. 非心源性脑栓塞　由心脏以外来源的栓子造成的脑栓塞较心源性要少得多。反常脑栓塞是体循环静脉内循行的栓子,由于心隔缺损,可不经肺循环直接穿过卵圆孔或室间孔到达体循环的动脉内而造成脑栓塞。气体栓塞可发生于胸外科手术、潜水员或高空飞行员、气胸、气腹、颈静脉或硬脊膜外静脉损伤、肾周围充气、右心导管、剧烈咳嗽等各种情况。潜水员或高空飞行员所发生的气体栓塞又称减压病,减压病主要是由于大气压突然显著地减低以致体内氮气释放而造成气体栓塞。脂肪栓塞见于长骨骨折与长骨手术、油剂注射等。

3. 不明原因的栓塞性卒中　有的脑栓塞虽经仔细检查也未能找到栓子来源。

脑栓塞可以发生在脑的任何部位,由于左侧颈总动脉直接起源于主动脉弓,故发病部位以左侧大脑中动脉的供血区较多,其主干是最常见的发病部位。由于脑栓塞常突然阻塞动脉,易引起脑血管痉挛,加重脑组织的缺血程度。因起病迅速,无足够的时间建立侧支循环,所以栓塞与发生在同一动脉的血栓形成相比,病变范围大,供血区周边的脑组织常不能免受损害。

脑栓塞引起的脑组织缺血性坏死可以是缺血性、出血性或混合性梗死,其中出血性更为常见,占 30%～50%。脑栓塞发生后,栓子可以不再移动,牢固地阻塞管腔;或栓子分解碎裂,进入更小的血管,最初栓塞动脉的血管壁已受损,血流恢复后易从破损的血管壁流出,形成出血性梗死。

在栓子的来源未消除时,脑栓塞可以反复发作。某些炎性栓子可能引起脑脓肿、脑炎及局部脑动脉炎等。有时在血管内可以发现栓子,如寄生虫卵、脂肪球等。

【临床表现】

脑栓塞的临床表现与预后,取决以下各种因素:① 栓子性质、大小、数目;② 栓塞的动脉本身原来有无病变;③ 侧支循环的有效性;④ 栓塞的演变过程(栓子能否较快地溶解、碎裂、流失,患者血液纤溶系统的活动状态等);⑤ 产生栓子的原发病的严重度、复发性、可治性等;⑥ 其他部位栓塞和并发症的症状与转归。

脑栓塞有以下一些临床特征。

(1) 起病急骤:各类脑血管病中,以脑栓塞发病最快、最突然。常在无任何前驱症状下于分秒之间起病,多数症状迅达顶峰(稳定型卒中),偶有呈阶梯式进展加重者(进展型卒中)。

(2) 年龄、性别:视病因而异。风湿性心脏病所致者年龄较轻,女性较多。动脉粥样硬化、冠心病、心肌梗死引起者,多见于中老年。

(3) 脑部症状:多数表现为颈动脉系统特别是大脑中动脉闭塞症状,常为突起偏瘫、失语、偏盲、局限性癫痫发作,或偏身感觉障碍等局部脑损伤症状。少量的空气栓塞,症状短时内就可完全消失。其他性质栓子,轻者持续数日或数周后逐渐缓解,多无意识障碍、颅内压增高等全脑症状,或仅出现于起病初期,程度较轻且恢复较快。严重者因大的脑动脉栓塞、多发性脑梗死、出血性梗死,或颅内出血、广泛脑水肿、原发病情恶化,并发症严重,则除局部脑症状外,尚有昏迷、全身抽搐、高热、颅内压增高,甚至可发生脑疝而死亡。

(4) 其他症状:多数患者可在发病时查出原发疾病的病史、症状或体征,以心脏病和动脉粥样硬化为多见。如栓子为非心源性或同时合并脑外栓塞者可有胸痛、咯血、肺部感染、呼吸困难、肢端发绀、皮肤瘀点、急腹症等症状。

【辅助检查】

1. 头部 CT 及 MRI　可显示脑栓塞的部位和范围。CT 检查在发病后的 24～48 h 内病变部位出现低密度的改变,发生出血性梗死时可见在低密度的梗死区出现 1 个或多个高密度影。余同动脉粥样硬化性血栓性脑梗死。

2. 脑脊液检查　压力正常或升高,在出血性梗死时红细胞可增多。感染性心内膜炎产生含细菌的栓子,故脑脊液中白细胞可能增加,蛋白常升高,糖含量正常。

3. 其他　应常规进行心电图、胸部 X 线片和超声心动图检查。怀疑感染性心内膜炎时,应进行血常规、红细胞沉降率和血细菌培养等检查。特殊检查还包括 24 h 动态心电图监测、经食管超声心动图、发泡试验等。颈动脉超声、头颈动脉MRA、CTA 和 DSA 检查对评价颅内外动脉的狭窄程度、动脉粥样硬化性斑块和动脉夹层有意义。

【诊断和评估】

本病任何年龄均可发病,以青壮年较多见,病前有风湿性心脏病、心房颤动或卵圆孔未闭等病史。起病急,症状常在数秒或数分钟内达到高峰,表现为偏瘫、失语等局灶性神经功能缺损。头颅 CT 和 MRI 有助于明确诊断。本病应与其他脑血管病,如脑血栓形成、脑出血等鉴别。

需询问有关心脏病、骨折、气胸等栓子发源的病史。患有血栓性脉管炎或肺栓塞而突然发生偏瘫者需考虑脑反常栓塞的可能。老年人常患有动脉粥样硬化而使脑栓塞的诊断增加困难。其他脏器包括肾、脾、肠、肢体、视网膜等栓塞的存在有助于脑栓塞的诊断。心电图的异常有诊断参考意义。心电图发现房颤的患者,应进行 24 h 心电监测,全面了解心脏的节律和心跳频率,并进一步进行心脏超声检查,了解瓣膜情况、有无心脏附壁血栓等。怀疑卵圆孔未闭的患者,还应该进行经食管的心脏超声检查。亚急性细菌性心内膜炎伴发脑栓塞和发生感染性动脉瘤破裂时,可表现为蛛网膜下腔出血或脑内出血。影像学检查对明确脑栓塞性梗死的部位、范围、数目和是否伴有出血有决定性意义。

临床评估包括:房颤的类型、病情的严重程度[欧洲心律协会(European Heart Rhythm Association,EHRA)评分]、相关的心脏疾病、患者年龄和大体情况、心功能状况以及可能发生的变化、短期和长期治疗目标、药物治疗和非药物治疗的选择、血栓栓塞的风险评估。

房颤患者栓塞风险分层的评分方法主要是 CHADS$_2$ 和 CHA$_2$DS$_2$ - VASc,见表 3 - 2 - 2 - 5。

表 3 - 2 - 2 - 5　CHADS$_2$ 和 CHA$_2$DS$_2$ - VASc 评分表

危险因素	CHADS$_2$	CHA$_2$DS$_2$ - VASc
慢性心衰/左心功能障碍(C)	1	1
高血压(H)	1	1
年龄>75 岁(A)	1	2
糖尿病(D)	1	1
卒中/TIA/血栓栓塞史(S)	2	2
血管疾病(心肌梗死、周围动脉疾病、动脉杂音)(V)		1
年龄 65~74 岁(A)		1
女性(Sc)		1
最高得分	6	9

如果 CHADS$_2$ 或 CHA$_2$DS$_2$ - VASc 评分≥2 分就需要口服抗凝治疗。患者在口服抗凝治疗之前,还应该评估出血的风险,用 HAS - BLED 评分进行评估,见表 3 - 2 - 2 - 6。

表 3 - 2 - 2 - 6　HAS - BLED 评分表

临床特征	评分
高血压(H)	1
异常的肝肾功能 (abnormal liver or renal function,A)(每个 1 分)	1 或 2
卒中(S)	1
出血(bleeding,B)	1
INR 不稳定(labile INR,L)	1
老年人(>65 岁)(elderly,E)	1
药物或酒精滥用(drug or alcohol,D)(每个 1 分)	1 或 2
最高得分	9

注:高血压,收缩压>160 mmHg;异常肝功能,有慢性肝病或生化指标明显异常(胆红素 2 倍以上增高伴 AST 或 ALT 3 倍以上增高);肾功能异常,透析治疗患者、肾移植患者、血肌酐≥200 μmol/L;出血,有出血史或者出血倾向,如出血体质或贫血患者。INR 不稳定,指 INR 过高或过低;药物饮酒史,指持续使用抗血小板制剂、非甾体类抗炎药物和酗酒。

HAS - BLED 评分分数≥3 提示出血风险较高,需要谨慎进行药物选择。

【治疗与预防】

脑栓塞的治疗与动脉粥样硬化性血栓性脑梗死的治疗相同,包括急性期的综合治疗,尽可能恢复脑部血液循环,进行物理治疗和康复治疗。因为心源性脑栓塞容易再发,急性期应卧床休息数周,避免活动量过大,减少再发的风险。

当发生出血性脑梗死时,要立即停用溶栓、抗凝和抗血小板聚集的药物,防止出血加重和血肿扩大,适当应用止血药物,治疗脑水肿,调节血压;若血肿量较大,内科保守治疗无效时,考虑手术治疗。对感染性栓塞应使用抗生素,并禁用溶栓和抗凝治疗,防止感染扩散。在脂肪栓塞时,可采用肝素、低分子右旋糖酐(不能用于对本药过敏者)、5% 的碳酸氢钠及脂溶剂(如酒精溶液)等,有助于脂肪颗粒的溶解。

对于脑栓塞的预防非常重要,主要是进行抗凝和抗血小板治疗,以防止被栓塞的血管发生逆行性血栓形成和预防复发。抗凝治疗所使用的药物可选择肝素、低分子量肝素和华法林,具体参阅前文"动脉粥样硬化性血栓性脑梗死"节。近些年,替代华法林的新型口服抗凝剂逐一问世,代表性的有阿哌沙班(apixaban)、达比加群(dabigatran)和利伐沙班(rivaroxaban)。新型口服抗凝剂的优势在于,其受食物和药物的影响较小,不需要常规监测凝血指标,服用更为方便。

同时要治疗原发病,纠正心律失常,针对心脏瓣膜病和引起心内膜病变的相关疾病进行有效防治,根据栓子的来源,防止复发。

五、腔隙性脑梗死(小动脉闭塞)

参见本章第十节。

六、其他原因脑梗死

临床上较为少见,如动脉夹层、感染性、免疫性血管病、高凝状态、血液病及遗传性血管病等所致急性脑梗死。这类患者应具备临床、CT 或 MRI 检查显示的急性缺血性卒中病灶(无论大小与位置如何),血液学及血管造影等辅助检查应提示此类特殊病因,并需排除大、小动脉粥样硬化病变以及心源性栓塞所致的卒中。几种较常见的特殊原因脑梗死特点归纳如表 3-2-2-7。

表3-2-2-7　几种特殊原因脑梗死的特点

疾病种类	发病机制	临床表现	诊断	治疗
感染性血管病	病毒、细菌、真菌等病原微生物感染损伤脑血管	前驱感染史,发热等	细菌培养、脑脊液病毒抗体、DNA等	针对不同病原体抗感染治疗
免疫性血管炎	全身/中枢神经系统免疫反应损害血管	可伴低热、关节痛、皮疹、其他器官系统损害	红细胞沉降率、抗核抗体谱	激素、免疫抑制剂、丙种球蛋白
动脉夹层	内膜撕裂与血管壁内血肿导致血管狭窄和(或)栓塞	轻微外伤史(颈部按摩、运动等)、头痛、Horner征等	血管造影、高分辨磁共振(压脂)、CTA/MRA	抗凝、抗血小板、介入治疗
遗传性血管病	先天性血管结构、功能缺陷	家族史,其他部位血管(主动脉、四肢动脉、视网膜血管等)发育不良	家族史、特征性临床表现、基因检查	对症治疗
血液病	致血液高凝状态	出血倾向、贫血等	外周血、骨髓检查	针对原发病治疗

七、不明原因脑梗死

不明原因者包括经过全面评估仍未发现病因的患者;评估资料不全的患者;两个或更多的可能病因,不能做出最后诊断的病例(如房颤合并病灶同侧颈内动脉70%狭窄的患者)。

参 考 文 献

[1] ANDERSON C S, ROBINSON T, LINDLEY R I, et al. Low-Dose versus standard-dose intravenous alteplase in acute ischemic stroke[J]. N Engl J Med, 2016, 374(24): 2313-2323.

[2] Berkhemer O A, Majoie C B, Dippel D W. Intraarterial treatment for acute ischemic stroke[J]. N Engl J Med, 2015, 372(12): 1178-1179.

[3] BRODERICK J P, BERKHEMER O A, PALESCH Y Y, et al. Endovascular therapy is effective and safe for patients with severe ischemic stroke: pooled analysis of interventional management of stroke Ⅲ and multicenter randomized clinical trial of endovascular therapy for acute ischemic stroke in the Netherlands data[J]. Stroke, 2015, 46(12): 3416-3422.

[4] CAMPBELL B C V, MITCHELL P J, CHURILOV L, et al. Tenecteplase versus alteplase before thrombectomy for ischemic stroke[J]. N Engl J Med, 2018, 378(17): 1573-1582.

[5] CAMPBELL B C, MITCHELL P J, KLEINIG T J, et al. Endovascular therapy for ischemic stroke with perfusion-imaging selection[J]. N Engl J Med, 2015, 372(11): 1009-1018.

[6] CAMPBELL B C, MITCHELL P J, KLEINIG T J, et al. Endovascular therapy for ischemic stroke with perfusion-imaging selection[J]. N Engl J Med, 2015, 372(11): 1009-1018.

[7] CEREDA C W, OLIVOT J M. Emergency department (ED) triage for transient ischemic attack (TIA)[J]. Curr Atheroscler Rep, 2018, 20(11): 56.

[8] DAVIS S M, DONNAN G A. Clinical practice. Secondary prevention after ischemic stroke or transient ischemic attack[J]. N Engl J Med, 2012, 366(20): 1914-1922.

[9] GROTTA J C. Antiplatelet therapy after ischemic stroke or TIA[J]. N Engl J Med, 2018, 379(3): 291-292.

[10] HACKE W, KASTE M, BLUHMKI E, et al. Thrombolysis with alteplase 3 to 4.5 hours after acute ischemic stroke[J]. N Engl J Med, 2008, 359(13): 1317-1329.

[11] JOHNSTON S C, EASTON J D, FARRANT M, et al. Clopidogrel and aspirin in acute ischemic stroke and high-risk TIA[J]. N Engl J Med, 2018, 379(3): 215-225.

[12] JOUNDI R A, SAPOSNIK G. Organized outpatient care of patients with transient ischemic attack and minor stroke[J]. Semin Neurol, 2017, 37(3): 383-390.

[13] JOVIN T G, CHAMORRO A, COBO E, et al. Thrombectomy within 8 hours after symptom onset in ischemic stroke[J]. N Engl J Med, 2015, 372(24): 2296-2306.

[14] KERNAN W N, OVBIAGELE B, BLACK H R, et al. Guidelines for the prevention of stroke in patients with stroke and transient ischemic attack: a guideline for healthcare professionals from the American Heart Association/American Stroke Association[J]. Stroke, 2014, 45(7): 2160-2236.

[15] National Institute of Neurological Disorders and Stroke rt-PA Stroke Study Group. Tissue plasminogen activator for acute ischemic stroke[J]. N Engl J Med, 1995, 333(24): 1581-1587.

[16] OLIVOT J M, ALBERS G W. Using advanced MRI techniques for patient selection before acute stroke therapy[J]. Curr Treat Options Cardiovasc Med, 2010, 12(3): 230-239.

[17] PISTERS R, LANE D A, NIEUWLAAT R, et al. A novel userfriendly score (HAS-BLED) to assess one-year risk of major bleeding in atrial fibrillation patients: the Euro heart survey[J]. Chest, 2010, 138(5): 1093-1100.

[18] POWERS W J, DERDEYN C P, BILLER J, et al. 2015 American Heart Association/American Stroke Association focused update of the 2013 guidelines for the early management of patients with acute ischemic stroke regarding endovascular treatment: a guideline for healthcare professionals from the American Heart Association/American Stroke Association[J]. Stroke, 2015, 46(10): 3020-3035.

[19] POWERS W J, RABINSTEIN A A, ACKERSON T, et al. Guidelines for the early management of patients with acute ischemic stroke: a guideline for healthcare professionals from the American Heart Association/American Stroke Association[J]. Stroke, 2019, 50(12): e440-e441.

[20] ROTHWELL P M, ALGRA A, CHEN Z, et al. Effects of aspirin on risk and severity of early recurrent stroke after

transient ischaemic attack and ischaemic stroke：time-course analysis of randomised trials［J］. Lancet，2016，388（10042）：365－375.

［21］ TOTH C. The use of a bolus of intravenous heparin while initiating heparin therapy in anticoagulation following transient ischemic attack or stroke does not lead to increased morbidity or mortality［J］. Blood Coagul Fibrinolysis，2003，14（5）：463－468.

［22］ VALLS J，PEIRO-CHAMARRO M，CAMBRAY S，et al. A current estimation of the early risk of stroke after transient ischemic attack：a systematic review and meta-analysis of recent intervention studies［J］. Cerebrovasc Dis，2017，43（1－2）：90－98.

［23］ VAN DER WORP H B，VAN GIJN J. Clinical practice. Acute ischemic stroke［J］. N Engl J Med，2007，357（6）：572－579.

［24］ WANG Y J，WANG Y L，ZHAO X Q，et al. Clopidogrel with aspirin in acute minor stroke or transient ischemic attack［J］. N Engl J Med，2013，369（1）：11－19.

第三节　急性缺血性脑卒中的早期溶栓与介入治疗

曹文杰

一、急性缺血性脑卒中的静脉溶栓治疗

静脉溶栓是目前最主要恢复血流措施，药物包括重组组织型纤溶酶原激活剂（rt－PA）、尿激酶（UK）和替奈普酶（tenecteplase，TNK）。rt－PA 和尿激酶是我国目前使用的主要溶栓药，现认为有效挽救缺血半暗带组织时间窗为 4.5 h 内或 6 h 内。

（一）rt－PA

已有多个临床试验对急性缺血性脑卒中患者 rt－PA 静脉溶栓疗效和安全性进行了评价。研究的治疗时间窗包括发病后 3 h 内、3～4.5 h 及 6 h 内。NINDS 试验结果显示，3 h 内 rt－PA 静脉溶栓组 3 个月完全或接近完全神经功能恢复者显著高于安慰剂对照组，两组病死率相似，症状性颅内出血发生率治疗组高于对照组。ECASS Ⅲ 试验结果显示，在发病后 3～4.5 h 静脉使用 rt－PA 仍然有效。系统评价分析了 12 项 rt－PA 静脉溶栓试验，提示发病 6 h 内 rt－PA 静脉溶栓能增加患者良好临床结局。然而目前指南规定的溶栓时间窗仍为 4.5 h，治疗开始时间越早，患者结局越好。

1. 3 h 内 rt－PA 静脉溶栓的适应证、禁忌证以及相对禁忌证　见表 3-2-3-1。

表 3-2-3-1　3 h 内 rt－PA 静脉溶栓的适应证、禁忌证及相对禁忌证

适应证
(1) 有缺血性脑卒中导致的神经功能缺损症状
(2) 症状出现＜3 h
(3) 年龄≥18 岁
(4) 患者或家属签署知情同意书

续　表

禁忌证
(1) 颅内出血（包括脑实质出血、脑室内出血、蛛网膜下腔出血、硬膜下/外血肿等）
(2) 既往颅内出血史
(3) 近 3 个月有严重头颅外伤史或卒中史
(4) 颅内肿瘤、巨大颅内动脉瘤
(5) 近期（3 个月）有颅内或椎管内手术
(6) 近 2 周内有大型外科手术
(7) 近 3 周内有胃肠或泌尿系统出血
(8) 活动性内脏出血
(9) 主动脉弓夹层
(10) 近 1 周内有在不易压迫止血部位的动脉穿刺
(11) 血压升高：收缩压≥180 mmHg，或舒张压≥100 mmHg
(12) 急性出血倾向，包括血小板计数低于 $100×10^9$/L 或其他情况
(13) 24 h 内接受过低分子量肝素治疗
(14) 口服抗凝剂且 INR＞1.7 或 PT＞15 s
(15) 48 h 内使用凝血酶抑制剂或 Ⅹa 因子抑制剂，或各种实验室检查异常（如 APTT、INR、血小板计数、ECT、TT 或 Ⅹa 因子活性测定等）
(16) 血糖＜2.8 mmol/L 或＞22.22 mmol/L
(17) 头 CT 或 MRI 提示大面积梗死（梗死面积＞1/3 大脑中动脉供血区）

相对禁忌证
下列情况需谨慎考虑和权衡溶栓的风险与获益（即虽然存在一项或多项相对禁忌证，但并非绝对不能溶栓）：
(1) 轻型非致残性卒中
(2) 迅速改善的卒中
(3) 惊厥发作后出现的神经功能损害（与此次卒中发生相关）
(4) 颅外段颈部动脉夹层
(5) 近 2 周内严重外伤（未伤及头颅）
(6) 近 3 个月内有心肌梗死史
(7) 孕产妇
(8) 痴呆
(9) 既往疾病遗留较重神经功能残疾
(10) 未破裂且未经治疗的动静脉畸形、颅内小动脉瘤（直径＜10 mm）
(11) 少量脑内微出血（1～10 个）
(12) 使用违禁药物
(13) 类卒中

注：rt－PA，重组组织型纤溶酶原激活剂；INR，国际标准化比值；APTT，活化部分凝血酶时间；ECT，蛇静脉酶凝结时间；TT，凝血酶时间；1 mmHg = 0.133 kPa。

2. 3.5～4 h 内 rt－PA 静脉溶栓的适应证、禁忌证及相对禁忌证　见表 3-2-3-2。

表 3-2-3-2　3～4.5 h 内静脉溶栓的适应证、禁忌证和相对禁忌证

适应证
(1) 缺血性卒中导致的神经功能缺损
(2) 症状持续 3～4.5 h
(3) 年龄≥18 岁
(4) 患者或家属签署知情同意书

禁忌证
同 3 h 内 rt－PA 静脉溶栓禁忌

相对禁忌证
(1) 同 3 h 内 rt－PA 静脉溶栓相对禁忌
(2) 使用抗凝药物，INR≤1.7，PT≤15 s
(3) 严重卒中［美国国立卫生研究院卒中量表（NIHSS）评分＞25 分］

注：INR，国际标准化比率；PT，凝血酶原时间。

3. rt-PA 静脉溶栓的使用方法、监护及处理　见表3-2-3-3。

表3-2-3-3　rt-PA 的使用方法、监护及处理

(1) rt-PA 0.9 mg/kg(最大剂量为90 mg)静脉输注,其中10%在最初1 min 内静脉推注,其余持续滴注1 h

(2) 患者收入重症监护病房或卒中单元进行监护

(3) 定期进行血压和神经功能检查,静脉溶栓治疗中及结束后2 h 内,每15 min 进行1次血压测量和神经功能评估;然后每30 min 1次,持续6 h;以后每小时1次直至治疗后24 h

(4) 如出现严重头痛、高血压、恶心或呕吐,或神经症状、体征恶化,应立即停用溶栓药物并行脑 CT 检查

(5) 如收缩压≥180 mmHg 或舒张压≥100 mmHg,应增加血压监测次数,并给予降压药物

(6) 鼻饲管、导尿管及动脉内测压管在病情许可的情况下应延迟安置

(7) 溶栓24 h 后,给予抗凝药或抗血小板药物前应复查颅脑 CT/MRI

4. 进展　在临床工作中,rt-PA 静脉溶栓适应证尚不能包括所有情况,原则上无禁忌证均可接受静脉溶栓治疗,但因患者情况各异,需结合患者情况个体化考虑。

rt-PA 溶栓治疗除存在出血风险外,还有因血管源性水肿引起呼吸道梗阻的报道,应及时发现和紧急处理。

用多模式 MRI 或 CT 帮助选择超过4.5 h 但存在半暗带可以溶栓的患者是近年来研究热点,多模影像(如 DWI/FLAIR 失匹配、DWI/PWI 失匹配)可能有助于识别适于 rt-PA 静脉溶栓或血管内取栓者。然而目前公布的研究结果尚不统一。ECASS Ⅳ研究未能显示出基于 DWI/PWI 的失匹配指导下,rt-PA 在超时间窗和醒后卒中中的获益。探究利用 DWI/CTP 失匹配指导下扩大静脉溶栓时间窗的 EXTAND-Ⅳ试验也在中期中止入组患者。最近公布的 WAKE-UP 研究结果则显示,利用 DWI/FLAIR 失匹配来指导选择醒后卒中或发病时间不明患者接受 rt-PA 静脉溶栓治疗可获益。因此,扩大时间窗的静脉溶栓治疗有待进一步研究分析。

(二) 尿激酶

我国"九五"攻关课题"急性缺血性脑卒中6 h 内的尿激酶静脉溶栓治疗"试验分为两阶段。第1阶段开放试验初步证实国产尿激酶的安全性,确定了尿激酶使用剂量为100万~150万 IU。第2阶段为多中心随机、双盲、安慰剂对照试验,结果显示发病6 h 内的急性缺血性脑卒中患者接受尿激酶(剂量100万 IU 和150万 IU)溶栓相对安全、有效。近期国内尿激酶治疗轻型缺血性卒中的临床研究目前正在进行中。

1. 6 h 内尿激酶静脉溶栓适应证

(1) 有缺血性卒中导致的神经功能缺损症状。

(2) 症状出现<6 h。

(3) 年龄18~80岁。

(4) 意识清楚或嗜睡。

(5) 脑 CT 无明显早期脑梗死低密度改变。

(6) 患者或家属签署知情同意书。

2. 6 h 内尿激酶静脉溶栓禁忌证　同 rt-PA 静脉溶栓禁忌证。

(三) 替奈普酶

TNK 是 rt-PA 生物工程改造的变异体,具有更长的半衰期,对纤维蛋白的特异性更高,抗纤溶酶原激活物抑制剂作用更强。与 rt-PA 相比,TNK 价格也更为便宜。不同于 rt-PA 长达1 h 的给药时间,TNK 可在10 s 内团注,临床操作更为便利。近年来已有数项研究针对 TNK 展开,目前看来0.1~0.4 mg/kg 的剂量范围是安全的。汇总目前已经公布研究结果的澳大利亚 TNK 试验、ATTEST 试验、NOR-TEST 试验和 EXTEND-IA 试验,TNK 与 rt-PA 相比安全性相似,而对于大动脉闭塞患者而言,TNK 在血管再通及再灌注率上更优。目前国内 TNK 的安全性及有效性的临床试验正在进行中。离 TNK 真正用于急性缺血性卒中的临床实践,目前还需要进一步的研究。

二、缺血性脑卒中的早期血管内介入治疗

急性缺血性脑卒中的早期治疗,尤其是大血管闭塞性卒中的血管内治疗,在最近10年内取得了长足的进步。2013年3项关于血管内机械取栓治疗急性缺血性脑卒中的随机双盲对照试验(IMS-Ⅲ、MR-RESCUE 与 SYNTHESIS Expansion)近乎宣判血管内治疗是无效的。然后,2015年发表于《新英格兰医学杂志》的5项随机对照试验(MR CLEAN、SWIFT PRIME、EXTEND-IA、ESCAPE 与 REV ASCAT)一致证实,以支架式取栓装置为主的血管内治疗大幅提高了血管再通效率,并带来了显著的临床获益,从而树立了卒中早期血管内治疗的第一个里程碑。荟萃分析也证实,与单纯静脉溶栓的内科治疗方案相比,血管内介入治疗对于发病90 d 后独立功能率,校正优势比为2.49(95%可信区间:1.76~3.53),绝对获益率提高了19.5%,使1例患者临床改善(至少降低改良 Rankin 评分1分)所需要治疗的人数为2.6。自此,急性缺血性脑卒中的早期治疗进入了一个多学科合作、更具个体化治疗特色的新时代。

(一) 急性缺血性脑卒中早期血管内介入的适应证与禁忌证

1. 适应证

(1) 年龄在18岁以上。

(2) 影像学检查证实为大血管闭塞的急性缺血性脑卒中。

(3) 符合以下条件的大血管闭塞卒中患者:

1) 前循环闭塞发病6 h 之内;

2) 前循环闭塞发病在6~24 h 之间,经过严格的影像学筛选;

3) 后循环大血管闭塞发病在24 h 之内。

(4) CT 排除颅内出血、蛛网膜下腔出血。

(5) 患者或者法定代理人签署知情同意书。

2. 禁忌证

(1) 参考静脉溶栓禁忌证。

(2) 活动性出血或已知有明显出血倾向者。

(3) 严重心、肝、肾功能不全。

(4) 血糖<2.7 mmol/L 或者>22.2 mmol/L。

(5) 药物无法控制的严重高血压。

(二) 治疗对象的评估与筛选

急性缺血性脑卒中早期血管内介入并不是适合所有大动脉急性闭塞的脑梗死患者,治疗成功与否、预后好坏很大程度上取决于介入手术前的评估。

1. 临床评估 急性神经功能障碍的患者若伴失语、同向凝视、忽略或 NIHSS 评分 10 以上，CT 排除了脑出血的患者，则可高度怀疑患者存在急性大动脉闭塞。

2. 影像学评估 临床评估的同时，必须做影像学的检查。

（1）若无法开展多模式 CT 或者 MRI 时，于前循环闭塞的患者，可用普通 CT 平扫筛选出 Alberta 卒中计划早期 CT 评分（ASPECTS）≥6 的患者作为早期血管内介入治疗的对象。

（2）在可行多模式 CT 或者 MRI 的临床中心，可利用 CTA 或者 MRA 识别出急性闭塞的大血管；利用 CTP 或者 MRP 揭示是否存在明显的灌注-梗死核心不匹配。一般而言，合适治疗对象的梗死核心体积应该小于 70 ml。

（三）血管内介入的手术方式

1. 血管内机械取栓 自 2004 年开始，多项临床研究开始关注超早期血管内机械取栓在急性缺血性脑卒中的治疗作用。利用早期的 MERCI、Penumbra 等取栓设备进行了多项注册研究，均证实了其处理超急性期缺血性脑卒中的现实可行性。但 2013 年 3 月于《新英格兰医学杂志》发表的卒中介入治疗Ⅲ（IMS-Ⅲ）、血栓切除术治疗卒中的机械取栓和再通研究（MR-RESCUE）、急性缺血性脑卒中局部和系统溶栓比较试验（SYNTHESIS Expansion）3 项研究，结果提示这些取栓设备的使用并不能使患者从治疗中获益。而以 Solitaire 及 Trevo 装置为代表的可回收支架取栓技术，最早有 Solitaire 对比 Merci 装置治疗急性脑卒中试验（SWIFT）和 Trevo 对比 Merci 装置治疗大血管闭塞急性脑卒中研究（TREVO-2）研究，其结果证实其临床疗效优于传统取栓装置，为进一步的临床研究奠定了器械上的扎实基础。MR-CLEAN、SWIFT PRIME、EXTEND-IA、ESCAPE、REVASCAT、THRACE 等 6 项研究结果均表明，采用 Solitaire 等支架式取栓器治疗急性前循环血管闭塞所致的缺血性脑卒中患者，较静脉溶栓更能增加血管再通率，改善预后，而且不增加安全终点事件的发生。

与 IMS-Ⅲ等阴性结果的血管内取栓对照治疗相比，除设备上的改进外，患者处理流程的优化，尤其是院内延误的控制方面在近期的临床研究中进行了大幅度改善。在 MR-CLEAN、ESCAPE、SWIFT PRIME、EXTEND-IA、REVASCAT 研究中，血管内介入治疗组中位发病至穿刺时间分别为 260、185、224、210、269 min。在一项纳入上述 5 项研究数据的荟萃分析 HERMES 研究中进一步指出，对于发病 3 h 内完成穿刺的患者，相比标准治疗，动静脉桥接治疗的相对获益比为 2.79，对于 6 h 完成穿刺的患者，相对获益比下降至 1.98，而穿刺时间如延长至 8 h，相对获益仅增加 57%。在完成再通治疗的 390 例患者中，每小时的治疗延误会降低 6.7% 的总获益，患者获得功能独立（mRS 评分 0~2 分）的比例降低 5.2%。因此，在临床实际操作中，应完善流程优化，减少各项不必要的院内延误，对符合血管内治疗适应证的患者应尽早实施手术处理，充分体现"时间即大脑"的原则。

2. 血管内血栓抽吸技术 在经典的取栓手术中，可配合指引导管内的回抽减少血栓逃逸，增加取栓效率，但受限于指引导管的管径和通过性，通常无法达到闭塞段或抵近血栓位置。近年来，随着中间导管的逐渐普及，衍生出了一次通过直接抽吸技术（a direct aspiration first pass technique, ADAPT），这项技术倾向于单用中间导管的抽吸完成血管再通。理论上能够降低支架式取栓器对血管床造成的直接切割和牵拉，降低血管内治疗并发症。对血栓负荷较大的急性栓塞患者，直接抽吸的取栓效果也理应更加出色。哪怕 ADAPT 不能完成直接再通，中间导管内再行支架取栓操作也更加简洁方便。近期 1 个纳入 16 项研究共 1 378 例 ADAPT 取栓患者的系统评价指出，单用 ADAPT 完成的血管再通手术成功率为 66%，而需要合并支架取栓的比例为 31%，总再通率可达 89%。

目前，直接对比血管内经典取栓技术与血栓抽吸技术的研究，多数为回顾性病例系列研究。既往的荟萃分析显示，ADAPT 联合支架取栓的补救模式治疗，在再通效果上显著高于经典的支架取栓（89.4% 比 71.7%，$P < 0.001$）；操作时间上 ADAPT 组也体现出了数值上的优势（44.77 min 比 61.46 min，$P = 0.088$），但两组患者的临床预后未体现出显著差异。ASTER 研究是近期完成的一项多中心随机对照研究。结果显示，血栓抽吸技术组的成功再通率为 85.4%，与传统支架取栓器组再通率（83.1%）相比差异无统计学意义，发病 24 h NIHSS 评分的改善程度、发病 90 d mRS 评分以及相关安全终点差异均无统计学意义。因此，目前尚无足够的证据证实血栓抽吸技术显著优于机械取栓术。

3. 动脉溶栓 对于支架取栓手术未能达到完善再通，而患者仍处于发病 6 h 动脉溶栓时间窗内，给予 rt-PA 行补救治疗的做法目前仅限于临床经验，尚无明确循证依据。

4. 急性期血管成形术及支架置入术 血管成形及支架置入术常用于大血管闭塞卒中取栓失败的补救治疗。近期的一项研究显示，对 208 例急性前循环大血管闭塞卒中患者采取支架取栓联合血栓抽吸（Penumbra 装置），155 例血管再通良好［改良脑梗死溶栓（mTICI）分级 2b 级和 3 级］，53 例再通失败。其中 8 例使用尿激酶或血小板糖蛋白Ⅱb/Ⅲa 受体抑制剂后血管再通，剩下血管未通的 45 例患者中，17 例进行支架补救治疗，28 例没有采用支架。结果显示，3 个月时预后良好率（mRS 评分 0~2 分）支架组高于非支架组（35.3% 比 7.1%，$P = 0.039$）；发生脑疝需要去骨瓣减压手术或者导致死亡的患者比例，支架组为 11.8%，非支架组为 42.9%（$P = 0.046$）。对于取栓失败的缺血性脑卒中患者，支架置入可能是可行的补救措施。SARIS 研究纳入 20 例缺血性脑卒中患者进行分析，结果提示对颅内血管闭塞采取支架置入术可能是有效的额外治疗。

此外，目前尚有一些小样本研究报道了颅外血管成形及支架置入术在急性期的应用。Jovin 等报道了在 25 例颈内动脉闭塞行急诊颈动脉支架置入术的患者中，23 例（92%）血管再通，10 例术后 24 h 神经功能明显改善（NIHSS 评分减少 4 分以上）。Nikas 等报道了 14 例动脉粥样硬化和 4 例动脉夹层所导致的颈动脉颅外段闭塞患者的急诊介入手术，血管再通率达 83%，77.8% 的患者出院时神经功能明显改善。颅外动脉血管成形术和支架置入术在急性缺血性脑卒中中的应用尚需更多研究明确，目前认为以下情况可考虑紧急实施血管成形术及支架置入术：颈动脉或椎动脉颅外段重度动脉粥样硬化性狭窄或夹层，导致血管完全或不完全闭塞而引发的急性脑卒中。

（四）血管内介入治疗时间窗

在急诊取栓的时间窗拓展上，近期的临床研究也进行了诸多尝试。REVASCAT 研究首次将发病至穿刺的普遍时间窗延长至脑卒中发病后 8 h，HERMES 分析结果显示，介入手术组的疗效优越性在 7 h 18 min 内仍存在统计学意义。即便如此，能够在时间窗内进行介入手术治疗的患者仍然有限，尤其结合我国具体国情，仍有相当一部分的患者没有接受介入手术的机会。2017 年，DAWN 研究及 DEFUSE－3 研究陆续发表。DAWN 研究以 CT 灌注成像的具体参数结合患者年龄、NIHSS 评分进行综合筛选，其具体标准如下：① 年龄≥80 岁，NIHSS 评分≥10 分，梗死体积＜21 ml；② 年龄 18～79 岁，NIHSS 评分≥10 分，梗死体积＜31 ml；③ 年龄 18～79 岁，NIHSS 评分≥20 分，梗死体积 31～51 ml。由于血管内介入治疗组获益明显，在中期分析时已达到预设的有效性阈值，该研究在 31 个月时提前终止。DEFUSE－3 研究基于 CT 或 MR 灌注成像的具体参数进行患者筛选，具体标准为：核心缺血区＜70 ml，低灌注区与坏死区体积比值＞1.8，且不匹配区域＞15 ml。结果显示，其主要终点事件 90 d mRS 评分在血管内治疗组明显优于标准治疗组（调整后 OR＝2.77，$P<0.001$），而 90 d 功能独立（mRS 评分 0～2 分）的患者比例同样更高（45% 与 17%，$P<0.001$）。这两项研究表明，以功能影像作为患者筛选标准从而延长动脉取栓手术的时间窗是可行的。

（五）血管内介入与静脉溶栓

随着急性缺血性脑卒中的早期血管内介入治疗如火如荼地开展，支持"跳过静脉溶栓，直接动脉取栓"的声音也越来越多。理论上直接取栓能够减少静脉溶栓的时间延误，避免溶栓药物引起的相关不良反应和颅内、系统性出血风险。但同样不能忽视约 10% 的患者可以单纯由静脉溶栓治疗而至血管再通，而且可能在血管内治疗不能到达栓子部位时提供更高的再通概率。近年来，多项小样本回顾性研究关注单纯血管内治疗与静脉溶栓-血管内治疗的桥接模式两者的比较，结论各异。

（六）早期介入治疗的围手术期管理

1. 血压管理　急性缺血性脑卒中患者的血管内治疗围手术期血压管理目标值仍不明确。近年来，多项多中心随机对照临床试验均按照既往指南要求，将术后血压控制在 180/105 mmHg 以下。ESCAPE 研究对于大血管术后仍然闭塞的患者，将其血压目标值定为收缩压≥150 mmHg，以有利于侧支循环血流的维持；对于成功实现血管再通的患者，则控制血压至正常水平。DAWN 研究建议对于实现成功再通（研究中定义为 2/3 的大脑中动脉供血区实现再通）的患者，术后 24 h 控制收缩压＜140 mmHg，或者较基础血压降低 20 mmHg 左右，但不应低于 100/60 mmHg。

2. 抗栓药物应用　目前缺乏急性缺血性脑卒中血管内介入治疗围手术期抗栓药物使用的直接证据。韩国学者近期完成一项前瞻性非随机对照临床注册研究，结果提示再通治疗后 24 h 内早期应用抗血小板聚集药物并不增加再通治疗后出血及症状性颅内出血的风险。近年来，多项临床试验对替罗非班和依替巴肽等血小板糖蛋白 Ⅱb/Ⅲa 受体拮抗剂在急性脑血管病中的应用价值进行探讨。替罗非班治疗急性脑卒中安全性试验 SaTIS，结果显示替罗非班用于急性中度缺血性脑卒中是安全的。替罗非班是否适宜应用于急性缺血性脑卒中血管内治疗目前仍有较大争议，此类药物的安全性及有效性尚未明确。

3. 麻醉镇定方式　围手术期中普通镇定药物和全身麻醉之间的取舍也是近年的主要关注热点之一。普通麻醉具有能及时观察患者神经功能变化、减少肺部感染发病率等优势。目前的证据显示，普通药物镇定与全身麻醉无明显优劣，可根据患者本身及导管室具体条件合理选择麻醉方式。

三、缺血性脑血管疾病的介入治疗

流行病学研究显示，在所有缺血性脑血管疾病中，大动脉粥样硬化性病变占所有病因的 1/3；在大动脉粥样硬化病变发展过程中，随着病变的进展，严重狭窄病变导致的低灌注以及易损斑块的破裂后血栓栓塞是引起急性缺血性脑血管疾病的主要病理基础。开放性动脉成形术，如颈动脉内膜切除术（carotid endarterectomy，CEA）自 1990 年开始已被证实可以显著降低伴有颈动脉狭窄的缺血性脑血管疾病患者再发缺血事件的风险；而随着新技术、新材料的应用，经皮动脉成形术（球囊扩张支架植入）在颈动脉狭窄患者中也被证实具有与 CEA 类似的治疗作用，而在某些特殊的动脉解剖部位，经皮动脉成形术则具有明显的优势，尤其是可以减少创伤、降低高危患者围手术期并发症的发生。

（一）颅外段大动脉狭窄的介入治疗

经皮动脉成形术通过球囊扩张的方法可以使狭窄病变变得以改善，达到正常或接近正常管径，支架的植入则可以防止病变管腔的弹性回缩以及斑块和内膜在管腔内的凸起，两者共同作用以达到维持正常血流灌注的目的。

1. 颈动脉支架成形术（carotid artery stenting，CAS）1980 年，Mathias 报道了首例颈动脉成形病例。然而，早期的颈动脉成形术在操作时栓塞风险高，同时单纯的球囊扩张后再狭窄率高发。因此，自从 CAS 技术诞生以来，它与 CEA 孰优孰劣的争论从未停止。2001 年公布的 CAVATAS 研究作为最早一项对比 CEA 高风险患者中 CEA 和 CAS 疗效的随机对照试验（RCT）研究，主要采用单纯球囊扩张成型（74%），并且未应用栓塞保护装置（EPD），结果未能证实 CAS 具有更好地降低短期（30 d）和长期（3 年）卒中发生率和死亡率，而 CAS 的远期再狭窄率（＞70%）较 CEA 明显增高。

随着栓塞保护装置的应用，CaRESS 研究以及 SAPPHiRE 研究陆续证实在 CEA 高风险人群中，CAS 围手术期并发症发生率以及中远期缺血事件的发生率不高于 CEA，而其中心肌梗死事件和同侧卒中发生率则低于 CEA。尽管其后有几项研究未能证实 CAS 的效力及安全性；但在 2010 年，CREST 研究再次证实了 CAS 的安全性及有效性，10 年随访结果也证实了 CAS 在治疗颈动脉狭窄病变中的长期疗效与 CEA 相同，尤其是在 CEA 不适用的颈动脉狭窄部位，解剖结构过高或者颈部放疗后动脉狭窄等非粥样硬化病变。

（1）CAS 的适应证：① 症状性（6 个月内）颈动脉狭窄＞50%；② 无症状性颈动脉狭窄＞70%。对于以下 CEA 高危患者行 CAS 更具优势。

1）基础疾病合并症：高龄＞80 岁；Ⅲ～Ⅳ级的充血性心衰；左心室射血分数（LVEF）＜30%；近期急性心肌梗死（24 h～30 d）；不稳定心绞痛；限期行冠状动脉成形治疗需求患者；重度肺功能不全，包括长期氧疗，静息状态下 PaO_2＜60 mmHg，存在严重的通气障碍或换气障碍。

2）解剖结构限制：对侧颈动脉闭塞；对侧喉返神经麻痹；既往头颈部手术史或放疗史；CEA 后再狭窄；病变位置过高或

过低,影响手术视野暴露;喉部手术或气管切开术后;串联的严重狭窄;因脊柱疾病等导致的颈部背伸困难。

(2) CAS的禁忌证:随着介入技术的进步以及介入材料的完善,目前CAS没有绝对禁忌证,但对于无症状的颈动脉慢性闭塞患者,目前认为CAS不能带来获益,应避免在此类患者中常规开展CAS。

(3) 相对禁忌证:① 3个月内的颅内出血;② 2周内的急性心肌梗死或大面积脑梗死;③ 伴有颅内动脉瘤,不能提前或同期处理者;④ 消化道疾病伴活动性出血或其他系统性出血,存在肝素以及抗血小板药物使用禁忌的患者;⑤ 碘造影剂或金属过敏者;⑥ 肾功能不全(内生肌酐清除率<30 ml/min);⑦ 其他重要脏器功能不全,尚未恢复至可耐受手术治疗者;⑧ 存在全身系统性感染症状者;⑨ 存在严重残疾生活无法自理者;⑩ 存在恶性肿瘤,预期寿命<2年者。

(4) CAS的时机:对于非致残性卒中患者应在症状发生后2周内尽早完成血管成形治疗;而对于大面积梗死患者一般建议在发病2周后开展CAS治疗。

(5) 术前准备。

1) 药物:术前应给予阿司匹林(100~300 mg,每日1次)联合氯吡格雷(75 mg,每日1次)抗血小板聚集治疗至少3 d;对于氯吡格雷不能耐受,或者已知氯吡格雷抵抗的患者,应使用其他抗血小板聚集药物与阿司匹林联合。

2) 血压:术前应用口服降压药物控制血压,血压目标根据患者情况个体化制定。对于存在低灌注性脑梗死患者,应维持血压在较高水平,以避免强化降压导致低灌注性脑缺血事件。

3) 心律:术前应完善常规心电图以及阿托品试验;对于存在二度房室传导阻滞或阿托品试验阴性的患者,应考虑在CAS前放置临时起搏器或经皮起搏装置,以避免术中颈动脉窦反射引起心率下降甚至心跳骤停。

4) 脑血流评估:所有进行CAS的患者应进行术前CTP和(或)TCD的评估,确定目标血管供血区脑灌注情况,确定狭窄远端血管内血流速度及侧支代偿情况。

(6) 麻醉选择:常规CAS在局麻下进行。对于某些特殊患者可考虑全麻下CAS治疗:① 交流沟通困难,或过度紧张,无法良好配合手术治疗者;② 目标血管供血区缺乏侧支代偿,球囊扩张阻断血流时可能诱发脑缺血导致患者无法配合者;③ 双侧颈动脉重度狭窄,术后需要严格控制血压者;④ 病变复杂,预计手术难度大、操作时间长,患者耐受度差。

(7) 介入材料的选择:球囊的直径宜选择狭窄病变远端正常管腔直径×0.9,对于重度狭窄病变,可选择多个不同直径的球囊从小到大顺序逐步扩张成形;而支架直径一般选择近端最大管腔直径×1.2,以保证支架与管壁能良好贴合;支架长度应保证能够完全覆盖病变,如单个支架长度不足以覆盖病变,可考虑2个或多个支架植入。一般来说开环支架的顺应性和径向支撑力更优,在迂曲病变中,可优先选择开环支架。

(8) 术后管理。

1) 监护:术后首个24 h应进行监护观察,包括持续的心电监护,密切的血压监测和神经功能检测,以及时发现有无术后并发症的发生。穿刺部位应严格止血,可应用动脉穿刺缝合、闭合、封堵等装置进行止血,必要时还应进行动脉穿刺部位压迫及制动。

2) 术后血压管理:术后血压目标应根据狭窄程度以及高灌注综合征发生风险进行个体化制定。对于高灌注综合征高危患者,应严格控制血压,目标血压应使收缩压较基础收缩压降低20%以上;对于出现疑似高灌注综合征的患者,应更为积极地进行降压治疗,在保证全身重要脏器灌注的前提下尽可能地降低血压;应用甘露醇等脱水剂可能有助于控制高灌注综合征的发生。

(9) 术中及术后颈动脉窦反射的处理:术中心电监护提示心率<60次/分的患者应在球囊扩张前给予阿托品0.5~1 mg静脉注射以预防严重的心率下降;支架植入术后出现持续心率<50次/分时应给予异丙肾上腺素静脉泵注维持心率;如患者合并有血压下降引起局部或全身灌注不足时,在使用异丙肾上腺素基础上可联合苯肾上腺素静脉泵注升压以保障灌注。

(10) 术后缺血性卒中的治疗:颈动脉支架植入术后仍应进行持续的抗血小板药物治疗。为降低支架内血栓形成,根据现有的经验,推荐阿司匹林(100~300 mg,每日1次)基础上联合氯吡格雷(75 mg,每日1次)4~12周,随后可继续阿司匹林(100 mg,每日1次)抗血小板治疗。同时应对其他卒中危险因素,如高血压、糖尿病、高血脂、吸烟等,进行管理控制。

(11) 随访:颈动脉支架植入术后应建议患者定期随访,术后1个月、3个月、6个月、1年以及其后每一年度都应进行颈动脉B超的随访,以明确有无再狭窄发生。

2. 椎动脉狭窄的治疗 椎动脉开口是椎动脉狭窄病变的最好发部位,但由于基底动脉多接受双侧椎动脉供血,一侧椎动脉开口严重狭窄时常无临床症状。而在部分偏侧椎动脉优势患者中,优势侧椎动脉开口的狭窄病变可以引起后循环的灌注降低,同样椎动脉开口及椎动脉近段狭窄病变处栓子脱落可以引起远端后循环的栓塞。流行病学研究显示,近10%的后循环梗死是由椎动脉开口病变引起的。虽然到目前为止唯一一关于椎动脉成形术RCT研究(CAVATAS)的结果提示介入成形治疗在预防缺血事件中并不比药物治疗更具优势,但是在内科治疗后仍有缺血事件发作的患者中,进行椎动脉成形手术治疗仍具有改善后循环灌注的作用,而且椎动脉的解剖走行特点(自锁骨下动脉向横突孔内走行)意味着经皮动脉成形术较外科开放手术更具有优势。

由于现有证据显示椎动脉狭窄的支架植入治疗的疗效仍不确定,单纯根据狭窄率来确定是否进行介入干预并不是最合适的患者选择标准;某些特殊的患者,如症状性狭窄伴溃疡斑块、孤立性椎动脉开口重度狭窄、双侧椎动脉近段重度狭窄等,进行选择性的血管内支架植入治疗可能有助于降低后循环缺血事件的发生。

需要强调的是,椎动脉的狭窄往往是全身血管动脉粥样硬化病变的局部表现,常合并有其他部位脑血管、心血管及周围血管的病变,因此动脉粥样硬化危险因素的管理以及抗血小板等药物的治疗是这一疾病的基础治疗,这样才有助于降低全因死亡率。

3. 锁骨下动脉狭窄的治疗 一般情况下,右侧锁骨下动脉起始于头臂干,而左侧锁骨下动脉起始于主动脉弓。左侧锁骨下动脉起始狭窄病变发生率明显高于右侧。当锁骨下动脉近端发生严重狭窄或闭塞时,可引起相应上肢的缺血表现,如皮温下降、疼痛等;而椎动脉开口近端病变则可引起盗血而导致后循环低灌注症状。通过对狭窄的锁骨下动脉进行血管内支架植入治疗可以改善管腔狭窄,缓解上肢缺血,逆转锁骨下动脉盗血。但是,回顾性研究发现,血管内支架植入在预防脑缺血事件发生上并不优于内科药物治疗。因此,锁骨下动脉狭窄的介入治疗应当在仔细评估动脉粥样硬化危险因素、药物疗效以及介入手术风险的基础上慎重选择患者开展。

(二)颅内段脑供血动脉狭窄的治疗

在大动脉粥样硬化型脑梗死中,颅内动脉狭窄、闭塞的发生率为20%~50%,而重度的颅内动脉狭窄本身也是缺血性卒中复发的高危因素,1年复发率可高达20%。SAMMPRIS研究和VISSIT研究的结果均提示颅内大动脉狭窄患者行介入动脉成形治疗的风险明显高于获益,这使得颅内大动脉狭窄的介入治疗无法常规开展。然而,一些登记研究通过合理地选择治疗对象以及改进操作技术,使得围手术期终点事件得到明显的下降。对于接受强化药物治疗(阿司匹林联合波立维抗血小板、强化降脂以及危险因素管控)后仍有缺血事件发作的颅内大动脉狭窄患者,通过仔细评估病变的严重程度、部位、长度、偏心性以及穿支动脉发出情况,更加准确地筛选适合接受介入颅内动脉成形治疗的患者可以使其从中获益。

参 考 文 献

[1] 中华医学会神经病学分会,中华医学会神经病学分会脑血管病学组.中国急性缺血性脑卒中诊治指南2018[J].中华神经科杂志,2018,51(9):666-682.

[2] ANON. Endovascular versus surgical treatment in patients with carotid stenosis in the carotid and vertebral artery transluminal angioplasty study (cavatas): a randomised trial[J]. Lancet, 2001, 357: 1729-1737.

[3] ANON. Prognosis of patients with symptomatic vertebral or basilar artery stenosis. The warfarin-aspirin symptomatic intracranial disease (WASID) study group[J]. Stroke, 1998, 29: 1389-1392.

[4] ALBERS G W, MARKS M P, KEMP S, et al. Thrombectomy for stroke at 6 to 16 hours with selection by perfusion imaging [J]. N Engl J Med, 2018, 378 (8): 708.

[5] BROTT T G, HOWARD G, ROUBIN G S, et al. Long-term results of stenting versus endarterectomy for carotid-artery stenosis[J]. N Engl J Med, 2016, 374: 1021-1031.

[6] CAMPBELL B C V, MITCHELL P J, CHURILOV L, et al. Tenecteplase versus alteplase before thrombectomy for ischemic stroke[J]. N Engl J Med, 2018, 378(17): 1573-1582.

[7] CaRESS Steering Committee. Carotid revascularization using endarterectomy or stenting systems (caress) phase i clinical trial: 1-year results[J]. J Vasc Surg, 2005, 42(2): 213-219.

[8] DERDEYN C P, CHIMOWITZ M I, LYNN M J, et al. Aggressive medical treatment with or without stenting in high-risk patients with intracranial artery stenosis (sammpris): the final results of a randomised trial[J]. Lancet, 2014, 383: 333-341.

[9] GOYAL M, MENON B K, van ZWAM W H, et al. Endovascular thrombectomy after large-vessel ischaemic stroke: a meta-analysis of individual patient data from five randomised trials[J]. Lancet, 2016, 387 (10029): 1723-1731.

[10] HACKE W, KASTE M, BLUHMKI E, et al. Thrombolysis with alteplase 3 to 4.5 hours after acute ischemic stroke[J]. N Engl J Med, 2008, 359(13): 1317-1329.

[11] HUANG X, CHERIPELLI B K, LLOYD S M, et al. Alteplase versus tenecteplase for thrombolysis after ischaemic stroke (attest): a phase 2, randomised, open-label, blinded endpoint study[J]. Lancet Neurol, 2015, 14(4): 368-376.

[12] LIU L, ZHAO X, MO D, et al. Stenting for symptomatic intracranial vertebrobasilar artery stenosis: 30-day results in a high-volume stroke center[J]. Clin Neurol Neurosurg, 2016, 143: 132-138.

[13] LOGALLO N, NOVOTNY V, ASSMUS J, et al. Tenecteplase versus alteplase for management of acute ischaemic stroke (nor-test): a phase 3, randomised, open-label, blinded endpoint trial [J]. Lancet Neurol, 2017, 16(10): 781-788.

[14] MANTESE V A, TIMARAN C H, CHIU D, et al. The carotid revascularization endarterectomy versus stenting trial (crest): stenting versus carotid endarterectomy for carotid disease [J]. Stroke, 2010, 41: S31-S34.

[15] MATHIAS K, GOSPOS C, THRON A, et al. Percutaneous transluminal treatment of supraaortic artery obstruction[J]. Ann Radiol (Paris), 1980, 23: 281-282.

[16] MIAO Z, ZHANG Y, SHUAI J, et al. Thirty-day outcome of a multicenter registry study of stenting for symptomatic intracranial artery stenosis in China[J]. Stroke, 2015, 46: 2822-2829.

[17] MORI T, FUKUOKA M, KAZITA K, et al. Follow-up study after intracranial percutaneous transluminal cerebral balloon angioplasty[J]. AJNR Am J Neuroradiol, 1998, 19: 1525-1533.

[18] NAHSER H C, HENKES H, WEBER W, et al. Intracranial vertebrobasilar stenosis: Angioplasty and follow-up[J]. AJNR Am J Neuroradiol, 2000, 21: 1293-1301.

[19] National Institute of Neurological Disorders and Stroke rt-PA Stroke Study Group. Tissue plasminogen activator for acute ischemic stroke [J]. N Engl J Med, 1995, 333 (24): 1581-1587.

[20] NOGUEIRA R G, JADHAV A P, HAUSSEN D C, et al. Thrombectomy 6 to 24 hours after stroke with a mismatch between deficit and infarct[J]. N Engl J Med, 2017, 378 (1): 683-691.

[21] PARSONS M, SPRATT N, BIVARD A, et al. A randomized trial of tenecteplase versus alteplase for acute ischemic stroke [J]. N Engl J Med, 2012, 366(12): 1099-1107.

[22] SCHILLINGER M, HAUMER M, SCHILLINGER S, et al. Outcome of conservative versus interventional treatment of subclavian artery stenosis[J]. J Endovasc Ther, 2002, 9: 139-146.

[23] SHADMAN R, CRIQUI M H, BUNDENS W P, et al. Subclavian artery stenosis: prevalence, risk factors, and association with cardiovascular diseases[J]. J Am Coll Cardiol, 2004, 44: 618-623.

[24] THOMALLA G, SIMONSEN C Z, BOUTITIE F, et al. MRI-guided thrombolysis for stroke with unknown time of onset [J]. N Engl J Med, 2018, 379(7): 611-622.

[25] WHITE H, BODEN-ALBALA B, WANG C, et al. Ischemic stroke subtype incidence among whites, blacks, and hispanics: the northern manhattan study[J]. Circulation, 2005, 111: 1327-1331.

[26] WITYK R J, CHANG H M, ROSENGART A, et al. Proximal extracranial vertebral artery disease in the new england medical center posterior circulation registry[J]. Arch Neurol, 1998, 55: 470-478.

[27] WONG L K. Global burden of intracranial atherosclerosis [J]. Int J Stroke, 2006, 1: 158-159.

[28] YADAV J S, WHOLEY M H, KUNTZ R E, et al. Protected carotid-artery stenting versus endarterectomy in high-risk patients[J]. N Engl J Med, 2004, 351: 1493-1501.

[29] ZAIDAT O O, FITZSIMMONS B F, WOODWARD B K, et al. Effect of a balloon-expandable intracranial stent vs medical therapy on risk of stroke in patients with symptomatic intracranial stenosis: the VISSIT randomized clinical trial [J]. JAMA, 2015, 313: 1240-1248.

第四节 出血性脑血管病

宋剑平 丁宏岩 董 强 毛 颖 周良辅

一、脑出血

脑出血(intracerebral hemorrhage,ICH)分外伤性和非外伤性两种,前者已在颅脑外伤中介绍,后者又称原发性或自发性脑出血,系指颅内或全身疾病引起脑实质内出血。引起非损伤性脑出血的原因很多,但以高血压性脑出血最常见,占总数的40%~50%。由于高血压性脑出血有其固有的特点,本节以其作为代表,重点进行介绍,并对其他原因引起的脑出血在鉴别诊断中进行讨论。

【流行病学】

脑出血在脑卒中各亚型中发病率仅次于缺血性脑卒中,居第2位。国外脑出血占所有卒中的15%,占所有住院卒中患者的10%~30%。黑种人、西班牙人、亚洲人发病率高于白种人。亚洲国家脑出血占脑卒中患者的25%~55%,我国为18.8%~47.6%。

每年全球有超过1 000万人罹患脑出血,人群中脑出血的发病率为12~15/10万人年。1985—2001年中国卒中死亡率为110~135/10万(城市)、97~115/10万(农村);1998年后,城市死亡率持续下降,几与农村持平。发病率男性为63~646/10万,女性为45~368/10万。患病率为2.5%~3.2%。

脑出血发病凶险,病情变化快,病死率与病残率高,超过70%的患者发生早期血肿扩大或累及脑室。脑出血比缺血性脑卒中的预后更差。脑出血30 d的病死率取决于出血的部位和大小(表3-2-4-1)。发病1个月内病死率为35%~52%,在6个月内功能恢复,生活独立的患者仅有20%。在神经内外科监护室治疗的患者,其病死率可下降到28%~38%,而在普通监护室的病死率为25%~83%。多种因素可影响脑出血的预后:初始出血量、血肿增大情况、神经功能缺损情况、年龄、出血位置和脑室扩大等。合并脑室出血的比例是36%~50%。

合并脑室出血者病死率为43%,未合并脑室出血的病死率只有9%。对此类患者而言,脑积水是早期死亡的独立预测因素。但是血肿增大是多数脑出血患者唯一可干预的因素,也是目前治疗主要关注的焦点。研究表明,血肿每增加1 ml,脑出血患者死亡或残疾的风险可增加5%。

表3-2-4-1 不同部位、不同出血量脑出血患者的病死率

血肿大小(ml)	各部位出血的病死率(%)		
	半球深部	脑叶	小脑
>60	93	71	
30~60	64	60	75
<30	23	7	57

【病因和发病原理】

1. 病因 80%~85%是原发性出血。合并高血压者可高达70%~80%,所以我国一直沿用"高血压脑出血"命名,国外文献则统称脑出血或自发性脑出血,它包括了脑淀粉样变性及不明原因的脑出血。继发性脑出血系指有明确的病因,如脑动脉瘤、脑动静脉畸形、口服抗凝药、抗血小板治疗、血液疾病、肝脏疾病、肿瘤、外伤、血管炎、烟雾病、静脉窦血栓形成、子痫、子宫内膜异位症。继发性脑出血占所有脑出血的15%~20%(表3-2-4-2)。

表3-2-4-2 非损伤性脑出血常见病因

病因	临床资料(%)	2 506例尸检资料(%)	病因	临床资料(%)	2 506例尸检资料(%)
高血压	40	57.4	静脉血栓脉管炎	0.5	0.5
动脉瘤	19.7	20.4	动脉炎	0.5	1.0
血管瘤	19.5	5.6	脑梗死	0.5	0.5
脑瘤	3.3	3.3	淀粉样变性脉管炎		0.4
烟雾病	1.0	2.0	子痫		0.4
血液病	1.0	5.6	原因不明	13.5	2.0
抗凝治疗不当	0.5	0.9	合计	100.0	100.0

2. 危险因素 年龄与脑出血的发生率相关,65~74岁组的发生率为35~44岁组的27倍。酗酒和高血压的相对危险性分别是3.36和3.68,嗜烟和糖尿病也能增加出血危险。携带载脂蛋白ε4等位基因者发生脑出血死亡率高。

基于人口学的研究发现,具有高血压、年龄偏大、遗传、吸烟、饮酒、胆固醇水平过低等因素者易发生脑出血。高胆固醇血症者发生脑出血的危险性低,但是用他汀类药物治疗者并未增加出血的风险。吸烟者发生脑出血的风险增加2.5倍。体重指数增加与脑室出血体积的增加相关。一次大量饮酒可诱发出血发作。口服抗凝治疗者发生出血的风险增加8~11倍。

3. 发病机制 高血压脑出血多发生在脑内大动脉直接分出来的穿通小动脉(直径100~200 μm),如大脑中动脉的豆纹动脉、丘脑穿通动脉、基底动脉的脑桥穿通支、小脑上动脉和小脑前下动脉等。这些小动脉不像皮质动脉有分支或侧支通路,可分流血液和分散承受的血压力;相反,它们是管壁薄弱的终末支,以90°角从粗大的脑动脉分出和进入脑实质内(图

3-2-4-1),因此它们承受较多的血流和较大的压力。在高血压长期影响下,这些小穿通动脉管壁的结缔组织发生透明变性,管内弹力纤维断裂;同时因伴有动脉粥样硬化使管腔狭窄、扭曲,血管阻力增大,血管的舒缩功能减退,甚至局部产生粟粒状微型动脉瘤。此外,慢性高血压患者的脑血流自动调节代偿功能常丧失。当患者情绪波动或从事体力活动时,血压突然升高,引起血管壁破裂而导致出血。

近来发现脑淀粉样血管病是非高血压脑出血的重要原因之一。由于脑内β淀粉样蛋白生成增加或清除障碍,导致脑小动脉和毛细血管发生淀粉样变,使管壁脆性增加,容易出血。

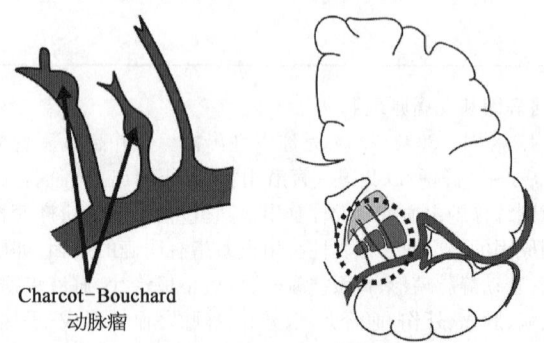

Charcot-Bouchard
动脉瘤

图 3-2-4-1 易发生出血的穿通小动脉

【病理和病理生理】

高血压性脑出血好发于大脑半球深部的基底节区,约占脑内出血的 2/3,其中最多见为壳核(占总数的 44%),后依次为大脑皮质下或脑叶(15%)、丘脑(13%)、脑桥(9%)、小脑(9%)等。大脑皮质下和壳核出血,患者耐受量较大,血肿量可达 50 ml 以上。丘脑、脑桥和小脑出血早期即引起较严重神经功能障碍。脑实质内出血量大时,可沿神经纤维向四周扩散,侵入内囊、丘脑、脑干,可破入脑室或蛛网膜下腔。血肿可引起脑室受压或移位,发生脑疝。脑淀粉样血管病脑出血多发生于脑叶,且多发,以顶叶多见,基底节、脑干和小脑少见。

脑出血后,随时间的延长血肿扩大的发生率逐渐下降。早在 1997 年,Brott 等就提出了早期血肿扩大的概念,由于 CT 扫描角度等影响因素,其将血肿扩大定义为较原体积增加 33% 以上。此后此概念被广泛采用,成为判断血肿扩大的普遍标准。在其研究的 103 例发病 3 h 内的患者中,26% 的患者在发病 4 h 内血肿扩大,还有 12% 在随后的 20 h 内血肿扩大。血肿的扩大与神经功能恶化存在直接的关系。目前研究认为,发病 48 h 内是血肿扩大的最危险时段,随着时间的推移,血肿扩大的发生率逐渐下降。

血肿扩大的预测因素:最重要的是发病与第 1 次 CT 检查间的时间,其次为最初的血肿大小、血肿形状、动脉高压、高血糖、酗酒、低纤维蛋白原血症、肝脏疾病等。近年来的研究表明,CTA 和 CT 增强所见的"斑点征",对预测血肿扩大的风险具有重要价值。实验室指标的变化亦可为血肿扩大的指标,血肿扩大患者血浆中白细胞介素-6(IL-6)、肿瘤坏死因子-α(TNF-α)、基质金属蛋白酶(MMP-9)、细胞纤维连接蛋白(c-Fn)的浓度明显增高($P < 0.001$)。血浆 c-Fn>6 μg/ml 者,早期血肿扩大的危险性增加 92 倍,c-Fn 水平的高低和血肿扩大的百分数高度相关。

另外,血压、病变血管的直径和管壁状况、脑血管自动调节功能、止血系统功能、出血灶周边实质的结构特性等也影响血肿量。少数患者再出血发生在不同部位。出血的部位、速度与量影响患者的临床表现。小出血可沿脑组织界面扩大,呈分离或非破坏脑组织形式。因此,小出血对神经功能影响较少,出血吸收后神经功能障碍多能恢复。相反,大出血对神经组织破坏大,可引起颅内压增高。虽然颅内压达到血压水平时,可使出血停止,但在此之前常已引起脑疝,危及患者生命。脑水肿、脑血流和脑代谢等的变化也在病变发生、发展中起重要作用。出血可破入脑室、蛛网膜下腔,可引起脑积水,脑干受压或推移、扭曲。脑干原发或继发性出血常是致死的主要原因。一般基底节血肿量>85 ml 或血肿量超过脑容量 6%,小脑血肿直径>3 cm,如不治疗,预后不良。

一旦血肿形成,随时间延长,可发生不同时期的病理变化:出血 7~10 d 内,血肿内容呈果酱状血块或未完全凝固的血液,周围脑实质被分离、推移而呈软化带。由于出血和脑水肿造成脑局部回流障碍,脑软化带常有点状出血。出血侧半球水肿、肿胀,可引起该侧脑室变性和向对侧移位,血肿周边毛细血管形成、巨噬细胞浸润等。出血 2~3 周后,血块液化,变为棕色易碎的软块,液体成分增多。血肿存在时间越久,其内容的颜色越淡,质地稀薄,最后变成草黄色液体。血肿周围组织水肿和斑点状出血消失,代之胶质和结缔组织增生,逐渐形成一层假性包膜,其内侧壁因有血红蛋白分解产物含铁血黄素沉着而呈黄褐色,可保留数月至数年不褪色。少数血肿可机化,囊壁可见钙质。上述这些变化,可引起血肿不同时期的 MRI 表现。

【临床表现】

脑出血起病突然,常无先兆。常见诱发因素有情绪波动、体力劳动、饭后酒后、性生活、用力屏便和气候变化等。患者常突感头痛、头胀,随之呕吐,可很快出现意识和神经功能障碍,并进行性加重。脑叶出血者常表现为癫痫。发病时血压常明显升高。约 1/3 患者发病突然,其余历经数小时方恶化发展到高峰。60% 患者出现意识障碍,其中 40% 昏迷。不同出血部位的临床表现如下。

1. 基底节出血 偏瘫或轻偏瘫、偏身感觉障碍和同向性偏盲("三偏"),均发生于出血灶的对侧。此乃血肿压迫内囊所致。患者双眼向病变侧凝视,可有局灶性抽搐和失语(优势半球出血)。随着出血量增多,患者意识障碍加重,并出现颅内压增高症状,甚至小脑幕裂孔下疝,导致呼吸和循环衰竭而死亡。

2. 脑叶出血 头痛明显。如出血位于脑中央区,有偏瘫、偏身感觉障碍,特别是辨别觉丧失。如出血在枕顶叶,可有同向偏盲。如发生在额叶,可有强握、吸吮反射,排尿困难,淡漠和反应迟钝。如有抽搐多为局灶性并限于偏瘫侧。优势半球出血者尚有失语、失读、记忆力减退和肢体失认等。

3. 丘脑出血 临床表现似壳核出血,但有双眼垂直方向活动障碍或双眼同向上或向下凝视,瞳孔缩小。患者长期处滞呆状态。如血肿阻塞第三脑室,可出现颅内压增高症状和脑积水。

4. 脑桥出血 发病后患者很快进入昏迷状态。出血常先自一侧脑桥开始,表现出血侧面瘫和对侧肢体迟缓性偏瘫(交叉性瘫痪)。头和双眼转向非出血侧,呈"凝视瘫肢"状。出血扩大并波及两侧脑桥,则出现双侧面瘫和四肢瘫痪。后者多为迟缓性,少数为痉挛性或呈去脑强直,双病理征阳性,眼球自主活动消失,瞳孔缩小,呈针尖样,对光反应迟钝或消失。此征见于1/3患者,为脑桥出血特征症状,系由于脑桥内交感神经纤维受损所致。持续高热(≥39℃),乃因出血阻断丘脑下部对体温的调节。由于脑干呼吸中枢受影响,常出现不规则呼吸和呼吸困难。如双瞳孔散大、对光反应消失,呼吸不规则,脉搏和血压异常,体温不断上升或突然下降,均示病情危重。

5. 小脑出血 大多数患者有头痛、眩晕、呕吐,伴共济失调,站立时向病侧倾倒,病侧肢体不灵活,但无偏瘫、无失语,有构词不良。少数患者发病迅速,短期内昏迷,出现脑干受压征、眼肌麻痹和小脑扁桃体下疝或急性脑积水表现。

6. 脑室出血 见于脑实质出血,如壳核或丘脑出血可破入侧脑室,量大可充满整个脑室和蛛网膜下腔。小脑或脑桥出血可破入第四脑室,量大可逆流入小脑幕上脑室系统。脑室出血者病情多危重,意识常在发病后1~2 h内进入昏迷,出现四肢抽搐或瘫痪,双侧病理征阳性。可有脑膜刺激征、多汗、呕吐、去脑强直。呼吸深沉带鼾声,后转为不规则。脉搏也由缓慢有力转为细速和不规则。血压不稳定。如血压下降、体温升高则多示预后不良。

影响患者预后的因素有:① 意识障碍的程度;② 血肿大小;③ 中线移位程度;④ 合并脑室出血;⑤ 血肿部位(如丘脑、脑桥);⑥ 年迈。基底节区出血>50 ml、脑干出血>5 ml、小脑出血>10 ml者病死率极高。约1/3患者发病突然,其余历经数小时后恶化和发展到高峰。意识障碍见于60%患者,其中40%昏迷。脑出血的患者常经历进行性恶化或好转后又恶化或逐渐好转。少量脑出血、轻度神经障碍者,多能完全康复。有明显局灶神经障碍的中等血肿者,虽能成活,多留严重病残。

【实验室检查】

1. 脑脊液 由于脑出血患者多有颅内压增高,如临床诊断明确,则不应做腰穿和脑脊液检查,以防脑疝。如诊断不明确,应审慎地做腰穿。一般脑出血起病早期脑脊液中可无红细胞,但数小时后脑脊液常含血液,特别见于出血破入脑室或蛛网膜下腔者,脑脊液可呈血性,蛋白质增高,脑脊液压力增高。仅约10%的患者脑脊液不含血。

2. 血、尿常规和生化检测 血常规常见白细胞增高,血非蛋白氮、尿素氮增高。尿常规有轻度糖尿、蛋白尿,见于1/3患者。肝功能、肾功能、凝血功能、电解质检测有助于病因的发现和治疗过程中并发症的检测。

【影像学检查】

1. 头部CT 是本病的主要诊断方法,它能迅速、准确和安全地诊断本病,能准确显示血肿的部位、大小、形态、发展方向,以及合并脑积水和脑水肿的程度,特别有助于脑室内、脑干和小脑出血的诊断。它能区分脑出血和脑梗死,有助脑出血病因的鉴别诊断,有利于治疗方案的制订、预后判断和病情发展的随访。一般新鲜血块的CT值是70~80 Hu,为正常脑组织密度的2倍;随着时间的延长,血肿吸收,其密度逐步变低。CT示血肿吸收所需时间取决于血肿的大小和所在部位:直径≤2.5 cm血肿,需4~5周;直径>2.5 cm,需6~7周;脑室内出血,3周内;蛛网膜下腔出血,≤5~7 d。血肿量的计算见下。

(1) 多田公式计算法:血肿量(ml)=π/6×血肿长轴(L)×血肿短轴(S)×血肿层面厚度(S)(单位 cm)。

(2) 简易计算法:当CT扫描的层厚为1 cm时,血肿量

(ml)≈1/2×长×宽×含血肿的层面数(单位 cm)。

2. 多模式CT扫描 一般脑出血,平扫CT可以作出诊断。但是对下述患者应加做CTA或增强头CT检查,以利鉴别诊断:① 年龄≤40岁;② 无高血压史;③ 神经系统症状加重>4 h;④ 有肿瘤、血液病、脉管炎和心内膜炎史;⑤ 蛛网膜下腔出血或非典型高血压脑出血部位。CTA和CT增强还对判断血肿扩大具有重要作用,如发现造影剂外溢,形成"斑点征",是提示血肿扩大风险高的重要证据。CT脑灌注成像则能反映脑出血后脑血肿的血供变化。

3. 头部MRI扫描 虽然某些特殊MRI序列,如SWI和T_2加权梯度回波成像对早期脑出血及微出血的诊断十分敏感,但普通MRI发现新鲜出血的敏感性低、检查费时,对急性脑出血的诊断作用不如CT,因此头部MRI一般不作为首选的影像学检查手段。但是,对亚急性和慢性脑出血,MRI的T_1和T_2加权成像有规律性信号改变,即由低或等信号逐渐演变为高信号:超急性期(0~2 h),血肿为T_1低信号、T_2高信号,与脑梗死不易区别;急性期(2~72 h),血肿为T_1等信号、T_2低信号;亚急性期(3 d至3周),血肿在T_1、T_2上均呈高信号;慢性期(>3周),血肿为T_1低信号、T_2高信号。这是由于血肿内外化学和物理变化所致,特别是血红蛋白分子水平的变化。一般血肿溶解从中心开始向周边扩展。红细胞内的血红蛋白有下列变化:0~12 h氧合血红蛋白;1~7 d,去氧血红蛋白;5 d至数月,正铁血红蛋白;1 d至数年,含铁血黄素。因此,对亚急性和慢性期脑出血、脑干和颅后窝血肿的诊断,MRI优于CT。此外,MRA、MRV、MRI增强均有助于脑出血病因的鉴别,而DWI、PWI、FLAIR、GRE等序列能够帮助提供更多的脑出血附加信息。

4. 脑血管造影 包括CT或MRI脑血管造影、数字减影脑血管造影(DSA),可用于排除脑动脉瘤、动静脉畸形(AVM)等引起的自发性脑出血。前两者为微创或无创性检查,但阴性结果不能完全排除激发病变的存在。DSA虽为有创性检查,但更准确,目前仍是血管病变检查的重要方法和金标准。

【诊断和鉴别诊断】

有高血压的中老年人,突然剧烈头痛、呕吐、偏瘫伴血压升高,均应高度怀疑本病。CT或MRI可帮助确定诊断。但原发性脑出血,特别是高血压脑出血的诊断并无金标准,一定要排除各种继发性脑出血疾病,避免误诊。作出最后诊断需达到以下全部标准:① 有确切的高血压病史;② 典型的出血部位,包括基底节区、脑室、丘脑、脑干、小脑半球;③ DSA、CTA、MRA排除继发性脑血管病;④ 早期(72 h内)或晚期(血肿消失3周后)增强MRI检查排除脑肿瘤或海绵状血管畸形(CM),SWI显像排除脑淀粉样血管病等疾病;⑤ 排除各种凝血功能障碍性疾病。

需要鉴别的是除高血压以外的脑出血的原因。

(1) 脑动脉瘤和血管畸形:虽然脑动脉瘤破裂主要引起蛛网膜下腔出血,但是当动脉瘤嵌在脑实质内时(如颈内动脉分叉处动脉瘤、前交通动脉瘤、远端大脑后动脉瘤等),则可引起脑实质内出血。少见情况下,脑动脉瘤(如后交通动脉瘤)可引起基底节出血。对可疑的患者应做CTA检查。必要时可做DSA检查。血管畸形分AVM、静脉畸形、毛细血管扩张症、海

绵状血管瘤和隐匿性血管畸形。对于脑叶出血伴发癫痫的患者,应怀疑 AVM,特别是青少年患者。CT 和 MRI 检查有助于发现 AVM、海绵状血管瘤、脑肿瘤等。

(2)烟雾病:为较少见的脑血管病,但是近来随着影像学的发展和普及,本病的检出率有增加趋势。血管造影发现对称性颈内动脉末端、大脑中动脉和大脑前动脉起始段狭窄伴脑底毛细血管网形成。儿童可不对称。DSA 是确诊的主要方法。

(3)血液病:如白血病、血友病、血小板减少性紫癜、红细胞增多症、镰状细胞病等。仔细询问病史,进行有关实验室检查,不难作出鉴别诊断。

【治疗】

脑出血处理的关键在"防患于未然",其中控制高血压病是预防的核心。研究显示未经治疗高血压者脑卒中发病率是控制高血压者的 10 倍。防治高血压病,除合理用药外,还应避免烟、酒,消除紧张焦虑,劳逸有度也应重视。对可疑脑卒中患者,院前处理的关键是迅速识别和急救处理,并尽快送到有救治条件的医院。脑卒中移动 CT 车有助于快速诊断脑出血;脑卒中绿色通道和独立的脑卒中单元能够为此类患者的诊治提供更好的帮助。由于出血患者在发病的最初数天内病情往往不稳定,应常规持续生命体征监测(包括血压监测、心电监测、氧饱和度监测)和定时神经系统评估,密切观察病情及血肿变化,定时复查头部 CT,尤其是发病 3 h 内行首次头部 CT 患者,应于发病后 8 h,最迟 24 h 内再次复查头部 CT。脑出血的治疗分一般治疗、药物治疗和手术治疗。目标是控制增高的颅内压,防止脑疝形成;控制血压防止血肿扩大并保证脑灌注;治疗各种并发症和合并症;尽早康复,减轻残障。

1. 内科治疗　治疗的首要原则是保持安静,稳定血压,防止继续出血;根据情况,适当降低颅内压,防治脑水肿,维持水、电解质,血糖及体温平衡;同时加强呼吸道管理及护理,预防及防止各种颅内及全身并发症。

(1)卧床休息:头位抬高 30° 可增加颈静脉回流和降低颅内压。对于低血容量患者,抬高床头可使血压下降及脑灌注压下降,因此,行此措施应排除低血容量。密切观察病情,避免外界刺激和不必要的搬动。

(2)控制血压:血压过高可加重脑水肿,诱发再出血。因此应及时应用降压药以控制过高的血压。美国心脏病/脑卒中学会的 2010 年脑出血指南采用的治疗建议见表 3-2-4-3。但急性脑出血抗高血压研究(ATACH)和急性脑出血积极降压治疗研究(INTERACT、INTERACT-2)3 个研究为脑出血患者早期降压提供了重要依据。因此,2015 年的脑出血指南修订为:对于收缩压在 150~220 mmHg 之间的患者,脑出血 3~6 h 内快速降压至 140 mmHg 以下是安全有效的,并可改善功能预后;对于收缩压>220 mmHg 的患者,采用激进的静脉降压手段和频繁的血压监测也是合理的治疗策略。但上述研究同样显示,虽然收缩压控制在 140 mmHg 以下可以降低血肿扩大的发生率而不增加不良反应事件,但对 3 个月的病死率和致残率没有明显改善。在降压治疗期间应严密观察血压水平的变化,每隔 5~15 min 进行 1 次血压监测。脑出血早期以及血肿清除术后应立即使用药物迅速控制血压,但也要避免长期严重高血压患者血压下降过快、过低可能产生的脑血流量下降。如因 CUSHING 反应或中枢性原因引起的异常血压升高,则要针对病因进行治疗,不宜单纯盲目降压。常用的静脉降压药物见表 3-2-4-4,其中 β 受体阻滞剂(拉贝洛尔)和钙通道阻滞剂(尼卡地平)是加强监护病房(ICU)最常用的降压药物,而硝普钠由于具有潜在的脑血管扩张作用,干扰脑血管自动调节功能,具有使颅内压升高的风险,目前已不推荐作为一线用药。

表 3-2-4-3　自发性脑出血血压升高时的治疗建议

(1)如果舒张压>200 mmHg 或平均动脉压>150 mmHg,要考虑用持续静脉输注药物积极降低血压,每 5 min 监测一次血压
(2)如果舒张压>180 mmHg 或平均动脉压>130 mmHg,并有疑似颅内压升高的证据,要考虑监测颅内压,用间断或持续的静脉给药降低血压,以保证脑灌注压>60 mmHg
(3)如果舒张压>180 mmHg 或平均动脉压>130 mmHg,并且没有疑似颅内压升高的证据,要考虑用间断或持续的静脉给药轻度降低血压(如平均动脉压 110 mmHg 或目标血压为 160/90 mmHg),每隔 15 min 给患者做一次临床复查

表 3-2-4-4　脑出血患者控制血压可以考虑的静脉用药

药物	静脉团注剂量	持续输注剂量
拉贝洛尔	每 15 min 5~20 mg	2 mg/min(最大 300 mg/d)
尼卡地平	NA	5~15 mg/h
艾司洛尔	静脉推注负荷量 250 μg/kg	每分钟 25~300 μg/kg
依那普利	每小时静脉推注 1.25~5 mg*	NA
肼屈嗪	每 30 min 静脉推注 5~20 mg	每分钟 1.5~5 μg/kg
硝普钠	NA	每分钟 0.1~10 μg/kg
硝酸甘油	NA	20~400 μg/min

注:NA 示不适用;* 示有可能突然血压降低,依那普利的首次试验剂量应为 0.625 mg。

(3)渗透性治疗:最常应用的药物是甘露醇,它是使液体从水肿或非水肿脑组织中渗透到血管中。此外,它能提高心脏的前负荷及脑灌注压,因此通过自身调节降低颅内压。甘露醇可降低血黏度,导致反射性血管收缩和血管体积减小。给予甘露醇治疗的主要问题是血容量的减少和高渗状态的诱导。推荐渗透浓度为 300~320 mmol/L,20% 甘露醇 250 ml 静脉快速滴注,每日 2~4 次。与呋塞米(速尿)合用,可增加疗效。高渗盐水可降低颅内压。治疗顽固性高颅内压则采用过度通气和甘露醇合并应用。应用上述药物均应监测肾功能、电解质,维持内环境稳定;必要时可行颅内压监护。

(4)血糖管理:无论既往是否有糖尿病,入院时的高血糖均预示脑出血患者的死亡和转归不良风险增高。然而,低血糖可导致脑缺血性损伤及脑水肿,故也需及时纠正。因此,应监测血糖,控制血糖在正常范围内。

(5)脑脊液引流:脑室出血者适用脑室内放置导管监测颅内压,且也是降低颅内压的有效方法。可根据颅内压的情况,间断地短时间释放脑脊液。脑室造口引流术的主要风险是感染和出血。多数报道细菌集聚而非系统性感染的发生率为 0~19%,相关性的脑膜炎发生率为 6%~22%。

(6)止痛和镇静:躁动患者如果需要气管插管或其他操作,静脉镇静是需要的。需监测患者的临床状态。镇静通常是静脉给予异丙酚、依托咪酯、咪达唑仑,止痛通常给予吗啡、阿

芬太尼。

（7）止血剂：一般脑内动脉出血难以用药物制止，但对点状出血、渗血，特别是合并消化道出血时，止血剂还是有一定作用，可酌情选用抗纤维蛋白溶酶剂。出血 8 h 内可以适当应用，一般不超过 48 h。对于凝血功能正常的患者，一般不建议常规使用。

（8）过度通气：过度通气是最有效的快速降低颅内压的方法之一。在脑脊液的调节方面血管对二氧化碳反应是其作用机制。实验证明血管对二氧化碳的反应非常明显，过度通气通过改变细胞外液体的 pH 来降低颅内压。尽管此方法有效，但由于此法的侵入性及较低二氧化碳水平导致人们不太应用此方法，同时此法也会造成脑的血流量下降，由于自身会快速调节细胞外 pH 的变化，其治疗效应短暂。事实上，过度通气 6 h 后，动脉血二氧化碳分压的正常可快速使颅内压升高。过度通气的二氧化碳水平的目标值为 30～35 mmHg，低水平的二氧化碳并不推荐。

（9）类固醇激素：现已不主张常规应用类固醇激素。对照研究证实激素对脑出血不仅无益，反可增加感染、消化道出血或高血糖等并发症。如果影像学表现有明显水肿可考虑短期使用，可选用甲泼尼龙、地塞米松或氢化可的松。

（10）体温控制：一般控制体温在正常范围。尚无确切证据支持低温治疗。

2. 防治各系统并发症 肺和心血管并发症常是脑出血患者死亡的主要原因。因此积极防治呼吸道阻塞和感染、心血管病、消化道出血、尿路感染、压疮、水电解质紊乱等很重要。若意识障碍程度重、排痰不良或肺部感染者可考虑气管插管或尽早气管切开，以利排痰。肺部感染者，早期排痰培养及药敏实验，选用有效抗生素治疗。可使用质子泵抑制剂预防应激性溃疡。老年患者注意控制补液速度和总量，定期监测心功能。由于脑出血患者长期卧床，发生深静脉血栓形成和肺栓塞的风险较高，应鼓励患者尽早活动、腿抬高；避免利用下肢静脉，尤其是瘫痪侧肢体进行输液；可联合使用弹力袜和间歇性空气压缩装置预防下肢深静脉血栓及相关栓塞事件。此外，还需定期检查血生化，监测及纠正电解质紊乱。

3. 癫痫的处理 20%的脑出血者有癫痫发作，特别是脑叶出血、合并蛛网膜下腔出血时。若出现癫痫发作应进行药物治疗，但无发作者是否用药预防癫痫尚无定论，但对于幕上较大血肿或术后患者建议给予预防癫痫治疗，可选用苯妥英钠、丙戊酸钠等。

4. 外科治疗 传统上对高血压脑出血的治疗旨在挽救患者生命，因此一般在内科治疗无效时可采用外科治疗。患者多病情危重，病死率高和疗效差。近来，由于对脑出血病理的深入研究，微创外科技术的发展和应用，不少学者提出外科手术清除血肿和降低颅内压力，不仅能挽救患者生命，而且能更好地保留和恢复患者的神经功能，改善生存质量。但是，目前尚缺乏循证医学 Ⅰ 级证据。

（1）手术指征：有争论。患者的一般情况、年龄、血肿的部位和大小是影响手术指征的重要因素。另外，在决定手术与否时，还应向患者亲属和有关人员说明手术利弊、可能发生的问题，争取他们的理解和配合。中国脑出血诊治指南（2014）提出的脑实质出血治疗意见见表 3-2-4-5。

表 3-2-4-5 脑实质出血治疗意见

1. 对于大多数原发性脑出血患者，外科治疗的有效性尚不能充分确定，不主张无选择地常规使用外科或微创手术（Ⅱ级推荐，B 级证据）
2. 以下临床情况，可个体化考虑选择外科手术或微创手术治疗：
   （1）出现神经功能恶化或脑干受压的小脑出血者，无论有无脑室梗阻致脑积水的表现，都应尽快手术清除血肿（Ⅱ级推荐，B 级证据）；不推荐单纯脑室引流而不进行血肿清除（Ⅱ级推荐，C 级证据）；
   （2）对于脑叶出血超过 30 ml 且距皮质表面 1 cm 范围内的患者，可考虑标准开颅术清除幕上血肿（Ⅱ级推荐，B 级证据）或微创手术清除血肿（Ⅱ级推荐，D 级证据）；
   （3）发病 72 h 内，血肿体积 20～40 ml，GCS≥9 分的幕上高血压脑出血患者，在有条件的医院，经严格选择后可应用微创手术联合或不联合溶栓药物液化引流清除血肿（Ⅱ级推荐，B 级证据）；
   （4）40 ml 以上重症脑出血患者由于血肿占位效应导致意识障碍恶化者，可考虑微创手术清除血肿（Ⅱ级推荐，D 级证据）；
   （5）病因未明确的脑出血患者行微创手术前应行血管相关检查（CTA、MRA、DSA）排除血管病变，规避和降低再出血风险（Ⅱ级推荐，D 级证据）

关于手术时机的建议，具体如下：① 目前没有明确的证据表明超早期开颅术能改善功能结局或降低死亡率。12 h 内手术清除，特别是用创伤小的方法时，有更多的支持证据。但是在这个时间窗内接受治疗的患者数量太少，极早期开颅术可能使再出血的风险加大。② 开颅术延期清除血肿的作用非常有限。③ 幕上血肿患者病情恶化时，手术治疗可视作尝试拯救生命的手段。但昏迷的深部出血患者，用开颅术清除血肿可能使结局更差，不建议采用。

1）脑叶出血：患者清醒、无神经障碍和小血肿（<20 ml）者，不必手术，可密切观察和随访。患者意识障碍、大血肿和在 CT 上有占位征，应手术。

2）基底节和丘脑出血：大血肿（图 3-2-4-2、图 3-2-4-3）、神经障碍者应手术。Kanaya（1990）和复旦大学附属华山医院的经验证明，壳核出血中，如患者无昏迷和仅有轻微神经障碍时，内科治疗优于外科治疗；如患者昏迷，则外科治疗组病死率低于内科治疗组，分别为 35% 和 72%，但功能恢复两组相近。

3）脑桥出血：原则上内科治疗。但对非高血压性脑桥出血如海绵状血管瘤，可手术治疗。

4）小脑出血：血肿超过 10 ml，特别合并脑积水、意识障碍、神经功能缺失和占位征者。

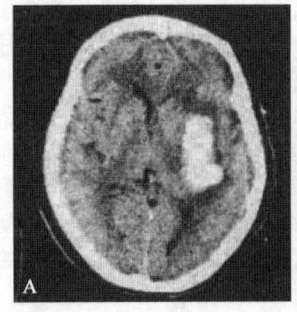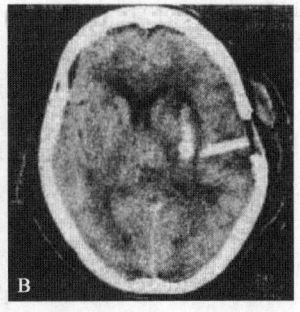

图 3-2-4-2 基底节血肿(A)经小骨窗血肿引流术后(B)

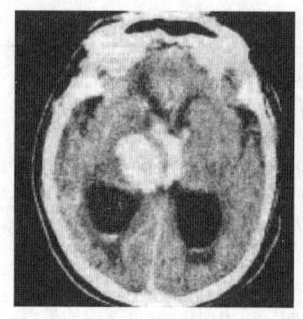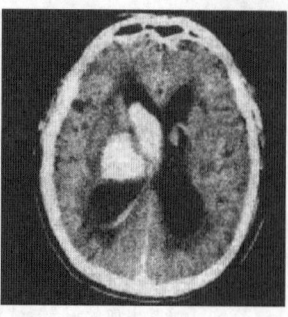

图 3-2-4-3 丘脑出血破入脑室

（2）手术禁忌证：① 深昏迷患者（世界神经外科联盟分级Ⅲ～Ⅴ级）或去脑强直。② 生命体征不稳定如血压过高、高热、呼吸不规则，或有严重系统器质病变者。③ 脑干出血。④ 基底节或丘脑出血影响到脑干。⑤ 病情发展急骤，发病数小时即深昏迷者。

（3）手术方法。

1）立体定向穿刺引流血肿：由于脑内血肿具下列特征，适合立体定向穿刺引流：① CT 和 MRI 易发现；② 用 CT 和 MRI 易准确定位；③ 血肿物理特性利于抽吸和引流，可配合应用一些特殊手术器和溶栓剂；④ 再出血的危险性较小，且一旦发生，用现代影像技术易发现和处理。

手术注意事项：① 利用 CT 和 MRI 定位，并选择距血肿较近且避开功能区的穿刺点。② 首次穿刺引流血肿应从血肿中心开始，引流血肿量的 1/2～2/3。过多地追求清除"干净"血肿或清除血肿周边的血块，易引起再出血。③ 应用特殊血肿清除器械如机械抽吸捣碎或切割、超声吸引、内镜等有利未液化血块清除，但应遵循第②点的注意事项。④ 溶栓剂应用有助于溶解血块和血肿引流。

溶栓剂分为液相和固相两种，前者包括链激酶和尿激酶，后者有组织纤溶酶原激活剂（t-PA）、乙酰纤溶酶原链激酶激活复合物、重组单链尿激酶、重组葡激酶和重组链激酶等。一般固相溶栓剂与血栓或血块有特殊的亲和力，溶栓效果比液相溶栓剂好。虽然 t-PA 和重组葡激酶溶栓效果较重组链激酶好，但它们的半衰期短，需反复给药，且价格昂贵。尿激酶半衰期短，大剂量应用易诱发出血。国产重组链激酶具有高纯度、不良作用小，比同类进口链激酶价格低廉的优点。华山医院神经外科应用国产重组链激酶治疗高血压脑出血，30 例患者排出血肿量 6～26 ml，平均 13.5 ml，无再出血和变态反应。重组链激酶应用方法：① 经直径 2 mm 血肿引流管注入含重组链激酶 5 mg（50 万 U）的生理盐水 3 ml＋自体血浆 1 ml（后者有加强链激酶的作用），夹闭引流管 4 h 后开放引流，每日 1 次，连续 3 d，复查头 CT 后拔除引流管。② 重组链激酶制剂应现用现配，久置药液不能使用。③ 重组链激酶应用后 5～12 个月内不能再用，如需再用溶栓剂，应改用其他药。

近来随着微侵袭外科的广泛应用，高血压脑出血的微侵袭外科治疗显示其优越性。国内外许多报道证实应用立体定向穿刺血肿，配合化学和物理溶栓或小骨窗开颅（直视或内镜下）配合溶栓，不仅安全、有效，而且可降低病死率和提高康复率。可是上述报道多为回顾性或非对照研究，因此此类方法的有效性仍无定论。高血压脑出血的微侵袭外科治疗的适应证、疗效判断还需大组病例前瞻性和随机对照实验研究的验证。

2）开颅血肿清除：主要适用于合并早期脑疝者、小脑出血、原发出血病因不明者。对于后者应探查血肿壁和四周，以排除肿瘤、隐性血管畸形或血管瘤。

手术的时机有争论。有主张早期或超早期（≤6 h）手术，以减少再出血可能；有主张延期（＞6 h）手术，以避免再出血可能。笔者认为应结合患者具体情况而定，对有高颅内压危象，应尽早手术；对病情较稳定者，可密切观察病情，48～72 h 后再手术。需要特别指出的是，大骨瓣减压术，无论是否去除血肿，均有可能减少昏迷伴有巨大幕上血肿导致脑中线移位或颅内压升高难以通过药物控制的患者死亡风险。

3）脑室穿刺引流：适用于小脑出血合并脑积水、脑室出血。

二、蛛网膜下腔出血

颅内血管破裂，血液流入蛛网膜下腔，称为蛛网膜下腔出血（subarachnoid hemorrhage，SAH）。SAH 有创伤性和非创伤性之分，前者指颅脑外伤引起，后者又称为自发性 SAH。在全球范围的大样本前瞻性人群调查中，自发性 SAH 每年的发病率为 10.5/10 万（Linn，1996）。但是自发性 SAH 发病率存在地区、年龄、性别等差别，各组统计数据差异很大，从 1.1/10 万到 96.0/10 万。研究方案设计、动脉瘤性 SAH 的独立划分等也可影响发病率的统计。一般认为动脉瘤破裂引起自发性 SAH 的年发生率为 6/10 万～35.3/10 万。地区分布上，中国、印度和中东地区的年发病率最低，为 1/10 万～2/10 万，日本和芬兰的年发病率较高，为 26.4/10 万～96.1/10 万。基于人群的研究表明，SAH 发病率在过去 40 年里并无显著变化。

自发性 SAH 女性多见，女：男为 1.3～1.6：1。发病率随年龄增长而增加，并在 60 岁左右达到高峰。最多见于 60～69 岁，但年龄进一步增大，发病率反而下降。

【病因】

自发性 SAH 的病因很多，在我国最常见的为颅内动脉瘤破裂，占 75%～85%；其次是脑血管畸形（包括脑动静脉畸形和脑动静脉瘘）和烟雾病。其他病因见表 3-2-4-6。但有些患者尸解时仍不能找到原因，可能为动脉瘤或很小的动静脉畸形破裂后，血块形成而不留痕迹。此外，大多数尸解未检查静脉系统或脊髓蛛网膜下腔，两者均有可能成为出血来源。

表 3-2-4-6 自发性 SAH 的常见病因

类别	病因
血管病变	动脉瘤、动静脉畸形、动脉硬化、高血压、脑血栓、血管淀粉样变、系统性红斑狼疮、巨细胞性动脉炎、局灶性血管坏死、结节性多动脉炎、毛细血管扩张症、Sturge-Weber 综合征等
静脉血栓形成	怀孕、服用避孕药、创伤、感染、凝血系统疾病、消瘦、脱水等
血液病	白血病、霍奇金病、血友病、淋巴瘤、骨髓瘤、多种原因引起的贫血和凝血障碍、DIC、使用抗凝药物等
过敏性疾病	过敏性紫癜、出血性肾炎、过敏性紫癜综合征等
感染	细菌性脑膜炎、结核性脑膜炎、梅毒性脑膜炎、真菌性脑膜炎、多种感染、寄生虫病等

续　表

类别	病因
中毒	可卡因、肾上腺素、单胺氧化酶抑制剂、乙醇、苯丙胺(安非他命)、乙醚、一氧化碳、吗啡、尼古丁、铅、奎宁、磷、胰岛素、蛇毒等
肿瘤	胶质瘤、脑膜瘤、血管母细胞瘤、垂体瘤、脉络膜乳头状瘤、脊索瘤、血管瘤、肉瘤、骨软骨瘤、室管膜瘤、神经纤维瘤、肺源性肿瘤、绒癌、黑色素瘤等
其他	维生素 K 缺乏、电解质失衡、中暑等

危险因素 自发性 SAH 的相关危险因素见表 3-2-4-7,其中吸烟是重要的相关因素,约半数 SAH 病例与吸烟有关,并呈量效依赖关系。经常吸烟者发生 SAH 的危险系数是不吸烟者的 11.1 倍,男性吸烟者发病可能性更大。吸烟后的 3 h 内是最易发生 SAH 的时段。酗酒也是 SAH 的好发因素,也呈量效依赖关系,再出血和血管痉挛的发生率明显增高,并影响 SAH 的预后。拟交感类药物使用者易患 SAH,如可卡因可使 SAH 的罹患高峰年龄提前至 30 岁左右。高血压症是 SAH 的常见伴发症,并与 SAH 的发病具有相关性。高血压与吸烟对诱发 SAH 具有协同性。文献报道,高血压患者同时吸烟,发生 SAH 的危险性比不吸烟且无高血压的正常人高 15 倍。但其他可引起动脉粥样硬化的危险因素如糖尿病、高脂血症也可使 SAH 的发病率增高。口服避孕药是否增加 SAH 的发病率,目前尚有争议。最新研究认为,35 岁以下服用避孕药并不增加 SAH 的发病率,但可增加 35 岁后服用者发病的危险性,特别是同时患有高血压病的吸烟女性。激素水平可能影响 SAH 的发病率。尚未绝经且不服用避孕药的女性患 SAH 的危险性比相仿年龄已闭经的女性低。未绝经女性如发生 SAH,月经期是高危时期。绝经期使用激素替代疗法能降低发生 SAH 的危险性。

表 3-2-4-7　SAH 发病危险因素

危险因素	危险程度
吸烟	↑↑↑
酗酒	↑↑↑
高血压	↑↑↑
可卡因(和其他拟交感类药物)	↑
口服避孕药	↑↓
轻体重	↑↓
糖尿病	↔
高脂血症	↔
激素替代疗法	↓

注:↑示危险性增加;↓示危险性降低;↑↓示尚有争议;↔示不增加危险性。

【病理】

1. 脑膜和脑反应　血液流入蛛网膜下腔,使脑脊液红染,脑表面呈紫红色。血液在脑池、脑沟内淤积,距出血灶越近者积血越多,如侧裂池、视交叉池、纵裂池、桥小脑池和枕大池等。血液可流入脊髓蛛网膜下腔,甚至逆流入脑室系统。头位也可影响血液的积聚,仰卧位由于重力影响,血液易积聚在后颅窝。血块如在脑实质、侧裂和大脑纵裂内,可压迫脑组织。少数情况,血液破出蛛网膜下腔,形成硬膜下血肿。随时间推移,红细胞溶解,释放出含铁血黄素,使脑皮层黄染。部分红细胞随脑脊液进入蛛网膜颗粒,使后者堵塞,产生交通性脑积水。多核粒细胞、淋巴细胞在出血后数小时即可出现在蛛网膜下腔,3 d 后巨噬细胞也参与反应,10 d 后蛛网膜下腔出现纤维化。严重 SAH 者下视丘可出血或缺血,Neil-Dwyer 在 54 例患者中发现 42 例伴有下视丘和心肌损害,提示 SAH 后自主神经功能紊乱。

2. 动脉管壁变化　出血后动脉管壁的病理变化包括:典型血管收缩变化(管壁增厚、内弹力折叠、内皮细胞空泡变、平滑肌细胞缩短和折叠)以及内皮细胞消失、血小板黏附,平滑肌细胞坏死、空泡变、纤维化,动脉外膜纤维化、炎症反应等引起动脉管腔狭窄。目前虽然关于脑血管痉挛的病理变化存在分歧,即脑血管痉挛是单纯血管平滑肌收缩还是血管壁有上述病理形态学改变导致管腔狭窄,但较为一致的意见认为,出血后 3~7 d(血管痉挛初期)可能由异常平滑肌收缩所至;随着时间延长,动脉壁的结构变化在管腔狭窄中起主要作用。

3. 其他　除心肌梗死或心内膜出血外,可有肺水肿、胃肠道出血、眼底出血等。

SAH 后颅内病理变化见表 3-2-4-8。

表 3-2-4-8　SAH 颅内病理变化

1. 即刻反应
   (1) 出血
      ● 蛛网膜下腔
      ● 硬膜下
      ● 脑内
      ● 脑室内
      ● 动脉瘤内
      ● 继发脑干出血
   (2) 脑疝
      ● 大脑镰下疝
      ● 小脑幕裂孔疝
      ● 枕大孔疝
   (3) 急性脑积水
   (4) 急性脑肿胀
2. 迟发反应
   (1) 动脉瘤再出血
   (2) 脑肿胀
   (3) 脑梗死
      ● 血管痉挛
      ● 脑内血肿局部压迫
      ● 脑疝引起血管受压
      ● 全身低血压、颅内压增高、低血容量、低钠引起脑灌注压降低
   (4) 慢性脑积水

【病理生理】

1. 颅内压增高　由动脉瘤破裂引起的 SAH 出血时颅内压会急骤升高。出血量多时,颅内压力可达到舒张压的水平,引起颅内血液循环短暂中断,此时临床上往往出现严重意识障碍——昏迷。高颅内压对 SAH 的影响,既有利又有弊:一方面高颅内压可阻止进一步出血,有利于止血和防止再出血;另一方面又可引起严重全脑暂时性缺血和脑代谢障碍。研究表明,病情恶化时,颅内压升高;血管痉挛患者颅内压高于无血管

痉挛者；颅内压＞15 mmHg 的患者预后差于颅内压＜15 mmHg 的患者。临床症状较轻患者，颅内压在短暂升高后，可迅速恢复正常（＜15 mmHg）；临床症状较重者，颅内压持续升高（＞20 mmHg）并可出现 B 波，表明脑顺应性降低。SAH 后颅内压升高的确切机制不明，可能与蛛网膜下腔内血块、脑脊液循环通路阻塞、弥散性血管麻痹和脑内小血管扩张有关。

2. 脑血流、脑代谢和脑自动调节功能　由于脑血管痉挛、颅内压和脑水肿等因素的影响，SAH 后脑血流供应减少，为正常值的 30%～40%，脑氧代谢率（$CMRO_2$）降低，约为正常值的 75%，而局部脑血容量因脑血管特别是小血管扩张而增加。伴有脑血管痉挛和神经功能缺失者，上述变化尤其显著。研究显示，单纯颅内压增高达到 60 mmHg 才引起脑血流量（CBF）和局部 $CMRO_2$ 降低，但 SAH 在颅内压增高前已有上述变化，颅内压增高后则加剧这些变化。世界神经外科联盟分级，Ⅰ～Ⅱ级无脑血管痉挛的 CBF 为每分钟 42 ml/100 g（正常为每分钟 54 ml/100 g），如有脑血管痉挛则为每分钟 36 ml/100 g；Ⅲ～Ⅳ级无脑血管痉挛的 CBF 为每分钟 35 ml/100 g，有脑血管痉挛则为每分钟 33 ml/100 g。CBF 下降在出血后 10～14 d 到最低点，之后将缓慢恢复到正常。危重患者此过程更长。颅内压升高，全身血压下降，可引起脑灌注压（CPP）下降和脑缺血，特别对 CBF 已处于缺血临界水平的脑组织，更易受到缺血损害。SAH 后脑自动调节功能受损，脑血流随系统血压而波动，可引起脑水肿、出血或脑缺血。

3. 生化改变　脑内生化改变包括乳酸性酸中毒、氧自由基生成、激活细胞凋亡路径、胶质细胞功能改变、离子平衡失调、细胞内能量产生和转运障碍等，这些都与 SAH 后脑缺血和能量代谢障碍有关。由于卧床、禁食、呕吐和应用脱水剂，以及下视丘功能紊乱，患者血中抗利尿激素增加等，可引起全身电解质异常，其中最常见有低血钠，见于 35% 的患者，常发生在发病第 2～10 天。低血钠可加重意识障碍、癫痫、脑水肿。引起低血钠的原因主要有脑源性盐丧失综合征和抗利尿激素（ADH）分泌异常（SIADH）。区分它们很重要，因为前者因尿钠排出过多导致低血钠和低血容量，治疗应输入生理盐水和胶体溶液；后者是 ADH 分泌增多引起稀释性低血钠和水负荷增加，治疗应限水和应用抑制 ADH 的药物如苯妥英钠。

4. 高血糖　SAH 可引起高血糖，特别好发于原有糖尿病者，应用类固醇激素可加重高血糖症。严重高血糖症可并发癫痫及意识障碍，加重缺血、缺氧和神经元损伤。

5. 脑血管痉挛　最常见于动脉瘤破裂引起的 SAH，也可见于其他脑变如脑动静脉畸形、肿瘤出血等引起的 SAH。血管痉挛的确切病理机制尚未明确。但红细胞在蛛网膜下腔内降解过程与临床血管痉挛的发生时限一致，提示红细胞的降解产物是致痉挛物质。目前认为血红蛋白的降解物氧化血红蛋白（Oxyhemoglobin, OxyHb）在血管痉挛中起主要作用。除了能直接引起脑血管收缩，还能刺激血管收缩物质如内皮素-1（ET-1）的产生，并抑制内源性血管扩张剂如一氧化氮的生成。进一步的降解产物如超氧阴离子残基、过氧化氢等氧自由基可引起脂质过氧化反应，刺激平滑肌收缩、诱发炎症反应（前列腺素、白三烯等）、激活免疫反应（免疫球蛋白、补体系统）和细胞因子作用（白介素-1）来加重血管痉挛。

6. 自主神经系统过度反应　目前认为可由两条途径引起，一是 SAH 直接刺激致下游自主神经系统过度兴奋；二是局部释放的炎性介质通过脑脊液循环不断地刺激自主神经使其过度兴奋，从而引起机体一系列的病理生理变化。

（1）血压变化：SAH 时全身血管阻力升高，从而导致血压升高。这可能是机体的一种代偿性反应，以增加脑灌注压。疼痛、烦躁和缺氧等因素也可促使全身血压升高。由于血压升高可诱发再出血，因此应设法控制血压，使之维持在正常范围。

（2）心脏反应：91% 的 SAH 者有心律异常，其中少数可引发室性心动过速、室颤等危及患者生命，特别见于老年人、低钾血症和心电图上 ST 段降低和 Q-T 间期延长者。心律和心功能异常常可加重脑缺血和缺氧，应引起重视。

（3）神经源性肺水肿：血管阻力升高、心功能异常可引起肺循环内压力增高，肺部毛细血管收缩，血管内皮受损，使血管通透性增加，引起肺部毛细血管渗液进入肺泡，导致肺水肿。肺水肿极易伴发肺炎和引起低氧血症。

（4）胃肠道反应：约 4% 的 SAH 者有胃肠道出血。在前交通动脉瘤致死病例中，83% 有胃肠道出血和 Cushing 溃疡。

【临床表现】

SAH 是卒中引起猝死的最常见原因，许多患者死于就医途中，入院前病死率为 3%～26%。死亡原因有脑室内出血、肺水肿以及椎基动脉系统动脉瘤破裂等。即使送至医院，还有部分患者在明确诊断并得到专科治疗以前死亡。1985 年的文献报道，动脉瘤破裂后只有 35% 的患者在出现 SAH 症状和体征后 48 h 内得到神经外科的相应治疗。

1. 诱发因素　约有 1/3 的动脉瘤破裂发生于剧烈运动中，如举重、情绪激动、咳嗽、屏便、房事等。如前所述，吸烟、饮酒也是 SAH 的危险因素。

2. 先兆表现　单侧眼眶或球后痛伴动眼神经麻痹是常见的先兆，头痛频率、持续时间或强度改变往往也是动脉瘤破裂先兆，见于 20% 的患者，有时伴恶心、呕吐和头晕症状，但脑膜刺激征和畏光症少见。通常由少量蛛网膜下腔渗血引起，也可因血液破入动脉瘤夹层、瘤壁急性扩张或缺血引起。发生于真正 SAH 前 2 h 至 8 周内。

3. 典型表现　多骤发或急起，主要有下列症状和体征：

（1）头痛：见于 80%～95% 的患者，突发，呈劈裂般剧痛，遍及全头或前额、枕部，再延及颈、肩腰背和下肢等。Willis 环前部动脉瘤破裂引起的头痛可局限在同侧额部和眼眶。屈颈、活动头部和 Valsalva 试验以及声响和光线等均可加重疼痛，安静卧床可减轻疼痛。头痛发作前常有诱因，如剧烈运动、屏气动作或性生活，约占发病人数的 20%。

（2）恶心、呕吐、面色苍白、出冷汗：约 3/4 的患者在发病后出现头痛、恶心和呕吐。

（3）意识障碍：见于半数以上患者，可有短暂意识模糊至昏迷。17% 的患者在就诊时已处于昏迷状态。少数患者可无意识改变，但畏光、淡漠、怕响声和振动等。

（4）精神症状：表现为谵妄、木僵、定向障碍、虚构和痴呆等。

（5）癫痫：见于 20% 的患者。

（6）自主神经系统过度反应：突然出血和迅速增高的颅内压会引起自主神经系统的过度反应，表现为血压突然增高、心律不齐、心电图病理改变（如 T 波倒置、ST 段压低、Q-T 间期延长、U 波出现),其中 3‰的患者可出现心搏骤停,进一步可导致神经源性肺水肿。

(7) 体征:① 脑膜刺激征,约 1/4 的患者可有颈痛和颈强直。在发病数小时至 6 d 出现,但以 1～2 d 最明显。Kernig 征较颈强直多见。② 单侧或双侧锥体束征。③ 眼底出血(Terson 征),表现为玻璃体膜下片状出血,多见于前交通动脉瘤破裂,因颅内压增高和血块压迫视神经鞘,引起视网膜中央静脉出血。此征见于 3‰～13‰的 SAH 病例,在严重病例中更为多见,是诊断 SAH 的重要依据之一。视神经乳头水肿少见,一旦出现则提示颅内占位病变。眼内出血患者视力常下降。④ 局灶体征少见,可有一侧动眼神经麻痹(常提示同侧后交通动脉瘤破裂)、单瘫或偏瘫、失语、感觉障碍、视野缺损等,它们或提示原发病和部位,或由于血肿、脑血管痉挛所致。

4. 非典型表现 少数患者起病时无头痛,表现恶心、呕吐、发热和全身不适或疼痛,另有一些人表现胸背痛、腿痛、视力和听觉突然丧失等。

(1) 老年人 SAH 特点:① 头痛少(<50%)且不明显;② 意识障碍多(>70%)且重;③ 颈项僵硬较 Kernig 征多见。

(2) 儿童 SAH 特点:① 头痛主诉少见,常表现为面色苍白,恶心、呕吐,酷似急性肠胃道病变症状,应引起重视。② 常伴系统性病变,如主动脉弓狭窄、多囊肾等。

5. 分级 Botterell 最早对 SAH 患者进行分级,旨在了解不同级别进行手术的风险有无差异。目前临床分级作用不仅限于此,而且对各种治疗的效果评价、相互比较都有重要作用,应用也更加广泛。有多种分级方法,大多根据头痛、脑膜刺激症状、意识状态和神经功能损害等来分级,其中广泛应用的是 Hunt 和 Hess 分级,对 SAH 患者的预后判断较为准确。Ⅰ～Ⅱ级 SAH 患者预后较好,而Ⅳ～Ⅴ级的患者预后不佳。以格拉斯格昏迷评分(Glasgow coma score,GCS)为基础的世界神经外科联盟分级越来越受到人们重视,有利于各地区资料相互比较。三种主要分级方法见表 3-2-4-9。Gotoh(1996)等前瞻性研究 765 例脑动脉瘤患者应用世界神经外科联盟分级表与预后的关系,发现患者术后预后与术前 GCS 有关($P<$0.001),即术前 GCS 高分者,预后较好,特别是 GCS 15 分与 14 分之间有显著差别($P<$0.001)。但是 GCS 13 分与 12 分,7 分与 6 分之间差别不明显,影响Ⅲ级与Ⅳ级、Ⅳ级与Ⅴ级患者预后评估的准确性。可见,任何一种分级方法不可能十全十美,有待临床的验证和不断修改和完善。近来,Chiang(2000)报道如果各种分级和评分对预后评估有价值,必须以治疗前的分级和评分为基准。

表 3-2-4-9 SAH 临床分级表

级别	Botterell 分级 (1956 年)	Hunt 和 Hess 分级* (1968—1974 年)	世界神经外科联盟分级(1988 年)	
			GCS	运动功能障碍
Ⅰ	清醒,有或无 SAH 症状	无症状或头痛,颈强直	15	无
Ⅱ	嗜睡,无明显神经功能缺失	脑神经麻痹(如Ⅲ、Ⅳ),中、重度头痛,颈硬	13～14	无

续 表

级别	Botterell 分级 (1956 年)	Hunt 和 Hess 分级* (1968—1974 年)	世界神经外科联盟分级(1988 年)	
			GCS	运动功能障碍
Ⅲ	嗜睡,神经功能丧失,可能存在颅内血肿	轻度局灶神经功能缺失,嗜睡或错乱	13～14	存在
Ⅳ	因血肿出现严重神经功能缺失,老年患者可能症状较轻,但合并其他脑血管疾病	昏迷,中、重度偏瘫,去大脑强直早期	7～12	存在或无
Ⅴ	濒死,去大脑强直	深昏迷,去大脑强直,濒死	3～6	存在或无

注:* 如有严重全身系统疾病如高血压、糖尿病、严重动脉硬化、慢性肺部疾病或血管造影显示血管痉挛,评级增加一级。

【辅助诊断】

1. CT 断层扫描 头 CT 平扫是目前诊断 SAH 的首选检查方法。其作用在于:① 明确 SAH 是否存在及程度,提供出血部位的线索;② 增强 CT 检查,有时能判断 SAH 病因,如显示增强的动静脉畸形或动脉瘤的占位效应;③ 能了解伴发的脑内、脑室内出血或阻塞性脑积水;④ 随访治疗效果和了解并发症。CT 检查的敏感度取决于出血后的时间和临床分级。SAH 发病后最初 12 h 内,CT 对 SAH 的敏感性为 98%～100%,24 h 时降至 93%左右,6 d 时降至 57%～85%。CT 片上 SAH 的出血量和部位与血管痉挛的发生有很好相关性。临床分级越差,CT 上出血程度越严重,预后越差。SAH Fisher 分级和其后的改良 Fisher 分级是常用的根据 CT 上积血程度预测脑血管痉挛风险的评分系统(表 3-2-4-10)。近来发现灌注 CT (pCT)可早期检测脑血管痉挛所引发的低灌注和脑缺血。由于 pCT 检测便捷,可与常规 CT 和 CT 血管造影同时做,已成为 SAH 常规诊断手段。

表 3-2-4-10 基于 CT 影像的 SAH 分级表

级别	Fisher 分级		改良 Fisher 分级	
	CT 表现	血管痉挛危险性	CT 表现	发生脑血管痉挛的危险性(%)
0			未见出血	3
1	CT 尚未见出血	低	仅见基底池出血	14
2	CT 上发现弥散出血,尚未形成血块	低	周边脑池或侧裂池出血	38
3	较厚积血,垂直面上厚度>1 mm(大脑纵裂、岛池、环池)或者水平面上(侧裂池、脚间池)长×宽>5 mm×3 mm	高	广泛 SAH 伴脑实质内血肿	57
4	脑内血肿或脑室内积血,但基底池内无或少量弥散出血	低	基底池和周边脑池、侧裂池较厚积血	57

2. 脑脊液检查 腰穿脑脊液检查也是诊断 SAH 的常用方法。特别是头 CT 检查阴性者,但应掌握腰穿时机。SAH 发生后数小时腰穿所得脑脊液仍可能清亮。所以应在 SAH 后 2 h 后行腰穿检查。一般每次需连续取 3～4 管脑脊液用于检验。操作损伤引起的出血有别于 SAH:① 连续放液,各试管内红细胞计数逐渐减少;② 如红细胞>25×10^{10}/L(250 000/ml),将出现凝血;③ 无脑脊液黄变;④ 红细胞数/白细胞数比值正常,并且符合每增加 1 000 个红细胞,蛋白含量增加 1.5 mg/100 ml;⑤ 不出现吞噬有红细胞或含铁血黄素的巨噬细胞。脑脊液黄变是由于脑脊液中蛋白含量高或有红细胞降解产物,通常在 SAH 后 12 h 开始出现。分光光度计检测可避免遗漏。一般在出血后 12 h 至 2 周脑脊液黄变检出率为 100%,3 周后为 70%,4 周后为 40%。急性 SAH 者的腰穿切忌测压和大量放液,因可诱发再出血或加重症状,操作前应衡量利弊,并征得家属同意。

3. 脑血管造影(图 3-2-4-4) 仍是本病的标准诊断方法,特别是选择性 DSA 检查目前认为是诊断引起 SAH 的动脉瘤的金标准。一般应行 4 条血管造影,以免遗漏多发动脉瘤或伴发的动静脉畸形。血管数字减影技术已能查出大多数出血原因。如血管造影仍不能显示病变者,颈外动脉造影可能发现硬脑膜动静脉瘘。如颈痛、背痛明显,并以下肢神经功能障碍为主,应行脊髓血管造影除外脊髓动静脉畸形、动脉瘤或新生物。血管造影是否引起神经功能损害加重,如脑缺血、动脉瘤再次破裂,目前尚无定论。

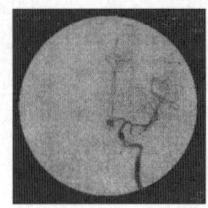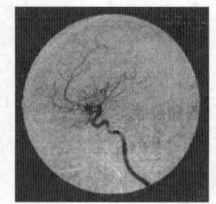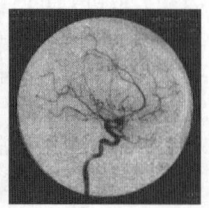

图 3-2-4-4 脑血管造影

造影时机:由于脑血管痉挛易发生在 SAH 后 2～3 d,7～10 d 达高峰,再出血好发时间也在此范围,因此目前多主张脑血管造影宜早,即出血 3 d 内只要病情稳定,应行脑血管造影,以利尽早作病因治疗。急性期脑血管造影的不良反应发生率一般低于 4%。但需注意,20%～25% 的脑血管造影不能发现出血的来源,对于首次脑血管造影阴性者,2 周后(血管痉挛消退)或 6～8 周(血栓吸收)后应重复脑血管造影。

4. CT 血管造影(CTA) 通过螺旋 CT 薄层扫描,捕捉经造影剂显影的动脉期血管图像,进行计算机重建,可获得良好的颅内血管三维结构(图 3-2-4-5)。其敏感性为 77%～97%,特异性为 87%～100%。目前虽已能分辨直径 2～3 mm 的动脉瘤,但实际工作中对于直径 5 mm 以上的动脉瘤敏感性较高。血管的三维结构可按任意平面进行旋转,可显示动脉瘤与骨性标志的关系,便以寻找病变原因和决定手术入路。但目前 CTA 重建技术费时较长,操作人员需熟悉颅底解剖,并具有丰富的神经外科临床知识,对 SAH 急性期的病因诊断价值有限。目前只有 80%～83% 的病例中 CTA 与 DSA 相符。故临床主要用于高度怀疑动脉瘤破裂出血、患者烦躁不能配合脑血管造影者、未手术患者随访、有家族史和治疗后的随访。

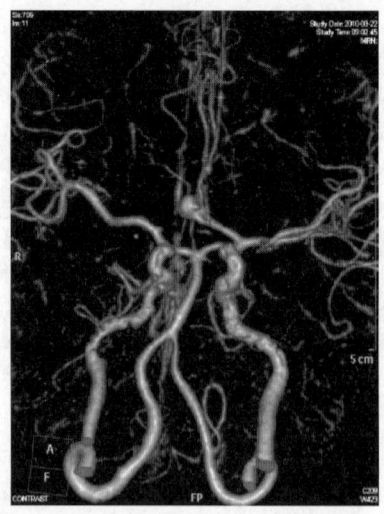

图 3-2-4-5 CTA 图像

5. 头 MRI 和磁共振血管造影(MRA) 过去认为头 MRI 很难区别急性 SAH 和脑实质信号,但目前研究提示 MRI 对 SAH 的检出率与 CT 检查相似。对后颅窝、脑室系统少量出血以及动脉瘤内血栓形成、判断多发动脉瘤中破裂瘤体等,MRI 优于 CT。但价贵、操作费时是其缺点。头 MRI 检查是否会引起金属动脉瘤夹移位,目前说法不一。故动脉瘤夹闭后,不了解动脉夹是否磁兼容特性前,慎用头 MRI 复查。

MRA 是近来发展的无创性诊断手段,可作为 SAH 的筛选手段,能检出直径 3～5 mm 的动脉瘤,当动脉瘤直径≥5 mm 时,敏感性为 85%～100%,而检测直径<5 mm 的动脉瘤时,敏感性下降到 56%。但对于 SAH 的初步筛查,MRA 由于不需要碘对比剂而且无电离辐射,可能是一种合适的手段。

6. 经颅多普勒超声(TCD) 可以无创测得脑底大血管的血流速度,对临床 SAH 后血管痉挛有诊断价值,目前已作为 SAH 后血管痉挛的常规监测手段。优点:实时、无创,可床旁及重复进行监测。缺点:只能提供颅底大血管的流速,不能测定末梢血管的血流变化;需依靠操作者的主观判断;部分患者特别是老年患者颞窗较厚,探测不出血流信号。

【诊断和鉴别诊断】

首先应明确有无 SAH。突然发作头痛、意识障碍和脑膜刺激征及相应神经功能损害症状者,应高度怀疑 SAH。突发剧烈头痛的鉴别诊断如表 3-2-4-11 所示。及时进行头 CT 检查,必要时腰穿,以明确出血。

表 3-2-4-11 突发剧烈头痛的鉴别诊断

1. 颅内
  (1) 血管性
    • SAH
    • 垂体卒中
    • 静脉窦栓塞
    • 脑内出血
    • 脑栓塞
  (2) 感染
    • 脑膜炎
    • 脑炎
  (3) 由新生物、颅内出血或脑脓肿引起的颅内压增高

续 表

2. 良性头痛
   (1) 偏头痛
   (2) 紧张
   (3) 感染性头痛
   (4) 良性疲劳性头痛
   (5) 与兴奋有关的头痛
3. 来自脑神经的头痛
   (1) 由于肿瘤、动脉瘤、Tolosa - Hunt 征、Raeder 三叉神经痛、
       Gradenigo 征引起脑神经受压或炎症
   (2) 神经痛
       ● 三叉神经痛
       ● 舌咽神经痛
4. 颅内牵涉痛
   (1) 眼球疾病
       ● 球后神经炎
       ● 青光眼
   (2) 鼻旁窦炎
   (3) 牙周脓肿、颞颌关节炎
5. 系统疾病
   (1) 恶性高血压
   (2) 病毒性疾病
   (3) 颈段脊髓动静脉瘘

对 SAH 前的先兆性头痛等症状应引起注意,并与偏头痛、高血压脑病和其他系统性疾病进行鉴别。

对 DSA 颅内检查阴性者,应做脊髓血管造影。从临床表现鉴别 SAH 和颅内出血或缺血性卒中有时较为困难。一般有脑膜刺激症状、缺少局灶性神经系统症状和年龄相对较轻(小于 60 岁),SAH 的可能性较大。突发头痛和呕吐并不是 SAH 的特有症状,常不能以此作为与颅内出血或缺血性卒中鉴别诊断的依据。SAH 患者的癫痫发生率与颅内出血患者相似,但缺血性卒中患者较少发生癫痫。

临床怀疑自发性 SAH 后的诊断程序见图 3-2-4-6。

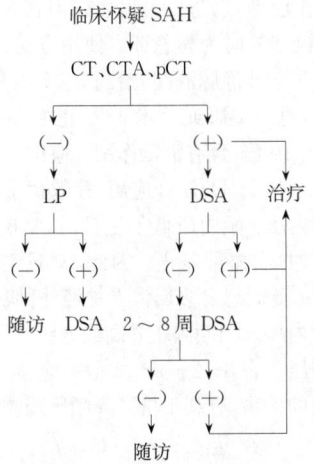

图 3-2-4-6 自发性 SAH 的诊断程序

确诊自发性 SAH 后,应作 SAH 病因诊断。主要以脑血管造影或 CTA 进行筛选。但第一次脑血管造影可有 15%～20% 的患者不能发现阳性结果,称为"血管造影阴性 SAH"。其中又有 21%～68% 不等的患者在 CT 平扫时表现为"中脑周围蛛网膜下腔出血"(perimesencephalic SAH,PNSAH)。这是一种

较为特殊的预后良好的自发性 SAH,在自发性 SAH 中占 10%～15%。PNSAH 的特点为出血的中心紧邻中脑的前方,伴有或不伴有出血向环池的基底部扩展,未完全充满纵裂池的前部,一般不向侧裂池外侧扩展,无明显的脑室内血肿;另外,PNSAH 常包含桥前池的出血,并可能是唯一的出血部位,也可有少量的出血沉积于侧脑室枕脚;四叠体池出血也是 PNSAH 的一种特殊类型。与血管造影阳性的患者相比,年龄偏轻,男性较多,临床分级较好。再出血和出血后血管痉挛发生少,预后良好。目前原因不明,可能由静脉出血引起。但椎基动脉系统动脉瘤破裂出血也可有相似的头 CT 表现。故不能轻易诊断为 PNSAH。

导致血管造影筛查不能明确病因的原因有:① 隐匿性血管畸形不显影;② 出血期责任血管痉挛,病变(动脉瘤)显影不良;③ 局部出血造成占位压迫,显影不佳;④ 出血期患者意识障碍、检查不配合使成像不清等有关。此外,SAH 的少见出血原因未被发现,造影操作方法和读片医师的水平也对结果有影响。目前,一些先进的影像技术,如 3D 旋转、血管内镜技术等,可以有效地提高血管造影的阳性率。对脑血管造影阴性的 SAH 应在 2 周左右、脑血管痉挛危险期度过后重复脑血管造影,文献报道病因的检出率在 2% 至 22% 不等。而出血类型不同,再次造影阳性率差别很大,出血类型为 PNSAH 者再次血管造影的阳性率为 0～7%,而 CT 可见出血的非 PNSAH 患者阳性率为 8%～45.9%。

当确诊 SAH 的原因为多发动脉瘤破裂出血,则应进一步识别破裂瘤体,以下几点可供参考:① 除外硬膜外动脉瘤;② CT 片显示局部 SAH;③ 在血管造影上破裂动脉瘤附近有血管痉挛或占位效应;④ 大而不规则动脉瘤较小而规则者易破裂,特别是伴有子囊形成者;⑤ 定位体征有助于诊断;⑥ 重复血管造影,见动脉瘤增大和局部血管形态学改变;⑦ 选择最可能破裂动脉瘤,如前交通动脉瘤;⑧ 最大、最近端的动脉瘤破裂可能性最大。

【SAH 后的并发症】

1. 神经系统并发症

(1) 迟发性缺血性障碍(delayed ischemic deficits,DID):又称症状性脑血管痉挛。由于脑血管造影或 TCD 提示脑血管痉挛者,不一定出现临床症状。只在伴有脑血管侧支循环不良情况下,每分钟局部 CBF<20 ml/100 g 时,才引起 DID。因此,脑血管造影和 TCD 诊断 SAH 后脑血管痉挛的发生率可达 67%,但 DID 发生率为 35%,DID 致死率为 10%～15%。血管造影显示的血管痉挛常发生在 SAH 后 2～3 d,7～10 d 为高峰,2～4 周逐渐缓解。脑血管痉挛的发生与头 CT 上脑池内积血量有一定关系。DID 的临床表现:① 前驱症状,SAH 的症状经治疗或休息而好转后又出现或进行性加重,血白细胞持续增高,持续发热。② 意识由清醒至嗜睡或昏迷。③ 局灶体征,取决于脑缺血部位。如颈内动脉和大脑中动脉分布区,可出现偏瘫伴或不伴感觉减退或偏盲。大脑前动脉受累可出现识别和判断能力降低、下肢瘫、不同程度意识障碍、无动性缄默等。椎基动脉者则引起锥体束征、脑神经征、小脑征、自主神经功能障碍、偏盲或皮质盲等。上述症状多发展缓慢,经数小时或数天才达高峰,持续 1～2 周后逐渐缓解,少数发展迅速,预后差。DID 的诊断:一旦出现上述临床表现,即应做头 CT,排除再出

血、血肿、脑积水等,并做 TCD 和脑血管造影进行诊断。CT 显示脑梗死有助于诊断。此外,也应排除水、电解质紊乱,肝、肾功能障碍,肺炎和糖尿病等全身系统疾病,可行相应检查。

(2) 再出血:是 SAH 患者致死、致残的主要原因,病死率可高达 70%~90%。首次出血后 48 h 为再出血高峰,2 周内出血率为 20%~30%,以后则逐渐减少。半年后出血率为 3%。因此,目前认为发现 SAH 的患者,应在急性期尽早针对病因治疗,减少再出血的风险。

(3) 脑积水:出血急性期脑积水发生率约为 20%,常同时伴有脑室出血。出血后期脑积水则多与脑脊液吸收障碍有关。慢性脑积水的发生率各家报道差异较大,从 6% 至 67% 不等,主要与脑积水判断标准、评价时间不同有关。在 3 251 例动脉瘤引起的 SAH 患者中,15% 的患者 CT 检查可发现有脑积水,13.2% 的患者临床出现脑积水症状(Kassell,1990)。Vale 分析 108 例因动脉瘤破裂引起 SAH 并进行早期手术的患者情况,发现约有 20% 的患者在 SAH 后 30 d 内需接受脑室腹腔分流手术。有再出血和脑室出血史的患者脑积水发生机会更多。

2. 全身系统并发症 严重的全身并发症是 23%SAH 死亡的原因,好发于危重患者和分级高的患者。因此防治 SAH 后全身系统并发症的重要性与防治 DID 和再出血一样重要,应引起重视。

(1) 水、电解质紊乱:常见低血钠,见于 35% 的患者,好发于出血第 2~10 天。可加重意识障碍、癫痫、脑水肿。引起低血钠的原因有脑性盐丧失综合征和抗利尿激素分泌异常综合征(SIADH)。应注意鉴别这两个综合征,因为两者的处理原则完全不同。脑性盐丧失综合征是因尿钠排出过多导致低血容量和低血钠,治疗包括输入生理盐水和胶体溶液,不能限制水分,否则可加重血管痉挛和脑缺氧。SIADH 则因 ADH 不适当分泌增多,引起稀释性低钠血症和水负荷增加,治疗除补钠外,还包括限水和应用抑制 ADH 药如苯妥英钠针剂。

低血容量也为 SAH 后常见并发症,见于 50% 以上的患者中,在 SAH 后最初 6 d 内血容量可减少 10% 以上。血容量降低,可增加红细胞的黏滞度,影响脑微循环,增加血管痉挛的易感性。扩容、升高血压可防止因血管痉挛而引起 DID。

(2) 高血糖:SAH 可引起血糖增高,特别是见于隐性糖尿病的老年患者。应用类固醇激素可加重高血糖症。严重高血糖症则可引起意识障碍、癫痫,可恶化脑血管痉挛和脑缺血。

(3) 高血压:多数 SAH 患者有代偿性血压升高(Cushing 反应),以应答出血后的脑灌注压降低,但过高的血压(收缩压持续维持在 180 mmHg 以上)可诱发再出血,特别是不适当地降低颅内压,同时未控制血压。兴奋、烦躁不安、疼痛和缺氧等可促发血压升高。

3. 全身其他脏器并发症

(1) 心脏:心律失常见于 91% 的患者,高龄、低钾血症、心电图有 Q-T 间期延长者易发生心律失常。常见有室性心动过速、室上性心动过速、游走心律、束支传导阻滞等,多为良性过程,但少数患者因室性心动过速、室颤、室扑等而危及生命。以往认为心律失常的临床意义不大,但目前认为上述心律失常提示 SAH 诱发了心肌损害。40%~70% 的患者可有心电图异常,如 T 波倒置、ST 段压低、Q-T 间期延长、U 波出现。

(2) 深静脉血栓形成:约见于 2% 的 SAH 患者,其中约半数患者可发生肺栓塞。

(3) 胃肠道出血:约 4% 的 SAH 患者有胃肠道出血。因前交通动脉瘤出血致死的患者中,83% 有胃肠道出血和胃十二指肠溃疡(Cushing 溃疡)。

(4) 肺:最常见的肺部并发症为肺炎和肺水肿。神经性肺水肿表现为呼吸不规则,呼吸道内粉红色泡沫样分泌物,蛋白含量高(大于 0.45 g/L)。见于约 2% 的 SAH 患者,最常见于 SAH 后第 1 周内。

【治疗】

1. 病因治疗 为 SAH 的根本治疗。动脉瘤的栓塞治疗或直接夹闭不仅能防止再出血,也为以后的血管痉挛治疗创造条件。但是目前对于栓塞治疗还是手术夹闭的利弊存在争议,一般来说治疗方法的选择取决于动脉瘤的部位、形态和患者的身体状况,治疗方案最好是由神经外科医师、神经介入医师和放射科医师共同讨论分析后确定。

2. 内科治疗

(1) 一般处理:卧床 14 d,头抬高 30°,保持呼吸道通畅,限制额外刺激。避免各种形式的用力,用轻缓泻剂保持大便通畅,低渣饮食有助于减少大便的次数和大便量。

(2) 监测:血压、血氧饱和度、中心静脉压、血生化和血常规、心电图、颅内压及每天的出入水量等。

(3) 补液:维持脑正常灌注压,对血管痉挛危险性相对较低者,可维持正常血容量。

(4) 镇痛:适当给予镇痛剂。大多数患者的头痛可用可待因控制。焦虑和不安可给适量的巴比妥酸盐、水合氯醛或三聚乙醛(副醛),保持患者安静。

(5) 止血:目前对止血剂在 SAH 治疗中的作用仍有争论。一般认为,抗纤溶药物能减少 50% 以上再出血。但抗纤溶可促使脑血栓形成,延缓蛛网膜下腔中血块的吸收,易诱发缺血性神经系统并发症和脑积水等,抵消其治疗作用。因此,对早期手术夹闭动脉瘤者,术后可不必应用止血剂。对延期手术或不能手术者,应用止血剂,以防止再出血。但在有妊娠、深静脉血栓形成、肺动脉栓塞等时为禁忌证。使用方法:① 6-氨基己酸(EACA):16~24 g/d 静脉滴注,给药 3~7 d,病情平稳后改为 6~8 g/d(口服),直至造影或手术。② 止血环酸(凝血酸):比 EACA 作用强 8~10 倍,且有消毒作用。应用剂量为 2~12 g/d,与抑肽酶(30 万~40 万 U)联合应用,疗效优于单独使用。

(6) 控制颅内压:颅内压低于正常时,易诱发再出血;当颅内压接近舒张压时,出血可停止。因此,SAH 急性期,如颅内压不超过 12 mmHg,此时患者多属世界神经外科联盟分级I~II级,一般不需降低颅内压。当颅内压升高或分级为III级以上者,则应适当地降低颅内压。表 3-2-4-12 示平均颅内压(MICP)变化与患者临床分级的关系,有利于指导降颅压药物的应用。

表 3-2-4-12　临床分级与平均颅内压之间的关系

世界神经外科联盟分级	平均颅内压(mmHg)
I~II	12
III	15~40
IV	30~75
V	75

一般应用 20％甘露醇 1 gm/kg 静脉滴注。对于需要引流脑脊液的患者，还可进行脑室穿刺留置颅内压监测探头，通过量化颅内压来指导降颅压治疗。

（7）DID 的防治：目前对 DID 的治疗效果不佳，应重在预防。防治过程分为 5 步：① 防止血管狭窄；② 纠正血管狭窄；③ 防止由血管狭窄引起的脑缺血损害；④ 纠正脑缺血；⑤ 防止脑梗死。主要措施如下。

1）扩容（hypervolemia）、升压（hypertension）、血液稀释（hemodilution）治疗：简称 3H 治疗。此法既可用于预防，也可治疗血管痉挛，但经临床实践，易发生肺水肿和诱发出血，现已被 3N 取代，即正常血容量、正常血压和正常血浓度。很多医疗中心不对 SAH 患者限水，相反每日给予数千毫升液体量，维持中心静脉压在 3.7～8.8 mmHg（5～12 cmH_2O）或肺动脉楔压在 5～15 mmHg，并采用药物适度维持患者正常血压。在进行 3H 或 3N 治疗时，因扩容后血液稀释，需要注意维持血红蛋白在 90 g/L 以上，血细胞比容维持在 38％左右（3N）或 30％～32％（3H）。扩容过程中注意监测心功能变化。

2）钙离子拮抗剂：尼莫地平是循证医学 Ⅰ 级证据证实有效的药物，可用来预防和治疗血管痉挛。一般应在 SAH 后 3 d 内尽早使用，按 0.5～1 mg/h 静脉缓慢滴注，2～3 h 内如血压未降低，可增至 1～2 mg/h。采用微泵控制静脉输液速度使点滴维持 24 h，通常本药 50 ml（10 mg）经三通阀与 5％～10％的葡萄糖溶液 250～500 ml 同时输注。由于尼莫地平易被聚氯乙烯（PVC）吸收，因此应采用聚乙烯（PE）输液管。静脉用药 7～14 d，病情平稳，改口服用药（剂量 60 mg，每日 3 次）7 d。

3）rt-PA：近年来，SAH 治疗已由原来使用抗纤溶药物防止再出血，改为使用尿激酶和 rt-PA 等纤溶药物，以减少脑缺血损害的发生。一般在动脉瘤夹闭后，清除基底池血块，经导管用 rt-PA 2.5 万～60 万 U，每 8 h 1 次，或尿激酶 3 万～6 万 U/d，基底池缓慢点滴注射和引流。但由于存在一定的操作风险，临床上应用并不广泛。

4）腔内血管成形术：Zubkov 在 1984 年最早采用腔内血管成形术来治疗血管痉挛，目前此项技术在临床得到较为广泛的应用。当血管造影证实血管痉挛后，并在症状性血管痉挛出现以前进行治疗，是治疗成功的关键，一般应在 SAH 后出现血管痉挛 24 h 内进行治疗。60％～80％的治疗患者临床症状可得到显著改善。由于使用中少数病例出现动脉瘤或动脉破裂，目前趋于采用药物进行药物性成形术，取代机械性成形术。一般用 0.5 mg 尼莫地平、6 000～12 000 U 尿激酶灌注，然后用 0.2％罂粟碱 1 ml，以 0.1 ml/s 的速度，重复多次灌注。整个过程在 DSA 监控下进行，并全身肝素化。但在出现严重 DID 时，腔内血管成形术可能是抢救生命的方法选项之一。

5）其他：尼卡地平、法舒地尔、硫酸镁、他汀类等可能有一定防治脑血管痉挛作用，但缺乏大样本循证医学 Ⅰ 级证据支持。内皮素受体拮抗剂的临床试验失败，21-氨基类固醇已证实无效。

（8）其他并发症的治疗：心电图异常者应给予 α 或 β 肾上腺素能阻滞剂如普萘洛尔；肺水肿和肺炎的患者如术后需长期卧床，注意保持气道通畅，加强气道护理，积极抗炎治疗；水电解质紊乱、高血糖、脑积水等并发症治疗与其他疾病中的治疗相同，不再赘述。

【预后】

影响 SAH 预后的因素很多，病因、血管痉挛和治疗方法为主要因素。病因不同，差异较大。脑动静脉畸形引起的 SAH 预后最佳，而血液系统疾病引起的 SAH 效果最差。动脉瘤破裂的病死率在 55％左右。动脉瘤破裂未经手术夹闭，可再次发生出血，最常发生于第 1 次 SAH 后 4～10 d，每日发生率为 1％～4％。前交通动脉瘤再出血的概率最大。第 2 次出血的病死率为 30％～60％，第 3 次出血者几乎是 100％。但在第 1 次 SAH 后 3～6 个月再出血的危险性显著降低，以后出血的病死率可能不会超过第 1 次出血的病死率。患者的年龄、性别和职业以及第 1 次发病的严重程度，对复发的可能性似无关联，但高血压可能增加其危险性。

血管痉挛也是 SAH 患者致死、致残的主要原因，约有 13.5％的动脉瘤破裂引起的 SAH 患者因血管痉挛而死亡或残废。在致残患者中约 39％是因血管痉挛所致。

随着对 SAH 病理生理研究的深入和治疗方法的改进，SAH 的预后已有了很大改善。Cesarini 对一地区 20 多年内动脉瘤破裂引起的 SAH 预后进行分析，发现近 10 年来 Hunt 和 Hess 分级 Ⅰ 级和 Ⅱ 级患者的发病后 6 个月病死率明显低于前 10 年（16％与 34％），临床症状和生存质量也优于以前。但 Hunt 和 Hess 分级 Ⅲ～Ⅴ 级患者的病死率无明显改善。

对 SAH 患者首次血管造影未发现病因者，预后与头 CT 上积血分布情况有关，属于 PNSAH 的患者预后较好，再出血的概率也小于其他患者。这些患者的病死率仅 6％，而找到动脉瘤的患者其病死率约为 40％。除此之外，其他血管造影阴性的 SAH 患者也比动脉瘤破裂引起的 SAH 预后佳，文献报道约 80％血管造影阴性的 SAH 患者能恢复正常工作，而只有 50％的动脉瘤破裂引起的 SAH 患者能恢复健康。

参 考 文 献

［1］ 毛颖，周良辅. 自发性蛛网膜下腔出血［M］//周良辅. 现代神经外科学. 2 版. 上海：复旦大学出版社,2015.

［2］ 中国脑出血诊疗指导规范. 中国脑出血诊疗指导规范（2015）［J］. 2015：1-16.

［3］ 中华医学会神经病学分会. 中国脑出血诊治指南（2014）［J］. 中华神经科杂志,2015,48(6)：435-444.

［4］ 中华医学会神经外科学分会. 脑血管痉挛防治神经外科专家共识［J］. 中华医学杂志,2008,88(31)：356-362.

［5］ ANDALUZ N, ZUCCARELLO M. Recent trends in the treatment of spontaneous intracerebral hemorrhage：analysis of a nationwide inpatient database［J］. J Neurosurg, 2009, 110：403-410.

［6］ BANKI N M, KOPELNIK A, DAE M W, et al. Acute neurocardiogenic injury after subarachnoid hemorrhage［J］. Circulation, 2005, 112(21)：3314-3319.

［7］ BEDERSON J B, CONNOLLY E S, BATJER H H, et al. Guidelines for the management of aneurysmal subarachnoid hemorrhage：a statement for healthcare professionals from a special writing group of the Stroke Council, American Heart Association［J］. Stroke, 2009, 40：994-1025.

［8］ BERECZK D, LIU M, PRADO G F. Cochrane report：a systemic review of mannitol therapy for acute ischemic stroke and cerebral parenchymal hemorrhage［J］. Stroke, 2000, 31：

2719 - 2722.

[9] BRODERICK J P, ADAMS H P JR, BARSAN W, et al. Guidelines for the management of spontaneous intracerebral hemorrhage: a statement for healthcare professionals from a special writing group of the Stroke Council, American Heart Association[J]. Stroke, 1999, 30: 905 - 915.

[10] BRODERICK J, CONNOLLY S, FELDMANN E, et al. Guidelines for the management of spontaneous intracerebral hemorrhage in adults 2007 update: a guideline from the American Heart Association/American Stroke Association Stroke Council, High Blood Pressure Research Council, and the Quality of Care and Outcomes in Research Interdisciplinary Working Group[J]. Stroke, 2007, 38: 2001 - 2023.

[11] CAMPI A, RAMZI N, MOLYNEUX A J, et al. Retreatment of ruptured cerebral aneurysms in patients randomized by coiling or clipping in the International Subarachnoid Aneurysm Trial (ISAT)[J]. Stroke, 2007, 38(5): 1538 - 1544.

[12] CONNOLLY E S, RABINSTEIN A A, CARHUAPOMA J R, et al. Guidelines for the management of aneurysmal subarachnoid hemorrhage: a guideline for healthcare professionals from the American Heart Association/American Stroke Association[J]. Stroke, 2012, 43: 1711 - 1137.

[13] CRUICKSHANK A, AULD P, BEETHAM R, et al. Revised national guidelines for analysis of cerebrospinal fluid for bilirubin in suspected subarachnoid haemorrhage[J]. Ann Clin Biochem, 2008, 45(Pt 3): 238 - 244.

[14] DENNIS M S, BURN J P, SANDERCOCK P A, et al. Long-term survival after first-ever stroke: the Oxfordshire community stroke project[J]. Stroke, 1993, 24: 796 - 800.

[15] FEIGIN V L, RINKEL G J, LAWES C M, et al. Risk factors for subarachnoid hemorrhage: an updated systematic review of epidemiological studies [J]. Stroke, 2005, 36 (12): 2773 - 2780.

[16] GREEBE P, RINKEL G J. Life expectancy after perimesencephalic subarachnoid hemorrhage[J]. Stroke, 2007, 38(4): 1222 - 1224.

[17] HEMPHILL J C 3RD, GREENBERG S M, ANDERSON C S, et al. Guidelines for the management of spontaneous intracerebral hemorrhage: a guideline for healthcare professionals from the American Heart Association/American Stroke Association [J]. Stroke, 2015, 46(7): 2032 - 2060.

[18] KIEHNA E N, STARKE R M, POURATIAN N, et al. Standards for reporting randomized controlled trials in neurosurgery[J]. J Neurosurg, 2011, 114: 280 - 285.

[19] MACDONALD R L, SCHWEIZER T A. Spontaneous subarachnoid haemorrhage[J]. Lancet, 2017, 389(10069): 655 - 666.

[20] McCARRON M O, ALBERTS M J, McCARRON P. A systematic review of Terson's syndrome: frequency and prognosis after subarachnoid haemorrhage[J]. J Neurol Neurosurg Psychiatry, 2004, 75(3): 491 - 493.

[21] MENDELOW A D, GREGSON B A, FERNANDES H M, et al. Early surgery versus initial conservative treatment in patients with spontaneous supratentorial intracerebral haematomas in the International Surgical Trial in Intracerebral Haemorrhage (STICH): a randomized trial[J]. Lancet, 2005, 9457: 387 - 397.

[22] MORGENSTERN L B, HEMPHILL J C 3RD, ANDERSON C, et al. Guidelines for the management of spontaneous intracerebral hemorrhage: a guideline for healthcare professionals from the American Heart Association/American Stroke Association [J]. Stroke, 2010, 41: 2108 - 2129.

[23] MURTHY J M, CHOWDARY G V, MURTHY T V, et al. Decompressive craniectomy with clot evacuation in large hemispheric hypertensive intracerebral hemorrhage [J]. Neurocrit Care, 2005, 2: 258 - 262.

[24] NINDS ICH Workshop Participants. Priorities for clinical research in intracerebral hemorrhage: report from a National Institute of Neurological Disorders and Stroke Workshop [J]. Stroke, 2005, 36: e23 - e41.

[25] POWELL J, KITCHEN N, HESLIN J, et al. Psychosocial outcomes at three and nine months after good neurological recovery from aneurysmal subarachnoid haemorrhage: predictors and prognosis[J]. J Neurol Neurosurg Psychiatry, 2002, 72(6): 772 - 781.

[26] SONG J P, NI W, GU Y X, et al. Epidemiological features of nontraumatic spontaneous subarachnoid hemorrhage in China: a nationwide hospital-based multicenter study[J]. Chin Med J (Engl), 2017, 130(7): 776 - 781.

[27] STEINER T, JUVELA S, UNTERBERG A, et al. European Stroke Organization guidelines for the management of intracranial aneurysms and subarachnoid haemorrhage[J]. Cerebrovasc Dis, 2013, 35(2): 93 - 112.

[28] STEINER T, KASTE M, FORSTING M, et al. Recommendations for the management of intracranial haemorrhage — part Ⅰ: spontaneous intracerebral haemorrhage. The European Stroke Initiative Writing Committee and the Writing Committee for the EUSI Executive Committee [J]. Cerebrovasc Dis, 2006, 22: 294 - 316.

第五节　脑 动 脉 瘤

李培良　毛　颖　周良辅

　　脑动脉瘤(intracranial aneurysms)指颅内动脉壁异常膨隆呈囊状、梭形等形状的病变,好发于血流动力学压力较高的动脉分叉部;10%~30%的患者为多发,病变部位常可见动脉弹力层的薄弱或缺失。脑动脉瘤破裂引起蛛网膜下腔出血占所有卒中的5%~10%,年发生率为2/10万~22.5/10万,其中高发生率见于芬兰和日本,低发生率见于非洲、印度、中东和中国。引起地区发生率差异的原因不清楚,可能与环境、饮食、种族(遗传)或医疗卫生条件等有关。迄今我国没有官方的发生率。近来,我国随着生活水平提高,医疗卫生知识和脑血管造影检查手段普及,脑动脉瘤有增多趋势。复旦大学附属华山医院神经外科收治脑动脉瘤由过去50例/年,增至近10年300余例/年。大组尸体解剖发现,成人中未破裂脑动脉瘤发生率为1%~6%,其中大多数动脉瘤很小。成人脑血管造影中脑动脉瘤(无症状)发现率为0.5%~1%。

　　脑动脉瘤可见于任何年龄,但以50~69岁年龄组好发,约占总发生率的2/3。女性较男性稍多发,前者约占56%。但是在50岁以前,男性多见女性,50岁以后以女性多见(图

3-2-5-1)。在出血的患者中,约1/3在就诊前已死亡,就诊患者的病死率达25%~50%,仅有30%左右患者经治疗得以存活。可见脑动脉瘤仍是当今人类致死、致残常见的脑血管病。

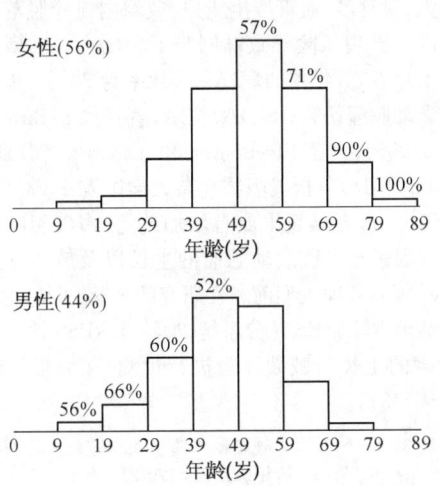

图3-2-5-1 脑动脉瘤的年龄和性别分布

注:百分数为年龄段累积占比。

【分类、病因与危险因素】

脑动脉瘤可按动脉瘤的大小、部位、病因和病理等进行分类(表3-2-5-1,表3-2-5-2),约90%的动脉瘤为囊性动脉瘤,大部分(约85%)位于Willis环前循环。一般认为直径<7 mm的动脉瘤不易出血,不引起任何症状,也是所有动脉瘤中所占比例最大的一类。最近研究发现,动脉瘤大小是动脉瘤生长的唯一独立危险因素,大型动脉瘤更易生长,而动脉瘤生长又与动脉瘤破裂密切相关。过去认为巨大型动脉瘤很少破裂出血,现在发现约1/3巨大型动脉瘤以出血为首发症状。

脑动脉瘤形成、生长与破裂的危险因素包括:① 酗酒;② 吸烟;③ 女性人群;④ 遗传因素;⑤ 激素治疗,如使用雌激素(有争议);⑥ 老年人群;⑦ 家族史;⑧ 未控制的高血压。

表3-2-5-1 脑动脉瘤的分类

1. 按大小
   (1) 小型:直径≤1.5 cm
   (2) 大型:直径1.5~2.4 cm
   (3) 巨型:直径≥2.5 cm
2. 按部位
   (1) 颈动脉系统
   ● 颈内动脉:岩骨段、海绵窦、床突旁(颈眼)、后交通、脉络膜前、颈内动脉分叉
   ● 大脑前动脉:A_1、前交通动脉、A_2~A_3、胼周、胼缘
   ● 大脑中动脉:M_1、M_2~M_3、M_3~M_4
   (2) 椎基底动脉系统
   ● 椎动脉
   ● 小脑后下动脉(中央型、周边型)
   ● 基底动脉干
   ● 小脑前下动脉(中央型、周边型)
   ● 小脑上动脉(中央型、周边型)
   ● 基底动脉分叉
   ● 大脑后动脉(中央型、周边型)
3. 按病理
   (1) 囊状动脉瘤
   (2) 层间(夹层)动脉瘤
   (3) 梭形动脉瘤

表3-2-5-2 脑动脉瘤的发病因素

1. 囊状动脉瘤
   (1) 血流动力学
   ● 血流量增加:动静脉畸形、对侧动脉阻塞、发育不良、颈动脉与基底动脉存在交通支
   ● 血压增高:主动脉狭窄、多囊肾、肾动脉纤维肌肉发育不良
   (2) 血管壁结构
   ● 后天性:内弹力层变性、镰状细胞贫血、炎症、外伤、肿瘤
   ● 先天性:家族性、遗传性、Ⅱ型胶原缺失等
   (3) 其他
   ● 烟雾病
   ● 巨细胞动脉炎
2. 梭形动脉瘤
   (1) 动脉硬化
   (2) 遗传性
   (3) 血管结构性
   (4) 感染性
   (5) 放射性
   (6) 其他:主动脉弓狭窄、巨细胞动脉炎
3. 层间动脉瘤
   (1) 外伤
   (2) 动脉硬化

在脑动脉瘤中最常见的为囊状动脉瘤,它具有以下特点而异于其他类型动脉瘤(图3-2-5-2):① 起源于动脉分叉处,通常位于某一分支(如后交通动脉)的起始端;② 瘤体的方向与载瘤动脉的血流方向一致;③ 位于载瘤动脉弯曲的外侧缘;④ 瘤体附近常伴有穿通小动脉;⑤ 有瘤颈,常可用特制的夹夹闭。由于颅内脑动脉管壁的中层发育不良,缺少外弹力层,因此颅内脑动脉较颅外动脉易发生动脉瘤。显微镜检可见囊状动脉瘤的瘤壁中层很薄或缺如,内弹力层缺少或仅残存碎片,瘤壁仅由内层和外膜组成,其间有数量不等的纤维变或玻璃样变性组织。大体检查动脉瘤,特别是破裂者呈不规则状,壁厚薄不一,可有一个或多个子瘤。破裂点常在瘤顶部。

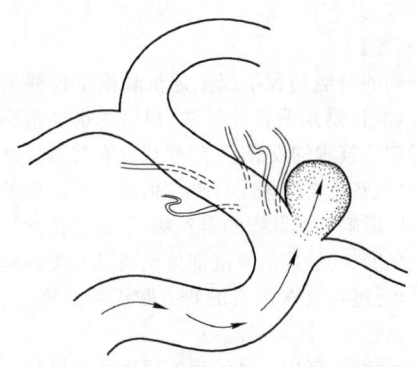

图3-2-5-2 囊状动脉瘤的典型解剖特点

层间动脉瘤又称夹层动脉瘤(dissecting aneurysm),它和梭形动脉瘤(fusiform aneurysm)在过去认为是很少发生于颅内的。近来由于神经影像学的发展,其检出率增多。如在椎动脉瘤中,囊状动脉瘤占50%~60%,层间动脉瘤占20%~28%,梭形动脉瘤占10%~26%。颈和椎基底动脉系统均可发生层间动脉瘤和梭形动脉瘤,但以椎基底动脉好发。层间动脉瘤和梭形动脉瘤大多沿血管长轴异常扩大,少数在CT和MRI上可呈椭圆形或近圆形,但血管造影上可显示异常扩张和弯曲

的管腔,易与囊状动脉瘤鉴别。层间动脉瘤可位于内膜与肌层或肌层与外膜之间,由于动脉壁剥离,引起真管腔狭窄,血管造影出现"线征"(string sign)(图3-2-5-3)。如动脉瘤真腔、假腔均畅通,造影剂在其内滞留。有时难以从血管造影区分层间和梭形动脉瘤,需借助MRI。层间动脉瘤有下列MRI特点:① 血管腔内有内膜瓣;② 瘤内有双腔;③ 假腔内有亚急性血块。

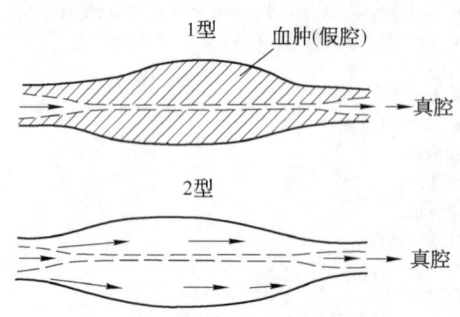

图3-2-5-3 层间动脉瘤的两种类型

1型:由于假腔充满血块,引起真腔不规则狭窄("线征");2型:真假腔均通畅,造影剂可在腔内滞留。

血泡样动脉瘤(blister aneurysm)是一类发生于颈内动脉床突上段无分支血管的动脉背侧血管壁上的特殊动脉瘤,发生率占颅内动脉瘤的0.3%~1.7%,破裂占颅内动脉瘤的0.9%~6.5%。血泡样动脉瘤瘤壁仅由一层菲薄的纤维组织和外膜覆盖,血管胶原层缺如,因此在术中发生动脉瘤破裂与载瘤动脉撕裂的概率很高,无论开颅手术或介入治疗均面临巨大困难。此类动脉瘤好发于右侧颈内动脉,女性∶男性为3∶1,平均年龄48.1±11.1岁。动脉瘤直径平均3.2±1.2mm,其发生与高血压、动脉粥样硬化和颈内动脉夹层有关,其中最主要的因素是动脉粥样硬化。Sim等在其所有10例血泡样动脉瘤的手术过程中均发现了严重的粥样硬化,推断此类动脉瘤的形成可能是动脉粥样硬化形成的溃疡斑块和内弹力层破裂导致的。

【自然病程】

了解疾病的自然病程不仅是评价和衡量各种治疗方法的疗效和优劣,而且是阐明各种疗法、预后的重要指标。特别是随着神经影像学技术的发展,无症状或仅有轻微症状的动脉瘤发现增多,对这些患者应该怎样处理值得探讨。另外研究发现许多因素可以影响脑动脉瘤的自然病程,如遗传性、全身情况、伴随各系统病变、动脉瘤的解剖部位及与其有关的病理生理异常等。因此,通过对这些因素的研究和正确处理,也关系到疗效的提高。

对于脑动脉瘤,任何一种治疗的预后是否比其自然病程为好,是评价这一治疗方法的重要指标。由于动脉瘤有无破裂,其自然病程截然不同,因此下面分别讨论之。

1. 未破裂脑动脉瘤 有引起症状和无症状之分。大组尸检和血管造影研究发现,无症状脑动脉瘤在成人发生率为2%。近来随着无创性磁共振脑血管成像技术的应用,其检出率有增加趋势。无症状未破裂脑动脉瘤的自然病程的了解主要来自对多发性脑动脉瘤患者的研究,其中破裂动脉瘤已被处理,未破裂者经临床和影像学检查随访,发现经血管造影证实无症状脑动脉瘤的年破裂出血率为1%~2%,它们在破裂前可出现症

状,从出现症状到出血的间隔时间从数日至10年以上,破裂出血可发生在任何时间,终生出血率可高达29%。有症状的未破裂脑动脉一般较无症状者预后差,因为出现症状的根本是动脉瘤瘤体较大,对神经、血管产生压迫,或瘤内血栓脱落造成脑栓塞以及较高的破裂风险导致蛛网膜下腔出血。巨型脑动脉瘤采取保守治疗者,数年内的病残和病死率为80%。近来国际多中心未破裂动脉瘤研究(ISUIA)提示,直径<10 mm的动脉瘤年破率为0.05%,直径10~25 mm和>25 mm者分别为1%和6%。Bender(2018)分析美国霍金斯大学医院1 360例动脉瘤,发现直径≤5 mm者破裂出血有增加趋势,占破裂脑动脉瘤的41%。多种因素与未破裂动脉瘤的生长以及最终导致破裂有关。Backes等对6项大型前瞻性研究的8 382例患者进行荟萃分析后总结出PHASES评分系统以及ELAPSS评分系统对未破裂动脉瘤的生长与破裂风险进行预测,从而指导临床治疗(表3-2-5-3)。

表3-2-5-3 未破裂动脉瘤生长与破裂风险的PHASES与ELAPSS评分

项目	PHASES评分	ELAPSS评分
蛛网膜下腔出血史		
是	1	0
否	0	1
动脉瘤部位		
颈内动脉	0	0
大脑前动脉/前交通动脉	4	0
大脑中动脉	2	3
后交通动脉/大脑后动脉	4	5
年龄(岁)		
≤60	不适用	0
>60(每增加5岁)	不适用	1
<70	0	不适用
≥70	1	不适用
地区人群		
北美、中国、欧洲	0	0
日本	3	1
芬兰	5	7
动脉瘤最大径(mm)		
1~2.9	0	0
3~4.9	0	4
5~6.9	0	10
7~9.9	3	13
10~19.9	6	22
≥20	10	22
动脉瘤形状		
规则	不适用	0
不规则	不适用	4
高血压史		
是	1	不适用
否	0	不适用

2. 破裂脑动脉瘤 破裂脑动脉瘤的自然病程明显差于未破裂者。综合文献大组病例报道,首次破裂脑动脉瘤患者的病

死率,在入院前为 15%~30%,入院第 1 天为 32%,第 1 周为 41%,第 1 个月为 56%,第 6 个月为 60%。再出血率,>3% (24 h),以后每日 1%~2%(<4 周),累积第 1 个月为 20%~30%,以后趋于下降,年出血率为 3.5%。再出血的病死率明显增高,第 2 次出血和第 3 次出血的病死率分别为 65%和 85%。

3. 影响自然病程的因素

(1) 瘤的级别:动脉瘤分级越高,病死率和病残率越高。这是因为高级别者(如Ⅲ、Ⅳ和Ⅴ级)再出血率、脑血管痉挛发生率均较高。

(2) 脑血管痉挛:脑血管痉挛直接影响患者的病残和病死率。有症状的脑血管痉挛的发生率为 30%,其中 1/3 的患者经治疗可康复,1/3 患者病残,1/3 的患者死亡。

(3) 动脉瘤破裂的诱发因素:举重物、情绪激动、咳嗽、屏气、用力大小便、房事等是常见的诱发因素,它们通过对血压、血流动力学和颅内压的影响而促发动脉瘤破裂出血。

(4) 动脉瘤破裂的前驱症状和体征:如头痛、眩晕、感觉或运动障碍等(详见临床表现)。前驱症状发生与动脉瘤扩大、少量出血等有关,经 2~3 周后常发生大出血。有前驱症状未及时诊治者预后较无前驱症状者差,相反,如及时得到诊治,预后大可改观(表 3-2-5-4)。

表 3-2-5-4　前驱症状对动脉瘤自然病程的影响

项目	A组 (小量出血继大出血)	B组 (仅小量出血)	C组 (仅大量出血)
患者数	25	9	53
血管痉挛(%)	48	67	32
Fisher 分级 > 3 级(%)	60	11	25
病死率(%)	52	0	23

(5) 蛛网膜下腔出血分级(Fisher 分级详见表 3-2-4-10):首次出血的严重程度是决定患者预后的最主要因素。Fisher 分级 3 级者易发生脑血管痉挛,预后显然较其他级别差。

(6) 动脉瘤大小(表 3-2-5-5):关于脑动脉瘤要多大才会破裂出血文献上各家的报道不一,有直径 4、7、7.5、≤10 mm 等。但多数人同意 McCormick(1970)的意见,即直径≥6 mm 的动脉瘤容易破裂出血。但必须指出,McCormick 的资料来于尸体解剖,常低估动脉瘤的直径,加之破裂的动脉瘤常较原来缩小以及活体上动脉瘤会比尸检时所见大,因此对待具体患者,应以机动灵活态度来看待动脉瘤的大小。

表 3-2-5-5　破裂动脉瘤的直径
(136 例患者 191 个动脉瘤尸检资料)

直径(mm)	动脉瘤数	破裂动脉瘤数 例数	破裂率(%)
21~50	11	11	100
16~20	6	5	83
11~15	16	14	87
6~10	54	22	41
3.2~5	75	2	3
2~5	29	0	0

(7) 年龄(表 3-2-5-6):一般认为 50 岁以后的患者预后较年轻者差,可能与年老患者常合并系统性疾病有关。

表 3-2-5-6　年龄对自然病程的影响

年龄(岁)	首次出血病死率(%)	再次出血率病死率(%)
0~9	50	0
10~19	0	57
20~29	19	42
30~39	37	73
40~49	35	63
50~59	47	84
60~69	55	100
70~79	74	

(8) 性别:女性较男性好发脑动脉瘤,特别在 50 岁以后,可能部分与女性寿命较男性长有关。George(1989)在 214 例破裂脑动脉瘤中发现女性有较高的脑血管痉挛发生率,预后也较差。同时女性患者患有颈动脉纤维肌肉发育不良的比例较高,达 23%。

(9) 多发性脑动脉瘤:大组临床病例和尸检发现,多发性脑动脉瘤的发生率分别为 14.1%(7.7%~29.8%)和 23.5% (18.9%~50%),以 2~3 个动脉瘤多见。文献报道一患者身上最多动脉瘤为 13 个。Mount 等(1983)随访 116 例多发性脑动脉瘤患者,发现再出血率较只有单发脑动脉瘤的患者高,为 31%,预后显然也差。Qureshi 等(1998)分析 419 例脑动脉瘤患者,127(30%)例有多发脑动脉瘤。在单因素分析中,女性、吸烟者好发多发性动脉瘤,在多因素分析中,前述两因素仍与好发多发性动脉瘤有关。

(10) 高血压(表 3-2-5-7):有高血压的脑动脉瘤患者预后较无者为差,未控制的高血压是动脉瘤再次出血的危险因素。美国心脏协会发布循证医学Ⅰ级证据(下同)。

表 3-2-5-7　高血压对脑动脉瘤自然病程的影响
(欧洲 1 076 例患者的研究)

项目	有高血压	无高血压
平均年龄(岁)	55	47
临床分级Ⅰ、Ⅱ级(%)	34	43
颅外动脉硬化(%)	23	13
颅内动脉硬化(%)	35	18
外科手术(%)	48	66
2 年病死率(%)	59	42
Ⅰ、Ⅱ级的病死率(%)	52	22
再出血病死率(%)	100	75

(11) 眼底出血:包括视网膜出血、玻璃体膜下出血或玻璃体内出血,后两者又称 Terson 综合征。在动脉瘤出血引起蛛网膜下腔出血中,Terson 综合征发生率为 16.7%~27.2%,患者的病死率为 50%~90%,远高于无此征者。

(12) 遗传因素:7%~20%脑动脉瘤患者有家族史,他们患病的年龄常较轻,好发多发性和对称性(或称镜照性)动脉瘤,预后较无家族史者差。其他遗传性结缔组织病也常合并脑动脉瘤,系统性疾病有纤维肌肉发育不良、主动脉弓狭窄、多囊肾、Marfan综合征、神经纤维瘤病Ⅰ型、Ehlers-Danlos综合征等。患纤维肌肉发育不良症者脑动脉瘤发生率高达20%～40%,而且易发生严重脑血管痉挛。

(13) 系统和环境因素(Ⅱ级证据):妊娠、生产前后均易并发脑动脉瘤破裂出血,除与颅内压变化有关外,激素也起一定作用。研究发现停经前女性脑动脉瘤蛛网膜下腔出血发生率较低,停经后则明显增高,但雌激素替代治疗的作用仍存在争议。吸烟、嗜酒和滥用可卡因者的脑动脉瘤破裂出血为正常人的3～10倍。Solomon(1998)认为吸烟诱发α抗胰蛋白酶的蛋氨酸活化部氧化,使其数量减少,弹性硬蛋白酶却明显增高。血清中蛋白酶与抗蛋白酶失衡可使各种结缔组织包括动脉壁降解,促使脑动脉瘤形成。另外,吸烟可加重出血后脑血管痉挛。此外,患者的伴发疾病情况,如合并房颤、充血性心力衰竭、冠状动脉疾病以及肾脏疾病均是影响患者预后的因素。

(14) 脑血管发育异常和血流动力学异常:颈动脉基底动脉吻合支续存在者易发生脑动脉瘤,如在232例有三叉动脉残留者14%发生脑动脉瘤,而且大多数动脉瘤位于三叉动脉及其附近。脑底动脉环先天(如一侧颈动脉或大脑前动脉)或后天(如结扎一侧颈动脉)异常者,其健侧动脉易发生动脉瘤。另外供血丰富的动静脉畸形常合并动脉瘤,其中59%动脉瘤位于动静脉畸形处主要供血动脉上,不治者病死率高达60%。相反如切除动静脉畸形,有时动脉瘤可自行消失。

(15) 免疫因素:Ostergard(1987)在18例破裂脑动脉瘤患者血中发现13例有较高的环状免疫复合物,21例对照组中仅见3例,而且发现这些复合物与脑血管痉挛关系密切。Ryba等(1992)发现简单的免疫试验可预测脑动脉瘤患者的预后,即术前抗体滴定度高者,术后易发生严重神经并发症,而且在59例死亡患者中发现较高发生率的无型DR点伴有DR7显型。由于这方面的研究例数较少,免疫因素对脑动脉瘤自然病程的作用还有待深入研究。

【分子遗传生物学】

脑动脉瘤的分子遗传生物学研究,不仅可深入了解脑动脉瘤的病理生理,了解其家庭或人群遗传密码、疾病发生与发展的关键基因或信号通路,而且可筛选出潜在有用的诊断治疗手段或方法,发现易患脑动脉瘤的人群和易破裂动脉瘤的个体,为早期和积极防治提供思路和策略。由于脑动脉瘤发生、发展涉及各种遗传变异与环境或非遗传危险因素之间的相互作用,因此,虽然经多年努力,脑动脉瘤相关基因和全基因关联研究仅得出一些适量(modest)讯息,深入、大样本研究还在进行中。表3-2-5-8罗列了一些家族动脉瘤相关基因的研究结果。近年来,全基因组关联分析还发现染色体4q31.23(*EDNRA*)、8q12.1(*SOX17*)、9p213(*CDKN2A/CDKN2B/CDKN2BAS*)、10q24.32(*CNNM2*)、12q22、13q13.1(*KL/STARD13*)、18q11.2(*RBBP8*)和20p12.1(*CDKN2BAS/SOX17*)与动脉瘤的发生密切相关,而IL-6 *G572C*基因则与动脉瘤的破裂风险相关。

表3-2-5-8 已知遗传有关脑动脉瘤候选基因的位点

基因位点	研究人群	关联区	潜在候选基因
1b	单个北美家族	1p34.3-p36.13	*Perlecan*
	单个荷兰家族	1p36.11-p36.13	
5b	单个法-加拿大家族	5p15.2-14.3	
5q	日本双胞胎	5q22-31	*Versican*
7q	日本双胞胎,北美家族	7q11	*Elastin*
11q	单个北美家族	11q24-25	
14q	单个北美家族,日本双胞胎	14q23-31	*Sequence variant rs767603*
17cen	日本家族	17cen	*TNFRSF13B*
19q	芬兰亲戚,双胞胎,日本家族	19q13.3	*Kallikrein8*
Xp	单个荷兰家族	Xp22.2-p22.32	
	日本家族,芬兰亲戚	Xp22	

【分布】

90%以上的脑动脉瘤分布在脑底动脉环附近,其中大多数位于颈动脉系统(图3-2-5-4)。表3-2-5-9总结了1969—1990年7组共12 349例脑动脉瘤患者,经血管造影和手术证实脑动脉瘤的分布情况。

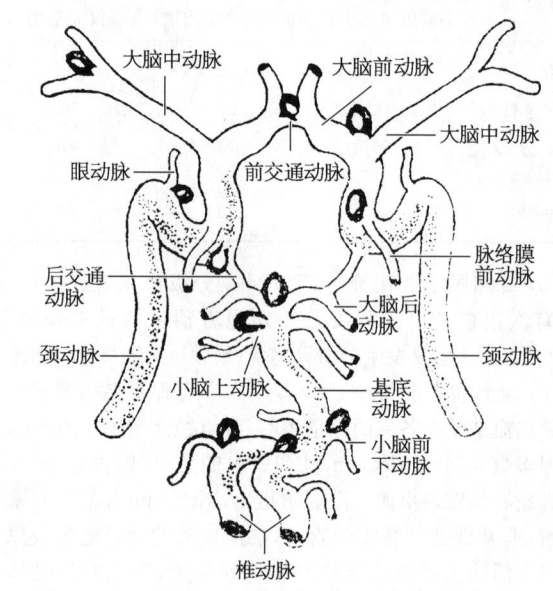

图3-2-5-4 颅内动脉瘤好发部位

表3-2-5-9 脑动脉瘤的分布(12 349例)

部位	比例(%)
颈内动脉	37.3
大脑前动脉	35.7
大脑中动脉	19.1
基底动脉/椎动脉	7.9

【临床表现与分级】

1. 临床表现

(1) 未破裂动脉瘤:大多数未破裂动脉瘤无任何症状,通常在其他颅内动脉瘤出血后检查发现或因一些非特异性神经症状如头晕、头痛等前去医院就诊后发现。大型未破裂动脉瘤可因瘤体压迫、瘤内血栓脱落等因素产生一些局灶性神经功能障碍。在 ISUIA 研究中，未破裂动脉瘤在得到诊断时患者的症状分别有：① 其他颅内动脉瘤破裂产生的出血症状（30.4%）；② 头痛（23.7%）；③ 缺血性症状或短暂性脑缺血发作（分别为10.6% 和 10.5%）；④ 脑神经麻痹（8%）；⑤ 癫痫（2.9%）；⑥ 占位效应（2.7%）；⑦ 硬膜下脑出血（1.2%）等。

（2）破裂动脉瘤。

1）前驱症状和体征：发生率为 15%～60%，包括头痛、单侧眼眶或球后痛伴动眼神经麻痹、恶心、呕吐、头晕等。按病理生理可分为微量出血或渗漏、动脉瘤扩大和脑缺血 3 类。半数前驱症状和体征在大出血发生前 1 周内发生，90% 在 6 周内发生。Jakahsson（1996）等回顾性分析 422 例破裂脑动脉瘤患者，以具有下列特征性头痛为前驱症状：① 头痛发生在大出血前，并缓解；② 突发、剧烈、前所未有的头痛。发现 84 例患者（19.9%）有此头痛，其中 34 例（40.5%）被医生忽略。75% 的患者发生在大出血前 2 周内。经外科治疗预后良好者，有前驱头痛组为 53.6%，无前驱头痛组为 63.3%。如前驱头痛发生在大出血前 3 d 内，预后良好率仅为 36.4%。因此，如能正确发现前驱症状和体征，及时诊治，可获得较好疗效和较好的预后。

2）典型表现：为动脉瘤破裂出血引起蛛网膜下腔出血的症状和体征。

A. 症状：① 头痛，见于大多数患者，骤发劈裂般剧痛，可向颈、肩、腰背和下肢延伸。② 恶心、呕吐，伴面色苍白、出冷汗。③ 意识障碍，见于半数以上患者，可呈短暂意识模糊至深度昏迷。少数患者无意识改变，但出现畏光、淡漠、怕响声和震动等。④ 精神症状，表现为谵妄、木僵、定向障碍、虚构和痴呆等。⑤ 癫痫，见于 20% 的患者，大脑中动脉瘤或前交通动脉瘤多为大发作。

B. 体征：① 脑膜刺激征，在发病数小时～6 d 出现，但以1～2 d 最为多见。Kernig 征较颈强直多见。② 单侧或双侧锥体束征。③ 眼底出血，可为视网膜、玻璃体膜下或玻璃体内出血（Terson 征）。多见于前交通动脉瘤破裂，因颅内压增高和血块压迫视神经鞘，引起视网膜中央静脉出血。此征有特殊意义，因为在脑脊液恢复正常后它仍存在，是诊断蛛网膜下腔出血的重要依据之一，也是患者致盲的重要原因。Frizzell 等（1997）在 99 例脑动脉瘤蛛网膜下腔出血中发现 17% 有眼内出血，其中 8% 有 Terson 征，在有意识障碍史的患者中 Terson征发生率几乎为 100%。但此征迄今未得到神经内、外科医生重视，未及时寻求眼科医生会诊，故它的发现率较低。床旁直接眼底镜检查发现率较低，宜用间接眼底镜检查。视神经乳头水肿少见，一旦出现，多提示颅内压增高。由于眼内出血，患者视力常下降。④ 局灶体征，通常缺乏，可有一侧动眼神经麻痹、单侧瘫痪或偏瘫、失语、感觉障碍、视野缺损等。它们可能提示原发病变和部位或由于血肿、脑血管痉挛所致。

3）非典型表现：① 老年患者、儿童和少数成人无头痛，仅表现为全身不适或疼痛、发热或胸背痛、腿痛、视力和听力突然丧失等。意识障碍在老年人多见且重。② 巨大型动脉瘤或脑内血肿引起颅内占位病变表现。③ 心脏停搏（猝死）。

2. 破裂动脉瘤患者的临床分级　Botterell 最早对自发性蛛网膜下腔出血患者进行分级，旨在了解不同级别患者的手术风险差异。其实临床分级的作用不仅于此，还可对各种治疗的效果进行评价和对比及对预后评估等。临床上曾有多种分级方法，大多根据头痛、脑膜刺激症状、意识状态和神经功能障碍等来分级，其中应用最广泛的是 Hunt 和 Hess 分级。近年来，以格拉斯哥昏迷评分（GCS）为基础的世界神经外科联盟分级越来越受到重视。上述 3 种分级与迟发型缺血障碍（DIND）和病死率的关系见表 3－2－5－10。

表 3－2－5－10　自发性蛛网膜下腔出血临床分级及其与 DIND 和病死率的关系

级别	Botterell 分级（1956 年）	Hunt 和 Hess 分级（1968、1974 年）	世界神经外科联盟分级（1988 年）		DIND（%）	病死率（%）
			GCS（分）	运动功能障碍		
1	清醒，有或无 SAH 症状	无症状或轻度头痛、颈强直	15	无	22	0～5
2	嗜睡，无明显神经功能缺失	脑神经麻痹（如Ⅲ、Ⅳ），中至重度头痛，颈硬	13～14	无	33	2～10
3	嗜睡，神经功能丧失，可能存在颅内血肿	轻度局灶神经功能缺失，嗜睡或错乱	13～14	存在	52	10～15
4	因血肿出现严重神经功能缺失，老年患者可能症状较轻，但合并其他脑血管疾病	昏迷，中至重度偏瘫，去大脑强直早期	7～12	存在或无	53	60～70
5	濒死，去大脑强直	深昏迷，去大脑强直，濒死	3～6	存在或无	74	70～100

但是，Gotoh（1996）等对 765 例脑动脉瘤患者应用世界神经外科联盟分级与预后的关系进行前瞻性研究，发现患者术后的预后与术前 GCS 评分有关（$P<0.001$），即术前 GCS 高分者，预后较好，特别是 GCS15 分与 14 分患者间的预后有显著统计学差别（$P<0.001$）。但是 GCS13 分与 12 分，7 分与 6 分患者间的预后差别不明显，影响 3 级与 4 级、4 级与 5 级患者预后评估的准确性。可见，任何一个分级方法都不可能十全十美，都有待临床实践的验证和不断修改与完善。近年来，Chiang（2000）报告如果各种分级和评分对预后评估有价值，必须以治

疗前的分级和评分为准。

【辅助诊断】

1. 头 CT　头 CT 平扫是目前诊断脑动脉瘤破裂引起蛛网膜下腔出血的首选方法。它有下列作用：① 明确有无蛛网膜下腔出血及程度，提供出血部位的线索。② 结合增强 CT 检查，有时能判断出血病因，如显示增强的动静脉畸形或动脉瘤的占位效应。③ 能了解伴发的脑内、脑室内出血或阻塞性脑积水。④ 灌注 CT 可早期发现脑血管痉挛引发的低灌注和脑缺血。CT 检查的敏感性取决于出血后的时间和临床分级。发病

后1h,90％以上病例能发现蛛网膜下腔出血,5d后85％的患者仍能从CT片上检出,1周后减为50％,2周后为30％。CT片上蛛网膜下腔出血的量和部位与血管痉挛的发生有很好的相关性。临床分级越差,CT上出血程度越严重(图3-2-5-5),预后越差。

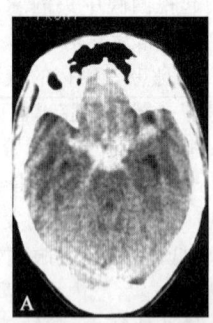

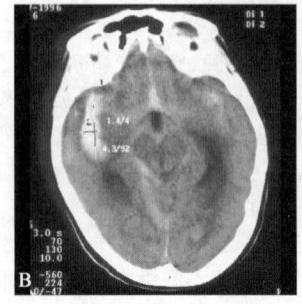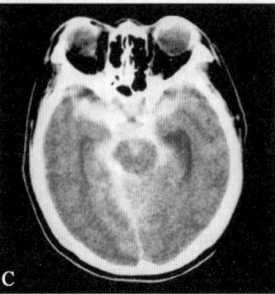

图3-2-5-5 脑动脉瘤破裂出血CT表现

A. Fisher 3级,改良Fisher 2级;B. Fisher 3级,改良Fisher 3级;
C. Fisher 3级,改良Fisher 4级。

值得注意的是,CT发现与蛛网膜下腔出血的关系也受时间的影响。如果在发病后≥4d做CT,CT所见与可能发生蛛网膜下腔出血无关,也即CT无预测蛛网膜下腔出血的价值。因此,蛛网膜下腔出血发生后应尽早做CT,Fisher分级所报告的病例均在发病后24h内做CT。由于Fisher分级仅把患者分成发生蛛网膜下腔出血概率高或低,为了更准确地识别和分类蛛网膜下腔出血后脑血管痉挛,Zervas等(1997)提出改良Fisher分级(表3-2-5-11),经临床验证准确、可靠。

表3-2-5-11 改良Fisher分级及其发生血管痉挛的危险性

改良Fisher分级	CT表现	发生血管痉挛危险性(％)
0	未见出血或仅脑室内出血或脑实质内出血	3
1	仅基底池出血	14
2	仅周边脑池或侧裂池出血	38
3	广泛蛛网膜下腔出血伴脑实质内血肿	57
4	基底池和周边脑池、侧裂池较厚积血	57

2. 脑脊液检查 也是诊断本病方法之一,特别是头CT检查阴性者。与头CT配合应用可以发现本病前驱头痛症状,但应掌握腰椎穿刺时机。蛛网膜下腔出血后1～2h腰穿所得脑脊液仍可能清亮,所以应在蛛网膜下腔出血后2h后行腰穿检查。操作损伤与蛛网膜下腔出血的区别主要在于:① 连续放液,各试管内红细胞计数逐渐减少;② 如红细胞数>2.5×10^8/L,将出现凝血;③ 无脑脊液黄变;④ 红细胞/白细胞值正

常,并且符合每增加1 000个红细胞,蛋白含量增加15 mg/L;⑤ 不出现吞噬红细胞或含铁血黄素巨噬细胞。此外,蛛网膜下腔出血后颅压常增高。脑脊液黄变是因CSF中蛋白含量升高或含有红细胞降解产物,通常在蛛网膜下腔出血12h后出现,最好采用分光光度计检查,避免肉眼检查遗漏。一般在出血后12h～2周,脑脊液黄变检出率100％,3周后为70％,4周后为40％。由于腰椎穿刺属创伤性检查,而且可能有诱发再出血和加重神经障碍的风险,因此,检查前应衡量利弊并征得家属同意。

3. 头部MRI 过去认为头部MRI很难区分急性蛛网膜下腔出血和脑组织信号。近来发现,MRI的FLAIR、SWI和GRE序列对蛛网膜下腔出血检出率接近CT检查,尤其对颅后窝、脑室系统少量出血以及动脉瘤内血栓形成,MRI检查优于CT。但价贵、操作不便是其缺点。对于常规CT和腰椎穿刺均无法明确、高度怀疑的急性蛛网膜下腔出血患者,可尝试上述序列磁共振检查进行辅助诊断。此外,利用高分辨磁共振进行动脉瘤壁增强的研究有助于鉴别不稳定未破裂动脉瘤或多发动脉瘤中破裂出血的责任动脉瘤。

4. MRA、CTA MRA对脑动脉瘤的检出率可达到81％,但其分辨率和清晰度还有待提高。目前它只作为脑血管造影前一种无创性筛选方法(图3-2-5-6)。CTA是近年来出现的另一种无创性脑血管显影方法。患者静脉注射非离子型造影剂后在螺旋CT或电子束CT上快速扫描和成像。目前CTA应用于:① CT检查怀疑脑动脉瘤者;② 未经手术的脑动脉瘤的随访;③ 蛛网膜下腔出血后血管造影阴性者或急诊患者病情不允许做血管造影者;④ 有动脉瘤家族史或既往有动脉瘤病史者。CTA的灵敏度为95％,特异性为100％,可发现直径≤3 mm的动脉瘤。近来Hashimoto等(2000)认为CTA可作为常规脑血管造影阴性的蛛网膜下腔出血者进一步检查的手段,特别适用于常规血管造影难发现的小动脉瘤。但是,CTA有假阳性和假阴性,又受扫描和摄片参数和条件的影响,因此还有待进一步提高。

5. 脑血管造影 脑血管造影仍是脑动脉瘤的经典诊断方法。一般应做4条血管造影以及三维旋转成像,以免遗漏微小动脉瘤、多发动脉瘤或伴发的动静脉畸形,并可帮助制订治疗计划。DSA已能查出大多数出血原因。如血管造影仍不能显示病变者,选择性颈外动脉造影可能发现硬脑膜动静脉瘘。如颈痛、背痛明显,并以下肢神经功能障碍为主,应行脊髓血管造影以期发现脊髓动静脉畸形、动脉瘤或新生物。首次DSA阴性者,应在2周(血管痉挛消退后)或6～8周(血栓吸收后)重复DSA。血管造影能否加重神经功能损害,如脑缺血、动脉瘤再次破裂,目前尚无定论。造影时机:由于脑血管痉挛易发生在蛛网膜下腔出血后2～3d,7～10d达高峰,再出血好发时间也在此期间,因此目前多主张脑血管造影宜早或宜迟,避开脑血管痉挛及再出血高峰期,即出血3d内或3周后。大组病例显示脑血管造影病残率为0.5％,病死率<0.1％。

6. 经颅多普勒超声 血流速度与血管腔横切面面积成反比,即与血管腔半径平方成反比。采用经颅多普勒超声可以无创伤地测得脑底大血管的血流速度,进而得出管腔狭窄程度。特别精确、稳定测定大脑中动脉近端的流速,对临床诊断蛛网膜下腔出血后血管痉挛有重大价值。

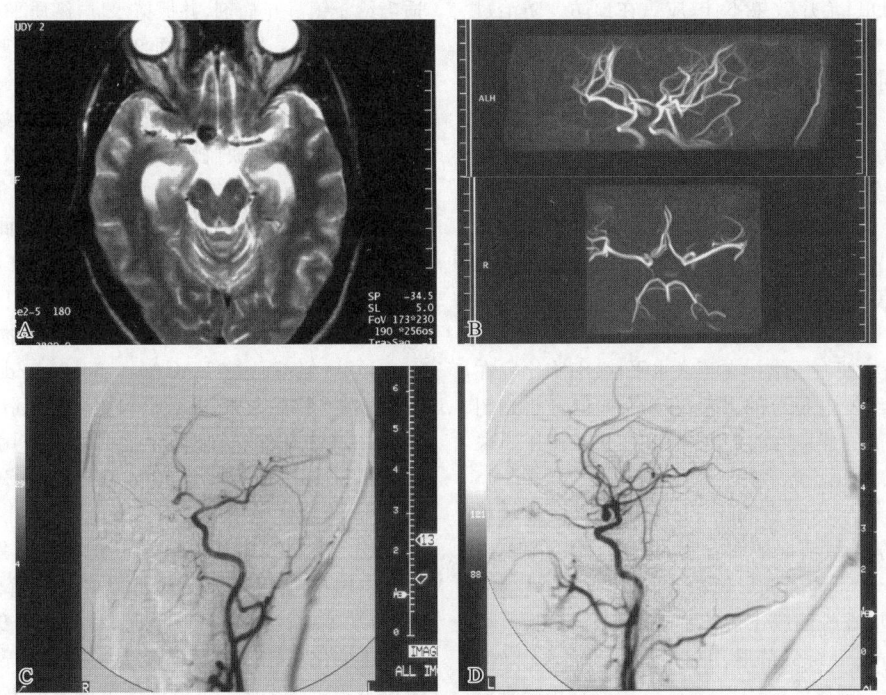

图 3-2-5-6 脑动脉瘤的影像学检查

A. 头颅磁共振 T_2 成像见鞍上池有直径 1 cm 圆形病灶；B. MRA 显示有前交通动脉瘤可能；C、D. DSA 证实 MRA 的发现。

【处理】

1. 无症状脑动脉瘤的筛选检查　由于脑动脉瘤破裂出血致死、致残率高,无症状脑动脉瘤手术死亡率<2%、致残率<5%,因此及时发现和处理无症状脑动脉瘤很有必要。目前认为对下列人群应做筛选检查:① 有 2 名或以上家庭成员存在动脉瘤或蛛网膜下腔出血史,主要是直系亲属;② 染色体显性遗传多囊肾者、肌纤维发育不良(FMD)、主动脉瘤等遗传性疾病患者,尤其是其中有家族史者。

Ronhainen 等(1990)在 396 例脑动脉瘤患者中,37 例(9%)有家族史。在染色体显性遗传多囊肾中 5%~10% 发生脑动脉瘤,如又合并脑动脉瘤家族史则发生率达 20%~25%。

2. 迟发性缺血性障碍(DID)　又称症状性脑血管痉挛。脑血管造影或 TCD 显示脑血管痉挛者,不一定有临床症状。只有伴有脑血管侧支循环不良,rCBF 每分钟低于 18~20 ml/100 g 时,才引起 DID。脑血管造影和 TCD 诊断蛛网膜下腔出血后脑血管痉挛的发生率可达 67%,DID 发生率为 35%,致死率为 10%~15%。血管造影显示的血管痉挛常发生在蛛网膜下腔出血后 2~3 d,DID 则多见于出血后 3~6 d,7~10 d 为高峰,通常需要到出血后 21 d 才能完全缓解。

(1) 临床表现:主要包括以下方面。① 前驱症状:蛛网膜下腔出血的症状经治疗或休息而好转后,症状再次出现或呈进行性加重,伴外周血白细胞持续增高、持续发热。② 意识由清醒至嗜睡或昏迷。③ 局灶体征:取决于脑缺血部位。如缺血位于颈内动脉和大脑中动脉分布区,可出现偏瘫,伴或不伴感觉减退和偏盲;大脑前动脉受累可出现识别和判断能力降低、下肢瘫、不同程度意识障碍、不动性缄默等;椎基底动脉受累则引起锥体束征、脑神经征、小脑征、自主神经功能障碍、偏盲或皮质盲等。上述症状多发展缓慢,经数小时或数日才达

高峰,持续 1~2 周后逐渐缓解。少数发展迅速者,预后差。

(2) 诊断:一旦出现上述临床表现,应立即行头部 CT,排除再出血、血肿、脑积水等。pCT 可了解是否有脑缺血,另外可行 TCD 和脑血管造影。若 CT 和 pCT 见脑梗死,则有助诊断。另外,也应行相应的检查以排除水电解质紊乱、肝肾功能障碍、肺炎和糖尿病,以便权衡钙拮抗剂应用。

(3) 病理改变与影像学检查:由于正常脑动脉壁内皮细胞扁平,内弹力层不卷曲,平滑肌细胞长而薄,形成脑动脉壁薄腔大,即管腔/管壁指数较大。血管痉挛发生后,管腔/管壁指数变小,内皮细胞皱褶,平滑肌细胞收缩如同手风琴打褶,使管壁增厚,管腔狭窄。过去对血管造影所见血管痉挛引起管腔狭窄的原因有争议;现在已清楚在急性期(出血 3~5 d 发生,持续 2~3 周),痉挛动脉内膜因平滑肌持续收缩而受损,发生水肿并形成附壁血栓;平滑肌持续收缩 1~2 个月可导致管壁坏死。急性期管壁少有炎症反应。蛛网膜下腔出血 2~3 周后,受损血管内皮下有炎症细胞浸润和积聚,内膜下增生而导致管壁增厚、管腔狭窄(Mayberg,1990)。血管痉挛、血栓形成、脑栓塞、血肿压迫和低血压等都可促发脑梗死。如患者出血后很快死亡,可来不及形成脑梗死;如患者经抢救成活,CT 和 MRI 可发现脑梗死。大组脑动脉瘤破裂死亡尸检资料显示脑梗死发生率为 20%~30%,而且与时间有关,即 3 d 内死亡者脑梗死发生率为 19%,4~14 d 者为 48%,>14 d 者为 70%。Rocco(1998)报道症状性脑血管痉挛 CT 显示脑局灶性低密度,但不一定伴不可逆脑梗死,经积极治疗,低密度灶可消失。

可是,由于脑缺血部位和程度有时与受累脑血管无关,预防或缓解脑血管痉挛可能并不能缓解脑缺血,影像学检查和病理检查可见多发缺血病灶。Stein 等(2006)经尸检后质疑脑血管痉挛是 DID 唯一病因,认为微血栓和栓塞是可能的病因。

(4) 防治：目前 DID 治疗效果不佳,应重在预防。防治过程分为五步:① 防止血管痉挛;② 纠正血管狭窄;③ 防止由血管狭窄引起的脑缺血损害;④ 纠正脑缺血;⑤ 防止脑梗死。主要措施如下。

1) 扩容(hypervolemia)、升压(hypertension)和血液稀释(hemodilution)治疗:简称 3H 疗法。3H 疗法在预防 DID 方面现已被维持正常血容量、血压和血液浓度治疗取代,因为后者可达到前者的效果,且可避免前者的并发症(肺水肿、诱发出血)。后者治疗目标包括维持中心静脉压在 0.49～1.17 kPa(5～12 cmH$_2$O)或肺动脉楔压在 1.6～1.86 kPa(5～15 mmHg),并采用药物使血压维持在正常水平,血细胞比容在正常范围。而对于已经发生 DID 的患者,在动脉瘤已经得到闭塞且没有心脏状态方面的禁忌的前提下,若基础状态血压尚未升高,可尝试诱导适度升压治疗。

2) 钙离子拮抗剂:尼莫地平(nimodipine),属二氢吡啶类药物,是目前循证医学Ⅰ级证据证实有效的药物,能够改善患者的神经功能预后,但并不能降低影像学上血管狭窄的发生率及患者死亡率。一般应在蛛网膜下腔出血后 3 d 内使用,愈早使用愈好,按 0.5～1 mg/h 缓慢静脉注射,2～3 h 血压无降低者,可增至 1～2 mg/h。静脉注射应维持 24 h,因此宜用微泵控制输液速度,通常本药 50 ml(10 mg)经三通阀与 5%～10% 葡萄糖溶液 250～500 ml 同时输注。静脉用药 7～14 d,病情稳定,可改口服(剂量 60 mg,每日 6 次)7 d。

尼卡地平、法舒地尔(fasudil)、内皮素受体拮抗剂(clazosentan,TAK-044)、硫酸镁、他汀类等可能有一定防治脑血管痉挛作用,但仍需大样本循证医学Ⅰ级证据支持。21-氨基类固醇已证实无效。

3) rt-PA:近年来,蛛网膜下腔出血治疗方面的观念性改变,是由原来使用抗纤溶药物防止再出血,改为使用尿激酶和 rt-PA 等纤溶药物以减少脑缺血损害的发生。一般在动脉瘤夹闭后,清除基底池血块,经导管用 rt-PA 2.5 万～60 万 U,每 8 h 1 次(或尿激酶每日 3 万～6 万 U)基底池缓慢滴注和引流。

4) 腔内血管成形术(transluminal angioplasty):最初用来治疗对药物治疗反应不佳的血管痉挛,但目前研究发现其预防效果更佳。对于 DID 风险较高的患者,在症状出现以前,血管造影证实血管痉挛后可进行相应治疗。由于在机械性血管成形术使用中,少数病例出现动脉瘤或动脉破裂,目前趋向于采用药物性成形术取代机械性成形术。具体方法为:先用 0.5 mg 尼莫地平、600～1 200 U 尿激酶灌注,然后用 0.2% 罂粟碱 1 ml,以 0.1 ml/s 的速度,重复多次灌注。整个过程应在 DSA 监控下进行,并予以全身肝素化。

5) 其他并发症的治疗:心电图异常者应给予 α 或 β 肾上腺能阻滞剂,如普萘洛尔。水、电解质紊乱中常见低血钠,引发的原因有脑性盐耗综合征和抗利尿激素分泌异常综合征(SIADH)。前者是尿钠排出过多导致低血容量和低血钠,治疗应包括输注生理盐水和胶体溶液,不限制水分;后者则因 ADH 异常分泌增多,引起稀释性低钠血症和水负荷增加,治疗除补钠外,还应包括限制水并应用抑制 ADH 分泌药物,如苯妥英钠针剂等。

3. 脑动脉瘤破裂的非手术治疗

(1) 一般治疗:包括卧床 14 d,头抬高 30°,限制额外刺激,适当给予镇静止痛剂,并保持水、电解质平衡等。

(2) 止血:目前对止血剂在蛛网膜下腔出血治疗的作用仍有争议。一般认为,抗纤溶药物能减少 50% 以上的再出血,可是由于抗纤溶会促进脑血栓的形成,延缓蛛网膜下腔中血块的吸收,从而易诱发缺血性神经并发症、脑积水等,从而抵消其治疗作用。另外,也可能由于止血剂减少了再出血,使患者能生存更长时间而易发生 DID 等并发症。因此,对早期手术夹闭动脉瘤者,术后可不必应用止血剂。对延期手术或不能手术者,应使用抗纤溶药物以防止再出血。妊娠、深静脉血栓形成、肺动脉栓塞等为禁忌证。具体药物及使用方法如下。

1) 6-氨基己酸(EACA):16～24 g/d 静脉点滴,给药 3～7 d,病情平稳后改 6～8 g/d(口服),直至造影或手术。

2) 止血环酸(凝血酶):比 EACA 作用强 8～10 倍,且有消毒作用。应用剂量为 2～12 g/d,与抑肽酶(30 万～40 万 U)联合应用,疗效优于单独应用。

(3) 控制颅内压:颅内压波动可诱发再出血。Wardlaw(1998)用彩色 TCD 监测发现,当颅内压降低时,脑动脉瘤可变大,搏动减弱;当颅内压增高时,动脉瘤可变小,搏动增强,提示颅内压变化可诱发动脉瘤破裂。临床也常见腰椎穿刺或脑室引流不当引起出血。低颅内压可诱发再出血;颅内压接近舒张血压时,出血可停止,但脑灌注压明显降低,易发生脑梗死。因此,蛛网膜下腔出血急性期,当颅内压不超过 20～30 mmHg,此时患者多属Ⅰ～Ⅱ级,一般不需降低颅内压。当颅内压升高或Ⅲ级以上者,则应适当地降低颅内压。表 3-2-5-12 为平均颅内压(MICP)与患者临床分级的关系,有利于指导降颅压药物的应用。一般应用 20% 甘露醇 1 g/kg 静脉点滴。

表 3-2-5-12　平均颅内压与动脉瘤临床分级的关系

临床分级	平均颅内压(MICP)
Ⅰ～Ⅱ级	<1.59 kPa(12 mmHg)
Ⅲ级	1.99～5.32 kPa(15～40 mmHg)
Ⅳ级	3.99～9.97 kPa(30～75 mmHg)
Ⅴ级	>9.97 kPa(75 mmHg)

(4) 控制血压:控制血压对于预防缺血性卒中、颅内血肿以及保护心、肾等重要脏器功能具有重要作用,能够降低蛛网膜下腔出血的相关风险。在破裂动脉瘤闭塞前,应当通过静脉用药来维持一定血压,以便在减少再出血和预防缺血性卒中之间维持平衡。通常建议将动脉收缩压控制在 160 mmHg,以降低再出血风险。

4. 脑动脉瘤手术治疗　虽然既往对脑动脉瘤的最佳手术时机一直存在争议,但是考虑到首次出血后 1 月内(尤其是 3 d 内)的高再出血率以及再次出血后的死亡率,目前推荐对于大部分动脉瘤性蛛网膜下腔出血患者应尽早进行手术以消除动脉瘤,术中应尽量争取完全闭塞动脉瘤。这样不仅可以降低动脉瘤的再出血风险,同时也能够为之后的抗血管痉挛治疗创造有利条件。随着技术的发展以及大型临床实验结果的提示,无论介入治疗还是显微外科手术在早期治疗动脉瘤均是可行的,但目前还没有经循证医学Ⅰ级证据支持的最佳治疗时间范围。此外,对于后循环动脉瘤,由于显微外科手术难度大,多倾向于采用介入治疗。既往介入治疗在出血急性期无法放置支架,近来随着替罗非班等新型抗血小板药物的出现,急性期支架辅助的介入治疗在技术上有可行性,但急性期使用支架与患者病死率与致残率的升高有关,因此在治疗方式与手术时机的选择上需要权衡利弊。

(1) 脑动脉瘤手术方式:有开颅手术和血管内介入手术以及它们的联合应用。近20年来,脑动脉瘤手术治疗取得很大进展。表现在:① 血管内介入已从最初的辅助地位晋升为第一线治疗方法。由于其微创,操作较开颅简便,导管可插入颅内诸血管,特别是椎基底动脉,加之器械和栓塞剂的进步和更新,使疗效不断提高,并发症不断降低。因此血管内介入治疗已被广大神经外科医生接受。② 显微外科技术、锁孔和颅底入路、内镜技术等的应用和结合使动脉瘤开颅治疗更趋微创和成熟。重视显微血管吻合技术的应用为复杂、难治性脑动脉瘤治疗开拓了新方向。术中DSA和吲哚氰化荧光血管造影(IGA)的应用,进一步提高了开颅手术夹闭动脉瘤的疗效。

曾经一度争论脑动脉瘤是血管内介入还是开颅夹闭,经临床循证医学研究,现已取得以下共识:① 两种技术均可作为脑动脉瘤治疗首选方法(Ⅰ级证据)。② 在医学中心或三级医院应由介入和开颅专家组成治疗组(Ⅰ级证据),根据患者动脉瘤情况等做出个体化治疗方案(Ⅱ级证据)。

(2) 破裂脑动脉瘤的治疗。

1) 适应证与禁忌证:除垂危、年迈、体弱或伴严重器质病变者不适合治疗外,其余患者均应积极治疗。

2) 治疗方式:根据患者、动脉瘤情况选用下列方式。

A. 血管内介入:倾向于年老体弱者(>70岁)、后循环动脉瘤(尤其是基底动脉顶端动脉瘤)以及世界神经外科联盟分级较差(Ⅳ或Ⅴ级)的患者。

B. 显微外科:由于破裂动脉瘤急性期使用支架与患者病死率与致残率升高相关,因此对于≤40岁的,宽颈(>4 mm)动脉瘤、直径≤2.5 mm的微小动脉瘤以及大脑中动脉动脉瘤倾向于纤维外科治疗。此外,伴有大量脑内血肿(>50 ml)的动脉瘤也倾向于采用显微外科治疗,可在术中同时进行血肿清除。

C. 血管内介入或(和)显微外科:对于上述两条内容以外的动脉瘤,选择何种方式进行治疗应遵循下述几个原则:① 如所在医疗机构有充分的治疗经验,根据其所擅长的治疗方式进行治疗;② 如所在医院治疗经验不足,建议向有充分治疗经验的医院转诊;③ 如所在医疗机构有完善的介入与外科治疗团队,则治疗方案应根据每个患者的个体特点以及动脉瘤特性进行讨论后决定;④ 如技术上介入治疗或显微外科均可行,根据现有大型临床实验结果,倾向于首先考虑介入治疗。

(3) 未破裂脑动脉瘤的治疗。

1) 手术指征:应根据目前已知的未破裂动脉瘤破裂风险对每个患者进行个体化的评估,并将评估结果与患者充分沟通后制定个体化的治疗方案。总体上,对无症状、小动脉(直径≤4~7 mm者)及年迈伴严重器质病变者,可随访观察,而对下列患者应积极处理:① 大动脉瘤;② 有家族史;③ 动脉瘤位于椎基底动脉、前交通动脉、后交通动脉等;④ 瘤壁增强的动脉瘤。

2) 治疗方式:血管内介入或显微外科手术都是未破裂动脉瘤的有效治疗方式。应当充分告知患者两种治疗方式的利弊,由其选择愿意接受的治疗方法。介入治疗总体上在患者的病死率及术后神经功能状态方面优于显微外科治疗,但复发率较高。

(4) 随访:目前倾向于在动脉瘤闭塞后立即对动脉瘤的闭塞情况进行复查评估以降低因动脉瘤闭塞不全导致的再出血。对于未接受治疗的未破裂动脉瘤,应当在首次诊断半年或1年后进行首次CTA或MRA影像学复查,此后每年或每2年复查一次。已接受治疗的动脉瘤患者,考虑到存在一定的复发率以及动脉瘤患者在其他部位伴发动脉瘤的概率高于无动脉瘤患者,也应接受长期随访。

【预后】

虽然随着诊疗技术的进步,脑动脉瘤治疗的疗效有显著提高。例如大组病例治疗病死率在1%～10%,病残率为5%～28%。但是,由于脑动脉瘤一旦破裂,1/3的患者死在院前,1/3的患者在医院不治或病残。因此,积极开展脑动脉瘤发生、发展的基础研究,防患于未然应是重点。一旦发生脑动脉瘤,应筛选高危患者,早诊早治。血管内介入和显微外科各有优势,应用时应注意扬长避短。例如,国际蛛网膜下腔动脉瘤出血研究(ISAT)报告,术后1年患者不良预后(死亡和病残)介入组为23.5%,开颅组为30.9%,前者优于后者。但术后动脉瘤复发需处理的,介入组和开颅组分别为早期8.8%和2.9%,后期分别为8.6%和0.9%;再出血率分别为0.6%和0.3%,显示开颅治疗优于介入治疗。因此,进一步提高血管内介入和显微外科治疗脑动脉瘤的疗效,降低并发症,仍须不断努力。

参 考 文 献

[1] 周良辅.脑动脉瘤[M]//周良辅.现代神经外科学.上海:复旦大学出版社,上海医科大学出版社,2001:815-865.

[2] CONNOLLY E S JR, RABINSTEIN A A, CARHUAPOMA J R, et al. Guideline for the management of aneurysmal subarachnoid hemorrhage[J]. Stroke, 2012, 43: 711-737.

[3] LEHMAN V T, BRINJIKJI W, MOSSA-BASHA M, et al. Conventional and high-resolution vessel wall MRI of intracranial aneurysms: current concepts and new horizons[J]. J Neurosurg, 2018, 128(4): 969-981.

[4] MOLYNEUX A J, KERR R S, YU L M, et al. International subarachnoid aneurysm trial (ISAT) collaborative group: ISAT of neurosurgical clipping versus endovaocular coiling in 2143 patients with ruptured intracranial aneurysms: a randomized comparison of effects on survival, dependency, seizures, rebleeding, subgroups, and aneurysm occlusion[J]. Lancet, 2005, 366: 809-817.

[5] RAJA P V, HUANG J, GERMANNALA A V, et al. Microsurgical clipping and endovaocular coiling of intracranial aneurysms: a critical review of the literature[J]. Neurosurg, 2008, 62(6): 1187-1203.

[6] RUIGROK Y, KLUN C J M. Genetics of aneurysms and arteriovenous malformations[M]//MOHR J R. Stroke. 5th ed. Philadelphia, PA: Elsevier, Saunders, 2011: 1292-1300.

[7] SHAH S S, GERSEY Z C, NUH M, et al. Microsurgical versus endovascular interventions for blood-blister aneurysms of the internal carotid artery: systematic review of literature and meta-analysis on safety and efficacy[J]. J Neurosurg, 2017, 127(6): 1361-1373.

[8] VELAT G J, KIMBALL M M, MOCCO J D, et al. Vasospasm

after aneurysmal subarachnoid hemorrhage: review of randomized controlled trials and meta-analysis in the literature [J]. World Neurosurgery, 2011, 76(5): 446-454.

第六节　脑动静脉畸形

徐　斌　陈衔城　史玉泉

脑动静脉畸形(arteriovenous malformation, AVM)是脑血管在发育过程中的变异。脑动静脉在胚胎第45～60天时发生,此时为脑血管的原始血管网期,血管分化出动脉、毛细血管及静脉,如果发育出现障碍则形成脑 AVM。病变部位的脑动脉与脑静脉之间没有毛细血管,致使动脉与静脉直接沟通,形成脑动、静脉的短路。由此产生一系列脑血流动力学的紊乱,临床上表现为颅内出血、全身性或局部性抽搐、短暂脑缺血发作及进行性神经功能障碍等。

【发生率】

脑 AVM 发病率文献报道各有不同。大宗尸检显示,AVM 发生率为 1.4%～4.3%,但有症状的患者不到 10%。美国报道 AVM 发病率为 0.14%;在脑出血病例中,38% 为 AVM 所引起;与动脉瘤的发病率相比,低于脑动脉瘤,为 1:5.3。男性患者略多于女性,平均发病年龄 33 岁左右。国内资料显示,AVM 与动脉瘤发病率比例接近 1:1;男性 2 倍于女性;常见于 20～40 岁,平均 25 岁;约 20% 在 20 岁前发病,64% 在 40 岁前发病,81% 在 50 岁前发病,95% 在 60 岁前发病,超过 60 岁再发病的不到 5%。AVM 是小于 35 岁的年轻人群中非创伤性颅内出血的主要原因之一,也是小于 20 岁人群致死、致残的主要病因之一。总体而言,AVM 的年出血率为 2%～4%,出血率最高的年龄段为 40～50 岁。因此 60 岁以上出现的脑出血及蛛网膜下腔出血多半不是 AVM 引起,应首先考虑高血压动脉粥样硬化等病因。出血位于脑实质内最为常见,其次是脑室内出血,再其次为蛛网膜下腔出血。出血后总的致死、致残率可达 42%。在有出血史的患者中,再出血率可达 44%。在出血后 1 年内,再出血率最高;在出血后首月内再出血率可达 15.4%。

【病理】

脑 AVM 有 3 个组成部分,即畸形血管团、供血动脉和引流静脉。畸形血管团大小不等,可发生在脑的各部位,是由形如互相缠绕并沟通、管径不同的异常血管构成的团块状结构。常有 1 支或多支增粗的动脉供血,供血动脉往往明显地比同一区域正常动脉粗而且搏动有力。引流静脉扩张而扭曲,可膨大成瘤样,内含动脉血。血管团周围有异常的增生血管。畸形团内和周围通常有变性的神经组织。AVM 病灶表面的软脑膜及蛛网膜增厚发白,或有含铁血黄素沉着。

1. 分布　90% 以上的 AVM 位于幕上脑组织内。65% 分布于大脑皮质与白质交界处,在皮质表面即可见浅表的供血动脉、引流静脉及部分血管团;于顶叶、额叶、颞叶和枕叶都可形成。也有在大脑纵裂内即额、顶、枕叶内侧面者,占幕上病灶的 15% 左右;外侧裂区 AVM 约为 8%;累及深部结构,如纹状体、内囊、丘脑区等部位者约为 6%,胼胝体及其他中线结构者为 6% 左右。幕下的 AVM 占 10% 以下,分布于小脑半球、小脑蚓部、小脑脚及脑干等部位。病变于左、右侧分布基本相等,多位于一侧。

2. 畸形血管团的形态　大脑浅表典型的 AVM 团常呈锥体形,其基底部位于大脑皮质,锥尖深入白质,往往达脑室壁,或与脉络丛相连。而各个血管团的形态有很大的不同。史玉泉(1982)在 1979 年起的几年中,将完整切除的 AVM 灌注塑料制成立体形态模型,根据血管团的立体形态分为 4 类(图 3-2-6-1):① 曲张型,动脉与静脉均明显扩张、扭曲,襻结成团,动静脉之间相互沟通,中间没有毛细血管,微血管也很少。此类型最多见,约占 64.6%。② 分支型,动脉比较细直,从动脉发出很多细小分支,常较挺直,不太扭曲,与静脉的细小分支直接沟通。引流静脉一般亦不很扩张,扭曲亦不太多,约占 11.0%。③ 动静脉瘤型,动脉和静脉都很粗大,呈不规则球状膨大,似由多个动脉瘤及静脉瘤合并组成,占 12.2%。④ 混合型,由上述 3 种不同类型混合组成,占 12.2%。

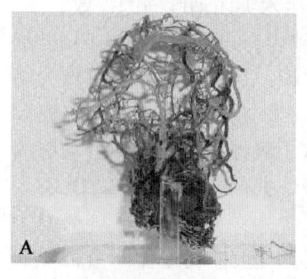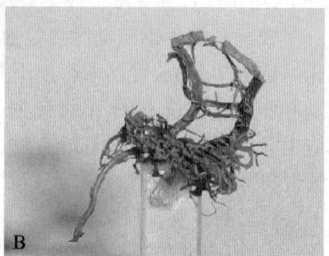
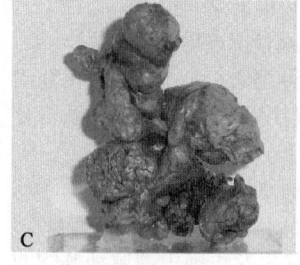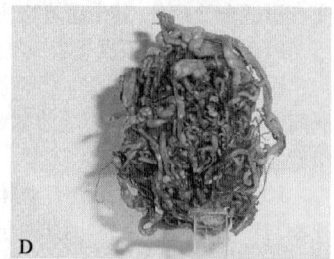

图 3-2-6-1　脑 AVM 注塑模型显示 AVM 立体形态
A. 曲张型;B. 分支型;C. 动静脉瘤型;D. 混合型。

3. 病灶大小　AVM 的大小相差悬殊,小的肉眼看不到,需凭放大镜或显微镜来寻找;大的可以布满半球的大部分。AVM 大小的划分,应用 Drake 标准者较为普遍:① 小型,最大径<2.5 cm;② 中型,最大径在 2.5～5 cm 之间;③ 大型,最大径>5 cm。但在这三类之外,应再增加巨型,其最大径超出 6 cm 或 7.5 cm。

自 CT 和 MRI 应用于临床以来,亦有人提出应以 AVM 的实际体积来表达其大小。如直径<2 cm 的圆球体积(4.2 ml)为小型,介于直径 2～4 cm 圆球体积(4.2～33.5 ml)为中型,直径>4 cm 圆球体积(33.5 ml)为大型。

4. AVM 周围脑组织的病理改变　AVM 周围脑组织由于脑盗血而缺血、缺氧,常见血管扩张、脑白质水肿、胶质增生,在 AVM 病灶边缘形成胶质样假包膜。长期缺血,可导致脑萎缩,脑回缩小,脑沟增宽变深。AVM 多数发生出血,即使临床上没有颅内出血症状,血管团内或其边缘的变性脑组织常有出血的痕迹。发生蛛网膜下腔出血后,出血部位的脑皮质和蛛网膜明显黄染,软脑膜和蛛网膜增厚并可与硬脑膜粘连。如脑内出血,在 AVM 附近形成血肿,内含不同期龄的凝血块。脑内血肿吸收消失后可遗留空腔及质地坚韧的胶质瘢痕。

5. 显微镜所见　可见病灶由大小不等的血管组成。血管壁大多成熟，但厚薄不均，动脉壁中层平滑肌菲薄或缺如，弹力纤维减少或缺如，并有玻璃样变性、粥样硬化或钙化斑块；有的部位血管壁甚至仅由单层或增生的内皮细胞和胶原纤维组成；而有的部位血管内膜增生肥厚，突向管腔，使其狭窄或阻塞。静脉壁更薄，局部管腔内侧可附有血栓。

6. 伴同病变　最常见的伴同病变是颅内动脉瘤，其检出率随着脑血管造影技术的发展不断增加。AVM 伴发动脉瘤的发生率为 7.5%～58%。好发于与 AVM 供血动脉有关的血管，包括主要供血动脉、供血动脉起始端和 AVM 团内动脉，称为血流相关性动脉瘤，占 80%左右。其余位于与供血动脉无关的血管。合并动脉瘤的 AVM，其出血发生率比单纯 AVM 高。除动脉瘤外，常见的伴发病变还有颅内海绵状血管瘤、毛细血管扩张症或静脉型畸形、颅外血管畸形、三叉动脉等胚胎动脉未闭以及颈内动脉纤维肌肉发育不良。颈内动脉纤维肌肉发育不良是动脉壁内局部弹力纤维及平滑肌变性，伴有胶原纤维增生，致使血管粗细不均，血管造影时呈念珠状，亦可伴发梭形动脉瘤或夹层动脉瘤。

7. AVM 团的扩大　AVM 虽不是新生物，但可随着时间的迁移逐渐扩大，儿童病例尤为明显。常见的原因可能是：① 在高流量血液的长期冲击下，畸形团内发育不正常的血管壁受损，管腔扩大，AVM 团的体积增大；② 畸形团内局部血栓形成，血流的重新分布导致团内其他部位血管腔扩大，于是畸形团有扩大的趋向；③ AVM 造成的盗血致使邻近脑组织的血管长期扩张，可能加入 AVM 团；④ 分子生物学研究表明，畸形团附近脑组织释放血管内皮生长因子（VEGF），可促成血管增生，AVM 增大。对大多数成年人来说，AVM 扩大是不明显的。

【发病原理】

AVM 的主要缺陷是病变区的动静脉之间缺乏毛细血管，血流阻力减小，动脉血直接进入静脉。于是局部脑动脉压降低、脑静脉压增高，脑血供紊乱。

1. 脑动脉压降低　邻近区的动脉血流向低压区，形成"脑盗血"现象。动脉的灌注范围缩小，病变周围的脑组织得不到应有的灌注而缺血。脑缺血程度较重时可产生癫痫。由于 AVM 供血动脉的流量大，使动脉扩张扭曲，甚至形成动脉瘤。邻近区的小动脉，因动脉内压力降低亦处于扩张状态。原来已经闭合或应该闭合的动脉管道因此而开放或不闭。对侧半球的动脉通过脑底 Willis 环跨越中线供应脑缺血区，使对侧脑动脉的负荷增加，亦可引起动脉瘤及有关动脉扩张迂曲。

由于病变及其周围区脑动脉长期处于扩张状态，管壁上的平滑肌失去舒缩反应，血管自动调节功能失调。AVM 切除以后，脑动脉的自动调节不会马上恢复。随着动脉压突然上升，脑灌注压大幅度增高。脑灌注压超越脑血管自动调节功能阈值的上限，脑血流量呈线性递增，引起急性脑血管扩张、脑肿胀、脑水肿、颅内压增高、血管渗血及出血等，这一病理过程称为脑过度灌注现象。1978 年 Spetzler 将其命名为正常灌注压突破现象（NPPB）。中、大型 AVM 术后，脑过度灌注现象的发生率为 1%～3%，巨大型高流量 AVM 切除后其发生率为 12%～21%。一旦发生，致残率和病死率可高达 54%。

2. 脑静脉压升高　动脉血通过瘘管直接进入脑静脉大幅度地提高了脑静脉压，致使正常区域的静脉回流受阻。脑组织长期处于淤血状态而有脑水肿。因此，尽管 AVM 本身并没有占位性，不少患者仍可表现为颅内高压。在颅内高压及脑静脉压增高的同时，脑脊液的吸收减少，分泌增加，可导致不同程度的交通性脑积水。另外，扩张成球状的脑深静脉可以堵塞脑脊液的循环通路导致阻塞性脑积水。

AVM 切除后亦可造成引流静脉的残端狭窄、血栓形成或栓塞，致使周围脑组织的静脉回流障碍加重。AI‑Roodhan（1993 年）将此现象称为静脉闭塞性充血（occlusive hyperemic），认为是术后出现脑水肿和残腔出血的原因。

3. 颅内出血　此为脑 AVM 的最大危害。AVM 引起血管破裂的因素有以下几种：① 大量血流冲击畸形血管团的静脉部分和引流静脉，管壁较薄的静脉局部容易扩张呈瘤状，亦容易破裂出血；② 大流量的血液使管壁结构异常的动脉局部扩张，血管壁进一步损伤，一旦不能忍受血流压力时即破裂出血；③ AVM 伴发的动脉瘤破裂出血；④ 病灶周围脑组织的长期缺血造成该区域的小动脉处于持续扩张状态，管壁结构随之发生改变，亦有破裂出血的可能。

AVM 的出血危险性与其大小有关，小型 AVM 的出血率相对较高。AVM 的出血危险性与其部位亦有一定关系，位于脑室、脑室旁、基底节和丘脑等深部结构的 AVM 出血率是位于大脑半球浅表部位的 1.5 倍，其中以脑室和脑室旁的病灶最高。

AVM 出血以脑内血肿多见，通常不伴有严重的脑血管痉挛。AVM 第 1 次出血的患者 80%～90%存活。未破裂的 AVM 每年出血的发生率为 2%～4%，破裂出血的 AVM 存活者第 1 年的再出血危险是 6%，第 2 年起每年亦有 2%～4%的出血可能。AVM 出血可反复发作，最多可达 10 余次，而随着出血次数的增多，症状、体征加重。继发于出血的年病死率为 1%，总病死率为 10%～15%。永久性重残率每年为 2%～3%，其中 20%～30%为出血所致。因此 AVM 对患者的健康和生命安全有不可忽视的危险，一经发现，应作相应的积极处理。

4. 脑缺血　由大量"脑盗血"所引起。巨大型 AVM 的"盗血"量大，脑缺血的发生机会和程度也大，更容易发生癫痫及短暂性脑缺血发作。小型 AVM 因"盗血"量少，不致引起脑缺血，故发生癫痫的机会相对要少些。

5. 颅内压增高　除了上述的静脉压增高、脑脊液吸收与分泌平衡失调及脑脊液通路受阻等因素所致脑积水外，出血引起的脑内血肿及出血所引起的蛛网膜下腔的部分闭塞与蛛网膜粒的堵塞都可成为颅内压增高的因素。

大规模研究比较 AVM 出血与其他原因导致的脑出血的预后，通常前者预后较好。具体原因尚不甚明确，可能的原因是 AVM 原先已有一定的占位效应，而出血有相当部分位于病灶内或静脉一侧，故对脑实质损害相对较小，因此预后较好。

【分级】

脑 AVM 的大小、部位和形态各异，没有完全相同的 AVM 存在。为了便于选择治疗方式、估计治疗效果，不少学者对 AVM 进行临床分级的设想。

史玉泉（1984 年）根据多年从事 AVM 手术治疗的经验，制定了一个 AVM 分级标准(表 3-2-6-1),供临床应用。评分标准有 4 个内容:① AVM 的大小;② AVM 的部位;③ 供血动脉的多少、部位及深浅;④ 引流静脉的多少、深浅及扩张情况。以上每项内容又分为 1~4 级。

表 3-2-6-1　AVM 史玉泉法分级标准

项目	1级	2级	3级	4级
大小	小型,最大径<2.5 cm	中型,最大径 2.5~5 cm	大型,最大径 5.0~7.5 cm	巨大型,最大径>7.5 cm
部位和深度	表浅,非功能区	表浅,在功能区	深部,包括大脑半球内侧面、基底节等	涉及脑深部重要结构如脑干、间脑等
供血动脉	单根大脑前或大脑中动脉的表浅支	多根大脑前或大脑中动脉的表浅支或其单根深支	大脑后动脉或大脑中和前动脉深支,椎动脉分支	大脑前、中、后动脉都参与供血
引流静脉	单根,表浅,增粗不明显	多根,表浅,有静脉瘤样扩大	深静脉或深、浅静脉都参与	深静脉,增粗曲张呈静脉瘤

根据表 3-2-6-1 对照脑血管造影逐条评定,每一级别内如有 2 项以上因素符合者,即可归入该级;如只有一项因素符合时,则从该级减去半级。例如一例小型 AVM,位于脑"功能区",其供血动脉及引流静脉都较表浅、单一,则由于此例只有部位一项属 2 级,其他各项都为 1 级,故定为 1~2 级或 1.5 级。余类推之。上海华山医院神经外科应用此分级标准对手术全切除的 AVM 病例作评估,发现级别越高,术后的病残率也越大。1~2 级病例不但手术难度较小,术后没有病死率及病残率;2~3 级病例手术难度较大,手术后有病残率;3~4 级病例术后有病残率和病死率;4 级 AVM 因巨大型、高流量和涉及脑的重要功能区,手术全切除的可能性较小,可选择较为安全的血管内介入手术。

Spetzler 及 Martin(1986 年)以 AVM 是否具有明显的神经功能、引流静脉的模式及 AVM 血管团的最大径作为评级的主要指标,制定了一个分为 6 级的方案。AVM 所在的神经功能区包括:① 感觉运动;② 言语功能;③ 视觉;④ 丘脑及下丘脑;⑤ 内囊区;⑥ 脑干;⑦ 小脑脚;⑧ 小脑深部各核。凡 AVM 紧邻这些区域均记 1 分,否则列为"静区",记 0 分。AVM 的引流静脉模式是根据脑血管造影中引流静脉分布的深浅来决定的。引流静脉中有部分或全部导入深静脉者,记 1 分,否则记 0 分。AVM 的大小是根据脑血管造影中血管团的最大径,经校正其放大系数后作为依据,小型 AVM 最大径<3 cm,记 1 分;中型 AVM 的最大径为≥3 cm 而≤6 cm,记 2 分;大型 AVM 的最大径>6 cm,记 3 分(表 3-2-6-2)。三项得分之和即为该 AVM 的级别。三项标准共有 12 种组合,其总分最低的只 1 分,共 1 个,为Ⅰ级;总分最高的 5 分也只一个,为Ⅴ级;总分为 2 分及 4 分者各有 3 个,均为Ⅱ级;总分为 3 分者有 4 个,均为Ⅳ级(表 3-2-6-3)。另外,作者将 AVM 明显涉及脑干、下丘脑者作为不能手术切除的病例,为Ⅵ级。

表 3-2-6-2　Spetzler-Martin 评分标准

项目	记分
AVM 大小(血管团最大径)	
小(<3 cm)	1
中(3~6 cm)	2
大(>6 cm)	3
AVM 部位	
非重要功能区	0

续表

项目	记分
重要功能区	1
引流静脉	
浅静脉	0
深静脉或深浅静脉都参与	1

表 3-2-6-3　Spetzler-Martin 分级

级别	最大径(cm)			部位		引流静脉		总分
	<3	3~6	>6	非功能区	功能区	浅	深	
Ⅰ	1			0		0		1
Ⅱ	1				1	0		2
	1			0			1	2
		2		0		0		2
Ⅲ	1				1		1	3
		2			1	0		3
		2		0			1	3
			3	0		0		3
Ⅳ		2			1		1	4
			3		1	0		4
			3	0			1	4
Ⅴ			3		1		1	5

此法与史氏分级法可相对应,如 Spetzler-Martin 分级法Ⅰ级与史氏分级法 1 级和 1.5 级相当,前者Ⅱ级与后者 2 级,前者Ⅲ级与后者 2.5 级,前者Ⅳ、Ⅴ、Ⅵ级分别与后者 3 级、3.5 级和 4 级相当。相当级别的 AVM 手术疗效几乎一致。

【临床表现】

AVM 常见的临床表现如下。

1. 出血　可表现为脑实质内出血、脑室内出血、蛛网膜下腔出血或硬膜下出血。往往在患者体力活动或有情绪波动时突发剧烈头痛、呕吐,有时出现意识丧失、颈项强硬,Kernig 征阳性。

2. 抽搐　多见于较大的 AVM 患者,40%~50% 的病例有癫痫发作,可全身性发作或局部性发作,尤以额、顶叶 AVM 发病最多。抽搐亦可发生于出血时。

3. 头痛　60% 以上的患者有长期头痛史,可能与脑血管扩张有关。常局限于一侧,类似偏头痛。AVM 出血时头痛比原有的头痛剧烈,多伴有呕吐。

4. 进行性神经功能障碍 主要表现为运动或感觉性瘫痪。引起神经功能障碍的主要原因为:① "脑盗血"引起的脑缺血;② 由伴同的脑水肿或脑萎缩所致的神经功能障碍;③ 由出血所引起的脑损害或压迫。当出血被逐渐吸收,瘫痪可逐步减轻甚至完全恢复正常。

5. 智力减退 见于巨大型 AVM 患者,由于"脑盗血"的程度严重,导致脑的弥漫性缺血及脑发育障碍。癫痫的频繁发作和抗痫药物的双重抑制,亦可使智力衰退。

6. 颅内杂音 患者自己感受到颅内及头皮上有颤动及杂音,但旁人多不易听到。AVM 涉及颅外软组织或硬脑膜时,此杂音可较明显。压迫颈总动脉可使杂音消失。

7. 眼球突出 较少见,一般见于颞叶前端的 AVM。由于较大引流静脉导入海绵窦,引起该窦区静脉压增高,影响眼静脉的血液回流所致。

幕下 AVM 的临床表现较幕上者隐蔽,除了有自发性蛛网膜下腔出血以外,较少有其他症状。有的可完全无症状,而突然出血引起呼吸骤停。也有以双眼视力进行性减退为唯一症状。少数可表现出颅后窝的症状,如后组脑神经麻痹或小脑性共济失调等。

【影像学表现】

脑 AVM 有特异的放射影像学上的表现,对明确诊断有重要价值。

1. 头颅 CT CT 平扫时未出血的 AVM 表现为不规则的低、等或高密度混杂病灶,周围无明显的脑水肿带。注射造影剂后,表现为明显的片状或团块状强化(图 3-2-6-2),边界较清晰但不规则,有时在血管团附近可见异常增粗的血管影,为 AVM 的供血动脉或引流静脉。AVM 出血时,蛛网膜下腔或脑内或脑室内可见高密度的积血或血肿。脑内血肿常有占位征象,周围脑水肿明显,脑室受压、移位,中线亦可被推向对侧。

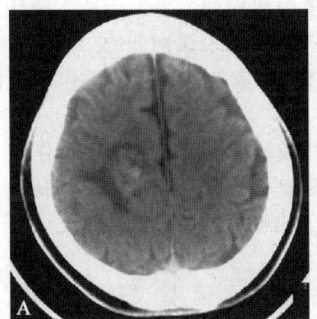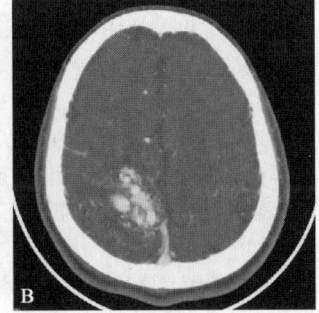

图 3-2-6-2 脑 AVM 的 CT 表现
A. CT 平扫见 AVM 不规则的略高密度病灶;B. 病灶强化。

2. 头颅 MRI 检查 血管内快速流动和呈涡流的血液在 MRI 图像的 T_1W 或 T_2W 上均呈低信号或无信号的管状或圆点状的血管影(图 3-2-6-3),因此,AVM 表现为由这类"流空"血管影组成的团块状病灶,边界可不规则;周围有出血形成的血肿或血肿吸收后的空腔;脑组织中常有粗大的供血动脉或引流静脉与血管团相连。注射增强剂后,部分血管影可强化。AVM 在 MRI 图像中的显示明显优于 CT。同时,MRI 可清晰

地描绘病灶与邻近重要结构的关系,是对脑血管造影检查的补充,有助于治疗方案的制订和预后的估计。

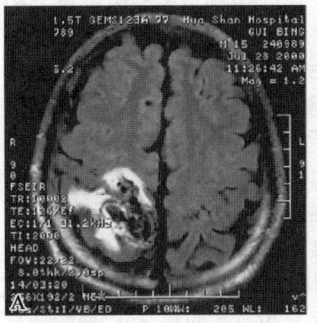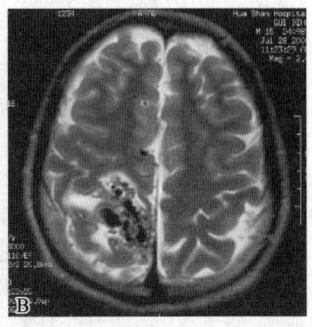

图 3-2-6-3 脑 AVM 的 MRI 表现
A. T_1W;B. T_2W。AVM 表现为由"流空"血管影组成的团块状病灶,边界可不规则。

3. 脑血管造影 这是 AVM 最重要的诊断方法。目前,DSA 已广泛应用,不仅损伤较少而且可获得清楚的连续摄片的图像。在动脉期摄片上,AVM 呈一堆不规则的血管团,有一根或数根粗大而显影较深的供血动脉进入血管团(图 3-2-6-4)。动脉期早期即出现扩张扭曲的引流静脉,导入颅内静脉窦。幕上 AVM 可由同侧颈内动脉的大脑前动脉、大脑中动脉的分支,或椎-基底动脉的大脑后动脉的分支供血,也可接受通过 Willis 环来自对侧颈内动脉系统或椎-基底动脉系统的血流。幕下 AVM 主要由椎-基底动脉系统的分支供血。部分 AVM 还接受颅外动脉系统的供血。位于皮质附近的 AVM,常由浅表的引流静脉汇入上矢状窦、下矢状窦、横窦、乙状窦,位于深部的病灶由深静脉引流入直窦,再到横窦。DSA 摄片中,有时可显示并发的动脉瘤,多位于畸形团内和供血动脉上。脑血管造影的动脉早期尚未出现引流静脉时,畸形血管团内在两个不同的投影角度都出现不规则圆形造影剂浓集点则为动脉瘤。动脉瘤还可发生在与供血动脉无关的脑血管上。因此,AVM 患者常规作全脑六血管造影是必需的。

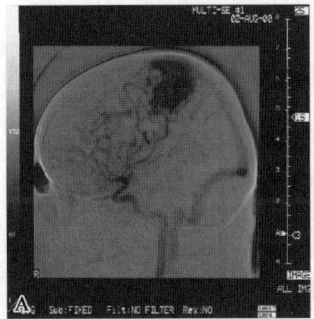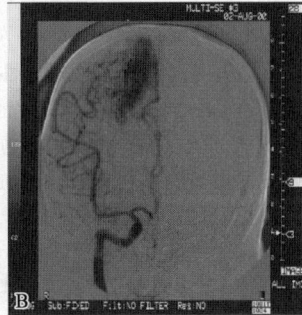

图 3-2-6-4 脑 AVM 的 DSA 表现
A. 侧位像;B. 正位像。

脑血管造影上出血的危险因素包括:病灶较小、单独的深部静脉引流,病灶位于深部或后颅窝,伴有血流相关性动脉瘤,静脉引流狭窄或伴发静脉瘤。根据文献报道,具有三重高危因素(既往有出血史、深部静脉引流、病灶位于深部)的患者在获得治疗前的年再出血率可达 34.4%,而其他患者的年再出血率约为 0.9%。

AVM 远侧的脑动脉常因盗血而充盈不良或不显影;病灶

切除或栓塞后,这些正常血管才显示出来。如有较大的脑内血肿时,局部可出现无血管区,正常脑血管发生移位。较小的AVM血管团被血肿压迫可不显影,直到血肿吸收后再作DSA时显现。因此,在出血急性期未显示畸形血管团的患者,1~2个月后应再作DSA检查,以免漏诊。

4. 三维计算机断层扫描血管造影(3D-CTA)和磁共振血管成像(MRA) 3D-CTA和MRA均能显示AVM特征性图像而作出诊断(图3-2-6-5)。3D-CTA的立体结构显示好,并能呈现AVM与周围颅骨间的关系。3D-CTA无创伤、简便、迅速,费用又低,对AVM出血急性期的患者更适用,尤其是昏迷而又急需手术时,短时间即可完成CT扫描和病灶重建成像,明了AVM的大小、部位及脑内血肿的状况,以便指导急诊手术方案的确定和实施。但3D-CTA的小血管显影较差,引流静脉可有遗漏。MRA的成像分辨率和清晰度较好,动脉和静脉能分期成像;一般不需要造影剂,无辐射,无创伤,费用较低,但病灶显影易受血肿、水肿、脑软化灶以及周围扩张的脑血管信号的影响,血液湍流和血管壁的钙化可产生伪影。

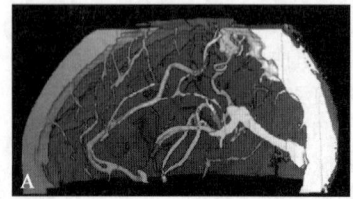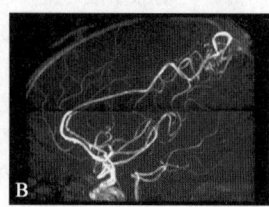

图3-2-6-5 脑AVM的3DCTA和MRA表现

A. CTA上表现;B. MRA上表现。

【诊断与鉴别诊断】

1. 诊断 青年人有自发蛛网膜下腔出血或脑内出血时应考虑本病。如有局部性或全身性癫痫发作病史则更应怀疑之。头颅CT扫描是重要的诊断依据,MRI检查基本可确诊,DSA是不可缺少的诊断手段。在出血急性期,尤其是出现脑疝危象,来不及作DSA而又急需手术者,3D-CTA检查有很大的帮助。

2. 鉴别诊断

(1) 与其他常见的出血性脑血管病鉴别:如海绵状血管瘤、颅内动脉瘤及高血压脑出血等。

1) 海绵状血管瘤:又称海绵状血管畸形(CM),中青年人好发。常见的起病方式是出血和癫痫发作。出血多为脑实质内出血,蛛网膜下腔出血少见,一般来说出血量较少,位于功能区或脑干的病灶出血可有相应的体征出现。DSA不显影。CT平扫时呈边界清晰的圆形或类圆形高密度灶,内有钙化,增强后明显强化。出血时病灶可扩大,周围出现脑水肿,随着血肿吸收,病灶缩小,水肿亦消退,但海绵状血管瘤不会消失。MRI的T_1W图像上,海绵状血管瘤呈等信号或稍高信号,出血时为明显高信号;T_2W图像上为不均匀的高信号夹杂部分低信号;无论是T_1W或T_2W,病灶周围有环状的低信号区,为出血后含铁血黄素沉积所致。增强时病灶可强化。

2) 颅内动脉瘤:是引起蛛网膜下腔出血的最常见的病因,常发生于中老年人,发病高峰年龄在40~60岁。由于动脉瘤好发于脑底Willis环,蛛网膜下腔出血伴有严重的脑血管痉挛,因此病情较重,意识障碍者较多见。以癫痫起病少见。一般CT与MRI检查除显示蛛网膜下腔出血外,很难发现动脉瘤本身;CTA对颅内动脉瘤有较高的检出率,但可有假阳性和假阴性,因此需作DSA以确诊。

3) 高血压脑出血:多数发生于50岁以上的高血压病患者,出血部位常见于基底节丘脑区,故很快出现偏瘫、偏身感觉障碍和同向偏盲的三偏征,患者轻则剧烈头痛伴呕吐,重者即刻昏迷,病情发展较快。

4) 烟雾病(Moyamoya病):又称脑底异常血管网症。好发于幼儿和青年人,15岁以下的儿童主要表现为颈内动脉系统缺血,成年患者多半为脑室内出血、脑内出血或蛛网膜下腔出血,以脑室内出血起病较常见。CT和MRI扫描显示脑缺血、脑梗死病灶,常多发和双侧均有;有脑萎缩和脑室扩大。DSA可见单侧或双侧颈内动脉和大脑前、中动脉完全或不全闭塞,脑底部有异常血管网,但没有早现的扩张的回流静脉。

(2) 与血供丰富的颅内肿瘤鉴别:如恶性胶质瘤、血管外皮瘤、转移瘤、实体型血管母细胞瘤等。上述肿瘤有丰富的血供,可出血引起蛛网膜下腔出血或脑内血肿。出血前常伴有明显的颅内压增高征,神经功能障碍进行性发展较快。DSA显示异常血管团,但不如AVM成熟,供血动脉不增粗,引流静脉可早现或不出现,即使出现也不扩张、不扭曲。此外,各类肿瘤的CT和MRI表现均有特征性,可以鉴别。

【治疗】

脑AVM的主要危害是出血和"盗血",两者都可导致严重后果。最合理的治疗应作手术切除,以杜绝后患。切除后由于脑血流动力学的紊乱得到纠正,脑的血供得到改善,原有的神经功能障碍可逐渐好转,癫痫发作可望减少或减轻,亦得以阻止智力障碍继续恶化。但不是每一例AVM都可以作全切除。级别高的AVM由于病变范围过于广泛或部位险要,彻底切除不仅技术上有困难,还具有较大的病死率和病残率。因此对AVM患者,必须根据其具体情况,权衡手术的利弊,慎重对待。实际上确有不少病例虽病变很广泛,但通过长期随访仍能正常生活,有的甚至还能担任较正常的工作。对这种病例不应单纯因抽搐或轻度的局灶性神经功能障碍而列为手术指征。只有病变的反复出血才应作为手术指征。对于级别低的AVM病例因切除术的危险性很小,只要患者有决心都可考虑作全切手术。

1. 非手术治疗 目的是防止或制止出血,控制癫痫发作及缓解已经存在的神经症状。一般指3~4级或4级AVM病例;未出血的其他病例;因故暂时不适合做手术的病例。此类病例应作如下处理。

(1) 调节日常生活:有合理的作息制度,建议轻工作和适度体力活动,避免剧烈的情绪波动。

(2) 控制癫痫:根据发作类型选择抗癫痫药物,正规服药。

(3) 对症治疗:根据患者的症状给予药物以缓解或减轻其症状。

2. 手术治疗 即AVM全切除术,是解决病变破裂出血和脑盗血根源最合理的治疗方法。史氏分级法1~3级的AVM适用;4级AVM由于切除的危险性太大,不宜采用;介于3级与4级之间的病例则根据具体情况考虑。除了大小、位置、深部静脉引流外,另外两个影响手术预后的因素是:丘纹动脉参与供血、畸形团分布弥散。近年来,外科手术的效果总体上比以前更好,这要归功于:① 术前的功能磁共振检查;② 术中的 ICG 荧光造影或术中 DSA 造影;③ 在复合手术室,采用栓塞与手术切除结合的治疗方式;④ 复合型的神经外科医生,可以根据病灶的血管构筑和血流动力学特征制定个体化的外科手术方案。

笔者从 1979 年至 2017 年间在复旦大学附属华山医院神经外科实施 873 例脑 AVM 显微手术。其中,男性 486 例,女性 387 例;年龄 5 个月至 67 岁,平均 27.3 岁。单就 AVM 病灶大小而言,小型(< 2.5 cm)402 个(46.0%),中型(2.5 ~ 5.0 cm)260 个(29.7%),大型(5.0~7.5 cm)176 个(20.2%),巨型(>7.5 cm)35 个(4.0%)。AVM 病灶部位,左侧 422 个,右侧 451 例;位于小脑幕上 790 个,小脑幕下 83 个;浅型(皮质表面可见者)512 个,深型(皮质表面不可见者)361 个。按史氏法分级,1 级 40 例(4.6%),1.5 级 84 例(9.6%),2 级 186 例(21.3%),2.5 级 198 例(22.7%),3 级 270 例(30.9%),3.5 级 95 例(10.9%)。按 Spetzler - Martin 法分级,1 级 159 例(18.2%),2 级 243 例(27.8%),3 级 184 例(21.1%),4、5 级 287 例(32.9%)。

手术全切除 864 例(99.0%),神经功能改善或与术前基本相同者 797 例(91.3%),出现较明显功能障碍者 78 例(8.9%),术后死亡 2 例(0.25%)。近年来在术中采用 B 型超声导航定位,ICG 荧光造影或术中 DSA 造影有助于 AVM 全切除(图 3-2-6-6)。因此认为,借助于娴熟的显微手术技术可以获得良好的治疗效果。

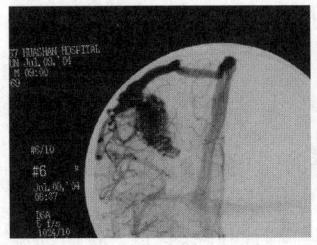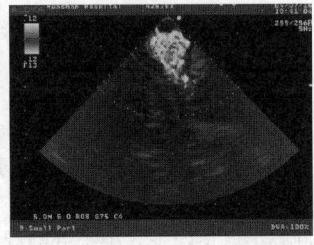

图 3-2-6-6 AVM 的 DSA 与术中 B 超图像

以下情况提示颅内出血可能为 AVM 所致:① 患者年龄小于 50 岁;② 既往有头痛、癫痫、临时性或进行性的神经功能障碍;③ 病因不明的血压明显增高;④ CT 显示有颅内血肿,有时伴有散在钙化,此时即应进行 CTA、MRA 或 DSA 等血管检查。做 CTA 时应该特别注意引流静脉与颅骨的关系,以免开颅时损伤引流静脉,引起灾难性的后果。幕上血肿体积大于 30 ml,伴有中线移位超过 1 cm,幕下血肿大于 10 ml,通常应该急诊手术。如果一期可以切除畸形团,应该考虑全切。但是关于手术时机仍然存在争议。神经外科医生对急性期切除畸形团的主要顾虑来自以下几个方面:① 血肿可以压迫畸形团,致部分畸形团造影时不显影或显影不清晰,容易导致残留;② 在肿胀、高压的脑实质内操作,技术难度进一步增大,畸形团构筑辨识更加困难;③ 由于血肿或蛛网膜下腔出血,操作界面不清,可能会导致牺牲不必要的邻近脑组织,加重术后神经功能障碍。一般幕上 AVM 出血后 6 个月内再出血率总体在 6% 左右,并不很高,因此也可以考虑先清除致命的血肿,降低颅内压,待血肿或水肿完全恢复后,二期再做全切除术。但对于后颅窝的 AVM 而言,其再出血率明显高于幕上病灶,可达

34.4%,而且后颅窝的血肿容易导致急性脑积水或压迫脑干,因此一般主张急性期切除。

AVM 的切除手术中,深部小血管的止血往往是最困难的,有些只有用好的不粘组织的双极电凝,在特定的电流范围内才能妥当止血。因此术前准备好合适的电凝镊和电凝机非常重要。推荐使用滴水双极镊或者银头双极镊。

3. 介入放射治疗 1960 年,Luessenhop 和 Spence 在 X 线监视下,使用导管技术,经颈外动脉向颈内动脉注入塑料或涂硅的金属栓子治疗脑 AVM。目前,AVM 的血管内栓塞治疗在国内外广泛展开。但由于 AVM 的结构复杂,常常不能做到完全栓塞,因此不是根治的手段,可结合手术切除或放射外科,作为综合治疗措施之一。

栓塞材料应是无菌和“三不致”(不致癌、不致畸形、不致突变)的物质,而且要便于操作又不易再通。AVM 栓塞目前最常用的栓塞材料是液态栓塞系统(商品名:Onyx)。Onyx 的优点是避免微导管与血管的粘连,使病灶栓塞结束后撤回微导管相对容易。Onyx 对病灶渗透力强,注入病灶后变成海绵状膨胀并闭塞之。此外,Onyx 不会迅速凝固堵住导管,可一次性注入更多的栓塞物质。据统计,使用 Onyx 治疗 AVM 的一次完全栓塞率可达 20%~30%,分次治疗完全栓塞率将更高(图 3-2-6-7)。华山医院常将 Onyx 栓塞作为结合手术切除或立体定向放射外科综合治疗的一部分,较少采用经静脉入路等虽可提高一定栓塞率,但风险极高的方法。2004—2015 年共栓塞 347 例,65 例得到完全栓塞(18.7%);部分栓塞患者,结合直接手术切除 29 例,其中急诊 9 例,均达到全切除。由于规避了功能区等部位,单纯栓塞术后神经功能损伤发生率较低,为 12 例(3.5%)。但随访显示部分栓塞后,3 年内有 7 例死亡,病死率高于手术切除组,为 2.0%。

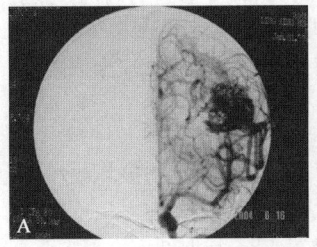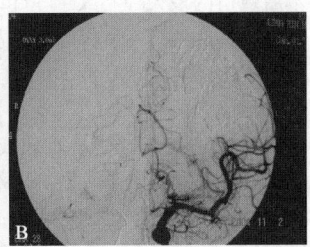

图 3-2-6-7 左额 AVM 采用 Onyx 栓塞前后 DSA 图像
A. 栓塞前;B. 栓塞后。

血管内介入栓塞治疗 AVM 可发生以下并发症:① 脑过度灌注现象,巨大型高流量的 AVM 栓塞时可能发生。② 颅内出血,发生率为 7%~11%。脑过度灌注是出血的原因之一。此外,操作时导管或导丝损伤血管也可导致出血。如一旦怀疑出血,即刻作头颅 CT 检查,并采取相应的治疗措施。③ 脑血管痉挛,术中发现患者神志不清、偏瘫等,在排除颅内出血后,应考虑到脑血管痉挛,即刻注入罂粟碱等解除血管痉挛后拔除导管。④ 误栓正常脑血管,立即停止栓塞,应用扩血管药物、神经营养药物等改善脑供血和神经功能。⑤ 微导管断裂或微导管前端黏着在血管内。

近年来随着栓塞术后再出血病例的手术切除逐渐增多,笔者发现,部分栓塞会带来畸形团的结构和血流动力学改变,常见的有:① 原有深部细小供血动脉的增粗,管壁更加菲薄;

② 畸形团部分栓塞,导致未栓塞的残余部分血流加快,或有局部扩张;③ 引流静脉由于栓塞剂的进入而发生闭塞,引流静脉改道,甚至改向深部引流。因此,不难理解部分栓塞的确可以增加 AVM 的出血概率。一旦启动栓塞治疗,如果未能达到完全闭塞,应该结合手术切除或者立体定向放射外科治疗。

治疗性的栓塞以完全闭塞畸形团为目的,因此微导管头埋入畸形团较深,容易导致胶反流后使拔管困难,而且一旦畸形团完全闭塞,不可避免会产生较大的血流动力学变化,如果出现过度灌注,引起出血时则十分危险,需要立即处理,否则致残、致死率极高。通常需要两名经验丰富的医生才能处理,因为畸形团内充满了塑化变硬的胶,压迫止血极其困难,往往需要扩大切除范围才能实现止血。

近年来随着复合手术室的逐渐普及,切除前的栓塞应用越来越广泛。切除术前的栓塞与治疗性的栓塞目的不同,主要目的不是全部栓塞病灶,而是协助控住深部血供,减少术中出血,因此微导管通常不必进入畸形团深部,反流黏管的风险极小。如果没有复合手术室,一般建议在栓塞后短期内做切除手术。

4. 放射外科治疗 1972 年 Steiner、Leksell 成功地应用 γ 刀治疗脑 AVM。近年来,国内已有不少单位开展此项工作。AVM 经放射外科治疗后,畸形血管壁正常结构遭破坏,被胶原性物质取代,血管腔变窄,腔内血栓形成而最后闭塞。AVM 的闭塞过程需 2～3 年,在未完全闭塞期仍有出血可能。Colombo 指出 2 年内的出血率在 4.1% 左右。放射外科治疗最常见的并发症,早期有恶心、呕吐、癫痫发作,一般对症处理后能控制;晚期有脑白质放射性水肿和放射性坏死。水肿常发生于治疗后的 1～1.5 年,以后逐渐消退,3 年后完全消失。并发症的发生与畸形血管团的大小及照射剂量有关。通常认为,AVM 团的最大径≤3 cm、位于脑深部结构,或经过血管内栓塞或开颅手术后残留的最大径不大于 3 cm 的 AVM 是合适的病例。照射剂量以一次性 25 Gy 作为中心剂量。治疗后,应每隔 6 个月至 1 年复查 CT 或 MRI 或 DSA,直至 DSA 证实病灶完全消失。

【预后】

(1) AVM 自发血栓形成极为罕见。

(2) 变为小型或微型 AVM 出血致局部组织破坏或坏死,AVM 自身亦被出血所破坏。

(3) 畸形血管团保持相对稳定,在一段时间内不增大亦不缩小,临床上无特殊表现,但可在若干年后因破裂出血而致残或死亡。

(4) 其他:随着脑盗血量的不断扩大,AVM 逐渐增大、出血次数增多,发病亦日益加重,患者智力逐渐衰退,甚至出现痴呆。

参 考 文 献

[1] 戴嘉中,沈天真,蔡佩武. 脑动静脉畸形 γ 刀治疗后的影像学改变[J]. 中国医学计算机成像杂志,1999,5:13.

[2] 史玉泉,陈衔城. 脑动静脉畸形分级标准的建议[J]. 中华神经精神科杂志,1984:17:65.

[3] 宋冬雷,冷冰,顾宇翔,等. 新型液态栓塞剂 ONYX 栓塞脑动静脉畸形 28 例临床分析[J]. 介入放射杂志,2004,12(Suppl):105-108.

[4] GAO C, XU B. Surgical technique and nuances in ruptured versus unruptured arteriovenous malformation surgery[J]. J Neurosurg Sci, 2018, 62(4):478-483.

[5] GROSS B A, DU R. Natural history of cerebral arteriovenous malformations: a meta-analysis[J]. J Neurosurg, 2013, 118(2):437-443.

[6] MOHR J P, PARIDES M K, STAPF C, et al. Medical management with or without interventional therapy for unruptured brain arteriovenous malformation (ARUBA): a multicenter, non-blinded, randomized Trial[J]. Lancet, 2014, 383(9917):614-621.

[7] OSBUN J W, REYNOLDS M R, BARROW D L. arteriovenous malformations: epidemiology, clinical presentation, and diagnostic evaluation[J]. Handb Clin Neurol, 2017, 143:25-29.

[8] SPETZLER R F, WILSON C B, WEINSTEIN P, et al. Normal perfusion pressure breakthrough theory[J]. Clin Neurosurg, 1978, 25:651.

[9] SPETZLER R F. MARTIN N A. A proposed grading system of arteriovenous malformations[J]. J Neurosurg, 1986, 65:476.

[10] TAYLOR C L, DUTTON K, RAPPARD G, et al. Complications of preoperative embolization of cerebral arteriovenous malformations[J]. J Neurosurg, 2004, 100(5):810-812.

第七节　颈动脉海绵窦瘘

秦智勇　陈衔城

颈动脉海绵窦瘘(carotid cavernous fistula,CCF)是颈内或颈外动脉及其分支与海绵窦形成动静脉瘘管而产生的综合征。Cushing 于 1907 年最先提出颈动脉海绵窦瘘的概念。

一、概述

(一) 海绵窦区显微解剖学

海绵窦是一对位于蝶鞍两旁的较大的静脉腔隙,前起自眶上裂,后止于岩骨尖。海绵窦内是由大小不同的静脉所组成的静脉丛或是许多大小不等的静脉连通的静脉管道。颈内动脉通过颞骨岩部的颈动脉管后,从破裂孔处向前进入海绵窦内,在该窦的前端穿过顶壁进入硬脑膜腔。在海绵窦内的颈内动脉长约 2 cm,称为窦内段,根据其在窦内的行径,又可分为后升段、水平段与前升段三部分(图 3-2-7-1)。而颈内动脉又将海绵窦腔分为三部分,即:① 内侧腔,位于垂体腺与颈内动脉之间。此腔最大,宽 7 mm,但常被弯曲的颈内动脉或突入的垂体腺所填塞。② 前下腔,在颈内动脉后升段与水平段的下前方。展神经在此绕经颈内动脉达窦的侧壁。③ 后上腔,位于颈内动脉与后半段窦顶之间。

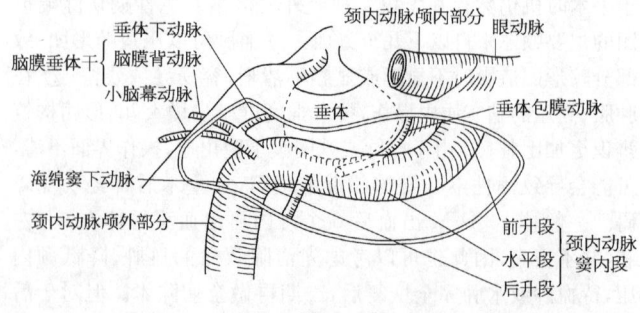

图 3-2-7-1　海绵窦内颈内动脉及其分支

颈内动脉窦内段发出多分支,常与颈动脉海绵窦瘘形成有关。

(1) 脑膜垂体干:是此段动脉最大的分支,在后升段与水平段交界处发出,存在率为100%。发出后立即分成3支:① 垂体下动脉,走向内下方,供应垂体后部的包膜及垂体后叶;② 脑膜背侧脉,穿过海绵窦后部的硬脑膜,供应斜坡区的硬脑膜及展神经,与对侧同名动脉的分支吻合;③ 小脑幕动脉,向外侧行,供应邻近的小脑幕和动眼神经和滑车神经,又称Bernasconi-Cassinari动脉。

(2) 海绵窦下动脉:存在率为84%。起源于水平段,离脑膜垂体干的起点5~8 mm,跨越展神经后走向三叉神经眼支的下方,供应海绵窦外侧壁、棘孔及卵圆孔区的颅底硬脑膜,并与该处的硬脑膜中动脉分支相吻合。

(3) 垂体包膜动脉:又称McConnell动脉,起于窦内段的内侧,离海绵窦下动脉只有5 mm左右,存在率为28%,供应垂体前下部的包膜,发出分支有下包膜动脉和前包膜动脉,并与垂体下动脉的分支相吻合。此外,海绵窦内尚可有较少见的动脉分支如眼动脉,见于8%左右的病例。残留的三叉动脉,往往起源于颈内动脉窦内段的近端,紧邻脑膜垂体干,止于基底动脉。

海绵窦内的动脉侧支循环非常丰富,不仅同侧的颈内动脉系统分支间有较多吻合,而且与同侧的颈外动脉系统包括脑膜中动脉、咽升动脉也有交通吻合,甚至与对侧颈内外动脉、椎动脉系统吻合,构成海绵窦内复杂的动脉血管网,一旦发生颈动脉海绵窦瘘就出现复杂的血流动力学的改变。

海绵窦的静脉联系也相当丰富。左、右海绵窦之间有静脉连接,称为海绵间窦。较常见的有前间窦与后间窦两个。前间窦可包括整个蝶鞍的前壁,后间窦位于鞍背后方,除连接两侧海绵窦外,还可接受来自上岩窦与下岩窦的血液。展神经常先穿过海绵间窦进入海绵窦。海绵间窦还可与脑膜背侧脉相沟通而形成与颈动脉海绵窦瘘相似的症状。左、右海绵窦与许多周围静脉相连:在前方通过眼上静脉、眼下静脉与面静脉相连,与颈外静脉交通;通过大脑中、下静脉与大脑半球的皮质静脉相连,最后汇入上矢状窦;通过中央视网膜静脉与眼底静脉相连;通过硬脑膜中静脉分支、蝶顶窦分支与硬脑膜静脉相连。在后方通过上岩窦与横窦相连,通过下岩窦与颈内静脉相连。在外侧通过颅骨导静脉与翼窝静脉丛相连。由于海绵窦的静脉联系广泛而复杂,不难想象除颈动脉海绵窦瘘之外的其他动静脉瘘,如颈外动脉横窦瘘、硬脑膜血管之间的动静脉瘘等都可引起与颈动脉海绵窦瘘相类似的表现,因而临床表现也多种多样。

海绵窦壁上有动眼神经、滑车神经、展神经与三叉神经的眼支经过。动眼神经与滑车神经在鞍背外前方、天幕裂孔边缘的下内侧进入窦顶壁脑膜夹层内走向眶上裂。动眼神经穿入窦顶之处要比滑车神经略靠前外方,离颈内动脉床突上段的起始点只有2~7 mm(平均为5 mm)。此处是动眼神经最易被颈内动脉床突上段动脉瘤压迫之处。三叉神经眼支是在海绵窦外壁的下方穿入窦壁,在硬脑膜夹层内向上、向后斜行逐渐远离眶上裂进入半月神经节。展神经是唯一真正在海绵窦腔内通过的脑神经,它是在斜坡的外侧穿入窦腔,绕至颈内动脉窦内段的外侧,在颈内动脉与窦外壁之间前行,其前半部几乎与

三叉神经的眼支平行。展神经在窦内常分开成多支,多者可达5支。除上述脑神经外,在窦内段的颈内动脉管壁上有交感神经纤维束,环绕于动脉壁上组成神经丛,并发出分支进入展神经及三叉神经眼支。这些交感神经纤维来自颈上神经节,最终随三叉神经眼支分布至眶内睫状神经节,余下部分随颈内动脉进入颅内。在动眼神经及滑车神经中未能查出有此种纤维。

海绵窦外侧壁上的神经排列形成了一个三角形的神经间隙区。Parkinson(1965年)首先指出通过此区可以不损及神经而暴露窦内的颈内动脉。故此区被命名为Parkinson三角(图3-2-7-2)。此三角形的上界由滑车神经的下缘组成,其长度为8~20 mm,平均13 mm;下界为三叉神经眼支的上缘组成,全长5~24 mm,平均为14 mm;后界为鞍背至斜坡的坡度,全长3~14 mm,平均为6 mm。由于此三角的个体差异大,手术时能暴露的海绵窦内范围亦大不相同。一般认为暴露颈内动脉窦内段的近端及其脑膜垂体干的把握较大,对其远端,特别是垂体包膜动脉及展神经困难较多。海绵窦外侧壁可分为两层,表层为光滑的硬膜层,深层为由动眼神经、滑车神经、三叉神经眼支和上颌支的神经鞘与网状膜构成。动眼、滑车、三叉神经眼支三根神经在外侧壁上自上而下排列,位置相对固定。海绵窦的内侧是垂体,颈内动脉的窦内段常突向内侧并部分嵌于垂体内,垂体常有一片舌状的腺组织覆盖于动脉的上方。

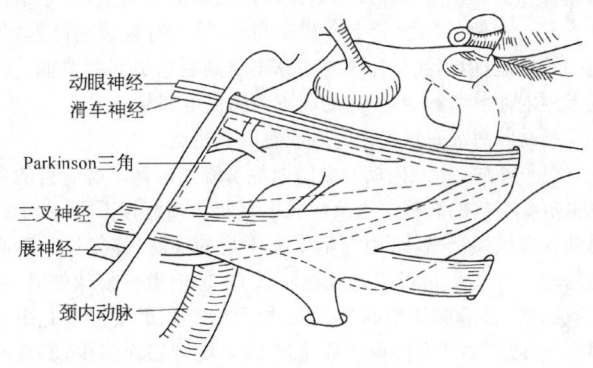

动眼神经
滑车神经
Parkinson三角
三叉神经
展神经
颈内动脉

图3-2-7-2 Parkinson三角

(二) CCF 的分类和分型

CCF按病因可分为外伤性CCF与自发性CCF,外伤性者占80%以上,自发性者占比不到20%;按解剖部位可分为颈内动脉海绵窦瘘和颈外动脉海绵窦瘘;按瘘口多少可分为单纯性CCF和复杂性CCF。各类型的临床表现主要取决于它所引起的血流动力学变化的程度。CCF的盗血量大者称为高流量CCF,其特点是在脑血管造影中海绵窦的充盈早而快,颈内动脉的远端分支充盈不佳或不充盈;此种CCF症状严重,发展迅速,多见于外伤性CCF。盗血量小者称为低流量CCF,其特点是在脑血管造影中海绵窦的充盈较迟且慢,颈内动脉远端分支充盈良好;此种CCF症状较轻,多见于自发性CCF。

CCF按静脉引流方式的不同可分为4型:Ⅰ型,动脉血由海绵窦经眼上静脉及内眦静脉流入面静脉;Ⅱ型,动脉血由海绵窦经外侧裂静脉,再经Trolard吻合静脉引入上矢状窦;Ⅲ型,动脉血由海绵窦经上岩窦或下岩窦及基底静脉丛,到横窦、乙状窦引流入颈内静脉;Ⅳ型,动脉血由海绵窦经吻合静脉流入基底静脉,并与大脑大静脉汇合引流入直窦。如以上4种引流方式的任何两种或两种以上同时存在则为混合型。

根据脑血管造影中所见到的颈内动脉与海绵窦之间相沟通的情况,CCF 分为 4 型:A 型,颈内动脉与海绵窦直接相通,是海绵窦内的颈内动脉直接破损所致,不通过它的脑膜支,又称直接型,盗血量大,通常由外伤或医源性损伤造成;B 型,颈内动脉通过它的脑膜支与海绵窦相沟通;C 型,颈外动脉的脑膜支与海绵窦相沟通;D 型,颈内动脉与颈外动脉都通过各自的脑膜支与海绵窦相通。后三型又称间接型,盗血量相对较小,由颈内动脉、颈外动脉的脑膜支参与供血。外伤性 CCF 几乎都是 A 型,自愈机会很少,必须给予适当治疗。自发性 CCF 可以为上述四型中的任何一类,自愈机会较多。

二、外伤性颈动脉海绵窦瘘

【病因及病理】

外伤性 CCF 最多发生于头部损伤尤其是颅底骨折之后,引起颈内动脉窦内段及其分支的撕裂或横断。但亦有少数可发生于眼眶部刺伤或弹片伤后。医源性创伤如血管内治疗、经皮穿刺三叉神经节治疗三叉神经痛、蝶窦或经蝶窦的手术等均可能误伤颈内动脉窦内段致医源性 CCF。

外伤引起的动脉破裂可发生于颈内动脉壁上,严重者可使颈内动脉完全横断。动脉的远、近两断端都可出血,产生高流量 CCF。患者的症状严重。在颈动脉造影中看不到颈内动脉远侧各分支的充盈。如损伤是在颈内动脉的分支上,由于这些分支都与对侧的动脉分支有侧支吻合,故都有破裂动脉远、近两端的出血,但其流量比颈内动脉本身撕裂所引起者要低。表现于颈内动脉造影中,颅内的周围动脉仍可部分显示。

颈动脉海绵窦瘘的发病原理有以下几点。

(1) 盗血:指颈内动脉血经海绵窦流失而言。盗血量的多少决定着本病的病程缓急及症状的轻重。高流量 CCF 由于颈内动脉血被盗严重,可引起脑供血不足的症状。同时,由于眼动脉灌注压的不足可引起视网膜缺血,加上患侧眼球外突、眼外肌麻痹、眼静脉压增高导致的透明体出血、继发性青光眼等因素,患眼视力严重障碍。低流量 CCF 则因盗血量少,其症状可相对轻些,病程亦较缓慢,而且有自行栓塞愈合的机会。

(2) 血流方向:由于海绵窦与周围静脉有广泛的交通,CCF 的主要血流方向各有不同(图 3-2-7-3)。最常见的血流方向是流向前方,经眼上静脉流入眶内,与额、面部静脉相连,引起患侧搏动性突眼,眶周静脉怒张,眼结膜充血、水肿,眼外肌不全麻痹等症状。瘘口越靠前方,血流向前流动也越明显,眼部症状也越重。如血流方向向后,则可经下岩窦流向横窦及乙状窦,这时杂音很明显而眼部症状却较轻微。血流如向上,可经蝶顶窦流入外侧裂静脉,并分流至大脑表面静脉而流入上矢状窦,可使颅内静脉扩张而致颅内压增高。血液向下可经颅底及颅骨上的导静脉流向翼窝,引起鼻咽部静脉的扩张,容易导致鼻出血。如血流向内侧可经海绵间窦而流入对侧海绵窦,产生对侧的眼症状,容易误认为是对侧的 CCF。

(3) 出血:CCF 本身的破裂出血是少见的,但伴有 CCF 的硬脑膜上的血管畸形及过度扩张的引流静脉,出血还是可能发生的。如眼底静脉持续淤血引起视网膜静脉破裂出血而严重影响视力;鼻腔内及颅内的静脉压增高可引起鼻或颅内出血。

【临床表现】

1. 颅内杂音 最多见,几乎每例都有。杂音犹如机器的轰鸣,连续不断。夜晚及安静时尤为明显,随心脏收缩期而增强,常使患者难以忍受、烦躁不安,严重影响休息和睡眠。听诊检查时可在眼眶、额部、外耳乳突部、颞部甚至整个头部听到与心率一致的节律性杂音,压迫患侧颈动脉可使杂音明显减轻或消失,而压迫对侧颈总动脉时杂音不消失甚至更响。

2. 搏动性突眼 患侧眼球向前突出并有与脉搏相一致的眼球跳动。眼球突出是由眼眶内组织水肿、充血的结果。手摸眼球可感到眼球的搏动及有时可感到血液流过时的颤动。

3. 眼结膜充血与水肿 由于海绵窦内静脉压增高使眼眶内、眼眦部、眼结膜、视网膜等部位的静脉怒张充血,并出现水肿,严重者眼结膜可露出眼睑,引起眼闭合困难,最终导致暴露性角膜炎。

4. 眼球运动障碍 由于动眼、滑车和展神经受到扩张的海绵窦的影响而出现眼球运动的不全麻痹,伴有复视。

5. 视力障碍 可原发于视神经视网膜的缺血或视神经的直接损害,亦可能是长期突眼引起角膜混浊的结果。视网膜静脉的破裂出血可严重影响视力。另外,由于角膜边缘静脉的扩张可导致继发性青光眼,也是造成视力减退的重要原因。

6. 头痛 常见于本病的早期,部位局限于眼眶部,与局部及脑膜血管的极度扩张有关。三叉神经的眼支受到扩张的海绵窦壁牵拉亦是头痛的一个原因。随着病程的迁移,头痛可逐步减轻。

7. 鼻出血及颅内出血 并不多见,常由于鼻腔内及颅内静脉或伴同 CCF 的硬脑膜上的血管畸形破裂所致。鼻出血量常较大,有时可引起出血性休克。

【辅助检查】

1. 脑血管造影 诊断 CCF 最重要的手段是脑血管造影,特别是 DSA,可以明确诊断和治疗要素,如瘘口位置、大小,供血动脉,盗血现象,瘘口远端颈内动脉分支是否正常显影,引流静脉的走向、流量,侧支循环状况等(图 3-2-7-4)。DSA 尤其是 3D-DSA 在超选择性颈内动脉造影时,早期即见患侧海绵窦片团状浓密影;颈内动脉虹吸部周围异常浓染,眼上静脉明显增粗、迂曲,引流方向分别为眼上静脉、岩下窦、基底丛、翼丛、直窦等,部分患者可通过海绵间窦向对侧海绵窦引流。颈内动脉远端血管显影不佳或未见显影。

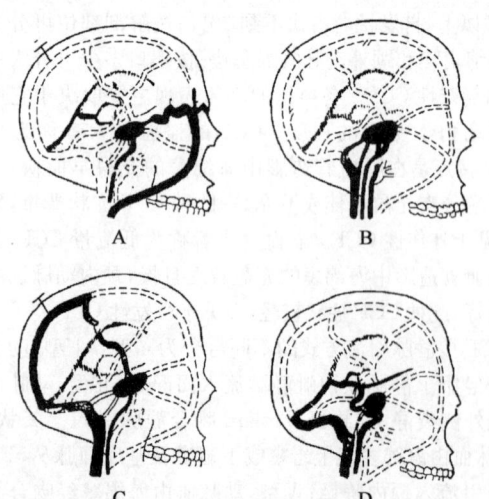

图 3-2-7-3 颈动脉海绵窦瘘引流静脉主要的血流方向

A. 血流向前;B. 血流向后;C. 血流向上;D. 血流向下。

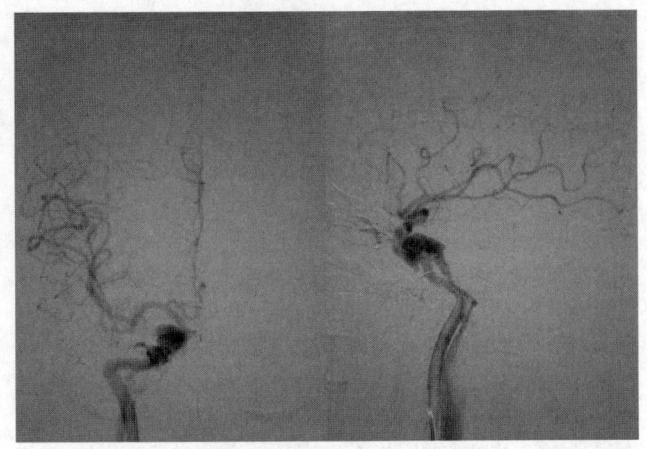

图 3-2-7-4　CCF 的 DSA 图像

　　脑血管造影检查除常规两侧颈内动脉造影外，必须同时作颈外动脉造影，必要时加做椎动脉造影，以利于明确诊断。

　　2. 头颅 CTA 或 MRA　CTA 的表现主要有：①海绵窦与颈内动脉同步早期显影且异常膨大；②患侧眼上静脉扩张、迂曲；③部分异常扩张的大脑皮质静脉显影。MRA 主要表现包括：①患侧海绵窦扩大，呈无信号的"流空效应"；②患侧眼上静脉增粗，呈"流空效应"；③显示患侧海绵窦扩张、混乱的血管团及粗大的眼上静脉。MRA 可发现某些 CCF 的引流静脉，但对低流量 CCF 的诊断帮助不大。

　　3. 头颅 CT 和 MRI 检查　常可见一侧突眼伴有粗大扩张的眼上静脉，增强扫描可见眼外肌充血、增厚，眼睑肿胀，球结膜水肿，鞍旁海绵窦结构明显增强。少数高流量 CCF 中出现扩张的颅内回流静脉，周围脑组织相对缺血而形成水肿区，少数患者还可见颅脑外伤性改变如颅骨及颅底骨折、脑挫裂伤、颅内血肿或由此形成的脑软化灶等。对大多数 CCF 来说 CT 和 MRI 的诊断价值是非特异性的。

　　4. 经颅多普勒超声（TCD）检查　可无创、实时地获取 CCF 的血流动力学参数。

　　(1) 患侧颈内动脉的流速：包括收缩期血流速度（VS）、舒张期血流速度（VD）和搏动指数（PI）。直接型瘘的供血动脉血流速度，尤其是舒张期流速增高明显，可达 200 cm/s 以上；搏动指数降低到 0.5 以下。间接型瘘血流速度和阻力指数可正常或变化不明显。

　　(2) 经眼眶测定眶周静脉的异常频谱：因眼静脉及眶周静脉是颈动脉海绵窦瘘最常见的引流静脉，检测可发现眼上静脉呈高流速、低阻力的动脉化血流征象，血流速度几乎比正常侧高 1 倍，而搏动指数减少一半左右，当治疗有效时恢复正常。

　　(3) 经颞窗探测颅内血流：可发现大脑中动脉、大脑前动脉及对侧的大脑前动脉的平均血流速度增快，同侧大脑前动脉血流方向逆转，前后交通动脉开放。

　　(4) 其他：TCD 除了能检测血流速度外，还能提示血流方向的改变，因而可用于判断侧支循环情况及引流静脉的血流状况。

　　TCD 检测，可作为颈动脉海绵窦瘘的早期诊断、选择治疗方案和评价疗效的方法之一。

　　5. 单光子发射电子计算机断层扫描（SPECT）　是一种无创的检查脑灌注及脑代谢状态的方法。应用 ^{99m}Tc - HMPAO 等放射性核素，可测定 CCF 血管内治疗前后脑灌注量的改善，评价疗效。用于 Matas 试验，来反映侧支循环功能。如果大脑前动脉及大脑中动脉供血区的放射性核素的下降不足 15% 时，闭塞颈动脉不会产生神经功能缺失症状。

　　【诊断与鉴别诊断】

　　头部外伤以后，一般在 2 个月以内，少数于半年或更长期后，患者出现搏动性突眼、颅内杂音、结膜充血水肿、鼻出血等临床表现，特别是有与脉搏相一致的耳鸣和搏动性突眼；听诊时可闻及清楚的颅内杂音，压迫同侧颈动脉可使杂音消失，压迫对侧颈动脉杂音并不消失，甚至增强，即可作出诊断。低流量 CCF，症状轻微，诊断较难。结合辅助检查常可确诊。头颅 CT 和 MRI 不但能反应眶内情况，还可清楚显示颅内引流静脉的粗细、走向以及伴随的脑组织水肿状况；TCD 和 SPECT 等也有助于诊断、制定治疗方案和判断疗效。但全面而准确地了解颈动脉海绵窦瘘的血流动力学状况，还得依靠脑血管造影。

　　CCF 应与以下疾病相鉴别。

　　(1) 眶内或眶后肿瘤或假性肿瘤、突眼性甲状腺肿和眶壁骨纤维结构不良：均无搏动性突眼和血管杂音，可资鉴别。

　　(2) 眶内血管性病变：如海绵状血管瘤、动脉瘤、动静脉畸形等，亦可引起眼球运动障碍、突眼，但没有眼球搏动，也不致结膜充血及水肿。鉴别困难者，需依靠脑血管造影检查。

　　(3) 海绵窦血栓性静脉炎或血栓形成：它们虽可引起眼结膜的充血与水肿，眼球突出，但没有眼球搏动，更不会有杂音。患者曾有颜面部疖痈等病史，病程中有全身性炎症表现等可供鉴别。

　　(4) 眶壁缺损：可以是先天性、外伤性或肿瘤性，脑组织向缺损处膨出，引起突眼，并可因脑搏动传至眼球而出现眼球搏动，但一般无血管杂音；在头颅摄片中可见眶板部分缺失、蝶嵴及颞线消失、患侧眼眶扩大等特征加以鉴别。

　　(5) 颈外动脉系统的动静脉瘘：如颈外动脉可以通过颌内动脉与咽升动脉的分支间接与海绵窦沟通；颈外动脉的枕动脉与横窦、乙状窦形成动静脉瘘；硬脑膜中动脉与蝶顶窦及硬脑膜中窦形成动静脉瘘等。这些动静脉瘘可通过广泛的静脉联系表现出与 CCF 相似的症状。这时单凭临床表现常难以作出鉴别，必须依靠脑血管造影诊断。

　　【治疗】

　　外伤性 CCF 很少有自然愈合的机会，如任其自然发展，将有 5%～10% 会发生颅内出血或大量鼻出血；动静脉瘘引起的颅内杂音可使患者难以忍受；大量脑盗血可使脑及视网膜缺血而引起脑功能及视力障碍，甚至继发性青光眼或视神经萎缩而完全失明，因此必需予以积极治疗。只有少数症状轻微、发展缓慢的患者可考虑保守疗法和颈部压迫法。最重要的治疗原则是力求闭合或堵塞瘘口，保持颈内动脉的通畅。目前 CCF 治疗首选血管内介入治疗。

　　1. 血管内介入治疗　绝大多数病例可通过一次或数次血管内治疗达到治愈。填塞海绵窦及修补瘘口的直接手术已很少应用。

　　(1) 栓塞途径：最常用的是经动脉入路。如颈动脉已结扎闭塞或颈内动脉迂曲狭窄，插管困难，或瘘口过小，球囊无法通过时，也可选择经上、下岩窦或眼上静脉入路。

　　(2) 常用栓塞材料和方法。

　　1) 可脱性球囊栓塞法：1974 年 Serbinenko 首次使用可脱

性球囊栓塞治疗颈动脉海绵瘘。经动脉途径用可脱性球囊栓塞目前仍被认为是外伤性 CCF 最常用的经典治疗方法,适用于瘘口流量大、球囊易进入者。在 X 线透视下将带球囊的导管送入瘘口内,用等渗造影剂充盈球囊,再经导引管注入造影剂,如显示瘘口闭塞,颈内动脉通畅时,可解脱球囊。最理想的是球囊位于颈内动脉外腔的海绵窦内,造影时海绵窦不再显影,颈内动脉血流通畅;此时患者自觉颅内杂音消失,听诊时也无杂音闻及。如一个球囊不能将瘘口堵塞,也可放入数个球囊。可脱性球囊栓塞法创伤小、费用低,可使 75%～90% 的患者成功保留患侧颈内动脉通畅。

2) 微弹簧圈栓塞法:微弹簧圈由铂丝或钨丝制成,直径 0.33～0.36 mm。可通过 Magic 3F/2F 微导管,进入海绵窦内后,将微弹簧圈送入球囊不易通过的较小瘘口,利用弹簧圈本身的机械栓塞作用和其所带的呢绒纤维迅速诱发海绵窦内血栓形成,瘘口即被血栓封闭,而颈内动脉保持通畅,达到合理的治疗目的。该方法不仅可用于动脉途径,也可用于静脉途径进行栓塞。

3) 液体栓塞剂:如氰基丙烯酸异丁酯(IBCA)、甲基丙烯酸-2-羟基乙酯(HEMA)和液态栓塞系统(Onyx)等常作为微弹簧圈栓塞的补充。Onyx 具有较快的聚合、相对不粘、较高的黏滞性和良好的弥散性特点,可控性强,可反复推注;栓塞治疗时可以在病灶处长时间地缓慢注射,直到病灶彻底闭塞,对不适合应用可脱性球囊治疗的外伤性 CCF,可经动脉途径,用脱弹簧圈结合 Onyx 栓塞治疗。

4) 带(覆)膜支架栓塞法:是在血管内置入一种带生物物理屏障的支架,在保持病变动脉通畅的同时隔离病变使其内部形成血栓。1997 年 Singer 等首次报道应用带膜支架成功治疗颈内动脉床突下巨大动脉瘤,2002 年 Kocer 等应用血管内带膜支架安全有效治疗颈内动脉破裂所致 CCF。操作必须在脑血管造影监视下进行,仔细辨认穿支脉,避免其闭塞。术后需常规服用抗凝和抗血小板药物,防止支架内血栓形成及迟发性血管狭窄或闭塞。

可脱球囊与覆膜支架在 CCF 的治疗中各有优缺点。可脱球囊安全、廉价,对于瘘口流量较大的 CCF,可作为介入治疗的首选材料。颈内动脉岩段、海绵窦段、床突上段和椎动脉颅外段或小脑后下动脉与小脑前下动脉之间的椎基底动脉,无重要分支动脉,使用覆膜支架是安全的。临床上应根据实际情况灵活选用介入材料,甚至多种介入材料联合应用,以达到最佳的治疗效果。

(3) 血管内治疗的并发症。

1) 动脉途径栓塞常见并发症:① 穿刺部位血肿;② 脑神经麻痹,出现率约为 30%,展神经受累最常见;③ 假性动脉瘤形成,无症状的假性动脉瘤无须处理,大多可自行闭合;有症状者可试用弹簧圈栓塞;④ 脑梗死,因球囊或弹簧圈等栓塞物或血栓脱落造成局部甚至半球脑梗死,严重时需手术干预;⑤ 脑过度灌注,长期严重盗血的患者当瘘口关闭而颈内动脉又保持通畅时,患侧半球血流骤然增加,可出现头痛、眼胀等不适,严重时还可发生脑水肿和颅内出血。

2) 经静脉途径栓塞常见的并发症有:① 血液向皮质静脉或眼上静脉转流,引起颅内出血及视力恶化,多数会在短期内恢复;② 操作引起静脉破裂出血、脑神经麻痹以及栓塞剂逆流

到颈内动脉系统引起脑和视网膜梗死等。

2. 手术治疗   由于 CCF 病例可通过血管内介入达到治愈或缓解症状的目的,直接手术修补漏口越来越罕见。以下简单介绍几种修补漏口的手术方法。

(1) 经海绵窦颈内动脉修补术:直视下修补海绵窦的颈内动脉破口。手术方法有以下几种:① Parkinson 手术,通过海绵窦外侧壁的滑车神经下缘、三叉神经眼支上缘及鞍背到斜坡连线所构成的 Parkinson 三角,进入海绵窦,沿窦内的颈内动脉找到瘘口,夹闭或缝合。② Doleng 手术,采用翼点切口,打开岩骨颈动脉管,临时阻断颈内动脉,暴露颈内动脉海绵窦段,进行修补或结扎。③ 白马手术,通过海绵窦上壁,经后床突前外侧缘、动眼神经入口前缘和颈内动脉穿过硬脑膜处三点之间的内侧三角区,修补瘘口。以上几种手术,创伤和风险均较大,成功率不高,难以推广应用。

(2) 海绵窦电凝固术:将 33～40 号的裸露铜丝插入海绵窦内,使血液内的有形成分凝集于铜丝周围形成凝血块而封闭瘘口,达到治疗目的。

三、自发性颈动脉海绵窦瘘

【病因和发病机制】

以下因素可能与本病有关:① 体内雌激素水平改变。本病以中年妇女为多,常见于妊娠及分娩时,体内雌激素分泌变化,引起血管壁变薄,弹性降低,脆性增加,并迂曲扩张,加上血流冲击,动脉破裂形成瘘。② 蝶窦炎及海绵窦炎。蝶窦或海绵窦发生炎症继而引起栓塞时,静脉回流受阻,窦内压力增高,可促使动、静脉分支的网状交通开放而形成硬脑膜动静脉瘘。③ 海绵窦内的颈动脉及其分支的管壁先天缺陷。如血管肌纤维发育不良,血管弹性差,易破裂形成瘘;结缔组织疾病如纤维肌肉营养不良、Ehlers-Donlos 综合征、Marfan 综合征、迟发性成骨不良及假黄色瘤病等患者亦都可因有动脉管壁的退行性变而患本病。

【临床表现】

出现海绵窦综合征或视力障碍。自发性 CCF 的供血动脉以颈内动脉的分支,特别是脑膜垂体干及其分支为最多见。颈外动脉的脑膜支亦常参与供血。多数属 Barrow 分类的 B、C 和 D 型,很少有 A 型者。临床症状一般较轻,病程也较缓慢。与外伤性 CCF 的主要区别可见表 3-2-7-1。

表 3-2-7-1   自发性 CCF 与外伤性 CCF 的区别要点

鉴别要点	自发性 CCF	外伤性 CCF
平均年龄	>50 岁	30 岁左右
性别(男/女)	1:2	2:1
临床表现	无外伤史,症状轻,病程慢	有外伤史,症状重,进展快
脑血管造影	低流量,颈外动脉供血	高流量,颈内动脉直接与窦相通,颈外动脉供血很少见
自然史	血栓形成机会多,能自愈	很少有血栓形成,需手术治疗

【诊断】

自发性 CCF 以中老年及妊娠妇女多见,自发起病,病程一

般较长，发展比较缓慢，出现头痛、突眼、颅内杂音、视力减退等症状，诊断不难。头颅CT和MRI可发现突眼、脑水肿、脑出血等继发性病变，显示增粗的眼静脉和皮质引流静脉，如MRI发现紧邻硬脑膜的"流空"影更有诊断意义。确诊还需依靠全脑血管造影。

【治疗】

症状稳定的患者，可先行保守治疗。除非患者有进行性视力障碍，才考虑早日手术。

1. 保守疗法和颈动脉压迫法　本病有25%～30%患者可自行血栓形成而症状缓解或消失，因此发病早期、症状较轻、瘘口流量小、没有皮质静脉引流、病情发展缓慢和没有急剧视力下降的患者，可先观察，以期自愈。或采用颈动脉压迫法，通过压迫颈总动脉，减少动脉血供和增加静脉压，促进海绵窦内血栓形成。该法还可作为其他治疗方法的补充手段。用手指或Matas架将颈总动脉压向颈椎横突，直到颞浅动脉搏动消失为止；最初每次压迫10 s，每小时数次，以后压迫持续时间逐步延长，至每次压迫30 s；如果压迫准确，患者会自觉杂音减轻或消失。一般4～6周后可治愈。压迫时须注意观察有无脑缺血症状出现，如无力、麻木、失明等，一旦出现须立即停止。Halbach建议用健侧手指压迫，若出现脑缺血则健侧手指会因无力而自然终止压迫。

2. 血管内介入治疗　颈部压迫法无效，或有明显的皮质静脉引流，或视力急剧下降则需及早行血管内治疗。不苛求血管造影上病灶完全消失，而以缓解患者的症状为目的，次全闭塞亦能使患者得到临床改善。长期随访多数患者均可获得影像学和临床上的完全治愈。

3. 放射外科治疗　通过放射效应促使血管内皮增生，使动静脉的异常吻合中断，最终达到瘘口闭塞的治疗目的。亦可作为血管内治疗的一种辅助疗法。

4. 开放手术　对极少数屡治失效的病例可考虑直视下海绵填塞或瘘口修补术。

参考文献

[1] 程美雄，谢晓东，王朝华，等. 覆膜支架治疗外伤性颈内动脉海绵窦瘘的临床分析[J]. 中国脑血管病杂志，2009，6(4)：185-188.

[2] 池京洋，梁恩和，曹德晨，等. 外伤性颈内动脉海绵窦瘘的诊断和治疗[J]. 中国急救医学，2013，33(8)：36-38.

[3] 李生，李宝民，张远征，等. 创伤性颈内动脉海绵窦瘘的介入治疗[J]. 中国医学影像学杂志，2007，15(5)：353-357.

[4] 凌国源，黄锦丰，梁月盛，等. 球囊辅助Onyx联合弹簧圈栓塞治疗外伤性颈内动脉海绵窦瘘[J]. 卒中与神经疾病，2016，23(6)：193-196.

[5] 燕景峰，樊立华，支兴龙，等. 应用带膜支架治疗颅内动脉及颈内动脉海绵窦瘘的体会[J]. 中国临床神经外科杂志，2009，14(3)：170-172.

[6] 周兴宁. 颈内动脉海绵窦瘘的影像学表现与检查方法评价[J]. 实用医学影像学杂志，2013，14(1)：67-69.

[7] ABECASSIS I J, MORTON R P, KIM L J, et al. Combined direct and indirect traumatic carotid-cavernous fistula (CCF): case report and review of the literature[J]. J Clin Neurosci, 2017, 44(10): 240-242.

[8] COHEN J E, GRIGOFIADIS S, GOMORI J M. Petrous carotid artery pseudoaneurysm in bilateral carotid fibromuscular dysplasia: treatment by means of self-expanding covered stent [J]. Surg Neurol, 2007, 68(2): 216-220.

[9] SU I C, CRUZ J P, KRINGS T. Low-flow direct carotid cavernous fistula caused by rupture of an intracavernous carotid aneurysm[J]. Interv Neuroradiol, 2014, 20(4): 476-481.

[10] WANG W, LI Y D, LI M H, et al. Endovascular treatment of post-traumatic direct carotid-cavernous fistulas: a single-center experience[J]. J Clin Neurosci, 2011, 18(1): 24-28.

第八节　硬脑膜动静脉瘘

陈　亮　周良辅

硬脑膜动静脉瘘(dural arteriovenous fistula，DAVF)，又称硬脑膜动静脉瘘样血管畸形。血流由供血动脉经过位于硬脑膜的瘘口，引流至脑膜静脉窦，造成静脉窦内涡流和高压后向邻近的桥静脉反流；或者血流不经过静脉窦，由瘘口直接向皮质或深部静脉反流，造成脑静脉内压增高、回流障碍、迂曲扩张，甚至破裂出血。DAVF是一类较少见的血管性病变，仅占颅内动静脉畸形的10%～15%，但随着诊断技术的提高，近有增多趋势。

【发病机制】

DAVF的发病机制一直有争议。多数人认为DAVF是一种获得性疾病，在头部外伤、手术或血液高凝性疾病诱发下静脉窦内血栓形成，或者由于肿瘤压迫、静脉窦发育障碍导致静脉窦狭窄、分隔、扭曲，致使静脉窦内压力增高，最终导致DAVF形成。Terada等于1994年首次通过动物实验证实，静脉窦压力增高可以导致DAVF形成。也有观点认为部分小儿病例属先天性疾病，这部分患者常伴随Galen静脉畸形和脑实质内的动静脉畸形。

对病理标本的检测发现，DAVF的瘘口是由位于静脉窦壁的大量新生的动静脉吻合血管构成的，而周围结构存在缺血性改变，且血管内皮生长因子(vascular endothelial growth factor，VEGF)及其受体VEGFR-1和VEGFR-2、碱性成纤维细胞生长因子(basic fibroblast growth factor，bFGF)、转化生长因子(transforming growth factor，TGF)、缺氧诱导因子1(hypoxia-inducible factor-1，HIF-1)呈普遍的阳性表达。CT和磁共振灌注成像提示瘘口周围可能存在血流淤滞和局灶性脑灌注不足，并可在治疗后恢复。PET扫描提示脑灌注不足的严重程度可能与自然预后相关，其中脑血流影响较小的患者，病情可以常年保持静止而不必手术治疗。

笔者采用颈部动静脉吻合造成颅内静脉窦高压的动物实验表明，脑灌注不足和慢性脑缺血是从静脉窦高压到VEGF和金属基质蛋白酶(matrix metalloproteinase，MMP)高表达过程中的重要一环，VEGF和MMP9协同，促进硬脑膜动静脉间异常新生血管的形成。实验中，VEGF可以在硬膜、蛛网膜、枕叶皮质和基底节广泛表达，但有差异。硬膜中VEGF位于血管内皮细胞胞质和血管周围的基质，实验早期即为阳性，并呈持续的强阳性表达；皮质中则在接近横窦、矢状窦的枕叶胶质细胞和蛛网膜血管中持续广泛表达；深部脑组织只在胶质细胞和少数血管内皮细胞表达，在早期较明显，4周时多转为阴性。硬脑膜上MMP9和VEGF的表达几乎同步。

因此,DAVF形成的关键在于诱发静脉窦压力升高,静脉窦血栓、狭窄、肿瘤压迫均为危险因素。静脉窦高压引起局灶性脑灌注下降,导致该区域血管生成活性因子大量表达,在促使硬脑膜侧支静脉血管开放、扩张同时,动静脉之间生成大量新生血管,最终形成了DAVF。

【自然史】

本病自然病程差异较大,起病有急有缓,有些患者为偶然发现或有轻度耳鸣等症状,这类患者大多数维持多年不变,少数可自行闭塞,但也有可能逐步进展,出现颅内出血和进行性神经功能障碍。

如何判断轻症患者的自然病程尚有难度,但是静脉窦或瘘口压力的下降有可能促使疾病自愈。例如有些脑膜瘤合并DAVF的患者,在解除脑膜瘤对静脉窦的压迫后,DAVF自愈可能性较大。未能彻底治疗的大静脉窦旁的DAVF,若是瘘口血流明显下降,静脉返流消失,也有自愈可能。海绵窦DAVF血流量低、症状轻者,通过压迫供血动脉降低瘘口血流,有可能促使瘘口血栓形成而自愈。

颅内出血是DAVF的最主要危害,占首发症状的25%～40%,男性、高龄、有既往出血史、有神经功能障碍、出现皮质静脉或深部静脉返流是出血的高危因素。据统计,无出血史者年出血率约为1.5%,既往有出血史者年再出血率高达7.4%;出现皮质静脉返流且合并神经功能障碍者年出血率也在7.4%～7.6%。

【分类和分型】

早期Herber根据瘘口部位将DAVF分为后颅窝、前颅底、中颅底和海绵窦DAVF,Djindjian和Merland则将其分为单纯DAVF和混合性DAVF,前者仅限于硬脑膜,后者除硬脑膜外还同时累积了头皮和颅骨。

1995年Borden和Cognard根据DAVF静脉引流方式分别提出分型方法。Borden将DAVF分为3型:Ⅰ型,向硬膜静脉或静脉窦引流,无皮质返流静脉;Ⅱ型,向静脉窦引流,造成静脉窦高压,再从静脉窦向皮质静脉返流;Ⅲ型,仅向皮质静脉返流而无静脉窦回流。Ⅲ型又分4种情况:① 瘘口位于静脉窦壁,但不与静脉窦腔沟通;② 直接在脑膜供血动脉和桥静脉之间形成瘘口;③ 硬膜动脉与静脉窦沟通,但该静脉窦的远近端均闭塞;④ 在脑膜供血动脉和脑膜静脉之间形成瘘口,该脑膜静脉只通过桥静脉引流。Davis对102例DAVF颅内出血和神经功能障碍情况进行统计分析,结论是Ⅰ型预后较好,极少出现颅内出血或神经功能障碍(2%),Ⅱ型中38%～40%患者有颅内出血或神经功能障碍,Ⅲ型出血机会极大(79%～100%),预后不良。Cognard将DAVF分作5型:Ⅰ型,血液通过瘘口直接引流到静脉窦,静脉窦内血液无逆流;Ⅱ型,血液引流到静脉窦后造成静脉窦高压,出现静脉窦内逆向血流,其中Ⅱa尚无皮质或深部桥静脉返流,Ⅱb出现皮质或深部桥静脉返流;Ⅲ型,血液直接引流到皮质或深部桥静脉,不伴静脉扩张;Ⅳ型,血液直接引流到皮质或深部桥静脉,伴静脉扩张;Ⅴ型,血液向脊髓表面引流。Borden分型和Cognard分型有相通之处,均得到广泛认可,不仅用于疾病严重程度的评估,也可以指导治疗方式的选择。

根据华山医院的统计资料,按照瘘口的部位,依次为海绵窦(33.3%),小脑幕(25.9%),横、乙状窦或窦汇(13.0%),前颅底(11.1%),上矢状窦(11.1%)和其他(5.6%);其中Borden分型Ⅰ型29.6%,Ⅱ型29.6%,Ⅲ型40.7%。其中前颅底、小脑幕和颅颈交界区以BordenⅢ型为主;上矢状窦、横、乙状窦或窦汇附近以Ⅱ型较多,也有Ⅰ型或Ⅲ型,合并远端静脉窦狭窄或闭塞最为常见;海绵窦DAVF多为Ⅰ型。

【临床表现】

DAVF引起的病理生理变化导致患者出现一系列症状,包括:① 静脉高压和盗血导致功能区脑灌注不足,可引起局部神经功能障碍、癫痫,甚至静脉性脑梗死;② 静脉高压导致全脑灌注不足,颅高压以及导水管受压引起脑积水,可引起定向力下降、双眼视力减退、嗜睡甚至昏迷;③ 静脉迂曲扩张可产生占位效应,尤其是深静脉和后颅静脉扩张后对脑干和脑神经影响明显;④ 静脉破裂引起蛛网膜下腔或脑实质出血,出血可位于瘘口附近,也可引起远隔部位血肿;⑤ 异常的静脉血流对附属器的影响,如眼静脉回流障碍引起凸眼和视力下降,颅底大静脉窦血流冲击引起颅内杂音等。总之,静脉高压是引起DAVF严重症状的主要原因,可以源自瘘口附近,也可以发生于远隔部位或多处,甚至颅内DAVF向脊髓静脉引流引起脊髓症状,或者脊髓DAVF引起脑干缺血、压迫等症状,须注意鉴别。

根据华山医院的统计资料,DAVF患者的男女比例为2.6:1,平均发病年龄42.4岁。病程可长可短,短者以自发性颅内出血起病,并在数小时内进行性加重,长者表现为数十年的隐性头痛或颅内杂音。约1/4患者表现凸眼、球结膜水肿、患侧视力减退等,1/4患者首发为自发性蛛网膜下腔出血或脑内血肿,1/4患者首发进行性脑功能障碍,包括偏侧肢体乏力、中枢性面瘫、共济失调等,其他表现为颅内杂音、脑神经麻痹、癫痫发作,以及头痛、定向力下降、视力减退、行走困难等慢性颅内高压症状。临床表现和Borden分型的关系见表3-2-8-1。

表3-2-8-1　54例颅内DAVF患者的临床表现和Borden分型

临床表现	BordenⅠ型	BordenⅡ型	BordenⅢ型	合计
颅内出血	0	4	9	13
进行性脑功能障碍	0	4	11	15
慢性颅内高压	0	3	4	7
颅内杂音	8	3	0	11
脑神经麻痹	1	0	3	4
凸眼、球结膜水肿、患侧视力减退	12	2	1	15
症状不明显	1	2	2	5

【影像学特征】

术前应行全面的CT、MRI和DSA检查。颅内迂曲扩张的静脉在CT上表现为等高密度条索影;在MRI上表现为信号流空,深部静脉回流者出现脑干周围的流空或静脉瘤样改变。DSA应行全脑6条血管造影,以明确供血动脉、引流静脉和瘘口部位,并用于Borden分级。前颅底DAVF 100%有来自筛前、筛后动脉的供血,少数还有颈外动脉供血;瘘口的静脉端形成静脉瘤多见,经额极静脉返流至上矢状窦、海绵窦或直窦。海绵窦DAVF供血可来自颈内动脉海绵窦段的硬膜分支或颈外动脉分支,主要为颈内动脉的脑膜垂体干分支、颈外动脉的脑膜中动脉或颌内动脉分支,可以多向引流至眼静脉、翼丛、岩下窦或经海绵间窦到对侧海绵窦,较少向皮质静脉返流。上矢状窦瘘口位于上矢状窦壁或邻近硬膜,供血以一侧或双侧的脑膜中动脉为主,也可来自大脑前动脉或大脑后动脉的脑膜支。小脑幕或横、乙状窦 DAVF 的供血可以来自幕上硬膜(脑膜中动脉后支)、幕下(脑膜后动脉、椎动脉或小脑后下动脉硬膜分支)、小脑幕(脑膜垂体干的小脑幕分支、小脑上动脉分支)(表3-2-8-2)。造影发现约 1/3 患者合并单侧横、乙状窦闭塞。

表 3-2-8-2 54 例颅内 DAVF 患者的瘘口供血动脉和引流静脉

DAVF 部位	例数	供血动脉	引流静脉或静脉窦
海绵窦	18	颌内动脉(72.2%) 颈内动脉海绵窦段分支(55.6%) 咽升动脉(22.2%) 筛后动脉(5.6%)	眼静脉(44.4%) 岩下窦(44.4%) 对侧海绵窦(11.1%) 岩上窦(11.1%)
小脑幕	14	脑膜中动脉后支(64.3%) 脑膜垂体干(57.1%) 枕动脉(28.6%) 小脑上动脉(14.3%) 大脑后动脉(7.1%)	皮质桥静脉(50.0%) 小脑幕静脉窦(28.6%) 深静脉(21.4%)
横、乙状窦或窦汇	7	枕动脉(85.7%) 脑膜后动脉(57.1%) 脑膜垂体干(42.9%)	静脉窦(85.7%) 皮质桥静脉(14.3%)
前颅底	6	筛前筛后动脉(100%) 颈外动脉(13.6%)	额极静脉(100%)
上矢状窦	6	脑膜中动脉(100%) 枕动脉(33.3%)	上矢状窦(100%)
枕大孔区	2	椎动脉硬膜支(100%)	脊髓前静脉(50%) 颅内静脉丛(50%)
蝶底窦	1	颌内动脉、颈内动脉	侧裂静脉

CTA 和 MRA 难以区分瘘口的动、静脉结构,若直接用于术前诊断易于漏诊,且难以分类和分型,但可以用于术后随访,发现阳性变化再行 DSA 检查。根据 DAVF 的发病机制,针对脑灌注的检查有可能对疾病的自然预后和严重程度判断提供新的考量。CT 和磁共振的灌注成像以及 SPECT 和 PET 成像可用于判断静脉高压对局部脑血流的影响,磁共振弥散张量可用于评估脑回流障碍和低灌注导致的脑损伤严重程度,并在术后随访对比。

【治疗】

1. DAVF 的治疗指征　DAVF 需要外科处理的指针尚未完全统一。由于静脉引流方式是影响疾病预后的最相关因素,存在静脉窦高压,特别是出现皮质或深部静脉返流者必须进行及时、有效的外科干预。因此 Borden Ⅱ型、Ⅲ型的患者均需要治疗,特别是出现引流静脉迂曲、瘤样扩张者,需尽早治疗以防破裂出血。

对 Borden Ⅰ型病例是否需要治疗争议较大,主张治疗者认为疾病有可能会进一步发展,使治疗更加棘手;主张不处理的依据是这些病变有可能长期不进展,甚至自行闭塞,而不恰当的治疗反而可能诱发出更多的供血动脉,瘘口更加弥散,使疾病更为复杂和危险。笔者研究后认为,Borden Ⅰ型病例有下列情况者,可考虑治疗:① 对临床症状明显者,应该积极治疗,包括颅内压增高,视神经乳头水肿,影响视力者;有局灶性神经功能障碍,进行性加重者;严重影响生活的头痛和颅内杂音者。

② 症状不明显,但为单瘘口,由单支供血和单支引流,手术或介入又易于到达,为防止疾病进展,也可以治疗。③ 是否存在慢性低灌注,可以列为 Borden Ⅰ型患者是否需要治疗的判断依据之一。根据动物模型研究的结果,可利用 CT 或磁共振灌注成像技术,将 Borden Ⅰ型病例分成两类,一类无低灌注状态;另一类虽然尚未出现静脉返流,但静脉窦压力较高,导致局部血流淤滞、小血管扩张,出现血容量升高和血流量下降。后者瘘口进展的可能性更大,而且血流淤滞和低灌注作为一种病理状态,也需要治疗。

2. DAVF 的治疗策略和方法　治疗策略已从阻断供血动脉改向阻断瘘口或瘘口的静脉端,这与脑内动静脉畸形的治疗策略有所不同。原因在于硬脑膜动脉呈网状分布,单纯阻断影像学上可见的供血动脉并不能完全阻断所有供血动脉,瘘口通过细小的硬膜血管网继续获得血供,并通过唧筒效应促使硬膜新的粗大的供血动脉形成。相反,DAVF 的引流静脉结构相对简单,阻断后形成的逆行血栓可以迅速封闭瘘口;由于瘘口位于硬膜夹层内,静脉近端阻断后导致的一过性瘘口内压力升高也不致引起破裂出血。

DAVF 的治疗应强调阻断瘘口或靠近瘘口的静脉端,远端静脉必须保留。处理 Borden Ⅱ型 DAVF,必须辨明瘘口位于静脉窦的确切部位,一旦误将远端静脉窦堵塞,将显著增加瘘口和返流静脉的压力,导致静脉性脑水肿,甚至出血。同时,动脉压下降而静脉压升高,导致脑灌注压下降。一旦低于70 mmHg 将迅速出现脑灌注不足,引起皮质血管源性脑水肿和血-脑屏障破坏的可能,严重者将致静脉性脑梗死。

具体而言,对海绵窦 Borden Ⅰ型瘘口可采用经动脉途径栓塞瘘口,或者经静脉途径填塞海绵窦。其余部位的 Borden Ⅰ型瘘口必须保持引流静脉窦的通畅,可采用经动脉或静脉途径栓塞瘘口,也可开颅行静脉窦孤立术,即沿着静脉窦走形将其周围硬脑膜剪开,缝合时用人工硬膜隔开,可阻断所有通往瘘口的血管网。对 Borden Ⅱ型瘘口,如局部静脉窦已无回流功能,可将该段静脉窦栓塞,或者开颅连同窦壁的瘘口一并切除,返流桥静脉在近静脉窦处电凝切断。对 Borden Ⅲ型病变,仅需在近硬膜处阻断瘘口引流静脉,就可迅速形成逆行血栓,阻断瘘口。

治疗方法有栓塞、手术和放射外科 3 种。栓塞有经动脉和静脉两种途径。动脉途径即经供血动脉接近瘘口,推注胶水通过瘘口,阻断瘘口和瘘口的静脉端。难点主要在于微导管到位困难,栓塞时阻断动脉端过近则易复发和使瘘口复杂化,过远阻断回流代偿静脉则可引起静脉性脑梗死。新型液体栓塞剂 Onyx 的应用使得经动脉进行瘘口栓塞更为可控。由于一般不会粘连管头而导致拔管困难,推注胶水可以更为缓慢,而硬脑膜血管可以承受较大的推注压力,故而可以配比黏性较高的胶水,并在较大推力下,以缓慢的速度将之从动脉末端推过瘘口到引流静脉近端。而较大的压力在闭塞主要瘘口同时,也会弥漫到周围血管网,使得瘘口血流的阻断更为彻底。因此近年来经动脉栓塞的应用有增多趋势。

经静脉途径即通过静脉途径达到瘘口,直接阻断瘘口和瘘口静脉端,近来在临床上也逐渐得到推广。静脉途径栓塞的问题在于:① 患者往往合并静脉窦狭窄和血栓形成,使微导管难以通过;② 对 Borden Ⅱ型患者,如瘘口未闭全而将静脉窦堵塞,正常回流进一步受阻,反而加重皮质返流;③ 对 Borden Ⅲ 型小脑幕 DAVF,常需经深静脉途径才能达到瘘口,而深静脉壁薄,易致出血,且容易引起静脉性脑梗死。目前的适用范围:① 累及的静脉窦已丧失正常的静脉回流功能;② 累及海绵窦、横窦、乙状窦区的 DAVF。治疗时也可在开颅后直接穿刺病灶邻近静脉窦或通过扩张引流静脉逆向进入,采用金属丝、弹簧圈、明胶或球囊栓塞瘘口,更适用于远端静脉窦已经闭塞者。对 Borden Ⅱ型合并该段静脉窦狭窄的患者,出现一种新的尝试,即用支架支撑和扩张狭窄的静脉窦壁,主要用于目前方法未能缓解的患者。治疗后随访发现瘘口可能会自行闭塞。该方法的理论依据在于支架对静脉窦壁的支撑造成瘘口压迫利于自闭,并且静脉窦增粗后使得窦内压力下降,反流减少,出血或血流瘀滞的危险下降。

开颅手术仍为较常采用的治疗手段。手术目的是孤立、电凝、切除 DAVF 累及的硬膜和邻近静脉窦,切断动脉化的皮质引流静脉的通路。对位于静脉窦壁的复杂性瘘口,静脉窦孤立术可阻断供血动脉,控制出血,并为进一步寻找瘘口和回流静脉提供操作空间。对 Borden Ⅲ型瘘口,在靠近瘘口部位夹闭引流静脉是迅速彻底的治疗方法,关键在于:① 术前应明确回流静脉的位置并据此选择合适的手术入路;② 硬膜上广泛的迂曲血管易出血和阻挡视野,应尽量选择硬膜外接近瘘口和早期控制动脉端血供;③ 术中准确辨认异常引流血管并在其离开硬膜处阻断,因该血管为逆行引流,可以安全阻断,但其远端汇入的引流代偿静脉,因为静脉高压,也可迂曲扩张,必须加以保护。术中导航有利于辨明瘘口位置。手术入路的选择:对Ⅱ型瘘口,应充分显露受累段静脉窦,以备该段静脉窦骨骼化后切除。对Ⅲ型瘘口,根据引流静脉的位置,选取合适的手术入路。例如从岩上窦引流者,如为岩上窦内侧段受累,可用岩骨前或扩大中颅底硬膜外入路;如为岩上窦外侧段受累,可用乙状窦前入路,沿岩上窦上下切开硬膜,在小脑幕上下表面均可直视的情况下,从瘘口后方切开小脑幕,扩大显露。对岩静脉引流而岩上窦未受累者(Ⅲ型),也可采用幕下小脑上外侧入路或颞下入路,前者缺点在于术野狭小,迂曲的静脉团易阻挡瘘口,后者面临颞叶的过多牵拉以及从幕上切开小脑幕时有损伤幕下静脉的危险。另外,向岩下窦引流者,可取远外侧入路。对位于直窦者,在行后方入路的同时,如果发现有多处瘘口,可行静脉窦骨骼化。对直接向 Galen 静脉引流者可采用幕下小脑上正中入路。对多支供血、多向引流的复杂型病例,术前先栓塞阻断部分或大部分供血,使引流静脉张力下降,有利于开颅出血的控制和瘘口探查。术中采用吲哚青绿荧光造影,有助于发现和确认瘘口,并保证瘘口的完全切除。

3. 前颅底 DAVF 的治疗　前颅底 DAVF 一般为 Borden Ⅲ型,供应动脉通常来自眼动脉的分支筛前动脉或筛后动脉,少数主要来自颈外动脉。瘘口常偏于一侧,该侧额极静脉常呈静脉瘤样扩张,流入上矢状窦。文献报道约 95.5% 的前颅底 DAVF 能通过手术治疗获得满意效果。手术采用额底硬膜外入路或硬膜下入路。硬膜外入路在术前留置腰穿,术中释放脑脊液后,逐步剥离前颅底硬膜,在筛板处可见供血的筛前、筛后动脉。边剥离硬膜边将其电凝后切断,进入硬膜下将菱瘪的静脉瘤连同该处硬膜一并切除。硬膜外入路可以在硬膜外早期控制动脉端,所以一般不需要做术前栓塞,缺点在于损伤嗅神经,使术后失嗅。选用单侧硬膜下入路有利于保留嗅觉,适用于额底静脉迂曲扩张程度较轻、瘘口偏于一侧者。术中行单额过中线骨瓣,先处理患侧瘘口,电凝瘘口端回流静脉并切除静脉瘤,然后切开大脑镰根部探查对侧,术中注意保留对侧的嗅神经。血管内介入治疗有导致失明的危险,必须避开视网膜中央动脉,治愈率也低于开颅手术。

4. 上矢状窦 DAVF 的治疗　大多为 Borden Ⅱ型,供血以一侧或双侧的脑膜中动脉为主,也可来自大脑前动脉或大脑后动脉的脑膜支。治疗方法有外科手术或介入治疗,以前者疗效较好。手术采用沿受累段矢状窦表面大的"S"形皮肤切口,开颅时板障出血汹涌,所以不用铣刀,而是一边用磨钻磨出骨槽,一边用骨蜡止血,磨到薄层内板后将之咬开。备血充分后迅速抬起骨瓣,将硬脑膜从颅骨内板剥离,并同时用纱布压迫硬脑膜的出血。翻开骨瓣后,电凝出血点,结扎粗大的硬脑膜动脉,迅速控制出血。而后沿静脉窦两旁剪开硬脑膜,并电凝来自大脑镰的血供。用多普勒探查矢状窦内涡流是否消失,探查矢状窦两旁有无返流的桥静脉,紧贴矢状窦将之电凝后切断。此时可见皮质表面的浅静脉张力迅速下降、颜色变暗。血管内介入治疗常采用经脑膜中动脉闭塞瘘口,但经单支脑膜中动脉往往难以将那些筛状多发的瘘口完全闭塞,为追求治愈,有时会有部分胶水进入静脉窦内,造成静脉窦狭窄甚至闭塞。而保持静脉窦的通畅是避免复发的重要因素之一,因此,虽然介入栓塞与开颅手术的短期效果相仿,笔者仍主张以手术治疗为主;对仅有单支供血,瘘口结构较为简单,导管到位准确者,可以尝试栓塞治疗。少数上矢状窦 DAVF 为 Borden Ⅲ型,与 Borden Ⅱ型的区别在于Ⅲ型患者矢状窦内无涡流,术中用多普勒探查可知。手术只需紧贴矢状窦将引流静脉电凝后切断。手术暴露瘘口方便,疗效确切,可首先考虑。

5. 横窦、乙状窦 DAVF 的治疗　横窦、乙状窦的血供来源有 4 个方向:小脑幕动脉、幕上硬膜动脉、幕下硬膜动脉和颅外动脉穿越颅骨供血。可采用开颅手术、血管内介入或手术与介入的联合治疗。由于手术操作难度较大,开颅时出血多汹涌,横窦、乙状窦区 DAVF 的手术死亡率和严重病残率约为 15%。横窦、窦汇 DAVF 采用幕上、下大的马蹄形切口,打开骨瓣的方式与上矢状窦 DAVF 相似,形成幕上、下的联合骨瓣,也可先形成幕上骨瓣,再将幕下骨质咬除。沿横窦上、下剪开硬脑膜后,分别从幕上、下探查小脑幕,切断小脑幕动脉供血;合并桥静脉返流者,紧贴小脑幕将该静脉电凝后切断。如静脉窦已闭塞,可将畸形血管团连同静脉窦一起切除。对出现逆向血流,已无正常引流功能的静脉窦段,在手术处理瘘口后,静脉窦压力下降,可能恢复一定的回流功能,保持该段静脉窦的通畅有利于防止复发,近来开始受到重视。乙状窦垂直段和颈静脉球附近 DAVF 手术难度较大,常有穿越岩骨的众多供血动脉,可先形成内侧幕上下骨窗,然后用磨钻磨除岩骨的乳突后部。骨质磨除范围要求充分暴露需要处理的静脉窦,一般需要暴露出垂直段前缘的硬膜和岩上窦的后部,有时需加用远外侧切口,暴露颈静脉孔。Firakotai 等报道 4 例颈静脉球 DAVF,采用经髁入路,其中 3 例治愈,1 例症状好转。

6. 小脑幕动静脉瘘的治疗　小脑幕动静脉瘘症状严重、治疗棘手,其出血率和进行性神经功能障碍率分别高达 79%~92% 和 58%~74%,未彻底治愈者易复发并复杂化,属 DAVF

治疗的难点。可采用血管内介入、外科手术或联合治疗。

小脑幕的供血主要有3个来源：① 颈内动脉海绵窦段，可经脑膜垂体干发出基底小脑幕动脉和经海绵窦下动脉发出幕缘动脉。基底小脑幕动脉向后外侧沿小脑幕岩尖结合部的前部走行，分为小脑幕内侧动脉和小脑幕外侧动脉。幕缘动脉向外越过展神经，向上后方在滑车神经附近进入幕缘。如果幕缘动脉缺如，将由来自脑膜垂体干的分支替代。② 小脑上动脉的主干或头侧干进入幕下附近发出，在游离缘中部进入幕缘。③ 大脑后动脉近端发出，绕脑干，在游离缘下方靠近幕顶处进入小脑幕，同时供应上蚓部和下丘。另外，小脑幕上表面与幕上内层硬膜连续，供血动脉可为脑膜中动脉的延续；下表面与幕下硬膜连续，供血动脉可为咽升动脉的脑膜后动脉分支、椎动脉或枕动脉的脑膜支的延续。这些动脉分支分别跨过岩上窦和横窦的上缘或下缘，供应小脑幕。

正常情况下，小脑幕静脉窦起辅助桥静脉和深静脉回流的作用。根据上述小脑幕桥静脉的分布规律，小脑幕DAVF累及的返流静脉，幕上以后外侧最主，幕下以后内侧为主，小脑幕前半部桥静脉少，但游离缘可有深静脉属支或岩静脉。

小脑幕DAVF以Borden III型最常见，少数为Borden II型。手术入路的选择应根据瘘口的类型、部位以及引流静脉的情况综合考虑。根据引流静脉和瘘口在小脑幕的解剖部位，笔者把小脑幕DAVF作如下分型：① 小脑幕游离缘型DAVF（图3-2-8-1），瘘口在小脑幕游离缘及其邻近的小脑幕，引流静脉为基底静脉、中脑外侧静脉、幕上下桥静脉或脊髓静脉。② 小脑幕外侧型DAVF（图3-2-8-2），瘘口位近横窦、乙状窦的小脑幕，向颞、枕、顶叶皮质静脉返流。③ 小脑幕内侧型DAVF（图3-2-8-3），瘘口位于近直窦和窦汇的小脑幕上，向小脑表面的软脑膜静脉回流。大多数游离缘型小脑幕DAVF

可采用前岩骨入路处理，硬脑膜外磨去颞骨岩尖，在岩上窦内侧切开小脑幕，电凝闭塞动脉化引流静脉和电凝小脑幕；该入路可早期阻断小脑幕游离缘动脉。小脑幕外侧型DAVF经颞下入路，电凝和切开小脑幕。小脑幕内侧型DAVF经枕叶下小脑幕入路，电凝切开小脑幕和其下引流静脉。另外，小脑幕内侧型DAVF常合并窦汇附近的BordeII型瘘口，常采用后方入路，幕上、下联合开颅，在探查小脑幕瘘口的同时，便于大静脉窦的孤立。枕下经双侧小脑幕和大脑镰入路可用于直窦的孤立。

介入栓塞一般选择动脉路径，若微导管能够准确到位，推注胶水闭塞瘘口及其静脉端，则可治愈。难度在于复杂病例的供血动脉多而细小，微导管难以到达瘘口附近。对未能治愈的患者，应采用伽玛刀治疗，并密切随访。总之，小脑幕DAVF治疗难度大，复发率高。熟悉小脑幕静脉窦的解剖结构，仔细分析DSA影像学特征，准确判断瘘口的类型、部位以及引流静脉的情况，灵活选用手术或介入治疗，有助于提高治愈率。

7. 海绵窦动静脉瘘的治疗 欧美人群DAVF最好发于横窦、乙状窦，而亚洲人最常见于海绵窦。海绵窦DAVF主要由颈外动脉分支供血，并向岩上窦、岩下窦、翼丛和眼静脉回流，但很少向皮质返流，因此该区的DAVF可表现为搏动性突眼、耳鸣，但少有自发出血。根据供应动脉的来源，又可分为4种类型：A型，颈内动脉和海绵窦之间的直接沟通，又称颈动脉海绵窦瘘，常因外伤直接造成，常被另列为一类疾病；B型，由颈内动脉的脑膜支供血；C型，由颈外动脉的脑膜支供血；D型，由颈内和颈外动脉的脑膜支联合供血。血管内介入治疗是本病的最佳治疗方法（图3-2-8-4）。B型DAVF可经动脉或静脉栓塞供应动脉。目前趋向于经静脉栓塞，减少因动脉栓塞引起脑缺血损害；可用途径包括岩下窦、翼丛、面静脉、颞浅静脉、对侧海绵窦、眼静脉等。C型DAVF可栓塞供应动脉而达

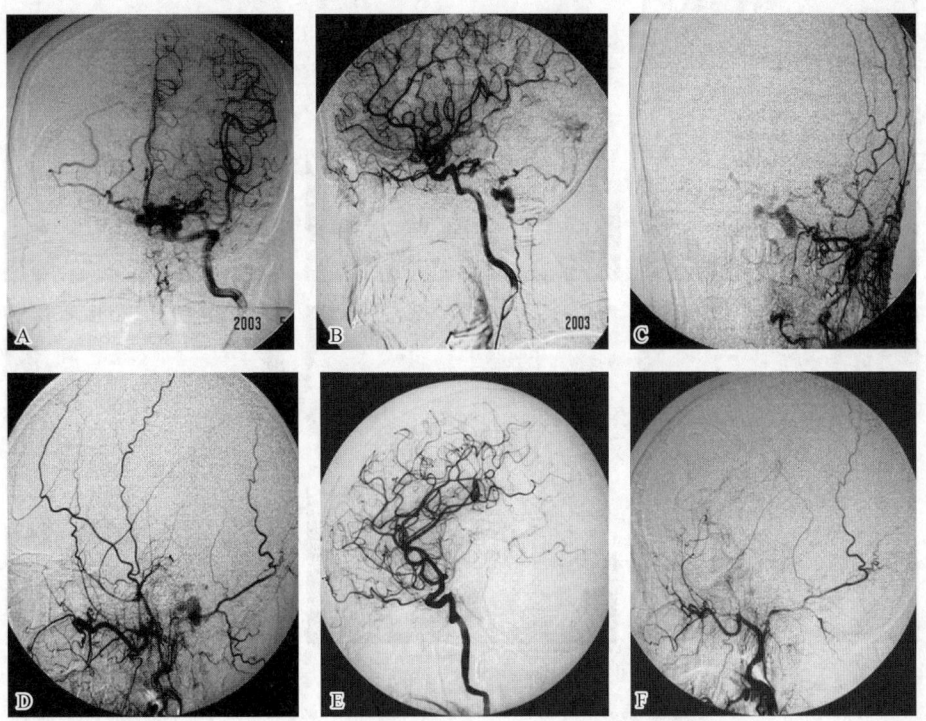

图3-2-8-1 小脑幕游离缘型DAVF手术前后血管造影

术前DSA示由脑膜垂体干（A、B）、脑膜中动脉（C、D）供血，向基底静脉、大脑大静脉、髓周静脉和对侧裂静脉引流。手术采用前岩骨入路切断瘘口静脉端，术后复查颈内（E）、颈外（F）动脉造影，瘘口和颅内异常返流静脉不再显影。

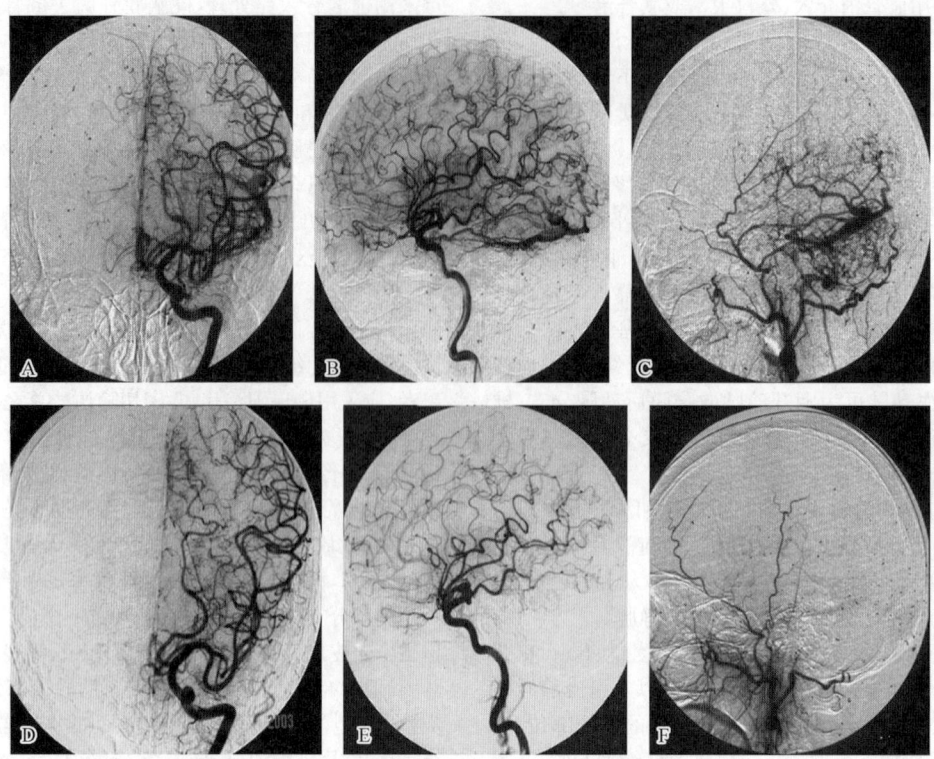

图 3-2-8-2 小脑幕外侧型 DAVF 手术前后血管造影

术前脑血管造影示由脑膜垂体干(A、B)、脑膜中动脉和枕动脉(C)供血,主要通过桥静脉返流。采用颞下入路电凝后切断瘘口静脉端。术后复查颈内(D、E)、颈外(F)动脉造影,瘘口和颅内异常返流静脉不再显影。

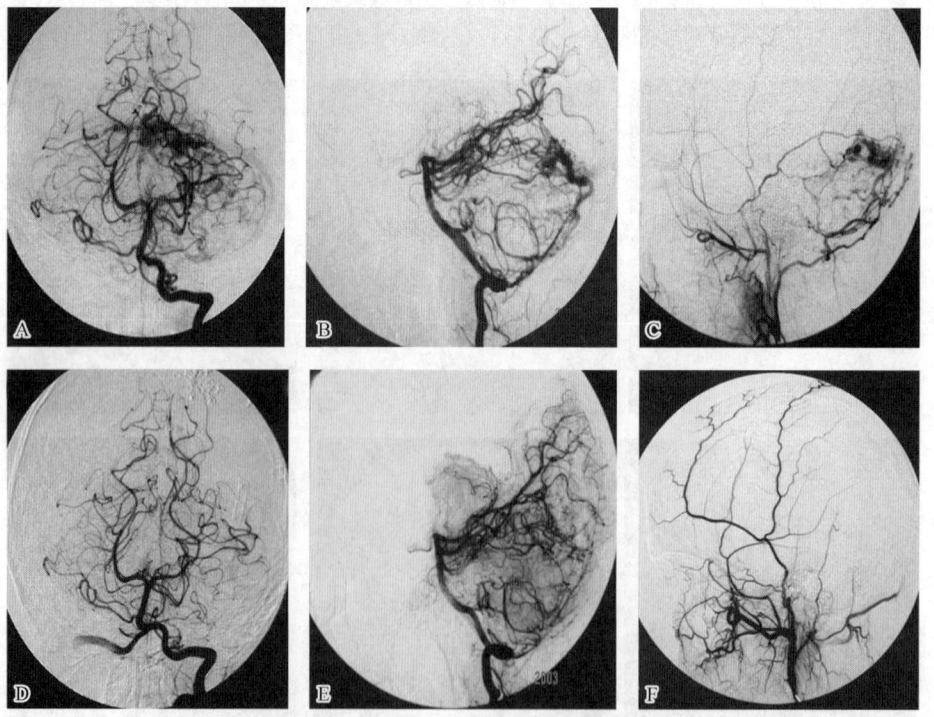

图 3-2-8-3 小脑幕内侧型 DAVF 手术前后血管造影

术前脑血管造影瘘口示由大脑后动脉,小脑上动脉,脑膜后动脉(A、B)、脑膜中动脉和枕动脉(C)供血,通过小脑的桥静脉返流。手术孤立横窦内侧部,瘘口静脉端电凝后切断。术后复查椎动脉(D、E)和颈外动脉(F)造影,瘘口完全不显影。

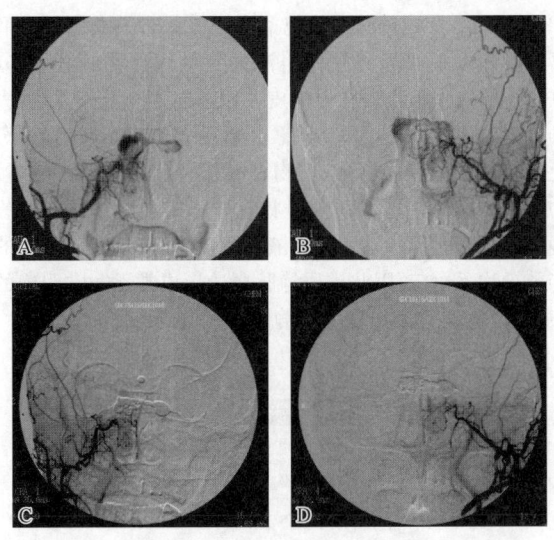

图 3-2-8-4　双侧海绵窦 DAVF 手术前后血管造影

术前双侧颈外动脉造影正位片示双侧海绵窦 DAVF(A、B)；
经岩下窦填塞海绵窦，复查造影示瘘口不再显影(C、D)。

到治愈目的。对于 D 型 DAVF 因兼有颈外和颈内动脉分支供血，完全闭塞畸形血管常有困难。D. I. Kin 报道 56 例经静脉途径治疗海绵窦 DAVF 56 例，总有效率为 91%，治愈率为 51.8%，并发症包括展神经麻痹等一过性神经功能障碍(10.7%)，颅内静脉破裂(5.4%)，脑干静脉回流障碍致水肿、梗死(3.6%)。由于海绵窦 DAVF 多为 Borden Ⅰ型，且海绵窦内纤维分隔明显，压迫颈部大动脉后血流缓慢，可能促使静脉窦血栓形成而自愈。对栓塞困难的 Borden Ⅱ型海绵窦 DAVF 也有选择栓塞与开颅手术结合治愈的报道。

8. 枕大孔区 DAVF 的治疗　颅颈交界区 DAVF 较为罕见，多数为 Borden Ⅲ级，供血动脉主要来自一侧或双侧椎动脉的脑膜支，少数来自小脑后下动脉或脑膜后动脉。引流静脉可向上引流至颅内，或向下经脊髓表面静脉引流至椎旁。向颅内引流的静脉迂曲扩张后出血，导致后颅窝脑干周围分布的蛛网膜下腔出血，这是枕大孔区 DAVF 最常见的临床表现。瘘口位置靠近背侧或位于侧方者可选择手术治疗，电凝闭塞瘘口可获治愈。少数瘘口偏于腹侧，手术显露较困难，目前倾向于介入栓塞，特别是单支供血者。术后患者应行 DSA 检查，对有残余者应行伽玛刀治疗。

9. 蝶底窦 DAVF 的治疗　蝶底窦 DAVF(图 3-2-8-5)位于海绵窦的外侧，应与海绵窦 DAVF 鉴别。由于与侧裂浅静脉沟通，在蝶底窦压力升高后可向侧裂静脉返流，常以自发

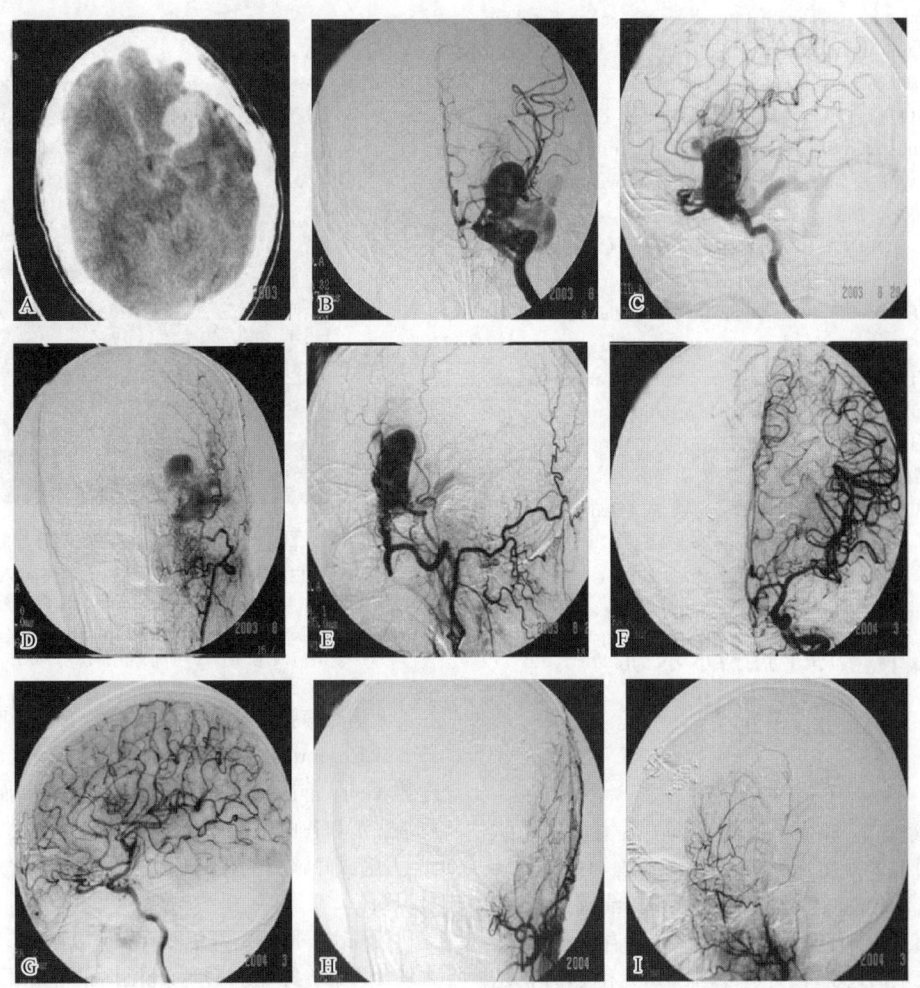

图 3-2-8-5　左侧蝶底窦 DAVF 手术前后血管造影

患者突发头痛、呕吐起病，CT 提示蛛网膜下腔出血伴左侧裂内血肿(A)，DSA 提示由左侧颈内(B、C)、颈外(D、E)动脉联合供血，向侧裂
浅静脉引流并形成静脉瘤。手术电凝阻断瘘口，术后颈内(F、G)、颈外(H、I)动脉造影示瘘口不显影，颅内血循环恢复正常。

性出血为首发症状。以手术治疗为主。手术取改良翼点切口，咬除蝶骨嵴至眶上裂，咬除蝶底窦区眶外侧壁及中颅底部分骨质，切断 DAVF 的部分颅外血供。剪开硬膜后可见侧裂表面粗大的引流静脉及静脉球。此时应轻轻牵拉引流静脉向颅底方向分离，探查至蝶底窦的瘘口处，电凝出硬脑膜的引流静脉端和其邻近硬膜，在引流静脉迅速萎陷后切断引流静脉。

【预后】

无论介入栓塞或手术治疗，获得影像学痊愈者预后较好。Borden Ⅲ级有残留的患者，易于复发，术后应行 γ 刀治疗并长期随访。Borden Ⅱ级患者治疗后血流量下降，有可能长期缓解，特别是海绵窦 DAVF，血流下降后配合压颈甚至可能治愈，但也有部分患者复发。特别是瘘口处理不当，直接在瘘口近端闭塞供血动脉者，病灶易复发且血流结构更为复杂，患者症状加重。Borden Ⅰ级患者症状不重者可予保守治疗并长期随访。

参 考 文 献

［1］ 冷冰,周良辅,宋冬雷,等.硬脑膜动静脉瘘治疗方法选择与疗效的初步分析［J］.中国脑血管病杂志,2006,3(8):349-351.
［2］ 单永治,凌锋,张鹏,等.硬脑膜动静脉瘘的血管构筑及治疗方法分析［J］.中国脑血管病杂志,2006,3(4):148-152.
［3］ BORDEN J A, WU J K, SHUCART W A. A proposed classification for spinal and cranial dural arteriovenous fistulous malformations and implications for treatment［J］. J Neurosurg, 1995, 82(2): 166-179.
［4］ CHEN L, MAO Y, ZHOU L F. Local chronic hypoperfusion secondary to sinus high pressure seems to be mainly responsible for the formation of intracranial dural arteriovenous fistula［J］. Neurosurgery, 2009, 64(5): 973-983.
［5］ COGNARD C, GOBIN Y P, PIEROT L, et al. Cerebral dural arteriovenous fistulas: clinical and angiographic correlation with a revised classification of venous drainage［J］. Radiology, 1995, 194(3): 671-680.
［6］ ZHOU L F, CHEN L, SONG D L, et al. Dural arteriovenous fistula of the sphenobasilar sinus with concomitant meningioma: case report and review of the literature［J］. Neurosurg Rev, 2007, 30(3): 269-274.
［7］ ZHOU L F, CHEN L, SONG D L, et al. Tentorial dural arteriovenous fistulas［J］. Surg Neurol, 2007, 67(5): 472-481.

第九节 颅内静脉系统血栓形成

王 亮

颅内静脉系统血栓形成(cerebral venous thrombosis, CVT)包括颅内静脉和静脉窦血栓形成，是脑血管中较为特殊的临床综合征，发病率较动脉性卒中明显低，但因病因复杂、解剖变异大、引流丰富，临床表现不典型，其诊断具有相当难度。随着 MRI 等影像技术的进步，血管造影,如 MRV 和 DSA 的增多,CVT 的诊断准确率明显增高。

【颅内大静脉窦和脑的主要静脉】

1. 脑内主要静脉系统　脑静脉和静脉窦引流脑的血液(图

3-2-9-1)。脑内静脉系统包括浅静脉系统、深静脉系统和后颅窝静脉。大脑浅静脉主要引流大脑半球皮质的血液,分为上、中、下群。大脑浅静脉引流皮质血液向上至上矢状窦,大脑中静脉引流血液向下至海绵窦。上吻合静脉(Trolard 静脉)连接上矢状窦和大脑中静脉;下吻合静脉(Labbe 静脉)则连接大脑中静脉和横窦。这些颅内静脉无静脉瓣和肌纤维,管壁薄,在静脉窦闭塞时静脉扩张且血液可逆流,而且这些浅静脉的部位和数量均不恒定,因此皮质静脉血栓形成常无非常明确的临床表现,DSA 上诊断单独的浅静脉血栓形成比较困难。

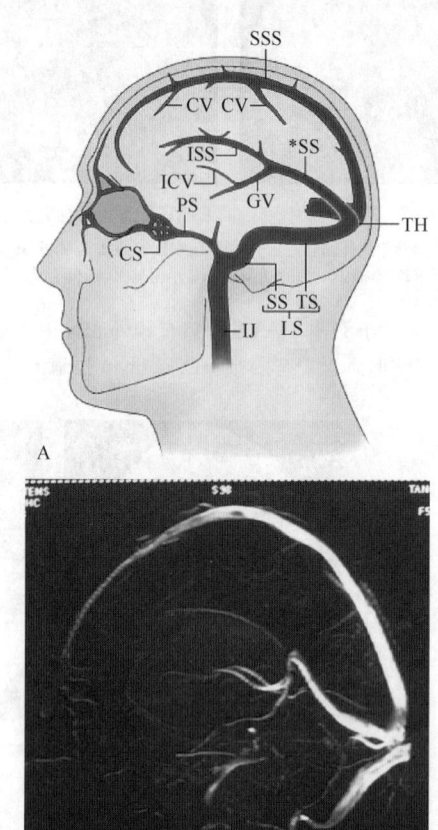

图 3-2-9-1　颅内主要静脉与静脉窦

A. 颅内静脉引流模式图。CS:海绵窦;CV:大脑皮质静脉;GV:Galen 大静脉;ICV:大脑内静脉;IJ:颈内静脉;ISS:下矢状窦;LS:侧窦;PS:岩窦;SS:乙状窦;*SS:直窦;SSS:上矢状窦;TH:窦汇;TS:横窦。B. 正常颅内静脉窦 MRI。

大脑深静脉系统主要由双侧的 Rosenthal 基底静脉(basal vein of Rosenthal)和大脑内静脉,以及两者汇集而成的大脑大静脉(Galen 静脉)组成,引流来自额叶内侧面、大脑半球深部白质基底节和苍白球、脑干头端的血液至直窦。与大脑浅静脉相比,大脑深静脉部位相对恒定(除基底静脉外),其血栓形成较易识别。

后颅窝静脉解剖部位变异较大,DSA 诊断其闭塞困难。可大致分为上静脉流入 Galen 静脉,前静脉汇入岩窦,后静脉汇入窦汇、直窦或横窦。

2. 硬脑膜静脉窦　硬脑膜静脉窦引流来至脑部静脉系统的血流,主要包括上矢状窦、下矢状窦、直窦、横窦、乙状窦和海绵窦。静脉窦由硬脑膜的两层分开形成的,以内皮细胞排列在窦腔表面,没有静脉瓣。静脉窦有较多蛛网膜颗粒,可将脑脊液重吸收入静脉窦,在脑脊液循环中发挥重要作用,对于维持颅内压起重要作用。

上矢状窦位于大脑镰上缘,前起自额骨鸡冠,向后至枕骨内隆突,汇入窦汇。其横断面为三角形,在冠状缝后容积变大,血容量也增大。其接纳来至大脑上静脉和颅骨板障静脉的血液,也与颅外头皮、颅骨静脉和鼻静脉有交通。

下矢状窦走行于大脑游离缘后2/3,接纳来自胼胝体和小脑的血液,并与Galen静脉汇合成直窦,向后汇入窦汇。

横窦起于窦汇,行走于小脑幕枕缘至颞骨岩部,然后突然转折向下,称为乙状窦,走行在乳突内侧上方,汇入颈静脉。横窦和乙状窦解剖变异较多,尤其右侧可直接与上矢状窦相连,而易被误诊为横窦闭塞。上述两窦单纯左侧不显影,应多考虑发育不良而非血栓形成。

海绵窦位于蝶鞍两侧,因有许多纤维组织将其分为很多小腔,似海绵而得名。颈内动脉及其神经丛和展神经多从海绵窦中央通过,动眼神经、滑车神经、三叉神经眼支和上颌支穿过其外侧壁。其接纳来自蝶顶窦、眼眶和大脑中静脉血液,并通过岩上窦和岩下窦汇入颈静脉。另外岩上窦和岩下窦的血液也可引流至横窦。双侧海绵窦可绕垂体成环,称为环窦。

【病因和危险因素】

CVT的病因和危险因素非常多,可分为获得性和遗传性两大类。常见的危险因素是易栓状态(prothrombotic condition)、口服避孕药、怀孕、围生期、感染、肿瘤、手术和外伤等。导致易栓状态的包括基因异常和获得性疾病,前者如凝血酶原基因突变(G20210A),V因子Leiden突变,蛋白C、蛋白S和抗凝血酶Ⅲ等缺乏;后者如抗磷脂抗体综合征/抗心磷脂抗体综合征等,在脑静脉和静脉窦血栓形成的国际研究的624名患者中,34%存在易栓状态。在年轻女性中,口服避孕药是非常重要的危险因素,在伴有基因异常的个体中尤其为最。感染引起的CVT在全球均有下降,但在欠发达地区,怀孕和围生期发生的CVT仍较常见。在欠发达地区中,儿童发生率较成人多见。肿瘤也是引起CVT的重要原因,可见于中枢神经系统本身,也可从继发于中枢以外的恶性肿瘤,还可继发于局部压迫、高凝状态或副癌综合征等。同型半胱氨酸升高也是CVT的危险因素。

【临床表现】

CVT可见于任何年龄群,多见于青壮年,女性比男性更多见(1.5～5∶1)。CVT的临床表现非常多样,主要由两个方面的因素决定:①因静脉系统引流障碍引起的颅高压症状;②静脉缺血/梗死或出血所致的局灶脑部损害。病情的严重性取决于血栓的大小、累及部位、侧支循环建立的早晚和阻塞持续的时间。据不同的病情报道,1/3至半数的患者亚急性起病,数天内症状进展;约1/3急性起病;慢性起病者稍少。头痛是常见的甚至是唯一的症状,多为弥漫性的进展,咳嗽、用力等加重头痛;也有劈裂样头痛(伴颈强直,很像蛛网膜下腔出血)或搏动性头痛。在严重的急性发病患者中,意识障碍很多见,包括嗜睡到昏迷,精神症状如谵妄、淡漠、欣快、执行功能丧失等。癫痫较其他类型的脑血管病多见,可表现为局灶性发作、全面性发作或癫痫持续状态。运动障碍可以是单侧或双侧的,单瘫或偏瘫均可出现。感觉障碍和视野缺损较少见。失语也可发

生。视力丧失和视神经乳头水肿、展神经麻痹也较常见。双侧脑部累及较常见,这也是与其他脑血管病相区别的一个特点,如深部静脉受累致双侧丘脑受损,可出现意识障碍;上矢状窦受累致双侧下肢瘫痪和病理征阳性。此外,CVT还可以出现慢性进展过程,比动脉性脑血管病更为多见。除了上述常见症状外,不同部位的静脉窦血栓形成的临床亦有不同。

(1)上矢状窦血栓形成:是常见的非化脓性静脉窦血栓形成,头痛、视神经乳头水肿等颅内高压症状明显,运动障碍、全面性和局灶性癫痫发作、慢性发病者常表现为头痛和单纯颅内高压,也可见双侧运动障碍,尤其是皮质静脉也累及时。当血栓扩展到上矢状窦后1/3时,易出现意识模糊、嗜睡或昏迷。体检时尚可发现头皮水肿和头皮静脉扩张,尤其易见于婴幼儿。辅助检查中脑脊液压力多升高,可有白细胞增高、血性脑脊液或黄变。头CT可见密度增高的上矢状窦,增强CT可见明显的空三角征,在窦的后侧部分,造影剂增强勾画出三角形的窦边,中央因有血栓血流少或消失出现低信号。空三角征早期可无,但多持续数周。头MRI要比CT更为敏感,主要表现为窦内血流消失和信号强度改变,也有如CT空三角征的表现。

(2)海绵窦血栓形成:多伴有鼻旁窦、眼眶、面部等邻近部位感染,常见表现为前海绵窦综合征,如头痛、眼眶和眼球疼痛,球结膜充血和水肿,眼球突出。经过海绵窦的动眼神经、展神经和三叉神经眼支多被累及,表现为复视、眼球活动受限,甚至眼球固定,眼支分布区痛觉减退或消失,亦可有痛觉过敏。部分患者尚有视神经乳头水肿和出血、视神经萎缩。双侧海绵窦均可累及。少数患者病情迁延,感染证据无法明确。偶并发脑膜炎、脑梗死和脑脓肿时出现相应的神经系统定位体征。少见的因血栓累及下岩窦,出现后海绵窦综合征,有第Ⅵ、Ⅸ、Ⅹ、Ⅺ等脑神经麻痹,而无眼睑下垂。

(3)横窦和乙状窦血栓形成:多有中耳炎、乳突炎等感染,除有颅内高压症状外,尚可因颞叶出血性梗死出现失语、偏瘫、癫痫等。也可累及第Ⅵ、Ⅸ、Ⅹ、Ⅺ等脑神经。

(4)单纯皮质静脉血栓形成:主要表现为运动和感觉障碍、癫痫发作(尤其是局灶性癫痫)、失语等,普通MRI和MRV改变不明显,T_2自旋回波(spin-echo)技术提高诊断率。在无心源性栓塞和动脉栓子来源情况下,如出现一侧半球的多灶出血性梗死,应考虑到皮质静脉血栓形成。

(5)深静脉血栓形成:较为罕见。大脑大静脉阻塞和大脑内静脉可出现双侧丘脑梗死,多表现注意力缺失、空间忽略和遗忘,严重者急性昏迷、精神障碍和四肢瘫痪,且多伴直窦血栓形成。

【诊断】

根据头痛、视神经乳头水肿、明确的颅内压增高,伴或不伴局灶神经系统体征,临床拟诊良性颅内压增高或假脑瘤者均有颅内静脉窦血栓形成的可能,应作进一步的影像学检查以明确诊断。影像学的进步使得多数静脉窦血栓形成患者生前获得诊断。影像学能发现静脉窦内的栓子而使诊断成立。CT检查能发现实心三角征、空三角征(增强CT)和"线索征";CT静脉造影能发现闭塞的静脉窦。MRI比CT更敏感,MRI和MR静脉造影联合应用,是目前诊断静脉窦血栓形成的最佳方法(图3-2-9-2),并能显示栓子和闭塞的静脉窦和脑实质的病灶。在静脉窦内发现栓子和MR静脉造影无血流可支持本诊断。

在血栓形成的第 1 周,栓子在 T_1W 为等信号,而在 T_2W 上为低信号;第 2 周在 T_1W 和 T_2W 上均为高信号。MRI 还可显示继发性脑实质梗死、脑出血、出血性梗死、脑水肿等。对于疑难的患者,脑动脉造影可发现静脉窦无法显影,静脉充血伴皮质、面部和头皮静脉扩张,侧支引流典型小静脉扩张,静脉血流逆向等。脑静脉造影,为经颈静脉导管直接注射造影剂至静脉窦,可发现不完全闭塞时静脉腔内充盈缺损或完全闭塞时的"杯口征"。

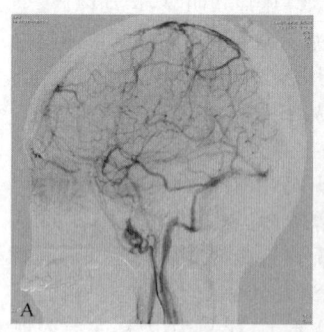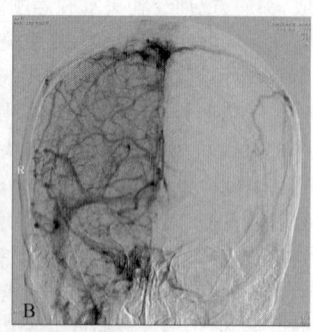
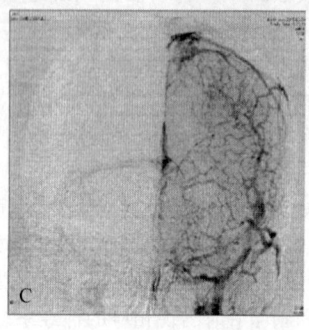

图 3-2-9-2 脑静脉窦血栓形成 DSA 影像

54 岁女性,脑静脉窦血栓形成伴原发性血小板增多症,DSA 示上矢状窦前部(A)和后部(B)、双侧横窦、左侧乙状窦(C)显示不清,提示血栓形成。

病因诊断是最终治疗静脉窦血栓形成的重要途径。血凝系统检查,尤其 D-二聚体等指标、脑脊液和鼻旁窦等检查均为重要资料。

【治疗】

静脉窦血栓形成的治疗包括抗血栓治疗、症状治疗和病因治疗 3 个方面。CVT 的病情可能是非常严重、致命的,应及早收进卒中单元,并由专业人员指导抗凝等治疗。

1. 抗血栓治疗 主要是抗凝治疗、抗血小板治疗和溶栓治疗。

(1) 抗凝治疗:应早期应用普通肝素或低分子肝素,现尚无充分证据表明何种肝素更好。有研究表明,即使在伴有出血性梗死时,应用抗凝药物仍能获益。肝素的剂量是经验性的。有研究表明,在首次注射普通肝素 3 000 U 后,之后持续静脉滴注,维持 aPTT 在治疗前的 2 倍,在病情稳定后,可口服抗凝药物(如华法林)3~12 个月,在有反复发作静脉窦血栓、深静脉血栓和严重的高凝易栓情况下,需终身服用。服药期间调节 INR 至 2~3。应用抗凝药物引起脑出血的风险为 0~5.4%。目前不主张用新型口服抗凝药物(Ⅹa 和Ⅱa 拮抗剂)来预防 CVT,尤其是急性期,需要更多的临床研究。

(2) 溶栓治疗:条件允许时,也可应用,但目前证据不多。尤其在已经抗凝治疗后,临床症状仍继续恶化或颅内压仍继续增高者,可采用直接静脉药物溶栓和(或)机械取栓(如 Merci

取栓装置和 Penumbra 系统),但因病例较少,对设备和技术等要求高,仍需进一步评估。对于抗血小板药物,没有证据证明其明确疗效。

2. 对症处理 包括颅内高压处理(可用乙酰唑胺),目前建议在急性 CVT 和脑实质损害伴脑疝前期去骨瓣减压以减少伤亡。对于癫痫不主张预防用药,但伴幕上病灶和癫痫的急性 CVT,要用抗癫痫药以预防早期癫痫复发。特别注意,不主张常规应用激素,除非治疗原发疾病等。

3. 病因治疗 对此具体阐述超过本章的范围。尤其注意海绵窦和乙状窦血栓形成多伴感染,且与细菌感染相关,应积极抗菌治疗,可选用头孢曲松、头孢噻肟、青霉素等,并可联合应用和采用广谱抗生素。对于促发因素,如肿瘤、结缔组织疾病、血液系统疾病等,应进行相应处理。

参 考 文 献

[1] 中华医学会神经病学分会,中华医学会神经病学分会脑血管学组.中国颅内静脉系统血栓形成诊断和治疗指南 2015[J].中华神经科杂志,2015,48:819-829.

[2] FERRO J M, BOUSSER M G, CANHÃO P, et al. European Stroke Organization guideline for the diagnosis and treatment of cerebral venous thrombosis-endorsed by the European Academy of Neurology[J]. Eur J Neurol, 2017, 24(10):1203-1213.

[3] FERRO J M, CANHÃO P, STAM J, et al. Prognosis of cerebral vein and dural sinus thrombosis: results of the International Study on Cerebral Vein and Dural Sinus Thrombosis (ISCVT)[J]. Stroke, 2004, 35:664-670.

[4] LUO Y X, TIAN X, WANG X F. Diagnosis and treatment of cerebral venous thrombosis: a review [J]. Frant Aging Neurosci, 2018, 10:2.

[5] SILVIS S M, DE SOUSA D A, FERRO J M, et al. Cerebral venous thrombosis[J]. Nature Reviews Neurology, 2017, 13(9):555-565.

第十节 脑小血管病

崔 梅

一、概述

脑小血管病(cerebral small vessel disease, CSVD)系指脑内直径为 40~200 μm 的小动脉、穿支动脉、毛细血管及小静脉所构成的脑组织血供单位病变所引起的一组集临床、影像学和病理的综合征,临床表现为卒中(深部小梗死、脑出血)、静息性脑梗死、血管性认知功能障碍、步态异常、二便异常和老年情感障碍等。影像学主要表现为腔隙性脑梗死(lacunar infarction, LI)、脑白质病变(white matter lesion, WML)、脑微出血(cerebral microbleed, CMB)及血管周围间隙(Virchow-Robin 间隙)扩大等所组成的一组疾病。

(一)病因与病理

CSVD 在 65 岁以上的老年人群中具有很高的检出率。以脑白质病变为例,西方国家报道其在 64~82 岁的成年人中患病率从 11% 到 94% 不等,而在亚洲平均年龄为 71 岁的人群中患病率约为 36.6％。腔隙性脑梗死在白种、黑种和亚洲人群中的总体患病率为 8％～31％，且年龄每增长 1 岁，发病率增高0.3％～3％。而脑微出血在正常健康人群、缺血性卒中患者以及原发性脑出血患者中的患病率分别为 5％～21％、30％～40％和 60％～68％。

CSVD 随年龄增加而增多。通过 MRI 检查发现，70 岁以上人群中 10％～30％存在 CSVD，且随着年龄增长发病率和患病率绝对增加。脑白质损害影像学病变位置主要位于皮质下和(或)侧脑室旁，亦是老人群认知功能损害及痴呆的主要病因。

高血压是 CSVD 发生的独立危险因素。大量临床研究资料显示，高血压与 CSVD 发生密切相关；强化降压治疗可显著控制人群脑白质的损害进程。长期高血压可引起颅内小动脉和深穿支动脉壁增厚和透明样变性，这就是 CSVD 发生和发病的病理基础。

CSVD 的病理改变主要表现为血管玻璃样变、脂质玻璃样变、纤维素样坏死、淀粉样物质沉积。主要的病因有动脉硬化、脑淀粉样血管病、遗传相关性血管病和炎症或免疫介导性血管炎以及放射性血管病。动脉硬化主要由高血压、糖尿病和高龄所致。

(二) 病理分型

欧洲学者把脑小血管病病理分为以下 6 个亚型。

Ⅰ型：小动脉硬化，表现为纤维素样坏死、脂质透明变性、小动脉粥样硬化、微动脉瘤、小动脉节段性结构紊乱或解体。

Ⅱ型：散发性或遗传性脑淀粉样血管病(CAA)。

Ⅲ型：遗传性小血管病，如常染色体显性遗传性脑动脉病合并皮质下梗死和白质脑病(CADASIL)、常染色体隐性遗传性脑动脉病伴皮质下梗死和白质脑病(CARASIL)、线粒体脑肌病伴高乳酸血症和卒中样发作(MELAS)、Fabry 病、遗传性脑视网膜小血管病。

Ⅳ型：炎症或免疫介导小血管病，如 Wegner 肉芽肿、风湿病、血管炎。

Ⅴ型：静脉胶原病，引起小静脉增厚、闭塞。

Ⅵ型：其他小血管病，如放射后小血管病。

(三) 临床表现

CSVD 的临床表现主要变现为急性期症状和慢性期症状两大类，急性期症状主要表现为腔隙性脑梗死或脑出血。CSVD 占缺血性脑卒中的 20％～30％，在脑出血和其他脑病中也占有重要比例。但绝大多数的 CSVD 患者不出现急性期症状，主要表现为慢性期症状，包括认知、步态、二便和情感相关的日常生活能力下降。95％以上的 CSVD 都是散发型的，即以非遗传性的疾病为主的散发性 CSVD，大多以老龄化发病为主，年龄、高血压相关性 CSVD 在临床中最为常见。主要的表现形式有下列数种。

1. 卒中　CSVD 可以出现新发皮质下小腔梗，或发生少量脑出血，当这些病变位于脑的运动功能区的时候，会出现局限性神经功能缺损症状，包括纯运动性偏瘫、纯感觉性卒中、运动感觉性卒中、共济失调性轻偏瘫及构音障碍手笨拙综合征等。但并非临床中所有的腔隙性脑梗死均为 CSVD 所致，大动脉狭窄累及穿支动脉开口、载体动脉病变也可以出现类似临床表现，此时需要结合高分辨核磁大血管斑块评估，并结合 CSVD

的其他影像学标志物综合考虑。

2. 认知功能障碍　认知功能障碍是 CSVD 最常见及最重要的临床表现，隐匿起病并缓慢进展，是血管性认知障碍(VCI)和血管性痴呆(VaD)的最常见病因。其主要表现为注意力下降和执行功能障碍，包括信息处理速度降低、有效而持续的注意力减退、语言流利程度下降、延迟回忆能力下降等，相应的行为症状包括淡漠、抑郁、情绪不稳等。CSVD 认知损害的特征符合额叶-皮质下环路受损的表现，即回忆能力受损为主，再认能力相对保留。相关研究显示，脑白质病变、腔隙性梗死、脑微出血均可引起血管性认知损害并增高痴呆风险。

3. 步态异常　CSVD 相关性步态异常使老年人意外跌倒的风险上升，由此所导致的不良结果如骨折、失能，甚至死亡的风险也随之升高。主要表现为手臂摆动幅度降低、行走弯腰、分腿站立以及步幅减小。CSVD 患者的血管性帕金森综合征表现可以为步态异常(以冻结步态、起步困难为主)、跌倒、碎步、步基增宽、动作缓慢等，但无明显强直和震颤。与原发性帕金森病不同，往往下肢和躯干受累严重，但上肢受累较轻。

4. 其他　CSVD 可出现二便异常，主要表现为排尿反应亢进(夜尿增多)和尿失禁。另外脑白质病变程度严重者，可以出现假性球麻痹症状，表现为呛咳、构音障碍、强哭、强笑等症状。另外 CSVD 也和老年人抑郁、焦虑等精神症状密切相关。

二、腔隙和腔隙性脑梗死

腔隙(lacune)系指脑深部小穿支动脉发生闭塞引起的小缺血灶，并进一步经巨噬细胞吞噬后形成小腔隙或小洞。腔隙是一病理概念，可由多种原因引起，包括腔隙性脑梗死、微出血及血管周围间隙扩大等。这些病变随着年龄增长而增多，有研究资料显示，60 岁年龄组小血管病发生率为 6％～7％，80 岁年龄组则上升到 28％。高血压等血管危险因素也是 CSVD 发生的重要原因。因此，随着年龄的增长和危险因素的存在，腔隙和腔隙状态的发生率也越来越高。腔隙性脑梗死主要是大脑半球深部白质和(或)脑干的微小动脉透明变性、深穿支动脉闭塞，导致局部脑组织缺血、坏死和液化而形成。其病灶多见于大脑深部白质、基底节及脑干，呈不规则的圆形、椭圆形。此类脑梗死大多数没有临床症状，因此也有学者将其称为无症状脑梗死(silent brain infarction)。

腔隙性脑梗死是常见的脑血管疾病之一，是指发生在大脑半球或脑干深部小穿通动脉闭塞引起的缺血性小梗死，约占脑梗死的 20％。是持续性高血压等危险因素导致小动脉硬化引起的一种特殊类型的脑血管病，是以病理诊断而命名，系新鲜或陈旧性脑深部小梗死的总称。腔隙直径多为 3～15 mm，一般认为 20 mm 是腔隙的最大直径限度。

在流行病学人群研究中，超过 90％的无症状脑梗死为直径3～15 mm 的皮质下小梗死，而另外 10％则为大型皮质下梗死或皮质梗死。针对多个不同人种的人群研究报道显示，无症状脑梗死的患病率为 8％～31％。在样本年龄为 62±9 岁的弗雷明汉研究中，腔隙性脑梗死患病率为 10.7％，其中 84％为单发性梗死。腔隙性脑梗死在心血管病、卒中和痴呆患者中更为普遍。其主要的危险因素包括高龄、高血压、糖尿病和吸烟。

【病因及发病机制】

腔隙性脑梗死的主要病因有年龄、高血压、糖尿病、心脏病、肥胖、高脂血症、吸烟史、家族史等。高血压、糖尿病、心脏病、高脂血症、代谢综合征、颈动脉粥样硬化和吸烟史是本病的直接原因，而年龄是本病不可干预的危险因素。

1. 年龄 越来越多的资料显示，年龄是腔隙性脑梗死发生的独立因素，并且是其他危险因子的基础。随着年龄的增长，腔隙性脑梗死发病率明显增高，无论有没有高血压、糖尿病、心脏病、高脂血症、动脉粥样硬化、吸烟和饮酒等危险因子的存在。多项研究显示 60 岁以后腔隙性脑梗死的风险性大幅增加。

2. 高血压 首先，从病理生理上，高血压是小血管病发生的直接和重要因子。动脉管壁发生脂质透明变性、纤维蛋白坏死、微动脉粥样瘤等是高血压引发小血管病变的共同病理生理通路，容易导致脑深部白质及脑干穿通动脉病变和闭塞，导致缺血性微梗死，脑组织缺血、坏死和液化，引起多个大小不同的脑软化灶，后被巨噬细胞吞噬移走而留下不规则的腔隙，结果就是腔隙性脑梗死的发生。最常累及基底节、脑桥、放射冠区和大脑白质。大量文献提示高血压在腔隙性脑梗死患者中的发生率为 45%～90%，且舒张压升高对本病的影响作用更为明显。有研究提示，腔隙性脑梗死患者中 90%伴发高血压，并且与脉压、脉压指数及收缩压升高呈正相。也有学说假设持续性高血压使脑的椎基底动脉拉长、迂曲，脑干深穿通动脉移位，血管扭曲，更容易发生脑干微梗死。

3. 微栓子说 在缺血性脑血管疾病病因机制中已被广为认可。微栓子不会梗阻直径大的血管，但可阻塞小血管、微血管。因此，微栓子阻塞微血管是发病的重要机制。微栓子包括血凝块、血小板聚集颗粒、动脉硬化斑块颗粒、脂肪或空气等。微栓子主要有两个来源：① 心源性栓子，为风湿性心脏病或非风湿性心脏病的附壁栓子脱落；② 动脉源性栓子，包括有或无溃疡的动脉粥样硬化、纤维肌肉性血管病、夹层动脉瘤的血栓脱落，尤其是升主动脉、颈动脉中粥样硬化斑脱落形成的栓子。显然，控制微栓子产生的危害性具有预防腔隙性脑梗死发生的作用。通过多方位评估微栓子形成的风险后，采取积极的干预措施，这在临床上是具有可行性的。

脑内小动脉不同节段或不同部位的堵塞，也可能有不同的病因机制。穿通动脉开口堵塞导致的腔隙性脑梗死可能与大血管粥样硬化斑块脱落阻塞了主干小动脉开口有关，患者往往具有大血管粥样硬化，如冠心病、无症状颅内动脉狭窄等。与主干小动脉无关的穿通动脉远端腔隙性脑梗死主要是纤维素样坏死，粥样硬化相关性疾病少，但有较多的脑小血管病表型。与主干小动脉无关的穿通动脉近端腔隙性脑梗死可能与穿通动脉近端部分的微粥样硬化有关。临床特点介于前两者之间。

【临床表现】

腔隙性脑梗死多发生于 40～60 岁及以上的中老年人，男性多于女性，常伴有高血压等危险因素的存在。新发的腔隙性脑梗死可以表现为急性突然起病，也可以无任何症状。头痛、颅内压增高和意识障碍等症状常常不明显。如果症状较轻、体征单一，常预后较好。腔隙性脑梗死常被认为是无症状性的，长期以来未予以足够重视，其实所谓的无症状性腔隙性脑梗死也并非完全没有临床症状。

腔隙性脑梗死临床表现多样，1965 年 Fisher 等通过临床病理观察对腔隙性脑梗死的临床表现提出 21 种综合征：① 纯运动性轻偏瘫（pure motor hemiparesis，PMH）；② 纯感觉性卒中（pure sensory stroke，PSS）或 TIA；③ 共济失调性轻偏瘫（ataxic - hemiparesis，AH）；④ 构音困难手笨拙综合征（dysarthric - clumsy hand syndrome，DCHS）；⑤ 合并运动性失语的 PMH；⑥ 面部幸免的 PMH；⑦ 中脑丘脑综合征；⑧ 丘脑性痴呆；⑨ 合并水平凝视麻痹的 PMH；⑩ 合并动眼神经瘫的交叉 PMH；⑪ 合并展神经瘫的交叉 PMH；⑫ 合并神经错乱的PMH；⑬ 合并动眼神经瘫的交叉小脑共济失调；⑭ 感觉运动性卒中（sensorimotor stroke，SMS，丘脑内囊综合征）；⑮ 半身投掷动作；⑯ 基底动脉下部分支综合征；⑰ 延髓外侧综合征；⑱ 桥延外侧综合征；⑲ 记忆丧失综合征；⑳ 闭锁综合征（双侧PMH）；㉑ 其他，包括一侧下肢无力易于跌倒、纯构音困难、急性丘脑张力障碍等。

临床上以下 5 种腔隙综合征较为常见，其中前 4 种是经典的腔隙综合征。

1. PMH 为腔隙综合征中常见类型，占 60%。通常为对侧内囊后肢或脑桥病变。其表现为面部及上下肢大体相同程度轻偏瘫，不伴感觉、视觉及皮质功能缺失如失语；脑干病变不出现眩晕、耳鸣、眼震、复视及小脑性共济失调等，多在 2 周内开始恢复。PMH 亦可由颈内动脉或大脑中动脉闭塞、硬膜下血肿或脑内占位性病变引起。PMH 有 7 种少见变异型：① 合并运动性失语，为豆纹动脉闭塞所致，为内囊膝部、后肢及邻近放射冠白质病，不经 CT 证实，临床易误诊为动脉粥样硬化性脑梗死；② PMH 不伴面瘫，颈动脉或深穿支动脉闭塞导致一侧延髓锥体微梗死，病初可有轻度眩晕、舌麻、舌肌无力等指示定位；③ 合并水平凝视麻痹，病理证实为脑桥下部旁中线动脉闭塞，累及脑桥旁正中网状结构导致短暂的一个半综合征；④ 合并动眼神经交叉瘫，大脑脚中部病变累及动眼神经传出纤维；⑤ 合并展神经交叉瘫，脑桥下部旁中线区，病灶累及展神经传出纤维；⑥ 伴精神混乱急性发作，注意力、记忆力障碍，病理证实为内囊前肢及后肢前部病灶，破坏丘脑至额叶联系纤维；⑦ 闭锁综合征，四肢瘫、不能讲话，眼球除垂直运动保留外不能运动，是双侧内囊或脑桥病变使皮质脊髓束受损导致的双侧 PMH。

2. PSS 较常见，特点是偏身感觉缺失，可伴感觉异常，如麻木、烧灼或沉重感、刺痛、僵硬感等，是对侧丘脑腹后核、内囊后肢、放射冠后部及延髓背外侧病灶所致。

3. AH 病变对侧 PMH 伴小脑性共济失调偏瘫，以下肢重（足踝部明显），上肢轻，面部最轻；指鼻试验、跟膝胫试验阳性。通常由对侧脑桥基底部上 1/3 与下 2/3 交界处、内囊后肢及偏上处（影响颞、枕桥束及锥体束）和放射冠及半卵圆中心（影响皮质脑桥束和部分锥体束）病变所致。

4. DCHS 起病突然，症状迅速达高峰。表现为构音障碍、吞咽困难，病变对侧中枢性面舌、面侧手无力和精细动作笨拙，书写易发现异常，指鼻试验不准，轻度平衡障碍。其病变在脑桥基底部上 1/3 与下 2/3 交界处，为基底动脉旁正中支闭塞；亦见于内囊膝部病变，可视为 AH 变异型。

5. 其他综合征 ① SMS，以偏身感觉障碍起病，再出现轻偏瘫，病灶在丘脑腹后核及邻近内囊后肢，是丘脑膝状体动脉分支或脉络膜后动脉丘脑支闭塞所致。② 腔隙状态是多发性腔隙性脑梗死出现严重精神障碍、痴呆、假性延髓麻痹、双侧锥体束征、类帕金森综合征和尿便失禁等。

【影像学检查】

在临床诊断中,影像学起着至关重要的作用。腔隙性脑梗死以往只有在尸检时才能发现,随着 CT 的问世,直径大于 5 mm 的腔隙可被发现;近几年来常规 MRI 的应用,可发现更小直径的腔隙,在一定程度上提高了对腔隙性脑梗死的诊断率。

1. CT 腔隙性脑梗死发生在大脑深部,穿通动脉的远端。病变血管多为直径 100～400 μm 的深穿支,多见于壳核、尾状核、内囊、丘脑、脑桥基底部及放射冠等部位,尤以基底节、内囊、丘脑和脑桥等部位好发。梗死灶直径一般为 2～15 mm,当坏死软化组织被吞噬移除后可形成小囊腔,CT 上呈现脑脊液样密度。直径<10 mm 的病灶,发病 1 周内 CT 难以发现,3～4 周后,囊性腔隙形成,CT 才能显示;直径>10 mm 的病灶,一般也需在 27～34 h 后 CT 上才能见到边界不清的圆形、卵圆形缺血灶。因此,CT 检查的阳性率受发病时间和病灶大小的限制。

2. MRI 根据 MRI 检查,腔隙性脑梗死可以被分为腔隙和新发皮质下小梗死两种状态。

(1) 腔隙:源于病理学描述。急性腔隙性脑梗死通常发生软化形成小的裂隙样空洞,即腔隙灶,一般是指分布在脑室周围、半卵圆中心、基底节及脑干,直径为 3～15 mm 的梗死灶。它们在 MRI 上常表现为形状不规则的局灶性 T_1 低信号和 T_2 高信号损害,在 FLAIR 序列中通常(但不总是)表现为高信号,这是空洞内液体受到不完全抑制的结果(图 3-2-10-1)。

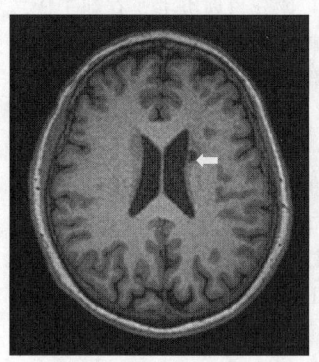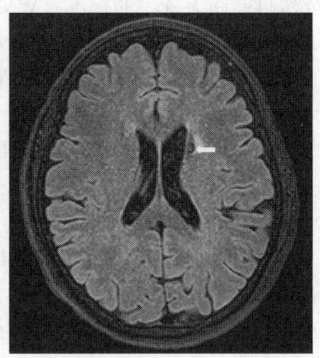

图 3-2-10-1 腔隙性脑梗死的 MRI 特征
左:T_1WI;右:FLAIR。

(2) 新发皮质下小梗死:急性腔隙性脑梗死,DWI 序列上常表现为直径 3～20 mm 的高信号病灶。其余各序列信号强度特征与腔隙类似。

【诊断】

腔隙性脑梗死的诊断,基本采用临床、病理及影像学相结合的方法,目前没有统一的诊断标准。病理学诊断是腔隙性脑梗死确诊的金标准,但在临床上运用仍然是一个难题。腔隙性脑梗死原本是一个病理诊断的概念,但随着影像学的迅猛发展,这一病理诊断逐渐成了临床诊断。

1. 影像学诊断 是腔隙性脑梗死最常用的诊断工具。头颅 MRI 在梗死后早期阶段即可诊断。腔隙性脑梗死主要分布于豆状核、丘脑、额叶脑白质、脑桥、基底节、内囊及尾状核。影像学所见的腔隙灶可伴随或不伴随临床表现,不伴随临床表现则认为是"无症状性"或"静息性",伴随临床表现则称为腔隙综合征,常有皮质下或脑干小病变相关的特定症状及体征。

2. 临床症状学诊断 腔隙综合征是腔隙性脑梗死的临床特征性症状群,但是不能依据这些特征性症状群诊断腔隙性脑梗死。随着影像学的广泛应用,对腔隙综合征的病因、病理和临床研究不断深入发展,其研究结果与 Fisher 所述的腔隙综合征并非完全一致。研究结果证实,不同类型的腔隙综合征并无特定的好发部位,同一类型的腔隙综合征可有多个病灶部位。并非所有的腔隙性脑梗死都能引起临床可分辨的症状。有些病例的腔隙是通过 CT、MRI 或尸检而偶然被发现的。因此,依据腔隙综合征判定腔隙性脑梗死不可信,但临床上可以根据腔隙综合征提示发生腔隙性脑梗死的可能。

3. 病因诊断 腔隙性脑梗死诊断的另一个重要方面是病因诊断,也就是腔隙性脑梗死的定性诊断。病因诊断关系到危险因子的判定,如高血压、糖尿病、卒中病史、高龄、吸烟等;病因诊断也关系到发病机制的判定,如动脉硬化、栓子和微栓子、血流动力学改变等。

【鉴别诊断】

腔隙综合征除了腔隙性脑梗死引起外,小量脑出血、颅内感染、脑白质疏松、皮质动脉硬化性脑病、颅外段动脉闭塞、脑桥出血、脱髓鞘病和转移瘤等也可以有类似的临床表现和相似的影像学特征,应注意鉴别。

三、脑白质病变

WML 又被称为脑白质高信号、脑白质疏松,被认为是多种病因引起的一组以脑室周围及半卵圆中心区脑白质的弥漫性斑点状或斑片状缺血改变为主的临床综合征。在早期文献上,WML 就是特指脑室周围脑白质的弥漫性斑点状或斑片状缺血改变为主的临床综合征。后来 WML 逐渐被认为是多种不同病因引起的一组以脑室周围及半卵圆中心区脑白质的弥漫性斑点,在 CT 或 MRI 上可见点状或片状白质改变。通过 CT 或 MRI,WML 被描述为弥漫性白质疏松,易见于正常老年人与具有血管危险因素发生认知功能损害者。

WML 的患病率和体积在部分程度上由遗传因素决定,但随年龄增长而呈指数增高,且各种血管危险因素(特别是高血压和糖尿病)的暴露水平越高、暴露时间越长,其患病率也越高。WML 在卒中、痴呆、偏头痛或晚发性抑郁症患者中更为常见。在基于社区的样本中,55 岁之前的 WML 患病率较低,但此后随年龄增长而急剧增高,从 11% 上升至 64 岁时的 21%,在 82 岁时高达 94%。有些研究显示,与白种人相比,黑种人发生更严重 WML 的风险更高。

【病因与发病机制】

WML 的发病机制目前尚不明确。主流观点认为缺血性损伤是 WML 发生的最重要因素,其次是与脑脊液循环障碍及血-脑屏障的通透性改变等有关。WML 最常见的危险因素包括年龄、高血压、冠心病史等血管危险因素,但近来有研究表明,此类危险因素只能解释 11% 左右的 WML。WML 的构成和病因复杂多样,其确切的发病机制仍有待进一步探索。

1. 穿支动脉血管慢性损伤 WML 是由多种病因引起的一组影像学所描述的临床综合征,随着 CT 和 MRI 的广泛应用,WML 在中老年人群中被发现越来越常见,但因其确切发病原因和机制尚不十分清楚,其确切临床意义更有待探讨。

WML 不仅见于脑梗死、脑小血管病、高血压、糖尿病、神经变性性疾病、脑外伤、脑炎、一氧化碳中毒等患者，且在正常老年人中也占有一定比例。WML 病变主要位于脑白质，该部位的解剖学特点决定了它最易受到缺血的影响。WML 的病变范围主要位于大脑半球深部脑室周围的脑白质内，这部分白质主要由皮质长髓支和白质深穿支动脉供血，两者均为终末动脉，呈盘绕和螺旋样改变，很少或完全没有侧支循环，属于分水岭区，此特点决定了该区域白质最易受缺血影响。

2. 血流灌注下降 从血流动力学角度看，脑血流量分布并不均匀，在大脑皮质，其血流量每分钟可达 77～138 ml/100 g，在脑白质，血流量明显减少，仅为每分钟 14～25 ml/100 g。有多项纵向队列研究提示，局部脑血流量的下降和 WML 的病变进展密切相关。同时，目前基于 BOLD - MRI 的研究可以测定脑血管反应性(cerebral vascular reactivity,CVR)，研究提示，白质区域的血管调节能力较差，且 CRV 障碍的区域与 WML 的病变区域一致度较高。因此，当各种原因造成脑灌注压下降时，白质区域首先被累及。WML 患者多伴有血管的异常，主要表现为管壁粗细不均，常呈串珠样改变、多处或局限性狭窄、远端分支减少等，可同时累及前后循环血管，其中以前循环血管异常多见。这些脑血管的异常改变可引起远端供血区域的低灌注，从而导致白质缺血损伤，促使 WML 的发生。

3. 脑脊液循环障碍 脑脊液循环障碍、血-脑屏障损害及深部白质静脉回流障碍在 WML 发病机制中也起着一定作用。血-脑屏障的破坏可激活星形胶质细胞，星形胶质细胞又间接促进血-脑屏障的破坏，处于动态的恶性循环。有关脑脊液循环障碍、血-脑屏障损害及深部白质静脉回流障碍在 WML 中的具体作用机制有待进一步深入研究。

【临床表现】

从脑功能角度看，脑白质主要起纤维连接作用，将皮质与皮质及与皮质下灰质连接起来，构成完整的功能体系，WML 可导致各功能区纤维联络出现异常，产生相应的功能障碍的临床表现。

1. 智力及认知功能障碍 内侧边缘环路、基底边缘环路和防御边缘环路是与记忆情绪行为等智能活动有关的边缘环路，这三种环路联系纤维分布在脑室系统周围，当脑室周边的白质病变导致以上环路联系纤维中断或导致皮质-皮质连接损伤时，即会出现智力及认知功能障碍。

2. 下肢功能障碍 其常表现为步行缓慢、步基增宽、步幅小、步行能力下降和轻微平衡障碍等。这与脑室系统周围支配下肢的特异性上下行纤维受损有关，也可能与中枢传导时间延长、感觉信息和姿势反射整合障碍有关。

3. 皮质功能减退的非特异性表现 如头晕、头痛、睡眠障碍、精神症状等，可能与患者伴有高血压、糖尿病、高脂血症等原发病有关，但其主要病理生理原因还是脑白质损害。

【诊断】

1. 影像学诊断 影像学是 WML 诊断的金标准。WML 是一个放射学术语，为 CT 或 MRI 描述脑室周围或皮质下区脑白质成像的表现。因此，WML 的诊断离不开影像学。

(1) WML 的 CT 表现：两侧大脑皮质下、脑室周围斑片状或弥漫性互相融合的低密度灶，边缘模糊，呈月晕状，不强化，常两侧对称；常合并双侧侧脑室扩大及脑萎缩。皮质下弓状纤

维和胼胝体很少受累，脑干尤其是脑桥中上部、中央部易受累，较少累及延髓、中脑和小脑。

(2) WML 的 MRI 表现：头颅 MRI 上的 WML，指 T_2 加权成像或 FLAIR 序列检测到的脑白质信号增强区域或 CT 扫描显示的低密度区域，在 T_1 加权成像中表现为等信号或低信号，但不应低至脑脊液的信号强度(图 3 - 2 - 10 - 2)。根据病变部位的不同，WML 常被分为两类，即脑室周围 WML(紧邻脑室系统)和深部 WML(位于皮质下区域且不与脑室相邻)。DTI 可了解脑白质纤维束的微细结构改变，有助于认识白质病变部位和皮质功能活动。

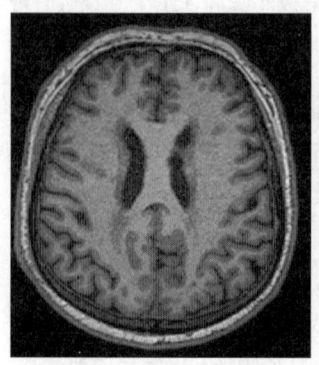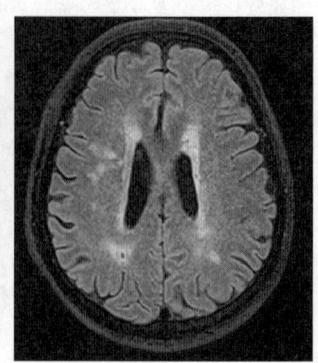

图 3 - 2 - 10 - 2 脑白质病变的 MRI 特征
左：T_1WI；右：FLAIR。

2. WML 诊断分级评判 WML 的严重程度如何评分与划级，目前尚无统一的标准。WML 评分与划级主要有利于比较及临床分析，现广泛应用于临床的 WML 严重程度评分是以 CT 为评判标准的 Blennow 量表和以 MRI 为评判标准的 Fazekas 量表。

(1) Blennow 量表：以 CT 为评判标准，最低 0 分，最高 3 分。评定脑白质改变的范围和严重性，总分是范围和严重性的平均分。WML 范围：0 级为正常；1 级为侧脑室额角和枕角的边缘可见 WML；2 级为 WML 围绕侧脑室额角和枕角并累及部分半卵圆中心；3 级为 WML 围绕侧脑室及大部分半卵圆中心。WML 的严重性：0 为正常；1 为轻度；2 为中度；3 为重度。

(2) Fazekas 量表：以 T_2 及 T_2 - FLAIR 上为高信号为评判标准，最低 0 分，最高 6 分。在 FLAIR 上评定脑室周围高信号和深部白质高信号，总分通过总和这两个部分的分数获得。脑室周围高信号：0 级为正常；1 级为斑点状；2 级为病灶开始融合；3 级为大片融合病灶。深层白质高信号：0 级为正常；1 级为铅笔线状和(或)帽状；2 级为光滑的晕状；3 级为不规则延伸至深部白质。

(3) LA 的严重程度：两侧均无病灶为 0 分；1～2 个病灶为 1 分；3～5 个病灶为 2 分；>5 个病灶为 3 分；融合病灶为 4 分。

(4) 根据脑室周围低密度范围、相应融合程度与脑白质容积之比，将 LA 分为 3 度：① 轻度，低密度区少于白质的 1/4，限于脑室前、中、后的脑室周围区，可见散在的局限性低密度影；② 中度，低密度区占脑白质的 1/4～1/2，在侧脑室前、中、后皮质下白质区可见非融合性或部分融合的低密度影；③ 重度，低密度区占脑白质的 1/2 以上，融合成片，累及双侧侧脑室周

围及皮质下白质区。

【鉴别诊断】

依据对称分布的脑白质病变,可有合并脑萎缩,WML 诊断并不困难。其主要与以下疾病相鉴别。

1. 多发性硬化(MS) 是以中枢神经系统白质炎性脱髓鞘病变为主要特点的自身免疫病。本病最常累及的部位为脑室周围白质、视神经、脊髓、脑干和小脑,主要临床特点为中枢神经系统白质散在分布的多病灶与病程中呈现的缓解复发,症状和体征的空间多发性和病程的时间多发性。多发性硬化可能与病毒感染或自身免疫有关,发病以 20～35 岁的中青年女性多见,急性期病灶可有强化。病灶与侧脑室壁常呈垂直排列,与脑室周围白质内的小血管走行一致。与 WML 鉴别要结合病史及发病年龄以及影像学病灶的多发性,容易鉴别。

2. 腔隙性脑梗死 是指大脑半球或脑干深部的小穿通动脉在长期高血压的基础上,血管壁发生病变,导致管腔闭塞,形成小的梗死灶。腔隙性脑梗死多为基底节区的多发点状或小圆形低密度影,病灶可发生于一侧或两侧,一般不对称。由于深穿支动脉供血范围有限,所以单一支的阻塞只引起很小范围脑组织的缺血坏死,即形成所谓的腔隙。腔隙性脑梗死为直径 3～15 mm 的囊性病灶,呈多发性,小梗死灶仅稍大于血管管径。坏死组织被吸收后,可残留小囊腔。腔隙性脑梗死既是一个组织形态学诊断,又是一个影像学上的诊断,腔隙性脑梗死在病灶分布上是散发性和孤立性,这与 WML 病灶的连续性和融合性显著不同。另外,在病灶形状上,WML 病灶具有不规则性,而腔隙性脑梗死病灶多是囊性或椭圆形。

3. 肾上腺脑白质营养不良(ALD) 是 X 连锁隐性遗传病,是一种最常见的过氧化物体病。主要累及肾上腺和脑白质,半数以上的患者于儿童或青少年期起病,主要表现为进行性的精神运动障碍,视力及听力下降和(或)肾上腺皮质功能低下等。ALD 不仅累及脑组织,肾上腺也有异常改变;病灶分布以侧脑室后角及三角部为主,增强扫描时,病灶边缘可以出现强化。其早期 CT 和 MRI 表现很有特征性:病灶从后部白质开始,对称性向前发展,与其他脑白质病容易区别;晚期累及整个白质时则缺乏特点,与其他脱髓鞘疾病难以区别,诊断需要借助肾上腺活检或血细胞、肾上腺、脑白质等部位长链脂肪酸含量测定。

四、脑微出血

随着影像学技术的发展,尤其是磁共振 T_2 加权梯度回波成像(gradient-echo magnetic resonance imaging,GRE-T_2WI)和磁敏感加权成像(susceptibility weighted imaging,SWI)技术的临床应用,CMB 的研究已越来越清晰。CMB 已成为目前脑血管病的研究热点之一。由于其潜在的社会危害性,对于 CMB 的临床诊断和防治,备受国内外学者的重视。CMB 是一个脑小血管的出血性病理损伤过程,一般无临床症状,主要潜在危险是认知功能损害(血管性痴呆)及症状性脑出血增加。如果 CMB 广泛发生于皮质、皮质下白质和基底节区域,造成相应部位的脑组织损害,则可能引起认知功能损害(血管性痴呆)等。CMB 与症状性脑出血、缺血性脑卒中、脑白质病变、腔隙性脑梗死密切相关,是症状性脑卒中的独立危险因素。CMB 是多种脑血管疾病的并发症,和脑血管病一样有类似的危险因素及

发病诱因。CMB 在人群中大量存在,特别是有脑血管疾病患者。在大量的临床研究基础上,对于 CMB 发生的机制、临床上的危害性、发病的危险因素的认识亦越来越深刻。

【定义】

CMB 是脑内微小血管病变所致的、以微小出血为主要特点的一种脑实质亚临床损害,临床上以无症状或缓慢进展的认知功能下降为主要特征。CMB 是指在 SWI 序列的 MRI 上所显示的圆形或类圆形的均匀低信号区域,其直径为 2～10 mm,周围无水肿带,无脑实质血肿(图 3-2-10-3)。其形态学基础为脑小血管破裂出血所致的含铁血黄素的沉积,SWI 对微小出血后的残余痕迹(含铁血黄素的沉积)高度敏感,在 SWI 序列上表现为信号缺失而形成的圆形或类圆形的均匀低信号区域,排除静脉血管及钙盐沉积等假象。因此,微小血管周围含铁血黄素沉积是 CMB 表现为 MRI 信号缺失的形态学基础。

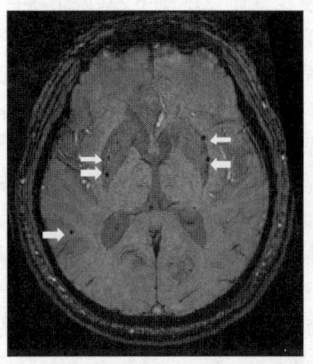

图 3-2-10-3 微出血的磁敏感序列(SWI)影像学特征

CMB 的好发部位主要为皮质、皮质下白质、丘脑、基底节、脑干和小脑等部位。CMB 的区域分布以基底节/丘脑区最为多见,其次为皮质、皮质下区,幕下区(包括脑干和小脑)则少见。解剖分布与不同的病因相关,位于大脑深部及幕下的 CMB 常为慢性高血压所致,脑叶 CMB 通常为淀粉样脑血管病所致。

CMB 在人群中十分普遍。使用磁敏感序列 MRI 发现,普通人群、缺血性卒中患者以及原发性脑出血患者的 CMB 患病率分别为 5%～21%、30%～40% 和 60%～68%。同样地,CMB 与年龄密切相关,60～69 岁以及 80 岁以上人群的 CMB 患病率分别为 18% 和 38%。

【病因与发病机制】

CMB 危险因素与脑血管疾病发病风险因子有着相似的地方,主要有年龄、高血压、脑白质病变、淀粉样脑血管病、常染色体显性遗传性脑动脉病合并皮质下梗死和白质脑病(CADASIL)、腔隙性脑梗死、脑出血史及脑梗死史、糖尿病、高脂血症、抗血小板药物使用等。

不同的病因常与 CMB 的解剖学部位密切相关。高血压常导致大脑深部及幕下的 CMB 发生,CAA 和 CADASIL 常是脑叶 CMB 的致病因素。不同因素相互交织,共同促进了 CMB 的发生,并与其发病的严重程度有着紧密联系。

CMB 的主要发病机制包括:① 脑小动脉直接破裂出血或渗血;② 脑缺血再灌注早期病灶区微血管损害特征为基底膜溶解、脱落、节段性缺损,脑水肿加重,血管周围片状出血,同时细胞外间质的大量降解使微血管失去支撑,引起微出血;③ 血管周围间隙扩大,使血管壁跨壁压扩大,诱发微出血;④ 缺血、缺

氧等代谢异常导致血管壁营养障碍,血管弹力减退,易使微出血发生。

1. 年龄　是血管发生老化的自然因子,给高血压等其他血管因素诱发 CMB 发生奠定了自然生物学基础。皮质与皮质下及深部白质区由于位于动脉循环的远端,侧支循环差,随年龄增长这些部位的脑部小动脉容易出现缺血性改变而使血管内皮损伤;在既往无脑血管病史的老年人中,大于 75 岁被认为是发生各型脑血管疾病的独立危险因素。CMB 常见于老年人,是由脑内微小血管病变所致,与年龄呈正相关。CMB 的发病率随着年龄的增长而增加。

2. 高血压　大量研究证实,高血压是 CMB 发生的最主要因素,且是独立危险因素。CMB 为慢性高血压患者脑内器官损伤的一种类型。慢性高血压造成脑内小动脉玻璃样变,易发生血管破裂导致 CMB。高血压合并脑卒中患者易发生 CMB,其发病部位主要在皮质及皮质下、基底节等区域,较少出现在脑干和小脑等区域;其发生 CMB 的概率与年龄、收缩压有密切的关系。CMB 病灶数量与患者平时平均收缩压呈正相关。并发高血压的脑卒中特别是脑出血患者 CMB 的发生率较高,并且病灶多见于深部脑组织。

3. 脑白质病变　脑白质病变为两侧大脑皮质下室周围、半卵圆中心区斑片状或弥散状相互融合的低密度病灶;在 T_2 及 FLAIR 上为高信号。与年龄相比,脑室周围及脑白质病变与 CMB 有着更紧密的关联。脑白质病变常与 CMB 并存且有着互为因果的关系。CMB 的数目与和脑白质的改变程度呈正相关。

4. 腔隙性脑梗死　此为另外一种脑小血管病损的标志。CMB、腔隙性脑使死和脑白质改变同属微血管病变,是三个最主要的脑小血管病表型。腔隙性脑梗死的病灶数目越多,微血管病变越严重,CMB 发生的倾向就越大。

5. 抗栓药物的运用　尤其是抗血小板聚集药物的运用,增加了 CMB 的发生风险。研究发现与未服用抗栓药物的老年人相比,服用阿司匹林的老年人出现 CMB 的状况更多,而且药物的剂量越大,CMB 的可见程度越多。此外,在有 CMB 的急性脑梗死患者中采用抗栓治疗或抗凝治疗时发生出血转化的概率明显高于无 CMB 的患者。

【临床表现】

CMB 在老年高血压人群中具有高发生率。其危害性主要体现在 3 个方面:① CMB 不仅是自发性脑出血的危险因素,同时也会增加未来缺血性脑血管病的再发风险。有 CMB 和无 CMB 的患者相比,前者发生卒中的概率会更高。有研究显示,深部 CMB 可以同时增加缺血性和出血性卒中的风险,而脑叶 CMB 主要增加出血性卒中中的风险。长期慢性积累的血管硬化和淀粉样沉积改变导致 CMB 的形成,并进一步易化缺血性、出血性卒中的发生,是其重要的预测因子。② CMB 是认知功能障碍、步态异常等慢性临床综合征的独立危险因素。认知受损可进一步进展为阿尔茨海默病、血管性痴呆。③ CMB 是神经变性疾病的重要危险因素。有资料显示,CMB 常与阿尔茨海默病、帕金森病等神经变性疾病共存,并可加速神经退行性变进程。

【诊断和评估】

CMB 的诊断得益于磁共振新技术的应用。CMB 的识别主要是依靠 GRE-T_2^*WI 及 SWI。公认的 CMB 诊断标准如下。

(1) SWI 上低密度信号缺失灶,常规 T_1、T_2 序列较难显示。

(2) 边界清晰的圆形或卵圆形,周围无水肿。

(3) 直径 2~10 mm。

(4) 病灶被脑实质环绕 1/2 以上。

(5) 除外其他具有相似影像学表现的情况(如脑外伤所致弥漫性轴索损伤、钙化、海绵状血管瘤、小血管流空影等)。

早年,对于识别 CMB 没有统一的评估工具,评估者的一致性差异很大,各项研究缺乏可比性。随着 CMB 研究进度快速发展,有学者设计了一些 CMB 的评估量表。其中,信度较高的量表中有脑微出血解剖评估量表(microbleed anatomical rating scale,MARS)和脑微出血观测量表(brain observer microbleed scale,BOMBS)。

1. BOMBS

(1) 每个扫描必须查看的 7 个解剖位置:① 灰白质交界处;② 皮层下白质;③ 基底节白质;④ 丘脑;⑤ 内囊和外囊;⑥ 脑干;⑦ 小脑。BOMBS 量表也包含了 CMB 的直径大小分类(<5 mm,5~10 mm),并列计数 CMB 的左右脑部和 CMB 的位置(皮质、皮质下深部或后颅窝)。

(2) 使用要领:主要是区分 CMB 的"确定(certain)"和"不确定(uncertain)"。① 确定的是:T_2^*WI 或 SWI 上低密度信号缺失灶,直径<10 mm,边界清晰的圆形或卵圆形;不是脑梗死和脑出血后的 T_2^*WI 或 SWI 上低密度信号灶。② 不确定的是:皮质小血管的流空现象、大脑中动脉近端的深穿支低密度信号、双侧苍白球区对称性的低密度信号(CT 确认是否是钙化)。如果是不清晰、不规则、苍白色或部分容积占位效应敏感区则为"不确定性"CMB,谨慎 1 个或 2 个<5 mm 的 CMB 判读。

BOMBS 作为一种 CMB 评分量表,在 CMB 的存在、数量、大小、位置上可以提高评分者内部一致性。使用 BOMBS 这一标准定量表将有望减少评分者间的变异性,能够保证不同研究小组结果之间进行有效的交叉比较,有效地易化 CMB 研究的荟萃分析。

2. MARS　MARS 重在以传统脑解剖学为线索,评估了每一个脑叶的 CMB。分为脑叶、脑深部及幕下 3 类。主要包括两个部分:界定 CMB 和记录不同解剖区域 CMB 的个数。

(1) 根据 MARS 确定的 CMB:T_2^*WI 或 SWI 上低密度信号缺失,直径 2~10 m,边界呈清晰的圆形,不被 T_2 像所辨认。

(2) 相仿类似的 CMB:血管(蛛网膜下腔直线或曲线样病变,通常在皮质或皮质旁,T_2 像可见)、苍白球或齿状核矿物质化的对称性低信号(在 CT 上表现为明亮的点)、脑梗死区域内出血(T_2、FLAIR 和 DWI 序列可识别)、额叶气骨界面(检查相邻的 T_2^*WI 或 SWI 可辨识)、部分在小脑边缘的容积伪影(检查相邻的 T_2^*WI 或 SWI 可辨识)、接近大出血的小出血(在 GRE-T_2^* 可辨识)或接近脑梗死的小出血(T_2、FLAIR 及 DWI 可辨识)。

(3) 不同解剖区域 CMB 的个数:记录不同脑解剖区域如脑叶、脑深部及幕下 CMB 的个数。脑叶包括额叶、顶叶、颞叶、枕叶和岛叶;脑深部包括基底节、丘脑、内囊、外囊、胼胝体以及深部和侧脑室旁白质;幕下则包括脑干和小脑。

MARS 与 BOMBS 评分量表功能相似。

【防治】

目前,CMB 的诊断和识别已不是问题,然而对其防治仍在困惑中。由于其症状轻微,甚至无任何临床表现,人们对于 CMB 的防治没有高度重视。尽管已有不少临床数据,但对它的防治仍没有统一标准和指南。

在大量的临床研究基础上,对于 CMB 发生的机制、临床上的危害性、发病的危险因素的认识亦越来越清晰,但仍存在以下问题。

(1) CMB 患者是否更容易出现自发性脑出血:虽然目前有横断面的研究证实 CMB 患者更容易出现自发性脑出血,但还没有前瞻性的大规模数据支持。

(2) CMB 患者抗栓治疗是否可增加自发性脑出血的风险:荷兰鹿特丹研究显示,在使用抗血小板人群中 CMB 发生率显著高于未用抗栓治疗人群。抗血小板药物的使用与 CMB 相关,与严格脑叶 CMB 关联性更高。该研究为横断面研究,不能证明 CMB 患者在使用抗血小板药物时是否增加了症状性自发性脑出血的风险,因此需要前瞻性研究来明确两者的关系。2016 年 AHA/ASA 发表的关于无症状脑血管病的科学声明中提倡,对于卒中二级预防人群中的抗栓治疗方案,不应因为患者 CMB 停止或减量,也不提倡在抗栓治疗之前进行 MRI - SWI 的筛查。

(3) CMB 患者如何选择抗栓治疗方案:急性脑梗死患者常常与 CMB 并存,这在治疗急性缺血性疾病上提出了问题,那就是如何使用抗血小板药或抗凝药。获益度有多大? 利弊结果如何? 无论是在药物选择上,还是药物使用时程上,均期待临床研究证据来支撑,需大规模多中心的循证医学证据来解读。

(4) 降脂策略能否有效地运用在 CMB 的防治上:目前,强化降脂是针对大血管动脉硬化的规范性治疗措施,降脂策略能否让小动脉硬化获益,尤其是对防治 CMB 的益处,这对 CMB 的防治具有重要意义

五、少见脑小血管病

(一) 遗传性脑小血管病

1. 伴皮质下梗死和白质脑病的常染色体显性遗传性脑动脉病(cerebral autosomal dominant arteriopathy with subcortical infarcts and leukoencephalopathy,CADASIL)   本病是伴有头痛频繁发作的脑卒中,于 20 世纪 90 年代由法国神经科 M. G. Bousser 教授命名,为常见的遗传性脑血管病,突变基因为位于 19p 的 Notch3 基因。该基因编码一个单通道跨膜受体。Notch3 基因于 1919 年在果蝇体内被发现,其部分功能缺失会在果蝇翅膀的边缘造成缺口(notch),Notch 基因由此而得名。动物模型实验研究表明,Notch3 基因可能从 4 个方面影响心血管系统:① 血管重构;② 血管稳定性;③ 动静脉发生选择(arterial-venous specification);④ 心脏发育。1955 年,法国学者 Vas Bogaert 首先描述 CADASIL 为"在两姐妹中快速发生的 Binswanger 病"。后来陆续报道了许多家系。CADASIL 在 65 岁以下伴白质脑病的腔隙性脑梗死的病例中占 2%,在 50 岁以下患者中占 11%。

【临床表现】

CADASIL 的临床表现多种多样,但其基本特征为:伴有

先兆的偏头痛、皮质下缺血事件、情绪障碍、淡漠及认知功能缺损。这些表现的发生年龄、持续时间和发生频率均不同。20%～40% 的 CADASIL 患者有伴先兆的偏头痛,是普通人群的 5 倍。皮质下缺血事件(TIA 和缺血性卒中)是最常见的表现,见于 60%～85% 的患者,67% 的患者为腔隙综合征。大多数患者在数年内有 2～5 次复发卒中,逐渐引起步态困难,伴或不伴尿失禁、假性延髓麻痹。20% 的 CADASIL 患者存在情绪障碍,表现为重度抑郁,躁狂发作。认知功能缺损是 CADASIL 的常见临床表现。多数病例最早的症状是执行功能和处理速度下降。此外有 10% 的患者有癫痫发作,也有发生脊髓梗死和颅内出血的报道。上述主要临床表现均可独立发生,但大部分会相继出现。

【诊断】

基因测试是诊断 CADASIL 的金标准。皮肤血管活检特征为小动脉血管壁增厚致管腔狭窄、肥大的内皮、中膜到外膜非淀粉样颗粒状嗜锇物质(GOM)及平滑肌细胞形态学改变。颗粒状嗜锇物质是 CADASIL 特殊的超微结构特征,位于血管基底膜。皮肤样本的 Notch3 单抗免疫染色可以揭示血管壁上聚集 Notch3 蛋白,有高度的诊断敏感性(85%～95%)和特异性(95%～100%)。

CADASIL 的诊断标准如下。

(1) 必需条件:

1) 遗传学:明确三代以上脑血管事件和痴呆遗传病史。

2) 发病年龄:中年以前发病,60% 为 28～38 岁,平均 40 岁。

3) 血管事件:反复发生 TIA 或腔隙性脑梗死。

4) 痴呆和精神障碍:在卒中基础上,逐渐出现心境障碍、抑郁、认知功能减退和痴呆。

5) 常无高血压、糖尿病等常见的卒中危险因素。

(2) 伴随条件:

1) 偏头痛:30%～40% 患者发病早期伴偏头痛发作。

2) 影像学:常见脑室旁白质疏松、脑萎缩和多发腔隙性梗死。

(3) 确诊条件:

1) 病理检查:脑、皮肤和神经活检电镜下可见嗜锇颗粒;

2) 基因分析:在 19p13 染色体上发现 Notch3 基因突变。

确诊 CADASIL:4 条以上必需条件＋1 条确诊条件。

可能 CADASIL:4 条以上必需条件＋1 条以上伴随条件。

可疑 CADASIL:至少 3 条必需条件＋1 条以上伴随条件。

2. 伴皮质下梗死及白质脑病的常染色体隐性遗传性脑动脉病(cerebral autosomal recessive arteriopathy with subcortical infarcts and leukoencephalopathy,CARASIL)   CARASIL 也称青年发病的 Binswanger 样白质脑病伴秃头和腰痛。目前发现该疾病与染色体 10q(10q25. 3q26. 2)的基因 HTRA1 的突变有关。该基因与 TGFβ 家族的信号传导有关。由于基因突变导致酶活性下降从而失去对 TGFβ 信号通路的抑制,导致血管病变。1995 年 Fukutake 等在总结 17 例病例报告的基础上,鉴于当时国际上已存在伴有皮层下梗死和白质病变的常染色体显性遗传性脑动脉病(CADASIL)这一病名,且两者在临床、影像、病理改变上有很多相似性,而后者符合隐性遗传特征,故将其命名为 CARASIL。

【诊断】

根据下列标准可以诊断本病。

（1）40 岁前出现症状，临床呈进行性（有时可短暂性停顿）智能低下、锥体束征、锥体外系症状和假性延髓麻痹等，影像学病变以弥漫性皮质下白质为主。

（2）早年（10～20 岁）出现秃头或广泛头发稀疏。

（3）急性反复腰痛，伴变形性脊椎病或椎间盘突出。

（4）血压<140 mm/90 mmHg，未服过降血压药。

（5）无肾上腺白质营养不良等脑白质的疾病。

具备以上 5 项为确诊（definite）病例；第 2 或第 4 项中一项不清，具备其他 4 项为可能（probable）病例，确诊病例的同胞，且双亲近亲结婚，有脑病表现或有第 2、3 两项，为可疑（possible）病例。

以下几项可作为诊断参考。

（1）双亲或祖父母近亲结婚的遗传背景。

（2）卒中或阶段性恶化进展方式。

（3）CT/MRI 显示弥漫性脑白质病变，基底核及大脑白质腔隙性梗死。

CARASIL 需要与 CADASIL 鉴别，主要依据为基因检测结果。CADASIL 电镜下见到在平滑肌细胞基底膜有嗜锇颗粒沉积是确定诊断的依据。本病仍需与肾上腺脑白质营养不良、异染色性白质脑病、淀粉样血管病变、血管炎鉴别。

（二）脑淀粉样血管病

脑淀粉样血管病（cerebral amyloid angiopathy，CAA）是与年龄相关的脑小血管病，其发生是因为血管壁的外层与中层进行性的 β 淀粉样蛋白沉积导致血管损伤，主要累及大脑皮质毛细血管和大脑皮质及相应软脑膜的中小动脉，静脉也可受累。CAA 多呈散发性，为 β 淀粉样蛋白沉积所致，但也存在与其他淀粉样蛋白相关的遗传性淀粉样血管病。

【临床表现】

1. 反复发作的脑叶出血　CAA 是导致老年人非创伤性颅内出血的重要病因，常引起脑叶出血，以顶枕叶受累为主，有反复发生的倾向。

2. 皮质蛛网膜下腔出血（convexity subarachnoid hemorrhage，cSAH）　是位于大脑凸面的局灶性蛛网膜下腔出血，通常局限于相邻的数个脑沟内，多不伴有脑底面的蛛网膜下腔出血。在老年人群中，特别是超过 60 岁的人群中，CAA 是导致非创伤性 cSAH 的常见病因。

3. 认知功能障碍　除脑叶出血外，进行性认知功能下降是导致 CAA 患者功能致残的另一重要原因。CAA 患者的认知功能障碍可能与阿尔茨海默病引起认知功能障碍的机制相关，但两者也存在不同，CAA 患者的知觉速度（perceptual speed）下降较阿尔茨海默病更为突出。

4. 短暂性局灶性神经系统症状发作（transient focal neurological episode，TFNE）　近年来，TFNE 作为 CAA 患者特征性的症状之一开始受到关注。TFNE 是一种反复发作、形式刻板、短暂的（通常不超过 30 min）神经系统症状，可以是刺激性症状，也可以是缺失性症状，亦被称为淀粉样发作（amyloid spells）。最常见的是扩散性（spreading）的感觉异常，还可出现痫性发作样的局部运动症状和视觉障碍（通常是类似偏头痛先兆的视觉异常）等。目前认为，CAA 患者的 TFNE 可能是由皮质含铁血黄素沉积引起的局部刺激有关。

5. CAA 相关性炎症及血管炎　CAA 相关性血管炎常伴随免疫反应性单核细胞或巨噬细胞增多，临床表现为亚急性认知功能损害、头痛、痫性发作、行为改变以及神经功能缺损症状等。其头颅 MRI 表现为广泛性非增强性皮质下异常密度或信号改变，相应病灶周围伴有血管源性水肿。激素或其他免疫抑制治疗有效。

【诊断】

目前 CAA 的诊断主要参照 Boston 标准。Boston 标准中将脑叶出血作为重要的临床证据，并未将微出血、皮质蛛网膜下腔出血、皮质表面含铁血黄素沉积（cortical superficial siderosis，cSS）等影像学标志纳入其中。因此，Boston 标准的特异性很高，但敏感性较低，很有可能造成漏诊。近年来提出的改良 Boston 标准（表 3-2-10-1）中，建议将 cSS 纳入诊断标准，以提高临床诊断的敏感性。更重要的是，CAA 主要累及皮质及软脑膜小血管，与小血管病变相关的影像学证据才能动态地反映 CAA 患者淀粉样病变的严重程度。而脑叶出血可能只是小血管病变累积。

表 3-2-10-1　改良 Boston 脑淀粉样血管病（CAA）诊断标准

诊断	依据
确定的 CAA	全面的尸检证实： （1）脑叶、皮质或皮质-皮质下出血 （2）严重 CAA （3）缺乏其他病变的证据
很可能的 CAA，有病理学证据支持	临床资料和病理组织（血肿抽吸或皮质活检）证实： （1）脑叶、皮质或皮质-皮质下出血 （2）标本可见一定程度的 CAA （3）缺乏其他病变的证据
很可能的 CAA	临床资料和 MRI 或 CT 证实： （1）年龄≥55 岁 （2）局限于脑叶、皮质或皮质-皮质下区域的多发性出血（包括小脑出血），或脑叶、皮质或皮质-皮质下单发性出血伴局灶性或弥散性表面铁沉着 （3）无其他出血病因或表面铁沉着
可能的 CAA	临床资料和 MRI 或 CT 证实： （1）年龄≥55 岁 （2）脑叶、皮质或皮质-皮质下单发性出血，或局灶性或弥散性表面铁沉着 （3）无其他出血病因或表面铁沉着

改良 Boston 标准中出血可为血肿或 MRI 定义的微出血。该标准经病理学证实对脑叶出血的特异性和阳性预测值较高，但在无出血性卒中的普通人群中尚未得到充分论证。

【治疗】

1. 急性卒中的治疗

（1）溶栓治疗：在发病 4.5 h 内进行静脉溶栓是急性缺血性卒中治疗的基本原则。因血栓形成并非急性腔隙性梗死的主要发病机制，所以静脉溶栓的治疗效果可能不如其他卒中亚型。不过，一项多中心大规模队列研究仍然显示溶栓治疗可改善急性缺血性梗死患者的临床转归。因此，对于脑小血管病引起的缺血性卒中，急性期治疗仍应遵循缺血性卒中治疗的一般原则,即以静脉溶栓、卒中单元、支持治疗和抗血小板药物为主。然而,溶栓所致的出血风险不容忽视,相关研究显示中重度脑白质病变可增高静脉溶栓后颅内出血的风险。Palumbo等的研究显示,脑白质病变和多发性腔隙性梗死是影响溶栓后出血风险的独立危险因素,但并非静脉溶栓的禁忌证。一项汇总分析显示,脑微出血可增高缺血性和出血性卒中的发病风险,且脑出血风险高于脑梗死。目前认为,虽然脑微出血会增高溶栓后脑出血风险,但并不影响患者从溶栓治疗中获益。不过,脑微出血对急性缺血性卒中患者溶栓治疗的影响仍需更多的大样本前瞻性研究证实。

(2) 抗血小板治疗:多数有症状皮质下小梗死患者可能同时合并脑白质病变、脑微出血等,可增高出血性转化和缺血性卒中的复发风险,因此在进行抗血小板治疗时需要注意权衡获益与风险。当合并脑微出血数量<5 个时,患者可从抗血小板治疗中获益;但当脑微出血数量>5 个时,出血风险会超过获益。因此,新发有症状皮质下小梗死仍需选用抗血小板药,建议以阿司匹林单药治疗为主,也可选用氯吡格雷或西洛他唑。

2. 无症状脑血管病的卒中预防治疗 社区老年人群的脑小血管病主要表现为无症状性脑血管病,针对这部分人群,需要完善的病史采集,确定症状是否具有意义;并遵循 AHA/ASA 指南对缺血性卒中进行一级预防;阿司匹林在预防卒中的有效性方面缺乏研究;临床医师更应意识到这些患者今后卒中风险增加,尤其在决定是否对房颤患者予抗凝治疗、颈动脉狭窄行血管重建、治疗高血压以及启动他汀类药治疗更应意识到这种风险。

(1) 抗血小板治疗。

1) 不推荐阿司匹林对于无其他明确脑血管病危险因素证据的糖尿病或糖尿病伴无症状周围动脉性疾病(定义为踝肱指数<0.99)的患者。

2) 不推荐阿司匹林用于脑卒中的一级预防。

3) 在脑卒中风险足够高(10 年心脑血管事件风险 6%~10%)的个体中,可以使用阿司匹林进行脑血管病预防。

4) 对于更高风险的患者(10 年心脑血管时间风险>10%),使用阿司匹林预防脑血管疾病是合理的,其获益远超过风险。

5) 可以考虑阿司匹林用于预防慢性肾病患者[肾小球滤过<45 ml/(min·1.73 m^2)]首次脑卒中的发生,但不适用于严重肾病患者。

(2) 降血压治疗:高血压是脑小血管病最明确的危险因素,而降压治疗能有效预防卒中复发、延缓脑白质病变进展和认知功能下降。需要注意的是,即使指南推荐新发皮质下小梗死患者的血压应降至 130 mmHg 以下,但并非越低越好,应结合年龄、脑白质病变程度和认知功能减退程度综合考虑。目前没有针对脑小血管病高血压患者的特定降压药。

(3) 脑微出血的治疗:有研究表明,微出血患者缺血性风险及出血性风险均增加,故仍然遵循 AHA/ASA 指南推荐对患者进行缺血性卒中或脑出血的一级预防。对于具有适应证(如心房颤动)时,给微出血患者抗凝治疗是合理的,但对于脑出血风险较高(微出血的位置及数量判断)的患者可建议服用新型口服抗凝药,如达比加群、利伐沙班、阿哌沙班或依度沙班。卵圆孔未闭(PFO)患者可考虑经皮左心耳封堵术。其他

的预防 ICH 的指南措施同样适用于微出血患者,如控制血压,对于微出血患者并不限制他汀类药;对于单独出现的微出血,不提倡使用抗血小板药物或他汀类药物预防卒中。

(4) 认知和情感障碍的治疗:在脑小血管病患者认知障碍的治疗中,胆碱酯酶抑制药、兴奋性氨基酸阻断药和钙通道阻滞药的疗效尚存在一定的争议,有待更多临床研究证实。相关研究显示,胆碱酯酶抑制药和美金刚能有效改善血管性认知损害患者的焦虑、抑郁和淡漠等情感障碍,但仍需进一步研究证实。

3. CAA 的治疗 CAA 相关脑出血发生率,老年人中多见,尚无有效预防及治疗方法。高血压在 CAA 相关脑出血发病中有重要作用。有文献显示,降压治疗可以显著降低高血压相关脑出血和 CAA 相关脑出血复发风险。CAA 并发出血的急性处理,与其他脑出血处理原则相同。必要时可行血肿清除或脑叶切除,但是外科治疗应慎重,因为淀粉样物质替代了血管的中层结构,影响了血管的收缩和止血过程,容易引发进一步出血。

第十一节 少见脑血管病

程 忻 徐 斌 毛 颖

少见脑血管病的病因众多,包括感染性、炎性、遗传性、血管畸形、凝血异常、动脉壁非炎性改变等,本节选取其中一些做介绍。

一、中枢神经系统血管炎

中枢神经系统血管炎(central nervous system vasculitis, CNSV)是指能引起中枢神经系统血管炎症反应及损伤的一类疾病。由于本病的临床表现缺乏特异性,患者症状复杂,因而诊断比较困难。

【病因及分类】

根据累及的血管大小,CNSV 可分为小血管型血管炎、中血管型血管炎及大血管型血管炎;根据神经病理学检查结果,CNSV 可分为肉芽肿性血管炎、淋巴细胞性血管炎、坏死性血管炎;按照病因学可将 CNSV 分为两大类(表 3-2-11-1):① 原发性 CNSV(primary angiitis of the CNS, PACNS),只累及大脑、脑膜及脊髓的血管,病因不明;② 继发性 CNSV,由原发性系统性血管炎、自身免疫性疾病或感染性疾病等累及中枢神经系统所致。继发性中枢神经系统血管炎又可分为系统性血管炎累及中枢神经系统[巨细胞动脉炎(包括颞动脉炎)、Takayasu 动脉炎、ANCA 相关动脉炎、结节性动脉炎、韦格纳肉芽肿、Churg-Strauss 综合征、显微镜下多血管炎等]、感染性中枢神经系统血管炎、结缔组织病合并中枢神经系统血管炎和其他中枢神经系统血管炎。

【病理】

PACNS 的病理改变主要有 3 种形式:① 肉芽肿性血管炎,是最常见的(占 56%),表现为血管中央有单核细胞炎症反应,伴有肉芽肿形成和多核巨细胞浸润。活组织检查样本,尤其是肉芽肿性血管炎,还可见血管壁中广泛的 β 淀粉样蛋白沉积并伴有相关炎症反应,被认为是 β 淀粉样蛋白相关性血管炎。② 坏死性血管炎(占 22%),其特征是透壁性纤维蛋白样

表 3-2-11-1　中枢神经系统血管炎分类

1. 原发性中枢神经系统血管炎（PACNS）
2. 继发性中枢神经系统血管炎
   (1) 原发性系统性血管炎累及中枢神经系统：巨细胞动脉炎（包括颞动脉炎）、Takayasu 动脉炎、ANCA 相关动脉炎、结节性动脉炎、韦格纳肉芽肿、Churg-Strauss 综合征、显微镜下多血管炎等
   (2) 感染性中枢神经系统血管炎：病毒（包括水痘-带状疱疹病毒、HIV、巨细胞病毒等）、细菌（包括梅毒螺旋体、结核杆菌等）、真菌（曲霉菌、毛霉菌、念珠菌等）、寄生虫（囊虫病）感染
   (3) 结缔组织病合并血管炎：系统性红斑狼疮、风湿性关节炎、硬皮病、重叠性胶原病、干燥综合征等
   (4) 其他中枢神经系统血管炎：抗磷脂抗体综合征、淋巴瘤、神经系统结节病、炎症性肠病、移植物宿主病、细菌性心内膜炎、急性细菌性脑膜炎、药物性血管炎等

坏死。该种病理改变与颅内出血显著相关。纤维蛋白样坏死和炎症反应是导致血管壁增厚的病理机制，增加了血管破裂和动脉瘤扩张的风险，而内膜纤维化则是愈合的特征。③ 淋巴细胞性血管炎（占 20%），表现为淋巴细胞伴有不同数量的浆细胞、组织细胞、中性粒细胞和嗜酸性粒细胞。其他类型的 PACNS 包括具有明显软脑膜增强的 PACNS、血管造影定义的 PACNS（脑血管造影和脑脊液检查结果有异常，但中枢神经系统活检是正常的）、呈现肿块样病变的 PACNS（孤立性脑肿块病变），以及伴有脊髓受累的 PACNS。

【临床表现】

PACNS 临床表现多样，并且缺乏特异性。PACNS 可以发生在各个年龄段，但高发年龄在 50 岁左右，且男性较女性多见。急性发作时可表现为一次或多次发作卒中，亚急性发作时可表现为慢性头痛、痴呆、慢性脑膜炎或性格改变。头痛是最常见的症状，通常隐匿起病，呈亚急性发作；其次是脑病症状、痴呆、认知障碍、行为和性格改变。30%~50% 的 PACNS 患者会出现复发性多发卒中和 TIA，但很少有脑神经病变、癫痫发作、共济失调和昏迷。发热、体重减轻、盗汗症状等全身症状在 PACNS 中也相对少见。

在继发性 CNSV 中，一般以疾病晚期才会出现中枢神经系统受累表现，并且通常在中枢神经系统受累前就已经明确系统性血管炎或自身免疫性疾病的诊断。与 PACNS 类似，根据中枢神经系统受累部位不同，神经系统症状也会不同。头痛、癫痫发作、局灶性神经功能缺损、脑病、认知障碍、运动障碍、卒中样发作和脑神经病变是常见的表现。但与 PACNS 不同的是，皮疹、关节肿胀、干燥症状、发热、盗汗和多发性单神经炎在继发性 CNSV 中是常见的，可以为初步诊断提供线索。

【辅助检查】

1. 血液检查　对于感染性血管炎应当根据需要做相关的血清学试验。仅 10% 的患者出现红细胞沉降率加快，C 反应蛋白、抗"O"增高具有非特异性，抗核抗体谱检查有助于发现继发性血管炎的病因，如各类胶原病（表 3-2-11-2、表 3-2-11-3）。

2. 脑脊液检查　缺乏特异性，最常见的改变是脑脊液蛋白轻度升高，伴轻度淋巴细胞反应或出现中性粒细胞。在脑部炎性病变均可见到寡克隆带阳性。脑脊液细胞数超过 $250 \times 10^6/L$（$250/mm^3$）时提示存在感染。微生物学染色和培养有助于发现特定的感染。脑脊液中产生白细胞介素-17 的 CD41 细胞比例的增加可助于鉴别缺血性卒中和血管炎。

表 3-2-11-2　怀疑血管炎患者应进行的血液检查

项目	意义
血常规	无异常
红细胞沉降率	增快
C 反应蛋白（CRP）	增高
抗"O"	增高（>1 000/U 意义重大）
类风湿因子（RF）	类风湿抗体，非特异
双链 DNA（dsDNA）	系统性红斑狼疮（SLE）特异性抗体
抗核抗体（ANA）	敏感性高，SLE 80%~100% 阳性；混合性结缔组织病（MCTD）100% 阳性，其他风湿病 20%~80% 阳性
可提取性核抗原（ENA）	见表 3-2-11-3
抗中性粒细胞胞质抗体（ANCA）	系统性血管炎、韦格纳肉芽肿特异性抗体
抗心磷脂抗体（ACL）	抗心磷脂抗体综合征特异性抗体
抗线粒体抗体（AMA）	SLE、干燥综合征、原发性胆汁性肝硬化等
抗着丝点抗体（ACA）	硬皮病（尤其 CREST 综合征）特异性抗体

表 3-2-11-3　ENA 抗体谱 7 个项目及意义

ENA 项目	意义
抗 Sm	SLE 30% 阳性
抗 RNP	① rRNP：SLE 10% 阳性；② U1RNP：MCTD 95% 阳性，SLE 32% 阳性
抗 SSA	干燥综合征 65% 阳性，SLE 32% 阳性
抗 SSB	干燥综合征 40% 阳性
抗 Scl-70	弥漫性硬皮病（PSS）43%~70% 阳性
抗 Jo-1	多发性肌炎/皮肌炎（PM/DM）25% 阳性
抗核糖体抗体	MCTD 19% 阳性

3. 影像学检查　CNSV 的一个主要诊断手段是脑血管造影，CTA、MRA 均有助于发现血管改变，DSA 阳性率最高，但仍有 10%~15% 的 PACNS 患者由于受累血管太小而不能检测出。约 60% 的患者出现异常改变，表现为多发性的血管交替狭窄和扩张或颅内血管多腔性闭塞，可呈串珠样或葫芦样改变。除此之外，还可见动脉梭形扩张，侧支循环增多，延迟对比增强。相反，长段狭窄、微动脉瘤和血管完全闭塞则较为少见。血管造影异常也常见于非血管炎患者，尤其是脑血管痉挛，以及中枢神经系统感染和动脉粥样硬化。

MRI 也是一种重要且敏感性较高的检查方法。大多数患者（超过 90%）可有 MRI 异常，最常见的表现是广泛的皮质和白质的损害，应用对比剂可见软脑膜出现增强。PACNS 的典型表现是在皮质、皮质下区域、深部灰质、白质区域可在 T_2WI 和 FLAIR 序列上出现双侧多灶性异常改变。陈旧或新发的缺血性病变是 PACNS 的一个主要特征，通常与多个大小血管的双侧狭窄和扩张共存。缺血性病变可与蛛网膜下腔和脑实质出血性病变共存。PACNS 还可以出现占位效应。

与 MRI 相比，CT 在评估与血管炎相关的梗死病变时并不是十分敏感。

高分辨率对比增强 MRI(HR - MRI)有助于观察颅内血管壁内部及血管周围的病理改变。已有研究发现,炎症、颅内动脉粥样硬化以及其他血管壁异常在 HR - MRI 上的表现存在差异。

核医学诊断方法是一种新兴的诊断技术。利用$[^{11}C]$-PK11195 作为 PET 示踪剂,可以检测大血管炎患者的血管炎症反应。

4. 组织活检　脑组织活检是诊断 PACNS 的金标准。当血管炎症变化仅限于直径$<500~\mu m$ 的动脉时,DSA 造影往往不会有阳性发现。对于怀疑患有 CNSV 但没有明显影像学改变的患者,必须进行明确诊断的脑活检。确诊 PACNS 的特征性活检结果是血管透壁炎症,继而引起血管壁破坏。组织病理学改变主要包括肉芽肿性血管炎、淋巴细胞性血管炎和急性坏死性血管炎。在活检证实的 PACNS 患者中可以进一步观察到内膜增生和血栓形成。但其具有一定的局限性:① 炎症性血管病变可累及脑实质及软脑膜任何血管,没有选择性;② 由于病变呈阶段性,所以敏感性仅为$53\%\sim80\%$;③ 与活检部位的选择有很大关系,应选择产生相应神经系统体征的部位,影像学异常区域尤其是增强区域的取样可能增加阳性率;④ 对于缺乏局灶性损害的病例,常将非优势半球的颞极作为取材部位;⑤ 颅底脑膜的取样对于排除一些潜伏感染和肉瘤样病变较重要。

【诊断】

1. PACNS 诊断　1988 年,Calabrese 等提出了 PACNS 的诊断标准:① 临床症状为获得性或难以解释的神经或精神障碍;② 血管造影或者活检证实为血管炎;③ 排除系统性血管炎或感染性疾病等其他导致血管炎的疾病。

2009 年,Brinbaum 等将 PACNS 的诊断分为 2 个等级:① 临床确诊 PACNS,需要组织活检证实存在血管炎;② 临床拟诊 PACNS,血管造影提示有很大可能性是血管炎,在 MRI 上有异常改变,脑脊液的改变与 PACNS 一致,但是缺乏组织活检。

由于缺乏特异的血清学检测指标,脑脊液检查、血管造影也缺乏敏感性和特异性,因此限制了 PACNS 的早期诊断。从发病率角度看,PACNS 显著低于与其有着相似临床表现的其他疾病,因此,临床医生需要结合患者病史、实验室检查结果、影像学资料、病理结果进行综合分析,再做出最终的诊断。诊断检查结果总结如表 3 - 2 - 11 - 4。

表 3 - 2 - 11 - 4　原发性中枢神经系统血管炎的诊断检查结果

临床表现	实验室检查	脑脊液检查	MRI	DSA	组织活检
头痛,癫痫,卒中,脑病,认知障碍	通常是正常的,与系统性血管炎相关的抗体常常是阴性的	轻微的淋巴-单核细胞增多或蛋白水平升高;偶可见寡克隆带	缺血性病变,微血管病变,出血,对比增强,肿瘤样病变	血管串珠样改变(节段性血管狭窄,伴狭窄后血管扩张)	肉芽肿,淋巴细胞浸润或急性坏死性改变

2. 继发性 CNSV 诊断　继发性 CNSV 的诊断是基于确诊患有系统性炎性疾病或者感染性疾病的前提下,组织活检或者影像学改变支持存在血管炎。在诊断过程中,需排除由原先疾病或在其治疗过程中引起的代谢或感染并发症对中枢神经系统的作用,再将中枢神经系统受累归因于血管炎。

【鉴别诊断】

1. 可逆性脑血管收缩综合征(reversible cerebral vasoconstriction syndrome,RCVS)　RCVS 是一种脑血管疾病,其特征是突发及复发剧烈头痛(呈霹雳样),伴或不伴有神经功能缺损或癫痫发作,具有可逆性脑血管收缩的证据。脑动脉弥漫性多灶性狭窄使其成为 PACNS 最常见的需要鉴别诊断的疾病之一。RCVS 多发于女性,发病年龄通常在$20\sim50$ 岁。大约 60% 的 RCVS 存在诱发因素,如接触血管活性药物或毒品、子痫、产后等。RCVS 影像学可表现为缺血性卒中,通常位于浅表边界区或分水岭区。非动脉瘤性蛛网膜下腔出血、癫痫发作和后部可逆性脑病综合征。血管造影显示多灶性节段性脑动脉血管收缩,未破裂动脉瘤的发生率明显高于脑血管炎,临床发作 12 周后的血管造影随访通常显示血管异常的完全或基本消退。RCVS 的脑脊液检查大多是正常的。组织活检显示没有血管炎改变。运用 HR - MRI,PACNS 可以显示多个血管的炎性改变,表现为长段管壁增厚和弥漫性钆增强,而 RCVS 患者通常只表现为血管小段狭窄,不伴有或伴有轻微血管壁增厚。区分 PACNS 与 RCVS(表 3 - 2 - 11 - 5)是十分重要的,因为皮质类固醇会加重 RCVS 症状。

表 3 - 2 - 11 - 5　RCVS 与 PACNS 鉴别诊断要点

临床特征	RCVS	PACNS
性别	女性多发(女:男为 $2\sim4:1$)	男性多发
发病	急性,数小时至数天	隐性起病,常常数月
临床表现	存在诱发因素的情况下发生劈裂样头痛	慢性头痛伴认知障碍
脑脊液检查	正常	白细胞和(或)蛋白升高
CT/MRI	70% 异常	100% 异常
血管造影	100% 异常	60% 异常
脑叶出血	常见	罕见
凸面蛛网膜下腔出血	常见	罕见
组织活检	无血管炎改变(通常不行组织活检)	$60\%\sim80\%$ 由血管炎改变

2. 血管内淋巴瘤(intravascular lymphoma,IVL)　IVL 是一种罕见的非霍奇金淋巴瘤,主要发生在中小型血管。血管内恶性淋巴细胞增殖可阻碍血液流向下游组织,导致组织缺血。IVL 通常影响老年患者,超过 70% 的患者在 60 岁后确诊。来自西方国家的患者中,中枢神经系统($34\%\sim52\%$)和皮肤($24\%\sim39\%$)病变最常见。该病在皮肤上的表现形式多种多样,包括疼痛性红斑硬结、紫癜性斑块、蜂窝织炎、溃疡结节和全身性毛细血管扩张。但是,来自亚洲国家的患者,神经系统表现较少(25%),发热发生率较高(74%),血液学异常可表现为噬血细胞增多症(59%)和血小板减少症($58\%\sim76\%$)。IVL 的神经影像学检查结果往往是非特异性的,可与 PACNS 相似。血清学检查常有异常,如贫血($63\%\sim78\%$)、血清乳酸脱氢酶和 β_2-微球蛋白水平升高($>80\%$)。诊断主要依赖于相关组织

的活检,证明中小血管中的肿瘤性淋巴细胞。

3. 其他疾病 需要鉴别诊断的疾病还包括脑常染色体显性遗传伴皮质下梗死和白质脑病(CADASIL)、Binswanger 脑病、多发性硬化等。

【治疗】

1. 治疗原则

(1) 首先应该停止任何有助于血栓形成或血管痉挛刺激因素,如口服避孕药、拟交感类药,吸烟等。

(2) 对于感染性血管炎需采取相应的抗微生物药物治疗。

(3) 评估出血风险后,适当应用抗栓药物防止继发性血栓形成。

(4) 对自身免疫性血管炎的治疗首选联合应用激素和环磷酰胺。如果联合应用后出现严重的药物不良反应,可选择其他治疗。

2. PACNS 的治疗 PACNS 的治疗根据病变累及血管的不同存在差异(治疗流程见图 3-2-11-1)。

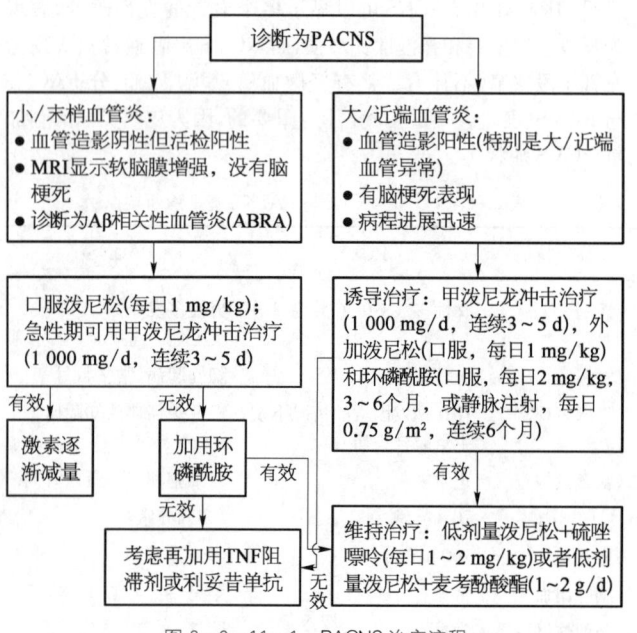

图 3-2-11-1 PACNS 治疗流程

(1) 小/末梢血管炎:有以下特点,① 血管造影阴性但活检阳性;② MRI 显示软脑膜增强,没有脑梗死;③ 诊断为 Aβ 相关性血管炎(ABRA)。治疗方案如下:口服泼尼松(每日 1 mg/kg),急性期可用甲泼尼龙冲击治疗(1 000 mg/d,连续 3~5 d)。如病情有缓解,激素可逐渐减量;如病情无缓解,可加用环磷酰胺,病情有缓解可改为低剂量泼尼松＋硫唑嘌呤(每日 1~2 mg/kg)或者低剂量泼尼松＋麦考酚酸酯(1~2 g/d)维持治疗;如果加用环磷酰胺后病情仍无缓解,可以考虑再加用肿瘤坏死因子(TNF)阻滞剂或利妥昔单抗。

(2) 大/近端血管炎:有以下特点,① 血管造影阳性(特别是大/近端血管异常);② 有脑梗死表现;③ 病程进展迅速。治疗方案如下:诱导治疗可用甲泼尼龙冲击治疗(1 000 mg/d,连续 3~5 d),继之,使用泼尼松(口服,每日 1 mg/kg)和环磷酰胺(口服,每日 2 mg/kg,3~6 个月,或静脉注射,每日 0.75 g/m²,连续 6 个月),病情有缓解后可改为低剂量泼尼松＋硫唑嘌呤(每日 1~2 mg/kg)或者低剂量泼尼松＋麦考酚酸酯(1~2 g/d)维

持治疗,病情无缓解可考虑加用 TNF 阻滞剂或利妥昔单抗。

3. 继发性 CNSV 的治疗 在治疗中枢神经系统血管炎的同时,需注意原发疾病的治疗。

二、烟雾病

烟雾病(Moyamoya disease)是以双侧颈内动脉末端慢性进行性狭窄或闭塞为特征,并继发引起颅底异常血管网形成的一种脑血管疾病。这种颅底异常血管网在脑血管造影图像上形似"烟雾",被称为"烟雾状血管"(图 3-2-11-2)。1969 年日本学者 Suzuki 及 Takaku 将该病称为"烟雾病"。烟雾状血管是扩张的穿通动脉,起着侧支循环的代偿作用。病变可累及大脑中动脉和大脑前动脉的近端,少数亦可累及椎基底动脉系统。该病可合并动脉瘤及动静脉畸形。

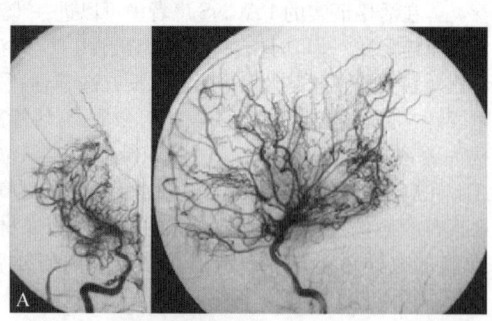
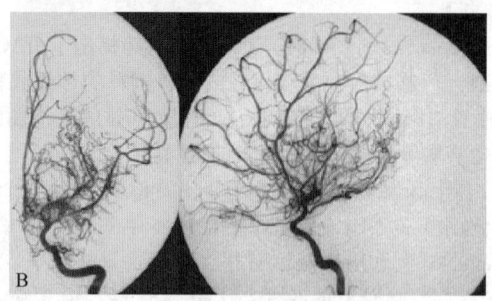

图 3-2-11-2 典型烟雾病脑血管造影表现

A. 右侧颈内动脉正侧位;B. 左侧颈内动脉正侧位。两图显示双侧颈内动脉末端至大脑前动脉、大脑中动脉起始段狭窄,并且颅底可见典型"烟雾状血管"。

【流行病学】

烟雾病在性别、人种、地域等方面差别较大。在东亚国家地区较高发,随着对其认识的深入以及影像技术的进步,患病率及发病率有上升的趋势。2008 年日本北海道的一项研究显示,烟雾病的年患病率与发病率分别为 10.5/10 万及 0.94/10 万,女性患者较男性患者多(约 2.8:1),发病高峰分别为 5~9 岁前后及 45~49 岁前后。烟雾病在东亚其他地区的发病率约为日本的 1/3 左右,而欧美的发病率大约为日本的 1/10 左右。2010 年来自我国南京的一项研究提示,该地区的烟雾病患病率为 3.92/10 万。种族易感性及家族聚集性等现象提示遗传因素可能在其发病中起着重要作用。近年来的研究发现,环指蛋白 213(ring finger protein 213,RNF213)基因与该病的遗传易感性相关。儿童患者以缺血症状为主要临床表现,包括 TIA 及脑梗死。而出血型在成人患者中更为常见,具体症状因出血部位而异。简而言之,不论是哪一种类型的烟雾病,均会给患者带来严重不良预后。

烟雾病的发病有一定的家族聚集性,约占全部烟雾病患者的15%,且有着独特的流行病学特征:女性明显高发,且平均发病年龄明显低于散发病例。

【病理生理与病因学】

烟雾病的病因迄今不明。通过术中观察及组织学检查发现烟雾病患者基底动脉环的主要分支内膜增厚、内弹力层不规则变厚或变薄断裂以及中膜变薄。内膜增生主要为平滑肌细胞增生并伴有大量细胞外基质,而内膜及内弹力层几乎没有磷脂沉积,这与动脉粥样硬化不同(图3-2-11-3)。烟雾病患者的心脏、肾脏及其他器官的动脉也可见到类似的病理改变,提示该病不单纯是脑血管疾病,有可能是一种系统性血管疾病。最近的研究表明,胱冬酶-3依赖的细胞凋亡机制(caspase-3-dependent apoptosis)可能与上述病理变化相关。烟雾状血管是扩张的穿通支,可发生血管壁纤维蛋白沉积、弹力层断裂、中膜变薄以及微动脉瘤形成等许多不同的病理变化。烟雾状血管亦可发生管壁结构的破坏及继发血栓形成。这些病理改变是临床上烟雾病患者既可表现为缺血性症状,又可表现为出血性症状的病理学基础。

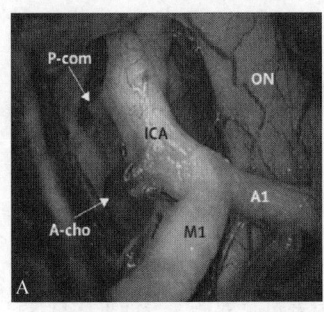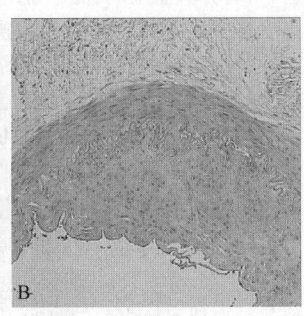

图3-2-11-3 烟雾病脑血管外观与病理表现

A. 烟雾病患者颈内动脉(ICA)末端及其分叉部术中照片,可见颈内动脉末端及大脑前动脉(M1)、大脑中动脉(A1)起始段外径变窄,但前交通动脉、后交通动脉(P-com)及A1发出的穿通支直径正常;B. 烟雾病患者颈内动脉末端组织学检查(HE染色),显示颈内动脉末端内膜增厚、内弹力层不规则及中膜变薄。P-com,后交通动脉;A-cho,前脉络膜动脉;ICA,颈内动脉;ON,视神经;M1,大脑前动脉M1段;A1,大脑中动脉A1段。

烟雾状血管的形成提示该病有丰富的血管新生过程。已有的研究发现多种生长因子及细胞因子与烟雾病的脑内血管新生相关。

1. 血管内皮生长因子(VEGF) 是一种相对分子质量在40 000~45 000的分泌性糖蛋白,可刺激血管内皮细胞增生,促进血管形成和血管通透性增加。由于Willis环进行性狭窄或闭塞,脑组织发生缺血、缺氧,而后者是刺激VEGF表达上调的重要因素,很可能是促使血管新生过程启动的始发因素。已经发现烟雾病的血管内皮细胞、平滑肌细胞、硬脑膜及脑脊液和血清中均有VEGF的高表达。

2. 碱性成纤维细胞生长因子(bFGF) 可促进血管内皮细胞和平滑肌细胞的有丝分裂并增强其分化,同时又是一种趋化因子,对内皮细胞、成纤维细胞和星形胶质细胞均有趋化作用。已经发现烟雾病者颈内动脉末端增厚、狭窄部位bFGF染色呈强阳性,而且颞浅动脉、脑膜中动脉血管平滑肌细胞及内皮细胞上存在bFGF及其受体,染色结果均强于对照,提示bFGF可能在烟雾病的发生过程中起着重要作用,可能既刺激血管内皮

细胞和血管平滑肌细胞增生,导致颈内动脉末端狭窄或闭塞,同时又刺激血管再生,促使颅底和皮质表面形成异常血管。而这两种不同的作用可能与bFGF浓度的不同有关。

3. 肝细胞生长因子(hepatocyte growth factor,HGF) 是一种强有力的血管生成促进因子。血清HGF浓度的升高在烟雾病的演变中可能既起着促进侧支循环及颅底异常血管网形成的作用,又发挥着强大的神经保护作用。此外,HGF虽然没有直接刺激血管平滑肌细胞生长的作用,但有实验表明它却对其具有趋化作用,可以刺激平滑肌细胞移行。故血清中升高的HGF很可能也参与了促进烟雾病动脉内膜进行性增厚的病理过程。

4. 血小板源性生长因子(platelet-derived growth factor,PDGF) 最早是从血小板中分离而得。有研究表明,PDGF也会影响血管内皮细胞,诱导血管生成。PDGF-B与VEGF共同作用于新血管形成,促进内皮细胞及平滑肌细胞的稳定性。血管新生过程中PDGF的缺乏可导致新生血管的脆弱而易出血及组织缺血、缺氧。已有研究发现PDGF-B与烟雾病尤其是出血性明显相关。

5. 前列腺素-2(prostaglandin E-2,PGE-2)与白细胞介素-1(interleukin-1,IL-1) 对起源于头皮动脉的平滑肌细胞研究发现,IL-1可导致PGE-2水平增高;进一步的研究发现,烟雾病患者的PGE-2水平显著增高。据此推测,过量的PGE-2可降低血管紧张度,增加管壁通透性,从而使血管更容易接触到各种促进内膜增生的生长因子及细胞因子;同时PGE-2抑制平滑肌细胞的移行,阻碍了管壁损伤后的快速修复,进一步增加了血管通透性和平滑肌细胞与各种因子接触时间;另外,PGE-2与IL-1还可诱导VEGF的表达,后者也能促进血管形成,增加血管通透性。因此,PGE-2与IL-1可能在烟雾病的发病过程中发挥作用。

6. 可溶性细胞黏附因子(soluble vascular-cell adhesion molecule) 检测烟雾病患者血清及脑脊液中的可溶性黏附分子水平,结果发现3种亚型(细胞内黏附分子-1、血管细胞黏附分子-1、E选择蛋白)在脑脊液中水平均显著升高,在血清中则无显著变化。因此推测烟雾病可能由慢性中枢神经系统炎症所致,但亦不能完全排除脑脊液中黏附分子来源于血管内皮细胞的可能,因为同时检测清蛋白指数(可反应血-脑屏障功能),结果提示血-脑屏障有轻度损害。究竟可溶性黏附分子与烟雾病发病是直接相关,还是外周血液循环泄漏抑或是脑缺血后改变导致其升高,尚有待于进一步研究。

7. 细胞外基质(extracellular matrix,ECM) ECM包含了高度组织化的蛋白多糖和蛋白质,为内皮细胞提供支持作用,作为内皮细胞与其他因子(纤溶酶原激活剂、金属基质蛋白酶、类肝素酶、糜蛋白酶、类胰蛋白酶、组织蛋白酶类等)相互作用的容器,激活血管生成。基质金属蛋白酶(matrix metalloproteinase,MMP)与烟雾病关系密切,MMP可通过改变ECM组成成分(包括IV型胶原、层粘连蛋白、纤维连接蛋白)而影响血管的稳定性。在血管新生过程中,MMP通过影响血管的稳定性,为bFGF、VEGF、TGF-β等介导血管新生创造条件。

【临床表现】

儿童及成人烟雾病者临床表现各有特点。儿童患者以缺血症状为主要临床表现,包括短时脑缺血发作、可逆性神经

功能障碍及脑梗死。成人患者的缺血症状和体征与儿童患者类似,但成人患者常以出血症状为主,具体症状因出血部位而异。少数患者可无症状,因体检或其他原因被发现,可能属疾病早期。

1. 短时脑缺血发作 烟雾病患者通常可出现颈内动脉供血区(尤其是额叶)缺血。因此,大多数患者表现为一过性、短暂、反复发作的局灶神经功能缺损,如失语、偏瘫、黑矇。此外,少数可晕厥、轻度截瘫、视觉症状或出现不随意运动,以儿童患者多见。儿童患者可因反复发作出现智力受损、认知障碍(近事遗忘、易激惹或焦虑等),可被误诊为精神分裂症、抑郁症、多动症等精神疾病。

儿童患者缺血发作的另一个特征是在哭闹或吹奏乐器(用力或过度换气)时诱发,此与过度通气引发血二氧化碳分压下降有关。

2. 颅内出血 近半数成年患者可出现颅内出血,出血往往可以给患者带来严重的神经功能损害,而且患者还面临着反复出血的威胁。文献报道再出血率高达 28.3%~33%,年再出血率为 7.09%。

烟雾病患者发生颅内出血主要有两个原因:烟雾状血管破裂出血或合并的微动脉瘤破裂出血。烟雾状血管破裂出血主要是由于持续的血流动力学压力使脆弱的烟雾状血管破裂,通常出血发生于基底节区、丘脑及脑室旁区域,且常常合并脑室内出血。微动脉瘤可位于大血管的侧支或烟雾状血管的周围,或基底动脉分叉部,或基底动脉与小脑上动脉交界处。对于烟雾病患者的椎基底动脉系统在提供血流代偿前循环上往往起着重要的作用,相应的椎基底动脉系统也承担着较大的血流动力学压力,这或许是诱发患者动脉瘤形成和造成蛛网膜下腔出血的一个重要原因。目前有越来越多的证据表明成年烟雾病患者可诱发非颅内动脉瘤破裂所致的蛛网膜下腔出血。另外一种导致烟雾病患者发生颅内出血的少见原因是脑表面扩张的动脉侧支破裂所致。

3. 其他神经系统症状 头痛是较为常见的临床症状,尤其是儿童患者,主要表现为额部头痛或偏头痛样头痛。此外,癫痫及不随意运动见于部分患者,特别是儿童患者。

【自然史及预后】

研究较少,目前尚未明确,因此较难判断烟雾病患者的临床进展。早期的临床研究表明,接受保守治疗(未采用血管重建手术)的儿童患者神经功能、智力状态等预后均较差。婴幼儿患者发生缺血性卒中的比例较其他患者高,且往往预后更差;儿童患者颈内动脉末端狭窄进展及临床表现进展较成人患者更为常见。妊娠时缺血性或出血性卒中的风险均增高,且这些患者往往预后很差。

烟雾病病死率约为 7.5%,其中成年患者为 10%,儿童患者约为 4.3%;导致死亡的主要原因为颅内出血。

【辅助检查】

1. 脑血管造影 是诊断烟雾病的金标准。典型的表现为双侧颈内动脉床突上段狭窄或闭塞;基底部位纤细的异常血管网,呈烟雾状;广泛的血管吻合,如大脑后动脉与胼周动脉吻合,可合并大脑前动脉和大脑中动脉近端狭窄或闭塞;约 25% 患者椎基底动脉系统亦存在狭窄或闭塞。脑血管造影还可用于评价烟雾病的进展变化,用于血管重建手术后评价。

1969 年 Suzuki 和 Takaku 提出的根据脑血管造影表现不同,将烟雾病分为 6 期的分期标准被普遍接受并广泛应用于临床(图 3-2-11-4)。

典型的发展过程多见于儿童患者而少见于成人患者,而且可以停止在任何阶段,少部分患者可发生自发性改善。

2. CT 及 CTA 烟雾病患者头颅 CT 扫描并无特异性,主要是缺血或出血引起的改变。前者可见双侧多发的低密度区,常局限于皮质或皮质下,皮质萎缩,脑室扩大;后者为高密度影。增强 CT 成像可见基底节盘曲的血管。CTA 可见狭窄或

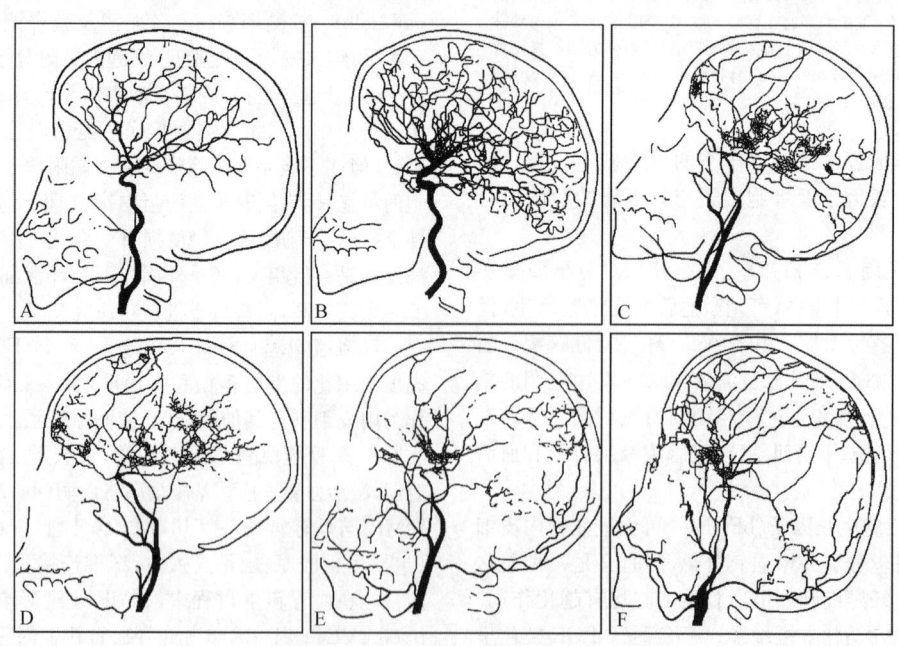

图 3-2-11-4 Suzuki 等对烟雾病的分期

A. 第Ⅰ期;B. 第Ⅱ期;C. 第Ⅲ期;D. 第Ⅳ期;E. 第Ⅴ期;F. 第Ⅵ期。第Ⅰ~Ⅵ期,Willis 环动脉闭塞性病变逐渐加重,颅底烟雾状血管表现为出现、旺盛、衰减到最后消失及减少的过程。

闭塞的颈内动脉及其分支以及烟雾血管。

3. MRI 及 MRA　MRI 多序列成像(包括 T_1W、T_2W、FLAIR、DWI)在诊断本病中具有重要作用。例如,脑内微出血灶,尤其是基底节区的微出血是导致患者认知障碍及颅内出血的一个重要的危险因素,在 15%～44% 的成人烟雾病患者头颅 MRI 的 T_2W 成像上可发现脑内微出血灶(图 3-2-11-5),从而及早进行干预。MRA 通常可显示颈内动脉的狭窄或闭塞及增多的侧支循环。烟雾状血管在 MRI 上显示为流空信号,在 MRA 上显示为明确的血管网,于儿童患者相较成人患者显示更好,因此在儿童患者可取代 DSA。

4. 脑血流和脑代谢评价　单光子发射计算机断层显像(SPECT)、PET、PCT 及 PMRI 等脑血流评估手段为缺血性脑血管病的诊断提供了一种新方法,评价指标有脑灌注压(CPP)、脑血流量(CBF)、脑血容量(CBV)、达峰时间(TTP)、平均通过时间(MTT)及脑血管储备功能(CVR)等。其中 CPP 为平均动脉压与颅内压的差。CBF 是组织内血流量;CBV 是血管床容积;MTT 是显影剂通过观测区平均时间,主要是通过毛细血管的时间;TTP 指对比剂首次通过脑组织观测区至峰值的时间。此外,PET 还可获得脑氧代谢率($CMRO_2$)、氧摄取分数(OEF)以及脑葡萄糖代谢率(CMRglu)等反映脑代谢功能的指标。这些指标是用于评价脑血流灌注的理想方法之一,对指导临床医师选择最佳治疗方案及观察疗效也具有非常重要的意义。

【诊断与鉴别诊断】

患者出现自发性脑出血,特别是脑室内出血;儿童或年轻患者出现反复发作的短时脑缺血症状,应考虑该病,经辅助诊断,可以明确诊断。

1. 诊断标准　见表 3-2-11-6。

(1)烟雾病的诊断标准:① 成人患者:具备 A 或 B+C 的病例可做出确切诊断;② 儿童患者:单侧脑血管病变+C 也可做出确切诊断;③ 无脑血管造影的尸检病例可参考 D。

值得注意的是,由于影像技术的限制,使用 MRI/MRA 做出烟雾病的诊断只推荐应用于儿童及其他无法配合进行脑血管造影检查的患者,在辨认自发代偿及制定手术方案等方面更应慎重。

(2)烟雾综合征的诊断标准:单侧或双侧病变(可同时或单纯累及大脑后动脉系统),伴发表 3-2-11-6 中所列的合并疾病者,或称之为类烟雾病。

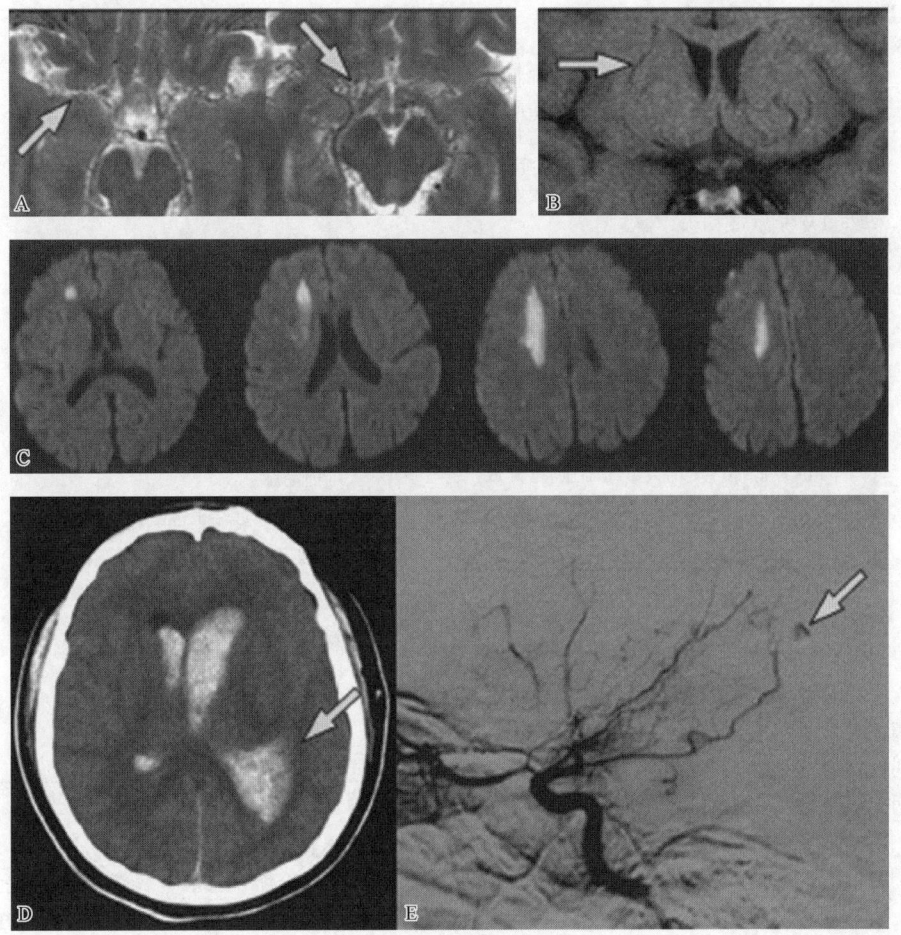

图 3-2-11-5　典型烟雾病患者影像表现

A. T_2 序列显示患者大脑中动脉水平段流空信号消失,取而代之的是烟雾状血管的流空信号;B. T_1 序列显示患者基底节区扩张的烟雾状血管;C. DWI 序列显示缺血型烟雾病患者发生右侧额叶的急性梗死;D. 头颅 CT 平扫显示烟雾病患者发生脑室内出血;E. 左侧颈内动脉 DSA 造影显示该患者为烟雾病,且脉络膜前动脉远端可见一个小动脉瘤。

表 3-2-11-6　烟雾病和烟雾综合征的诊断依据

类别	依据
A. 数字减影脑血管造影(DSA)表现	(1) 颈内动脉末端狭窄或闭塞,和(或)大脑前动脉和(或)大脑中动脉起始段狭窄或闭塞 (2) 动脉相出现颅底异常血管网 (3) 上述表现为双侧性,但双侧的病变分期可能不同(分期标准参考表 3-2-11-7)
B. MRI 及 MRA 表现	(1) 颈内动脉末端狭窄或闭塞,和(或)大脑前动脉和(或)大脑中动脉起始段狭窄或闭塞 (2) 基底节区出现异常血管网(在 1 个扫描层面上发现基底节区有 2 个以上明显的流空血管影时提示存在异常血管网) (3) 上述表现为双侧性,但双侧的病变分期可能不同(分期标准参考表 3-2-11-8)
C. 确诊烟雾病须排除的合并疾病	动脉粥样硬化、自身免疫性疾病(系统性红斑狼疮、抗磷脂抗体综合征、结节性周围动脉炎、干燥综合征)、脑膜炎、多发性神经纤维瘤病、颅内肿瘤、Down 综合征、头部外伤、放射性损伤、甲状腺功能亢进、Turner 综合征、Alagille 综合征、Williams 综合征、Noonan 综合征、Marfan 综合征、结节性硬化症、先天性巨结肠、Ⅰ型糖原贮积症、Prader-Willi 综合征、肾母细胞瘤、草酸盐沉积症、镰状细胞性贫血、Fanconi 贫血、球形细胞增多症、嗜酸细胞肉芽肿、Ⅱ型纤维蛋白原缺乏症、钩端螺旋体病、丙酮酸激酶缺乏症、蛋白质缺乏症、肌纤维发育不良、成骨不全症、多囊肾、口服避孕药以及药物(可卡因)中毒等
D. 对诊断有指导意义的病理表现	(1) 在颈内动脉末端内及附近发现内膜增厚并引起管腔狭窄或闭塞,通常双侧均有;增生的内膜内偶见脂质沉积 (2) 构成 Willis 动脉环的主要分支血管均可见由内膜增厚所致的程度不等的管腔狭窄或闭塞;内弹力层不规则变厚或变薄断裂以及中膜变薄 (3) Willis 动脉环可发现大量的小血管(开放的穿通支及自发吻合血管) (4) 软脑膜处可发现小血管网状聚集

2. 鉴别诊断

(1) 单侧烟雾病:定义为成人单侧病变而无上述伴发疾病者,其发生率为 10.6%,可向烟雾病进展,其概率为 10%~39%。

(2) 疑似烟雾病:定义为单侧或双侧病变而无法确切排除表 3-2-11-6 所列伴发疾病者。

(3) 烟雾病与烟雾综合征的鉴别缺乏分子标志或其他特征性的客观指标,主要依赖形态学特征以及数十种伴发疾病的排除,这在临床上缺乏可操作性。而大多数情况下两者在治疗原则上并无明显差异。

3. 疾病分期　DSA 是诊断烟雾病和烟雾综合征的金标准,并可对疾病进行分期(表 3-2-11-7),制定最合适的治疗方案。

典型的发展过程多见于儿童患者而少见于成人患者,而且可以停止在任何阶段。

表 3-2-11-7　脑血管造影表现分期

分期	造影表现
Ⅰ期	颈内动脉末端狭窄,通常累及双侧
Ⅱ期	脑内主要动脉扩张,脑底产生特征性异常血管网(烟雾状血管)
Ⅲ期	颈内动脉进一步狭窄或闭塞,逐步累及大脑中动脉及大脑前动脉;烟雾状血管更加明显(大多数病例在此期发现)
Ⅳ期	整个 Willis 环甚至大脑后动脉闭塞,颅外侧支循环开始出现;烟雾状血管开始减少
Ⅴ期	Ⅳ期的进一步发展
Ⅵ期	颈内动脉及其分支完全闭塞,烟雾状血管消失;脑的血供完全依赖于颈外动脉和椎-基底动脉系统的侧支循环

对于采用 MRI/MRA 作诊断的患者,可参考如下分期方法:在该评估系统中,对 MRA 结果进行简单评分后统计总分(表 3-2-11-8),总分 0~1 分定义为 1 期,相当于 DSA 分期的 Ⅰ 和 Ⅱ 期;2~4 分为 2 期,相当于 DSA 分期的 Ⅲ 期;5~7 分为 3 期,相当于 DSA 分期的 Ⅳ 期;8~10 分为 4 期,对应于 DSA 分期的 Ⅴ 期和 Ⅵ 期。

表 3-2-11-8　MRA 分期系统

MRA 结果	分数
颈内动脉	
正常	0
C_1 段狭窄	1
CI 段信号中断	2
颈内动脉消失	3
大脑中动脉	
正常	0
M_1 段正常	1
M_1 段信号中断	2
大脑中动脉消失	3
大脑前动脉	
A_2 段及其远端正常	0
A_2 段及其远端信号减少	1
大脑前动脉消失	2
大脑后动脉	
P_2 段及其远端正常	0
P_2 段及其远端信号减少	1
大脑后动脉消失	2

注:大脑半球左侧和右侧单独计算总分、独立评价。

【治疗】

1. 药物治疗　对烟雾病而言,目前尚无确切有效的药物。但对于处在慢性期的此类患者,尤其是存在伴发疾病的烟雾综合征患者,针对伴发疾病的治疗,以及出血或缺血性脑卒中危险因素的管理和生活方式的指导应相辅相成,这种情况下,某些药物治疗可能是有益的,如血管扩张剂、溶纤维蛋白药、抗纤维蛋白药或抗癫痫药等,但需要警惕药物的不良反应。日本 2012 年新指南推荐口服抗血小板聚集药物治疗缺血型烟雾病,但缺乏充分的临床依据。而且值得注意的是,长期服用阿司匹林等抗血小板聚集药物可能导致缺血型向出血型转化,且一旦出血后不易止血,对患者预后不利。对成人无症状烟雾病患者不推荐口服抗血小板聚集药物,因为 1/2 的患者有出血的风险。

2. 手术治疗 目前手术方法很不统一,而且各种方法都还缺乏有循证医学证据的大宗病例报道。外科治疗方法包括3类:间接血管重建手术、直接血管重建手术以及综合术式。

直接血管重建手术包括:① 颞浅动脉-大脑中动脉分支吻合术,最常用;颞浅动脉-大脑前或后动脉吻合术可作为补充或替代,当大脑中动脉分支过于纤细或者缺血区位于大脑前或大脑后分布区时选择应用;② 枕动脉或耳后动脉-大脑中动脉分支吻合术,在颞浅动脉细小时可以选用;③ 枕动脉-大脑后动脉吻合术,主要改善大脑后动脉分布区的血流灌注,较少应用。

间接血管重建手术包括:① 脑-硬脑膜-动脉血管融合术(encephalo-duro-arterio-synangiosis,EDAS);② 脑-肌肉血管融合术(encephalo-myo-synangiosis,EMS);③ 脑-肌肉-动脉血管融合术(encephalo-myo-arterio-synangiosis,EMAS);④ 脑-硬脑膜-动脉-肌肉血管融合术(encephalo-duro-arterio-myo-synangiosis,EDAMS);⑤ 脑-硬脑膜-肌肉-血管融合术(encepho-duro-myo-synangiosis,EDMS);⑥ 环锯钻孔,硬脑膜和蛛网膜切开术;⑦ 大网膜移植术。

在间接手术血管供体的选择上,复旦大学附属华山医院根据不同术式术后随访血管造影得出的经验是:颞深动脉和脑膜中动脉在术后引起的新生血管吻合要明显好于颞浅动脉,颞浅动脉作为间接手术的供体血管,效果很差,但是在直接手术中,颞浅动脉是最好的供体血管。因此,我们设计了新的手术方式,采用颞浅动脉-大脑中动脉分支吻合术结合颞肌贴敷、硬膜翻转贴敷的组合术式,并将之命名为"颞浅动脉-大脑中动脉分支吻合术+脑硬膜肌肉血管融合术(STA-MCA anastomosis combined with encepho-duro-myo-synangiosis,STA-MCA+EDMS)"。随访 DSA 发现间接手术形成的脑膜中(副)动脉、颞中深动脉、蝶腭动脉均与皮质动脉形成不同程度的吻合并相应地较术前明显增粗(图 3-2-11-6);术后 CT 灌注显示,吻合侧术后皮质血流量、血容量及血流峰值时间以对侧为参照,与术前相比明显改善(图 3-2-11-7)。

脑血管重建手术预防和减少烟雾病及烟雾综合征缺血性卒中的效果确切。近年来,越来越多的证据表明脑血管重建手术也能有效降低烟雾病的出血风险。其中最具代表性的是来自日本的 JAMT,这是一项多中心的前瞻性随机对照临床研究,其 2014 年发表的结果表明,脑血管重建手术能将 5 年再出血率从 31.6% 降低至 11.9%($P<0.05$)。该研究要求在 3 个月内进行双侧手术,且必须包含直接搭桥。国际上多家中心报道的结果与此相似。美国的 Steinberg 报道脑血管重建手术后的年再出血率降至 1.9%,上海华山医院报道的术后年再出血率为 1.87%。但各种手术方式的疗效差异暂无定论,有待大规模的多中心临床试验结果。

3. 手术指征及手术时机 烟雾病和烟雾综合征的自然史差异很大,年龄、种族等差异使得自然史的研究较为困难,但总体来看其是随着时间缓慢进展的,文献资料显示脑血管重建手术可以使大部分患者进展停止。也有文献显示治疗时患者的

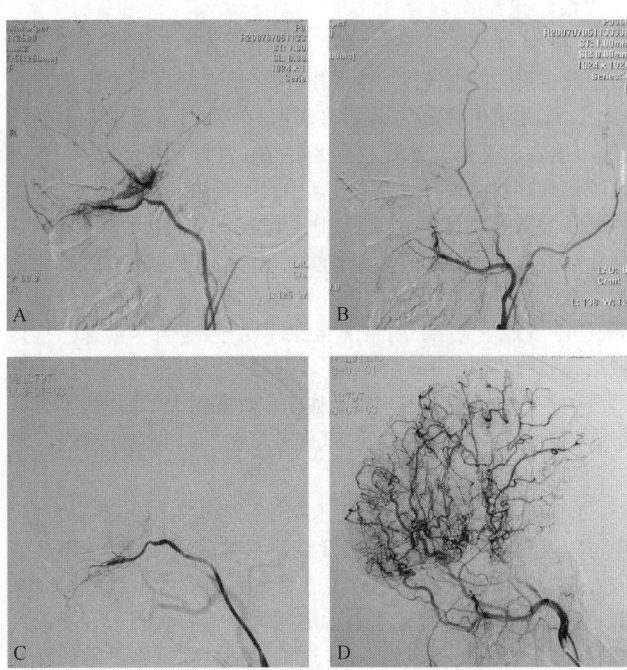

图 3-2-11-6 烟雾病Ⅴ期患者术前与术后 1 年 DSA 对比图

A. 术前右颈内动脉造影;B. 术前右颈外动脉造影;C. 术后右颈内动脉造影,示颅内段完全闭塞,异网消失;D. 术后右颈外动脉造影,示颞浅动脉吻合口通畅,颞中深动脉、脑膜中动脉、蝶腭动脉均较术前明显增粗,与皮质动脉吻合良好,术侧半球血供完全依赖颈外动脉。

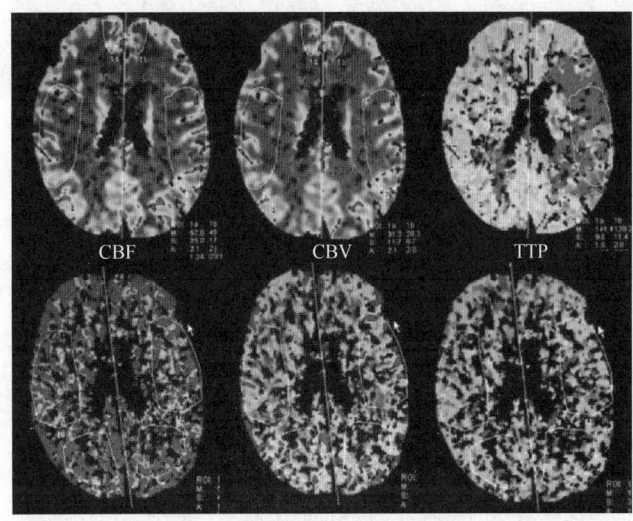

图 3-2-11-7 烟雾病Ⅴ期患者术前与术后 CT 灌注影像

手术侧为左侧(白色箭头侧)。上排为术前,见左侧血流达峰时间明显延长;下排为术后,显示术后双侧脑血流量(CBF)、血容量(CBV)明显增加,血流峰值时间(TTP)明显缩短,恢复正常。

神经功能状态是预后的独立预测因素,越早治疗对患者越是有利。目前烟雾病和烟雾综合征的手术指征、最佳方案等仍未统一,推荐指征如下:① 反复出现临床症状,血流动力学检查有明确的脑缺血,局部脑血流下降,血管反应、脑灌注或血管储备功能(局部脑血管反应性)受损;② 对于出血型烟雾病患者的初始治疗主要是对症治疗,包括脑室外引流术、脑血肿清除术、呼吸道/心功能等管理。血管重建手术作为二期治疗,手术时机一般选择在出血后 1~3 个月不等。

4. 手术疗效

(1) 缺血型烟雾病患者的手术疗效：血管重建手术可以有效地改善患者的血流动力学受损、减少患者缺血型卒中的发生率。对于儿童患者，直接血管重建手术能明显改善患儿脑缺血状态，脑血管造影显示在缺血区能建立良好的侧支循环，还可使颅底烟雾状血管减少或消失。但对于年龄较小的患者，由于血管条件限制而只能施以间接血管重建手术，也可取得良好的临床疗效。30 岁以下成年缺血型患者，直接或间接血管重建手术都有一定的疗效，但间接手术效果不如儿童患者。30 岁以上尤其 40 岁以上患者间接手术效果不明显，应当尽量选择直接或组合血管重建手术。

围手术期的患者管理对于临床疗效有很大的影响，主要是患者的血压及呼吸管理。高/低碳酸血症、高/低血压可引起严重的并发症。

(2) 出血性烟雾病患者手术疗效：大多数患者的随访过程中可以发现烟雾状血管在血管重建手术后明显减少，甚至消失。脆弱的烟雾状血管破裂出血是烟雾病患者出血的重要来源之一，因此，血管重建手术后烟雾状血管内血流动力学压力减轻，其破裂出血的风险下降，这可能是血管重建手术能降低患者出血率的机制。但也有一些研究表明，血管重建手术并不能明显降低烟雾病患者出血率。笔者认为，这些差异可能与烟雾病出血原因复杂有关。

接受保守治疗的成人患者发生缺血性或出血性卒中的风险亦显著高于接受手术治疗组，Hallemeier 等的一项临床研究显示一组包含 34 例接受保守治疗的烟雾病成年患者 5 年内反复发生起病同侧卒中的比例为 65%，5 年内发展为双侧血管均受累并出现临床症状的患者比例高达 82%。出血仍是成人烟雾病最为严重的表现，既往文献显示患者随访 2～20 年，成人患者出血的发生率为 30%～65% 不等，且出血既可以发生在与前次相同部位，也可以发生在与前次不同部位。烟雾病的一个临床特征是患者既可以发生缺血症状，又可以发生出血性卒中。

一项包含 1 156 名烟雾病患者的荟萃分析，平均随访时间为 73.6 个月，50%～66% 的患者病程进展，最终神经功能受损加重，而仅 2.6% 的儿童患者出现病程的缓解。

综合分析后，患者病程进展取决于患者血管闭塞进展情况、侧支循环代偿情况、发病年龄、起病症状及严重程度等综合因素的影响。因此，烟雾病患者均应进行密切的随访，尤其是选择保守治疗的患者，以便能即时采取适当的手术治疗，预防卒中的发生。

三、线粒体脑肌病伴乳酸血症和卒中样发作

线粒体脑肌病伴乳酸血症和卒中样发作（mitochondrial encephalomyopathy, lactic acidosis, and stroke-like episodes, MELAS）是最常见的母系遗传线粒体疾病之一，发病率约为 1/6 000。65%～76% 的患者在 20 岁及以前发病，极少数在 2 岁以前或 40 岁以后起病。其核心症状为 40 岁以前卒中样发作，癫痫和（或）痴呆为表现的脑病，线粒体肌病伴乳酸血症和（或）破碎红纤维。出现以下两者及以上则更支持诊断：早期生长发育正常；偏头痛样发作；发作性呕吐。MELAS 是一种多脏器疾病，其他常见症状包括内分泌紊乱、糖尿病、胃肠道动力障碍、感音神经性耳聋、共济失调和昏迷，睑下垂和眼外肌麻痹则比较少见。

【发病机制】

MELAS 为母系遗传，是由于编码 tRNA 的线粒体 DNA 突变导致的，最常见的突变位点为 MT - TL1 基因的 m.3243A＞G，占 80% 以上；但也可见多种线粒体 DNA 的其他位点突变和核基因突变。这一突变可影响线粒体基因转录和蛋白质合成，包括线粒体电子转移链复合体亚单位，从而导致线粒体能量产生不足，造成多脏器功能不全。能量缺陷也可激活小血管平滑肌细胞和内皮细胞内的线粒体增殖，从而导致包括颅内血管的多脏器微血管结构破坏和血流灌注受损。

【卒中样发作】

MELAS 患者卒中样症状的突出表现是反复发作，且缺血梗死灶并不符合经典的血栓形成或栓塞导致缺血性卒中的常见血供分布区域；最常累及脑后部的皮质区域，但也可见于深部灰质结构，极少见大血管疾病。因大多数线粒体 DNA 突变具有异质性，据报道其卒中样发作比例为 25%～99%。临床上可表现为部分可逆性失语、皮质盲、偏侧肢体无力等，病程早期可快速完全恢复，但随后会出现神经功能状态持续恶化。

对于卒中样发作，目前认为是线粒体细胞病变和线粒体血管病变的共同作用。糖酵解增加，乳酸生成，活性氧作用；葡萄糖氧化减少，线粒体膜电位波动，三磷酸腺苷产生，烟酰胺腺嘌呤二核苷酸反应受损，钙稳态破坏；产生细胞毒性水肿。脑小动脉和毛细血管平滑肌细胞功能障碍，血流调节作用损害，血管舒张功能障碍，发生血管源性水肿。

卒中样发作的头颅磁共振表现（图 3-2-11-8、图 3-2-11-9）：症状早期，因为细胞毒性水肿，可见 DWI 高信号，表观扩散系数（ADC）降低；随着时间进展，细胞外水肿（血

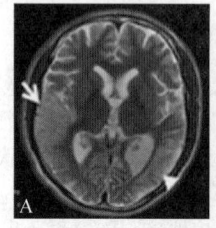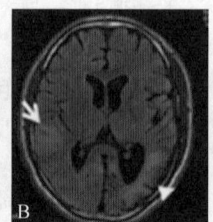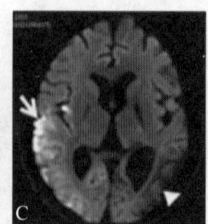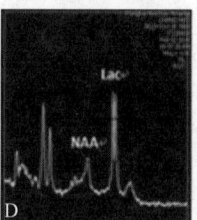

图 3-2-11-8　MELAS 患者卒中样发作急性期的 MRI 图像

A. T_2WI；B. T_2 FLAIR；C. DWI；D. MRI 波谱成像。白色箭头所指为急性病灶，可见 T_2WI、FLAIR 及 DWI 上呈高信号；白色三角所指为慢性病灶，T_2WI、FLAIR 高信号，DWI 上为低信号。MRI 波谱成像选取急性病灶区域，可见乳酸峰升高及 NAA 峰明显降低。

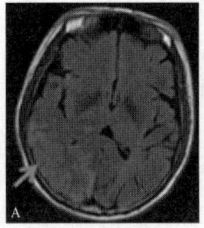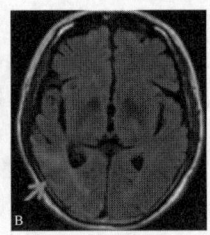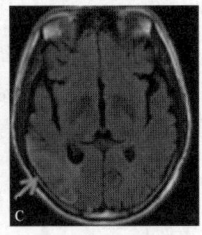

图 3-2-11-9　MELAS 患者卒中样发作急性期及
随访期 MRI 上病灶演变

A. 发病期 T_2 FLAIR；B、C. 分别为 2 周、1 个月的复查结果，可见急性期
过后出现相邻的白质病灶并持续存在，病灶区域脑萎缩、侧脑室角扩大。

管源性水肿)进展，导致 ADC 升高；若病灶扩大累及邻近区域，则可见 ADC 图混杂信号，提示细胞毒性水肿和血管源性水肿同时存在；从急性到亚急性时期，病灶变化可迁移甚至完全消失。磁共振波谱成像上可见乳酸峰升高，NAA 峰降低；磁共振血管成像多正常。

【鉴别诊断】

颞叶外侧病变是 MELAS 的常见病变部位，需与颞极急性脑梗死，包括横窦、乙状窦在内的静脉窦血栓形成和硬脑膜动静脉瘘鉴别。MELAS 患者的颞枕叶病变常常需要与大脑后动脉 P_1 段闭塞相鉴别。这些疾病的病灶多符合动脉或静脉系统的血管分布特征，伴有血管疾病危险因素等；而 MELAS 患者多为青年起病，伴有耳聋、内分泌紊乱等多系统受累表现，可进一步筛查基因确诊。

【治疗】

目前尚无特效治疗方法，临床上多为对症处理，且需要多学科团队管理。

MELAS 患者卒中样发作的病理生理不同于动脉粥样硬化等其他常见的急性缺血性卒中，不推荐使用抗血小板、他汀类药等治疗；在原位血栓形成的高危患者中，应用抗血小板或抗凝药物预防心源性或动脉到动脉性栓塞。

推荐方案如下。

(1) 静脉用 L-精氨酸可抑制急性卒中样症状进展，后续口服 L-精氨酸可减少再发卒中样症状的频率和严重程度。急性期静脉用药，儿童每日 0.5 g/kg，成人每日 10 g/m² 体表面积；发作间期口服给药，剂量同急性期，每日 3 次。

(2) 辅酶 Q10 及其类似物艾地苯醌可辅助改善 MELAS 患者无力、易疲劳症状。辅酶 Q10 推荐剂量为：儿童每日 5～10 mg/kg，成人 200～400 mg/d。

(3) 左卡尼汀也可能对 MELAS 患者有效。

(4) MELAS 患者应避免应用下述药物：丙戊酸钠对线粒体功能有害，应避免应用，其他抗癫痫药物包括苯巴比妥、苯妥英钠、卡马西平、奥卡西平、托吡酯也可能影响线粒体代谢。二甲双胍因可能导致乳酸酸中毒，也应避免应用。二氯乙酸应用于 MELAS 患者可能导致周围神经损害；一些抗生素包括氨基糖苷类、利奈唑胺等具有潜在的线粒体毒性。MELAS 患者应尽量避免饮酒和吸烟。

四、Fabry 病脑血管并发症

Fabry 病是一种罕见的 X 连锁隐性遗传的溶酶体贮积病，其发病与位于 Xq22 的 α-半乳糖苷酶 A(α-GAL)基因突变有关。该基因突变可导致 α-半乳糖苷酶活性部分或完全缺失，从而影响糖鞘脂代谢通路。α-GAL 的代谢产物神经酰胺三己糖苷(GL3 或 Gb3)在各器官组织如心脏、肾脏、皮肤、神经中逐渐累积，使组织细胞缺血、缺氧，引起一系列脏器病变。脑血管并发症在 Fabry 病中较为常见，包括卒中、TIA、脑实质出血、蛛网膜下腔出血、微出血、颅内静脉栓塞、颈动脉夹层等。脑卒中和 TIA 是脑血管并发症中最主要的类型。一项纳入 2 446 例 Fabry 病的研究显示，共有 138 例患者发生脑卒中(6%)，其中 87% 为缺血性卒中，13% 为出血性卒中。男性和女性卒中发生的中位年龄分别为 39.0 岁和 45.7 岁。

【病理生理机制】

Fabry 病脑血管事件主要归因于相关血管病变，包括血管壁异常、血液成分改变和血流动力学改变。主要表现为：颅内血管延长扩张，小动脉和微动脉进行性阻塞，心源性栓塞，血栓前状态(血小板活化、内皮因子激活)。

【临床表现】

Fabry 病患者发生卒中的临床表现与其他原因引起的卒中无明显差异，症状、体征与血管供应区域相匹配。男性患者多表现为偏瘫、眩晕、构音障碍、偏盲、复视、眼球震颤、偏身共济失调、恶心、呕吐和头痛；女性患者多表现为记忆障碍、眩晕、共济失调、偏瘫、意识丧失、偏身感觉障碍。穿通小血管受累可表现为血管性痴呆。视网膜中央动脉阻塞和视网膜中央静脉阻塞也有报道。

【影像学表现】

头颅 CT 和 MRI 可完全无异常，也可表现为大脑半球、脑干或小脑的大的浅表区域梗死或多发小的深部梗死灶。也可见椎-基底动脉系统扩张，此可作为脑血管受累的早期依据。

慢性脑白质高信号：T_2 加权及 T_2-FLAIR 像上可见单个、多发或融合性白质高信号。Fabry 病 MRI 研究显示，年龄<26 岁的 Fabry 病患者可无影像学改变，而年龄>54 岁的患者都有 MRI 高信号。大量融合性白质高信号往往提示进行性脑血管疾病。

MRS 发现 Fabry 病患者与对照组相比，NAA/Cr、NAA/Cho 比值显著下降，而 Cho/Cr 则无明显变化，这说明 Fabry 病患者病灶内 NAA 水平下降，原因可能是代谢因素直接引起的神经功能障碍，也可能是弥漫亚临床缺血导致的神经元缺失。

组织多普勒成像(DTI)发现 Fabry 病患者脑内看起来正常的区域也存在平均扩散系数增加。PET 显示 Fabry 病患者静息状态脑血流增加，但脑白质局部脑组织糖代谢水平显著下降，这提示病灶局部存在代谢障碍，从而刺激血流量增加。DTI、PET 可用于评估未出现症状 Fabry 病患者脑血管受累情况，从而早期发现病变。

【治疗】

1. 急性卒中管理　静脉溶栓和血管内治疗可以考虑。对于 Fabry 病患者急性卒中的管理经验目前有限，基于目前已有的临床证据，对于符合急诊溶栓或者血管内治疗标准的患者可以提供治疗。

2. 二级预防　对于有缺血性卒中和 TIA 的 Fabry 患者，提供二级预防的临床预后较不提供者好。依据特定的临床情况,抗血小板和抗凝药物以预防动脉粥样硬化和血栓栓塞性内皮损害,降低卒中风险。强化的降脂治疗、降压治疗、饮食控制、运动也有助于预防脑血管意外的发生。对心功能不全的患者予以血管紧张素转化酶抑制剂(ACEI)、血管紧张素Ⅱ受体拮抗剂(ARB)、β受体阻滞剂以降低心源性栓塞。

3. 半乳糖苷酶(ERT)替代治疗 ERT 可以清除 Fabry 病患者肾脏、心脏和皮肤血管内皮细胞中沉积的糖鞘脂,使细胞恢复正常或近似正常的状态。目前推荐所有确诊并且出现临床症状的 Fabry 病患者接受 ERT 治疗,但目前仍不明确长期酶替代治疗是否能改善 Fabry 病患者卒中后功能或降低二次卒中风险及死亡率。

五、海绵状血管瘤

海绵状血管瘤(cavernous hemangioma;cavernous malformation, CM)是一种血管造影无法发现的隐匿型血管畸形,可以出现在大脑、脑干、脊髓,甚至硬膜外。病理上由内皮衬里的薄壁血管腔隙构成,内皮细胞紧密连接的缺失是其渗漏或破裂出血的主要原因。在这些血管腔隙中有透明沉积物、血栓、钙化和胆固醇结晶,这使得 CM 在 MRI T_2 加权中呈现网状结构。周围脑实质中可见含铁血黄素及充满含铁血黄素的巨噬细胞。多数 CM 为散发性,少数为遗传性,后者常以多发病灶为特征(图3-2-11-10)。

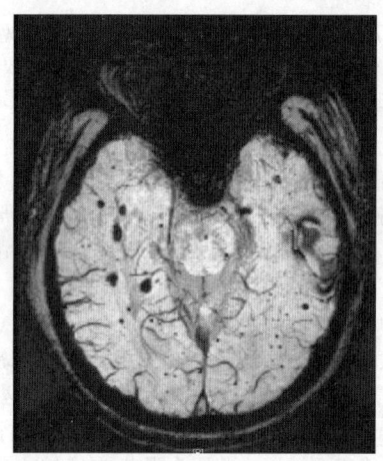

图 3-2-11-10 家族性 CM 患者的 SWI 序列影像

【流行病学】

CM 在脑血管畸形中占 5%～10%,确切的发病率和患病率尚不清楚,人群研究显示经年龄和性别调整的检出率为0.15～0.56/10 万人。CM 在男性与女性中发病率相近,多在20～40 岁时被确诊,在儿童中也偶有发现。散发性病例多为单一病灶,也可有多发病灶,常聚集于静脉发育畸形周围。大部分 CM 病灶位于幕上,直径平均 1.4～1.7 cm(范围 0.1～9.0 cm),10%～23%位于颅后窝(脑桥和小脑最常见),约 5%位于脊髓。

【病理生理与病因学】

CM 可为散发性(约 80%)或家族遗传性(约 20%)。约30%的患者 MRI 上同时伴有静脉发育异常。越来越多的研究提示静脉发育异常与 CM 的发病机制相关。也有研究报道放

疗、立体定向活检后新产生的 CM。

家族性大脑海绵状血管瘤(cerebral cavernous malformation, CCM)已明确 3 个基因位点突变,对应 3 种遗传性 CCM,这三种遗传性 CCM 均为常染色体显性遗传,可以有不完全外显率及不同的临床表现。研究表明,CCM 蛋白负责肌动蛋白的调控和内皮细胞紧密连接形成的维持,在内皮通透性控制中起着重要作用。

(1) CCM1:突变位点位于 7q21.2 染色体的 *KRIT1*(Krev interaction trapped protein 1)基因,是常见的西班牙/拉丁美裔突变,与半数以上的家族性 CCM 相关。

(2) CCM2:突变位点位于 7p13 染色体的 *CCM2* 基因,在家族性 CCM 中占 10%～20%。

(3) CCM3:突变位点位于 3q26.1 染色体的 *PDCD10*(programmed cell death protein 10)基因,在家族性 CCM 中约占 10%,是最具侵袭性的类型,常于童年期发病,脑出血风险高。

家族性 CM 患者可能伴有其他血管畸形,约 9%的患者有皮肤病灶,约 5%有视网膜病灶,CCM3 的基因突变携带者还可能有脊柱侧凸、脊髓 CM、认知障碍和良性脑肿瘤(如脑膜瘤)。

【临床表现】

1. 无症状性 CM 常在 MRI 检查中意外发现,尸检显示95%的 CM 都是无症状的。无症状性 CM 与症状性 CM 的发生位置和大小相似,MRI 影像上 3 型和 4 型 CM 通常是无症状性的。家族性 CCM 通常有与单个病灶相关的症状,但大部分病灶是无症状的。

2. 癫痫 为最常见的首发症状,多见于幕上病灶。颞叶病灶、广泛沉积的含铁血黄素、钙化等与癫痫症状有关。各种癫痫的发作类型均有报道。国际抗癫痫联盟(International League Against Epilepsy,ILEA)于 2013 年发布了 CM 相关癫痫的诊断标准(表3-2-11-9)。对于 CM 诊断时未发生癫痫的患者,癫痫的年发病风险为 1.5%～3%,仅有的危险因素是多发 CM 和幕上病灶。位于颞叶、额叶和边缘叶周围的 CM,癫痫发生风险最大。

表3-2-11-9 CM 患者癫痫分类 ILAE 标准

类别	依据
确定	至少有一个 CM 病灶且有紧邻 CM 部位相关的癫痫发作
可能	至少有一个 CM 病灶且癫痫灶与 CM 位于同侧半球但不是紧邻 CM 的部位,无其他癫痫病灶
不相关	有癫痫以及至少一个 CM,但癫痫与 CM 不相关。例如患者有青年型肌阵挛性癫痫的临床表现和脑电图表现,同时有颞叶 CM

3. 出血及局灶神经功能缺损 8%～64%的患者以出血为首发症状,以脑实质出血最常见,蛛网膜下腔出血和脑室出血也有报道。CM 可表现为无症状的影像学含铁血黄素沉积和病灶内出血,也可表现为局灶神经功能缺损伴或不伴出血。

根据现有研究,CM 患者的脑出血发病风险预计在0.7%～4.2%/人年,CM 相关脑出血最重要的危险因素是既往

症状性脑出血,复发性脑出血的风险随时间而下降。有研究报道,首发症状为脑出血的 CM,第 1 年再发脑出血风险为18.3%,第 2 年降至 9.22%,第 3～10 年进一步降至 2%～3%,而如果是无症状 CM,其脑出血风险仅为 0.33%/年。其他危险因素说法不一,包括女性、妊娠、合并静脉发育异常、多灶CM、脑干或深部位置 CM。

【诊断】

1. CT 头颅 CT 检测 CM 的敏感性和特异性低。对于出血病灶,CT 敏感性高,但特异性不强;对于未出血病灶,CT 可能无法识别或者表现为一个模糊的边界清楚的高密度影。

2. MRI MRI 检测 CM 的敏感性最强。CM 在 MRI 上表现为局限性病变,在 T_2 加权序列上中心为混合信号强度,周围环以低信号带。T_2 加权序列上的网状表现代表血栓、钙化和腔窦中的血流,周围的低信号带为含铁血黄素。依据放射学表现,CM 可分为 4 种类型(表 3-2-11-10、图 3-2-11-11):如果病灶已经出血,因轻微水肿或肿块效应,其在T_1 和 T_2 加权上是明亮的,此类称为 1 型;2 型最为常见,T_2 加权上呈网状表现,T_1 加权形态多样;3 型没有网状核心,仅在 T_2 加权序列上表现为一片低信号区;一些 CM 仅能在含铁血黄素敏感的序列中被识别,如梯度回波成像、磁敏感加权成像,此类称为 4 型,这些序列敏感性虽高,但无法特异性区分钙化或微出血的病因,需结合临床表现,典型的 MRI 表现、家族史和多发病灶更倾向于提示 CM 的存在,如果仍存疑问,在 2～3 个月后复查影像、基因检测或病理检测都有助于诊断。

表 3-2-11-10 MRI 的 CM 分类

病灶类型	T_1 加权表现	T_2 加权表现	含铁血黄素序列	病理特征
1 型	高信号	中央高或低信号,周围环以低信号	低信号	亚急性出血灶,周围是含有含铁血黄素的巨噬细胞和胶质细胞
2 型	网状核心	网状核心,边缘为低信号	低信号	包裹性血肿和血栓因年龄而不同,周围是含铁血黄素染色的脑细胞和胶质细胞
3 型	各异或低信号	中央低信号,边缘低信号	低信号	慢性的已吸收的脑出血灶,病灶内部及周围有含铁血黄素沉积
4 型	几乎不能识别	几乎不能识别	低信号	

3. 脑血管造影术 脑血管造影多为阴性,但 CM 常与静脉发育异常并存,而静脉发育异常可以通过脑血管造影发现。

4. 动态增强定量磁共振灌注与定量磁敏感影像 是新兴的影像工具,可以帮助研究者在治疗前后研究 CM 的渗漏现象。

5. 基因检测 对于有多发出血灶、病因未明且无法获取病理的情况,或怀疑家族性 CM 患者,可以考虑基因检测。CCM

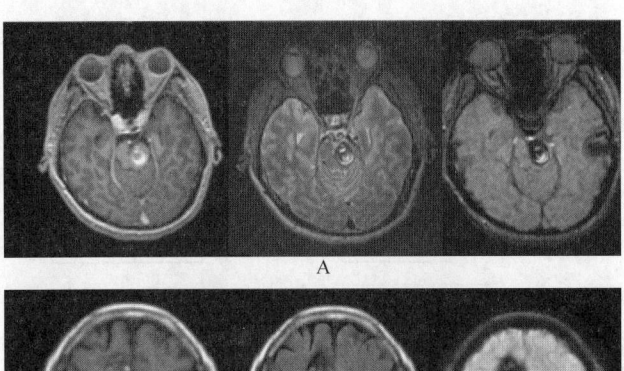

A

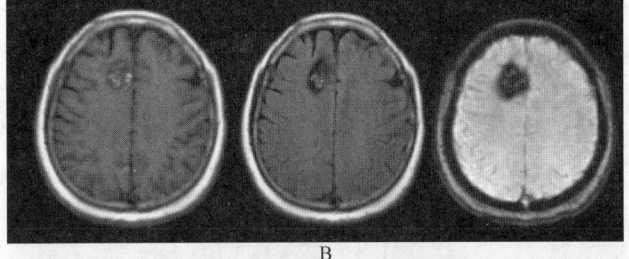

B

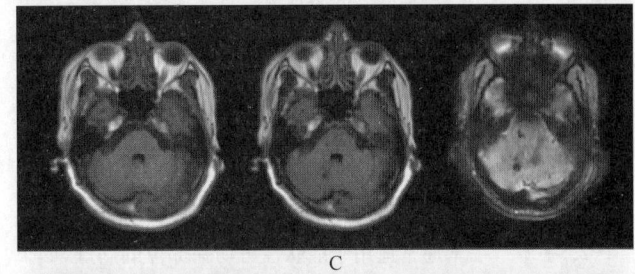

C

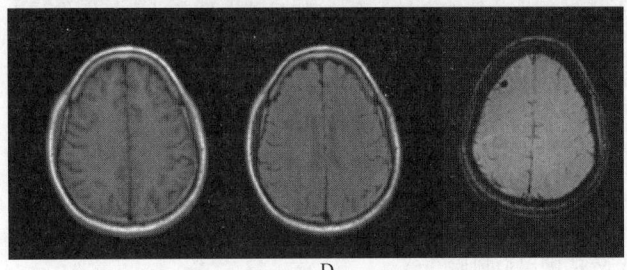

D

图 3-2-11-11 MRI 的 CM 分类

1 型(A)、2 型(B)、3 型(C)和 4 型(D)T_1FLAIR、T_2FLAIR 和 SWI 序列表现(从左往右)。

1～3 型的突变位点检测,有助于了解疾病的自然史和医疗决策,例如 CCM3 型病程进展较快,伴其他系统的表现(如脊柱侧凸)。

【治疗】

CM 患者现有的治疗选择主要是手术或者保守观察,未来研究将着重于减少出血风险和病灶,需要神经科、神经外科医生甚至遗传学家等多学科团队的合作(图 3-2-11-12)。

1. 药物治疗 一种很常见的临床情况是,一些 CM 患者因其他疾病需要用抗栓治疗(阿司匹林、华法林或其他)。理论上,抗栓药物会增加 CM 的出血风险,但有一些研究表明使用抗栓治疗的患者出血风险并不高,这也可能与患者的选择偏倚有关。有学者提出静脉发育异常(DVA)的血栓形成会造成血液向 CM 反流而导致出血,在这种情况下抗栓治疗可能有益。需要大规模的登记研究以明确抗栓药物以及其他药物对 CM患者的利弊。

无癫痫发作的 CM 患者不推荐预防性抗癫痫药物治疗,即使 CM 病灶在颞叶。已有一次发作的患者,推荐予抗癫痫药物治疗。为减少出血风险或药物治疗依从性差者可考虑手术治疗,已规范药物治疗但仍反复发作者可考虑行手术治疗以降低癫痫发作和出血风险。

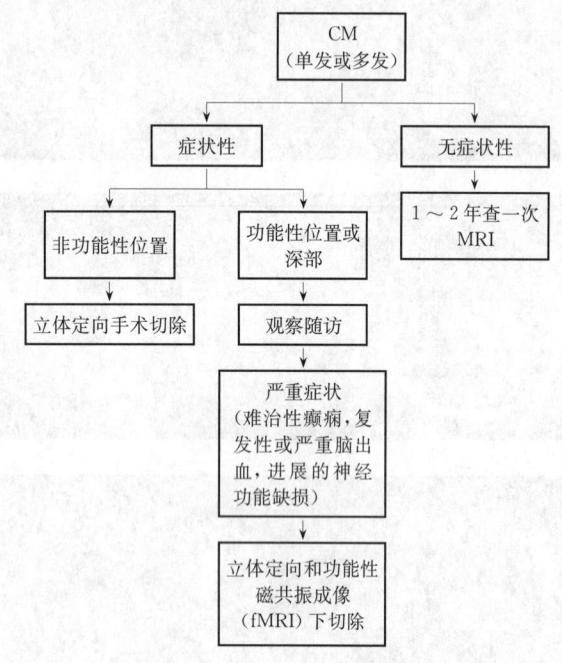

图 3-2-11-12 CM 的常规处理流程

2. 手术 手术通常适用于症状性可切除部位的病灶,如果处于功能性位置或者过深部位(如丘脑),只有当反复发作脑出血或出现明显症状(如脑干)时才考虑手术。手术风险取决于 CM 的位置以及手术医生的经验。表现为癫痫的 CM 患者通过手术可以减少癫痫复发和脑出血的风险,60%~80% 的患者可以在术后 1~2 年内不发生癫痫。

放射手术常用于硬脑膜动静脉瘘和脑动静脉畸形,对于 CM 并不常用,目前无相关对照试验证明放射手术可以减少 CM 的脑出血风险。

3. 潜在治疗手段 有多个 CM 病灶的患者,每个病灶都有出血可能,因此单个病灶的切除并不能防止未来其他病灶发生出血,且有些病灶切除风险太大。动物研究显示,维生素 D、辛伐他汀,Rho 激酶抑制剂等可能有效。

【预后】

CM 患者初次发生脑出血后通常恢复较好。相比于幕上病灶,幕下病灶出血后的致残风险增加了 6 倍。未发生脑出血者、青年人和 CM 病灶较小者预后相对较好。

复发性显著出血与病死率增高和累积残疾相关,可于初次脑出血后数天至数年发生。有研究对比复发性脑出血导致的神经功能缺损与脑出血数量、部位的关系,发现大部分(80%)初次发生脑出血的患者仅有短暂神经功能缺损,再发脑出血患者出现持续神经功能缺损的可能性会增加。

六、遗传性内皮细胞病伴视网膜病、肾病和卒中

1988 年 Grand 等报道了一美洲家系常染色体显性遗传病,表现为视网膜毛细血管异常和额顶叶假瘤样病灶,命名为脑视网膜血管病(cerebroretinal vasculopathy,CRV)。1989 年 Gutmann 等又报道了一家系常染色体显性遗传病,临床表现相似,进行性视力下降(视网膜血管病)和脑室旁白质脑病。

1997 年 Jen 等报道了一华裔家系,命名为遗传性内皮细胞病伴视网膜病、肾病和卒中(hereditary endotheliopathy with retinopathy,nephropathy,and stroke,HERNS)。1998 年 Terwindt 等报道了一荷兰家系常染色体显性遗传病,表现为视网膜血管病、偏头痛和雷诺现象,无颅内病灶,命名为遗传性视网膜血管病(hereditary vascular retinopathy,HVR)。2001 年,全基因组连锁分析将荷兰 HVR 家系定位于 3p。2007 年,致病基因定位于 $3'-5'$ DNA 核酸外切酶:TREX1,统一将上述疾病命名为视网膜血管病伴脑白质营养不良(retinal vasculopathy with cerebral leukodystrophy,RVCL),共同特征为 30~40 岁起病,进行性视力下降、局灶性神经功能缺损,5~10 年后死亡(表 3-2-11-11)。

表 3-2-11-11 RVCL 各种综合征的特点

综合征	临床特征	视网膜特征	脑影像学特征	病理特征
遗传性内皮细胞病伴视网膜病、肾病和卒中(HERNS)	卒中、视网膜病、肾病、偏头痛、情感障碍、痴呆	毛细血管扩张、微动脉瘤、黄斑水肿、毛细血管闭塞	增强的白质病变伴血管源性水肿	电镜:多层夹层的基底膜
脑视网膜血管病(CRV)	卒中、视网膜病、痴呆	同 HERNS	同 HERNS	光镜:纤维素样坏死
遗传性视网膜血管病(HVR)	视网膜病、雷诺现象、偏头痛	同 HERNS	同 HERNS	尚未报道

【临床特征】

HERNS 通常以 30~40 岁进行性视力下降起病,随后 4~10 年内出现局灶神经系统缺损症状。许多患者在 20 岁左右出现精神症状,包括抑郁、焦虑和偏执。卒中样发作常见,并且多表现为进展性卒中。疾病晚期,可出现多灶皮质和皮质下受累的症状,如构音障碍、偏瘫、失用、共济失调和痴呆。半数以上患者有偏头痛表现,约半数患者有肾功能障碍表现,如氮质血症、蛋白尿、血尿。

【诊断】

HERNS 是一种由于毛细血管和小动脉完整性受损的全身性血管病,主要累及脑、视网膜和肾脏,可能是因为这些器官高度依赖内皮细胞的完整性以维持其重要功能。该综合征很罕见,易被误诊为高级别胶质瘤或多发性硬化。

1. 眼部检查 特征性视网膜血管病,黄斑区最明显。典型表现为扩张迂曲的毛细血管扩张和吻合。

2. 脑部影像 局灶性深部白质的 T_2 高信号病灶在视网膜受累时即可出现,而此时尚无神经系统症状。随着局灶症状的出现,患者可出现强化的病灶伴血管源性水肿,多位于额顶叶深部。较大的病灶可有占位效应(图 3-2-11-13)。

3. 基因检测 TREX1 基因杂合移码突变的检测有助于诊断。

【治疗】

目前尚无特效治疗方法。激光治疗对视网膜血管病疗效甚微。激素可减轻脑水肿,有些患者需要服用维持剂量的激素,因激素停用后脑水肿又出现。

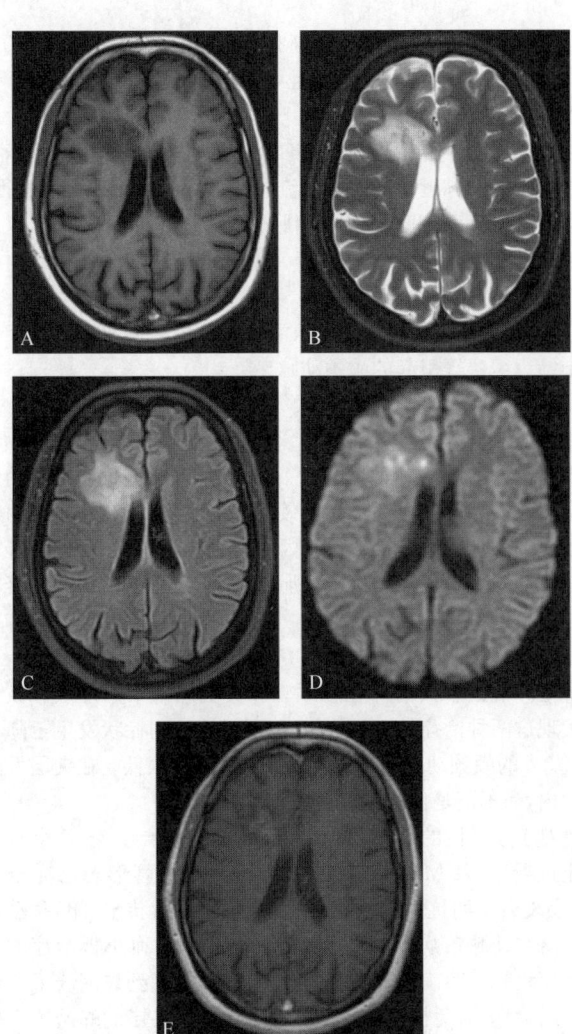

图 3-2-11-13　华山医院神经内科基因明确诊断的
一例 RVCL 患者的 MRI 影像

A~E. 依次为 T_1、T_2、T_1 FLAIR、DWI 和增强序列影像。

七、颅颈动脉夹层

颅颈动脉夹层(cervicocephalic arterial dissections,CAD)是一组病因不尽相同但都容易造成动脉壁内血肿的疾病。在颅颈动脉中,颅外动脉最易发生夹层(约占 88%),典型的部位包括颈内动脉的颅外段,椎动脉以及颅外动脉多发夹层,颅内动脉夹层较为少见。根据影像,可将夹层分为 3 类:狭窄性(占 45%~66%);闭塞性(占 21%~42%);动脉瘤性(占 12%~49%)。狭窄和夹层动脉瘤常合并存在,多发夹层多见于女性。根据发病前有无钝挫伤或穿透伤史,可将夹层分为外伤性和自发性,外伤性的发病率较自发性低。然而,自发性夹层患者也可能在病前有轻微外伤史。

颅颈动脉夹层一般由于动脉壁的结构完整性受到破坏而引起,血液在血管壁间聚集从而引起壁间血肿。其最严重的后果之一即为卒中。颅颈动脉夹层占所有卒中病因的 2.5%,但是却是中青年卒中(≤45 岁)的主要病因之一(占 10%~20%)。

【发病率】

卒中队列中报道的夹层年发病率为 2.6~2.9/10 万人,但无法反映夹层的真正发病率。儿童夹层的发病率尚无数据。同时多发血管夹层并不少见,占夹层患者的 10%~15%。

【病因和病理】

1. 病因　颅颈动脉夹层的病因大致可分为两类:① 结构性,一般指动脉疾病;② 环境性,例如外伤。

(1) 动脉疾病:1 393 例颅颈动脉夹层和 14 416 例对照的 GWAS 研究显示,磷酸酶和肌动蛋白调控因子 1(phosphatase and actin regulator 1,PHACTR1)与夹层风险降低相关,但确切机制尚不清楚。虽然结缔组织病和其他动脉疾病所引起的夹层并不十分常见,但是目前已明确有一些可引起颅颈动脉夹层,包括肌纤维发育不良、Ehlers - Danlos 综合征Ⅳ型(血管型 Ehlers - Danlos 综合征)、马方综合征、成骨不全症(Ⅰ型胶原的 COL1A1 和 COL1A2 基因突变)、弹性纤维假黄瘤、成人多囊肾病、可逆性脑血管收缩综合征以及颅内动脉迂曲等。

(2) 外伤:分为严重外伤与轻型外伤。在躯体遭受严重的外部冲击时,颈部的突然过度伸展以及旋转会对颈部动脉(包括颈内动脉和椎动脉)产生牵引力,使内膜撕裂而引起动脉夹层。同时颈部的突然大幅度弯曲也可能直接挤压颈部动脉而引起夹层。相对于严重外伤可以直接引起颅颈动脉夹层,轻型外伤一般只是作为自发性颅颈动脉夹层的触发事件。轻型外伤可以包括如下事件:潜水,剧烈咳嗽或呕吐,体育运动,持续维持转头体位等。轻型外伤一般占颈部动脉夹层病因的 12%~34%。

(3) 其他原因:感染、偏头痛、年龄(≤50 岁)、男性都为发生颅颈动脉夹层的危险因素。

2. 病理　颅颈动脉夹层的主要病理表现为位于血管内膜和中膜(内膜下夹层)或中膜和外膜(外膜下夹层)之间的血栓。内膜下夹层容易引起血管狭窄,而外膜下夹层则较易引起夹层性动脉瘤(假动脉瘤)以及局部症状,如 Honor 综合征或脑神经麻痹。同时对于夹层患者的病理活检也可见中膜以及外膜的空泡样变和开裂,同时伴随着毛细血管新生以及显微镜下红细胞向结缔组织的渗漏。

【临床表现】　颅颈动脉夹层可以无症状。症状性患者的临床表现可大致分为以下几类。

1. 局部症状　最常见的局部症状为头部、面部或颈部疼痛,疼痛多为缓慢加重,也可表现为雷击霹雳样突发。其次,25%~58% 的颈动脉夹层患者中也可见 Hornor 征,Horner 征的出现多提示病程良性。颈动脉夹层经典三主征(同侧疼痛、Horner 征、前循环缺血)仅见于不足 30% 的颈动脉夹层患者,其他症状包括搏动性耳鸣、单或多脑神经麻痹(主要累及后组脑神经)、颈神经根(C_5~C_6)受累相关症状等。

2. 脑部缺血　脑部或者眼部缺血是颅颈动脉夹层最危险的临床表现之一。表现为 TIA 或脑梗死的占颅颈动脉夹层的 50%~90%。颈动脉夹层伴脑部缺血患者,多为颈动脉重度狭窄或闭塞,但较少出现 Horner 征和脑神经麻痹。颅颈动脉夹层致脑梗死的主要发病机制是动脉到动脉栓塞。此外,颅颈动脉夹层的患者也可发生一过性单眼视觉缺失,可能是脑梗死的先兆表现。Wallenberg 综合征是椎动脉夹层的常见表现。椎动脉夹层累及脊髓前、后动脉,也可引起脊髓相应缺血症状。

3. 其他　颅内动脉夹层好发部位是椎动脉 V_4 段和颈动

脉床突上段,除头痛以及脑部缺血症状外,还可以发生蛛网膜下腔出血。多发夹层占颅颈动脉夹层患者的10%～28%,多伴有颈部疼痛、病前较长时间曾行头部或颈部手术史、近期感染史、颈部按摩史,影像上多表现为颈部动脉肌纤维发育不良以及假性血管瘤。

【诊断】 颅颈动脉夹层的诊断主要依据临床表现以及影像学,其中影像学起着决定性的作用。

1. 血管影像 包括MRI/MRA,CT/CTA以及DSA。颅颈动脉夹层的DSA影像(图3-2-11-14)包括管腔狭窄(线样征、鼠尾征)、夹层动脉瘤、内膜瓣、血管逐渐闭塞(火焰征)以及远端分支闭塞(远端栓塞的表现)。

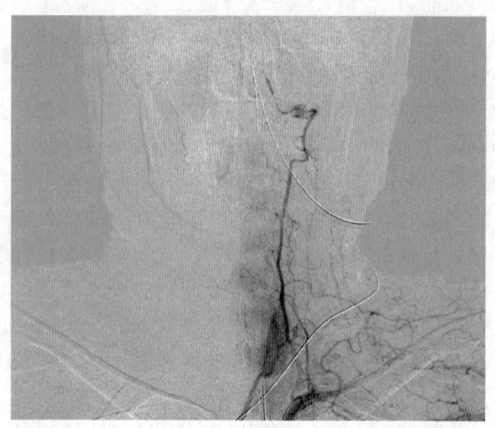

图3-2-11-14　左椎动脉 V_3～V_4 夹层的 DSA 影像

MRI/MRA已取代DSA,成为诊断颅颈动脉夹层的金标准。夹层平面的 T_2 轴位上可以观察到狭窄的管腔,即黑色小圈留空影(较对侧正常管腔留空影小),T_1 脂肪抑制序列轴位或冠状位可见狭窄管腔周围的壁间血肿,即新月形或圆环状高亮影(图3-2-11-15)。双腔征较少见。颅内动脉夹层的高分辨率MR最常观察到的是椎动脉夹层。大脑中动脉夹层的高分辨率MR影像最常见内膜瓣和双腔征表现。壁间血肿和斑块内出血的区分有时较困难,需要依赖临床信息,包括患者的年龄、动脉粥样硬化危险因素、症状和影像学表现(如随访期血管形态的变化)。CTA上夹层的典型表现包括颈动脉分叉

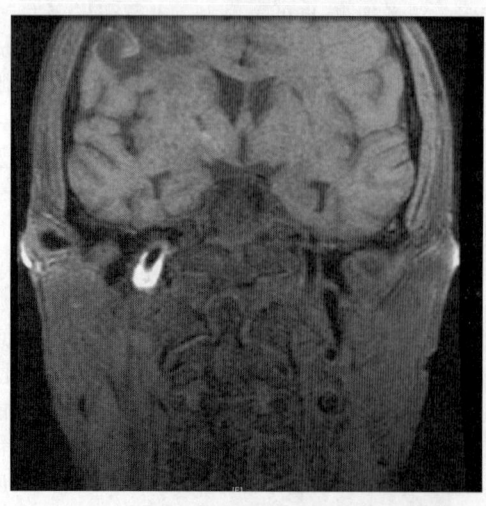

图3-2-11-15　高分辨MR T_1 脂肪抑制成像
右侧高信号为右侧颈内动脉夹层的壁间血肿。

远端2～3cm处颈内动脉逐渐狭窄,直至延伸至颅底。CTA无法直接观察到壁间血肿,但可以观察假性动脉瘤和管壁增厚。

2. 超声影像 颈动脉超声可用于筛查疑似夹层。超声上表现为颈内动脉近端高阻抗血流、分叉远端逐渐狭窄、双腔征、内膜瓣、低密度壁间血肿(颈动脉分叉以上2～6cm处),以及缺乏动脉粥样硬化管壁改变等。超声影像在椎动脉和颅内动脉夹层中检测敏感性低。

3. 其他 基因检测或组织活检等可用于诊断遗传性疾病或结缔组织病等引起的颅颈动脉夹层。

【治疗】

1. 急性缺血性卒中的治疗 根据最新的美国指南,颅颈动脉夹层不是静脉溶栓的禁忌证。虽然静脉溶栓对于颅颈动脉夹层所致的急性缺血性卒中的效果并不明确,但在时间窗内应常规给予患者静脉溶栓。血管内取栓、血管成形和支架术等也应该按照常规进行。症状持续加重、血流动力学紊乱或抗凝禁忌的患者可考虑血管内治疗。

2. 抗栓治疗 CADISS研究是第一个前瞻性随机试验,比较抗凝和抗血小板治疗在颅颈动脉夹层患者中的疗效。该研究发现这两种治疗的疗效相似,但同时观察到症状发生至随机超过3d的颅颈动脉夹层患者再发卒中概率很低。在夹层发病72h内,尚不清楚何种治疗更有效。

对于颅外段的颅颈动脉夹层,可于抗凝治疗3～6个月后停止抗凝(如果MRA或颈部血管B超上血管形态已完全恢复)或改为长期抗血小板治疗(如果仍有残留狭窄、闭塞、动脉瘤或潜在动脉疾病,如肌纤维发育不良)。抗血小板治疗的指证和疗程尚无明确推荐。颅内动脉夹层,考虑到蛛网膜下腔出血的风险,应避免抗凝治疗。继发于椎动脉夹层的蛛网膜下腔出血,亚洲人报道较多,而欧美人报道较少。

3. 手术治疗 颅颈动脉夹层总体预后较好,再发夹层和卒中事件的概率低。无论夹层动脉是否有残留狭窄或闭塞,卒中再发率低于每年1%。颅颈动脉夹层合并的动脉瘤再发缺血性卒中和动脉瘤破裂风险低。因此,若规范的抗栓治疗仍不能预防夹层动脉供血区域缺血性卒中再发的患者,可以考虑行血管内或手术治疗。

4. 其他 对于局部症状的控制,头颈部疼痛可予镇痛类药物如布洛芬等缓解。脑神经麻痹、搏动性耳鸣等症状则可随着夹层的治疗而缓解。夹层引起的蛛网膜下腔出血较为少见,治疗原则同一般的蛛网膜下腔出血。

【预后】

颅颈动脉夹层的预后一般由发生部位、夹层范围以及引起的急性缺血卒中的位置决定。但总体来说,颅颈动脉夹层的预后较好,且颅外血管夹层的预后明显优于颅内血管夹层。总体病死率低于5%,约3/4的患者完全或基本恢复,遗留明显神经系统障碍的低于5%。随访影像上,75%～90%的患者狭窄改善或完全再通,夹层动脉瘤大多体积缩小或自发缓解,10%～70%的血管闭塞再通。

八、椎-基底动脉延长扩张症

扩张性动脉病(dolichoectasia;dilatative arteriopathy)指动脉显著延长、增宽和迂曲,主要累及颅内椎动脉和基底动脉,引

起椎-基底动脉延长扩张症（vertebrobasilar dolichoectasia，VBD）。动脉延长扩张症可与高血压、老龄和其他心血管危险因素相关，可与白质疏松、腔隙性梗死、血管周围间隙增宽和可导致血管扩张的其他非动脉粥样硬化的血管病（包括艾滋病、马方综合征、多囊肾病、Ehlers-Dalnos 综合征、镰状细胞病、Fabry 病）相关。内弹力膜的破坏是主要的病理特征。颅内扩张性动脉病的患病率为 0.06%~5.8%。

【病理学和发病机制】

不同于动脉粥样硬化（主要累及大、中动脉的内膜和内皮细胞），扩张性动脉病主要影响颅内动脉的基质，导致大动脉结缔组织的成分和功能异常。延长扩张的动脉通常外径扩大，动脉壁变薄，内弹力膜变性，存在多个间隙，网状纤维缺乏导致基质变薄，平滑肌萎缩，可存在血管内血栓，甚至产生梭形动脉瘤。前后循环均可受累，但以颅内椎动脉和基底动脉累及最常见，并可合并存在胸主动脉、冠状动脉等的扩张，提示扩张性颅内动脉病是全身扩张性血管病的一种表现。

不可调控的危险因素（如老龄、男性）、可调控的危险因素（如高血压、糖尿病、血脂紊乱、饮酒和炎症）以及遗传代谢性因素均可使正常的血管异常延长和扩张。基质金属蛋白酶（MMP），尤其是 MMP-9 在扩张性动脉病的发病机制中起着重要作用。

【临床表现】

多数患者无临床症状和体征。有症状者最主要的临床表现包括：① 急性脑干梗死；② 脑神经、脑干、三脑室受压后的进行性病程；③ 血管破裂。一项 156 例患者随访了 11.7 年的回顾性研究显示，48% 有卒中事件（59 例缺血性和 21 例出血性），20% 出现压迫性症状，1% 出现脑积水。卒中是最常见的死亡原因。

1. 后循环缺血和梗死　最常见脑干梗死，脑桥受累最多。后循环缺血和梗死的发病机制包括：① 正向血流减少，可存在双向血流，产生椎-基底动脉系统的 TIA 或基底动脉远端、大脑后动脉区域的梗死；② 血流减慢使扩张的血管内血栓形成，血栓可以堵塞穿支口或脱落至穿支内发生栓塞；③ 椎-基底动脉的延长和成角可使动脉分支的开口拉伸和扭曲，导致血流灌注下降，尤其是穿支动脉。研究发现，椎-基底动脉延长扩张症与小血管病（腔隙性梗死、腔隙状态、白质疏松、Virchow-Robin 间隙扩大）独立相关，后循环扩张性动脉病的患者较多合并存在小血管病。

2. 直接压迫　扩张、迂曲的基底动脉或椎动脉可压迫邻近的结构、脑神经、脑干和三脑室底部，导致脑神经麻痹、脑干相关的体征或梗阻性脑积水。脑神经中，面神经和三叉神经最常累及，可分别出现偏侧面肌痉挛和三叉神经痛。MRI 和 MRA 可发现局部神经、血管的压迫，微血管减压术对部分患者有效。其他脑神经，如动眼神经、展神经、舌下神经、视神经的受累也有报道。扩张延长的颅内椎动脉可直接压迫延髓，尤其是延髓腹外侧，产生一过性或持续性的运动、前庭或小脑的症状、体征。如果压迫是一进行性发展的过程，则压迫程度可较重，而对应的症状和体征较轻。此外，延长的基底动脉偶可压迫三脑室底部，导致梗阻性脑积水。

3. 颅内出血　动脉壁的病理改变，包括内弹力膜缺失、基质变薄和平滑肌萎缩，可使患者发生颅内出血，但其发生率较低（0~6.6%）。根据文献报道，扩张性动脉病的患者，蛛网膜下腔出血的发生率为每 100 000 人年 2.2 个事件，脑出血的发生率为每 1 000 人年 11 个事件。蛛网膜下腔出血主要累及后循环，多局限于基底池；脑出血多位于扩张动脉的分支动脉供应区域。颅内出血的预测因素主要包括：动脉延长和扩张的程度（如基底动脉直径>10 mm）、高血压、抗血小板和抗凝药物的使用、女性。因此，对于以后循环缺血和梗死为表现，椎-基底动脉严重延长和扩张的患者，抗血小板和抗凝药物的使用需谨慎。

【诊断】

诊断椎-基底动脉延长扩张症尚无统一的定量标准，大多由有经验的神经科和神经放射科医生直观判断颅内的动脉较正常长和宽。Smoker 等根据 CTA 上基底动脉分叉的位置、偏侧性和直径，评价基底动脉延长、扭曲和扩张的程度（表3-2-11-12）。然而，该诊断标准无法评价前循环颅内血管的延长扩张程度。也有研究根据头颅 MRI、MRA 影像，经颅多普勒血流图（TCD）的血流情况建立诊断标准，但目前尚缺乏明确统一的椎-基底扩张性动脉病的诊断标准。

表 3-2-11-12 Smoker 标准

类别	分值	依据
基底动脉直径*	0	1.9~4.5 mm
	1	≥4.6 mm
基底动脉的偏侧性‡	0	居中
	1	内侧至斜坡或鞍背的外侧缘
	2	外侧至斜坡或鞍背的外侧缘
	3	位于桥小脑角
基底动脉分叉的位置‡	0	鞍背水平或以下
	1	鞍上池内
	2	第三脑室水平
	3	使第三脑室底部抬高

注：* 1 分代表异常；‡ ≥2 分代表异常。

【治疗和预后】

本病尚无特异性治疗方法。患者出现脑梗死或脑出血，采用常规相应的治疗手段。应用抗血小板或抗凝药物以减少缺血性卒中的复发，尚存在争议。手术治疗症状性和无症状性患者的获益和风险仍有待明确。

本病的长期预后取决于明确诊断时疾病的严重程度及其进展程度。研究显示动脉延长扩张症相关的累积卒中发生率在 1、5 和 10 年随访时分别为 2.7%、11.3% 和 15.9%。另一项平均随访 11.7 年的前瞻性研究显示，本病患者无不良健康事件的生存者比例在 5、10 和 15 年时分别为 54.1%、39.5% 和23.5%。基底动脉直径大、有卒中表现和后循环动脉延长扩张症都与卒中复发率高相关。其他非卒中相关的死亡原因包括痴呆、脑积水、胸主动脉瘤、其他部位动脉瘤的破裂和心肌梗死，因为动脉延长扩张症可以累及全身其他血管。

九、可逆性脑血管收缩综合征

可逆性脑血管收缩综合征（reversible cerebral vasoconstriction syndrome，RCVS）是表现为脑动脉可逆性多灶性变窄的一组临床影像综合征,其临床表现通常包括急性发作的、剧烈的、反复发作的、霹雳性头痛,影像学表现为可逆的颅内血管收缩,由此引起的神经系统表现包括脑梗死、可逆性后部白质脑病、蛛网膜下腔出血、脑出血、癫痫等。其临床结局通常为良性。

过去60年间,RCVS患者曾被误诊为原发性中枢神经系统血管炎(primary angiitis of the central nervous system, PACNS)或动脉瘤性蛛网膜下腔出血,因为它们有共同的特征,例如头痛、脑卒中和脑血管造影显示血管变窄。此外,RCVS仍未被人们充分认识,因为人们使用了各种专业术语来描述这种难以理解的可逆性血管造影现象,包括偏头痛性血管痉挛或偏头痛性血管炎、Call-Fleming综合征或Call综合征、霹雳性头痛伴血管痉挛、药物诱发的脑动脉炎、中枢神经系统良性血管病等。直到最近发现,不管相关疾病如何,可逆性脑动脉变窄患者几乎有相同的临床、实验室、影像学及预后特点。因此,目前采用"RCVS"这一描述性术语,以便更好地认识和处理这组疾病,以及便于开展相对大型的回顾性和前瞻性研究,从而有助于进一步认识该综合征。

【病理生理学】

尚不清楚突然发作的头痛和长时间但可逆性血管收缩的病理生理学,以及尚不清楚是脑血管异常收缩引发了头痛还是严重头痛导致了脑血管异常。如造影显示可逆性血管变窄,提示脑血管张力控制存在异常。严重或进展性的脑血管收缩可能会导致继发出现缺血性脑卒中,而脑出血很可能反映了脑动脉变窄的动态性和可逆性所致的缺血后再灌注损伤。

【流行病学】

RCVS的真实发病率未知,临床经验发现RCVS相当常见。RCVS报道的发生率在不断增加,推测是因为人们对该综合征有了更多的认识,CTA和MRA等相对无创影像学检查的广泛应用增加了其检出率,以及违禁药品和血管收缩药物的使用增加使其发病率增加。

在成人中,RCVS主要累及女性,根据病例系列研究报道,男女之比为1:2~1:10。儿童则多见于男性。RCVS可见于所有年龄层和种族,患者的平均年龄为42~44岁,年龄跨度为4月龄至65岁。

【诱发因素】

RCVS与多种诱发因素有关,包括使用血管收缩性药品(常见的有双氢麦角胺、选择性5-羟色胺再摄取抑制剂及拟交感活性药物)、违禁药物、性交、近期妊娠、偏头痛、神经外科手术、高钙血症、未破裂的囊性动脉瘤、颈动脉夹层、脑静脉血栓形成及其他因素等。

【临床特征】

起病通常是急剧的,"有史以来最严重的"头痛在几秒钟内达到高峰,通常被称为"霹雳性头痛"(thunderclap headaches)。超过80%的患者出现霹雳性头痛,不到10%的患者出现亚急性或不太严重的头痛,而发作时没有头痛的情况很少,属于例外。头痛发作通常呈弥漫性,或者位于枕部或顶部;患者常伴有恶心和对光敏感,即使有些患者曾有偏头痛史,但RCVS的头痛通常与偏头痛的性质不同。严重头痛通常在1~2 h内缓解,尽管50%~75%的患者在急性发作期间仍有轻度头痛。在接下来的1~3周内,霹雳性头痛经常复发,平均复发4次;然而,强度和频率随着时间的推移而减少。

50%~75%患者中头痛是唯一的症状。0~21%的患者在发病时有全面强直阵挛性癫痫发作,但罕见反复癫痫发作。患者因脑卒中或脑水肿而出现的局灶性神经功能障碍的发生率为9%~63%,在住院病例研究中的发生率更高。常见的视觉障碍包括暗点、模糊、偏盲和皮质盲。许多患者表现出Balint综合征的特点。Balint综合征由三联征组成:① 同时性视觉失认(尽管视力足以分辨各个要素,但仍不能整合视觉场景);② 视觉性共济失调(在视觉引导下不能准确到达目标);③ 用眼不能(不能准确直接注视新的目标,常导致阅读困难)。尽管严重头痛、疾病本身或相关因素(如子痫、使用可卡因)可引起初始血压升高,但系统检查通常无异常发现。

头痛、局灶性神经功能缺损和造影显示的血管狭窄等不同临床表现的消退并不总是同时出现,如前所述,霹雳性头痛在数天至数周内消退。大多数患者的视觉和其他局灶性神经功能症状或体征在数天至数周内消退,但一些患者遗留有较少或中等程度的永久性神经功能缺损;脑血管造影异常的缓解耗时更长,可长达3个月。不足5%的患者会出现进行性脑动脉血管收缩,最终导致大面积脑卒中、脑水肿、严重并发症或死亡。

【诊断】

RCVS的诊断是基于典型临床特征、脑部影像学特点和血管造影特点。2016年Singhal等发表的一项研究提供了一项直观的RCVS诊断标准,并将其与PACNS区分开。以下标准具有98%~100%的特异性和相似的阳性预测值:① 反复的霹雳性头痛;或者② 单发霹雳性头痛,神经影像学检查示正常或交界区梗死或血管源性水肿;或者③ 无霹雳性头痛但血管造影结果异常且神经影像学检查未发现脑部病变(没有脑部病变几乎可排除PACNS)。

【实验室检查】

RCVS患者的常规检查和炎症指标结果往往正常。尿香草扁桃酸和5-羟吲哚乙酸检查有助于排除系统性疾病,和评估与RCVS相关的血管活性肿瘤(如嗜铬细胞瘤、类癌)。应该行血清和尿液毒理学筛查,以检测患者是否暴露于违禁的血管收缩药品,例如大麻和可卡因。超过85%患者的脑脊液检查结果正常(即蛋白含量<600 mg/L,白细胞≤5×10^6/L),轻度异常可由缺血或出血性脑卒中所致。脑活检或颞动脉活检是无用的,除非是进行了全面评估但仍不能确诊且至少中度怀疑为脑血管炎。

【脑影像检查】

尽管RCVS患者存在广泛的脑血管收缩,但30%~70%的患者在最初的脑扫描中未见异常;然而,约75%的住院患者最终会出现脑实质病变。最常见的病变是缺血性脑卒中和皮质表面(非动脉瘤性)蛛网膜下腔出血,其次是可逆性血管源性脑水肿和脑实质出血,也可以出现这些病变的任意组合。

梗死通常呈双侧和对称分布,位于大脑两半球动脉"分水岭"区或皮质与皮质下交界区;较大的梗死通常呈楔形。灌注加权MRI可显示分水岭区中的灌注不足区;皮质表面出血通常较轻微,局限于少数脑沟中。几项研究表明,RCVS是60岁以下皮质表面(凸面)蛛网膜下腔出血的最常见原因。患者可出现单个以及多个脑叶出血,且脑出血可在发病后数日出现,这再次表明存在再灌注损伤的机制;也有报道患者可发生硬膜下出血。MRI 的 FLAIR 序列常显示出 RCVS 的间接征象，表现为脑沟内点样（即点征）或线样高信号，现认为这代表扩张的表面血管内的缓慢血流。

【脑血管成像】

RCVS 的主要诊断特点是脑血管成像异常。DSA、CTA 或 MRA 可用于证实脑动脉节段性变窄和血管扩张。经颅多普勒超声也被用于诊断，但其结果正常也不能排除该诊断。脑血管造影异常呈动态且向近端进展，导致 Willis 动脉环及其分支呈"香肠串样"外观。最特异的表现为大脑动脉的第二和第三级分支呈光滑性逐渐变窄，随后有异常扩展节段。由于此疾病起始于动脉远端，所以初次脑血管造影结果可能正常；如果临床上高度怀疑患者为 RCVS，则 3～5 d 后对该患者进行随访检查可能是合理的。

血管造影可能会显示出伴发的头颈部动脉夹层或未破裂的动脉瘤；在一些 RCVS 患者中，可累及颈内动脉颅外段或椎动脉，很少累及体循环动脉。血管收缩的持续时间不定，但大多数患者在 3 个月内缓解。

【鉴别诊断】

反复的霹雳性头痛对 RCVS 具有诊断意义。然而，孤立的霹雳性头痛可预示各种不良情况，包括动脉瘤性蛛网膜下腔出血、脑实质出血、脑动脉夹层和脑静脉窦血栓形成。这些情况需要使用相应的脑影像学检查来鉴别。

偏头痛是另一种需要与 RCVS 相鉴别的疾病，如果误诊为偏头痛，则将会使用治疗偏头痛的药物（如曲坦类药物），这种不恰当的治疗会加剧血管收缩和脑卒中。虽然 RCVS 与偏头痛可能存在一些重叠，但 RCVS 与偏头痛的不同之处在于：RCVS 很少复发；RCVS 突然发作的头痛与偏头痛非常不同；RCVS 的脑和血管影像学异常不符合偏头痛；RCVS 的血管造影异常可持续数周。

RCVS 的血管造影异常要与颅内动脉粥样硬化、感染性动脉炎、血管炎、烟雾病、肌纤维发育不良和其他脑动脉疾病相鉴别，详细的病史和实验室检查通常有助于排除这些疾病。

过去，人们认为很难鉴别 PACNS 与 RCVS，因为它们有一些常见的共同特征，例如头痛、局灶性神经功能缺损、脑卒中、癫痫发作和血管造影异常。尽管两者的表现有所重叠，但头痛的性质和影像学异常非常不同。PACNS 患者通常具有伴随慢性头痛的隐匿性临床进展过程，很少出现 RCVS 的典型霹雳性头痛。PACNS 的动脉造影显示动脉变窄比 RCVS 不规则得多。RCVS 的脑成像可正常，或者显示为"分水岭"的梗死或脑叶出血，而 PACNS 通常存在累积的 T_2 高信号病灶、软脑膜强化及分散性深部梗死。

罕见情况下，严重的长时间血管收缩可引起继发性炎症，并使血管造影改变不可逆，这使得区分血管炎及血管收缩变得十分困难。高分辨率增强 MRI 对疑难病例的诊断可能有所帮助，有个案报道显示 RCVS 的脑动脉没有对比增强，而炎症性脑血管炎有对比增强。

【治疗和预防】

RCVS 目前没有经证实或确定的治疗方法。虽然大多数患者随时间可恢复，但多达 1/3 的患者在最初数天内可出现短暂症状，很少有患者出现进展性临床病程。因此，在症状出现后的头几天让患者住院观察、予止痛和支持治疗是合理的。RCVS 相关的头痛是一种剧烈头痛，常常需要全天使用阿片类镇痛药。应禁用会引起血管收缩的曲坦类药物和麦角衍生物。血压控制的目标需要慎重，在脑血管收缩的情况下，即使是轻微的低血压也会触发缺血性脑卒中。可能需要对急性癫痫发作进行治疗，但癫痫发作通常仅在发病时出现，且不会反复发作，因此可能没必要给予长期预防性治疗。在缺乏对照试验的情况下，即使证实存在脑血管收缩，一般不使用任何药物来治疗血管收缩。临床上钙通道阻滞剂（如尼莫地平和维拉帕米）、短疗程糖皮质激素、硫酸镁、5-羟色胺拮抗剂等通常被用来缓解血管收缩。来自两项前瞻性病例系列研究的数据表明，尼莫地平不会影响脑血管收缩的持续时间，但可缓解头痛的程度和减少发作次数。如临床已经使用了钙通道阻滞剂，则在症状或血管造影异常缓解后可以停用。

由于糖皮质激素可能与 RCVS 的不良结局相关，临床上应根据最初的临床及影像学特征区分 RCVS 和 PACNS；经验性糖皮质激素治疗仅用于治疗临床病程迅速恶化而诊断仍不明确的罕见患者。

有研究表明球囊血管成形术和直接动脉内给予尼卡地平、罂粟碱、米力农和尼莫地平，对 RVCS 显示出了不同程度的疗效。对于 RCVS 患者，单根收缩动脉内输注血管扩张剂可迅速逆转多根脑动脉的血管收缩，包括对侧动脉。在与 RCVS 相似的疾病中，例如 PACNS 和颅内动脉粥样硬化，很少观察到相似的反应。基于此，有人提出将动脉内输注血管扩张剂后出现动脉扩张作为 RCVS 的"诊断性试验"。然而，动脉内干预会带来再灌注损伤的风险，且超过 90%～95% 的 RCVS 患者具有良性的自限性。因此，动脉内干预措施可能用于存在明显临床进展征象的患者。遗憾的是，没有已知的临床或影像学特征能可靠预测疾病进展。

预防 RCVS 合理的方法是避免进一步暴露于任何潜在的诱发因素，如可加重临床病程的大麻、可卡因、运动兴奋剂、苯丙胺和其他血管收缩药物，以及告知患者关于再暴露后疾病复发的可能风险。患者在数周内应避免体力活动、Valsalva 动作，以及其他已知会使头痛复发的因素。考虑到其发病机制及患者很少复发，不需要使用常规的脑卒中预防药物，如抗血小板药、抗凝剂和降胆固醇药物。

【预后】

大多数 RCVS 患者的头痛和血管造影异常在数天或数周内可完全消退；15%～20% 的病例会因脑卒中而残留功能缺损。极少数病例因进行性血管收缩，会导致症状进展或死亡。应当指出的是，术语 RCVS 中的"可逆性"是指血管收缩具有动态和可逆的性质；某些患者中，因脑部损伤而引起的临床功能缺损，以及血管收缩（尤其是严重且长时间的血管收缩）可能无法完全逆转。RCVS 的复发极其罕见。

十、脑血管肌纤维发育不良

肌纤维发育不良（fibromuscular dysplasia，FMD）是一种特发性、节段性、非炎症性、非动脉粥样硬化性，主要累及中小血管的疾病，可导致动脉狭窄或闭塞、动脉瘤、夹层和动脉迂曲。几乎在所有动脉中都可见到肌纤维发育不良。其中，最常受累的动脉是肾动脉和颈内动脉，其次是椎动脉、内脏和髂外动脉。

根据所累及的动脉节段和疾病的严重程度,疾病表现可能有很大差异。脑血管 FMD 患者一半以上可合并存在肾动脉 FMD,并可能产生相应的严重并发症,包括高血压、先兆子痫、肾梗死。

【流行病学】

FMD 在白种人女性中更为常见,并且通常在 50 岁左右出现症状,诊断时的平均年龄为 52 岁;儿童也可患病,但较少见。只有不到 5% 的患者有家族史。一般人群中脑血管 FMD 的患病率尚不清楚。

脑血管 FMD 中 95% 的病例累及颈动脉(通常是双侧),颈内动脉的中部和远端较常累及;60% 至 85% 的病例累及椎动脉(通常同时也累及颈动脉),椎动脉的 $V_3 \sim V_4$ 段较常累及。法国的登记研究显示,48% FMD 患者为多血管累及,以脑血管病变为表现的 FMD 患者中 54% 为多血管受累。脑血管 FMD 若合并高血压,其肾动脉受累的可能性提高 3 倍。因此,建议对合并高血压的脑血管 FMD 患者应筛查肾动脉。FMD 也与自发性冠状动脉夹层相关,然而由于冠状动脉夹层的发生率很低,不建议对脑血管 FMD 患者常规筛查冠状动脉。

FMD 的高危因素目前尚不明确,吸烟和激素水平可能与动脉瘤的生长相关,并增加 FMD 患者发生卒中的风险。

【病因学】

FMD 的病因仍然未知。尽管可能涉及多种因素,但大多数研究者现在认为遗传学在 FMD 的发展中起着重要作用,一些研究报道了具有可变外显率的常染色体遗传模式。另一项研究发现 FMD 与磷酸酶和肌动蛋白调节因子 1(PHACTR1)基因中的单核苷酸变异之间存在关联。这种变异位点为 rs9349379,也是冠状动脉疾病、偏头痛和颈动脉夹层的危险位点。由于 FMD 在育龄妇女中的发生率较高,激素被认为在 FMD 的病因中也很重要,但尚无明确的研究。此外,机械因素如平滑肌细胞的收缩和血管壁的创伤也可能启动 FMD 中的病变,但该理论尚未被证实。

【临床表现】

脑血管 FMD 大多是无症状的。脑血管 FMD 患者可合并存在动脉夹层和颅内囊性动脉瘤,因此症状性 FMD 的临床表现与 FMD 所导致的狭窄相关的缺血、大动脉的夹层和闭塞(肾梗死、卒中、心肌梗死)、动脉瘤破裂、夹层或动脉瘤处血栓的栓塞有关。疾病表现可以有很大差异,这取决于所累及的动脉节段、狭窄的长度和程度以及 FMD 的分类。

脑血管 FMD 最常见的症状是头痛和搏动性耳鸣。70% 的患者有头痛,其中 30% 患有偏头痛。40% 的患者有颈动脉杂音(颈动脉 FMD 最常见的体征)和(或)搏动性耳鸣,通常由患者描述为听到"嘶嘶声"。其他较少的症状包括颈部疼痛、旋转异常、视物模糊和头晕,头晕类似于晕厥前症状而不是眩晕。这些症状没有特异性。

美国 FMD 登记研究显示,FMD 患者中 16% 存在颈动脉夹层,5% 存在椎动脉夹层。颅内囊性动脉瘤多为未破裂动脉瘤,一项 500 余例脑血管 FMD 患者的荟萃研究显示未破裂动脉瘤患病率为 7%,然而 FMD 患者的动脉瘤破裂风险是否高于一般人群尚不得而知。

美国 FMD 登记研究显示,10% 的患者发生缺血性卒中,

20% 的患者有 TIA,其主要发病机制是相关动脉夹层导致的动脉-动脉栓塞或低灌注。颅内出血少见,主要病因是肾动脉 FMD 导致高血压性脑小血管病。3% FMD 患者可由于颅内动脉瘤破裂导致蛛网膜下腔出血。

脑血管 FMD 的特殊临床亚型如下。

(1)单纯颅内 FMD:尽管颅内 FMD 通常是颈部颅外 FMD 的延续,但也有报道基底动脉、远端颈内动脉和大脑中动脉的孤立性颅内 FMD,伴有典型的"串珠"血管造影表现。单纯颅内 FMD 很罕见,在儿童中比成人多见。

(2)儿童型:近期的一项大型研究表明,大多数儿童(年龄 <18 岁)的脑血管 FMD 在儿童早期(平均年龄 7 岁)被诊断出来,其中 1/3 的病例是在出生后第一年被诊断出来的,男女性别上没有差异。该型被认为与 Moyamoya 综合征、颅内动脉瘤相关。缺血性卒中是其主要表现,且卒中年复发率(10%)和年病死率(13%)较高。

(3)颈动脉蹼:颈动脉蹼是指位于颈动脉(尤其是颈动脉球后外侧)或椎动脉(V_3 段或窦口)的薄半透明腔内网状物,对应于血管造影中看到的线性缺损,不会随着患者头位的改变而变化或消失。通常见于非洲或非裔加勒比种族的中年成人,主要是女性,且没有动脉粥样硬化的危险因素。主要临床表现为颈动脉蹼同侧的 TIA 或缺血性卒中。此类患者即使接受抗血小板治疗,在同一区域内复发性缺血事件的发生率仍很高,所以建议行动脉内膜切除术或支架。

【诊断及分类】

脑血管 FMD 的诊断主要基于影像的表现。DSA 仍然是诊断 FMD 的金标准,但由于使用常规动脉造影引起医源性夹层的风险(FMD 患者中更易发生),其使用仅限于需要进行血管内治疗的患者。CTA 或 MRA 在诊断中更为常用。多普勒超声也可用于诊断和监测,但其准确性低于 CTA 或 MRA。FMD 典型的影像表现为:交替动脉扩张和收缩("串珠"样)或局灶性狭窄的出现(图 3-2-11-16),且除外动脉粥样硬化或炎性病变。

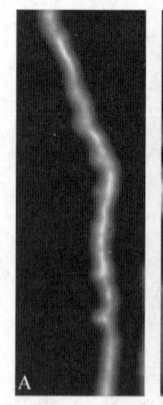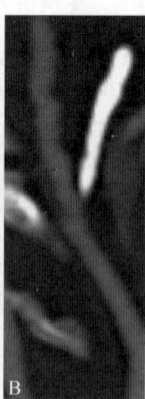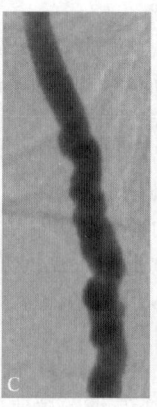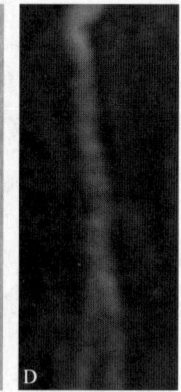

图 3-2-11-16 左颈内动脉"串珠"样表现

A、B. CTA;C. DSA;D. MRA。图片来源:Jama Neurol, 2018. 2848。

过去 FMD 根据受累的动脉层(内膜、中膜或外膜)进行分类。然而,由于病理标本较难获得,因此目前病理分类已经被影像分类所取代,可分为以下两类:① 多灶性 FMD,更常见,约占 90%,其典型的特点为"串珠"样表现,多见于动脉的中远端;在病理学上主要与中层纤维增生相对应。② 局灶性 FMD,

少见,仅占 10%,为单一同心性(长度<1 cm)或管状(长度≥1 cm)平滑狭窄,可见于动脉的任何节段;在病理学上对应于内膜纤维增生。

【鉴别诊断】

动脉粥样硬化性血管疾病和血管炎需要和脑血管 FMD 鉴别。动脉粥样硬化患者通常年龄较大且具有典型的心血管危险因素,而 FMD 患者通常更年轻且心血管危险因素较少。动脉粥样硬化通常累及动脉的开口或近端节段,而 FMD 累及动脉中段或远端节段;"串珠"样表现也是 FMD 独有的。因此,通常可以通过影像学来区分动脉粥样硬化疾病和 FMD。而血管炎是炎症过程,患者会出现贫血、血小板减少或急性期反应物(如红细胞沉降率或 C-反应蛋白),这些在 FMD 患者中不会出现。

【治疗】

脑血管 FMD 患者建议完善头-盆腔的血管影像检查。FMD 的治疗需根据有无卒中并发症而定。

1. 无卒中并发症的脑血管 FMD　包括相关的无症状颈动脉夹层,建议每日口服低剂量阿司匹林(75~100 mg/d)以预防血栓栓塞并发症。无论狭窄的严重程度如何,对于无症状脑血管 FMD 患者,不建议进行手术或血管内治疗。不推荐他汀类药物用于 FMD 患者,除非患者同时有血脂异常或动脉粥样硬化疾病。考虑到合并存在未破裂动脉瘤的可能性大,患者应戒烟,同时注意避免脊椎按摩和其他快速过度伸展或颈部侧向旋转的活动。抗血小板药物的使用与动脉瘤破裂风险的关系尚不明确。此外,由于 FMD 常累及全身其他血管如肾动脉,故需要多学科治疗。高血压患者根据现行的指南控制血压,尚不明确哪一种降压药物最合适。头痛患者的处理与一般头痛患者相仿,但曲普坦类、拟交感神经类药物因可导致血管收缩应慎用。影响生活质量的搏动性耳鸣患者可能从心理治疗中获益。

2. 有卒中并发症的脑血管 FMD　对于 FMD 患者因动脉狭窄或夹层而导致 TIA 或缺血性卒中的治疗,与没有 FMD 的卒中患者相似。急性期,建议静脉溶栓和(或)机械性血栓切除术。对于不符合静脉溶栓条件的患者,应使用抗栓药物。TIA 和缺血性卒中的预防应根据潜在的卒中机制进行调整。建议进行长期抗栓治疗,但在缺乏血脂异常或血管性动脉粥样硬化疾病的情况下不应使用他汀类药物。血管内治疗(如颈动脉血管成形术,有或没有支架置入术)通常限于持续性脑血管缺血患者,而夹层动脉瘤(即假性动脉瘤)缺血性事件或破裂风险较低,很少需要血管内治疗;如果需要进行血管内治疗,应特别注意在腹股沟入口或引导导管放置期间避免医源性血管损伤。FMD 患者的脑出血和动脉瘤性蛛网膜下腔出血的治疗与一般卒中患者相同。专家经验认为使用钙离子拮抗剂可以预防血管收缩,FMD 患者可能获益。

【预后】

由于缺乏高质量的基于人群的数据,脑血管 FMD 患者发生卒中和复发卒中的风险仍不确定。来自美国 FMD 登记研究的数据表明,TIA 和缺血性卒中主要发生在伴有夹层的患者中,在没有卒中并发症的情况下,孤立性脑血管 FMD 的预后较好。纵向研究表明,脑血管 FMD 患者(大多数患有 TIA 或缺血性卒中)随访期间 TIA 或缺血性卒中的风险为每年 0.6%~3.7%,脑出血的风险小于每年 1%。

参 考 文 献

[1] 孙翀. 线粒体脑肌病伴高乳酸血症和卒中样发作的临床和影像学研究[D]. 上海:复旦大学上海医学院,2016.

[2] 徐斌,宋冬雷,毛颖,等. 颞浅动脉大脑中动脉吻合术结合脑硬脑膜肌肉血管融合术治疗烟雾病[J]. 中国脑血管病杂志,2007,4(10):445-448.

[3] 徐斌,宋冬雷,毛颖,等. 直接与间接血管重建术治疗烟雾病[J]. 中华神经外科杂志,2009,25(2):102-105.

[4] BERSANO A, GUEY S, BEDINI G, et al. Research progresses in understanding the pathophysiology of Moyamoya disease [J]. Cerebrovasc Dis, 2016, 41(3-4): 105-118.

[5] BEUKER C, SCHMIDT A, STRUNK D, et al. Primary angiitis of the central nervous system: diagnosis and treatment [J]. Ther Adv Neurol Disord, 2018, 11: 1756286418785071.

[6] BREIG A, EKBOM K, GREITZ T, et al. Hydrocephalus due to elongated basilar artery. A new clinicoradiological syndrome [J]. Lancet, 1967, 1, 874-875.

[7] CALABRESE L H, MALLEK J A. Primary angiitis of the central nervous system. Report of 8 new cases, review of the literature, and proposal for diagnostic criteria [J]. Medicine (Baltimore), 1988, 67: 20-39.

[8] CALL G K, FLEMING M C, SEALFON S, et al. Reversible cerebral segmental vasoconstriction [J]. Stroke, 1998, 19: 1159-1170.

[9] CAPLAN L R, BILLER J. Uncommon causes of stroke [M]. 3rd ed. Cambridge: Cambridge University Press, 2018.

[10] CRAVIOTO H, FEIGIN I. Noninfectious granulomatous angiitis with a predilection for the nervous system [J]. Neurology, 1959, 9: 599-609.

[11] DEBETTE S, GOEGGEL SIMONETTI B, SCHILLING S, et al. Familial occurrence and heritable connective tissue disorders in cervical artery dissection[J]. Neurology, 2014, 83: 2023-2031.

[12] DUAN L, BAO X Y, YANG W Z, et al. Moyamoya disease in China its clinical features and outcomes[J]. Stroke, 2012, 43(1): 56-60.

[13] EI-HATTAB A W, ADESINA A M, JONES J, et al. MELAS syndrome: clinical manifestations, pathogenesis, and treatment options[J]. Mol Genet Metab, 2015, 116: 4-12.

[14] ENGELTER S T, GROND-GINSBACH C, METSO T M, et al. Cervical artery dissection: trauma and other potential mechanical trigger events [J]. Neurology, 2013, 80: 1950-1957.

[15] FLEMMING K D, LINK M J, CHRISTIANSON T J, et al. Prospective hemorrhage risk of intracerebral cavernous malformations[J]. Neurology, 2012, 78: 632-636.

[16] FLEMMING K D, WIEBERS D O, BROWN R D JR, et al. The natural history of radiographically defined vertebrobasilar nonsaccular intracranial aneurysms [J]. Cerebrovasc Dis, 2005, 20: 270-279.

[17] Flemming K D. Clinical management of cavernous malformations[J]. Curr Cardiol Rep, 2017, 19: 122.

[18] GIROUD M, FAYOLLE H, ANDRE N, et al. Incidence of

internal carotid artery dissection in the community of Dijon[J]. J Neurol Neurosurg Psychiatry, 1994, 57: 1443.

[19] GROTTA J C. Stroke: pathophysiology, diagnosis, and management[M]. 6th ed. Philadelphia, PA: Elsevier, 2016.

[20] GUTIERREZ J, SACCO R L, WRIGHT C B. Dolichoectasia-an evolving arterial disease[J]. Nat Rev Neurol, 2011, 7(1): 41-50.

[21] HAJJ-ALI R A, SINGHAL A B, BENSELER S, et al. Primary angiitis of the CNS[J]. Lancet Neurol, 2011, 10: 561-572.

[22] HUANG Z, DING X, MEN W, et al. Clinical features and outcomes in 154 patients with haemorrhagic moyamoya disease: comparison of conservative treatment and surgical revascularization [J]. Neurol Res, 2015, 37(10): 886-892.

[23] HURST R, GROSSMAN R. Neuroradiology of central nervous system vasculitis[J]. Semin Neurol, 1994, 14: 320-340.

[24] JANG D K, LEE K S, RHA H K, et al. Bypass surgery versus medical treatment for symptomatic moyamoya disease in adults [J]. J Neurosurg, 2016, 11: 1-11.

[25] KIM J S. Moyamoya disease: epidemiology, clinical features, and diagnosis[J]. J Stroke, 2016, 18(1): 2-11.

[26] KOENIG M K, EMRICK L, KARAA A, et al. Recommendations for the management of strokelike episodes in patients with mitochondrial encephalomyopathy, lactic acidosis, and strokelike episodes[J]. JAMA Neurol, 2016, 73: 591-594.

[27] KOLODNY E, FELLGIEBEL A, HILZ M J, et al. Cerebrovascular involvement in Fabry disease: current status of knowledge[J]. Stroke, 2015, 46(1): 302-313.

[28] KUKER W. Imaging of cerebral vasculitis[J]. Int J Stroke, 2007, 2: 184-190.

[29] KURODA S, HOUKIN K. Moyamoya disease: current concepts and future perspectives[J]. Lancet Neurol, 2008, 7 (11): 1056-1066.

[30] LEE V H, BROWN R D JR, MANDREKAR J N, et al. Incidence and outcome of cervical artery dissection: a population-based study[J]. Neurology, 2006, 67: 1809-1812.

[31] LOU M, CAPLAN L R. Vertebrobasilar dilatative arteriopathy (dolichoectasia)[J]. Ann N Y Acad Sci, 2010, 1184: 121-133.

[32] MANDAL J, CHUNG S A. Primary angiitis of the central nervous system[J]. Rheum Dis Clin North Am, 2017, 43(4): 503-518.

[33] MITSIAS P, LEVINE S R. Cerebrovascular complications of Fabry's disease[J]. Ann Neurol, 1996, 40(1): 8-17.

[34] MORIARITY J L, CLATTERBUCK R E, RIGAMONTI D. The natural history of cavernous malformations[J]. Neurosurg Clin N Am, 1999, 10: 411-417.

[35] OLIN J W, FROEHLICH J, GU X, et al. The United States registry for fibromuscular dysplasia: results in the first 447 patients[J]. Circulation, 2012, 125(25): 3182-3190.

[36] O'CONNOR S, GORNIK H L, FROEHLICH J B, et al. Smoking and adverse outcomes in fibromuscular dysplasia: US registry report[J]. J Am Coll Cardiol, 2016, 67(14): 1750-1751.

[37] PANDEY P, STEINBERG G K. Neurosurgical advances in the treatment of Moyamoya disease[J]. Stroke, 2011, 42:

3304-3310.

[38] PASSERO S G, CALCHETTI B, BARTALINI S. Intracranial bleeding in patients with vertebrobasilar dolichoectasia[J]. Stroke, 2005, 36: 1421-1425.

[39] PASSERO S G, ROSSI S. Natural history of vertebrobasilar dolichoectasia[J]. Neurology, 2008, 70: 66-72.

[40] PERDU J, BOUTOUYRIE P, BOURGAIN C, et al. Inheritance of arterial lesions in renal fibromuscular dysplasia [J]. J Hum Hypertens, 2007, 21(5): 393-400.

[41] PERSU A, VAN DER NIEPEN P, TOUZÉ E, et al. Revisiting fibromuscular dysplasia: rationale of the European Fibromuscular Dysplasia Initiative[J]. Hypertension, 2016, 68: 832-839.

[42] PICO F, BIRON Y, BOUSSER M G, et al. Concurrent dolichoectasia of basilar and coronary arteries[J]. Neurology, 2005, 65(9): 1503-1504.

[43] PICO F, LABREUCHE J, COHEN A, et al. Intracranial arterial dolichoectasia is associated with enlarged descending thoracic aorta[J]. Neurology, 2004, 63(11): 2016-2021.

[44] PLOUIN P F, BAGUET J P, THONY F, et al. ARCADIA investigators. High prevalence of multiple arterial bed lesions in patients with fibromuscular dysplasia: the ARCADIA registry (Assessment of Renal and Cervical Artery Dysplasia)[J]. Hypertension, 2017, 70(3): 652-658.

[45] POWERS W J, RABINSTEIN A A, ACKERSON T, et al. 2018 guidelines for the early management of patients with acute ischemic stroke: a guideline for healthcare professionals from the american heart association/american stroke association[J]. Stroke, 2018, 49: e46-e110.

[46] Research Committee on The Pathology and Treatment of Spontaneous Occlusion of The Circle of Willis, Health Labour Sciences Research Grant for Research on Measures for Infractable Diseases. Guidelines for diagnosis and treatment of moyamoya disease (spontaneous occlusion of the circle of Willis)[J]. Neurol Med Chir (Tokyo), 2012, 52(5): 245-266.

[47] ROBINSON J R, AWAD I A, LITTLE J R. Natural history of the cavernous angioma[J]. J Neurosurg, 1991, 75: 709-714.

[48] SALVARANI C, PIPITONE N, HUNDER G G. Management of primary and secondary central nervous system vasculitis [J]. Curr Opin Rheumatol, 2016, 28(1): 21-28.

[49] SCHIEVINK W I. Spontaneous dissection of the carotid and vertebral arteries[J]. N Engl J Med, 2001, 344: 898-906.

[50] SHIVAPOUR D M, ERWIN P, KIM E S H. Epidemiology of fibromuscular dysplasia: a review of the literature[J]. Vasc Med, 2016, 21: 376-381.

[51] SIMS K, POLITEI J, BANIKAZEMI M, et al. Stroke in Fabry disease frequently occurs before diagnosis and in the absence of other clinical events: natural history data from the Fabry registry[J]. Stroke, 2009, 40(3): 788-794.

[52] SINGHAL A B, TOPCUOGLU M A, FOK J W, et al. Reversible cerebral vasoconstriction syndromes and primary angiitis of the central nervous system: clinical, imaging, and angiographic comparison: RCVS and PACNS[J]. Ann Neurol, 2016, 79: 882-894.

[53] SMOKER W R, CORBETT J J, GENTRY L R, et al. High-resolution computed tomography of the basilar artery: 2. vertebrobasilar dolichoectasia: clinical-pathologic correlation and review[J]. AJNR Am J Neuroradiol, 1986, 7: 61 - 72.

[54] SOUTHERLAND A M, MESCHIA J F, WORRALL B B. Shared associations of nonatherosclerotic, large-vessel, cerebrovascular arteriopathies: considering intracranial aneurysms, cervical artery dissection, moyamoya disease and fibromuscular dysplasia[J]. Curr Opin Neurol, 2013, 26(1): 13 - 28.

[55] SUZUKI J, TAKAKU A. Cerebrovascular "Moyamoya" disease. Disease showing abnormal net-like vessels in base of brain[J]. Arch Neurol, 1969, 20: 288 - 299.

[56] TOUZÉ E, SOUTHERLAND A M, BOULANGER M, et al. Fibromuscular dysplasia and its neurologic manifestations. A systematic review[J]. JAMA Neurol, 2019, 76(2): 217 - 226.

[57] VANDERZANT C, BROMBERG M, MACGUIRE A, et al. Isolated small-vessel angiitis of the central nervous system [J]. Arch Neurol, 1988, 45: 683 - 687.

[58] VOLKER W, DITTRICH R, GREWE S, et al. The outer arterial wall layers are primarily affected in spontaneous cervical artery dissection[J]. Neurology, 2011, 76: 1463 - 1471.

[59] XU B, SONG D L, MAO Y, et al. Superficial temporal artery-middle cerebral artery bypass combined with encephalo-duro-myo-synangiosis in treating moyamoya disease: surgical techniques, indications and midterm follow-up results[J]. Chin Med J (Engl), 2012, 125(24): 4398 - 4405.

[60] YIN H, LIU X, ZHANG D, et al. A novel staging system to evaluate cerebral hypoperfusion in patients with moyamoya disease[J]. Stroke, 2018, 49(12): 2837 - 2843.

[61] ZINKSTOK S M, VERGOUWEN M D, ENGELTER S T, et al. Safety and functional outcome of thrombolysis in dissection-related ischemic stroke: a meta-analysis of individual patient data[J]. Stroke, 2011, 42: 2515 - 2520.

[62] ZUBER M, BLUSTAJN J, ARQUIZAN C. Angiitis of the central nervous system[J]. J Neuroradiol, 1999, 26: 101 - 117.

第十二节　系统性疾病继发脑血管病

方　堃　董　强

一、系统性红斑狼疮和脑血管病

系统性红斑狼疮（systemic lupus erythematosus，SLE）是一种累及多脏器的自身免疫性炎症性结缔组织病，它与卒中风险的增加相关。该疾病多发于女性（80%～90%），尤其是好发于年轻女性。卒中是 SLE 患者发病和致死的主要原因；与普通人群相比，所有年龄组 SLE 患者卒中风险增加约 2 倍，且这种风险在年轻人群中尤其显著。

【发病机制】

尽管卒中和 SLE 之间的相关性早已明确，但 SLE 导致卒中的具体机制仍然不确定。过去多年流行病学数据、更好的影像技术和更全面的病理学研究，提高了我们对这一争议领域的认识，归纳起来可有下列理论。

1. 小血管病变　1968 年发表的第一个病理队列研究发现，SLE 最常见的神经病理改变是累及小动脉和毛细血管的小血管病变。近年来，MRI T_2 加权或 FLAIR 序列可以帮助发现这些小血管病变。在对相对年轻的 SLE 患者（平均年龄 34 岁）进行头颅 MRI 扫描后发现，49% 的患者有白质 T_2 高信号，明显高于匹配的对照人群。这表明 SLE 可能加速小血管病变的形成。

2. 栓塞性梗死　除了 SLE 的小血管病变外，还与栓塞机制的卒中有关。Libman 和 Sacks 在描述 Libman - Sacks 心内膜炎时，报道了这种病理机制。曾有 50 例 SLE 尸检报告显示，主要的神经病理学异常是栓塞性梗死，其中 Libman - Sacks 心内膜炎是大多数栓塞可能的来源。经颅多普勒（TCD）超声检测到微栓子信号，推测栓塞可能是 SLE 相关脑血管病的重要病因。

除了 Libman - Sacks 心内膜炎之外，栓塞性梗死也可能发生在血栓栓塞和感染的背景下。与一般人群相比，SLE 患者发生静脉血栓栓塞的风险高达 5 倍或更高。另须强调的是，感染是 SLE 患者中发病率较高的并发症，也是病死率较高的主要原因。因此，感染性心内膜炎始终是一个重要的考虑因素。

3. 抗磷脂抗体综合征　超过 40% 的 SLE 患者发现抗磷脂抗体阳性。在 SLE 合并缺血性脑卒中患者中，多达 65% 的患者发现抗磷脂抗体阳性，并且多项研究显示在 SLE 背景下抗磷脂抗体阳性患者卒中的风险有所增加。抗磷脂抗体综合征与 Libman - Sacks 心内膜炎以及引起血管病变的内皮损伤有关。

4. 脑血管炎　SLE 相关的中枢神经系统血管炎是可能存在的。虽然可能十分罕见，但是已有个案报道证实在脑中存在活跃的系统性血管炎，血管壁的炎症影响脑血管系统的多个分支，并引起梗死。但是由于较大的尸检病理学队列中没有发现血管炎，因此人们认为脑血管炎在 SLE 中是罕见的。

5. 动脉粥样硬化　SLE 本身的存在也导致加速动脉粥样硬化。SLE 导致动脉粥样硬化的部分风险与传统风险因素的存在有关。SLE 患者的高血压、糖尿病、血脂异常和更年期提前的发生率更高。随着时间的推移，这些风险因素的存在预示着临床心血管疾病的发展。对于冠状动脉疾病等其他部位动脉粥样硬化，即使在控制常规危险因素的情况下，SLE 患者也更可能在年轻的时候就患有冠状动脉疾病。加速动脉粥样硬化的机制尚不清楚，但可能与慢性炎症有关。

6. 其他　SLE 患者还可能出现颅内静脉窦血栓形成（cerebral venous sinus thrombosis，CVST）以及颅内出血。在有限的单中心研究中，SLE 患者的 CVST 似乎与较高的疾病活动度相关，并且这些患者存在抗磷脂抗体阳性。SLE 患者颅内出血的风险可能略有增加。在血小板减少症、凝血病或抗凝药物治疗的情况下，SLE 患者可能会出现颅内出血。

【评估与治疗】

尚未有公认的指南对 SLE 患者的急性卒中进行评估和管理。可参考急性缺血性脑卒中指南，对表现为卒中症状的 SLE 患者，若没有颅内出血或抗凝治疗中等相关禁忌证，可考虑采用静脉溶栓治疗。然而，目前尚缺乏前瞻性数据用于判断该群体溶栓的出血或其他并发症的风险。

卒中的二级预防必须个体化,并对 SLE 特异性病因和其他病因进行严格筛查。与所有卒中患者一样,预防重点应放在对可干预的危险因素的控制上,如高血压、高脂血症、糖尿病,以及如吸烟或缺乏体力活动等生活方式的管理。同时,建议筛查所有卒中患者的抗磷脂抗体。对于 SLE 患者,感染性心内膜炎或 Libman - Sacks 心内膜炎通常是一个需要考虑到的重要病因。对于复发性卒中,一旦存在感染性体征、症状或全身性栓塞的证据,建议完善经食管超声心动图(TEE)。

急性期后的药物治疗,采用针对缺血性脑卒中二级预防的指南。鉴于 SLE 中动脉粥样硬化和心血管事件的风险增加,使用阿司匹林对心血管事件的一级预防似乎是合理的。如果抗磷脂抗体持续升高且伴有卒中,则抗凝可作为首选治疗。如果在评估期间发现 Libman - Sacks 心内膜炎,目前尚无循证学证据的治疗方法。

二、抗磷脂抗体综合征

抗磷脂抗体综合征(antiphospholipid antibody syndrome, APS),也称为休斯综合征(Hughes syndrome),其特征是动脉(大血管和小血管)和(或)静脉血栓形成、反复流产,以及三种类型的抗磷脂抗体中的一种或多种阳性。APS 可以是原发性(特发性)或继发性疾病(如由于系统性红斑狼疮等结缔组织疾病、感染、恶性肿瘤或药物)。中枢神经系统受累是其一个常见的特征。APS 患者可以发生缺血性脑卒中、颅内出血或颅内静脉血栓形成。

(一)缺血性脑卒中

缺血性脑卒中是 APS 中最常见的神经系统疾病。在抗磷脂抗体患者的随访中,缺血性脑卒中年发病率为 6.75%。通常,约 13% 脑卒中患者的抗磷脂抗体阳性,在 45 岁以下卒中患者中更高达 20%,提示可能与 APS 相关。一些研究发现,51 岁以下缺血性脑卒中患者,抗磷脂抗体可视为独立危险因素。

为了帮助推测缺血性脑卒中是否与抗磷脂抗体有关,部分专家提出了一种分级系统,将抗磷脂抗体阳性引起缺血性脑卒中的可能性,根据下列 4 个条件将它分为确定、很可能或可能相关:① 临床和放射学证实为缺血性脑卒中并能排除了其他明确的机制(夹层、心房颤动);② 抗心磷脂抗体 IgG 或 IgM 中至高滴度升高,或狼疮抗凝物滴度升高,并在 3 个月内 2 次结果证实;③ 反复流产、血小板减少、全身性静脉血栓形成或非细菌性非风湿性心脏瓣膜病的发生;④ 有风湿病学会诊断标准定义的系统性自身免疫疾病的存在。诊断确定:同时符合①和②,并有③或④标准;很可能:同时符合①和②;可能相关:符合①,并持续低水平的抗磷脂抗体,且符合③和(或)④。

在评估传统的心血管危险因素和高凝状态时,APS 非常重要,因为它们可能会使卒中结局恶化。在 APS 患者中,无论是否接受治疗,动脉事件后的复发率似乎高于静脉事件后的复发率。

多种机制可能导致 APS 患者的脑血管病风险增加。抗磷脂抗体诱导的血管细胞功能障碍导致血管事件风险增加,同时抗磷脂抗体与靶细胞(如内皮细胞和血小板)表面分子之间的相互作用也导致这种风险增加。在这种疾病中,可以观察到无

症状的动脉粥样硬化。在原发性 APS 的绝经前女性中,动脉粥样硬化的加重和激素的改变可能导致其脑血管病的患病率增高。除此之外 APS 可能与颈动脉夹层相关,并且这两种疾病状态可以相互影响。

APS 对来自心脏瓣膜疾病的血栓栓塞事件也可能有所影响。Libman - Sacks 心内膜炎也与 APS 相关,并可导致缺血性脑卒中。

(二)颅内出血

在 APS 中罕见出现颅内出血,硬膜下血肿也较为少见。在接受抗凝治疗的 APS 患者中,常报告颅内出血发生,但均不致命。

(三)颅内静脉窦血栓形成

颅内静脉窦血栓形成在 APS 中较少见。在一项针对1 000 名 APS 患者的研究中,约 0.7% 的患者发生。有研究发现,抗心磷脂抗体阳性的颅内静脉血栓形成患者往往更年轻,更多深部和浅表的颅内静脉系统受累。

(四)恶性抗磷脂抗体综合征

恶性抗磷脂抗体综合征是由多个血管床中广泛的微血栓引起,伴有大量静脉血栓栓塞和多器官功能恶性衰竭。诊断标准见表 3 - 2 - 12 - 1。

表 3 - 2 - 12 - 1 恶性抗磷脂抗体综合征诊断标准

类别	依据
确定恶性抗磷脂抗体综合征	(1) 3 个或更多系统、器官和(或)组织的参与 (2) 表现形式为同时发生或在 1 周内发生 (3) 组织病理学显示 1 个或多器官或组织中的小血管闭塞 (4) 存在抗磷脂抗体
可能恶性抗磷脂抗体综合征	(1) 除了仅涉及 2 个系统、器官和(或)组织之外,符合所有上述其他标准 (2) 除非患者死亡,至少 6 周内未检测抗磷脂抗体,符合所有上述其他标准 (3) 符合上述标准(1)、(2)和(4) (4) 符合上述标准(1)、(3)和(4),以及抗凝治疗超过 1 周但不足 1 个月时发生第 3 次事件

APS 患者发生恶性的比例不到 1%,但是恶性 APS 的病死率为 50%。大脑受累占死亡人数的 19.5%,其中缺血性脑卒中占 13.3%、脑出血占 3.5%。在一组尸检中,脑微血栓形成发生率为 50.8%,脑梗死为 33.8%。

(五)抗磷脂抗体综合征的管理

由于随机临床研究数据有限,正确 APS 患者血栓形成的临床管理尚不清楚。单一的抗磷脂抗体阳性并不符合 APS 诊断。无症状、持续抗磷脂抗体阳性的个体每年血栓形成的总发生率较低,且无法从低剂量阿司匹林预防中额外获益。具有高风险的抗磷脂抗体阳性患者,特别是合并其他血栓形成危险因素的情况下,可从长期使用低剂量阿司匹林作为一级预防中获益。

对于诊断为 APS 的患者,目前一种建议如下。

(1) 对于患有缺血性脑卒中的 APS 患者,阿司匹林325 mg/d 或华法林治疗,目标 INR 2~3。

（2）对于 APS 复发性缺血性脑卒中患者，以目标 INR 3～4 的华法林治疗、普通肝素或低分子肝素治疗，或阿司匹林联合华法林治疗。

（3）因复发血栓形成、INR 水平波动、大出血或大出血高风险而难以控制的患者中，可以考虑低分子肝素、羟氯喹或他汀类药物。APS 患者接受抗凝治疗时，通常使用口服维生素 K 拮抗剂。

在恶性 APS 中，抗凝与降低病死率有关。皮质类固醇、血浆置换和静脉注射免疫球蛋白可能有效降低病死率和恶性血栓形成事件的风险。

三、肾病综合征相关的脑卒中

慢性肾脏病（chronic kidney disease，CKD）与心血管疾病早发密切相关，也是缺血性脑卒中和出血性脑卒中预后不良和死亡的独立因素。卒中风险与 CKD 严重程度相关。同样，急性肾衰竭（acute renal failure，ARF）与卒中严重程度和病死率相关。

肾病综合征脑血管病的主要临床表现如下。

（1）动脉病变引起的脑梗死：肾病综合征患者发生缺血性脑卒中的少见，但可治疗，主要发生在膜性肾病、局灶节段性肾小球硬化和 IgA 肾病的患者中。肾病综合征增加了冠状动脉疾病和累及动脉的脑血管病风险。肾病综合征患者发生动脉病变导致的缺血性脑卒中的潜在机制可能包括高凝状态、低血容量、大血管动脉粥样硬化闭塞性疾病、非动脉粥样硬化非感染性炎症血管病变和非动脉粥样硬化感染性炎症血管病变。

（2）脑静脉窦血栓形成（CVST）：是儿童肾病综合征公认的并发症。硬脑膜窦和脑静脉都可以发生，上矢状窦最常见。CVST 在微小病变型肾病综合征中更常见。

（3）颅内出血：肾病综合征不是颅内出血的危险因素。CVST 静脉梗死继发出血、血小板减少症、共存的颅内动脉瘤或抗凝治疗并发症，常常是出血的主要原因。

对于肾病综合征患者，尤其是没有明确传统卒中危险因素的儿童和年轻人，应提高对动脉或静脉相关脑血管病的高度重视。很少需要脑血管造影。维持正常血容量、控制血脂异常、管理蛋白尿、控制血压和治疗潜在感染仍然是预防血栓并发症的关键。皮质类固醇激素可能导致血栓不完全分解所引起的纤维蛋白溶解活性降低。利尿剂可能导致血容量减少，并导致血液浓缩和高黏滞。

所有症状性血栓栓塞事件的患者都应该开始抗凝治疗。启动口服抗凝药物时需要谨慎。由于抗凝血酶水平相对降低，建议最初使用短效肝素，然后使用华法林。同时必须根据血清白蛋白水平，调整华法林的剂量。建议至少进行 3 个月的静脉血栓栓塞抗凝治疗，并持续至缓解期。

低剂量阿司匹林通常用于肾病综合征的血栓预防。然而最近的一项研究发现肾病综合征患者的阿司匹林抵抗率很高。此外，血清低密度脂蛋白胆固醇（LDL-C）水平升高与阿司匹林抵抗紧密相关，是阿司匹林抵抗的独立预测因子。

预防性抗凝治疗已经有效且安全地用于肾病综合征患者。最近有研究报道了肾病综合征合并卒中患者启用新型口服抗凝药（novel oral anticoagulants，NOACs），但有效性和安全性仍

有待证实。低密度脂蛋白（LDL）体外血浆脂类吸附过滤是有症状的静脉闭塞和耐药性高脂血症患者的替代疗法。最近一项关于 LDL 体外血浆脂类吸附过滤对激素抵抗性肾病综合征的长期影响的多中心前瞻性观察研究显示，近一半患者的肾病综合征得到缓解。因此，激素抵抗性肾病综合征患应考虑 LDL 体外血浆脂类吸附过滤。

四、炎症性肠病与脑卒中

炎症性肠病（inflammatory bowel disease，IBD）包括克罗恩病和溃疡性结肠炎，是以局部和系统炎症为特征的慢性炎性病症。卒中是其公认的并发症，最可能是由于继发于潜在炎症过程的高凝状态和全身及血管内皮病变导致的。全世界估计有 500 万人患有 IBD，其中克罗恩病和溃疡性结肠炎的发病数量大致相同。这两种疾病在临床表现和根本原因上有区别但也有重叠。统一的特征是肠黏膜的慢性炎症，导致严重的腹部疼痛和腹泻，伴或不伴有出血。IBD 最为重要的并发症为体重减轻、皮肤和眼睛刺激、溃疡、发热和血栓形成。IBD 的发病高峰年龄为 20～30 岁，但在 50～70 岁之间存在第 2 个较小的发病高峰（特别是对于溃疡性结肠炎）。克罗恩病在女性中更常见，而溃疡性结肠炎在男性中更常见。

脑血管血栓并发症不常见，但 1967 年开始就有报道 IBD 合并脑血管血栓。IBD 患者也有大量缺血性脑卒中病例报道，主要是克罗恩病，溃疡性结肠炎也有。大多数病例难以确定确切发病机制。血管成像检查多提示为大血管闭塞。通常认为发生急性缺血性脑卒中的 IBD 患者伴有高凝状态。部分患者可以出现多种异常情况，例如颈内动脉重度狭窄伴有纤维蛋白原、IX 因子和同型半胱氨酸水平升高，还有维生素 B_1 和维生素 B_6 水平降低，而且携带亚甲基四氢叶酸还原酶（MTHFR）C677T 突变基因。

中枢神经系统血管炎很少见，但 IBD 合并的患者也有报道。一例溃疡性结肠炎年轻男性癫痫发作继而昏迷，头颅 MRI 发现多个增强病灶，其抗核抗体（ANA）和类风湿因子（RF）阴性，脑活组织检查显示坏死性血管炎涉及脑膜和皮质血管。其他 IBD 患者也有发现巨细胞动脉炎和大动脉炎。

IBD 中血栓栓塞的发生和发展被认为是获得性和遗传性风险因素之间多种相互作用的结果，现有证据提示凝血和炎症反应之间有协同相互作用。大多数血栓栓塞事件发生在活动性 IBD 患者中。持续高凝状态可能反映了 IBD 疾病正在发作期。

对于 IBD 患者卒中的预防和治疗，目前尚无针对性的循证指南。一般而言，应根据相关指南进行管理。虽然 IBD 是使用非甾体类抗炎药治疗相对禁忌证（与急性发作相关），但对 IBD 患者抗血小板药物治疗似乎是安全的。此外，阿司匹林可能对血栓栓塞并发症以及潜在的炎症性肠病本身均有保护作用。通常认为对 IBD 患者抗凝治疗是安全的（除非有活动性出血）。他汀类药物的使用也可能有助于减少 IBD 患者的炎症。在 IBD 患者中，他汀类药物的使用与减少皮质类固醇需求相关。

IBD 虽然不是溶栓的绝对禁忌证，但是在过去 21 d 内活动性胃肠道出血是静脉溶栓的绝对禁忌证。

五、癌症和副肿瘤性脑卒中

副肿瘤综合征是一类在肿瘤临床进展或诊断治疗过程中表现出的各种疾病。副肿瘤综合征可影响中枢神经系统的任何部分,主要可分为两类:第1类直接起病于中枢或周围神经系统的癌变,十分少见;第2类起病于中枢或周围神经系统以外器官的癌变,此类较为常见。经典的副肿瘤性神经系统综合征属于第1类。而副肿瘤相关的脑血管病属于第2类神经系统副肿瘤综合征。在明确诊断时,可在 $7\% \sim 10\%$ 的肿瘤患者中发现副肿瘤综合征。尸检资料显示,15%的癌症患者在死亡时有脑血管病的病理证据。一些小规模回顾性队列研究表明,卒中在癌症患者中很常见。

癌症患者的血管病危险因素特征与未患癌症的患者较为相似。癌症患者卒中的最常见原因仍是传统的脑血管危险因素,如高血压、高脂血症、糖尿病、心房颤动和吸烟。隐源性卒中在癌症合并卒中的患者中更常见,这可能意味着恶性肿瘤导致卒中的机制大多不确定。67%的癌症患者的卒中表现为多发性栓塞事件,表明血栓形成和栓塞可能是常见的病因。

【发病机制】

1. 经典免疫介导 所有原发性神经系统副肿瘤综合征的发病机制都是与自身免疫相关的。在继发性神经系统副肿瘤综合征中,癌症患者中大部分脑血管病的发病机制与自身免疫或肿瘤释放促凝血物质有关(表3-2-12-2)。

表3-2-12-2 副肿瘤性脑卒中的病因学

脑出血	脑梗死
由自身免疫机制介导	由自身免疫机制介导
自身免疫性血小板减少症	微血管病性溶血性贫血
血栓性血小板减少性紫癜	获得性血友病
获得性血友病	抗磷脂抗体综合征
由促凝血物质的释放介导	血管炎
弥散性血管内凝血	由促凝血物质的释放介导
由骨髓增生综合征引起的高黏血症	高凝状态
	血小板增多
	非细菌性血栓性心内膜炎
	弥散性血管内凝血
	高黏滞综合征

微血管病性溶血性贫血、血小板减少症、血友病、抗磷脂抗体综合征和血管炎都属于自身免疫机制介导相关。微血管病性溶血性贫血通常伴有血小板减少症,是一种自身免疫性疾病,有时与黏液腺癌有关,最常见于胃癌、乳腺癌和肺癌。副肿瘤起源的血小板减少症也可能由于自身免疫性血小板减少症引起的血小板降低,伴随慢性淋巴细胞白血病、B细胞淋巴瘤。高滴度的抗磷脂抗体导致的动脉和静脉血栓形成可称为抗磷脂抗体综合征。它的发生可能与其他疾病如肿瘤相关。源自恶性肿瘤本身的抗原参与形成免疫复合物,免疫复合物沉积在血管壁上引起血管炎。尽管很罕见,但几乎血管炎的所有形式都与肿瘤性疾病相关,尤其是霍奇金病、淋巴瘤、白血病和肺

癌。大约5%的血管炎起源于副肿瘤综合征,但只有极少可能引起脑梗死。

2. 凝血功能障碍 涉及副肿瘤性卒中的第2类病因学机制是由肿瘤释放的促凝血物质引起的,这类促凝血物质导致高凝状态。异常的凝血级联反应虽然报道较少,但是可能是引起癌症相关卒中的最重要机制之一。

虽然许多恶性肿瘤与高凝状态有关,但腺癌更常见与凝血障碍有关。腺癌,特别是胰腺、结肠、乳腺、肺、前列腺和卵巢来源,肿瘤细胞可引起内皮细胞、血小板和淋巴细胞分泌黏蛋白,黏蛋白可以与某些细胞黏附分子相互作用,诱导形成富含血小板的微血栓。此外,肿瘤细胞可以直接释放促凝血分子,其中最著名的是组织因子(tissue factor,TF)和癌促凝血剂(cancer procoagulant,CP)。

最公认的高凝状态临床表现是深静脉血栓形成和(或)肺栓塞。这些静脉血栓可能直接通过静脉到动脉的分流导致卒中。非细菌性血栓性心内膜炎(non-bacterial thrombotic endocarditis,NBTE)是另一种常见机制。NBTE主要表现为心脏瓣膜上出现的无菌性赘生物。受损的纤维蛋白附着在高流量区域中的先前未损坏的瓣膜上,形成血小板可附着的网络,从而形成赘生物。

3. 肿瘤直接效应 肿瘤脑部转移,以及原发性脑肿瘤,都可通过肿瘤直接侵袭或通过肿瘤周边水肿压迫血管,导致脑缺血以及随后在受影响血管远端供血区域的梗死。根据病例研究,黑素瘤、肾细胞癌和绒毛膜癌是一些具有出血性转换倾向的肿瘤类型。其他直接癌症效应导致卒中的罕见病因包括心脏内肿瘤转移栓塞至大脑。最有可能影响心脏的肿瘤主要有血液学扩散率高的黑色素瘤、癌症(即肺癌、乳腺癌、食管癌)或血液系统恶性肿瘤。原发性心脏肿瘤,例如心房黏液瘤,虽然是良性的,但也具有栓塞可能。除此之外,血液系统恶性肿瘤也可通过直接影响颅内结构和(或)血流而导致卒中。

4. 癌症相关治疗 放疗可以通过独特的机制造成卒中。头颈部放疗引起中、大直径血管的血管病变,头颈部放疗几乎使卒中的风险增加一倍,通常发生在辐射暴露后数年。这种血管病变没有典型的特征,但可能与加速的动脉粥样硬化有关。

一些化疗药物也与卒中风险增加有关,例如顺铂、甲氨蝶呤和 L-天冬酰胺酶。它们均被认为与静脉和动脉血栓栓塞事件有关。抗血管生成药物沙利度胺和来那度胺与卒中有关,并且与静脉血栓栓塞的高风险相关。贝伐珠单抗是一种抗血管内皮生长因子受体的单克隆抗体,可用于胶质母细胞瘤和其他实体瘤等多种癌症的治疗,但它有3%的动脉血栓事件发生率。

【临床特征】

副肿瘤性卒中具有一些常见的更特定的临床表现。癌症人群中出血性卒中的风险增加,这归因于几种因素,如化疗引起的血小板减少症、弥漫性血管内凝血,血液系统恶性肿瘤相比非癌症人群具有更高的颅内出血风险。白血病的患者中颅内出血更常见,相比之下淋巴瘤和癌症患者症状性脑梗死常见。

相比无癌症的卒中临床表现,副肿瘤性卒中更常见的不同之处表现在弥漫性、进行性脑病。它常见于弥漫性血管内凝血、NBTE和副肿瘤性血管炎。这是因为癌症患者的脑梗死通常是多灶性的,并且由此产生多重临床表现,难以与脑病引

的表现区别。

副肿瘤性颅内静脉血栓形成的临床表现非常多变,包括由于颅内高压造成的严重的弥漫性和进行性头痛、部分或全身性癫痫发作、静脉源性短暂性缺血或脑梗死、进行性缺血性脑病。此类临床表现通常比由转移性脑静脉血栓形成或由治疗诱导的血栓形成引起的临床表现更严重。

副肿瘤性的出血性卒中与缺血性卒中一样常见。蛛网膜下腔出血是副肿瘤性出血性卒中,十分罕见。

【辅助检查】

卒中生物标志物可用于解释病理生理机制、筛查高风险患者、预测临床预后,以及预测癌症合并卒中患者的有效手段。癌症合并缺血性脑卒中患者的生物标志物如 D-二聚体、脑利钠肽(BNP)、纤维蛋白原、C-反应蛋白(CRP)和红细胞沉降率(ESR)均显著升高。此外,升高的 D-二聚体和 BNP 水平与NBTE 相关。因此,针对具有特征性症状和梗死分布的患者,并且对此次卒中事件没有其他明确病因学解释的,应考虑检测D-二聚体水平和针对可能隐藏的恶性肿瘤进行血清学或放射学的筛查。

TCD 超声检测栓塞信号,可以提供与高凝相关的癌症特异性机制的线索,并可用于监测急性卒中期治疗的效果。

有研究对癌症患者卒中的 MRI 表现进行了报道。最近的研究表明,如果 D-二聚体水平很高,那么在弥散加权成像中出现多个梗死的患者应该考虑与癌症相关。没有癌症的卒中患者若在多个动脉区域内显示多个病变,通常提示为栓塞性卒中。与 NBTE 不同,癌症合并卒中患者通常有多个小的弥散加权成像病变,TCD 监测有微栓子信号,而 TEE 通常没有发现赘生物,需要考虑血管内凝血异常。

【治疗】

在癌症合并卒中的患者中,识别癌症以外的卒中危险因素是至关重要的。高血压、高脂血症、糖尿病、心房颤动、颈动脉疾病和吸烟仍然是卒中的主要危险因素,因此干预危险因素仍旧至关重要。V 因子突变等所致高凝状态、动脉夹层和心房颤动等明确需要抗凝以外的其他患者,应该启动抗血小板药物。

在癌症(腺癌或其他)相关卒中的二级预防中,抗血小板是否有作用还有待观察。TCD 超声检查可以发现较高 D-二聚体水平患者中更常见的栓塞信号,抗凝治疗降低 D-二聚体水平;抗凝治疗有可能减弱这类癌症诱导高凝状态。此外,随访D-二聚体水平可能是一种评估这些患者癌症诱发栓塞风险和(或)抗凝效果的方法。

有资料支持使用低分子肝素(LMWH)预防癌症患者的静脉血栓栓塞。与华法林治疗组相比,LMWH 组 6 个月时复发性静脉血栓栓塞的概率要低得多。新型口服抗凝剂达比加群(直接凝血酶抑制剂)、利伐沙班和阿哌沙班(直接 Ⅹa 因子抑制剂)仍有待在癌症亚组中进行研究。虽然抗凝治疗对癌症患者的卒中预防可能有益,但也存在固有的风险。

六、高黏血症和脑卒中

血细胞比容和纤维蛋白原水平升高与卒中风险增加密切相关,因此,血液流变学因素及其与血管疾病和急性卒中发展的关系就成为脑血管病研究的一个重要方向。但血液流变学因素和血液黏度似乎在常见的缺血性脑卒中亚型中起到的作用相对次要。

【高黏血症相关的缺血性脑卒中风险】

急性和慢性脑血管病患者可能存在血液黏度、血浆黏度、血细胞比容、红细胞变形性和纤维蛋白原异常。

1. 纤维蛋白原　正常条件下,纤维蛋白原是血浆黏度的主要决定因素。虽然纤维蛋白原占正常血浆蛋白质重量的 4% 左右,但占总血浆黏度的 20% 以上。纤维蛋白原可能通过多种机制在缺血性脑卒中中起作用,其中最突出的是其在血栓形成中的重要作用:纤维蛋白原既作为纤维蛋白血凝块形成的底物,又作为血小板聚集的促进剂。此外,纤维蛋白原与动脉粥样硬化和炎症有关。尽管可能纤维蛋白原在缺血性脑卒中的发病机制中不太重要,但它仍是血浆和血液黏度的重要决定因素。

2. 血细胞比容　虽然证据有限,但 Framingham 研究表明血细胞比容升高与卒中风险之间存在流行病学联系。一项64 例急性缺血性脑卒中患者病例报告研究发现,血细胞比容较高水平与灌注减少和梗死面积增大有关。

3. 血浆黏度　血浆黏度随年龄增长而增加,与性别无关。血浆黏度与未经治疗的高血压、高胆固醇血症和男性吸烟呈正相关。血浆黏度在女性高血压和严重肥胖患者中升高。但是关于血浆黏度与卒中的关联证据还不一致。

【高黏滞综合征】

引起高黏滞性的疾病分为三大类:由于高蛋白血症引起的血浆异常、细胞增多和红细胞变形性降低。每类都由不同的血液流变学机制导致高黏滞性状态。在严重烧伤、不合适的红细胞输血、脱水和休克所致血液浓缩而出现的低血流量状态下也可能出现黏度增加。

1. 血浆异常　单克隆和多克隆免疫球蛋白血症患者经常发现高分子量球蛋白或巨球蛋白的产生增加,最常见于巨球蛋白血症和骨髓瘤,多克隆血管病变中较为少见。免疫球蛋白血症多源于各种免疫和感染性疾病,包括干燥综合征、类风湿性关节炎、系统性红斑狼疮、冷球蛋白血症、糖尿病和 HIV感染。

静脉注射免疫球蛋白(intravenous immunoglobulin,IVIg)可以增加血浆和全血的黏度,这表明 IVIg 治疗在某些情况下可能会损害血流并导致缺血性脑卒中、心肌梗死或静脉血栓栓塞性事件。IVIg 治疗相关的缺血性脑卒中和其他血栓栓塞事件的风险虽然很低,但多项报道支持这种相关性。

2. 细胞增加　真性红细胞增多症(polycythemia vera,PV)是细胞增多的最常见原因,其特征是红细胞、骨髓巨核细胞系的过量产生,导致外周血细胞计数升高和红细胞量增加。PV 与动脉和静脉血栓形成事件以及出血事件的风险增加相关。发生事件的风险与年龄和既往血栓事件病史有关。此外,血栓事件的风险与血细胞比容和红细胞量增加相关。除了红细胞增多引起的高黏滞,其他可能导致 PV 卒中风险增加的机制包括白细胞增多、血小板反应性增加、凝血异常和内皮损伤。

促红细胞生成素增加引起的红细胞增多症(所谓的继发性红细胞增多症)导致血细胞比容升高和高黏滞。促红细胞生成素的产生可以通过在许多疾病中对慢性缺氧的生理反应来触发,包括发绀型先天性心脏病、缺氧性肺病、由 Pickwickian 综合征引起的通气不足和高海拔。

原发性血小板增多症是一种慢性骨髓增生性疾病,其特征是在没有任何反应性血小板增多症的原因下血小板计数持续升高,此与血栓事件和出血事件的风险增加有关。虽然原发性血小板增多症中血小板显著升高导致高黏滞,但血栓形成和出血的风险增加可能与血小板本身功能障碍有关,并且在一些原发性血小板增多症患者中,可能伴随着获得性血管性血友病。

白血病患者非常高的白细胞计数与高黏度相关。与正常红细胞相比,正常白细胞的可变形是其 1/1 000。增加数量的刚性白血病细胞倾向于阻塞小血管,即发生白细胞瘀滞,导致全脑神经功能障碍。

3. 红细胞变形性降低 在镰状细胞病(sickle-cell disease,SCD)中,镰状细胞血红蛋白(sickle-cell hemoglobin, HbS)结构比正常血红蛋白的溶解性差,并且当暴露于缺氧或低 pH 的环境中时具有聚合趋势。这导致细胞膜变为适应高度刚性的镰刀形状,并且导致血液黏度极大地增加,引起血液异常流动和微循环和脑静脉中的红细胞淤积。

4. 与高黏度相关的其他情况 糖尿病、炎症和动脉粥样硬化被称为"隐性"高黏滞综合征。糖尿病与许多血液流变学异常有关,在该疾病中发现的小动脉透明样变可能是由糖尿病特异性红细胞变形性损伤介导的。脂蛋白对血液流变学有直接影响。三酰甘油、乳糜微粒、低密度脂蛋白(LDL)、极低密度脂蛋白(VLDL)和胆固醇组分的增加导致血浆黏度的浓度依赖性增加。吸烟与血红蛋白水平、纤维蛋白原水平、血浆黏度、红细胞聚集、血小板聚集和白细胞计数增加有关。吸烟导致全血黏度急剧增加。吸烟的影响是摄入量依赖性的,并且在很大程度上是可逆的。

【治疗】

高黏滞综合征的常规管理包括支持性治疗,有症状患者的快速治疗以减少致病因素,以及控制潜在血液疾病的措施。通过血浆置换除去副蛋白,降低高黏血症和血容量过多,从而达到治疗血浆高黏滞综合征。

PV 的治疗参见内科治疗手段,其目标是使男性血细胞比容保持在 45% 以下,女性保持在 42% 以下。对于具有高血栓形成风险的患者(即年龄>60 岁或既往血栓形成病史),放血治疗可作为骨髓抑制治疗辅助手段。对于没有大出血或阿司匹林不耐受病史的 PV 患者,可以辅以低剂量阿司匹林。

对有症状的和高危(即年龄>60 岁或既往血栓形成)原发性血小板增多症患者,治疗可采用羟基脲联合低剂量阿司匹林。

白细胞瘀滞是一种急重症,可通过使用化疗药物或羟基脲减少细胞;在某些情况下通过白细胞体外分离来协助治疗。

对于镰状细胞病的卒中一级和二级预防,治疗目的是通过反复输血将镰状细胞血红蛋白浓度维持在 30% 以下。在急性危象期间,使用吸氧和静脉补液以试图改善全身和脑血流量。

七、嗜酸性肉芽肿性多血管炎

嗜酸性肉芽肿性多血管炎(eosinophilic granulomatosis with polyangiitis,EPGA),以前称为 Churg-Strauss 综合征,是一种由特殊的外周和组织嗜酸性粒细胞增多引起的系统性血管炎,可累及肺、皮肤、肾、胃肠道和中枢神经系统等许多脏器。EPGA 的主要临床特征包括经典的三联症:慢性鼻窦炎、哮喘和显著的外周血嗜酸性粒细胞增多症。

Gullevin 等进行的一项前瞻性研究对 342 名患者(260 名患有结节性多动脉炎和 82 名患有 EGPA)进行了预后判断。他们建立了 EGPA 的 5 因子评分,包括:肾功能不全(血清肌酐>139.7 μmol/L)、中枢神经系统受累、心肌病、蛋白尿(>10 g/L)和胃肠道受累。如果没有这些特征,5 年的病死率为 11.9%;如果存在 1 个特征,则病死率增加到 25.9%;如果存在 3 个或更多特征,而病死率为 45.95%。中枢神经系统受累与相对死亡风险相关。

【病理和临床特征】

EGPA 中的坏死性血管炎首先影响小动脉和静脉。然而在一些患者中,较大的血管可能受到影响,但不多见。大血管病变多见于中年人,其中男性风险较高。EGPA 的发病率为 1~3/100 万,但在哮喘患者中估计发病率高达 6~7/100 万。发病年龄平均为 40~60 岁。

在病理学上,EGPA 有 3 个经典特征:坏死性血管炎、嗜酸性粒细胞炎症和血管外肉芽肿。EGPA 的触发事件和原因仍不清楚。最近的研究发现,用白三烯拮抗剂治疗哮喘的患者发生 EGPA 的可能性更高。EGPA 患者的外周血中通常含有大量的嗜酸性粒细胞。嗜酸性粒细胞的致病作用与其可导致组织损伤的细胞毒性酶的释放有关。与显微镜下的多数血管炎一样,EGPA 中的抗中性粒细胞胞质抗体(ANCA)与中性粒细胞上的核周型 ANCA(p-ANCA)有关。

EGPA 的诊断有不同的临床和组织病理学标准。Lanham 临床诊断标准是三联征,包括:哮喘、嗜酸性粒细胞增多症(>1.5×10^9/L)以及涉及两个或更多肺外器官的系统性血管炎。血管炎最常受影响的肺外器官是胃肠道、皮肤和心脏。根据 Lanham 的观点,EGPA 有 3 个临床阶段:第 1 阶段,前驱期,表现为哮喘和其他过敏症状;第 2 阶段,通常表现为外周和组织嗜酸性粒细胞增多;第 3 阶段,即最严重的晚期,表现为坏死性血管炎和血管外肉芽肿形成。然而,不同的阶段并不总是按顺序发生,这使得诊断更加困难,经常导致治疗延误。

为了有效诊断 EGPA 患者,1990 年美国风湿病学会制定了其诊断的临床和组织病理学标准。使用这些标准,患有血管炎的患者考虑 EGPA,敏感性为 85%;哮喘样表现、外周血嗜酸性粒细胞增多(>10%)、单发或多发性神经病变(包括多发性单神经病变)、肺非固定性浸润影、鼻窦病变、活检提示血管外嗜酸性粒细胞浸润等 6 条标准中,如果满足至少 4 条,则诊断特异性为 99.7%。

【EGPA 的脑血管并发症】

EGPA 的神经系统受累相对常见,多达 76% 的患者有周围神经病变的证据,通常表现为多发性单神经炎。中枢神经系统的受累要少得多,但如果存在中枢神经系统受累,则病死率较高。由于许多梗死体积小但受累部位广泛,患者大多存在意识混乱、警觉性降低和认知功能下降的症状。典型的表现就是一种弥漫受累的脑病。

与 EGPA 相关的大面积脑梗死很少见。在 Seghal 等的队列中,47 例 EGPA 患者中有 3 例出现脑梗死,EGPA 诊断与脑梗死发病之间的间隔时间为 2~15 年。有几篇关于 EGPA 出现颅内出血的报道,其机制被认为可能与 EGPA 患病状态下未控制好高血压有关。然而,也有研究认为颅内出血可能继发于潜在的血管炎。除脑实质内出血外,还有一例蛛网膜下腔出血和脉络丛坏死性血管炎的脑室内出血。

【治疗】

糖皮质激素仍然是 EGPA 的主要治疗方法。泼尼松的初始治疗通常采取冲击剂量 15 mg/kg,维持 60 min 以上,每隔 24 h 重复,持续 1~3 d,然后是泼尼松每天 1 mg/kg 口服。

必须针对每个患者进行个体化治疗,并且对于部分患者,应当将其他免疫抑制药物添加到类固醇方案中。如果 EGPA 病情严重,比如累及心脏、肾脏或中枢或外周神经系统时,可考虑使用环磷酰胺。此外,甲氨蝶呤可用于尚未危及生命的患者,以缓解症状。甲氨蝶呤也可在环磷酰胺治疗后使用,以维持缓解状态。相对新的免疫抑制选择还包括硫唑嘌呤和霉酚酸酯。

参 考 文 献

[1] 嗜酸性肉芽肿性多血管炎诊治规范多学科专家共识编写组. 嗜酸性肉芽肿性多血管炎诊治规范多学科专家共识[J]. 中华结核和呼吸杂志,2018,41(7):514-521.

[2] ADAMS B D, BAKER R, LOPEZ J A, et al. Myeloproliferative disorders and the hyperviscosity syndrome[J]. Hematol Oncol Clin North Am, 2010, 24:585-602.

[3] AKOGLU H, AGBAHT K, PISKINPASA S, et al. High frequency of aspirin resistance in patients with nephrotic syndrome[J]. Nephrol Dial Transplant, 2012, 27:1460-1466.

[4] ARNAUD L, MATHIAN A, RUFFATTI A, et al. Efficacy of aspirin for the primary prevention of thrombosis in patients with antiphospholipid antibodies:an international and collaborative meta analysis[J]. Autoimmun Rev, 2014, 13:281-291.

[5] ARTONI A, BUCCIARELLI P, MARTINELLI I. Cerebral thrombosis and myeloproliferative neoplasms[J]. Curr Neurol Neurosci Rep, 2014, 14:496.

[6] AZARPAZHOOH M R, MOKHBER N, OROUJI E, et al. Microembolic signals in patients with systemic lupus erythematosus[J]. Can J Neurol Sci, 2010, 37:371-375.

[7] BAIZABAL-CARVALLO J F, SAMSON Y. Microembolic signals in systemic lupus erythematosus and other cerebral small vessel diseases[J]. J Neurol, 2010, 257:503-508.

[8] CANTU-BRITO C, BAIZABAL-CARVALLO J F, ALONSO-JUÁREZ M, et al. The clinical significance of microembolic signals in patients with systemic lupus erythematosus [J]. Neurolog Res, 2010, 32:134-138.

[9] CAPLAN L, BILLER J. Uncommon causes of stroke[M]. 3rd ed. Cambridge:Cambridge University Press, 2018.

[10] CHANG T S, JENSEN M B. Haemodilution for acute ischaemic stroke[J]. Cochrane Database Syst Rev, 2014, 8:CD000103.

[11] COGNAT E, CRASSARD I, DENIER C, et al. Cerebral venous thrombosis in inflammatory bowel diseases:eight cases and literature review[J]. Int J Stroke, 2011, 6:487-492.

[12] COHEN H, MACHIN S J. Antithrombotic treatment failures in antiphospholipid syndrome:the new anticoagulants[J]. Lupus, 2010, 19:486-491.

[13] CRANE M M, CHANG C M, KOBAYASHI M G, et al. Incidence of myeloproliferative hypereosinophilic syndrome in the United States and an estimate of all hypereosinophilic syndrome incidence[J]. J Allergy Clin Immunol, 2010, 126:179-181.

[14] DAFER R M, BILLER J. Antiphospholipid syndrome:role of antiphospholipid antibodies in neurology[J]. Hematol Oncol Clin N Am, 2008, 22:95-105.

[15] DAVALOS D, AKASSOGLOU K. Fibrinogen as a key regulator of inflammation in disease[J]. Semin Immunopathol, 2012, 34:43-62.

[16] FERNÁNDEZ-NEBRO A, RÚA-FIQUEROA I, LÓPEZ-LONQO F J, et al. Cardiovascular events in systemic lupus erythematosus:a nationwide study in Spain from the RELESSER registry[J]. Medicine, 2015, 94:e1183.

[17] Fibrinogen Studies Collaboration, DANESH J, LEWINGTON S, et al. Plasma fibrinogen level and the risk of major cardiovascular diseases and nonvascular mortality:an individual participant meta-analysis [J]. JAMA, 2005, 294:1799-1809.

[18] GRAINGE M J, WEST J, CARD T R. Venous thromboembolism during active disease and remission in inflammatory bowel disease:a cohort study[J]. Lancet, 2010, 375:657-663.

[19] GÓMEZ-PUERTA J A, CERVERA R. Diagnosis and classification of the antiphospholipid syndrome[J]. J Autoimmun, 2014, 48-49:20-25.

[20] HONG C T, TSAI L K, JENG J S. Patterns of acute cerebral infarcts in patients with active malignancy using diffusion weighted imaging[J]. Cerebrovasc Dis, 2009, 28:411-416.

[21] IWAKI H, KURIYAMA M, NESHIGE S, et al. Acute ischemic stroke associated with nephrotic syndrome:Incidence and significance-retrospective cohort study[J]. eNeurologicalSci, 2015, 1:47-50.

[22] JACKSON L M, O'GORMAN P J, O'CONNELL J, et al. Thrombosis in inflammatory bowel disease:Clinical setting, procoagulant profile and factor V Leiden[J]. Qjm, 1997, 90:183-188.

[23] KANNO H, OUCHI N, SATO M, et al. Hypereosinophilia with systemic thrombophlebitis[J]. Hum Pathol, 2005, 36:585-589.

[24] KELLER J J, WANG J, HWANG Y L, et al. Increased risk of stroke among patients with Crohn's disease:a population based matched cohort study[J]. Int J Colorectal Dis, 2015, 30:645-653.

[25] KHOURY P, GRAYSON P C, KLION A D. Eosinophils in vasculitis:characteristics and roles in pathogenesis[J]. Nat Rev Rheumatol, 2014, 10:474-483.

[26] KIM K, LEE J H. Risk factors and biomarkers of ischemic stroke in cancer patients[J]. J Stroke, 2014, 16:91-96.

[27] KIM S G, HONG J M, KIM H Y, et al. Ischemic stroke in cancer patients with and without conventional mechanisms:a multicenter study in Korea[J]. Stroke, 2010, 41:798-801.

[28] KOSSOROTOFF M, BROUSSE V, GREVENT D, et al. Cerebral haemorrhagic risk in children with sickle cell disease [J]. Developmental Medicine and Child Neurology, 2015, 57:187-193.

［29］ KOUTROUBAKIS I E. The relationship between coagulation state and inflammatory bowel disease: current understanding and clinical implications［J］. Expert Rev Clin Immunol, 2015, 11: 479 - 488.

［30］ KWAAN H C. Hyperviscosity in plasma cell dyscrasias［J］. Clin Hemorheol Microcir, 2013, 55: 75 - 83.

［31］ KÖHNKE T, GOMOLKA B, BILAL S, et al. Acetylsalicylic acid reduces the severity of dextran sodium sulfateind-induced colitis and increases the formation of anti inflammatory lipid mediators［J］. Biomed Res Int, 2013, 2013: 748160.

［32］ LEGRAND F, RENNEVILLE A, MACINTYRE E, et al. The spectrum of FIP1L1 - PDGFRA - associated chronic eosinophilic leukemia: new insights based on a survey of 44 cases［J］. Medicine (Baltimore), 2013, 92: e1 - e9.

［33］ LIONAKI S, DEREBAIL V K, HOGAN S L, et al. Venous thromboembolism in patients with membranous nephropathy ［J］. Clin J Am Soc Nephrol, 2012, 7: 43 - 51.

［34］ MERRILL A, MILLHAM F. Increased risk of postoperative deep vein thrombosis and pulmonary embolism in patients with inflammatory bowel disease: a study of National Surgical Quality Improvement Program patients［J］. Arch Surg, 2012, 147: 120 - 124.

［35］ MUSCAL E, BREY R L. Antiphospholipid syndrome and the brain in pediatric and adult patients［J］. Lupus, 2010, 19: 406 - 411.

［36］ NAVI B B, SINGER S, MERKLER A E, et al. Recurrent thromboembolic events after ischemic stroke in patients with cancer［J］. Neurology, 2014, 83: 26 - 33.

［37］ OCAK G, van STRALEN K J, ROSENDAAL F R, et al. Mortality due to pulmonary embolism, myocardial infarction, and stroke among incident dialysis patients［J］. J Thromb Haemostas, 2012, 10: 2484 - 2493.

［38］ OGAWA E, SAKAKIBARA R, YOSHIMATSU Y, et al. Crohn's disease and stroke in a young adult［J］. Intern Med, 2011, 50: 2407 - 2408.

［39］ OGBOGU P U, BOCHNER B S, BUTTERFIELD J H, et al. Hypereosinophilic syndrome: a multicenter, retrospective analysis of clinical characteristics and response to therapy［J］. J Allergy Clin Immunol, 2009, 124: 1319 - 1325.

［40］ PANICHPISAL K, ROZNER E, LEVINE S R. The management of stroke in antiphospholipid syndrome［J］. Curr Rheumatol Rep, 2012, 14: 99 - 105.

［41］ PELOSOF L C, GERBER D E. Paraneoplastic syndromes: an approach to diagnosis and treatment［J］. Mayo Clin Proc, 2010, 85: 838 - 854.

［42］ PETRI M A, KIANI A N, POST W, et al. Lupus atherosclerosis prevention study (LAPS)［J］. Ann Rheum Dis, 2011, 70: 760 - 765.

［43］ PIATEK C, O'CONNELL C. Unsuspected pulmonary embolism: Impact on mortality among cancer patients［J］. Curr Opin Pulm Med, 2012, 18: 406 - 409.

［44］ PLUMMER C, HENDERSON R D, O'SULLIVAN J D, et al. Ischemic stroke and transient ischemic attack after head and neck radiotherapy: a review［J］. Stroke, 2011, 42: 2410 - 2418.

［45］ RODRIGUES C E M, CARVALHO J F, SHOENFELD Y. Neurological manifestations of antiphospholipid syndrome ［J］. Eur J Clin Invest, 2010, 40: 350 - 359.

［46］ ROGERS L R. Cerebrovascular complications in patients with cancer［J］. Semin Neurol, 2010, 30: 311 - 319.

［47］ RUIZ-IRASTORZA G, CUADRADO M J, RUIZ-ARRUZA I, et al. Evidence based recommendations for the prevention and long term management of thrombosis in antiphospholipid antibody positive patients: report of a task force at the 13th international congress on antiphospholipid antibodies［J］. Lupus, 2011, 20: 206 - 218.

［48］ SARBU N, ALOBEIDI F, TOLEDANO P, et al. Brain abnormalities in newly diagnosed neuropsychiatric lupus: systematic MRI approach and correlation with clinical and laboratory data in a large multicenter cohort［J］. Autoimmun Rev, 2015, 14: 153 - 159.

［49］ SCHOENFELD S R, KASTURI S, COSTENBADER K H. The epidemiology of atherosclerotic cardiovascular disease among patients with SLE: a systematic review［J］. Semin Arthritis Rheum, 2013, 43: 77 - 95.

［50］ SOUBRIER M, MATHIEU S, HERMET M, et al. Do all lupus patients need statins? ［J］. Joint Bone Spine, 2013, 80: 244 - 249.

［51］ STONE M J, BOGEN S A. Evidence based focused review of management of hyperviscosity syndrome［J］. Blood, 2012, 119: 2205 - 2208.

［52］ TIMLIN H, PETRI M. Transient ischemic attack and stroke in systemic lupus erythematosus［J］. Lupus, 2013, 22: 1251 - 1258.

［53］ TSUKAMOTO Y, TAKAHASHI W, TAKIZAWA S, et al. Chronic kidney disease in patients with ischemic stroke ［J］. J Stroke Cerebrovasc Dis, 2012, 21: 547 - 550.

［54］ VALENT P, KLION A D, HORNY H P, et al. Contemporary consensus proposal on criteria and classification of eosinophilic disorders and related syndromes［J］. J Allergy Clin Immunol, 2012, 130: 607 - 612.

［55］ WANG L, CHEN H, ZHANG Y, et al. Clinical characteristics of cerebral venous sinus thrombosis in patients with systemic lupus erythematosus: a single centre experience in China［J］. J Immunol Res, 2015, 2015: 1 - 7.

［56］ ZHANG L, WANG F, WANG L, et al. Prevalence of chronic kidney disease in China: a cross sectional survey［J］. Lancet, 2012, 379: 815 - 822.

［57］ ZHU D S, FU J, ZHANG Y, et al. Neurological antiphospholipid syndrome: Clinical, neuroimaging, and pathological characteristics ［J］. J Neurol Sci, 2014, 346: 138 - 144.

第三章　中枢神经系统肿瘤

第一节　概　　述

陈灵朝　姚　瑜　周良辅

中枢神经系统肿瘤包括脑瘤和椎管内肿瘤,可起源于颅内和椎管内各种组织的原发性肿瘤和由颅外和椎管外转移来的继发性肿瘤两大类;从生物学特性看,又可分为生长缓慢、具有较完整包膜、不浸润周围组织及分化良好的良性肿瘤,和生长较快、没有完整包膜和明确边界、呈浸润性生长、分化不良的恶性肿瘤两类。但不论肿瘤的良恶性,由于其生长于人体的要害部位,引起的病残率和病死率在人体肿瘤中是最高的。脑瘤发生率国外报道为5/10万~10/10万,国内无确切的数据,据临床统计可达32/10万。虽然在过去几十年里,神经肿瘤学诊断和治疗取得了很大进步,但恶性脑瘤患者生存期和生活质量得到的改善非常有限。因此,积极开展脑瘤临床基础研究以及循证医学研究和应用,具有重要的意义。

一、颅内肿瘤的组织学分类

在世界卫生组织(WHO)肿瘤分类出现以前,脑瘤的组织分类和来源较混乱,有的按照肿瘤外形描述和命名;有的根据瘤细胞形态与胚胎细胞相似而认为脑瘤起源于胚胎残留细胞;有的反对胚胎来源说,认为由正常成熟细胞间变而来,提出去分化(dedifferentiation)或癌发生(carcinogenesis)学说等。各国有自己的分类,为了改变这种混乱状况,WHO在各国专家共同努力下,制定《中枢神经系统肿瘤的分类》方案,并经联合国抗癌联盟审定,于1978年由WHO书面发表。此版本将中枢神经系肿瘤分为12类。20世纪80年代以后由于分子生物学及放射免疫微量检测技术引进临床医学,1990年WHO组织专家对第1版分类方案进行了全面修订,并于1993年正式发表《WHO中枢神经系统肿瘤分类》第2版。2000年发表第3版,将遗传学技术作为肿瘤诊断的辅助手段,同时也描述了相关的临床和影像学发现和预后因素。2007年发表的第4版,在2000年版分类的基础上,补充了8个新编码的肿瘤实体和3个组织学亚型,对个别肿瘤进行了再分类或概念的修订,更新了遗传学内容。2016年最新发表的第4版(修订版),充分考虑了近年来对肿瘤基因组的深入认识,首次将分子病理诊断引入中枢神经系统肿瘤分类,形成"组织学表型-基因表型"诊断性术语。新版WHO中枢神经系统肿瘤分类将原来的七大类肿瘤拆解为17类,其中1~8类对应旧版的神经上皮组织肿瘤,10~12类对应脑膜肿瘤,13~14类对应淋巴和造血组织肿瘤,余下的包括脑神经和脊旁神经肿瘤、生殖细胞肿瘤、蝶鞍区肿瘤、转移性肿瘤,除精确注释了各类肿瘤病理特点,还简要描述了流行病学、临床症状与体征、影像学、结局和预测因素。该新版《WHO中枢神经系统肿瘤分类》"蓝皮书"为国际临床肿瘤学和肿瘤研究领域确定了新标准,其具体的分类、分级详见表3-3-1-1。

表3-3-1-1　世界卫生组织中枢神经系统肿瘤的分类和分级(2016版本)

肿瘤分类	ICD-O	WHO分级
1. 弥漫性星形细胞和少突胶质细胞肿瘤(diffuse astrocytic and oligodendroglioma)		
弥漫性星形细胞瘤,IDH突变型(diffuse astrocytoma,IDH-mutant)	9400/3	Ⅱ
肥胖细胞型星形细胞瘤,IDH突变型(gemistocytic astrocytoma,IDH-mutant)	9411/3	
弥漫性星形细胞瘤,IDH野生型(diffuse astrocytoma,IDH-wildtype)	9400/3	Ⅱ
弥漫性星形细胞瘤,未另行说明(diffuse astrocytoma,NOS)	9400/3	Ⅱ
间变性星形细胞瘤,IDH突变型(anaplastic astrocytoma,IDH-mutant)	9401/3	Ⅲ
间变性星形细胞瘤,IDH野生型(anaplastic astrocytoma,IDH-wildtype)	9401/3	Ⅲ
间变性星形细胞瘤,未另行说明(anaplastic astrocytoma,NOS)	9401/3	Ⅲ
胶质母细胞瘤,IDH野生型(glioblastoma,IDH-wildtype)	9440/3	Ⅳ
巨细胞型胶质母细胞瘤(giant cell glioblastoma)	9441/3	
胶质肉瘤(gliosarcoma)	9442/3	
上皮样胶质母细胞瘤(epithelioid glioblastoma)	9440/3	
胶质母细胞瘤,IDH突变型(glioblastoma,IDH-mutant)	9445/3*	Ⅳ
胶质母细胞瘤,未另行说明(glioblastoma,NOS)	9440/3	Ⅳ
弥漫性中线胶质瘤,H3K27M突变型(diffuse midline glioma,H3K27M-mutant)	9385/3*	Ⅳ
少突胶质细胞瘤,IDH突变和1p/19q共缺失型(oligodendroglioma,IDH-mutant and 1p/19q codeleted)	9450/3	Ⅱ

肿瘤分类	ICD-O	WHO分级
少突胶质细胞瘤,未另行说明(oligodendroglioma,NOS)	9450/3	Ⅱ
间变性少突胶质细胞瘤,IDH突变和1p/19q共缺失型(anaplastic oligodendroglioma,IDH-mutant and 1p/19q codeleted)	9451/3	Ⅲ
间变性少突胶质细胞瘤,未另行说明(anaplastic oligodendroglioma,NOS)	9451/3	Ⅲ
少突星形细胞瘤,未另行说明(oligoastrocytoma,NOS)	9382/3	Ⅱ
间变性少突星形细胞瘤,未另行说明(anaplastic oligoastrocytoma,NOS)	9382/3	Ⅲ
2. 其他星形细胞瘤(other astrocytic tumours)		
毛细胞型星形细胞瘤(pilocytic astrocytoma)	9421/1	Ⅰ
毛细胞黏液型星形细胞瘤(pilomyxoid astrocytoma)	9425/3	
室管膜下巨细胞型星形细胞瘤(subependymal giant cell astrocytoma)	9384/1	Ⅰ
多形性黄色星形细胞瘤(pleomorphic xanthoastrocytoma)	9424/3	Ⅱ
间变性多形性黄色瘤型星形细胞瘤(anaplastic pleomorphic xanthoastrocytoma)	9424/3	Ⅲ
3. 室管膜肿瘤(ependymal tumors)		
室管膜下室管膜瘤(subependymoma)	9383/1	Ⅰ
黏液乳头状型室管膜瘤(myxopapillary ependymoma)	9394/1	Ⅰ
室管膜瘤(ependymoma)	9391/3	Ⅱ
乳头状型室管膜瘤(papillary ependymoma)	9393/3	
透明细胞型室管膜瘤(clear cell ependymoma)	9391/3	
伸长细胞型室管膜瘤(tanycytic ependymoma)	9391/3	
室管膜瘤,RELA融合阳性型(ependymoma,RELA fusion-positive)	9396/3*	Ⅱ或Ⅲ
间变性室管膜瘤(anaplastic ependymoma)	9392/3	Ⅲ
4. 其他胶质瘤(other gliomas)		
第三脑室的脊索瘤样胶质瘤(chordoid glioma of the third ventricle)	9444/1	Ⅱ
血管中心型胶质瘤(angiocentric glioma)	9431/1	Ⅰ
星形母细胞瘤(astroblastoma)	9430/3	
5. 脉络丛肿瘤(choroid plexus tumors)		
脉络丛乳头状瘤(choroid plexus papilloma)	9390/0	Ⅰ
非典型性脉络丛乳头状瘤(atypical choroid plexus papilloma)	9390/1	Ⅱ
脉络丛癌(choroid plexus carcinoma)	9390/3	Ⅲ
6. 神经元及混合性神经元-胶质肿瘤(neuronal and mixed neuronal-glial tumors)		
胚胎发育不良性神经上皮肿瘤(dysembryoplastic neuroepithelial tumor)	9413/0	Ⅰ
神经节细胞瘤(gangliocytoma)	9492/0	Ⅰ
神经节细胞胶质瘤(ganglioglioma)	9505/1	Ⅰ
间变性神经节细胞胶质瘤(anaplastic ganglioglioma)	9505/3	Ⅲ
小脑发育不良性神经节细胞瘤(dysplastic gangliocytoma of cerebellum,Lhermitte-Duclos disease)	9493/0	Ⅰ
促纤维增生性婴儿星形细胞瘤和神经节细胞胶质瘤(desmoplastic infantile astrocytoma and ganglioglioma)	9412/1	Ⅰ
乳头状胶质神经元肿瘤(papillary glioneuronal tumor)	9509/1	Ⅰ
玫瑰花结样胶质神经元肿瘤(rosette-forming glioneuronal tumour)	9509/1	Ⅰ
弥漫性软脑脊膜胶质神经元肿瘤(diffuse leptomeningeal glioneuronal tumour)		
中央神经细胞瘤(central neurocytoma)	9506/1	Ⅱ
脑室外神经细胞瘤(extraventricular neurocytoma)	9506/1	Ⅱ
小脑脂肪神经细胞瘤(cerebellar liponeurocytoma)	9506/1	Ⅱ
副神经节瘤(paraganglioma)	8693/1	Ⅰ
7. 松果体区肿瘤(tumours of the pineal region)		
松果体细胞瘤(pineocytoma)	9361/1	Ⅰ
中等分化的松果体实质瘤(pineal parenchymal tumour of intermediate differentiation)	9362/3	Ⅱ或Ⅲ

肿瘤分类	ICD-O	WHO分级
松果体母细胞瘤(pineoblastoma)	9362/3	Ⅳ
松果体区乳头状瘤(papillary tumour of the pineal region)	9395/3	Ⅱ或Ⅲ
8. 胚胎性肿瘤(embryonal tumors)		
髓母细胞瘤,根据基因定义(medulloblastoma,genetically defined)		Ⅳ
髓母细胞瘤,WNT 激活型(medulloblastoma,WNT-activated)	9475/3*	
髓母细胞瘤,SHH 激活和 TP53 突变型(medulloblastoma,SHH-activated and TP53-mutant)	9476/3*	
髓母细胞瘤,SHH 激活和 TP53 野生型(medulloblastoma,SHH-activated and TP53-wildtype)	9471/3	
髓母细胞瘤,非 WNT/非 SHH 型(medulloblastoma,non-WNT/non-SHH)	9477/3*	Ⅳ
髓母细胞瘤,组 3 型(medulloblastoma,group 3)		
髓母细胞瘤,组 4 型(medulloblastoma,group 4)		
髓母细胞瘤,根据组织学定义(medulloblastoma,histologically defined)		Ⅳ
髓母细胞瘤,经典型(medulloblastoma,classic)	9470/3	
促结缔组织增生/结节型髓母细胞瘤(desmoplastic/nodular medulloblastoma)	9471/3	
髓母细胞瘤伴广泛结节(medulloblastoma with extensive nodularity)	9471/3	
大细胞型/间变性髓母细胞瘤(large cell/anaplastic medulloblastoma)	9474/3	
髓母细胞瘤,未另行说明(medulloblastoma,NOS)	9470/3	Ⅳ
胚胎性肿瘤伴多层菊形团,C19MC 变异型(embryonal tumour with multilayered rosettes,C19MC-altered)	9478/3*	Ⅳ
胚胎性肿瘤伴多层菊形团,未另行说明(embryonal tumour with multilayered rosettes,NOS)	9478/3	Ⅳ
其他中枢神经系统胚胎性肿瘤(other CNS embryonal tumours)		
髓上皮瘤(medulloepithelioma)	9501/3	Ⅳ
中枢神经系统神经母细胞瘤(CNS neuroblastoma)	9500/3	Ⅳ
中枢神经系统神经节神经母细胞瘤(CNS ganglioneuroblastoma)	9490/3	Ⅳ
中枢神经系统胚胎性肿瘤,未另行说明(CNS embryonal tumor,NOS)	9473/3	Ⅳ
非典型性畸胎性/横纹肌样肿瘤(atypical teratoid/rhabdoid tumour)	9508/3	Ⅳ
中枢神经系统胚胎性肿瘤伴横纹肌样特点(CNS embryonal tumor with rhabdoid features)	9508/3	Ⅳ
9. 脑神经和脊旁神经肿瘤(tumours of the cranial and paraspinal nerves)		
施万细胞瘤(Schwannoma)	9560/0	Ⅰ
细胞型施万细胞瘤(cellular Schwannoma)	9560/0	
丛状型施万细胞瘤(plexiform Schwannoma)	9560/0	
黑色素性施万细胞瘤(melanotic Schwannoma)	9560/1	
神经纤维瘤(neurofibroma)	9540/0	Ⅰ
非典型性神经纤维瘤(atypical neurofibroma)	9540/0	
丛状型神经纤维瘤(plexiform neurofibroma)	9550/0	
神经束膜瘤(perineurioma)	9571/0	Ⅰ
混合性神经鞘肿瘤(hybrid nerve sheath tumors)		
恶性外周神经鞘膜瘤(malignant peripheral nerve sheath tumour,MPNST)	9540/3	Ⅱ、Ⅲ或Ⅳ
上皮样恶性外周神经鞘膜瘤(epithelial MPNST)	9540/3	
恶性外周神经鞘膜瘤伴神经束膜分化(MPNST with perineurial differentiation)	9540/3	
10. 脑膜瘤(meningioma)		
脑膜瘤(meningioma)	9530/0	Ⅰ
脑膜皮型脑膜瘤(meningothelial meningioma)	9531/0	Ⅰ
纤维型脑膜瘤(fibrous meningioma)	9532/0	Ⅰ
过渡型脑膜瘤(transitional meningioma)	9537/0	Ⅰ
砂粒体型脑膜瘤(psammomatous meningioma)	9533/0	Ⅰ
血管瘤型脑膜瘤(angiomatous meningioma)	9534/0	Ⅰ
微囊型脑膜瘤(microcystic meningioma)	9530/0	Ⅰ

肿瘤分类	ICD-O	WHO分级
分泌型脑膜瘤(secretory meningioma)	9530/0	I
富于淋巴细胞-浆细胞型脑膜瘤(lymphoplasmacyte-rich meningioma)	9530/0	I
化生型脑膜瘤(metaplastic meningioma)	9530/0	I
脊索瘤样型脑膜瘤(chordoid meningioma)	9538/1	II
透明细胞型脑膜瘤(clear cell meningioma)	9538/1	II
非典型性脑膜瘤(atypical meningioma)	9539/1	II
乳头状型脑膜瘤(papillary meningioma)	9538/3	III
横纹肌样型脑膜瘤(rhabdoid meningioma)	9538/3	III
间变性(恶性)脑膜瘤[anaplastic(malignant)meningioma]	9530/3	III
11. 间叶肿瘤,非脑膜皮型肿瘤(mesenchymal tumours,non-meningothelial tumours)		
单发性纤维性肿瘤/血管外皮瘤(solitary fibrous tumor/haemangiopericytoma)**		I、II 或 III
1 级(Grade 1)	8815/0	
2 级(Grade 2)	8815/1	
3 级(Grade 3)	8815/3	
血管母细胞瘤(haemangioblastoma)	9161/1	I
血管瘤(haemangioma)	9120/0	
上皮样血管内皮瘤(epithelial haemangioendothelioma)	9133/3	
血管肉瘤(angiosarcoma)	9120/3	
卡波西肉瘤(Kaposi sarcoma)	9140/3	
尤因肉瘤/原始神经外胚层肿瘤(Ewing sarcoma/peripheral primitive neuroectodermal tumour)	9364/3	
脂肪瘤(lipoma)	8850/0	
血管脂肪瘤(angiolipoma)	8861/0	
冬眠瘤(hibernoma)	8880/0	
脂肪肉瘤(liposarcoma)	8850/3	
韧带样型纤维瘤病(desmoid-type fibromatosis)	8821/1	
肌纤维母细胞瘤(myofibroblastoma)	8825/0	
炎性肌纤维母细胞性肿瘤(inflammatory myofibroblastic tumor)	8825/1	
良性纤维组织细胞瘤(benign fibrous histiocytoma)	8830/0	
纤维肉瘤(fibrosarcoma)	8810/3	
未分化多形性肉瘤/恶性纤维组织细胞瘤(undifferentiated pleomorphic sarcoma/malignant fibrous histiocytoma)	8802/3	
平滑肌瘤(leiomyoma)	8890/0	
平滑肌肉瘤(leiomyosarcoma)	8890/3	
横纹肌瘤(rhabdomyoma)	8900/0	
横纹肌肉瘤(rhabdomyosarcoma)	8900/3	
软骨瘤(chondroma)	9220/0	
软骨肉瘤(chondrosarcoma)	9220/3	
骨瘤(osteoma)	9180/0	
骨软骨瘤(osteochondroma)	9210/0	
骨肉瘤(osteosarcoma)	9180/3	
12. 黑色素细胞性肿瘤(melanocytic tumours)		
脑膜黑色素细胞增生病(meningeal melanocytosis)	8728/0	
脑膜黑色素细胞瘤(meningeal melanocytoma)	8728/1	
脑膜黑色素瘤(meningeal melanoma)	8720/3	
脑膜黑色素瘤病(meningeal melanomatosis)	8728/3	
13. 淋巴瘤(淋巴瘤)		
中枢神经系统弥漫性大 B 细胞淋巴瘤(diffuse large B-cell lymphoma of the CNS)	9680/3	

续　表

肿瘤分类	ICD-O	WHO 分级
免疫缺陷相关性中枢神经系统淋巴瘤(immunodeficiency-associated CNS lymphoma)		
艾滋病相关性弥漫性大 B 细胞淋巴瘤(AIDS-related diffuse large B-cell lymphoma)		
EB 病毒阳性的弥漫性大 B 细胞淋巴瘤,未另行说明(EBV-positive diffuse large B-cell lymphoma,NOS)		
淋巴瘤样肉芽肿病(lymphomatoid granulomatosis)	9766/1	
血管内大 B 细胞淋巴瘤(intravascular large B-cell lymphoma)	9712/3	
低级别 B 细胞淋巴瘤(low-grade B-cell lymphomas)		
T 细胞和 NK/T 细胞淋巴瘤(T-cell and NK/T-cell lymphomas)		
间变性大细胞淋巴瘤,ALK 阳性(anaplastic large cell lymphoma,ALK positive)	9714/3	
间变性大细胞淋巴瘤,ALK 阴性(anaplastic large cell lymphoma,ALK negative)	9702/3	
硬脑膜 MALT 淋巴瘤(MALT lymphoma of the dura)	9699/3	
14. 组织细胞肿瘤(histiocytic tumours)		
朗格汉斯组织细胞病(langerhans cell histiocytic)	9751/3	
埃德海姆-切斯特病(Erdheim-Chester disease)	9750/1	
窦组织细胞增生伴巨大淋巴结病(sinus histiocytosis with massive lymphadenopathy)		
青少年黄色肉芽肿(juvenile xanthogranuloma)		
组织细胞肉瘤(histiocytic sarcoma)	9755/3	
15. 生殖细胞肿瘤(germ cell tumours)		
生殖细胞瘤(germinoma)	9064/3	
胚胎性癌(embryonal carcinoma)	9070/3	
卵黄囊瘤(yolk sac tumour)	9071/3	
绒毛膜癌(choriocarcinoma)	9100/3	
畸胎瘤(teratoma)	9080/1	
成熟性畸胎瘤(mature teratoma)	9080/0	
未成熟性畸胎瘤(immature teratoma)	9080/3	
畸胎瘤伴有恶性转化(teratoma with malignant transformation)	9084/3	
混合性生殖细胞肿瘤(mixed germ cell tumours)	9085/3	
16. 蝶鞍区肿瘤(tumours of the sellar region)		
颅咽管瘤(craniopharyngioma)	9350/1	I
造釉细胞瘤型颅咽管瘤(adamantinomatous craniopharyngioma)	9351/1	
乳头状型颅咽管瘤(papillary craniopharyngioma)	9352/1	
蝶鞍区颗粒细胞瘤(granular cell tumour of the sellar region)	9582/0	I
垂体细胞瘤(pituicytoma)	9432/1	I
梭形细胞嗜酸细胞瘤(spindle cell oncocytoma)	8290/0	I
17. 转移性肿瘤(metastatic tumours)		

注:1. ICD-O 编码"…/0"代表良性肿瘤,"…/1"代表未被指定的交界性或行为不确定的病变,"…/2"代表原位癌或上皮内瘤变,"…/3"代表恶性肿瘤。2. 斜体字代表暂时性命名。3. ＊ 表明 IARC/WHO 委员会同意的新 ICD-O 编码。4. ＊＊ 表明按照 2013 年世界卫生组织软骨和骨肿瘤分类进行的分级[参考:解读《世界卫生组织中枢神经系统肿瘤分类(2016 年)》]。

二、发病率

原发脑瘤属于不常见肿瘤。在美国,脑瘤(包括良性和恶性脑肿瘤)总年发病率约为 14.80/10 万。原发脑肿瘤在儿童中居白血病之后,为第二大最常见肿瘤,年发病率为 4/10 万。国内无全国确切的统计数据,上海近 30 年以医院为基数统计发病率为 7/10 万~8/10 万,居十大常见人体肿瘤的第 8 位。在上海华山医院 60 年(1951—2010 年)55 889 例神经病理统计中,神经上皮肿瘤为第 1 位,占总数的 27%,其后依次为脑膜瘤(22%)、垂体瘤(19%)、神经鞘瘤(10%)等。一些脑肿瘤发病率存在性别差异,男女比分别为:少枝胶质瘤为 1.7,星形细胞瘤为 1.6,恶性脑膜瘤为 1.0。良性脑膜瘤,女男比:颅内脑膜瘤为 1.5,椎管内脑膜瘤 3.5。淋巴瘤和生殖细胞肿瘤在女性中更常见。

三、病因

脑瘤同其他肿瘤一样,是由于基因组发生遗传改变而引起,大多数发生在体细胞基因组,而非生殖细胞基因组,故一般不会遗传。脑瘤的发生发展涉及多基因的相互作用、多阶段、多步骤的过程。例如原癌基因经多次突变，丧失其调控细胞分化、增殖等正常功能，变为癌基因（oncogene），促使细胞向癌细胞方向发展。原癌基因突变涉及碱基变化、基因调节区改变、编码区突变和被染色体畸变激活等。抑癌基因是一类具有抑癌作用的基因，对细胞周期进行调控，如 P53、Rb1 和 P16$^{ink4\alpha}$，或监控基因组的稳定性如看管基因（caretaker gene）。抑癌基因突变（表达下调或失活）是隐性的，一般需"二次打击"，它的 2 个等位基因都突变，才能阻断它的蛋白产物的功能。因此可以说，恶性肿瘤的发生都是由于其特殊的原癌基因被激活和（或）抑癌基因的失活所导致。这一学说把过去肿瘤的"自然"发生机制和生物、化学、物理等慢性刺激学说结合起来了。病毒、X 线、致癌化学物质等都能使染色体上的基因发生变化。而肿瘤的发生则取决于多次暴露于不良刺激之下，多次小的突变累积作用。因此，本节主要从外因（危险因素）和内因（脑肿瘤的分子遗传学改变及家族性脑肿瘤综合征）两个方面进行阐述。

（一）危险因素

1. 物理因素　放射线目前被确认为明确的脑瘤危险因素，它可诱发皮肤、唇、舌、食管癌是众所周知的事实。Modan（1974）调查了 11 000 例放射治疗（放疗）头癣的儿童，发现在 12 年以后有 0.4% 发生颅内恶性脑膜瘤，对照组的发生率只 0.1%。放射线也可引起实验的正常组织发生间变、畸变、癌变以及诱发动物脑胶质瘤，但在人类中仅引起纤维肉瘤。Cohan（1948）报道了放疗后引起的放射区肉瘤。文献报道放射诱发的脑瘤有纤维肉瘤、脑膜肉瘤、未分化上皮癌、血管内皮肉瘤等。接受的放射量大多超过 30 Gy，发病的潜伏期为 7～21 年不等。但是近来也有恶性脑胶质瘤的报道，如笔者发现放射诱发胶质瘤的病例。而且这些肿瘤由于是放疗诱导或相关，故再次接受放疗时肿瘤表现为放疗抵抗或生长加速。颅内肿瘤放疗，如髓母细胞瘤或颅外头颈肿瘤，包括白血病的预防性放疗，对生存期超过 3 年的患者，其胶质瘤、肉瘤发生率增加 7 倍。行颅内照射的白血病患者继发脑肿瘤的相对累积风险为 1.39/20 年，其中 2/3 是胶质瘤、1/3 脑膜瘤。颅内放疗后高级别胶质瘤的平均潜伏期为 9.1 年，脑膜瘤为 19 年。一些研究提示在放疗期间同时使用抗代谢治疗，可能增加脑瘤发生的风险。Cohan 指出诊断放射诱发的肿瘤必须具备以下条件：① 肿瘤发生于放射野内，在患者的放射部位应留下脱发、皮肤萎缩等放射后晚期改变；② 放疗前肯定不存在此肿瘤；③ 放疗至肿瘤发病相隔时间应在 5 年以上；④ 肿瘤必须有组织学检查核实。放射线诱发颅内肿瘤的机制可用 Knudson 的"双重打击"学说来解释。放射线作为第二个打击因素引起颅内纤维母细胞或脑膜内皮细胞等细胞的原癌基因发生再次突变而导致细胞间变。

另一被怀疑具有致瘤的物理因素是外伤。Cushing 及 Eisenhardt（1938）在作脑膜瘤切除时发现肿瘤与局部颅脑外伤的瘢痕密切联系在一起，故认为外伤可能是脑膜瘤的病因。以后多篇文献报道脑膜瘤发生于颅骨凹陷骨折处、脑局部外伤瘢痕区内，甚至在瘤内有铁丝（Reinhardt）。Mareovici 根据大量临床经验，认为外伤与肿瘤的发生有下列关系：① 促进原已存在的肿瘤加快生长；② 促使原来存在的内脏肿瘤发生颅内转

移；③ 使脑部胚胎残留组织发生肿瘤间变；④ 外伤引起的脑膜脑瘢痕可转变为脑膜瘤。Zuleh 则认为诊断外伤诱发的脑瘤，应具备下列条件：① 外伤前患者是完全健康的；② 外伤必须相当严重，足以引起部分脑及脑膜的损害；③ 外伤部位必须与肿瘤所在部位完全符合；④ 离伤后有相当时间，如时间过短，只有数周，多数不是外伤引起的；⑤ 应有活检及组织学切片证据。但也有相反的意见。第二次世界大战中所造成的颅脑外伤病例很多，有人调查战后脑瘤的发病率并没有增加，不支持外伤为脑肿瘤的病因。目前普遍意见认为除了少数脑膜瘤以外，外伤的致瘤性虽不能完全否定，但亦不能确认。

手机辐射与脑肿瘤的原因关系：手机辐射可能致神经元细胞受到辐射加热而死亡，这时胶质细胞就会增殖。增殖出来的胶质细胞如果有一部分属于异常，那就是癌变。2011 年 5 月 31 日，WHO 下属的国际癌症研究机构，根据神经胶质瘤增加的风险将与手机使用相关的射频电磁辐射分类为 2B，即射频电磁辐射是"对人体可疑致癌的"。这项结论是来自 14 个国家 31 位科学家根据 2 708 名神经胶质瘤患者和 2 972 名健康人群进行的对照研究，认为神经胶质瘤的发生与手机使用有相关性。

2. 化学因素　化学物可以在不同的实验动物中诱发脑肿瘤，如苯并吡诱发垂体腺瘤，甲基胆蒽注射 C3H 鼠可发生胶质瘤和脑膜纤维肉瘤，甲基胆蒽诱导鼠胶质瘤细胞株 GL261。化合物诱发的脑瘤可为各种胶质瘤、脑膜瘤、肉瘤、上皮癌、垂体腺瘤等，主要决定于使用的化合物品种与数量及实验动物的类别、年龄、个体差异、接种部位及给药方式等。甲基亚硝脲（methylnitrosourea，MNU）及乙基亚硝脲（ethylnitrosourea，ENU）特别对围生期（胚胎 12～15 d）的鼠具有致癌作用，在动物出生后及发育期其致癌性就较差。诱发肿瘤的部位以脑皮质下白质、海马、侧脑室周围及周围神经（三叉神经、臂丛、腰骶丛）的成功率最高。

我们生活环境的千差万别，很难确定哪类物质可引发脑肿瘤。一些研究者认为，饮食含有 N-亚硝基脲化合物可能是一个危险因素。一些证据提示含 N-亚硝基脲化合物的熏肉，不仅使成人食用者，而且可使在怀孕期间食用熏肉的母亲所生儿童易于患脑肿瘤。一些证据显示维生素和其他抗氧化剂对 N-亚硝基脲化合物有拮抗作用；食用水果和蔬菜可能也能降低这种风险。其他研究已鉴定出高蛋白饮食和酗酒是危险因素。营养品是否对脑肿瘤具有诱发或保护作用仍不清楚。此外，甲醛被认为是脑肿瘤发生的可能致病因素。香料制造业和病理学工作者中患脑肿瘤风险增加。

3. 免疫抑制　免疫抑制是脑肿瘤发生的明确危险因素。获得性免疫抑制，如人类免疫缺陷病毒（HIV）感染，或器官移植后使用免疫抑制性药物，均能增加原发性中枢神经系统淋巴瘤（PCNSL）的发生率。HIV 感染可能也增加胶质瘤和颅内平滑肌肉瘤的发生率。先天性免疫抑制性疾病如 Wiskott-Aldrich 综合征也与脑淋巴瘤发生率增加有关。免疫抑制性患者的 PCNSL 是由预先潜伏于 B 淋巴细胞的 EB 病毒感染引起的。当免疫抑制的患者发生淋巴瘤，脑内发生的概率几乎是其他部位的 2 倍。

4. 病毒　病毒能使禽类及脊椎动物发生颅内肿瘤，常见的致瘤病毒有腺病毒、巨细胞病毒（CMV）、猴空泡病毒（SV40）、papavo 病毒、牛乳头状瘤病毒（HPV）、人 JC 病毒、oncorna 病

毒、肉瘤病毒（RSV）。HPV 与宫颈癌、EB 病毒与淋巴瘤密切相关。而人 CMV 是最常见的胎儿感染病毒。胶质母细胞瘤（GBM）患者体液中含有 CMV 蛋白。在胶质瘤易发动物模型中，若感染鼠 CMV 可以极大地降低动物生存率并增加 GBM 在其中所占的比例。CMV RNA 疫苗正在进行初始的临床试验。在小牛及仓鼠的颅内接种 HPV 1 年后，可发现颅内有脑膜瘤、纤维瘤与纤维肉瘤的生长。而在动物颅内接种 JC 病毒与 SV40 后可发现颅内出现髓母细胞瘤、脑膜瘤、脑膜肉瘤、室管膜瘤、胶质母细胞瘤及脉络丛乳头状瘤等。RSV 可在更广泛的动物中诱发脑瘤，时间可缩短到 35 d 左右；除髓母细胞瘤及少突胶质瘤外，神经母细胞瘤、神经节细胞瘤等均可产生。一些报道发现 SV40 大 T 抗原在胶质瘤和髓母细胞瘤中很常见。流行病学研究资料提示，SV40 与儿童颅内肿瘤密切相关。接种了 SV40 污染疫苗的儿童，其髓母细胞瘤的发生率高。但也有一些关于病毒具有保护作用的报道，如一项研究提示既往发生过水痘带状疱疹感染是不患胶质瘤的保护因素。

5. 其他可能的危险因素 一些研究评估了脑瘤与吸烟、癫痫病史、母亲酗酒、感染的关系，但没有得到明确的相关性。

（二）脑瘤的分子遗传学改变及家族性脑肿瘤综合征

1. 原发脑肿瘤的分子遗传学改变 原发脑肿瘤的发生、发展是一个多步骤过程，涉及抑癌基因的失活和原癌基因的激活和过度表达，也有细胞周期调节的变化、信号传导通路的异常等。目前，根据肿瘤细胞基因表达的情况可将原发性多形 GBM 分为 4 个亚型：① 经典型（classical）：具有高增殖活性的特征。该亚型的患者被证实对经典的放化疗反应好。② 间叶型（mesenchymal）：与间质组织以及血管生成有联系。该亚型的患者被证实对强化放化疗（aggressive chemoradiation therapy）有效，并可能对抑制 Ras、PI3K 或者血管生成的药物反应好。③ 神经型（neural）：该亚型还没有很好地被定义，因为发现该亚型细胞的特征性基因表达与正常神经组织的特征性基因表达具有极高的相似性。该亚型的肿瘤对周围组织的侵袭性很低。虽然组织学上无法区分，但每种类型 GBM 有其独特的分子和信号通路的改变。④ 原神经型（proneural）：该亚型中，细胞基因的激活类似神经元的分化过程。这组患者年纪较轻，特征性基因表达是血小板源性生长因子受体 - α（PDGFR - α）和 IDH1/IDH2 变异。这跟继发性 GBM 有着相同的基因表达，提示继发性 GBM 可能从属于这一亚型。该亚型的患者对抑制 HIF、PI3K 或 PDFRT - α 的药物具有很好的反应。虽然其对于强化放化疗几乎没有反应，但预后可能要好于其他三型（图 3 - 3 - 1 - 1、图 3 - 3 - 1 - 2）。

除了 GBM 外，在其他中枢神经系统肿瘤中亦有基因遗传改变的发现。如在少突胶质瘤中有 1p/19q 等位基因的丢失，而在儿童室管膜瘤中有位于 6q 上的基因片段的丢失。

2. 家族性脑肿瘤综合征 临床上常见的家族性脑肿瘤综合征的患者，其出生就带有一个或多个结构上有缺陷的基因，其发生某些肿瘤的概率要比一般人高。常见的家族性脑肿瘤综合征包括神经纤维瘤病 1 型和 2 型、结节性硬化、视网膜母细胞瘤、Sturge - Weber 综合征、von Hippel - Lindau（VHL）病及 Li - Fraumeni 综合征等。

（1）神经纤维瘤病（NF）：是一种常染色体显性遗传性肿瘤，常见 NF - 1 型和 NF - 2 型。NF - 1 型，又称为 von Recklinghausen 病，是最常见的遗传易感性中枢神经系统肿瘤，发病率为 1/4 000。男女无差别。它是常染色体显性遗传性疾病伴 100% 外显率，但其表达率差异很大，可轻微或严重地影响同一家族的个体成员。NF - 1 基因定位于染色体 17q11.2，编码一个抑癌基因，产物为神经纤维瘤蛋白。NF - 1 型典型的临床特征包括神经纤维瘤病，皮下和沿着周围神经生长的良性肿瘤、利氏结节（虹膜表面的棕色隆起）、奶油咖啡斑（皮肤上色素沉着的扁平斑），腋下雀斑和骨质异常。NF - 1 型患者易患其他良性和恶性肿瘤，包括恶性神经鞘瘤、横纹肌肉瘤和 GBM。NF - 1 型最常见的中枢神经系统肿瘤是视神经通路和脑干胶质瘤。视神经通路胶质瘤常见为毛细胞型星形细胞瘤，脑干胶质瘤为星形细胞瘤。典型的周围神经肿瘤是丛状的神经纤维瘤，常位于脊髓旁和脑神经上。

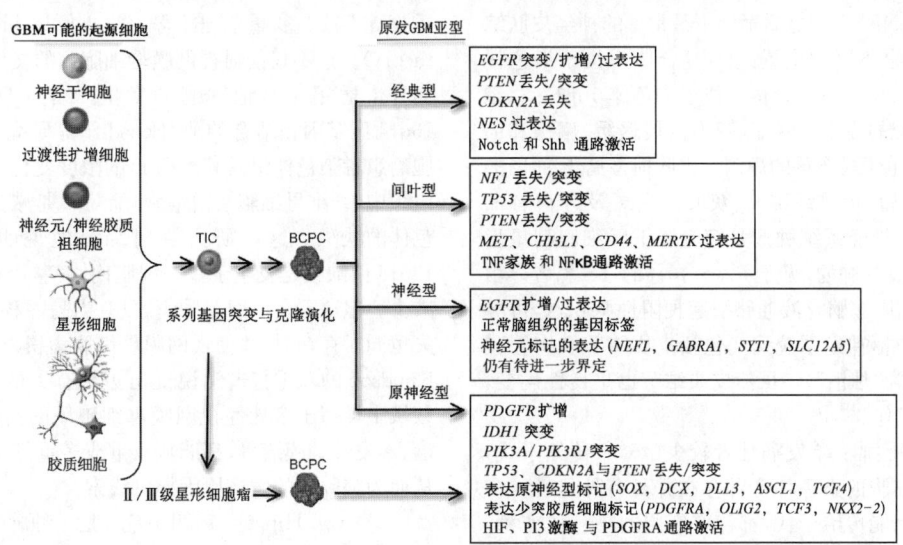

图 3 - 3 - 1 - 1　胶质母细胞瘤亚型基因改变示意图

正常脑组织中的一些细胞发生遗传学改变，产生了一群肿瘤起源细胞（tumor-initiating cell，TIC），TIC 进一步累积遗传及表观遗传学改变，成为脑肿瘤进展细胞（brain cancer-propagating cell，BCPC）。BCPC 的增殖形成不同亚型的 GBM［引自：Van Meir EG，等（2010）］。

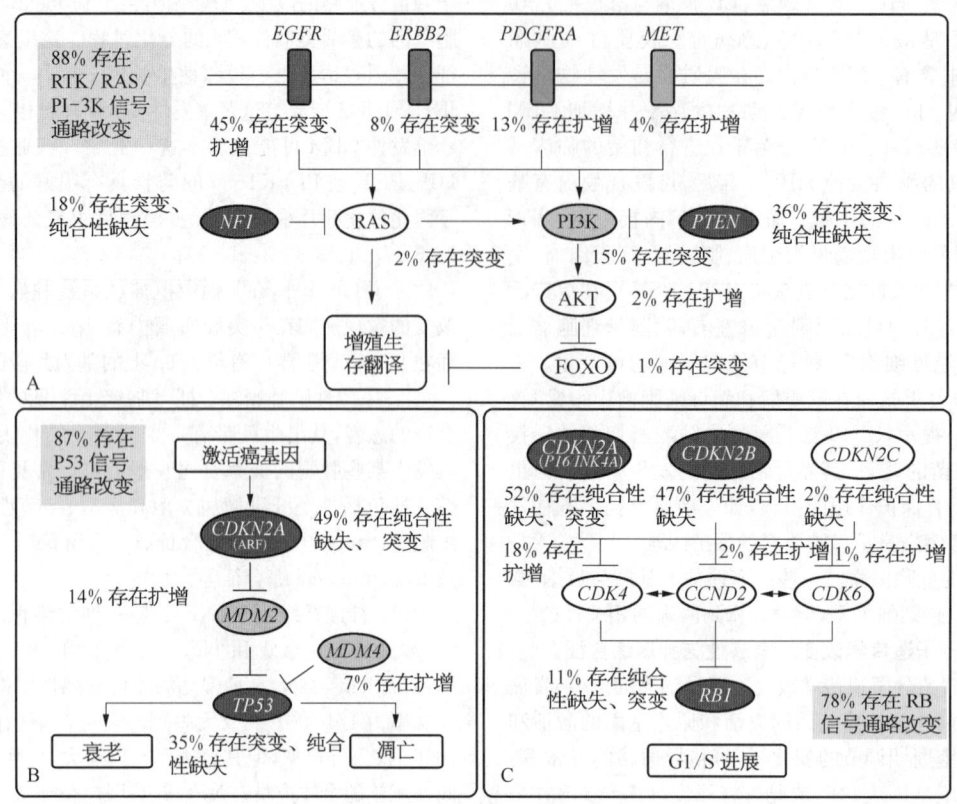

图 3 - 3 - 1 - 2　胶质母细胞瘤 3 种关键信号通路的常见遗传学改变

图所示为 RTK/RAS/PI - 3K(A)、p53(B)、RB(C)3 种信号通路主要基因序列改变及拷贝数变化。红色代表常见激活的
基因改变。

NF-2 型,又称中央型神经纤维瘤病,是常染色体显性遗传,发生率比 NF-1 型低很多,约占总神经纤维瘤病例数的 10%。NF-2 基因是抑癌基因,位于染色体 22q12。NF-2 型常见的中枢神经系统肿瘤是听神经瘤(经常为双侧)及脑膜瘤。NF-2 型的皮肤病损发病率明显低于 NF-1 型。

(2) 结节性硬化(TS):以前又称 Bourneville 病,是常染色体显性遗传病,是继 NF-1 型之后第 2 个最常见的神经皮肤综合征。TS 定位于 2 个不同的位置:TS 复合体 1 位于染色体 9q34,编码蛋白 hamartin;TS 复合体 2 位于染色体 16p13.3,编码蛋白 tuberin。传统的临床三联症(智力发展迟缓、癫痫和面部血管纤维瘤)只发生于最严重的病例。皮肤损害见于 96% 的患者,包括血管纤维瘤、指甲纤维瘤、灰叶形白斑及牙齿有凹陷。其标志性的中枢神经系统肿瘤是室管膜下巨细胞型星形细胞瘤,在病理上是良性肿瘤,见于 5%～10% 的 TS 患者。由于肿瘤接近室间孔而阻塞脑脊液通路引起梗阻性脑积水,可导致患者死亡。其他中枢神经系统病变包括皮质结节和室管膜下神经胶质结节(称为"烛泪")。虽然皮质结节也是良性病变,但它们能引起癫痫发作。

(3) 视网膜母细胞瘤:单发病灶者较少(15%)传给子代,表示尚有部分生殖细胞的染色体变种存在并具有外显性。多灶性病变者半数以上能传给子代,都伴有细胞的染色体变种,具有常染色体显性遗传的特征。视网膜母细胞瘤的染色体研究发现染色体 13 的一对长臂可缺失其一(13q⁻),或染色体 13 的长臂上 14 带的缺失(13q14⁻)。除染色体的变化外,尚有别的因素控制着基因并使之发病。Knudson 等提出了视网膜母细胞瘤的发生需要有两个突变过程。在非遗传的情况下,两个突变同时发生于一种细胞上是十分少见的事,因此很少有自发的多灶性突变出现。患者的发病亦较晚。反之,在遗传的情况下,胚胎在发生时两种突变中的一种已经存在,此后不论在胚胎发育期,还是在初生儿期,如再发生另一种突变,即可引起多灶性视网膜母细胞瘤病变。Knudson 的这一学说被称为"双重打击"或"多重打击"学说(double hits or multiple hits theory)。这不仅能对视网膜母细胞瘤的发生作出较好的解释,而且也适用于其他肿瘤的发生。酯酶 D 是一种与染色体 13q14 区基因相结合的酶,Benedict 等研究了 1 例视网膜母细胞瘤患者染色体组及其酯酶 D 的浓度变化,发现在患者的周围组织中(纤维母细胞及白细胞)酯酶 D 是减少的,但没有见到染色体的缺失。这一研究资料综合地说明了单纯一种变种 13q14 区缺失是发生于每一细胞内,使整个体内酯酶 D 的活力减少。但这不足以引起肿瘤,只有当另一种染色体变种 13q 缺失也同时存在时,才使视网膜母细胞瘤得以发生。这一研究为 Knudson 的双重打击学说提出了更有力的依据。在神经外科领域中类似于多灶性视网膜母细胞瘤的情况尚有双侧听神经瘤、多发性脑膜瘤等,都能从双重或多重打击学说中得到启发,从而为脑肿瘤的发病原因提供线索。

(4) von Hippel - Lindau 病:是一种肿瘤综合征,涉及多个器官系统的多种肿瘤,包括小脑、脊髓、视网膜的血管母细胞瘤、嗜铬细胞瘤和肾细胞癌。其他少见的病变包括胰腺和肾脏囊肿及内淋巴囊肿瘤。血管母细胞瘤与 VEGF 的过表达有关。本病是一个常染色体显性遗传病,位于染色体 3p25 - p26。它有高外显率但表现多样。

(5) Li-Fraumeni 综合征：是一种少见的常染色体显性遗传病，见于儿童和青年人，引起多种不同的肿瘤。它是由于 P53 种系突变引起的。然而，一些家族并没有 P53 突变，他们的基因缺陷不清楚。总的基因外显率 30 岁前约为 50%，60 岁前约为 90%。常见肿瘤有乳腺癌、骨肉瘤、脑肿瘤、原发性间变性星形细胞瘤（AA）和 GBM，一些发展成髓母细胞瘤和幕上原始性神经外胚叶肿瘤，其他少见肿瘤包括软组织肉瘤，白血病以及肺、肾上腺、胃和结肠肿瘤。除了此综合征的脑肿瘤患者总体年龄更小，男女比有轻度增高外，在临床上其与散发脑肿瘤无明显区别。

以上实例为神经肿瘤的遗传因素提供了很多有力的证据。除此以外尚有神经母细胞瘤、嗜铬细胞瘤、多发性内分泌系统肿瘤、某些有家族倾向的胶质瘤及髓母细胞瘤、与结肠息肉并发的 Turcot 综合征、髓母细胞瘤与多发的基底细胞癌结合的综合征等都被认为有遗传因素存在。

四、病理

脑瘤的生长速度取决于其生物学特性。一般恶性者快于良性者，但是也受各种因素的影响，如肿瘤微环境的变化可促使肿瘤突然快速增长或停止生长。脑瘤的生长形式，良性者多呈膨胀性，因多有包膜，瘤边界清楚，引起周围神经血管组织推移或压迫。恶性者常呈浸润性生长，瘤与周边组织的边界不清楚。

脑瘤在生长过程中受一些因素的影响，可发生：① 坏死，常因瘤细胞生长过快，营养供不应求所致；② 出血，见于血供丰富的肿瘤，如黑色素瘤、绒毛膜癌、恶性胶质瘤、垂体瘤和神经瘤等，可发生瘤内或蛛网膜下腔出血；③ 囊变，常继发于坏死、出血以后；④ 间变，瘤细胞生物学特性趋向恶性化，如低级别胶质瘤或脑膜瘤向高级别演变。

脑瘤复发大多数在原位，但也可发生颅内转移，少有颅外转移。颅内转移又称种植性转移，主要是沿脑脊液通路或蛛网膜下腔，多见于髓母细胞瘤、脉络膜乳头状瘤。由于颅内缺乏肿瘤赖以转移的淋巴管道，且脑瘤生长环境与条件要求较苛刻，转移至颅外后常因不能适应环境而需要较长的潜伏期才能发病。因此脑瘤颅外转移较少发生。但是近来由于脑瘤患者术后的生命得到延长，加之手术中肿瘤接触硬脑膜、头皮及颅外软组织的机会增加，有时甚至发生瘤细胞直接进入开放的淋巴管与血管腔内，使术后肿瘤在硬脑膜与颅外软组织上复发的机会增多。而这些组织中的淋巴管道为肿瘤的远处转移提供了途径。因此，颅外转移病例大多数发生在手术后，甚至有人认为手术是脑瘤颅外转移的必要条件。但也有自发的转移，尤其当肿瘤具有较大的侵袭性，能穿越硬脑膜而侵入颅外组织时。向颅外转移的脑瘤有胶质瘤、脑膜瘤、原发性肉瘤及髓母细胞瘤等。在胶质瘤中以多形性胶质母细胞瘤为最多，约占1/3，其次为髓母细胞瘤、室管膜瘤、少突胶质瘤、星形细胞瘤及未分化胶质瘤。笔者就遇到 1 例髓母细胞瘤骨转移的患者。脑膜瘤转移以血供较丰富的血管母细胞型及上皮细胞型为多。几乎身体各处都可发生转移灶。一般认为肿瘤的恶性程度与转移没有明显相关性，这可能与恶性程度较高的肿瘤病例夭折较早有关。

五、免疫生物化学与中枢神经肿瘤标志物

1. 脑免疫功能 过去认为脑是没有免疫功能的概念已被否定，大量事实证明大部分脑有免疫功能。脑内不仅有功能类似巨噬细胞的小胶质巨噬细胞，而且有 T 淋巴细胞，特别是病变时，后者可经血-脑屏障入脑。这不仅解释了一些中枢神经系统自身免疫性疾病（如多发性硬化），而且为脑瘤的免疫治疗提供了科学依据。但是，迄今脑胶质瘤的免疫治疗不理想，其中重要机制之一是脑肿瘤细胞能逃避机体免疫系统的监视。其免疫逃逸的机制主要有：① 肿瘤微环境诱导 T 细胞功能障碍，这与肿瘤微环境中的 B7 家族负性共刺激分子[如 B7-H1(PD-L1)、B7-H4 等]有关。笔者发现胶质瘤组织 B7-H1 和 B7-H4 的表达水平与肿瘤的病理级别正相关，并且 CD133$^+$ 的脑肿瘤干细胞亦表达这两种负性共刺激分子，表明负性共刺激分子途径可能是胶质瘤免疫逃逸的重要途径之一。② 肿瘤细胞可分泌细胞因子如 TGF-β、IL-10 等，从而抑制机体的免疫反应。③ 肿瘤细胞下调其表面主要组织相容性复合体（MHC）等分子的表达，从而使其免疫原性变弱。有关组织内抗原、抗体的检测近年来已有很大的发展，形成了一门专业知识，称为免疫生物化学，并已用于脑瘤的诊断和治疗。

在脑瘤中常见的生化改变有：① 由于瘤细胞快速增殖，瘤组织内 DNA 含量增加，有的可增至数倍；② 由于脑瘤生长速度快于血氧供应，其处于低氧代谢较低，故脑内的细胞色素氧化酶和一些与能量代谢有关的化合物如磷肌酸、腺苷三磷酸、腺苷（一磷）酸等均减少，但少突胶质瘤例外；③ β-葡萄糖醛酸酶的活力增高，多呈游离状态，表示肿瘤为恶性，有细胞分裂、死亡、饱饮作用及组织坏死等情况，正常脑中此酶大多以结合的形式存在；④ 磷酸二酯酶活力增高见于中胚层脑瘤；⑤ 脂类包括糖脂、磷脂、胆固醇等在胶质瘤中均有减少；⑥ 脑脊液中 24 脱氢胆固醇（desmosterol, DS）在髓母细胞瘤、胶质母细胞瘤及少突胶质瘤中的含量增高；⑦ 脑脊液中丙氨酸氨基转移酶（ALT）、乳酸脱氢酶（LDH）等在恶性胶质瘤中和转移癌中常增高；⑧ 神经母细胞瘤、神经节细胞瘤等能促使丙氨酸（多巴）合成肾上腺素、去甲肾上腺素，测定尿中儿茶酚胺的代谢产物如高香草酸（HVA）及香草杏仁酸（VMA）的含量，可反映血中儿茶酚胺量，对诊断上述肿瘤和嗜铬细胞瘤是有帮助的。

2. 肿瘤标志物 近年来由于对脑肿瘤标志物的认识提高，人们开始从单凭肿瘤的组织学形态来确定脑瘤的类型与级别发展到结合免疫组织化学及分子病理学技术来诊断和鉴别脑瘤。下面概要地介绍常用的脑瘤标志物。

(1) 甲胎蛋白（α-fetoprotein, AFP）：是一种糖蛋白，定位于染色体 4q11～4q22 区域内。见于胚胎的肝细胞中，故有此名。随胎儿发育长大，AFP 的合成减少。胎儿出生后迅速消失。正常成人的血清 AFP 浓度为 1～20 μg/L。有肝病者 AFP 升高，但多不超过 1 000 μg/L，多数伴有肝功能指标的异常。肝细胞癌的患者，AFP 血清浓度可超过 1 000 μg/L，且持续存在。颅内生殖细胞瘤患者，特别是内胚窦瘤及胚胎癌，AFP 增高。在胚胎癌中除 AFP 外，还有人绒毛膜促性腺激素 β 亚单位（β-HCG）也增高。此外，除血清 AFP 阳性外，脑脊液中也可检测到 AFP。

(2) 人绒毛膜促性腺激素（human chorionicgonodotropin,

HCG)：为一种糖蛋白，分子量 46 000，由 α 及 β 两亚单位组成。妇女受孕第 8 天滋养细胞层即开始分泌 HCG。20 d 时尿蟾蜍反应可呈阳性。60～70 d 时到达高峰，以后逐渐降低。HCG 高浓度亦出现于子宫绒癌、卵巢癌、葡萄胎及男性睾丸癌患者的血清中。颅内绒癌及胚胎癌时也有 HCG 出现。除血清外，脑脊液检测亦呈阳性。

（3）胎盘碱性磷酸酶（placenta alkaline phosphatase, PLAP）：颅内胚胎性生殖细胞瘤（germ cell tumors, GCT）的切片标本中可以检出有 PLAP 存在，主要分布于细胞膜上，阳性率为 76.5%（13/17）。非生殖细胞肿瘤只有弱阳性反应，且染色分布于细胞质内。

（4）上皮细胞膜抗原（epithelial membrane antigen, EMA）：一般分布于腺体的分泌上皮细胞及其胚基中，但在脊索瘤、室管膜瘤、脉络丛乳头瘤、脑膜瘤、绒癌、不成熟的畸胎瘤及神经内分泌肿瘤中可有表达。可作为非特异性标志物供辅助性诊断之用。

（5）胶质纤维酸性蛋白（glial fibrillary acidic protein, GFAP）：主要分布于神经胶质细胞，特别是星形细胞和星形细胞起源的肿瘤中。GFAP 为一种异蛋白质，分子量为 19 000，为星形细胞的特殊标志物。

（6）细胞角蛋白（cytokeratin, CK）：为另一种细胞中间纤维蛋白，是细胞骨架蛋白质之一，为上皮性肿瘤的标志性蛋白质，其单抗已成为上皮性肿瘤的诊断与鉴别诊断的新手段。颅内上皮性肿瘤如脉络丛乳头状瘤、颅咽管瘤、表皮样瘤、脊索瘤、神经内分泌肿瘤及转移瘤均可呈阳性。神经上皮细胞肿瘤中可同时存在 CK、波形蛋白（Vim）和神经微丝蛋白（NF）。

（7）结蛋白（desmine, Des）：又名韧带素，为来源于肌细胞的中间纤维蛋白，可作为平滑肌和横纹肌来源肿瘤的标志物，阳性率可达 100%。横纹肌肉瘤与神经母细胞瘤、淋巴瘤、Ewing 肉瘤很难鉴别。Des 是横纹肌肉瘤的一种特异性标志物，某些神经源性肿瘤向肌性分化者 Des 也可呈阳性反应。胚胎性横纹肌肉瘤和其他幼稚的小圆形细胞肿瘤作鉴别时 Des 是一种比较理想的标志物。

（8）波形蛋白（vimentin, Vim）：来源于间叶的中间纤维蛋白。由间叶组织来源的正常细胞与肿瘤细胞包括内皮细胞、纤维母细胞、巨噬细胞、淋巴细胞、软骨细胞与脉管平滑肌细胞等均可阳性。因此，Vim 可作为诊断癌、肉瘤、黑素瘤、滑膜肉瘤的标志物。颅内施万细胞瘤、神经鞘瘤、血管母细胞瘤、血管球瘤 Vim 也都阳性。在某些低分化星形细胞瘤中，常可见 Vim 阳性瘤细胞。在正常的星形细胞中及高分化的星形细胞瘤中，Vim 阳性率很低。

（9）神经微丝蛋白（neurofilaments, NF）：为来源于神经元及其突起的中间纤维蛋白。源于神经元的肿瘤，神经内分泌细胞的肿瘤或向神经元分化的细胞肿瘤，NF 都呈阳性。因此，对于神经母细胞瘤、松果体母细胞瘤，NF 都阳性；在畸胎瘤中已分化成神经元与神经节细胞的，NF 也呈阳性。在髓母细胞瘤、副神经节细胞瘤、类癌与皮肤的神经、内分泌细胞癌，NF 亦均阳性。但 NF 不能标志星形细胞瘤和其他非神经性肿瘤。

（10）S100 蛋白：一种酸性蛋白质，能溶于 pH 为 7 的饱和硫酸铵溶液中，故命名为 S100 蛋白（S 即"可溶性"，100 代表硫酸铵的饱和度）。它被认为是神经上皮性肿瘤的标志蛋白质。

（11）神经元特异性烯醇化酶（neuron-specific enolase, NSE）：又称 14-3-2 蛋白，是神经元胞质内的一种酶蛋白，能加强糖酵解的过程。它的抗体血清对标志胚胎期的神经元及鉴定周围神经的神经母细胞瘤、黑素瘤及神经内分泌肿瘤有一定价值。但由于 NSE 在其他各种脑肿瘤中都有分布，在非神经性肿瘤中亦有存在，故目前尚未能作为特异性标志物用于诊断脑肿瘤。

（12）突触囊泡蛋白（synaptophysin, SY）：存在于神经元、神经内分泌细胞及其相应的肿瘤中。中央神经细胞瘤、神经节细胞胶质瘤均有它的表达，可作为这类肿瘤的标志物。

（13）甲基鸟嘌呤-DNA 甲基转移酶（methylguanine-DNA methyltransferase, MGMT）：是一种 DNA 修复酶。烷化剂类抗肿瘤药物如替莫唑胺、卡莫司汀（BCNU）等的作用机制是通过 DNA 甲基鸟嘌呤 O^6 位发生致命交联而使细胞凋亡。MGMT 可将烷基从 DNA 甲基鸟嘌呤 O^6 位转移至半胱氨酸残基，从而修复 DNA 的损伤。因此，细胞内 MGMT 的水平直接反映了它能耐受的 DNA 损伤的程度。没有或低水平表达 MGMT 的肿瘤细胞对烷化剂类药物敏感；反之，就意味着耐药。

（14）表皮细胞生长因子受体（EGFR）：是一种跨膜的糖蛋白，属于酪氨酸激酶受体家族中的一种，其编码基因位于 7 号染色体，分子量为 170 000，主要的作用是接受细胞外的配基 EGF 和转化生长因子 TGF-α 传导的信号，并最终促进细胞的分裂生长。在胶质瘤中，大约有 50% 的原发性 GBM 出现 EGFR 的基因扩增和过表达，因此 EGFR 被认为是原发性 GBM 的一个标志物。

（15）异柠檬酸脱氢酶 1/2（isocitrate dehydrogenase 1/2, IDH1/IDH2）：变异 IDH1 催化异柠檬酸的氧化羧基为 α-酮戊二酸，使过氧化物酶 NADPH 生成减少，是哺乳动物细胞主要的抗氧化剂。大规模基因组学研究发现，在 12% 胶质瘤中存在 IDH1 活性位点的杂合性突变。突变的基因位于 IDH1 转录本的 395 位点（第 132 个氨基酸残基）。这种 IDH1/IDH2 突变在弥漫性星形细胞瘤中有特异性，经常发生于 Ⅱ/Ⅲ 级胶质瘤，在 Ⅲ 级胶质瘤中提示预后良好，是继发性 GBM 的特征性标志。目前可以通过基因测序或者免疫组化的方法检测 IDH1 突变与否。但是，IDH1/IDH2 突变是否是预后或对治疗反应的预测标志仍需进一步深入研究。

（16）BRAF 融合基因：是毛细胞型星形细胞瘤的重要诊断标志物之一。BRAF 融合基因可见于各年龄段及脑内各部位，但它不是一种预后的标志。

（17）1p/19q 杂合性缺失（1p/19q loss of heterozygosity, 1p/19q LOH）：是少突胶质细胞瘤的分子遗传学特征。研究表明 1p/19q LOH 的少枝胶质细胞瘤患者对烷化剂类抗肿瘤药物敏感，无瘤生存期延长。目前可用 FISH 法检测 1p/19q 缺失与否。

六、肿瘤干细胞在脑瘤形成中的作用

近来，随着神经干细胞（neural stem cells, NSC）和造血系统肿瘤和乳腺癌中肿瘤干细胞的成功分离和证实，脑肿瘤干细胞样细胞（brain tumor stem-like cells, BTSC）也被发现。BTSC

的发现不仅对脑瘤的细胞起源,而且对脑瘤的治疗策略产生巨大影响。

(一)BTSC 的提出和存在依据

脑瘤组织中的细胞在表型和形态功能上呈现多样性和异质性,包括未分化和分化细胞,部分肿瘤细胞表面同时表达神经元和胶质细胞的标志,表明脑瘤可能起源于一种多潜能神经干细胞。有些恶性脑瘤即使瘤体切除或者放、化疗后,也会在一定时间内复发和转移,提示脑瘤可能起源于一种特殊的细胞群,这些细胞具有自我更新增殖和分化成相应成熟瘤细胞的能力。体内和体外实验证实脑胶质瘤组织中确实存在着这种细胞,由于它们的特性与 NSC 有着惊人的相似性,因而称为 BTSC。

1. BTSC 存在的体外实验研究   Ignatova 等最早用手术取得的胶质瘤标本经培养,发现 10 个胶质瘤标本中 8 个培养出了悬浮生长的球样结构,称为脑肿瘤球。肿瘤球细胞中神经上皮干细胞蛋白(nestin)为阳性,神经元 β-Ⅲ微管蛋白和 GFAP 单独或同时表达,提示这类细胞具有 NSC 特性和双向(神经元和星形细胞)分化能力。他们把这类细胞称为 BTSC。Singh 等从髓母细胞瘤中同样发现 BTSC。BTSC 在 NSC 离体分化条件下,可分化为与来源肿瘤表型相同的肿瘤细胞,从神经元和(或)星形细胞肿瘤中分离的 BTSC 在分化后仍具有神经元和(或)星形细胞的性状,提示 BTSC 可能是肿瘤细胞的起源细胞。继而 Hemmati 等用相似的方法在儿童髓母细胞瘤和恶性胶质瘤中分离出一种所谓肿瘤来源的前体细胞,具有与上述细胞相似的生物学特性:形成肿瘤球和分化为与来源肿瘤表型相同的肿瘤,并能表达多个干细胞特异性基因,如 nestin、CD133 等。此外,Kondo 等同样从 C6 胶质瘤细胞系中成功地培养出了肿瘤球,并且符合肿瘤干细胞的相关特性。上述体外实验证据表明:① 脑肿瘤中存在 BTSC,在 NSC 培养条件下能形成类似神经干细胞神经球样的结构,称为肿瘤球,具有很强的自我更新和增殖能力;② BTSC 表面能表达 NSC 的标志分子,如 nestin、CD133、musashi-1(NSC)、bmi-1 等;③ BTSC 在体外 NSC 诱导分化条件下能分化为与来源肿瘤表型相同的肿瘤,但目前还没有完美的特异性脑肿瘤干细胞标志物。

2. BTSC 存在的体内实验研究   与体外实验相比,BTSC 的体内实验研究更能够说明其在肿瘤起源和发生机制上的重要作用。Hemmati 等将分离得到的肿瘤前体细胞移植到新生大鼠脑内,能分化为神经元样和胶质细胞样肿瘤细胞,并且增生至少 4 周,提示其具有自我更新和多潜能分化特性。Galli 等从多形胶质母细胞瘤标本中分别收集 CD133 阳性和阴性细胞,然后接种至严重联合免疫缺陷(SCID)鼠的颅内、腹腔和皮下,结果发现 CD133 阴性细胞无致瘤能力,而 CD133 阳性细胞的致瘤率从 50% 至 100% 不等。Singh 等同样将瘤细胞接种至 SCID 鼠脑组织中,结果发现 CD133 阳性细胞具有极强的致瘤能力,接种量降至 10^2 数量级仍可形成肿瘤;相反,接种 CD133 阴性细胞升至 10^5 数量级仍未形成肿瘤,仅在接种处形成组织瘢痕。此后,他将接种成功的脑肿瘤切除后制成细胞悬液,按相同的方法培养、分离出肿瘤干细胞,然后再次行颅内接种,结果在 SCID 鼠脑组织中形成了同样的肿瘤灶。如此重复 5 次,均获得了相同结果。另外将肿瘤干细胞接种鼠脑获得的瘤块与亲本肿瘤进行比较,发现亲本肿瘤与其肿瘤干细胞生成

的肿瘤非常相似。但近来笔者及其他科研团队发现,CD133⁻的肿瘤细胞也能致瘤,而 A2B5⁺ 的肿瘤细胞群包含有 CD133⁺和 CD133⁻ 的细胞,其具有很强的致瘤性,而 A2B5⁻ 肿瘤细胞不具有致瘤性。

(二)BTSC 的可能产生机制

关于脑瘤起源细胞的研究争论已久。近年来随着 NSC 研究的深入和 BTSC 从各种脑瘤(特别是恶性脑瘤)中成功分离,发现 BTSC 与 NSC 有着惊人的相似特性,脑瘤起源于 NSC 的假说受到重视。其理由如下:① BTSC 和 NSC 存在许多相似处,它们的分离、培养和分化条件一样,它们均表达相同的细胞表面标记分子(如 CD133 等),在体外相同的培养条件下均能形成神经球样结构,具有自我更新和分化为相应成熟细胞的能力。肿瘤细胞与 NSC 在信号转导方面也有很多相似,这些路径包括 hedgehog(hh)、Wnt、Bmi-1 等,它们在调节干细胞生长方面具有重要作用,同时与肿瘤发生也有着密切的关系。正常情况下这些信号途径与神经发育和生长有关,但一旦这些信号分子基因突变后,NSC 的自我更新和分化发生失衡,突变积累到一定程度,NSC 就转变为持续增殖的 BTSC,进而产生肿瘤。有文献报道胶质瘤中有 hh 基因表达异常,抑制其表达可以抑制肿瘤细胞生长,提示其与胶质瘤生长有关;某些髓母细胞瘤中存在 Wnt 组成因子的突变。② 单一细胞经 4~7 次突变就有可能发生恶性转变,细胞增殖越快,复制、转录过程中发生基因突变的概率就越高。NSC 是中枢神经系统最活跃的细胞,长期处于分裂、增殖状态,容易发生突变,因此突变的 NSC 相对于已分化细胞而言更有可能转变为 BTSC。③ 实验研究证实了突变后的 NSC 具有致瘤性。Holland 等用逆转录病毒系统,将癌基因分别导入 GFAP 和 nestin 阳性细胞,观察它们致瘤的情况,结果发现 nestin 阳性细胞发生肿瘤概率大。另外 Aboody 等研究发现,NSC 有向脑肿瘤组织趋化的特性。这些实验结果对 BTSC 可能来源于正常 NSC 提供了事实依据。④ 研究证实某些肿瘤的起源部位位于脑室周围,与近年来研究的 NSC 分布区域一致。

(三)BTSC 研究的意义和今后研究的方向

BTSC 概念的提出为脑瘤的发生、发展及复发机制研究提供了新的探索方向,其研究成果必将对脑瘤的临床诊断、治疗和预后产生重要影响。研究发现从恶性程度不同的肿瘤组织中分离得到的 BTSC 比例不同,且肿瘤恶性程度越高,肿瘤干细胞所占的比例越大,可以设想今后肿瘤干细胞的检测将成为脑肿瘤新分类和判断预后的依据。笔者的课题组还发现在恶性脑瘤复发时 BTSC 的增殖性更强。BTSC 虽然只占脑肿瘤细胞中的一小部分,但其是引起脑瘤的发生、发展和复发的“种子”。据此,今后脑瘤的治疗会将更多的精力集中于消灭 BTSC。

上面提到 NSC 的突变积累到一定程度转变为 BTSC,BTSC 再分化为各种肿瘤组成细胞,最终形成肿瘤。对 NSC 如何变为 BTSC 环节的分子机制研究无疑将有助于寻找针对 BTSC 的治疗靶点。关于 BTSC 为什么分化成与亲本肿瘤有相同表型的瘤细胞,而不是像 NSC 那样按比例地分化为神经元和胶质细胞这一问题的阐述,将指引脑肿瘤研究者利用诱导分化的方法使 BTSC 向良性分化,从而根治肿瘤。尽管目前 BTSC 的分离培养方面取得了很大的进展,但 BTSC 的特异性

标志仍未找到,目前分离和鉴别 BTSC 的标志主要是 NSC 的细胞表面标志物,如 nestin、CD133、A2B5 等。然而基于 BTSC 在生物学及遗传学上的差异性,BTSC 与 NSC 肯定存在着细胞表面分子表达上的差异,只是至今尚未发现。寻找 BTSC 的特异性标志物是深入研究 BTSC 的前提,无疑将成为今后该研究领域的重要课题。此外,BTSC 很可能来源于突变的 NSC,那突变的基因是什么,发生了怎样的突变以及突变后所产生的分子事件和分子机制是怎样的,这些均将成为围绕 BTSC 研究的新方向。目前已经初步知道 BTSC 和 NSC 在调控机制上有共同的分子信号传导途径,并且知道 BTSC 在信号分子上发生了基因突变,但到底它们发生了什么样的变化,各自在其中又扮演了什么样的角色,这将是脑肿瘤研究的热点和关键,必将有助于阐明脑肿瘤发生的分子机制,指导以后的治疗。综上所述,理论和实验均支持 BTSC 很可能来源于处于不断分裂增殖状态的突变 NSC。

虽然 BTSC 与 NSC 有着很多的相似点,它们之间也有差异:BTSC 的自我更新和增殖能力比 NSC 强,离体培养的传代次数明显增多,有永生化趋势,其自我更新和分化发生了失衡;BTSC 在诱导 NSC 分化的条件下分化为与亲本肿瘤相同的表型而不像 NSC 一样按比例分化成神经元和胶质细胞。这些差异性为今后研究 NSC 如何转化成 BTSC,其间到底发生了怎样的分子事件,BTSC 与 NSC 是否处于同一分化层次还是 NSC 分化成的一种前体细胞等提供了线索。华山医院神经外科周良辅院士团队针对 BTSC 制备的 DC 疫苗 IIa 临床试验结果显示,IDH 野生 TERT 突变胶质瘤以及低表达 B7H4 胶质瘤对 DC 疫苗敏感,这部分结果正在整理发表。

七、临床表现

颅内压增高症状与局灶性症状是颅内肿瘤的两大临床表现。两者可以先后出现或同时出现。由于近来影像检查早期应用,可发现没有临床表现的颅内肿瘤。

(一) 颅内压增高症状

有颅内压增高"三征"及其他。

1. 头痛　头痛程度、时间等因人而异。多开始时为间歇性,晨起或晚间头痛较多。部位多数在额部、枕后及两颞。颅后窝肿瘤常引起枕颈部头痛并放射至眼眶部。头痛程度逐渐加重。咳嗽、打喷嚏、俯身、低头等活动时均可使头痛加重,呕吐和深呼吸可使头痛缓解。小儿患者因颅缝未闭,可发生颅缝分开。

2. 呕吐　常伴头痛,可有或无恶心,常呈喷射性。食后即吐,严重者不能进食,而致患者严重失水,体重锐减。幕下肿瘤呕吐多见,为延髓中枢或前庭、迷走等神经受到刺激的结果。呕吐可为小儿患者唯一的症状。

3. 视神经乳头水肿　多见幕下及中线肿瘤。早期没有视觉障碍,视野检查可见生理盲点扩大。晚期数周以上,视神经继发性萎缩;当视神经乳头水肿持续存在数周或数月以上,视力开始减退,视野向心缩小。此时即使解除了颅内高压,但视力的衰退常继续进行甚至发展至失明。

4. 其他　展神经麻痹引起复视、视力减退、黑矇、头晕、猝倒、抽搐、意识模糊、昏迷、智力减退、情绪淡漠、大小便失禁、脉搏徐缓及血压升高等现象。

(二) 局部症状

额、顶、颞、枕及岛叶的脑瘤可引起相应脑叶功能区受损的局部症状,参见第三篇第一章第五节。这里将位于脑其他部位肿瘤的局部症状概要地说明于下。

1. 胼胝体受压　单纯胼胝体受累常无明显症状出现,临床表现实际上是邻近结构受损的结果,如胼胝体前部与前额叶有关的进行性痴呆、失用症、人格改变。胼胝体中部与额顶叶有关的双侧运动及感觉障碍,下肢重于上肢。胼胝体后部的肿瘤压迫四叠体引起与松果体瘤相似的症状,如瞳孔不等大、光反应及调节反应消失、双眼上视不能等,称为 Parinaud 综合征。大脑导水管被堵,出现脑积水及颅内压增高症状,但均在疾病晚期。因此,临床上有进行性痴呆,伴双侧大脑半球损害的症状,有或无颅内压增高者均应考虑此部位的肿瘤。

2. 第三脑室肿瘤　症状隐蔽,主要为间歇性颅内压增高症状,且常与头的位置有关。表现为剧烈头痛、呕吐、意识转为迟钝甚至昏迷,也可两下肢突然失去肌张力而跌倒,但意识不丧失。可伴有面红、出汗等自主神经症状,有时可呼吸停止而猝死。改变体位可使症状自动缓解。第三脑室底前部受累者有嗜睡、尿崩、肥胖、生殖功能减退等,个别患者可有性早熟现象。涉及第三脑室后部则出现上丘及中脑顶盖部症状,很似松果体瘤。

3. 侧脑室肿瘤　以颅内压增高表现为主,可伴有视力减退、复视、同向性偏盲和精神症状。

4. 第四脑室肿瘤　瘤小时可无症状,或仅有呕吐。当肿瘤阻塞第四脑室出口处则引发脑积水及颅内压增高表现。

5. 丘脑肿瘤　症状隐蔽,或仅有头痛。随着病情进展出现颅内压增高表现和意识冷漠。患者意识显得很淡漠,嗜睡,记忆衰退,或情绪不稳、容易激动,出现各种幻觉(如被迫害观念、谵妄,各种视、听、嗅、味幻觉)。内分泌障碍与第三脑室肿瘤相仿如肥胖、多尿及女性的月经失调。累及丘脑腹外侧部者和内囊,可有感觉障碍和轻偏瘫,以及偏盲(三偏征)。少见典型的丘脑自发疼痛现象。

6. 基底节肿瘤　包括尾状核、壳核、苍白球及其周边的肿瘤。其主要症状为主观上有感觉障碍,轻偏瘫、震颤和舞动、手足徐动等。伴有肌张力增高的共济失调及眼球震颤,可与小脑肿瘤鉴别。癫痫约见于 1/5 的病例,以失神性小发作为主。精神症状有痴呆、记忆减退等,约见于 1/4 病例。肿瘤侵及内囊可有对侧的偏瘫及偏身感觉障碍。

7. 脑干肿瘤　交叉性麻痹是脑干肿瘤特有的表现,即病侧核性脑神经麻痹和对侧的肢体瘫痪。肿瘤侵犯两侧时,产生受损处双侧脑神经的周围性瘫痪及受损以下的中枢性瘫痪(感觉障碍和双侧长传导束损害症状和体征)。依肿瘤不同部位可产生以下常见的综合征。

(1) 中脑底部肿瘤产生 Weber 征:对侧的痉挛性偏瘫及感觉障碍,病侧瞳孔扩大,光反应消失,上睑下垂及眼外肌的上、下、内直肌及下斜肌瘫痪。肿瘤位于中脑四叠体时,引起 Parinaud 综合征。

(2) 脑桥肿瘤产生 Millard-Gubler 综合征:病侧的周围性面瘫及展神经麻痹、复视、对侧偏瘫等。如三叉神经中枢束累则可有病侧面部感觉减退,角膜反射迟钝或消失,咀嚼无力等。如肿瘤偏于外侧,可见自发眼球震颤。晚期可有双侧共济失调。

（3）延髓外侧肿瘤可引起 Wallenberg 综合征：累及延髓内侧可引起对侧肢体中枢性瘫痪、偏身感觉障碍和同侧舌肌萎缩。

8. 小脑半球肿瘤　主要表现肢体共济失调（肢体辨距不良、肌肉出现反跳现象、动作不稳、快速及轮替动作困难等）、构词不清、眼球震颤。肢体肌张力减低，腱反射迟钝或消失。行走步态蹒跚，易向患侧倾倒等。

9. 小脑蚓部肿瘤　主要表现躯干共济失调（步态不稳，或行走不能，站立时向后倾倒）。如第四脑室阻塞，则出现颅内压增高症状及脑积水表现。

10. 脑桥小脑角肿瘤　以脑神经（Ⅷ、Ⅴ、Ⅸ～Ⅺ和Ⅶ）依次受累为特征，伴同侧小脑征、同侧或双侧锥体束征。晚期有颅内压增高症状。

11. 鞍内及鞍上区肿瘤　早期症状是内分泌失调，女性以停经、泌乳、不育、肥胖等为主，男性以性功能减退、毛发脱落、皮下脂肪增多为主。鞍上受累时可有视力减退、视野缺损（甚至颞侧偏盲）、失明。眼底见视神经乳头原发性萎缩。生长激素分泌性腺瘤有垂体功能亢进（巨人症或肢端肥大症），ACTH 腺瘤有 Cushing 征。

12. 鞍旁及斜坡肿瘤　早期以单侧脑神经（Ⅵ与Ⅴ）受害为多见，表现为复视，患侧眼球内转及面部感觉减退，继可出现颅内压增高症状及锥体束征。

13. 颈静脉孔区肿瘤　表现为该区综合征（Vernet 综合征），即病侧腭和咽喉感觉丧失、声带和软腭肌瘫痪，斜方肌和胸锁乳突肌瘫痪，舌后 1/3 味觉丧失。可有颈部肿块或舌下偏斜。

八、诊断

脑瘤的诊断包括定位和定性诊断两大步骤。前者包括详尽的病史询问、体格检查和神经系统检查，结合有关的辅助性检查（实验室、影像学），判断病损可能的部位（定位），再判断病损的可能性质，即有无脑瘤，如有，再判断其性质（定性）。

1. 病史、体格检查和神经系统检查　这是脑瘤诊断和鉴别诊断最基本和重要的部分，不可因现代影像学广泛应用而忽视。它是指导影像学和实验室检查的依据。不详尽的病史和实验室检查，不仅会遗留诊断，而且会误导影像学和实验室检查，造成诊断和治疗的错误。详细病史询问和检查见本书有关章节。

2. CT 脑扫描　为目前应用最广的微损伤脑成像技术。一般在普通 CT 片中可能看到：①脑室系统的变形与移位，这相当于过去脑室造影或脑造影所提供的信息；②密度减低区通常代表脑水肿或某些低密度病变，如囊肿、软化灶等；③高密度变化表示肿瘤出血或钙化；④静脉滴注造影剂后的增强 CT 可使颅内结构的密度反差更为突出增大，提高分辨能力，使图像更清晰，从而提高诊断率。近年发展起来的螺旋 CT 不仅成像速度增快，X 线剂量降低，而且分辨力大大提高，可做 CT 血管造影、CT 灌注成像、CT 三维重建成像等。

3. 磁共振成像　是无损伤检查，其对软组织分辨能力强于 CT，是目前检查脑及脊髓肿瘤的最佳方法。它不仅用常规序列成像技术能提供清晰的解剖图像，做到病变定位诊断，而且

借助特殊序列成像技术，如磁共振波谱（MRS）、磁共振灌注成像（PWI）、磁共振弥散成像（DWI）等新技术，做到定性诊断。此外，磁共振动脉或静脉造影（MRA、MRV）可了解脑的动静脉系统，功能磁共振（fMRI）和弥散张量成像（DTI）可提供功能皮质和皮质下传导束的信息，为手术计划的制订提供重要的指导。

4. 正电子发射计算机断层扫描（PET）　有常用的发射正电子核素的显像剂有 ^{18}F 标记的氟代脱氧葡萄糖（^{18}F - FDG）（反映脑对葡萄糖利用的程度）和 ^{11}C 标记的蛋氨酸（^{11}C - MET）（反映脑氨基酸的转运、代谢和蛋白质的合成）两种。前者在正常脑组织也摄取，故后者在诊断脑肿瘤方面比前者敏感。

5. 其他　脑脊液检查、头颅超声波检查、脑电图检查、脑诱发电位检查、X 线平片检查以及气脑造影（或脑室造影）现已少用，不作介绍。

九、鉴别诊断

脑瘤的定性诊断中包含了鉴别诊断。虽然现代影像学检查的应用，使脑瘤定性诊断率显著提高，但有时还会碰到困难，这里重点介绍如下。

1. 脑脓肿　有脑瘤同样的占位效应和临床表现，易混淆。但是脑脓肿患者的病史中常有感染，如慢性胆脂瘤性中耳炎、肺脓肿、脓胸、化脓性颅骨骨髓炎、败血症、皮肤疖肿等，或先天性心脏病史、脑膜炎史（发热，脑膜刺激征，周围血象有白细胞增多，脑脊液内有炎性细胞）；CT 和（或）MRI 呈典型的环状增强，均有助于鉴别（详见第三篇第四章第四节脑脓肿）。

2. 脑血管意外　脑瘤出血时，可突然起病，出现偏瘫、失语等情况，很像脑血管意外。但脑血管意外患者常有高血压病史。出血好发部位和典型症状可供鉴别诊断参考。但是，最后仍需影像学检查进行鉴别。

3. 慢性硬膜下血肿　有颅内压增高症状，可引起意识障碍及偏瘫，症状与颅内肿瘤相似，特别是外伤史缺如时，常被误诊为大脑半球肿瘤。须借助 CT 或 MRI 加以鉴别。

4. 脑寄生虫病　包括脑血吸虫病、脑囊虫病、脑包虫病及脑肺吸虫病等。患者常有抽搐、头痛或颅内压增高症状。有疫区或感染源接触史者应考虑。大便检查和虫卵孵化如发现有寄生虫卵，有助于区别。痰液检查、血清及脑脊液的特殊补体结合试验，皮肤反应试验阳性反应者有助于诊断。如有皮下结节应作活检，亦可明确诊断。可是，上述检查阴性者，也不能贸然排除脑寄生虫病，相关影像学检查和动态随访有助鉴别。

5. 假脑瘤　又称良性颅内压增高，患者只有颅内压增高而没有其他局灶性症状。常由颅内静脉窦狭窄或血栓形成引起。可自行缓解，但可复发。CT、MRI 或血管造影检查能做出区别。

十、治疗

脑瘤的治疗包括主要治疗如手术、放疗或放射外科及化疗，辅助治疗如免疫治疗、基因治疗、光动力学治疗和热疗等以及对症治疗、康复等。

1. 手术治疗　脑瘤摘除是最基本的治疗方法之一，有可能达到根治目的。因此，凡生长于可以手术切除部位的肿瘤，均

应首先考虑手术治疗。对有脑疝症状的病例，手术应作为紧急措施。脑瘤手术原则是最大安全前提下最大程度切除肿瘤，这样可获得足够病理标本进行病理检查，为术后放、化疗创造有利条件，也能改善症状和体征。近来采用微创外科技术（如神经导航外科、神经内镜、颅底外科等），大大提高了手术安全性和准确性，显著减少手术损伤和并发症。对于生长在不能手术切除部位的肿瘤如脑干肿瘤，可采用姑息性手术，如颅减压术、脑脊液分流手术等，暂时缓解增高的颅内压，创造较好的条件以便进行其他治疗。

2. 放射治疗 适用于低度恶性或高度恶性胶质瘤、垂体腺瘤、生殖细胞瘤、脊索瘤、原始神经外胚层肿瘤（PNET）及转移瘤，具有一定的抑制作用。目前一般都采用直线加速器或钴-60进行照射。加用适形、调强技术，可减少射线对正常组织的损害，提高靶灶放射量。高压氧或有增敏作用，放射增敏剂溴脲苷（BUdR）或羟基脲（hydroxyurea）可提高放射治疗的效果。

3. 放射外科治疗 包括γ刀、X刀、射波刀和粒子束刀等，它们是利用立体定向技术，把高能量的放射线聚集于一点，宛如一把"刀"，摧毁靶灶。异于依赖组织放射敏感性的放射治疗。放射外科主要是直接毁损肿瘤细胞和其血供，因此适用于良恶性脑瘤、复发性脑瘤，可单独或与外科手术、放疗、化疗结合应用。它们的各自优缺点、适应证可参阅第一篇第十一章第二节"放射外科及其临床应用"。

4. 化学治疗 化学治疗是脑瘤，特别是脑胶质瘤、髓母细胞瘤、生殖细胞瘤、淋巴瘤和转移性肿瘤的主要治疗方法。近10年，随着分子生物学的深入研究，靶向性药物出现，过去脑瘤化疗无所作为的悲观观点已消除，化疗已成为脑瘤治疗不可分割的一部分（详见第一篇第十一章第五节"神经肿瘤的化学治疗"）。

5. 免疫治疗 过去认为脑是免疫豁免器官，现已证实脑仅是免疫原低下的器官，脑的小胶质细胞具有巨噬细胞的功能，能呈递抗原，表达HLA Ⅱ类分子和免疫共刺激分子等；脑外T淋巴细胞可经血-脑屏障入脑。动物研究发现，标记的树突细胞可从脑内迁移到颈淋巴结。由于脑瘤具有免疫逃逸特性和特有机制，加之脑组织低下的免疫应答功能，促使脑瘤在脑内肆无忌惮地发展。因此，寻找脑瘤（如胶质瘤）的特异性抗原，阐明其经抗原呈递细胞（APC）呈递，特异性激活肿瘤特异性CD4$^+$和CD8$^+$T淋巴细胞以及B细胞的机制，从根本上激活患者的免疫功能，去除肿瘤发生导致免疫抑制状态，同时结合手术与放、化疗手段，可能是脑瘤免疫治疗的方向。过去曾用过、已证实无效的免疫疗法有：卡介苗、淋巴因子、干扰素、免疫核糖核酸等。目前，胶质瘤的免疫治疗策略包括被动免疫（抗体类药物和过继免疫疗法）、主动免疫以及针对肿瘤微环境中免疫抑制因素的治疗策略等。过继免疫疗法将免疫细胞进行体外改造，提高其肿瘤相关抗原的识别能力和抗肿瘤活性，并回输患者体内，靶向EGFRvⅢ的CAR-T细胞治疗便是其中一种。主动免疫策略中较为热门的是树突状细胞（DC）疫苗，多项研究致力于寻找有效致敏DC的物质，如肿瘤裂解液、复合抗原、肿瘤干细胞抗原等。复旦大学附属华山医院在人胶质瘤干细胞样抗原致敏DC疫苗Ⅰ期临床研究提示安全的基础上，开展了相应的治疗复发脑质母细胞瘤的随机对照Ⅱ期临床试验，初步结果提示可延长部分患者的生存期。此外，针对微环境免疫抑制因素的药物中，PD-1/PD-L1抗体药物派姆单抗（pembrolizumab）、纳武单抗（nivolumab）、度伐单抗（durvalumab）研究最为广泛，国际上多项针对GBM的临床试验正在进行。但目前仍缺乏临床证据明确指示抗PD-1药物对胶质瘤的治疗价值，探讨指示疗效的生物标志物是研究的方向。

综上所述，脑瘤的免疫治疗有科学理论根据。经20余年的实践应用，免疫治疗已从基础研究、临床试验逐步走向临床应用。2018年，国内多位专家共同制定了第一版《中国中枢神经系统胶质瘤免疫及靶向治疗共识》，推动国内脑肿瘤免疫治疗的发展。相信靶向脑肿瘤干细胞以及调节肿瘤微环境免疫抑制因素的免疫策略会使胶质瘤的治疗有突破性进展。

6. 光动力学治疗 荧光素、伊红、四环素、吖啶橙（acridine orange）及卟啉化合物（porphyrin compound）等光敏物质，可被恶性肿瘤细胞吸收并积贮于胞质的线粒体内。在光的照射下，含有光敏物质的瘤细胞因发生光物理或光化学反应而失去活力或死亡，从而达到治疗目的，称为光动学治疗（photodynamic therapy，PDT）。但多数光敏物质不能通过血-脑屏障，妨碍了PDT在脑瘤中的应用。近来发现虽然醋酸及硫酸处理过的血卟啉衍生物（HPD）可以通过血-脑屏障进入瘤细胞内，但它的分子量较大，易与蛋白质相结合，仍容易被排斥在血-脑屏障之外，使疗效受到影响。另一种光敏物质碱性蕊香红（rhodamine 123），是一种嗜脂性带有阳电荷的染料，最易被活的瘤细胞所摄取。由于嗜脂性使它很易通过血浆中的疏水屏障（hydrophobic barrier）及细胞线粒体膜。实验发现它可留在胶质瘤细胞内达24 h以上，而在人的纤维母细胞内只能保留不到4 h。因此注射后4～12 h内用氩激光照射可取得较好的光动力学治疗作用，但仍待大样本前瞻随机对照研究证实。

7. 热能治疗 由于肿瘤细胞常处于缺氧状态，加之细胞生长周期的S期，具有较强的抗放射线能力，但在热能的影响下，这一特性可被消除，变得对X线特别敏感。因此热疗或热毁损具有治疗脑瘤的作用。目前采用MRI定位和实时监测靶灶温度的高能量聚焦超声波治疗脑恶性胶质瘤，正在进行临床Ⅰ、Ⅱ期研究，它不需要开颅的微创手段，具有诱人的发展前景。

8. 电场治疗 区别于电流、射线或者磁场的原理，电场治疗通常指的是利用肿瘤治疗电场（tumor treating fields，TTFields）对肿瘤细胞带电物质的牵拉，干预有丝分裂进程，达到影响肿瘤细胞增殖的治疗方式。当肿瘤细胞有丝分裂中期结束进入后期时，细胞内形成均匀电场，带电微管受均匀电场牵拉作用，不能形成功能正常的纺锤体微管结构，导致后续的异常分裂；肿瘤细胞进入分裂后期逐渐形成两个亚子细胞，亚子细胞以"卵裂沟"相连，电场线高度聚集于卵裂沟结构，形成了胞内非均匀交流电场，此时电场引导下细胞内带电物质向卵裂沟电泳聚集，使该处细胞膜压力升高，最终导致肿瘤细胞起泡、破裂。该治疗方式已被写入美国中枢神经系统肿瘤NCCN指南，成为每一位GBM患者治疗选择。多中心大样本的Ⅲ期临床试验已经证明，电场治疗对复发GBM的疗效不劣于化疗；对新诊断的GBM，辅助化疗过程中，替莫唑胺联合电场治疗较替莫唑胺单药可显著提高无进展生存期（PFS）和总生存期（OS）。此外，电场治疗具有副作用低和生活质量高等特点，使用该治疗的胶质瘤患者无须住院，只需要日常佩戴置于头皮的电极阵列，并随身携带电场产生装置，基本不影响日常活动。

然而目前学界仍对电场的治疗效果和原理存在一定程度的质疑,这需要基础研究的进一步深入,阐明其分子及物理机制。

9. 基因治疗　基因治疗是通过导入外源性功能基因来转染靶细胞,使之能抑制有恶性倾向的细胞,或修改其变异的基因来达到治疗目的。根据基因转染策略的不同,靶细胞可为肿瘤细胞、正常淋巴细胞、巨噬细胞、纤维母细胞及血管内皮细胞等。基因转染的方法有病毒载体法和物理、化学法。基因疗法治疗脑胶质瘤,经过单基因到多基因靶向治疗,但可惜在临床研究中均未能证实在动物实验中获得的效果。鉴于脑瘤发生、发展是涉及多基因、多步骤、多个信号通路,GBM 基因谱研究显示多达 47 个基因突变,因此,寻找关键靶向基因或信号通路,以及结合免疫等有关治疗,可能是基因治疗发展的方向。

10. 对症和康复治疗　适用于有颅内压增高,或因其他原因一时不能进行手术治疗的患者。目的在于暂时降低颅内压,缓解症状。可选用 20%甘露醇、40～100 mg 呋塞米注射液、30%尿素等作静脉快速滴注。以上药物内加入激素(地塞米松 5～10 mg 或氢化可的松 100～200 mg)则降压效果更为显著。亦有人主张用促肾上腺皮质激素(ACTH)50 U 加于葡萄糖液内作静脉滴注,有利于平衡脑内抗利尿激素(ADH)的释放,从而消除组织的贮钠及水肿,更有利于使颅内压增高得到缓解。20%的人血清清蛋白及浓缩 1 倍或 2 倍的人血浆亦均有消除脑水肿的作用。此外各种利尿药如氢氯噻嗪、氨苯蝶啶、呋塞米以及脑脊液分泌抑制剂乙酰唑胺、地高辛等均有一定的降颅内压作用,可单独使用或与上述脱水剂合并使用。对于有癫痫的患者应采用抗癫痫药物,常用者有苯妥英钠 0.1 g,每日 3 次;苯巴比妥 0.03～0.05 g,每日 3 次;地西泮 2.5～5.0 mg,每日 3 次;丙戊酸钠 0.2 g,每日 3 次;卡马西平 0.1～0.2 g,每日 3 次等。以上药物可酌情选用。

早期康复治疗,不仅有利于神经障碍的恢复,而且可调动患者的主观能动性,增强信心,从而改善患者全身状况和免疫功能。

十一、转归

脑肿瘤患者的转归取决于脑瘤的性质、发生的部位、治疗是否及时和彻底以及患者年龄和身体状态。良性肿瘤如能彻底摘除可获得根治,如不能彻底切除则其预后将与该部位的恶性肿瘤相似。颅内肿瘤如不治疗,最后均将导致颅内压增高、昏迷、突发脑疝而死亡。多数患者在肿瘤还未威胁生命之前,都因继发性视神经萎缩而双目失明。已有继发性视神经萎缩的病例,虽经手术摘除肿瘤,但术后视力仍可继续恶化。肿瘤引起的神经功能障碍如偏瘫、失语等在肿瘤彻底摘除以后多数可有不同程度的恢复。近年来开展的显微神经外科技术、手术中的导航技术,使手术的安全性与疗效均有提高。肿瘤的综合性治疗,特别是有关细胞动力学的认识,化疗的合理方案,免疫学方面的进展,放射治疗技术上的改进,立体定向放射外科的应用,以及光动力学治疗与热能治疗等技术的应用,均为脑肿瘤的综合治疗增添了内容。这些都使我们在颅内肿瘤的治疗中有所迈进。

参 考 文 献

［1］ 《中国中枢神经系统胶质瘤诊断和治疗指南》编写组. 中国中枢神经系统胶质瘤诊断与治疗指南(2015)［J］. 中华医学杂志,2016(7)：485－509.

［2］ 汤旭群,毛颖,脑肿瘤干细胞［J］. 中国微侵袭神经外科杂志,2006,11(12)：570－572.

［3］ 杨学军,江涛. 解读《世界卫生组织中枢神经系统肿瘤分类(2016 年)》［J］. 中国神经精神疾病杂志,2016,42(6)：321－329.

［4］ 张荣,史玉泉. 中枢神经系统肿瘤概述与生物学特性［M］//周良辅. 现代神经外科学. 上海：复旦大学出版社,上海医科大学出版社,2001：357－374.

［5］ 中国医师协会脑胶质瘤专业委员会. 中国中枢神经系统胶质瘤免疫和靶向治疗专家共识［J］. 中华医学杂志,2018(5).

［6］ 中华医学会病理学分会脑神经病理学组. 2016 WHO 中枢神经系统肿瘤分类第 4 版修订版概述及胶质瘤部分介绍［J］. 中华病理学杂志,2016,45(11)：745－747.

［7］ GROSSMAN S A, YE X, PIANTADOSI S, et al. Survival of patients with newly diagnosed glioblastoma treated with radiation and temozolomide in research studies in the United States ［J］. Clin Cancer Res, 2010, 16：2443－2449.

［8］ HUA W, YAO Y, CHU Y, et al. The CD133$^+$ tumor stem like cell associated antigen may elicit highly intense immune responses against human malignant glioma［J］. J Neurooncol, 2011.

［9］ LOUIS D N, PERRY A, REIFENBERGER G, et al. The 2016 World Health Organization classification of tumors of the central nervous system：a summary［J］. Acta Neuropathol, 2016, 131(6)：803－820.

［10］ NOLAN C, DE ANGELIS L M. Primary neoplasms of the central nervous system in adults［M］//HONG W K, BAST R C JR, HAIT W N, et al. Holland-Frei Cancer Medicine. 8th ed. Shelton, Connecticut：People's Medical Publishing House‐USA, 2010：881－898.

［11］ SINGH S K, CLARKE I D, TERASAKI M, et al. Identification of a cancer stem cell in human brain tumors ［J］. Cancer Res, 2003, 63：5821－5828.

［12］ STUPP R, STUPP R, MASON W P, et al. Radiotherapy plus concomitant and adjuvant temozolomide for glioblastoma［J］. New Engl J Med, 2005, 352：987－996.

［13］ SWANSON K D, LOK E, WONG E T. An overview of alternating electric fields therapy (NovoTTF therapy) for the treatment of malignant glioma［J］. Current Neurol Neurosci, 2016, 16(1)：8.

［14］ VAN MEIR E G, HADJIPANAYIS C G, NORDEN A D, et al. Exciting new advances in neuro oncology：the avenue to a cure for malignant glioma ［J］. Cancer J Clin, 2010, 60：166－193.

［15］ von DEIMLING A, KORSHUNOV A, HARTMANN C. The next generation of glioma biomarkers：MGMT methylation, BRAF fusions and IDH1 mutations［J］. Brain Pathol, 2011, 21：74－87.

［16］ YAO Y, TAO R, WANG X M, et al. B7H1 is correlated with malignancy grade gliomas but is not expressed exclusively on tumor stem like cells［J］. Neuro Oncol, 2009, 11：757－766.

［17］ YAO Y, WANG X M, JIN K L, et al. B7H4 is preferentially expressed in non dividing brain tumor cells and in a subset of brain tumor stem like cells［J］. J Neuro Oncol, 2008, 89：121－129.

第二节　神经上皮源性肿瘤

张　荣　黄　翔　张　超　唐镇生

一、概述

神经上皮组织来源的肿瘤主要系神经胶质细胞和神经元细胞在不同分化期中所发生的肿瘤。绝大多数为恶性肿瘤,因此预后较差。Virshow 首先应用胶质瘤一词来描述这些脑内原发性肿瘤。以后很长时期内这些肿瘤在神经外科临床和神经影像学中统称为胶质瘤,即广义上所称的胶质瘤。组织病理学则狭义地指来源于各型胶质细胞的肿瘤。近百年来,人们对神经上皮组织肿瘤的认识不断加深,回顾起来,已有多次大踏步地前进,体现在以下各种神经上皮组织,或称"胶质瘤"的命名和分类之中。

(一) 前期分类

1. Bailey 和 Cushing(1926)的分类　他们从中枢神经系统的胚胎学和组织学研究入手,观察到胶质瘤的瘤细胞形态与中枢神经系统的胚胎发展过程中的细胞形态相似,则以肿瘤发生的胚胎学说为基础,提出著名的中枢神经系统肿瘤的命名和分类(1926)。这一命名和分类,大大地促进了对中枢神经系统中最重要的神经上皮组织肿瘤的认识,各种肿瘤都有明确的巨体形态和镜下肿瘤组织学的描述,对肿瘤形态与患者预后的关系也作了探讨。许多肿瘤的名称仍沿用至今。虽然现今所用的名称相同,但其意义和包含的内容已经有所改变。

2. Kernohan 与 Sayre(1949)的分类和分级　从 20 世纪30～40 年代起,大量化学致癌物质诱发肿瘤的实验研究结果和工业污染致癌的调查报告表明,在化学致癌物质的持久作用下,正常的细胞可发生间变和癌变而发生肿瘤,即以化学致癌学说为基础,用中枢神经系统组织中存在的正常细胞来作为神经上皮组织肿瘤的命名和分类,并按其恶性程度的不同,将神经上皮来源的各种肿瘤分级为 Ⅰ～Ⅳ级:星形细胞瘤 Ⅰ～Ⅳ级,少枝胶质瘤 Ⅰ～Ⅳ级,室管膜瘤 Ⅰ～Ⅳ级,神经元-星形细胞瘤 Ⅰ～Ⅳ级和髓母细胞瘤。这种根据恶性程度不同之分级的认识,对肿瘤的治疗及对患者预后的估计是极其重要的。

3. Zülch(1979)的分类　当时国际上病理学家对中枢神经系统肿瘤命名的分类有不同意见,尤其是在组织来源上常持相争的观点。免疫组化尚未成为有用的工具,要作出统一的分类任务十分艰巨。然而,经过大家的合作努力,出版了 WHO 关于中枢神经系统肿瘤分类的"蓝皮书"(blue book),迅速传至世界各国,对中枢神经系统肿瘤的国际统一命名、服务于外科病理学和对脑瘤治疗评价标准的一致性起到一定的作用。概括起来,这一分类接受恶性程度分级的思想,将脑肿瘤分成 Ⅰ 级(良性,benign)、Ⅱ 级(亚良性,subbenign)、Ⅲ 级(亚恶性,submalignant)和Ⅳ级(恶性,malignant)。又区分出脑外肿瘤和脑内肿瘤两栏。但这种填充式的分类比较机械呆板,很难完全应用于实际工作之中。

(二) 现代分类

1993 年,WHO 工作组商定并通过了的现代脑肿瘤的WHO 分类及其 WHO 分级表。与以前的分类相比,此次分类有一些大的变动和修正。WHO 工作组以形态学和分子生物学资料为依据将胶质瘤进行了更为系统的分类和分级。此后,1999、2007 及 2016 年 WHO 工作组又进行了 3 次修订。2016 年 5 月发布的第 4 版首次推出整合了组织学表型和基因表型的中枢神经系统肿瘤分类,其命名基本遵循了造血/淋巴系统病理的方法,将组织病理学和分子特征相结合,组成二格式的诊断性术语,共分为 17 类(参见表 3 - 3 - 1 - 1)。与2007 版分类中一级条目的对应关系为:新分类中 1～8 对应前版的神经上皮性肿瘤,10～12 对应脑膜肿瘤,13～14 对应淋巴和造血组织肿瘤,其他一级条目未变。神经上皮性肿瘤分类结构的调整主要体现在弥漫性胶质瘤、髓母细胞瘤、胚胎性肿瘤。在新分类中,弥漫性胶质瘤包括 WHO Ⅱ级或Ⅲ级的星形细胞肿瘤、Ⅱ级或Ⅲ级的少突胶质细胞肿瘤、WHO Ⅳ级的胶质母细胞瘤以及儿童弥漫性胶质瘤。下面对该分类进行详细介绍。

1. 弥漫性星形细胞瘤和少突胶质细胞瘤　弥漫性星形细胞肿瘤和少突胶质细胞肿瘤归于同一条目,不仅因为它们具有类似的弥漫浸润性生长方式和生物学行为,而且都存在 IDH1 和 IDH2 基因的驱动性突变。

(1) 弥漫性星形细胞瘤和间变性星形细胞瘤分为 IDH 突变型、IDH 野生型和 NOS 3 类,IDH 突变型占绝大部分。IDH 野生型诊断需要满足下列条件之一:① R132H IDH1 蛋白免疫组化检测阴性,且测序未发现 IDH1 基因 132 密码子和IDH2 基因 172 密码子突变;② 单纯测序未发现 IDH1 基因132 密码子和 IDH2 基因 172 密码子突变。如果 IDH 未检测或未完全检测(如免疫组化检测为阴性,但未进行基因测序),则诊断为"弥漫性星形细胞瘤(或间变性星形细胞瘤),NOS"。

弥漫性星形细胞瘤项下的原浆型和纤维型两个亚型被删除。肥胖型星形细胞瘤仍作为亚型列在"弥漫性星形细胞瘤,IDH 突变型"下。大脑胶质瘤病被删除,因这种广泛侵袭的浸润形式见于许多胶质瘤,包括 IDH 突变型的星形细胞瘤和少突胶质细胞瘤以及 IDH 野生型的胶质母细胞瘤。

(2) 胶质母细胞瘤分为:① "胶质母细胞瘤,IDH 野生型"(约占 90%),与临床上的原发性或新发胶质母细胞瘤基本一致,常见于≥55 岁的患者;② "胶质母细胞瘤,IDH 突变型"(约占 10%),与所谓继发性胶质母细胞瘤基本一致,常见于较年轻的患者;③ "胶质母细胞瘤,NOS",专为 IDH 未完全检测的肿瘤而保留。"胶质母细胞瘤,IDH 野生型"包括 3 个亚型:巨细胞胶质母细胞瘤、胶质肉瘤和新增加的上皮样胶质母细胞瘤。上皮样胶质母细胞瘤好发于儿童及青年,典型表现为大脑浅表或间脑的占位,可能具有低级别肿瘤史(常为多形性黄色瘤型星形细胞瘤)。

胶质母细胞瘤常具有多种组织学表现形式:① 横纹肌样胶质母细胞瘤,通过 INI1 的失表达,可以与不同程度存在横纹肌样细胞的上皮样胶质母细胞瘤鉴别。② 伴原始神经元成分的胶质母细胞瘤,先前认为是伴 PNET 样成分的胶质母细胞瘤,常由任何级别的弥漫性星形细胞瘤(或少数为少突胶质细胞瘤)成分组成边界清楚的结节,包含神经元分化的原始细胞(Homer Wright 菊形团,突触素表达阳性,GFAP 表达缺失),以及原始细胞中有时具有 MYC 或 MYCN 扩增。约 1/4 发生于先前已知患有较低级别胶质瘤的患者,有些肿瘤在胶质成分和原始神经元成分中均可检测到 R132H IDH1 免疫组化阳性。

③ 小细胞胶质母细胞瘤/星形细胞瘤和颗粒细胞胶质母细胞瘤/星形细胞瘤,仍然未被接受为亚型,仅作为组织学形式进行描述。前者特征为均一的,具欺骗性的温和的小肿瘤细胞,类似于少突胶质细胞瘤,常显示 EGFR 扩增;后者表现为颗粒样或巨噬细胞样、溶酶体丰富的肿瘤细胞。具有这两种表现形式的肿瘤,即使病理缺乏典型的微血管增殖或坏死,也如同胶质母细胞瘤,预后非常差。

(3) 少突胶质细胞瘤和间变性少突胶质细胞瘤:具有 IDH 基因突变及 1p 和 19q 全臂的联合缺失(1p/19q 共缺失)。当免疫组化未检测到 R132H IDH1 突变时,推荐进行 IDH1 基因 132 密码子和 IDH2 基因 172 密码子的测序。在不具上述检测能力或未得到确切基因检测结果时,组织学又为典型的少突胶质细胞瘤,则诊断为 NOS。间变性少突胶质细胞瘤,如基因检测结果不明确时,应仔细评估是否具有胶质母细胞瘤的基因特征。组织学类似于少突胶质细胞瘤的儿童肿瘤,常不表现 IDH 基因突变和 1p/19q 共缺失,在分子特征未被认识之前,也诊断为"少突胶质细胞瘤,NOS"。

(4) 少突星形细胞瘤:几乎所有在组织学特征上同时具有星形细胞瘤和少突胶质细胞瘤成分的肿瘤,如果检测 IDH 突变和 1p/19q 共缺失,则基因型要么符合星形细胞瘤么符合少突胶质细胞瘤。因此,新分类中对少突星形细胞瘤的诊断实际采取的是压制态度。只有在未进行对应的诊断性分子检测的情况下,才诊断"少突星形细胞瘤,NOS"和"间变性少突星形细胞瘤,NOS"。但文献中也确有同时具有双重基因型的"真性"少突星形细胞瘤的报道,即具有基因型证据的少突胶质细胞瘤成分(IDH 突变型,ATRX 野生型,1p/19q 共缺失)和星形细胞瘤成分(IDH 突变型,ATRX 突变型,1p/19q 完整)在同一肿瘤中具有不同的空间分布。这类肿瘤在排除技术性问题所致局部异质性及正式获 WHO 认可前,暂时列在"少突星形细胞瘤,NOS"或"间变性少突星形细胞瘤,NOS"中。

(5) 儿童弥漫性胶质瘤:儿童弥漫性胶质瘤尽管在组织学表现与成人相似,但生物学行为有不同,也具独特的相关基因异常,表现为组蛋白 H3 基因 H3F3A 的 K27M 突变,少见情况下突变见于相关的 HIST1H3B 基因。这种特征性突变的儿童胶质瘤位于中线部位(如丘脑、脑干和脊髓)弥漫性生长,作为新病种命名为"弥漫性中线胶质瘤,H3K27M 突变型"。弥漫性内生型脑桥胶质瘤亦属此类。

2. 其他星形细胞肿瘤 根据分子特征的相似性,所谓"局限性星形细胞瘤"列入此类,包括无 IDH 基因家族突变但常有 BRAF 基因改变的毛细胞型星形细胞瘤和多形性黄色瘤型星形细胞瘤,以及具有 TSC1/TSC2 基因突变的室管膜下巨细胞型星形细胞瘤。两点更新值得关注:① 毛细胞黏液型星形细胞瘤,作为毛细胞型星形细胞瘤的亚型,2007 年版定为 WHO Ⅱ级。近来发现,部分毛细胞黏液型星形细胞瘤随时间而成熟为毛细胞型星形细胞瘤,两者的组织学和基因表型具有广泛重叠,毛细胞黏液型星形细胞瘤是否更具侵袭性的生物学行为尚不确定,新版分类建议先降低其分级。② 间变性多形性黄色瘤型星形细胞瘤(WHO Ⅲ级),新分类中作为一个明确肿瘤病种,替代以前"多形性黄色瘤型星形细胞瘤具有间变特点"的描述,与多形性黄色瘤型星形细胞瘤(WHO Ⅱ级)相比,生存期更短。

3. 室管膜肿瘤 对室管膜肿瘤以整合性方式进行分类与分级,在临床价值、预后意义和可重复性方面均不成熟。新版中唯一根据基因特征进行狭义定义的室管膜瘤亚型为"室管膜瘤,RELA 融合阳性型",占儿童幕上肿瘤中的大多数。免疫组化检测到特异性的 L1CAM 表达,可作为测序的替代方法,表示 RELA 融合阳性。细胞型室管膜瘤在新分类中被删除,因其组织学表现与标准的室管膜瘤具有广泛的重叠。

4. 其他胶质瘤 2007 版称为"其他神经上皮性肿瘤",肿瘤病种无变化。

5. 脉络丛肿瘤 肿瘤病种无变化。

6. 神经元及混合性神经元-胶质肿瘤 新分类有两个主要变化:① "弥漫性软脑脊膜胶质神经元肿瘤"是新认识的肿瘤病种,文献有其他类似命名,知之最广的是"儿童播散性少突胶质细胞样软脑脊膜肿瘤",表现为弥漫性软脑脊膜病变,伴或不伴可识别的实质成分(常见于脊髓),好发于儿童和青少年,组织学具有胶质细胞形态,为单一同态的透明细胞,使人联想到少突胶质细胞瘤,但除了表达 OLIG2 和 S-100,还表达突触素。在部分病例中也能发现神经元成分。这些病变常具有 BRAF 基因融合以及染色体臂 1p 的缺失,或偶尔也合并 19q 缺失,无 IDH 突变。这种肿瘤的疾病分类学仍不清楚,有些病理和基因特征提示同毛细胞型星形细胞瘤或胶质神经元肿瘤有关。预后不一致,有些病例中肿瘤生长相当缓慢,但继发性脑积水引起的致残需关注。② 文献报道,在小脑多结节及空泡性肿瘤中,病变由多发的肿瘤结节组成伴有明显的空泡形成,肿瘤细胞表现为胶质细胞和(或)神经元分化,部分病例中含有神经节细胞,为低级别病变,可能同神经节细胞肿瘤有关,本质上甚或是发育畸形。新分类认为病变中的多结节和空泡形成是一种新认识的组织学结构形态,但确定病变在中枢神经系统肿瘤疾病分类学中的位置,还待进一步研究。

7. 松果体区肿瘤 肿瘤病种无变化。

8. 胚胎性肿瘤

(1) 髓母细胞瘤:髓母细胞瘤按照组织学分为经典型、促纤维增生/结节型、广泛结节型、大细胞型/间变性髓母细胞瘤,已为临床应用;分子分型,即 WNT 激活型、SHH 激活型、组 3 型和组 4 型也已被广泛接受。如何将髓母细胞瘤的组织学分型和分子分型相结合,对分类体系是一种挑战。新版分类以模块化方式尝试解决,分列出基因特征确定的亚型和组织学确定的亚型。临床实践中,在有能力进行分子分型的单位,期待病理学家依托这种模块式分型,能够做出既包括分子亚型又包括组织学表型的整合性诊断。这种全新的组织表型和分子表型分列式模块及整合性诊断,可以更灵活地应对未来的分类变化,可能将会更普遍地采用。

(2) 其他胚胎性肿瘤:髓母细胞瘤以外的胚胎性肿瘤在分类结构上也有重大变化,起因是这些少见肿瘤在 19 号染色体(19q13.42)C19MC 区常出现扩增,可见于胚胎性肿瘤伴丰富神经毡和真性菊形团(ETANTR),亦称为胚胎性肿瘤伴多层菊形团(ETMR),还见于室管膜母细胞瘤和某些髓上皮瘤。新分类把具有 C19MC 扩增特点的肿瘤诊断为"胚胎性肿瘤伴多层菊形团,C19MC 改变型";无 C19MC 扩增而组织学特征遵循 ETANTR/ETMR 时,诊断"胚胎性肿瘤伴多层菊形团,NOS"。髓上皮瘤具有典型的组织学特征而无 C19MC 扩增者,则诊断

"髓上皮瘤"。

(3)非典型性畸胎样/横纹样瘤(AT/RT):诊断的必要条件是发现 INI1 或者 BRG1(非常少见)基因的改变。通过免疫组化对相应蛋白质进行检测,胞核表达缺失代表存在相应基因改变,但必须设对照表达质控。如果肿瘤具有 AT/RT 的组织学特点,但无 INI1 或 BRG1 基因改变,只诊断为"中枢神经系统胚胎性肿瘤伴横纹肌样特征"。2016 年版分类也为中枢神经系统胚胎性肿瘤准备了"纸篓"式的类别,即"中枢神经系统胚胎性肿瘤,NOS"。中枢神经系统原始神经外胚层肿瘤(PNET)从新分类的诊断词条中删除,符合以前中枢神经系统 PNET 的肿瘤,现诊断"中枢神经系统胚胎性肿瘤,NOS"。

二、弥漫性星形细胞瘤和间变星形细胞瘤

星形细胞肿瘤系指以星形胶质细胞所组成的肿瘤,约占神经上皮源性肿瘤的 75%。按肿瘤的生物学特性,星形细胞肿瘤可分两大类:一类边界清楚,较少向周围脑组织浸润,包括毛细胞型星形细胞瘤、室管膜下巨细胞型星形细胞瘤与多形性黄色星形细胞瘤,其临床表现与病情发展均有各自典型特征,预后较好;另一类星形细胞肿瘤则无明显边界,向周围脑组织广泛浸润,包括星形细胞瘤、间变性星形细胞瘤及多形性胶母细胞瘤等,此类肿瘤病程为进展性。

在 2016 版的 WHO 新分类中,弥漫性胶质瘤按照组织学表型和基因学特征分类。变化最显著的是过去所有星形细胞肿瘤被归于一类,而新分类将所有弥漫浸润性胶质瘤(无论是星形细胞还是少突胶质细胞肿瘤)归于一类。这不仅基于肿瘤的生长方式和行为,更多基于 IDH1 和 IDH2 基因的突变。从发病机制来看,它为弥漫性胶质瘤提供基于组织表型和基因型的动态分类;预后上,它将具有相似预后标志物的肿瘤归为一类;治疗上,它将指导具有相似生物学和基因学特征的肿瘤治疗方案的选择(传统或靶向治疗)。

新分类中,弥漫性胶质瘤包括 WHO Ⅱ级和Ⅲ级星形细胞瘤、Ⅱ级和Ⅲ级少突胶质细胞瘤、Ⅳ级胶质母细胞瘤以及儿童相关的弥漫性胶质瘤。这种分类将弥漫性胶质瘤与相对局限生长、缺乏 IDH 基因突变以及常常伴有 BRAF 突变(毛细胞星形细胞瘤和多形性黄色星形细胞瘤)或 TSC1/TSC2 突变(室管膜下巨细胞星形细胞瘤)的胶质瘤显著区分开来。即弥漫性星形细胞瘤和少突胶质细胞瘤间的相似度明显高于弥漫性星形胶质细胞瘤和毛细胞星形细胞瘤之间的相似度,因而改写了疾病谱系图。

(一)星形细胞瘤

星形细胞瘤为浸润性生长肿瘤,多数肿瘤切除后有复发可能,且复发后肿瘤可演变成间变性星形细胞瘤或多形性胶母细胞瘤。

【发病率】

占脑肿瘤的 10%~15%,多见于 25~45 岁的成人,平均年龄约 37.5 岁。无明显性别差异。肿瘤主要位于大脑半球。

【病理】

星形细胞瘤有下列 4 种病理形态。

(1)原浆型星形细胞瘤:少见。半透明均匀胶样。光镜下肿瘤细胞具有原浆型星形细胞特征,形态和分布一致。间质嗜伊红染色,状如蛛网,无胶质纤维。

(2)纤维型星形细胞瘤:常见,肿瘤质地坚韧。光镜下肿瘤内富含神经胶质纤维;细胞小,数量丰富,呈卵圆形;核质比接近正常;无核分裂与异型。

(3)肥胖细胞型星形细胞瘤:生长较快,呈灰红色,质地软,结节状。光镜下见典型的肥胖细胞,体积肥大,呈球状或多角形;胞质均匀透明,突起短而粗。瘤细胞核小,偏于一侧。瘤细胞分布致密,有时排列于血管周围形成假菊花样。神经胶质纤维局限于细胞体周围。

(4)混合型星形细胞瘤:此型亦较常见,为上述多种类型瘤细胞的混合体。

【分子分型】

WHO Ⅱ级弥漫星形细胞瘤和 WHO Ⅲ级间变星形细胞瘤都分为 IDH 突变型、IDH 野生型和 NOS 三类。如果免疫组化提示 IDH1 R132H 蛋白突变和基因测序 IDH1 位点 132 和 IDH2 位点 172 基因突变均为阳性,或者单纯基因测序结果为阳性,则该病变诊断为 IDH 突变型;反之,倘若基因测序为阴性和(或)免疫组化为阴性,则诊断为 IDH 野生型。此外,如果 IDH 无法检测或完成不好(如免疫组化显示阴性但缺乏基因测序结果),则诊断为 NOS。Ⅱ级、Ⅲ级星形细胞瘤中,IDH 检测绝大多数为突变型。对于弥漫性星形胶质细胞瘤,IDH 野生型相对少见,需要认真评估,以免误诊为较低级别的病变(如节细胞胶质瘤);而 IDH 野生型间变星形细胞瘤也相当罕见,与 IDH 野生型胶质母细胞瘤的基因改变高度相似。

在 2016 版的 WHO 新分类中,原浆型星形细胞瘤和纤维型星形胶质细胞瘤已从分类中删除,只保留了肥胖型星形胶质细胞瘤作为 IDH 突变型弥漫性星形胶质细胞瘤的亚型。

既往认为的脑内广泛浸润(包括 3 个以上脑叶),通常双侧生长以及经常累及幕下结构的大脑胶质瘤病不再作为一个独立的诊断,而是作为弥漫性胶质瘤一种特殊的播散模式,见于 IDH 突变的星形细胞瘤和少突胶质细胞瘤以及胶质母细胞瘤(IDH 野生型)等。

【临床表现】

多数患者呈缓慢进行性发展,病程长达数年,平均 3.5 年。癫痫常为首发症状,50% 患者以癫痫起病。75% 患者有头痛,50% 患者有精神运动性肌无力,出现呕吐与明显意识障碍分别占 33% 与 20%。神经系统检查多数患者有视神经乳头水肿与脑神经障碍,均占 60%;近半数患者出现肢体肌无力,而出现言语困难、感觉障碍、视野改变者占 20%。

【影像学表现】

CT 上表现为一低密度的脑内病灶,较均匀一致,占位效应不明显;瘤内无出血或坏死灶,瘤周无水肿影(图 3-3-2-1)。部分肿瘤 CT 上呈等密度,使诊断困难,此时 MRI 可明确显示肿瘤影,T_1W 呈低信号,T_2W 呈高信号(图 3-3-2-2)。MRI 可清楚显示肿瘤湿润脑组织的程度。增强后星形细胞瘤一般不强化,少数肿瘤有周边斑点状轻度强化影。另有少数星形细胞瘤可表现为囊性或瘤内出血。星形细胞瘤与脑梗死急性期和脱髓鞘性疾病的急性期难以鉴别,必要时可行 MRS 或加强随访才能进行区别。

【治疗】

由于肿瘤生长缓慢,在患者出现症状前后的影像学可长期无明显改变。因此,对星形细胞瘤治疗的目的是以改善患者神

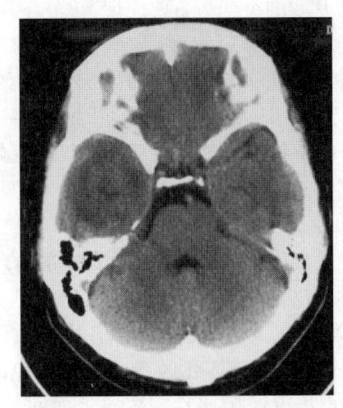

图 3-3-2-1　右颞弥漫性星形细胞瘤
CT 表现为低密度均匀一致的病灶。

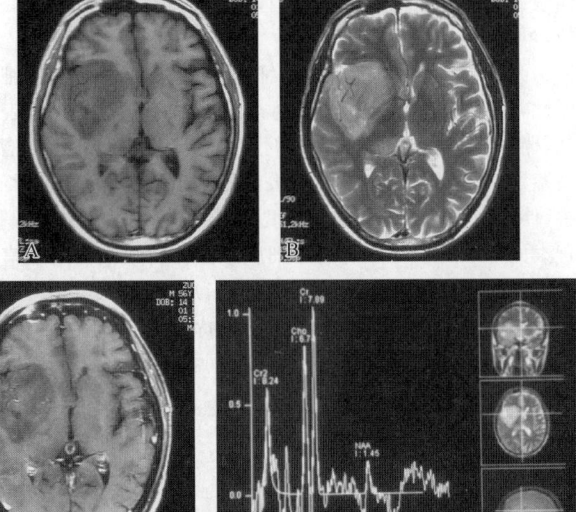

图 3-3-2-2　右颞岛弥漫性星形细胞瘤的 MRI 表现
A. T_1W；B. T_2W；C. 增强 MRI；D. MRS 可见 Cho 峰/NAA 峰大于 2.5 倍。

经系统症状为主，对长期无症状的患者可对其进行间隔期为 3 个月的影像学检查随访。

当出现明显的神经系统症状或影像学检查发现肿瘤明显增大，应积极治疗。治疗以手术为主，在保留神经功能的前提下争取做到肿瘤全切除或次全切除。肿瘤范围切除越广，对放疗效果越佳，且可减少易引起恶变的肿瘤细胞。星形细胞瘤的术后放疗仍有争论，至今为止尚无设计完全合理的完整研究提示术后放疗对患者预后的有效性。放疗可产生放射性不良反应。肿瘤免疫组化染色 BUDR 或 KI-67 阳性，或 PET 检查发现肿瘤内有高代谢区者，提示应行放疗。笔者同意这样的观点：在尚未对放疗有研究结论之前，对手术未能全切除肿瘤的患者，术后应进行放疗，瘤床放射剂量应达到 54 Gy。部分患者在行肿瘤次全切除后行放疗也可有较满意的治疗效果。化疗对于星形细胞瘤有争论，但目前倾向于应用。

【预后】

星形细胞瘤经综合治疗后，预后尚佳。病程长、年龄轻、肿瘤位于小脑、以癫痫为主要表现、无头痛及性格改变、肿瘤全切

除者，一般预后较佳。肿瘤全切者 5 年生存率可达 80%。而部分切除肿瘤或行肿瘤活检者 5 年生存率仅为 45%～50%。对>40 岁、肿瘤次全切除的患者，放疗可获得满意效果，肥胖细胞型星形细胞瘤预后较差。在同等级别的弥漫性胶质瘤患者中，IDH 基因突变型患者的预后优于 IDH 野生型患者。

肿瘤复发预后不佳，约半数肿瘤复发后恶变为胶母细胞瘤。复发后肿瘤的快速生长常为死亡原因。

（二）间变性星形细胞瘤

肿瘤细胞间变程度在星形细胞瘤与多形性胶母细胞瘤之间。

【发病率】

好发于中年，以 35～60 岁多见，男女之比为 1.22∶1。病灶多发生于大脑半球，额叶居多（占 40%），其次为颞叶（占 35%）、顶叶（占 17%），少数可见于间脑、视神经、脑干、小脑及脊髓。

【病理】

间变性星形细胞瘤质地较软，与周围脑组织似有一定的边界。光镜下间变性星形细胞瘤与星形细胞瘤不同，肿瘤细胞丰富，形态多样；核呈多形性，核分裂象较多见；核质比增大。肿瘤细胞可向皮质浸润生长，形成围绕神经元周的卫星现象。神经胶质纤维较星形细胞瘤少见，9% 肿瘤内可见少量钙化。有时瘤内可见增生明显的纤维结缔组织，形成所谓的间变性胶质纤维瘤（anaplastic gliofibroma）。肿瘤无坏死或血管增生现象。此可与多形性胶母细胞瘤相鉴别。

【分子分型】

详见星形细胞瘤。

【临床表现】

病程较星形细胞瘤短，平均 6～24 个月。大脑半球病灶主要临床症状为头痛（71%）、精神症状（51%）、肢体无力（40%）、呕吐（29%）、言语困难（26%）、视力改变（23%）及嗜睡（22%），癫痫发作少见。神经系统检查可发现偏瘫（59%）、视神经乳头水肿（47%）、脑神经损害表现（46%）、偏盲（32%）、偏身感觉缺失（32%）。发病呈进行性加重，部分可出现突然恶化。

【影像学表现】

CT 上呈低密度或不均一低密度与高密度混杂病灶（图 3-3-2-3）。90% 肿瘤占位效应明显，伴有瘤周水肿，20% 有囊变，10% 可见钙化。在 MRI 上，肿瘤 T_1W 低信号，T_2W 高信号，较多形性胶母细胞瘤影像稍均匀，无坏死或出血灶；增强

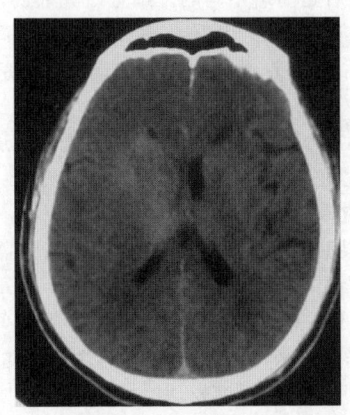

图 3-3-2-3　右基底节间变性星形细胞瘤 CT 平扫表现

后,80%~90%肿瘤有强化(图3-3-2-4)。肿瘤强化表现不一,可为环形、结节形、不规则形等,另有部分肿瘤强化均匀一致。

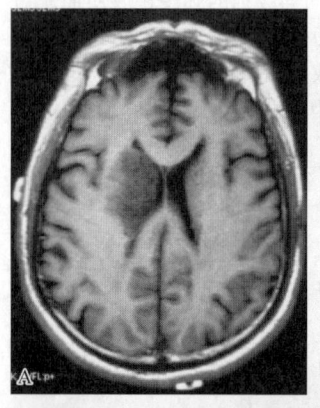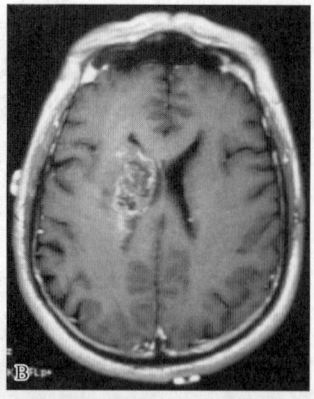
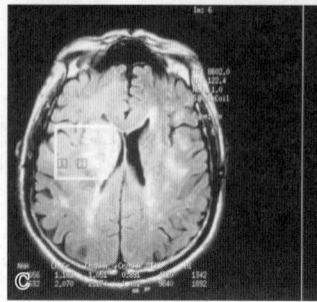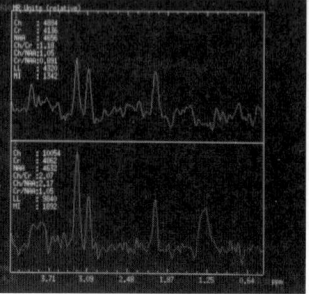

图3-3-2-4 间变性星形细胞瘤的MRI表现

A. T_1W;B. 增强扫描;C. MRS。

【治疗】

手术、放疗和化疗的综合治疗是本病的主要治疗。手术应尽可能多地切除肿瘤。大脑半球肿瘤放疗剂量应达到60Gy。化疗药物包括替莫唑胺和亚硝脲类。

【预后】

预后较差。手术加放疗后患者的5年生存率<50%。肿瘤位于间脑或前视路者预后更差,生存期≤2年。年轻患者、肿瘤组织学检查间变程度较轻者,预后相对稍好。手术切除肿瘤的程度直接影响患者生存情况。部分切除者即使放疗,5年生存率亦仅为16%~25%。在同等级别的弥漫性胶质瘤患者中,IDH基因突变型患者的预后优于IDH野生型患者。以前认为WHOⅡ级弥漫星形胶质细胞瘤和WHOⅢ级间变星形胶质细胞瘤的预后是显著不同的。最近研究表明,IDH突变的WHOⅡ级弥漫星形胶质细胞瘤和WHOⅢ级间变星形胶质细胞瘤的预后差异并不显著,但并非所有研究都支持这一结论。

肿瘤复发常为死亡原因。复发后肿瘤生长迅速,常恶变。其中50%演化为多形性胶母细胞瘤。

(三)胶质母细胞瘤

胶质母细胞瘤(GBM)又称多形性胶母细胞瘤,是星形细胞肿瘤恶性程度最高的胶质瘤,属WHOⅣ级。GBM可原发于脑实质内,亦可呈继发性。继发性GBM多数由间变性星形细胞瘤进一步恶变而来,少部分可由混合性胶质瘤、少枝胶质瘤或室管膜瘤演变而成。研究发现原发性与继发性GBM的分子发生机制不同,前者的分子改变以EGFR的扩增与过量表达为主,而后者则以P53的突变为主要表现。

【发病率】

发病率占神经外胚叶来源肿瘤的50%~55%,占成人颅内肿瘤的25%,以45~65岁最为多发。男女性发病之比为3:2。GBM可发生于中枢神经系统任何部位,但以额颞部多见,后颅窝少见,小脑仅占0.24%。

【病理】

GBM外观呈半球形分叶状,肿瘤实质部分细胞丰富呈现肉红色。瘤内常有囊变、坏死及出血,钙化少见。囊变区可为一内含黄色液体的大囊,或是散在于肿瘤实质区内的多个小囊。半数肿瘤内有乳黄色坏死区或(和)暗红色的凝血块。肿瘤生长既呈浸润性,又呈膨胀性。皮质表面的GBM可浸润脑深部,而深部GBM可突破室管膜侵入脑室内。由于肿瘤生长速度快,有时肿瘤可表现为具有清楚的边界,但实际上瘤周脑组织仍受肿瘤浸润。肿瘤多沿神经纤维传导束生长,可沿胼胝体侵犯对侧脑组织,形成蝶形生长。同样通过沿丘脑间黏合生长,可出现双侧丘脑GBM。

光镜下典型的GBM肿瘤细胞表现为高度增殖,瘤细胞多形性,核多形性并有较多分裂象。瘤内有凝固性坏死表现为"假栅栏"样及毛细血管内皮增生,为与间变性星形细胞瘤的主要鉴别点。GBM中增殖的肿瘤细胞常以小而深染的圆细胞为主,伴以间变的未分化的纤维型、原浆型与肥胖型星形细胞,另有大而奇怪的来源不明的瘤细胞。在肿瘤细胞增殖旺盛的区域内,可出现血管内皮细胞异常增殖,形成围绕的血管球,与肾小球相似,构成GBM镜下的另一个特征。增生血管内皮细胞肥大且有较多核分裂象。内皮细胞间隙扩大,从而容易破裂引起肿瘤出血。

10%~20%的GBM患者脑脊液中可发现肿瘤细胞。有软脑膜种植者约占10%,尸检中达30%。开颅行肿瘤切除术后的患者极少数可发生肿瘤颅外转移。

【分子分型】

GBM主要分为三大类:① IDH野生型GBM(约90%患者),基本相当于临床上原发或新发GBM,好发于55岁以上的患者。其有3个子类:巨细胞GBM、胶质肉瘤和上皮样GBM。② IDH突变型GBM(约10%患者),近似于临床上继发于既往较低级别弥漫胶质瘤病史的GBM,好发于较年轻的患者。③ NOS型GBM,未进行全面IDH评估时方用此诊断。不同患者需采用不同的IDH全面评估标准,对于青年GBM和WHOⅡ、Ⅲ级弥漫性胶质瘤患者,若IDH1 R132H免疫组化染色提示为阴性则强烈推荐IDH基因测序;而对于55岁以上的老年GBM患者若IDH1 R132H免疫组化染色为阴性则无须行IDH基因测序。

(1)巨细胞GBM:巨细胞GBM既往又称为怪细胞星形细胞瘤、怪细胞肉瘤,为GBM的一变异型,较罕见(图3-3-2-5)。肿瘤细胞以形态怪异的多核巨细胞为主,胞质内含有胶质纤维丝。光镜下的其他表现、肿瘤大体特征及临床表现与GBM相似,但其患者生存期较GBM患者稍长。

(2)胶质肉瘤:胶质肉瘤除具有GBM的特征外,尚具肉瘤的特征。发病率占GBM的8%,好发于中年患者,男性稍多见。肿瘤多位于颞叶,GBM无此特点。常生长于脑表面,较易侵犯硬膜、颅骨及软组织,甚至发生颅外转移。在颅外转移灶

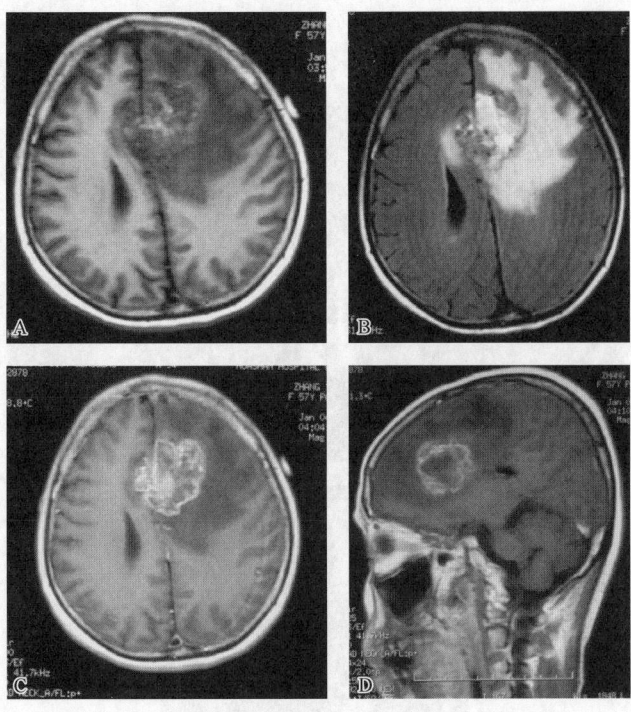

图 3-3-2-5 双额叶胼胝体巨细胞胶质母细胞瘤的 MRI 表现

A. T₁W;B. T₂ Flair;C. 增强扫描水平位;D. 增强扫描矢状位。

中可见含有胶质瘤成分和(或)肉瘤成分的肿瘤组织。光镜下可见肿瘤内胶质瘤细胞成分与间质瘤细胞成分大部分相对独立,相互交织,其内均可见大量细胞不典型及核分裂象。在胶质肉瘤中肉瘤细胞呈梭形,内含网硬蛋白。免疫组化染色可区分胶质瘤成分与胶质肉瘤成分。胶质瘤成分中 GFAP 阳性。肉瘤成分中富含网硬蛋白及胶质,但 GFAP 为阴性。CT 与 MRI 表现为增强明显的占位影(图 3-3-2-6),水肿明显。由于肿瘤多位于脑表面,且血供丰富,常有丰富的颈外动脉供血,血管造影常见较深肿瘤染色,与脑膜瘤类似而不易区分。胶质肉瘤预后差,术后平均生存期为 4~8 个月。

(3)上皮样 GBM:上皮样 GBM 作为一个新的子类加入到了 IDH 野生型 GBM 中,与巨细胞型 GBM 和胶质肉瘤并列。上皮样 GBM 的特征是具有大的上皮样细胞和多样的横纹肌样细胞。前者富含嗜酸性的胞质、泡状染色质和类似于黑色素瘤细胞的核仁。上皮样 GBM 好发于儿童及青年人,典型表现为大脑表面或间脑的占位(图 3-3-2-7,图 3-3-2-8),免疫组化检测常伴有 BRAF V600E 突变。横纹肌样的 GBM 缺乏 INI1 的表达,因此有别于该系列中具有相似表现的其他上皮样肿瘤。上皮样 GBM 常缺乏传统成人 IDH 野生型 GBM 所具有的相关分子特征,如 EGFR 的扩增和 10 号染色体的缺失,取代的是常伴有 ODZ3 半合子的缺失。这些病例可以具有相关低级别胶质瘤的前期病史,常常(但不总是)表现出多形性黄色星形细胞瘤的特征。

【临床表现】

GBM 生长速度快,病程短,约半数患者病程为 3~6 个月,超过 1 年者仅占 10%。主要症状为颅内高压症状与局灶性神经症状,有头痛(73%)、精神改变(57%)、肢体无力(51%)、呕吐(39%)、意识障碍(33%)与言语障碍(32%)。神经系统检查可发现偏瘫(70%)、脑神经损害(68%)、视神经乳头水肿

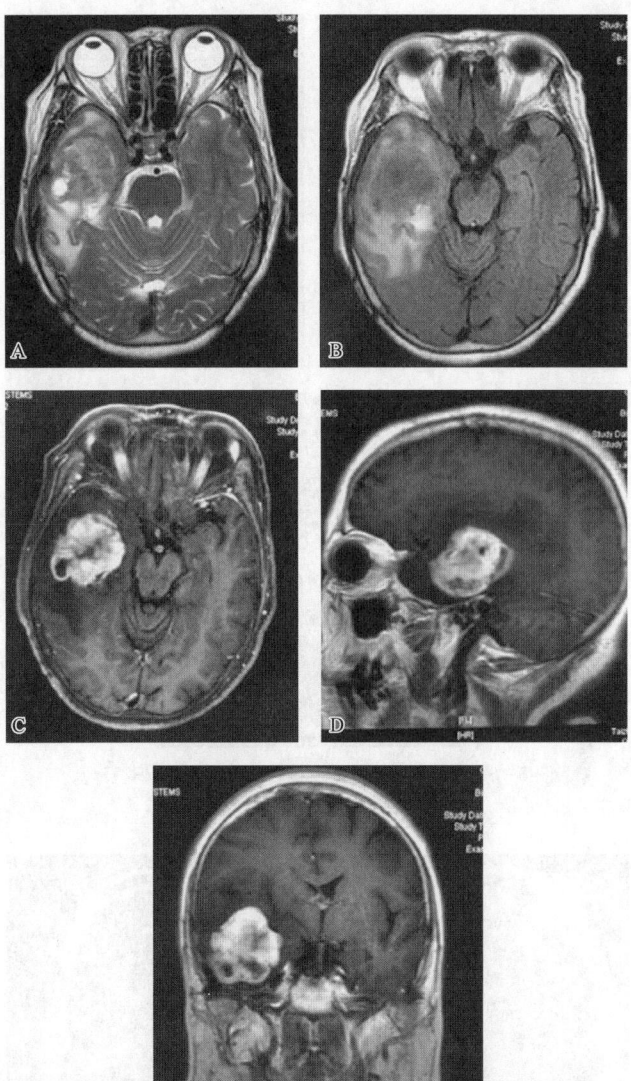

图 3-3-2-6 右颞叶胶质肉瘤的 MRI 表现

A. T₂W;B. T₂ Flair;C. 增强扫描水平位;D. 增强扫描矢状位;E. 增强扫描冠状位。

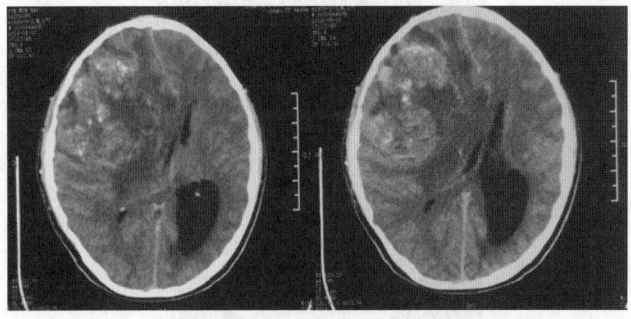

图 3-3-2-7 右额叶上皮样胶质母细胞瘤的 CT 表现

(60%)、偏身感觉障碍(44%)与偏盲(39%)。

【影像学表现】

在 CT 上,GBM 表现为低、等混合密度影,可有高密度的出血区,周围脑组织呈大片低密度水肿,肿瘤与脑组织无明显边界(图 3-3-2-9)。增强后 95% 的肿瘤呈不均匀强化,常表现为中央低密度的坏死或囊变区,周边增生血管区不规则的环

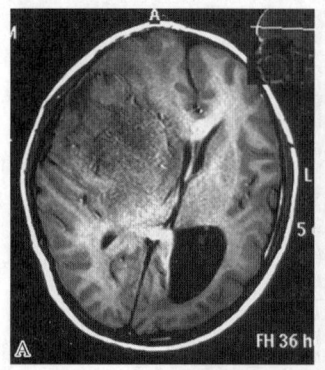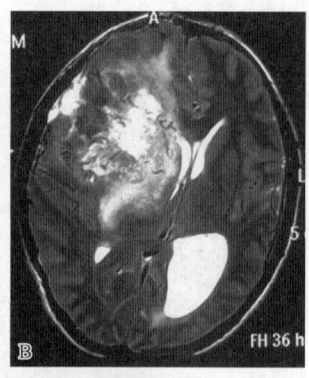

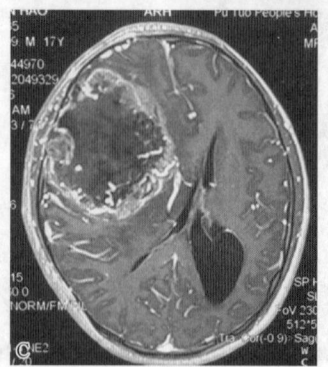

图 3-3-2-8　右额叶上皮样胶质母细胞瘤 MRI 表现
A. T_1W;B. T_2W;C. 增强扫描。

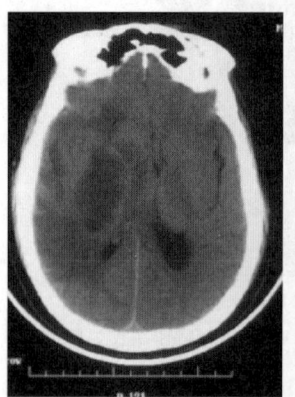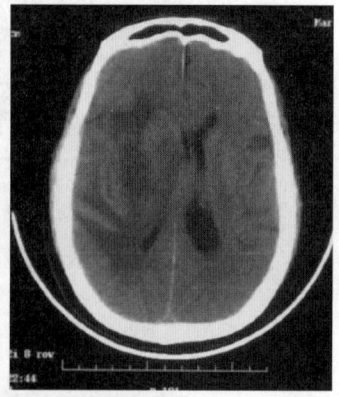

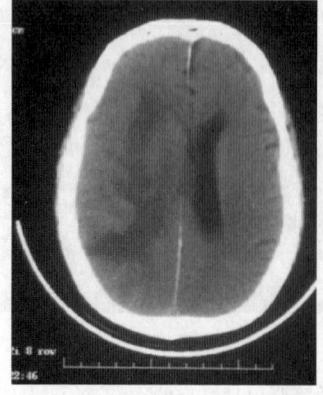

图 3-3-2-9　右岛叶胶质母细胞瘤的 CT 表现

形、岛形或螺旋形强化影。MRI 上,GBM 在 T_1W 像上呈低信号,T_2W 像上为高信号的边界不清的肿瘤影。但在肿瘤细胞增殖旺盛处,T_1W 为高信号,T_2W 为低信号。增强后强化表现同 CT(图 3-3-2-10)。放射性核素显像可示肿瘤细胞增殖

区有放射性核素浓集。脑血管造影可显示肿瘤染色与肿瘤供血动脉,并有正常脑血管的移位。

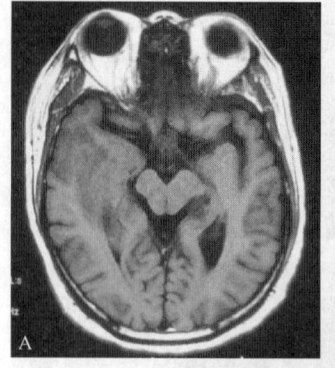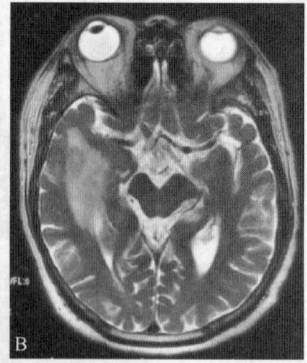

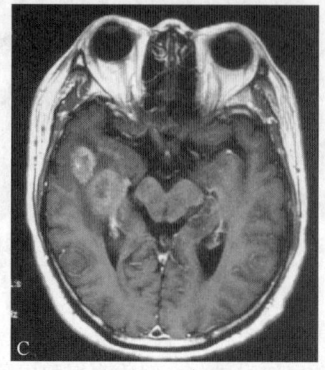

图 3-3-2-10　胶质母细胞瘤的 MRI 表现
A. T_1W;B. T_2W;C. 增强扫描。

【治疗】

GBM 以手术、放疗、化疗及其他综合治疗为主。手术应做到在不加重神经功能障碍的前提下尽可能多地切除肿瘤,扩大肿瘤切除范围即可有效减低颅内压,又能减轻术后脑水肿,减低神经系统并发症的发生率。据目前统计,GBM 的手术死亡率<1%,术后神经系统并发症的发生率<10%。每个患者均应行术后常规放疗。瘤区放射剂量至少>55 Gy。化疗及其他辅助治疗手段均有一定效果,但仍难以根治及明显延长生存期。目前,建议术后放疗同时即开始联合应用替莫唑胺进行化疗,放疗结束后再继续替莫唑胺化疗,这样可使部分甲基鸟嘌呤甲基转移酶阴性患者延长生存期。

【预后】

GBM 患者预后差,95% 未经治疗的患者生存期≤3 个月。患者的预后与多因素有关。患者年龄<45 岁、术前症状>6 个月、症状以癫痫为主而非精神障碍、肿瘤位于额叶者生存期稍长。肿瘤切除程度影响患者生存期,部分切除或行肿瘤活检术后 6 个月及 2 年的生存率为肉眼肿瘤全切除患者的一半。肉眼肿瘤全切除对改善患者神经系统症状有帮助。放疗可延长患者的生存期 4~9 个月,术后放疗可使部分患者生存期达 18 个月。然而,对 GBM 的综合治疗可暂时缓解病情进展,但不能治愈肿瘤,GBM 患者经肿瘤肉眼全切、放疗、化疗等综合治疗后 2 年生存率近 30%,仅<5% 的患者可长期生存。

(四)弥漫性中线胶质瘤

由于 *H3K27M* 突变在弥漫性中线胶质瘤的独特性表达,2016 年 WHO 中枢神经系统肿瘤分类中将其单独分为一个新

的类型,以星形胶质细胞分化和组蛋白 H3 基因 *H3F3A* 或更为少见的 *HIST1H3B K27M* 突变为主要特征。

H3 K27M-突变型弥漫性中线胶质瘤好发于儿童,亦可见于成人,常见发生部位为脑干、丘脑和脊髓,通常预后不良。弥漫性中线结构胶质瘤在影像学上无特征性表现(图 3-3-2-11),治疗方面尚无指南推荐,仍采取目前儿童和成人的治疗方案。目前儿童胶质瘤治疗借鉴于成人胶质瘤的治疗方法,主要采用以手术和辅助放、化疗为主要的综合治疗,尽管如此,儿童胶质瘤患者的生存预后仍很差。相关研究表明,儿童中线结构胶质瘤中,*H3K27M* 突变与患者的预后具有显著的相关性。H3 WT 的儿童丘脑胶质瘤诊断年龄为 8.24±3.93 岁,总生存期为 11.10±8.69 年,而 *H3K27M* 突变的儿童丘脑胶质瘤诊断的年龄为 10.35±3.23 岁,总生存期为 1.81±3.25 年。*H3K27M* 突变的儿童丘脑胶质瘤 5 年生存率为 6.3%,而 H3 WT 为 68.8%。

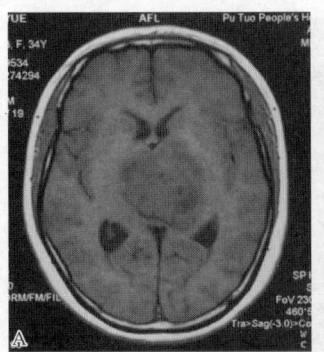
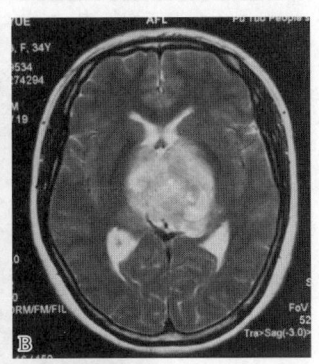
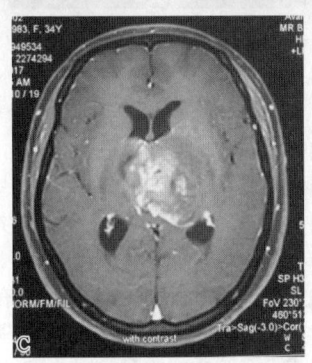

图 3-3-2-11 弥漫性中线胶质瘤的 MRI 表现

A. T_1W;B. T_2W;C. 增强扫描。

三、少突胶质细胞瘤和间变性少突胶质细胞瘤

少突胶质细胞肿瘤为肿瘤细胞形态以少突胶质细胞为主的浸润性胶质瘤,分为少突胶质细胞瘤与间变性少突胶质细胞瘤两类。分子生物学研究表明,少突胶质细胞肿瘤的发生与 19 号染色体长臂(19q)的杂合子丢失有关。与星形细胞肿瘤相比,少突胶质细胞肿瘤患者的预后稍佳。在 2016 版的 WHO 新分类中,将所有弥漫浸润性胶质瘤(无论是星形细胞还是少突胶质细胞肿瘤)归于一类,这不仅基于肿瘤的生长方式和行为,更多基于 *IDH1* 和 *IDH2* 基因的突变。

(一)少突胶质细胞瘤

【发病率】

少突胶质细胞瘤约占颅内胶质瘤的 4%,成人多见,男性稍多。>80% 的少突胶质细胞瘤位于大脑半球白质内,以额叶最多见,侧脑室及后颅窝内少见。

【病理】

少突胶质细胞瘤呈淡红至灰色,质地中等,可有钙化团或囊性变,有向深部中线结构浸润性生长的倾向。肿瘤亦可向皮质生长,形成"蘑菇样"瘤体。光镜下肿瘤呈膨胀性生长,边界清晰。瘤细胞形态单一,外形小而圆,很少有突起。瘤细胞核深染、圆,染色质细、分布散在,核分裂象少见。肿瘤细胞呈"煎蛋样",成片的肿瘤细胞呈"蜂窝状";免疫组化染色发现胶质纤维酸性蛋白(GFAP)染色为阴性,其间可有少量 GFAP 阳性的反应性星形细胞。

【分子分型】

少突胶质细胞瘤和间变性少突胶质细胞瘤需要 IDH 基因家系突变和 1p/19q 联合缺失方可诊断。当 *IDH1* R132H 免疫组化结果为阳性,即突变缺失时,需要进一步对 *IDH1* 132 密码子和 *IDH1* 172 密码子进行基因测序。对于那些无法检测或检测了没有确切的基因结果的患者,组织学上典型的少突胶质细胞瘤应被诊断为 NOS。而对于没有基因诊断结果的间变性少突胶质细胞瘤,应仔细评估胶质母细胞瘤的基因特征。此外,组织学上与少突胶质细胞瘤类似的某些儿童肿瘤通常不发生 IDH 基因家系突变和 1p/19q 联合缺失。因此,当这些肿瘤在分子水平上被更好地认识以前,它们都应被归类在少突胶质细胞瘤的 NOS 分类里。但应注意除外一些组织学上与少突胶质细胞肿瘤相类似的肿瘤,如毛细胞型星形细胞瘤、胚胎发育不良性神经上皮肿瘤和透明细胞室管膜瘤。

【临床表现】

病程较长,平均 4 年。癫痫为首发症状见于 50% 患者,尚有头痛(80%)、精神障碍(50%)、肢体无力(45%)等表现。主要的神经系统体征为偏瘫(50%)与视神经乳头水肿(50%)。病程多为渐进性发展,可有突然加重。

【影像学表现】

在 CT 上,其特征为 80% 的肿瘤在周边部分有高密度钙化区。非钙化部分表现为等、低密度影,增强后有时有强化(图 3-3-2-12)。头颅 MRI 可示肿瘤区 T_1W 为低信号,T_2W 为高信号,钙化区有信号缺失现象,瘤周脑组织水肿不明显(图 3-3-2-13)。

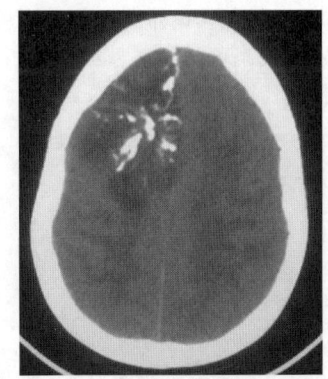

图 3-3-2-12 右额少突胶质瘤 CT 表现

【治疗】

手术行肿瘤全切除是治疗的首选方案。少突胶质细胞瘤中染色体 1p/19q 联合缺失者对化疗敏感。

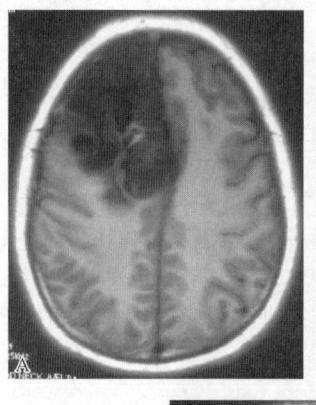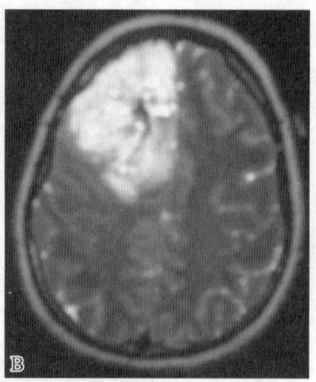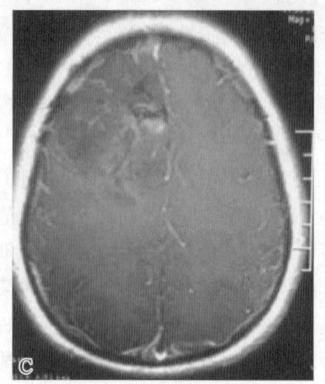

图 3-3-2-13　右额少突胶质瘤 MRI 表现
A. T₁W;B. T₂W;C. 增强扫描。

【预后】

预后较星形细胞瘤患者佳。5 年生存率可达 85%,10 年的生存率为 55%。复发肿瘤可发生恶性变。

(二) 间变性少突胶质细胞瘤

间变性少突胶质细胞瘤既往又称多形性少枝胶质瘤,恶性程度高者肿瘤组织学形态与胶质母细胞瘤相似。其在少突胶质细胞肿瘤中所占的比例在不同病理中心的统计中差异较大。间变性少突胶质细胞瘤同样有明显的钙化,与少突胶质细胞瘤的根本区别为肿瘤细胞极丰富,形态多样,核质比例增大,核分裂象多见。肿瘤血管内皮增生明显,并有肿瘤坏死现象存在。极个别可发生颅外转移,以骨、淋巴结、肺为主。多数患者病程较短,颅内高压症状及神经系统局灶症状明显。在影像学上,间变性少突胶质细胞瘤除钙化外,瘤周水肿明显,部分恶性程度高者 CT 与 MRI 表现可与胶质母细胞瘤相似(图 3-3-2-14、图 3-3-2-15)。治疗仍以手术全切肿瘤为主,术后放

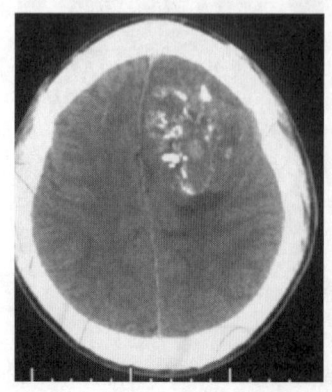

图 3-3-2-14　间变性少突胶质细胞瘤 CT 表现

疗是必须的。化疗对间变性少枝胶质细胞瘤有效,常用 PCV 联合治疗。间变性少突胶质细胞瘤预后欠佳,5 年生存率为 43%,平均生存期 3.75~4.5 年,肿瘤位于额叶者生存期较长,恶性程度高者平均生存期仅 1.4 年。

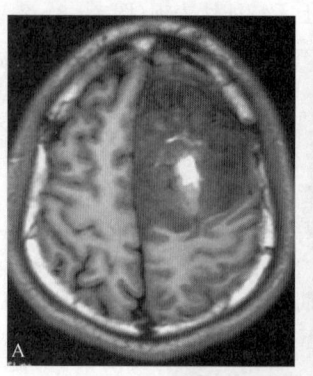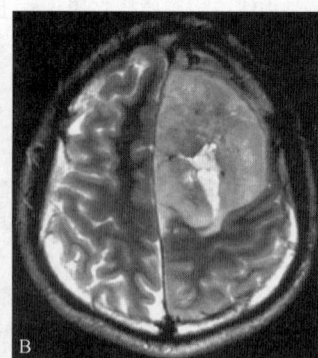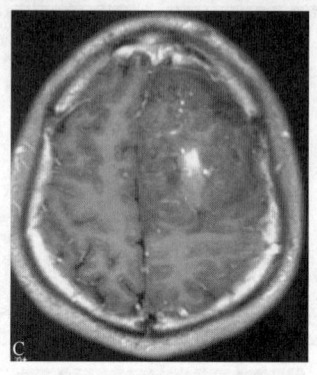

图 3-3-2-15　间变性少突胶质瘤 MRI 表现,可见瘤内有出血坏死
A. T₁W;B. T₂W;C. 增强扫描。

(三) 少突星形细胞瘤

少突星形细胞瘤病理、临床及影像学表现与预后均位于少突胶质细胞肿瘤与星形细胞瘤之间。少数少突星形细胞瘤内可发现室管膜与毛细胞等成分。2016 版的 WHO 新分类中,少突星形细胞瘤的诊断存在巨大争议。几乎所有组织学上同时含星形细胞和少突胶质细胞两种成分的肿瘤,基因检测后均可归为星形细胞瘤或少突胶质细胞瘤。因此,当相应的分子基因检测缺失时,WHO Ⅱ级少突星形胶质细胞瘤和 WHO Ⅲ级间变性少突星形胶质细胞瘤才能被归入 NOS。同时具有少突胶质细胞瘤、星形细胞瘤表型和基因型的"纯"少突星形胶质细胞瘤在文献中极少报道。

四、其他星形细胞瘤

(一) 毛细胞型星形细胞瘤

过去认为此型肿瘤组织学属良性,后来发现少数肿瘤可恶性变(称毛细胞黏液样型星形细胞瘤),WHO(2007)分类将其归在Ⅱ级内。但近来研究发现,无法确定毛细胞黏液样型星形细胞瘤是否总是比更经典的鞍上毛细胞型星形细胞瘤侵袭性更强,故在其生物学行为进一步明确之前,建议降低毛细胞黏液样型星形细胞瘤的分级。分子生物学研究发现,毛细胞型星形细胞瘤 17 号染色体长臂(17q)上有等位基因杂合子的丢失,其中包括神经纤维瘤病Ⅰ型基因的丢失。流行病学调查表明,神经纤维瘤病Ⅰ型患者有伴发毛细胞型星形细胞瘤的倾向。

【发病率】

其发病率占脑神经外胚叶来源肿瘤的 2%,分前视路型、下丘脑型、小脑型、脑干型与大脑型。以位于第三脑室附近的前视路型与下丘脑型为最多见。

【病理】

前视路-下丘脑型多为实质性,血供丰富。而小脑型与大脑型肿瘤边界清,90%有囊性变,囊壁常有一硬实的灰红色结节。与囊性星形细胞瘤不同,其远离结节的囊壁上无肿瘤细胞。

镜下瘤细胞有毛发样极性突起,无核分裂象,内含成束的神经纤维与粗而长的 Rosenthal 纤维。黏液中散在少量的星形细胞与少枝胶质细胞。

【临床表现】

一般病程较长。前视路型肿瘤位于眶内者主要表现为视力受损伴有无痛性突眼,可有不同类型的偏盲、斜视及视神经萎缩。肿瘤位于视交叉者则多有双侧视力受影响、视神经乳头水肿、斜视、视神经萎缩及头痛。下丘脑型肿瘤多有内分泌紊乱、间脑综合征、Frolich 综合征与早熟。直径>2 cm 的肿瘤可引起脑积水。脑干型肿瘤以肿瘤平面交义性瘫痪为主要表现。大脑型肿瘤可出现癫痫,小脑型肿瘤可出现走路不稳等共济失调表现。

【影像学表现】

肿瘤在 CT 上呈等密度,部分增强不明显,但部分可显著强化。MRI 可清楚显示增粗的视神经与增大的视交叉,下丘脑型由于肿瘤信号均匀,可增强明显,常不易与实质性颅咽管瘤及鞍上生殖细胞瘤等相鉴别(图 3-3-2-16)。大脑型与小脑型肿瘤常边界清楚,多呈囊性,肿瘤壁结节有时强化(图 3-3-2-17、图 3-3-2-18)。

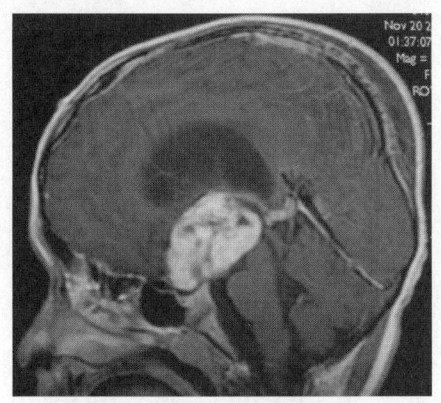

图 3-3-2-16 下丘脑型毛细胞型星形细胞瘤

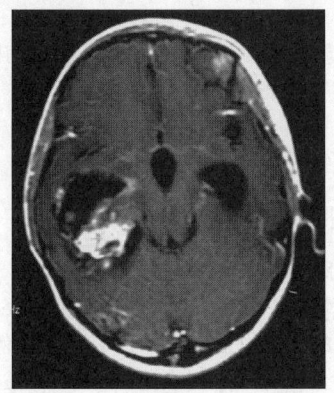

图 3-3-2-17 右颞毛细胞型星形细胞瘤

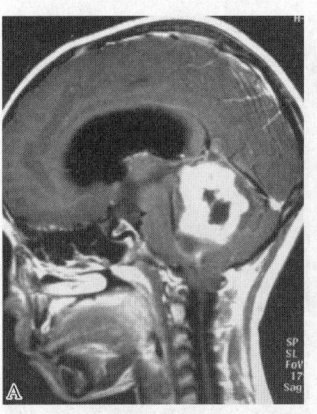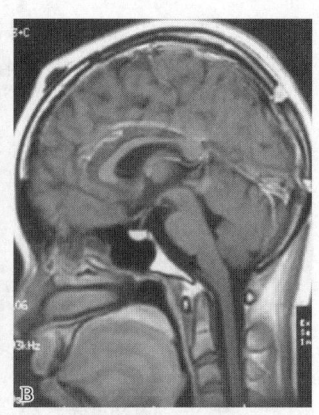

图 3-3-2-18 小脑蚓部毛细胞型星形细胞瘤
A. 术前;B. 术后。

【治疗】

治疗以手术为主。对于静止期肿瘤可长期随访而无须做任何治疗。若患者短期内出现进行性视力下降或影像学发现肿瘤增大,则应考虑手术活检或切除;对双侧视神经受累而肿瘤未能切除者,应同时行视神经管减压;对复发肿瘤行再次手术者,术后应行放疗。下丘脑型肿瘤仅可行部分切除或活检,术后加放疗。小脑型或大脑型肿瘤应行肿瘤全切除,包括切除肿瘤囊壁结节与囊液。对未含瘤细胞的囊壁不应一并切除,以免影响神经功能。肿瘤全切除后可不行放疗。

【预后】

大脑型与小脑型毛细胞型星形细胞瘤手术全切除后预后均佳,可获得长期生存,并可改善症状。约 60% 患者癫痫可控制。但次全切除肿瘤者复发率高达 60%。前视路型仅累及单侧视神经的肿瘤切除后预后良好,80%~90%患者可治愈,5%患者可见肿瘤于视交叉处复发。下丘脑型与视交叉肿瘤部分切除肿瘤达减压目的后加放疗,仍可有较好的治疗效果。

(二)室管膜下巨细胞型星形细胞瘤

室管膜下巨细胞型星形细胞瘤为良性肿瘤。可伴发结节性硬化症。

【发病率】

结节性硬化患者中 15% 患室管膜下巨细胞型星形细胞瘤,常在成年前发病。

【病理】

肿瘤边界清,表面覆盖一层完整的室管膜。肿瘤血管丰富,瘤内常有小片出血,局部有钙化。镜下可见大量巨大的星形细胞,此为大型锥形细胞,有时可见其排列于血管周围。细胞形态如变大的肥大型星形细胞。细胞突起短小。胞质丰富均匀,嗜伊红,内含较多胶质纤维丝。空泡性核内有较大的核仁。核分裂象及间变少见。

【临床表现】

表现为由梗阻性脑积水引起的颅内压增高症状。在结节性硬化患者中,患者有智能发育落后及较为频繁的癫痫发作。

【影像学表现】

肿瘤在 CT 上呈等高密度影,内有不规则钙化影,从终沟处突向脑室(图 3-3-2-19)。室管膜下巨细胞型星形细胞瘤自脑室底长出,首先将侧脑室推移,而室管膜瘤常占据整个脑室,借此可对两者进行鉴别。在 MRI 上,肿瘤表现为一斑块状的占位影，T_1W 呈等、低或高信号，T_2W 均为高信号，肿瘤内有低信号的钙化影；增强后肿瘤强化明显（图 3-3-2-20）。血管造影可发现在动脉晚期有肿瘤染色。

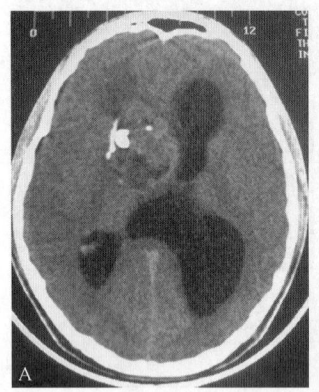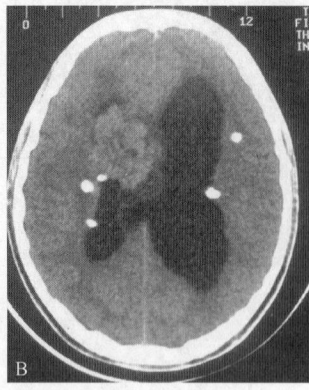

图 3-3-2-19 室管膜下巨细胞型星形细胞瘤的 CT 表现
A. 瘤内可见钙化灶；B. 脑室壁常见有钙化灶。

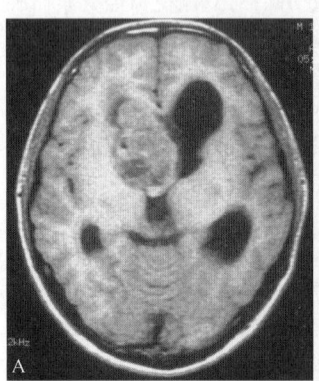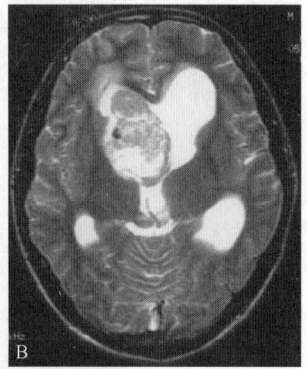

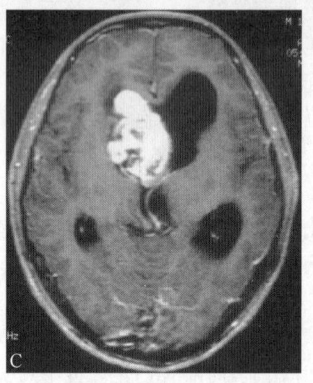

图 3-3-2-20 室管膜下巨细胞型星形细胞瘤的 MRI 表现
A. T_1W；B. T_2W；C. 增强扫描。

【治疗】

手术是治疗的关键措施，但对复发肿瘤不能再次手术者，或肿瘤有恶性变者，可行放疗，放射剂量为 55～60 Gy。

【预后】

预后良好。全切除肿瘤可治愈，次全切除肿瘤亦可获得较长时间的无症状生存。

（三）多形性黄色星形细胞瘤

多形性黄色星形细胞瘤（PXA）既往曾将其归于巨细胞胶质母细胞瘤，或是纤维黄色瘤、黄色肉瘤及怪细胞肉瘤等。自 2000 年的分类中将其列为星形细胞肿瘤的一种。在 2016 版分类标准中，WHO Ⅲ级间变性多形性黄色星形细胞瘤，作为一个明确分型加入，用于替代过去具有间变特征的多形性黄色星形细胞瘤。当 10 个高倍镜视野中有 5 个以上存在有丝分裂时，则可将多形性黄色星形细胞瘤诊断为间变性。与 WHO Ⅱ级多形性黄色星形细胞瘤患者相比，这类患者生存时间更短。

【发病率】

本病少见，不到星形细胞瘤的 1%。15～25 岁的年轻患者多见，平均约 22 岁，男女比例为 1.1∶1。98% 肿瘤位于幕上，颞叶最多见占 50% 左右，其次为顶叶、额叶、枕叶。

【病理】

肿瘤多位于大脑半球浅表部，部分侵入软脑膜。肿瘤不同程度地浸润周围脑实质，并有向血管周围间隙生长的倾向。55% 的肿瘤有囊变，部分肿瘤内有坏死。镜下可见细胞核与细胞质形状多样，为其特征性征象。肿瘤内有多核巨细胞、梭形细胞、小细胞与空泡（黄色）细胞等多形性细胞，嗜伊红的颗粒体，Rosenthal 纤维，网状结缔组织，钙化，以及少量的淋巴细胞与浆细胞。免疫组化染色可发现肿瘤细胞胞质内 GFAP 阳性。部分肿瘤细胞有较多核分裂象。

【临床表现】

病程较长，平均 6.2～7.6 年。主要临床症状为癫痫，约占 70%，其次可有大脑半球局灶症状与颅内高压症状。

【影像学表现】

头颅 CT 与 MRI 均可见位于大脑半球浅表的不规则占位影，瘤周水肿明显。肿瘤在 CT 与 MRI 上密度或信号都不均匀，有时可呈囊性；增强后可见肿瘤实质部分强化（图 3-3-2-21、图 3-3-2-22）。

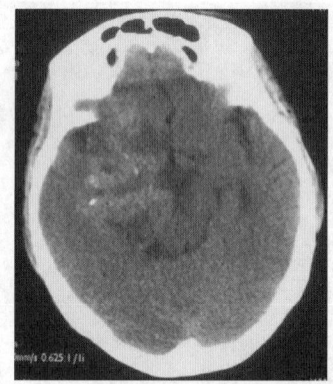

图 3-3-2-21 右颞多形性黄色星形细胞瘤的 CT 平扫表现

【治疗】

手术切除为主要治疗手段。部分未能全切除肿瘤的患者可行放疗、化疗等辅助治疗。

【预后】

多形性黄色星形细胞瘤患者预后尚佳。

五、室管膜细胞肿瘤

（一）室管膜瘤

大多室管膜瘤有 22 号染色体片段丢失。Bergsagel 等在对 11 例室管膜瘤的研究中发现，其中 10 例瘤细胞内含 SV40 基因相关序列，并证实有 Tsg 的表达。SV40 可在感染细胞内表达 T 抗原（Tag）。Tag 可通过人 DNA 聚合酶作用，刺激病毒

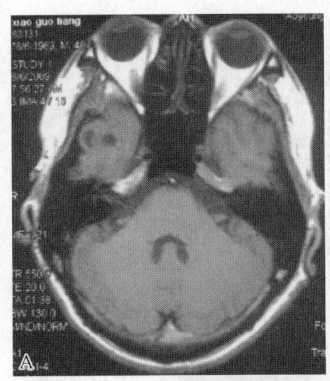
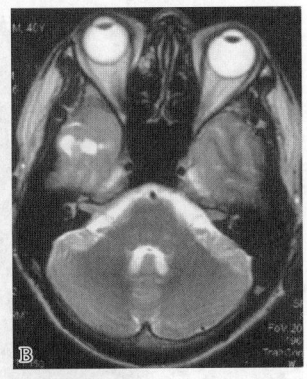
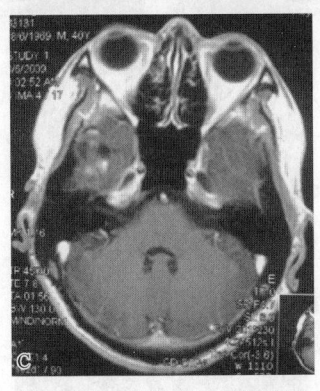

图 3-3-2-22　右颞多形性黄色星形细胞瘤的 MRI 表现
A. T_1W；B. T_2W；C. 增强扫描。

DNA 复制，并可抑制 P53 蛋白的功能。

【发病率】

年发病率为 $(0.2\sim0.8)/10$ 万，约占室管膜细胞肿瘤的 75%，占颅内肿瘤的 1.2%～7.8%。室管膜瘤多见于儿童，发病率高峰年龄为 5～15 岁。男女之比 1.2～1.5：1。室管膜瘤以幕下好发，幕上室管膜瘤以成人多见。

【病理】

室管膜瘤多位于脑室内，少部分可位于脑实质内及小脑脑桥角。肿瘤呈红色，分叶状，质地脆，血供一般较为丰富，边界清。幕上脑室内肿瘤基底较宽呈灰红色，有时有囊变。光镜下室管膜瘤细胞中度增殖，核大、圆或椭圆形，核分裂象少见，可有钙化或坏死。肿瘤切面如"豹皮"样，为室管膜瘤诊断性标志之一。高倍镜下室管膜瘤有两种结构特征，其一为肿瘤细胞按突起的方向向肿瘤血管壁排列所形成的"栅栏样"结构，成为"假玫瑰花"结节；另一为室管膜瘤所特有的由少量形态一致的多角肿瘤细胞放射状排列所形成，中央形成一管腔的所谓"真室管膜玫瑰花"结节，免疫组化染色可见 GFAP、波形蛋白（vimentin）及纤连蛋白（fibronectin）等呈阳性。

【分子分型】

2016 版 WHO 分类与 2007 版相比，删去了细胞型室管膜瘤而增加了 RELA 融合阳性室管膜瘤。前者是因为细胞型室管膜瘤与标准室管膜瘤广泛重叠，而后者由于 RELA 融合阳性室管膜瘤为基因定义的且被广泛认可的亚型，这种亚型占儿童幕上肿瘤的大多数。L1 细胞黏附分子（L1CAM）特异性表达可作为该亚型一种潜在免疫组化替代物，尚未得到完全阐明。

【临床表现】

病程较长，平均 10～14 个月。主要表现为颅内压增高症状和局灶症状，如小脑或大脑半球损害有关的表现。

【影像学表现】

头颅 CT 与 MRI 对室管膜瘤有诊断价值（图 3-3-2-23、图 3-3-2-24）。肿瘤在 CT 平扫上呈边界清楚的稍高密度影，其中夹杂有低密度。瘤内常有高密度钙化表现，幕上肿瘤钙化与囊变较幕下肿瘤多见。部分幕上肿瘤位于脑实质内，周围脑组织呈轻度至中度水肿带。在 MRI 影像上，T_1 加权为低、等信号影，质子加权与 T_2 加权呈高信号。注射增强剂后肿瘤呈中度至明显的强化影，部分为不规则强化。

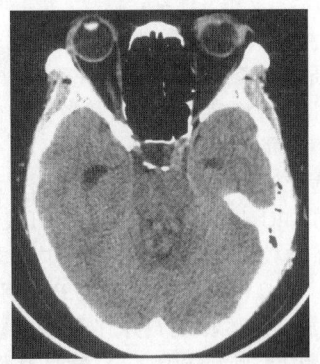

图 3-3-2-23　四脑室室管膜瘤的 CT 表现

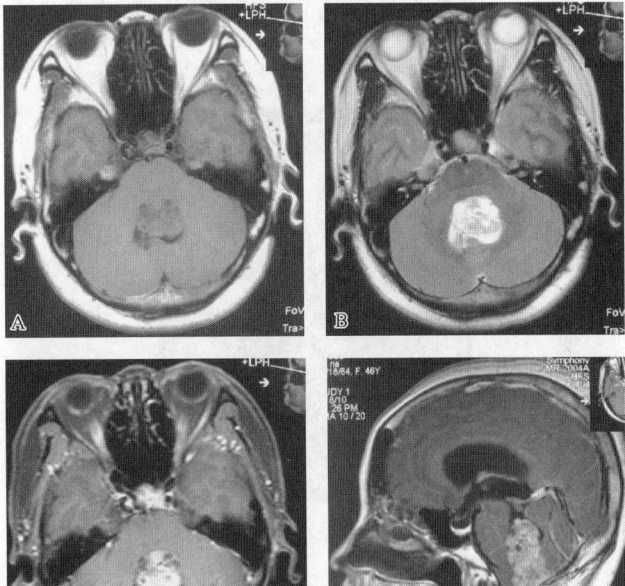

图 3-3-2-24　四脑室室管膜瘤的 MRI 表现
A. T_1W；B. T_2W；C. 轴位增强扫描；D. 矢状为增强扫描。

【治疗】

手术全切除肿瘤是室管膜瘤的首选治疗方案。对于未能行肿瘤全切除的患者，术后应行放疗。由于绝大多数为瘤床原位复发，因此对室管膜瘤不必行全脑脊髓预防性照射。成人患者术后化疗无显著效果，但对复发或幼儿不宜行放疗的患者，化疗仍不失为一重要的辅助治疗手段。

【预后】

室管膜瘤患者预后与肿瘤的分子分型、切除程度、术后放疗剂量、肿瘤生长部位及患者发病年龄有关。RELA 融合阳性室管膜瘤预后较差。50%~60% 的患者肿瘤可达到全切除。肿瘤全切除者 5 年内几乎未见肿瘤复发，次全切除者 5 年复发率仅 21%。>45 Gy 的术后放射剂量可有效控制肿瘤生长。幕上肿瘤与幕下肿瘤的 5 年生存率分别为 35% 与 59%。幕下室管膜瘤患者年龄大者预后稍佳。复发后肿瘤可出现恶性变，预后较差。

（二）间变性室管膜瘤

间变性室管膜瘤占幕上与幕下室管膜细胞肿瘤的 45%~47% 与 15%~17%，又称恶性室管膜瘤。镜下可见肿瘤细胞增殖明显，形态多样；细胞核不典型，核内染色质丰富，分裂象多见。肿瘤内间质排列紊乱，血管增殖明显，可出现坏死。间变性室管膜瘤易出现肿瘤细胞脑脊液播散并种植，其发生率为 8.4%，幕下肿瘤更高达 13%~15.7%。

由于肿瘤生长较为迅速，患者病程度较短，颅内高压症状明显。在 CT 与 MRI 上强化明显，肿瘤 MRI 表现为 T_1W 低信号，T_2W 与质子加权像上为高信号，肿瘤内信号不均一，可有坏死囊变（图 3-3-2-25，图 3-3-2-26）。手术仍是治疗的主要措施，术后放疗是必须的，放疗宜早，剂量应较大，为 55~60 Gy。另需加预防性脑脊髓放疗。化疗是辅助治疗的手段之一，短期内控制肿瘤生长。间变性室管膜瘤预后较差，复发率高，约为 68%，并易沿脑脊液播散。5 年生存率较室管膜瘤低，为 25%~40%。

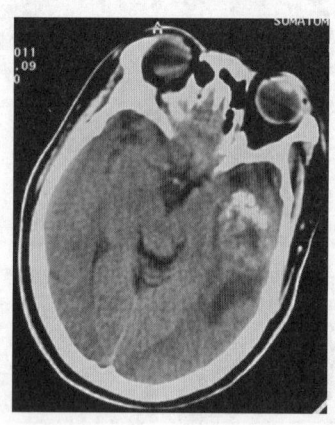

图 3-3-2-25   幕上左颞间变性室管膜瘤的 CT 表现

（三）室管膜下瘤

室管膜下瘤为少见的生长缓慢的良性肿瘤。可有家族史。对室管膜下瘤超微的结构观察表明，瘤细胞可能来源于具有向室管膜细胞或星形细胞双重分化能力的室管膜下细胞。

【发病率】

室管膜下瘤约占颅内肿瘤发病率的 0.2%~0.7%。

【病理】

室管膜下瘤多位于脑室系统内，边界清楚，除位于脑室内者，尚可生长于透明隔、导水管及脊髓中央管内。肿瘤常有一血管蒂与脑干或脑室壁相连。光镜下表现为肿瘤细胞水肿，内含致密的纤维基质与胶质纤维。瘤细胞核为椭圆形，染色质点状分布，核分裂象极少。部分瘤内可有钙化或囊变。室管膜下瘤内未见有星形细胞存在，可与室管膜下巨细胞型星形胶质瘤相鉴别。

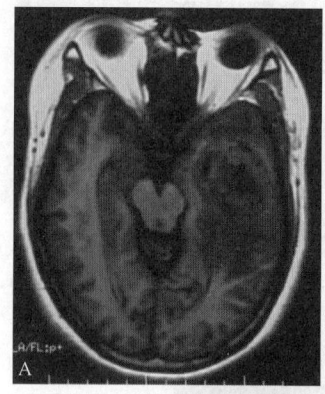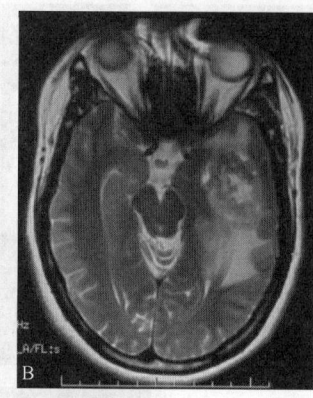

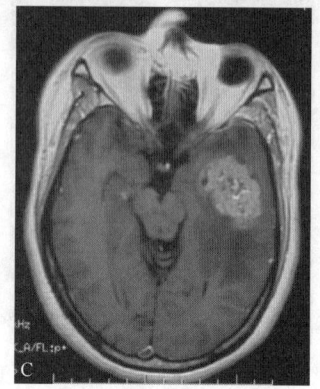

图 3-3-2-26   左颞间变性室管膜瘤的 MRI 表现

A. T_1W；B. T_2W；C. 增强扫描。

【临床表现】

约 40% 室管膜下瘤患者出现症状。肿瘤位于透明隔、Monro 孔、导水管。第四脑室及脊髓者常引起症状。患者主要表现为头疼、视物模糊、走路不稳、记忆力减退、脑神经症状、眼球震颤、眩晕及恶心、呕吐。88% 的患者有脑积水。

【影像学表现】

室管膜下瘤在 CT 上表现位于脑室内的等或低密度边界清楚的肿瘤影。在 MRI 上肿瘤表现为 T_1W 低信号，T_2W 与质子加权高信号影。约半数肿瘤信号不均一，由钙化或囊变引起。注射增强剂后部分肿瘤可有不均匀强化。

【治疗】

手术是根治肿瘤的主要措施。随着显微神经外科技术的应用，手术死亡率已几乎为零。由于室管膜下瘤成膨胀性生长，边界清晰，多数可做到肿瘤全切除。对于肿瘤生长部位深在、难以做到肿瘤全切除者，次全切除亦可获得良好的治疗效果。放疗一般不常规应用。但对于肿瘤细胞核呈多形性改变的，或为混合性室管膜瘤-室管膜下瘤的患者，建议放疗。

【预后】

术后患者一般预后良好，极少见复发或脑脊液播散。

六、其他胶质瘤

（一）星形母细胞瘤

1930 年，Bailey 与 Cushing 首先描述了星形母细胞瘤的特点。既往曾一度认为其属于星形细胞系胶质瘤，但以后研究表明，在神经胶质细胞分化过程中并不存在星形母细胞，星形母细胞瘤应归属另一类神经上皮肿瘤。在 1993 年现代神经系统肿瘤分类之前,"星形母细胞瘤"这一名称曾用来命名星形细胞瘤Ⅲ级,即相当于现在的间变性星形细胞瘤。而目前"星形母细胞瘤"则是一种特殊类型、来源不确切的神经上皮肿瘤。对星形母细胞瘤细胞的超微结构及免疫组化染色研究表明,肿瘤细胞与一类可向星形细胞及室管膜细胞分化的胶质细胞前身相似。该类细胞在正常胚胎发育过程中曾短暂出现,因此星形母细胞瘤可能由胚胎残留细胞演变而成。临床亦发现部分星形母细胞瘤为先天性。星形母细胞瘤具有独特的病理特征,其恶性程度介于间变性星形细胞瘤与多形性胶母细胞瘤之间。

【发病率】

星形母细胞瘤少见,占神经上皮源性肿瘤的0.45%~2.8%,好发于青少年,少数可为婴幼儿。星形母细胞瘤以大脑半球深部多见,另可见于胼胝体、视神经、脑干及小脑等部位。

【病理】

星形母细胞瘤肉眼观察边界清晰,质地脆软,色灰红。肿瘤呈浸润性生长,多为实质性,部分肿瘤可囊变,或有陈旧性出血。

光镜下肿瘤细胞形态及排列结构一致。瘤细胞核大而圆,染色质粗,胞质突起粗大而呈离心性。在众多的类似毛细血管的薄壁血管周围,肿瘤细胞组成假玫瑰花结构;在假玫瑰花结构之间散在有稀少的具有细小胞质突起的星形或梭形细胞。核分裂少见。部分可见有坏死,但无明显血管增生。免疫组化染色可见GFAP、S-100、波形蛋白及CD44呈阳性反应。星形母细胞瘤在组织学上有时与室管膜瘤相似,但镜下可见星形母细胞瘤假玫瑰结构之间空隙较少,且星形母细胞瘤的细胞突起长而粗可借以鉴别。电镜下见瘤细胞围绕血管呈放射状排列。瘤细胞核呈卵圆形,远离血管,核仁清晰;胞质内含胶质纤维。

【临床表现】

星形母细胞瘤生长速度较快,平均病程在1~20个月之间,较间变性星形细胞瘤短。主要症状为颅内压增高与局灶性神经功能障碍。婴幼儿患者可表现为易激惹,胃纳差,头围增大。病灶位于小脑者主要表现为脑积水,发病更快。

星形母细胞瘤在CT与MRI上可表现为占位效应明显的肿瘤影,有时可有囊变,瘤周水肿明显。增强后可见肿瘤实体略强化,形态不规则(图3-3-2-27)。

【治疗】

星形母细胞瘤最佳治疗方案尚未定,但手术切除加术后放疗对患者的治疗效果较为肯定。对部分无条件手术或手术未能切除肿瘤者,放疗或化疗也能在一定程度上控制肿瘤生长。

【预后】

星形母细胞瘤的自然病程未明确。Bonnin与Rubinstein提出星形母细胞瘤在病理上可分为两类,即分化好者与间变程度高者。分化良好的星形母细胞瘤治疗后平均生存期可达3~20年,而间变程度高者生存期多在2.5年内。星形母细胞瘤具有独特的病理特征,其恶性程度介于间变星形母细胞瘤与多形性胶母细胞。肿瘤生长速度较快,平均病程在1~20个月,主要症状为颅内压增高与局灶性神经功能障碍。

(二)第三脑室脊索样胶质瘤

第三脑室脊索样胶质瘤为一类位于第三脑室罕见的生长缓慢的胶质瘤。成人多见。在组织学上有典型的表现,镜下可见成索的上皮样肿瘤细胞,肿瘤基质为黏蛋白,内有浆细胞浸

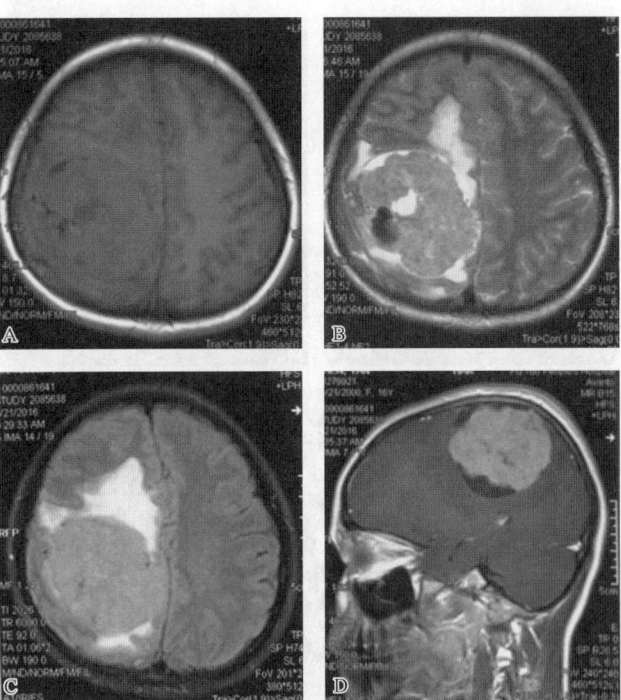

图3-3-2-27 右额顶星形母细胞瘤MRI表现

A. T_1W;B. T_2W;C. T_2 Flair;D. 增强扫描。

润,并常见有Russell体。肿瘤细胞呈椭圆形或多角形,可见粗大的纤维突起;胶质分化明显,但并不多见;肿瘤细胞核中等大小,基本形态一致,核分裂象少见。免疫组化染色主要表现为GFAP强阳性。临床上患者主要表现为头痛、呕吐与共济失调等阻塞性脑积水症状。此外尚可有视力障碍、下丘脑症状及精神与记忆障碍。在MRI上肿瘤表现为增强明显均匀一致、边界清楚的第三脑室内占位(图3-3-2-28、图3-3-2-29)。由于肿瘤与下丘脑等重要结构粘连,全切除肿瘤困难。肿瘤对放疗等辅助治疗不敏感。部分患者切除肿瘤后易复发而导致死亡。

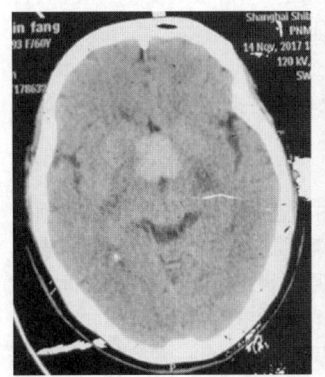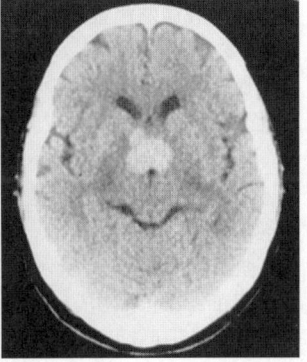

图3-3-2-28 第三脑室脊索样胶质瘤的CT表现

(三)血管中心性胶质瘤

血管中心性胶质瘤主要发生于青少年,平均年龄17岁,属WHO Ⅰ级。见于额、颞、顶叶皮质和下丘脑。临床表现为顽固性癫痫。头MRI的FLAIR成像显示边界清楚高信号皮质病灶,呈带状向邻近脑室延伸,不被强化。组织学特点为双极细胞以血管为中心生长。上皮膜抗原(EMA)、GFAP/S-

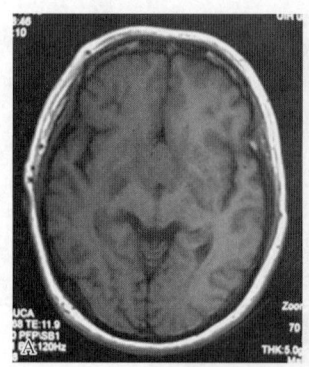
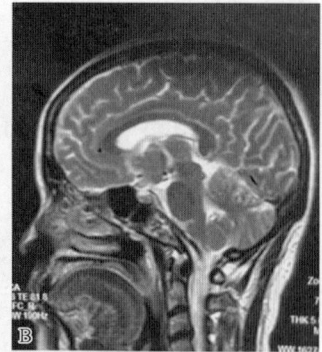
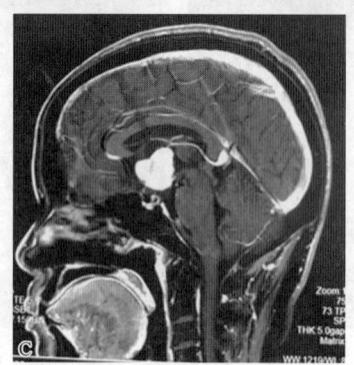

图 3 - 3 - 2 - 29 第三脑室脊索样胶质瘤的 MRI 表现

A. T₁W;B. T₂W;C. 增强扫描。

100 蛋白和波形蛋白的表达均阳性,但神经元抗原呈阴性。

七、脉络丛肿瘤

(一)脉络丛乳头状瘤

脉络丛组织由特异性的脑室神经上皮分化而来,有学者认为是某段脑室壁的室管膜细胞衍化形成,其主要的功能为分泌脑脊液。脉络丛乳头状瘤可发生于脉络丛上皮或脑室壁胶质细胞,多具有分泌脑脊液的特性,一般生长缓慢,极少发生恶变。虽然有动物实验研究发现 SV40 病毒可诱发脉络丛乳头状瘤,人乳头状瘤病毒 E6、E7 癌基因亦与肿瘤的发生有关,但目前尚无与肿瘤发病直接相关的证据。

【发病率】

脉络丛乳头状瘤较少见,仅占脑肿瘤的 0.5%~1%,好发于儿童,无明显性别差异。

【病理】

脉络丛乳头状瘤多沿脑室内生长,形如菜花,暗红色,表面呈不规则的乳头样突起。光镜下肿瘤形态如正常脉络丛组织,表现为在基底层间质上整齐排列的单层矩状或柱状上皮细胞。间质由小血管和结缔组织构成,此为与乳头状室管膜瘤相鉴别的要点。部分肿瘤有纤毛(cilia)与生毛体(blepharoplasts)。免疫组化染色发现脉络丛乳头状瘤中 GFAP、S-100、细胞角质素(cytokeratin)及甲状腺素视黄质运载蛋白(transthyretin,TTR)呈阳性反应。

【临床表现】

脉络丛乳头状瘤主要表现为脑积水而产生的颅内高压症状。这主要是由于肿瘤过多地分泌脑脊液,阻塞脑脊液循环,或是由于肿瘤出血引起蛛网膜下腔粘连所致。

儿童患者中常有头围增大,半数以上患者有视神经乳头水肿。2/3 患者脑脊液中蛋白质含量增高,呈黄色,偶有血性。

头颅 X 线平片示颅缝增宽、颅面比例失常、颅盖呈"银线"征等颅内压增高征象。儿童患者中约 21% 有钙化征象。气脑造影可见病灶为蕈状。头颅 CT 示脑室增大,内有稍高密度影,增强后病灶均匀强化,肿瘤将正常脉络丛吞噬,呈叶状外观,内有点状钙化(图 3-3-2-30)。有时可见蛛网膜下腔出血。MRI 上 T₁W 像肿瘤呈等或低信号,T₂W 像为等、低或高信号,内可见局灶出血、钙化与血管流空影(图 3-3-2-31)。

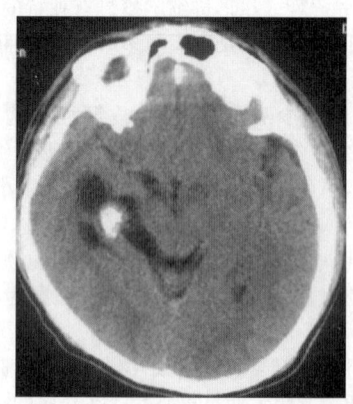

图 3 - 3 - 2 - 30 脉络丛乳头状瘤的 CT 表现

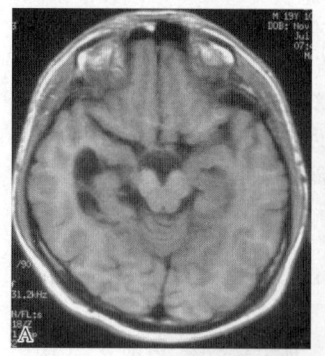
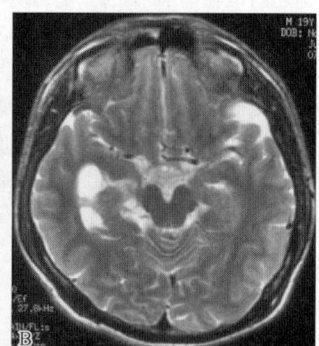
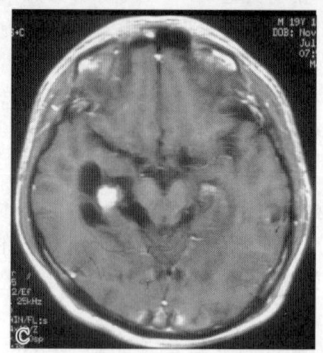

图 3 - 3 - 2 - 31 脉络丛乳头状瘤的 MRI 表现

A. T₁W;B. T₂W;C. 增强扫描。

【治疗】

全切除肿瘤是治愈脉络丛乳头状瘤的唯一疗法。开颅前可行脑脊液外引流,以降低颅内压和减少对脑组织的牵拉损伤。由于肿瘤血供较丰富,有时肿瘤血管出血电凝较困难,因此应尽量避免分块切除肿瘤。宜找出肿瘤血管蒂,电凝后离断,争取完整切除肿瘤。术后应留置脑室外引流,进行颅内压监护。对未能全切除肿瘤,脑积水现象不能解除者,应行脑脊液分流术。放疗对术后残余肿瘤无效。

【预后】

肿瘤全切者可治愈,手术死亡率不到 1%,手术并发症发生率为 8%~9.5%。

(二)脉络丛癌

脉络丛癌(choroid plexus carcinoma)占脉络丛肿瘤的 29%~39%,多见于儿童,诊断依赖于病理学检查。主要不同于脉络丛乳头状瘤的组织学表现为肿瘤突破室管膜侵犯脑实质,肿瘤细胞核不典型,核分裂象多,核质比例增大。此外,脉络丛癌无正常脉络丛乳头样结构,并且瘤内出现坏死。免疫组化染色见肿瘤细胞 TTR 与 S-100 免疫阳性反应均较脉络丛乳头状瘤弱,而癌胚抗原(CEA)染色为阳性。肿瘤细胞沿脑脊液播散多见。

临床表现基本与脉络丛乳头状瘤相似,但一般情况较差。头颅 CT 可发现肿瘤充满脑室,病灶有坏死、囊变或钙化,为不均一稍高密度,周围脑组织水肿,注射造影剂后可见肿瘤强化异常明显但不一致(图 3-3-2-32)。在 MRI 上肿瘤表现为 T_1W 低信号,质子加权像等信号,T_2W 高信号(图 3-3-2-33)。由于脉络丛癌缺乏正常脉络丛形态,脑脊液分泌量少,脑室扩大不如脉络丛乳头状瘤。头颅与脊髓 MRI 发现肿瘤在蛛网膜下腔播散对诊断有价值。脑血管造影可发现病灶处有动静脉分流与肿瘤新生血管。

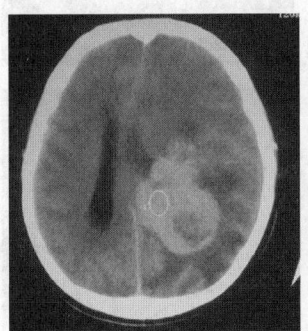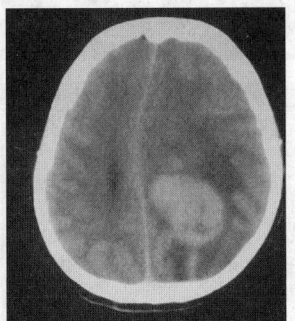

图 3-3-2-32   脉络丛癌的 CT 表现

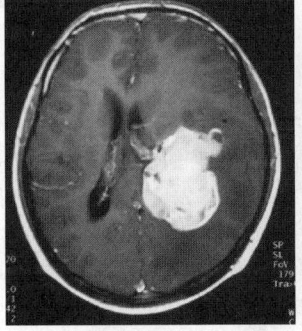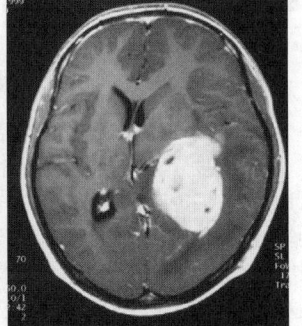

图 3-3-2-33   左侧脑室三角区脉络丛癌增强 MRI 表现

脉络丛癌的治疗基本与脉络丛乳头状瘤相同,以手术为主。但由于肿瘤血管特别丰富,且肿瘤与脑组织边界不清,质地异常脆,肿瘤全切除较困难。因此,有学者提出首次手术后应行化疗(异环磷酰胺、卡铂和依托泊苷),化疗可缩小肿瘤体积并减少肿瘤血供,有利于再次手术。2 岁以上的患者需行放射治疗。

脉络丛癌预后较差,5 年生存率为 30%~50%。

八、神经元肿瘤与神经元-神经胶质肿瘤

(一)神经节细胞胶质瘤

神经节细胞胶质瘤(ganglioglioma)是中枢神经系统少见的肿瘤,由 Courville 在 1930 年首先发现并命名。这种瘤起源于未分化细胞,最终分化为成熟的神经元细胞与胶质细胞。因肿瘤生长缓慢,以前曾一度将其归为错构瘤。目前,绝大多数学者认为这是一种有神经胶质瘤细胞与神经元瘤细胞的良性混合性肿瘤。

【发病率】

神经节细胞胶质瘤约占脑肿瘤的 0.4%。好发于儿童与青年人,平均发病年龄在 12 岁,占儿童脑肿瘤的 7.6%。男性稍多见。肿瘤可见于脑内各部位,但以大脑半球、三脑室底与脑干处多见。

【病理】

神经节细胞胶质瘤质地较硬,分叶状,与周围脑组织境界清楚。切面呈灰色,钙化与囊变多见,有时肿瘤的实质性部分仅为其壁结节。镜下可见肿瘤由胶质细胞与神经节细胞构成。神经节细胞分化良好,但细胞的大小、形状及极性各不相同。神经节细胞内异型而巨大的双核常见,呈空泡状,核仁明显。在核周的胞质中用 Nissel 染色可见有 Nissel 颗粒,银染色后可见无序的神经微丝。电镜下近突触处有致密核心的小泡。簇状的神经节细胞被结缔组织网状结构分隔,内有许多小血管。在诊断困难的病例中,用免疫组化染色可见突触生长蛋白(synaptophysin)阳性。在血管周围可见有类似淋巴细胞与钙化球的核深染小细胞。神经节细胞簇周是各种类型的胶质细胞,以星形细胞为主,另可见有少枝胶质细胞等。与毛细胞性星形胶质瘤相似,胶质细胞内含 Rosenthal 纤维与钙化灶,但是神经节胶质瘤的胶质成分显著且呈赘生物状。

【临床表现】

神经节细胞胶质瘤一般病程较长,平均 1.5~4.8 年。患者癫痫多见。位于下丘脑的肿瘤可出现脑积水与下丘脑损害表现,如垂体功能低下、早熟、饮食亢进、嗜睡、指端肥大及糖尿病等。而位于脑干的肿瘤则可出现长束征。

神经节细胞胶质瘤在 CT 上表现呈多样性,大多数为低密度或等密度,少数为高密度(图 3-3-2-34)。肿瘤边界清,钙化或囊变各约 1/3。50%增强后可见强化影。肿瘤对脑组织占位效应不明显,水肿少见,但位于大脑皮质表面的肿瘤可使颅骨内板受压而局部变薄。肿瘤在 MRI 上的表现为 T_1W 低信号、T_2W 高信号的边界清晰的占位影,病灶周围脑回可有肿胀(图 3-3-2-35)。约 10%在头颅平片中可发现钙化影。血管造影检查中可见脑内一无血管区。

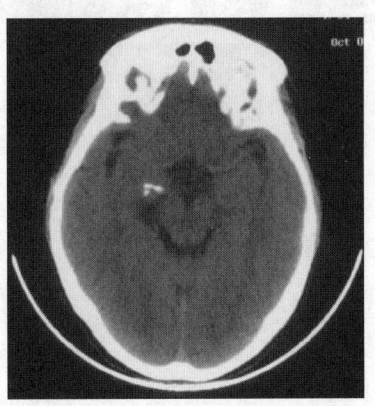

图 3-3-2-34   右海马神经节细胞胶质瘤平扫 CT 表现

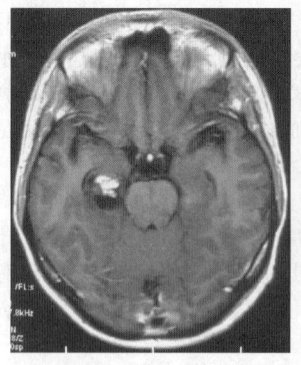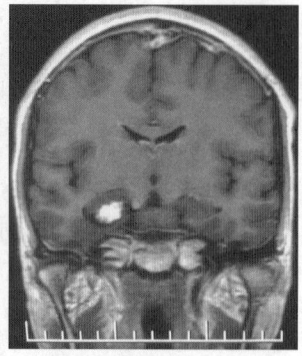

图 3-3-2-35 右海马神经节细胞胶质瘤 MRI 表现

【治疗】

手术切除为治疗的主要措施。大部分可做到肿瘤全切除。但部分肿瘤虽然表面边界清，其深部界限常不确切，盲目追求全切除易损伤深部结构，因此只可行次全切除。肿瘤对放疗及化疗均不敏感，故即使肿瘤次全切除，亦不做常规放疗等辅助治疗。

【预后】

全切除肿瘤预后佳，且能较好地控制癫痫发作。大脑半球神经节细胞胶质瘤全切除术后 5 年 95% 无复发，但位于脑干的神经节细胞胶质瘤术后 3 年 47% 可见复发。复发后一般肿瘤生长缓慢，生长迅速者有恶变可能。

（二）间变性神经节细胞胶质瘤

间变性神经节细胞胶质瘤（anaplastic ganglioglioma）为神经节细胞胶质瘤中神经胶质细胞成分出现间变现象，神经元仍保持较为成熟的良好分化状态。肿瘤的恶性程度取决于瘤内胶质细胞间变的程度。瘤内胶质成分间变程度越严重，肿瘤生长就越迅速，临床症状也较明显，预后亦较差。肿瘤在影像学上呈边界模糊影，瘤周有水肿带（图 3-3-2-36）。肿瘤手术切除后应行放疗、化疗等辅助治疗。

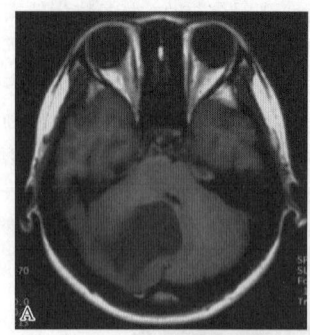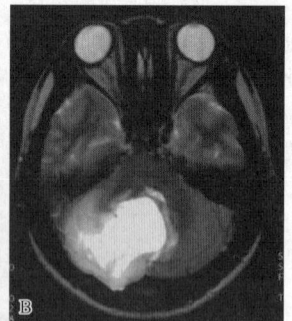
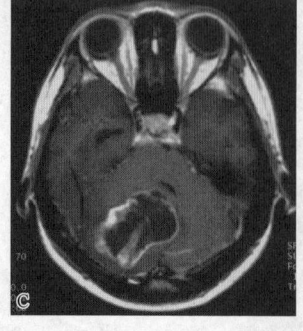

图 3-3-2-36 右小脑间变性神经节细胞胶质瘤的 MRI 表现
A. T₁W 平扫；B. T₂W 平扫；C. 增强。

（三）神经节细胞瘤

神经节细胞瘤是中枢神经系统中分化最成熟的细胞所形成的肿瘤。瘤内只含有神经元成分，可伴有少量正常的或是反应性的星形细胞，但并非瘤细胞。神经节细胞瘤生长非常缓慢，有时与错构瘤难以鉴别。事实上某些神经节细胞瘤源自异位的神经元巢。大脑中极少见，多位于第三脑室或大脑中央白质半卵圆区。肿瘤质地坚实，纤维样，边界清，可有囊肿形成，偶尔呈胶冻样并伴有出血区。肿瘤由无数大小与形状均不一致的神经元细胞组成。瘤细胞质呈玻璃样，稍有突起，核大而空，核仁大，可有多个。瘤细胞间为大量纤维间质。临床上与影像学上与神经节胶质瘤均难区分（图 3-3-2-37）。手术切除后无须放疗与化疗，预后佳。

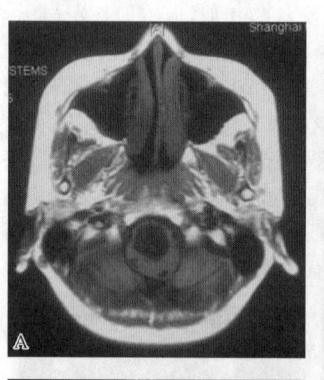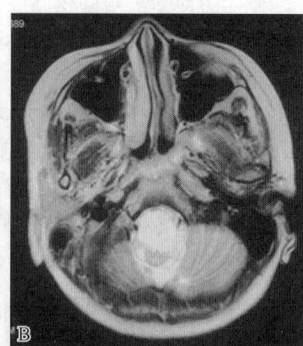
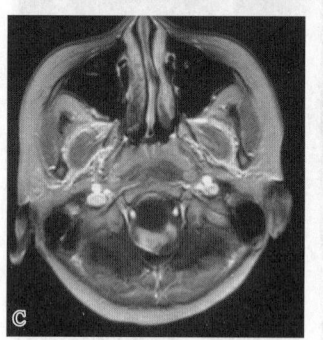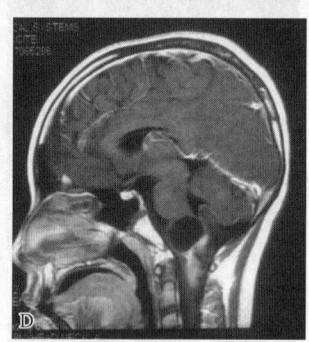

图 3-3-2-37 延髓神经节细胞瘤的 MRI 表现
A. T₁W 轴位平扫；B. T₂W 轴位；C. 增强轴位；D. 增强矢状位。

（四）小脑发育不良性神经节细胞瘤

小脑发育不良性神经节细胞瘤又称 Lhermitte - Duclos 病（LDD），1920 年由 Lhermitte 与 Duclos 首先发现，被认为是小脑神经节细胞过度增生，而取代颗粒细胞与浦肯野细胞形成的错构瘤样病变。由于肿瘤性质不明，曾有学者称其为弥漫性小脑肥大、有髓神经节细胞瘤及浦肯野瘤（purkinjeoma）。LDD 病因尚未完全明确，Yachnis 认为是小脑发育不良所引起。近来发现部分 LDD 患者有家族史，不少患者合并有 Cowden 综合征（全身黏膜、皮肤多发性错构瘤与肿瘤，包括肠息肉病、甲状腺肿、乳腺纤维囊性病、乳腺癌及甲状腺癌等）。近年分子生物学研究发现多数 LDD 肿瘤细胞中的 10 号染色体上的 PTEN/MMAC1 抑癌基因的 5 号外显子有缺失。这恰好与 Cowden 综合征患者中的发现相类同。为此已有人提出本病实际上为癫痣性错构瘤病（phakomatosis）的一种类型。

【发病率】

LDD 极少见，常伴发 Cowden 综合征。

【病理】

LDD 外观呈增大、肥厚变形的小脑叶。肿瘤边界欠清，表面呈黄白色,质地硬,血供不丰富。镜下见小脑半球白质减少,颗粒层异常增生的神经节细胞构成,颗粒细胞与浦肯野细胞明显减少,分子层内含较多的有髓神经纤维。增生的神经节细胞的轴突朝着皮质方向平行排列,少数细胞有核分裂。免疫组化染色发现在神经节细胞内突触生长蛋白为强阳性,而波形蛋白为阴性。

【临床表现】

LDD临床上主要以颅高压症状与脑积水为主要表现,后期可有小脑症状与脑神经受损表现。约1/3患者可有巨颅症。伴有Cowden综合征者另可伴发全身皮肤、黏膜上的错构瘤及其他部位的肿瘤或肿瘤样病变。

头颅MRI有诊断价值,可见小脑半球异常增大。肿瘤无明显占位效应,肿瘤在T_1W上为低信号,T_2W为高信号,注射造影剂后无明显强化(图3-3-2-38、图3-3-2-39)。

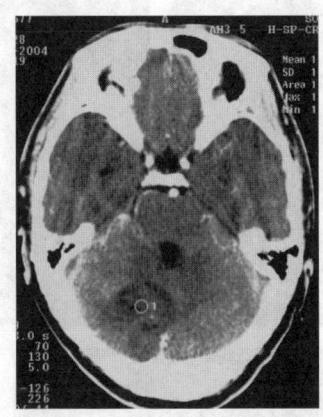

图3-3-2-38 右小脑LDD的CT表现

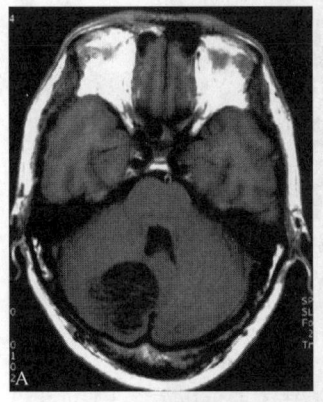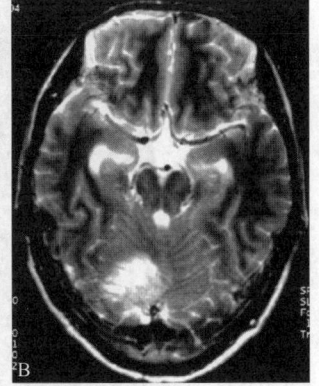

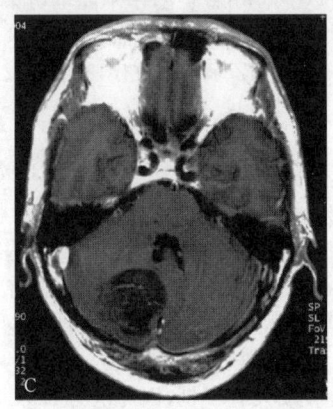

图3-3-2-39 右小脑LDD的MRI表现
A. T_1W;B. T_2W;C. 增强扫描。

【治疗与预后】

手术全切除肿瘤可达到治疗目的,预后良好。

(五)中央神经细胞瘤

中央神经细胞瘤是生长于侧脑室和三脑室的小细胞神经元肿瘤。1982年,由Hassoun等首先发现其超微结构的特殊性,认为是神经细胞起源,但光镜下有别于神经节细胞瘤和神经母细胞瘤而另外命名。脑室内神经细胞可能来自透明隔或穹窿小灰质核团的颗粒神经元。由于中央神经细胞瘤过量表达胚胎神经细胞黏附分子,但缺乏神经丝蛋白以及成熟突触,因此其发生可能由于胚胎期神经细胞基因表达异常,缺乏进一步分化所致。

【发病率】

中央神经细胞瘤临床少见,仅约占中枢神经系统原发性肿瘤的0.1%。各个年龄层均可发病,但好发于青壮年,平均发病年龄为20~30岁。男女比例为1.13:1。

【病理】

中央神经细胞瘤好发于脑室内,以Monro孔附近多见,成球形,边界清楚。肿瘤质地软,灰红色,有钙化。光镜下肿瘤细胞形态与少枝胶质瘤非常相似,不易区分。由单一的小细胞组成,胞质少;核圆,染色质呈斑点状,常有核周空晕现象。瘤内局部有钙化灶。部分肿瘤内含有类似室管膜瘤的血管周假玫瑰花形结构。通过免疫组化可对中央神经细胞瘤与少枝胶质瘤和室管膜瘤进行鉴别。在绝大多数中央神经细胞瘤中,突触生长蛋白呈强阳性,而GFAP为阴性。此外部分肿瘤神经元特异性烯醇化酶(NSE)染色阳性。对少数突触生长蛋白阴性的肿瘤,诊断需依靠电镜对细胞超微结构的观察。在电镜下可见肿瘤细胞胞质内含有大量的高尔基器、线粒体、平行排列的微管、致密核心颗粒与透明小泡,并可见有突触存在。

【临床表现】

中央神经细胞瘤平均病程为3~7个月。由于肿瘤位于Monro孔附近,临床上主要表现为梗阻性脑积水引起的颅内高压症状。部分有反应迟钝、摸索动作和癫痫发作。

CT扫描肿瘤呈脑室内边界清楚的圆形等密度或略高而不均匀密度影(图3-3-2-40),半数以上肿瘤有钙化。幕上中央神经细胞瘤增强后,肿瘤有中度至明显强化。MRI成像优于CT,对肿瘤范围及所处部位有诊断价值,可见多数肿瘤与透明隔或侧脑室壁有关。肿瘤实质部分T_1W为等或稍高信号,T_2W为高信号,瘤内可见血管流空影;部分肿瘤常伴有出血(图3-3-2-41)。

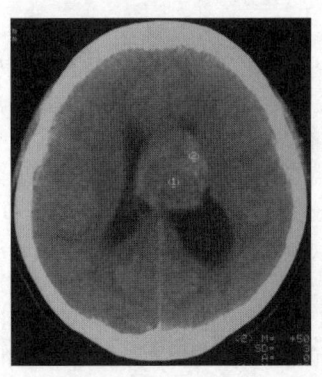

图3-3-2-40 中央神经细胞瘤的CT平扫表现

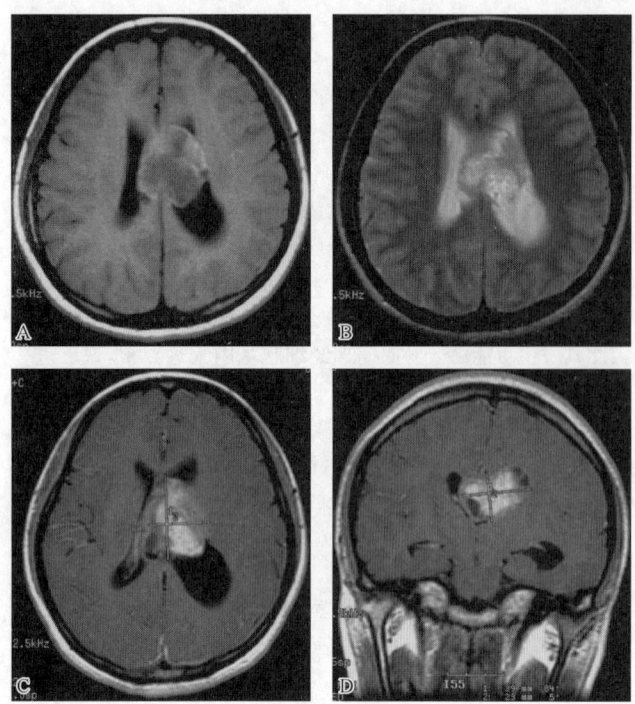

图 3-3-2-41 中央神经细胞瘤的 MRI 表现

A. T₁W;B. T₂W;C. 轴位增强扫描;D. 冠状位增强扫描。

【治疗】

手术切除为最佳治疗方法,目的为争取全切除肿瘤和解除梗阻性脑积水,但往往因肿瘤血供丰富而只能做部分切除。脑积水未解除者应行脑脊液分流术。对肿瘤部分切除患者或复发患者宜行放射治疗。

【预后】

中央神经细胞瘤大多具有良性生物学行为,多数预后良好。5 年生存率为 81%,肿瘤全切除者 5 年生存率可达 90%。放疗对次全切除者有效,可延长生存期。

(六) 促纤维增生性婴儿星形细胞瘤和神经节细胞胶质瘤

促纤维增生性婴儿星形细胞瘤和神经节细胞胶质瘤(desmoplastic infantile astrocytoma and ganglioglioma, DIAG)是极少数良性的婴儿颅内肿瘤。由 Vandenberg 于 1987 年首先描述,以后曾有学者将其命名为"婴儿大脑成结缔组织性星形细胞瘤"与"婴儿幕上成结缔组织性神经上皮肿瘤",并常将其误诊为间变性星形细胞瘤、恶性脑膜瘤、软脑膜纤维肉瘤及胶质肉瘤等。成人患者以非婴儿型成结缔组织性神经节胶质瘤加以区分。

【发病率】

DIAG 极少见,到目前为止有完整报道的仅 25 例,其中男性 16 例。绝大多数肿瘤于 1 岁以内发病。病灶以额叶和(或)顶叶多见,有时病灶可位于颞叶或枕叶。

【病理】

肿瘤生长较快,典型的 DIAG 呈一大囊,位于大脑半球浅表,有时可与硬膜相连。实质部分肿瘤质地时常不均一,部分较软,而部分较坚硬。肿瘤表面常有丰富的血管网。镜下肿瘤表现可多样,但均可见致密的过度生长的结缔组织,其间有星形细胞及神经元瘤细胞。有时在致密的结缔组织中可无神经元。肿瘤内有不典型的未成熟细胞组织。在部分肿瘤中,可发现有核分裂象的小细胞成分。免疫组化染色是诊断此病的重要辅助手段,突触生长蛋白呈阳性,大多数肿瘤内含有 GFAP 阳性的星形细胞。

【临床表现】

患儿病程较短,最短者 3 d,最长不超过 3 个月。最常见的症状为快速的头围增大,前囟饱满,双眼呈"落日"现象。部分患儿有癫痫发作与局灶性运动障碍。

在头颅 CT 影像上,肿瘤最显著的特点为呈现一巨大的囊,大囊直径平均可达 7 cm,最大可至 12 cm,有的甚至可从前囟突出。在 MRI 上,肿瘤囊性部分 T₁W 为低信号、T₂W 为明显高信号,周边实质部分 T₁W 为等信号、T₂W 信号多样(图 3-3-2-42)。

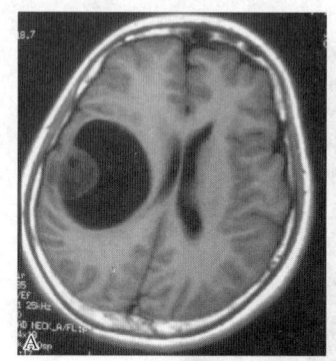
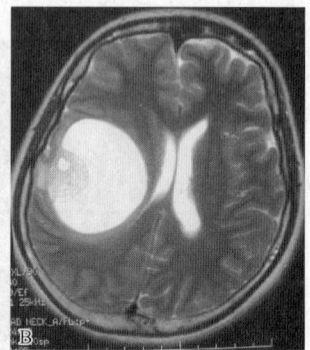
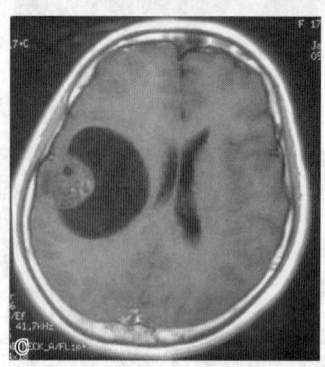

图 3-3-2-42 17 岁女性,病理诊断为右额非婴儿型成结缔组织性神经节胶质瘤

A. T₁W;B. T₂W;C. 轴位增强扫描。

【治疗】

DIAG 治疗以手术切除为主,手术能全切除者一般可获得根治效果。但由于肿瘤巨大,患儿年龄小,手术死亡率与术后并发症均较大。婴儿患者一般不放疗,有复发及恶变倾向的可予化疗。

【预后】

DIAG 预后良好。

(七) 胚胎发育不良性神经上皮肿瘤

胚胎发育不良性神经上皮肿瘤(dysembryoplastic neuroepithelial tumor,DNT)是在对癫痫患者行癫痫灶切除后对其进行组织学检查所发现的一种良性肿瘤,由 Daumas-Duport 于 1988 年对其进行了详细描述。由于肿瘤由多种神经细胞组成并伴有皮质发育不良,因此认为 DNT 为一种胚胎期发育不良而形成的肿瘤。另有学者提出 DNT 事实上是由排列异位、紊乱的正常神经元与神经胶质细胞构成的错构瘤。

【发病率】

DNT 少见,自 Daumas-Duport 首批报道 39 例以来,以后均只有零星个例报道。肿瘤多见于儿童,好发于颞叶。

【病理】

肿瘤位于皮质,呈多结节状,瘤组织较疏松,瘤内部分为囊性。光镜下可见肿瘤由多种神经细胞组成。免疫组化染色可见瘤内细胞密集区 MIB-1 染色阳性,血管周胶质鞘 GFAP 阳性。

【临床表现】

DNT 病程较长,但常在幼年或年轻时发病。患者主要表现为复杂性的局灶性癫痫发作。

DNT 在 CT 上为低密度影,占位效应不明显,有时可见有钙化。在 MRI 上,T_1W 呈低信号,T_2W 呈等或高信号。瘤周无明显水肿带。增强后,部分肿瘤有强化,但少数可不强化(图 3-3-2-43)。据文献报道,有 3 例患者肿瘤呈双侧结节性病变。

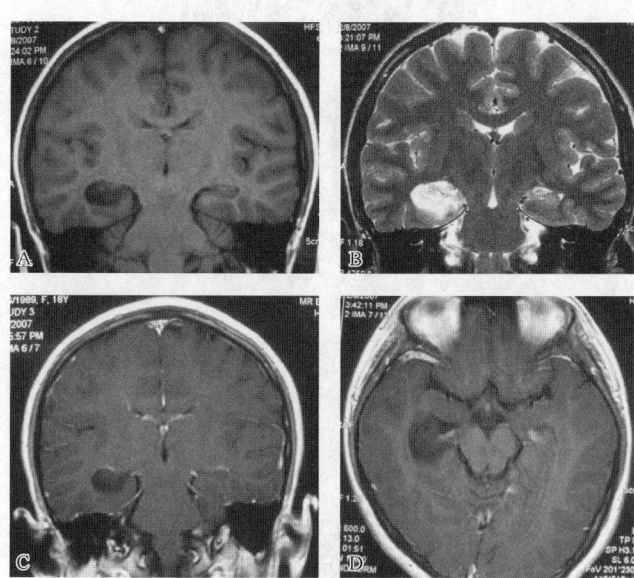

图 3-3-2-43 右颞 DNT 的 MRI 表现
A. T_1W;B. T_2W;C. 冠状位增强;D. 轴位增强。

【治疗】

手术是有效的治疗措施。手术目的是切除病灶、控制癫痫发作,可作病灶全切除,或是对发育不良的皮质及部分病灶切除。

【预后】

DNT 预后良好,即使手术仅对病灶部分切除亦可满意控制癫痫发作。肿瘤本身一般不影响患者生存。

(八)小脑脂肪神经细胞瘤

小脑脂肪神经细胞瘤(cerebellar liponeurocytoma)罕见,至今有报道明确诊断的仅 15 例。在 1999 年 WHO 对脑肿瘤新分类以前,对其命名不统一,有神经脂肪细胞瘤(neurolipocytoma)、髓细胞瘤(medullocytoma)、脂肪瘤样胶质神经细胞瘤(lipomatous glioneurocytoma)及脂化成熟神经外胚叶肿瘤(lipidized mature neuroectodermal tumour)。光镜下肿瘤表现为肿瘤细胞丰富,形态一致,但细胞分裂象少见。肿瘤细胞核呈圆形或卵圆形,细胞质少。肿瘤内含神经元,局部呈脂肪瘤

样分化。免疫组化染色 NSE、MAP-2、突触生长蛋白及 GFAP 常为阳性。临床上患者表现为后颅窝占位症状。在 MRI 上表现较为特殊,在 T_1W 像上呈高信号。手术切除为主要治疗手段。全切除肿瘤预后较佳,生存期多在 5 年以上。

(九)脑室外神经细胞瘤

脑室外神经细胞瘤具有与中央神经细胞瘤一样组织特点的小细胞神经元肿瘤,但发生于脑室系统外的脑实质中。近半数肿瘤 GFAP 表达阳性。

(十)乳头状胶质神经元肿瘤

乳头状胶质神经元肿瘤(WHO Ⅰ级)少见,以颞叶和额叶多见。常见临床头表现为头痛与癫痫。头部 MRI 见肿瘤邻近皮质或脑室生长,边界清楚,可见囊壁结节形式;T_1W 呈低或等信号,T_2W 为高等信号,均可增强。

(十一)玫瑰花结样胶质神经元肿瘤

玫瑰花结样胶质神经元肿瘤(WHO Ⅰ级)从小脑胚胎发育不良性神经上皮肿瘤分出来。生长缓慢,年轻人为主。脑积水和共济失调为常见临床表现。肿瘤位于第四脑室和(或)中脑导水管,可向小脑延伸生长。组织形态具有类似毛细胞型星形细胞瘤特点。

(十二)弥漫性软脑膜胶质神经元肿瘤

弥漫性软脑膜胶质神经元肿瘤类似于先前报道的儿童少突胶质样软脑膜肿瘤。此肿瘤好发于儿童和青少年,呈软脑膜弥漫性分布,细胞呈单形性、少突胶质细胞样,类似少突胶质细胞瘤,表达 Olig-2、S-100 以及 Syn,部分病例还可检测到神经元分子标志物。另外,还会发生 BRAF 融合及染色体 1p 缺失(伴或不伴 19q 缺失),但无 IDH 突变。肿瘤生长缓慢,分子病因学不明确,预后差异性较大,很多患者可继发脑积水。

九、松果体区肿瘤

松果体区神经上皮肿瘤分为松果体细胞瘤、中等分化的松果体实质瘤、松果体母细胞瘤和松果体区乳头状瘤。

松果体细胞瘤可发生于任何年龄,其组成细胞来源于松果体间质细胞。瘤色泽红灰、质软,与周围分界清楚。肿瘤的钙化较该区的生殖细胞瘤及胶质瘤为多见。嗜银染色可见瘤细胞有形成花朵样小体的倾向。临床主要表现为四叠体受压征(Parinaud 综合征),包括瞳孔对光反应迟钝,两眼上举不能及因中脑导水管受压引起的脑积水和颅内压增高。头颅 CT 示松果体肿瘤呈高密度,边界清楚(图 3-3-2-44)。MRI 可见肿

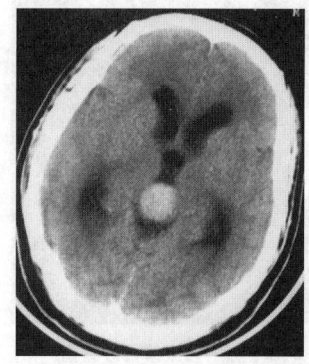

图 3-3-2-44 松果体细胞瘤的 CT 表现

瘤在 T_1WI 中为低或等信号,在 T_2WI 中为高信号(图3-3-2-45)。治疗包括手术切除、脑脊液分流、放射治疗(可选用 γ 刀或 X 线刀)。

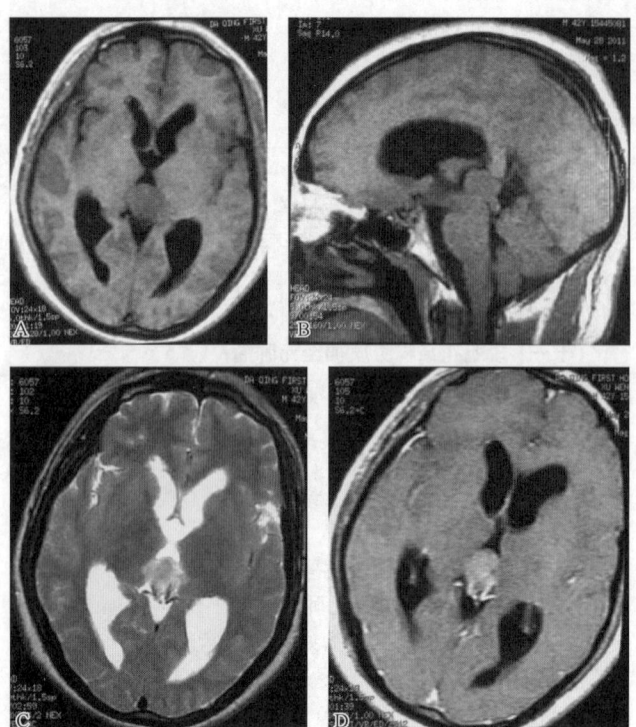

图 3-3-2-45 松果体细胞瘤的 MRI 表现

A. T_1W 轴位;B. T_1W 矢状位;C. T_2W;D. 增强扫描。

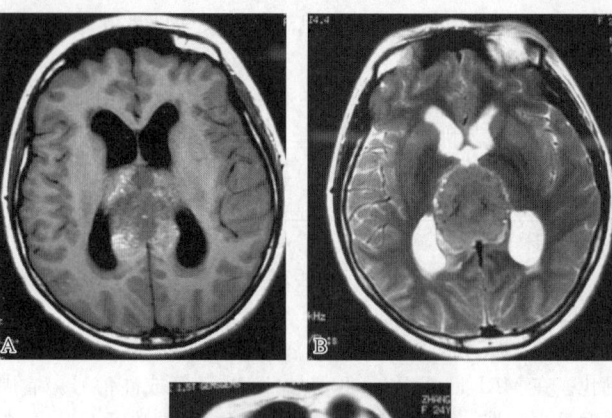

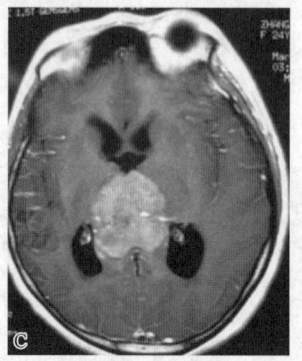

图 3-3-2-47 松果体母细胞瘤的 MRI 表现

A. T_1W;B. T_2W;C. 轴位增强。

松果体母细胞瘤(图3-3-2-46、图3-3-2-47)的临床表现和治疗与松果体细胞瘤同,只是它的组成细胞分化较差,细胞较多而密集,嗜银染色性较弱及其花朵样排列较少,常有出血、坏死及囊变,局部侵犯性较明显。预后较差。

中等分化的松果体实质瘤(图3-3-2-48、图3-3-2-49)的细胞组成与预后间于以上两者之间。

松果体区乳头状瘤(图3-3-2-50、图3-3-2-51)极少见,临床表现与前者基本相同。其组成细胞形成乳头状结构。全切除肿瘤可获较满意疗效。

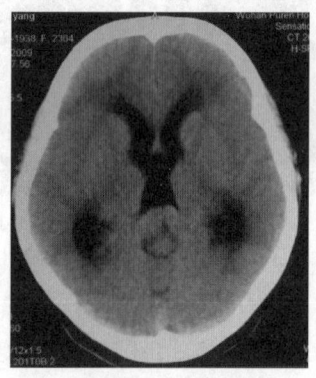

图 3-3-2-48 中等分化型松果体实质细胞瘤的 CT 表现

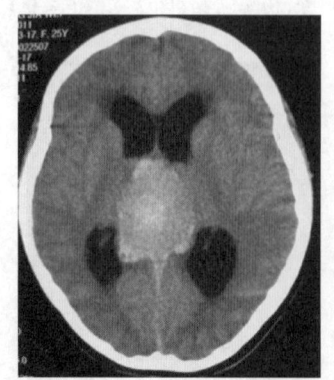

图 3-3-2-46 松果体母细胞瘤的 CT 表现

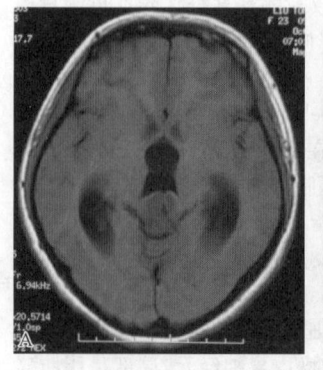

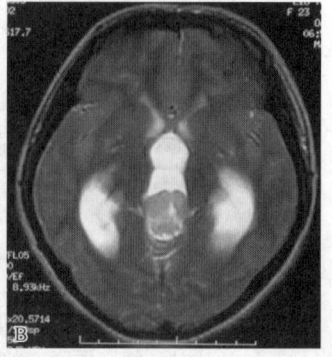

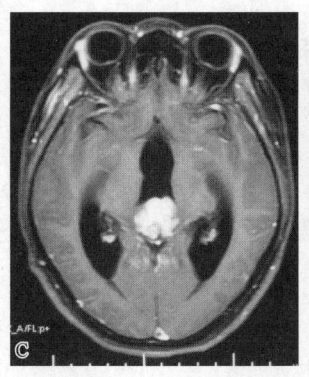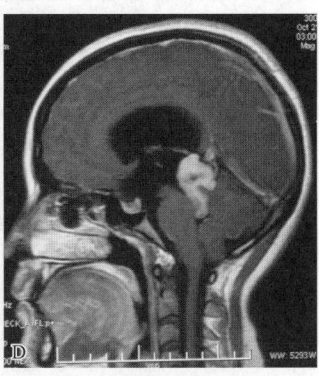

图 3-3-2-49　中等分化型松果体实质细胞瘤的 MRI 表现
A. T_1W；B. T_2W；C. 轴位增强；D. 矢状位增强。

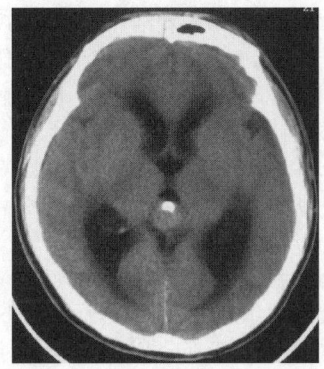

图 3-3-2-50　松果体区乳头状瘤的 CT 表现

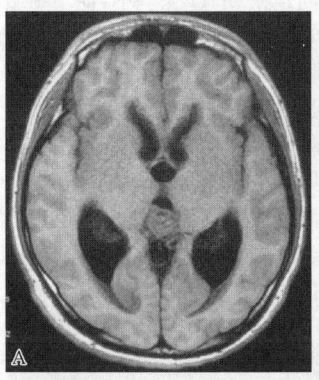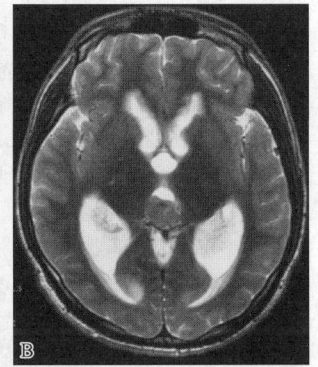

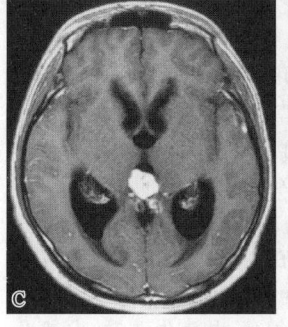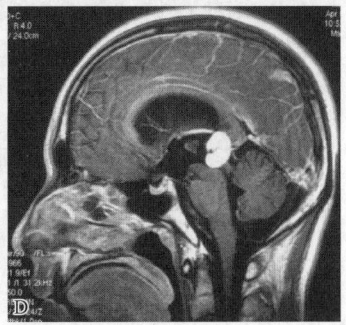

图 3-3-2-51　松果体区乳头状瘤的 MRI 表现
A. T_1W；B. T_2W；C. 水平位增强；D. 矢状位增强。

十、胚胎性神经上皮肿瘤

胚胎性神经上皮肿瘤指一类瘤细胞与原始、未分化的神经上皮细胞相似的肿瘤，以及倾向于向神经元、星形细胞或室管膜分化的肿瘤。此类肿瘤在病理学上都具有原始的组织学形态，并相对恶性程度高。此类肿瘤好发于儿童和青少年。以髓母细胞瘤为代表。2016 版 WHO 分类中结合组织学和分子生物学对髓母细胞瘤进行分类。临床上所使用的病理分类方法沿用已久，如促纤维增生型/结节型、广泛结节型、大细胞型和间变性。目前广泛接受的是髓母细胞瘤 4 种基因（分子）分组有 WNT 激活型、SHH 激活型和单用数字标识的"group3""group4"。一些组织和基因亚型间有着较大的治疗和预后差异。2016 版分类标准分别列出"基因学分类"和"组织学分类"，让病理医生通过综合分析分子生物学指标及组织病理学表型来做出诊断。

除外髓母细胞瘤的其他胚胎性肿瘤分类中的重大变化是删除了中枢神经系统原始神经外胚叶肿瘤。多例罕见的肿瘤都存在 19 号染色体(19q13.42)C19MC 段扩增的现象促使重新分类，C19MC 扩增见于 ETANTR(存在大量神经纤维网和真性菊性团的胚胎源性肿瘤，但也包括多层菊形团的神经源性肿瘤)、室管膜母细胞瘤以及一些髓上皮瘤。在 2016 版分类标准中，C19MC 扩增的出现引入了 C19MC 变异型胚胎性肿瘤伴多层菊形团（ETMR）的诊断。组织学特征符合 ETANTR 或 ETMR 而 C19MC 无扩增的肿瘤应被诊断为 NOS 型胚胎性肿瘤伴多层菊形团，组织学特征符合髓上皮瘤的被诊断为髓上皮瘤(一些明显属于髓上皮瘤的病变并未出现 C19MC 扩增)。

（一）髓母细胞瘤

髓母细胞瘤（MB）由 Bailey 与 Cushing 于 1925 年首先报道，是儿童最常见的恶性脑肿瘤。约占儿童恶性脑肿瘤的 20%，大约有 85% 的髓母细胞瘤发生于 18 岁以下的患儿。近年来，髓母细胞瘤患者的标准治疗方式（手术切除＋术后放疗＋术后化疗）使生存率有所改善，5 年生存期达到了 52%，但其病死率仍然很高，即使是治疗成功的患者也常常发生神经、内分泌方面的后遗症。髓母细胞瘤的发病率大约为 0.71/10 万人，在美国每年有 400～500 名儿童患病，该病发病高峰在 3～6 岁，并且在 50 岁以后的人群中十分罕见。目前还没有报道生化环境对髓母细胞瘤发病率有所影响。但是，某些遗传疾病会导致髓母细胞瘤的发生，约有 7% 的患者生殖细胞基因会发生变异，也有少数髓母细胞瘤呈家族性遗传。

目前已经认识到髓母细胞瘤不是单一的疾病，而是多种不同分子亚型组成的脑肿瘤。2016 年 WHO 将髓母细胞瘤按照分子通路分为 4 种核心的亚型，即 WNT、SHH、Group 3 和 Group 4。各个亚型在遗传学、人口统计学和临床特点上都有显著的差别(表 3-3-2-1)。基因表达谱仍然是髓母细胞瘤分子分型的金标准，也是区分 4 种不同亚型最好的方法。一些基因的表达也会影响不同亚型髓母细胞瘤的预后，在 SHH 亚型中 GLI2 扩增、TP53 突变、MYCN 基因的扩增、14q 的缺失及碎裂预示着预后不良；WNT 亚型中 TP53 的突变往往预示着较低的生存率；在 Group 3 亚型中 MYC 扩增和 17q 等臂染色体缺失同样也代表预后不良；而在 Group 4 亚型中，第 11 号染色体和第 17 号染色体缺失患者往往预后较好，并且复发周期相对来说也更长。

表 3-3-2-1　不同亚型髓母细胞瘤生物学及临床特点

项目	SHH	WNT	Group 3	Group 4
占比(%)	10	30	25	35
好发年龄	儿童和成人	婴儿(主要)和成人	婴儿(主要)和儿童	儿童(主要)和成人
突变基因	*CTNNB1*,*DDX3*,*SMARCA4*,*CREBBP*,*TP53*	*PTCH1*,*SUFU*,*SMO*,*TERT*,*IDH1*,*TP53*,*KMT2D*	*SMARCA4*,*CTDNEP1*,*KMT2D*,*KBTBD4*	*LDM6A*,*KMT2C*
体细胞拷贝数改变	—	*MYCN*,*GLI2*	*MYC*,*PVT1*,*OTX2*,*GFL1/1b*	*SNCAIP*,*MYCN*,*CDK6*,*GFL1/1b*
细胞遗传学	6 号染色体异常	3q,9p 增殖;9q,10q,14q,17p 缺失	17q,10q,11,16p,17p 缺失;1q,7,17q,18q 增殖	17q,11p,X 缺失;7q,18q 增殖
预后	好	一般	差	一般
转移率(%)	5~10	10~15	40~45	35~40
复发模式	复发+远处转移	复发	远处转移	复发

注：表格引用自 Wang J, Garancher A, Ramaswamy V, et al. Medulloblastoma: from molecular subgroups to molecular targeted therapies[J]. Annu Rev Neurosci, 2018, 41: 207-232。

【发病率】

髓母细胞瘤约占颅内肿瘤的 1.5%,儿童多见,占儿童颅内肿瘤的 20%~35%。在髓母细胞瘤患者中儿童约占 80%,其中 6~15 岁儿童占所有患者的 56%。15 岁以下儿童患者中平均发病年龄为 7.3~9.1 岁。成人患者(>15 岁)中以 26~30 岁多见,占成人患者的 43%。男性多见,男女比为 1.5~2:1。

在所有亚型中,Group 4 亚型发病率最高,而 WNT 亚型发病率最低。不同亚型髓母细胞瘤表现出很明显的性别差异。据统计,髓母细胞瘤男性的发病率约为女性的 1.5 倍。然而,在不同的亚型之间,男女发病比例也有显著差异。WNT 与 SHH 亚型中,男女发病比例则为 1:1;而在 Group 3 和 Group 4 亚型中男性发病率高达女性的 2 倍。有学者认为,女性髓母细胞瘤患者预后要比男性好,可以猜测女性患者中 WNT 亚型存在的比例更高。有研究表明,Group 4 亚型的发生与 X 染色体的缺失有关,这也许能解释 Group 4 在女性中发病率更高的原因。

大约有 24% 的髓母细胞瘤患者会发生转移,转移与否也与不同亚型髓母细胞瘤的人口特征有关。髓母细胞瘤在成人患者中发生转移的概率最小,而在婴儿与儿童患者中则转移率相对较大,分别为 30% 和 26%。在所有的亚型中,Group 3 和 Group 4 最容易发生转移,其中婴儿患者的转移率最高。SHH 亚型转移常常发生在婴儿和儿童患者,在成人中尚未见转移。WNT 亚型最不易发生转移,并且转移也只出现在儿童患者中。接近半数的髓母细胞瘤发于 4~9 岁的儿童,23% 发生于 10~16 岁的儿童,12% 发生于婴儿,不同亚型之间年龄分布也有显著的不同,SHH 亚型在不同年龄段呈现典型的双高峰分布。SHH 型好发于婴儿和成人,大约 59% 的成人髓母细胞瘤是 SHH 亚型;而绝大部分 WNT 亚型出现在儿童患者;Group 3 亚型常见于婴儿,而 Group 4 亚型却多发于儿童和成人。

【病理】

髓母细胞瘤多为实质性,呈灰紫色,质地较脆软,多数有假包膜。肿瘤大都与后髓帆或前髓帆粘连,多沿中线伸展,向上可长入导水管,向下可伸入枕骨大孔。在成人患者中,髓母细胞瘤可生长于一侧小脑半球内。光镜下肿瘤细胞丰富,细胞间有神经纤维。瘤细胞呈圆形或卵圆形,边界不明显,胞质稀少。核圆或卵圆,染色质丰富,部分可见核分裂。肿瘤内不同程度

地形成 Homer Wright 假玫瑰花结节。形成假玫瑰花结节的瘤细胞呈长形,结节中无血管或真正的管腔,周围为环行嗜伊红的纤维突触,为神经母细胞分化的标志。肿瘤血管基质由管壁很薄的血管组成,有时可有内皮细胞的增生。

2016 WHO 中枢神经系统肿瘤分类按照病理类型将髓母细胞瘤分为 4 种类型:即经典型、促结缔组织增生/结节型、大细胞型/间变性和广泛小结节型。

大部分髓母细胞瘤的组织类型是经典型(70%),然后是促结缔组织增生型和大细胞型/间变性,而广泛小结节型髓母细胞瘤最为稀有,它只存在于部分 SHH 亚型髓母细胞瘤中。其中经典型还可细分为小细胞大核型和椭圆细胞型;促结缔组织增生型包含传统型、细胞核少结节型和广泛结节形成型。不同的亚型所含的病理类型比例不同。在 SHH 亚型中,促结缔组织增生型占绝大多数,经典型和大细胞型/间变性分别占 29% 和 17%。在 WNT 亚型中,大部分是经典型,大细胞型/间变性占 6%。Group 3、4 亚型的组织病理类型大部分为经典型,也包含大细胞型/间变性、黑色素型以及肌母髓母细胞瘤。

在不同的年龄组,各种病理类型分布也有所不同。在成人患者中,WNT 和 Group 3 亚型髓母细胞瘤几乎均未有经典型;在 SHH 和 Group 4 亚型病理类型中大部分是经典型,大细胞型/间变性十分罕见,SHH 亚型中存在少数促结缔组织增生型,而 Group 3 亚型中几乎不存在促结缔组织增生型。在儿童患者中,WNT 亚型由大部分经典型和极少部分大细胞型/间变性组成,SHH、Group 3 和 Group 4 亚型则由经典型、促结缔组织增生型/结节型、大细胞型/间变性组成,其中经典型占绝大多数。在婴儿患者中,WNT 亚型几乎只包含经典型;而 SHH 亚型则由大部分促结缔组织增生型、少数经典型和大细胞型/间变性组成;Group 3 和 Group 4 亚型由大部分经典型、少数结缔组织增生型/结节型和大细胞型/间变性组成。

【临床表现】

病程多较短,近一半患者病程在 1 个月内,少数可达数年,平均约 8 个月。首发症状为头痛(68.75%)、呕吐(53.75%)、走路不稳(36.25%),以后可出现复视、共济失调、视力减退。查体多有视神经乳头水肿、眼球震颤、闭目难立、展神经麻痹等。儿童与成人患者症状、体征基本一致,唯呕吐、病理征及腱

反射改变多见于儿童患者,而视物模糊与四肢无力多见于成人。国外大样本研究显示,不同亚型髓母细胞瘤在呕吐的表现上具有统计学意义,82%的 Group 3、4 亚型患者会出现头痛症状,而只有 55%的 SHH 亚型患者会有头痛的症状。

【影像学表现】

头颅 X 线可见有颅缝增宽等颅内高压症。在头颅 CT 上 87%呈现为均匀一致的高密度影(图 3-3-2-52),10%为等密度病灶,另为混杂密度,少数可钙化,偶可呈低密度囊性变。病灶边界均较清晰,多位于小脑蚓部,成人患者可多见于小脑半球。在 MRI T_1W 图像上,肿瘤均为低信号,T_2W 图像中 67%肿瘤呈高信号,另 33%例呈等信号。97%瘤周有明显水肿。增强后肿瘤均有均匀强化(图 3-3-2-53)。在 MRI 矢状位图像上 74%可见肿瘤与四脑室底间有一极细长的低信号分隔带。与室管膜瘤不同,髓母细胞瘤很少向四脑室侧隐窝及桥小脑角伸展。少数患者 MRI 可见肿瘤沿蛛网膜下腔转移,显示小脑叶的边界模糊,注射增强剂 Gd-DTPA 后呈结节状的脑外增强。97.5%伴有中至重度脑积水。

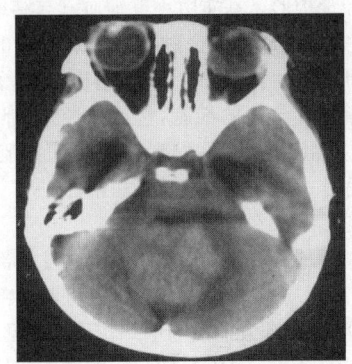

图 3-3-2-52 髓母细胞瘤的 CT 表现

不同亚型髓母细胞瘤的起源部位与其影像学表现有着密切联系。目前认为,大部分髓母细胞瘤发生于小脑蚓体,少部分发生在第四脑室和脑干部。SHH 亚型多发于小脑半球,其余 3 型髓母细胞瘤经常会涉及脑干,好发于脑中线附近。在小鼠模型中,SHH 亚型起源于小脑和耳蜗核的前体颗粒细胞。目前发现,SHH 亚型髓母细胞瘤不仅只局限于小脑半球,有一部分仍然会扩散至脑中线附近。大部分 WNT 型髓母细胞瘤会涉及楔束核,小鼠的 WNT 亚型髓母细胞瘤的起源区域扩展到第四脑室,因为脑干前体细胞是潜在的 WNT 髓母细胞瘤起源细胞。Group 3 和 Group 4 亚型好发于脑中线和第四脑室,但它们的起源尚未有报道。Group 3 亚型可能通过神经元变异生长;Group 4 亚型的生长可能伴随着反常的突触细胞凋亡,因此,其预后相对较差。

在所有的亚型中,有一部分肿瘤位于小脑外并且未侵袭小脑,提示这些肿瘤起源于小脑外。SHH 亚型髓母细胞瘤是唯一有可能只局限于小脑的肿瘤,其他亚型分布均无明显特征。

大部分髓母细胞瘤发生于成人及婴儿,只有一部分 SHH 亚型髓母细胞瘤发生于儿童。有研究显示,成人和儿童及婴儿髓母细胞瘤的基因谱具有差别,并且在肿瘤发生部位上也有所不同。成人和儿童的髓母细胞瘤发生于小脑,甚至有一些癌细胞只局限于小脑内,但是大部分的婴儿患者癌细胞却不局限于小脑,甚至有 25%的肿瘤完全在小脑之外,只有少部分儿童和

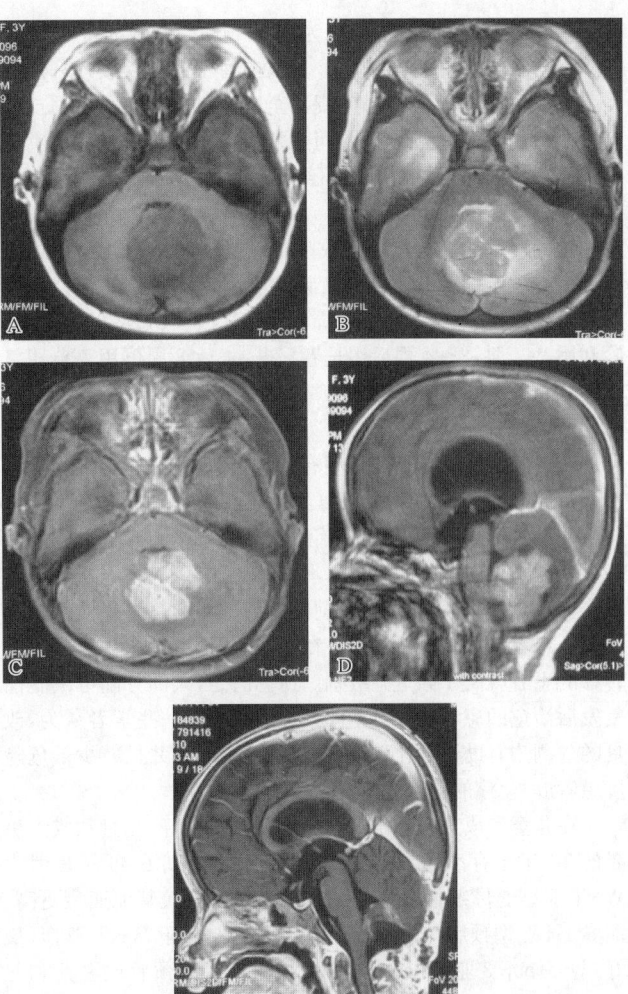

图 3-3-2-53 髓母细胞瘤的 MRI 表现
A. T_1W;B. T_2W;C. 轴位增强;D. 矢状位增强;E. 术后。

成人的 SHH 亚型髓母细胞瘤会侵袭至脑干;相反,大部分婴儿髓母细胞瘤会扩延至脑干。因此,婴儿与成人髓母细胞瘤有很明显的定位和起源差异。

【治疗】

手术切除是治疗本病的主要方法。在切除肿瘤时尽可能沿肿瘤表面蛛网膜界面分离肿瘤,操作轻柔。在分离肿瘤下极时往往可发现双侧小脑后下动脉位于肿瘤后外侧。因其常有供应脑干的分支。术中应严格将其保护,避免损伤。在处理肿瘤的供血动脉前应先排除所处理的血管并非小脑后下动脉或小脑上动脉进入脑干的返动脉,以免误伤后引起脑干缺血和功能衰竭。在处理肿瘤上极时,关键要打通中脑导水管出口,但一般此步操作宜放在其他部位肿瘤已切除干净之后进行,以免术野血液逆流堵塞导水管和第三脑室。若肿瘤与脑干粘连严重,应避免勉强分离,以免损伤脑干,造成不良后果。若肿瘤为大部切除,导水管未能打通,应术中留置脑室外引流待日后做脑室腹腔分流术,或术中做托氏分流术(Torkildson operation)以解除幕上脑积水。Karoly 曾报道脑脊液分流术易使髓母细胞瘤患者出现脊髓或全身转移,从而降低生存率,但此尚有争论。

术后常规放疗,初发的髓母细胞瘤对放疗敏感。放疗部位应包括全脑、后颅窝和脊髓。放疗剂量据患者年龄而定,剂量

要足。4岁以上全脑放射剂量为35~40 Gy,后颅剂量为50~55 Gy;2~4岁患者适当减量,2岁以内暂不放疗。放疗一般应于术后4周内进行。Wara等提出全脑全脊髓低剂量照射与高剂量照射的生存率无差异,髓母细胞瘤放疗的关键是后颅窝高剂量照射。因此,目前推荐全脑剂量为30~35 Gy,后颅窝为50 Gy,脊髓为30 Gy。

化疗对不能进行放疗或放疗剂量受限制的幼儿髓母细胞瘤患者有一定疗效。也有学者认为于术后行完整的三期化疗对预后有重要意义,即术后1周内用替尼泊苷(VM26)、甲氨喋呤和甲基苄肼,3~4周后用长春新碱,术后8周再用洛莫司汀和长春新碱一次。

【预后】

髓母细胞瘤的预后与亚型有关,并且复发的髓母细胞瘤仍然保持原来的分子亚型。SHH亚型常在原发灶复发;而Group 3、4的复发多转移至脑外其他组织器官。Group 4亚型复发后病死率很高。

随着治疗手段的发展,目前髓母细胞瘤的总生存期有明显提高。患者的危险分级是建立在临床变量上,比如具有软脑膜转移的患者就属于高危险级别。遗憾的是,大部分髓母细胞瘤复发后治愈的患者均伴有不同程度的残疾。一些学者认为,改良的预测法有助于强化治疗高危险度的患者,并且减少低危险度患者放、化疗的剂量。

在儿童和成人患者中,WNT亚型预后最好,儿童和成人患者的10年生存率可以达到95%和100%。原因可能是因为WNT亚型髓母细胞瘤对术后放、化疗敏感性较其他亚型更高。而SHH亚型预后与Group 4亚型很相似,介于WNT亚型(最好)与Group 3亚型(最差)之间;成人患者的预后比婴儿和儿童患者要好。所有的年龄段中,Group 3和Group 4亚型预后最差,婴儿和儿童的10年生存率分别是39%和50%。有学者认为,Group 4亚型患者的预后也许比之前更好,但仍然需要后续的临床试验进行证实。Group 4亚型髓母细胞瘤中婴儿的预后最差,说明放疗在此型髓母细胞瘤的重要性。从组织病理学角度来看,SHH亚型髓母细胞瘤中促结缔组织增生型的预后要好于经典型,大细胞型/间变性髓母细胞瘤预后最差。

髓母细胞瘤患者年龄越小预后越差,不同的亚型在年龄分布上也有所不同,所以4种亚型在总生存期上差异有统计学意义。性别因素在预测髓母细胞瘤预后方面的作用尚存争议。研究表明,性别也许不是髓母细胞瘤的独立预后因素。化疗与否同样也影响髓母细胞瘤的预后。有研究发现,WNT亚型髓母细胞瘤术后接受放、化疗患者的总生存期较SHH亚型和非SHH/WNT亚型髓母细胞瘤明显要长。因此,WNT亚型髓母细胞瘤有较好预后的原因可能是因为该型对术后放、化疗较敏感。

(二)胚胎性肿瘤伴多层菊形团

2016版WHO分类标准将伴有染色体19q13.42(C19MC)区域扩增的胚胎性肿瘤统一命名为伴有多层细胞菊形团的胚胎性肿瘤,C19MC扩增型;符合富含神经毡和真菊形团的胚胎性肿瘤或伴有多层细胞菊形团的胚胎性肿瘤组织学特征且不伴C19MC扩增则诊断伴有多层细胞菊形团的胚胎性肿瘤,NOS型。该病罕见,但确切的发生率还不清楚。肿瘤主要位于幕上,头痛、恶心、呕吐、视觉障碍是最常见的症状。肿瘤体积较

大,常累及硬脑膜。该病患者预后不良,需行手术切除并联合放疗、化疗。不同数据显示平均生存时间是9~12个月。有报道显示1例患者术后经过大剂量强效的化疗和干细胞移植,生存期达7年。联合治疗是否的确对该肿瘤患者生存期的延长有效有待于更多的观察。

(三)髓上皮瘤

中枢神经系统髓上皮瘤(meduloepithelioma)由Bailey和Cushing于1926年首先描述。该瘤内结构形如原始神经管,并认为是最原始的多能神经上皮肿瘤。

【发病率】

髓上皮瘤较罕见,有完整报道的病例仅30例左右,但也有学者报道髓上皮瘤占同期儿童原发性脑瘤的1%。髓上皮瘤见于婴儿与儿童,尤以6个月至5岁患儿多见,仅有1例报道为青少年。颅内肿瘤好发于大脑半球内脑室周围,以颞叶稍多,其次为顶叶、枕叶、额叶、小脑与脑干。此外,肿瘤可见于眶内。

【病理】

髓上皮瘤在光镜下肿瘤细胞呈乳头状、管状或结节状排列,如胚胎神经管构形。基质由小毛细血管与结缔组织纤维形成,呈小梁状,并卷绕成结节。肿瘤在组织学上的另一个显著特点为瘤细胞形态原始,核分裂象多,胞质稀少,无纤毛或生毛体,并且瘤内有多种分化的细胞,包括神经元、神经胶质,甚至间质成分。免疫组化染色可发现在原始瘤细胞区内某些呈GFAP阳性,而另一些呈突触生长蛋白阳性。

【临床表现】

髓上皮瘤病程短,仅4~6个月。根据发病部位的不同可有不同的神经系统局灶症状,如癫痫、偏瘫等。部分患者可出现意识障碍。肿瘤脑脊液播散与颅外转移灶常见。

髓上皮瘤在CT与MRI上具有特殊性。与原始神经外胚叶肿瘤不同,肿瘤在CT上为等密度或略低密度,边界清楚,增强后几乎不强化。在MRI影像上,肿瘤T_1W呈低信号,T_2W呈高信号,瘤内有灶性信号不均一。

【治疗】

髓上皮瘤最合适的治疗方案仍未明确。有学者建议以手术为主,术后辅以放疗。

【预后】

髓上皮瘤预后差,对放射敏感性较其他胚胎性神经上皮肿瘤低。生存期一般不超过1年。但也有报道肿瘤全切除后生存10年以上的。眶内髓上皮瘤预后较好,行眶内清扫包括眼球摘除后可获得长期生存。

(四)非典型畸胎样/横纹肌样瘤

非典型畸胎样/横纹肌样瘤(atypical teratoid/rhabdoid tumor,AT/RT)是中枢神经系统一类少见的神经上皮来源的恶性肿瘤。1985年报道了第1例,由于肿瘤组织学特征类似于婴儿肾脏的恶性横纹样肿瘤,当时即命名其为"横纹样肿瘤"。Rorke等认为该肿瘤内含有不同的组织成分如横纹样细胞、原始神经上皮、上皮及间叶成分等,故命名其为非典型性畸胎性/横纹样肿瘤。最近研究发现,90%的中枢神经系统AT/RT出现22号染色体丢失,进一步研究发现肿瘤的发生与22q11.2位点上的INI1基因突变有关。诊断AT/RT的必要条件是发现INI1或BRG1基因改变。如果肿瘤具有AT/RT的组织学特点,但无INI1或BRG1基因改变,只诊断为"中枢

神经系统胚胎性肿瘤伴横纹肌样特征"。

【发病率】

AT/RT 少见。

【病理】

光镜下肿瘤具有独特表现,含有横纹样(杆状)细胞、原始神经上皮,间叶组织及上皮细胞。肿瘤具有横纹样细胞为其特征。典型的横纹样细胞呈中等大小,圆形或椭圆形;细胞核异形,核仁明显,核分裂象多见。细胞轮廓明显,胞质内含均匀细小的颗粒,或粉红色小体,如包涵体。免疫组化染色横纹样细胞呈上皮细胞膜抗原(EMA)与波形蛋白阳性,原始神经上皮成分为 GFAP、神经蛋白(NFP)等阳性。

【临床表现】

婴幼儿患者主要表现为嗜睡、呕吐或生长停滞。3 岁以上的儿童患者则多为头痛与偏瘫,有时有以展神经及面神经为主的脑神经麻痹。

AT/RT 的 CT 表现与髓母细胞瘤相似,平扫为高密度,增强后有不均匀强化(图 3-3-2-54),但囊变与出血多见。MRI 的表现较为特殊,肿瘤实质部分 T_1W 低信号,T_2W 为低或等信号,质子加权成像为等信号(图 3-3-2-55)。

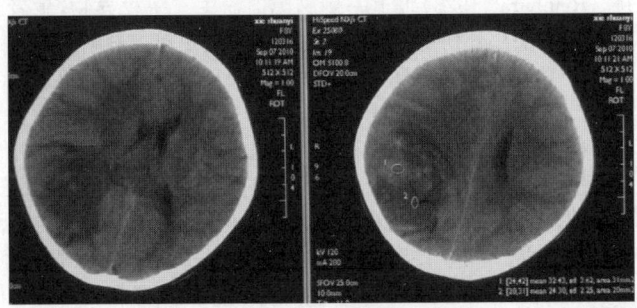

图 3-3-2-54 AT/RT 的 CT 表现

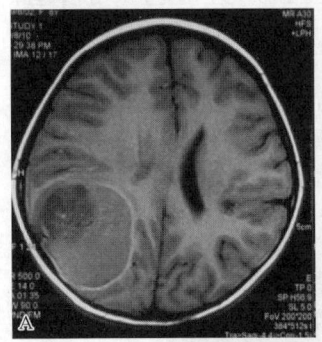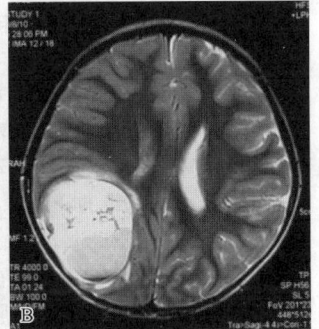

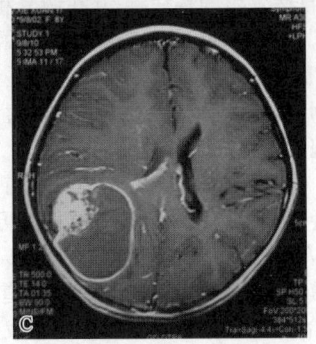

图 3-3-2-55 AT/RT 的 MRI 表现

A. T_1W;B. T_2W;C. 轴位增强。

【治疗】

AT/RT 以手术治疗为主,术后辅以放疗。

【预后】

AT/RT 预后差,绝大多数在 1 年内死亡。仅 3 例生存期较长,分别为 4、5、6 年,其中 2 例为儿童。

(五)神经母细胞瘤

中枢神经系统神经母细胞瘤主要为嗅神经母细胞瘤,肿瘤细胞分化可从不成熟圆形细胞到成熟细胞。

【发病率】

嗅神经母细胞瘤较少见,约占鼻腔肿瘤发病率的 3%。男性稍占多数。肿瘤见于几乎各个年龄段。

【病理】

嗅神经母细胞瘤呈侵袭性生长,生长速度较快,常破坏筛板。肿瘤质地较软,血供较丰富。光镜下肿瘤组织呈叶状结构,肿瘤细胞呈片样堆积,瘤细胞间充满神经纤维丝。瘤细胞胞质边界不清,细胞核圆形或卵圆形。有时瘤细胞形成假玫瑰花结构。在电镜下,肿瘤细胞胞质内具有神经分泌颗粒,且瘤细胞具有神经突起,突起内含有微管与神经微丝。免疫组化染色可见神经元特意性染色。

【临床表现】

病程最短者为 1 个月,而最长者可达 7 年之久,平均病程约为 5 个月。首发症状为鼻塞,反复鼻出血,疼痛及嗅觉丧失。当肿瘤侵犯颅内时出现神经系统表现。肿瘤晚期约 18% 出现颈部转移,部分患者可有远处转移。目前采用改良 Kadish 分期法将嗅神经母细胞瘤在临床上分为 4 期。第 1 期为肿瘤局限于鼻腔内,第 2 为肿瘤自鼻腔向鼻旁窦生长,第 3 期为肿瘤在第 2 期的基础上侵犯筛板、颅底及颅腔,第 4 期瘤出现颈部淋巴结或远处转移。

头颅 CT 和 MRI 是主要诊断手段。

【治疗】

治疗包括手术、放疗及化疗在内的综合治疗。

【预后】

预后较差,总的 5 年生存率为 69%。约 47% 患者 5 年内出现肿瘤复发或转移。

第三节 颅内脑膜瘤

毛 颖 周良辅

脑膜瘤有颅内脑膜瘤和异位脑膜瘤之分。前者由颅内蛛网膜细胞形成,后者指无脑膜覆盖的组织器官发生的脑膜瘤,主要由胚胎期残留的蛛网膜组织演变而成。好发部位有头皮、颅骨、眼眶、鼻旁窦、腮腺、颈部、三叉神经半月节、硬脑膜外层等。这里主要讨论颅内脑膜瘤。

脑膜包括 3 层组织,即硬脑膜、蛛网膜和软脑膜,由于后两层脑膜常相互粘连,与硬脑膜比,它们显得柔软,故它们又称软脑膜。在妊娠 22～24 d,发育的神经管被一层单细胞组织围绕,这层组织以后形成软脑膜。在妊娠 33～41 d,整个神经系统被来自间充质的多层组织包绕,它们以后形成蛛网膜和硬脑膜。蛛网膜由两种细胞构成,一种形成蛛网膜的梁柱细胞,附着在软脑膜上,构成蛛网膜下腔;另一种为蛛网膜屏障细胞,与硬脑膜毗邻,它们之间没有腔隙。蛛网膜还有一种特殊结构——蛛网膜绒毛,能吸收脑脊液。这些绒毛可突入静脉窦内,静脉的内皮细胞与蛛网膜颗粒(扩张或增大的绒毛)或蛛网膜帽细胞接触。蛛网膜本身无血管,因此来自硬脑膜的供血是脑膜瘤赖以生存的条件。

在颅内肿瘤中,脑膜瘤的发生率仅次于胶质瘤,为颅内良性肿瘤中最常见者,占颅内肿瘤的 15%～24%(平均为 19%)。尸体解剖发生率为 30%(Codd,1990)。儿童发生率为 0.3/10 万,成人为 8.4/10 万;良性脑膜瘤约为 2.3/10 万,恶性脑膜瘤 0.17/10 万(Rehringer,1989)。复旦大学附属华山医院神经外科截至 2011 年收治 60 978 例脑瘤中脑膜瘤 13 337 例(占21.87%),其中 2001—2010 年间共收治脑膜瘤 7 084 例,WHOⅠ级、Ⅱ级和Ⅲ级脑膜瘤分别占 91.9%、5.2% 和 2.9%。脑膜瘤的发病情况见表 3-3-3-1。

表 3-3-3-1　脑膜瘤的发病情况

类别	占比(%)	发病率(1/10 万)	男：女
颅内肿瘤	15～24(男性 20,女性 36)	0.3～8.4	1:2
椎管内肿瘤	22～43(男性 21,女性 58)	0.08～0.3	1:5

脑膜瘤好发于中、青年人,女性多发,男女之比为 1:1.7～3.5。儿童中也可发生,且多为恶性者。神经纤维瘤Ⅱ型或有遗传性疾病家族史者易多发脑膜瘤。

脑膜瘤可见于颅内任何部位(表 3-3-3-2),但幕上较幕下多见,约为 8:1,好发部位依次为大脑凸面、矢状窦旁、大脑镰旁和颅底(包括蝶骨嵴、嗅沟、桥小脑角等)。

表 3-3-3-2　颅内脑膜瘤的分布(%)

部位	华山医院 1993 (2 999 例)	Cushing 等 1938 (295 例)	Chan 等 1984 (257 例)	Jaaskelainen 1986 (657 例)	Kallie 等 1992 (9 367 例)
大脑凸面	24.9	18	21	25	22
矢状窦旁	14.7	22	31	21	27
大脑镰旁	8.7	2	*	10	*
蝶骨嵴	12.6	18	14	12	23
中颅窝	2.4	3	2	3	*
嗅沟	6.4	10	8	8	18
鞍结节、鞍膈	7.8	10	5	10	*
眶颅	1.6	?	*	?	?
小脑幕	6.9	5.1	16	3	10
桥小脑角	7.1	2.3	*	*	*
枕大孔	0.7	<1	*	*	*
斜坡	1.7	<2	*	*	*
小脑凸面	1.5	?	*	?	?
侧脑室	2.9	?	?	?	?
四脑室	0.1	?	?	?	?

注:＊示发生率已包括在其上面部位的数字内。

【病因】

脑膜瘤的病因迄今不完全清楚。现在较一致的意见认为脑膜瘤来源于蛛网膜细胞。蛛网膜细胞能合成几种赖蛋白和粘连分子,因此能对脑膜的损伤作出直接的纤维修复反应(Russell,1989;Smith,1994)。认为脑膜瘤起源于蛛网膜细胞

的证据有:① 蛛网膜细胞是一种网状内皮系统的细胞,能演变为其他细胞,如受刺激,它能演变成具阿米巴运动的吞噬细胞;在组织修复过程中它又可演变为纤维母细胞。此特征与脑膜瘤的多种细胞形态类型相符。② 蛛网膜向硬脑膜里伸进许多突起,称蛛网膜绒毛,后者扩张而形成蛛网膜颗粒,它主要分布于大静脉窦的壁(如上矢状窦、窦汇、横窦)和静脉窦的静脉分支附近,以及颅底的嗅沟、鞍区(鞍结节、鞍膈、鞍旁)、上斜坡、第Ⅲ～Ⅺ对脑神经出颅腔的骨孔附近(特别是卵圆孔、内听道、颈静脉)。而脑膜瘤也是好发于上述部位。蛛网膜绒毛细胞巢在显微镜下呈旋涡状排列,有钙化的砂粒小体,这些改变与脑膜瘤的结构相似。少数脑膜瘤发生于不附着脑膜的部位。如脑实质内、脑室内、松果体内等。可能这些脑膜瘤起源于异位蛛网膜细胞或脉络丛细胞。

由于蛛网膜细胞的分裂率很低,因此脑膜瘤的发生必须有外因,如外伤、病毒感染、放射照射、遗传因素或者内源性因素(如激素、生长因子等)。

1. 外伤　早在 1884 年 Keen 就报道脑膜瘤的发生与外伤有关。Cushing(1938)在 313 例脑膜瘤中发现 33% 有外伤史,其中 24 例在肿瘤部位的脑组织有瘢痕、凹陷骨折等外伤性痕迹。Reinharat(1928)报道一例脑膜肉瘤中有一枚异物,患者20 年前有头部外伤史。Walshe(1931)尸剖发现一例脑膜瘤正好位于 16 年前颅骨金属片穿透的部位。Barnett(1986)报道一例 75 岁男性患颞顶脑膜瘤(瘤直径 5 cm),肿瘤位于 67 年前头部外伤所致的骨折线下硬膜粘连处,镜检除具典型的黄色瘤样脑膜瘤内皮型细胞外,还有丰富的多核异物巨细胞环绕大胆固醇裂隙,特别在有慢性炎症的透明变性区内,提示有慢性炎症和异物反应。但这一因素也有不同意见,Annegrs 等(1979)报道长期随访 2 953 例头外伤者,并未见比一般人群有更高的脑膜瘤发生率。Ewing 故而提出外伤后发生脑膜瘤的诊断标准:① 可靠的头外伤史;② 外伤部位必须完全确定;③ 肿瘤起源必须在外伤的部位;④ 伤后相当长一段时间后才发生肿瘤;⑤ 肿瘤性质必须明确。

2. 病毒感染　病毒感染在脑膜瘤发生中的作用已研究20 余年,大多集中在 DNA 病毒、乳多泡病毒家族(如猴病毒40、BK 和其他猴病毒 40 样病毒等)。虽然在人类脑膜瘤中常发现大量乳多泡病毒的 T 抗原,但是这些病毒不能在实验动物身上产生脑膜瘤(Rachlin,1991)。虽然研究发现用原位杂交技术和不同的病毒 DNA 探针,在 3/7 例脑膜瘤中找到猴病毒40 有关的核酸系列,可将人类脑膜瘤中分离出猴病毒 40 进行克隆,但它们与自然发生的猴病毒 40 在调节和增强活动方面颇不同(Martin,1991;Ibelgaufts,1982),因此尽管上述研究提示这些 DNA 病毒可能在脑膜瘤发生上起一些作用,但确切因果关系仍有待阐明。因肿瘤发生是多步骤的过程,病毒感染正常的蛛网膜细胞可能起一定作用。

3. 放射线　放疗可治疗某些不能手术切除的肿瘤,但放疗应用不当却又会促发脑膜瘤等发生。放射线可通过直接或间接机制损伤 DNA,导致肿瘤发生。1953 年 Mann 首次报道了放疗后继发脑膜瘤的病例。Modan(1974)报道 11 000 例儿童曾用深度 X 线治疗头癣,长期随访发现 19 例发生颅内脑膜瘤,发生率为正常儿童的 4 倍,这些脑膜瘤附近的头皮、颅骨和脑组织均有放疗的痕迹。Ghin(1993)报道 15 例儿童在高剂量放

疗后发生脑膜瘤,大多为良性,仅 1 例为多发。综合文献显示放疗剂量越大、患者越年轻,发生肿瘤的潜伏期越短,且这类脑膜瘤通常侵袭性更强,更易复发(表 3-3-3-3)。

表 3-3-3-3　放疗诱发脑膜瘤的年龄和潜伏期

放疗剂量 (Gy)	诊断时平均 年龄(岁)	放疗至发现脑膜瘤 平均时间(年)
低剂量(<10)	44.5	35.2
中剂量(10~20)	32.3	26.1
高剂量(>20)	34.2	19.5

4. 激素和生长因子受体　类固醇激素和多肽生长因子与细胞膜受体相互作用,引发胞内一系列反应,从而影响细胞的增殖。由于脑膜瘤可在妊娠期增大,且可与乳腺癌伴发,因此,人们对神经激素在脑膜瘤中的作用进行了不少研究,发现脑膜瘤细胞有下列受体:孕酮受体、雌激素受体、雄激素受体、糖皮质激素、生长激素受体、神经张力素受体、多巴胺受体、上皮生长因子受体、血小板衍生生长因子受体、胰岛素样生长因子受体、转化生长因子受体、干扰素 α 受体、白介素 σ 受体、纤维母生长因子受体、内皮素受体等。研究肿瘤细胞受体的目的在于了解它们在肿瘤发生、发展中的作用,以指导临床诊断和治疗。但是这些受体的研究目前有正反意见,它们在脑膜瘤病因中的潜在作用亦有争议。

【遗传学】

Vager - Capodane(1993)在 75 例脑膜瘤中发现 72% 的患者有染色体异常,19% 的 22 号染色体为单体型,15% 的有结构和编码异常,11% 的有端粒染色体。复合的染色体异常伴端粒染色体常见于非典型脑膜瘤,正常染色体组型或 22 染色体呈单体型则主要见于良性脑膜瘤。WHO Ⅱ级脑膜瘤中,几乎100% 存在 NF2 的突变或 Chr22 的丢失,并且具有更多的染色体重排,此外常见的缺失还位于 1p、6q、14q 和 18q 等,伴 1q、9q、12q、15q、17q 和 20q 基因扩增。WHO Ⅲ级脑膜瘤最常见的缺失主要位于 6q、10p 和 14q,可伴 17q 扩增,TP53 和 PTEN 突变或 CDKN2A 丢失(图 3-3-3-1)。

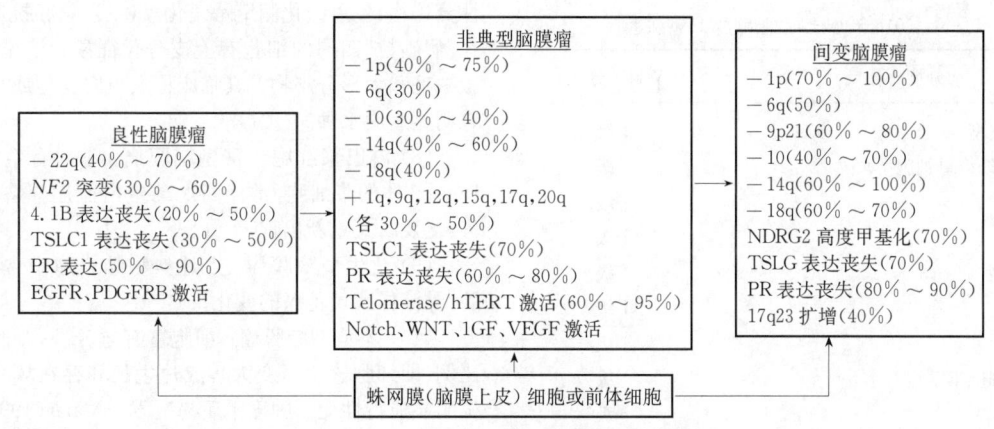

图 3-3-3-1　脑膜瘤发生、发展的分子生物学事件

近年来脑膜瘤大规模全基因组及全外显子测序表明,除了近 40% 的脑膜瘤可由 NF2 所致外,其余主要与 KLF4、TRAF7、AKT1、SMO、SMARCB1、PIK3CA、PIK3R1、SUFU、PRKAR1A 和 POLR2A 等多个基因高频突变有关,且多与 NF2 出现存在互斥。另有大约 20% 目前尚未发现其致病机制。不同基因的突变与脑膜瘤的级别、亚型及部位都有关系,如 NF2 突变多见于后颅窝生长的脑膜瘤,KLF4/TRAF7 突变多见于生长在中颅底的脑膜瘤,AKT1/TRAF7 突变多见于中轴线上生长的脑膜瘤,SMO 突变多见于前颅底中线附近生长的脑膜瘤。

常见脑膜瘤与神经纤维瘤病Ⅱ型合并发生,后者又称中枢性神经纤维瘤病,表现为双侧听神经瘤,22 号染色体丢失;脑膜瘤患者中 70% 也表现有 22 号染色体丢失。两者丢失相同的抑癌基因。因此一旦抑癌基因的等位基因缺失,继之发生异常或突变,肿瘤即发生、发展。乳腺癌患者也丧失 22 号染色体,她们也可以同时发生脑膜瘤,说明两者存在一定的内在联系。相反,神经纤维病Ⅰ型的基因位于 17 号染色体,这些患者很少发生脑膜瘤。可是,在一些有家族史的脑膜瘤患者中,并没有 22 号染色体异常,这一现象提示可能存在非 22 号染色体的位点。脑膜瘤与其他少见遗传疾病如 Cowden 综合征等的关系仍待研究。

【病理】

1. 大体病理　脑膜瘤可小如针头,在尸检中偶尔被发现;也可大如苹果,重达 1 890 g。肿瘤形状依其所在部位而异,一般有 3 种形态:① 球状,最常见,多见于脑表面或脑室内,前者与硬脑膜紧密粘连,并嵌入邻近脑组织中,后者与脉络膜丛紧密相连;② 扁平状(毡状),位于脑底,其厚薄不一,一般不超过 1 cm,与颅底硬脑膜广泛粘连;③ 马鞍状(哑铃状),位于颅底的骨嵴上或硬脑膜游离缘,如蝶骨嵴、大脑镰、小脑幕、视神经包膜。

脑膜瘤多有一层由结缔组织形成的包膜,其厚薄不一。瘤表面光滑或呈结节状,常有血管盘曲。瘤质地坚韧,有时有钙化、骨化,少数有囊变。肿瘤多为灰白色,剖面有螺旋纹,少数由于出血或坏死,瘤质变软,色暗红,可呈鱼肉状。脑膜瘤与脑组织之间的界面可光滑、分叶状、指状突起和呈浸润生长,后两种情况肿瘤常无包膜。

脑膜瘤可侵入静脉窦、颅骨、颞肌和头皮。颅骨可因破坏或反应性骨增生而形成外生或内生骨疣。肿瘤血供大多来自与肿瘤粘连的硬脑膜(颈外动脉系统供血),少数来自皮质动脉(颈内或椎-基底动脉)。静脉回流多经硬脑膜附着处。肿瘤与脑之间有时可有黄色液体囊腔,邻近脑组织可有程度不同的水肿,水肿范围与肿瘤大小不成比例,有时脑水肿严重,似恶性胶质瘤或转移瘤。有时水肿可发生在远离肿瘤处,而使诊断和手术定位发生错误。产生脑水肿的原因复杂,与肿瘤所在部位、组织学特性、瘤细胞分泌功能、脑皮质软脑膜的完整性、脑组织静脉回流和水肿液回流到脑室的通道有关。

2. 组织学分型　从 1938 年 Harvey Cushing 首次提出 "meningioma" 一词,到 1979 年 WHO 中枢神经系统肿瘤分类标准建立,首次把脑膜瘤分成 9 型,这期间经历了一个漫长的发展过程。1979 年 WHO 分类中良、恶性脑膜瘤分界不清,恶性脑膜瘤的标准也不明确,进而 WHO 神经病理学家分别于 1993、2000 和 2007 年对中枢神经系统肿瘤重新分类,逐步完善,其中 2000 版对脑膜瘤的分型改动迄今为止最为重要,首次明确了不典型脑膜瘤的诊断标准,按复发和(或)侵袭性生长危险性高低重新分组、分级。自 2000 版以后,包括 2007 版和 2016 版,基于组织病理的脑膜瘤基本分型、分级没有再发生太大的变化,仍沿袭 2000 版的 15 种亚型(表 3-3-3-4)。

表 3-3-3-4　2016 年 WHO 脑膜瘤的 15 种亚型

分型	WHO 分级
脑膜上皮型	I 级
纤维型(纤维母细胞型)	I 级
过渡型	I 级
砂粒型	I 级
血管瘤型	I 级
微囊型	I 级
分泌型	I 级
淋巴浆细胞丰富型	I 级
化生型	I 级
不典型	II 级
透明细胞型	II 级
脊索样型	II 级
横纹肌样	III 级
乳头状型	III 级
间变型	III 级

(1) 脑膜上皮型脑膜瘤:脑膜瘤常见亚型。细胞呈多角形,边界不清,排列成巢状;胞质丰富;胞核较大、圆形,位于细胞中央;核染色质纤细成网,有 1~2 个小核仁。间质中嗜银纤维少。旋涡状分布和砂粒小体均不常见,如出现,也不如其他亚型典型。本型细胞可发生退行性变呈所谓黄色瘤样,也可呈鳞形上皮样改变。后者细胞排列呈团块状,很像转移瘤,特别在冷冻切片诊断中应注意鉴别。

(2) 纤维型脑膜瘤:也为脑膜瘤常见亚型。细胞及其核均呈长梭形,胶质纤维较多。胞核有时排列成网状,类似神经纤维瘤。细胞排列成疏松的同心圆旋涡。但类似脑膜内皮型的细胞分布和细胞核特征也常出现,有助于与神经纤维瘤进行鉴别。该型发生退行性变时可出现星形细胞瘤改变,但磷钨酸苏木精染色为阴性,可以区别。

(3) 过渡型脑膜瘤:常见脑膜瘤亚型。细胞特征介于脑膜内皮型和纤维型。细胞排列成旋涡状,常有一个血管在旋涡中

央。细胞呈梭形,胞质内有细胞原纤维。在旋涡中央有时是砂粒小体,后者由同心层的钙盐沉积组成,估计是变性细胞钙化的结果。

(4) 砂粒型脑膜瘤:似过渡型脑膜瘤,在排列成旋涡状的细胞中央有很多砂粒小体,在偏振光照射下砂粒小体呈双折射,似不完全的 "十" 字。常见于嗅沟处或椎管内,如胸椎。多见于中年女性。

(5) 血管瘤型脑膜瘤:细胞丰富,间有许多成熟的微血管。血管壁薄,也可较厚并呈透明样变。血管内皮常增生,管壁内和间质中网织纤维丰富。须与毛细血管型血管母细胞瘤和血管畸形相鉴别。此型无临床侵袭性表现,不同于以往的血管母细胞型。

(6) 微囊型脑膜瘤:又称湿型脑膜瘤。囊可大可小,多有细胞外液积贮而成,瘤细胞为脑膜内皮细胞,有伸长的突起,但旋涡排列不明显。此型多见男性患者,有别于脑膜瘤好发女性。

(7) 分泌型脑膜瘤:细胞排列成腺样,腺腔内含有 PAS 阳性分泌物,免疫组化测定示角化素(+),癌胚抗原(CEA)(+)。在 "假砂粒" 四周的细胞有上皮分化征象。镜见胞质内腔隙有微绒毛和无形分泌物。其临床特点与内皮型或过渡型相同,但有明显瘤周水肿。

(8) 淋巴浆细胞丰富型脑膜瘤:瘤内有生发中心和含有 Russell 体的浆细胞,常伴高 γ 球蛋白血症。瘤切除后此症消失,复发时又重新出现。

(9) 化生型脑膜瘤:上述典型脑膜瘤中含有软骨、骨、脂肪、黏液样或黄色瘤的变化。

(10) 不典型脑膜瘤:细胞富有丝分裂,细胞丰富,高核比例(即细胞核明显变大),成片生长和存在坏死带等特征,缺少明显退行性变。肿瘤术后易复发。Maier(1992)认为细胞分增多,10 个高倍镜中有 ≥高个有丝分裂者,诊断可以成立。其中乳头型长期被认为属恶性,具高度浸润脑和颅骨结构、易复发和转移的特性。多数形态同一般脑膜瘤,但有乳头状排列。多见于儿童,文献报道约 75% 发生局部浸润或侵犯脑组织,约 55% 病灶复发。

(11) 透明细胞型脑膜瘤:少见,肿瘤有较强的侵袭性。细胞内有丰富的糖原,间质和血管周围间隙有胶原沉积,表示肿瘤的长期性。细胞呈不清楚旋涡排列,少内皮型特征。本型易复发或接种,好发于桥小脑角和马尾。

(12) 脊索样型脑膜瘤:肿瘤内局部组织学上与脊索瘤相似,并与脑膜瘤区域交错。瘤间质内产生黏性物质,可有明显慢性炎症细胞浸润。不限于生长在颅底中线结构上。没有上皮细胞膜抗原及细胞角化素的强烈反应,仅半数 S-100 染色(+)。属于 WHO II 级,次全切除后复发率较高。部分患者同时出现血液系统病变,如 Castleman 病。

(13) 横纹肌样脑膜瘤:少见。成片横纹肌样细胞,呈圆形,胞核偏心,有明显核仁,胞质嗜伊红,有漩涡样中间丝。本型可仅见于复发脑膜瘤,具有增生指数高等恶性肿瘤特性。

(14) 乳头状型脑膜瘤:少见。在血管周边呈假乳头状排列。好发于儿童。75% 浸润局部脑组织,55% 复发,20% 转移。

(15) 间变型脑膜瘤:可从一般或不典型脑膜瘤演变而来,也可一开始即为间变型脑膜瘤。丧失脑膜内皮型正常形态,细

胞明显增多,伴局灶坏死;10 个高倍镜中有 20 个以上有丝分裂。本型肿瘤浸润脑实质,可转移颅外结构(表 3-3-3-5)。

表 3-3-3-5 恶性脑膜瘤转移的部位

部位	发生率(%)
肺	32
肝	16
淋巴结	11
骨骼	8
肾	6
其他(胰、甲状腺、纵隔、乳腺等)	27

间变型脑膜瘤占新诊断脑膜瘤总数不到 3%。与不典型脑膜瘤一样,多见于男性(异于良性脑膜瘤),好发于 50 岁以上的患者,多位于小脑幕上。常见症状:头痛、癫痫、轻偏瘫、个性改变、头皮和颅骨上无痛肿块。病程多短于 1 年。好发于矢状窦旁或大脑凸面。放射影像表现:① CT 上呈高密度伴中央坏死低密度区,表面不规则,可呈"蘑菇状"生长。周围有脑水肿。无钙化。半数呈不均匀增强。② MRI:T_2W 为高信号,与脑组织之间无边界,伴广泛脑水肿、骨质破坏和经骨孔向外生长。本型脑膜瘤软而富血管,术时易用吸引器吸除,但是瘤与脑组织间边界不清楚,因此手术疗效欠佳,5 年内复发率为 33%~78%(Mahmood,1993;Jaaskelaine,1986)。平均术后生存率为 2~5 年(Wilson,1994;Goldsmith,1994)。

3. 病理行为

(1) 多发性脑膜瘤:指颅内有多个互不相连的脑膜瘤,且不伴神经纤维瘤病。如伴神经纤维瘤病,则称脑膜瘤病。发生率:尸检为 8.2%~16%,临床大组病例为 0.9%~8.9%(Parent,1991;Russell,1989)。随着 CT 和 MRI 的广泛应用,发生率将有所增高。多发性脑膜瘤可同时,也可间隔数年出现,最长达 20 年。瘤数从数个至十数个,可局限一处或分散于颅内不同区域或伴椎管内脊膜瘤。分子生物学研究发现,多发脑膜瘤的 NF2 基因突变率较一般脑膜瘤高,可达 83%。发生多发脑膜瘤的途径可能为:① 肿瘤沿蛛网膜下腔播散;② 多中心或不同肿瘤来源。有家族史,后天因素如放射照射也可引起。在病理组织学上与单发者无显著差别,但多发性脑膜瘤多为砂粒型,脑膜瘤病则多为纤维型。多发脑膜瘤大多见于女性,平均年龄 50 岁,以小脑幕上大脑凸面和矢状窦旁多见。

(2) 囊性脑膜瘤:囊性脑膜瘤(图 3-3-3-2)少见。多发生在小脑幕上、大脑凸面。根据囊肿与周围脑组织的关系,可分下列 4 种类型:① 瘤内型,囊肿完全位于肿瘤内;② 瘤边型,囊肿位于肿瘤的边缘,但仍完全在瘤内;③ 瘤周型,囊肿位于肿瘤周围,但实际位于邻近的脑组织内;④ 瘤旁型,囊肿位于肿瘤与脑组织的分界面中间,既不在肿瘤内,也不在脑组织内。囊肿可大可小,囊液黄色,含高浓度蛋白质(可达 35 mg/L)。囊壁和壁上瘤结节可找到脑膜瘤细胞。囊肿形成原因:有多种假设,如瘤细胞分泌或肿瘤内坏死、出血和变性(见于瘤内型),瘤周脑组织水肿、缺血、脱髓鞘或积液(见于瘤周型或瘤旁型)。

临床上应注意与胶质瘤鉴别:① 位于矢状旁的囊变肿瘤应想到脑膜瘤;② 术中活检;③ 脑血管造影见肿瘤有颈外动脉供血者多为脑膜瘤。

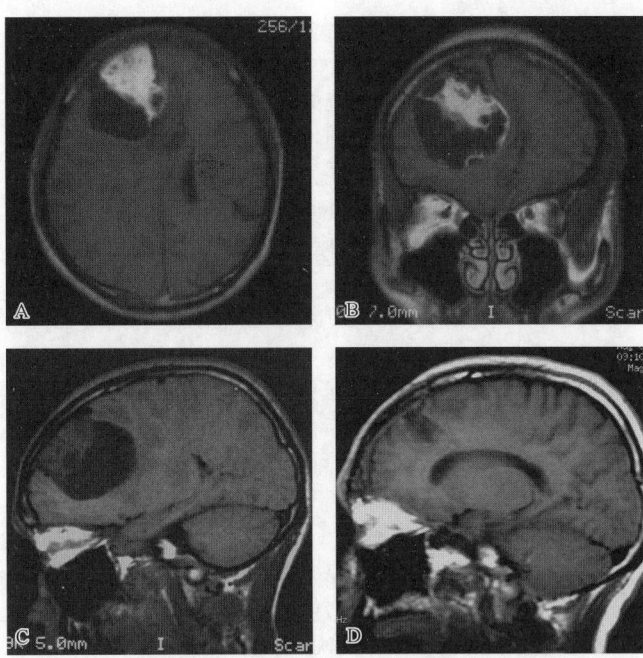

图 3-3-3-2 囊型脑膜瘤(瘤周型)
A. 增强 MRI 水平位;B. 增强 MRI 冠状位;C、D. 手术后平扫 MRI 矢状位。

(3) 复发性脑膜瘤:有两种含义,一指肉眼全切除肿瘤后,在原手术部位又出现肿瘤;另一种指切除肿瘤不全,经一段时期临床改善后,症状复出。后一种实为肿瘤继续生长。在组织学上脑膜瘤大多属良性,但常有恶性肿瘤的生物学特性,如局部浸润、复发、近处或远处转移等。因此脑膜瘤有时不易彻底切除。Simpson(1957)分级 Ⅰ 和 Ⅱ 级切除者,复发率为 9%~32%(May,1989;Nockels,1991)。不全切除者复发率更高,为 18.4%~50%。另外良性脑膜瘤术后复发率为 3%~38%,恶性者(指不典型和间变型脑膜瘤)为 6%~78%(Saloman,1991)。因此如果能预测脑膜瘤复发或其恶性生物学特性,在术前、术中和术后采取相应措施,减少或防止或延长其复发,从而可提高治疗效果。虽然目前还没有行之有效的统一方法和标准,但近来一些研究已取得可喜的结果。

(4) 静止脑膜瘤:又称钙化或不生长脑膜瘤。具有下列特点:① 多见于中老年人;② 肿瘤常见钙化或骨化;③ 多无临床表现,常是无意中发现;④ CT 或 MRI 检查肿瘤表面光滑。常不增强和不伴瘤周水肿。治疗:定期(如每年)复查 CT 和(或)MRI,测量肿瘤体积,测算其生长率。由于肿瘤生长极其缓慢或不生长,可不必手术。

【临床表现】

脑膜瘤除具有脑肿瘤的共同表现外,还具有下列特点。

(1) 通常生长缓慢、病程长,一般为 2~4 年。但少数生长迅速,病程短,术后易复发和间变,特别见于儿童。脑膜瘤的复发与肿瘤的组织学特点有密切关系。组织学上良性脑膜瘤术后 5 年复发率为 3%,25 年为 21%;不典型脑膜瘤术后 5 年复发率为 38%;而间变型脑膜瘤术后 5 年复发率为 78%。其他研究发现良性脑膜瘤复发的中位时间为术后 7.5 年,不典型脑膜瘤为 2.4 年,间变型为 3.5 年。脑膜瘤也可发生在儿童,大样本回顾分析发现在 1 397 例脑膜瘤中有约 1.3% 的患者年龄在 16 岁以下。儿童中,脑室内生长、瘤周囊变、缺少硬膜附着等现象比成人常见,并且男性患儿占多数。

(2) 肿瘤长得相当大,症状却很轻微,如眼底视神经乳头水肿,但头痛却剧烈。当神经系统失代偿,才出现病情迅速恶化。这与胶质瘤相反,后者生长迅速,很快出现昏迷或脑疝,而眼底却正常。

(3) 多先有刺激症状,如癫痫等,且伴明显瘤周水肿患者易出现。可继以麻痹症状,如偏瘫、视野缺失、失语或其他局灶症状。

(4) 可见于颅内任何部位,但有好发部位及相应的临床症状。

【辅助诊断】

1. 头颅 CT　CT 可显示脑膜瘤与邻近骨性结构的关系、钙化等(图 3-3-3-3),是诊断本病的主要方法之一。脑膜瘤在 CT 的典型表现有:① 瘤呈圆形或分叶状或扁平状,边界清晰。② 密度均匀呈等或偏高密度,少数可不均匀和呈低密度,为瘤内囊变或坏死,约见于 15% 的病例中。也可见点状钙化,特别是颅底病变。CT 在观察钙化情况时比 MRI 优越。③ 增强后密度均匀增高。④ 瘤内钙化多均匀,但可不规则。⑤ 局部颅骨可增生或破坏。⑥ 半数患者在肿瘤附近有不增强的低密度带,提示水肿、囊变。

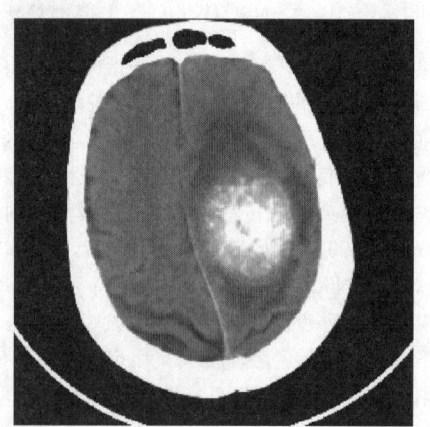

图 3-3-3-3　左侧额顶叶脑膜瘤头颅 CT 平扫

显示瘤体呈高密度,提示钙化,周围低密度水肿较明显。

尽管 CT 在判断颅骨侵犯或骨质增生程度时有着自身的优越性,特别是岩斜部肿瘤手术中,判断肿瘤与骨性标志间关系,但 CT 图像在决定肿瘤的位置、瘤实体的质地等方面,不如 MRI 清楚,特别是海绵窦、眶部和后颅伪影,影像质量影响临床判断。但近年来逐步得到运用的螺旋 CT 下的图像三维重建,对于肿瘤部位,肿瘤与周围血管、骨质的关系显示清楚,有利于手术入路的设计。

2. MRI　为本病的主要诊断方法,可三维成像、多种成像系列、不受骨伪迹影响等是其优点,特别有利于显示颅底、后颅窝和眶内的肿瘤。T_1W 增强配合脂肪抑制技术,能准确显示肿瘤生长的范围,与大动脉和静脉窦的关系。脑膜瘤 MRI 的特点:① 以硬脑膜为其基底,此处也是肿瘤最大直径。② 在 T_1W 上约 60% 的脑膜瘤为高信号,30% 的为低信号。在 T_2W 上约 50% 的肿瘤呈等信号,40% 呈轻到中等的高信号,且与肿瘤病理类型有关,如纤维型脑膜瘤 T_2W 多为低信号,内皮型、血管型为高信号。T_2W 上高信号提示肿瘤可能质地较软,手术较易吸除。③ 在 T_1W 和 T_2W 上常可见肿瘤与脑组织之间

一低信号界面,代表受压的蛛网膜或静脉丛。低信号也可能是瘤内钙化(沙粒型)。如此低信号界面消失,特别在 T_2W 上可见邻近脑内高信号,常提示蛛网膜界面被破坏。④ T_2W 可清晰显示瘤周水肿。瘤周水肿常见于额叶脑膜瘤、蝶骨嵴脑膜瘤以及脑膜内皮型、过渡型、接受软脑膜动脉供血的脑膜瘤(Inamura,1992)。⑤ 脑膜尾征:肿瘤附着的硬膜和邻近硬膜可增强(在 CT 也可有),反映该处硬脑膜的通透性增大,并不是肿瘤浸润(图 3-3-3-4)。利用 MRI 其他成像功能如磁共振波谱图(MRS)、灌注磁共振(PMRI)和弥散张量成像(DTI)等,对脑膜瘤进行良、恶区分或与血管外皮瘤等鉴别,可惜迄今没得出令人信服的结论。

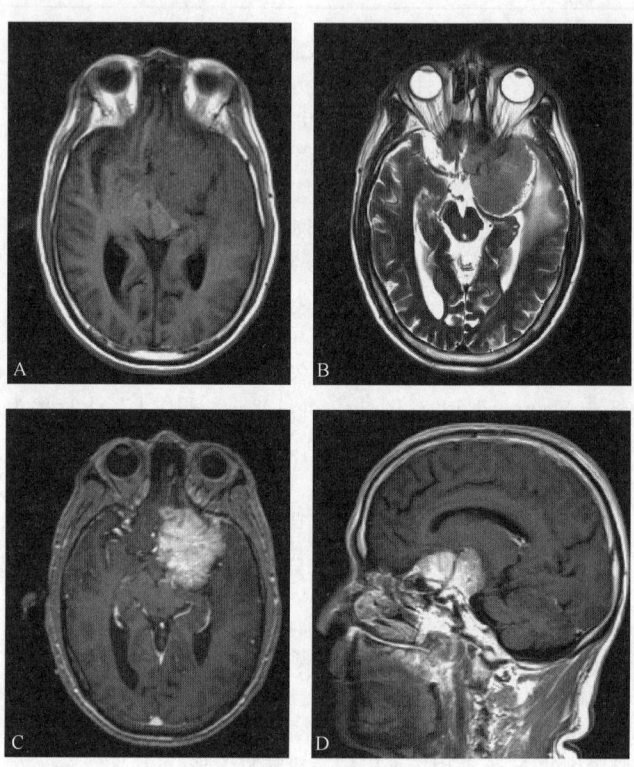

图 3-3-3-4　脑膜瘤脑膜尾征现象

A. T_1W 显示左侧蝶骨嵴低信号病灶;B. T_2W 为较高信号;C. 增强 MRI 水平位显示病灶均匀强化,外形不规则,呈分叶状;D. 增强 MRI 矢状位,可见"脑膜尾征"。

3. DSA　DSA 可显示肿瘤血供,利于设计手术方案、术前瘤供血动脉栓塞等以及了解静脉窦受累情况等。DSA 脑膜瘤的特点:① 瘤血管成熟,动脉期有较粗的小动脉,毛细血管期肿瘤染色,静脉期有粗大静脉包绕肿瘤。② 颈外动脉(如颞浅动脉、枕动脉、咽升动脉、脑膜中动脉、脑膜垂体干、小脑幕动脉等)增粗、血流速度加快(正常时颈内动脉循环时间快于颈外动脉)。但是,由于 DSA 为有创性检查,现已被 CTA 和 MRV 取代,前者显示肿瘤供血,后者(图 3-3-3-5,图 3-3-3-6)显示肿瘤对静脉窦的侵犯情况。仅在需要术前栓塞肿瘤供应动脉时才选择 DSA。

4. PET/CT　通过应用代谢物类显像剂或受体类显像剂,能从多角度反映脑膜瘤病变的代谢功能。PET/CT 可用于脑膜瘤良、恶性的鉴别。高级别的脑膜瘤比低级别者 FDG 摄取的肿瘤灰质比(tumor to gray matter ratio, TGR)高($P =$

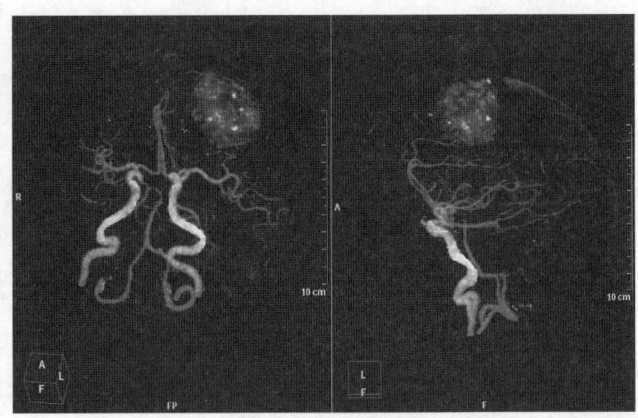

图 3-3-3-5　脑膜瘤头颅 CTA 影像

可使肿瘤显影,并可见分别来自大脑前动脉及中动脉分支供血。

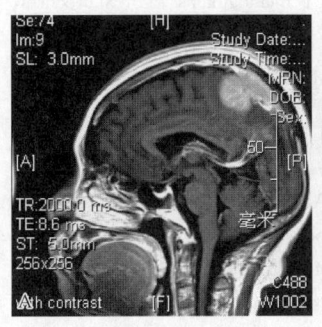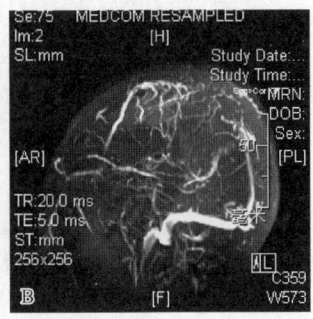

图 3-3-3-6　脑膜瘤 MRI 影像

A. MRI 增强显示顶叶镰旁矢旁脑膜瘤;B. 头颅 MRV 正侧位显示上矢状窦后部分中断,被小的分支沟通静脉替代。

0.002),MIB-1 指数相关系数为 0.338($P = 0.009$)。TGR 1.0 作为判别高级别脑膜瘤阈值的敏感度为 43%,特异度为 95%,精确度为 81%。

5. 分子影像　脑膜瘤中高表达生长抑素受体,利用 SPECT/MRI 融合[111]In-奥曲肽扫描在脑膜瘤成像显影有极高的敏感度,当常规检查难以做出诊断时可以选用。此外,还可在术后鉴别肿瘤是否复发。

【治疗】

虽然大多数脑膜瘤属良性肿瘤,手术切除可治愈。但由于手术存在一定的手术死亡率和病残率,所以应谨慎选择手术指征。不同的文献报道指出脑膜瘤的手术死亡率为 7%～14%。根据肿瘤的部位和患者的状态,手术的目的可有不同。对于凸面、嗅沟、矢状窦前 1/3 和一些天幕、后颅窝脑膜瘤,力争全切除肿瘤是手术的目的,而对于蝶骨嵴内侧、矢状窦后 1/3 脑膜瘤以及斜坡脑膜瘤,有时为减小创伤不行肿瘤全切除,甚至目前仍有一些脑膜瘤,如视神经鞘脑膜瘤,只进行活检或开颅探查。加之影像学进步,无症状脑膜瘤发现增多,因此,在决定脑膜瘤处理时应考虑下列因素:① 对肿瘤最大直径<3 cm 的无症状脑膜瘤可首选观察,随访 3～12 个月再决定治疗方案;② 伴瘤周水肿者应手术;③ 有占位效应、伴智力下降者应手术;④ 幕上大脑凸面、矢旁、镰旁脑膜瘤应早期手术;⑤ 颅底脑膜瘤如蝶骨嵴、鞍结节、嗅沟、桥小脑角处脑膜瘤应手术;⑥ 扁平脑膜瘤、海绵窦内脑膜瘤、斜坡脑膜瘤如无症状,暂可不必手术。

1. 外科手术　为本病首选方法。能做到全切除者应争取做根治性手术,以减少复发。Simpson(1957)的脑膜瘤切除术的分类法已公认:① 彻底切除(G_1),脑膜瘤及其附着的硬膜、受侵的颅骨均切除;② 全切除(G_2),瘤体完全切除,但与其附着的硬脑膜没有切除,仅作电灼;③ 肉眼全切除(G_3),瘤体切除,但与之粘连的硬脑膜及颅骨未作处理;④ 次全或部分切除(G_4),有相当一部分瘤体未被切除;⑤ 开颅减压(G_5),肿瘤仅活检。上述 G_1～G_4 术后复发率分别为 9%、19%、29% 和 40%。为减少复发,有主张 G_0 切除,则在 G_1 基础上,扩大切除受侵犯硬膜外 1～2 cm 的硬膜。

2. 放射治疗　包括外照射治疗和立体定向放射外科,可作为血供丰富脑膜瘤术前的辅助治疗,适用于:① 肿瘤的供血动脉分支不呈放射状,而是在瘤内有许多小螺旋状或粗糙的不规则的分支形成;② 肿瘤以脑实质动脉供血为主;③ 肿瘤局部骨质破坏而无骨质增生(术前放射剂量一般 40 Gy 为 1 个疗程,手术在照射对头皮的影响消退后即可施行);④ WHO Ⅲ级脑膜瘤、全/不全切除的 WHO Ⅱ级脑膜瘤和不全切除的 WHO Ⅰ级脑膜瘤的术后辅助治疗,可延缓肿瘤复发。

立体定向放射外科治疗包括 γ 刀、X 线刀、射波刀和粒子刀,适用于术后肿瘤残留或复发,颅底、视神经和海绵窦内肿瘤。以肿瘤最大直径<3 cm、肿瘤体积<10 ml、边界清楚、远离功能区和重要神经为宜。剂量选择在 12～16 Gy 可获得良好的肿瘤控制率。伽马刀治疗后 4 年肿瘤控制率(WHO Ⅰ、Ⅱ、Ⅲ级)为 89%。本法安全、无手术风险是其优点,但是长期疗效还有待观察。

3. 栓塞疗法　包括物理性栓塞和化学性栓塞两种,前者阻塞肿瘤供血动脉和促使血栓形成,后者则作用于血管壁内皮细胞,诱发血栓形成,从而达到减少脑膜瘤血供的目的。两法均作为术前的辅助疗法,且只限于颈外动脉供血为主的脑膜瘤。物理栓子包括各种不同材料制作成的栓子,以硅橡胶钡剂小球(直径 1 mm)最理想。化学性栓塞有应用雌激素(如马雌激素),按每日 1.5～2.0 mg/kg 给药,连续 6～12 d。根治性手术一般在栓塞 1 周后进行。术前栓塞治疗的获益及风险仍存在争议。

4. 药物治疗　用于复发、不能手术的不典型、间变型脑膜瘤。文献报道的药物有溴隐亭、枸橼酸他莫替芬(tamoxifen citrate)、米非司酮(mifepristone)、曲匹地尔(trapidil)、羟基脲、干扰素 α-2β、RTK 激酶、生长抑素类似物和血管生成抑制剂等。必须指出,由于目前脑膜瘤的药物治疗缺乏循证医学Ⅰ级证据,临床上一般用于难治性脑膜瘤的挽救治疗。

(1)他莫替芬:是雌激素拮抗剂,20 mg/d,分 1～2 次服用。注意事项:① 定期检查肝功能、周围血象(白细胞、血小板、红细胞),如发现异常,即应减量或停药;② 消化道反应如恶心,对症治疗无效者可停药;③ 生殖系统毒性反应如子宫内膜异常增生、白带增多,应在用药前和用药期间定期做妇科检查;④ 心血管毒性反应如血栓或栓塞,长期服用者应定期检查凝血功能。

(2)米非司酮:为孕酮拮抗剂,每次 25～50 mg,每日 2～4 次。注意事项:可有消化道反应和催经止孕等不良反应。

(3)曲匹地尔:有抑制血栓素 A_2 形成、抑制血小板衍生生长因子的致有丝分裂作用,促进前列环素生成,又有升高血中高密度脂蛋白、降低低密度脂蛋白和扩张血管等作用。口服，每次 1～2 片，每日 3 次。注意事项：① 定期检查肝功能、血白细胞计数，如发现异常，应停药；② 过敏者禁用；③ 孕妇不宜用；④ 偶有消化道反应。

（4）羟基脲：可抑制核苷还原酶，选择性阻止 DNA 合成。口服，每日 20 mg/kg，连服 3 个月，复查 CT 或 MRI，如瘤增大，停服，否则继续服用。注意事项：① 骨髓抑制（应定期复查血白细胞、红细胞和血小板）；② 胃肠道反应。

（5）干扰素 α-2β：有抗血管生成，抑制细胞胸腺嘧啶核苷合成的作用。皮下注射，每日 4 mIU/m²，共 5 d，休息 2 d，如此持续 6～14 个月。注意事项：① 定期查血白细胞计数；② 感冒样症状和注射局部疼痛，减药即可。

（6）受体酪氨酸激酶（RTK）抑制剂：包括 PDGFR 和 EGFR 受体抑制剂，如吉非替尼、厄洛替尼、伊马替尼。伊马替尼联合羟基脲治疗 WHO Ⅱ级和Ⅲ级脑膜瘤，6 个月无进展期为 46%，12 个月无进展期为 8%。此外，另有临床试验表明，一些血管生成的抑制剂如 VEGFR 抑制剂瓦他拉尼（vatalanib）、舒尼替尼（VEGFR、PFGFR 和 KIT 受体抑制剂）及贝伐单抗在治疗复发和难治性 WHO Ⅱ级和Ⅲ级脑膜瘤上也有一定作用（循证医学Ⅱ级证据，2B 级推荐）。

（7）生长抑素类似物：90% 脑膜瘤中表达生长抑素受体，有报道尝试用生长抑素类似物奥曲肽（sandostatin LAR）治疗复发脑膜瘤患者，3 个月后有近 1/3 患者肿瘤缩小、1/3 肿瘤稳定，6 个月无进展期为 44%。但是对类似药物帕瑞肽（pasireotide LAR）的Ⅱ期临床试验提示对复发和进展的脑膜瘤效果有限。

【预后和影响因素】

脑膜瘤大多为良性（WHO 多级），全切除后复发少，预后良好。但是，不典型（WHO Ⅱ级）和间变型（WHO Ⅲ级）脑膜瘤术后易复发，预后较差。影响复发和预后的因素如下。

1. 肿瘤组织学和分级　术后肿瘤复发率与 WHO 分级密切相关，Ⅰ级、Ⅱ级、Ⅲ级复发率分别为 7%～25%、29%～52% 和 50%～94%（Korshunov A 等，2003）。恶性脑膜瘤平均生存约 2 年（Perry A 等，1999）。

2. 孕酮受体　孕酮受体阴性加上高有丝分裂指数和高组织学分级者，预后差（Roser F 等，2004）。Ⅱ级和Ⅲ级脑膜瘤常缺乏孕酮受体。孕酮受体阴性脑膜瘤常比阳性者长得大。可是，由于相当数量Ⅰ级（良性）脑膜瘤无孕酮受体，因此，仅孕酮免疫组化阳性，而不伴上述两个指标异常者，没有预后判断价值。

3. 肿瘤切除程度　肿瘤组织学和分级、肿瘤所在部位、重要神经与血管受侵袭情况及患者年龄和全身状况，以及合并病变等因素均影响肿瘤切除程度。

参 考 文 献

［1］　毛颖，周良辅. 脑膜瘤［M］//周良辅. 现代神经外科学. 上海：复旦大学出版社，上海医科大学出版社，2001：376-445.

［2］　CHAMBERLAIN M C, GLANTZ M J, FADUL C E. Recurrent meningioma: salvage therapy with long-acting somato-statin analogue［J］. Neurology, 2007, 69: 969-973.

［3］　CLARK V E, ERSON-OMAY E Z, SERIN A, et al. Genomic analysis of non - NF2 meningiomas reveals mutations in TRAF7, KLF4, AKT1, and SMO［J］. Science, 2013, 339 (6123): 1077-1080.

［4］　CLAUS E B, BLACK P M, BONDY M L, et al. Exogenous hormone use and meningioma risk: what do we tell our patients? ［J］. Cancer, 2007, 110(3): 471-476.

［5］　GRUNBERG S M, WEIS M H, RUSSELL C A, et al. Long-term administration of mifepristone (RU486): clinical tolerance during extended treatment of meningiomas［J］. Cancer Invest, 2006, 24: 727-733.

［6］　LOUIS D N, OHGAKI H, WIESTLER O D, et al. WHO classification of tumours of the central nervous system［M］. 4th ed. Lyon: IARC Press, 2016.

［7］　ROGERS L, BARANI I, CHAMBERLAIN M, et al. Meningiomas: knowledge base, treatment outcomes, and uncertainties. a RANO review［J］. J Neurosurg, 2015, 122(1): 4-23.

［8］　SHEEHAN J P, WILLIAMS B, YEN C P. Stereotactic radiosurgery for WHO grads Ⅰ meningiomas［J］. J Neurooncol, 2010, 99: 407-416.

［9］　SUN S Q, HAWASLI A H, HUANG J, et al. An evidence-based treatment algorithm for the management of WHO Grade Ⅱ and Ⅲ meningiomas ［J］. Neurosurg Focus, 2015, 38 (3): E3.

［10］　WEN P Y, QUANT E, DRAPPATZ J, et al. Medical therapies for meningiomas［J］. J Neurooncol, 2010, 99: 365-378.

［11］　WIEMELS J, WRENSCH M, CLAUS E B. Epidemiology and etiology of meningioma［J］. J Neurooncol, 2010, 99: 307-314.

［12］　ZVI R. Hormonal effect on meningioma growth［J］. World Neurosurg, 2011, 76(5): 412-414.

第四节　颅内神经鞘瘤

钟　平　周良辅

起源于神经鞘膜细胞（施万细胞）的神经鞘瘤与神经纤维瘤均属中枢神经系统良性肿瘤，虽然两者在含义和组织形态方面有所不同，但在临床上一般不将其严格区分，而将其统称为神经瘤。颅内神经鞘瘤占颅内肿瘤的 8%～12%。复旦大学附属华山医院神经外科近 65 年共收治 91 783 例脑瘤，其中 9 015 例为神经鞘瘤，占脑瘤总数的 9.82%，和以往报道基本相符。脑神经鞘瘤最多见于第Ⅷ脑神经（听神经）的前庭支，故近年来已把听神经瘤正名为前庭神经瘤。神经鞘瘤也见于三叉神经，偶见于面神经、舌咽神经、副神经、动眼神经及其他脑神经上；分布的范围多位于桥小脑角，也可位于中颅窝、鞍旁、后颅窝、枕大孔区及前颅底眶内等，甚至脑实质内。

颅内神经鞘瘤多为单发，一般均为严格意义上的神经鞘瘤（即 neurilemmoma 或 schwannoma）。其有完整包膜，包膜不侵犯载瘤神经的纤维束，而与载瘤神经的外膜黏着，它是神经鞘膜细胞局部瘤变的结果，无遗传因素的影响。在组织学上由梭形细胞（Antoni A 型）和小的星状细胞（Antoni B 型）组成。瘤内的间质主要为网状纤维，胶原纤维很少，多伴有各种退行性变如脂肪变性、色素沉着及小区域的出血坏死。多发性的颅内神经鞘瘤主要为神经纤维瘤（neurofibroma），多见于神经纤维瘤病。载瘤神经梭形扩大，肿瘤组织长于神经鞘膜内，将神经纤维分隔，这是在遗传因子的影响下神经鞘膜细胞广泛瘤变的结果,属常染色体显性遗传。在组织学上由不规则排列的双极细胞组成,附有尖细的突起,其间质主要由排列成波浪状的胶原纤维组成,常伴有玻璃样变和黏液样变。

颅内神经鞘瘤绝大多数位于颅底,近来多将其归于颅底肿瘤。随着显微外科技术的广泛应用和颅底外科的迅速发展,其手术切除率和载瘤神经及周围脑神经的保护率均有显著提高,死亡率明显下降,手术效果大为改观。

一、前庭神经瘤

前庭神经瘤(听神经瘤)主要起源于前庭神经的鞘膜,起源于前庭神经纤维本身的神经纤维瘤型则相当罕见。前庭神经瘤为颅内良性肿瘤,迄今未见恶性报道。前庭神经瘤是颅内神经鞘瘤中最多见者,占颅内神经鞘瘤的 90% 以上,占颅内肿瘤的 8%~11%,占脑桥小脑角肿瘤的 75%~95%。成年人多见,平均发病年龄为 37.2 岁,发病年龄高峰为 30~49 岁,占总数的 60%;15 岁以下和 65 岁以上罕见,无明显性别差异。相反,双侧前庭神经瘤多见于青少年(神经纤维瘤病Ⅱ型)。前庭神经大多数位于一侧,基本平均分布于左、右两侧,少数为双侧。

不到 10% 的听神经瘤发生于耳蜗神经支,命名为耳蜗神经瘤。

【发病机制】

神经鞘瘤起源于外胚层,由鞘膜细胞增生瘤变,逐渐形成肿瘤。前庭神经瘤 95% 为散发,一侧性,少数为双侧,见于神经纤维瘤病Ⅱ型(NF2),这是一种常染色体显性遗传的系统性疾病,可伴其他脑神经鞘瘤、脊髓和皮肤神经鞘瘤、脑和脊髓脑膜瘤、胶质瘤、胶质错构瘤或青少年晶状体浑浊等。目前研究认为神经鞘瘤的病因与 NF2 基因有关,NF2 是一种抑癌基因,其编码蛋白产物为神经鞘素(merlin)。研究显示,约 60% 的神经鞘瘤中可见 NF2 基因突变,伴染色体 22q 野生型等位基因丢失,也可只有染色体 22q 丢失,而无 NF2 基因突变。不管有否 NF2 突变或等位基因丢失,免疫组化或 Western 蛋白电泳均显示神经鞘素功能丧失,见于大多数神经鞘瘤。近来发现神经鞘素参与 CD44 受体、EGFR 和信号通路(Ras/raf 通路、canonical Wnt 通路)以及与胞核内 E3 泛素配体 CRL4 相互作用,提示神经鞘素功能丧失在前庭神经瘤发生中起着重要作用。其他较少见基因事件有染色体 1p 丢失,9q34 和 17q 的扩增。

从解剖角度看,听神经包括前庭神经和耳蜗神经,与面神经共同走行于内听道中;听神经颅内部分长 17~19 mm,从脑干到内听道口无神经鞘膜,仅为神经胶质细胞和软脑膜被覆,至内听道口穿过软脑膜后,由施万细胞被覆,因此前庭神经瘤多发生在内听道内的前庭神经鞘膜,并逐渐向颅内扩展(图 3-3-4-1)。

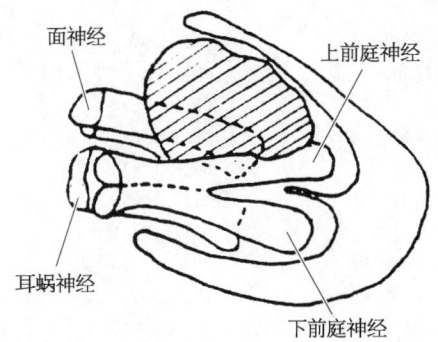

图 3-3-4-1 前庭神经瘤示意图

【临床表现】

前庭神经瘤的病程进展缓慢,从发病到住院治疗平均时间为 3.6~4.9 年。首发症状主要是前庭耳蜗神经的症状,包括头昏、眩晕、单侧耳鸣和耳聋等,占 70% 以上,其他的首发症状有颅内压增高症状、三叉神经症状、小脑功能障碍、肢体乏力和精神异常。头昏、眩晕一般不剧烈,不伴恶心、呕吐,多在早期出现,不久后即可因前庭神经被完全破坏而消失;耳鸣多为连续性高调音,类似蝉鸣或汽笛声,可伴听力减退,但大多并不严重,一般不影响患者的生活及工作,故易被患者忽视;耳聋则比较突出,几乎发生于所有病例中,而耳鸣仅发生于 60% 的病例,但单侧耳聋如不伴明显耳鸣多不为患者所察觉,不少患者是在听电话时才发现一侧耳聋,或伴有其他症状时才发现。

前庭神经瘤主要引起典型的桥小脑角综合征,包括听神经及邻近各脑神经的刺激或麻痹症状、小脑症状、脑干症状和颅内压增高症状等。其症状的演变取决于肿瘤的生长部位和速度,以及是否囊变、出血等。一般继听神经症状之后是三叉神经症状,表现患侧面部麻木、可有疼痛伴角膜反射迟钝或消失,少有嚼肌和颞肌萎缩;侵及展神经,可出现复视,该侧眼球外展受限;肿瘤向内侧扩张可压迫脑干,使其在对侧岩骨受压,出现同侧肢体的轻瘫和锥体束征,脑干受压严重方才出现对侧锥体束征;小脑脚受压可引起同侧的小脑性共济失调;肿瘤向下可压迫舌咽神经、迷走神经及副神经而产生吞咽困难、进食呛咳、呃逆、声音嘶哑等;肿瘤压迫第四脑室或中脑导水管可导致慢性脑积水,长期慢性的颅内压增高可使视神经乳头继发性萎缩而引起视力减退甚至失明;少数肿瘤压迫面神经引起该侧面肌抽搐,周围性面瘫多出现在病程中晚期(表 3-3-4-1)。

表 3-3-4-1 华山医院近 10 年 1 009 例前庭神经瘤患者的临床症状分布

症状	合计	T₃	T₄	检验	
				χ^2	P 值
头痛	259(25.7%)	107(25.2%)	152(26.0%)	0.072	0.789
听力下降	866(85.8%)	357(84.2%)	509(87.0%)	1.596	0.206
听力丧失	265(26.3%)	108(25.5%)	157(26.8%)	0.237	0.627
耳鸣	405(40.1%)	177(41.7%)	228(39.0%)	0.786	0.375
眩晕	160(15.9%)	55(13.0%)	105(17.9%)	4.564	0.033
共济失调	450(44.6%)	203(47.9%)	247(42.2%)	3.182	0.074

续　表

症状	合计	T_3	T_4	检验	
				χ^2	P 值
面瘫	213(21.1%)	103(24.3%)	110(18.8%)	4.447	0.035
面部感觉异常	493(48.9%)	200(47.2%)	293(50.1%)	0.836	0.360
耳内疼痛	4(0.4%)	1(0.2%)	3(0.5%)	0.034	0.854
呛咳	99(9.8%)	39(9.2%)	60(10.3%)	0.311	0.577
声音嘶哑	18(1.8%)	9(2.1%)	9(1.5%)	0.479	0.489
视力障碍	82(8.1%)	35(8.3%)	47(8.0%)	0.016	0.899
肢体肌力下降	41(4.1%)	19(4.5%)	22(3.8%)	0.327	0.567
角膜反射消失	153(15.2%)	78(18.4%)	75(12.8%)	5.941	0.015
咀嚼功能障碍	26(2.6%)	14(3.3%)	12(2.1%)	1.532	0.216
眼球外展障碍	17(1.7%)	6(1.4%)	11(1.9%)	0.321	0.571
恶心、呕吐	57(5.6%)	23(5.4%)	34(5.8%)	0.069	0.792
闭目难立	20(2.0%)	9(2.1%)	11(1.9%)	0.074	0.785
眼震	52(5.2%)	22(5.2%)	30(5.1%)	0.002	0.966

注：按 Samii 分级，在 T_3 和 T_4 肿瘤其症状的分布和统计分析；其中眩晕、面瘫、角膜反射消失等在 T_3 和 T_4 中有显著性差异。

由于前庭神经瘤的临床表现的演变与肿瘤的大小、发展有关，故常将肿瘤的表现分为 4 期。

第 1 期：肿瘤最大径<1 cm，仅有听神经受损的表现，除发作性眩晕、头昏、耳鸣、听力减退和眼球震颤外，无其他症状，故常被患者忽视或求医于耳科，临床上与听神经炎不易鉴别。

第 2 期：肿瘤最大径<2 cm，除听神经症状外出现邻近脑神经症状，如三叉神经症状、小脑半球症状，一般无颅内压增高，内听道可扩大。

第 3 期：肿瘤最大径为 2~4 cm，除上述症状外可有后组脑神经（第Ⅸ、Ⅹ、Ⅺ对脑神经）及脑干功能的影响，可有明显的小脑症状，并有不同程度的颅内压增高，脑脊液蛋白质含量增高，内听道扩大并有骨质吸收。临床诊断已无困难。

第 4 期：肿瘤最大径>4 cm，病情已到晚期，上述症状更趋严重，语言及吞咽明显障碍，可有对侧脑神经症状，有严重的梗阻性脑积水，小脑症状更为明显，有的可出现意识障碍，甚至昏迷，并可有角弓反张等发作，直至呼吸骤停。

其他常用的分级还有 Koos 分级和 Samii 分级。这些分级都可作为前庭神经瘤的诊断、预后估计、手术方案的制定及临床治疗效果的比较等方面的参考。考虑到个体差异的因素，肿瘤部位、生长速度的不同，临床症状与肿瘤的大小并不如上述分期典型，应灵活应用。

【诊断】

根据上述典型的临床表现及病程发展，结合各种听力测试、前庭和面神经功能试验及影像学检查，前庭神经瘤的诊断并不困难。但此时肿瘤多已偏大，神经功能的保留较困难，手术危险性也较大。近年来，国内外学者多致力于前庭神经瘤的早期诊断，即肿瘤仅在第 1、2 期时就能明确诊断并进行治疗。随着 CT、MRI 检查等的普及，只要临床医师有高度的警惕性，对成年人不明原因的单侧耳鸣，进行性的听力下降，如能考虑到前庭神经瘤的可能，及时进行下列检查，尤其是 CT 及 MRI 等检查，均可实现前庭神经瘤的早期诊断，而且必将极大地提高本病的治疗效果。

1. 实验室检查

(1)听力试验：主要用于区分传导性或感音(神经)性耳

聋。传导性耳聋为中耳病变，感音性耳聋为耳蜗或听神经病变，而前庭神经瘤则被认为是耳蜗后的病变，在肿瘤局限于内听道内时，该类检查具有早期诊断价值。

最简单的听力试验是音叉试验，传导性耳聋为气导<骨导，即气导、骨导比较试验(Rinne 试验)为阴性，而感音性耳聋为气导>骨导，即 Rinne 试验为阳性；两侧骨导比较试验(Weber 试验)，传导性耳聋偏向患侧，感音性耳聋偏向健侧。音叉试验只是大致了解耳聋的情况，在两耳听力相差太大时，骨导可传至健侧而产生假象，可用电测听机进行严格的检查，包括以下检查。

1)纯音听力检查：前庭神经瘤主要表现为高频纯音听力丧失的感音性耳聋。但不能鉴别耳蜗病变及耳蜗后病变。

2)语言辨别率测定：测定语音辨别率对判断听力障碍的性质具有较大参考价值。传导性耳聋的辨别率不变，曲线在横坐标上右移；感音性耳聋有语音辨别率的下降，曲线形态有明显不同。前庭神经瘤均有语音辨别率的下降，甚至可低达 0~30%。

3)复聪试验：也称为双耳交替音响平衡试验(ABLB)。指在感音性耳聋中，如耳蜗病变，增加纯音的强度时，患耳响度的增加速度大于正常，因此测定双耳对某一音频判断为等响度时所需增加的分贝(dB)数，患耳必定少于健耳，为复聪阳性。复聪试验可用于鉴别耳蜗器官疾病和耳蜗后病变，耳蜗病变如 Meniere 病、耳蜗型耳硬化、迷路炎等均为复聪阳性，而前庭神经瘤或听神经损伤均为复聪阴性。

4)强度辨别阈(DL)试验：有复聪现象的患耳对声强的微小变化敏感，故可用该试验进一步明确有无复聪现象。

5)短增量敏感指数(SISI)试验：同样可明确有无复聪现象，辨别耳蜗病变或耳蜗后病变，前庭神经瘤此指数常在 20% 以下。

6)阈音衰减试验(MTDT)：正常耳及传导性耳聋没有阈音衰减，耳蜗病变衰减程度较轻，而耳蜗后病变阈音衰减明显，其对前庭神经瘤的诊断率据报道在 70%~80%。

7)Békésy 听力计试验：是一种特殊的能自动记录的听力计，可发生 100~10 000 Hz 缓慢增频的连续音和各种频率的间断音,根据两者之间的关系分为 4 型,第 3、4 型多见于耳蜗后病变,在前庭神经瘤中常见。

8) 镫骨肌声反射试验:可用来区别耳蜗病变和耳蜗后病变。耳蜗病变时镫骨肌反射仍在正常范围,耳蜗后病变者此反射减弱或消失。其在纯音检查较正常的患者中诊断率可高达 90%。

(2) 前庭功能试验。

1) 冷热水(变温)试验:可发现患侧的前庭功能消失或减退,是诊断前庭神经瘤的常用方法。但由于前庭核发出的纤维经脑桥交叉至对侧时位于浅部,易受较大桥小脑肿瘤压迫,故可有 10% 的健侧前庭功能受损。

2) 前庭神经直流电刺激试验:该试验可鉴别迷路病变与前庭神经病变,用于早期诊断鉴别前庭神经瘤和耳蜗病变。直流电刺激前庭系统时可引起平衡失调及眼球震颤,眼球震颤的快相总是指向阴极一侧;迷路病变者该反应存在,而前庭神经病变者则完全消失。

(3) 脑干听觉诱发电位(BAEP):用短声反复刺激双耳,从头皮电极可记录到一组由连续的 7 个波形组成的电位活动。在前庭神经瘤中最具特征性的 BAEP 表现是患侧 I～V 波的波间潜伏期延长和两耳 V 波的潜伏期差异的扩大,据此可明确区别耳蜗病变和耳蜗后病变,并可发现直径<1 cm、普通 CT 难以显示的小型前庭神经瘤。同时,BAEP 也可用于术中听力保护的监护手段。

(4) 面神经功能试验:由于面、听神经同位于内听道内,较小的前庭神经瘤即可影响面神经的功能,故测试面神经功能有助于前庭神经瘤的早期诊断。

1) 味觉定量试验和流泪试验:患侧味觉减弱和流泪减少有助于前庭神经瘤的早期诊断。

2) 眼轮匝肌反射试验:用单次电脉冲刺激三叉神经的眶上支或面神经的颧颞支可引起同侧眼轮匝肌的收缩反应,分别称为三叉神经面肌反射和面神经面肌反射。早反应限于刺激侧的眼轮匝肌,迟反应见于双侧眼轮匝肌;早反应潜伏期延长或消失,迟反应潜伏期有明显不对称、延长或消失等现象,均可见于前庭神经瘤,但只有肿瘤影响三叉及面神经时才出现,故对前庭神经瘤的早期诊断价值不大。

(5) 听觉脑干反应(auditory brainstem response,ABR)测定:是较灵敏的听觉检查,对于前庭神经瘤的诊断尤为重要。ABR 可以详细记录听觉刺激引起的耳蜗神经和听路的神经活动,灵敏度为 71%～98%,特异度为 74%～90%。在微小前庭神经瘤患者,ABR 的灵敏度明显降低。ABR 可用于前庭神经瘤的早期诊断,也可用于术前评估听力保留可能性。

2. 影像学检查

(1) CT 扫描:前庭神经瘤在 CT 平扫常表现为均匀的等密度或低密度占位病灶,少数为略高密度,肿瘤内钙化极罕见,不仔细分辨常易遗漏,但在中等以上的前庭神经瘤可依据第四脑室移位、环池翼增宽等间接征象来判断桥小脑角的占位情况。增强 CT 扫描肿瘤表现为桥小脑角的高密度区,呈均匀或不均匀强化,中间可有不规则的低密度区,代表肿瘤的囊变和脂肪变(图 3-3-4-2)。约有 80% 的病例可出现瘤周的水肿带。CT 扫描骨窗位可显示双侧内听道宽度,并了解有无骨质破坏,51%～85% 的病例可见内听道扩大,呈漏斗状,还可以发

现高位的颈静脉球(图 3-3-4-3),判断颈静脉球与内听道的距离,可以指导术中磨除内听道的范围,同时还可以了解乳突气房的发育情况。高分辨率 CT 作岩骨的连续断层扫描,可显示内听道内的微小肿瘤。大型前庭神经瘤可伴有脑室系统的扩大。

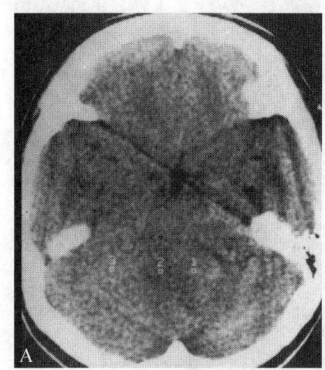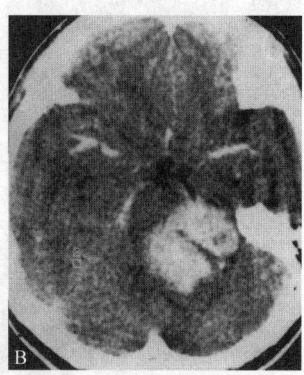

图 3-3-4-2 左侧前庭神经瘤 CT 影像

A. 平扫示四脑室受压向右移位;B. 增强扫描示病灶均匀强化,边界清楚,伴轻度脑水肿。

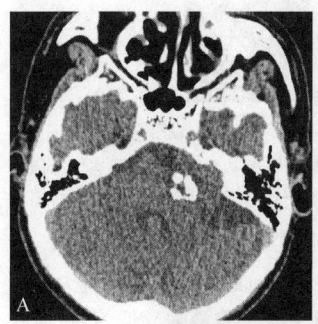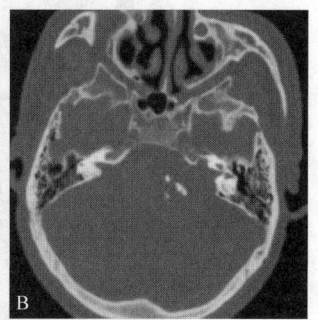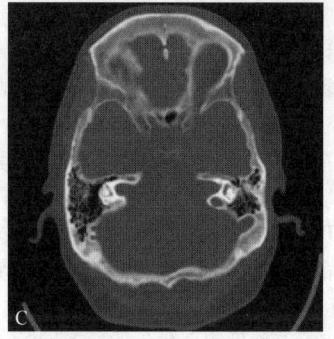

图 3-3-4-3 左侧前庭神经瘤 CT 扫描骨窗位

显示左侧内听道扩大,同时可见瘤内钙化(A、B);高位颈静脉球(C)。

(2) MRI 成像:由于 MRI 的高对比度、可三维成像和无颅骨伪影影响的特性,已成为诊断前庭神经瘤最为敏感和可靠的方法之一。前庭神经瘤在 T_1 加权像上为略低信号或等信号,呈边界清楚的占位病灶;T_2 加权像上则为略高或混杂信号,肿瘤边界可与水肿带混淆。肿瘤信号可呈均匀一致,也可以有囊变,其囊变区在 T_1 加权显示为明显低信号,在 T_2 加权则为明显高信号。少数肿瘤可伴发出血,在血肿与囊变交界处可形成液平。在静脉注射造影剂后,其实质部分明显出现增强,信号上升,但囊变部分无强化(图 3-3-4-4)。

MRI 可清楚显示前庭神经瘤的大小、形态及与相邻结构的

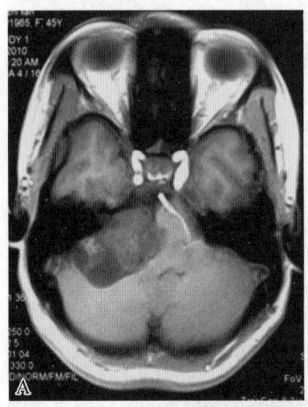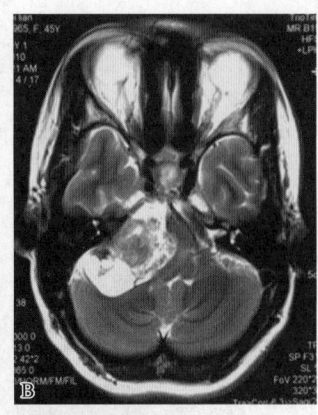

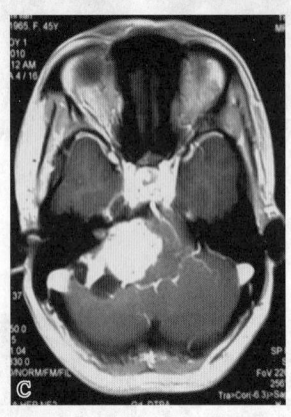

图 3-3-4-4　右侧前庭神经瘤伴囊变 MRI 平扫

A. 在 T_1 加权像上为略低信号或等信号,呈边界清楚的占位病灶,脑干受压;B. 在 T_2 加权像上则为明显高信号和混杂信号,肿瘤边界可与水肿带混淆;C. MRI 增强,实质部分明显强化,呈边界清楚的高信号病灶。

关系。当肿瘤较小(最大径 10~15 mm 或更小)时,表现为内听道内软组织块影,在 T_1 加权像上由于脑脊液为较低信号,与肿瘤信号对比明显;尤其是在 T_2 加权像上肿瘤为略高或等信号时,由于脑脊液为明显高信号,对了解肿瘤的大小、形态极为有利,可以早期诊断前庭神经瘤。当肿瘤较大时,表现为扩展至岩尖和桥小脑池的圆形或分叶状、边缘清晰的肿块。在 T_2 加权像上由于肿瘤和脑脊液均为高信号,与低信号的内听道骨壁对比明显,可清楚显示内听道。肿瘤增大时常伴周围薄层脑组织水肿带,在 T_1 为低信号,T_2 为高信号。在较大的前庭神经瘤可出现明显的脑外占位征象,与 CT 表现相似,但因 MRI 无颅骨伪影,显示尤为清楚。三维、快速自旋回波、长 T_2 序列如FIESTA 和 CISS,可提供桥小脑角三角区(CPA)详细的脑神经解剖信息,包括面神经。

(3) X 线平片:仅用于无 CT 或 MRI 设备时,可显示内听道的扩大和岩骨嵴的破坏。正常两侧内听道宽度可有 1~2 mm 的差异,超出则有诊断意义。岩锥薄分层摄片可获得内听道全长的图像,并可对双侧内听道宽度进行对比,相差超过2 mm 以上时具有诊断价值,同时可了解内听道前后壁的骨质破坏情况。

(4) 血管造影检查:现已少用,仅用于了解不典型前庭神经瘤的血供及相邻的血管情况,或用于鉴别诊断。可酌情选用CTA、MRA 或 DSA。

【治疗】

前庭神经瘤是良性肿瘤,目前治疗原则首选手术治疗,应

尽可能安全、彻底地切除肿瘤,避免周围组织的损伤。多数学者认为在达到肿瘤全切除后,可获得根治。其次随着 γ 刀、射波刀等立体定向放射外科技术的临床应用和普及,部分小型前庭神经瘤和大型前庭神经瘤术后残留者均可使用放射外科治疗,在肿瘤控制和神经功能保留等方面获得满意疗效。如患者高龄、有系统性严重疾患或肿瘤巨大、与脑干粘连紧密或患者有强烈保留面、听神经功能愿望等情况下,不应强求肿瘤的全切除而可作次全切除或瘤内切除,残余肿瘤使用放射外科治疗。随着显微解剖和显微外科手术技术和方法的不断发展,包括面神经术中监护及术中脑干诱发电位监测等技术的使用,前庭神经瘤的手术全切除率和面、听神经的保留率均显著提高,因此在手术切除和放射外科治疗、肿瘤全切除和神经保留等问题上可以综合考虑,谨慎选择,制定个体化治疗方案。

1. 手术治疗

(1) 枕下-内听道入路:Dandy(1941)创用后颅窝枕下入路治疗前庭神经瘤,并为神经外科医师所普遍应用,成为前庭神经瘤手术的经典入路。由于面、听神经常在肿瘤的前下方,故此法保留面神经较困难。Rand 和 Kurze(1965)改良该入路,在显露内听道口后即磨开内听道后唇,形成枕下-内听道入路,从而获得较高的面神经保留率。

手术体位有侧卧、仰卧和半坐位,切口可有各种变化,可以根据实际情况调整切口大小和骨窗的范围,但是需暴露横窦、乙状窦边缘及其交角。有颅内高压者可先于侧脑室枕角穿刺,留置引流管,缓慢放出脑脊液。骨窗一般位于一侧枕下,外缘应暴露乙状窦,上缘暴露横窦,枕大孔后缘不必显露。剪开硬膜后,放出小脑延髓池脑脊液,小脑大多能满意塌陷。小肿瘤(直径<2 cm)应先磨除内听道上壁,自内听道内向颅内分离,切除肿瘤。大肿瘤(图 3-3-4-5)则应先分离肿瘤周围的蛛网膜间隙,于囊内分块切除肿瘤,达大部切除后,游离囊壁,妥善处理肿瘤周围的神经、血管及脑干面,然后处理内听道(同小型前庭神经瘤),在保留面神经的同时,应争取保留听力,因为约 10% 的大型前庭神经瘤(直径>3 cm)患者可有残余听力,术后听力保留率可达 3%~22%。

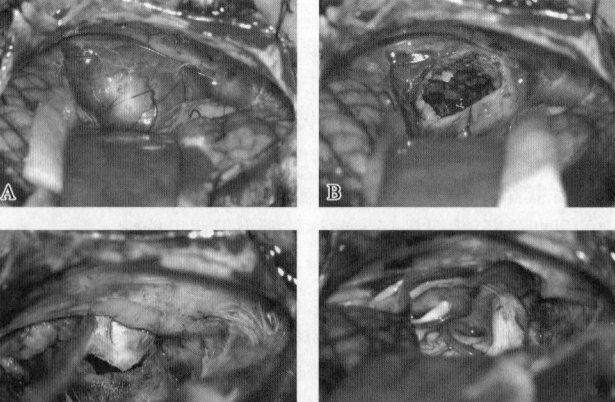

图 3-3-4-5　手术切除大前庭神经瘤

A. 暴露肿瘤;B. 囊内切除肿瘤;C. 磨开内听道;D. 肿瘤全切除后。

(2) 经中颅窝入路:体位为仰卧位,耳前颞弓上"S"形切口,骨窗 2/3 位于外耳道前方,1/3 在外耳道后方,靠近中颅窝

底。确认弓状隆起和岩浅大神经,磨除内听道上区的骨质,达内听道硬脑膜,向内显露后颅窝硬膜,向内暴露面神经管口,面神经往往在肿瘤的表面,需要进行锐性分离和保护。另外需要注意保护小脑前下动脉襻。

(3)经迷路入路:仅限于无听力的小型前庭神经瘤。耳后切口,将岩骨磨除达内听道口,切除内听道内的肿瘤。整个手术可清楚看到面神经、耳蜗神经等与肿瘤的关系,面神经的保留率提高,患者反应轻,恢复快。但因迷路破坏,故听力在术后将完全丧失,且脑脊液耳漏机会多,在较大肿瘤易致颅内出血。

在各种术式中,均应进行神经电生理监测,以确保最大程度地保留面神经功能。电极插入到同侧的眼轮匝肌和口轮匝肌。当试图保留听力时,术中的 ABR 监测是必要的。在前庭神经瘤的手术中,术中的面神经功能保护是最重要的,其次是肿瘤的全切除和听力的保留。患者如果术前就出现严重的面瘫,术中面神经的解剖保留意义有限。许多研究表明,肿瘤的大小与术后面神经的功能密切相关,肿瘤越大,面神经越容易受损伤。常用的面神经功能评价分级系统是 House & Brackmann 分级(表 3-3-4-2)。有报道在肿瘤最大径>4 cm 时,有 62.5% 的患者术后即刻 House & Brackmann 分级为Ⅲ级或以上;而肿瘤最大径<2.5 cm,仅有 35.3% 的患者术后即刻 House & Brackmann 分级为Ⅲ级或以上。然而,约 75% 的患者在术后 6～12 个月后,面神经功能可恢复正常或接近正常,说明即便肿瘤较大,仍然有机会保留面神经功能。

表 3-3-4-2 面神经功能评价分级(House & Brackmann 分级)

级别	程度	描述特征	测量法	功能(%)
Ⅰ	正常	面部所有区域功能正常	8/8	100
Ⅱ	轻度	总体:仔细观察时可察觉到轻微的面肌无力,可有很轻微的连带运动 静态:对称性和张力正常 运动:额:中度以上的良好运动 眼:微用力能完全闭拢 口:轻微不对称	7/8	76～99
Ⅲ	中度	总体:两侧差别明显,但无损面容,可察觉到并不严重的连带运动挛缩和(或)半面痉挛 静态:对称性和张力正常 运动:额:轻至中度的运动 眼:用力能完全闭拢 口:使劲时轻微力弱	5/8～6/8	51～75
Ⅳ	中重度	总体:明显无力和(或)毁容性不对称 静态:对称性和张力正常 运动:额:无 眼:不能完全闭拢 口:使劲时不对称	3/8～4/8	26～50
Ⅴ	重度	总体:刚能察觉到的运动 静态:不对称 运动:额:无 眼:不能完全闭拢 口:轻微的运动	1/8～2/8	1～25
Ⅵ	完全麻痹	无任何运动	0/8	0

许多学者认为,囊性前庭神经瘤比实质性前庭神经瘤术后更容易发生面瘫。Samii 和 Matthies 发现囊性前庭神经瘤的面神经解剖保留率从 93% 降至 88%。主要是由于在囊性前庭神经瘤,有时菲薄的面神经与瘤壁粘连紧密,无法分离,故保留面神经功能十分困难。但也有学者发现因为肿瘤越大越容易囊变,故当校正了肿瘤的大小后,术后的面瘫发生率并无明显差异。

一般术后的保留听力常只能达到术前的原有水平,极少会比术前提高。术前患者是否存在有效的残余听力主要根据术前听力检查来评定,其中最有参考意义的为语音感受阈及语音辨别率,语音感受阈≤50 dB,语音辨别率≥50% 为有效残余听力。但在相当部分的患者,听力保留同时会有程度不同的耳鸣,造成对健侧听力的干扰,所以在较大的前听神经瘤是否需要保留听力应慎重,经验是只有听神经形态比较好的情况下保留听力才有较好效果。

复旦大学附属华山医院近 5 年来进行前庭神经瘤的规范化治疗的研究,所有病例均为 T_3 以上大型前庭神经瘤(最大径>3 cm);围手术期面神经评估、电测听及术中面神经监护比例达到 100%。采用枕下-内听道入路,常规磨开内听道,术中行多组脑神经监测;三叉及后组脑神经的功能保留率达 100%,肿瘤全切率为 100%,死亡率为 0%,面神经解剖保留达 98%,术中功能保留率为 85.7%(面神经电刺激良好者)。术后患者 KPS 评分大于 90 分者达 100%;术后 2 周内面神经良好组(House & Brackmann Ⅰ+Ⅱ级)63.1%,中等组(House & Brackmann Ⅲ级)13.2%,不良组(House & Brackmann Ⅳ+Ⅴ级)23.7%,无 House & Brackmann Ⅵ级患者。

2. 其他治疗 γ 刀或射波刀作为一种基本无损伤、反应轻的治疗方法,适用于最大径 2.5 cm 以下的前庭神经瘤。据统计,γ 刀治疗后,肿瘤的长期(10 年以上)控制率为 92%～96%;约 50% 瘤体可见缩小,在一定时期内 60%～70% 患者的听力保持在术前状态,面神经受损率降低到1%左右,三叉神经受损率为1%~2%,术后脑积水的发生率为2%~5%。射波刀通过实施低分割放射外科治疗,一定时期内在保存有效听力方面具有更大的优势。大型前庭神经瘤不主张γ刀治疗。术后残留者γ刀或射波刀也多能有效控制肿瘤生长。

近来,由于分子生物学的深入研究,发现神经鞘素在神经鞘瘤发生、发展中的重要作用以及可干扰的靶点,为神经鞘瘤患者,特别是双侧前庭神经瘤者,提供了药物治疗手段。可是目前的研究报道多属临床Ⅰ期、Ⅱ期,尚缺乏临床Ⅲ期和长期随访的研究资料。在研的药物有:① 贝伐株单抗(bevacizumab):是一种抗血管生成的药物,抑制VEGF,已应用于治疗包括胶质母细胞瘤等。V. F. Mautner报道静脉点滴贝伐株单抗5 mg/kg,初始90 min,渐减至30 min滴完,每2周1次,治疗2例双侧前庭神经瘤,一例治疗6个月后肿瘤缩小40%,听力改善;另一例MRI检查示脑干受压明显减轻,空洞变小,但听力不改善,此例因有高血压,同时服用血管紧张素拮抗剂。S. R. Plotkin等报道治疗10例进展型双侧前庭神经瘤患者,肿瘤缩小和听力中度改善9例。② PTC299:是VEGF合成上游的抑制剂,通过阻断转录后处理。目前在进行临床Ⅱ期研究。虽然上述两种药有一定效果,但仅部分患者有效。这是由于血管生成仅是肿瘤增生的一个方面,还需要寻找其他作用靶点和进行大样本验证。③ 曲妥株单抗(trastuzuma):是ERBB2(鸟类v-erb-b2成红细胞白血病病毒癌基因同源2或神经/同源胶质母细胞瘤衍生癌基因)受体抑制剂,体外研究证实可抑制前庭脑细胞增生。它与厄洛替尼(也是ERBB抑制剂)抑制裸鼠种植前庭施万细胞生长。④ 厄洛替尼(erlotinib):是一种口服EGFR酪氨酸激酶抑制剂。目前用于治疗非小细胞肺癌和胰腺癌。它能促使前庭施万细胞死亡,但临床治疗11例双侧前庭神经瘤患者,MRI检查未见肿瘤缩小,听力未改善。由于它作用于EGFR受体以外肿瘤增生的分子通路,值得进行临床Ⅱ期验证。另一优点是没有细胞毒性化疗剂的不良反应,可长期服用。⑤ 拉帕替尼(lapatinib)是一种同时抑制EGFR和HER2的制剂,也能抑制ERBB2磷酸化。2007年美国FDA批准本药治疗乳腺癌脑转移,效果令人鼓舞。目前正在进行临床前期研究。

【预后】

前庭神经瘤为良性肿瘤,预后取决于肿瘤的切除程度。Masafumi等分析了74例听神经瘤,全切除、次全切除及部分切除的复发率分别为2.4%、52%和62.5%。Michael等分析了772例患者,全切除的复发率为8.8%。因此在全切除的病例中,极少复发,可获得根治,故首先应争取肿瘤全切除。在未能全切除的病例中,应争取γ刀或射波刀治疗,以尽量控制肿瘤生长。

二、三叉神经鞘瘤

三叉神经鞘瘤起源于三叉神经鞘膜,是颅内另一种常见的神经鞘瘤,占颅内肿瘤的0.2%~1%,占颅内神经鞘瘤的0.8%~8%。三叉神经鞘瘤大多为良性肿瘤,恶性者少见。年龄分布为14~65岁,男、女发病率无明显差别;大致平均分布于左、右侧;病程大多较长,可从几个月至十几年。按肿瘤的发生部位和生长方向,三叉神经鞘瘤可分为中颅窝型(起源

于三叉神经半月节)、后颅窝型(起源于三叉神经根鞘膜)和哑铃型(即骑跨中、后颅窝,起源于三叉神经半月节或三叉神经根鞘膜);周围型(起源于三叉神经节前周围支)以及混合型(上述各型的联合)。综合文献和复旦大学附属华山医院近20年资料,其中37.6%为中颅窝型,18.7%为后颅窝型,33.6%为哑铃型,10%为周围型。早期三叉神经鞘瘤的全切除率较低,约为58%。随着神经影像诊断、显微神经外科及颅底外科技术的发展,三叉神经鞘瘤的发现率和临床手术效果有了很大提高,至20世纪90年代以后手术全切除率达90%以上,病残率明显降低,死亡率为0~1%,神经功能损害明显减少。

【临床表现】

三叉神经鞘瘤常以一侧三叉神经有关的症状发病,其中一侧面部麻木,可伴有角膜反射减退或消失最常见,继之为面痛和咀嚼肌的无力和萎缩。面痛多为钝痛和刀割样痛,无扳机点,且持续时间长,多超过30 min,一般药物治疗无效,同时伴有三叉神经感觉支和运动支受损的症状,有别于原发性三叉神经痛。肿瘤起源部位、发展方向和大小不同,其临床表现差异较大。肿瘤主要位于中颅窝者,可出现一侧视力障碍、动眼神经麻痹、同侧眼球突出等,有时可伴有颞叶癫痫症状;肿瘤主要位于后颅窝者,可出现耳鸣、听力下降、复视、面瘫、步态不稳和共济失调等症状。无论肿瘤位于中、后颅窝,后期均可出现颅内高压症状和脑积液等。必须指出,上述临床表现均非三叉神经鞘瘤特有,而且约10%肿瘤长得相当大,却不引起明显临床表现。

【诊断】

三叉神经鞘瘤的诊断主要依据三叉神经损害的症状和影像学的改变。典型病例首发症状多为三叉神经痛,以及三叉神经分布区内的感觉和运动障碍。由于肿瘤起源部位、发展方向和大小的不同,临床表现可有较大的差异,诊断应注意首发症状。根据临床症状及影像学表现,尤其是MRI的应用,三叉神经鞘瘤的诊断应不困难。

常见的影像学检查方法如下。

(1) CT扫描:CT平扫肿瘤呈均匀的等密度或略低密度,少数为低密度或略高密度,也可为混合密度;增强后大多数肿瘤表现为均匀或不均匀强化,肿瘤完全囊变时,可见肿瘤周边环状强化。较大肿瘤可见中线结构的移位和梗阻性脑积液。骨窗位可见中颅窝或岩骨骨质的破坏吸收,圆孔、卵圆孔扩大或破坏(图3-3-4-6)。

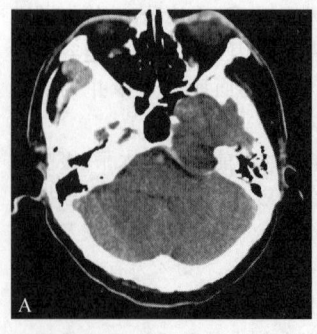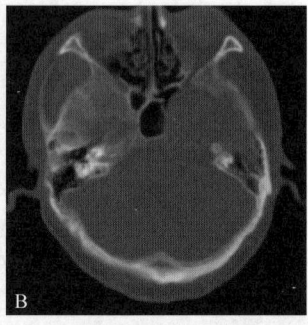

图3-3-4-6 左侧三叉神经鞘瘤CT影像

A. 平扫肿瘤呈略低密度;B. 骨窗位显示左侧中颅窝和岩骨骨质破坏吸收。

（2）MRI 成像：是本病的主要检查方法。肿瘤呈边界清楚的类圆形占位病灶，位于中颅窝底和（或）后颅窝，T_1 加权为等信号或略低信号，T_2 加权为高信号，注射造影剂后肿瘤呈均匀或不均匀强化（图 3-3-4-7），也可见肿瘤呈哑铃状骑跨于中、后颅窝。囊变的肿瘤不少见，其在 T_1 加权为低信号，T_2 加权为高信号，造影后呈环状增强。MRI 成像还可显示肿瘤生长方向（图 3-3-4-8）、与周围神经及血管的关系，有利于手术入路的选择。

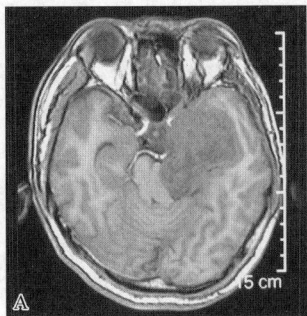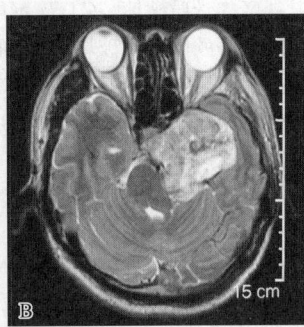
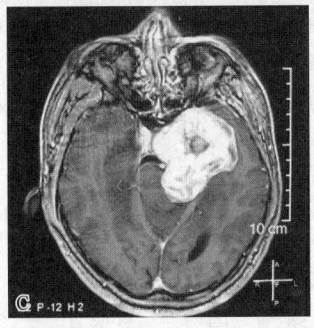

图 3-3-4-7 左侧三叉神经鞘瘤 MRI 影像
平扫：在 T_1 加权上（A）为略低信号，呈边界清楚的占位病灶，脑干受压；在 T_2 加权上（B）则为高信号。MRI 增强（C）：示实质部分明显强化，呈边界清楚的高信号病灶。

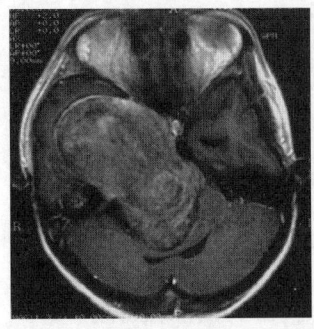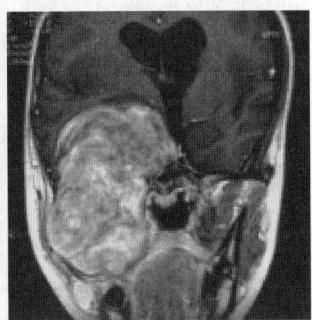

图 3-3-4-8 右侧三叉神经鞘瘤 MRI 影像
增强示肿瘤向颞下窝、中颅窝和后颅窝等多个方向生长。

（3）X 线平片：已较少应用。可见典型的岩尖骨质的破坏和吸收，边缘可较清晰，圆孔和卵圆孔扩大。肿瘤较大时，可伴有患侧中颅底骨质的破坏和吸收，鞍底下陷，眶上裂扩大等。

（4）血管造影检查：已较少用。当 MRI 提示血管受影响时，可选用 CTA，MRA，少用 DSA。

【治疗】

三叉神经鞘瘤为良性肿瘤，其治疗主要为手术切除。手术入路应根据肿瘤部位而定，应力争全切除肿瘤，防止肿瘤复发。

而术后残留肿瘤及较小复发肿瘤也可使用 γ 刀或射波刀治疗。

三叉神经及其肿瘤的解剖特点决定手术入路的选择，中颅窝型、周围型、混合型及哑铃型三叉神经鞘瘤多可采用扩大中颅底硬膜外入路，哑铃型者可同时去除颧弓、眶外侧壁，肿瘤长入眼眶可去除眶壁，瘤长入翼腭窝者则去除颧弓。肿瘤局限于后颅窝者可采用枕下乙状窦后入路。

1. 扩大中颅底硬膜外入路 肿瘤局限于中颅底者可用改良翼点入路或颧弓-翼点入路，肿瘤累及中后颅窝者可采用眶-颧弓入路。体位为仰卧位，头转向对侧。骨窗大小和硬膜游离范围取决于中颅窝肿瘤的大小。如肿瘤累及整个海绵窦，需经硬膜外暴露全部海绵窦；如肿瘤仅累及三叉神经下颌支和半月节，则仅暴露海绵窦后半部的下颌支和半月节。因此，应根据术前 MRI 显示肿瘤大小和范围决定硬膜游离和颅底骨切除。由于哑铃状三叉神经鞘瘤者 Meckle 囊扩大明显，从中颅底切除后颅窝肿瘤，可经扩大的 Meckle 囊进行，多不必磨除岩骨尖。骨窗形成后，在圆孔上颌神经表面切开进入硬膜夹层，向后、内游离，沿三叉神经第一支向前剥离硬膜夹层达眶上裂，向后翻开海绵窦外侧壁硬膜，直至天幕游离缘，可充分显露海绵窦内及中颅底肿瘤。如肿瘤长入后颅窝，经扩大的 Meckle 囊可显露后颅窝肿瘤，先瘤内切除肿瘤，再游离包膜。肿瘤全切除后，翻起的硬膜应复位并严密缝合。

2. 枕下乙状窦后入路 同前庭神经瘤，肿瘤完全位于幕下者可采用。

3. 幕上下联合入路 仅肿瘤巨大，一种入路难以全切除时可采用。

三、颅内其他神经鞘瘤

神经鞘瘤多发生于感觉神经，颅内仅视神经和嗅神经无鞘膜细胞覆盖，故不发生神经鞘瘤，其他脑神经均可累及，其中前庭神经瘤和三叉神经鞘瘤是最常见的颅内神经鞘瘤，而单个发生于其他脑神经的神经鞘瘤则非常少见，大多仅限于个例报道或小组病例报道。随着影像学技术的发展，CT 和 MRI 检查的临床应用，对这些少见肿瘤的诊断日益明确，也推动了治疗效果的提高。

（一）眼球运动神经鞘瘤

主要指单个发生于动眼神经、滑车神经和展神经等的神经鞘瘤。年龄分布为 10~54 岁，平均发病年龄为 44 岁，女性似乎多见（约占 60%）。病程较长，达 2~5 年。

临床表现根据肿瘤的位置和大小而不同。在已报道的病例中，绝大多数位于鞍旁至上斜坡、天幕下，部分可长入海绵窦及鞍内、眶内；囊性较少见，多为实质性；绝大多数为单发。首发症状多为眼球运动障碍，但也有约 1/3 的患者并不出现眼球运动障碍，主要症状可能与累及的神经有关，即动眼神经鞘瘤多以动眼神经麻痹为首发症状，滑车神经鞘瘤表现为滑车神经功能影响，展神经鞘瘤的首发症状为单侧外展不能。同时可伴有周围其他神经功能障碍，如累及视神经、三叉神经等脑神经，并可有脑干功能的影响。

在 MRI 应用以前，确诊相当困难，多误为蝶骨嵴脑膜瘤、动脉瘤、三叉神经鞘瘤等，甚至误诊为脑干肿瘤。直至 MRI 普遍应用后，至 20 世纪 90 年代，其诊断渐趋明确，但因其罕见，故仍有误诊。因此对位于该部位的肿瘤，首发症状为眼球运动障碍的,应作系统的辅助检查,包括 CT、MRI、DSA 等,结合病史,做详细的鉴别诊断,其影像学表现同神经鞘瘤。在除外脑膜瘤、动脉瘤等其他肿瘤时,要高度考虑眼球运动神经鞘瘤的可能。

手术切除仍是主要的治疗方法,但因其位置深在,周围有重要的神经、血管,故手术入路的选择至关重要,应根据肿瘤部位选择手术入路。多选用改良翼点入路,结合眶颧入路、翼点-颧弓入路、岩骨前入路或联合入路等,争取全切除,可获得根治。随着显微手术技术的提高,R. Schultheiss 报道第 1 例动眼神经鞘瘤全切除且没有遗留神经功能障碍,其他病例多伴有载瘤神经功能缺失、三叉神经的功能障碍。因此,对该类肿瘤在争取肿瘤全切除的同时应注意保护邻近的脑神经,并保留或修复载瘤神经,最大可能减少眼球运动障碍。

(二) 面神经鞘瘤和中间神经鞘瘤

面神经鞘瘤主要起源于面神经的感觉支,可发生于面神经的任何部位。颅外的面神经鞘瘤已由耳鼻喉科医师大量报道,而颅内的面神经鞘瘤仅见小组病例报道。McMonagle 回顾性分析了 53 例面神经鞘瘤,男女患者为 30 例、23 例(1:0.77)。平均年龄 49 岁(5～84 岁)。左右侧患者为 25 例、28 例(1:1.12)。听力下降或丧失往往是最早出现的症状,约占 58%,随后出现面肌无力,约占 51%。约有 74% 的患者肿瘤累及面神经的多个节段。20 例患者(38%)采取保守治疗,临床观察;33 例患者(62%)采取手术治疗,大多数病例采用经迷路入路(47.22%),手术全切除 21 例,约占 63.6%,其余为次全切除或姑息性引流或减压术,有 58.3% 的患者进行了面神经重建,50% 的患者进行了面神经修复术。

颅内的面神经鞘瘤主要位于中、后颅窝,其主要的临床表现是听力丧失,较早出现面瘫、面部疼痛、面肌抽搐等。CT 及MRI 等影像学表现与前庭神经瘤难以区别,可依据临床症状进行鉴别。

中间神经为面神经的非运动支,出脑干后介于面神经和前庭耳蜗神经之间,常黏附在面神经上,术中难以区分。它含交感神经和面神经的躯体神经纤维。在膝状神经节处它分为岩大浅神经和鼓室支,前者支配泪腺、鼻和腭腺,后者支配外耳道感觉和味觉。A. Kudo 首先报道 1 例中间神经鞘瘤,迄今文献仅见个案报道。临床表现有听力下降、头晕,多无面瘫。MRI 检查可见桥小脑角三角区肿瘤长入膝状神经节,CT 见面神经管扩大,术中电生理可与面神经鞘瘤鉴别。

治疗方法主要是手术切除,手术入路同前庭神经瘤,关键问题是如何保留和修复面神经和中间神经,并且保留听力。因手术时面神经大多难以保留,有学者认为当面神经功能为House & Brackmann Ⅲ级以下时,可以保守观察治疗;如果面神经功能下降到 House & Brackmann Ⅳ级,即有明确的手术指征;同时肿瘤的瘤内切除减压是面神经鞘瘤的有效治疗方法,可以更好地保护面神经功能;如面神经解剖形态不佳,应在术中即行神经修补或重建吻合。肿瘤全切除后复发罕见。

(三) 颈静脉孔区神经鞘瘤和舌下神经鞘瘤

主要为起源于舌咽神经、迷走神经、副神经的神经鞘瘤一般归入颈静脉孔区神经鞘瘤,舌下神经虽然并不通过颈静脉孔出颅,但其行径与颈静脉孔区相距较近,故常将其一起描述。

该类神经鞘瘤的主要临床表现,在早期以受累及的神经功能损害为主,如舌咽神经鞘瘤表现为同侧咽反射减弱或消失,可伴有听力减退;迷走神经鞘瘤则表现为颈静脉孔综合征;副神经鞘瘤表现为斜方肌痛、胸锁乳突肌萎缩、感觉迟钝;舌下神经鞘瘤主要为患侧舌肌萎缩,也可伴有其他相邻的神经功能损害的症状。在肿瘤较大时,多伴有脑干受压症状。颈静脉孔区神经鞘瘤常表现为同侧颈静脉孔的扩大,正常情况下约 95% 双侧颈静脉孔相差在 12 mm 以下,两侧相差大于 20 mm 则有诊断意义。而舌下神经鞘瘤则可表现为岩锥、舌下神经管及颈静脉孔区的骨质破坏。CT 及 MRI 检查具有诊断价值。CT 骨窗位可了解颅底骨质破坏情况,而 MRI 检查可三维成像,其平扫和增强图像可清楚显示肿瘤的部位及与相邻结构的关系;较大肿瘤可向颅内、外生长,颅底骨质破坏明显。该部位神经鞘瘤影像学表现同一般的神经鞘瘤。依据临床表现及影像学改变,临床诊断并不困难,但须与颈静脉球瘤等鉴别,必要时可行DSA 检查以明确诊断。

治疗仍以手术治疗为主,入路可选择后外侧枕下入路或外侧入路(Fisch 颞下窝入路),应争取手术全切除。在全切除的病例中,大多伴有相应神经功能障碍,包括吞咽困难、呛咳、声音嘶哑、舌肌萎缩等;但有研究表明,通过仔细的术前评估和正确手术入路的选择,颈静脉孔区颅内外沟通哑铃型神经鞘瘤是可以安全全切除的,无新增神经功能障碍,而且受损的神经功能障碍也是可以恢复的。所以综合考虑到该部位手术的危险性和神经功能损害的问题,对较小的肿瘤可采用 γ 刀或射波刀治疗,肿瘤较大时仍应手术治疗,对颅内外沟通瘤则可分期手术或残余肿瘤用 γ 刀或射波刀治疗控制。

(四) 其他罕见部位的神经鞘瘤

1. 脑干神经鞘瘤 国内外均有报道。在已报道的病例中,多发生于脑桥,以神经纤维瘤多见,确诊有赖于 MRI 检查。显微手术切除后可获得较好疗效,较小肿瘤或残余肿瘤可用 γ 刀或射波刀治疗。

2. 鞍区神经鞘瘤 主要指起源于视神经或视交叉的神经鞘瘤,非常少见。

3. 大脑实质内的神经鞘瘤 罕见,起源不清楚,可手术切除。

参 考 文 献

[1] 周良辅. 现代神经外科学[M]. 2 版. 上海:复旦大学出版社,2015:641 - 659.

[2] FOLEY R W, SHIRAZI S, MAWENI R M, et al. Signs and symptoms of acoustic neuroma at initial presentation: an exploratory analysis[J]. Cureus, 2017, 9(11): e1846.

[3] FORNARO R, SALERNO A, FILIP D C, et al. Schwannoma of the hypoglossal nerve: review of the literature based on an illustrative case[J]. Mol Clin Oncol, 2017, 7(2): 288 - 294.

[4] FRISCHER J M, GRUBER E, SCHÖFFMANN V, et al. Long-term outcome after gamma knife radiosurgery for acoustic neuroma of all Koos grades: a single-center study[J]. J Neurosurg, 2018, 2: 1 - 10.

[5] GERMANO I M, SHEEHAN J, PARISH J, et al. Congress of neurological surgeons systematic review and evidence-based guidelines on the role of radiosurgery and radiation therapy in the management of patients with vestibular schwannomas[J].

Neurosurgery, 2018, 82(2): E49-E51.

[6] HADJIPANAYIS C G, CARLSON M L, LINK M J, et al. Congress of neurological surgeons systematic review and evidence-based guidelines on surgical resection for the treatment of patients with vestibular schwannomas[J]. Neurosurgery, 2018, 82(2): E40-E43.

[7] HUANG X, XU J, XU M, et al. Clinical features of intracranial vestibular schwannomas[J]. Oncol Lett, 2013, 5(1): 57-62.

[8] PECIU-FLORIANU I, TULEASCA C, COMPS J N, et al. Radiosurgery in trochlear and abducens nerve schwannomas: case series and systematic review[J]. Acta Neurochir (Wien), 2017, 159(12): 2409-2418.

[9] RAZA S M, AMINE M A, ANAND V, et al. Endoscopic endonasal resection of trigeminal schwannomas[J]. Neurosurg Clin N Am, 2015, 26(3): 473-479.

[10] RYU S M, LEE J I, PARK K, et al. Optimal treatment of jugular foramen schwannomas: long-term outcome of a multidisciplinary approach for a series of 29 cases in a single institute[J]. Acta Neurochir (Wien), 2017, 159(8): 1517-1527.

[11] SAMII M, ALIMOHAMADI M, GERGANOV V. Surgical treatment of jugular foramen schwannoma: surgical treatment based on a new classification[J]. Neurosurgery, 2015, 77(3): 424-432.

[12] SAVARDEKAR A R, PATRA D P, THAKUR J D, et al. Preoperative diffuse tensor imaging-fiber tracking for facial nerve identification in vestibular schwannoma: a systematic review on its evolution and current status with a pooled data analysis of surgical concordance rates[J]. Neurosurg Focus, 2018, 44(3): E5.

[13] TSAO M N, SAHGAL A, XU W, et al. Stereotactic radiosurgery for vestibular schwannoma: International Stereotactic Radiosurgery Society (ISRS) practice guideline[J]. J Radiosurg SBRT, 2017, 5(1): 5-24.

[14] VIVAS E X, CARLSON M L, NEFF B A, et al. Congress of neurological surgeons systematic review and evidence-based guidelines on intraoperative cranial nerve monitoring in vestibular schwannoma surgery[J]. Neurosurgery, 2018, 82(2): E44-E46.

[15] WANIBUCHI M, FUKUSHIMA T, ZOMORDI A R, et al. Trigeminal schwannomas: skull base approaches and operative results in 105 patients[J]. 2012, 70: 132-143.

[16] WINN H R. Youmans and Winn Neurological surgery[M]. 7th ed. Philadelphia PA: Elsevier, 2017: 1142-1154, 1293-1301.

第五节 鞍区肿瘤

栾世海 鲍伟民 史玉泉

一、垂体腺瘤

垂体腺瘤是颅内良性肿瘤,其发病率仅次于脑胶质瘤和脑膜瘤,占颅内肿瘤的 10%～15%,但在尸检中可有 20%～30% 的亚临床垂体微腺瘤。患者以 20～50 岁多见,男女发病率大

体相等。近 30 多年来,临床病例有增多趋势(复旦大学附属华山医院统计该瘤占颅内肿瘤的 20%左右),这可能与内分泌检查技术的发展,神经放射检查设备的进步使诊断技术提高,避孕药物使用的普遍使发病率有所增加,以及显微手术的开展等,致临床在病例的选择方面有所偏移等有关。

【垂体的解剖及生理】

垂体是由外胚叶原始口腔顶部的颅颊囊与第三脑室底部的漏斗小泡结合发育而成,颅颊囊形成垂体前叶及其上方的结节部,漏斗小泡发育成垂体后叶及其上方的漏斗柄和正中隆起(合称漏斗),后者与结节部一起形成垂体柄。垂体位于蝶鞍内,顶部有鞍膈与颅腔隔开。鞍膈上有孔,垂体柄通过此孔与下丘脑相连。垂体上方为视交叉,两侧有海绵窦和颈内动脉。正常成人的垂体大小约 1.2 cm×0.8 cm×0.5 cm,重约 0.6 g;女性的垂体较男性的稍重,尤其在妊娠期呈生理性肥大。垂体分前叶腺垂体和后叶神经垂体。前叶由起源于颈内动脉的垂体上动脉供血,该动脉在垂体柄处包绕结节部,发出分支进入正中隆起及漏斗柄上部,形成初级毛细血管丛,接受下丘脑激素后汇合成门脉系统沿垂体柄进入前叶。后叶由海绵窦段颈内动脉发出的垂体下动脉供血,并形成毛细血管丛,接受来自下丘脑-垂体束神经末梢释放的激素调节。垂体上、下动脉间有分支吻合,回流静脉入海绵窦(图 3-3-5-1)。

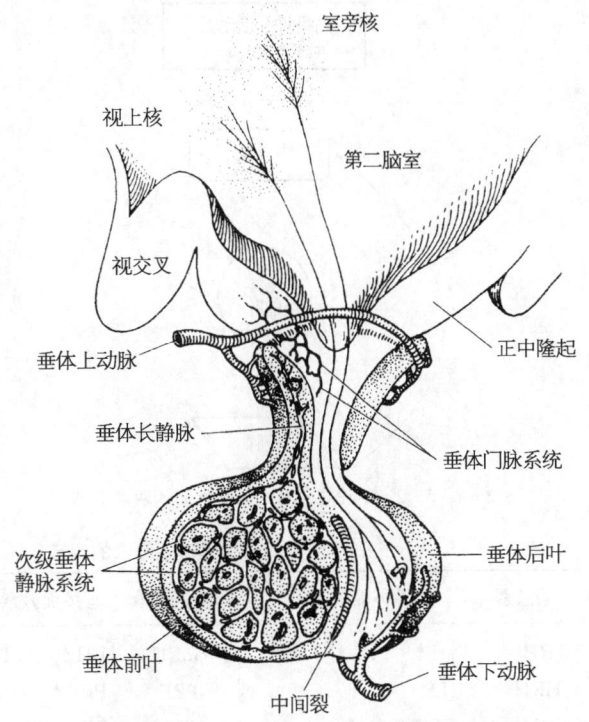

图 3-3-5-1 下丘脑、垂体矢状位解剖示意图

垂体前叶由 5 种不同的能分泌激素的细胞组成,共分泌 7 种激素:促甲状腺素(TSH)、促黄体素(LH)、促卵泡激素(FSH)、生长激素(GH)、催乳素(PRL)、促肾上腺皮质激素(ACTH)、促脂解素(LPH)。TSH 可促进甲状腺肥大及甲状腺激素的合成与释放,促进甲状腺能量代谢及促进脂肪溶解。LH 参与排卵,促进黄体生成,促进睾丸间质细胞增殖,合成分泌雄激素。FSH 可促使卵泡发育成熟,与 LH 一起促使雌激素分泌和引起排卵,与睾酮协同作用促使精子生成。GH 可促使

身体组织细胞、骨骼、结缔组织增生,促使蛋白质合成、游离脂肪酸增加、血糖升高。PRL 可促进乳腺发育及乳汁形成,抑制性腺激素。ACTH 可促使肾上腺皮质分泌糖皮质激素,参与调节水、电解质、糖、脂肪及蛋白质代谢,同时对醛固酮及性激素的分泌也有轻度促进作用。垂体后叶主要由神经细胞组成,它主要储存来自下丘脑所释放的升压素(vasopressin),又称抗利尿激素(ADH)以及催产素(oxytocin)。ADH 促使肾脏对水分的重吸收,有抗利尿作用,同时可使小血管收缩,血压升高。催产素可使子宫平滑肌收缩,用于流产及防止产后出血,同时可促进排乳。

垂体功能受下丘脑核群所合成和释放的促垂体释放或抑制激素(因子)的调节,也受到来自高级神经活动(如紧张、焦虑、手术、创伤等应激性刺激,光、声、味等感觉)及中枢神经递质(如多巴胺、去甲肾上腺素、5-羟色胺、内源性阿片类物质、乙酰胆碱、γ-氨基丁酸等)的影响。随着垂体分泌激素,它可以通过逆向血流对下丘脑进行反馈调节,这一作用称为"短反馈"。同时垂体分泌的各种激素可分别作用于靶腺,促使靶腺进行分泌。这些靶腺分泌的激素通过"负"或"正"反馈作用对垂体及下丘脑进行调节,称为"长反馈"(图 3-3-5-2,表 3-3-5-1)。这样在高级中枢神经-下丘脑-垂体-靶腺-体内物质代谢之间就形成了一个相互依存、相互制约的整体。

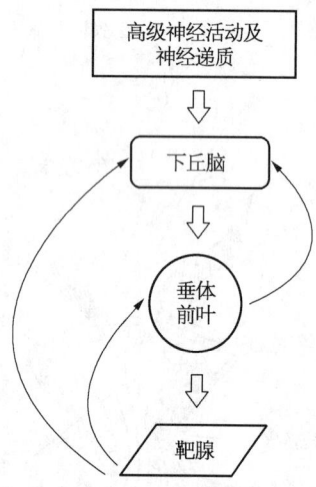

图 3-3-5-2 下丘脑、垂体、靶腺之间的激素调节

表 3-3-5-1 下丘脑促垂体激素对垂体促激素的调节

下丘脑激素	垂体促激素		下丘脑激素	垂体促激素	
TRH	TSH↑	PRL↑	GnRH	LH↑	FSH↑
GHRH	GH↑		PRF	PRL↑	
CRH	ACTH↑		PIF	PRL↓	
GIH	GH↓ TSH↓ ACTH↓		MIF?	MSH↓	
	PRL↓		MRF?	MSH↑	

注:↑释放;↓抑制;? 存在有争议(动物垂体中叶发现有 β-MSH,但人体无垂体中叶);TRH,促甲状腺素;GHRH,生长激素释放激素;TSH,促甲状腺素;PRL,催乳素;GH,生长激素;CRH,促肾上腺皮质激素释放激素;ACTH,促肾上腺皮质激素;GIH,生长抑素;GnRH,促性腺激素释放激素;LH,促黄体素;FSH,卵泡刺激素;PRF,催乳素释放因子;PIF,催乳素抑制因子;MIF,促黑激素抑制因子;MSH,促黑素;MRF,促黑激素释放因子。

垂体后叶贮存的 ADH 除受应激性刺激(精神刺激、创伤等)及中枢神经递质的影响外,尚受血浆渗透压、血容量、血压及甲状腺素、糖皮质激素、胰岛素等的影响及调节。

【垂体腺瘤的分类与分级】

以往垂体腺瘤按光镜下瘤细胞的染色特性分为嫌色细胞腺瘤、嗜酸细胞腺瘤、嗜碱细胞腺瘤 3 种。嫌色细胞腺瘤被认为是激素分泌不活跃的;嗜酸细胞腺瘤被认为是分泌 GH 的腺瘤;嗜碱细胞腺瘤是分泌 ACTH 的肿瘤。自 20 世纪 70 年代以来由于放射免疫激素测定、电镜技术以及免疫组化染色在病理上的应用,在 Horvath & Kovacs(1976)的创造性地提议下指出了应按腺瘤的主要分泌激素及电镜下瘤细胞质内所含有的激素颗粒来分类。这在当时为临床提供了较多关于垂体腺瘤的诊断、治疗及预后估计等方面的帮助。

1. WHO 五层次分类法

1996 年,Kovacs 等为使分类更实用有效,促进病理与临床之间的相关性,提出了一种垂体腺瘤 WHO 五层次分类法。

(1)层次一:按患者的临床表现和血激素值分类。

1)内分泌功能亢进:① 肢端肥大症/巨人症,血 GH 值增高;② 高泌乳素血症;③ 库欣病,血 ACTH 和皮质醇值增高;④ 甲状腺功能亢进,伴不适当促甲状腺素过渡分泌;⑤ 血 FSH、LH 和(或)α-亚单位值明显增高;⑥ 多种激素过度产生。

2)临床无功能。

3)功能状态不确定。

4)异位性内分泌功能亢进:① 继发于异位 GH 释放因子过度产生的临床肢端肥大症(增生/腺瘤);② 继发于异位 ACTH 释放因子过度产生的库欣病(增生/腺瘤)。

(2)层次二:按神经影像学和手术中信息分类。

1)根据部位:① 鞍内;② 鞍外;③ 异位(罕见)。

2)根据大小:① 微腺瘤(最大径≤10 mm);② 大腺瘤(最大径>10 mm)。

3)根据生长类型:① 扩张型;② 肉眼可见硬膜、骨、神经和脑的侵犯;③ 转移(脑、骨髓和全身)。

(3)层次三:按肿瘤切片在光学显微镜下所见分类。

1)腺瘤:① 典型;② 不典型(多形性、核分裂多、高 MIB-1 标记计数)。如果生长类型能被评估:① 扩张型;② 组织学上的侵犯性(骨、神经、血管等)。

2)癌[转移和(或)侵犯脑]。

3)非腺瘤:① 原发或继发于非腺垂体肿瘤;② 类似腺瘤的垂体增生。

(4)层次四:腺垂体肿瘤的免疫组织化学分类(表 3-3-5-2)。

表 3-3-5-2 腺垂体肿瘤的免疫组化分类

主要免疫反应	继发免疫反应
A. GH	PRL,α-SU(f),TSH,FSH,LH(i)
B. PRL	α-SU(i)
C. A+B 混合	α-SU(f),TSH(i)
D. ACTH	LH,α-SU(i)
E. FSH/LH/α-SU	PRL,GH,ACTH(i)
F. TSH	α-SU,GH(f),PRL(i)
G. 罕见的激素组合	
H. 无免疫反应	

注:α-SU,α-亚单位;f,常见;i,非常见。

（5）层次五：按肿瘤细胞的超微结构特征分类（表 3-3-5-3）。

表 3-3-5-3 选择电镜检查指征

肿瘤类型/变异	电镜的应用
生长激素瘤	
1. 颗粒密集	选择性,如果 GH 免疫反应确定,通常缓慢生长
2. 颗粒稀疏	选择性,如果 GH 免疫反应确定和细胞角化素抗血清测到核旁纤维体,很可能有侵犯性
催乳素瘤	
3. 颗粒稀疏	选择性,如果高尔基型 PRL 免疫反应全面且强阳性。血清 PRL 轻、中度增高,组织内 PRL 免疫反应缺乏或不肯定应做电镜来证实诊断
4. 颗粒密集	选择性,如果 PRL 免疫反应强阳性。为非常罕见类型,临床意义不大
生长激素催乳素混合瘤	
5. GH,PRL 细胞混合	由于免疫组化反应重叠,为将 5~7 分开,必须采用电镜
6. 促乳腺及躯体细胞	生长缓慢的 6 与 1 相同,而 5 和 7 可为侵犯性的
7. 嗜酸干细胞	
促肾上腺皮质激素瘤	
8. 颗粒密集	选择性,如果嗜碱性肿瘤对 ACTH 有肯定的免疫反应。多为微腺瘤
9. 颗粒稀疏	可能需要,如果 ACTH 免疫反应缺乏或不确定。很可能是侵犯性大腺瘤
10. 克鲁克(Crooke)细胞型	选择性,如果 ACTH 免疫肯定,形态学变异无明显临床意义

续 表

肿瘤类型/变异	电镜的应用
TSH 腺瘤	如果临床表现和 TSH 免疫反应均不肯定,为确定诊断必需用电镜
FSH,LH 瘤	
11. 男性类型	为鉴别肿瘤类型必须做电镜检查,但为临床处理则非必需,因为 11~14 的免疫组化现象交叉,生物行为相似
12. 女性类型	
临床无功能腺瘤	
13. 非肿瘤细胞(无细胞)	
14. 瘤细胞的细胞来源不明的腺瘤	
15. 静止性"促皮质素"亚型 1	如果嗜碱性,ACTH 免疫反应,无库欣病征确立,可选择。形态学上与 8 不能区别
16. 静止性"促皮质素"亚型 2	必需用电镜来识别此类肿瘤
17. 静止性腺瘤亚型 3	必需用电镜来诊断,这对恰当的处理是必要的
18. 其他(未分类的多激素瘤,如功能性 GH-TSH, PRL-TSH, PRL-ACTH 等)	为描绘各瘤特征性表现和避免错误,建议用电镜检查

2. 分级 由于各型垂体腺瘤除能释放其特定的激素,引起各种不同的生理反应外,腺瘤本身尚能表现出不同的生物学特性,从而影响其治疗效果及结局。为此 Guiot & Hardy 等提出了垂体腺瘤的分级概念,将垂体腺瘤分为 2 型 5 级(表 3-3-5-4)。而 Wilson 等人又根据垂体腺瘤的解剖学、放射学及手术中的所见将肿瘤分级(表 3-3-5-5)。

表 3-3-5-4 垂体腺瘤的分级标准

类型	级别	蝶鞍大小	鞍结节角	鞍底下沉	鞍上生长	肿瘤最大径(mm)
局限型	0 级	正常	110°	正常	无	<4
	I	正常	<110°	局部改变	无	<10
	II	扩大	<90°	半侧下沉	10~20 mm 向上生长	>10
侵蚀型	III	明显扩大	<90°	腐蚀破坏鞍底肿瘤侵入蝶窦	伴不同程度鞍上生长	≥20
	IV	显著增大	<90°	弥漫性破坏蝶窦被瘤侵占	伴鞍上生长	≥30

表 3-3-5-5 垂体腺瘤的分级(基于解剖学、放射学及术中所见)

分级	解剖学、放射学及术中所见	分级	解剖学、放射学及术中所见
鞍底完整		鞍外扩展	向鞍上扩展
I 级	鞍底正常或仅有局部膨隆,瘤最大径<10 mm	0 级	无
II 级	鞍底正常,蝶鞍有扩大,瘤最大径≥10 mm	A 级	侵入鞍上池
与蝶窦关系		B 级	第三脑室隐窝受压消失
III 级	鞍底有局部穿破,肿瘤部分突入蝶窦	C 级	第三脑室明显受压移位
IV 级	鞍底广泛被穿破,肿瘤突入蝶窦	向鞍旁扩展	
远处扩展		D 级	向颅内扩展(硬脑膜内)向颅前窝 1,向颅中窝 2,向颅后窝 3
V 级	经脑脊液或血液扩展至远处	E 级	扩展至海绵窦下方或侵入海绵窦(硬脑膜外)

3. 新版 WHO 分类　最新 WHO 第 4 版内分泌器官肿瘤新分类于 2017 年发布，提出垂体腺瘤分类除垂体激素免疫表型外，需根据腺垂体细胞谱系对其进行分类，突出调控垂体细胞分化的谱系特异性转录因子的作用（表 3-3-5-6、表 3-3-5-7）。例如新分类里将原有分泌生长激素腺瘤更名为生长激素细胞腺瘤，除了免疫组化 GH 染色阳性外，还要有 PIT-1 的表达。而对裸细胞肿瘤定义为垂体激素和转录因子免疫组化均为阴性的腺瘤。这样，结合转录因子来评估所有激素阴性的垂体腺瘤后，只有少数腺瘤才能诊断为裸细胞腺瘤。

表 3-3-5-6　垂体腺瘤分类谱系

谱系	主要转录因子和辅助因子	腺垂体细胞
嗜酸性细胞谱系	PIT-1	促生长素细胞
	PIT-1,ERα	泌乳素细胞
	PIT-1,GATA-2	促甲状腺激素细胞
促肾上腺皮质激素细胞谱系	T-PIT	促肾上腺皮质激素细胞
促性腺激素细胞谱系	SF-1;GATA-2,ERα	促性腺激素细胞

注：PIT-1，垂体特异 POU 类同源结构域转录因子 1；ERα，雌激素受体 α；GATA-2，锌指转录调控蛋白 GATA 家族成员；SF-1，类固醇生成因子 1；T-PIT，T-box 家族成员 TBX19。

表 3-3-5-7　垂体腺瘤病理分类（WHO,2017）

腺瘤类型/形态学类型	免疫表型	转录因子及辅助因子
生长激素腺瘤		
致密颗粒型生长激素细胞腺瘤	GH,α-亚基	PIT-1
稀疏颗粒型生长激素细胞腺瘤	GH	PIT-1
泌乳生长激素细胞腺瘤	GH+PRL(在相同细胞)±α-亚基	PIT-1,ERα
混合性泌乳-生长激素细胞腺瘤		PIT-1,ERα
泌乳激素腺瘤	GH+PRL(在不同细胞)±α-亚基	
稀疏颗粒型泌乳激素细胞腺瘤		PIT-1,ERα
致密颗粒型泌乳激素细胞腺瘤		PIT-1,ERα
嗜酸性干细胞腺瘤	PRL	PIT-1,ERα
促甲状腺激素腺瘤	PRL	PIT-1,GATA2
促肾上腺皮质激素腺瘤	PRL,GH(局灶不稳定)	
致密颗粒型促肾上腺皮质激素细胞腺瘤	β-TSH,α-亚基	T-PIT
稀疏颗粒型促肾上腺皮质激素细胞腺瘤	ACTH	T-PIT
	ACTH	T-PIT
Crooke 细胞腺瘤	ACTH	SF-1,GATA2,ERα
促性腺激素腺瘤	β-FSH,β-LH,α-(不同组合)	无
裸细胞腺瘤		
多激素细胞腺瘤	无	PIT-1
多激素 PIT-1 阳性腺瘤		
不常见免疫组化组合腺瘤	GH,PRL,β-TSH ± α-亚基不同组合	

新版分类中新增了垂体母细胞瘤的诊断，该瘤是由 Scheithauer 在 2008 年首先提出，至今有将近 20 例的报道。它是一类原发于垂体腺的罕见恶性肿瘤，多发于 24 个月内大的婴儿（平均 8 个月），女性稍多见。临床有库欣病的表现，为 DICER1 基因杂合子种系突变引起的 DICER1 综合征或胸膜肺母细胞瘤（PPB）-家族性肿瘤和发育不良综合征的一部分。

新版分类中取消了非典型垂体腺瘤这一分类，缘于用于诊断的 Ki-67 指数、P53 染色、肿瘤侵袭标准的界定都无明确标准，差异很大。但保留了评估肿瘤增殖的分子标记物如 Ki-67 指数、有丝分裂计数、P53 和临床 MRI 检查、术者术中所见等仍为侵袭性肿瘤的指标。

新版分类提出了 5 类高危垂体腺瘤，包括：稀疏颗粒型生长激素细胞腺瘤、多激素 PIT-1 阳性腺瘤、Crooke 细胞腺瘤、男性泌乳激素细胞腺瘤、静止性促肾上腺激素细胞腺瘤。这 5 类肿瘤具有高侵袭性、高复发率、低生存期的特点，需更加密切的随访。还特别提到了 4 个基因作为判断预后的指标：SSTR2、SSTR5、MGMT 和 MSH6。其中 MGMT 和 MSH6 作为与替莫唑胺化疗相关的预后指标受到关注。另外新版分类

弱化了电镜超微结构在分类中的作用，仅用于某些特定肿瘤的鉴别诊断，如 PIT-1 阳性的多激素细胞腺瘤等。

新版分类将分泌甲状腺转录因子 1（TTF-1）的垂体后叶来源的肿瘤作为独立的疾病分类来阐述，主要有垂体细胞瘤、颗粒细胞瘤、梭形细胞嗜酸细胞瘤以及新增的鞍区室管膜瘤。

【垂体腺瘤的诊断】

1. 垂体腺瘤的临床表现

（1）头痛：垂体腺瘤初期头痛的部位主要位于眼眶、前额及两颞，这是由于腺瘤向上生长引起鞍膈上抬、牵拉的结果。鞍膈是具有痛觉的结构，其神经支配来自三叉神经的眼支。随着鞍膈张力的增高，头痛可逐渐加剧。一旦肿瘤穿越鞍膈，则头痛可自行缓解。在鞍膈孔较大的病例中，由于肿瘤能较容易穿越此屏障，在整个病程中可以没有头痛。但在病程的晚期，由于肿瘤压迫颅内较大的血管，或由于瘤的体积过大引起颅内压增高时，还是会出现头痛。另外，在有些肿瘤内出现坏死血或囊肿破裂的患者，可引起急性剧烈头痛。

（2）视觉症状：一般都发生于肿瘤将鞍膈顶起或瘤已穿越鞍膈以后，引起视交叉或视神经、视束受压迫的结果。其最典

型的表现为双颞侧偏盲,是肿瘤压迫视交叉的象征。开始时往往先是颞侧上象限的视野缺损,然后发展为整个颞侧偏盲。如压迫继续发展,可引起双侧未交叉的视神经纤维也受到压迫而出现鼻侧视野缺损,最终可导致双侧视力的完全丧失。视野的缺损与视神经交叉的位置有很大的关系(图3-3-5-3)。

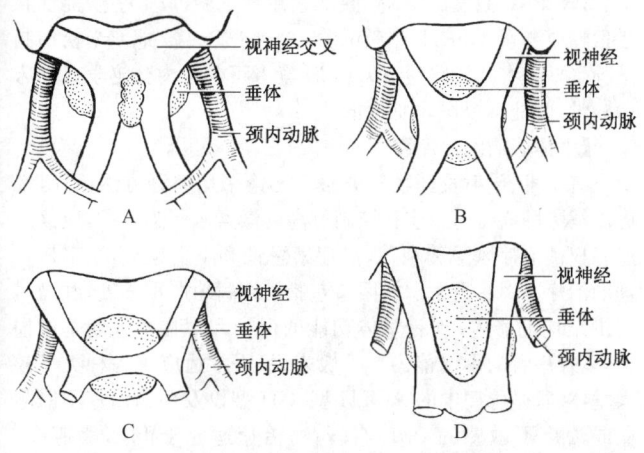

图3-3-5-3 视神经交叉的解剖类型
A. 前置型;B、C. 中间型;D. 后置型。

前置型视交叉,位于蝶骨平面的视神经沟内;后置型视交叉,位于垂体腺的后方,在垂体腺瘤的发展过程中可以没有视野的改变,除非肿瘤已长得很大。而中间型的视交叉则早期都可以有视野改变,且都为双侧几乎同时出现。视野的改变与肿瘤的大小及其生长的速度有一定关系。肿瘤发展缓慢,即使肿瘤已长得很大,由于视神经能避让,可以不出现视野的变化;反之,如肿瘤生长较快或突然发生出血、囊变时,则可以较早出现视野的变化,甚至视力的完全丧失。患垂体腺瘤时视力的减退与视野的缺损并不平行,两侧也不一致。一般视力的减退都出现较晚,主要是由于视神经原发萎缩的结果。

(3) 下丘脑及垂体功能失常:垂体腺瘤可影响下丘脑垂体轴的功能,能早期出现多种神经系统及内分泌系统的症状。病变涉及垂体的正中隆起时,可使下丘脑及垂体在合成及输送调节垂体激素及递质时发生障碍,从而导致患者的性征发育不良、甲状腺功能低下、促生长素分泌障碍、泌乳及肾上腺皮质功能失调等(这些症状将于后面介绍各不同腺瘤的特征时再作详述)。患者由于垂体功能的低下大多有肤色苍白、毛发脱落、皮下脂肪增多、轻中度贫血;女性有月经失调、性器官萎缩,男性有性欲降低、性功能衰退,甚至勃起功能障碍。

(4) 与海绵窦有关的脑神经障碍:多见于Ⅳ级的垂体腺瘤,主要有眼外肌的瘫痪,是由于肿瘤涉及动眼神经、滑车神经和展神经之故。多数是肿瘤向鞍外发展,特别是向硬脑膜外发展时压迫到海绵窦的结果。同时也可累及三叉神经的眼支与上颌支,引起相应面部区域的感觉减退。

(5) 脑积水及颅内压增高:一般见于肿瘤向后或向上发展时,引起第三脑室及中脑导水管压迫的结果,也可由于肿瘤的体积巨大时所引起的占位效应。

以上临床表现中以(2)、(3)两项最具诊断意义。

2. 放射学诊断 包括头颅X线平片及蝶鞍薄分层片、CT扫描、MRI等,偶作脑血管造影以排除颅内动脉瘤或了解肿瘤的供血及肿瘤与周围血管的关系。

(1) 头颅X线平片及分层摄片:典型垂体瘤使蝶鞍呈球形扩大,鞍底呈双边,后床突及鞍背骨质吸收、变薄及向后竖起。GH瘤者同时可见颅骨增厚,鼻旁窦增大,颌突畸形等。头颅X线片还可以提供蝶窦的气化程度和鞍底的厚度以及鞍内或鞍上钙化等信息。

(2) CT扫描:为诊断垂体瘤的重要步骤,常作冠状位平扫及增强扫描。CT对微腺瘤的发现率约为50%,肿瘤最大径小于5mm者发现率仅为30%,但作薄层(1~2mm)扫描,发现率可有提高。微腺瘤的典型表现为垂体前叶侧方的低密度灶或有稍增强的圆形病灶;垂体高度女性>8mm、男性>6mm,上缘隆起,鞍膈抬高;垂体柄向肿瘤对侧偏移;鞍底局部骨质受压下陷变薄。大腺瘤常均匀强化(图3-3-5-4),有时瘤内可有出血、坏死或囊变。肿瘤是否向侧方海绵窦侵犯,CT扫描尚不能肯定地显示。

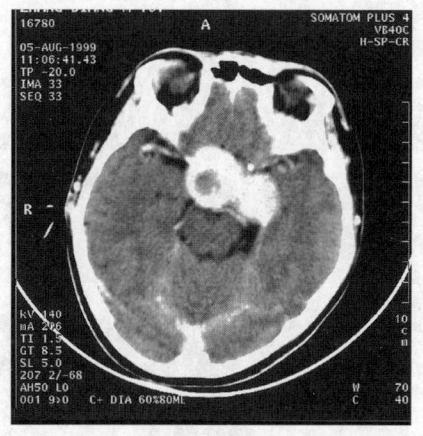

图3-3-5-4 垂体腺瘤的增强CT扫描图像
示鞍区巨大肿瘤,向左侧鞍旁生长。

(3) MRI:是目前诊断垂体瘤的主要方式,它能构画出微小的组织差别,可提供三维图像。绝大多数微腺瘤在T_1加权像上呈低信号,在T_2加权像上为高信号,增强扫描可见肿瘤呈低强化(低于正常垂体强化),其正确率可达90%(图3-3-5-5)。还可见垂体上缘膨隆,垂体柄向健侧移位。大腺瘤增强后肿瘤明显强化,当肿瘤发生囊变或坏死时,T_1像可见瘤内更低信号,T_2像为更高信号;如有肿瘤出血,在亚急性期,T_1、T_2像均呈高信号。MRI可清楚显示肿瘤与视神经、视交叉及与周围其他结构,如颈内动脉、海绵窦、下丘脑等的关系,对选择手术入路有指导意义。

(4) 其他部位放射学检查:如X线片在GH瘤患者可见全身其他骨骼的增生表现,ACTH瘤患者可见骨质疏松等。CT、MRI可发现脏器的增生表现或除外异位的分泌性腺瘤。

3. 垂体腺瘤的生物学诊断 测定血中垂体分泌激素的浓度是诊断垂体腺瘤的重要步骤之一。由于下丘脑-垂体轴的功能在很大程度上受昼夜节律的影响,在一日之内常有较大的波动,故单独一次测定常会引起诊断上的误导。应在必要时作多次测定,或更可靠地作动态测定。每一个检测数据必须同时结合临床及放射学图像作综合考虑。在成人无分泌性垂体腺瘤病例中作GH的常规测定是不必要的,但如果是儿童垂体腺瘤病例或是下丘脑病变则都应作GH测定。PRL的测定最好在清晨空腹时测2次,男女病例均需测定,无分泌性腺瘤也不

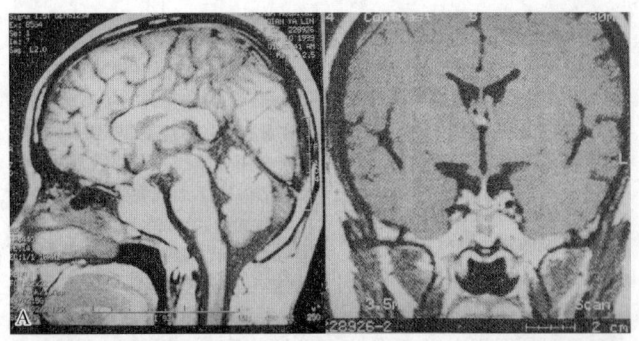

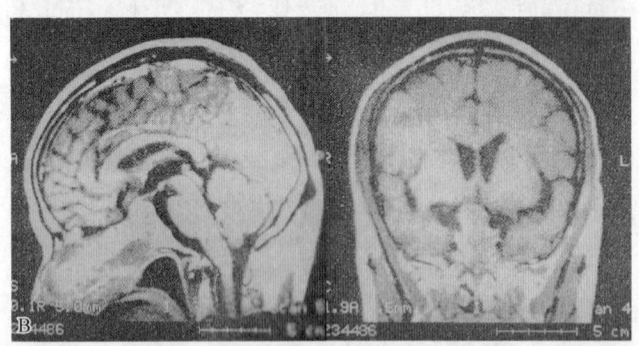

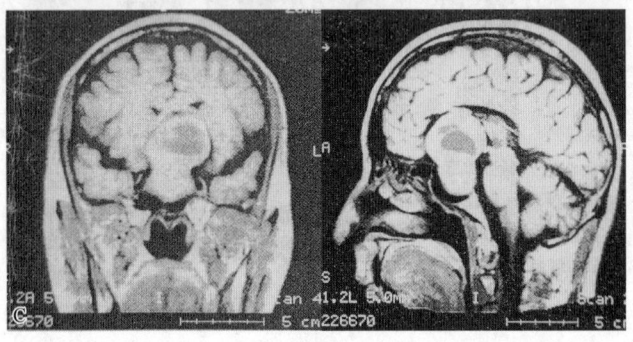

图 3-3-5-5 鞍区 MRI 影像

A. 示垂体微腺瘤；B. 示垂体内大腺瘤，瘤已穿破鞍底，部分入蝶窦；
C. 示鞍区巨腺瘤，肿瘤向上生长，将第三脑室及双侧脑室前角底部抬高。

例外，因许多垂体腺瘤都能分泌此激素，也可因肿瘤压迫垂体柄或下丘脑而使 PRL 分泌增多。另外，PRL 在 TRH 及其他激素影响下也可有反应性增高。如果两次 PRL 测定都超过 6.83 μmol/L(150 μg/ml)，应高度怀疑为 PRL 腺瘤。如测定值在 1.37～4.55 μmol/L(30～100 μg/ml)之间则可有各种可能，如甲状腺功能不足、肾功能衰退、鞍区的其他病变、药物的影响(吩噻嗪、抗忧郁药物、降血压药物、避孕药物等)。垂体的 TSH 除能促进甲状腺功能外也可影响 PRL 分泌。因此，为排除原发性甲状腺功能不足必须对所有的高催乳素血症的病例都进行 TSH 测定。在甲状腺功能不足的病例中垂体内常可同时有促甲状腺细胞及促乳腺细胞增生的作用，查清垂体、甲状腺及高催乳素血症的相互关系，有利于对上述每一情况进行兼顾。在 ACTH 腺瘤中单独测定血液中的 ACTH 浓度意义不大。测定早晨血液中的皮质醇(cortisol)较测定 ACTH 更为有用。但更为可靠的方法是作 ACTH 刺激试验。方法为先抽取血样作皮质醇的基础值测定，然后静脉或肌内注射促皮质素(cosyntropin)(相当于 ACTH)250 μg，30～60 min 后再抽血样作皮质醇测定。正常反应皮质醇浓度应增加 193 nmol/L(70 μg/L)，最高增量可达 552 nmol/L(200 μg/L)。如反应超

过此程度表示双侧肾上腺皮质有增生；反之，如反应低于此水平则说明肾上腺皮质功能低下。

在评估垂体腺瘤的生物学特性时，还应对垂体的功能作些了解。目前有多种测定垂体功能的方法，如：① 促甲状腺素释放激素(TRH)试验；② 促肾上腺皮质素释放激素(CRH)兴奋试验；③ PRL 激发试验；④ 胰岛素耐量试验(ITT)；⑤ 促性腺激素释放激素(GnRH)刺激试验；⑥ 水试验；⑦ 地塞米松抑制试验等。各有其特殊的临床意义，读者可参考内分泌学或临床检验学，此处不拟作详细的介绍。

【垂体腺瘤的治疗】

有手术、放射及药物等方法。无论采用何种方法治疗，都应以解除肿瘤压迫效应和控制过高的激素水平为目的，应该为患者权衡治疗风险和利益，治疗禁忌证和不良反应，制定最合理的治疗方案。需考虑的因素包括：疾病的严重程度；肿瘤对周围结构的影响；现有垂体功能的保护和潜在的远期垂体损害，以及患者的承受能力。一般来说，手术适应于各种类型较大垂体瘤，微腺瘤中的 ACTH 型、GH 型以及药物治疗不能耐受或治疗不敏感的 PRL 瘤；药物治疗适应于 PRL 微腺瘤、TSH 微腺瘤以及部分分泌性大腺瘤术后的患者；放射治疗适应于手术后肿瘤残留或不考虑手术的 ACTH 或 GH 微腺瘤患者。而高龄、身体情况差者可选择药物治疗或放射治疗。

1. 手术治疗 手术切除肿瘤是目前治疗垂体瘤的主要手段。手术目的是解除肿瘤对视路和其他组织的压迫；恢复激素水平；保护正常垂体功能；明确肿瘤组织学。在决定手术入路时，肿瘤的体积和鞍外扩展程度不如肿瘤的形状和生长方向来得那么重要，在当今显微外科技术较为普及的情况下，在对待可以安全经蝶或经颅手术的患者时，一般倾向于经蝶入路手术。

(1) 经颅手术：常用有经额下、经额颞(翼点)入路，少数选用经前额纵裂及中颅底硬膜外海绵窦入路。经一侧额下入路应用较多，对视神经、视交叉减压较彻底。但前置型视交叉可阻碍这一入路接近肿瘤，故对临床(视野检查有双颞侧偏盲性暗点)和 MRI 提示有视交叉前置者应优先应用翼点入路。该入路可在视神经及视束与颈内动脉之间操作，也可在视交叉前下及后方探查，且路径短、视角大，充分利用了脑的自然解剖间隙，故适用于肿瘤向后上方、侧方生长者。缺点是对远侧视神经和鞍内视域有影响。对巨大垂体瘤长向第三脑室或肿瘤长向鞍旁海绵窦内者，可分别选用前额纵裂入路及中颅底硬膜外入路。经颅手术的适应证有：① 肿瘤向鞍上生长呈哑铃状；② 肿瘤长入第三脑室，伴有脑积水及颅内高压者；③ 肿瘤向鞍外生长至颅前、中或后窝者；④ 有鼻或鼻旁窦炎症及蝶窦气化不良，不适合经蝶手术者；⑤ 肿瘤出血伴颅内血肿或蛛网膜下腔出血者。术后并发症可有下丘脑损伤、垂体危象、癫痫、尿崩、电解质紊乱、糖尿病高渗性昏迷、精神症状、脑脊液漏及脑神经损伤等。

(2) 经蝶手术：为 Schloffer(1907)首先在人体手术成功，后经 Cushing、Guiot，尤其 Hardy 的经蝶显微手术等加以改进，成为当今广泛应用的垂体瘤手术方法。有经口-鼻-蝶窦、经筛-蝶窦、经鼻-蝶窦(单鼻孔)，神经内镜经鼻蝶入路术式等。其优点是肿瘤切除程度满意，整个操作在鞍内(及鞍上)鞍膈下方，手术安全度高，采用显微技术，对微腺瘤可作选择性全切

除,保留正常垂体组织,恢复内分泌功能。经蝶手术的适应证有:① 垂体有分泌功能微腺瘤;② 垂体瘤向鞍上生长,但不呈哑铃形,影像学提示肿瘤质地松软者;③ 垂体瘤向下生长侵入蝶窦者;④ 垂体瘤伴有脑脊液鼻漏者;⑤ 垂体瘤卒中,不伴有颅内血肿或蛛网膜下腔出血者;⑥ 患者年老体弱,不能耐受开颅手术者。经蝶手术的死亡率<1%,手术并发症可有颈内动脉损伤,下丘脑、垂体柄、垂体损伤,视神经、视交叉及周围血管的损伤,肿瘤出血,蛛网膜下腔出血,脑脊液漏,脑膜炎,鼻中隔穿孔,尿崩症等。

(3) 术中特殊情况处理。

1) 术中出血。① 海绵间窦出血:可选用止血材料进行压迫止血。如出血难以控制,可考虑使用经蝶窦手术专用枪状钛夹钳夹闭止血。② 海绵窦出血:尽快切除肿瘤后,局部填塞适量止血材料及棉片压迫止血,但需避免损伤窦内神经及防血栓形成。③ 鞍上出血:如垂体大腺瘤向鞍上侵袭,与 Willis 动脉环粘连,术中牵拉、刮除肿瘤时可能会造成出血,严重者需压迫后转介入或开颅手术治疗。④ 颈内动脉及其分支出血:因颈内动脉解剖变异或肿瘤包绕颈内动脉生长,手术中可能会造成颈内动脉损伤,引起术中大出血,甚至危及患者生命。此时,应立即更换粗吸引器,保持术野清晰,迅速找到出血点;如破口不大,可用止血材料、人工脑膜及棉片等进行压迫止血;如破口较大则局部填塞压迫止血后转介入治疗。这类患者术后均需血管造影检查以排除假性动脉瘤。⑤ 脑内血肿:开颅手术时由于脑压板过度牵拉、损伤额叶可出现脑内血肿;巨大垂体腺瘤只能部分切除时易发生残瘤卒中,故术后应注意观察患者神志、瞳孔变化,一旦病情恶化立即行 CT 检查,及时发现血肿及时处理,必要时再次开颅清除血肿和减压。

2) 术中脑脊液漏。① 术中鞍膈破裂的原因:受肿瘤的压迫,鞍膈往往菲薄透明,仅存一层蛛网膜,刮除上部肿瘤时,极易造成鞍膈的破裂;肿瘤刮除过程中,鞍膈下降不均匀,出现皱褶,在刮除皱褶中的肿瘤时容易破裂;在试图切除周边肿瘤时容易损伤鞍膈的颅底附着点;鞍膈前部的附着点较低,鞍膈塌陷后,该部位容易出现脑脊液的渗漏或鞍底硬膜切口过高,切开鞍底时直接切破鞍膈切开;伴有空蝶鞍的垂体腺瘤患者有时鞍膈菲薄甚至缺如。② 术中减少脑脊液漏发生的注意要点:术中要注意鞍底开窗位置不宜过高,鞍底硬膜切口上缘应距离鞍膈附着缘有一定距离;搔刮肿瘤时应尽量轻柔,特别是刮除鞍上和鞍膈皱褶内的残留肿瘤时;术中注意发现鞍上蛛网膜及其深部呈灰蓝色的鞍上池。③ 脑脊液漏修补方法:对破口小、术中仅见脑脊液渗出者,用明胶海绵填塞鞍内,然后用干燥人工硬膜或明胶海绵加纤维蛋白黏合剂封闭鞍底硬膜;破口大者需要用自体筋膜或肌肉填塞漏口,再用干燥人工硬膜加纤维蛋白黏合剂封闭鞍底硬膜,术毕行腰大池置管引流。术中脑脊液漏修补成功的判断标准:以纤维蛋白黏合剂封闭鞍底前在高倍显微镜或内镜下未发现有明确的脑脊液渗出为标准。

(4) 术后并发症处理。

1) 术后出血:表现为术后数小时内出现头痛伴视力急剧下降,甚至意识障碍、高热、尿崩症等下丘脑紊乱症状。应立即复查 CT,若发现鞍区或脑内出血,要采取积极的方式,必要时再次经蝶或开颅手术清除血肿。

2) 术后视力下降:开颅手术在视交叉、视神经间隙中切除肿瘤,经蝶窦入路手术凿除鞍底损伤视神经管或用刮匙、吸引器切除鞍上部分肿瘤时可能损伤视神经,特别是术前视力微弱的患者,术后会出现视力下降甚至失明。预防只能靠娴熟的显微技术和轻柔的手术操作。其他原因是术区出血、鞍内填塞物过紧、急性空泡蝶鞍,视神经血管痉挛导致急性视神经缺血等原因也可以致视力下降。术后密切观察病情,一旦出现视功能障碍应尽早复查 CT,发现出血或压迫应尽早手术治疗。

3) 术后感染:多继发于脑脊液漏患者。常见临床表现包括:体温超过 38℃。有明确的脑膜刺激征、相关的颅内压增高症状或临床影像学证据。腰椎穿刺脑脊液检查可见白细胞总数$>500\times10^6/L$ 甚至 $1\,000\times10^6/L$,多核>0.80,糖$<2.8\sim$ 4.5 mmol/L(或者$<2/3$ 血糖水平),蛋白>0.45 g/L,细菌涂片阳性发现,脑脊液细菌学培养阳性。同时酌情增加真菌、肿瘤、结核及病毒的检查以利于鉴别诊断。经验性用药选择能通过血-脑屏障的抗生素。根据病原学及药敏结果,及时调整治疗方案。

4) 中枢性尿崩症:术后尿量持续超过 3 000 ml/d,或$>$ 200 ml/h,应考虑多尿及尿崩症。应行尿比重测定和电解质检查。可给予氢氯噻嗪、卡马西平或去氨加压素治疗,纠正电解质紊乱(一般术后 10~14 d 可恢复正常)。

5) 垂体功能低下:除术前、术中给予恰当剂量激素外,术后常规给予糖皮质激素支持,如醋酸可的松 25 mg,每日 3 次口服,并进行内分泌功能检查。出院后激素逐步减量。若出现疲乏、畏寒、心悸等症,应酌情增加皮质激素或甲状腺激素剂量,定期行内分泌学评估,如果出现任何垂体-靶腺功能不足,都应给予内分泌替代治疗。

近年来国内外已将神经导航技术、内镜技术及术中磁共振(iMRI)应用于经蝶手术中,对定位手术路径,争取全切除肿瘤,防止鞍旁重要结构损伤,减少并发症等有很大帮助,提高并改善了手术效果及预后。Tho 等内镜下经蝶入路治疗垂体瘤128 例,约 80% 获瘤全切除,70% 以上患者高分泌激素恢复正常。复旦大学附属华山医院术中磁共振成像下(2010 年)及术中磁共振神经导航辅助下(2007 年)经鼻蝶大垂体瘤切除,在术者估计完成肿瘤切除后,术中重复 MRI 扫描,对发现肿瘤残留者作进一步切除,最终肿瘤全切除者从 60%～69% 提高到82%～83%,术后大部分患者的颅内高压症、视力障碍与视野缺损及内分泌症状(指标)得到改善或恢复。

2. 放射治疗

(1) 超高压照射(^{60}Co、直线加速器)。

1) 无分泌功能腺瘤:对放疗中度敏感,疗效较有分泌功能腺瘤为好。常用照射量为 45～55 Gy。放疗后可使大部分瘤组织破坏,体积缩小,残剩瘤组织增殖力明显减退,复发延缓。放疗适应证为:① 手术未全切除有部分残留者,但术后视力严重障碍者应待视神经功能恢复后延期放疗;② 术后肿瘤复发且肿瘤不大者;③ 年老体弱,或有重要器官疾病等不能耐受手术者。单纯放疗肿瘤控制率约为 70%,手术后放疗的控制率可达75%～94%。放疗后约半数患者的视力、视野可望有些恢复,但亦有在放疗过程中或放疗后发生肿瘤出血、囊变而使症状反而加重的,应改作手术治疗。其他放疗并发症有垂体功能低下、放射性脑坏死、视神经损害等。

2) 分泌性垂体腺瘤:疗效以内分泌亢进症状较轻及激素

水平升高较低者为好。对 PRL 瘤放疗效果欠满意。GH 瘤对放疗比较敏感,放疗后 GH 血值<0.47 nmol/L(10 μg/L)者疗效可达 60%～80%,治疗的最大效应在 3～5 年。ACTH 瘤放疗效果为 20%～50%,儿童患者疗效较好,可达 80%。由于开展经蝶术后疗效有了明显提高,现多主张治疗分泌性肿瘤(TSH 及 PRL 微腺瘤除外)应首选手术治疗,对未能全切肿瘤的病例,术后再辅以放疗,可减少肿瘤复发率。而对全切除的肿瘤病例,目前多认为手术后达到治愈标准者不需作放疗,可定期随访。对术中有脑脊液漏者应延期放疗,以待修补处充分机化。

(2) γ 刀(X 刀)及射波刀治疗:γ 刀(X 刀)是应用立体定向外科三维定位方法,将高能射线准确汇聚于颅内靶灶上,一次性或分次毁损靶灶组织。目的是控制肿瘤生长和激素的过度分泌。由于视器邻近垂体(瘤)组织所耐受的射线量较肿瘤所需的剂量为小,故该治疗的先决条件是视器相对远离肿瘤边缘,仅适应于无分泌功能腺瘤术后有部分残留者和高分泌功能微小腺瘤不愿手术及药物治疗无效或不能耐受者。其主要的并发症为视路损害和垂体功能低下。射波刀是近年来放射外科新型技术,将控制肿瘤的处方剂量分割成 2～5 次分次照射,这样可以提高正常脑组织和脑神经的放射耐受量并提高肿瘤照射量。复旦大学附属华山医院已报道射波刀治疗垂体瘤的经验,取得满意效果。

3. 药物治疗 药物治疗的目的是试图减少分泌性肿瘤过高的激素水平,改善临床症状及缩小肿瘤体积,也可为少数巨大或侵袭性垂体瘤的手术治疗创造条件。虽然当今尚无一种药物能治愈垂体瘤,但有些药物在临床实践中确实取得了较好的疗效。对无分泌性腺瘤,主要是针对垂体功能低下的症状选用肾上腺皮质激素、甲状腺激素及性腺激素给予替代治疗。

(1) PRL 腺瘤的药物治疗:对垂体 PRL 微腺瘤患者,治疗目的是控制 PRL 水平、保留性腺功能,而药物能显著有效达到这一目的,肿瘤常见缩小,有时会消失;对 PRL 大或巨大腺瘤患者,治疗目的除了控制 PRL 水平、保留垂体功能之外,还要控制和缩小肿瘤体积,改善临床症状,防止复发。除了急性肿瘤卒中诱发视力急剧下降需要急诊手术减压之外,多巴胺(DA)受体激动剂仍然是绝大多数 PRL 大或巨大腺瘤患者的首选治疗用药。对于敏感病例,药物治疗后 1～2 周内即可使 PRL 水平迅速下降,同时肿瘤体积明显缩小,视力改善。多巴胺受体激动剂治疗通常能有效恢复视觉功能,其效果与外科手术减压相当。但在耐药病例,药物治疗几个月肿瘤体积也不会明显缩小。

垂体 PRL 腺瘤患者妊娠处理的基本原则是将胎儿对药物的暴露限制在尽可能少的时间内。溴隐亭对胎儿安全性较高,垂体 PRL 腺瘤妇女应用溴隐亭治疗,怀孕后自发流产、胎死宫内、胎儿畸形等发生率与正常妇女妊娠的产科异常相近;PRL 微腺瘤患者怀孕后瘤体较少增长,而大腺瘤患者怀孕后瘤体增长可能性达 25% 以上。在妊娠前有微腺瘤的患者,PRL 水平降至正常,恢复规律月经后可以妊娠。但由于黄体功能维持的需要,应在孕 12 周后停药。对于有生育要求的大腺瘤妇女,需在溴隐亭治疗腺瘤缩小后方可允许妊娠;妊娠期间,推荐全程用药。正常人怀孕后 PRL 水平逐渐升高,但最高不超过

13.65～18.20 nmol/L(300～400 ng/ml)。肿瘤患者怀孕期间应注意临床表现如视野缺损、头痛、视力下降,特别是视野缺损或海绵窦综合征,如出现肿瘤卒中应立即加用溴隐亭,若 1 周内不见好转,应考虑手术治疗并尽早终止妊娠(妊娠接近足月时)。

垂体 PRL 腺瘤患者的哺乳期用药没有证据支持哺乳会刺激肿瘤生长。对于有哺乳意愿的妇女,除非妊娠诱导的肿瘤生长需要治疗,一般要到患者想结束哺乳时再使用多巴胺受体激动剂。

药物主要有溴隐亭、卡麦角林、培高利特、喹高利特等。这些药物特异性结合多巴胺受体 D2,抑制 PRL mRNA 和 PRL 的合成,同时抑制细胞增殖,减少胞质体积导致细胞空泡形成、细胞凋亡。部分患者对治疗无效,推测可能与瘤细胞表面无多巴胺受体表达或受体功能下调有关。

1) 溴隐亭:为多巴胺受体激动剂,通过与多巴胺受体结合有效抑制 PRL 合成与分泌,并能部分抑制 GH 浓度。对女性患者,服药后 2 周溢乳可改善,服药约 2 个月后月经可恢复,并且 90% 停经前妇女可恢复排卵及受孕。在男性患者,服药后数周性功能恢复,3 个月后血睾酮浓度增加,1 年内恢复正常,精子数亦可恢复。而对大腺瘤者,常可降低 PRL 水平,并且可使 60% 的肿瘤缩小,使患者头痛减轻,视野改善。治疗初始剂量为每日 1.25 mg,每周增加 1.25 mg,直达每日 5 mg 至最多 15 mg。但溴隐亭的缺点为停药后肿瘤又恢复增大,PRL 再度升高,症状复发。另外,该药每天需服 2～3 次,有恶心、呕吐、乏力、直立性低血压等副作用。还可导致服药后肿瘤发生纤维化,造成手术成功率(44%)较未服药者(81%)显著降低(Landolt)。溴隐亭适应于:① PRL 微腺瘤;② PRL 大腺瘤不愿手术或不适于手术者;③ 手术和(或)放疗后无效者;④ 巨大型 PRL 瘤向鞍外生长,可先服药 3 个月,如肿瘤明显缩小,则为手术创造条件;⑤ 妊娠期肿瘤长大者;⑥ GH 瘤和混合性肿瘤(GH-PRL、TSH-PRL),但仅部分患者有效。

2) 卡麦角林(cabergoline):在服药方便性、患者耐受性、降低 PRL 分泌、保留性腺功能和缩小肿瘤体积方面优于溴隐亭,也可用于先前对溴隐亭治疗无反应的患者。初始剂量每周 0.25～0.5 mg,剂量每月增加直到 PRL 正常,但很少超过每周 3 mg。

3) 培高利特(peigolide):疗效略逊于溴隐亭,但不良反应低,且症状轻微,不需停药,周内自然消失。采用口服 25～50 μg/d,每周调整一次,极量为 150 μg/d。现临床较少应用。

(2) GH 腺瘤的药物治疗:包括生长抑素类似物、GH 受体拮抗剂和多巴胺受体激动剂。其适应证为:① 活动性肢端肥大症不适合手术治疗的患者;② 部分新诊断 GH 腺瘤者的术前给药;③ 手术后 GH 水平未恢复正常者;④ 放疗后尚未达到充分疗效的间歇期患者。

1) 生长抑素(SST)类似物:能结合 SST 受体(SSTR,以 $SSTR_2$ 和 $SSTR_5$ 为主),抑制细胞内腺苷酸环化酶,减少 cAMP 的产生,从而抑制 GH 分泌和细胞增殖,同时抑制胰岛素样生长因子-1(IGF-1)水平,可改善头痛和肢端肥大症状及缩小瘤体。该类药物的主要副作用是胃肠道反应及胆囊结石,但相对轻微。① 奥曲肽(octreotide):该药皮下注射后血浆半衰期为 120 min。经观察,治疗后可使 65% 的肢端肥大症患者

的 GH 和 IGF-1 水平下降至正常,20%～50%的患者肿瘤缩小,同时对 TSH 分泌腺瘤和促性腺素瘤亦有治疗作用。但由于此药需要每天 3 次皮下注射,患者常难以长期坚持。② 奥曲肽长效制剂(octreotide LAR):每 28 d 肌内注射 1 次(20 mg),临床效果同奥曲肽,从而提高了患者的依从性。③ 兰瑞肽:作用时间约为 10 d,每次 60 mg,每月注射 3 次。如疗效不明显,可注射期间缩短至 1 周。④ SOM230(pasireotide):一种新的 SST 类似物,半衰期 23 h,较奥曲肽抑制 GH 分泌、降低 IGF-1 水平的作用更强。

2) GH 受体拮抗剂:代表药物为培维索孟(pegvisomant),能与生理 GH 竞争性结合 GH 受体,阻断受体二聚体的形成,导致 IGF-1 的生成减少。该药起效快,有效率高,可使 89%的 GH 腺瘤患者 IGF-1 水平恢复正常,适用于对 SST 类似物抵抗或不耐受者,但该药通过竞争结合抑制来替代抑制肿瘤分泌 GH,故有潜在肿瘤增大的可能。

3) 多巴胺受体激动剂:常用有溴隐亭、卡麦角林等。有报道溴隐亭治疗后 GH 水平降低者占 2/3,但降至正常者仅 20%,且治疗剂量较高 PRL 血症者明显为大,常是后者用量的 2～4 倍。

(3) ACTH 腺瘤的药物治疗:国内治疗库欣病的有效药物不多,临床证据多数来源于小样本、回顾性、单中心研究,总体疗效不佳,因此药物治疗处于辅助地位。适应证为:① 不适合手术者;② 放疗未起效且一般情况不适宜行双侧肾上腺切除者;③ 严重高皮质醇血症、急性精神病、严重感染等情况需要及时降低皮质醇水平,为进一步手术创造机会的患者。药物包括 5-羟色胺拮抗剂赛庚啶,类固醇合成阻滞剂酮康唑、美替拉酮、密妥坦,多巴胺激动剂溴隐亭、卡麦角林,生长抑素类似物奥曲肽以及过氧化物酶体增殖因子激活的 γ 型受体(PPARγ)激动剂罗格列酮。

1) 赛庚啶:可抑制血清素刺激 CRH 释放,使 ACTH 水平降低。每天剂量 24 mg,分 3～4 次给予,疗程 3～6 个月,缓解率可达 40%～60%,但停药后症状复发。适用于轻症患者及重症患者的术前准备,现已少用。

2) 酮康唑:作为临床应用的抗真菌药,能通过抑制肾上腺细胞色素 P450 所依赖的线粒体酶而阻滞类固醇合成,并能减弱皮质醇对 ACTH 的反应。每天剂量 400～800 mg,分 3 次服用,疗程数周到半年,较严重的副作用是肝脏损害。

3) 美替拉酮:为肾上腺皮质 11-β 羟化酶抑制剂,从每日 1～2 g,分 4 次口服开始,可加大至每日 4～6 g。副作用较少。国外报道服用 16 周后 75%的患者血浆皮质醇水平降至正常。

4) 罗格列酮:作为治疗糖尿病药物,对促皮质素细胞有抗增殖和促凋亡作用,对类固醇合成亦有阻断作用,但该药尚处试用阶段。

(4) TSH 腺瘤的药物治疗。

1) 生长抑素类似物:TSH 腺瘤细胞表面有生长抑素受体表达(SSTR),生长抑素能有效地减少 TSH 腺瘤细胞分泌 TSH。长效生长抑素类似物控制甲亢的能力达 90%,使约 40%患者的肿瘤缩小 20%。生长抑素类似物可用于 TSH 腺瘤的术前准备、术后未愈的患者。生长抑素类似物治疗期间应注意相关的不良反应,如胃肠不良反应、胆囊炎、胆结石和高血糖。奥曲肽敏感,可以预测长效生长抑素类似物的疗效。

2) 多巴胺受体激动剂:TSH 腺瘤细胞上有多巴胺 2 型受体的表达,因此,多巴胺受体激动剂,如溴隐亭、卡麦角林,可对同时合并高 PRL 的患者以及对该药物敏感的患者试用,但效果有限。

3) 抗甲状腺药物:抗甲状腺药物可使甲状腺激素水平下降甚至正常,但是抗甲状腺药物可使 TSH 增高,故不建议单独长期使用,仅可术前短期应用。

无论在术前准备还是术后未缓解患者的药物治疗,均首选生长抑素类似物。

【各类垂体腺瘤的特点】

1. 催乳素腺瘤(PRL 腺瘤) PRL 腺瘤由 Herlant 等(1965)最先手术治疗。Hwang 等(1971)首先采用放免法成功定量测定人 PRL,此后该方法被广泛应用于临床诊断。本病多见于 20～30 岁成人,女性显著多于男性,男性约占 15%。

(1) 病理:电镜下 PRL 腺瘤按其分泌颗粒的大小及数量可分为密集型、稀疏型、嗜酸性干细胞腺瘤,以稀疏型占绝大多数。① 密集型分泌颗粒多,颗粒直径 600～1 200 nm,形态不规则。② 稀疏型颗粒直径 200～300 nm,胞质内有丰富粗面内质网,形成同心圆结构,称副核。此型腺瘤的最大特点是有"异位胞溢",即在胞膜外远离毛细血管的部位可见分泌颗粒。③ 嗜酸干细胞腺瘤:罕见,瘤细胞具有 GH 及 PRL 瘤细胞特点,可见分泌颗粒错位胞溢,颗粒较大及球形纤维体等特点。与 GH-PRL 混合腺瘤不同,PRL 可中度增高,GH 可正常或增高。

(2) 临床表现:典型症状为闭经-溢乳-不孕三联征(Forbis-Albright 综合征)。系肿瘤释放过高的 PRL 抑制下丘脑 GnRH 的分泌,致雌激素降低;亦有认为高 PRL 血症影响孕激素的合成。PRL 增高至 2.73 nmol/L(60 μg/L)时可出现月经紊乱(如月经过少、延期或有月经但不排卵)、黄体酮不足、黄体期不著等。随着 PRL 进一步增高,可出现闭经。闭经病例多同时伴有溢乳,但大多仅在挤压乳房时流出少量乳汁,也有部分病例不伴有溢乳。其他症状有性欲减退、流产、肥胖、面部阵发潮红等。青春期患者有发育延迟、原发闭经。因雌激素可促进 PRL 细胞增生,故临床可见妊娠后发生 PRL 腺瘤。

男性高 PRL 血症可致睾酮生成及代谢障碍,血睾酮降低;精子生成障碍,数量减少,活力降低,形态异常。临床有阳痿、性功能减退、不育、睾丸缩小,少数可见有毛发稀少、肥胖、乳房发育及溢乳等。

女性病例多可早期确诊,有 2/3 以上为微腺瘤,很少有神经症状。男性病例常不注意早期性欲减退症状,故在确诊时肿瘤多已向鞍上生长,常有头痛、视力及视野改变等症状。

垂体 PRL 腺瘤可发生垂体卒中,一般见于大腺瘤。急性卒中表现为剧烈头痛,常伴有恶心、呕吐,严重者可有急性视力障碍、眼睑下垂,甚至昏迷。但也有许多无症状的垂体卒中。

垂体 PRL 腺瘤合并分泌 GH、TSH、ACTH 等可伴有其他垂体前叶激素分泌过多的表现。

(3) 内分泌检测:因 PRL 水平可受许多因素影响而波动,如 PRL 本身呈脉冲式释放,半衰期短暂(15～20 min),受昼夜节律变化及内外环境的影响,故对怀疑对象,至少测定 2 次早晨禁食时血 PRL,或 1 d 内多次测定取平均值较为可靠。正常 PRL 血值为 1.34～1.37 nmol/L(25～30 μg/L)(或<750 mIU/dl),若 PRL 高于 6.83 nmol/L(150 μg/L),对 PRL 腺瘤的诊断极有价

值;高于 6.83 nmol/L 者约 60%（复旦大学附属华山医院资料为79.5%）为 PRL 腺瘤。但也有数值低于 6.83 nmol/L 或在1.37～4.55 nmol/L（30～100 μg/L）之间,可来自某些其他情况（表 3-3-5-8）。对可疑病例,尚可作动态试验,如 TRH、甲氧氯普胺、L-多巴兴奋试验及溴隐亭抑制试验等,目的是弥补单项测定值的不足,以提高诊断率。

表 3-3-5-8　引起高催乳素血症的原因

类别	原因
生理性	妊娠,哺乳,乳头部受刺激,性交,运动,睡眠,低血糖,新生儿,精神创伤,各种刺激（如静脉穿刺等）
药理性	服用避孕药,雌激素,抗抑郁药,吩噻嗪类,丁酰苯类,甲基多巴,利血平,甲氧氯普胺,西咪替丁,阿片,脑啡肽,血清素,促甲状腺激素释放激素（TRH）
病理性	PRL 腺瘤,下丘脑疾病,鞍区病变,垂体柄受损,空蝶鞍,正常颅内压脑积液,良性颅内高压,头部外伤,多囊卵巢综合征,原发性甲状腺功能减退,慢性肾衰,严重肝病,胸壁病变
特发性	原因不明性高催乳素血症

（4）诊断: PRL 腺瘤的诊断主要基于临床表现,排除高PRL 血症的已知原因（尤其是药物性）,血 PRL 水平在肿瘤可能性大的范围内（常高于 6.83 nmol/L）和放射学检查的支持。

2. 促生长素腺瘤（GH 腺瘤）　本病为 Marie 于 1886 年首先描述,是由于 GH 分泌过多引起。病程发展缓慢,常可达数年甚至 10 年以上方可确诊。

（1）病理: ① 颗粒密集型,瘤细胞形态与正常 GH 细胞相似,呈球形;细胞中心有一球形核;胞质内分泌颗粒大且多,分布密,直径 350～450 nm。② 颗粒稀疏型,瘤细胞呈多形性;胞质内有微丝聚积成球状,称球形纤维体,为此型 GH 瘤特征。分泌颗粒较小而少,直径 100～250 nm。此型肿瘤生长快,易复发。③ 泌乳生长素细胞腺瘤,瘤细胞形态单一,体积小,分化良好,核多不规则,有错位胞溢;免疫组化测定示胞质中含有 GH及 PRL,GH 升高,PRL 可轻度增高。④ 混合性泌乳生长素细胞腺瘤。

（2）临床表现: GH 通过肝脏所产生的 IGF-1 或生长介素（SMC）作用于有 GH 受体的各种细胞达到促进组织生长的作用。发生于 15 岁以前的儿童（骨骺闭合前）表现为巨人症,身高异常,甚至可达 2 m 以上,体重远超过同龄者,外生殖器发育似成人,但无性欲,毛发增多,力气极大,成年后约 40% 可出现肢端肥大改变。晚期可有全身无力,智力减退,毛发脱落,皮肤干燥皱缩,嗜睡,头痛,尿崩等。寿命较同龄人缩短。

成人患者表现为手足、头颅、胸廓及肢体进行性增大,手、足掌肥厚,手指增粗,远端呈球形,前额隆起,眶嵴、颧骨及下颌明显突出,形成所谓"颌突畸形"（图 3-3-5-6）。牙缝增宽,下颌牙前突较远,口唇变厚,鼻梁宽而扁平,耳郭变大,帽子、鞋袜、手套经常更换大号。皮肤粗糙,色素沉着,毛发增多,头皮松垂,多油脂,多汗。女性患者因之外貌似男性。有的患者因脊柱过度生长而后凸,锁骨、胸骨过度增长而前凸,亦可因胸腔增大而呈桶状胸。由于舌、咽、软腭、腭垂及鼻旁窦均肥大,说话时声音嘶哑,睡眠时易打鼾。呼吸道管壁肥厚可致管腔狭窄,肺功能受影响。心脏肥大,少数可发展到心力衰竭。

血管壁增厚,血压高,有时可发生卒中。其他如胃、肠、肝、脾、甲状腺、胸腺等均可肥大。因组织增生可引起多处疼痛而误诊为"风湿性关节炎"。因腕横韧带增厚可压迫正中神经产生腕管综合征。脊柱增生使椎间孔隙狭小而压迫脊神经根,椎管增生性狭窄,可产生脊髓压迫症。女性患者有月经紊乱、闭经（伴溢乳者可能有 GH-PRL 混合性腺瘤）。男性早期性欲亢进,晚期则减退,阳痿。两性均可不育。约 35% 患者因糖尿激素（diabetogenic hormone）分泌增多并发糖尿病。患者在早期因多食而体重增加,晚期体重减轻,尚有多饮、多尿、外阴瘙痒、足部坏疽、糖尿病性视网膜炎,甚至可发生糖尿病昏迷。血糖增加,糖耐量减低,血脂升高,血磷增高,少数血钙、血碱性磷酸酶亦可增高。患者早期多精力充沛,易激动,晚期则疲惫无力,注意力不集中,对外界缺乏兴趣,记忆力差。GH 腺瘤如不治疗,常因代谢性并发症,糖尿病,继发感染,心、脑血管及呼吸道疾病而死亡。

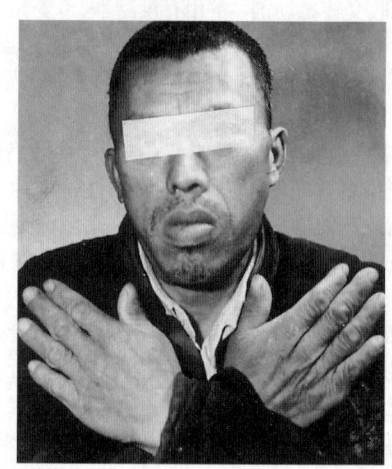

图 3-3-5-6　垂体 GH 腺瘤引起的肢端肥大症

有少数患者其肿瘤大小、GH 值与临床表现不尽相符,如肿瘤较大或 GH 值较高而其临床表现却甚轻微;也有血 GH 值升高不显著而症状却较明显。其原因有以下推测: ① 与病程长短有关,病程长者虽 GH 值不高,但其作用持续故临床症状明显;反之病程短的,虽其 GH 值较高,但作用时间不长,症状反而不如前者。② GH 具有免疫活性的（大 GH）及生物活性的（小 GH）两种,临床症状以有生物活性的 GH 较明显。③ GH 在体内的作用需通过生长介素 C（SMC）来实现,雌激素可降低血浆中 SMC 的活性及浓度,从而降低 GH 的全身效应。当 GH 瘤患者有雌激素降低时（如更年期患者或肿瘤影响垂体促性腺激素的释放而导致雌激素降低时）,则临床症状可变得显著。④ GH 瘤内发生卒中、引起退变坏死或囊性变者,可使症状自行缓解,即使肿瘤体积较大,其 GH 值可升高不多,症状亦可保持较长时间的稳定。

（3）内分泌检测: 约 90% 活动性肢端肥大症患者在禁食、休息状态下 GH 基值高于 0.47 nmol/L（10 μg/L）,有时甚至可达 470 nmol/L（1 000 μg/L）以上, GH 基值在 0.24～0.47 nmol/L（5～10 μg/L）可发生于肢端肥大者,也可见于正常人,这类患者可作以下检查: ① IGF-1 水平测定。GH 的作用主要经 IGF-1 介导,故 IGF-1 与 GH 瘤的症状有密切的关联。IGF-1 水平随人的性别和年龄不同而变化,当 IGF-1 水平高于同类人的均值 2 个标准差以上,才判为增高。② GH-葡萄糖抑制试验。正常人 GH 被抑制在 0.24 nmol/L（5 µg/L）以下,但肢端肥大者不被抑制。③ SMC 水平测定。也可反应 GH 瘤的活动性。正常 SMC 值为 75～200 µg/L。

（4）诊断与鉴别诊断:诊断 GH 腺瘤主要依据典型临床表现,血 GH 基值有增高且不被高糖血症抑制,和（或）IGF-1 水平增高,CT 或 MRI 可发现垂体肿瘤。但 GH 瘤所引起的肢端肥大症应与异位生长激素释放因子综合征相鉴别,后者可异位分泌 GHRF,使 GH 细胞增生,分泌过多 GH。此情况可发生于罕见的以下情况:① 下丘脑神经节细胞瘤。除有肢端肥大改变外,尚有头痛、视力与视野改变、糖尿病、闭经、溢乳、性腺及肾上腺皮质功能低下等症状。② 肺、胸腺、胰、胃肠等多种癌瘤。这些病变能释放 GHRH 而引起肢端肥大改变。测定血 GH、IGF-1 或 SMC 及免疫反应生长激素释放因子（IR-GRF）均有增高,GH 不被葡萄糖所抑制。但这类病例临床还有相应的其他症状,如咳嗽、咯血、反复性肺炎、低血糖、便血、腹泻等,全身 CT 或 MRI 有时可查出真正致病的癌瘤。

3. 促肾上腺皮质激素腺瘤（ACTH 腺瘤） ACTH 腺瘤有库欣综合征及 Nelson 综合征两型。前者多见于青壮年,大多瘤体较小,不产生神经症状,甚至不易被影像学检查所发现。特点为瘤细胞分泌过多的 ACTH 及有关多肽,导致肾上腺皮质增生,产生高皮质醇血症。本病由 Cushing 于 1932 年首先对 12 例皮质醇增多的患者作详尽的描述而得名。Nelson 综合征为患有库欣综合征的患者,经作双侧肾上腺切除后,于术后多年发现有垂体腺瘤。

（1）病理:胞质内分泌颗粒多少不等,直径 250～450 nm,电子密度不均匀,核周常见平行束状排列的微丝结构,相当于 Crooke 透明变性。分为颗粒稀疏型、颗粒密集型和 Crooke 细胞腺瘤,颗粒密集型 ACTH 腺瘤临床内分泌症状不显著。

（2）临床表现:库欣病因高皮质醇血症,可引起体内多种物质代谢紊乱。① 脂肪代谢紊乱:可产生典型的"向心性肥胖",患者头、面、颈及躯干等处脂肪增多,脸呈圆形（称满月脸）,脊椎向后突,颈背交界处有肥厚的脂肪层,形成"水牛背"样,但四肢相对瘦小（图 3-3-5-7）,晚期有动脉粥样硬化改变。② 蛋白质代谢紊乱:可导致全身皮肤、骨骼、肌肉等处蛋白质消耗过度,胶原纤维断裂,出现"紫纹",面部呈多血征。脊柱及颅骨骨质疏松,约 50% 患者有腰背酸痛、佝偻病及病理性压缩性骨折,儿童患者可影响骨骼生长。因血管脆性增加而易产生皮肤瘀斑,伤口不易愈合等。③ 糖代谢紊乱:20%～25% 可引起类固醇性糖尿病,表现为多饮、多尿,空腹血糖增高,糖耐量降低,一般多属轻型且为可逆性。④ 电解质紊乱:晚期于少数患者,血钾及血氯降低,血钠增高,引起低钾、低氯性碱中毒。⑤ 性腺功能障碍:高皮质醇血症可抑制垂体促性腺激素分泌。女性患者血睾酮明显升高,70%～80% 有闭经、不孕及不同程度的男性化,如乳房萎缩、毛发增多、痤疮、喉结增大及声音低沉等。男性则血睾酮降低而性欲减退、阳痿、睾丸萎缩。儿童患者有生长发育障碍。⑥ 心、脑、肾受损:约 85% 病例有高血压,长期血压增高可并发左心室肥大、心力衰竭、心律失常、脑卒中及肾功能衰竭。⑦ 精神症状:约 2/3 患者有精神症状。轻者失眠、情绪不稳定,易受刺激,记忆力减退;重者精神变态。⑧ 抗病力减退:皮质醇增多可降低抗体免疫功能,使

溶酶体膜保持稳定,不利于消灭抗原,使抗感染功能明显减退,如皮肤易患真菌或细菌感染且经久不易治愈。

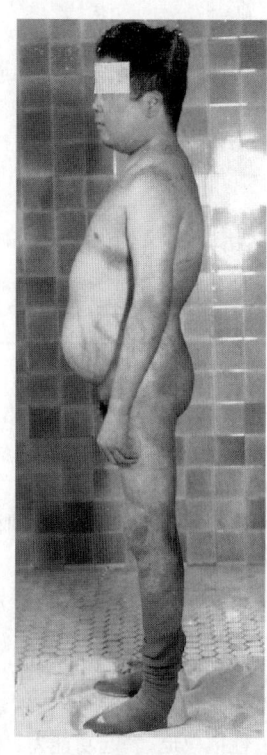

图 3-3-5-7 ACTH 腺瘤患者示皮质醇增多的外表特征

Nelson 综合征的病因认为多数是原先的皮质醇增多症（库欣综合征）即为 ACTH 微腺瘤所引起,但因肿瘤甚小,检查未能发现,或未作进一步检查而被忽略。双侧肾上腺切除后,由于缺少皮质醇对下丘脑中促肾上腺皮质激素释放激素（CRH）的负反馈作用,导致 CRH 得以长期刺激垂体而引起腺瘤;或使原有的 ACTH 微腺瘤迅速长大,分泌大量的 ACTH 及促黑素细胞激素（MSH）而产生全身皮肤、黏膜处明显黑素沉着。本征易发生于年轻（30 岁以下）女性,在切除肾上腺后妊娠者更易发生。有 10%～25% 肿瘤呈侵蚀性,易长入鞍底硬膜、骨质及海绵窦等处,产生脑神经麻痹,且可向脑其他部位及颅外转移。少数患者可有 PRL 增高及溢乳,可能为下丘脑功能紊乱或垂体瘤压迫下丘脑,致使催乳素抑制因子（PIF）抑制作用减弱而引起 PRL 分泌增加。

（3）内分泌检测:过量 ACTH 导致高皮质醇血症,后者通过负反馈抑制 ACTH 分泌。因此库欣病时测定 ACTH 基值可正常或稍偏高［正常值 4.4～44 pmol/L（20～200 ng/L）］,ACTH 及皮质醇均失去正常昼夜节律,血浆皮质醇、尿游离皮质醇都增高。能做的动态试验有 CRH、赖氨酸升压素（LVP）兴奋试验,地塞米松抑制试验等。在 Nelson 综合征中 ACTH 及 β-LPH 均增高。

（4）鉴别诊断:引起高皮质醇血症的原因中,有 60%～80% 为 ACTH 及其有关多肽腺瘤,15%～25% 为肾上腺肿瘤（包括肾上腺皮质醇腺瘤及癌肿）,5%～15% 为异位 ACTH 腺瘤（多见于肺,其他有胸腺、胃、肾、胰、甲状腺、卵巢等处）。有少数单纯性肥胖病患者亦可有类似皮质醇增多的症状,如高血压、月经紊乱或闭经、紫纹、痤疮、多毛等。鉴别方法见表 3-3-5-9。

表 3-3-5-9　高皮质醇血症鉴别诊断

疾病	皮质醇		血浆 ACTH	小剂量地塞米松 (1~2 ng/d)试验	大剂量地塞米松 (4~8 ng/d)试验	CRH 兴奋试验 (LVP 试验)
	血/尿	节律				
肥胖病	正常	正常	正常	大多抑制(约 13%不抑制)	抑制	ACTH 及皮质醇升高
ACTH 腺瘤	增高	消失	正常或中等偏高 (4.4~44 pmol/L)	不抑制	50% 以上抑制，Nelson 综合征多不抑制	ACTH 升高 50%或以上皮质醇升高 20%或以上
肾上腺肿瘤	增高	消失	降低(<4.4 pmol/L)	不抑制	不抑制	无反应
异位 ACTH 腺瘤	增高	消失	明显增高 (>44 pmol/L)	不抑制	不抑制	无反应

4. 促性腺激素腺瘤(GnH 腺瘤)　Woolf 等 1974 年用放射免疫法测定首次证实 1 例 FSH 腺瘤。本瘤多见于中年以上男性，男女患者早期多无性欲亢进症状，晚期多有头痛、视觉障碍，常误诊为无分泌功能腺瘤。

(1) 病理：瘤细胞胞质中等，分泌颗粒圆而小，直径 100~250 nm，沿细胞膜内侧排列。

(2) 临床表现：本瘤起病缓慢，因缺少特异性症状，早期诊断较困难。可分为 3 型。

1) FSH 腺瘤：血 FSH 及亚基浓度明显升高。病程早期 LH 及血睾酮(T)浓度正常，男性第二性征正常，大多性欲及性功能亦正常，少数可性欲减退，勃起功能差。晚期病例 LH 及 T 浓度相继下降，导致精子发育不良及成熟障碍，产生阳痿、睾丸缩小、不育。女性病例有月经紊乱或闭经。

2) LH 腺瘤：血 LH 及 T 浓度明显升高，FSH 浓度下降，睾丸及第二性征正常，性功能正常，睾丸活检有间质细胞明显增生，精母细胞成熟受阻，精子缺如，无生育能力。

3) FSH/LH 腺瘤：血 FSH、LH 及 T 均升高。病程早期常无性功能障碍，肿瘤增大后破坏垂体产生继发性肾上腺皮质功能减退等症状，此时 T 浓度仍正常或增高，但可出现阳痿等性功能减退症状。

临床实验室可检测 LH、FSH、T、雌二醇等。进一步测试有促黄体素释放素(LHRH)兴奋试验。

5. 促甲状腺素腺瘤(TSH 腺瘤)　单纯 TSH 腺瘤甚为罕见，多呈侵蚀性。又分为原发性垂体 TSH 瘤(又称中枢性"甲亢症")和继发性 TSH 瘤，后者可继发于甲状腺功能减退症，可能原因为长期"甲减"使垂体内 TSH 细胞代偿性肥大，部分致腺瘤样变，最后形成肿瘤。

(1) 病理：TSH 腺瘤以大腺瘤为主，近年微腺瘤比例增加。几乎都是良性垂体腺瘤，恶性极其罕见。光镜下瘤细胞较小，核相对较大，分泌颗粒密集而细小，直径 50~150 nm，呈弥漫性分布或沿细胞膜排列。甲状腺功能减低者常可见微丝，甲状腺功能亢进者可见毛细血管内皮细胞的核周有管形包涵体。肿瘤细胞形态与分化程度有关，分化好的似正常的 TSH 细胞，分化差的细胞呈长形，核不规则，粗面内质网发育差，分泌颗粒稀疏，沿细胞膜排列，偶见核分裂象。免疫组织化学染色呈糖蛋白 α 亚单位和 TSH β 亚单位单独阳性或伴有 GH、PRL 阳性。另外，大部分 TSH 腺瘤细胞有生长抑素受体(SSTR)表达，其中以 SSTR$_2$ 和 SSTR$_5$ 亚型为主。TSH 腺瘤纤维化程度

高，瘤体越大，纤维化越重；有些 TSH 腺瘤可出现钙化，甚至形成垂体石。肿瘤浸润性生长，肿瘤越大，侵袭性越强。

(2) 临床表现：TSH 腺瘤好发于中年以上人群，男女发病相当，但也有儿童 TSH 腺瘤的报道。多数隐匿起病，慢性病程。临床表现主要包括 3 个方面：① TSH 分泌过多引发甲状腺毒症及甲状腺肿大的相关临床表现。心悸、多汗、大便次数增加、体重下降、易激惹、失眠及甲状腺不同程度肿大并伴有结节等。有些患者并发甲亢周期麻痹、甲亢心脏病和甲亢危象。一般不伴有突眼、黏液性水肿等自身免疫性甲状腺疾病的相关表现。而有些患者甲亢表现甚轻，易被忽视。② 其他垂体前叶激素分泌增多表现。TSH 腺瘤可同时分泌其他垂体前叶激素，并出现相应的临床表现。最常见的是 GH 分泌过多，引发肢端肥大症或巨人症，也有合并 PRL 分泌过多，引发闭经泌乳综合征。③ 垂体腺瘤及其周围组织受压表现。TSH 大腺瘤可压迫、浸润垂体及其周围组织，引发其他垂体前叶激素分泌不足，导致垂体前叶功能减退；肿瘤压迫视交叉，引起视野缺损和视力减退，压迫海绵窦，引起海绵窦综合征等；也可出现头疼、恶心、呕吐和颅内压增高表现。部分患者可有垂体卒中。

(3) 实验室检查：原发性垂体 TSH 瘤患者血 TSH、T$_3$、T$_4$ 浓度均增高，且 TSH 分泌呈自主性，即 TSH 既不受增高的游离甲状腺素的控制，也不受 TRH 的刺激，T$_3$ 抑制试验时抑制率<50%。继发性 TSH 瘤患者血 T$_3$、T$_4$ 浓度下降，而 TSH 升高，同时常伴高 PRL 血症；若作 TRH 兴奋试验，TSH 可有显著升高。TSH 正常值为 1~5 μg/L。

(4) 治疗：单纯 TSH 腺瘤的治疗选择需慎重，当肿瘤较小或是继发于原发性"甲状腺功能减退症"，通常不需要手术处理，应用甲状腺素替代治疗多能奏效，患者 TSH 恢复正常，肿瘤亦可缩小。但对肿瘤较大向鞍上生长压迫视路者，可考虑手术切除。放射治疗通常不作为 TSH 腺瘤的首选治疗方法，适用于有手术或药物禁忌证或手术未治愈的 TSH 腺瘤患者。

6. 混合性腺瘤　电镜下可见瘤细胞由两种或两种以上的分泌细胞组成，但各种瘤细胞数量不一，如 GH-PRL 混合腺瘤中，分泌 GH 及 PRL 两种细胞各自成巢，有的病例以 GH 细胞为主，有的以 PRL 细胞占多数。临床亦依各种分泌细胞数量及其分泌过多激素而产生相应症状。

7. 无分泌功能腺瘤　以往称嫌色性腺瘤，多见于 40~50 岁，男性略多于女性。据统计在以往所谓嫌色性腺瘤中，约 40%为 PRL 腺瘤，35%为 GnH 腺瘤，10%为单纯 α-亚单位分

泌腺瘤。尚有发现无分泌功能腺瘤有 TSH、FSH(LH)、PRL、GH 激素分泌。在电镜下可观察到分泌颗粒,细胞培养测定亦证实有分泌激素。肿瘤不产生内分泌亢进症状的原因可能是细胞在大量排出分泌颗粒后代谢呈休止状态,剩余的分泌颗粒被细胞溶酶体所吞噬;细胞退行性变而丧失分泌激素能力,或产生的激素量甚微,或为无生物活性的激素。有谓嫌色细胞可能是胚胎发育过程中未分化的干细胞。足见无分泌功能腺瘤中无分泌颗粒及无分泌激素功能者仅为少数,如未分化细胞瘤(裸细胞瘤)。

(1) 病理:未分化细胞瘤又称裸细胞瘤(null cell tumor),瘤细胞胞体较小,呈多角形,排列紧密;胞核显多形性(圆形或锯齿形);粗面内质网发育不良,线粒体及高尔基体尚丰富;分泌颗粒细小,直径 100~200 nm,量少,常沿细胞周边排列,但无排出颗粒的证据。

(2) 临床表现:

1) 内分泌功能障碍:肿瘤生长较缓慢,无内分泌亢进症状,因此确诊时往往肿瘤已较大,压迫及侵犯垂体已较严重,造成垂体促激素的减少,产生垂体功能减退症状。一般促性腺激素(GTH)最先受影响,其次为 TSH,最后影响 ACTH。临床可产生一个或多个靶腺的不同程度功能低下症状。① GTH 不足:男性表现性欲减退、阳痿、外生殖器发育不良、睾丸及前列腺萎缩、精子量少或缺如、第二性征不明显、皮肤细腻、阴毛呈女性分布等。女性表现月经紊乱或闭经,乳房、子宫及附件萎缩,性欲减退,阴毛及腋毛稀少,肥胖等。儿童则发育迟缓,身材矮小,智力减退。② TSH 不足:表现畏寒、少汗、疲劳乏力、精神萎靡、食欲减退、嗜睡等。③ ACTH 不足:可引起皮质醇分泌减少而易产生低血糖、低钠血症,患者虚弱无力、厌食、恶心、抗病力差、易感染、体重减轻、血压偏低、心音弱而心率快等。④ GH 减少:儿童有骨骼发育障碍,体格矮小,形成侏儒症。少数肿瘤压迫后叶或下丘脑产生尿崩症。

因肾上腺皮质激素及甲状腺激素缺乏,可引起各种代谢紊乱,机体应激能力减弱,易产生垂体危象,临床有以下几种:① 糖代谢障碍。在空腹、饥饿、胃肠道疾病、食物吸收不良或用胰岛素时均可产生低血糖症反应,出冷汗、烦躁、精神失常,有时可有强直性发作,出现病理反射。② 盐代谢障碍。可产生血钠过低,患者倦怠思睡,食欲不振,重者休克、昏迷。用大量甲状腺素后使机体代谢率增加,可加重肾上腺皮质功能减退。③ 液体平衡失调。患者对水负荷的利尿反应减退,如饮水过多、做水试验或应用升压素(尿崩停)可诱发水中毒,患者思睡、恶心、呕吐、精神错乱、抽搐,甚至昏迷。④ 应激功能减退。机体抵抗力差,易感染;高热时易陷于意识不清。⑤ 体温调节障碍。体温低,皮肤冷,面色苍白,脉搏细弱,逐渐昏迷。⑥ 低血压。体位性低血压可引起脑缺氧而昏倒。

2) 神经功能障碍:肿瘤引起的神经症状直接与肿瘤大小及其生长方向有关。① 向鞍上生长时可产生头痛和视神经受压症状。早期头痛因肿瘤牵拉三叉神经第一支支配的鞍膈引起,见于 2/3 的患者。多在双颞、前额、眼眶等部,呈间歇性发作。肿瘤穿破鞍膈后头痛可减轻或消失。晚期头痛可由肿瘤累及颅底硬膜、动脉环或因颅内压增高所引起。肿瘤内出血可产生急性剧烈头痛。GH 腺瘤引起的多为全头痛,除上述原因外,主要为颅骨及硬脑膜增生,牵拉或刺激由感觉神经所支配

的颅内结构所致。视神经受压可产生视力减退,甚至失明,为视神经原发萎缩所致。视野改变与视交叉类型及肿瘤是否压迫视交叉有关。如视交叉位于垂体前或垂体后者,肿瘤早期不致压迫视交叉,亦无视野缺损;视交叉位于垂体之上者则早期即可出现典型的双颞侧偏盲;肿瘤位于视交叉后方,可先累及视交叉后部的黄斑纤维,出现中心视野暗点(暗点型视野缺损)。少数肿瘤向一侧生长可压迫视束,产生同向偏盲。② 肿瘤向鞍旁生长压迫或侵入海绵窦,可产生动眼神经、滑车神经、展神经及三叉神经第一支的障碍,其中以动眼神经最常受累,引起一侧眼睑下垂、眼球外展、瞳孔扩大。肿瘤沿颈内动脉周围生长,可使该动脉管腔逐渐变狭窄或闭塞,而产生偏瘫、失语等。肿瘤长入三叉神经半月节囊中,可产生继发性三叉神经痛。长到颅中窝可影响颞叶,而有钩回发作,出现幻嗅、幻味、癫痫、轻偏瘫、失语等症状。③ 肿瘤向前方发展可压迫额叶而产生精神症状,如神志淡漠、欣快、智力减退、健忘、大小便不能自理、癫痫、单侧或双侧嗅觉障碍等。④ 肿瘤向后方发展可长入脚间窝,压迫大脑脚及动眼神经,引起一侧动眼神经麻痹、对侧轻偏瘫(Weber 综合征)等表现,甚至可向后压迫导水管而引起阻塞性脑积水。⑤ 肿瘤向上方生长影响第三脑室,可产生下丘脑症状,如多饮、多尿、嗜睡、精神症状(如近事遗忘、虚构、幻觉、定向力差、迟钝)以及视神经乳头水肿、昏迷等。⑥ 肿瘤向下方生长可破坏鞍底长入蝶窦、鼻咽部,产生反复少量鼻出血、鼻塞及脑脊液鼻漏等。⑦ 肿瘤向外上生长可长入内囊、基底节等处,产生偏瘫、感觉障碍等。

(3) 内分泌检测:因肿瘤较大,可引起垂体-性腺轴、甲状腺轴、肾上腺轴的功能减退,故应测定这些靶腺轴的激素储备(表3-3-5-10)。其中测定 PRL,可了解肿瘤对下丘脑或垂体柄的压迫情况。

表3-3-5-10　垂体激素储备评估表

激素组	筛选	进一步测试
肾上腺	晨皮质醇,促皮质醇刺激	胰岛素耐受试验(ITT),CRH 刺激
甲状腺	甲状腺素(总的或游离的)	TRH 刺激
性腺	LH,FSH,T,E2	GnRH 刺激
PRL	PRL 基值	
GH	成人不推荐	ITT,精氨酸,葡萄糖,GHRH
ADH	尿量,血清电解质	水剥夺试验,高渗盐水注射

(4) 诊断与鉴别诊断:根据上述神经功能障碍和内分泌功能减退症状,结合内分泌检测指标和影像学检查,诊断多可成立。但无分泌功能腺瘤应与鞍区其他疾病相鉴别。

1) 颅咽管瘤:多见于儿童及青少年,肿瘤常发生于鞍上,可向第三脑室、鞍旁、鞍后等处发展。临床表现为下丘脑、垂体功能损害症状如尿崩、发育迟缓等,视野改变多不规则,常有颅内压增高。头颅 X 线摄片 70% 可见鞍区钙化斑。CT 可见鞍上囊性低密度区,囊壁呈蛋壳样钙化,实体肿瘤为高密度区,可有强化。MRI 示鞍区囊(实)性占位的信号,鞍内底部往往可见正常垂体。成人鞍内型颅咽管瘤多为实质性,有时鉴别较难,需手术后才能确诊。

2) 脑膜瘤:常有头痛、视力与视野改变,但内分泌症状多

不明显。蝶鞍一般正常大小,鞍结节附近可见骨质增生。CT为均匀高密度病灶,增强明显。MRI T_1 加权呈等信号,T_2 加权呈高信号,增强后有时可见脑膜"尾征"。鞍内亦可见正常垂体。

3) 异位松果体瘤:多见于儿童及青春期者,尿崩常为首发症状,有的可出现性早熟,或发育停滞及视路受损症状。蝶鞍多正常;CT为类圆形高密度灶,其内见有钙化点,均匀增强;MRI示垂体柄处实体性肿块。

4) 视神经和下丘脑胶质瘤:前者多发生于儿童,为患侧失明及突眼,X线平片可见患侧视神经孔扩大,蝶鞍正常。后者有下丘脑受损症状和视野变化,MRI可确定肿瘤范围。

5) 脊索瘤:常位于颅底斜坡,可向鞍区侵犯,出现头痛、多发脑神经麻痹及视力与视野改变,内分泌症状不明显。X线平片及CT均可显示斜坡区骨质破损和钙化,肿瘤密度不均匀,并有向鼻咽部侵蚀倾向。

6) 垂体肉芽肿:由不易溶解或吸收的异物、病原微生物或机体组织免疫反应引起,包括嗜酸性肉芽肿和朗格汉斯细胞组织细胞增生症。MRI上见鞍内稍长 T_1、长 T_2 均匀一致异常信号,未见正常垂体影,垂体柄异常增粗;注射造影剂后肿物、垂体柄、鞍底及鞍旁硬膜明显增强。常行非手术治疗(病因治疗及激素替代治疗),无效及视力进行性下降者可考虑手术减压。

7) 动脉瘤:可有视力、视野及蝶鞍改变,症状可隐匿或突然发生,有头痛、动眼神经麻痹等。CT可见靶征和MRI显示血管流空现象,脑血管造影可明确诊断。

8) Rathke囊肿:可引起垂体功能减退、蝶鞍扩大、视交叉受压症状。MRI上病灶位于垂体中间部,囊内信号高低多与囊肿内容有关,以等高信号占绝大多数。

9) 垂体脓肿:临床为全垂体功能减退症状,MRI上为鞍区无强化的厚壁占位,与无功能腺瘤常难以鉴别。

二、垂体腺癌

来自腺垂体细胞的原发癌十分罕见,发病率不足垂体腺瘤的1%。主要见于成人。肿瘤可向邻近组织侵犯,如局部脑膜、海绵窦、脑组织、血管、颅骨等处,或沿蛛网膜下腔播散至颅中、后窝及脊髓等处,少部分可经血行或淋巴道转移至全身远处。66%的病例多在转移症状出现后1年内死亡。

垂体腺癌的病因目前尚不明确,可能的病因包括:① 先前垂体腺瘤行放疗;② 垂体腺瘤手术中肿瘤细胞蛛网膜下腔的种植播散;③ 垂体大腺瘤的恶性变。继发的腺癌病灶与原发的垂体大腺瘤具有相同的组织学表现、相同的分子生物学标志及进行性的癌基因与肿瘤抑制基因的异常表达,表明原发的良性垂体腺瘤可以恶性变为垂体腺癌。新近假说认为垂体腺癌的发生是由垂体肿瘤转化基因和 *P21* 基因(可诱导细胞凋亡,进而阻断垂体腺瘤向垂体腺癌的转变)信号转导通路的异常引起的。

垂体腺癌目前很难用组织学方法加以诊断,因为恶性程度的标准不同。但一般认为肿瘤明显侵犯脑组织和(或)远处转移,不论瘤细胞的形态如何,都是恶性表征,可以做出癌的诊断。病理上肿瘤细胞排列不规则,分化不良,细胞核的形态、大小和染色不一致,有活跃的核分裂。垂体腺癌大多可分泌激素(多为PRL或ACTH),15%~20%可不分泌激素,如促性腺素

瘤、静止性促皮质素瘤、裸细胞瘤。Kaltsas等提出垂体腺癌的诊断标准为:① 经病理证实的原发垂体腺瘤;② 排除垂体部位的其他肿瘤;③ 有明确的转移病灶,不论是经蛛网膜下腔转移至脑组织还是全身性转移至其他远处器官;④ 转移灶的组织学特征及分子生物学标志与垂体部位发生的肿瘤相似。

CT及MRI可用来发现垂体部病灶及转移病灶,但很难与侵袭性垂体腺瘤鉴别。可见肿瘤生长迅速,瘤内坏死、出血,增强后强化常不均匀,可侵犯硬脑膜、海绵窦和相邻脑组织以及邻近骨骼。若发现颅底脑池中高密度影逐渐增多或体内还存在第2个肿瘤时,可考虑腺癌的转移,但上述情况应与病理所见一致。

临床症状主要与病灶转移累及的部位相关。中枢转移好发的部位主要有额叶、顶叶、枕叶、小脑、脑干、桥小脑角、脊髓、马尾及蛛网膜下腔,少见的包括脑神经、嗅球及海马;远处转移多见于肝脏、淋巴结、骨骼及肺,罕见的包括心、肾、胰腺、眼、耳、卵巢及肌肉等。

临床表现主要有:① 垂体功能低下,视神经及邻近组织受压症状,与无分泌功能腺瘤难以区别。② 颅内压增高、癫痫、智力或记忆力减退、嗜睡、精神错乱等。③ 脑膜刺激征。④ 脑神经及脊髓神经损害症状,以动眼神经、听神经最常受累。转移至脊髓时有放射性根痛、肌力减弱、感觉减退、括约肌功能障碍等。⑤ 部分病例合并有库欣综合征。

垂体腺癌治疗效果多不理想。① 手术治疗:如怀疑本病,应尽早手术,手术不但可以解除肿瘤的压迫症状,同时也能获取病理结果。② 放射治疗:可以延缓手术后残余肿瘤及转移灶的生长。③ 化疗:对部分病例起到暂时缓解的作用。Hagen等报道应用替莫唑胺(TMZ)治疗1例GH及PRL混合型垂体腺癌患者,使肿瘤明显缩小,随后3年肿瘤无复发生长。Syro等(2011年)应用TMZ治疗16例垂体腺癌患者,其中11例患者治疗敏感,2例无反应,3例病情进展。McCormack等报道,6-氧-甲基鸟嘌呤-DNA-甲基转移酶(MGMT)低表达的侵袭性垂体腺瘤患者中,约76%患者对TMZ反应较好,而MGMT高表达的患者则没有这样的效果。在11例垂体腺癌患者中,MGMT表达缺失的8例患者中,5例患者对TMZ反应良好,而3例MGMT高表达的患者中,只有1例患者对TMZ反应较好。④ 激素靶向治疗:主要包括治疗PRL型垂体腺癌的多巴胺受体激动剂,治疗GH型垂体腺癌的生长抑素类似物。但需要更高剂量的药物来达到类似的结果,并且药物反应较差。⑤ 新型治疗药物:包括靶向药物及肿瘤信号通路抑制剂。贝伐单抗主要应用于转移性肾细胞癌、转移性结肠癌、高级别非小细胞肺癌及复发性多形性胶质母细胞瘤。2012年,Ortiz等报道一例接受多次手术、放疗和TMZ治疗的ACTH型垂体腺癌男性患者,应用16个月贝伐单抗治疗后,病情稳定达26个月。依维莫司是哺乳动物雷帕霉素靶蛋白(mTOR)抑制剂,可以抑制垂体腺瘤细胞P13K/Akt/mTOR通路表达。最近有研究应用依维莫司联合奥曲肽治疗TMZ抵抗的侵袭性ACTH腺癌患者,但效果欠佳。

三、颅咽管瘤

颅咽管瘤起源于原始口腔外胚叶所形成的颅颊管的残余上皮细胞。发病率占脑瘤总数的4%~6%,占先天性颅内肿瘤

的60%，占垂体部肿瘤的30%，占儿童颅内肿瘤的9%～13%。本瘤可发生于任何年龄，但发病高峰年龄为5～15岁的儿童，男性多于女性。

【病理】

肿瘤大体上呈不规则的球形，或结节状扩张性生长。界限清楚，大小差异明显。多数为囊性或囊实性，少数为实质性。囊性部分多位于鞍上，囊壁表面光滑，厚薄不等，上有多处灰白色或黄褐色钙化斑点，并可骨化成蛋壳样。囊内容物为退变液化的上皮细胞碎屑，囊液呈机油样或黄绿色液体，含闪烁漂浮的胆固醇结晶；一般为10～30 ml，多者可达100 ml以上。实质部分常位于后下方，呈结节状，内含钙化灶，常与垂体柄、视路、第三脑室前壁及周围血管粘连较紧。肿瘤亦可引起脑组织的胶质反应，形成假包膜。有时呈乳头状突入丘脑下部。实质性肿瘤多位于鞍内或第三脑室内，体积较囊性者小。

肿瘤组织形态可分为牙釉质型和鳞状乳头型两种。牙釉质型多见，几乎见于所有儿童及半数以上的成年患者。此型最外层为柱状表皮细胞，向中心移行为鳞形上皮细胞，内层为排列疏松的星形细胞。瘤组织常有退行性变、角化及小囊肿。囊内脱落细胞吸收钙之后形成散在钙化灶，有时可见上皮细胞小岛伸入邻近脑组织。鳞状乳头型多见于成人，由分化良好的鳞形上皮细胞组成，其中杂有丰富的纤维血管基质；细胞被膜或自然裂开，或因病变裂开，形成突出的假乳头状，一般无牙釉质型角化珠、钙化、炎性反应及胆固醇沉积；此型多系实体性肿瘤。

【分型】

肿瘤大多起源于鞍上垂体结节部上端原始口腔的残余上皮细胞(鞍上型)，少数起源于鞍内垂体前、后叶之间的残余颅颊裂(鞍内型)，偶发生在鼻腔、蝶窦及蝶骨内的残余颅颊管组织。亦有认为肿瘤的根部主要在垂体柄。

1. 按肿瘤生长部位及形态分型

(1) 鞍上型肿瘤：约占本病的80%。位于漏斗部前面者与垂体柄和灰结节关系密切，可向视交叉前方生长(视交叉前型)；位于漏斗部后方可向视交叉后方生长(视交叉后型)；少数肿瘤可长向第三脑室(脑室型)。以上3型有时可混合存在。

(2) 鞍内型肿瘤：少见，主要见于成人。可局限于鞍内，亦可向鞍上生长至视交叉前、视交叉后及第三脑室内，向下长入蝶窦、筛窦内。

(3) 巨大型肿瘤：多见于儿童，多呈结节状。向前可生长至额叶前部；向侧方可长入海绵窦、颞叶等处；向上生长至第三脑室、基底节等处；向后生长可压迫基底动脉环、脚间窝、脑干及导水管等处。

(4) 非典型部位肿瘤：少数可长在蝶窦、斜坡、咽喉壁后、颅后窝及松果体等处。

2. 其他分型与分级 有根据肿瘤与鞍膈、脑室的关系分为鞍内(鞍膈下)、鞍内-鞍上(鞍膈上下)、鞍膈上(视交叉旁-脑室外)、脑室内外、脑室旁、脑室内6型(Yasargil,1990)。Hoffman(1999)根据肿瘤与蝶鞍、视交叉及第三脑室底的关系分为视交叉前、视交叉后、视交叉下及脑室内4型。

Sammi(1995)等根据肿瘤垂直方向生长高度分为5级：Ⅰ级，肿瘤位于鞍内或鞍膈下；Ⅱ级，肿瘤累及鞍上池，伴或不伴鞍内累及；Ⅲ级，肿瘤累及第三脑室下半部；Ⅳ级，累及第三脑室上半部；Ⅴ级，肿瘤累及透明隔或侧脑室。

【临床表现】

1. 颅内压增高症状 儿童多见，有头痛、呕吐、视神经乳头水肿等。儿童骨缝未闭前，可见骨缝分开，头围增大，叩击呈"破罐音"，头皮静脉怒张等。颅内压增高多由于较大囊肿长入第三脑室引起室间孔阻塞，或长入脚间窝使基底池阻塞，或由于压迫导水管之故。由于囊肿内压力可自行改变，有时颅内高压症状可自行缓解。囊肿破裂囊液渗入蛛网膜下腔可引起无菌性炎症反应。晚期颅内高压加重可致昏迷。

2. 视神经受压症状 有视力与视野改变及眼底的变化等。鞍上型肿瘤因其生长方向无一定的规律，致压迫部位不同，使视野缺损变化很大，可为象限盲、偏盲、暗点等。如见双颞侧下象限盲，提示压迫由上向下。鞍内肿瘤由下向上压迫视交叉，产生视野缺损与垂体瘤相同。视力减退与视神经萎缩(原发或继发)有关。有时可因视交叉处出血梗死，血循环障碍而致突然失明。儿童对早期视野缺损多不注意，直到视力发生严重障碍才被发现。

3. 下丘脑症状

(1) 肥胖性生殖无能综合征(Frolich综合征)：下丘脑的结节核通过垂体前叶的促性腺激素，管理性功能及生殖活动；漏斗部及灰结节一带又与脂肪代谢有关。上述部位受损可产生肥胖，儿童性器官不发育，成人性欲减退消失，妇女停经，第二性征消失等。

(2) 体温调节失常：下丘脑后部受损可致体温较低，前部受损可致中枢性高热。

(3) 尿崩症：每日尿量可达数千毫升，甚至10 L以上，因而患者大量饮水，儿童夜间易尿床。原因为肿瘤损害视上核、室旁核、下丘脑-垂体束或垂体后叶，引起ADH分泌减少或缺乏。但多尿与ACTH的正常分泌有关，如垂体前叶同时受损，则可不产生尿崩。有时因下丘脑渴感中枢同时破坏，可产生尿崩伴渴感减退，患者血浆高渗透状态，尿渗透压降低，血容量减少，高钠血症，可有头痛、心动过速、烦躁、神志模糊、谵妄甚至昏迷等，有时出现发作性低血压。

(4) 嗜睡：见于晚期病例。

(5) 精神症状：如健忘、注意力不集中、虚构等，与下丘脑-边缘系统或额叶联系损伤有关。成人较多见。

(6) 贪食或拒食症：下丘脑腹内侧核饱食中枢被破坏可有贪食症(患者肥胖)，腹外侧核嗜食中枢被破坏可有厌食或拒食症(患者消瘦)。临床少见。

(7) 高PRL血症：少数肿瘤影响下丘脑或垂体柄，致PIF分泌减少，垂体前叶PRL细胞分泌增加，可产生溢乳-闭经综合征。

(8) 促垂体激素分泌减少：据统计，肾上腺、甲状腺、性腺功能低下分别占32%、25%、77%，儿童病例70%以上有GH缺失。

4. 垂体功能障碍症状 儿童患者表现为发育迟缓，身材矮小(图3-3-5-8)，易倦怠，活动少，皮肤光白，面色灰黄，有皱纹，貌似老年；牙齿及骨骼停止发育，性器官呈婴儿型，无第二性征。少数可有怕冷，轻度黏液性水肿，血压偏低。成人女性月经失调或停经，不育和早衰；男性性欲减退，毛发脱落，新陈代谢低下等。

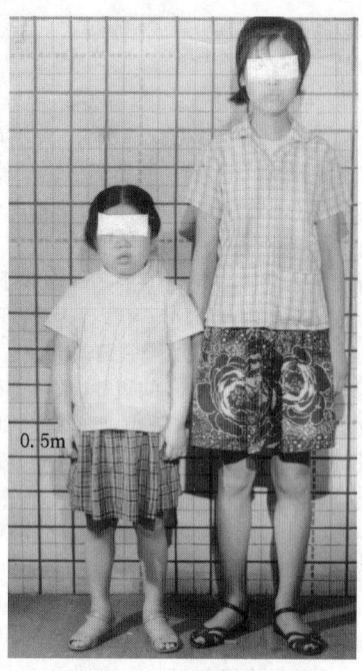

图 3-3-5-8 颅咽管瘤患者(呆小症)
左为患者,16 岁;右为其妹,13 岁。

5. 邻近部位受侵症状 肿瘤向鞍旁生长,可致海绵窦综合征;向蝶窦、筛窦生长者可致鼻出血、脑脊液鼻漏等;向颅前窝生长者可产生精神症状,如记忆力和定向力差,大、小便不能自理、癫痫及嗅觉障碍;向颅中窝生长可致颞叶癫痫和幻嗅、幻味等症;少数肿瘤向后生长产生脑干症状,甚至长到颅后窝引起小脑症状。

【辅助检查】

1. X线头颅摄片 鞍上型者可见蝶鞍后床突及鞍背低下,鞍底较平,蝶鞍前后径相对增大,形如碟状。鞍内型者蝶鞍呈球形扩大,前床突吸收、鞍底吸收或破坏。70%～80%有钙化斑块,儿童较成人多见,位于鞍上或鞍内,囊壁钙化呈弧线状或蛋壳状。儿童患者常有颅内高压症:颅缝分离、脑回压迹增多等变化。

2. CT扫描 可示肿瘤囊变区呈低密度影,钙化灶呈高密度影(85%的儿童及近40%的成人患者可见钙化灶),肿瘤实质部分呈均匀一致密度增高区。注射碘剂后可见实质部均匀性增强,囊性肿瘤仅有环形薄壁增强。肿瘤于鞍上生长者,可使鞍上池消失,第三脑室受压或脑室扩大。

3. MRI检查 典型颅咽管瘤因有囊性部及实质部,瘤内成分不同,成像可成多种信号影,钙化常不能显示。在 T_1 加权像上为高、等或较低信号,在 T_2 加权像上为高信号,信号强度均匀或不均匀。MR 三维空间成像较 CT 能更清晰显示肿瘤向各方向生长的范围,与周围神经、血管的关系等,有利于术前分型和手术入路的选择。

4. 内分泌检查 参见垂体腺瘤内分泌检查一节,颅咽管瘤者血清 GH、FSH、LH、ACTH、TSH、T_3、T_4、皮质醇等均可低下,有时 PRL 升高。对术前检测有肾上腺皮质功能减退和甲状腺功能低下者,除非手术需急诊进行,一般术前应予以药物纠正。

【诊断及鉴别诊断】

根据颅咽管瘤的好发年龄、临床症状、X线颅平片、CT 扫描、MRI 检查所见,多数患者可以确诊,少数不典型病例须进行以下鉴别。

(1) 临床仅有颅高压的儿童病例应与颅后窝中线肿瘤,第三脑室前部胶质瘤相鉴别。后者一般无内分泌症状,而鞍区的钙化灶是重要的鉴别点。

(2) 仅有内分泌症状及视力、视野改变者应与垂体腺瘤鉴别。后者发病年龄较大,极少引起颅内高压及下丘脑损害症状,有典型视野改变。MRI 上颅咽管瘤可见鞍底有正常垂体,是一鉴别要点,但成人鞍内型无钙化者与垂体瘤鉴别有时较困难。

(3) 儿童病例仅有视神经压迫者应与视神经胶质瘤鉴别。后者视力改变都先发生于一侧,视力丧失较快,有时可见单侧突眼;X线显示视神经孔扩大。另需与鞍上型胚细胞瘤(生殖细胞瘤)鉴别,该瘤除可产生视力、视野改变外,尚可有性早熟,而蝶鞍多正常,CT 扫描极少囊变和钙化,测定肿瘤标志物人绒毛膜促性腺激素(HCG)、甲胎蛋白(AFP)、胎盘碱性磷酸酶(PLAP)可阳性。

(4) 成人颅咽管瘤应与鞍结节脑膜瘤、颈内动脉虹吸部动脉瘤、脊索瘤、鞍上蛛网膜囊肿、上皮样及皮样囊肿相鉴别。鞍结节脑膜瘤多无内分泌改变,有时可见鞍结节部有骨质增生或破坏;MRI 上肿瘤多均匀增强,可见脑膜"尾征"。颈内动脉虹吸部动脉瘤多见于中老年,可凭脑血管造影或 MRA、CTA 鉴别之。脊索瘤临床有多脑神经障碍,X线片可显示蝶鞍及斜坡破坏,有时亦可有钙化。鞍上蛛网膜囊肿有先天性和获得性两种,后者可因外伤后蛛网膜下腔出血或感染所引起的蛛网膜下腔粘连造成,X线片无蝶鞍改变及钙化,无内分泌症状。上皮样及皮样囊肿患者的内分泌症状亦不明显,前者无钙化,CT 扫描检查或手术探查可以确诊。

【治疗】

1. 手术治疗 为颅咽管瘤的主要和首选治疗方法,其目的是通过切除肿瘤达到解除对视神经及其他神经组织的压迫,解除颅内高压。由于颅咽管瘤属良性,除部分与视交叉、垂体柄、下丘脑、第三脑室等某处粘连外,大部分与周围组织结构有胶质反应边界或蛛网膜分界,因此多数学者主张手术应争取肿瘤全切除(尤其对儿童患者),以防止复发。但也有学者认为肿瘤深埋于垂体柄、下丘脑等重要神经结构部位,给手术带来困难,有致死、致残的高度风险,故选行肿瘤部分切除或囊肿穿刺抽液,再进行放疗,不但使手术风险明显降低,而且可获取与肿瘤全切除相似的疾病控制和长期生存效果。近年来随着显微手术技术的提高,颅咽管瘤全切除的报道逐渐增多(可达75%～90%),但多数报道手术并发症及死亡率仍偏高,手术死亡率4%～10%,术后较多患者发生较为严重的神经和内分泌功能障碍,如长期尿崩、视力减退、精神行为异常、病态性肥胖、智力改变及工作学习能力下降等。并且长期随访资料显示,即使肿瘤全切除后,复发仍有 10%～20%,甚至更高。故有主张争取最大限度切除肿瘤而不遗留严重并发症,称之为积极手术。

根据肿瘤生长部位、大小、形状、钙化程度、囊肿部分的位置以及与周围组织的关系及容易接近脑脊液通路等因素,手术需选择不同的入路和方式。额下入路适用于鞍内、鞍上生长者或视交叉前上生长的肿瘤。翼点入路适用于鞍内向鞍上一侧生长或鞍上视交叉下及视交叉后脚间池的脑室外型肿瘤。终板入路可通过额下入路、翼点入路或双额纵裂入路到达视交叉后并打开终板,适用于视交叉前置、鞍上视交叉后生长的脑室内、外型肿瘤。经胼胝体或经侧脑室入路(有脑积水者)适用于肿瘤长入第三脑室者。经蝶入路适用于鞍内或鞍上轻度生长或向蝶窦生长的肿瘤。也有为全切除巨大肿瘤而采取联合入路或分期手术。内镜下治疗是近年来新兴的手术技术,采用经鼻蝶扩大入路,通过内镜可以 360°可视化下操作切除肿瘤,具有微创、并发症少、全切除率高等优点,适用于 Sammi 分级 I 级或 II 级的肿瘤,或 Kassam 分型中漏斗前型、漏斗型及漏斗后型的肿瘤。手术应采用显微技术,术中注意区分和保护蛛网膜的层次和界面,这样有利于安全全切除肿瘤。但对粘连较显著者,不强求全切除,以免损伤下丘脑等重要神经组织和血管。手术要求打通脑脊液循环,难以畅通者应行分流术。

手术后并发症主要有以下几方面。

(1) 下丘脑损害:为颅咽管瘤手术后最常见的并发症,是术后死亡和病残的主要原因。主要有:① 尿崩症。肿瘤全切除的患者几乎不可避免都有发生,为手术时损伤垂体柄或下丘脑所致。垂体柄受损后 ADH 的释放是三时相的。最初,垂体柄受损后 ADH 释放减少致尿崩,之后垂体后叶轴突末梢变性释放出超生理量的 ADH,这一释放过程常见于垂体柄受损后 48~96 h。如果此时给予患者长效(油剂)抗利尿制剂(通常给予短效后叶升压素),就可能导致内源性的 ADH 释放而引起肾功能下降;当变性的神经末梢释放的激素耗竭后,将再次发生尿崩。一般持续数天至 2~3 周可恢复,部分为永久性者,易产生水及电解质紊乱。应每天记出入液量,定期测体重、尿比重、血尿电解质、渗透压等,根据出入液量补充液体,纠正电解质紊乱。尿崩轻者可给予氢氯噻嗪、卡马西平口服,重者可应用短效垂体后叶升压素。对长期尿崩者可选用长效升压素或醋酸去氨加压素片(弥凝)制剂。② 体温失调。多为中枢性高热,严重患者有谵妄、意识不清、四肢抽搐等,应予以物理降温、退热剂、冰毯治疗等。③ 急性消化道出血。可有呕血、黑粪等。应早期应用质子泵止血药及输血等,严重者需手术处理。④ 循环衰竭。术前有明显垂体功能减退者,术后极易产生急性肾上腺皮质衰竭现象,患者呈休克状态。处理是术前应补充激素,术后有衰竭现象者可给予大剂量皮质激素。这不仅可以减少危象,也可以减少下丘脑反应及脑水肿,对中枢性高热的预防亦有积极的作用。但长时间应用会增加感染及消化道出血等并发症的机会,故多在术后 4 d 快速减量至维持量。

(2) 视力障碍:术中损伤视路及其供应血管可致视力障碍,尤其是视交叉前置型肿瘤发生率较高,应予以注意。

(3) 无菌性脑膜炎:多由于术中肿瘤囊内容物溢出所致。因此,术中应尽可能避免和减少囊内容物对术野的污染。术后可行腰穿排放脑脊液,激素的应用对缓解发热亦有帮助。

(4) 癫痫:与皮质损伤及血钠紊乱等因素有关,应术前、术后给予癫痫药预防剂和纠正血钠紊乱。

(5) 晚期可有垂体功能及其他靶腺功能的减退症状,应按内分泌缺陷给予激素替代治疗。

2. 放射治疗 手术未能全切除者可使用放射治疗。有认为放射治疗可杀死有分泌能力和形成囊肿的细胞,减少肿瘤血供,抑制肿瘤生长。虽然放射治疗不能防止肿瘤复发,但可延长肿瘤复发时间,提高生存期。目前大多采用颅外放射,如钴-60、直线加速器等,亦可采用放射外科(γ 刀、X 刀)治疗。近年来有射波刀治疗颅咽管瘤取得较好疗效的报道。内放疗是采用定向穿刺或置入贮液囊将放射性核素注入囊内,以便逐步将核素推入肿瘤囊内。此法适用于囊内含有较多液体的颅咽管瘤,而不用于实质性和囊壁钙化或囊壁菲薄(核素可透入周围组织中)的肿瘤,对多囊性肿瘤效果亦差。常用的核素有 ^{32}P、^{90}Y、^{198}AU。

3. 药物治疗 目前尚无特殊有效药物。Takahashi 应用博来霉素注入肿瘤囊内,有使囊内分泌减少、肿瘤细胞退化的作用。近年有经开颅术或内镜技术等囊腔内置贮液囊术应用 α-干扰素治疗颅咽管瘤,经随访大部分肿瘤有明显缩小,主要不良反应为短暂发热、头痛等。临床药物治疗仅对囊性肿瘤效果较好,对混合型及实质性肿瘤效果差。

4. 分子靶向治疗 目前对牙釉质型颅咽管瘤的发病机制研究认为,CTNNB 1 外显子 3 突变和(Wnt)/β 链蛋白信号通路的表达异常参与了肿瘤的发生。但临床上针对牙釉质型颅咽管瘤的分子靶向治疗尚无报道。*BRAF* 突变(V600E)可能与鳞状乳头型颅咽管瘤的发生有关。有报道称应用 BRAF 抑制剂达拉菲尼和 MEK 抑制剂曲美替尼联合治疗反复复发的鳞状乳头型颅咽管瘤取得明显效果,但都为个案报道,尚缺乏大量的长期的临床证据。

【预后】

据报道颅咽管瘤术后 74% 的患者视力、视野改善或稳定,但手术不能改善术前已有的内分泌功能障碍,术后肾上腺、甲状腺、性腺功能低下可达 55%、39%、80%,儿童 GH 缺失可达 80% 以上。另外,食欲亢进和肥胖有 26%~52%,尿崩占 65%,还有精神行为异常、记忆力减退、工作学习能力下降等。术后应定期随访 CT 或 MRI,以及内分泌激素。为评估颅咽管瘤的治疗效果,Elliott 等(2010)在一些学者研究的基础上设计了一套根据 5 个方面的颅咽管瘤状态分级法(表3-3-5-11),用于颅咽管瘤不同手术方法和入路的结果比较及手术前后的临床评估。

表3-3-5-11 颅咽管瘤状态分级法

类型	评分	标准
神经系统	1	没有功能障碍和癫痫
	2	轻度功能障碍(脑神经麻痹、控制良好的癫痫)
	3	中度功能障碍(轻度半身麻痹)
	4	重度功能障碍(中重度半身瘫痪、意识丧失、反应迟钝)
视力	1	视力和视野正常
	2	轻度视力下降和视野缺损
	3	单侧失明、同向偏盲、双侧颞侧偏盲
	4	双眼失明或接近失明
垂体功能	1	垂体前、后叶功能正常
	2	垂体前、后叶功能轻度异常(需补充 1~2 种激素)
	3	尿崩症或伴有垂体前、后叶功能轻度异常
	4	尿崩症或伴有垂体前、后叶功能重度异常(需补充 3 种以上激素)

续　表

类型	评分	标准
下丘脑功能	1	下丘脑功能正常
	2	肥胖[体质指数(BMI)超过正常 2 个标准差]，无行为学心理精神症状
	3	肥胖(BMI 超过正常 2 个标准差)伴食欲亢进或记忆障碍或 BMI 超过正常 3 个标准差
	4	极度肥胖(BMI 超过正常 4 个标准差)伴食欲亢进或行为异常或体温调节、睡眠调节和记忆功能异常
教育-职业能力	1	学习优秀或职业成功
	2	学习较好或能维持自己的职业
	3	学习成绩落后，需要特别辅导，或不能维持自己的职业
	4	生活不能自理，IQ<80，严重认知功能障碍

　　长期随访资料显示，手术后无复发的 10 年生存率在肿瘤全切除者为 74%～81%，在部分切除者为 41%～42%，手术加放疗者为 83%～90%。肿瘤复发时间平均在术后 1～4.3 年，复发肿瘤再手术时全切除难度增加，围手术期死亡率增高。

参 考 文 献

[1] ALBRIGHT A L, HADJIPANAYIS C G, LUNSFORD L D, et al. Individualized treatment of pediatric craniopharyngiomas [J]. Childs Nerv Syst, 2005, 21: 649 - 654.

[2] ARZT E, BRONSTEIN M, GUITELMAN M. Pituitary today Ⅱ: new molecular, physiological and clinical aspects [M]. Basel: S. Karger AG, 2010: 94 - 108.

[3] BRASTIANOS P K, SHANKAR G M, GILL C M, et al. Dramatic response of BRAF V600E mutant papillary craniopharyngioma to targeted therapy[J]. J Natl Cancer Inst, 2015, 108: 310.

[4] CAVALHEIRO S, DASTOLI P A, SILVA N S, et al. Use of interferon alpha in intratumoral chemotherapy for cystic craniopharyngioma[J]. Childs Nerv Syst, 2005, 2: 719 - 724.

[5] CHRISTIAN E, HARRIS B, WROBEL B, et al. Endoscopicendonasal transsphenoidal surgery: implementation of an operative and perioperativechecklist [J]. Neurosurg Focus, 2014, 37(4): E1.

[6] DUFF J M, MEYER F B, ILSTRUP D M, et al. Longterm outcomes for surgically resected craniopharyngiomas [J]. Neurosurgery, 2000, 46: 291 - 305.

[7] FAHLBUSCH R, HONEGGER J, PAULUS W, et al. Surgical treatment of craniopharyngiomas: experience with 168 patients [J]. J Neurosurg, 1999, 90: 237 - 250.

[8] GILLAM M P, MOLLITCH M E, LOMBARDI G, et al. Advance in the treatment of prolactinomas[J]. Endocr Rev, 2006, 27: 485 - 534.

[9] JOUANNEAU E, WIERINCKX A, DUCRAY F, et al. New targeted therapies in pituitary carcinoma resistant to temozolomide[J]. Pituitary, 2012, 15: 37 - 43.

[10] KAPTAIN G J, KANTER A S, HAMILTON D K, et al. Management and implications of intraoperative cerebrospinal fluid leak in transnasoseptal transsphenoidal microsurgery [J]. Neurosurgery, 2011, 68(1): 144 - 150.

[11] KOMOTAR R J, ROGUSKI M, BRUCE J N. Surgical treatment of craniopharyngiomas[J]. J Neurooncol, 2009, 92: 283 - 296.

[12] LLOYD R V, OSAMURA R Y, KLÖPPEL G, et al. WHO classification of tumors of endocrine organs[M]. 4th ed. Lyon: IARC Press, 2017: 12 - 45.

[13] MAH P M, WEBSTER J. Hyperprolactinemia: etiology, diagnosis and management[J]. Semin Reprod Med, 2002, 20: 365 - 374.

[14] MANJILA S, WU O C, KHAN F R, et al. Pharmacological management of acromegaly: a current perspective [J]. Neurosurg Focus, 2010, 29: 1 - 9.

[15] McCORMACK A I, WASS J A, GROSSMAN A B, et al. Aggressive pituitary tumours: the role of temozolomide and the assessment of MGMT status[J]. Eur J Clin Invest, 2011, 41: 1133 - 1148.

[16] NORDEN A D, DRAPPATZ J, WEN P Y, et al. Antiangiogenic therapy in malignant gliomas [J]. Curr Opin Oncol, 2008, 20: 652 - 661.

[17] ÓNNESTAM L, BERINDER K, BURMAN P, et al. National incidencean prevalence of TSH - secreting pituitary adenomas in Sweden[J]. J Clin Endocrinol Metab, 2013, 98: 626 - 635.

[18] SCHWARTZ T H, FRASER J F, BROWN S, et al. Endoscopic cranial base surgery: classification of operative approaches [J]. Neurosurgery. 2008, 62: 991 - 1005.

[19] STEWART P M, PETERSENN S. Rationale for treatment and therapeutic options in Cushing's disease[J]. Best Pract Res Clin Endocrinol Metab, 2009, 23: 515 - 522.

[20] SYRO L V, ORTIZ L D, SCHEITHAUER B W, et al. Treatment of pituitary neoplasms with temozolomide: a review [J]. Cancer, 2011, 117: 454 - 462.

[21] YAMADA S, FUKUHARA N, HORIGUEHI K, et al. Clinicopathological characteristics and therapeutic outcomes in thyrotropin-secreting pituitary adenomas: a single-center study of 90 cases[J]. J Neurosurg, 2014, 121: 1462 - 1473.

[22] ZADOR Z, GNANALINGHAM K. Endoscopic transnasal approach to thepituitary-operative technique and nuances[J]. Br J Neurosurg, 2013, 27(6): 718 - 726.

第六节　生殖细胞肿瘤

秦智勇　陈衔城

　　生殖细胞肿瘤(germ cell tumor, GCT)是来源于原始胚胎生殖细胞的肿瘤，通常发生于男、女生殖器官如睾丸、卵巢等。按 WHO 关于睾丸生殖细胞瘤的分类，可分为胚生殖瘤(生殖细胞瘤, germinoma, GE)、成熟的或未成熟的畸胎瘤(teratoma, TE)、胚胎癌(embryonal carcinoma, EC)、内胚层窦瘤(endodermal sinus tumor, EST)、绒毛膜细胞癌(chorionic carcinoma, CC)，分别代表正常胚胎细胞在不同发育阶段发生恶变所形成的肿瘤，也可以有各种不同程度的混合型；其中胚生殖瘤属生殖细胞瘤，约占全部颅内 GCT 的 2/3，其他 4 种为非生殖细胞性生殖细胞瘤（nongerminomatous germ cell tumor，NG-GCT）。颅内 GCT 主要发生于松果体区、鞍上区等中线部位，偶可见于第三脑室、侧脑室、第四脑室、基底节及丘脑区。不论发生于何部位，GCT 在光学及电子显微镜下的形态、其生物学特性、酶的活性、组织化学特征等都相似。除良性畸胎瘤是 GCT 中唯一可通过手术治愈外，其余均为恶性，需辅以放疗和化疗。

由于颅内 GCT 多数位于松果体区，过去常将它们归于松果体瘤，将生长于非松果体区的 GCT 称为"异位松果体瘤"。Friedman（1947）首先改用胚生殖瘤这一名称，以后得到广泛采纳应用。事实上颅内 GCT 虽好发于松果体区，但并不都限于此区，它与起源于松果体实质细胞的松果体细胞瘤（pineocytoma，pinealoma）和松果体母细胞瘤（pineoblastoma，pinealoblastoma）是完全不同的两类肿瘤，后两者是源于神经外胚叶髓上皮的肿瘤，在自然史、生物学特性等各方面都与 GCT 有显著的差别。

【发病率】

颅内 GCT 在世界各国发病率有所不相同，亚洲明显高于欧美，尤其在日本和中国台湾地区发生率较高。占成人颅内肿瘤的 2%~5%，儿童颅内肿瘤的 5.4%（中国）和 15.3%（日本）；而在西方仅占成人颅内肿瘤的 0.5%~2%，儿童颅内肿瘤中的 0.3%~3.4%。男女比例约为 2:1，其中 NG-GCT 男性发病率更高，男女比例约为 3:1。不同部位的性别比例不同，如鞍上区的 GCT 女性约占 75%，松果体区则男性为多，约占 67%。从新生儿至 70 岁均可发病，多在 20 岁前发病，高峰年龄在 10~14 岁。NG-GCT 的发病年龄较 GE 早，特别是畸胎瘤、绒毛膜细胞癌多发生在年幼的儿童。

颅内 GCT 大多分布于中线，以松果体区最多见（50%），其次是鞍上区（30%），有 10% 的患者可两处同时累及。位于其他部位的 GCT 约占 10% 左右，见于丘脑、基底节区、垂体窝、第三脑室及侧脑室壁、第四脑室、小脑蚓部、小脑脑桥角、脚间窝、四叠体区等；位于基底节区的 GCT 大多见于男性，男女比例为 20:1。此外 GCT 还可原发于脊髓内。颅外的 GCT 也可转移至颅内，如绒毛膜细胞癌脑转移。颅内 GCT 各亚型与部位分布有一定关系，约 57% 的 GCT 发生于鞍上区，而近 67% 的 NG-GCT 生长于松果体区。丘脑、基底节区以 GCT 为多，脑室、大脑半球和小脑以 NG-GCT 居多。

【病因】

GCT 的病因不明确，可能是原始生殖细胞未能正常演化而变成肿瘤。在胚胎发育过程中，原始生殖细胞在胚胎第 4 周已清晰可见，它们出现于卵黄囊壁上的内胚层细胞中，邻近尿囊的发生处。当胚胎开始折叠，原始生殖细胞在中线从卵黄囊壁通过后肠背侧肠系膜迁移至生殖嵴，并进入间叶组织下成为原始性索，再逐步发育为成熟的性腺。在这个迁移过程中，原始生殖细胞遍布整个胚胎，当这些迁移的全能干细胞未完成正常演化而停留时，很可能变成肿瘤。

目前比较一致的观点，GCT 是来源于原始生殖细胞的未分化肿瘤。1965 年 Teilum 等提出体内的 GCT 虽发生位置不同，但均来源于原始多能细胞（primordial germ cell，PGC）。普遍认可的假说认为，GCT 均为同一个"二倍体"起源，即来源于原始生殖细胞。在胚胎形成的过程中原始生殖细胞发生了不恰当的迁移是 GCT 形成的起因。不同时间和部位的迁移将导

致不同部位和类型的 GCT，包括生殖腺和生殖腺以外的生殖细胞肿瘤。胚胎癌是由多能干细胞分化不良形成的，全能干细胞沿着胚胎发育过程继续分化则可形成类似于成熟组织的成熟畸胎瘤或类似于胚胎组织的不成熟畸胎瘤。胚胎癌沿着胚胎外组织发育过程分化成为内胚窦瘤（也称卵黄囊癌）或绒毛膜细胞癌。

1998 年，Sawamura 等分析了 111 例颅内 GCT 后进一步提出假说：颅内的 GCT 可能来源于原始三胚层中的原始多能干细胞，原始多能干细胞在早期可能发生某些基因缺陷，导致胚胎在不同阶段发育过程中，向 GCT 的方向发展形成 GCT（图 3-3-6-1）。2006 年 Hoei-Hansen 等发现 GCT 内高度表达肿瘤干细胞相关蛋白（OCT-3/4、AP-2r、NANOG、MAGE-A4、NY-ESO-1、TSPY 等），初步证实 GCT 内存在肿瘤干细胞。

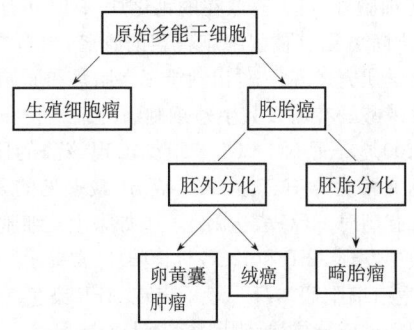

图 3-3-6-1 生殖细胞肿瘤起源假说

此外本病可能与染色体变异有关，但有家族史者非常罕见。GCT 患者的染色体常发生异常，包括非随机的染色体数目异常和结构异位。在睾丸 GCT 中，80% 呈现特征性的染色体结构异常：12 号染色体短臂等臂染色体畸形（isochromosome 12p，i12p），许多非生殖性腺性肿瘤中及性腺外的 GCT 中也有 i12p 畸形。曾有报道在 Klinefelter 综合征（47，XXY，即 47 条染色体，有 2 条 X 和 1 条 Y 染色体）患者的纵隔和颅内发现 GCT。这些患者的典型特征是小睾丸、细精管玻璃样变、无精子。有人推测，纵隔及颅内等处 GCT 的发生是原始生殖嵴分化上的变异导致了生殖细胞迁移、分化的变化和其恶性的倾向。

【病理】

1. 生殖细胞瘤 占所有 GCT 的 65% 左右；畸胎瘤其次，占 10%~15%；再次是胚胎癌、内胚窦瘤、绒毛膜细胞癌（各占 5%）。相当部分的肿瘤是混合类型，形态多形性，一般是以最具代表性的成分来确定其组织类型。预后取决于肿瘤内最恶性的成分。除成熟的畸胎瘤之外，都是高度恶性并有通过脑脊液播种的倾向。

起初肿瘤边界常较清楚，甚至可有包膜，但长大后分界逐渐不清，并向邻近组织浸润。如发生于松果体区可向四叠体、第三脑室壁浸润；如发生于鞍上区可向两侧脑室底、间脑、脚间窝等处侵犯。在切面上瘤呈灰红色，质软易碎，结节状，肿瘤组织易于脱落，也有肿瘤呈胶冻状，瘤内可出血、坏死和囊性变。肿瘤经常以直接蔓延的形式向周围脑组织浸润破坏，更可沿脑室壁"葡匐"生长。在松果体区肿瘤可完全取代松果体腺；在鞍上区，肿瘤可直接压迫甚至浸润性侵犯视神经、视交叉和下丘

脑。除局部浸润外,生殖细胞瘤可随脑脊液至脑室壁、脊膜、硬脊膜等,但神经系统外(如骨骼及肺部等处)出现转移灶罕见。

显微镜下可见瘤组织由不规则小叶组成,有纤维结缔组织小梁相联结。瘤细胞主要有两类:① 较大的多角形或球形细胞,为此瘤的主要成分。细胞有较活跃的分裂象,细胞边界常清晰可见,胞质染伊红色,内含有絮状物,有的细胞呈空泡状,没有细胞质突起。胞核大、圆形、居中,核质较苍白,有的呈细颗粒状;核仁大,位于核的中央,染伊红色。银染色常不能显示。细胞没有胶质成分是这种细胞的佐证之一。② 小圆细胞,不规则地分布于纤维分隔的两旁。用 Kaplan 及 Clark 免疫学鉴定法可以确定这种小圆细胞大多数为 T 细胞。将新鲜的瘤细胞悬液与羊红细胞(SRBC)混合,可见大部分小圆细胞具有羊红细胞受体,因此可与 SRBC 聚合,形成 T 细胞"玫瑰花"形结构。大细胞则没有此特性。两种细胞没有中间过渡型。除这两种组成细胞外,可见有散在的钙化灶,有时并有异物巨细胞,有的部位尚可见有柱状细胞覆盖的管腔,内有黏液分泌。免疫组织化学研究发现,一种出现于正常胎盘和原始生殖细胞的胎盘碱性磷酸酶在大多数生殖细胞瘤的细胞膜和胞质中存在(70%~100%),而 NG-GCT 很少出现该酶的阳性染色。生殖细胞瘤通常会含有其他 GCT 成分,最多见的是畸胎瘤。半数生殖细胞瘤对 HCG 表达阳性。但如果生殖细胞瘤患者血清和脑脊液中发现 AFP 和 HCG 标记阳性,常提示肿瘤为混合类型,因为生殖细胞瘤本身一般不出现 AFP 染色。临床上未能发现其他病理成分往往是因为标本量过少。

2. 畸胎瘤 占颅内 GCT 的 15%,同时含有来源于 3 个胚层的组织,但排列无序,组织器官外观上不可辨认。畸胎瘤可分为成熟型,组织分化充分,似成人结构;未成熟型,类似于发育中的胎儿结构。两种类型可同时存在。成熟的畸胎瘤有完整包膜,边界清楚,表面光滑或结节状,球形或卵圆形,囊变常见。切面可见有大小不等的囊腔和实体的肿瘤团块以及软骨、骨、毛发等,包膜与脑组织可有粘连。不成熟畸胎瘤边界不清,常有局部浸润;肿瘤中心区的出血和坏死比成熟畸胎瘤更多见。在显微镜下,成熟的畸胎瘤常可见沿着软骨、骨、腺上皮和横纹肌分布的鳞状上皮,囊壁为纤维结缔组织构成,囊内为多胚层混合的组织结构,如皮肤及其附属器、软骨、脂肪、肌肉、神经、呼吸道上皮、肠上皮和柱状上皮等,类似于神经元和神经胶质细胞的神经上皮组织也常可见到。不成熟畸胎瘤除发生于松果体区和鞍上区外,还较多见于第四脑室,有浸润性,可随脑脊液播种。脑内畸胎瘤如包含有生殖细胞瘤、绒毛膜细胞瘤或一些幼稚的上皮成分,应诊断为恶性畸胎瘤或畸胎癌。因此诊断畸胎瘤时应观察囊内各种结构,以免误诊。由于畸胎瘤结构复杂,免疫组化也呈多样性。胶质细胞组织分化处有胶质纤维酸性蛋白(GFAP)阳性表达。神经元及神经母细胞分化区有神经元特异烯醇化酶(NSE)表达。S-100 蛋白对胶质细胞和神经元均为阳性。有滋养细胞分化区者 HCG、胎盘催乳素(HPL)及妊娠特异性 B1 糖蛋白(SP1)为阳性。鳞状上皮分化区对细胞角蛋白(CK)、上皮细胞膜抗原(EMA)阳性。但纯畸胎瘤对 AFP、HCG 均为阴性。

3. 内胚层窦瘤 又名卵黄囊癌(yolk sac carcinoma),是由内胚窦或 Schiller-Duval 小体所构筑成的肿瘤。其特点是有像卵黄囊的内胚窦增殖时所形成的突入卵黄囊的带有外套的

薄壁血管。肿瘤质地稍韧,可见出血、坏死,可局部浸润,通常也会随脑脊液通路播种。常与 GCT 中的其他成分混合,特别与生殖细胞瘤混合最为常见。瘤的组成错综复杂而呈多形性,特别是在有纤维小梁的部位,可见有染色很深的巨细胞、局灶性坏死灶等,但不见核分裂象。瘤的多形性主要是由于有各不同组织的组合之故,特别是有像生殖细胞瘤样的区域存在。较典型的内胚层窦瘤具有下列 3 个特点:① 有小梁所形成的间质,组成一空泡状网,其间具有大小不等的囊腔,囊壁由扁平的间皮样细胞覆盖。② Schiller-Dural 小体,薄壁血管外围有卵黄囊内胚层细胞所形成的套,突入间质中的囊腔内。③ 透明颗粒不规则地散布于瘤的各处、细胞的内外。颗粒透明,嗜伊红,PAS 染色呈阳性。免疫组化可见部分内胚层瘤对 PLAP 呈阳性表达,多数内胚窦瘤对 AFP、Keratin 呈阳性表达,对 EMA、HPL、SP1、波形蛋白呈阴性表达。

4. 绒毛膜细胞癌 颅内原发性绒毛膜细胞癌占颅内原发性 GCT 的 5%,绝大部分都发生于松果体区,主要为男性患者。单纯原发于颅内的绒毛膜细胞癌罕见,为高度恶性肿瘤。其质软易碎,呈坏死状,与周围分界不清,常浸润邻近组织,包括静脉血管。显微镜下可见瘤由细胞滋养层及合胞体滋养层组成,有的形成突起,形如胎盘中的绒毛。合体滋养层细胞胞体较大,边界欠清,胞质嗜伊红,核多形,HCG 组化染色阳性;细胞滋养层胞体较小,细胞边界清楚,胞质染色清亮,核椭圆。此有分泌人绒毛膜促性腺素 β 亚单位(β-HCG)的特性,因此免疫组化显示 HCG 可呈强阳性表达,其他如 HPL、SP1 呈阳性表达,PLAP、EMA 部分呈阳性表达,但 AFP、Vim 呈阴性表达。绒毛膜细胞癌可以在蛛网膜下腔广泛转移,近 23% 的病例出现颅外转移,主要是肺。颅外转移的病灶通常是单纯的绒毛膜细胞癌。

5. 胚胎癌 是来源于胚胎干细胞(stem cell)的肿瘤,含有多种胚胎发育中的组织。上述生殖细胞瘤和畸胎瘤中的成分在此瘤中均可见到,同时瘤内还可含有胚胎外的组织成分,如卵黄囊的成分及类似胎盘中的滋养层或未成熟的胎盘绒毛。肿瘤灰白色、质脆,常浸润周围脑组织,常伴有坏死。镜下胚胎癌由原始低分化上皮性成分构成,细胞呈多角形,柱状或立方体。细胞核呈泡状,可见核仁,核分裂象多见。常伴有出血和坏死,有时可有软骨结构。免疫组化染色可见 PLAP、AFP、HCG 呈阳性表达,EMA、HPL、SP1、波形蛋白呈阴性表达。

生殖细胞肿瘤的扩散和转移主要通过 3 种途径:① 直接向邻近组织浸润,受累最多的是下丘脑及第三脑室。② 通过脑室及蛛网膜下腔转移,活检及部分切除术后可增加这种转移的机会,以转移至脊髓及马尾区为多见,脑膜上的转移次之。生殖细胞瘤有转移者占 11%,内胚层窦瘤有转移者占 23%。③ 经血运转移至神经系统以外组织器官者不多见,仅占 3%,至肺及骨骼的机会较多。肿瘤亦可通过脑室腹腔分流术而转移至腹腔或盆腔。

病理诊断是 GCT 诊断及各亚型鉴别的金标准。值得注意的是,混合性 GCT 因含有多个亚型的成分,故含有多亚型的病理特征。但临床上时有出现活检因取材不足导致混合性 GCT 被误诊为单一成分的肿瘤。故建议为 GCT 的病理诊断提供多点取材,尽可能地捕捉到混合性 GCT 的各种亚型成分。

【临床表现】

GCT 的临床症状和体征主要取决于肿瘤发生的部位。颅内 GCT 好发于松果体区与鞍上区，偶亦可见于基底核及丘脑区。

1. 松果体区肿瘤　松果体是一个神经内分泌器官，能分泌一种名为褪黑色素(melatonin)的物质。通过它对下丘脑的垂体激素释放因子的作用及对垂体的直接作用，能使 PRL、LH 及 FSH 等激素的分泌发生变化，从而产生一系列神经及内分泌系统的症状。

(1) 神经系统症状。

1) 两眼上视不能：约见于 60％ 的病例，少数可伴有两眼下视不能，临床上称为四叠体上丘综合征(Parinaud 综合征)。引起这症状的原因是肿瘤压迫了管理眼球同向上视动作的神经纤维——皮质顶盖束。若此束终止于四叠体上丘的前半部的纤维受损，出现两眼上视不能；若终止于上丘后半部的纤维受损，则出现两眼下视不能。两眼的同向偏斜运动是由皮质被盖束所支配，位于较深部，一般不受影响。

2) 动眼神经核麻痹：动眼神经核位于上丘水平中脑导水管的腹侧，它接受来自上丘的纤维支配。起源于上丘前部的纤维终于动眼神经核的前半部，起于上丘后部的纤维终于动眼神经核的后半部。当这些纤维受到肿瘤压迫时，将出现眼球的向上、向下或向内的单一个方向的运动障碍，其障碍程度决定于神经纤维损害的情况。此外，动眼神经核亦接受来自皮质纤维的支配，如这一纤维受损则眼球的自主跟随运动可以消失。内侧纵束在动眼神经核处的损害可引起反射性的眼球同向运动消失。

3) 瞳孔反射的改变：包括阿·罗瞳孔(Argyll-Robertson pupil)，是由于来自视网膜的传入纤维在到达中脑动眼神经副核之前受损的结果。动眼神经副核分前后两部分，前部分调节瞳孔的光反射，后部分支配瞳孔的辐辏和调节反射。阿·罗瞳孔是由于四叠体前区、动眼神经副核的前半部损害的结果。如此核全部损坏，则瞳孔的光反应与调节、辐辏反应均消失，形成固定瞳孔。

4) 小脑症状：包括动作不协调、辨距不良、动作抖索不稳、共济失调、肌张力减低等，是由于肿瘤侵入小脑上脚或直接侵入小脑半球的结果。在松果体瘤患者中有时亦有眼球震颤，但这不是小脑脚的症状，而是眼肌协调不良所造成的。

5) 嗜睡：为下丘脑后半部或中脑前半部的背侧与腹侧受损的结果。

6) 轻偏瘫和锥体外系体征：是由于涉及中脑大脑脚内的皮质脊髓束和底丘脑的结果。

7) 听觉障碍：是四叠体下丘受压或被侵犯的结果。

8) 脊髓及马尾神经根痛：表明肿瘤已转移入脊髓蛛网膜下腔。

(2) 内分泌系统症状。

1) 性早熟：又称早熟性生殖器官巨大综合征。只见于男病孩，仅占 10％ 左右的患者。此外，患者可有发育较早、骨龄超前数年以上、全身肌肉较发达等现象。

2) 垂体功能不足：表现为发育迟缓、衰弱、乏力、毛发稀疏、性征发育不良等。在女性可有月经不调或停经。

3) 尿崩症：是由于下丘脑前半部的上视核受损的结果，也可由于肿瘤破坏了下丘脑与垂体后叶之间的纤维联系之故。

(3) 颅内压增高症状：见于 80％ 左右的病例。是由于肿瘤侵入或压迫第三脑室及导水管，导致脑积水的结果。

2. 鞍上区肿瘤　肿瘤可压迫视交叉引起视觉症状，侵入第三脑室而引起脑积水及颅内压增高症状。尿崩症及垂体功能不足为此区肿瘤最具代表性的症状。尿崩症常可早于其他症状数年之久，并持续存在。神经系统的表现如下。

(1) 视交叉损害的表现：有各种视野改变，其中 60％ 为双颞侧偏盲，70％ 有原发性视神经萎缩，15％ 有视神经乳头水肿及继发性萎缩。

(2) 中脑受损的表现：如嗜睡、动眼神经核性麻痹、锥体束征阳性。

(3) 下丘脑损害的表现：如尿崩症、多饮多尿、肥胖、脉慢、低血压和部分病例有性早熟。

(4) 垂体功能障碍：如性征发育不良、消瘦、乏力、毛发疏少与脱落。男性可有性欲减退，女性有月经紊乱或闭经。

3. 基底节及丘脑区肿瘤　位于此区的 GCT 较少见，多数为男性。首发症状以锥体束或锥体外系症状为主，如单侧肢体无力、行走不稳等，无性早熟和内分泌等改变；此外有智能减退、发热、运动减少或多动、视力减退、视野缺损、复视、精神症状、抽搐及嗜睡等，后期亦可有颅内压增高症状。肿瘤出血突然起病者较其他部位为多。

【辅助检查】

1. 影像学检查

(1) X 线片：松果体区的钙化对区别 GCT 瘤的亚类有参考意义，生殖细胞瘤及胚胎癌均有较高的钙化率，比该区胶质瘤的钙化率高 3 倍以上。畸胎瘤一般钙化较少，但有时可见到瘤内的骨组织及牙齿等。另外，生殖细胞瘤及胚胎癌一般都突向第三脑室，而畸胎瘤则较多偏向一侧。鞍上区 GCT 的头颅 X 线平片已很少应用，可显示颅内压增高的迹象。蝶鞍及其周围骨结构半数以上属正常。

(2) CT 扫描：生殖细胞瘤 CT 平扫为边界清楚的类圆形病灶，可为囊性或实质性，实质性肿瘤多为等密度或稍高密度，均匀增强；囊性肿瘤密度稍低；在松果体区的钙化多见。成熟的畸胎瘤边界清楚，内部结构复杂多样，CT 上密度高低不等，其中的低密度代表脂肪成分或囊变，高密度则为骨性物质及钙化。

(3) MRI 扫描：在 MRI 的 T_1W 像上肿瘤常呈等或稍低信号，T_2W 像上为稍高信号，实质部分 DW1 上弥散受限而呈高信号，增强后明显强化(图 3-3-6-2)；囊变病灶在 T_1W 为低信号，T_2W 为更高信号，但周围水肿不明显，这点与胶质瘤不同；增强后可有环形强化(图 3-3-6-3)。肿瘤边缘不规则常提示肿瘤向四周浸润，是恶性的表现。基底节区生殖细胞瘤因肿瘤细胞浸润性生长，破坏周围脑实质组织，引起白质纤维的沃勒变性；约 33％ 的病例表现为同侧脑或丘脑干的萎缩。磁共振波谱分析多表现为肿瘤代谢性改变，如 Cho 明显升高，NAA 降低。成熟的畸胎瘤在 MRI 上边界清楚，其信号混杂，T_1W 像上可为等或稍低混杂信号，高信号代表其中的脂肪成分；T_2W 像上信号多为高或稍高混杂信号，偶见点状不规则低信号，提示内部的骨性物质或钙化斑块。

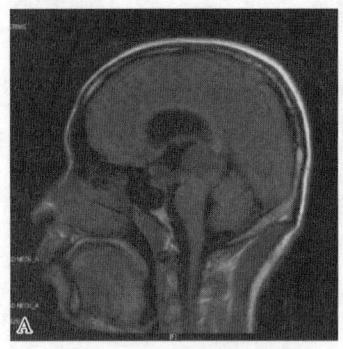
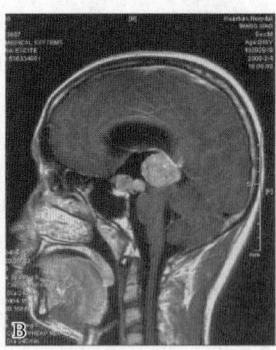

图 3-3-6-2 松果体区、鞍区生殖细胞瘤 MRI 弥散加权图像
A. T_1W 增强前；B. T_1W 增强后。

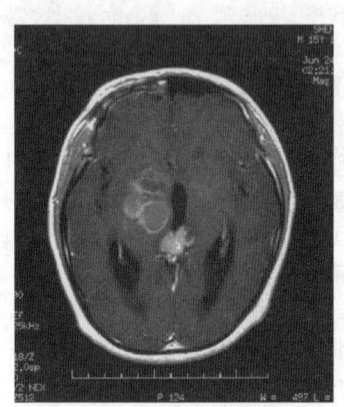

图 3-3-6-3 基底节区、松果体区生殖细胞瘤
MRI 增强后图像

不成熟和恶性畸胎瘤与成熟畸胎瘤在影像学上表现类似，但往往边界模糊不清，病灶周围水肿严重，囊性变较少，钙化区也较小。NG-GCT 的 CT、MRI 表现亦多种多样，缺乏特异表现。绒毛膜细胞癌有时可为类似于血肿样的特征性改变。CT 和 MRI 均能发现肿瘤阻塞脑脊液循环而致的脑积水。

2. 肿瘤标志物的测定　GCT 患者血清和脑脊液的生物学标志物对诊断、预后判断以及肿瘤复发的评估有一定意义（表 3-3-6-1）。

表 3-3-6-1　颅内生殖细胞肿瘤血清和脑脊液中的标志物

肿瘤类型	标志物
生殖细胞瘤	PLAP 阳性
绒毛膜细胞癌，未成熟畸胎瘤	HCG 阳性
胚胎癌	HCG 阳性，AFP 阳性
内胚层窦瘤，未成熟畸胎瘤	AFP 阳性

注：PLAP 为胎盘碱性磷酸酶，HCG 为人绒毛膜促性腺激素，AFP 为甲胎蛋白。

Shinoda 等（1985）发现在松果体区及鞍上区的生殖细胞瘤中有 PLAP 存在，用过氧化酶抗过氧化酶（PAP）试剂作间接免疫染色可显示此酶，70%以上的生殖细胞瘤肿瘤组织呈阳性，酶的分布主要位于细胞膜上；而 NG-GCT 中只有少数呈弱阳性，其染色主要在胞质内。PLAP 可作为生殖细胞瘤的组化标志物而应用于临床。HCG 是由绒毛膜细胞癌的合体滋养层所产生，AFP 产生于内胚层窦瘤，检测血清或脑脊液 AFP 和 HCG 对 NG-GCT 的诊断和治疗具有重要的意义。内胚层窦

瘤主要产生 AFP，绒毛膜细胞癌主要产生 HCG，而胚胎癌则两者都可产生。正常人的血清 AFP 低于 40 μg/L，HCG 低于 2 μg/L。脑脊液中这类标志物一般不到血清中的 20%。当患者有生殖器官的绒毛膜细胞癌时，血清中 HCG 的浓度可比脑脊液中高出 286 倍。如中枢神经系统有转移灶时，则脑脊液中的 HCG 增加，故血清/脑脊液的 HCG 比值可降至 60 以下。颅内有原发的 GCT 时血清的标志物可低于脑脊液中的，脑脊液的标志物比血清更敏感，有时血清标志物正常而脑脊液中已显示含量增高。Sano 认为 AFP 阳性为卵黄囊瘤或混合性 GCT 中含有卵黄囊瘤成分。HCG 升高则提示为绒毛膜细胞癌或混合性 GCT 中含有绒毛膜细胞癌成分。Matsutani 指出血清 HCG 升高在绒毛膜细胞癌中为 100%，胚胎癌中为 50%。事实上，胚胎癌通常含有合体滋养层成分和内胚窦成分，因此会同时显示上述两个标志物。

另外，标志物水平还可提示肿瘤某一成分含量、肿瘤的治疗效果或复发和播种情况，其敏感程度甚至早于临床和放射学的发现。肿瘤经手术切除、放射治疗或化学治疗后，标志物测定有明显降低甚至消失，表示治疗已取得效果。反之，则表示疗效较差。标志物在降低后又再度增高，提示肿瘤复发。因此肿瘤的组化标志物有助于临床确定患者所患肿瘤的组织学性质，部分患者可以免去做肿瘤活检的风险。但血清和脑脊液 HCG、AFP 升高并不是所有 GCT 的特异性变化，阴性者不能排除诊断，不能代替活检标本的病理学检查。

此外，褪黑素（melatonin）和黄体生成释放激素（LHRH）的测定，可能对 GCT 诊断和预后判断更有意义，Vorkapic 报道血清褪黑素水平降低与松果体破坏有关，升高则提示生殖细胞瘤。有报道，松果体生殖细胞瘤术前褪黑素在夜间为 70 μg/L，白天为 1.5～10 μg/L，术后完全测不到或在正常范围，尿中 6-羟褪黑素亦有术后比术前下降的变化，因此血清褪黑素可用于诊断、评价手术疗效及随访。

颅内生殖细胞瘤细胞容易随脑脊液播散种植转移，因此脑脊液细胞学检测对生殖细胞瘤的诊断和预后判断也有重要意义，细胞学检查阳性率为 20%～30%。颅内生殖细胞瘤如有脑脊液播散，外观可表现为无色透明，白细胞呈轻度升高，以淋巴细胞为主的细胞学反应具有一定的特征性，可见浆细胞及明显异型细胞，而脑转移癌脑脊液细胞学以单核细胞为主。脑脊液中的生殖细胞瘤细胞呈中等大小的圆细胞，核大，核仁明显，可见畸形核，核染色质呈粗沙粒感，胞质丰富、淡蓝色、着色不均，胞质中可见环绕核的空晕或较多的空泡，背景见以小淋巴细胞为主的炎性反应，偶见单细胞，未见中性粒细胞及嗜酸性粒细胞。脑脊液发现瘤细胞是生殖细胞瘤经脑脊液播散的直接证据。软脑膜转移分为 3 级：1 级为脑脊液细胞学阳性而神经影像学未见脑膜病变；2 级为神经影像学可见软脑膜增厚、强化效应；3 级为神经影像学可见软脑膜病变形成结节样或有占位效应等。脑脊液细胞学阳性应给予全脑和脊髓放射治疗，或联合应用化疗。颅内生殖细胞瘤脑脊液细胞学反应类型与肿瘤细胞形态具有较明显的特征性，可作为颅内生殖细胞瘤的重要确诊方法和预后评价指标。

【诊断】

颅内 GCT 的诊断一般不难。患儿双眼上、下视障碍伴性早熟，进行性头痛、呕吐加剧，典型的 Parinaud 综合征和颅内高

压体征,应考虑松果体区的 GCT。内分泌检查血液或脑脊液 PLAP、AFP 或 HCG 升高,CT 示有松果体区扩大的钙化斑,病灶有明显增强者,则 GCT 可能性更大。患儿慢性尿崩起病,进行性视力减退和头痛、呕吐,CT、MRI 检查发现鞍上区边界清晰、明显增强,伴有钙化、囊变等,而垂体后叶清楚显示,同时伴有上述内分泌检查异常者,应考虑有鞍区 GCT 可能。术前 GCT 的分型诊断比较困难,如发现 PLAP 升高患生殖细胞瘤机会大,AFP 和 HCG 阳性可能含有绒毛膜细胞癌、胚胎癌或内胚层窦癌成分。CT 和 MRI 表现为肿瘤边界不规则,瘤周水肿严重,提示肿瘤恶性。

鞍区的生殖细胞肿瘤应与垂体瘤、颅咽管瘤等相鉴别。垂体瘤是鞍区常见的肿瘤,但儿童少见,多以月经紊乱、溢乳、肢端肥大、肥胖等症状起病,伴视力、视野改变;早期多无尿崩,无性早熟或性发育迟缓,颅内高压出现较晚;内分泌检查可有 PRL、GH、ACTH 等升高,却没有 PLAP、AFP、HCG 等的升高;CT 检查大多可见鞍底骨质吸收,肿瘤从鞍内向鞍上生长,MRI 上高信号的垂体后叶消失。颅咽管瘤也是鞍区常见的肿瘤,以儿童和青年多见,常伴有尿崩症、视力障碍和颅内高压,往往病史较长,缺乏生殖细胞肿瘤所常见的内分泌改变,CT 检查可见"蛋壳"样瘤周钙化。鞍区脑膜瘤多以头痛起病,无内分泌改变,头颅 CT 和 MRI 上可见基底宽、增强的肿瘤,囊变极为罕见;动脉瘤多以突发头痛起病,一般缺乏内分泌症状,可借血管造影明确诊断,鉴别不难。

丘脑基底节区的 GCT 应与胶质瘤相鉴别。胶质瘤发病年龄较大,为 20~40 岁。血清及脑脊液中除 PLAP 外,AFP、HCG 两者均为阴性。头颅 CT 和 MRI 检查,GCT 常无占位效应或瘤周水肿;病变后期常有特征性的同侧或双侧大脑和(或)脑干萎缩(因传入或传出纤维被破坏)。难鉴别时,可行活检。

松果体区的 GCT 应与该部位的松果体细胞瘤和松果体母细胞瘤相鉴别。尽管它们症状相似,但后两者发病率极低,占颅内肿瘤的 0.2% 以下,也无血清和脑脊液中的内分泌改变,影像学上信号较均匀,钙化和囊变较少。对于鉴别困难的病例,可行立体定向肿瘤活检,但可引起瘤内的出血及扩散等危险。

【治疗】

颅内 GCT 的治疗原则是根据不同肿瘤性质,选用手术、放射治疗和化学治疗或联合治疗。

1. 治疗的一般原则

(1)颅内原发 GCT 中除成熟的畸胎瘤外,均属恶性肿瘤,具有不同程度的局部浸润及种植性或远处转移的特征。手术切除不能根治,需辅以放射治疗与化学治疗。

(2)单纯的生殖细胞瘤对放射治疗极为敏感,只需较小剂量就可以使瘤的体积明显缩小或消失(图 3-3-6-4)。因此对生殖细胞瘤应以放射治疗为主。

(3)因肿瘤引起的脑积水导致颅内压增高,应先作脑脊液分流术或肿瘤切除术缓解颅内高压后,再根据病理类型结合放射与化学治疗。

(4)对于胚胎癌、绒毛膜细胞癌、内胚层窦瘤等放射治疗虽亦有效,但不如生殖细胞瘤敏感。复发及转移的机会较多,应于放射治疗后加用化学治疗。

(5)由于各型肿瘤对治疗的反应不相同,而且混合性瘤居多,在选择治疗前应先明确瘤的组织学类型。

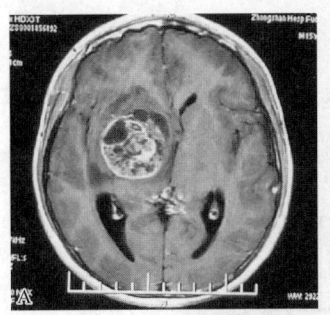
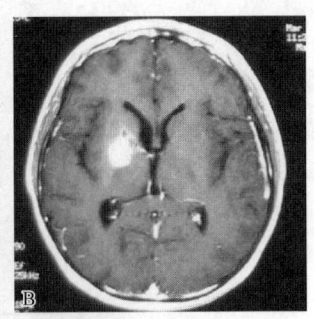
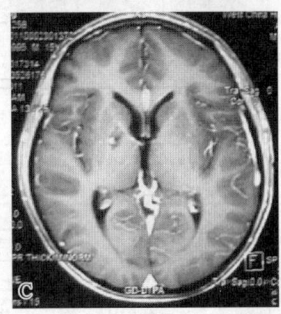

图 3-3-6-4 · 一例基底节区生殖细胞瘤放射治疗前、后 MRI 影像
A. 放射治疗前;B. 放射治疗后 1 个月;C. 放射治疗后 1 年。

2. 治疗方案选择

(1)脑脊液分流术加放射治疗:不论是松果体区、鞍上区,还是其他部位的 GCT,由于所处的部位较深,手术切除的难度较大;除了成熟的畸胎瘤外,能做到彻底切除的机会较少。另一方面,GCT 中的多数亚型对放射治疗是敏感的,如采用脑脊液分流后再进行放射治疗可以获得 60%~88% 的 5 年治愈率。

(2)手术切除术加放射治疗:上面一种方案没有组织学的证实,使治疗后病例无法作最后的疗效评定。另外经放射治疗后的复发率又较高,复发后的处理将更难。遇到混合瘤时,对瘤内放射敏感的部分可有显效,对其中放射不敏感部分则疗效不佳。文献中曾有报道放射治疗后瘤的生殖细胞瘤部分完全消除,但混杂其中的绒毛膜细胞癌部分或胶质瘤却继续发展,甚至出现远处转移。说明治疗前对肿瘤组织学特性的确定是治疗计划中的重要环节,不可忽视。因此多数主张先作肿瘤切除术,术中做快速冷冻病理检查,如为生殖细胞瘤则不要求全切除,以后再考虑放射治疗或化学治疗。

(3)20 Gy 的试验性放射治疗:作 CT 随诊观察,如肿瘤缩小或消失则继续放射治疗,否则改作手术切除,术后再用化疗。此方案的缺点同第一方案,而且治疗过程中未作减压措施,有可能因颅内压增高而被迫中止放射治疗。为降低放射治疗对婴幼儿大脑发育和垂体功能的潜在影响,有学者提出将 10 Gy 作为诊断性放射治疗的初步剂量,采用常规分割外照射,单次剂量为 1.8~2.0 Gy,照射剂量至 10 Gy 时复查 MRI,如肿瘤体积无变化,可基本排除生殖细胞瘤。如肿瘤部分缩小即可初步诊断为生殖细胞肿瘤,则继续放射治疗至 20 Gy 后再次复查 MRI,如肿瘤体积没有继续缩小,则停止放射治疗,1 个月后再复查 MRI。此类患者为 NG-GCT 可能性大。如放射治疗到 20 Gy 后肿瘤体积进行性缩小,则继续照射至 35~40 Gy(<10 岁的儿童照射剂量为 35 Gy);若肿瘤完全消失,则可临床诊断为生殖细胞瘤。

(4)立体导向性活检后根据组织学检查结果选择治疗路

径。立体定向活检术适用于病灶较小或较深或开颅手术有困难者。

（5）其他：监测肿瘤的标志化合物来确定瘤的特性，然后按图3-3-6-5所示程序选择治疗方法。这种方案损伤小，较合理。

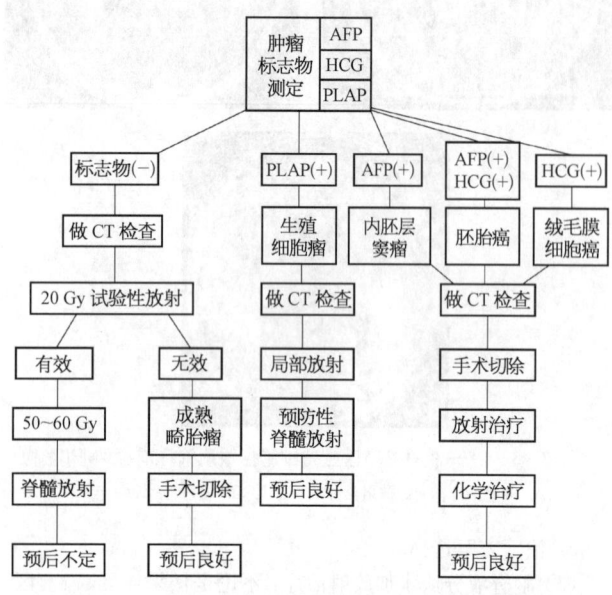

图3-3-6-5　按肿瘤标志物类型选择治疗方法的程序

3. 手术治疗

（1）开颅肿瘤切除术：仍然是大多数GCT的主要治疗方法，特别是良性畸胎瘤全切除者可获得根治，其他类型肿瘤在不增加神经障碍前提下，应最大程度地切除肿瘤，术后辅以放疗和化疗。根据肿瘤位置不同采用不同的手术入路。

1）松果体区肿瘤的手术方法：① 经额-侧脑室入路。取冠状切口，单侧额骨瓣开颅，穿刺脑室放出脑脊液减压。于额中回中部切开皮质，直至侧脑室额角，从室间孔看到肿瘤顶部。将室间孔前缘切开5 mm左右，牵开第三脑室侧壁可暴露肿瘤前部和侧面。也可切开透明隔底部达第三脑室，暴露肿瘤，但必须严格沿中线进入，保护第三脑室顶部的大脑大静脉。② 顶枕部经胼胝体入路（Brunner-Dandy入路）。从顶后大脑半球内侧面与大脑镰之间进入，切开胼胝体，深入2~3 cm可暴露肿瘤。但此入路对大脑半球牵拉较重，可出现偏瘫、脑水肿，甚至死亡。③ 经侧脑室三角区入路（Van Wagener入路）。切开颞枕交界皮质直至侧脑室三角区，见侧脑室内侧壁隆起，即为肿瘤侧面。但会损伤视放射引起同向偏盲。④ 幕下小脑上入路（Krause入路）。取坐位或俯卧位，做后颅双枕部骨窗，上缘到横窦；向下牵拉小脑，可显露肿瘤后部。近年来有采用内镜经此入路获得良好暴露而切除肿瘤。⑤ 枕部经小脑幕入路（Poppen入路）。取坐位或侧卧位，骨窗暴露矢状窦和横窦。穿刺脑室枕角或切除部分枕极，抬起枕叶，找到肿瘤，楔形或纵向切开天幕，扩大幕下暴露，注意肿瘤与大脑大静脉、大脑内静脉及基底静脉的关系。先作瘤内切除，再剥除瘤皮，如有脑脊液涌出，说明四叠体池已与第三脑室打通。此入路暴露好，操作方便，可在直视下分离和保护重要的深部血管，并打通四叠体池和第三脑室，解除脑积水。术后反应轻，死亡率较低。以上5种入路各有优缺点，可根据术者自己的经验与习惯、肿瘤的大

小与位置加以选择。

2）鞍上区肿瘤的手术方法：可采用经额或扩大经额硬膜下额底或经纵裂入路、经翼点开颅侧裂入路，使视神经或视交叉得以减压，保存和恢复视力。如果肿瘤主要位于第三脑室内并阻塞室间孔，可经胼胝体前部切开或经侧脑室入路。肿瘤较小而且位于视交叉后（视交叉前置）时，切开终板。鞍上区肿瘤术后可能出现严重的尿崩症、水电解质紊乱、血糖升高、嗜睡等下丘脑功能障碍，甚至昏迷、高热或体温不升、血压下降等。

3）丘脑基底节区肿瘤的手术方法：丘脑前部的肿瘤可用额部皮瓣，于运动区前方切开额叶皮质，进入侧脑室前角，可发现脑室壁下方突向前方的肿瘤；丘脑后部的肿瘤可采用顶部皮瓣，于运动区后方和中线旁各2.5 cm处切开顶叶皮质，进入侧脑室体部和三角区，其下即为肿瘤。该部位与内囊、丘脑及深部静脉相邻，术后可能出现偏瘫、偏身感觉障碍、共济失调，甚至昏迷。

颅内GCT位于深部，与重要结构毗邻，手术操作困难，风险较大，因此要求手术者应运用娴熟的显微外科技术，分块切除肿瘤，仔细寻找脑瘤边界，在切除肿瘤的同时最大程度地保护神经功能，解除颅内高压。术中打开的脑室应小心用脑棉保护，一方面可防止血液流入脑室系统继发术后脑积水，另一方面又可减少肿瘤细胞随脑脊液播种的机会。

（2）神经内镜下活检及第三脑室造瘘术：随着内镜技术在神经外科的广泛应用和发展，其在松果体GCT的手术中有较大的优势，一方面能在直视下行肿瘤组织的多点取材活检，还能行第三脑室造瘘术，缓解由肿瘤引起的梗阻性脑积水。

在冠状缝前2~4 cm、中线旁2~3 cm处钻孔，"十"字切开硬膜，用脑室穿刺针试穿侧脑室后，扩张器扩张通道。经额叶皮质将内镜送入侧脑室，继而通过孟氏孔送至第三脑室。内镜缓慢向第三脑室后部移动，发现肿瘤后，应用双极电凝，烧灼肿瘤表面血管，用活检钳分别在不同部位分块取出肿瘤送病理检查；止血满意后内镜移向第三脑室底前部，在第三脑室底中线处选择脑室造瘘的部位，其应在两侧乳头体和漏斗隐窝之间。一般用球囊导管完成底部造瘘，必要时在相邻部位两次造瘘，以扩大瘘口，直径至少5 mm。电灼瘘口膜性毛刺边缘。接着将内镜进一步送入脚间池，如遇Liliequist膜，同样用球囊打开。

（3）立体定向活检术：适用于病灶较小或较深或开颅手术有困难者。Sawamura等分析29例颅内原发性生殖细胞瘤的治疗结果，认为立体定向手术的意义在于该手术相对安全，手术致残率低于1.6%，而且可以取得足够的肿瘤标本进行病理学检查。因此，他们建议生殖细胞瘤可以只作立体定向活检，当活检结果证实是生殖细胞瘤时即可终止手术，进行放疗或化疗。但由于多数GCT血供丰富，穿刺活检有导致瘤内出血、脑室内或蛛网膜下腔播散的可能。

（4）脑脊液分流术：可迅速解除阻塞性脑积水所引起的颅内高压，是改善病情、挽救生命的紧急措施。但由于GCT具有随脑脊液播种的危险，因此分流术也有腹腔播种可能，而且放疗和化疗会在短期内使较小的GCT迅速缩小，也可解除或改善对脑脊液循环的阻塞，因而对脑室腹腔分流术的指征应慎重考虑。

4. 放射治疗

（1）普通放射治疗（放疗）：可采用60Co、直线加速机或高

能量 X 线治疗机进行放射。生殖细胞瘤对放疗非常敏感,分次外放疗是最有效的方法,长期生存率和治愈率都较高。但治疗剂量、照射野大小以及全中枢神经系统的放疗指征等仍未统一。经典放疗模式,是全脑、全脊髓放疗 30～36 Gy 后,局部肿瘤区域缩野推量至 50～60 Gy,时间持续 5～6 周。国内外临床研究报道,放疗后长期随访,单纯生殖细胞瘤 5 年生存率可达到 95%,10 年生存率可达 90% 左右。Maity 等报道全中枢神经系统预防放疗后随访 7.1 年无 1 例复发,指出可用全中枢神经系统照射的治疗效果来衡量化疗和局部放疗的效果。

是否全脊髓进行放疗目前仍有争议。大剂量全中枢神经系统放疗会导致患者不同程度的不良反应,比如乏力、恶心、呕吐和骨髓造血抑制、生长发育障碍等。有报道 7～14 岁患者 21 例在远期随访中发现进入成年后,出现生长发育和生殖功能障碍,认为与幼年垂体照射有关。文献报道是否全脊髓预防性照射对生存率无显著影响。Shikama 等对 180 例颅内生殖细胞瘤进行全脑或全中枢神经系统放疗的回顾性研究,多因素回归分析显示预防性脊髓放疗对无病生存率无益处。有学者对于颅内单发肿瘤病灶进行了全脑预防性放疗加局部追加剂量放疗的研究,认为全脑预防性照射加病变区追加照射到足量为治愈的方法。Haaskogan 等分析 49 例组织学证实颅内生殖细胞瘤,其中 35 例未行全脊髓预防性放疗,平均随访 4～5 年,无 1 例有脊髓内转移。由于预防性全脑、脊髓放疗可导致脑部损伤、智力下降、学习困难,尤其对幼儿后果更加严重,因此 Matsutani 等提出,除已有室管膜下及蛛网膜下腔转移、脑脊液中找到恶性肿瘤细胞或颅内多发的生殖细胞瘤患者外,对局灶性生殖细胞瘤不提倡全脊髓常规预防放疗。

单用局部放疗效果并不理想。Haddock 等报道颅内生殖细胞瘤局部放疗 31 例中,5 年内有 45% 患者出现中枢神经播散病变。Tsengbao 等也报道 12 例局部放疗患者有 5 例脑内复发,认为生殖细胞瘤单纯局部放疗,照射野范围不够,容易在原照射野外复发,不宜提倡。

对成熟畸胎瘤是否放疗的认识也不统一。Sano 统计成熟畸胎瘤手术加放疗 10 年生存率可达 93%,治疗效果好。Ogawa 等也支持预后良好组的生殖细胞肿瘤手术加放疗的观点。但 Selcuki 和 Jakack 认为成熟畸胎瘤对放疗并不敏感,放疗只能加重正常脑组织的损伤。国内甲戈等随访了 18 例成熟畸胎瘤,其中 4 例畸胎瘤术后未行放疗,随访中并未发现复发。所以成熟畸胎瘤是否进行术后放疗有待于较大样本的随访研究。

非生殖性恶性生殖细胞肿瘤(NG - MGCT)单行术后放疗效果不佳,日本颅内生殖细胞肿瘤研究小组报道 33 例术后放疗中位生存时间仅 18 个月。手术后单行放疗可以取得很满意的短期疗效,90% 病例肿瘤缩小或肿瘤标志物恢复至正常水平,但 45% 的病例很快复发。因此对预后中等和不良的生殖细胞肿瘤建议预防性脊髓放疗。Ogawa 等报道 32 例未行预防性脊髓放疗有 5 例脊髓转移,6 例预防性脊髓放疗者无 1 例脊髓转移。日本小儿脑瘤研究小组推荐 NG - MGCT 放疗剂量:全脑、脊髓 30 Gy+肿瘤局部 30 Gy。

(2)γ 刀治疗:对于未成熟畸胎瘤,近年来使用 γ 刀治疗取得了令人比较满意的效果。黄翔等通过分析术后接受 γ 刀治疗患者和未接受 γ 刀治疗患者的生存曲线,发现这两条生存曲线有显著差异,4 例接受 γ 刀治疗的患者 5 年生存率 100%。Cho 等分析 7 例经 γ 刀治疗的松果体区肿瘤(其中包括未成熟畸胎瘤 1 例),发现 6 例肿瘤得到控制(其中未成熟畸胎瘤瘤体积减小 40%),因而认为 γ 刀对松果体区肿瘤,不论组织病理如何,治疗效果较好。近年来,关于 γ 刀对 GCT 的治疗效果临床分析屡有报道,对 GCT 的控制率均在 50% 以上,但复发和转移发生率较高,而 γ 刀治疗后复发后再次放疗,也担心放射剂量叠加对重要结构的影响,因此不建议用 γ 刀治疗 GCT。如 γ 刀治疗后复发,为避免放疗叠加损伤,可采用化疗作为挽救治疗手段。

5. 化学治疗及放、化疗结合治疗 生殖细胞瘤对化疗药物敏感,化疗可以延长放疗时间或取代放疗,从而避免放疗对神经系统的损伤,具有良好的应用价值。化疗方案多数以铂类(P)为基础,联合长春新碱(V)、依托泊苷(E)、环磷酰胺(C)、博来霉素(B)或甲氨蝶呤(M)等。化疗短期疗效肯定,但长期疗效较差。Farng 等用 VBPE 方案对 11 例颅内生殖细胞瘤单独初始化疗 6 个疗程,近期完全缓解达 100%,但随访 9～24 个月,有 6 例肿瘤复发(55%)。

Shibamoto 等和 Kumabe 等分别报道采用 PE 或 BPE 方案单独采用 6 个疗程化疗后肿瘤 90% 以上消失,但随访中发现病变局部复发,复发后再采用放疗仍可有大部分缓解,因此单独化疗并不适合颅内生殖细胞瘤。有学者在此基础上尝试放、化疗结合的方法治疗生殖细胞瘤,取得了令人满意的效果。Aoyama 等对 17 例颅内生殖细胞瘤先用顺铂、依托泊苷诱导化疗 3～5 个疗程,随后给予肿瘤局部放疗 12 次共 24 Gy,5 年生存率达 100%。Fouladi 等比较全脑、全脊髓放疗与用顺铂、依托泊苷诱导化疗 2～3 个疗程后,肿瘤局部放疗 25～35 Gy,平均随访 40 个月,效果无明显差异。甲戈等对 39 例颅内生殖细胞瘤使用化疗结合中低剂量放疗(25～35 Gy)结合的方法,取得了很好的效果,随访 5～8 年,95% 生存良好,未发现肿瘤复发,并且 30 例学龄前儿童身高和智力发育均未受影响。因此提出化、放疗结合是治疗颅内生殖细胞瘤的最佳方法。

NG - MGCT 术后化疗仍以铂类为基础。比较著名的有 PVB 方案、PE 和 CE 方案及 ICE 方案。PVB 方案:顺铂 20 mg/m^2(第 1～5 天)+长春花碱 4 mg/m^2(第 1、8 天)+博来霉素 10 mg/m^2(第 1、8、15 天)。采用的 30 例中,2 年生存率 67.7%,较术后单行放疗生存率 46.5% 稍有改善。PE 和 CE 方案:顺铂 20 mg/m^2(第 1～5 天)+依托泊苷 60 mg/m^2(第 1～5 天)和卡铂 450 mg/m^2(第 1 天)+依托泊苷 150 mg/m^2(第 1～3 天),这两种方案在生殖细胞瘤的预后中等组中取得了满意的效果,但是在预后不良组中效果不佳。Matsutani 等报道 21 例患者,11 例术后单行放疗(50～55 Gy),10 例术后单行化疗(PE 和 CE 方案)或联合放疗,3 年生存率前组为 10.2%,后组为 27.3%,差别无统计学意义。ICE 方案:异环磷酰胺 900 mg/m^2(第 1～5 天)+顺铂 20 mg/m^2(第 1～5 天)+依托泊苷 60 mg/m^2(第 1～5 天)。Matsutani 等报道 9 例中 5 例术后 ICE 方案化疗,其中 3 例在化疗过程中因疾病进展 10 个月内死亡;2 例化疗同时予以放疗,其中 1 例 10 个月内死亡;另外 2 例因高浓度肿瘤标志物表达而直接化疗没有手术,均 2 年存活没有复发。

上述化疗联合放疗,均未能获得较满意的疗效,但

Robertson 等报道 18 例术后"三明治"方案：PE 化疗 3～4 个疗程＋放疗（肿瘤局部或加全脑、全脑脊髓）＋卡铂、博来霉素、VP、长春花碱化疗 4 个疗程，4 年生存率 74%，无瘤生存率 67%。提示预后不良组术后大剂量化疗联合大容量放疗可能对改善预后有帮助。Kretschmar 等也认为放疗前化疗对生殖细胞肿瘤的效果较好，非生殖细胞性生殖细胞肿瘤的反应率为 55%。

6. 放、化疗后手术治疗　手术对肿瘤的脑脊液播散转移可能有促进作用，因此近年来许多学者主张术前先予化疗或联合放疗，肿瘤缩小后再手术。Kochi 等应用先化疗、放疗后手术再化疗的方法治疗了 11 例预后不良的 NG‐MGCT，5 年生存率高达 90.9%。Weiner 等回顾分析了 126 例颅内生殖细胞肿瘤经化疗后，只有 10 例有影像学残余，接下来进行残余肿瘤手术，效果满意。

部分肿瘤先化疗或放疗后肿瘤体积缩小，残余肿瘤相对容易经手术全切除，肿瘤细胞沿脑脊液播散的可能性大大降低，并且神经功能损害较轻，是一种值得关注的治疗方法。

7. 大剂量化疗＋自体造血干细胞移植　对于预后不良组的 GCT 复发病例，可考虑予以大剂量化疗＋自体造血干细胞移植以巩固疗效。Tada 等报道对 3 例绒毛膜细胞癌、2 例胚胎癌和 1 例卵黄囊肿瘤，经综合治疗后复发者，采用大剂量化疗（顺铂 200 mg/m^2 ＋依托泊苷 1 250 mg/m^2 ＋嘧啶亚硝脲 150 mg/m^2），随即自体造血干细胞移植（完全缓解期采集自体骨髓或外周血造血干细胞备用），其后在层流室给予刺激因子促进血细胞恢复。随访 9～95 个月所有的病例均无复发。

【预后】

GCT 的治疗效果与组织类型直接有关。WHO 按照病理类型与预后的关系将中枢神经系统 GCT 分为 3 类：① 预后良好型，包括纯生殖细胞瘤和成熟畸胎瘤，10 年生存率＞90%；② 预后中等型，包括含有合体滋养细胞成分的生殖细胞瘤、畸胎瘤伴恶变、未成熟畸胎瘤、混合型 GCT，3 年生存率 70%～90%；③ 预后不良型，包括胚胎癌、卵黄囊瘤、绒毛膜上皮癌和以这三种成分为主的混合型 GCT，3 年生存率仅 9.3%～27.3%。总之，GCT 手术加放疗后仍会出现局部复发，而 NG‐GCT 的预后更不乐观。

参 考 文 献

[1] 关鸿志,陈琳,任海涛,等. 脑脊液细胞学在脑生殖细胞瘤诊断中的应用及 8 例报告[J]. 中华神经科杂志,2011,44(2)：77-80.

[2] 洪继东,王夏,彭瑜平,等. 45 例颅内生殖细胞瘤放射治疗的临床分析[J]. 中南大学学报(医学版),2013,38(3)：262-267.

[3] 黄翔,张荣,周良辅. 颅内非生殖细胞瘤性恶性生殖细胞肿瘤的分级诊治[J]. 中华医学杂志,2009,89(23)：332-336.

[4] 甲戈,张玉琪,马振宇,等. 37 例颅内成熟及未成熟畸胎瘤临床治疗分析[J]. 中华神经外科杂志,2003,19：334-336.

[5] 连欣,沈晶,张福泉. 颅内生殖细胞瘤治疗失败 3 例分析及规范建议[J]. 协和医学杂志,2013,4(4)：456-458.

[6] 许绍强,郭海霞,奚玲如,等. 2 例颅内生殖细胞瘤的脑脊液细胞学诊断[J]. 临床检验杂志,2017,35(3)：239-240.

[7] 张大千,李桥,何慧瑾,等. 基底节区生殖细胞瘤的 MRI 和 MRS 征象分析[J]. 中国医学计算机成像杂志,2017,23(2)：101-106.

[8] 张荣,沈文倩,周良辅. 儿童原发性中枢神经系统肿瘤 763 例临床分析[J]. 中华医学杂志,2007,87(44)：22-27.

[9] 张荣,周良辅. 丘脑基底节区生殖细胞瘤的诊治[J]. 中华外科杂志,2007,45：945-946.

[10] 张玺炜,盛晓芳,高洪元. 原发性中枢神经系统生殖细胞瘤的诊治进展[J]. 中国医药指南,2013,11(7)：474-476.

[11] CHEN Y W, HUANG P I, HO D M, et al. Change in treatment strategy for intracranial germinoma: long-term follow-up experience at a single institute[J]. Cancer, 2012, 118(10)：2752-2762.

[12] HUANG X, ZHANG R, MAO Y, et al. Modified grading system for clinical outcome of intracranial nongerminomatous malignant germ cell tumors [J]. Oncol Lett, 2010, 1：627-631.

[13] HUANG X, ZHANG R, ZHOU L F. Diagnosis and treatment of intracranial immature teratoma[J]. Pediatr Neurosurg, 2009, 45(5)：354-360.

[14] OGAWA K, TOITA T, NAKAMURA K, et al. Treatment and prognosis of patients with intracranial nongerminomatous malignant germ cell tumors: a multiinstitutional retrospective analysis of 41 patients[J]. Cancer, 2003, 98(2)：369-376.

[15] SHIKAMA N, OGAWA K, TANAKA S, et al. Lack of benefit of spinal irradiation in the primary treatment of intracranial germinoma: a multiinstitutional, retrospective review of 180 patients[J]. Cancer, 2005, 104：126-134.

[16] TSO W W, YUNG A W, LAU H Y, et al. Basal ganglia germinoma: MRI classification correlates well with neurological and cognitive outcome[J]. J Pediatr Hematol Oncol, 2014, 36：443-447.

第七节　颅内转移性肿瘤

刘正言　周良辅

颅内转移瘤(intracranial metastases)是指身体其他部位的恶性肿瘤转移到颅内者。虽然在发生率上，肿瘤的颅内转移不如肝脏和肺脏转移多见，但是颅内转移瘤的临床表现却明显和严重，不治者多迅速致死。据统计，死于全身癌肿者中，1/4 有颅内转移，这一数字比死于原发性中枢神经系统的恶性肿瘤者高 9 倍以上。近年来由于诊断技术的提高，对恶性肿瘤采用综合治疗，使颅腔外其他脏器原发性肿瘤的治愈率和缓解率显著提高，可是颅内转移瘤发生率和致死率仍较高。目前，脑转移瘤已经成为成人最常见的中枢神经系统肿瘤，但在治疗和预后等方面往往滞后于现代肿瘤学的整体发展。因此，提高对本病的认识、尽早发现、及时有效诊治患者，对延长生命和提高生活质量具有重要意义。

【发生率】

颅内转移瘤的发生率，因不同时期、不同人群、不同年龄、不同检查方法、不同病程等而差别颇大。临床报道的发生率在 20 世纪 50 年代以前为 3.5%～4.2%，随着诊断方法改进和人类寿命的延长，癌症患者的生存率得到增加，颅内转移瘤的发生率也相应增加。现在一般估计颅内转移瘤的发生率为 30%（20%～40%）。尸检发生率要比临床发生率准确且较高，前者为 12%～37%，后者为 10%～20%。在神经外科单位，脑转移瘤占脑瘤手术总数的比例也在增加,从 5%~11%(20 世纪 40 年代)增达 12%~21%(20 世纪 60 年代以来)。从表 3-3-7-1 可见,在各种肿瘤中,肺癌、胃肠道癌、乳腺癌致死数和发生颅内、脑内转移数最多,但是以每种肿瘤发生颅内和脑内转移的频率看,则依次为黑色素瘤、乳腺癌和肺癌最常见。

表 3-3-7-1 癌肿死亡和颅内转移情况(43 万例尸检)

恶性肿瘤类型	死亡人数	颅内转移		脑转移	
		数目	%	数目	%
肺癌	117 000	48 000	41	41 000	35
胃肠道癌	81 000	6 500	8	5 000	6
乳腺癌	38 000	19 000	51	8 000	21
肝、胰腺癌	33 000	2 000	6	1 500	5
前列腺癌	24 000	4 000	17	1 700	6
女性生殖器癌	24 000	4 000	7	500	2
泌尿道癌	19 000	4 000	21	3 200	17
白血病	16 000	8 000	48	1 000	8
淋巴瘤	14 000	4 000	22	700	5
头颈部癌	13 000	2 000	18	900	7
黑色素瘤	5 000	3 250	65	2 500	49
肉瘤	4 000	900	22	600	15
甲状腺癌	1 000	240	24	1 700	17
其他	41 000	11 000	26	8 000	19
总数	430 000	117 000	27	76 000	18

与全身癌肿一样,颅内转移瘤好发于 40~60 岁,约占 2/3。儿童的颅内转移瘤异于成人,其实体性肿瘤的颅内转移率仅为成人的 1/4~1/2,好发颅内转移的原发肿瘤依次为白血病、淋巴瘤、骨源性肿瘤、横纹肌或平滑肌肉瘤、类癌瘤、肾肉瘤、卵巢癌等。男性多见于女性,性别之比为 2.1:1(表 3-3-7-2)。病程越长,脑转移的发生率越高,如非小细胞肺癌在确诊时、确诊后 2 年、确诊后 3 年的脑转移发生率分别为 23.8%、45.5% 和 58.4%。

表 3-3-7-2 脑转移瘤的性别分布

原发肿瘤	病例数(例)	男性(例)	女性(例)
肺癌	55	52	3
乳腺癌	26	—	26
胃肠道癌	16	14	2
膀胱癌	1	1	0
生殖器癌	7	—	7
皮肤黏膜癌	4	4	0
甲状腺癌	1	1	0
黑色素瘤	8	6	2
肉瘤	1	1	0
不明	45	30	15
总数	178	121	57

《2012 中国肿瘤登记年报》中上海市区前五位主要恶性肿瘤,男性为肺癌、大肠癌(包括结肠癌和直肠癌)、胃癌、肝癌和前列腺癌,女性为乳腺癌、大肠癌(包括结肠癌和直肠癌)、肺癌、胃癌和甲状腺癌。2009 年上海市区恶性肿瘤的发病数 25 366 例,以全身恶性肿瘤颅内转移率为 25%计,则颅内转移 6 341 例,为同期脑部恶性肿瘤发病数 713 例的 8.9 倍。

【影响转移的因素】

癌肿转移是一个复杂的过程,迄今未完全了解。一般讲它包括以下重要步骤:① 癌细胞从原发癌肿上脱落并侵犯瘤周组织;② 经血或淋巴等途径播散;③ 在靶器官内生存、增殖和增大。这 3 个步骤相互衔接和交错,并受许多因素影响。

1. 癌细胞的脱落

(1)肿瘤的生长速度和坏死:一般讲生长速度越快的肿瘤,越易发生细胞脱落。由于肿瘤内血液供不应求,易发生坏死,坏死灶附近的瘤细胞容易与母瘤分离。

(2)酶的作用:多年来人们知道蛋白溶解酶可溶解细胞间连接,在肌肉收缩、外科手术或创伤等因素协同下,可促使癌细胞离散。这些内源性酶来源于癌细胞、血管内皮细胞、白细胞、纤维母细胞、网状内皮细胞等的溶酶体。炎症、免疫或某些病理过程可促使这些酶的释出。已知下列 4 种蛋白酶参与降解组织间质和基底膜:① 金属蛋白酶(又称胶原酶);② 半胱氨酸蛋白酶(又称组织蛋白酶);③ 丝氨酸蛋白酶纤维蛋白溶酶;④ 纤维蛋白溶酶原激酶。这些酶除作用于肿瘤组织外,还作用于肿瘤周围的非肿瘤组织,利于肿瘤的扩增和扩散。

(3)应力作用:不恰当的外科手术操作等可致癌细胞播散。

2. 癌细胞的播散 脱落的癌细胞群可经血液系统或淋巴系统转移,如原发癌肿靠近血管,则易发生血源性播散,反之则发生淋巴转移。另外,肿瘤的特性与播散的方式亦有关系,如癌肿易发生淋巴转移,肉瘤则多血源性转移,前者淋巴结转移为后者的 3 倍。但由于淋巴结与静脉系统广泛交通,而且癌肿淋巴结转移之后,最后还是经血源途径入颅,因此对晚期患者严格区分播散途径是不可能的。据研究,每克肿瘤 24 h 可向血循环释放 100 万个癌细胞,虽然多数被人体免疫等防御系统所杀灭,但由于多次反复释放,总有癌细胞进入颅内。少数面部皮肤癌也可沿三叉神经或面神经周围间隙入侵海绵窦、半月神经节、脑膜,甚至导致马尾神经播散(Zhu,2004)。

3. 转移灶的形成和再转移 癌细胞与人体其他细胞一样,表面都带有负电荷,加之血液流动,因此通常癌细胞不易黏附在也带有负电荷的血管内膜上。当癌细胞与管壁内膜细胞之间的距离小于癌细胞直径时,血液流动学的影响不起作用,癌细胞易于附着于内膜。癌细胞能否黏附在血管内膜上与其胞膜表面的分子生物学特征关系密切。另外,血管内膜损伤、血管内膜基质(带正电荷)裸露、凝血因素异常等也起一定作用。单个癌细胞栓塞于毛细血管或毛细血管后小静脉,癌细胞团块则栓塞于较大血管。血管栓塞后可引起血管通透性增大,促使癌细胞向血管外浸润。开始形成直径在 2 mm 以下的微转移灶,依靠渗透过程从四周获得营养,以后由于新生血管长入,癌肿迅速增大。癌栓也可以从管壁内膜脱落,循血流迁移,引起新的栓塞和转移灶。

4. 瘤-瘤转移现象 瘤-瘤转移(tumor-to-tumor metastasis)现象被首次发现至今将近百年,是指一种恶性肿瘤转移到另一种恶性或良性肿瘤的少见现象,可发生于不同器官和系统之间,近年来报道增多。从病理学角度看,瘤-瘤转移需要满足以下标准:① 转移瘤至少部分被另一种肿瘤包围;② 两种肿瘤性质不同;③ 发现原发肿瘤;④ 转移瘤与原发瘤同源。就中枢神经系统而言,最常见的宿主瘤为脑膜瘤和神经鞘瘤,发生转移的前三位原发肿瘤依次是乳腺癌、肺癌、肾癌,其他少见的肿瘤也有报道,如黑色素瘤和造血系统肿瘤等。瘤-瘤转移现象的发生机制尚不清楚,推测可能因为脑膜瘤是颅内最常见的良性肿瘤,富含血管、胶原和脂质,且生长缓慢,这些特点易于肿瘤细胞寄宿和生长。近期研究发现脑膜瘤和乳腺癌均高表达细胞黏附分子上皮钙黏素(E-cadherin),这更好地解释了瘤-瘤转移现象多发于乳腺癌和脑膜瘤之间。

5. 肿瘤转移的细胞和分子生物学 肿瘤转移由一系列复杂的生物学事件组成,大致经过以下过程:① 基因活化、扩增、缺失或抑制基因失活;② 新生血管形成;③ 细胞恶性增殖;④ 逃避宿主免疫攻击;⑤ 耐受药物治疗;⑥ 肿瘤表达和活化转移相关基因而发生侵袭;⑦ 肿瘤细胞通过黏附分子、蛋白酶活力变化及细胞运动实现在转移部位分泌生长、血管生成因子而克隆化生长。目前已发现,肿瘤细胞的侵袭和转移能力主要与异常的细胞"社会"功能(social function)有关,与细胞的"看家"功能(housekeeping function)异常关系不明显。细胞"社会"功能异常主要由细胞表面参与其功能的各类糖蛋白分子的糖基化异常所引起。这种异常包括许多类型,其中以细胞表面N-连接型糖链β1,6分支天线的形成最常见。大量研究证实,肿瘤细胞的侵袭行为很大程度上是由细胞表面形成过量的β1,6分支,进而产生多天线的N-糖链结构,从而改变了糖蛋白分子的生物学形状,使肿瘤细胞黏附功能发生异常,增加肿瘤细胞的转移潜能。

肿瘤细胞进入脑循环后往往会停留在毛细血管的分叉处,通过与内皮细胞接触并相互作用进入脑实质,在之后的7 d内,在肿瘤细胞来源的多种因子作用下[如迁移抑制因子、白介素-8(IL-8)、血浆酶原活化抑制因子等],大量的星形细胞和小胶质细胞处于活化状态,聚集在肿瘤细胞周围,形成脑转移瘤的局部微环境(brain microenvironment),并释放大量的细胞分子,在营养性和细胞毒性因子的相互作用下达到平衡,最终确定肿瘤细胞的命运。研究发现,活化的星形细胞和小胶质细胞对脑转移瘤细胞起保护作用,在与胶质细胞共培养时,肿瘤细胞的增殖活性升高5倍,而且这些细胞可以显著减少5-氟尿嘧啶和顺铂诱导的肿瘤细胞凋亡。

脑转移瘤可上调多种血管生长因子,导致血管增生,以满足其持续生长而需要的血液供应。这些血管生长因子有VEGF、整合素 $\alpha_V\beta_3$、血管生成蛋白、bFGF、PlGF、SDF1α、PDGF、IL-8等。这种增生的血管表现为结构和功能异常,导致局部缺氧和酸中毒,肿瘤内部压力升高,破坏正常的物质转移,这也是阻碍化疗药物进入肿瘤内部的因素之一。另外,停留在脑实质内的肿瘤细胞在多种细胞因子和受体作用下,侵袭性和增殖性增加,加快转移瘤的克隆化生长。

原发肿瘤在分子和基因水平上的差异性影响肿瘤细胞的颅内扩散、生长形式和预后。如乳腺癌的 HK2 基因,在糖代谢、氧化磷酸化和抗细胞凋亡中起重要作用,其过表达与预后不良相关。表达 HER2 的乳腺癌患者发生脑转移的风险比 HER2 阴性患者大大增加。非小细胞肺癌患者中,EGFR 突变

型比野生型发生脑转移的机会更高,分别为39.2%和28.2%。CDH2 和 FLAZ3 作为钙依赖性细胞黏附分子,过度表达这些基因的肺癌患者往往提示早期出现脑转移的可能性。STAT3 是细胞信号通路的一个重要转录因子,调节黑色素瘤的血管再生和肿瘤细胞的侵袭性,抑制 STAT3 过度表达可以减少脑转移的发生。许多研究发现脑转移瘤和原发肿瘤在基因水平和信号通路上存在差异性分化,而同一患者不同脑区的转移瘤在突变水平上却高度相似,这些变化某种程度上解释了一些化疗药物对脑转移瘤效果不好的原因。目前,这方面的工作虽然起步不久,但已经发现许多与转移瘤相关的基因突变,尤其是对 EGFR、HER2、PI3K 和 BRAF 等基因已有深入研究,预示着原发肿瘤和脑转移瘤分子靶向治疗的可喜前景。

【转移途径】

血行播散和直接浸润是两条主要的颅内转移途径,淋巴转移和脑脊液转移较少见。

1. 直接浸润 头颅外围和邻近器官、组织,如眼、耳、鼻咽、鼻旁窦、头面、颈部软组织等均为原发和继发肿瘤的好发部位,常见有鼻咽癌、视网膜母细胞瘤、颈静脉球瘤,它们可直接浸润破坏颅骨、硬脑膜,或经颅底的孔隙达颅外表面的实质。颅底孔隙中的神经和血管周围,结构疏松,易于肿瘤细胞侵入,有的孔隙不仅其骨膜与硬脑膜相续,而且与蛛网膜下腔相通,如眼和眼眶。肿瘤细胞侵入颅内后,或在蛛网膜下腔随脑脊液广泛播散,或深入脑内的大血管周围间隙侵入脑实质。头面部皮肤恶性肿瘤也可以直接通过三叉神经的分支及其周围间腔向颅内转移,侵犯海绵窦、三叉神经节、软脑膜和马尾神经。

2. 血液转移 大多数肿瘤细胞向脑内转移是通过血液途径,其中最多是通过动脉系统,少数肿瘤可通过椎静脉系统(Batson's plexus)向颅内转移。原发肿瘤生长到一定体积后,新生血管长入,肿瘤细胞浸润小血管,多为静脉,随血液回流至心脏,再经颈动脉和椎动脉系统向颅内播散。常见经血液转移的原发肿瘤为肺癌(12.66%)、乳腺癌(16.96%)、绒毛膜上皮癌(8%)、黑色素瘤(7.98%)、消化道癌(7.68%)、肾癌(7.66%)、其他(12%)和不明者(12.06%)。肉瘤脑转移少见,只占7%,这与肉瘤和癌的发生率之比为1:10有关。在淋巴造血系统肿瘤中,以白血病较多见,其颅内转移率与肺癌相近(表3-3-7-1)。

3. 脑脊液转移和淋巴转移 一些脑和脊髓肿瘤尤其是室管膜瘤和分化较差的胶质瘤,可沿蛛网膜下腔播散而种植,常发生在肿瘤切除术后或活检术后。头颅外围和邻近部位的恶性肿瘤可借颅腔周围的淋巴间隙进入脑脊液或椎静脉丛,进一步发生颅内转移。

【病理】

1. 分布及部位 转移灶在脑内的分布与脑血管的解剖特征有关。由于脑血管在脑灰白质交界处突然变细,阻止癌细胞栓子进一步向前移动,因此转移灶多位于灰白质交界处,并且常位于脑内大血管分布的交界区,即所谓的分水岭区(watershed area)。另外,转移灶的分布部位与中枢神经系统各分区的体积和血液供应有关。许多研究发现80%~85%的转移灶分布在大脑半球,10%~15%分布在小脑半球,约5%位于脑干。除以上最常见的脑内转移外,转移灶还可以分布在脑神经、脑内大血管、硬脑膜、静脉窦及颅骨内板等处(图3-3-7-1)。

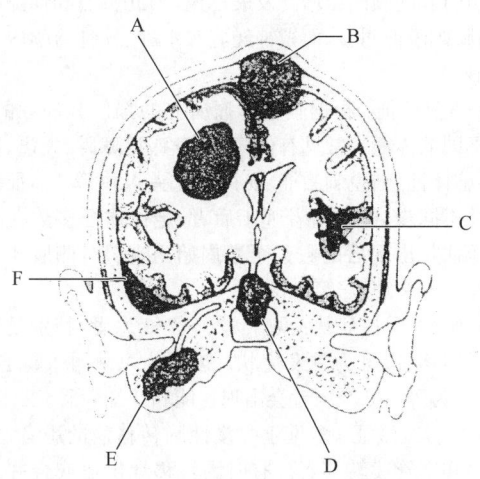

图 3-3-7-1 脑转移瘤的好发部位

A. 灰白质交界处;B. 硬脑膜外(上矢状窦受压);C. 外侧裂
软脑膜;D. 垂体;E. 颅底;F. 硬脑膜下伴出血。

通常,按转移瘤部位可分为下列 4 类。

(1) 颅骨和硬脑膜:原发肿瘤多为前列腺癌、乳腺癌、淋巴瘤、黑色素瘤、神经母细胞瘤、骨肉瘤等。从外科角度,这些转移不如脑实质转移重要,但若上矢状窦、横窦受压或脑神经受累,将引起明显症状。

(2) 软脑膜和蛛网膜:又称脑膜转移或癌性脑膜炎,虽然所有恶性肿瘤均可发生此种转移,但较脑转移少见,尸检发现率为 8%。多见于急性白血病、非霍奇金淋巴瘤、乳腺癌、肺癌和黑色素瘤。血液是主要播散途径,也可由脑转移(常见乳腺癌)引起脑膜播散。因此基底池、侧裂池前部为好发部位。表现为蛛网膜增厚,呈灰白色不透明,播散有瘤结节和点状出血,软脑膜纤维变性、癌细胞和炎症细胞浸润。脉络膜丛和脑室壁上可有肿瘤沉着。

(3) 脑实质:为常见的颅内转移部位,发生率为 16%～18%。常见原发肿瘤来自肺、绒毛膜上皮、乳腺、胃肠道、肾和黑色素瘤(表 3-3-7-1)。可单发或多发。转移灶可分布于脑的任何部位,由于主要通过动脉播散,癌栓易在动脉(特别是大脑中动脉)末梢滞留,因此幕上(5/6)的脑转移瘤较幕下(1/6)的多见。幕上以额、顶和颞叶多见,占 70%以上,幕下以小脑半球多见。其他少见部位有基底节、下丘脑、垂体、脑干、脉络膜丛、松果体、第四脑室、三叉神经节、视神经或嗅神经等。更少见是转移瘤种植于颅内原发肿瘤上,如脑膜瘤、听神经瘤、垂体瘤、血管瘤和星形胶质细胞瘤等。当脑转移瘤增大后,有时可与颅骨和硬脑膜粘连,甚至侵入这些组织。转移瘤也可靠近脑室或突入脑室内,脉络膜丛受累而增厚、变粗而硬,呈块状,并可阻塞脑室。

(4) 颅内肿瘤:由颅外肿瘤转移至颅内肿瘤,即瘤-瘤转移,至今仅见个案报道。颅外肿瘤多见肺癌、乳腺癌和血液肿瘤(骨髓瘤、淋巴瘤),颅内则见于垂体瘤、脑膜瘤(Widdle,2010)。

2. 转移灶数目　按转移瘤的数目和分布可分单发性、多发性和弥漫性 3 种,大部分脑转移瘤是多发的,单个转移灶较少见,弥漫性更少见。过去的研究发现约 50%脑转移瘤是多发的,近期研究发现,由于使用了高分辨率 CT、MRI 等先进检查手段,70%～80%脑转移瘤病例被发现为多发。形成转移灶数目不一的原因可能与原发肿瘤性质有关,但目前详细机制不清。单个转移灶常见于结肠癌、乳腺癌、肾癌,多发转移灶最常见于肺癌和恶性黑色素瘤。近年来有人从治疗的角度对单个脑转移瘤又分为以下两种情况:单纯性脑转移瘤(single brain metastasis)和孤立性脑转移瘤(solitary brain metastasis)。前者指已经发现明显的单个脑部转移灶,脑部以外其他部位未发现转移;后者是一种少见的情况,指脑部病灶是目前身体发现的唯一病灶。弥漫性转移瘤又分脑膜转移和弥漫脑浸润两型。

3. 大体表现　可分皮质结节型、脑膜皮质型、粟粒癌变型和脑神经转移型 4 型,前两型适合手术治疗。

(1) 皮质结节型:最常见。呈圆形、结节状,有时呈楔形,尖端指向脑室,底与脑平面平行,大小不一,但边界多清楚。小者则需借助显微镜才能看清,大者直径达数厘米,重达 60 g 以上。瘤质地可坚实或坏死、出血、囊变,切面呈灰白色或灰红色。绒毛膜上皮癌则为特有的紫红色,瘤中央常软化或坏死。囊液可似脓液或呈半透明草黄色液体或黏液状,量达 70 ml,遇空气易凝固。肿瘤附近脑水肿或肿胀严重,水肿程度与肿瘤大小不成比例,为其特点。

(2) 脑膜皮质型:又称假脑膜瘤型,肿瘤位于脑表面,与脑膜粘连,但肿瘤与脑皮质和脑膜易分离,颅骨多不受累,这有别于颅骨转移伴硬脑膜粘连。肿瘤表面凹凸不平,切面呈猪油状或坏死。少数呈扁平状,位两大脑突面(图 3-3-7-2)。

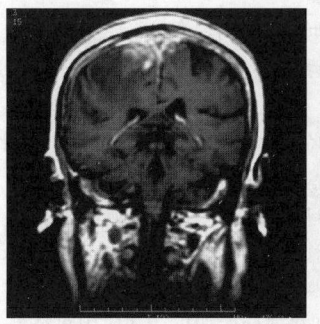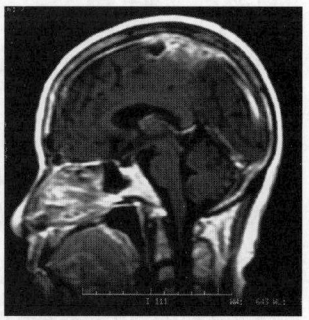

图 3-3-7-2 脑膜和脑实质转移瘤 MRI 增强扫描影像
术后病理诊断为转移性腺癌。

(3) 粟粒癌变型:常伴脑膜转移,特别见于黑色素瘤脑转移,脑膜黑染,颇具特征。

(4) 脑神经转移型:单独出现很少,多伴脑膜转移。

4. 镜下表现　脑转移瘤的组织学形态同原发癌,即最多见为腺癌,其次是绒毛膜上皮癌、鳞状上皮癌,再次为乳头状癌、黑色素瘤、淋巴上皮癌、肾上腺癌、淋巴细胞肉瘤、纤维肉瘤等。可是,有时转移瘤较原发瘤分化更好或更差,因此单纯依靠组织学检查来统计原发灶不是十分可靠,而且约有 1/3 病例肿瘤的组织学形态不能归类。

镜下观察脑转移瘤的边界不像肉眼所见那样清晰,相反可见瘤细胞呈条索状或团块状侵入周围脑组织内,或沿血管周围间隙伸到远方。转移瘤四周脑组织反应明显,血管扩张、充血、星形细胞和小胶质细胞增生。肿瘤出血时,血管周围可有淋巴细胞集聚。

【转移瘤的潜伏期】

许多患者的原发瘤不表现症状或症状隐蔽,常因神经症状就诊于神经外科而误诊为原发脑瘤。80%病例在原发瘤已经治疗或切除后才出现脑转移瘤症状,间隔时间可从数月到15年,平均12个月,为异时性转移瘤。有些脑转移瘤也可与原发瘤同时被发现,为同时性转移瘤。一般肺癌脑转移的潜伏期最短,乳腺癌最长(表3-3-7-3)。还有些患者经目前检查方法仍不能找到原发肿瘤病灶。

表3-3-7-3 脑转移瘤的潜伏期(65例手术病例)

肿瘤类型	例数(例)			时间(平均时间)(月)
	合 计	<12个月	>12个月	
肺癌	20	12	8	0~74(11)
睾丸癌	8	2	6	6~42(19.5)
黑色素瘤	13	2	11	5~239(36)
乳腺癌	5	1	4	11~36(21)
其他	19	7	12	2~73(20)

【临床表现】

对于每一个脑转移瘤患者,其临床表现应包括原发癌肿、脑和脑外转移灶的表现,此处仅阐述脑转移瘤的临床表现。

1. 起病方式

(1)急性起病:占40%~60%。首发症状分别为癫痫(12%~20%)、卒中(10%)、蛛网膜下腔出血(1%)、感觉异常(10%)、语言障碍(1%)、动眼神经麻痹(2%),以及舞蹈样手足徐动、尿崩、眩晕等。

(2)慢性进行性起病:占50%~60%。首发症状为头痛(23%~60%)、精神障碍(9%~50%)。

2. 病程

(1)急性进展:约占46.6%。常卒中样起病,在1~2 d内迅速昏迷和偏瘫,病情进展恶化,病程一般不超过2周,多见于绒毛膜上皮癌或黑色素瘤脑转移伴出血、多发性脑转移瘤、癌栓塞或脑血管急性受压以及转移灶位于重要功能区。

(2)中间缓解期:约占21.4%。即急性起病后经过一段时间的缓解期,颅内占位症状复出并进行性加重。其原因可能是癌栓塞引起急性起病后由于血管运动障碍逐步减轻或出血吸收,临床表现逐步得到缓解,以后由于肿瘤体积增大和伴随的脑水肿使症状再次加重。中间缓解期一般为1周至数周,个别可长达4年或8年。少数患者可表现为TIA样发作,历时数周或数月。

(3)进行性加重:约占32%。或急性或慢性起病,并呈进行性加重,历时3~4个月。

3. 症状和体征 脑转移瘤的临床表现类似于其他颅内占位性病变,可归结为:①颅内压升高症状;②局灶性症状和体征;③精神症状;④脑膜刺激征。临床表现因转移灶出现的时间、病变部位、数目等因素而不同。有的患者在发现原发肿瘤的同时即可出现脑转移瘤的症状,但常见的是脑转移瘤的症状迟于原发肿瘤。

(1)颅内压升高症状:头痛为最常见的症状,也是多数患者的早期症状,常出现于晨间,开始为局限性头痛,多位于病变侧(与脑转移瘤累及硬脑膜有关),以后发展为弥漫性头痛(与脑水肿和癌肿毒性反应有关),此时头痛剧烈并呈持续性,伴恶心、呕吐。在病变晚期,患者呈恶液质时,头痛反而减轻。由于

脑转移瘤引起的颅内压增高发展迅速,因此头痛和伴随的智力改变、脑膜刺激征明显,而视神经乳头水肿、颅骨的颅内高压变化不明显。

(2)常见体征:根据脑转移瘤所在的部位和病灶的多少,可出现不同的体征。常见有偏瘫、偏身感觉障碍、失语、脑神经麻痹、小脑体征、脑膜刺激征、视神经乳头水肿等。体征与症状的出现并不同步,往往前者晚于后者,定位体征多数在头痛等颅内高压症状出现后的数天至数周始出现。对侧肢体无力的发生率仅次于头痛,居第二位。

(3)神经、精神症状:见于1/5~2/3患者,特别是额叶和脑膜弥漫转移者,可为首发症状。表现为可萨可夫综合征、痴呆、攻击行为等。65%患者会出现智能和认知障碍。

(4)脑膜刺激征:多见于弥漫性脑转移瘤的患者,尤其是脑膜转移和室管膜转移者。有时因转移灶出血或合并炎症反应也可出现脑膜刺激征。

(5)癫痫:各种发作形式均可出现,见于约40%的患者,以全面性强直阵挛发作和局灶性癫痫多见。早期出现的局灶性癫痫具有定位意义,如局灶性运动性癫痫往往提示病灶位于运动区,局灶性感觉发作提示病变累及感觉区。局灶性癫痫可连续发作,随病情发展,部分患者表现全面性强直阵挛发作,肢体无力。多发性脑转移易发生癫痫发作,但能否根据发作的多形性推测病灶的多发性,尚有不同意见。

(6)其他:全身虚弱、癌性发热为疾病的晚期表现,见于1/4患者,并很快伴随意识障碍。

单发脑转移瘤的表现同一般原发性脑瘤,以颅内高压征和局灶征为主要表现。多发脑转移瘤则一般发展迅速,颅内高压症显著,患者一般情况差,早期出现恶液质。按转移灶所在部位可分下列3型:

(1)全部转移灶在幕上。局灶症状可表现:①某一转移灶的局灶症状很明显地发展(如偏瘫、失语),其他转移灶的症状始终被掩盖;②不同转移灶的局灶症状先后相继出现;③所有转移灶都位于同一侧大脑半球且相距很近,犹如一个单发病灶,引起相同症状。

(2)转移灶分布在幕上和幕下。有大脑和小脑的症状和体征,伴阻塞性脑积水。

(3)脑膜弥漫转移。精神症状明显,且有脑膜刺激征、脑积水征、四肢反射迟钝,有时有剧烈神经根痛和多脑神经麻痹症状。

【诊断及鉴别诊断】

随着新的检查手段不断出现,脑转移瘤的正确诊断率在不断提高,尽管目前CT和MRI已成为诊断脑转移瘤的主要手段,但是详细的病史询问和必要的鉴别诊断对作出正确诊断仍不乏重要意义。

1. 诊断依据 脑转移瘤的临床表现很像脑原发肿瘤,但如有以下情况应怀疑脑转移瘤:①年龄大于40岁,有嗜烟史;②病程中有缓解期;③有系统肿瘤史;④症状性癫痫伴消瘦或出现发展迅速的肢体无力。

判断单发还是多发性脑转移瘤这对治疗方法的选择很重要。出现以下情况多提示多发脑转移瘤:①起病快,病程短;②全身情况差,有恶液质;③临床表现广泛而复杂,不能用单一病灶解释;④头痛与颅内高压的其他表现不一致;⑤精神症

状明显,且出现早。一般讲,多发性脑转移瘤的诊断并不困难,若系统癌肿患者发现脑多发病灶,则脑转移瘤诊断多能成立,而对单发性脑转移瘤的诊断必须仔细,尚要进行必要的鉴别诊断和辅助检查。

另外,在诊断脑转移瘤的同时还应注意转移灶的分布部位、神经功能状况、脑外其他部位的转移情况等,这有助于选择治疗和判断预后。

2. 辅助检查

(1) 头部 MRI 检查:由于 MRI 的 3D 成像可显示 CT 难以发现的小转移瘤、脑膜转移瘤、小脑及脑干的转移瘤,MRI 已作为首选检查。脑转移瘤的 MRI 信号无特异性,多为 T_1 加权成像为低信号,T_2 加权成像为高信号,由于转移瘤周围脑水肿明显,因此小转移灶在 T_1 加权成像难以显示,但在 T_2 加权成像则显示清晰。静脉注射顺磁性造影剂(Gd-DTPA)后可提高发现率。若基底池、侧裂池、皮质沟回和小脑幕上有强化结节,常提示脑膜转移瘤。一般增强用 Gd-DTPA 剂量为 0.1 mmol/kg,2 倍或 3 倍增强结合延迟扫描能发现直径 1~2 mm 的微瘤,从而使脑转移瘤的早期诊断成为可能。对脑脊液找到癌细胞的脑膜转移瘤,MRI 检查 38% 可见脊髓或脊神经根播散。特殊的 MRI 检查主要用于脑转移瘤的鉴别诊断[如灌注 MRI(pMRI)、磁波谱图(MRS)]以及指导外科手术[如功能 MRI(fMRI)、弥散张量成像(DTI)]。弥散加权成像(DWI)可鉴别术后急性脑梗死引起的细胞毒性脑水肿与肿瘤引起的血管性脑水肿。

(2) CT 检查:目前常在无 MRI 设备或患者禁忌行 MRI 检查(体内有心脏起搏器或其他带磁植入物)时,才考虑做 CT 检查。脑转移瘤 CT 的典型表现为边界清楚、圆形、低密度肿块,增强后可有不均匀强化,如肿瘤囊变或出血,可出现"环征",似脓肿,但这种强化环的壁较厚且不规则,有时可见瘤结节。脑转移瘤出血时则呈非钙化性均匀高密度影或高密度影中央伴低密度区(囊变),有时可见液平,增强后呈弥漫性密度增高或环状或结节状增强。转移灶周围脑水肿明显。

脑膜转移时 CT 平扫表现为脑池、脑沟密度增高和脑积水,也可表现正常,说明该区域受肿瘤浸润而血管通透性增高,增强后则表现为脑池、脑沟弥漫强化和皮质结节性强化。

全身 CT 可发现原发肿瘤和颅外其他转移灶。

(3) X 线检查:头颅 X 线检查可见颅内压增高表现,对颅骨转移瘤有一定诊断价值。由于肺癌是最常见的原发肿瘤,对怀疑其脑转移瘤的患者应常规做胸部 X 线检查,一般胸透的阳性率仅为 25%,胸片阳性率为 75%,因此胸部 X 线检查阴性者仍不能排除本病。同样,对有些患者应进行胃肠道、泌尿道和骨骼系统的 X 线检查。

(4) 脑脊液检查:是脑膜转移瘤诊断的一种主要方法,对有颅内压升高的患者应在静脉给予脱水剂后小心操作。其应用价值为:① 寻找肿瘤细胞,需反复多次检查,以提高阳性率(一般阳性率为 80%)。曾有 6 次腰穿始发现癌细胞的报道。② 脑脊液常规和生化异常,见于多数患者,如白细胞增多、糖降低、蛋白质增高、细菌和真菌培养阴性。③ 迄今虽没有诊断本病的特异性生化指标,但下列一些指标在脑膜转移瘤时可增高:β-葡萄糖醛酸酶(β-GR)、β-微球蛋白、癌胚抗原(CEA)、组织多肽抗原、葡萄糖磷酸异构酶(GPI)、碱性磷酸酶(AKP)、

肌酸激酶-BB 等。β-GR 和 β-微球蛋白在 80% 的淋巴瘤或脑膜播散者中增高;CEA 和 GPI 在半数脑膜转移中增高;组织多肽抗原和肌酸激酶-BB 在乳腺癌脑膜转移中大多数增高;AKP 在肺癌脑膜转移中增高。④ 绒毛膜促性腺激素测定对绒癌脑转移诊断有价值。联合使用基质辅助激光解吸电离飞行时间(MALDI-TOF)、基质辅助红外激光解吸离子化/傅里叶变换离子回旋共振(MALDI-FTICR)和钠升级液相色谱/傅里叶变换离子回旋共振质谱(nanoLC-FTICR MS)的方法可检测癌症患者脑脊液中的脑膜转移瘤相关蛋白。对多发或不适合手术的脑转移瘤患者,行脑脊液来源的 ctDNA 测序,可发现脑转移瘤和原发肿瘤间的基因突变,阳性率高于血浆 ctDNA,被认为有望取代穿刺活检术。

(5) CTA、MRA 和 DSA:虽然 CT 和 MRI 在诊断脑转移瘤上已取代脑血管造影,但是,在某些转移瘤如甲状腺癌或肾腺癌转移,为了解肿瘤血供,或者在某些出血性转移灶与其他出血病变鉴别时,CTA、MRA 和 DSA 有时还是重要的检查方法。

(6) 立体定向穿刺活检:对经以上各种检查仍不能明确诊断者,可行立体定向活检术。对怀疑脑膜转移者,可经枕下小切口暴露枕大孔,取枕大池蛛网膜检查。

(7) 核素检查:核素成像在转移瘤部位可见放射核素浓集区,对鉴别诊断有一定帮助。核素骨扫描可发现有无颅骨转移(图 3-3-7-3)。正电子断层扫描 CT(PET/CT,图 3-3-7-4)有助于鉴别高度和低度恶性肿瘤,也可区分肿瘤复发与放射坏死或术后反应,以及发现脑外转移灶或原发灶。

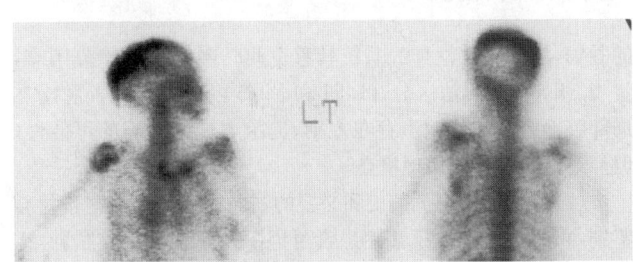

图 3-3-7-3 全身核素骨扫描发现颅骨多处转移灶

3. 鉴别诊断

(1) 脑原发性肿瘤:根据病史,特别是晚期全身癌肿患者出现颅内占位时,一般不难鉴别,必要时可作 CT 和 MRI 等检查。良性脑原发性肿瘤有其自身特点,易于鉴别。恶性脑胶质细胞瘤,有时难与本病鉴别,可借助 MRS 鉴别。一般肿瘤周边水肿带内 CHO/NAA 比值正常提示脑转移瘤,比值升高(>2.0)提示胶质瘤浸润生长,进一步可活检。表浅的脑膜转移瘤与小的脑膜瘤在常规 MRI 很相似,均为 T_1W 低信号、均匀强化、有脑膜尾征等,但 pMRI 测定瘤内局部脑血容量(rCBV)显示:脑膜瘤增高(平均 8.97),转移瘤则轻度增高(平均 1.79)。有颅骨破坏者,尚须与脑膜瘤或颅外病变引起的颅骨改变相鉴别。

某些脑原发性肿瘤少见情况下可伴有脑转移瘤,即瘤转移到瘤。文献报道的原发性脑瘤多为良性,如脑膜瘤、听神经瘤、垂体瘤等,偶为星形细胞瘤,脑转移瘤多见于乳腺癌和肺癌,这与脑转移瘤的一般规律符合,乳腺癌和肺癌为女性和男性常见

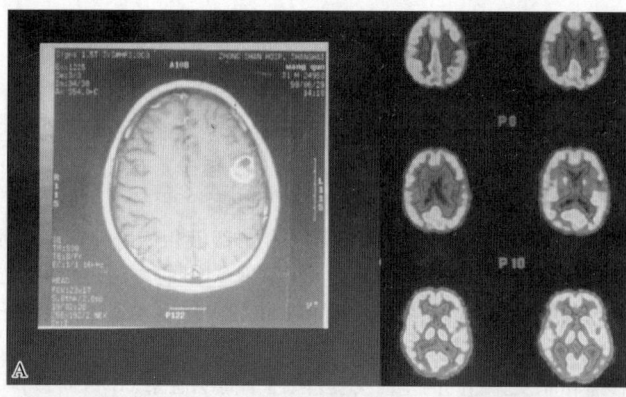
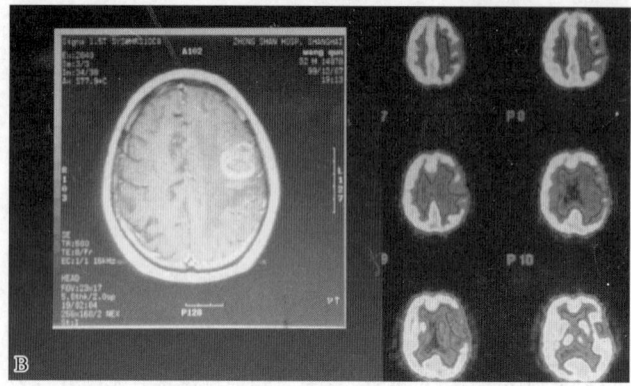

图 3-3-7-4 脑转移瘤行放疗和 γ 刀治疗术后 MRI 与 PET 影像

A. 术后 1 年 MRI 显示肿瘤体积缩小,脑 PET 显像怀疑肿瘤仍有活性;
B. 6 个月后再复查 MRI 发现病灶扩大,脑 PET 显像证实肿瘤复发。手术后
病理为转移性小细胞肺癌。

的肿瘤,均倾向中枢神经系统转移。此时明确鉴别十分困难,常规 MRI 一般无法区分,pMRI 和 MRS 可以发现两种肿瘤在局部脑血容量和代谢上存在差别,提示瘤转移到瘤的可能性,但最终诊断有赖于病理检查。

(2)脑脓肿:根据病史和必要的辅助检查不难与脑转移瘤鉴别,可是少见情况下癌症患者可因下列因素发生脑脓肿,在诊断时要注意:① 癌症患者全身抵抗力低下和因长期使用激素导致免疫功能下降,易发生细菌或真菌感染;② 颅内或颅底转移瘤因放疗或手术治疗造成颅内外交通,便于细菌入侵;③ 原发或继发肺癌者常有支气管阻塞,引起肺脓疡,从而导致脑脓肿。

(3)脑梗死或脑出血:尸检发现15%全身癌肿患者伴有脑血管病,出血和缺血各半,其中半数生前可有症状,4%~5%为脑内血肿,1%~2%为硬膜下血肿。出血原因多为凝血机制障碍或血小板减少。单纯从临床和 CT 表现来区别转移瘤和脑卒中,有时很困难,特别是转移瘤内出血(如见于黑色素瘤、绒毛膜上皮癌、支气管肺癌和肾上腺肿瘤)。由于出血常来自小血管,血肿沿神经纤维扩展,使后者发生移位而非破坏,如及时清除血肿,神经功能可望恢复。所以手术不仅可以挽救患者的生命,而且能明确诊断和获得良好的生存质量。因此,对临床诊断不明者,应及时开颅。

(4)脑囊虫病:须与多发性脑转移瘤鉴别。脑囊虫病患者多有疫水接触史,典型 CT 和 MRI 表现脑实质内多发性散在圆形或椭圆形、局灶性囊肿,大小不等,囊内有小结节。小结节的密度或信号可增强,如不增强则为钙化灶。病灶周围轻度或无脑水肿。由于血清学检查不可靠,对可疑患者可予试验性囊虫药物治疗,并以 CT 和 MRI 随访,可提高检出率。

4. 寻找原发癌肿 由于大多数转移灶是经血液转移至脑的,因此肺是一个产生脑转移灶的重要器官。肺内病灶可原发于肺部或从肺外转移至肺部,其中男性患者以肺癌为主,女性患者以乳腺癌为主。研究发现约 60%脑转移瘤患者行胸部影像学检查可发现病灶,因此仔细行胸部体检和必要的影像学检查对发现原发癌肿是十分重要的,对女性患者尚需注意对乳腺的检查。

对怀疑是脑转移瘤的患者可行胸片或胸部 CT 检查(优于 MRI 检查)。对肺部检查阴性的患者,应积极寻找肺外的原发灶,可行腹部 CT、B 超和全身 PET 等检查。一部分患者可发现原发灶,但仍有一部分患者经反复系统检查仍不能发现原发灶。

【治疗】

1. 治疗原则

(1)采用综合治疗,重视一般治疗。综合治疗优于单一治疗,有助于提高疗效,延长生命。重视一般治疗,为手术和放疗等为主的综合治疗提供条件。

(2)根据病程和病情确定先治疗脑转移瘤还是原发肿瘤。

(3)根据患者的具体情况选择治疗方案,即个体化治疗。充分利用现有医疗资源,在治疗疾病过程中获得最大优化。

(4)定期随访原发癌肿的器官及其他器官,观察原发癌肿和转移灶的治疗情况,并监测新转移灶。若出现新的脑转移灶,应根据具体情况进一步选择合适的治疗方案。

2. 常用治疗措施 常用治疗措施包括类固醇激素、外科手术、放疗、立体定向放射外科、肿瘤内治疗和化疗等(表 3-3-7-4)。随着神经外科、放射诊断技术和治疗的进展,颅内转移瘤的疗效和预后均有改善,手术后 1 年生存率由 14%~21%提高到 22%~31%,如果术后加以放疗和(或)化疗,1 年生存率可达 38%~45%。近年来,在以大量循证医学为依据的各类治疗指南中,强调应根据每个患者的具体情况选择理想的治疗措施(图 3-3-7-5)。目前,手术结合术后放疗的观点已被众多人接受,联合治疗已展示了可喜的治疗前景。但应看到这些治疗只不过是一种姑息疗法,仅 8%~10%找不到原发肿瘤者可获得根治。

表 3-3-7-4 脑转移瘤的各种治疗效果比较

方法	平均生存期(月)	1 年生存率(%)	>2 年生存率(%)
不治者	1		
单独类固醇	≥2		
单独放疗	3~6	3~20	4~8
单独放射外科	9	25~37.5	8
单独手术(单病灶)	9.2	39.4	16.3
手术+放疗±化疗	10~14	38~45	17
化疗、免疫	不清		

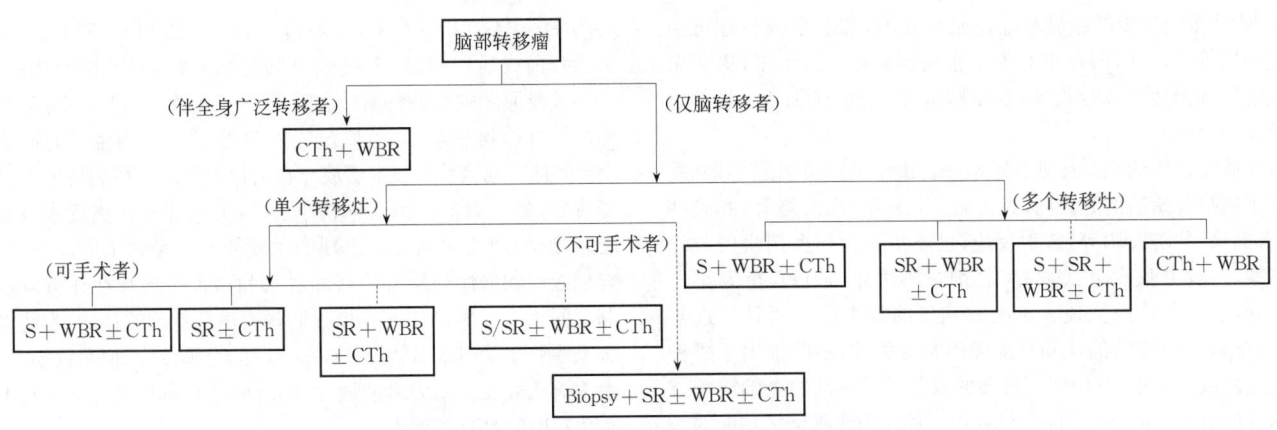

图 3-3-7-5 脑转移瘤治疗流程图

CTh：激素±化疗；S：手术治疗；WBR：全脑放疗；SR：立体定向放射外科治疗；┄：仍有争议。

（1）类固醇激素：类固醇激素主要作用为减轻肿瘤引起的脑白质水肿，减少脑血管通透性，抑制或减轻手术、放疗和化疗后的脑水肿，少数病灶可缩小。对晚期患者或其他姑息疗法无效时，类固醇激素不仅可使患者对这些疗法（如放疗）变得敏感，而且可使头痛减轻，从而延长患者的生命和减轻其痛苦。可单独使用，也可与其他疗法合用，一般提倡早期使用，即一旦发现脑转移瘤就应开始给药。常用地塞米松，也可用其他类固醇激素（表 3-3-7-5）。地塞米松首剂 10 mg，以后改为 4 mg 每 6～8 h 一次；有些患者可能需要更大剂量。首剂后 6～24 h 显效，3～7 d 达最大作用，患者症状常得到改善，生命得以延长。一般讲单用激素治疗的患者，其平均生存期为 2 个月。若治疗后病情稳定，则考虑停药，停药宜在数周内缓慢进行；对不能耐受者，应继续给予最低的有效剂量。

表 3-3-7-5 不同类固醇激素的性能比较

激素类别	效能	等效剂量	血浆半衰期(min)	生物效应半衰期(h)	生理替代量(mg)
氢化可的松	1	20	80～115	8～12	30
可的松	0.8	25	30	8～12	37.5
泼尼松（强的松）	4	5	200	12～36	7.5
泼尼松龙（强的松龙）	4	5	120～200	12～36	7.5
甲泼尼龙（甲基强的松龙）	5	4	80～180	12～36	6
地塞米松	25～30	0.75	110～300	36～54	0.5～0.75

（2）外科手术：对原发肿瘤和（或）颅外其他部位转移瘤已得到控制或预测能生存较长时间，具有以下条件的脑转移瘤患者，可考虑手术：① 单发脑转移瘤位于可手术部位，占脑转移瘤的 20%～25%；② 位于可手术部位的多发脑转移瘤，尤其当它们对放疗或化疗不敏感（如黑色素瘤、肾癌），或病灶太大（直径>3.5 cm）不适于行立体定向放射外科治疗；③ 对放疗敏感的多发脑转移中，有危及生命的较大肿瘤，可先切除较大肿瘤，再作放疗；④ 与颅内其他病变（如脑膜瘤、脓肿、血肿等）鉴别诊断困难；⑤ 伴有危及生命的颅内出血；⑥ 有恶病症状需放置 Ommaya 储液囊，作鞘内或脑室内注射化疗药物或鸦片制剂；⑦ 伴脑积水需作分流手术。

由于多数脑转移瘤位置表浅，血供不丰富，容易切除，特别是在使用显微外科技术、激光、超声震荡吸引系统（CUSA）、立体定向和神经导航设备、唤醒麻醉和术中神经功能监测的情况下，全切除肿瘤并不困难，并且一般不会增加术后神经功能障碍，从而为术后进行其他治疗创造了必要的条件。脑转移瘤的标准手术死亡率是指术后 1 个月的死亡率，已从 20 世纪 60 年代的 25%～48%下降到 11%～21%（Black，1979）和 5%～10%（Galicich，1985、1996），再到近期零死亡率（Schödel，2013）。手术死亡率一般与手术本身关系不大，而与术前患者全身状况和神经功能障碍有关。许多回顾性研究证明单纯外科手术后的生存率高于单纯放疗，若术后结合放疗，则生存率明显提高。Patchell 等（1990）通过前瞻性随机对照研究的方法观察 48 例脑转移瘤的治疗情况，发现手术加放疗组的生存率明显高于单纯放疗组，分别为 40 周和 15 周。也有研究发现，即使是多发脑转移瘤，手术全切除亦可取得与单发脑转移瘤相似的治疗效果（平均生存时间为 14 个月），而部分切除的多发脑转移瘤平均生存时间为 6 个月。由于脑转移瘤是系统肿瘤发展的晚期，获得长期生存者仍较少。术后复发常见于病灶部分切除者，可发生于手术部位，也可因操作因素使其种植于远隔部位，但有时即使病灶全切除（手术野边界活检阴性，术后神经影像学检查未见残留）也可复发。

（3）常规放射治疗：对脑转移瘤的放疗还存在许多争议，如全脑放疗还是局部放疗，病灶全切除后是否需要行放疗以及放射剂量等。一部分回顾性研究证实，手术加术后放疗并不能减少复发和延长生存时间，另一部分研究则得出相反的结论。目前多数学者认为，虽然外科手术在脑转移瘤的治疗中占有重要地位，由于大部分脑转移瘤是多发的，手术切除每一个转移灶甚至尚未发现的病灶无疑是不可能的，术后仍要放疗，因此放疗适用于多数患者，是仅次于外科治疗的另一种常用手段。适应证有：① 脑转移瘤术后；② 对放疗敏感的肿瘤，如小细胞肺癌、淋巴瘤、乳腺癌；③ 对放疗较不敏感的肿瘤，如非小细胞肺癌、肾上腺肿瘤、恶性黑色素瘤。预防性头部放疗适用于极易发生脑转移的小细胞肺癌和非小细胞肺癌，已成为肺癌标准治疗的重要部分，研究发现可显著降低脑转移的发生率和病死率。

最常使用的是全脑放疗（whole brain radiotherapy，WBRT）。由于脑部 CT 和 MRI 检查与尸检结果相似，即 CT

及 MRI 不能发现的脑转移瘤还是少见的,加上全脑放疗可引起痴呆等并发症,因此也有人主张局部放疗。近年来,更多单位使用调强适形放疗设备,在全脑放疗 30～40 Gy 后,局部加量 10～20 Gy。

放疗使用的剂量计划各家不一。由于放疗可引起早期(发生于放疗开始后的数天内,有头痛、恶心、呕吐、发烧等)和晚期(有痴呆、共济失调等)放射反应,已不主张使用大剂量的放疗方案,一般主张行分次放疗,总剂量不大于 50 Gy,每天小于 2 Gy,于 1 个月内完成。单次大剂量的方案已被否认。近年来,全脑放疗导致的认知功能障碍备受关注,不断推出了多种改良的放疗方案,其中研究最多的就是避开海马的全脑放疗技术(hippocampal avoidance WBRT)。而作为改善记忆功能的一种新药美金刚(memantine)已经开始在放疗中和放疗后使用,效果显著,推荐于放射治疗 3 d 之内开始服用,每天 20 mg,共 24 周。

研究发现瘤周细胞对放疗敏感,肿瘤核心区细胞因处于缺氧状态而对射线不敏感,使用放疗增效剂可增加缺氧细胞对射线的敏感性,从而提高治疗效果。非小细胞肺癌颅内转移瘤全脑放射治疗时,可选用莫特沙芬(motexafin),对乳腺癌颅内转移瘤患者全脑放射治疗过程中加用放射治疗增敏药物乙丙昔罗(efaproxiral)。

许多前瞻性研究发现放疗 2 周时 43%～64% 患者开始显效,放疗剂量≥25 Gy 时 66% 患者症状缓解。一般讲,单纯放疗本身可延长脑转移瘤患者的平均生存时间 4～6 个月,对个别患者可延长生存时间 12～24 个月,若结合激素等治疗效果更好。近期的随机对照研究发现,单一病灶手术切除后或放射外科治疗后结合全脑放疗可显著提高生存率。对少于 4 个转移灶的患者,放射外科治疗后结合全脑放疗可显著提高颅内病灶的控制率。多个 RTOG 临床研究提示良好的放疗效果常与下列因素有关:① 卡氏功能状态评分(Karnofsky performance scale,KPS)≥70;② 未发现原发肿瘤或其已得到控制;③ 患者年龄<60 岁;④ 仅有脑部转移。

(4) 立体定向放射外科:包括 γ 刀、直线加速器放射外科(X 刀和射波刀或赛博刀)、粒子束刀(质子刀和重粒子治疗),其中以 γ 刀应用较多。γ 刀治疗脑转移瘤与普通放疗的原理不同,前者是通过一次性大剂量射线达到病变组织并损毁之,后者则主要依靠组织对射线的敏感程度,通过射线达到抑制肿瘤生长的目的。γ 刀在治疗脑转移瘤上有较广的适应证,近年来应用放射外科治疗脑转移瘤有增加趋势,1 类证据支持立体定向放射外科联合全脑放疗治疗可以手术切除的单发转移灶,2B 类证据支持单独使用立体定向放射外科治疗数量有限的脑转移瘤。但是,对体积较大(直径>3.5 cm)的脑转移瘤,伴有明显占位征或出血者,外科手术仍应首选。资料证实,γ 刀治疗脑转移瘤的局部控制率为 80%～90%,平均生存时间为 8～11 个月,对单个脑转移瘤,其治疗效果与手术加全脑放疗相似(图 3-3-7-6)。Adler 治疗 33 例,共 52 个转移灶,其中 27 例曾行常规放疗,随访 5.5 个月,发现局部控制率为 81%,KPS 评分:改善 21%,无变化 49%,减退 30%。华山医院神经外科在 1993 年 10 月到 1995 年 12 月间,应用 γ 刀治疗 206 例脑转移瘤患者(501 个病灶),年龄 28～78 岁(平均 57 岁),男女之比为 2.7∶1,单病灶占 48%,3 个病灶以上者占 33%。平均剂量中

心为 41±8 Gy(11～70 Gy),周边为 22±4 Gy(10～53 Gy)。γ 刀治疗前或后,20% 患者接受全脑常规放疗,51% 接受化疗,33% 接受原发肿瘤外科治疗。随访 24～39 个月,结果显示:肿瘤的局部控制率为 93%,原位复发率为 1%,平均生存时间为 8.5 个月。虽然手术加术后放疗在治疗单个脑转移瘤的效果已被肯定,但 γ 刀治疗因其创伤小、住院时间短等优点逐步被患者所接受。γ 刀术后可能出现的主要并发症是脑水肿加重(与容积效应和治疗剂量有关),经脱水和激素等治疗往往可以控制。同手术一样,γ 刀并不能预防颅内出现新的转移灶,为此多数人主张于 γ 刀术后辅以 20～30 Gy 的全脑放疗,但争议很大,因为有研究发现 γ 刀之前放疗、同时放疗和单独 γ 刀治疗对平均生存时间没有显著影响。

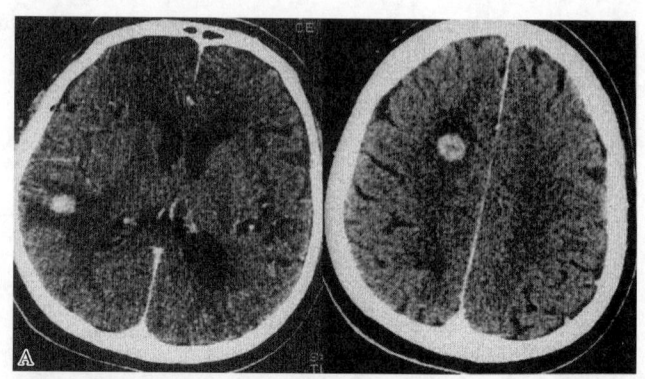

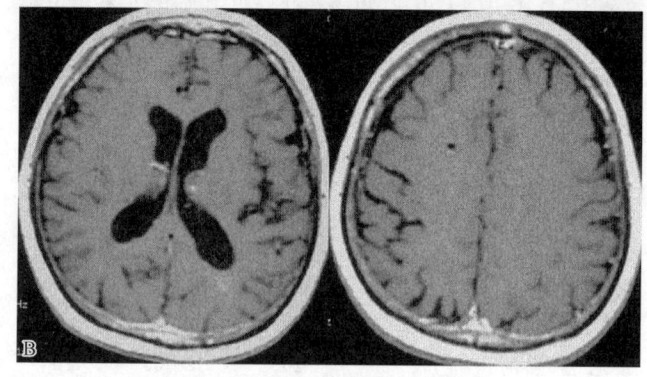

图 3-3-7-6　肺癌脑转移 γ 刀治疗
A. 治疗前;B. 治疗后。患者最终死于脑内新转移灶。

射波刀是一种新型放射外科手段,因其可以采用分次治疗的方法,常用来治疗某些较大肿瘤(图 3-3-7-7),且肿瘤内的剂量分布差异较小,对某些重要部位如脑干内肿瘤可提高照射剂量,且术后不良反应较轻。华山医院于 2008 年 1 月至 2011 年 7 月采用射波刀治疗单发脑转移瘤 67 例,随访 12～45 个月,平均 26 个月,1 年的肿瘤局部控制率为 92%,2 年的肿瘤局控率为 85%。1 年的总生存率(OS)为 100%,2 年的 OS 为 71%,3 年的 OS 为 12%。平均生存期为 20 个月。治疗多发脑转移瘤 20 例,1 年的肿瘤局控率为 87%,1 年的 OS 为 93%,平均生存期为 16 个月。

(5) 化疗和分子靶向治疗:过去认为化疗对脑转移瘤无效的概念,近来被新的研究成果所动摇。现在认为下列脑转移瘤适用于化疗,特别是与手术或放疗联合应用时:生殖细胞瘤、小细胞肺癌、某些乳腺癌、黑色素瘤和淋巴瘤等。

目前尚无特异的药物。一般讲,所选择的敏感药物,应具

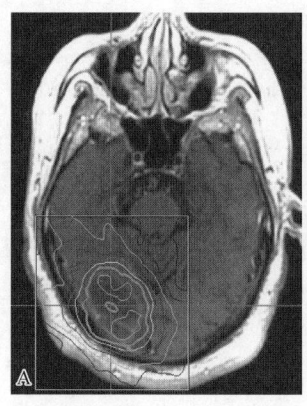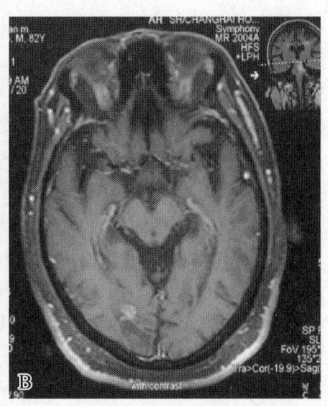

图 3 - 3 - 7 - 7　射波刀治疗巨大脑转移瘤(肺癌)

患者年龄 82 岁。A. MRI 显示巨大脑转移瘤,最大径 5 cm;B. 行射波刀治疗(10 Gy×3 次)后 7 个月,MRI 随访肿瘤接近消失。

有同时兼顾脑和系统肿瘤,又具有易于通过血-脑屏障的特点。如新型口服喜树碱类药物(吉马替康,gimatecan)、抗叶酸药物(培美曲塞,premetrexed)和微管稳定药(帕土匹龙,patupilone)用于非小细胞肺癌颅内转移瘤患者。对乳腺癌颅内转移瘤有效的药物有环磷酰胺(CTX)、氟尿嘧啶(FU)、甲氨蝶呤(MTX)、长春新碱(VCR)、顺铂(DDP)和依托泊苷(VP - 16)。新型烷化剂替莫唑胺(TMZ)与福莫司汀联用或联合全脑放射治疗,被认为是治疗黑色素瘤脑转移的最有效方案。

对脑膜转移者,可鞘内或脑内给药,特别是后者。可于头皮下埋入 Ommaya 储液囊再经皮穿刺此囊,可把药物注入侧脑室内,此方法具有下列优点:① 操作方便;② 药物容易且可靠地分布于脑室和蛛网膜下腔;③ 药物浓度高。常用药物有:甲氨蝶呤,每次 7 mg/m²,加注射用水 2 ml,首周内 2 次,以后视患者反应和脑脊液情况每 6 周 1 次;或用阿糖胞苷,每次 35 mg/m²,加生理盐水 2 ml,方法同上。全身可配合口服甲酰四氢叶酸,每次 9 mg,每日 2 次,共 4 d。

随着对恶性肿瘤转移和复发机制的深入研究,分子靶向药物在治疗颅内转移瘤的作用日益受到重视。一批作用于不同分子水平的药物被不断研发并用于临床,如表皮生长因子受体(EGFR - TKI)抑制剂(吉非替尼、厄洛替尼等);血管内皮生长因子(VEGF)抑制剂贝伐单抗、血管内皮生长因子融合蛋白、索拉非尼和舒尼替尼(小分子多靶点酪氨酸激酶抑制剂),以及 Enzastaurin(蛋白激酶 C 抑制剂)、表皮生长因子受体和 HER - 2 酪氨酸激酶双重抑制剂拉帕替尼等靶向制剂。目前,第三代 EGFR - TKI 靶向治疗药物 AZD9291(Osimertinib)、CO - 1686(Rociletinib)、HM61713 等已经问世,它们不仅选择性高、有效对抗 EGFR - TKI 获得性 T790M 耐药,而且可以高效通过血-脑屏障,因此备受关注。对于靶向药物的最佳使用时机、次序、疗效以及新的耐药性突变等问题,仍有争议,需进一步探索,但普遍认为治疗前景广阔。

(6) 免疫治疗:肿瘤免疫治疗是通过重新启动并维持肿瘤-免疫循环,恢复机体正常的抗肿瘤免疫反应,从而控制与清除肿瘤的一种治疗方法。包括单克隆抗体类免疫检查点抑制剂、治疗性抗体、癌症疫苗、细胞治疗和小分子抑制剂等。抗程序性死亡蛋白 1(PD-1)抗体是目前研究最多、临床开发应用最快的一种免疫疗法。近年来,免疫疗法越来越多地被用于脑转移瘤治疗,有研究显示 PD - 1 抗体药物(派姆单抗和纳武单抗)/CTLA - 4 抗体药物(伊匹单抗)治疗脑转移瘤的缓解率与其他部位肿瘤的治疗效果相似。另外,CAR - T 细胞治疗已在临床试验中显示出良好的靶向性、杀伤性和持久性,为免疫细胞治疗提供了新的解决方案,展示了巨大的发展潜力和应用前景。尽管如此,有关免疫治疗在脑转移瘤治疗的地位尚存在争议,期待进一步的前瞻性研究。

(7) 组织间近距离治疗:作为一种辅助治疗,常在病灶无法切除或已接受最大剂量的放疗后可考虑使用。通过立体定向的方法或术中直接将放射性物质、化学药物等植入转移灶内,或经导管对流强化给药(convection-enhanced delivery,CED),使肿瘤内部得到较高的治疗浓度,而瘤周的正常组织很少受到影响,从而达到治疗目的。Prados 等报道一组病例,在系统肿瘤控制后给予组织间照射,平均生存时间为 80 周。对治疗后出现的放射性坏死,可结合灌注 MRI 或 PET 与复发进行鉴别。

3. 复发性脑转移瘤的治疗　出现复发性脑转移瘤往往是病情恶化的标志,治疗难度大,一般预后较差。尽管如此,许多学者仍主张积极治疗,并认为凡开始用过的治疗手段,本次均可再用,只是需要根据患者的具体情况作相应、合理的选择和调整。

常选择普通放疗,有时可能是仅有的一种手段。由于多数患者已经接受过放疗,故本次剂量宜减小,一般为 15～25 Gy,但这种剂量是否有效尚有争议。

对系统肿瘤已得到控制的单个复发性脑转移瘤仍可选择手术治疗。Sundaresan 报道 21 例手术治疗经验,发现约 2/3 的患者症状改善,再次术后的平均生存期为 9 个月。

立体定向放射外科也常用于复发性脑转移瘤的治疗,多数病灶得以控制。

【预后】

脑转移瘤预后较差。有资料显示不治者平均生存期为 4 周,患者多死于颅内高压引起的脑疝和脑干受压。影响脑转移瘤患者生存的因素较多,主要有:① 全身状况;② 有无颅外其他部位转移;③ 脑转移的潜伏期,潜伏期长者多有一定的抗病能力,预后较好;④ 病灶全切除较部分切除或活检者好;⑤ 联合治疗较单纯一种治疗好;⑥ 原发肿瘤的治疗情况;⑦ 肿瘤的病理性质,非肺癌(乳腺癌、甲状腺癌、卵巢癌、肾癌、黑色素瘤)脑转移的生存期较肺癌脑转移者长,肺癌中又以未分化癌和腺癌较鳞癌差;⑧ 原发癌的不同分子生物学亚型,如 HER - 2 阳性乳腺癌和 EGFR 阳性的非小细胞肺癌脑转移的患者预后较差。Agboola 等根据患者的年龄、KPS 评分、系统癌肿的控制情况以及有无其他部位转移,将 125 例脑转移瘤患者分为 3 组,发现其平均生存时间分别为 14.8、9.9、6.0 个月(P = 0.000 2),认为患者年龄<60 岁、KPS≥70、原发癌肿已控制、无颅外其他部位转移以及颅内转移灶完全切除者预后最好。

参 考 文 献

[1] 吕传真,周良辅. 实用神经病学[M]. 4 版. 上海:上海科学技术出版,2014:557 - 566.

[2] AMMIRATI M, COBBS C S, LINSKEY M E, et al. The role

of retreatment in the management of recurrent/progressive brain metastases: a systematic review and evidence-based clinical practice guideline[J]. J Neurooncol, 2010, 96(1): 85-96.

[3] BARANI I J, LARSON D A, BERGER M S. Future directions in treatment of brain metastases[J]. Surg Neurol Int, 2013, 4(Suppl 4): S220-S230.

[4] BENNETT E E, ANGELOV L, VOGELBAUM M A, et al. The prognostic role of tumor volume in the outcome of patients with single brain metastasis after stereotactic radiosurgery[J]. World Neurosurg, 2017, 104: 229-238.

[5] BILGER A, FRENZEL F, OEHLKE O, et al. Local control and overall survival after frameless radiosurgery: a single center experience[J]. Clin Transl Radiat Oncol, 2017, 7: 55-61.

[6] EICHLER A F, CHUNG E, KODACK D P, et al. The biology of brain metastases-translation to new therapies[J]. Nat Rev Clin Oncol, 2011, 8(6): 344-356.

[7] FRANCHINO F, RUDÀ R, SOFFIETTI R. Mechanisms and therapy for cancer metastasis to the brain[J]. Front Oncol, 2018, 8: 161.

[8] GASPAR L E, MEHTA M P, PATCHELL R A, et al. The role of whole brain radiation therapy in the management of newly diagnosed brain metastases: a systematic review and evidence-based clinical practice guideline[J]. J Neurooncol, 2010, 96(1): 17-32.

[9] HAN C H, BRASTIANOS P K. Genetic characterization of brain metastases in the era of targeted therapy[J]. Front Oncol, 2017, 7: 230.

[10] KALKANIS S N, KONDZIOLKA D, GASPAR L E, et al. The role of surgical resection in the management of newly diagnosed brain metastases: a systematic review and evidence-based clinical practice guideline[J]. J Neurooncol, 2010, 96(1): 33-43.

[11] LINSKEY M E, ANDREWS D W, ASHER A L, et al. The role of stereotactic radiosurgery in the management of patients with newly diagnosed brain metastases: a systematic review and evidence-based clinical practice guideline[J]. J Neurooncol, 2010, 96(1): 45-68.

[12] LUKAS R V, LESNIAK M S, SALGIA R. Brain metastases in non-small-cell lung cancer: better outcomes through current therapies and utilization of molecularly targeted approaches[J]. CNS Oncol, 2014, 3(1): 61-75.

[13] MEHTA M P, PALEOLOGOS N A, MIKKELSEN T, et al. The role of chemotherapy in the management of newly diagnosed brain metastases: a systematic review and evidence-based clinical practice guideline[J]. J Neurooncol, 2010, 96(1): 71-83.

[14] MOODY P, MURTAGH K, PIDURU S, et al. Tumor-to-tumor metastasis: pathology and neuroimaging considerations[J]. Int J Clin Exp Pathol, 2012, 5(4): 367-373.

[15] RUDÀ R, FRANCHINO F, SOFFIETTI R. Treatment of brain metastasis: current status and future directions[J]. Curr Opin Oncol, 2016, 28(6): 502-510.

[16] RYKEN T C, McDERMOTT M, ROBINSON P D, et al. The role of steroids in the management of brain metastases: a systematic review and evidence-based clinical practice guideline[J]. J Neurooncol, 2010, 96(1): 103-114.

[17] SIVASANKER M, MADHUGIRI V S, MOIYADI A V, et al. Surgery for brain metastases: an analysis of outcomes and factors affecting survival[J]. Clin Neurol Neurosurg, 2018, 168: 153-162.

[18] STEEG P S, CAMPHAUSEN K A, SMITH Q R. Brain metastases as preventive and therapeutic targets[J]. Nat Rev Cancer, 2011, 11(5): 352-363.

[19] TAKEI H, ROUAH E, ISHIDA Y. Brain metastasis: clinical characteristics, pathological findings and molecular subtyping for therapeutic implications[J]. Brain Tumor Pathol, 2016, 33(1): 1-12.

[20] TALLET A V, DHERMAIN F, LE RHUN E, et al. Combined irradiation and targeted therapy or immune checkpoint blockade in brain metastases: toxicities and efficacy[J]. Ann Oncol, 2017, 28(12): 2962-2976.

[21] ULAHANNAN D, KHALIFA J, FAIVRE-FINN C, et al. Emerging treatment paradigms for brain metastasis in non-small-cell lung cancer: an overview of the current landscape and challenges ahead[J]. Ann Oncol, 2017, 28(12): 2923-2931.

[22] ZHANG C, YU D. Microenvironment determinants of brain metastasis[J]. Cell Biosci, 2011, 1(1): 8.

第八节　中枢神经系统淋巴瘤

朱 巍

　　原发性中枢神经系统淋巴瘤（primary central nervous system lymphoma, PCNSL）是淋巴结外局限于颅内的非霍奇金淋巴瘤（non-hodgkin lymphoma, NHL）的一种类型，占总 NHL 发病率的 1%~2%。在西方国家，PCNSL 占所有颅内原发肿瘤的 3%~6%，我国没有确切发病率的报道。复旦大学附属华山医院近 60 年收治经病理证实的脑瘤 60 978 例，其中 814 例（1.3%）为 PCNSL。

　　PCNSL 的病因不明确，目前可以确认的高危因素是系统性免疫缺陷。人免疫缺陷病毒（HIV）感染的艾滋病（AIDS）患者 PCNSL 罹患率达 2%~6%。另外，实体器官移植、先天性免疫缺陷患者的发病率亦高达 2%~7%。但是在我国，大量 PCNSL 患者并没有免疫缺陷等高危因素，其疾病特点与免疫缺陷患者也并非完全相同。因此，在临床上，可将 PCNSL 分为免疫缺陷人群 PCNSL（immunocompromised PCNSL）和免疫正常人群 PCNSL（immunocompetent PCNSL）。

　　PCNSL 年发病率在美国为 0.04/10 万~0.06/10 万。我国目前尚无确切统计数字，但近年来发病率呈增高趋势。发病以免疫正常人群 PCNSL 为主，高峰年龄在 60 岁左右，男∶女约为 2∶1。免疫缺陷 PCNSL 发病高峰年龄在 30 岁左右。

【发病机制】

　　AIDS 患者中，PCNSL 发生与人类疱疹病毒（EB 病毒）感染及其引起的免疫反应相关。有报道显示 EB 病毒感染也与长期服用免疫抑制药物患者的 PCNSL 发生有关。有关免疫正常患者 PCNSL 形成的机制目前知之甚少，也没有证据表明 EB 病毒与肿瘤发生有关。主要有两种有关肿瘤形成的学说：中枢神经系统内炎症性病变吸引 B 淋巴细胞，后者在颅内积聚，以此而成瘤；另一种学说认为由于脑是免疫豁免区，全身系统淋巴瘤转移后,中枢神经系统以外部位肿瘤被机体正常免疫系统所清除,但中枢神经系统由于缺乏足够的免疫能力,最终导致肿瘤存活和发展,这可以解释 PCNSL 通常呈多发病灶的原因。

B 淋巴细胞所特有表达的炎症和趋化因子如 CCL19、CCL21、CXCL12、CXCL13 等与中枢神经系统内皮细胞上受体的结合是导致 B 淋巴细胞在颅内成瘤的重要原因。这可以解释 PCNSL 主要表现为弥漫性大 B 细胞淋巴瘤的现象。

近年来,大量研究集中在 PCNSL 肿瘤发生的分子机制上,并力图同时揭示影响 PCNSL 预后的因素。目前初步探明的一些结果包括:① 染色体 6q22 缺失,以及 B 细胞淋巴瘤 6(BCL6)基因重排频繁发生在 PCNSL,并与其不良预后相关;② 类似于系统性 NHL,众多肿瘤抑制基因的甲基化与肿瘤发生有关;③ 白介素家族 IL-4、IL-10 及其诱导基因在 PCNSL 中过度表达,特别是患者玻璃体和脑脊液中的 IL-10 蛋白浓度增加提示预后不良。而信号转导因子和转录激活因子 6(signal transducer and activator of transcription 6,STA-T6)表达与生存期呈负相关。

【病理】

PCNSL 可累及脑实质、软脑膜、脊髓和眼球,脑内病灶可呈多发或单发。85% 病灶位于幕上,主要累及脑室周围、丘脑、基底节、胼胝体等。15% 位于幕下,累及小脑和脑干。累及大脑皮质的概率依次为额叶 20%、顶叶 18%、颞叶 15%、枕叶 4%。

1. 大体特征   大脑半球内单发或多发肿块,常位于深部或接近脑室处,也有位于脑表面者。肿瘤质硬、脆、颗粒状,中心坏死,灶性出血,灰黑色或黄色。通常与周围神经组织分界不清。有些肿瘤分界清,像转移癌。边界弥漫时类似胶质瘤的表现。弥漫浸润但没有形成肿块的病变,称"大脑淋巴瘤病"。合并 AIDS 患者常有更多坏死区。脑膜淋巴瘤类似脑膜瘤或脑膜炎,脑膜常呈弥漫性增厚。

2. 微观特征   恶性淋巴瘤的肿瘤细胞以血管为中心的浸润形式,弥漫浸润脑组织。瘤细胞围绕血管,位于血管周围的网状纤维内,形成血管周围袖套状结构。其他浸润形式,包括致密的细胞聚集在一起,或像脑膜炎样单个的弥漫浸润。所有的原发性中枢神经系统淋巴瘤都显示弥漫浸润的特点。地图样坏死常见,大片凝固性坏死中见残留的瘤细胞围绕血管呈岛样分布。明显的胶质增生和小胶质细胞反应,大的 CD68$^+$ 的吞噬细胞,小的反应性 CD4 或 CD8$^+$ 的 T 淋巴细胞均呈灶性分布(图 3-3-8-1)。

3. 分类   从细胞水平来分,绝大多数 PCNSL 为弥漫性大 B 细胞淋巴瘤。少数其他类型包括 T 细胞淋巴瘤、血管内淋巴瘤、霍奇金病、硬脑膜黏膜相关淋巴样(MALT)淋巴瘤、原发眼内淋巴瘤等。

(1)B 细胞淋巴瘤:98% 的 PCNSL 是弥漫性大 B 细胞淋巴瘤,表达全 B 标记物,如 LCA、Bcl-6、CD10、CD19、CD20、CD79α 和 MUM-1 等。B 细胞来源占 90% 以上,T 细胞来源一般不足 10%。

(2)浆细胞瘤:颅内浆细胞瘤纯骨外型,常表现为结节或斑块状脑膜肿块,不同程度浸润其下脑实质。脑内实质性浆细胞瘤也有报道。另外的少见病例是多发性骨髓瘤继发累及脑实质。

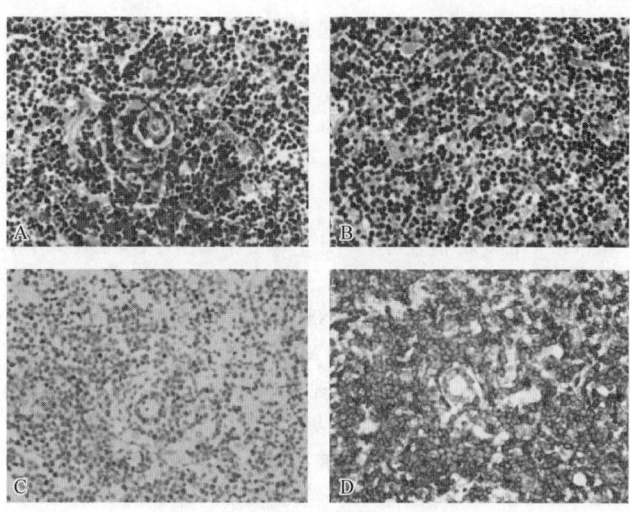

图 3-3-8-1 颅内淋巴瘤病理

A、B. 颅内淋巴瘤 HE 病理;C、D. 颅内淋巴瘤免疫组化病理。

(3)T 细胞淋巴瘤:占 PCNSL 的 2%~5%,是外周 T 细胞淋巴瘤。肿瘤表现为单个或多个脑实质包块。男性多见。相对 B 细胞淋巴瘤,T 细胞淋巴瘤常位于后颅窝,特别是小脑,可能起源于软脑膜。Ki-1 淋巴瘤和淋巴母细胞样颗粒细胞增生症属于 T 细胞淋巴瘤。分子基因证实 T 细胞单克隆,可排除富于 T 细胞的 B 细胞淋巴瘤。

(4)血管内淋巴瘤:又名嗜血管性淋巴瘤,累及多个脏器。30% 病例累及中枢神经系统,包含整个神经轴。大 B 细胞聚集,几乎没有 T 细胞、NK 细胞或组织细胞,聚集在小和中等的血管内,造成血管阻塞,导致散在的小梗死。

(5)霍奇金病:非肿瘤的造血细胞背景中可发现霍奇金和 Reed-Sternberg 细胞。肿瘤细胞被 T 淋巴细胞菊心团呈指环状包围。此类型在中枢神经系统非常罕见,通常是 Ⅲ 级或 Ⅳ 级的系统性霍奇金病的一部分。原发性中枢神经系统霍奇金病也有报道。病变常以硬膜为基底,质硬,界限清楚的脑实质内肿瘤。

(6)硬脑膜 MALT 淋巴瘤:低级别 B 细胞 MALT 淋巴瘤,是原发性低级别颅内淋巴瘤中常见代表,以硬膜为基底,形似脑膜瘤。表现为小淋巴细胞,胞质透亮,核居中,形态不规则,有不同程度的浆细胞分化,可见淋巴滤泡和淀粉样沉积。肿瘤细胞表达 CD19、CD20、CD79α,不表达 CD3、CD10 或 CD23。女性多见,治疗后可长期存活。

(7)原发眼内淋巴瘤:病理多为弥漫性大 B 细胞淋巴瘤,好发于中老年人,接近 20% 的 PCNSL 可表现为眼内淋巴瘤,主要累及玻璃体、视网膜和葡萄膜。80% 以上的眼内淋巴瘤会播散进入中枢神经系统,因此,怀疑眼内淋巴瘤的患者也应同时检查神经轴,包括头颅 MRI 和脑脊液细胞学检查。

【临床表现】

PCNSL 多起病隐匿,病程发展快。由于多灶性的特点,PCNSL 患者的临床表现可能多种多样。如免疫正常 PCNSL 可表现为偏瘫、语言障碍、共济失调等。可伴发认知及行为异常,可能多与病灶侵犯额叶及胼胝体区有关。由于病灶周围水肿明显且进展快速,部分患者表现为颅内高压症状。病变累及皮质或软脑膜可伴发癫痫。免疫缺陷患者 PCNSL 病灶多为多发,可同时出现多个部位的神经功能障碍。10%~

20%患者合并眼内病灶,常表现为进行性视力障碍,由于症状缺乏特异性,难以在疾病早期确诊。起病时即累及脊髓的PCNSL更为少见,表现为髓内病灶引起的运动和感觉功能障碍。

【辅助检查】

1. 影像学检查

(1) CT:CT 检查可见病灶呈等或稍高密度,类圆形,边界不清,瘤周水肿明显,钙化少见。增强扫描瘤多呈明显强化,也可表现为环状强化。对 PCNSL 病灶累及的范围、室管膜下或蛛网膜下浸润的评估有赖于 MRI 扫描。

(2) MRI:MRI 增强是发现和诊断 PCNSL 的主要检查方法之一。免疫正常 PCNSL 多表现为脑内单发病灶,主要集中在大脑半球、基底节、胼胝体、脑室周围以及小脑等部位。少数(12.5%)病灶累及软脑膜,但多数脑实质病灶可累及皮质。约1/4 免疫正常 PCNSL 可表现为多发病灶,而免疫缺陷 PCNSL绝大多数为多发病灶。典型 PCNSL 病灶均质实质性强化呈"棉花团"样表现,瘤周水肿明显。部分病灶表现为中心部位坏死、斑片状强化,呈现所谓的"鬼影状"强化,多见于前期经皮质激素治疗的患者。

近年来开发的一些特殊序列 MRI 用于 PCNSL 与其他脑内病变的鉴别诊断。如灌注加权成像(PWI)显示 PCNSL 病灶呈围绕血管为中心的生长方式,其特征性的表现为肿瘤明显增强而血流灌注量增加不明显,DWI 序列一般呈高信号,与其他脑内肿瘤作鉴别;组织灌注量(rCBV)表现为病灶早期强化不明显,缓慢增强后达到峰值。而显著弥散系数(ADC)用于检测病灶内水分子弥散程度,进而评估细胞密度,为鉴别 PCNSL 和星形细胞瘤提供一定帮助。同时 ADC 信号可用于检测治疗过程中病灶细胞密度,进而评估治疗的效果(图 3-3-8-2、图3-3-8-3)。

(3) PET:PET 对于诊断、排除累及颅内的系统性淋巴瘤具有重要意义。美国国立综合癌症网络(NCCN)指南将全身PET 或胸、腹、盆腔 CT 作为完善 PCNSL 诊断的必要检查(2B级证据)。

2. 脑脊液检查 脱落细胞学检查 15%～31%可以发现淋巴瘤细胞,重复检查可进一步提高诊断率。一些脑脊液特殊蛋白生物标志物,如抗血栓素Ⅲ在 PCNSL 脑脊液中上调表达,可作为诊断的参考指标。

3. 其他检查

(1) 血清乳酸脱氢酶(LDH):血清 LDH 升高与 PCNSL的不良预后相关。

(2) 骨髓穿刺:骨髓穿刺用于评估骨髓受累情况。由于PCNSL 浸润骨髓发生率低,一般不作为 PCNSL 常规诊断手段。近年来,克隆重聚集重链免疫球蛋白(clonally rearrange immunoglobulin heavy chain,CRIgH)基因作为评估亚临床骨髓累及的指标逐渐被应用。

(3) 眼科检查:为了提高诊断阳性率,应考虑裂隙灯检查排除可能的恶性葡萄膜炎,必要时需进一步行眼部活检。

【诊断】

PCNSL 多无特异性临床表现,CT、MRI、PET 帮助确定病灶的数量、大小、位置以及分期,但仍需与胶质瘤、转移瘤、脑脓肿、脑炎等鉴别。一些 PCNSL 易感因素帮助诊断,如艾滋病、器官移植、先天性免疫缺陷患者等。如发生中枢神经系统单发或多发病灶,即要考虑本病的可能性。疾病的确诊依赖于病理学检查,包括脑脊液肿瘤细胞检查、立体定向穿刺活检,以及开颅肿瘤切除活检等。一旦明确诊断是中枢神经系统淋巴瘤,就应该考虑实施国际 PCNSL 合作组织详细规定的标准分阶段评估方案,包括整个中枢神经系统的评估,包括对全神经轴影像学检查(包括头部+全脊髓增强 MRI)。完善眼科检查,应该考虑裂隙灯检查。必要时需行骨髓穿刺以及胸腹部 CT 检查,来排除系统病变的累及。同时检测 HIV 病毒抗体,因为不论是

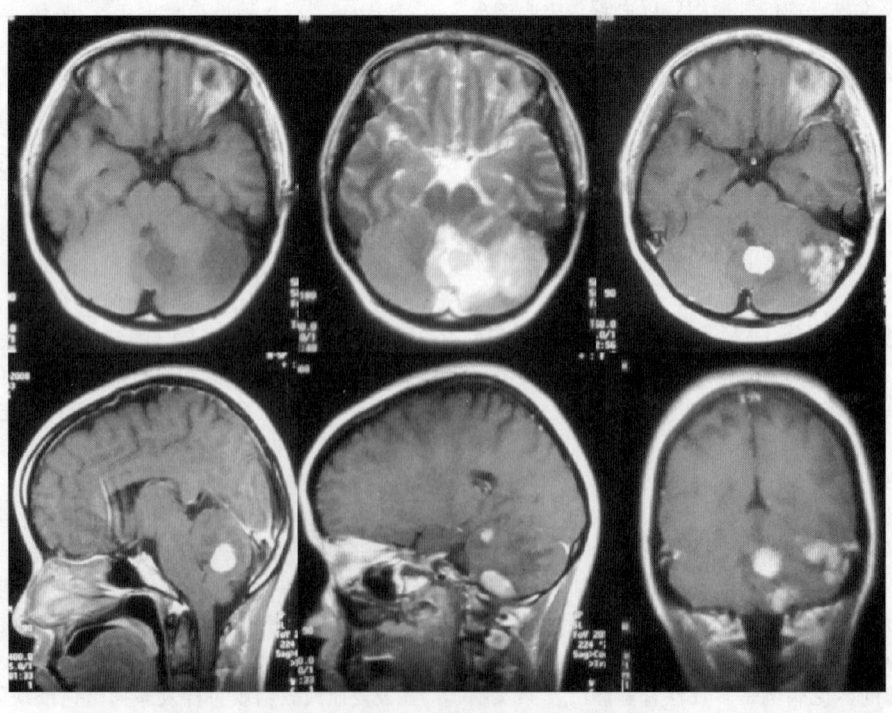

图 3-3-8-2 颅内淋巴瘤治疗前 MRI 影像

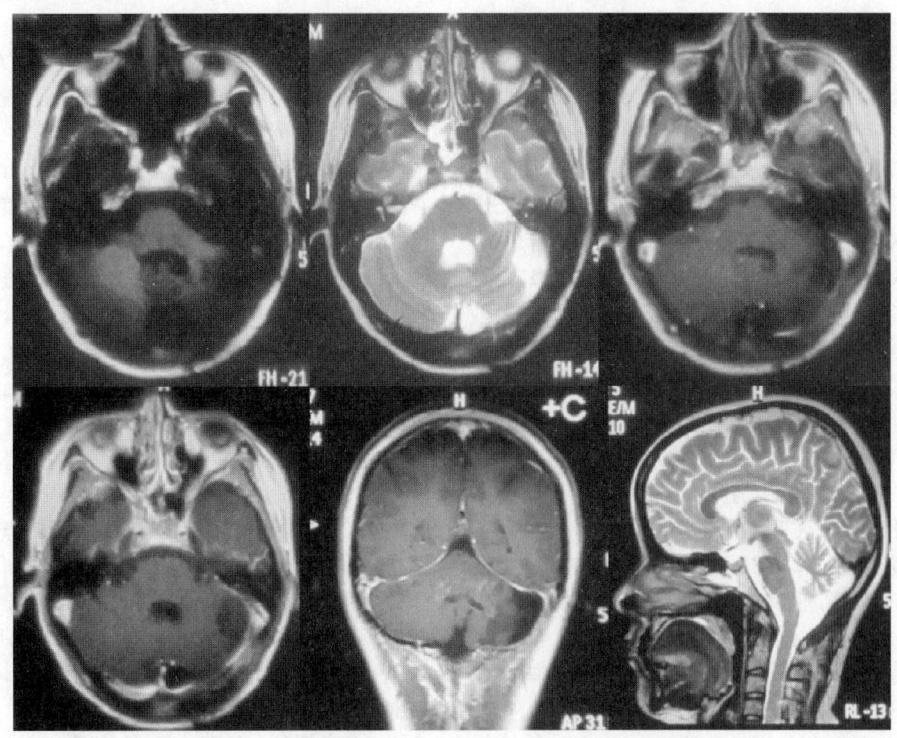

图3-3-8-3 颅内淋巴瘤手术及放化疗后MRI影像

预后还是治疗方案,免疫缺陷的 PCNSL 与免疫正常的 PCNSL 患者都是完全不同的。

【治疗】

1. 外科治疗 对于迅速增大的肿瘤病灶,其占位效应如难以在短时间内消除并影响后续治疗,可以进行开颅手术,在获得病理学诊断的同时降低颅内压,为放、化疗创造条件。然而在一般情况下,最大范围的切除肿瘤对降低颅内压、预防脑疝的作用有限,而穿刺活检对明确 PCNSL 诊断起决定性作用。活检不仅可以明确病理类型,而且对评估肿瘤的增殖活性提供帮助。近年来发展的导航下无框架立体定向穿刺活检具有操作简便直观、可以多点穿刺等优点,逐渐取代传统的框架立体定向穿刺活检术。如活检结果阴性(特别是使用过类固醇的患者),建议停止激素治疗,随访影像学检查,一旦发现复发,建议再次活检。

2. 放射治疗 单纯放疗(35~40 Gy)曾经是 PCNSL 的主要治疗措施。PCNSL 患者对放疗高度敏感,放疗总体有效率达90%,其中约60%患者经照射后病灶可完全消失,立体定向放疗为首选。经单纯全脑大剂量放疗(WBRT)的 PCNSL 患者平均生存率仅为12~18个月,故目前一般选择化疗后放疗。目前没有临床数据证明对于病灶局限于颅内的 PCNSL 增加脊髓照射能够提高生存期,因而多采用 WBRT,最佳照射剂量为40~50 Gy。

WBRT 在 PCNSL 治疗中的神经功能损伤发生率远远高于其他脑肿瘤。2/3 的患者会出现不同程度的迟发性神经功能障碍,特别是认知功能障碍,如痴呆、尿失禁等。采用小剂量WBRT 虽然可以降低神经损害的发生率,但可能会导致肿瘤的提前复发,缩短生存时间。

3. 联合化放疗 为提高 PCNSL 治疗效果同时降低神经毒性和神经放射损伤的程度,联合化放疗是目前最普遍采用的治疗策略。虽然各种报道在药物种类和剂量,以及放疗的剂量上存在多样性,但治疗原则基本一致。目前,一般倾向于先化疗后放疗的方案,原因为:① 放疗后大部分残留肿瘤细胞处于静止期,导致化疗效果降低;② 放疗导致内皮细胞增殖,限制化疗药物透过血-脑屏障;③ 放疗后使用甲氨蝶呤(MTX)使脑白质脱髓鞘的风险明显增加;④ 先行化疗的方案可以更容易评估化疗效果。因此,建议采取先化疗后全脑放疗,如颠倒顺序,有可能降低疗效。当脑脊液脱落细胞学检查或脊髓 MRI 阳性时,考虑鞘内化疗＋全脊髓放疗。如果眼部检查为阳性(如恶性葡萄膜炎),应选择全脑放疗或眼内化疗。

治疗 PCNSL 化疗药物与方案的选择与全身性 NHL 不同,外周淋巴瘤经典的 CHOP(环磷酰胺、多柔比星、长春新碱、泼尼松)化疗方案由于无法透过血-脑屏障,因此对 PCNSL 几乎无效;与单独使用 HD-MTX 相比,加用 CHOP 方案也并不能改善预后。因此,目前一线治疗主要基于以 MTX 为主的大剂量多疗程化疗,再进行低剂量 WBRT。MTX 为治疗 PCNSL 最有效的药物,并且在多因素分析中也是唯一与近期疗效和生存期相关的化疗药物,NCCN 推荐 MTX 的剂量从 3.5 g/m² 起步,使用时间 3~12 个月不等;除非脑脊液脱落细胞学检查发现淋巴瘤细胞,否则不推荐额外的鞘内 MTX 注射。其他联合使用的化疗药包括长春新碱、阿糖胞苷、丙卡巴肼(MPV)等。

据 2002 年肿瘤放射治疗组(Radiation Therapy Oncology Group, RTOG)报道采用 5 个疗程大剂量 MTX、长春新碱、MPV 以及总剂量 45 Gy WBRT 方案,36%的患者化疗后完全缓解,94%有效,平均无瘤生存时间达 24 个月,平均生存时间36.9 个月。而迟发型神经毒性的发生率为 15%。其治疗效果远好于以往单纯 WBRT 方案。特别对于年龄小于 60 岁的患者治疗效果提高尤为明显。MTX 单药与 MTX 联合阿糖胞苷治疗 PCNSL 的随机对照临床 II 期研究结果,首次证明联合用药在提高疾病缓解率和生存时间上好于 MTX 单独用药(国际结外淋巴瘤研究组,IELSG,2008)。美国麻省总医院癌症中心的多中心Ⅱ期临床试验表明:大剂量 MTX 是治疗 PCNSL 的最有效的药物,单药治疗可使 20%的患者获得长期完全缓解。

近年来在化疗基础上发展起来的免疫化疗方案有助于提高肿瘤缓解率,因此逐渐成为热点,并可能进一步提高 PCNSL 治疗效果。2007 年 RTOG 组再次报道化疗中加入利妥昔单抗(rituximab)的 RMPV 免疫化疗方案,然后对完全缓解患者给予 23.4 Gy,其他患者给予 45 Gy WBRT,最后再给予 2 个疗程大剂量阿糖胞苷的类似"三明治"疗法,总有效率达 93%,免疫化疗后 78%的完全缓解,2 年生存率在完全缓解和未完全缓解患者中分别为 67%和 57%。同时接受低剂量 WBRT。患者2 年内行为能力不同程度提高。同时临床研究证实利妥昔单抗在脑脊液中能够积聚并去除脊髓中的肿瘤细胞,而且不良反应轻微。另有研究表明,替莫唑胺联合利妥昔单抗治疗复发或耐药的 PCNSL 患者,缓解率达 53%,无进展生存期为 7.7 个月。因此,从 2008 年起 NCCN 将利妥昔单抗列为 PCNSL 二线治疗药物。

4. 单纯化疗 尽管低剂量 WBRT 作为化疗的巩固措施在多数情况下被采用,但由于其仍然无法避免较高的迟发性神经损害发生率,在一些特殊患者,特别是高龄(>60 岁)患者中建议推迟放疗时间,或只采取单纯化疗方案。

化疗方案仍然以大剂量 MTX 为基础,单独或联合其他 NHL 敏感药物,或联合利妥昔单抗的免疫化疗方案。2009 年美国麻省总院(MGH)报道针对年龄超过 70 岁的患者采用单纯大剂量 MTX 疗法获得满意效果,平均生存期达 37 个月。其他报道包括联合替莫唑胺等均将神经毒不良反应控制在可接受的范围内,有研究结果显示其治疗复发/难治性 PCNSL 患者的完全缓解率达 25%。

为提高药物在中枢神经系统的浓度,有报道对侵犯软脑膜或皮质的 PCNSL 进行 MTX 鞘内注射,但目前并没有确切证据证明其有效性。另外,一些提高血-脑屏障的药物,如甘露醇等得到应用,并在许多报道中证明其有效性。目前公认的有效通过血-脑屏障的 MTX 浓度为 3.5 g/m^2 以上,具体剂量应根据个体差异调整。

5. 干细胞移植 自体干细胞作为复发或高危系统性淋巴瘤的有效治疗方法之一,近年来主要作为 PCNSL 的解救方案得到一定的应用。2007 年 Montemurro 等报道的临床Ⅱ期多中心研究,对 23 名经常规治疗未完全缓解患者使用高剂量 MTX 诱导,高剂量白消安、塞替哌化疗和自体干细胞移植,未完全缓解患者追加 WBRT。其中 3 名患者治疗期间死亡,3 名死于迟发性放射性脑损伤。总体 2 年生存率达 48%,接受移植患者 2 年生存率达 61%。

6. 解救疗法 对于一线化疗失败以及复发的 PCNSL 病例,需要采用解救治疗方案。尽管目前没有统一标准的解救方案,但针对不同类型的病例可采用针对性的治疗措施。WBRT 针对单纯化疗无效,或化疗后复发病例,可作为化疗失败后的二线治疗,治疗响应率可达 75%。对于经 MTX 化疗后缓解但又复发的患者,可再次进行 MTX 为主的化疗。

对于老年或一般情况较差的患者可采用替莫唑胺单独或联合利妥昔单抗治疗,有研究显示替莫唑胺治疗复发/难治性

PCNSL 患者的完全缓解率达 25%,但替莫唑胺联合阿糖胞苷及 MTX 治疗能作为 PCNSL 的一线治疗方案,尚需更大规模的临床试验予以证实。对于年轻或一般情况较好的患者,可尝试联合化疗或大剂量化疗联合干细胞移植。

7. 激素治疗 超过 70%的 PCNSL 对肾上腺皮质激素具有高度敏感性,可以迅速缓解患者的临床症状,改善一般状况。然而肿瘤对于激素的反应性退缩是暂时的,故激素不能作为一线治疗的药物。相反,PCNSL 确诊以前的激素使用尽管可能减小肿瘤体积,但导致影响活检的确诊率,因而目前多不主张在病理诊断前使用肾上腺皮质激素类药物。

【预后】

多中心回顾研究将年龄(≤60 岁或>60 岁)、行为状态(0~1 或 2~4)、血清 LDH 水平(正常或升高)、脑脊液蛋白浓度(正常或升高)、病灶累及脑深部结构(无或有)作为 5 个独立的影响 PCNSL 患者预后的因素,各记 1 点。患者各点评估好得 0 分,差得 1 分,累计总分为 0~5。分析 105 例经规范放化疗的病例,预后评分 0~1、2~3、4~5 分患者的 2 年生存率分别为 85%±8%、57%±8%、24%±11%,具有显著性差异。在病理形态学方面,血管增生提示预后不良,反应性血管周围 T 细胞浸润提示预后良好。

未经治疗的新诊断 PCNSL 的平均生存期为 3 个月。随着治疗手段以及方案的不断完善,特别是化疗药物以及策略的改进,PCNSL 的治疗效果有了明显提高。近年有部分报道,PCNSL 经治疗后的 5 年生存率已达 30%~40%。

参 考 文 献

[1] KLEIHUES P, CAVENEE W K. 神经系统肿瘤病理学和遗传学[M]. 李青,徐庆中,译. 北京:人民卫生出版社,2006:232-239.

[2] ABREY L E. Primary central nervous system lymphoma [J]. Curr Opin Neurol, 2009, 22(6):675-680.

[3] ALGAZI A P, KADOCH C, RUBENSTEIN J L. Biology and treatment of primary central nervous system lymphoma[J]. Neurotherapeutics, 2009, 6(3):587-597.

[4] BHAGAVATHI S, WILSON J D. Primary central nervous system lymphoma[J]. Arch Pathol Lab Med, 2008, 132(11):1830-1834.

[5] CARRABBA M G, RENI M, FOPPOLI M, et al. Treatment approaches for primary CNS lymphomas [J]. Expert Opin Pharmacother, 2010, 11(8):1263-1276.

[6] CHIMIENTI E, SPINA M, VACCHER E, et al. Management of immunocompetent patients with primary central nervous system lymphoma[J]. Clin Lymphoma Myeloma, 2009, 9(5):353-364.

[7] HOANG-XUAN K, BESSELL E, BROMBERG J, et al. Diagnosis and treatment of primary CNS lymphoma in immunocompetent patients: guidelines from the European Association for Neuro-Oncology[J]. Lancet Oncol, 2015, 16(7):e322-e332.

[8] KICKINGEREDER P, WIESTLER B, SAHM F, et al. Primary central nervous system lymphoma and atypical glioblastoma: multiparametric differentiation by using diffusion-, perfusion-, and susceptibility-weighted[J]. Radiology, 2014, 272(3):843-850.

[9] LOUIS D N, OHGAKI H, WIESTLER O D. WHO

classification of tumors of the central nervous system [M]. 4th ed. Lyon：International Agency for Research on Cancer，2007：188 - 192.

[10] National Comprehensive Cancer Network. NCCN clinical practice guidelines in oncology：central nervous system cancers (2018. V1) [EB/OL]. (2018 - 03 - 20) [2019 - 04 - 09]. https://www.nccn.org/professionals/physician_gls/pdf/cns.pdf.

[11] SCHULTZ C J，BOVI J. Current management of primary central nervous system lymphoma [J]. Int J Radiat Oncol Biol Phys，2010，76(3)：666 - 678.

[12] SOUSSAIN C，HOANG-XUAN K. Primary central nervous system lymphoma：an update [J]. Urr Opin Oncol，2009，21 (6)：550 - 558.

[13] YAMANAKA R. Management of refractory or relapsed primary central nervous system lymphoma (Review) [J]. Mol Med Report，2009，2(6)：879 - 885.

第九节 脑干肿瘤

陈 亮 毛 颖

脑干肿瘤占儿童中枢神经系统肿瘤的 10％～20％，占成人的 1.5％～2.5％，均以胶质瘤最为常见，其他包括转移瘤、血管母细胞瘤、淋巴瘤等。海绵状血管瘤虽为血管畸形性疾病，作为实质性占位，在治疗方式和手术入路等方面与肿瘤颇为相似，因此也一并介绍。

【临床表现】

1. 定位表现 脑干内的神经核团和传导束受肿瘤浸润、压迫或破坏，产生病变同侧脑神经麻痹，对侧肢体感觉和运动障碍，构成脑干病变所特有的交叉性瘫痪现象。各个脑神经损害出现的先后，有助于定位肿瘤起源。例如以第Ⅲ、Ⅳ对脑神经损害为主者，应考虑为中脑肿瘤；以第Ⅴ、Ⅵ、Ⅶ、Ⅷ对脑神经损害为主者应考虑为脑桥肿瘤；以第Ⅸ、Ⅹ、Ⅺ、Ⅻ对脑神经损害为主者应考虑延髓肿瘤。肿瘤影响到脑干的网状结构时还可引起精神症状和意识障碍。肿瘤压迫中脑导水管或第四脑室，造成脑脊液循环通路的阻塞，急性者表现为头痛、呕吐，慢性者为起步困难、视力下降、大小便失禁、反应迟钝、智力减退等。肢体或躯体共济障碍如步态不稳、构词不良（小脑受累）、嗜睡、多饮多尿（下丘脑受累）等。

不同部位肿瘤可以有特征性的临床表现。

(1) 中脑肿瘤：① 侵犯大脑脚表现为 Weber 综合征，即患侧周围性动眼神经麻痹和对侧肢体上运动神经元瘫痪。若累及红核，可出现病变同侧肢体的共济失调。随着肿瘤向对侧发展，可逐步出现双侧脑神经核受损症状，表现为双侧眼睑下垂、瞳孔散大、眼球运动障碍，双侧共济失调、步态蹒跚、肢体肌张力增高、腱反射亢进和锥体束征阳性等。② 侵犯丘脑底部和下丘脑，可出现一侧或双侧的舞蹈样不自主运动。若同时累及乳头体，则常有意识障碍、嗜睡、记忆力减退及定向障碍，呈缓慢进展的痴呆综合征，以及下丘脑-垂体功能紊乱的症状。③ 侵犯顶盖部，可出现 Parinaud 综合征，表现为双眼上视困难、会聚不能、瞳孔光反应消失。若压迫导水管出现阻塞性脑积水。此外，中脑肿瘤常在早期出现精神症状，表现欣快、激动、不自主发笑或冲动行为等。

(2) 脑桥肿瘤：早期表现复视、眩晕、共济失调、展神经麻痹，后期出现面神经、三叉神经等其他脑神经损伤和肢体的运动、感觉障碍。脑桥旁正中综合征（Foville 综合征）表现为向病灶侧凝视麻痹，同侧核性面瘫，对侧偏瘫。脑桥下部腹外侧综合征（Millard - Gubler 综合征）也有病灶侧展神经、面神经受累和对侧锥体束征，但不出现向病灶侧水平凝视麻痹。若肿瘤跨过中线，累及双侧内侧纵束，则出现双侧眼睑轻度下垂，两眼球轴心分离，在侧向运动时，可见单眼球的水平和垂直震颤。累及三叉神经运动核时出现病侧咬肌无力，张口时下颌偏向病侧，累及三叉神经感觉核可出现患侧面部感觉减退、角膜反射迟钝或消失。偏于一侧的脑桥肿瘤，常因累及锥体束而出现对侧肢体运动的症状，但传导束性感觉障碍很少见（＜10％）。少数肿瘤偏于肿瘤外侧，出现耳鸣、眩晕和严重的恶心、呕吐，体检发现患侧听力减退，旋转或水平眼震和患侧共济失调，有时有强迫性头位及患侧面部感觉减退。若肿瘤主要位于脑桥基底部，早期神经症状不明显，后因破坏脑桥固有核，影响脑桥臂而出现同侧肢体共济失调，若累及锥体束则出现对侧肢体的传导束性运动障碍。位于脑干浅层的肿瘤，常在生长过程中向外突出，最常见突向背侧，压迫第四脑室，可导致非交通性脑积水。少数患者出现欣快、违拗等精神症状，和排尿困难等自主神经症状。

(3) 延髓肿瘤：反复呕吐是常见和早期表现，也有患者表现为不同程度的头昏、头痛、吞咽困难、进食呛咳、构音困难等后组脑神经麻痹症状。若损害限于一侧，可见病侧软腭瘫痪、咽反射消失、伸舌偏斜，累及双侧，出现双侧软腭瘫痪、咽反射消失、吞咽困难等真性延髓麻痹综合征，同时伴有双侧的肢体运动、感觉障碍及程度不等的痉挛性瘫痪，以下肢为重。不少患者还伴有血压与心率异常、出汗、顽固性呃逆、消化道出血等症状。由于肿瘤对呼吸中枢的直接浸润和破坏，常在病程早期即有呼吸不规则，随着肿瘤的发展可突然发生呼吸停止，个别表现为发作性昏厥或癫痫样发作，甚至呼吸骤停而猝死。延髓肿瘤罕见视神经乳头水肿，常在颅内压增高症状产生之前即已死亡。

2. 定性表现

(1) 儿童脑干胶质瘤：特征见表 3 - 3 - 9 - 1。

表 3 - 3 - 9 - 1 儿童脑干胶质瘤特征

肿瘤	发病占比（％）	临床特征	部位	MRI	病理级别	治疗	预后
弥散浸润型胶质瘤	60～80	亚急性起病，多组脑神经损伤、共济失调和长束征	脑桥	脑桥膨大，内有弥漫性 T_1W 低、T_2W 高信号病灶，一般无强化，常见基底动脉被包裹	高	放疗	较差

续 表

肿瘤	发病占比（%）	临床特征	部位	MRI	病理级别	治疗	预后
局限型顶盖胶质瘤	<5	脑积水	中脑顶盖	中脑顶盖边界清楚的占位性病变，伴幕上非交通性脑积水，病灶一般无强化	低	单纯针对脑积水，活跃者手术、放疗或γ刀	较好
其他局限型脑干胶质瘤							
后方外生型	10~20	慢性头痛和反复呕吐	桥延背侧	病灶边界清楚，且有强化	低	手术切除为主	较好
延颈交界型	5~10	反复呕吐	延颈交界		低，毛细胞型		好
其他	<5		脑干		低，少数高级别		较好

1) 弥散内生型胶质瘤：或称弥散浸润型胶质瘤，约占儿童脑干胶质瘤的 80%，病理多为高级别胶质瘤，预后极差（总生存期仅 7~14 个月）。典型表现为 5~10 岁患儿在数日或数周内出现多组脑神经损伤、共济失调和束长征。头 MRI 见脑桥膨大，T_1W 低、T_2W 高信号，一般无强化，常见基底动脉被包裹。临床和影像学诊断与病理诊断的符合率达 96.5%，因此手术活检一般仅用于不典型患者。治疗主要依赖放疗，总剂量 50~60 Gy，按每日 1.5~2 Gy，共 6 周。尽管影像学上不一定有明显改善，但仍有约 3/4 的患者在放疗后临床症状不同程度地缓解，可维持数月。继续增加放射剂量的临床研究没有发现明确的剂量-效应关系。随访过程中，临床变化往往很难用影像学解释，经常很小的影像学改变就会伴随显著的临床变化。总体上此型患者预后不佳，治疗后中位生存期为 9~12 个月，2 年生存率为 10%~25%。弥漫中线胶质瘤（diffuse midline glioma）伴 H3K27M 突变（第 27 位赖氨酸突变为甲硫氨酸）是 2016 年 WHO 中枢神经系统的新增分类，是一类主要为星形细胞分化并伴有组蛋白 H3K27M 突变的浸润性中线高级别胶质瘤。该病主要发生于儿童，常见于脑干、丘脑和脊髓等中线部位。H3K27M 突变发生于约 80% 的弥漫内生型脑桥胶质瘤（diffuse intrinsic pontine glioma，DIPG）。以星形细胞分化为主、发生于中线部位的脑干胶质瘤如伴有 H3K27M 突变，大多预后较差。

2) 局限型顶盖胶质瘤：占脑干胶质瘤的 5%，常以脑积水起病，MRI 表现为中脑顶盖边界清楚的占位性病变，T_1W 低、T_2W 高信号，不增强，伴幕上非交通性脑积水。因病灶较小时即可能引起脑积水，且易被脑积水掩盖，所以对迟发性中脑导水管狭窄患者，常规 MRI 检查阴性者，应在脑积水术后复查 MRI，以防漏诊。治疗包括脑积水和肿瘤两个方面，针对肿瘤的治疗存在一定争议。文献报道肿瘤的病理级别大多为 WHO Ⅰ~Ⅱ级，但约 10% 有侵袭性，达Ⅲ级，术前单凭 MRI 无法准确判断病理级别。有人认为肿瘤体积较大、瘤内有强化者可能具有侵袭性，但复旦大学附属华山医院 10 例直径大于 2 cm 的顶盖胶质瘤，7 例有强化，仅 1 例为 WHO Ⅲ级。因此，我们认为应加强随访，及时发现和处理临床和影像学的变化。

3) 其他局限型胶质瘤：占 20%~35%，包括脑桥延髓背侧外生型胶质瘤（10%~20%）、延颈交界型胶质瘤（5%~10%）等。背侧外生型脑干胶质瘤以毛细胞型星形胶质细胞瘤为主，表现为长期的轻微头痛和反复呕吐，手术切除是主要的治疗方法。手术切除外生部分，对脑干内肿瘤行瘤内切除而不

超过肿瘤边界。不强求全切，术后仍可能无障碍长期生存。除极少数为高级别外，几乎均为毛细胞型或室管膜瘤，MRI 上病灶边界清楚且有强化，绝大多数可达全切除或次全切除，故预后较好，术后不需放疗。

(2) 成人脑干胶质瘤：年龄大于 16 周岁的脑干胶质瘤患者定义为成人脑干胶质瘤。弥漫型最常见（45%~50%），病理多为低级别胶质瘤，常为 20~30 岁发病，病理 80% 以上为 WHO Ⅱ级，故临床上病程较长。影像学同小儿，一般无强化，典型者可根据影像学表现作出诊断。分子病理诊断对个体化治疗方案的选择具有指导意义，随着活检术并发症及死亡率较前减少，因此越来越多学者认为活检术还是必要的。治疗仍以放疗为主，预后相对较好（总生存期 4.9~7.3 年）。成人恶性胶质瘤常 40 岁后发病，MRI 表现为脑干内明显的强化病灶，预后极差，中位总生存期只有 1 年。需注意的是，仅根据临床和 MRI 表现诊断恶性胶质瘤的误诊率达 10%~25%。成人其他脑干占位包括转移瘤、淋巴瘤、结核瘤、脓肿，甚至血管性疾病，故常需要借助手术活检来明确诊断。

(3) 脑干血管母细胞瘤：血管母细胞瘤又称血管网织细胞瘤，是一种少见的源于血管结构的真性肿瘤。根据形态可分囊性和实质性两类，位于脑干者多为实质性。脑干血管母细胞瘤占颅内血管母细胞瘤的 3.8%~26.3%，以成年人多见，无明显性别差异。根据肿瘤表面是否完全被脑干结构覆盖，又可分为脑干内型和脑干表面型两类，后者大部或部分嵌入脑干。早期表现为轻微的头痛、头昏，很少有交叉性瘫痪或脑神经麻痹等脑干肿瘤的典型症状。待出现明显症状时往往肿瘤体积较大。诊断依赖影像学检查。伴有 VHL 病者发病年龄更轻，有多发倾向，可伴视网膜血管瘤、肾细胞癌、嗜铬细胞瘤或附睾囊腺瘤。由于血管母细胞瘤分泌促红素，患者血红蛋白和红细胞计数显著高于常人，肿瘤切除后血色素也恢复正常。随访中若肿瘤复发，血色素会相应再次显著增高，因此也常作为随访的指标之一。临床发现，病灶绝大多数位于脑干背侧，压迫第四脑室，可合并幕上脑积水。CT 上病灶表现为低密度实质性占位，有时因病灶钙化或中心部坏死而显得略微不均匀。MRI 在 T_1W 为等低信号，T_2W 为高信号，圆形或卵圆形，边界锐利，肿瘤周围无明显脑水肿，病灶边缘的血管流空影有鉴别意义。CT、MRI 增强后扫描均呈现异常明显的强化。肿瘤发生瘤内或表面出血，后者可致肿瘤偏侧血肿或蛛网膜下腔出血。DSA 可见病灶染色，血供来源以椎动脉系统为主，一侧或双侧小脑

后下动脉最为常见,其次为小脑前下动脉和小脑上动脉。

（4）脑干海绵状血管瘤：脑干海绵状血管瘤占颅内海绵状血管瘤的 $9\%\sim35\%$,但出血和再出血的概率明显高于其他部位,据统计其年出血率为 $0.5\%\sim6\%$,年再出血率为 $5\%\sim60\%$ 。根据病灶深度可分为外生型、浅表型和内生型。外生型明显突出于脑干表面,呈紫色或暗红色;浅表型脑干表面轻度隆起和黄染;内生型脑干表面无明显异常。用术前 MRI 判断病灶深浅并不一定准确,特别是在 T_2W 相,病灶周围的低信号环已经到达脑干表面,显微镜下脑干表面可能并无异常。海绵状血管瘤出血早期的 MRI 表现以高信号血肿为主,而病灶信号不清楚。一般在 $3\sim4$ 周后病灶特有的不规则信号出现,此时血肿液化已形成。

【诊断与鉴别诊断】

进行性一侧脑神经麻痹和对侧肢体传导束型运动障碍、伴或不伴头痛,并逐步发展至双侧的脑神经损害和双侧肢体功能障碍者,均应首先考虑脑干病变的可能。在典型病例,体检发现有三组体征,即脑神经麻痹、肢体瘫痪及小脑性共济失调,结合进行性加重的病史特点,一般即可作出临床定位诊断。定性诊断有赖于神经影像学检查,特别是 MRI 平扫和增强,其影像学特点取决于病变性质。MRS 有助于诊断和鉴别诊断。

脑干肿瘤须与下列疾病相鉴别。

（1）脑干脑炎：常有感冒、发热史。病程常有自限性,经 $7\sim8$ 周治疗后大部分患者好转或治愈。对不典型病例,常规影像学检查也难以鉴别,可试用肾上腺皮质激素等抗炎试验治疗,同时密切观察和随访病情。

（2）多发性硬化：临床表现及体征呈多发性及多样性,有特征性的多次缓解和复发病程。MRI 显示脑室旁白质或脑干内多发性散在椭圆形异常信号。

（3）脑神经麻痹：单发性动眼神经麻痹多见于颅内动脉瘤及少数单发性动眼神经炎,可凭无对侧肢体的长束症状与中脑肿瘤鉴别。单发性展神经麻痹是脑干肿瘤早期最常见的体征,必须密切随访。颅底 X 线摄片和头颅 CT 检查可以除外岩尖部的炎症、鼻咽癌转移等情况引起的展神经麻痹。多发性脑神经炎和急性感染性多发性神经炎的脑神经麻痹,以不伴脑干实质的损害为特点,无肢体的传导束性运动或感觉障碍,脑脊液检查常有蛋白质增高而细胞数正常。

【治疗】

1. 脑干胶质瘤

（1）保守治疗：顶盖胶质瘤的自然病程仍然不清楚,大多数生长缓慢,常数年无进展,因此多数主张若患者无脑积水或脑积水解除后,对肿瘤本身不作任何处理,但必须长期随访,因为时间足够长,肿瘤可能还是会进展。笔者所遇 1 例在随访 13 年后出现 Parinaud 综合征而手术治疗。在无病理诊断的情况下,采取本方案必须掌握好指征。肿瘤体积小（直径＜2 cm）、边界清楚、无强化、临床神经功能障碍不明显者倾向于保守治疗。

（2）手术治疗：对局灶型脑干胶质瘤,采取积极的手术治疗可获得疾病的长期控制。患者临床症状进行性加重、肿瘤进行性增大或出现侵袭性生长特征的肿瘤应考虑手术治疗。低级别顶盖胶质瘤侵犯周围结构的能力有限,术中对边界清楚者,尽量争取完全切除,若肿瘤边界不清或呈侵袭性生长者,不要过于追求全切除,以免造成严重的神经功能障碍。

（3）放射外科治疗：对手术残留或体积较小者,可以考虑放射外科治疗或保守治疗。

（4）放疗或放疗联合化疗：病理证实的高级别胶质瘤应在术后给予放疗联合化疗。毛细胞型星形细胞瘤无论是否完全切除,术后均不必放、化疗。WHO Ⅱ级胶质瘤在随访中增大可以放、化疗,或在术后直接给予放疗联合化疗。

2. 脑干血管母细胞瘤

（1）术前栓塞：减少肿瘤血供,可以明显减少术中出血,保持界面清晰,而且由于肿瘤张力下降,有利于分离肿瘤边界,另外也减少了术后灌注压突破的可能。主要用于肿瘤体积较大,供血动脉较多,术中难以早期阻断来自肿瘤腹侧的血供者。

（2）手术切除：常规放、化疗效果不肯定,立体定向放射外科治疗可作为手术的辅助治疗。非 VHL 病患者肿瘤全切除后可达治愈,对残余肿瘤,可行 γ 刀或射波刀治疗,术后长期随访。对 VHL 病患者,肿瘤复发、转移和新生肿瘤的概率大大增加,需长期密切随访。截至 2015 年,复旦大学附属华山医院神经外科 116 例脑干血管母细胞瘤全切除 111 例,次全或大部切除 5 例,手术死亡率 7.8%。显微手术能够有效安全地切除脑干血管母细胞瘤,但巨大的实性血管母细胞瘤仍具有挑战性,熟练的显微手术技术及术前方案设计非常重要,复合术中栓塞的应用将进一步提升手术效果。华山医院自 2016 年 10 月建设完成并启用了复合手术室。对于巨大富血供脑干血管母细胞瘤,复合手术相比传统的分期栓塞具有以下优点：① 术中栓塞避免了延髓背侧实质性肿瘤栓塞后加重压迫及其导致的呼吸、心跳骤停风险;② 引流静脉发达的肿瘤,同期手术可避免栓塞后静脉高压导致的脑实质出血风险,使栓塞医生敢于更彻底地栓塞肿瘤,减少血供,降低手术风险;③ 同期手术可避免分期手术因两次手术间隔时间较长导致的肿瘤血供再次开放;④ 减少肿瘤梗死、出血及其引起的脑疝风险。而同样作为术中栓塞方式,复合术中栓塞相较于直接穿刺瘤体的栓塞方法,能够更好地控制巨大肿瘤供血血管,特别是对于特定的,手术无法直接达到的巨大供血动脉,避免了栓塞后占位效应引起脑疝的可能。

3. 脑干海绵状血管瘤　手术完全切除是主要治疗方法,国内外报道手术死亡率和致残率分别为 $0\sim6.3\%$ 和 $5\%\sim27.7\%$,掌握好手术时机有利于降低手术并发症。脑干海绵状血管瘤的手术指征和时机是需要高度个体化考虑的问题。笔者经验,根据患者症状和 MRI 表现可提出 3 个问题：① 症状是否持续加重或威胁生命;② MRI 上是否能够从高信号血肿背景下分辨出病灶;③ 是否有合适的入路到达病灶。建议：如果第①问回答是,则急诊手术减压。由于脑干水肿和胶质增生带未形成,不强求切除,以免加重脑干急性期损伤。②是、③是,则手术切除病灶,并追求全切除。①否、②否、③是,建议保守并反复复查 MRI,可以每周 1 次,看清病灶后早期手术。这样做的优点在于探查目的更加明确,避免病灶遗漏,同时血肿已液化而机化尚未形成,便于减压和分离病灶,并且避开了脑干出血后的水肿高峰期。另外问题③的回答有个合适程度的问题,需要权衡后决定。对反复出血、入路简单者当然更倾向于手术,特别是病灶部位表浅,向外生长到达或突出于脑干软脑膜表面者,是手术治疗的理想对象。对病灶较小且埋藏于脑干内深部,入路损伤较大者,可先保守,在患者再次或反复出血后手术。对偶然发现的无症状脑干海绵状血管瘤,仍缺乏循证推荐方案。患者受益是隐性的,而手术风险是显性的,所以即使病灶位于手术较易到达位置、估计手术损伤较轻时,也要做到患者及家属充分的知情同意,特别注意如实告知病灶未来出血风险的不可预测性。华山医院 55 例手术患者,52 例获得长期随访,平均随访 49 个月,NIHSS 评分由术前的 3.5 分恢复到 1.4 分,术前运动和感觉障碍回复率分别为 70.4% 和 51.7%,动眼神经、三叉神经、展神经、面神经和后组脑神经障碍在术后完全恢复率分别为 60%、63.2%、25%、57.1% 和 80%。外生或浅表型手术远期效果好,可以无明显神经功能障碍或较术前明显改善。内生型若能通过侧方入路,即避开脑干背侧的神经核团和腹侧的运动传导束,也能获得满意效果。

参 考 文 献

[1] 陈亮,赵曜,朱巍,等.侧方入路切除脑干海绵状血管瘤[J].中华医学杂志,2011,91(1):59-61.

[2] 马东林,姚晶晶,尹洪芳.弥漫中线胶质瘤伴 H3K27M 突变的研究进展[J].中华病理学杂志,2018,47(4):314-317.

[3] 毛颖,蔡加君,姚瑜.脑干胶质瘤的现状及展望[J].中华神经外科疾病研究杂志,2015,14(2):97-100.

[4] 毛颖,周良辅,梁勇,等.脑干海绵状血管瘤的显微手术治疗[J].中华医学杂志,2001,81(6):326-327.

[5] 毛颖.脑干海绵状血管畸形:个体化方案推荐[J].中华神经外科杂志,2015,31(5):433-435.

[6] 王忠诚,张俊廷,刘阿力.311 例脑干胶质瘤的临床特征与手术治疗[J].中国医学科学院学报,2005,27(1):7-12.

[7] 徐铭,周良辅,钟平,等.12 例顶盖胶质瘤的治疗经验[J].中华神经外科杂志,2010,26(9):771-773.

[8] 周良辅.现代神经外科学[M].2 版.复旦大学出版社,2015.

[9] BROWN A P, THOMPSON B G, SPETZLER R F. The two-point method evaluating brain stem lesions[J]. BNI Q, 1996, 12:20-24.

[10] CHEN L, ZHAO Y, ZHOU L F, et al. Surgical strategies in treating brainstem cavernous malformations[J]. Neurosurgery, 2011, 68(3):609-621.

[11] LAIGLE-DONADEY F, DOZ F, DELATTRE J Y. Brainstem gliomas in children and adults[J]. Curr Opin Oncol, 2008, 20(6):662-667.

[12] MA D, WANG Y, DU G, et al. Neurosurgical management of brainstem hemangioblastomas: a single-institution experience with 116 patients [J]. World Neurosurg, 2015, 84 (4): 1030-1038.

[13] RECALDE R J, FIGUEIREDO E G, DE OLIVEIRA E. Microsurgical anatomy_surgical approaches to cavernous malformations[J]. Neurosurgery, 2008, 62(3 Suppl 1):9-15.

[14] ZHOU L F, DU G, MAO Y, et al. Diagnosis and surgical treatment of brainstem hemangioblastomas[J]. Surg Neurol, 2005, 63(4):307-316.

第十节　颅内其他肿瘤

宫　晔　陈衔城　史玉泉

一、颅内血管瘤

脑血管母细胞瘤(hemangioblastoma)由脑神经和脊髓神经所产生的一种高度血管分化的良性肿瘤,又称血管网织细胞瘤、毛细血管性血管瘤(capillary hemangioma)、血管内皮瘤(hemangioendothelioma)、Lindau 囊肿、Lindau 瘤、von Hippel - Lindau 综合征(VHL 综合征)。1926 年 Lindau 首先发现此瘤,命名为"神经系统血管瘤病"。1928 年,Cushing 和 Baily 证实血管母细胞瘤是成血管细胞的良性肿瘤。1952 年,Olirecrona 对此瘤的临床及生物学特性作较系统而全面的描述,认为名为脑血管网织细胞瘤较切合实际。当肿瘤与视网膜血管瘤和腹腔脏器的囊肿等合并存在时,称 von Hippel - Lindau 综合征,并存在家族发病倾向。

【发生率】

该肿瘤的发生率占颅内肿瘤的 1%～2%,在后颅窝肿瘤中占 7%～8%。复旦大学附属华山医院神经外科自 1953 年至 2015 年 12 月手术及经病理证实的颅内肿瘤共有 32 756 例,其中有血管母细胞瘤 554 例,占 1.7%。发病年龄新生儿至 80 岁,高峰为 30～40 岁。在青年人中此瘤约占所有颅内肿瘤的 3%。文献报道,此瘤可伴有视网膜多发或单发的血管瘤(von Hippel 病)、多囊肾、肾脏肾上腺样癌(hypernephroma)、胰腺囊肿、肾上腺的嗜铬细胞瘤、肝脏囊肿、附睾炎、附睾的管状腺瘤(tubular adenoma)和血红细胞增多症等,伴有上述病变的患者占本瘤总数的 20% 左右。

【病因】

病因不详。胚胎中胚层细胞在第 3 个月发育为中枢神经系统的血管组织,参与形成第四脑室内脉络膜。此肿瘤细胞可能起源于中胚层残余的细胞,其发生有遗传因素,按常染色体显性遗传方式传播,男女具有相同的外显率。VHL 综合征的基因位于染色体 3p25 - p26,邻近 3p13 - p14,后者在纯家族性肾细胞癌中包含染色体易位。调查患者的家谱发现,有 20% 左右的患者具有家族倾向。文献中报道有一个家族多至 27 人得病。复旦大学附属华山医院神经外科曾收治一个张姓家族,全家祖孙四代共 122 人中有 11 人得病,其中 6 例病理确证为此瘤。

【病理】

血管母细胞瘤好发于小脑半球内,少数位于脑桥、延髓及脊髓,个别发生于幕上。幕下血管母细胞瘤的分布:小脑半球内 80%,小脑蚓部 13%,脑桥、延髓及第四脑室底部占 7%。幕上的血管母细胞瘤可分布于大脑半球的各脑叶,约 60% 合并 VHL 综合征。肿瘤具有囊性及实质性两类,以囊性者居多,约占总数的 80%。囊性肿瘤多数位于小脑的皮质下,为脑内巨大囊肿,伴有 1 个(有时有数个)界限清楚的附壁结节。囊壁为胶原纤维薄膜,表面光滑,色灰白,类似脑室壁,与周围脑组织无明显分界。囊内有草黄色至深黄色液体,量 10～100 ml 不等,放置后可自行凝固;囊液内蛋白质含量每 100 ml 可达 3～6 g。囊液的血红细胞生成素常呈阳性。电镜下发现,囊液可能是从毛细血管内皮细胞膜孔渗透出来的血清。肿瘤出血时,囊液呈暗红色或咖啡色。囊内附壁结节成圆形或椭圆形,直径自数毫米至 1～2 cm 不等,小结节甚至需在显微镜下才能看清。瘤结节色鲜红或紫红,血管丰富易出血。出血后,剩余部分成铁锈色,其切面似蜂窝状,颜色可呈多色性。此瘤结节是肿瘤的主体,常靠近脑表面,局部可见供应动脉和怒张的引流静脉,类似脑动静脉畸形。实质性肿瘤约占 20%,瘤体大小不等,多呈脑内生长,一般不与硬脑膜或天幕粘连,与周围脑组织分界清楚。血供比囊性者更为丰富,色泽鲜红或暗红,容易出血。实质性肿瘤的切面与囊性瘤结节相似,有时瘤内有许多小囊,含有少量囊液。大多数病例只有一个肿瘤,少数病例则可有多个肿瘤,分布于脑的不同部位。

血管母细胞瘤的组织来源,大多数学者认为是血管源性,起自血管母细胞系的干细胞。显微镜下可见肿瘤由高度丰富的幼嫩血管组成,其中很多纤细的血管近似毛细血管;但也有较大管腔的血管及血管腔隙,腔内有血液充盈。覆盖的内皮细胞呈均匀一致的饱满外形,可呈圆形或梭形;有的内皮细胞增生活跃,胞核肥大,染色较深,有时可见核分裂;内皮细胞排列成多层,突入腔内,甚至阻塞管腔。间质细胞成栅栏状排列,胞体大,圆形或多角形,胞质透亮,常含有脂肪颗粒,使整个切片呈泡沫状,被称为假黄色瘤样细胞(pseudoxanthomatous cell);核较大,偏于一侧,呈圆或椭圆形,染色深,分裂象及多形核都很少见。偶有形成巨核细胞者。用特殊酸性 PAS 染色虽未能显示细胞内物质,但间质细胞除了通常的细胞器外,还有许多与膜相连的脂类包涵体(lipid inclusions)、环板(annulate lamellae)和核体(nuclear bodies)。用碳酸银网状纤维染色可见许多嗜银的细小原纤维,呈小圈状环绕于内膜细胞外。有的甚至将一组细胞固定于管壁上。个别的瘤组织中可见有散在的骨髓外造血中心,内含有正细红母细胞。

此瘤很少钙化或坏死。脑血管母细胞瘤的成分,可分为4型:① 毛细血管型,以毛细血管为主,常有巨大囊肿。此型最常见,约占50%。② 细胞型,较少见,以间质细胞为主,血管很少,无囊肿形成。③ 海绵型,主要成分为口径大小不等的血管或血窦。④ 混合型,以上几种类型的混合。

在电子显微镜下,可见幼嫩的毛细血管均被内皮细胞所覆盖,其胞体突入管腔。间质细胞的胞质内含有网状物质,并有很多圆形薄膜包裹的小体,其直径在 120～200 nm 之间,很像胰腺细胞内的酶原颗粒。另外,细胞质内还可见分布不均的原浆纤维和巨吞饮囊泡(megalopinocytic vesicles)。细胞核形态不规则,染色深,核膜上有螺纹,呈同心圆分布,各层间距离大约 6 nm;核内含有一种嗜锇酸的类脂质沉着物。

血管母细胞瘤属良性肿瘤,但偶尔呈恶性生长,此时常有坏死、出血和小脑浸润。幕上肿瘤较幕下生长者更有恶性倾向。

【临床表现】

发病常较晚,男性 40～60 岁者多见,女性则以 20～40 岁多见。青春期以前发病者较少见,不到总数的 10%。病程长短不等,自数周至数年。实体性者,生长缓慢;囊性者,病史较短,也可呈急性起病。女性患者在妊娠期可引起病情加重。年老患者的症状常较年轻患者为轻。主要症状因肿瘤所在部位而异:幕下血管母细胞瘤的起病症状多数为头痛、头晕、呕吐,以后逐渐出现视力减退,再出现小脑症状。在整个病程中以头痛最主。80% 患者有呕吐。小脑症状,如步态不稳、强迫体位等见于 80% 患者。复视、眼球运动部分麻痹者占 40%,视力减退者占 30%,颈强直者占 15%。个别患者可有延髓症状,表现为饮食呛咳、吞咽困难、喉音嘶哑、呃逆、咽喉反射消失等。幕上肿瘤,依肿瘤所在部位出现相应的症状和体征。少数情况下,肿瘤自发性出血,使病情突然恶化,临床上表现

为蛛网膜下腔出血或脑内血肿。严重病例可出现小脑强直性发作,甚至引起枕骨大孔疝而突然死亡。伴有红细胞增多症者,还可有面颈部皮肤潮红、血压增高、四肢疼痛、脾脏肿大,有时并发胃、十二指肠溃疡病等。产生红细胞增多的原因,是由于肿瘤实质内或囊液中存在一种红细胞生成物质的缘故;也有认为,瘤细胞间存在造血灶。体检可发现,少数患者脑神经障碍,表现为三叉神经分布区的感觉减退,动眼神经、滑车神经、展神经的部分麻痹。眼底检查 90% 可见有视神经乳头水肿,少数有视网膜血管瘤或其出血所引起的一些表现。可合并其他内脏的先天性疾病,如多囊肾、胰腺囊肿、肝囊肿、肾癌、肾上腺嗜铬细胞瘤、附睾炎和附睾管状腺瘤等。

【诊断】

成年人有明显的小脑症状及颅内高压症状应考虑到此瘤。有家族发病倾向或发现视网膜血管瘤或其他内脏的先天异常时,更应高度怀疑。

CT 扫描,血管母细胞瘤有两种表现:① 囊性瘤,呈囊性病灶,有一等密度或略高密度、增强明显的附壁结节(图 3 - 3 - 10 - 1);② 实质瘤,呈等密度、无钙化的块影,肿瘤周围无或很少有水肿表现,增强后扫描,肿瘤界限清楚、增强明显(图 3 - 3 - 10 - 2)。MRI 上,血管母细胞瘤的囊性瘤,呈带有附壁结节的囊性病灶,附壁结节在 T_1 加权图像上呈等信号,在 T_2 加权图像上呈高信号(由于囊液也为高信号,故瘤结节显示不清),增强后瘤结节明显强化(图 3 - 3 - 10 - 1);实质瘤在 T_1 加权图像上呈等信号,在 T_2 加权图像上呈高信号,增强后呈明显强化,界限清楚(图 3 - 3 - 10 - 2)。另外,在 T_1 和 T_2 加权图像上,部分病例的瘤周和瘤体内可见血管流空现象。DSA 或 CTA 可显示肿瘤染色、供血动脉和引流静脉(图 3 - 3 - 10 - 2)。

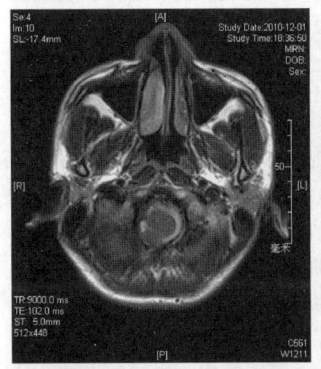
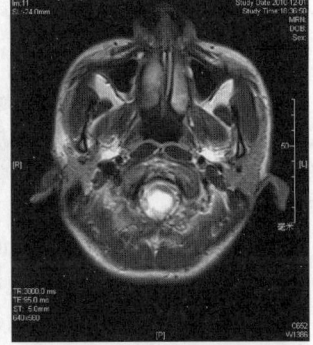
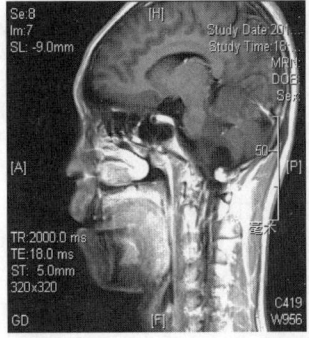
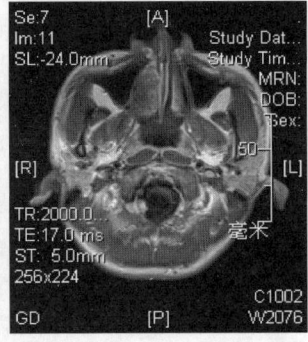

图 3 - 3 - 10 - 1 血管母细胞瘤(囊性瘤)CT 与 MRI 影像

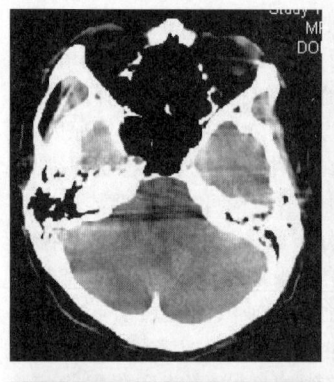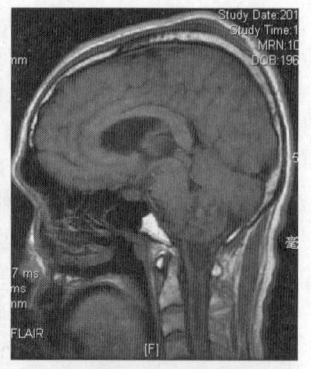
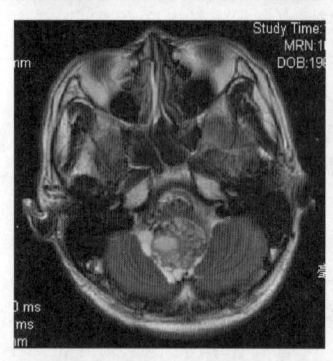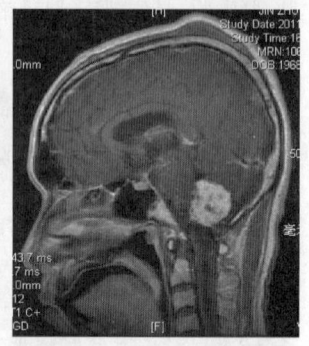
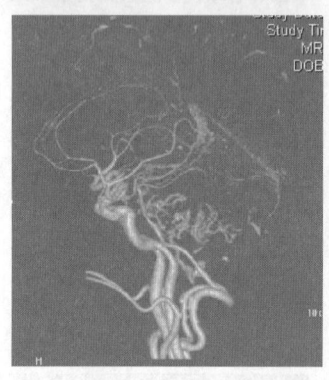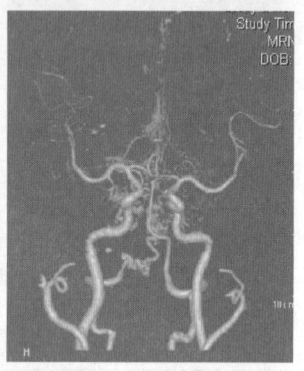

图 3-3-10-2 血管母细胞瘤(实质性)影像检查

【鉴别诊断】

1. 小脑恶性肿瘤　小脑囊性胶质瘤在 CT 扫描也呈小脑囊性肿瘤,囊内有可强化的不规则形状的瘤结节;脑血管造影时无肿瘤染色。而囊性血管母细胞瘤的瘤结节一般较小、圆形、可明显增强;脑血管造影可见肿瘤染色。手术时肉眼见瘤结节颜色鲜红;而囊性胶质瘤的瘤结节基底部可较宽,呈灰白色。少数小脑实性血管母细胞瘤临床出现颅内高压及小脑症状,CT 扫描表现为后颅窝混杂密度影,呈不均匀强化或周边强化,术前往往被误诊为恶性胶质瘤或转移癌。但血管母细胞瘤患者的一般情况较好,CT 上肿瘤明显的均匀强化,边界清楚,周围可无水肿。术中血管母细胞瘤包膜完整,色泽较红,血供丰富,有时可见粗大的供血动脉;如切入瘤内,出血比恶性肿瘤汹涌。必要时,术中作冷冻切片,以明确诊断,避免轻易放弃肿瘤全切除。

2. 脑膜瘤　实性血管母细胞在 CT 上易与脑膜瘤相混淆。两者区别在于,血管母细胞瘤瘤体一般较小,多数位于幕下,长在脑内;检查 MRI,在 T_1 加权图像上为低、等混杂信号,在 T_2 加权图像上为高、等混杂信号,无硬脑膜尾征;脑血管造影可显示一粗大的供血动脉和引流静脉。而脑膜瘤多长在脑外

并以脑膜为基底;MRI 在 T_1 和 T_2 加权图像上均为等信号,也可为略低或略高信号,强化后常有硬脑膜尾征;脑血管造影可显示脑外供血。

3. 小脑蛛网膜囊肿　血管母细胞瘤在 CT 或 MRI 检查时,有时需作双倍造影剂强化和薄层扫描,有助于显示瘤结节提高确诊率。如仍表现为单纯囊肿者,术时需仔细探查,以免遗漏瘤结节。

4. 听神经瘤　位于小脑半球外上方或脑桥小脑角的血管母细胞瘤,可以耳鸣、听力下降为首发症状,应与听神经瘤鉴别。血管母细胞瘤患者常无前庭功能障碍,听力丧失不完全。两者 CT 或 MRI 扫描常有类似之处,但血管母细胞瘤较听神经瘤偏内侧,与岩骨间有一极狭窄的等密度影,内听道无异常改变。

【治疗】

血管母细胞瘤是一良性肿瘤,但以彻底切除为原则。囊性的血管母细胞瘤应先将囊液吸出并保存起来,留作血红细胞生成素试验。然后切开囊壁,在囊内仔细寻找附壁结节,予以全切除。如瘤结节有多个,应一一全切除,囊肿壁不予剥离。如手术中未能找到瘤结节,术后作囊液的血红细胞生成素试验,以确定是否为血管母细胞瘤。对试验阳性的病例应定期随访,以便症状复发时早日手术。实性血管母细胞瘤的切除要比囊性者困难,手术的危险性亦较大。其主要困难为肿瘤血运丰富,常有 1~2 根较粗的动脉对肿瘤供血,分离肿瘤应从瘤的外围入手,先阻断或结扎其供血动脉,逐步围绕肿瘤包膜四周将瘤完整取出。忌作肿瘤穿刺、活检或过早切开肿瘤作分块切除,以免导致严重出血而使手术陷入困境。如肿瘤已侵入延髓或脑干,更应细心操作,避免损伤延髓或脑干。对难以全切除的肿瘤,应终止手术。放疗仅适用于未能作切除的病例,一项来自全世界 19 个中心共 186 例患者的回顾性研究发现,散发患者接受立体定向放疗的总体预后要优于 VHL 病患者,但由于同时伴有血管母细胞瘤自然病程,存在多中心研究样本选择的偏移等影响因素,因此实际效果尚难以确定。对多发的肿瘤病例,考虑分期切除,以策根治。

二、囊肿及瘤样病变

(一) 颅内上皮样及皮样囊肿

中枢神经系统的上皮样及皮样囊肿是起源于残留在中枢神经中的胚胎细胞——成上皮细胞的肿瘤。这种胚胎细胞是在胚胎发育的第 3~5 周正当神经管脱离外胚叶而闭合时遗留在神经管内的。由于它所处的部位不同决定了肿瘤发生的部位。上皮样及皮样囊肿基本上是属同一类肿瘤,它们之间的差别只是瘤壁结构和瘤内容物稍有不同而已(表 3-3-10-1)。这类肿瘤又称上皮样瘤、皮样瘤、胆脂瘤、胆脂性内皮瘤、内皮瘤、上皮样畸胎瘤、珍珠瘤等,其中比较通用的是胆脂瘤。WHO 历年(1993 年、2000 年、2007 年、2016 年修订版)的中枢神经系统肿瘤分类法都将这两种肿瘤划归颅内囊肿及瘤样病变类型。

1. 上皮样囊肿　本病较少见,占颅内肿瘤的 0.5%~1.5%;任何年龄都可发生,多见于 20~50 岁。大多为单发,亦可多发,偶尔与皮样囊肿或其他先天性畸形同时存在。

表 3-3-10-1　上皮样囊肿和皮样囊肿比较

特征	上皮样囊肿	皮样囊肿
发病率（占所有颅内肿瘤）	0.5%~1.5%	0.3%
排列	鳞状上皮呈分层排列	包括皮肤附属器官（毛囊和皮脂腺）
内容物	角化蛋白、细胞碎片、胆固醇，偶然可见毛发	除上皮样囊肿有的以外，还有毛发和皮脂
发生部位	常位于两侧	多位于中线结构
伴随的异常表现	倾向于孤立病灶	在近50%的病例中还伴有其他先天性的异常
脑膜炎	可有无菌性脑膜炎反复发作（包括 Mollarets 脑膜炎*）	可出现细菌性脑膜炎的反复急性发作

注：* Mollarets 脑膜炎是一种罕见类型的无菌性脑膜炎，属于严重的化学性脑膜炎，由上皮样囊肿引起，可在脑脊液中发现类似上皮细胞的巨大细胞（可能是巨噬细胞）。

颅内上皮样囊肿可位于硬脑膜外、硬脑膜下、蛛网膜下腔、脑实质及脑室内等处。按它的起始部位又可分为脑桥小脑角、鞍区、小脑、大脑半球、脑室内等，主要取决于胚胎细胞所残留的部位。有人认为这种胚胎细胞是在脑的发育过程中由脑的供应动脉所带入，因此可以按动脉的不同分布将颅内上皮样囊肿分为颈动脉组与椎-基底动脉组两类。前者包括视交叉、鞍旁、额叶、胼胝体及大脑侧裂等部位；后者包括脑桥小脑角、脑桥前及脉络丛（脑室内）、四叠体等部位。亦有人提出医源性的病因，是由于穿刺（特别是腰椎穿刺）、损伤或手术时将皮肤组织带入颅内而引起。由于此瘤的生物学特性，不局限于一处，常可从起始的部位呈指状突出伸入邻近的脑池、沟裂，甚至可穿入脑实质而沿神经纤维束生长，因此有时可以广泛地从后颅窝一直长到前颅窝，涉及脑桥小脑角、脚间窝、中颅窝底及视交叉部。

【病理】

上皮样囊肿的巨体形态是色泽洁白的带有珍珠光泽的块状肿物，表现呈小结节状，不规则。瘤壁薄而透明，瘤的内容物为豆渣样略带油腻的脱屑细胞堆积而成。由于含有多量胆固醇晶体，给内容物以特殊的光泽，透过薄而透明的瘤壁给予此瘤以特征性的外貌。偶尔因继发感染而呈黄绿色或棕褐色黏稠物体，有脓臭味。瘤与邻近脑组织的界限清楚，血供稀少。但由于瘤壁很薄，且常广泛伸入各个角落及脑的沟裂之内，深部瘤壁常与较大的动脉紧贴，使瘤的全切除不易做到。

在显微镜下可见瘤壁是由复层鳞形上皮细胞所组成，附着于一薄层纤维结缔组织之上（图3-3-10-3）。上皮层面向瘤腔，表面有很多角化细胞，它的不断脱落形成了瘤的内容物，并使瘤不断增长。与瘤相邻接的蛛网膜组织常呈纤维增生及玻璃样变，有时还可见有异物巨细胞、淋巴细胞及组织细胞的浸润。瘤的内容物具有毒性，溢出到蛛网膜下腔可以形成肉芽肿样炎症反应。与瘤紧邻的脑组织可有胶质增生。

【临床表现】

本瘤生长缓慢，病程极长。从症状开始到确定诊断常需数年甚至数十年。由于瘤涉及的范围很广，而所产生的症状常很轻微，且只代表瘤最集中的部位，除了它刺激神经根引起明显

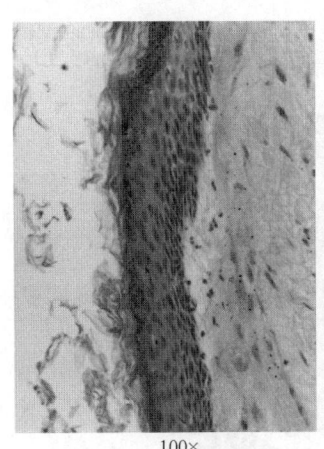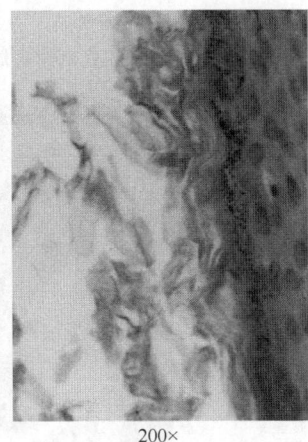

100×	200×

图 3-3-10-3　上皮样囊肿的显微结构形态

的神经痛外，其他症状都很含糊，给诊断及定位带来困难。兹将各不同部位上皮样囊肿的典型症状说明如下。

（1）脑桥小脑角上皮样囊肿：典型症状为阵发性三叉神经痛，大多限于第三支的分布区内，与原发性三叉神经痛十分相似。但常可有患侧面部浅感觉减退、患侧角膜反射稍迟钝等体征。一部分患者可有面肌抽搐，患侧耳鸣及听力减退，提示有脑桥小脑角病变，但小脑体征不明显，仅个别患者行走时偏向患侧，或轻微的闭目难立征。X线头颅摄片偶可见岩尖有骨质吸收。脑脊液检查细胞数及蛋白质定量大都正常。

（2）鞍区上皮样囊肿：典型症状为视力减退。检查可见有视神经的原发性萎缩。视野亦常有改变，但很少以双颞侧性偏盲的形式出现，而以同向性视野缺损为多，且两侧常不对称，因肿瘤大都稍偏向一侧生长之故。垂体功能常无影响。

（3）颅中窝上皮样囊肿：典型症状为患侧的嚼肌萎缩无力，伴有面部浅感觉减退，角膜反射迟钝或消失，张口时下颌偏向患侧，有时亦可有眼球运动神经的部分麻痹。

（4）大脑半球上皮样囊肿：主要表现为局限性癫痫发作，对侧肢体的肌力减退、反射增强。

（5）脑室上皮样囊肿：常以单纯颅内压增高为主要表现。晚期由于脑积水的加重可有嗜睡、痴呆。

（6）其他部位上皮样囊肿：位于小脑蚓部者易出现颅内压增高。少数发生在脑干旁、四叠体周围者产生相应的局限症状。颅骨板隙内者以额顶部为多，可侵蚀内、外板，临床上有时可摸到肿块和骨缺损。硬脑膜间上皮样囊肿少见，常位于后颅窝，可伴有皮肤藏毛窦，手术容易感染。

此外，上皮样囊肿内容物的外漏可引起临床上的脑膜炎反复发作。

【辅助检查】

自从 CT 应用于临床以后，此瘤的检出率明显提高，从症状开始到确诊缩减到4.3年。

（1）头颅 X 线平片：除非瘤已长得很大，有颅内高压的表现外，一般没有特征性的 X 线征象。肿瘤本身并不产生 X 线阴影，但偶可见肿瘤形成的颅骨压迹，提示该处可能有病变存在。

（2）头颅 CT 扫描（图3-3-10-4）：是重要的检查方法。囊肿呈类圆形或不规则的均匀低密度灶，CT 值与脑脊液相仿。有时因囊内胆固醇和脂类含量较高，CT 值可低于-10 Hu；当囊内自发性出血或蛋白质含量增高或角化脱屑物钙化时，可呈

等或高密度灶。增强扫描，一般无强化，少数出现环状或块状轻度增强。约1/3的病例瘤周局部颅骨可有压迹或破坏。

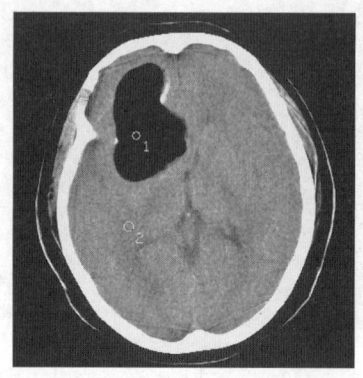

图3-3-10-4　上皮样囊肿的CT图像

（3）头颅MRI：T_1加权图像上呈低信号，略高于脑脊液的信号，少数为等或高信号；T_2加权像上呈高信号，而且明显高于周围脑组织和脑脊液；病灶周围无脑水肿，注射造影剂后无强化（图3-3-10-5）。病灶多为分叶状，少数为圆形或类圆形，边界清晰。部分病灶周围可见钙化，常呈片、条索或点状。多无瘤周水肿，占位效应与部位有关。增强后的T_1加权图像，病灶不强化，少数肿瘤包膜可部分强化。弥散加权（DWI）是鉴别上皮样囊肿和脑脊液的最佳序列，即可与蛛网膜囊肿鉴别，前者在DWI图像上呈高信号，主要与局部水分子活动受限有关。有些表皮样囊肿的MRS分析发现，有些表皮样囊肿T_1、T_2加权像均呈等或高信号，MRS显示肿瘤内容物可溶性脂质含量较多，称之为"白色表皮样囊肿"；有些表皮样囊肿T_1、T_2加权像均呈低信号，MRS显示肿瘤内容物脂质含量少，称之为"黑色表皮样囊肿"；极少数表皮样囊肿T_1、T_2加权像呈混杂信号，MRS显示肿瘤内容物既含较多的可溶性脂质，又含较多

的胆固醇结晶、钙化及陈旧性出血等。此时需注意与其他肿瘤，包括囊性神经鞘瘤、囊性星形细胞瘤、血管母细胞瘤和肠源性囊肿等相鉴别。

【诊断与鉴别诊断】

上皮样囊肿的症状含糊，体征又少，故临床诊断比较困难。有下列情况时应予注意。

（1）年轻患者出现阵发性三叉神经痛，症状主要局限于第三支区或出现面肌抽搐，应考虑脑桥小脑角上皮样囊肿。

（2）年轻患者有脑桥小脑角综合征，病程进展缓慢，前庭及内耳功能良好，脑脊液蛋白质含量不增加，头颅X线平片无内听道的扩大，亦应考虑为脑桥小脑角上皮样囊肿。

（3）有视力进行性减退、视神经萎缩，但头颅X线平片示蝶鞍大小正常，应考虑为鞍区的上皮样囊肿。

（4）有原因不明的反复多次的脑膜炎样发作者，应怀疑有颅内上皮样囊肿的存在。

对于以上病例可作CT扫描或MRI检查以证实之。

在鉴别诊断方面特别应与胆固醇肉芽肿（图3-3-10-6）鉴别，两者是截然不同的病变，后者常发生于慢性炎症后（表3-3-10-2）。其他需与慢性蛛网膜炎、神经症、颅底脑膜结核及良性颅内压增高（假脑瘤）等鉴别。虽然上皮样囊肿的症状模糊，但仔细检查总有若干轻微体征。对脑桥小脑角上皮样囊肿应与原发性三叉神经痛及脑桥小脑角的其他肿瘤如前庭神经瘤、脑膜瘤、血管瘤等鉴别。鞍区上皮样囊肿应与垂体腺瘤、颅咽管瘤、鞍结节脑膜瘤及鞍区的脊索瘤等区别。

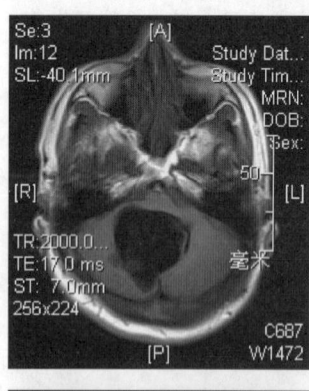
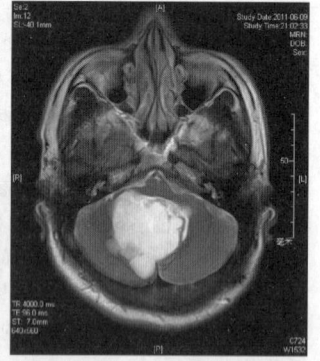
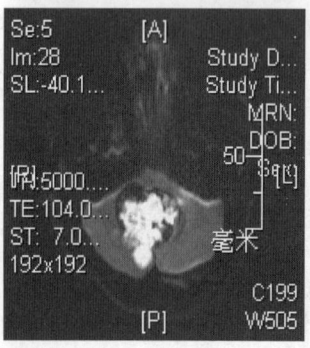
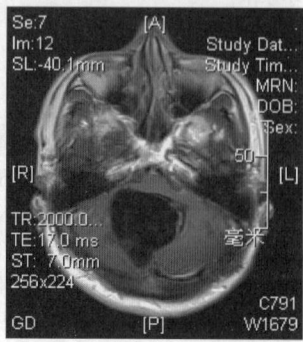

图3-3-10-5　上皮样囊肿的MRI图像

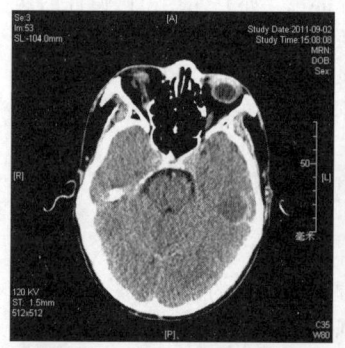
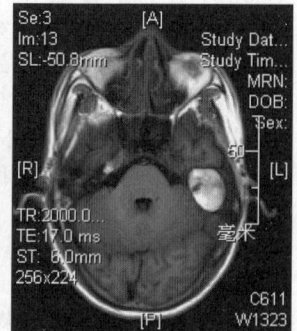
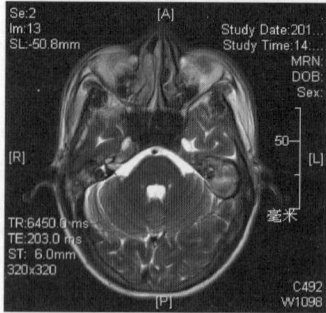
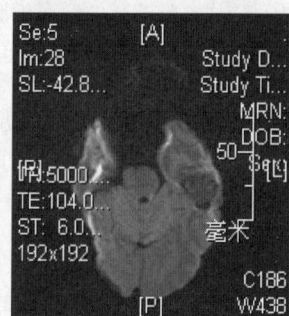

图3-3-10-6　胆固醇肉芽肿的CT和MRI表现

表3-3-10-2　上皮样囊肿、胆脂瘤和胆固醇肉芽肿的鉴别

特征	上皮样囊肿	胆脂瘤	胆固醇肉芽肿
起源	异位的外胚层细胞 位于中枢神经系统，硬膜下	耳内，硬膜外	慢性炎症细胞围绕胆固醇结晶（可能来源于降解的红细胞膜）

特征	上皮样囊肿	胆脂瘤	胆固醇肉芽肿
前体细胞	常为先天性,偶然为获得性(如腰穿后)	常为获得性(慢性感染后,可能源于鼓膜的上皮细胞),偶然为先天性	慢性中耳炎,或原发性鼓室积血
症状	因部位不同而异	慢性听力丧失,耳痿,耳周疼痛或麻木	常涉及前庭或耳蜗功能异常
影像学检查	CT:低密度,无强化,骨质侵蚀约占 1/3 MRI:T_1 信号比脑脊液略高,T_2 信号与脑脊液类似,均为高信号	CT:等、低密度,环形强化,岩骨广泛破坏 MRI:T_1 和 T_2 均为高信号	
大体表现	珍珠白	棕黄(因含铁血黄素沉积)	
镜下表现	分层排列的鳞状上皮细胞与过度角化的囊共同排列	成纤维细胞增生,富含含铁血黄素的巨噬细胞,分块的胆固醇,巨细胞反应	
理想的治疗方案	积极地争取全切除	次全切除+引流和恢复岩骨气化	

【治疗】

上皮样囊肿为良性肿瘤,生长缓慢,极少恶变,且对放疗和化疗都不敏感。因此,如肿瘤占位效应明显或已引起相应临床症状,原则上作手术切除。因肿瘤壁很薄,常与深部重要血管或神经结构黏着,故多数不能做到全切除,只能彻底清除内容物,将瘤壁大部或次全切除。如果残留的部分比较小,仍能获得满意的治疗效果。在清除内容物时,必须注意保护周围组织,勿使受污染,并用大量生理盐水冲洗局部。围手术期静脉注射皮质激素,以减少术后脑膜炎和交通性脑积水的发生。

2. 皮样囊肿　比上皮样囊肿少见,占颅内肿瘤的 0.3%;可发生于任何年龄,以儿童、青少年多见,男女发病率无明显差异。皮样囊肿与上皮样囊肿的主要差别在于它的壁较厚,除有复层鳞形细胞表皮覆盖外,它的基底层内含有较多纤维组织及真皮层,内含有皮肤的附件如汗腺、皮脂腺及毛囊等。瘤内容物一般比较湿润,含有较多的水分及油脂,常混杂有毛发,为主要特征。近 50% 患者伴有其他先天性异常。

皮样囊肿好发于中线部位,常见于后颅窝,涉及小脑蚓部及第四脑室者较多,因此常可阻断脑脊液循环通路。在病变表面的头皮上常见皮肤窦,呈条索状,通过颅骨上的小孔与颅内的皮样囊肿相连。皮肤窦道时有发炎,足以引起颅内感染,甚至形成脓肿。

临床表现常以颅内压增高为主要症状,部分患者可有反复发作的脑膜炎史。位于小脑的皮样囊肿常引起行走不稳、闭目难立等小脑功能失常。如能在头皮上找到皮肤窦,诊断可确立。椎管内皮样囊肿以胸腰段、圆锥和马尾部多见,以腰部疼痛、下肢无力和小便功能障碍为常见症状。CT 扫描是主要的检查方法,本肿瘤的表现与上皮样囊肿相似,而囊内钙化比后者多见,并可显示与皮肤表面相通的窦道。MRI 检查,T_1 加权

与 T_2 加权图像上均为高信号或低、高混合信号,可部分增强。如肿瘤破裂进入脑室内可形成"脂肪-脑脊液"平面。

手术切除为主要治疗手段,术中可以发现瘤内容物中有毛发存在。有头皮窦道者,应同时切除之。

(二) 颅内蛛网膜囊肿

蛛网膜囊肿是一种脑脊液被包围在蛛网膜所形成的袋状结构内的病灶。有两种类型:① 囊腔与蛛网膜下腔完全隔开,相互不通,成为一真正闭合的囊肿;② 囊腔与蛛网膜下腔有狭窄的通道相连,囊腔实际上是蛛网膜下腔的局部扩大。前者多数是由于发生学上的障碍所造成,故又称为先天性蛛网膜囊肿,最为常见;而后者则是创伤、炎症等引起蛛网膜广泛粘连的结果,又称为继发性蛛网膜囊肿。

【病理】

蛛网膜囊肿大小不一,形状可不规则或呈扁圆形,由局部增厚的蛛网膜包围。囊液多数为清亮透明,个别为乳白色液体。如外伤或感染后形成的蛛网膜囊肿,囊液混浊,有沉淀物,可检出炎性细胞、增高的蛋白质或含铁血黄素等。镜下囊壁为薄层纤维组织,腔面覆盖蛛网膜上皮细胞,为单层扁平、立方或多层移行上皮,偶见形成团块状。有时囊壁只见稍厚的纤维组织,可无或仅有少数蛛网膜细胞,部分囊壁有神经胶质纤维。

囊肿增大后表面的颅骨受压可变薄而隆起,还可压迫脑组织致缺血及萎缩。位于大脑外侧裂的蛛网膜囊肿是一种特殊的类型,多见于儿童,囊肿常将颞叶推向后方,额叶岛盖部推向上方,使岛叶暴露。同时眶板与蝶骨嵴被抬高,眶后壁前移,颞骨鳞部向外隆起,使颅中窝扩大并同侧眼球稍前突。这种囊肿形成有两种解释,一种为囊肿引起局部压迫,使颞叶萎缩;另一种认为由于颞叶先天缺损,使局部积液形成囊肿,因此又称为先天性颞叶发育不全综合征。

颅内蛛网膜囊肿可发生于幕上或幕下。常在脑裂和脑池外,好发部位依次是外侧裂(颅中窝)、大脑半球凸面、颅后窝枕大池、四叠体池,其他部位有鞍上和鞍内、大脑纵裂、脑桥小脑角、斜坡、脑室内等处。

囊肿多数不会增大,仅少有增大的趋向,但速度很慢。增大的机制有几种假设:① 囊肿分泌学说。在胚胎期,脱落在蛛网膜下腔局部的蛛网膜细胞和脉络膜细胞有分泌脑脊液的功能,不仅形成蛛网膜囊肿,还可能促使囊肿增大。② 渗透压梯度学说。囊肿内囊液的蛋白质含量常高于脑脊液,囊腔内渗透压高于蛛网膜下腔,因而将水分吸入使囊肿逐渐增大。③ 单向活瓣学说。蛛网膜囊肿壁存在小孔,起单向活瓣作用,脑脊液在脑搏动冲击下能进入囊内而不能流出,使囊肿慢慢增大。

【临床表现】

蛛网膜囊肿甚为多见,多为散发和单发,自 CT 及 MRI 普遍应用以来,检出率增高。可发生于任何年龄,而儿童多见,男女之比为 2.5:1;儿童外侧裂蛛网膜囊肿男性发生率是女性的 7 倍。必须指出,许多蛛网膜囊肿多年或终身无明症状,仅由 CT 或 MRI 检查时偶然发现。少数大脑外侧裂及凸面囊肿可产生癫痫、轻度运动及感觉障碍;鞍区囊肿可引起视力、视野改变;颅后窝囊肿阻塞脑脊液循环时引起脑积水及颅内压增高;婴幼儿者可有头围增大或颅骨不对称畸形。继发性蛛网膜囊肿常有头部损伤史或颅内感染史。蛛网膜囊肿常是单个,若多发,可能是其他先天性疾病的一个组成部分,有家族史或遗

传史。

【辅助检查】

头颅 X 线平片多数阴性,少数可有局部颅骨隆起、变薄和颅内压增高征象。CT 扫描为脑外边界清楚、密度与脑脊液相同的无强化的囊性病变。MRI 表现在 T_1 加权像为低信号,T_2 加权像为高信号,与脑脊液信号完全一致,无强化。若为继发于感染后的囊肿,因囊液中蛋白质和脂质成分相对较高,信号在 T_1 和 T_2 加权像上均可稍高于正常脑脊液(图 3-3-10-7,图 3-3-10-8)。CT 脑池造影可以判断囊肿与蛛网膜

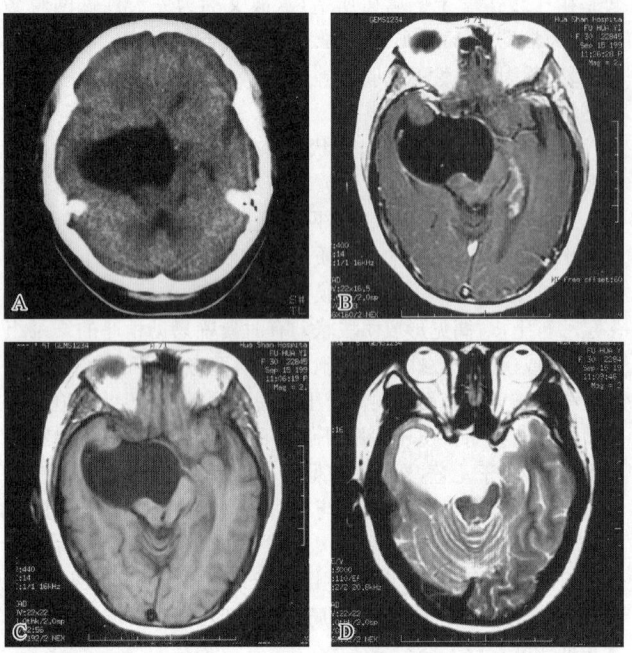

图 3-3-10-7 侧裂区蛛网膜囊肿的影像图像
A. CT 表现;B~D. MRI 表现。

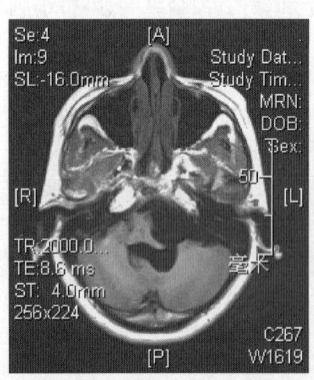
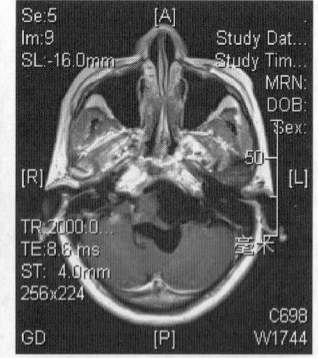
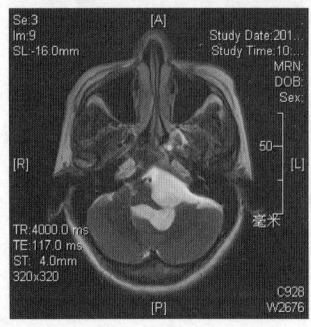
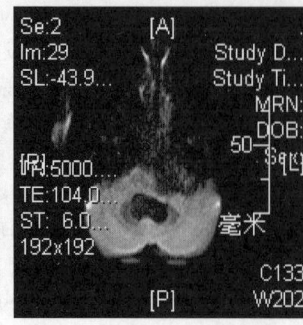

图 3-3-10-8 颅后窝蛛网膜囊肿

下腔是否交通和鉴别蛛网膜囊肿与脑发育不全。交通者,腰穿注射造影剂后 15~30 min,可见部分造影剂进入囊肿,密度较正常脑脊液高,但低于蛛网膜下腔内造影剂密度,6~9 h 后囊肿内密度与蛛网膜下腔内相等;而在非交通者,可见薄层造影剂包绕于低密度区。脑发育不全者,为蛛网膜下腔扩大;而蛛网膜囊肿,则表现为局部的囊性扩大脑隙。而目前,脑脊液流动 MRI,是判断囊肿是否需要手术干预的一项重要指标。

【治疗】

无症状的蛛网膜囊肿,多数学者主张保守治疗,因手术探查和囊肿切除可导致颅内压失衡,并发术后癫痫、感染、颅内血肿,甚至死亡等。有局限性神经功能障碍,如运动或视力障碍、癫痫反复发作时,可行手术治疗。

手术原则是疏通囊肿,使它与邻近脑池、蛛网膜下腔、脑室或心房、腹腔沟通。手术方法有多种,包括囊肿脑池或脑室引流、囊肿腹腔或心房分流、囊肿立体定向穿刺吸引等。囊壁切除理论上最为合理,但因囊壁与正常神经结构紧密粘连,很少能全部切除。囊肿分流术相对安全,但分流装置可能发生感染、堵塞或过度分流引起颅内出血。囊肿脑池或脑室分流目前认为是最佳方法,尤其对深部位置的囊肿。近来有人通过内镜作囊肿引流来治疗蛛网膜囊肿,可能是一个较合理的方法。

(三)瘤样病变

颅内瘤样病变不是新生物,但它也占用颅内空间,引起颅内压增高,在临床上常见的颅内肉芽肿(图 3-3-10-9),须与颅内肿瘤鉴别。颅内肉芽肿多数是慢性炎症或感染的结果,包括结核瘤、梅毒瘤;各种真菌性肉芽肿,如放线菌病、隐球菌病、曲菌病等;结节病等;各种颅内寄生虫性肉芽肿,如脑血吸虫病、脑肺吸虫病、浆液原虫病等;黄色瘤病、嗜伊红细胞肉芽肿等。本节介绍脑结核瘤与梅毒瘤。

1. **脑结核瘤** 结核病经半世纪来的群众性防治,发病率大为降低。脑结核瘤即脑结核性肉芽肿也极罕见。复旦大学附属华山医院神经外科 30 余年来经手术证实的脑结核瘤仅 35 例,约为同期内脑肿瘤总数的 0.3%。发病年龄自 2 岁至 40 岁不等,平均年龄为 15 岁。患者多数为儿童,其中 80% 为单发性。病变分布于颅后窝、小脑半球及小脑蚓部者 21 例,大脑半球者 14 例。在大脑半球上额叶占首位,其次是颞叶。患者可分为两类,全身型者伴有躯体其他脏器的活动性结核灶,约占 30%;局限型者躯体其他各脏器内找不到活动性结核灶,约占 70%。

【临床表现】

全身型患者可具有肺、淋巴结甚至全身粟粒性结核,可出现发热、咳嗽、盗汗、消瘦等征象。而局限型患者的临床表现与一般颅内占位性病变相似,幕上的结核瘤有头痛、癫痫、轻偏瘫、失语、感觉异常、同向偏盲等。幕下的结核瘤有颅内压增高及小脑功能障碍症状。全身型者还有其他脏器结核的症状如咯血、咳嗽、发热、腰痛、血尿、骨与关节痛、肛瘘、胸壁与颈淋巴慢性脓瘘等表现。

【辅助检查】

腰穿脑脊液检查,常有压力增高,蛋白质含量增多,达 0.4~3.0 g/L;糖含量减少,可低于 2.8~3.3 mmol/L(50~60 mg/dl)。

头颅 X 线平片示有颅内压增高的表现,颅内有异常钙

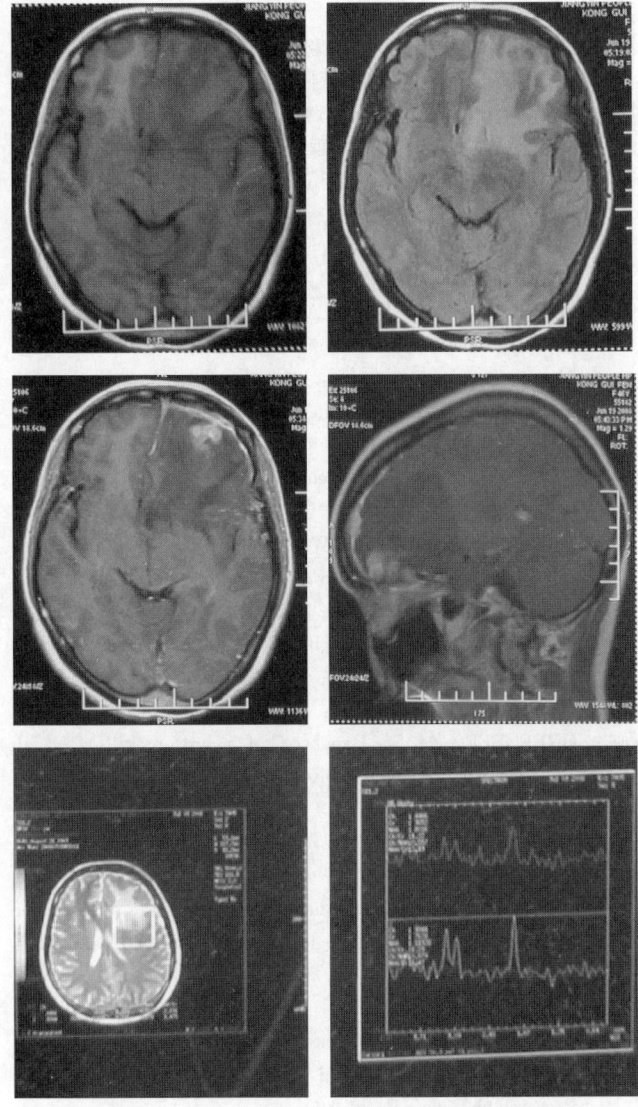

图 3-3-10-9　左额脑膜肉芽肿性炎性病变影像表现

化者只占 10%，钙化点常位于颅底且可多发。CT 扫描图像上可有占位病灶出现，但与脑肿瘤鉴别较困难。MRI 检查 T_1 加权上常表现为等低信号，T_2 加权上信号多不均或呈高信号。

【诊断】

本病的临床诊断比较困难，因发病较罕见，初诊时会误诊为脑肿瘤，甚至手术时还误认为是脑膜瘤或界限较清楚的胶质瘤。因此在诊断时要重点注意下列各项，以考虑结核瘤的可能：① 身体其他各处有结核病灶者；② 有慢性消瘦、发热、全身营养不佳等情况者；③ 头颅 X 线及 CT 摄片中可见钙化灶者。

【治疗】

对于疑似脑结核瘤病例，应先采用抗结核治疗，如链霉素、异烟肼、对氨基水杨酸钠、吡嗪酰胺、利福平、乙胺丁醇等的单独或联合应用。一般脑结核瘤可于短期内出现显著疗效，表现为头痛消失、颅内压降低、视神经乳头水肿消退、神经系统体征明显改善等。这些多数是由于脑结核瘤周围的水肿减退所致，而不是结核瘤本身的消退。因此必须警惕病变的突然恶化，抓紧时间进行 CT、MRI 扫描等检查。必要时采用手术摘除。术后需防止发生结核性脑膜炎，抗结核药物应继续使用至少 3～6 个月。

2. 脑梅毒瘤　此颅内瘤样病变又名树胶样瘤，是一种罕见的中枢神经梅毒。一般位于大脑或小脑的皮质下，可单发或多发。其起病隐匿，临床表现无特异性，影像学表现与其他颅内占位性的环形强化类似，鉴别诊断有一定困难。病变外观坚硬，有纤维性包膜，与脑组织分界清楚。手术中常可误认为是脑膜瘤、结核瘤等。

本病的主要表现为癫痫、痴呆、瘫痪、感觉障碍，并可侵犯表面颅骨引起颅骨的局部破坏。凭有梅毒病史、血清与脑脊液不加热血清反应素试验(USR)、快速血浆反应素环状卡片试验(RPR)阳性，可以作出诊断。治疗采用手术切除肿块，并加用驱梅疗法；目前大多采用大剂量青霉素治疗，辅以砷剂或铋剂。

三、颅内黑色素瘤

颅内原发性黑色素瘤起源于黑色素细胞，此细胞分布于正常皮肤表皮的基底层内，但脑和脊髓的软脑(脊)膜上亦有这种细胞。最多见于延髓腹侧及脊髓上颈段的脑(脊)膜上。有时亦见于脑桥及大脑脚处、脑室的室管膜及脉络丛上。颅内恶性黑色素瘤在中枢神经系统发病率低，术前容易误诊，尤其是原发性颅内恶性黑色素瘤常常被术前诊断为其他类型肿瘤。本瘤多数与皮肤上多发的带毛的黑素痣伴同。但亦可无黑素痣而只有皮肤上的色斑，统称为神经皮肤黑素病。个别报道与颜面部的 Ota 痣相伴同。所谓 Ota 痣系脸部皮肤、巩膜、眼结膜上的不规则黑素斑，其分布范围常与三叉神经的分布区相同。黑素痣下的皮下组织，相邻的颅骨膜、颅骨、脑膜均可被染成黑色。肿瘤可呈片状，或堆砌成巢状或结节状，亦可广泛而弥散地分布于脑(脊)膜上。瘤细胞呈多形性，但亦可呈梭形、卵圆形、多角形或圆形，含有深染的细胞核；胞质内含较多黑色素颗粒；核分裂象多(图 3-3-10-10)。块状生长的黑色素瘤常有出血及坏死灶。

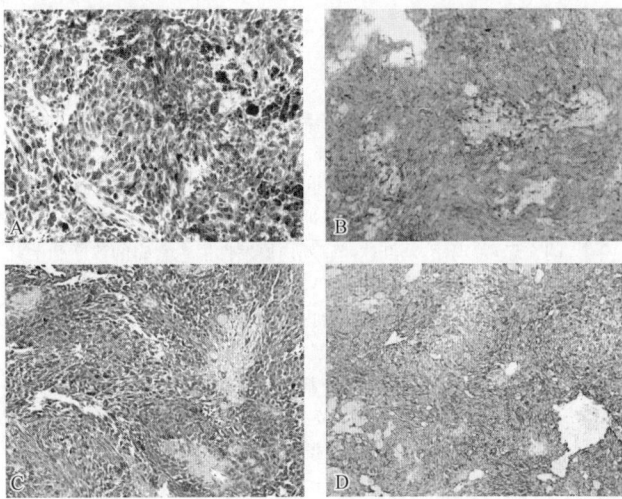

图 3-3-10-10　黑色素瘤病理学检查结果
A. HE染色；B. HMB45(＋)；C. S100(＋)；D. Vim(－)。

患者的主要临床表现为局部性或全身性癫痫发作、精神障碍、硬脑膜下出血、脑内出血及脑神经损害。由于肿瘤生长迅速，一般病程较短。凡有皮肤上带有长毛黑痣的患者，出现上述症状时,应考虑到本瘤。肿瘤代谢产物的刺激可引起剧烈的蛛网膜反应,故脑脊液中细胞数和蛋白质的含量可增高;当肿瘤细胞发生坏死时,其胞质中的黑色素先进入脑脊液循环,后进入血循环,经肾脏排出体外,可出现黑色素尿。

对块状生长的肿瘤,CT 与 MRI 扫描可见有增强明显的影块(图 3 - 3 - 10 - 11)及其所引起的周围出血坏死性改变。脑血管造影可见血管周围有毛糙感,可能为瘤细胞浸润于脑血管周围间隙,形成血管袖套所导致。

本瘤为恶性度较高的肿瘤,治疗应争取手术切除。术后辅以化疗,但预后不佳。

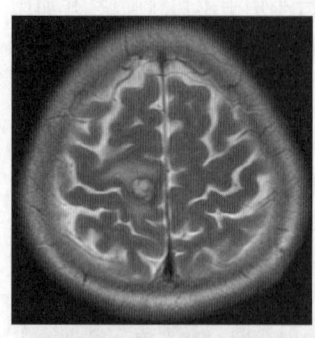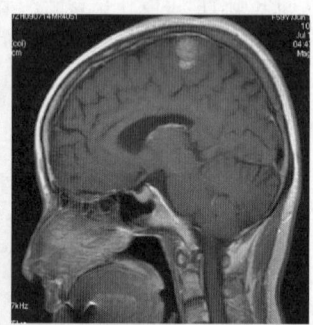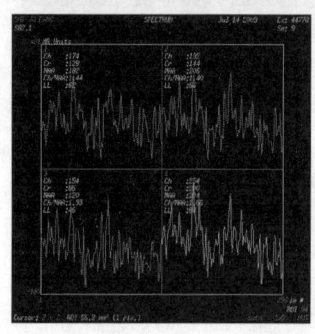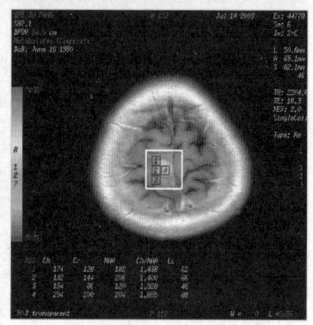

图 3 - 3 - 10 - 11　颅内黑色素瘤(女性,59 岁)的头颅
MRI 及 MRS 影像

参 考 文 献

[1]　卞晓星,陈衔城.颅内胆脂瘤 58 例临床分析[J].中国临床神经外科杂志,2003,(8):292 - 293.

[2]　丁兴华,周良辅,杜国宏.中枢神经系统血管母细胞瘤 312 例临床分析及长期随访[J].中华神经外科杂志,2005,121:82 - 87.

[3]　胡文忠,曾现伟,刘红林,等.颅内原发性黑色素瘤的诊断和治疗[J].中华神经外科杂志,2011,27(7):693 - 696.

[4]　李宏军,程田志.艾滋病脑内合并机遇性感染的影像学诊断[J].实用医学影像杂志,2006,7(6):253 - 255.

[5]　李文方,马立公,鲍海华,等.脑结核瘤的磁共振成像[J].临床放射学杂志,2001,20(12):905 - 907.

[6]　吕传真,周良辅.实用神经病学[M].4 版.上海:上海科学技术出版社,2014.

[7]　沈天真,陈星荣.神经影像学[M].上海:上海科学技术出版社,2004.

[8]　袁晶,关鸿志,吴庆军,等.韦格纳肉芽肿病神经系统损害 33 例临床特点分析[J].中华神经科杂志,2004,37:428 - 430.

[9]　张福林,汪寅,陈宏,等.5109 例中枢神经系统肿瘤 WHO 新分类统计分析[J].临床与实验病理学杂志,2004,20(6):688 - 691.

[10]　周良辅.现代神经外科学[M].2 版.上海:复旦大学出版社,2015.

[11]　宗绪毅,李储忠,姜之全,等.颅内蛛网膜囊肿的治疗策略[J].中华神经外科杂志,2011,27(3):220 - 223.

[12]　ALEXIOU G A, VARELA M, SFAKIANOS G, et al. Shunting for the treatment of arachnoid cysts in children[J]. Neurosurgery, 2010, 67(6): 1632 - 1636.

[13]　De CHADAREVIAN J, BECKER W J. Mollaret's recurrent aseptic meningitis: relationship and ultrastructural studies of the cerebrospinal fluid[J]. J Neuropathol Exp Neurol, 1980, 39: 661 - 669.

[14]　GLENN G M, LINEHAN W M, HOSOE S, et al. Screening for von Hippel-Lindau disease by DNA polymorphism analysis [J]. JAMA, 1992, 267: 1226 - 1231.

[15]　GLÄSKER S, VAN VELTHOVEN V. Risk of hemorrhage in hemangioblastomas of the central nervous system [J]. Neurosurgery, 2005, 57(1): 71 - 76.

[16]　GREENBERG M S. Handbook of neurosurgery[M]. 7th ed. New York: Thieme Publisher, 2010.

[17]　GUIDETTI B, GAGLIARDI F M. Epidermoids and dermoid cysts[J]. J Neurosurg, 1977, 47: 12 - 18.

[18]　KANO H, SHUTO T, IWAI Y, et al. Stereotactic radiosurgery for intracranial hemangioblastomas: a retrospective international outcome study[J]. J Neurosurg, 2015, 122(6): 1469 - 1478.

[19]　LOUIS D N, OHGAKI H, WIESTLER O D, et al. World Health Organization classification of tumors of the central nervous system[M]. 4th ed. Lyon: International Agency for Research on Cancer Press, 2007.

[20]　LOUIS D N, PERRY A, REIFENBERGER G, et al. The 2016 World Health Organization classification of tumors of the central nervous system: a summary[J]. Acta Neuropathol, 2016, 131(6): 803 - 820.

[21]　OERTEL J M, WAGNER W, MONDORF Y, et al. Endoscopic treatment of arachnoid cysts: a detailed account of surgical techniques and results [J]. Neurosurgery, 2010, 67 (3): 824 - 836.

[22]　PAN J, JABARKHEEL R, HUANG Y, et al. Stereotactic radiosurgery for central nervous system hemangioblastoma: systematic review and meta-analysis[J]. J Neurooncol, 2018, 137(1): 11 - 22.

[23]　WANEBO J E, LONSER R R, GLENN G M, et al. The natural history of hemangioblastomas of the central nervous system in patients with von Hippel-Lindau disease [J]. J Neurosurg, 2003, 98: 82 - 94.

第四章 中枢神经系统炎症性疾病

第一节 脑 炎

吕传真

脑炎(encephalitis)系指由病毒、细菌及其他生物病原体感染或免疫反应引起的脑实质损害,产生不同程度认知障碍、抽搐、昏睡、昏迷并持续 24 h 以上的弥漫性炎症性疾病综合征。主要临床特点为发热、抽搐、不同程度的意识障碍,重则昏迷或死亡。

一、病因分类

按照不同生物病原体所引起的脑部炎症,可将脑炎分为以下几类。

1. 病毒性脑炎

(1) 虫媒病毒脑炎:森林脑炎、日本乙型脑炎、马型脑炎、圣路易脑炎等。

(2) 疱疹病毒脑炎:单纯疱疹病毒脑炎、带状疱疹病毒脑炎、巨细胞病毒脑炎、E-B病毒脑炎、单纯疱疹-6病毒脑炎等。

(3) 肠道病毒脑炎:ECHO病毒脑炎、Coxsackies病毒脑炎、灰质炎脑炎。

(4) 其他病毒脑炎:流行性腮腺病毒脑炎、麻疹病毒脑炎、登革热脑炎、黄热病脑炎。

(5) 慢病毒脑炎:风疹脑炎、亚急性硬化性全脑炎、进行性多灶性脑白质脑病。

(6) 艾滋病(AIDS)脑病。

2. 细菌性脑炎

(1) 细菌直接感染的脑炎:化脓性脑炎(脑脓肿)、结核性脑炎(结核病)、布氏杆菌性脑炎。

(2) 细菌毒素或代谢产物所引起的脓毒性脑病:伤寒、百日咳、细菌性痢疾、鼠疫、霍乱、风湿热、土拉伦斯菌病等。

3. 真菌性脑炎 新型隐球菌、曲霉菌、组细胞浆菌、毛霉菌、放线菌、酵母菌、芽生菌、孢子丝菌、球孢子菌、念珠球菌病等。

4. 螺旋体性脑炎 神经梅毒、中枢钩端螺旋体病、莱姆病等。

5. 寄生虫病性脑炎

(1) 原虫性脑炎:弓形体虫病、恶性疟疾、脑锥虫病、脑阿米巴病、黑热病。

(2) 蠕虫性脑炎:脑血吸虫病、肺吸虫病、圆口线虫病、旋线毛虫病等。

二、虫媒病毒脑炎

虫媒病毒脑炎系指通过节肢动物传递的中枢神经病毒感染,最常见的病毒脑炎有森林脑炎和流行性乙型脑炎。

(一) 森林脑炎

森林脑炎,又称蜱传染脑炎、春夏脑炎、壁虱脑炎、远东脑炎等,主要分布于俄罗斯的西伯利亚,我国的黑龙江、吉林、新疆等地的森林地区。好发季节为 5~7 月份,以青壮年的森林工作者多见,森林旅游者也有发生。

森林脑炎病毒属被盖病毒科的 B 组,嗜神经质性,寄生于森林的蜱虫。当森林工作人员或旅游者被感染的蜱、虱叮咬后,即可产生病毒血症而不发生临床症状。抵抗力降低者,病毒可经血-脑屏障薄弱部位(如嗅神经)进入中枢神经引起脑各部位的实质性病变而出现脑炎的临床症状。

【临床表现】

多数患者是在蜱虫叮咬后 1~4 周后出现上呼吸道样感染症状,多数发病较急,突然高热,体温可达 39~40℃,呈稽留热或弛张热,少数还可出现每日双峰或三峰热,持续 5~10 d。患者神萎,可伴出血性皮疹,部分可出现心肌损害和心律不齐,重者可出现血压下降。神经精神症状一般在发病的 2~5 d 后出现,半数以上的患者出现不同程度的意识障碍,如嗜睡、谵妄、昏睡乃至昏迷;亦可出现胡言乱语、狂躁不安和惊厥、抽搐发作等。这种神经精神症状,往往随体温下降而逐步减轻。剧烈头痛、恶心、呕吐、颈强直是多数患者的神经症状和体征。这些症状可与发热同时存在,持续 7~10 d。此后可出现肩颈无力、抬头困难、两上肢近端无力和瘫痪。少数患者出现偏瘫和下肢瘫痪。所有瘫痪均属软瘫,肌张力降低,腱反射降低。多数患者出现上述症状和体征后持续 10~20 d,此后逐步恢复。部分患者残留颈肌、肩胛肌萎缩和垂头现象。极少数患者发病时出现震颤和不自主运动,眼球震颤和构音障碍等。

多数病程转归良好,极少数发展到慢性瘫痪、精神失常、继发癫痫、震颤麻痹等,迁延数年。极个别者因过度高热而救治不及,在 1~2 d 内死亡。重症患者病死率在 20% 以上。

实验室检查可见周围血白细胞的增高,可达(10~20)×10^9/L,以中性粒细胞为主。脑脊液检查,压力升高,白细胞增多[(50~500)×10^6/L],以淋巴细胞为主。糖、蛋白质、氯化物含量正常。血清免疫学双份血清前后对照比较,抗体滴度增高4 倍以上可供诊断参考。

【诊断与鉴别诊断】

根据发病季节、职业、疫区活动史等流行病学资料,结合发热、头痛、项强、神经精神症状,特别是出现肩颈肌无力、肢体软瘫等临床表现,脑脊液蛋白、糖、氯化物正常和以淋巴细胞为主的白细胞增多等可作出诊断。但临床上仍需与流行性乙型脑炎、肠道病毒中枢神经系统感染等相鉴别。

【治疗与预防】

本病无特殊治疗方法。急性高热期的物理降温,脑肿胀、脑水肿的积极降颅内压,以及镇静药的应用均十分必要。急性期后的恢复阶段应予康复治疗。

预防本病的发生是关键。春、夏季节进入森林的工作者应作病毒疫苗的主动免疫接种。

(二) 流行性乙型脑炎

流行性乙型脑炎(epidemic encephalitis‑B)亦称为日本乙型脑炎(Japanese type B encephalitis),简称乙型脑炎,是由乙型脑炎病毒直接感染所引起的、以蚊子为主要传播的自然疫源性疾病。流行于夏、秋季节。主要分布于日本、中国、东南亚各国、俄罗斯远东地区以及太平洋一些岛屿国家。我国以每年的7~9月份为主要流行季节,每隔若干年出现一次较大的流行。近年来随着公共卫生改善,蚊子滋生地的清除,我国此型脑炎的发病率显著降低,流行高峰期亦逐渐消失。其流行状况与人群的免疫水平、蚊子密度、季节消长以及牲畜、家禽乙型脑炎病毒血症出现的情况等因素有关。人群感染中,60%以上见于10岁以下的儿童。

【病因和病理】

乙型脑炎病毒属黄病毒科,是我国流行的主要虫媒病毒,是一种核糖核酸(RNA)病毒,直径为20~40 nm。病毒寄生于蚊子体内,经卵传代,并在蚊子体内过冬。待气温高达25℃以上时,病毒在蚊体内繁殖活跃,并开始传染给人及动物。该病毒在100℃环境中2 min,56℃ 30 min可以灭活,但在4℃冰箱中可以存活数年之久。最适宜温度为25~30℃。当人体被带病毒的蚊虫叮咬后,病毒即侵入血液循环。多数患者只形成短暂的病毒血症,而不侵入中枢神经系统,称为隐性感染。部分患者由于病毒量多,毒力大,或机体免疫力低下、血‑脑屏障功能受损,病毒侵入中枢神经系统,引起广泛性病变,发生脑炎,称为显性感染。流行地区健康人群隐性感染及轻微感染可获中和抗体,一般在感染后1~2周出现,可持续数年或终生,但10岁以下儿童的抗体滴度极低,故特别易发病,占全部发生率的80%以上,尤以3~6岁儿童发病率最高。1岁以下婴儿极少发病。

病理上,肉眼可见脑膜紧张充血,脑肿胀,脑回扁平;脑切面见皮质和深部灰质散在分布的软化灶,如针尖大小。若病变严重,软化灶可融合而成带状坏死,尤以脑干底部为多见。由于充血、水肿而有颅内压增高,可出现颞叶钩回或小脑扁桃体疝。慢性病例则有许多空隙可见。镜检可见小血管扩张,内皮细胞肿胀,脑膜和血管周围有少量淋巴细胞和单核细胞浸润。神经细胞呈不同程度的变性和坏死,坏死的神经细胞吸引大量单核细胞或小胶质细胞,形成胶质结节和小的软化灶,软化灶融合而成片状坏死,随后可形成钙化或空腔。

【临床表现】

1. 临床分期 乙型脑炎病毒侵入人体,经4~21 d潜伏期后出现神经症状。按病程可分为下列4期。

(1) 初热期:病初3 d为病毒血症期,起病急,无明显前驱症状。有发热、神萎、纳差或轻度嗜睡。儿童可诉有头痛,婴幼儿可出现腹泻。体温一般在39℃左右,持续不退。此时神经系统症状及体征不明显而易被误诊为上呼吸道感染。少数患者出现神志淡漠、激惹或颈项轻度抵抗感。

(2) 极期:病程3~10 d,此期除全身毒血症状外,常伴严重脑部损害的症状。主要表现为:① 高热,体温可高达40℃以上,并持续不退,直至极期结束。轻者3~5 d,重者3周以上。

发热越高,病程越长,症状越重。② 严重的神经系统症状和体征:50%~94%的患者意识障碍加重,由嗜睡转入昏迷。昏迷出现越早、越深,病情越重。一般患者此期持续1周左右,重者可达1个月以上。40%~60%的患者可出现抽搐发作,呈强直‑阵挛发作,发作后意识障碍加重,浅反射减弱或消失,腱反射亢进或消失,病理锥体束征阳性。部分患者可有脑膜刺激征阳性。随弥漫性脑损害加重,出现不同程度的脑水肿。随脑水肿加重,抽搐发作可以增多,昏迷加重,严重者出现天幕裂孔疝(颞叶疝),或出现枕大孔疝等极为严重的症状。

重症乙型脑炎患者由于受累水平的不同可以出现不同的神经系统体征,根据受累部位可分为以下几型。① 大脑型:病变累及大脑及间脑,不累及脑干。此型患者临床表现为昏睡或昏迷,压眶反应存在,患者眼球运动正常,瞳孔光反射良好,呼吸正常,但可有颞叶的精神症状或枕叶的皮质盲。若累及间脑则可有脸色潮红和血压波动。② 脑干型:当病变累及中脑时患者呈深昏迷、四肢肌强直,瞳孔散大、强直,光反应消失。两侧中脑受累常出现去脑僵直,两下肢挺直,两上肢旋后、伸直。鉴于同时伴皮质损害,往往伴发强直‑阵挛痫性发作;当病变累及脑桥和延髓时,除出现深昏迷和相应脑神经(舌咽神经、舌下神经)损害外,突出的表现为吞咽困难、喉部分泌物积贮和严重的呼吸障碍。以脑桥损害为主时出现陈‑施呼吸,延髓受累时出现鱼嘴状呼吸、叹息样呼吸等。重症乙型脑炎中,发生呼吸障碍者占30%~40%。凡有脑干损害者往往提示患者预后不佳。

(3) 恢复期:继极期的体温下降后,意识状况逐步恢复,由呆滞、淡漠逐步转为清醒。重症患者,一般需1~6个月的恢复期。恢复期中亦可出现许多神经和全身症状和体征。例如,持续性中枢性低热;多汗、面色潮红、失眠等自主神经症状;反应迟钝、精神异常、行为紊乱或痴呆等弥漫性脑损害症状;失语或构音障碍,吞咽困难;癫痫发作以及肢体强直性瘫痪或不自主运动等。上述症状在半年内逐步消失者为恢复期,若在急性期后6个月内症状不能消除者则留后遗症。

(4) 后遗期:在半年恢复期后仍残留神经精神症状的患者,占总病例的5%~20%。后遗症的多少与轻重直接与疾病的严重程度有关。主要的后遗症表现有:意识障碍、认知行为障碍(痴呆)、失语、不自主运动和肢体瘫痪等。少数长期意识不能恢复者可因继发全身感染而死亡。多数患者残留不同程度的神经系统体征而成终身残疾。

2. 临床分型 根据临床症状严重度,乙型脑炎分为下列4种临床类型。

(1) 轻型:患者意识清醒,或有嗜睡,体温38~39℃,可伴脑膜刺激征,脑脊液检查可有白细胞数增加。此型患者一般在7~10 d后症状消失。除流行季节外,极易误诊为病毒性脑膜炎。往往需作乙型脑炎病毒抗体检测才能诊断。

(2) 中型:患者嗜睡或昏迷,持续高温(39~40℃)4~5 d,可有短暂抽搐,并有明显的脑膜刺激征。可有浅反射消失,脑神经麻痹或肢体运动障碍。多数患者在2周内恢复。

(3) 重型:昏迷,持续高热40℃以上,伴频繁抽搐。脑膜刺激征明显,病理锥体束征阳性,脑干受累者可出现呼吸障碍,部分患者亦可出现脑疝症状。此型患者病程较长,若能度过脑水肿期,多数患者可在2~4周后恢复,多数在恢复期中出现精神、行为障碍和一定的神经系统体征。

（4）极重型：少见，占脑炎的5%左右。往往起病骤然，频繁抽搐，体温在40℃以上。患者昏迷，严重脑水肿和脑肿胀，抽搐极难控制。患者往往在发病后1~2 d内因为呼吸衰竭或因脑疝形成未能及时救治而死亡。此外，尚有少数表现脑干脑炎、脑膜脑炎等不典型性临床症状。

【实验室与影像检查】

外周血白细胞增多，一般为$(10\sim20)\times10^9/L$，偶亦可高达$30\times10^9/L$，以中性粒细胞为主。脑脊液检查可见压力升高，白细胞数增多，以$(50\sim500)\times10^6/L$为多，早期以中性粒细胞为主，4~5 d后转为淋巴细胞增多为主。脑脊液蛋白质、糖、氯化物含量正常或有轻度升高。

血清免疫学检测有诊断价值，IgM型乙型病毒抗体可于病毒感染后5~7 d内出现阳性，并速达高峰，对乙型脑炎的早期诊断有一定价值。

头颅CT或MRI检查可见颅内弥漫性累及灰质和白质的炎性病灶，恢复期后则出现不同程度的脑萎缩，后遗期患者可出现严重的脑萎缩。

【诊断和鉴别诊断】

根据典型的临床表现：急性起病的发热、头痛、恶心、呕吐、嗜睡、昏迷和抽搐等症状，伴脑神经麻痹和肢体瘫痪等体征，在7~9月份季节发病及蚊子（特别是库蚊）好发地区发病者，应当首先考虑乙型脑炎之可能。应作脑脊液和血清学相关病毒抗体和自身免疫脑炎抗体检测予以鉴别和确诊。但同时亦应考虑与其他病毒脑炎，特别是单纯疱疹病毒脑炎、肠道病毒脑膜炎，以及恶性疟疾和暑天中暑等鉴别。

【治疗】

乙型脑炎患者的治疗可归纳为：降温、止惊、脱水和防止呼吸衰竭4个方面。

1. 降温 凡高热者应尽一切措施，包括化学、物理和药物等综合措施，将体温降至38℃以下。反复抽搐发作者可考虑亚冬眠疗法，以降低体温和降低脑细胞代谢。

2. 止惊 凡抽搐发作者应按癫痫发作治疗，可静脉推注地西泮10~20 mg，每分钟2 mg。若连续发作者可用地西泮100 mg加于生理盐水250 ml中静脉滴注。必要时，可加用苯妥英钠250 mg加生理盐水10~20 ml作静脉推注。亦可用10%水合氯醛10~30 ml鼻饲或保留灌肠。

3. 脱水 颅内压增高的处理与一般相同，以20%甘露醇250 ml静滴，短期内，每天可用3~4个剂量。急性脑肿胀和脑水肿期，在应用甘露醇同时，可加用地塞米松10~20 mg/d分次静脉滴入，或甲泼尼龙500~1 000 mg/d静脉滴注，5~7 d后逐步减量，并逐步停止。

4. 防止呼吸衰竭 凡有呼吸衰竭者，激素可加大剂量，亦可合用白蛋白等其他脱水剂。凡有严重呼吸道感染者除积极应用抗生素外，应尽早气管切开，加强引流。凡有呼吸肌麻痹和呼吸衰竭者应尽早应用人工辅助呼吸，保持呼吸道通畅。

中药大小青龙汤、紫雪丹、安宫牛黄丸等均在脑炎治疗中具有特殊效果，可酌情使用。

【预后】

若能度过急性期，患者多数预后良好。5%~20%的患者残留不同程度的后遗症，肢体瘫痪、言语障碍和认知障碍为最

主要表现。

三、疱疹病毒脑炎

过去数年中，从各种动物身上分离出疱疹病毒50余种，与人类有关的是单纯疱疹病毒、水痘-带状疱疹病毒、巨细胞病毒和EB病毒，都属于DNA病毒。此组病毒的共同特点是：① 通过接触黏膜表面传染，也可通过胎盘屏障或器官移植传播，巨细胞病毒及EB病毒亦可通过输血感染。② 引起多种临床表现不明显或轻型感染，但严重者可致死。③ 感染后病毒终身寄生，机体抵抗力降低、免疫抑制等情况下，寄生病毒可被再次激活，并导致各种疾病。④ 与某些肿瘤（如淋巴瘤）和脱髓鞘性疾病可能有关。

（一）单纯疱疹病毒脑炎

自1941年从脑炎患者的脑中分离出单纯疱疹病毒以来，确立了本病的病原体。本病呈散发性，见于世界各地，无季节性倾向。可能是非流行性脑炎中最常见的病原，据统计占病毒性脑炎的2%~19%，散发性坏死性脑炎的20%~75%，且发病率有渐增高趋势。

【病因和病理】

单纯疱疹病毒脑炎又称急性坏死性脑炎，由疱疹病毒感染引起。该病毒可分为2个抗原亚型，即Ⅰ型和Ⅱ型。Ⅰ型病毒主要通过嗅神经和三叉神经侵入并寄生虫于半月神经节，发病时常选择性地损害额叶基底部和颞叶，以成人及少年儿童感染为多。Ⅱ型病毒主要见于新生儿，与生殖道的感染有关。

病理改变主要是脑组织水肿、软化、出血性坏死。这种改变呈不对称分布，以颞叶、边缘系统和额叶最明显，亦可累及枕叶。镜下见脑膜和血管周围有大量淋巴细胞形成袖套样，小胶质细胞增生，神经细胞广泛性坏死。神经细胞和胶质细胞核内有嗜酸性包涵体，包涵体内含有疱疹病毒的颗粒和抗原。

【临床表现】

本病可发生于任何年龄。10岁以下和20~30岁之间有两个发病高峰。本病临床变化很大，常急性起病。前驱期可有呼吸道感染、发热、乏力、头痛、呕吐等非特殊性症状以及轻度行为、精神或性格改变，症状持续一到数天，继之，出现神经精神症状。

单纯疱疹病毒脑炎的临床表现轻重差异很大，形式亦有不同。其主要临床表现有：① 症状性癫痫，局灶性或全面发作。临床上尚可突然跌倒抽搐发作，继之意识丧失，数次抽搐发作后逐步意识转清，或连续多次发作，持续意识不清、昏迷；重症患者，癫痫发作呈持续状态，并因继发颅内压增高，出现脑疝而致死。癫痫发作频度随病情严重程度和积极治疗而异，一般可持续抽搐，昏迷一至数周，重则可持续一至数月，并残留严重后遗症。② 精神症状，表现形式无固定模式，幻觉丰富，如幻嗅、幻视，呼喊别人名字，无目的的对话，大吵大闹，打人、骂人均很常见。多数精神症状丰富的患者不伴肢体瘫痪。③ 自动症和口周不自主运动，单纯疱疹病毒脑炎患者除丰富的精神症状、癫痫发作外，常可见患者摸索行为，口周制动、咀嚼等不自主运动，有的患者还可出现吸吮等幼稚行为。除癫痫发作、精神异常和自动症等神经精神症状外，临床神经体征还可有颈强直、失语，眼球同向凝视，瞳孔不等，偏盲、偏瘫，肌张力增高、反射亢进和病理征出现。32%病例出现脑神经功能障碍，如眼球联

合运动障碍、展神经麻痹等。部分患者在疾病早期即呈去大脑强直姿势，最后由于脑实质坏死、水肿、脑疝而死亡。有极少数病例经治疗后 1～3 个月又复发。约半数患者可残留癫痫、精神异常或认知障碍等后遗症。

新生儿单纯疱疹病毒感染，约 80% 由 II 型单纯疱疹病毒所致。从分娩过程中经产道感染或胎儿期经产道上行性感染。分娩过程中感染的潜伏期为 4～21 d。常见受损部位是皮肤、肝脏、肺、脑等。神经方面表现为难喂养、激惹、嗜睡、局限性或全身性癫痫发作、囟门隆起、角弓反张、瘫痪、去大脑强直、昏迷。病死率高。胎儿早期的感染常造成畸形，如小头畸形、小眼球、颅内钙化等。II 型疱疹病毒寄生于骶神经节，主要的临床表现为神经根痛、腰背痛。近年来，有认为与复发性上皮细胞性脑膜炎有关。

【实验室与影像检查】

周围白细胞数增高，可达 10×10^9/L 以上。早期出现轻度中性粒细胞增多。脑脊液检查可见压力升高，白细胞数正常或增多，一般为 $(10～100) \times 10^6$/L，以淋巴细胞为主，亦可以多形核增多为主者。部分患者可见到较多的红细胞，$(50～500) \times 10^6$/L。脑脊液糖含量正常。蛋白质正常或轻度升高，一般均低于 1.0 g/L。脑脊液单纯疱疹病毒抗体检测可以阳性。当脑脊液中单纯疱疹病毒抗体滴度与血清的抗体滴度相近或大于血清抗体滴度时，有诊断意义。

脑电图检查可见 α 波节律消失，额、颞部出现高低幅的周期性棘波和慢波，偶可出现局灶性的三相波。头颅 CT 可见局灶性脑肿胀。头颅 MRI 在 T_1WI 上可见额叶底部或颞叶低信号，T_2WI 则见高密度异常信号。部分患者头颅 MRI 不能发现异常信号。放射性核素检查，可见颞部受累区核素摄入增加，这种改变较 CT 异常为早。

可应用抗病毒抗体与活检脑组织标本进行免疫荧光检测脑组织中单纯疱疹病毒抗原，还可用酶免疫技术检测脑组织中的特异抗原，为最终肯定诊断提供依据。

【诊断和鉴别诊断】

根据急性起病，发热，意识障碍，伴或不伴抽搐，脑电图异常和头颅 CT 或 WRI 见到额、颞叶的炎症性异常信号，可作出临床诊断。脑脊液细胞数增多和抗单纯疱疹病毒抗体阳性；脑脊液细胞单纯疱疹病毒抗体分泌细胞（HSV-IgG secreating cells）检测阳性，脑组织活检，单纯疱疹病毒抗原检测阳性为肯定诊断。然而，鉴于肯定病因诊断的检测方法限制，临床上仍为拟似诊断，必须与流行性乙型脑炎、肠道病毒脑炎、其他疱疹病毒脑炎和中枢神经系统其他炎性疾病相鉴别。年轻女性患者应注意卵巢畸胎瘤伴发的可能。

近年来，发现以额颞影像学改变的脑炎相当多见，临床表现为典型的单纯疱疹病毒脑炎，但血清和脑脊液自免脑抗体检测可能发现抗 NMDA 受体、AMPA 受体、GABAa 受体等多种自身抗体阳性。此时，若无肯定的单纯疱疹病毒抗体检测证实，这些病例当属自身免疫性脑炎。单纯疱疹病毒脑炎还应与脑血管炎、炎性假瘤、弓形体虫病及淋巴瘤等相鉴别。因此，到底多少是单纯疱疹病毒脑炎还是病毒诱发的自身免疫脑炎，它们的关系值得深入研究。

【治疗】

1. 抗病毒治疗　单纯疱疹病毒脑炎诊断一旦拟定，应立即进行抗病毒治疗。常用的抗病毒药物应用如下。

（1）阿昔洛韦：亦称无环鸟苷（aciclovir）。按 5 mg/kg 静脉滴注，1 h 内滴入，每天 2 次；或 250 mg 静脉滴注，每天 3～4 次，连续 10 d 后改为口服，剂量为每次 0.2 g，每天 5 次，5～10 d 后改为每天 2～3 次。用药时间不少于 4 周。

（2）更昔洛韦（ganciclovir）：粉针剂，按 5 mg/kg 静脉滴注，每天 2 次，每次滴注 1 h，连续应用 2～3 周。

抗病毒药物有轻度肾功能损害和血小板减少的不良反应。用药中应当随访肝、肾功能和全血改变。

2. 脱水治疗　弥漫性脑肿胀和脑水肿者可应用地塞米松 10～20 mg/d，或甲泼尼龙 1 000 mg/d 冲击治疗，疗程为 7～10 天。同时应用 20% 甘露醇 125～250 ml 静滴，每天 3～4 次。严重者可应用人白蛋白和 IgG 静脉治疗，剂量为 0.4 g/kg，每日 1 次，连续 5 d 为一疗程。

3. 中医中药　按中医辨证论治的方法予以清热祛惊治则服用汤药。或服用安宫牛黄丸或紫雪丹，每日 1 丸，不少患者有效。

【预后】

单纯疱疹病毒脑炎，急性和暴发型者危险性大，病死率高，但轻型和中等严重者尤其自应用抗病毒药物以来，预后已大大改观，但仍有 1/3～1/2 患者遗留不同程度的后遗症（癫痫、偏瘫、痴呆等），需长期药物治疗和护理。

（二）带状疱疹病毒脑炎

带状疱疹病毒属 DNA 疱疹病毒，与水痘病毒一致，又称水痘-带状疱疹病毒。初次感染常见于儿童。病毒感染后以一种潜伏的形式长期寄生于脊神经背根神经节或三叉神经节细胞内，当机体免疫功能低下时，如老年人，恶性肿瘤特别是淋巴瘤、白血病患者，较长期接受肾上腺皮质激素、免疫抑制剂者，放射治疗后或艾滋病的患者，潜伏的病毒可被激活复制，并沿感觉神经离心传到相应皮肤引起带状疱疹或沿神经上行，进入神经系统引起脑炎或脑膜炎。

脑部症状一般在皮疹出现后 3～5 周出现，此时疱疹已消退，皮肤留有色素斑；少数患者脑损害可先于皮疹或与皮疹同时发生。常突然发生头痛、呕吐、发热、抽搐、偏瘫、失语以及精神异常、意识障碍。少数由烦躁不安、谵妄转为昏睡、昏迷，甚至死亡。伴发脑干受累者可有脑神经麻痹、共济失调、病理征等。复旦大学附属华山医院神经科曾报道 1 例儿童在眼部带状疱疹后发生迟发性同侧小脑损害症状或对侧渐进型偏瘫，CT 扫描提示在带状疱疹同侧的内囊部位有椭圆形、边界清楚的低密度区，大脑中动脉分布区有多灶性密度减低区；动脉造影显示大脑中动脉近端呈节段性串珠状狭窄。可能是由于眼眶带状疱疹发展至颈内动脉虹吸部致动脉炎造成大脑半球梗死所致。带状疱疹病毒脑炎患者一般症状较轻，可以完全恢复，但老年人或三叉神经眼支感染侵犯眼球时可有严重并发症。

脑脊液中白细胞轻至中度增高，可达 500×10^6/L，以淋巴细胞为主，蛋白质略升高，糖及氯化物正常。部分患者脑脊液中存在水痘-带状疱疹病毒抗体。

带状疱疹病毒脑炎的治疗可参考单纯疱疹病毒脑炎的处理。阿昔洛韦、阿糖腺苷以及转移因子和人血白细胞干扰素的应用可使症状减轻，病程缩短。

(三) 巨细胞病毒脑炎

巨细胞病毒（CMV）感染普遍存在于世界各地，成人抗体的阳性率为40%～100%不等，多数是隐性感染。巨细胞病毒为叶片神经病毒，它对神经系统有直接破坏和间接破坏作用。直接破坏作用系指巨细胞病毒感染后直接进入细胞内，形成包涵体，并利用细胞内物质进行繁殖，直接导致宿主细胞的死亡。间接作用是指巨细胞病毒感染后通过细胞介导的免疫反应而引起神经细胞死亡，如巨细胞病毒的感染，激活 TNF-α 和 IL-6 分泌，IL-8 的分泌可以增加巨细胞病毒的复制，并刺激白细胞数的增加。巨细胞病毒可直接感染脑内血管内皮细胞，通过血-脑屏障并感染星形胶细胞。因此，感染巨细胞病毒后，颅内血管内皮细胞中常发现包涵体，或伴发血管壁炎性反应和血栓形成；脑实质中有不同程度的胶质细胞增生，特别是在包涵体周边的胶质细胞增生更为明显。巨细胞病毒的间接侵入是由于病毒感染脉络膜上皮细胞后，引起脉络膜的炎性反应，继发地植入到脑室周边和脑室内扩散，引起脑室周围的脑白质坏死，称为坏死性脑室炎。病理上可见室管膜表面有大量的巨噬细胞，炎性渗出，细胞坏死，偶可伴出血。

临床表现以发热、呼吸道、神经系统及血液系统的症状为主。急性感染者常可累及脑血管而发生闭塞性脑膜血管病。体温可自低热至40℃，神经症状为嗜睡、昏迷、惊厥、运动障碍、脑性瘫痪，有时有脑积水、智力减退、视网膜脉络膜炎。

脑脊液检查中见单核细胞增多。尿沉渣中找到特征性含核内包涵体的巨细胞有助于诊断。应用荧光抗体可检测组织或脱落细胞中的抗原。由于 IgM 不能通过胎盘，因此新生儿脐带血如阳性即可诊断先天性感染。

抗病毒药更昔洛韦对巨细胞病毒效果较好，剂量为5 mg/kg，静脉滴注，2～3周为一疗程，急性感染者疗效较好。颅内感染者治疗效果较差，但伴血管炎者效果较好。

(四) Epstein-Barr 病毒脑炎

Epstein-Barr 病毒（EBV）属疱疹病毒科 γ 疱疹病毒亚科，人们较早认识它与单核细胞增多症及鼻咽癌的发病有关。近几十年来，该病毒与神经系统疾病的关系倍受人们注意，特别是与中枢神经系统肿瘤、脱髓鞘性疾病、脑炎等的关系。EBV 感染通过软脑膜血管深入感染脑实质，或经血管引起血管周围性脱髓鞘的机制虽不尽清楚，但似与多发性硬化的发病机制类似。

临床上，急性 EBV 感染可出现癫痫发作、昏迷、人格改变、知觉异常、小脑共济失调和局灶性的脑干及大脑病变。这些表现常在传染性单核细胞增多症临床起病后1～3周内发生，但也可出现在病程之前或病程中，或者有可能是急性 EBV 感染的唯一症状。发展为脑炎的患者在数天内常有发热和头痛。大多数患者为青年人和大龄儿童。表现为癫痫、昏迷以及其他弥散性脑部病变的症状、体征，但也可不出现局部神经系统症状。局灶性神经症状和体征有局灶性癫痫、轻度偏瘫、单瘫、锥体束征阳性等。

EBV 脑炎可累及脑的任何部位，其中小脑最易受累。大多以步态异常起病，严重者可因小脑肿胀、颅内压增高和脑疝而致死。多数患者可出现精神症状，视物变形，体像改变和知觉异常；部分患者还可有锥体外系的症状和体征，如齿轮状强直、手足徐动和舞蹈症等。急性精神症状和短暂性遗忘症亦可能是 EBV 脑炎的唯一神经系统表现。EBV 脑炎也是儿童和青年急性偏瘫的常见原因。

EBV 脑炎的特殊并发症有急性导水管阻塞、抗利尿激素分泌异常综合征、Reye 综合征等。

四、腮腺炎病毒脑炎

腮腺炎病毒脑炎系由流行性腮腺炎病毒感染所引起，该病毒属副黏病毒，主要感染腮腺，亦可感染附睾和中枢神经系统，产生腮腺炎病毒脑膜炎、脑炎。腮腺炎病毒的中枢神经感染，以脑膜炎最多见，亦有暴发性致死性脑炎。

腮腺炎病毒脑炎的发病机制尚不完全清楚。有人认为由病毒直接感染所致，也有人认为系由病毒感染诱发脱髓鞘改变所致。

腮腺炎病毒脑炎多数在腮腺炎表现明显的时间内发生，常表现为低热、厌食、乏力、头痛、耳痛和腮腺肿大。头痛和腮腺肿大往往同时出现，伴发脑膜炎者出现项强、恶心、呕吐，严重者意识不清、抽搐。体温可以高达39～40℃，持续3～4 d。头痛、呕吐剧烈，持续48～72 h。多数患者在体温降低后症状减轻。体温降低后症状不见减轻，又出现嗜睡、意识不清或抽搐，或局灶性神经体征者，拟为腮腺炎病毒脑膜炎、脑炎。腮腺炎病毒感染的临床病程为7～14 d，伴发中枢神经感染时病程延长至3～4周。

腮腺炎病毒脑炎的诊断依赖于有典型的流行性腮腺炎临床表现和头痛、呕吐、昏迷等神经症状，脑脊液细胞增多，糖、蛋白、氯化物正常的实验室特点。但应与其他肠道病毒脑炎、脑膜炎等相鉴别。

腮腺炎病毒脑炎的治疗以对症治疗为主。使用退热药，注意水、电介质平衡，多饮水，保证足够的营养为主要治疗措施。中药牛黄解毒制剂可以试用。

腮腺炎病毒脑炎预后良好，病程自限，不留后遗症。病死率在1.5%以下，罕见永久性后遗症。最多见的后遗症状为抽搐、人格改变、慢性头痛、听力减退，偶有脑神经麻痹、肢体无力、偏瘫等局灶性神经体征，偶有继发性阻塞性脑积水的报道。

五、狂犬病毒脑炎

狂犬病毒脑炎又称恐水病，是狂犬病毒所引起的传染病，为病犬咬伤而感染。病毒经狂犬的唾液从伤口进入人体，沿脊神经背根进入中枢神经系统。若未经适当处理，经数月至数年的潜伏期后出现典型的狂犬病症状。近年来，国内大中城市中居民家养宠物非常普遍，我国已成为全世界狂犬病患者最多的国家，应引起广大医务人员的重视。

病毒沿周围神经的轴索向心性扩散，到达背根神经节后即大量繁殖，然后侵入脊髓和整个中枢神经系统。病变最明显的部位是颞叶海马回、延髓、脑桥、小脑和伤口相应的脊髓段和背根神经节。脑实质充血、水肿及微小出血。镜下可见脑及脊髓弥漫性充血、水肿，炎症细胞浸润和血管周围脱髓鞘变，神经细胞空泡形成、透明变性和染色质分解。80%患者的神经细胞质中有嗜酸性包涵体，电镜证明此包涵体内含有杆状病毒颗粒。

本病潜伏期一般在3个月之内，半数在1～2个月之间，文献报道最长潜伏期为数十年。典型发病可分3期。

（1）前驱期：在已愈合的伤口周围出现麻木、刺痛、痒及蚁走感,并有低热、食欲缺乏、头痛、周身不适等症状,持续2～3 d。

(2)兴奋激动期:高度兴奋、暴躁,出现反射性咽喉痉挛,饮水时明显加重,呼吸困难,极度惊恐,出现恐水、怕风、畏光,在看到水或听到水声、风声亦能引起咽喉痉挛发作。神志清楚,口涎增多,体温升高,脉搏加快,瞳孔散大,持续1～2 d。

(3)麻痹期:根据病毒侵入的途径,神经麻痹的临床表现可有两种形式。一种表现为肢体上升性瘫痪,酷似上升性运动性麻痹,从下肢远端开始,逐步累及躯干、上肢的肌无力、张力降低、腱反射消失,但感觉存在,病理征阴性。因此,又称为吉兰-巴雷型上升性瘫痪。然而,肢体肌肉的麻痹仍会上升,累及呼吸肌、延髓肌而引起呼吸困难。另一种为脑干型。此型患者从犬伤数周后出现脑神经麻痹、脑干损伤,较快出现脑干功能障碍,虽然没有痉挛或为很轻痉挛发作,但多数患者将出现昏迷,因呼吸、循环衰竭而死亡。

本病一旦出现神经症状,病程均无逆转可能,并且迅速发展,多数在1～2周内死亡,偶可达20 d以上。

实验室检查可见血液中白细胞增加,可达(20～30)×10⁹/L,以中性粒细胞为主。脑脊液细胞数增多,一般不超过200×10⁶/L,以淋巴细胞为主。蛋白质轻、中度增高,糖和氯化物正常。

根据有被病犬、病猫咬伤史,明确患者的典型恐水、畏光、流涎和神经精神症状和体征者,一般临床诊断并不困难。

本病发病后,除加强护理,防止继发感染外,尚无特效治疗措施。预防和早期伤口清洗,抗血清注射是治疗本病的根本。被狂犬咬伤后应及早接种狂犬病疫苗。目前国际上通用的狂犬病疫苗有两种,即Semple疫苗和鸭胚疫苗(DEV)。目前国内采用Semple疫苗,在腹壁或肩胛下缘做皮下注射,严禁肌内或静脉注射。剂量为1～6岁1 ml,6岁以上2 ml,每天1次,连续14 d为一疗程。伤口在颈部以上或伤势严重者可给2 ml,每天2次,7 d后改为每天1次。若能联合应用狂犬病毒血清则效果更好,一般剂量为0.5 ml/kg肌内注射,伤情严重者可用1～2 ml/kg。此外,应积极处理伤口,做清创术。

六、慢病毒脑炎

慢病毒脑炎(slow viral encephalitis)系指由病毒直接感染后所引起的慢性弥漫性脑病,是中枢神经系统的一组难治性疾病,主要有进行性风疹病毒脑炎、亚急性硬化性全脑炎、进行性多灶性白质脑病等。

(一)进行性风疹病毒脑炎

进行性风疹病毒脑炎是一种非常罕见的缓慢进行性致死性疾病。1974—1984年仅报道12例。

病理改变主要为脑膜和血管周围间隙的炎症以及脑组织的弥漫性萎缩,小脑萎缩严重。在大脑、小脑的实质内和小血管的壁上有广泛无定形嗜碱性沉积物,有时伴钙化。在脑组织中可发现风疹病毒。因此病理学上可根据无包涵体、有嗜碱性沉积物和严重的小脑萎缩与麻疹病毒引起的亚急性硬化性全脑炎相鉴别。

临床隐匿起病,发病年龄在8～19岁,开始报道的9例均为男性。出现行为异常,学习成绩下降,智力进行性减退,动作笨拙。步态、躯体和四肢共济失调为本病突出的表现,常见癫

痫发作,晚期发生痉挛性四肢瘫。其他有构音障碍、面肌无力和眼球运动障碍,尚可有视神经萎缩。病情进行性加重,经8～10年呈完全性痴呆和进行性痉挛状态。

实验室检查可见脑脊液中单核细胞增多,蛋白质增高,IgG明显升高,有寡克隆IgG带,提示中枢神经系统内有抗风疹病毒抗体。血清及脑脊液中抗风疹病毒抗体滴度明显增高。脑电图示背景活动为慢节律,无局灶性表现。CT检查示脑室扩大,特别是第四脑室,并有小脑皮质萎缩。

根据母亲怀孕期有风疹病毒接触或感染史,或患者有明确的风疹感染史,以及以上临床表现和实验室检查,可作出诊断。

本病和亚急性硬化性全脑炎相同,无特殊治疗方法可以中止疾病的进展。

(二)亚急性硬化性全脑炎

亚急性硬化性全脑炎(subacute sclerosing panencephalitis,SSPE)又称亚急性硬化性白质脑炎、亚急性包涵体脑炎。1933年由Dawson首先报道。本病见于世界各地,主要发生在儿童和青年,农村儿童较城市儿童发病率高,50%以上病例在2岁前曾有麻疹病毒感染。虽亦可发生在接种过疫苗的儿童,但其发生率只占自然麻疹病毒感染后的1/50～1/5。自患者麻疹病毒感染到SSPE发病的潜伏期平均5～8年。

本病与麻疹病毒的持续感染有关。患者血清和脑脊液中抗麻疹病毒抗体滴定度升高,用荧光抗体技术证明在神经细胞内存在麻疹病毒抗原。偶可从死者脑组织中分离出麻疹病毒。近年来用对麻疹病毒易感的指示细胞进行协同培养,已使病毒分离成功。神经细胞核中有特殊形态的包涵体。电镜检查见脑内包涵体呈管状结构,大小与麻疹病毒的核衣壳相当。用患者脑组织接种于动物,可使动物成功地感染。以上情况支持本病与麻疹病毒感染有关。

关于SSPE的发病机制曾有多种学说,但至今仍有不明确之处。有学者认为麻疹病毒初次感染时,病毒在机体内增殖偶然发生变异株,或认为SSPE是由于机体对麻疹病毒发生不正常免疫反应所致。用电镜检查患者的脑组织除发现麻疹病毒外,尚存在乳头瘤病毒,因此提出由两种病毒混合感染所致。麻疹病毒可使免疫细胞遭受破坏,影响了T细胞依赖性细胞的免疫功能,因而对麻疹病毒发生了细胞免疫的耐受性,致使病毒能够在脑内存活,造成对神经系统的进行性损害。综上多种学说,SSPE的发病可能与病毒的特点及宿主的免疫状态有关。

病理检查可见亚急性炎症变化,灰质和白质均受累。脑血管周围的淋巴细胞、巨噬细胞和浆细胞浸润,呈袖套状。灰质的炎性改变是非特异性的,神经元有严重丧失,伴明显的反应性胶质增生。在白质有星形细胞增多及神经胶质增生,并伴不同程度的髓鞘脱失。特征性的变化为电镜下可见神经节细胞、星形细胞及少突神经胶质细胞中有核内和胞质内包涵体存在,免疫荧光染色显示存在麻疹病毒抗原。一般认为,较慢性、病程较长的病例,有较多的白质髓鞘脱失,亚急性或病程较短者则包涵体显著。

临床上2～20岁起病,平均7～8岁,以学龄儿童为最多见。男性略多于女性,为2.5～3.3:1。起病多呈隐匿性,偶有暂时缓解期。无全身性或中枢神经系统感染的临床表现。根据病程演变的特点,一般可分为4期。

(1)第一期:行为及精神障碍期。患者有性格和行为改

变,情感不稳,记忆力减退,学习成绩下降,淡漠、嗜睡、幻觉。尚可有脉络膜视网膜炎,甚至失明。此期历时数周至数月。

(2)第二期:运动障碍期。一般为1~3个月。最重要的特征是肌阵挛抽动,每分钟4~12次,通常是头、躯干和四肢的突然屈曲运动,接着1~2 s的缓慢放松期,发生在清醒时。尚可发生舞蹈样和手足徐动样姿态、震颤、半身狂跃运动或肌紧张不全、癫痫发作、共济失调。此外,由于脉络膜视网膜炎、视神经萎缩或皮质盲而致视力障碍。偶尔发生视神经乳头水肿。

(3)第三期:昏迷、角弓反张期。表现为大大脑强直、阵发性角弓反张,伴不规则呼吸及自主神经功能紊乱症状,如体温波动、出汗异常、高热等,最终进入昏迷。

(4)第四期:终末期。大脑皮质功能几乎完全丧失并出现眼球浮动、肌张力低下、肌阵挛消失。

多数患者病情进行性加重,整个病程9个月至3年,最终因继发性感染、循环衰竭或营养不良,恶病质而死亡。亦有报道在病后6周就死亡或病程长达10年以上。长期存活者,约5%的患者有自发性的症状缓解。

脑脊液检查正常或轻微细胞、蛋白质升高,可见浆细胞和激活的淋巴细胞。大多数病例免疫球蛋白增高,主要是IgG、IgM增高,有寡克隆IgG带。血清、脑脊液中有高滴定度的麻疹抗体。脑电图示在低平的背景上间隔4~8 s,周期性地出现2~3 Hz的高幅慢波,持续时间0.5~2 s。双侧对称,以枕顶部最为显著。该波在疾病第二期最显著,至第四期消失。早期脑CT及MRI正常,随着病情进展,可显示进行性皮质萎缩、脑室扩大和多灶性低密度白质病损。

根据典型的临床病程、特殊的脑电图改变、脑脊液的细胞学检查、免疫球蛋白增高以及血清和脑脊液中抗病毒抗体的水平异常增高,可做出临床诊断。为进一步确诊可做脑活检,从脑组织中发现典型的包涵体、麻疹病毒抗原或分离出麻疹病毒。

治疗方面主要是对症治疗,减轻肌阵挛及癫痫发作,加强护理,防止并发症。对疾病本身尚无特殊的治疗方法。曾用各种抗病毒药物、免疫抑制药或干扰素及转移因子,均不能肯定可影响疾病的自然过程。近年来有报道用肌苷治疗本病,特别对缓慢进展的患者似可延长生命,但确实的疗效尚待进一步研究。

预防本病最有效的方法是接种麻疹疫苗。

(三)进行性多灶性白质脑病

进行性多灶性白质脑病(progressive multifocal leukoencephalopathy,PML)为一种少见的亚急性脱髓鞘疾病,1958年首次报道至今已有许多报道,世界各地都有病例发生。详见第三篇第七章脱髓鞘性疾病。

七、其他病毒的中枢神经感染

本节前文介绍了常见的一些中枢神经系统病毒感染,还有一些非常重要的或是随国际交流增多而传播或新变异型病毒引起的神经系统疾病亦应引起重视。

1. 沙粒病毒感染(arenavirus infections) 沙粒病毒可引起许多神经系统疾病,除众所周知的单纯疱疹病毒脑炎、艾滋病等外,世界范围还有许多沙粒状RNA病毒引发的疾病,如流行于南美洲的阿根廷出血热、玻利维亚出血热;在西非洲流行的拉萨热(Lassa fever),每年致5 000多人死亡。在美国则以淋巴细胞性脉络膜炎病毒(lymphocytic chrorimeningitis virus,LCMV)感染最多见。

LCMV是人、鼠共感染病毒,传染给人的主要宿主是仓鼠(pet hamster)。在动物中该病毒感染后引起一系列的细胞免疫反应,引起脑、视网膜、肝脏等病变。胚胎感染后则影响神经系统发育,产生一系列先天性发育异常。实验鼠的研究证明,该病毒感染引发的由T细胞介导的免疫反应和结构破坏是LCMV感染后的主要发病机制。

LCMV急性感染的早期,特别是成年人的感染,可以没有症状,或出现轻度的一般症状,如头痛、发热、肌痛、咳嗽、项强等,少数儿童可有抽搐,少数可伴咽峡炎、副睾炎等。多数患者病程自限,持续发热数天至数周。脑脊液细胞数增多,超过1.0×10^9/L,持续1个月以上。慢性患者何时发病不清楚。儿童感染,特别是婴儿感染,常影响中枢神经发育,出现一系列发育异常,如小头畸形、脑积水、脑室扩大、脑室周边钙化、囊肿、小脑发育不全、视网膜变性等。临床表现为智能减退、抽搐、惊跳、共济失调、运动障碍和失明等。

LCMV的诊断依赖于:① 发热的病史,有脑膜炎表现;② 脑脊液中淋巴细胞数的增多,细胞数在1.0×10^9/L以上,并持续大于1个月者;③ 脑脊液(OB)阳性;④ 可除外腮腺炎病毒感染;⑤ 血清学检查示LCMV抗体滴定度升高。

LCMV的成人感染预后良好。宫内病毒感染,特别是孕期和新生儿感染往往是先天性神经疾病的主要原因,预后差。

2. 新宿主、新病毒的中枢神经感染

(1)虫媒病毒脑炎中,西尼罗病毒近年来在欧洲和美洲流行。该病毒抗体亦在我国脑炎患者中查到阳性结果。此外,Chikungnnya病毒、Sindbis病毒、西方马病毒病毒,均在国内有报道。Banna病毒和我国云南环状病毒等均已分离。有多种不明原因的脑炎,特别是在夏秋季节流行的脑炎均可提示我国有多种新的虫媒病毒脑炎的存在与流行。

(2)尼帕病毒脑炎:1998年和1999年在马来西亚和新加坡报道的发生于养猪场及其附近居民中的脑炎,共有300多例,病死率高达40%。2001—2004年南亚有一次暴发流行,病死率高达75%。该组病例表现为发热、意识障碍、偏瘫及抽搐发作,3~4 d后出现肌阵挛、腱反射减退、项强及小脑体征。头颅MRI检查可见皮质下和深部白质多发散在病灶,可以增强,皮质、丘脑、小脑亦可异常。脑脊液示无菌性脑膜炎样变。血清抗尼帕病毒IgM和IgG抗体滴度升高。该病毒的天然宿主是狐蝠和果蝠,它与猪可互为传播,感染的猪可传播给人而致病。

(3)禽流感病毒与蝙蝠狂犬病毒感染:在欧洲和澳大利亚已报道了由蝙蝠狂犬病毒引起的病例。临床表现为脑干神经症状,共济失调和进行性瘫痪。头颅MRI显示脑干和小脑局灶性异常信号。血清狂犬病毒中和抗体阳性。

2010年和2011年,国际神经病学联盟(WFN)发表全球简报,共有1 000多例感染了禽流感病毒的神经并发症者,亦有少数死亡病例,但未有病理报道。

随全球化进展的加速,认识更多中枢神经病毒感染将有利于神经病学的发展。

八、Rasmussen 脑炎

1958 年加拿大蒙特利神经病学研究 T. Rasmussen 及其同事首先报道了 3 例由于慢性局灶性脑炎所致的局灶性癫痫患者。从 19 世纪 80 年代后，多数临床医师和研究者均用 Rasmussen 综合征或 Rasmussen 脑炎命名。近年来在该病的流行病学、发病和诊断标准等方面均有较大的发展。

本病为散发的罕见疾病，1958 年 Rasmussen 提出此病，并认为可能的病因为病毒感染，但至今无可靠证据证实。本病的免疫病因，包括体液和细胞毒性 T 细胞反应的可靠资料不断出现。20 世纪 90 年代以来，在部分患者血清中测到兴奋性氨基酸-谷氨酸受体 3（$GluR_3$）的抗体，并在兔注射 $GluR_3$ 融合蛋白后引起癫痫发作。但近年的研究否定了该结果。细胞免疫研究亦见到与 $GluR_3$ 有关的细胞毒性免疫反应和病理中见到脑内淋巴细胞浸润。2003 年 Nabbout 和 Dulac 等提出 Rasmussen 脑炎作为一种癫痫脑病，认为癫痫发作可以破坏血-脑屏障，引起体液和细胞免疫反应，从一侧影响到两侧的脑组织而致脑组织异常。总之，至今该病的病因仍不清楚。

根据蒙特利研究所的经验，Rasmussen 脑炎患者的病理特征分为：① 最早期表现为炎性反应，有许多胶质结节，伴或不伴神经元吞噬，血管周围有圆细胞和胶质瘢痕形成。② 病程稍久则见到许多胶质结节，血管周围出现袖套现象和圆细胞浸润，至少有一个灰质块完全坏死。③ 神经细胞丧失，中等胶质细胞丧失，血管周围有丰富的圆细胞，极少有胶质结节。④ 最终，见不到胶质结节，有神经元丧失和轻度血管周围炎性变化，伴有程度不等的胶质细胞增生和胶质瘢痕形成。

2004 年 Pordo 等用定量免疫组化技术研究显示，在增生的胶质小结节和激活的星形细胞，主要是 T 细胞，在许多 $CD3^+$ 的 $CD8^+$ 细胞中包含有 GRB^+ 颗粒，而且有 7% 的 $CD8^+$ 细胞附在神经元附近，而神经元则表达 MHC-Ⅰ型抗原阳性。许多神经元由凋亡而死亡。但没有见到病毒包涵体。

本病见于儿童和青壮年，以儿童为多见。多数在 10 岁前起病，表现为局灶性肢体抽搐，常为一侧肢体起始，并呈连续发作，称为部分发作连续状态。病程一般分为 3 个时期：第一期称为非特异性前驱期，此期患者癫痫发作较少，很少有轻度偏瘫。此期平均 7.1 个月（从 0 个月至 8.1 年）。第二期称为急性期，患者表现为频繁癫痫发作，常为单纯部分性运动发作，50%～92% 形成部分连续发作状态（epilepsia partialis continue，EPC），并出现进行性偏瘫、偏盲、认知障碍或失语等。此期时间平均为 8 个月（4～8 个月）。第三期为后遗期，患者持续存在神经功能缺失，偏瘫、失语，并有癫痫发作，发作频率较急性期少。当然，有部分患者可不出现偏瘫，或认知功能较急性期有所恢复。

本病患者癫痫发作有许多特点，如多样性、频发性和药物难以控制等。这种癫痫发作为局限性，药物极难控制，同时亦不同于 Jackson 癫痫，它不从局限向全身扩散，而且不是一次发作后可以有一段时间的静息。因此，这类癫痫发作是极其顽固的。

少年型患者的癫痫发作较轻，常呈枕叶癫痫表现。

实验室检查示 15% 的患者脑脊液检查异常，有轻度细胞增多，白细胞（16～17）$\times 10^6$/L，轻度蛋白质增高（500～1 000 mg/L），部分患者可有寡克隆 IgG 阳性。血清抗 $GluR_3$ 抗体测定无肯定结果，其他检查正常。

脑电图检查可见一侧半球，特别是颞叶局灶性 δ 波，有痫样放电，但有时脑电图正常。头颅 MRI 检查，可见脑室扩大，一侧岛叶和岛周围区扩大，皮质和皮质下有异常信号，重者半球萎缩伴同侧尾核头部萎缩。

根据临床典型的癫痫发作和发病过程，脑电图异常和头颅 MRI 的阳性发现，若能符合下列标准 A 的 3 条或 B 的 2 条，即可诊断 Rasmussen 脑炎。

标准 A：① 临床有局灶性痫性发作（伴或不伴部分连续发作和一侧皮质缺损）；② 脑电图示一侧半球慢波，伴或不伴痫样电活动和一侧痫性发作；③ MRI 示一侧局灶性皮质萎缩，至少是灰质或白质在 T_2/Flair 上有高信号，同侧尾状核头部高信号或萎缩。

标准 B：① 临床上有癫痫部分连续发作或一侧进行性皮质性功能缺失；② MRI 可见进行性一侧皮质萎缩；③ 病理上 T 细胞为主的脑炎伴激活的胶质细胞和反应性星形细胞增多，或脑实质内有许多巨噬细胞或浆细胞或可除外 Rasmussen 脑炎的病毒包涵体。

临床上，在诊断 Rasmussen 脑炎过程中仍需与颅内占位病变、一侧半球癫痫综合征、代谢性或进行性变性神经疾病，特别是 MELAS 等相鉴别，还需与中枢神经的其他炎症性疾病如脑血管炎、亚急性硬化性全脑炎、俄罗斯春夏脑炎及多发性硬化等相鉴别。

本病的治疗在于控制癫痫发作和终止疾病的进展。到目前为止，尚无单一或联合抗癫痫药物治疗能终止本病的癫痫发作。但免疫治疗已能有效改善本病的预后。主要治疗方法如下。

（1）皮质类固醇激素：起始应用大剂量泼尼松或泼尼松龙治疗，对控制癫痫和改善神经功能均有效果。儿童推荐剂量为甲泼尼龙每日 20 mg/kg，有效后逐步改为口服泼尼松，每日 1～2 mg/kg，并逐步减量。

（2）IgG 静滴：按每日 400 mg/kg，连续 5 d 为 1 个疗程，亦可与皮质类固醇激素同时应用。

（3）血浆交换和免疫吸附：被推荐，但经验不多。

（4）他克莫司（FK506）：2～4 mg/d，长期口服。

（5）硫唑嘌呤：每日 1～2 mg/kg 口服。治疗中应注意白细胞减少和血尿。

总之，本病的治疗仍以免疫治疗为主。内科治疗无效者，应作外科手术治疗。

参 考 文 献

［1］ 吕传真，周良辅.实用神经病学［M］.4 版.上海：上海科学技术出版社，2014：580-587.

［2］ 王得新.中枢神经系统新兴病毒感染析文［J］.中华神经科杂志，2011，44（10）：663-665.

［3］ BIEN C G, ELGER C E. Limbic encephalitis：a cause of temporal Lobe epilepsy with onset in adult life［J］. Epilepsy Behav, 2007, 10：529-538.

［4］ BIEN C G, SCHULJE-BONHAGGE A, DECKERT M, et al. Limbic encephalitis not associated with neoplasma as a cause of temporal Lobe epilepsy［J］. Neurology, 2000, 55：1823-1828.

［5］ COOPER T, KIERANS C, DEFRES S, et al. Diagnostic pathways as social and participatory practices：the case of herpes simplex encephalitis［J］. PLoS One, 2016, 11（3）：e0151145.

［6］ GILDEN D H. Arenaviruses：a neurological problem at any age
［J］. Ann Neurol，2007，62(4)：309－310.

［7］ VANKATESTASAN A，TUNKEL A R，BLOCH K C，
et al. Case definitions，diagnostic algorithms，and priorities in
encephalitis： consensus statement of the international
encephalitis consortium［J］. Clin Infect Dis，2013，57（8）：
1114－1128.

［8］ VARADKAR S，BIEN C G，KRUSE C A，et al. Rasmussen's
encephalitis： clinical features， pathobiology， and treatment
advances［J］. Lacent Neurol，2014，13(2)：195－205.

［9］ WANG H Y，LIANG G D. Epidemiology of Japanese encephalitis：
past， present， and future project［J］. Ther Clin Risk Manag，
2015，11：435－448.

第二节　自身免疫性脑炎

陈向军

一、概述

自身免疫性脑炎（autoimmune encephalitis，AE）系指一类

由自身免疫机制介导的，以急性或亚急性皮质与皮质下综合征为临床表现的神经系统免疫性疾病的总称，可伴或不伴有肿瘤；自身免疫性脑炎合并相关肿瘤者，称为副肿瘤性自身免疫性脑炎。目前认为自身免疫性脑炎是由于体内免疫紊乱而产生针对神经元细胞表面（neuronal cell-surface）或突触蛋白（synaptic protein）的自身抗体所致。以抗 N－甲基－D－天冬氨酸受体（N－methyl－D－aspartate receptor，NMDAR）脑炎最为常见，其次为抗富含亮氨酸胶质瘤失活蛋白 1（leucine-rich glioma-inactivated protein－1，LGI－1）抗体相关脑炎与抗 γ－氨基丁酸 B 型受体（GABAbR）抗体相关脑炎等。国内于 2010 年报道首例抗 NMDAR 脑炎病例，此后有抗 LGI－1、GABA$_b$R、AMPAR 抗体相关脑炎、抗 CASPR2 抗体相关莫旺综合征（Morvan syndrome）和抗 IgLON5 抗体相关脑病的个案和病例报道。这一类自身免疫性脑炎与经典的副肿瘤性自身免疫性脑炎有明显不同，其靶抗原位于神经元细胞表面，主要通过体液免疫机制引起相对可逆的神经元功能障碍，对免疫治疗效果良好；而在经典的副肿瘤性自身免疫性脑炎，其自身抗体针对靶神经元细胞内抗原，主要介导细胞免疫反应，常导致不可逆的神经元损害。与自身免疫性脑炎相关的抗神经细胞抗体见表 3－4－2－1。

表 3－4－2－1　自身免疫性脑炎相关的抗神经细胞抗体

分类	抗原	抗原位置	脑炎	肿瘤比例(%)	主要肿瘤类型
抗细胞内抗原抗体	Hu	神经元核	边缘系统	＞95	小细胞肺癌
	Ma2	神经元核仁	边缘系统	＞95	精原细胞瘤
	GAD	神经元胞质	边缘系统	25	胸腺瘤、小细胞肺癌
	两性蛋白	神经元胞质	边缘系统	46～79	小细胞肺癌、乳腺癌
	CV2	少突胶质细胞胞质	边缘系统	87	小细胞肺癌、胸腺瘤
抗细胞表面抗原抗体	NMDAR	神经元膜	皮质、皮质下与边缘系统	因性别、年龄而异	卵巢畸胎瘤
	AMPAR	神经元膜	边缘系统	65	胸腺瘤、小细胞肺癌
	GABA$_B$R	神经元膜	边缘系统	50	小细胞肺癌
	LGI－1	神经元膜	边缘系统	5～10	胸腺瘤
	CASPR2	神经元膜	Morva 综合征、边缘系统	20～50	胸腺瘤
	DPPX	神经元膜	脑炎，多伴有腹泻	＜10	淋巴瘤
	IgLON5	神经元膜	脑病合并睡眠障碍	0	—
	GlyR	神经元膜	PERM	＜10	胸腺瘤
	GABA$_A$R	神经元膜	脑炎	＜5	胸腺瘤
	mGluR	神经元膜	脑炎	70	霍奇金淋巴瘤
	D2R	神经元膜	基底节脑炎	—	—
	突触蛋白－3α	神经元膜	脑炎	—	—
	MOG	少突胶质细胞膜	ADEM	0	0
	AQP4	星形胶质细胞膜	间脑炎、视神经炎、脊髓炎	0	—
	GQ1b	轴突细胞膜	Bickerstaff 脑干脑炎	0	—

注：部分抗体似与其他神经综合征相关，如僵人综合征、亚急性小脑变性与感觉神经元神经病等。

neurexin－3alpha，突触蛋白－3α；CASPR2，contact associated protein 2，接触蛋白相关蛋白样蛋白 2；NMDAR，N－methyl－D－aspartate receptor，N－甲基－D－天冬氨酸受体；AMPAR，α－amino－3－hydroxy－5－methyl－4－isoxazole－propionic acid receptor，α 氨基－3－羟基－5－甲基－4－异唑酸受体；GABA$_B$R，γ－amino butyric acid type B receptor，γ－氨基丁酸 B 型受体；VGKC，voltage-gated potassium channel，电压门控钾离子通道；DPPX，dipetidyl-peptidase-like protein，二肽基肽酶样蛋白；GAD，glutamic acid decarboxylase，谷氨酸脱羧酶；D2R，Dopamine2R，多巴胺 2 型受体；GlyR，glycine receptor，甘氨酸受体；PERM，progressive encephalomyelitis with rigidity and myoclonus，伴有肌强直及阵挛的进行性脑脊髓炎；mGluR，metabotropic glutamate receptor1，代谢型谷氨酸受体；AQP4，aquaporin 4，水通道蛋白 4；MOG，myelin oligodendrocyte glycoprotein，髓鞘少突胶质细胞糖蛋白；ADEM，acute disseminated encephalomyelitis，急性播散性脑脊髓炎。

【自身免疫性脑炎的临床分类】

目前发现抗神经元表面或突触蛋白抗体有 10 余种,根据不同的自身抗体和对应的临床综合征,自身免疫性脑炎可分为 3 种主要类型。

1. 抗 NMDAR 脑炎　抗 NMDAR 脑炎是自身免疫性脑炎的最主要类型,其特征性临床表现符合弥漫性皮质、皮质下与边缘系统脑炎,与经典的边缘性脑炎有所不同。

2. 边缘性脑炎　以精神行为异常、癫痫发作(通常起源于颞叶)和近期记忆力障碍为主要症状,脑电图与影像学符合边缘系统受累。抗 LGI-1 抗体、抗 GABA$_B$R 抗体与抗 AMPAR 抗体相关的脑炎多属于此类。

3. 其他自身免疫性脑炎综合征　包括莫旺综合征(Movan's syndrome)、抗 GABA$_A$R 抗体相关脑炎、伴有强直与肌阵挛的脑脊髓炎(progressive encephalomyelitis with rigidity and myoclonus,PERM)、抗 DPPX 抗体相关脑炎、D2R 抗体相关基底节病、抗 IgLON5 抗体相关脑病等,这些自身免疫性脑炎综合征或者同时累及中枢神经系统与周围神经系统,或者表现为特征性的临床-神经影像综合征。

【诊断标准】

自身免疫性脑炎的诊断标准如表 3-4-2-2。

表 3-4-2-2　自身免疫性脑炎的诊断标准

符合下列诊断条件中的第 1、第 2 与第 4 条为可能自身免疫性脑炎;符合诊断条件中的第 1~4 条可确诊为自身免疫性脑炎

1. 临床表现:急性或者亚急性起病(<3 个月),具备以下 1 个或者多个神经与精神症状或者临床综合征
  (1) 边缘系统症状:近事记忆减退、癫痫发作、精神行为异常,3 个症状中的 1 个或者多个
  (2) 脑炎综合征:弥漫性或者多灶性脑损害的临床表现
  (3) 基底节和(或)间脑/下丘脑受累的临床表现
  (4) 精神障碍,且精神心理专科认为不符合非器质性疾病
2. 辅助检查:具有以下 1 个或多个辅助检查发现,或者合并相关肿瘤
  (1) 脑脊液异常:脑脊液白细胞增多(>5×10^6/L);或者脑脊液细胞学呈淋巴细胞性炎症;或者脑脊液寡克隆区带阳性
  (2) 神经影像学或者电生理异常:MRI 边缘系统 T$_2$ 或者 FLAIR 异常信号,单侧或者双侧或者其他区域的 T$_2$ 或者 FLAIR 异常信号(除外非特异性白质改变和卒中);或者 PET 边缘系统高代谢改变或者多发的皮质和(或)基底节的高代谢;或者脑电图异常:局灶性癫痫或者癫痫样放电(位于颞叶或颞叶以外),或者弥漫或者多灶分布的慢波节律
  (3) 与自身免疫性脑炎相关的特定类型的肿瘤,如边缘性脑炎合并小细胞肺癌,抗 NMDAR 脑炎合并畸胎瘤
3. 确诊的实验室指标:抗神经元表面抗原的自身抗体阳性。抗体检测主要采用间接免疫荧光法(indirect immune fluorescence assay,IIF)。根据抗原底物分为基于细胞底物的检测(cell based assay,CBA)与基于组织底物的检测(tissue based assay,TBA)两种。CBA 采用表达神经元细胞表面抗原的转染细胞,TBA 采用动物的脑组织切片为抗原底物。CBA 具有较高的特异度和敏感度。对患者脑脊液与血清标本进行配对检测,脑脊液与血清的起始稀释滴度分别为 1:1 与 1:10
4. 合理排除其他病因

二、临床类型与表现

由于不断有新的自身抗体发现,且部分自身免疫性脑炎相对少见。因此,本章重点阐述 3 种较常见自身免疫性脑炎:抗 NMDAR 脑炎、抗 LGI-1 抗体相关脑炎和抗 GABA$_B$R 脑炎。

(一) 抗 N-甲基-D-天冬氨酸受体脑炎

抗 NMDAR 脑炎是自身免疫性脑炎中最常见的一种,是以急性或亚急性脑炎症状为临床表现的中枢神经系统自身免疫病。目前认为抗 NMDAR 脑炎是由于体内免疫紊乱而产生针对 NMDAR 的自身抗体所致,但确切的发病机制还不清楚;近年报道的患者数量迅速增长,尤其在自身免疫性脑炎中比例逐步上升。大约 80% 的抗 NMDAR 脑炎患者为女性,约 38% 的患者伴有肿瘤。

【病因与发病机制】

抗 NMDAR 脑炎发病机制尚未完全阐明。现有下列讨论与研究。

1. 诱因和危险因素

(1) 肿瘤:畸胎瘤是抗 NMDAR 脑炎比较明确的病因。近 38% 的女性患者可发现畸胎瘤。其他与抗 NMDAR 脑炎相关的肿瘤有肺癌、乳腺癌等,但很少见。有研究发现伴发畸胎瘤抗 NMDAR 脑炎患者的畸胎瘤组织表达 NMDAR,且有明显的 B 细胞浸润,而未患脑炎的畸胎瘤患者尽管也有 NMDAR 表达,但少有 B 细胞浸润,提示外周畸胎瘤表达的 NMDAR 打破免疫耐受而导致相应自身抗体的产生。

(2) 病毒性脑炎:近年来,越来越多的证据表明单纯疱疹病毒性脑炎(herpes simplex virus encephalitis,HSE)可诱发 NMDAR 脑炎。这类患者往往表现为双相病程,首先为病毒性脑炎,在治疗好转后数周至数月出现症状加重或新的症状。此时患者脑脊液中并未检测到病毒,对抗病毒治疗反应不佳,但可出现抗 NMDAR 抗体,且免疫抑制治疗有效。此外,也有其他病毒感染后出现抗 NMDAR 脑炎及其他类型自身免疫性脑炎的病例报道。病毒性脑炎后出现自身免疫性脑炎的可能机制是病毒侵袭导致脑组织炎症和坏死,血-脑屏障被破坏,使中枢神经系统免疫耐受被打破从而产生自身抗体。因此,对病毒性脑炎患者出现"复发"时,除病毒性脑炎复发外,还应考虑到继发抗 NMDAR 脑炎的可能。

(3) 性别和基因等其他因素:统计发现约 80% 的抗 NMDAR 脑炎患者为女性,且西班牙裔白种人所占比例远高于非西班牙裔白种人,而存在肿瘤的抗 NMDAR 脑炎在亚洲人和黑种人中更多见。也有报道发现抗 NMDAR 脑炎与中枢神经系统脱髓鞘疾病可同时或先后发生。这些现象提示性别、遗传可能是导致抗 NMDAR 脑炎的易患因素,但它们与抗 NMDAR 脑炎是否存在直接关系尚待进一步研究。

2. 发病机制　不完全清楚。NMDAR 是中枢神经系统内一类重要的兴奋性氨基酸——谷氨酸的受体。NMDAR 主要表达于海马及皮质,参与学习与记忆等重要生理过程。NMDAR 在调节神经元的存活、参与突触的信号传导及可塑性形成等方面发挥重要作用。NMDAR 的过度激活可导致兴奋性中毒的表现,可能为癫痫、痴呆、脑卒中的潜在发病机制;反之则可出现精神分裂症样症状。NMDAR 包括连接甘氨酸的 NR1 及连接谷氨酸的 NR2(A、B、C、D)亚单位。由于 NR1 在脑内的分布更为广泛,更符合抗 NMDAR 脑炎的临床损害的部位,实验研究也表明 NR1 为该疾病中自身抗体作用的亚单位。

目前认为中枢神经系统内出现抗 NMDAR 抗体既存在有血-脑屏障通透性增加促使活化淋巴细胞及自身抗体进入中枢,也存在有鞘内的自身抗体合成。抗 NMDAR 抗体结合神经

细胞膜 NMDAR 受体 NR1 的胞外段并与 NMDAR 交联、内吞转运至内体和溶酶体,这一过程导致 NMDAR 数量可逆性减少,从而干扰 NMDAR 功能发挥,进而产生临床症状。实验研究证明 NMDAR 抗体可使突触后神经元膜电位消失而失去兴奋性,然而将抗体清洗后,神经元的兴奋性可以恢复,似乎证明自身抗体的作用是可逆的。

【临床表现】

本病以儿童、青少年及年轻患者常见,95%患者年龄小于45岁,37%患者小于18岁。国外报道以女性常见,男女比例约为1:4;但国内男性患者比例可能较国外高,国内数篇病例系列显示男性患者比例在36%～53%之间。

约70%患者有前驱症状与前驱事件,如发热、头痛等,偶尔可以发生于单纯疱疹病毒(1型)脑炎等中枢神经系统病毒感染之后。主要症状包括精神行为异常及认知障碍、近事记忆力下降、癫痫发作、言语障碍、运动障碍、意识水平下降、自主神经功能障碍等。抗 NMDAR 脑炎的临床症状表现多样化,有一些患者以单一的神经或精神症状起病,在起病数周甚至数月后才进展出现其他症状。早期的临床特征为精神行为异常及癫痫,这一时期持续10～20 d,之后出现不自主运动障碍、意识障碍和自主神经功能障碍等。不自主运动包括口面部不自主运动、肢体震颤、舞蹈样动作,甚至角弓反张。自主神经功能障碍包括窦性心动过速、流涎增多、窦性心动过缓、低血压、中枢性发热、体温过低和中枢性低通气等。值得注意的是,抗 NMDAR 脑炎部分患者在发病早期常被认为是精神疾病而收治精神科治疗。把握抗 NMDAR 脑炎患者症状出现规律有助于早期识别该病。年轻女性人群,约30%患者合并畸胎瘤。5%～10%患者可复发。

【辅助检查】

1. 血液与脑脊液检查 周围血白细胞有轻中度增多,以中性粒细胞增多为主。大多数患者的脑脊液都有异常,包括脑脊液细胞增多、脑脊液蛋白正常或轻度升高;部分患者脑脊液中可见特异性寡克隆带。

2. 脑电图检查 可见异常,表现为局灶或弥漫性慢波、痫样放电等,严重者出现弥漫性δ波,重则成串状出现,称为δ刷(extreme δ brush)。近年来认为,该异常为抗 NMDAR 脑炎较特异的脑电图表现,出现率约为30%。

3. 影像学检查 常规头颅 MRI 可发现约30%患者颅内存在皮质或皮质下信号异常,但并非特异性。增强 CT 或 MRI 可发现部分患者病灶强化。近年来研究发现功能影像学,如正电子发射断层显像(PET-CT)可检测颅内病灶更为敏感,有助于发现 MRI 阴性患者的病变。此外,盆腔等部位影像学检查可发现患者是否存在肿瘤。

4. 自身抗体检测 患者脑脊液和(或)血清中检测出抗 NMDAR 抗体。目前临床实验室一般采用基于转染细胞免疫荧光法检测自身抗体。脑脊液抗体检测的价值大于血清检测。如果仅有血清标本,建议血清检测抗体阳性后,需进一步将血清与大鼠脑片或原代海马神经元孵育,结果阳性方可诊断。如有条件,对怀疑自身免疫性脑炎的患者建议同时送检脑脊液和血清,可提高检测的敏感性和特异性。需要注意的是,部分抗 NMDAR 脑炎患者临床表现不典型,难以根据临床症状、体征及常规辅助检查做出诊断。这种情况下自身抗体阳性对于疾病诊断具有很大意义。

5. 脑组织活检 在一些患者的脑组织活检中可见轻度血管周围淋巴细胞袖套形成以及小胶质细胞激活。

【诊断与鉴别诊断】

根据典型的临床症状,拟诊为脑炎的患者并在临床可排除直接由病毒或其他生物病原体感染所产生的弥漫性脑病综合征者,以抗 NMDAR 脑炎最为常见,其诊断标准见表3-4-2-3。

表3-4-2-3 抗 NMDAR 脑炎诊断标准

1. 拟诊为抗 NMDAR 脑炎:必须同时满足以下3项标准方可诊断
   (1) 快速起病(病程<3个月),临床表现具备下述6组主要症状中的至少4组:① 异常行为(精神症状)或认知功能障碍;② 语言功能障碍(连续的无法被打断的强制言语、言语减少、缄默);③ 癫痫发作;④ 运动障碍、异动症或肌强直/异常姿势;⑤ 意识水平下降;⑥ 自主神经功能障碍或中枢性通气不足
   (2) 至少有以下一项辅助检查的异常发现:① 异常脑电图(局灶性或弥漫性慢波或节律失常、痫样放电或异常δ刷);② 脑脊液细胞数增多或出现寡克隆带
   (3) 可排除其他可能的病因
   注:如伴发畸胎瘤则只需满足6组主要症状中的至少3组即可诊断
2. 确诊抗 NMDAR 脑炎诊断标准:临床表现上出现上述6组症状中一组或多组,且抗 NMDAR(GluN1亚基)IgG 抗体阳性,排除其他可能病因即可诊断
   注:抗体检测应包括脑脊液,如仅有血清样本,血清检测抗体阳性后需再做验证检测方可认为自身抗体结果阳性

然而,抗 NMDAR 脑炎还必须与其他脑炎相鉴别。

(1) 病毒性脑炎:是与自身免疫性脑炎最重要的鉴别诊断。临床表现上,病毒性脑炎往往存在高热,以及头痛、呕吐、脑膜刺激征等颅内压增高及脑膜受累表现。但抗 NMDAR 脑炎也可出现上述症状,因此单从临床表现上两者难以区别。辅助检查上,单纯疱疹病毒性脑炎影像学检查可多见一侧颞叶、岛叶、额叶的信号异常、肿胀甚至出血软化的表现,严重患者可出现血性脑脊液。但对于轻症患者可无上述异常表现。治疗上,病毒性脑炎一般对抗病毒治疗有效,而自身免疫性脑炎则抗病毒治疗无效。最可靠的鉴别诊断是借助脑脊液病毒核酸检测发现病原学证据或自身抗体阳性与否予以鉴别。采集急性期和恢复期患者脑脊液检测抗病毒 IgG 抗体滴度,如后者滴度大于前者的4倍及以上有助于病毒性脑炎的诊断。

(2) 精神病及精神类药物反应:抗 NMDAR 脑炎通常以精神行为异常起病,约77%患者首次就诊于精神科,故需与精神病相鉴别。很多患者都使用过抗精神病药物,而当他们出现强直、自主神经功能紊乱、肌酶升高等症状时,可能被认为是镇静药物恶性综合征,如长期大剂量使用异丙酚可出现横纹肌溶解、代谢性酸中毒、高钾血症、肾功能衰竭、肝大等输注综合征的表现。有很多抗 NMDAR 脑炎的患者需要输注异丙酚及氢化可的松,应注意鉴别这种综合征出现的原因。此外,某些药物可阻碍 NMDAR 的功能,如苯环己哌啶、MK801、氯胺酮等可导致同样的症状,包括精神行为异常、多巴胺能通路受损的相关表现以及自主神经功能障碍等。

(3) 其他免疫相关性脑炎:在兴奋性谷氨酸受体(glutamate receptor, GluR)中除了 NMDAR 外,还包括海人藻酸受体

(kainite receptor,KAR)和α-氨基-3羟基-5甲基-4异噁唑受体(α-amino-3-hydroxy-5-methyl-4-isoxazole propionate receptor,AMPAR),这些受体均与离子通道偶联,形成受体通道复合物,从而介导快信号传递。尽管AMPAR与NMDAR功能相关,在突触重塑中都起到重要作用,但抗AMPAR(GluR1/2)相关的边缘叶脑炎与抗NMDAR脑炎这两种自身免疫相关疾病的临床表型是不同的,抗AMPAR相关的边缘叶脑炎患者中约70%可伴有系统肿瘤,包括肺癌、乳腺癌及恶性胸腺瘤等,而且没有运动障碍、自主神经功能异常及通气不足的表现。

此外,Rasmussen综合征临床表现为逐渐加重的局部性运动性癫痫发作,病程中逐渐发生偏瘫和进行性认知障碍。近年认为Rasmussen综合征病因也与抗谷氨酸受体(AMPA受体GluR3)的抗体相关。由于该综合征可起病于少年及成人,也需加以鉴别。

(4)其他疾病:抗NMDAR脑炎还需与中枢神经系统脱髓鞘疾病、风湿疾病神经系统累及、胶质瘤、神经梅毒、代谢性脑病、药物中毒、脑血管病、线粒体病等鉴别。

(二)抗富含亮氨酸胶质瘤失活蛋白1抗体相关脑炎

抗LGI-1抗体相关脑炎常见于50~70岁年龄段,约67%患者为男性。绝大部分患者表现为边缘性脑炎症状。少数可仅有部分边缘系统受累症状或出现Morvan综合征。亚急性起病,通常以认知下降及癫痫作为首发症状。文献报道26%~71%的患者存在特征性的面-臂肌张力障碍发作(faciobrachial dystonic seizure,FBDS),并常出现于其他症状之前。患者病程中可出现睡眠障碍、多汗、顽固性低钠血症等表现。该病合并肿瘤少见。5%~20%患者可出现复发。

脑脊液常规生化异常率不高,25%~60%患者存在轻中度低钠血症。脑电图异常率50%~80%,但无特征性表现。抗体检测中是脑脊液还是血清检测哪个抗体,更无定论,推荐两者同时进行。75%~90%患者头颅MRI异常表现为双侧或一侧内侧颞叶高信号。FDG-PET-CT发现抗LGI-1抗体相关脑炎主要受累区域为海马,此外运动皮质也有受累,因此上述两个区域的异常代谢被认为是该病的PET-CT表现。也有研究发现该病的运动异常与基底节高代谢有关。

根据典型的脑炎的临床表现,血清和(或)脑脊液中抗自身LGI-1抗体阳性等可予诊断。

(三)抗GABA_BR抗体相关脑炎

此型自身免疫性脑炎以中老年男性常见。常以癫痫为首发症状,出现明显的边缘脑损伤症状而被诊断为颞叶癫痫边缘脑发作;除急性发作有意识障碍外,多有丰富的精神和行为障碍。

辅助检查可见约60%患者脑脊液异常,表现为细胞增多、蛋白质增高。90%患者脑电图有异常。60%患者头颅MRI异常,以边缘脑分布区受损尤为明显。约50%患者合并小细胞肺癌。约10%患者复发。

(四)其他自身抗体相关脑炎

相对少见,其临床特征及肿瘤合并情况归纳见表3-4-2-1。

三、治疗

自身免疫性脑炎,特别是抗NMDAR脑炎是一种可治性疾病。自身免疫性脑炎的治疗需着重免疫治疗及原发肿瘤的早期诊治。大多数患者可予大剂量激素冲击治疗、丙种球蛋白及血浆置换作为一线免疫治疗。在对一线治疗不敏感的患者或未发现原发肿瘤的患者,可考虑二线的免疫治疗(利妥昔单抗、环磷酰胺及其他免疫抑制剂等)。目前认为早期治疗更有效。

(一)免疫治疗

1. 糖皮质激素　糖皮质激素治疗,短期内能促进抗NMDAR脑炎急性期患者神经功能恢复,延长糖皮质激素用药对预防抗NMDAR脑炎的神经功能障碍加重或复发有一定作用。大剂量甲泼尼龙冲击治疗能加速病情缓解,推荐用法:甲泼尼龙1g,静脉滴注,每日1次,共3d;500mg静脉滴注,每日1次,共3d;240mg静脉滴注,每日1次,共3d;120mg静脉滴注,每日1次,共3d。泼尼松60mg口服,每日1次,共7d;50mg口服,每日1次,共7d;顺序递减至10~20mg口服,每日1次。根据复发的风险决定维持时间长短。须注意避免激素的副作用。

2. 血浆置换(plasma exchange,PE)　部分重症抗NMDAR脑炎患者对大剂量甲泼尼龙冲击疗法反应差,用血浆置换疗法治疗可能有效,对自身抗体阳性患者均有一定疗效,特别是早期应用。推荐用法:置换5~7次,每次用血浆1~2L。

3. 静脉注射免疫球蛋白(intravenous immunoglobulin,IVIg)　对大剂量甲泼尼龙冲击疗法反应差的患者,可选用IVIg治疗。推荐用法:每日0.4g/kg,静脉滴注,连续5d为一个疗程。

目前认为上述治疗方案均对抗NMDAR脑炎治疗有效,一般采取序贯使用一线治疗中的一种方案或合用两种方案,如果一线治疗无效则换用二线治疗。

4. 环磷酰胺　小样本临床试验表明,环磷酰胺对减少抗NMDAR脑炎复发和减缓神经功能障碍进展有一定疗效,用于其他治疗无效者。推荐用法:每2周600mg,静脉滴注,连续5个月;每月600mg,静脉滴注,共用12个月,总剂量不超过10~15g。需监测血常规、尿常规,白细胞减少及时减量或停用,治疗前后嘱患者多饮水。主要副作用有恶心、呕吐、感染、脱发、性腺抑制、月经不调、停经和出血性膀胱炎。预防出血性膀胱炎可同时应用美司钠(mesna)注射,恶心和呕吐可适当应用止吐药对抗。

5. 利妥昔单抗　利妥昔单抗是一种针对B细胞表面CD20的单克隆抗体,少量临床试验结果显示B细胞消减治疗对抗NMDAR脑炎有疗效。

推荐用法:按体表面积375mg/m² 静脉滴注,每周1次,连用4周;或第1天100mg静脉滴注,第2天500mg静脉滴注。6~12个月后重复应用。该方案为非适应证范围应用,应严格评估与预防风险后谨慎在有条件监测的三甲医院相关专科中使用。注意事项:为预防静脉滴注时的副反应,治疗前可用对乙酰氨基酚、地塞米松;利妥昔单抗静脉滴注速度要慢,并进行监测。大部分患者治疗后可维持B细胞消减6个月,可根据CD19/CD20阳性细胞或CD27⁺记忆细胞监测B细胞,若B细胞再生可进行第2疗程治疗,但目前追加治疗的指标尚无定论。副作用方面,除了输注不良反应和感染等外,有病例报告用利妥昔单抗治疗肿瘤或类风湿关节炎时发生进行性多灶性白质脑病,但报道的病例大多合用了其他免疫抑制剂。

(二) 相关肿瘤的筛查与治疗

伴发肿瘤的排查及治疗也是自身免疫性脑炎诊疗的重要部分。确诊自身免疫性脑炎后需尽快进行有重点的肿瘤筛查,尤其是年轻女性患者。筛查手段包括 B 超、增强 CT、MRI 等。一旦发现畸胎瘤或其他可能激发抗 NMDAR 脑炎的肿瘤需尽快创造条件进行肿瘤的治疗。

(三) 感染预防与控制

对存在意识障碍的患者尤其需要注意预防和控制感染。主要是肺部感染和尿路感染,甚至可发生败血症。

(四) 对症支持治疗

1. 基本生命体征监测与维持 严重患者可出现意识障碍、自主神经功能紊乱而需要重症监护。同时,抗 NMDAR 脑炎可累及自主神经系统,患者可出现中枢性通气不足,也可出现呼吸、血压、心率、体温的异常升高、降低或波动,因此需要严密监测患者生命体征,维持患者生命体征平稳。抗 LGI - 1 抗体相关脑炎可出现严重的低钠综合征,须进行大剂量补液治疗。

2. 癫痫持续发作及运动障碍控制 一般可根据发作情况,按癫痫持续状态、癫痫连续发作或频繁发作等选用抗痫治疗(详细参见第八章第三节)。运动障碍可使用相应的药物治疗,但需注意避免使用美金刚、苯环己哌啶、MK801、氯胺酮等阻碍 NMDAR 功能的药物。

3. 精神症状控制 在疾病初期和恢复期患者可出现相当显著的精神行为异常,可以使用抗精神药或镇静剂,但需避免使用明显影响血压、心率一类药物(如丙泊酚、右美托咪定等)。必要时使用保护性约束。

4. 其他 对长期昏迷或进食障碍患者使用鼻饲或静脉营养支持;防止压疮和深静脉血栓;口咽部护理防止误吸和自我咬伤。

(五) 康复训练与随访

抗自身免疫性脑炎的治疗周期往往较长,患者出院时可仍存在近事记忆障碍、精神行为异常、癫痫等情况,需要进行康复训练及随访调整药物。同时,对于未发现肿瘤的患者需定期监测相应肿瘤的发生,可以每 6 个月随访一次,连续随访 2～5 年。

四、预后与展望

约 80% 的抗 NMDAR 脑炎患者可恢复或仅有轻度的后遗症。有肿瘤的患者预后随肿瘤性质而定。20%～30% 的患者则遗留严重的功能障碍或死亡。在 20%～25% 的患者中会出现病情反复,间隔数月至数年,其间通常可完全恢复。在治疗中断或减量时,病情有可能加重。复发的危险因素包括男性、非合并肿瘤、治疗不彻底等。近 50% 抗 LGI - 1 抗体相关脑炎患者恢复后随访发现存在内侧海马硬化。因此,对该病的随访应特别注意。合并恶性肿瘤患者预后与原发肿瘤的治疗相关。复发的危险因素包括非合并肿瘤、治疗不彻底。

在诊断方面,目前临床应用的自身抗体检测的金标准为转染细胞(CBA)间接免疫荧光法(IIF)。该方法低滴度下阳性判读困难,且由判读检测者的主观判断。同时,患者标本中其他不明的自身抗体也可能与检测基质细胞中其他成分反应造成假阳性。因此,研发更客观、阳性检出率更高的检测方法很有必要。近来已有研究开始采用流式细胞检测自身抗体,值得关注。

在治疗方面,针对发病机制的药物开发已取得部分成果。如研究发现自身抗体可通过干扰 NMDAR 胞外段与酪氨酸蛋白激酶受体——EphB2(ephrin type - B receptor 2)间的相互作用而降低 NMDAR 锚定于突触后膜的稳定性,导致受体弥散至突触外。体外实验和动物实验表明当加入 EphB2 的配体后,这一效应可被部分逆转。因此,EphB2 配体有望成为抗 NMDAR 脑炎的治疗药物之一。

在预后评估方面,最近研究表明小脑萎缩与抗 NMDAR 脑炎远期预后相关。一些关于细胞因子研究表明,CXCL13 等细胞因子与患者预后也存在相关性。因此,从影像学、分子标志物等角度用于自身免疫性脑炎预后判断具有一定前景。对于自身免疫性脑炎患者出现的不同症状对预后的意义仍不明确,对预后判断有意义的基于症状的临床量表有待于开发。

参 考 文 献

[1] 中华医学会神经病学分会. 中国自身免疫性脑炎诊治专家共识 [J]. 中华神经科杂志,2017,50(2): 91 - 98.

[2] ARMANGUE T, SPATOLA M, VLAGEA A, et al. Frequency, symptoms, risk factors, and outcomes of autoimmune encephalitis after herpes simplex encephalitis: a prospective observational study and retrospective analysis [J]. Lancet Neurol, 2018, 17(9): 760 - 772.

[3] BRIER M R, DAY G S, SNYDER A Z, et al. N - methyl - D - aspartate receptor encephalitis mediates loss of intrinsic activity measured by functional MRI [J]. J Neurol, 2016, 263(6): 1083 - 1091.

[4] DALMAU J, GEIS C, GRAUS F. Autoantibodies to synaptic receptors and neuronal cell surface proteins in autoimmune diseases of the central nervous system [J]. Physiol Rev, 2017, 97(2): 839 - 887.

[5] GRAUS F, TITULAER M J, BALU R, et al. A clinical approach to diagnosis of autoimmune encephalitis [J]. Lancet Neurol, 2016, 15(4): 391 - 404.

[6] GRESA-ARRIBAS N, TITULAER M J, TORRENTS A, et al. Antibody titres at diagnosis and during follow-up of anti - NMDA receptor encephalitis: a retrospective study [J]. Lancet Neurol, 2014, 13(2): 167 - 177.

[7] HUANG X, FAN C, WU J, et al. Clinical analysis on anti - N - methyl - D - aspartate receptor encephalitis cases: Chinese experience [J]. Int J Clin Exp Med, 2015, 8(10): 18927 - 18935.

[8] IIZUKA T, KANEKO J, TOMINAGA N, et al. Association of progressive cerebellar atrophy with long-term outcome in patients with anti - N - methyl - D - aspartate receptor encephalitis [J]. JAMA Neurol, 2016, 73(6): 706 - 713.

[9] IRANI S R, BERA K, WATERS P, et al. N - methyl - D - aspartate antibody encephalitis: temporal progression of clinical and paraclinical observations in a predominantly non-paraneoplastic disorder of both sexes [J]. Brain, 2010, 133: 1655 - 1667.

[10] IRANI S R, STAGG C J, SCHOTT J M, et al. Faciobrachial dystonic seizures: the influence of immunotherapy on seizure

control and prevention of cognitive impairment in a broadening phenotype[J]. Brain, 2013, 136(Pt 10): 3151 - 3162.

[11] LEYPOLDT F, BUCHERT R, KLEITER I, et al. Fluorodeoxyglucose positron emission tomography in anti - N - methyl - D - aspartate receptor encephalitis: distinct pattern of disease[J]. J Neurol Neurosurg Psychiatry, 2012, 83 (7): 681 - 686.

[12] LEYPOLDT F, HOFTBERGER R, TITULAER M J, et al. Investigations on CXCL13 in Anti - N - methyl - D - aspartate receptor encephalitis: a potential biomarker of treatment response [J]. JAMA Neurol, 2015, 72 (2): 180 - 186.

[13] LIU J, WANG D, XIONG Y, et al. Anti-NMDAR encephalitis of 11 cases in China-detailed clinical, laboratory and imagiological description[J]. Eur Neurol, 2015, 74(1 - 2): 73 - 78.

[14] MIKASOVA L, DE ROSSI P, BOUCHET D, et al. Disrupted surface cross-talk between NMDA and Ephrin - B2 receptors in anti - NMDA encephalitis[J]. Brain, 2012, 135: 1606 - 1621.

[15] NAVARRO V, KAS A, APARTIS E, et al. Motor cortex and hippocampus are the two main cortical targets in LGI1 - antibody encephalitis[J]. Brain, 2016, 139: 1079 - 1093.

[16] PLANAGUMA J, HASELMANN H, MANNARA F, et al. Ephrin - B2 prevents N - methyl - D - aspartate receptor antibody effects on memory and neuroplasticity [J]. Ann Neurol, 2016, 80(3): 388 - 400.

[17] SCHMITT S E, PARGEON K, FRECHETTE E S, et al. Extreme delta brush: A unique EEG pattern in adults with anti - NMDA receptor encephalitis[J]. Neurology, 2012, 79(11): 1094 - 1100.

[18] SPATOLA M, PETIT-PEDROL M, SIMABUKURO M M, et al. Investigations in GABAA receptor antibody-associated encephalitis[J]. Neurology, 2017, 88(11): 1012 - 1020.

[19] TITULAER M J, McCRACKEN L, GABILONDO I, et al. Treatment and prognostic factors for long-term outcome in patients with anti - NMDA receptor encephalitis: an observational cohort study[J]. Lancet Neurol, 2013, 12(2): 157 - 165.

[20] VAN SONDEREN A, PETIT-PEDROL M, DALMAU J, et al. The value of LGI1, Caspr2 and voltage-gated potassium channel antibodies in encephalitis[J]. Nat Rev Neurol, 2017, 13(5): 290 - 301.

[21] WANG W, LI J M, HU F Y, et al. Anti-NMDA receptor encephalitis: clinical characteristics, predictors of outcome and the knowledge gap in southwest China[J]. Eur J Neurol, 2016, 23(3): 621 - 629.

第三节 脑 膜 炎

陈 澍

一、病毒性脑膜炎

病毒性脑膜炎(viral meningitis)系由多种病毒引起的一种脑膜感染,具有急性脑膜感染的临床表现,多无并发症,脑脊液检查白细胞增多,以淋巴细胞为主,糖可在正常范围。病毒侵犯脑膜常同时侵犯脑实质者为病毒性脑膜脑炎。本病见于世界各地,发病率约为 10.9/10 万;约有 2/3 的患者可确认为某种病毒引起。常见的能引起脑膜炎的病毒包括肠道病毒、脊髓灰质炎病毒、腮腺炎病毒、单纯疱疹病毒(2 型为主)、传染性单核细胞增多症病毒(EB 病毒)、水痘-带状疱疹病毒、虫媒病毒、淋巴细胞脉络膜脑膜炎病毒、人类免疫缺陷病毒和淋巴球性脉络丛脑膜炎病毒(LCMV)。莫拉雷脑膜炎(Mollaret's meningitis)为一种慢性且反复发作的疱疹病毒脑膜炎,一般认为是由 2 型单纯疱疹病毒所造成。

以上诸病毒中以肠道病毒中的柯萨奇和 ECHO 病毒最常见,约 50% 的患者由这两组病毒所引起。

由肠道病毒引起的病毒性脑膜炎,发病高峰主要在夏季和早秋季。腮腺炎病毒脑膜炎一般多见于冬、春季节,与腮腺炎同时流行。淋巴细胞脉络膜脑膜炎则以冬季较常见,而单纯疱疹脑膜炎无明显季节性。

【临床表现】

不论何种病毒所引起的脑膜炎,其临床表现大致相同。通常急骤起病,有剧烈头痛、发热、颈强直,并有全身不适、咽痛、恶心、呕吐、嗜睡、眩晕、畏光、项背部疼痛、感觉异常、肌痛、腹痛及寒战等。症状的严重程度随患者年龄的增长而加重,体温很少超过 40℃;除颈强直等脑膜刺激征外,多无其他阳性体征。某些肠道病毒感染可出现皮疹,大多与发热同时出现,持续 4～10 d。典型的皮肤损害为斑丘疹。皮疹可局限于面部、躯干或涉及四肢,包括手掌和足底部。ECHO 病毒感染的皮疹为斑点状,易与脑膜炎球菌感染混淆。柯萨奇 B 组病毒感染可有流行性肌痛(胸壁肌痛)和心肌炎。

【实验室检查】

血液中白细胞数大多正常,部分减少或中度增多。EB 毒感染者的周围血液中可见大量不典型单核细胞。腮腺炎病毒感染,血清淀粉酶增高。脑脊液检查压力正常或轻度升高,色清;白细胞数增加[(10～1 000)×10^6/L],早期以中性粒细胞为主,数小时后主要为淋巴细胞;蛋白质含量增高,糖含量一般正常。但在腮腺炎和淋巴细胞脉络膜脑膜炎病毒感染时,糖含量可减少。

【诊断和鉴别诊断】

根据发热、头痛、恶心、呕吐、肌痛、脑膜刺激征、血液和脑脊液的特征性改变,诊断一般并不困难,但病原学的诊断往往需从脑脊液中分离出病毒才可确诊。诊断时应与各种邻近脑膜的化脓性感染引起的脑膜反应,细菌性、结核性、真菌性脑膜炎,钩端螺旋体病脑膜炎,癌性脑膜病,单核细胞增多症等相鉴别。

【治疗】

主要为对症及支持治疗。发热可用退热镇痛药。有明显颅内压增高者用甘露醇等脱水药。抗病毒药物,可参见本章疱疹性脑炎节。急性期患者适当应用激素可能有缓解症状的功效。

本病为自限性疾病,多数预后良好,不留后遗症。若 2 周不能缓解者,需考虑其他疾病或病毒侵及脑实质的可能,应予以注意。

二、化脓性脑膜炎

化脓性脑膜炎(purulent meningitis)是神经系统最常见的

中枢细菌性感染。按照致病菌的种类,临床表现各有不同,其中最常见的致病菌是脑膜炎双球菌、肺炎链球菌及流感嗜血杆菌B型,其次是金黄色葡萄球菌、链球菌、大肠杆菌、变形杆菌、厌氧杆菌、沙门菌、铜绿假单胞菌(绿脓杆菌)等。脑膜炎双球菌最常侵犯儿童,称为流行性脑脊髓膜炎,是儿童最常见的脑膜炎,但成人亦可发病。流感杆菌性脑膜炎好发于6岁以下幼儿。肺炎链球菌性脑膜炎好发于老年人及婴幼儿。大肠杆菌是新生儿脑膜炎最常见的致病菌。金黄色葡萄球菌和铜绿假单胞菌脑膜炎往往继发于腰椎穿刺、颅脑外科手术或开放性损伤之后。近年来,由于抗生素的广泛应用,部分治疗或不典型性化脓性脑膜炎渐为多见,应引起广大临床医师注意。特别应当指出的是,随着医疗技术的进步,抗菌药物的发展,院内医源性感染和混合感染已是细菌性脑膜炎的重要原因。

院内感染所致的细菌性脑膜炎常与开颅手术、导管引流及颅脑损伤有关。经流行病学研究结果显示:我国神经外科伴有开放性颅骨骨折、头皮裂伤的脑外科或头皮裂伤超过4h的手术部位感染发生率为10%～25%;清洁-污染手术包括进入鼻旁窦或乳突的手术、修补开放性颅骨骨折或无菌技术有明显缺陷者,感染发生率为6.8%～15%;清洁手术感染率为2.6%～5%;脑室外引流感染率约为8%;腰椎穿刺亦可引起继发性颅内感染,但发生率极低,约为数万分之一;腰椎穿刺留置引流,引起继发颅内感染的比例较高,约为5%,多数发生在5d之内。

医源性颅内细菌感染的病原学以葡萄球菌和鲍曼不动杆菌最为多见。颅底骨折者由鼻腔而入,以肺炎双球菌感染为多。

【病理】

各种致病菌引起的急性化脓性脑膜炎的病理变化基本相同。早期软脑膜及大脑浅表血管充血、扩张,炎症沿蛛网膜下腔扩展,大量脓性渗出物覆盖于脑表面,常沉积于脑沟及脑基底部脑池等处,亦可见于脑室内。脓液颜色与致病菌种有关,脑膜炎双球菌及金黄色葡萄球菌脓液为灰或黄色,流感杆菌为灰色,大肠杆菌及变形杆菌呈灰黄色,铜绿假单胞菌则为草绿色。随着炎症的扩展,浅表软脑膜和室管膜均因纤维蛋白渗出物覆盖而呈颗粒状。病程后期则因脑膜粘连引起脑脊液吸收及循环障碍,导致交通性或非交通性脑积水。儿童病例常出现硬膜下积液、积脓,偶可见静脉窦血栓形成、脑脓肿或因脑动脉内膜炎而致脑梗死、脑软化。

显微镜下可见脑膜有炎性细胞浸润,早期以中性粒细胞为主,后期则以淋巴细胞和浆细胞为主。常可发现病原菌。血管充血,有血栓形成。室管膜及脉络膜亦有炎性细胞浸润。脑实质中偶有小脓肿存在。

【临床表现】

化脓性脑膜炎者大多为暴发性或急性起病。急性期出现全身症状,有畏寒、发热、全身不适及上呼吸道感染症状。头痛为突出的症状,并伴呕吐、颈强直、项背痛或畏光等;精神症状常见,表现为激动、混乱、谵妄;以后发展为意识模糊、昏睡以至昏迷。然而,不同类型的细菌感染,其临床表现各不相同。

1. 脑膜炎双球菌脑膜炎 多见于儿童,特别是幼儿。其临床表现轻重不一,临床过程可分为3种类型,即普通型、暴发型和慢性败血症型。普通型占全部病例的90%左右,但也有不典型病例。

(1)普通型:临床过程可分为上呼吸道感染期、败血症期和脑膜炎期。① 上呼吸道感染期:除部分患者有咽喉疼痛、鼻塞、流涕等症状外,多数患者没有任何症状。② 败血症期:30%～50%的患者没有脑膜炎症状,表现为头痛、发热、寒战、呕吐、全身乏力、肌肉酸痛、食欲不振、神志淡漠等毒血症症状。约70%的患者在高热不久即出现大小不等的皮肤、黏膜瘀点和瘀斑,直径1～2mm,大的可达到1cm。瘀点分布于口腔黏膜、胸腹壁皮肤,严重者瘀斑可扩大成大片,皮肤坏死。少数患者在出现皮肤瘀点前出现全身玫瑰色斑丘疹。部分患者还可出现唇周单纯疱疹,伴有严重中毒症状的此期患者可继发脾肿大。多数患者在1～2d内出现脑膜刺激症状而进入脑膜炎期。③ 脑膜炎期:多数患者急性起病,高热,全身或局部出现皮下瘀点,同时出现刺激症状。此期患者头痛剧烈,伴有频繁恶心、呕吐,血压升高,烦躁,重则抽搐、意识转为不清。体格检查可见颈强直,Kerning征阳性,重则角弓反张。严重者昏迷或因颅内压增高出现脑疝而呼吸衰竭。若能有效积极治疗者,本期患者多数可在2～5d内逐步开始恢复,体温下降,瘀斑逐步消退;延迟诊断和治疗者,预后较差。

(2)暴发型:见于少数病例,以儿童为多。主要临床特征为突起高热、寒战、头痛、呕吐并迅速出现精神萎靡、意识混浊或抽搐。体检可见皮肤瘀点、瘀斑或皮片融合。此种典型症状被称为华弗综合征(Waterhouse-Friderichsen's syndrome),是急性暴发性脑膜炎双球菌脑膜炎的极严重表现,除高热和皮疹外,多数患者无脑膜刺激征。脑脊液检查压力升高,但细胞数正常或轻度增多。血培养可以阳性,瘀点涂片可见革兰阴性双球菌。若不能及时诊断和治疗,此组病例常因并发中毒性休克而死亡。

(3)慢性败血症型:表现极不典型。病程可连续数个月,反复发作,表现为间歇性畏寒、发热,每次发作持续12h后缓解,间隔1～4d后又可再次发作。发作时皮肤可以出现皮疹,以红色斑丘疹为多见,亦可出现瘀斑、脓疱疹、结节红斑样皮疹以及腕、膝等关节酸痛。体温曲线酷似疟疾。发热期血培养可能阳性。少数患者可继发其他细菌的化脓性脑膜炎和心内膜炎。

2. 肺炎链球菌性脑膜炎 呈散发,多见于冬、春季,患者以2岁以下婴儿及老年为多,但成人亦不少见。本病起病急,有高热、头痛、呕吐。约85%发生意识障碍,表现为谵妄、嗜睡、昏睡、昏迷等。脑神经损害约占50%,主要累及动眼神经和面神经,滑车及展神经亦可累及。皮肤瘀点极少见。颅内高压症及脑膜刺激征与其他化脓性脑膜炎相似。多次发作(数次至数十次)的复发性脑膜炎,绝大多数由肺炎链球菌引起,发作间期为数月或数年。

凡继肺炎、中耳炎、鼻旁窦炎及颅脑外伤后出现高热不退、神志改变、颅内高压及脑膜刺激征者,应考虑肺炎链球菌脑膜炎的可能。本病的病死率高,远高于流行性脑脊髓膜炎。并可出现听力下降、脑积水、弥漫性脑水肿、蛛网膜下腔出血、脑血管疾病等急性或慢性并发症。凡高龄、意识障碍、抽搐频繁者,预后均差。

3. 流感杆菌性脑膜炎 流感杆菌性脑膜炎绝大部分(95%)由B型流感嗜血杆菌引起,80%～90%病例发生在3个月至 3 岁婴幼儿,高峰易感年龄是 7～12 个月,占 70%。5 岁以后很少发病。本病全年均可发生,但以秋、冬季节最多。

起病较其他化脓性脑膜炎缓慢,病程初期仍可有呼吸道症状,经数日至 1～2 周后出现脑膜炎症状。临床表现和其他化脓性脑膜炎基本相同。并发症有硬膜下积液、脑积水、脑脓肿等,以硬膜下积液较为多见,占 30% 左右,多发生在 1 岁以内前囟未闭的婴儿。

4. 葡萄球菌性脑膜炎 葡萄球菌性脑膜炎是由葡萄球菌引起的化脓性脑膜炎,发病率在各种化脓性脑膜炎中仅占 1%～2%。较多见于新生儿,常于产后 2 周以后发病。糖尿病等患者当免疫力低下时亦易发生。主要由金黄色葡萄球菌引起,偶见为表皮葡萄球菌。

起病后发热伴持久而剧烈的头痛,颈强直明显。病初常出现荨麻疹样、猩红热样皮疹或小脓疱,可有皮肤、黏膜瘀点。脓疱性瘀点或紫癜,其中尤以小脓疱最具特征性,对诊断有帮助。病程中可出现硬膜下积液、积脓或脑积水,因颅底炎症粘连可致第 Ⅱ、Ⅲ、Ⅵ、Ⅶ 及 Ⅷ 对脑神经损害。并发脑脓肿者,偶可发生肢体瘫痪。

金黄色葡萄球菌脑膜炎的病死率甚高,可达 50% 以上,而且近年来社区获得性的耐药金黄色葡萄球菌的感染率有所增加。

5. 革兰阴性杆菌脑膜炎 革兰阴性杆菌脑膜炎是由肠杆菌科的大肠埃希菌、克雷伯杆菌、变形杆菌、不动杆菌属(以鲍曼不动杆菌为主)以及假单胞菌属(以铜绿假单胞菌为主)等细菌引起的化脓性脑膜炎。新生儿以及 2 岁以内小儿,脑膜炎的致病菌以革兰阴性杆菌为主,占 60%～80%。成年人革兰阴性杆菌脑膜炎通常发生在有基础性疾病、颅脑外伤、神经外科手术后。其中大肠埃希菌和肺炎克雷伯杆菌最为常见。

6. 其他细菌引起的脑膜炎 其他细菌如单核细胞增多性李斯特菌、厌氧菌等引起的脑膜炎一般发生在特殊的人群中。

细菌性脑膜炎的临床表现虽然随不同病原菌的发病年龄和转归有些差异,但其共同特点为发热、头痛、恶心、呕吐、颈强直和抽搐。若不能及时治疗均可并发颅底粘连,产生颅内压增高和多脑神经麻痹,继之产生脓毒血症性脑病而长期意识障碍,或残留严重神经精神症状。

【实验室检查】

1. 脑脊液检查 化脓性脑膜炎患者脑脊液压力明显增高,细胞数明显增加,在(10～100)×10⁶/L,甚至更高,以中性粒细胞为主;蛋白含量增加,可达 1 g/L 以上;糖及氯化物减少,脑脊液和外周血糖的比率<0.4。特别是链球菌引起的化脓性脑膜炎更为典型。

2. 微生物学检测 对于怀疑化脓性脑膜炎的患者,应当在使用抗菌药物之前尽早留取血培养。腰椎穿刺获取脑脊液后,可对脑脊液进行直接显微镜检查与细菌培养。脑脊液涂片和培养阳性是诊断的主要依据。对于未用药者,肺炎链球菌性脑膜炎的脑脊液涂片检查阳性率可达 81%～93%,流感嗜血杆菌脑膜炎患者的涂片阳性率高者也可达 80%。化脓性脑膜炎患者,如发现身体其他部位有局限性化脓灶,脑脊液涂片又找到多量簇状排列的革兰阳性球菌,则葡萄球菌性脑膜炎的诊断可基本成立。其他细菌性脑膜炎一般需要培养阳性后才能鉴别。

3. 其他 头颅 X 线平片检查是寻找化脓性脑膜炎感染原

的重要途径,常可见鼻旁窦炎、中耳炎等影像学证据。头颅 CT 和 MRI 是早期发现交通性脑积水、脑室扩大以及发现继发性颅内脓肿的重要手段。脑膜炎患者的脑电图检查没有临床意义。

【诊断与鉴别诊断】

根据发热、头痛、脑膜刺激征,脑脊液中以多形核白细胞增多为主的炎症变化,可予诊断。但需与病毒性、结核性及真菌性脑膜炎、脑炎、脑病、脑肿瘤、蛛网膜下腔出血以及其他疾病引起的昏迷相鉴别。脑脊液中糖含量降低,乳酸、乳酸脱氢酶、溶菌酶的含量增高和 pH 降低,可与病毒性脑膜炎鉴别。细胞数增多,以多形核细胞为主,对鉴别结核性与真菌性脑膜炎有帮助。但在疾病的早期,婴幼儿或老年人,以及经过部分治疗的化脓性脑膜炎患者,其脑脊液的改变不典型,往往给诊断带来困难,常需反复多次脑脊液检查以明确诊断。具有下列标准,可作为急性化脓性脑膜炎的诊断:① 脑脊液的革兰染色细菌涂片、细菌培养阳性,或乳胶颗粒凝集试验检测抗原阳性;② 脑脊液细胞数增高,达 1×10⁹/L 以上,其中 60% 以上为多形核白细胞;蛋白质升高在 1 200 mg/L 以上和糖浓度降低,脑脊液/血液的糖浓度比小于 0.3 为异常。70%～80% 的细菌性脑膜炎患者脑脊液中可以查到细菌,细菌培养的阳性率在 80%～90% 之间,但是慢性化脓性脑膜炎者常常培养阴性。近年来,根据血浆中降钙素原(procalcitonin,PCT)水平的升高可为细菌性与病毒性脑膜炎提供鉴别诊断。

【治疗】

中枢神经系统感染治疗及时与否与预后关系密切,及时使用敏感的抗菌药物可大大降低病死率。在开始应用抗菌药物前,应对患者的脑脊液、血液、皮肤瘀点作必要的细菌学检查。在病原未明前,应确定初步诊断,并选用广谱抗菌药物进行经验性治疗。原则上应用杀菌剂而非抑制性抗菌药物,并选用通过血-脑屏障较好的抗菌药物。为使脑脊液中抗菌药物达到有效的浓度,首先要经静脉给予抗菌药物,使其血浓度短期内明显升高,以使脑脊液中相应也获得较高的抗菌药物浓度(不宜肌内注射,更不宜口服)。

1. 经验治疗社区获得的化脓性脑膜炎 原则上考虑最为常见的病原菌,如肺炎链球菌性脑膜炎。经验性抗菌药物可以选用脑脊液浓度较高的第三代头孢菌素,如头孢曲松或者头孢噻肟。

医院获得性化脓性脑膜炎,特别是发生在颅脑外伤或脑外科手术后的感染,以金黄色葡萄球菌和革兰阴性杆菌较多见。经验性抗菌药物可选用万古霉素联合第三、四代头孢菌素或美罗培南。

2. 给药途径与疗程 一般采取静脉给药,鞘内给药应尽量避免。流感杆菌性脑膜炎的疗程不少于 10 d(热退后至少继续 7 d);肺炎链球菌性脑膜炎在热退至正常后继续用药 10～14 d;革兰阴性杆菌脑膜炎由于复发率高,疗程至少 4 周;脑脊液中细胞数及各项生化指标需恢复正常,脑脊液细菌涂片及培养均需转阴。

3. 针对性抗菌治疗的药物选择 在积极抗菌的前提下,地塞米松使用可以明显降低致死率及出现中枢神经系统后遗症的概率,已被推荐作为抗肺炎链球菌肺炎的辅助治疗药物。治疗期间应予适当支持治疗,颅内压明显增高者给脱水剂。明确病原菌和获得药敏结果后可予以针对性抗菌治疗（表 3 - 4 - 3 - 1）。

表 3 - 4 - 3 - 1　各型细菌性脑膜炎针对性抗菌治疗

病原体	伴随状况	首选治疗	备选治疗	疗程(d)
肺炎链球菌	青霉素敏感	青霉素 G，氨苄西林	头孢曲松，头孢噻肟，氯霉素	14
	青霉素中度敏感	头孢曲松，头孢噻肟	头孢吡肟，美罗培南	
	青霉素耐药	万古霉素＋头孢曲松或头孢噻肟	莫西沙星	
流感嗜血杆菌	氨苄西林敏感	氨苄西林	头孢曲松，头孢噻肟，头孢吡肟，氟喹诺酮类，氯霉素	7
	氨苄西林耐药	头孢曲松，头孢噻肟	头孢吡肟，氟喹诺酮类，氯霉素	7
单核细胞李斯特菌		氨苄西林＋庆大霉素	美罗培南，磺胺多辛	21
肠杆菌科细菌		头孢曲松，头孢噻肟	氨曲南，莫西沙星，氨苄西林，磺胺多辛，美罗培南	>21
铜绿假单胞菌		头孢吡肟±氨基糖苷类，头孢他啶±氨基糖苷类	氨曲南±氨基糖苷类，环丙沙星±氨基糖苷类	
金黄色葡萄球菌	甲氧西林敏感	苯唑西林或氯唑西林	美罗培南，万古霉素	>21
	甲氧西林耐药	万古霉素±利福平	利奈唑胺，磺胺多辛	
表皮葡萄球菌		万古霉素±利福平	利奈唑胺	
肠球菌	氨苄西林敏感	氨苄西林±庆大霉素		
	氨苄西林耐药	万古霉素±庆大霉素		
	氨苄西林/万古霉素耐药	利奈唑胺		

【预防】

目前国内外已有多种菌苗上市，如 23 价肺炎球菌多糖疫苗，其中包括了超过 90％的致病肺炎球菌血清型的荚膜多糖，用于脾切除或免疫抑制的患者，但对 2 岁以下小儿的保护作用差，亦不能减少肺炎球菌中耳炎的发病率。新近研制的 7 价结合型肺炎球菌苗，包括 7 种最常见的耐青霉素肺炎球菌血清型，经试用对儿童有良好保护作用，不良反应少。用 B 型流感杆菌菌苗作预防注射，可产生荚膜多糖抗体，对易感婴幼儿有保护作用，当前许多国家已经将此疫苗纳入国家计划免疫。

三、结核性脑膜炎

结核性脑膜炎（tuberculous meningitis）是由结核杆菌感染所引起的非化脓性细菌性脑膜炎。结核性脑膜炎可伴或不伴全身结核如粟粒性肺结核、淋巴结核、骨关节结核等。据 WHO 估算，2017 年全球的结核病潜伏感染人群约为 17 亿，潜伏感染率为 23％。全球新发结核病患者约 1 000 万，结核病发病率为 133/10 万；中国的估算结核病新发患者数为 88.9 万，估算结核病发病率为 63/10 万。结核病死亡率约 20/10 万，结核性脑膜炎病死率为 20％～30％。

【病因和发病机制】

结核杆菌属于放线菌目分枝杆菌科分枝杆菌属。分枝杆菌属包含结核分枝杆菌、非结核分枝杆菌和麻风分枝杆菌。结核分枝杆菌再分为人结核分枝杆菌、牛结核分枝杆菌、非洲分枝杆菌和田鼠分枝杆菌。其中人结核分枝杆菌为人类结核病的病原体，而免疫接种常用的卡介苗（BCG）则来源于牛结核分枝杆菌，利用人结核分枝杆菌与牛结核分枝杆菌的抗原交叉免疫原性提供免疫保护。实际上中枢神经系统的结核感染几乎都是由人结核分枝杆菌引起的，其他分枝杆菌引起的感染很少见。

人结核分枝杆菌细长而稍弯，约 0.4 μm×0.4 μm，两端微钝，不能运动，无荚膜、鞭毛或芽孢，属需氧菌，天然寄生于人类。结核杆菌不易染色，但经品红加热染色后不能被酸性乙醇脱色，故称抗酸杆菌。电镜下结核杆菌细胞壁厚约 20 nm，其表层粗糙，伴有横式排列的绳索状皱褶。胞壁上有不同的噬菌体受体，据此人结核分枝杆菌可分为 4 型。胞质外紧包一层质膜。

结核杆菌是专性需氧菌，最适宜生长温度为 37℃。其对营养要求较高，在特殊的培养基中才能生长。常用的培养基为罗氏培养基。结核杆菌培养生长缓慢，增殖周期 15～20 h，至少需要 2～4 周才有可见菌落。培养是确诊结核病的重要手段，但往往耗时过长，给临床工作带来了较大的影响。

结核菌菌体的化学成分十分复杂。首先，它含有大量的类脂质，占菌体干重的 20％～40％，主要分布于结核菌的胞壁中，它具疏水性，对环境有较强的抵抗能力。类脂质的成分有磷脂、脂肪酸和蜡质 3 种，它们都与蛋白或多糖相结合。磷脂能增强菌体的致敏作用，脂肪酸中的结核菌酸有促进结核结节形成，蜡质中分枝菌酸与抗酸性有关。

【病理】

多数情况下，颅内的结核杆菌感染均由血液播散所致；少数颅内结核系由邻近组织，如内耳、乳突或脊柱的感染所继发。

结核性脑膜炎病理改变包括脑膜、脑血管、脑实质。最初的病理变化是在蛛网膜下腔产生一层厚的结核性渗出物，有时渗出物靠近破裂的结核结节；在脑底部渗出往往最明显，但并不靠近破裂的结核结节。若渗出物围绕脚间窝，包裹视神经交叉并扩散到脑桥和小脑。渗出物经常进入侧裂，但却很少包绕大脑半球。在侧脑室中，类似的分泌物经常覆盖脉络丛。渗出物为凝胶状且常呈结节样，显微镜下可见多形核细胞、红细胞、巨噬细胞和纤维组织，随着病程的发展，淋巴细胞较为突出，病程后期出现纤维母细胞和组织连接成分。渗出物可以形成典型的结核结节或大片的干酪样坏死。渗出物中可找到分枝杆菌，数量不一。

闭塞性血管炎系由结核性脑膜炎的渗出物侵犯和累及血管后所引起，表现为血管内膜增厚，血管闭塞，以中等大小到小动脉最易受累。毛细血管和静脉亦可累及。显微镜下可见血管外膜有大量的结核渗出物附着，类上皮细胞、结核结节、干酪样坏死,有时可见结核杆菌群落。血管内层也可受到类似的影响,或发生纤维蛋白样透明变性,反应性内皮下细胞增生可以堵塞管腔。因此,缺血性脑梗死是结核性动脉炎的常见并发症。脑积水是结核性脑膜炎患者非常常见的病理特征,由炎性渗出物沉积于大脑导水管或孟氏孔,引起脑脊液循环的不通畅,继发脑室扩大和阻塞性脑积水。渗出物在颅底引起粘连,除引起脑脊液循环障碍外,还可引起多脑神经的粘连,特别是展神经、面神经以及后组脑神经的粘连而产生多脑神经麻痹。

渗出物、血管炎和脑积水都会影响脑实质。渗出物附近的组织反应包括脑组织软化、星形细胞、小胶质细胞和弥散的炎症反应。渗出物附近血管血栓形成,脑组织片状出血和梗死。渗出物所引起脑血管的病理改变也可以引起病灶远处的脱髓鞘性改变,或血管源性脑白质病变而致脑病。

【临床表现】

各年龄段均可发病。往往起病隐匿,轻度到中度发热,主诉头痛、嗜睡或不同程度的意识障碍。继之出现颈强直、Kerning征(克氏征)阳性等脑膜刺激症状,此时可出现不同程度的脑神经麻痹和肢体运动功能异常。随着疾病进展,可出现抽搐、昏迷以及严重的神经功能障碍。儿童患者,常以恶心、呕吐和行为异常等症状起病。大样本资料分析结果提示:头痛为主诉起病者占35%。3岁以下的儿童则以便秘、食欲不振为主诉者多见。抽搐亦是儿童结核性脑膜炎的首发症状,整个病程中约有50%的儿童可有癫痫发作,但因癫痫而入院者仅为10%～20%。儿童患者的既往结核病史常不明确,有一半以上的儿童找不到明确结核病接触史。有人认为结核性脑膜炎的起病与儿童麻疹、百日咳、预防接种、头颅外伤等因素有关,但尚无法证实。儿童患者结核性脑膜炎的发展迅速,一旦起病,病程发展迅速,常在3周内发展到严重的临床阶段。

成年人结核性脑膜炎的临床表现很不典型,症状可在感染后数天、数周、数个月甚至数年后才发病,但多数在感染后数周开始出现临床症状。20%的患者既往有结核病史。成人结核性脑膜炎的症状较儿童多而重。50%～70%的患者主诉头痛,但轻重不一,一般不伴恶心、呕吐。常有情感淡漠、意识模糊和行为异常。第三期的结核性脑膜炎患者常可出现局灶性神经症状和体征,30%以上的患者可出现单侧或双侧的脑神经麻痹,以第Ⅵ对脑神经(展神经)最多见,其次是第Ⅲ、Ⅳ、Ⅶ对脑神经,偶亦可累及第Ⅱ、Ⅷ、Ⅸ、Ⅺ、Ⅻ对脑神经。由于大脑血管病变的存在,可出现大脑中动脉主干或内侧豆纹动脉、丘脑穿支动脉的闭塞而出现肢体偏瘫、抽搐、偏侧投掷动作、舞动等症状,亦可出现肌阵挛和小脑共济失调等症状。这些症状和脑血管并发症,儿童结核性脑膜炎患者较成年人结核性脑膜炎患者更为多见。第三期结核性脑膜炎患者常可出现颅内压升高,眼底检查可见明显视神经乳头水肿;脉络膜层黄色的结核结节,边缘不清,在粟粒性肺结核患者中多见,其他病例较少见,少于10%。

【实验室检查】

周围血液的常规检查显示,白细胞数正常或有轻度升高。血液生化检查亦无临床意义。若伴严重恶心、呕吐者可能出现低钠、低氯等电解质失衡改变。

1. 脑脊液检查 脑脊液检查是结核性脑膜炎的主要实验室指标。腰椎穿刺可见脑脊液压力升高,50%以上的成年人或70%的儿童结核性脑膜炎患者均有不同程度的压力升高。脑脊液常规检查显示无色,清(晚期患者可黄变);细胞数增多,一般为$(100\sim200)\times10^6/L$,最高可达$(3\,000\sim4\,000)\times10^6/L$,在早期急性发作阶段,中性粒细胞数增高,随着病程1～2周的发展后,中性粒细胞数逐步减少,而淋巴细胞逐步成为主要细胞。

(1) 脑脊液的生化检查:生化检查可见糖的含量降低,平均在2.0 mmol/L左右,严重患者可以降低至1.0 mmol/L以下。脑脊液中糖含量的高低与脑膜炎症的活动程度有关,脑脊液中结核杆菌培养阳性的糖含量远比培养阴性者为低。因此,脑脊液中糖含量的变化亦可用作疾病发展过程的重要指标之一。结核性脑膜炎患者脑脊液中的蛋白质含量增高,平均为1.5～2.0 g/L;早期增高可能不明显,随着疾病发展,特别是第三期结核性脑膜炎患者,蛋白质含量可以进一步升高,甚至可达10～20 g/L,此时极易引起椎管阻塞和脑膜粘连。脑脊液中结核杆菌培养阳性与否与脑脊液中蛋白质含量的高低没有关系。脑脊液的氯化物含量降低,但在诊断与鉴别诊断中的意义较小。脑脊液中氯化物的降低可见于严重水盐代谢紊乱和结核性脑膜炎的晚期,因此氯化物含量的过分降低亦可作为本病预后的重要指标之一。

(2) 免疫学检查:免疫学检查包括皮肤结核菌素试验和脑脊液抗结核免疫学检查。

1) 皮肤结核菌素试验:取结核菌素蛋白1∶10 000或1∶5 000的浓度,于前臂内侧皮内注射形成皮丘,观察48 h,若皮丘周边发红形成大约1.0 cm直径的红色皮丘即为阳性。结核菌素皮内试验阳性者提示有结核感染,但不提示结核性脑膜炎的诊断。

2) 特异性结核抗原多肽刺激后的全血或细胞γ-干扰素测定(IGRAs):近年来发展的以T细胞为基础的γ-干扰素释放实验,作为新一代的检测结核感染的免疫学诊断技术,比结核菌素试验有更高的敏感性与特异性。其原理是被结核分枝杆菌抗原刺激而致敏的T细胞,再遇到同类抗原时能产生γ-干扰素,对分离的全血或单个核细胞在特异性抗原刺激后产生的干扰素进行检测,可以反映机体是否存在结核感染。IGRAs被推荐用于对结核感染高危人群,特别是伴有免疫抑制的人群进行筛查。但目前的IGRAs仍无法区分活动性结核感染和潜伏结核感染,对潜伏感染转变为活动性结核病的风险无法进行预测。

(3) 分子生物学检测技术:聚合酶链反应(PCR)技术敏感度很高,但DNA提取过程遭遇污染等技术原因可以出现假阳性,而且PCR无法区分菌和死菌,故不能用于结核菌治疗效果评估、流行病学调查等。其中,全自动封闭操作的半巢式实时PCR技术(Xpert MTB/RIF)是一种自动化的,以实时定量PCR扩增技术为基础的方法,以rpoB基因为靶基因,检测标本是否含有结核杆菌以及利福平是否耐药,全程约2 h,并具有良好的生物安全性和操作简便性。一项多中心的研究结果显示,以培养为参考标准全自动封闭操作的半巢式实时PCR技术,MTB/RIF的灵敏度为92.2%,特异度为99.2%。WHO推荐对疑似多耐结核或HIV相关结核患者的最初诊断应采用Xpert MTB/RIF方法,以获得分子药敏结果进行精准治疗。Xpert MTB/RIF也被推荐用于疑似肺外结核患者的首选初始检测方法。

结核性脑膜炎的实验室检查方法繁多,其中最肯定的方法仍以脑脊液的结核杆菌培养最具特征意义。但是由于该方法的阳性率太低,较好的实验中阳性率亦仅 25%左右,而且耗时长,一般需在 3～4 周后方有结果。如此缓慢的实验室检查缺少临床指导意义。结核性脑膜炎的有诊断方法,包括最新的方法都应密切结合临床。

2. 影像学检查

(1) 胸片:X 线胸片有无异常与患者的年龄有关。有 25%～50%的成人患者可见近期或陈旧性结核病灶。胸片检查不能用于结核性脑膜炎的诊断。

(2) 头颅 CT 和 MRI:在病程早期,约 75%患者的 CT 扫描有异常发现,可看到脑实质、脑血管和脑膜病变;随着病程的发展,这一比例逐步增高。CT 平扫可以发现脑积水造成的脑室扩张和由于室管膜结核渗出物形成的脑室旁软化灶,低密度缺血性脑梗死。CT 增强后可见脑膜炎增强,最常见于蛛网膜下腔基底池、大脑侧裂及脑干周围。钆增强的 MRI 发现结核性脑膜炎患者的异常要比 CT 扫描更敏感。在 MRI 成像中,可出现脑神经增粗,颅底结核渗出物增强,在渗出物覆盖下可出现大范围的脑实质损害。MRI 检查可以发现血管狭窄和受累动脉的血管瘤形成。或动脉阻塞所致的脑内软化灶。

【诊断】

(1) 确诊结核性脑膜炎较为困难,可以根据以下临床表现与辅助检查诊断。

1) 临床表现:发热和头痛＞14 d(必备条件);呕吐、感觉丧失或部分丧失(非必备条件)。

2) 脑脊液检查:淋巴细胞数＞20×10^6/L,淋巴细胞占比＞60%,蛋白质浓度＞1 g/L,糖＜血糖的 60%,隐球菌和恶性细胞检查阴性。

3) 影像学检查:头部 CT 检查符合以下 2 条或更多:① 脑基底部或大脑外侧裂渗出;② 脑积水;③ 脑梗死;④ 脑回增强。

4) 神经系统以外的结核:有影像学或细菌学检查的依据,或组织病理学检查有干酪样坏死存在的活动性肺结核、胃肠道结核、泌尿生殖系结核、淋巴结核、骨关节结核或皮肤结核。

(2) 可对以上临床表现与辅助诊断结果进行评分,用以诊断结核性脑膜炎。

1) 临床评分:符合前述典型临床表现,4 分;体重减轻、盗汗、持续咳嗽超过 2 周,2 分;与肺结核患者有密切接触,2 分;局灶性神经功能损伤(脑神经麻痹除外),1 分;脑神经麻痹,1 分;意识改变,1 分。

2) 脑脊液评分:外观清亮,1 分;细胞数 10～500/μl,1 分;淋巴细胞比例＞50%,1 分;蛋白质浓度＞1 g/L,1 分;葡萄糖的脑脊液/血浆比值＜50%,或脑脊液糖＜2.2 mmol/L,1 分。

3) 脑影像评分:脑积水,1 分;基底膜增强,2 分;结核瘤,2 分;脑梗死,1 分;增强前基础密度增高,2 分。

(3) 判断标准。

1) 明确诊断:临床表现 1 项或以上,加上脑脊液中找到抗酸杆菌;脑脊液中培养出结核分枝杆菌者。

2) 高度可能:临床评分+其他分(必含脑脊液)≥10 分(无脑部影像分)或≥12 分(有脑部影像分)+排除其他诊断。均需做腰椎穿刺或脑部影像检查。

3) 可能:临床诊断分+其他分数 6～9 分(无脑部影像分)或 6～11 分(有脑部影像分)+排除其他诊断。未做腰椎穿刺或脑部影像检查者,不能进行评分。

【治疗】

自从应用链霉素治疗结核性脑膜炎以来,结核性脑膜炎患者的病死率已有明显降低,虽然最佳的治疗方案尚未统一,用药剂量、疗程和给药途径等仍有各家的独立经验,但在抗结核药物选择等方面,仍然大同小异。

1. 治疗原则 结核性脑膜炎的治疗应采用以抗结核化疗为主的综合治疗措施,早期诊断、联合用药、足量用药、规律用药、全程用药是治疗的关键。

2. 治疗目标 结核性脑膜炎的治疗目标是提高治愈率、降低病死率、减少后遗症。临床症状消失,脑脊液正常,疗程结束后 2 年无复发者,可认为治愈,但仍应继续观察,直到停止治疗后 5 年。

3. 治疗药物 WHO 抗结核药物按效力和副作用大小分 5 组,见表 3-4-3-2。

表 3-4-3-2 常用抗结核药物

药物种类	药物名称(药物缩写)
第一组:一线口服抗结核药物	异烟肼(H),利福平(R),乙胺丁醇(EMB),吡嗪酰胺(PZA)
第二组:注射用抗结核药物	链霉素(SM),卡那霉素(Km),阿米卡星(Am),卷曲霉素(Cm),紫霉素(Vi)
第三组:氟喹诺酮类药物	环丙沙星(Cfx),氧氟沙星(Ofx),左氧氟沙星(Lfx),莫西沙星(Mfx),加替沙星(Gfx)
第四组:口服抑菌二线抗结核药物	乙硫异烟胺(Eto),丙硫异烟胺(Pto),环丝氨酸(Cs),特立齐酮(Trd),对氨基水杨酸(PAS),氨硫脲(Th)
第五组:疗效不确切的抗结核药物	利奈唑胺(Lzd),氯法齐明(Cfz),阿莫西林/克拉维酸(Amx/Clv),克拉霉素(Clr)

(1) 异烟肼(isoniazid,INH):使用后广泛分布于组织和体液,易透过血-脑屏障,在结核性脑膜炎患者,脑脊液浓度可达血药浓度的 90%。INH 杀菌力与细菌活力成正比,对生长繁殖状态的细菌作用最强。INH 既可口服也可胃肠外给药,半减期为 0.5～1.0 h,大部分的乙酰异烟肼在 24 h 内由尿排泄。单独应用易产生耐药性。不良反应以肝脏毒性最常见,可以表现为从无症状性转氨酶升高到急性肝坏死;在常用剂量下,偶有周围神经炎、精神症状、诱发癫痫,甚至昏迷等不良反应。对易发生周围神经炎的患者,如糖尿病、尿毒症、慢性酒精中毒、营养不良等肺结核患者可并用维生素 B6 100～200 mg/d。对妊娠、癫痫患者也可并用维生素 B6,剂量酌情选择。INH 与苯妥英钠之间存在互相增加药物血浓度的作用,当两药同服时,须监测苯妥英钠血浓度水平,必要时减少用量。

(2) 利福平(rifampin,RFP):利福平口服吸收较好,也可静脉给药,甚至对重症结核性脑膜炎患者可以通过 Ommaya 留置器给药。儿童剂量为每日 10～20 mg/kg,成人剂量为每日 10 mg/kg,最大不超过每日 600 mg,晨起饭前 1 h 空腹顿服,对中枢神经系统结核患者不需调整剂量。利福平可以广泛分布于组织和体液,部分透过炎症脑膜,脑脊液中的浓度可以超过 0.1 g/L,但峰浓度很少超过 1 mg/L。随着炎症的消退,脑脊液中的浓度越来越低。半减期为 2.5～3.0 h，代谢产物 60% 由粪便排出，18%～30% 由尿液排泄，泪液、汗液及其他体液中也可排出，尿可呈橘红色。单药治疗易在短期内产生耐药性。利福平可有肝、肾功能损害和血液系统毒性。

（3）吡嗪酰胺（pyrazinamide，PZA）：破坏菌体内酶活性，干扰菌体需氧电子运输系统，在酸性环境下对细胞内结核菌具有杀灭作用，特别对半休眠状态的菌群更有效。目前推荐剂量为每日 25～35 mg/kg，分 3 次口服。口服在胃肠道内几乎全部被吸收。2 h 后达高峰浓度，迅速分布到各组织与体液中，并可自由透过血-脑屏障。肝脏毒性较多见，偶尔引起高尿酸血症和关节疼痛。过敏反应较少见。

（4）乙胺丁醇（ethambutol，EMB）：乙胺丁醇是一种结核杆菌抑制剂，经胃肠道吸收良好，其口服剂量为每日 15～25 mg/kg，成人 750～1 000 mg/d 顿服或分次服用。脑膜炎症时，脑脊液浓度可达同期血药浓度的 10%～50%。若剂量偏大，约有 5% 的患者出现球后视神经炎，表现为视物不清、辨色力差，或视野狭窄。常用剂量的球后视神经炎的发生率一般＜1%，在肾功能不全者发生率增高，停药后视神经损害可恢复。过敏反应极少见。

（5）链霉素（streptomycin，SM）：尽管链霉素在很大程度上已被更有效、毒性更低的药物取代，但它在结核性脑膜炎的治疗中仍占有一定的地位。它可干扰菌体蛋白质合成和需氧电子运输系统而杀灭或抑制结核菌生长，在碱性的条件下为细胞外杀菌药。链霉素经胃肠道不能吸收，必须胃肠外给药。儿童剂量为每日 20～40 mg/kg，成人每日 1.0 g。在脑膜炎患者，脑脊液浓度可达血药浓度的 25%。半减期 5 h，大部分以原形经肾小球滤过排出。主要毒性反应为第Ⅷ对脑神经的不可逆损害，前庭损害比听力下降更多见。总剂量大或血药浓度过高都可引起这些毒性，成人比儿童更常见。肾脏毒性作用在肾功能不全时尤易发生。此外，尚有皮疹、发热、嗜酸性粒细胞增多和关节痛等。在多数抗结核治疗方案中，一般均在治疗的前几周每日给链霉素，以后逐渐减至每周 2～3 次。

常用抗结核药物透过血-脑屏障比较如表 3-4-3-3。

表 3-4-3-3   抗结核药物对血-脑屏障的通透性

药物	每日剂量 (mg/kg)	峰浓度（mg/L）		
		血清	正常	炎症
异烟肼	5～10	3.0～5.0	0.6～1.6	2.0～3.2
利福平	10～20	0.4～12.0	0	0.4～1.0
乙胺丁醇	15～25	1.0～7.7	0	0.5～2.5
吡嗪酰胺	25～30	35～50	30	30～50
链霉素	15～40	25～50	一过性	2～9

（6）二线药物：常用的有环丝氨酸、乙硫异烟胺、卡那霉素、卷曲霉素、对氨基水杨酸、氨硫脲等。这些药物对血-脑屏障的通透性差异较大。对氨基水杨酸曾被广泛用于结核性脑膜炎的治疗，但脑膜没有炎症时不能达到有效的脑脊液浓度；乙硫异烟胺在脑膜正常或有炎症时，其脑脊液浓度都可接近血药浓度；环丝氨酸也有较好的通透性，但由于其严重的神经系统毒性，限制了它在中枢神经系统感染中的应用；卡那霉素和阿米卡星都具有抗分枝杆菌作用，在脑膜正常时，脑脊液中药

物浓度很低，当脑膜有炎症时，脑脊液药物浓度可轻度升高。另外，在喹诺酮类药物中，氧氟沙星最易透过血-脑屏障，其脑脊液浓度可达血药浓度的 70%，甚至更高。

4. 治疗方案

（1）一般采用异烟肼、利福平、吡嗪酰胺与乙胺丁醇四药联合方案（HRZE），强化期 3～4 个月，总疗程 12～18 个月，也可根据脑脊液常规、生化结果，自两者均恢复正常后，继续抗结核治疗 6～8 个月。

异烟肼易透入脑脊液，是治疗的主要药物。当口服常规剂量的异烟肼时，脑脊液的峰浓度为 3～5 mg/L，远高于异烟肼对敏感菌的最低菌抑浓度（0.025～0.05 mg/L）。异烟肼可采用 600 mg/d 静脉滴注，同时加用维生素 B6。待症状改善后改为每日 300～600 mg 口服，疗程至少 1 年。利福平可与异烟肼合用，成人 450～600 mg/d，疗程 1 年以上，注意两药对肝脏的损害，密切随访肝功能变化。吡嗪酰胺对代谢旺盛高的细胞外菌及静止菌均有作用，且在脑脊液中的浓度高，近年已成为治疗结核性脑膜炎的主要药物，剂量为 1.5～2 g/d，分 3 次口服。于病程的最初 4 个月使用。乙胺丁醇于脑膜有炎症时其脑脊液浓度可达血清浓度的 15%～40%，成人剂量为 750～1 000 mg/d，顿服或分 2 次服用。应注意该药对视神经的毒副作用。以上 4 种药物是结核性脑膜炎治疗强化期的常用药物。强化期也可采用异烟肼、利福平、吡嗪酰胺，加用链霉素，用链霉素取代乙胺丁醇。链霉素难以透过血-脑屏障，总量为 90 g，初为 1 g/d，每日 1 次，以后改为隔日 1 次或每周 2 次，达到总量即停药。若因不良反应无法达到总量者，可提前停药。

（2）耐药性结核性脑膜炎的治疗：由于抗结核治疗的不规范和数十年结核杆菌的变异，结核性脑膜炎的耐药患者日趋常见。耐药结核病按照耐药程度的不同依次分为单耐药、多耐药、耐多药、广泛耐药 4 种。单耐药（monoresistance）指结核病患者感染的结核分枝杆菌经体外证实对 1 种抗结核药物耐药。多耐药（polyresistance）指结核病患者感染的结核分枝杆菌经体外证实对 1 种以上的抗结核药物耐药，但不包括同时耐异烟肼、利福平的情况。同时对异烟肼和利福平耐药的肺结核称为耐多药结核病。在耐多药结核病基础上同时对氟喹诺酮类药物耐药且对二线注射类抗结核药物（卡那霉素、阿米卡星、卷曲霉素以及链霉素）中的一种耐药则称为广泛耐药结核病（extensively drug-resistant tuberculosis，XDR-TB）。其中耐多药结核是临床最为常见和困难问题。

耐多药结核性脑膜炎治疗方案的选择可参考 WHO 2016 年更新指南（表 3-4-3-4）和我国的结核病诊治指南；至少应包含 5 种有效药物，包括 4 种核心的二线药物及吡嗪酰胺。4 种核心的二线药物常规从 A 组选出 1 种，B 组选出 1 种，C 组选出 2 种；如果从 A、B、C 组不能够选出至少 4 种核心的二线治疗药物，可选择 D_2 甚至 D_3 的药物。如果吡嗪酰胺无法使用，就应该选择 C 或 D 组的药物（首选 D_2，次选 D_3）来强化治疗。D_1 中的药物在其能够增加获益时可以加入治疗方案中（如对于没有高水平异烟肼耐药者可以添加大剂量异烟肼治疗）。最终治疗方案中的药物数量，应该在期望获益和受损风险、患者依从性之间取得一个平衡。耐多药结核病和广泛耐药结核病需 24 个月或以上（注射期 6～12 个月，继续期 18～24 个月）。

表 3-4-3-4　WHO 推荐的耐药结核抗结核药品分组
(2016 年更新版)

药物分组		药物名称	药物缩写
A. 氟喹诺酮类		左氧氟沙星	Lfx
		莫西沙星	Mfx
		加替沙星	Gfx
B. 二线注射类药物		阿米卡星	Am
		卷曲霉素	Cm
		卡那霉素	Km
		链霉素	S
C. 其他核心二线药物		乙硫异烟胺/丙硫异烟胺	Eto/Pto
		环丝氨酸/特立齐酮	Cs/Trd
		利奈唑胺	Lzd
		氯苯吩嗪	Cfz
D. 添加药物	D1	吡嗪酰胺	Z
		乙胺丁醇	E
		大剂量异烟肼	Hh
	D2	贝达喹啉	Bdq
		地依麦迪	Dlm
	D3	对氨基水杨酸	PAS
		亚胺培南-西司他丁	Ipm
		美罗培南	Mpm
		阿莫西林克拉维酸	Amx-Clv
		(氨硫脲)	(T)

在治疗结核性脑膜炎的病程中,常常可发现在刚开始应用抗结核药物时,脑脊液中的生化指标反见恶化,而原来结核杆菌阴性的反而可见阳性,脑脊液中蛋白质含量亦可见增高。反之,经积极抗结核治疗,而脑脊液的生化指标没有改变者,往往结核性脑膜炎的诊断值得怀疑。颅内结核瘤的治疗也可见类似的反应,在抗结核治疗过程中,在结核瘤消失之前可有暂时增大的现象。在抗结核治疗过程中,临床症状改善较慢,患者体重增加和一般状况改善常为病情恢复的早期表现,体温降低往往见于持续治疗 1 个月或更长的时间之后。异烟肼治疗的结核性脑膜炎患者,脑脊液中糖含量的升高、淋巴细胞数的降低常为最早的治疗反应,蛋白质的降低随其之后。整个治疗过程和恢复,大约需要 6 个月,甚至更长的时间。

5. 辅助治疗

(1) 肾上腺皮质激素:尽管皮质类固醇激素的应用长期以来存在争论,但多数学者仍主张结核性脑膜炎患者应用皮质类固醇激素。目前主张每日口服泼尼松 1 mg/kg,1 个月内逐步减量并停药,不主张鞘内注射。推荐指征为结核性脑膜炎第 2、3 期,有或部分椎管阻塞的患者。① 剂量:成人,泼尼松每日 1 mg/kg,或地塞米松 10~20 mg/d 分次给予;儿童,地塞米松每日 0.3~0.6 mg/kg。② 用药时间:持续 3~6 周,此后在 2~4 周内逐步停用。

(2) 脱水剂:由于颅内压的增高,常需降压治疗。常用的方法为:① 20% 甘露醇 125~250 ml 静脉滴注,每日 2~3 次。应注意肾功能改变。② 10% 甘油果糖 250 ml 静脉滴注,每日 2~3 次。③ 七叶皂苷钠静脉滴注。

(3) 抗癫痫药物:结核性脑膜炎患者常可继发癫痫发作。由于抗结核药物异烟肼的大量应用,抽搐发作颇为多见。服用异烟肼者应加用大剂量维生素 B_6;并可选用卡马西平 0.1 g,每日 2~3 次;或丙戊酸钠 0.2 g,每日 3~4 次。

6. 手术治疗　结核性脑膜炎常继发颅底粘连和阻塞性或交通性脑积水,此时应作手术治疗。常用的方法有:① 脑室引流,适用于急性颅内压增高,而颅内结核病灶没有很好控制之时,可作脑室引流;② 脑室腹腔或脑室颈静脉分流,适用于脑内病灶稳定,没有活动性病灶,以 Omaya 手术作脑脊液分流。

四、真菌性脑膜炎

真菌性脑膜炎是由真菌侵犯脑膜所引起的炎症,常与脑实质感染同时存在,属于深部真菌病。随着抗生素、激素、免疫抑制剂,特别是器官移植后的大剂量和长期应用,艾滋病的流行等因素的影响,中枢神经系统真菌感染的发病率有增加趋势。

【病因】

常见引起中枢神经系统感染的真菌有:① 隐球菌(cryptococcus),有 30 多个种,其中具有致病性的绝大多数为新型隐球菌和格特隐球菌(过去分别称之为新型隐球菌新生变种和新型隐球菌格特变种),其他种类隐球菌如罗伦隐球菌、浅白隐球菌等偶可引起人类感染。格特隐球菌虽好发于免疫功能正常人群,但有明显的地域性,主要在热带、亚热带地区,不过近年来在加拿大和美国北部地区也有发生。我国则以新型隐球菌感染为主,格特隐球菌少见。② 念珠菌(candida),属于酵母菌,又称假丝酵母菌。念珠菌属有 300 余种,其中能引起人和动物感染的约有 10 余种,但超过 90% 的侵袭性感染通常由 5 种常见的病原真菌所致,分别为白念珠菌、光滑念珠菌、热带念珠菌、克柔念珠菌和近平滑念珠菌,其中以白念珠菌毒力最强,也最为常见,约占念珠菌中枢神经系统感染的 90%。念珠菌感染仅发生于长期应用广谱抗生素、恶性肿瘤化疗、长期应用皮质类固醇激素、糖尿病、药物依赖或艾滋病等免疫抑制状态的患者,不发生于正常健康人群。③ 曲霉菌(asporgillosis),属曲霉属,广泛分布于自然界,属条件致病菌。曲霉菌有 300 多种,临床菌株主要为烟曲霉、土曲霉、黄曲霉、构巢曲霉、黑曲霉等。④ 粗球孢子菌(coccidioidomyces immitis),是具有高度传染的双相型真菌,它可以原发感染,亦可继发感染。原发感染以肺部感染为最多见,其次为皮肤。该病症状一般均较轻,病程短,而且自愈。少数患者由于抵抗力降低,或因吸入大量球孢子菌,则出现较重的肺部症状,而且可以播散到脑膜、皮肤及骨骼。脑膜感染占球孢子菌病的 30% 以上。⑤ 荚膜组织胞浆菌(histoplasma capsulatum),该菌种分布于全世界,但以北美洲较多,且为该地区的一种流行病。我国于 1955 年首先在广州发现。该菌存在于土壤中,人体由吸入含有该真菌的尘土而致病。因此,原发病变为肺部感染,仅 10%~25% 的患者出现中枢神经系统感染。⑥ 副球孢子菌(paracoccidioides brasiliensis),属双相型真菌。存在于土壤和植物中,经呼吸道传播。主要流行于南美洲,以巴西和阿根廷为多见。

上述所有真菌感染均以免疫功能低下者多见,但不同真菌的易感人群亦有所不同。

表 3-4-3-5　中枢神经系统真菌感染在不同人群中的分布与比较

真菌种类	正常人	免疫受损者
皮炎芽生菌	常见	罕见
粗球孢子菌	常见	少见
分支孢子菌属	常见	罕见
荚膜组织胞浆菌	常见	少见
现伊德霉样真菌	少见	常见
类球孢子菌	常见	罕见
接合菌纲	罕见	常见
曲霉菌	少见	常见
念珠菌属	罕见	常见
新型隐球菌	常见	常见

从表 3-4-3-5 可见,中枢神经系统的真菌感染以新型隐球菌、念珠菌和曲霉菌等为多见,尤以新型隐球菌最为多见。

【发病机制】

新型隐球菌脑膜炎,致病菌为新型隐球菌及其变异型,极易侵入中枢神经。传染途径为:① 呼吸道吸入,导致肺部感染;② 消化道途径经食物摄入,但尚无证据证明;③ 皮肤感染,系由皮肤性隐球菌病后发生。然而,隐球菌进入人体不一定能发生中枢性隐球菌病。

隐球菌性中枢性感染机制为:干燥的隐球菌颗粒直径仅为 1μm 大小,土壤及鸽粪中的隐球菌随生被吸入呼吸道,能直接进入肺泡,在体内后很快形成荚膜(多糖物质),并具有致病性。隐球菌的荚膜是主要的致病因子,它作为一种特异抗原,引起机体的一系列细胞免疫反应和体液免疫反应。当机体抵抗力降低,特别是艾滋病或抗肿瘤化疗后的细胞免疫反应能力降低时,抗原的反应能力降低,荚膜性隐球菌即可在体内繁殖和增长,并通过血-脑屏障进入中枢神经系统,发生脑膜炎、脑膜脑炎。

念珠菌为小圆酵母菌,广泛存在于自然界,依赖出芽繁殖。其致病机制较为复杂,一般可归为 3 个方面因素:① 机体免疫功能降低,特别是中性粒细胞减少和 T 细胞(CD4$^+$ 阳性)的降低,如艾滋病或肿瘤化疗后的患者;② 菌体的变化,念珠菌在体外是小圆酵母菌,不易致病,但在体内呈丝状生存,丝状菌体易被吞噬而增加致病性;③ 医源性条件,如长期抗肿瘤化疗,大剂量长期抗菌或激素应用,长期置入性导管(静脉导管、脑室引流管等)。在上述 3 种条件下,念珠菌侵入中枢神经系统,侵犯血管,并累及脑组织,引起中枢神经血管炎、血栓形成和脑膜炎、脑膜脑炎等。

曲霉菌的孢子可由呼吸道吸入引起原发性肺部感染。中枢神经曲霉病常为血源感染,经血液循环进入中枢神经系统。在肺曲霉菌中有 13%～16% 合并脑曲霉病。散发性曲霉菌患者 40%～60% 累及脑部。曲霉菌侵入中枢神经系统后可引起慢性炎症、实质性脑脓肿、肉芽肿和脑膜炎;侵犯脑血管可产生血管炎和继发性脑梗死。

其他中枢神经真菌病均属少见的真菌神经系统感染。① 球孢子菌具有高度传染性,多数为肺部感染,或由肺部感染基础上继发脑膜炎。在肺外球孢子菌中,1/3 的患者出现真菌性脑膜炎。② 荚膜组织胞浆菌病经肺部感染后有 10%～

25% 的机会出现中枢神经系统感染。③ 表皮炎症芽生菌一般为皮肤感染,机体抵抗力降低时也可侵入中枢神经系统,其发生率为 6%～33%。

【临床表现】

真菌性中枢神经系统感染属于一种亚急性或慢性的中枢神经系统感染,临床表现以慢性中枢神经系统感染为多见,但亦随真菌感染类型而异。

1. 隐球菌性中枢神经感染　2/3 以上的隐球菌病病例存在中枢神经系统感染,如隐球菌性脑膜炎、脑膜脑炎、脑脓肿或脑与脊髓的肉芽肿,以脑膜炎最为多见。本病起病常隐匿,现为慢性或亚急性过程,起病前可有上呼吸道感染或肺部感染史。少数接受免疫抑制治疗的患者或免疫缺陷者可急性起病,病死率高。根据中枢神经系统隐球菌感染的症状、体征和头颅影像学改变,临床分为三型。

(1) 脑膜炎型:病变主要侵犯脑(脊)膜,临床表现为脑膜刺激征及颅内高压症状。多数起病缓慢,头痛为初发症状,开始为阵发性,后为持续性,并逐渐加重;偶可有突然发作。患者表现为剧烈头痛,伴眩晕、恶心和呕吐。发热一般在 38℃ 左右,亦可表现为高热;少数病例无发热。体征有颈强直、Kerning 征与 Brudzinski 征阳性,眼底检查可见视神经乳头水肿、出血和渗出物。亦可出现脑神经损害,包括视力减退、失明、眼球外展受限、面瘫、听力减退、耳聋等。

(2) 脑膜脑炎型:因隐球菌沿着血管周围鞘扩展进入脑实质而引起,也可由脑血管栓塞所造成。除了脑膜炎症状外,尚可出现病变部位的症状和体征,如抽搐、瘫痪等。

(3) 脑瘤型:少见,位于大脑、间脑、脑桥、小脑、中脑或延髓的隐球菌性肉芽肿,可产生相应部位占位病变的症状与体征,如意识障碍、精神症状、抽搐、瘫痪、眼球震颤等,除非在脑脊液中找到新生隐球菌,一般术前很难作出正确的判断。

隐球菌性脑膜炎、脑膜脑炎是所有真菌性神经系统感染中最常见的临床类型,若能及时诊断和积极治疗,多数患者可以成活。若不能及时诊断,患者可因继发颅底粘连和脑实质感染而致隐球菌性脑炎,导致长期意识障碍或继发脑疝而死亡。

2. 念珠菌性脑膜炎　较少见。见于儿童,免疫功能低下,或长期应用抗菌药物治疗,或长期应用免疫抑制剂而并发。临床表现为低热、头痛、畏光、颈强直、嗜睡或意识不清。当形成脓肿时,表现为颅内占位病变的症状和体征。当累及血管引起血管炎和脑梗死时产生脑卒中的临床症状和体征。患者常有颅外多部位的念珠菌感染,如鹅口疮、念珠菌性尿路感染和支气管感染等。严重者可在中枢念珠菌病的同时合并念珠菌败血症。念珠菌中枢感染者多数预后不良。

3. 中枢神经曲霉菌病　在侵袭性曲霉菌病中脑曲霉菌病占 10%～25%,病死率高达 85%～100%。入侵途径主要经鼻-鼻旁窦曲霉感染直接蔓延所致,亦有患者经肺曲霉病血行播散所致,少数患者由颅脑外伤或手术直接侵入造成。由鼻旁窦、乳突来源的曲霉菌颅内感染,患者往往有鼻旁窦炎、中耳炎、乳突炎病史,并可引起相邻部位颅底骨质的破坏,影像学上可见硬脑膜脓肿及局部硬脑膜强化。如果由肺部来源的曲霉菌感染者,多有免疫低下的基础病因,且肺部有相应的临床症状及影像学改变。脑曲霉菌病的症状、体征无特异性,可表现为脑膜炎、脑炎、脑脓肿、肉芽肿和曲霉菌性动脉炎等,主要有头痛、癫痫发作、偏瘫或意识障碍等脑神经定位体征或感觉异常,病初甚至无发热或仅有低热,约1/4患者可迅速出现深昏迷。因曲霉菌有嗜血管组织特性,常侵犯血管,引起血管栓塞,造成血供部位缺血、坏死,故其最为常见的表现为出血性梗死灶和脑脓肿形成。脑曲霉菌病患者脑脊液培养阳性率低,颅脑外伤或手术直接侵入者,或病灶累及脑室或脑膜者可培养阳性。

各种真菌侵入中枢神经系统所产生的临床症状有其共性,亦有其各自的特性。一般说,共同的症状有颈强直等脑膜刺激症状、弥漫性精神症状、癫痫或局灶性症状。

不同种类的真菌感染其症状亦有所不同,详见表3-4-3-6。

表3-4-3-6 中枢神经系统真菌感染症状的比较

病原体感染	症状						
	头痛	发热	精神症状	颈强直	癫痫	定位体征	眼部症状
新型隐球菌感染	+++	+	+	+++	+	+	+++
念珠菌属感染	+++	++++		++	−	+	++
曲霉菌感染	++	+	++	+		+++	++
球孢子菌病	+++	+	++	+		++	++
荚膜组织胞浆菌病	+	++		++		+	
皮炎芽生菌病	+++	+	+	+		++	

【实验室检查】

1. 血液检查 中枢神经真菌感染者常规血液检查多数正常,白细胞数正常或有轻度升高。血清学检查特别是隐球菌性脑膜炎患者,血清乳胶试验,其敏感性和特异性均达90%以上。但是,类风湿病、红斑狼疮、肿瘤或其他慢性脑膜炎,血清乳胶试验亦可能出现阳性,应当注意。真菌抗原检测,特别是在机体抵抗力降低或肿瘤化疗或患艾滋病等患者,血液中亦可检测到真菌的存在。

2. 脑脊液检查

(1) 生化常规:特别是隐球菌感染时,脑脊液压力明显增高,多数人在200 mmH$_2$O以上或达300 mmH$_2$O以上。脑脊液外观清透明或微混;细胞数增多,$(100 \sim 150) \times 10^6$/L,以单核细胞为主。脑脊液蛋白质含量轻度增高,为0.5~1.0 g/L,晚期伴颅底粘连时可高达或超过1.0 g/L。脑脊液的糖含量往往降低,部分可降低至1.0 mmol/L以下。应当注意的是,在长期应用免疫抑制剂或长期应用激素治疗的患者继发隐球菌感染时,脑脊液中的细胞数可能很低或正常。亦有少数隐球菌性脑病患者仅表现为慢性脑膜炎,出现中性粒细胞增多。

(2) 脑脊液病原学检测:真菌感染的直接证据是在脑脊液中找到病原菌。常用的方法有:① 脑脊液墨汁染色涂片。脑脊液经墨汁染色后可见新型隐球菌酵母细胞周围有一圈透亮的厚荚膜,但需与白细胞和脓细胞的假荚膜鉴别,后两者外围也可见狭窄的透亮折光圈,但边缘模糊,且无法看到隐球菌所具有的厚壁及胞内反光颗粒。此方法可在70%的隐球菌性脑膜炎患者中找到阳性结果,其中90%的患者可在一次检测中得到阳性结果。② 脑脊液的隐球菌培养。培养基常规选用沙氏葡萄糖琼脂斜面(SDA),无菌条件下接种2管,每管接种0.5 ml脑脊液,分别置25℃及37℃培养2~4周。培养基中不应加放线菌酮,因其对隐球菌有抑制作用。一般未经抗真菌治疗的患者,其脑脊液中隐球菌在37℃、3~4 d开始生长,但经抗真菌治疗后的患者,最迟可在3周开始生长。少部分菌株在37℃不生长,只能在25℃生长。隐球菌性脑膜炎用此法检测,阳性率为75%左右;若将脑脊液离心后再直接倒入培养基中培养,其阳性率可以增加。

(3) 免疫学诊断:临床上最常用的为隐球菌荚膜抗原的检测,其方法有乳胶凝集试验(latex agglutination test, LA)、酶联免疫分析法(enzyme immunoassay, EIA)及侧流免疫层析法(lateral flow immunoassay, LFA)等,其中LFA因其简单、快速已成为目前国内临床上诊断隐球菌感染最常用的方法之一。① LA:可用隐球菌荚膜多糖抗原,99%中枢神经系统隐球菌感染者为阳性。类风湿因子阳性者、人类免疫缺陷病毒(HIV)感染者、结核性脑膜炎及系统性红斑狼疮患者均可能出现假阳性反应。但假阳性反应滴度一般不超过1:8。② LFA:又称胶体金免疫层析法,滴度的高低与疾病的严重程度相关。未经抗真菌治疗的患者脑脊液阳性滴度达1:4往往提示新型隐球菌感染,当大于1:8时提示其病情在发展或病情活动。值得注意的是,由于死亡的隐球菌体仍持续释放荚膜多糖抗原,而机体清除此类抗原相对较慢,即使在有效治疗数月后,患者体液多次真菌涂片及培养转阴后,体液的抗原检测仍可阳性,所以抗原检测是否转阴不能作为隐球菌病是否治愈的指标。

3. 影像学检查 头颅CT或MRI常无明确病灶,仅表现脑实质水肿、脑室受压等。在脑实质中可见不均匀的低密度病灶,病灶分布于大脑皮质、基底节和丘脑。脑实质中亦可见到等密度或低密度的阴影,病灶直径在0.5 cm左右,大则直径为1.0 cm左右,单发或多发。病灶一般为组织坏死或脓肿形成,若作增强MRI检查则可见病灶周围增强。头颅MRI检查还可显示局灶性改变:① 颅内结节或脓肿形成,见颅内片状低密度区或小结节;环形强化病灶相互融合形成脓肿,形成占位病变压迫邻近组织。② 脑室扩大,皮质受压变薄,继发交通性脑积水。慢性病程者还可以有脑膜增厚和蛛网膜囊肿,出现假性占位病变。③ 脑梗死样改变,见于继发性血管病变、血管炎性闭塞,引起相应血管供应区的低信号。④ 肉芽肿性改变,MRI提示炎性占位病变,可有增强改变,但占位效应不明显。

4. 脑或脑膜组织活组织检查 除隐球菌外,念珠菌和曲霉菌等感染,常难在脑膜炎的脑脊液培养中找到病原。因此,脑组织活检和脑膜的活检,从病理切片中找到真菌,或取脑组织、脑膜等组织进行培养予以确诊。

【诊断与鉴别诊断】

中枢神经系统真菌感染的诊断主要依赖于慢性起病的病史。临床有脑膜刺激症状和脑脊液中中等数量的细胞数增多，蛋白质增高和糖降低的特征改变。其确诊有赖于实验室的病原学诊断，包括真菌涂片、培养以及特异性抗原的免疫学检测结果。真菌的神经系统感染，没有特征性，仅表现慢性或亚急性起病的头痛、发热、颈项强硬等一般性慢性脑膜炎的症状和体征，甚至病程长达数年以上。因此，临床上当遇到下列情况时均应特别注意真菌性感染的可能，并作详细的真菌检查：

① 临床拟诊为结核性脑膜炎，治疗不满意；② 临床拟诊为颅内压增高，原因不明，影像学显示有交通性脑积水表现者；③ 临床或头颅影像学显示有颅内占位病变，并且伴有发热者；④ 慢性消耗性疾病，恶性肿瘤或长期使用免疫抑制剂、皮质类固醇激素而出现头痛、发热、颈强直者。

脑脊液的检查和临床表现是中枢神经系统感染中最常见的诊断和鉴别诊断手段，因此必要和重复的腰椎穿刺检查对脑脊液中的细胞、糖、蛋白质和氯化物分析，肿瘤细胞寻找和真菌涂片、培养等均为十分必要。见表3-4-3-7。

表3-4-3-7　常见脑炎性病变的脑脊液表现

疾病	脑脊液变化				
	压力(外观)	白细胞数(×10^6/L)	蛋白质(g/L)	糖(mmol/L)	特殊发现
急性细菌性脑膜炎	升高(米汤样浑浊)	增多，数百至6 000以上，偶可少于100，以中性粒细胞为主	1～5，偶可高于10	一般均降低，50%的病例低于2.2	90%涂片和培养找到细菌
脑脓肿	升高	10～200，淋巴细胞为主	0.75～4	正常	涂片和培养均为阴性
急性出血性脑炎	不升高	数百至1 000，中性粒细胞为主	轻度升高	正常	
结核性脑膜炎	常升高或轻度升高	25～100，很少超过500，以淋巴细胞为主，早期中性粒细胞占80%	1～2或更高	常降低，3/4病例低于2.78，疾病后期明显	静置24 h蛋白质薄膜形成，培养和豚鼠接种阳性
病毒性脑膜炎	正常/轻度升高	5至数百，也可超过1 000，以淋巴细胞为主，早期中性粒细胞占80%	正常/轻度升高，不超过1	正常，偶可降低	组织培养可分离出病毒
真菌性脑膜炎	中度/显著升高	0～800，平均50，以淋巴细胞为主	0.2～5，平均1	半数以上降低，平均为1.67以下	墨汁染色涂片可找到真菌，阳性率80%～85%
结节性脑膜炎	正常/升高	低于100，以单核细胞为主	轻中度升高	正常	无
梅毒性脑膜炎	常升高	低于500，以淋巴细胞为主，很少多形核	1左右，γ球蛋白增高	正常	
肿瘤性脑膜炎	常增高	0至数百，以单核细胞为主	显著增高	正常/显著降低	找到癌细胞

【治疗】

中枢神经系统真菌感染的治疗包括病原治疗和对症治疗两方面。

1. 抗真菌治疗　抗真菌治疗是真菌性中枢神经病治疗能否有效，并与患者预后直接相关的治疗。

（1）常用药物：目前用于临床的主要抗菌药物有下列数种。

1）两性霉素B：几乎对所有真菌均有活性，为深部真菌病尤其是隐球菌脑膜炎的首选药物，可与真菌细胞膜上的麦角固醇结合，使细胞膜通透性增加，核苷酸和氨基酸等外渗，并最终导致真菌死亡。两性霉素B不良反应也较突出，主要包括：① 输注反应。静脉滴注过程中或静脉滴注后发生寒战、高热、严重头痛、食欲不振、恶心、呕吐，有时可出现血压下降、眩晕等。② 25%的患者可出现心肌损害和肝功能异常。使用两性霉素B总量超过4 g的患者，约有75%会出现永久性肾功能不全。静脉滴注本药前，先静脉输注500 ml生理盐水，可减轻药物所致的急性肾脏毒性。③ 由于远端肾小管酸中毒，尿中排出大量钾离子致低钾血症，发生率在40%以上。④ 静脉炎，严重

时可导致血栓性静脉炎。⑤ 正常红细胞性贫血，偶可有白细胞或血小板减少。⑥ 鞘内给药可发生暂时性下肢感觉丧失、尿潴留及下肢瘫痪等。

为减轻或防止两性霉素B的不良反应，可采取以下措施：新鲜配制，避光静脉滴注：不宜用生理盐水稀释，以免产生沉淀；最初静脉滴注时加入地塞米松2～3 mg，随疗程延长可减量；滴注速度宜慢，每次滴注持续时间应在6～8 h；定期检测肝、肾功能与心电图，一旦出现重要器官受损的表现则应减量或停药；定期检查电解质；宜选深静脉留置导管来输注本品。

用法：国内多主张低剂量长疗程，每日剂量为0.5～0.7 mg/kg，总累计量1.5～3.0 g，疗程1～3个月。鞘内注射：应从小剂量开始，首次为0.05～0.1 mg，逐渐增至每次0.5 mg，总量20 mg左右。鞘内给药时宜与地塞米松或琥珀酸氢化可的松同时应用，并需用脑脊液反复稀释药液，边稀释边缓慢注入以减少反应。

2）两性霉素B脂质体：是两性霉素B与脂质体的结合物。其突出优势在于不良反应低于两性霉素B。两性霉素B脂质体较两性霉素B增加了对真菌细胞膜内麦角固醇的亲和力，降

低了对哺乳动物细胞膜胆固醇的亲和力,从而提高了抗真菌活性,而且对宿主器官的损伤大为降低。与两性霉素 B 相比,该药半衰期长(26～38 h),在肝脏、脾脏和肺中的药物浓度高,在血浆、肾脏、淋巴结、脑组织及心脏中的浓度低,主要经网状内皮细胞系统吸收,然后到达感染灶。两性霉素 B 脂质体通过抑制中性粒细胞、巨噬细胞炎症介质的释放,因而减少高热、寒战、血栓形成等的不良反应,并且因其肾内药物浓度较两性霉素 B 低 3～8 倍,故肾毒性也大大下降。

3) 氟胞嘧啶:本品对隐球菌属、念珠菌属和球拟酵母菌等具有较高抗菌活性,对着色真菌、少数曲菌属有一定抗菌活性,但对其他真菌抗菌作用均差。本品为抑菌剂,高浓度时具杀菌作用。其作用机制在于药物通过真菌细胞的渗透酶系统进入细胞内,转换为氟尿嘧啶替代尿嘧啶进入真菌的脱氧核糖核酸中,从而阻断核酸的合成。口服吸收迅速而完全。

临床主要用于念珠菌病、隐球菌病和其他敏感真菌所致的感染。由于本品单独应用时真菌易对其产生耐药性,故在治疗深部真菌感染或疗程较长时均宜与两性霉素 B 等抗真菌药联合应用。用法为每日 100～150 mg/kg 静脉滴注或口服,口服者分 3～4 次给药,静脉滴注者分 2～3 次给药(成人每次 2.5 g 溶解于 250 ml 生理盐水中)。

4) 吡咯类药物:目前此类药物较多,作用机制是通过与菌体胞膜结合,使胞质外渗,菌体溶解死亡。常用的药物有:① 氟康唑,在隐球菌及念珠菌感染中取得可靠疗效,且在治疗真菌性中枢神经系统感染中的疗效确切而不良反应少。该药血-脑屏障的通透性良好,在中枢神经系统中的半衰期长。极少出现的不良反应包括粒细胞减少、消化道症状以及严重肝损等。氟康唑单独应用易产生耐药性,宜与氟胞嘧啶或两性霉素 B 联用。② 伊曲康唑,为亲脂性制剂,在脑脊液中浓度低,但在脑膜与脑组织中浓度高。有研究推测伊曲康唑能以免疫细胞为载体而直接到达感染灶。该药不良反应相对较少,常见有消化道症状、一过性肝功能损害、低钾血症、皮疹等,患者多能耐受。③ 伏立康唑,对隐球菌和曲霉菌的作用较强,脑脊液中浓度较高。

(2) 治疗方案:长期临床实践与临床研究后,目前针对隐球菌性中枢神经系统感染的治疗方案有了一些共识。抗真菌药物治疗主要有两性霉素 B 与氟胞嘧啶或其他抗真菌药物联合治疗。两性霉素 B 的成人剂量开始为 1 mg,加入 10% 葡萄糖液 250 ml 内静脉缓慢滴注,滴注时间不少于 6～8 h,第 2 与第 3 天各为 2 mg 与 5 mg,加入 500 ml 葡萄糖液中静脉滴注,若无严重反应,第 4 天可将剂量增至 10 mg,若仍无严重反应,则以后每日递增 5 mg,一般每日达 25～40 mg(最高剂量 50 mg/d)即可,疗程一般需 3～4 个月,总剂量为 3～4 g。对于严重隐球菌性脑膜炎,经单用静脉滴注无效者或复发患者,可同时由鞘内或小脑延髓池内给药,首次剂量为 0.05～0.1 mg,加地塞米松 2～5 mg。注入时用脑脊液反复稀释,以免因药物刺激而导致下肢瘫痪等严重后果,以后逐次增加剂量至每次 1 mg 为高限。鞘内给药一般可隔日 1 次或每周 2 次,总量以 20 mg 为宜。

采用氟胞嘧啶与两性霉素 B 联合治疗隐球菌性脑膜炎时具有协同作用,能增强疗效,降低复发率。氟胞嘧啶成人口服或静脉剂量为每日 5～10 g,儿童每日 100～200 mg/kg,分次给予。病程 3 个月以上者,第 1 个月须每周检查血象及肝、肾功能,以后每月复查 1 次。联合用药时两性霉素 B 的剂量可减少至 20 mg/d。

在隐球菌性脑膜炎治疗中曾对氟康唑单独用药的疗效与联合治疗(两性霉素 B 加氟胞嘧啶)作对照,发现前者在最初数周内的治疗失败率高于后者。氟康唑剂量初为 400 mg/d,后可改为 200 mg/d,分 2 次给药;初用静脉滴注,病情稳定后改为口服。目前,氟康唑多在急性期与两性霉素 B 及氟胞嘧啶联合用药,病情稳定后撤药,或在患者不能耐受两性霉素 B 时采用氟康唑联用氟胞嘧啶或氟康唑单独用药。

抗真菌的治疗,除选择合理方案外,还须对治疗效果进行审慎的评估。一般认为除临床症状、体征完全消失外,还须每周做 1 次脑脊液涂片及培养,连续 4 次阴性,脑脊液糖含量恢复正常,以及脑脊液中抗原转阴方可停药。尽管涂片阳性并非炎症活动的指标,但是如果持续阳性且糖含量偏低或颅内压仍高,宜相应延长疗程直到脑脊液上述指标转为阴性。

中枢神经系统真菌感染的合理药物选择和联合用药的方法学很有讲究,联合应用抗真菌药物可以增强疗效而同时降低每一成分的剂量,减少了不良反应。两性霉素 B 加氟胞嘧啶在治疗隐球菌性脑膜炎中取得了显著的疗效。该两种药物联用在治疗念珠菌性脑膜炎中亦能取得疗效。

球孢子菌性脑膜炎主要治疗药物为两性霉素 B。用法与隐球菌性脑膜炎相同,而总剂量为 1 g,可采用鞘内注射。氟康唑每日 400 mg 口服,绝大多数患者可获得症状改善,而脑脊液检测指标好转则稍滞后。绝大多数球孢子菌性脑膜炎不能治愈,只是抑制感染。对该菌有抑制作用的口服药物氟康唑长期治疗是控制这种难治性感染的巨大进步。球孢子菌性脑膜炎的疗程难以确定,一般建议至少保持脑脊液细胞数低于 $10×10^6/L$ 及糖含量正常达 1 年。脑脊液内特异性抗体水平降低亦可用于疗效评估。由于该病的复发率高,常须不定期进行抑菌治疗。

芽生菌以及孢子丝菌性脑膜炎的治疗目前尚无足够的经验。个别病例以两性霉素 B 治疗后获得痊愈。中枢神经系统曲霉菌感染极难治愈。在机体免疫功能好转时采用大剂量两性霉素 B 治疗有可能够获得较理想的疗效。一般建议在感染获得稳定控制后继续长期服用伊曲康唑进行抑菌治疗。

针对各种真菌感染,一般推荐的用药方案见表 3-4-3-8。

表 3-4-3-8　抗真菌药物治疗方案

病原体	用药方案
皮炎芽生菌	AMB
粗球孢子菌	FLU TT/AMB
荚膜组织胞浆菌	AMB
副球孢子菌	AMB/TTZ
申克孢子丝菌	AMB
接合菌纲	AMB
毛球孢子菌	FLU/AMB
曲霉菌	AMB
念珠菌属	AMB/5FC
新型隐球菌	AMB/5FC FLU

注:AMB 为两性霉素 B;5FC 为氟胞嘧啶;FLU 为氟康唑;TTZ 为酮康唑。

2. 对症治疗

(1) 降低颅内压：隐球菌性脑膜炎患者常伴有急性颅内压增高，可在发病后 2 周内因颅内压增高发生脑疝而死亡。因此急性颅内压增高的治疗十分重要。降低颅内压的药物治疗有：① 20% 甘露醇 250 ml 静脉滴注，每日 2～3 次，必要时可加用地塞米松 5～10 mg/d；② 七叶皂苷钠静脉注射，虽然比较安全，但脱水效果没有甘露醇明显；③ 10% 人体白蛋白 20～40 ml/d 静脉滴注，每日 1～2 次。如药物治疗仍不能改善颅内压增高而出现脑疝前综合征时，应考虑脑外引流，但应严格进行头皮及引流装置、导管及手术的无菌操作，防止医院内的医源性继发感染的发生。

(2) 支持疗法：由于真菌性中枢神经系统感染患者常伴严重的消耗性改变，其体形消瘦、营养不良或因严重呕吐、不能进食而出现水和电解质的紊乱。因此，经常了解患者的水、电解质平衡的维持兼顾而治，切忌强力脱水而不注意水盐平衡。

3. 特殊治疗

(1) 手术切除和活组织检查：当真菌病不能证实时，可选择组织或脑膜的活组织检查。特殊类型的真菌感染，如曲霉菌病患者可选择肉芽肿或脓肿的手术切除。一般说，病灶或脓肿直径大于 3 cm 者可作手术切除，但手术中必须完整、彻底切除之。手术前和手术后均应使用抗真菌药物。若为曲霉菌病者，一般均推荐大剂量曲康唑，每日 16 mg/kg，联合应用利福平 0.6 g/d，或氟胞嘧啶每日 0.1～0.15 g/kg，4 次分服，连续 3 个月为 1 个疗程。每月随访肝肾功能。

(2) 脑室外引流和内引流：脑室外引流适用于急性或慢性颅内压增高，有交通性脑积水，并有可能发生脑疝危险的患者。此法属救急不救病，仅适合急性期真菌病原学没有诊断时间，在手术后积极抗真菌药物治疗。外引流的时间以 1 周为宜，最长不应超过 2 周。真菌性脑膜炎晚期，在有效药物治疗的基础上，脑脊液中找不到真菌的前提下可以选择脑室内引流手术治疗。

【预后】

隐球菌性脑膜炎者，若能早期诊断，积极应用抗真菌药物治疗，多数人预后良好，病死率在 10% 左右，但其他中枢神经系统真菌感染的预后总体较差。一般说，凡有下列表现的隐球菌性脑膜炎者往往预后不好：① 急性起病；② 长期意识障碍；③ 确诊前的病程长，起病一个半月后才确诊者；④ 有明显神经定位症状和严重癫痫发作者；⑤ 颅外病灶，特别是血培养隐球菌阳性者；⑥ 脑脊液中蛋白质持续升高，糖和氯化物持续降低，隐球菌培养持续阳性；⑦ 伴有免疫功能低下，或接受化疗、长期激素治疗的免疫功能低下者。

五、其他脑膜炎病

(一) 肥厚性硬脑膜炎

肥厚性硬脑膜炎（hypertrophic pachymeningitis，HP）是一种罕见的硬脑膜炎性病变，主要特征为头痛和头颅 MRI 可见硬脑膜增厚，可分为继发性和特发性两类。继发性硬脑膜炎病因多样，包括：感染、结缔组织血管病；肿瘤以及血液透析、鞘内用药等。多数病因不明，称为特发性肥厚性硬脑膜炎（idiopathic hypertrophic pachymeningitis，IHP）。IHP 的发病机制仍不明确，一般认为它是一种自身免疫病，常与 ANCA 和 IgG4 相关。

主要临床特征表现有头痛、脑神经麻痹、共济失调和癫痫发作等，累及脊髓膜者可有脊神经根刺激症状。有低颅压综合征表现者，常表现为头痛与体位相关，补液后头痛改善。ANCA 相关 HP 和 IgG4 相关的 HP 常有相应的全身表现。脑脊液检查可见细胞增多，以淋巴细胞为主，蛋白质增高，但糖和氯化物正常。头颅 MRI 可见均匀或不均匀的硬脑膜增厚。脑膜活检可见浆细胞和上皮细胞增多，但常难找到有关的病因证据。CT 和 MRI 是证实肥厚性硬脑膜炎的主要手段，但无法明确病因。

激素治疗常能改善症状。硫唑嘌呤和甲氨蝶呤亦可应用。

(二) Mollaret 脑膜炎

Mollaret 脑膜炎（Mollaret's meningitis）亦称复发性内皮细胞性脑膜炎，或良性复发性脑膜炎综合征。主要临床特征为突然或发病迅速的剧烈头痛、颈部肌肉痛、发热及颈强直等。患者可在短期内剧烈头痛、烦躁、焦虑不安，但极少伴有呕吐。头痛后迅速发热，体温可达 39～40℃，持续 1 d 至数天。头痛和发热以 1～3 d 最明显，多数患者在 3～7 d 症状消失。体格检查可有颈强直，50% 的患者伴发抽搐、复视、脑神经麻痹、锥体束征阳性、幻觉等，偶伴昏迷。脑脊液检查可见巨大的内皮细胞，在发病高热期的 24 h 较易见到，此后则难以发现。脑脊液生化检查通常正常，偶有球蛋白含量增高。

Mollaret 脑膜炎为反复发作性，每次发作时间为 3～7 d，发作后完全恢复，间歇期一切正常，不留后遗症。数月或数年后可反复发作。既无明确诱因，亦无先兆。

本病病因不清。曾被认为与头颅外伤有关，但无证据。近年来认为与病毒感染，包括 EB 病毒，柯萨奇病毒 B5、B2，ECHO 病毒 9、7 及单疱病毒 I、II 感染有关，但可能仍不是本病的病因。

Mollaret 脑膜炎的诊断为排除性诊断，特别应除外无菌性脑膜炎、内皮囊肿性脑膜炎等可能。1962 年 Byrum 提出下列数条为 Mollaret 脑膜炎的诊断标准：① 反复发作的头痛、发热和脑膜炎症状；② 脑脊液检查细胞数增多（包括内皮细胞、中性粒细胞和淋巴细胞）；③ 病程自动缓解；④ 数周、数月或数年后可复发，发作间歇期完全正常；⑤ 病因不清。

Mollaret 脑膜炎为自限性疾病，无需特殊治疗可以缓解。近年来认为与病毒感染有关，由此建议使用阿昔洛韦、更昔洛韦等抗病毒治疗。

(三) 癌性脑膜病

癌性脑膜病是由恶性细胞在软脑膜多灶种植所引起的，其发生率占所有癌肿患者的 3%～5%，其中实体瘤性脑膜病占 4%～15%，白血病和淋巴瘤占 5%～15%，原发性脑肿瘤占 1%～2%。按组织类型区分，以腺瘤为最常见，如乳腺癌、肺癌等。

癌细胞进入脑膜的途径大致归纳为：① 血源性，经 Batson 静脉丛或经动脉而血行播散；② 肿瘤直接扩展；③ 系统性肿瘤向中枢移行，沿血管周围或神经周围腔播散。癌细胞一旦进入蛛网膜下腔，即可经脑脊液转运和播散，引起软脑膜上的播散性和多灶性种植。肿瘤的浸润最主要见于颅底，特别是基底池和脊髓下段（圆锥）。由于肿瘤细胞在软脑膜上的种植、沉积而形成结节，特别是第四脑室和基底池，阻塞脑脊液的正常循环，极易继发交通性脑积水。

【临床表现】

癌性脑膜病的临床表现可归纳为：大脑半球功能障碍、脑神经损害、脊髓和脊神经根损害三大方面。

1. 大脑半球损害的表现　症状：头痛（32%～75%），意识改变包括昏睡、意识紊乱、记忆丧失（33%～63%），步行困难（27%～36%），昏迷（4%～9%），构音困难（4%），头昏（4%）；主要体征：智能状态改变（45%～65%），癫性发作（11%～14%），感觉障碍（11%～25%），视神经乳头水肿（11%～21%），糖尿病（4%），偏瘫（2%～3%）。

2. 脑神经损害表现　39%～41%的患者出现脑神经受累的症状，而其中49%～55%有体征可见。症状以复视最多见，其次是听力丧失、面部麻木、耳鸣、眩晕、构音障碍等；主要体征有运动障碍、面瘫、听神经病、视神经病、三叉神经病、舌下神经麻痹和失明等。

3. 脊髓及脊神经根损伤表现　主要表现为肢体无力（73%）、感觉异常（42%）、背及颈部疼痛、神经根痛、膀胱直肠功能障碍等症状，同时出现对称性上下运动神经元瘫痪、感觉缺失、颈强直及大小便困难等。

除上述大脑半球、脑神经和脊髓损害表现外，常有一个共同症状和体征，即剧烈头痛、颈强直和颅内压增高，或圆锥损伤等特殊表现。

【实验室检查】

脑脊液检查是诊断癌性脑膜病的重要手段。脑脊液检查常见有颅内压升高，蛋白质增高，糖降低，氯化物正常。糖的降低程度随脑脊液细胞数增多而增加。脑脊液中细胞学的检查是癌性脑膜病诊断的必要条件，但首次检查可有45%的为阴性结果，反复多次检查后，其阳性结果为77%～100%。脑脊液细胞学的检查不仅为癌性脑膜病的诊断提供依据，亦是抗肿瘤治疗效果随访的重要参数。

神经影像学检查是评估癌性脑膜病的重要手段。头颅CT检查除证明有无脑室扩大和脑积水之外，对本病的诊断没有什么意义。头颅MRI，特别是应用镉增强MRI检查，常可见到脑膜增强或软脑膜上结节性增强。近年来，应用放射核素以及PET的应用，为癌性脑膜病的早期诊断提供了极大方便，但总体阳性率仍在70%左右。

【诊断】

癌性脑膜病的诊断主要依赖于有肿瘤病史，脑脊液检查时蛋白质升高，糖含量降低和氯化物的基本正常，特别是脑脊液中找到癌细胞为诊断依据。在没有肿瘤病史的慢性脑膜病变者中，凡伴剧烈头痛、颈强直者，在排除蛛网膜下腔出血、后颅凹占位和真菌性脑膜炎后，均应排除癌性脑膜病的可能，并多次寻找脑脊液中的肿瘤细胞，直到证实为止。

【治疗】

（1）确诊癌性脑膜病者首先化疗，可以首选氨甲蝶呤、阿糖胞苷鞘内注射，或全身大剂量化疗。可选用的药物随肿瘤性质而异。

（2）可根据病变范围进行局部或颅、脊髓放疗。

（3）神经外科引流或脑脊液分流手术适用于脑脊液循环受阻者。

参 考 文 献

［1］刘正印，王贵强，朱利平，等.隐球菌性脑膜炎诊治专家共识［J］.中华内科杂志，2018，57（5）：317.

［2］吕传真.中枢神经系统感染［M］//王新德.现代神经病学.北京：人民军医出版社，2008.

［3］GOLDMAN L, SCHAFER A. Goldman-Cecil medicine［M］. 25th ed. Philadelphia: Elsevier Saunders. 2015: 2262-2269.

［4］HAHN L D, FULBRIGHT R, BAEHRING J M. Hypertrophic pachymeningitis［J］. J Neurol Sci, 2016, 367: 278-283.

［5］SAKUSHIMA K, HAYASHINO Y, KAWAGUCHI T, et al. Diagnostic accuracy of cerebrospinal fluid lactate for differentiating bacterial meningitis from aseptic meningitis: a meta-analysis［J］. J Infect, 2011, 62（4）: 255-262.

［6］SCARBOROUGH M, THWAITES G E. The diagnosis and management of acute bacterial meningitis in resource poor settings［J］. Lancet Neurol, 2008, 7（7）: 637-648.

［7］VAN DE BEEK D, DE GANS J, TUNKEL A R, et al. Community acquired bacterial meningitis in adults［J］. New Engl J Med, 2006, 354（1）: 44-53.

［8］VAN DE BEEK D, DRAKE J M, TUNKEL A R. Nosocomial bacterial meningitis ［J］. New Engl J Med, 2010, 362: 146-154.

［9］WHO. Global tuberculosis report 2018［EB/OL］. ［2019-7-10］. http://www.who.int/tb/publications/global_report/en/.

第四节　脑　脓　肿

王　晨　周良辅

脑脓肿是指能造成化脓性炎症反应的病原体侵入脑组织，引起脑实质炎症病局限形成脓肿壁的局限性脓肿。

【病因】

1. 病原体　造成脑脓肿的病原体常见可分为3类：化脓性细菌、真菌和原虫。

（1）化脓性细菌：细菌是最常见的致病微生物，以葡萄球菌（如金黄色葡萄球菌、白色葡萄球菌）、链球菌（溶血性链球菌、草绿色链球菌、厌氧链球菌）、肺炎双球菌、厌氧菌、变形杆菌、肠杆菌、铜绿假单胞菌，以及其他少见的球菌为常见。可分为厌氧菌和需氧菌，金黄色葡萄球菌和链球菌是最常见的需氧菌。

不同的感染源有相对特异的致病菌，耳源性脑脓肿以链球菌和变形杆菌混合感染多见，厌氧菌往往出现在耳源性感染灶。鼻源性脑脓肿以链球菌和肺炎球菌感染多见。肺源性脑脓肿以混合感染多见。创伤性脑脓肿以金黄色葡萄球菌多见。脑脓肿大多为厌氧菌混合感染。厌氧菌分为革兰阳性球菌和革兰阴性杆菌，前者以肺炎球菌、链球菌多见，后者以脆弱类杆菌、梭杆菌多见。脑脓肿为厌氧革兰阳性球菌和厌氧阴性杆菌混合感染，或者为厌氧菌和需氧菌混合感染。

（2）真菌：以隐球菌和放线菌较为常见，多由血行感染或颅脑邻近结构的感染直接蔓延而来。下颌骨的放线菌病可经静脉逆流向颅内扩散，引起放线菌性脑膜炎，导致脑脓肿形成。

（3）原虫：以溶组织阿米巴虫或肺吸虫等为常见，继发于脑外的阿米巴病，脓液呈粟米色，偶可找到阿米巴原虫或其囊包。

脑脓肿的致病微生物类型与患者的年龄、免疫状态和感染的起源有重要关系。免疫抑制患者的脓肿可以由真菌、不典型细菌或寄生虫造成,致病菌可以出现弓形虫、结核分枝杆菌、曲霉菌等条件致病菌。新生儿和婴儿因体内缺乏免疫球蛋白和补体,免疫力低下,脑脓肿以变形杆菌和枸橼酸菌属多见。

这些各种类型的病原体来自头面部感染,或远隔部位的感染灶,或者异物直接侵入脑组织造成的。

2. 感染来源 脑脓肿的感染来源主要分 3 类:

(1) 蔓延性:继发于头面部其他组织的蔓延,如耳和鼻部感染、头皮或颅骨骨髓炎等,约占总病例数的 50%。感染往往形成邻近区域脑叶的脑脓肿。耳源性脑脓肿常见于慢性化脓性中耳炎或乳突炎并发胆脂瘤,多发生于其急性发作期。也可见于急性中耳炎、急性中耳乳突炎等。引起脑脓肿的位置常见于同侧颞叶和小脑半球。鼻源性脑脓肿常见于额窦炎或筛窦炎,位于同侧额叶凸面或底面。蝶窦炎易造成颞叶或垂体区脓肿。头皮疖痈和颅骨骨髓炎引起的脓肿位于感染灶的周围。

(2) 血源性:身体其他部位的感染进入血液,形成菌血症或脓毒血症,播散至脑组织,继发于肺部与心脏疾病、皮肤与口腔感染和腹盆腔感染等,约占总病例数的 25%。血源性脑脓肿可多发,以大脑中动脉分布区为多见。肺源性感染源常见于胸部化脓性疾病如脓胸、肺脓肿、支气管扩张等。心源性感染源常见于细菌性心内膜炎、先天性心脏病(动脉导管未闭、肺动静脉瘘、心房室间隔缺损、先天性发绀四联症)。先天性心脏病,是儿童最常见的脑脓肿原因。其他的有皮肤疖痈、化脓性骨髓炎、口腔感染(如牙周脓肿、化脓性扁桃体炎等)、腹腔感染(如化脓性胆囊炎、肝脓肿、膈下脓肿、阑尾感染等)、盆腔感染(如盆腔脓肿、盆腔炎等)、泌尿道感染、脊柱裂感染等各种感染源。

(3) 创伤性:继发于颅脑损伤和医源性感染。约占总病例数的 10%。损伤性脑脓肿主要是开放性颅脑损伤,常发生异物和碎骨片进入脑实质,细菌也可以从骨折裂缝、脑脊液瘘口进入脑实质。脓肿常位于异物四周。医源性脑脓肿因颅脑手术后感染引起,如发生在开颅手术、经蝶手术、立体定向手术、脑室分流手术后。

随着抗生素的广泛应用,有相当一部分的脑脓肿的原发感染源不明。可能为原发感染灶很轻微,已经短期自愈或经抗菌药物治愈,但已经有细菌进入血液,形成菌血症,病菌进入脑实质,潜伏于脑内,当患者抵抗力下降,致病菌就繁殖成脑脓肿。还有一些病例为原发灶隐蔽,不易被发现,如慢性咽部炎症和压疮感染等。

【病理和发病机制】

脑脓肿的发生和发展是一个连续的过程。脑组织感染后引起的病理改变分为两类:第一类是化脓性炎性反应,脑组织坏死,脓液形成的过程;第二类是脓肿壁形成过程。在脓肿四周有纤维母细胞和星形胶质细胞增生,形成由肉芽组织、纤维组织和神经胶质构成的脓肿壁。脑脓肿可以单叶或多叶。多叶脓肿各叶间的交通孔道沟通。这两类病理改变在致病菌感染的过程中相互交织,脑脓肿成熟的时间长短和脓肿壁的厚度取决于致病菌的数量和毒力,以及机体免疫能力和抗菌药物的治疗反应。一般脑脓肿的包膜在 2 周左右可成熟;当机体抵抗力下降,治疗反应差时,脓肿腔会逐渐扩大,脓肿成熟不彻底。

成熟脑脓肿的形成过程可以分 2 个阶段 4 个期(表 3-4-4-1):① 脑炎阶段,分早期(1~3 d)和后期(4~9 d);② 包

膜形成阶段,亦分为早期(10~13 d)和后期(≥14 d)。在影像学检查中,不同形成期的脑脓肿其 CT 或 MRI 有不同的表现。脑胶质细胞的激活参与了脑脓肿形成过程,其中小胶质细胞和星型细胞起主要作用。激活的小胶质细胞通过上调 MHC Ⅱ类作用影响脑部对脓肿免疫反应。脓肿形成过程中,大量释放的炎性介质损害周边的脑组织。其中细胞因子 IL-1 和 TNFα 在持续的炎性和免疫激活反应中起非常重要的作用,也同时造成周围脑组织的损害。在积极抗感染治疗中,运用能减少炎性物质的药物可能会减少脑组织的损害。

表 3-4-4-1 脑脓肿形成的病理过程

分期	时间过程 (d)	病理组织改变	CT 表现	MRI 表现
脑炎早期	1~3	炎症细胞浸润感染脑组织,血管内炎症细胞浸润;局部中心坏死,边缘水肿,边界不清	正常或皮质下出现边界不清的低密度区,有或无轻微的强化	可见水肿区
脑炎后期	4~9	感染中心区出现坏死,被炎症细胞、巨噬细胞和成纤维细胞包绕	部分强化,后期可出现环状边缘,中心区可出现强化	不规则边缘环形强化,被周围低信号区包绕
包膜形成早期	10~13	坏死液化出现,纤维胶原包膜开始形成;周围水肿范围开始局限,出现占位效应	出现典型的薄壁包膜,包膜强化	包膜形成,边缘明显强化,中心低信号区,周围有水肿的脑组织围绕
包膜形成后期	≥14	包膜增厚	增厚的包膜出现	同上

(1) 脑炎早期:在细菌侵入部位引起大小不一、不规则的炎症区,该部位小血管产生脓毒性血管炎,形成感染性栓子,感染中心脑组织坏死,伴周围脑水肿。病变和脑组织分界不清。

(2) 脑炎后期:脓液形成中心坏死区扩大,周围炎症反应带有炎症细胞,成纤维细胞形成胶原纤维网,脑水肿明显。

(3) 包膜形成早期:炎症反应继续扩大,脑部的软化灶逐渐扩大融合,形成较大的脓腔;周围有新生血管,大量结缔组织增生,围绕着脓腔形成一层不明显和不规则的肉芽组织,其中有大量的中性粒细胞浸润,周围脑组织水肿明显,外围则主要为淋巴细胞浸润。

(4) 包膜形成后期:随着血管和神经胶质细胞参与形成脓肿壁,脓肿成熟。

一个成熟的脑脓肿从中心到周围有 5 个明显的组织结构带:① 中央坏死区,脓液聚集;② 炎症细胞和成纤维细胞浸润带;③ 致密胶原纤维的包膜;④ 包膜外有新生血管和残存炎性脑组织;⑤ 神经胶质增生区和水肿带。

脑脓肿壁完整性是判断脑脓肿成熟度的指标,是由脓肿炎症引起脑组织的炎性反应和胶原成分构成。完整脓肿壁的组织结构分为 3 层:最内层为化脓性渗出物,肉芽组织和胶质细胞,大量炎症细胞和新生血管等;中间层为纤维结缔组织,厚

度、密度不一;外层是增生的神经胶质、新生血管,中性粒细胞和淋巴细胞浸润。

影响脑脓肿的成熟和完整包膜形成的因素很多,常见因素有:① 致病菌,金黄色葡萄球菌和需氧的链球菌感染形成的包膜常较厚,而厌氧菌如肠杆菌感染形成的包膜常不完整,且时间缓慢。因为厌氧肠杆菌可产生胶原酶、透明质酸酶、肝素酶等,抑制包膜形成,促使脓腔扩大。② 感染途径,直接浸润途径(如耳源性和鼻源性等)形成的脑脓肿包膜较完整。③ 类固醇激素,可抑制机体的炎症反应,降低毛细血管的通透性,抑制新生血管的形成,减弱成纤维细胞的功能,从而影响包膜的形成。

脑脓肿的形成过程中会对脑部周围结构和组织造成破坏和损害。脓肿局部伴局限性浆液性脑膜炎、局限性蛛网膜炎,使脑表面和脑膜粘着。脑脓肿的炎症反应可以蔓延至周围邻近脑组织和结构,并发静脉窦炎或静脉窦周围炎,如海绵窦、矢状窦、乙状窦等静脉窦炎。

脑脓肿本身或者周围严重脑水肿,都会引起颅内压增高。当感染控制不佳,脓肿腔扩大,脑组织严重炎症反应都可以导致颅内压增高,形成脑疝,从而导致死亡。

当脑脓肿的包膜形成不良,脓腔中脓液聚集增多,或者各种原因造成颅内压变化,使脑脓肿腔内压增高,致脓壁破溃,脓液溢出。脓液溢出处可以引起再次炎症反应,包裹形成新的相邻脓肿。脓肿破溃也会引起局部的蛛网膜炎、软脑膜炎,或者弥漫的化脓性脑膜脑炎,在硬膜下或硬膜外积脓。脓肿若破溃入脑室,则引起严重的室管膜炎,导致昏迷、死亡。

【临床表现】

脑脓肿的病理过程复杂,临床表现取决于致病菌毒性、机体炎症反应、脑脓肿特点(大小、部位)和邻近的脑组织结构受损情况。特别是随着抗菌药物的广泛使用,不典型临床表现有增加趋势。脑脓肿可以出现在各个年龄阶段的患者,以 30～50 岁青壮年多见。

患者的表现主要可分为 3 类:感染表现、颅内压增高表现和脑局部功能改变。

1. 感染表现 可以分为全身感染和脑部感染的表现。

(1) 全身感染表现:有发热、头痛、全身乏力、肌肉酸痛等,症状不超过 2 周。脓肿局限化后这些症状已经消失,广谱抗菌药使用后症状亦很快消失,往往不引起重视,甚至以为是感冒而忽视。隐源性脑脓肿可无这些症状,潜伏期从数天、数周甚至数年不等。

(2) 脑部感染表现:在感染初期可以有轻微的脑膜刺激征,表现为头痛、发热、恶心、呕吐。布氏征和克氏征往往阴性。脓肿包膜形成后,可以没有这些症状。

2. 颅内压增高表现 表现为头痛、恶心、呕吐和视神经乳头水肿,严重者出现意识障碍。颅内压增高可以出现在脑炎期,因合并脑水肿造成,主要在脓肿形成后逐渐出现。表现为头痛好转后又出现加重,可伴恶心、呕吐、缓脉、血压升高和呼吸浅慢。半数患者有视神经乳头水肿。当合并大静脉窦炎症时,脑组织弥漫肿胀,可出现双侧的视神经乳头水肿。颅内压持续加重会导致脑疝。脑脓肿引起的脑疝较脑瘤者发展更加迅速,可为首发症状,掩盖其他定位症状。

3. 脑定位表现 脑脓肿形成中可以破坏或压迫脑组织,产生相应的定位表现。脑脓肿在脑部分布见表 3-4-4-2。

颞叶脓肿可出现欣快、健忘等精神症状,对侧同向偏盲、感觉性失语或命名性失语。小脑脓肿可以出现眼球震颤,伴一侧肢体共济失调、肌张力降低、腱反射降低、强迫头位和脑膜刺激征,甚至出现后组脑神经麻痹。额叶脓肿常有表情淡漠、记忆力减退、性格改变等精神症状,可伴有对侧肢体局灶性癫痫或癫痫大发作、偏瘫和运动性失语等。顶叶脓肿以感觉障碍为主,包括浅感觉障碍、皮质感觉丧失、空间定位障碍,优势半球可出现失认、失读、失写和计算不能等。丘脑脓肿出现偏瘫、偏盲、偏身感觉障碍、失语等。30%～60%的脑脓肿病例有癫痫症状。

表 3-4-4-2 脑脓肿在脑部的位置和百分比

脑脓肿位置	百分比(%)
颞叶	29
额叶	24
顶叶	21
枕叶	11
小脑	9
基底节区	3
脑干	2
垂体窝	0.4

脑脓肿可出现破溃引起急性化脓性脑膜脑炎、脑室室管膜炎。可因用力、咳嗽、腰穿、脑室造影、穿刺不当等造成。患者突然出现寒战、高热、意识障碍、脑膜刺激征、角弓反张和癫痫等,导致昏迷,病死率极高。

【诊断】

脑脓肿的诊断手段主要为 CT、MRI 和穿刺活检,但需结合的临床依据:① 患者有化脓性感染灶,近期有急性或亚急性发作病史;② 颅内占位性病变表现;③ 病程中有全身感染、局部感染表现,颅内压增高表现和局灶定位表现。

1. CT 检查 在诊断脑脓肿中有重要作用,能够早期发现脑脓肿,明确定位、定数,可明确有无合并脑积水、颅内压增高情况等。检查方便有效,对治疗效果的评价和随访有价值。

脑脓肿最常见的 CT 表现为薄而光滑的环形强化,中心为低密度区,病变周围是明显的脑水肿带,包膜呈均匀环状增强(图 3-4-4-1)。在倍增造影剂强化中更加明显。脑室系统可受压或移位。类似的均匀环状强化也可见于脑炎患者,可通过增强的延迟 CT 扫描方法加以鉴别。脑炎的低密度区在延迟扫描后会变成高密度区,而脓肿的中心区低密度不变。

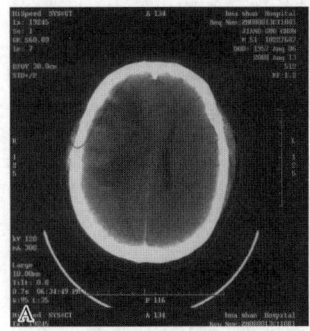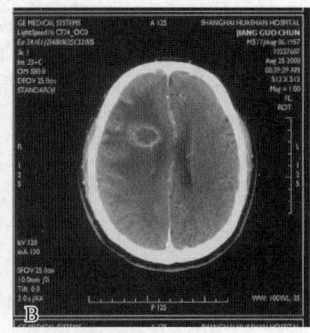

图 3-4-4-1 脑脓肿 CT 图像

A. 平扫图像,可见边缘不清的低密度区;B. 增强图像,病灶中心区为低密度,包膜呈典型的环形强化。

脑脓肿经过治疗后,随访复查 CT,可见脓腔缩小,环形强化减弱,脑水肿减轻,据此判断治疗的效果。

2. MRI 检查

(1) 常规 MRI:对脑脓肿的明确诊断和鉴别诊断有重要价值,并可明确脑脓肿周围水肿带的范围。脓肿形成过程的不同阶段可出现不同的影像学表现。① 在脑炎早期,病灶中心区 T_1W 呈边缘不清的低信号,T_2W 为高信号;周边脑水肿 T_1W 为低信号,T_2W 为高信号,灰质与白质对比消失。② 在脑炎后期,病灶中心区(T_1W 低信号,T_2W 高信号)扩大。③ 在包膜形成期,病灶中心区 T_1W 明显低信号,被等信号或略高信号的环状包膜包绕。中心区 T_2W 为等或略高信号,包膜低信号环,周围水肿区明显高信号。增强 T_1W 包膜信号均匀强化,中心区和水肿带信号不变,见图 3-4-4-2。包膜环形均匀强化是脑脓肿特异性的表现,若病灶的壁呈厚的、不规则的和结节状改变的表现,提示病灶可能为肿瘤坏死或真菌性脓肿。

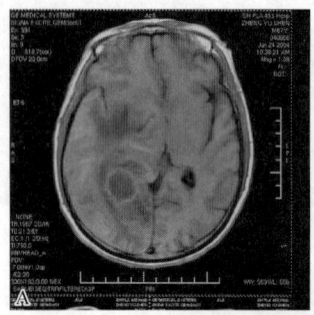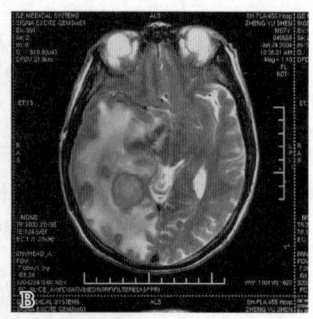
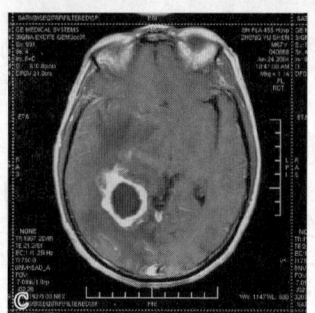

图 3-4-4-2　脑脓肿的 MRI 图像

A. T_1W 平扫图像,中心区低信号,被等信号的包膜包绕;B. T_2W 平扫图像,中心区等信号,被低信号的包膜包绕,周围可见明显的水肿区;C. T_1W 的增强图像,中心区低信号,包膜为均匀强化的高信号表现。

(2) MRI 弥散加权成像(DWI):利用水分子的弥散运动进行成像,反映了组织的微观几何结构以及细胞内外水分子的布朗运动状态的变化。不同性质病变囊液的成分各异,水分子运动状态的影响程度不同,DWI 信号有特异性变化,对于诊断脑脓肿的敏感性和特异性可达到 90%。脑脓肿的表观弥散系数(ADC)增高,脑瘤的 ADC 降低。DWI 可以发现脓肿发病的早期炎性反应造成的脑组织缺血改变。MRI 增强扫描时无法鉴别的囊性病灶,DWI 可协助诊断。脓液中含有高黏滞性液体、细菌、炎性细胞、细胞碎屑和蛋白质复合物等,水分子的弥散受到限制,DWI 表现为高信号,ADC 值降低。脑肿瘤囊性坏死腔内只含肿瘤坏死组织碎屑,无炎症细胞,腔内液体的蛋白质含量也较少,为低黏滞的浆液,水分子弥散增加,DWI 信号减低和 ADC 值增大。以此鉴别脑脓肿和脑内环行强化肿瘤。

(3) MRI 质子波谱(MRS):氢质子磁共振波谱(^{1}H proton MR spectroscopy,^{1}HMRS)分析已经广泛应用于颅内各种疾病的诊断和鉴别诊断中。正常脑组织中的脂质结合于细胞膜和髓鞘上,^{1}HMRS 检测不到。当这些结构遭到破坏时,脂质转运加快,成为游离脂质,在波谱曲线 0.9~1.3 ppm 处出现脂质峰(Lip 峰)。^{1}HMRS 为鉴别脑脓肿和其他边缘强化的囊性病灶(如脑瘤坏死等)特异性的无创诊断检查,和常规 MRI 结合可以提高诊断的敏感性。

Lip 峰结合 Cho 峰及常规 MRI 对颅内疾病的诊断和鉴别诊断具有重要的临床应用价值。细菌性脑脓肿时,病灶缺氧,乳酸在脓腔内堆积,细胞膜坏死,释放大量脂质和蛋白质,被含有大量蛋白水解酶的多核白细胞分解成多种代谢产物和氨基酸,如琥珀酸(2.4 ppm)、醋酸盐(1.9 ppm)、丙氨酸(1.5 ppm)、氨基酸(0.9 ppm)、乳酸(1.3 ppm)。细菌性脑脓肿出现 Lip 峰升高,与组织坏死有关。脓肿壁为肉芽组织,其 Cho/Cr、Cho/NAA 轻度升高,较高度恶性脑肿瘤者则低。Lip 峰升高的变化可鉴别脓肿形成分期。

MRS 可以分析脓腔中不同成分的比例,可提示病原学依据。以乳酸、细胞液氨基酸、丙氨酸、醋酸、琥珀酸和脂质为主成分,提示专性厌氧菌或混合专性和兼性厌氧菌的感染;以乳酸、细胞液氨基酸和脂质为主成分,提示专性需氧菌和兼性厌氧菌的感染;以乳酸为主成分,提示链球菌感染可能。

3. 活检　如果能获得脓液,均有助于直接诊断脑脓肿。脓液可做革兰染色涂片,初步判断革兰阳性和阴性细菌。脓液培养的阳性率不高,如果怀疑厌氧菌,需要做厌氧菌培养。利用血培养瓶,加入脓液可提高培养的阳性率,并做药物敏感性筛选。不同细菌产生不同性状的脓液,如链球菌感染产生黄白色稀薄脓液;金黄色葡萄球菌感染产生黄色黏稠脓液;变形杆菌感染产生灰白色稀薄恶臭脓液;铜绿假单胞菌感染产生绿色腥臭脓液;大肠杆菌感染产生粪便样恶臭脓液;放线菌感染产生黄色含硫黄样颗粒脓液,在显微镜下可以观察到放射状菌丝。

【实验室检查】

1. 外周血白细胞计数和分类检查　脑脓肿病例的血象可以正常或轻度异常,表现为白细胞增多,中性粒细胞增高。当脓肿引起脑膜脑炎、室管膜炎等毒血症状明显时,白细胞计数可明显增高。90% 的脑脓肿患者的红细胞沉降率提高,但非特异性。

2. 腰穿和脑脊液检查　腰穿和脑脊液常规生化检查,只有在脓肿呈较小的有限占位效应时,才是安全操作。放脑脊液过快、过多会诱发脑疝。特别是伴有严重颅内压增高的病例或有脑疝表现者为禁忌。在其他临床诊断依据不足,无创检查不能明确时,可作为辅助检查,帮助排除化脓性脑膜炎。

脑脊液检查正常的结果也不能作为排除诊断的证据。脑脊液的压力可以正常或轻度增高。脑脊液白细胞数正常或轻度增多,中性粒细胞数明显增加,往往提示感染播散造成的脑膜炎。脑脊液的生化指标中,蛋白质往往增高或明显增高。脑脊液中糖含量正常或降低,明显降低则提示感染未得到有效控制。脑脊液的细菌学检查,细菌培养可发现致病菌。

【鉴别诊断】

脑脓肿需要与以下各种颅内疾病鉴别,如化脓性脑膜炎、硬脑膜外和硬脑膜下脓肿、病毒性脑炎、血栓性静脉窦炎、脑结核、脑肿瘤，其他还有炎性肉芽肿、耳源性脑积水、化脓性迷路炎等。

脑脓肿在 CT 和 MRI 上出现的包膜环形强化表现，需与颅内环形强化的肿瘤相鉴别，如脑转移瘤、脑胶质瘤、脑内血肿、脑梗死、手术后残腔、囊性淋巴瘤和放射性脑坏死等。脑脓肿的高 DWI 信号、ADC 降低，区别于低 DWI 信号、ADC 增高的脑瘤坏死腔。高 Cho 及 Lip 峰强烈提示高度恶性脑肿瘤如高级胶质瘤、脑转移瘤、淋巴瘤及生殖细胞瘤，较低的 Cho 及 Lip 峰提示良性病变如脑结核瘤、脑脓肿。

【治疗】

1. 治疗原则　脑脓肿的治疗重点是脓肿手术处理和抗生素的应用，抗癫痫等对症处理。原则如下：① 首先处理脑脓肿，再处理原发灶，除非原发疾病影响脑脓肿的处理如心功能衰竭等；② 脑脓肿原则上应首先手术处理，同时配合抗生素应用。以下情况可以在密切观察下先行抗菌药物治疗：① 脓肿早期，包膜尚未完全形成；② 多发的较小的脓肿（直径<2.5 cm）；③ 基底节或丘脑等部位的深部脓肿；④ 高龄和或合并其他器质性疾病不能耐受手术者。

2. 抗生素治疗

(1) 抗生素的选用原则：① 用药要及时，一旦诊断脑脓肿可能就应开始，先选用能透血-脑屏障的广谱抗生素，以后根据细菌学检查和药物敏感性筛选敏感的抗生素；② 用药剂量要足，全身静脉用药为主，必要时鞘内或脑室内给药；③ 用药维持时间要长，在脑膜脑炎症状得到控制（体温正常，脑膜刺激征消失，血象、脑脊液检查正常），脓肿明显缩小后，至少维持 4 周，后改为口服抗生素继续用药 4 周。直至影像学证实脓肿完全消失。

(2) 治疗方案：若能取得脓液样本，根据细菌培养的结果选用能透血-脑屏障的敏感抗生素。如果培养阴性，根据可能的原发灶的细菌谱，继续选用以广谱抗生素为主的治疗方案，根据脓肿对治疗的反应，合理调整抗生素。大约有 1/3 耳源性和血源性脑脓肿是由多种细菌[包括需氧和(或)厌氧菌]共同造成的，甲硝唑可用于联合用药。可以双联甚至三联抗生素静脉用药（表 3-4-4-3）。

表 3-4-4-3　常见感染源和致病菌的治疗方案

感染源	相关致病菌	抗生素方案
鼻旁窦炎	链球菌、梭杆菌、金黄色葡萄球菌、肠杆菌、铜绿假单胞菌、类菌属、嗜血杆菌等	青霉素或三代头孢菌素（头孢噻肟或曲松）+甲硝唑
内耳炎、乳突炎	厌氧或需氧的链球菌、肠杆菌、铜绿假单胞菌、类菌属、梭杆菌	青霉素+甲硝唑+头孢他啶
口腔炎症	链球菌、混合肠杆菌、梭杆菌、梭菌属	青霉素+甲硝唑
肺部炎症	厌氧或需氧的链球菌、厌氧的革兰阴性杆菌、梭菌属、线菌、诺卡菌属	青霉素+甲硝唑+头孢他啶
先天性心脏病	需氧和微需氧链球菌、金黄色葡萄球菌、嗜血杆菌	青霉素+三代头孢菌素+甲硝唑
脑穿通损伤	金黄色葡萄球菌、肠杆菌、芽孢菌属	新青霉素或万古霉素+三代头孢菌素

续　表

感染源	相关致病菌	抗生素方案
神经外科手术	金黄色葡萄球菌、肠杆菌、假单胞菌属	万古霉素+头孢他啶
HIV 感染	弓形虫、结核杆菌、新型隐球菌、诺卡菌、单核增生李斯特菌	两性霉素 B、伏力康唑、乙胺嘧啶、磺胺嘧啶
移植术后	曲霉菌、念珠菌、隐球菌、毛霉菌、诺卡菌、弓形虫、肠杆菌	两性霉素 B、伏力康唑、乙胺嘧啶、磺胺嘧啶
中性粒细胞减少症	需氧革兰阴性杆菌、曲霉菌、念珠菌、毛霉菌	两性霉素 B

3. 外科手术

(1) 脓肿穿刺术。

1) 适应证：包膜形成的脑脓肿；脓肿位于脑功能区或深部脑组织，切除脓肿会加重神经功能症状者；全身情况差不能耐受全身麻醉或开颅术者；高龄、婴儿或合并先天性心脏病者，脓肿破溃进入脑室的病例。手术方法简单安全，适用于各种部位的脑脓肿，但常需反复穿刺抽液，病程长，对厚壁脓肿，或有异物造成脓肿者不太适合。必须注意，无包膜的脓肿不可行穿刺和冲洗，以免损伤周围脑组织，加重脑水肿和感染扩散。

2) 方法：利用 CT、MRI 介导的立体定向技术，计算机辅助手术导航系统下定位，或直接在超声引导下，避开大血管和功能区。

穿刺时应注意勿让脓液污染手术创口，用注射器缓慢吸出脓液。脓液送细菌学检查，先做涂片革兰染色后显微镜下找细菌，若发现可初步鉴别革兰阳性或阴性细菌。脓液做培养和筛选敏感抗菌药物。脓腔用含低浓度庆大霉素溶液的生理盐水反复冲洗。当脓肿胀大，且位于脑皮质浅表时可置入引流管，引流脓液 2~3 d 或根据 CT 复查脓腔闭合，再拔出引流管。

术后根据脓液培养结果全身静脉应用抗生素，若培养阴性应用广谱抗生素。术后至少每周复查 CT，若脓肿扩大，立即行再次穿刺术。若脓肿缩小或稳定，则继续观察治疗，直至脓肿壁缩小至小瘢痕为止。抗生素应用至少 4 周以上，脓肿消失后再改为口服制剂 4 周。若经反复 2~3 次穿刺抽液，脓肿腔无缩小，脓液仍较多，患者症状无改善，则应改为脓肿切除术。

(2) 脓肿切除术。

1) 适应证：部位浅表非功能区，或者造成明显的颅内压增高的脓肿；脓肿穿刺术效果不佳；多房性脓肿；小脑脓肿；脓腔合并异物以及真菌性脓肿的病例。对脓肿破溃或将要破溃者，要创造条件紧急开颅切除脓肿。手术时需防止脓液污染周围组织。

2) 方法：开颅后，在导航辅助手术下，或者超声波定位下，或者用脑针探明脓肿的位置。避开功能区，做线性切开皮质，沿脓肿壁外的脑水肿带中分离脓肿，保护好创面，尽可能完整切除脓肿，用含低浓度庆大霉素溶液的生理盐水反复冲洗创面。对于脓肿粘连的重要结构不强行分离，保护周围组织功能。将脓液送细菌学检查并培养筛选敏感抗生素。术后全身应用敏感或广谱抗生素，定期复查 CT，全身静脉应用抗生素 4 周，再口服应用抗生素至脓肿完全消失。对脓肿破溃进入脑室的病例,可合并应用脑室穿刺术,冲洗引流脑脊液。手术切除脓肿,病程可缩短,可明显降低颅内压,但也有感染播散、功能区损害的可能。

（3）脑脓肿破溃入脑室的处理：脓液破入脑室会造成脑室室管膜炎,患者可以突然头痛,后意识障碍,迅速昏迷,病死率高达80%。除全身静脉使用广谱抗生素,必要时可结合鞘内给药。急诊脑室外引流可以引流出脓液,降低颅内压,预防脑积水,必要时可脑室内灌洗给药。根据脓肿部位和患者情况决定是否用开颅术;手术可以脑室开窗,直视下吸出脓液,放置引流管。

（4）对症治疗：包括术前、术后利尿脱水剂的应用和抗癫痫治疗。注意营养和水、电解质的平衡。术前常规应用抗癫痫药物。脑脓肿有癫痫症状者,术后癫痫控制后,持续用药2年才可逐渐停药。

类固醇激素虽有抑制炎症反应的作用,但会影响脓肿包膜形成,存在感染扩散加剧可能性,所以目前已经不推荐应用。只有脑脓肿在广谱抗生素作用下得到控制时,短期应用于脓肿破溃入脑室或严重脑水肿时,有意识障碍者可应急使用。

【预后】

脑脓肿占发达国家颅内占位病变的1%～2%,在发展中国家中可达到8%。近年来,随着新型广谱抗生素的广泛使用,脑脓肿致死率明显下降,已经小于10%,而脑脓肿破溃入脑室的病死率仍然高达80%。脑脓肿的临床表现也不典型,隐源性病例增多。导致脑脓肿预后不佳的因素有感染进展迅速、诊断延迟或误诊、昏迷、脓肿多发或位于深部、治疗不当、耐药的致病菌等,而早期确诊、年龄较轻（<21岁）、单个脓肿、症状较轻、潜伏期相对较长的病例预后较好。

选用敏感抗生素可以明显缩短病程,降低病死率。新的影像技术特别是MRI、DWI、MRS技术的日益成熟,对于脑脓肿的无创诊断方法已经得到发展,诊断的特异性和敏感性得到提高。脑脓肿的治疗已经得到了很好的进展,但是对于原发感染灶的处理,合理正规地应用广谱抗菌药物,可以减少脑脓肿发生。脑脓肿的复发率为5%～10%,通常出现在完全治疗后的6周内,某些特殊病例可以潜伏数年。复发的主要原因为抗生素选择不佳、用药剂量不足、时间过短以及对原发感染灶控制不良。

参 考 文 献

［1］ 蒋大介,杨国源.实用神经外科手术学[M].上海：上海科学技术出版社,1990.
［2］ 周良辅.现代神经外科学[M].上海：复旦大学出版社,上海医科大学出版社,2001.
［3］ MUZUMADAR D, JHAWAR S, GOEL A. Brain abscess：an overview[J]. Int J Surg, 2011, 9：136-144.
［4］ SIMS L, LIM M, HARSH G R. Review of brain abscesses[J]. Oper Tech Neurosurg, 2004, 7(4)：176-181.

第五节 中枢神经系统螺旋体疾病

吕传真

螺旋体是一类常见的生物病原体,引起中枢神经螺旋体感

染的致病体很多,但最常见的有传染给人类的苍白密螺旋体、伯氏疏螺旋体和钩端螺旋体。我国20世纪60～80年代以钩端螺旋体病多见,近40年来以梅毒螺旋体的感染最为多见。

一、神经梅毒

梅毒是由梅毒螺旋体感染引起的慢性性传递传染性疾病,病程发展缓慢,可以累及全身各个脏器和组织,包括神经系统。在抗生素广泛应用以前,西方国家成人梅毒感染率为8%～10%,其中超过40%的病例可以侵犯中枢神经系统。随着抗生素的发展,特别是青霉素的广泛应用,大大地减少了梅毒的发生。近40年来,梅毒在我国有新的发展趋势,神经梅毒也日趋常见。我国的梅毒发病率报道很不一致。从上海某局部资料可见,1994年性病的发病率为9.0/100万,1997年为25.4/100万,其中约30%为梅毒。广东2013年的资料,新发梅毒为3.4/100万,神经梅毒的构成比从2000年的2/100万逐年上升至2013年的2.6/100万。2014年中国新发梅毒约29.8万例,其中农民约占26.0%,退休人员占13.6%,值得注意。个别资料表示,吸毒的人群中梅毒的阳性率为11.4%,其中女性37.1%,而男性的梅毒检出率仅为2.8%。因此,我国神经梅毒的发生率亦在上升,并以精神症状为多（占42.6%）。因此,重视和认识神经梅毒的临床多样性,早期诊断和早期治疗已显得十分必要。

【病因和病理】

梅毒的病原是螺旋体,或称苍白密螺旋体,其种系发生高于众多细菌,能感染人体。梅毒螺旋体的外形,在一个多世纪来没有实质性改变,它似螺旋状纤维,长6～20 μm,宽0.25～0.3 μm,呈8～12个排列均匀的螺旋,暗视野中呈波浪状运动或两侧摆动,或绕长轴旋转。梅毒螺旋体体外存活能力差,普通消毒剂或热肥皂水即可将其杀死,干燥或阳光下极易死亡;40℃时失去传染性,48℃可以存活30 min,60℃存活3～5 min,100℃即刻死亡,但是在零下10℃可以存活3 h。

梅毒螺旋体由性接触,通过损伤的皮肤、黏膜进入人体。进入人体后的梅毒螺旋体即可产生螺旋体血症,引起血源性播散,经血流直接进入神经系统而产生脑膜梅毒和脑实质梅毒;经血液进入子宫、胎盘而致母婴感染梅毒,产生新生儿梅毒。梅毒螺旋体经伤口进入人体内后,经淋巴管进入血液循环、淋巴组织和各种脏器,并在体内增殖而引起螺旋体血症,同时引起各部位的免疫反应。螺旋体感染后10～21 d,机体即可产生中和抗体,但不能限制梅毒螺旋体的繁殖和疾病的发展。细胞免疫可以限制梅毒螺旋体的繁殖和发展,因此,当机体的细胞免疫功能低下,特别是酗酒、吸毒、艾滋病等患者,细胞免疫功能降低,易发生梅毒的发展;细胞免疫功能正常者梅毒感染可以受限制,即使是全身感染,其发展亦极慢,甚至可在数年至数十年才累及全身和中枢神经系统而出现认知障碍、麻痹性痴呆等。就神经系统梅毒而言,其基本路径为：梅毒血症→细胞免疫反应→反应的结果→完全治愈或疾病进展→产生脑动脉炎或局灶性侵犯神经组织→产生没有症状或缓慢进展的神经症状→痴呆。

神经梅毒的基本病理改变是脑（脊）膜的炎症和小动脉的血管内膜炎。主要是脑（脊）膜的淋巴细胞和浆细胞浸润,小血管周围炎性细胞浸润。临床病理显示脑膜动脉血管病变主要

是淋巴细胞和浆细胞浸润滋养血管和外膜,最终累及中、大动脉的血管中层滋养血管并使其闭塞,影响血管平滑肌和中层弹力纤维,纤维组织增生,血管管腔逐渐狭窄,最终引起血栓形成。该病理损害类型为间质型。根据病理损害类型的不同,临床神经梅毒可以归为脑膜血管和脑实质梅毒;各型的病理改变亦不相同(表3-4-5-1)。

表3-4-5-1　神经梅毒的临床分类与病理改变

临床分类	病理改变
早期	
无症状性神经梅毒	不清楚
脑膜炎	脑膜炎加脑积水和(或)神经病
晚期	
无症状性神经梅毒	慢性脑膜炎
脑膜血管梅毒	
脑	慢性脑膜炎,动脉内膜炎和(或)脑梗死
脊髓	慢性脊膜炎,脊髓梗死
脑实质梅毒	
麻痹性痴呆	慢性脑膜炎,脑炎,脑萎缩
脊髓痨	慢性脊膜炎,脊髓炎,脊髓萎缩
眼球损害	视神经萎缩
内耳损害	迷路炎和(或)耳炎
梅毒瘤	梅毒肉芽肿(常邻近脑膜炎)
先天性梅毒	上述改变均可

【临床表现】

1. 一般表现　梅毒的临床表现因不同时期而异。从整个梅毒感染而言,可分为3个阶段,即早期梅毒、晚期梅毒和第三期梅毒。

早期的梅毒感染和伴随的早期螺旋体血症一般无全身症状和体征,感染后10~90 d(平均20 d)在部分患者出现感染接触部位的皮肤损害和下疳,通常损害明显,但是无痛、孤立的,多发生在生殖器区域,通常有局限性淋巴结病变伴压痛,不经治疗,数周后可以愈合。继发性损害是依赖于机体的免疫反应,多数发生在原发感染后的数周至数月出现的皮肤和全身症状,还包括口腔、生殖器、内脏和中枢神经症状,其分布如表3-4-5-2所示。

表3-4-5-2　继发性梅毒的临床表现

损害脏器和组织	占比(%)	症状与体征
皮肤	85~90	斑疹、斑丘疹、丘疹、脓疱 全身淋巴结病 瘙痒症 浅表血栓静脉炎
全身症状	65~70	发热不适、食欲缺乏 体重减轻、关节痛
口腔和咽喉	30~35	黏膜斑、溃疡、咽炎、喉炎
生殖器	20~25	下疳,梅毒湿疣,扁平湿疣
中枢神经系统	8~40	头痛,脑膜炎,假性脑膜瘤,复视,视觉损害,耳鸣、眩晕,听觉丧失,脑神经(Ⅲ~Ⅶ)麻痹

续　表

损害脏器和组织	占比(%)	症状与体征
肾脏	<1	肾小球肾炎、肾病综合征
肝脏	<1	肝炎
胃肠道	<1	肠壁侵犯
其他		关节炎、骨炎、骨膜炎

无细胞免疫功能抑制的情况下,梅毒感染可能自然控制,无临床症状出现。但是在一定条件下可以出现复发,复发的时间在感染后的1~4年。

2. 神经梅毒　神经梅毒多发生在第三期。三期梅毒指感染后4~40年间(通常在15~25年)发生的晚期并发症,可累及肝、骨骼、心脏、大动脉和中枢神经系统,其基本的病理变化是小动脉的闭塞性血管内膜炎,尤其是中枢神经系统脑血管炎。在梅毒感染中,近40%可累及中枢神经系统。神经梅毒的临床表现随梅毒累及的部位而不同。常见的临床类型可分为脑膜血管梅毒和脑实质梅毒两种。

(1) 脑膜血管梅毒:脑膜血管梅毒的临床表现是既有脑膜炎表现又有脑血管炎表现。脑膜炎表现者以慢性脑膜炎为主,常见有间歇性头痛、头晕、记忆力下降、行为异常等。局灶性神经症状和体征主要是瘫痪、失语、癫痫发作、视野缺失、感觉缺失、吞咽困难、前庭功能异常(眩晕、眼震、呕吐)和多种脑干综合征等。影响脑脊液循环可引起颅内压增高和脑积水。有些病例可出现急性梅毒性脑膜炎的症状,包括发热(持续低热)、头痛(持续性、轻至中度)、畏光(轻度)、颈强直(中至重度)、意识障碍、谵妄、癫痫发作、失语、偏瘫、眼肌麻痹和颅内压增高等。累及颅底脑膜或继发颅内压增高者可以引起脑神经麻痹(第Ⅲ、Ⅵ、Ⅶ、Ⅷ脑神经)。

脑膜梅毒常可累及血管,以脑动脉炎为主,表现为闭塞性血管病变。随不同部位的血管闭塞出现相应的局灶症状。CT和MRI检查可以显示病变累及的区域。

此外,脑膜梅毒患者还可表现为:① 急性神经性听力丧失,耳聋、耳鸣,可以单侧或双侧,有波动性,也可以伴有眩晕。这些症状常与其他脑神经麻痹伴存。② 急性视神经炎,出现视力急剧减退,可在1周内视力完全丧失。而前驱期可出现单眼或双眼不同程度的疼痛,或伴发虹膜炎、球后葡萄膜炎和脉络膜视网膜炎。

脑膜血管梅毒患者,主要表现为突然偏瘫、失语或抽搐,继之出现急性昏迷,酷似颈动脉系统或椎动脉系统血栓形成而被诊断为脑梗死。若以影响小动脉为主的患者则可无明显定位体征,表现为不同程度的认知障碍或慢性脑膜脑炎的表现,也可为不明原因的突然意识不清。头颅MRI检查可提示多发性灶性炎性病灶,大小不等,酷似原发性中枢神经系统血管炎的表现。

脊髓的脊膜血管梅毒比较少见,主要是梅毒性脊髓脊膜炎和急性梅毒性横贯性脊髓炎的表现。① 梅毒性脊髓脊膜炎,常常呈逐渐进展的肢体无力,或下肢无力发展成四肢瘫痪。临床瘫痪常不对称,有不同类型的感觉障碍(尤其是位置觉和振动觉减退或消失)和大小便失禁。体格检查可见下肢肌力减退,肌张力增高,腱反射亢进,有时引出踝阵挛和锥体束征阳性。② 梅毒性横贯性脊髓炎,少见,多发生在未经合理治疗的梅毒患者,以影响胸脊髓为多见。临床表现为急性弛缓性截瘫,有不同节段水平的感觉平面和两便功能障碍。不完全性损害的脊髓炎较多见,在后期可呈现痉挛性截瘫、跖反射阳性或布朗-塞卡综合征。

(2) 脑实质梅毒:系由梅毒螺旋体直接侵入中枢神经组织所引起。根据受累部位可分为麻痹性痴呆、脊髓痨两大类型。中枢神经实质型梅毒均为晚期梅毒,常发生于急性梅毒感染后数年至数十年,病程起病隐匿,逐步进展,可持续 10～15 年而死亡。

1) 麻痹性痴呆:单纯麻痹性痴呆是苍白密螺旋体侵犯大脑导致脑膜脑炎的结果。在未经正确治疗的梅毒患者中,呈慢性、缓慢进展(延续数年之久)的疾病过程者,多数在初次感染后 15～30 年死亡。麻痹性痴呆是以进行性痴呆为特征的器质性精神症状群,它可以继发于脑膜血管梅毒,也可以是单纯缓慢起病的慢性痴呆综合征,但此痴呆综合征伴有丰富的神经系统症状和体征。简便起见,可归纳此麻痹性痴呆的临床特征为 7 个英文字母——PARESIS:① "P"(personality),即人格改变,患者易怒,情绪极不稳定,常常做出不应有的行为,如随便吃别人饭、拿别人的东西、随地大小便、衣着不整、不修边幅等。② "A"(affect),为情感障碍,表现为淡漠,面无表情,接触不良,对任何事情都不关心;或欣快,夸夸其谈,似曾相识;或突然号啕大哭而不知其原因,或突然发笑而不能控制。③ "R"(reflex),为反射,神经系统体格检查可见所有反射增高、亢进,包括眼周、口周、吸吮反射均活跃至亢进;两侧 Hoffman 征阳性,四肢腱反射亢进,两侧 Babinski 征阳性;此外还可出现两手及舌肌、面肌的震颤。此类表现酷似惊恐状。④ "E"(eye),为眼,体格检查中可以见到阿-罗氏瞳孔,可见瞳孔边界不整,直接光反应消失而调节反射存在。⑤ "S"(sensorium),为感知障碍,表现为皮质性的错觉、幻觉和妄想,往往夸大事实,夸大个人能力和学习成绩,亦有丰富的听幻觉、视幻觉而害怕出门,还有被害妄想等精神症状。⑥ "I"(intellect),为智力障碍,患者表现智能低下,记忆力极差,学习不能或学习成绩急剧下降,缺乏判断力和自知力;定向明显障碍而致精神行为紊乱,无生活自理能力,此时患者均需家属照料。⑦ "S"(speech),为说话和言语能力,患者常表现语言错误或失语,或言语不清。总之,麻痹性痴呆患者以弥漫性皮质损害为特点的皮质性、前半球和后半球均受累的器质性痴呆,病程可达 10～15 年,预后差,最终常因耗竭而亡。

2) 脊髓痨:是以脊髓为主要损害的实质性中枢性神经梅毒。约有 1/3 未经治疗的神经梅毒发生脊髓痨,或称运动性共济失调。发病时间较其他神经梅毒晚,可在梅毒感染后 15～30 年发病,病程表现多样,可表现为进展性的部分性或完全性截瘫。

脊髓痨最特征性的临床表现是"闪电样疼痛",常发生在肢体的远端,呈严重的刺痛、放射痛,历时几分钟,可以间歇数天或数周反复发作。此种疼痛可以发生在身体各个部位,如在腹部则疑为外科急腹症的疼痛。脊髓痨的闪电样痛可伴有感觉过敏,有些部位可因轻微的刺激即可引起闪电样剧痛而称之为"触发点"。

脊髓痨主要损害脊髓的后柱,导致临床患者的振动觉和位置觉丧失,尤其是在疾病后期,可表现为宽基步态、摇摆步态、

闭目难立阳性;因触痛觉损害而反复关节损伤,导致 Charcot 关节炎,表现为关节肿大、不稳定,但无炎症、无疼痛;足底表面可发生穿通性溃疡(无痛性、营养障碍性)。下肢腱反射消失,而浅反射和肌力可以正常。脊髓痨可以伴发脑神经异常表现,阿-罗氏瞳孔几乎见于所有病例(表 3-4-5-3),视神经萎缩亦很常见。骶脊神经根损害,表现为小便淋漓或潴留、肛门括约肌弛缓、阳痿和膀胱功能失调。

表 3-4-5-3 脊髓痨的症状和体征

症状和体征	占比(%)
瞳孔异常(阿-罗氏瞳孔)	94～97
下肢反射消失	78～94
闪电样疼痛	70～75
闭目难立征	51～55
位置觉损害	44～45
共济失调	42～46
膀胱功能失调	28～33
视力丧失	16～43
振动觉损害	13～18
脑神经麻痹	9～10
感觉异常	7～24
Charcot 关节	6～7
肛门括约肌弛缓	3～14
足部穿通性溃疡	5～6

(3) 梅毒性树胶样肿:系指中枢神经或脊髓部位出现以胶质细胞增生为主的慢性肉芽肿组织,其病理特点:外观酷似胶状物,中央组织出现凝固性坏死,周围炎性细胞浸润为特征。临床主要表现为颅内占位病变,好发于靠近脑膜部位,常常是梅毒性脑膜炎的继发改变。中枢神经梅毒瘤十分罕见,主要见于未经治疗的中枢神经梅毒的患者,累及脊髓者表现为脊髓压迫症。

(4) 其他神经梅毒:包括先天性神经梅毒和梅毒性神经病变。

1) 先天性梅毒:十分罕见。系由患有梅毒而未经治疗或未经彻底治疗的母亲所生的新生儿中出现类似成年人出现的神经梅毒症状,表现为脑膜炎或脑血管炎病变。脑膜炎样表现者多数出现在出生后 1～2 年内,脑血管炎性表现者常发生在出生后 2 年后。极少数者可在出生后 6～25 年出现进行性痴呆或脊髓痨样病变。

先天性梅毒性脑膜炎类似新生儿脑膜炎,常无先兆表现,急性起病,表现为颈抵抗、囟门突起、颅腔扩大和脑神经(动眼神经、展神经和面神经)麻痹,并发交通性脑积水、精神发育迟延、失明和耳聋。先天性脑膜血管梅毒类似于其他血管炎和闭塞性动脉内膜炎,但是因为仅仅影响小血管,而不表现为纯粹的卒中样症状(轻偏瘫和偏盲)。

先天性麻痹性痴呆(或称少年性麻痹性痴呆)类似获得性麻痹性痴呆,好发于青春期。患者人格缺陷,夸大了青春时期易变的性格特征,如违拗、易怒、漠不关心和健忘等情感表现,同时常可伴有脉络膜视网膜炎和视神经萎缩。

先天性脊髓痨类似获得性脊髓痨,几乎绝大部分病例有视

神经异常,但是闪电样疼痛较少见。

2)梅毒性眼病:晚期梅毒患者可以累及眼球的虹膜、葡萄膜和视神经而出现相应的炎症性改变。临床表现为畏光、眼痛、流泪、视力减退或视野缺失。此时若应用激素治疗可以产生失明和不可逆性视力障碍。

3)梅毒性耳损害:见于晚期梅毒患者,表现为梅毒性内耳炎和听力丧失。神经性耳聋可见于先天性和后天性梅毒,先天性梅毒的耳聋常为双侧性,后天性梅毒的耳聋多为一侧性。

【实验室检查】

梅毒患者的血液常规检查无明显异常;脑脊液检查有一定参考价值,一般表现为脑脊液压力正常或轻度增高,脑膜型梅毒者可有轻度脑脊液细胞增多,以淋巴细胞为主;中度的蛋白质增高,糖和氯化物含量正常。中枢实质型梅毒,特别是脊髓痨的患者,脑脊液蛋白质含量稍高,但细胞数正常。慢性脑膜型梅毒的患者,脑脊液球蛋白含量增高,寡克隆区带IgG亦可阳性,其阳性率可达50%以上。

血清与脑脊液的免疫学检查可见全身梅毒和中枢神经梅毒的特征性改变,并有诊断意义。常用的方法有:①血清快速试验(rapid plasma reagin,RPR),此法为检测血浆、脑脊液中非苍白密螺旋体抗体的检测方法,简单方便,但有假阳性,特异性差,不适合临床应用。②VDRL试验,该试验是一种免疫絮状试验,用以检测螺旋体胞壁的心磷脂-胆固醇-卵磷脂抗体。该试验阳性率高,在血清检测中可以出现假阳性,但脑脊液检测中极少出现假阳性。因此脑脊液中该抗体的阳性可以诊断神经梅毒,同时该抗体的滴度可随驱梅治疗而降低,因此可作为梅毒治疗效果的随访指标。该试验的敏感性为50%~85%。③FTA-ABS试验和TPHA试验,该试验为苍白密螺旋体的凝集素试验。FTA-ABS试验为吸附试验,即将脑脊液与吸附剂混合,将与苍白密螺旋体相关的物质吸附,然后进行第2步检测,即将吸附后的脑脊液与苍白密螺旋体共同孵育,并应用荧光IgG标记,在植物凝集素的诱导下,将螺旋体外壳对羊红细胞的敏感凝集显色,在显微镜下可见明显的凝集。该试验敏感性和特异性均较高,是诊断中枢神经梅毒的特异方法。该试验的优点是特异性高,缺点是不能定量,而且阳性持续时间长,可达数年之久,因而不能用作治疗效果评价的指标。由于血-脑屏障的存在,血清中的梅毒抗体阳性不能用于诊断神经梅毒,仅当脑脊液中梅毒抗体阳性时才能诊断神经梅毒。因此,为判断梅毒抗体的来源是否是中枢产生时,可以作TPHA指数和TPHA-IgG指数予以判断。由于IgM一般极少通过血-脑屏障的特性,因此TPHA-IgM抗体阳性可为诊断提供依据。目前为止,可以用作神经梅毒诊断检查方法分别有下列6种:①FTA-ABS,可提示梅毒感染,但可假阳性;②VDRL(脑脊液),可确定梅毒感染,但不敏感;③FTA-IgM,可确定诊断;④TPHA-IgG指数(>3),确定诊断;⑤TPHA指数(>100),确定诊断;⑥脑脊液螺旋体分离,可确立诊断,但能做的实验室有限。

【诊断】

神经梅毒的诊断有一定的难度,常因临床表现的多样性而被漏诊,因此临床医师当遇到某些难以用常见神经疾病解释时均就想到神经梅毒的可能性。临床诊断的过程中应满足下列3个条件,即病史、临床表现和实验室证据。

(1)病史:应为数月至数年内的不洁性生活或冶游史。

(2)临床表现多样性,在起病后1年内逐步发展的神经、精神症状,表现为不能解释的人格改变;进行性认知功能障碍;头晕、听力减退;两下肢深感觉障碍,尿失禁为主要表现的脊髓损害;进行性视力减退或视网膜脉络膜炎;突然发生偏瘫、卒中等,以及瞳孔大小不规则。直接光反应消失而调节反射良好(阿-罗氏瞳孔)。

(3)实验室检查能找到中枢神经梅毒感染的证据。脑脊液中淋巴细胞增多(5~250)×10⁶/L;蛋白质中度增高,糖含量低于2 mmol/L。脑脊液免疫学检查VDRL阳性或APHA诊断阳性。

根据上述三方面的资料,中枢神经梅毒的诊断可以成立。

驱梅治疗后,上述临床表现和脑脊液改变可以改善,VDRL免疫反应滴度或以降低,甚至可在2年后转为阴性。

【治疗】

梅毒的治疗,主要依赖于足量和持久的抗生素治疗。

1.药物治疗

(1)青霉素钾(或钠):40万单位静脉滴注,每4 h 1次,连续静滴14 d,然后改用普鲁卡因青霉素240万单位肌内注射,每日1次,连续14 d为1个疗程;合并应用羧苯磺胺,每日2 g,连续14 d。

(2)氨苄西林:240万单位肌内注射,每周1次,连续3周为1个疗程。

(3)青霉素过敏者应用四环素或红霉素,500 mg口服,每日4次,30 d为1个疗程。

(4)晚期中枢神经梅毒者应用抗生素已没有什么效果,曾经人为诱导发热等免疫反应,然后再应用抗菌药物治疗。麻痹性痴呆和脊髓痨患者的驱梅治疗可以持续6个月至1年之久。驱梅治疗中,部分患者,特别是急性梅毒患者,在应用大剂量抗生素后,由于大量的螺旋体被杀死而致患者体温升高,此种过程称为雅-赫氏(Jarisch-Herxheimer)反应。必要时可适当应用小剂量的皮质类固醇激素(地塞米松5~10 mg)静脉滴注来治疗。

2.分类治疗 急性梅毒感染与慢性感染者的治疗常有些差异。

(1)急性有症状的神经梅毒治疗。

1)水溶性青霉素,1 200~2 400万单位静脉注射,每6 h 1次,连续治疗14 d。

2)普鲁卡因青霉素,240万单位肌内注射,每日1次,连续14 d为1个疗程;合并应用羧苯磺胺,2 g/d,连续14 d。

3)氨苄西林,240万单位肌内注射,每周1次,连续治疗3周。

4)青霉素过敏患者,也可用四环素或红霉素,500 mg口服,每日4次,连续30 d;或氯霉素,1.0 g静脉注射,每6 h 1次,连续治疗6周;可用头孢曲松,1.0~2.0 g肌内注射或静脉滴注,每日1次,连续治疗14 d。

5)激素治疗对神经梅毒无效,仅仅用于降低脑脊液细胞计数(泼尼松,40 mg/d),不能改善神经功能和远期疗效。

(2)无症状神经梅毒治疗。

1)水溶性青霉素,400万单位静脉注射,每4 h 1次,连续治疗14 d。

2）普鲁卡因青霉素，240万单位，肌内注射，每日1次，连续治疗14 d；合并应用羧苯磺胺，2 g/d，连续14 d。

3）氨苄西林，240万单位，肌内注射，每周1次，连续治疗3周。

4）青霉素过敏患者，也可用四环素或红霉素，500 mg口服，每日4次，连续30 d。

二、神经系统莱姆病

神经系统莱姆病（nervous system Lyme disease）是一种经蜱传播的伯氏疏螺旋体感染病。此病因1975年美国康涅狄格州莱姆（Lyme）镇儿童集体发生类风湿性关节炎后被人们所认识。此组疾病有复杂的多系统损害的临床表现，间歇出现，经历数年可以影响皮肤、神经系统、心脏和关节。本病的发生有地区性，北欧、德国、俄罗斯以及我国东北均有发生，南方偶见。

【病因和病理】

伯氏疏螺旋体（Borrelia burgdorferi）经蜱叮咬后，螺旋体从皮肤表面进入血液和淋巴液侵入器官、皮肤其他部位或骨骼肌组织。疾病早期患者的血液和皮肤组织中，患病数月后在脑脊液和关节液中，数年后的肢体皮炎损害部位，可发现致病螺旋体，并且在许多组织标本（如皮肤、滑膜、心脏、肾脏、肌肉、骨、脾脏、肺和肝脏）中发现它。周围神经中，可以通过伯氏疏螺旋体的多肽与轴突组分间的分子模拟机制导致机体的炎性反应。

感染初期，伯氏疏螺旋体的免疫反应处于抑制状态；感染数周后，单核细胞对伯氏疏螺旋体反应增强，细胞抑制减弱，B细胞呈高反应性，表现为血清总IgM水平、免疫沉淀和循环免疫复合物升高。同时伯氏疏螺旋体在进入体内后引起全身性免疫反应，产生免疫性脑膜炎症；侵入中枢神经系统性后则可发生中枢神经的免疫反应，产生炎性脱髓鞘、多发性硬化样改变，损害脑膜和神经根而出现脑神经炎和脊膜脊神经根炎。

莱姆病的临床病理多变，轻型患者可以仅仅表现为游走性红斑或无症状；随着疾病进展，心脏损害可持续数周。脑膜炎、脑神经炎和脊神经根炎常可持续数月。关节炎常在数年内复发；少数患者的皮肤、关节损害会演变成慢性。在严重患者中，肢体皮炎能引起累及部位的皮肤萎缩。慢性关节炎可侵蚀软骨和骨骼，导致持久的关节功能丧失。眼球炎引起全盲。神经系统慢性感染引起进行性脑脊髓炎或类脱髓鞘性疾病。

【临床表现】

莱姆病的临床表现，可分3个阶段：① 初期（30 d内），表现为游走性红斑伴有流行性感冒样或脑膜炎样症状；② 早期（3个月），持续数周到数月后，出现的神经系统、骨骼肌症状和间歇发作性关节炎表现，以及心肌炎、心肌病的症状和体征；③ 慢性期（>3个月到数年后），出现慢性皮肤、神经系统和（或）关节损害。初始临床表现和病程变化极大。临床应考虑到损害可以开始在任何系统，疾病的早期或晚期各系统损害具有典型特征，各系统的损害可以是一过性、反复发作或慢性。疾病早期可以无症状，而疾病后期有典型的皮肤、神经和关节以及全身各个系统，包括眼、心脏、肺等受损表现。

莱姆病的神经系统损害，既可影响周围神经系统，也可损害中枢神经。疾病的第一阶段，患者出现慢性游走性红斑（ECM），继之出现脑膜炎症状，表现为头痛、颈痛或颈强直，可持续数小时，但脑脊液检查正常。第二阶段累及脑膜和脑神经，持续数周到数月，约15%的患者出现伴有脑神经或脊神经炎的淋巴细胞性脑膜炎。50%~68%患者有脑神经损害，以面神经受累最为多见，一侧或双侧；也可累及其他脑神经而出现多脑神经麻痹。有脑神经麻痹而无脑脊液细胞增多时易被误诊为Bell麻痹或无菌性脑膜炎。有30%~50%的患者可以出现脊神经受累，表现为周围神经病，出现肢体麻木、无力或运动障碍，重则影响躯干和使呼吸肌麻痹。少数患者出现多个周围神经病，表现为不对称性一个肢体瘫痪。因此，在欧洲，特别是北欧地区，当患者出现吉兰-巴雷综合征或不对称性周围神经病时，总要考虑神经莱姆病的可能。

莱姆病的神经系统损害主要见于感染后的第二阶段，但亦可见于螺旋体感染后数年甚至十数年之久，呈慢性病程，临床表现多样可变，表现形式如下。

（1）不完全性、非对称性、多发性感觉神经病，伴或不伴萎缩性皮炎。

（2）伴轻度或没有感觉障碍的间歇性远端感觉异常症，肌电检查可见原发性轴索性神经病样改变，病变范围为一根或数根的颈神经根损害或多发性神经根病变。

（3）慢性中枢神经炎症性病变，表现为慢性脑脊髓膜炎、痉挛性截瘫或共济失调。部分患者还可表现为失语、癫痫，甚至呈缓解-复发的多发性硬化样临床病程，伴记忆减退、精神异常等认知障碍。因此，迟发性莱姆病的损害与其他神经系统慢性病，特别是神经自身免疫和变性病的表现没有差异，临床思考中应特别予以注意。

莱姆病的其他临床表现有：① 皮肤损害，80%的患者被蜱叮咬后，叮咬部位出现游走性红斑，开始为红斑或丘疹，随后出现环状红斑、硬块、水疱或坏死。这种红斑性硬块、游走性红斑可在3~4周后消失，此后又可再发。游走性红斑发生时可伴发热、头痛和淋巴结肿大，有时可伴脑膜刺激、游走性骨骼肌疼痛等；这些伴随症状可在游走性红斑前出现，亦可在红斑后出现，并持续数月之久，尤其是伴随头痛和脑膜炎症状者持续时间可能更长。② 骨骼、关节、肌腱、滑膜囊等炎症，表现为游走性关节疼痛，通常不伴关节肿胀。美国的资料提示，螺旋体感染后，60%患者可出现关节酸痛，大小关节均可累及，以大关节较多；多数为对称性，亦可不对称性。约有10%的患者为慢性关节炎，但多数患者均在急性发作后的4~5年间再发，但复发率随感染后的年数增加逐步减少，每年减少10%~20%，最后约有10%的患者转变为慢性关节炎、腱膜炎或局灶性肌炎。③ 莱姆病还可以累及心脏出现房室传导阻滞；累及眼睛，表现为虹膜炎、全眼球炎以致失明等。

【实验室检查】

莱姆病的实验室检查包括常规的血及脑脊液检查。一般血液常规检查无异常发现。急性期血清学检查可有不同程度的肝酶升高，但常在数周内恢复至正常。脑脊液检查可有轻度蛋白质升高，糖和氯化物水平正常。慢性患者除蛋白质增高外，细胞数完全正常，酷似吉兰-巴雷综合征样表现。临床表现为多发性硬化样发病的神经莱姆病者，脑脊液电泳寡克隆区带阳性，但血-脑屏障破坏。

血清和脑脊液的免疫学检查是神经莱姆病的重要实验室检查。在伯氏疏螺旋体感染后3～6周,血清中伯氏疏螺旋体的特异性IgM型抗体即达到高峰,继之出现特异性IgG型抗体阳性,这种抗体持续升高数月至数年。应用ELISA法检测显示,急性感染期血清中,90%可见到IgM型抗体阳性,恢复期IgG型抗体阳性逐步增高。这种抗体的增高可以持续数年之久。

【诊断和鉴别诊断】

神经系统莱姆病的诊断主要依赖于流行病学资料和临床表现。我国主要见于东北等地区的森林地带,患者要有进入疫区的经历,临床上要有急性期的脑膜脑炎表现。本病的诊断可分为可能、拟诊和肯定3个级别。

1. 可能 必须具备:① 伯氏疏螺旋体感染的流行病史;② 典型的临床特征,包括急性期的非特异性脑膜脑炎、头痛、发热等临床表现;数周至数月后出现脑神经炎、多发性神经根炎、慢性进行性神经变性或多发性硬化等临床神经症状;③ 血清中IgM型或IgG型伯氏疏螺旋体抗体阳性,脑脊液中抗体可疑阳性;④ 可以除外其他螺旋体,特别是梅毒螺旋体感染者。凡具备上述条件者,不管何种特殊或非特殊的神经系统症状或体征,或慢性脑膜炎者,均应考虑神经系统莱姆病的可能。

2. 拟诊 ① 必须具备上述可能的所有条件;② 脑脊液中白细胞数增多,脑脊液血-脑屏障破坏,鞘内IgG合成率增高。

3. 确诊 除满足上述条件外,还必须有下列条件:① 鞘内特异性螺旋体IgG型抗体阳性,或鞘内IgM抗体指数阳性;② 脑脊液的PCR检测阳性或培养阳性。

临床诊断神经系统莱姆病仍需与无菌性脑膜炎、神经根炎、吉兰-巴雷综合征、慢性多发性硬化、各种不明原因的神经变性病、Alzheimer病等相鉴别。

【治疗】

早期药物治疗以抗生素为主。常选用:① 强力霉素,200 mg口服,每日2次,1～2 d后改为100 mg口服,每日2次,持续2～4周。② 四环素,500 mg口服,每日4次,或米诺环素(minocycline),100 mg口服,每日4次,持续3～4周。③ 阿莫西林,500 mg口服,每日3次,加羧苯磺胺500 mg口服,每日3次,持续3周(适用于孕妇,青霉素过敏及8岁以下儿童)。④ 红霉素,250 mg口服,每日4次,持续3～4周。

伴有中枢实质损害者选用下列抗生素:① 青霉素G,400万～500万单位静脉注射,每日4次,持续2～3周。② 头孢曲松,每日2.0 g静脉注射,持续2周;或头孢噻肟,2.0 g/d,分3次静脉注射,持续2周。③ 氯霉素,250 mg静脉注射,每6 h 1次,持续2周。

慢性伴发神经系统体征者可适当选用激素治疗,常用泼尼松40～60 mg/d,对部分患者有效,但不能改变总体预后。

三、钩端螺旋体病

钩端螺旋体病(leptospirosis)是由L型钩端螺旋体感染所引起的多种系统临床表现的急性传染病。此病属自然疫源性疾病,鼠和猪是主要的传染源。临床以急性起病、发热、乏力、球结膜充血、肌肉酸痛和浅表淋巴结肿大为典型特征;一般感染病程呈自限性,少数严重感染时可损害肝脏、肾脏和神经系统,此时预后较差。

【病因、病理】

钩端螺旋体病以热带和亚热带地区多发,但全世界均有流行。目前国际已发现20个血清群和170个血清型的钩端螺旋体。我国已分离成功16个血清群和56个血清型,临床较常见有13个血清群和15个血清型。我国各地区感染的血清群(型)是以波摩那群(型)多见,除西藏外,其他各省份(包括台湾)均有钩端螺旋体感染和流行的报道。

钩端螺旋体的传染途径有:① 接触传染,人类接触污染有螺旋体的土壤、疫水,经破损的皮肤传染;② 消化道传染,通过螺旋体污染食物,经消化道传播;③ 其他,经胎盘、羊水、脐血、乳汁污染而感染。蜱、螨等节肢动物叮咬亦为传播途径。

钩端螺旋体通过正常或损伤的皮肤黏膜进入人体,包括口腔、鼻腔、肠道和眼结膜等部位,由淋巴系统和小血管进入血液循环和组织脏器中繁殖导致菌血症。感染1周左右引起严重的感染中毒症状以及全身各主要脏器如肝脏、肾脏、肺和中枢神经系统等病变。钩端螺旋体病的基本病理改变是全身毛细血管中毒性损害,轻型感染的病理改变轻,表现为中毒性微血管功能障碍;重型感染则出现人体重要脏器严重损害,肝细胞坏死、间质性肾炎、肺毛细血管淤血和脑膜、脑实质血管损害。

中枢神经系统的主要影响为脑膜及脑实质血管损害和炎性细胞浸润。病理上出现脑膜充血、水肿及增厚,脑实质中血管损害和淋巴细胞浸润,硬膜下或蛛网膜下腔出血、脑动脉炎、脑梗死和脑组织萎缩。脑实质血管病变以动脉内膜炎为主,引起管腔狭窄或闭塞。

【临床表现】

钩端螺旋体病的潜伏期为2～26 d,一般为7～13 d,平均10 d。因为人体免疫力和螺旋体毒力的差异,在不同时期有各自的临床表现。

1. 早期(钩端螺旋体血症期) 此期典型表现为发热、头痛、全身乏力(三症状),眼结膜充血、腓肠肌压痛和浅表淋巴结肿大(三体征)。多数患者急性起病,发热,伴畏寒及寒战,多呈弛张热,可达39℃;头痛和肌肉疼痛突出,尤其是腓肠肌压痛明显,全身乏力,不能下床活动;眼结膜充血不伴分泌物且充血持久。多有腹股沟浅表淋巴结肿大、压痛,但无充血化脓。极少数患者可有中毒性精神症状。

2. 中期(器官损害期) 此期处于钩端螺旋体血症期的后期,临床按有无明显脏器损害分类。无明显脏器损害者称为流感伤寒型,有明显脏器损害者分别称为肺大出血型、黄疸出血型、肾功能衰竭型和脑膜脑炎型。

脑膜脑炎型者临床以脑炎或脑膜炎表现为主,在全身中毒症状基础上出现头痛、呕吐、颈强直和克氏征阳性,严重患者可有烦躁不安、神志不清、颅内压增高表现。脑脊液检查压力增高,蛋白质轻度增高,白细胞计数多在500×10^{6}/L内,糖和氯化物正常。如临床以脑膜炎突出,预后良好;而突出表现为脑炎,则预后差。

3. 恢复期或后发症期 钩端螺旋体感染后7～10 d,多数患者临床症状和体征逐渐缓解并消失,少数患者退热后数天至3个月可以再次发热,出现症状,通常称为后发症。神经系统后发症占有较大比例,主要是无菌性脑膜炎和钩端螺旋体动脉炎,临床也可有脊髓炎、脑炎和多种脑神经损害报道。临床常见的表现形式有:① 无菌性脑膜炎,在钩端螺旋体病出现发热时,表现头痛等脑膜炎样症状,但是脑脊液检查正常,临床病程可自愈。② 钩端螺旋体脑动脉炎,多由钩端螺旋体波摩那型感染引起,是最常见和最严重的神经系统后发症之一,临床预后较差。20 世纪 60 年代在我国湖广两地散发流行不明原因的脑动脉炎,1973 年确定为钩端螺旋体感染。钩端螺旋体脑动脉炎占钩端螺旋体病的 0.57%~6.45%,其中儿童占 90% 以上,男女性别无差异。发病高峰晚于钩端螺旋体病流行 1 个月,即每年 10~12 月份。钩端螺旋体脑动脉炎多在感染后 0.5~5 个月发病,病理变化主要是多发性脑动脉内膜炎,引起脑动脉闭塞产生的症状和体征,出现偏瘫、失语和短暂性脑缺血发作。脑血管造影提示颈内动脉床突上段的大脑中动脉近端狭窄,并在基底节区域生成特征性异常血管网(由豆纹动脉、丘脑膝状动脉及丘脑穿动脉供血),酷似"烟雾病"或称"颅底异常血管网症"。蔡转等系列研究证实,脑动脉炎是钩端螺旋体感染所致,而非"烟雾病",两者病理改变不同。

【诊断和鉴别诊断】

临床表现非常复杂,因而早期诊断较困难,容易漏诊、误诊。临床确诊需要有阳性的病原学或血清学检查结果,依据以下临床特点。

(1)流行病学资料:在流行季节、流行区,近期疫水接触史,预防接种史。

(2)临床表现:根据不同时期的特殊钩端螺旋体病类型而定。

(3)辅助检查:根据血清学检查如凝集溶解试验、酶联免疫吸附试验和兔血清培养阳性,血液及脑脊液中分离出钩端螺旋体等结果作出诊断。其他的神经放射检查如头颅 CT 或MRI 的影像异常,DSA 有时可以发现儿童患者的"烟雾病"样改变。

临床上,根据流行季节有钩端螺旋体感染史,冬天或次年出现闭塞性血管病的临床症状和体征,脑血管造影证实有大血管闭塞及侧支循环的年轻人,特别是儿童患者均应考虑钩端螺旋体血管炎的可能和拟诊。

【治疗】

1. 早期治疗　应用抗生素可以降低病死率和神经系统并发症。一般推荐以下用药方案。

(1)多环霉素,即强力霉素,200 mg 静脉注射或口服,每日1~2 次,14 d 为 1 个疗程。

(2)青霉素钾盐,1 200 万单位/d,或 500 万单位静脉滴注,每日 4 次,14 d 为 1 个疗程。

(3)头孢曲松 0.2 g/d,或头孢噻肟 4.0 g/d,静脉滴注,4~10 d 为 1 个疗程。

其他抗生素如四环素、庆大霉素、链霉素、红霉素和氯霉素亦有效果。

2. 并发症治疗　多予对症治疗,对钩端螺旋体脑动脉炎应该加大青霉素剂量,同时对重症患者可加用激素治疗,以加快疾病的恢复。

参 考 文 献

[1] 吕传真,周良辅.实用神经病学[M].4 版.上海:上海科学技术出版社,2014.

[2] HATCHETTE T F, DAVIS I, JOHNSTOM B L. Lyme disease: clinical diagnosis and treatment[J]. Can Commun Dis Rep, 2014, 40(11): 194 - 208.

[3] MARKS M, JARVIS J N, HOULLETT W, et al. Neurosyphilis in Africa: a systematic review[J]. PLoS Negl Trop Dis, 2017, 11(8): e0005880.

[4] RAUER S, KESTENBAUCER S, FINGERLE V, et al. Clinical practice guidline: Lyme neuroborreliosis[J]. Dtsch Arzfebl Int, 2018, 105: 755 - 756.

[5] TANG W M, HUANG S J, CHEN L, et al. Late neurosyphylis and tertiary syphylis in Guangdong province, China: results from a cross-section study[J]. Scientific Reports, 2017, 7: 45339.

第六节　中枢神经系统寄生虫病

陈　澍

中枢神经系统寄生虫病是寄生虫侵犯中枢神经系统引起脑或脊髓损伤而导致的一类疾病,它是全身性寄生虫病的一部分。在发展中国家此类疾病并不少见,常常是导致患者死亡的重要原因。

一、中枢神经系统血吸虫病

血吸虫病(schistosomiasis)是由血吸虫寄生于人体静脉系统所引起的疾病。血吸虫卵异位寄生在脑组织引发损害称为脑血吸虫病。寄生于人体的血吸虫有日本血吸虫(schistosoma japonicum Katsurada)、曼氏血吸虫(S. mansoni)、埃及血吸虫(S. haematobium)、湄公血吸虫(S. Mekongi Voge)和间插血吸虫(S. intercalatum Fisher)5 种。我国流行日本血吸虫病,偶有感染曼氏血吸虫的病例(多见于援外人员的脊髓病变)。

【病原学】

血吸虫生活史经成虫、虫卵、毛蚴、胞蚴、尾蚴、童虫 6 个阶段。成虫寄生于人体门静脉系统中,虫卵大多沉积于肠壁组织与肝脏中,仅 16% 落入肠腔,随粪便排出体外。虫卵随粪便入水后,在适宜的温度下孵出毛蚴,侵入中间宿主淡水螺(日本血吸虫为钉螺),在螺体内经胞蚴发育,7 周后尾蚴溢出,河水受到污染成为疫水。当血吸虫的终宿主人或其他哺乳动物接触疫水后,尾蚴可经皮肤或黏膜侵入宿主体内成为童虫,童虫随血流经肺循环、体循环最终进入门静脉系统发育为成虫,并开始交配产卵。

【流行病学】

血吸虫病主要分布于亚洲、非洲、南美和中东,我国流行日本血吸虫病,江苏、浙江、江西、安徽、湖南、湖北、广东以及上海市郊是流行区,这些地区的河沟、湖沼是中间宿主钉螺的孳生地。人、家畜(如耕牛、猪)以及鼠等野生动物均可成为本病宿主。当水体中存在感染血吸虫的阳性钉螺时,便成为疫水,人因生产(捕鱼、种田、割湖草)或生活(游泳戏水、洗漱、洗衣服等)而接触疫水,导致感染。人群对血吸虫普遍易感,夏、秋季感染机会最多。疫区农民、渔民等以慢性感染为主,旅游者、战士等外来接触者多呈急性感染。

【发病机制与病理】

血吸虫在门静脉系统发育为成虫并产卵,大量虫卵阻塞肠系膜静脉导致病变,部分虫卵可逸出门静脉系统经血流进入脑或脊髓导致中枢神经系统异位损害。

虫卵肉芽肿是本病的基本病理变化,其形成是一种细胞免疫反应(迟发型变态反应),成熟虫卵释放可溶性虫卵抗原(SEA)致敏 T 细胞,T 细胞活化释放多种细胞因子吸引巨噬细胞、单核细胞和嗜酸性粒细胞等聚集于虫卵周围,形成虫卵肉芽肿。急性期肉芽肿易液化而出现脓肿样损害,又称为嗜酸性脓肿。慢性期包绕虫卵周围的细胞渐转变为类上皮细胞、异物巨细胞和淋巴细胞,称之为假结核结节。

脑部血吸虫虫卵肉芽肿病变多见于顶叶与颞叶(图 3-4-6-1),主要分布在脑灰白质交界处,周围组织可伴有胶质增生和轻度脑水肿。迄今为止,尸检与手术中在脑静脉中未发现成虫。

【临床表现】

1. 脑血吸虫病 主要见于日本血吸虫病,流行区中1.5%~2%血吸虫病患者表现为脑型血吸虫病,儿童和青少年多见,临床上可分为急性和慢性两型。① 急性型:多在感染后6 个月发病,表现为脑膜脑炎症状,如发热、意识障碍、瘫痪、抽搐及腱反射亢进、脑膜刺激征、锥体束征等。脑脊液检查正常或蛋白质与白细胞计数轻度增高。随患者体温下降,症状多可缓解。② 慢性型:多见于早期慢性血吸虫病患者,以局限性癫痫发作为主要表现。③ 颅内占位性病变:患者以颅内压增高伴定位体征为主要表现。④ 脑栓塞样表现:虫卵引起脑动脉栓塞时可出现突发偏瘫和失语。此型患者多无发热。脑血吸虫病患者病灶常位于顶叶或枕叶,CT 或 MRI 扫描显示为单侧多发性高密度结节影,其周围有脑水肿,甚至压迫侧脑室,使之变形。内脏病变多不明显,粪便检查可找到虫卵,血清免疫学检查有阳性发现。

2. 脊髓血吸虫病 主要见于曼氏血吸虫病,引起横贯性脊髓炎。脑脊液检查可见淋巴细胞与蛋白质增多,成虫或虫卵的抗体免疫学检验可呈阳性反应。脊髓型患者如能及早诊断与治疗可逐渐恢复,但长期受压迫导致缺血性脊髓损害,则不易恢复。

【实验室及辅助检查】

1. 血常规 急性期可有白细胞升高,总数可达$(1\sim30)\times10^9$/L;嗜酸性粒细胞增高,一般占 20%~40%。晚期患者由于并发脾功能亢进,白细胞及血小板减少,并有不同程度的贫血,嗜酸性粒细胞增多不明显。

2. 病原学检查 粪便涂片检查简单易行,但虫卵检出率不高,重度感染伴腹泻患者可有阳性发现。粪便虫卵计数可采用厚涂片透明法(Kato 虫卵计数法)计算每克粪便中的虫卵数。直肠黏膜活组织检查,阳性率很高,适用于多次粪检阴性而临床上高度怀疑血吸虫病者,但系有创性操作,需警惕出血等并发症。

3. 免疫学检查 分为抗体检测或抗原检测。

(1) 抗体检测:包括皮内试验以及检测成虫、童虫、尾蚴与虫卵抗体的血清免疫学试验,如虫卵沉淀试验(COPT)、间接荧光抗体试验、尾蚴膜试验、酶联免疫吸附试验(ELISA)、胶乳凝集试验(LA)、放射免疫测定(RIA)、生物芯片、实时荧光定量PCR 法等。上述方法与其他吸虫病存在一定的交叉反应,且易受多种因素影响,仅具辅助诊断价值,不能单独作为确诊依据。由于患者血清中抗体在治愈后可持续阳性,不能区别既往感染与现症感染,故不能作为药物疗效的参考。

(2) 抗原检测:检测来源于成虫的肠相关抗原和表膜抗原,以及来源于虫卵的热休克抗原等。优点为循环抗原(CAg)的存在表明活动性感染。CAg 水平一般与粪虫卵计数相关,且治疗后 CAg 较快消失,故可用于评价药物疗效。

4. 影像学检查 头颅 CT 或 MRI 检查,平扫在急性期主要表现为脑水肿,于脑实质内可见大小不一、程度不等的低密度水肿区,边界模糊;造影后病灶有强化。慢性患者可见局灶性炎性肉芽肿或局灶性脑萎缩。但中枢神经系统血吸虫病在影像学上无特征性表现,应综合多因素诊断。

【诊断与鉴别诊断】

中枢神经系统血吸虫病的诊断有赖于流行病学资料,与疫水接触相关的神经病学症状和体征,脑膜脑炎样表现或局灶性癫痫发作,结合粪便或乙状结肠活检检出血吸虫虫卵、虫体或虫卵血清免疫学试验阳性结果予以诊断。临床上需与其他原因导致的颅内肉芽肿、继发性癫痫相鉴别。

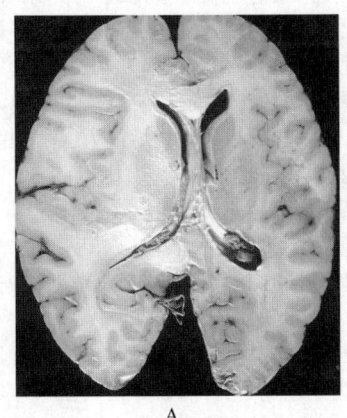 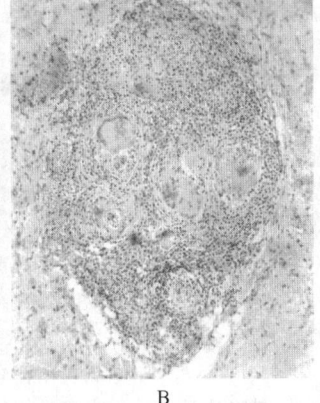 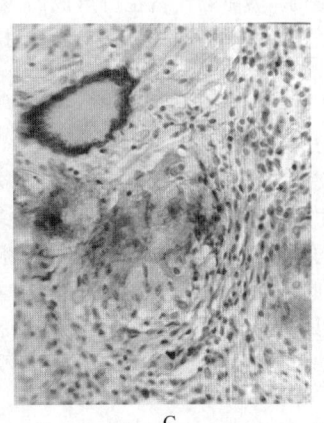

A   B   C

图 3-4-6-1 脑血吸虫病病理

A. 大体所见;B、C. 显微所见(10×10,10×40)。

【治疗】

1. 病原治疗　首选吡喹酮。该药具有广谱、高效、低毒、口服方便、疗程短的优点，对各型血吸虫病均有良好疗效，是迄今治疗血吸虫病的理想药物。吡喹酮口服吸收良好，80%从肠道迅速吸收，血药浓度于 2 h 左右达峰值，生物半衰期为 1～1.5 h。主要在肝内代谢转化，24 h 内经尿液排出，体内无蓄积作用。

吡喹酮剂量和疗程如下：常规采用总剂量成人为 60 mg/kg（60 kg 以上按 60 kg 计算），儿童（体重 <30 kg 者）为 70 mg/kg，2 d 疗法，分 4～6 次餐间口服。WHO 的推荐在妊娠妇女使用吡喹酮也是安全有效的。

吡喹酮的不良反应均轻微且短暂，一般无须特殊处理。常见的反应以神经肌肉和消化系统为多见，如头痛、头昏、肌肉酸痛、乏力、眩晕、步态不稳、恶心、腹胀、腹泻、食欲减退等。少数患者尚有心悸、期前收缩、胸闷、心电图 T 波改变，但一般均可自行消失。有个别患者可发生昏厥、精神失常、癫痫发作，因此对精神病及反复癫痫发作者，治疗应慎重并做好相应措施。

2. 手术治疗　大的占位性肉芽肿，有明显临床症状者可施行开颅手术切除；对脑部炎症水肿反应，造成急性颅内压增高，有脑脊液循环阻塞或脑疝形成而脱水剂疗效不佳或无效时，根据患者情况可施行一侧或双侧颞肌下减压术或脑室腹腔引流术。术后通常仍需内科驱虫治疗。

3. 对症治疗　注意休息，加强支持治疗。有脑水肿、颅内高压表现者应以甘露醇脱水治疗。有癫痫发作者，抗癫痫治疗以控制发作。如患者有血吸虫病其他器官表现者，则需行相应的对症处理。

二、中枢神经系统猪囊尾蚴病

中枢神经系统猪囊尾蚴病（cysticercosis）是由链状带绦虫（猪肉绦虫）的幼虫囊尾蚴（cysticercus cellulosae）寄生于人体中枢神经系统引起的疾病，曾称脑囊虫病，是我国中枢神经系统寄生虫病中最常见的一种，主要分布于东北三省、晋冀、陕甘宁、鲁豫、江浙及两广地区。

【病原学】

链状带绦虫虫卵进入人十二指肠后，在消化液的作用下，六钩蚴脱囊而出，穿过肠壁随血液循环散布于全身，经 2 个月左右发育为囊尾蚴。囊尾蚴被宿主所形成的囊壁所包绕成为囊泡；囊液富含蛋白，有很强的抗原性。囊尾蚴的寿命很长，一般为 3～10 年，个别可长达 20 年。囊尾蚴死亡后形成钙化灶。

【发病机制与病理】

寄生在脑实质的囊尾蚴一般为黄豆大小，多位于灰质与白质交界处。当虫体存活时周围脑组织炎症反应较小，虫体死亡后周围脑组织的炎症反应较剧烈，有明显的神经细胞、粒细胞、淋巴细胞与浆细胞浸润，继之不同程度的纤维增生。当病变接近运动中枢时可引起癫痫发作，弥漫性脑实质受累可导致颅内压增高或器质性精神病，严重者脑实质广泛破坏和皮质萎缩者可导致痴呆。

寄生于脑室系统的囊尾蚴以第四脑室最为多见，易形成活瓣或引起脑膜粘连增厚而阻塞脑室孔，产生梗阻性脑积水，脑室扩大，晚期可导致脑萎缩、颅内高压、脑疝等严重后果。

寄生于蛛网膜下腔、脑底池的囊尾蚴常多发成串，称葡萄状囊尾蚴，极易破裂。此类囊尾蚴可引起蛛网膜炎形成脑膜增厚、粘连，严重者可导致脑脊液吸收障碍，产生交通性脑积水。

寄生于脊髓中的囊尾蚴可引起压迫症状导致感觉、运动障碍。

【临床表现】

本病进展缓慢，病程多在 5 年以内，个别可长达 20 余年。其临床症状极为多样，一般可分为以下几型。

1. 癫痫型　以反复发作的各种癫痫为特征，发生率为 80%，其中半数左右表现为单纯大发作。此外尚有失神、发作性幻视、视物变形、幻嗅、神经运动性兴奋及各种局限性抽搐和感觉异常等发作形式。癫痫大发作的发生频率较低，间隔时间多在 3 个月以上，部分患者甚至若干年才发作 1 次。约有 10% 患者的癫痫可自行缓解。

2. 脑膜炎型　以急性或亚急性脑膜刺激征为特点，长期持续或反复发作。起病时有发热，体温通常 38℃ 左右，持续 3～5 d。脑脊液可呈炎症改变，压力增高，细胞数为（10～100）×10^6/L，以淋巴细胞为主；蛋白质增高，糖定量大多正常，个别可低于 2.22 mmol/L（40 mg/dl），易误诊为结核性脑膜炎或病毒性脑膜炎。

3. 颅内压增高型　以急性起病或进行性加重的颅内压增高为特征。头痛症状突出，常伴呕吐、复视、视神经乳头水肿或继发性视神经乳头萎缩、视力及听力减退。颅内压增高多由于包囊在颅底引起炎症粘连所致。包囊在第四脑室阻塞正中孔造成脑脊液循环障碍，可表现为间歇性剧烈头痛、呕吐、眩晕发作，常因体位改变而诱发，称为活瓣综合征，即布伦斯征（Bruns sign）。

4. 痴呆型　患者有进行性加剧的精神异常和痴呆，脑实质内有密集的囊尾蚴包囊。可能与广泛的脑组织破坏和皮质萎缩有关，不一定有颅内压增高。个别患者因幻觉、迫害妄想而自杀。

5. 脊髓型　由于囊虫侵入脊髓，产生脊髓受压症状，临床表现为截瘫、感觉障碍、大小便失禁等。

以上各型可同时存在，相互转化。大多数脑猪囊尾蚴病患者伴有脑外表现，以皮肤和肌肉猪囊尾蚴病最为常见。约 90% 的脑猪囊尾蚴病患者存在皮下囊尾蚴结节，结节可在脑部症状发生前或后出现，数目自数个至数百、数千个不等，个别患者在皮下结节出现 22 年后方出现癫痫发作。少数患者可伴发眼猪囊尾蚴病，囊尾蚴可位于眼的任何部位，以玻璃体最为常见，可在眼内存活 1～1.5 年；虫体死亡后成为强烈刺激，引发色素膜炎、视网膜炎甚或化脓性全眼炎。

【诊断与鉴别诊断】

中枢神经系统囊尾蚴病如不伴有皮下结节，诊断较为困难。需综合考虑流行病学、临床表现及辅助检查等多种因素做出诊断。

1. 临床表现　在我国东北、西北、华北等地区的农村，凡具癫痫发作、颅内压增高、精神障碍等三大症状、体征者应首先考虑本病。如伴有皮下结节或有肠绦虫病史，或粪便中发现绦虫卵或妊娠节片，则是诊断的有力证据。

2. 影像学检查　X 线头颅平片、头颅 CT 与 MRI 均有诊断价值。X线平片上示钙化影阳性率较低,一般在10%左右(一般病期在5年以上)。颅脑CT与MRI阳性率可达90%以上,随囊尾蚴大小、在脑内寄生部位、存活与否等有不同的图像改变。

不同病期的脑囊尾蚴在CT上的表现差异很大。当囊尾蚴寄生于脑实质时,典型者可有以下4种表现:① 小的钙化灶或肉芽肿,反映死亡的囊尾蚴;② 圆形的低密度灶,造影后不被增强,反映活的囊尾蚴;③ 低密度或等密度的病灶,造影后有环状强化,反映囊尾蚴导致的脑部炎症;④ 大脑弥漫性水肿,伴有脑室缩小及造影后多发可增强的小结节(造影前不能发现)。当囊尾蚴寄生于蛛网膜下腔时CT上主要表现为脑脊液通路受阻引起的脑水肿,蛛网膜炎引起的大脑幕和脑底池异常增强,以及多发性的脑梗死和脑桥池、交叉池、大脑侧裂等处的低密度灶。

MRI在早期囊尾蚴存活时表现为T₁加权像上可见囊性低信号影:内有偏心小点状中等信号头节影,周围有环状强化;T₂加权像上囊液呈明显高信号而囊壁及头节呈相对低信号。脑室内囊尾蚴在MRI图像上囊尾蚴包囊呈低信号区,囊尾蚴的头节则表现为高信号的斑点状结节(图3-4-6-2)。活虫病灶平扫与增强均为特征性的单房囊性结构。后期虫体变性水肿期病灶范围较前扩大,头节变小、囊壁变厚,周围有水肿带。虫体死亡钙化后,呈点状信号,周围无水肿带。但多数情况下有两种以上表现,多为小囊状影和钙化影共存。一般来

说,MRI较CT对蛛网膜下腔、脑干、小脑及脑室内的猪囊尾蚴病诊断敏感率更高,且能分辨头节的死活,具有评估疗效的价值。

临床上,特别是颅内见到散在的异常信号时,需与中枢神经系统炎症性疾病相鉴别。多发性硬化的病灶常分布于脑室周边可与本病相鉴别。急性播散性脑脊髓炎,病灶常可分散,并可出现增强显影和黑洞,但通常病灶较规则,可与本病鉴别。此外,脑猪囊尾蚴病的MRI影像有时需与转移性肿瘤、弥漫性结节性脉管炎的中枢神经系统病变等相鉴别。

3. 免疫学检查 免疫学结果的判断,应结合临床资料综合考虑其诊断价值。

血清和脑脊液抗囊尾蚴抗体阳性常可为本病的诊断提供佐证。比较灵敏的方法有补体结合试验(CF)、间接血凝试验(IHA)、酶联免疫吸附试验(ELISA)等。血清CF的阳性率为70%~80%,脑脊液CF阳性率为80%~90%,阳性强度与囊尾蚴数量有关;缺点是操作复杂,不易推广。IHA操作简便,灵敏度和特异性高,凡受检血清稀释1:50以上呈较强沉淀反应者可确定为阳性。ELISA的特异性和灵敏性与IHA相同,其阳性血清的平均效价较后者为高。目前还有多种改良后的ELISA检测,包括斑点酶联免疫吸附法(Dot-ELISA)、生物素-亲和素酶联免疫吸附试验(BAS-ELISA)及单克隆抗体酶联免疫吸附试验(McAb-ELISA)等,有助于提高ELISA检测的敏感性和特异性。

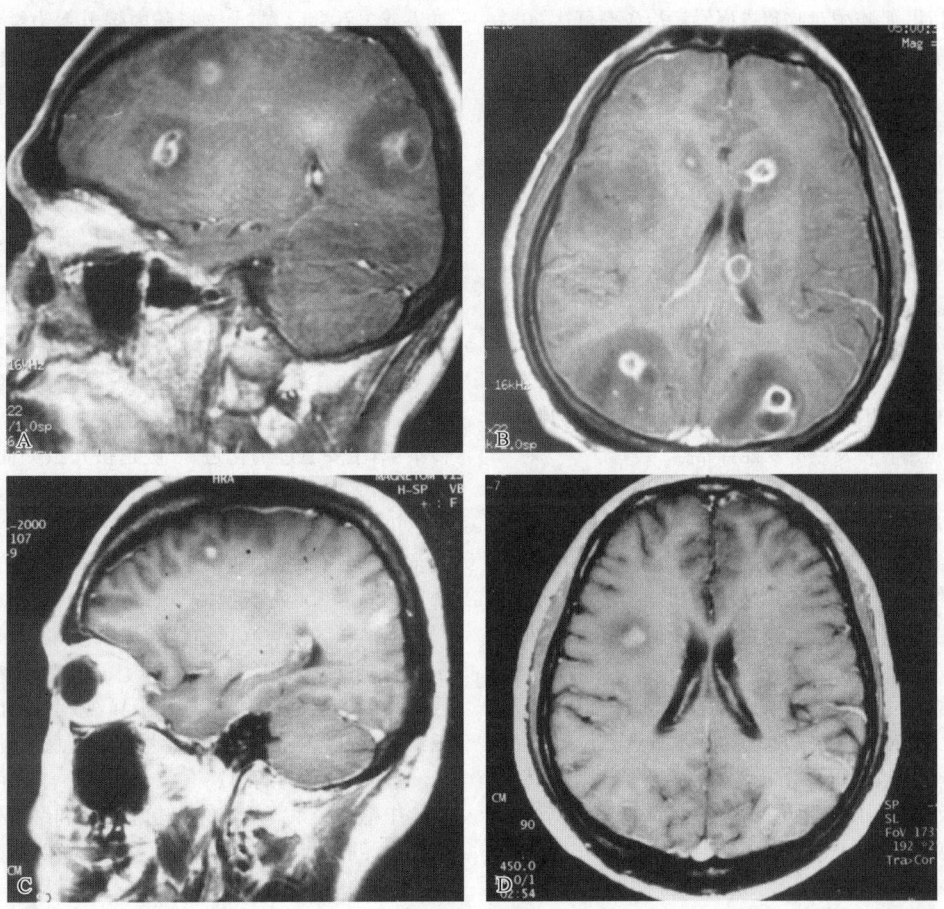

图3-4-6-2 脑猪囊尾蚴病治疗前后MRI表现

A、B. 治疗前;C、D. 治疗后。

猪囊尾蚴病循环抗原（CAg）的检测是诊断猪囊尾蚴病的另一种方法。CAg 是囊尾蚴的分泌物或代谢物，感染早期即可检出，囊尾蚴死亡后会逐渐消失。检测循环抗原不仅可用于诊断，也可用于疗效评估。

4. 基因检测技术　近年来依据猪囊尾蚴 27 kD 蛋白基因的保守序列设计了一对特异性引物，建立了 PCR 与地高辛标记特异性核酸探针相结合的检测方法，能检出 3.0 pg 的同源 DNA。该方法具有简便、安全、特异性强和灵敏度高的特点。

5. 活组织检查　皮下结节应常规做活组织检查，病理切片中见囊腔中含有囊尾蚴头节为强有力证据。

脑猪囊尾蚴病引起的癫痫需与原发性癫痫以及血吸虫病、肺吸虫病等所致的癫痫相鉴别。脑膜炎型的脑猪囊尾蚴病需与结核性或隐球菌性脑膜炎相鉴别。

【治疗】

1. 病原治疗　由于囊尾蚴死亡会引起较剧烈的炎症反应，导致患者症状加剧，出现频繁的癫痫发作、颅内压增高，甚至出现脑疝而危及生命，因此驱虫治疗必须住院并在严密的监护下进行，治疗过程中宜使用皮质激素、甘露醇脱水及抗惊厥药物。治疗前须除外眼猪囊尾蚴病，因虫体死亡可引起的眼部较剧烈的炎症反应，可导致剧烈疼痛甚至失明，同时手术复杂性亦增加，故列为禁忌。目前运用最广的驱虫药物为吡喹酮和阿苯达唑。

吡喹酮是治疗猪囊尾蚴病的重要药物，作用强而迅速。数年来的临床实践证明，吡喹酮对脑猪囊尾蚴病治愈率可达 90% 左右。脑猪囊尾蚴病无明显颅内压增高时可采用总剂量 120～180 mg/kg，分 3～4 d 给药，一般需治疗 2～3 个疗程，疗程间隔 3～4 个月。亦有报道每日 60 mg/kg，15～30 d 为一疗程；根据病情 2～3 周后可重复 1 个疗程。有精神障碍和痴呆表现的患者，吡喹酮治疗易诱发精神异常，不宜采用。

阿苯达唑为广谱抗寄生虫药，近年已被证明为治疗猪囊尾蚴病的有效药物，治疗脑猪囊尾蚴病有效率达 90% 左右。治疗剂量为每日 18 mg/kg，10 d 为 1 个疗程，间隔 2～3 周可重复 1 个疗程，视病情可重复 2～3 个疗程。亦有人建议每日 15 mg/kg，连续给药 1 个月，或可提高疗效。本品副作用较吡喹酮为轻，但也可出现头痛、发热、皮疹、肌痛、癫痫、视力障碍等不良反应，长期应用者可发生肝功能异常。

2. 对症治疗　脑实质猪囊尾蚴病患者常引起严重脑水肿和颅内压增高，宜常规应用大剂量肾上腺皮质类固醇激素静脉滴注治疗，并积极应用 20% 甘露醇脱水降颅压治疗。若内科治疗无效，可采用双侧颞肌下减压术以缓解症状。脑实质内囊尾蚴病灶大或有液化者，可砧孔或立体定向直接摘除病灶或抽吸囊液以改善症状。

脑室内囊尾蚴常形成活瓣堵塞脑室孔，故应积极行手术治疗摘除囊尾蚴。侧脑室和第三脑室的手术首选在脑室镜下进行；第四脑室的囊尾蚴则可采用枕骨下入路在直视下手术。

蛛网膜下腔及脑底池内的囊尾蚴由于包囊内多无头节，故药物治疗效果常欠佳，应考虑手术摘除，但手术前应先行药物治疗。囊尾蚴摘除后若脑积水无缓解，则可做脑室腹腔引流术。

脊髓型猪囊尾蚴病患者，如压迫症状明显，药物治疗无效，

也可行手术摘除。

【预后】

脑猪囊尾蚴患者的预后决定于患者感染的严重性。急性感染者，若能积极治疗，多数预后良好。大部分患者抗虫治疗后可能残留癫痫发作，而需长期抗痫治疗。弥漫性脑猪囊尾蚴病伴痴呆者预后不良。

【预防】

加强卫生宣教，养成良好的卫生习惯，不吃生猪肉、"米猪肉"，加强对猪肉销售的防疫检查，生熟切割刀、砧板分开，是预防本病发生的重要措施。

三、中枢神经系统棘球蚴病

棘球蚴病（echinococcosis），又称包虫病，是由棘球绦虫（genus echinococcus）的幼虫引起的一种慢性人畜共患寄生虫病。本病以累及肝脏和肺为主，有 1%～2% 的患者累及中枢神经系统。该病的流行有较强的地域性，多在少数民族和一些宗教部落地区流行。

【病原学】

引起棘球蚴病的棘球绦虫种类为细粒棘球绦虫和多房棘球绦虫两种，前者引起囊型棘球蚴病，后者引起泡型棘球蚴病，在我国以细粒棘球绦虫最为多见。

细粒棘球绦虫成虫由一个头节和 3 个体节组成，其终宿主为狗、狼、狐等犬科动物，中间宿主主要为羊，人亦为中间宿主。当虫卵随狗粪便排出体外，污染牧场、畜舍、蔬菜、土壤和饮水，被人或羊吞食后，在十二指肠内孵出六钩蚴钻入肠壁，经肠系膜静脉随血流进入肝脏，发育成棘球蚴（包虫囊），部分幼虫可逸出至肺部或经肺而散布于全身各器官发育为棘球蚴。当受感染的羊的新鲜内脏被狗等犬科动物吞食后，包虫囊内的原头蚴即可在其小肠内发育为成虫，成熟产卵完成其生活史。

多房棘球绦虫的终宿主为狐，其次为狗、狼、猪等，中间宿主为人和啮齿类动物（仓鼠、大沙鼠、田姬鼠、褐家鼠等），其生活史与细粒棘球绦虫相似。

【流行病学】

囊型棘球蚴病呈全球性分布，主要流行于畜牧地区，在我国主要分布在新疆、西藏、内蒙古、青海四大牧区，甘肃、宁夏、四川、河北、黑龙江等地区也有散发病例。狗是本病最重要的传染源，主要通过消化道、呼吸道摄入虫卵而感染。人与狗密切接触，其皮毛上虫卵污染手指后经口感染，或摄入狗粪中虫卵污染的蔬菜或水造成感染。人群对本病普遍易感，患者中以儿童多见，约为成人的 7 倍，男女发病率相仿。中枢神经系统棘球蚴病多为此种类型。

泡型棘球蚴病流行地区较局限，患者数亦较少，脑型仅见于新疆、宁夏、四川、甘肃、青海、黑龙江、西藏等 7 个省、自治区。其传染源主要为红狐、北极狐，患者多有接触狐或狐皮加工经历，传播途径和人群易感性同囊型棘球蚴病。

【发病机制与病理】

中枢神经系统棘球蚴病有原发性和继发性两种，原发性系指蚴虫经肝、肺、颈内动脉进入颅内发育为棘球蚴；病灶多为单发，在大脑中动脉区尤其是顶叶、额叶多见，小脑、脑室少见。继发性系指心脏中的棘球蚴溃破至心房或左心室，原头蚴随血流进入中枢神经系统再次形成包囊；此型病灶一般为多发。

蚴虫进入中枢神经系统后，约第3周末发育为棘球蚴，到第5个月可长至1cm大小。多数幼虫在5年左右死亡，但部分可继续生长形成巨大囊肿。此囊肿壁分为内、外两层，内囊即棘球蚴囊，外囊为脑组织形成的一层纤维包膜，两者间含有血管，供给营养。由于两层包膜间很少粘连，故手术时极易剥离。内囊壁由角质层和生发层组成，角质层具有弹性，状如粉皮，起保护和营养作用；生发层系寄生虫本体，向囊腔芽生出育囊、子囊、原头蚴（三者统称棘球蚴砂），当包囊破裂，原头蚴可在邻近组织形成新囊肿（图3-4-6-3）。

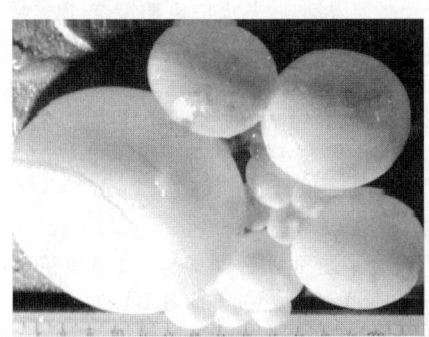

A

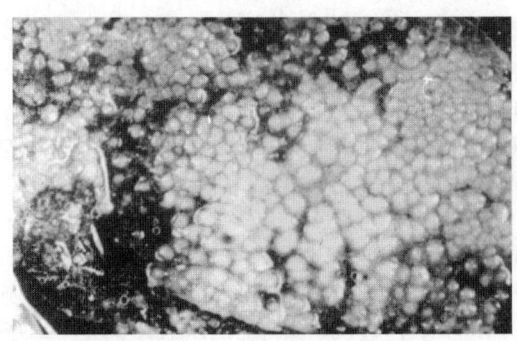

B

图3-4-6-3 棘球蚴囊
A. 母囊；B. 子囊。

患者脑实质损害，可造成癫痫发作及偏瘫、偏盲、偏侧感觉障碍、失语等局灶性症状。巨大的包囊尚可压迫破坏颅骨。椎管内棘球蚴以占位压迫为主要病理改变，若侵犯神经根则可引起剧烈疼痛。

【临床表现】

棘球蚴病在人体内发展缓慢，患者可多年无症状，其最常侵犯的器官为肝脏和肺。肝棘球蚴病发病率最高，占总数的70%以上。包囊多位于右叶邻近肝脏表面，大小不一，可形成巨大囊肿直达脐部。巨大的肝棘球蚴囊肿可引起肝区牵涉性疼痛，并可压迫胆管发生阻塞性黄疸，压迫门静脉引起门静脉高压、腹水等症状。肝棘球蚴囊肿常因继发细菌感染而出现发热、肝区疼痛、中性粒细胞升高等肝脓肿的症状；一旦囊肿溃破则可引起腹腔原头蚴种植播散和腹膜炎，有时还可引起过敏性休克。肺棘球蚴病以右下叶多见，早期棘球蚴囊肿体积小，可无症状，如囊肿较大则可压迫肺组织及细支气管引起胸痛、咳嗽、咯血并伴有低热、盗汗等症状，如囊肿向支气管内溃破，患者可突然出现呛咳、呼吸困难，咳出大量水样囊液和粉皮样角

质层碎片，少数患者可因呼吸道阻塞而窒息。肝、肺棘球蚴病囊肿均可溃破至胸腔，患者突发胸痛、呼吸困难、胸腔积液伴发热、荨麻疹等过敏体征，有时也会产生急性张力性液气胸。

中枢神经系统棘球蚴病发病率低（1%～2%），可伴发于肝、肺棘球蚴病，亦可单发。临床无特征性表现，常见表现为癫痫和颅内压增高症状。此外，根据包囊所在的部位尚可产生偏瘫、偏盲、偏侧感觉障碍、失语、持续进展的痴呆等症状。但可有一些病例颅内有很大的包囊而无神经系统症状。若包囊压迫、侵犯颅骨则可出现颅骨隆突。

椎管内棘球蚴病根据包囊部位不同可引起相应部位平面以下的运动、感觉、括约肌功能障碍，并可伴有神经根疼痛。

【诊断】

在畜牧区的儿童与年轻人若出现进行性加剧的颅内压增高症状或不明原因的癫痫持续时间超过1～6个月，均应怀疑本病的可能，需进行实验室和影像学检查以确定诊断。

实验室检查中有30%～70%的患者血象嗜酸性粒细胞计数增高。

皮内试验（Casoni test）可检测特异性抗体。前臂内侧皮下注射0.1～0.2ml囊液抗原，15～20min出现红色丘疹或伪足为即刻反应阳性，12～24h继以出现红肿或硬结为延迟反应阳性。在单纯性病例，即刻反应和延迟反应均呈阳性。在穿刺、手术或感染后，即刻反应仍为阳性，但延迟反应每被抑制。本试验阳性率可达80%～95%，但易受抗原种类、制备方法、保存时间、操作方法等多种因素影响，且抗体在体内可长期存在，故特异性较差。

酶联免疫印迹法（enzyme linked immunoblotting，ELIB）能一次检出微量抗原或抗体，具有较高特异性、稳定性和敏感性，被认为可以取代病原学检查，尤其在棘球蚴病的急性期和活动期更具有诊断价值。血清学检查中的间接红细胞凝集试验（IHA）、免疫电泳、酶联免疫吸附试验、IgE抗体定量法通过检测患者血清中的特异性抗体帮助诊断。逆转录PCR方法检测泡状绦虫特异mRNA能有效地提高诊断正确率。DNA探针是棘球蚴特异核酸序列，用于直接检测寄生虫（包括棘球蚴）的基因是否存在血液中，故比血清学方法可靠。但本病与血吸虫病、囊尾蚴病之间存在交叉反应，且免疫学、分子生物学检查易受多种因素的干扰，有10%～40%手术确诊患者血清特异性抗体检测阴性，故实践中需结合流行病学史、临床表现及影像学检查综合判断。

影像学检查在诊断上具有重要价值。头颅X线片可发现颅骨破坏及颅骨内外的软组织肿块，平片如显示弧线状、环形或蛋壳状及团块状钙化等征象，则可定性。头颅CT扫描可见脑内圆形或类圆形囊肿，无囊周水肿，占位征象，囊内容物密度同水；增强扫描增强不明显，一般少见钙化。MRI扫描形态同CT，囊内液信号同脑脊液，T_1W为低信号，T_2W为高信号；头节在T_1W为高信号，具有特征性。此外，脑血管造影对幕上的棘球蚴病变亦能清晰显示，主要表现为囊肿区无血管，周围血管弧形移位环绕无血管区，称"手抱球"征；脑血管纤直变细，管径一致。

【治疗】

1. 手术治疗 对中枢神经系统棘球蚴病而言，手术仍为根治的唯一方法。手术目标为完整摘除包囊，严防囊液外溢导致

复发。术前应根据 CT、MRI 或血管造影精准定位。手术切口和骨窗要足够大，因包囊体积较大，手术时极易弄破而使囊液外溢；若包囊破裂，如囊液内有幼虫头节，不但可引发过敏性休克反应，且可引起感染播散，导致复发而难以救治。过去采用包囊穿刺抽取囊液和注入 10% 福尔马林后切开囊壁取出子囊的方法，常难预防囊液外溢和感染扩散，致使手术甚为危险。因此，对脑包虫病患者，忌用脑针穿刺囊肿。脑压过高者应用脱水剂减压。多数的棘球蚴囊壁常有部分外露于硬膜下，故切开硬膜时应极为小心，切勿误伤囊壁。翻骨瓣也要小心，并仔细观察，不要轻易用手指或器械分离粘连或探查。即使囊壁并未外露，也常有某些局部改变，如皮质变薄、蛛网膜粘连等。选择皮质变薄处，谨慎地切开即可看到粉皮样的囊壁，然后用脑棉轻轻地填入皮质与囊壁之间进行钝性分离，并延长皮质切口至能显露囊肿直径的宽度，然后调整患者的头位，用 3～4 个盛满生理盐水的玻璃洗疮器轻轻插入囊壁四周深部，由术者和助手同时用力注水，就可将棘球蚴囊漂浮起来（图 3-4-6-4）。小的棘球蚴囊一次冲注即可滚入预置在术野下方的盛器中，大的包虫囊则需连续数次注水才可漂起来。这种加压注水漂浮法优于国外文献介绍的方法。万一手术囊液污染伤口，应使用过氧化氢液冲洗手术野。

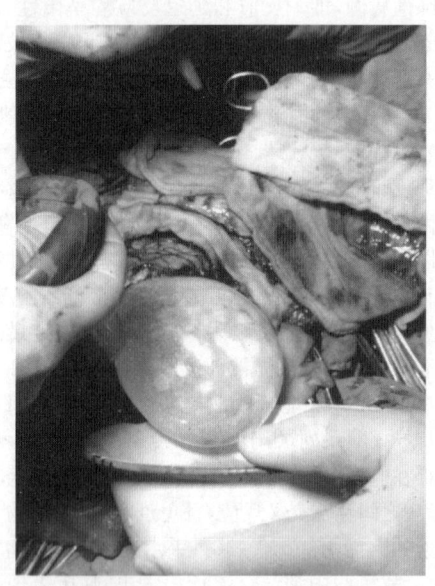

图 3-4-6-4 加压注水漂浮棘球蚴囊

2. 病原治疗 病原治疗不能取代手术治疗，其主要应用为：作为手术前后的辅助治疗；药物治疗可减少复发率，提高疗效；对广泛播散难以手术的患者采用药物治疗可缓解症状，延长存活期。苯并咪唑类化合物是目前临床有效的抗棘球蚴药物，WHO 推荐阿苯达唑、甲苯达唑为抗棘球蚴的首选药物。

阿苯达唑口服吸收良好，疗效显著，有取代甲苯达唑的趋势，其血药浓度比甲苯咪唑高 100 倍，棘球蚴囊液中浓度比用甲苯咪唑者高 60 倍。推荐剂量为每日 20 mg/kg，分 2 次服，4 周为 1 个疗程，停药 2 周，视病情可反复治疗数个疗程。亦有建议长期大剂量阿苯达唑治疗，剂量为每日 20 mg/kg，疗程可为 17～66 个月（平均 36 个月）不等，经长期随访有效率可达91.7%。也可考虑应用阿苯达唑乳剂。一般患者对长期治疗

均能耐受，未见严重的毒副作用，但治疗中应随访肝、肾功能与骨髓造血功能，孕妇忌用。

甲苯达唑的剂量与疗程文献报道不一，剂量为每日 20～200 mg/kg 不等，通常以每日 40～50 mg/kg 为宜，分 3 次口服，疗程 1 个月；一般需治疗 3 个疗程，每一疗程间隔半月。也有人延长治疗至 3～5 年者，疗效报道不一。本药吸收差，空腹口服仅 1% 吸收，配合脂肪餐，吸收率可提高至 5%～20%。

【预防】

避免与犬、狐等传染源接触；在棘球蚴病流行区野犬应一律灭绝，家犬严加限制，牧羊犬应定期检查，以吡喹酮驱虫治疗，严禁用患棘球蚴病的病羊内脏喂饲犬。

加强卫生宣教，养成饭前、便后洗手的好习惯，不喝生水和其他未经煮熟的食物。认真执行卫生检疫制度，严格管理屠宰场和肉类加工厂；病畜的内脏和尸体均应焚毁，不得随意丢弃。

近年来，采用现代分子生物学技术对细粒棘球绦虫的有效免疫原成分进行筛选和克隆，制备基因工程疫苗，为棘球蚴病的免疫预防和免疫诊断开辟了新途径。目前有研究者应用EG95 重组蛋白疫苗免疫细粒棘球蚴感染的中间宿主（羊），已取得较理想的效果。

四、中枢神经系统肺吸虫病

肺吸虫病（paragonimiasis）又称肺并殖吸虫病，是由卫氏并殖吸虫（paragonimus westermani）、斯氏狸殖吸虫（paragonimus skrjabini）等寄生于人体而引起的人畜共患病。脑型肺吸虫病系因肺吸虫侵入脑部所致，多见于严重的肺吸虫感染者。

【流行病学】

肺吸虫病主要流行于日本、中国、朝鲜半岛及菲律宾，非洲和美洲也有报道。我国已查明有 23 个省、市、自治区有肺吸虫病，其中东北三省和山东、江浙地区以卫氏并殖吸虫为主，山西、陕西、四川、贵州、湖南、湖北、河南、江西则以斯氏狸殖吸虫为主。流行区脑型肺吸虫患者可多达 2%～5%，以儿童和青少年多见。

肺吸虫病的传染源为患者及猫科、犬科、灵猫科、鼬鼠科等动物。卫氏并殖吸虫在人体内可发育为成虫并产卵，患者可成为传染源。虫卵主要随痰咳出（有咽痰习惯的患者虫卵也可随粪便排出）。但人若感染斯氏狸殖吸虫，由于虫体不能发育成熟产卵，故虽可发病却不成为传染源。本病一般经生食或半生食含囊蚴的溪蟹、蝲蛄而传播，生饮含囊蚴的溪水也可感染。人群对本病普遍易感。

【临床表现】

多数慢性起病，且早期症状不明显。本病可先出现咳嗽、咳铁锈色痰等肺部症状，多数在感染后 3～6 个月（1 个月至数年）内出现；神经系统症状出现较晚，又可分为脑型和脊髓型两种。

1. 脑型肺吸虫病 以卫氏并殖吸虫引起者多见，流行区脑型患者可多达 2%～5%，尤其以儿童及青少年多见，常为一次或连续多次吞入大量囊蚴者。在脑中寄居的虫体破坏脑组织形成囊肿；虫体还可游走窜行，造成多处损害，形成多发性囊肿。病变以额叶或枕叶为多，如侵及基底神经节、内囊或丘脑等部位则后果更为严重。多累及右侧，有时虫体能通过侧脑室

或胼胝体移行至对侧。脑室通路受阻,出现脑室萎陷或扩大。由于病变范围多变,症状常视其侵犯脑组织的部位和病理改变的程度而定,以头痛、癫痫及运动神经障碍较为常见。脑型患者在痊愈过程中脑内病变可形成钙化灶。脑钙化灶的发现,结合临床及 CT 等的检查结果,有助于定位诊断。患者痰、粪及胃液中找到虫卵十分困难,但免疫学检查可呈阳性反应。

2. 脊髓型肺吸虫病 较少见,临床上主要表现为脊髓受压部位以下的感觉、运动障碍,如下肢无力、行动困难、感觉缺损(如下肢麻木感或马鞍区麻木感)等,也有腰痛、坐骨神经痛和大小便失禁或困难等横贯性脊髓炎症状,多进行性加重,最后发生截瘫。

【实验室检查】

1. 血象 白细胞及嗜酸性粒细胞常增加,在急性期白细胞可达 40×10^9/L,嗜酸性粒细胞占比可高达 80%。红细胞沉降率可中度至高度升高。

2. 病原学检查 脑脊液、痰、粪以及任何体液和组织活检标本中检出肺吸虫的成虫、童虫或虫卵是诊断的有力证据,但阳性率不高。

3. 脑脊液 脑脊液中可发现嗜酸性粒细胞增多,蛋白质含量增高,偶可检出虫卵。在组织破坏期尚可出现血性脑脊液,在囊肿形成期脑脊液压力升高,蛋白质增多,而其他时期脑脊液可正常,这种脑脊液的多变性是本病的特点之一。

4. 活组织检查 伴有皮下结节者活检如发现嗜酸性肉芽肿、夏科-雷登结晶或坏死窦道有助于诊断。

5. 免疫学检查 目前常用的有皮内试验、酶联免疫吸附试验、斑点法酶联免疫吸附试验、补体结合试验等,阳性率均可达 98% 左右,亦有相当高的特异性,但需注意对血吸虫病、华支睾吸虫病、姜片虫病等其他寄生虫病可有不同程度的交叉反应。脑脊液补体结合试验对本病有较特异的诊断价值。

6. 影像学检查 头颅摄片、CT、MRI、脑血管及脊髓造影等可发现病变和阻塞部位。CT 平扫图像在急性期表现为脑水肿,脑实质内可见大小不一、程度不等的低密度水肿区,脑室狭小,增强后不强化;在囊肿期则出现高密度的占位病变表现,但边界不清,增强扫描病灶有强化;纤维瘢痕期则表现为钙化灶。在 MRI 影像中 T_1W 像表现为中央高信号或等信号,外周低信号的病灶;T_2W 像则表现为中央高信号、周边低信号的病灶。国外有报道 MRI 较 CT 更易发现大脑半球沟回处的病灶。

【诊断】

在流行区有生食或半生食溪蟹、蝲蛄,饮用过生溪水者,病史中曾有咳嗽、咳铁锈色痰,继之出现不明原因的头痛、呕吐、癫痫发作及瘫痪,均应考虑本病可能。实验室检查发现病原体、肺吸虫皮内试验阳性均有助于诊断。

【治疗】

1. 病原治疗 吡喹酮对卫氏并殖吸虫和斯氏狸殖吸虫均有良好的作用,剂量为 25~50 mg/kg,每日 3 次,连用 2~3 d,间隔 1 周后重复 1 个疗程。不良反应轻微,以头昏、恶心、呕吐、胸闷多见,一般不影响治疗。患者治疗后癫痫消失或减少,偏瘫和脑膜炎可完全恢复。

近年来使用阿苯达唑治疗肺吸虫病疗效确切,其剂量为 400 mg/d,分 2 次服用,连服 7 d。对斯氏肺吸虫效果更为明显。

硫双二氯酚(别丁)也有一定疗效,但较吡喹酮疗效低且不良反应较多,已有被取代的趋势。用法如下:成人每日 3 g,儿童每日 50 mg/kg,分 3 次分服,每日或间日服药 10~15 d,重复 2~3 个疗程。

2. 手术治疗 有明显压迫症状,且病变不属于萎缩型者可采用手术治疗。手术可采用减压术。当病灶局限、形成脓肿或囊肿时也可切除病灶;术中应尽量去除成虫,防止更多的神经组织受损。若病灶与脊髓有粘连时以不损伤脊髓为原则。

【预防】

在流行区加强卫生宣传教育,不生饮溪水,不吃生的或半生的溪蟹和蝲蛄,改变吃醉蟹、腌蟹的习惯。积极治疗患者,对家犬等也应治疗。加强粪便管理,避免虫卵随雨水冲入溪流。

五、脑弓形虫病

弓形虫病(toxoplasmosis)是由专性细胞内寄生的刚地弓形虫(toxoplasma gondii)所引起的人畜共患病,是人类先天性感染最严重的疾病之一,亦是免疫缺陷人群发病率最高的疾病之一。脑是本病主要累及的器官,眼、心、肝、淋巴结也易受感染。

【病原学】

弓形虫以滋养体、组织包囊、卵囊 3 种形式存在。滋养体可在宿主体内除红细胞以外任何有核细胞中见到,细胞外不能存活。急性感染期的滋养体在入侵细胞后迅速繁殖形成虫体集落称为假囊。假囊破裂后散出的虫体即速殖子,可侵犯邻近细胞再次形成假囊,如此反复。慢性感染期的弓形虫则在细胞中缓慢增殖形成组织包囊,包囊内含多个虫体,常见于脑、心脏和骨骼肌。包囊可在宿主体内存在很长时间,甚至可终生携带;当宿主免疫功能低下时,包囊破裂释放出缓殖子,使潜伏性感染复发,出现相应的临床表现。卵囊仅见于终宿主猫科动物小肠黏膜上皮细胞内。成熟的卵囊内含有子孢子,在周围环境适宜的情况下,卵囊在外界的感染力可维持 1 年以上。卵囊被终宿主吞食后,子孢子可侵入小肠黏膜,经无性繁殖形成卵囊排入肠腔。若卵囊被中间宿主所吞食,则子孢子不形成卵囊而随血液或淋巴系统侵入全身各种有核细胞,成为滋养体。

弓形虫的终宿主为猫及猫科动物,中间宿主为人和多种哺乳动物及鸟类。

【流行病学】

1. 地区分布 本病分布遍及全球,国外报道,人群感染率在 0.6%~94% 之间不等,我国正常人群感染率多在 10% 以下,感染人数可能约有 6 000 万,特殊人群如肿瘤患者、精神病患者、先天缺陷婴幼儿、免疫抑制或免疫缺陷患者感染率更高。

2. 传染源 本病的传染源包括几乎所有哺乳动物和多种鸟类,其中与人类致病关系最为密切的是猫和猫科动物,其次为猪、羊、狗、鼠等。据报道全世界的猫有 1% 粪便排卵囊,故猫是最重要的传染源。弓形虫病感染者或患者无传染性,对人群无直接危害,但孕妇可通过胎盘传播给胎儿,并可致畸。

3. 传播途径 ① 经口传染:食入被含有卵囊的猫粪污染的食物和水,食入未煮熟的含有包囊或假囊的肉、蛋、奶等食品;② 接触传染:猫、狗等宠物痰和唾液中的弓形虫可通过逗玩、被舔等密切接触,经黏膜及损伤的皮肤进入人体;③ 母婴垂直感染;④ 通过输血及器官移植而传播。

4. 易感人群 人类对弓形虫普遍易感,尤其是胎儿、婴幼儿、动物饲养员、屠宰场工作人员、肉类加工厂工人、医务人员、兽医等为易感人群。免疫低下人群如接受免疫抑制剂者、恶性肿瘤、器官移植和艾滋病等免疫功能低下患者多呈显性感染。

【发病机制与病理】

弓形虫可以感染几乎所有类型的有核细胞。虫体由入侵部位经血液循环散布全身,在单核-巨噬细胞及宿主各脏器组织细胞内繁殖直至细胞破裂;溢出的虫体又可侵入邻近的细胞,如此反复,造成局部组织的灶性坏死和周围组织的炎性反应,为该病的基本病理变化。如患者的免疫功能正常,则可迅速产生特异性细胞和体液免疫反应清除弓形虫或转而形成包囊长期潜伏,病变趋于静止,一旦机体免疫功能降低可引起复发。

本病在中枢神经系统可表现为局灶性或弥漫性脑膜脑炎,伴有坏死和小神经胶质结节,坏死灶边缘有单核细胞、淋巴细胞和浆细胞浸润,坏死灶周围常可见到弓形虫。先天性弓形虫病的中枢神经系统病变除有局部或弥漫性的脑炎、脑膜炎外,在中脑导水管周围有血管炎和坏死,脑室周围可有钙化灶等典型表现,这些病变常可导致脑积水。少数情况下弓形虫也可累及脊髓。

【临床表现】

先天性弓形虫病多由母亲在妊娠期急性感染弓形虫所致,孕妇多无症状。受感染婴儿出生时可正常,出生后数月至数年才出现症状,以眼、脑受损最为多见。脑部症状表现为脑膜脑炎、昏迷、瘫痪或角弓反张。由于大脑受损,患儿多有不同程度的智力障碍,若中脑导水管阻塞可导致脑积水。

后天获得性弓形虫病指出生后从外界获得的感染,占感染的大多数,因弓形虫寄生部位和机体免疫力及反应性不同而表现出不同的临床症状。多呈流感样表现,大多可自愈,仅少数患者有中枢神经系统症状,但弓形虫病致死病例中90%以上有中枢神经系统受累,它亦是免疫缺陷人群的主要死亡原因之一,是艾滋病患者最常见的原虫感染。脑弓形虫病以亚急性方式起病,伴有头痛、局灶性神经系统体征如偏瘫、癫痫发作、视力障碍、神志不清和昏迷。发热与颈强直不常见。

【诊断】

凡有与猫等动物密切接触史并出现头痛、偏瘫、癫痫等脑弓形虫病的临床表现的免疫缺陷人群均应考虑本病。确诊须找到病原体或血清学试验阳性。

脑脊液检查无特异性,压力正常或略有增高,有核细胞数增多,蛋白质中度上升,糖和氯化物均正常或略有减少。

检测血清、脑脊液弓形虫 IgG、IgM 抗体对诊断有一定帮助,若急性期和恢复期血清抗体效价有 4 倍升高则有助于诊断。经典方法有 Sabin - Feldmandye 染色试验(SFDT),检测血清中抗虫体表膜的抗体,特异性、敏感性均较高,重复性好,感染后 7~10 d 可阳性,是检测弓形虫抗体的首选方法。酶联免疫吸附试验(ELISA 法)检测血清或体液中弓形虫循环抗体,该抗体是弓形虫急性感染的可靠指标。但上述血清学试验在免疫缺陷患者可为阴性。近年来,有人用改良直接凝集试验检测患艾滋病的弓形虫脑病患者,IgG 抗体效价明显升高,具有相当的诊断价值。此外,核酸分子杂交、多聚酶链反应(PCR)、酶联免疫印迹技术(ELIB)及基因芯片技术等在弓形虫感染的实验室诊断中得到越来越多的的应用。

在中枢神经系统组织中检出弓形虫即可确诊。若临床情况允许应行脑组织活检,目前多提倡立体定向活检,操作安全、确诊率高。由于常规组织染色很难看到滋养体,对怀疑本病的组织切片应予间接荧光、过氧化物酶-抗过氧化物酶标记技术或电镜检测。

CT 和 MRI 对诊断也有一定帮助。CT 上主要表现为双侧多发低密度灶,75%的病变位于基底节附近,其余依次为额叶、顶叶、枕叶、颞叶、小脑、半卵圆区和丘脑,造影后可有增强。但弓形虫脓肿可为单发并分布于脑内任何部位。MRI 的 T_2W 上病灶多为低信号灶,边界不清,也可有等信号或高信号的病灶,T_1W 上可见低信号灶,造影后有环状或结节状强化。

【治疗】

弓形虫脑炎、脑膜脑炎及多发脑损伤首选内科治疗,免疫功能正常者疗程 2~4 周。艾滋病患者为防止治疗后复发,多主张采用诱导维持疗法,即在 4~6 周有效的诱导治疗后,继以小剂量药物长期维持治疗。常用药物有以下几种。

1. 乙胺嘧啶 成人首剂 100~200 mg,幼儿为 2 mg/kg,婴儿为 1 mg/kg,分 2 次口服,以后每天剂量为 1 mg/kg(最大不超过 50 mg),新生儿及婴儿可每 2~4 d 给药一次。该药可产生可逆性的骨髓抑制,与剂量相关,应合用甲酰四氢叶酸 10~20 mg/d,以减少血液系统不良反应,治疗期间应密切随访血象。

2. 磺胺嘧啶 成人及年长儿童首剂 50~75 mg/kg,随后每日 75~100 mg/kg,分 4 次口服。婴幼儿首剂 50~100 mg/kg,以后每日 100~150 mg/kg,分 4 次口服。本药常与乙胺嘧啶合用,有协同作用。

3. 复方磺胺甲噁唑 成人每日 2 次,每次 2 片口服,儿童酌减。该药疗效与磺胺嘧啶相仿,但副作用较小。

4. 螺旋霉素 成人 2~4 g/d,儿童每天 50~100 mg/kg,分 4 次口服。本药主要用于孕妇和儿童。

5. 克林霉素 成人剂量为 0.75~1.2 g/d,儿童每日 50~100 mg/kg,分 3~4 次口服。本药可用于孕妇。

以上药物均有良好疗效。仅当患者存在单个或 2 个伴有严重占位效应的病灶时才考虑手术治疗,此外弓形虫脑脓肿也可在立体定向术下行穿刺排脓。

【预后】

与宿主的免疫功能状态有关。先天性弓形虫病的预后较差。获得性弓形虫病免疫功能正常者预后良好,免疫抑制及免疫缺陷者需长期维持治疗,仍有相当高的病死率。

【预防】

弓形虫抗体阳性的孕妇和免疫缺陷患者是重点预防人群。应做到控制病猫;勿与猫、狗密切接触;不吃不熟的肉类、生乳、生蛋等;对孕妇、供血者、器官移植供体常规行弓形虫血清学检查;加强环境卫生和个人卫生。

六、脑型疟疾

疟疾(malaria)是热带地区国家最为流行的疾病之一,据统计全球有超过 100 个国家和地区有本病流行,受威胁人口达 20 亿,每年的新发患者数为 100 万~300 万。在住院疟疾患者中有 1%~10%为脑型疟疾(cerebral malaria)。脑型疟疾的病情凶险,据 WHO 统计,其病死率达 10%~50%,是疟疾患者最主要的死亡原因。

【病原学】

脑型疟疾主要是由恶性疟原虫(plasmodium falciparum)感染所致。恶性疟原虫的生活史同其他几种疟原虫基本相同,需经过两个宿主,人是其中间宿主,蚊为其终末宿主。

【流行病学】

脑型疟疾主要分布在热带及亚热带地区,大多数患者集中在非洲大陆,此外,亚洲、拉丁美洲等近百个国家均有本病流行。在我国,本病主要流行于广东、广西、云南、贵州、海南各省。近年来我国对外交流、旅游、援建加强,境外输入病例可见。

【发病机制与病理】

脑型疟疾的发病机制目前仍不十分清楚。大量的病理解剖资料表明,恶性疟原虫在脑组织毛细血管内进行裂体增殖时,受感染的红细胞体积增大,膜表面表达多种介导黏附血管内皮细胞的蛋白质,大量红细胞相互聚集成团,黏附于脑血管壁,造成管腔阻塞、出血及血管内纤维蛋白沉着,导致脑细胞发生缺血、缺氧而变性、坏死,临床上凶险发作。有研究发现,脑型疟疾患者脑血管内含虫红细胞数量显著高于非脑型疟疾患者,可支持此种机械阻塞学说。但该学说很难解释凶险发作患者经抗疟治疗后症状可迅速解除的临床现象。另有学说认为,弥散性血管内凝血在脑组织缺氧坏死过程中起重要作用,但尸检中未找到充分的病理证据,且临床上用肝素治疗无效。目前认为,恶性疟原虫可产生某种可溶性的细胞毒物质,使宿主细胞内线粒体的呼吸作用和磷酸化作用发生障碍,并使内脏交感神经高度兴奋,造成代谢和内分泌紊乱;激肽、激肽原酶等释放,使小血管收缩或扩张及内膜通透性增加,水和蛋白质从血管内逸出,引起组织水肿;血液黏稠度增加,导致组织细胞缺氧、功能减退或丧失等而引起临床凶险发作。

脑型疟疾的病理变化主要为软脑膜充血,脑组织高度水肿,脑回增宽、变平。大脑及小脑白质有散在出血点,灰质中可见疟色素沉着。镜检脑内毛细血管充血明显,充满大量含虫红细胞和疟色素,在较大的血管中可见含虫红细胞黏附于血管内皮,并形成血栓。阻塞的微血管供血区发生脑组织坏死、环状出血和疟疾肉芽肿(坏死灶周围神经胶质细胞增生)等病变。

脑型疟疾患者多有肝、脾肿大,其他重要脏器如心、肾、肺均有不同程度充血、水肿,严重者可出血、坏死。

【临床表现】

脑型疟疾在恶性疟中的发生率为 2% 左右。儿童与新进入流行区的非疟区人群,由于免疫力低下或无免疫力,感染恶性疟后,易发展为脑型。脑型疟疾早期症状与普通恶性疟疾并无不同,随着病情进展,患者数天后开始出现神经系统表现。成人与儿童的表现略有不同。

1. 成人脑型疟疾 患者临床表现多样,但主要为神志的改变,可出现嗜睡、昏睡直至昏迷,并可表现为谵妄、意识模糊、定向力下降、烦躁、攻击性行为、人格异常及明显的精神病症状。超过 40% 的成人脑型疟疾患者尚可伴癫痫发作。癫痫以单纯大发作多见,部分发作较少见。此外,患者多有颈强直,严重者甚至出现角弓反张,双眼球偏斜、两侧眼轴不对称(称为"玩偶眼")的现象也不少见,偶有瞳孔变大或变小及对光反射迟钝。

国外研究资料显示,约有 15% 的成人脑型疟疾患者在眼底检查时发现罗氏点(Roth's spots)有中央苍白的出血点。脑脊液检查压力升高,但细胞数多正常或稍增加(很少超过 $20 \times 10^6/L$),蛋白质、糖和氯化物一般均在正常范围。成人脑型疟疾存活者多在 72 h 内神志转清,长期昏迷的患者预后很差。经及时治疗后上述症状可完全消失,少数可残留震颤、共济失调、吞咽障碍、失语、失听、失明、失味、舞蹈病样运动、精神性多语等,通常在 4 个月内恢复正常。

2. 儿童脑型疟疾 儿童患者病情进展迅猛,通常在 48 h 内出现昏迷(2 h 至 7 d)。许多农村患儿未及送医即已死亡。同样的,儿童经治疗后恢复亦极迅速,国外资料显示 131 名脑型疟疾患儿在开始住院治疗 24 h 内即恢复神志。

儿童患者常见的早期症状为发热、呕吐、咳嗽、腹泻、抽搐等。持续的抽搐伴昏迷常预示着严重的神经系统后遗症及死亡。与成人患者不同,小儿患者多表现为肌张力下降,更易出现呼吸节律的改变以及眼球运动、角膜与瞳孔反射的异常。神经系统后遗症的发生率在儿童患者亦较成人患者显著升高,约 10% 存活的儿童患者留有后遗症,而成人患者仅约 5%。常见的后遗症有偏瘫、失明、失语、失听、共济失调等。

【诊断】

1. 流行病学资料 有疟疾流行地区居住或旅行史,近期有输血或疟疾发作史。

2. 临床表现 早期有畏寒、高热、恶心、呕吐等前驱症状,随即出现嗜睡、昏迷、癫痫发作等神经系统异常表现,同时可伴有溶血性贫血表现以及肝、脾肿大与肾功能损害等。

3. 实验室检查

(1) 血象:红细胞与血红蛋白在多次发作后可以下降,呈小细胞低色素性贫血,白细胞总数正常或偏低,单核细胞相对增多。

(2) 疟原虫检查:是确诊的最可靠依据。一般采用薄血片与厚血片检查方法。厚血片阳性率较高,较可靠,薄血片用于鉴定虫种。在发冷期及发作 6 h 内,血内疟原虫较多,易于检出。常用的染色方法有姬氏和瑞氏染色。部分患者的外周血液涂片原虫数量并不多,甚或不易找到,可能与原虫积聚在毛细血管内发育有关。此外,采用骨髓检查的阳性率高于外周血涂片。

(3) 血清学检查:近年来,疟疾的免疫诊断方法进展较快,常用的有间接荧光抗体试验、间接红细胞凝集试验、酶联免疫吸附试验等。疟原虫循环抗体在发病后 1 周出现阳性,持续数月至 1~2 年才转阴,故对疟疾回顾性诊断、献血员检查、流行病学调查、防治效果评估等有辅助价值。当恶性疟患者红细胞感染率超过 2% 时,检测疟原虫抗原也具有诊断价值。

(4) 诊断性治疗:脑型疟疾病情凶险、进展迅速,如未能检到或无条件检查疟原虫但临床上怀疑本病者,可试用蒿甲醚等抗疟药治疗,如用药 24~48 h 后症状逐渐控制,即可诊断本病。

【治疗】

脑型疟疾发作时患者常有生命危险,故应立即采取可静脉滴注或肌内注射的速效药物予以治疗。治疗主要为两个方面:特异性针对脑型疟疾的药物治疗和对症支持治疗。

1. 抗疟原虫治疗 常用的抗疟原虫药物可分为以下 3 类:① 主要用于控制临床发作、消灭裂殖体的药物,包括氯喹、阿莫地喹、奎宁、青蒿素、蒿甲醚、青蒿琥酯、磷酸咯萘啶、甲氟喹、哌喹及经基哌喹和磺胺类等药物。② 主要用于防止复发和传播的药物，代表药物为伯氨喹，可杀灭肝细胞内红外期的疟原虫和各种疟原虫的配子体。③ 主要用于预防的药物，代表药物为乙胺嘧啶，可杀灭各型红外期疟原虫，但对已成熟的裂殖体无作用；含有本药的血为按蚊吸食后尚可抑制蚊体内的配子体的发育。

近年来耐药的恶性疟原虫不时被发现，对氯喹与乙胺嘧啶耐药的虫株现已广泛分布于非洲与南美洲，在我国海南亦有耐乙胺嘧啶的虫株。耐氯喹的虫株最初在哥伦比亚被发现。现已广泛分布于东南亚与南亚，我国云南、海南、广西与安徽的恶性疟原虫现大多数对氯喹耐药。

对脑型疟疾应选取作用迅速、可静脉滴注或肌内注射的药物。

(1) 磷酸咯萘啶：剂量为 3～6 mg/kg，静脉滴注，每 6 h 给药 1 次，共 2 次。该药对恶性疟和间日疟红内期裂殖体均有杀灭作用，与氯喹无交叉耐药性，其不良反应轻微，少数患者可出现恶心、腹痛、腹泻等胃肠道反应。

(2) 蒿甲醚：第 1 天 320 mg，第 2 天、第 3 天各 160 mg，肌内注射。该药为我国研制的一种与已知抗疟药完全不同的新型化合物，对各种疟原虫红内期无性体均有显著的作用，临床治疗起效迅速，但其半衰期短，不易根治。

(3) 青蒿琥酯：注射液所附的 5% 碳酸氢钠 0.6 ml 溶解，摇匀 2 min，待完全溶解后，加 5% 葡萄糖注射液或葡萄糖氯化钠注射液 5.4 ml，最终配成青蒿琥酯 10 mg/ml，缓慢静脉注射。首次 60 mg（或 1.2 mg/kg），7 岁以下儿童 1.5 mg/kg。首次剂量后 4、24、48 h 各重复注射 1 次。至患者神志清醒后可改为口服，片剂首剂 100 mg，第 2 天起每日 2 次，每次 50 mg，连服 5 d。危重者首次剂量加至 120 mg，3 d 为 1 个疗程，总剂量为 240～300 mg。本品药理作用同青蒿素。对红内期的原虫有杀灭作用，推荐剂量未见不良反应。如使用过量（大于 2.75 mg/kg），可能出现外周网织红细胞一过性降低。

WHO 2010《疟疾治疗指南第 2 版》指出，青蒿素提取物使用时必须与第 2 种药物联合，以防单独使用出现抗药性。WHO 推荐 5 种以青蒿素为基础的联合治疗方案（ACT）用于恶性疟治疗：① 蒿甲醚＋本芴醇；② 青蒿琥酯＋阿莫地喹；③ 青蒿琥酯＋甲氟喹；④ 青蒿琥酯＋磺胺多辛/乙胺嘧啶；⑤ 双氢青蒿素＋磷酸哌喹。

2. 对症支持治疗　脑型疟疾患者如有可能应在重症监护室抢救。对症、支持治疗十分重要，如有并发症应及时处理，不然将危及生命。

(1) 高热：脑型疟疾的患者多伴有高热，体温可达 40℃ 以上，高热可致抽搐，孕妇患者可导致胎儿窒迫，故应积极降温。可用冰敷、乙醇擦浴等物理降温措施，如体温过高也可采用肾上腺皮质激素如地塞米松，也可酌情选用安乃近、柴胡等退热剂，力争将体温控制在 38℃ 以下。

(2) 抽搐与癫痫：35% 的脑型疟疾患者伴有抽搐，可给予地西泮等解痉镇静药或巴比妥钠治疗。地西泮剂量 10～20 mg（儿童 0.2～0.4 mg/kg），肌内注射或缓慢静脉推注。本药不良反应小，半衰期很短，可反复使用直至抽搐控制。戊巴比妥钠亦有控制抽搐的作用，入院时注射戊巴比妥钠 200 mg（儿童

5～10 mg/kg）可预防抽搐的发生。癫痫者应采用苯妥英钠、卡马西平等抗癫痫药治疗。

(3) 贫血：恶性疟原虫可破坏各期红细胞引起进行性贫血，此外 G6PD 缺乏者对某些抗疟药如伯氨喹过敏可发生溶血，使贫血加重。可予铁剂治疗，严重者酌情输红细胞或全血。

(4) 肺水肿：10% 脑型疟疾患者可发生肺水肿，治疗时切忌输液过量。一旦出现肺水肿，应吸氧，使用强利尿剂；伴有心力衰竭患者可加用毛花苷 C（西地兰）治疗。

(5) 脑水肿：应给予甘露醇快速静脉滴注，必要时可加用肾上腺皮质激素治疗，可采用氢化可的松每天 300 mg 静脉滴注，或地塞米松 20 mg 静脉注射，分次给药，连用 3～5 d。

(6) 吸入性肺炎和败血症：在患者中并不多见，病原体多为革兰阴性杆菌和厌氧菌，应采用相应的抗菌治疗。

【预后】

本病甚为凶险，病死率颇高，可达 15%～20%。婴幼儿和老年人预后较差。昏迷程度越深，时间越长，预后越差。病后可出现多种后遗症，如偏瘫、失语、斜视、失明、小脑共济失调和精神异常等。

七、中枢神经系统阿米巴病

阿米巴原虫在某些情况下可侵犯中枢神经系统，其发病率虽低，但病死率却相当高，应引起注意。引起中枢神经系统损害的阿米巴原虫有两类：溶组织阿米巴（amoeba histolytica）和自由生活阿米巴（free living amoeba）。这两种原虫感染表现各异：溶组织阿米巴是寄生于人体最常见的一种阿米巴原虫，一般导致阿米巴肠病或阿米巴肝脓肿、肺脓肿，极少情况下它也可侵入中枢神经系统引起中枢神经系统阿米巴病（amoebiasis of central nervous system）。自由生活阿米巴一般不致病，但在少数情况下可直接侵犯中枢神经系统引起脑膜脑炎，并可导致眼部损害。

（一）自由生活阿米巴脑部感染

自由生活阿米巴，即在泥土或水中自由生活的细小的阿米巴，其所致感染虽发病率很低，但诊断困难，特别是脑膜脑炎的病死率高，应引起重视。本病由 Fowler 等人在 1965 年首先报道，病原包括福氏纳格勒阿米巴（Naegleria fowleri）、格氏纳格勒阿米巴（Naegleria gruberi）以及棘阿米巴原虫（acanthamoeba）。前两者主要引起原发性阿米巴脑膜脑炎（primary amoebic meningoencephalitis，PAM），后者引起亚急性或慢性肉芽肿性阿米巴脑炎（granulomatous amoebic encephalitis，GAE）和肉芽肿性阿米巴角膜炎（granulomatous amebic keratitis，GAK）。

【病原学】

纳格勒阿米巴属的滋养体呈长椭圆形，染色后可见典型的泡状核，随着外界环境的变化，滋养体可转化为鞭毛虫或包囊形态。棘阿米巴仅有滋养体和包囊两种形态，无鞭毛虫形态；滋养体的主要特征是虫体表面有个棘突，活动时呈缓慢滑行。少数情况下小哈门属阿米巴也可致病，其滋养体较纳格勒阿米巴稍大，结构相似，亦无鞭毛体。自由生活阿米巴具有相似的简单的生活史，它们自由生活，多见于污水、泥土或其他腐败有机物中，棘阿米巴在健康人的咽部也曾分离到。其滋养体主要以细菌为食物，进行简单的二分裂增殖。

【流行病学】

世界各地均有病例报道。本病主要通过在淡水湖或池塘中游泳时接触感染。原发性阿米巴脑膜脑炎好发于健康的儿童与青年，肉芽肿性阿米巴脑炎多发于免疫缺陷或低下的人群，如艾滋病患者、器官移植患者、接受化疗或肾上腺皮质激素治疗的患者，有皮肤溃疡和严重基础疾病者也是本病的好发人群。

【发病机制与病理】

致病的自由生活阿米巴通过鼻腔经筛状板沿嗅神经束上行，侵入脑部后可通过吞噬作用和分泌多种溶细胞酶而破坏脑组织，导致明显的"脱髓鞘病变"。现已发现可能与致病有关的酶有氨基酸多肽酶、酯酶、水解酶、酸性或碱性磷酸酶、脱氢酶等，棘阿米巴分泌的胶原酶尚可能与角膜损害有关。此外，人体的免疫状况对发病也有重要影响。

原发性阿米巴脑膜脑炎在病理上可见脑实质水肿，脑膜弥漫性充血伴脓性分泌物，皮质多发浅表出血点，嗅球明显出血、坏死和脓性分泌物。镜检在蛛网膜下腔和血管周围间隙可发现许多虫体，病灶处脑组织伴有脱髓鞘改变。

【临床表现】

1. 原发性阿米巴脑膜脑炎　由纳格勒阿米巴引起，多见于青少年，起病急骤，可有咽痛或鼻炎，部分有嗅觉减退。病情发展迅猛，出现剧烈头痛、发热、呕吐等症状，继之全身性或局限性癫痫发作，并有明显的脑膜刺激症状，迅速转入谵妄、瘫痪和昏迷，不经治疗一般在 2～4 d 内死亡。患者脑脊液细菌培养阴性，但直接涂片可发现纳格勒阿米巴。

2. 肉芽肿性阿米巴脑炎　由棘阿米巴引起，多见于免疫力低下人群。起病相对缓慢，病程可达 1～2 个月，以脑瘤压迫样症状为主要表现。临床上表现为长期发热、共济失调、癫痫发作、偏瘫、失语、复视等，晚期逐渐进展到昏迷直至死亡。棘阿米巴还可引起角膜炎、视网膜炎等眼部损害，常伴有剧烈疼痛。有时眼部的阿米巴也可侵入颅内致病。

【诊断】

患者多有池水接触史，继之出现原发性阿米巴脑膜脑炎或肉芽肿性脑炎的临床表现。原发性阿米巴脑膜脑炎患者的脑脊液类似急性化脓性脑膜炎，呈脓性或血性，直接涂片可找到纳格勒阿米巴滋养体。肉芽肿性脑炎患者的脑脊液与病毒性或无菌性脑炎相似，外观清或轻度浑浊，无阿米巴，能观测到细胞大量聚集及大量淋巴细胞和多形核白细胞，压力稍偏高，葡萄糖水平较低，蛋白质水平稍高。免疫学检测方法多用于科研，临床上尚未开展。

【治疗】

本病尚无理想的治疗药物，酮康唑、青霉素、氯霉素、双戊烷、两性霉素 B 可能有效。国外学者建议对原发性阿米巴脑膜脑炎的患者应予最大耐受剂量的两性霉素 B 联合利福平、四环素等药物治疗，有一定效果。对肉芽肿性阿米巴脑炎可试用双脒类衍生物如丙烷脒、喷他脒等治疗，但疗效仍不肯定。国外学者建议对肉芽肿性阿米巴脑炎用磺胺嘧啶每日 200 mg/kg 加 5-氟胞嘧啶每日 150 mg/kg。也有人报道多黏菌素 B 和戊烷脒经鞘内注射可能有效。

【预防】

本病尚无疫苗。对人群比较集中的游泳池应严格执行消毒制度，使水中氯浓度保持在 1.0～2.0 mg/L 的水平。在农村地区，应避免在污染的水池中游泳，但是在炎热地区很难制止儿童在水中戏耍，此时应教育儿童尽量避免可使水大量进入鼻腔的动作如跳水、深潜等。

（二）溶组织阿米巴脑病

溶组织阿米巴是人体常见的寄生虫，主要引起阿米巴肠病、阿米巴肝脓肿和肺脓肿，少数情况下虫体可侵入脑中形成阿米巴脓肿。溶组织阿米巴有滋养体和包囊两种形态，前者为寄生型，以细菌和组织碎片为食，以二分法繁殖。当其随粪便排出体外时，滋养体转化为包被囊壁的包囊，包囊对外界有较强的抵抗力，人因吞食进包囊而致病。

全世界每年有近 5 亿人感染该虫，约有 8% 发病，4 万人死亡，在墨西哥、南美洲西部、南亚、非洲西部和东南部等地，流行尤为严重。中枢神经系统的阿米巴脓肿仅发生在患有阿米巴肠病的患者中，常伴发肝脓肿。患者多为 20～40 岁的年轻人，男女比例为 10：1～20：1。

溶组织阿米巴从肠道侵入中枢神经系统的机制目前尚不清楚，但在脑内形成的多发脓肿常位于灰质和白质的交界处，提示虫体可能通过血行途径进入中枢神经系统。在中枢神经系统的虫体可通过吞噬和释放毒素而造成局部损害。病灶多位于大脑半球，小脑和脑干非常少见。病理可见脑实质水肿，严重的甚至有脑疝形成，脑浅表有多发（1～20 个）不规则病灶，中央部为坏死组织，直径在 2～60 mm。需要指出的是，这些阿米巴脓肿并非通常意义上的脓肿，其囊壁是由炎症细胞、成纤维细胞浸润所构成，中央为灰色或出血性的坏死组织。

本病临床表现多样，主要包括头痛、呕吐、脑膜刺激征、嗜睡、癫痫直至死亡。此外，本病一般均伴有阿米巴肠病、肝脓肿和肺脓肿的临床表现。

阿米巴肠病或肝脓肿、肺脓肿的患者，如出现中枢神经系统定位体征应怀疑本病。脑脊液检查可呈现正常或非特异性改变。脑、肝、肺的影像学检查对明确诊断具有重要意义。

到目前为止，大多数报道的阿米巴脑病的病例均死亡，但亦有采用甲硝唑辅以外科脓肿抽吸抢救成功的报道。甲硝唑对溶组织阿米巴疗效很好且脑脊液中浓度很高，故被推荐为治疗本病的首选药。但同其他脑脓肿一样，穿刺抽吸仍十分重要。

本病的预防主要是防止摄入阿米巴包囊，并积极治疗阿米巴肠病患者。

八、非洲锥虫病

人类锥虫病（trypanosomiasis）可分为两类，美洲锥虫病和非洲锥虫病。美洲锥虫病又称恰加斯病（Chagas disease），是由克氏锥虫感染人体所致的疾病，以累及心脏、结肠、食管为主，中枢神经系统受累较为少见。非洲锥虫病又称睡眠病（sleeping sickness），目前流行于非洲地区，是由布氏锥虫（trypanosoma brucei）所致的一类严重疾病，早期表现为发热、全身淋巴结炎，后期以神经系统受损为主要表现，常导致患者出现头痛、嗜睡、昏睡直至死亡。本节仅介绍非洲锥虫病。

【病原学】

布氏锥虫有 3 个亚种，分别为罗得西亚布氏锥虫（T.

B. rhodesiense）、冈比亚布氏锥虫（T. B. gambiense）和布氏布氏锥虫（T. B. brucei）。3 种锥虫均对人致病。

【流行病学】

1. 流行地区　锥虫病仅发现于非洲，流行于撒哈拉以南约 36 个国家，受威胁人口约 5 000 万，耕牛约 3 500 万。WHO 将其列入被忽视的热带病（neglected tropical disease，NTD）之一。估计每年的新发病例有 2.0 万～2.5 万人。其中冈比亚锥虫病主要流行于非洲中部和西部，罗得西亚锥虫病流行于非洲东部和南部。

2. 传染源　冈比亚锥虫病的传染源主要为患者，罗得西亚锥虫病的传染源除人以外，尚包括受感染的动物如羚羊、山羊、猴等。

3. 传播途径　锥虫病主要通过舌蝇叮咬传播，亦不排除通过其他吸血昆虫发生机械性传播。锥虫可穿过胎盘并感染胎儿。

4. 人群易感性　人群普遍易感，无年龄、性别、人种差异。

【发病机制与病理】

锥虫损害中枢神经系统的机制仍不十分清楚。目前认为，绝大部分组织损伤和病理变化系由免疫反应引起。可能的发病机制为锥虫进入人体后，首先在血和淋巴结中寄生繁殖，然后通过脉络膜侵入神经系统。锥虫的分泌蛋白或表面糖蛋白（VSG）可引起免疫反应和血管损伤，并导致脑代谢紊乱，释放多肽酶，降解促甲状腺激素释放激素、促性腺激素释放激素等人体重要激素，引起机体内分泌调节紊乱。

病理变化为 B 淋巴细胞增生，早期有广泛的淋巴结病变，脑、心脏等的淋巴细胞浸润和脾肿大。心脏病变为全心炎，表现为心脏扩大、心肌肥厚、心包炎和心包积液。初期脑膜有淋巴细胞浸润，随病情发展脑实质受累，可出现全脑炎、软脑膜增厚、脑实质充血水肿，偶有出血点，脑白质和周围神经多有脱髓鞘改变，最后导致皮质下萎缩。

宿主感染锥虫后可产生特异性抗体，抗体能凝集锥虫使之易被宿主免疫系统捕捉清除，使血中的虫数下降。但锥虫的表面蛋白极易发生变异使其逃避宿主免疫，于是血中的虫数再次上升直至新的抗体产生。因此，锥虫患者可出现血中虫数时高时低的现象。

【临床表现】

锥虫病的潜伏期通常为 2～3 周，可短至 7 d。罗得西亚锥虫病呈急性病程，中枢神经系统病变出现较早，淋巴结病变轻。冈比亚锥虫病呈慢性病程，表现为晚期中枢神经系统疾病，淋巴结病变明显。

1. 初期　舌蝇叮咬后 1～2 周，局部皮肤可出现暗红色痛性结节，直径 2～5 cm，质地较硬，称锥虫下疳，数周后可自行消退，多见于罗得西亚布氏锥虫感染和新进入非洲的感染者。

2. 血液淋巴期　又称锥虫病早期或 I 期，多在锥虫叮咬后 3 周出现。此期病原播散至全身各处，表现多样，可有 1 d 到数天的高热，继之无热期，随后多有再次发热。淋巴结肿大亦是本期的突出表现，冈比亚锥虫病多为颈部特别是颈后淋巴结肿大（Winterbottom 征），罗得西亚锥虫病则以滑车上、腋下、腹股沟淋巴结肿大为主。此外可出现头痛、头晕、关节肌肉疼痛、乏力、皮疹等非特异表现。心脏损害多见于罗得西亚锥虫病，表现为心脏增大、心包炎、心力衰竭等。此期在冈比亚锥虫病中

持续半年至数年，在罗得西亚锥虫病中则不超过数月。

3. 昏睡期　又称锥虫病晚期或 II 期。此期以中枢神经系统症状为主。在罗得西亚锥虫病出现较早，严重者发病后 2～4 周即出现；在冈比亚锥虫病则出现较晚，多在发病后数月至数年。患者表现为头痛、行为和情感异常、表情淡漠、愁眉苦脸、举止迟钝、言语不清、唇舌颤动、肌肉震颤、步态不稳及睡眠周期异常。睡眠周期异常表现多样，一般来说，主要表现为白天嗜睡、夜间失眠。随着病情的进展，逐渐出现消瘦、震颤、舞蹈样动作，并可有狂躁或抑制症状，最后死于昏睡、衰弱和继发感染。

【诊断】

有流行地区驻留史，有硬下疳、反复发作的弛张高热、颈后淋巴结肿大、剧烈头痛、嗜睡、昏迷等表现者应考虑本病可能。如从患者血液、脑脊液、淋巴结穿刺液、下疳渗出液和骨髓涂片中检出病原体即可确诊。结合临床表现诊断为早期和晚期。

外周血白细胞总数正常，淋巴细胞相对增多，红细胞沉降率显著增快。血浆白蛋白降低，以 IgM 增高为主的免疫球蛋白增多，脑脊液蛋白及细胞数明显升高。冈比亚布氏锥虫的血清学诊断方法包括卡片凝集实验（card agglutination test，CATT），在全血标本中敏感性可达 87%～98%，可作为筛选检查。目前尚无针对罗得西亚布氏锥虫的血清诊断方法。

【治疗】

1. 病原治疗

（1）苏拉明（suramin）：为早期锥虫病的首选治疗药物。儿童每次剂量 20 mg/kg，成人每次不超过 1 g，分别于疗程第 1 天、第 3 天、第 7 天、第 14 天、第 21 天静脉缓慢推注。为防止超敏反应，开始治疗时可 100～200 mg 小剂量试用。本药对早期患者疗效几乎达 100%，但不能透过血-脑屏障，故对昏睡期患者无效。苏拉明毒性较大，少数患者可产生休克等致死性反应，故应在密切监护下使用。本品有肾毒性，可产生蛋白尿、管型尿等，不宜应用于肾病患者，用药时须定期随访尿常规。此外，苏拉明尚有恶心、皮疹、药物热、周围神经炎及白细胞下降等不良反应。

（2）喷他脒（pentamidine）：用于早期冈比亚锥虫病的治疗，但疗效不及苏拉明，部分罗得西亚锥虫对该药无反应。本品的剂量为每天 4 mg/kg（最大剂量 300 mg/d），肌内注射或静脉给药，连用 10 d。不良反应包括恶心、呕吐、血压降低和心动过速等，多为一过性，无需停药，其他不良反应尚有肾毒性、肝功能异常、中性粒细胞减少、皮疹、低血糖及注射部位的无菌性脓肿等。

（3）美拉胂醇（melarsoprol）：对两种锥虫病各期均有效，但因其毒性较大故仅用于晚期患者。成人治疗 3 d 为 1 个疗程，共 3 个疗程。推荐剂量为每天 2～3.6 mg/kg（最高不超过 180 mg/d），分 3 次静脉注射，连用 3 d；间隔 1 周后，每天 3.6 mg/kg，连用 3 d；间隔 10～21 d 后，再重复治疗 1 个疗程。儿童总剂量为 18～25 mg/kg，起始剂量为 0.36 mg/kg 静脉注射，而后逐渐加大至常规剂量，疗程常在 1 个月左右。本品为高毒性药物，应慎用。最重要的不良反应为中枢神经系统反应，尤以反应性脑病为常见，发生率为 5%～18%，表现为高热、头痛、震颤、语言能力减退、癫痫发作，甚至昏迷、死亡。一旦出

现脑病表现,要立即停药,予以对症处理,一般数日内即可恢复,然后再从小剂量开始治疗。此外,本品也可引起呕吐、腹痛、心脏和肝肾损害,药物外渗可导致局部反应。

(4) 依氟鸟氨酸(eflornithine,DFMO):对冈比亚锥虫病早、晚期均有效,可迅速清除血和脑脊液中的虫体,特别适用于晚期冈比亚锥虫病。推荐剂量为每日 400 mg/kg,分 4 次静脉注射,共 14 d;而后每日 300 mg/kg,分 4 次口服,共 30 d。常见的不良反应有腹泻、贫血、血小板减少、癫痫发作等,偶尔可发生听力丧失。

2. 一般治疗 对晚期锥虫病患者应注意一般情况的支持,加强营养,并给予维生素、铁剂治疗。有文献报道治疗期间加上肾上腺皮质激素有一定的辅助效果。

【预后】

早期患者治疗后多可完全恢复。晚期已有神经系统损害出现者,治愈率仅 30%,某些患者可有永久性神经系统后遗症。患者进入昏睡阶段,脑脊液蛋白质含量高和有心血管系统损害者预后较差。

【预防】

及时发现、隔离和彻底治疗患者,控制传染源,是预防锥虫病的重要措施;消灭舌蝇,避免舌蝇叮咬是防治本病的关键。由于抗锥虫药一般有很强的毒性,故不主张预防性应用,对感染风险极大的人群可每 2~3 个月予苏拉明 1 g,有肯定的保护作用。

九、血管圆线虫病

血管圆线虫病(angiostrongyliasis)主要是由广州血管圆线虫(A. cantonensis)的蚴虫侵入人体,寄生于人中枢神经系统所致的疾病。主要引起嗜酸性粒细胞增多性脑膜炎和脑膜脑炎,典型临床表现为头痛、感觉异常,脑脊液嗜酸性粒细胞增多等。广州血管圆线虫是由我国学者陈心陶于 1933 年首先在广州的褐家鼠及黑家鼠体内发现并命名。

【病原学】

广州血管圆线虫的终宿主为鼠类,成虫长 2~3 cm,呈细线状,于鼠肺动脉内发育成熟并产卵,在肺泡内发育为第一期蚴虫,经气管移行至咽部,再吞入消化道,随宿主粪便排出。排出的蚴虫可感染许多软体动物(中间宿主),其中最常见的为淡水螺和蛞蝓(slug),也可感染鱼、虾、蛙、蟾蜍、蜗牛、蟹等。第一期蚴虫在其血液、内脏、肌肉等处经 2 次蜕皮发育为第三期蚴虫,对人和鼠具有感染力。人吞食含有感染性蚴虫的螺或蛞蝓后,蚴虫穿过肠壁进入门静脉系统,经心、肺到达中枢神经系统,在脑组织内进行第 3 次蜕皮成为第四期蚴虫。继而进入蛛网膜下腔再次蜕皮发育为童虫(第五期蚴虫),童虫在脑内移行,导致人体出现中枢系统受损临床表现。眼的前房和视网膜偶可发现成虫。在鼠类体内,蚴虫可经静脉系统返回右心,定居于肺动脉中完成其生活史。

【流行病学】

1. 流行地区 人类感染较少见。本病常流行于气候温暖地区,主要为泰国、越南、马来西亚、印度尼西亚、夏威夷、巴布亚新几内亚等亚洲和南太平洋岛国,近年来古巴、埃及、澳大利亚也有报道。我国病例主要集中在台湾、广东等地,值得注意的是随着人们饮食习惯的改变,本病有逐渐北移的趋势。

1996 年浙江温州地区即发生本病流行,病例数多达数百人。

2. 传染源 鼠是本病传染源。由于本虫罕有在人体内发育成熟的,故人类作为传染源的意义不大。

3. 传播途径 人感染本病主要是通过食用生的或未煮熟的螺类。某些鱼、虾、蟹、蛙摄入含有感染性蚴虫的螺类后,体内可长期保存蚴虫,也具有感染性。若人类食用了此类河鲜也可致病。此外,尚有食用了污染的蔬菜、瓜果致病的报道。动物实验尚证明,第三期蚴虫可直接经皮肤感染大白鼠,提示传播途径可能还有接触传播。

4. 易感人群 人群对本病普遍易感,主要与饮食习惯有关。感染后仅产生不完全免疫,故患者可反复感染。

【发病机制与病理】

本病病变多在脑组织,以小脑、脑桥、延髓和脑膜多见,主要病理改变为虫体移行引起的组织损伤和虫体死亡后引起的肉芽肿炎症反应。蚴虫在脑内移行可形成伴有脑组织碎片、炎症反应或出血的隧道,隧道非常细小,直径一般小于 0.1 mm。患者脑中可检出活或死的虫体,虫体周围可见单核细胞和嗜酸性粒细胞浸润。这种炎症细胞浸润在活虫周围较轻,而在死亡虫体周围相当严重,甚至可以形成嗜酸性肉芽肿。病灶周围有脑组织坏死,内有夏科晶体。在脑白质血管周围也可有单核细胞和嗜酸性粒细胞浸润。部分患者脑内无虫体,但在脊髓内可发现大量虫体,并引起类似的病理改变。

【临床表现】

本病潜伏期 3~35 d,平均 14 d 左右。起病多较急,主要表现有:① 头痛,约在 90% 的患者中出现,为本病最常见的症状。疼痛多较剧烈,以枕部、颞部或整个头部多见,呈搏动性或破裂性疼痛;初为间歇性,后可转为持续性。② 恶心、呕吐,见于 80% 的患者。呕吐可呈喷射性。③ 发热,约有半数患者可伴有发热,体温多在 38~39℃。一般在起病数日后即可降至正常,少数患者可持续数周至数月。④ 眼部损害,表现为视网膜出血、结膜炎,少数有眼肌麻痹,严重者可失明。⑤ 其他,大部分患者尚可出现颈强直、脑膜刺激征、感觉异常,个别患者甚至可出现惊厥、肌肉抽搐、下肢瘫痪、脑神经麻痹的症状。⑥ 脊神经根病,偶见,表现为急性起病,四肢、躯干、腰、腹等部位剧烈疼痛、烧灼感及感觉过敏等症状,反复发作可持续 1 周。

【诊断】

1. 流行病学 在流行区有近期(发病前 1 个月)生食或半生食(或接触)螺、虾、蜗牛、蛙肉等的接触史。

2. 临床表现 有剧烈头痛、恶心、呕吐、低热、脑膜刺激征及伴有脑神经损害症状及体征者。

3. 血象 多数患者有嗜酸性粒细胞升高,比例多超过 10%。

4. 脑脊液 压力升高,约 5% 的患者压力超过 200 mmH$_2$O,外观微混或呈乳白色;白细胞数显著增多,达(50~200)× 10^6/L,其中嗜酸性粒细胞比例可高达 21%~70%;蛋白质含量轻度增高,糖和氯化物正常。约有 2.5% 的患者脑脊液中可找到蚴虫。

5. 免疫学检查 常用的有 ELISA 试验和金标法等,可检测血或脑脊液中的广州管圆线虫 IgG、IgM 抗体和循环抗原(CAg)。感染早期(1~40 d)阳性率较高,敏感性为 90.6%,特异性为 81.9%。6~12 个月则抗体下降,阳性率降低。

6. 影像学检查 肺部 X 线片及 CT 可显示肺部小结节影等表现;头颅 MRI 表现多种多样,脑脊髓膜内多发长条形影或结节状强化病灶和软脑膜强化是主要的表现。

7. 病原学 从脑脊液、眼或其他寄生部位进行病原学检查可查见本虫蚴虫或成虫,但阳性概率很小。

具备上述第 1～4 项可做出临床诊断,具备第 7 项为病原学确诊。第 5～6 项为辅助诊断项目。

【治疗】

1. 病原治疗 阿苯达唑(丙硫咪唑)每日 20 mg/kg,体重超过 60 kg 者按 60 kg 计算,分 3 次服用,连服 7～10 d。个别患者须酌情服用 2～3 个疗程。

2. 对症支持治疗 ① 颅压高者静脉滴注甘露醇,根据病情决定给药次数;② 可采用肾上腺皮质激素,病情较轻者亦可口服,剂量根据病情而定;③ 头痛严重者酌情给予镇痛剂;④ 酌情给予神经营养药物;⑤ 间断、低流量吸氧;⑥ 其他对症治疗。

3. 治疗中的具体问题 ① 凡眼部有虫者,应先经眼科医生治疗后,再予杀虫治疗;② 颅内压过高者(>300 mmH$_2$O)须先予降颅压治疗,待颅内压下降至一定水平后再予杀虫治疗。杀虫治疗结束后颅内压仍高者须继续降颅压治疗,并酌情应用肾上腺皮质激素。

【预后】

本病预后良好,多数患者于短期内自行恢复,病程数天至 1 个月。重症患者可死亡,病死率在 0.5% 以下。

【预防】

加强卫生宣教,注意饮食卫生,不吃生的或半生的螺类、虾、蟹;流行区灭鼠有积极预防意义。

十、中枢神经系统旋毛虫病

旋毛虫病(trichinosis)是由旋毛虫(trichinella spiralis)感染导致的人畜共患病。人因食用生的或半生的含旋毛虫包囊的猪肉而感染,主要累及消化道、肌肉,在较少的情况下也可累及中枢神经系统,表现为化脓性脑膜炎。

本病散在分布于世界各地,西欧和北美的发病率较高,国内主要流行于云南、西藏、河南、湖北、四川及东北等地。

幼虫具有很强的抗原性,在移行侵入肌肉时,其机械及代谢产物引起机体的免疫反应,导致炎症细胞浸润和骨骼肌破坏。成虫在小肠内寄生可引起十二指肠的充血糜烂。虽然旋毛虫的幼虫主要侵犯骨骼肌,但在少数情况下也可累及中枢神经系统,表现为脑膜严重充血,而脑脊液多无炎症细胞。脑组织可见水肿和点状出血,小血管有渗出和血栓形成。早期脑实质甚或脑脊液中可发现幼虫,幼虫周围有肉芽肿形成。

感染旋毛虫临床出现发热、肌痛和水肿;肌痛剧烈多波及全身,以腓肠肌和咀嚼肌最为严重,是本病特征性表现。眼睑水肿亦为本病重要的临床表现,可伴有结膜出血、水肿,水肿尚可累及全身,严重者可出现腹水。约 20% 患者有荨麻疹或猩红热样皮疹。

中枢神经系统的症状只在少数患者出现,均为严重感染,病死率相当高。早期多表现为头晕、腱反射减弱或消失以及脑膜炎症状,随着病情进展,70% 的患者出现定位体征及癫痫、偏

瘫、截瘫、脑神经麻痹、器质性精神病的表现。

治疗首选阿苯达唑,其疗效佳、副作用轻,对各期旋毛虫均有较好的杀虫作用。剂量为每日 24～32 mg/kg,分 2～3 次口服,连服 5 d 为 1 个疗程,必要时 2 个月后可重复 1～2 个疗程。一般服药后 2～3 d 患者体温即下降,肌痛明显缓解,少数病例服药后第 2～3 d 体温反升高,发生类赫氏反应,为虫体释放异体蛋白质所致。甲苯达唑目前在欧美国家仍普遍应用,剂量为 300 mg/d,分 3 次口服,连服 5～9 d,无明显副作用,其疗效与感染后的治疗时间有关。对累及中枢神经系统的患者可酌情使用肾上腺皮质激素,一般泼尼松用量 20～30 mg/d,连服 3～5 d,必要时可延长;也可用氢化可的松,100 mg/d,静脉滴注,疗程同上。

十一、中枢神经系统颚口线虫病

颚口线虫病(gnathostomiasis)是由颚口线虫(gnathostoma)的蚴虫侵入人体所致的疾病。该蚴虫可侵犯人体的大多数器官,临床上主要表现为游走性皮下结节,在少数情况下也可侵入脑部引起中枢神经系统损害。

颚口线虫共有 24 种,我国仅有棘颚口线虫、刚刺颚口线虫和杜氏颚口线虫感染人体的报道。

本病主要流行于泰国、日本、中国、印度、菲律宾、马来西亚、斯里兰卡、印度尼西亚、老挝、缅甸、越南等亚洲国家。尤以日本和泰国发病率较高,与其居民有食生鱼、以泥鳅作美容剂敷面或生食强壮剂的习惯有关。我国浙江、福建、上海等地区随着生食的意向在增加,其发病率亦随之增加。

本病的传染源为感染的猫或犬。人主要因食入含有蚴虫的鱼、蛙等中间宿主而感染,游泳时摄入感染的剑水蚤也可致病。此外,蚴虫也可直接从皮肤侵入,国内已有因敷贴生蛙肉而感染的病例。人群对本病普遍易感。

人并非该虫的适宜宿主,蚴虫在人体内移行可造成直接的机械性损害和炎症反应,虫体在脑和脊髓内移行可引起神经根脊髓炎、脑炎及蛛网膜下腔出血。虫体移行处可见直径较大的隧道,虫体周围有单核细胞、嗜酸性粒细胞等浸润,并可形成寄生虫性肉芽肿。

患者感染后一至数天可出现发热、乏力、皮疹、恶心、呕吐等症状,典型者 3～4 d 后出现游走性皮下结节,伴疼痛、瘙痒或红斑,当虫体侵入肺部、眼等器官时,尚可产生咳嗽、咯血及眼眶周围炎、虹膜炎、眼内出血等表现。

累及中枢神经系统以神经根脊髓炎、脑炎、蛛网膜下腔出血为主要表现,可出现剧烈的神经痛、肢体瘫痪、意识障碍和脑神经麻痹。发生蛛网膜下腔出血者表现为剧烈的头痛、脑膜刺激征。颚口线虫病的中枢神经损伤较血管圆线虫病为重,病死率达 2.5%～7.7%,13% 可留有中枢神经系统的后遗症。

诊断需结合流行病学资料与临床表现做出。来自流行区的患者,有生食或半生食淡水鱼、泥鳅、鳝鱼、蛙、蛇史,继之出现游走性皮下结节的患者要高度怀疑本病。中枢神经系统颚口线虫病有头痛、神经痛、意识障碍等表现。脑脊液可发现白细胞轻度升高,嗜酸性粒细胞比例增加,蛋白质含量亦可增加,但糖多在正常范围。免疫学特异性检测虫体抗原、抗体可协助诊断。头颅 CT 有时可见因虫体活动或移行引起的脑实质、脑

膜损伤,MRI可清晰显示受感染的中枢神经系统病变范围及严重程度。

脑型患者以药物治疗为主,少数采用手术治疗。常用治疗药物是阿苯达唑和伊维菌素两种。① 阿苯达唑:400 mg 口服,2 次/天,21 d 为 1 个疗程。② 伊维菌素:0.2 mg/kg,单剂量或双剂量(连服 2 d)。如发现颅内虫体,可做手术摘除而获痊愈。此外,肾上腺皮质激素对减轻脑水肿和炎症反应亦有一定帮助。

十二、中枢神经系统裂头蚴病

裂头蚴病(sparganosis)为寄生于犬和猫体内的绦虫(主要为迭宫绦虫)的蚴虫(裂头蚴)感染人体所致的疾病。裂头蚴在体内移行,可侵犯各种组织与器官,造成病变,以眼和脑裂头蚴病最为严重,危害最大。

裂头蚴病呈世界性分布,以日本、朝鲜、印度尼西亚及马来西亚等东南亚国家多见。国内见于广东、吉林、湖南、福建和海南等省。不同地区居民的生活习惯不同其感染方式也不相同。

人可因喝了未处理的含有剑水蚤的池水,生食或半生食感染裂头蚴的蛇、蛙而成为偶然宿主,引发裂头蚴病。河南省漯河等地曾因生食蝌蚪“败火”的习俗而出现了人裂头蚴病的暴发。此外敷贴含裂头蚴的蛙肉或蛇肉也可感染本病。

迭宫绦虫的蚴虫进入人体后,可穿过肠壁移行至各组织发育成 1~50 cm 长、2~4 mm 直径的白色弯曲的虫体。在中枢神经系统,虫体被囊壁紧密包裹,周围有巨噬细胞、单核细胞、新生毛细血管排列,形成炎性肉芽肿。

中枢神经系统裂头蚴病可发生于脑、脊髓或椎管内。脑裂头蚴病以侵犯额叶、顶叶较多见,也有侵犯颞叶、外囊、内囊、小脑和基底神经节者。临床表现酷似脑瘤,常有阵发性头痛史,严重时昏迷或伴喷射状呕吐、视物模糊、间歇性口角抽搐、肢体麻木、抽搐,甚至瘫痪等。国内报道的脑部裂头蚴病占裂头蚴病例数的 5% 左右,占脑部寄生虫病的 15.4%。脊髓和椎管内裂头蚴病更为少见,表现为肢体麻木、下肢轻瘫等。

来自流行区的有生食或半生食蛙和蛇或敷贴蛙肉、蛇肉者,如出现癫痫应考虑本病。CT 检查可发现:① 白质中低密度灶;② 结节状强化;③ 邻近的脑室扩张;④ 小点状脑内钙化;⑤ 脑皮质萎缩,对诊断很有帮助。MRI 表现:① T_1W 呈低信号,T_2W 呈稍高或等信号,冠状和矢状位增强图像呈现更清楚的梭形或柱形隧道样病变,即“隧道征”;② 聚集的小环状或串珠样强化;③ 不同阶段的病灶交替出现在同一层面的图像上;④ 病灶具有游走性。采用 ELISA 方法检测血或脑脊液中的裂头蚴抗体有助诊断,阳性率可达 80% 左右。本病需与肿瘤及其他肉芽肿性疾病相鉴别。

手术摘除是裂头蚴病最主要的治疗手段。手术中应注意务必将虫体尤其是头部取干净,如虫体头节断裂遗留会继续生长造成复发。对不能手术摘除的虫体,还可用 40% 的酒精和 2% 的普鲁卡因 2~4 ml 局部封闭杀虫。

对难以手术部位的裂头蚴病可予吡喹酮治疗,总剂量 120~150 mg/kg,2 d 内分服,必要时 1 周后重复 1 个疗程。同时给予肾上腺糖皮质激素,以减轻虫体破坏所致的过敏反应。

十三、中枢神经系统类圆线虫病

类圆线虫病(strongyloidiasis)是由粪类圆线虫(strongyloides stercoralis)寄生于人体引起的疾病。但当宿主存在免疫缺陷,大量蚴虫在体内播散时也可造成中枢神经系统损害。

累及中枢神经系统主要表现为发热、头痛、精神异常、假性脑膜炎、癫痫和肌无力。由于幼虫移行时可把肠道内细菌带入血中引起败血症,故偶尔亦可伴发细菌性脑膜炎。未经治疗的患者多数在短期内死亡。

对于确诊病例,应立即予驱虫治疗,并保持大便通畅,注意肛门周围洁净,防止自身感染。伊维菌素或噻苯达唑是治疗粪类圆线虫重度感染的药物,治愈率达 92%~94%。伊维菌素可治愈耐药的粪类圆线虫感染,先给予单剂量 200 g/kg,可减少幼虫的繁殖,但不能治愈;第 2 个过程为连续给药 2 d,以获得寄生虫学的治愈,粪涂片检查阴性。噻苯达唑 25 mg/kg,每天 2 次,连服 3 d,播散型感染患者连服 5~7 d,有的患者可获痊愈,应用时需注意其肝、肾毒性。此外也可试用阿苯达唑治疗,疗程可视病情而定。

第七节 神经结节病

陈向军

结节病(sarcoidosis,SA)是一种病因不明的多系统肉芽肿性疾病,可能是由基因易感人群暴露于不明抗原的一种过度肉芽肿性反应的结果。1877 年英国医生 Hutchinson 首次报道 1 例皮肤结节病。结节病累及全身各个系统,以肺部和胸内淋巴系统最为常见,神经系统受累较少见,不到 5% 的结节病患者侵犯神经系统,出现神经系统损害的表现,称为神经结节病(neurosarcoidosis,NS)。1% 的病例仅侵犯神经系统,称为孤立性神经结节病。近年来其发病率呈增高趋势,但关于该病的研究只有少量的报道。该病常无特征性症状及体征,临床表现多样,临床极易误诊。

【流行病学】

结节病是一种全球性疾病,所有种族、年龄、性别均可发病。70% 的患者发病年龄在 25~45 岁。在欧洲和日本,年龄超过 50 岁的女性是结节病的第 2 发病年龄高峰。年龄小于 15 岁或大于 70 岁者极少发病。大多数研究表明,妇女的患病率稍高一些,且发病率呈增高趋势。神经结节病平均发病年龄介于 33~41 岁之间,较其他类型结节病迟发。约 50% 的患者合并全身性疾病,30%~70% 出现神经系统症状。所有系统的结节病因为肺部、心脏或神经系统受累导致的死亡率为 1%~5%。

【临床表现】

神经结节病在神经系统任何部分均可受累,临床表现多样,脑神经、下丘脑和垂体是最常受累部位。临床表现主要取决于肉芽肿的位置和大小。

1. 脑神经病变 脑神经病变是其最常见的临床表现。任何脑神经均可能受到影响,多发性脑神经麻痹较常见。50%~75% 的成人神经系统结节病患者中出现脑神经病变,可能与结节性肉芽肿易侵犯基底部软脑膜,导致基底脑膜炎有关。常见的非特异性症状包括头痛、共济失调、疲劳、恶心、呕吐、认知功能障碍、抑郁、震颤等。最常受累的第Ⅶ对脑神经，可出现单侧或双侧面神经病变，表现为面神经麻痹或舌前 2/3 味觉减弱或丧失。Heerfordt 综合征是一种脑神经病变（主要是面神经），以葡萄膜炎、腮腺肿大、发热三联征为主要特征；该综合征高度提示结节病。约 38% 的患者可累及视神经，常发生在育龄女性，出现视神经炎、视神经乳头水肿、视野缺损与盲点扩大、视力下降等。与视神经相比，脑神经（Ⅲ、Ⅳ、Ⅵ）支配的眼外肌的影响较小。第Ⅷ对脑神经受累可导致听觉或前庭功能障碍，但它可能是无症状的，仅脑干听觉诱发电位检测到异常。

2. 无菌性脑膜炎　高达 40% 的患者可出现急性或慢性脑膜炎。可表现为发热、头痛、颈强直，有时表现为精神状态改变及多发性脑病。基底膜受影响时可出现脑神经病变。脑脊液检查可出现特征性改变。慢性脑膜炎较常见，需要长期治疗，而急性脑膜炎对糖皮质激素反应良好。

3. 下丘脑、垂体功能障碍　下丘脑和垂体功能障碍比较常见的，通常是由于室管膜下肉芽肿性浸润在第三脑室。随着性腺功能减退，尿崩症、高泌乳素血症、自主神经功能障碍是最常见的内分泌表现。

4. 颅内占位、脑积水　以颅内占位的形式发病者较少，可单发或多发。邻近脑实质或脑实质的肉芽肿表现可类似于胶质瘤、脑膜瘤。桥小脑角肉芽肿与神经鞘瘤表现相似。颅内占位可能是无症状的，但可以阻碍脑室系统，导致脑积水，也可引起癫痫发作。

5. 癫痫发作　7%~22% 的神经结节病患者中可出现癫痫发作，表现为全面性或局灶性发作。其病因包括脑膜浸润与皮质刺激、实质性肿块、下丘脑功能障碍相关的代谢紊乱，还可能与肉芽肿性小血管炎相关。脑电图有助于诊断。出现癫痫发作，通常需抗惊厥药控制。

6. 脊髓损害　在最近的一项研究中，约 14% 的神经结节病患者中出现脊髓损害。多呈亚急性或慢性病程。中枢结节病临床表现通常出现在诊断后 2 年，与脑结节病不同，脊髓结节病临床表现出现更晚，发病年龄更大，可引起蛛网膜炎、马尾神经功能障碍、硬膜内和硬膜外病变、髓内和髓外病变。临床表现包括腰痛、腿痛、无力、感觉减退或缺失、截瘫、大小便障碍等。脊髓 MRI 对脊髓损害的诊断具有较高价值。

7. 周围神经病　神经结节病患者中 4%~20% 发生周围神经病变，临床呈急性、亚急性或反复发作性，可发生于结节病的各个阶段。可表现为单神经炎、多发性神经根病变、吉兰-巴雷综合征、对称性多发性神经病等。尺神经和腓神经最常受影响，吉兰-巴雷综合征和多发性单神经病变常合并脑神经病变。临床表现为感觉异常、受影响肌肉无力或腱反射消失、神经痛。此外，患者可能会出现对称性感觉、运动神经病变。

8. 肌病　结节性肌病通常是无症状的，常在尸检中发现及确诊。有症状的肌病患者小于 1%，通常伴有其他系统的结节病。可表现对称近端四肢无力、肌肉疼痛和僵硬，偶尔可扪及结节。肌肉活检可明确诊断。血清肌酸激酶有时升高。

【辅助检查】

1. 实验室检查　血管紧张素转换酶（ACE）以往被认为与血压的调控有关，经研究证实，它是第 1 个被公认为活动性结节病的生化标志物。血清 ACE 升高可见于结节病，连续的血清 ACE 水平被作为结节病疾病进展的标志；少部分患者还可出现高钙血症、红细胞沉降率增快。当软脑膜受累时，脑脊液会出现如下改变：40%~70% 白细胞增多，以淋巴细胞升高为主；40%~73% 蛋白质升高；10%~20% 出现低糖；53% 出现寡克隆区带和 IgG 指数增高；24%~55% ACE 升高。但也有 1/3 的患者脑脊液检查可无特征性改变。脑脊液 ACE 识别神经系统结节病的特异性高（94%~95%），但不敏感（24%~55%）。类似于血清 ACE，脑脊液 ACE 水平正常不能排除结节病的诊断，然而，脑脊液 ACE 升高提示应进一步评估神经系统结节病的可能性。

2. 影像学检查　Sharma 基于过去 30 年 37 例神经结节病的分析，其中有 29 例显示胸腔内异常，故胸部 X 线可作为常规筛查手段。此外，还可行腹部彩超、心脏彩超等检查排外多系统结节病。CT 扫描可显示脑积水、颅内钙化，增强 CT 可显示肿瘤样病变邻近白质水肿或占位效应，但对于许多中枢性神经结节病的 CT 表现不如 MRI 敏感。MRI 是神经结节病首选的影像学诊断技术。软脑膜受累时 T_1WI 表现为弥漫性或结节性软脑膜增厚和强化。脑实质病变 T_2WI 可表现为多个小的、无强化的脑室周围白质或皮质下白质高信号，这种影像学改变也可在多发性硬化中观察到。不同于多发性硬化，神经结节病侧脑室周围白质病变，通常不会出现 Dawson 手指征。MRI 还能很好地显示脑神经受累，在增强 T_1WI 可表现为单向或双侧脑神经增粗或强化。垂体、下丘脑和硬脑膜受累也有类似影像学表现。神经结节病脊髓病变的影像学特点根据受累部位不同而改变。椎管内病变表现为在 T_2WI 高信号，T_1WI 低信号；椎管外病变，特别是软脊膜受累，通常表现为线性或小病灶强化。

3. 神经电生理检查　肌电图（EMG）和神经传导研究（NCS）可以提示大纤维神经病变和肌病。当周围神经受损，NCS 可以提示感觉或运动神经传导异常，表现为无/小电位和传导速度降低。经过适当的激素和（或）免疫抑制治疗，EMG 和 NCS 可以改善。视觉诱发电位、脑干听觉诱发电位和瞬目反射有助于脑神经病变的检测，35% 患者脑干听觉异常，43% 患者视觉诱发电位异常，而体感诱发电位很少检测到异常。脑电图可以检测由神经结节病引起的急性脑膜脑炎早期阶段和癫痫样放电。

4. 组织学检查　病变部位的组织学活检是诊断结节病的金标准。结节病的特征性病变是非干酪样上皮样细胞肉芽肿。上皮样细胞肉芽肿是由高度活化的单核吞噬细胞（上皮样细胞和巨核细胞）和淋巴细胞组成。巨噬细胞的胞质中可见包涵体，包含星形小体和绍曼小体。肉芽肿的组织形态学表现无特性，可见于分枝杆菌和真菌感染，或为异物或外伤的组织反应，亦可见于第三期梅毒、淋巴瘤等，应行鉴别。但在器官中见到同样的组织病变，结合临床资料，可诊断本病。

【诊断标准】

由于神经结节病发病率低，缺乏对其病因的认识，临床诊断标准难以构建。然而，J. P. Zajicek 等和 E. Hoitsma 等先后提出神经结节病的诊断标准，并对诊断进行分类，包括明确诊断、很可能诊断、可能诊断，可采用以下标准：① 神经结节病的临床表现;② 排除其他可能的原因;③ 神经系统组织活检证实;④ 中枢神经系统炎症的实验室检查结果:脑脊液蛋白质、细胞升高,存在寡克隆区带;MRI 提示结节性病灶,胸部影像学检查异常;血清 ACE 水平升高;⑤ 系统性结节病的证据。由于神经活检困难,只有在少数情况下可诊断明确,具备以上①、②、③可确诊神经结节病;①、②、④、⑤诊断为很可能神经结节病;仅具备①、②两项,不具备③、④、⑤项诊断为可能神经结节病。

【治疗】

目前尚无治愈结节病的方法,治疗仅仅是改变肉芽肿过程及其临床预后。神经结节病的治疗主要是基于临床经验,缺乏大型的前瞻性多中心研究。当前的治疗手段包括药物治疗、放射治疗和手术治疗,以药物治疗为主要手段。

1. 药物治疗

(1) 糖皮质激素:仍然是结节病的一线治疗药物。糖皮质激素治疗神经结节病确切机制尚不清楚,但可能是由于已知的抗炎和免疫调节作用。这些作用包括干扰白细胞和成纤维细胞,抑制白细胞进入炎症部位,抑制多种体液因子如参与肉芽肿形成中的细胞因子的释放。尤其是糖皮质激素能拮抗巨噬细胞的分化和抑制其功能,阻断细胞因子如 IL-1、IL-6 和肿瘤坏死因子的释放。糖皮质激素还可以通过与 T 细胞受体结合进而抑制 T 细胞活性。

一般情况下,起始剂量通常是 40 mg/d。由于神经结节病的激素剂量通常高于其他部位的结节病,故神经结节病推荐每日 1 mg/kg 的起始剂量。在严重的情况下,推荐静脉滴注甲泼尼龙,1 000 mg/d,维持使用 3 d,以达到高负荷的起始剂量;然后减量用泼尼松,每日 1 mg/kg,维持 6～8 周;此后以泼尼松 10～25 mg/d 或等效剂量的其他类型激素维持。急性起病患者的疗程通常为 3～6 个月,慢性病程患者可能需要低剂量激素维持数年。长期应用激素治疗应注意相关不良反应的发生,如高血压、糖尿病、骨质疏松、消化道溃疡、感染及神经精神症状等。

(2) 免疫抑制剂:当激素治疗 6～8 周效果不佳或不能耐受激素的不良反应时,可加用免疫抑制剂,如甲氨蝶呤、硫唑嘌呤、环孢素、环磷酰胺。

在安全性和有效性的基础上,甲氨蝶呤和硫唑嘌呤可优先使用。甲氨蝶呤是结节病的二线治疗药物。由于甲氨蝶呤有延迟效应,它必须联合糖皮质激素以迅速起效。一般推荐每周口服或皮下注射 10～25 mg。主要的不良反应包括贫血、中性粒细胞减少、肝功能异常、肺炎等,故需同时口服叶酸 1 mg/d,定期监测血常规、肝功能。硫唑嘌呤已被用于治疗激素难治性神经系统结节病,常用口服剂量为 2～3 mg/kg;潜在的不良反应与甲氨蝶呤相似,但硫唑嘌呤较甲氨蝶呤具有更高的感染率。

(3) 免疫治疗:作为第三线治疗。抗肿瘤坏死因子-α(TNF-α)生物制品如英夫利昔单抗和阿达木单抗已被用于治疗神经结节病。抗 TNF-α 治疗之前,应排除结核感染。关于阿达木单抗治疗神经结节病的数据较少,英夫利昔单抗较其更常用,通常推荐在第 1、3、5 周静脉注射 3 mg/kg 的负荷剂量,以后每 6 周给药一次。Sodhi 等回顾了 4 例神经结节病受试者,最初予环磷酰胺治疗病情仍迅速进展,随后用英夫利昔单抗治疗,4 例受试者临床症状快速好转,且影像学表现与临床反应一致,提示英夫利昔单抗治疗难治性中枢神经结节病可能比环磷酰胺更有效,但仍需大型的前瞻性研究来进一步证实。

2. 放射治疗 对于药物治疗效果不佳或有手术禁忌证的情况,推荐颅脑放射治疗。Bruns 等报道了 1 例原发性肺结节病合并孤立性中枢神经结节病的病例,MRI 显示左侧基底节明显结构性病变,手术治疗后继续口服糖皮质激素,但效果不佳,故予 20 Gy 低剂量颅脑放射治疗,病情获得稳定。

3. 手术治疗 当出现脑积水时可行脑室腹腔引流术。对于脑实质或脊髓占位性病变可行手术去除占位,术后需继续口服激素治疗。

【预后】

急性或亚急性起病的患者比慢性病程患者预后好。尽管 32% 的脑神经病变或无菌性脑膜炎可能会复发,但其预后是最好的。周围神经病变、慢性脑膜炎、癫痫发作通常表明慢性病程,预后差。然而,由于对神经结节病发病率低,对其认识不够和对该疾病的报道少,其误诊率、漏诊率仍较高,亟须神经科医师引起注意。

参 考 文 献

[1] BIHAN H, CHRISTOZOVA V, DUMAS J L, et al. Sarcoidosis: clinical, hormonal, and magnetic resonance imaging (MRI) manifestations of hypothalamic-pituitary disease in 9 patients and review of the literature[J]. Medicine, 2007, 5(5): 259-268.

[2] BRUNS F, PRUEMER B, HAVERKAMP U, et al. Neurosarcoidosis: an unusual indication for radiotherapy[J]. Br J Radiol, 2004, 77(921): 777-779.

[3] HEBEL R, DUBANIEWICZ-WYBIERALSKA M, DUBANIEWICZ A. Overview of neurosarcoidosis: recent advances[J]. J Neurol, 2015, 2(2): 258-267.

[4] HUTCHINSON J. Statement on sarcoidosis. Joint Statement of the American Thoracic Society (ATS), the European Respiratory Society (ERS) and the World Association of Sarcoidosis and Other Granulomatous Disorders (WASOG) adopted by the ATS Board of Directors and by the ER[J]. Am J Respir Crit Care Med, 1999, 160: 736-755.

[5] LURY K M, SMITH J K, MATHEUS M G, et al. Neurosarcoidosis-review of imaging findings [J]. Semin Roentgenol, 2004, 4(4): 495-504.

[6] ROBERT N S, MEGHAN K H, DEBRA G E, et al. Neurosarcoidosis: clinical features, diagnosis, and management [J]. Am J Ther, 2013, 3(3): 292-299.

[7] SODHI M, PEARSON K, WHITE E S, et al. Infliximab therapy rescues cyclophosphamide failure in severe central nervous system sarcoidosis [J]. Respir Med, 2009, 2(2): 268-273.

[8] SOHN M, CULVER D A, JUDSON M A, et al. Spinal cord neurosarcoidosis[J]. Am J Med Sci, 2014, 3(3): 195-198.

[9] VALEYRE D, PRASSE A, NUNES H, et al. Sarcoidosis [J]. Lancet, 2014, 9923(9923): 1155-1167.

[10] ZAJICEK J P, SCOLDING N J, FOSTER O, et al. Central

nervous system sarcoidosis — diagnosis and management [J]. QJM, 1999, 2(2): 103-117.

第八节 脑-脊蛛网膜炎

吕传真

脑-脊蛛网膜炎系指颅腔或脊髓腔内的蛛网膜非特异性炎症性疾病,病因众多。

【病因与病理】

1. 病因 常见的病因为蛛网膜感染或脑膜炎。非特异性蛛网膜炎的病因不清,一般认为可能与下列因素有关。

(1) 感染:病毒感染或继发于头面部或口腔感染。

(2) 外伤:蛛网膜炎也可能由于外伤、出血粘连而引起,当颅脑或脊髓损伤时,可引起颅内或脊髓的软膜、蛛网膜不同程度的破裂、出血,继发性引起蛛网膜增厚与粘连或囊肿形成。

(3) 化学药物的刺激:如碘油造影或鞘内药物注入,由于所用药物的刺激可引起脑脊髓蛛网膜炎症。

(4) 物理因素:如髓核脱出的刺激、髓外肿瘤的压迫等均可引起脊髓蛛网膜炎。

(5) IgG4相关性脑脊膜炎:属IgG4相关性(IgG4-RD)神经系统疾病的一部分,病变累及颅底脑膜、脊膜、脊髓、脊神经根引起蛛网膜增厚,与脊髓、脊神经根粘连,或形成蛛网膜囊肿,重者可引起椎管不同程度阻塞。

2. 病理 蛛网膜炎病理表现为病变的蛛网膜增厚,呈乳白色,混浊,正常的光泽消失,晚期可形成坚韧的纤维瘢痕组织。在增厚的蛛网膜中,有时有囊肿形成,可压迫脑组织或脊髓。囊肿内含无色或淡黄色液体,其蛋白质定量往往增高。此外,病变的蛛网膜可与软脑脊膜粘连,有时与脑神经或脊神经根粘连,伴有小血管增生,软膜血管壁同样有炎性细胞浸润,呈动脉炎状。然而与硬脊膜很少粘连,但在少数病例中,硬膜外脂肪也有炎性反应,弥漫性蛛网膜炎可有进行性加重的多脑神经损害和多节段脊髓损害表现,且范围很大。

【临床表现】

蛛网膜炎可发生于任何年龄。临床表现为慢性、急性或亚急性起病;根据受累范围可分为局灶性或弥漫性两大类型,即局灶性蛛网膜炎和弥漫性蛛网膜炎。

1. 局灶性蛛网膜炎 好发于颅底或脊髓的腰骶段、颈段及胸段,可有急性感染病史或发热,相隔相当时间后患者出现头痛、颅内压增高或持续性腰腿痛,疼痛呈放射性,并有较明显而相对固定的感觉障碍和不同程度的肢体运动障碍。累及脑神经或脊神经根时,可出现相应的按神经分布的下运动神经元瘫痪,左、右可以不对称。当与脊膜粘连、脊膜增厚或囊肿形成时,可压迫脊髓,最终出现痉挛性的下肢瘫,并有括约肌功能障碍。伴有囊肿时,可压迫邻近组织,临床表现与占位病变相似,但病程中常有缓解期,有时症状可明显好转。当囊肿增长到一定程度时,即可出现相应组织受压症状,如脑桥小脑角占位或脊髓压迫的症状;若作腰椎穿刺则可见脑脊液呈无色透明或淡黄色,白细胞数正常或略增高,蛋白质含量增

高。影像学可显示椎管腔完全或部分阻塞,或分散呈串珠状,有时有缺损阴影。单纯局部粘连的蛛网膜炎仅局限于数根脑神经或几个脊髓节段,临床表现为节段性的感觉障碍,括约肌功能障碍不明显,但可有根痛,或其相应节段的肌肉萎缩及无力。

2. 弥漫性蛛网膜炎 以中年人较多见。性别差异不明显。病变往往弥散于颅底和胸腰段脊髓,并产生粘连。由于病程缓慢,患者常不能回忆发病初期的情况,于数月到数年内逐步出现感觉异常、过敏及麻木。病变范围较广泛者同时累及脑神经、颈段、胸段及腰段,神经根分布弥漫,可出现多发性节段性感觉障碍。也可为逐渐进行性感觉水平上升或下降,有束带状感觉。运动障碍表现为逐渐进行性肌无力或瘫痪,常伴有肌萎缩。整个病程可时好时坏,有波动性。自症状开始到瘫痪可长达4~5年。脑蛛网膜炎者,腰椎穿刺可有颅内压增高,脑脊液有轻度细胞和蛋白质增高。

【实验室与影像检查】

周围血常规检查多数正常。脊蛛网膜炎者,可有广泛粘连,所以脑脊液压力都很低,脑脊液呈无色透明或略带淡黄色;白细胞数可增高,以淋巴细胞为主;蛋白质含量明显增高。椎管阻塞者,脑脊液压力偏低,压颈试验阳性;脑脊液蛋白质升高,可达1.0~2.0 g/L;糖正常或降低,降低的群程度与病变性质有关,结核性与肿瘤性蛛网膜炎者均见脑脊液糖含量显著降低,尤以肿瘤性蛛网膜炎者为著;氯化物正常。疑有IgG4相关性脊髓膜炎者,鞘内IgG含量增高,应作血清IgG亚型定量分析。头颅和脊髓MRI检查可见颅底脑膜和脊膜增厚,部分患者有囊肿形成。

【诊断与鉴别诊断】

脊髓蛛网膜炎病程一般较长,进展缓慢,如形成囊肿,可有缓解期。弥漫性粘连性蛛网膜炎,往往不只侵犯一个神经根,症状较分散,感觉障碍范围较广,水平不固定、易变;运动障碍较为明显,常伴有肌萎缩。但应与下列疾病鉴别。

(1) 慢性脑脊髓膜炎:常继发于化脓性、结核性脑膜炎急性期治疗不彻底的或治疗不完全者,往往有脑膜炎病史或有全身其他部位结核的病史,应予重视。

(2) 椎间盘突出:好发于中年人,根痛明显,有时有手、前臂或下肢的肌萎缩及病理反射阳性或阴性。脑脊液中蛋白质定量正常或轻度增高,白细胞正常。颈段病变时,颈椎X线平片可见病变椎间隙狭窄,正常颈曲消失;腰段病变时,可见腰椎间盘突出或椎间隙狭窄。脊柱MRI检查可见相应节段椎间盘突出和神经根压迫。

(3) 脊髓肿瘤:原发性或转移性均有可能。起病缓慢,有慢性进行性脊髓受压症状。脑脊液中细胞数正常,蛋白质含量明显增高,脑脊液有时呈淡黄色。脊髓MRI和增强MRI检查可以明确诊断。

(4) IgG-4相关性脑脊髓膜炎:本病是一种自身免疫性疾病,2003年首次报道,多见于中老年人,平均发病年龄55~59岁。此病为全身性疾病,除累及脑膜、脊膜外,还可累及垂体产生垂体炎,累及甲状腺、心脏、肾脏等,并产生相应脏器损害的症状和体征。腰椎穿刺脑脊液检查,可见蛋白质增高,糖和氯化物正常。头颅和脊髓MRI可见脊膜增厚,有粘连或囊肿形成。

【治疗】

内科治疗为主。如有囊肿形成或局部有粘连的脊髓蛛网膜炎,可作囊肿摘除或粘连分离术,术后辅以药物治疗。如为弥漫性粘连性蛛网膜炎,由于病变范围甚广,故不易进行手术治疗。常用的内科治疗有:糖皮质类固醇激素、抗生素(按可疑感染选用,抗结核药物最常选用),初期可静脉滴注,此后改为口服。认为是 IgG4 免疫相关性脑脊膜炎者,在急性期应用糖皮质激素后可口服硫唑嘌呤等维持。此外,亦可加用鞘内注射地塞米松及链球菌去氧核酸酶。康复治疗可根据病变部位及神经功能损害情况进行。治疗过程中应重视对截瘫的护理,注意和预防尿路感染及压疮发生。

参 考 文 献

[1] 吕传真,周良辅.实用神经病学[M].4 版.上海:上海科学技术出版社,2014.

[2] ABDELRAZK M A, VENA N, STONE J H. IgG4 – related disease of central and peripheral nerves system[J]. Lancet Neurol, 2018, 17: 183 – 192.

[3] GHABLY J G, BOTHWICK T, O'NEIL T J, et al. IgG4 related disease: a primer on diagnosis and management[J]. Ann Allergy Asthma Immunol, 2015, 114: 447 – 454.

第九节 朊 粒 病

吕传真

朊粒病(prion disease)是感染性蛋白(infectious protein)所引起的一组神经变性病,属蛋白异构性疾病的一组。朊病毒(prion)是一类亚病毒,它比病毒还要小,直径为 10~20 nm,长度为 100~200 nm;它存在于正常细胞内,称为正常细胞朊粒蛋白(cellular prion protein, PrPc);当在某种刺激条件下,该蛋白转化为羊瘙痒病朊粒蛋白(scrapie prion protein, PrPsc)。正常的 PrPc 分子量为 30 000~33 000,结构为 3 个 α 螺旋结构和 2 个平坦的 β 结构所组成;致病的 PrPsc 分子量为 27 000~30 000,由 2 个 α 螺旋结构和多个平坦的 β 结构所组成。PrPsc 在细胞内的沉积即可引起蛋白粒子病。由于该病的主要病理改变为大脑皮质、纹状体的海绵状改变和可以传递等特点,故亦被称为可传递性海绵状脑病(transmissible spongiform encephalopathy, TSE)。本病曾被称为"朊蛋白病""慢病毒病"等。从 2003 年起,我国国家疾病预防控制中心将其纳入全国性监测的唯一的非传染性神经变性疾病。随着对该病研究的进展,人们有了新的概念:① 朊粒病是目前认识的唯一没有核酸参与的感染源病;② 朊粒病可以表现为感染性、遗传性和散发性,它们的表现有很大差异;③ 朊粒病是由异常 PrPsc 的沉积所引起,临床表现的差异与它的前体 PrPc 有关;④ PrPsc 表达的差异与各疾病的特殊性有关,但是各 PrPsc 为何有不同的表达,为何沉积部位不同的原因仍不清楚,推测与朊粒蛋白基因(PRNP)的实质有关。

【分类】

朊粒病一般分为人类朊粒病和动物朊粒病,详见表 3-4-9-1。

表 3-4-9-1 朊粒病的分类

(一) 人类朊粒病
1. Creutzfeldt – Jacob 病(CJD,亦称为皮质纹状体脊髓变性)
 (1) 散发性 CJD
 (2) 家族性 CJD
 (3) 新变异型 CJD
 (4) 医源性 CJD
2. Gerstmann – Strausser – Scheinker 病(GSS 病)
3. 库鲁(Kuru)病
4. 致死性失眠症
 (1) 家族性
 (2) 散发性
(二) 动物朊粒病
1. 羊瘙痒病(scrapie)
2. 牛海绵状脑病(bovine spongiform encephalopathy, BSE)
3. 貂类动物可传递性脑病(transmissible mink encephalopathy)
4. 鹿、骡、麋等动物的慢性消耗性疾病(deer, mule, elk chronic wasting disease)
5. 猫科动物海绵状脑病(feline spongiform encephalopathy)
6. 外来有蹄类动物(exotic ungulate)脑病

一、散发性 Creutzfeldt – Jacob 病

Creutzfeldt – Jacob 病于 1920 年首先由 Creutzfeldt 报道。1921—1923 年 Jacob 报道了 5 例类似病例,1923 年被 Spielmeyer 命名为 Creutzfeldt – Jacob 病,简称为 CJD。1940 年起,又根据其病理特点命名为皮质纹状体脊髓变性,亦称为亚急性海绵状脑病(subacute spongiform encephalopathies)。

【病因与病理】

1. 病因 不清楚。正常人的 PrPc 变为 PrPsc 后,通过内源性神经毒的作用,引起脑内的神经元凋亡和缺失。DNA 的分子生物学研究显示,CJD 的发病虽然没有明显的遗传性,但有明确的分子生物学基础。在朊粒蛋白基因 129 密码子甲硫氨酸(methionine)、缬氨酸(valine)多态性和朊粒蛋白两种类型(1 型和 2 型)的基础上,目前已将 CJD 按不同的分子类型,分为 MM1、MM2、MV1、MV2、VV1、VV2 6 种类型,其中 MM1 和 MV1 最多,占 70% 左右,其次为 VV2 型,约占 25%。随着各分子类型的差异,临床表现亦有所不同。

2. 病理 病理学检查表现如下。

(1) 大体观:见不同程度的大脑半球弥漫性萎缩,脑沟变宽,脑回变窄。剖面除进一步证明脑皮质、基底节萎缩外,脑室呈对称性扩大。脑干、小脑、脊髓外观基本正常。CJD 脑萎缩特点是对称性大脑萎缩。极严重病例可有纹状体、丘脑萎缩,但大脑白质外观通常正常。

(2) 显微镜检查:① 海绵状变性,主要位于大脑灰质,严重者纹状体、脑干以及小脑分子层也可出现。大脑灰质深层呈多数小空泡,圆形、椭圆形、不规则形等,有的互相融合,小者直径仅 1~2 μm,大者可达 50 μm。早期仅见于大脑灰质深层,严重者可延及大脑灰质全层。这种小空泡往往位于神经细胞或胶质细胞周围,很少位于神经细胞内。海绵状变性多与神经细胞脱失、星形胶质细胞增生并存。急性发病、进展迅速者海绵状变性较慢性发病和进展缓慢者为重。② 神经细胞脱失,大脑灰质神经细胞呈弥漫性脱失,以第 3 层和第 5 层最为明显,枕叶尤为突出。丘脑背内侧核、前核、外侧核细胞脱失也相当严

重。尾状核、壳核、带状核改变程度与丘脑内侧核相似。苍白球、丘脑下乳头体改变轻微。海马 Sommer 区不受侵犯。多数 CJD 患者小脑有改变,其中,颗粒层细胞损失程度重于浦肯野细胞。小脑诸核细胞正常,偶可见齿状核轻微改变。病程长者浦肯野细胞可有鱼雷状结构形成。脑干除桥核外,均正常。红核、黑质、网状核及脑神经核正常。前角细胞可呈现单纯性萎缩,染色质溶解或凝集,而前角细胞脱失不明显。病程越长神经细胞脱失也越严重。反之,在迅速死亡或仅仅是脑活检的病例,很难判定是否有神经细胞脱失,特别是在海绵状变性不明显的标本中,尤为困难。③ 胶质细胞增生,不论是急性或慢性进行性的病例,胶质细胞增生十分突出;以星形胶质细胞为主,病程经过缓慢者尤为突出。但其增生程度并不与神经细胞脱失平行,有时尚可见到肥大细胞和胞质不规则的星形胶质细胞,通常看不到小胶质细胞增生、胶质结节和神经细胞被吞噬现象。④ 白质改变,在慢性而病程较长的 CJD,往往能看到大脑白质、脑干、小脑和脊髓的白质纤维髓鞘坏变。内囊纤维通常不被侵犯。海马回、穹隆和视神经改变轻微。脊髓后根节、周围神经质和自主神经质均正常。⑤ 淀粉样斑块("florid 斑"),主要见于小脑分子层,其次是齿状核、顶叶、杏仁核、GoⅡ核、三叉神经脊核和脊髓后角。淀粉样斑块中心部由无结构或颗粒状、大小不等的被称为 PSA 着色的物质组成;刚果红亦可着色。CJD 病程短于 6 个月者,看不到这种斑块,病程长于 15 个月的散发性 CJD 及家族性 CJD,脑内可见到淀粉样斑块。

(3)电镜检查:可见神经细胞突起的终末端及突触间隙不清,突触小泡明显减少。界膜状空泡变性(membrane bound vacuole)。髓鞘变薄、轴质空化。星形胶质细胞增生,其胞质内可见大量的次级溶酶体,偶可见到 Rosenthal 纤维。淀粉样斑块由 7~10 nm 大小的物质组成,混有 10~100 nm 大小的浓染的颗粒,偶可见到坏变的神经细胞突起和星形胶质细胞突起散在此斑块内。

(4)免疫组织化学检查:应用抗人 PrP175、PrP175,185、PrP109,112、PrP220,231 单克隆抗体作免疫组化检测,可证实 PrPsc 蛋白在中枢神经组织中的存在和分布,并以此阳性结果为诊断和鉴别其他原因所引起的痴呆提供依据。

(5)其他:近年来,随着分子生物学技术的发展,已应用脑脊液作实时定量 PCR(RT - QuIc)法检测朊粒蛋白基因的多态性分布,检测阳性率 95%,特异性为 98.5%;能区别 MM1 型与 MM2 型的阳性率为 94%,区分 VV1 与 VV2 型的为 80%。

【临床表现】

CJD 为一组进行性痴呆伴其他神经症状的变性疾病,85% 为散发性,10%~15% 为家族性。散发性 CJD 分布于世界各地,年发病率为 1.0~1.5/100 万。随着诊断技术和认知水平的提高,疾病发生率似有增高趋势。我国报道的病例增多尤为明显。最高的年发病率为 3.4/100 万。据统计,美国每年有 300 例,我国的资料尚不清楚。

散发性 CJD 起病年龄 55~75 岁,平均 67 岁。CJD 的主要临床表现为急性、亚急性或慢性的进行性痴呆,导致记忆丧失、人格改变和幻觉,伴言语损害、肌阵挛、平衡协调不能、步态蹒跚、强直姿势和抽搐发作等神经症状和体征。按病程和症状演变,本病可分为 3 个临床时期。① 初期,主要表现为头昏、乏力、易疲劳(40%)、注意力不集中、失眠、抑郁不安、记忆困难

(45%)等。此期易被误诊为神经症或轻度抑郁症。有时尚伴有头痛、头重、眩晕、视物模糊或共济失调的神经症状。② 中期,亦称痴呆肌阵挛期。此期记忆障碍尤为突出,常出现患者外出找不到家,迷路,人格改变,直到痴呆。有的患者伴有失语、失认、失行、四肢肌力增高、腱反射亢进、Babinski 征阳性。有的出现多动或癫痫发作、轻偏瘫、视力障碍、小脑性共济失调、肌强直等,少数病例也可出现肢体肌肉萎缩。此期约 2/3 的患者出现肌阵挛。③ 晚期,呈现尿失禁,无动性缄默或去皮质强直。往往因压疮或肺部感染而死亡。CJD 患者平均成活半年,85% 于发病后 1 年死亡。少数可于发病后 3 周以内或长至 8 年以上死亡。

实验室检查可见周围血细胞数正常,血液生化检查正常。脑电图检查可见弥漫性异常,以周期性尖-慢复合波的三相尖波为特征。脑电图的异常以经典 CJD 为突出。脑脊液常规检查正常,14 - 3 - 3 蛋白检测具有诊断价值,其敏感性高达 97%,特异性为 80% 左右,若作定量检测(以 9 g/L 为阳性)意义更大。头颅 MRI 检查可表现为:① 尾核和壳核 T_2W 高信号;② 弥散加权成像(DWI),25% 的患者中可有皮质高信号,70% 的患者有皮质和皮质下异常,呈花边状分布(称花边征),5% 的患者有皮质下异常。丘脑部的 MRI 异常信号见于散发性 CJD,但更常为变异形 CJD。

变异型 CJD 发病年龄轻,往往以精神症状、行为异常起病,进展较慢,病期为 13~14 个月。70% 以上的患者在头颅 MRI 可见到皮质异常信号,DWI 上可见花边状改变,T_2W 异常信号分布于丘脑后部、岛叶、海马或顶枕叶,称为丘脑枕征(pulvinar sign),此为特征。脑电图检查没有弥漫性周期性尖慢复合波的出现。

【诊断】

根据亚急性起病,年龄在 50 岁以上,进行性痴呆,伴有基底节损害的神经系统体征;脑电图检查中见到弥漫性周期性尖慢复合波;脑脊液中 14 - 3 - 3 蛋白含量升高;MRI 头颅异常发现等特征,可拟诊为散发性 CJD。然而,临床上常需将普通的经典散发性 CJD 与变异型 CJD 进行鉴别。随分子生物学技术的发展,经典与变异型 CJD 有时亦有交叉。散发性 CJD,经典的 MM1、MV1 型表现为起病年龄较大,进展性痴呆病程在 5 个月左右,有明显的周期性尖慢复合波发放的脑电图改变和皮质及双侧基底节的 MRI T_2W、DWI 上的异常信号和脑脊液中 14 - 3 - 3 蛋白阳性。变异型 CJD 则起病年龄轻,以精神症状和行为障碍起病,病程较长,在 1 年以上,脑电图没有周期性尖慢复合波,头颅 MRI 仅在丘脑后部或岛叶或相应皮质有异常表现。

1998 年,WHO 提出了 CJD 的诊断标准,主要如下。

(1)进行性痴呆。

(2)有下列 4 项中的 2 项:① 肌阵挛;② 锥体束和(或)锥体外系体征;③ 视觉和(或)小脑功能障碍;④ 无动性缄默。

(3)典型的脑电图异常或脑脊液蛋白增高,以及病程小于 2 年。

(4)能除外其他疾病。

2007 年,美国加州旧金山大学制订的标准包括以下方面。

(1)快速进展的痴呆。

(2)下列 6 组症状/体征中有 2 项:① 肌阵挛;② 锥体束

和(或)锥体外系体征;③ 视觉障碍;④ 小脑功能障碍;⑤ 无动性缄默;⑥ 局灶性皮质受损的症状(失语、失用、偏侧否认、黑矇等)。

(3) 典型的脑电图异常和(或)典型的 MRI 改变。

(4) 必须除外其他诊断的可能。

2009 年,欧洲亦制定了 MRI - CJD 的共悉标准,几乎与加州的 CJD 诊断标准一致,但特别强调了 MRI 的诊断价值。

为应用简便起见,我们建议:具备下条件者可临床主诊断为 CJD:① 2 年内的进行性痴呆;② 无动性缄默,伴或不伴肌阵挛、视力改变、小脑症状;③ 脑电图有特征性周期性同步放电;④ 脑脊液中 14 - 3 - 3 蛋白含量升高;⑤ 特征性 MRI 异常(花边征)。具备以上条件者可临床诊断散发性 CJD。具备家族史者拟诊为家族性 CJD。如患者接受活检,发现海绵状变性和 PrPsc 者,则诊断为肯定 CJD。

临床上本病仍需与 Alzheimer 病、家族性周期性发热综合征,以及神经元内包涵体病等少见神经系统疾病相鉴别。

【防治】

目前,CJD 仍属于无法治愈的致死性疾病。CJD 患者能否直接传染给人,目前不能得出确切结论,但仍应注意:① 医务人员或实验室工作者,若皮肤破损暂勿接触患者或实验材料;② CJD 患者用过的注射器及检查器材等,尽可能一次性处理;③ CJD 患者脑活检器械应设标记,每次均要高压消毒;必要时可放入 5.25% 次氯酸钠浸泡 60 min 以上。

近年来,随着全球对疯牛病的注意和控制,变异型 CJD 亦逐步消失。然而,各国,包括我国所见的年轻 CJD 患者,当不属变异型 CJD,而是少见的经典型 CJD 亚型,很可能是 VV1 类型,不应该误认为变异型 CJD。

二、变异型 Creutzfeldt - Jacob 病

变异型 CJD 是 1996 年首先在英国报道。1995—2004 年,英国共报道了 147 例,法国 7 例,加拿大、意大利、爱尔兰和美国各报道 1 例,所有非英的病例均有在英国生活的历史。因此可认定此型 CJD 均来自英国。英国发生变异型 CJD,由牛的海绵状脑病传染给人类所致。其临床和病理特点与经典 CJD 有区别,基本差异见表 3 - 4 - 9 - 2。近年来欧美国家未有新病例报道。

表 3 - 4 - 9 - 2 散发型 CJD 与变异型 CJD 的临床表现和病理特点的差异

项目	散发型 CJD	变异型 CJD
平均死亡年龄(岁)	68	28
平均病期(月)	4~5	13~14
临床症状和体征	痴呆,早期神经症状和体征	精神症状,行为异常明显,痛觉异常神经体征较晚出现
周期性尖慢复合波型脑电图	常有	常没有
MRI 上"丘脑枕征"	没有报告	>75%有
神经病理的"florid 斑"	很少或没有	大量
免疫组化染色	沉积有差异	大量沉积
淋巴样组织存在	没有	有

三、Kuru 病

Kuru 病是见于太平洋岛国巴布亚新几内亚的一种传播性疾病。该国东部高原的 Fore 族居民,流传食用死人肉的传统仪式,一些人在食用了患病尸体肉之后得此病,其患病率高达当地居民的 1%。本病的主要临床特征为,严重的小脑共济失调,伴有不自主多动症,包括舞蹈样指划动作、肌阵挛、震颤、构音不良、斜视等。病的后期出现智力障碍、额叶释放体征。患者的脑组织明显萎缩呈海绵样变,脑皮质内神经元缺失及胶质细胞增生。从病脑能分离出朊粒微粒,且具有可传染给其他灵长类动物及人的特点。近年来,随着时代的发展,当地居民食死人肉的陋习已得到改正,本病传播情况亦有好转。

四、Gerstmann - Strausser - Scheinker 病

Gerstmann - Strausser - Scheinker 病(GSS 病)是一种少见的遗传性脊髓、小脑退行性病变。复旦大学附属华山医院有一例报道。本病一般发生于中年以后,以进行性小脑功能失调起病,表现为运动不稳、行动笨拙、不协调、步履困难。随病程进展,小脑症状不断加剧,出现构音不良、共济失调、眼球震颤,甚至帕金森病样的所有症状。听力减退或耳聋,眼球同向凝视麻痹,视力严重减退甚至失明。与 CJD 不同的是,痴呆及肌阵挛很少出现。

分子遗传学研究发现,本病的 *PrP* 基因都有突变。最多见的为位于密码子 102 处的脯氨酸(Pro)被亮氨酸(Leu)所替代。另外,也有 117 密码子处的丙氨酸(Ala)被缬氨基酸(Val)所替代,131 密码子处的甘氨基酸(Gal)被缬氨酸所替代,129 密码子处的甲硫氨酸(Met)的杂合性改变及 198 密码子处的点突变等。由于本病较少见,临床积累的资料还不多,有关分子遗传学分析尚有待继续研究观察。从总体上观察,初步认为共济失调与密码子 102 处的突变有关,而痴呆与共济失调则与 117 处的突变有关。

五、家族性致死性失眠症

家族性致死性失眠症(fatal familial insomnia,FFI)为一种常染色体显性遗传性疾病,世界各国均有报道,我国亦有数例报道。临床特征为中、老年发病的顽固性失眠伴交感神经功能亢进和神经内分泌紊乱。神经系统表现为运动功能失常、震颤、肌阵挛、共济失调和腱反射亢进、僵直等。痴呆不明显,但有记忆减退、注意力不集中等较轻的认知障碍。常有梦境状态。实验室检查常无阳性发现。1/3 的患者可有三相波的脑电异常。头颅 MRI 可见弥漫性脑萎缩,无典型 CJD 样改变。

本病的诊断较为困难,肯定诊断依赖于病理学的脑组织海绵状变和免疫组化的 PrP 蛋白印迹阳性。本病预后差,尚无特殊治疗。

参 考 文 献

[1] 林世和,于雪岩,孙瑞红,等. 脑脊液神经蛋白质对临床拟诊 Creutzfeldt - Jacob 病的早期诊断价值[J]. 中华神经杂志,2007,40(4):253 - 256.

[2] 吕传真,周良辅. 实用神经病学[M]. 4 版. 上海:上海科学技术

出版社,2014：630-633.

[3] 吕传真.蛋白粒子病[M]//王新德.现代神经病学.北京：人民军医出版社,2008：669-672.

[4] CALI I, CASTELLANI R, YUAN J, et al. Classification of sporadic Creutzfeldt-Jacob disease revisited[J]. Brain, 2006, 129(Pt9)：2266-2277.

[5] FOUTZ A, APPLEBY B S, HAMLIN C, et al. Diagnostic and prognostic value of human prion detection in cerebrospinal fluid [J]. Ann Neurol, 2017, 81(1)：79-82.

[6] GESCHUIND M D. Prion disease[J]. Continumm, 2015：1621-1638.

[7] PRUSINER S B. Shattuck lecture-neurodegenerative disease and prions[J]. New Eng J Med, 2001, 344：1516-1526.

[8] TSCHAMPA H J, KALLENBERG K, LCRBACH H, et al. MRI in the diagnosis of sporadic Creutzfeldt-Jacob：a study on inter-observer agreement[J]. Brain, 2005, 128：2026-2033.

第五章　颅脑损伤

第一节　概　述

顾连平　刘耀华　楼美清

创伤性脑损伤(traumatic brain injury,TBI)是一种常见的创伤,无论平时还是战时皆占全身各部位创伤总数的20%左右,其发生率仅次于四肢创伤,而病死率和病残率却居首位。TBI涉及的领域较为广泛,准确的流行病学资料仅见零散报道,缺少权威和系统性的数据,因而需加强其流行病学方面数据的收集,以便有针对性地提出有效的对策和措施并加以防控,从而减轻其危害。

TBI发生率与社会经济发展显著相关,发达国家交通设施完善,法律法规严密,而不发达国家的交通运输机动化程度较低,创伤发生较少且严重程度较低,目前发展中国家虽然经济快速发展,但道路改善相对滞后且交通安全管理明显不足,与此相关的交通事故发生率显著增高。随着经济全球化的发展,TBI发生率快速上升,主要的原因是低收入及中等收入国家机动车的使用率上升导致。而在发达国家,特别是老龄化比较严重的国家,摔倒是导致TBI的重要原因,其他原因主要包括暴力和运动损伤。

每年超过1 000万例TBI患者死亡或者需住院治疗。仅在美国,每年估计有1 565 000例TBI患者,导致200万人次急诊和30万人次住院治疗,51 000例死亡,花费超过765亿美元。美国2003年约530万人发生TBI。在欧盟,2014年50 740万人口中约250万人新发TBI,其中100万例住院,约75 000例死亡。

我国TBI的主要原因是交通事故。在大量建筑项目的开展过程中,高处坠落伤等也成为致伤原因之一。文献报道我国交通事故所致TBI占50%~70%,每年致死10万例,我国交通事故伤的主要特点是机动车在短时间内迅速增加,事故强度较大,对健康和经济造成严重危害和巨大损失。但近来随着"酒驾入刑"等交通管理措施的严格实施,交通事故伤总体呈下降趋势,在某些发达地区下降程度更为明显。

世界卫生组织(WHO)预计到2020年,TBI将成为全球致残和死亡的主要原因。TBI死亡人数占全球死亡人数的9%,是全球性的医学和社会难题之一。

依据伤后脑组织与外界相通与否,TBI可分为闭合性损伤和开放性损伤两类。开放性TBI别具特点,将立专节讨论。

【病因】

平时导致闭合性TBI的常见原因为交通事故、高处坠落、人际暴力、失足跌倒和工伤事故,难产和产钳引起的婴儿TBI亦偶有可见。房屋或工事倒塌、爆炸性武器形成的高压气浪及冲击波的冲击,则是战时导致闭合性TBI的主要原因。Hyder和其同事于2007年根据全球数据总结,总体上导致TBI的原因中62%为交通事故,8%为摔倒,约24%为暴力损伤,另外4%为工作和运动相关的损伤。其中交通事故的致死率逐年上升,表明不仅仅是驾驶者的原因,而是全社会对于交通危险的认识不够。在美国,1990年火器相关的损伤首次超过了交通事故的损伤。其中一半以上颅脑枪击伤是因为自杀。

运动相关的TBI近年来逐渐被大家认识,常见于拳击、散打、足球、橄榄球、冰球等运动中运动员被击中头部。在美国,疾病控制中心(Center for Disease Control,CDC)估计每年有160~380万例运动相关的TBI发生。对于运动损伤的二级预防需要特别注意,因为反复脑震荡可能会有累积效应。

爆炸冲击波损伤是一种特殊的TBI形式,尽管其病理生理特征并未被完全认识,但血管痉挛和早期脑水肿等是其严重时的特征。

【发病机制】

(一)生物力学机制

颅脑损伤是因头部受到外界暴力打击所造成。根据损伤性质不同,可分为原发性和继发性颅脑损伤。原发性颅脑损伤是指暴力损伤后能量转换直接造成的、立刻发生的病理过程。继发性颅脑损伤由原发损伤引发的一系列分子、细胞、组织水平及免疫系统反应的瀑布式反应,继发性颅脑损伤在患者出院后可能还存在,可以持续数个月、数年甚至数十年。

暴力作用于头部的方式有直接暴力与间接暴力两种,两者均可通过直接作用力和惯性作用力两种形式造成原发性颅脑损伤。直接作用力是外力直接作用到头颅;惯性作用力是由于加速或减速造成大脑和颅骨运动不同步所致。

原发性颅脑损伤的程度和类型有赖于参与损伤的物理机制,包括作用力的性质(直接作用力或惯性作用力)、作用力的类型(旋转、直线或成角)、作用力的大小及持续时间。

根据作用力机制的不同,Goldsmith 将颅脑损伤分为 3 种:① 物体以一定的速度和接触面作用于头颅导致的颅脑损伤;② 在没有显著接触的情况下,头颅突然被动运动导致的颅脑损伤;③ 头颅挤压造成的颅脑损伤。

第一种机制是直接作用力和惯性作用力共同作用的结果。第二种机制纯属惯性作用力,但它很少单独造成颅脑损伤,仅在较轻的颅脑损伤如脑震荡时单独发挥作用,在重型颅脑损伤中常与其他作用力相伴。第三种机制主要为直接作用力,其惯性作用力可以忽略不计。

1. 第一种机制常见的损伤

(1) 加速性损伤:头部被运动的物体打击后,朝外力作用方向运动,造成颅脑损伤,称为加速性损伤。头部遭到汽车撞击即属此情况。暴力可因直接作用力使着力点局部的头皮、颅骨和脑组织产生损伤,称为着力点损伤。暴力还可因惯性作用力引起脑组织因颅骨的绝对运动或相对运动而发生摩擦、撞击、牵扯和旋转,使远离着力点的部位产生一系列颅脑损伤。此种损伤多位于着力点的对侧,称为对冲性损伤(图 3-5-1-1、图 3-5-1-2)。

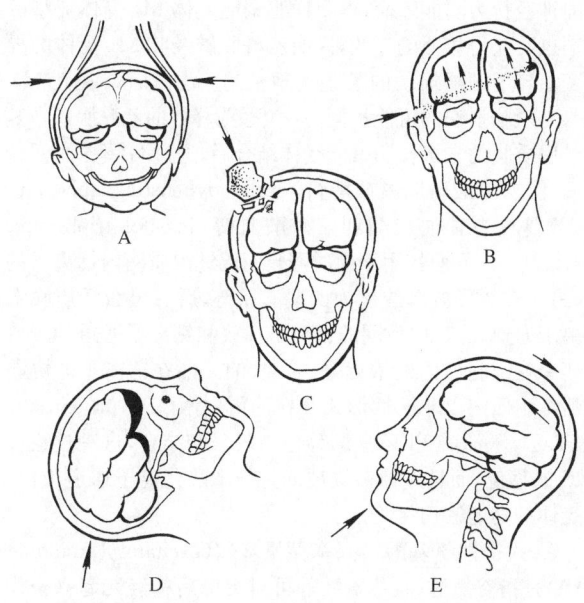

图 3-5-1-1 暴力作用于头部引起颅脑损伤的各种情况

A. 产钳引起的婴儿颅脑损伤;B. 火器引起的颅脑穿通伤;C. 头部直接受击时的颅脑损伤;D. 后枕部着地时的颅脑损伤;E. 头部过伸运动时引起的颅脑损伤。

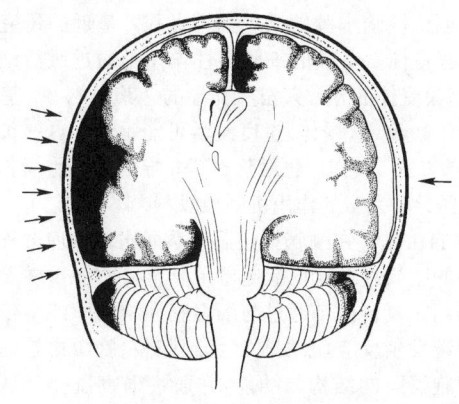

图 3-5-1-2 脑在颅内大块运动时引起脑损害的情况

(2) 减速性损伤:运动的头部因撞到静止的物体而突然停止运动造成的颅脑损伤,称为减速性损伤。从高处坠落时头部撞击地面即为该类损伤。此种情况下既可因直接作用力作用于着力点局部的头皮、颅骨和脑组织产生损伤,也可因惯性作用力引起对冲性损伤。例如枕部着地,出现枕部局部损伤同时出现额叶脑损伤。

上述两种情况可相继发生在同一病例。如被汽车撞击而倒地时,首先头部被运动的汽车撞击而致伤,属第一种情况;继而头部撞击地面再遭损伤,则属第二种情况。

2. 第二种机制常见的损伤

(1) 外力作用于足部或臀部,经脊柱传递到达头部引起的颅脑损伤。如从高处坠落时,双足或臀部着地造成的颅脑损伤就是常见的例子。暴力间接打击颅底,局部可发生骨折或脑损伤,同时由于头部运动突然受阻,脑在颅内发生大块运动,又可产生对冲性损伤。

(2) 外力作用于胸部,使胸腔内压力突然增高,冲击上腔静脉,通过血液将外力传递至颅内外血管,可造成颅内外广泛性点状出血。常见于车辆碾轧、工程塌方、房屋倒塌等事故;战争中爆炸形成的高压气浪冲击胸部所致的颅脑损伤亦属此例。

(3) 外力作用于躯体而突然产生加速或减速运动时,由于惯性作用,头部的运动常落后于躯体,可引起颅颈交界处发生强烈过伸或过屈,或先过伸而后又回跳过屈。这不仅能造成颅颈交界处的韧带、关节、骨与脊髓损伤,还可使脑在颅内产生旋转性移动,造成颅脑损伤(图 3-5-1-3)。

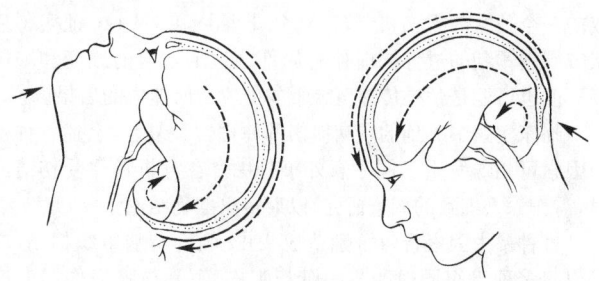

图 3-5-1-3 头部过伸或过屈引起脑旋转性移动而致颅脑损伤的情况

3. 第三种机制常见的损伤 两个或两个以上方向不同的外力同时作用于头部,如头部被碾轧于车轮和地面之间时,头部受挤压而变形,也可造成颅脑损伤,该类损伤为挤压伤。胎儿头部被狭窄的产道或产钳挤压所致的损伤亦属此种情况。由于受伤时头部没有运动,不引起脑的大块移动,故损伤仅限于着力部位而不出现对冲性损伤(图 3-5-1-4)。

总之,不管是直接暴力还是间接暴力,它们通过直接作用力和(或)惯性作用力使头部运动呈现 3 种形式,即直线运动、旋转运动、颅颈部过伸和过屈。当直线运动为主时,主要造成局部损伤如脑挫裂伤、脑内血肿和硬膜下血肿。当旋转加速运动为主时,脑的运动落后于颅骨,产生的应力作用于脑和颅骨-硬脑膜之间的桥静脉上,也作用于脑组织本身,可使桥静脉断裂而发生硬膜下血肿,损伤脑实质及其血管组织,易造成脑震荡和弥漫性轴索损伤(diffuse axonal injury,DAI)。旋转损伤尤其具有危害性,因为它不仅造成脑皮质损伤,而且造成脑深部结构的损伤。当颅颈部过伸和过屈运动为主时,它是脑挫伤形

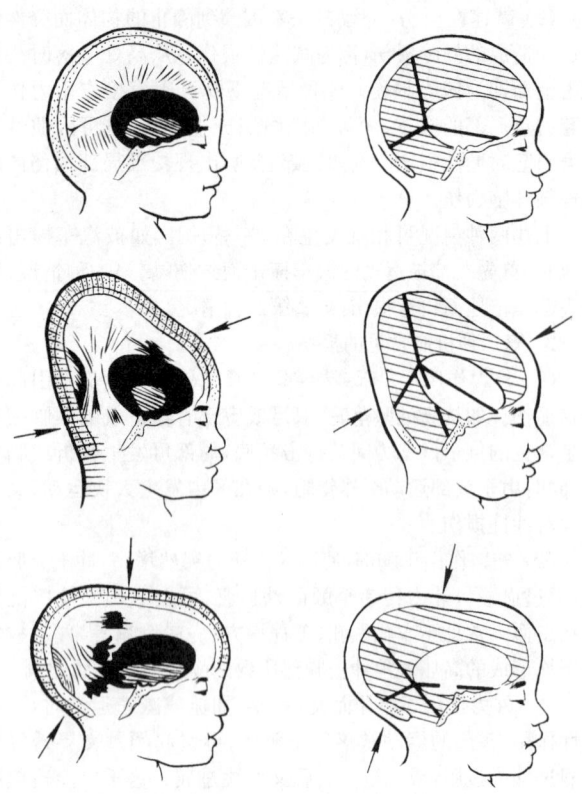

图 3-5-1-4 作用于头部的两个及两个以上不同方向的外力所引起的颅内损伤,颅内隔膜常被撕裂

成的一个独立的损伤机制,1961 年 Friede 和 Geerke 证实了齿状突周围颈髓的过伸同时伴有局部病理形态学的改变和脑震荡。但也可能是颈椎传递至脑干的剪应力所造成的后果。

临床实践中见到的颅脑损伤的原理常甚复杂,上述各种暴力因素可相继发生于同一意外事件中。在分析具体受伤情况时,需作深入细致的调查研究,以期得出准确结论。

各种暴力因素皆可分别造成头皮、颅骨与脑组织损伤,亦可引起多种组织同时受累。但若头皮、颅骨与脑损伤同时存在,不同组织的损伤程度可能并不一致,而颅脑损伤的严重程度往往是影响预后的决定性因素。所以需要特别注意的是,在头部表面轻微损伤情况下也有可能存在极端严重的脑损伤,相反的,在表面严重损伤的情况下,其下神经组织却可能受损轻微。头皮损伤和颅骨骨折的严重程度可作为评估颅脑损伤的存在与否及其严重程度的参考指标。

(二)细胞生物学机制

研究发现许多颅脑损伤因子参与了这一机制。至今,研究比较集中的有 3 个方面:① 钙超载;② 氧自由基的损害作用;③ 神经递质及其受体的兴奋性毒性及其细胞内信使传递的异常。现将作用机制较为明确的几种损伤因子及机制简述如下。

1. 钙超载 实验研究表明,颅脑损伤后,无脑挫裂伤的动物脑组织内钙含量显著升高,持续达 48 h;而有脑挫裂伤的动物脑组织内钙含量升高更为明显,持续时间可达 4 d 以上,并证明颅脑损伤后细胞内钙离子浓度的升高系细胞外大量钙离子内流所引起。颅脑损伤后导致细胞质钙离子浓度升高的主要机制有:① 钙离子通道的开放;② 细胞膜的离子泵功能障碍;③ 线粒体和内质网钙库的钙积聚作用减弱及钙库内的钙向细

胞质内释放;④ 细胞内结合游离钙的能力下降。钙离子在细胞内的急剧升高现已被认为是颅脑损伤后细胞死亡的"最后共同通道"。神经元内钙离子浓度的升高可导致一系列的病理效应:① 钙与线粒体膜结合可阻断 ATP 的产生,使所有依靠 ATP 的细胞代谢活动中止;② 激活磷脂酶,产生氧自由基而破坏细胞膜的结构;③ 细胞内游离钙增加可激活细胞内多种降解酶,从而进一步破坏细胞膜的完整性,使细胞外的物质进入细胞内;④ 可加重乙酰胆碱和谷氨酸对神经元的兴奋性毒性作用。正是基于对颅脑损伤后神经元内钙超载的研究,人们试图采用各种钙通道阻滞剂阻止由钙超载引发的一系列病理生理过程,至目前为止研究最多的是 L 型电压门控钙离子通道阻滞剂——尼莫地平。对尼莫地平能否降低严重颅脑损伤患者的死亡率尚存在不同的意见。

2. 乙酰胆碱 颅脑损伤后脑脊液内乙酰胆碱的浓度明显升高这一现象在实验研究和临床患者中均已得到证实,其升高的程度与颅脑损伤的严重程度及预后密切相关。此后发现,颅脑损伤后脑组织内毒蕈样胆碱能受体的数量和亲和力均发生异常改变,颅脑损伤前给予受体拮抗剂可明显减轻实验动物伤后的神经行为功能障碍,毒蕈样胆碱能受体 M1 受体亚型的拮抗剂也可获得相似的疗效,说明乙酰胆碱及其 M1 受体的异常改变参与了颅脑损伤的某些病理机制。乙酰胆碱及其 M1 受体参与颅脑损伤的可能机制为:突触前释放的乙酰胆碱在其与突触后质膜的毒蕈样胆碱能受体结合后,通过 G 蛋白激活磷脂酶 C,使二磷酸磷脂酰肌醇(phosphatidylinositbl biphosphate,PIP2)裂解为甘油二酯和三磷酸肌醇(inositol triphosphate,IP3)。IP3 一方面作用于内质网膜而促进内质网内钙离子的释放,另一方面可被磷酸化为四磷酸肌醇,后者可激活质膜上的钙离子通道,通过内质网的钙离子释放和钙离子通道的开放使钙离子在细胞质内的浓度升高。甘油二酯在钙离子的协同下激活细胞质内以非活性形式存在的蛋白激酶 C(protein kinase C,PKC),激活的 PKC 立即移位与膜紧密结合,这一过程称为PKC 的移位,而且这种移位被认为与磷酸化离子通道蛋白、泵和受体的功能密切相关。

3. 兴奋性氨基酸 兴奋性氨基酸(excitatory amino acid,EAA)是指谷氨酸、天冬氨酸等可对突触后神经元起兴奋作用的氨基酸类递质。动物实验证明,脑外伤后数分钟至 2 h 脑细胞外液的谷氨酸和天冬氨酸含量增加 10 余倍,谷氨酸可诱导星形胶质细胞发生肿胀,采用兴奋性氨基酸拮抗剂可减轻创伤性脑水肿,减少外伤后血-脑屏障的蛋白渗出,提示兴奋性氨基酸参与了创伤性脑水肿的某些病理过程。最近的研究表明颅脑损伤后兴奋性氨基酸的细胞毒性作用是通过激活细胞膜受体,由细胞膜受体的异常兴奋所介导的。其中 N-甲基-D-天冬氨酸受体(NMDA 受体)过度激活可能是介导这一细胞毒性作用的主要成分,其作用也最强。其介导的脑细胞损伤的机制与 M1 受体异常兴奋的作用机制相似。

4. 氧自由基 在颅脑损伤后一系列病理生理过程中氧自由基介导的脂质过氧化反应起着十分重要的加重继发性颅脑损伤的作用。氧自由基通过与细胞膜性结构中的多价不饱和脂肪酸双键发生反应,改变神经元细胞膜、脑微血管内皮细胞膜及其细胞器膜的结构与功能,并通过损害血-脑屏障,从而与膜蛋白中的氨基酸残基直接发生反应,使细胞膜蛋白的一

级结构受到损伤。氧自由基还可与细胞质膜上酶蛋白分子的巯基发生反应,从而改变多种激酶、载体、受体和抗原等的结构和功能。脑组织含有丰富的溶酶体,氧自由基也能破坏溶酶体膜,使大量溶酶体释放至细胞质内,导致神经元的变性和坏死。

【病理】

在颅脑损伤的全部病理过程中,脑组织可以产生两类不同性质的损伤。① 原发性脑损伤,系外力作用于头部当时直接造成的脑损伤,包括脑震荡、脑挫裂伤和弥漫性轴索损伤。其性质及严重程度在受伤当时已经决定,程度和类型有赖于参与损伤的物理机制,包括作用力的性质(直接作用力或惯性作用力)、作用力的类型(旋转、直线或成角)、作用力的大小及持续时间。② 继发性脑损伤,损伤后逐渐产生的病变,最常见的是脑水肿和颅内血肿。这些病变在伤后逐渐产生和加重,其严重程度与原发性脑损伤的严重程度可能并不一致。

另一个常用的名词是继发性脑损伤。加重原发或引起继发性脑损伤的因素有低氧、低血压、发热、贫血、高血糖等。继发性脑损伤非常普遍,特别是重型颅脑损伤后。研究发现,在院内转运期间仍有50%的患者存在脑损伤因素,甚至在重症监护室仍存在严重脑损伤因素,其中低动脉压、低脑灌注压、高颅内压、低氧和发热与预后差关系密切。

原发性脑损伤仅能采取相应措施进行预防和后续治疗;而继发性脑损伤是在致伤因素基础上逐渐出现的神经病理结构的改变,是医疗救治的重点。重型颅脑损伤的致死率从1980年到现在有所下降,其中一部分原因是对继发性脑损伤机制的认识。大量研究发现严重的颅脑损伤触发了一系列破坏性的神经化学反应过程,主要特征为无氧代谢的能量产生,兴奋性氨基酸神经递质、氧自由基的释放及内环境稳态的破坏,特别是钙超载等,从而通过改善脑灌注和脑氧合来避免继发性脑损伤。

临床上常见的继发性脑损伤包括脑水肿和颅内血肿,均可使颅内压增高,造成脑受压。而颅内压增高可引起颅内静脉回流障碍,甚至阻碍动脉血供,造成脑缺血、缺氧;颅内压增高还可使脑脊液循环发生障碍,引起脑积水。这些情况均可加重脑水肿,使颅内压力增高,两者互为因果,形成恶性循环,最终可导致脑疝形成。所以创伤性脑水肿是颅脑损伤后致残或致死的主要原因,因而其发生机制和临床救治研究一直是神经外科临床研究的重要内容。

(一)脑水肿

脑水肿的主要病理特征是脑实质内水分异常增多,脑的体积增大。脑水肿大致可分为血管源性脑水肿、细胞毒性脑水肿、渗透性脑水肿及间质性脑水肿4类。颅脑损伤引起的脑水肿主要是血管源性脑水肿和细胞毒性脑水肿。

1. 血管源性脑水肿 主要见于脑挫裂伤病灶周围,伤后30 min即发生,伤后6~24 h达高峰,甚至可推迟至伤后48~72 h。由于血-脑屏障受到破坏,脑毛细血管的通透性增高,水从血管内外移,聚集于毛细血管周围间隙和神经细胞间隙中,导致细胞外水肿。水肿液中的钠、钾、氯离子和蛋白质含量均与血浆相近,因而可能为血浆过滤液。

2. 细胞毒性脑水肿 细胞毒性脑水肿的发生主要是由于细胞代谢的变化,脑组织细胞发生缺血、缺氧,细胞能量代谢障碍,引起神经元细胞膜上的 $Na^+ - K^+ - ATP$ 酶和 $Ca^{2+} - Mg^{2+} -$ ATP 酶活性降低,使神经元内 Na^+、K^+ 和 Ca^{2+} 的平衡紊乱,导致细胞内水肿。此种水肿主要发生在皮质和白质的细胞内,细胞外间隙并无明显扩大;水肿液中不含蛋白质、Na^+、Cl^- 含量则较高,与血浆有显著差异,从而具有血浆超滤液的特性。

在临床实践中,血管源性脑水肿和细胞毒性脑水肿往往混杂存在,只是在不同病理阶段两者的表现程度可能有所差别。严重颅脑损伤后,一般首先发生局部血-脑屏障破坏,导致血管源性细胞外水肿;随着继发性细胞损伤的加重,又出现细胞毒性细胞内水肿,从而使细胞内、外水肿并存。

3. 渗透性脑水肿 颅脑损伤后,如存在下丘脑功能障碍,还可出现抗利尿激素分泌失调综合征(syndrome of inappropriate secretion of antidiuretic hormone,SIADH),导致抗利尿激素和促肾上腺皮质激素比例失调,引起渗透性脑细胞内水肿。

4. 间质性脑水肿 严重颅脑损伤后继发脑积水时,还可因脑室扩大、脑室壁室管膜破裂使脑脊液溢出至脑室周围的脑实质内,引起间质性脑细胞外水肿。

过去一般认为,外伤引起的脑水肿在伤后6~8 h开始出现,3~5 d达到高峰,7 d后逐渐消退。现今研究表明,通常情况下,特别是重型颅脑损伤后,脑水肿即刻可发生,伤后30 min时,损伤区及其周围已有较明显的脑组织水肿,伤后6~12 h即可达到高峰。但也有学者报道伤后脑水肿的高峰是在24~48 h。

脑水肿的主要临床表现是颅内压增高。颅内压增高能减少脑的血液供应,影响脑代谢,从而使脑水肿加重,两者互为因果,构成恶性循环。

(二)脑疝

颅内压增高(特别是局灶性增高)使受压的脑组织向阻力相对较小的方向移位,并疝入某些狭窄的间隙或孔道,使其邻近的脑组织、神经和血管受压,引起相应的临床症状,称为脑疝形成。颅脑损伤后多因并发颅内血肿而引起脑疝,常见的为小脑幕切迹疝和枕骨大孔疝。

1. 小脑幕切迹疝 幕上一侧(特别是颞部)的大脑局限性病变,可推挤颞叶内侧向中线和下方移位,并嵌入小脑幕切迹,压迫中脑,形成小脑幕切迹疝,即通常所称的颞叶疝。其典型临床表现为:① 意识障碍,系因中脑被盖部受压而引起缺血、缺氧,使其上行性网状激活系统受损;② 同侧瞳孔散大,是同侧动眼神经受压所致;③ 对侧偏瘫,为大脑脚内皮质脊髓束受损的结果;④ 生命体征变化,初期血压升高,脉搏、呼吸缓慢有力,是颅内压增高造成延髓缺氧而出现的中枢代偿现象;亦可因合并存在枕骨大孔疝,直接压迫延髓而引起。至晚期,可因脑干功能衰竭而表现为血压不稳、呼吸不规则,终致呼吸停止,循环衰竭而心跳停搏。

2. 中心疝或轴位疝 双侧大脑半球(特别是双侧额部)弥漫性病变可导致脑中线结构(主要是间脑)向下、向后、向中线轴位移位,并使脑干前后径延长,因而牵拉基底动脉的中央穿通支,造成缺血或出血,称为中心疝。中心疝的病情发展通常比颞叶疝慢,其病程可分为4期。① 间脑期:临床表现为意识改变(常为嗜睡或淡漠,继之昏睡,直至昏迷)、呼吸改变(先出现叹息样呼吸,最后可出现潮式呼吸)、双侧瞳孔缩小、运动功能改变(病理反射阳性、肢体运动障碍、四肢肌张力增高,直至去皮质强直）。② 中脑脑桥上段期：昏迷加深、呼吸障碍加重（由潮式呼吸发展为持续性呼吸急促）、瞳孔中等度散大（3～5 mm）、运动障碍加重（由去皮质强直发展为去大脑强直发作）。③ 脑桥下段延髓上段期：中或深度昏迷、呼吸快而浅（20～40 次/分）、瞳孔固定、四肢弛缓性瘫痪和病理征阳性。④ 延髓期（终末期）：深昏迷，呼吸慢且极不规则或趋于停止、双侧瞳孔散大、四肢弛缓性瘫痪。

小脑幕切迹疝的临床特点为较早出现一侧瞳孔变化，而意识障碍出现相对较晚；中心疝的临床特点是意识障碍出现相对较早。但若患者出现中脑及中脑以下的脑干功能障碍时，两者的鉴别非常困难。

3. 枕骨大孔疝   颅后窝血肿易将小脑扁桃体挤入枕骨大孔，使延髓受压、下移，形成枕骨大孔疝，又称小脑扁桃体疝。患者可出现剧烈头痛、呕吐、颈强直、意识障碍和小脑体征。由于呼吸中枢受累，呼吸功能障碍表现更为突出，如呼吸减慢或不规则，甚至骤然停止，继而循环功能亦不能维持，可迅速致死。

4. 大脑镰疝（扣带回疝）   占位性病变在前颅窝或中颅窝可导致扣带回疝至大脑镰的游离缘下。通常情况下该类脑疝无症状。如果疝比较严重，将压迫胼周动脉，导致单侧或双侧分布区额叶梗死，临床上可能表现为单侧或两侧下肢轻瘫。

5. 后方疝或顶盖疝   后方疝或顶盖疝可发生于纯额叶或顶叶病变患者，或双侧病变患者，如双侧慢性硬膜下血肿。在这些情况下，颞叶内侧结构并不疝于中脑和天幕之间，而是向后方疝或双侧均疝，从而压迫上丘水平的四叠体。临床上表现为 Parinaud 综合征。患者表现为双侧上睑下垂和上视不能，瞳孔反应可以保留。

【分类】

多年来，国内外学者都在致力于制订既能准确、全面反映颅脑损伤伤情，又简明实用和科学的分类标准。1960 年我国在郑州召开的外科学术会议上提出了一项颅脑损伤的分类方案，按伤情轻重将颅脑损伤分为轻、中、重 3 型，主要适用于闭合性颅脑损伤；1978 年在南京召开的学术会议上分出特重型，从而成为四级分类方案。其具体内容如下。

1. 轻型   相当于单纯脑震荡，无或有较局限的颅骨骨折：① 短暂昏迷，不超过 0.5 h；② 醒后有头痛、头昏等自觉症状；③ 神经系统检查和脑脊液检查无明显改变。

2. 中型   相当于轻度脑挫裂伤，有或无颅骨骨折，蛛网膜下腔出血，无脑受压征象：① 昏迷在 12 h 以内；② 有轻度神经系统阳性体征；③ 体温、脉搏、呼吸和血压等生命体征有轻度改变。

3. 重型   相当于广泛的脑挫裂伤、脑干损伤或急性颅内血肿：① 深昏迷或昏迷在 12 h 以上，意识障碍逐渐加重或出现再昏迷；② 有明显神经系统阳性体征；③ 体温、脉搏、呼吸和血压等生命体征有显著改变。

4. 特重型   包括以下两种：① 脑原发损伤重，伤后昏迷深，有去大脑强直或伴有其他部位的脏器伤、休克等；② 已有晚期脑疝，包括双侧瞳孔散大，生命体征严重紊乱或呼吸已近停止。

以上分类用于颅脑开放性创伤时，尚须在诊断上注明有开

放性创伤。颅底骨折合并脑脊液漏又称为内开放性损伤。

英国格拉斯哥大学 Teasdale 和 Jennett 通过国际合作研究，在 1974 年提出格拉斯哥昏迷量表（Glasgow coma scale，GCS），用于医学上评估颅脑损伤患者昏迷程度，目前国内外广泛用于评估颅脑损伤伤情。

GCS 以睁眼、言语应答和肢体运动 3 种反应作为评价指标，根据患者反应情况应用计分方法进行评价（表 3-5-1-1）。

表 3-5-1-1   格拉斯哥昏迷量表

睁眼反应（E）	言语应答反应（V）	肢体运动反应（M）
正常睁眼（4 分）	回答正确（5 分）	遵命令执行动作（6 分）
呼唤睁眼（3 分）	回答错误（4 分）	刺激能够定位（5 分）
刺激睁眼（2 分）	含混不清（3 分）	刺激肢体回缩（4 分）
无反应（1 分）	唯有声叹（2 分）	刺激肢体屈曲（3 分）
	无反应（1 分）	刺激肢体过伸（2 分）
		无反应（1 分）

注：昏迷程度以 E、V、M 三者得分合计评估，正常人的昏迷评分是满分 15 分，昏迷程度越重得分越低。13～15 分者为轻型；9～12 分者为中型；3～8 分者为重型；也可将 3～5 分者列为特重型。

GCS 在统一伤情程度、科学判断预后和指导治疗等方面均起到了积极作用，加之简单明了、容易掌握、运用方便，是应用最为广泛、为国际认可的伤情分类体系。但 GCS 有其局限性，如评价内容未能包括生命体征改变和许多脑干反射。另外，当患者由于应用镇静剂或肌松剂而对刺激无反应时，除非应用对应的拮抗剂或药物已代谢完毕，否则不能进行复苏后的准确评分。此外，气管插管和眼眶肿胀会影响准确评分。在一项研究中，至少有 38% 的患者不能进行准确的 GCS 评分，甚至达 50% 的患者由于这些混淆因素而不能评分。在评判时，应以最好反应计分；注意运动评分时左侧右侧可能不同，应用较高的分数进行评分。

为了弥补 GCS 的不足，1985 年 Born 在 GCS 的基础上增加了脑干反射的内容，成为格拉斯哥-莱吉昏迷量表（Glasgow-Liege coma scale，GLCS）。其中包括能代表脑干不同平面特征性功能的 5 种反射，根据每一反射出现与否判断脑干不同平面功能是否完好，并以 0～5 分的六级记分法进行评分，分值越低伤情越重。① 额眼轮匝肌反射：反映间脑-中脑交界处功能。检查者用手指向外上方牵拉患者眉梢外侧皮肤，然后用叩诊锤轻叩手指，如能引起同侧闭目反射，记 5 分。② 垂直性眼前庭反射（垂直性眼头运动反射）：反映间脑-中脑交界处功能。患者头部快速俯仰时，如双眼球与头部动作反向上下垂直移动，记 4 分。③ 瞳孔对光反应：反映中脑功能。光刺激能引起瞳孔缩小的，记 3 分。④ 水平性眼前庭反射（水平性头眼运动反射）：反映脑桥功能。患者头部快速转动时，如双眼球与头部动作呈反方向水平移动，记 2 分。⑤ 眼心反射：反映延髓功能。压迫眼球能引起心率减慢，记 1 分。⑥ 无反射：上述反射全部消失，表明脑干功能已丧失，记 0 分。

1991 年，Marshall 等根据美国创伤昏迷资料库资料总结颅脑损伤患者的 CT 影像学特征提出并改良重型颅脑损伤 CT 分类方法。简述如下。① 弥漫性损伤Ⅰ型：CT 检查未见明显颅内病变。② 弥漫性损伤Ⅱ型：脑池可见，中线移位 <5 mm，无 >25 cm^3 的高密度占位。③ 弥漫性损伤Ⅲ型：脑池受压或

消失,中线移位<5 mm,无>25 cm³ 的高密度占位。④ 弥漫性损伤Ⅳ型:中线移位>5 mm,无>25 cm³ 的高密度占位。⑤ 需手术清除的占位:任何占位,可经手术清除。⑥ 不需手术清除的占位:高密度或混杂密度占位>25 cm³;不能手术清除。

Andrew Maas 等介绍了鹿特丹脑外伤 CT 分类法。① 基底池法:0 分正常,1 分受压,2 分消失。② 中线移位:0 分无移位或移位≤5 mm,1 分移位>5 mm。③ 硬膜外血肿:0 分有,1 分无。④ 脑室出血或外伤性蛛网膜下腔出血:0 分无,1 分有。计分方法:在以上各项得分总结果上加 1,根据最终得分预测患者伤后 6 个月的死亡率,1 分为 0,2 分为 7%,3 分为 16%,4 分为 26%,5 分为 53%,6 分为 61%。

上述各种颅脑损伤分类方法为颅脑创伤的伤情判断、治疗选择、预后评估提供了可行手段,现行颅脑损伤分类方法的出发点是对临床症状的主观测评结合客观影像学依据,都存在其局限性,尤其在应用于颅脑损伤预后测评过程中,其实际价值往往受到局限。根据大型颅脑损伤数据库资源和生物标志物特征进行颅脑损伤分类的工作逐渐得到重视,是颅脑损伤研究的重点之一。

第二节 颅脑损伤的院前急救、急诊室处理和颅内压升高的治疗

侯典琦 刘耀华 楼美清

一、院前急救

目前我国创伤院前急救系统尚不完善,主要由 120 急救人员、消防战士及交警共同完成,完善的创伤救治体系可以大幅降低病死率,提高患者的生存质量。院前急救的目的是迅速解救患者并安全转移至救治医院。普遍认为,颅脑创伤患者在伤后 1 h 内应得到救治。目前多采用美国创伤学会 2007 年制订的《院前急救指南》(表 3-5-2-1)。该指南建议急救人员在事故现场救出患者后,须立即脊柱制动,对于所有 GCS 评分≤8 分的患者立即气管内插管,呼吸机辅助呼吸,并持续监测血氧饱和度,避免低氧血症和高碳酸血症的发生。对于低血压的颅脑损伤患者,应寻找原因,找出出血源,包扎止血,同时立即静脉补液治疗。

表 3-5-2-1 颅脑创伤院前急救指南

Ⅰ	评估	机体氧合状态和血压 持续监测血氧饱和度和血压 避免低氧血症($SpO_2<90\%$)和低血压(收缩压<90 mmHg)
Ⅱ	评估	神志状态 GCS 评分是判断伤情和预后的重要指标 机体充分复苏后再进行 GCS 评分 应用镇静药或肌松药前进行 GCS 评分 评分的医务人员需经过专业培训

续 表

Ⅲ	评估	瞳孔 事故现场的瞳孔检查是患者原发伤及预后判断的重要指标 记录眼眶外伤 机体充分复苏后才可得到准确的瞳孔检查结果 记录双侧瞳孔大小及直接或间接瞳孔对光反射
Ⅳ	治疗	开放气道、通气、氧合 对于重型患者或持续吸氧仍为低氧血症的患者建立人工气道 避免低氧血症($SpO_2<90\%$) 监测血压、血氧,行气管内插管后需检查 $ETCO_2$ 通过双肺听诊或测量 $ETCO_2$ 判断导管位置是否正确 避免过度换气 $ETCO_2>35$ mmHg 不建议给有自主呼吸且可维持 $SpO_2>90\%$ 的患者行肌松和插管
Ⅴ	治疗	液体复苏 低血压患者予以平衡盐溶液复苏
Ⅵ	治疗	脑疝 避免预防性过度通气 $PaCO_2<35$ mmHg 密切观察:瞳孔不等大,对光反射减弱或消失,去大脑强直,意识障碍加深(GCS 评分下降>2 分) 对于生命体征平稳的患者,可适当给予过度换气,将 $ETCO_2$ 控制在 30~35 mmHg 过度换气呼吸频率设定为成人 20 次/分钟,儿童 25 次/分钟,婴儿 30 次/分钟

现场急救人员应详细记录受伤的过程及事故现场的其他有价值的信息,如患者是否使用安全带,挡风玻璃是否有特征性的破损等,这些可为急诊医生更全面地判断伤情提供线索。

颅脑损伤的院前急救可综合归纳为迅速解救、维持生命体征、避免继发损伤、快速转运。

二、急救室处理

【伤情评估】

患者一经送达急救室,应立即按照表 3-5-2-2 内容开始初步评估,旨在了解致命伤情;随后在此基础上采集病史,了解受伤经过,判断受伤机制,并做系统的体格检查,判断神经系统和其他脏器的伤情。

表 3-5-2-2 急诊室初步伤情评估

A. 气道
(1) 评估气道开放程度,是否可以为机体提供充分氧合
(2) 保证气道开放
(3) 机体颈椎损伤时,确保颈椎中立位
B. 呼吸
(1) 给予高流量吸氧
(2) 评估胸部损伤及程度
(3) 专科处理:a 张力性气胸;b 大量血胸;c 连枷胸;d 心脏压塞
C. 血液循环
通过以下方面评估循环状态
(1) 是否存在明显的外出血
(2) 观察皮肤色泽、温度及周围毛细血管充盈状态
(3) 触及脉搏
(4) 记录血压

续 表

(5) 观察颈部血管充盈状态
D. 神经功能状态
　　(1) 格拉斯哥昏迷量表评分
　　(2) 检查瞳孔大小及对光反应
　　(3) 检查脑疝及脊髓损伤的体征
E. 暴露
　　(1) 充分暴露以便于全面体格检查
　　(2) 注意保暖,避免低体温

【影像学检查】

颅脑损伤患者首选 CT 检查,对于 CT 检查未发现异常的弥漫性轴索损伤患者进一步行头颅 MRI 检查。从急诊室初步评估、体格检查到 CT 检查的时间应尽可能短,不应超过 30 min。国外学者依据临床症状或体征,将患者可能出现的颅内损伤危险程度分为低危组、中危组、高危组(表 3-5-2-3)。低危组患者可暂不行头颅 CT 检查,中高危组必须行 CT 检查。

表 3-5-2-3　创伤性脑损伤患者颅内损伤危险程度分层

低危组
　　(1) 无明显症状
　　(2) 头痛
　　(3) 头晕
　　(4) 头皮软组织损伤(包括头皮挫裂伤及血肿)
　　(5) 无中危组和高危组判断标准
中危组
　　(1) 伤后曾出现意识丧失
　　(2) 头痛逐渐加重
　　(3) 受伤时已饮酒或已使用其他影响意识状态的药物
　　(4) 伤后肢体抽搐
　　(5) 受伤过程不详
　　(6) 年龄<2 岁
　　(7) 伤后出现遗忘
　　(8) 可能存在颅底骨折或凹陷性骨折
　　(9) 伴机体其他部位复合伤
　　(10) 严重的面部损伤
　　(11) 呕吐
　　(12) 严重的头皮帽状腱膜下血肿
高危组
　　(1) 伤后昏迷
　　(2) 局灶性神经功能障碍
　　(3) 意识障碍程度逐步加深
　　(4) 明确的颅脑穿通伤或凹陷性骨折

【颅脑损伤的急诊治疗】

轻型颅脑损伤患者,符合下述条件者可出院回家密切观察:① 头颅 CT 检查无明显异常;② GCS 评分≥14 分;③ 可出现逆行性遗忘,但急诊室神经系统体格检查正常;④ 除曾有过一过性意识丧失外,无其他中危组临床表现;⑤ 无高危组临床表现;⑥ 患者有家属陪伴,并且可密切观察患者病情变化;⑦ 若患者病情出现变化,可就近专科就诊。

但急诊医生应充分告知患者及家属,若出现下述情况须立即就诊:① 意识障碍加重或不能被唤醒;② 头痛加剧;③ 持续呕吐;④ 言语含糊不清;⑤ 肢体无力或感觉异常;⑥ 肢体抽搐;⑦ 异常行为表现;⑧ 瞳孔散大,对光反射减弱或消失;⑨ 头皮肿胀部位迅速增大。

中型颅脑损伤患者,或来院就诊较早,虽就诊时可无明显异常发现,但有进一步进展或突然恶化的可能,需急诊留院观察或入院治疗,并监测生命体征、神志、瞳孔变化等,动态复查头颅 CT。

重型颅脑损伤患者,应立即监测生命体征,吸氧,必要时颈托固定,呼吸困难者须行气管插管或切开,呼吸机辅助呼吸。有活动性出血者予以止血并建立静脉通路,必要时深静脉穿刺。合并胸腹部多发伤或肢体骨折的患者需请相关科室协助处理。如影像学检查发现颅内血肿、脑挫裂伤、严重水肿、有占位效应或脑疝的患者,应紧急术前准备,通知手术室和上级值班医生,并尽快办完入院手续并转入神经重症监护室。

三、颅脑损伤后颅内压监测及颅内压升高的处理

颅内压(intracranial pressure,ICP)是颅腔内容物对颅腔壁的压力,临床上常用侧卧位腰椎穿刺测得的压力表示。ICP 增高是病情恶化、预后不良或死亡的最常见原因之一。ICP 监测可以客观、准确、迅速地诊断颅内高压,也是观察病情变化、早期诊断、判断手术时机、指导临床药物治疗及判断和改善预后的重要手段。

【ICP 监护的适应证】

(1) GCS 评分为 3～8 分且头颅 CT 检查发现异常(有颅内血肿、脑挫裂伤、脑肿胀、脑疝或基底池受压)。

(2) GCS 评分为 3～8 分但头颅 CT 检查无明显异常者,如果年龄>40 岁,收缩压<90 mmHg 且高度怀疑颅内病情进展性变化时,病情加重但不需要手术时可考虑进行 ICP 监测。

(3) GCS 评分为 9～12 分,根据临床表现、影像资料、是否需要镇静及合并伤情综合评估,必要时可行 ICP 监测。

(4) 创伤后有休克低氧血症及高碳酸血症者,往往有脑水肿及 ICP 增高的趋势,ICP 监测有应用价值。

【ICP 监测方法】

按照监测的精确性、稳定性,有无脑脊液引流能力,以及有创 ICP 监测探头放置的位置先后可采用脑室内监测、脑实质内监测、硬膜下监测和硬膜外监测。无创 ICP 监测尚处于试验阶段,未临床开展。

【ICP 的数值及波形分析】

正常波形为平直压力曲线,无快速大幅升高。

异常波形分为 A 波和 B 波。A 波又称高原波,系 ICP 突然升至 6.7～13.2 kPa(50～100 mmHg)持续 5～20 min 后降至原来水平或更低水平形成的一种波形,其出现时间无规律。如出现 A 波,提示颅腔代偿功能濒临衰竭,非常紧急,ICP 极高,病情危重。B 波又称节律震荡波,是 A 波的前奏,提示脑顺应性降低,依靠脑脊液和脑容量的减少已不能缓解颅内高压,多见于脑血管自动调节功能障碍。B 波高度为 0～6.7 kPa(0～50 mmHg),每分钟出现 0.5～2 次。

【其他监测】

1. 脑血流监测　临床上应用床边经颅多普勒超声(TCD)判断颅内血流动力学变化,一般选择大脑中动脉,可以动态观察其血流速度、波形等变化,是无创性监测手段。正常人大脑中动脉血流约为 65 cm/s。激光多普勒超声通过置入有创探头监测局部脑血流的变化,尚未广泛应用。

脑外伤后脑血流动力学变化规律分为 3 期：伤后 24 h 内的脑低灌注期、伤后 1～3 d 的脑充血期、伤后 4～14 d 的脑血管痉挛期。

2. 脑组织氧合与代谢的监测　近年的技术发展使直接监测脑组织氧合和代谢情况成为可能。通过置入脑组织中的传感器可连续监测脑组织氧分压、二氧化碳分压、pH 和脑温。

3. 其他监测　包括常规心电监测、体温监测、呼吸监测、氧饱和度监测、动脉血压监测和中心静脉压监测等。

【ICP 升高的治疗】

ICP 升高＞20 mmHg 时需要进行治疗，首选病因治疗，若仍不能有效控制 ICP 时，可采取多种方法对症治疗。治疗目标是控制 ICP，同时维持足够的平均动脉压，保持脑灌注压，避免脑缺血和脑死亡。

1. 病因治疗　通过病因治疗，如清除颅内血肿、处理广泛的凹陷性骨折等，可以有效缓解或降低 ICP。

2. 对症治疗　暂无手术指征的颅脑损伤患者，或病因治疗仍不能缓解颅内压升高时，可采取多种对症治疗方法。

（1）常规处理：体位抬高 30°，摆正头部，避免颈静脉扭曲；轻度镇静；控制血压在理想范围；防止高血糖；保持呼吸通畅，必要时气管切开或插管。

（2）常规处理前提下如果颅内高压持续存在，可给予以下治疗方式：渗透性治疗（甘露醇、呋塞米、高渗盐水）；强镇静和肌肉松弛（气管插管/切开）；脑室置管监测 ICP 时引流脑脊液；过度通气维持二氧化碳分压为 30～35 mmHg；目前不主张常规应用糖皮质激素。

（3）顽固性颅内压增高的第二阶梯治疗：大剂量巴比妥治疗；过度通气，维持二氧化碳分压在 25～30 mmHg；亚低温治疗；去骨瓣减压。

去骨瓣减压是针对重型颅脑损伤患者的难治性颅内高压及脱水、利尿等降压无效的患者采取的挽救生命的最后手段。

去骨瓣减压的适应证：① 重型颅脑损伤瞳孔散大的脑疝患者，CT 检查显示脑挫裂伤、出血、脑水肿、脑肿胀和脑梗死等占位效应明显（中线移位，基底池受压）；② ICP 进行性升高，ICP＞30 mmHg 持续 30 min 的重型患者。该治疗亦适用于进行性意识障碍的急性颅脑损伤患者，CT 检查显示以上占位效应，经渗透利尿脱水治疗无效的无法控制的颅内高压患者。不推荐用于 GCS 评分为 3 分，双瞳孔散大固定、对光反射消失、自主呼吸消失和血压不稳定等晚期脑疝濒死的特重型颅脑损伤患者。手术方法：单侧大脑半球损伤患者采用一侧标准外伤去骨瓣减压术，双侧大脑半球损伤患者行双侧标准外伤去骨瓣减压术或冠状前半颅减压术。颞底减压必须充分。对于术中严重脑挫裂伤、脑肿胀发生脑膨出的患者，应该尽量清除失活脑组织和必要的颅内减压。根据颅内高压的程度可切除颞极增加颅腔代偿容积。提倡颞肌筋膜与硬脑膜减张缝合，也可采用人工硬脑膜行减张缝（粘）合。有条件的单位在去骨瓣减压术后建议行 ICP 监测，以指导术后治疗和预后判断。

去骨瓣减压的并发症有硬膜下积液、脑积水、颅内出血、感染、切口嵌顿、癫痫和颅骨缺损等。最具有影响力的关于颅脑损伤伴弥漫性脑肿胀患者行去骨瓣减压的多中心随机对照试验研究有 DECRA 和 RESCUEicp 两项。DECRA 研究显示，对于 ICP 监测高于 20 mmHg 在 1 h 内持续超过 15 min 的患者行去骨瓣减压（早期、阈值较低），可以有效控制 ICP，减少重症监护室住院天数，缩短机械辅助通气时间，但是并不能降低死亡率，而且会增加不良事件发生率。RESCUEicp 研究结果显示，对于 ICP＞25 mmHg，持续超过 1 h 患者行去骨瓣减压，可明显降低死亡率，但是增加植物生存患者比例，与保守治疗相比，良好预后患者与中度致残患者比例无明显差别。

第三节　头皮损伤与颅骨骨折

郭建毅　刘耀华　楼美清

一、头皮损伤

头皮损伤是颅脑损伤中最多见的一种，其重要性一般不在头皮损伤本身，而在于：① 头皮损伤往往合并有不同程度的脑组织损伤，而脑组织损伤的处理和预后与头皮损伤截然不同；② 头皮损伤的部位提示头部遭受暴力打击的着力方向和位置，有助于颅内伤情的判断。

【头皮的解剖特点】

头皮分为 5 层。

1. 表皮层　含有汗腺、皮脂腺和毛囊，并长满头发，易藏污纳垢，导致伤口感染。

2. 皮下层　具有大量纵形纤维隔，紧密连接表皮层与帽状腱膜层，使头皮缺乏收缩能力。

3. 帽状腱膜层　坚韧并有一定张力，断裂时伤口哆开。

4. 帽状腱膜下层　为疏松结缔组织，没有间隔，损伤时头皮易从此层撕脱，出血或感染可由此层蔓延全头；感染可经血管侵犯颅内。

5. 颅骨外膜层　在骨缝处与骨缝相连，并嵌入缝内，其余部分则易与颅骨分离。骨膜下血肿常局限于某一颅骨范围之内，以骨缝为界。

头皮血运丰富，伤后愈合及抗感染能力较强。但伤时出血较凶猛，加之头皮收缩能力差，出血不易自止，广泛损伤时容易发生休克，年幼儿童更应提高警惕。

【损伤类型】

1. 擦伤　是表皮层的损伤，可有少量渗血或渗液。

2. 挫伤　损伤延及皮下层，可见皮下层组织肿胀或淤血。

3. 裂伤　头皮组织撕裂而出现裂口。帽状腱膜完整者，裂口小而浅；帽状腱膜受损者，裂口深达颅骨外膜。锐器致伤者创缘整齐，钝器伤或撞击伤时创缘可呈不规则形，并往往伴有挫伤。

4. 头皮血肿　根据血肿所在的解剖层次不同可分为 3 种。① 皮下血肿：一般范围较小，质地坚硬。② 帽状腱膜下血肿：最为常见，可以蔓延全头，质软而有明显波动。③ 骨膜下血肿：多见于婴幼儿，局限于骨缝之间，张力较高。触诊时头皮血肿中央凹陷而边缘隆起，易误诊为颅骨凹陷骨折，应予鉴别。

5. 撕脱伤　大片头皮自帽状腱膜下部分或全部撕脱，甚至整个头皮连同额肌、颞肌或骨膜一并撕脱。多因长辫卷入转动的机器中而致伤。高速运动的锐器切线方向打击头部亦可导致头皮撕脱伤。撕脱伤创面常有大量出血而发生休克；暴露的颅骨可因缺血引致感染或坏死，后果严重。

【治疗原则】

(1) 头皮损伤时出血不易自止,很小的裂伤亦常需缝合。缝合时应将帽状腱膜包括在内,并警惕出血性休克的可能。

(2) 头皮表层易藏匿细菌,清创要彻底。由于头皮抗感染能力较强,一期缝合的时限可较身体其他部位延长,一般在 48 h,甚至 72 h 内,只要清创彻底,缝合后仍有一期愈合可能。

(3) 头皮血肿除非过大,一般皆可加压包扎,待其自行吸收。血肿巨大,且长时间不吸收者,可行血肿穿刺抽除积血,并加压包扎;必要时可反复穿刺,但需严格无菌操作,谨防继发感染。一旦感染,则应尽早切开引流。

(4) 部分性头皮撕脱伤蒂有动脉供血者,可在清创后进行原位缝合。完全性撕脱伤若创面污染不严重,可采用显微外科技术进行小血管吻合、头皮原位缝合,或用转移皮瓣覆盖创面。对于污染严重的创面需先行清创包扎,待创面肉芽形成后植皮;如果颅骨裸露,则可在颅骨外板上行多处钻孔,待形成肉芽后植皮。

二、颅骨骨折

颅骨骨折大多无需特殊处理,故骨折本身多数并不重要,但应重视以下 3 点:① 颅骨骨折的存在通常表明所受暴力相对强大,容易并发脑膜、血管、脑组织和脑神经损伤。若骨折线跨越脑膜血管沟或静脉窦者,应警惕颅内血肿的发生。② 开放性颅骨骨折可继发颅内感染。③ 凹陷性骨折可引起局部脑受压,成为肢体瘫痪和癫痫发生的原因。

颅骨骨折按部位可分为颅盖骨折和颅底骨折两类。

(一) 颅盖骨折

依骨折线形态可分为线性骨折(包括外伤性骨缝分离)、凹陷性骨折和粉碎性骨折 3 种。

1. 线性骨折 最为常见,以颞顶区为最多见,其次为额区和枕区。骨折线多为单条,也可为多条。线性骨折通常无特殊表现,多需 X 线片或 CT 检查确诊。单纯线性骨折一般无需特殊处理,但骨折线通过脑膜血管沟或静脉窦者应提防并发硬脑膜外血肿的可能。

2. 凹陷性骨折 多为颅骨全层向颅内凹入,偶可仅为内板凹入颅内。凹陷骨片的边缘可有环形骨折线,也可呈星形或不规则形碎裂,成为粉碎性凹陷性骨折。婴幼儿骨板较薄且富有弹性,可以仅有凹陷而无骨折线,在生长发育过程中有自行复位之可能。凹陷骨片可刺破局部硬脑膜,导致脑皮质损伤,甚至血肿形成。凹陷骨片能使脑受压,在功能区者可产生相应神经功能障碍,如偏瘫、失语。若凹陷范围广泛,可因颅腔空间减缩而引起颅内压增高。在运动区附近的凹陷性骨折还是引起外伤性癫痫的原因之一。

凹陷性骨折以发生在额部及顶部者最为多见,局部触诊可扪及骨质下陷,但确诊多依赖 X 线片或 CT 检查。伤处 X 线切线位摄片或 CT 检查不仅能确定诊断,并能清楚显示凹陷深度。

凹陷性骨折除凹陷不深(<0.5 cm)或婴幼儿无脑受压症状者不需特殊处理外,一般均需手术整复或去除塌陷骨片。但若骨折位于静脉窦表面,除非有脑受压表现,否则手术应在病情稳定,并做好充分输血准备后审慎施行,以防大量出血时措手不及。凹陷性骨折手术目的为解除脑受压、预防癫痫和整形

以消除心理负担。

3. 粉碎性骨折 颅骨单纯粉碎性骨折较为少见,多因头颅遭受钝性打击致伤,常伴有明显头皮挫伤和血肿。多条骨折线之间可有游离碎骨片。骨片无错位或凹陷者无需手术处理。骨片如明显下陷可按凹陷骨折处理。若为开放性骨折,清创时应将污染和游离骨片去除,刺破的硬脑膜需加修复,并警惕并发硬脑膜下和脑内血肿的可能。

(二) 颅底骨折

颅底骨折一般均属线性骨折,常因直接暴力造成颅盖骨折而延伸至颅底(称为联合骨折),也可由间接暴力引起单纯颅底骨折。颅底骨与硬脑膜黏着紧密,骨折时易致硬脑膜撕裂,加之颅底孔道众多,骨折线又常累及鼻旁窦,可造成蛛网膜下腔与外界沟通,故颅底骨折多属开放性质,被称为内开放性骨折。

颅底骨折的临床表现为相应部位的软组织出血、脑神经损伤、脑脊液漏和脑损伤。颅前窝、颅中窝和颅后窝的解剖结构不同,骨折后临床表现也各具特点,详见表 3-5-3-1。

表 3-5-3-1 各部位颅底骨折的特点

骨折部位	软组织损伤	脑神经损伤	脑脊液漏	脑损伤
颅前窝	眼睑青肿、球结膜下淤血	视、嗅神经损伤	鼻腔流出血性脑脊液	额极底部损伤
颅中窝	颞肌下淤血及压痛	面神经、听神经损伤,展神经损伤(岩尖骨折)少见	由耳道流出血性脑脊液	颞叶底部及颞尖损伤
颅后窝	乳突皮下及胸锁乳突肌处淤血,颈肌坚硬及压痛	偶有第Ⅸ～Ⅻ对脑神经损伤	脑脊液外溢至乳突处皮下	小脑及脑干损伤,偶可损伤延髓,并有额极颞尖对冲性损伤

颅底结构复杂,骨折线在头颅 X 线正侧位摄片时常不能显示。颅底 X 线片的诊断率也不高,其投照体位还可能对病情造成不利影响,对于疑有合并颈椎损伤的患者尤其要谨慎行事。有鉴于此,目前对颅底骨折的影像学检查大多依靠 CT 检查,特别是薄层 CT。虽然 CT 检查对颅底骨折的发现率比较高,但一般颅底骨折主要根据临床症状及体征作出诊断,唯以下几点应予注意。

(1) 颅底骨折引起的瘀斑需与软组织损伤所致的皮下出血鉴别。前者是骨折出血从颅底向外渗出所形成,多在受伤相当时间之后方才出现并逐渐扩大,且多远离打击点。后者是伤后在着力部位迅速出现的出血斑,伴有局部肿胀和压痛。

(2) 血性脑脊液应与耳、鼻或口腔局部损伤出血相鉴别。后者常可发现有外耳道损伤、鼻骨骨折或口腔黏膜损伤存在,且因流出的血中不含脑脊液,容易凝成血块。

颅底骨折本身无需特殊处理,治疗重点为预防感染,可适当应用广谱抗生素。有脑脊液鼻漏或耳漏者,禁忌填塞,制止擤鼻,减少喷嚏或咳嗽;要保持耳道、鼻孔清洁,但忌行冲洗。腰椎穿刺可造成脑脊液逆流而增加感染机会,也应避免。合并脑损伤者按脑损伤原则处理。

第四节 原发性脑损伤

薛亚军 楼美清

一、脑震荡

有关脑震荡的病理基础至今仍颇多争议。临床上，脑震荡系指遭受非穿透性颅脑损伤后出现的一过性意识障碍，无脑组织器质性损伤。意识障碍包括意识模糊、逆行性遗忘，严重者可出现意识丧失。逆行性遗忘是脑震荡的特征性表现。在大体及显微镜下脑组织结构均正常。脑震荡后意识障碍可在短时间内恢复，但无显微镜下脑组织损伤表现，提示脑震荡是神经元一过性功能障碍所致。脑震荡后脑内谷氨酸水平升高，脑组织进入高糖分解及高代谢状态，持续 7～10 d。在此期间，因为脑自动调节功能受损，脑组织对二次损伤更加敏感，相同的损伤因素可能造成更加严重的后果，甚至出现恶性脑肿胀，被称为"二次冲击综合征(second impact syndrome)"。

【临床表现】

1. 意识障碍 意识模糊可在伤后即刻或几分钟后发生。意识丧失常在伤后即刻或几秒钟后发生，一般昏迷时间不超过 0.5 h。

2. 逆行性遗忘 清醒后不能叙述受伤经过，伤前不久之事亦不能忆及，但往事仍能清楚回忆。

3. 其他症状 清醒后常诉头痛、头昏、畏光、耳鸣、失眠、健忘等症状。一般不十分严重，多能在短期内逐渐消失。

4. 神经系统检查 无阳性体征；脑脊液压力及成分正常（目前腰椎穿刺检查已基本淘汰）。

5. 脑震荡后综合征(post concussive syndrome) 部分脑震荡患者在伤后可长期存在如下症状：① 感觉障碍，如头痛、眩晕、头重脚轻、视物模糊、耳鸣、听力下降、平衡困难等；② 认知障碍，如难以集中精神、痴呆、判断力下降等；③ 心理异常，如情感障碍、人格改变、性欲下降、失眠、易疲乏、畏声光等。

【诊断】

凡头部损伤后有短暂意识障碍和逆行性遗忘，而神经系统检查无阳性发现者，即可诊断为脑震荡。

临床上脑震荡和不具有神经系统阳性体征的轻度脑挫裂伤很难鉴别，但由于两者的治疗原则基本相同，过去认为亦无严格区分的必要。自从 CT 问世以来，这一问题在一定程度上已得到解决，根据脑震荡为中枢神经系统功能性障碍的临床定义，CT 检查应无阳性发现，或仅因脑充血而表现为轻度脑肿胀。依临床表现诊断为脑震荡的患者，CT 检查如有蛛网膜下腔出血、脑挫裂伤、脑水肿或颅内血肿等发现，即不属于单纯脑震荡范畴，从而有助于鉴别诊断。但由于受部分容积效应及外伤后距 CT 检查时间较短等因素的影响，CT 检查仍可能出现假阴性。有些患者伤后数日复查时还有可能揭示脑器质性损害的征象，从而可以提高 CT 检查的阳性率，减少假阴性率。MRI 对原发性脑损伤的检出率比 CT 高，在 CT 诊断正常的患者中，25％的患者 MRI 可有阳性发现，因而 MRI 更有助于脑震荡和脑挫裂伤的鉴别诊断。

【治疗原则】

(1) 适当休息：二次冲击综合征发生率低，好发于儿童、青少年，但可产生严重后果，因此脑震荡后适当休息避免再次脑损伤是有必要的。

(2) 严密观察病情变化，必要时进行 CT 检查或 CT 随访。

(3) 对症处理，给予止痛和镇静药物。

(4) 进行耐心的解释工作，消除思想顾虑。

(5) 脑震荡后综合征患者可行 CT、MRI、EEG 等检查，排除癫痫、脑积水、脑脊液漏等迟发性并发症，必要时进行心理干预，症状多在 1 年内可缓解。

二、脑挫裂伤

暴力作用于头部，造成脑组织的器质性损伤，称为脑挫裂伤。临床表现与脑震荡相似而程度较为严重，可出现脑损伤的局灶性症状，常伴有外伤性蛛网膜下腔出血。

一般说来，脑挫裂伤的严重程度与所受暴力的大小成正比，而损伤的部位则不一定与受力部位一致。脑挫裂伤可发生在暴力打击的下方及其附近，产生着力点损伤；亦可出现在远离打击点的部位，特别是其对冲部位，造成对冲性损伤。着力点损伤主要由外力对脑组织的直接接触作用所引起，对冲性损伤则与脑的惯性负荷有关。

对冲性脑挫裂伤的发生，以枕顶部受力时，产生对侧额极、额底及颞尖的广泛性损伤最为常见，而枕叶很少出现对冲性损伤。这与颅内解剖结构的特点有密切关系。当枕顶部受到打击时，脑组织在颅内向前运动，额极和颞尖可因撞击于坚硬的颅前窝前壁和蝶骨小翼缘而致伤，同时由于颅骨眶板表面凹凸不平，极易使在其上面移动的额底因摩擦而受到损伤。当额部遭受打击时，脑组织虽亦在颅内向后运动，但由于枕部脑组织是在平坦、光滑且富于弹性的小脑幕上滑动，外力能得到缓冲而不致造成损伤。

根据头部受力的位置，可以推测对冲性脑挫裂伤的发生部位。常见情况如下：① 枕部正中受力，可发生双侧额极、额底和颞尖挫裂伤；② 枕顶部偏于一侧受力，可产生对侧额极、额底和颞尖挫裂伤；③ 头部侧方受力，可导致对侧颞尖和颞叶凸面挫裂伤；④ 顶部受力时，如外力方向朝前，可产生对侧额底和颞尖挫裂伤；外力方向朝后一般不致产生枕叶损伤。此外，垂体柄、嗅神经、视神经等相对固定的结构也可因脑在颅内运动而受到牵拉，导致远离打击点的损伤（图 3-5-4-1 和图 3-5-4-2）。

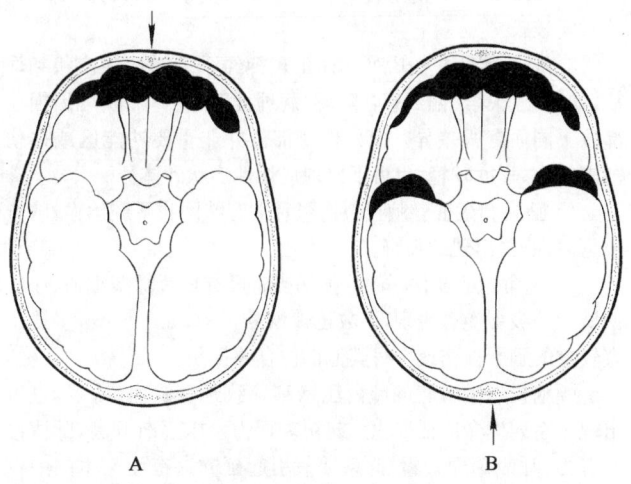

A   B

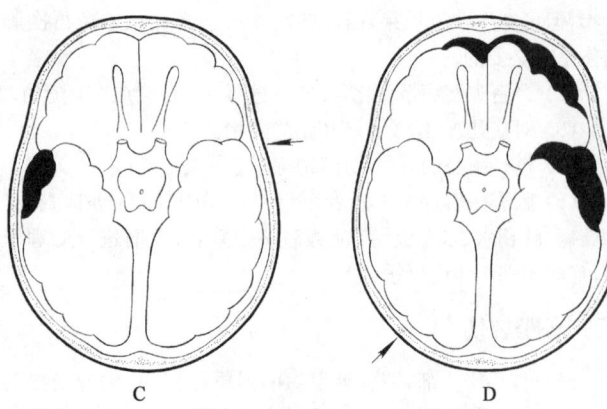

图 3-5-4-1 头部受力部位与脑挫裂伤发生部位的关系

箭头所指为外力作用的方向:A. 前额受力;B. 后枕部受力;C. 侧面受力;D. 后枕部偏一侧受力。

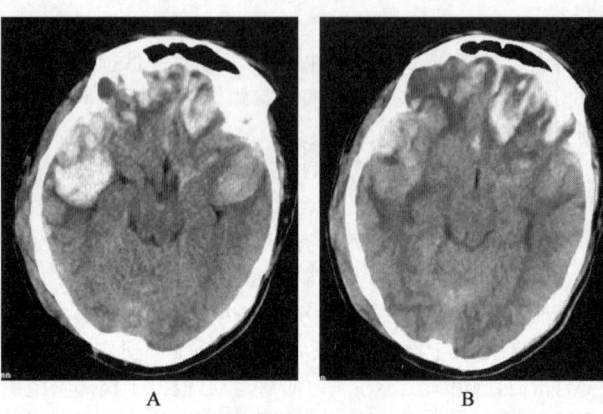

图 3-5-4-2 患者右侧颞枕部为脑外伤着力点,导致双侧颞极,双侧额叶底面挫裂伤(A)。双侧颞极挫裂伤形成局部脑内血肿(B)

【临床表现】

脑挫裂伤有与脑震荡相似的临床表现,但程度较重。因属脑组织存在器质性损伤,还可出现脑局灶性症状及蛛网膜下腔出血,这有别于脑震荡。脑挫裂伤的临床特点如下。

1. 意识障碍 意识障碍的程度是衡量脑损伤轻重的客观指标。脑挫裂伤患者意识障碍较重,持续时间也较长,昏迷时间可为 0.5 h 至数个月,甚至终身不醒,直至死亡。

2. 头部症状 清醒后头痛、头昏、呕吐等症状较为严重,持续时间较长。

3. 局灶体征 伤后可立即出现神经系统局灶性症状和体征,如偏瘫、失语、偏身感觉障碍、病理征等,具体症状可因损伤部位不同而有所差异。但如损伤部位并非重要功能区或损伤范围较小、程度较轻,也可不出现局灶性症状和体征。

4. 脑膜刺激征 脑挫裂伤患者常有蛛网膜下腔出血,脑脊液呈血性,并出现颈强直。

5. 生命体征变化 颅脑损伤当时可有短暂脉搏细速、血压偏低和呼吸缓慢等表现,多数迅速恢复正常;如不恢复,多提示有较重的脑干损伤或全身其他部位合并损伤。

颅脑损伤后引起的颅内压增高导致延髓缺血、缺氧,也可出现一系列生命体征变化。起初表现为血压逐渐升高,脉搏慢而有力,呼吸深而缓慢,此系缺氧引起延髓兴奋而产生的中枢

代偿反应,称为 Cushing 反应。如脑损伤严重,颅内压继续增高,病情进一步恶化,则可出现中枢衰竭现象,表现为呼吸不规则以至停止,血压下降以至不可测得,脉搏细速而最后心跳停止。

单纯闭合性颅脑损伤时,除非小儿,休克者少见;若发生休克,应考虑合并身体其他部位损伤导致内出血可能。

【诊断与鉴别诊断】

根据头部外伤史,伤后有较长时间昏迷,并出现神经系统阳性体征,脑脊液含血,脑挫裂伤的诊断并不困难。CT 检查则有助于进一步确立诊断。脑挫裂伤 CT 检查的典型表现为不规则的片状低密度水肿区内有斑点状高密度出血灶,水肿区和出血灶的实际占位效应小于其所表现的范围。但如果病变较广泛,则可有明显的占位效应,侧脑室因受压而缩小或消失,中线向对侧移位,环池缩小或消失。合并蛛网膜下腔出血时,表现为脑基底池或纵裂内有高密度影。

1. 脑挫裂伤与脑震荡的鉴别 脑挫裂伤后昏迷时间较长(一般 0.5 h 以上),常出现神经系统阳性体征,脑脊液中可以含血;脑震荡时昏迷一般不超过 0.5 h,神经系统检查及腰椎穿刺均无阳性发现。CT 扫描和 MRI 检查更有助于两者的鉴别。

2. 脑挫裂伤和颅内血肿的鉴别 脑挫裂伤系原发性脑损伤,症状及体征在伤后立即出现,其严重程度迅速达到高峰,随后的表现比较稳定,并可能逐渐好转。颅内血肿属继发性脑损伤,症状和体征随血肿的形成和增大逐渐产生和加重。脑挫裂伤引起的意识障碍在伤后立即出现,随后有可能改善,一般无中间意识好转期。颅内血肿患者伤后早期意识障碍可先有好转,但随着血肿形成及扩大,意识状况将再次恶化,形成所谓的中间好转期。但临床上,颅内血肿在脑挫裂伤基础上产生者,昏迷可呈进行性加深而无明显中间好转期。脑挫裂伤患者亦可因继发脑水肿而使已趋好转的意识障碍再度恶化。这些情况临床鉴别比较困难,常需借助于辅助检查。CT 检查能方便准确地进行鉴别。脑挫裂伤的 CT 检查表现如前述,颅内血肿的 CT 检查表现参阅本章第五节。

【治疗原则】

(1)轻症可按脑震荡处理,较重者应严加观察,警惕继发脑水肿或颅内血肿。

(2)维持血压稳定,休克患者及时抗休克治疗,并注意有无其他部位合并损伤存在。

(3)维持呼吸道通畅,给予氧气吸入,必要时行气管插管。

(4)有颅内压增高者及早应用脱水剂,必要时可行颅内压监护,限制液体摄入量,详见第二篇。

(5)适当应用止血药物及抗生素。当患者心血管系统有植入物时,应综合考虑是否采用止血、抗凝、抗血小板聚集或中性治疗。

(6)应用糖皮质激素。

(7)严重病例有选择地进行降温治疗。

(8)蛛网膜下腔出血较重者,行腰椎穿刺引流血性脑脊液以减轻头痛,并减少脑膜粘连,降低迟发性脑积水发生率。腰椎穿刺前必须排除严重颅内高压,以防诱发枕骨大孔疝。

(9)维持水、电解质平衡,保障营养供应。

(10)加强护理,防治并发症。

(11)除少数广泛脑挫裂伤、严重脑水肿且脱水疗法效果不

佳者可选择性施行减压手术外,一般无需手术治疗。

三、原发性脑干损伤

脑干损伤是指中脑、脑桥和延髓的损伤,临床上相当常见。根据受伤原因可分为两种:① 原发性脑干损伤,即外界暴力直接引起的脑干损伤;② 继发性脑干损伤,是指脑疝或脑水肿使脑干受压而导致的损伤,在本章第一节颅脑损伤的病理中已有叙述。

直接暴力和间接暴力均可导致脑干损伤。当头部遭受暴力打击时,脑在颅内运动,脑干可因受到牵拉、扭转或撞击于斜坡和小脑幕切迹缘等处而致伤;累及蝶鞍、斜坡或枕骨大孔等部位的颅底骨折亦可直接伤及其附近通过的脑干;少数情况下锐器或投射物可直接损伤脑干。上述情况属直接暴力损伤。高处坠落时,如果双足和臀部着地,暴力可借助脊柱传递至枕骨大孔,不仅枕骨大孔周围可以发生骨折,还可造成延髓损伤。暴力冲击腰背部时,头部先过伸后又过屈,引起挥鞭样运动,也可导致延髓和脊髓交界处损伤。这些都属于间接暴力损伤。

原发性脑干损伤的主要病理表现为神经组织结构紊乱,脑干表面挫裂伤,以及脑干内点片状出血。除锐器、投射物损伤外,在闭合性颅脑损伤中原发性脑干损伤几乎不可能单独出现,常与其他部位脑挫裂伤同时存在。在有关弥漫性轴索损伤的概念提出后,有些学者认为原发性脑干损伤只不过是弥漫性轴索损伤的一个方面。但多数学者认为不能完全否认原发性脑干损伤的存在,只是此种损伤很少孤立发生,在多数情况下它是作为弥漫性脑损伤的一个组成部分,常伴有颅脑其他部位损伤。

【临床表现】

脑干内含有脑神经核,全身感觉、运动传导束皆在脑干内集中通过,脑干网状结构(特别是中脑上行性网状激活系统)是参与维持意识清醒的重要结构,呼吸、循环中枢也位于脑干之中,因而脑干具有特别重要的生理功能,一旦受损,即使受到轻微损伤,就可产生一系列严重症状,重则危及生命。脑干损伤的主要临床表现如下。

1. 意识障碍 伤后往往立即出现严重意识障碍,其特点为昏迷程度深,持续时间长,恢复过程慢,常导致迁延性昏迷,甚至终身不醒。也有人认为脑干损伤若局限于一侧,意识障碍也可能不深和不持久,伤后无持续昏迷者不能完全否定脑干损伤的存在,但此种情况毕竟属少数。

2. 呼吸循环功能紊乱 严重原发性脑干损伤可产生急性呼吸功能衰竭,甚至伤后自主呼吸立即停止。有些患者可以先表现为呼吸深而快,随后转为深而缓慢且不规则,呈周期性呼吸,继而完全停止。与此同时,循环功能亦出现衰竭表现,但程度往往不及呼吸功能衰竭突出。当呼吸停止后,心跳往往并不立即停止,如能及时抢救,进行人工呼吸,心跳常能维持数小时,甚至数天。

3. 去大脑强直 是脑干损伤(特别是中脑损伤)的特征性表现。据认为延髓前庭核水平有促进伸肌收缩的中枢存在,而中脑红核及其周围网状结构则是抑制伸肌收缩中枢的所在地。在此水平受损时,便出现去大脑强直。典型表现为伸肌张力过高,两上肢过伸、内旋,下肢亦过度伸直,颈后仰,呈角弓反张。损伤较轻者为阵发性发作,外界稍有刺激即可诱发,重者则持续性强直。

4. 眼球活动和瞳孔变化 眼球活动和瞳孔调节功能由动眼神经、滑车神经和展神经等脑神经司理,这些神经的神经核均位于脑干之中。脑干损伤常可出现眼球活动和瞳孔变化,并有相当的定位意义。

脑干损伤严重者,眼球固定,双侧瞳孔散大,光反射消失。中脑受损时,瞳孔变化可因损伤性质为刺激性或破坏性而有所差异,可出现两侧瞳孔不等,两侧瞳孔形态、大小交替变化,两侧瞳孔散大,以及对光反射消失等表现,并可有眼球固定和两侧眼球分离现象。脑桥损伤时瞳孔极度缩小如针尖样,对光反射消失,也可出现双眼同向凝视或两侧眼球分离。

5. 锥体束征 包括肢体瘫痪、肌张力增高、腱反射亢进及出现病理征。脑干损伤后常立即出现双侧巴宾斯基征等病理反射。但严重伤员处于急性脑休克阶段时,深浅反射可全部消失,病理反射亦不能引出,待病情稳定后方出现。

6. 体温变化 严重脑干损伤可出现高热。这是由于:① 支配汗腺和血管舒缩的交感神经纤维在脑干中通过,当脑干受损时汗腺分泌发生障碍;② 脑干损伤引起的呼吸循环功能障碍影响散热;③ 脑干损伤引起的肌肉痉挛使产热增加。但当脑干功能衰竭时,体温可能不升,情况更为严重。

7. 颅内压变化 研究表明,中脑和延髓对大脑血管的紧张性具有调节功能,受损后可因脑血管紧张度降低、血管扩张而引起脑充血和弥漫性脑肿胀,从而导致颅内压增高。

8. 内分泌变化 脑干损伤能导致内分泌障碍,主要表现为血糖升高、胰岛素水平降低、胰高血糖素增高、皮质醇和儿茶酚胺升高。内分泌紊乱的程度往往与伤后昏迷程度和持续时间呈正相关。

【诊断和鉴别诊断】

头部外伤后立即昏迷,呼吸出现鼾声,瞳孔大小、形态变化不定,早期发生呼吸循环功能紊乱,双侧巴宾斯基征阳性,特别是出现去大脑强直,是原发性脑干损伤的典型表现,据此可作出诊断。CT检查对脑干损伤的诊断也有一定价值。虽然颅后窝CT片伪影干扰较大,分辨率较差,但仍可显示脑干肿胀,损伤区有点状密度增高,相关脑池受压变形或闭塞,第四脑室也可因受压而变形。MRI不仅分辨率高,还能进行矢状位成像,既可显示脑干结构的形态改变,还能判断损伤的病理程度,因而诊断价值高于CT检查。但由于检查费时,在急性期患者中的应用受到限制。脑干听觉诱发电位检查亦有助于脑干损伤的诊断,并能判断损伤的部位。

原发性脑干损伤应与继发性脑干损伤区别,临床主要根据症状和体征出现时间进行判断。继发性脑干损伤的症状和体征是在受伤一定时间之后逐渐产生和加重,与原发性脑干损伤在伤后立即出现症状和体征有所不同。CT检查能使两者的鉴别更确切和方便。继发性脑干损伤多因颅内血肿导致颅内压增高、诱发脑疝而引起,CT检查可揭示血肿存在,并显示脑干受压、扭曲和向血肿对侧移位,有别于前述原发性脑干损伤的CT检查所见。

【治疗原则】

原发性脑干损伤病情笃重,死亡率高达44.4%～71.1%。因持续昏迷,常出现并发症,包括肺部感染、酸碱平衡紊乱、电解质紊乱、肝肾功能衰竭、营养不良等,30%～50%患者死于并发症。必须采用综合性治疗和护理。

1. 重症监护　患者病情重,变化快,必需严密监护观察,并对各项生理指标进行连续监测。

2. 保持呼吸道通畅　除协助翻身、叩背、吸痰外,多数患者需尽早行气管切开术。气管切开指征包括:① 短时间内难以清醒者;② 严重颅底骨折,伴有后组脑神经麻痹,脑脊液漏明显患者;③ 有呼吸系统基础疾病,痰多不能自行咳出患者;④ 伤后严重误吸或合并严重胸腔、肺部损伤患者;⑤ 呼吸道不畅导致不能维持正常氧饱和度患者。

3. 控制颅内高压　如患者合并脑内其他部位损伤,导致颅内高压,需给予有效控制。包括脱水、糖皮质激素、亚低温、巴比妥、手术减压等治疗。

4. 维持液体出入量和电解质平衡　影响患者水电解质平衡的因素包括反复肌肉强直发作、中枢性高热、脱水治疗、气管切开、摄入不足、下丘脑损伤、糖皮质激素治疗等。在对症治疗的同时应尽可能解除致病因素。

5. 防治消化道出血　原发性脑干损伤后多种因素可导致消化道应激性溃疡及出血。伤后宜早期置胃管,便于监测和治疗消化道出血。

6. 预防感染　排痰障碍、免疫能力低下、肺淤血水肿、长期卧床、气管切开等因素均容易导致肺部感染,故可预防性应用抗生素。

7. 维持营养　首选胃肠营养,在胃肠功能允许的情况下,伤后早期(24～48 h)可给予胃肠营养,48～72 h内胃肠营养达到目标能量和蛋白摄入量的80%,如果胃肠内营养不能满足目标能量和蛋白摄入量的60%,可在7～10 d后给予补充性胃肠外营养。

8. 脑保护及神经营养药物　包括促进神经元代谢药物、钙离子拮抗剂、神经节苷脂、神经营养因子等类药物,但目前尚无可靠的循证学依据证明这些药物有效。

9. 高压氧治疗　病情稳定情况下可尽早开展高压氧治疗,癫痫患者是高压氧治疗的禁忌。

四、下丘脑损伤

下丘脑损伤分为原发性和继发性损伤。原发性损伤系暴力直接或间接传导至下丘脑造成损伤,或损伤下丘脑血供造成其缺血。单纯原发性下丘脑损伤罕见,常伴发于广泛的脑挫裂伤或脑干伤,亦可见于广泛颅底骨折,鞍区手术可造成下丘脑医源性损伤。继发性下丘脑损伤发生于严重脑损伤导致的脑水肿、脑组织移位、脑疝,下丘脑受挤压或牵拉、移位、缺血造成损伤。下丘脑功能重要,其损伤后症状常被其他神经症状遮掩,故需加强认识,及时诊治。

【临床表现】

1. 意识和睡眠障碍　下丘脑和脑干网状结构联系密切,损伤后会影响网状上行激活系统,损伤严重者昏迷,轻者嗜睡或睡眠节律紊乱。

2. 体温调节障碍　下丘脑内含体温中枢,既有散热中枢,又有产热保温中枢。因此下丘脑损伤后患者可出现高热或低体温,以高热多见。高热多在伤后早期出现,体温可高达41℃。体温调节中枢的损伤还可表现为体温易随环境温度变化波动。

3. 水电解质代谢紊乱　下丘脑调节垂体释放促肾上腺皮质激素(ACTH)及抗利尿激素,维持体内液体及电解质平衡。损伤后可出现尿崩、抗利尿激素分泌失调综合征(SIADH)、脑耗盐综合征等,均可导致水电解质紊乱。

4. 急性上消化道出血　重型颅脑损伤合并下丘脑损伤,上消化道出血发生率上升。多发生于伤后1周左右,其表现从大便隐血阳性至柏油样便甚至休克不等,严重者可伴有消化道穿孔。

5. 高渗非酮症糖尿病昏迷　表现为高渗透压、高血糖、酮体阴性,与下丘脑损伤后糖代谢及水电代谢紊乱有关。

【诊断及鉴别诊断】

多数下丘脑损伤伴有其他严重颅脑损伤,故症状常相互重叠掩盖。因此脑外伤后有上述一种或几种症状,均应考虑下丘脑损伤可能。尤其患者有鞍区附近颅底骨折、额底广泛挫裂伤,颅内高压导致鞍上池受压时,更应考虑下丘脑损伤可能。在诊断下丘脑损伤时,相关症状应与糖尿病、精神性多饮、肾性尿崩等鉴别。内分泌功能检查可明确下丘脑-垂体轴功能状况,有利于诊断。

【治疗原则】

下丘脑损伤多伴有其他颅脑损伤,故应采用综合治疗。颅内高压不仅影响其他脑功能,也可加重下丘脑损伤,并互为因果,造成恶性循环,故应重点治疗。除颅脑损伤的一般性治疗外,针对下丘脑损伤的治疗有以下几种。

1. 亚低温治疗　28～35℃低温具有脑保护作用,并降低脑耗氧和代谢率,降低颅内压,且并发症少,特别适用于伴有高热的重型颅脑损伤,包括下丘脑损伤。

2. 治疗上消化道出血　重点在于早发现、早治疗。早期留置胃管可有利于早期诊治。胃黏膜保护剂、抑酸剂可预防消化道出血。冷生理盐水＋凝血酶可用于治疗,贫血严重时需要输血。难以治疗的消化道出血可采用胃镜下止血或数字减影血管造影下出血动脉栓塞。

3. 治疗尿崩　对于轻症尿崩,可小剂量口服双氢克尿噻25 mg,2～3次/日。严重时可选择以下治疗方法:鼻腔吸入垂体后叶素粉剂,口服去氨加压素片,皮下注射、静脉泵入垂体后叶素,皮下注射长效加压素(尿崩停)。上述药物使用时应严监测出入量、电解质、血压。

4. SIADH治疗　① 限制水分摄入,每天1 000 ml以内。② 利尿,常用速尿,也可使用甘露醇。③ 严重低钠(血钠＜120 mmol/L)可适当补充浓钠,使血钠回升至130 mmol/L以上。因体内总体不缺钠,故补充应适量。④ 可补充ACTH,纠正ACTH和ADH的平衡,一般剂量25～50 U,肌内注射,每天1次。

5. 治疗高渗性非酮症糖尿病昏迷　治疗原则为迅速纠正休克和降低高血糖。① 停用诱发或加重病情的药物,如甘露醇、呋塞米、苯妥英钠、肾上腺皮质激素;② 0.45%盐水500 ml,2 h内滴注,监测渗透压;③ 胃管注入温开水,6 ml/min,血浆渗透压降至330 mmol/L时停用;④ 在血糖监测情况下小剂量使用胰岛素。

五、弥漫性轴索损伤

弥漫性轴索损伤(diffuse axonal injury,DAI)是一种脑实质的弥漫性损伤。在显微镜下,几乎所有不同伤情的脑损伤患者脑组织中均可发现轴索损伤这一病理形态学改变,而且轴索损伤的程度与脑损伤的伤情有关,伤情越重轴索损伤也越重。1956 年 Strich 首先提出了有关这一病变的概念,至 20 世纪 80 年代被正式命名为 DAI,现已被国际学术界公认为原发性脑损伤的一种类型。

DAI 并不少见。尸体解剖证实,在因脑外伤而死亡的病例中,DAI 的发病率为 29%~43%;DAI 既可单独发生,也可与其他脑损伤合并存在。根据 CT 和 MRI 诊断的 DAI 患者占重型颅脑损伤患者总数的 11.9%~20%。此种损伤主要是在头部加速运动时发生,因而多因车祸而致伤,高处坠落时也可发生,在锐器伤患者中则少见。一般认为,当头部加速运动时,脑组织因受瞬时产生的剪应力和张力作用而发生应变,使神经轴索、毛细血管和小血管损伤。DAI 好发于神经轴索聚集区,如胼胝体、脑干头端背外侧、大脑半球的皮质和白质交界处、小脑、内囊、基底节核团附近及透明隔等处。DAI 的病情越重损伤部位越趋于脑深部或中线结构。

DAI 的病理特征是伤后出现轴索肿胀和轴索回缩球(axonal retraction ball)。轴索回缩球并不在伤后立即出现,其形成通常需要 6~24 h,2 周内数量逐天增多。其形成时间与伤情有关;伤情越重回缩球的形成时间越短,出现越早。轴索回缩球通过常规病理 HE 染色方法即可发现,如果应用免疫组化技术或银染方法,其检出率将更高。至于轴索回缩球的形成和 DAI 的发生机制,已有学者提出多种不同观点,包括早先的经典学说(即外伤产生的剪应力和张力将轴索撕裂并回缩,轴浆外溢、积聚而形成回缩球)和后来的沃勒变性学说及钙离子学说,但都因不能完全解释 DAI 的发病机制而至今尚未形成统一认识。

一般认为,DAI 引起的病理改变难以恢复,但近年有研究表明,DAI 也有可能修复和再生,不过过程相当长。对于 DAI,至今仍缺少针对性的有效治疗措施,不仅病死率高,而且可能是导致颅脑损伤患者伤后严重神经功能障碍、长期昏迷及植物生存状态的重要原因。在 Cordobes 等报道的病例中,病死率达 49%,植物生存率为 15%,重残率为 14%,轻残率为 17%,痊愈者仅占 5%。

【临床表现】

与其他重型颅脑损伤相似,通常患者伤后立即昏迷,且程度深,持续时间长,一般无中间好转期。常出现瞳孔变化,表现为双侧瞳孔不等、单侧或双侧瞳孔散大、对光反射消失,还可出现同向凝视或眼球分离。

【诊断和鉴别诊断】

诊断尚无统一标准,一般是根据临床表现结合 CT 或 MRI 所见作出诊断。CT 和 MRI 检查虽不能直接显示轴索损伤,但可显示两侧大脑半球弥漫性肿胀,皮质和白质界限不清,脑室脑池受压,蛛网膜下腔及脑沟变浅或消失;基底节区、灰白质交界区及脑干上端背外侧等处还可见多发性点片状出血灶(图 3-5-4-3)。部分患者可有脑室内少量出血及硬膜外、硬膜下薄层血肿。少数患者 CT 检查可表现正常,尤其是在伤后数小时之内,如能在 1~2 d 后复查或行薄层 CT 检查可提高阳性率。MRI 分辨率比 CT 更高,常能发现更小或更轻微的病灶,诊断价值优于 CT。脑干诱发电位对 DAI 的诊断亦有重要价值,并能用于监测。脑干诱发电位的主要表现是潜伏期延长。

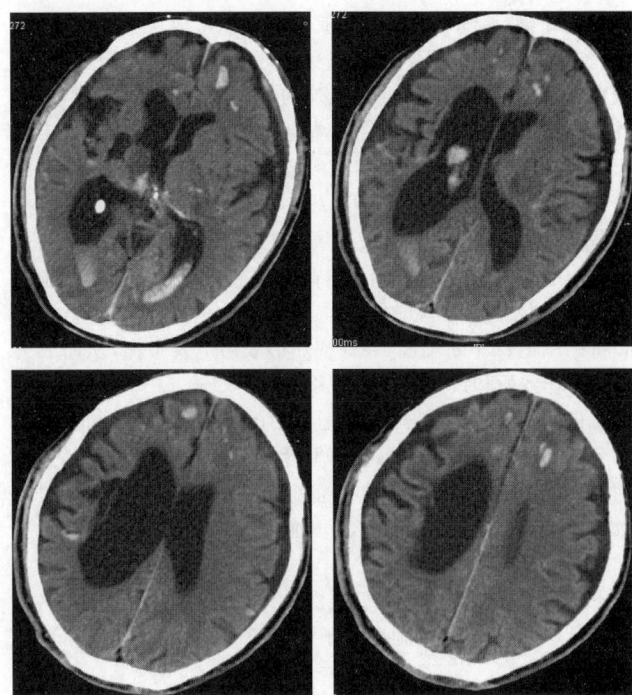

图 3-5-4-3 一例弥漫性轴索损伤患者的头颅 CT
主要表现为皮质下灰白质交界处、第三脑室周围及脑室内多发散在小出血灶,这是弥漫性轴索损伤的典型 CT 表现。

目前比较推崇的弥漫性轴索损伤诊断标准为:① 伤后立即昏迷,持续超过 6 h;② CT 检查显示脑组织撕裂出血,但也可无明显异常发现;③ 颅内压监测结果与临床病情严重程度不一致;④ 无明确脑结构异常的创伤后持续植物状态;⑤ 恢复期出现弥漫性脑萎缩;⑥ 尸体解剖(或手术组织活检)发现弥漫性轴索损伤病理特征,如轴索回缩球。

DAI 需与脑挫裂伤鉴别。脑挫裂伤常见于大脑皮质,特别是额底、额极和颞叶前部,而轴索损伤发生在脑深部,如胼胝体、基底节区和脑干。脑挫裂伤 CT 检查表现为斑片状高、低混杂密度影,脑水肿明显,并有显著占位效应和中线结构移位。DAI 常表现为散在的点片状高密度出血灶,脑肿胀虽然广泛却无明显占位效应,中线移位不显著。但脑挫裂伤也可与 DAI 合并存在,此种情况下判断较为困难,只能区分以何种损伤为主。

【治疗原则】

DAI 的治疗方法类似于其他严重的原发性脑损伤,并无特异性治疗。主要包括:严密监测,维持生命体征及内环境稳定,监测和控制颅内压,全身营养支持,预防性应用抗生素,使用促代谢、神经营养及脑保护药物,亚低温治疗,以及防治外周并发症等。DAI 患者可伴有脑肿胀及颅内高压,如药物控制不佳,必要时可行减压术。待病情稳定后,可行高压氧治疗及其他康复治疗,促进患者清醒。

第五节 颅内血肿

赵耀东 楼美清

一、概述

颅内出血是颅脑损伤的常见表现之一。出血若发生在蛛网膜下腔,血液随脑脊液循环流动而不积聚成块,称为蛛网膜下腔出血。此种情况不造成脑受压,血液可被脑脊液稀释,且能自行分解而被逐渐吸收。但外伤性蛛网膜下腔出血是加重继发性脑损害的重要因素之一,能明显增加颅脑损伤患者不良预后的发生率。颅内出血如在颅腔内某一部位积聚并凝结成块,形成局部占位性病变,即为颅内血肿。颅内血肿是颅脑损伤后最为常见和重要的继发性病变之一。血肿达到一定体积,可以压迫脑组织,引起颅内压增高和相应的局灶性症状。颅内血肿一旦形成,若不及时处理,其症状往往呈进行性加重,最终必将因颅内压不断增高,导致脑疝形成而危及生命,从而成为颅脑损伤致死和致残的重要原因之一。

根据大宗病例报告,颅内血肿在颅脑损伤患者中的发生率为8%～10%,在重型颅脑损伤患者中则达到40%～50%。在一组500例因颅脑损伤死亡的患者中,288例(58%)存在颅内血肿,213例(43%)直接死于颅内血肿。

【分类】

1. 根据血肿所在的解剖层次分类

(1) 硬膜外血肿:血肿位于硬脑膜外间隙,即位于颅骨与硬脑膜之间。

(2) 硬膜下血肿:血肿位于硬脑膜下间隙,即位于硬脑膜与蛛网膜之间。

(3) 脑内血肿:血肿位于脑实质内。

(4) 脑室内血肿:血肿位于脑室系统内。

2. 根据血肿的部位分类

(1) 幕上血肿。

(2) 幕下血肿:即颅后窝血肿。

3. 根据血肿症状出现的时间分类

(1) 特急性血肿:伤后3h内出现症状。

(2) 急性血肿:伤后3d内出现症状。

(3) 亚急性血肿:伤后3d至3周内出现症状。

(4) 慢性血肿:受伤3周以后出现症状。

此外,血肿还有单发和多发之分。

【临床表现】

颅内血肿的临床表现可归纳为3个方面。

1. 颅内压增高症状

(1) 意识障碍:颅脑损伤后可因原发性脑损伤而产生意识障碍,称为原发性昏迷。昏迷持续时间和严重程度取决于原发性损伤的轻重。如果原发性损伤不十分严重,一定时间后意识障碍可以逐渐好转,甚至完全清醒。随后若有颅内血肿形成,可因颅内压增高、脑受压和脑疝形成而再次出现意识障碍,即继发性昏迷。这一意识状态的演变过程可概括为3个阶段:外伤后原发性昏迷、中间意识好转(又称中间清醒期)和继发性昏迷。这一临床经过是颅内血肿的典型表现之一。继发性昏迷出现的早晚取决于颅内血肿形成的速度。中间意识好转期(中间清醒期)持续时间的长短与原发性脑损伤的轻重和血肿形成的速度均有关。

颅内血肿患者的意识变化过程并非均如上述那样典型。原发性脑损伤较重或出血速度较快者,在原发性昏迷尚未好转之前,由血肿引起的继发性昏迷即可发生,两者可相互重叠而表现为伤后持续性昏迷并进行性加深,不出现明显中间清醒期。少数无原发性脑实质损伤或损伤程度轻微的患者,受伤当

时可无意识障碍,直到血肿形成才出现意识障碍。一般说来,存在中间清醒期者和伤后初期无意识障碍但在一定时间之后出现昏迷者,多为原发性脑损伤较轻的硬膜外血肿;伤后持续性昏迷并进行性加深,无明显中间清醒期者,多为脑挫裂伤并发的硬膜下血肿和脑内血肿。

(2) 一般性脑症状:头痛、恶心、呕吐等症状在颅脑损伤后普遍存在,但若头痛呈进行性加重,呕吐频繁,则有可能是颅内血肿的征兆,应加以重视。

(3) 生命体征改变:因颅内压增高使脑干缺血、缺氧或脑干直接受血肿压迫所致。具体表现详见本章第四节脑干损伤。

2. 局灶性症状 脑挫裂伤引起的脑局灶性症状在伤后随即发生,若受伤一定时间之后出现局灶性症状或原有的局灶性症状逐渐加重,则必定是由继发性病变造成,且大多源于颅内血肿。不同部位的血肿可产生相应的症状和体征,如额叶血肿引起偏瘫、失语,顶叶血肿出现感觉障碍,颅后窝血肿导致共济失调和平衡障碍等。

3. 脑疝症状 颅内血肿若未能获得及时有效的处理,最终将因颅内压力不断增高而导致脑疝形成。幕上血肿常引起小脑幕切迹疝,表现为不同程度的意识障碍,同侧瞳孔散大,对侧偏瘫和生命体征改变。其中瞳孔变化系因脑疝形成导致动眼神经受压或牵拉所引起,应与原发性动眼神经损伤鉴别。若在伤后逐渐产生一侧瞳孔散大、对光反射消失,是颅内血肿和脑疝形成的重要客观表现。如果伤后随即出现一侧瞳孔散大,而且不伴有颅内血肿和脑疝的其他表现(特别是无意识障碍者),则多属原发性动眼神经损伤所致。

幕下血肿易致颅内压急骤增高而产生枕骨大孔疝,导致延髓麻痹,出现急性呼吸、循环功能衰竭,甚至猝死。

【诊断和治疗】

1. 诊断 典型的颅内血肿诊断并不困难,若有以下临床表现即应考虑颅内血肿存在。

(1) 病程中出现中间清醒期或伤后持续昏迷,昏迷程度逐渐加深,并出现进行性加重的颅内压增高表现。

(2) 伤后有新的局灶性症状出现或原有的局灶性症状呈进行性加重。

(3) 出现脑疝症状,如一侧瞳孔散大、对光反射消失、生命体征变化(如血压逐渐上升,脉搏渐趋缓慢)。

(4) 对于存在易引起颅内血肿的特殊情况(如有跨越脑膜血管沟或静脉窦的颅骨骨折)者应予以重视,高度警惕颅内血肿发生的可能。

临床上还可以根据受伤机制和临床表现估计血肿发生的可能部位。① 头部有着力点(如头皮损伤或颅骨骨折)可寻者,血肿可以发生在着力部位,也可在其对冲部位。额部着力时,血肿位置常与着力点一致;颞部受力时,血肿可以发生在着力部位或其对冲部位,或两处同时存在。枕部、枕顶部着力时血肿虽也可在着力部位发生,但其对冲部位的发生机会可能更大,或两处同时存在;如果枕顶部的着力点靠近中线,则两侧对冲部位均有血肿发生的可能。② 有脑疝症状者,若表现为小脑幕切迹疝,则血肿多在幕上,且可根据瞳孔和肢体功能障碍情况定侧;发生枕骨大孔疝者则以幕下血肿可能性大。③ 如有原发性脑损伤引起的局灶性症状存在,也能有助于血肿位置的判断。

在大多数情况下,颅内血肿的确诊和定位还有赖于辅助检查手段。自20世纪70年代初期CT用于临床以来,由于其对颅脑结构有较高分辨率,图像清晰,能直接、迅速而准确地显示颅内外损伤的部位、程度和性质,包括血肿的位置、大小、形态、范围、数量,以及脑实质、脑室和脑池受压及移位等情况,从而可为颅内血肿的诊断和处理提供全面、准确的资料,加之又迅速、方便、无创,还能反复进行检查对比,从而已基本取代过去曾经应用的超声波探测和脑血管造影及钻颅探查等检查手段,成为颅脑损伤首选的检查方法,也使许多应用传统方法不易或不能发现的颅内血肿得以发现。在血肿区,CT检查可见有高密度出血灶,在出血后1 h即可被检出。血肿周围有低密度水肿区,并可引起占位效应,表现为脑室、脑池受压变形或消失,中线结构向对侧移位。MRI技术在20世纪80年代初被应用于临床,与CT相比具有许多独到之处。但由于MRI扫描时间较长,可能延误抢救时机;意识不清和烦躁患者可因不能合作而影响图像质量;加之对急性颅内血肿的分辨能力较差(一般认为,MRI在区分颅脑损伤后3 d内脑实质出血性或非出血性损伤灶方面可能不及CT),因而目前对于急性颅脑损伤患者的应用还受到一定限制。

虽然现代影像学技术(特别是CT)对于颅内血肿的诊断有莫大价值,但在没有CT设备或因病情急剧恶化、来不及进行CT检查的情况下,钻颅探查仍不失为一种可取的诊断手段。对于颅内压显著增高的患者,在钻颅探查确诊后,进行正规开颅血肿清除术前还能先经颅骨钻孔吸出部分积血而迅速达到暂时降低颅内压的作用。

2. 治疗原则　颅内血肿一旦明确诊断,即应尽快手术治疗。急性颅内血肿的手术目的是清除血肿,控制出血,降低颅内压,解除脑受压,防止或缓解脑移位和脑疝形成,以及预防迟发性颅内高压。因而既要清除血肿,彻底止血,还要清除肉眼可见的因挫裂伤而糜烂、破碎的脑组织。至于血肿清除后是否采取去骨瓣减压或浮动骨瓣减压,各家尚有不同意见。一般认为,对于脑水肿严重,特别是术前已有脑疝形成的患者,去骨瓣减压有可取之处,必要时可以施行,但硬脑膜应尽可能以减张方法予以闭合。

二、硬膜外血肿

硬膜外血肿位于硬脑膜和颅骨之间,约占全部颅内血肿的1/3,在各类颅内血肿中其发生率仅略低于硬膜下血肿而位列第二。硬膜外血肿与外伤着力点的关系密切,大多位于头部遭受暴力打击部位的下方。90%的硬膜外血肿系因颅骨骨折伤及血管(特别是硬脑膜血管)所致。少数患者虽无骨折,但因暴力打击造成的颅骨局部暂时变形也可使血管受损而出血,此种情况在青少年中比较多见。硬膜外血肿多为单发,多发者少见,但与硬膜下血肿或脑内血肿合并存在者并不少见(图3-5-5-1)。

【出血来源】

1. 脑膜中动脉出血　最为常见。成年人脑膜中动脉主干及部分分支均位于颅骨内板的骨沟中,有些节段甚至被骨管包围,极易因颅骨骨折或变形而受损。如果受损部位在脑膜中动脉主干或主要分支,可因出血凶猛而在短时间内形成巨大血肿。

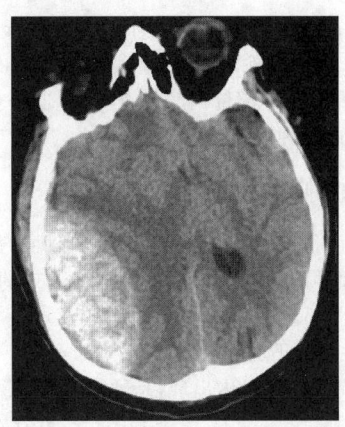

图3-5-5-1　硬膜外血肿与同侧的天幕裂孔疝

2. 静脉窦出血　上矢状窦、横窦和乙状窦均位于同名骨沟中,如有骨折线跨越这些静脉窦,即可使其受损而出血,但发生机会较少。其中以上矢状窦和横窦损伤的机会相对较多。静脉窦没有平滑肌层,缺乏收缩能力,破裂后容易导致猛烈出血而迅速形成巨大血肿。

3. 颅骨板障静脉出血　颅骨骨折时板障静脉出血相当普遍,但出血量通常有限,不易单独形成较大血肿,唯在颅后窝硬膜外血肿时常可为主要出血来源。

【临床特点】

(1) 硬膜外血肿一般由外力直接作用引起,往往合并有颅骨骨折,且血肿大多与颅骨骨折部位一致。

(2) 由于出血源大多数为动脉或静脉窦,因而发病急骤,病程多属急性或亚急性,慢性硬膜外血肿少见。

(3) 多见于成年人。婴幼儿脑膜血管较细,颅骨内板血管沟尚未形成,颅骨骨折或变形时不易受损;婴幼儿颅骨内板和硬脑膜黏着又较为紧密,可以阻止硬脑膜从内板剥离,因而在2岁以下的婴幼儿中硬膜外血肿相对少见。但在产伤导致颅骨过度变形时也可发生。

(4) 硬膜外血肿患者原发性脑损伤往往较轻,在病程中常有明显的中间清醒期。

(5) 血肿部位与出血来源有密切关系。大多数血肿是在颞部及其邻近区域,这与硬膜外血肿的主要出血来源是脑膜中动脉有关。脑膜中动脉末梢部分出血可形成顶枕部血肿。上矢状窦出血形成的血肿位于额顶部,可为单侧或双侧。横窦或窦汇出血导致枕部幕上或幕下血肿,亦可为单侧或双侧,常可表现为同时波及幕上、幕下的骑跨型血肿。

(6) 硬膜外血肿CT检查的典型表现是在颅骨内面和脑表面之间出现凸透镜形或弓形密度增高影,并可显示脑室受压和中线结构移位。

(7) 除非合并其他严重损伤,硬膜外血肿只要早期诊断,及时手术,预后多属良好,甚至完全康复。有学者认为:硬膜外血肿量超过30 ml即应该手术;但当患者GSC评分<9分,出现瞳孔不等大者,无论硬膜外血肿量多少都应该尽快手术。硬膜外血肿病情发展往往迅速,如果不能获得及时处理,后果也十分严重。

(8) 硬膜外血肿合并硬膜下血肿者为数不少,其发生率在全部硬膜外血肿中接近40%。这一情况的重要性在于:① 使临床表现变为复杂,为诊断增加困难;② 病情往往严重,从而影响疗效和预后,因而应予重视。对于术前未进行 CT 检查直接钻颅探查的患者,在清除硬膜外血肿之后应切开硬脑膜进行探查,必要时还要在对冲部位钻颅探查,以免遗漏合并存在的硬膜下血肿和脑内血肿。

三、硬膜下血肿

硬膜下血肿位于硬脑膜下腔,是颅内血肿中最为常见的一种,约占颅内血肿的 40%。根据血肿症状出现的时间,硬膜下血肿可分为急性、亚急性和慢性 3 种。

(一)急性硬膜下血肿

血肿症状在伤后 3 d 内出现,是硬膜下血肿最多见的一种,约占硬膜下血肿总数的 70%。患者多半合并存在其他不同类型的脑损伤,如脑挫裂伤、原发性脑干损伤或弥漫性轴索损伤,因而临床表现复杂多变,病情发展迅速,处理也较困难,至今仍是颅脑损伤死亡的主要原因之一(图 3 - 5 - 5 - 2)。

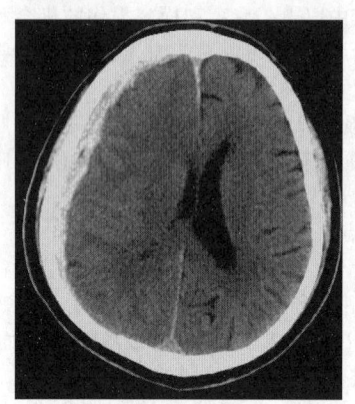

图 3 - 5 - 5 - 2 硬膜下血肿

【出血来源】

1. 皮质小静脉和小动脉　急性硬膜下血肿常继发于脑挫裂伤,挫裂伤灶中的皮质小静脉和小动脉破裂出血是硬膜下血肿最为常见的出血来源。特别是小静脉,在脑挫裂伤时尤其易被撕裂而出血。

2. 桥静脉　当头部遭受暴力打击时,脑与颅骨产生相对运动,可使桥静脉受到牵拉而破裂出血,并以大脑凸面通向上矢状窦的大脑上静脉和颞尖汇入蝶顶窦的大脑中静脉出血较常见。此种出血引起的硬膜下血肿一般不伴有严重脑挫裂伤,但出血量往往较大;血肿覆盖于大脑半球表面,范围多较广泛。

【临床特点】

(1)急性硬脑膜下血肿大多数继发于严重脑挫裂伤,因而原发性意识障碍较为严重,伤后昏迷常呈进行性加重,中间清醒期不明显,即使出现,持续时间也较短。但若出血来源为桥静脉,其意识障碍的演变过程与硬脑膜外血肿相仿,多有中间清醒期出现。

(2)血肿虽可发生在着力点及其附近,但更多见于着力点的对冲部位,以额底、额极和颞叶前方为好发部位。

(3)硬膜下血肿合并颅骨骨折的发生率较低,2/3 的患者不伴有颅骨骨折。

(4)大多数患者的原发性脑损伤较重,伤后可迅速产生严重脑水肿,常早期出现颅内压增高、脑受压和脑疝症状,生命体征改变也相对多见。

(5)由于合并脑挫裂伤,脑脊液含血量较多,脑膜刺激征常

较明显。

(6)CT 检查时绝大多数急性硬膜下血肿具有典型表现,即在颅板下方出现新月形高密度区,范围广泛者也可为双凸形。部分患者可呈高、低混合密度,有时高密度区局限于血肿下部而出现液平,系因部分溶血后血红蛋白下沉所致。由于血肿范围常较广泛,又合并有较重的脑挫裂伤和脑水肿,因而占位效应明显,使脑室普遍受压移位或消失。血肿周围还可出现低密度水肿区。

(7)急性硬膜下血肿预后较差,其原因不仅是出血本身,更主要的是伴随的严重原发性脑损伤和继发性脑水肿。

(二)亚急性硬膜下血肿

亚急性硬膜下血肿在病理上和急性血肿并无根本区别,只是病情发展较为缓慢,症状出现在伤后 3 d 至 3 周。亚急性血肿的发生率远较急性血肿为低,近年来随着诊断技术的进步,颅内血肿能被早期发现者增多,亚急性硬膜下血肿的发生率更有进一步降低的趋势。

亚急性硬膜下血肿的临床表现具有以下特点:① 与急性硬膜下血肿相比,亚急性硬膜下血肿的发病年龄偏高,3/4 的患者在 50 岁以上。这是由于年长者因脑萎缩导致颅腔空间代偿潜力增大,从而使血肿的发展进程得以延缓。② 原发性脑损伤相对较轻,病程中可有明显的中间清醒期,有些患者伤后可能始终清醒,直至血肿形成。③ 由于病情发展较慢,视神经乳头水肿的发生率较高。④ 亚急性硬膜下血肿的症状呈缓慢进行性加重,单从临床表现有时难以与脑挫裂伤后继发性脑水肿区别,常需借助 CT 检查进行鉴别。⑤ 亚急性硬膜下血肿若能及时明确诊断和手术清除血肿,预后理应良好。但若疏于观察,有些患者病情也可在缓慢进展过程中突然恶化,因脑疝形成、脑干受损而导致严重后果,因而结局并非均能尽如人意,应加警惕。

(三)慢性硬膜下血肿

慢性硬膜下血肿临床相当常见,一般估计占所有硬膜下血肿的 10%~30%。特别是在 CT 应用之后,其检出率与过去相比明显提高(图 3 - 5 - 5 - 3)。

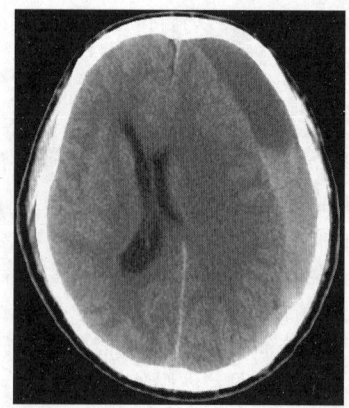

图 3 - 5 - 5 - 3 慢性硬膜下血肿

【病因、病程和病理】

慢性硬膜下血肿在病因、病程和病理等多个方面和急性硬膜下血肿均有明显差别。慢性血肿患者头部外伤往往轻微,有些人甚至没有外伤史可寻;部分患者可能还合并有血管性或出血性疾病存在。慢性硬膜下血肿的病情发展较为缓慢,症状在受伤数周、数个月,甚至更长时间后才开始出现。在病理方面,

慢性硬膜下血肿的特点是有完整包膜。外侧包膜紧贴硬脑膜内面,称为外膜;内侧包膜贴于蛛网膜,称为内膜。外膜远较内膜为厚,是棕黄色的肉芽组织,与硬脑膜内层紧密粘连,并有丰富的微小血管,容易出血。内膜为透明白色薄膜,与蛛网膜粘连不紧,容易分离,血管也不多。慢性硬膜下血肿的质地与急性硬膜下血肿明显不同。病程较短者虽可有部分暗红色血块,但以液态为主。液体的黏稠度和颜色可因病程长短不同而有所差异。病程长者液体往往较为稀薄,颜色则可随时间的推移而由暗红逐渐演变为褐色、深黄色及淡黄色。个别血肿可以发生钙化或骨化,一般见于被长期延误诊断的儿童。

【发病机制】

慢性硬膜下血肿的发病机制至今仍有许多未明之处。关于出血来源,一般认为多因外伤的惯性作用力使脑与颅骨产生相对运动,导致桥静脉、皮质小血管和蛛网膜颗粒撕裂出血。由于出血量较少,早期可以不产生临床症状,但硬脑膜内层可因血肿刺激引起炎性反应而在血肿周围形成包膜,随后有新生血管长入而使其逐渐增生变厚。包膜一般是在伤后7~10 d开始出现,2周左右形成完整囊壁。此后随着血肿的逐渐增大而出现临床症状。至于慢性血肿进行性增大的原因,至今未能充分阐明。早年提出的脑脊液渗入学说现已渐遭摒弃。目前多倾向于血肿外膜持续缓慢出血是慢性硬膜下血肿不断扩展的主要原因:血肿包膜与硬脑膜粘连处含有丰富的窦状毛细血管,其内皮细胞过度产生纤维蛋白原激活因子使纤溶酶原转化为纤溶酶,溶解纤维蛋白,导致血管壁薄弱而易于出血;血肿腔内不断出现的新鲜血液又释放更多的纤溶酶原,造成局部高纤溶状态,并形成恶性循环。还有学者将慢性硬膜下血肿的进行性扩张归因于血液中的液体成分血清从外膜血管向血肿腔内不断渗漏。近期还有研究发现血肿包膜毛细血管内皮细胞中血栓调节素含量明显高于末梢血,并且血肿中凝血因子Ⅴ和Ⅷ缺乏,从而认为这些因素可能也是血肿量不断增加的原因之一。目前看来慢性硬膜下血肿逐渐膨大并非单一原因引起,其机制相当复杂,许多问题还有待于进一步研究。

【临床特点】

(1) 慢性硬膜下血肿患者多有外伤史,但程度轻微,甚至不可忆及。症状多在伤后3周至3个月内出现,超过1年发病者不及10%。

(2) 好发于50岁以上的中老年人。老年人多有不同程度的脑萎缩,颅内空间相对较大,即使受到轻微外力作用,也可造成脑与颅骨的相对运动,使桥静脉等结构受到牵拉而破裂出血。在年幼患者中,慢性硬膜下血肿多见于1岁以下婴幼儿,并以6个月以下为发病高峰,大多数是因为分娩过程中头部受到产道过度挤压所引起。

(3) 成年人慢性硬膜下血肿有明显性别差异,男性患者占3/4以上。

(4) 慢性硬膜下血肿与急性硬膜下血肿的好发部位不同,90%以上是以额顶部为中心的大脑凸面,并可向周围广泛蔓延。在成年患者中,慢性血肿以单侧为多,双侧约占15%。婴幼儿则有所不同,双侧血肿占80%~90%,但往往一侧较大。

(5) 成人慢性硬膜下血肿的临床表现以颅内压增高症状为主,并以头痛最为常见,往往也是最早出现的症状。部分患者可表现有精神异常。肢体无力是常见的局灶性症状,在老年人

中较为多见。婴幼儿患者因血肿压迫而影响脑发育,表现为喂养困难、体重不增、易激惹、肢体肌张力增高和反射亢进;癫痫的发生率很高;还可出现头围增大、前囟膨隆和颅缝增宽等体征。

(6) 临床表现不典型的成人慢性硬膜下血肿易被误诊为颅内肿瘤和脑血管意外;婴幼儿患者常被误诊为先天性脑积水。鉴别诊断常需借助于影像学检查。CT对本病的诊断具有重要价值,在紧贴颅骨内板之下可见双凸或平凸形血肿影,其密度可因血肿期龄不同而有所差异,多数表现为密度降低(图3-5-5-4),部分患者表现为等密度或稍高密度。侧脑室往往因受压而变形或消失。病变为单侧者中线结构向对侧移位,双侧者可无移位。CT增强扫描还能显示血肿包膜。MRI对慢性硬膜下血肿的诊断更具独特价值,无论T_1W还是T_2W均表现为高信号(图3-5-5-5)。

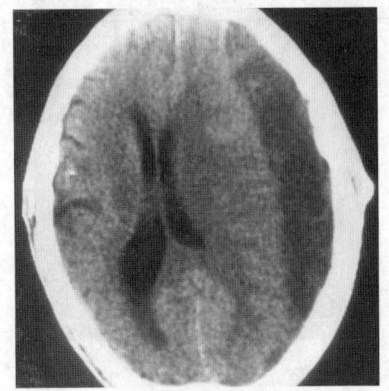

图3-5-5-4 慢性硬膜下血肿的CT图像

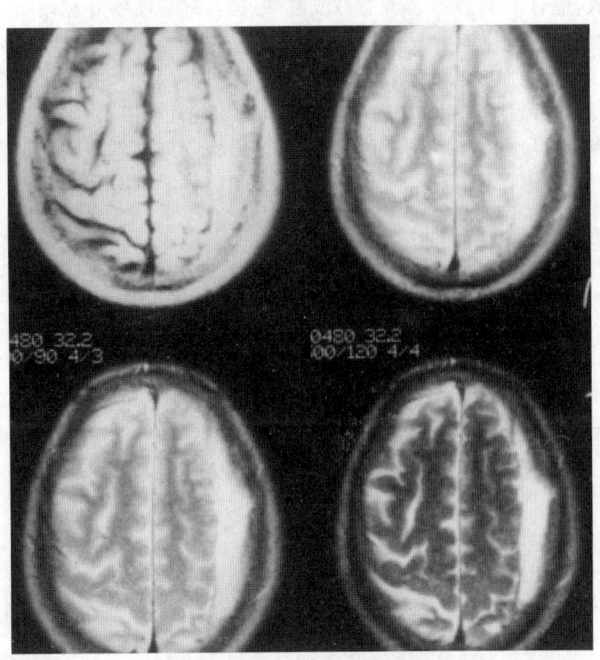

图3-5-5-5 慢性硬膜下血肿的MRI图像

(7) 部分慢性硬膜下血肿系由硬膜下积液演变而来。硬膜下积液的包膜所具有的渗透作用及其外膜新生血管的反复出血可能为其逐步演变为慢性硬膜下血肿的原因,应予注意。

(8) 慢性硬膜下血肿虽有自愈或经保守疗法治愈的报告,但通常还是采取手术治疗。手术方式主要是钻颅冲洗引流,如

果手术及时,效果可相当满意。

四、脑内血肿

脑内血肿的发生率较低,约占颅内血肿的 10%。随着 CT 的普遍应用,脑内血肿的检出率较过去已有明显提高。大多数脑内血肿伴发于对冲性脑挫裂伤,常与硬脑膜下血肿合并存在,好发于额部和颞部。少数可因凹陷性骨折刺破脑实质,引起脑实质出血而形成。深部脑挫裂伤时可因小动脉穿支破裂出血产生脑内深部血肿,并可破入脑室。火器穿通伤时,弹片和碎骨片均可直接损伤脑内血管,也是脑内血肿的形成原因之一(图 3-5-5-6)。

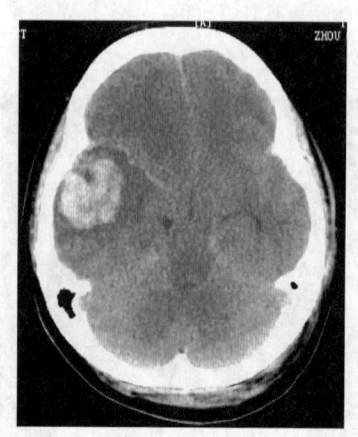

图 3-5-5-6 脑内血肿及同侧小脑幕切迹疝

脑内血肿也有急性、亚急性和慢性之分,虽以急性者占多数,也有 1/3~1/4 属亚急性或慢性过程,这与硬膜外和硬膜下血肿有所不同。

脑内血肿的临床表现一般与硬膜下血肿相似,两者又常同时存在,因而单凭临床表现往往不易作出确切诊断,常需借助于影像学检查。CT 检查可显示脑实质内有圆形或不规则形高密度血肿影,周围为低密度水肿区,脑室可因受压而移位、变形。

五、颅后窝血肿

颅后窝血肿的发生率远较幕上血肿低,占颅内血肿的 2.6%~6.3%,但实际发生率可能不止此数。随着 CT 的普及,其检出率已有增高趋势。颅后窝血肿的临床表现缺乏特征,早期诊断困难,病情常在相对稳定的基础上突然恶化,甚至出现呼吸心跳骤停,至今病死率仍然较高,因而受到重视(图 3-5-5-7)。

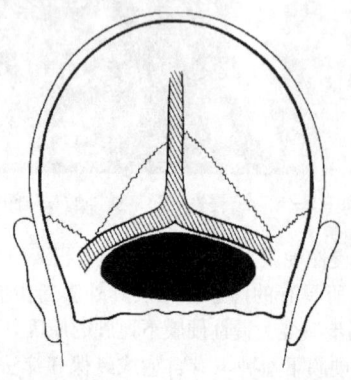

图 3-5-5-7 颅后窝血肿

颅后窝血肿一般是在枕部直接遭受暴力打击后发生,可以位于硬脑膜外、硬脑膜下或小脑半球内,也可复合存在,但以硬膜外血肿最为常见,约占总数的 3/4。约有 1/3 的颅后窝血肿还可合并有其他部位的颅内血肿,尤以对冲部位额底、额极的硬膜下血肿最为多见。

颅后窝血肿往往伴有颅骨骨折,因损伤静脉窦或脑膜血管而引起出血。骨折部位板障静脉破裂也是出血来源之一。偶尔枕部幕上血肿也可向幕下蔓延形成幕上幕下骑跨型血肿(图 3-5-5-8)。脑内血肿则多因小脑半球挫裂伤灶内小血管破裂出血而形成。

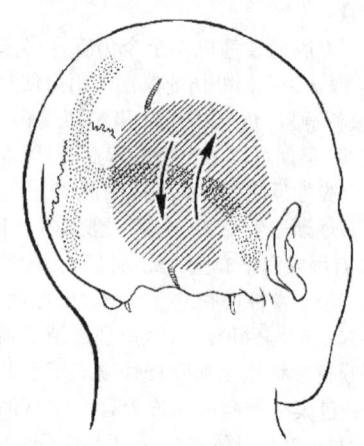

图 3-5-5-8 骑跨于小脑幕上下的颅后窝血肿

颅后窝血肿按症状出现时间也可分为急性、亚急性和慢性 3 种类型。由于出血多属静脉来源,临床经过为亚急性者最多见,约占半数以上,急性者次之,慢性者少见。

颅后窝血肿的临床表现常缺乏典型特征,亚急性颅后窝血肿一般以进行性加重的颅内压增高为主要表现,剧烈头痛、频繁呕吐常是血肿形成的早期征象,并伴有眼球震颤、共济失调等小脑症状,偶可出现声音嘶哑、吞咽困难等后组脑神经症状。但不少患者的病情可以突然变化,迅速出现严重意识障碍和呼吸变化,此时往往已有枕骨大孔疝形成,甚至脑干功能障碍,从而为诊断带来困难,并常导致严重后果。

颅后窝血肿的关键问题在于早期诊断,应从提高警惕、严密观察和对其临床表现加深认识等多方面着手。凡枕部有直接外伤史,特别是有枕骨骨折者,均应高度警惕颅后窝血肿的可能。进行性加重的头痛、呕吐和烦躁不安往往是其早期表现,应予重视,对可疑病例进行 CT 检查可以确诊。

颅后窝血肿诊断一旦确立,一般应尽早手术清除血肿,对术前已出现延髓功能障碍者亦应抱积极态度。如果出现呼吸骤停,可立即进行钻颅脑室引流急救,并积极创造条件开颅清除血肿。

六、多发性颅内血肿

外伤后颅内同一部位或不同部位出现两个或两个以上血肿,称为多发性颅内血肿。多发性血肿颇为常见,占颅内血肿总数的 1/5~1/4。根据血肿部位和类型的不同,多发性血肿可以分为 3 种。

1. 同一部位、不同类型的多发性血肿 如硬膜下血肿和脑内血肿合并存在(图 3-5-5-9)。

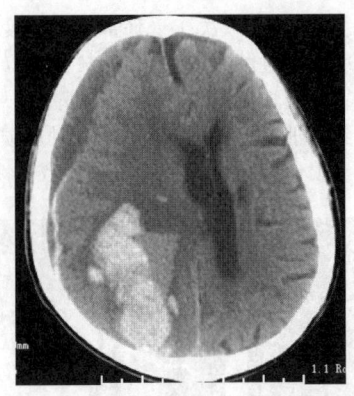

图 3-5-5-9 同一部位、不同类型的多发性颅内血肿

2. 不同部位、同一类型的血肿 如双侧硬膜下血肿（图 3-5-5-10）。

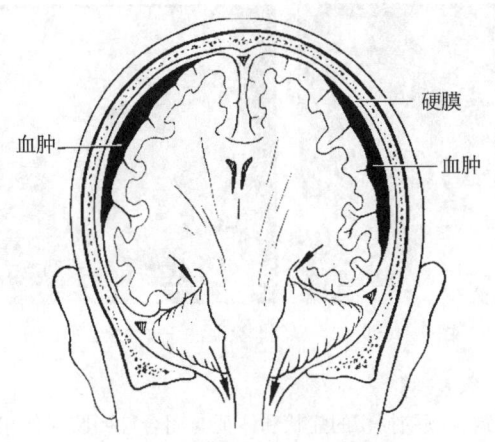

图 3-5-5-10 不同部位、同一类型的多发性颅内血肿

3. 不同部位、不同类型的多发性颅内血肿 如头部着力部位的硬膜外血肿与对冲部位的硬膜下血肿合并存在（图 3-5-5-11）。

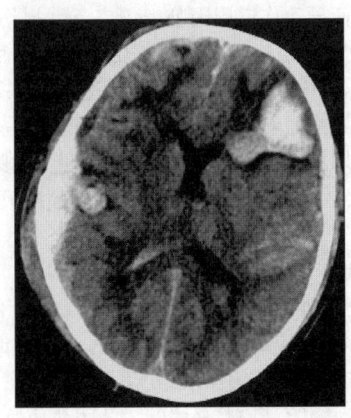

图 3-5-5-11 不同部位、不同类型的多发性颅内血肿

多发性颅内血肿的临床表现与单发血肿相似，但病情多属严重，表现常不典型，因而单靠临床表现不易作出确切诊断。有下列情况时应考虑多发性颅内血肿可能：① 受伤方式复杂；② 头皮有多处伤痕或有多处颅骨骨折；③ 有对冲性脑挫裂伤存在。CT 检查不失为多发性颅内血肿最方便、准确的诊断手段，能显示多发血肿的部位、大小及类型。多发性颅内血肿一

旦确诊，应争取在一次手术中清除全部血肿。有些较小的血肿可予以保留并进行密切观察。术前未进行 CT 检查而直接钻颅探查发现并清除一处血肿之后，如果颅内压未见降低或一度降低后又迅速增高者，均应怀疑其他部位还有血肿存在可能，并在相关部位积极探查寻找，以免因遗漏而酿成严重后果。

七、外伤性迟发性颅内血肿

头部外伤后首次 CT 检查未发现颅内血肿，经过一段时间后复查 CT 时出现的血肿；或颅内血肿清除后，经过一段时间后复查 CT 时在颅内其他部位出现的血肿，均被称为外伤性迟发性颅内血肿。迟发性颅内血肿可发生在脑实质内，也可在硬脑膜外或硬脑膜下；可为单发，也可多发。

外伤性迟发性颅内血肿比较少见。迟发性颅内血肿在各种类型的颅内血肿中均可发生，但以脑内血肿最常见，其发生率约占颅内血肿的 2%。随着 CT 日益普及，迟发性颅内血肿的检出率有所增加，特别是深部脑实质内迟发性颅内血肿的检出率增加更为显著。迟发性颅内血肿可以发生在任何年龄，但以中老年人多见，这可能与中老年人血管脆性增加，遭受暴力打击后容易致伤有关。

头部受伤至迟发性颅内血肿症状出现的时间长短不一，短的仅数小时，长可为数天、数周，甚至更长，但 80% 是发生在伤后 2 周之内，并以 72 h 内为发病高峰。

关于外伤性迟发性颅内血肿的形成机制至今尚无一致意见。迟发性颅内血肿与脑挫裂伤关系密切，通常就发生在脑挫裂伤部位。因而有学者认为，脑挫裂伤和伤后形成的软化灶可以累及动脉壁，继而血管壁坏死出血并形成血肿。也有学者认为外伤引起的血管运动功能障碍是迟发性颅内血肿形成的原因，并可表现为两种情况：① 外伤引起血管麻痹，导致血管扩张和毛细血管渗透性增加，使血细胞得以渗出而形成血肿；② 外伤引起血管痉挛，导致脑内小动脉管壁缺血而软化、坏死，以至破裂出血并形成血肿。不少迟发性血肿是发生在颅内血肿清除术后的，因而有学者强调，手术减压有可能促进迟发性血肿的发生，并认为应用甘露醇等降颅压药也可能增加迟发性出血的机会。迟发性颅内血肿的形成还可能与低氧血症、低血压等全身因素有关。此外，凝血功能障碍也可能与迟发性血肿的形成有一定关系。

迟发性颅内血肿的好发部位与脑挫裂伤相同，以额颞部最为常见。其临床表现依血肿的位置、大小及血肿形成的速度而异，典型表现为伤后经历稳定期后出现进行加重的头痛、呕吐和意识障碍等颅内压增高症状；2/3 的患者可有逐渐加重的局灶性神经体征。确诊常有赖于多次反复 CT 检查对比。CT 检查显示的血肿形态各异，密度也不一致，可为高密度、等密度、低密度或混杂密度。等密度血肿易被遗漏，必要时可进行 CT 增强检查。

为了及早诊断迟发性颅内血肿，对有下列情况的患者应重复 CT 检查：① 伤后持续性昏迷并进行加深者；② 伤后出现局灶性神经体征者；③ 伤后出现局限性癫痫发作者；④ 无法解释的颅内压增高或颅内高压缓解后再度增高者；⑤ 清除血肿后临床症状未见改善或改善不如预期良好者。此外，脑外伤后因合并其他部位损伤而出现低血压者，虽然首次 CT 检查正常，一旦血压稳定即应重复进行 CT 检查。在颅内血肿清除术后，如颅

内压未能降低,或一度下降后又增高,特别是血肿对侧有颅骨骨折,术前 CT 检查已显示对侧有脑挫裂伤或小出血灶或术中发现对侧瞳孔散大者,为争取抢救时机,可立即在对侧可疑部位进行钻颅探查以寻找其他血肿。如果探查阴性,术后还应随即进行 CT 复查,以免遗漏迟发性颅内血肿。对于迟发性颅内血肿,如有占位效应,出现颅内压增高或局灶性神经体征者,原则上均应手术治疗。虽然迟发性颅内血肿的预后较差,但若能及早发现并及时清除血肿,仍有可能改善预后。

第六节　开放性颅脑损伤

齐向前　张桂运　楼美清

头部受到锐器、火器或钝器的打击,引起头皮、颅骨、硬脑膜和(或)颅内结构的联合损伤,并使颅腔与外界直接或间接沟通,称为开放性颅脑损伤。颅底骨折累及鼻旁窦而导致颅腔通过鼻旁窦与外界间接相通,也属于开放性颅脑损伤。开放性颅脑损伤战时多见,平时相对较少。在平时可因头部直接遭受锐器或钝器打击造成,亦可因坠落致伤;战时则多由火器致伤。

一、火器伤

火器导致头皮和颅骨同时破损时,只要硬脑膜保持完整,并不构成开放性颅脑损伤。火器使头皮、颅骨、硬脑膜及脑组织均受损害,成为有伤道的穿透伤时,方属开放性颅脑损伤。

根据损伤情况不同,穿透伤可以分为 3 种类型(图 3-5-6-1)。

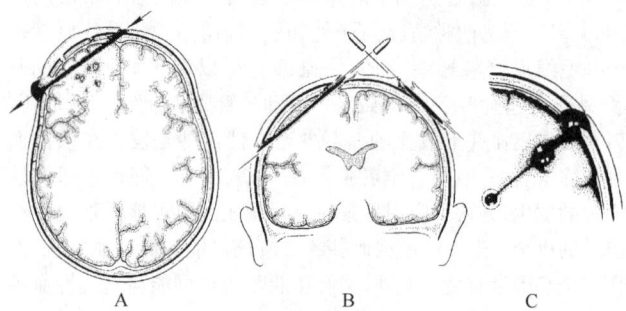

图 3-5-6-1　各种不同类型的开放性颅脑损伤
A. 贯通伤;B. 切线伤;C. 盲管伤。

1. 切线伤　投射物以切线方向冲击头部,造成头皮、颅骨和脑组织沟槽状损伤,脑组织中常有碎骨片存留。

2. 盲管伤　投射物穿入颅内,并停留在盲管伤的远端,伤道仅有入口而无出口,伤道内可有碎骨片及其他异物存留。

3. 贯通伤　投射物贯穿颅腔,伤道既有入口,又有出口,出口多较入口宽大;入口附近的脑组织内及出口周围的头皮内可有碎骨片存在。脑损伤往往广泛,出口处较入口处更为严重。

二、非火器伤

非火器性开放性颅脑损伤的致伤因素较多,可概括为打击伤和碰撞伤两大类。与火器伤不同的是它没有因能量发散而造成的中心凝固性坏死区域。颅脑损伤往往局限于受力点附近,颅脑损伤的严重程度取决于受伤部位和深度。一般而言,额部的损伤可引起个性的改变,但预后较好;颞部的损伤由于伤区与脑干和重要血管接近,故损伤较重(图 3-5-6-2);累及海绵窦时可到第Ⅲ～Ⅵ对脑神经或颈内动脉损伤,甚至导致基底动脉或脑干损伤;后颅窝的损伤往往是致命性的。

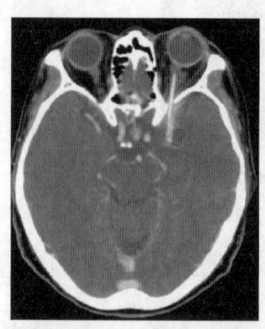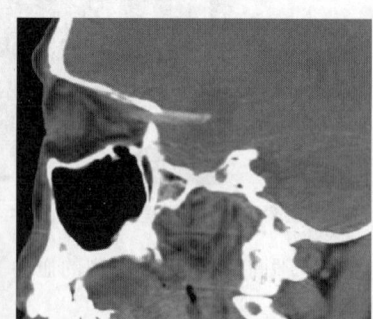
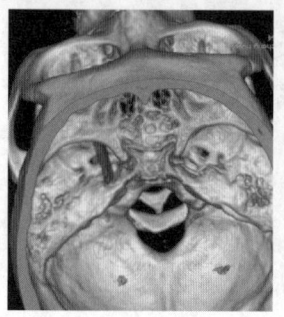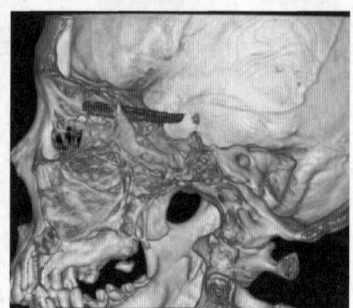

图 3-5-6-2　一例非火器性开放性颅脑损伤

【临床表现】

开放性颅脑损伤的症状和体征与闭合性颅脑损伤相似,伤口可见脑脊液甚至脑组织。另外具有下列特点:① 开放性颅脑损伤多由火器或锐器致伤,与由加速或减速运动引起的闭合性损伤相比,头部所受冲击力相对较轻,如未直接伤及脑重要结构,原发性意识障碍可能轻微,甚至缺如。但现代高速枪弹伤时,除投射物直接造成伤道外,还可因瞬时空腔的巨大压力和负压吸引力而导致伤道周围脑组织广泛性损伤,并出现意识障碍。② 开放性颅脑损伤患者创口及伤道内出血比较严重,易致出血性休克,颅内血肿的形成机会亦较多。③ 开放性颅脑损伤时颅腔与外界沟通,颅内又常有异物存留,容易导致感染,不仅可在伤后早期出现颅内化脓性炎症,晚期发生脑脓肿亦常有所见。④ 开放性颅脑损伤后易形成脑膜-脑瘢痕,癫痫发生率较高。

【治疗原则】

(1) 开放性颅脑损伤皆需手术处理。除休克伤员应首先进行抗休克治疗外,均应尽早施行清创手术。清创的目的是将一个出血、污染和有异物的开放性伤口变为已彻底止血、无异物(特别是无碎骨片和有机物)存留的清洁闭合伤口。

(2) 清创应争取在 48～72 h 内进行,并力求一次彻底完成。糜烂、坏死的脑组织应予清除;碎骨片是造成颅内感染的重要根源,需彻底清除;较大的金属异物在可能情况下亦应尽力取出,但远离创口的微小金属异物则不必强求摘除。硬脑膜应严密缝合或修补;若合并有广泛脑挫裂伤,彻底清创后脑水肿仍严重者,也可敞开硬脑膜,并去骨瓣减压,但头皮必须分层严密缝合。

(3) 伤后 3~6 d 者,若创口感染不严重,仍可进行清创手术,但伤口只作部分缝合或完全开放。

(4) 损伤 7 d 以上,若创口已严重感染者,手术仅限于适当扩大创口,摘除表浅异物,并保持创面引流通畅,待感染控制后再考虑进一步处理。

(5) 手术前后应使用抗生素预防或控制感染。

第七节　颅脑损伤的并发症和后遗症

齐向前　张桂运　楼美清

颅脑损伤的并发症和后遗症种类很多,以下仅择要加以叙述。

一、颅骨骨髓炎

开放性颅骨骨折若污染较重、处理不及时、清创不彻底或有碎骨片遗留,均可造成颅内感染。颅骨因头皮缺损而长期裸露,亦可导致感染。外伤后颅骨骨髓炎的临床表现和一般骨髓炎相同。如果急性期治疗不及时或炎症得不到有效控制时,感染可向内外扩展、蔓延:向内形成硬脑膜外脓肿,甚至侵及脑膜及脑实质;向外导致骨膜下及皮下积脓。若引流不畅或有异物、死骨存留,感染可迁延反复而演变为慢性骨髓炎,破溃后可形成窦道。X 线片可见骨质破坏、增生和死骨形成。颅骨骨髓炎急性期以应用抗生素控制感染为主,一旦有脓肿形成或出现死骨,应手术排脓、清除死骨。慢性骨髓炎需行病灶清除术。

二、化脓性脑膜炎

外伤后脑膜炎多见于开放性颅脑损伤、颅底骨折涉及鼻旁窦或有脑脊液鼻漏或耳漏者。细菌侵入颅内,引起弥漫性化脓性脑膜炎。此外,头皮和颅骨感染扩散、脑脓肿破溃也可引起化脓性脑膜炎。外伤后脑膜炎的临床表现和治疗原则与一般化脓性脑膜炎相仿,若有明显原因可查(如有脑脊液漏,或颅内有异物存留)者,应在感染控制后针对病因进行手术治疗。

三、脑脓肿

开放性颅脑损伤,特别是有碎骨片或其他异物在脑内存留者,易产生脑脓肿。脓肿的发生还和清创是否及时、彻底有密切关系。外伤后脑脓肿常在伤后数周至数个月内发病,尤以 1 个月内多见。但也有少数在伤后数年甚至数十年发病。通常将伤后 3 个月内发生者称为早发性脑脓肿,3 个月后发生者称为晚发性脑脓肿。一般说来,颅内存留毛发、沙石和碎骨片者脓肿发生较早,而晚发性脑脓肿多与金属异物存留有关。

外伤后脑脓肿的临床表现与一般脑脓肿无异,CT 检查可以确定诊断并显示其所在位置,MRI 同样也是方便可靠的确诊手段。预防外伤后脑脓肿的主要措施是早期彻底清创,毛发、沙砾和碎骨片等异物应彻底清除,较大的金属异物在可能情况下也应尽可能清除,并积极应用抗生素预防感染。治疗需将脓肿连同异物一并切除。

四、脑脊液漏

脑脊液漏是由于开放性颅骨骨折同时撕裂硬脑膜和蛛网膜所致,多在颅底骨折时产生,发生于颅盖骨折者甚为少见。常见的脑脊液漏有鼻漏和耳漏两种。鼻漏多见于颅前窝骨折涉及筛板、筛窦、蝶窦或额窦的患者。少数嗅神经被撕裂的患者虽然并无颅底骨折,脑脊液亦可沿嗅神经通路进入鼻腔而发生鼻漏。耳漏多在岩骨鼓室盖部骨折时发生,脑脊液常由蛛网膜下腔直接进入中耳,如果鼓膜同时破裂,液体即经中耳向外耳流出。如果鼓膜未破,脑脊液将在中耳积聚,达到一定压力后可经咽鼓管进入鼻咽腔从鼻孔流出。

脑脊液外溢是脑脊液漏的突出表现,多数在伤后立刻发生,也有发生在受伤数天或数个月之后,但大多数是在 48 h 之内出现。急性期的漏液常呈血性,慢性期则为透明清亮液体。流失量过大可引起低颅压综合征,出现头痛、头晕、恶心、呕吐等症状,并可因头位抬高而加重,平卧时减轻。

脑脊液漏的诊断不难,有清液自鼻孔或外耳道流出者即应疑为此症,如漏液中含糖量在 300 mg/L(1.67 mmol/L)以上,或 β_2 转铁蛋白检测阳性均可确定诊断。但要确定漏口位置常不易。

脑脊液漏的主要危害是引起反复发生的颅内感染。漏液量的多少与发生颅内感染的机会并无关系。若患者反复发生颅内感染,即使无明显漏液可见,仍应排除隐性脑脊液漏之可能。

脑脊液耳漏一般皆在短期内愈合。脑脊液鼻漏亦多能自行愈合,若历时 1 个月尚未愈合者,需施行开颅手术修补漏口。手术成败的关键是要确定漏口的部位。可通过鼻内镜、薄层 CT 检查(包括骨窗像)、MRI 检查、放射性核素脑池显像或 CT 脑池造影等检查方法确定漏口位置。

五、脑神经损伤

脑神经皆从颅底骨孔中通过,如果颅底骨折线通过这些骨孔,即可造成脑神经损伤。嗅神经、眼球运动神经、面神经和听神经损伤均属常见,并以嗅神经最易受累,造成一侧或双侧嗅觉丧失。其次为眼球运动神经损伤,表现为患侧瞳孔散大、眼球固定。再次为面、听神经损伤,引起周围性面瘫或听力障碍。视神经损伤导致视力障碍者临床亦不少见。

脑神经损伤可为暂时性麻痹,亦可为永久性损伤。一般可给予神经营养和血管扩张药物,多不需手术治疗。唯视神经损伤若系骨折片或血肿压迫引起者,有学者主张尽早施行视神经管减压或血肿清除术,以挽救视力。但也有学者认为减压术亦难以改善预后,只有视力呈进行性下降者,才有施行减压手术的指征。

六、硬膜下积液

颅脑损伤后,大量脑脊液在硬膜下间隙积聚,称为外伤性硬膜下积液。文献报道其发生率为 0.62%~1.2%。多见于小脑幕上,尤其好发于颞部,位于颅后窝者较少见。硬膜下积液的确切发病机制至今仍未完全清楚。多数学者认为外伤引起蛛网膜撕裂,如果裂口较小,可形成单向活瓣作用,使脑脊液不断从蛛网膜下腔流向硬脑膜下腔,从而导致硬膜下液体积聚。放射性核素扫描和手术所见均支持这一论点。

硬膜下积液有急性和慢性两种。急性者多见,积液可在伤后数小时内形成,液体游离于硬膜下间隙。慢性积液周围有被膜包裹,故又称为硬膜下水瘤,其形成时间一般在1个月以上。有些硬膜下积液可发展为慢性硬膜下血肿。

外伤后硬膜下积液的临床表现和硬膜下血肿相似而缺乏特征,加之许多病例还与脑挫裂伤、脑干损伤或颅内血肿合并存在,在CT问世之前很难在术前作出确切诊断,多系术中发现。目前可经CT检查获得正确诊断,其典型表现为硬膜下新月形低密度区,并有不同程度的占位效应(图3-5-7-1)。

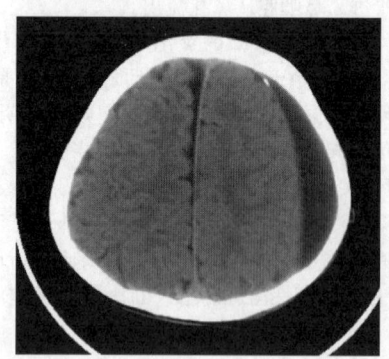

图3-5-7-1　一例外伤后硬膜下积液

外伤后硬膜下积液的治疗需根据临床表现和CT检查所见进行综合考虑。病情稳定、积液量不多者可以在密切观察病情演变并进行CT随访的情况下保守治疗。如果伤后意识障碍进行性加重或出现再昏迷,CT检查积液量增多者,则应及早进行手术治疗。假如还合并其他颅内原发和继发性损伤,更应积极手术。具体手术方法可酌情决定,最安全、简便的方法是钻颅抽吸液体;前囟未闭的小儿也可经前囟穿刺。如合并颅内血肿或严重脑挫裂伤,则宜行开颅手术。对于术后反复发生积液者,可施行硬脑膜下腔-腹腔分流术。

七、颅脑损伤后脑积水

严重颅脑损伤后继发脑积水者并不少见,并且是导致病情加重、致残率和病死率增加的原因之一。通过CT诊断的脑外伤后脑积水的发生率为3%~8%。

严重颅脑损伤后脑积水分为急性和慢性两种类型。急性者大多在伤后2周内发病,甚至在数小时内即可发生,临床上以急性为多见。慢性者多在伤后3~6周内形成,亦可迟至伤后数个月发生。

颅脑损伤后继发脑积水的原因是:① 外伤后血凝块堵塞中脑导水管开口、第四脑室出口或基底池,或使上述结构受压变形,导致脑脊液循环通路受阻;红细胞堵塞蛛网膜颗粒,妨碍脑脊液吸收。这些因素是产生早期脑积水的主要原因,基本属梗阻性脑积水。② 外伤后蛛网膜下腔出血造成颅底蛛网膜纤维粘连;红细胞溶解导致脑脊液中蛋白质含量增高,影响蛛网膜颗粒的吸收功能。这些因素能导致脑脊液的循环和吸收障碍,是晚期脑积水形成的主要原因,通常属交通性脑积水。

凡颅脑损伤后持久昏迷不醒或意识障碍一度好转后又无端恶化且难以用其他原因解释时,即应考虑继发脑积水的可能。进行CT检查不仅能确定有无脑积水,还能了解脑积水的类型、原因和严重程度。CT检查除能显示脑室扩大外,还常能见到脑室周围有低密度区,这是由于脑室内静水压升高使脑脊液渗入脑室周围白质而产生的间质性水肿,这一情况在侧脑室

额角周围更为明显(图3-5-7-2)。外伤后脑积水的CT检查所见需与脑萎缩相鉴别。脑萎缩后因脑室受到牵拉也可被动扩大,同时脑沟增宽,但脑室周围无低密度水肿区。脑积水时脑室周围可出现低密度水肿区,而脑沟并不增宽。

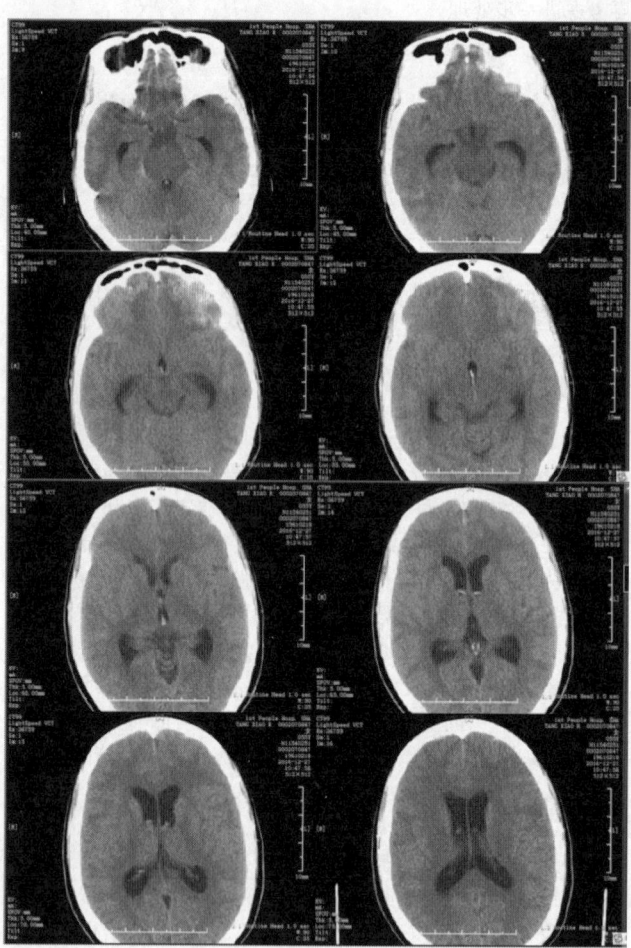

图3-5-7-2　一例颅脑损伤后脑积水

颅脑损伤后脑积水的诊断一旦确立,应尽早施行脑室-腹腔或脑室-心房分流术。术前腰椎穿刺引流出适量脑脊液后症状得以改善是预测手术可能奏效的指标。

八、外伤后癫痫

各型颅脑损伤皆可导致癫痫发作,但开放性损伤后癫痫的发生率明显高于闭合性损伤。一般认为,伤情越重发生癫痫的机会越多,但有些轻伤患者亦同样可以发生。损伤部位与癫痫的发生也有关系,损伤越接近皮质运动区或颞叶内侧,癫痫越易发生。

外伤性癫痫可在伤后任何时间发病,但半数以上首次发作是在伤后1周之内。早期发生的癫痫常由脑挫裂伤、颅内血肿、蛛网膜下腔出血、脑水肿及颅骨凹陷性骨折引起。伤后数月或1年以后发生的晚期癫痫多因颅内异物、脑皮质萎缩、脑膜-脑瘢痕、慢性血肿或脑脓肿等造成。外伤性癫痫的发作类型以部分性发作最为常见,其次为全身性发作,精神运动性发作和失神发作则属少数。

外伤性癫痫的治疗以应用抗癫痫药为主。经过2~3年正规药物治疗仍不能控制,且发作频繁而严重的患者,特别是表

现为部分性发作,脑电图及影像学检查证实有局限性致痫灶者,则可选择进行外科手术治疗。手术的主要目的是切除癫痫灶,因而癫痫灶的准确确定和切除是手术成败的关键。癫痫灶虽然局限但因位于或波及脑主要功能区而无法切除者,可进行多处软脑膜下横纤维切断术治疗。对于病灶分布弥散,或波及双侧额颞顶部的难治性癫痫,采用胼胝体切开术亦可能取得一定疗效。

对于颅脑损伤患者是否需要给予预防性抗癫痫药物,一直存有争论。目前一般认为,对于轻型或中型颅脑损伤患者不必预防性应用抗癫痫药,对存在以下情况者则可考虑应用抗癫痫药:① 伤后早期有过癫痫发作者;② 大脑半球开放性损伤,尤其是运动区及运动前区有脑挫裂伤者;③ 以额叶为主的广泛脑挫裂伤患者;④ 伤情较重、神经系统检查阳性者;⑤ 脑电图检查有痫样放电者。

九、外伤后脑血管并发症

头部或颈部遭受损伤后,可直接或间接累及颅内或颅外的动脉或静脉系统,导致脑部血液循环障碍,引起一系列神经损害并出现相应临床综合征。常见的有:外伤性颈动脉海绵窦瘘、外伤性脑梗死(包括外伤性颈动脉血栓形成和外伤性脑动脉栓塞)和外伤性脑动脉瘤等。

(一)外伤性颈动脉海绵窦瘘

颈动脉海绵窦瘘是由于颈内动脉或其分支破裂后动脉血直接注入海绵窦内所造成,其中80%以上是由外伤所引起。外伤性颈动脉海绵窦瘘多数是由骨折线通过蝶窦的颅底骨折损伤海绵窦段颈内动脉或其分支所引起,偶可因眼眶及其周围的穿刺伤或火器伤所造成。外伤性颈动脉海绵窦瘘的血流量往往较大,一般很少能自然愈合,目前这类颈动脉海绵窦瘘首选介入治疗,例如可脱球囊封堵瘘口、颈动脉覆膜支架置入或颈动脉球囊保护下经静脉途径液体栓塞剂结合弹簧圈栓塞瘘口。

(二)外伤性脑梗死

外伤性脑梗死是指颅脑损伤后,由于各种原因直接或间接引起脑血管严重痉挛或闭塞,导致相应血流区域脑组织发生缺血、梗死,并出现一系列脑功能障碍症状。外伤性脑梗死并不罕见,但一直没有引起足够重视。有时轻微外伤也可引起脑血管损伤或某些脑缺血症状,如不能及时发现及时诊断,将可能导致病情恶化,甚至造成死亡。外伤性脑梗死的常见原因可归纳如下:① 脑挫裂伤灶的脑组织撕裂、破碎、变性、坏死、出血和水肿,间质血管损伤或断裂,再加上继发性局部血液循环障碍,以及炎症反应、过氧化反应等一系列继发的病理生化反应,均可能导致局部脑血管痉挛、狭窄甚至闭塞;② 广泛的蛛网膜下腔出血引起脑血管痉挛或闭塞;③ 颅内压增高、脑组织肿胀、脑组织移位或脑疝,压迫或牵拉脑血管,使其狭窄或闭塞;如在小脑幕切迹疝时,大脑后动脉受压闭塞,导致同侧枕叶梗死;④ 颈动脉、椎动脉以及颅内的脑动脉损伤,动脉壁剥离或血栓形成,导致脑血管狭窄、闭塞或栓塞;⑤ 小儿由于脑发育不健全,加之血管纤细等生理解剖特点,轻微外伤性打击也可能导致颅内深穿支或分支血管闭塞,引发脑梗死;⑥ 原有糖尿病、动脉硬化、高血压、嗜酒等因素的患者(尤其是老年人),在严重颅脑外伤时,易出现大面积梗死。

外伤性脑梗死可发生在伤后数小时至数天,多在1周内。梗死的范围可大可小,可局限可广泛;可发生在中线附近的脑白质或基底节区,也可发生在脑皮质区。外伤性脑梗死的临床表现与非外伤性脑梗死基本相同。在临床上,如发现颅脑损伤患者的意识障碍和神经系统体征迅速加重,或在恢复过程中出现新的症状和体征,而又无法用外伤解释时,应及时进行CT检查。如CT检查未见相应梗死征象,应行随访或进行薄层CT检查,或应用MRI检查。

外伤性脑梗死确诊后,一般以常规内科治疗为主。如采用降低颅内压、控制脑水肿、改善微循环、提高脑血流量等措施。对蛛网膜下腔出血严重者,可考虑应用钙离子拮抗剂(如尼莫地平)、腰椎穿刺释放血性脑脊液。对动脉壁剥离或血栓形成者,可考虑介入治疗,或直接手术摘除血栓。有条件者可采用溶栓治疗,但须慎重。

(三)外伤性脑动脉瘤

外伤导致脑动脉壁受损(如剥脱、撕裂或断裂)可形成外伤性脑动脉瘤。致伤因素多为弹片、锐器和骨折片,有时也可因为脑组织在颅腔内的相对运动,使脑动脉受到剪切或牵拉而受损。外伤性脑动脉瘤较为少见,在颅内动脉瘤中占比不足1%。绝大多数外伤性动脉瘤为假性动脉瘤,其瘤壁是血肿机化后形成的纤维组织包膜或增生的脑胶质组织,少数病例也可为真性或混合性动脉瘤。常见的发生部位为大脑中动脉、大脑前动脉、海绵窦段颈内动脉。与其他颅内动脉瘤一样,外伤性脑动脉瘤也缺乏特异性临床表现,早期诊断比较困难,往往是在动脉瘤破裂出血后才被发现。确诊同样需要CTA、MRA、DSA等脑血管检查。虽有少数外伤性脑动脉瘤可因血栓形成而自愈,但一般在确诊后,即应尽早积极治疗。对外伤导致的假性动脉瘤通常需要采用介入手段闭塞动脉瘤及近端供血动脉。手术夹闭术通常需要对假性动脉瘤行孤立,必要时辅以搭桥术解决远端供血问题。

十、外伤性颅骨缺损

颅脑损伤是造成颅骨缺损最常见的原因。颅脑损伤后常因下列情况造成颅骨缺损:① 不能复位的颅骨粉碎性或凹陷性骨折行清创术后;② 严重颅脑损伤行去骨瓣减压术后;③ 开放性颅脑损伤清创术后,特别是颅脑火器伤;④ 外伤性骨髓炎行死骨清除术后;⑤ 儿童颅骨生长性骨折。

颅骨缺损范围较小者可无任何症状,也无需特殊处理。若颅骨缺损范围较大,由于失去骨瓣的支撑,外界大气压的作用能引起颅腔内(尤其是缺损侧)脑脊液循环动力学紊乱、脑血流灌注压下降、脑代谢紊乱,导致脑组织功能损害。大面积颅骨缺损打破了颅腔内原有的生理平衡状态(包括压力平衡、血液循环和脑脊液循环状态),可以导致脑组织变形或移位、脑室扩大、脑实质内水分流向紊乱等情况。临床上,患者可出现头痛、头晕、烦躁、易激怒、焦虑不安、恐惧等一系列神经精神症状,以及缺损区局部触痛和感觉过敏等不适感。患者可因时刻担心遭受碰撞和震动致伤而有不安全感;缺损区的节律性脑搏动也使患者受到困扰。缺损如果位于额部,还可因影响容貌而导致精神、心理负担。凡此种种症状通常称为颅骨缺损综合征。

一般认为,颅骨修补术的手术适应证为:① 颅骨缺损直径在3cm以上;② 出现颅骨缺损综合征;③ 患者对颅骨缺损有不安全感或恐惧感,以至影响生活或工作;④ 脑膜-脑瘢痕形成并伴发癫痫;⑤ 影响外观或美容的前额部或眉弓部颅骨缺损。此处缺损即使直径<3 cm,也应考虑修补。而枕肌下颅骨缺损由于有厚实的肌肉层保护,患者一般不出现颅骨缺损综合征,不需进行修补。颞区颅骨缺损虽也有颞肌保护,但许多患者仍能感到缺损存在而症状明显,外观亦常受一定影响,因而仍以进行修补为宜。

关于颅骨修补的时机,多数学者认为以伤后 3~6 个月为宜。如果伤后局部曾有感染,至少需在伤口完全愈合半年以后方可考虑修补手术。小儿颅脑处于生长阶段,过早修补可能导致将来颅骨与植片对合不良,最好在 5 岁以后头颅增长趋缓时进行修补。近年来,有不少学者主张早期进行颅骨修补术,但还有许多问题尚待探讨。

目前颅骨修补多采用异物植入成形术。理想的修补材料应具备以下特点:① 理化性能稳定,组织相容性好;② 质地轻,机械强度大,并有一定抗冲击能力;③ 塑形方便,修补后外观满意;④ 不影响术后影像学检查;⑤ 是热和电的不良导体;⑥ 来源方便,价格适中。曾经用过和目前还在应用的颅骨修补材料种类繁多,大体包括 3 类:自体颅骨、金属代用品和非金属材料,并各具优点和缺点。一般认为,自体颅骨是最好的修补材料,应该首选。但多数情况下,自体颅骨无法或不适合回植,只能用其他材料替代。近年来,临床上应用可塑性钛板或钛网越来越普遍。特别是随着三维重建影像技术、计算机辅助设计技术的发展,钛合金个性化修补体应运而生。其显著优点为:能确保材料合体,使修复后形态更趋完美;手术时间缩短,操作更为简便。

十一、中枢性低血钠、高血钠综合征

正常情况下,人体中水和电解质代谢维持在一个相对稳定的平衡状态。下丘脑-垂体-肾上腺和肾脏轴,以及与其密切相关的神经-内分泌-体液系统是其中最重要的调节因素。例如,下丘脑下部的渗透压感受器和口渴中枢,通过调节抗利尿激素(antidiuretic hormone,ADH)的分泌和释放,参与肾脏对体液(特别是水分)重吸收和排泄的调控。下丘脑等部位还可能分泌和释放利钠因子如心房钠尿肽(atrial natriuretic peptide,ANP),通过竞争性抑制肾小管上的 ADH 受体,参与肾脏对体液的调节。

颅脑损伤后,下列因素可能导致水和钠代谢失衡(低血钠或高血钠):① 下丘脑垂体受累,ADH 或利钠因子(如 ANP)分泌释放发生障碍,导致肾脏对体液的调节发生紊乱,而出现水或钠代谢失衡;② 由于意识障碍,患者无法摄水、摄钠或摄入量不足;③ 由于高热和大量出汗,或因呼吸加深、呼吸增快及气管切开,使呼吸道水分丢失增加,导致水、钠丢失过多;④ 医源性因素(如补充水分不足或过多、补充钠不足或过多、水和钠的补充比例不当、大量或长期应用高渗性脱水剂和排钠利尿剂)导致排水或排钠过多。后 3 种因素引起的低血钠或高血钠与临床一般所见低血钠或高血钠情况基本相同,而第一种因素在颅脑损伤中相对多见,以下仅就此加以叙述。

(一) 低血钠综合征

1. 一般性原因 颅脑损伤后并发低血钠综合征的一般性原因为:① 大量或长期应用脱水剂和利尿剂,导致钠丢失过多;② 补钠过少;③ 补水过多。

2. 中枢性原因

(1) 抗利尿激素不适当分泌综合征(SIADH):颅脑损伤若累及下丘脑渗透压感受器而失去对血浆渗透压的敏感性,或下丘脑-垂体轴因丧失反馈性抑制而异常兴奋,均可导致其功能失控而持续不断分泌 ADH,出现 ADH/ACTH 平衡失调。过量 ADH 使肾脏远曲小管和集合管对水分的重吸收作用异常增强,而导致水分潴留,出现稀释性低血钠。SIADH 的临床特点为:① 稀释性低血钠(<130 mmol/L)和低血浆渗透压(<270 mmol/L);② 高尿钠(>80 mmol/24 h,属于相对增高)和高尿渗透压;③ 尿渗透压大于血浆渗透压;④ 血容量和中心静脉压正常或轻度增加;⑤ 血清钾下降或正常;⑥ 严格限制入水量可纠正低血钠、低血浆渗透压和高尿钠;⑦ 血 ADH 水平可略升高或正常。

一旦确诊为 SIADH,应立即严格限制入水量。SIADH 的低血钠是由于水分潴留、血钠浓度被稀释所致,机体并不缺钠。因此,不应盲目补钠。对症状轻微或无症状的轻度低血钠,通过限制液体入量,将每天入水量控制在 700~1 000 ml,即能达到治疗目的;对伴有血容量增高、临床症状较轻的轻度低血钠,可在严格限制入水量(包括限钠)的基础上,加用呋塞米利尿,以减少血容量和细胞外液量;对病情严重(如昏迷、抽搐)的重度低血钠,除限水措施(将每天入水量严格控制在 400~700 ml)之外,还应立即给予 3%~5% 的高渗盐水,同时加用呋塞米(1 mg/kg)利尿。输注高渗盐水时要注意控制速度,避免过快纠正低血钠而发生中枢性脑桥脱髓鞘改变;如血浆 ACTH 水平降低,可以给予 ACTH 治疗,以纠正 ADH/ACTH 平衡失调。

(2) 脑性耗盐综合征(cerebral salt-wasting syndrome,CSWS):颅脑损伤后,若下丘脑等部位受累,ANP 等利钠因子大量分泌和释放,通过竞争性抑制肾小管上的 ADH 受体,抑制肾脏远曲小管和集合管对水分的重吸收作用,使钠和水大量丢失,从而出现低血容量的真性低血钠。CSWS 的临床特点为:① 低血钠(<130 mmol/L);② 高尿钠(>80 mmol/24 h),高尿渗透压,但尿比重可正常;③ 低血浆渗透压(<270 mmol/L);④ 血清钾增高或无改变;⑤ 低血容量,可伴有中心静脉压下降,脱水征明显;⑥ 限水试验不仅不能纠正低血钠,反而使病情恶化,而补钠试验(补钠扩容)后,症状可改善;⑦ 血浆 ANP 增高。

CSWS 和 SIADH 的临床表现和实验室检查往往非常相似,从而导致鉴别困难。两者的关键区别在于血容量和钠代谢的不同。CSWS 时血容量减少,钠代谢负平衡;而 SIADH 时血容量增加,钠代谢平衡或稍偏正平衡。除通过监测体重、中心静脉压、血细胞比容、血钾等指标进行鉴别外,必要时可考虑以下试验。① 补液试验:在密切观察病情下,静脉滴注等渗盐水。如患者症状改善,则可能为 CSWS;如无改善,则可能为 SIADH。② 限水试验:在病情许可情况下,限制液体至 700~1 000 ml/d。如血浆渗透压增加,尿钠排出减少,则可能为 SIADH;如患者症状加重,则可能为 CSWS。

CSWS 与 SIADH 的治疗原则差别较大。一旦确诊为 CSWS,应立即快速补充血容量,提高血浆渗透压,以改善微循环,同时补充钠盐。对轻度低血钠,可以口服补钠或静脉补给生理盐水;对重度低血钠,则应迅速补充血容量,首先给予 3%~5% 高渗盐水,并适量补充胶体溶液。具体补钠量应根据血钠实际水平估算出钠的丢失量,并予相应补充。输注高渗盐水时要注意控制速度,以避免发生中枢性脑桥脱髓鞘改变。

(二) 高血钠综合征

颅脑损伤后并发高血钠综合征的一般性原因,如无法摄水或摄水量不足、水分丢失过多和一些医源性因素,已如前述,而中枢性原因主要为中枢性尿崩症(经肾丧失水分过多)。

中枢性尿崩症是由于颅脑损伤后,下丘脑-垂体分泌和释放 ADH 不足,导致肾脏远曲小管和集合管对水分的重吸收作用降低,从而排出大量低渗尿,使机体丧失大量水分。临床表现为多尿、烦渴、多饮与低比重尿。尿崩症的临床特点为:① 尿量多,一般为 4～10 L/d(或尿量>200～250 ml/h)或更多。② 低渗尿,尿渗透压一般低于 200 mmol/L;尿比重低,多在 1.005 以下。③ 血钠和血浆渗透压一般在正常值高限或轻度增高;如丧失水分过多或水分补充不足,可出现高血钠,严重者还可出现血容量不足。④ 尿渗透压<血浆渗透压。⑤ 禁水试验不能使尿渗透压和尿比重增加。

尿崩症的诊断必须慎重。当血浆渗透压>287 mmol/L,而尿渗透压<200 mmol/L,尿与血浆渗透压之比<1.2 时,诊断方可成立。如果血浆渗透压正常,则需寻找其他的多尿原因。由于血钠测定简单迅速,血钠水平也可作为一个诊断指标。如果血钠>146 mmol/L,则提示可能存在尿崩症。

中枢性尿崩症的主要治疗目的是补充丢失的体液,减少尿排出,维持体内渗透压,维持水和电解质代谢平衡。发生中枢性尿崩症时丢失的主要是水而不是钠盐,因此在补充液体时应以不含电解质的液体为主,如 5% 的葡萄糖液。对意识清醒,症状轻微,且口渴机制正常的患者,可通过饮水补充水分;对意识不清者,则要根据失水量估算,予以静脉补液或再辅以胃管补充。如尿量过多(>250～300 ml/h),可考虑应用糖皮质激素替代治疗,如垂体后叶素水剂、去氨加压素(弥凝,DDAVP)或油剂鞣酸加压素(长效尿崩停)。此外,也可考虑应用氢氯噻嗪(双氢克尿塞)、卡马西平或氯磺丙脲。

十二、外伤性植物状态

外伤后,部分严重颅脑损伤患者经过积极救治,虽然生命得以保存,却陷入一种认知和思维完全丧失的状态。Jennett 和 Plum 于 1972 年首次将这种状态命名为植物状态(vegetative state,VS)。植物状态的特点是:患者能较长时间存活,能继续生长和发育,但无意识、无思维,缺乏对自身和周围环境的认知能力;患者可有睡眠觉醒周期,部分或全部保存下丘脑和脑干功能(如保留无意识的姿态调整和运动功能),但缺乏对外界环境变化的任何适应性反应,缺乏任何接受和反映信息的功能性思维和语言。植物状态可以是暂时的,也可以是永久的。如果这种状态持续超过一定时间,即称为持续性或永久性植物状态(persistent vegetative state,PVS)。具体持续时间存有争议,包括 1 个月、3 个月,甚至 1 年。目前许多学者认为,持续时间应该超过 1 年(参考第二篇相关章节)。

然而,关于植物状态的定义和概念仍有很多争论。在诊断方面,还缺乏能用来评估患者对外界环境刺激出现内在意识反应的准确方法,因此,尚无神经诊断学或实验室方法能够从本质上诊断植物状态。迄今对植物状态的诊断,仍然仅依靠神经行为学评价。有鉴于此,关于植物状态的诊断标准也众说纷纭,以下介绍两种。

1. 美国伦理和神经病学协会(1993)诊断标准 ① 丧失对自身或环境的认知,可有反射性或自发睁眼;② 患者不能与医生对话或书写交流,对言语没有情绪反应,可能偶然发生视线追踪,但通常不随刺激目标转移;③ 不能说单词或说话;④ 可发生微笑、皱眉或叫喊,但与外界刺激无关;⑤ 存在睡眠觉醒周期;⑥ 存在吮吸、咀嚼、吞咽等原始反射,瞳孔对光反射、心眼反射、握持和腱反射可能存在;⑦ 不能学会或模仿任何动作,但对有害刺激可有屈曲活动;⑧ 血压调节、心跳和呼吸功能仍然存在,但大小便失禁。

2. 中国临床诊断标准(1996 年在南京制定的暂定版) ① 认知功能丧失,无意识活动,不能执行指令;② 保持自主呼吸和血压;③ 有睡眠觉醒周期;④ 不能理解或表达语言;⑤ 自动睁眼或刺激下睁眼;⑥ 可有无目的性的眼球跟踪运动;⑦ 丘脑下部及脑干功能基本保存。

鉴于上述复杂情况,对植物状态的诊断必须非常慎重。一般应在对患者进行长期细致观察和检查后才能予以考虑。诊断时还需与某些特殊昏迷状态相鉴别。

目前,对植物状态仍缺乏有效治疗方法。主要是针对病因治疗,同时进行一些非特异性治疗,如维持呼吸循环功能、维持水电解质平衡、维持营养、应用改善脑代谢药物、物理刺激、高压氧舱等。一般,处于植物状态的患者,其生命已比较稳定,只要护理和照料适当,大部分患者能长期生存,存活 10～20 年的病例时有文献报道。

对于植物状态患者,家属和医生最关心的是其康复的可能性。有研究报道,与患者康复密切相关的因素包括:年龄、病因和持续时间。通常,儿童预后好于成人;外伤者预后好于非外伤者;随着植物状态持续时间的延长,康复的可能性越来越小。多数情况下,如果伤后超过 1 年,病情仍无好转,清醒的机会便微乎其微。

十三、脑外伤后综合征

颅脑损伤急性期过后,患者除可残留偏瘫、失语、癫痫发作等器质性后遗症外,更多患者在伤后相当长时期内主诉繁多,而神经系统检查却无相应客观体征发现。此种情况如果持续 3 个月以上,即可诊断为脑外伤后综合征。

脑外伤后综合征的临床表现甚为复杂,但以头痛、头昏最为常见,尚可有眩晕、耳鸣、多汗、乏力、失眠、记忆力减退、注意力涣散、情绪不稳定、食欲不振、性功能障碍等多种多样的自主神经功能紊乱症状。有些还可有痉挛性发作、失明、失聪、失声、瘫痪等癔症样表现,以及各种精神症状。神经系统检查一般无肯定阳性体征发现。部分患者脑电图表现有弥漫性异常。SPECT 检查常显示局部脑血流异常,主要表现为脑血流减少。

脑外伤后综合征的临床症状通常在伤后立即产生,但也有在伤后数周方才出现。症状持续的时间长短不一,可以数个月,甚至数年。上述症状在不同伤情的患者中均可出现,其严重程度与脑损伤的严重程度并不一定相对应,在轻度脑损伤患者中往往更为常见。

脑外伤后综合征的病理基础至今尚无定论。有人认为是外伤引起的脑器质性损害所致,如根据 SPECT 检查患者常有脑血流异常发现,从而认为伤后脑血流减少是产生临床症状的原因之一。但也有人认为是外伤引起的功能紊乱，以及由外伤打击引起的精神、心理因素所造成。多数学者认为，脑外伤后综合征的产生与上述几方面因素均有关系，患者的内因对其发生也有一定影响，而轻度外伤后立即产生的头痛、头昏和记忆力障碍等症状则多为器质性损伤所引起。

脑外伤后综合征过去常被称为"脑震荡后遗症"，长期以来在人们思想中形成的片面观念往往将其视为不治之症，甚至连一些医务人员也持相同观点，因而影响深远。不少患者脑损伤虽然不重，却可因此而受到困扰，思想包袱沉重，长期影响日常生活和劳动能力；治疗也往往事倍功半，因而必须重在预防。

预防需从以下两方面着手。

1. 积极治疗急性期症状 脑外伤后综合征的预防在很大程度上有赖于伤后急性期的治疗。由于其临床症状多从急性期开始，而伤后随即出现的头痛、头昏等症状多为脑器质性损害所造成，因而迅速有效地控制急性期症状对于预防脑外伤后综合征十分重要，应针对所存在的症状积极进行对因、对症治疗。

2. 重视精神和心理治疗，避免医源性创伤 首先要使患者对病情有正确认识。医务人员要严格掌握诊断标准，不要随便给患者扣上脑震荡的帽子。各方面人员均应避免夸大伤情，还要对患者多加体贴、耐心解释，避免医源性创伤，并帮助患者增强康复信心。颅脑损伤后早期固然需要适当卧床休养，但休息的时间必须掌握适度，一旦病情稳定，即应适当活动，并鼓励患者逐步转入正常生活和工作。此外，维持生活作息规律和锻炼身体以增强体质对康复也有裨益。

脑外伤后综合征虽然至今尚无特效疗法，但如能采取气功、太极拳、体疗、理疗、针灸及中西药等综合措施，配合心理治疗，并维持正常生活规律，适当参加文体活动，则多能康复。

十四、颅脑损伤后营养评估和支持

（一）颅脑损伤患者营养评估

1. 营养评估方法 临床常采用血浆蛋白、血红蛋白、淋巴细胞绝对值和肱二头肌皮褶厚度等指标进行营养评估，但这些单一的评估指标受机体状态影响较大，并不能很好地反映个体的营养状态，需结合疾病严重程度、患者个体情况进行综合判断。可参照 2002 年欧洲肠外肠内营养学会推荐的营养风险筛查（表 3-5-7-1 和表 3-5-7-2），以及 2016 年美国肠外肠内营养学会（ASPEN）推荐的危重症营养风险评分（NUTRIC score）（表 3-5-7-3）进行营养筛查。营养评估应结合常用临床指标和疾病状态、胃肠道功能和误吸风险等进行综合评估。

表 3-5-7-1 营养风险初步筛查

项目	结果	
BMI 是否<18.5 kg/m²（18.5 kg/m² 采用中国 BMI 标准）？	是	否
在最近 3 个月内患者体重是否下降？	是	否
在最近 1 周内患者饮食量是否减少？	是	否
患者是否病情严重？	是	否

注：其中任一项结果选"是"，则完成表 3-5-7-2 中的筛查项目；所有项目都选"否"，则每周复查 1 次。

表 3-5-7-2 营养风险最终筛查

疾病状态	得分	若"是"请打钩
• 骨盆骨折或慢性病患者合并有以下疾病：肝硬化、慢性阻塞性肺疾病、长期血液透析、糖尿病、肿瘤	1	
• 腹部重大手术、脑卒中、重症肺炎、血液系统肿瘤	2	
• 颅脑损伤、骨髓抑制、加护患者（APACHE>10 分）	3	
合计		

营养状况指标（单选）	得分	若"是"请打钩
• 正常营养状态	0	
• 3 个月内体重减轻>5% 或最近 1 周进食量（与需要量相比）减少 20%～50%	1	
• 2 个月内体重减轻>5% 或 BMI 为 18.5～20.5 kg/m² 或最近 1 周进食量（与需要量相比）减少 50%～75%	2	
• 1 个月内体重减轻>5%（或 3 个月内减轻>15%）或 BMI<18.5 kg/m²（或血清白蛋白<35 g/L）或最近 1 周进食量（与需要量相比）减少 70%～100%	3	
合计		

表 3-5-7-3 危重症营养风险评分

参数	范围	评分
年龄（岁）	<50	0
	50（含）～75	1
	≥75	2
APACHE Ⅱ 评分	<15	0
	15（含）～20	1
	20（含）～28	2
	≥28	3
SOFA 评分	<6	0
	6（含）～10	1
	≥10	2
引发器官功能不全数	0～1	0
	≥2	1
入住 ICU 前住院时间（d）	≤1	0
	>1	1
IL-6（pg/ml）	≤400	0
	>400	1

2. 能量需求评估 患者能量供应一般应达到 25～30 kcal/(kg·d)（1 kcal=4.18 kJ）。但不同患者能量代谢存在差异，应采用个体化治疗方案。急性重型脑外伤者对于能量需求极高者，有时难以达到其目标总量，可在早期达到其目标值的 80%。而能量需求减少的情况有：使用肌松剂、β 受体阻剂、镇痛、镇静。患者在危重症的情况下，早期可采取允许性低热卡方式（15～20 kcal/kg）提供机体所必需的最低能量，机体

相对稳定期或长期营养支持则需提供充足的能量。营养支持治疗前,应对患者的能量需求进行评估,推荐采用间接测热法测定。在缺乏间接能量测定仪的情况下,可采用能量消耗计算公式评估患者的能量需求。

3. 蛋白质需求评估 患者可按照 $1.2 \sim 2.0$ g/(kg·d)补充蛋白质。颅脑损伤患者的康复常较一般患者需要更高的蛋白质供应。可通过氮平衡公式,氮平衡(g/24 h)=摄入蛋白质(g/24 h)/6.25−[尿液中的尿素氮(g/24 h)+4],进行评估且需持续监测。对无严重肾功能损害的患者,建议足量蛋白质供给;对已经存在肾功能受损的非透析患者,可适当限制蛋白质的过多供给。

4. 碳水化合物、脂肪 应激性高血糖在颅脑损伤患者中发生率高,有文献报道高达 82.6%,建议碳水化合物供能比不超过 60%,同时应增加膳食纤维的摄入;脂肪供能比不低于 25%,增加单不饱和脂肪酸(MUFA)的摄入有助于改善患者的应激性高血糖。

5. 电解质、维生素及微量元素 有证据显示早期适量补充抗氧化剂(包括维生素 E 和维生素 C)能够减少患者器官衰竭的发生,补充微量元素(包括硒、锌和铜)能够改善患者的预后。纳入 15 项临床研究的荟萃分析结果显示,补充维生素和微量元素能够有效降低患者的死亡率($RR = 0.8, 95\%$ CI $0.7 \sim 0.92, P = 0.001$)。

除以上抗氧化作用的维生素和微量元素外,对于铁、钙、维生素 B_1、维生素 B_{12}、脂溶性维生素(A、D、K)、叶酸也需要进行评估,防止发生营养缺乏。铁、维生素 B_{12} 和叶酸的缺乏会导致患者发生贫血,进而增加患者死亡风险。

6. 特殊营养素 与颅脑损伤患者密切相关的特殊营养素包括谷氨酰胺、精氨酸、ω-3 多不饱和脂肪酸等免疫调节营养素,以及牛磺酸和左旋肉碱等条件必需营养素。2016 年ASPEN 重症患者营养支持治疗指南认为含免疫调节成分的配方可以在创伤性脑损伤患者中使用。其他营养素也有有益于颅脑损伤患者的报道,但缺乏更多临床应用的证据。

胆碱是卵磷脂和神经鞘磷脂的组成部分,参与体内多种生化反应。其衍生物乙酰胆碱是传递神经信息的重要物质。脑外伤患者补充胆碱与较早的意识恢复、缩短住院时间、改善生活质量有关。

对于充分复苏、血流动力学状态相对稳定、已纠正严重代谢紊乱的患者,经营养评估后可进行适宜的营养支持。营养支持途径包括肠内营养与肠外营养两类。

推荐以下决策方法。

(1) 在肠道功能允许的情况下,首选肠内营养,并提倡早期开展(24~48 h 内),以维护肠道屏障功能。

(2) 在考虑耐受及监测再喂养综合征的前提下增加营养摄入,争取 48~72 h 内达到能量与蛋白质目标值的 80%。

(3) 当肠内营养不能满足 60% 的总能量和蛋白质需求或者存在重度营养风险时,建议在 7~10 d 后给予补充性肠外营养。

(4) 康复期间,从管饲到口服的过渡阶段或停止管饲的患者,当出现经口进食不足或伴有咀嚼及吞咽障碍时,可使用口服营养补充以达到营养目标、改善患者预后。

(二) 肠内营养支持治疗途径、监测与并发症处理

当胃肠道功能存在,但因各种原因不能或不愿经口摄食以满足其营养需求时,就应考虑通过各种途径给予肠内营养支持。

根据患者的具体情况选用不同的肠内营养支持方法。① 短期(<4 周):肠内营养患者首选鼻胃管喂养,不耐受鼻胃管喂养或有反流和误吸高风险患者选择鼻肠管喂养。② 长期(>4 周):肠内营养患者在有条件的情况下,可选择经皮内镜下胃穿刺置管术或经皮内镜下空肠穿刺置管术。③ 脑室腹腔分流术后患者为避免感染,慎用穿刺置管术。④ 逐步能经口喂养时,可选择口服营养补充。

根据患者胃肠功能、并发症等因素,综合考虑选择不同肠内营养制剂。肠内营养制剂按氮源可分为整蛋白型配方、氨基酸和短肽型配方。对于既往无特殊病史的颅脑损伤患者,整蛋白型肠内营养制剂适合于大多数人群,氨基酸和短肽型肠内营养制剂适用于胃肠功能障碍患者。

肠内营养制剂又可分为标准型配方和疾病适用型配方。标准型配方适用于大多数患者,疾病适用型配方适合特殊代谢状态的患者,如对于糖尿病或血糖增高患者,可选用糖尿病适用型配方。肝功能异常患者,建议选择整蛋白型配方,肝性脑病的患者建议选择富含支链氨基酸的肠内营养配方。肾功能异常患者,在无使用肾病专用配方的条件下,选择标准肠内营养配方。

如果有电解质紊乱,需要根据肾功能衰竭及伴随的电解质状况进行针对性选择,如限制液体、低磷、低钾;如果患者采用透析或连续性肾脏替代治疗(continuous renal replacement therapy, CRRT),应该增加蛋白质补充,最大量至 2.5 g/(kg·d),因为在 CRRT 时,丢失氨基酸在 10~15 g/d。

1. 营养支持的监测与调整 建议定期监测体重、血糖、血常规、出入量、血浆蛋白、血电解质和肝、肾功能、血脂水平。

2. 喂养并发症及处理

(1) 胃肠道并发症:对于与胃肠道相关的并发症,如腹泻、胃潴留、恶心、呕吐、误吸等,应及时查找原因并对症处理,如改善体位、减慢输注速度、减少输注总量。颅脑损伤患者建议每4 h 检查患者的管路位置,抽吸胃内残余液,当抽吸液>200 ml,结合观察总量、性状、颜色等,可以考虑暂停喂养。如可疑,应送检胃液进行潜血试验。对肠内营养耐受不良,如胃潴留或腹胀者,可应用促胃肠动力药物(如甲氧氯普胺等);治疗无效者,可考虑选择幽门后喂养。

营养制剂可从以下几个方面进行调整:① 选用低渗或等渗配方。② 选用易消化吸收的蛋白质、脂肪组合,如水解蛋白、低脂配方或加入中链脂肪酸及有助于长链脂肪酸消化吸收的特殊营养素(如牛磺酸、左旋肉碱)。③ 含可溶性膳食纤维如低聚果糖、菊粉的配方或混合膳食纤维配方。

(2) 代谢并发症:代谢并发症包括水、电解质失衡,血糖紊乱等。应定期监测,记录 24 h 出入量,尤其是尿量和消化液丢失量,以利纠正电解质紊乱。应常规监测血糖,减少血糖波动。血糖水平保持在 7.8~10 mmol/L。

(3) 机械性并发症:机械性并发症主要与喂养管的放置及护理有关,主要包括喂养管相关的机械损伤和喂养管阻塞。喂养管的应用可引起与喂养管接触的鼻咽部、食管、胃和十二指肠的黏膜表面坏死、溃疡和脓肿;还可导致上、下呼吸道病症,加重食管静脉曲张、消化道黏膜坏死、消化道瘘和伤口感染。

选用小内径且质地柔软的喂养管和护理有助于减少这些问题。当估计需长期（＞4周）喂养时，应尽量选择胃造瘘替代鼻饲管。喂养管阻塞率与导管内径、护理质量、导管类型以及导管放置的持续时间有关。

3. 肠内营养的护理要点

（1）肠内营养护理的"三度"：胃肠营养时要注意温度、速度、浓度的控制。首日速度为 20～50 ml/h，次日可根据胃排空情况调至 80～100 ml/h，建议使用专用的胃肠营养泵，持续喂养，稳定输注速度，并适当加温。

（2）营养支持的监测与调整：在营养治疗的同时加强营养供给速度、营养达标情况及不良反应（如呕吐、腹泻、感染等）情况的监测，根据患者情况调整营养支持策略。

（3）体位和管道的管理：为减少误吸导致的吸入性肺炎，在无禁忌证情况下，床头应抬高 30°～45°，注意避免压疮。持续输注营养液每 4 h 或每次中断输注或给药前后用 20～40 ml 温水冲管。营养输注管路应每 24 h 更换 1 次。应用经皮造瘘进行肠内营养，需要每天应用温和皂水或清水清理造口，同时防止管道堵塞和脱落。

（三）肠外营养的应用

因多数颅脑损伤患者胃肠道功能依然存在，临床上主要使用肠内营养。当患者存在重度营养风险、存在肠内营养禁忌证或肠内营养不能达到 60％目标量且持续时间超过 7～10 d 时，可考虑全肠外营养或补充性肠外营养。

1. 肠外营养的支持路径　应根据患者的具体情况选用。因多数颅脑损伤患者存在意识障碍且常使用高渗液体，故首先推荐经中心静脉路径，临床上常选择颈内静脉、锁骨下静脉或经外周中心静脉置管。当肠外营养液渗透压＜800 mOsm/L 时，也可选用周围静脉。推荐采取"全合一"混合液的形式输注。

2. 配方　肠外营养配方应兼顾必需、均衡及个体化的原则，制剂成分通常包括大分子营养素（碳水化合物、脂质及氨基酸）、电解质、小分子营养素（微量元素、维生素）等。如无配置"全合一"条件，可考虑采用即用型营养袋。

3. 肠外营养实施的相关并发症及其处理

（1）置管并发症：如气胸、血胸、动脉损伤、空气栓塞、心律不齐等。

（2）输注路径相关并发症：包括感染、血栓性静脉炎、导管断裂和闭塞等。

（3）代谢性并发症：包括电解质紊乱、代谢性骨病、肝胆淤积性并发症等。

4. 肠外营养禁忌证

（1）无明确治疗目的，或已确定为不可治愈、无康复希望而继续盲目延长治疗者。

（2）胃肠道功能正常或已经能够适应肠内营养者。

（3）原发病需立即进行急诊手术者。

（4）预计发生肠外营养并发症的危险性大于其可能带来的益处者。

参 考 文 献

［1］　蔡威. 临床营养学［M］. 上海：复旦大学出版社，2012.

［2］　江基尧，朱波，罗其中. 颅脑创伤临床救治指南［M］. 上海：第二军医大学出版社，2007.

［3］　江基尧. 现代颅脑损伤学［M］. 3 版. 上海：第二军医大学出版社，2010.

［4］　雷霆，陈坚，陈劲草. 颅脑损伤［M］. 上海：上海科学技术出版社，2010.

［5］　张建宁. 神经外科学高级教程［M］. 北京：人民军医出版社，2015：123－128.

［6］　中国医师协会神经外科医师分会，中国神经创伤专家委员会. 中国颅脑创伤颅内压监测专家共识［J］. 中华神经外科杂志，2011，27(10)：1073－1074.

［7］　中华神经外科学会神经创伤专业组. 颅脑创伤去骨瓣减压术中国专家共识［J］. 中华神经外科杂志，2013，29(9)：967－969.

［8］　中华神经外科学会神经创伤专业组. 颅脑创伤去骨瓣减压中国专家共识［J］. 中华神经创伤外科电子杂志，2015，1(2)：6－8.

［9］　中华医学会神经外科学分会. 神经外科重症管理专家共识（2013 版）［J］. 中华医学杂志，2013，93(23)：1765－1779.

［10］　中华医学会糖尿病学分会，中国医师协会营养医师专业委员会. 中国糖尿病医学营养治疗指南（2013）［J］. 中华糖尿病杂志，2015，2：73－88.

［11］　ALAHMADI H, VACHHRAJANI S, CUSIMANO M D. The natural history of brain contusion：an analysis of radiological and clinical progression ［J］. J Neurosurg, 2010, 112（5）：1139－1145.

［12］　BAEK J W, KIM S T, LEE Y S, et al. Recurrent carotid cavernous fistula originating from a giant cerebral aneurysm after placement of a covered stent ［J］. J Cerebrovasc Endovasc Neurosurg, 2016, 18(3)：306－314.

［13］　BOSARGE P L, SHOULTZ T H, GRIFFIN R L, et al. Stress-induced hyperglycemia is associated with higher mortality in severe traumatic brain injury［J］. J Trauma Acute Care Surg, 2015, 79(2)：289－294.

［14］　BOTTERI M, BANDERA E, MINELLI C, et al. Cerebral blood flow thresholds for cerebral ischemia in traumatic brain injury. A systematic review［J］. Crit Care Med, 2008, 36(11)：3089－3092.

［15］　Brain Trauma Foundation. Guidelines for the management of severe traumatic brain injury (3rd Edition) ［J］. J Neurotrauma, 2007, 24, Suppl 1.

［16］　BULLOCK R, CHESTNUT R, GHAJAR J, et al. Guidelines for the surgical management of traumatic brain injury ［J］. Neurosurgery, 2006, 58：S2－S62.

［17］　CARNEY N, TOTTEN A M, O'REILLY C, et al. Guidelines for the management of severe traumatic brain injury, fourth edition［J］. Neurosurgery, 2017, 80(1)：6－15.

［18］　CASAER M P, MESOTTEN D, HEL-NLANS G, et al. Early versus late parenteral nutrition in critically ill adults［J］. N Engl J Med, 2011, 365(6)：506－517.

［19］　COOPER D J, ROSENFELD J V, MURRAY L, et al. Decompressive craniectomy in diffuse traumatic brain injury ［J］. N Engl J Med, 2011, 364(16)：1493－1502.

［20］　De BACKER A. Handbook of neurosurgery, 8th edition ［J］. Acta Chir Belg. 2016, 116(4)：269.

［21］　DUENAS M J, JANDIAL R. Insights into pediatric concussions from a novel repeat traumatic brain injury mouse model［J］. Neurosurgery, 2011, 68(2)：N17－N18.

［22］　FUSCO M R, HARRIGAN M R. Cerebrovascular dissections：a

review. Part Ⅱ: blunt cerebrovascular injury [J]. Neurosurgery, 2011, 68(2): 517-530.

[23] HIJAZ T A, CENTO E A, WALKER M T. Imaging of head trauma[J]. Radiol Clin North Am, 2011, 49(1): 81-103.

[24] HUTCHINSON P J, KOLIAS A G, TIMOFEEV I S, et al. Trial of decompressive craniectomy for traumatic intracranial hypertension[J]. N Engl J Med, 2016, 375(12): 1119-1130.

[25] HYDER A A, WUNDERLICH C A, PUVANACHANDRA P, et al. The impact of traumatic brain injuries: a global perspective [J]. Neuro Rehabilitation, 2007, 22(5): 341-353.

[26] LI J, LI X Y, FENG D F, et al. Biomarkers associated with traumatic axonal injury: exploring pathogenesis, early diagnosis, and prognosis [J]. J Trauma, 2010, 69 (6): 1610-1618.

[27] McCLAVE S A, DIBAISE J K, MULLIN G E, et al. ACG clinical guideline: nutrition therapy in the adult hospitalized patient[J]. Am J Gastroenterol, 2016, 111(3): 315-334.

[28] McCLAVE S A, TAYLOR B E, MARTINDALE R G, et al. Guidelines for the provision and assessment of nutrition support therapy in the adult critically ill patient: Society of Critical Care Medicine (SCCM) and American Society for Parenteral and Enteral Nutrition (ASPEN)[J]. J Parenter Enteral Nutr, 2016, 40(2): 159-211.

[29] MONTI M M, LAUREYS S, OWEN A M. The vegetative state[J]. BMJ, 2010, 341: 292-296.

[30] PHILIP S, UDOMPHORN Y, KIRKHAM F J, et al. Cerebrovascular pathophysiology in pediatric traumatic brain injury[J]. J Trauma, 2009, 67(2 Suppl): S128-S134.

[31] PROVENZALE J M. Imaging of traumatic brain injury: a review of the recent medical literature [J]. AJR Am J Roentgenol, 2010, 194(1): 16-19.

[32] SERON-ARBELOA C, ZAMORA-ELSON M, LABARTA-MONZON L, et al. Enteral nutrition in critical care[J]. J Clin Med Res, 2013, 5(1): 1-11.

第六章　运动障碍性疾病

第一节　概　　述

丁正同

一、锥体外系的解剖结构及纤维联系

锥体外系是运动系统的一个组成部分,包括锥体系以外的所有运动神经核和运动神经传导束。然而,锥体外系具体包括哪些皮质下结构迄今尚有争论。前庭、小脑系统属锥体系以外的平衡运动系统,理论上应属锥体外系,但在习惯上,解剖学把这2个系统独立分述。大量的材料证明,锥体外系的解剖和功能均与锥体系有密切关系,因此亦有人认为,锥体外系应包括除锥体系以外的上运动神经元,其冲动主要经网状结构再传到下运动神经元。

(一) 锥体外系的解剖结构

锥体外系的主要组成部分是基底神经节(basal ganglia)。基底神经节是从端脑衍生的皮质下核团的总称,位于大脑半球深部,高于间脑与中脑。一般认为,基底神经节包括以下成对的灰质团块:① 尾状核(caudate nucleus);② 壳核(putamen);③ 苍白球(globus pallidus),亦称旧纹状体(paleostriatum),分内侧部[或称内节(globus pallidus, pars interna, internal segment, GPi)]和外侧部[或称外节(globus pallidus, pars externa, external segment, GPe)];④ 黑质(substantia nigra),分黑质致密部(substantia nigra, pars compacta, SNc)和黑质网状部 (substantia nigra, pars reticulata, SNr);⑤ 丘脑底核(subthalamic nucleus, STN)或称 Luys 核(Luys nucleus);⑥ 伏隔核(accumbens nucleus)。尾状核和壳核虽然被内囊分开,却有相同的起源、细胞构筑、化学和生理特征,故合称为新纹状体(neostriatum),或简称纹状体(striatum)。苍白球内侧部和黑质网状部虽然也被内囊隔开,但它们属于同一个功能结构,有人称之为 GPi-SNr 复合体(GPi-SNr complex)。从形态上,壳核和苍白球合在一起形似豆状,故又称豆状核(lenticular nucleus)。文献中,伏隔核属于基底神经节只是偶见提及(图 3-6-1-1)。

上述各核团的隶属关系归纳如图 3-6-1-2。

尾状核和豆状核是基底神经节中与运动功能有关的主要核团。尾状核和壳核均由密集的多种形态的小细胞和分散的中等细胞组成。小细胞的轴突较短,仅作核内联系,即局部回路神经元。中等细胞的轴突较长,能与核外联系,即投射神经元。苍白球中传入纤维和传出纤维交织成网,网中散在着大的梭形运动细胞。胚胎发育中,尾状核和壳核原是位于侧脑室底部的一团灰质块。在皮质发育过程中有锥体束纤维穿过,将此灰质块不完全地分割成背内侧和腹外侧两块。背内侧灰质随着侧脑室向前、向下发育形成尾状核,腹外侧灰质块演变为壳核,两者前端仍相连,在组织断面上可见有灰、白质相嵌的条纹,故称纹状体。苍白球在发生上是来自间脑的结构。在胚胎早期丘脑底核与苍白球排成一直线,苍白球较近吻侧,丘脑底核较近尾侧,胚胎第3周苍白球向吻外侧移动,移至壳核的内侧,与壳核合并在一起形成豆状核(图 3-6-1-3)。苍白球因血供较差,纤维丰富,在种系发生上,苍白球较老,故又称旧纹状体;壳核神经系发生较晚,尾状核仅在大脑皮质发育后才出现,因此壳核和尾状核被称为新纹状体(或简称纹状体)。黑质位于中脑大脑脚的背侧面,断面上为一个半月形的黑色质块。

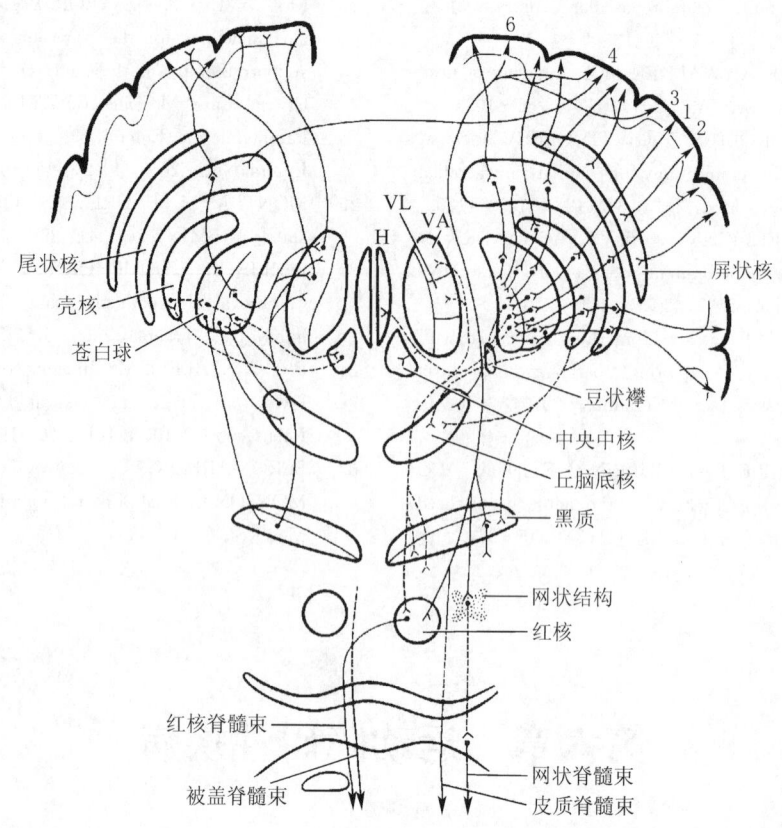

图 3-6-1-1 锥体外系的解剖组成及纤维联系概要图

VL：丘脑腹外侧核；VA：丘脑腹前核；H：下丘脑。

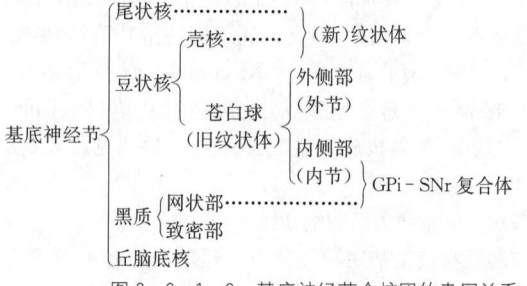

图 3-6-1-2 基底神经节个核团的隶属关系

组织学上，致密部为不规则的多极细胞密集区，细胞内含黑色素；网状部由分散的多极细胞组成，细胞无色素，却含有铁质。丘脑底核位于间脑的基部与中脑的移行处，中脑大脑脚的背面，正好是内囊转入大脑脚的转折处，为一梭状结构，可能是黑质的延续。在人类中此核较大，其细胞较黑质的细胞小，色素也少。

有学者将红核（red nucleus）和网状结构（reticular formation）亦归于锥体外系。红核位于中脑上丘水平，为黑质背侧的卵圆形结构，有丰富的血管，呈粉红色，内含铁质。组织学上可区分较大和较小的两种细胞成分。动物特别是在低等动物以大细胞为主，这种细胞发出的轴突构成红核脊髓束；在人类，红核内少有这种大细胞，几乎全被小细胞占据，发出短纤维至邻近中脑网状结构的被盖核，构成中央被盖束、网状脊髓束。网状结构指在延髓、脑桥和中脑被盖区的各种大小不等的细胞团，它们与其自身的树突、轴突以及来自各个不同部位的细胞轴突或侧支混杂在一起。其中大部分细胞呈弥散分布，不形成明确的核团。所有来自外周的传入冲动，都有终支或侧支与网状结构发生突触关系，而网状结构又是多突触的，直接或间接与中枢神经系统的各部分保持密切的联系，从而可调节中枢神经系统各方面的活动。网状结构核群的纤维有部分直接投射到大脑皮质，影响皮质的功能活动。

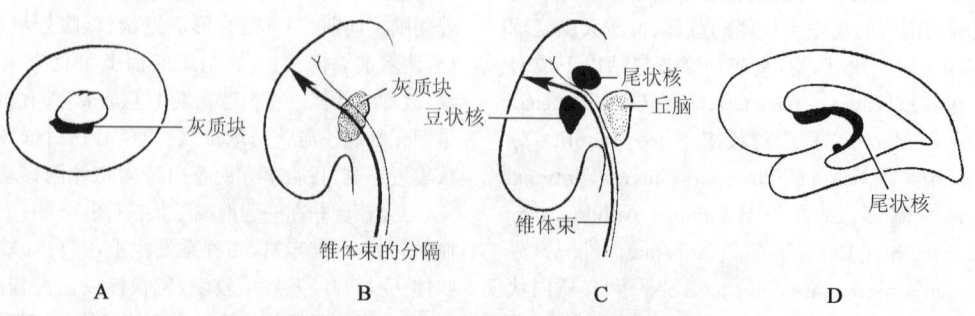

图 3-6-1-3 基底神经节的胚胎发生

A. 胚胎时期侧脑室底部的灰质块；B. 受到锥体束的分割；C. 豆状核、尾状核的形成；D. 尾状核的位置和形状。

（二）锥体外系的纤维联系

锥体外系的纤维联系广泛而复杂，有的联系路径及有关的神经递质目前尚不清楚。除了各核团之间有神经纤维互相联系外，锥体外系还接受大脑皮质、丘脑等处的纤维投射，并经苍白球等发出纤维至丘脑，再与大脑皮质联系。与锥体系不同，锥体外系不直接影响脊髓前角的下运动神经元，其下行通路均主要经脑干的网状结构与红核，再由此发出网状脊髓束、红核脊髓束、前庭脊髓束、被盖脊髓束等下行到脊髓。黑质为大脑皮质与网状结构联系的中间站。

基底神经节的主要纤维联系如下。

1. 传入纤维　纹状体是基底神经节的主要接受核团。

（1）皮质纹状体纤维（corticostriate fiber）：全部大脑皮质（感觉区、运动区和联络皮质）都投射到纹状体，但其投射部位有一定规律。不同的皮质区投射至纹状体的不同部位，但其末梢分布相互间有重叠，这提示纹状体能整合有关的皮质传入，且纹状体除运动功能外尚涉及其他功能。该纤维的神经递质为兴奋性的谷氨酸（glutamic acid，Glu）。

（2）丘脑纹状体纤维（thalamostriate fiber）：来自丘脑板内核群（中央中核、中央内侧核、中央旁核和中央外侧核），尤其是中央中核，发出大量纤维投射到纹状体。此通路还间接传递由网状上行激动系统传来的非特异性冲动，以调节纹状体的活动。纤维的递质可能是有兴奋作用的 Glu 或乙酰胆碱（acetylcholine，ACh）。

其他还有来自脑干中缝背核的 5-羟色胺能纤维（serotoninergic fiber）和来自蓝斑的去甲肾上腺素能纤维（noradrenalinergic fiber）投射，具有抑制作用。另外，还有从皮质运动区至丘脑底核及黑质致密部的纤维投射。

2. 传出纤维　GPi-SNr 复合体是基底神经节的主要传出核团。

（1）苍白球丘脑纤维（pallidothalamic fiber）：包括两束纤维，即豆状襻（ansa lenticularis）和豆状束（fasciculus lenticularis）。抑制性的 γ-氨基丁酸（γ aminobutyric acid，GABA）是其递质。豆状襻起自苍白球内侧部，绕过内囊后肢到达红核前区（Forel-H 区）。豆状束起自苍白球内侧部后（有一部分所占区域或称 Forel-H$_2$ 区），横过内囊，集中成束，与豆状襻汇合。汇合后的纤维形成丘脑束（thalamic fasciculus，或称 Forel-H$_1$ 区）。丘脑束是一个复合束，除包含苍白球丘脑纤维（豆状襻、豆状束）外，还含有红核丘脑纤维和齿状核丘脑纤维。

这些纤维一起投射到丘脑腹外侧核，小部分投射到丘脑腹前核和丘脑板内核群。板内核群中的中央中核又投射回壳核，并通过束旁核返回尾状核。苍白球与中央中核的联系接通了纹状体-苍白球-中央中核-纹状体的环路，此环路的活动受中央前回至中央中核的投射调节（图 3-6-1-4）。丘脑腹外侧核和腹前核接受纤维投射后，又发出兴奋性的投射到大脑皮质的运动前区和运动辅助区。这样，基底神经节就可以调节锥体束和运动纤维的活动（图 3-6-1-5）。

（2）苍白球被盖纤维（pallidotegmental fiber）：始自苍白球内侧部，部分纤维止于红核前区；另有部分纤维沿红核的腹外侧下降，进入中脑被盖，在下丘平面终止于脚桥核（pedunculopontine nucleus，PPN）。由此苍白球可影响脑干网状结构，再通过网状脊髓束，调节脊髓水平的运动。

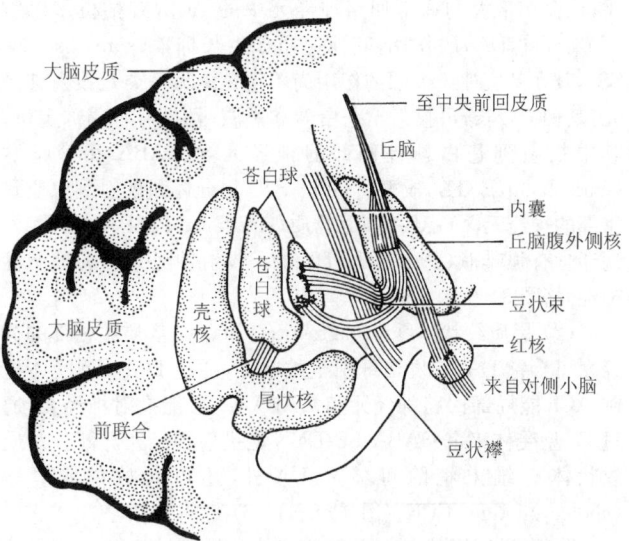

图 3-6-1-4　基底神经节的水平切面示苍白球走向丘脑腹核的主要纤维

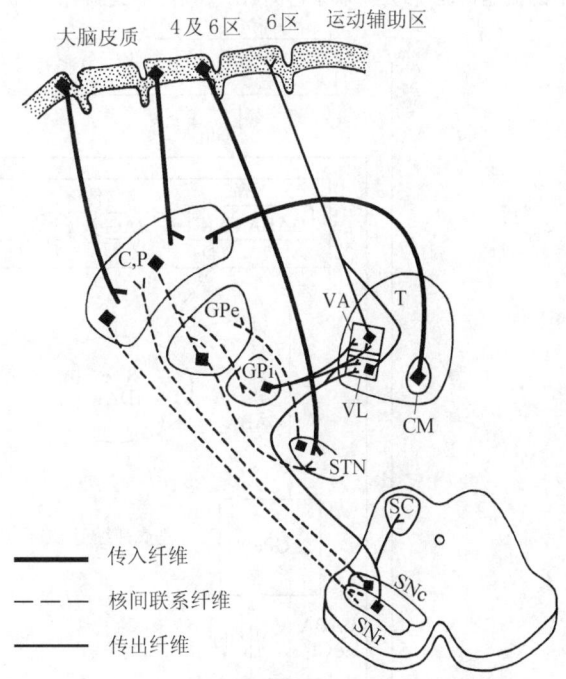

图 3-6-1-5　基底神经节主要的传入、传出及核间联系纤维

C,P：尾状核及壳核；GPe：苍白球外节；GPi：苍白球内节；SC：上丘；SNc：黑质致密部；SNr：黑质网状部；STN：丘脑底核；T：丘脑；VA：腹前核；VL：腹外侧核；CM：中央中核。

苍白球亦发出纤维到上丘，此通路与眼运动的调节有关。

另外，小脑同基底神经节类似，接受大脑皮质的传入后，发出的小脑丘脑纤维亦终止于丘脑腹外侧核和腹前核，所以这两个核可将基底神经节与小脑的冲动一起传送到中央前回的运动皮质，从而调节锥体束的活动。

3. 基底神经节内部的纤维联系

（1）纹状体苍白球纤维（striopallidal fiber）和纹状体黑质纤维（strionigral fiber）：纹状体有两类神经元。一类是局部回路神经元，其轴突投射不超过该核团的范围，其中存在许多递质,如存在于大的局部回路神经元中的 ACh,有拮抗多巴胺(dopamine,DA)的作用;其他递质如生长抑素(somatostatin,SS),其在基底神经节中的作用尚不清楚。另一类是投射神经元,其轴突较长,可投射至苍白球和黑质,且投射有局部定位,其中投射到苍白球外侧部的神经元含 GABA 和脑啡肽(enkephalin,ENK),投射到 GPi - SNr 复合体和投射到黑质致密部的神经元含 GABA 和 P 物质(substance P,SP),亦有人发现还含有强啡肽(dynorphin,DYN)。投射神经元均为抑制性神经元(图3-6-1-6)。

(2) 黑质纹状体纤维(nigrostriate fiber):黑质致密部的神经元可合称 DA,它发出纤维至纹状体,通过 DAD_2 型受体抑制 ACh 能局部回路神经元和 GABA/ENK 能投射神经元,通过 D_1 型受体兴奋 GABA/SP/DYN 能投射神经元。部分黑质纹状体纤维末梢除可释放 DA 外,还可释放缩胆囊素(cholecystokinin,CCK)(图3-6-1-6)。

此外,黑质网状部接受新纹状体(经大脑脚)和旧纹状体(经豆状襻或豆状束)来的纤维;致密部除棘束来自大脑皮质 4、6 区(经大脑脚)的纤维外,还发出广泛的短纤维与中脑网状结构中的被盖核、红核发生联系,并发出反馈纤维到新、旧纹状体

(如黑质纹状体 DA 能纤维)及丘脑的腹内侧核等。因此,黑质被认为是大脑皮质直接或间接地通过纹状体与网状结构发生联系的中间站。

(3) 底丘脑束(subthalamic fasciculus):丘脑底核发出兴奋性的 Glu 能纤维投射到 GPi - SNr 复合体,主要至 GPi;苍白球外侧部则发出抑制性的 GABA 或甘氨酸(glycine,Gly)能纤维投射至丘脑底核,这些往返纤维总称底丘脑束(图3-6-1-6、图3-6-1-7)。通过底丘脑束,丘脑底核可调节由基底神经节到丘脑的投射。此外,丘脑底核还发出纤维到黑质,或经黑质到达中脑被盖,再下行到脊髓。

总之,基底神经节内部的纤维联系,可归纳为以下两点。

其一,纹状体和 GPi - SNr 复合体之间有 2 条通路——直接通路和间接通路。前者从纹状体直接至 GPi - SNr 复合体,后者从纹状体经苍白球外侧部和丘脑底核至 GPi - SNr 复合体,亦有部分纤维不经丘脑底核直接从苍白球外侧部至 GPi - SNr 复合体。直接通路的传出神经元是 GABA/SP/DYN 能神经元,兴奋纹状体的 DAD_1 型受体。间接通路的传出神经元是 GABA/ENK 能神经元,抑制纹状体的 DAD_2 型受体(图3-6-1-6、图3-6-1-7)。

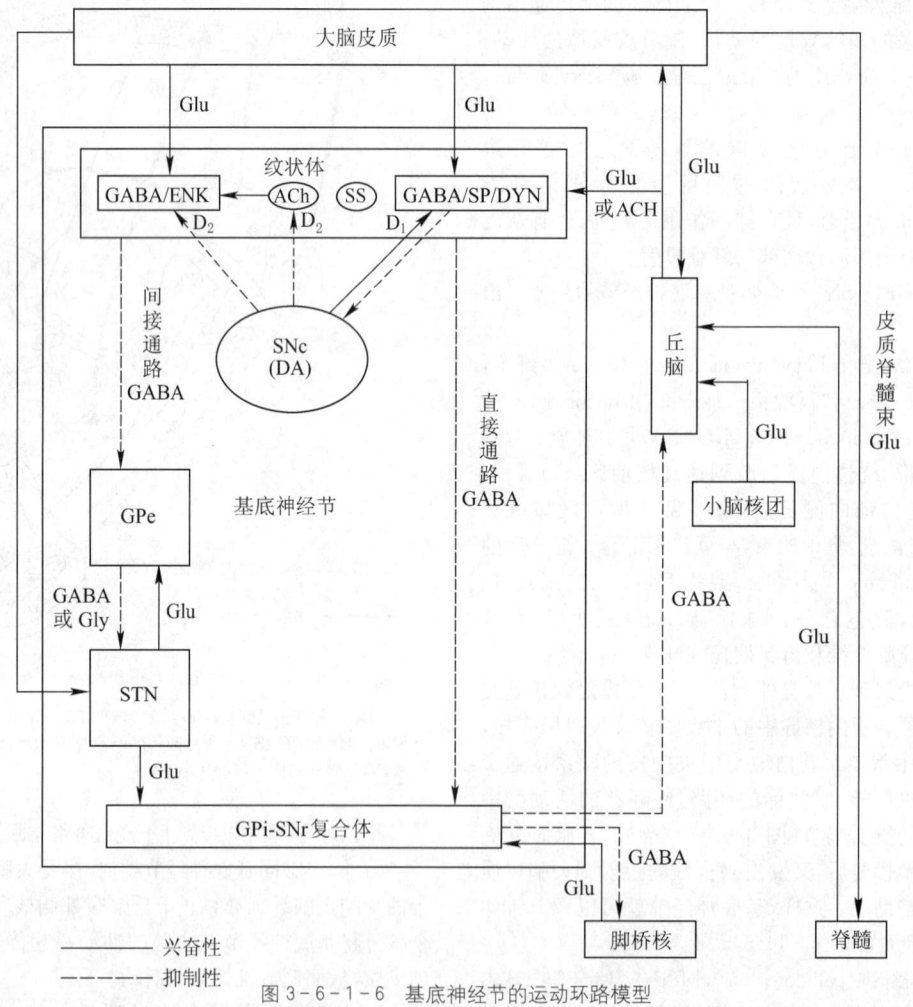

图3-6-1-6 基底神经节的运动环路模型

GPe:苍白球外节;GPi:苍白球内节;SNc:黑质致密部;STN:丘脑底核;GABA:γ-氨基丁酸;Glu:谷氨酸;ENK:脑啡肽;SP:P 物质;DYN:强啡肽;ACh:乙酰胆碱;SS:生长抑素;DA:多巴胺;Gly:甘氨酸;D_1:DAD_1 型受体;D_2:DAD_2 型受体;SNr:黑质网状部;GABA/ENK:GABA/ENK 能投射神经元;SS:SS 能局部回路神经元;ACh:ACh 能局部回路神经元;GABA/SP/DYN:GABA/SP/DYN 能投射神经元。

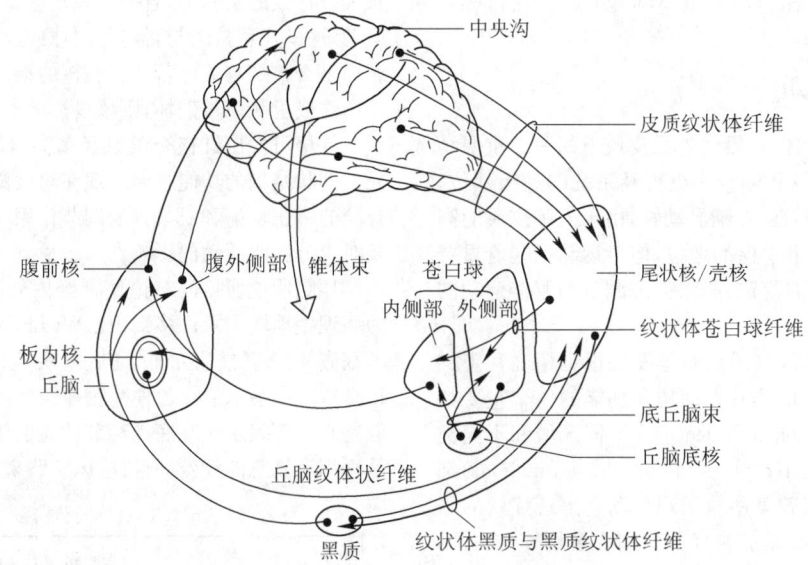

图3-6-1-7 基底神经节的主要纤维联系

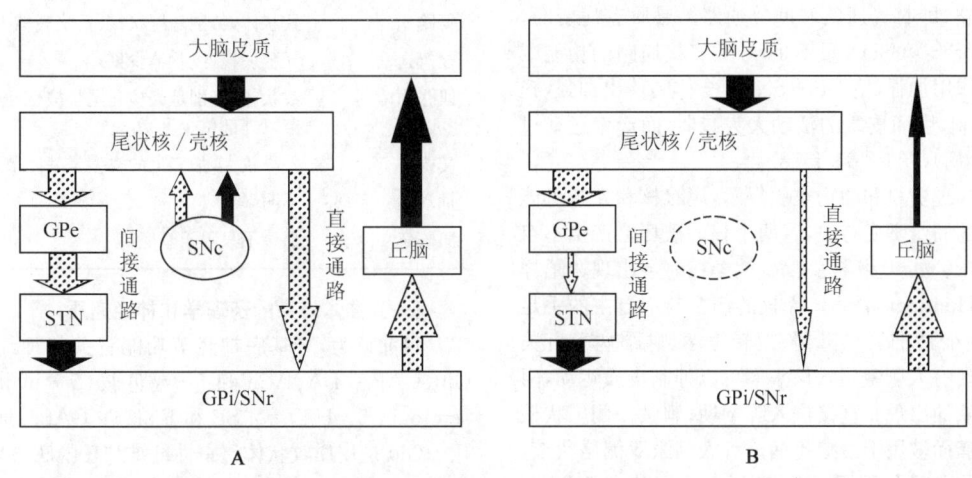

图3-6-1-8 基底神经节对动物运动功能的影响

A. 正常人基底神经节的核团和通路。黑箭头代表兴奋;斑点箭头代表抑制,直接通路自纹状体只经简单突触到达 GPi-SNr 复合体。间接通路则经中间 GPe 和 STN 两个突触才到达 GPi-SNr 复合体;B. 运动过少(如帕金森病)示意图。因黑质致密部变性,致无多巴胺传递至纹状体。直接通路的作用减弱,间接通路的作用加强,使 GPi-SNr 复合体的传出增加,丘脑受到过分的抑制,因而皮质的活动大为减弱。GPe:苍白球外节;GPi:苍白球内节;SNc:黑质致密部;STN:丘脑底核;SNr:黑质网状部。

这两条环路投射纤维最终都与大脑皮质联系,故基底神经节可影响动物的运动(图3-6-1-8,图3-6-1-9)。

其二,该通路假说日益受到重视,因其与运动过少(如帕金森病)和运动过多(如舞蹈病)的发生关系密切。帕金森病中,黑质致密部 DA 能神经元变性,导致直接通路的抑制,间接通路的激活及纹状体 ACh 能神经元过度活动,这些异常改变就可引起帕金森病(图3-6-1-8)。运动过多是因纹状体病变,间接通路的作用减弱,直接通路的功能增强;GPi-SNr 复合体对丘脑的抑制大为减弱,继而使运动皮质的作用大为加强,因而产生多动症(图3-6-1-9)。

除基底神经节的复杂纤维联系外,红核与网状结构直接接受大脑皮质的投射,并发出红核脊髓束和网状脊髓束达到脊髓,这些通路与皮质脊髓束(锥体束)平行走向,亦属锥体外系。不过,这些联系在结构上独立于纹状体、苍白球、丘脑和皮质运动前区及运动辅助区的环路,就皮质运动前区和运动辅助区投

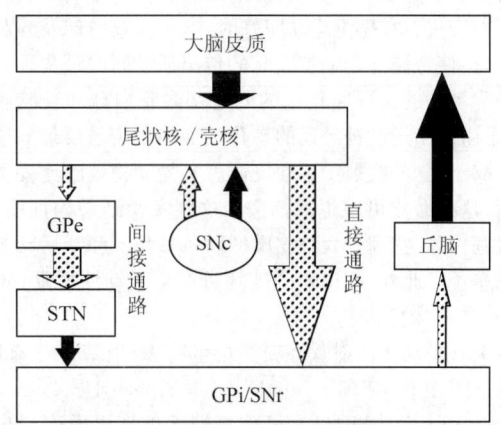

图3-6-1-9 运动过多(如舞蹈病)示意图

(病变在纹状体)因间接通路作用减弱,直接通路作用增强,使 GPi-SNr 复合体的传出减少,丘脑仅受到轻微的抑制,因而运动皮质的活动大为增强。

射至运动皮质而言,有学者(Thach 和 Montgomery)建议称之为锥体前系(prepyramidal)。

二、锥体外系的生理功能

基底神经节尤其纹状体,是锥体外系皮质下的一个重要结构。在鸟类以下的动物,纹状体是中枢神经系统的高级部位,负责运动功能的最高级整合。在哺乳动物,由于大脑皮质的高度发达,纹状体退居皮质下中枢的地位,但对运动仍起着重要的调节作用,如随意运动的稳定、肌张力的调节和躯体运动的协调等。

生理学家通过动物脑区损毁实验等发现很难精确肯定锥体外系每个部分的功能。锥体外系结构和功能的一个重要特点是各部分的非均等性(nonequivalence)。不同区域和不同类型细胞接受和执行的功能(receptive and executive functions)都不同。动物实验中通过损毁某些核团观察动物出现症状的结论不适用于临床,因为人类基底神经节的病变多是片状的,不限于孤立单一的核团。临床上唯一可肯定的投掷运动是由丘脑底核病变引起的。通过动物实验,现已普遍认同基底神经节环路存在 2 条通路,即直接通路和间接通路。黑质有病变时,黑质纹状体纤维所传送的 DA 量不足,导致直接通路的功能减弱和间接通路的作用加强,使 GPi - SNr 复合体的传出加强,丘脑受到过分的抑制,因而皮质的活动大为减弱,而产生运动过少症(见于帕金森病)(图 3 - 6 - 1 - 8)。

大量的临床病理资料和动物实验提示,尾状核和壳核可能与维持机体姿势的固定不变有关,这两个核的破坏会产生不自主的舞蹈样动作。例如,尾状核头部变性萎缩时会出现舞蹈样动作,如亨廷顿(Huntington)病。壳核的病变与不自主的手足徐动症、肝豆状核变性的运动障碍、扭转痉挛、舞蹈病等有关(图 3 - 6 - 1 - 9)。有人刺激尾状核头部可以抑制皮质运动,阻止癫痫发作强直期的出现而直接进入阵挛期;刺激一侧尾状核的头部可抑制疼痛而被用于治疗疼痛。有人刺激双侧尾状核,发现引起实验动物的重复圆周运动;刺激一侧尾状核的头部,动物的躯干扭向对侧转动;广泛地破坏一侧尾状核则出现实验动物向病变侧的奔跑运动状态。

在人和猴的试验中证明,苍白球与肢体的肌张力、肢体的姿势有关。破坏猴双侧苍白球,猴出现肌张力增高、姿势障碍、翻正反射丧失。在感觉运动完好时,电刺激苍白球及丘脑的腹外侧核,可使脊髓 γ 运动神经元的传出活动暂时消失。若在用箭毒消除动物的 γ 环路作用的同时刺激苍白球和丘脑腹外侧核,则可由于 γ 运动神经元的易化而加强单突触反射。这种易化也依赖于完好的感觉、运动皮质。实验动物被巴比妥类药物麻醉后,这种易化可减退或消失。这些实验结果均证明,纹状体通过苍白球与丘脑、大脑皮质的联系参与 α 和 γ 运动神经元抑制的平衡。此外,苍白球的破坏可产生无动性缄默(akinetic mutism)的临床症状。

给灵长类动物注射哌替啶类衍生物 1-甲基-4-苯基-1,2,3,6-四氢吡啶(1 - methyl - 4 - phenyl - 1,2,3,6 - tetrahydropyridine,MPTP),可选择性地破坏黑质而产生类似帕金森病的少动强直症状,应用左旋多巴或溴隐亭可改善该症状。这提示黑质 DA 能神经元变性与帕金森病发生有关。

临床和动物实验证实丘脑底核与偏身投掷运动(hemiballism)有关。在猴的实验中,若损害该核达 20% 会出现对侧肢体投掷运动,这一症状持久与否与苍白球或豆状束的完整性及该核的病损是否扩展有关。若丘脑底核的损害逐步扩展为弥散性,或苍白球或豆状束被破坏,则该投掷运动可减轻或消失。

红核可发出红核脊髓束经多突触联系兴奋屈肌运动神经元。网状结构的功能主要表现在对大脑皮质兴奋性的影响,对脊髓的牵张反射和肌紧张的调节作用,对内脏活动的调节作用及对内分泌腺活动的影响。

环路假说所得的结论使神经内外科医师对许多运动障碍的病理生理增添了许多知识。Wichmann 和 Delong(1997)提出了基底神经节损害部位与临床疾病的相互关系(表 3 - 6 - 1 - 1),以期手术治疗各种基底神经节疾病能取得更好的发展,但是它们都表示对基底神经节功能的理解仍很肤浅,手术治疗是否都有满意的疗效,有待临床实践来验证。

表 3 - 6 - 1 - 1 基底神经节损害与临床疾病的关系

临床症状	常见的基底神经节损害部位
帕金森综合征	黑质致密部(纹状体、苍白球少见)
舞蹈病	纹状体,特别是尾状核(丘脑底核少见)
投掷运动	丘脑底核(纹状体少见)
肌张力障碍	纹状体,特别是壳核和尾状核(丘脑、苍白球和基底节以外部位少见)
震颤	差异较大,最多见的类型是基底节以外的病变
抽动症	不明
肌阵挛	部位不只限于基底节

(一) 锥体外系的药理学和神经递质

目前认为,与基底神经节功能有关的神经递质主要包括 Glu、GABA、DA、ACh 和 5 - 羟色胺(5 - hydroxytryptamine,serotonin,5 - HT)等。SP 和 ENK 在 GABA 通路中起辅助作用。Glu 是皮质纹状体兴奋性纤维和丘脑底核兴奋性神经元的递质。GABA 大量存在于纹状体、苍白球和黑质网状部,为抑制性递质。GABA 在纹状体某些神经元中合成后,沿纹状体黑质通路运输到黑质,若纹状体变性,很可能导致亨廷顿病。黑质纹状体纤维的递质为 DA,有部分纤维除含 DA 外还含 CCK。去甲肾上腺素(noradreoaline,NA)在基底神经节中含量相对较少,来自蓝斑,其与基底神经节功能的关系所知不多,可能与情绪反应有关。此外,基底神经节中存在的某些生物活性物质,如 SP、ENK、CCK、SS 和神经肽 Y 等,可以调节其他递质的作用,故称其为神经调质(neuromodulator),它们在基底神经节中的具体定位及详细作用尚不清楚。与基底神经节功能有重要关系的递质见图 3 - 6 - 1 - 6。

ACh 是神经肌肉接头和自主神经节的递质,它在基底神经节中也有生理活性。ACh 及胆碱乙酰化酶(ACh 的合成酶)和乙酰胆碱酯酶(ACh 的降解酶)在纹状体中含量最高。ACh 由纹状体中的大神经元(Golgi Ⅱ 型)合成和释放,对纹状体神经元有兴奋作用。DA 对这些神经元则主要为抑制作用。正常人若纹状体中抑制性的 DA 不足,ACh 过多,这一对递质失去平衡而引发帕金森病。故对帕金森病可用抗 ACh 药或 DA 的前体左旋多巴治疗。

儿茶酚胺(DA、NA 及肾上腺素)中,DA 最受重视。

在脑内,突触处 DA 的灭活经如下途径：DA 经 DA 转运蛋白(transporter protein)从突触间隙重摄取。DA 的分解代谢由 B 型单胺氧化酶(monamine oxidase,B - type;MAO - B)和儿茶酚氧位甲基转移酶(catechol-O-methyl transferase,COMT)催化,最终代谢产物是高香草酸(homovanillic acid,HVA)。MAO - B 主要位于胶质细胞内,HVA 在脑脊液中易被测到,HVA 和中间代谢物二羟基苯乙酸(dihydroxyphenylacetic acid,DOPAC)均可在血浆中测得。

在中枢神经系统,DA 除作为 NA 的合成前体外,还有其他重要功能。在黑质及纹状体中 DA 的含量很高,DA 在黑质致密部的神经元胞体内合成后,沿黑质纹状体通路运输至纹状体,储存于通路纤维突触末梢的囊泡中。刺激黑质时即引起黑质纹状体纤维末梢释放 DA。DA 的效应较复杂。已知有 5 种突触后受体(D₁~D₅),每种受体都有其特殊的解剖分布和药理作用。5 种 DA 受体分 D₁ 多巴胺受体簇(D_1 和 D_5)及 D₂ 多巴胺受体簇(D_2、D_3 和 D_4)。除 D_5 受体外,其余 4 种均已被发现与临床疾病有关。在黑质纹状体 DA 能突触,D_1、D_2 受体位于突触后。如前所述,D_1 受体主要分布在发出直接通路的 GABA/SP/DYN 能神经元处;D_2 受体主要分布在发出间接通路的 GABA/ENK 能神经元处;一部分 D_2 受体也出现在 ACh 能神经元处。D_3 受体一部分在突触后,一部分在突触前,后者又名 DA 自身受体(dopamine autoreceptor)。D_4 受体主要与 DA 能精神疾病有关(图 3 - 6 - 1 - 10)。

在帕金森病患者的黑质和纹状体中,酪氨酸羟化酶(tyrosine hydroxylase,TH)活性降低,DA 水平显著下降,其主要代谢产物 HVA 在新、旧纹状体及脑脊液中亦减少。DA 和 HVA 的减少程度与黑质的细胞变性程度有关,即与帕金森病的主要病理改变相关。

一些药物如利血平、吩噻嗪类和丁酰苯类(尤其是氟哌啶醇)可引起帕金森综合征。利血平是因耗竭纹状体和脑的 DA,氟哌啶醇和吩噻嗪类则是因阻断纹状体内的 DA 受体而引起帕金森综合征。

帕金森病时,纹状体中抑制性的 DA 释放减少,使兴奋性 ACh 能神经元脱抑制,因此胆碱能活动占优势。故服用外源性 DA 的前体左旋多巴或抗胆碱能药物治疗均有效。但应注意帕金森病患者的 Meynert 基底核的胆碱能神经元活性降低,而 Meynert 基底核投射到海马和大脑皮质,故抗胆碱能药物可能引起认知障碍。应用阻止 DA 降解的药物如 MAO - B 抑制剂和 COMT 抑制剂或 DA 受体激动剂治疗亦可有效。

正常状态下,纹状体的尾状核和壳核受 DA 的抑制(D_2 受体介导)。帕金森病患者的 DA 合成减少,所以 DA 对纹状体抑制减弱或解除。而引起间接通路被过度激活。直接通路的功能减弱。有报道,谷氨酸受体拮抗剂能使大鼠黑质神经元免受 MPTP 的毒性作用,因此,用谷氨酸受体拮抗剂 CPP[3 - (2 - carboxypiperazin - 4 - yl)propyl - 1 - phosphate]也对帕金森病有一定疗效。应用谷氨酸受体拮抗剂的临床经验有限,但非竞争性的 N-甲基- D-天冬氨酸(N - methyl - D - aspartate,NMDA)拮抗剂美金刚(memantine),在德国已被用于帕金森综合征。

人工合成的 MPTP 可使人类与灵长类动物发生帕金森综合征,这使人们对帕金森综合征的认识又深入一步。20 世纪 80 年代初,美国加利福尼亚州北部的一些吸毒者由于注射不纯的海洛因制剂产生了类似帕金森病的症状,不仅症状相似,病理及治疗的效应都极相似,所不同只是此种不纯的毒物只破坏黑质,不破坏蓝斑。后来发现这个不纯物是 MPTP。MPTP

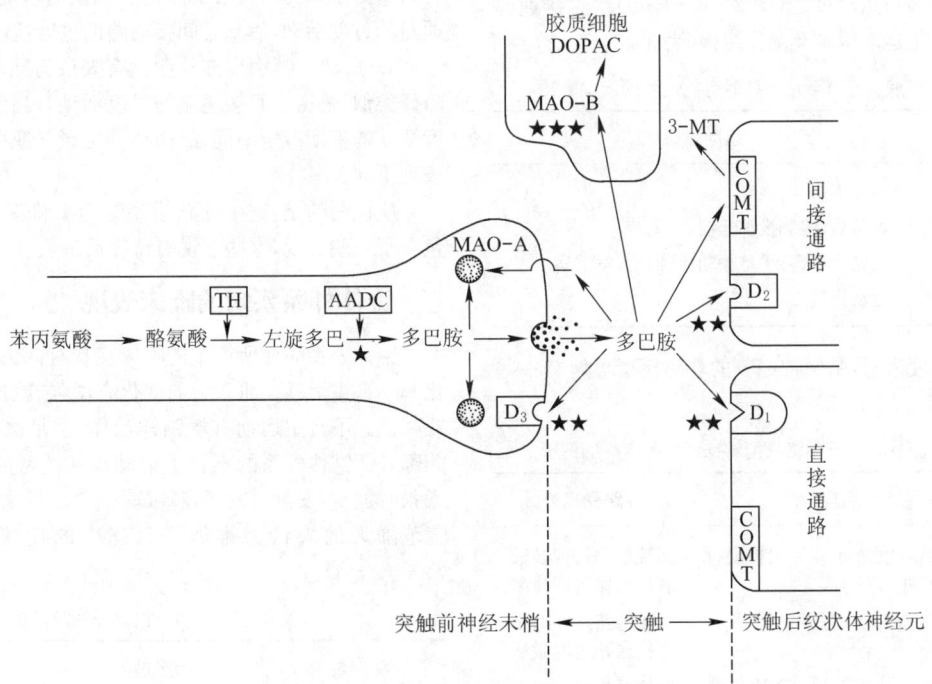

图 3 - 6 - 1 - 10 黑质纹状体突触示意图

突触前神经末梢苯丙氨酸变成酪氨酸,在酪氨酸羟化酶(TH)的作用下生成左旋多巴,在多巴脱羧酶(AADC)的作用下代谢成多巴胺,进入突触,与突触后膜上 D₁、D₂ 受体结合。在突触前膜 DA 与 D₃ 受体(自身受体)结合。COMT：儿茶酚胺氧位甲基转移酶;MAO：单胺氧化酶;3 - MT：3 -甲氧基酪胺。★：左旋多巴脱羧酶的作用;★★：DA 激动剂的作用;★★★：MAO - B 抑制剂的作用。

本身没有神经毒性,进入中枢神经系统后由 MAO-B 催化转化成 MPP$^+$,MPP$^+$ 与单胺类递质的特异性载体结合进入 DA 及 NA 能神经元,从而抑制线粒体的还原型尼克酰胺腺嘌呤二核苷酸(NADH)即 CoQ 还原酶(复合体 I)的活性,干扰 ATP 的合成,导致神经元凋亡。亦有报道帕金森病患者的黑质细胞中复合体 I 的活性降低。

锥体外系疾病的发生,除递质与肽类之外,尚有金属物质,特别是铜、铁代谢的影响。铜或铁在纹状体沉积可发生疾病,前者为肝豆状核变性,后者为哈勒沃登施帕茨(Hallervorden-Spatz)综合征。同时纹状体的血供丰富,对缺氧极为敏感,一氧化碳中毒和脑缺氧可产生继发性帕金森病及不自主运动。

(二)锥体外系疾病的环路发病假说

图 3-6-1-6~图 3-6-1-9 是基底神经节的运动环路模型。正常情况下,直接通路和间接通路之间相互制约,保持平衡。若 2 个通路中某个环节或某种递质代谢出现异常,平衡即被打破,就可引起运动障碍病,如运动减少或增多。环路模型中通向脚桥核的通路负有对体位和反射的影响,一般认为脚桥核能抑制运动;而基底神经节对自主运动和脊髓反射的影响则相反。当自主运动被易化时,反射被抑制;当自主运动被抑制时,反射被易化。

由图 3-6-1-8B 可知,间接通路的过度激活会使 GPi-SNr 复合体的活动增强,抑制丘脑及丘脑皮质投射的活动,造成运动不能(akinesia)。同时,由于对脚桥核的抑制,反射活动增强,引起强直(rigidity)。间接通路的过度抑制,则降低 GPi-SNr 复合体的活动,增强丘脑及丘脑皮质投射的活动,故可有不自主运动的增多(图 3-6-1-9)。偏侧投掷运动(hemiballism)就是由于对侧丘脑底核病损引起。同样道理,直接通路的过度激活可致不自主运动过多及运动过度(图 3-6-1-9)。直接通路的过度抑制可使自主运动困难及动作缓慢(表 3-6-1-2)。

表 3-6-1-2 基底神经节环路受损时可能发生的运动障碍

环路受损处	运动障碍
间接通路过度激活	运动不能,肌强直
间接通路过度抑制	舞蹈病,偏侧投掷运动
直接通路过度激活	肌张力障碍,手足徐动症,抽动,舞蹈病
直接通路过度抑制	运动徐缓

从病理生理角度来看,基底神经节的环路模型可解释一些锥体外系疾病(表 3-6-1-3)。

表 3-6-1-3 基底神经节环路模型对锥体外系疾病的解释

疾病	病理生理	环路受损处
帕金森病	黑质致密部 DA 能神经元变性	间接通路过度激活 直接通路过度抑制
左旋多巴诱发的运动障碍	外源性 DA 过多	间接通路过度抑制 直接通路过度激活
亨廷顿病早期	纹状体 GABA/ENK 能神经元变性	间接通路过度抑制
亨廷顿病晚期	纹状体 GABA/ENK、GABA/SP/DYN 能神经元均变性	间接通路过度抑制 直接通路过度抑制
偏侧投掷运动	丘脑底核损害	间接通路过度抑制

续 表

疾病	病理生理	环路受损处
肌张力障碍	壳核过度激活	间接通路过度激活 直接通路过度激活
抽动	壳核过度激活	直接通路过度激活

1. 帕金森病 是由于黑质致密部 DA 能神经元的变性,使其对纹状体 GABA/SP/DYN 能神经元的兴奋作用减弱,导致直接通路被抑制,而同时 GABA/ENK 能神经元失去 DA 的抑制作用而使间接通路被激活。两者最终都可加强 GPi-SNr 复合体的活动,导致丘脑抑制,皮质运动区活动减弱,故帕金森病患者运动能力减弱。对帕金森病的一些外科疗法亦可由环路模型解释。帕金森病治疗中所用的苍白球切开术(pallidotomy)系破坏 GPi 中过度激活的神经元;丘脑切开术系破坏过度活动的丘脑腹外侧核;深部脑刺激疗法(deep brain stimulation)即用高频(100~180 Hz)刺激丘脑底核或苍白球,抑制其神经元的活动,可获得与丘脑或苍白球切开术同样的效果,而没有神经持久性损害。

2. 亨廷顿病 疾病的早期,部分原因可能是纹状体 GABA/ENK 能神经元的变性,使间接通路活动减弱,对丘脑的抑制减弱,产生不自主运动(图 3-6-1-9)。少数亨廷顿病患者晚期出现运动徐缓,这是由于纹状体神经元晚期进一步变性,累及 GABA/SP/DYN 能神经元,导致直接通路的削弱,这点与帕金森病类似。

3. 肌张力障碍 其解剖基础未明,虽然在许多继发性肌张力障碍患者的基底神经节中发现有损害(大多是壳核的损害)。有人认为肌张力障碍可能是由于壳核的过度活动,初期是直接通路的过度活动,后来是间接通路的过度活动。

4. 抽动 其病理亦不明。有人认为抽动也可能与肌张力障碍类似,是由于直接通路的过度活动。当然两者直接通路过度活动的程度有所不同,故而抽动患者与肌张力障碍患者临床表现不同。

应说明的是,这个环路模型综合了许多已有的资料,但也包含了一些假说,这些假说有待今后证实。

三、锥体外系疾病的临床表现

锥体外系病变所产生的临床症状有两大类,即肌张力的变化和不自主运动。肌张力的变化有增强、减低和游走性的增强或减低。不自主运动有舞蹈样动作、手足徐动、肌张力障碍和震颤等。锥体外系的不自主运动均在清醒时出现,情绪激动、紧张时加重,安静时减轻,睡眠时消失。近来,认为锥体外系涵盖范围大的人认为锥体外系病变的症状可分为 3 类(表 3-6-1-4)。

表 3-6-1-4 锥体外系疾病的类型

动作过少	动作过多	混合型
帕金森病	震颤	共济失调
构音困难	肌张力障碍	步态障碍
流涎	舞蹈病	偏侧面肌痉挛
写字过小	手足徐动症	肌纤维颤搐

动作过少	动作过多	混合型
步态缓慢	投掷运动	僵人综合征
其他动作缓慢及	抽动症	精神性动作
肌强直征	肌阵挛	僵硬、肌张力增高
面具脸(hypomimia)	静坐不能	(hyperekplexia)
	不安腿	
	发作性异动	
	刻板症(sterotypy)	

续　表

锥体束损害与锥体外系疾病的临床鉴别要点见表3-6-1-5。

表 3-6-1-5　锥体束损害与锥体外系疾病的临床鉴别要点

鉴别要点	锥体束损害	锥体外系疾病
肌张力改变特征	肌张力增高称"痉挛",有"折刀征"	肌张力增高称"强直",呈"铅管样"或"齿轮样"强直;肌张力降低常伴不自主运动;肌张力可时高时低,变化不定
肌张力增高的部位	上肢的屈肌,下肢的伸肌	四肢的伸屈肌、躯干的屈肌
不自主运动	无	可出现震颤、舞蹈症、手足徐动症、扭转痉挛、斜颈、投掷运动、肌张力障碍等
腱反射	亢进	正常
病理征	阳性	阴性
自主运动	不能	存在或有轻度障碍

锥体外系疾病所产生的肌张力降低常与不自主动作的增多相伴存,表现为无目的、不规则、无定型、突发性和粗大的急跳性动作,称为"舞蹈样"不自主运动。这种不自主运动在清醒时出现,情绪激动时加重,安静时减轻,睡眠时消失。安静时检查常见肌张力降低。肌张力降低-动作增多症状典型表现在舞蹈病患者。

锥体外系疾病的运动减少是肌张力增高的结果,常表现为动作减少、缓慢,缺乏表情,语音单调、平坦而无韵律;联合运动减少或消失,如走路时两上肢无前后摆动等。此外,尚可伴随其他的不自主运动,如震颤和姿势、翻正反射障碍等。这种肌张力增高-动作减少症状典型表现于帕金森病患者。

游走性的肌张力增高或降低的发作,出现奇特的不自主动姿势。手足徐动或指划动作是手指或足趾间歇的、缓慢的、弯曲的、蚯蚓爬行样的不自主动作;发作间歇时,指趾恢复自然的姿势,肌张力时高时低,故又有易变性痉挛之称。扭转痉挛或变形性肌张力障碍系由躯干部的肌张力变化所致的躯干徐动症。

锥体外系疾病的临床表现极为复杂,除上述症状外尚可出现自主神经症状,而且上述症状的发生原理亦未完全清楚,仍有待进一步探索。

四、锥体外系疾病的治疗原则

除风湿性舞蹈病属于感染性疾病外,锥体外系疾病多数属于变性疾病,一般起病较缓慢,而且大多病因不明,病因治疗困难,因此及时发现和确诊是控制症状进行有效治疗的首要条件。

(一)病因治疗

如抗风湿药对小舞蹈病的应用,络合剂对肝豆状核变性的应用等。

(二)症状治疗

1. 药物治疗　DA替代疗法如左旋多巴和各种加强剂对帕金森病的治疗,抗乙酰胆碱药的治疗。

2. 肉毒毒素(botulinum)治疗　近年来用肉毒毒素治疗局限性肌张力障碍获得较好的疗效,为神经病治疗学重要进展之一。对小范围的肌张力障碍疗效最好,如睑肌痉挛、面肌痉挛、Meige病等最好。痉挛性斜颈亦可有帮助,对扭转痉挛帮助不大。

3. 立体定向手术治疗　适用于下列指征:内科药物治疗无效或药物效果日趋减退的帕金森病晚期患者,年龄一般在65岁上下;原发性震颤、扭转痉挛、痉挛性斜颈及手足徐动症经内科治疗无效者亦适宜相应手术治疗。

4. 深部脑刺激(deep brain stimulation)疗法　即于丘脑、苍白球、丘脑底核等处安放电极与体外发生器连接,以高频电刺激上述诸核,可起到与苍白球、丘脑损毁术相似的疗效。其优点为不会遗留永久性破坏症状,且刺激频率与电压可自行调节,不需要时可关闭停用。

5. γ刀治疗　近年来γ刀也被用于治疗基底节疾病,它的优点是不用开颅,没有穿刺出血等并发症,疗效与丘脑切开术、苍白球切开术相近,一般有效率为75%～80%,照射剂量多用160 Gy。但因个人对γ射线的敏感性不同,照射后引起脑坏死区域的大小相差很大;另一缺点是γ刀治疗的靶点定位比较困难,坏死区域不可能如上述2种切开术那么小,这就有引起并发症增多的可能性。

第二节　帕金森病

王　坚

帕金森病(Parkinson disease)又称震颤麻痹(paralysis agitans, shaking palsy),1817年詹姆斯·帕金森(James Parkinson)首先描述了本病的综合征,后人为了纪念他的重要贡献,因而命名。

帕金森病是好发于中老年的神经退行性疾病,临床主要特征为进行性运动徐缓、肌强直及震颤。

【流行病学】

帕金森病50岁以前少见,随着年龄增长发病率增加。保守统计,全球范围内的总体患病率为0.3%,而年龄大于80岁的人群患病率则高达3%。世界各地均有本病发生,不同地区间患病率的差异与人种、种族、基因型及环境因素有密切关系,白种人患病率高于黑种人。帕金森病的发病率(按年龄调整的发病率)在美国纽约为每年13.5/10万(Mayeux,1995),在瑞典为9.7/10万(Fall等,1996),在日本Yanago为11.7/10万(Kusumi等,1996)。

本病患病率在60岁以上的上海人群中为1.24%。中国四地区(2003)调查65岁以上人群的帕金森病的标化患病率为

2.06%（男性 2.12%，女性 1.98%）。1983 年,中国 6 个城市帕金森病及综合征调查发现,两者总体患病率为 44.3/10 万(帕金森病为 34.8/10 万,帕金森综合征为 9.5/10 万)。其中男性帕金森病患病率为 57.5/10 万,帕金森综合征为 12.8/10 万;女性帕金森病患病率为 12.6/10 万,帕金森综合征为 26.3/10 万。2003 年,我国帕金森病患病率(按年龄调整)在 60～69 岁组为 289.7/10 万,70～79 岁组 1 157.2/10 万,80～84 岁组 3 534.0/10 万,≥85 岁组 3 472.2/10 万。这些调查资料提示近年来我国帕金森病发病率呈增长趋势。

【病因和发病机制】

1. 基底节皮质环路学说 基底神经节与运动有关的神经联系被认为主要有 2 条与大脑皮质相关的神经环路(图3-6-2-1)。

大脑皮质——→纹状体——→GPi-SNr 复合体——→丘脑——→皮质环路

直接通路

大脑皮质——→纹状体——→GPe——→丘脑底核——→GPi-SNr 复合体——→

间接通路

丘脑——→皮质环路

图 3-6-2-1 基底节的神经环路

纹状体(壳核和尾状核)是基底节环路的主要传入部分,接受来自运动皮质及其辅助区绝大部分皮质的冲动传入,其神经元活动受黑质纹状体多巴胺能通路的明显影响。纹状体抑制性冲动投射到苍白球内侧区和黑质网状部,两者一起构成了基底节的输出通路。通过从苍白球内侧区到丘脑运动核(丘脑腹外侧核)的抑制性 GABA 能神经纤维投射,和丘脑到额叶皮质之间的兴奋性联系,基底节与皮质形成调控运动的环路(图3-6-2-2A)。

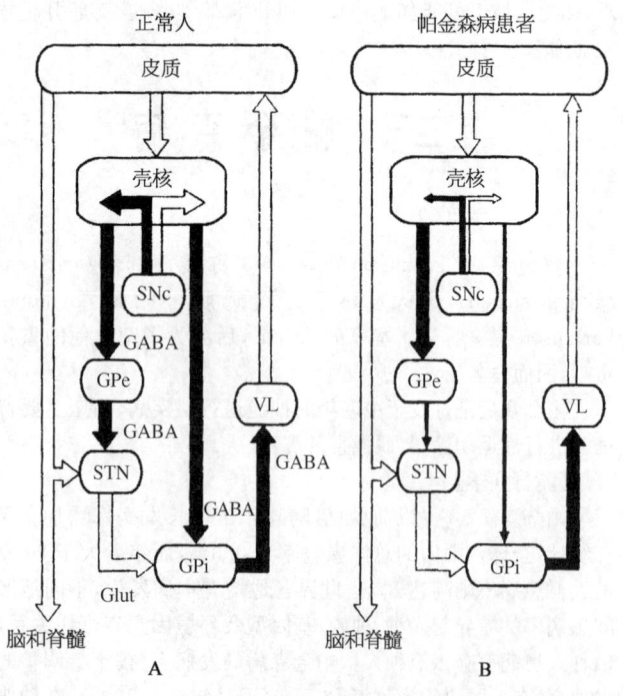

图 3-6-2-2 基底神经节丘脑皮质回路示意图

A. 正常人;B. 帕金森病患者。壳核作为环路输入端,与苍白球内侧区相联系;GPi 为环路输出端,调节丘脑皮质环路的活动;DA:多巴胺;Glut:谷氨酸能;GABA:γ-氨基丁酸。

基底节的传入和传出部分存在两条通路:一条是直接从壳核至苍白球内侧区的抑制性通路(GABA 能通路);另一条则是涉及苍白球外侧段(GPe)与丘脑底核(STN)的间接通路,这条间接通路对苍白球内侧区活动可能起兴奋作用,因为它涉及两条抑制性通路,即 GABA 能通路(① 从壳核到苍白球外侧区;② 从苍白球外侧区到丘脑底核),以及另一条从丘脑底核到苍白球内侧区的兴奋性通路谷氨酸能(Glut)通路。

大多数认为,源于基底神经节的运动障碍是由于"运动"回路功能异常,引起苍白球内侧区(GPi)和黑质网状部(SNr)传出改变,从而使运动发生障碍。正常情况下,直接投射到苍白球内侧区的壳核神经元受多巴胺激动,壳核投射到苍白球外侧区的神经元受多巴胺抑制(图 3-6-2-2A)。

在帕金森病发病的环路学说中,由于纹状体多巴胺的缺少,导致直接投射到苍白球内侧区的抑制性纹状体神经元活动降低,纹状体多巴胺的耗竭导致纹状体投射到苍白球外侧区神经元的过分活动,继而将丘脑底核从过度抑制中解脱出来,致使丘脑底核神经元兴奋性活动增强,这种增强的活动能激动苍白球内侧区的神经元,最后引起许多冲动从基底节传到丘脑。壳核多巴胺减少既导致直接抑制通路的活动减弱,也导致间接兴奋通路的活动增强,共同引起苍白球内侧区活动增强。因为苍白球内侧区到丘脑投射为抑制性,苍白球内侧区释放冲动增强后导致丘脑皮质神经元受到抑制,致使皮质兴奋性减少,引发帕金森病少动强直的临床症状(图 3-6-2-2B)。

2. 生化病理学说 纹状体中多巴胺-乙酰胆碱是一对互相拮抗的递质,多巴胺是抑制纹状体的递质,乙酰胆碱是兴奋纹状体的递质。在正常人两者处于平衡状态。帕金森病患者是因纹状体中多巴胺含量显著减少,以致乙酰胆碱的兴奋性作用相对加强而发病,因此,应用多巴胺的前体——左旋多巴可以补偿脑中多巴胺的不足,或者应用抗胆碱能药物抑制乙酰胆碱的作用,均可治疗本病。

3. 环境毒物因素学说 20 世纪 70 年代,美国圣约瑟城的化学师私自合成一种违禁的抗精神病药物,其副产品中含有神经毒物 MPTP,后来发现 MPTP 可制成猿猴的帕金森病动物模型。1979 年 Davis 等在美报道 1 例 23 岁男性,用自己合成的与哌替啶类似的 1-甲基-4-苯基-丙氧哌啶(1-methyl-4-phenyl-propionoxy-piperidine,MPPP)后出现帕金森病症状,该药中含有污染物 MPTP,用药过量者死后尸检发现黑质 DA 能神经元严重死亡,但当时未被重视。1982 年 6 月 1 例 42 岁药瘾者因瘫痪入住圣约瑟医学中心;1 周后,其姐亦因帕金森病症状而来院,此两例患者均注射过自己合成的海洛因。当时恰巧邻近的神经病学家 Tetrud 也发现有两例因注射自己合成的海洛因而发生帕金森病的患者。事后证实上述自己合成的海洛因中均含有 MPTP,其代谢产物是 MPP⁺,能选择性破坏黑质的多巴胺神经元。此后,MPTP 成为人们制作小鼠、猴帕金森病动物模型的有效工具。

除草剂百草枯、有机氯农药氧桥氯甲桥萘、杀真菌剂代森锰、鱼藤酮也可导致帕金森病动物模型。百草枯与 MPP⁺ 化学结构类似,在稻田等农业中广泛利用,成为一种致帕金森病的危险毒物。流行病学证实,种水稻者比种果树者帕金森病多见,饮用井水者比饮用河水者帕金森病多见,庭园中用除草剂者比用人工除草者帕金森病多见。在合成含有 MPTP 或与

MPTP 类似结构的药厂(如生产除草剂、杀虫剂药厂)有本病的小流行。帕金森病患者尸体解剖时脑内发现有杀虫剂氧桥氯甲桥萘残留。此外,食物中含异喹啉类化合物(如去甲猪毛菜碱)可能诱发本病。

4. 神经细胞的老化加速 在正常人中黑质神经元每 10 年减少 4.7%,但并不导致帕金森病的发生。环境毒物的暴露、氧化应激损伤、谷氨酸等兴奋性氨基酸损伤线粒体呼吸链 Complex Ⅰ等因素使正常人中黑质致密部、额叶、颞叶和顶叶等神经元易于老化,黑质纹状体的多巴胺神经元老化加速,一旦其数量减少到正常 50%左右,纹状体内多巴胺递质减少 80%,则会引起帕金森病症状。

5. 氧化应激和线粒体损害导致黑质细胞的损害 在动物实验中发现 MPP^+ 通过纹状体中多巴胺神经元末梢多巴胺转运体转运到细胞体,造成多巴胺神经元的损害。在细胞代谢中产生许多氧自由基及多巴胺产生的羟自由基等,它们大量积聚在线粒体内,致使黑质细胞内富含的 Fe^{2+} 代谢转变为 Fe^{3+},后者对线粒体呼吸链 Complex Ⅰ产生损害。谷氨酸或其他代谢毒物与呼吸链中 Complex Ⅰ结合,阻断呼吸链,导致线粒体损害。氧化应激和线粒体损害互为因果,形成恶性循环。

6. 遗传易感性 5%～20%的帕金森病患者有家族史。已发现家族性帕金森病的相关致病基因在第 1、2、4、6、12 号染色体。其中约 50%家族性及 15%～20%年轻起病的散发性帕金森病患者存在 Parkin 基因的突变,其他致病基因包括 α-突触核蛋白基因、UCH-L1 基因、DJ-1、PINK1 等。除了明确致病的基因,还有多种基因被认为能够提高帕金森病的患病风险,包括 GBA、GCH1、ADH1C、TBP、ATXN2、MAPT 和 GLUD2 等,其中 GBA 是最常见和重要的风险基因。

如在家族性帕金森病中,已知常染色体显性遗传的有 $PARK_1$ (α-突触核蛋白基因 4q21-23)、$PARK_5$ (UCH-L1 基因 4p14-15);已知常染色体隐性遗传的有 $PARK_2$ (Parkin 基因,6q25.2-27)、$PARK_7$ (DJ-1 基因,1p36)。近年发现 LRRK2 基因突变在家族性和散发性帕金森病中均有意义。

7. 神经炎症 在帕金森病的病理生理过程中也起着重要的作用。来自患者和实验模型的证据提示,炎症反应和 α-突触核蛋白的异常聚集互为因果、相互促进,异常聚集的 α-突触核蛋白触发炎症反应的进行,而神经炎症又可以促进 α-突触核蛋白异常聚集的发生。在帕金森病的临床前期阶段,嗅觉系统和胃肠道中的组织炎症反应能够触发 α-突触核蛋白的异常折叠,最终脱离正常的降解渠道而异常聚集。

尽管原发性帕金森病患者有上述多种发病学说,但确切的原因并不清楚。

由于脑部感染、药物和毒物、外伤、肿瘤及其他遗传变性病等继发原因造成的帕金森病样表现,称为帕金森综合征。帕金森病可与其他神经系统疾病合并发生,此时称为帕金森叠加综合征(Parkinsonism plus)。

【病理】
主要病理变化为黑质和蓝斑含色素的神经细胞减少、变性和空泡形成,细胞质内有嗜酸性包涵体(Lewy 小体),其主要组分为异常聚集的 α-突触核蛋白。神经胶质增生,网状结构和迷走神经背核等处也有类似变化,而苍白球和壳核的变化较轻。此外,中枢神经系统的其他部分还呈现散在的老年性或炎症后的变化。

【帕金森病分类】
见表 3-6-2-1。

表 3-6-2-1 帕金森病分类

(一)原发性帕金森病
(二)继发性帕金森综合征
　　1. 感染:昏睡性脑炎、Prion 病、脑脓肿等
　　2. 血管性:卒中等
　　3. 药物:抗精神病药物、利血平、氟桂利嗪、桂利嗪等
　　4. 毒物:MPTP、一氧化碳、锰等
　　5. 外伤:脑外伤、拳击性脑病等
　　6. 其他:正常压力性脑积水、脑瘤等
　　7. 遗传变性帕金森综合征
　　　(1)弥漫性 Lewy 小体病(diffuse Lewy body disease)
　　　(2)亨廷顿病
　　　(3)肝豆状核变性
　　　(4)Halleverden-Spatz 病
　　　(5)家族性基底节钙化
　　　(6)神经棘红细胞增多症
(三)帕金森叠加综合征
　　1. 进行性核上性麻痹
　　2. 多系统萎缩(multiple system atrophy)
　　3. 皮质基底节变性

【临床表现】
60 岁后发病多见(约占 80%)。约 20%的患者在 40 岁以前发病。男女均可发病。

帕金森病患者的主要症状包括震颤、肌张力增高(强直)、运动障碍及姿势和平衡障碍等;起病缓慢,逐渐加重,首发症状因人而异,且上述症状并非全部出现。症状多自一肢或一侧开始,然后扩展至多肢或对侧或全身;但少数患者症状也可始终局限于单一肢体或偏身或某一局部。故对早期或不典型的患者,临床医师对本病应有高度的警觉性。70%左右的患者以震颤先起病。

1. 震颤 震颤是因肢体的促动肌与拮抗肌接连发生节律性(4～6 Hz)收缩与松弛而引起。震颤的节律与速率可用肌电图等记录。震颤最先出现于肢体的远端,多由一侧上肢的远端(手指)开始,然后逐渐扩展到同侧下肢及对侧上、下肢。下颌、口唇、舌头及头部一般均最后受累。上、下肢皆有震颤时,上肢震颤的幅度比下肢大,仅有个别患者只限于下肢出现轻微震颤。手指的节律性震颤形成所谓"搓丸样(pill rolling)动作",手部不断地做旋前旋后动作。在本病早期,震颤仅于肢体处于静止状态时出现,故称静止性震颤(rest tremor 或 static tremor),随意运动时可减轻或暂时停止。晚期则变为经常性(包括静止性震颤和动作性震颤),随意动作亦不减轻或休止,情绪激动可使震颤加重。在睡眠或麻醉中震颤则完全停止。强烈的意志力可暂时抑制震颤,但持续时间很短,过后反有加剧之趋势。有的患者静止性震颤可与姿势性震颤(postural tremor,5～12 Hz)合并发生。

2. 强直 强直是由于锥体外系性肌张力增高,促动肌及拮抗肌的肌张力都有增高。在关节做被动运动时,增高的肌张力始终保持一致,而感到有均匀的阻力,称为"铅管样强直(lead pipe rigidity)"。如患者合并有震颤,则在伸屈肢体时可感到在

均匀的阻力上出现断继的停顿,如齿轮在转动一样,称为"齿轮样强直(cogwheel rigidity)"。四肢、躯干、颈部及面部均可受累。由于这些肌肉的强直,患者出现特殊姿态:头部前倾,躯干俯屈,上肢之肘关节屈曲,腕关节伸直,前臂内收,双手置于前方,下肢之髋及膝关节均略为弯曲(图3-6-2-3)。手足姿势特殊,指间关节伸直,手指内收,拇指对掌(图3-6-2-4),形成特征性屈曲的"猿猴姿势(simian posture)"。疾病进展时,这些姿势障碍逐渐加重。在严重的患者特别是脑炎后,有时腰前弯可成直角。头部前倾严重时,下颌几可触胸。个别脑炎后患者颈可过伸。这些异常并非真正的挛缩引起,而是姿势异常或节段性肌张力不全所致,因为屈曲的关节可随意主动或被动地伸直。肌强直严重者可引起肢体的疼痛,易被误认为风湿痛、"冻肩(肩周病)"及腰痛(lumbago)。有一种对早期患者有诊断价值的体征称"路标现象",是腕关节伸肌的强直所引起。令患者把双肘搁在桌上,使前臂与桌面成垂直位置,并请其两臂

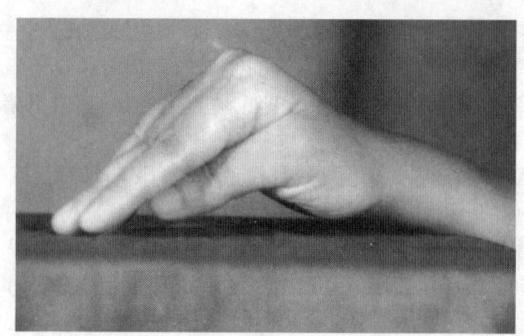

图3-6-2-4 帕金森病患者手部特殊姿势

及腕的肌肉尽量放松。在正常人,此时腕关节与前臂约成90°屈曲,而本病患者的腕关节或多或少仍保持伸直位置,仿若铁路上竖立的路标。

3. 运动障碍 肌强直加上姿势、平衡及翻正反射等障碍可引起一系列的运动障碍。在本病初期,因肌强直患者的动作缓慢(bradykinesia)或运动减少(hypokinesia),常因臂肌及手指肌的强直,使患者上肢不能做精细动作,表现为书写困难,所写的字弯弯曲曲,越写越小,尤其在行末时写得特别小,称为写字过小征(micrographia)(图3-6-2-5)。患者日常生活不能自理,坐下时不能起立,卧床时不能自行翻身,系鞋带和解纽扣、穿脱鞋袜或裤子、剃须、洗脸及刷牙等动作都有困难;快复动作如腕关节的旋前、旋后运动障碍尤为明显;靠视力的帮助,运动障碍可稍改善,例如扣衣袖的纽扣比扣颈部的纽扣要稍容易一些。步态障碍甚为突出。在早期,表现为走路时下肢拖曳,随病情的进展,步伐逐渐变小变慢,起步困难,但一迈步后,即以极小的步伐向前冲去,越走越快,不能即时停步或转弯,称慌张步态(festination)。因此,患者感到奔跑比步行更容易。在轻型患者,慌张步态只限于走下坡时出现。因有平衡与翻正反射障碍,所以行走时可有踌躇、前冲、后冲或侧冲步态,造成患者特别容易跌倒。路上若遇有极小的障碍物也要停步不前。有的患者在黑夜见不到障碍物时,行走可比白昼快得多。当患者试

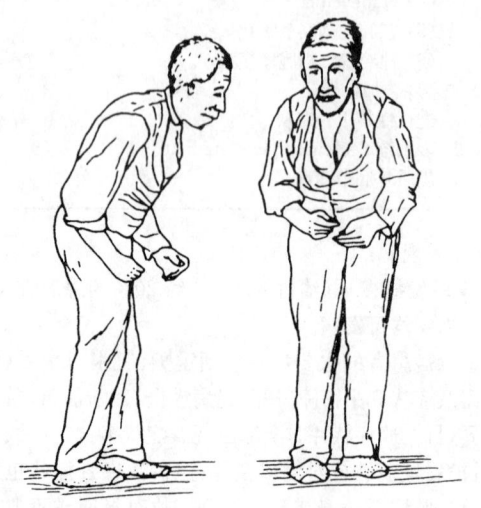

图3-6-2-3 帕金森病患者的特殊姿势

头部前倾,躯干俯屈,肘关节屈曲,前臂内收,双手置于躯干前方,下肢之髋及膝关节略为弯曲。

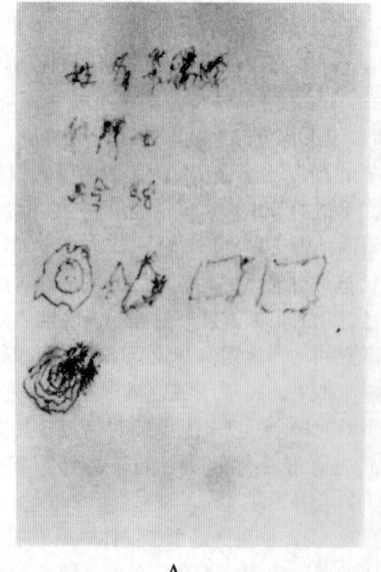

A

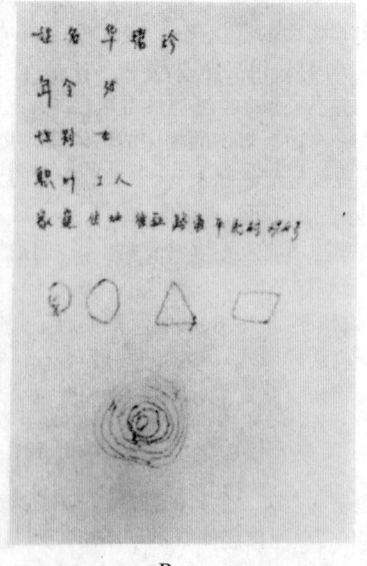

B

图3-6-2-5 写字过小征

A. 左旋多巴治疗前书写绘画困难;B. 左旋多巴治疗后书写绘画显著好转。

图转弯时,平衡障碍特别明显,此时因躯干僵硬,乃采取连续小步使躯干和头部一起转弯。

患者因失去联合运动,行走时上肢的前后摆动减少或完全消失,这往往是本病早期的特征性体征。

因面肌运动减少,可形成面具脸(masklike face)(图 3-6-2-6),表现为面部无表情、不眨眼、双目凝视等。患者发笑或其他面部表情时反应既非常迟钝,又过度延长,而且肌肉运动的幅度减少。有的患者只一侧肢体受累,则其面部表情障碍也可只限于患肢同侧一半,或该侧一半特别严重。

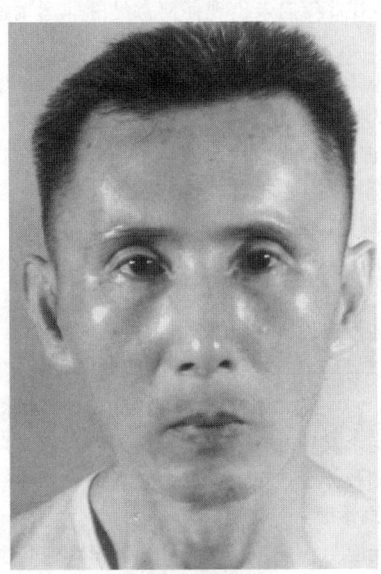

图 3-6-2-6 面具脸

大量流涎是由口、舌、腭及咽部等肌肉运动障碍所引起,而唾液分泌并无增加,仅因患者不能将唾液自然咽下所致。严重患者亦可发生明显的吞咽困难。

4. 非运动症状

(1)消化道症状:自主神经症状在本病中颇为常见。迷走神经背核的损害是本病自主神经症状的病理基础。患者常出现顽固性便秘,钡餐造影检查可显示大肠无张力甚至形成巨结肠。食管、胃及小肠的运动障碍引起吞咽困难、食管及胃痉挛以及胃食管反流等,另有人认为胃食管反流及便秘是因肠系膜神经丛的神经元变性,而致胆碱能功能不足所引起。流涎已在上文阐述。

(2)皮肤症状:有的患者大量出汗,出汗可只限于震颤一侧,行丘脑破坏术后,震颤消失,多汗也停止,因此有人猜测大量出汗可能是由于肌肉活动增加所引起,并非因交感神经障碍所致。有的患者出汗减少,影响体温调节,故夏天容易中暑。皮脂溢出在本病亦相当多见,特别是脑炎后患者尤为显著,但其真正的发生率尚无精确统计。亦可出现头皮屑增多。

(3)泌尿生殖系统症状:男性患者可有阳痿。本病不侵犯直肠及膀胱括约肌,有些患者可有尿频、尿急、排尿不畅,甚至尿潴留。可有性欲减退。

(4)动眼危象(oculogyric crisis):是一种发作性两眼向上或一侧窜动的不自主眼肌痉挛动作,多见于脑炎后帕金森综合征患者,原发性帕金森病患者甚少见。少数患者尚可出现调节辐辏障碍、垂直性(向上、向下)凝视麻痹等。

(5)言语障碍:晚期患者可有言语障碍,语音变低(hypophonia),发音单调无音调变化,称失语韵能力(aprosody of speech),发音呈暴发性,言语极快速(tachyphemia),咬音不准,使旁人难以听懂。

(6)认知功能与精神症状:抑郁和焦虑是本病最常见的症状,尤其出现药物疗效减退的左旋多巴长期综合征,病情波动和加重时,抑郁和焦虑症状十分明显。认知障碍出现在病程中晚期和晚期。约30%的晚期患者有不同程度的认知障碍。

(7)其他:早期患者就有嗅觉减退或消失,有肢体肌肉的酸胀和疼痛,尤其出现在左旋多巴剂量不足和无效时。患者有思睡,少数出现睡眠窒息综合征和睡眠中喊叫。少数患者视敏度减弱。少数晚期患者,尤其应用多巴胺受体激动剂者,可有视幻觉。

【生化、影像和基因检查】

脑脊液中多巴胺的代谢产物 HVA 含量降低。尿中多巴胺及其代谢产物 HVA 含量亦降低。目前尽管能够直接对脑脊液中不同种类的 α-突触核蛋白进行检测,但其灵敏度和特异度尚未达到临床应用的要求。

基底节多巴胺神经元的功能显像:^{99m}Tc 标记的 TRODAT-1 SPECT 或^{18}F 标记的 FPCIT PET 可显示基底节多巴胺转运蛋白(dopamine transporter,DAT),能早期诊断出偏侧帕金森病。患者的患肢对侧基底节中多巴胺转运蛋白比同侧基底节中和正常人中明显减少。^{123}I 标记的 IBZM 在 SPECT 中可显示早期帕金森病患者患侧基底节区多巴胺 D_2 受体功能超敏,晚期则下降。心肌的去交感支配现象在帕金森病患者中较为常见,采用^{131}碘-间碘苄胍(^{131}I-MIBG)心肌显像方法评估心脏交感神经功能,也可作为诊断方法之一,但是此技术在国内极少开展。

目前,基因检测并不是常规的检查手段,但是对于特殊人群的帕金森病诊断具有重要的意义,包括家族史阳性、青年起病(起病年龄小于 50 岁)、临床症状特殊(如伴有明显的肌张力障碍)等。

【诊断和鉴别诊断】

(一)诊断

根据本病有震颤、肌强直及运动徐缓三主征,诊断不困难。

2015 年,国际运动障碍协会(MDS)颁布了最新修订的诊断标准,将帕金森病的诊断分为 2 步:首先,明确患者患有帕金森综合征,帕金森综合征的诊断标准为出现运动迟缓,并且至少存在静止性震颤或强直这两项主征中的一项;其次,诊断帕金森综合征由帕金森病引起。根据确定性高低,将最终诊断分为临床可能的帕金森病和临床确诊的帕金森病。

(1)临床可能的帕金森病需满足以下条件。

1)不伴有排除标准中的任何一条。

2)出现警示项目但可用支持标准抵消:若出现一条警示项目,则必须具备至少一条支持标准;若出现两条警示项目,则必须具备至少两条支持标准。

3)不可出现两条以上警示项目。

(2)临床确诊的帕金森病需满足以下条件。

1)不伴有排除标准中的任何一条。

2)有至少两条支持标准。

3)不伴有警示项目。

1. 支持标准

(1)对于多巴胺替代治疗有明确显著的获益。治疗初期,

患者的相关功能和状态可恢复或接近正常。在无法对治疗初期应答进行详细描述及记录的情况下,显著的疗效及获益可定义为:

1) 随着用药剂量的增加出现明显的疗效提升或随着剂量减少出现明显的疗效下降,轻微的疗效变化除外。将用主观(根据可靠的患者或看护提供的疗效记录)或客观方法(UPDRS Ⅲ的评分变化>30%)记录的疗效变化记录在案。

2) 明确的开-关现象,并在某一时刻出现可预测的剂末现象。

(2) 出现左旋多巴诱导的异动症。

(3) 临床检查的记录(过去或现在)中出现某一肢体的静止性震颤。

(4) 出现嗅觉减退或 MIBG 造影发现心脏交感神经功能减退。

2. 排除标准　出现以下任何一条可排除帕金森病。

(1) 明确的小脑功能障碍,例如小脑步态、肢体性共济失调或小脑眼球运动功能障碍(如持续的凝视诱发性眼震、巨大的方波急跳、过度扫视)。

(2) 向下垂直的核上凝视麻痹或选择性向下垂直扫视速度减慢。

(3) 诊断为可能的行为多样性、额颞叶痴呆或原发性进行性失语,具体诊断过程依照相应的诊断标准,并在疾病病程 5 年内进行。

(4) 超过 3 年但帕金森病样症状仍仅局限于下肢。

(5) 有使用多巴胺受体阻滞剂或多巴胺消耗制剂治疗相关疾病的病史,并且用药剂量及时间与药物诱导的帕金森综合征相符。

(6) 尽管病情严重程度属中等或以上,但对于高剂量的左旋多巴治疗反应不明显。

(7) 明确的皮层觉减退(如皮肤书写觉,具有完整初级感觉形式的实体觉)、失用症或进行性失语症。

(8) 突触前多巴胺能系统功能显像正常。

(9) 病史中有其他相关的病因记录,该病因被证明能够引起帕金森综合征并与患者的症状具有合理的相关性,或者经过体格检查和全套评估后认为该病因比帕金森病更可能成为患者出现帕金森综合征的原因。

3. 警示项目(red flags)

(1) 快速进展的步态损害,病程 5 年内达到需要常规使用轮椅的程度。

(2) 运动症状在前 5 年的病程内完全没有进展,但需除外的是病情稳定是因为采取了相关的治疗措施。

(3) 在病程前 5 年内出现的延髓功能障碍。定义为以下症状中的一种:重度发声困难、构音障碍(多数时间说话令人费解)或严重吞咽困难(需食用软性食物,借助鼻胃管或接受胃造口术进食)。

(4) 吸气功能障碍,定义为白天或夜晚发生的吸气时喘鸣或频繁发生的叹息样的吸气。

(5) 在病程前 5 年中出现严重的自主神经衰竭,包括以下任意一项或两项。

1) 体位性低血压:直立后 3 min 内收缩压下降至少 30 mmHg 或舒张压下降至少 15 mmHg,并排除脱水、药物及

其他可能解释自主神经功能障碍的疾病的影响。

2) 在病程前 5 年中出现重度尿潴留或尿失禁。女性患者需排除由于长时站立造成的少量压力性尿失禁,以及非单纯的功能性尿失禁,即无法在合理时间内到达洗手间造成的尿失禁。在男性患者中,需排除由于前列腺疾病引起的尿失禁,并且需伴随勃起功能障碍。

(6) 病程前 3 年内反复出现由于平衡损害造成的跌倒。

(7) 在病程前 10 年内出现不成比例的颈部前倾(本质为肌张力障碍)或手足挛缩。

(8) 病程在 5 年内未出现任何常见的非运动症状,包括以下几项。

1) 睡眠障碍:保持睡眠障碍性失眠,白天过度困倦,快动眼睡眠期行为障碍的相关症状。

2) 自主神经功能障碍:便秘,日间尿频、尿急(并非单纯夜尿增多),伴有相关症状的体位性低血压。

3) 嗅觉减退。

4) 精神障碍:抑郁,焦虑,出现幻觉。

(9) 其余难以解释的锥体束征,定义为锥体束性肢体无力或明显的病理反射亢进(需排除由于肢体受累程度的不对称性造成的轻度反射的不对称,以及孤立的跖伸肌的反应)。

(10) 病程中帕金森综合征症状保持双侧对称。起病时患者及其陪护均未发现某一肢体受累更为严重,在客观的检查中也未发现某侧肢体受累更为严重。

(二) 鉴别诊断

本病首先应与各种帕金森综合征(Parkinsonism)鉴别。脑炎后帕金森综合征可发生于任何年龄,但常见于 40 岁以前的成年人,既往常有发热、眼肌麻痹及昏睡或被蚊虫叮咬等病史。但有许多患者并无脑炎病史,只有类似流行性感冒的病史。此型帕金森综合征的发病及进展都比原发性帕金森病快,常见有动眼危象、皮脂外溢及流涎增多。昏睡性(甲型)脑炎系第一次世界大战中的流行病,现已不存在,但其他类型的脑炎(流行性乙型脑炎)也可遗留帕金森综合征。腔隙状态(lacunar state)的血管性帕金森综合征是由纹状体的腔隙性梗死引起,临床以步态障碍为突出表现,可有痴呆和锥体束征,而震颤、运动减少则少见。颅脑损伤引起的帕金森综合征,则必有头颅损伤或为拳击运动员的历史。一氧化碳中毒产生缺氧性脑病,因为一氧化碳中毒后,基底节尤其是豆状核细胞对缺氧特别敏感而获病。因此,中毒后存活的患者可出现震颤和强直,但总的症状并不像典型的帕金森病。锰中毒见于矿工、拆船工、用高锰焊条的焊接工,工作数年后可产生类似帕金森病的症状,有时亦可出现以强直为主的症状。利血平可阻止 DA 的储存,氯丙嗪及氟哌啶醇类药物为突触后 DA 能受体阻滞剂,这三类药物过量或中毒都可因干预 DA 的功能而引起帕金森综合征。一般停药后即可逐渐恢复。其他如抗抑郁剂、二硫化碳、汞、氰化物等中毒亦可引起帕金森综合征。有基底节钙化者,需查明引起钙化的原因,特别是有无甲状旁腺功能异常。但有基底节钙化者(Fahr 病)未必都出现帕金森综合征。

由其他原因所引起的震颤必须与帕金森病鉴别。老年性震颤见于老年人,四肢、下颌及舌头均可受累,震颤以速度更快、节律更规则及幅度更小为特征。这种震颤主要出现于随意运动中,一般无强直,但痴呆很常见。麻痹性痴呆亦可有手的

震颤,但程度较轻,常合并有面肌及舌肌的震颤,梅毒血清学试验呈阳性及尚可有阿·罗(Argyll-Robertson)瞳孔等,可资鉴别。乙醇中毒的震颤常呈持久性,合并有面肌震颤、胃肠道症状及谵妄,无强直,也无帕金森病的其他症状。特发性震颤有时可误认为帕金森病,常见于男性,一般当肢体静止时减轻。随意运动时加重,往往仅限于两手或两臂,亦可扩展至口唇及面部,常有震颤家族史,当饮酒或用普萘洛尔后震颤可显著减轻。焦虑症或甲状腺功能亢进患者所出现的震颤,根据病史不难识别。

只有一只手部强直而无震颤的早期帕金森病患者应与书写痉挛(writer cramp)鉴别。书写痉挛仅于书写时出现,与执笔和书写有关的肌肉痉挛并疼痛,其他动作完全正常,亦无客观的病理体征,不难鉴别。书写痉挛现被认为是局限性肌张力障碍(focal dystonia)。帕金森病以四肢强直为突出症状者,应与高颈位病变所引起的两侧上、下肢痉挛鉴别,肌痉挛是锥体束受损的表现,有肌张力增高呈"折刀征"、腱反射亢进及巴宾斯基征阳性等,与病变的锥体外系性肌强直不同。帕金森病尚应与进行性核上性麻痹(Steele-Richardson-Olszewski syndrome)、多系统萎缩、Jacob-Creutzfeldt病、阿尔茨海默病、正常压力脑积水等鉴别(表3-6-2-2)。患者的症状、体征、服药反应及既往史亦有助于鉴别帕金森病与不同类型的帕金森综合征。

表3-6-2-2　可供鉴别 PD 或不同类型帕金森综合征的线索

征象	PD 或最可能的帕金森综合征类型
对左旋多巴无反应	可除外 PD
单侧症状	PD,HPHA 综合征,CBGD
对称性起病	PD,大多数为帕金森综合征
有静止性震颤	PD,继发性帕金森综合征
无静止性震颤	帕金森叠加综合征(Parkinsonism plus)
有脑炎史	脑炎后帕金森综合征
有接触毒物史	毒物引发帕金森综合征
服用镇静剂	药物诱发的帕金森综合征
严重的单侧肌强直	CBGD
皮质性感觉体征	CBGD
单侧皮质性肌阵挛	CBGD
单侧失用症	CBGD
异己(alien)肢	CBGD
早期痴呆	CBGD
对左旋多巴有心理上的效果	弥漫性 Lewy 小体病,AD
早期失去姿势反射	PSP
向下注视障碍	PSP
鼻唇沟变浅	PSP
前额及眉上皱纹明显	PSP
项部肌张力障碍	PSP
行走时上肢外展	PSP
明显的直立性低血压	MSA
小脑构语困难及辨距不良	MSA
喉头喘鸣	MSA
上运动神经元体征	MSA

注:PA,帕金森病;HP-HA,偏身帕金森综合征-偏身萎缩;CBGD,皮质基底神经节变性;PSP,进行性核上性麻痹;AD,阿尔茨海默病;MSA,多系统萎缩。

CT 和 MRI、MRS 对帕金森病诊断一般帮助不大。只有当诊断有怀疑、对左旋多巴反应不良、有痴呆或锥体束征时,才可考虑做 MRI 检查。

【治疗】

本病无根治方法。各种药物治疗虽能使患者的症状在一定时间内获得不同程度的好转,但皆不能阻止本病的自然进展。应鼓励患者尽可能多地进行体力活动,继续工作,培养业余爱好。体疗训练可使患者能更好地从事行走、进食等日常活动。

(一)药物治疗

药物治疗为首选方法,累及一侧肢体的患者或年轻者应用多巴胺受体激动剂和单胺氧化酶 B 抑制剂。尽量推迟左旋多巴的应用。65 岁以上患者,病情严重则宜用左旋多巴。晚期严重患者,而且长期服用左旋多巴疗效减退者,左旋多巴可与多巴胺受体激动剂或儿茶酚氧位甲基转移酶抑制剂(catechol-O-methyl transferase inhibitor,COMTI)合用。

药物治疗可使相当一部分患者症状得到一定程度和时间内的改善。治疗中剂量和方法应个体化。每种药物宜从小剂量开始,缓慢增加到适量,然后长期维持。长期服用后都存在效果减退或出现严重不良反应的问题。

1. 抗胆碱能药物　适用于早期轻症患者,也可作为左旋多巴的佐药。常用的有以下几种。

(1)苯海索(安坦):2~4 mg,每天 3 次。

(2)东莨菪碱:0.2~0.4 mg,每天 3 次。

(3)苯扎托品:1~3 mg,每天 1~2 次。

(4)丙环定(开马君):5~10 mg,每天 3 次。

此类药物的不良反应主要有口干、眼花、无汗、面红、恶心、失眠和不宁,严重者可引起谵妄,停药或减量后可消失。有青光眼者禁用此类药物。在老年人有引起精神障碍和中暑的可能,以选用左旋多巴为宜。

2. 金刚烷胺　适用于轻症患者,口服 100 mg,每天 2 次,用药后 1~10 d 即可见效,有效时间维持不长。本药能促进神经末梢释放多巴胺并阻止其再摄取而起作用。晚期患者若单服此药,几月后药效可减退,若合用左旋多巴可维持疗效。不良反应有恶心、失眠、头晕、幻觉、精神错乱、皮肤网状青斑及足踝水肿等。剂量过大可引起抽搐,故有癫痫病史者禁用。对于左旋多巴引起的异动,金刚烷胺有着良好的效果。

3. 多巴胺替代疗法　多巴胺本身不易通过血-脑屏障。故需选用能通过血-脑屏障的左旋多巴,左旋多巴在脑中脱羧变成多巴胺(图 3-6-2-7A)。近年来为增加多巴胺进入脑实质的量并减少其在外周的不良反应,常同时应用一些多巴脱羧酶抑制剂或增效剂以提高疗效。

(1)左旋多巴(L-多巴):开始治疗时 250~500 mg/d,分1~3 次服用,以后每隔 3~5 d 增加剂量,每天增加 250~500 mg,直至疗效最显著而不良反应尚轻为宜。最适剂量在2~4.5 g/d,多数为 3.5~4.5 g/d,最大剂量不应超过 5 g/d。剂量达 3 g/d 以上时,应分 4~6 次服用。应在饭前或小食后服药。

本药是目前治疗帕金森病最有效的药物。主要不良反应有恶心、呕吐、厌食、轻度血压降低、心脏症状、各种不随意运动(如舞蹈样动作、手足徐动)、"开-关(on-off)"现象和精神异常等。所谓"开-关"现象是动(开)和不动(关)交替出现的双相现象,患者可在几分钟内肢体、口、面部等处的多动突然转变为强直性的不动状态,后者可持续数分钟至 1 h。胃肠道不良反应在治疗初期多见。不随意运动及"开-关"现象在长期治疗中多见,减量或停药后这些不良反应均可消失。在服用左旋多巴期间,禁用维生素 B_6 和 A 型单胺氧化酶抑制剂(MAO-AI)。因为维生素 B_6 是多巴脱羧酶的辅酶(图 3-6-2-7B),用后可加强外周多巴脱羧酶的活性,使脑外多巴加快变成多巴胺,使血中左旋多巴浓度降低,从而减少左旋多巴进入脑组织,降低其疗效,并加强其在外周的不良反应。目前临床上单纯的左旋多巴制剂已极为少见,多为多巴胺脱羧酶的复合制剂。

(2)脑外多巴脱羧酶抑制剂:这类药物的特点是本身不易通过血-脑屏障,故当应用小剂量时,仅抑制左旋多巴在脑外的脱羧作用,而不影响其在脑内的脱羧作用,因此与左旋多巴合用时可阻止血中多巴转变成多巴胺,使血中有更多的多巴进入脑内脱羧成多巴胺,从而减少左旋多巴的用量,加强其疗效并减少其外周(脑外)不良反应(如胃肠道及心血管系统的症状),但不减少中枢(脑内)的不良反应(如不随意运动、"开-关"现象及精神症状)。应用此类药物时应加用维生素 B_6,与外周左旋多巴脱羧酶抑制剂合用时,维生素 B_6 不加强外周多巴脱羧酶的活性,主要在脑内发挥作用,使脑内左旋多巴的脱羧加快、加强。苄丝肼和卡比多巴都是多巴脱羧酶抑制剂。

常用的有美多巴及复方卡比多巴(森那特)。

1)美多巴:是左旋多巴和苄丝肼的复方制剂。美多巴"125"含左旋多巴 100 mg 和苄丝肼 25 mg,供开始治疗用。美多巴"250"含左旋多巴和苄丝肼的量各为前者的 2 倍,供维持治疗用。第 1 周,美多巴"125"每天 1 片,其后每隔 1 周美多巴"125"每天增加 1 片,一般每天最大量不超过 8 片,并应分成 3～4 次服用。剂量稳定后改为美多巴"250",片数减半。美多巴的控释片可延长有效血药浓度时间。

2)复方卡比多巴(森那特):是左旋多巴和卡比多巴的复方制剂,有 10/100、25/250、25/100 3 种片剂(分别含左旋多巴 100 mg、250 mg、100 mg 及卡比多巴 10 mg、25 mg、25 mg)。开始时用森那特 10/100 半片,每天 3 次,以后每 3 d 增加 1 片,直至达到最适剂量为止,每天最大量不超过森那特 25/250 4 片。对顽固性难治患者,最后才考虑用 25/100 片剂,每天最大剂量不超过 4 片。息宁(Sinemet CR)是森那特的控释片,可延长有效血药浓度时间(表 3-6-2-3)。

表 3-6-2-3　各种左旋多巴制剂的起效潜伏期、吸收及疗效持续时间

左旋多巴制剂	起效潜伏期 (min)	十二指肠吸收 %[1]	疗效持续时间 (h)[2]
标准片	40	90～100	1～3
控释片			
美多巴 CR/HBS[3]	75	70(胶囊)	2～4
Sinemet CR(息宁)[4]			

注:(1) 食物中富含中性氨基酸的蛋白质,吸收可减少。
　　(2) 对有显著剂末波动帕金森病患者的评估。
　　(3) 美多巴 CR/HBS 胶囊打开后就失去控释的作用,变成标准片;HBS:水动力平衡系统(hydrodynamically balanced system);CR:缓释(controlled release)。
　　(4) 息宁(Sinemet CR)片咀嚼后则失去控释作用,变成标准片,若于食后服用,吸收可更好。

(3)多巴胺受体激动剂:早期帕金森病患者可单用多巴胺受体激动剂。在长期服用左旋多巴类药物出现疗效减退和(或)"开-关"现象、每剂末症状恶化加重等情况时可与上述左旋多巴复方制剂合用。

常用多巴胺受体激动剂按其化学结构大致分为麦角碱(溴隐亭、培高利特、卡麦角林)、非麦角碱(普拉克索、罗匹尼罗、阿扑吗啡、N-丙基去甲阿扑吗啡、吡贝地尔)两大类。多巴胺受体激动剂对多巴胺 D_2 受体激动起主要作用。长期应用培高利特等麦角碱类药会引起心脏瓣膜病和脏器纤维化,现已少用。

多巴胺受体激动剂均应从小剂量开始,逐渐加量,一直到出现满意疗效而无不良反应为止,长期维持。较易出现恶心、食欲减退、精神症状和体位性低血压等不良反应。

常用的有以下几种药物。

1)普拉克索:起始用 0.125 mg,每天 3 次。第 2 周 0.25 mg,每天 3 次。第 3 周 0.5 mg,每天 3 次。均为餐后服用。

2)吡贝地尔(泰舒达):起始用 50 mg/d,以后每周增加 50 mg,有效剂量范围为 150～250 mg/d。每天剂量分 3 次在饭后服用。

3)溴隐亭:起始用 1.25 mg/d,以后每 5 d 增加 1.25 mg,每天剂量分 3 次在饭后服用。有效剂量范围为 10～20 mg/d。因为属于麦角碱类多巴胺能受体激动剂,有致心脏瓣膜纤维化等风险,目前临床已经少用。

4)罗匹尼罗(ropinirole):盐酸罗匹尼罗片有 1 mg、2 mg、5 mg 剂量。应用时逐渐增加剂量。常用治疗量为 4～10 mg/d,分为 3 次饭后口服。控释型罗匹尼罗片规格为 2 mg、4 mg,治疗逐渐增加剂量。最大剂量为 24 mg/d。

5)阿扑吗啡:阿扑吗啡是一种治疗帕金森病强烈的 DA 受体激动剂,其结构式与 DA 有类似之处,故亦能模拟 DA 的作用,能激动 DA 的 D_1、D_2 及 D_3 受体,治疗帕金森病。皮下注射阿扑吗啡与口服左旋多巴制剂合用时,虽可加强左旋多巴的疗效,并减少左旋多巴引起的不良反应,但用本品必须皮下注射,且必引起呕吐,是本品的缺点。皮下一次性注射或用简易泵皮下连续滴注阿扑吗啡都可改善帕金森病的运动不能、肌强直及静止性震颤。本品一次性皮下注射后 10～25 min 即可起效,疗效可持续 20～120 min。阿扑吗啡口服剂或肛栓剂疗效不及皮下注射。常见的不良反应包括恶心、呕吐、直立性低血压、打哈欠等。在应用本品前 1～3 d 先开始口服多潘立酮,每次 10～30 mg,每天 3 次,以后两药合用,可以减轻或消除外周不良反应。在应用阿扑吗啡前半小时用 50 mg 多潘立酮也可减轻不良反应,精神的不良反应比麦角碱少见。总之,皮下注射本品最适合于以下情况:解除严重的"关"期,令患者迅速转为"开"期;不动性危象(akinetic crisis);手术前后的治疗。目前国外尚有阿扑吗啡鼻腔喷雾剂和舌下含剂。

6)罗替戈汀(rotigotine):罗替戈汀贴片是受体激动剂的经皮吸收剂型,其规格包括每帖 2 mg、4 mg、6 mg、8 mg,每片贴片药效可维持 24 h。早期帕金森病患者的初始治疗剂量多为 2 mg/24 h,后可逐渐加量至 6 mg/24 h;完全帕金森病患者治疗的初始剂量多为 4 mg/24 h,后可逐渐加量至 8 mg/24 h。可以作为单药治疗方案,也可以与左旋多巴制剂合用。

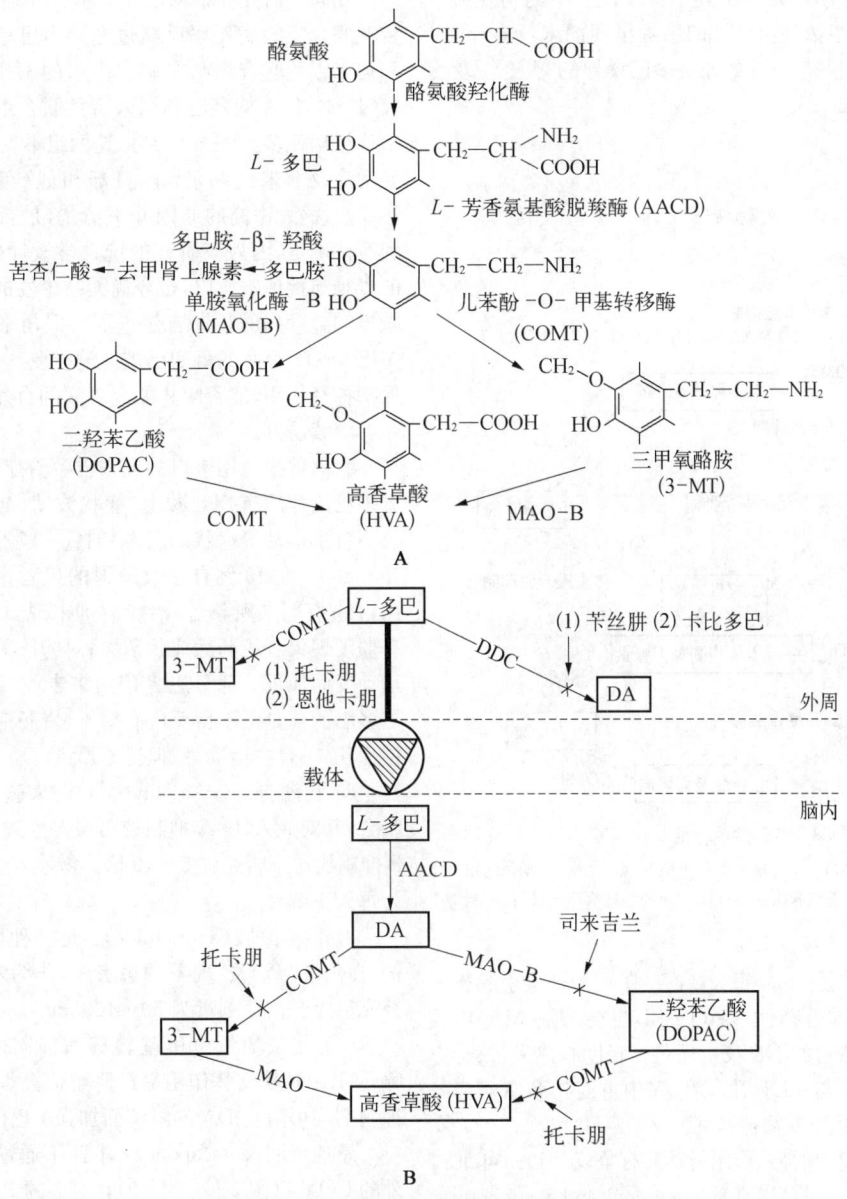

图 3 - 6 - 2 - 7　多巴胺的合成、代谢和药物作用示意图

A. 多巴胺的合成、代谢；B. 部分帕金森病药物的作用机制。

（4）B型单胺氧化酶抑制剂（monoamine oxidase B inhibitor，MAO‑BI）。

1）司来吉兰（selegiline，L-deprenyl，jumex，eldepryl）：1960 年匈牙利合成此药，用于治疗抑郁症，作用机制不明，只知其中间代谢物为苯丙胺及甲基苯丙胺，过量时可引起失眠。其后发现本品能选择性不可逆地抑制 DA 降解成高香草酸的神经元内外的 B 型单胺氧化酶（MAO‑B），阻止 DA 的降解，增加 DA 的蓄积，以期延长外源性及内源性 DA 的作用时间而加强左旋多巴的疗效。Reider 等 1983 年还发现它能减少 DA 的再摄取，促进 DA 的释放。20 世纪 70 年代欧洲已提出用此药治疗帕金森病，但未被重视。至 20 世纪 80 年代才开始用它治疗帕金森病，每天口服剂量为 5～10 mg。PET 研究显示 MAO‑B 可被不可逆地抑制长达 3～8 周。司来吉兰与左旋多巴制剂合用时，左旋多巴的量可减少 10%～15%，甚至减少 30%，约半数患者仍能维持临床疗效。加用司来吉兰后亦可减

轻左旋多巴引起的轻度症状波动，但可能会加重左旋多巴诱导的异动症状。初次加用本药时还可促发帕金森病患者多梦或幻觉，故对有精神病史的帕金森病患者应禁用或慎用本药。本药也不应与选择性 5‑羟色胺再摄取抑制剂（selective serotonin reuptake inhibitor，SSRI）合用，如氟西汀。如果患者病情必须要用 SSRI 类药物，则应在开始应用 SSRI 之前先停用司来吉兰满 6 周，因为司来吉兰抑制 MAO‑B 的活性时间甚长。司来吉兰可与其他抗抑郁剂如米安色林（mianserin）合用，它们之间并无药物相互作用。

现已知 MAO 有 A 和 B 两型，前者主要存在于神经元中，后者不仅存在于神经元，也存在于胶质细胞中，人脑中以 MAO‑B 为主。A 型单胺氧化酶抑制剂（MAO‑AI）如氯吉兰（clorgyline）可阻止去甲肾上腺素降解（图 3‑6‑2‑8）。使血中去甲肾上腺素蓄积而使血压升高，甚至发生高血压危象，称为奶酪效应（cheese effect）。MAO‑BI 司来吉兰与左旋多巴合

用,可加强左旋多巴的疗效,并减少其不良反应。本药与左旋多巴合用非常安全,有半数甚至 2/3 的患者早期剂末(wearing off)现象获得改善,但对晚期严重的左旋多巴诱导的"开-关"现象无效。

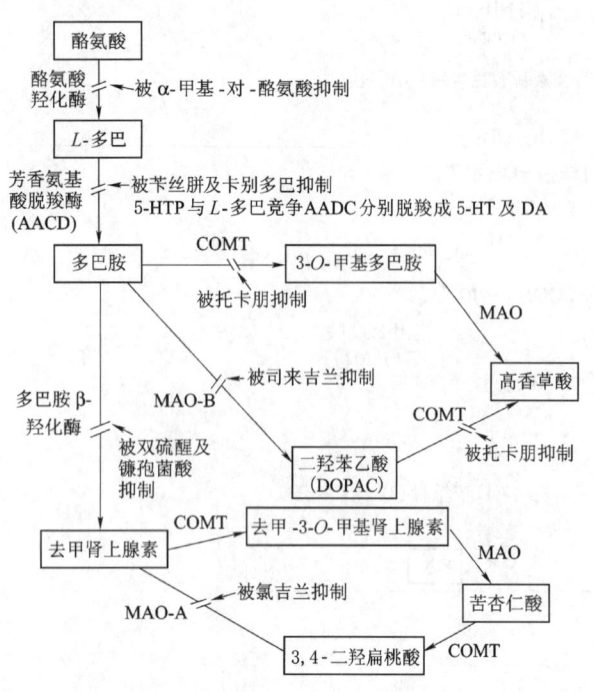

图 3-6-2-8　多巴胺的合成与代谢图

MAO:单胺氧化酶;MAO-B:B 型单胺氧化酶;MAO-A:A 型单胺氧化酶;COMT:儿茶酚氧位甲基转移酶;5-HTP:5-羟色氨酸;5-HT:5-羟色胺;DA:多巴胺。

司来吉兰用法为口服 5 mg,每天 2 次。午后用药会引起夜间失眠,过量时则变为非选择性 MAO-BI,也会抑制 MAO-A,引起高血压。司来吉兰的不良反应还包括轻度心律失常、骨骼肌不适感、轻度 AST 与 ALT 升高等,在中重度帕金森病患者中还可能引起幻觉、焦虑或精神错乱。

司来吉兰是否具有保护神经作用仍然存有争议。1993 年北美帕金森病研究组的一个 DATATOP (deprenyl and tocopherol antioxidative therapy of parkinsonism)研究,观察 400 例未经任何治疗的患者接受司来吉兰,另 400 例接受安慰剂治疗,主要终点指标为必须应用左旋多巴才维持独立的日常生活,结果显示司来吉兰组需要用左旋多巴的时间延迟约 9 个月。此结果可用司来吉兰本身具备症状改善的作用来解释,也可用该药的本身疗效加上该药有保护神经作用来解释。但随访 3 年后,在安慰剂加左旋多巴组与司来吉兰加左旋多巴组两者之间,不论在临床症状进步上或治疗需要上都无统计学的差异。再进一步分析发现用司来吉兰治疗未见有症状进步,但需要用左旋多巴的时间的确比用安慰剂治疗组明显延迟很多,这提示司来吉兰有一些神经保护作用。但从 PET 研究及司来吉兰对中枢的作用时间甚长的角度来看,本组研究的洗脱期(washout time)起先只是 1 个月,以后改为 2 个月,似属太短,不足以消除本品对症状的作用。

英国的帕金森病研究组(1993)用随机、开放式研究,观察 3 年后,发现早期合用左旋多巴和司来吉兰联合组不论从临床疗效上或不良反应的发生频率上并不优于左旋多巴单独治疗组。在同一研究经平均治疗 5 年、6 年后,发现左旋多巴和司来吉兰联合组的病死率反高过左旋多巴单独治疗组。左旋多巴和司来吉兰联合组与左旋多巴组的病死率比为 1.57∶1($P=0.015\,2$),即左旋多巴和司来吉兰联合组患者比左旋多巴单独治疗组病死多 50%~60%。这两组不良反应的发生率(如发生异动症及剂末症状波动等)却相似(英国帕金森病研究组,1995)。病死率高的原因并不清楚,是否归咎于司来吉兰治疗尚有待确定,因为该研究的统计学设计也存在问题,受到多方的责难与批评。所以,至今尚无结论性的证据证明司来吉兰能减慢帕金森病的长期自然进展。但司来吉兰能延迟应用左旋多巴 9~12 个月的事实已被普遍接受。总之,司来吉兰是否有保护神经作用,能否阻止帕金森病的自然进展,尚有争议,有待今后继续研究。

我国曾报道用进口的司来吉兰治疗 18 例经左旋多巴或复方多巴治疗后有疗效减退、症状波动、剂末现象、"开-关"现象及不自主运动等症状的患者,剂量一般不超过 10 mg/d,个别达 15 mg/d。在 13 例有疗效减退的患者中,10 例有明显增效作用;4 例有剂末现象者,治疗后剂末现象消失或显著进步;1 例有僵硬现象者用药后症状消失;对"开-关"现象无效,对不自主运动反而加重。部分患者用司来吉兰后可减少左旋多巴或复方多巴的药量。不良反应有口干、胃肠症状、直立性低血压、精神症状、不自主运动等,但皆不严重。

2)雷沙吉兰(rasagiline):可与人脑内 MAO-B 不可逆地结合,其对 MAO-A 抑制较司来吉兰强 17~65 倍。对 MAO-B 抑制比司来吉兰强 5~10 倍。雷沙吉兰治疗帕金森病的剂量为每天 1 mg。

3)沙芬酰胺(safinamide):是一种可逆的 MAO-B 抑制剂,在出现"开-关"现象的患者中,作为左旋多巴/卡比多巴的补充治疗。治疗剂量为 50~100 mg/d。

(5)儿茶酚氧位甲基转移酶抑制剂:DA 通过 MAO 及 COMT 两种酶交替作用最后降解成高香草酸。应用此两种酶抑制剂均可阻止 DA 的降解而加强多巴的疗效。

恩他卡朋(entacapone):本药不通过血-脑屏障,只抑制脑外的 COMT(图 3-6-2-9)。对猴的 PET 研究显示它能抑制血浆氟多巴的代谢,而增加纹状体对氟多巴的摄取。单剂 200 mg 与左旋多巴合用可加强左旋多巴的疗效。

恩他卡朋的有效率为 74.6%。日本学者报道,用恩他卡朋 100 mg 单剂与左旋多巴合用可加强左旋多巴的疗效,当然疗效没有恩他卡朋 200 mg 与左旋多巴合用更明显。

(6)帕金森非运动症状的相关药物:多巴胺替代疗法对于某些帕金森非运动症状效果并不明显,甚至会有所加重。除了多巴胺能递质相关的受体和作用通路,帕金森的症状还与多种区域、不同种类递质的代谢有关,包括谷氨酸能、去甲肾上腺素能、5-TH 能、GABA 能、阿片能、胆碱能及组胺能相关通路。

1)痴呆:在改善认知功能方面,相比于阿尔茨海默病(AD)患者,胆碱酯酶抑制剂对帕金森痴呆(PDD)效果更为明显。其中,卡巴拉汀(rivastigmine)是循证证据最为充分的药物。随机、双盲、对照的临床研究证明卡巴拉汀能够中等程度地改善 PDD 患者的认知功能。另一种中枢胆碱酯酶抑制剂多奈哌齐可能对帕金森患者的认知功能有一定改善,但其临床试

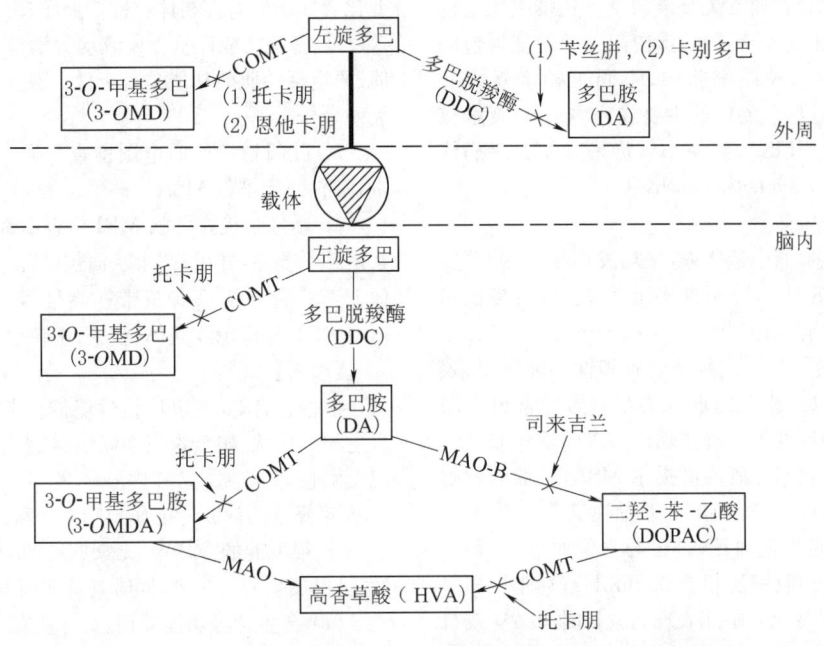

图 3-6-2-9　托卡朋(脑内、外)及恩他卡朋(脑外)抑制 COMT

验的结果多有矛盾。

2) 幻觉:晚期帕金森患者常伴发幻觉等精神症状,氯氮平(clozapine)是改善帕金森患者精神症状的首选药物(需要监测血粒细胞),并且对改善"异动"有一定的帮助。也可以选用喹硫平。其他非典型的精神类药物可加重帕金森症候群,不推荐应用。

3) 抑郁:抑郁对不同的帕金森病患者而言并非一种统一、均质的症状。普拉克索是询证医学证据最多的改善帕金森病抑郁的药物。多种抗抑郁药物均可改善帕金森患者的抑郁,三环类抗抑郁药相比 5-羟色胺再摄取抑制剂效果可能更好,但仍需进一步证实。

4) 自主神经症状:帕金森病患者的自主神经症状也可通过相关药物进行治疗。体位性低血压可用米多君和屈昔多巴进行改善;托特罗定可用于治疗尿急、尿失禁;聚乙二醇可用于改善患者的便秘症状。

(二) 外科治疗

1. 长期脑深部刺激　在锁骨皮下埋置带电池的刺激顺序脉冲调节器,通过电线连接颅内靶点针极。有效脉冲因人而异(135~180 Hz)。刺激靶点区分别在丘脑底核、丘脑腹中间核或苍白球,以丘脑底核为多选。适用于复方左旋多巴制剂仍然有效但出现疗效减退或药物造成的运动障碍患者,尤其适用于帕金森病出现异动症及原发性震颤的患者。但 5 年以上的疗效随访研究仅有个别文献报道。

2. 苍白球毁损术　由于缓解帕金森病的症状时间不长,国外已趋少用。

第三节　帕金森叠加综合征

丁正同

帕金森叠加综合征是一组神经系统变性病的总称,包括多系统萎缩(multiple system atrophy,MSA)、进行性核上性麻痹(progressive supranuclear palsy,PSP)、皮质基底节变性(corticobasal degeneration,CBD)、路易体痴呆(dementia with Lewy body,DLB)、关岛肌萎缩侧索硬化-帕金森征-痴呆综合征(Guamanian amyotrophic sclerosis Parkinsonism dementia complex,Guam-ALS-PDC)、17 号染色体连锁额颞叶痴呆-帕金森综合征(frontotemporal dementia and Parkinsonism linked to chromosome 17,FTDP-17)等。这些患者病程中除了出现运动徐缓、震颤、肌强直、姿势不稳等帕金森病样症候群外,还会出现自主神经症状、小脑共济失调、锥体束损害症状及幻觉、认知功能下降,甚至痴呆等精神症状。他们中大多数对帕金森病治疗药物的反应较差。

一、多系统萎缩

多系统萎缩(MSA)是一组具有特征性临床表现的神经系统变性病,其病理改变主要累及自主神经、锥体外系、锥体系和小脑。临床上表现为自主神经功能障碍、帕金森病样症候群、锥体束征和小脑共济失调等。本病既往曾分为 Shy-Dräger 综合征、纹状体黑质变性(striatonigral degeneration,SND)和散发性橄榄体-脑桥-小脑萎缩(sporadic olive-pont-cerebellar atrophy,sOPCA)。其临床表现多种多样,早期即出现自主神经功能障碍,如体位性低血压、男性勃起功能障碍、排尿无力,甚至尿失禁等,并产生帕金森病样症候群、小脑功能障碍和锥体束征。现根据临床表现的不同,本病常分为多系统萎缩-帕金森型(MSA-P)和多系统萎缩-小脑型(MSA-C),前者以帕金森病样表现为主要特征,后者则以小脑共济失调表现为主要特征。

【病因及病理】

MSA 的病因未明。其病理改变在大体标本上主要表现为脑桥、小脑和额叶萎缩。部分患者可出现腰骶段脊髓萎缩。显微镜下主要表现为黑质部、蓝斑、纹状体中多巴胺能神经元减少,小脑 Purkinje 细胞和下橄榄核神经细胞也显著减少,但小脑颗粒细胞、齿状核和结合臂通常无显著改变。免疫组化染色可见在少突胶质细胞内出现 α-突触核蛋白阳性的特征性包涵体。尽管此包涵体存在于胶质细胞中,不同于帕金森病和 Lewy 小体痴呆,但由于这些包涵体的主要成分均是 α-突触核蛋白,因此,病理学家常把 MSA、路易小体痴呆和帕金森病统称为 α-突触核蛋白病(α-synucleinopathy)。

【临床表现】

本病好发于 50~70 岁的中老年人,平均发病年龄为 57 岁(尚未发现 30 岁前发病的患者)。男性多于女性。通常慢性隐匿性起病,逐渐进展,平均存活时间为 7 年(1~16 年)。

50% 的 MSA 患者最早期的症状是膀胱和性功能障碍,表现为尿频、尿急、排尿困难,甚至出现尿失禁。男性常出现阳痿,女性患者常表现为性冷淡等。有文献认为对西地那非无效的阳痿,尤其是清晨自动勃起障碍高度提示 MSA,一般的勃起障碍或阳痿没有足够的特异性。MSA 患者晚期常出现尿潴留。不少患者可出现体位性低血压,卧位与立位血压(分别于平卧和站立 3 min 时检测)收缩压相差 30 mmHg,舒张压相差 15 mmHg,但心率无明显变化。临床表现为较长时间站立或行走时头昏、黑矇,下肢沉重、无力,严重时晕倒,平卧后症状逐渐好转。如果患者单纯表现为自主神经障碍达 5 年以上,则通常采用的诊断术语为纯自主神经功能衰竭(pure autonomic failure,PAF)。这类患者 Lewy 小体的病理改变通常发生在自主神经节,黑质部也可能出现 Lewy 小体的病理改变,但尚不足以引起帕金森病样表现。极少数 PAF 患者 5 年后转变为 MSA。此外,尚可出现多汗或少汗,甚至无汗。

帕金森病样症候群是 MSA 的突出表现,不管是哪种类型的 MSA,最终都会出现帕金森病样症候群,如运动徐缓、肌强直、震颤等。少动、强直进展较帕金森病患者快。患者常较早就出现姿势反射障碍,跌倒通常发生在发病后 3 年内。MSA 的步态障碍可以是帕金森病步态,也可是纯小脑共济失调步态,或两者兼而有之,且常出现冻结步态,起步困难,导致跌倒。大部分患者的帕金森病症状是对称的,且对左旋多巴的治疗反应不佳。约 1/3 的患者经左旋多巴治疗反应较好,但疗效维持时间不长,且易出现面部或颈部异动症。部分患者自觉服用左旋多巴无效,但停药后自觉症状加重。

小脑共济失调症状也常见,且是 MSA-C 的突出表现。患者通常表现为行走不稳、易跌倒。部分患者出现构音障碍、言语不清,严重者出现吟诗状言语。

部分患者可合并有锥体束损害而出现四肢无力,40%~50% 的 MSA 患者出现腱反射亢进,病理征阳性;36% 的 MSA-C 患者可出现病理性哭笑。晚期患者可出现假性球麻痹,并出现吞咽困难、饮水呛咳。不少患者需鼻饲流质或胃肠造瘘,放置 PEG,以保证患者的营养支持。

部分患者可出现情感失控、轻度认知功能障碍,但通常发生在病程晚期。也有部分患者发生快动眼睡眠行为障碍(rapid eye movement sleep behavior disorder,RBD)或肌萎缩等。部分患者可新发打鼾或打鼾加重,甚至出现夜间或日间喘鸣等。可出现手足冰冷、雷诺现象。

【辅助检查】

1. 直立倾斜试验　直立 3 min 后收缩压或舒张压较平卧 3 min 的相应血压降低 30 mmHg 或 15 mmHg,但心率无明显

变化者提示患者存在体位性低血压。

2. 膀胱功能评价　尿流动力学检查有助于明确膀胱逼尿肌、尿道括约肌的功能是否正常。膀胱 B 超检查有助于明确有无残余尿。

3. 肛门括约肌肌电图检查　通常出现失神经改变,如正常,常有助于排除 MSA。

4. 影像学检查　脑 MRI 检查示部分患者出现脑萎缩,尤其是脑干萎缩,并出现"十字面包征"。SND 患者 MRI T_2 加权像上壳核背外侧缘有条带样高信号,称之为"裂隙征"。[18]F-FDG PET 显像示纹状体、脑干、小脑代谢降低。

【诊断】

根据患者 30 岁以后慢性隐匿性起病,病程中逐渐出现的自主神经症状、帕金森病样症候群、小脑共济失调症状及体征,但无阳性家族史,应考虑本病的可能。目前多参照 Gilman 2008 年修订的诊断标准作出临床诊断。

1. 很可能的 MSA　无家族史的 30 岁以上慢性隐匿性起病、呈进展病程的患者,同时具备下列表现。

(1) 自主神经功能障碍,如尿失禁、男性阳痿、女性性冷淡等,或出现体位性低血压(站立 3 min 后血压较平卧时下降 ≥ 30/15 mmHg)。

(2) 下列两项之一:① 对左旋多巴治疗反应不佳;② 小脑功能障碍,如共济失调、构音障碍等。

2. 可能的 MSA　无家族史的 30 岁以上慢性隐匿性起病、呈进展病程的患者,同时具备下列表现。

(1) 下列两项之一:① 帕金森综合征;② 小脑功能障碍。

(2) 至少有下列任一项提示有自主功能障碍:阳痿,无其他原因解释的尿频、尿急或膀胱排空障碍,体位性低血压,但未达到很可能的 MSA 标准。

(3) 至少有以下任一项表现。

1) 可能是 MSA-P 或 MSA-C:巴宾斯基征阳性、腱反射活跃,或喘鸣。

2) 可能的 MSA-P:① 进展迅速的帕金森综合征;② 对左旋多巴治疗反应不佳;③ 发病 3 年内出现姿势反射障碍;④ 有小脑共济失调症状;⑤ 发病 5 年内出现吞咽困难;⑥ 脑 MRI 显示壳核、脑桥臂、脑桥或小脑萎缩;⑦ [18]FFDG PET 显示壳核、脑干或小脑代谢降低。

3) 可能的 MSA-C:① 帕金森综合征;② MRI 显示壳核、脑桥臂、脑桥或小脑萎缩;③ [18]FFDG PET 显示壳核低代谢;④ SPECT 或 PET 显示纹状体突触前多巴胺能纤维失神经改变。

【鉴别诊断】

MSA 早期症状不典型或累及系统较少时诊断较困难,需与帕金森病相鉴别,多巴胺转运体显像及脑部 FDG 显像常有助于明确诊断。MSA-P 尚需和其他不典型帕金森综合征相鉴别,如进行性核上性麻痹、血管性帕金森综合征、正常压力性脑积水、Lewy 小体痴呆、皮质基底节变性等相鉴别。MSA-C 常需要与各种原因所致的小脑性共济失调相鉴别。

【治疗】

本病目前尚无特异性治疗,主要是治疗自主神经症状和帕金森综合征。

1. 体位性低血压的治疗　除增加钠盐摄入外,应鼓励患

者少食多餐,避免饱食后发生体位性低血压。其他物理治疗方法还有穿弹力袜、打绑腿,夜间平卧血压偏高时可抬高床头。

2. 升高血压的药物

(1) 盐酸米多君(血管 α-受体激动剂):初始剂量为每次 1.25 mg,每天 2～3 次,逐渐加量,最大剂量为 40 mg/d。睡前 4 小时禁用,以免引起卧位高血压。

(2) 屈昔多巴(去甲肾上腺素的前体代谢产物):也可升高血压,文献报道也可改善部分患者的冻结步态。常用初始剂量为每次 100 mg,每天 1～2 次,逐渐增量,最大剂量可达 900 mg/d。

(3) 氟氢可的松:可口服,0.1～0.6 mg/d,也可改善体位性低血压。

3. 排尿障碍 尿频、尿急者可选用外周抗胆碱能药,如托特罗定,但需警惕部分患者会发生尿潴留。如发生尿潴留或残余尿较多时,可采用清洁导尿等。

4. 帕金森综合征 多数患者对多巴胺能药物治疗反应不佳,约 1/3 的患者对左旋多巴治疗反应较好,但疗效维持时间不长,且易出现异动症,多位于头颈部(不同于帕金森病患者多位于肢体)。部分患者自觉左旋多巴疗效不佳,但停药后症状加重,这部分患者可用小剂量左旋多巴维持。对于采用左旋多巴诊断性治疗,文献推荐多巴丝肼片,每天 3 次,每次 1 片,连续服用 3 个月后评价基线和服用 3 个月后运动症状是否改善超过 30%。

5. 部分患者合并有肌张力障碍 可试用肌松药或肉毒毒素 A 治疗。

6. 晚期患者出现吞咽困难 可鼻饲流质或安装 PEG,以保证营养支持治疗。

二、进行性核上性麻痹

进行性核上性麻痹(progresive supernuclea palsy,PSP)又称为 Steele - Richardson - Olszewski 综合征。由 3 位加拿大医生于 1963 年首先报道,因而以他们的名字命名该综合征。PSP 是一种少见的中枢神经系统变性病,患病率与 MSA 相当。国外资料显示,PSP 占帕金森叠加综合征的 4%～6%。多为散发性病例,家族性病例罕见。多见于 40 岁以上中老年人。临床上常表现为少动-强直综合征(症状常较对称),常伴有眼球活动障碍,尤其是垂直扫视障碍、姿势不稳,早期即常跌倒(经典表现为无先兆的向后跌倒)、额叶功能障碍(人格改变、额叶认知障碍)和球部功能障碍(构音障碍)。患者常出现额肌过度活动、上提肌抑制,有时出现眼睑痉挛,睁眼失用。特征性核上性眼肌麻痹(更确切地说是局部瘫痪,这是临床诊断时必须具备的特征,并据此命名该疾病)早期的临床表现为垂直自主扫视活动减慢,随后核上性向上凝视(无特异性)或向下凝视(均为病理性)受限,接着水平扫视也出现相似的异常。

【病因病理】

PSP 的病因不明,其病理检查显示大脑半球和脑干萎缩,以中脑被盖部萎缩最为明显。中脑黑质部、脑桥蓝斑颜色变淡,脑桥和桥臂也有不同程度的萎缩。显微镜下可见神经元丧失和胶质增生,这些病理改变主要位于黑质、齿状核、苍白球,小脑皮质也有不同程度的累及。特征性病理改变为成簇的星形胶质细胞(tufted astrocytes)和丝状的神经纤维缠结(neuro-fibrillary tangle,NFT)。免疫组化染色显示这些改变对 tau 蛋白反应呈阳性。因此,现认为 PSP 为一种 tau 蛋白病(tauopathy)。

【临床表现】

本病好发于 40 岁以上中老年人,男性多于女性。常隐匿起病,缓慢进展。平均病程为 6～10 年。

临床症状多种多样。1/2～2/3 的患者发病早期(发病 1 年内)即出现行走不稳,常发生无征兆的向后跌倒。不少患者同时伴有下肢强直僵硬、震颤,并可出现起步困难等冻结步态。

一半以上患者早期出现视物模糊和复视,逐渐出现眼球垂直凝视不能。随着病情进展,也会出现水平扫视缓慢。由于患者眼球垂直运动障碍,患者出现头颈后仰、躯干僵直的特殊姿势,不同于帕金森病患者头颈、躯干前屈的姿势。

不少患者早期出现言语含糊、吞咽困难、强哭强笑等。不少患者病程早期出现认知功能障碍。

根据临床表现的不同,临床上常把 PSP 分为以下几种亚型。

1. 经典型(PSP - RS) 也称为 Richardson 综合征,具有典型的 PSP 的临床特征。有时也称为 Steele - Richardson - Olszewski 综合征。

2. 帕金森病样型(PSP - P) 以帕金森病样症状和体征为主要表现。

3. 单纯运动不能型(PSP - PA) 单纯运动不能,常伴有冻结步态,无四肢僵直等肌张力增高等表现。

4. 不对称帕金森综合征型(PSP - CBS) 类似于皮质基底节变性综合征。

5. 额叶为主的痴呆型(PSP - FTD) 以额-颞叶痴呆为主要临床表现。

【辅助检查】

EEG 可呈轻或中度的广泛慢波。事件相关电位检查可见 P300 潜伏期延长,甚至检测不出。

头颅 MRI 检查可见中脑四叠体萎缩,AP 线长度<14 mm,并出现"蜂鸟征""牵牛花征"。

【诊断】

PSP 出现典型的临床体征时,诊断并不难,但 PSP 的早期临床表现常不明显,健康体检时不易发觉,早期诊断较困难。临床上对任何表现为对左旋多巴治疗不敏感的帕金森综合征患者、常跌倒的姿势障碍患者、伴有垂直扫视缓慢/核上性凝视麻痹的患者、执行功能下降的患者以及早期出现构音障碍/吞咽困难的患者均应考虑 PSP 的可能。10%～30% 的病理学表现为 PSP - tau 蛋白病理改变的患者并不出现典型的 PSP 临床表现,采用现有的 PSP 诊断标准很难做出诊断。2017 年国际运动障碍协会提出了 PSP 的最新诊断标准。该标准包括核心临床特征和支持特征两部分,分别见表 3-6-3-1 和表 3-6-3-2。然后再根据表 3-6-3-1 和表 3-6-3-2 的不同组合,组成 PSP 的诊断标准。并将诊断可靠性的程度分为 4 个层次,分别是确诊、很可能、可能以及提示 PSP(表 3-6-3-3)。

表 3-6-3-1 进行性核上性麻痹的核心临床特征

症状层级	功能域			
	眼球运动障碍（O）	姿势不稳（P）	运动不能（A）	认知障碍（C）
1	O1：垂直性核上性凝视麻痹	P1：3 年内无端反复跌倒	A1：3 年内进行性冻结步态	C1：说话/语言障碍，如原发进展性失语或进行性语言失用
2	O2：垂直扫视速度减慢	P2：3 年内后拉试验有跌倒趋势	A2：帕金森病症状，少动-强直，主要累及中轴，左旋多巴抵抗	C2：额叶认知/行为异常
3	O3：眼球频繁巨大方波急跳或"睁眼失用"	P3：3 年内后拉试验时后退 2 步以上	A3：帕金森病症状，伴有震颤和（或）不对称，和（或）左旋多巴治疗有效	C3：皮质基底节综合征

表 3-6-3-2 支持进行性核上性麻痹的特征

临床线索（CC）	影像发现（IF）
CC1：左旋多巴抵抗	IF1：显著的中脑萎缩或代谢降低
CC2：运动减少，痉挛性构音障碍	IF2：突触后纹状体多巴胺能变性
CC3：吞咽困难	
CC4：畏光	

确诊 PSP 需要有神经病理诊断，这是诊断 PSP 的金标准，不管它是什么临床表现。很可能的 PSP 是多种临床特征相结合得出的诊断，该标准具有高特异度。可能的 PSP 也是多种临床特征相结合而得出的诊断，该诊断标准具有较高的灵敏度。提示 PSP 是指患者的临床症状单独或组合后的特征，可能是早期 PSP 的微妙证据，具有适度且有用的积极预测价值。额外典型的影像学表现（IF1 或 IF2）支持 PSP 的诊断。

【鉴别诊断】

PSP 需要与帕金森病及其他不典型帕金森综合征，如多系统萎缩、Lewy 小体痴呆、皮质基底节变性、原发进展性冻结步

表 3-6-3-3 根据临床特征和临床线索诊断进行性核上性麻痹

诊断可靠性	定义	综合标准	主要类型	英文缩写
确诊 PSP	诊断的金标准	神经病理诊断	任何临床表现	PSP
很可能的 PSP	特异度高，但灵敏度较低；适合治疗和生物学研究	（O1 或 O2）+（P1 或 P2）	PSP 伴有 Richardson 综合征	Prob. PSP-RS
		（O1 或 O2）+A1	PSP 伴有进展性冻结步态	Prob. PSP-PGF
		（O1 或 O2）+（A2 或 A3）	PSP 伴明显的帕金森病症状	Prob. PSP-P
		（O1 或 O2）+C2	PSP 伴显著的额叶症状	Prob. PSP-F
可能的 PSP	灵敏度较高，但特异度较低，适合描述性流行病学研究和临床护理	O1	PSP 伴显著的眼球运动障碍	Poss. PSP-OM
		O2+P3	PSP 伴 Richardson 综合征	Poss. PSP-RS
		A1	PSP 伴进行性冻结步态	Poss. PSP-PGF
		（O1 或 O2）+C1	PSP 伴显著的讲话/语言障碍	Poss. PSP-SL
		（O1 或 O2）+C3	PSP 伴明显的 CBS	Poss. PSP-CBS
提示 PSP	提示 PSP，但未达到 Poss. PSP 或 Prob. PSP 诊断标准，适合早期鉴别诊断	O2 或 O3	PSP 伴显著的眼球运动障碍	s. o. PSP-OM
		P1 或 P2	PSP 伴显著的姿势不稳	s. o. PSP-PI
		O3+（P2 或 P3）	PSP 伴 Richardson 综合征	s. o. PSP-RS
		（A2 或 A3）+（O3，P1，P2，C1，C2，CC1，CC2，CC3 或 CC4）	PSP 伴帕金森病症状	s. o. PSP-P
		C1	PSP 伴显著的讲话/语言障碍	s. o. PSP-SL
		C3+（O3 或 P3）	PSP 伴显著的额叶症状	s. o. PSP-F
		C3	PSP 伴明显的 CBS	s. o. PSP-CBS

态、血管性帕金森综合征等相鉴别。垂直性眼球运动障碍明显，而少动-强直症状较轻者需与中脑顶盖前区综合征（Parinaud 综合征）相鉴别，后者影像学检查常有异常发现。

【治疗】

本病无特异性治疗，主要治疗帕金森综合征和对症支持治疗。

对于 PSP-P 患者，左旋多巴可能有一定的疗效，但持续时间短，数月或数年后疗效即减退。多巴胺受体激动剂疗效不如左旋多巴，因不良反应较严重，一般不用于 PSP 的治疗。

对于吞咽困难者可行鼻饲流质或安装 PEG 等，以保证足够的营养支持治疗。

由于不少患者早期即易发生跌倒，需采用相应的保护措施，以免跌倒导致外伤、骨折等并发症。

三、皮质基底节变性

皮质基底节变性（corticobasal degeneration，CBD）由 Rebeiz 于 1967 年首先报道，患者表现为伴有神经元退行性改变的皮质、齿状核和黑质变性。1989 年 Gibb 等报道了 3 例病例，临床上表现为 PSP 特征，但病理改变却与皮克病（Pick's disease）一致。结合相关文献，Gibb 等提出了 CBD 的临床诊断。CBD 是一种少见的神经系统变性病。确切患病率不详，但低于 MSA 或 PSP。也有文献报道其与帕金森病的患病比为 1：18。

【病理】

CBD 的病理改变为大脑皮质呈局限性、非对称性萎缩，主要位于中央沟附近，如额叶后部和顶叶。基底节核团萎缩，脑干中黑色素脱失等。显微镜下可见局限性萎缩的大脑皮质神经元膨胀，呈"气球样改变"，并伴有胶质细胞增生，可见星形胶质细胞斑，主要累及额叶和顶叶。患者脑部也可出现皮克病或 AD 的相关病理改变，但没有 Lewy 小体等 α-突触核蛋白病的病理改变。免疫组化染色显示在大脑皮质和基底节残存的"气球样神经元"内存在着对 tau 蛋白和泛素蛋白呈阳性反应的神经丝。

【临床表现】

通常慢性隐匿性不对称起病，逐渐缓慢进展，症状长期局限在某一部位，尽管可逐渐累及对侧肢体，但仍具有明显的不对称的特点。发病年龄通常为 50～70 岁，平均发病年龄为 63 岁。病程为 4～10 年，平均生存时间为 8 年。

临床症状多种多样，包括皮质基底节综合征（corticobasal syndrome，CBS；CBD - CBS）、PSP 样表现（PSP - like；CBD - PSP）、皮质后部萎缩（posterior cortical atrophy，PCA）综合征、额-颞叶痴呆（CBD - FTD）、进行性非流利性失语（Progressive nonfluent agrammatic aphasia，PNFA；CBD - PNFA）和 Richardson 综合征（经典型 PSP）。

1. CBD - CBS CBS 是经典的 CBD，但 CBS 也可由 PSP、局灶性 AD 或 FTD 引起。此型约占病理证实的 CBD 的 50%。CBS 通常表现为不对称帕金森综合征、进展性失用症，通常影响手的功能，与强直、肌阵挛和肌张力障碍有关。这些症状可发展到下肢，最终影响四肢，但仍不对称。肌阵挛通常对刺激较敏感，但不是一直存在。肌张力障碍和肌阵挛的发生比少动-强直综合征和失用少。部分患者可见到异己肢，可通过无意识的抓握、无目的的运动或失用肢体的悬空来判断。当 CBS 影响右侧肢体时，则很可能出现非流利性失语；但当影响到左侧肢体时，则可能出现视空间和视结构障碍。患者最终可产生语言和视空间障碍，以及皮质感觉综合征和异己肢。大多数患者从上肢起病，下肢起病的 CBS 很少见。病情呈明显的不对称，并呈进展病程。

CBS 也可引起眼球运动障碍，表现为眼球运动失用，通常累及水平性和垂直性凝视，晚期通常表现为垂直性核上性凝视麻痹。

2. CBD - PSP 临床上表现为对称性帕金森综合征、姿势不稳和眼球运动障碍。CBD - PSP 患者较 PSP - Richardson 综合征患者表现出更多的失抑制症状。与病理证实的 PSP 相比，这类患者有更严重的认知和行为障碍。

3. CBD - PCA 临床表现为视空间障碍、失用和肌阵挛。与其他类型的 CBS 相比，这类患者肌阵挛发作更频繁。

4. CBD - FTD 可为家族性或散发性，表现为行为异常、视空间障碍和语言障碍等。

5. CBD - PNFA 是 CBD 最常见的失语类型，患者表现为慢性进行性失语。

【辅助检查】

1. 神经电生理 EEG 在广泛慢波节律的背景下出现前额、顶、颞叶的不对称的局灶性改变。事件相关电位 P300 的潜伏期较 AD 和血管相关痴呆患者明显延长。EMG 检查可见自发性和反射性肌阵挛。

2. 影像学 可见不对称的顶叶、额-顶-枕叶萎缩。PET 检查提示患者基底节对^{18}F-多巴摄取减少，且不对称，与临床症状相对应。

【诊断及鉴别诊断】

CBD 的临床表现多样，尚无一种临床症状足够特异到能明确诊断，CBD 的确诊需要尸体解剖证实。目前 CBD 的诊断标准由 Armstrong 等在 2013 年提出，分为很可能和可能的 CBD，但这些标准的效度尚需要验证。除两者都必须满足不对称起病的标准外，其他标准如下。

1. 很可能的 CBD 还需满足以下标准。

（1）满足下列 3 项中任意 2 项：① 肢体强直或不动；② 肢体有肌张力障碍；③ 肢体有肌阵挛；

（2）加上下列 3 项中任意 2 项：① 口部或肢体失用；② 皮质感觉障碍；③ 异己肢现象。

2. 可能的 CBD 尚需满足以下标准。

（1）至少有以下任意 1 项：① 肢体强直或不动；② 肢体有肌张力障碍；③ 肢体有肌阵挛；

（2）加上以下至少 1 项：① 口部或肢体失用；② 皮质感觉障碍；③ 异己肢现象。

CBD 需要与帕金森病及其他不典型帕金森综合征，如 PSP、MSA 等鉴别。由于症状和体征的不对称，部分患者需要与卒中和朊蛋白病相鉴别。以认知功能障碍为突出表现者，尚需要与皮克病、AD 相鉴别。

【治疗】

1. 目前尚无特异性治疗 大部分患者不能从现有的治疗中获益。出现帕金森综合征表现者，可试用左旋多巴治疗，最大剂量可达到 900～1 200 mg/d，但多数患者对治疗缺乏反应。最有效的症状性治疗是肌阵挛和肌张力障碍。前者的治疗药物有丙戊酸钠、氯硝西泮、左乙拉西坦等；后者的治疗药物包括巴氯芬、乙哌立松、氯硝西泮，必要时可尝试局部注射 A 型肉毒毒素。

2. 康复治疗 不少患者康复训练的获益超过药物治疗带来的好处。

3. 对症支持治疗 晚期患者可出现吞咽困难而易发生营养不良，需加强营养支持治疗；加强护理，防治各种并发症。

四、血管性帕金森综合征

血管性帕金森综合征（vascular Parkinsonism，VP）是继发性帕金森综合征之一，是指由于脑血管病变引起帕金森病样临床表现。1929 年 Critchley 首先描述，并提出动脉粥样硬化性帕金森综合征是一种独特的疾病。由于最初缺乏病理改变证据，VP 这一说法颇受争议。随着影像学手段的进展，脑 CT 和 MRI 等可清晰地显示脑白质病变，如腔隙性脑梗死、脑小血管病、脑出血等，脑血管病变在帕金森综合征中的作用才逐渐得到认可。

VP 患者常存在多种脑血管病危险因素，如高血压、糖尿病、高脂血症、吸烟、高同型半胱氨酸血症、皮质下动脉硬化性脑病（Binswanger 病）、血管炎等。

VP 的病理改变是累及基底节区、皮质下白质、中脑等脑组织的损害。事实上,脑血管病变导致 VP 的比例并不高,即使是伴皮质下梗死和白质脑病的常染色体显性遗传脑动脉病(cerebral autosomal dominant arteriopathy with subcortical infarct and leukoencephalopathy,CADASIL)发生 VP 的比例也仅为 11%。临床病理研究发现,额叶白质的损害更易发生 VP。Binswanger 病所致的步态障碍归因于弥漫性的血管损害中断了基底节和运动皮质之间的联系。

【临床表现】

临床上 VP 可分为 2 类,即急性/亚急性 VP 和慢性 VP。前者少见,约占 VP 中的 25%,占血管性运动障碍中的 22%。这类患者诊断都很明确,又称为"单纯的(pure)"或"确定的(definite)"VP,病变多位于皮质下灰质核团。后者临床上相对多见,确诊较困难,血管损害常弥漫性分布在分水岭区域。

急性 VP 常表现为突发的少动-强直综合征,部分患者可出现震颤。影像学检查可发现责任病灶。多种脑部小血管病变(梗死或出血)导致无症状或有症状的双侧皮质下脑白质病变,损害纹状体或破坏基底节-丘脑-皮质环路,中断了额叶和纹状体之间的神经连接而缓慢出现少动-强直症候群。慢性 VP 患者多隐匿性起病,阶梯样加重。常以步态障碍为突出表现,如行走呈小碎步前冲和慌张步态,故又称为"下身帕金森综合征"。这类患者还可出现记忆力减退等认知障碍,以及假性球麻痹、锥体束征阳性等,但缺乏震颤、肌强直等,肢体的联带动作常存在,对左旋多巴治疗多无反应。

【诊断】

2004 年有人提出了 VP 临床诊断的新标准,其灵敏度达 94%(16/17)。

1. 帕金森病样症状

(1)双侧或急性起病的运动徐缓(自主运动的启动缓慢,尤其是下肢的运动徐缓,包括步距减小)或姿势不稳,且这些症状不是由原发性视觉、前庭性、小脑性或本体感觉功能障碍引起。

(2)存在静止性非搓丸样震颤,不能排除 VP 的诊断。

2. 脑血管病 影像学(CT 或 MRI)检查发现相关的脑血管性疾病证据或存在与卒中一致的症状和体征。

3. 上述两种疾病之间存在相关性

(1)发生位于或靠近基底节运动传出通路区域(Gpe 或黑质致密部)或直接降低丘脑-皮质冲动区域(丘脑腹外侧,较大的额叶区域)的急性或亚急性梗死。卒中后 1 年内发生对侧的少动-强直综合征或曳行步态。

(2)广泛性皮质下白质损害所致地隐匿性的帕金森病样症状,发病时出现双侧症状,早期出现小碎步,并有认知障碍、尿失禁、假性球麻痹、锥体束损害、脑血管病的危险因素、左旋多巴反应不佳。

4. 排除标准 反复的头部外伤,明确的脑炎,症状发生时正在使用神经抑制剂,存在脑部肿瘤或交通性脑积水(头部 CT 或 MRI 检查),或其他可解释帕金森病样症状的病因。

【鉴别诊断】

VP 主要表现为步态障碍,常与非典型帕金森综合征如 PSP、MSA、正常压力性脑积水等相混淆。临床上需要通过仔细问诊、详细的体格检查,结合相关辅助检查,尤其是脑部影像

学检查明确诊断。

【治疗】

VP 患者的治疗方案取决于其发病机制。某些位于黑质或多巴胺纹状体通路的损害所致的急性帕金森症可能对左旋多巴治疗有效,但这种病例很少。大多数 VP 患者白质损害并没有影响到该通路,目前的抗帕金森病治疗药物疗效多不理想。DBS 同样疗效不佳。

治疗血管病的危险因素有望减慢 VP 恶化的速度,但目前尚缺乏相关的研究数据。

一项小规模的双盲研究显示脑脊液引流可改善 VP 的症状,但随访时间仅为 3 个月,长期疗效有待进一步观察。反复引流脑脊液或安置引流管治疗 VP 患者仍需要进行大规模的长时间随访的对照研究,以确定这种治疗方法的疗效,同时还需要明确哪些患者最可能有效。

参 考 文 献

[1] ARMSTRONG M J, LITVAN I, LANG A E, et al. Criteria for the diagnosis of corticobasal degeneration[J]. Neurology, 2013, 80(5): 496 - 503.

[2] GILMAN S, WENNING G K, LOW P A, et al. Second consensus statement on the diagnosis of multiple system atrophy [J]. Neurology, 2008, 71(9): 670 - 676.

[3] HÖGLINGER G U, RESPONDEK G, STAMELOU M, et al. Clinical diagnosis of progressive supranuclear palsy: the movement disorder society criteria[J]. Mov Disord, 2017, 32(6): 853 - 864.

[4] KORCZYN A D. Vascular parkinsonism — characteristics, pathogenesis and treatment[J]. Nat Rev Neurol, 2015, 11: 319 - 326.

[5] TISELL M, TULLBERG M, HELLSTRÖM P, et al. Shunt surgery in patients with hydrocephalus and white matter changes [J]. J Neurosurg, 2011, 114: 1432 - 1438.

[6] WINIKATES J, JANKOVIC J. Clinical correlates of vascular Parkinsonism[J]. Arch Neurol, 1999, 56: 98 - 102.

[7] ZIJLMANS J C, DANIEL S E, HUGHES A J, et al. Clinicopathological investigation of vascular parkinsonism, including clinical criteria for diagnosis[J]. Mov Disord, 2004, 19: 630 - 640.

第四节 舞 蹈 病

孙一忞

舞蹈病一词源于希腊语中描述舞蹈的词语。炼金术士 Paracelsus(1493—1541 年)首先将该词用于医学上描述圣维特斯舞蹈病[Chorea Sancti Viti (St Vitus dance)]。

舞蹈病的舞蹈样动作是一种累及面、躯体、肢体肌的异常运动。受累肌肉常过度运动而不受意识控制,各肌群的快速收缩互不协调。临床上表现为一种极快的不规则的跳动式和无目的的舞蹈样怪异动作,动作变幻不定,有一定连续性。舞蹈样动作多累及肢体近端肌或远端肌。当此异常动作出现在肢体近端时,往往幅度较大,甚至带有投掷状,即肩、肘关节的快速收展、屈伸、举、垂等不规律活动。也有累及颅面部出现

挤眉弄眼、张口舔唇等奇怪表情。舞蹈动作在静止时出现，自主运动、情绪激动时加重，睡眠时可消失，但也有报道认为睡眠中也可能会持续存在。舞蹈病常有肌张力降低、肌力减退。

舞蹈病是有舞蹈样动作的一组疾病。按年龄分类，可分为儿童型和成年型舞蹈病。从病因学角度可分为遗传性和获得性舞蹈病(表 3-6-4-1)。

表 3-6-4-1 舞蹈病的常见原因

分类	疾病
遗传性	亨廷顿病、类亨廷顿病 1～4 型、齿状核红核苍白球丘脑底核萎缩、神经铁蛋白病、舞蹈-棘红细胞增多症、良性遗传性舞蹈病、先天性舞蹈病、脊髓小脑性共济失调、毛细血管扩张性共济失调、戊二酸血症Ⅰ型、苯丙酮尿症、Lesch-Nyhan 综合征、亚硫酸盐氧化酶缺乏症、肝豆状核变性、苍白球黑质红核色素变性(Hallervorden-Spatz disease)、亚急性坏死性脑病(Leigh syndrome)、结节硬化症
获得性	
感染性疾病	(1) 病毒性脑炎：如昏睡性脑炎及天花、麻疹、流行性感冒、传染性单核细胞增多、Echo25 型、HIV 等病毒性脑炎 (2) 细菌性感染：如白喉、猩红热、伤寒、结核、淋病等细菌性脑炎 (3) 螺旋体感染：如脑梅毒、莱姆(Lyme)病
脑部血管性疾病	基底节区梗死、出血、动静脉畸形、静脉性血管瘤、烟雾病等
中枢神经系统脱髓鞘性疾病	多发性硬化、急性播散性脑脊髓膜炎
药源性	多巴胺能药物；抗癫痫药物，如苯妥英钠、卡马西平；类固醇类药物，如口服避孕药、合成代谢性类固醇；抗酸药如西咪替丁；降血压药，如二氮嗪(氯苯噻嗪)、甲基多巴、利血平；强心药，如地高辛；血管扩张药，如氟桂利嗪；抗结核药，如异烟肼；三环类抗抑郁剂，如丙咪嗪、阿米替林、氯丙咪嗪及多塞平(多虑平)等
颅内占位性病变	硬膜下血肿、原发性或转移性脑肿瘤、脑脓肿等
以舞蹈样运动为伴发症状的全身性疾病	(1) 营养不良：婴儿维生素 B_1 缺乏症(脚气病)、维生素 B_{12} 缺乏症 (2) 代谢障碍性疾病：高钠血症、低钠血症、低钙血症、低镁血症、高血糖症(含高血糖性非酮症性脑病)、低血糖症、心肺分流术的并发症、缺氧性脑病、胆红素脑病 (3) 内分泌功能障碍性疾病：甲状腺功能亢进或减退、假性甲状旁腺功能减退、胰岛细胞(β细胞)肿瘤、胰岛素分泌过多、肾上腺功能不足 (4) 肝病：肝性脑病、急性黄色肝萎缩、慢性肝病性肝脑退行性变(hepatocerebral degeneration) (5) 肾性脑病 (6) 结缔组织病：系统性红斑狼疮、抗磷脂抗体综合征、结节性多动脉炎、小舞蹈病、妊娠舞蹈病 (7) 中毒性疾病：锂、铊、铅、锰、汞中毒，一氧化碳中毒及甲苯中毒等

一、小舞蹈病

小舞蹈病是由 Thomas Sydenham(1624—1689 年)发现的一种儿童起病的舞蹈病，故称为 Sydenham 舞蹈病(Sydenham chorea,SC)。

小舞蹈病又称风湿性舞蹈病、β溶血性链球菌感染性舞蹈病，常为急性风湿病的一种表现。其临床特征为不自主的舞蹈样动作、肌张力降低、肌力减弱、自主运动障碍和情绪改变。本病可自愈，但复发者并不少见。

小舞蹈病目前已趋减少。据国外统计，在 1940 年前，儿科医院的住院患者中 0.9% 因舞蹈病入院，1950 年后降至 0.2%。

【病因和发病机制】

本病与风湿病密切相关，是风湿热的一种表现。多数人有 A 组 β 溶血性链球菌感染史。易感儿童经 A 组 β 溶血性链球菌感染后，部分患者出现血清抗神经元抗体增高。这类抗体错误地识别了尾状核、丘脑下核神经元的抗原，引起炎症反应而致病。

无并发症的急性舞蹈病很少死亡，故病理资料很少。但多数学者认为本病的主要病理变化为大脑皮质、基底节、黑质、丘脑底核及小脑齿状核等处散在的动脉炎和神经细胞变性，偶亦可见点状出血，有时脑组织可呈现栓塞性小梗死。软脑膜可有轻度的炎性改变，血管周围有小量淋巴细胞浸润。在本病尸体解剖的病例中，90% 可发现有风湿性心脏病的证据。

【临床表现】

多为急性、亚急性起病。临床症状取决于病变部位。基底节病变时常出现舞蹈样动作；小脑病变可引起肌张力降低和共济失调；皮质病变则出现肌无力。早期症状常不明显，患儿表现为较平时不安宁，容易激动，注意力涣散，学习成绩退步，肢体动作笨拙，书写字迹歪斜，手中所持物体经常掉落和步态不稳等。这时父母或教师常会误认为患儿有神经质或由顽皮所致。症状渐加重，经过一定时期后，患儿即出现舞蹈样动作，其严重程度和频率因人而异。常起于一肢，逐渐扩及一侧，再蔓延至对侧，若局限于一侧者称偏侧舞蹈病。舞蹈样动作以肢体近端最严重，且上肢重于下肢。上肢各关节交替发生伸直、屈曲、扭转等动作；手指不停屈伸和内收。肘和肩关节的不自主运动，轻者只有轻度的痉挛，严重者则出现严重的挥舞，以致常常发生撞伤。伸手时出现特殊的姿势：腕关节屈曲，掌指关节过伸，手臂旋前。两上肢平举或举臂过头时可出现手掌和前臂过度内旋，称为旋前肌征。此征于举臂过头时最为明显。与患者握手时，可发现其握力不均匀，时大时小，变动不已，称为"挤奶女工捏力征(sign of milkmaid's grip)"。下肢的不自主运动表现为步态颠跛，常常跌倒。躯干亦可绕脊柱卷曲或扭转。面肌的舞蹈样动作表现为扮鬼脸，颜面表情如频繁皱额、努嘴、眨眼、吐舌、挤眉等。舌肌、咀嚼肌、口唇、软腭及其他咽肌的不自主运动引起舌头咬破，构音困难，咀嚼和吞咽障碍。头部亦可左右扭转或摆动。呼吸可因躯干肌与腹肌的不自主运动而变得不规则。不自主运动多是全身性的，但上肢常重于下肢或面部。有 35% 的患者不自主运动以一侧肢体更严重或仅限于一侧肢体。舞蹈样动作可在情绪激动或作自主运动时加剧，平卧安静时减轻，睡眠时完全消失。自主运动可因肌张力降低、共济失调或真性肌无力而发生障碍，动作不协调，如自主动作可因不自主运动的发生而突然中断,每一动作均突然冲动而出,很不自然。肌力常减弱,严重者仿若瘫痪,称麻痹性舞蹈病(paralytic chorea)。肌张力普遍降低,各关节可过度伸直。腱反射减弱或消失。极个别患者可出现钟摆样的膝反射。锥体束征阴性,全身深浅感觉均无异常。

患者精神改变轻重不等。多数患者有情绪不稳定,容易兴奋而致失眠,有的则躁动不安或出现狂躁、忧郁和精神分裂症样症状,亦可出现妄想、幻觉或冲动行动。周围的嘈杂声音或强光刺激均可使患者的躁动及舞蹈样动作明显加重。

曾有报道儿童舞蹈病患者合并有视网膜中央动脉梗死。多数学者认为此系患者合并有隐性瓣膜性心脏病而引起视网膜动脉的栓塞所致。另一种可能为局部的血管炎引起血栓形成。

全身症状可轻微或完全缺如。刚起病时可无发热,至后期则可出现发热、皮肤苍白及低色素性贫血等症状。伴有风湿性心脏病者可有心脏扩大或杂音,还可有急性风湿病的其他表现,如发热、关节炎、扁桃体炎、皮下结节等。可有抗"O"、红细胞沉降率、C-反应蛋白升高,无并发症的舞蹈症患者,血、尿、红细胞沉降率及C-反应蛋白常可正常。部分患者可有嗜酸性粒细胞增多。

脑脊液检查极少有异常,但亦有脑脊液中细胞数轻度增多的报道。

55%~75%的小舞蹈病患者有脑电图异常,但多数甚轻微,病程高峰时脑电图异常的发生率最高,临床症状缓解后,脑电图亦逐渐恢复。这种异常改变并非特异性,包括顶枕区高幅弥漫性慢波,α节律减少,局灶性或痫样发放以及偶然出现的14 Hz或6 Hz正相棘波的发放。

【诊断】

根据起病年龄,典型的舞蹈样动作、肌张力降低、肌力减退等症状,诊断并不困难。如有急性风湿病的其他表现(关节炎、扁桃体炎、心脏病、红细胞沉降率增快等)则诊断更可肯定。有25%~30%的小舞蹈病患者既无风湿热的其他证据,又无其他少见的可引起舞蹈病的原因,这些患者实际上仍属风湿性舞蹈病,舞蹈样动作是风湿热的起始症状。小舞蹈病需与习惯性痉挛、亨廷顿病及狂躁性精神病鉴别。习惯性痉挛也多见于儿童,有时易与小舞蹈病混淆,但前者不自主运动是刻板的、重复的、局限于同一个肌肉或同一肌群的收缩,肌张力不降低,无风湿病的典型症状或旋前肌征。亨廷顿病多见于中年以上,有遗传史,不自主运动以面部为主,常伴有痴呆或其他精神症状。本病有典型的舞蹈样动作,不难与躁狂性精神病鉴别。

【治疗】

首先应防治风湿热。风湿热确诊后应予青霉素治疗,一般用普鲁卡因青霉素肌内注射,40万~80万U,每天1~2次,2周为1个疗程,亦有主张长期应用青霉素以预防风湿热的发生。青霉素过敏者,可予口服红霉素或四环素。此外需同时服用水杨酸钠1.0 g,每天4次;或阿司匹林0.5~1.0 g,每天4次。小儿按0.1 g/(kg·d)计算,分次服用,于症状控制后减半用药。治疗维持6~12周。风湿热症状明显者,可加用泼尼松或泼尼松龙,10~30 mg/d,分3~4次口服,以后逐渐减量,总疗程需2~3个月。

在小舞蹈病发作期间应卧床休息,避免强光、嘈杂等刺激。床垫、床围宜柔软,以免四肢因不自主运动受伤。饮食以营养丰富及易于消化吸收的食物为主。有吞咽困难者予鼻饲。对不自主运动,可用硫必利,自0.1 g开始,每天2~3次;也可用氟哌啶醇,自每次0.5 mg开始,每天口服2~3次,后逐渐增加至不自主运动控制为止。亦可选用氯丙嗪12.5~50 mg或苯巴比妥0.015~0.03 g或地西泮2.5~5 mg或硝西泮5~7.5 mg或丁苯那嗪(tetrabenazine)25 mg,每天口服2~4次。但氟哌啶醇及氯丙嗪均有诱发肌张力障碍的可能,故在用药中应密切观察。个别患儿应用苯巴比妥后可有更加兴奋与不自主运动反而加剧的反常反应,应即改用他药。有严重躁动不安者,可予地西泮10 mg静脉缓慢注射,或用氯丙嗪25 mg肌内注射。以上各药的剂量应视儿童的年龄酌情增减,以达到安静为止。目前多使用非典型抗精神病药物,如利培酮,自每次0.5 mg开始,每天2次,视病情控制情况调整药物剂量。

有研究发现,丙种球蛋白可缩短小舞蹈病的病程和严重程度。用药剂量为0.4 g/(kg·d),5 d为1个疗程。也有报道认为继发于心脏移植术的小舞蹈病对糖皮质激素治疗有效。

部分患者舞蹈动作缓解一定时间后复发,故应予定期随访观察。

【预后】

本病预后良好,约50%的患者经3~10周可自行恢复,但亦有持续数月或1年以上者。偏侧投掷运动常有很高的自发缓解率。1/5~1/3的患者可在间隔不定的时间后复发。间歇期可为数周、数月或数年不等。女性患者舞蹈病可于以后初次妊娠中或口服避孕药时复发或首次发作,在妊娠期发作者称妊娠舞蹈病。伴发风湿性心脏病者预后较差。有的患者可遗留性格改变或神经症。在小舞蹈病患者中,如不予适当治疗,有55%~75%最后表现风湿热,另有25%~35%不论有无风湿热的其他表现,以后均出现心脏瓣膜损害。

二、亨廷顿病

亨廷顿病(Huntington disease,HD)是一种常染色体显性遗传的神经系统变性病,由George Huntington(1850—1916年)首先描述,是最常见的遗传性舞蹈病。患者一般成年起病。尽管也有青少年和老年人发病的报道,但其平均发病年龄为40岁左右。患者常伴有认知功能下降和精神症状。该病逐渐进展,通常在发病后15~20年死亡。高加索人群中发病率为5/10万~17.2/10万,在日本及港台发病率为1/10万~7/10万。

散发病例(即无阳性家族史)约占所有HD患者的1%。

【病因和发病机制】

1993年Gusella等发现HD系由位于4p16.3的 HTT 基因突变所致。HTT 包括67个外显子,编码Huntingtin蛋白,后者包含3142个氨基酸,相对分子质量为348 000。HTT 基因1号外显子上CAG三核苷酸重复序列异常扩增导致HD发生。CAG重复次数与疾病发生的关系见表3-6-4-2。HD起病年龄与CAG重复序列次数成反比,即CAG重复序列次数越高,起病年龄越早。

此突变类型为动态突变,即在传代过程中,CAG重复次数易发生扩增或缩减(大多数情况下为扩增),由于CAG重复次数与起病年龄成反比,导致后代发病年龄提前,此现象称为遗传早现（anticipation）。父系遗传的 CAG 重复次数容易发生扩增，而母系遗传的 CAG 重复次数不易发生扩增。

表 3-6-4-2 *HTT* 基因 1 号外显子 CAG 重复次数与亨廷顿病发生的关系

CAG 重复次数（次）	与亨廷顿病发生的关系
≤26	正常范围，不发病
27～35	中间状态，不稳定，传代过程中可能会发生扩增或缩减
36～39	不完全外显：老年起病或不发病
≥40	完全外显

在病理生理的发病机制中本病是由于基底节→丘脑→皮质环路的损害所致。经典的基底神经节通路由 2 个部分构成：① 纹状体和苍白球内节（GPi）及黑质网状部（SNr）之间的单突触"直接通路"，此通路为抑制性的，以 GABA 和 P 物质作为神经递质；② 通过苍白球外节（GPe）和丘脑底核（STN）的"间接通路"，在这条通路中，纹状体与 GPe 之间和 GPe 与 STN 之间的投射都是抑制性的和 GABA 能的，而 STN 至 GPi 通路则是谷氨酸能的。在基底节环路中，GPi 和 SNr 是直接和间接通路共同的输出层。激活直接通路，输出层向丘脑的抑制性输出减少，丘脑向皮质的兴奋性反馈增多；激活间接通路则相反，丘脑会接受更多来自输出层的抑制性递质，进而减少向皮质的兴奋性输出。

HD 早期的退行性病变主要见于参与间接通路的纹状体神经元中，即投射到 GPe 的纹状体神经元对 STN 抑制增强，后者释放兴奋性冲动减少，接受 STN 传入的 GPi 释放的抑制性递质下降，GPi 下游的丘脑腹外侧核（VL）对皮质的兴奋性反馈性增多，造成偏身舞蹈或偏身投掷（hemiballismus）。

【病理】

本病主要侵犯基底节和大脑皮质。尾核及壳核受累最严重，小神经节细胞严重破坏，大神经节细胞仅轻度受侵。尾核皱缩并发生脱髓鞘改变，伴有明显的胶质细胞增殖。尾核的头部因严重萎缩以致侧脑室前角下外侧缘失去其正常的凸出形态，变得扁平甚至凹陷。脑室普遍扩大。苍白球的损害比纹状体轻，只有轻度的神经节细胞丧失。基底节的其他部分或为正常或接近正常。大脑皮质（特别是额叶）也有严重损害，突出的变化为皮质萎缩，特别是第 3、第 5 和第 6 层的神经节细胞丧失及合并有反应性胶质细胞增殖。

【临床表现】

本病好发于 25～50 岁，但早至 1.5 岁，晚至 85 岁均能发病。HD 中 3%～10% 为青少年起病，10% 为老年起病。

HD 包含多种类型的运动障碍，其中以舞蹈样动作最突出，在成人期起病或老年起病患者病程早期出现。一般先出现于远端肢体及面部，后渐扩散至近端肢体及躯干。其他运动症状包括运动不协调、肌张力障碍、步态障碍，少数患者可有肌阵挛、抽搐。运动迟缓和僵硬在成人期起病的 HD 早期即可出现，至晚期明显。

认知障碍可能在临床诊断 HD 前数年已出现，渐加重。认知减退以注意减退、执行功能减退、视空间能力下降及情感识别障碍为主，记忆下降不明显，语言能力相对保留。类似于血管性痴呆或帕金森病相关的痴呆，而不同于阿尔茨海默病。

精神行为异常在病程早期即可出现。抑郁常见，早期可出现易激惹，疾病晚期可出现淡漠。HD 患者的自杀率是正常人群的 4 倍，较多出现在前期和中期。

其他症状包括体重下降、自主神经功能异常，如多汗。

HD 病程分为症前期、早期、中期、晚期。

在出现明显临床症状的 15～20 年前，HD 基因携带者已可出现隐匿性的运动、认知和精神行为异常。运动症状可包括眼球扫视不规则，伸舌困难，手指精细运动和快复轮替动作变慢，步长变异大。情绪激动时会出现手指足趾类似于舞蹈样动作的异常动作。认知减退通常表现为神经心理学测量结果异常。淡漠、易激惹、抑郁、焦虑、强迫等比例在 HD 症前期患者中较正常人群高。

疾病早期患者可出现舞蹈样动作、动作不协调，加上阳性家族史，大多数患者均能得到诊断。肌张力障碍、肌阵挛和抽搐以及帕金森病样表现也可同时出现。其他常见症状包括进行性眼球扫视异常（扫视启动潜伏期延长），吞咽困难和构音障碍。可出现焦虑、抑郁、易激惹、淡漠，行为改变包括冲动和不注重个人卫生。认知改变以注意和执行功能减退为主。

疾病中期，眼球扫视异常进一步加重，包括扫视启动潜伏期延长、需要眨眼或头部运动带动、扫视速度变慢等。运动非连续性明显。舞蹈动作严重并影响日常生活。很多患者无法继续工作，生活需要照顾。认知和精神行为异常加重。

疾病晚期，舞蹈样动作渐消失，帕金森病样症状和肌张力障碍变得明显。步态障碍继续恶化，患者更容易摔倒。腱反射亢进。认知减退、精神症状已不是主要问题。最后患者出现缄默，生活完全无法自理，吞咽困难需鼻饲。最终由于继发感染、窒息、摔伤后并发症等原因去世。

起病年龄小于 20 岁的亨廷顿病称为青少年型亨廷顿病（Juvenile Huntington disease，JHD）。其临床特征与成人起病的 HD 不同。行为障碍和学习困难往往是首发表现。运动症状以僵硬、动作变慢、肌张力障碍、共济失调等为主要表现，舞蹈样动作往往在病程中出现。精神行为紊乱、认知障碍突出，癫痫也较多见。CAG 重复次数一般在 55 次以上，最高可达 250 次。75% 左右的该病患者为父系遗传。疾病进展速度较成人起病的 HD 快，平均病程为 8～9.3 年，范围为 2～38 年。有时 JHD 患者起病早于亲代起病年龄，表现为"散发"，容易被误诊。

血、尿、脑脊液的常规检查均正常。脑电图可有弥漫性异常。头颅 MRI 和 CT 检查显示纹状体体积缩小，侧脑室前角扩大，呈典型的"蝴蝶征"，但在疾病早期该征象可能不明显。晚期有全脑萎缩。JHD 影像学上除了上述特点，在基底节区还可发现对称的 T_2WI 上异常高信号。^{18}F-FDG PET-CT 检查提示患者或 *HTT* 突变基因携带者尾状核及壳核葡萄糖代谢降低。

【诊断】

本病诊断一般都不难，主要依据是：① 阳性家族史；② 中年隐匿起病；③ 进行性加重舞蹈样动作症状、痴呆和精神异常。但散发性病例、非运动症状起病或以其他运动症状而非舞蹈样动作起病的病例早期诊断有困难。

HTT 基因检查发现 CAG 重复次数>35 次可确诊。

【鉴别诊断】

需要鉴别诊断的疾病见表 3-6-4-3。

表3-6-4-3　遗传性舞蹈病的鉴别诊断

疾病	临床特征	影像学表现（病理）	起病年龄（岁）	致病基因位点	致病基因/编码蛋白	突变类型
常染色体显性遗传						
亨廷顿病	舞蹈动作,认知功能障碍,精神症状	尾状核、壳核、小脑萎缩	30～40	4p16.3	HTT/Huntingtin	动态突变
类亨廷顿病-1	亨廷顿病样表现,精神症状突出	病理提示基底节、额叶、颞叶及小脑萎缩,抗朊蛋白抗体染色阳性,不同程度的海绵样表现	20～53	20p12	PRNP/Prion protein	插入突变
类亨廷顿病-2	亨廷顿病样表现,南非黑种人中多见	尾状核、壳核萎缩	41（12～66）	16q24.3	JPH3/Junctophilin-3	动态突变
类亨廷顿病-4(脊髓小脑性共济失调17型)	亨廷顿病样表现,伴共济失调,可有癫痫	皮质、基底节、小脑蚓部及半球萎缩	19～48	6q27	TBP1/TATA box binding protein	动态突变
齿状核红核苍白球丘脑底核萎缩	共济失调,舞蹈动作,癫痫,认知功能障碍	齿状核、红核、苍白球、丘脑底核萎缩	20～30	12p13.31	ATN1/atrophin-1	动态突变
脊髓小脑性共济失调1～3型	共济失调,帕金森病样表现,肌张力障碍,舞蹈样动作	脑干、脑桥、小脑半球、基底节萎缩	30～40	6p23,12q24,14q21	ATXN1-3/ataxin 1～3	动态突变
神经铁蛋白病	舞蹈样动作,肌张力障碍	异常铁沉积,基底节囊变,双侧苍白球坏死	40	19q13	FTL/Ferritin light chain	插入突变,点突变
良性遗传性舞蹈病	舞蹈样动作	大部分正常	2.5～3	14q13.1	TITF-1/thyroid transcription factor-1	缺失突变,点突变
C9orf72突变相关舞蹈综合征	舞蹈样动作,肌张力障碍,肌阵挛,震颤,精神症状和行为问题,认知减退	脑萎缩	42.7（8～60）	9p21.2	C9orf72/C9orf72	动态突变
常染色体隐性遗传						
舞蹈-棘红细胞增多症	舞蹈,肌张力障碍（口面部明显）,癫痫,肌病	尾状核萎缩	30	9q21.2	VPS13A/chorein	点突变,小片段插入缺失,大片段插入缺失
泛素激酶相关神经变性病	肌张力障碍（口面部明显）,PD样表现,舞蹈样动作,认知下降	铁沉积、虎眼征	典型:3～4（0.5～12）非典型:13.6（1～28）	20p13	PANK2/ubiquitin kinase 2	点突变,大片段缺失
肝豆状核变性	肌张力障碍,PD样表现,精神症状,K-F环,肝脏受累,舞蹈样动作	双侧豆状核、尾状核、中脑、脑桥、丘脑异常信号	18.5（3～48）	13q14.3	ATP7B/atp7b	点突变,大片段缺失
X连锁遗传						
McLeod综合征	舞蹈样动作,认知障碍,精神症状,癫痫,周围神经病,肌病,心肌病	尾状核、壳核萎缩	<40(18～61)	Xp21.1	XK/xk	点突变,小片段插入/缺失,大片段缺失

本病尚应与风湿性舞蹈病和老年性舞蹈病鉴别。风湿性舞蹈病发生于儿童,且非进行性疾病,虽也可伴有精神症状,但系短暂性的。老年性舞蹈病发生于老年人,往往由血管性疾病引起,故起病急骤,且非家族性,舞蹈样动作为唯一症状,不伴认知减退。本病还应与其他获得性舞蹈病鉴别。后者起病较快,伴有相应疾病的其他病史、临床表现和阳性的生化和辅助检查结果。

【治疗】

目前HD无法根治或延缓疾病发展。治疗目的是改善生活质量。治疗原则是对影响生活质量的症状进行干预,使用最低有效剂量,注意药物不良反应;注重康复治疗;尽早开始精神治疗;病程中保持营养充足。因此,HD治疗需要神经内科医生、精神科医生、遗传学家、康复治疗师、职业治疗师、言语康复师、营养师、护理人员和社工等多学科的专业人员共同进行药物和非药物治疗。

1. 药物治疗　包括对运动障碍、精神症状和认知障碍的治疗。

（1）舞蹈样症状的治疗:舞蹈样动作一般不予治疗,除非影响患者的日常生活或威胁到患者安全时才开始治疗。可选用多巴胺耗竭剂，如丁苯那嗪和利血平；多巴胺受体阻滞剂，如利培酮、奥氮平、硫必利、氟哌啶醇等。苯二氮䓬类，如氯硝西泮；抗惊厥药物如左乙拉西坦、丙戊酸等也可试用。

1) 多巴胺耗竭剂：① 丁苯那嗪可耗竭脑中神经元内的多巴胺、5-HT 和去甲肾上腺素，可逆性抑制囊泡单胺转运体（VMAT2）的功能，改变大脑控制运动的电信号的传导，从而减轻 HD 的舞蹈样症状。疗效优于利血平，较少产生低血压。初始剂量 12.5 mg/d；1 周后改为 12.5 mg，每天 2 次；每周增加 12.5 mg，直到舞蹈样症状减轻或达最大耐受剂量（75～100 mg/d），分 3 次服用。每天剂量不超过 100 mg。常见不良反应有失眠、抑郁、嗜睡、坐立不安和恶心；也可能使心情恶化，加重认知障碍和肌强直，生活能力下降，延长 QT 间期。一项随机、双盲、安慰剂对照的多中心研究证实了丁苯那嗪的疗效和安全性。对于 CYP2D6 代谢较差者，丁苯那嗪单次剂量不超过 25 mg，日剂量不超过 50 mg，日剂量超过 50 mg 者需要行 *CYP2D6* 基因型分析。② 利血平的成人初始剂量为 0.05～0.1 mg/d，口服，每周逐渐增加剂量，直到疗效好转或出现不良反应。

2) 多巴受体阻滞剂：多用于伴抑郁、侵袭行为或精神症状的患者的舞蹈样动作治疗，亦可改善低体重和睡眠障碍。但会加重 HD 的其他症状，如运动迟缓和肌强直，进一步导致功能下降，使用时需注意。① 利培酮：为 DAD$_2$ 和 5-HT 受体拮抗剂。成人初始剂量为 0.5～1 mg/d，口服，逐渐增加剂量直至有效或出现不良反应，最大剂量不超过 6 mg/d，分 2 次服用。② 奥氮平：成人初始剂量为 2.5 mg/d，逐渐加量，最大剂量为 20 mg。③ 硫必利：成人初始剂量为 150～300 mg/d，分 3 次服，逐渐增加至 300～600 mg/d，待症状控制后 2～3 个月逐渐减量，维持量 150～300 mg/d。④ 氟哌啶醇：是经典的抗精神病药物，仅在最后才考虑使用该药物治疗舞蹈。成人初始剂量为 0.5 mg/d，口服；谨慎加量达 6～8 mg/d 后逐渐减少剂量到最低有效维持剂量并取得令人满意的疗效。

3) 氯硝西泮：能增强 GABA 的活性，对舞蹈样症状可能有效，同时可改善焦虑、肌阵挛、肌张力障碍和睡眠等。成人初始剂量为 0.25～0.5 mg/d，口服；最大剂量为 2～4 mg/d，分 2～3 次使用。可缓慢增加剂量，避免过度镇静作用。

4) 抗惊厥药物：主要用来减轻舞蹈样症状时的肌肉痉挛，还可控制癫痫。① 丙戊酸：作用可能与增加脑中 GABA 水平有关。成人的初始剂量为口服 250 mg/d，最大剂量为 2 000 mg/d，分 2～3 次口服，不要超过 60 mg/(kg·d)。② 左乙拉西坦：有研究报道可缓解舞蹈样动作，控制癫痫，可在 JHD 中使用，每次 500 mg，每天 2 次，使用 2 周后加至每次 1 000 mg，每天 2 次，最多用至 3 000 mg/d。

（2）其他运动障碍症状的治疗：对少动-强直症候群可选用抗震颤麻痹药物如左旋多巴类、金刚烷胺或苯海索。全身性肌张力障碍可使用氯硝西泮或巴氯芬。

（3）精神症状的治疗：精神症状对患者生活质量影响最大，需优先考虑治疗。轻度抑郁可予心理咨询、心理教育、行为疗法等治疗，中重度抑郁和非药物干预效果不佳的患者可予以抗抑郁药物治疗。而焦虑、强迫症、易激惹等，在药物治疗前，可先进行行为干预，包括患者和家属的教育，根据严重程度与合并症选药。淡漠的治疗容易被忽视，如考虑淡漠是由苯二氮䓬类、抗精神病药物、丁苯那嗪和 SSRI 类药物引起，则相应药物需减量，排除药物引起的淡漠且行为疗法无效时可考虑予 SNRI 等药物治疗。

（4）认知减退的治疗：目前无明确有效药物。卡巴拉汀可能可改善认知。一研究发现多奈哌齐会增加伴认知损害的患者的舞蹈样动作、跌倒、易激惹和焦虑。

2. 非药物治疗

（1）DBS：目前 DBS 已用于 HD 的治疗。主要刺激的核团为 GPi 或 GPe。2014 年 Gonzalez 等对 7 例药物难治性舞蹈样症状的 HD 患者进行 GPi DBS 治疗，随访中位数为 3 年，发现舞蹈样症状显著减轻，但运动迟缓和肌张力障碍无明显改善。2016 年 Delome 等对 3 例非痴呆、药物难治性舞蹈样症状的 HD 患者进行双侧 GPi DBS 治疗，发现舞蹈样症状明显好转，但运动迟缓和构音障碍加重使运动总分变差。2015 年 Beste 等对 4 例 HD 患者进行 GPe 的 DBS 治疗，发现后者能改善舞蹈样动作的同时也可能对改善认知有利，而 GPi DBS 对认知的影响目前仍存在争议。

（2）康复训练：对于改善患者体能、提高人身安全和保持生活质量有重要作用，也有助于改善情绪、缓解心理压力，但对舞蹈样症状无明显效果。需咨询康复科医生，设定合理的目标，制定个体化康复锻炼方案，疾病早期需要注重力量和平衡的训练，而中期则注重维持当前的活动水平，同时减少受伤风险。

（3）其他：加强护理，照料者要与患者保持沟通并给予鼓励，保持足够的营养支持，防跌倒。晚期患者长期卧床，需防止吸入性肺炎、压疮等并发症。

三、妊娠舞蹈病

妊娠舞蹈病（chorea gravidarum）是一种少见的妊娠并发症，为一种晚发型的小舞蹈病，由妊娠激发。对于本病的病因，曾有多种推测。有一部分患者既往有风湿热或猩红热的病史，约 40% 的患者幼年时曾有小舞蹈病病史，且本病并发风湿病的概率与小舞蹈病相似，因此较多人认为本病的病因与风湿病有关。另有人于尸体解剖时发现患者的大脑几乎到处都有充血和出血，还有人发现脑、肝、肾及脾都有变性和炎症的改变，但无心内膜炎的证据，因此认为本病系由妊娠高血压综合征或感染性疾病引起轻度脑炎造成。认为妊娠高血压综合征引起本病的理由还包括患者没有感染或心脏病史，终止妊娠后舞蹈样动作立即停止。

有少数学者认为妊娠舞蹈病可由精神因素、全身毒血症或感染诱发。欧洲还有人认为妊娠舞蹈病是归因于胎儿的变态反应。总之，妊娠舞蹈病的真正病因尚不清楚，妊娠可能只是诱发因素，而非舞蹈病的根本原因。

本病多见于 17～23 岁的初产妇，再次妊娠可能复发，初发于 30 岁以上的妇女极为少见。其发生率为 2 000 次至 3 000 次分娩中发生 1 次。往往在妊娠的前半期特别是最初 3 个月发病，在妊娠的后期发病者实为罕见。

本病的临床症状与较严重的小舞蹈病类似，舞蹈样动作出现前数周往往先有头痛和性格改变，全身衰竭症状可能比小舞蹈病更早出现。有人报道，本病的病死率达 13.1%，胎儿的病死率约高 2 倍。但足月出生的婴儿绝大多数正常,仅少数报道婴儿有畸形。患者往往发生流产,舞蹈病可于妊娠期中或分娩后 1 个月内自行停止,亦有人报道于人工流产后立即停止。

本病的治疗原则与小舞蹈病相同。妊娠舞蹈病的病死率较高,因此有人极力主张于全身情况开始衰竭前尽早终止妊娠,但有人主张对于轻症病例用非手术疗法。早期应用镇静剂可减轻症状和防止进展。

四、舞蹈-棘红细胞增多症

神经棘红细胞增多症(neuroacanthocytosis,NA)是一组神经系统异常伴外周血棘红细胞增多的疾病。舞蹈-棘红细胞增多症(chorea acanthocytosis,ChAc)是其中一种(表 3-6-4-4),呈染色体隐性遗传。成年起病,以进行性加重的运动障碍(舞蹈样症状、抽动症、口下颌运动障碍等)、性格改变、认知障碍、周围神经病和外周血棘红细胞增多为主要临床表现。患病率低于 1/100 万~5/100 万。由 *VPS13A* 基因突变引起。

表 3-6-4-4 常见的神经棘红细胞增多症

主要的神经棘红细胞增多症	神经棘红细胞增多症伴脂蛋白病	伴棘红细胞增多的系统性疾病
舞蹈-棘红细胞增多症	无 β 脂蛋白血症	严重的营养不良
McLeod 综合征	家族性低 β 脂蛋白血症	肿瘤
类亨廷顿病-2	Anderson 病	甲状腺疾病、黏液水肿
泛酸激酶相关的神经变性病	非典型性 Wolman 病	脾切除后
		肝硬化、肝性脑病
		MELAS
		银屑病
		Eales 病(青少年视网膜血管病)

【病因】

2001 年 Ueno 及 Rampoldi 同时将疾病基因定位于 9q21 上 D9S1674 和 D9S1122 的区间,并克隆了该基因 *VPS13A*。*VPS13A* 全长约 250 kb,包含 74 个外显子,编码 Chorein 蛋白。该基因纯和突变或复合杂合突变导致疾病发生。突变类型包括点突变、移码突变、无义突变、剪接突变和大片段重复缺失。突变位点散在分布于各个外显子上。基因突变后可能无法产生 Chorein 蛋白或仅产生无义的蛋白产物,但目前不清楚为何其突变只影响脑和红细胞。

【病理】

尸体解剖显示 ChAc 患者尾状核和豆状核等部位萎缩。光镜显示尾状核严重神经元脱失伴胶质细胞增殖,苍白球病变较轻,颈髓前角严重神经元脱失。部分病例丘脑、黑质及脊髓前角有神经元缺失与轻度胶质细胞反应,而脑的其余部位则相对无改变。

肌活检显示神经源性改变,可见小群肌纤维,偶可见坏死肌纤维。约半数病例可出现轴索神经病理改变。周围神经活检显示大的髓鞘纤维选择性减少或缺失,脱髓鞘和髓鞘再生较少出现。

【临床表现】

本病发病年龄 6~70 岁,平均 35 岁。以口面舌部不自主动作、舞蹈样动作、抽搐最常见,也有以肌张力障碍为主要表现者。严重的口面部不自主动作会导致舌及唇咬伤,溃疡经久不愈,甚至影响说话和吞咽。球部的肌张力障碍常导致吞咽困难和构音障碍。异常的上腭及咽部收缩加重吞咽困难。咀嚼诱发的舌肌肌张力障碍导致食物频繁被推出口腔及舌咬伤。发声性抽搐包括不自主发声。帕金森样表现相对较少,可在中晚期出现。中线症状比如垂头或脊柱侧弯也较多见。

认知减退和行为改变也较常见,包括痴呆、妄想、性格改变、抑郁、焦虑、强迫行为等。约 1/3 的患者可出现癫痫发作,以强直痉挛性全面性发作多见。肌张力低下亦常见。周围神经和肌肉受累导致踝反射消失、远端肌萎缩无力。患者还可出现自主神经功能障碍,表现为直立性低血压和心率随呼吸加深而减慢。

【辅助检查】

大多数患者血清肌酸激酶水平升高,而血脂检查基本正常。外周血涂片中可发现棘红细胞,占 5%~50%。棘红细胞百分数与疾病严重程度不相关。

脑 CT 和 MRI 检查显示患者尾状核等萎缩、脑室前角扩大。MRI T$_2$WI 显示尾状核、豆状核高信号。PET 显示尾状核、豆状核和额叶皮质血流及葡萄糖代谢减少,豆状核后部对 ^{18}F-多巴的摄取减少,而尾状核头部和豆状核前部对 ^{18}F-多巴的摄取正常,提示从黑质腹外侧区投射至豆状核后部的多巴胺能神经纤维发生选择性变性。

肌电图检查显示受累肌肉的近端和远端部分性失神经表现,神经传导速度通常正常而超过半数病例的感觉动作电位波幅降低。

【诊断和鉴别诊断】

根据患者常染色体隐性遗传的家族史、典型的舞蹈样动作,需考虑本病。外周血棘红细胞占比>5%进一步支持诊断,确诊需行 *VPS13A* 基因检测或 Chorein 蛋白的蛋白电泳检测。男性患者需注意与 McLeod 综合征鉴别。鉴别诊断参见表 3-6-4-5。

表 3-6-4-5 几种主要的神经棘红细胞增多症的鉴别诊断

鉴别要点	舞蹈-棘红细胞增多症	McLeod 综合征	类亨廷顿病-2(HDL-2)	泛素激酶相关的神经变性病(PKAN)
基因	*VPS13A*	*XK*	*JPH3*	*PANK2*
蛋白	Chorein	xk 蛋白	Junctophilin-3	Panthothenate kinase 2
遗传方式	常染色体隐性遗传	X 连锁	常染色体隐性遗传	常染色体隐性遗传
棘红细胞	+++	+++	+/-	+/-
血清肌酸激酶(U/L)	300~3 000	300~3 000	正常	正常
神经影像	纹状体萎缩	纹状体萎缩	纹状体和皮质萎缩	虎眼征
起病年龄(岁)	20~30	25~60	20~40	儿童期

续 表

鉴别要点	舞蹈-棘红细胞增多症	McLeod综合征	类亨廷顿病-2(HDL-2)	泛素激酶相关的神经变性病(PKAN)
舞蹈样动作	+++	+++	+++	+++
其他运动障碍	进食和步态肌张力障碍、舌及唇的咬伤、帕金森样表现	发声	肌张力障碍、帕金森样表现	肌张力障碍、帕金森样表现、痉挛状态
癫痫	全身性、复杂部分性	全身性	无	无
神经肌肉	反射下降、无力、萎缩	反射下降、无力、萎缩	无	无
心脏表现	无	心房颤动、恶性心律失常、扩张型心肌病	无	无

【治疗】

目前该病无法根治,以对症治疗为主。

1. 药物治疗 癫痫可用抗癫痫药物治疗。不自主动作可用苯二氮䓬类、吩噻嗪类药物和多巴胺能耗竭剂。丁苯那嗪可减少舌不自主伸出的持续时间,从 12.5 mg/d 开始,逐渐增加到 50 mg/d,分 2 次服用,密切监测帕金森样表现和抑郁。晚期出现的帕金森样表现,使用金刚烷胺(200 mg/d)可改善步态。强迫行为和抑郁可用 SSRI 类药物治疗如西酞普兰(40 mg/d),高剂量的喹硫平(600 mg/d)亦有效。

2. DBS 双侧苍白球内侧核(GPi)的脑深部电刺激对于减轻舞蹈样动作有效。一项多中心研究随访 15 例双侧 GPi DBS 患者 29.5 个月,术后早期舞蹈样症状和肌张力障碍均改善,步态、口面部不自主动作、抽搐亦可改善,长期运动和功能可改善,但独立评分无明显改善,对帕金森样表现无法改善。

3. 肉毒毒素注射 可缓解舌不自主伸出,改善进食及言语。

4. 其他 吞咽困难常需要胃造瘘。唇舌咬伤可使用护牙合器,也可使用一些支具,既可减少咬伤和磨牙,也可找到感觉轨迹,缓解肌张力障碍。

参 考 文 献

[1] 蒋雨平,王坚,蒋雯巍.新编神经疾病学[M].上海:上海科学技术普及出版社,2014:367-376.

[2] Huntington Study Group. Dosage effects of riluzole in Huntington's disease: a multicenter placebo controlled study [J]. Neurology, 2003, 61: 1551-1556.

[3] Huntington Study Group. Tetrabenazine as antichorea therapy in Huntington disease: a randomized controlled trial [J]. Neurology, 2006, 66: 366-372.

[4] IMARISIO S, CARMICHAEL J, KOROLCHUK V, et al. Huntington's disease: from pathology and genetics to potential therapies[J]. Biochem J, 2008, 412: 191-209.

[5] KILLORAN A I, BIGLAN K M. Current therapeutic options for Huntington's disease: good clinical practice versus evidence-based approaches? [J]. Mov Disord, 2014, 29 (11): 1404-1413.

[6] McCOLGAN P, TABRIZI S J. Huntington's disease: a clinical review[J]. Eur J Neurol, 2018, 25(1): 24-34.

[7] ROSAS H D, SALAT D H, LEE S Y, et al. Cerebral cortex and the clinical expression of Huntington's disease: complexity and heterogeneity[J]. Brain, 2008, 131: 1057-1068.

[8] SUN Y M, ZHANG Y B, WU Z Y. Huntington's disease: relationship between phenotype and genotype [J]. Mol Neurobiol, 2017, 54(1): 342-348.

[9] ZHENG Z, BURGUNDER J M, SHANG H, et al. Huntington's like conditions in China, a review of published Chinese cases. Version 2[J]. PLoS Curr, 2012, 4: RRN1302.

第五节　肌张力障碍

陈　嬿

肌张力障碍(dystonia)是一种以持续性或间歇性肌肉收缩导致重复运动、姿势异常或两者兼有为特征的运动障碍病。肌张力障碍性运动通常具有模式化、有扭转动作的特征,并且可伴有震颤。经常由主动运动启动或加重,并伴有溢出的肌肉激活。

【肌张力障碍的分型】

肌张力障碍有许多种分类方法,目前最新由国际专家共识委员会修订的分类方法(2013)从 2 条主线(临床特征和病因学)进行了阐述。

(一)按临床特征分类

1. 按肌张力障碍本身的临床特征分类

(1)按起病年龄分类。

1)婴儿型:出生至 2 岁。

2)儿童型:3~12 岁。

3)少年型:13~20 岁。

4)成人早期型:21~40 岁。

5)成人晚期型:>40 岁。

(2)按肌张力障碍范围分类。

1)局灶性肌张力障碍(累及身体某一部位肌群)。

2)节段性肌张力障碍(累及邻近 2 个或以上部位的肌群),包括颅部、纵轴、臂部、下身。

3)多灶性肌张力障碍(累及不相邻 2 个或以上部位的肌群)。

4)全身性肌张力障碍(累及躯干和至少 2 个其他区域)。

5)偏身肌张力障碍(累及偏侧肢体)。

(3)按时间模式分类。

1)按病程分类:稳定型、进展型。

2)按变异性分类:持续性、活动特异性、日发性(白天)、发作性。

2. 按肌张力障碍相关的特征分类

(1)肌张力障碍伴或不伴其他运动障碍。

1)单纯肌张力障碍。

2)联合性肌张力障碍(肌张力障碍联合其他运动障碍)。

（2）肌张力障碍合并其他神经系统或系统性疾病的表现。

（二）按病因学分类

1. 按神经病理学改变分类

（1）有神经系统退行性变的证据。

（2）有结构性病变的证据。

（3）无神经系统退行性变/结构性病变的证据。

2. 按遗传性或获得性分类

（1）遗传性。

1）常染色体显性遗传。

2）常染色体隐性遗传。

3）X-性连锁隐性遗传。

4）线粒体遗传。

（2）获得性。

1）围生期脑损伤。

2）感染性疾病。

3）药源性。

4）中毒性。

5）血管性。

6）肿瘤性。

7）脑外伤性。

8）精神心理性。

（3）原发性。

1）散发性。

2）家族性。

【病因和发病机制】

原发性肌张力障碍的病因和发病机制尚不明确。从基底节环路的角度上，目前认为肌张力障碍可能为直接通路的过度激活所致。病理生理学资料表明，肌张力障碍患者存在着神经系统不同水平的功能学改变，基底节-丘脑-皮质环路的功能失衡是引发肌张力障碍的主要环节。纹状体功能亢进导致了苍白球抑制功能的减低，进而导致丘脑皮层投射过度兴奋，使得皮层兴奋性增高，致使运动筹划紊乱和输出增加且不协调，由此影响脊髓和脑干中间神经元的兴奋性，使其抑制功能减弱和紊乱，最终引起肌肉的不自主过度收缩或运动的不协调。另一方面，感觉反馈功能的紊乱致使中枢神经系统不能及时调整运动的异常也是一个假说，其中"感觉诡计（sensory trick）"现象就是最好的体现。感觉诡计通常是指某个特定的姿势或动作时可以暂时缓解或中断肌张力障碍，这是在肌张力障碍中特有的现象。

继发性的肌张力障碍有相应的病因，因此可伴有神经系统体征、影像学、生化及病理学等异常。

近年来，原发性肌张力障碍在遗传学和分子生物学方面有了重要的进展。Ozelius 等（1991）在 9q32-34 发现了第一个原发性肌张力障碍致病基因（命名为 DYT1），其编码蛋白称为扭转蛋白 A（torsin A），是一个功能与热休克蛋白密切相关的新的 ATP 结合蛋白。该基因的 3 个碱基对缺失导致 1 对谷氨酸残基缺失，进而影响扭转蛋白 A 的功能。此后，通过对其他家系的研究，又逐渐发现了与肌张力障碍相关的致病基因。目前已发现的肌张力障碍基因定位见表 3-6-5-1。

表 3-6-5-1　肌张力障碍的分子遗传类型

基因符号	染色体	基因	遗传方式	临床类型
DYT1	9q34	TOR1A	AD	早发的原发性扭转痉挛，儿童期或青春期起病，肢体开始波及身体其他部位
DYT2	未知	未知	AD	西班牙的吉卜赛人，早发的全身型或节段型肌张力障碍
DYT3	Xq13.1	TAF₁	XR	肌张力障碍-帕金森综合征，也称 Lubag 病，见于菲律宾，节段型或全身型肌张力障碍伴帕金森综合征
DYT4	19p13.3	TUBB₄A	AD	低语性肌张力障碍，见于澳大利亚家系
DYT5/DRD	14q22.1 11P15.5 2p13.2	GCH₁ TH SPR	AD AR AR	遗传性多巴反应性肌张力障碍，有帕金森综合征表现，昼夜波动，对多巴制剂反应好
DYT6	8p21-8q22	THAP₁	AD	Mennonite/Amish 肌张力障碍，伴有混合性的面部、颈或肢体起病，儿童期或青春期发病
DYT7	18p11.3	未知	AD	成人发病局限型，颈、面或肢体开始，见于德国家系
DYT8	2q33-35	MR-1	AD	发作性非运动诱发的运动障碍（PNKD1）
DYT9	1p31	SLC₂A₁	AD	发作性舞蹈或共济失调和肌强直（发作性锻炼诱发的肌张力障碍1）
DYT10	16P11.2	PRRT₂	AD	发作性运动诱发的运动障碍（PKD1）
DYT11	7q21	SGCE	AD	肌阵挛-肌张力障碍（遗传性酒精反应性肌阵挛）
DYT12	19q13	ATP1A₃	AD	快速起病的肌张力障碍-帕金森综合征
DYT13	1p36.13-36.22	未知	AD	成年早期起病的节段型肌张力障碍伴明显的头颈部或上肢起病，意大利家族
DYT14/DYT5	14q22.1	GCH₁	AD	遗传性多巴反应性肌张力障碍
DYT15	18p11	未知	AD	肌阵挛性肌张力障碍

基因符号	染色体	基因	遗传方式	临床类型
DYT16	2q31.3	*PRKRA*	AR	早发的全身型肌张力障碍-帕金森综合征,多下肢起病,可波及广泛,包括颅,如构音障碍及吞咽困难
DYT17	20p11.22-q13.12	*ATP13A₂*	AR	早发的颈部-颅部肌张力障碍
DYT18/DYT9	1p34.2	*SLC2A₁*	AD	锻炼诱发的肌张力障碍(EID₂)
DYT19	1p	未知	AD	发作性运动诱发的运动障碍(PKD2)
DYT20	2q31	未知	AD	发作性非运动诱发的运动障碍(PNKD2)
DYT21	2q14.3-q21.3	未知	AD	迟发的全身性肌张力障碍
DYT23	9q34.11	*CIZ1*	AD	成人起病的颅-颈部肌张力障碍
DYT24	11p14.2	*ANO3*	AD	成人起病的颅-颈部肌张力障碍伴显著的震颤
DYT25	18p11	*GNAL*	AD	成人起病的颅-颈部肌张力障碍
DYT26	22q12.3	*KCTD₁₇*	AD	肌阵挛-肌张力障碍
DYT27	2q37	*COL₆A₃*	AR	节段性孤立震颤性肌张力障碍,主要影响颅颈部和上肢

注:AD:常染色体显性遗传;AR:常染色体隐性遗传;XR:X性连锁隐性遗传;DYT22没有文献报道其基因定位和临床特征。

一、扭转痉挛

(一)原发性扭转痉挛

扭转痉挛(torsion spasm)又称扭转性肌张力障碍,变形性肌张力障碍(dystonia musculorum deformans),是全身性肌张力障碍的一种。原发性扭转痉挛(primary torsion dystonia, PTD)是由于躯干、肢体、颈部或颜面肌肉协调功能失调,而出现各种姿势的异常或肢体的扭转的一组疾病。以年轻人发病多见,初期表现为局限性,以后波及全身。可有家族史。继发性扭转痉挛是由基底节或中枢神经系统其他部位损害所致。

常染色体显性遗传的早发性PTD是一种最常见的扭转痉挛,亦称Oppenheim肌张力障碍。东欧和Ashkenazi犹太人群发病率最高。普通人群的患病率约为0.6/10万,在Ashkenazi犹太人群中可高达50/10万。Zilber等在1984年分析了以色列1969—1980年PTD的调查资料,发现欧裔犹太人群的发病率为非裔或亚裔的犹太人群的5倍。1989年Bressman等研究了43个先证者为扭转痉挛的Ashkenazi家系,显示不同年龄相关发病的危险性:第一代15.5%,第二代6.5%。估计疾病的频率1/15 000,基因频率1/900。不同的家系中外显率差异较大。

PTD在病因上是异源的,包括临床和种族的,种族和连锁的研究表明许多亚型有不同的基因起源。Eldridge(1970)提出的早发性PTD在Ashkenazi犹太人群中为常染色体隐性遗传而在非犹太人群为常染色体显性遗传的观点曾被广泛接受。但此后的多项研究表明此临床类型均属常染色体显性遗传,基因的外显率为30%～40%,因此在突变基因携带者中仅1/3发病。近年来发现,扭转蛋白A的编码基因中p.D216H的多态性频率在无症状的突变携带者中明显高于患者,提示该多态性可能有保护作用。

1989年Ozelius和1990年Kramer将致病基因定位于染色体9q34,命名为*DYT1*基因。此基因编码332个氨基酸组成的扭转蛋白A。患者该部位基因保守区中GAGGAG缺失一个GAG,造成它编码的扭转蛋白A(torsin A)羧基末端的谷氨酸丢失。扭转蛋白A为高度保守的一组蛋白,与ATP酶和热休克蛋白具有同源性。扭转蛋白A在黑质背部高表达,表明了这种结构在多巴胺能系统中的重要作用。野生型扭转蛋白A在内质网中广泛分布,而突变型扭转蛋白A分布在细胞核周围,与来源于螺旋物内质网的螺旋物形成大的包涵体,干扰了内质网的完整性,导致膜和神经元滤泡运输的倾泻。突变型如何使神经元功能失调和原发的部位于多巴胺能系统尚需进一步研究。1998年Augood通过mRNA探针对死亡脑组织进行研究发现,*DYT1* mRNA在富含多巴胺的神经元中高表达,提供基底节多巴神经能神经支配,它的缺失表明了多巴胺通路功能障碍可能为早发性PTD的病理基础。

早发性PTD绝大部分为常染色体显性遗传,即DYT1型,是最经典的扭转痉挛。发病以年长儿童和年轻人多见,发病年龄从6～42岁均有报道。发病初只表现为局限性的肌张力障碍症状,多自一侧上肢开始,以后波及其他肢体乃至全身,造成扭转痉挛。家族成员中或有多个同病成员或有多种顿挫型局限性症状,如脊柱侧凸、书写痉挛等,但以颅面部和颈部受累起病较少见。症状可长期局限于起病部位,即使发展为全身型,症状亦较轻。在Ashkenazic犹太人群中有阳性家族史者多见。躯干及脊旁肌的受累则引起全身的扭转或作螺旋形运动,是本病的特征性表现。常引起脊柱前凸、侧凸和骨盆倾斜,面肌受累时则有挤眉弄眼、牵嘴歪唇等动作。舌肌与咽喉肌受累,则出现舌头时而伸出、时而缩回或时而在口内扭动等不自主动作,并有构音与吞咽障碍。扭转痉挛在自主运动或精神紧张时加重,入睡后完全消失。肌张力在扭转运动时增高,扭转运动停止后则恢复正常或减低,变形型肌张力障碍即由此得名。严重的患者可因不自主运动而不能从事正常活动。肌力,反射,深、浅感觉和智力一般皆无改变,但亦可能有智能减退者。病程进展多甚缓慢。晚期病例可因骨骼畸形、肌肉挛缩而导致严重残疾。起病年龄小和下肢起病者预后不良。

早发性PTD属常染色体隐性遗传者即DYT2型,通常在儿童期起病,平均发病年龄为15岁。表现为一侧或双侧下肢轻度运动障碍,足呈内翻跖屈,行走时足跟不能着地,随后躯干和四肢发生不自主的扭转运动。病情一般进展迅速,最后几乎都发展为全身型,预后不良,多于起病后若干年死亡,但也有少数病例可长期不进展,甚至可自行缓解。

此外,在其他一些常染色体显性遗传的扭转痉挛家系中,发现了不同于 DYT1 的致病基因。例如在 2 个 Mennonite 扭转痉挛家族中,呈原发性扭转痉挛混合型,致病基因为 DYT6,染色体定位于 8p21.28 - q22。

(二) 多巴反应性肌张力障碍

多巴反应性肌张力障碍(dopa-responsive dystonia,DRD)在全身型肌张力障碍中也比较常见。详见后述。

(三) X-连锁的肌张力障碍-帕金森综合征

本病又称 Lubag 病,同时具有肌张力障碍及帕金森综合征的特征。最早出现在菲律宾 Panay 岛。该病为 X-连锁显性遗传,完全外显,致病基因 DYT3 定位于 Xq13.1。X-连锁的肌张力障碍-帕金森综合征发病为男性,平均发病年龄为 35 岁。肌张力障碍开始为某一部位受累,大约 5 年后全身累及,病情呈进行性加重。首发部位可为全身任意部位。帕金森综合征包括动作迟缓、震颤、强直、姿势反射消失,病程可超过 40 年。患者常可死于喉部肌张力障碍继发的感染和营养不良。

二、痉挛性斜颈

痉挛性斜颈(spasmodic torticollis)是由颈肌阵发性不自主收缩引起头向一侧扭转或阵挛性倾斜。是颈部肌张力障碍(cervical dystonia)最常见的表现形式,多为原发性,也可继发于颈椎外伤(半脱位)或心因性。原发性颈部肌张力障碍属于局灶性肌张力障碍,患病率为 5.7/10 万~8.9/10 万。女性多见,男女之比约为 1:2,发病高峰年龄为 50~60 岁。大约 10% 的患者有自发缓解期,通常发生在起病 1 年内,多数在缓解数年之后又复发,如不经治疗,症状往往持续不愈。

【临床表现】

痉挛性斜颈是指由于颈部肌肉不自主的持续收缩引起的头部痉挛性转动和异常姿势。因颈部肌张力障碍对侧肌肉的拮抗作用,还可出现周期性头颈短暂抽搐或震颤。患肌可发生肥大。颈部深浅肌肉均可受累,但以胸锁乳突肌、斜方肌、颈夹肌和颈椎旁肌等受累所表现的症状最突出。一般头部在得到支撑时,如平卧位或靠在座椅上,症状可明显缓解,情绪激动时加重,入睡后则完全消失。可同时伴有面部、躯干或肢体的肌张力障碍。

痉挛性斜颈有多种临床类型:① 旋转型,头颈过中线以矢状面发生旋转,该型有水平旋转型、后仰旋转型和前屈旋转型;② 侧屈型,头颈过中线的矢状面侧屈向左或向右;③ 前屈型,以双侧外耳和下颏三点相连组成的正中冠状面为准,患者该面向前倾;④ 后仰型,以前述正中冠状面为准,该面向后仰;⑤ 混合型,肌肉痉挛无规律,头颈姿态多变。不同临床类型所累及的肌肉不同。单独一侧的胸锁乳突肌收缩时致头向对侧扭转,颈部向对侧屈曲。一侧胸锁乳突肌合并对侧斜方肌和颈夹肌同时收缩时,头转向对侧并固定于此位置不伴颈部向收缩肌侧的屈曲。双侧胸锁乳突肌同时收缩时头向前屈曲,双侧颈夹肌及斜方肌同时收缩则头向后伸。

本病起病多缓慢,偶见急性起病者。早期症状轻微常被忽视,以后则逐渐加重,直至需用手用力把向一侧扭转的头部扳回原位。受累肌肉可有牵拉和酸痛感,一般程度不严重。部分患者有自愈倾向。由于姿势异常,患者的日常生活和工作学习受到影响,往往也有各种情绪障碍,如抑郁、焦虑,更加重了疾病的严重程度。

颈部肌张力障碍的"感觉诡计"现象也很常见,通常是某些动作,如用手轻触下颌、扶头、触捏颈部、讲话或穿高领上衣、轻松倚靠物体等可暂时缓解症状。但随着病程进展,病情加重,这些动作或技巧往往不能再使患者获益。

【诊断与鉴别诊断】

根据特征性的斜颈表现诊断不难。须与以下疾病鉴别。

1. 继发性颈肌张力障碍 头部外伤、脑血管意外、丘脑手术、脑炎或颅内感染后、多发性硬化、代谢性疾病(如甲状旁腺功能减退)、药物(如多巴胺阻滞剂、左旋多巴、麦角衍生物、抗惊厥药物)、中毒(如一氧化碳中毒、甲醇中毒)。

2. 假性颈肌张力障碍 这些疾病有颈部的异常姿势,但不是因为颈部肌张力障碍引起,它包括了一组疾病和综合征。

(1) 神经系统疾病:包括肿瘤在内的后颅窝和小脑结构性异常(如 Arnold - Chiari 畸形、第四脑室囊肿)、脊髓肿瘤或脊髓空洞症、神经-眼科疾病(如同向性注视障碍、斜视)、局限性痫性发作。

(2) 骨骼疾病:颈椎骨折或脱位、椎间盘变性、Klippel - Feil 综合征(颈椎融合综合征)。

(3) 肌肉病变:先天性斜颈、颈部肌肉外伤或血肿、颈肌纤维化、周围组织感染(如咽炎或痛性淋巴结病引起)。

3. 心因性颈肌张力障碍 神经症、精神病。

三、手足徐动症

手足徐动症(athetosis)又称指划运动,是一组手指、手、足趾和足的缓慢、不自主的复杂运动的临床综合征。可为多种神经系统疾病的表现,其临床特征为肌强硬和手足发生慢性和不规则的扭转运动。脑部的损害特别是纹状体的损害通常是引起症状的直接原因。这些症状通常不是单独出现,常伴有脑瘫,并且通常是疾病产生的原因。

【病因】

1896 年 Anton 报道双侧手足徐动症的脑组织病理呈大理石状态(status marmoratus),且将产后发生的双侧手足徐动症描述为双侧脑性瘫痪或 little 病。

本病可见于许多情况,如基底节大理石样变性、脑炎、出生时窒息、早产、产伤、核黄疸、肝豆状核变性等。基底节大理石样变性是最常见的病因。

【病理】

双侧手足徐动症通常发生在出生后最初几个月,其病理特点为基底节(特别是纹状体的壳核、尾状核)呈大理石样变性,系有髓鞘纤维的髓鞘过度增生造成。丘脑、苍白球、黑质、内囊及大脑皮质亦可有变性。少数病例可能是因核黄疸发生基底节髓鞘形成状态(status dysmyelinatus)。脑发育不良或脑回变小经常可见。

【临床表现】

先天性手足徐动症的临床特征通常为出生后即出现不自主运动,但亦可于出生后数月症状才变得明显。发育迟缓,开始坐起、行走或说话的时间均延迟。不自主运动其实早已开始,但起初皆不明显,直至患儿能作随意运动时才被发现。由肝性脑病、吩噻嗪类药物、氟哌啶醇或左旋多巴过量引起的手足徐动症常于成年以后发病。本病所特有的手足徐动性动作是手足不断作出缓慢的、弯弯曲曲的或蚯蚓爬行样的强制动作。这些动作以四肢的远端较近端显著。下肢受累时,拇趾常自发地背屈,造成假性的巴宾斯基征。有时面部亦可受累,患者常挤眉弄眼,扮成各种鬼脸。咽喉肌和舌肌受累时则言语不清,构音困难,舌头时而伸出时而缩回,吞咽亦可出现障碍。本病尚可伴有扭转痉挛或痉挛性斜颈。这种不自主运动可因情绪紧张或精神受刺激或随意运动时加重,完全安静时减轻,入睡时停止。其肌张力时高时低变化无常,肌张力在肌痉挛时增高,肌松弛时正常,故本病又称易变性痉挛(mobile spasm)。约有半数患者因锥体束受累可出现双侧轻瘫或痉挛,特别是下肢。半数以上有智力缺陷。全身感觉正常。本病一般为慢性疾病,病程可长达数年或几十年之久,少数患者的症状可长期停顿而不进展,手足徐动症严重且伴有咽喉肌受累者,可早期死于并发症。

【诊断】

手足徐动症有手足特殊姿势的不自主运动,故诊断并不困难。舞蹈病的舞蹈样动作出现于肢体、躯干及头面部,范围广泛,且动作迅速,呈跳动样,不同于本病的不自主动作主要局限于手足,但本病有时与舞蹈病并存,称为舞蹈手足徐动征(choreo-athetosis)。

四、多巴反应性肌张力障碍

多巴反应性肌张力障碍(dopa-responsive dystonia,DRD)是一种好发于儿童或青少年,以进行性肌张力障碍或步态异常为主要表现的遗传性疾病。DRD 的症状具有昼夜波动性,对小剂量左旋多巴反应明显。1976 年 Segawa 等首次描述该病,故又称为 Segawa 综合征。1998 年 Nygaard 将其命名为 DRD。

【病因和发病机制】

DRD 有数个突变的基因,呈常染色体显性遗传或常染色体隐性遗传。多巴胺在体内的合成从酪氨酸开始,酪氨酸羟化酶(tyrosinehydroxylase,TH)是其合成的限速酶,四氢生物蝶呤(tetrahydrobiopterin,BH4)是 TH 合成的重要辅因子。在体内,三磷酸鸟苷(guanosine triphosphate,GTP)需经 3 步生成 BH4。3 个催化酶分别是 GTP 环化水解酶 I(GTP cyclohydrolase I,GCH I)、6 - 丙酮酰四氢蝶呤合成酶(6 - pyruvoyl tetrahydrobiopterin synthase,6 - PTS)和墨蝶呤还原酶(sepiapterin reductase,SR)。

GCH I 是合成 BH4 所需要的第一个酶,同时也是关键酶。GCH I 突变导致多巴胺减少是 DRD 的主要病因,约占所有 DRD 的 80%。GCH I 突变通常是常染色体显性遗传,1994 年 Ichinose 等将其致病基因定位于 14q22.1。突变形式包括错义突变、无义突变、剪切突变、启动子突变、片段或染色体缺失等。TH 和 SR 基因突变通常为常染色体隐性遗传。编码 TH 的基因定位于 11p15.5,编码 SR 的基因定位于 2p13.2。

TH 是合成儿茶酚胺的限速酶,TH 缺乏可导致包括婴儿进行性脑病和 DRD 在内的系列疾病。疾病的严重程度与机体残余的酶的活力有关。通常因 TH 缺乏导致的 DRD,残存的酶活力为正常人的 10%~20%,与 GCH I 突变相比,TH 突变导致的 DRD 患者对左旋多巴的反应延迟,且不完全,而且可能产生左旋多巴诱导的异动。因此,治疗和诊断性治疗时的缓慢滴定是必要的。

SR 催化 6 - 丙酮酰四氢蝶呤还原为 BH4,SR 突变导致的疾病表型更严重,出生 6 个月内出现婴儿脑病伴发育障碍。SR 突变患儿仅部分对左旋多巴有效,且需持续补充 BH4 和 5 - 羟色氨酸。

DRD 患者的黑质-纹状体多巴胺能神经元数量和结构正常,并无神经元退行性变性、缺失和胶质细胞增殖,但脑内 TH 合成 DA 的活性降低,导致 DA 水平明显下降。病理检查证实,纹状体中的 TH 蛋白表达水平下降,酶活力下降,多巴胺减少。患者脑脊液中的高香草酸及生物蝶呤的含量均低于正常,而 PET 检查发现纹状体[18]F-多巴摄取量正常,提示该病多巴胺脱羧酶及多巴胺受体是正常的,持续给予少量外源性多巴制剂,可弥补多巴胺不足,改善症状。

【临床表现】

DRD 占儿童起病肌张力障碍的 5%~10%。平均发病年龄为(6.9±2.6)岁,少数患者成年起病。女性多见,男女比例为 1:4~1:2。儿童起病者,多以一侧下肢肌张力异常为首发症状,累及足趾关节、踝关节时表现为步态异常,如足尖着地行走、马蹄内翻足、躯干前屈等,累及上肢时可出现掌指关节、指间关节的过屈或过伸,并因关节挛缩而出现畸形,有时患儿仅表现为学走路较迟、易摔倒。发病 10~15 年后,肌张力障碍逐渐进展,波及其他肢体、头颈部甚至躯干。患儿可有肌强直、肢体震颤和病理征。

DRD 成年起病者罕见,临床表现以肢体不自主震颤、强直-少动等帕金森病样表现多见。发病年龄为 25~30 岁,也有 50 岁以上发病的报道。多以震颤起病,震颤往往从上肢开始,逐渐波及下肢。患者行动迟缓,易疲劳,肢体肌张力增高,腱反射亢进,病理征阳性。常易被误诊为帕金森病。

约 75% 的患者有睡眠缓解的现象,症状有昼夜波动性或活动后加重的特点,晨起症状轻微,下午或劳累后症状加重,休息后减轻。这种波动性随着年龄的增大而变得不明显。

【辅助检查】

PET 检查有助于鉴别 DRD 与早期帕金森病。DRD 患者纹状体[18]F - 多巴摄取量正常。[11]C - 二氢丁苯那嗪([11]C - dihydrotetrabenazine,[11]C - DTBZ)是囊泡单胺转运体 2(vesicular monoamine transporter 2,VMAT2)的配体,DRD 患者的[11]C - DTBZ 摄取增加,反映囊泡多巴胺浓度下降或转运体表达代偿性增高。

【诊断和鉴别诊断】

DRD 的诊断主要依据临床表现及对小剂量多巴制剂的反应性。儿童或成人起病,以原因不明的肢体肌张力异常、震颤、步态怪异等为首发症状,昼夜波动和休息后减轻是主要的临床特点,尤其有家族遗传背景的应高度怀疑 DRD。

可疑患者给予口服小剂量多巴制剂,多数在 1~3 d 后症状缓解;若无效,可适当增加剂量,如果每天的多巴制剂剂量达到 450~600 mg,持续 6 周治疗仍无效者,可排除 DRD。然而,接受多巴制剂治疗后症状轻微进展并不能排除 DRD。

DRD 的致病基因检测可进一步明确诊断。

DRD 需要和脑性瘫痪、少年型帕金森病、扭转痉挛、肝豆状核变性和痉挛性截瘫等鉴别。

1. **脑性瘫痪** 婴幼儿期发病的 DRD 可能会被误认为脑瘫,患儿下肢腱反射活跃或亢进,肌张力增高,伴明显的伸性跖反射(肌张力障碍性跖背伸),一种类似阳性病理征的纹状体趾(striatal toe;通常只表现为踇趾背屈,而不伴有其余足趾扇形展开和同侧下肢关节协同屈曲,以此与典型的病理征相鉴别)。患儿运动诱发电位正常,颅脑 MRI 检查未见明显异常。无论有无阳性家族史,应行左旋多巴试验。脑瘫患儿常以肌张力异常增高和痉挛为特点,有围生期的异常情况,临床症状无波动性,对多巴制剂无反应。

2. **青少年型帕金森病** 极少发生在 8 岁以下儿童,PET 检查示 ^{18}F-多巴或 ^{11}C - CFT 摄取减少,长期应用多巴制剂需要逐渐增加剂量,而且易出现异动、剂末效应等并发症。

3. **肝豆状核变性** 常伴肝脏损害及智力、精神异常,角膜可见 K - F 环。血清铜蓝蛋白浓度显著下降,MRI 检查常见豆状核、尾状核、中脑和脑桥及额叶皮质等部位的异常信号。

4. **扭转痉挛** 可从某个肢体起病,逐渐波及全身,对多巴制剂无戏剧性反应,可以此与 DRD 鉴别,必要时可通过基因检测明确诊断。

5. **痉挛性截瘫** 通常有家族史,双侧同时发病,以锥体束损害为主要特征,以下肢症状较严重,表现为髌和踝阵挛,病理征阳性,行走呈剪刀步态,左旋多巴治疗无效。

【治疗】

DRD 的首选治疗是左旋多巴制剂。目前推荐使用的左旋多巴起始剂量为 1 mg/(kg·d),逐渐加量直到症状完全缓解或达到出现最小不良反应的剂量。大多数的患者小剂量显著有效,50～200 mg/d 足以改善所有症状,罕有需要 600 mg/d 以上的。而且随着治疗时间延长,患者对多巴持续有效。然而,15%～20% 的 DRD 患者在长期使用左旋多巴后会出现异动症,这可能与多巴胺随年龄增长而代谢降低有关。多巴受体激动剂和抗胆碱药物对 DRD 同样有效。

对纯合突变和复合杂合突变的 GCH I 来说,需要额外补充 BH4 和 5-羟色氨酸。

五、Meige 综合征

Meige 综合征是成年人发病的局限性肌张力障碍,中老年多见,40～60 岁起病。女性多见,男女比例为 1:3～1:2。1910 年法国神经病学家 Henry Meige 首次报道该病。其临床特征为眼睑痉挛和(或)口面部肌肉对称性不规则多动收缩,舌肌亦可受累。部分病例伴有颈部、躯干或中线部位肌肉痉挛性肌张力异常,可伴有震颤、痉挛性构音障碍。部分患者表现为眼干和强直性瞳孔。

【病因】

Meige 综合征分为原发性和继发性 Meige 综合征。继发性 Meige 综合征可明确致病原因,在丘脑或基底节区常有异常表现。而原发性 Meige 综合征的病因至今不清楚。综合一些学者的研究,其发病可能与以下原因有关。

1. **6-丙酮酰-四氢蝶呤合成酶** 遗传学研究中认为 6-丙酮酰-四氢蝶呤合成酶(6-PTS)与肌张力障碍有关。Hanihara 分子遗传学研究显示患者的 6-PTS 基因存在一种纯合子突变。此基因异常可能引起遗传性肌张力障碍,推测在患者的中枢神经系统内有残留的 6-PTS 活力。

2. **创伤** 据 Zacono 研究中的一组有下颌运动异常的肌张力障碍患者,均有与运动异常部位一致的解剖部位的创伤史。自创伤开始至出现下颌肌张力障碍的平均潜伏期为 65 d(1 d～1 年),因而认为下颌面部创伤包括口腔外科手术可能会触发下颌的肌张力障碍。

3. **脑干上部、基底节异常** 中脑及基底节过度活化,使参与眼轮匝肌反射的脑桥内中间神经元过度活动。

4. **胆碱能系统** 基底节等脑内胆碱能系统过度活跃,特别是乙酰胆碱和多巴胺的平衡失调,是引起 Meige 综合征等肌张力障碍的病因。

5. **情感心理因素** 也可能与 Meige 综合征有关。

【临床表现】

Marsdan 按临床表现将 Meige 综合征分为 3 个类型:① 眼睑痉挛型;② 眼睑痉挛合并口、下颌肌张力障碍型;③ 口、下颌肌张力障碍型。其中眼睑痉挛合并口、下颌肌张力障碍被视为 Meige 综合征的完全型。有些患者除面部症状外还伴随颈部及上肢的肌张力障碍,有学者将这些患者归为混合型。发病的最初 1 年内,症状可局限于眼睑,此后逐渐播散至下面部肌群,有时还可有咽喉部及颈部肌群受累。

双侧眼睑痉挛是本病最常见的首发症状,部分由单眼起病,但很快波及双眼。常有眼睑刺激感、眼干、畏光和瞬目增多。眼睑痉挛的发作常由稀疏到频繁,可因眼睑持续收缩导致不能视物。多动不可控制,但安静时减轻,卧位及睡眠时症状往往消失。当患者集中盯视某物时可使多动减轻或消失,行走、说话、亮光刺激及疲劳等可诱发发作。"感觉诡计"现象常见,唱歌、吹口哨、打哈欠、进食及用手提拉上睑皮肤等都可使症状得到戏剧性的改善。肌张力异常的特点是眼轮匝肌、前额肌、面上部或下颌部某些肌群双侧对称性强直性收缩,持续数秒至半分钟,以后又向其他部位扩展,数分钟内累及其他肌群,继之呈阵挛性收缩或肌张力异常。阵挛性收缩或多动也可在强直性收缩之前发生。痉挛的肌群较少同步。少数病例两侧可不对称,10～20 次痉挛收缩后突然停止,间歇数秒或数分钟后又可重复发作。严重者可呈持续性痉挛,表现为挤眼、眼睑痉挛甚至闭合不能,皱眉、张口、噘嘴或缩唇、龇牙、苦笑脸,致面部表情古怪特殊,严重者可引起下颌脱臼、咬牙、挫牙,使牙齿严重磨损。可伴有吐舌、软腭震颤,发音困难、吞咽或呼吸困难。部分患者有疼痛主诉,少数病例上肢可有舞蹈样动作,下肢受累少见。痉挛程度在 1 d 内或数天内可不相同,有时可消失。眼睑痉挛可引起功能性盲,患者不敢独自出行,影响工作及生活。发音困难和吞咽困难等影响患者交流及进食,降低生活质量,有些患者甚至丧失独立生活的能力。

部分 Meige 综合征患者有自行缓解的趋势,通常在起病的 5 年内。本病在以下情况下预后良好:① 发病时年纪尚轻;② 从初始症状到最严重症状的出现间隔时间短;③ 最严重表现为轻度不随意运动;④ 从发病到开始治疗的时间短;⑤ 眼轮匝肌和其他肌肉不随意运动同时发生。

【诊断和鉴别诊断】

临床上需与长期服用精神药物所致的迟发性运动障碍、面肌痉挛、神经症、重症肌无力等鉴别。

1. **迟发性运动障碍** 有长期吩噻嗪类、丁酰苯类抗精神病药物服用史,以面部受累肌肉蠕动为主,同时也可有颈部、肢体及躯干不自主运动。

2. 面肌痉挛　通常为单侧发病,双侧受累者较少,不累及下颌、舌的运动异常。

3. 神经症　有心理及精神因素,形式多样易变化,暗示性强。

4. 睁眼失用　多见于帕金森病、进行性核上性麻痹等,表现为患者很难有意识地睁眼,尤其在光线刺激或想凝视某物时、触及面部时睁眼障碍更明显,瞬目动作减少,在睁眼时额肌收缩,而无眼轮匝肌收缩,与眼睑痉挛不同。

5. 重症肌无力　眼肌型重症肌无力可因眼睑下垂导致眼裂变小,睁眼困难,而非眼睑痉挛。常有晨轻暮重及眼球活动障碍。

6. 老年期口部咀嚼综合征　多发于老年,表现为舌、面下部与咀嚼肌不自主运动。可伴有肢体强直、静坐不能等表现。

六、肌张力障碍的治疗

病因治疗十分重要。但大多数原发性肌张力障碍的病因不明,因此对症治疗是目前最常用的治疗方法。

不同类型肌张力障碍的治疗方法有所不同:头面部、手和臂部的肌张力障碍首选肉毒毒素注射,药物为辅助治疗,通常不选择手术治疗。颈部肌张力障碍以肉毒毒素注射为主要治疗方法,但可以辅以药物治疗。在注射和药物治疗无效时可行颈部硬膜内和硬膜外神经根切断术。节段性、多节段性或全身性肌张力障碍以药物治疗为主,以肉毒毒素注射和脑部立体定向手术为辅助手段。

1. 药物治疗　除多巴制剂对 DRD 具有良好的疗效外,其他原发性肌张力障碍的药物疗效个体差异很大。

(1) 复方多巴制剂:多巴制剂对 DRD 疗效显著,故有学者主张对所有以全身性肌张力障碍起病的儿童患者均应该试用复方多巴制剂进行诊断性治疗。目前推荐使用左旋多巴的起始剂量为 1 mg/(kg·d),逐渐加量直到症状完全缓解或不良反应最小。大多数患者小剂量即显效,50～200 mg/d 足以改善所有症状,罕有需要 600 mg/d 以上的。而且随着治疗时间延长,患者对多巴制剂持续有效。然而,15%～20% 的 DRD 患者在长期使用左旋多巴后会出现异动症,这可能与多巴胺随年龄增长代谢降低有关。多巴受体激动剂和抗胆碱药物对 DRD 同样有效。对纯合子突变和杂合子突变的 *GCH Ⅰ* 而言,需要额外补充 BH4 和 5-羟色氨酸。*TH* 和 *SPR* 突变的 DRD 患者疗效略差。

(2) 抗胆碱能药物(苯海索、东莨菪碱):抗胆碱能药物治疗原发性肌张力障碍患者中,50% 的儿童患者和 40% 的成人患者可获中等程度或显著的疗效。苯海索(安坦)的起始剂量为 2 mg/d,逐渐加量。在年轻人及症状早期开始用药最有效。国外报道最高可达 60～100 mg/d。但此类药物的中枢和周围神经系统不良反应严重,患者常无法耐受有效的治疗剂量,而且疗效难以持久。

(3) 巴氯芬:属突触前 GABA 受体激动剂。可能通过GABA-b 受体的激动,降低了来自脊髓上升性传导通路中感觉冲动的传入,因而改变了运动冲动的传出,从而改善肌张力障碍的症状。口服起始剂量为 5 mg/d,每天 2 次,逐渐加量,通常可加至 80 mg/d。研究报道其有效剂量为 40～180 mg/d。国外有鞘内微泵持续注射的给药方法,对痉挛明显和以躯干及下肢受累为主的肌张力障碍有良好的疗效。

(4) 多巴胺能阻滞剂:如氟哌啶醇、匹莫奇特、利培酮、硫必利等,在以多动为主要表现的患者中可以应用。起始宜小剂量,常引起嗜睡,需注意药物引起的锥体外系不良反应。氯氮平也有一定的疗效,但需谨防其粒细胞缺乏的潜在风险。

(5) 丁苯那嗪:通过突触前抑制所有单胺类递质的释放(包括多巴胺)起效。是迟发性运动障碍的首选治疗药物,对其他类型的肌张力障碍也有一定疗效。剂量从 12.5～25 mg/d起,可逐渐增加至 100～200 mg/d。

(6) 抗癫痫药:卡马西平、丙戊酸钠及苯妥英钠在不同患者中的有效性差异很大,可以尝试。卡马西平对某些患者有显效,但也有其可能加重病情的报道,且易发生皮疹等不良反应,故应谨慎使用。

(7) 苯二氮䓬类:氯硝西泮、劳拉西泮及地西泮都可以应用,其中以氯硝西泮最常用,近 20% 的患者有效,起始剂量为 0.25 mg/d,可增加至 1～6 mg/d。

就口服药物的治疗方面总结而言,儿童及发病年龄小于28 岁的年轻人,如果是非 DYT1 型肌张力障碍可试用卡比多巴/左旋多巴治疗,小剂量起始,加至 25/100 mg/d,每天 3 次,如无明显疗效可予苯海索(安坦)治疗。对大部分患者而言,可以遵循"ABC"(A:苯海索;B:巴氯芬;C:氯硝西泮)的药物治疗原则,这些药可有多种组合方式。对于迟发型肌张力障碍,丁苯那嗪对多数患者有效。对于局灶性肌张力障碍,肉毒毒素注射是一线治疗方法,难治性肌张力障碍也可辅以上述药物治疗。

2. 肉毒毒素注射治疗　肉毒毒素(botulinum toxin)在神经科治疗领域中的应用是近年来的一大进展。肉毒毒素对各种类型的肌张力障碍都有效,尤其是各型局灶性肌张力障碍的首选治疗手段。

肉毒毒素是由肉毒梭状芽孢杆菌(肉毒杆菌)在繁殖过程中产生的嗜神经外毒素。根据血清抗原性不同,可分为 A、B、C、D、E、F、G 7 型。A 型肉毒毒素(BT-A)因其稳定性最好,易于制备和保存而被普遍用于临床。肉毒毒素被注射到局部肌肉后,可选择性地作用于神经肌肉接头的突触前膜,裂解Synap-25 递质转运蛋白,抑制乙酰胆碱释放,从而导致肌肉麻痹。近年来,B 型肉毒毒素(BT-B)也被应用于临床。目前主要应用的 BT-A 制剂有:我国生产的衡力®、美国的 Botox®、英国 Dysport® 及德国的 Xeomin®;BT-B 则主要为美国生产的 NeuroBloc®/MYOBLOC®。Scott(1979)成功地将 BT-A用于斜视的治疗。1989 年美国食品药品管理局正式批准Botox® 作为新药用于治疗斜视、眼肌痉挛和面肌痉挛等运动障碍疾病。1993 年 10 月我国卫生部兰州生物制品研究所研制和生产的注射用 BT-A(衡力®)问世,自此国内也开始了广泛应用。肉毒毒素治疗各型肌张力障碍(尤其是眼睑痉挛、颈部肌张力障碍及面肌痉挛)有较好的疗效。注射后一般 2～3 d 发挥疗效,持续数月至 1 年,最终均会复发;复发后可重复注射,大多数患者仍可有满意的疗效。少数患者由于体内产生了自身抗体,影响了重复注射的治疗效果。这种情况下换用 BT-B 仍可奏效。

3. 外科治疗　对于上述内科治疗效果均不佳的多节段性或全身性肌张力障碍患者,可考虑行脑立体定向手术。靶点可选苍白球内节(GPi)或丘脑核团。脑深部电刺激(deep brain stimulation,DBS)手术因其具有微创、可逆性、双侧手术不良反应轻的优点,目前已取代毁损术成为主要的手术方法。双侧 GPi - DBS 手术对 DYT1 型肌张力障碍有良好的疗效。在 Meige 综合征、迟发型肌张力障碍及颈部肌张力障碍中,近年来也有治疗有效的临床报道,但由于手术本身具有一定的风险,加上疗效尚不肯定,还是需掌握手术指征。药物及肉毒毒素治疗无效的痉挛性斜颈也可尝试颈部肌肉或选择性颈神经根切断术。

4. 其他治疗　包括支具治疗、生物反馈及行为治疗等。

第六节　特发性震颤

邬剑军

特发性震颤(essential tremor,ET)又称家族性震颤,19 世纪人们就认识到这一隐袭起病的具有家族史背景的震颤综合征,除了震颤,几乎没有其他神经系统体征。特发性震颤既指病因不明,也是指明震颤是疾病唯一或最重要的特征。ET 在普通人群中患病率接近 1%,在大于 65 岁人群中为 5%。ET 的男女发生率无显著差别,从儿童至老人均可患病,起病年龄有 2 个峰值,早发高峰<24 岁,晚发高峰>46 岁。随年龄增长震颤强度不断增强。

【病因】

20%~90%患者有家族史,呈常染色体显性遗传,且具有家族史的特发性震颤患者起病年龄更早。通过连锁分析方法,3 个染色体区域被确定与 ET 有关:ETM1(3q13)、ETM2(2p24)、ETM3(6p23)。对 ET 家族成员全外显子测序发现肉瘤融合 FUS 基因无义突变导致功能丧失。通过全外显子测序相继发现一些可能与 ET 有关的基因,包括 SORT1、SCN4A、NOS3 等。对 ET 患者全基因组关联分析显示 LINGO1 基因及 SLC1A2 基因的变异与特发性震颤有关(图 3 - 6 - 6 - 1)。

环境毒物,特别是 β-咔啉生物碱(哈尔碱和骆驼蓬碱)能够导致动物和人类发生严重震颤。骆驼蓬碱(harmaline)诱导的灵长类动物震颤模型的行为特征与人类的 ET 相似,认为是

一种较理想的 ET 动物模型。β-咔啉生物碱可存在于长时间烹调的肉、酒类、香烟、咖啡和环境中(细菌、真菌、植物)。研究发现 ET 患者小脑中哈尔碱浓度较正常对照高。

【病理生理】

ET 是中枢神经功能异常,而非外周损害导致的,但是长期以来对于 ET 是起源于脑振荡器还是震颤环路异常,或者兼而有之,一直存在争论。目前有两个疾病模型从疾病定位和机制方面探讨 ET 的病理生理机制。一种是皮质→橄榄核→小脑→丘脑震颤相关环路活性异常增高。环路活性异常增高可能与环路内的某些结构发放震颤冲动有关,如下橄榄核和小脑齿状核起到震颤起搏器的作用,其节律通过纤维到达小脑蒲肯野纤维和小脑核,并通过前庭神经外侧核和网状核传出,再沿小脑→丘脑→皮质路径激活脊髓运动神经元。另一种机制理论认为小脑齿状核 GABA 受体水平下降,齿状核失抑制,诱发整个环路出现震颤节律活动。小脑蒲肯野细胞减少、轴索梭形肿胀膨大,导致皮质→橄榄核→小脑→丘脑环路不稳定,产生震颤。

【临床表现】

ET 起病隐匿,常以双侧上肢起病,病程至少 3 年,仍主要是孤立性震颤。所谓"孤立性"是相对于"复合性"而言,震颤是唯一的体征,不合并其他明显的神经系统体征。震颤患者可能出现一些轻微的、无法确定临床意义的软体征,如一字步困难、可疑的肌障碍姿势、记忆损害。这些异常不影响患者的生活,甚至有的只有在健康体检时才能被发现。ET 主要为双上肢姿势性震颤,可以伴或不伴头、腿、躯干、发声及面部肌肉震颤。

特发性震颤的主要震颤形式是姿势性震颤和(或)运动性震颤,在指向目标的动作过程中加重,影响持物、书写和工具操作。姿势性震颤在维持身体某一部位不动以抵抗重力保持一定姿态时出现。典型的 ET 表现为手的节律性外展内收样震颤和屈伸样震颤,频率为 4~8 Hz;旋前旋后样震颤(类似于帕金森病)十分少见。书写的字可能变形,但不会表现为写字过小。

除了上肢,较常影响的其他部位是头颈部肌肉群。头部、舌或发声肌均可被累及,表现为手部严重的姿势性震颤和头部震颤,包括垂直的点头运动和水平的摇头运动。严重者可出现软腭和舌部震颤,导致发音不准。累及躯干和下肢者少见。

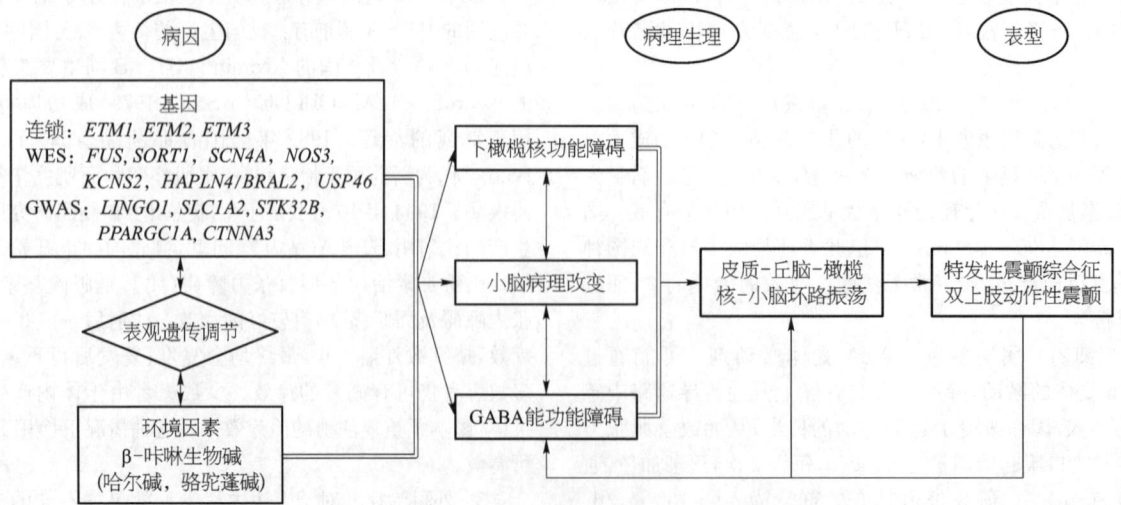

图 3 - 6 - 6 - 1　特发性震颤的病因与病理生理机制

震颤症状缓慢加重,起病时震颤频率一般较快,为 8～12 Hz;随着年龄增长,震颤频率降低,为 4～8 Hz(平均每年下降 0.06～0.08 Hz),但震幅增大(平均每年增加 7%)。震颤在发病 10～20 年后会影响活动,随年龄增长严重程度增加,以致完成精细活动的能力受到损害,至发病后第 6 个 10 年达到高峰。86% 的患者在 60～70 岁,震颤可影响患者的社会活动和生活能力。震颤幅度越大,对活动能力的影响也越大。饥饿、疲劳、情绪激动和温度(高热、热水浴)等会加重震颤。少数患者的震颤可持续保持在一定程度,并不加重。

特发性震颤患者对乙醇的反应是特征性的。许多患者即使只摄入少量的乙醇也可减少震颤。42%～75% 患者饮酒后震颤减轻,但减轻作用只是暂时的,一般维持 2～4 h。

大多数特发性震颤患者,上肢震颤是唯一症状,但其具有临床异质性。不但家族内不同成员的震颤的严重程度不一,且 ET、肌张力障碍、帕金森病可能同时存在于同一家族成员中。ET 患者伴发肌张力障碍或帕金森病的概率显著高于正常人群。

【诊断和鉴别诊断】

运动障碍协会定义特发性震颤为:① 以双侧上肢动作性震颤为主要特征的孤立性震颤综合征;② 症状至少持续 3 年;③ 可以伴或不伴其他部位震颤(如头部、声音或下肢震颤);④ 无其他神经系统体征,如肌张力障碍、共济失调或帕金森病的表现。

病程中逐渐出现并缓慢加重的上述特征的震颤需要考虑特发性震颤综合征,饮酒后减轻和有阳性家族史支持该诊断,然而阳性家族史和饮酒后缓解不足以诊断 ET。绝大多数 ET 以上肢姿势性震颤起病,但以其他部位震颤起病的不是绝对的排除标准。

ET 通常不伴有其他神经系统症状和体征,但一些患者存在与震颤无关的体征,称为软体征(soft sign)。常见的软体征包括轻微记忆损害、一字步困难、不明显的躯干姿势异常。如果患者存在软体征,但不能满足其他综合征的分类和诊断,应考虑为特发性震颤叠加综合征(essential tremor plus)。因此,临床体征除了双上肢姿势性震颤外还有轻度齿轮样现象(Frament 征),或者轻度灵活性下降应考虑 ET 叠加综合征。另外,ET 伴静止性震颤也归属为特发性震颤叠加综合征。

诊断特发性震颤需要采集详细病史,包括发病年龄、家族史、进展情况,以及是否曾经使用潜在导致震颤的药物(表 3-6-6-1)或曾经暴露于某些毒物(如汞、铅、锰)。详细的神经系统检查需要了解震颤的分布(累及的部位)、震颤激活情况(静息、姿势还是意向性)(图 3-6-6-2)、震颤频率、是否合并其他体征。常规实验室检查可以排除常见的可能导致震颤的原因,检测项目包括甲状腺功能、电解质、肝肾功能。

表 3-6-6-1 导致震颤的药物

胺碘酮	β肾上腺受体兴奋剂(沙丁胺醇、特布他林、肾上腺素)
茶碱	
止吐药(甲氧氯普胺、丙氯哌嗪)	维拉帕米
伪麻黄碱	降糖药
	咖啡因
哌醋甲酯	三环类抗抑郁药

续 表

抗精神类药物(氟哌啶醇、氟哌噻吨、喹硫平、利培酮、奥氮平)	氟西汀
	锂剂
苯丙胺类	钙离子拮抗剂(桂利嗪、氟桂利嗪)
丁苯那嗪	
阿托伐他汀	甲状腺素
卡马西平	丙戊酸
环孢菌素	糖皮质激素

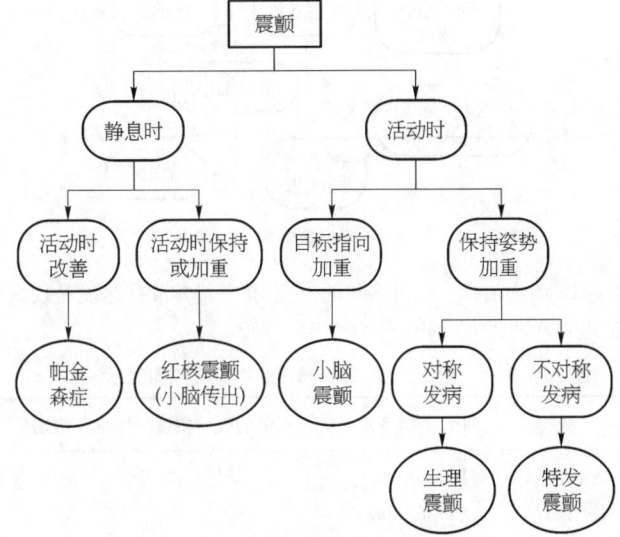

图 3-6-6-2 震颤的表现形式和激活情况

临床上必须将 ET 与孤立性震颤综合征鉴别,包括增强的生理性震颤、孤立的局灶性震颤(孤立性头部震颤、孤立性声音震颤、孤立性软腭震颤)、直立性震颤。

ET 还需要与伴其他神经体征的震颤综合征鉴别,如肌张力障碍性震颤、ET 合并帕金森病、意向性震颤综合征、Holmes 震颤、肌性节律。也应与其他形式的震颤区分,如静止性震颤、意向性震颤、等长性震颤、任务特异性震颤。辨别不同的震颤形式有助于发现病因。许多神经系统疾病、药物、全身疾病或心因性因素可能导致各种类型的震颤,有些因素常见,如甲状腺功能亢进导致的震颤;有些则少见,如遗传性肌阵挛性震颤。

ET 主要应与帕金森病鉴别。帕金森病具有静止性震颤、肌强直和运动迟缓的特征。PET 检查发现特发性震颤患者壳核正常摄取 ^{18}F-多巴,基底节多巴胺 D_2 受体功能正常,多巴胺转运蛋白功能正常,而帕金森病患者壳核摄取 ^{18}F-多巴减少,患侧基底节多巴胺 D_2 受体功能上调,多巴胺转运蛋白功能减弱。

【治疗】

目前尚无根治方法,大多数特发性震颤患者仅有轻微的震颤,仅 0.5%～11.1% 的患者需要治疗,其中不足 30%～70% 的患者在药物治疗后症状可轻至中度改善,其余患者对药物治疗不敏感,治疗效果不佳。部分患者可以只在参加社交活动时按需使用药物,如临时服用普萘洛尔和阿普唑仑。饮酒的作用可能更显著,但不推荐作为常规处理。避免一些可能加重震颤的因素尤为重要,如焦虑、咖啡因、某些药物(如丙戊酸、茶碱、锂剂、甲状腺素、肾上腺素)或温度改变均会诱发或加重震颤。ET 的治疗策略和流程见图 3-6-6-3。

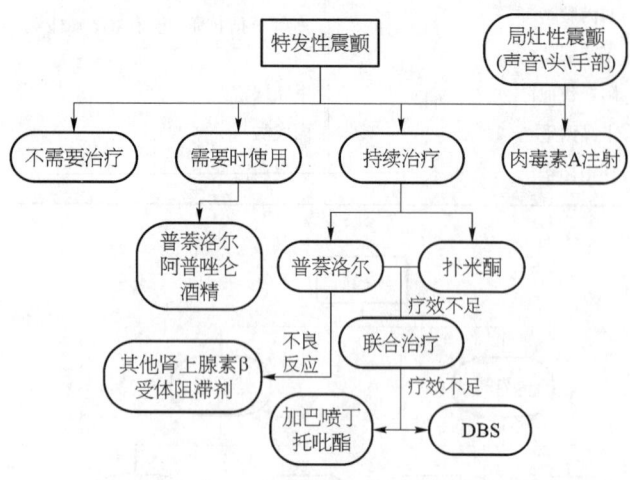

图 3-6-6-3 特发性震颤的治疗策略和流程

1. 药物治疗 经过多年的研究,普萘洛尔和扑米酮是仅有的 2 个 A 级推荐药物(表 3-6-6-2)。

表 3-6-6-2 循证医学指导的特发性震颤的治疗

药物	每天平均有效剂量	震颤的改善幅度	推荐级别
普萘洛尔	10～320 mg	68%	A
扑米酮	25～750 mg	60%	A
托吡酯	100～300 mg	40%	B
加巴喷丁	1 200～2 400 mg	39%	B
Vim DBS	—	90%	B

(1) 肾上腺素 β 受体阻滞剂:普萘洛尔对 ET 疗效较好,但仍有相当一部分患者对其反应不理想,还有患者因为心率缓慢和哮喘无法服用该药。普萘洛尔的症状缓解率为 50%～70%,幅度可以降低 68%,普萘洛尔的治疗效果与剂量有关,国内通常用量为每次 10 mg,每天 3～4 次。每天用量达 80 mg 及以上者国内并不常见。

长期服用后撤药要慢(>1 周),以防止心动过速、出汗、震颤和全身不适等戒断反应。普萘洛尔治疗的相对禁忌证是心功能不全、Ⅱ度或Ⅲ度房室传导阻滞、哮喘或其他支气管痉挛疾病、胰岛素依赖型糖尿病。大多数不良反应是相应的肾上腺 β 受体阻滞作用。心率可降低,但 60 次/分以上的心率患者都能耐受。其他少见的不良反应包括疲劳、体重增加、恶心、腹泻、皮疹、阳痿和精神状态改变(如抑郁)。普萘洛尔不良反应在治疗一段时间后大多可以耐受。

肾上腺素 α、β 受体阻滞剂阿罗洛尔(arotinolol)也可应用。阿罗洛尔的 β 受体阻滞作用是普萘洛尔的 5～6 倍,治疗剂量为 5～10 mg,每天 2 次。

(2) 扑米酮:若 ET 患者同时存在慢性阻塞性气道疾病、心功能不全或周围血管病,禁忌用普萘洛尔,则可首选扑米酮(primidone)治疗。对于幅度大的震颤,扑米酮的疗效比普萘洛尔好。

扑米酮治疗 ET 可用 125 mg 每天 2 次,最大可用 250 mg

每天 3 次。该剂量无论对从未接受过治疗,还是已用过普萘洛尔的患者都可显著减少震颤幅度。扑米酮治疗的患者中,有 1/5 即使服用极小的剂量也可能出现急性毒性反应,如头昏、恶心、呕吐等。所以起始剂量用 62.5 mg 每天 1 次;加量要慢,每 2 d 增加 62.5 mg,直至达到治疗效果好而又不发生不良反应为度。扑米酮治疗震颤的不良反应比治疗癫痫大,首剂的急性反应和大剂量的不良反应往往导致治疗中断。

(3) 抗癫痫药物,如托吡酯和加巴喷丁,多项临床试验均提示对 ET 治疗有效。

2. 非药物治疗

(1) A 型肉毒毒素(botulinum toxin A)注射:A 型肉毒毒素阻滞周围神经末梢释放乙酰胆碱,导致一定程度的肌无力,对 67% 的患者有效。最长的有效期是 10.5 周,肌无力是最常见的不良反应。

(2) 立体定向手术:立体定向丘脑手术能显著减轻 ET。丘脑手术的靶点是丘脑腹中间核(ViM)及其下部结构,包括未定带(zona incerta)和丘脑底核(subthalamic nucleus),手术包括毁损术和脑深部电刺激。因为双侧手术可能诱发严重的不良反应,毁损术仅限于单侧毁损,控制对侧震颤。

丘脑腹中间核高频深部电刺激的治疗效果优于或等同于毁损术,震颤改善率达 80%～90%,且能控制双侧震颤。将长期高频刺激的电极种植于丘脑腹中间核,白天打开刺激器,晚间关闭,疗效显著,而不良反应轻微。手术的最大风险是颅内出血和感染,32% 的患者术后有轻微的、可耐受的不良反应,如讷吃、下肢肌张力障碍或平衡障碍,而且关闭刺激器后所有的不适均可消失。

(3) MRI 指引下超声治疗:2016 年,美国食品药品管理局还批准了一款聚焦超声设备,用于治疗药物难治性 ET。对 ET 患者,在 MRI 引导下将超声波聚焦于丘脑,逐渐增加经颅聚焦超声的能量直至患者震颤减弱。超声治疗 ET 的不良事件与丘脑毁损术不良反应基本一致,包括手指的麻木或发麻、刺痛,头痛,不平衡或不稳定,机体运动的控制丧失(共济失调)或步态不稳。其他不良反应是可能 MRI 引导聚焦超声处理相关的区域外组织损伤。

参 考 文 献

[1] ELIAS W J, LIPSMAN N, ONDO W G, et al. A randomized trial of focused ultrasound thalamotomy for essential tremor [J]. N Engl J Med, 2016, 375(8): 730-739.

[2] HAUBENBERGER D, HALLETT M. Essential tremor[J]. N Engl J Med, 2018, 378(19): 1802-1810.

[3] HOPFNER F, HELMICH R C. The etiology of essential tremor: genes versus environment [J]. Parkinsonism Relat Disord, 2018, 46(S1): S92-S96.

[4] HUSS D S, DALLAPIAZZA R F, SHAH B B, et al. Functional assessment and quality of life in essential tremor with bilateral or unilateral DBS and focused ultrasound thalamotomy [J]. Mov Disord, 2015, 30(14): 1937-1943.

[5] LOUIS E D, BABIJ R, CORTÉS E, et al. The inferior olivary nucleus: a postmortem study of essential tremor cases versus controls[J]. Mov Disord, 2013, 28(6): 779-786.

[6] LOUIS E D. Linking essential tremor to the cerebellum:

neuropathological evidence [J]. Cerebellum, 2016, 15 (3): 235 – 242.

[7] MISKIN C, CARVALHO K S. Tremors: essential tremor and beyond[J]. Semin Pediatr Neurol, 2018, 25: 34 – 41.

第七节　其他运动障碍
邬剑军

一、抽动症与图雷特综合征

抽动症(tics)是一种突发性、快速、短暂的重复刻板的动作，是最常见的异常运动症状，实际上包含了一系列以抽动为主要表现形式的运动障碍疾病，包括暂时性抽动症(transient tic disorders)、慢性抽动症(chronic tic disorders)和图雷特综合征(Tourette syndrome, TS)。TS 又称为抽动秽语综合征(Gilles de la Tourette syndrome, GTS)，是一种儿童期起病的慢性动作性和发声性抽动症，常伴有多种行为障碍，如强迫症(obsessive-compulsive disorder, OCD)和注意缺陷多动障碍(attention deficit hyperactivity disorder, ADHD)。TS 是一种在儿童中普遍存在的神经行为疾病。

【病因和发病机制】

TS 作为一种神经发育性疾病，目前多倾向认为是多基因和环境易感因素共同作用结果。TS 一代直系亲属患病风险增加 10~20 倍。然而全基因组测序并未能明确致病突变基因，候选基因包括组氨酸脱羧酶(histidine decarboxylase, HDC)和 SLITRK1，基因突变增加 TS 的发生风险。虽然，临床用多巴胺拮抗剂治疗有效，然而基因检测未确认多巴胺受体突变，但提示多巴胺 D_2 受体过度甲基化和多巴胺转运体的低甲基化与 TS 有关。

免疫因素参与本病的发病机制也有报道。在有抽动症状或抽动秽语综合征的儿童患者血清中发现有人尾状核抗体存在。基于 RNA 测序的转录体研究显示，TS 患者尾状核和壳核涉及小胶质细胞活性的免疫相关基因表达上调，提示免疫与疾病相关。组胺与小胶质细胞炎症反应相关；动物研究显示组胺降低导致动物发生病理性梳理行为，HDC 突变减少组胺生成，因此通过组胺建立了基因和环境易感的关联性。

流行病学调查资料提示链球菌或肠道病毒感染增加 TS 的风险。

脑内兴奋性氨基酸异常，尤其是谷氨酸异常在发病中也起一定作用。Kurlan 等(1992)认为 GTS 中兴奋性氨基酸引起兴奋性神经元持续去极化，使细胞内钙离子超载，以致神经元损伤。

性激素可能也参与了 GTS 的发病。流行病学调查发现 GTS 大多发生于青春期前，男性多于女性，提示雄激素在其发病中有一定作用，然而并不清楚如何对疾病发挥作用。

【病理生理机制】

干扰皮质→纹状体→丘脑→皮质环路内 γ-氨基丁酸(γ-aminobutyric acid, GABA)传递，引起环路失抑制可能是抽动症的病理生理基础。病理研究显示纹状体 GABA 和胆碱能中间神经元减少 50%~60%，支持 GABA 代谢障碍的理论。去甲肾上腺素、5-HT、组胺和多巴胺能调节障碍也在抽动症的发病中起到一定作用。

【临床表现】

儿童 TS 的患病率为 0.3%~0.9%，年发病率为 0.5/10 万~1/10 万。男性发病率明显高于女性，男女比例为 3∶1~4∶1。

起病年龄为 2~15 岁，平均为 7.2 岁。30% 的患者在 6 岁以前起病，58% 在 7 岁以前，80% 在 9 岁以前，90% 在 10 岁以前，93% 在 11 岁以前起病。病程为 2.2~55.8 年，平均为 12.5 年。确诊为 GTS 平均年龄为 16 岁。从起病至确诊平均为 10 年。青少年抽动逐渐减少，约 2/3 的患者在 20~30 岁症状缓解。10%~20% 表现为波动、持续或逐渐恶化。

1. 运动症状　GTS 起病形式多样，51% 的患者以单个抽动起病，其余 49% 以多形性抽动起病。最常见的起病症状为眼睑抽动(占 42.1%)，其他依次为头部抽动(20.2%)、喉部发出声响或词语(19.3%)、扮鬼脸(11.7%)、肩部抽动(8.3%)、口吃(7.6%)和秽语(6.2%)。

GTS 的抽动症状在临床上可表现为单纯动作性抽动、动作-发声性抽动、单纯发声性抽动、复杂动作性抽动和复杂发声性抽动。

(1) 单纯动作性抽动：可以累及单个或多个部位，这是本病的典型表现。大多为单眼眨眼，以突然轻微甩头开始。后进展出现刻板、多变、难以自制的面部、颈部、肩、肩胛等处抽动。躯干的抽动十分轻微，抱住患者的身体进行检查就可察觉躯干肌的多处抽动。下肢抽动比上肢少见。

(2) 动作-发声性抽动：这是最典型的 TS 类型，也是较多见的 TS 类型。79%~98.5% 的患者在单纯性抽动发生 1~2 年内出现发声性抽动，少数可在发声性抽动后数月至 1 年内出现动作性抽动。

(3) 单纯发声性抽动：临床症状中以哼声、吠声最常见，占患者总数的 74.5%；62.4% 的患者出现咳嗽、清喉声；62.1% 的患者出现尖叫、嗥叫声；58.6% 的患者有吸气嗤鼻声；22.1% 的患者表现为口吃。上述症状的出现是由于胸腹部肌肉、膈肌收缩所致，影响了正常的言语气流，如果在说话过程中发生发声性抽动，某些词语或词语的部分会突然变得很响或变音，吐字不清，可引起言语障碍(6.2%)。发声性抽动的初始阶段，抽鼻子和咳嗽表现容易被误以为感冒，或者过敏。发声症状如果非常明显和频发，容易使人厌烦或费解。

(4) 复杂动作性抽动：抽动由数组肌群协调运动组成，动作复杂、多变，具有模仿性，发生率为 73.1%。Shapiro 总结了 106 例出现复杂动作性抽动的患者，各种各样的动作竟有 37 种之多，其中最常见的是触摸自己、别人或物体(37.9%)，其次依次为打人(自己或别人，34.5%)、跳动(27.6%)、模仿动作(17.2%)、跳跃(15.9%)和下蹲(11.7%)，其他动作还有跺脚、下跪、屈膝动作、弯腰、来回折返踱步等。这些怪异的动作使患者本人、家庭和周围的人极为厌烦和费解。

(5) 复杂发声性抽动：包括模仿言语(重复别人说话的最后词语)、重复言语(重复自己说话的最后词语)和秽语。35.2% 的患者出现模仿言语，29.1% 的患者出现重复言语，还有极个别的患者可出现重复言语困难，即总在想自己说过的最后一个词语，却不发出声音来。1.4% 的患者既出现模仿言语，也出现重复言语；64.1%的患者出现模仿言语或重复言语。15%～20%的患者存在秽语，出现秽语的平均年龄为13.5岁。TS起病与秽语出现的平均间隔为5年，但秽语也可以是TS的起始症状。患者虽有自知力保留，但难以自制，在不适当的地点和场合，以无礼方式、大声表达淫秽字语，偶尔用淫秽手势和下流姿势替代言语，对患者的社会形象影响最大。一旦药物治疗有效，秽语通常是最先消失的症状。8.3%的患者未经任何治疗秽语自行缓解。

运动障碍性疾病常具有不自主特征，但患者可暂时抑制抽动症状。抑制过后存在反跳现象，即累积中断的抽动以更高的强度爆发。抽动在紧张、兴奋或疲劳时加重，注意力分散时减轻。TS常有自发性波动，时轻时重。抽动的部位和形式也可发生变化。

超过80%的患者在抽动前有前驱冲动（premonitory urge）感觉症状，感觉症状的表现有很强的个体差异，其内在性地驱使抽动发生。一旦抽动结束，患者获得轻松感。

TS一般不出现明显体征（如肢体瘫痪、强直或痉挛）。但许多GTS患者（20%～57.1%）出现多种轻度的神经科体征，包括肢体不自主抽动、发声、肌张力增高或降低、腱反射亢进、一侧肢体协调动作减少，少数患者出现面部不对称或面瘫、舞蹈样动作、辨距不良、旋转性眼震、共济失调、多动、双侧腱反射不对称、单侧巴宾斯基征阳性，但睡眠时上述体征消失。抽动严重的患者，特别是头部，可能影响颈髓，导致脊髓压迫表现。

2. 行为障碍　40%～70%的TS患者合并各种形式的神经心理和行为障碍，导致学习能力下降和学习成绩下降。大约75%的TS儿童患者有学习问题。患儿的行为障碍最常见是ADHD和OCD。ADHD使患儿很难长时间将注意力集中在某些相关的事情上，导致难以完成学习任务。ADHD常早期出现，中枢性兴奋药虽可控制ADHD，但可诱发潜在的抽动并加重病情。OCD包括强迫的观念和强迫的行为，表现为不自主地反复出现或持续存在的不切实际的想法、冲动行为、重复行为，如不停洗手、计数、默诵、触摸等，或脑中不断出现一些曾经见过的影像。这些症状不自主地反复出现，造成思维中断，患儿因而极度痛苦和烦恼。

5%～15%的TS患儿合并孤独症谱系障碍（autism spectrum disorder, ASD）。TS还合并其他情绪和行为异常，表现为易怒、焦虑、抑郁、惊恐、袭击、性骚扰和反社会行为等。少数患儿存在自伤行为，与强迫有关，也可能与非强迫性的不恰当社会行为有关。

【诊断和鉴别诊断】

目前国际上通用的GTS的诊断标准基本从Shapiro提出的标准发展而来，我国在2009年发表了TS诊断和治疗指南，美国精神疾病诊断和统计手册第五版（DSM-Ⅴ-TR for Tourette syndrome）更新了部分概念。两个标准基本一致，仅在具体描述上不尽相同。根据DSM-Ⅴ诊断标准，TS的诊断需要满足以下条件：① 多种动作性抽动及一种或多种发声性抽动持续一段时间，不同形式的抽动不必同时存在；② 抽动自起始需持续至少1年，抽动频率可有波动；③ 起病时间小于18岁；④ 临床表现不能用其他直接的生理效应（如服用兴奋药）或其他疾病（Huntington病或病毒感染后脑炎等）解释。

如果出现以下几个症状，有助于确诊为GTS，但并非确诊

GTS的必要条件：① 秽语；② 秽亵行动；③ 模仿言语；④ 模仿行为；⑤ 重复言语。

TS需要与以下抽动症鉴别。

1. 短暂性抽动　3%～28%儿童可能出现过短暂性抽动，表现为18岁前出现单一或多个动作性抽动和（或）发声性抽动，1年内缓解。

2. 慢性抽动　与短暂性抽动的主要不同在于病程，慢性抽动的持续时间>12个月。

3. 成人起病的原发性抽动障碍　仅少数抽动症起病于成年，绝大多数成人患者就诊是因为儿童抽动的复发。

儿童期已经存在抽动，但是中断发作后数年再次出现或成人后起病的，还需要与有确切病因的继发性抽动（表3-6-7-1）或抽动样症状鉴别（表3-6-7-2）。

表3-6-7-1　继发性抽动障碍

脑结构性损害
头部外伤
脑炎
脑卒中
风湿热
CO中毒
CJD
神经梅毒
低血糖
神经遗传病
亨廷顿病
神经棘红细胞综合征
PKAN
原发性肌张力障碍
脊髓肌萎缩
结节性硬化
染色体病
唐氏综合征
XXY综合征
XYY核型
脆性X综合征
原发性心理疾病
精神分裂症
自闭症/Asperger综合征
精神发育迟滞
药物
可卡因
利他林
安非他命
匹莫林
抗精神病药：甲硫哒嗪、氯丙嗪、三氟拉嗪、氟哌啶醇、舒必利、奥氮平、齐拉西酮、帕利哌酮、利培酮
抗抑郁药：氟伏沙明
抗癫痫药：卡马西平、加巴喷丁、拉莫三嗪、苯巴比妥、苯妥英
左旋多巴
抗组胺药
抗胆碱药
锂剂
氧氟沙星
阿片类撤药综合征

注：PKAN：泛酸激酶相关神经变性病。

表 3-6-7-2 容易混淆的抽动样症状

肌阵挛样跳动/肌张力障碍性运动障碍：如面肌痉挛,缺乏前驱冲动感觉和可短暂抑制特征,且动作简单、重复

刻板样动作：动作持续时间长,反复、刻板的动作,缺乏前驱冲动感觉和可短暂抑制特征

发作性运动障碍：缺乏前驱冲动感觉和可短暂抑制特征;突然活动、锻炼或疲劳可视诱发因素

强迫行为：目标指向性复杂动作,具有刻板特征

功能性运动障碍：模拟任何运动障碍表现

【治疗】

治疗前应首先明确导致患儿日常生活障碍的主要症状。这些症状可能是抽动、口中发声等运动症状,也可能是强迫观念和行为、注意缺陷多动障碍、人格改变等。

1. 教育/咨询 医生应对患者及其家长和老师解释抽动症、注意缺陷多动障碍、强迫观念和行为的性质,耐心教育,不打骂患儿,重新安置学生在学校的教学环境,提供必要的心理教育和治疗。上述方法可使轻度的抽动症患者完全适应正常的学习生活,而不需要任何药物治疗。对患儿、家长和老师的教育和咨询可能是目前比较欠缺的,药物治疗不是治疗抽动症的首选方法。

2. 行为干预 抽动症的综合行为干预治疗(comprehensive behavioral intervention for tics,CBIT)是有效的心理治疗手段,主要目标是让患儿了解自身行为,学习如何改变这种行为。如通过习惯逆转治疗尝试找到方法减轻前驱冲动。CBIT 也可发现并避免恶化因素。

3. 药物治疗 如果抽动症的症状严重影响患者的日常学习和生活,则应考虑药物治疗。目前,针对上述目标症状可选用的药物很多,选择的原则是根据每一种药物可控制的特殊目标症状及可能发生的不良反应进行选择。剂量宜个体化,从小剂量开始,逐渐加量,直至在无明显不良反应的情况下有效控制症状。疾病本身的波动性可能导致难以判断药效,因此症状得到满意控制后,减少剂量并以能稳定控制症状的最小剂量维持观察一段时间,避免突然停药。

(1) 抽动的治疗：抽动治疗的常用药物和每日剂量见表 3-6-7-3。

表 3-6-7-3 图雷特综合征常用药物及每日剂量

药物	日剂量(mg)
α-肾上腺素能激动剂	
可乐定	0.075~0.225
胍法辛	0.5~3.0
经典抗精神病药	
氟哌啶醇	0.5~5
氟奋乃静	1~5
哌迷清	2~4
非经典抗精神病药	
利培酮	2~6
阿立哌唑	5~30
齐拉西酮	20~40

续 表

药物	日剂量(mg)
奥氮平	2.5~10
喹硫平	25~300
硫必利	25~200
舒必利	25~200
苯二氮䓬类	
氯硝西泮	0.5~4
多巴胺耗竭剂	
丁苯那嗪	25~100
选择性去甲肾上腺素再摄取抑制剂	
托莫西汀	20~80
安非他命样兴奋剂	
哌甲酯	10~60

1) 抗精神病药：主要有以下几种。

苯酰类抗精神病药泰必利(又称硫必利,tiapride)：本药与多巴胺 D_2 受体结合,抑制中脑边缘系统多巴胺能受体。起始剂量为 50 mg,每天 2 或 3 次口服,治疗剂量一般为 150~500 mg/d,分 2 次或 3 次口服。头昏、嗜睡、恶心等不良反应不严重,大多患者在逐渐加药过程中能耐受。

A. 氟哌啶醇(haloperidol)：是控制抽动症最经典的药物,有效率达 80% 左右,但其不良反应(尤其是镇静)较其他神经安定类药物多,现多在其他药物控制不佳时选用。从 0.25~0.5 mg/d 开始,逐渐加量至 1~4 mg/d,分 2~3 次服用。

B. 利培酮(risperidone)：是新型抗精神病药,初始剂量为 0.25~0.5 mg,每天 1 次,逐渐加量至 1.0~3.0 mg,每天 1 次或 2 次,常见不良反应有嗜睡、激动、焦虑、失眠、头痛等,较少引起锥体外系反应和体重增加。

C. 齐拉西酮(ziprasidone)：亦是新型抗精神病药,可用于儿童,初始剂量为 10~20 mg,每天 2 次,逐渐加量至 20~80 mg,每天 2 次。主要不良反应是引起 QT 间期延长,QT 间期延长的患者禁用,禁忌与其他延长 QT 间期的药物合用。

D. 氟奋乃静(fluphenazine)：是运动障碍协会推荐的二线药物之一,从 0.5~1.0 mg/d 开始,逐渐加量,可至 1.5~10 mg/d,分 3~4 次服用,不良反应轻微,包括锥体外系反应、白细胞减少、过敏性皮疹等。

E. 哌咪清(pimozide)：是神经安定类药物,可明显减少抽动的严重程度和频度,疗效较氟哌啶醇稍差,不良反应出现的程度相仿,但频度低。

2) $α_2$ 肾上腺素能受体激动剂：主要有以下几种。

A. 可乐定(clonidine)：是治疗轻至中度抽动的首选药物之一,作为中枢性 $α_2$ 肾上腺素能受体激动剂,疗效与氟哌啶醇相仿。初始剂量为 0.025~0.05 mg 口服,每天 1 次,逐渐加量至 0.075~0.225 mg/d,分 2~3 次口服,主要不良反应包括镇静、口干、头痛、紧张及失眠等。由于可乐定有降血压作用,并可引起心律失常,建议用药时监测血压及心电图。可乐定有贴剂,适用于儿童。

B. 胍法辛(Guanfacine)：也是中枢性 $α_2$ 肾上腺素能受体激动剂,作用与可乐定相似,半衰期较长剂量从 0.5~1.0 mg

每天1次口服开始，可加量至0.5～1.0 mg每天3次，主要不良反应类似于可乐定。

C. 丁苯那嗪(tetrabenazine)：与上述的神经安定类药物阻滞多巴胺能受体不同，丁苯那嗪治疗GTS的机制是耗竭突触前多巴胺。该药可应用于氟哌啶醇等药物疗效欠佳的情况。

D. 肉毒毒素(botulinum toxin)：推荐用于局灶性运动性抽动(频繁眨眼、肌张力障碍性抽动、颈部抽动)或发声性抽动，主要不良反应是注射部位酸痛、无力、失声。

(2) 注意缺陷多动障碍的治疗。

1) 哌甲酯(methylphenidate)，又称利他林(ritalin)，是治疗ADHD的一线药物，但有引起或恶化抽动症状的不良反应，不推荐单独使用。

2) 选择性去甲肾上腺素再摄取抑制剂托莫西汀(atomoxetine)能有效控制ADHD，且不影响抽动症状。

3) 可乐定和胍法辛除可有效地控制抽动症状，对伴发的注意缺陷多动症状也有效。

(3) OCD的治疗。

1) 选择性5-羟色胺再摄取抑制剂(selective serotonin reuptake inhibitor, SSRI)类药物是治疗OCD的首选药物，除艾司西酞普兰(escitalopram)外，氟西汀(fluoxetine)、氟伏沙明(fluvoxamine)、舍曲林(sertraline)、帕罗西汀(paroxetine)和西酞普兰(citalopram)疗效相当，推荐从小剂量起，缓慢增量。应注意的是，儿童使用SSRI类药物可能出现行为过激及自杀观念、自杀行为。

2) 氯丙咪嗪(clomipramine)不推荐作为首选，仅当分别用两种SSRI类药物治疗无效时，才考虑使用。氯丙咪嗪起始剂量为25 mg每天1次，每周逐渐加量直到疗效满意，通常维持剂量为75 mg每天1次。主要不良反应是QT间期延长、室性心动过速、疲劳、头昏眼花、口干、出汗、震颤、便秘、尿潴留、体重增加等。

4. 手术治疗　药物治疗效果欠佳的严重GTS患者可尝试手术治疗。目前主要的手术方法为脑深部电刺激术(deep brain stimulation, DBS)，靶点为苍白球内节。如果患者强迫症状突出，可以选择丘脑靶点或内囊前肢。

临床医生针对不同症状和严重程度可采取不同治疗策略，总原则如图3-6-7-1所示。

二、迟发性综合征

迟发性运动障碍(tardive dyskinesia, TD)是一组由多巴胺受体阻滞剂(dopamine receptor blocking drug, DRBD)，主要包括抗精神病药物[最常见者为由吩噻嗪类(phenolthiazines)及丁酰苯类(butyrophenones)]和以甲氧氯普胺为主的止吐药所诱发的异常的不自主运动，包括刻板动作、肌张力障碍、舞蹈样动作、静坐不能、肌阵挛、震颤、抽动或其他运动障碍，如帕金森病、步态障碍、眼斜视、异常呼吸。药物除诱发运动障碍外，还可能产生各种感觉症状，因此更合理的命名是迟发性综合征(tardive syndrome, TS)(表3-6-7-4)。TS不包括药物治疗不当而停药后短期内改善的情况；也不包括急性撤药综合征和恶性综合征。

表3-6-7-4　迟发性综合征及其表现

迟发性综合征	简介
经典的迟发性运动障碍	口-颊-舌的刻板动作。复杂、重复的咀嚼动作，有时伴咂巴嘴、噘嘴、张闭口、伸舌动作，影响讲话、咀嚼、吞咽，可能导致舌肥大。躯干和肢体可能受累。如果肢体受累，表现为远端重复刻板动作
迟发性肌张力障碍	局灶、节段或全身性肌张力障碍，年轻男性常见。典型表现为眼睑痉挛、口-面肌张力障碍、斜颈、躯干过伸、肢体扭转
迟发性静坐不能	经历强烈的内心不安，通常涉及下肢。这导致强迫移动。在大多数情况下为重复运动，如身体晃动，重心在两腿间移动；不停走动，坐时双下肢时而交叉时而分开
迟发性肌阵挛	自发或刺激诱发的抽动样动作，特别是上肢保持某姿势或自主运动
迟发性震颤	3～5 Hz的姿势和(或)静止性震颤
迟发性抽动	成人起始的动作或发声性抽动
迟发性舞蹈	随机的跳动样动作
迟发性步态障碍	舞蹈样步态，大小步幅无规律，足趾踏地；或宽基跨阈步态，像鸭步
迟发性帕金森症	停用多巴胺受体拮抗剂后，静止性震颤、少动、强直仍持续数个月或数年。DAT PET/SPECT显像正常
迟发性眼斜视	眼睛的痉挛性凝视，通常向上方向，不伴疼痛
迟发性疼痛	慢性、烧灼样疼痛，或口或外阴区不适感觉

【流行病学】

1957年3例长期暴露于多巴胺受体阻滞剂后出现持续异常运动被首先报道，并在1964年被命名为TD。TS的患病率并不清楚，据报道为4%～40%。TS的发生率随年龄增长而增高，好发于老年女性、长期及大剂量应用多巴受体阻滞剂的患者。一项研究显示抗精神病治疗20年，TS发生率高达52%，每年新发率约5%。患病率也与使用的抗精神病药物有关，一

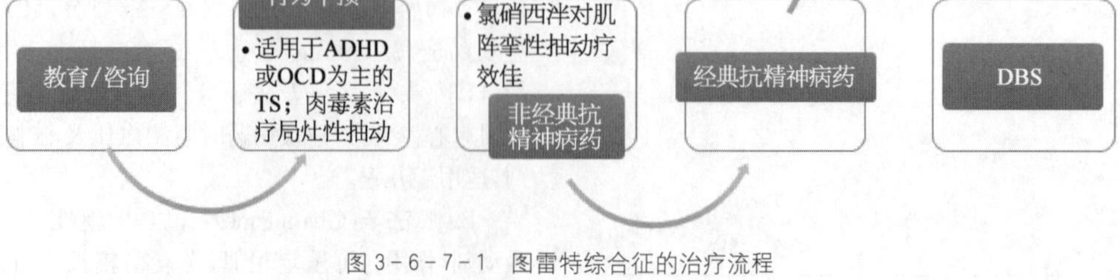

图3-6-7-1　图雷特综合征的治疗流程

项纳入41项临床研究11 493例患者的荟萃分析显示，使用第一代抗精神病药(first-generation antipsychotic，FGA)者TD的发生率(30.0%)高于使用第二代抗精神病药物(second-generation antipsychotic，SGA)者(20%)。FGA每年发生率为6.5%，SGA的年度新发率为2.6%。

【病理机制】

造成TS的病理机制并不清楚。由于TS与多巴胺受体阻滞剂的使用密切相关，因此研究主要集中在多巴胺D_2受体及相关通路。随着研究深入，发现多巴胺D_3受体、非多巴胺受体、氧化应激等多种机制参与TS的发病。

长期以来，多巴胺受体超敏假说被认为是TS的主要原因。多巴胺D_2受体表达在纹状体中型多棘神经元(medium spiny neuron，MSN)，通过基底节间接环路降低运动速度和幅度。长期使用经典抗精神病药阻断可导致多巴胺D_2受体合成代偿性增加、敏感性提高。然而动物模型研究显示脱离药物作用后，受体敏感性很快恢复至基线水平。灵长类动物模型发现，使用经典抗精神病药物后，除多巴胺D_2受体外，多巴胺D_3受体的敏感性也提高，且与TS的严重程度有关。多巴胺D_3受体多态性可增加TS风险。

通过风险基因筛查，发现多个非多巴胺能神经递质参与TS的致病过程，包括5-HT受体、GABA转运体、GABA-A受体、褪黑素1受体、受体酪氨酸激酶erbB-4。GABA能作用不足也是TS的机制之一。纹状体多巴胺D_2受体超敏导致纹状体中间神经元的谷氨酸能突触重新塑形。GABA合成减少或GABA能作用降低均可易化TS的形成。

氧化应激可能也是TS的致病因素。长期多巴胺D_2受体阻滞增加多巴胺转化，产生更多的氧自由基和羟自由基，导致神经毒性。

【临床表现】

典型的TS起病隐匿，出现于服用多巴胺受体阻滞剂1～2年后，最短时间应>3个月。经典的TS指长期暴露于抗精神病药物导致的节律、反复的持续刻板动作。这种刻板的动作最常见于口、舌和颊部，面、舌、颊肌的不自主运动俨若连续的咀嚼运动，舌头间歇性地突然伸出口外，称捕蝇舌(flycatcher tongue)，还可表现为努嘴、噘嘴、咂巴嘴、张-闭口等动作。躯干的不自主运动则表现为躯干反复的屈曲与伸展，称身体摇摆征(body rocking)。肢体的远端则呈现连续不断的屈伸动作，称弹钢琴指(趾)。肢体近端的肌肉一般均可幸免。患者站立时，下肢反复运动，步态并无障碍，但上肢的摆动显著增多，且运动幅度亦加大。患者不觉得有运动障碍，除非合并有迟发性静坐不能。

迟发性帕金森病的临床表现与典型的帕金森病极为相似，可以有不对称性震颤、强直和少动，但左旋多巴的疗效欠佳，主要是因为多巴胺受体被抗精神病药物所阻滞，不能再与外源性多巴胺结合。抗胆碱能药可能对迟发性帕金森病有效。部分患者停用抗精神病药物数周或数个月后症状减轻甚至消失。原发性帕金森病可以非运动症状起病，如严重抑郁或其他神经心理症状，随后出现帕金森病样症状，需要与TD鉴别。最有效的手段是多巴胺转运体PET检查。TS壳核正常代谢，而帕金森病壳核低代谢。其他TS表现形式见表3-6-7-4。

【诊断】

临床诊断TS需要有多巴胺受体阻滞剂使用史及相关临床表现：抗精神病药治疗总时间≥3个月，既可连续使用，也可间断使用；≥2个身体部位(如面、唇、舌、上肢、下肢、躯干)出现轻度运动障碍，或1个部位出现中度运动障碍[依据异常不随意运动评分(abnormal involuntary movement scale，AIMS)]；停药1个月后症状仍不消失；无其他可导致不自主运动障碍的临床病因。

【治疗】

1. 药物治疗原则　TD的药物治疗效果通常不太理想。

(1) 首要是预防以避免危险因素，特别是诱发药物长期大量用于高危人群中。临床医生应该坚持以下原则：① 抗精神病药，特别是经典抗精神病药物只应用于必需的患者(如精神分裂症)；② 使用最小有效剂量；③ 有限的疗程。患者使用多巴胺受体阻滞剂后需要定期监测。对于使用FGA者，每6个月评估1次；对于使用SGA者，每12个月评估1次。对于高危人群，评估时间间隔应分别缩短至3个月1次和6个月1次。有条件的医疗单位应在使用抗精神病药物治疗的同时筛查易感基因，从源头减少TS的发生。一些临床医生治疗精神疾病同时添加抗胆碱药物预防迟发性运动障碍的发生，但可能增加认知减退风险，因此不宜推荐。

(2) 一旦出现迟发性运动障碍症状，换用第二代抗精神病药并不能改善运动障碍。临床实践中，换用弱的多巴胺D_2受体阻滞剂(如喹硫平、氯氮平)，调整抗精神病的治疗剂量。临床联合选择合适的药物或非药物治疗TS(表3-6-7-5)。

表3-6-7-5　临床治疗迟发性综合征选择和适应证

治疗方法	日剂量(mg)	临床综合征	备注
口服药物			
金刚烷胺	100～300	迟发性运动障碍、迟发性肌张力障碍、迟发性静坐不能、迟发性震颤	幻觉、认知障碍的风险，特别是老年人
苯海索	1～40	迟发性肌张力障碍	加重认知损害和精神症状，可能加重口-面-舌肌张力障碍
巴氯芬	10～80	迟发性肌张力障碍	非首选
氯硝西泮	0.25～4.5	迟发性肌张力障碍、迟发性运动障碍、迟发性阵挛	困倦、嗜睡
银杏叶制剂	80～240	迟发性运动障碍、迟发性肌张力障碍	与抗凝和抗血小板合并治疗时需关注出血风险
普萘洛尔	20～160	迟发性运动障碍、迟发性静坐不能	血压和心率监测
丁苯那嗪	12.5～200	迟发性运动障碍、迟发性肌张力障碍、迟发性抽动症、迟发性震颤	困倦、帕金森病样症状、抑郁、静坐不能

续　表

治疗方法	日剂量(mg)	临床综合征	备注
Deutetrabenazine	24~36	迟发性运动障碍	从 6 mg 每天 1 次起始,滴定治疗,不良反应包括抑郁、自杀风险、恶性综合征、激越、帕金森病样症状、QT 间期延长、肝功能损害;不能与单胺氧化酶抑制剂合用
Valbenazine	40~80	迟发性运动障碍	困倦、疲劳、头痛、食欲增加,QT 间期延长,但不增加抑郁和自杀风险
唑尼沙胺	50~100	迟发性运动障碍	
肉毒毒素	局部注射	迟发性肌张力障碍、眼睑痉挛、颈肌张力障碍、口-下颌肌张力障碍	
DBS		严重、难治性迟发性运动障碍、迟发性肌张力障碍、迟发性抽动症	苍白球内侧核为首选靶点

2. 治疗药物

(1) 丁苯那嗪:能减轻 TD、迟发性肌张力障碍,但是可能增加抑郁和少动的风险,限制临床使用。2 个新的选择性囊泡单胺转运体 2(vesicular monoamine transpoter 2,VMAT2)抑制剂(deutetrabenazine,valbenazine)疗效优于丁苯那嗪。Deutetrabenazine 24 mg 或 36 mg 明显优于安慰剂,安全性优于丁苯那嗪。Valbenazine 半衰期长,每天单次给药 80 mg 能有效改善异常运动,不良反应包括困倦、疲劳、头痛、食欲增加,QT 间期延长,但不增加抑郁和自杀的风险。

(2) 金刚烷胺:可作为多巴胺调节剂,同时也是谷氨酸非选择性阻滞剂,已经被广泛接受用于左旋多巴诱导的异动症的治疗,一项双盲研究显示其可以改善 TS。

(3) 氯硝西泮:TD 中有 41% 的患者有效。

(4) 左乙拉西坦:是吡拉西坦的结构类似物,亦对 TD 有效。

(5) 银杏叶提取物:通过自由基清除作用对大多数 TD 患者有效(53%),BDNF 基因多态性可预测疗效。治疗 TD 的剂量需要 240 mg/d,与抗凝和抗血小板药物合并治疗时需关注出血风险。

(6) 唑尼沙胺:原本是抗癫痫药物,可用于治疗左旋多巴诱发的异动症,一项 4 周开放性研究显示其具有抗 TD 效果。

(7) A 型肉毒毒素注射:可治疗局灶性和节段性 TD 和迟发性肌张力障碍。

3. 苍白球内节刺激　可长期有效改善 TD、迟发性肌张力障碍、迟发性帕金森病、迟发性舞蹈病。

三、基底节钙化症

从 CT 问世以来,发现基底节钙化(basal ganglia calcification)者明显增多。基底节钙化 CT 检出率约为 1%,其中大多为非特异性且无症状。少数严重钙化者的临床表现包括运动障碍、反应性下降、头痛、癫痫、上运动神经元损害表现和神经心理改变。部分钙化发生在一侧基底节,但大部分是两侧基底节钙化。对称性的基底节钙化可以是散发性的或家族性的,可能与衰老有关,也可能与代谢、自身免疫或原发性神经退行性疾病有关。基底节钙化的常见病因见表 3-6-7-6。尤其是对年轻患者,需要排查钙代谢紊乱,特别是甲状旁腺功能减退和假性甲状旁腺功能亢进。放射性损害或者可导致神经退行性病变及某些有毒物质(铅、一氧化碳)均可导致颅内钙化。特发性基底节钙化或 Fahr 病是一种罕见的疾病,可能具有特定的遗传模式或自发形成。Cohen 等报道,基底节钙化的发生率随年龄增长而增高。年龄<40 岁患者的苍白球钙化考虑是病理性钙化。任何年龄出现的豆状核、基底节其他部位、齿状核或多处皮质钙化,均需要进一步查明原因。

表 3-6-7-6　基底神经节钙化的主要原因

内分泌疾病	先天/发育	炎症/感染	中毒/缺氧	变性/代谢	其他
甲状旁腺功能减退	Fahr 病	巨细胞包涵体病	一氧化碳中毒	泛酸激酶相关性神经变性病	红斑狼疮
假性甲状旁腺功能减退	Cockayne 综合征	脑炎(麻疹、水痘、腮腺炎病毒感染)	铅中毒	副淀粉样变性	硬皮病
假假性甲状旁腺功能减退	结节性硬化	弓形体病	出生时缺氧	强直性肌营养不良	碳酸酐酶缺乏症Ⅱ型
甲状腺功能亢进	眼-颅-体病	囊虫病	放射线损伤	帕金森综合征	骨硬化症
Addison 病	家族黑蒙性白痴	AIDS	甲氨蝶呤治疗	亨廷顿病	生殖细胞瘤
甲状旁腺功能亢进	线粒体脑肌病	结核	抗癫痫药物	神经节苷脂沉积症Ⅰ型	神经节神经胶质瘤
甲状腺功能减退	多汗性外胚层发育不良	先天性风疹	缺血-缺氧性脑病	膜脂肪营养障碍	叶酸缺乏症
Kallmann 综合征	Morgagni-Morel 综合征	EB 病毒感染	甲醇中毒	Wilson 病	乳糜泻
Albright 病	先天性角化不良	梅毒	脑出血	Pick 病	老年改变

续 表

内分泌疾病	先天/发育	炎症/感染	中毒/缺氧	变性/代谢	其他
Kenny - Caffey 综合征	脂肪膜性多囊性骨发育不良	布氏杆菌感染	汞中毒	Alzheimer 病	
母系遗传性糖尿病和耳聋	Down 综合征		促同化激素	肾小管酸中毒	
	高苯丙氨酸血症			齿状核-红核-苍白球-底丘脑核萎缩	
	类脂质蛋白沉积症			MELAS	
	Hastings - James 综合征			Kearns - Sayre 综合征	
	Aicardi - Goutières 综合征			弥漫性神经纤维瘤伴钙化	
	Raine 综合征				
	Coats 综合征				
	Pearson 综合征				

1930 年,德国首先报道 1 例痴呆、发热和少动的 81 岁病例,尸体解剖显示纹状体钙化。Fahr 病指双侧特发性、对称性纹状体-苍白球-齿状核钙化(bilateral striopallidodentate calcinosis,BSPDC)。国内蒋雨平等(1983)首先予以报道,本病近年来有较多报道,但实际发病率尚不详。Fahr 病除存在双侧对称性基底节钙化外,还常伴有小脑齿状核和皮质散在钙化(图 3 - 6 - 7 - 2)。有家族史和遗传学依据者可称为家族性 Fahr 病。双侧对称性大脑基底节钙化可由多种原因导致(表 3 - 6 - 7 - 6),可称为两侧对称性大脑基底节钙化综合征,又称 Fahr 综合征(Fahr's syndrome)。Fahr 病为常染色体显性遗传或散发,好发于青少年或成人。目前为止,已发现 4 个候选基因的突变可能导致该病:SLC20A2、PDGFB、PDGFRB 和 XPR1。SLC20A2 编码钠依赖性磷酸转运蛋白 2(PiT2);PDGFB 和 PDGFRB 分别编码血小板衍生生长因子 β(PDGF - β)及其受体和血小板衍生生长因子受体 β(PDGFR - β);XPR1 是一种编码具有介导磷酸盐转运功能的反转录病毒受体基因,这些突变与脑内钙化的磷酸盐稳态有关。

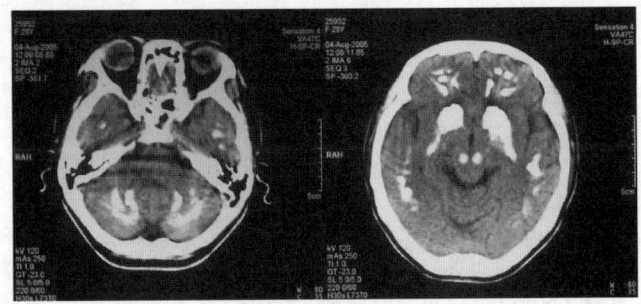

图 3 - 6 - 7 - 2　CT 显示 Fahr 病颅内多处对称性钙化

【病理生理】

基底节钙化是钙和其他矿物质在苍白球、壳核、放射冠、丘脑、小脑齿状核及大脑半球和小脑白质的沉积。基底节钙化的形成有多种理论,最早推测是脂肪酸与钙的相互作用,这些钙沉积物形成主要包绕小动脉和毛细血管壁的多聚糖套叠。钙化通常在血管壁内和血管周围空间内延展,最终导致周边神经元变性和神经胶质增生。另外,有学者认为坏死物质或胶原与

钙的亲和作用加速了沉积;血-脑屏障破坏、炎症、遗传或血管源性因素促进钙析聚。进一步研究发现,钙沉积多分布于分水岭区,猜测血管因素或血管渗透障碍的可能性更大。基底节的代谢率高,有丰富的血供,自动调节特性增加了血管渗透率。基底节矿化压缩了血管周间隙,血液供给削弱,损害神经组织,进一步加重钙沉积。缺血导致神经组织损害,伴有星形胶质细胞和小胶质细胞反应,加速钙化。

缺血、缺氧导致细胞膜去极化,释放谷氨酸,产生兴奋毒性反应。由于铁转运和自由基产生缺陷,发生组织损伤,导致钙化开始。它继发于由多聚糖和多种矿物质组成的腔隙周围。铁往往先于钙沉积,作为催化剂,铁促使过氧化氢转化为羟自由基。还原性铁还参与催化多巴胺氧化,损害线粒体电子转运,诱导蛋白酶反应,增加膜脂质过氧化物生成,诱导铁触发的氧化应激反应,损害抗氧化防御机制,加剧神经元和胶质细胞损伤。线粒体功能障碍导致钙调节紊乱,这是矿化的基础。细胞内钙增多促使黄嘌呤还原酶转化为黄嘌呤氧化酶,产生超氧阴离子;钙也能激活细胞内蛋白酶,破坏细胞骨架。低钙、低镁、高铝饮食可能动员了骨钙、镁,导致中枢神经系统高钙和低镁。

兴奋性氨基酸受体参与了钙沉积和神经细胞损害。大鼠腹侧苍白球立体定向注射兴奋性氨基酸——鹅膏蕈氨酸(ibotenic acid,IBO),诱导生成圆形的钙沉积和部分神经元丧失。注射 α-氨基丙酸、卡英酸、α-氨基羟甲基噁唑丙酸(AMPA)或 N-甲基-D-天冬氨酸(NMDA)的脑局部能形成钙沉积。

围生期缺氧对不成熟的脑组织损害更大,可以导致营养不良性钙化。

【临床表现】

根据钙沉积部位和影像学严重程度不同,临床表现各异,可能没有任何症状,也可能出现各种程度的认知损害、精神症状和运动障碍。患者大多隐匿起病,也可以癫痫、舞蹈病等形式急性起病。Fahr 病常表现为运动障碍,如帕金森病样症状、舞蹈样动作、震颤、肌张力障碍、阵发性口面异动、手足徐动,罕见感觉障碍。基底节区损害可出现双侧症状,也可能有偏身舞蹈、手足徐动症,或同时存在帕金森征-舞蹈-手足徐动症。少数患者也有小脑性共济失调表现。也可有精神发育迟缓或略

有智力减退、视网膜变性、偏盲、癫痫、皮质功能障碍、偏瘫、锥体束征阳性或脑神经损害。若累及下丘脑时可有尿崩症。

神经精神症状可能是首发或最突出的表现,包括轻度集中或记忆障碍、人格和行为改变、精神病和痴呆。约40%的基底节钙化的初始症状包括神经心理损害,如精神障碍和情绪损害。

【诊断与鉴别诊断】

在青少年和成人中有基底节和小脑损害症状者均应考虑此病,并应行头颅CT检查。头颅CT检查或头颅X线片中有双侧基底节钙化时应考虑Fahr病。根据发病年龄,Fahr病可分为3型:① 儿童型,在婴儿发病,大多在10岁前死亡;② 青年型,发病年龄在20~40岁,表现为分裂症样精神病;③ 晚发型,发病年龄在40~60岁,常表现为痴呆和运动障碍。

家族性钙化(Moskowitz)诊断标准:① 双侧基底节钙化;② 进行性神经功能障碍[神经-精神症状和(或)运动障碍];③ 除外甲状旁腺功能减退、假性甲状旁腺功能减退、假假性甲状旁腺功能减退;④ 无生化指标异常(血钙、磷和肾小管对甲状旁腺激素反应正常);⑤ 阳性家族史;⑥ 无感染、中毒、外伤或代谢异常的依据。

需要排除可能导致基底节钙化的原因,包括甲状旁腺功能减退、线粒体脑肌病、一氧化碳中毒、铅中毒、Cockayne综合征、AIDS病脑病、放疗后、甲氨蝶呤(methotrexate)治疗后、结节硬化症等。

遗传相关的基底节钙化包括家族性特发性基底节钙化(familial idiopathic basal ganglia calcification,FIBGC)、结节性钙化、Fahr病(齿状核钙化)、Cockayne综合征、神经纤维瘤病、类脂质蛋白质沉积症(lipoid proteinosis)、Down综合征、Wilson病。

【治疗】

目前尚无根治方法,以对症处理震颤、舞蹈样动作、手足徐动、少动-强直或肌张力障碍为主。

四、泛酸激酶相关性神经变性病

泛酸激酶相关性神经变性病(pantothenate kinase-associated neurodegeneration,PKAN)是因铁盐沉积于双侧苍白球、黑质网状部、红核,并伴有神经元丢失和胶质化,导致肌强直、肌张力障碍、锥体束征及痴呆,伴或不伴色素性视网膜炎的一组疾病。PKAN最早是由Hallervorden和Spatz在1922年报道,故旧称哈勒沃登-施帕茨病(Hallervorden - Spatz disease,HSD病)。1996年Harper撰文质疑,身为纳粹军人,Hallervorden和Spatz在第二次世界大战期间关于种族灭绝的言行与其科学家的身份不相称,继续沿用Hallervorden - Spatz病的名称与伦理原则相悖。2002年后根据其病理改变,国际上倾向于将该病名称改为神经变性伴脑内铁沉积症Ⅰ型(neurodegeneration with brain iron accumulation type Ⅰ,NBIAⅠ)。本病在历史上还有多种旧称,如苍白球黑质红核色素变性、进行性苍白球变性综合征、苍白球色素变性综合征。

脑内铁沉积,特别是基底节铁沉积包括了几种临床或病理具有一定相似性但病因机制不同的疾病(表3-6-7-7)。PKAN是最常见的NBIA亚型,约占其中一半。

表3-6-7-7　NBIA亚型和相关突变基因

NBIA亚型	突变基因
PKAN	PANK2
磷脂酶A2相关神经变性(phospholipase A2 - associated neurodegeneration,PLAN)	PLA2G6
神经铁蛋白病	FTL1
无铜蓝蛋白血症	铜蓝蛋白
β螺旋蛋白相关性神经变性病(β - propeller protein associated neurodegeneration,BPAN)	WDR45
Kufor - Rakeb综合征	ATP13A2
线粒体膜蛋白相关神经变性(mitochondrial membrane protein - associated neurodegeneration,MPAN)	C19orf12
脂肪酸-2羟化酶相关神经变性(fatty acid - 2 hydroxylase - associated neurodegeneration,FAHN)	FA2H
辅酶A合酶蛋白相关神经变性(CoA synthase protein - associated neurodegeneration,CoPAN)	CoASY
Woodhouse - Sakati综合征	C2orf37

【病理生理】

PKAN是一种常染色体隐性遗传病,由线粒体泛酸激酶2(pantothenate kinase 2,PANK2)基因突变导致。缺失突变导致无功能的截断的蛋白,造成患者疾病早发和快速进展;错义突变导致部分酶活性保留,病程变化为晚发和缓慢进展。所有7个外显子中均可发生突变,约1/3病例由其中2个最常见的突变造成($1231G \rightarrow A$、$1253C \rightarrow T$)。

在辅酶A(coenzyme A)合成途径中,泛酸激酶是必需的调节酶,催化泛酸(维生素B_5)、N-泛酰半胱氨酸(N - pantothenoylcysteine)和泛酰巯基乙胺(pantetheine)的磷酸化过程,并避免这些物质的堆积。PANK2定位于线粒体膜间隙内,感知基质辅酶A的状态。细胞在正常情况下,基质辅酶A含量丰富,抑制PANK2表达。在致病情况下,PANK2缺乏,但仍传递类似辅酶A始终富足的错误信息,扰乱脂肪酸氧化和合成。脂质代谢的异常,大量半胱氨酸的堆积使黑质、苍白球中大量存积的Fe^{2+}从O^{2-}、H_2O_2等中得到电子变成Fe^{3+}。这些游离的自由基和Fe^{3+}导致细胞死亡、髓鞘损伤。在PKAN中铁引起的氧化应激起重要作用。在帕金森病和其他变性病中也有类似的发病机制,但并不清楚为何相似的发病机制在同一基底节损伤中产生不同疾病。

【病理】

尸体解剖发现,苍白球和黑质网状部呈铁锈色色素沉着,视网膜、红细胞和睾丸也呈现病理性改变。传统的铁染色显示,铁主要沉积在小胶质细胞和巨噬细胞,少量分布在神经元。显微镜检查发现在病变区的血管周围的神经组织有铁和色素物沉积。双侧苍白球内节、黑质网状部对称性神经元死亡,呈"木乃伊"状,胶质增生。除了铁沉积,其他改变包括弥散分布的圆形或卵圆形肿胀的轴索、脱髓鞘和胶质增生。与MPAN和PLAN不同,PKAN未见突触核蛋白沉积,而表现为壳核和小脑不同程度泛素和tau阳性神经轴索球、神经纤维缠结、神经毡丝和铁蛋白阳性包涵体。

全身性改变包括骨髓巨噬细胞包含蜡样脂褐质,外周血淋巴细胞空泡和胞浆内包涵体。部分患者能发现棘形细胞增多。脂褐质和棘形细胞增多与铁增多导致的脂质过氧化作用有关。视网膜下能发现大量骨刺样色素沉积。

【临床表现】

本病分经典型和非经典型。

经典型也称儿童型,6 岁以下发病者占 90％以上,平均发病年龄为 3 岁 4 个月(6 个月~12 岁),主要表现为快速进展的肢体共济失调和痉挛。起病时,患儿行走笨拙,易摔倒。双下肢肌张力增高,腱反射亢进,锥体束征阳性,后逐渐波及上肢、面部和延髓肌,出现言语困难,吞咽困难。病程中,患者不同程度出现震颤、舞蹈样手足徐动、肌张力障碍、共济失调。14％的患者有肌阵挛性癫痫。约 1/4 的患者有色素性视网膜病造成的视力障碍,夜间视力减退;约 1/10 的患者有视神经乳头萎缩。视网膜改变包括牛眼样眼黄斑病(bull's eye maculopathy)、视网膜斑点、视网膜黑色素颗粒和多形性脂褐质颗粒沉积。除了色素性视网膜炎,还能发现瞳孔对光反应迟钝、节段性虹膜瘫、Adie 样瞳孔、眼球快速扫视或平滑追踪变慢。病程中逐渐出现智力减退,最后成为痴呆。部分患者在病程中期出现少动-强直的帕金森样表现。患儿早期还可能表现为发育延迟、注意力缺陷或行走姿势异常(足趾着地行走)。病程约 10 年,85％的患儿 15 岁前无法独立生活。

非经典型 PKAN 发病较晚,平均发病年龄为 13 岁 8 个月,发展缓慢,起病后 10~20 年仍能行走。非经典型 PKAN 常表现为神经心理和言语障碍,随病程进展表现出肌张力障碍和帕金森病样症状。PKAN 的肌张力障碍多表现为进食和言语时下颌异常姿势。

【神经影像检查】

脑 CT 检查示脑室扩大,外侧裂明显增大、脑沟扩大、尾状核、脑干、小脑萎缩。特异性表现为双侧基底节区对称性不等密度(有的是高密度,有的是低密度,混杂在一起)。

由于铁在基底核大量沉积,MRI 显示特征性的"虎眼"征:T_2WI 和磁敏感加权成像(susceptibility weighted imaging,SWI)检查示苍白球高信号区外环绕低信号。中间的高信号区代表组织水肿或坏死改变,外周的低信号区代表高铁沉积。MRI 的 T_2WI 示双侧苍白球有低信号区(相当于铁沉积区),在前正中位有高信号区(相当于神经元变性脱失区),这是与其他疾病鉴别的重要特征,因为其他的脑内铁沉积症仅在基底核区显示低信号。然而,单纯依赖影像资料容易导致误诊:症状前的 PKAN,高信号区更突出。随着疾病的进展,高信号区逐渐缩小、变浅,最终可能消失。SWI 和磁场依赖性 R2 增值(field dependent R2 increase,FDRI)对脑内铁更敏感,有助于早期诊断 PKAN。

MRI 波谱分析显示苍白球 N-乙酰天冬氨酸的含量降低,代表该区域神经元数量减少。

中脑超声检查可发现患儿黑质大小和高回声提示中脑铁过多。

【实验室检查】

10％的 PKAN 患者可检测到异常棘突红细胞;血清铁蛋白低于 20 $\mu g/dl$;少部分患儿前 β 脂蛋白(包括极低密度脂蛋白)降低或缺乏,旧称 HARP 综合征(低前 β 脂蛋白血症、棘红蛋白血症、视网膜色素沉着和苍白球变性)。

骨髓巨噬细胞和周围血淋巴细胞的 Giemsa-Wright 染色可见海蓝色组织细胞(sea blue histiocytes)。这种细胞在 340 nm 波长的显微镜下可见 PAS 阳性的荧光物质,有诊断意义。

PANK2 基因是目前已知与泛酸激酶相关的神经变性疾病有关的致病基因,因此可利用 *PANK2* 的基因序列分析结果为诊断依据。除了单点突变外,目前有研究指出 3％~5％的患者有 *PANK2* 基因的重复或缺失。

【诊断和鉴别诊断】

12 岁以下儿童出现快速进展的肌张力障碍、行走姿势异常、舞蹈样手足徐动、肌阵挛和进行性认知减退,MRI 提示"虎眼"征,基因检测能确诊。对于青少年或成年早期出现的神经心理损害和构音障碍,影像学发现基底节异常信号,可进一步通过 SWI 或 FDRI 筛查是否存在铁沉积。如果发现铁异常沉积,需要考虑 PKAN 可能,进一步检查或基因筛查有助于早期诊断。

实验室或辅助检查有助于排除其他疾病:① 血清异常铜蓝蛋白含量和(或)体内铜浓度或代谢异常;② 严重的视觉损害和(或)难以控制的癫痫大发作(包括不典型失神发作、全身强直-阵挛发作),符合神经元蜡样脂褐质沉积症特征;③ 氨基己糖苷酶 A 缺乏或 GM1-半乳糖苷酶缺乏。

【鉴别诊断】

1. 神经铁蛋白病 神经铁蛋白病是常染色体显性遗传病,由于 19q13.3 编码铁蛋白轻链(ferritin light chain)的基因突变,铁大量沉积在基底核,产生运动和精神症状。血清铁蛋白主要由轻链构成,患者血清铁蛋白含量降低。患者在中年起病(40~55 岁),运动症状包括舞蹈样手足徐动、肌张力障碍、痉挛、强直。其他症状有软腭阵挛、口舌异动和姿势不稳。MRI T_2WI 显示尾状核、壳核、苍白球和黑质高信号;T_1WI 显示苍白球和齿状核低信号。大体病理可见到红褐色基底核。苍白球、前脑和小脑可发现铁蛋白样的细胞外包涵体。包涵体和小胶质细胞、少突胶质细胞及神经元共存。脑内铁和铁蛋白含量明显高于同年龄段的正常人。苍白球、壳核和白质中可发现轴索球状体,并呈神经丝、泛素和 tau 蛋白阳性。

2. 无铜蓝蛋白血症 无铜蓝蛋白血症是常染色体隐性遗传病,由于铜蓝蛋白基因突变,导致铁沉积在脑内和内脏器官,而血清铁降低。铜蓝蛋白是由 1 046 个氨基酸残基组成的单条多肽链,结合有 6 个 3 种不同类型的铜离子,每 3 个铜离子形成一个三核簇状(trinuclear cluster)结构,在酶催化的过程中起着结合氧原子并活化的作用。放射性核素标记研究证实铜蓝蛋白携带着血液中大多数的铜离子,但它对铜的转运并没有直接作用。铜蓝蛋白主要作为一种亚铁氧化酶,在铁合成转铁蛋白的过程中起直接作用。铁主要沉积在基底核区域、视网膜、肝脏和胰腺。患者在 30~39 岁发展为胰岛素依赖型糖尿病(40％),40~49 岁出现神经系统症状(71％),主要为视网膜变性、肌张力障碍、震颤、眼睑痉挛、帕金森病样症状和皮质下痴呆。

无铜蓝蛋白血症患者中头颅 MRI 检查发现基底核区信号降低,脑组织活检发现该区域的神经元和小胶质细胞中有大量的铁沉积和神经元丢失。此外,在视网膜的周边部存在铁离子积聚和感光细胞丢失,使患者表现不典型的视觉症状。病理发现,大脑皮质、小脑、中脑被盖和脑桥轻度萎缩。由于铁沉积,基底核、丘脑和齿状核呈棕色。苍白球、壳核、大脑皮质、小脑内铁主要沉积在胶质细胞和神经元。小脑蒲肯野细胞减少,颗粒细胞层几乎不受累。壳核内丙二醛和 4-羟基壬烯酸(4-hydroxynonenal)浓度高于皮质。去铁胺(deferoxamine)是一种具有高度亲和力的铁离子螯合剂,它可以通过血-脑屏障和铁离子以 1:1 结合。对 1 例严重无铜蓝蛋白血症患者的治疗表明,去铁胺可以使体内铁离子储备减少,患者神经系统症状改善。

由于极具特征性的"虎眼"征,影像资料在 PKAN 诊断中的作用越来越得到重视。非 PKAN 的神经变性伴脑内铁沉积症仅在基底核区显示低信号。

3. 舞蹈-棘红细胞增多症 舞蹈-棘红细胞增多症(chorea-acanthocytosis)是常染色体隐性遗传病,由于 VPS13A 基因突变,其编码的蛋白 chorein 功能降低或丧失。舞蹈-棘红细胞增多症的发病年龄约为 35 岁,舞蹈样症状是其最常见的运动症状,也可表现为扭转痉挛。由于混合有肌张力障碍和舞蹈成分,患者的步态古怪。面部、口、舌和咽部均受累,患者发音含糊,唇和舌常被噬咬。患者可能表现为发作性呼吸困难和不自主地嗳气。眼球活动损害,包括平滑追踪和快速扫视。超过半数患者存在癫痫,主要是大发作。癫痫可能是疾病的首发症状。可有人格改变、认知下降、抽动、注意力缺陷、多动、强迫行为。患者有周围神经和肌肉损害,踝反射消失,远端无力和肌萎缩,血清肌酶可升高,甚至早于神经系统表现,肌活检可发现包涵体。罕见骨骼肌溶解症。

4. McLeod 综合征 McLeod 综合征是 X-连锁遗传病,由于 XK 基因突变,产生舞蹈、认知损害和精神症状三联征。发病年龄约为 45 岁,男性患者显著多于女性。患者早期出现的神经行为改变和认知损害常导致误诊,往往出现神经系统症状才考虑器质性损害。除舞蹈外,肌张力障碍和帕金森病样症状也是常见的运动表现。心脏症状突出,包括扩张性心肌病、心房颤动和不规则心动过速。MRI 可发现基底核区和白质改变。

5. 亨廷顿样病 2 型 亨廷顿样病 2 型(Huntington's disease-like 2)是常染色体显性遗传病,由于接合蛋白 3(junctophilin 3)基因的 CTG/CAG 重复序列异常扩增,导致患者在 30~40 岁出现舞蹈样表现、肌张力障碍、帕金森病样症状、外周血棘红细胞增多和神经元核内包涵体。

6. Karak 综合征 Karak 综合征是儿童起病的神经轴索营养不良,突出表现为小脑共济失调和锥体外系症状,影像学同样可以显示"虎眼"征,病理发现基底核区铁沉积,但是缺乏 PANK2 基因突变,而是编码磷脂酶 A2 的 PLA2G6 基因突变导致。

【治疗】

本病尚无特效治疗,但近来一些治疗上的尝试可能对改善症状和延缓疾病有帮助。

补充泛酸(维生素 B₅)、磷酸化泛酸和辅酶 A 可能减轻 PKAN 症状。临床应用大剂量维生素 B₅ 是安全的,对于非经典型 PKAN(具有少量酶活性)患儿可能有效。起始剂量为 250 mg/d,每周逐渐加量,直至每天 2~5 g 或出现不良反应。临床研究发现大剂量维生素 B₅ 的耐受性较好。治疗应坚持 3 个月以上,若无帮助,建议停止补充维生素。

去铁酮(deferiprone)可透过血-脑屏障,临床研究显示长期使用是安全的。去铁酮 15 mg/kg,每天 2 次治疗可减轻影像学改变,临床症状相对稳定。然而缺乏更多证据表明去铁酮可改善临床症状。

对症治疗是目前主要的治疗手段:丙戊酸钠、苯妥英钠等抗癫痫药控制癫痫;多奈哌齐、卡巴拉汀、美金刚等改善智力;苯海索、巴氯芬和氯硝西泮可改善强直和肌张力障碍。最近有报道使用脑深部刺激术治疗本病,以改善肌张力障碍和舞蹈样症状。

有研究报道,维生素 E、硒和艾地苯醌可能加重症状,应避免用于本病。

参 考 文 献

[1] 中华医学会神经病学分会帕金森及运动障碍学组. 图雷特综合征的诊断与治疗指南[J]. 中华神经杂志,2009,42(9):635-638.

[2] AQUINO C C, LANG A E. Tardive dyskinesia syndromes: current concepts[J]. Parkinsonism Relat Disord, 2014, 20(1): 113-117.

[3] BHIDAYASIRI R, JITKRITSADAKUL O, FRIEDMAN J H, et al. Updating the recommendations for treatment of tardive syndromes: a systematic review of new evidence and practical treatment algorithm[J]. J Neurol Sci, 2018, 389: 67-75.

[4] CARBON M, HSIEH C H, KANE J M, et al. Tardive dyskinesia prevalence in the period of second-generation antipsychotic use: a meta-analysis[J]. J Clin Psychiatry, 2017, 78(3): 264-278.

[5] CARBON M, KANE J M, LEUCHT S, et al. Tardive dyskinesia risk with first- and second-generation antipsychotics in comparative randomized controlled trials: a meta-analysis [J]. World Psychiatry, 2018, 17(3): 330-340.

[6] DALE R C. Tics and Tourette: a clinical, pathophysiological and etiological review [J]. Curr Opin Pediatr, 2017, 29: 665-673.

[7] D'ABREU A, AKBAR U, FRIEDMAN J H. Tardive dyskinesia: epidemiology [J]. J Neurol Sci, 2018, 389: 17-20.

[8] GULISANO M, CALÌ P, PALERMO F, et al. Premonitory urges in patients with gilles de la Tourette syndrome: an italian translation and a 7-year follow-up [J]. J Child Adolesc Psychopharmacol, 2015, 25(10): 810-816.

[9] HARPER P S. Naming of syndromes and unethical activities: the case of Hallervorden and Spatz[J]. Lancet, 1996, 348(2): 1224-1225.

[10] HAYFLICK S J, KURIAN M A, HOGARTH P. Neurodegeneration with brain iron accumulation[J]. Handb Clin Neurol, 2018, 147: 293-305.

[11] HOGARTH P, KURIAN M A, GREGORY A, et al. Consensus clinical management guideline for pantothenate kinase-associated neurodegeneration (PKAN) [J]. Mol Genet Metab, 2017, 120(3): 278-287.

[12] JANKOVIC J, KURLAN R. Tourette syndrome: evolving concepts[J]. Mov Disord, 2011, 26(6): 1149-1156.

[13] KRUER M C, BODDAERT N, SCHNEIDER S A, et al.

Neuroimaging features of neurodegeneration with brain iron accumulation[J]. AJNR Am J Neuroradiol, 2012, 33(3): 407-414.

[14] LEE J H, GREGORY A, HOGARTH P, et al. Looking deep into the eye-of-the-tiger in pantothenate kinase-associated neurodegeneration[J]. AJNR Am J Neuroradiol, 2018, 39(3): 583-588.

[15] MACNEIL R R, MÜLLER D J. Genetics of common antipsychotic-induced adverse effects[J]. Mol Neuropsychiatry, 2016, 2(2): 61-78.

[16] MADRUGA-GARRIDO M, MIR P. Tics and other stereotyped movements as side effects of pharmacological treatment[J]. Int Rev Neurobiol, 2013, 112: 481-494.

[17] MATAIX -COLS D, ISOMURA K, PÉREZ-VIGIL A, et al. Familial risks of Tourette syndrome and chronic tic disorders. A population-based cohort study[J]. JAMA Psychiatry, 2015, 72(8): 787-793.

[18] MENTZEL C L, BAKKER P R, VAN OS J, et al. Effect of antipsychotic type and dose changes on tardive dyskinesia and parkinsonism severity in patients with a serious mental illness: the curacao extrapyramidal syndromes study XII [J]. J Clin Psychiatry, 2017, 78: 279-285.

[19] MÜCKSCHEL M, SMITKA M, HERMANN A, et al. Deep brain stimulation in the globus pallidus compensates response inhibition deficits: evidence from pantothenate kinase-associated neurodegeneration[J]. Brain Struct Funct, 2016, 221(4): 2251-2257.

[20] NICOLAS G, POTTIER C, CHARBONNIER C, et al. Phenotypic spectrum of probable and genetically-confirmed idiopathic basal ganglia calcification[J]. Brain, 2013, 136(pt 11): 3395-3407.

[21] NOVICK D, HARO J M, BERTSCH J, et al. Incidence of extrapyramidal symptoms and tardive dyskinesia in schizophrenia: thirty-six-month results from the European schizophrenia outpatient health outcomes study [J]. J Clin Psychopharmacol, 2010, 30(5): 531-540.

[22] PISTACCHI M, GIOULIS M, SANSON F, et al. Fahr's syndrome and clinical correlation: a case series and literature review[J]. Folia Neuropathol, 2016, 54(3): 282-294.

[23] POURSHAHID S, SALLOUM M N, ELFISHAWI M, et al. Fahr's disease: a differential to be considered for various neuropsychiatric presentations [J]. Cureus, 2018, 10(3): e2304.

[24] RAMOS E M, CARECCHIO M, LEMOS R, et al. Primary brain calcification: an international study reporting novel variants and associated phenotypes[J]. Eur J Hum Genet, 2018, 26 (10): 1462-1477.

[25] RICKARDS H. Tourette's syndrome and other tic disorders [J]. Pract Neurol, 2010, 10(5): 252-259.

[26] ROESSNER V, PLESSEN K J, ROTHENBERGER A, et al. European clinical guidelines for Tourette syndrome and other tic disorders. Part II : pharmacological treatment[J]. Eur Child Adolesc Psychiatry, 2011, 20(4): 173-196.

[27] ROHANI M, RAZMEH S, SHAHIDI G A, et al. A pilot trial of deferiprone in pantothenate kinase-associated neurodegeneration patients[J]. Neurol Int, 2018, 9(4): 7279.

[28] SCHARF J M, MILLER L L, MATHEWS C A, et al. Prevalence of tourette syndrome and chronic tics in the population-based avon longitudinal study of parents and children cohort[J]. J Am Acad Child Adolesc Psychiatry, 2012, 51(2): 192-201.

[29] STERN J S. Tourette's syndrome and its borderland[J]. Pract Neurol, 2018, 18(4): 262-270.

[30] TENBACK D E, VAN HARTEN P N. Epidemiology and risk factors for (tardive) dyskinesia[J]. Int Rev Neurobiol, 2011, 98: 211-230.

第七章　脱髓鞘疾病

第一节　概　述

李振新　吕传真

脱髓鞘疾病传统上指中枢神经系统的脱髓鞘性疾病，不包括周围神经系统的脱髓鞘疾病。本书的编写仍沿袭传统概念，描述多发性硬化、视神经脊髓炎、急性播散性脑脊髓炎及某些代谢障碍和不能分类的累及中枢神经系统而以髓鞘脱失为主要病理表现的疾病。已知遗传代谢原因所致的疾病，如异染色性白质脑病、肾上腺脑白质营养不良等将在遗传性疾病相关章节介绍。中毒、缺氧等原因引致的脱髓鞘性疾病则在中毒性疾病中介绍，本章不再赘述。

一、髓鞘的结构与功能

(一) 结构

髓鞘是由德国病理学家 Rudolf Virchow 于 1854 年首先描述，由成髓鞘的神经胶质细胞围绕神经元的轴突构成，使神经纤维具有电绝缘性。组织形态学研究发现，周围神经系统 (PNS) 的髓鞘是由单个施万细胞的突起节段性包绕在轴突周围，形成规则的螺旋状排列的高度特化的多层膜结构，一个施万细胞只形成一个髓鞘节段，髓鞘外有完整的基膜，两个髓鞘节段之间的结构称为"郎飞结"。中枢神经系统 (CNS) 的髓鞘则是由少突胶质细胞包绕轴索形成。现已清楚，一个少突胶质细胞包被数根不同节段的神经轴索，包被轴索数量的多寡与少突胶质细胞类型有关。Ⅰ型和Ⅱ型少突胶质细胞，每个细胞可以包被 30 根轴索，Ⅲ型包被 5 根，Ⅳ型包被 1 根，平均每个少突胶质细胞包被十多根轴索。在周围神经中，髓鞘面积与轴索直径成正比；而中枢神经中，髓鞘面积与轴索直径成反比。Ⅰ型和Ⅱ型少突胶质细胞包绕数目众多的小面积的轴索，髓鞘薄，平均面积 $500~\mu m^3$；Ⅱ型和Ⅳ型少突胶质细胞包绕数目较少直径粗的轴索，髓鞘也较厚，达 $3\times10^4~\mu m^3$。周围神经施万细胞包被的面积可达 $1.5\times10^5~\mu m^3$。

（二）成分和功能

髓鞘的主要成分由类脂质和蛋白质组成，前者占髓鞘干重的 70%～90%，蛋白质占 10%～30%。

1. 类脂质 是髓鞘的主要成分。在中枢神经与周围神经中起轴索的保护和神经兴奋传导的绝缘作用。中枢神经髓鞘的类脂质中有胆固醇、磷脂和糖脂，三者的比例为 4∶3∶2 或 4∶4∶2。除胆固醇外，髓鞘磷脂最多，其中糖基鞘磷脂（glycosphingolipids），特别是半乳糖脑苷脂（galactocerebroside，Galc）和它的磷基衍生物硫苷脂（sulphatides）等是用于免疫组化的髓鞘的重要标志。除此之外，还有许多半乳糖磷脂，如脑苷脂的脂肪酯酶、神经节苷脂等。神经节苷脂，特别是 GM_4 主要存在于中枢神经髓鞘，不存在或极少存在于周围神经髓鞘。

2. 蛋白质 髓鞘的蛋白质称髓鞘蛋白，其中 80% 为髓鞘碱性蛋白（myelin basic protein，MBP）和蛋白脂质蛋白（proteolipid protein，PLP）及其异构体 DM20，还有量少但很有意义的髓鞘蛋白，如占 4% 的 2′,3′-环核苷-3′-磷酸酯酶，不足 1% 的髓鞘相关糖蛋白（myelin associated glycoprotein，MAG），不足 0.1% 的髓鞘少突胶质细胞糖蛋白（myelin oligodendrocyte glycoprotein，MOG）。此外，还有一些非常特殊的蛋白质，如髓鞘少突胶质细胞特异蛋白（myelin oligodendrocyte special protein，MOSP）、髓鞘相关少突胶质细胞碱性蛋白（myelin basic associated oligodendrocyte protein，MOBP）、少突髓鞘糖蛋白（OMgp）、Nogo、P_2 蛋白、转铁蛋白、碳酸酐酶、跨膜蛋白、裂隙结合（connectxin）蛋白（CX32、CX47）等。

（1）髓鞘碱性蛋白：约占髓鞘蛋白的 30%，主要功能是在细胞质内融合髓鞘层。髓鞘碱性蛋白是一组由位于染色体 18q22-q23 的基因变异拼接而表达产生的包含 7 个成员的蛋白家族。MBP 广泛存在于中枢和周围神经系统的髓鞘结构中，甚至在原始的脊椎动物中也有 MBP 成分。MBP 主要成分是包含 169 个氨基酸的多肽，是髓鞘成分的主要蛋白，占 30%。在周围神经系统，MBP 被称为 P_1 蛋白。测序研究发现了很多 MBP 的肽段，对其抗原性及实验性变态反应性脑脊髓炎（EAE）和多发性硬化（MS）的关系分别进行研究，将这些肽段注射至实验动物，同样可以诱导出 EAE 模型。研究显示 MBP 肽段 82-100、84-130、85-99 与 MS 患者表达的主要组织相容性抗原（MHC）具有相对的亲和力，因此作为 MS 候选的自身抗原。上述 MBP 肽段与 HLA-DR2 分子结合并可以被 HLA-DR2 同源的 MS 患者的 T 细胞识别。

（2）蛋白脂质蛋白：是一种疏水的整合性膜蛋白，约占成人 CNS 髓鞘蛋白成分的 50%。PLP 基因能编码 276 个氨基酸组成的多肽，带有 5 个强疏水性的跨膜区域，它与脂质双分子层嵌合，形成致密的髓鞘板层。PLP 的相对分子质量约为 30 000，其基因的蛋白编码区在人、大鼠及小鼠物种中呈高度保守性。染色体 Xq22 上 PLP 基因的突变可以引起 X-连锁隐性

遗传的白质脑病，也称作佩-梅（Pelizaeus-Mergbacher）病，该病是 PLP 合成缺陷所致的一种变性疾病，临床表现为协调能力、运动功能及智力的缺陷。PLP 在 MS 免疫发病中的直接作用尚不明确。但随着研究发现不同的 PLP 致脑炎性的多肽可以诱发 EAE，其在 MS 发病中的作用也开始受到关注。在 SJL/J 鼠的 EAE 模型中，发现针对 PLP139-151 显著的 T 细胞反应，而随着疾病的复发表位扩散至 PLP178-191。当 PLP 肽段注射入 SJL/J 小鼠或 Lewis 大鼠后，免疫系统中 Th1 细胞介导的免疫反应占上风，导致 T 细胞进入脊髓而产生不同程度的麻痹表现。PLP 肽段 PLP104-117、PLP142-153 和 PLP190-209 被认为是动物的致脑炎肽段，而对人类 MS 发病的研究发现，它们可以作为抗原表位与 HLA-DR2 结合。

（3）髓鞘少突胶质细胞糖蛋白：MOG 的基因位于染色体 6p21.3-p22。MOG 是一种跨膜糖蛋白，仅存在于 CNS 髓鞘膜和少突胶质细胞的最外层，是免疫球蛋白超家族的成员，也是制作实验性脑特异性脱髓鞘病的主要抗原。MOG 含量较少，占髓鞘蛋白总量的 0.01%～0.05%。与其他髓鞘蛋白比较，MOG 在发育过程中延迟表达 24～48 h，因此可作为成熟少突胶质细胞的标志物。成熟的人 MOG 由 218 个氨基酸组成，其细胞外段含有 122 个氨基酸，形成免疫球蛋白样结构域，包含 35-55、67-87、104-117 肽段等多个抗原表位，可以与 T 细胞或 B 细胞结合。随着研究的深入，MOG 在 CNS 脱髓鞘病中的作用越来越受到关注。该蛋白仅存在于中枢神经系统髓鞘外膜的表面，不存在于周围神经的髓鞘中。因此，该蛋白的免疫反应可直接证明中枢神经的髓鞘反应。

MOG 含量虽然很少，但它具有高度免疫原性。在 EAE 的研究中发现，MOG 是唯一既能引起脱髓鞘抗体反应，又能引起 T 细胞反应的中枢神经系统髓鞘蛋白成分。检测血清和脑脊液 MOG 抗体发现，很多 CNS 炎症性疾病中存在 MOG 抗体表达，但是持续时间短暂，而 MS 患者中抗 MOG IgG 持续存在。首次发生的脱髓鞘事件（CIS）患者中抗 MOG IgM 即升高。复发缓解型多发性硬化（RRMS）患者复发时抗 MOG IgM 滴度增高，另外继发进展性多发性硬化（SPMS）患者中也可检测到高滴度的抗自身 MOG 抗体。由此推测，MOG 抗体可能与 MS 疾病的活动有关，可作为预测 MS 复发和进展的生物学标志物。然而尚没有直接证据显示 MOG 抗体是导致脱髓鞘事件发生的原因，抗体的出现或升高也可能是引起脱髓鞘免疫损伤的旁路效应。近年的研究发现，MOG 抗体不仅出现在 MS 患者中，在部分视神经脊髓炎谱系病（NMOSD）患者中也存在 MOG 抗体，在少数患者中与 AQP4 抗体同时出现。急性播散性脑脊髓炎（ADEM）中 MOG 抗体也有阳性表达，特别是儿童患者阳性率更高。有学者提出 MOG 抗体综合征的概念，其对应的临床表型可能不仅仅限于 CNS 脱髓鞘病。

（4）髓鞘相关糖蛋白：MAG 是一种跨膜糖蛋白，有 S 型和 L 型 2 个异构体，髓鞘中的含量在 CNS 稍多（约为 1%），PNS 中含量约为 0.1%。MAG 是一组免疫球蛋白超家族基因调节蛋白，它与神经细胞黏附分子有很好的同源性。MAG 位于髓鞘的外表面，在细胞质外面的 MAG 部分有许多磷酸化位点，它与许多跨膜信号转导途径有关，因此在髓鞘膜信号转导中起重要作用。此外，MAG 是首个被鉴定出具有抑制轴索再生的髓鞘蛋白，结合 Nogo 和 OMgp 受体，与中枢神经的再生有关。

在临床和实验研究中，MAG 亦可作为致敏抗原进行检测，但极少应用 MAG 蛋白制作实验性动物模型。

（5）CNP：是一种环核酸磷酸酯酶，占髓鞘中总蛋白的4％，存在于 CNS 的少突胶质细胞和 PNS 的施万细胞内，除了髓鞘的酶活性功能之外，认识尚不完整。

（6）Po：属 IgCAM 超家族的糖蛋白，50％以上存在于 PNS 的施万细胞中，对髓鞘化的施万细胞高度特异，但也表达于 CNS 的少突胶质细胞和非髓鞘化的施万细胞。Po 主要功能为在髓鞘层间起黏附作用，它与 PLP 在 CNS 髓鞘中的作用相同。*Po* 基因敲除小鼠表现为严重的髓鞘发育不良和轴索变性。*Po*、*PMP22*、*CX32* 等基因突变是腓骨肌萎缩症（Charcot-Marie-Tooth disease，CMT）发病的主要基础。实验证明，应用 Po 制作的实验性变态反应性动物模型中，既产生周围神经病，同时亦产生脑部损害。

（7）P_2 蛋白：主要存在于周围神经和脊髓，不存在于脑部髓鞘。P_2 是一种碱性蛋白，属于脂肪酸结合蛋白家族，分布于施万细胞细胞质中。该蛋白是用作实验性变态反应性神经根神经炎动物模型的免疫抗原。

二、髓鞘的病理

1. 髓鞘破坏　各种病理损伤过程都可导致神经系统已形成的髓鞘破坏，包括创伤、炎症、血液循环障碍、放射线、中毒、代谢紊乱、变性等，因此髓鞘破坏（myelin destruction）只是一种普通的描述性名词，不具有特定的病理组织学意义。

2. 脱髓鞘　顾名思义是指髓鞘的脱失。然而神经病学专科术语所指的"脱髓鞘（demyelination）"则有其特殊的含义，是指由一些非特异性原因（通常是免疫损伤），导致已形成的髓鞘脱失，病理组织学上病变往往形成不同时期的"斑块（plaque）"，由血管周围淋巴细胞浸润形成的"袖套"结构，以及胶质细胞增殖表现，具有上述病理组织学特征的疾病被称为脱髓鞘疾病，这是仅发生于神经系统的特殊的病理过程。

3. 髓鞘发育不良　通常是由于遗传基因的缺陷，导致髓鞘发育过程原发性生化异常，从而使所需要的关键酶及髓鞘成分缺乏，引起髓鞘形成受限。

三、脱髓鞘疾病分类

广义的脱髓鞘疾病是指各种原因（遗传、代谢、中毒、感染、放射线、变性等）引发的 CNS 或 PNS 髓鞘形成障碍、髓鞘破坏、髓鞘丧失导致功能障碍的一组疾病。累及 CNS 髓鞘的疾病主要有两大类：一类是髓鞘形成过程发生障碍导致的先天性髓鞘发育不良性疾病（dysmyelinating disorders）；另一类是已经形成的髓鞘或少突胶质细胞破坏的获得性脱髓鞘疾病（acquired demyelinating disorders）；本章所描述的脱髓鞘疾病特指与炎症和免疫相关的具有特定病理特征的疾病，也称为 CNS 特发性炎性脱髓鞘病（IIDDs）。

脱髓鞘疾病可依据疾病的病程分类：如急性、慢性（复发性、进展性）；依据病变累及的部位分类：如脱髓鞘性视神经炎、脱髓鞘性脊髓炎等；依据免疫病理特征分类：如星形胶质细胞病、少突胶质细胞病等；依据自身抗体类型分类：如 AQP4 抗体综合征、MOG 抗体综合征等。不同的分类和命名方法满足

不同阶段的临床需求，也反映了对疾病认识的发展，而所追求的最理想的分类还是依据病因学的分类。以下是历史上对髓鞘相关疾病的一些重要的分类法，反映了对该组疾病的认识过程。

（一）20 世纪 50～60 年代的分类法

1. 内源性中枢髓鞘脱失

（1）特异性脱髓鞘性疾病。

1）Krabbe 和 Scholg 弥漫性硬化。

2）Pelizaeus-Mergbacher 病。

（2）非特异性脱髓鞘性疾病——Tay-Sachs 病（家族性黑矇性痴呆）。

2. 外源性中枢神经脱髓鞘性疾病

（1）特异性脱髓鞘性疾病。

1）炎症性：① 多发性硬化；② 弥漫性硬化（Schilder 病）；③ 同心圆性硬化（Balo 病）；④ 视神经脊髓炎（Devic 病）；⑤ 播散性脑炎（ADEM）；⑥ 感染性脑炎。

2）中毒性-代谢性：① 纤维性骨髓增生症；② Marchiafava-Bignami 病。

（2）非特异性脱髓鞘：① 脑皮质下动脉硬化症（Binswanger 病）；② 脑水肿；③ 一氧化碳中毒；④ 脑肿瘤。

（二）Raine（1984）分类法

1. 获得性和感染性脱髓鞘性疾病

（1）多发性硬化。

（2）多发性硬化变异型（Balo 病，Schilder 病）。

（3）急性播散性脑脊髓炎。

（4）急性出血性白质脑病。

（5）进行性多灶性白质脑病。

2. 遗传代谢性脱髓鞘性疾病

（1）异染色性脑白质营养不良（metachromatic leukodystrophy）。

（2）球状细胞脑白质营养不良（Krabbe 病）。

（3）肾上腺脑白质营养不良。

（4）Refsum 病。

（5）髓鞘生成障碍性脑白质营养不良（Alexander 病）。

（6）Peligaeus-Mergbacher 病。

（7）脑海绵状变性（Canavan 病）。

（8）苯丙酮尿症。

3. 获得性中毒-代谢脱髓鞘性疾病

（1）6-氯苯酚中毒性神经病。

（2）缺氧性脑病。

4. 营养缺乏性脱髓鞘性疾病

（1）维生素 B_{12} 缺乏。

（2）中央脑桥髓鞘溶解症。

（3）Marchiafava-Bignami 病。

5. 外伤性脱髓鞘性疾病

（1）脑水肿。

（2）脑组织受压。

（3）脊髓反复麻醉（Barbotage）。

（4）减压。

上述 5 个类型中，有一类为炎症性疾病，一类为遗传代谢病。

（三）Valk（2005）分类法

1. 遗传性疾病

（1）溶酶体累积病（lysosomal storage disorders）。

1）异染色性白质营养不良。

2）多硫酯酶缺乏。

3）球状细胞白质营养不良（Krabbe 病）。

4）GM_1 神经节苷脂沉积病。

5）GM_2 神经节苷脂沉积病。

6）Fabry 病。

7）岩藻糖苷酶增多症（fucosidosis）。

8）黏多糖沉积病。

9）涎酸沉积病。

10）神经性脂褐质沉积病。

（2）过氧化物酶体病（peroxisomal disorders）。

1）过氧化物酶体合成缺乏。

2）双功能性蛋白缺乏。

3）Acyl - CoA 氧化酶缺乏。

4）X 性环链肾上腺白质营养不良和肾上腺脊髓神经病。

5）Refsum 病。

（3）线粒体功能异常性白质脑病。

1）线粒体脑肌病（MELAS）。

2）Leber 遗传性视神经病。

3）Kearns - Sayre 综合征。

4）线粒体神经性胃肠道脑脊髓病（MNGIE）。

5）Leigh 综合征和线粒体白质脑病。

6）丙酮酸羧化酶缺乏症。

7）多羧化酶缺乏症。

8）脑腱黄色瘤病。

（4）核 DNA 修复缺失。

1）Cockaye 综合征。

2）光敏性皮肤萎缩征。

（5）髓鞘蛋白编码基因缺失。

1）Peligaeus - Merzbaches 病。

2）$18q^-$ 综合征。

（6）氨基酸和有机酸代谢病。

1）苯丙酸尿症。

2）戊二酸血症。

3）丙酸血症。

4）非酮症高糖血症。

5）枫叶糖病。

6）3-羟甲基戊二酸单酰辅酶 A 酶缺乏。

7）Canavan 病。

8）L - 2 羟戊二酸尿症。

9）D - 2 羟戊二酸尿症。

10）高同型胱氨酸血症。

11）脲素循环缺失。

12）丝氨酸合成缺乏。

（7）其他。

1）硫脂氧化酶缺乏。

2）半乳糖血症。

3）Sjogren - Larsson 综合征。

4）Lowe 综合征。

5）Wilson 病。

6）Menkes 病。

7）脆性染色体突变。

8）Ito 低色素沉着病。

9）色素沉着病。

10）Alexander 病。

11）巨型轴索性神经病。

12）伴皮质下囊肿性巨脑白质病。

13）先天性肌营养不良。

14）强直性肌营养不良 I 型。

15）近端强性肌营养不良。

16）眼肌辨距不良。

17）X 性链腓骨肌萎缩症。

18）白质消融症（vanishing white mattes）。

19）Aicardi - Goutières 综合征及其变异型。

20）伴钙化和囊肿的白质脑病。

21）脑干、脊髓和白质乳酸增高的白质脑病。

22）基底节和小脑萎缩的髓鞘形成不全。

23）伴神经轴索硫脂沉积的遗传性弥漫性白质脑病。

24）齿状、红核、苍白球萎缩。

25）淀粉样血管病。

26）常染色体显性遗传皮质下梗死性白质脑病（CADASIL）。

27）常染色体隐性遗传皮质下梗死性白质脑病（CARASIL）。

28）Nasu - Hakola 病。

29）正常色素沉积性白质脑病。

30）成人常染色体显性遗传性白质脑病。

2. 获得性髓鞘病

（1）非感染性炎症性疾病。

1）多发性硬化及其变异型。

2）急性播散性脑脊髓炎和急性出血性脑脊髓炎。

（2）感染性炎症性疾病。

1）亚急性 HIV 脑炎。

2）进展性多灶性白质脑炎/病。

3）布鲁氏杆菌病。

4）亚急性硬化性脑炎。

5）亚急性硬化性全脑炎。

6）先天性巨细胞病毒感染。

7）Whipple 病。

8）其他感染。

（3）中毒-代谢性疾病。

1）中毒性白质脑病。

2）脑桥中央和脑桥外髓鞘溶解症。

3）盐中毒。

4）Marchiafava - Bignami 综合征。

5）维生素 B_{12} 缺乏，叶酸缺乏。

6）营养不良。

7）副瘤综合征。

8）可逆性后部脑病综合征。

（4）缺氧缺血性疾病。

1）新生儿缺氧缺血性脑病。

2）迟发性缺氧缺血性脑病。

3）皮质下动脉硬化性脑病（Binswanger 病）。

4）血管类。

5）其他原因血管病。

（5）外伤性疾病。

弥漫性轴索损伤。

上述的分类是基于广义的脱髓鞘疾病的分类，包括了髓鞘形成障碍性疾病及各种原因引起的获得性脱髓鞘病，当然也涵盖了特指的 IIDDs。本书试图从病因学的角度进行疾病分类。

（四）病因学角度分类

1. 免疫性

（1）多发性硬化。

1）复发缓解型。

2）继发进展型。

3）原发进展型。

4）急性多发性硬化（Marburg 病和肿瘤样多发性硬化）。

5）弥漫性脑硬化（Schilder 病和 Balo 同心圆硬化）。

（2）视神经脊髓炎（Devic 病，NMO）和进展性坏死性脊髓病。

（3）急性播散性脑脊髓炎（ADEM）和急性出血性脑炎（Weston - Hurst 病）。

（4）自身免疫性相关性脱髓鞘（SLE，干燥综合征等）。

（5）类肉瘤相关性脱髓鞘。

（6）移植物抗宿主性疾病。

2. 感染性　进行性多灶性白质脑病。

3. 中毒/代谢性

（1）一氧化碳脑病。

（2）维生素 B_{12} 缺乏。

（3）汞中毒（水俣病）。

（4）乙醇/香烟。

（5）脑桥中央髓鞘溶解症。

（6）Marchiafava - Bignami 病。

（7）缺氧。

（8）放射。

4. 血管性

（1）缺血缺氧性脑病。

（2）Binswanger 病。

（3）CADASIL 和 CARASIL。

5. 遗传性

（1）肾上腺白质营养不良。

（2）异染性白质营养不良。

（3）Krabbe 病。

（4）Alexander 病。

（5）Canavan - van Bogaert - Bertrand 病。

（6）Pelizaeus - Merzbacher 病。

（7）苯丙酮尿症。

笔者认为，脱髓鞘疾病应包括原发性和继发性脱髓鞘病。遗传代谢性疾病所致的脱髓鞘病将在遗传性疾病中描

述，感染性炎性脱髓鞘疾病在中枢神经感染性疾病中讨论，缺氧缺血疾病在血管性疾病中分述。本章重点描述非感染性炎性脱髓鞘疾病，特别是多发性硬化、视神经脊髓炎、急性播散性脑脊髓炎，并进行讨论。

四、脱髓鞘疾病发病机制

脱髓鞘疾病的病因不同，其发病机制亦不相同。遗传代谢病常由基因突变引起髓鞘发育、形成和代谢过程障碍而发病。缺氧、外伤等多继发于水肿，弥漫性轴索病变而继发性髓鞘脱失。感染性炎性脱髓鞘疾病则由病原体直接作用或免疫机制而致病，而对非感染性炎性脱髓鞘疾病，即 IIDDs 的研究最多，认识改变最快，但仍有许多问题不能回答。例如，很多学者认为非感染性中枢神经脱髓鞘疾病与病毒感染有关。虽然根据分子模拟理论可以推测，与髓鞘成分相似的抗原分子可以引起交叉免疫反应，但至今缺乏直接证据；非感染性中枢脱髓鞘疾病是一种自身免疫病，但自身免疫性疾病的 3 个基本条件仍不清楚，包括：① 自身抗原是什么；② 自身免疫的靶点是什么；③ 自身免疫的激活途径，外周免疫激活细胞如何进入中枢神经及通过什么途径作用到髓鞘、神经元和轴索。近年来，许多免疫调节性药物的临床应用产生了良好的治疗效果，这也从侧面反映了免疫异常可能仍是非感染性炎性脱髓鞘疾病的主要发病机制。图 3 - 7 - 1 - 1 直观地反映了 IIDDs 的主要免疫发病机制。

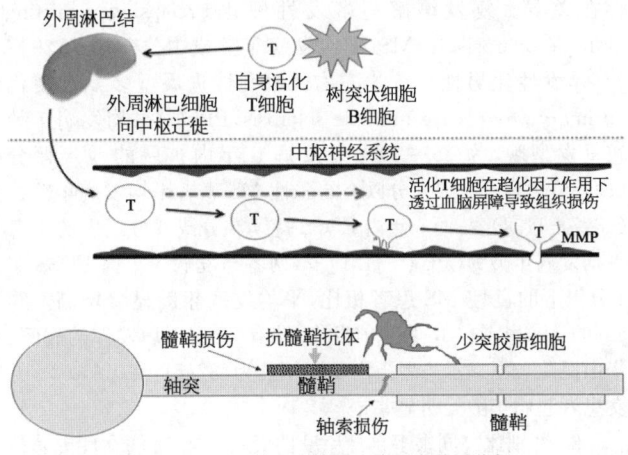

图 3 - 7 - 1 - 1　多发性硬化的免疫激活途径

第二节　多发性硬化的流行病学、病因、病理生理和发病机制

李振新　吕传真

多发性硬化（multiple sclerosis，MS）是最常见的中枢神经系统特发性炎性脱髓鞘疾病（IIDDs），是导致青壮年非创伤性残疾的主要疾病之一。大多数 MS 患者的预期寿命不会受到疾病的影响，但多因罹病持续多年的残疾，对社会和家庭造成严重的负担。MS 是一种古老的疾病，最初被称为播散性硬化（disseminated sclerosis），19 世纪中叶，法国神经病学家 Charcot

通过对 34 例患者分析,首先详细描述了本病的临床特征及病理基础。MS 的主要病理表现是散在分布于中枢神经系统(包括脑、脊髓和视神经)多发的脱髓鞘斑块(plaque)伴有炎症细胞(巨噬细胞和淋巴细胞)浸润,以及星形胶质细胞增殖形成胶质瘢痕。随着研究深入,对 MS 的病因、病理生理及发病机制的认识不断进展,甚至形成了很多颠覆性的观点,如轴索损伤及神经变性等。尽管如此,临床实践中,对 MS 的诊断和治疗仍面临严峻挑战,主要原因包括:① MS 迄今病因不明;② 临床表现复杂多样,疾病的过程难以预测;③ 生物标志物缺乏;④ 目前仍无法治愈。

【流行病学】

系统的多发性硬化流行病学调查始于 20 世纪 20～30 年代,1929 年 Sydney Allison 最早报道了威尔士北部 40 例 MS 患者,估计的点患病率为 13/10 万。此后,MS 的流行病学调查在世界各地广泛开展,积累了丰富的数据资料,是神经流行病学领域最受关注的疾病之一。MS 的流行病学研究描述了疾病在人群间、地域间以及随时间变化的分布情况,为探讨病因和发病机制提供了重要线索。随着生物学技术的进步,对 MS 的流行病学研究进入了"基因组时代"。近年来,通过对大数据的采集和科学分析发现,遗传易感性与环境因素相互作用,产生了 MS 多元的流行病学特征。

(一) 人群间分布

1. 发病年龄　不同性别和不同临床类型的 MS 起病年龄存在差异。复发缓解型多发性硬化(relapsing remitting multiple sclerosis,RRMS)平均发病年龄或中位年龄为 29～32 岁,女性比男性早 5 岁左右。原发性进展型多发性硬化(primary progressive multiple sclerosis,PPMS)平均发病年龄较复发型晚,为 35～39 岁。发病 5 年内扩展的残疾评分(EDSS)达到 6 分或 6 分以上的恶性 MS 患者平均发病年龄为(43.7±11.4)岁,而 5 年内 EDSS 持续 6 分或 6 分以上的患者平均发病年龄为(46.4±11.1)岁,两者与发病 5 年内 EDSS 在 6 分以下的良性 MS 患者相比,平均发病年龄显著增高。约 5% 的 MS 患者在 18 岁以前发作,罕有 70 岁以后发作的病例。华山医院数据显示患者平均发病年龄为(32.51±10.04)岁,男女患者起病年龄无明显差异。

2. 性别比　同很多自身免疫性疾病一样,本病女性更易累及,综合以往发病率和患病率调查的结果,累积的女男比例为 1.77∶1。不同地区、不同人群以及不同时间的调查中,男女性别比存在显著差异,这与发病率和患病率调查本身存在的偏倚有关,如样本量、应用的诊断标准、医生和患者对疾病的认识水平等。调查显示性别比(女∶男)随时间推移呈增高趋势,加拿大的调查显示 1931—1980 年的 50 年中,性别比从 1.9∶1(1936—1940 年)升高到 3.2∶1(1976—1980 年),女性 RRMS 患者例数增加是性别比(女∶男)升高的主要原因,这对进一步研究相关的环境和遗传危险因素有提示意义。

3. 种族　不同种族人群 MS 的发生有显著差异,与 MS 地域分布有直接联系。黑种人和黄种人 MS 的发病风险比白种人明显降低。非洲裔美国人、墨西哥人、波多黎各人、日本人及华人 MS 患病率多在 10/10 万以下,这种种族差异提示遗传因素的作用。

4. 社会经济　不同社会经济背景的人群,MS 的发生率也存在差别。通常 MS 更多见于高收入的群体,但是由于社会经济因素本身的复杂性,并无资料显示单独的社会经济因素对 MS 发生的影响,它可能提示生活方式对 MS 的影响。

(二) 地域间分布

MS 是一种全球性的疾病,不同地区的患病率存在着显著差别,地域分布的不一致是 MS 最典型的流行病学特征。

1. 纬度效应　20 世纪后叶,Kurtzke 等综合了各地区患病率调查的数据,勾勒出了 MS 地域分布的特征。患病率超过 30/10 万的为高发病地区,包括全部欧洲国家(包括俄罗斯)、加拿大南部、美国北部、新西兰和澳大利亚东南部,而上述很多地区的患病率超过 100/10 万,以苏格兰北部的 Orkney 岛患病率最高,达到 300/10 万。患病率在 5/10 万～30/10 万的中发病地区包括澳大利亚大部分地区、美国南部、地中海盆地(不包括意大利)、苏联的亚洲地区、部分南美洲和南非的白种人群所在地。患病率低于 5/10 万的低发病地区包括亚洲大部、部分南美洲、墨西哥和非洲大部。患病率的高低大体上与纬度的高低呈相关性,高发病区大多处于高纬度的温带地区,而近赤道地区的患病率大多较低,这一现象被称为纬度效应。然而近年来的调查数据对传统的纬度效应学说形成挑战,尽管西欧和北美患病率荟萃分析的结果显示了其与纬度的相关性,但是一些研究中纬度(>55N)的地区患病率超过 200/10 万,而高纬度(70N)地区的患病率却低于 100/10 万,甚至低于 50/10 万。另外,如果用发病率取代患病率分析,纬度效应完全消失,甚至出现相反的结果,即低纬度地区发病率反而更高。处于同一纬度区东西半球的不同国家和地区,患病率有明显差异。位于地中海的西西里岛各岛屿的不同地区都存在 MS 高发区。

2. 移民效应　移民研究的资料对揭示环境和社会生活危险因素有重要意义。从 MS 高发区移民到 MS 低发区的人群,MS 总体发病率下降;从低发地区移民到高发地区的人群仍保持其出生地低发的特征;第一代移民至英国的加勒比海地区的黑种人和亚洲人与他们出生在英国的下一代相比保持 MS 较低的发病率;青春期以前移民的人群与其新到国家发病率一致,而青春期以后移民的人群保持原国家发病率。

(三) 时间分布

MS 的流行病学特征也随时间发展而变化,最直观的反映是 MS 患病率和发病率的变化。近 10～20 年来的资料显示,在欧洲、地中海盆地、亚洲甚至全球范围内,MS 的发病率和患病率呈上升趋势,这种统计上的变化是否反映了 MS 发病风险的真实状况尚存在争议。由于对 MS 认识水平的提高,社会医疗设施的进步,新诊断标准的应用,特别是 MRI 的广泛应用,使得早期的和以往被忽略的 MS 患者被纳入新近的调查中,MS 的发病率和患病率势必会因此而升高。另外,由于 MS 治疗方法和康复护理支持手段的进步,MS 患者的生存期显著延长,这可能是导致患病率增高的真实原因。尽管如此,还没有足够的数据说明 MS 的发病风险真正在增加。一些研究显示,女性 RRMS 的发病率明显增高,而男性患者无显著增高,这提示可能存在潜在的危险因素造成女性发病率上升。

除了 MS 发病率和患病率随时间的变化外,其他疾病特征如临床亚型、自然病程、预后、死亡率等随时间变化的情况有待于进一步调查研究。

【病因及危险因素】

MS迄今病因不明。临床和实验研究表明,任何单独的因素都不能引起MS的发病,也不能解释全部的MS表型。流行病学数据提示遗传因素和环境因素共同参与了MS的发病。

(一) 遗传因素

是MS发病的内因,分子流行病学的数据已经证实了遗传易感性在MS发病中的重要作用,评估MS先证者不同级别亲属的发病风险的家族研究显示,MS有家族聚集的倾向。与一般人群相比,先证者一级亲属MS发病风险增高10~20倍,近20%的MS患者至少有1个患病的亲属,MS发病风险不仅与亲属级别有关,还受到父母起源及性别的影响,MS的患病风险在姐妹中最高。双生子研究显示与双卵双生相比,单卵双生MS共患的概率显著升高(分别为1%~2%和25%~50%)。这些研究尽管显示MS有家族遗传的倾向,但它并不符合简单的孟德尔遗传方式,因此MS不能作为经典的遗传性疾病。分子水平的研究提示遗传相关的因素如下。

1. HLA相关性 人类白细胞抗原(HLA)亚型在MS发病中发挥了很大作用,北欧人群中很早就发现了HLA-DR2(HLA-DRB1 * 15)的相关性[杂合子(*OR*)为2.7,纯合子(*OR*)为6.7],其他地区(如撒丁岛)则与HLA-DRB1 * 0301、HLA-DRB1 * 0405和HLA-DRB1 * 1303呈相关性。重复的研究发现,在北欧人群中,其他同源型(HLADRB1 * 03、HLA-DRB1 * 01、HLA-DRB1 * 10、HLA-DRB1 * 11、HLA-DRB1 * 14和HLA-DRB1 * 08)与疾病呈相关性,但影响程度不一致,可能单独起作用也可能与其他亚型联合作用。不同国家和地区研究表明,HLA亚型相关性存在差异,这可能部分影响MS的地域分布特征。

2. 其他相关基因 更广泛的基因组研究及基因转录研究发现了一些可能与MS相关的基因,包括白介素-7受体α(IL-7RA)、白介素-2受体α(IL-2RA)、C型凝集素域家族16A(C-LEC16A)、CD58、肿瘤坏死因子受体超家族成员1A(TNFRSF1A)、干扰素调节因子8(IRF8)和CD6等。

3. 种族起源 种族起源在MS的发生中也扮演了重要的作用。一些种族MS的发生风险明显高于其他种族。一项消除其他混淆因素的患病率研究显示,非洲裔美国人(比白种人患病风险低40%)、墨西哥人、波多黎各人和日本人及中国人、菲律宾人的患病率都比较低,种族效应显然受遗传影响。

4. 家长起源效应 流行病学的资料强烈提示,母系起源在MS发病中的作用。母系同胞MS的风险比父系同胞高2倍(2.35%和1.31%,*P*=0.048)。而与全家系同胞相比,母系同胞风险无显著差异(2.35%和3.11%,*P*=0.1),这提示家长起源是家族聚集的主要因素。母系起源发病风险升高的机制尚不明确,可能与基因修饰有关。

5. 性别 MS好发于女性,但是基因组研究没有发现有力的证据支持MS相关基因位于X染色体,因此MS女性好发的原因可能与女性特殊的生理特征和激素水平有关,而女性发病率呈逐年增高趋势更提示环境因素在女性MS发病中的作用。

(二) 环境因素

尽管基因决定的遗传易感性是MS发病的基础,但很多强有力的证据显示环境因素(感染、维生素D缺乏、吸烟等)作为外因在MS的发病中扮演着重要角色。

1. 感染 病原微生物感染导致MS发病的观点一直存在争议,尽管一些流行病学的数据提示感染致病的可能,但缺乏直接病原学的证据。一方面,MS患者尸体解剖或活检的组织标本中,并不能分离出一致的固定的病原微生物;另一方面,MS患者的血清和脑脊液标本中出现的病原微生物抗体不具备疾病特异性,而且抗体的滴度与发病无明确相关性。因此,只能认为某些病原微生物参与了MS的发病,而并非直接感染。相关病原微生物如下。

(1) EBV:大量的研究提供了EBV与MS发病相关的证据:① MS的发生与EBV感染地域分布一致;② 几乎所有MS患者(>99%)存在EBV感染的证据;③ EBV抗体的滴度与MS的发生存在相关性;④ MS神经系统症状的发生与血清EBV核抗原1(EBNA1)抗体滴度的升高存在时间上的相关性;⑤ 存在感染性单核细胞增多症的患者发生MS的风险增高;⑥ 在MS患者的脑组织中发现了EBV感染的B细胞和浆细胞,以及EBV相关蛋白在CD8$^+$ T细胞聚集区的表达。尽管如此,EBV参与MS发病的具体途径尚不明确,而且单纯的EBV感染不能解释MS所有的流行病学特征,可能与其他环境因素存在复杂的相互作用。

(2) HHV-6:MS的发病与HHV-6感染也存在相关性,但是多数血清学研究仅仅提示既往HHV-6感染及血-脑屏障破坏的证据,而不能证实HHV-6直接感染导致MS发病,尽管用PCR方法检出脑脊液中有HHV-6 DNA存在,也很难判断究竟是潜伏病毒的再次复制还是新发的病毒感染。因此,HHV-6可能是MS发病或疾病复发的启动因素。

(3) 其他的病原微生物:包括麻疹病毒、犬瘟病毒、流感C病毒、腮腺炎病毒甚至肺炎支原体等,这些病原体都可能与MS的发病或疾病发作存在部分相关性,但均缺乏直接证据,也不能制备出相应的动物模型,因此尚无有力证据证实MS是一种感染性疾病。

2. 维生素D缺乏 MS发病的纬度效应与日照(紫外线暴露)和机体内维生素D水平有关。流行病学和动物实验结果显示,增加紫外线的暴露和维生素D的摄入能显著降低MS发病的风险。因此,维生素D缺乏作为一个重要的危险因素,越来越受到关注,也是现今能有希望作为预防MS发病的措施之一。最近研究发现维生素D能促进机体的天然免疫,并对后天免疫具有调节作用,活性的维生素1,25(OH)$_2$D$_3$,与维生素D受体(VDR)结合介导多层面的免疫调节反应,包括抗原呈递细胞、调节性T细胞及B细胞反应等发挥抗炎症作用。更进一步的免疫致病通路研究尚需完善。

3. 吸烟 最近的流行病学调查结果显示,吸烟是MS的重要危险因素之一,能增加2倍MS发病风险。不仅如此,吸烟还能加速MS疾病的进展。被动吸烟同主动吸烟一样能增加MS发病风险,而且与暴露的时间有关。

MS人群大数据的不断积累和生物信息学以及统计学等科学分析工具的出现,为流行病学的研究提供了更有力的手段。更深入的研究包括不同年龄阶段(儿童、成人与老年)MS临床表型与危险因素暴露的相关性,MS患者与系统性自身免疫病的关系,不同区域、不同种族人群的比较,以及MS与其他IIDDs的比较等。一些新的危险因素如EBV、危险基因、维生素D缺乏、肥胖、吸烟、肠道菌群失调、创伤等参与脱髓鞘病理生理损害的具体通路也获得了更多的证据。目前,国内还没有系统的有关 MS 的流行病学调查数据,进一步的协作研究结果值得期待。

【病理生理】

19 世纪早期,法国病理学家 Carswell、Cruveihier 等将 MS 描述为散在于 CNS 的硬化斑块。MS 病变可以发生在 CNS 的任何部位,包括白质、皮质、脑干、脊髓和视神经,新近研究还发现了软脑膜和视网膜的病灶(图 3-7-2-1)。

显微镜下,多发的新旧不一的脱髓鞘斑块、血管周围炎症细胞浸润、星形胶质细胞增殖和轴索卵圆体是 MS 的主要病理特征(图 3-7-2-2)。

传统的观点认为,MS 病灶内轴索相对保留,CNS 皮质很少受累。随着临床病理学研究的进展,发现了很多新的组织病理特征,包括轴索的病变,皮质病灶,正常表现脑白质(NAWM)和正常表现脑皮质(NMGM)的变性,软脑膜炎症细

胞浸润,不同程度的髓鞘再生,以及少突胶质细胞凋亡等,这些发现体现了 MS 组织病理学的异质性,提示 MS 多元的发病机制。很多学者认为,MS 不仅是一种免疫相关的疾病,也是一种神经变性疾病。

(一) 病变特征和动物模型

MS 的病变随时间呈动态演变,不同时期的病灶存在不同的形态学和组织化学特征。可以根据淋巴细胞和巨噬细胞激活的时期和程度,是否出现主要组织相容性复合体 Ⅱ(MHC Ⅱ)类抗原,是否存在黏附分子和细胞因子表达等炎症指标,髓鞘降解程度,以及星形胶质细胞增殖程度和是否存在髓鞘再生等划分病灶的时期,但炎症的时期和程度与髓鞘的脱失并不完全匹配。

组织病理学上,根据髓鞘降解程度将 MS 病灶分为早期活动性(early active,EA)病灶、晚期活动性(later active,LA)病灶及非活动性病灶。EAE 模型和体外研究发现,病变初期髓鞘开

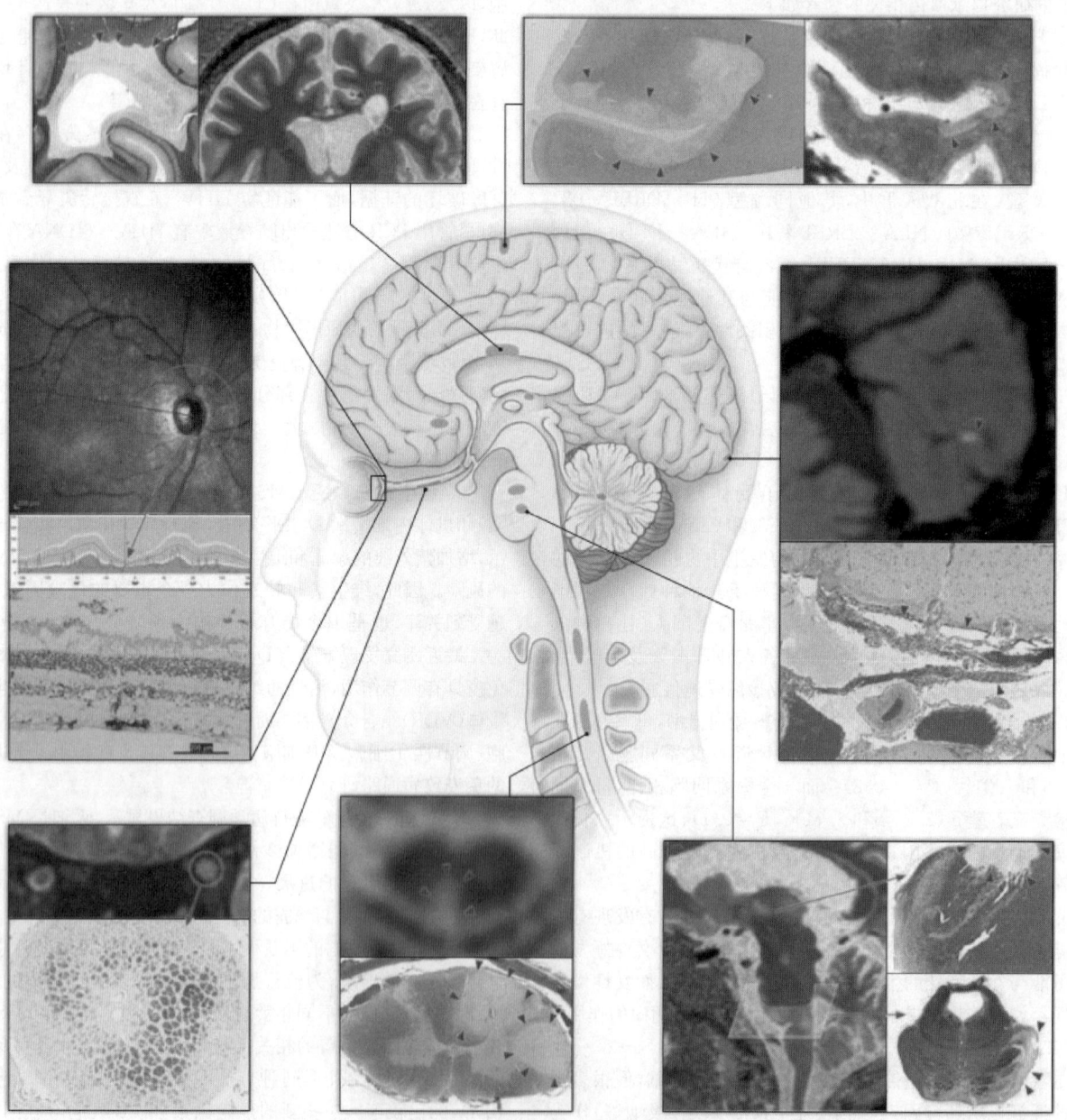

图 3-7-2-1 多发性硬化的硬化灶分布

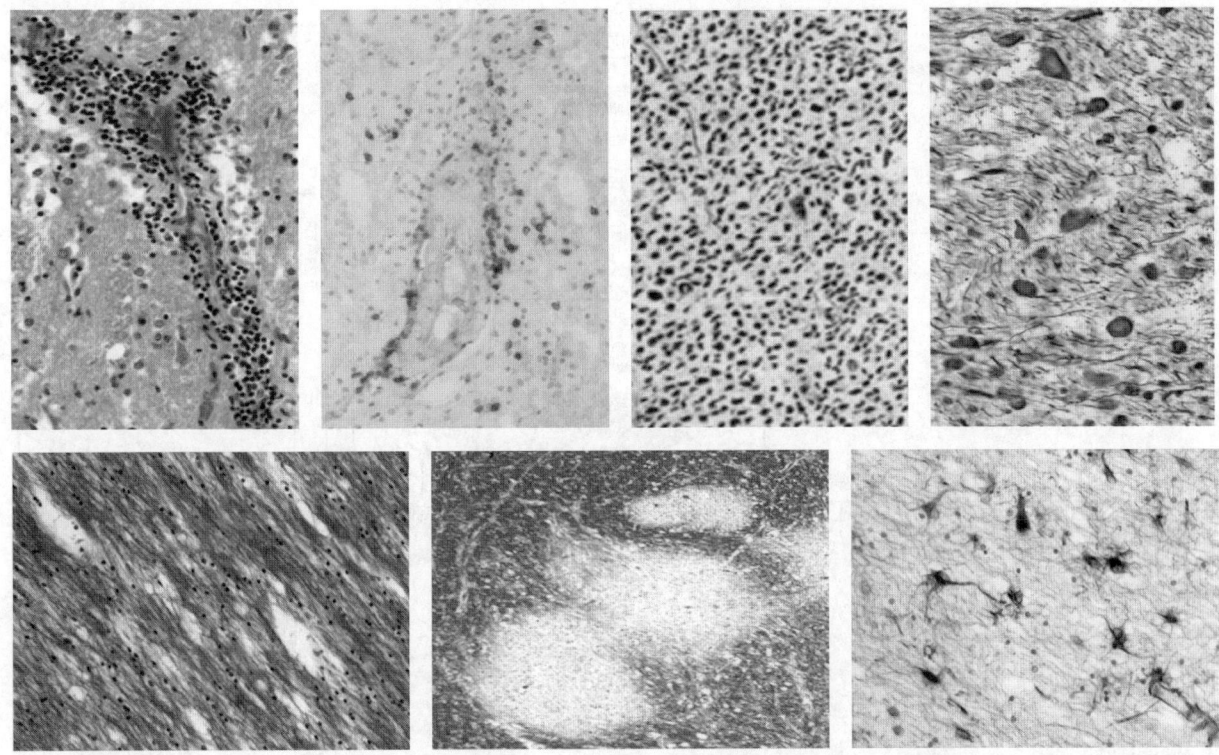

图 3-7-2-2 多发性硬化病灶的显微镜下改变

始崩解,激活的巨噬细胞和小胶质细胞开始吞噬髓鞘降解的成分,小分子的髓鞘蛋白成分[包括髓鞘少突胶质细胞糖蛋白(MOG)和髓鞘相关糖蛋白(MAG)]通常在 1～2 d 内被消化,应用免疫组织化学方法在 EA 病灶中可以检出 MOG 和 MAG 的表达。一些大分子髓鞘蛋白,包括髓鞘碱性蛋白(MBP)和蛋白脂质蛋白(PLP)等在巨噬细胞内通常会持续存在 6～10 d,LA 病灶中可以检出 MBP 和 PLP 的表达。此后,嗜苏丹和过碘酸雪夫(periodic acid Schiff,PAS)染色阳性的脂质颗粒会持续存在,达数月之久。在更早期的病灶中可以检出巨噬细胞激活和分化相关蛋白、骨髓相关蛋白 14(MRP14)、钙结合蛋白S100 家族的成分和 27E10 等的表达。值得注意的是在 MS 患者的脑组织中不同时期的病变可以同时存在,甚至单一的病灶内,脱髓鞘的活动性也存在差异。一些发生在更早期的病理过程显然在患者组织标本中不能看到。

(二)病变异质性和分型

动物模型和患者脑组织的病理学研究显示,MS 病变具有高度异质性。根据组织病理特征[包括髓鞘脱失、少突胶质细胞病变、免疫球蛋白沉积、补体激活和浸润炎症细胞的类型等],可以将早期活动性病灶划分为 4 种主要类型(图3-7-2-3)。① Ⅰ型,病变的特征是髓鞘脱失,T 细胞和巨噬细胞浸润,常常有巨噬细胞相关细胞因子如肿瘤坏死因子的表达。② Ⅱ型,病变除了有单个核细胞浸润外,往往有免疫球蛋白和补体的沉积。③ Ⅲ型,病变以逆死型少突胶质细胞为主要特征,常常伴有 MAG 的缺失而 PLP 和 MBP 相对保留,同时在缺乏明显的炎症和免疫球蛋白或补体沉积的部位没有髓鞘再生。④ Ⅳ型,病变以少突胶质细胞的凋亡为主要特征。随着时间的推移,活动性的病灶走向 3 种不同的结局:① 髓鞘再生,髓鞘脱失的轴索被再生的薄髓鞘包绕;② 慢性非活动性病灶,

或称沉默病灶(silent lesion),髓鞘脱失的轴索暴露,炎症反应消退,没有髓鞘再生;③ 慢燃型(smoldering)病灶,存在髓鞘的变性和小胶质细胞反应,多见于 PPMS。不同类型的病理过程可能提示存在不同的免疫病理致病途径,除了以自身活化的 T细胞介导的细胞免疫损伤外,还有 B 细胞和抗体及补体介导的免疫损伤,甚至存在神经变性的途径。对病变病理类型的划分能够更好地解释 MS 的临床和自然病程特征,并且为进一步寻找新的治疗靶点提供了病理学依据。

(三)轴索病理和灰质病变

轴索病理越来越被关注。组织病理研究显示在脑和脊髓内都存在广泛的轴索损伤及轴索丧失。轴索损伤可发生在疾病早期,随着病程进展不断累积,是患者出现持续不可逆神经功能残疾的主要影响因素。急性轴索损伤时,轴浆流被切断,残端出现肿胀,形成轴索小球或轴索卵圆体,免疫组织化学染色可以发现淀粉样前体蛋白(APP)的表达。APP 阳性的轴索小球与疾病病程无关,有研究显示在疾病起病 1 年内,轴索损伤更广泛,随时间推移轴索损伤逐渐消退,可以持续存在 10 年以上。在脑内活动性 MS 病灶中,急性轴索损伤与炎症反应的程度相关,激活的巨噬细胞的密度是反映轴索损伤严重程度的指标。而轴索丧失的程度则与 CD8$^+$ T 细胞和激活的小胶质细胞或巨噬细胞有关。这些细胞产生的炎性介质和自由基可能造成线粒体功能障碍从而抑制轴索的功能,最终导致轴索变性。除了在 MS 病灶内发现轴索损伤外,在 NAWM 和 NAGM也发现存在轴索损伤和神经元变性,轴索损伤程度与白质脱髓鞘病灶无相关性,但与炎症反应的程度有关,认为是瓦勒变性和逆死性神经元变性的结果。MRS 测定 NAA 水平可以间接的反应轴索损伤(丧失)的程度。

除了白质的脱髓鞘外,皮质也存在着脱髓鞘。应用高场强

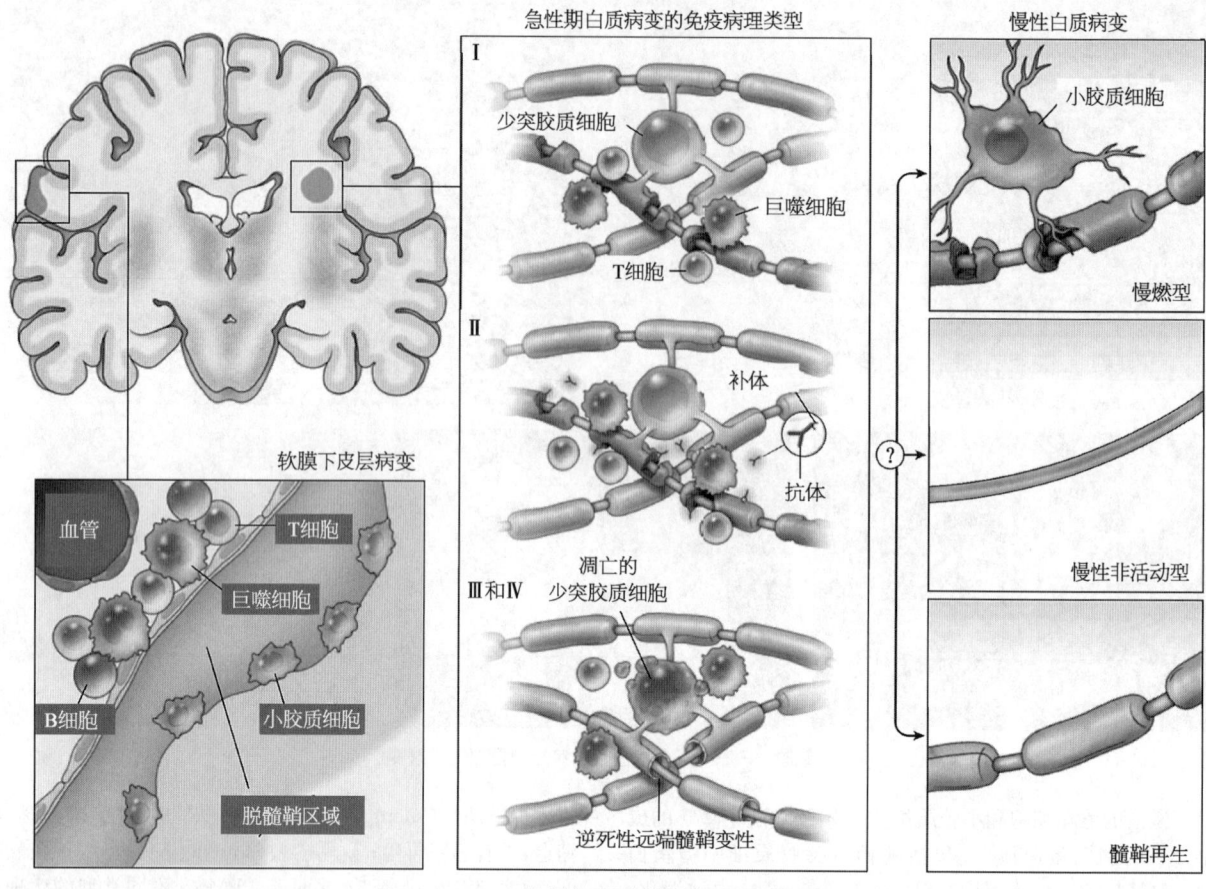

图 3-7-2-3　多发性硬化急性期的免疫病理类型

MRI 可以更容易地检出皮质病灶,对尸体解剖脑组织的病理学观察发现了 3 种主要的皮质病理改变。Ⅰ型:累及皮质下部和白质的病变;Ⅱ型:皮质内病灶;Ⅲ型:软脑膜下的皮质病灶。除皮质病灶外,还发现软脑膜内炎症细胞浸润灶。皮质病变及软脑膜炎症灶被认为与疾病进展有关,另外皮质容积变化与认知功能减退有关。

(四) 髓鞘再生

MS 髓鞘破坏的同时也触动了髓鞘的再生过程。髓鞘再生是 MS 患者临床缓解的病理基础,髓鞘再生的程度也决定着缓解的程度。髓鞘再生病灶中少突胶质细胞转录因子 1 再表达,病灶中出现少突胶质细胞的前体细胞,前体细胞在适当局部微环境内进一步分化并形成包绕轴索的髓鞘结构,髓鞘再生往往在病变的周边开始逐渐向中央发展,也称为影子斑块(shadow plaque)。

【发病机制】

MS 的组织损伤是由免疫系统、胶质细胞(成髓鞘的少突胶质细胞及其前体、小胶质细胞及星形胶质细胞)和神经元之间复杂而动态的相互作用形成的。虽然关于 MS 的根本原因来自 CNS 的内部还是外源性因素(如感染)还存在争论,但来自动物模型,特别是小鼠和狨猴 EAE 的研究,以及对人的脑脊液和血液中的免疫细胞及其产物的分析,都揭示了获得性免疫在发病中起关键作用。

(一) 感染学说

感染特别是病毒感染被认为是 MS 发病的触发因素,而并

非直接导致组织的病理损伤。多种病毒如 EBV、HHV-6 等,肺炎支原体,以及伯氏疏螺旋体(莱姆病的病原体)与 MS 的发病存在密切关系。

(二) 分子模拟与自身免疫学说

经典的 MS 发病机制学说是分子模拟和 T 细胞自身免疫学说,这一学说的核心内容包括:① 外源性因素(病毒或其他病原体)具有与髓鞘成分(如 MBP)相似的分子结构,这些分子可以作为共同抗原激活免疫反应;② 内源性因素(HLA 遗传易感性)决定机体的免疫耐受状态,免疫自身活化和免疫记忆性 T 细胞的激活;③ 第二信号系统激活,使处于休眠状态的 T 细胞再次被激活继而引发细胞增殖、迁徙等连锁反应;④ 活化的自身反应性 T 细胞在趋化因子(chemokines)的作用下,透过血-脑屏障(BBB)进入 CNS;⑤ 进入 CNS 的活性 T 细胞,分化为 Th1 细胞和 Th2 细胞,这些细胞又分别分泌 IL-1、IL-2、IL-5、IFN-γ、IL-17 和 IL-4、IL-10、TGF-β 等,导致 CNS 局部的炎症反应和病灶形成。

CNS 的免疫反应虽然有上述的阶段和步骤,但具体通路和关键性干预因素仍不完全清楚,但基于 EAE 模型的实验研究及免疫治疗药物的研究提示了一些参与 MS 发病的关键环节。例如:① 醋酸格拉替雷(glatiramer acetate,GA),是由 4 个氨基酸合成的多肽,体外实验显示它能与抗原呈递细胞表面的 MHC-Ⅱ类分子竞争结合,从而阻断 MBP 自身活化的 T 细胞反应;GA 能诱导产生 GA 特异性 Th2 细胞,这些细胞分泌的抗炎细胞因子(IL-4、IL-10 和 TGF-β 等)通过旁路抑制途径抑

制致病性的自身免疫反应;此外,GA 能诱导产生 GA 特异性 CD8$^+$ T 细胞反应。这些细胞毒性 CD8$^+$ T 细胞可能具有调节性能,类似于在 MS 中活化表达 Foxp3 的调节性 T 细胞(Treg)或具有直接溶解靶细胞致病 CD4$^+$ T 细胞的作用。② IFN-β1a、IFN-β1b 的已知效应非常符合其实际作用机制,但它有可能是通过许多效应的相互联合协同作用于临床的。首先 IFN-β可下调 MHC-Ⅱ类分子的表达;其次,虽然在 IFN-β治疗后几周内可首先上调 IFN-γ 的表达,但最终结果是下调 IFN-γ 的表达;再次,IFN-β下调金属蛋白酶 MMP-2、MMP-9 的表达,这两种酶可以增加血-脑屏障的通透性。许多实验研究也支持 IFN-β通过下调 Th1 和 Th17 细胞因子,抑制 NF-κB,从而减轻炎症反应。③ 芬戈莫德(fingolimod)是 S1P 的受体激动剂,主要作用机制是在外周淋巴结内捕获自身活化的 T 细胞,限制淋巴细胞迁移,减少自身攻击性淋巴细胞浸润进入 CNS。④ 经典的血浆置换和免疫吸附治疗则是通过减少循环中免疫球蛋白和补体等限制体液免疫反应。⑤ 雌三醇(estriol,E3)是雌二醇和雌酮的代谢产物,非妊娠期其值很低。雌三醇在妊娠期间显著增加。妊娠是一种特殊的免疫状态,流行病学调查显示在妊娠后阶段 MS 的复发率明显减少。在妊娠的第 2 个和第 3 个月时,Th 细胞反应从 1 型转向 2 型。雌三醇治疗能显著减少 MRI 上的病灶,MS 患者体内的 IL-10、IL-5 增加,同时 IFN-γ 和 TNF-α 减少。

目前特异性免疫治疗愈来愈多,它们有更精确的靶点,包括单克隆抗体:① Natalizumab,直接对抗 α-4 整合素;② Daclizumab,直接对抗 CD25,即 IL-2 受体的 α 链;③ Rituximab 和 Ocrelizumab,直接对抗 B 细胞上的 CD20;④ Alemtuzumab,直接对抗 T 细胞、B 细胞及单核细胞上的 CD52。这些单克隆抗体都能减少强化病灶的发生。由于它们特异的靶点,可以推断以下结论:① 表达 α-4 整合素的循环免疫细胞是向 CNS 组织浸润的主要细胞;② 增强自然杀伤细胞的作用可能会纠正 T 细胞调控中的缺点或提供更好的 T 细胞调控水平;③ 循环中的 B 细胞是 MS 免疫反应中的重要致病环节;④ 循环中的单核细胞和淋巴细胞在产生强化病灶的过程中起到重要作用,之所以这样推论,是因为 Natalizumab(阻断淋巴细胞进入 CNS)和 Alemtuzumab(减少循环中的单核细胞和淋巴细胞)都可减少强化病灶。

有一些药物能加重 MS 的临床症状及 MRI 表现,这从另一个角度提示 MS 发病的影响因素,加重 MS 的药物有 TNF-α 抑制剂、IFN-γ 和粒细胞集落刺激因子。

以上临床和实验研究结果都支持 MS 自身免疫发病机制的主体作用。循环中的 T 细胞和 B 细胞对 MS 的发病都很重要,但是其相对重要性因 MS 亚型而异。致病 T 细胞的免疫调节机制会被自然杀伤细胞和 Th 细胞损伤,从而可使疾病的免疫致病状态持续存在。可溶性免疫因子(包括 IFN-γ 和粒细胞集落刺激因子)可进一步激活 MS 的活动。抑制 TNF 加重 MS 的这一事实提示 TNF-α 在 MS 中起着免疫抑制的重要作用。TNF 与 T 细胞的调节和炎症前的发病途径都有关系,此外 TNF 还引导了延缓神经变性的神经保护机制。

MS 自身免疫学说存在的问题:① 特异性抗原不明确。这是多数自身免疫疾病的通病。MBP、PLP、MOG 是自身免疫抗原但不是 MS 的特异性抗原。临床实验研究发现,MOG 的自身抗体与儿童发病的 MS、水通道蛋白-4 抗体阴性的 NMO、儿童的复发性视神经炎、急性播散性脑脊髓炎及部分成人 MS 有关。近年来,脑组织蛋白芯片和蛋白组学技术分析发现,一种轴索-胶质蛋白(axon-glial)作为自身抗原,其中神经束素(neurofascin)抗体直接结合于髓鞘的郎飞(Ranvier)结。Contactin-2 特异性 T 细胞直接结合于 EAE 的大脑皮质。② 自身免疫的作用靶点仍不明确,虽然有人提出 MS 是少突神经胶质细胞病,视神经脊髓炎是星形胶质细胞病的推论,但两者之间仍存在交义,具体的分子靶点有待于进一步研究。③ 虽在自身免疫反应通路各环节阻断均能改善 MS 的预后,但至今仍不能治愈本病,特别是引起 MS 的复发和进展的机制仍不清楚。

(三)中枢神经系统慢性静脉回流障碍学说

意大利血管外科医生 Zomboni 等(2009)提出 MS 与慢性脑脊髓静脉供血不足(chronic cerebrospinal venous insufficiency,CCSVI)密切相关,该报道引发了一场大风暴。该研究强调 CCSVI 与 MS 的病理改变密切相关。应用高分辨率的多普勒经颅超声检查,发现下列 5 项参数异常:① 颈内静脉、椎静脉回流;② 大脑深静脉回流;③ 颈内静脉狭窄;④ 颈内静脉或椎静脉测不到血流;⑤ 大脑主要静脉外流路径逆向姿位控制。他们认为这 5 项异常很少见于健康人群,而 MS 患者有 100% 的灵敏度和 100% 的特异度。他们还对 65 例 MS 患者进行检查,发现 91% 有颈内静脉狭窄,86% 有椎静脉狭窄,并行经皮血管内扩张手术,随访 18 个月,部分患者临床症状改善。但仍有 35 例(54%)在此期间复发。而随后由神经科医生组织的 COSOM 合作研究并没有显示 CCSVI 与 MS 存在相关性。Zomboni 等研究的科学性和完整性遭到广泛的质疑和批评,甚至被嘲笑为伪科学,因此 CCSVI 并不能作为 MS 发病的学说。

(四)神经变性

神经变性是 MS 尤其是进展性 MS 发病机制的重要组成部分。少突胶质细胞的死亡和前体成熟的失败导致髓鞘再生障碍,广泛的轴索损伤和神经元变性是患者出现不可逆神经残疾和疾病进展的主要因素。

1. **抗原呈递细胞** MS 病灶中存在着很多潜在的抗原呈递细胞(小胶质细胞、树突细胞和 B 细胞),巨噬细胞和小胶质细胞吞噬被破坏的髓鞘,从而诱导 iNOS(NOS$_2$)的合成,产生过量的一氧化氮。一氧化氮能与烟酰胺腺嘌呤二核苷酸磷酸(即辅酶Ⅱ)产生的超氧化自由基结合,从而生成毒性产物过氧化亚硝酸盐。环氧化酶-2(COX-2)也存在于 MS 病灶中,它在合成前列腺素时亦可生成副产物——超氧化自由基,且 iNOS 和 COX-2 能增加谷氨酸的生成,而谷氨酸可潜在地杀死少突胶质细胞和神经元,并损伤轴索。

2. **钠离子通道稳态的破坏** 神经变性的过程涉及钠离子通道稳态的破坏。在 EAE 动物模型中发现过量的钠离子除了会导致轴索损伤外,还会激活小胶质细胞。钠离子通道抑制剂苯妥英钠和氟卡尼能保护轴索受损。

3. **神经递质谷氨酸** 谷氨酸是 CNS 主要的兴奋性神经递质,能激活一类被称为谷氨酸受体(GluR)的配体门控离子通道受体。过量的谷氨酸对细胞有毒性作用,即兴奋性神经毒性作用。α-氨基羟甲基噁唑丙酸(AMPA,谷氨酸受体中的一类)抑制剂能改善 EAE,这提示了谷氨酸在脱髓鞘疾病中的致病作用。神经元和少突胶质细胞都能表达 GluR,也都易受谷氨酸兴奋性毒性作用的损伤。EAE 模型中,GluR 拮抗剂的治疗效应可能来自对以上两种细胞的作用。MS 病灶的许多炎症相关成分能影响对谷氨酸介导的兴奋性毒性作用的易感性。炎症相关酶(如 iNOS 和 COX-2)的表达可使神经元和少突胶质细胞受到谷氨酸介导的兴奋性毒性作用的破坏。补体也能增加少突胶质细胞对该毒性作用的易感性。激活髓鞘反应性 T 细胞后,可令星形胶质细胞内谷氨酸转运体表达减少,导致细胞外谷氨酸水平升高,从而引起更严重的破坏。

4. 自由基损伤 也是 MS 神经变性过程中的重要因素。少突胶质细胞和髓鞘含有相对较多的铁,而当铁从坏死组织中释放后可产生高度毒性的羟基自由基。

5. 线粒体功能障碍 目前大量研究已明确线粒体功能障碍(包括线粒体 DNA 异常、呼吸链异常、呼吸酶活性异常)在 MS 炎症介导的氧化应激、脱髓鞘、轴突变性、免疫反应、钙超载、细胞凋亡等方面都起着一定的作用,但其具体机制仍不明确。

第三节 多发性硬化的临床、影像及实验室检查

李振新 吕传真

MS 病变在 CNS 内多发、散在、随机的空间分布特征决定了 MS 患者多样的临床表现。相对于病灶的部位,病灶体积的大小与症状的严重程度并无肯定的相关性,位于非功能区的大病灶可以不产生症状,而视神经、脊髓或脑干等部位很小的病灶就能产生明显的症状或体征,位于软脑膜及皮层的病灶认为与疾病的进展密切相关。不同发病时期疾病症状和体征表现形式和程度不同,随着病程的进展,累积的病变负担不断增加,会产生一些弥漫性的症状,如痉挛性瘫痪和认知功能减退等。影像学、实验室检查(血清学检查和电生理等)能更灵敏地发现无临床症状的病变,可以作为疾病的亚临床证据,帮助鉴别诊断。

【临床特征】

MS 患者女性多见,常青壮年起病(20～40 岁),发病前可有感冒、腹泻、疫苗接种等前驱事件,也可以无任何诱因。通常急性起病,症状持续数天至数周进入缓解期,少数患者也可以爆发性或隐匿起病。首次发生的单相的脱髓鞘事件被称为临床孤立综合征(clinical isolated syndrome,CIS),常常累及单侧视神经、脊髓、脑干,也可以累及大脑半球,病灶可以是 1 个也可以是多个。同一部位反复发作的疾病状态并非 CIS,可以称为复发性视神经炎、复发性脊髓炎等。CIS 并非所有都会发展为 MS,一些临床特征有助于预测 CIS 向 MS 发展。

1. 早期的症状与体征 大约一半的患者起病时表现为单肢或多肢麻木或无力,或同时出现。"单侧症状,双侧体征",是 MS 重要的临床特征,如患者主诉一侧下肢的无力、麻木、共济失调,体格检查发现双侧巴宾斯基征阳性。

(1)感觉症状:是 MS 最常见的首发症状,包括单肢、偏身或面部的针刺感、麻木、发痒、温度觉减退以及胸背部及肢体束带感等。症状在数小时或数天内出现,最初症状轻微,检查可以没有感觉减退的体征,往往被忽略。深感觉异常往往会伴有行走不稳、步态异常、精细动作笨拙及感觉性共济失调等表现。病变累及脊髓后索时,常常会出现 Lhermitte 征,即患者屈颈时出现刻板的尖锐的触电样感觉,自上肢沿脊柱向下肢放射。Al-Araji 和 Oger(2005)研究发现,300 例 MS 患者中有 41% 存在 Lhermitte 征,而正常对照无此表现。53% 的患者在疾病前 3 年内出现 Lhermitte 征,64% 的患者单独存在,而 36% 的患者可以有多种感觉症状共存。颈部 MRI 病变与 Lhermitte 征相关。

(2)运动症状:最初表现往往是行走拖步、肢体控制不良。脑神经运动核及传导束的损害可以出现脑神经麻痹的表现(如 Bell 麻痹、眼球运动障碍等),症状可以单独或与其他脑干症状同时存在。皮质脊髓束的损害可以出现痉挛性瘫痪的表现,根据病变的部位和程度不同,可以出现偏瘫、截瘫和四肢瘫。运动症状往往伴随着肌张力增高和腱反射亢进及病理反射的出现。长期的痉挛往往会导致疲劳、肌肉萎缩以及关节挛缩,严重影响患者的活动能力和生活质量。

(3)视神经炎:特发性视神经炎(ON)是 MS 最常见的临床表现之一,也是青年 MS 患者(20～30 岁)最常见的首发症状,约占 25%。MS 患者 ON 通常是急性起病,单侧的视力减退,早期有色觉减退,大部分患者活动眼球或按压眼球时有疼痛。症状往往在 7～10 d 内进展,通常 2 周内开始缓解,持续数月之久。急性期眼底检查可以无明显异常,约 1/3 的患者发现轻度视神经乳头水肿,1/10 患者有视神经乳头炎,但没有出血和渗出。视野检查可以见到中央或弧形暗点,以及不同范围的视野缺损(偶有同向偏盲),相对性瞳孔传入功能障碍(relative afferent pupillary defect,RAPD)或 Marcus-Gunn 瞳孔也是常见的表现。ON 可以反复发作,交替地累及双眼,也有少数患者双眼同时受累,但通常双眼受累的程度不一致。随着病程进展,可以出现视神经萎缩,眼底检查可见视盘苍白,常伴有瞳孔异常和视野缺损。视神经 MRI 检查可以发现视神经萎缩,另外应用光学相干断层扫描(OCT)可以检出视网膜神经纤维层(RNFL)萎缩。视觉诱发电位(VEP)是一种灵敏的诊断视神经受累的工具,临床上对于症状不典型和慢性患者 VEP 检查出现 P100 波潜伏期明显延长,也提示视神经病变的可能,对于鉴别视网膜病变有重要意义。视神经炎治疗研究(ONTT)是一项非常重要的临床队列研究,对非特异性视神经炎和 MS 的自然病程、预后及治疗反应等有重要的提示意义。① 大约一半的 ON 患者视力完全恢复,剩余的大部分患者有不同程度的缓解,进入慢性期的患者常见视神经萎缩和 RNFL 萎缩。约 1/8 的 ON 患者有复发,一些患者可以发生在对侧眼睛,复发 ON 与 CDMS 的发生显著相关。② 随访 5 年 MRI 无病灶患者发生 CDMS 的风险为 16%,而 MRI 有 3 个或 3 个以上病灶的风险为 51%。而随访 10 年研究显示,1 个病灶发生 CDMS 的风险增加到 56%,而无病灶者发生 CDMS 的风险为 22%。③ 无疼痛、视神经乳头水肿、轻度的视力下降、MRI 无病灶以及既往无明显神经系统症状和体征的患者发生 CDMS 的风险低。ON 不仅发生在 MS 患者,其他 IIDDs 中也是常见的表现,神经眼科医生往往命名为特发性脱髓鞘性视神经炎(ION),根据 ION 的转归又细分为 MS-ON、NMO-ON 等。具体的临床表现差异

还需要进一步的研究。

一些不典型的患者，ON 发生可以呈现亚急性或慢性的过程，需要排除遗传性、代谢性、中毒性、慢性感染或卡压性视神经病变。Leber's 遗传性视神经病（LHON）、Lyme 病、结节病、梅毒、狼疮、西尼罗河病毒感染、维生素 B_{12} 缺乏、中毒以及肿瘤浸润需要除外。前部缺血性视神经病的临床表现也可能与 ON 交叉。LHON 好发于青少年男性，常常表现为亚急性、无痛性视觉丧失，有时与炎性脱髓鞘共存。需要询问家族史，线粒体 DNA（mtDNA）检测可见 mt11、mt778、mt3460 和 mt14、mt484 突变。

（4）脊髓炎：MS 常见脊髓累及，脱髓鞘病变累及脊髓纵向往往是短节段（少于 1～2 个椎体），而横断面上往往累及部分结构，因此以往教材上沿用的"横贯性脊髓炎"的名称存在歧义。临床上，常常表现为快速进展（数小时至数天）的感觉、运动及括约肌功能障碍等表现。症状最初往往是单肢或单侧，随疾病进展可以累及双侧并出现大小便障碍，也可以始终是单侧的表现。与经典的急性横贯性脊髓炎不同，MS 往往由于病灶累及范围较小，水肿程度轻，而多表现为以感觉症状为主，运动受累不明显，双侧不对称，缺乏尿潴留，呈现部分脊髓受累的表现。与 NMO 相比，NMO 脊髓累及往往更严重，出现纵向延伸的横贯性脊髓炎（LETM）和上升型脊髓炎的表现。PPMS 则表现为慢性进展性的脊髓病，患者呈现隐匿的运动障碍、进行性肌张力增高和痉挛性截瘫的表现。具有典型脱髓鞘病灶的孤立性脊髓炎患者进展为 MS 的风险＜20％，而存在其他部位病灶的患者进展为 MS 的风险升高。部分患者疾病复发仍然在同一节段的脊髓，而没有其他部位的症状或体征，临床上推荐诊断为"复发性脊髓炎"，而不建议沿用过去"脊髓型 MS"的名称。"复发性脊髓炎"往往需要除外 SLE、干燥综合征、白塞病、混合性结缔组织病、抗磷脂抗体综合征、结节病等，对于中年以上男性，若存在亚急性或慢性进展的脊髓症状，需要除外硬脊膜动静脉瘘（DAVF）的可能。

（5）与脑干和小脑相关的症候群：脑干和小脑累及导致的症状如眩晕、眼球震颤、共济失调等，临床上往往很难精确定位，在此一并介绍。

1）眼动障碍：MS 通常会导致眼球运动异常，发生在后颅窝（脑干、小脑）的脱髓鞘病变可以导致广泛的眼动障碍，包括常见的核间性眼肌麻痹（INO）和获得性摆动性眼震（APN）等。眼动障碍可被用作早期认知缺陷的结构和功能性生物标志物，有助于评估疾病状态和进展，一些评分量表也可以用作新的 MS 治疗药物评估的工具。INO 是 MS 最常见的体征，因位于脑桥背内侧或中脑被盖区的内侧纵束（MLF）受累而产生。INO 的特征是眼球企图向外侧凝视时内直肌活动减慢或麻痹，以及外展时的眼球震颤。这是由于双眼水平凝视时，位于脑桥旁正中网状结构（PPRF）的臂旁核细胞激活，支配同侧外展（Ⅳ）神经核，该核发出的外展神经支配同侧外直肌，而从中间神经元的轴突交叉至对侧，参与 MLF 的形成并支配动眼神经核群的内直肌亚核。脱髓鞘病灶导致 MLF 受损时出现双眼共轭活动的受损，临床上可能会出现短暂的视觉振动、复视、阅读疲劳和立体感缺失等表现。INO 可以是单侧的，而 MS 中双侧更多见，并具有特征性。其他类型的眼肌麻痹，与动眼神经、外展神经相关的更多见，与滑车神经相关的少见，眼动障碍可以

单独存在，或伴有传导束性的感觉和运动障碍。在一个方向上的 INO 可能伴发其他方向上的水平凝视麻痹，称为一个半综合征。此外双侧 INO 也可以伴有垂直眼球运动异常、前庭眼反射受损、机动性眼球活动及追物反应受损。眼球在垂直方向上的位置偏差和眼球扭转的变化也可见于 MS，当眼球位置升高提示同侧脑桥或中脑病变，眼球在较低的位置，通常是同侧延髓病变。PPRF 病变导致单侧和双侧的水平凝视麻痹也可发生在 MS。凝视诱发眼球震颤也是 MS 的常见表现，眼球震颤的特点是由一个来回快慢相振荡，也经常见于 MS。脱髓鞘造成传导时间延长，齿状核、小脑上脚、红核、中央被盖束、下橄榄核、小脑下脚等组成的 Guillian-Mollaret 三角的病变产生摆动性眼球震颤等，它往往与腭震颤（也称为腭肌阵挛）并存。

2）其他脑干症状：MS 患者常见前庭的累及，但很少出现听力减退和失聪。构音障碍、吞咽困难和舌肌运动受限通常发生在疾病的晚期，是核上传导通路上病变引起的假性球麻痹所致。累及皮质脊髓束、脊髓丘脑束和脊髓小脑束等传导通路，患者会出现交流困难，但 MS 患者很少因为高颈髓和延髓的病变引起呼吸受累，而视神经脊髓炎患者可以有病灶相关的呼吸衰竭表现。

3）小脑症状：单纯小脑症状在 MS 中相对少见。除了眼球震颤和眼球活动异常外，还包括眩晕、行走不稳、言语改变。随着病程进展，患者可出现严重的意向性震颤、协调困难、躯干共济失调、轮替动作不能、过激征和吟诗样言语。Charcot 三联征通常是指眼球震颤、意向性震颤和吟诗样言语，通常见于进展性患者。此外，小脑症状往往与脑干和脑神经的症状并发，小脑症状不仅严重影响患者的残疾程度，而且治疗困难。

2. 确诊 MS 的伴发症状与体征

（1）葡萄膜炎：是另一种 MS 患者的神经眼科并发症。估计葡萄膜炎在 MS 人群的发生率为 0.4％～27％。葡萄膜炎可以在 MS 诊断之前、之后或同时发生。中间葡萄膜炎和全葡萄膜炎是最常见的表现，前葡萄膜炎也可以发生在 MS。相关的症状包括以视网膜静脉周围炎表现的视网膜炎症。白种女性出现双侧中间葡萄膜炎而无明显的视力丧失通常与 MS 并发。因此怀疑 MS 患者应该进行裂隙灯和扩瞳的眼底检查以观察是否有葡萄膜炎的特征。

（2）疼痛：大约 1/3 的患者认为疼痛是 MS 最严重的症状，约 1/2 的患者在疾病过程中有疼痛的症状。疼痛的形式复杂，包括骨骼肌肉疼痛、痉挛性疼痛、神经痛、中枢性疼痛等。MS 的疼痛可能是病灶直接影响，譬如三叉神经根穿入脑干区域段的脱髓鞘导致三叉神经痛，丘脑脱髓鞘引起中枢性疼痛等。还可能由于肌肉痉挛、糖皮质激素应用以及活动减少引起的继发性疼痛。当然很多疼痛伴发着心因性因素。

（3）疲乏：MS 患者最常见的主诉之一，可以作为 MS 最早出现的症状，并贯穿于疾病始终。患者对疲乏定义并不一致，也难以确定病变部位。通常原发性疲乏是由于 MS 本身（免疫失调、病变影响、神经内分泌和神经递质的异常）导致的患者身体或精神上能量的匮乏。而继发性疲乏则是由于疾病影响、睡眠剥脱、疼痛、情感障碍、药物等原因造成。而就临床主诉而言难以区分原发性或继发性疲乏，因此疲乏的干预需要从多方面干预。病理性疲乏概念是患者日常生活受到影响，60％的时间内都有疲乏感。应用疲乏评定量表，可以作为临床试验的

指标。

（4）自主神经功能障碍：最常见的是膀胱、直肠功能和性功能障碍，大约50%的MS患者存在自主神经功能障碍。通常伴发于其他损害，病变可以在脑干、基底节、下丘脑、低位自主神经中枢等，与MS的严重程度无关。

（5）发作性症状：也是MS常见的症状，近年来越来越受到关注，可能与异位脉冲发放、可溶性炎症产物的直接效应、离子通道功能异常以及细胞外的钾离子聚集等有关。Eriksson等估计MS出现痫样发作的概率是8%，脑神经痛为4%，其他发作性症状为4%。痫样发作在进展性患者中更常见，与皮质和近皮质的病灶有关。痛性肌张力障碍样姿势异常（也称为阵发性肌张力障碍或痛性痉挛）是MS最常见的阵发性症状，其他的包括三叉神经痛、发作性眩晕、耳鸣，偏头痛也较为常见。MS症状随温度升高而加重也可以视为发作性症状。

（6）认知和情感障碍：神经心理研究显示，45%～65%的患者存在不同程度的认知功能缺陷，包括信息处理、注意力集中和抽象能力、操作能力以及词语记忆能力减退等，皮层性失语、失用和失认少见，MS早期常常有言语流畅性和词汇记忆的障碍以及胼胝体失联络引起阅读困难等表现。情感障碍包括焦虑、抑郁、双相情感障碍以及情感失禁等在MS人群所占的比例远高于正常人群，此外MS患者自杀的比例较一般人群高2～3倍。

3. 复旦大学附属华山医院MS患者临床特征　该院的临床回顾性分析结果显示，MS患者男女比例为1∶2，起病年龄为（32.51±10.04）岁，男女患者的起病年龄无显著性差异。患者起病前2周内的主要前驱事件包括原因不明的发热、非特异性上呼吸道感染、腹泻、疫苗接种及过敏性皮疹等。常见的首发症状包括肢体麻木、疼痛或感觉异常、肌无力、视力减退、走路不稳及大小便异常等。此外还有一些少见的症状，包括认知功能障碍、意识障碍、癫痫样发作等。患者起病时感觉和运动障碍常限于单个肢体或偏身，仅少数患者双侧同时起病，表现为急性横贯性脊髓炎的特点。视力减退也常累及单侧，双眼同时出现视力减退的患者多在1年内即出现严重的神经系统残疾。

4. 自然病程和临床类型　Lublin等根据疾病病程特点将MS分为缓解复发型（RRMS）、继发进展型（SPMS）、原发进展型（PPMS）和进展复发型（PRMS）。这一分型已经被广泛地应用于各种临床试验，作为患者分类入组的标准。典型的临床过程往往经历亚临床、首次临床发作（CIS）、RRMS、SPMS的演变（图3-7-3-1）。

Weinshenker等对MS自然病程的研究表明，MS的病程波动很大，一般均持续20～30年，初期约85%的MS患者表现为缓解复发，即RRMS，经过6～10年的时间有30%～40%的RRMS转为持续进展，自首次发作至EDSS评分为6分的平均时间为15年左右，而随访40年仍然有87%的患者存活。约10%的患者首次发作后5年内，EDSS评分仍在3分以下，认为是良性MS，预后很好，而也有患者一次急性发作就出现明显的神经功能残疾，也可称为恶性或凶险性MS。笔者的研究显示，MS患者的临床过程复杂多样，自发病至医院就诊的平均时间为（6.87±5.65）年，其中以继发进展型占比最高，单次发作型

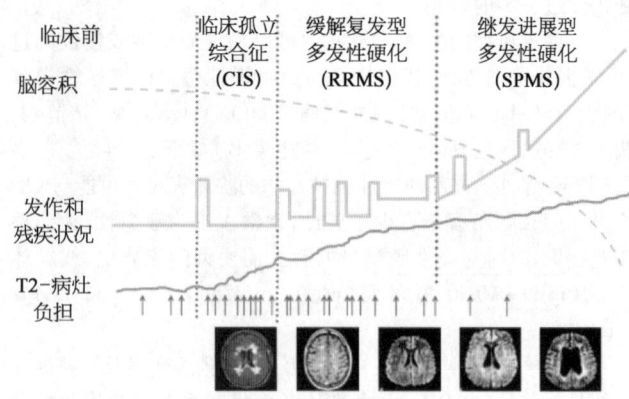

图3-7-3-1　多发性硬化的临床类型

占5.3%，仅有一次临床发作时实验室和影像学支持MS诊断。RRMS（30.1%）患者经历了2次以上的发作，发作后完全或部分缓解，不残留或仅残留少部分神经功能缺陷。SPMS（40.3%）患者病程初期发作后有明显的缓解期，随病程延长患者发作后神经功能缺损无明显缓解而表现为持续进展。PRMS（8.4%）患者自发病即表现为持续进展，在病程中经历反复的发作与缓解，但整个病程呈进展性。PPMS（11.1%）自发病神经功能缺损逐渐累积，病程中无明显的发作与缓解。凶险性MS（4.9%），是单相性的临床过程，症状迅速达到高峰，无缓解，常导致严重的后果。在不同类型的患者中，PPMS和PRMS患者的起病年龄高于其他类型（$P<0.01$），分别为（41.05±8.61）和（37.28±11.23）岁。

【神经影像】

磁共振成像（MRI）的应用为探索MS开启了希望之门。MRI不仅可以识别MS病变的数量、大小、形状、分布等，也可以通过动态随访反映病变的病理生理过程，为MS早期诊断、鉴别诊断、评价治疗效果和判断预后提供帮助。自2001年起，国际多发性硬化专家委员会就正式将MRI表现纳入MS诊断标准，成为最重要的诊断依据。典型的MS病灶为圆形或椭圆形，直径>3mm，散在分布于脑室周围、近皮质区、天幕下、脊髓等区域，通常无水肿和占位效应，可以呈团块样或环形强化（图3-7-3-2）。

新诊断的MS中95%以上存在脑MRI异常，RRMS患者每一次临床发作能检出5～10个新的或扩大的Gd增强病灶或T_2脑病灶。确诊MS患者中有75%～90%存在脊髓MRI异常。尽管一些患者不需要MRI扫描，仅仅依靠临床上存在时间及空间的多发病灶的证据就可以做出诊断，但MRI显示时间和空间的证据更具客观性。除此之外，MRI扫描也被推荐用于MS病程的监测和随访。

MRI病灶的变化已经被用作药物临床试验疗效评价的重要指标，这需要每一次的MRI扫描遵循统一的标准和规范。目前临床上推荐的MRI扫描序列如下。

1. 头颅MRI　横断面或三维（各向同性）T_1WI；横断面质子密度（proton density，PD）-T_2WI；矢状面或三维液体衰减反转恢复（fluid attenuated inversion recovery，FLAIR）序列；注射造影剂至少5min后进行横断面或三维T_1WI扫描。头颅MRI图像应具有良好信噪比，推荐首选三维图像采集，若不能实施三维图像采集，可以二维采集替代，推荐层面内分辨率应

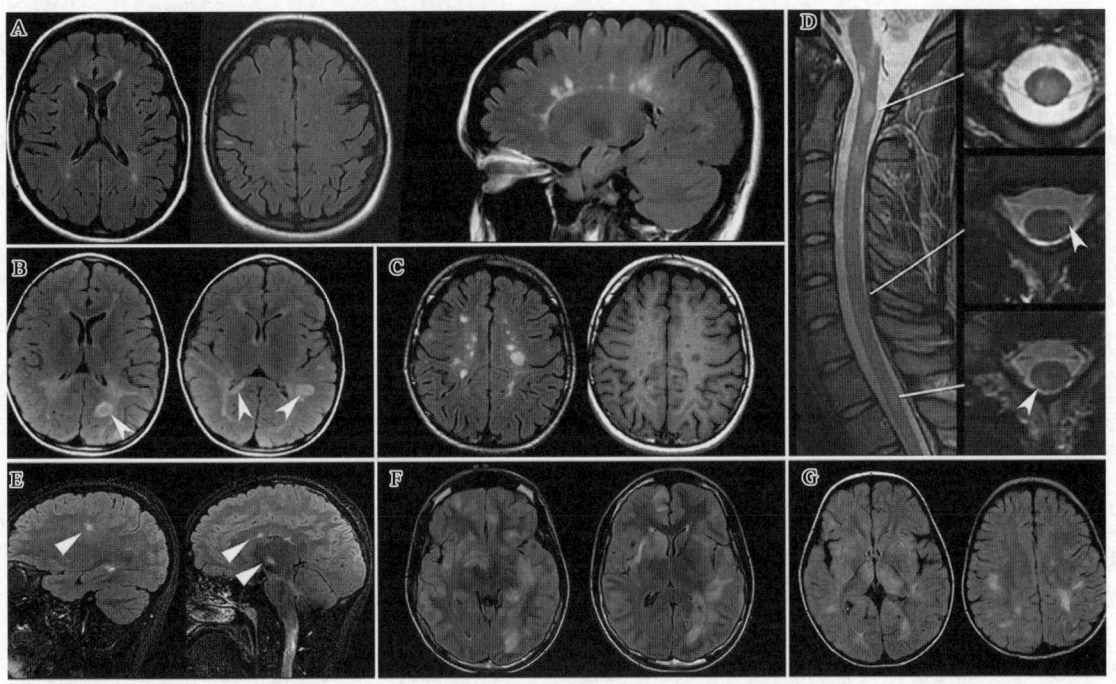

图3-7-3-2　多发性硬化的典型影像学病灶分布与形态特征

A. 胼胝体周围小病灶；B. 垂直于胼胝体及胼胝体内的病灶；C. 白质内大小不一的病灶；D. 脊髓多发新旧不一的病灶；E. 深部小病灶；F. 皮质内病灶及白质成片病灶；G. 累及灰质为主的病灶。

≥1 mm有良好信噪比，层厚≤3 mm。推荐使用1.5 T或3.0 T磁共振仪，以提高MS病灶的检出率。图像采集范围应覆盖全脑，应用二维图像采集时，建议横断面沿胼胝体下缘连线采集。

2. 脊髓MRI　应采集矢状面T_1WI、T_2WI、PD-T_2WI或短时反转恢复（short time inversion recovery，STIR）序列T_2WI；横断面T_2WI（层厚≤3 mm）；建议注射造影剂后至少5 min进行横断面、矢状面或三维T_1WI扫描。脊髓成像推荐应用心电和呼吸门控。脊髓扫描至少应包括颈髓，在条件允许或神经定位体征提示病变位于其内的情况下，再进行胸腰段扫描，条件允许时推荐进行全脊髓扫描。

3. 视神经MRI　应采集平行和垂直于视神经的T_1WI和T_2WI（脂肪抑制成像，层厚≤3 mm）；注射造影剂后至少5 min行与平扫位置一致的T_1WI扫描。

常规序列的MRI扫描，如T_2WI、Gd-增强T_1WI扫描，广泛地被用于确定病灶的空间分布和新旧程度，但并不能确切地反映病变的病理本质，包括炎症、水肿、脱髓鞘、瓦勒变性或轴索丧失等。MRI病变的多少及大小等也与患者临床症状的严重程度不匹配。很多T_2WI病灶的患者临床上可以无明显症状，相反很少病灶的患者可以有严重的残疾。常规的MRI扫描难以检出发生在皮质或皮质下的病灶。近年来，一些新兴的MRI技术和测量方法为更全面地展示MS的病理本质提供了有效的手段，包括T_1WI病灶密度测定、CNS萎缩的测定、磁转换成像（MTI）、磁共振波谱分析（MRS）、弥散加权成像（DWI）、高场强MRI以及功能MRI（fMRI）等。这些新兴的MRI手段能更有效地反映MS神经变性的过程，以及皮质的脱髓鞘，而这与疾病的进展息息相关，因此越来越受到重视。因此，在完成基本序列扫描基础上，可选择性地行双反转恢复（double inversion recovery，DIR）或相位敏感反转恢复（phase-sensitive

inversion-recovery，PSIR）序列扫描以显示皮质病灶，用DWI和弥散张量成像（diffusion tensor imaging，DTI）序列评价水分子扩散和白质纤维束完整性，用fMRI评价脑功能改变，用磁敏感加权成像（susceptibility weighted imaging，SWI）和磁化率定量成像（quantitative susceptibility mapping，QSM）评价脑内铁含量变化，用磁化传递成像（magnetic transfer imaging，MTI）评价髓鞘完整性。

【实验室检查】

1. 血和脑脊液IgG　MS的免疫学异常可以反映在多种血液和脑脊液免疫指标上，包括异常的自身抗体、细胞因子、化学趋化因子以及淋巴细胞亚群的变化等。但能作为MS诊断亚临床证据的指标目前仅有免疫球蛋白G指数（IgG index）和寡克隆区带（OCB）。多数MS患者的脑脊液总蛋白量正常或仅轻度增加。若在1 g/L以上应该怀疑MS的诊断，IgG含量增加和IgG性质的改变是MS主要的免疫学特征之一，它反映MS患者中枢神经系统内病理性合成IgG，而不是由外周血进入中枢神经系统。

（1）IgG指数：脑脊液中IgG除了用浓度表示外，还可以用多种公式来表示，它们代表的是中枢神经系统内IgG的合成情况，最常用的公式是：脑脊液IgG指数=脑脊液IgG/血清IgG：脑脊液白蛋白/血清白蛋白。IgG指数正常值为0.7，超过0.7则反映中枢神经系统内（鞘内）合成IgG的含量增加，70%～80%的MS患者IgG指数增加，但IgG指数增加不仅见于MS患者，一些特殊的感染和肿瘤患者也可出现鞘内IgG合成增加。

（2）IgG性质的改变：脑脊液中出现OCB，而血中不出现，表明患者脑脊液中IgG的组成和血清中IgG的组成不同。20世纪60年代初，用琼脂糖电泳发现MS患者脑脊液电泳谱上阴极端γ球蛋白区域形成不连续的几条区带，即多条同源带。这些区带在血清中以及正常人脑脊液和血清电泳中不存在。Laterre 将脑脊液中在 γ 球蛋白区的多条带称为 OCB，并用免疫电泳法证实这些区带由 IgG 构成。西方研究中 85%～95% 的 MS 患者 OCB 阳性，而我国及东南亚国家的研究中 OCB 的阳性率不高(仅为 40%～50%)。复旦大学附属华山医院 MS 患者 OCB 阳性率为 49.2%。目前推荐的 OCB 检测方法是等电聚焦电泳的方法。OCB 还可以出现在以下疾病中：神经梅毒、亚急性硬化性全脑炎、中枢神经系统感染、血管炎以及中枢神经系统肿瘤等。

2. 自身抗体 尽管 MS 患者中尚未发现特异性的自身抗体；但是在临床表现与 MS 相似的 IIDDs，甚至其他中枢神经系统炎症性疾病中，发现了很多有价值的自身抗体。检测这些自身抗体在血清和脑脊液中的滴度，有利于疾病的鉴别诊断，并进一步影响治疗和预后。这些自身抗体包括抗 AQP4 - IgG、抗 MOG - IgG、抗 GFAP - IgG 等。

3. 诱发电位 诱发电位检查有助于发现亚临床和隐匿的病灶，也是可用于诊断 MS 的证据。

(1) 视觉诱发电位：棋盘格视觉诱发电位检查发现，P100 波明显的潜伏期延长，但波幅相对正常是 MS 典型的电生理特征，提示视神经受累，通常双侧不对称累及。55%～76% 的 MS 患者存在 VEP 异常。

(2) 脑干听觉诱发电位及体感诱发电位：它们的异常也常见于 MS 患者，提示脑干(中脑、脑桥)及脊髓传导通路异常。

第四节　多发性硬化的诊断标准与鉴别诊断

李振新　吕传真

MS 诊断的进展源于对疾病本质认识的不断深入，从最初主要依靠临床症状的总结，到对疾病自然病程的描述，再到引入影像学、电生理手段及免疫学标志物，使确诊 MS 的时间点不断提前，诊断的准确性也得以提高。但到目前为止，MS 仍然是排除诊断。

【诊断标准的演变】

MS 诊断标准的演变反映了 MS 诊断技术的进步和对该疾病认识的提高。最初的诊断标准来源于病例总结及病理组织学的研究，依赖于临床及病理组织学的发现，相对特征性的临床表现及反复发作的临床过程是诊断 MS 的基础。随着实验室检查及电生理研究的进展，将 IgG 指数及电生理检查异常应用于 MS 的诊断，逐步建立了 MS 诊断的亚临床证据，随着影像学，特别是 MRI 技术的进步，多数 MS 病灶可以被直观地检出，以影像学为基础的 MS 诊断能更准确地检出 MS，也为 MS 的治疗和随访提供了有效的评价工具。随着对 MS 替代标志物的研究，一些新的免疫学相关指标逐步被认识，这对揭示 MS 的病理生理本质有重要价值，也将成为将来诊断 MS 的最有力的依据。

(一) Schumacher 诊断标准

1965 年 Schumacher 等建立了第一个 MS 临床诊断标准，这一标准的核心是 MS 的症状、体征在空间及时间上的多发性，这也是此后各种诊断标准的核心内容，至今仍被广泛沿用。

主要的内容包括：① 神经系统检查发现肯定的中枢神经系统受累的证据；② 神经系统检查或病史提示中枢神经系统内 2 个或 2 个以上的独立部位受累；③ 中枢神经系统病变主要累及白质；④ 中枢神经系统受累具有 2 种时间类型：其一是 2 次以上复发，每次至少持续 24 h，并且时间间隔至少 1 个月；其二是症状和体征逐步或阶梯样加重，至少持续 6 个月；⑤ 发病年龄介于 10～50 岁；⑥ 除外其他疾病。

(二) Poser 诊断标准

1983 年 Poser 等增加了实验室辅助检查的证据提出了新的诊断标准，见表 3-7-4-1。

表 3-7-4-1　Poser MS 诊断标准

1. 临床确诊的 MS(CDMS)
   (1) CDMS A1：2 次发作，2 个独立病灶的临床依据
   (2) CDMS A2：2 次发作，1 个病灶的临床证据，另 1 个独立病灶为亚临床证据
2. 实验室支持诊断的 MS(LSDMS)
   (1) LSDMS B I：2 次发作，1 个病灶的临床证据或亚临床证据，脑脊液寡克隆区带(oligoclonal band，OCB)阳性或 IgG 鞘内合成率增加
   (2) LSDMS B II：1 次发作，2 个独立病灶的临床证据，脑脊液 OB 阳性或 IgG 鞘内合成率增加
   (3) LSDMS B III：1 次发作，1 个病灶的临床证据，另 1 个独立病灶为亚临床证据，脑脊液 OB 阳性或 IgG 鞘内合成率增加
3. 临床很可能为 MS(CPMS)
   (1) CPMS Ⅰ：2 次发作，1 个病灶的临床证据
   (2) CPMS Ⅱ：1 次发作，2 个独立病灶的临床证据
   (3) CPMS Ⅲ：1 次发作，1 个病灶的临床证据，另 1 个独立病灶亚临床证据
4. 实验室支持很可能为 MS(LSPMS)
   LSPMS Ⅰ：2 次发作，脑脊液 OB 阳性或 IgG 鞘内合成率增加，体格检查时不一定有神经系统样性体征

这一诊断标准中，首次使用了"亚临床"和"实验室指标"作为支持诊断的证据。亚临床证据是指病灶不产生相应的临床症状或体征，而依靠一些辅助检查的手段如 CT、MRI、诱发电位等可以检出病灶的存在。在这一诊断标准中，实验室支持特指 OCB 和 24 h 鞘内 IgG 的合成率。OCB 阳性是指免疫电泳时脑脊液出现不同于血清的免疫球蛋白条带，OCB 阳性还可见于梅毒、亚急性硬化性全脑炎、结节病、胶原病及淋巴瘤等疾病，需要除外。

(三) McDonald(2001)MS 诊断标准

2001 年国际多发性硬化专家委员会制定了 McDonald MS 诊断标准(表 3-7-4-2)，并分别在 2005 年、2010 年及 2017 年对这一标准进行了 3 次修订。这一标准强调了 MRI 在 MS 诊断中的作用，提出了空间和时间多发的 MRI 标准，这一标准的提出使 MS 的诊断更具有客观性，也有助于更早地做出诊断。

表 3-7-4-2　McDonald 诊断标准(2001)

临床表现	MS 诊断所需其他数据
2 次或 2 次以上明确的发作	
● 临床上有 2 个或更多病变的客观证据	不需要其他辅助检查的证据[a]

续 表

临床表现	MS 诊断所需其他数据
• 临床上有 1 个病变的客观证据	MRI 显示空间的多发[b];或 2 个或 2 个以上与 MS 一致的 MRI 病变及阳性的脑脊液表现[c];或再一次不同部位的发作
一次发作	
• 临床上有 2 个或更多病变的客观证据	MRI 显示时间的多发[d];或第 2 次临床发作
• 临床上有 1 个病变的客观证据[临床孤立发作综合征(clinical isolated syndrome,CIS)]	MRI 显示空间的多发[b];或 2 个或 2 个以上与 MS 一致的 MRI 病变和阳性的脑脊液表现[c];和 MRI 显示时间的多发[d];或第 2 次临床发作
没有明显的发作而表现为隐匿的进展性神经病学表现,提示为 MS	阳性的脑脊液表现[c];和空间的多发 • 9 个或 9 个以上脑内 T_2 加权像病灶 • 2 个或 2 个以上脊髓病灶 • 4~8 脑内病灶和 1 个脊髓病灶,或异常 VEP[e] 伴有 MRI 上 4~8 个脑内病灶或 4 个以下脑内病灶伴 1 个脊髓病灶和 MRI 显示时间的多发,或持续进展 1 年

注:[a] 但是通常 MRI、脑脊液、VEP 至少应该有一项异常;如果上述检查均无异常,诊断应谨慎,必须排除其他疾病。

[b] MRI 显示空间的多发需符合 Barkhof 等和 Tintore 等 MS 的 MRI 标准:① 1 个 Gd 增强病灶或 9 个 T_2 加权像高信号病灶;② 至少 1 个天幕下病灶;③ 至少 1 个近皮质病灶;④ 至少 3 个脑室周围病灶;⑤ 以上 4 项中具备 3 项。1 个脊髓病灶可代替 1 个脑内病灶;病灶在横断面直径应在 3 mm 以上。

[c] 阳性脑脊液指脑脊液寡克隆区带阳性,推荐应用等电聚焦电泳方法。

[d] MS 病变时间多发的 MRI 标准:① 临床发作后 3 个月或以上 MRI 出现与临床表现不相符的 Gd 增强病灶;如果无增强病灶,需要 MRI 随访,随访时间推荐为 3 个月(不严格),此时出现 T_2 加权像新病灶或 Gd 增强病灶,符合时间多发;③ 临床发作后 3 个月或以上与临床发作后 3 个月内 MRI 比较出现新的 Gd 增强病灶,证实为时间多发;如果第 2 次 MRI 无增强病灶,于第 1 次 MRI 3 个月后再次扫描出现 T_2 加权像新病灶或 Gd 增强病灶,符合时间多发。

[e] VEP 异常通常指波形保持完好,而出现明显延迟。

2005 年改版(表 3-7-4-3)与 2001 年版本并无本质上的差别,仅仅是为一些条目增加了临床应用的证据,并做了细微的调整与说明。McDonald 标准中空间多发性(DIS)的 MRI 标准虽有较高的灵敏性和特异性,但非影像学专业的医师很难始终遵循。为此,欧洲 MS 磁共振成像多中心协作研究网(MAGNIMS)提出了简化版 DIS 诊断标准:① 在 MS 的 4 个典型病灶区域(脑室旁、近皮质、幕下和脊髓)中至少 2 个区域有 ≥1 个 T_2WI 病灶;② 对有脑干或脊髓综合征的患者,要把临床症状对应的责任病灶排除在 MS 病灶总数之外。一项针对 282 例临床孤立综合征(CIS)患者的研究表明,简化版 DIS 诊断标准与早先的诊断标准相比更为简便,灵敏性更高,且未对诊断的特异性和准确性产生影响。因此国际专家组接受了 MAGNIMS DIS 标准作为 2010 年修订版中 DIS 的 MRI 标准。专家组指出,与 2005 年版相比,新修订的 DIS MRI 标准在保持高度的诊断特异性和灵敏性的同时,大大简化了 MS 诊断流程(表 3-7-4-4)。

表 3-7-4-3 改版的 McDonald 标准(2005)

临床发作次数	病变数量	附加诊断条件
≥2 次	≥2	不需要,临床可确诊
≥2 次	1	MRI 显示空间的多发;或 2 个或 2 个以上与 MS 临床表现一致的 MRI 病变和阳性的脑脊液表现;或再一次不同部位的发作
1 次	≥2	MRI 上显示时间的多发,或第 2 次的临床发作
1 次(临床孤立综合征)	1	MRI 显示空间的多发,或 2 个或 2 个以上与 MS 一致的 MRI 病变和阳性的 CSF 表现,以及 MRI 显示时间的多发或第 2 次临床发作
0(隐匿的进展)	1	1 年的疾病进展和以下 3 项中的 2 项:① 阳性的脑 MRI 发现;② 阳性的脊髓 MRI 发现;③ 阳性的脑脊液发现

表 3-7-4-4 2010 年版与 2005 年版 McDonald MS 诊断标准比较

2005 修订版	2010 修订版
具备以下 4 项中的 3 项: (1) 至少 1 个 Gd 增强病灶;若无 Gd 增强病灶时要有 9 个 T_2WI 高信号病灶 (2) 至少 1 个幕下病灶 (3) 至少 1 个近皮质病灶 (4) 至少 3 个侧脑室旁病灶 注:1 个脊髓病灶=1 个幕下病灶;1 个脊髓增强病灶=1 个脑部增强病灶;脊髓独立 T_2WI 病灶数可与脑部 T_2WI 病灶数相加	以下 4 个中枢神经系统区域至少 2 个区域有 ≥1 个 T_2WI 病灶: (1) 侧脑室旁 (2) 近皮质区 (3) 幕下 (4) 脊髓 注:DIS 诊断标准中不需要 Gd 增强病灶;若患者有脑干或脊髓综合征,其责任病灶不在 MS 病灶数统计之列

2005 版 McDonald 诊断标准将时间的多发性(DIT)定义为首次临床发作开始至少 30 d 后行 MRI 检查发现新的 T_2WI 病灶。然而临床实践发现,即使不在临床发作 30 d 后再行一次随访 MRI 检查也可确诊 MS,且不影响诊断的特异性。考虑到上述情况,国际专家组在修订 McDonald 诊断标准时达成共识,即不论何时行 MRI 检查,与基线 MRI 扫描相比,只要发现新的 T_2WI 病灶即可确定为 DIT。MAGNIMS 研究证实,若一次 MRI 检查能确定典型 CIS 患者有 DIS,并同时存在无症状的 Gd 增强和非增强病灶,则对预测患者早期进展成为临床确诊的 MS(CDMS)有高度特异性,并能可靠替代 2005 修订版的 DIT MRI 标准,这也证实了先前学者的研究结果。据此共识,若基线 MRI 检查发现同时有 Gd 增强和非增强病灶,便可确定 DIT 而无需再行随访 MRI 检查,前提是要确定 Gd 增强病灶系 MS 病变所致。根据新修订的 DIT 标准,某些 CIS 患者仅需 1 次 MRI 检查便可诊断为 MS,既简化了诊断流程,又未降低诊断的准确性。同时专家组指出,对于基线 MRI 检查无 Gd 增强和非增强病灶共存的患者,还需等待再次临床发作或连续 MRI 检查发现新的 T_2WI 病灶后才能诊断为 MS(表 3-7-4-5)。

表3-7-4-5 2005年版与2010年版McDonald诊断标准中用于诊断DIT的标准比较

2005 修订版	2010 修订版
具备以下2项中的1项： (1) 首次临床发作开始至少3个月后MRI检查发现非首次发作责任病变的Gd增强病灶 (2) 首次临床发作至少30 d后MRI检查与参照MRI相比，任何时间出现了新发T_2WI病灶	具备以下2项中的1项： (1) 不管何时行基线MRI扫描，随访MRI检查与基线MRI相比出现新发T_2WI和(或)Gd增强病灶 (2) 任何时间MRI检查发现同时存在无症状的Gd增强和非增强病灶

2005年版McDonald诊断标准在诊断原发性进展性多发性硬化(primary progressive MS，PPMS)时突出了脑脊液检查和脊髓MRI的特殊作用，实践证明该诊断标准有较好的实用性，被神经病学界广泛接受，并被作为PPMS试验的纳入标准。为保持MRI标准在诊断所有亚型MS中的一致性，并兼顾诊断PPMS的特殊需要，国际专家组推荐在诊断PPMS的辅助检查标准中保留脑脊液检查，把原先MRI标准替换成MAGNIMS的DIS新标准，即回顾性或前瞻性调查表明疾病进展持续1年并具备以下3项中的2项：① 至少1个MS特征病灶区域(脑室旁、近皮质或幕下)有≥1个T_2WI病灶；② 脊髓内有≥2个T_2WI病灶；③ 脑脊液阳性结果[等电聚焦电泳证据表明有寡克隆区带和(或)IgG指数增高]。专家共识的推荐意见是合理的，但该标准诊断PPMS的灵敏性和特异性有待进一步确定。

2010修订版McDonald标准被广泛应用于研究和临床实践。结合近年来的研究进展，MS诊断国际专家组在2010修订版基础上，参考了MAGNIMS(2016共识)再次提出了新的2017修订版McDonald MS诊断标准。主要修订内容包括：① 典型的CIS患者，如已有临床或MRI的空间多发证据，且脑脊液寡克隆区带阳性，即MS诊断成立；② 在幕上和幕下病灶或脊髓综合征患者中，症状性病灶可作为空间和时间多发证据；③ 皮质病灶可用于空间多发证据。笔者认为该修订版主要有3个方面的意义：① 对MAGNIMS(2016共识)的回应；② 追求更适合临床实践和临床研究的诊断标准；③ 提出对未来诊断研究的期待。

【国内诊断共识】

近年来我国相关的临床和影像学专家在深入学习和应用国际诊断标准的同时，结合目前我国的状况，不断更新了MS及相关脱髓鞘疾病的诊断共识(表3-7-4-6)，主要的共识内容如下。

表3-7-4-6 我国近年来MS及相关脱髓鞘疾病主要的诊断共识

年份	题目	发表刊物
2006	中国多发性硬化及相关中枢神经系统脱髓鞘疾病的诊断和治疗专家共识(草案)	《中华神经科杂志》第39卷，第12期
2010	中国多发性硬化诊断和治疗专家共识	《中华神经科杂志》第43卷，第7期
2014	视神经炎诊断和治疗专家共识(2014年)	《中华眼科杂志》第50卷，第6期
2015	多发性硬化诊断和治疗中国专家共识(2014版)	《中华神经科杂志》第48卷，第5期
2016	中国视神经脊髓炎谱系疾病诊断与治疗指南	《中国神经免疫学和神经病学杂志》第23卷，第3期
2017	多发性硬化影像诊断标准：中国专家共识	《中华放射学杂志》第51卷，第2期

【鉴别诊断】

由于MS及相关中枢神经系统脱髓鞘疾病的病因尚不清楚，加之脱髓鞘病变的异质性，为临床正确诊断带来了很大的困难。单纯依赖MRI或其他辅助检查往往会引起误诊或过度诊断。目前国内对该类疾病的诊断较为混乱，诊断标准不统一，诊断名称多样，缺乏对患者全面的评估。笔者曾回顾研究复旦大学附属华山医院81例入院拟诊为脱髓鞘病变的患者，结果发现仅1/3左右的患者在出院时能明确诊断为MS、视神经脊髓炎(neuromyelitis optica，NMO)或急性脱髓鞘性脑脊髓炎(acute demyelinating encephalomyelitis，ADEM)。

正确诊断颅内多发脱髓鞘病灶需要注意以下问题：① 影像学显示的颅内多发脱髓鞘病灶并非对应临床上所指的中枢神经系统炎性脱髓鞘病，不能依靠影像学诊断疾病；② 临床病史和对患者全面的评估是疾病诊断的最重要依据，所有的辅助检查结果应以此为基础；③ 应该遵循"多见多考虑，少见少考虑"的原则，首先应该除外常见疾病如脑血管病、肿瘤、炎症等；④ 不能仅仅满足于诊断为"中枢神经系统炎性脱髓鞘病"这一笼统的范畴，而应该尽量明确具体的疾病单元，究竟是MS，还是NMO，还是ADEM等；⑤ 除了对疾病的定位和定性诊断外，还应该对疾病做出正确的分期和分型，以便于评估患者的预后。

颅内多发脱髓鞘病变的临床表现可谓复杂多变，涉及各个神经功能系统。需要列入鉴别诊断的条目几乎涵盖全部累及神经系统的疾病。但是这并不意味着要进行盲目的、面面俱到的检查，而要求应该做到有的放矢地选择检查项目。首先应该从临床着眼，抓住一些特征性的症状和体征来锁定需要鉴别诊断的对象，譬如颅内多发脱髓鞘病变患者出现脑神经累及应该首先考虑Lyme病和结节病可能；出现皮质盲应该首先考虑多发性脑梗死和多灶性白质脑病；出现颅内高压应该首先考虑颅内肿瘤；出现闭锁综合征应该首先考虑中央脑桥髓鞘溶解症和脑梗死；出现偏头痛应该首先考虑抗磷脂抗体综合征、常染色体显性遗传脑白质脑病和线粒体脑肌病；出现肌阵挛应该首先考虑副癌综合征和代谢性脑病。其次应该进行一些血清学和脑脊液的常规检查。

建议将HIV、梅毒血清学检查、ANA、ANCA、风湿病自身抗体、维生素B_{12}水平、血清ACE以及脑脊液常规、生化、寡克隆区带(OCB)等列为常规筛查项目。经过客观细致的评估仍不能明确病因，颅内病灶难以解释患者的临床表现，病情持续恶化，或者治疗无反应的情况下应该争取尽早地进行脑活检，做组织病理学检查，切忌盲目治疗。

许多疾病易与MS混淆，特别是当患者出现不典型的症状和体征的时候，病程呈单相进展时，仅有一个部位病变的表现时，患者有明显的认知损害、精神症状及其他高级神经功能障碍时。需要与 MS 鉴别的疾病见表 3-7-4-7。

表 3-7-4-7　需要与 MS 鉴别的疾病

炎症性疾病
　SLE
　结节性多动脉炎
　Sjogren's 综合征
　白塞病
　ADEM
　PACNS
　副肿瘤性脑脊髓炎
血管性疾病
　线粒体脑病
　CADASIL
　血栓前状态
　肉芽肿性疾病
　结节病
　Wegener's 肉芽肿
　淋巴瘤样肉芽肿病
感染性疾病
　病毒性脑炎
　AIDS
　HTLV-1
　神经梅毒
　PML
　Whipple's 病
　SSPE
遗传性疾病
　肾上腺脑白质营养不良
　异染性脑白质营养不良
　脊髓小脑性共济失调
　遗传性痉挛性截瘫
营养缺乏性疾病
　亚急性联合变性
　叶酸缺乏
　非器质性疾病
癔病
抑郁
神经症

其中重要的需要与 MS 鉴别的包括以下疾病。

（1）脑血管病：典型的急性脑梗死与 MS 不难鉴别，但是一些特殊的脑血管病难以与 MS 区别，包括大脑中动脉狭窄形成的分水岭梗死、CADASIL、动静脉瘘及一些遗传相关的小血管病等。

（2）白塞病等系统性自身免疫病：白塞病常累及脑干而出现脑干脑炎表现及颅内多发病灶，而且有缓解复发的临床过程，发作时对糖皮质激素有反应，这些都容易与 MS 混淆，需要仔细询问病史，有无黏膜溃疡的表现，有无系统性累及的表现，如皮疹、关节炎、肺和肾脏的累及等，针刺反应有助于鉴别。

（3）淋巴瘤和非病原性的肉芽肿：原发中枢神经系统淋巴瘤多数表现为颅内多发病灶，且对糖皮质激素有反应，冲击治疗可以使病灶完全消失，容易误诊为 MS，但多数患者病灶较大，呈棉絮状强化，脑活检可以帮助明确诊断。非病原性的肉芽肿最典型的代表是结节病，可以累及脑、脊髓，甚至周围神经，肺 CT、血 ACE 检测有助于鉴别。

（4）原发性 CNS 血管炎：常累及 100 μm 左右的小血管，可以出现多发病灶，但病灶常累及皮质，部分可以有脑膜强化。

第五节　多发性硬化的治疗

李振新

随着对 MS 病因、发病机制及病理生理过程研究的进展，对 MS 病变本质的认识不断深入，MS 治疗目标已经从减少疾病复发、延缓疾病进展发展到从整体上补救和改善疾病状况。目前已经有 10 余种药物被批准用于 RRMS 的治疗。2017 年 3 月，一种新型的人源性 CD20 抗体 Ocrelizumab（Ocrevus）经美国 FDA 批准用于治疗 RRMS 和 PPMS，成为第一个被批准用于治疗 PPMS 的药物，具有里程碑意义。

MS 的临床分型繁多，自然病程复杂，疾病的严重程度不一，因此治疗也不能千篇一律，应根据不同的疾病类型，以及患者所处的病程阶段及病情严重程度等综合考虑治疗方案。选择治疗药物要考虑到风险疗效比，以及患者的个人、家庭及社会状况。保持患者对治疗的依从性是治疗成功的首要因素。当前，皮质类固醇及免疫抑制剂在国内的应用仍然相当广泛，而许多疾病缓和治疗药物（DMD）也陆续进入了国内市场，临床应用经验不断积累。这里重点介绍不同阶段（复发缓解期、进展期）MS 患者的治疗药物选择及流程。

一、疾病发作期的治疗

复发性或活动性 MS 占 MS 患者的大多数。85% 的 MS 患者最初表现为缓解复发，早期年复发率高达 1.1 次/年，随疾病进展而降低。发作是 MS 的重要标志，反映了新的脱髓鞘病灶活动，或原有病灶再次激活，是一个急性炎症过程。治疗发作能缩短和减轻发作相关的残疾，延缓疾病进展，成功治疗发作能帮助患者建立控制疾病的信心。

（一）首选治疗

1. 皮质激素（corticosteroids）　是治疗 MS 急性发作或 RRMS 的首选治疗方案。发作（attack）或复发（relapse）是 RRMS 主要的临床特征，疾病进入到进展期（SPMS），也可以叠加复发。发作或复发通常呈急性或亚急性，患者通过客观检查发现或主观陈述出现明显的神经功能障碍，持续 24 h 以上，确定为 MS 发作后即可开始针对疾病发作的治疗。然而，需要考虑患者发作的严重程度和症状的进展情况，轻度发作（EDSS 在 3 分以下）和（或）就诊时症状已经趋向缓解者，可仅给予对症治疗并密切观察病情的变化。如果有视神经受累和脊髓横贯性损害，患者就需要立即开始治疗。皮质激素治疗能够有效地控制炎症和免疫反应，减轻血-脑屏障的破坏，抑制 Th1 免疫应答，抑制 T 细胞迁移和抗原应答，抑制黏附分子表达，保护由细胞因子诱导的少突胶质细胞死亡。多项随机、安慰剂对照临床试验已经证实了静脉或口服皮质激素能显著加速发作的缓解，但对缓解的程度，以后再复发的风险，以及对患者神经功能残疾的长期疗效均无显著作用。尽管没有证据显示静脉应用甲泼尼龙（IVMP）比口服甲泼尼龙（MP）有更好的疗效，但临床实践中更倾向于应用 IVMP 治疗。值得一提的是临床试验中所使用的皮质激素的剂型、剂量和应用的时间均不完全一致，而且在临床实践中,皮质类固醇激素应用的方案也是五花八门,特别是国内在 MS 治疗药物相对缺乏的情况下,甚至把皮质激素当作治疗 MS 的基本药物,这一观念亟须纠正。

目前公认的循证医学 A 级推荐方案是:IVMP 剂量500 mg/d,连续应用 5 d。若用 1 000 mg/d IVMP 则连用 3 d,虽然不足以达到 A 级推荐,但临床疗效较好;1 000 mg/d IVMP连用 3 d 继之以口服减量的方案属于 B 级推荐。对于高度活动性患者亚组(脑脊液中高水平 MBP/MRI 多见增强病灶)可以应用 IVMP 2 000 mg/d,连续 5 d,推荐证据为 C 级。

中国多发性硬化治疗专家共识推荐的方案是:对于急性发作,大剂量短疗程的甲泼尼龙治疗是首选方案,糖皮质激素的应用通常应限于 1 个月之内,可先用 IVMP 冲击治疗,然后半量减量直至停药。应该避免长期口服糖皮质激素维持治疗的方案。大量研究表明,长期的糖皮质激素治疗并不能改变 MS的自然病程,而且糖皮质激素的不良反应不能被低估,短期应用可引起食欲改变、面部潮红、暂时的情绪变化、易激惹、头痛、胃肠疼痛和肌痛等。长期应用可以降低骨密度,导致骨质疏松症、股骨头无菌性坏死,并有骨折及感染的风险,需要考虑预防用药。皮质激素与唇裂和腭裂等先天畸形的发生有关,而妊娠早期是发生此类先天畸形的关键时期,因此妊娠早期应用大剂量皮质激素时应考虑到对胎儿的影响,认真评估风险效益比。甲泼尼龙可以进入乳汁,因此哺乳期妇女应尽量避免应用,如果严重发作必须用大剂量甲泼尼龙冲击治疗时,应该尽量在静脉用药后 3~4 h 之后哺乳。

2. 促肾上腺皮质激素(ACTH)　MS 药物治疗时代开始于 20 世纪 50 年代,源于 ACTH 的应用。Miller 等的对照研究中,40 例急性发作的 MS 患者分别接受 ACTH 凝胶或盐水治疗,ACTH 凝胶的剂量为:第 1 周 60 U 每天 2 次,第 2 周 40 U每天 2 次,第 3 周的第 2、4、6 天分别用 60 U、40 U、20 U,结果显示 ACTH 治疗有效。随后 Rose 等开展的多中心、双盲、对照研究中,纳入了 197 例患者,最早使用残疾状况评分(DSS)作为评价指标,结果也显示了 ACTH 治疗有显著的效果,1978 年美国 FDA 批准将 ACTH 制剂 ActharGel 用于治疗 MS 急性发作。

通常认为,ACTH 通过刺激肾上腺皮质细胞分泌皮质激素,主要是皮质醇,从而发挥其抗炎和抗免疫作用。然而最近ACTH 在其他疾病如肾病综合征、眼阵挛肌阵挛综合征(OMS)和婴儿痉挛症中的应用提示,ACTH 可能存在其他的作用途径。研究表明 ACTH 与黑皮素受体(MCR)结合能产生直接的抗炎和免疫调节作用。ACTH 能与 5 种 MCR 结合,其中只有 MC2R 与皮质激素产生有关。其他 MCR 广泛分布于多种组织(包括神经组织)和细胞(包括免疫细胞)中。新近的研究显示 ACTH 能够刺激少突胶质细胞前体细胞(OPC)增殖和分化为成熟的少突胶质细胞,并能减少毒素诱发的凋亡。

ACTH 与 IVMP 比较的临床试验显示,观察至 3 个月,两者疗效并无显著性差异,但因为临床上应用 3~5 d IVMP 治疗显然要比肌内注射 ACTH 的方案便捷,故 IVMP 治疗更值得推荐。不过最近的临床研究也支持对 IVMP 治疗反应差的患者应用 ACTH 治疗可以使其功能改善。

(二)二线治疗

应用皮质激素和 ACTH 治疗无反应或疾病仍在进展的患者需要进入二线治疗。可选择的治疗方法包括血浆置换、免疫吸附、静脉免疫球蛋白、环磷酰胺和那他珠单克隆抗体等,迄今仅有血浆置换有较强的证据被推荐用于二线治疗。

1. 血浆置换(plasma exchange,PE)　是将患者的血液在体外分离成血浆和血细胞成分,弃去血浆,再把血细胞成分和与弃去血浆等量的置换液一起回输到体内,借以祛除患者体内的病理性组分,如自身抗体、免疫复合物和与蛋白结合的毒物等。在某些以体液介导免疫为主的疾病,如重症肌无力、吉兰-巴雷综合征、系统性红斑狼疮的神经系统损害等,PE 是一种重要的治疗手段,而在 MS 中的应用经验尚不充分。近年来,越来越多的研究表明 B 细胞和体液免疫在 MS 的发作中起着重要的作用,在 MS 活动性病灶中特别是皮质病灶中发现了异位的 B 淋巴细胞滤泡,有的甚至有抗体的产生,而且针对 B 细胞以及体液免疫的治疗在临床上显示了较好的疗效。而 PE 可以有效地清除自身抗体、免疫复合物及补体成分,因此用于 MS的治疗具备理论基础。Meca-Lallana 等的一项观察性研究显示,对皮质类固醇抵抗的患者应用 PE,93.3% 得到中度到显著的改善,其中 46.7% 在 PE 后 3 个月 EDSS 恢复到基线水平。PE 后 MRI 扫描显示 60% 病灶消退,20% 部分消退,20% 无消退。尽管 PE 治疗仅能轻度缩短发作和疾病缓解的时间,但对于某些糖皮质激素治疗无反应的顽固性发作、急性凶险性发作及糖皮质激素治疗无效的视神经炎等患者,PE 治疗可能会产生戏剧性的效果。另外对儿童患者有较好的耐受性,孕妇、哺乳期患者可以替代糖皮质激素的使用。

推荐血浆置换量通常为每次 50 ml/kg,隔天 1 次,平均 5~10 次。PE 通常比较安全,但并非绝对无任何不良反应和风险。主要的不良反应包括:① 低血压,但只要注意补液量即可减少发生低血压;② 高血容量、充血性心力衰竭;③ 心律失常,一般为一过性的,可发生心动过速、过缓、早搏、心房颤动等;④ 过敏反应;⑤ 低钙、低镁、低钾血症;⑥ 感染和发热反应;⑦ 白细胞、血小板减少,出血倾向等。

2. 免疫吸附疗法(immunoadsorption therapy)　是在 PE的基础上发展的新技术。将高度特异性的抗原、抗体或有特定物理化学亲和力的物质(配体)与吸附材料(载体)结合制成吸附剂(柱),选择性或特异性地清除血液中的致病因子,从而达到净化血液、缓解病情的目的。目前,免疫吸附技术发展已较完善,尤其是采用膜性血浆分离技术后并发症减少。与过去常用的 PE 相比,免疫吸附在疗效和安全性等方面具有明显优势。免疫吸附祛除致病性抗体较完全和彻底,回输给患者的是其自身的血浆,无须补充外源性血浆及置换液,可有效防止传染病,还可避免血浆置换中较常见的枸橼酸盐中毒、凝血机制异常、过敏反应、低血压及低钾血症等。此外,免疫吸附具有高度选择性和特异性,不影响同时进行药物治疗,耗材少,且价格相对便宜,是治疗重症免疫性疾病的有效方法。

免疫吸附疗法用于 MS 的治疗仅仅是来源于一些小样本的病例报告及个人经验。与血浆置换一样,对于某些糖皮质激素治疗无效的患者,免疫吸附治疗可能会有较好的疗效,可以作为 MS 的补充治疗。

3. 静脉免疫球蛋白治疗　静脉注射免疫球蛋白(intravenous immunoglobulin,IVIg)用于治疗 MS 发作的理论基础与血浆置换相似,但是否与血浆置换具有相似的临床效果尚缺乏证据。临床上 IVIg 经常与糖皮质激素联合应用治疗某些重症发作的 MS 患者，也常作为糖皮质激素反应不佳时的补充治疗。部分患者反应良好，但存在争议，认为这并非是 IVIg 单独的疗效。目前，IVIg 在 MS 治疗中的应用越来越多，在一项为期 10 年的临床观察中，首先给予 IVIg 的负荷剂量 [0.4 g/(kg·d)，连用 5 d]，然后每隔 6 周追加 1 次 IVIg 注射 [0.4 g/(kg·d)] 作为维持治疗，无论在负荷期还是维持治疗期均显示了良好的安全性和耐受性，很少发生严重的不良反应，常见的不良反应是头痛。对于 IVIg 的有效性，目前尚没有足够的循证医学证据。因此 IVIg 治疗仍然作为 RRMS 的二线治疗，特别是妊娠和分娩后的患者，因为其他药物应用的限制，更加推荐 IVIg 治疗。通常临床上应用 IVIg 的剂量为 0.4 g/(kg·d)，静脉滴注，连用 3~5 d，作为负荷剂量，然后可以每隔 4~6 周给予 1 次 IVIg 0.2 g/kg 或 0.4 g/(kg·d) 的追加治疗。

（三）MS 发作治疗推荐

治疗发作是 MS 患者管理的重要部分。通常原则包括：① 轻微发作不需要立即治疗；② 中重度发作需要首选一线药物治疗；③ 治疗应尽早开始（发病 5~7 d 内），部分患者发病 1~2 个月后治疗仍然有效。推荐的治疗流程见图 3-7-5-1。

二、疾病调整治疗（DMT）

疾病调整治疗（disease-modifying therapies，DMT）是 RRMS 患者进入疾病缓解期后，通常是为了预防疾病复发所采取的治疗，对于防止疾病进展和延缓残疾的发生也至关重要。

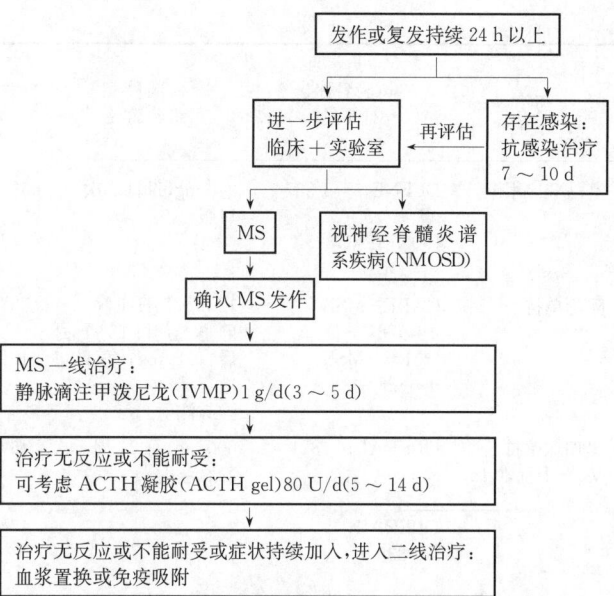

图 3-7-5-1　多发性硬化发作或复发治疗流程图

目前，经美国 FDA 批准应用于治疗 RRMS 的 DMD 已经有 10 余种，包括 β-干扰素 1a、β-干扰素 1b、醋酸格拉替雷（glatiramer acetate）、那他珠单抗（natalizumab）、芬戈莫德（fingolimod）、米托蒽醌（mitoxantrone）、特立氟胺（teriflunomide）、富马酸二甲酯（dimethyl fumarate）、阿伦单抗（alemtuzumab）、奥瑞珠单抗（ocrelizumab）、达利珠单抗（daclizumab）（已退市）等。表 3-7-5-1 列举了关键性安慰剂对照临床试验结果。

表 3-7-5-1　常用疾病调整疗法关键性随机对照临床试验数据

药物	试验名称，样本量	剂量给药途径	疗效			安全性和耐受性	
			复发减少	进展减少	MRI 活动减少	常见不良反应	严重不良反应
β-干扰素 1a	MSCRG，n=301	30 μg，每周 1 次肌内注射	32%	37%	27% 无信号（NS）	注射部位反应、流感样症候、肝酶升高、抑郁	肝毒性罕见
β-干扰素 1a	PRISMS，n=560	44 μg，每周 3 次皮下注射	33%	31%	78%	注射部位反应、流感样症候、肝酶升高、抑郁	肝毒性罕见
β-干扰素 1b	MSSG，n=372	250 μg，隔天 1 次皮下注射	34%	29%NS	83%	注射部位反应、流感样症候、肝酶升高、抑郁	肝毒性极罕见
醋酸格拉替雷	CMSSG，n=251	20 mg，每日 1 次皮下注射	29%	12%NS	35%	注射部位反应、流感样症候	
那他珠单抗	AFFIRM，n=942	300 mg，每 4 周 1 次静脉注射	68%	54%	83%	注射部位反应、感染	PML、超敏反应
芬戈莫德	FREEDOMS1，n=1 272	0.5 mg，每日 1 次口服	54%	37%	75%	心动过缓、传导阻滞、黄斑、水肿、感染	带状疱疹、PML、疱疹脑炎
	FREEDOMS2，n=1 083		50%	28%NS	74%		
米托蒽醌	MMS，n=194	12 mg/m²，每 3 月 1 次静脉注射	68%	64%	85%	恶心、白细胞减少、月经紊乱	心脏毒性、治疗相关性白血病
特立氟胺	TEMSO，n=1 086	14 mg，每日 1 次口服	37%	30%	69%	腹泻、脱发、皮疹	
	TOWER，n=1 165		32%	33%	未评估		

续　表

药物	试验名称，样本量	剂量给药途径	复发减少	进展减少	MRI活动减少	常见不良反应	严重不良反应
富马酸二甲酯	DEFNE，$n=1\,237$	240 mg，每日2次口服	53%	38%	85%	面红、胃肠道反应	PML
	CONFIRM，$n=1\,430$		44%	21%NS	71%		
阿伦单抗	CARE-MSI，$n=578$	12 mg，每日1次，5 d静脉注射；12个月后：12 mg，每日1次，5 d静脉注射	55%	30%NS	NS	注射部位反应、细胞因子释放综合征	甲状腺疾病、免疫性血小板减少、Good-Pasture综合征
	CARE-MSII，$n=628$		48%	41%	NS		
奥瑞珠单抗Vsβ-干扰素1a	OPERAI，$n=821$	600 mg，每24周1次静脉注射	46%	93.1% Vs	47.9% Vs 29.2%	注射部位反应、鼻咽炎、上呼吸道感染、头痛、尿路感染	
	OPERAII，$n=835$		47%	89.5%（24周无进展比例）	47.5% Vs 25.1%		

尽管可选择的 DMD 越来越多，用药经验也不断累积，遗憾的是目前进入国内市场的药物仅有 β-干扰素和特立氟胺，且能使用的患者不多，尚缺乏大规模应用的数据。还有一些尚没有适应证的药物如利妥昔单抗（rituximab）、多种免疫抑制剂等在临床经验性的使用。

1. β-干扰素　是临床应用最早、经验较丰富的 DMD。天然的干扰素（IFN）是由病毒或其他干扰素诱导剂刺激网状内皮系统、巨噬细胞、淋巴细胞及体细胞而产生的一种糖蛋白，这种蛋白具有多种生物活性，包括抗增殖、免疫调节、抗病毒和诱导分化等作用。IFN 根据蛋白质的氨基酸结构、抗原性和细胞来源可分为 IFN-α、IFN-β、IFN-γ，其中 IFN-α、IFN-β 为 I 型干扰素，由白细胞和成纤维细胞产生，具有明显的抗病毒作用；而 IFN-γ 为 II 型干扰素，由 T 细胞产生，具有明显的免疫调节功能。重组的 IFN-α、IFN-β、IFN-γ 均曾被用于 MS 的治疗，但仅 IFN-β 最有效，并得到广泛的应用。

IFN-β 用于治疗 MS 的机制尚不完全明确。通常认为：① IFN-β 可抑制 T 细胞增殖和减少 IFN-γ 的产生；② IFN-β 下调主要组织相容性抗原 II（MHC II）的表达，从而减少 CNS 内的抗原呈递反应；③ IFN-β 抑制基质金属蛋白酶（MMP）的产生及细胞黏附分子的表达；④ IFN-β 诱导产生抗炎细胞因子和抑制促炎细胞因子产生；⑤ IFN-β 诱导 CD8 调节细胞功能并抑制单核细胞活动。目前批准用于治疗 RRMS 的 β-干扰素有 3 种。

（1）IFN-β1b［倍泰龙（betaferon/betaseron）］：是 1980 年通过基因工程利用大肠埃希菌克隆合成的重组干扰素，与天然干扰素和 IFN-β1a 氨基酸有所不同，IFN-β1b 缺乏 N 甲基化，17 位半胱氨酸（Cys）被丝氨酸（Ser）所取代，此外 IFN-β1b 结构还缺乏糖基化链。它保留了天然干扰素的活性，但更稳定。此后进行了 RRMS 治疗的早期临床试验，也是 IFN-β 治疗 MS 最早的临床试验。首先进行的临床试验主要目标是验证不同剂量给药时，倍泰龙的安全性和耐受性，以寻找最佳的临床用药剂量。结果显示，250 μg 隔日皮下注射，不仅能减少复发，且有较好的安全性和耐受性，因此将此剂量确定为治疗 RRMS 的标准剂量，随后的临床试验也多沿用这一剂量。

1993 年一项双盲、安慰剂对照的 III 期临床试验结果证明了 IFN-β1b 的有效性和安全性，同年美国 FDA 批准 IFN-β1b（倍泰龙）可用于治疗 RRMS。试验有 372 例患者入组，EDSS 评分在 5.5 以下，在入组前 2 年内至少有 2 次发作。患者随机进入安慰剂组、小剂量治疗组（50 μg）或大剂量治疗组（250 μg），隔日皮下注射，共 2 年。结果显示，复发率（主要终点指标）在大剂量、小剂量及安慰剂组之间均有显著性差异，同时治疗组 MRI 的 T₂WI 显示新病灶，以及病灶负荷均较安慰剂组显著减少，与临床状况的改善一致。在随后持续到 5 年的扩展性研究中，250 μg 隔日皮下注射能持续地减少复发（33%）和 MRI 上的病灶负荷，长期的不良反应也较少。

为了进一步评估 IFN-β1b 治疗 RRMS 长期的安全性和耐受性，开展了一项长达 16 年随访的多中心、开放性的观察性研究，被分析患者的数据来源于参加过以往关键性临床试验的患者，收集患者生存率、疾病状况、复发率、EDSS 评分、不良反应和 MRI 资料等，结果显示早期、持续的 IFN-β1b 治疗对患者更为有利，长期治疗复发率减少与关键性试验一致，EDSS 进展减慢，患者转变为继发进展型 MS 的时间明显延长。

（2）IFN-β1a（avonex 和 rebif）：来源于中国仓鼠卵细胞细胞系，通过组织培养技术产生的重组 IFN，它与天然的 IFN 结构相同，并有相同的药理学特性。这 2 种 IFN-β1a（即 avonex 和 rebif）的用药方法及频率不同：avonex 为 30 μg，每周 1 次，肌内注射；rebif 可用 22 μg 或 44 μg，每周 3 次，皮下注射。

已有大量的 II 期和 III 期临床试验对 2 种 IFN-β1a 治疗 RRMS 的疗效和安全性进行了验证和比较。其中 EVIDENCE 研究比较了不同剂量和不同给药频率的 IFN-β1a 的疗效和安全性差异，总计 677 例患者随机进入每周 1 次 avonex 治疗组、每周 3 次 22 μg rebif 治疗组及每周 3 次 44 μg rebif 治疗组，结果显示全部临床复发和 MRI 指标的变化均显著地支持大剂量组（每周 3 次 44 μg rebif 治疗组）方案。与 avonex 比较，rebif 组患者至首次复发的时间延长 1 倍，复发率降低 17%，T₂WI 病灶活动性减少 36%。部分临床试验也显示 IFN-β1a 能减轻脑萎缩的进展，但对疾病残疾进展和 MRI 上病灶负荷影响的证据仍然不足。随着干扰素临床应用时间的延长，一些扩展的临床试验也进一步验证了其治疗 RRMS 的长期有效性和安全性。

这 3 种干扰素进行比较,对疾病复发及 MRI 病灶活动方面的影响相似,不良事件的发生率也无显著不同,在临床应用方面各具优缺点,因此均可以作为 RRMS 治疗的一线药物。

干扰素治疗中的常见问题:① 开始治疗时剂量滴定:如果直接应用大剂量和高频率 IFN-β 注射,很多患者会因出现较严重的流感样症状、疼痛、乏力等表现而质疑药物的有效性,甚至被误认为原发病加重。因此,建议开始治疗时应从小剂量开始,通常在 2～4 周内逐渐达到治疗剂量。② 治疗中随访和监测:尽管临床试验显示,IFN-β 具有良好的安全性和耐受性,但鉴于生物制剂本身的特性,仍建议进行安全性的实验室监测,特别是在用药早期。建议开始用药前及用药 3 个月内,每月监测血常规和肝功能,如无特殊,以后可以改为每 3 个月监测 1 次。用药第 3 个月和第 6 个月时需监测甲状腺功能。③ 常见的不良事件:最常见的是感冒样症状,常在注射后 1～2 h 内发生,持续数小时缓解,在开始治疗的早期症状更为明显,可以选择非固醇类药对症治疗。常见的不良反应包括注射部位反应,可以通过改变注射装置和注射方法解决。其他还包括肝酶增加、白细胞减少等,但大部分是可逆性的。④ 停药和改变治疗指征:当患者出现不可耐受的不良反应,在治疗期间患者的复发率无变化或 EDSS 仍在持续进展都需要考虑停药或改变治疗方法。⑤ 合并用药:目前已有很多 IFN-β 与其他药物联合应用的临床试验,包括合并应用免疫抑制剂、他汀类药物、醋酸格来默等,但还没有确切的临床证据和经验。

2. 特立氟胺(teriflunomide) 是来氟米特的主要活性代谢物,具有抗炎和抗增生活性,是嘧啶从头合成的一种抑制剂,可抑制二氢乳酸脱氢酶,该酶是一种参与嘧啶从头合成的线粒体酶。口服特立氟胺时最大血药浓度的中位时间是服药后 1～4 h。食物对特立氟胺的药代动力学无临床相关效应。特立氟胺与血浆蛋白广泛结合(>99%),并且主要分布在血浆中。主要通过胆汁直接排泄原型药及肾排泄代谢物完成。21 d 期间,服用的药物中 60.1% 通过粪便(37.5%)和尿液(22.6%)排泄。安慰剂对照临床试验结果显示,每天口服 1 次 7 mg 或 14 mg 特立氟胺能显著减少复发,延缓疾病进展,减少 MRI 活动病灶,疗效与 β-干扰素相仿,高剂量(14 mg)与低剂量(7 mg)相比疗效更佳,且不良反应发生率未见显著差异。与其他注射药物相比,口服给药更加便捷,患者的依从性更高,这是保证治疗成功的重要因素。特立氟胺的最常见不良反应为腹泻、脱发、恶心、头痛、丙氨酸转氨酶(ALT)升高及周围神经病变,尚无严重不良反应的报道。孕妇接受特立氟胺片给药时,可能对胎儿造成危害。本药不适用于孕妇及未使用有效避孕措施的育龄女性。

3. 醋酸格拉替雷(glatiramer acetate,GA) 又称为考帕松(copaxone),是按照髓鞘素碱性蛋白(MBP)的组成,由 L-丙氨酸(L-alanine)、L-谷氨酸(L-glutamic acid)、L-赖氨酸(L-lysine)和 L-酪氨酸(L-tyrosine)4 种氨基酸以 6.0:1.9:4.7:1.0(mol/L)的随机浓度合成的氨基酸肽段共聚物。可能的作用机制是促使 T 细胞由 Th1 表型向 Th2 表型转化,从而促进抗炎细胞因子的产生。GA 也诱导抗原特异性抑制性 T 细胞,这些细胞与中枢神经自身抗原有交叉反应,因此它能抑制抗原呈递。临床已有许多研究证实,GA 可有效地降低 RRMS 患者的复发率及 MRI 病灶负荷。还有研究显示,GA 可

以有效地减少 T₁WI 脑内的"黑洞",即脑白质低信号病灶。一些 IFN-β 治疗失败的 RRMS 患者应用 GA,疾病复发率和病灶活动性仍可持续减少,因此 GA 作为一种有效的 DMD 也被列为一线治疗药物。

GA 通常的用法是 20 mg,皮下注射,每天 1 次。GA 的不良反应通常较轻微,包括注射局部反应、血管舒张、胸痛、无力、感染、疼痛、恶心、关节痛、焦虑、肌张力过高等。

4. 那他珠单抗(natalizumab 或 tysabri) 是针对整合素的 α₄ 亚单位的人源性单克隆抗体,而 β 亚单位均能与 α₄ 亚单位结合,其作用机制是阻断 α₄β₁ 整合素或 α₄β₇ 整合素结合到位于内皮细胞上的相应受体,这些分子间结合在淋巴细胞进入中枢神经(α₄β₁ 和 VCAM-1)和肠道(α₄β₇ 和 MAdCAM-1)的过程中是必需的。这样就有效地阻断了免疫细胞的迁徙,从而达到治疗疾病的作用。

初期临床试验显示那他珠单抗疗效卓越,tysabri 无论在复发率、残疾进展,还是 MRI 上新发病灶数,与干扰素相比疗效均更加明显。tysabri 治疗的患者复发率降低 2/3,残疾进展也减少 50%,MRI 新发病灶数减少更加显著。因此,该药问世不久,在 2004 年 11 月就被美国 FDA 批准用于治疗 RRMS,但在随后进行的扩展性临床试验中,少数患者发生了进行性多灶性白质脑病(PML),并有死亡病例的报道,2005 年 2 月美国 FDA 将那他珠单抗进行的全部临床试验撤销。随后历经长达 1 年多的专家论证和综合性安全评估,认为 2 例 MS 患者和 1 例克罗恩病(Crohn's disease)患者是在同时应用 natalizumab 与 avonex 后发生 PML,对 tysabri 治疗的患者进行随访未再发生严重不良事件。鉴于 tysabri 的明显疗效和 PML 病例主要发生于合并用药的患者,美国 FDA 于 2006 年 2 月再次恢复了那他珠单抗的临床试验,但须对患者强制登记、定期跟踪以尽可能减少用药风险;也允许 tysabri 作为 MS 的单药治疗有限制地重返市场。

tysabri 用法是 300 mg 加入 0.9% NaCl 溶液 100 ml,静脉滴注,约在 1 h 滴完,每 4 周 1 次。通常推荐应用 6 次,但须根据患者情况决定疗程。此药用法方便是其明显的优越性。

常见的不良反应包括头痛、疲乏、关节痛、尿路感染、下呼吸道感染、胃肠炎、阴道炎、抑郁、肢体疼痛、腹部不适、腹泻、皮疹等。若用药时出现 PML 表现、过敏反应、感染或感染风险增加及肝功能严重受损,应立即停药。

5. 芬戈莫德(fingolimod 或 FTY-720) 是一种新型的免疫抑制剂,从蝉幼虫(冬虫夏草)的子囊菌培养液中提取的抗生素成分 ISP-I 经化学修饰后合成的新型免疫抑制剂,化学名为 2-(4-正辛基苯乙基)-2-氨基丙二醇盐酸盐。芬戈莫德是鞘氨醇-1-磷酸(s1P)受体调节剂,在体内经磷酸化后与淋巴细胞表面的 s1P 受体结合,改变淋巴细胞的迁移,促使细胞进入淋巴组织,阻止其离开淋巴组织进入移植物,从而达到免疫抑制的效果。作为新型的口服治疗药物,每天 0.5 mg 芬戈莫德在减少复发方面的疗效显著优于 β-干扰素,但需要警惕感染特别是疱疹病毒感染及 PML 发生风险。

6. 其他可选择的药物

(1) 利妥昔单抗(rituximab):是基因工程产生的针对 B 细胞表面标志物 CD20⁺ 的嵌合型单克隆抗体,它通过联合的细胞免疫与补体依赖性细胞毒效应促发凋亡,从而消减 B 细胞。B 细胞的消减影响抗体产生、细胞因子网络及 B 细胞接受的抗原

提呈和 T 细胞及巨噬细胞激活,但具体的治疗 MS 机制尚不明确。在应用利妥昔单抗治疗 RRMS Ⅱ期临床试验(HERMES 研究)中,104 例患者入组,69 例患者在第 1 天和第 15 天接受利妥昔单抗 1 000 mg,静脉注射,35 例患者接受安慰剂注射,共观察 48 周;结果显示安慰剂组 MRI 新增 Gd 增强病灶数量及复发患者比例增加,显示了利妥昔单抗的有效性。此外,尽管首次注射后治疗组出现不良反应的比例较高,但多为轻至中度反应,在第 2 次注射时与安慰剂组无差异。另一项 Ⅱ 期研究结果显示,75 例临床稳定的 RRMS 患者从一线注射 β-干扰素(IFN)和醋酸格拉替雷(GA)治疗转换至利妥昔单抗治疗,其中只有 1 例患者在治疗第 1 年内出现临床复发。72 例 MRI 数据可用的患者中有 10 例在治疗过程中出现 Gd 增强病变,但都在治疗后消失。愈来愈多的单克隆抗体药物的证据提示,B 细胞也涉及 MS 的发病机制,是对 T 细胞介导的自身免疫病的挑战。目前利妥昔单抗在国内应用越来越广泛,除了 MS,也用于其他 IIDDs 如 NMO、视神经炎、复发性脊髓炎等的治疗,应用方法也各有不同。笔者认为应用利妥昔单抗治疗需要注意以下问题:① 尚不能作为一线的 DMD 药物推荐;② 用药前需要严格评估潜在的感染风险,特别是结核病和乙型肝炎;③ 对于长期应用皮质激素及多种免疫抑制剂患者不建议使用;④ 首次应用建议从小剂量开始滴定,需缓慢静脉滴注,并做好抗过敏反应准备;⑤ 不推荐小剂量频繁用药;⑥ 应用过程中出现不明原因发热应仔细排除感染,不能明确病原体者可给予 IVIg 治疗。

(2) 多种免疫抑制剂:特别是硫唑嘌呤、环磷酰胺、吗替麦考酚酯等被用于 MS 的治疗,但仍无足够的证据证实其有效性,加之该类药物潜在的严重不良反应如致畸、致癌等,不推荐在 RRMS 患者中应用,特别是年轻的患者。一项研究结果显示,硫唑嘌呤与 IFN-β1a 联合应用可较单纯应用 IFN-β 获得更好的临床疗效,因此硫唑嘌呤可以作为 RRMS 升级治疗的备选药物。另外,超大剂量的环磷酰胺脉冲治疗对一些顽固性 MS 患者也显示了一定的疗效,但潜在的不良反应令人担忧。

(3) 他汀类(statins):是羟甲基戊二酰-辅酶 A 还原酶(HMG-CoA)抑制剂,可降低血清胆固醇水平,广泛用于防治心脑血管疾病。近年来 HMG-CoA 还原酶抑制剂具有的免疫调节作用备受关注。已有多项研究结果表明,他汀类的免疫调节作用可能有益于 MS 的治疗。① 体内和体外试验表明,他汀类可有效地减少 EAE 及其他 MS 动物模型的复发;② 一项纳入 30 例 RRMS 患者口服他汀类为期 6 个月的研究显示,治疗后 MRI 增强病灶明显减少;③ 一项随机对照研究显示,口服阿托伐他汀 40 mg/d,治疗类风湿关节炎疗效显著。体内及体外研究也表明,阿托伐他汀较其他他汀类药物能更有效地抑制 T 细胞活化,并减弱 MHC-Ⅱ 类分子的抗原呈递作用。

一项 RRMS 的 Ⅱ 期开放性临床试验,口服高剂量阿托伐他汀(atorvastatin)80 mg/d,验证他汀类治疗的安全性、耐受性及临床疗效。此研究共筛选 80 例 RRMS 患者,41 例入组,其中 16 例患者同时接受 IFN-β 治疗。入组患者筛选 MRI 至少有 1 个增强病灶。研究共进行 12 个月,其中用药时间为 9 个月,研究主要终点指标是用药第 6 个月和第 9 个月时与基线(前 2 个月至当时的)MRI 上增强病灶数量的变化。结果表明大部分患者能耐受大剂量阿托伐他汀 80 mg 口服治疗,不受合用 IFN-β 的影响。单独应用阿托伐他汀及合并应用 IFN-β 均能

确切地减少 MRI 增强病灶的数量和体积。免疫学研究发现,阿托伐他汀并不能抑制 T 细胞反应,但能上调 IL-10 的水平。这一研究表明阿托伐他汀治疗 RRMS 的安全性和疗效,为进一步开展大规模的 Ⅱ/Ⅲ 期临床试验提供了依据。

面对众多的 RRMS 治疗药物,如何选择合适的药物,如何换药,是否需要合并药物治疗也是临床医生面临的挑战。推荐的 DMD 治疗流程见图 3-7-5-2。

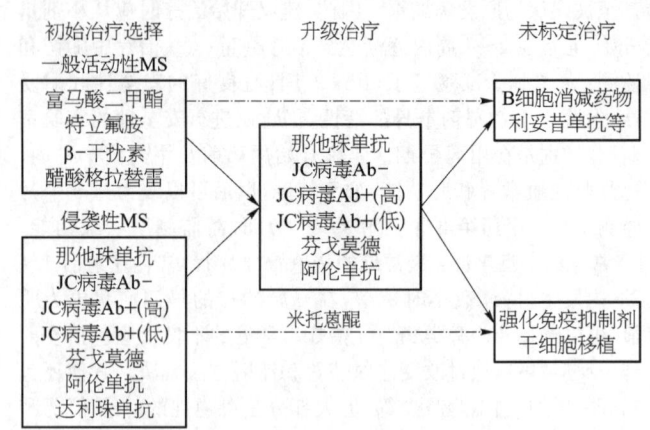

图 3-7-5-2   疾病调整治疗(DMT)药物选择流程图

三、进展型多发性硬化的治疗

从治疗和控制复发过渡到治疗和延缓疾病进展,从而在整体上补救和改善疾病状况是攻克 MS 的终极目标。慢性进展型 MS 包括继发进展型 MS(SPMS)和原发进展型 MS(PPMS)。

1. SPMS 的治疗   SPMS 代表 MS 自然病程的后期阶段,患者多已出现不可逆性神经功能残疾的进展,在进展的背景上仍然可以叠加疾病发作。皮质激素已被证明治疗对 SPMS 患者无益。

(1) IFN-β1b(betaferon/betaseron):是唯一被美国 FDA 批准用于 SPMS 治疗的干扰素,在最近由 RRMS 向 SPMS 转变且仍经历复发的患者,IFN-β1b 可减少复发和残疾;而对 SPMS 疾病进展不伴复发的患者 IFN-β1b 可能无效。

(2) 免疫抑制剂:是进展型 MS 主要的治疗药物,米托蒽醌、硫唑嘌呤、环磷酰胺、氨甲蝶呤和环孢霉素 A 及 IVIg 等都有临床治疗有效的报道,但所有的药物都只能暂时(1~2 年)延缓疾病恶化的过程,并非长期持续改变疾病进展;加上不可预知的不良反应,也限制了药物的长期应用。MS 最常用的免疫抑制剂包括米托蒽醌、环磷酰胺、硫唑嘌呤和甲氨蝶呤,可单独或与 FDA 批准的药物合用,有助于终止某些 SPMS 患者的病情进展。米托蒽醌作为二线药物,适用于应用 IFN-β 或考帕松治疗仍继续复发和疾病进展的 SPMS 患者。

2. PPMS 的治疗   PPMS 是 MS 的一个特殊类型,可能是原发性少突胶质细胞凋亡所致。2017 年 3 月,一种新型的人源化 CD20 抗体 ocrelizumab(ocrevus)经美国 FDA 批准用于治疗 RRMS 和 PPMS,成为第一个被批准用于 PPMS 的药物,具有里程碑样意义。基于 ORCHESTRA 试验项目的三项关键 Ⅲ 期研究的数据,2 388 例患者达到主要终点和几乎所有关键的次要终点。来自两项针对 RRMS 的 Ⅲ 期研究(OPERA Ⅰ 和 OPERA Ⅱ)的数据显示,与高剂量 IFN-β1a(rebif)相比,约

80%的患者无疾病复发并且疾病进展显著减缓。与高剂量 IFN-β1a 相比，在 OPERA Ⅰ 研究中，患者无疾病活动证据的概率提高了 64%，而 OPERA Ⅱ 研究中的这一数据则为 89%（$P<0.0001$ 和 $P<0.0001$）。在一项单独的、中位随访时间为 3 年的 PPMS Ⅲ期研究（ORATORIO）中，与安慰剂相比，OCREVUS 能够显著减缓残疾进展和减少脑部疾病活动征象（MRI 病灶）。接受 OCREVUS 治疗的患者在 3 个月内出现残疾进展的可能性降低 24%，在 6 个月内出现残疾进展的可能性降低 25%（分别为 $P=0.0321$ 和 $P=0.0365$）。与安慰剂相比，OCREVUS 还能使通过 25 英尺（1 英尺＝30.48 厘米）步行测试得出的步行障碍进展速率明显降低 29.4%（$P=0.0404$）。

进展性残疾与轴索丧失有关，而不是与炎症或脱髓鞘病变有关。轴索丧失可发生于疾病早期，早期启动疾病调整治疗（DMT）特别重要，可以最大限度地延缓不可逆性病理损害的发生，此外还需要采用新的疗法改进治疗机制，挽救受损组织，逆转疾病。随着干细胞移植治疗研究的进展及临床应用，目前对 MS 治疗的研究已经开始转向了神经保护和再生医学领域。

四、症状治疗

MS 患者可以出现各种各样的临床症状，影响患者的躯体功能和社会功能。症状治疗是 MS 治疗中相当重要的环节，对改善患者的生活质量、增加特异性治疗的耐受性有重要意义。症状治疗不仅是药物治疗，还包括物理治疗、心理治疗等。

1. 肌强直（痉挛） 锥体系统损害在 MS 患者中相当常见，往往表现为肌强直和痉挛。症状明显者可严重影响患者的运动功能。肌强直以药物治疗为主，常用药物包括巴氯芬、苯二氮䓬类和丹曲林等。巴氯芬是首选药物，通常自小剂量 10 mg/d 开始，逐渐增加剂量，最大剂量可用到 120 mg/d，但个体差异较大。常见的不良反应有嗜睡、疲乏和意识模糊等。

重症患者还可选择鞘内微泵巴氯芬，剂量应比口服剂量减少。严重的患者可考虑注射肉毒毒素 A，可使局部痉挛的肌肉快速减轻症状，但易复发。也有报道四氢大麻酚（大麻素）可以抑制脊髓多突触反射，小剂量也可治疗肌强直。在药物治疗的同时可以辅以物理治疗，保持肢体功能位，进行适度的功能锻炼，防止肌肉失用性萎缩。药物治疗无效的重症患者可考虑神经阻滞或外科手术治疗。

2. 发作性综合征 MS 患者可出现多种发作性症状，最常见的是痛性痉挛，也包括三叉神经痛，特别是双侧性三叉神经痛。其他发作性症状有发作性无力、发作性感觉异常、发作性言语障碍和发作性眩晕等。痛性痉挛发作时间短暂，通常数秒钟，可连续发作，机制不明，认为是神经之间"短路"所致。卡马西平是首选治疗药物，卡马西平过敏或不能耐受的患者可选择拉莫三嗪、加巴喷丁、奥卡西平及苯妥英等药物。巴氯芬对痛性痉挛也有疗效。

3. 疲乏 是 MS 患者最常见的症状之一，症状除了源于疾病本身还受社会、心理等诸多因素的影响。因此，疲乏的治疗应注意药物与心理治疗结合，建议患者采取平缓的生活方式，调整心态，劳逸结合，合理安排日常活动。疲乏的对症治疗常用匹莫林 20 mg 每天 1 次或金刚烷胺 100 mg 每天 1～2 次，但两药均不能长期服用。须注意，许多患者的疲乏症状是因潜在的抑郁症或焦虑症所致，心理治疗和应用抗抑郁药可有明显的疗效。

4. 疼痛综合征 30% 以上的 MS 患者会出现不同形式和不同程度的疼痛。除了疾病本身可引起疼痛，多数患者疼痛源于其他因素，譬如长期肌肉强直、长期应用皮质类固醇和抑郁等，因此对症治疗宜因人而异。对肌强直疼痛可选择非固醇药配合肌松剂如替扎尼定[tizanidine(zanaflex)]，长期应用皮质类固醇的患者须排除骨质疏松，可选择降钙素类药物。对于神经痛可以选择卡马西平、加巴喷丁等，对于抑郁症所致疼痛感可以选用选择性 5-羟色胺再摄取抑制剂（SSRI），如氟西汀（fluoxetine）、西酞普兰（citalopram）等，三环类如阿米替林等也可应用。

5. 膀胱直肠功能障碍 是 MS 患者较常见也最令人困扰的症状，严重的膀胱直肠功能障碍还可能引起其他并发症，如尿路感染、肠梗阻等。药物治疗仅是针对外周效应器官和组织，而对中枢性损害收效甚微。因此，在多数情况下药物治疗需要配合其他措施方能收到较好的效果。

轻度尿频、尿急症状可嘱患者定时饮水，规律排尿，并限制夜间饮水量，对夜尿患者可使用去氧加压素（desmopressin）。尿急或尿频（痉挛性膀胱）患者可选用抗胆碱药，如溴丙胺太林（普鲁本辛）、奥昔布宁（oxybutynin）等，可使逼尿肌松弛，宜间断用药。抗胆碱药无效时可以选择三环类抗抑郁药如丙咪嗪等。对抑制性神经元膀胱患者可以选择胆碱能药，如甲酰甲胆碱、溴吡斯的明等。对明显的尿潴留和充溢性尿失禁患者，须留置导尿或膀胱造瘘，定期膀胱冲洗以防尿路感染。直肠功能障碍的治疗包括增加饮水量和补液量（3 000～4 000 ml），改变饮食习惯，以高纤维素和粗粮为主，适当增加运动量，可使用缓泻药物，严重便秘可间断灌肠。

6. 抑郁 MS 患者抑郁的发生率很高，有报道可达到 70% 左右，自杀率也较正常人群高约 3 倍。此外，抑郁还可引起许多躯体症状表现。SSRI 及 5-羟色胺去甲肾上腺素再摄取抑制剂（SNRI）能有效地控制抑郁症状及其导致的躯体化症状，常用的药物有舍曲林、西酞普兰、文拉法辛和度洛西汀等。

参 考 文 献

[1] 李振新，吕传真. 关注颅内多发脱髓鞘病灶的诊断与鉴别诊断[J]. 中华神经科杂志，2006，39(12)：796-798.

[2] 吕传真，李振新. 对多发性硬化的再认识[J]. 中华神经科杂志，2009，42(1)：3-5.

[3] ASCHERIO A, MUNGER K. Epidemiology of multiple sclerosis：from risk factors to prevention — an update[J]. Seminars in Neurology, 2016, 36(2)：103-114.

[4] BAECHERALLAN C, KASKOW B J, WEINER H L. Multiple sclerosis：mechanisms and immunotherapy[J]. Neuron, 2018, 97(4)：742-768.

[5] CALABRESI P A. B-cell depletion — a frontier in monoclonal antibodies for multiple sclerosis[J]. New England Journal of Medicine, 2017, 376(3)：280.

[6] COMI G, RADAELLI M, SOELBERG SØRENSEN P. Evolving concepts in the treatment of relapsing multiple sclerosis[J]. Lancet, 2017, 389(10076)：1347-1356.

[7] FILIPPI M, ROCCA M A, CICCARELLI O, et al. MRI criteria for the diagnosis of multiple sclerosis：MAGNIMS consensus guidelines[J]. Lancet Neurology, 2016, 15(3)：292-303.

[8] HAUSER S L, BAROR A, COMI G, et al. Ocrelizumab versus interferon beta-1a in relapsing multiple sclerosis[J]. N Engl J

Med, 2017, 376(3): 221 - 234.

[9] INGWERSEN J, AKTAS O, HARTUNG H P. Advances in and algorithms for the treatment of relapsing-remitting multiple sclerosis[J]. Neurotherapeutics, 2016, 13(1): 47 - 57.

[10] JURYNCZYK M, GERALDES R, PROBERT F, et al. Distinct brain imaging characteristics of autoantibody-mediated CNS conditions and multiple sclerosis [J]. Brain A Journal of Neurology, 2017, 140(3): 617.

[11] KUHLMANN T, LUDWIN S, PRAT A, et al. An updated histological classification system for multiple sclerosis lesions [J]. Acta Neuropathologic, 2016, 133(1): 1 - 12.

[12] LI Z X, LU C Z, WANG Y, et al. Heterogeneity of spinal cord pathology in multiple sclerosis and variants: a study of postmortem specimen from 13 Asian patients[J]. Neurology Asia, 2006, 11: 111 - 121.

[13] MAHAD D H, TRAPP B D, LASSMANN H. Pathological mechanisms in progressive multiple sclerosis [J]. Lancet Neurology, 2015, 14(2): 183 - 193.

[14] McDONALD W I, COMPSTON A, EDAN G, et al. Recommended diagnostic criteria for multiple sclerosis: guidelines from the International Panel on the diagnosis of multiple sclerosis[J]. Annals of Neurology, 2001, 50(1): 121 - 127.

[15] MILO R. Therapeutic strategies targeting B-cells in multiple sclerosis[J]. Autoimmunity Reviews, 2016, 15(7): 714 - 718.

[16] NARULA S, HOPKINS S, BANWELL B. Treatment of pediatric multiple sclerosis[J]. Current Treatment Options in Neurology, 2005, 7(3): 191 - 199.

[17] OLSSON T, BARCELLOS L F, ALFREDSSON L. Interactions between genetic, lifestyle and environmental risk factors for multiple sclerosis[J]. Nature Reviews Neurology, 2017, 13(1): 25.

[18] PIERROTDESEILLIGNY C, SOUBERBIELLE J C. Vitamin D and multiple sclerosis: an update[J]. Multiple Sclerosis & Related Disorders, 2017, 14: 35.

[19] PLEMEL J R, LIU W Q, YONG V W. Remyelination therapies: a new direction and challenge in multiple sclerosis [J]. Nature Reviews Drug Discovery, 2017, 16(9): 617 - 634.

[20] POLMAN C H, REINGOLD S C, BANWELL B, et al. Diagnostic criteria for multiple sclerosis: 2010 Revisions to the McDonald criteria [J]. Annals of Neurology, 2011, 69 (2): 292 - 302.

[21] SOLOMON A J, WEINSHENKER B G. Author response: The contemporary spectrum of multiple sclerosis misdiagnosis: a multicenter study[J]. Neurology, 2017, 87(13): 1393 - 1399.

[22] THOMPSON A J, BANWELL B L, BARKHOF F, et al. Diagnosis of multiple sclerosis: 2017 revisions of the McDonald criteria[J]. Lancet Neurology, 2017, 17(2): 162 - 173.

[23] WINGERCHUK D M, WEINSHENKER B G. Disease modifying therapies for relapsing multiple sclerosis[J]. BMJ, 2016, 354: i3518.

第六节　视神经脊髓炎

全　超

视神经脊髓炎（neuromyelitis optica, NMO），既往又称 Devic 病,是一种中枢神经系统（CNS）自身免疫性炎性脱髓鞘病,以反复发作的视神经炎和长节段脊髓炎为特征。本病好发于青壮年,女性多见,常导致失明、截瘫等严重的、快速进展的神经功能残疾。亚洲该病患病率明显高于欧美。该病是中国中枢神经系统脱髓鞘疾病的最常见类型,患病人数远多于 MS,是我国青壮年致残的重要原因之一,亟须引起重视。既往认为,NMO 是 MS 的一种亚型,并曾被称为视神经脊髓性多发性硬化（optical spinal multiple sclerosis, OSMS）。目前普遍认为NMO 是一种不同于 MS 的独立疾病单元。

1870 年 Clifford Allbutt 报道了一组脊髓炎患者,在 5 例急性脊髓炎患者中有 1 例在脊髓炎后出现了眼部症状。1889 年 Achard 和 Guinon 对这一新认识的疾病状况进行了临床病理学研究。1894 年,法国医生 Eugène Devic 和 Fernand Gault 先后在论文中报道了一组视神经和脊髓同时或相继受累的病例,Devic 首先使用了"视神经脊髓炎"这一名词,因此该病也被称为 Devic 病。随后的病例报道中,逐渐形成了早期 NMO 临床特征的描述,通常是双侧、急性、进展型的视神经炎及严重的横贯性脊髓炎同时或者在短期内相继发生的严重的疾病状况。由于 NMO 在临床及病理学上与 MS 的相似性,人们认为NMO 是 MS 的一种亚型,属于 CNS 炎性脱髓鞘疾病的范畴。此后,对 NMO 的报道逐渐增多,特别是在日本、中国、印度等东南亚国家。当时 NMO 多数作为 MS 的亚型被报道,日本学者还提出了 OSMS 的概念,其中包括了很多 NMO 患者。20 世纪 90 年代后,随着对病理学、脑脊液及临床自然病程研究的深入,NMO 的经典概念也有了一些新的演变,包括 NMO 存在复发、临床过程较 MS 更严重、脊髓 MRI 有显著特征、脑脊液细胞数（中性粒细胞）增多,NMO 与抗体或补体介导的免疫反应相关。1999 年 Wingerchuk 等提出了第一个 NMO 诊断标准。自此基于 NMO 与 MS 在临床、影像学及免疫病理学方面的不同,研究倾向于将 MS 与 NMO 区分开来。2004 年,随着 NMO - IgG 的发现及在临床诊断中的广泛应用,NMO 彻底与 MS 区分开,被看作一个独立的疾病单元。2005 年, Lenon 等证实 NMO - IgG 是针对水通道蛋白 4（aquaporin 4, AQP4）的自身抗体,NMO - IgG 即 AQP4 - IgG。2006 年,基于 NMO - IgG 体的发现,有学者提出了修订的 NMO 诊断标准。随后的临床实践发现,一些患者可能只有视神经炎或只有脊髓炎,但是血清 AQP4 - IgG 也为阳性,其临床过程和治疗转归都与 NMO 相似,所以 2007 年提出了视神经脊髓炎谱系病（neuromyelitis optica spectrum disease, NMOSD）的概念。在随后的十余年中,关于 NMO 和 NMOSD 的研究日新月异,随着对 NMO、NMOSD 临床特征的不断再认识,以及对 NMO、NMOSD 颅内病灶特征的逐渐了解,神经影像的研究进展特别是视神经 MRI 的应用及神经眼科的研究进展尤其是眼底光学相干断层扫描（optical coherence tomography, OCT）的研究发现,对新的生物学标志物如髓鞘少突胶质细胞糖蛋白（myelin oligodendrocyte glycoprotein, MOG）抗体与 NMOSD 关系的认识,最终催生了 2015 年最新版的 NMOSD 诊断标准。

中国首例见于文献的报道是 1934 年,由张氏报道,迄今文献报道病例数达到 1 500 例以上,首例尸体解剖报道是 1961 年,而尸体解剖报道病例总数仅 10 例左右,其中很多患者被列入 OSMS 或脊髓型 MS（SMS）范畴。华山医院自 1994 年迄今有病例记录的 NMO 患者 442 例,病例数在 2004 年后明显增加。2017 年华山医院神经内科对 145 例 AQP4 - IgG 阳性的 NMO/NMOSD 进行了大样本的临床特征总结,指出中国 NMO 患者明显多于 MS 患者,呼吁当前的临床药物研究应将重点转移到 NMO。

【病因病理】

2004 年,在 NMO 患者的血清中发现了一种特异的致病性抗体即 NMO - IgG,其后发现其靶抗原是 AQP4,故 NMO - IgG 就是 AQP4 抗体。AQP4 是位于星形胶质细胞膜上的一种整合蛋白,集中分布于血-脑屏障星形胶质细胞足突部位,在维持 CNS 内水平衡过程中起重要作用。AQP4 - IgG 目前已成为 NMO 的标志性诊断抗体,据报道,AQP4 抗体诊断 NMO 的灵敏度为 73%～91%,特异度为 91%～100%。AQP4 - IgG 具致病性,能与聚集于星形胶质细胞足突中的 AQP4 特异性结合,继而通过补体依赖的细胞毒性作用造成星形胶质细胞的损伤,星形胶质细胞遭受免疫攻击后细胞质内 AQP4 和胶质纤维酸蛋白(glial fibrillary acidic protein, GFAP)大量丢失。因此, NMO 本质上是一种星形细胞病。

对自身抗体的研究发现 NMO 是一种抗体介导的自身免疫病,B 细胞及体液免疫在其发病机制中起重要作用。一些使用特异性单克隆抗体的 B 细胞耗竭疗法已被用于 NMO 的治疗,并取得理想的疗效,这也间接反映了 B 细胞在发病中的作用。此外,有研究发现 NMO 患者外周血具有负向免疫调节作用的 B 细胞数量减少,B 细胞表达调节性细胞因子 IL - 10 减少,NMO 患者脑脊液中 B 细胞活化因子 BAFF 和 B 细胞趋化因子的水平均高于正常人和 MS 患者。

与 MS 相似,感染因素、内分泌因素参与 NMO 致病。据报道,13.8% 的 NMO 患者发作前存在前驱感染,4.1% 的脊髓炎发作与相应皮肤节段带状疱疹病毒感染在时间上密切相关。有报道提示,女性分娩后或者各种原因终止妊娠后,NMO 发作或复发风险明显上升。NMO 在亚洲、非洲地区患病人数较欧美白种人多,家族性 NMO 亦有报道,提示环境因素或遗传易感性也协同参与致病。

NMO 的病灶最常见于视神经和脊髓,脑内亦可发生,特别是脑部室管膜附近富含 AQP4 的区域,如下丘脑和第三、四脑室旁的脑组织等。组织病理学显示,与经典 MS 的病灶不同, NMO 病变中坏死更突出,而且可以发现血管壁免疫球蛋白及补体的沉积,并有较多的 B 细胞甚至浆细胞浸润。病灶部位可见 AQP4 和 GFAP 免疫活性的缺失,星形胶质细胞损害。病灶内尚伴有明显的髓鞘脱失、坏死、空洞和轴突变性。血管周围有以巨噬细胞、粒细胞、嗜酸细胞和抗体补体复合物为主的炎性浸润。

【临床表现】

NMO 好发于青壮年,平均起病年龄约 40 岁,但发病年龄跨度大,小于 15 岁或大于 75 岁发病者均有报道。女性患病多见,男女之比为 1:9～1:3。

NMO 往往急性或亚急性起病。按病程可分为复发型(占 80%～90%)或单相型。急性严重的横贯性脊髓炎和双侧同时或相继出现的视神经炎是本病的特征性临床表现。主要表现如下。

1. 视神经炎 表现为急性或亚急性起病的单眼或双眼视力减退或缺失。受累眼球活动时可出现疼痛,疼痛 1～2 d 后开始出现视物模糊,并在 1 周内呈进行性加重。视力缺失程度可不同,严重者完全失明。视力恢复一般发生在数周或数月后。急性期视神经乳头炎的眼底改变为视神经乳头水肿,伴中心暗点或中心视野缺损,还可伴周边视野缺损。球后视神经炎眼底一般无改变。恢复期可见视神经乳头苍白、萎缩。

2. 急性脊髓炎 急性或亚急性起病的横贯性脊髓炎或上升性脊髓炎。累及颈段和胸段最为多见。病损以下相应的躯体感觉、躯体运动和自主神经功能障碍。此外,许多患者可伴有节段性皮肤瘙痒、痛性痉挛和 Lhermitte 征,恢复期有明显而顽固的束带感。痛性痉挛在 NMO 中出现的频率高于 MS,尤其在发作恢复期,具有特征性。

3. 脑干症状 反复恶心、呕吐、顽固性呃逆是 NMO 最具有特征性的脑干症状,也可以为 NMO 的首发症状,这是因为病灶累及延髓和脑桥背侧极后区所致,又称"极后区综合征"。复视、眩晕等也可出现。

4. 间脑症状 嗜睡比较特征,甚至可以是首发症状。可有内分泌功能紊乱症状,如闭经、泌乳素增高并异常泌乳,个别甚至发生尿崩症。还可出现下丘脑功能障碍引起的肥胖和贪食、电解质紊乱及体温调节障碍等。

据华山医院神经内科 2017 年统计,NMO/NMOSD 首次发病的患者中 48.3% 表现为脊髓炎发作,45.5% 为视神经炎, 27.6% 为脑干综合征(其中 17.9% 为脑干极后区综合征)。 87.6% 的患者为复发型,平均年化复发率为 0.6。复发型 NMO 的复发频率个体差异很大,有的数个月内多次发作,也有的缓解期超过 10 年。第 1 次发病至首次复发的时间间隔为 7 个月, 59.3% 的患者在 12 个月内出现首次复发,70.3% 的患者在 2 年内出现首次复发,81.3% 的患者在 5 年内出现首次复发。个别患者可在长达 10 年后才出现复发。反复发作的累积效应使得复发型 NMO 的神经功能障碍更严重。病程 5 年的患者, 超过半数有单眼盲或需要辅助行走,5 年生存率为 68%。严重颈脊髓炎导致呼吸衰竭在复发型 NMO 更常见,几乎 1/3 的患者会出现,也是此类患者死亡的主要原因。

【实验室检查】

1. 脑脊液检查 与 MS 相反,NMO 患者脑脊液寡克隆带的阳性率不高,仅为 20% 左右,IgG 指数升高也不常见。脑脊液细胞数可以升高,并以中性粒细胞计数升高为主,脑脊液蛋白也有超过 1 000 mg/L 的报道,这种脑脊液改变在典型 MS 中非常少见。

NMO - IgG 作为 NMO 特异性的生物学标志物,诊断 NMO 的灵敏度达到 50%～80%,特异度是 95%～100%,应常规检测。NMO - IgG 推荐以血清检测,并使用特异性较好的转染细胞法(cell based assay, CBA)。

2. 影像学检查 NMO 脊髓炎急性发作时脊髓 MRI 最显著的特征是脊髓病灶长度大多超过 3 个椎体长度,呈长 T_1 和长 T_2 信号改变,增强可见斑片状强化,病变主要位于脊髓中央,受累节段可见脊髓明显肿胀(图 3 - 7 - 6 - 1)。随着时间推移,脊髓肿胀和强化变为持续髓内 T_2 异常信号,晚期出现脊髓萎缩。而典型 MS 病灶一般不超过 1～2 个椎体长度,轴位上显示病灶局限,位于脊髓髓内偏外侧。需要指出的是,少数

NMO 可以出现短节段脊髓病灶,故脊髓病灶长度不能作为诊断依据。

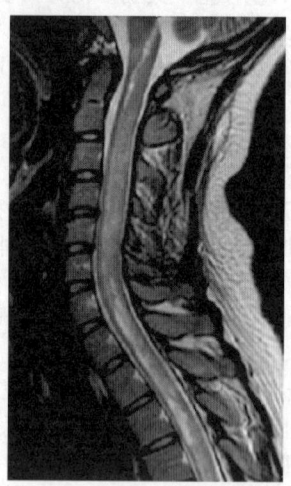

图 3-7-6-1   MRI 示长节段脊髓病变

约 50% 的患者头颅 MRI 会发现病灶。颅内特征性病灶位于丘脑、下丘脑、脑干背侧、中脑导水管周围以及第三、四脑室周围等靠近室管膜的中线结构(图 3-7-6-2)。也可出现胼胝体病灶或大片的脑白质病灶。脑白质病灶有时会出现水肿和占位效应,可呈云雾状增强。

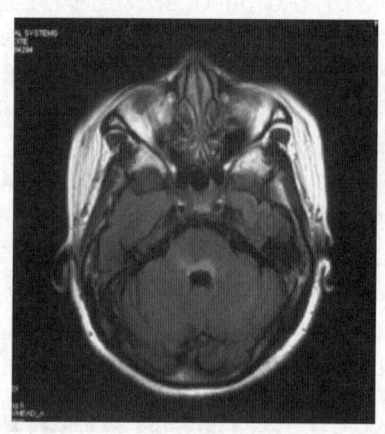

图 3-7-6-2   MRI 示第四脑室周围病灶

3. 神经眼科检查   视神经炎时,视觉诱发电位多出现 P100 波形正常,时程明显延长。光学相干断层扫描(optical coherence tomography,OCT)检查可发现 NMO 患者的视网膜神经纤维层平均厚度显著下降,尤其以上下视野受累较为显著。

视神经炎时,视神经 MRI 上会出现相应病灶。相对于 MS 的视神经病灶,NMO 的视神经病灶一般较长,长度超过视神经总长的 1/2 较为特征,双侧视神经后部受累或视交叉受累更为特异。此外,NMO 视神经炎的眼底会有血管稀疏、节段性狭窄及血管"结霜"现象。

【诊断和鉴别诊断】

(一) 诊断

随着对 NMO 认识的不断进展,NMO 的诊断标准也经历着不断更迭的过程。

1. 2006 年 NMO 诊断标准   2006 年版的 Wingerchuk NMO 诊断标准简单易用,被广为接受,具体如下。

(1) 必备条件:① 视神经炎;② 急性脊髓炎。

(2) 支持条件(以下 3 条支持标准中至少满足 2 条):① 脊髓 MRI 病灶延伸达 3 个或以上椎体节段;② 头颅 MRI 病灶不符合 MS 标准;③ NMO-IgG 抗体阳性。

2. NMOSD 概念   NMO 抗体阳性除见于明确诊断的 NMO 外,尚见于以下临床情况,这些情况经随访,很有可能演变为典型的 NMO,所以在 2007 年提出了 NMOSD 的概念。NMOSD 包括特发性单次或反复发生的长节段脊髓炎、复发性视神经炎或同时发生的双侧视神经炎、亚洲型视神经脊髓型多发性硬化(OSMS)、与系统性自身免疫病相关的视神经炎或脊髓炎、伴 NMO 典型颅内病变的视神经炎或脊髓炎(下丘脑、胼胝体、第三和第四脑室周围和脑干部位病变)。

3. 2015 年的国际视神经脊髓炎诊断委员会(IPND)NMOSD 诊断标准   2006 年以来的临床观察研究发现,NMO 和 NMOSD 患者在生物学特性如临床表现、血液和脑脊液检测结果及 MRI 特征方面并没有显著差异;一些患者最初发病时没有视神经炎或脊髓炎表现,仅出现 NMO 颅内典型部位病灶及相应的典型临床表现,但发生后续发作从而最终满足 NMO 诊断的可能性非常高;且目前的免疫治疗策略对于 NMO 和 NMOSD 完全相同。鉴于上述 3 个原因,2015 年新的 NMOSD 诊断标准取消了 NMO 的单独定义,将 NMO 整合入 NMOSD 范畴中,并进一步将 NMOSD 分为 2 组:AQP4 抗体阳性组和 AQP4 抗体阴性组,分别制定了相应的诊断标准。

2015 年 IPND NMOSD 诊断标准具体如下。

(1) AQP4 抗体阳性的 NMOSD 诊断标准:① 至少出现一项核心临床症状;② AQP4 抗体检测呈阳性结果(强烈推荐基于 AQP4 转染细胞的检测方法);③ 除外其他可能的诊断。

(2) AQP4 抗体阴性的 NMOSD 诊断标准。

1) 在 1 次或多次临床发作中,出现至少 2 项核心临床症状,且出现的核心临床症状必须符合以下要求:① 至少一项核心临床症状必须是视神经炎,急性脊髓炎(MRI 上应为长节段横贯性脊髓炎 LETM),或脑干背侧极后区综合征;② 所出现的核心临床症状应能提示病灶的空间多发性;③ 满足附加的 MRI 要求(视实际情况)。

2) AQP4 抗体阴性或无条件检测 AQP4 抗体。

3) 除外其他可能的诊断。

(3) 核心临床症状包括:① 视神经炎;② 急性脊髓炎;③ 极后区综合征,表现为发作性呃逆、恶心或呕吐,无法用其他原因解释;④ 急性脑干综合征;⑤ 症状性发作性嗜睡,或急性间脑症状伴 MRI 上 NMOSD 典型的间脑病灶;⑥ 大脑综合征伴 NMOSD 典型的大脑病灶。

(4) 附加的 MRI 要求(针对 AQP4 抗体阴性或无法检测 AQP4 抗体的 NMOSD 患者):① 急性视神经炎,要求头颅 MRI 正常或仅有非特异性白质病灶,或视神经 MRI 有 T_2 高信号病灶或 T_1 增强病灶,视神经病灶的长度须大于或等于视神经总长的 1/2,或视神经病灶累及视交叉;② 急性脊髓炎,相关的脊髓髓内病灶长度 ≥3 个椎体节段(LETM)或对于既往有脊髓炎病史者,存在长度 ≥3 个椎体节段的局灶性脊髓萎缩;③ 极后区综合征,需要有相应的延髓背侧/极后区病灶;④ 急性脑干综合征,需要有相关的室管膜周围的脑干病灶。

笔者认为,2015年IPND NMOSD诊断标准的修订意义在于:① 仍然高度依赖AQP4抗体的检测结果,并特别指出了推荐的AQP4-IgG检测方法。强烈推荐基于AQP4转染细胞的检测方法,即CBA。ELISA法不作为推荐。② 对于AQP4抗体阳性的NMOSD,诊断标准显然较前有所放松。本标准史无前例地允许用于既无视神经炎又无急性脊髓炎的患者,只要AQP4抗体阳性并有其他颅内典型部位病灶,就可满足NMOSD诊断。临床意义在于使NMOSD的诊断时间点前移,以便提早开始疾病干预治疗。③ AQP4抗体阳性的NMOSD诊断标准中,不再对脊髓病灶长度做出规定。因为观察研究发现,NMO可以出现短节段脊髓病灶,脊髓病灶的长短很大程度上与MRI检查的时间点有关。④ AQP4抗体阴性的NMOSD可能具有更多的诊断上的不确定性,所以临床和MRI条件也设定更为严格。将AQP4抗体阴性的NMOSD单独列出,以便在今后发现潜在的其他生物学标志物时,可以将其加入现有的诊断标准。基于目前AQP4抗体阴性的NMOSD中已发现的新的生物学标志物(如MOG抗体阳性的亚群),推测AQP4抗体阴性的NMOSD中很可能存在其他异质性的疾病亚群。⑤ 新的NMOSD诊断标准中不再出现OSMS这一名词,实际上这是历史上亚洲学者对于局限于视神经和脊髓炎发作的MS的称呼,目前较公认的是"OSMS就是NMO"。⑥ 第1次在AQP4抗体阴性的NMOSD诊断标准中引入"视神经MRI"结果以提供支持性证据。

(二) 鉴别诊断

NMO需要和MS、特发性视神经炎或脊髓炎、亚急性联合变性、Wernicke脑病、脊髓硬脊膜动静脉瘘、脊髓肿瘤、脊髓血管病、Leber视神经病、遗传性痉挛性截瘫等疾病相鉴别。最近发现,部分MOG抗体阳性的脱髓鞘病,临床表型可以符合NMOSD诊断标准,但其本质是否与AQP4抗体阴性的NMOSD相同仍有待商榷。

由于相当一部分MOG-IgG阳性的中枢神经系统脱髓鞘病(MOG-IDD)患者表现为视神经炎和(或)脊髓炎,故有学者认为MOG-IgG阳性的中枢神经系统脱髓鞘病应该被归入AQP4-IgG阴性的NMOSD中。但近年来越来越多的证据表明,MOG-IgG与AQP4-IgG实质上介导了不同的炎症病理过程,相应的临床表型也不尽相同,两者应该是互相独立的不同的疾病。对MOG-IDD颅内病灶的病理学研究提示,病变部位血管周围淋巴细胞浸润,髓鞘水肿断裂脱失,轴索相对保留,星形胶质细胞的标志蛋白AQP4和GFAP免疫染色保存完好,而MOG免疫染色显著髓鞘脱失,与AQP4-IgG阳性NMOSD的星形胶质病在病理上差异明显,进一步证实MOG-IDD应独立于NMOSD存在。

MOG是位于中枢神经系统少突胶质细胞上的跨膜糖蛋白,在髓鞘的最外层表达最多。最初对于MOG-IgG的检测方法为ELISA或蛋白质印迹法,所测得的抗体实质针对的是失去空间构相的线性抗原,特异性较差。基于这些初始的方法学,MOG-IgG一开始被认为能预测临床孤立综合征向MS转化,但是这一结果未能被重复,后续报道描述的MOG-IgG抗体阳性疾病的临床特征也互相矛盾,备受质疑,导致针对MOG-IgG意义的研究被搁置。直到近

十年,基于MOG肽段全长编码基因转染HEK293细胞的检测方法(CBA)建立,并应用于MOG-IgG检测。该法能测得具有抗原空间构象灵敏性的抗体,使MOG-IgG的临床意义被重新审视。

利用CBA法,发现MOG-IgG阳性的中枢神经系统脱髓鞘病是一组具有显著临床特征的综合征,可以有以下临床表型:① 单相型或复发型视神经炎;② 脊髓炎;③ AQP4-IgG阴性的NMOSD;④ 急性播散性脑脊髓炎(ADEM);⑤ 脑炎。这些临床表型中最常见的是视神经炎,75%的MOG-IDD首次发病表现为视神经炎,83.3%在病程中出现过视神经炎发作。MOG-IgG相关视神经炎相比AQP4-IgG阳性视神经炎有以下特征:急性期视力下降更为迅速且严重,急性期视神经乳头水肿、视神经乳头炎多见,视神经MRI上病灶多为长节段,强化靠视神经前段,可伴眶内软组织强化,眼痛头痛显著,糖皮质激素治疗敏感,糖皮质激素治疗后视力恢复通常好而快,可有前驱发热,可伴明显的脑脊液蛋白、细胞增高。MOG-IDD也可出现脊髓炎,有时为长节段脊髓炎,但发生率较AQP4-IgG阳性的NMOSD少。部分MOG-IDD尚可出现颅内大病灶,甚至出现占位效应,这种大病灶可以单发或多发,多发者与ADEM在临床表型上难以区别。脑炎是MOG-IDD的一种独特的临床表型,很少发生在其他中枢神经系统脱髓鞘病中。据华山医院神经内科报道,10%~20%的MOG-IDD在病程中出现过脑炎的临床过程,如急性或亚急性起病的精神行为异常、意识水平下降、人格改变或近事记忆力减退,相应的MRI可呈现局灶性皮质水肿伴皮质下白质和软脑膜强化,或出现类似于单纯疱疹病毒性脑炎的颞叶病灶,并可脑脊液压力和细胞数升高,通常糖皮质激素治疗后恢复完全。故当中枢神经系统脱髓鞘事件和脑炎相继或同时发生时,需要警惕MOG-IDD的可能。

MOG-IgG与AQP4-IgG极少呈双阳性,提示体液免疫反应对这2种中枢抗原的高度选择性。总体说来,MOG-IDD较AQP4-IgG阳性的NMOSD具有以下特点:发病年龄更小,男性患者比例更高,视神经炎更多见,更多引起视神经乳头炎,脊髓炎较少,较少合并其他系统性自身抗体,对糖皮质激素治疗更为敏感,功能恢复略优。NMO、MS和MOG-IDD的鉴别见表3-7-6-1。

表3-7-6-1 NMO、MS和MOG-IDD的鉴别要点

鉴别点	NMO	MS	MOG-IDD
起病年龄	20~30及40~50岁是2个发病高峰,发病年龄跨度大,中位年龄为41岁	20~30岁	20~40岁,中位年龄为31岁
女性∶男性比例	高	较高	男女相当
种族	亚洲、非洲及拉丁美洲人群多	欧洲,北美的高加索人群多发	尚不清楚
视神经炎	多见	较多见	很多见
急性期视力下降程度	严重	轻中度	严重
眼痛	可有	可有	明显

续　表

鉴别点	NMO	MS	MOG-IDD
视神经 MRI	病灶长节段,强化靠视神经后端及视交叉	病灶短节段	病灶长节段,强化靠视神经前端,可有眶内软组织强化
慢性期眼底 RNFL 萎缩	严重	轻中度	视神经炎反复发作者严重萎缩
脊髓炎	多见	可见	较少见
颅内病灶	约 50% 有	几乎均有	约 75% 有
极后区综合征	25% 有	极少	6% 有
脑炎和癫痫	极少	极少	10%~20% 有
合并其他自身免疫病	多见	少见	少见
脑脊炎蛋白/细胞数增高	可有	少见	可有
脑脊液寡克隆带阳性	少见	80%~90% 阳性	少见
血清标志性抗体	AQP4-IgG(CBA 法)	不明	MOG-IgG(CBA 法)
糖皮质激素冲击效果	有效果,起效相对较慢,恢复相对差	通常起效迅速	通常效果好而快
糖皮质激素依赖	依赖	不依赖	依赖
病理本质	星形细胞病	不同时期的脱髓鞘斑块混合存在伴淋巴细胞浸润	少突胶质细胞病

对 MOG-IDD 的研究热潮引发我们对 MOG 肽段诱导的实验性过敏反应性脑脊髓炎(MOG-EAE)模型进行重新审视。笔者认为,相较 MS,该模型理论上更接近 MOG-IDD。原因如下:① MOG-IDD 易累及视神经和脊髓,而 MOG-EAE 小鼠亦主要表现为视神经炎(病理诊断)和脊髓炎,两者临床表型更相符;② 在 MOG-IDD 患者和 MOG-EAE 动物血清中均能检出高水平的 MOG-IgG,而 MS 外周血以 CBA 法几乎检测不到 MOG 抗体;③ 动物模型的免疫原为 MOG 肽段,而 MOG-IDD 的中枢靶抗原亦为 MOG,病灶内 MOG 免疫染色大量脱失。因此,MOG-EAE 模型有可能是研究 MOG-IDD 的理想工具。

【治疗】

(一)急性发作期的治疗

1. 糖皮质激素大剂量冲击治疗　是 NMO 急性发作的首选治疗措施。甲泼尼龙 500 mg/d 或 1 000 mg/d 连用 3~5 d;之后每 3~5 d 减半,或继之以口服泼尼松缓慢减量的方案。糖皮质激素减量过快容易导致病情反复,特别是减到口服泼尼松 30 mg/d 及以下时更应注意缓慢减量。部分患者对糖皮质激素依赖明显,需长期小剂量口服维持。与典型 MS 发作的治疗相比,NMO 急性发作通常需要更长疗程的糖皮质激素应用。

2. 血浆置换(plasma exchange,PE)　对糖皮质激素治疗

反应不好的患者,PE 可以作为备选措施,宜早期应用,或与糖皮质激素同时应用。血浆置换量通常为每次 50 ml/kg,进行 3~5 次。原理是祛除血浆中抗体、免疫复合物及激活的补体,继而减少了中枢神经系统的炎症反应。临床试验表明,对糖皮质激素冲击治疗无效的 NMO 患者,血浆置换治疗约 50% 有效,多数置换 1~2 次后见效。

3. 大剂量免疫球蛋白静脉滴注　对糖皮质激素治疗反应不好的患者或病情危重的患者,可联合使用免疫球蛋白静脉滴注(intravenous immunoglobulin,IVIg),IVIg 的剂量为 0.4 g/(kg·d),连用 5 d。

(二)缓解期的治疗

目的是预防或减少复发。NMO 缓解期的治疗策略与 MS 不同,没有证据说明 β-干扰素能预防 NMO 复发,甚至有 β-干扰素加重 NMO 病情的报道。目前,所有的 NMOSD 缓解期用药均是超适应证应用,并无标准的获批准的治疗用药。因此,开展国际多中心安慰剂对照的临床药物研究显得非常必要。而这类研究既往出于对安慰剂组的伦理考虑,往往没有施行。

根据德国国家 NMO 研究组织 NEMOS 推荐,缓解期一线治疗为硫唑嘌呤口服或间歇性静脉输注利妥昔单抗(rituximab)。硫唑嘌呤 2~3 mg/(kg·d) 单用或联合口服小剂量泼尼松治疗 NMO。用药期间需要定期检测血常规和肝功能。有条件时可在用药前检测与硫唑嘌呤代谢相关的 TPMT 基因。利妥昔单抗的单次使用剂量一般为 375 mg/m², 通常使用间隔为 6 个月,也可以定期监测外周血 B 细胞亚群决定再次治疗的时机。可选择的缓解期二线治疗有吗替麦考酚酯、米托蒽醌和甲氨蝶呤。缓解期三线治疗可选用托珠单抗(tocilizumab)或多药联合治疗。对于儿童或对上述免疫抑制剂及单抗存在禁忌证的患者,可以使用间歇性静脉输注免疫球蛋白作为缓解期治疗的替代。

近年来,针对 NMOSD 的国际多中心临床试验不断涌现。最重要的 3 个药物分别为:① 艾库珠单抗(eculizumab),为补体 C5 的单克隆抗体,目前已完成Ⅲ期临床试验,结果良好;② inebilizumab 又称 MEDI-551,为 CD19 单克隆抗体,同样是 B 细胞耗竭剂,由于 B 细胞发育史中表达 CD19 的时间较 CD20 更长,所以 inebilizumab 可以覆盖一部分利妥昔单抗不能覆盖的原始 B 细胞和部分浆母细胞,理论上效果应更好;③ SA237,为针对 IL-6 受体的单克隆抗体。相信不久的将来,NMO 患者将会拥有标准治疗的药物,这是具有里程碑意义的进步。

(三)对症治疗

与 MS 的对症治疗相似。疼痛及痛性痉挛可用卡马西平、加巴喷丁、阿米替林、度洛西丁等药物治疗。抑郁者可使用氟西汀、盐酸帕罗西汀等抗抑郁药物治疗。疲乏感明显者可用金刚烷胺。尿失禁可选用丙咪嗪、奥昔布宁、哌唑嗪等;尿潴留者应导尿;便秘可用缓泻药,严重者可灌肠。下肢痉挛者可口服巴氯芬,也可注射肉毒毒素 A。平时应鼓励患者活动,接受康复训练。

参 考 文 献

[1] 李振新,汪寅,吕传真,等. 急性の経過を示し死亡した10歳男児のNeuromyelitis optica(Devic病)[J]. 脊椎脊髄ジャーナル,

2004，17：697－701.

［2］ BICHUETTI D B, LOBATO DE OLIVEIRA E M, OLIVEIRA D M, et al. Neuromyelitis optica treatment: analysis of 36 patients[J]. Arch Neurol, 2010, 67(9): 1131－1136.

［3］ CREE B. Neuromyelitis optica: diagnosis, pathogenesis, and treatment[J]. Curr Neurol Neurosci Rep, 2008, 8 (5): 427－433.

［4］ FUJIHARA K. Neuromyelitis optica and astrocytic damage in its pathogenesis[J]. J Neurol Sci, 2011, 306(1/2): 183－187.

［5］ GREEN A J, CREE B A. Distinctive retinal nerve fibre layer and vascular changes in neuromyelitis optica following optic neuritis [J]. J Neurol Neurosurg Psychiatry, 2009, 80: 1002－1005.

［6］ GÜRCAN H M, KESKIN D B, STERN J N, et al. A review of the current use of rituximab in autoimmune diseases[J]. Int Immunopharmacol, 2009, 9(1): 10－25.

［7］ JACOB A, WEINSHENKER B G, VIOLICH I, et al. Treatment of neuromyelitis optica with rituximab: retrospective analysis of 25 patients [J]. Arch Neurol, 2008, 65 (11): 1443－1448.

［8］ JARIUS S, WILDEMANN B. AQP4 antibodies in neuromyelitis optica: diagnostic and pathogenetic relevance [J]. Nat Rev Neurol, 2010, 6(7): 383－392.

［9］ KIM S H, KIM W, PARK M S, et al. Efficacy and safety of mitoxantrone in patients with highly relapsing neuromyelitis optica[J]. Arch Neurol, 2011, 68(4): 473－479.

［10］ KITLEY J L, LEITE M I, GEORGE J S, et al. The differential diagnosis of longitudinally extensive transverse myelitis [J]. Mult Scler, 2012, 18(3): 271－285.

［11］ LENNON V A, WINGERCHUK D M, KRYZER T J, et al. A serum autoantibody marker of neuromyelitis optica: distinction from multiple sclerosis[J]. Lancet, 2004, 364: 2106－2112.

［12］ LI Z X, LU C Z, WANG Y, et al. Heterogeneity of spinal cord pathology in multiple sclerosis and variants: a study of postmortem specimen from 13 Asian patients[J]. Neurology Asia, 2006, 11: 111－121.

［13］ MEALY M A, WHETSTONE A, ORMAN G, et al. Longitudinally extensive optic neuritis as an MRI biomarker distinguishes neuromyelitis optica from multiple sclerosis[J]. J Neurol Sci, 2015, 355: 59－63.

［14］ PITTOCK S J, LENNON V A, KRECKE K, et al. Brain abnormalities in neuromyelitis optica[J]. Arch Neurol, 2006, 63: 390－396.

［15］ SELLNER J, BOGGILD M, CLANET M, et al. EFNS guidelines on diagnosis and management of neuromyelitis optica [J]. Eur J Neurol, 2010, 17(8): 1019－1032.

［16］ SIMON J H, KLEINSCHMIDT-DEMASTERS B K. Variants of multiple sclerosis[J]. Neuroimaging Clin N Am, 2008, 18 (4): 703－716.

［17］ WANG L, ZHANG B J, ZHOU L, et al. Encephalitis is an important clinical component of myelin oligodendrocyte glycoprotein antibody associated demyelination: a single-center cohort study in Shanghai, China [J]. European Journal of Neurology, 2018.

［18］ WEINSHENKER B G. Neuromyelitis optica is distinct from multiple sclerosis[J]. Arch Neurol, 2007, 64(6): 899－901.

［19］ WINGERCHUK D M, Banwell B, Bennett J L, et al. International consensus diagnostic criteria for neuromyelitis optica spectrum disorders [J]. Neurology, 2015, 85 (2): 177－189.

［20］ WINGERCHUK D M, LENNON V A, LUCCHINETTI C F, et al. The spectrum of neuromyelitis optica[J]. Lancet Neurol, 2007, 6(9): 805－815.

［21］ WINGERCHUK D M, LENNON V A, PITTOCK S J, et al. Revised diagnostic criteria for neuromyelitis optica [J]. Neurology, 2006, 66: 1485－1489.

［22］ ZHOU L, HUANG Y, LI H, et al. MOG-antibody associated demyelinating disease of the CNS: a clinical and pathological study in Chinese Han patients[J]. J Neuroimmunol, 2017, 305: 19－28.

第七节　急性播散性脑脊髓炎

全　超

急性播散性脑脊髓炎(acute disseminated encephalomyelitis, ADEM)是免疫介导的急性中枢神经系统炎性脱髓鞘疾病，是一种临床综合征。通常发生在感染，特别是出疹性感染(麻疹、风疹、水痘等)后或预防接种(狂犬病疫苗等)后1～2周。主要表现为以累及白质为主的脑和脊髓的多发性急性炎性脱髓鞘病变，症状多种多样，且常伴有发热、意识障碍和精神症状。

【流行病学】

ADEM全球均有报道，估计的发病率是每年0.8/10 000。儿童和青少年是最常累及的人群，而成人甚至老年患者也有报道，但发病率相当低。与MS相比，ADEM的性别差异不明显。46%～77%的患者在疾病发作之前有病毒或细菌感染，大多为非特异性上呼吸道感染。0～12%的ADEM患者也继发于疫苗接种。有研究表明中，小学生免疫接种后ADEM的患病率有增加趋势。尽管ADEM是一种比较罕见的疾病，但因为ADEM可能导致严重的神经功能障碍，而且近年来免疫接种范围有所扩大，需要格外警惕。与预防接种相关的ADEM最常见于麻疹、腮腺炎、狂犬病、风疹疫苗接种后，也有继发于脊髓灰质炎和欧洲的森林脑炎疫苗接种后的报道。

【病因和发病机制】

诱因为感染，特别是病毒感染或疫苗接种。ADEM确切发病机制至今不明，病毒感染产生炎症的级联反应及分子模拟学说是导致ADEM发病的主要免疫病理机制。免疫攻击的靶抗原可能为髓鞘碱性蛋白、含脂质蛋白或髓鞘少突胶质细胞糖蛋白。

【病理】

ADEM以脑白质受累为主，但皮质和基底节的灰质核团也可能受累。脊髓病灶在横断面上多位于脊髓中央区。

急性期镜下可见围绕小静脉和中等静脉的淋巴细胞浸润，反应性胶质细胞和巨噬细胞浸润。轴索和神经元相对完整。同期的病理改变通常比较均一，此与MS病理不同，反映了ADEM的相对单相性。陈旧性病灶中有星形胶质细胞增殖和髓鞘脱失。

爆发型 ADEM 主要病理特点为血管纤维蛋白样坏死、血管周围的微出血、血管周围脱髓鞘和组织坏死、多形核细胞浸润,后期出现纤维化。

【临床表现】

(一) 一般表现

ADEM 多见于儿童和青壮年,典型病例发生在发热或疫苗接种后的 1~4 周。部分病例可无明确前驱感染史。

1. **弥漫性症状** 往往在皮疹消退或热退后出现头痛、颈强直,继而出现淡漠、嗜睡和脑病症状,严重时进展为木僵和昏迷。

2. **神经系统局灶性症状** 常见部分或完全性弛缓性截瘫或四肢瘫、传导束型感觉障碍、尿潴留等。可见单侧或双侧视力减退及大脑半球、脑干或小脑受累的症状体征。多灶性症状和体征常在短时间(1~2 周)内出现。癫痫在儿童多见,并以局灶性运动发作为主,但 70% 的患者会发展至癫痫持续状态。狂犬病疫苗接种后的 ADEM 可伴神经根神经病。弥漫性症状不明显而局灶性症状突出者,临床上与急性 MS 较难鉴别。

3. **爆发型 ADEM** 又称急性坏死性出血性脑脊髓炎。表现为高热、意识模糊或昏迷进行性加深、烦躁不安、癫痫发作、偏瘫或四肢瘫;起病急骤,病情凶险,死亡率高。

(二) 临床分型

传统观点认为 ADEM 是单相性疾病,然而一些队列研究提示 25%~33% 的 ADEM 患者存在复发。而在疾病初发时无法预测哪些患者会反复发作。根据复发时间及影响复发的因素可以分成单相型、复发型和多相型 ADEM。详见表 3-7-7-1。

表 3-7-7-1 ADEM 的临床分型

单相型 ADEM
- 第 1 次发生的炎性脱髓鞘事件,急性或亚急性起病,中枢多部位受累的临床表现,且包括脑病样表现(行为异常、意识改变)
- 之后无论临床或 MRI 都会有改善,症状可部分残存
- 既往无脱髓鞘事件
- 无其他病因可以解释
- 在 3 个月内新生症状或症状波动或 MRI 变化均视为本次事件的一部分
- 影像学显示局灶性或多灶性病变,主要影响白质且无既往白质病变

复发型 ADEM
- 在 ADEM 第 1 次事件后 3 个月或更长时间重新出现原来的症状或原来的症状加重
- 症状发生在糖皮质激素治疗完成至少 1 个月后
- MRI 没有新的病灶,但原来的病灶可以扩大
- 没有其他更好的原因可以解释

多相型 ADEM
- 出现新的临床事件且存在新的中枢病灶
- 在第 1 次事件发生后至少 3 个月,且糖皮质激素治疗完成至少 1 个月
- 新的临床事件同样是中枢多部位受累的表现且有脑病样表现,但与第 1 次不同
- 头颅 MRI 出现新病灶,第 1 次的病灶可以消退或缩小

注:ADEM,急性播散性脑脊髓炎。

(三) 辅助检查

1. **影像学检查** 头颅 MRI 常见大脑半球、脑干和小脑的散在病灶。病灶直径通常较 MS 病灶大,可几个病灶融合成大病灶。T_2WI 可见病灶的核心部分高信号,周边稍低信号环绕,形状酷似"煎蛋"(图 3-7-7-1)。部分病灶可波及基底节和皮质的灰白质交界区。大脑白质病灶不一定出现长轴垂直于侧脑室的 Dawson Finger 征。ADEM 的病灶在发生的时相上较为一致,增强后可见多数病灶同时强化,环形强化多见(图 3-7-7-2)。经典的 ADEM 约 40% 病灶可消退,若 3 个月后出现新的病灶,则不符合单相型 ADEM 的诊断,此时特别需要注意 MS 的可能。ADEM 的脊髓病变常为长节段病变,伴脊髓肿胀,胸段最为好发,应注意与 NMO 相鉴别。

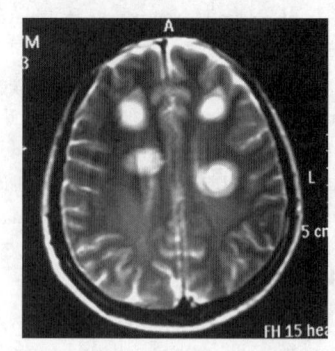

图 3-7-7-1 ADEM 的颅内多发病灶

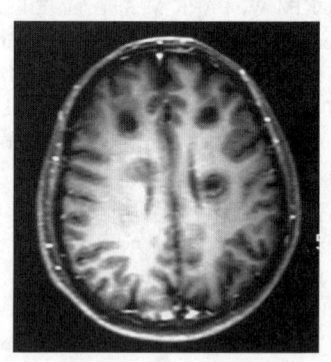

图 3-7-7-2 ADEM 病灶的环形强化

2. **脑脊液检查** 脑脊液可能会出现非特异性淋巴细胞或多形核细胞增多和蛋白升高。寡克隆区带(OCB)在儿童患者较低(约 12% 左右),成人较高 [45% 左右(37.5%~58%)]。IgG 指数增高者少见。由于患者起病时可有头痛、发热或嗜睡,脑脊液结果有时容易和中枢神经系统感染混淆。

3. **脑组织活检** 与中枢神经系统占位鉴别困难的病例需要脑活检检查。ADEM 典型的病理特征为:① 血管周围巨噬细胞和 T 细胞的浸润,在非常早期的阶段,可观察到多形核粒细胞;② 与 MS 相比,ADEM 脱髓鞘病变限于血管周围区域,往往没有融合的脱髓鞘斑块;③ 疾病晚期阶段,存在星形胶质细胞增殖和胶质瘢痕的形成。

【诊断和鉴别诊断】

ADEM 的诊断要点有:① 典型者有前驱症状,如病毒感染、疫苗接种史,可有发热;② 出现嗜睡、行为异常,甚至重至意识障碍的脑病症状,提示弥漫性脑功能受损;③ 出现提示脑或脊髓多部位受累的局灶性神经系统症状和体征;④ MRI 出现脑部、脊髓多发病灶,白质受累为主;⑤ 除外神经系统感染。

ADEM 需与中枢神经系统感染、自身免疫性脑炎、原发性

中枢神经系统血管炎或系统性血管炎、中枢神经系统肿瘤、神经结节病、抗心磷脂抗体综合征、进行性多灶性白质脑病、线粒体脑病及肾上腺脑白质营养不良等鉴别。单相型 ADEM 需要与 MS 首次发作鉴别，随访是最好的鉴别办法。此外，复发型及多相型 ADEM 尤其需要和 MS 鉴别，前者多见于儿童和男性，发病前多有感染、发疹或疫苗接种史，头痛、发热、意识改变等脑病症状比 MS 更多见。此外，ADEM 伴长节段脊髓病变或视力减退时应与 NMO 鉴别，可通过血清 AQP4 抗体检查提供鉴别依据。

部分 ADEM 患者血清 MOG-IgG 阳性，这部分患者究竟归为 ADEM 还是 MOG-IDD 仍有待商榷。但由于 ADEM 是一种临床诊断，其中必定包括一些异质性的疾病亚群，笔者认为，疾病存在不同层面的诊断：① 在分子或抗体水平，有 AQP4-IgG 介导 MOG-IgG 相关的炎性脱髓鞘病；② 从临床表型层面，又有 NMOSD、ADEM 的称呼。不同抗体所对应的临床表型之间存在交叉，同一临床表型又可由不同抗体介导。相信各种中枢神经系统脱髓鞘病的概念和诊断标准随着研究进展会不断更新。

【治疗】

急性期首选治疗方法为静脉大剂量甲泼尼龙 500~1 000 mg/d，3~5 d 冲击治疗，之后逐渐减量，最后改为泼尼松 60~80 mg/d 口服，每周减 10~20 mg 直至停药。对糖皮质激素不敏感的 ADEM 则试用静脉丙种球蛋白或血浆置换。病情严重者可同时使用糖皮质激素加静脉丙种球蛋白或糖皮质激素加血浆置换联合治疗。上述治疗仍无反应可以考虑使用免疫抑制剂，如环磷酰胺或米托蒽醌等。随着各种感染早期控制及大剂量糖皮质激素的早期应用，ADEM 的发病率与死亡率已显著降低。ADEM 长期预后与发病的快慢、症状的严重程度和认知功能受损的情况有关，通常爆发型 ADEM 患者的预后不良。

参 考 文 献

[1] KRUPP L B, TARDIEU M, AMATO M P, et al. International Pediatric Multiple Sclerosis Study Group criteria for pediatric multiple sclerosis and immune-mediated central nervous system demyelinating disorders: revisions to the 2007 definitions [J]. Mult Scler, 2013, 19(10): 1261-1267.

[2] MIKAELOFF Y, CARIDADE G, HUSSON B, et al. Acute disseminated encephalomyelitis cohort study: prognostic factors for relapse[J]. Eur J Paediatr Neurol, 2007, 11(2): 90-95.

[3] PAVONE P, PETTOELLO-MANTOVANO M, LE PIRA A, et al. Acute disseminated encephalomyelitis: a long-term prospective study and meta-analysis[J]. Neuropediatrics, 2010, 41(6): 246-255.

[4] SEKULA R F Jr, JANNETTA P J, RODRIGUES B, et al. Acute disseminated encephalomyelitis: a report of two fulminant cases and review of literature[J]. Neurol Neurochir Pol, 2008, 42(5): 458-462.

[5] SONNEVILLE R, KLEIN I, de BROUCKER T, et al. Post-infectious encephalitis in adults: diagnosis and management [J]. J Infect, 2009, 58(5): 321-328.

[6] SONNEVILLE R, KLEIN I F, WOLFF M. Update on investigation and management of postinfectious encephalitis

[J]. Curr Opin Neurol, 2010, 23(3): 300-304.

[7] ZETTL U K, STÜVE O, PATEJDL R. Immune-mediated CNS diseases: a review on nosological classification and clinical features[J]. Autoimmun Rev, 2012, 11(3): 167-173.

[8] ZHOU L, HUANG Y, LI H, et al. MOG-antibody associated demyelinating disease of the CNS: a clinical and pathological study in Chinese Han patients[J]. J Neuroimmunol, 2017, 305: 19-28.

第八节　其他中枢神经系统炎性脱髓鞘疾病

李振新

在 CNS 特发性炎性脱髓鞘疾病（IIDD）范畴内，除了典型的 MS、NMO 及 ADEM 等临床类型之外，还存在一些特殊类型或称为边缘型（boardline）脱髓鞘病。这些特殊类型具备 IIDD 基本的病理特征，而临床表现、病程特点及影像学特征则与典型的 MS、NMO 或 ADEM 不同，包括肿瘤样脱髓鞘病、Balo 同心圆硬化、弥漫性硬化，甚至一些尚不能命名的脱髓鞘病，这些类型的疾病是否具有独特的免疫病理机制尚不明确。

一、肿瘤样脱髓鞘病

CNS 肿瘤样脱髓鞘病，又称为脱髓鞘假瘤，曾被认为是介于 MS 和 ADEM 之间的一类特殊的 CNS 脱髓鞘病。与典型的 MS 相比，肿瘤样脱髓鞘病病灶较大，常常超过 2 cm，病灶周围有明显的肿胀和占位效应，有环状甚至团块状强化，影像学上常被误诊为脑肿瘤，特别是仅有单个病灶的情况下，多数患者需要脑活检才能明确诊断（图 3-7-8-1）。

Lucchinetti 等（*Brain* 2008）分析了 168 例具有肿瘤特征的脱髓鞘病的临床、影像学和病理特征，结果显示该队列中男女比为 1:1.2，平均发病年龄为 37 岁，从发病到病理活检的平均时间为 7.1 周。61% 的患者为首次发生神经系统表现，29% 存在缓解复发的过程，4% 为进展性。典型的临床表现包括运动缺陷、认知损害和感觉障碍，其他不典型表现包括失语、失认、癫痫发作和视野缺损等。随访中，70% 的患者发展为临床确诊的 MS，14% 仍为孤立性脱髓鞘综合征。MRI 上往往出现多个病灶，但往往存在 1~2 个大病灶，直径 2 cm 以上，T_2WI 上平均为 4 cm，77% 的病灶有水肿，45% 的病灶产生占位效应。活检病理组织学上，肿瘤样脱髓鞘病具备 IIDD 的基本特征，即炎症、脱髓鞘和轴索损伤，然而尚没有更深入的免疫病理研究提示确切病因和发病机制。值得一提的是，活检也存在误判的情况，很多病例被误诊为胶质瘤或脑梗死，需要谨慎排除。

二、同心圆硬化

同心圆硬化，又称 Balo 病，是 IIDD 的一个特殊类型。1906 年 Marburg 报道 1 例 30 岁男性，死前 1 个月出现剧烈头痛、呕吐、淡漠、嗜睡，尸体解剖发现脑白质多个脱髓鞘病灶，病灶分布不连续，呈板层样同心圆改变，当时描述为轴周硬化性脑脊髓炎。1928 年 Balo 报道 1 例 23 岁男性，与前述 1 例有相似的临床过程，首次在病理上强调了病灶的同心圆特点，描述

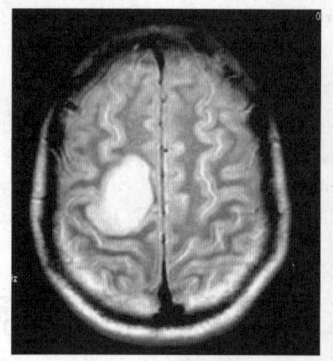
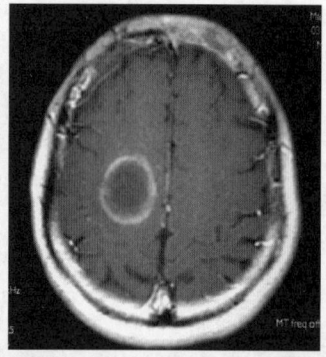
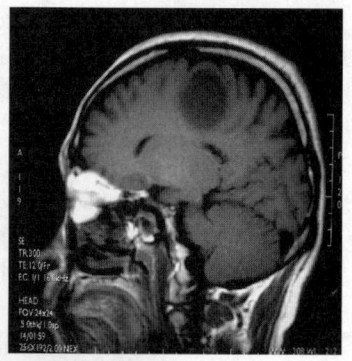

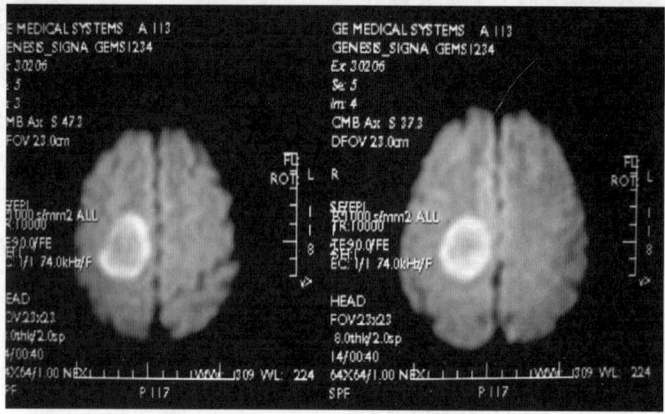

图 3-7-8-1 肿瘤样脱髓鞘病

了在髓鞘崩解层间插有正常的白质,即正常脑组织与脱髓鞘病变区呈年轮样交替排列,小静脉周围有以淋巴细胞为主的炎症细胞浸润,同时在髓鞘破坏后有胶质增生,故命名为同心圆硬化。

本病的病因及发病机制尚不明确,可能部分与 MS 存在交叉。病理学检查示大体上可以发现白质内呈同心圆样排列的条纹,类似树木的年轮或洋葱样改变,病变大小不等,脑内不同区域由于受周围结构的影响,同心圆样的排列可以呈现不同的形状。显微镜下显示髓鞘脱失区域与髓鞘保留区域相间存在的病变,主要位于大脑的白质区域,而脑干、小脑、脊髓很少受累。脱髓鞘区可见髓鞘严重坏变、脱失和轴索破坏,新近研究还发现有少突胶质细胞逆行性死亡的表现。而髓鞘保存区髓鞘相对完好,事实上在电镜下髓鞘也可以发现病变的存在,轴索完好。某种意义上可以说同心层的构成是脱髓鞘较重的病变区与脱髓鞘较轻的病变区相隔而成。病变区内可见大量巨噬细胞,少突胶质细胞减少,小血管周围可见以淋巴细胞为主的炎症细胞浸润。

同心圆硬化患者发病年龄一般在 20~50 岁,平均 30 岁左右,男性略多。急性或亚急性起病,半数患者有低热、乏力、头痛等前驱症状,1~3 周症状达顶峰。首发症状多为性格和行为改变,交际困难,表现为情感淡漠、少语,有的表现为头痛或伴低热、乏力等,也可以癫痫发作、步态障碍、吞咽困难为首发症状。国内报道多以言语减少和头痛、头晕、乏力起病,以后才出现精神症状。本病可以出现各种各样的 CNS 症状和体征,主要以精神异常和人格及行为改变为主,表现为情感淡漠、缄默、反应迟钝、发呆、无故发笑,有的呈去皮质状态,多数有尿便失禁,可有锥体束受累,肌张力增高、共轭性斜视、重复语言或失语等。临床多误诊为病毒性脑炎。大部分病例病程较短,呈进行性进展或恶化,可死于合并支气管肺炎或脑疝。以往认为该

病病程为急性、快速进展性致死性过程,近来报道多数患者为非致命性,患者于诊断后数年仍可存活。

血常规检查通常无异常,脑脊液压力及常规、生化检查多数在正常参考值范围。个别报道有脑脊液压力增高或蛋白增高。

MRI 急性期 T_2WI 可见病灶中心类圆形高信号和周边较高信号,构成似煎鸡蛋样的双重结构病灶(图 3-7-8-2);T_1WI 应呈低和较低信号。而亚急性期(发病后约 1 个月)中央区 T_2WI 高信号逐渐淡化,病灶内高低信号相互交叠,排列成层状,即同心圆病灶,Gd-DTPA 增强效应也较急性期减弱。随着时间推移,Balo 病 MRI 异常病灶逐渐减小,并且不再强化。其特征性的同心圆表现持续时间不定,从 6.5 周至 1 年不等。立体定向脑组织活检可辅助诊断,除外其他情况。

Balo 病的诊断目前尚无统一标准。1994 年 Sekijima 提出诊断 Balo 病的必备条件是急性发病的进行性发展的严重大脑损害症状。但近年来,据国内外文献报道,Balo 病临床症状严重程度并非为诊断关键,而 MRI 典型改变是大脑白质可见急性期双重构造病变(煎鸡蛋样)及亚急性期同心圆层状改变,该典型改变是诊断 Balo 病的重要指标。

临床上主要应与病毒性脑炎鉴别,病毒性脑炎多累及皮质,常有癫痫发作,无影像上的同心圆样改变,临床过程为单时相,病程短,抗病毒治疗有效。同时某些特定的病毒常累及特定的脑叶或脑组织,脑脊液病毒抗体测定有助于诊断。还应注意与脑胶质瘤鉴别,胶质瘤患者常有颅内压增高表现,而这在同心圆硬化患者较少见,胶质瘤病情进展亦较快,通过脑组织活检可予以鉴别。

Balo 病的治疗尚无统一的认识,急性期治疗仍然首选皮质激素,因为 Balo 病的病灶通常较大,而且有不同程度的水肿,

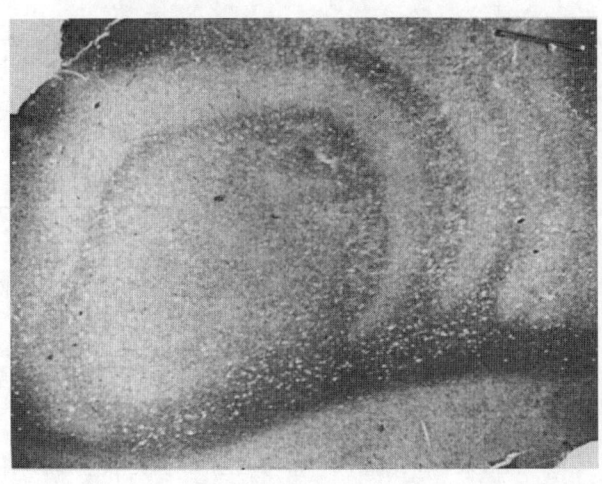

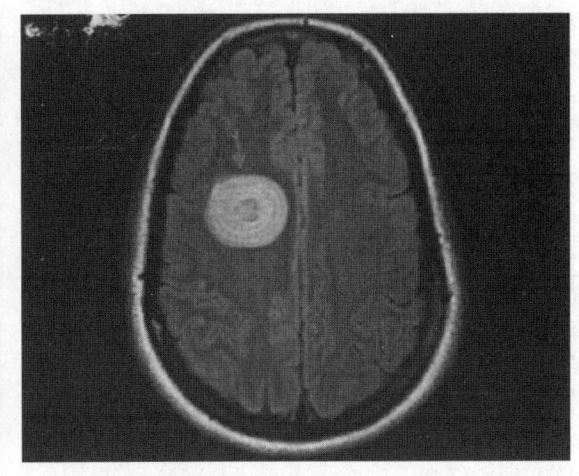

图 3 - 7 - 8 - 2　同心圆硬化的 MRI 表现

A. 病理表现；B. MRI 表现。

因此皮质激素的应用时间与 MS 控制急性发作相比往往需要延长，而且需要辅助应用脱水药物。亚急性和慢性期患者可以选用 IVIg 和免疫抑制剂维持治疗。

三、弥漫性硬化

弥漫性硬化，也被称为希尔德病（Schilder disease）或弥散性硬化，以往被认为是 MS 的一种特殊亚型，很多教科书也使用 MS Schilder 型的概念。最早由 Schilder 报道，但以后的病理检查发现，在报道的弥漫性硬化病例中有 1 例为肾上腺脑白质营养不良，1 例为浸润性淋巴瘤。这限制了对弥漫性硬化或 Schilder 病的病理本质认识，以至于出现概念混淆，多年来 Schilder 病和弥漫性硬化的术语被不加区别地用于多种情况。Poser 分析了 105 例最初定义为弥漫性硬化的患者，其中 33 例患者仅有位于中央半卵圆区的广泛脱髓鞘，这些患者多数是儿童，疾病呈亚急性进展；72 例除大脑白质有较大的病灶外，在其他的 CNS 部位也发现有孤立的髓鞘脱失斑，该组患者发病年龄和临床病程与 RRMS 相似。由于病变本质不清，目前很多教科书已经不再应用弥漫性硬化或 Schilder 病的概念。

参 考 文 献

［1］ AL-BUNYAN M A. Tumor-like presentation of multiple sclerosis［J］. Saudi Med J, 2000, 21(4)：393 - 395.

［2］ CAPELLO E, MANCARDI G L. Marburg type and Balò's concentric sclerosis：rare and acute variants of multiple sclerosis［J］. Neurol Sci, 2004, 25 (Suppl 4)：S361 - S363.

［3］ CAPELLO E, ROCCATAGLIATA L, PAGANO F, et al. Tumor-like multiple sclerosis (MS) lesions：neuropathological clues［J］. Neurol Sci, 2001, 22 (Suppl 2)：S113 - S116.

［4］ CAROLI E, SALVATI M, FERRANTE L. Tumor-like multiple sclerosis：report of four cases and literature review ［J］. Tumori, 2006, 92(6)：559 - 562.

［5］ KRAUS D, KONEN O, STRAUSSBERG R. Schilder's disease：non-invasive diagnosis and successful treatment with human immunoglobulins［J］. Eur J Paediatr Neurol, 2012, 16(2)：206 - 208.

第九节　髓鞘相关疾病

李振新　吕传真

一、髓鞘发育不良性疾病

髓鞘发育不良性疾病，也称为脑白质营养不良，是一组主要累及白质的遗传性疾病。100 多年前就有本病的记载，儿童和成人都有发病，患者常常有家族史，早期出现肌痉挛，疾病快速进展，往往导致严重的后果。临床常用的分类和命名主要根据病理形态学发现、染色特性及疾病累及的器官和部位等，如球形细胞脑白质营养不良、异染性脑白质营养不良、肾上腺脑白质营养不良。而本类疾病的本质则是由于遗传缺陷导致生物化学异常，影响髓鞘形成，而以 MS 为代表的脱髓鞘疾病则是已经形成的髓鞘的破坏。随着 MRI 技术的进步，越来越多的患者被检出，脑白质营养不良性疾病并非罕见疾病，各种类型的总发病率和患病率可能超过 MS。

【临床表现】

1. 儿童发育的脑白质营养不良　婴儿期起病的患者往往病情严重，常在儿童期之前夭折。儿童期患者，早期的生长发育大多正常，起病隐匿，无法确定具体的起病时间；随着年龄增长，髓鞘发育缺陷造成的功能障碍越来越显著，才出现临床症状和体征。人格改变和精细认知功能下降是最早期的临床表现，往往先于运动系统功能障碍，随着疾病进展出现的神经系统局灶性症状和体征包括下肢痉挛、共济失调、吞咽障碍、发音困难（enunciation difficulties）、运动障碍、视神经萎缩及癫痫发作等。尽管不同类型临床症状有明显的重叠，一些临床体征可以提示具体的临床类型，如肾上腺功能不全几乎都存在于 X - 连锁肾上腺脑白质营养不良的患者（X - ALD），合并周围神经损害多见于 Krabbe 病和异染性脑白质营养不良（MLD），巨脑畸形（megalencephaly）见于 Canavan 病和 Alexander 病。

儿童期出现神经系统退行性改变，需要除外感染、中毒及免疫相关脱髓鞘疾病。详细询问患者的家族病史和全面的神经系统检查是诊断脑白质营养不良的基础。MRI检查发现对称性、融合的白质病灶及MRS波谱异常有助于具体临床类型的判断,而明确诊断需要基因和生化检查的支持。儿童常见的脑白质营养不良及需要鉴别的疾病见表3-7-9-1。

表3-7-9-1 儿童常见脑白质营养不良及其鉴别诊断

儿童遗传性脑白质营养不良	鉴别诊断
儿童X-连锁肾上腺脑白质营养不良 白质消融性白质脑病(vanishing white matter disease) 低髓鞘化疾病 异染性脑白质营养不良 球形细胞脑白质营养不良(Krabbe病) 海绵状脑白质营养不良(Canavan病) 亚历山大病(Alexander病) 未分类的脑白质营养不良	原发CNS炎症(ADEM,MS) 原发CNS感染(脑炎) CNS肿瘤(胶质瘤、淋巴瘤) 中毒性白质脑病(放射线、化疗、生物治疗) 围生期损伤[缺血、缺氧性脑病,脑室周围白质软化症(leukomalacia)]

2. 成人发病的脑白质营养不良 成人发病的脑白质营养不良与儿童的表现大部分相似,都是由于广泛的CNS白质累及所致。典型的成人脑白质营养不良表现为进展性认知功能下降和神经心理障碍,常伴有假性球麻痹或下肢痉挛性瘫痪。症状出现往往是隐匿性的,但也可以呈现亚急性甚至急性的过程。脑功能不全常表现为注意缺陷、遗忘、精神运动迟缓、执行缺陷、视空间能力减退、人格改变和情绪紊乱等皮质下痴呆的症状。皮质功能异常的表现如失语、忽略或失用等不明显。创伤、感染或中毒可以诱发症状急性加重,这种情况常导致误诊,而患者有吸毒、精神分裂症或既往诊断为其他疾病(纤维肌痛症或MS)等使诊断更为困难。随着疾病进展,患者表现为意志缺乏、痉挛、额叶释放症状、尿失禁,甚至累及皮质,晚期出现无

动性缄默、昏呆、昏迷,最终死亡。像儿童一样,成人脑白质营养不良MRI也会出现对称、融合的白质病变,需要鉴别其他疾病。成人常见的脑白质营养不良及需要鉴别的疾病见表3-7-9-2。

表3-7-9-2 成人常见脑白质营养不良及鉴别诊断

成人发病遗传性脑白质营养不良	鉴别诊断
成人X-连锁肾上腺脑白质营养不良 女性杂合子型肾上腺脑白质营养不良 未分类的脑白质营养不良 白质消融性白质脑病/卵巢性脑白质营养不良(vanishing white matter disease/ovarioleukodystrophy) 异染性脑白质营养不良 亚历山大病(Alexander病) 伴有神经轴索卵圆体的脑白质营养不良	浸润性肿瘤(胶质瘤、大脑胶质瘤病、原发中枢神经系统淋巴瘤) 中毒性白质脑病(放射线、化疗、有机溶剂、生物治疗、吸毒) 代谢性白质脑病(窒息、一氧化碳中毒、线粒体病) 感染(脑炎、艾滋病脑病、进行性多灶性白质脑病) 创伤(弥漫轴索伤) 血管病[缺血性、炎症性、常染色体显性遗传合并皮质下梗死和白质脑病(CADASIL)] 中枢神经系统炎症(多发性硬化、急性播散性脑脊髓炎、系统性疾病中枢神经系统累及)

【影像学特征】

尽管MRI上出现对称、融合性的白质病变是多数脑白质营养不良的影像学表现,但不同类型白质病变的范围、容易累及的结构等存在着各自的特征。Canavan病表现为弥漫的皮质下累及,长T_2信号病灶常常扩展至内囊和外囊区域。Pelizaeus-Merzbacher病常表现为髓鞘的缺乏,像新生儿的脑,而缺乏髓鞘病变的表现。X-ALD和GLD的长T_2信号病变倾向于分布在顶-枕叶区域,而且X-ALD病变可以强化。GLD病灶可以累及基底节和丘脑。不同MRI分布特征对脑白质营养不良诊断提示如图3-7-9-1所示。

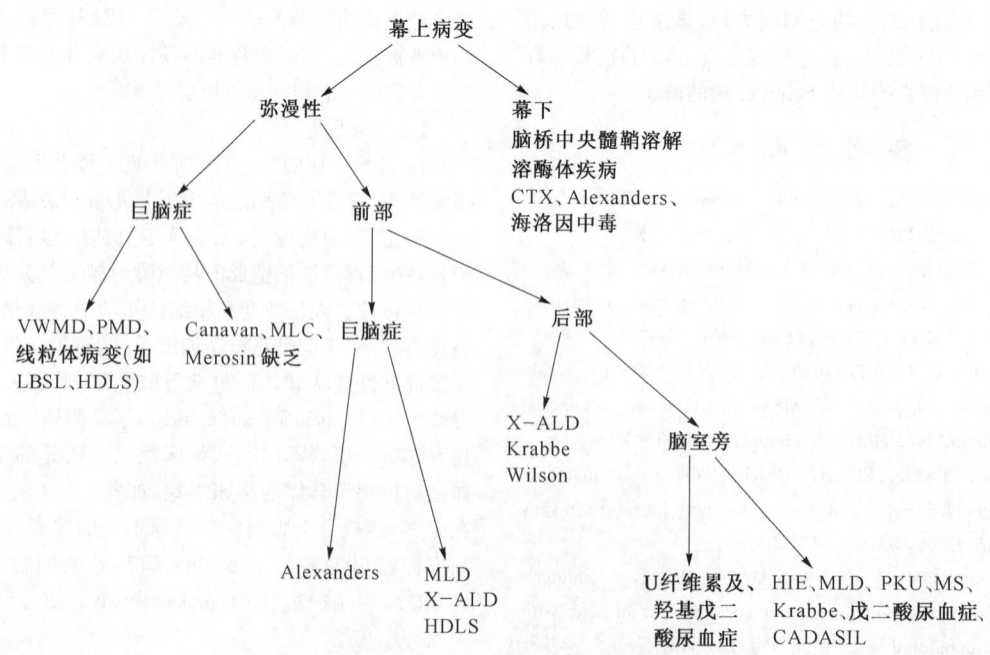

图3-7-9-1 不同MRI分布特征对脑白质营养不良诊断提示

二、常见脑白质营养不良性疾病

（一）肾上腺脑白质营养不良

肾上腺脑白质营养不良（adrenoleukodystrophy，ALD）是一组病因不同的遗传性脂类代谢病，其生化本质是极长链脂肪酸（VLCFA）代谢紊乱导致血浆中VLCFA异常增高，病理上表现为CNS进行性脱髓鞘及肾上腺皮质萎缩或发育不良，被认为是细胞中过氧化物酶体有结构或酶活性缺陷，故属于过氧化酶体病（peroxisomal disease）。

根据遗传方式不同，ALD可分2种类型。一种是常见的X-连锁遗传（X-linked adrenoleukodystrophy，X-ALD），另一种是常染色体隐性遗传，发生于新生儿，称为新生儿肾上腺脑白质营养不良（neonatal adrenoleukodystrophy，NALD）。

X-ALD致病基因在X染色体上，位于Xq28，是最常见的脑白质营养不良。本病起病年龄不一，可见于儿童和成人；临床症状轻重不等，有的可能长期不出现症状。在儿童型和成人型之间还有过渡类型。

儿童起病以X-ALD最多见，典型的是多在4～10岁起病的男孩。早期症状隐匿，临床上难以确定，常常仅表现为轻度的人格异常及性情改变，以后神经症状和肾上腺症状可同时出现或相继出现，或可能单独存在。神经系统症状可见多动、攻击性行为、智力低下、学习困难、记忆障碍、退缩等，运动障碍有步态不稳、痉挛性瘫痪。末梢神经受累不明显。此外，可见全身性或局限性癫痫发作，视、听障碍及视神经萎缩等。肾上腺皮质功能不全时表现为轻重不等的皮肤和黏膜色素增加、变黑，以及失盐征。病程是进行性，多在15岁以内死亡。除此之外，X-ALD还存在着变异类型。首先是X-连锁肾上腺脊髓神经病（X-AMN），该类型常起病年龄较晚，也可以成人起病，主要表现为进展性脊髓病，有痉挛性截瘫、括约肌功能障碍。末梢神经受累，下肢感觉异常。肾上腺皮质功能不全的症状较重，可出现于早期，并可有性腺功能减退，血中睾酮减低。晚期可有小脑性共济失调、精神行为异常、智力倒退等。其次是成人脑型ALD（AC-ALD），可以隐匿起病也可以较快起病，约20%的AMN患者发病5～10年后转变为AC-ALD，首先表现为神经心理异常，继而出现痴呆、共济失调、癫痫，直到死亡，MRI存在对称、融合的脑白质异常。第三是女性杂合子型ALD，一般无症状，但可能在30岁以后出现痉挛性轻瘫。

血浆和皮肤成纤维细胞中VLCFA增高，特别是C26脂肪酸增高，C26/C22比值增加，可以帮助诊断ALD。在发生肾上腺皮质功能不全的肾上腺危象时血中皮质醇减低，在不发生危象时需用ACTH刺激试验才能发现肾上腺储备减少。血浆和成纤维细胞中VLCFA可被作为杂合子检出。产前诊断可测羊水细胞中VLCFA含量。对于男性艾狄森病，即使未见神经系统症状，也应检测VLCFA，以免漏诊本病。

新生儿肾上腺脑白质营养不良（NALD）是常染色体隐性遗传病，基因位点尚不明。肝细胞过氧化物酶体数目减少和体积减小。病理改变严重，脑白质广泛脱髓鞘，皮质亦有轻度变性。可见含脂类的巨噬细胞浸润。肾上腺皮质萎缩，细胞质内有板层状包涵体。可有肝大、胆道发育不良。新生儿期首发症状为肌张力降低、惊厥、发育迟缓。有的患者有面容特征，如内眦赘皮、颜面中部发育不良、上睑下垂等。常见白内障、眼震、

色素性视网膜病。多数患儿在1岁内可有某些发育进步，但以后发育倒退、进行性痉挛性瘫痪、震颤、共济失调、听觉和视觉障碍。有的可见肾上腺功能不全的症状。多在5岁内死亡。脑脊液常见蛋白增高。诊断依靠生化检查。血浆和成纤维细胞的VLCFA水平增高，血中植烷酸、六氢吡啶羧酸增多，缩醛磷酸（plasmalogen）减少。本病产前诊断可测羊水细胞的VLCFA。NALD在临床上应与脑肝肾综合征（Zellweger病）相鉴别，后者也是常染色体隐性遗传的过氧化物酶体病，但病情严重，颅面畸形更明显，神经系统发育不良，有肝硬化，肾有微小囊肿。多在1岁以内死亡。

ALD这一组疾病治疗困难。发生肾上腺皮质功能不全时可用皮质激素替代疗法，但此激素对于神经系统症状的进展并无影响。治疗X-ALD时，可限制C26：0脂肪酸的摄入，其可使VLCFA减少，但临床效果尚需进一步证明。其他治疗如用肉碱、安妥明、血浆透析、免疫抑制剂等皆无效果。骨髓移植尚处于实验阶段。

（二）异染性脑白质营养不良

异染性脑白质营养不良（metachromatic leukodystrophy，MLD）是一种神经鞘脂沉积病。1910年首次被报道，为常染色体隐性遗传病。活产儿发生率约为1/40 000。本病是由于染色体上22q13.33上的芳基硫酯酶A（ASA）基因缺乏，导致芳基硫酯酶A不足，不能催化脑苷脂水解而在体内沉积。病理上用甲苯胺蓝染色可见颗粒状的红黄色异染物质沉积在神经元、胶质细胞和巨噬细胞内，也散见于脑白质各处及末梢神经中。肝、肾组织也可见异染物沉积。临床上诊断MLD主要依据白细胞内ARSA活性测定，15%的正常人群由于编码基因的多态性而出现低活性的ARSA，但缺乏临床症状。因此要正确的诊断还应该依据尿硫脑苷脂检测结果及ARSA基因分析结果。

临床上根据起病年龄可以分为3个亚型：晚期婴儿型（1～2岁起病）、少年型（4～15岁起病）和成年型（16岁以后起病），以晚期婴儿型最为常见。起病年龄不同，临床表现也存在差异，1～2岁发病的婴儿最初发育正常，常走路较晚，逐步出现运动减少、肌张力降低、维持姿势困难、不能独立站坐，甚至抬头困难的表现。少年起病患者往往先出现步态蹒跚，继而出现共济失调、痉挛性四肢瘫痪、视神经萎缩及周围神经病表现，最终多数患者进展到去皮质状态。成年起病患者大概占20%左右，最初多出现神经心理症状，甚至被误诊为精神分裂症，运动症状及进行性智力减退在临床过程中逐渐加重，少数患者也可以有周围神经病和肌病表现，其他表现还有视神经萎缩和肌张力障碍等。

本病由编码溶酶体芳基硫酸酯酶A（arylsulfatase A，ASA）的基因MLD突变所致。MLD位于22q13.33，其突变种类较多，大致可分为两组：I型突变的患者不能产生具有活力的ASA，其培养细胞中无ASA活性可测得；A型突变患者则可合成少量具有活力的ASA。患者的临床表型取决于其基因突变的种类：I型突变的纯合子或具有2个不同I型突变者在临床上表现为晚期婴儿型；具有I型和A型突变各一者为青少年型；而2个突变均为A型时则表现为成年型。少数本病患者，特别是青少年型的发病不是由于MLD突变所致，其ASA活力正常，这是由于患者缺少一种溶酶体蛋白硫酸脑苷脂激活因子

1(SAP1)所造成的。这类患者亦被称为激活因子缺乏性异染性脑白质营养不良。

本病临床症状与 Krabbe 病基本一致,诊断也十分困难,特别是成年型患者诊断更为困难。尿、血液白细胞中 ASA 活性降低为诊断本病的依据。患者皮肤成纤维细胞 ASA 活性降低更为敏感。周围神经活检、直肠黏膜活组织检查发现异染性类脂质颗粒可确诊本病。本病的确诊依据是 ASA 活性检测,但少数有典型症状而 ASA 活性正常情况时,则应考虑激活因子缺乏性异染性脑白质营养不良的可能性。本病需与 Pick 病、Alzheimer 病等鉴别。

本病目前无有效治疗方法,仍以支持和对症治疗为主。基因疗法用腺病毒等载体将 ASA 基因转染患者以延缓或终止病情发展;对神经系统广泛病变者尚无满意的治疗方法。

曾有学者应用牛脑提取的 ASA 1 000 万 U 静脉或鞘内注射,虽然在治疗后肝脏组织中酶的活性恢复正常,但脑内酶活性和脱髓鞘病变仍无任何改善。本病主要是对症治疗。用从人尿中提取的 ASA 进行治疗,取得了一定的疗效。由于本病对小儿危害较大,死亡率高,且为遗传性疾病,所以临床应对有此家族史的患者在母亲怀孕期间就测羊水细胞内 ASA 的活性,确诊后应终止妊娠。

(三)球形细胞脑白质营养不良

球形细胞脑白质营养不良(globoid cell leukodystrophy,GCL),又名 Krabbe 病,是常染色体隐性遗传病,其基本代谢缺陷是半乳糖脑苷脂-β-半乳糖苷酶缺乏,致使半乳糖脑苷脂蓄积于脑内。该酶的基因位于第 12 号染色体。半乳糖脑苷脂是髓鞘的重要成分,由于酶的缺乏而髓鞘不能代谢更新,因而神经系统有广泛的脱髓鞘,脑白质出现大量含有沉积物的球形细胞。

本病以婴儿型较多见,3~6 月龄起病,开始有肌张力减低,易激惹,发育迟缓及对声、光、触等刺激敏感;以后出现肌张力增高、腱反射亢进、病理反射阳性。末梢神经受累时腱反射减低或消失。智力很快减退,常有癫痫发作。视神经萎缩、眼震、不规则发热也是本病的特点。有时有脑积水。肝、脾不大。病程进展较快,最后呈去大脑强直状态,对外界反应完全消失,常在 2 岁以内因感染或球麻痹而死亡。本病晚发型多在 2~5 岁起病,主要表现为偏瘫、共济失调、视神经萎缩,以后出现痴呆、癫痫发作。多在 3~8 岁死亡。

实验室检查示脑脊液蛋白增高。蛋白电泳可见白蛋白和 α_2-球蛋白增高,β_1-和 γ-球蛋白减低。晚发型脑脊液多正常或只有轻度蛋白增多。神经影像学检查可见脑对称性白质病变,晚期可见脑萎缩,脑室扩大。末梢神经传导速度在婴儿型均有明显延缓,在晚发型变化不明显。

确诊本病依据白细胞或皮肤成纤维细胞的酶活性测定结果。杂合子的酶活性介于正常人与患者之间。产前诊断已有可能。遗传咨询很重要。本病无特异治疗方法,主要是支持疗法和对症治疗。溶酶体酶替代疗法和骨髓移植仍在动物实验阶段。

(四)Alexander 病

Alexander 病,又名巨脑型婴儿脑白质营养不良,是一种原因不明的罕见的 CNS 疾病,可能属于常染色体显性遗传。临床上婴幼儿患者常有巨脑畸形伴进行性痉挛性瘫痪、认知和行为退化;少年患者常表现为癫痫、巨脑畸形、发育迟滞及痉挛;成

年患者真性或假性球麻痹的症状显著,常伴有痉挛。疾病呈进展型,多数婴儿在发病 10 d 内死亡。晚发型患者可以有较长的病程,典型的影像学表现是主要累及脑前部白质的广泛异常信号。

本病是由于胶质纤维酸性蛋白(GFAP)基因突变所致,该基因编码星形胶质细胞中的中间丝蛋白。病理学特征是星形胶质细胞内出现大量的均质的嗜酸性包涵体,称为 Rosenthal 纤维,散在分布在大脑皮质和白质,特别是软脑膜下、血管周围和室管膜下区。过表达 GFAP 的转基因鼠研究发现,一些应激反应基因如 αβ 晶体蛋白基因(alpha-beta crystallin)及 Nrf2 等上调可能加重罗森塔(Rosenthal)纤维的产生。目前本病尚没有有效的治疗。

(五)海绵状脑白质营养不良

海绵状脑白质营养不良(spongioleukodystraphy),又称 Canavan 病,是一种罕见的常染色体隐性遗传性脑白质营养不良。通常表现为巨脑畸形、婴儿严重肌张力减低和发育迟缓。天冬氨酸酰基转移酶(ASPA)基因突变是 Canavan 病的主要致病原因,该基因位于 17p13,包含 6 个外显子,编码 313 个氨基酸的 ASPA 蛋白,目前认为该基因突变可使 ASPA 活性下降或丧失,NAA 水解产生乙酸和天冬氨酸障碍,进而具有神经毒性的物质 NAA 在脑内聚集,最终导致中枢神经系统功能障碍。病理检查主要特征是 CNS 白质内出现空泡形成,外观呈海绵状。目前本病尚缺乏特效治疗手段,只能对症处理,预后差。

(六)伴有卵圆体的遗传性弥漫性白质脑病

与上述的脑白质营养不良不同,伴有卵圆体的遗传性弥漫性白质脑病大多累及成年人。属于常染色体显性遗传。报道的起病年龄为 15~65 岁,以 20~50 岁最为多见。临床特征主要是进行性人格和行为异常、认知功能减退及癫痫发作。病理检查可以发现大量的卵圆体形成。MRI 上可以出现不对称的白质异常信号。

(七)佩-梅病和佩梅样病

佩-梅病(Pelizaeus - Merzbaeher disease,PMD)是一种 X-连锁隐性遗传性脑白质营养不良性疾病。1885 年,Fredich Pelizaeus 最先报道了一家系。

PMD 的致病基因为蛋白脂质蛋白 1(proteolipid protein 1,PLP1),位于 Xq22.2,全长约 17 kb,含有 7 个外显子,编码 276 个氨基酸的 PLPI 蛋白及其剪切异构体 DM20,主要表达于 CNS 的少突胶质细胞。PLP1 蛋白约占组成髓鞘蛋白的 50%,其功能主要包括维持并稳定髓鞘及髓鞘化的轴索,以及对少突胶质细胞前体细胞的发育起重要作用。PLP1 基因突变类型多样,迄今国外已发现与 PMD 相关的 PLP1 基因突变大约有 115 种,包括重复突变、点突变、剪切位点突变及基因缺失突变等,其中以重复突变最为多见,占 PMD 患者总数的 50%~70%,位于编码区或影响剪切位点的点突变,约占 PMD 患者总数的 10%~25%。病理检查发现髓鞘缺失区和有髓鞘区交错,大体呈虎斑样外观,镜下可见嗜苏丹样物质沉积于半卵圆中心、脑干和小脑;其特征性病理改变为髓鞘合成障碍导致髓鞘缺失,而这不同于其他的脑白质营养不良性疾病。另外髓鞘缺失的程度与临床表现的严重程度密切相关。

PMD 的临床表现主要为眼球震颤、肌张力低下、共济失调及进行性运动功能障碍等。按起病年龄与病情严重程度分为 3 型:先天型、中间型与经典型,以经典型最为多见。先天型患

者于出生时或出生后数周内即出现症状,表现为钟摆样眼震、肌张力低、喉鸣、吞咽困难,存在严重的运动发育落后,始终不能独走及获得有目的的上肢运动功能,语言表达严重受限。随病程进展肢体逐渐痉挛,多于婴儿或儿童期死亡,少数存活至30岁。经典型PMD常于出生后数月发现眼震、肌张力低、共济失调及运动发育落后,随病程进展逐渐出现肢体痉挛,患儿常可获得上肢随意运动功能,可有语言发育,可伴锥体外系症状。20岁前运动功能可缓慢进步,之后逐渐倒退,可存活至30~70岁。中间型临床表现介于先天型与经典型之间。

PMD具有典型的头颅影像学特征,MRI表现为弥漫性白质T_2WI及FLAIR像高信号,提示髓鞘化不良、白质容量减少,类似新生儿头颅MRI表现。

佩梅样病(Pelizaeus-Merzbaeher-like disease,PMLD)是一种常染色体隐性遗传病,但其临床表现和PMD相似,故得名,然而PMLD患者可伴有惊厥及周围神经系统的损伤。

其致病基因为间隙连接蛋白a12(gap junction protein a12,GJA12),2004年由Birgit等将此基因定位于1q41,约9.9 kb,包括2个外显子,编码区位于第2外显子,基因编码产物为缝隙连接蛋白47(connexin 46.6,Cx47)。PMLD的发病机制迄今尚不清楚,有研究认为,在同型通道间(星形胶质细胞/星形胶质细胞,A/A)被Cx43/Cx43和Cx30/Cx30异型通道所介导,伴随有Cx26/Cx32不确定的作用;而在异型通道间(星形胶质细胞/少突胶质细胞,A/O),由于受到空间的限制,由Cx43/Cx47和Cx30/Cx32介导,但在少突胶质细胞Cx43/Cx47多于Cx30/Cx32通道。免疫染色切片证实Cx47在少突胶质细胞的表达靠近细胞边缘,并且Cx47的错义突变导致Cx47功能的缺失,因此认为GJA12突变,可能导致Cx47表达变化,进而干扰星形胶质细胞与少突胶质细胞间(A/O)的偶联,从而表现出一系列临床症状和体征。

三、Marchiafava-Bignami 病

1903年,意大利病理学家Marchiafava和Bignami描述了3例酗酒男性患者出现惊厥和昏迷后死亡。患者胼胝体的中间2/3发生严重坏死。多年来,已有数百例类似的报道,大多患者有酗酒史,但也有非酗酒的患者报道。该病至今还未完全阐明。由于该病多发生在慢性嗜酒者,而且常和Wernicke脑病同时共存,因此被推测可能是一种营养缺乏病。

【病理】

本病的病理改变具有明显的特异性,病变主要集中在胼胝体中部。肉眼观察可见有淡红色或灰黄色的软化塌陷区。矢状面上见胼胝体前部的中线附近损害最明显,压部外侧受损严重而中线部很轻。慢性严重的病例呈中央区的黄色裂纹或空腔,周围的组织变薄塌陷。显微镜下见胼胝体中有界限清楚的脱髓鞘区域,而轴索相对完整,仅有大量脂肪和巨噬细胞而无任何炎症现象。有的病例在前或后联合的中央部和桥臂等处也有类似的病变。通常这些脱髓鞘区的周边有一圈完整的白质纤维,在大脑半球,从半卵圆中心到各脑回的白质纤维、小脑上脚,甚至脊髓后索的薄束等也都曾发现对称性的脱髓鞘病变。从病理性质来看,本病几乎和脑桥中央型髓鞘溶解症及营养不良性视交叉的病理变化十分相似,只不过受犯部位不同而已。

【临床表现】

本病多发生在有长期嗜酒癖好的中老年男性。临床症状和严重程度存在很大变异,可以急性、亚急性或慢性起病。常见的表现有:① 意识改变、昏睡或昏迷,可以没有其他肯定的神经系统体征;② 慢性乙醇中毒或戒断样症状,如震颤、惊厥、幻觉、谵妄等,在症状减轻后也可没有固定可靠的体征;③ 进行性痴呆、步态障碍和痉挛,症状可持续多年;④ 精神症状,有表情淡漠、侵犯行为、道德观念错乱或出现性猥亵等行为;⑤ 其他可以出现构音不全、动作迟缓不稳、尿失禁、偏瘫、失语或失用症,出现双侧额叶损害时可表现出思维和动作迟钝、主动能力缺少、明显的抓握反射和吸吮反射、步态缓慢或慌张、基底增宽或有对抗性的肌张力变化等。

【实验室检查】

1. 初步实验室检查 应包括:血常规、肝肾功能、血糖、电解质、心肌酶及标志物、血氨及毒物筛查等。

2. 影像学检查 初步的CT检查主要用于排除颅内占位和脑血管病。MRI是目前最灵敏的诊断工具,由于水肿和髓鞘损伤,急性期快速自旋回波T_2WI常显示胼胝体高信号改变,随着时间推移,T_2高信号有所扩展,T_1WI亦可出现囊性变的表现。虽然胼胝体病变是本病的标志,但也存在胼胝体外白质片状病灶乃至皮质的损害。一般情况下,皮质损伤是在额叶外侧和颞叶,主要集中在第三(有时在第四)皮质层。在这些区域,退化的神经元被神经胶质细胞取代,随后,还被称为羊肚菌皮质层硬化(图3-7-9-2)。

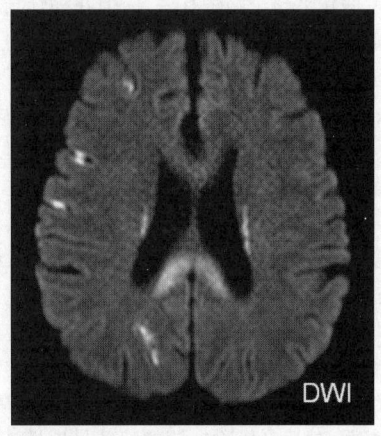

图 3-7-9-2　Marchiafava-Bignani 病 MRI 表现

3. 其他检查 脑电图经常用于评估癫痫发作和意识障碍的水平。神经心理测试可以初步探查大脑右侧和左侧之间的信息传输困难,以及可能损害的功能区。脑活检由于取材限制,并不能反映病变的全貌,但对于鉴别诊断有直接意义。

【诊断和鉴别诊断】

目前尚无确定的诊断标准。以往在出生前获得确诊的例数极少,多在尸体解剖时才发现。对慢性酗酒的表现为双侧额叶损害症状、疑似肿瘤或老年性痴呆的中老年患者,有反复缓解的病程时,应该想到有胼胝体变性的可能。当前,应用CT或MRI检查有可能在疾病早期正确诊断。需要仔细与阿尔茨海默病、阿尔茨海默病伴唐氏综合征、失语症、共济失调与确定的遗传和生化缺陷、中央型脑桥髓鞘溶解、复杂部分性发作、皮质基底神经节变性、额叶和颞叶痴呆症、单纯疱疹病毒性脑炎、

MS、副肿瘤性脑脊髓炎、Pick 病等疾病鉴别。

【治疗与预后】

MBD 治疗方法类似于韦尼克柯萨可夫综合征或乙醇中毒的治疗。最常用的治疗是补充维生素 B_1、其他 B 族维生素（特别是维生素 B_{12}）和叶酸。有报道显示硫胺素、维生素 B_{12}、叶酸和金刚烷胺治疗可以改善患者症状。高剂量的皮质激素也可暂时改善患者的临床症状及 MRI 病灶。

目前尚未能系统地评估患者的预后，CT 和 MRI 的应用使很多患者被早期发现而得以早期干预，因此预后明显改善。生存的患者应接受康复训练和营养咨询。

四、中央型脑桥中央髓鞘溶解症

中央型脑桥中央髓鞘溶解症（central pontine myelinolysis，CPM）是临床罕见的与代谢紊乱相关的脱髓鞘疾病。由 Adams 在 1958 年首次在慢性乙醇中毒或营养不良的患者中发现，发病后患者出现痉挛性四肢瘫痪、假性延髓性麻痹，并出现昏迷，甚至很快死亡，病理检查的主要发现是脑桥基底部大面积对称性脱髓鞘病变，髓鞘脱失明显，但并不存在炎症反应，考虑这种脱髓鞘病变与代谢紊乱相关，而非炎性脱髓鞘。另外，长期性低钠血症的患者，当血钠纠正过快，也可以出现 CPM 表现。随着影像学手段的进步，很多 CPM 患者可以在出生前诊断。

【病理】

CPM 最显著的病理改变就是在脑干水平面可见脑桥基底部中央灰色呈细颗粒状的病灶（图 3-7-9-3）。病灶大小可从数毫米到占据几乎整个脑桥基底部，但在病灶与脑桥表面之间总有一圈正常髓鞘存在。病灶可从背部至内侧丘系，非常严重时可延伸至其他被盖部结构。极少见的情况下病灶可扩展至中脑，但从未牵涉到延髓，在脑桥有严重病变的病例中，有时可在丘脑、下丘脑、纹状体、内囊、深层脑皮质及相近的脑白质发现与脑桥病变相似，对称分布的脱髓鞘区，称之为脑桥外髓鞘溶解（extrapontine myelinolysis），显微镜下病灶最基本的特点是受累区髓鞘的全部破坏与相对完好的轴突及桥核神经细胞，病变总是从脑桥中心开始，且病变最严重的部位也是此处，有时发展成明显的组织坏死，在脱髓鞘区可见反应性吞噬细胞与神经胶质细胞，但无少突胶质细胞，引人注目的是病灶无其他炎症反应存在。目前对此病的共识是：一些脑局部区域，特别是脑桥基底部，对某些代谢失调的特殊易感性造成了 CPM。这种代谢失调既可能是迅速或过度纠正的低钠血症，也可能是严重高渗血症。

目前临床对 CPM 病因和发生机制的看法不一致，普遍认为 CPM 是由某些严重疾病所致。Dieterle 等总结了 1985 年以前报道的 315 例 CPM，居前 2 位的病因为慢性乙醇中毒（41.0%）和电解质紊乱［尤其是低钠血症（32.0%）］。回顾性分析国内 1999—2005 年报道的 72 例 CPM，首位病因是各种原因导致的水电解质紊乱（特别是低钠血症）及快速纠正史 39 例（54.0%），其次是乙醇中毒（26.3%），其他病因包括垂体危象、放疗后、糖尿病、白血病、垂体瘤术后，另外肝移植术后、产后出血伴垂体功能不全、席汉综合征伴低钾血症、血液透析后等均有个案报道。

【临床表现】

本病为散发，任何年龄均可发生，女性患者更多，儿童病例也不少见。患者往往存在酗酒、肝脏疾病、营养不良、低钠血症、器官移植以及一些慢性消耗性疾病的病史。

主要的临床表现往往在原发病的基础上发生，并为之掩盖，因此往往容易漏诊。需要关注以下表现：① 肢体运动症状，急性出现的四肢迟缓性瘫痪逐渐发展为痉挛性瘫痪；② 假性球麻痹症状，如咀嚼、吞咽和构音障碍；③ 眼球运动障碍和眼球震颤，主要是水平凝视麻痹，如出现垂直凝视麻痹提示病变累及中脑；④ 闭锁综合征，患者保持警觉性，仅能以垂直眼球活动表达表非；⑤ 意识改变、睡眠节律的改变、癫痫发作等提示存在脑桥外髓鞘溶解。

【诊断与鉴别】

MRI 是临床确诊 CPM 首选检查方法，主要表现为脑桥基底部对称性 T_1 低信号、T_2 高信号病灶（图 3-7-9-4）。弥散加权成像（DWI）对检出早期脱髓鞘病变更为灵敏，这是由于原发病往往是水电解质紊乱，导致细胞渗透性损伤，而 DWI 对水的变化非常敏感。临床症状和 MRI 上出现的病灶并不同步，往往有 1~2 周的时间差。故对怀疑 CPM 的患者，应于临床症状出现 10~14 d 后复查头颅 MRI，以免漏诊。在临床症状出现 1 周内脑 MRI 可显示异常信号，发病 2~3 周异常信号达到高峰。不同于脑桥肿瘤、梗死及其他脱髓鞘疾病，CPM 无明显占位效应，对比增强多不明显，而脑桥肿瘤有占位效应；CPM 病灶对称而不符合血管走行与分布。治疗后复查脑 MRI 病灶缩

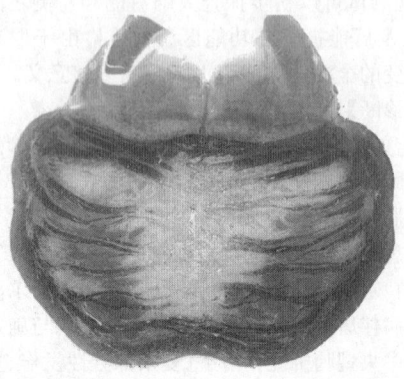

图 3-7-9-3　脑桥中央髓鞘溶解症病理

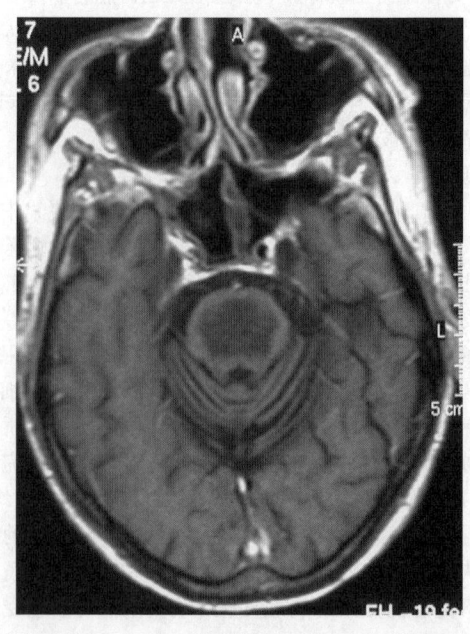

图 3-7-9-4　脑桥中央髓鞘溶解症 MRI 表现

小,也可完全恢复,说明脱髓鞘病变存在可逆性。

【治疗与预后】

由于 CPM 和低血钠症关系密切,正确处理低钠血症可减少 CPM 的发生。低钠血症的最佳治疗方案目前尚未确定,以下治疗方案已得到临床公认:① 治疗应以神经系统症状为依据,而不是以血钠的绝对值为依据;② 无症状且神经系统未受

累的患者,无论血钠值多少,均不应输注高渗钠溶液。文献报道,纠正血钠速度每天不应≥8 mmol/L。临床实践证明,低钠血症的处理应个体化,必须考虑其严重程度、病因和发生低钠的时间。除常规治疗外,可能的有效治疗包括促甲状腺素释放激素的使用、血浆置换、单用糖皮质激素或联合血浆置换及静脉应用免疫球蛋白等。

第八章　发作性疾病

第一节　癫痫的病因、发病机制和分类

虞培敏　洪　震

癫痫(epilepsy)是一组由于脑部神经元异常过度放电所引起的突然、短暂、反复发作的中枢神经系统功能失常的慢性疾病和综合征。按照异常放电神经元涉及部位和放电扩散范围的不同,临床上可表现为不同的运动、感觉、意识、自主神经等的功能障碍,或兼而有之。一次神经元的突然异常放电所致短暂过程的神经功能障碍称为癫痫发作(epileptic seizure),是脑内神经元过度和(或)超同步化异常电活动的临床表现。癫痫是一种非热性痫性发作,这种发作性异常放电是不伴发热的。一般发作均在 1 次以上,可以在任何时间内发生,有自然缓解的特点,在发作间歇期,除脑电图偶有异常放电外,患者生活工作如常。

【病因】

癫痫按照病因可分为原发性、症状性和隐源性 3 种类型。

(一) 原发性癫痫

通过详细询问病史与体格检查及目前所能做到的各种辅助检查均未能找到引起癫痫发作的原因,临床上称原发性癫痫,又称特发性癫痫。这组癫痫的发生可能与遗传因素有关,约占全部癫痫的 2/3。

(二) 症状性癫痫

任何局灶性或弥漫性脑部疾病,以及某些全身性疾病或系统性疾病均可引起癫痫发作。癫痫发作只是脑部疾病或全身性疾病的一个症状,故又称症状性癫痫,约占癫痫患者总数的23%～39%。

1. 局限或弥漫性脑部疾病

(1) 先天性异常:染色体畸变、脑穿通畸形、小头畸形、先天性脑积水、胼胝体发育不全、脑皮质发育不全等。

(2) 头颅损伤:颅脑外伤和产伤。

(3) 炎症:中枢神经系统细菌、病毒、真菌、寄生虫、螺旋体等感染,以及 AIDS 的神经系统并发症。

(4) 脑血管病:脑动静脉血管畸形、脑动脉粥样硬化、脑栓塞、脑梗死和脑出血及脑动脉硬化性脑病等。

(5) 颅内肿瘤:原发性脑胶质瘤、脑膜瘤及脑转移性肿瘤。

(6) 代谢遗传性疾病:结节硬化症、脑-面血管瘤病、苯丙

酮尿症等。

(7) 变性病:阿尔茨海默病(AD)等。

2. 全身或系统性疾病

(1) 缺氧:CO 中毒、麻醉意外等。

(2) 新陈代谢及内分泌障碍:尿毒症、高尿素氮血症、肝性脑病、低血糖、碱中毒、甲状旁腺功能亢进、水潴留等。

(3) 心血管疾病:心脏骤停、高血压脑病等。

(4) 高热:热性惊厥。

(5) 子痫。

(6) 中毒:乙醇、醚、氯仿、樟脑、异烟肼、他巴唑(甲巯咪唑)、重金属铅、铊等中毒等。这些因素一旦祛除后,可能不再引起发作。

(三) 隐源性癫痫

指目前虽然尚未找到肯定的致痫原因,但随着科学技术的发展,致病原因日渐清晰,尤其是在基因和分子医学的广泛应用和快速发展的情况下,随着部分癫痫在分子水平的病因被确定,隐源性癫痫将日趋减少。

(四) 相关因素

癫痫发作还受到许多因素的影响,若能对这些因素加以调整,可以减少或有利于控制发作。

1. 年龄　60%～80%的癫痫初发年龄在 20 岁以前,各年龄段的病因各不相同,其分布如表 3-8-1-1 所示。

表 3-8-1-1　各年龄组癫痫的常见原因

年龄组	常见原因
0～2 岁	围生期损伤、先天性畸形、代谢性障碍、婴儿中枢神经系统感染
2 岁以上～12 岁	中枢神经系统感染、原发性癫痫、围生期损伤发热惊厥、神经皮肤综合征
12 岁以上～18 岁	原发性癫痫、颅脑外伤、血管畸形、围生期损伤、先天性代谢异常
18 岁以上～35 岁	颅脑外伤、脑肿瘤、原发性癫痫、脑寄生虫病
35 岁以上～65 岁	颅内肿瘤、颅脑外伤、脑血管病、代谢障碍(如尿毒症、肝性脑病、低血糖及电解质紊乱等)、脑寄生虫病
>65 岁	脑血管病、脑肿瘤(原发性、转移性)、Alzheimer 病等

2. 睡眠与觉醒周期　癫痫发作与睡眠觉醒周期密切相

关。例如婴儿痉挛症、良性中央回-颞区棘波灶癫痫以及具有枕叶棘波的良性癫痫基本均在睡眠时发作；精神运动性癫痫（复杂部分发作性癫痫）亦多在睡眠时发作；强直-阵挛性发作常在清晨刚醒时发作，有时持续少睡可诱发癫痫发作。觉醒时发作的癫痫最常见的是原发性全身性癫痫（IGE），如典型失神发作、青少年肌阵挛癫痫（JME）和癫痫伴觉醒期大发作（EGMA）等。

3. 月经和内分泌　女性癫痫患者常在经前期发作增多或加重。少数仅在月经期发生癫痫或发作频率明显增加者称为经期性癫痫。妇女妊娠时癫痫发作次数增多或减少不定。少数仅在妊娠期发生癫痫者称为妊娠期癫痫。

4. 遗传因素　遗传因素可通过多种途径影响癫痫发作。①有家族史原发性癫痫者，其患病率较普通人群增高 6～10 倍，系由遗传因素降低个体痫性发作阈值所致。②某些遗传性疾病的基因突变是引起癫痫的原因，如许多遗传性疾病及进行性肌阵挛性癫痫等。③遗传因素与癫痫发作有关，近年经过大量实验研究和临床资料提示基因异常是 40％以上癫痫患者的病因，已有 6 种常见全身性癫痫的基因被克隆，141 种单基因遗传性疾病有癫痫发作，1 000 种以上基因突变与癫痫发作有关。如青少年肌阵挛癫痫（juvenile myoclonic epilepsy，JME）的基因突变位点在 6p21. 3 区（EJM1），为常染色体显性遗传，外显率为 70％；良性家族性新生儿惊厥（benign familial neonatal convulsion，BFNC）的基因突变位点位于 20q13. 3（EBN1）和 8q24（EBN2），EBN1 外显率高，为常染色体显性遗传；而 Unverricht - Lundborg 型进行性肌阵挛癫痫（progressive myoclonic epilepsy，PME）的基因突变位点在 21q22（EPM1 GSF＊）等。

5. 其他因素　疲劳、饥饿、便秘、饮酒、情绪激动及各种一过性代谢紊乱和过敏反应，都能激发患者的癫痫发作。另外，过度换气对失神性癫痫发作，过度饮水对强直阵挛性癫痫发作，闪光刺激对肌阵挛性癫痫发作均有诱作用。有些患者仅在某种特定条件刺激下发作，如闪光、音乐、惊吓、阅读、书写、沐浴、下棋等，统称为反射性癫痫（reflex epilepsy）。

【发病机制】

癫痫发作的类型十分复杂，但其共同点是脑内某些神经元的异常持续兴奋性增高和阵发性放电。这些神经元兴奋性增高的原因及这些兴奋性如何扩散至今尚不清楚，但突触间兴奋性传递障碍可能与之有关，主要有如下假设。

（一）神经递质的失平衡

可能是癫痫发作的原因，γ-氨基丁酸（GABA）是中枢神经系统主要的抑制性神经递质，GABA 型受体介导 Cl^- 跨膜通过，发生膜的去极化，抑制神经元的兴奋性。GABA$_A$ 受体还通过 K^+ 通道与细胞内鸟苷三磷酸蛋白结合，特异性调节以增加细胞的去极化。因此皮质中许多 GABA 能神经元通过前置与反馈通路的相互作用调控神经元兴奋性活动。谷氨酸是脑内主要的兴奋性神经递质，它通过许多受体亚型而兴奋神经元。N-甲基-D-天冬氨酸（NMDA）受体是一种离子型受体，它的拮抗剂有抗癫痫作用，而它的受体协同剂则有致癫痫作用。因此，脑内 GABA 受体兴奋性与 NMDA 受体兴奋性的失平衡是致痫的主要递质基础，而这两种受体功能的失平衡又是神经元突触传递的离子通道异常所致。

（二）轴突发芽

轴突发芽（axonal sprouting）可能是神经元异常放电的形态学基础。在人和动物的各个脑区，以海马 CA3 区的锥体神经元最易发生痫样活动。而齿状回的颗粒细胞上由于存在许多抑制性突触，从而抑制痫样放电的产生。海马硬化的病理改变中发现有苔藓状纤维发芽（mossy-fiber sprouting，MFS）现象。电刺激正常海马切片的颗粒细胞不能引起痫样放电，但在有 MFS 改变的海马切片中 87％的颗粒细胞可引起痫样放电。在应用红藻氨酸处理致病动物模型的海马切片中可以看见 MFS。若以微量谷氨酸激活齿状回的颗粒细胞，64％的细胞出现兴奋性后突触电位频率的增高，这说明 MFS 使齿状回的颗粒细胞间建立了返回性兴奋性突触回路。局部外伤或药物刺激可能促使皮质 MFS 的形成，从而在神经元间形成返归性兴奋性突触回路而促使发生痫样活动。

（三）遗传因素

遗传因素是癫痫发生的内因，外因通过内因起作用亦是癫痫发生的基础。众所周知，许多癫痫患者有家族倾向。许多研究已证明了某些癫痫的遗传基因和基因定位。例如，良性家族性新生儿惊厥（benign familial neonatal convulsion，BFNC）系由位于 20q13. 3 和 8q24 位置上的 K^+ 通道基因 KCNQ2 和 KCNQ3 突变所致，钾电流的减弱可诱发痫样发作。常染色体显性遗传夜发性额叶癫痫（autosomal dominant nocturnal frontal lobe epilepsy，ADNFLE）与位于 20q13. 2 上编码烟碱型乙酰胆碱受体（nAchR）α$_4$ 亚单位的 Ca^{2+} 通道基因（CHRNA4）突变有关。近年来又发现位于 1 号染色体上编码 nAchR β$_2$ 亚单位的 CHRNB2 基因突变也与 ADNFLE 的发生有关，位于突触前膜上的有些 AChR 具有促进末梢释放 GABA 的功能，在基因突变后 Ca^{2+} 经受体通道的内流减少，使突触的 GABA 释放减少，降低了抑制性神经递质而诱发痫样发作。近期的研究还发现特发性颞叶癫痫（idiopathic temporal lobe epilepsy）与 K^+ 通道基因改变的关系也十分密切，编码内向整流 K^+ 通道的 KCNJ4 基因在特发性颞叶癫痫患者脑内表达水平明显下调，这种改变很可能导致神经元对过度 K^+ 负荷的缓冲能力下降，细胞兴奋性增加，最终导致异常放电发生。家族性伴发热惊厥的全身性癫痫附加症（generalized epilepsy with febrile seizure plus，GEFS$^+$）系由 2q24 - q33 位置上的 SCN1A、SDN2A、SCN3A 基因簇和 19q13. 1 位置上编码 Na^+ 通道 β$_1$ 亚单位的基因（SCN1B）突变，使 Na^+ 通道兴奋失活不能导致神经元持续去极化而致病；另外有研究发现该综合征还与 GABA 受体变异有关，其中，特别是编码 GABA$_A$ 受体 γ$_2$ 亚单位的 GABRG2 基因突变是目前较为肯定的与 GEFS$^+$ 发生有关的遗传学证据，近年来的研究在散发性 GEFS$^+$ 病例中也检测到 GABRG2 基因的多态位点 C588T 等位基因频率与正常对照组比较有明显差异，突变前后其二级结构发生明显变化，破坏了 mRNA 二级结构的稳定性，引起相关蛋白表达水平改变从而影响功能。此外，尚有家族性成年肌阵挛发作与 8q、19q SCN1B 基因突变，良性中央回发作与 16q 等部位的基因异常有关。

（四）离子通道病学说

离子通道病学说在遗传性癫痫发病机制中的重要性不言而喻。越来越多的研究表明，离子通道的改变是引起神经元内在兴奋性不平衡的物质基础。大部分遗传性癫痫的分子机制为离子通道或相关分子的结构或功能改变,离子通道改变在继发性局灶性癫痫的发病中也起重要作用。目前研究已明确与癫痫密切相关的离子通道如下。

1. 钾通道异常 目前在人类已证实 M 型 VGKC 病变导致良性家族性新生儿癫痫(BFNS),M 型钾通道由 2 个 Q2 与 2 个 Q3 亚单位组成,任何一个亚单位突变均可导致外向性钾电流减少,出现细胞兴奋性增高和癫痫。另外,A 型钾通道可产生瞬间的外向钾电流,阻断 A 型钾通道可导致严重的癫痫发作,其在皮质异位局灶性癫痫灶中的作用已被证实,A 型钾通道调节因素的作用也已逐渐在人类癫痫中证实,如 EFHC1、EFHC2 基因与青少年肌阵挛性癫痫(JME)有关。

2. 钠通道异常 SCN1A、SCN2A 基因的突变可使钠通道失活延缓,从而在静息状态下产生持续性钠内流,使膜电位慢性去极化,细胞兴奋性增高。SCN1A、SCN2A 的异常可导致人类的婴儿重症肌阵挛癫痫(SME)、伴热性惊厥的全身性癫痫附加症(GEFS⁺)、良性家族性新生儿婴儿癫痫(BFNIS)、严重的癫痫性脑病等。钠通道的 β 亚单位本身不构成通道,但参与通道开放的调节,SCN1B 突变可使钠电流的时程延长,从而增加细胞的兴奋性,人类 SCN1B 异常可导致 GEFS⁺,另外 SCN1B 可能与失神、肌肉阵挛等多种特发性癫痫类型有关。

3. 钙通道异常 CACNA1H 基因突变与 T 型钙通道异常在儿童失神性癫痫发作中的作用已得到临床和实验证实,目前尚无钙通道基因异常导致单基因疾病的报道。

4. 配基门控型通道 配基门控型通道又称受体,通过与外源性作用物结合,使通道开放或关闭而产生相应的离子流与兴奋性的改变,如 GABA 受体亚单位突变可导致 GEFS⁺、SME(GABRG2 突变)、JME(GABRA1 突变)、特发性全身性癫痫 IGE(GABRD 突变)及儿童失神性癫痫 CAE(GABRG2 突变),还有烟碱型乙酰胆碱受体基因(CHRNA4、CHRNB2)异常导致常染色体显性遗传性夜发性额叶癫痫,则由于烟碱受体 α₄ 或 β₂ 亚单位的异常,使其对激活物敏感性增加而出现癫痫(表 3-8-1-2)。

表 3-8-1-2 部分已知离子通道相关的单基因及多基因遗传性癫痫

癫痫类型	致病基因	基因产物
单基因遗传性癫痫		
良性家族性新生儿癫痫(BFNS)	KCNQ2、KCNQ3	M 型钾通道 Q2、Q3 单位
良性家族性新生儿婴儿癫痫(BFNIS)	SCN2A	Ⅱ型钠通道 α 亚单位
伴热性癫痫发作的全身性癫痫附加症(GEFS⁺)	SCN1B、SCN1A、SCN2A、GABAG2	钠通道 β 亚单位、Ⅰ型Ⅱ型钠通道 α 亚单位、GABA_A 受体亚单位
婴儿重症肌阵挛癫痫(SME)	SCN1A	Ⅰ型钠通道 α 亚单位
常染色体显性遗传性夜发性额叶癫痫(ADNFLE)	CHRNA4、CHRNB2	烟碱型乙酰胆碱受体 α₄、β₂ 亚单位
青少年肌阵挛性癫痫(JME)	GABRA1	GABA_α 亚单位
常染色体遗传性伴听觉特征的部分性癫痫(ADPEAF)	LGI1	富亮氨酸胶质瘤失活蛋白
多基因遗传性癫痫		
特发性全身性癫痫(IGE)	CLCN2、GABRD	氯离子通道、GABAδ 亚单位
儿童失神性癫痫(CAE)	CACNA1H	T-型钙通道
青少年肌阵挛性癫痫(JME)	BRD2、EFHC1、EFHC2	转录调节因子、钙感受器

癫痫的发生机制十分复杂,除上述因素外,免疫机制亦参与其发生,可能系自身抗体与神经元突触传递中的受体结合,导致受体破坏、再生和轴突发芽而使兴奋通路错误传递。

【分类】

国际抗癫痫联盟(ILAE)在过去大量工作的基础上,于 1981 年和 1989 年分别提出了癫痫发作的临床及脑电图分类(classification of epileptic seizures)和癫痫与癫痫综合征的分类(classification of epilepsies and epileptic syndromes)。现简要介绍如下。

(一) 癫痫发作的临床及脑电图分类(ILAE,1981)

1. 部分性发作(局灶性、局限性发作)

(1) 单纯部分性发作(无意识障碍)。

1) 以运动症状为表现的发作:① 局限性运动性发作(不进展);② 局限性运动性发作逐渐扩延(Jacksonian 发作);③ 扭转性发作;④ 姿势性发作;⑤ 发音性(发声或语言中断)发作。

2) 躯体感觉或特殊感觉性发作(简单幻觉,如麻木、闪光、嗡鸣):① 躯体感觉性;② 视觉性;③ 听觉性;④ 嗅觉性;⑤ 味觉性;⑥ 眩晕性。

3) 自主神经症状或体征(包括上腹部感觉、苍白、出汗、潮红、竖毛、瞳孔散大等)。

4) 精神症状(高级大脑皮质功能障碍):① 语言困难;② 记忆障碍(似曾相识);③ 认知(梦样状态、时间的歪曲);④ 情感性(恐惧、发怒或其他情感状态);⑤ 错觉(视物显大症);⑥ 结构性幻觉(如音乐、景象)。

(2) 复杂部分性发作(有意识障碍,有时从单纯部分性发作开始)。

1) 单纯部分性发作继以意识障碍:① 单纯部分性发作继之以意识障碍;② 自动症。

2) 开始即有意识障碍:① 仅有意识障碍;② 有自动症。

(3) 部分性发作发展至继发全身性发作(可以是全身强直-阵挛、强直或阵挛性发作)。

1) 单纯部分性发作发展至全身性发作。

2) 复杂部分性发作发展至全身性发作。

3) 单纯部分性发作发展为复杂部分性发作再进展为全身性发作。

2. 全身性发作(非局限开始的发作)

(1) 失神发作。

1) 典型失神性发作(①～⑥可以单独或合并出现): ① 仅有意识障碍;② 伴有轻度阵挛;③ 伴发肌张力丧失;④ 伴有强直性肌肉收缩;⑤ 有自动症;⑥ 有自主神经症状。发作时脑电图上双侧性 3 次/s 的棘-慢波。

2) 不典型失神发作,可以有: ① 更为明显的肌张力改变;② 发作开始和(或)终止均不突然。

(2) 肌阵挛发作(单一或多发)。

1) 阵挛性发作。

2) 强直性发作。

3) 强直-阵挛性发作。

4) 失张力性发作。

3. 不能分类的癫痫发作 包括因资料不全而不能分类的各种发作以及迄今所记录的类型不能包括者,如某些新生儿发作: 节律性眼动、咀嚼及游泳样运动。

(二) 癫痫和癫痫综合征的分类(ILAE,1989)

1. 与部位相关(局灶性、局限性、部分性)癫痫及综合征

(1) 特发性(起病与年龄有关)。

1) 具有中央、颞区棘波的良性儿童癫痫。

2) 具有枕叶爆发的儿童癫痫。

3) 原发性阅读性癫痫。

(2) 症状性。

1) 慢性进行性部分性癫痫状态。

2) 以特殊状态诱发发作为特征的综合征: ① 颞叶癫痫;② 额叶癫痫;③ 顶叶癫痫;④ 枕叶癫痫。

2. 全身性癫痫及综合征

(1) 特发性(起病与年龄有关)。

1) 良性家族性新生儿惊厥。

2) 良性新生儿惊厥。

3) 良性婴儿肌阵挛性癫痫。

4) 儿童失神性癫痫。

5) 青少年失神性癫痫。

6) 青少年肌阵挛性癫痫。

7) 具有大发作的癫痫。

8) 醒觉时具有大发作(GTCS)的癫痫。

9) 其他全身特发性癫痫。

10) 以特殊状态诱发发作的癫痫。

(2) 隐源性或症状性。

1) West 综合征(婴儿痉挛症)。

2) Lennox - Gastaut 综合征。

3) 肌阵挛站立不能性癫痫。

4) 肌阵挛性失神性癫痫。

(3) 症状性。

1) 非特殊病因。

2) 早期肌阵挛性脑病。

3) 早期婴儿癫痫性脑病伴有爆发抑制(大田原综合征)。

4) 其他症状性全身性癫痫。

(4) 特殊综合征(合并于其他疾病的癫痫发作,包括有发作及以发作为主要症状的疾病)。

3. 不能确定为限局性或全身性的癫痫及综合征

(1) 兼有全身性和限局性发作。

1) 新生儿发作。

2) 婴儿严重肌阵挛性癫痫(Dravet syndrome)。

3) 慢波睡眠期持续棘慢复合波癫痫(ESES)。

4) 获得性癫痫性失语(Landau - Kleffner 综合征)。

5) 其他不能确定的癫痫。

(2) 未能确定为全身性或限局性者,在临床及脑电图不能确定为全身性或限局性的全身强直-阵挛发作,如很多睡眠期的 GTCS。

4. 特殊综合征 与以下情况相关的发作。

(1) 热性惊厥。

(2) 发作或孤立癫痫状态。

(3) 仅发生于急性代谢性或中毒性事件的发作,如乙醇中毒、药物、子痫、非酮症性高甘氨酸血症。

国际抗癫痫联盟关于癫痫和癫痫发作分类的方案,在临床应用中发现仅用上述两种分类很难将有些发作归入某一发作类型,随着近年来基因学与分子生物学、中枢神经递质、分子电生理及临床电生理等学科的发展,ILAE 于 2001 年又提出了修改上述方案的建议,新方案总结了今年来癫痫学研究的进展,更为全面与完整,其目的是希望有助于了解癫痫分类学的新观点,是否使用于临床还有待于在使用中不断完善和修改。新方案由 5 个层次组成: ① 发作期症状学,根据标准描述性术语对发作时的症状进行详细的描述;② 发作类型,确定患者的发作类型,如有可能应明确大脑定位,如为反射性发作需指明特殊的刺激因素;③ 综合征,进行癫痫综合征的诊断;④ 病因,如可能根据经常合并癫痫或癫痫综合征的疾病分类确定病因,或症状性癫痫的特殊病理基础;⑤ 损伤,评价癫痫造成损伤的程度。

(三) 癫痫发作和癫痫综合征分类(ILAE,2001)

国际抗癫痫联盟(ILAE)的分类和命名委员会分别提出了癫痫发作的临床和脑电图分类修改草案(1981)和癫痫及癫痫综合征的分类建议(1989)。但是上述分类仍有许多不尽完美的地方,例如: ① 某些患者并不能给出综合征的诊断;② 随着知识的更新,癫痫发作类型和综合征的含义也在发生改变;③ 完整和详尽的症状学描述有时并非必要;④ 多种分类方案应该以具体目的而设立,如交流和教学、治疗试验、流行病学调查、手术患者筛选、基础研究、遗传特征等。鉴于此 1997 年新成立的 IALE 分类和命名委员会特别工作组就以下 4 个方面内容重新进行讨论修正,包括发作事件的术语描述、癫痫发作、癫痫综合征和癫痫病、癫痫相关功能障碍。2001 年 Epilepsia 发表了发作事件的术语描述,癫痫发作、癫痫综合征及癫痫病的分类,并提出了诊断方案,具体包括以下 5 个层次: ① 症状学描述;② 癫痫发作类型;③ 综合征诊断;④ 病因诊断;⑤ 癫痫相关功能障碍。同时对部分术语和概念重新进行了界定。现简要介绍如下。

1. 关键术语的界定

(1) 癫痫发作类型(epileptic seizure type):是指代表独特病理生理机制和解剖学基础的发作性事件。此诊断层次包含了病因、治疗反应和预后信息(新概念)。

(2) 癫痫综合征(epilepsy syndrome):包含复杂症状和体

征的独特临床实体,可包含一组疾病或不同发作类型。不能简单地用癫痫发作类型来诊断,如额叶癫痫不能构成为综合征(概念更新)。

(3)癫痫病(epileptic disease):病因单一、明确的疾病。如进行性肌阵挛癫痫只能是综合征诊断,而Unverricht - Lundborg病是癫痫病诊断(新概念)。

(4)癫痫性脑病(epileptic encephalopathy):是指癫痫本身造成的进行性脑功能障碍(新概念)。

(5)良性癫痫综合征(benign epilepsy syndrome):是指那些容易治疗、能完全缓解或不需要治疗的一组癫痫发作类型(概念细化)。

(6)反射性癫痫综合征(reflex epilepsy syndrome):所有发作类型被感觉刺激所促发。可以是局灶性和全身性发作综合征的表现之一,也可以呈孤立性发作。以下情形,如发热、乙醇戒断诱发者不能列入(概念更新)。

(7)局灶性癫痫发作和综合征(focal seizures and syndrome):替代部分性发作和部位相关性癫痫综合征(术语改变)。

(8)简单和复杂部分性发作(simple and complex partial epileptic seizures):这些术语不再推荐,也不废止。意识改变可以用于描述具体的发作类型,但不用来区分它们(新概念)。

(9)特发性癫痫综合征(idiopathic epilepsy syndrome):是指缺乏器质性脑损伤和伴发其他症状体征的癫痫综合征。可能是遗传性,与年龄相关(术语未变)。

(10)症状性癫痫综合征(symptomatic epilepsy syndrome):是指存在明确器质性脑损伤的癫痫综合征(术语未变)。

(11)可能为症状性癫痫综合征(probably symptomatic epilepsy syndrome):以前称为隐源性,是指病因尚未明确的症状性癫痫综合征(新术语)。

2.癫痫发作类型及反射性癫痫促发因素

(1)自限性发作类型(self-limited seizure types)。

1)全身性发作(generalized seizures)。

• 强直-阵挛发作(包括变异型始发阵挛或肌阵挛期)[tonic-clonic seizures(includes variations beginning with a clonic or myoclonic phase)]。

• 阵挛性发作(伴或不伴强直)[clonic seizures(without tonic features/with tonic feature)]。

• 典型失神发作(typical absence seizure)。

• 不典型失神发作(atypical absence seizure)。

• 肌阵挛失神发作(myoclonic absence seizure)。

• 强直性发作(tonic seizure)。

• 痉挛(spasms)。

• 肌阵挛发作(myoclonic seizure)。

• 泛化性双侧肌阵挛(massive bilateral myoclonus)。

• 眼睑肌阵挛(伴或不伴失神)[eyelid myoclonia(without absence/with absence)]。

• 肌阵挛失张力性发作(myoclonic atonic seizure)。

• 负性肌阵挛性发作(negative myoclonus)。

• 失张力性发作(atonic seizure)。

• 全身性癫痫反射性发作综合征(reflex seizures in generalized epilepsy syndrome)。

• 后脑新皮层发作(seizures of the posterior neocortex)。

• 新皮层颞叶癫痫(neocortical temporal lobe seizure)。

2)局灶性发作(focal seizure)。

• 局灶感觉性发作(focal sensory seizure):① 伴有初级感觉症状如枕叶或顶叶癫痫(with elementary sensory symptoms,e.g.,occipital and parietal lobe seizure);② 伴有经验性症状如颞顶枕交界的癫痫发作(with experiential sensory symptoms,e.g.,temporoparieto occipital junction seizure)。

• 局灶性运动性发作(focal motor seizure):① 阵挛性发作(with elementary clonic motor sign);② 伴有非对称性强直性发作如运动辅助区发作(with asymmetrical tonic motor seizure,e.g.,supplementary motor seizure);③ 伴典型自动症如颞叶内侧面发作(with typical automatisms,e.g.,mesial temporal lobe seizure);④ 伴有运动过多自动症(with hyperkinetic automatism);⑤ 伴有局灶负性肌阵挛(with focal negative myoclonus);⑥ 伴抑制性运动发作(with inhibitory motor seizure)。

• 发笑性发作(gelastic seizure)。

• 偏侧肌阵挛发作(hemiclonic seizure)。

• 继发性全身性发作(secondarily generalized seizure)。

• 局灶性癫痫反射性发作综合征(reflex seizures in focal epilepsy syndrome)。

(2)持续性发作类型(continuous seizure type)。

1)全身性发作持续状态。

• 全身性强直-阵挛持续状态。

• 阵挛发作持续状态。

• 失神发作持续状态。

• 强直发作持续状态。

• 肌阵挛发作持续状态。

2)局灶性发作持续状态。

• Kojevnikov部分发作连续状态(epilepsia partialis continua of Kojevnikov)。

• 先兆连续状态(aura continua)。

• 边缘叶发作持续状态(精神运动性发作持续状态)(limbic status epilepticus,psychomotor status)。

• 伴偏瘫体征的偏侧发作持续状态(hemiconvulsive status with hemiparesis)。

(3)反射性癫痫促发因素:视觉刺激(如闪光)、思考、音乐、进食、习惯性动作、体感刺激、本体觉刺激、阅读、热水、惊吓。

3.癫痫综合征及相关状况的分类

(1)良性家族性新生儿癫痫发作。

(2)早期肌阵挛性脑病。

(3)Ohtahara综合征。

(4)婴儿游走性部分性发作。

(5)West综合征。

(6)婴儿良性肌阵挛癫痫。

(7)良性家族性婴儿癫痫发作。

(8)良性婴儿癫痫发作(非家族性)。

(9)Dravet综合征。

(10)HHE综合征。

(11)非进展性脑病中的肌阵挛持续状态。

(12)良性儿童癫痫伴颞中央棘波发放。

（13）早期起病的良性儿童枕叶癫痫（Panayiotopoulos 型）。

（14）晚期起病的儿童枕叶癫痫（Gastaut 型）。

（15）癫痫伴肌阵挛失神性发作。

（16）癫痫伴肌阵挛站立不能发作。

（17）Lennox‐Gastaut 综合征。

（18）癫痫伴慢波睡眠中持续棘慢复合波发放。

（19）儿童失神性癫痫。

（20）进行性肌阵挛性癫痫。

（21）特发性全身性癫痫：青少年失神癫痫、青少年肌阵挛癫痫、仅有全身强直阵挛发作的癫痫。

（22）反射性癫痫：特发性光敏性枕叶癫痫、其他视觉敏感性癫痫、原发性阅读性癫痫、惊吓性癫痫。

（23）常染色体显性夜发性额叶癫痫。

（24）伴热性惊厥的全身性癫痫。

（25）家族性（常染色体显性遗传）局灶性癫痫。

（26）症状性（或可能为症状性）局灶性癫痫。

1）边缘叶癫痫：伴海马硬化的内侧颞叶癫痫、根据特定病因确定的内侧颞叶癫痫、根据部位和病因确定的其他类型。

2）新皮质癫痫：Rasmussen 综合征、偏侧抽搐‐偏瘫综合征、表现根据部位和病因确定的其他类型、婴儿早期游走性局灶性发作。

（27）无需诊断为癫痫的情况：良性新生儿癫痫发作、热性惊厥、反射性发作、酒精戒断性发作、药物或其他诱发的癫痫发作、即可与早期颅脑损伤后的发作、单次发作或单次丛集性发作、偶尔的反复发作（寡癫痫）。

4.常伴发癫痫和癫痫综合征的病因学分类

（1）进行性肌阵挛癫痫：蜡样脂褐质沉积症、神经氨酸沉积症、Lafora 病、Unverricht‐Lundborg 病、神经轴性营养不良、肌阵挛癫痫伴破碎肌红纤维（MERRF）、齿状核‐红核‐苍白球‐路易体萎缩、其他。

（2）神经皮肤综合征：复杂型结节型硬化、神经纤维瘤病、脱色性黑色素过少症、表皮痣综合征、Sturge‐Weber 综合征。

（3）皮质发育异常所致畸形：孤立性无脑回、Miller‐Dieker 综合征、X 连锁遗传性无脑回、皮质下灰质带异位症、脑室周围结节灰质异位症、局灶性灰质异位症、单侧巨脑回、双侧大脑裂周综合征、单侧多发性微小脑回、脑裂畸形、局灶性和多灶性皮层发育不全、细微脑发育不全。

（4）其他脑畸形：Aicardi 综合征、PEHO 综合征、Acrocallosal 综合征、其他。

（5）肿瘤：胚胎发育不良神经上皮肿瘤（DNET）、神经节细胞瘤、神经节胶质瘤、海绵状血管瘤、星形细胞瘤、丘脑下部错构瘤、其他。

（6）染色体异常：4 号染色体短臂部分呈单体（Wolf‐Hirschhorn 综合征）、12 号染色体短臂呈三联体、15 号染色体倒位复制、20 号染色体呈环状、其他。

（7）孟德尔单基因遗传病：脆性 X 综合征、Angelman 综合征、Rett 综合征、其他。

（8）遗传代谢性障碍：非酮症高血糖症、D‐甘油酸血症、丙酸血症、亚硫酸氧化酶缺乏症、果糖‐1,6‐二磷酸酶缺乏症、其他有机酸尿症、吡哆醇依赖症、氨基酸代谢异常（枫糖尿病、苯丙酮尿症、其他）、尿素循环障碍、碳水化合物代谢障碍、生物素代谢障碍、叶酸和维生素 B_{12} 代谢障碍、糖转运蛋白缺乏症、Menkes 病、糖原累积症、Krabbe 病、延胡索酸酶缺乏症、过氧化物酶体代谢障碍、Sanfilippo 综合征、线粒体疾病（MELAS）。

（9）胎儿期或新生儿期缺血/缺氧脑损伤或颅内感染：脑穿通畸形、脑室周围白质软化症、小头畸形、脑钙化或弓形虫、巨细胞病毒、HIV 感染相关损伤。

（10）获得性感染：囊虫病、疱疹病毒感染、细菌性脑膜炎、其他。

（11）其他获得性因素：头颅外伤、乙醇和药物成瘾、卒中、其他。

（12）杂类：Celiac 病、Coffin‐Lowry 综合征、Alzheimer 病、Huntington 病、Alpers 病。

（四）发作和癫痫分类框架的术语和概念修订：国际抗癫痫联盟术语和分类委员会的报告（ILAE，2005—2009）

1.痫性发作的模式和痫性发作的分类

（1）新生儿痫性发作已不再被视为一个单独的实体：新生儿的痫样发作可以在建议的方案内进行分类。

（2）对此前失神性发作的亚类进行了简化和修改：肌阵挛失神性发作和眼睑肌阵挛性发作现在得到大家公认。

（3）在 1981 年的痫样发作的分类中，痉挛没有得到明确地认可，现在则被纳入。包括婴儿痉挛的"癫痫性痉挛"的这一术语此前已被公认（Blume et al.，2001）。由于痉挛可以在婴儿期持续出现，甚至可以在婴儿期后新发（Camfield et al.，2003，Goldstein & Slomski，2008），所以"癫痫性痉挛"这一更为通用的术语应运而生。是否应将痉挛分类为局灶性、全身性或兼而有之，目前尚无足够的知识作出明确的决定。因此把它们作为不确定的发作分类独自成组。

（4）就局灶性发作而言，不同发作类型（如复杂部分性和简单部分性）之间的差别不再提了。然而，更为重要的是，在评估个体患者和特殊目的（如痫样发作和非痫样发作的鉴别诊断、随机化临床试验、外科手术）的过程中，临床要认识到意识/知觉障碍或者其他认知障碍特征、定位及发作性事件的演变应该是很重要的。该报告允许依据这些特点或另外的特征来描述局灶性发作。

（5）肌阵挛失张力性发作（以前称为"肌阵挛性站立不能"）现在是公认的。

2.基本的病因类型（病原学） 作为特发性、症状性和隐源性的术语替代，推荐以下 3 个术语及其相关概念。

（1）遗传性：作为最佳理解，遗传性癫痫是指由一个已知的或推测的遗传缺陷所导致的直接结果，癫痫发作是这种疾病的核心症状。遗传作用的知识可能来自具体的、已经得到很好重复的分子遗传学的研究，甚至成为实验诊断的基础（如 SCN1A 和 Dravet 综合征），遗传基因的核心作用的证据依赖合理设计的家系研究。对遗传性疾病基本属性的定义，不排除环境因素（外因）对疾病的影响。到目前为止，实际上没有理论支持具体的环境因素成为遗传性癫痫的病因。

（2）结构性/代谢性：从概念上讲，已证明有其他结构/代谢异常或疾病有显著增加发展为癫痫的风险。结构病变包括获得性疾病，如卒中、外伤及感染。它们也可能是遗传所致（如结节硬化、皮质发育畸形等）。然而，正如目前所理解的，存在一种单独的、介于遗传缺陷和癫痫之间的疾病。

（3）未知的病因：未知意味着中立，且其根本的病因仍未弄清；其致病机制的核心可能有重要的遗传缺陷，或者可能是一种未知的、独立疾病的结果。

3.疾病、综合征和癫痫

（1）电-临床综合征："综合征"这一术语的使用，今后将被限制用于通过一组电-临床特点能够可靠甄别的一组临床实体。那些不符合具体的电-临床综合征诊断标准的癫痫患者可以依据一系列临床相关因素进行描述（如已知病因和发作类型）。然而这并不能提供一个精确的（综合征的）癫痫诊断。

（2）病灶定位：除了那些带有显著发育和遗传特征的电-临床综合征，在相同的意义讲上，还有许多本身不能被认为是准确的电-临床综合征的实体，但临床上它们代表基于特殊损伤或其他原因所明确定位的癫痫群体。这些癫痫类型在临床上有诊断意义，并且可能对临床治疗、特别是手术治疗有重要意义。其中主要包括内侧颞叶癫痫（伴有海马硬化）、伴发痴笑发作的下丘脑错构瘤、偏侧惊厥-偏瘫癫痫及Rasmussen综合征。根据目前的理解，年龄不是这些疾病的分类特征。然而，上述这些特征足以使临床认识此类相关的具体诊断实体。让治疗这些患者的临床医生认识这些疾病，比现在或将来能否将它们当作"电-临床综合征"更为重要。

（3）结构性/代谢性癫痫：一组包括继发于具体的结构性病变或代谢性损伤的癫痫，鉴于目前的了解，这些不符合具体的电-临床模式，虽然这在将来可能会改变。因此，这些实体的特异性较前两组水平低。

（4）原因不明癫痫：在过去被称为"隐源性"癫痫，现在指"原因不明的癫痫"。

4.癫痫分类的层次和组成 关于综合征，将放弃"局灶或全身性癫痫"的两分法。这样做就是要有意把该病的临床表现及其根本病因区分开来。依据诸多的特征，每种综合征和每例患者都有各自的特点，而这些特征是对患者进行评估所应常规具备的，也是在已确认的不同综合征中进行甄别所必备的。这些特征包括起病年龄、认知和发育的评估、运动和感觉系统检查、脑电图的特点、诱发或激发的因素、发作的频率与睡眠的关系。

（1）疾病的自然演变：许多不同层次的术语被用来构建癫痫的组织框架，其中强调疾病的"自然"演变，对反映临床对癫痫全部属性不断增加的理解过程相当重要。

（2）癫痫性脑病：癫痫性脑病的概念日益被人们接受和使用。在2006年的报告中正式认识这一概念，现在则被确定。癫痫性脑病的概念体现了单从根本病因上讲，癫痫活动本身导致的认知和行为障碍的严重性可能远远超过了预期（如皮质发育不良），而且可随着时间的推移恶化。这些损害可以是全脑的或更有选择性的，由此造成的严重程度是阶梯形的。某些综合征经常被当成是癫痫性脑病，任何一种癫痫都有导致这种脑病结局的潜在可能。

（3）其他的概念和术语：灾难性和良性这样的术语不推荐使用，"灾难性"这一术语有强烈的感情色彩，因此认为不适合用于诊断和分类。"良性"这一术语，同对于癫痫和诸如认知、行为、精神疾病、猝死和自杀等宽泛的脑功能障碍关系不断增长的理解不符。"良性"这一术语可能会产生误导并使医生、患者及其家属意识不到而不能及时干预这些相关的功能障碍。

也就是说，此时，综合征的命名并没有变化。

（五）癫痫发作分类系统（ILAE,2017）

2017年3月国际抗癫痫联盟（International League Against Epilepsy,ILAE）分类与命名委员会推荐了新的癫痫发作分类，提出癫痫的分型诊断应分3步：① 发作类型的诊断；② 诊断癫痫类型；③ 癫痫综合征的诊断。ILAE指南特别指出癫痫诊断的每个阶段均需考虑共患病因素和病因学。

1981—2017年癫痫发作分类的变化：① 将"部分性"改为"局灶性"；② 某些发作类型可以是局灶性的、全身性或未知的发作；③ 不明原因的癫痫发作可能具有可分类的特征；④ 意识被用作局灶性癫痫发作的分类；⑤ 取消了认知障碍、单纯部分性、复杂部分性、精神性和继发全身性的术语；⑥ 新的局灶性癫痫发作类型包括自动症、自主神经发作、行为终止、认知性发作、情绪性发作、过度运动、感觉性发作以及局灶性进展为双侧强直阵挛性癫痫发作，失张力性发作、阵挛性发作、癫痫性痉挛、肌阵挛性发作和强直性癫痫发作可以是局灶性起源，也可以是全身性起源；⑦ 新的全身性起源的癫痫发作类型包括眼睑肌阵挛伴失神、肌阵挛失神、肌阵挛-强直-阵挛、肌阵挛-失张力和癫痫性阵挛。新的分类并不代表根本的变化，但是允许在命名的类型上更灵活和更透明。

第2个层次是癫痫类型，在癫痫发作类型分类后，临床医生应确定患者的癫痫类型，并在可能的情况下，确定其癫痫症状。癫痫类型分为：① 局灶性；② 全身性；③ 全身性合并局灶性；④ 不明分类的癫痫。要对癫痫类型进行分类，患者必须符合2014年癫痫的定义。此外，即使符合癫痫的标准，也会有患者的癫痫发作类型是可分类的，但他们的癫痫类型是无法分类的。许多癫痫患者会包括多种类型的癫痫发作。癫痫类型也可能是诊断的最终水平，在临床医生无法作出癫痫综合征诊断时。癫痫类型是一个单独的名称，而不是癫痫综合征，两者不应混淆。

第3层次是癫痫综合征的诊断。癫痫综合征是指合并癫痫发作类型、脑电图和影像学特征的一系列特征。它通常有与年龄有关的特征，如发病年龄和缓解期（在适用的情况下）、癫痫发作、昼夜变化和预后。也可能有一些独特的共病，如智力和精神障碍及脑电图和影像学研究的具体发现。它可能有相关的病因、预后和治疗影响。值得注意的是，癫痫综合征与病因诊断并没有一对一的关系，其目的与指导管理不同。但应该注意的是，ILAE从来没有正式的综合征分类。原文还特别提出了2种癫痫综合征：① 特发性全身性癫痫，属于全身性癫痫，其中特发性指未发现明确病因，考虑与基因相关，包括4种确定的癫痫症状，即儿童失神性癫痫、青少年失神性癫痫、青少年肌阵挛性癫痫、单独的全身性强直阵挛性癫痫；② 自限性局灶性癫痫，多儿童期起病，最常见的是伴有中央颞区棘波。

第二节 癫痫发作的临床表现、诊断和鉴别诊断

虞培敏 洪震

一、癫痫发作

癫痫发作大多具有短时性、刻板性和间歇反复发作3个特

点,各类发作既可单独地或不同组合地出现于同一例患者身上,也可能起病初期表现为一种类型的发作,以后转为另一类型,例如,在儿童期出现的失神发作可在青春后期转为全身-强直阵挛性发作(GTCS);也有起初为大发作,以后发生复杂部分性发作等。现介绍临床上常见的几种发作类型。

(一)全身性强直-阵挛性发作(general tonic clonic seizure, GTCS)

患者突然神志丧失并全身抽搐发作,可为原发性或继发性,但大部分属继发性。按症状经过可分为 3 期。

1. **先兆期** 部分继发性发作的患者在发作前一瞬间可出现一些先兆症状,分为感觉性(如上腹部不适,胸、腹气上升以及眩晕、心悸等)、运动性(如身体局部抽动或头、眼向一侧转动等)或精神性(如无名恐惧、不真实感或如入梦境等)。先兆症状极为短暂,有的甚至不能回忆。先兆症状常可提示脑部病灶的位置。原发性发作患者常缺乏先兆症状。

2. **抽搐期** 患者突然神志丧失、发出尖叫声、跌倒、瞳孔散大、对光反应消失。又可分为 2 期。

(1)强直期:全身肌肉强直性收缩,颈部和躯干前屈转为反张,肩部内收,肘、腕和掌指关节屈曲,拇指内收,双腿伸直,足内翻。由于呼吸肌强直收缩,呼吸暂停,脸色由苍白或充血转为青紫,双眼上翻,持续约 20 s。先自肢端呈现细微的震颤,震颤幅度逐渐增大并延及全身,即进入阵挛期。

(2)阵挛期:全身肌肉屈曲痉挛,继之有短促的肌张力松弛,呈现一张一弛性交替抽动,形成阵挛。发作过程中阵挛频率逐渐减少,松弛时间逐渐延长。持续 1~3 min,出现最后一次强烈痉挛后,抽搐突然停止。在此期内,由于胸部的阵挛活动,气体反复由口中进出,形成白沫。若舌或颊部被咬破,则口吐血沫。

3. **痉挛后期或昏睡期** 在此期间,患者进入昏睡状态。在最后一次明显的痉挛后 5 s 有时可有轻微短暂的强直性痉挛,但以面部和咬肌为主,造成牙关紧闭并有再次咬破舌头的可能。在最后一次痉挛到第二次肌肉强直期之间全身肌肉松弛,包括括约肌在内,尿液可能自尿道流出造成尿失禁。呼吸渐趋平稳,脸色也逐渐转为正常,患者由昏迷、昏睡、意识模糊转为清醒。此期长短不一,经数分钟至数小时不等。清醒后除先兆症状外,对发作经过不能回忆,患者往往感到头痛、头昏、全身酸痛乏力。少数患者在发作后还可能出现历时长短不等的精神失常。

发作间歇期患者完全正常。脑电图描记约 50% 有节律紊乱、阵发性尖波、棘波或棘-慢复合波。如在睡眠状态下描记及使用其他诱发试验时,可有 75% 以上显示异常。发作期因肌肉痉挛,不易进行脑电图描记,如能描记到的脑电,一般是由低幅快频率的棘波开始,逐渐变为高幅尖波,最后变为慢波,抽搐停止后进入电活动抑制状态,然后再出现慢波逐渐变为正常。发作间歇期脑电图正常者往往容易控制,预后较好。若为继发性癫痫大发作,则脑电图上可能有局灶性改变。

发作时患者可能因突然神志丧失,跌倒而发生各种程度的外伤,也可能在发作时由于肌肉的剧烈收缩而发生下颌关节脱臼、肩关节脱臼、脊柱或股骨骨折,甚至颅内血肿等。患者昏迷时如将唾液或呕吐物吸入呼吸道,还可能并发吸入性肺炎。在强直期因呼吸暂停而有短暂的脑缺氧,造成脑组织损害,病程

迁延者,这种损害更重。原发性癫痫患者一般不会产生智力衰退,预后较好。如果发作非常频繁,时间久后加之原来又有脑部病变的基础,则可能发生智力衰退,甚至痴呆。

(二)非局限开始的非惊厥性发作或全脑性非惊厥性发作

临床主要见于儿童或少年,有以下几种发作形式。

1. **失神性发作(absence seizure)** 以 5~10 岁起病者为多,15 岁以后发病者极少。发作时表现为短暂的意识丧失,一般不会跌到,亦无抽搐。患儿往往突然停止原来的活动,中断谈话,面色苍白,双目凝视无神,手中所持物件可能跌落,有时头向前倾,眼睑、口角或上肢出现不易觉察的颤动。有时出现眼球向上约 3 次/秒的颤动,也可能机械地从事原先的活动。一般持续 6~20 s,极少超过 30 s,发作突然停止,意识立即恢复。发作无先兆,亦不能回忆发作经过。

因为发作时间短暂,常不易被人发觉。部分儿童因进食时发作,碗筷经常跌落或玩耍时玩具落地而引起家长注意。临床经过一般良好,智力不受影响,但发作频繁,1 d 可达数十次以至百余次,会影响学习。通常至青春期停止发作,也有部分转为全身强直-阵挛性发作。

失神性发作的诊断标准为:① 反复发作的短暂失神,深呼吸容易诱发;② 脑电图上有弥漫性双侧同步的 3 次/秒棘-慢波。

全身强直-阵挛性发作患者在服用抗癫痫药后没有惊厥发作,但有先兆或短暂意识不清时,应认为是强直-阵挛性发作的不完全发作而不能视为失神性发作。15 岁以后发生失神性发作时应首先考虑颞叶癫痫。年长者还应注意与短暂性脑缺血发作(TIA)鉴别。

2. **非典型失神性发作(atypical absence seizure)** 肌张力的改变要比典型失神性发作明显,发作和停止并不十分突然。脑电图上表现为不规则 2.5 Hz 以下的棘-慢波,往往为不对称或不同步的。

3. **失张力性(松弛性)发作(atonic seizure)** 为一种复合性发作,多见于儿童,表现为突然意识障碍和肌张力消失,发作结束后意识很快恢复,肌张力消失可能使患者跌倒于地。

4. **肌阵挛性发作(myoclonic seizure)** 亦为一种复合性发作。以头部及上肢肌肉为主的双侧节律性肌阵挛抽搐,频率为每秒 3 次,与脑电图上棘-慢波或多棘-慢波的频率一样,且与棘波同步。对药物的反应很差。

(三)单纯部分性发作(simple partial seizure)

为大脑皮质局部病灶引起的发作,通常由于损害的区域不同而引起不同的表现类型,患者意识常保持清醒。部分患者的单纯部分性发作可发展成为全身性发作。

1. **单纯体感性发作** 指躯体感觉性而非内脏感觉性发作,往往局限于或先从一侧口角、手指或足趾开始的短暂感觉异常,表现为麻木、触电感或针刺感,偶尔发生温热感、动作感或感觉缺失。疼痛感则极为罕见。最近有一些儿童病例发生足底、足趾、腕关节、踝关节(距小腿关节)发作性疼痛的报道。病灶一般在对侧大脑半球中央后回。如果痫性活动延及其他区域,会产生运动性发作甚至于全身性发作。

2. **单纯运动性发作** 多从一侧口角、手指或足趾开始或局限于该处的强直性或阵挛性抽搐,由对侧中央前回神经元的异常放电所引起。发作时意识并不丧失。持久或严重的局限性运动性发作时常在发作后遗留暂时性的局部瘫痪(Todd 瘫

痪)。局部抽搐偶可持续数小时、数天,甚至数周,局限性运动性发作连续不断而患者意识始终清醒者称为部分性癫痫持续状态(epilepsia partialis continua)。

3. 扩延型局限性单纯体感性或运动性发作(Jacksonian 发作) 按其感觉或运动代表区在大脑中央后回或前回的分布顺序缓慢移动,甚至扩散至对侧半身。有时局限性体感性发作不仅先有局部感觉异常,沿中央后回扩展至一侧半身,而且可以越过中央沟扩展至中央前回出现部分运动性发作。若放电再通过大脑皮质下的联系纤维而导致双侧大脑半球的弥漫性放电时,就发展成继发全身性惊厥发作,此时患者的意识丧失。若局限性发作很快转化为全身性发作,这种部分性发作或感受就成为"先兆"。有时扩延非常迅速,正如前述,甚至于患者还来不及"感受"或"意识"到有先兆时即失去意识、出现四肢抽搐,醒后不能回忆,临床医生常难以区别究竟为原发性还是继发性发作,有时也难以区别究竟是部分性发作还是全身性发作。

4. 其他感觉性发作 有视觉性发作、听觉性发作、眩晕性发作、嗅觉性发作和味觉性发作等。

5. 混合性发作 一种以上的上述发作形式。

(四)复杂部分性发作(complex partial seizure)

多数自简单部分性发作开始,随后出现意识障碍、自动症(automatism)和遗忘,也有发作开始即有意识障碍。由于症状复杂,病灶常在颞叶及其周围,涉及边缘系统,故又称精神运动性发作、颞叶癫痫或边缘(脑)发作。这一类型的发作,多以意识障碍与精神症状为突出表现。患者在发作时与外界突然失去接触,精神模糊,出现一些无意识的动作(称为自动症),如咂嘴、咀嚼、吞咽、舔舌、流涎(口咽自动症),反复抚摸衣扣或身体某一部位,或机械地继续其发作前正在进行的活动,如行走、骑车或进餐等。有的表现为精神运动性兴奋,例如突然外出、无理吵闹、唱歌、脱衣裸体、爬墙跳楼等。每次发作持续达数分钟或更长时间后,神志逐渐清醒,对发作情况多数无记忆。也可能表现为单纯部分性发作中出现精神症状,接着就与外界失去接触,并出现自动症。发作停止后,对于自动症以前出现的一些症状,常常能回忆。复杂部分性发作可以发展为全身强直-阵挛性发作。脑电图上最典型的表现为在一侧或双侧颞前部有棘波及尖波发放。由于致病灶常在颞叶内侧面或底面,有时头皮电极不易见到痫样放电而表现为阵发性 θ 波活动。睡眠描记、蝶骨电极或鼻咽电极可使局灶性棘波或尖波的阳性率增高。部分患者的异常放电灶位于额叶。

上述 4 种为最常见的发作类型,每例患者可以只有 1 种发作,也可有 2 种及以上的发作。单纯部分性发作可以发展为复杂部分性发作或出现继发全身性发作。癫痫发作反复发生者即为癫痫症(epilepsy 或 epilepsies),如儿童有反复失神性发作时即成为儿童失神癫痫,其类型可参见国际癫痫和癫痫综合征分类。

(五)癫痫症(epilepsy 或 epilepsies)

1. 婴儿痉挛症 多在出生后 3~9 个月发生,超过 1 岁才发病者极少。临床表现为突然短暂的、全身性肌肉强直性抽搐,往往以屈肌为主。因此每次发作时颈部屈肌痉挛呈点头状,上肢屈曲上举,下肢亦卷曲,因此有称为点头或强直痉挛(salaam spasm),又称为前冲性小发作、折刀样抽搐或 West 综合征。屈曲的婴儿痉挛、智力运动发育迟滞和脑电图高峰节律紊乱构成本病的三联症。每次发作极为短暂,持续 1~15 s,但

可连续发生数次至数十次,每次痉挛时可伴口中发声,清醒及睡眠时均可发作,尤其是在入睡及清醒后不久容易发生。这种"丛集"性发作,每天可发生数次。本病严重影响患儿智力发育,发病前已获得的智力也可能消失,智力低下严重程度与发作形式、确诊早晚及治疗手段等无明显关系。

这种病例大部分为继发性,多有脑部损害的病症,小部分为隐源性,预后取决于正确诊断与应用糖皮质激素治疗的早晚,但仍伴有智力运动发育迟缓,如发作抑制不住并发生全身强直-阵挛性发作或不典型失神性发作,称为 Lennox-Gastaut 综合征,与 West 综合征一样,均属难治性癫痫之一。脑电图描记常显示弥漫性不规则的高电位尖波、棘波和慢波发放,每次发放后有一低电位的间歇期,此时可有痉挛发作,脑电图改变成为高峰节律紊乱或高峰失律。

2. 良性儿童中央-颞区棘波灶癫痫 发病多在 3~13 岁,以 9~10 岁最多。表现为睡眠中开始的一侧口唇、齿龈、颊黏膜的感觉异常,以及一侧面部、口唇、舌和咽喉部肌肉的强直性、阵挛性抽搐,使患者惊醒,但不能言语,往往在发展为全身性发作后才惊醒家长,所以很少发现其局限性口、面部抽搐而误认为单纯全身性发作,直至脑电图常规或睡眠检查才发现一侧或双侧中央区(C_3、C_4)和(或)颞叶(T_3、T_4)有高波幅尖波、棘波放电灶,一般发作稀少,数月或更长时间发作 1 次。本症约占儿童期癫痫的 15%~20%,预后良好,易于药物控制,不管治疗与否,大多可至 15~16 岁时自愈,以往在认为预后较好的原发性全身性发作中,实际上是这种类型的癫痫占不少比例。

3. 儿童枕叶放电灶癫痫 发病年龄为 15 个月至 17 岁(平均为 7 岁)。常为发作性的视觉症状如黑矇、视幻觉(移动的光点等)或错觉(视物变小等),接着可有偏侧性阵挛,偶可有大发作。发作后可有头痛。闭眼时脑电图上在枕部有高幅棘波或尖波,睁眼时消失,此为与其他癫痫如不典型失神发作的鉴别点。本症比较少见,目前被归于原发性局灶性癫痫中,基本属于良性癫痫,预后良好。

4. Lennox-Gastaut 综合征(LGS) 起病于学龄前,3~5 岁为发病高峰,患者多伴有智力发育障碍,LGS 大多可以找到病因,常继发于其他癫痫,特别是继发于 West 综合征,这部分病例大多预后不良。其他类型的癫痫发作也可转化为 LGS,如全身强直-阵挛性发作、部分性发作等。LGS 有多种发作形式,以强直发作最为常见,其次有失张力性发作、肌阵挛性发作、全身强直-阵挛性发作等,每天发作达数次。脑电图背景活动异常,伴有 1.5~2.5 Hz 棘-慢波或尖慢波。本症治疗困难,抗癫痫药物较难控制发作,预后不佳。

5. 诱发性癫痫 约有 5% 的患者,在某些特定体内外因素如睡眠不足、乙醇或药物撤除等可诱发癫痫发作,某些刺激如闪光、声音,或需做出决断(decision making)的活动如弈棋等,亦可诱发发作,称为感受性或反射性癫痫。抗癫痫药物的治疗效果较差,需避免诱发因素,如防止电视性癫痫可以用单眼观看或不要过于靠近电视机,室内电灯不要全闭。

二、癫痫持续状态

(一)癫痫持续状态的基本定义及其进展

癫痫持续状态(status epilepticus, SE)是一种严重威胁生命的神经急诊,由各种病因所致大脑自身稳定的痫性发作抑制

机制障碍的临床综合征,临床表现为持续性发作或反复发作伴间歇期意识功能不恢复,持续时间>30 min。早在公元前718—前612年新巴比伦时代出土的石碑上已有 SE 的描述;Clark 和 Prout(1903)认为 SE 是一种癫痫频繁发作,其间昏迷和衰竭持续不恢复的状态;ILAE(1964)首次提出 SE 是癫痫发作持续足够长时间,或频繁反复发作足以产生确定或持续的癫痫情况。Aicardi(1970)和 Fujiwara(1979)提出了 SE 持续>1 h 的诊断标准。美国癫痫基金会(1993)根据动物实验,癫痫持续或反复发作超过15~30 min 可引起神经元不可逆损伤,且产生耐药性,因此,提出 SE 的时间应确定为>30 min;同时指出如果癫痫发作持续 10 min 不停止,应给予药物控制。Bleck(1991)和意大利 ILAE(2006)将 SE 的时间标准更改为>20 min;Mayer(2002)又提出发作持续>10 min 或间歇性发作>30 min 的 SE 诊断标准,理由是前者预后较后者差,后者的预后较发作持续 10~29 min 者差,而 Treiman(1998)提出发作持续10 min 以内是控制发作和减少耐药性的最佳时机。Lowenstein等(1999)提出了 SE 的实用性定义,即成年和 5 岁以上儿童一次全身惊厥性发作(generalized convulsive seizures,GCS, or generalized tonic-clonic seizures,GTCS)持续或反复发作 2 次以上,时间>5 min,且意识不完全恢复。其他学者赞同这样的定义,指出这与 SE 的传统概念并不矛盾,前者有利于指导及时和有效的临床治疗,后者更有利于评价各种 SE 的流行病学、病理生理和预后疗效。对于难治性癫痫持续状态(refractory status epilepticus,RSE),目前尚无公认的诊断标准;多数人认为 RSE 指 SE 对 2~3 种一线抗癫痫药物(安定类和苯妥英钠等)治疗无效,发作时间超过 1~2 h。

(二)癫痫持续状态的分类学

正如 Gastuat 所说,SE 的发作形式如同癫痫发作一样,分为多种类型。根据不同的临床需要和研究目的,可选用以下几种分类方法。

(1)根据临床发作时有无明显的骨骼肌收缩表现,将 SE 分为惊厥性癫痫持续状态(convulsive status epilepticus,CSE)与非惊厥性癫痫持续状态(non-convulsive status epilepticus,NCSE)。

(2)根据病因学不同,ILAE 将 SE 分为急性症状性、远期症状性、特发性、隐匿性、未分类性 SE。

(3)Shoevon 根据起病年龄及癫痫综合征特点进行了年龄相关性 SE 分类。

(4)ILAE(2006)根据临床表现形式进行了 SE 的发作分类。

(5)Wasterlain 根据发作持续时间和自然演变过程将 SE 分为初期性、早期性、确立性、顽固性和微小发作性 SE。

(三)癫痫持续状态的常见分类及临床特征

根据病因学的 SE 分类(Gastuat,1983;ILAE 流行病学和预后委员会,1993)

1. **急性症状性 SE** 既往神经系统发育正常,起病 1 周内可能发生了中枢神经系统感染、持续的热性惊厥、脑病、头外伤、脑血管疾病、代谢或中毒性紊乱。

2. **远期症状性 SE** 缺乏肯定的急性病理因素,但有既往 1 周前已经存在的中枢神经系统异常病变或受损史。

3. **特发性癫痫相关性 SE** 无症状性病因,过去有特发性

癫痫史,或 SE 作为第 2 次自发性发作而支持特发性癫痫诊断。

4. **隐匿性癫痫相关性 SE** 无症状性病因,过去有隐匿性癫痫史,或 SE 作为第 2 次自发性发作而支持隐匿性癫痫诊断。

5. **未能分类的 SE** 不能分为任何其他类型的 SE。

(四)ILAE 分类工作组(2006)关于 SE 发作形式的分类

1. **Kojevnikov 部分性持续性癫痫(EPC)**

(1)见于 Rasmussen 综合征:一种原因不明、亚急性单侧脑炎伴局灶性肌阵挛运动和同侧半球的局灶性发作,伴或不伴与肌阵挛抽搐或夜间持续性抽搐相关的异常脑电图。可见大脑受累侧进行性慢波背景脑电活动。

(2)继发于局灶病变:各种发育不良、血管或肿瘤病变引起 EPC,持续达数天、数周或数个月,然后才恢复到起病前状态。EPC 也可见于非酮症性高血糖症。抽搐累及局灶性发作的同一部位,并伴有相关脑电图改变;睡眠中无持续性表现。

(3)作为先天代谢异常的一部分:各种影响能量代谢的病因,如 Alpers 病或伴破碎红纤维的肌阵挛癫痫(MERRF),导致夜间持续性单侧和双侧节律性抽搐,伴相关脑电图。

2. **起始于运动辅区的反复频繁发作(SMASE)** 通常表现为局灶性 SE,伴意识清楚和整夜间每隔数分钟发作 1 次的个体化强直运动发作。另一型 SMASE 由继发性全身性发作演变成反复性非对称性强直运动发作,伴显著的意识障碍。

3. **持续性先兆** 是一种罕见,但能够清楚叙述的局灶性癫痫症状。该症状取决于病变的部位,通常不伴有意识损害。症状呈波动性变化,常常长达数小时,可伴有运动的成分,取决于放电的扩散。常见感觉障碍、疼痛感觉和视觉变化症状。边缘性持续性先兆是最常见的临床类型。恐惧、胃气上升感或其他征象可以每隔数分钟到数小时,或数天反复发作,但不损害意识。相关脑电图变化多样。诊断必须深思熟虑,特别是癫痫诊断成立的患者。

4. **局灶性认知障碍(精神运动性,复杂部分性)SE**

(1)内侧颞叶性:主要累及内侧边缘结构的局灶性 SE 由一系列认知障碍局灶性发作事件组成,间歇期意识不完全恢复。发作起始限于一侧,可在两侧半球之间交替传播。

(2)新皮质性 SE:源于各种新皮质区域的局灶性 SE 表现出各种难以预料的临床形式。源于额区病灶的 SE 可以类似于失神性 SE 或强直阵挛性 SE。也可表现为反复性散在的行为发作。这种类型的 SE 能够从某种程度上反映出新皮质起始症状。例如,枕叶 SE 可以表现为不能解释的眼盲,而言语困难或失语能够代表语言皮质区的局灶性 SE。

5. **强直阵挛性 SE** 多见于急性症状性病情;可见于特发性和症状性全身性癫痫;但更常见于局灶性癫痫起源的继发性全身性 SE。有时,也可呈单侧性发作形式。

6. **失神性 SE**

(1)典型和非典型失神性 SE:当失神性 SE 发生在特发性癫痫,其特征类似于非典型失神表现并被抗癫痫药物所终止。由于额叶区病变因素,全身性症状性癫痫的部分症状与局灶性 SE 时有重叠。发生于无前期癫痫病史的老年失神性 SE,如药物诱导和撤药性失神性 SE,具有明显的临床特征,很可能体现同样的病理机制。然而,实际上可能存在多种不同类型的典型和(或)非典型失神性 SE。

(2)肌阵挛失神性 SE:由近端上肢为主的肌阵挛抽搐伴

随 3 Hz 棘慢波放电脑电图,持续数小时,甚至数天,通常具有很强的耐药性。

7. 肌阵挛 SE 由不规则、通常为双侧性或全身性肌阵挛抽搐组成,不影响意识状态,持续可达数小时,最常见于肌阵挛癫痫、Dravet 综合征和婴儿非进行性肌阵挛癫痫,特别是 Angelman 综合征,控制不全时。对于肌阵挛失立性癫痫,该症状主要集中于上肢远端和口周区域,很可能源于中央前回区。

8. 强直性 SE 最常见于症状性全身性癫痫患者,也可见于特发性全身性癫痫。前两者的部分病例可出现重叠的症状。患者平卧状态的特征表现为:颈部屈曲,双上肢肘关节屈曲和轻微上抬。强直痉挛为短暂的抽搐,经短暂的间歇后持续发作,可长达数小时。对于症状性全身性癫痫,这种强直性 SE 可以持续更长时间。

9. 微小性 SE 指持久的强直-阵挛性 SE 终末期,表现为局灶或多灶性肌阵挛运动、昏迷和突出于低幅慢波背景活动的假性周期性单侧性痫性放电(pseudoperiodic lateralized epileptiform discharge,PLED)。虽然微小性 SE 的诊断尚存争议,但已被大家所接受。

三、难治性癫痫

癫痫是由不同病因引起的综合征,其预后不尽相同。大多数癫痫患者的发作可获得满意的控制,但有 30%～40% 癫痫患者经适当的抗癫痫药物(anti-epileptic drug,AED)治疗,在一定时期后仍未达到无发作,即难治性癫痫(refractory epilepsy,

RE)。癫痫频繁发作、AED 长期使用、社会歧视等不仅给 RE 患者带来躯体损害,也使其产生了严重的社会行为、心理和精神障碍,影响了患者学习、就业、婚育,显著降低了患者的生活质量。因此,探讨 RE 病因、早期预测和干预 RE 等研究已成为学术界关注的热点。

(一)难治性癫痫的定义

RE 的定义有广义和狭义两种。广义 RE 指目前的 AED,在有效治疗期合理用药,不能终止其发作或已被临床证实是难治的癫痫及癫痫综合征。广义 RE 具有较高敏感性,能识别大部分 RE 患者,可用来早期诊断、筛查 RE 并予以相应的措施提高治疗成功率,避免不必要的等待,因此得到各国学者的广泛认同,成为学术界和管理部门施政的重要参考指标。但其同时也存在着假阳性的缺陷,即将那些服药依从性差、症状轻微或不典型的患者纳入在内,从而高估了 RE 的发生率。随着各种治疗和侵入性干预措施的不断应用,尤其在疾病早期应用外科手术已成为部分 RE 治疗的一种重要手段,将凡是治疗效果不佳者均归入 RE 之列则比较盲目,可能导致一些非 RE 患者接受不必要的检查、治疗甚至手术。因此,用严格的定义规范 RE 尤为重要。近年来,国外文献中各项研究采用的 RE 定义均不一致(见表 3-8-2-1)。国内文献中多采用吴逊等提出的定义,将 RE 概括为频繁的癫痫发作,至少每个月 4 次以上,应用适当的 AED 正规治疗且药物血浓度在有效范围内,至少观察 2 年,仍不能控制且影响日常生活,无进行性中枢神经系统疾病或颅内占位性病变。

表 3-8-2-1 国外研究中 RE 的标准

研究	研究对象	AED 数量	发作控制标准	观察期内发作频率或缓解期	随访时间	RE 发生率
Kwan	成人癫痫	2	最短缓解期	1 年	平均 5 年	36.7%
Berg	儿童癫痫	2	最短缓解期/最少发作频率	3 个月或 1.5 年内 1 次/月	平均 5 年	10%
Dlugos	儿童颞叶癫痫	2	最短缓解期	6 个月	平均 2 年	37.5%
Malik	儿童特发性/隐源性癫痫	3	最短缓解期	1 年	2 年以上	74%
Tang-Wai	儿童隐源性癫痫	3	最少发作频率	1 年内 1 次/月	2 年以上	6.7%
Kwong	儿童癫痫	3	最少发作频率	2 年内 1 次/月	3 年以上	14.2%

针对目前 RE 定义不统一的现状,2009 年国际抗癫痫联盟(ILAE)从治疗策略角度制定了 RE 定义的统一方案,以便更好地指导临床工作和促进各项研究进展。该方案分成 2 个层次:① 对 AED 治疗效果进行分类;② 提出 RE 的核心定义。在第一层次中,将治疗效果分为发作缓解,治疗失败和结果不明 3 类:①“发作缓解”系指在治疗观察期间内,无发作的持续时间至少是治疗前最长发作间隔时间的 3 倍或 1 年(取决于两者之间哪个更长);②“治疗失败”系指经过合理治疗后未达到以上发作缓解的标准,包括在 1 年内发作类型改变;③“结果不明”则指无发作的持续时间达到治疗前最长发作间隔时间的 3 倍,但短于 1 年。第二层次是在前述治疗效果分类的基础上,结合使用 AED 数量这一因素,将癫痫对 AED 治疗的反应性分为“药物有效性”“药物抵抗性”“药物反应性不明”3 类(表 3-8-2-2)。由此得出“药物抵抗性癫痫”(RE)的确切定义,即根据癫痫发作类型,经过合理选择并正确使用至少 2 种耐受性好的 AED,单药前

后分别使用或联合使用,无发作的持续时间未达到治疗前最长发作间隔时间的 3 倍或者 1 年(取决于两者之间哪个更长)。

表 3-8-2-2 抗癫痫治疗结果分类

治疗效果	合适的抗癫痫药物数量(种)	药物反应性
发作缓解	不限	药物有效性
治疗失败	≥2	药物抵抗性
	<2	药物反应性不明
结果不明	≥2	药物抵抗性
	<2	药物反应性不明

考虑到癫痫发作的个体差异性,ILAE 对各种 AED 的治疗效果进行分类时,没有规定固定的发作频率、发作缓解期和治疗观察时间,而是将这 3 个因素结合,指导临床和科研工作者

灵活判断治疗效果、识别 RE。在判断对药物治疗的反应性时，ILAE 将 RE 的 AED 治疗失败数量界定为 2 种，但该结果是来自回顾性、小样本研究，需进一步用前瞻性、大样本、长期的研究证实。同时，ILAE 提出在评估治疗效果时应将患者的生活质量因素考虑在内，认为患者对治疗的满意度是最终决定治疗成败的关键，但受各种因素影响，实际操作中难以实现。总体上，该定义比较符合目前 RE 快速发展的治疗要求，能更好地指导临床工作者及研究人员识别 RE。

（二）耐药性癫痫定义的应用举例

见表 3-8-2-3。

表 3-8-2-3　耐药性癫痫定义的应用举例

编号	用药史	层面 1：治疗效果分类	层面 2：癫痫的药物反应分类	备注
1	某患者在 2006 年 1 月癫痫发作 1 次，2006 年 10 月癫痫发作 2 次，2006 年 11 月开始接受治疗后 30 个月未发癫痫，无不良反应	目前的用药效果为"癫痫发作控制"（分类：1A）	药物反应性癫痫	该病例中该治疗前最长的发作间期为 9 个月（2006 年 1 月～10 月），该患者经治疗后无癫痫发作期长于 3 倍的此治疗前发作间期，且长于 12 个月
2	某患者，16 岁，癫痫发作 2 次，间隔 6 个月，此后服用丙戊酸钠，至今 2 年无癫痫发作，药物有轻微的镇定作用。6 岁时有非发热引起的抽搐发作病史	目前的用药效果为"癫痫发作控制"（分类：1B）	药物反应性癫痫	该患者治疗前最长的发作间期是 6 个月，治疗后无癫痫发作期长于 3 倍的此治疗前发作间期，且长于 12 个月。出现在 6 岁的癫痫发作对判断此次癫痫的药物反应性无意义（由于其早于治疗前 12 个月）
3	某患者，40 岁，20 年前曾被诊断为部分性癫痫，患者自述"曾短期服用苯妥英钠治疗，因无效而停药"，此后改用卡马西平治疗，疗程及剂量足够的情况下癫痫仍然每月发作，1 年前加用左乙拉西坦至足够剂量，目前癫痫每 3 个月发作 1 次	以往的治疗效果属于"性质未明"（分类：3C）；目前所用的 2 种药物治疗效果为"治疗失败"（分类：2）	耐药性癫痫	由于缺乏足够的数据，苯妥英钠的治疗效果是不明确的，尽管如此，已有 2 种正确选择并经充分应用的抗癫痫药物治疗无效。左乙拉西坦的治疗被认为失败是由于尽管使用该药物后，癫痫发作频率有所下降，但是发作停止期短于 12 个月
4	某患者，发作部分性癫痫 2 次，2 次发作间隔 9 个月，此后服用卡马西平至今 12 个月，无癫痫发作	目前所用药物的疗效"性质未明"（分类：3）	不确定	该治疗前的发作间期是 9 个月，尽管已有 12 个月未发癫痫，此发作控制期短于 3 倍的治疗前发作间期，因此，治疗效果属于"性质未明"的，癫痫药物反应仍不确定
5	某患者，16 岁，女，于清晨强直-阵挛性发作 1 次，1 周后服用卡马西平治疗。此次发作前 3 个月内有抽搐史，未就医。卡马西平 800 mg/d 口服 2 个月后此抽搐症状加重。后 EEG 显示为全面多棘波发放。进一步诊断为青少年肌阵挛性癫痫，改用拉莫三嗪治疗（50 mg/d），由于出现皮疹，2 周后停用此药，目前服用丙戊酸钠（2 g/d）治疗，已用 3 个月，偶有抽搐发作	以往不适当的药物治疗 1 次；以往另一次药物疗效为"性质不明"（分类：3B）；目前用药治疗效果为"治疗失败"（分类：2）	不确定	卡马西平被认为可能加重肌阵挛性癫痫发作，在此病例中用卡马西平不适当。拉莫三嗪和丙戊酸钠是适当的治疗，但是拉莫三嗪在达到理想的给药剂量前由于不良反应发生而终止用药，对于该药物的疗效属于性质不明。因此，目前为止仅有一种药物治疗失败（丙戊酸钠），该癫痫的药物反应性仍然是不确定的
6	某患者，3 个月以来在 4 种适当的抗癫痫药物充分用药的情况下仍每天癫痫发作多次，目前服用 1 种药物治疗	3 种曾经用过的抗癫痫药物和目前正在使用的药物的治疗效果均为"治疗失败"（分类：2）	耐药性癫痫	已有多于 2 种适当的抗癫痫药治疗失败
	经加用药物 X，至目前已有 8 个月未发癫痫	4 种曾用 AEDs 的疗效为"治疗失败"（分类：2）；目前正在使用的药物的疗效为"性质未明"（分类：3）	耐药性癫痫	由于该患者癫痫控制未达 12 个月，药物 X 的疗效仍是不明确的，癫痫仍属于"耐药性癫痫"的分类
	经进一步随访，该患者已有 24 个月未发癫痫	4 种曾用 AED 的疗效为"治疗失败"（分类：2）；目前正在使用的药物的疗效为"发作控制"（分类：3）	药物反应性癫痫	该患者无癫痫发作期长于 3 倍的治疗前发作间期及 12 个月
	该患者 1 个月内再次出现 2 次癫痫发作	4 种曾用 AED 和 1 种目前正在使用的药物疗效均为"治疗失败"（分类：2）	不确定	目前该患者癫痫发作没有得到控制，药物 X 治疗失败，考虑到该癫痫曾经为"药物反应性癫痫"，耐药性需要重新计算，因此目前该癫痫不符合"耐药性癫痫"的标准（除非该患者在此次癫痫再发后经另外一种药物治疗失败）

编号	用药史	层面 1：治疗效果分类	层面 2：癫痫的药物反应分类	备注
	加用足够剂量的另外 2 种抗癫痫药物，但是该患者仍每个月发作癫痫 1 次	4 种曾用 AED 和 3 种目前正在使用的药物疗效均为"治疗失败"（分类：2）	耐药性癫痫	癫痫再发后，已有多于 2 种适当的 AED 经充分治疗后失败

注：AED，抗癫痫药物；EEG，脑电图。

（三）难治性癫痫的发病机制

难治性癫痫的一个普遍特征，是对于不同作用机制的抗癫痫药物都呈现一定程度的耐药性。例如，对于单药治疗失败的病例，接受第 2 种和第 3 种药物治疗成功的概率大大降低。临床呈现耐药、难治的病例，可能在开始发病时，就已经注定了耐药，即开始应用药物治疗，就缺乏疗效反应，或者在治疗过程中形成了耐药现象。

抗癫痫药物的肝酶诱导作用对于难治性的产生发挥一定的作用。许多抗癫痫药物，如苯妥英、卡马西平及苯巴比妥均为有利的肝酶诱导剂，可以增加药物本身及其他药物的清除，其中，卡马西平还有自身诱导作用，即应用一段时间后，代谢增快，从而血药浓度下降，临床效果下降。这种现象可以通过血药浓度的监测而观察，并且通过调整药物剂量可以有效地纠正。但是，研究也发现，即使在正常的血药浓度，患者也可呈现难治。对于难治性癫痫的机制，远比人们想象的要复杂得多。抗癫痫药物都通过作用于大脑的 1 个或者多个目标分子而发挥控制发作的目的。目前认识到的作用靶点，包括离子通道、神经递质受体、神经递质转运体或涉及神经递质代谢或吸收的酶类等。尽管每一种 AED 发挥作用的机制不同，但在化学性质上相似，大多数是脂溶性高的药物，能以被动扩散的方式通过血-脑屏障，并作用于病灶部位神经元细胞膜上的受体发挥药理作用。此外，遗传因素或获得性因素对药物作用靶点及药物在中枢神经系统浓度均有影响，都可以导致药物治疗反应性差。

目前，对于药物难治性，有 2 种假说越来越受到重视，即目标假说（药效动力学理论）和多药转运体假说（药代动力学理论）。

1. 目标假说（target hypothesis） 目标假说认为，药物作用靶目标的改变是形成癫痫耐药的基础。抗癫痫药物靶点，如离子通道复合物和神经递质受体的亚单位，由于获得性原因，如病变、癫痫发作或药物等诱发或自发性出现的改变，以及由于先天性原因，如遗传突变等，造成了对 AED 的敏感性减低，导致了耐药性形成。

基于药效动力学理论的目标假说主要依据对卡马西平作用机制的研究。卡马西平的主要作用机制是对钠离子通道的影响，能够抑制电压依赖性钠通道的电流，而电压门控性钠通道对神经组织动作电位的产生和传播至关重要，如果通道结构与功能异常引起神经元兴奋性异常，可导致癫痫的发生。作用于电压门控性钠通道的抗癫痫药物与通道孔处结构域Ⅲ和Ⅳ之间 S6 跨膜区的受体结合则抗癫痫药物耐受。Remy 等报道，与卡马西平敏感患者对比，在耐药患者中，卡马西平对海马齿状回电压依赖性钠通道的阻断作用丧失，钠通道失活期明显缩短，提示钠通道对药物敏感性降低可能是癫痫的耐药机制之一。截至目前，已经发现了多个钠离子通道基因突变或多态性

参与了人类癫痫的发生，在一些特殊的难治性癫痫综合征患者中发现钠离子通道基因的突变，包括 SCN1A、SCN2A 等，提示基因突变可能在耐药性癫痫的形成中起一定作用。Tate 等研究发现电压依赖性钠通道 α 亚单位基因（SCN1A）多态性影响该基因在难治性癫痫患者脑组织中的表达，与患者对 AED 的反应性相关联，rs3812718 单核苷酸多态性与苯妥英和卡马西平的应用剂量及苯妥英的血药浓度具有明显的相关性，为药物作用靶（离子通道）基因多态性影响患者对 AED 的反应性提供了有力的证据。外伤、缺血缺氧等外源性损伤，可以使海马区出现复杂的形态学改变及功能的改变，另外，发作诱导的突触重新构造等都可能造成药物靶点的改变。

2. 多药转运假说（transporter hypothesis） 由于先天或者获得性的原因导致了多药转运体的过度表达，使 AED 通过血-脑屏障时被主动泵出增加，药物不能有效地到达靶点，局部的 AED 达不到有效治疗浓度，从而导致癫痫的难治性。多药耐药（multidrug resistance，MDR）现象最初起源于对于肿瘤治疗的研究。肿瘤细胞长期接触某一种化疗药物产生的不仅对此种化疗药物耐药，而且对其他结构和功能不同的多种化疗药物产生交叉耐药性的现象，这是导致化疗失败的重要原因之一。难治性癫痫的一个普遍特征是对于不同作用机制的抗癫痫药物都呈现一定程度的耐药性。例如，对于单药治疗失败的病例，接受第 2 种和第 3 种药物治疗的成功率大大减少。这种现象与肿瘤化疗中出现的多药耐药现象相似，故而联想到癫痫耐药的发生可能与肿瘤患者对多种化疗药物耐药的机制相似，与特定的药物作用靶点无关，而是存在一种非特异性机制，多药转运体（multidrug transporter）在这一机制中扮演重要角色。

多药转运体是存在于细胞膜上的多种蛋白质超家族，均属于 ATP 结合盒（ATP-binding cassette，ABC）转运体超家族，在人类至少已发现 48 个 ABC 转运体家族成员。正常人脑内，多药转运体发挥主动性防御机制，多药转运体通过利用分解 ATP 所释放出的能量，以主动转运的方式将药物转运到细胞外或回到血液中，阻止多种有害物质通过血-脑屏障进入 CNS，维持脑内环境的稳定。已经证明和癫痫耐药有关的多药转运体主要包括 ABCB 亚家族的 P-糖蛋白（P-glycoprotein，Pgp）和 ABCC 亚家族的多药耐药相关蛋白（multidrug resistance-associated protein，MRP）。大量的研究证实在难治性癫痫患者的脑组织中 Pgp 和 MRP 过量表达，提示这种过量表达可能就是患者对 AED 产生耐药性的重要机制之一。迄今为止报道可以被多药转运体转运的 AED 包括苯巴比妥、苯妥英、卡马西平、丙戊酸、拉莫三嗪、非氨酯、托吡酯和加巴喷丁等。多药转运体在难治性癫痫脑毛细血管内皮细胞和星形胶质细胞表达增多，脑毛细血管是血-脑屏障的重要组成部分，在药物进出脑组织中起关键性作用，而星形胶质细胞是 AED 的

靶细胞之一,又在调节脑组织中药物的空间分布中起重要作用,同时星形胶质细胞又参与血-脑屏障的构成,在血液和神经元之间的物质交换中扮演着微妙的作用,因此这 2 个部位多药转运体的过度表达可能会影响 AED 在脑组织中的积聚,从而降低了癫痫病灶内 AED 的浓度,使 AED 不能有效地发挥其抗癫痫作用,促进癫痫耐药的产生或加重了耐药的程度。

四、癫痫的诊断与鉴别诊断

癫痫的诊断对临床表现典型者来说并不困难;但发作表现复杂或不典型者,确定诊断也非易事。癫痫的诊断方法和其他疾病一样,主要是通过病史、体格检查与神经系统检查、实验室检查等方面收集资料,进行综合分析。癫痫诊断的思维程序,包括是否是癫痫,是何类型或综合征的癫痫和由何种病因导致的癫痫。癫痫的诊断需要解决或回答以下问题:① 其发作性症状是癫痫性的,还是非癫痫性的;② 如为癫痫性的,是什么类型的发作,是否为一特殊的癫痫综合征;③ 是否有癫痫性病灶的证据,病因或病理变化是什么;④ 是否有特殊的诱发因素。

(一) 癫痫的诊断

确定癫痫的诊断,主要依靠临床表现、脑电图波形和抗癫痫药物的效应。对患者来说,初步的诊断并非要求 3 项条件必备,但在诊断过程中,对不同的患者,三者都是重要的。尤其是最后诊断的确立,对多数患者来说,3 个条件都必不可少。

1. 病史采集与体格检查 当前虽然有了良好的实验室条件,但病史采集和临床检查是无可替代的。癫痫患者就诊时均在发作以后而且体格检查大多数无异常所见。因此病史十分重要。由于患者发作时多数有意识障碍,所以叙述不清发作中的情况,甚至根本不知道自己有发作(如夜间入睡中的发作)。故必需详细询问患者的亲属或目击其发作的人,常需要很长时间了解患者的过去和现在。应该包括详细的发作中及发作后的表现,有否先兆,发作次数及时间,发作有什么诱因与生理变化如月经和睡眠的关系如何,患者智力、生活能力及社会适应性如何,患者性格有否变化等。但目击者往往由于缺乏医学专业培训,或是在目睹患者发作时由于惊慌等原因而不能提供充分、详尽、可靠的发作细节,甚至于对患者的发病情况描述错误,最终导致临床医生误诊,将痫样发作与非痫样发作混淆;因此,对初诊断为癫痫的患者使用带录像的脑电图作较长时程的视频脑电图(V-EEG)就变得十分必要。国外还有建议对癫痫患者设立家庭录像,用以了解患者的发作情况。

还应了解患者过去患过什么病、有否脑外伤史,母亲在怀孕期间及围生期有否异常,以及患者的习惯、工作、营养状态等。家族史也同样重要,父母亲双方有否癫痫或其他遗传病史。对上述细节的询问有助于临床医生进一步判断引起癫痫发作的可能病因。临床体格检查除可发现有无神经系统阳性体征外,还须注意患者的智能情况、心脏情况、皮肤和皮下结节、有无畸形、有无运动与协调功能障碍等。必须强调癫痫是临床诊断,如实验室报告与观察到的临床现象不符,则以后者为主。

2. 脑电检查 脑电图检查对癫痫的诊断有很大的价值,脑电图已成为癫痫的诊断和分型必不可少的检查方法,还广泛应用于指导选用抗癫痫药、估计预后、手术前定位,并用于阐明癫痫的病理生理。发作时记录的脑电图诊断意义最大,但这种机会甚少,大多在发作间歇期对患者进行脑电图检测。一次发作间歇期记录历时 20～40 min,其发现癫痫样电活动的概率约 50%,故不能据此作为确诊有无癫痫的手段。发作间歇期放电(interictal discharge)与患者发作时的放电(ictal discharge)有很多不同之处,两者相比较,前者持续时间短暂(一般不超过 2～3 s),甚至为单个散在出现,波形整齐,不伴有临床发作而且波形可与发作时放电完全不同,出现范围也不如后者广泛。而发作时放电持续时间通常在数十秒以上甚至数分钟,包括节律性重复性成分,波形不如发作间歇期放电整齐,出现范围广泛,常合并临床发作。

脑电图可用以鉴别发作类型和明确致痫灶部位,常规脑电图常要多次重复记录,并结合缺睡诱发和睡眠记录,可使阳性率增加至 85% 左右,其余约 15% 的患者,需应用长时监测(long-term monitoring,LTM)的方法获取更多的信息,个别复杂部分性发作的患者甚至需要做脑深部电极记录方能确诊。除去某些特殊类型如儿童失神性发作和婴儿痉挛症外,由于头皮电极所记录到的癫痫样电活动可能不来自皮质,而为远处病灶的传播所致,常规记录有其性能上的局限性,应用视频监护结合脑电图记录(V-EEG)为较理想的方法。

LTM 的目的是通过延长脑电图记录时间获得更多的信息,包括发作时和发作间期的异常发放,用于确定癫痫的诊断,进行癫痫发作的分类,也可有助于对脑内癫痫源病灶的定位,有助于患者在抗癫痫药物的过程中监测脑电变化等。LTM 的方法可根据是在医院外还是在医院内监测及采用技术的不同而分为多种。院内的 LTM 需要患者在监测室或监测病房内,进行 24 h、数天至数周的监测;而院外监测最常用的是携带式脑电图(ambulatory EEG,AEEG),由患者随身携带一个电子盒及记录设备,一般包含 8～16 个电极。AEEG 监测的优点是允许患者在正常的环境中从事一些日常活动,同时进行 EEG 记录,特别是对于门诊患者。但因为在 24 h 记录过程中缺乏同步的视频监测,对可能出现的伪差需要加以识别。其中包括眼动、眨眼、吞咽、咀嚼及其他身体运动均可产生伪差,故要求患者尽量在家中安静度过监测期,另外,在缺乏视频监测的情况下,AEEG 对于临床和脑电图之间关系的判断变得非常困难,不能仅仅通过 AEEG 的检测结果鉴别癫痫性与非癫痫性临床发作。如此不确定的记录结果可能会给临床造成误导或误诊。24 h 脑电监测检查的适应证是:应选择在发作时可能有特征性的脑电图变化,发作时较少出现动作伪差并在发作后立即恢复正常状态的病例。脑电携带式监测为临床提供了有效的检查手段,用于癫痫及其相关发作性疾病的诊断,实现了脑电图在自然状态下的长时间监测。对于尚不能确定的病例应配合长时间视频脑电图监测。视频脑电图(video-EEG,VEEG)监测对癫痫的诊断有非常重要的意义,大多可以获得有助于诊断的信息,同时又有助于鉴别非癫痫性发作及假性发作。对于反复常规 EEG 阴性的患者,长时间通过数小时、数天或数周的 VEEG 监测,可以对少见的发作期及发作间期的异常 EEG 进行分析,并通过增加电极数(包含 32 根、64 根甚至更多监测电极)进行更准确的癫痫灶定位。发作时的视频记录还可以获得癫痫发作时的症状学信息,并将其与当时的 EEG 进行对照研究。

3. 神经影像学检查 癫痫影像学检查的主要目的是寻找最可能与最重要的潜在病因,包括那些药物难治性癫痫需要接受手术治疗的患者。癫痫影像学检查方法有常规 X 线片、脑血管造影、CT、MRI、正电子发射断层扫描(PET)、单光子发射断层扫描(SPECT)、功能 MRI 成像、MRS 等。

计算机断层扫描(CT)有助于发现肿瘤或其他可能导致癫痫发生的结构性改变,但大多数癫痫患者的 CT 结果正常。MRI 较 CT 有更高的软组织分辨率,对于诊断脱髓鞘病(脑白质病变)、脑炎、缺血、早期脑梗死和低度分化胶质瘤等疾病优于 CT。此外,MRI 还有多方位成像的优点,一次扫描可以分别获得横断面、冠状面、矢状面和任意方向的层面图像,MRI 一般没有骨骼和金属产生的伪影。而 SPECT 与 PET 对脑的生理、生化、化学递质、受体乃至基因改变的研究具有独特作用。

新发癫痫患者进行脑部影像学检查的指征包括:① 病史或脑电图提示有局灶性起源的依据;② 于婴儿期或是成人期首次发病者;③ 神经系统体格检查有局灶性阳性体征者;④ 经典抗癫痫药物正规治疗疗效不佳者;⑤ 长期应用 AED 药物治疗癫痫得到控制,经过一段稳定期后发作再次频繁者或发作类型改变者。重复脑部影像学检查的指征有:① 癫痫复发;② 发作情况恶化;③ 抗癫痫药物常规治疗出现难以解释的发作类型的变化;④ 神经系统体检发现体征出现变化。在所有的影像学检查方法中,MRI 技术为首选。对于部分不能接受 MRI 检查或是怀疑有脑部结构性损害、情况紧急的患者可以选用 CT。功能影像检查则多用于癫痫手术时致痫灶的定位。

(1) MRI:MRI 已经成为评价癫痫患者(尤其是部分性发作的癫痫患者)最为重要的影像学检查技术。高清分辨率 MRI 能够对近 80% 行颞叶切除术的患者和近 60% 行额叶切除术的患者进行手术定位。MRI 在诊断颞叶海马硬化(MTS)方面具有重要作用,典型表现为与癫痫灶同一侧的中央海马不对称变小或萎缩,受累海马在 T_2WI 上为高信号。具有内侧面 MTS 的难治性癫痫的 MRI 检出率约为 90%,轻度的 MTS 可能不被 MRI 检出。约有 90% 颞叶癫痫的 MRI 发现与 EEG 改变相吻合,而颞叶外癫痫两者的一致性相对较低。其他能够被 MRI 成像检出的病变还包括低级肿瘤、血管畸形、局限性损伤或胶质增生、脑皮质发育异常等。这些病变均是颞叶以外癫痫的重要病因,其中局部脑皮质发育异常较难被检出。

MRI 影像的采集技术对于能否发现异常病灶至关重要,一般高分辨率 MRI 所需的磁场强度至少要达到 1.5 T,分别作冠状面、横断面和矢状面扫描(层厚≤1.5 mm),T_1WI、T_2WI 序列与 FLAIR 序列。根据解剖学特点,颞叶的 MRI 扫描取斜冠状位面的 T_1WI,扫描平面垂直于海马的长轴。

(2) 磁共振波谱(magnetic resonance spectroscopy,MRS):是一种评价体内组织和器官生化和代谢特征的非侵袭性与非损伤性检查方法,在颞叶癫痫的临床诊断方面具有越来越重要的地位。尽管许多原子核能够被 MRS 检测到,但用于颞叶癫痫的定侧诊断主要集中于[1]HMRS 波谱分析。H 质子是生物界最普遍存在的原子核,具有最高的绝对敏感性,代谢物信号的相对频率位置又称化学位移,受原子核局部磁场环境的影响。^{1}HMRS 主要有 3 个共振波:① N-乙酰门冬氨酸(NAA);

② 胆碱类物质——如磷酸胆碱、甘油磷酸胆碱和乙酰胆碱;③ 肌酸和磷酸肌酸(Cr+PCr)。其他一些更为复杂的代谢物波峰如果存在也能被检测到,如乳酸、谷氨酸、γ-氨基丁酸等。NAA 被定位于神经元内。由于总肌酸(Cr+PCr)浓度在大脑不同代谢情况下基本保持不变,所以 Cr+PCr 常作为计算比值的标准,如 NAA/Cr 比值,也有用 NAA/(Cr+Cho)比值进行比较分析的。^{1}HMRS 用于颞叶癫痫定侧诊断的标准多种多样,有绝对浓度比较、有信号强度比值的比较,但就目前的 MRI 设备而论,只能用 NAA/(Cr+Cho)比值作为颞叶癫痫定侧诊断的标准。颞叶癫痫患者病侧颞叶 NAA 降低和(或)Cr、Cho 升高所造成的 NAA/(Cr+Cho)比值降低较为敏感。MRS 技术为颞叶癫痫的术前定位诊断提供了新的手段。

(3) 功能磁共振成像(functional magnetic resonance imagine,fMRI):近年来,fMRI 的应用已得到广泛开展,fMRI 采用自体血氧水平依赖(BOLD)的方法,了解特殊任务引起的局部脑血流和代谢的改变,从而了解局部的脑功能。fMRI 是完全非创伤性的,而且提供了足够的任务相关信号来实现脑功能的激发研究。fMRI 对癫痫的早期研究是语言功能定侧,同时对颞叶癫痫患者术前的记忆功能评价也具有价值。fMRI 对颞叶癫痫的研究具有广阔的前景,其对手术预后的评价作用令人瞩目,对手术适应证的掌握和手术方案的选择也具有参考价值。

(4) PET 及 SPECT:正电子发射断层显像(positron emission tomography,PET)属于功能显像范畴,采用不同的正电子显像剂进行脑部 PET 显像可反映脑功能方面的信息,包括血流、代谢及受体等功能。由此,PET 脑功能显像又可分为脑血流灌注显像(血流量、血容量)、脑代谢显像(葡萄糖代谢、氧代谢、氨基酸代谢)和脑受体显像(多巴胺、5-羟色胺、阿片等受体)。目前常用的方法有:① 用 ^{15}O-H_2O 正确地测定局部脑血流灌注;② 用 ^{18}F-FDG(去氧葡萄糖)测定局部脑葡萄糖代谢率;③ 用 ^{11}C-FMZ 测定苯二氮䓬受体密度;④ 用 ^{11}C-diprenorphine 测定颞叶癫痫中阿片受体的变化等。癫痫患者发作间期 ^{18}F-FDG-PET 脑代谢研究最常见的异常是局部皮质下代谢减低而呈 FDG 摄取减少,通常低代谢区与发作源的部位一致。

单光子发射计算机断层扫描(single-photon emission computed tomography,SPECT)是一种核医学检查,主要也是反映脑功能(如脑血流灌注、代谢、受体等)的变化。SPECT 的基本原理是将能衰变释放出 γ 光子的放射性核素标记化合物经静脉注射、吸入或口服入体内,然后用探头从不同方向或角度接受被检查者部位释放出的 γ 光子,利用计算机特殊软件综合处理,重建核素立体分布的三维图像,测定单位体积的放射性活性(即浓度),SPECT 在癫痫中的应用主要包括癫痫的诊断、癫痫灶的手术定位、治疗后评估等。原发性局灶性癫痫在脑血流灌注 SPECT 中大多表现为发作间期局部血流灌注减低,发作期相应部位血流灌注异常增加。特别是发作期 SPECT 能够给予较准确的定位。

PET 或 SPECT 功能显像的最有效用途之一就是无创性帮助识别癫痫灶的定位。有一部分癫痫是难治性的,其局限性病灶需行外科手术治疗,手术成功的关键在于癫痫灶的准确定位,在手术前进行 PET 或 SPECT 检查就是为了确定手术的范围。脑电图（EEG）尤其是 24 h 动态 EEG 有时难以准确定位，在有限的时间能否探测到癫痫发放仍是问题；CT、MRI 定位主要反映形态学与脑的结构性变化，对于那些仅有脑的功能或代谢改变而无形态学改变的病灶往往不能见到异常，而 PET 及 SPECT 在这方面具有明显的优越性。另外，对于复杂部分性发作的癫痫灶的探测，CT、MRI 都不及 PET 或 SPECT。PET 及 SPECT 对癫痫灶定位较为准确，与颅内 EEG 吻合率较高。结合 EEG，综合应用 MRI、MRS、PET 等手段可以提高癫痫特别是顽固性癫痫致痫灶切除术前定位诊断的准确率。

（5）脑磁图检查：神经元膜的离子流动不仅产生电场，还产生磁场，形成脑磁图（magnetoencephalography，MEG）。脑磁图是测量颅外磁场的方法，这个颅外磁场主要是由大脑的细胞内电流产生，场强极其微弱，只能通过特殊的感应器（超导量子干涉仪）进行测量。尽管 MEG 信号不受硬脑膜、头皮与颅骨等组织的影响，但是仍然会产生信号的衰减。与脑电图（EEG）测量一样，估计需要 6～8 cm^2 的脑皮质同步放电才能产生 MEG 信号。MEG 与 EEG 均可用于皮质偶极子定位，MEG 和 EEG 的产生基础相同，但是脑磁图信号是由磁场组成的，方向与颅骨垂直，磁场由与皮质表面呈切线方向流动的偶极子产生，而径向位辐射电流对脑磁图信号作用不大。脑电图信号是由切线位和径向位两种偶极子成分共同作用的结果。同相应的脑电波形相比，脑磁图波形活动较局限。大量研究结果表明，对癫痫起源的成功模拟在于脑电图和脑磁图各自优势的互补、联合，两者的最高灵敏度方向互相垂直，EEG 对水平、径向位偶极子敏感，EMG 对垂直、切线位偶极子敏感。但 EMG 描记要求在较短时间内完成，因为患者必须安静地躺卧或坐在杜瓦瓶下保持不动，不能像脑电描记那样可以长时间监测；另外，信号大小严重影响 EMG 的描记结果，为此采取的屏蔽措施与倾斜仪器等价格昂贵，大大限制了其使用，因此，目前脑磁图偶极子定位的应用仍存在局限性。

4. 实验室检查

（1）催乳素（PRL）：癫痫发作，特别在强直阵挛发作后，血清 PRL 的水平明显升高，在发作后 20～30 min 达到高峰，随后的 1 h 内逐渐降低至基线水平。另外，垂体病变、药物使用、外伤、中毒等都可能影响 PRL 水平，须注意假阳性的可能。

（2）神经元特异性烯醇化酶（NSE）：NSE 特异定位于神经元和神经内分泌细胞，主要参与糖酵解，在神经元坏死或损伤时进入脑脊液和血液。在癫痫发作后 NSE 明显升高。

5. 抗癫痫药物治疗反应　抗癫痫药物的治疗反应是癫痫最后诊断的一项依据。当然，不能认为一次药物治疗效果不好就否定癫痫的诊断。因为选药不当、药物剂量不足、代谢障碍及患者对药物敏感性的差异等均可影响疗效。经验证明，正确的药物治疗可使 90% 以上的患者获得满意的效果。临床怀疑癫痫，但发作表现不典型，而脑电图检查又为阴性的病例，抗癫痫药物反应，往往成为确定诊断的主要依据。国内不少学者主张把抗癫痫药物治疗有效性作为间脑癫痫的诊断标准之一。

（二）癫痫发作的鉴别诊断

临床上癫痫发作应与以下多种发作性疾病相鉴别（表 3-8-2-4），判断某种发作性疾病是否为癫痫，这是诊断中的重要问题。临床上要鉴别患者出现的发作性事件是否为癫痫，应注意与以下疾病相鉴别。

表 3-8-2-4　癫痫的鉴别诊断

1. 脑氧利用率下降 　● 青紫型屏气发作 　● 反射性缺氧发作 　● 晕厥 　● 心律失常 2. 偏头痛 3. 一过性脑供血不全（包括一过性全面遗忘症） 　● 低血糖 　● 低血钙 4. 睡眠障碍 　● 夜间恐怖 　● 梦游 　● 梦话 　● 梦魇 　● 睡眠呼吸暂停 　● 发作性肌能力障碍 　● 发作性睡病 　● 磨牙病 　● 夜间遗尿 　● 良性婴儿睡眠肌阵挛 　● 睡眠肢体周期运动综合征	5. 与精神障碍有关的发作 　● 假性癫痫发作 　● 杜撰的癫痫发作 　● 过度换气综合征 　● 惊恐发作综合征 　● 交叉摩腿综合征 　● 儿童手淫 6. 运动疾患 　● 婴儿良性肌阵挛 　● 良性阵发性眩晕 　● 阵发性斜颈 　● 发作性舞蹈手足徐动 　● 战栗反应 　● 惊恐反应 　● 眼球运动失用症 　● 抽搐（Tic） 　● 一侧面肌痉挛 7. 脑干受压的强直发作 8. 胃食管反流

1. 假性发作　又称为心因性发作，又曾被称为癔病性发作、癔病性癫痫、转换发作、精神性发作、模拟性发作、非器质性发作等。其临床表现类似癫痫发作，但发病与脑部电生理紊乱无关，而是由于心理功能障碍所致。在临床工作中，假性发作与癫痫发作容易混淆。将假性发作诊为癫痫，会导致不恰当的用药及医疗负担，将癫痫诊为假性发作，则会延误治疗。现将假性发作的病因、表现、诊断、治疗等概述如下。

假性发作的确切发病率尚不清楚。根据国外一些研究的报道，每年的发病率是 1.5/10 万～3/10 万，好发年龄为 20～30 岁，但亦曾见于 4 岁的儿童和 70 岁以上的老人。3/4 的患者是女性。假性发作可以与癫痫共存。据估计，癫痫患者中有 4% 伴有假性发作。

（1）病因及危险因素：假性发作属于精神医学的范畴。ICD-10 将其归于神经症性、应激相关的及躯体形式障碍。在遭遇无法解决的问题和冲突时产生的不快心情，以转化成躯体症状的方式出现。这些症状没有可证实的器质性病变基础。其病因与精神因素关系密切，各种不愉快的心境和愤怒、惊恐、委屈等精神创伤常是初次发病的诱因，此后因联想或重新体验初次发作的情感可再发病，且多由于暗示或自我暗示引起。许多患者有癔症性人格（或称表演性人格）基础，遇较轻刺激即易发病。一些患者存在脑功能障碍，以癫痫和学习障碍最多见。还有研究表明，轻微的头部外伤与诱发假性发作有关。据报道，假性发作首先见于癫痫的手术治疗或其他神经外科的操作后，特别是发生术后并发症的情况下。受虐待亦是假性发作的危险因素之一，许多患者在幼儿期有遭受身体或性虐待的历史。另外，社会文化环境，如风俗习惯、宗教信仰、生活习惯等，对本病的发生也有一定影响。

（2）临床表现：假性发作的发生通常与一定的诱因如情绪

变化、环境刺激等有关，紧张、焦虑、恐惧、生气或突然的听觉或视觉刺激都可能诱发假性发作。部分慢性病程、反复发作的患者可以没有明显的精神刺激因素。假性发作的起始较癫痫发作缓慢，通常在几分钟内逐渐开始。持续时间长短不一，但一般较癫痫发作长，有报道说，癫痫发作一般<2 min，而假性发作则一般超过此时间长度。其终止可以是逐渐停止，亦可以是突然中止。假性发作在半夜至早上6点少见，睡眠中从未出现假性发作，即使患者发作前似在睡眠（全身不动、闭眼），但当时脑电图提示患者实际上是清醒的（α节律），这称为发作前假睡状态（PIPS）。

假性发作的临床表现多种多样。运动性发作可类似于强直阵挛发作，表现为肢体的强直或重复动作。强直表现为四肢肌张力增高甚至角弓反张状，但癫痫发作时在强直阶段多双眼睁开、瞳孔对光反射消失，而假性发作常为闭眼并且被动睁眼有抵抗、瞳孔对光反射存在。重复动作可以表现为有规律的或无规律的、协调的或不协调的，类似于阵挛，但假性发作的阵挛往往不具备真正阵挛的特征：从快速而小幅度逐渐变慢而幅度增大，快速收缩与缓慢松弛。并且，假性发作的这种运动发作通常缺少真正的癫痫大发作时的强直-阵挛全过程。

假性发作也可表现为类似失张力性发作，如突然的肢体无力、跌倒，或失神性发作，呆愣、对外界无反应。有一些表现为行为异常，如口唇动作、摸索、脱衣，甚至咬、抓、掷东西等看似半目的或有目的的行为。这种发作可以被言语或外界干扰。假性发作还可出现自主神经功能症状，如咳嗽、呼吸困难、过度换气、心悸、心动过速、胸痛、头痛、皮肤潮红、苍白或发绀。

自伤、舌咬伤、大小便失禁过去被认为是假性发作与癫痫的鉴别要点之一，但袁学明调查发现，66例假性发作的患者中37.8%出现自体损伤，43.6%有舌咬伤，42.4%有尿失禁，烧伤则很罕见。发音在假性发作中也较常见，不同于癫痫发作时由于喉肌痉挛造成的短促尖叫，多为较丰富的表现如叫嚷、哭喊、啜泣等，一般认为哭泣是假性发作的强有力证据。假性发作时患者无意识丧失，常述发作时能听到呼唤、知道周围发生的事情。部分患者会诉不能回忆当时情况，但脑电图显示发作时患者实际上是清醒的。

（3）辅助检查：目前尚没有可以确诊的检查。

1）脑电图：是重要的辅助手段。癫痫发作时脑电图可见痫样放电作为诊断依据，而假性发作脑电图则无异常或为肌肉收缩所致的肌电伪迹。发作期间存在α节律常提示假性发作的诊断，特别是表现为存在意识障碍的患者。但常规脑电图检查时间较短，且多于正常状态下行此检查，故往往捕捉不到发作。可采取延长记录时间、同步录像的方法，必要时停用抗癫痫药。长时程视频脑电监测还可以用于部分合并假性发作的难治性癫痫患者，判断癫痫发作与假性发作的相对频率，从而采取更有针对性的治疗。但是，并非所有的癫痫发作均能记录到脑电的异常改变（特别是额叶癫痫），需注意假阴性的发生。

2）诱发试验：暗示性是假性发作的重要特点。临床经常不能目睹患者的发作，而患者及家属的描述又可能不确切或有一定的倾向性，故采取诱发试验（谈话暗示、过度换气、闪光刺激、注射生理盐水等），特别是配合视频脑电监测可有助于诊断。有研究对门诊初诊为假性发作的患者进行诱发试验，18例

患者中有17例诱发出临床发作，同步脑电描记未见有别于背景脑电波的改变。同时，诱发试验提示对此类患者进行心理治疗是必要和有效的。

3）催乳素（PRL）测定：癫痫发作者，特别在强直阵挛发作后，血清PRL的水平明显升高，在发作后20～30 min达到高峰，随后的1 h内逐渐降低至基线水平。而假性发作则无明显变化。但单纯部分性发作、轻度的复杂部分性发作及没有累及边缘系统的发作，可没有明显的PRL水平改变。另外，垂体病变、药物使用、外伤、中毒等都可能影响PRL水平，须注意假阳性的可能。

4）神经元特异性烯醇化酶（NSE）：NSE特异定位于神经元和神经内分泌细胞，主要参与糖酵解，在神经元坏死或损伤时进入脑脊液和血液。在癫痫发作后NSE明显升高，而假性发作则不升高。

5）神经心理测定：本身没有诊断或治疗作用。但是，通过判断患者是否存在一定的精神心理障碍，有助于了解其是否存在假性发作的疾病基础，并采取相应的心理治疗。

（4）诊断：目前尚没有明确的诊断标准。有以下表现提示假性发作：① 病前有一定的性格心理特征，跟症状的发生和恶化有一定联系的精神刺激。② 发作时的临床症状多样化，持续时间长，"大发作"时闭眼、瞳孔对光反射存在，事后能够回忆，PIPS，发作时出现哭泣。③ 发作时脑电图正常。④ 具有一定的暗示性，诱发试验可以诱发或中止发作。⑤ 正规AED治疗无效。

应用长程视频脑电监测加诱发试验、PRL或NSE水平的测定可以帮助假性发作的诊断。但是这些辅助检查并不是诊断的金标准，对检查的结果仍需慎重分析。而且，对许多癫痫合并假性发作的患者，诊断假性发作并不能自动排除其他诊断。

（5）治疗：对于心因性发作的患者主要采用心理治疗，一般采取对患者精神上的安慰、支持、劝解、保证、疏导和环境调整等，并对他们进行诱导、启发、教育，帮助患者认识疾病的本质，了解发病的原因及症状，促使疾病恢复。现代心理治疗方法很多，可根据不同情况分别或联合应用。如有必要，可根据患者需要制订一套完整的心理协调咨询计划，依据计划完成心理辅导。给患者以心理治疗时，需取得其家属配合，应与患者及家属进行良好的沟通，不能简单地告知其未患癫痫（尤其是对于按照癫痫治疗多年的患者）。

当癫痫患者合并假性发作时，是否给予AED治疗的判断很重要。必须让患者理解其存在2种发作类型并能够很好地区分它们。如果癫痫诊断不肯定，则应尽可能避免首先使用AED，必须衡量可能发生的癫痫发作和AED的不良反应哪一个危害更大。如有焦虑或抑郁症状严重者，可给予抗焦虑、抗抑郁药物治疗。有时药物暗示也可取得一定效果。

（6）预后：研究表明，早期诊断和治疗是良好预后的关键。儿童和年轻患者、较聪明或经济社会地位较高的患者预后较好。表现较轻的发作（没有强制阵挛样发作，没有咬伤、失禁或持续状态史）者预后较好。有基础精神心理障碍者预后较差。没有证据表明是否合并癫痫与预后相关。

2. 晕厥（syncope） 由于一过性广泛性脑供血不足，导致大脑皮质高度抑制而突然引起短暂的意识丧失称为晕厥。

(1) 病因：晕厥的原因很多，临床较多见者有以下 4 种。

1) 心源性：心源性晕厥的原因有心律失常、病态窦房结综合征、主动脉狭窄、先天性心脏病、原发性肺动脉高压、心绞痛、急性心肌梗死、左心房黏液瘤及血栓形成等。这类晕厥是由于心脏停搏、严重心律失常、心肌缺血、心脏排血受阻等引起血流动力学紊乱，导致脑缺血性贫血而发生。

2) 延髓性：由于脑干病变或药物影响延髓的血管运动中枢引起的。前者如脑干的血管病变、肿瘤、脱髓鞘病及变性疾病等；后者如安定药、镇静药、安眠药、抗抑郁剂和麻醉剂等对血管运动中枢有直接抑制作用。

3) 反射性：反射性晕厥最常见，约占各型晕厥的 90%。大多数是由于血管迷走反射导致心脏抑制和全身血管扩张，使心输出量降低引起。① 血管减压性晕厥（单纯性晕厥）：本病多见于青春期体质较弱的女性，常有家族史。其诱因多为疼痛、情绪紧张、恐惧、抽血、注射、拔牙、外伤、各种穿刺及小手术、焦虑、闷热、脱水、站立、疲劳、愤怒等。有短暂的前驱症状，如头晕、恶心、上腹部闷涨、视力模糊、出冷汗、面色苍白、无力等。继则意识丧失，倒地，血压迅速下降，脉弱缓。患者可很快恢复知觉，常无严重后果。② 体位性（直立性）低血压：常发生于由卧位或蹲位突然站立或持续站立时。其特点是血压急骤下降、心率加速、晕厥持续时间较短，有反复发作倾向，一般无前驱症状。③ 颈动脉窦综合征：多发生于中年以上动脉硬化的患者。发作时常有眼花、眩晕、感觉异常，闪光性中心盲点等。压迫颈动脉窦常可诱发，这是由于颈动脉窦压力感受器对直接刺激压迫敏感所致。④ 排尿性晕厥：多见于老年和中年男性患者，发病多在醒后起床排尿时或排尿后。多无前驱症状，或仅有极短暂的头晕、眼花及下肢发软等。发作时患者突然意识丧失、晕倒，持续 1~2 min 自行缓解。本病的发病机制为综合性，如膀胱收缩产生强烈的迷走性反射导致心脏抑制和节律失常、血管迷走或血管减压反射、体位骤然转变及自主神经不稳定等，还有舌咽神经痛所致晕厥及舌咽性晕厥、咳嗽性晕厥和仰卧位低血压综合征等。

4) 脑源性：由于广泛性脑血管闭塞、一过性脑缺血发作、蛛网膜下腔出血、慢性铅中毒性脑病、主动脉弓综合征等脑缺氧所致的晕厥。此外，小儿窒息性缺氧也可引起晕厥。

(2) 临床表现：① 发作前期：患者常感觉头部及全身不适、视力模糊、耳鸣、面色苍白、出汗，预示即将发生晕厥。此时如患者取头低位躺卧姿势常可防止发作。② 发作期：轻者眩晕恶心、肢体发软、摇摆。重者常突然意识丧失，全身肌紧张度消失、跌倒地上、双眼上翻。少数惊厥性晕厥患者甚至出现角弓反张、阵挛动作、瞳孔极度散大、流涎、咬舌、尿失禁。脑电图检查出现持续 3~10 s 的广泛性、对称性 2~3 次/秒的慢波，枕区较明显。③ 发作后期：患者苏醒后，可有一段时间意识混沌状态，感觉腹部不适、恶心、有便意，甚至可有大小便失禁。苍白和出汗可持续一段时间，有极度疲劳感或嗜睡。发作后期延续的时间取决于晕厥发作严重程度，轻度发作仅延续数秒钟，惊厥性晕厥发作可长达半小时之久。

晕厥病例被漏诊或被误诊为癫痫发作。某些轻度的晕厥发作易与癫痫小发作、颞叶癫痫相混。在另一些病例中，将惊厥性晕厥误诊为癫痫强直-阵挛性发作，此种情况尤多见于婴儿和儿童。晕厥与癫痫之所以易于混淆，主要是由于两者之间

具有共同的症状学特点造成的，如意识丧失、全身痉挛、瞳孔散大、流涎、尿失禁、发作后疲倦等，因此，对癫痫或晕厥的诊断不能单凭有无这些症状的 1 项或几项决定，应仔细分析癫痫与晕厥的全面临床表现确诊。两者鉴别见表 3-8-2-5。有时需要用脑电图与心电图监测与癫痫鉴别。

表 3-8-2-5 晕厥与强直-阵挛性发作的鉴别诊断

鉴别点	晕厥	强直阵挛发作
前驱症状	眩晕、耳鸣、黑矇、腹部感觉异常	无或有先兆（从局限性发作开始）
意识丧失	时常先有茫然	非常突然
持续时间	数秒至 1 min	数分钟
面色	苍白，可变为青紫，多汗	灰色，青紫
肌张力	低下，10~20 s 后可增高	增高
眼	双眼上翻	侧向（水平）偏斜
阵挛性抽动	罕见，不规则	在阵挛期必有
咬舌	例外	非常常见
尿失禁	不常见	较常见
发作后精神错乱	无或很短	均有可能很长
发作后肌肉痛	无	常见
发作后头痛	罕见	常见
发作后起立	精神完全恢复后	精神完全恢复前
发作后肌酸磷酸激酶	正常	可升高
发作中脑电图	广泛性慢波无或很少阵发性活动；慢波后可继之以平坦波型	强直期有明显快棘波，阵挛期为间断性快棘波

3. 偏头痛（migraine） 是一种反复发作的血管性头痛，多为单侧，每次发作的性质及过程相似，间歇期正常。偏头痛以女性多见，约为男性的 3.5 倍。偏头痛按症状可分下列几型。

(1) 典型偏头痛：约占偏头痛的 10%。多有家族史，有明显的前驱期，此期最常见的是眼症状，有闪光、冒金星、各种形状的暗点、黑矇、偏盲等。其他前驱期症状是精神不振、思睡、肢体感觉异常、轻瘫、失语。前驱期症状持续数分钟至半小时，随之出现剧烈头痛，多在一侧，有时双侧，或左右侧交替。头痛部位多在前额、颞、眼眶，或向半侧头部扩散。呈跳痛、胀痛、敲击痛。同侧颞浅动脉可怒张及搏动增强，压迫可使疼痛稍轻。患者面色青白、恶心、出汗、畏光、怕声，少数有腹痛、腹泻，往往有呕吐，呕吐后头痛缓解。发作持续数小时或长达 1~2 d，多在上午或日间发作，频度不定可每天发作，或数周、甚至数年发作 1 次，每天均有发作时称为偏头痛持续状态。

(2) 普通偏头痛：约占偏头痛的 60%。前驱期症状常不明显，有的在头痛前数小时或数天出现胃肠道症状或轻度情绪改变。头痛的部位、性质与典型偏头痛相似。头痛持续时间可达数天。家族史多不明显。

(3) 特殊型偏头痛：比较少见，占偏头痛的 1%~2%。眼肌麻痹型偏头痛和偏瘫型偏头痛，多为青年人，发作开始或发作后在头痛侧出现眼肌麻痹或头痛对侧出现轻偏瘫或偏身麻

木、失语、可短暂消失或持续较长时间。阳性家族史较多。基底动脉型偏头痛多为女性,发作与月经期明显相关,多有家族史。典型发作是在开始时出现以视觉障碍和脑干功能紊乱的前驱症状,持续数分钟后发生短暂晕厥,待意识恢复后出现枕部或一侧头部剧烈搏动性疼痛,伴恶心、呕吐,发作持续数小时。腹型偏头痛,以腹痛为主,头痛很轻,常伴恶心、呕吐、寒战、出汗、苍白、腹泻等,持续数小时或 $1\sim2$ d。

偏头痛与癫痫为两种机制不同而临床上有交叉的疾病,两者可以合并出现。偏头痛的视觉先兆与偶然出现的肢体感觉异常应与部分性发作相鉴别。部分偏头痛患者可出现脑电图的异常,$5\%\sim9\%$ 的患者在偏头痛发作间歇期脑电图有棘波或尖波发放。但偏头痛的先兆症状与持续时程均较长,随后往往都有头痛发作,常伴有恶心、呕吐,患者多有头痛发作史和偏头痛家族史。

4. 短暂性脑缺血发作(TIA) TIA 为脑局部血流灌注不足所致的功能障碍,表现为功能抑制的现象,多见于中老年患者,常伴有高血压、高血脂及脑血管疾病史。

要与部分性癫痫发作相鉴别。特别是癫痫部分性感觉性发作和失语性发作,与本病鉴别比较困难。除病因和发病年龄有一定不同外,脑电图表现是主要的鉴别依据。局限性尖波、棘波及棘-慢波为癫痫发作的特征。

5. 发作性运动诱发性运动障碍 发作性运动诱发性运动障碍(paroxysmal kinesigenic dyskinesia,PKD)是一类少见的运动障碍疾病,临床表现类似癫痫,但病因及预后与癫痫不相同,可能是一种离子通道病,与癫痫有一定关系,EEG 大多正常,大部分抗癫痫药物治疗有效。PKD 多在儿童及青少年期起病,男孩比女孩多见,往往由于突然运动诱发,如上课时被老师提问突然站立、体育课突然起跑或是听到电话铃声突然站起去接电话时发作。精神紧张、疲劳、月经期时容易诱发。发作时表现为一侧或双侧肢体呈肌张力不全或舞蹈症样表现,严重时可致跌倒,发作时患儿神志清楚,有时有语言障碍,持续数秒至数十秒,少数可长达 $1\sim2$ min,每天可发作多次或数天至数月发作 1 次,发作期及发作间期大多数脑电图正常,预后良好,PKD 有年龄自限性,抗癫痫药物疗效良好。

6. 发作性睡病 是一种睡眠障碍,是在不该睡眠的场所和时间发生不可克制的睡眠。其睡眠与正常睡眠相同,能被唤醒。患者同时可伴有猝倒症、睡眠瘫痪及入睡前幻觉,称为发作性睡病四联症。病因不明,可能是下丘脑及网状结构功能紊乱。患者在夜间入睡或白天发作时皆由典型的眼快动相开始。这在正常人或其他嗜睡患者中从不发生。猝倒症、睡眠瘫痪及入睡前幻觉均为眼快动相中所特有的现象。类似发作性睡病的表现可见于第三脑室肿瘤、脑炎、脑外伤、脑动脉硬化及内分泌障碍等疾病。临床表现开始起病多在青少年,男性较女性多见。主要症状是不能抗拒的睡眠,在课堂、工作场所或会场等静坐时最易发生,饭后是好发时间。遇到突然响声、叫唤或轻拍其身时即能醒来。站立工作或与人交谈时可有倦意思睡。每次发作 10 余分钟。或 1 个月发作数次。如在躺卧位而无环境吵扰情况下,睡眠可持续数小时。猝倒症是突然而短暂的躯干肌张力减低,出现低头、弯腰、屈膝或跌倒,但意识清楚,在强烈情感如大笑后更易发生。睡眠瘫痪是入睡或醒来时不能移动躯体或说话,意识清楚,有焦急感,历时甚短,在努力稍动之

后即恢复正常。入睡前幻觉以视幻觉较听幻觉多见,内容多属惊恐性质,醒后认为是"做梦"。发作性睡病伴有猝倒症者达 70%,伴睡眠瘫痪者约 50%,伴入睡幻觉者约 25%,有完全四联症者仅 10%。病程较长,可随年龄增长而发作减少。

在不合适的地点与时间反复发生不可克制的睡眠是本病的特征,如病程中伴有猝倒症、睡眠瘫痪及入睡前幻觉则更能明确诊断。需与失神性癫痫发作鉴别。失神性癫痫发作起病年龄较发作性睡病早,儿童多见。失神性发作是突然意识丧失而非睡眠。失神性发作有时伴有失张力,但持续时间短暂,一般仅数秒。脑电图 3 次/秒棘-慢波综合,是其特征性改变,有重要的鉴别价值。

7. 内科系统疾病伴发的抽搐症状 阿-斯综合征发作时,往往伴有心律失常,轻者感觉黑矇,重者知觉完全丧失,有时可伴发抽搐。当心输出量骤降时,患者先表现为面色苍白,继而意识丧失、发生抽搐,抽搐的表现往往与癫痫相似,如果脑循环及时恢复,患者立即清醒,这时常因反射性充血而面色潮红,清醒后患者神志可立即恢复。

低血糖、高血糖也会引起抽搐发作,血糖低于 $2.8\sim3.36$ mmol/L 或是血糖突然升高及高渗状态均可引起抽搐,患者的发作多为部分性发作,且对常规的抗癫痫药物疗效不佳。

其他如低血钙、尿毒症等也可引发抽搐,患者的血清游离钙浓度低于 0.6 mmol/L 即可引起肌肉痉挛、手足搐搦等,约 1/3 急性肾功能衰竭的患者会出现癫痫发作,患者出现肌肉阵挛,全身强直-阵挛性发作及癫痫持续状态多见于透析综合征。

第三节 癫痫的治疗

虞培敏 丁 晶 洪 震

癫痫主要的治疗手段包括药物治疗和手术治疗,以及生酮饮食与迷走神经刺激术等辅助治疗手段,除少部分患者能针对病因进行治疗外,大多数患者均需要长期使用抗癫痫药物治疗。患者对战胜疾病的信心、积极乐观的情绪、规律的工作、学习和生活及周围和社会的理解、支持与关心,都是使治疗成功的重要条件。此外,尚需注意适当的体育锻炼,积极防治其他疾病,避免烟酒等刺激物,不要从事高空或水上作业以及驾驶、在高速转动的机器旁等工作,以免发生危险。除脑部本身已有病损者,没有及时治疗,没有按照发作类型选用药物,或是药物虽然选择恰当但剂量不足,服药不规则或经常更换药物,过早地停用药物或减量等,常常为发作控制不佳的主要原因,均应设法避免及纠正。

抗癫痫药物治疗的目标是:① 尽可能地控制发作;② 最大限度地减少使用抗癫痫药物产生的不良反应;③ 提高患者的生活质量。

癫痫诊断的建立需要至少 2 次非激发性的发作,一般而言,已确立癫痫诊断者均应开始治疗,但对某些药物偶尔引起的发作、某些急性疾病如脑血管病等引起的发作或某些类型的癫痫如良性儿童中央区-颞叶棘波灶癫痫等,可以权衡治疗利弊包括经济负担等因素,在与患者及家属充分沟通后,采取随访观察,可以暂不予药物治疗。

一、发作时的处理

1. 一般原则　对全身性强直-阵挛性发作患者,注意防止跌伤和碰伤。应立即使患者侧卧,尽可能让唾液和呕吐物流出口外,避免吸入气道。在患者张口时,可将折叠成条状的小毛巾或手帕等塞入其上下臼齿之间,以免舌咬伤。衣领及裤带应该放松。抽搐时不可用力按压患者的肢体,以免造成骨折。多数发作能在几分钟内自行中止,不必采取特殊的治疗措施。亦不要采取所谓掐"人中"的方法,因为此举不仅不能制止发作,反有可能对患者造成新的伤害。对癫痫自动症的患者,在发作时应防止其自伤、伤人或毁物。

2. 癫痫持续状态的治疗　癫痫持续状态是一种严重而紧急的情况,必须设法于最短时间内使其中止,并保持24～48 h不再复发。应保持气道通畅和正常换气。在积极治疗病因的同时,选用以下药物之一作静脉注射(均为成人剂量)。这些药物对呼吸循环功能都有不同程度的抑制,使用时必须严密观察。

(1) 地西泮:10 mg,于5～10 min内静脉推注,由于分布快,血浓度很快下降,故作用持续时间较短,可以每隔15～20 min重复应用,总量不超过100～200 mg。注射速度过快,偶可导致呼吸抑制、呼吸道分泌大量增加或血压降低,甚至死亡。

(2) 苯妥英钠:文献报道,因地西泮作用时间较短,故在静脉注射后应给予作用较持久的药物,一般用苯妥英钠0.5～1.0 g静脉注射,目标总量至少13 mg/kg,甚至18 mg/kg,每分钟注射不超过50 mg。有心律不齐、低血压和肺功能损伤者应谨慎。用苯妥英钠对局部刺激明显,国外现已有新一代制剂磷苯妥英钠(FDPH),可以减少这一不良反应。

(3) 氯硝西泮:1～4 mg静脉注射,但此药对心脏、呼吸的抑制作用均强于地西泮。

(4) 氯羟西泮(lorazepam):4～8 mg静脉注射。于2 min内注射完,亦有较佳效果,作用较地西泮持久,对心脏和呼吸系统抑制较地西泮为弱。

(5) 丙戊酸钠:5～15 mg/kg静脉推注,1次注射3～5 min推完。每天可以重复2次。亦可静脉维持,0.5～1.0 mg/(kg·h)。

(6) 异戊巴比妥:0.5～0.75 g,溶于注射用水10 ml内缓慢静脉注射,根据患者的呼吸、心率、血压及发作情况控制注射速度,如出现呼吸抑制现象时应立即停止用药。

(7) 咪达唑仑:先予0.1 mg/kg静脉注射后予0.1 mg/(kg·h)静脉持续滴注,如癫痫再发作,加用咪达唑仑0.1 mg/kg静脉注射并以0.05 mg/(kg·h)幅度加量,直到惊厥控制,如果给药剂量达0.6 mg/(kg·h)时癫痫未控制,考虑无效,不再加大用药剂量。如持续24 h无癫痫发作,予逐渐减量,每12 h以0.05～0.1 mg/(kg·h)减量直至停用。静脉注射后,有15%患者可发生呼吸抑制。特别当与鸦片类镇痛剂合用时,可发生呼吸抑制、停止,部分患者可因此产生缺氧性脑病而死亡。

少数患者如仍难以控制,则应用利多卡因甚至全身麻醉。在发作基本被控制后,根据患者的意识状态采用口服或鼻饲给药,用间歇期的药物剂量。

反复的全身性强直-阵挛性发作会引起脑水肿,后者又能促使癫痫发作,可静脉注射20%甘露醇等以消除脑水肿。还应

注意维持患者的呼吸道畅通,防止缺氧,必要时做气管切开。还应保持循环系统的功能、预防和治疗各种并发症,如使用抗生素治疗继发感染等。

二、发作间歇期抗癫痫药物的应用

抗癫痫药物的应用必须遵循下列原则:① 有2次非激发性发作以上开始用药;② 单药,小剂量开始,逐步达到有效浓度;③ 服药后不应随意更换或停药,换药应逐步进行;有良好控制并持续3～5年没有发作者方可考虑逐步撤减药物直至停药;④ 药物选择必须依发作类型而异,药物选择不当不仅不能控制癫痫,有时反而会加剧发作;⑤ 合并用药应当选用作用机制不同的药物;⑥ 不选用有相同不良反应的药物;⑦ 不选用同一类型的药物,如扑痫酮和苯巴比妥、丙戊酸钠与丙戊酸镁及癫痫安等。治疗流程如图3-8-3-1所示,目前国内常用的药物选择见表3-8-3-1。

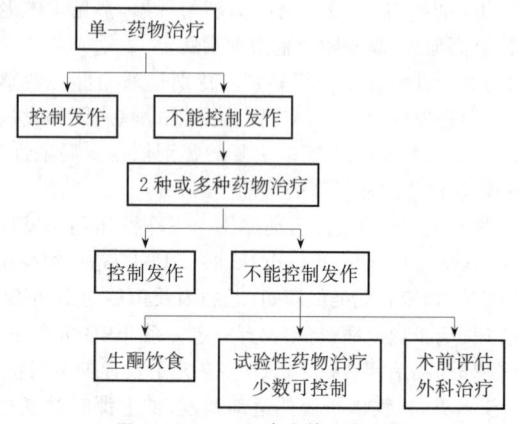

图3-8-3-1　癫痫的治疗流程

在单独应用无效时须考虑合并用药,但应注意药物的相互作用和不良反应及不良事件的发生。

表3-8-3-1　国内常见抗癫痫药物选择

发作类型	药物
强直-阵挛性发作	苯妥英钠、卡马西平、丙戊酸钠、苯巴比妥、扑痫酮
失神性发作	丙戊酸、氯硝西泮、拉莫三嗪
不典型失神性发作	丙戊酸、氯硝西泮、硝西泮
肌阵挛性发作	丙戊酸、氯硝西泮
婴儿痉挛	ACTH、皮质固醇类激素、硝西泮、氯硝西泮

1. 全身性强直-阵挛性发作　按表3-8-3-1选择药物。具体根据患者对哪种药物的不良反应为最轻而选用,一般首选丙戊酸。

(1) 苯妥英钠:优点为安全,可以控制发作而不引起镇静或影响智力,缺点是该药的代谢遵循饱和代谢动力学,且治疗剂量与中毒剂量接近,存在较大的个体差异。常用剂量为0.3～0.4 g/d,3次/天分服,口服吸收需要8～12 h,有效血浓度为10 μg/ml。与血清蛋白结合率高,与VPA竞争同一结合位点。部分患者在剂量偏高时使失神性或大发作增多。主要不良反应为齿龈增生、毛发增生,偶有粒细胞减少。长期大剂量应用可导致中毒性小脑损害。

(2) 卡马西平：常用剂量为 $0.1\sim0.2$ g，3 次/天服用，最大剂量为 1.2 g/d，分次口服。主要不良反应为皮疹、粒细胞减少，罕有再生障碍性贫血。有效血浓度为 $4\sim12$ μg/ml。

(3) 丙戊酸钠：常用剂量为 $0.2\sim0.4$ g，3 次/天，最大剂量为 $1.8\sim2.4$ g，分次口服。主要不良反应为纳差，少数出现肝功能损害，尤其是年龄较小者。有效血浓度为 $60\sim100$ μg/ml。

(4) 苯巴比妥：一般无上述全身反应，但有产生镇静和反应迟钝的缺点。扑痫酮为去氧苯巴比妥，在体内代谢为苯巴比妥，体内代谢产物为苯巴比妥与苯乙基二酰胺（phenylethylmalonamide，PEMA），最严重的不良反应也为镇静，常常使患者因此而不能依从医嘱。若以小剂量（扑痫酮 62.5 mg，1/4 片每天 1 次）开始逐渐增加剂量，可达到治疗目的而无镇静反应。苯巴比妥在儿童可能引起活动增多、过度兴奋或失神性发作频率增加。

2. 其他原发性全身性发作 失神选用乙琥胺或丙戊酸钠。苯妥英钠、苯巴比妥、卡马西平、扑痫酮等可加重失神性发作。

非典型失神性和肌阵挛性发作较难控制，选用丙戊酸钠，也可应用氯硝西泮，但易于产生耐药性，氯硝西泮若与丙戊酸钠同用可能会触发小发作持续状态，应当慎重。

3. 部分性发作 卡马西平、苯妥英钠为治疗首选药物，扑痫酮、苯巴比妥也可能有效。丙戊酸钠的反应不一。复杂部分性发作（颞叶癫痫）一般难以控制，单药治疗常常无效而需合并用药，常用的组合有卡马西平加苯巴比妥、苯妥英钠加苯巴比妥或丙戊酸钠加卡马西平等。

这些药物在大剂量时都有神经毒性，在治疗范围血浓度常会导致眼球震颤，更高血浓度时可出现共济失调、眩晕、震颤、健忘、精神错乱、意识障碍等。

4. 婴儿痉挛症 常规抗癫痫药中多选用 VPA，口服至 50 mg/kg，每天 2 次，$10\sim14$ d 后无效则增至 100 mg/kg，分 2 次口服，$10\sim14$ d 后如仍无效则代之以糖皮质激素治疗，泼尼松每晨服 $30\sim40$ mg，$4\sim6$ 周后减至 5 mg，以后每 $2\sim4$ 周减 5 mg，达隔日 5 mg，总疗程 $10\sim12$ 个月。也可将糖皮质激素和氯硝西泮合用。口服维生素 B_6 300 mg，每天 3 次，部分患儿可显效。

5. 新型抗癫痫药 近十年已有 10 余种新药上市，部分如托吡酯、拉莫三嗪、奥卡西平、加巴喷丁、左乙拉西坦等，已在国内用于临床，其余如唑尼沙胺等，已在国内完成临床试验并即将上市，不久即可应用于临床（表 3-8-3-2）。

表 3-8-3-2 国际抗癫痫联盟推荐的用药方案

类型	一线药物	二线药物
仅有全身性发作	丙戊酸	托吡酯、拉莫三嗪
青少年肌阵挛性发作	丙戊酸	托吡酯、拉莫三嗪
失神性发作	乙琥胺、丙戊酸	托吡酯、拉莫三嗪
LGS 综合征	托吡酯、非氨脂、拉莫三嗪	苯二氮䓬类、丙戊酸、氨己烯酸、唑尼沙胺、苯巴比妥
West 综合征	糖皮质激素、丙戊酸、氨己烯酸	托吡酯、拉莫三嗪、唑尼沙胺、苯二氮䓬类、维生素 B_6

续 表

类型	一线药物	二线药物
部分性发作	卡马西平	拉莫三嗪、奥卡西平、苯妥类、妥泰、丙戊酸
以部分性发作起病继发全身性发作	卡马西平	拉莫三嗪、奥卡西平、妥泰
肌阵挛发作	丙戊酸、乙琥胺	拉莫三嗪、托吡酯

(1) 非氨酯（felbamate）：口服吸收好，经过肝脏代谢。抗癫痫谱广，对 Lennox-Gastaut 综合征的非典型失神性、强直性发作、肌阵挛性发作、失张力性发作等也有效，还能减少复杂部分性发作、继发性全身性强直-阵挛性发作。动物实验显示毒性较低，远高于控制发作的剂量，在动物中无致畸作用。但 5%～10% 的患者因不良反应而中止用药。合并治疗时与常用抗癫痫药相互影响，开始增添非氨酯时应将原用苯妥英钠、卡马西平和丙戊酸的剂量减少 1/3。由于其有骨髓抑制的严重不良反应而使受到限制。

(2) 加巴喷丁（gabapentin）：结构与 γ-氨基丁酸（GABA）相近，但未发现它对经由 GABA 介导的抑制过程有何影响。与其他抗癫痫药物不同，在体内不代谢，以原型经肾脏排出体外，不与蛋白结合。与其他抗癫痫药物无相互影响。半衰期短，必须每天服用 3、4 次以添加治疗复杂部分性发作或继发性全身性强直-阵挛性发作。但近年来多项国际性临床试验的结果发现其疗效一般，故已有用于治疗神经痛的趋势。

(3) 拉莫三嗪（lamotrigine）：为光谱抗癫痫药，口服吸收好，经肝脏代谢。对复杂部分性发作、原发或继发性全身强直-阵挛性发作有效。单独应用时半衰期为 24 h，与苯妥英钠或卡马西平联合使用时半衰期为 15 h。丙戊酸能抑制其代谢，合用时半衰期延长至 60 h，故必须将拉莫三嗪剂量减少 50% 以维持原来的血浓度。

(4) 氨己烯酸（vigabatrin）：口服后很快吸收，它不与血浆蛋白结合，也无代谢产物。血浆半衰期为 $5\sim7$ h。对部分性发作疗效较好。但因会引起视野缺失的不良反应而使其应用受到限制。

(5) 托吡酯（topiramate）：能阻断钠离子通道，在 $GABA_A$ 受体上增强 GABA 活性，又可以抑制红藻氨酸/AMPA 受体，并可部分抑制碳酸酐酶活性，是一种有效的新型抗癫痫药。国人常用剂量从 25 mg/d 开始，逐步增加，每 $2\sim4$ 周增加 1 次，多数在 200 mg/d 分次服用时有效，最大剂量可达 $400\sim800$ mg。主要不良反应为嗜睡、头昏，少数有找词困难、认知功能障碍与体重减轻。

(6) 奥卡西平（oxcarbazepine）：为卡马西平的 10-酮基衍生物，口服吸收完全，生物利用度达 96%，半衰期仅为 $1\sim2$ h，故达稳态快，无药物代谢自身诱导作用，并极少出现药动学相互作用，作用机制和临床特征同卡马西平。

(7) 唑尼沙胺（zonisamide，excegren）：作用于钠离子通道及 T 型钙通道，口服吸收好，生物利用度高，半衰期为 27 h，非线性药物动力学，临床上用于部分性发作、全身性强直-阵挛性发作、失张力性发作、不典型失神性及肌阵挛性发作。

(8) 替加宾（tiagabine）：选择性抑制神经元及神经胶质细胞对 GABA 的重吸收，使突触间隙部位的 GABA 浓度增高。

口服吸收快,生物利用度为95%,肝中代谢但不影响肝酶,蛋白结合率96%,半衰期为4～8h,可应用于复杂部分性发作及继发性GTC。但该药也因为有视野缺失的不良反应使其应用受限。

（9）左乙拉西坦(levetiracetam)：口服吸收快,进食不影响其生物利用度,为线性动力学,半衰期6～8h,蛋白结合率低,不被细胞色素P450代谢,66%以原型从肾脏排出,主要不良反应为嗜睡、乏力、头昏,另外还见行为异常、激动、焦虑、不安、抑郁、幻觉、健忘、共济失调等。

（10）普瑞巴林(pregabalin)：是一种与抑制性神经递质GABA结构相类似的物质,可与中枢神经系统中电压门控钙通道辅助性亚单位(α_2-δ蛋白)结合,使钙离子在神经末梢处的内流减少,从而使一些神经递质(谷氨酸、去甲肾上腺素、5-羟色胺、多巴胺及P物质)释放减少,通过这些活性和效应可起到抗惊厥、抗焦虑和止痛作用。

（11）拉考沙胺(lacosamide)：是一种新型NMDA受体甘氨酸位点结合拮抗剂,属于新一类功能性氨基酸,是具有全新双重机制作用的抗惊厥药物。体外的电生理学研究表明拉考沙胺可选择性提高慢钠通道的失活能力,从而使神经元细胞膜的过度兴奋趋向稳定,并且抑制神经元的反复放电。2008年10月美国FDA批准拉考沙胺作为一种添加治疗药物与其他药物联合应用于17岁以上部分性癫痫发作患者的治疗。不同片剂剂量组AUC(0-tz)和C_{max}比较,拉考沙胺PK参数在100～800mg剂量范围内呈剂量依赖性。T_{max}为1～4h,平均终末半衰期在所有剂量组均接近13h,药物相互作用弱。拉考沙胺在我国已完成注册临床试验。

三、抗癫痫药物的相互作用

抗癫痫药物的相互作用在癫痫治疗中是一常见现象。当抗癫痫药物对有效治疗浓度窄的药物有诱导作用时,如不及时调整后者的剂量,将影响其疗效。对药物诱导及去诱导作用时程的了解可有效避免严重不良反应及药物失效的发生。药物抑制作用的快速发生及其作用谱不明常导致临床上一些重要的药物相互作用的发生。对抗癫痫药物的抑制作用常导致药物毒性反应。对参与抗癫痫药物代谢的特殊酶CYP与UGT的认识可进一步定性预见新一代抗代谢及非抗代谢药物的相互作用(表3-8-3-3)。

表3-8-3-3 抗癫痫药物对肝脏代谢酶的抑制与诱导作用

抗癫痫药	作用	肝代谢酶
卡马西平	诱导剂	CYP1A2、CYP2C、CYP3A、UGT
乙琥胺	无	
非氨酯	诱导剂	CYP3A4
	抑制剂	CYP2C19、β-氧化酶
加巴喷丁	无	
拉莫三嗪	诱导剂	UGT
左乙拉西坦	无	
奥卡西平	诱导剂	CYP3A4、UGT
	抑制剂	CYP2C19
苯巴比妥/扑米酮	诱导剂	CYP1A、CYP2A6、CYP2B、CYP2C、CYP3A、UGT

续　表

抗癫痫药	作用	肝代谢酶
苯妥英	诱导剂	CYP2C、CYP3A、UGT
噻加宾	无	
妥吡酯	诱导剂	β-氧化酶
	抑制剂	CYP2C19
丙戊酸	抑制剂	CYP2C9、UGT、环氧化物水解酶
氨己烯酸	无	
唑泥沙胺	无	
拉考沙胺	无	

四、抗癫痫药物(AED)治疗的药物监测

AED浓度测定的临床意义和应用

在AED使用过程中,可以通过监测AED的药物浓度指导制定治疗方案。需要测定血药浓度的AED主要包括苯妥英钠、卡马西平、苯巴比妥、丙戊酸、扑米酮及苯二氮䓬类等,新AED属线性代谢,剂量与血药浓度呈比例关系,故一般无须进行血药浓度监测。决定AED剂量与所达到血药浓度间关系的因素有：① 年龄,药物浓度/剂量比随年龄增长而升高,相应生物转化能力随年龄增长而降低;② 是否联用其他AED;③ 剂量及其与浓度的关系,苯妥英钠、卡马西平及丙戊酸的血浓度与剂量呈非线性关系。在解释血药浓度测定结果时,需综合考虑AED反应、中毒的症状及体征、用药史和采样细节。不可仅凭所测得的AED浓度调整剂量,还要根据临床反应或产生不能接受的不良反应情况决定。这是因为目前通用的血药浓度仅测定全浓度,而发挥抗癫痫作用的是游离血药浓度,由于各药物蛋白结合率不同,真正的游离血药浓度无法预测。一般而言,卡马西平、苯妥英钠的疗效与血药浓度有较好的相关性,其血药浓度与给药剂量相关。不同患者的血药浓度与给药剂量有明显差异,相同的给药剂量可能在不同患者中出现明显的血药浓度差异,这可能是个体间药物动力学差异导致的。

1. AED浓度测定的临床意义和应用

（1）作为调整剂量的指导：通过AED浓度监测调整剂量,使患者避免任意换用或加用其他药物带来的不良影响。特别如苯妥英钠属于"0"级药动学代谢,血药浓度监测更为有用,并且可以缩短确定剂量的时间。

（2）协助判断临床反应：AED浓度监测能帮助判定所出现的症状或体征是否为剂量相关的毒性反应。但要认识有效浓度范围的有限性,所谓上限是指超出此浓度即可出现但并非一定出现剂量相关的不良反应。然而,中毒和非中毒浓度之间也无明确的界限。例如,苯妥英钠有效水平上限是20μg/ml,但若患者出现眼球震颤及共济失调,虽然血药浓度<20μg/ml,仍属苯妥英钠中毒。又如患者用2种或更多种AED而出现中毒反应,药物浓度监测可知何种药物已超出有效浓度范围,从而可以调整剂量。

（3）可以了解患者是否依从服药或否服用其他药物,如国内很多地方组合的所谓"中成药"。

（4）为特殊药动学患者调整给药方案,如对儿童、老人、孕妇等特殊药动学患者,拟定符合其自身代谢情况的给药方案。

2. 测定对象及标本采集时间　需要测定血药浓度的 AED 有苯妥英、卡马西平、苯巴比妥及扑米酮、丙戊酸、苯二氮䓬类等。丙戊酸钠白天血药浓度波动大，且其浓度与疗效不相关。新型 AED 一般无须进行血药浓度监测，但随着使用人数增加，可能也会为研究而在临床中进行血药浓度的监测。

3. 血药浓度范围　理论上 AED 仅其非蛋白结合（游离）部分才能通过血-脑屏障进入脑内而发挥抗癫痫作用，且游离浓度与脑脊液中 AED 浓度基本一致。因此游离浓度的测定在疗效评定、剂量调整及不良反应监测方面更有价值，特别适用于指导难治性癫痫的治疗。但游离浓度测定方法烦琐、费时，难以常规监测，因此一般测定其总浓度（蛋白结合和非蛋白结合浓度）。在广泛应用血 AED 浓度监测后，药物的抗癫痫效果及毒性与血 AED 浓度的关系已明确。根据实验数据，出现了最大抗癫痫作用同时仅有最小毒性作用的血药浓度范围的概念。实际上不同药物在不同情况下这种概念的用途不同，因此没有一种对每个人都适用的"最合适范围"的 AED。在发作已得到最理想控制时，个人血药浓度存在最大差异。对治疗较容易的发作类型［如原发性全身性强直-阵挛性发作（GTCS）］和治疗前发作频率低的患者，相对较低的血药浓度即可以控制发作。当一例患者发作已被完全控制时，即使血药浓度小于所谓的"治疗范围"的下限，也没有理由增加剂量。甚至治疗范围的上限也不是绝对的，因为某些患者在高于此上限的浓度时，才显示最理想的疗效。

4. 血药浓度与药物中毒的关系　引起药物中毒最直接的原因是服用剂量较大，血药浓度高，中毒的发生率也明显增高。引起剂量过大的原因之一是擅自加服，或加服未注明而实际含有西药成分的中药。当服用的西药与中药制剂中的西药成分相同时，易引起中毒。目前社会上有不少自称能治疗癫痫的"中成药"，其名称五花八门，多含有苯巴比妥、苯妥英等成分，患者一旦服用易发生中毒。因此，对一些未注明成分的抗癫痫中成药须慎用，并加强血药浓度监测。

联合用药中苯妥英钠与卡马西平合用时的中毒发生率较高，而中毒患者的苯妥英钠浓度较其他中毒患者低。苯妥英钠与丙戊酸钠、苯巴比妥与丙戊酸钠联用时也可发生中毒，前者可能是由于丙戊酸钠在蛋白结合点上取代苯妥英钠，使苯妥英钠游离浓度升高。当肝脏对苯妥英钠的代谢处于饱和状态时，增加的游离苯妥英钠不能被迅速消除而出现了毒性反应；后者是由于丙戊酸钠能抑制对羟化酶，而使苯巴比妥的转化率降低，从而增高苯巴比妥的血药浓度所致。丙戊酸钠与卡马西平联用较安全，没有发生中毒的报道。因此，联合使用 AED 时更应监测血药浓度。

目前，普遍认为苯妥英钠、苯巴比妥、卡马西平的潜在中毒浓度分别为＞25 mg/L、＞45 mg/L、＞12 mg/L。由于丙戊酸钠安全范围较大，其潜在中毒浓度尚未得到公认。有研究报道如丙戊酸钠血药浓度＞120 mg/L，可能出现震颤。尽管各种药物有效血药浓度范围上限与中毒浓度有一定差距，但这些参考值范围只是群体值，不少病例在稍高于有效血药浓度上限时就已出现中毒症状。联合用药时药物在药动学、药效学方面的相互作用是原因之一。另外，游离药物浓度的增加也会引起中毒的发生，如丙戊酸钠具高蛋白结合率（90％～95％），浓度较高时，清蛋白的结合点趋于饱和。此时，增加剂量就会引起游离药物浓度增加，从而使毒性反应的发生率增高。

五、减药和撤药

大多数癫痫患者药物治疗后发作缓解，经过长时间的药物治疗，患者 2～3 年无临床发作，此时是否减药和何时撤停药不仅是患者及家属非常关心的问题，也是专科医生难以回答的问题。临床必须权衡继续服药与撤药后复发之间的利弊：若继续服药，则药物慢性毒性和致畸性风险增加；若撤药后复发，则外伤、癫痫猝死风险增高，对患者的生活、工作亦造成不良影响。

关于何时及何种状况下撤药的标准不一，2013 年意大利抗癫痫学会发表了撤药指南。

1. B 级推荐证据　包括以下几个方面。

（1）撤药时 EEG 异常增加复发风险，撤药时还须综合考虑其他因素，如社会与个人意愿。

（2）癫痫病因，如精神发育迟滞和（或）异常的神经系统或影像学异常增加复发风险。

（3）撤药后应至少随访 2 年。

（4）撤药前至少应达到癫痫无发作 2 年。

（5）癫痫的起病年龄应与癫痫综合征合并考虑。

（6）癫痫家族史与热性惊厥史与撤药并不冲突。

（7）癫痫综合征、BECT 与大部分特发性全面性癫痫可撤药。但对于隐源性或症状性全身性癫痫，如青少年肌阵挛性癫痫与症状性部分性癫痫，即使无发作也不推荐撤药。

2. C 级推荐证据　包括以下几个方面。

（1）治疗前与治疗过程中的活动性病变和撤药并不冲突。

（2）推荐缓慢减药，减药过程的时长应与患者协商制定。

（3）2 种或 2 种以上 AED 治疗撤药后复发风险增加，但在没有其他危险因素的情况下不反对撤药。

（4）无发作患者是否撤药并非由 AED 决定。

3. 以下情况减撤药物后复发风险相对较低

（1）单一发作类型，尤其是良性综合征（如失神性发作、特发性强直-阵挛性发作、BECT 等）。

（2）神经系统无体征。

（3）脑电图正常。

4. 撤停 AED 后复发的危险因素

（1）多药治疗者。

（2）AED 治疗后仍有发作。

（3）发作频率高者。

（4）有肌阵挛性发作史者。

（5）活动性癫痫病史长者。

（6）有多种发作类型者。

（7）脑电图有明显异常者（如有痫样异常或慢节律则有中毒风险，有痫样放电又有慢波节律则复发风险较高，在儿童脑电图中特别有预后价值）或减撤药期间未行脑电图随访者。

（8）有中枢神经系统损害者（如精神发育迟缓等）。

（9）某些发作类型（如 West 综合征、Lennox-Gastaut 综合征、青少年肌阵挛性癫痫等）。

（10）既往有过癫痫持续状态者。

（11）以前停药失败者。

5. 其他因素

(1) 儿童对药物的认知和对学习的影响。

(2) 育龄妇女的致畸作用及对药物的担心。

(3) 药物治疗的心理影响。

(4) 长期用药的经济负担。

(5) 减撤药期间驾车与危险高空作业的安全性(多数驾车患者选择继续服药)。

减药停药过程应尽可能缓慢、谨慎,在联合治疗停药过程中,应先停 1 种药,完全撤停第 1 种药后间隔 1 个月仍无发作则再撤停第 2 种药物。如在撤药过程中出现发作,应停止撤药并将药量恢复至原来水平。

六、抗癫痫药物治疗专家共识

中华医学会神经病学分会脑电图与癫痫学组于 2010 年制定了《抗癫痫药物应用专家共识》。采用无记名问卷调查形式,收集我国某三级医院成人神经科专科医生有关抗癫痫药物的应用经验与评价信息。调查内容为特发性全身性癫痫与症状性部分性癫痫的药物治疗,以及特殊人群与伴有共患病患者抗癫痫药物的应用情况。药物评价标准采用九级分级制。药物治疗策略评价根据专家评分所得平均数、标准差与 95% 可信区间,分为首选药物和一线、二线与三线药物。总体治疗策略中,特发性全身性癫痫与症状性部分性癫痫首选单药治疗(图 3-8-3-2、图 3-8-3-3)。丙戊酸钠是新诊断特发性全身性癫痫的一线药物且唯一的首选药物(表 3-8-3-4)。症状性部分性癫痫的初始药物首选均为卡马西平与奥卡西平(表 3-8-3-5)。在特发性全身性癫痫药物治疗中,丙戊酸钠是与其他药物联合治疗的首选药物(表 3-8-3-6)。症状性部分性癫痫的药物治疗中,卡马西平(奥卡西平)+托吡酯、卡马西平(奥卡西平)+左乙拉西坦、卡马西平(奥卡西平)+丙戊酸钠、丙戊酸钠+拉莫三嗪等是常用配伍(表 3-8-3-7)。拉莫三嗪为健康育龄期妇女特发性全身性癫痫与症状性部分性癫痫的首选药物(表 3-8-3-8);伴抑郁的癫痫患者(表 3-8-3-9),特发性全身性发作的首选药物为丙戊酸钠与拉莫三嗪,继发性部分性发作的首选药物为拉莫三嗪、奥卡西平与卡马西平;伴有乙肝的癫痫患者,无论肝功能是否正常,特发性全身性发作的首选药物为托吡酯与左乙拉西坦,肝功能正常的继发性部分性患者,首选药物为奥卡西平,肝功能指标异常时,首选药物为托吡酯与左乙拉西坦;急诊癫痫患者(不确定类型)首选丙戊酸钠与左乙拉西坦。

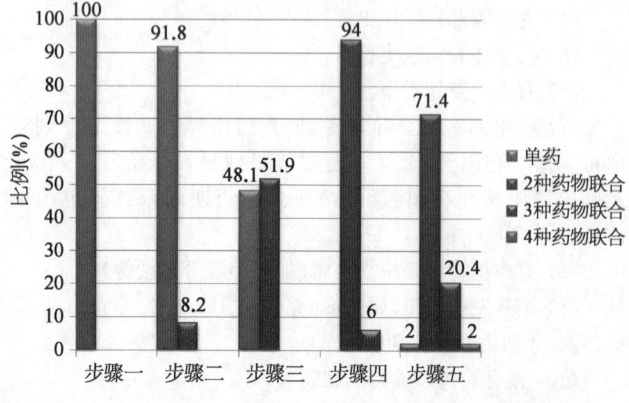

图 3-8-3-2 特发性全身性癫痫的治疗策略

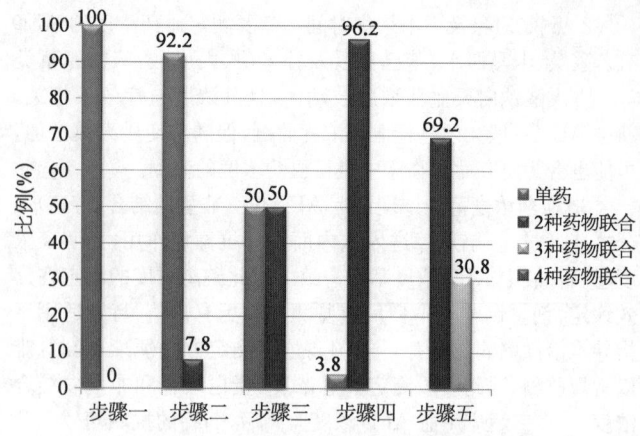

图 3-8-3-3 症状性部分性癫痫的治疗策略

表 3-8-3-4 特发性全身性癫痫的初始与第 2 种药物治疗选择

项目	全身强直-阵挛性发作		失神性发作		肌阵挛性发作	
	首选(%)	一线	首选(%)	一线	首选(%)	一线
初始药物	VPA (93.9)	VPA TPM LTG	VPA (93.9)	VPA	VPA (83.7)	VPA
VPA 失败后	LTG (85.1)	LTG TPM LEV	LTG (60.4)	LTG	—	LEV
LTG 失败后	VPA (89.6)	VPA TPM LEV	VPA (93.8)	VPA	VPA (85.4)	VPA LEV
TPM 失败后	VPA (89.6)	VPA LTG LEV	VPA (93.9)	VPA LTG (67.3)	VPA (89.8)	VPA LEV

表 3-8-3-5 症状性部分性癫痫的初始与第 2 种药物治疗选择

项目	简单部分性发作		复杂部分性发作		继发性全身性发作	
	首选(%)	一线	首选(%)	一线	首选(%)	一线
初始	CBZ (89.8) OXC (67.3)	CBZ OXC LTG TPM LEV	CBZ (93.9) OXC (72.9)	CBZ OXC LTG TPM LEV	CBZ (87.8) OXC (64.6)	CBZ OXC LTG TPM LEV VPA
					LTG (50.0)	
CBZ 失败后	LTG (64.6) OXC (58.7)	LTG OXC TPM LEV VPA	LTG (63.8)	LTG OXC TPM LEV	LTG (63.0)	LTG TPM OXC LEV VPA
LTG 失败后	OXC (83.3) CBZ (66.7)	OXC CBZ TPM LEV	OXC (81.3) CBZ (76.6)	OXC CBZ TPM LEV	OXC (79.2) CBZ (70.8)	OXC CBZ TPM LEV VPA

续　表

项目	简单部分性发作 首选(%)	一线	复杂部分性发作 首选(%)	一线	继发性全身性发作 首选(%)	一线
OXC 失败后	LTG (57.4)	LTG TPM LEV	LTG (59.6)	LTG TPM LEV	LTG (63.8) TPM (51.0)	LTG TPM LEV VPA
PHT 失败后	CBZ (66.7) OXC (72.3) LTG (61.7)	CBZ OXC LTG TPM LEV VPA	CBZ (70.8) OXC (76.6) LTG (57.4)	CBZ OXC LTG TPM LEV	CBZ (63.8) LTG (58.7) OXC (62.5)	CBZ LTG OXC TPM VPA LEV
TPM 失败后	CBZ (68.8) OXC (68.1) LTG (59.6)	CBZ OXC LTG LEV	CBZ (76.6) OXC (74.5) LTG (55.3)	CBZ OXC LTG LEV	CBZ (75.0) LTG (59.6) OXC (68.1)	CBZ LTG OXC LEV VPA
VPA 失败后	CBZ (72.9) OXC (71.7) LTG (57.4)	CBZ OXC LTG LEV	CBZ (83.0) OXC (80.4) LTG (55.3)	CBZ OXC LTG LEV	CBZ (77.1) OXC (71.7) LTG (56.5)	CBZ OXC LTG TPM LEV
GBP 失败后	OXC (76.1) CBZ (74.5) LTG (65.2)	OXC CBZ LTG LEV	CBZ (78.7) OXC (82.2) LTG (63.1)	CBZ OXC LTG TPM	CBZ (74.5) LTG (69.6) OXC (68.9)	CBZ LTG OXC TPM LEV VPA
LEV 失败后	CBZ (70.8) OXC (67.1) LTG (61.7)	CBZ OXC LTG TPM	CBZ (79.2) OXC (74.5) LTG (61.7)	CBZ OXC LTG TPM	OXC (74.5) CBZ (70.8) LTG (66.0)	OXC CBZ LTG TPM

表 3-8-3-6　特发性全身性癫痫的联合用药

联合药物	全身强直-阵挛性发作	失神性发作	肌阵挛性发作
LTG	VPA	VPA	VPA
LEV	VPA	VPA	VPA
TPM	VPA	VPA	VPA
VPA	LTG	LTG	—

表 3-8-3-7　症状性部分性癫痫的联合用药

联合药物	简单部分性发作	复杂部分性发作	部分继发性全身性发作
CBZ	TPM	TPM LEV	TPM VPA LEV
GBP	OXC	OXC CBZ	OXC CBZ

续　表

联合药物	简单部分性发作	复杂部分性发作	部分继发性全身性发作
LTG	VPA TPM	VPA TPM	VPA TPM
LEV	CBZ OXC LTG	CBZ OXC LTG	CBZ OXC LTG TPM VPA
OXC	TPM	LEV	VPA
PB	—	—	—
PHT	—	TPM	TPM
TPM	CBZ	CBZ OXC	CBZ LTG VPA OXC
VPA	LTG CBZ	LTG CBZ	LTG CBZ OXC

表 3-8-3-8　特殊人群的抗癫痫药物治疗

人群	全身性发作 首选(%)	一线	部分性发作 首选(%)	一线
健康育龄期妇女	LTG (73.3) LEV (50.0)	LTG LEV TPM	LTG (64.4)	LTG LEV OXC TPM
计划受孕并哺乳	LTG (74.5)	LTG LEV	LTG (70.2)	LTG LEV
除癫痫外健康老年人	—	—	LTG (68.8) OXC (51.1)	LTG OXC LEV TPM CBZ VPA
伴其他系统疾病的老年癫痫患者	—	—	LTG (59.6) LEV (56.8)	LTG LEV OXC TPM
学龄期儿童	LTG (54.2)	LTG LEV	OXC (74.5) LTG (58.7)	OXC LTG LEV CBZ VPA

表 3-8-3-9　伴有共患病的抗癫痫药物治疗

项目	全身性发作 首选(%)	一线	部分性发作 首选(%)	一线
伴抑郁	VPA (78.3) LTG (64.4)	VPA LTG	LTG (68.9) OXC (62.8) CBZ (57.8)	LTG OXC CBZ VPA

续　表

项目	全身性发作		部分性发作	
	首选(%)	一线	首选(%)	一线
伴行为问题	VPA(86.0) LTG(57.8)	VPA LTG	CBZ(62.8) OXC(56.8) LTG(59.5)	CBZ OXC LTG VPA
伴肾衰	VPA(54.3)	LTG VPA LEV	LTG(50.0)	LTG LEV
HBsAg（＋）肝功能（－）	TPM(56.3) LEV(50.0)	TPM LEV LTG	OXC(52.2)	TPM LEV LTG OXC
HBsAg（＋）肝功能（＋）	TPM(57.4) LEV(52.3)	TPM LEV LTG	TPM(57.4) LEV(56.8)	TPM LEV LTG
肝病(除乙肝)	TPM(60.4) LEV(55.6)	TPM LEV LTG	TPM(60.4) LEV(60.0)	TPM LEV LTG
认知损害儿童	LTG(65.2)	LTG LEV VPA	LTG(63.3) OXC(53.1)	LTG OXC LEV
认知损害老年	LTG(64.6)	LTG LEV VPA	LTG(70.8) OXC(52.2) LEV(50.0)	LTG OXC LEV

七、生酮饮食治疗

生酮饮食最早是由模仿饥饿时产生酮病状态设计发展而来,是指高脂肪、低蛋白质和低碳水化合物的一种饮食,使患者体内产生酮体并维持酮酸中毒,从而控制癫痫发作。目前主要有 3 种类型。最常用的是传统类型,即脂肪主要以长链三酰甘油饮食为主。第 2 种为中链三酰甘油饮食,脂肪以中链三酰甘油为主,由于其可对肠道造成刺激而不常用。第 3 种是改良型中链三酰甘油饮食,30％为中链三酰甘油,40％为长链三酰甘油。

作为当药物单独控制无效时的另一种手段,生酮饮食多用于儿童,大量临床研究证实其对儿童癫痫,包括 Lennox - Gastaut 综合征在内的多种形式发作的综合征及难治性癫痫,尤其是肌阵挛性发作、失张力性发作或猝倒性发作及不典型失神性发作最有效。以往认为生酮饮食用于成人不易获得持久稳定的酮症状态,但近年来也开始不断有关于生酮饮食治疗成人难治性癫痫的报道。临床应用需特别注意其禁忌证:各种脂肪、酮体代谢障碍性疾病或线粒体病,以及成人糖尿病、心脑血管疾病等。此外,一些抗癫痫药物可能加重生酮饮食的某些不良反应,它们包括乙酰唑胺、妥泰、唑尼沙胺,它们都可能导致酸中毒及肾结石。

八、迷走神经刺激治疗

神经调控术是指利用植入性或非植入性技术,采用电刺激或药物手段改变中枢神经、外周神经或自主神经系统活性改善患病人群的症状,从而提高生命质量的生物医学工程技术。癫痫的神经调控治疗包括有创的反应性神经电刺激(responsive neuro-stimulation,RNS)、脑深部刺激术(deep brain stimulation,DBS)、迷走神经刺激(vagus nerve stimulation,VNS)及无创的三叉神经刺激(trigeminal nerve stimulation,TNS)、重复经颅磁刺激(repetitive transcranial magnetic stimulation,rTMS)、经颅直流电刺激(transcranial direct current stimulation,tDCS)等。RNS 是通过植入脉冲发生器,感知分析发作前脑电信号,自动发出电刺激终止发作,2013 年美国 FDA 批准应用于癫痫。DBS 采用立体定向技术调控脑深部神经元电活动,癫痫的常见刺激位点有海马、皮质下、尾状核、丘脑中线核群、丘脑前核、丘脑底核、小脑等。TNS 通过刺激外周三叉神经传入,低频rTMS 通过磁场产生诱发电位,阴性 tDCS 产生恒定直流电以抑制皮质兴奋性,均为无创神经调控术 VNS。本章介绍应用于难治性癫痫的辅助治疗的常用神经调控术 VNS。

（一）作用机制

19 世纪末,James Corning 试图用连接直流电的叉子(carotid fork)压迫双侧颈动脉、经皮刺激迷走神经从而降低脑血流量、减慢心率,首次提出 VNS 理念。1994 年,Ben - Menachem 在一项纳入 114 例患者的随机对照试验中发现VNS 能减少难治性局灶性癫痫的发作频率,之后越来越多的动物实验和大规模临床研究证实了 VNS 在癫痫治疗中的有效性。

现有的 VNS 由脉冲发生器、双极导线、程控仪和体外控制磁铁构成,通过外科手术将螺旋电极缠绕于颈部迷走神经,并将发生器埋在胸前,从而自动或反应性刺激迷走神经,刺激信号通过迷走神经传入孤束核,直接或间接投射到蓝斑、中缝核、网状结构等脑干核团,最终抑制皮质兴奋性。

迷走神经是混合性神经,包含 3 种纤维。有髓鞘 A 粗纤维主要传递躯体传入和传出信息,有髓鞘 A 细纤维主要传递内脏传入信息;有髓鞘 B 纤维负责传出交感和副交感节前支配信息;无髓鞘 C 细纤维主要传递内脏传入信息。以目前的电流强度,VNS 的长期效果主要是刺激迷走神经传入 A 纤维的结果。无创的经皮 VNS 主要刺激 A 纤维,也能减少癫痫发作。

VNS 也可以通过调控脑网络发挥作用。已有研究发现:① 孤束核是迷走神经与脑内相关区域之间的中继站;② 蓝斑可能在 VNS 机制中发挥重要作用;③ VNS 可能通过调节去甲肾上腺素和 5-羟色胺的释放和分泌发挥抗癫痫作用;④ VNS可调节丘脑和边缘系统的血流变化;⑤ 刺激左侧迷走神经干可治疗癫痫和抑郁症,刺激右侧迷走神经干可治疗心力衰竭。长期 VNS 通过迷走神经→迷走神经核→孤束核→延髓网状结构、丘脑网状核、丘脑皮质中继神经元→大脑皮质的途径及其他一些区域的突触可塑性和递质释放发挥抗癫痫作用。同时,VNS 还能激活胆碱能抗炎通路,抑制促炎细胞因子的释放,继而抑制癫痫发作。

（二）适应证及禁忌证

因左侧迷走神经副交感纤维主要分布在心房,右侧迷走神经副交感纤维主要分布在心室,VNS 一般选择左侧迷走神经,以减少心脏不良反应的发生。手术在全麻下进行,仅在颈部和胸部各做一小切口,将刺激电极缠绕固定于左侧迷走神经干

（颈心支上、下两支的下方），将脉冲发生器植入左侧胸部，连接导线和脉冲发生器。迷走神经刺激器通常于手术 2 周后开启，并进行刺激参数的调整。

VNS 刺激参数需按个体化原则进行调节。2015 年版 VNS 治疗癫痫的中国专家共识推荐的起始刺激参数为：电流强度 0.25 mA，频率 30 Hz，刺激时间 30 s，间歇时间 5 min，脉宽 500 Ixs。刺激的电流强度从 0.25 mA 逐渐增加，至 1.0～1.5 mA 为有效刺激强度。刺激电流的强度并不一定与疗效成比例，很多患者在电流低于 1.0 mA 即可获得良好的疗效，只有少数患者在电流增大后痫样发作才明显减少。值得注意的是，随着电流的增加并发症发生率上升。

1997 年，美国 FDA 批准了左侧颈部 VNS 应用于难治性癫痫的辅助治疗。2013 年美国神经病学学会（ANN）报道，VNS 辅助治疗对儿童局灶性和全身性癫痫的＞50％癫痫下降率为 55％；对 Lennox - Gastaut 综合征的＞50％癫痫下降率为 55％。VNS 植入后 1～5 年可使＞50％癫痫下降率提高约 7％，并能改善成人癫痫患者的情绪。

1. 适应证   因设备和临床试验而异，目前公认的适应证主要包括：① 药物难治性癫痫，已使用至少 2 种抗癫痫药物正规治疗仍控制不佳；② 除外非癫痫发作；③ 不愿意接受开颅手术或无法耐受开颅手术者；④ 致痫灶切除术后仍无法控制癫痫发作的难治性癫痫。值得注意的是，对于单致痫灶患者，局灶切除术应优选于 VNS，因为前者可获得更高的无癫痫发作率，除非患者手术后记忆、言语功能受损严重，不能耐受手术。VNS 更适合于考虑胼胝体切开术的患者。早期应用 VNS 可减少长期癫痫发作和抗癫痫药物的不良反应，降低癫痫猝死（SUDEP）的发生率。

2. 禁忌证   ① 存在进行性神经系统疾患、精神疾病、心律不齐、消化性溃疡、全身情况不佳；② 智力障碍，不能配合术后神经调控或无法表达不良反应者；③ 依从性差，术后管理困难。术前所有患者均应行 MRI 检查以排除肿瘤引起的癫痫，合并消化性溃疡、严重心血管疾病或呼吸系统疾病、精神疾病、进行性神经系统疾患者亦应排除。

3. 主要不良反应   ① 术中电极测试时偶可出现心动过缓或心脏停搏，但非常罕见。② 术后常见并发症包括声音嘶哑、间断性呼吸困难、声音改变、咳嗽、疼痛、气管周围血肿、感染（发生率 3％～6％）、恶心、一过性单侧声带麻痹等。睡眠性呼吸暂停在调整刺激强度后会改善或消失。③ 长期使用者可出现迟发性心律失常和晕厥，罕见。④ 禁止神经刺激系统（NCP）暴露于任何射频发射线圈。

（三）技术进展

近几年，VNS 的设备得到了进一步更新，基于闭环技术的植入性 VNS 能感知癫痫发作时的心率变化，发出刺激信号控制发作，从而减少传统 VNS 的不良反应。无创性经耳 VNS（taVNS）经皮刺激通过经皮刺激迷走神经耳支，诱发耳-迷走反射，产生类似于 iVNS 的效应，避免了手术创伤。Stafan 的研究表明，taVNS 可降低难治性癫痫 9 个月内的癫痫发作率，并在 2010 年于欧洲获批使用。

九、癫痫的预后

一般而言，无严重或进行性脑部病因的癫痫患者，学习工作能力和平均寿命均不比一般人差。发作时突然意识丧失可能造成意外，持续状态可致生命危险。若能及早诊断，在熟悉其病情的医生指导下，坚持长期、正规的治疗，应根据发作类型正确选择抗癫痫药物，首次选药正确与否对于疾病预后关系重大，约 70％的患者在用药后可获得发作完全控制，一般而言，预后大致可分为：① 属良性自限性疾病，发作频率少，发作后可缓解，并不一定需要抗癫痫药物治疗。如良性新生儿家族性惊厥、良性部分性发作、急性症状性发作、药物和高热引起的发作等。这部分病例占 20％～30％。② 30％～40％的病例对抗癫痫药物较敏感，发作易控制，在发作控制后抗癫痫药物可逐渐撤除。比较容易控制的发作类型包括失神性发作、GTCS 和一些隐源性或症状性局灶性癫痫发作。③ 10％～20％的患者使用抗癫痫药物治疗后能抑制其发作，但停药后会复发，须终身服用抗癫痫药物，此类包括青少年肌阵挛性癫痫及大多数与部位相关的癫痫（隐源性或症状性）。④ 另外有 20％的患者预后不佳，即属于难治性癫痫，抗癫痫药物仅能减轻而不能抑制其发作。包括 West 综合征、Lennox - Gastaut 综合征、复杂部分性发作、先天性神经功能缺损（如结节性硬化、Sturge - Weber 综合征、脑发育不全）所致的发作，以及部分性持续性癫痫、进行性肌阵挛性癫痫和以失张力或强直性发作为特征的综合征。另外还包括有显著结构性损伤的部位相关性发作与部位相关性隐源性癫痫。

参 考 文 献

[1] 洪震，江澄川. 现代癫痫学[M]. 上海：复旦大学出版社，2010.

[2] 廖卫平. 癫痫有关的离子通道病研究进展及临床展望[J]. 中华神经科杂志，2006，39，3：145 - 147.

[3] 孟海娇，洪震，朱国行，等. GABRG2 基因多态性在 GEFS⁺ 中分布的研究[J]. 神经疾病与精神卫生，2001，3：414 - 416.

[4] 迷走神经刺激术治疗癫痫的中国专家共识[J]. 中国医师杂志，2015，17：967 - 968.

[5] 吴洵昳，洪震，高翔，等. 难治性颞叶癫痫患者脑内 KCNJ4 基因表达的研究[J]. 中华神经科杂志，2006，39，4：242 - 245.

[6] BARRANTES F J, AZTIRIA E, RAUSCHEMBERGER M B, et al. The neuronal nicotinic acetylcholine receptor in some hereditary epilepsies[J]. Neurochem Res, 2000, 25：583 - 590.

[7] HANS O L, SOHEYL N. Epileptic seizures pathophysiology and clinical semiology[M]. Philadelphia：Chruchill Livingstone：2000.

[8] International League Against Epilepsy（ILAE）. A proposed diagnostic scheme for people with epileptic seizures and with epilepsy：report of the ILAE Task Force on Classification and Terminology[J]. Epilepsia, 2001, 42：796 - 803.

[9] JOSEPH R, MICHELLE B, CHARLOTTE D, et al. Epileptic syndromes in infacy, childhood and adolescence[M]. Eastleigh：John libbey, 2002.

[10] LAROCHE S M, HELMERS S L. The new antiepileptic drugs：scientific review[J]. JAMA, 2004, 291：605 - 614.

[11] MORRIS GL 3ʳᵈ, GLOSS D, BUCHHALTER J, et al. Evidence-based guideline update：vagus nerve stimulation for the treatment of epilepsy：report of the Guideline Development Subcommittee of the American Academy of Neurology[J]. Neurology, 2013, 81：1453 - 1459.

[12] NUNE G, DEGIORGIO C, HECK C. Neuromodulation in the Treatment of Epilepsy[J]. Curr Treat Options Neurol, 2015, 17: 375.

[13] PANAYIOTOPOULOS C P. The epilepsies, seizures, syndromes and management[M]. Oxfordsire: Bladan Medical Publishing, 2005.

[14] PATSALOS P N, PERUCCA E. Clinically important drug interactions in epilepsy: general features and interactions between antiepileptic drugs [J]. Lancet Neurol, 2003, 2: 347-356.

[15] SIMON S, EMILIOP, DAVID F, et al. The treatment of epilepsy[M]. Oxford: Blackwell, 2004.

[16] WANG W Z, WU J Z, WANG D S, et al. The prevalence and treatment gap in epilepsy in China[J]. Neurology, 2003, 60: 1544-1545.

[17] WHELESS J W, GIENAPP A J, RYVLIN P, et al. Vagus nerve stimulation (VNS) therapy update[J]. Epilepsy Behav, 2018: 2-10.

[18] YUAN H, SILBERSTEIN S D. Vagus nerve and vagus nerve stimulation, a comprehensive review: part I [J]. Headache, 2016, 56(1): 71-78.

[19] YUAN H, SILBERSTEIN S D. Vagus nerve and vagus nerve stimulation, a comprehensive review: part II [J]. Headache, 2016, 56(2): 259-266.

[20] YUAN H, SILBERSTEIN S D. Vagus nerve and vagus nerve stimulation, a comprehensive review: part III [J]. Headache, 2016, 56(3): 479-490.

第四节　癫痫手术评估及治疗

徐纪文　刘强强

据估计,在药物控制不良的癫痫患者中,约 50% 适合手术治疗。一般而言,药物难治性癫痫、继发性癫痫都应进行外科手术评估和治疗。

【外科手术评估】

1. 明确药物难治性癫痫　目前尚无公认的定义,目前普遍采用国际抗癫痫联盟 2010 年的定义:应用正确选择且能耐受的 2 种抗癫痫药物(单药或联合用药),仍未能达到持续无发作。正规应用药物是指选药正确,并应用足够的剂量和足够长的时间,如果某种药物的应用未按抗癫痫药物选择原则正确应用或患者因为不能耐受该药物不良反应,在未达到药物有效治疗浓度之前停用,此种药物不能视为正规应用。

2. 确定癫痫起源的位置

(1) 详细的病史:了解患者出生情况、幼年时的发育情况、生活经历、家族遗传病史、神经系统损伤史等对于癫痫病因确定有一定提示。

(2) 判断癫痫的发作类型:根据癫痫发作的频率、严重程度及持续时间判断癫痫的发作类型,有的可以从临床发作中发现重要的定侧和定位信息。

1) 颞叶复杂部分性癫痫发作:发作前多有先兆,如腹部不适、恶心、腹气上升感,其次为似曾相识或陌生感、各种幻觉等。癫痫发作时症状差异较大,最常见的包括凝视、口咽自动症、肢体自动症。发作前的语言暂停及发作后的失语提示优势半球受累。而发作时发音提示癫痫起源于非优势半球。

2) 额叶起源的癫痫:往往无先兆,常出现在夜间且表现简单。过度运动发作是一种常见的额叶发作形式,常有特定模式,如蹬车样动作、翻滚动作等,有时可表现为恐惧、愤怒、焦虑等情绪,并常伴大声喊叫。额极眶部起源的发作明显具有运动剧烈型症状,而前运动区内侧起源的发作则多为运动轻柔型。辅助运动区受累主要表现为刻板强直活动,头转向发作起源对侧,同侧的上肢上举,另一侧上肢强直伸展,如同"4"字。初级运动皮质区起源的发作常表现为对侧躯体阵挛,而初级运动皮质区前方起源的发作常表现为对侧躯体强直。

3) 顶叶起源的癫痫:以主观感觉异常为主,早期主要表现为模糊的难以描述的眩晕。意识障碍多见,可能是因为缺乏易观察的对侧肢体症状,症状与癫痫波扩散途径有关。

4) 枕叶起源的癫痫:发作时的表现常为视觉先兆,典型的视觉先兆出现于对侧视野,也可以扩散至整个视野,基本的表现为掠过眼前的视觉现象,包括闪光、暗点、黑矇、偏盲等。通常为癫痫起源的对侧视野出现不成形的无颜色亮点,复杂的视幻觉则可能是颞枕交界区皮质受累,因为枕颞投射纤维丰富,枕叶的癫痫波极易累及颞叶结构。此外,快速眨眼、眼球震颤等眼动症状是枕叶发作起始的可信指标。

【癫痫外科症状诊断分级分类】

1. 致痫灶位置　通过各种检查方法(间期脑电图、发作脑电图、MRI、PET、SPE-CT、有创性脑电图研究等)尽可能精确定位致痫灶的位置。

(1) 局灶性:致痫灶位于单个脑叶:① 额叶;② 中央区;③ 颞叶(颞叶新皮质、内侧颞叶);④ 顶叶;⑤ 枕叶;⑥ 其他。

(2) 多灶性:致痫灶位于多个脑叶:① 双侧相同脑叶,致痫灶位于双侧相同脑叶(双侧额叶、双侧颞叶等);② 其他。

(3) 全身性:双侧性致痫灶,弥漫性分布于大部分或全部的大脑皮质。

经典的癫痫综合征,可以简洁地描述临床特征,而且几乎无一例外均是指全身性癫痫。大多癫痫综合征(即使不是所有的综合征)可以通过 5 个层次的诊断概述其特点。然而,对于许多经验丰富的临床癫痫病专家而言,"综合征"是一种快捷高效的表达方式。因此笔者认为有必要在致痫灶定位后辅以括号,注明癫痫综合征诊断。例如,癫痫:全身性(Lermox-Gastaut 综合征)。

2. 发作类型　通过临床医生观察(视频记录)及患者自身或目击者的直接观察(回忆)判断。

(1) 先兆:① 体感先兆;② 视觉先兆;③ 听觉先兆;④ 味觉先兆;⑤ 嗅觉先兆;⑥ 自主神经先兆;⑦ 腹部先兆;⑧ 精神先兆。

(2) 自主神经性发作。

(3) 失神性发作(dialeptic seizure)。

(4) 运动性发作。

1) 简单运动性发作:① 肌阵挛性发作;② 阵挛性发作;③ 强直性发作;④ 旋转性发作;⑤ 强直-阵挛性发作;⑥ 癫痫性痉挛。

2) 复杂运动性发作:① 自动症;② 过度运动发作;③ 痴笑性发作。

（5）特殊发作：① 弛缓性发作；② 运动不能发作；③ 失张力性发作（站立不能性发作）；④ 负性肌阵挛性发作；⑤ 运动减少发作；⑥ 失语性发作。

3. 病因分类

（1）海马硬化。

（2）肿瘤：① 胶质瘤；② 胚胎发育不良性神经上皮肿瘤（dysembrioplastic neuro-epithelial tumor，DNT）；③ 神经节胶质瘤；④ 其他。

（3）皮质发育畸形（malformation of cortical development，MCD）：① 局灶性 MCD；② 半侧巨脑畸形；③ 表皮痣合并 MCD；④ 灰质异位；⑤ 下丘脑错构瘤；⑥ 伊藤色素减少症；⑦ 其他。

（4）血管发育畸形：① 海绵状血管瘤；② 动静脉畸形；③ Sturge-Weber 综合征；④ 其他。

（5）中枢神经系统感染：① 脑膜炎；② 脑炎；③ 脓肿；④ 其他。

（6）中枢神经系统炎症：① Rasmussen 脑炎；② 血管炎；③ 其他。

（7）缺氧性脑损伤：① 局灶性缺血性脑卒中；② 弥漫性缺氧缺血性损伤；③ 脑室周围白质软化症；④ 出血性脑卒中；⑤ 静脉窦血栓形成；⑥ 其他。

（8）头部外伤：① 头部外伤颅内出血；② 开放性颅脑损伤；③ 闭合性颅脑损伤；④ 其他。

（9）遗传因素：① 已知遗传原因；② 结节性硬化；③ 进行性肌阵挛性癫痫；④ 代谢综合征；⑤ 离子通道疾病；⑥ 线粒体疾病；⑦ 染色体畸形；⑧ 其他。

（10）原因不明的脑部结构异常。

（11）其他。

（12）病因不明。

4. 发作频率

（1）每日发作：≥1 次/d。

（2）经常性发作：<1 次/d，>1 次/6 个月。

（3）罕见或根本没有发作：<1 次/6 个月。

（4）无法定义：发作频率不能确定，因为发作频率未知、新发癫痫或近期接受癫痫手术。

5. 相关身体情况提供与患者有关的非致病信息　如智力障碍、偏盲、抑郁症、既往手术史等。

【神经影像学检查】

1. MRI　对脑异常解剖结构细节具有良好的分辨率，能够很好地分辨出局部萎缩、无症状脑胶质瘤、皮质发育不良、脑胶质增生及新皮质的小病灶，同时 MRI 也能显示相关占位性病变、局灶萎缩及颅骨变形，有时还能明确某些双重病理如颞叶新皮质病变合并海马发育不良等。

（1）颞叶内侧硬化：是导致药物难治性颞叶癫痫的一种最常见的疾病，表现为神经元丧失和神经胶质增生，并影响包括海马、杏仁核、海马回下脚皮质等颞叶内侧部结构。

MRI 以较高的灵敏性和特异性直接显示海马硬化，其表现包括萎缩和海马结构受累为主的形态学表现和以 T_2WI 和 T_1WI 信号异常为主的组织特性表现。目前，上述表现主要通过垂直于海马长轴的冠状位 3D T_1WI 进行观察，同时通过反转恢复序列或冠状位 FLAIR 序列对信号变化进行对比。

尽管 MRI 对诊断颞叶内侧硬化有较高的灵敏性，但是仍有 10% 的颞叶癫痫患者无此改变，但可能存在杏仁核异常，此时常不伴有海马萎缩，因而除非有肿瘤等病变，多数杏仁核病变的癫痫很难定位。

（2）皮质发育畸形：脑皮质发育畸形是引起癫痫的主要病因之一，是儿童药物难治性癫痫的重要原因，选用合适的 MRI 序列对诊断这些畸形十分必要。目前 FLAIR 序列对皮质发育异常的灵敏性和特异性高于常规序列。从影像学角度而言，畸形可以是局部的、半球性或全脑性的，了解这些情况有助于判断癫痫的起源。

最常见的全脑性畸形为以"平滑脑"为主的疾病类型，以及脑室周围节节样灰质异位，这些畸形可以通过常规 MRI 明确诊断（图 3-8-4-1）。

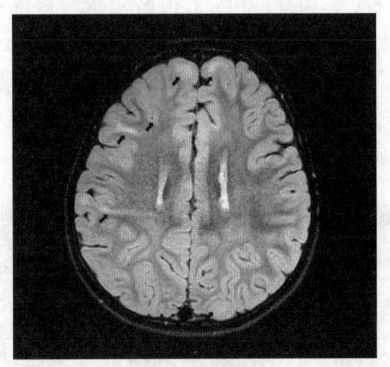

图 3-8-4-1　FLAIR 序列示双侧多发皮质发育畸形（黑色箭头）

局灶性畸形属于可能实施手术治疗的畸形，包括局灶性皮质发育不良、局灶性多个小脑回畸形、裂脑畸形和局灶性皮质下灰质异位。正确地诊断这些疾病十分重要，脑电图及预后的评估均和每种畸形有密切关系。

（3）脑瘤：包括星形细胞瘤、神经节细胞瘤、少突胶质细胞瘤、脑膜发育不良神经上皮瘤等（详见有关章节）。

（4）血管性疾病：包括脑动静脉血管畸形、海绵状血管瘤等（详见有关章节）。

（5）脑软化灶：可发生在脑组织损伤后数周到数月之内，依据组织损伤的性质和严重程度而定，受累区域有局灶性负占位效应，T_1WI 为低信号，T_2WI 为高信号。影像上大的病变容易诊断，但如果没有较高分辨率的 MRI 扫描，很难发现小病灶。

2. 脑代谢或灌注的功能成像　头部 PET 和 SPECT 检查可发现在发作期间为低代谢，而在发作期为高代谢的癫痫灶，这对定位隐匿性癫痫病灶作用较大。发作间期低代谢区域的体积通常远比实际病变区域的体积大，尤其是当存在海马硬化、肿瘤、血管和神经胶质错构瘤及局灶性皮质发育不良等病变时。

发作期 SPECT 检查被证实是一种理想的检查方法，可用于癫痫病灶的定侧和定位。在颞叶癫痫中，发作期 SPECT 与发作间期 PET 相比，前者定位的准确性可达 80%～90%，而发作间期 PET 仅为 60%～70%。但因发作期 SPECT 对示踪剂注射时间要求较高，临床使用中受到一定的限制。目前 PET 已经成为术前评估中必备的检查之一。此外，基于 GABAA 受体的新型示踪剂氟马西尼（^{11}C-FMZ PET）在临床中运用逐渐增多，对癫痫病灶有着较高的灵敏性。

fMRI 的应用为病变附近皮质功能的定位和手术提供重要

信息。这种神经成像技术能够建立患者大脑解剖和功能模型。患者完成一些特殊动作如咬牙、活动舌头、发音等时，采用快速回波成像技术，可以监测到皮质区域血流的细微变化。精密的计算机图像处理可以明确完成这些动作所激活的皮质区域并予以三维重建，从而了解各解剖结构之间的关系。MRS 能够辨别特定病理学性质占位病变的特异神经化学物质。其他用于定位重要脑功能区域的无创检查如脑磁图等，有一定的应用前景。

3. 多模态影像融合及后处理技术　随着癫痫影像学检查技术和种类的增多，以及对精准医学观念的逐渐加深，如何将多种影像学资料融合于一体，三维重建显示癫痫病灶的位置或区域，为临床提供精准的检查和治疗方向，已经成为一个专业癫痫治疗中心的重要工作之一。目前将不同时间段获取的不同扫描方向的 T_1、T_2、FLAIR、MRV、MRA、DTI、fMRI 等 MRI 数据与 CT、CTA、PET、SPECT 等数据进行精准融合（图 3-8-4-2），以及大脑皮质模型的重建已经在国内多家大型医院常规开展。同时，还有许多医院在开展基于体素的 MRI 和 PET 数据的分析和后处理研究，希望通过大数据统计分析的方法发现更细微的病灶（图 3-8-4-3）。

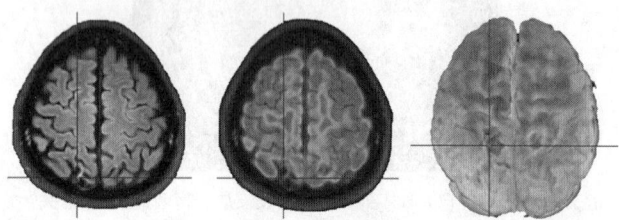

图 3-8-4-2　多模态影像融合图像

左侧为 FLAIR 序列显示双顶顶叶软化灶，中间为 FLAIR 序列图像与 PET-CT 图像融合，右侧为将 FLAIR 序列和 PET-CT 图像进行三维重建后再次融合显示软化灶和低代谢灶的位置。

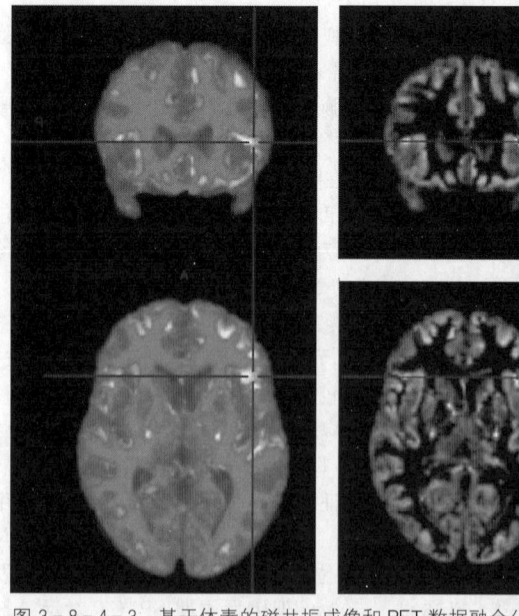

图 3-8-4-3　基于体素的磁共振成像和 PET 数据融合分析结果

左侧图像为磁共振 T_1WI 数据进行体素分析的结果，可见左侧眶回灰质密度增厚；右侧图像为将该数据与正常对照组进行对比分析的结果，可见左侧眶回差异有统计学意义。这些结果提示癫痫病灶可能位于该区域。

【神经电生理检查】

1. 头皮脑电图监测　动态脑电图是术前评估的基本检查。无选择性地分析发作间期及发作期脑电图可为局部脑电活动功能异常提供证据。尽管发作间期异常脑电图有一定价值，但最重要的是记录患者发作时的脑电图和临床症状（图 3-8-4-4）。

视频脑电图监测可以连续记录 24 h 内患者的脑电图和临床表现。其监测到的扩展至其他区域的脑电活动对定位有重要意义，如果在癫痫发作时一定的脑皮质区域持续发放癫痫波，则该区域最有可能是癫痫起源区。通常患者住院后需要减少抗癫痫药物的用量，并记录 7～14 d，并获得 3～5 次癫痫发作数据。

而蝶骨电极的应用对于颞叶内侧癫痫或颞叶内侧病变的诊断具有重要参考价值，其可以叠加于动态脑电图和视频脑电图检查之中，同步监测，以便于判断癫痫起源部位。但是需要注意，有些额叶眶回区起源的发作也会在蝶骨电极上显示。

2. 有创脑电图监测　当相应的神经影像检查、头皮脑电图记录怀疑患者有局灶性癫痫起源区域，但仍不明确时，可以采用有创脑电记录方法。常用的有创脑电图记录电极包括硬膜下皮质电极、深部电极及近年来在国际上兴起的立体定向电极。这些颅内电极可放置在常规头皮脑电不能达到的部位，并且因其记录触点靠近被记录区域，同时可消除运动和肌肉电活动带来的伪迹，从而提供更精确的脑电信息。

立体定向电极脑电图（stereotactic electroencephalography, SEEG）是近年来兴起的一种全新的癫痫灶定位技术，该技术将定位方法从 2D 引入 3D 层面，对大脑进行全方位立体覆盖，从而到达准确定位病灶、提高治疗效果的目的（图 3-8-4-5）。立体定向电极属于微创方法，具有手术创伤小、监测时间长、触点多等优点。更重要的是，SEEG 以解剖-电-临床为基础，对额叶深部、大脑内侧面、扣带回、颞叶内侧等常规皮质电极无法达到的部位进行监测，可以将症状学和电生理分析与局部解剖信息相结合，具有硬膜下皮质和深部电极所不具备的优势。植入 SEEG 电极的方法主要有通过立体定向框架植入和手术机器人辅助植入 2 种。这 2 种方法都需要依靠多模态影像融合技术，在设计电极路径时需要兼顾脑电图发作起源区、MRI 和 PET 上异常的脑区、血管走行路径、功能区界定、可能切除范围的界定等方面。一个成功的电极设计方案包括两部分：① 有"关键电极"可以清晰地展示发作的起源、早期传播及发作间期的高频放电；② 有未早期参与发作的"非关键电极"，以制定相对的手术切除范围。

颅内电极具有输入和输出的作用，其输出作用可以监测大脑皮质和皮质下深部结构脑电图变化，而其输入作用可以实施电刺激定位和功能区定位。颅内电极的应用具有以下优势：① 刺激可重复性；② 准确性，伪迹少（图 3-8-4-6）；③ 患者良好配合性；④ 电刺激和颅内电极脑电图记录同步；⑤ 不受年龄限制；⑥ 可应用于癫痫患者及功能区病变患者。这从一定程度上提高了功能定位的准确性。

当然颅内电极也有一定的缺点，如其只能对与电极触点相接触的脑区进行检测，放置电极有一定的并发症和风险以及电极费用较高等。所以颅内电极一般只用于无创性评估完成后确认所怀疑的癫痫起源区。

【神经心理学检查】

高质量的神经心理学测试可以明确影像或脑电图所发现

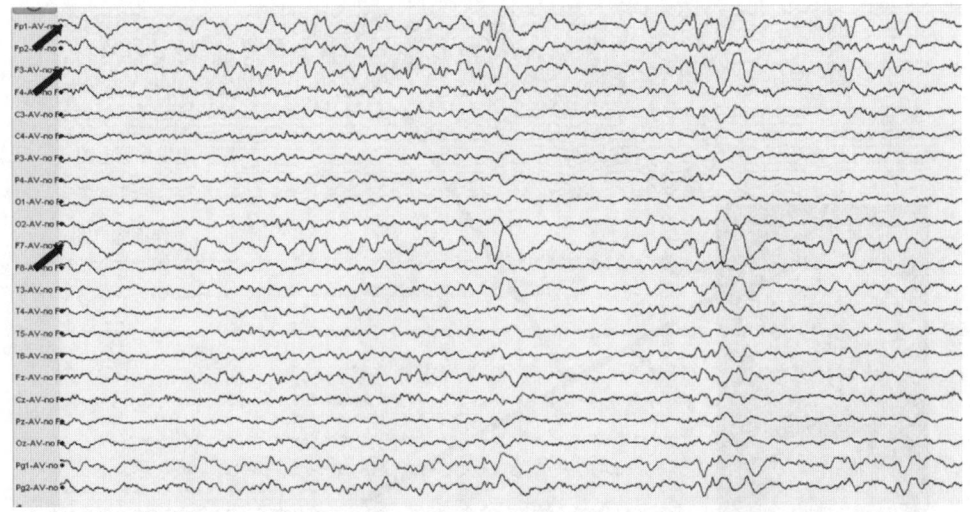

图 3-8-4-4 发作间期脑电图显示左侧额极、额区异常放电明显(箭头所示)

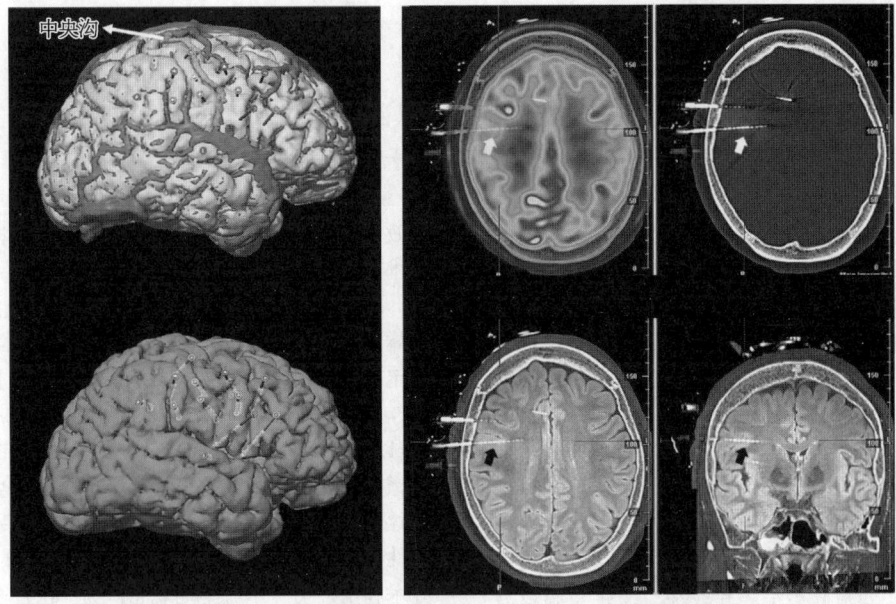

图 3-8-4-5 立体定向电极脑电图定位癫痫灶 3D 和 2D 图像

左侧上方为重建的大脑皮质、颅内动静脉血管模型和设计的立体定向电极路径;左侧下方为电极植入术后重建的
电极触点(红色)与路径的关系;右侧为电极植入术后 CT 与 MRI、PET 融合后的图像。箭头所示为 MRI 显示皮质发育
不良区域,PET 显示低代谢区域及电极触点的位置对应关系。

的局部或多发病变是否引起了患者认知障碍,不仅对异常脑区定位有帮助,而且可为术后评估提供参照。术前还可以进行颈内动脉戊巴比妥试验(Wada 试验),以明确患者的语言和记忆功能的偏侧性,对避免产生术后神经功能障碍有较大帮助。心理社会学方面的评估对评价患者术前的功能状态很重要,可以明确患者及家庭在手术前要求达到的现实目的及对手术的态度。

如果术前无创检查能够明确某一脑区为癫痫起源区,患者可以直接进行手术切除该区;若神经影像学检查显示为明确的病灶(如单侧海马萎缩硬化、海绵状血管瘤、局部皮质发育不良),并且和癫痫发作时临床症状学相符合,可以在不获得发作期脑电图资料的情况下进行手术;如果临床检查、影像学资料及无创脑电图记录不相符,便要进行侵袭性监测;颞叶外癫痫

患者脑电图的定位作用往往比较差,但在明确癫痫起源区后同样可以进行手术治疗。

【手术治疗方式】

根据现有的治疗癫痫的理论和手术方法,通常将癫痫外科手术分成两大类:致痫区切除性手术和姑息性手术。前者切除癫痫发作的起始区,而后者改变脑内癫痫的病理生理等内环境。

癫痫手术前评估的重点是要精确地寻找致痫区,明确其部位和范围,手术时尽可能做到切除全部致痫区,又不至于产生严重的神经功能障碍,才能达到癫痫手术的预期效果。

1. 致痫区切除性手术 适用于局灶性癫痫的治疗。1886 年,Horsley 根据 Jackson 提出的"癫痫是脑皮质局部过度放电"的理论,首先为 1 例外伤性患者进行手术治疗。手术中

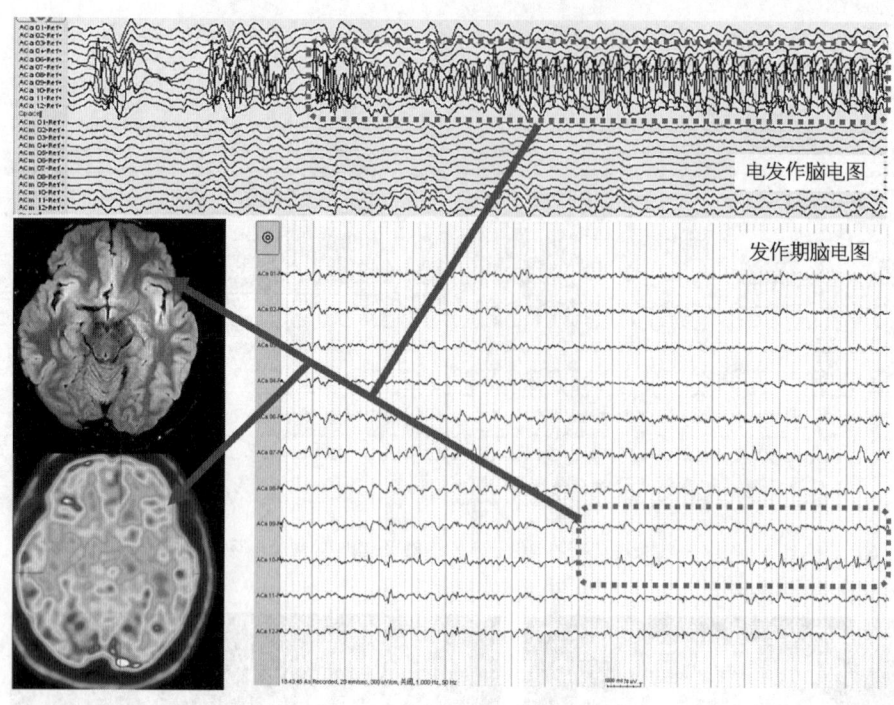

图 3-8-4-6 颅内电极植入准确性评估结果

上方为发作间期 SEEG 电发作图,下方为发作期 SEEG 图;箭头所示 FLAIR 及 PET-CT 图像区域为电发作及发作起始的触点位置,位于左侧额叶眶回区。

应用脑皮质电极记录致痫灶的部位和范围,致痫灶位于功能区者需要进行电刺激,以识别脑功能区。由于癫痫刺激区或致痫区往往并不在致痫病变本身,而在其附近的或较远的脑皮质,故应将致痫病变和致痫这 2 个概念分清楚(表 3-8-4-1)。

表 3-8-4-1 异常脑区的定义

异常脑区	定义	检查方法
刺激区	癫痫发作间期异常放电区域	电生理检查
发作起始区	引起临床癫痫发作的起始区域	电生理检查
症状产生区	产生初期临床发作症状的区域	症状学观察及主诉
功能缺失区	非癫痫的功能障碍区域	所有检查
致痫病变/致痫灶	直接引起癫痫发作的异常区域	结构影像及病理
致痫区	引起临床癫痫发作的区域	理论概念

(1)脑皮质癫痫灶切除术、脑叶切除术(如颞叶切除、多脑叶切除、病变切除术等)、选择性杏仁核+海马切除术等:其中颞叶切除术疗效肯定,术后癫痫无发作率高达 70%～80%,目前国内外文献未见严重的术后并发症。上海仁济医院癫痫外科诊疗中心报道了 236 例颞叶切除患者 2～8 年的随访结果,78.6% 的患者癫痫完全控制。北京天坛医院功能神经外科治疗了 75 例颞叶癫痫患者,其中 40 例行颞叶切除,随访 1～5 年发现 71.2% 患者术后无癫痫发作。

(2)大脑半球切除术:对一侧大脑半球失去功能的癫痫患者来说,是一种行之有效的方法,适合于婴儿偏身痉挛伴顽固性癫痫、Rasmussen 综合征及 Sturge-Web 综合征等患者。其

有效率可达 80%～100%。北京天坛医院报道 32 例半球切除手术患者,有效率几乎达 100%,且无手术后死亡。

2. 姑息性手术 目的是破坏癫痫放电的传播通路,包括胼胝体切开术、多处软脑膜下横行纤维切断术、神经调控术、脑立体定向外科(γ 刀、X 线刀)放射术和射频毁损术等。

(1)胼胝体切开术:是难治性癫痫的一种辅助性治疗方法,以切断癫痫放电的同步传导为基础,切断大脑的联合纤维,将癫痫的放电局限在一侧大脑半球,可使全身性癫痫发作转为局灶性发作,同时由于同步放电的神经元数目减少,可提高全身性和部分性癫痫发作的阈值。手术又分为胼胝体部分性切开术和全程切开术。早期观念认为一次性全程切开时,容易产生脑失联系综合征,形成所谓的“分裂脑”,故提倡采取分次分步切开的方法,以减少相关并发症。但近期研究发现一次性全程切开术的并发症和风险与分步切开术相似,但疗效优于分步切开术,因此目前手术多采取一次性切开术。随着近几年神经内镜技术的发展,在神经内镜辅助下的手术可以清晰地看到胼胝体嘴部和压部,提高全程切开术的成功率。该术式多用于跌倒发作、Lennox-Gastaut 综合征及 West 综合征、多灶性癫痫等。

(2)SEEG 介导的癫痫病灶射频毁损术:该技术是建立在杏仁核、扣带回等射频毁损术的基础上,将 SEEG 电极与射频设备相结合,以 SEEG 电极上的触点作为射频工作电极,对癫痫病灶进行射频毁损。有研究对 35 例颞叶内侧癫痫患者进行 SEEG 射频毁损术,随访 1 年后有 27 例患者的疗效达到 Engel I 级。

(3)多处软脑膜下横行纤维切断术(multiple subpial transection,MST):美国医生 Morrell 提出,MST 主要适用于癫痫灶位于功能区而不能进行手术切除者,术后仍有 15% 的患

者并发功能缺失的可能。

（4）脑立体定向外科放射（γ刀、X线刀）治疗癫痫：是一种无创性的外科方法，对于病灶引起的局限性癫痫发作，γ刀治疗有一定效果。但是，由于该方法治疗癫痫的确切机制还不十分清楚，因此如何选择患者、使用多大放射剂量后的不良反应、放射后的长期疗效等还没取得一致认识，还需要进一步的研究探讨。

（5）神经调控术：是在立体定向毁损手术的基础上发展起来的一种新型手术方式，它避免了毁损后不可逆的缺点，采用脑深部电极置放并刺激脑内的某些神经核团，使脑组织产生抑制性神经递质，降低脑皮质的兴奋性等，从而产生控制癫痫的效果。如迷走神经刺激术已经在国内外开展多年，以丘脑底核电刺激为代表脑深部电刺激术也已经在国内一些医院开展，并报道了较好的手术后疗效。

1）迷走神经刺激术（vagus nerve stimulation, VNS）：1988年，Penry等首次将该手术用于治疗药物难治性部分性癫痫，为药物难治性癫痫提供了一种新的治疗方法。至今VNS应用于临床已经有30年，已有超过11 000例患者接受该治疗。大多数研究报道有40%～50%的患者发作频率减少≥50%，但发作完全停止的比例较低，为5%～15%。同时研究发现随着刺激时间的延长，疗效也有一定的增加，而且对患者生活质量也有一定程度的提高。有研究显示64%的全身性发作和71%的部分性发作伴有明显的心率加快，因此基于心率反应性的迷走神经刺激系统已经上市。当患者心率突然加快并达到系统设置的阈值时，系统会立即向迷走神经发射电刺激以达到终止或减轻发作的目的。

2）脑深部刺激术（deep brain stimulation, DBS）：1985年Cooper等首先将慢性丘脑核团电刺激术用于治疗药物难治性癫痫患者，随后许多学者逐渐开展DBS治疗癫痫方面的研究，并取得了一定的疗效。目前常见的刺激靶点包括丘脑前核、丘脑中央中核、丘脑底核、尾状核及海马、杏仁核等。DBS可以根据癫痫发作类型和癫痫病灶位置不同而选择不同的刺激靶点。目前丘脑前核DBS经过长期、大样本、对照临床研究（Sante研究），已经证实其对药物难治性癫痫的长期有效性和安全性，已经获得美国、欧盟和中国医疗监管部门的批准用于治疗药物难治性癫痫。

3）反应性神经刺激（responsive neuro-stimulation, RNS）：是建立在植入除颤器技术基础上的，在某种意义上说是制造一个可植入的脑除颤器。RNS的脉冲发射器放置于颅骨中，脉冲发射器可以连接1个或2个电极，电极触点可放置大脑表面或深部的发作起始区或重要的癫痫环路上。RNS可以持续监测电极覆盖区域脑电活动，当判定脑电信号为癫痫发作起始波形时，立即向异常放电区域发射电刺激以达到终止发作的目的。与其他神经调控治疗方法一样，RNS治疗癫痫的具体机制还不明确。RNS是世界上首个植入性的RNS方法，其能精确地发现痫样放电并抑制临床发作，为部分性癫痫患者及致痫灶位于功能区的患者提供了一种全新的治疗方法。

此外，栾国明等还开展了一些新术式，如功能区横行纤维低功率热灼术、难治性癫痫的联合手术等。

3. 手术疗效的评估和结果　对癫痫的手术结果的评估尚无一致的标准，正确判断手术的结果，应该满足手术所需要达到的最低要求——消除或减少癫痫发作，所以应该重视癫痫发作频率的评估。目前有几种比较流行并被广泛应用的评价方法，有在美国举行的第一届癫痫外科治疗国际会议上推荐的Engel分级标准（表3-8-4-2）和专门针对VNS疗效的McHugh分级标准（表3-8-4-3）。1996年Engel曾统计分析了全球5 000多例癫痫手术的结果（表3-8-4-4）。

表3-8-4-2　Engel癫痫疗效分级标准

级别	定义
Ⅰ级	术后癫痫发作消失（术后前几周发作不计算在内）
Ⅰa	术后发作完全消失
Ⅰb	术后仅有单纯部分性发作
Ⅰc	术后有发作，但无发作时间超过2年
Ⅰd	仅在减停抗癫痫药时有全身惊厥发作
Ⅱ级	癫痫发作极少或几乎无发作（每年≤2次）
Ⅱa	初期发作消失，但现在有极少的发作
Ⅱb	术后发作极少
Ⅱc	术后有发作，但极少发作的时间超过2年
Ⅱd	仅在夜间发作
Ⅲ级	值得的改善（癫痫发作频率减少<90%）
Ⅲa	值得的癫痫发作减少
Ⅲb	癫痫发作长期消失，间隔大于随访期的一半，且≥2年
Ⅳ级	不值得的改善（发作频率50%～90%）
Ⅳa	癫痫发作无明显减少
Ⅳb	发作无明显改变（发作频率减少<50%）
Ⅳc	发作增多

表3-8-4-3　McHugh VNS疗效分级标准

级别	定义
Ⅰ级	发作频率减少>80%
ⅠA	发作的严重程度改善
ⅠB	发作的严重程度未改善
Ⅱ级	发作频率减少50%～79%
ⅡA	发作的严重程度改善
ⅡB	发作的严重程度未改善
Ⅲ级	发作频率减少<50%
ⅢA	发作的严重程度改善
ⅢB	发作的严重程度未改善
Ⅳ级	仅在应用磁铁时受益
Ⅴ级	没有改善

表3-8-4-4　1996年Engel统计的全球5 000多例癫痫手术结果

手术方式	病例数	结果（%）		
		癫痫消失	值得改善	无效
前颞叶切除	3 572	67.9	24.0	8.1
杏仁核海马切除	413	68.5	22.3	9.0

续 表

手术方式	病例数	结果（%）		
		癫痫消失	值得改善	无效
新皮质切除	605	45.0	35.2	19.8
病变切除	293	66.6	21.5	11.9
大脑半球切除	190	67.4	21.1	11.6
多脑叶切除	166	45.2	35.5	19.3
胼胝体切开	563	7.6	60.9	31.4

4. 癫痫手术常见的并发症 目前，癫痫外科作为功能神经外科的重要组成部分，在世界各地迅速发展。同其他神经外科手术一样，癫痫外科手术也存在相应的并发症及风险，对手术结果产生重要的影响。常见的并发症主要有以下几种。

（1）一般手术并发症。

1）感染与脑内血肿：常见于癫痫外科各种创伤性的术前检查及各种癫痫术式。有大宗 SEEG 病例报道 500 例患者共植入 6 496 根电极，13 例有出血，出血率为 2.6%，按电极数量计算出血率为 0.2%，此外有 2 例颅内感染。颅内血肿发生率与手术方式及手术技巧等有关，术后感染主要与手术的无菌操作等有关。

2）死亡：Jesen 总结的 2 282 例手术的死亡率为 0.8%，Rasmussen 总结蒙特利尔神经病研究所的 1 300 例癫痫手术，死亡率为 1.2%。随着医学水平的进步，各种并发症的发生呈逐步减少的趋势。

（2）神经精神方面的并发症：因为手术方式的异同，以及致痫区所在区域对脑功能的影响，会产生一些并发症，常见的有脑神经麻痹、偏瘫、视野缺损、失语、记忆力下降、失联合综合征等。

参 考 文 献

[1] 沈鼎烈，王学峰. 临床癫痫学[M]. 2 版. 上海：上海科学技术出版社，2007.

[2] CARDINALE F, COSSU M, CASTANA L, et al. Stereoelectroencephalography: surgical methodology, safety, and stereotactic application accuracy in 500 procedures[J]. Neurosurgery, 2013, 72: 353-366.

[3] ENGEL J, PEDLEY T A. Epilepsy. A comprehensive Textbook[M]. Philadelphia: Lippincott-Raven, 1997.

[4] ENGEL J. Surgical treatment of the epilepsies[M]. New York: Raven Press, 1987.

[5] SALANOVA V, WITT T, WORTH R, et al. Long-term efficacy and safety of thalamic stimulation for drug-resistant partial epilepsy[J]. Neurology, 2015, 84: 1017-1025.

[6] LUDERS H O, COMAIR Y G. Epilepsy surgery[M]. 2nd ed. Philadelphia: Lippicott Williams and Wilkins, 2001.

[7] MALIKOVA H, KRAMSKA L, LISCAK R, et al. Stereotactic radiofrequency amygdalohippocampectomy for the treatment of temporal lobe epilepsy: do good neuropsychological and seizure outcomes correlate with hippocampal volume reduction? [J]. Epilepsy Research, 2012, 102(1/2): 34-44.

[8] McHUGH J C, SINGH H W, PHILLIPS J, et al. Outcome measurement after vagal nerve stimulation therapy: proposal of a new classification[J]. Epilepsia, 2007, 48: 375-378.

[9] SANETO R P, SOTERO DE MENEZES M A, OJEMANN J G, et al. Vagus nerve stimulation for intractable seizures in children[J]. Pediatr Neurol, 2006, 35: 323-326.

[10] SHAHWAN A, BAILEY C, MAXINER W, et al. Vagus nerve stimulation for refractory epilepsy in children: more to VNS than seizure frequency reduction[J]. Epilepsia, 2009, 50: 1220-1228.

第五节　发热惊厥

汪　昕

发热惊厥（febrile seizure）是婴幼儿最常见的发作性惊厥类型，多见于 6 个月至 5 岁儿童，高峰发病年龄为 18 个月，多数发生于 1~3 岁。其发病率存在明显的种族和地域差异，西欧和北美为 3%~4%，日本稍高为 7%，我国儿童发病率约为 3.9%，男性略多于女性。该病具有明显的遗传倾向，多数预后良好。

【病因、发病机制和危险因素】

热性惊厥的病因和发病机制仍不太明确。某些病例具有家族遗传倾向，但也有一部分病例为散发性，提示遗传和环境因素均可促进热性惊厥的发病。

研究表明，25%~40% 的热性惊厥患者具有家族史，20.7% 发生于兄弟姐妹中，10.9% 发生于父母。此外，同卵双生者共病概率比异卵双生者高；双亲有热性惊厥史的儿童比父母一方有热性惊厥病史的儿童发病率高 1 倍。

对热性惊厥家族基因定位分析发现了以下 9 种基因位点突变（表 3-8-5-1）。其中，FEB2、FEB5 和 FEB8 基因位点突变与单纯型热性惊厥有关。其他基因位点突变的患者也可仅表现为热性惊厥，但也有部分患者随后出现无热惊厥或癫痫。某些家族的热性惊厥遗传与以上基因位点无关，提示仍有其他未被发现的基因位点，例如最近发现超极化激活环核苷酸门控通道（HCN2）基因的突变也可能与热性惊厥的家族发病相关。此外，分析群发的大家族和散发的小家族热性惊厥儿童与正常儿童基因位点的差异性，以及多基因遗传和单个主要位点遗传模式之间的关联性，对揭示热性惊厥也有重要意义。

表 3-8-5-1　热性惊厥中已知的基因突变位点

基因位点	染色体突变位点	国家
FEB1	8q13-q21	澳大利亚
FEB2	19p13.3	美国
FEB3	2q23-q24	美国
FEB4	5q14-q15	日本
FEB5	6q22-q24	法国
FEB6	18p11	日本
FEB7	21q22	美国
FEB8	5q31.1-q33.1	比利时
FEB9	3p24.2-p23	法国

动物研究显示，脑温上升也可直接导致神经元功能改变，包括一些热敏感离子通道。热可直接作用于动作电位产生起

始处的离子通道（NaV$_{1.2}$），导致神经元兴奋性增加、大量神经元同步放电。热也可通过影响脑脊液电解质平衡和离子组成，影响细胞膜的兴奋性。其次，热还可以促进致热原 IL-1β 在海马中的合成，通过促进谷氨酸的产生，从而增加神经元的兴奋性。

此外，动物研究还发现高热导致的过度通气和碱中毒也是热性惊厥发生的重要原因。脑部碱中毒可以增加神经元兴奋性，导致痫样发作的病理生理改变。但在临床研究中并未见到类似结果，长时间哭泣或幽门狭窄的婴儿存在严重的碱中毒，但并不导致痫样发作的产生。

热性惊厥的发病危险因素包括 1 级或 2 级亲属中有热性惊厥病史、发育迟缓、A 型流感病毒感染、人类疱疹病毒 6 感染、缺铁性贫血、难产、新生儿窒息、脐带缠绕等围生期异常等。儿童在接种疫苗后会出现热性惊厥的风险增高，现普遍认为接种疫苗后 72 h 内出现的热性惊厥与疫苗相关，接种减毒活疫苗后出现的热性惊厥也可延迟至接种后 7~14 d 才出现。热性惊厥的发生风险与所接种疫苗的种类和成分有关，减毒活疫苗如麻疹、流行性腮腺炎、风疹疫苗接种后热性惊厥发病风险增加 1.5~3 倍，全细胞制备的疫苗如百白破疫苗可使儿童接种后热性惊厥的发病风险增加 4 倍。

【临床表现】

与热性惊厥相关的发热体温至少达 38℃。21% 的儿童热性惊厥发作发生在发热前或发热 1 h 之内，57% 发生于发热 1~24 h 内，22% 出现于发热 24 h 之后。

热性惊厥主要表现为短暂性、全身性强直-阵挛性发作，4%~16% 的患者有局灶性发作，少数患者可表现为肌阵挛性发作。热性惊厥发作持续时间多较短，87% 的儿童持续时间 <10 min，仅 9% 的儿童痫样发作持续时间 >15 min。5% 的儿童可出现惊厥持续状态（>30 min），常伴有局灶性神经系统体征。

热性惊厥根据临床表现不同可分为以下 2 型：单纯型热性惊厥（simple febrile seizure，SFS）和复杂型热性惊厥（complex febrile seizure，CFS）。SFS 占 75%，具有以下临床特征：惊厥呈全身性发作，通常为全身性强直-阵挛性发作；发作持续时间 ≤15 min；24 h 内无反复发作。SFS 患者今后癫痫发病的风险为 2%~3%，高于普通人群。CFS 必须具备以下任何一项特征：发作持续时间 >15 min；24 h 内反复发作 ≥2 次；局灶性发作，持续性痫样发作，在 15 min 内用抗癫痫药物控制发作者也属于此型。CFS 今后发展为癫痫的概率为 4%~15%。

1. **热性惊厥持续状态**（febrile seizure epilepticus，FSE）指一次热性惊厥持续时间超过 30 min，或反复热性惊厥持续时间超过 30 min、发作间期意识不恢复。在首次热性惊厥发作患儿中 FSE 占 5%~9%，占所有儿童癫痫持续状态的 25%。高峰发病年龄为 12~24 个月，5 岁之后发病非常罕见。2/3 的 FSE 表现为全身性发作，1/3 局灶性发作。至于某些儿童会出现 FSE 的确切原因尚不明确。FSE 所致的海马急性损伤可能与海马硬化及发展为颞叶癫痫有关，但该观点仍有争议。

2. **热性惊厥复发**　初次热性惊厥发作的患儿有 1/3 再次发作，10% 的患儿有 3 次或更多次发作。热性惊厥复发的高危因素包括首次发作年龄 <18 个月、惊厥时体温低于 38℃、惊厥前发热持续时间 <1 h。首次发作年龄与热性惊厥的复发密切相关，SFS 患儿首次发病年龄小于 18 个月者再发风险达 50%，

大于 18 个月再发风险约为 30%。惊厥时体温及惊厥前发热持续时间与热性惊厥再发也存在一定关联。热性惊厥时体温越高再发风险越低。体温 38.4℃、39.4℃ 和 40.5℃ 时发生热性惊厥的患儿，1 年内再发率分别为 42%、29% 和 12%。惊厥前发热时间越短惊厥再发率越高。发热 1 h 内、1~24 h 和 24 h 以后发生热性惊厥者，其热性惊厥再发率分别为 46%、25% 和 15%。以上危险因素均存在的儿童再发风险高达 76%，而不伴这些危险因素的儿童其再发风险仅为 4%。有过 2 次热性惊厥的患者，再发风险达 50%。首次热性惊厥发作持续时间较长者，再次发作时也可能持续较长时间。另外，1 级亲属有热性惊厥病史的患儿或反复发生发热性疾病的患儿再发风险也增加。

3. **热性惊厥、海马硬化和癫痫**　热性惊厥是否可引起海马硬化和颞叶癫痫仍是备受争议的话题。来自 5 家研究机构的资料显示，2%~10% 的热性惊厥患儿可继发癫痫，15% 的癫痫患者（包括成人和儿童）有惊厥病史。尽管 SFS 患儿发生癫痫的概率较低，但仍有学者提出 SFS 患儿可以出现成年后海马结构异常，男性更为常见，这种结构改变是否为致痫灶目前尚不清楚。CFS 患儿中有 3% 出现颞叶内侧硬化。Falconer 等对 100 例难治性颞叶内侧癫痫（mesial temporal lobe epilepsy，MTLE）患者术后病理进行分析发现，存在海马硬化的患者中 30% 有 CFS 病史。某些研究认为 CFS 可能是 MTLE 产生的病理机制。头颅 MRI 可见 CFS 患儿海马体积增加，T$_2$ 弛豫时间延长，提示存在急性期海马水肿，并可持续数月，随后出现海马萎缩，但这种改变是否导致 MTLE 的发生仍不明确。此外，某些 CFS 患儿可能在惊厥出现前即存在海马损伤，多因围生期损伤和（或）遗传易感性所致。

FSE 与海马硬化、MTLE 的关系并不明确。对成人难治性 MTLE 患者的回顾性研究发现两者呈强相关性。在 MTLE 和海马硬化的回顾性研究中，FSE 发展为 MTLE 的平均潜伏期为 8~11 年。2014 年 FEBSTAT 研究对 1 个月~6 岁 FSE 患儿急性期和 1 年后的头颅 MRI 进行了前瞻性随访研究，226 例 FSE 患儿中 22 例（9.7%）在急性期有海马异常信号，1 年后对 22 例急性期海马异常信号患者中 14 例进行了头颅 MRI 随访，其中的 10 例出现了海马硬化；而另外 116 例无急性期海马异常信号的 FSE 患儿 1 年后仅 1 例头颅 MRI 中出现了海马 T$_2$WI 高信号；急性期头颅 MRI 正常的 FSE 患儿与 SFS 的对照组患儿相比，其海马体积、海马生长率及右侧与左侧海马体积比值均明显降低；FEBSTAT 研究结果提示 FSE 所致的急性期海马损伤可能会发展为海马硬化，但是否会出现 MTLE 仍需更大样本和更长的随访期进行证实。

热性惊厥发展为癫痫的高危因素包括神经发育异常、复杂热性惊厥、癫痫家族史和发作前发热持续时间。发作前发热持续时间是热性惊厥复发和继发癫痫的唯一共同危险因素，发热 1 h 内出现热性惊厥者也容易继发癫痫。热性惊厥家族史、首次热性惊厥发作年龄、发作时体温峰值、性别和种族这些因素并不是热性惊厥发展为癫痫的危险因素。表 3-8-5-2 列举并比较了热性惊厥复发和发展为癫痫的危险因素。继发于热性惊厥的癫痫发作形式多样，有报道显示全身性发作的热性惊厥常发展为全身性癫痫，局灶性发作的热性惊厥则发展为局灶性癫痫。此外，热性惊厥还是某些特殊癫痫综合征的初期表现。热性惊厥后继发癫痫的发作类型与无热性惊厥史的癫痫

患儿相比无明显差异。

表 3-8-5-2 热性惊厥首次发作、复发和发展为癫痫的危险因素

相关危险因素	热性惊厥首次发作	热性惊厥反复发作	癫痫
日常护理	是	是	未研究
高热	是	否	否
新生儿育婴室滞留时间>30 d	是	未研究	未研究
热性惊厥家族史	是	是	否
首次痫样发作年龄<18 个月	不适用	是	否
痫样发作时体温在 38℃左右	不适用	是	否
痫样发作前发热持续不到 1 h	不适用	是	是
持续性痫样发作(>15 min)	不适用	否	是
24 h 内反复发作	不适用	否	是
局灶性痫样发作	不适用	否	是
癫痫家族史	否	否	是
神经系统异常	是	否	是

【实验室检查】

1. 脑脊液 发热伴痫样发作患儿首先必须排除颅内感染的可能。发达国家发热伴痫样发作患儿仅 0.23%存在脑膜炎，但 24%的儿童脑膜炎患者伴有痫样发作。2008 年美国儿科协会(American Academy of Pediatrics,AAP)对首次 SFS 患儿是否行腰椎穿刺(lumbar puncture,LP)取脑脊液检查的建议如下：① 对 12 个月以下的婴儿强烈建议 LP，因为此年龄段患儿脑膜炎的临床症状和体征可能非常轻微甚至无症状；② 对 12~18 个月患儿可考虑行 LP，因此年龄阶段的脑膜炎症状和体征可能较隐匿；③ 对 18 个月以上患儿不推荐常规行 LP，但如果患儿有脑膜炎症状则还是建议行 LP；④ 对于已应用过抗生素的热性惊厥患儿，临床医生应注意治疗可能会掩盖脑膜炎的症状和体征。2011 年更新的指南提到对于按时行免疫接种的 SFS 患儿并不常规推荐行 LP。

2. 脑电图 脑电图异常在有热性惊厥家族史、CFS 和本身存在神经发育异常的患儿中更为多见。非特异性脑电图异常包括慢波活动增多或轻度不对称，枕区明显，可持续数天，对患者预后评价无明显临床意义。一般应在热退 1 周后行脑电图检查，有明显棘波、尖波发放者以后转为癫痫的风险较大。AAP 指南认为脑电图可不作为神经系统正常的 SFS 患儿的常规检查，但 CFS 患儿仍应检查脑电图。

3. 影像学检查 2011 年 AAP 指南推荐脑部影像学检查不作为首次 SFS 患儿的常规推荐。近期一项针对 159 例热性惊厥患儿的研究发现，CFS 患儿的头颅 MRI 异常率为 14.8%，而 SFS 患儿头颅 MRI 异常率为 11.4%。最常见的头颅 MRI 异常有皮质下局部高信号灶、白质异常信号及局部皮质发育不良。神经系统检查有异常及反复发作的热性惊厥患儿应进行头颅影像学和脑电图检查。

4. 血液学检查 为排除代谢紊乱等导致的惊厥发作，可行血电解质、钙、磷、镁、血糖和血常规等检查，但 2011 年 AAP 指南不推荐血液学检查常规用于查明 SFS 患儿病因的主要检查。

【诊断与鉴别诊断】

2011 年 AAP 发布了热性惊厥的标准性定义：热性惊厥指发生于 6~60 个月婴儿和儿童中与发热≥38℃或 100.4℉(任何测量方法)相关的惊厥，并除外中枢神经系统感染。

热性惊厥必须与其他中枢神经系统感染导致的症状性痫样发作和癫痫儿童发热后诱发的痫样发作进行鉴别(见 3-8-5-3)。

表 3-8-5-3 热性惊厥的鉴别诊断

中枢神经系统感染
脑膜炎
脑炎/脑病
流感脑炎/脑病
Reye 脑病
AEFCSE(急性脑炎伴热性惊厥持续状态)
急性脑炎伴双相发作和后期减少扩散
AERRPS(急性脑炎伴难治性、反复性部分性痫样发作)
其他
癫痫
婴儿期严重肌阵挛性癫痫
全身性癫痫伴热性惊厥附加症
表现为强直性发作的额叶癫痫
其他
热休克
脱水
胃肠炎导致的抽搐

【热性惊厥相关的癫痫综合征】

1. 全身性癫痫伴热性惊厥附加症(generalized epilepsy with febrile seizures plus,GEFS⁺) 由 Scheffer 和 Berkovic 于 1997 年首先在几个澳大利亚家系中描述该癫痫综合征。GEFS⁺ 为家族性遗传性癫痫综合征，最常见的表型为热性惊厥和热性惊厥附加症(febrile seizure plus,FS⁺)。FS⁺ 定义为热性惊厥持续存在超过 6 岁伴或不伴无热全身性强直-阵挛性发作。GEFS⁺ 通常为常染色体显性遗传方式伴外显率不全，约 1/3 的受累家系成员仅有热性惊厥，而且经常在 5~6 岁后甚至 10 多岁时复发。GEFS⁺ 患者的癫痫发作形式、频率和对治疗的反应较多样化，约 1/3 的患者在儿童期发展为数次无热性全身性强直-阵挛性发作并在青少年期缓解；某些家族还有局灶性癫痫的患者，如严重程度不一的颞叶癫痫；甚至有罕见的 GEFS⁺ 家族成员发展为 Dravet 综合征。几乎绝大多数患者的神经影像学是正常的。

现已发现编码离子通道蛋白亚单位基因与 GEFS⁺ 发病有关。分子遗传学家根据受累基因的组成将 GEFS⁺ 分为 3 型：GEFS⁺ 1 型通常与 SCN1B 基因突变有关，2 型与 SCN1A 基因突变有关，3 型与 GABRG2 基因突变有关。其中，多数 GEFS⁺ 家族都有编码钠离子通道的 SCN1A 基因突变，以缺失突变为主。SCN1A β 亚单位位于 2q24.3 染色体上，与 GEFS⁺ 2 型有关，有趣的是，该钠离子通道编码基因与很多不同临床表现和严重程度的癫痫综合征均有联系，如大田原(Ohtahara)综合征、Dravet 综合征、Doose 综合征和家族性偏瘫性偏头痛 3 型。

2. Dravet 综合征 又称婴儿期严重肌阵挛性癫痫(severe myoclonic epilepsy in infancy,SEMI)。由 Charlotte Dravet 于 1978 年首次提出，是一种少见的癫痫综合征，多有癫痫或热性惊厥家族史，起病前发育正常，通常 6 个月左右起病，最初表现为由发热诱发的长时间的全身性或一侧性惊厥发作，脑电图无

痫样放电,此时很难与热性惊厥鉴别。1～4 岁出现肌阵挛性发作、全身性强直-阵挛性发作、局灶性发作或不典型失神性发作等多种癫痫发作形式,且有热敏感特点,即使低热也易发作,脑电图显示广泛性棘慢和多棘慢复合波,神经系统检查可有共济失调和锥体束征。33%～82%的此类患儿有编码钠离子通道 α_1 亚单位基因 SCN1A 突变,其中日本儿童的阳性率最高。本病对各种抗癫痫药物的治疗反应差,1 岁后出现认知、行为和运动发育障碍,预后不良。

3. Doose 综合征 又称肌阵挛站立不能性癫痫(myoclonic-astatic epilepsy,MAE)。多于 2～5 岁起病,发病初多伴有发热,以热性惊厥起病,以后出现肌阵挛-失张力发作、肌阵挛、不典型失神、失张力、肌阵挛站立不能性发作,临床过程多变,肌阵挛可单发或成簇发作,失神性发作不常见。发病后常伴有发育落后,智力可正常或严重受损。脑电图通常有不规则的弥漫性快棘慢复合波或多棘波,肌阵挛-失张力性发作时可有全导联 2～4 Hz 棘慢复合波。

4. 发热感染相关性癫痫综合征(febrile infection-related epilepsy syndrome,FIRES) 是一种与发热性感染相关的癫痫综合征。健康儿童在非特异性发热性感染后数天出现惊厥发作,而且呈药物难治性癫痫和认知功能损害,病情迅速恶化并转变为癫痫持续状态。FIRES 在儿童中的发病率约为 1/10 万,3～15 岁起病,男孩较女孩多见,病因目前不明确,可能与炎性或免疫性因素有关。癫痫发作起初为局灶性,并可进展为全身性发作。多数患者逐步出现进行性神经系统症状和体征,包括学习和运动功能受累、行为改变、非特异性感觉症状和记忆损害。发作间期脑电图呈全脑弥漫性慢波,类似于脑炎的脑电图改变;发作期脑电图在慢波背景上可出现额区和颞区的癫痫样放电。脑影像学检查初期可正常,后期可出现进行性脑萎缩伴或不伴有颞区高信号。抗癫痫药物治疗通常无效,免疫治疗有一定的效果,Sakuma 等报道类固醇治疗可达到 85% 的缓解率,但静脉注射免疫球蛋白(IVIg)治疗无效。少数报道认为生酮饮食可能有效。该癫痫综合征预后不佳。

【治疗】

1. 向家属解释病情 向家属说明发热与抽搐的关系和可能的预后。

2. 控制癫痫发作 大多数热性惊厥发作短暂,数分钟内可自行停止,无需应用抗惊厥药物。对持续时间较长的惊厥发作或 FSE,应将患儿置于侧卧位防止呕吐物吸入,适当吸氧。缓慢静脉推注地西泮或劳拉西泮可作为控制惊厥的首选用药,剂量每次 0.25～0.5 mg/kg,速度 1 mg/min。必要时 20 min 后可重复给药,24 h 内可重复应用 2～4 次。对于 FSE 患儿,地西泮无效者,可选用咪达唑仑,首次剂量 0.3 mg/kg,肌内注射;再用 1.0 μg/(kg·min),最大剂量 8.0 μg/(kg·min)。国外常用劳拉西泮作为惊厥持续状态首选用药,剂量 0.05～0.10 mg/kg,一次最大剂量为 4.0 mg,缓慢静脉推注,其控制惊厥持续状态效果较地西泮强 5 倍,作用可维持 12～48 h。

3. 降温 可积极物理降温。2008 年 AAP 指南指出解热镇痛药阿司匹林、对乙酰氨基酚和布洛芬应用并不能减轻惊厥发作或预防热性惊厥复发。一般认为,在患儿中应用解热镇痛药是安全的,但超量应用可能会引起肝毒性、代谢性酸中毒、肾功能衰竭和昏迷等严重不良反应。

4. 预防性治疗 可分为间歇短程预防治疗和长期持续口服抗癫痫药物治疗。SFS 发展为癫痫的风险很低,尚无依据提示预防性治疗可以降低这种风险。有研究表明,间歇性直肠或口服给予地西泮治疗及持续性口服苯巴比妥和丙戊酸钠可降低热性惊厥的复发风险,但 2008 年 AAP 指南并不推荐常规给予抗癫痫药物预防癫痫复发。也有其他研究认为对反复热性惊厥患儿(≥3 次/半年或≥4 次/年)或痫样发作持续时间超过 15 min 者,可考虑间歇性给予地西泮治疗。地西泮给药剂量为 0.4～0.5 mg/kg,在发热初期给药,若 8 h 后仍发热,可重复给药 1 次,最多重复 2 次。由于绝大多数热性惊厥发生在发热开始后 24 h 内,因此没必要延长给药时间。该方法可在医生指导下在家进行,应用地西泮同时给予退热对症处理及治疗原发病。间歇短程疗法疗程一般为 2 年,或用药至患儿 4～5 岁。间歇短程治疗对长期预后的影响仍不明确,但可以避免因 FSE 导致的患儿脑损伤。

地西泮无效或家属不能辨别发热开始时间者,可给予苯巴比妥或丙戊酸钠持续口服治疗。苯巴比妥剂量 3～5 mg/(kg·d),分 1～2 次口服,但需注意苯巴比妥所致的注意力缺陷、兴奋躁动、认知受损等不良反应。丙戊酸钠用量为 20～30 mg/(kg·d)。卡马西平和苯妥英钠已被证实无效。研究表明,热性惊厥患儿若仅有脑电图异常放电而临床无热性惊厥复发或发生癫痫的危险因素,也不能作为间歇或长期服用抗癫痫药物的指征。表 3-8-5-4 列举了热性惊厥急性发作和预防复发可应用的抗癫痫药物的剂量及给药途径。

表 3-8-5-4 热性惊厥急性发作和预防复发可应用的抗癫痫药物

药物	剂量	给药途径
地西泮	每次 0.5 mg/kg	静脉注射或口服
劳拉西泮	每次 0.1 mg/kg	静脉注射
咪达唑仑	0.03～0.1 mg/kg	静脉注射
苯巴比妥	3～5 mg/(kg·d)	静脉注射、肌内注射或口服
丙戊酸钠	15～50 mg/(kg·d)	静脉注射、直肠给药或口服
左乙拉西坦	10～30 mg/(kg·d)	口服

【预后】

热性惊厥患者多数预后良好,少数患者可能出现以下不良的结局。

1. 智力下降 热性惊厥发作是否会导致智力下降、学习成绩差、注意力下降或行为异常是患儿家长和医生需关注的问题。

2. 癫痫发作和热性惊厥复发的风险 7 岁前 SFS 患儿与同龄监控儿童相比有相似的发生癫痫风险(约 1%),但如果有反复的热性惊厥复发,则发展为癫痫的风险也增大。此外,热性惊厥的复发风险在不同年龄段也不一致,小于 12 个月的 SFS 患儿初次发作热性惊厥后复发率可达 50%,大于 12 个月的患儿复发率约为 30%。

3. 死亡率 SFS 并不增加患儿的死亡风险,患儿长期死亡率与一般儿童类似。但 CFS 儿童发病后 2 年内死亡率较一般儿童有所上升。

参考文献

[1] ABOU-KHALIL B. The relationship between febrile seizures and epilepsy[J]. Epilepsia, 2010, 51(Suppl 1): 40-42.

[2] GUEVARA-GONZÁLEZ J, DIMAS-RENDÓN I, GONZÁLEZ DE GUEVARA L, et al. Febrile seizure and related syndromes [J]. Neurol Psychiatry Brain Res, 2018, 27: 1-5.

[3] LEWIS D V, SHINNAR S, HESDORFFER D C, et al. Hippocampal sclerosis after febrile status epilepticus: the FEBSTAT study[J]. Ann Neurol, 2014, 75(2): 178-185.

[4] NAKAMURA Y, SHI X Y, NUMATA T, et al. Novel *HCN2* mutation contributes to febrile seizures by shifting the channel's kinetics in a temperature-dependent manner[J]. PLoS One, 2013, 8(12): e80376.

[5] NAKAYAMA J. Progress in searching for the febrile seizure susceptibility genes[J]. Brain Dev, 2009, 31(5): 359-365.

[6] Steering Committee on Quality Improvement and Management, Subcommittee on Febrile Seizures American Academy of Pediatrics. Febrile seizures: clinical practice guideline for the long-term management of the child with simple febrile seizures[J]. Pediatrics, 2008, 121(6): 1281-1286.

[7] Subcommittee on Febrile Seizures, American Academy of Pediatrics. Neurodiagnostic evaluation of the child with a simple febrile seizure[J]. Pediatrics, 2011, 127(2): 389-394.

[8] WHELAN H, HARMELINK M, CHOU E, et al. Complex febrile seizures: a systematic review[J]. Dis Mon, 2017, 63(1): 5-23.

第六节 发作性睡病

汪 昕

发作性睡病(narcolepsy)最早由 Gelineau 于 1880 年提出,是慢性嗜睡症的最常见病因之一。其临床表现为难以控制的白天过度嗜睡,伴或不伴发作性猝倒(cataplexy);且睡眠性质与正常人相似,可持续数分钟至数小时。发作性睡病多发生于儿童期及成年早期,自症状开始出现到明确诊断的平均时间为5~15年,呈现慢性、进行性发展。该病的患病率具有地区差异,北美和欧洲为 2/10 000~10/10 000,以色列仅为1/500 000,日本可达 1/1 000~5/1 000。由于很多临床医生不熟悉该病,导致相当一部分的发作性睡病患者无法确诊,因此实际发病率可能更高。

【病因和发病机制】

根据美国睡眠学会最近更新的《国际睡眠疾病分类第三版》[*International Classification of Sleep Disorders* (Third Edition), ICSD-3],发作性睡病分为 1 型和 2 型;发作性睡病1型表现为发作性睡病伴猝倒发作,2型则不伴有猝倒发作。发作性睡病 1 型是由于下丘脑产生食欲素(orexins)的神经元出现严重的选择性缺失所致,患者脑脊液中食欲素亚型orexin-A 水平明显降低。发作性睡病 2 型患者下丘脑产生食欲素的神经元仅后部区域部分性受累,患者中仅 10%~24%存在食欲素水平下降。在发作性睡病患者中,由于食欲素信号通路受损,其对促醒脑区不能产生连续性的刺激,导致患者频繁

进入睡眠。食欲素还具有抑制快速眼球运动(rapid eyes movement,REM)的作用,因此食欲素信号通路受损会引起清醒时 REM 期睡眠成分的增多,如麻痹或梦样幻觉。猝倒症通常由强烈的正性情绪诱发,通过前额叶内侧、杏仁核激活脑桥回路,引起肌肉麻痹。此外,食欲素信号通路还可增强代谢、促进交感活性和奖赏行为,故损害时还可促进肥胖和抑郁。

发作性睡病的病因尚未明确,遗传因素、感染因素在其发病中均可能起了重要作用。超过 98%的发作性睡病 1 型患者携带 HLA-DQB1 * 06:02 基因,约 50%发作性睡病 2 型患者也可检测到该基因。同时检测 HLA-DQB1 * 06:02 基因和脑脊液 orexin-A 的水平有助于医师对发作性睡病的诊断。此外,发作性睡病 1 型还与 DQA1 * 01:02 基因有关,且其他的HLA-DQ 等位基因、HLA-DP 和 HLA-I 型家族基因均具有发作性睡病的基因易感性。另外有报道称,某些影响免疫功能的基因如 *TCRA*、*TCRB*、*P2RY11*、*EIF3G*、*ZNF365*、*IL10RB-IFNAR1*、*CTSH* 和 *TNFSF4* 的多态性也可能与发作性睡病相关。尽管遗传因素在发作性睡病中起重要作用,但也不能完全解释所有发作性睡病,例如散发性发作性睡病患者的子女仅有 1%的风险患病;单卵双生的双胞胎中的一个患病,另一个患病的概率约为 30%。流行病学调查显示发作性睡病发病季节多为晚春,提示该病可能由冬季的感染促发。2009—2010 年冬季芬兰的 H1N1 流感病毒流行,H1N1 疫苗Pandemrix 在北欧广泛接种,在疫苗接种 1~2 个月后,该地区新发的发作性睡病病例明显增加了 12 倍,且患病的儿童和青少年均携带 DQB1 * 06:02 基因。同期,中国的 H1N1 流感病毒感染大暴发,次年新增发作性睡病的病例较平常增加了 3倍。因此,DQB1 * 06:02 基因、年龄和特定的免疫刺激因素的共同作用可能促进了发作性睡病的发作。

在非常罕见的情况下,肉样瘤病、脱髓鞘疾病、脑卒中、脑肿瘤或副肿瘤综合征等疾病所致的广泛性下丘脑损害或产生食欲素神经元的投射纤维损害,也可引发发作性睡病。脑部结构性损害同样可致发作性睡病征,总睡眠时间增多并伴有下丘脑或脑干损害的其他症状体征,如垂体功能紊乱、眼球运动异常或上运动神经元性瘫痪等。

【临床表现】

发作性睡病的症状常开始于青春期,高发于 15~25 岁。部分患者症状可出现于 2 岁以前,在食欲素基因突变的患儿中发病年龄可提前至 6 个月。60 岁以后发病者常以猝倒为主要表现。性别分布无明显差异。

经典的发作性睡病四联症包括:① 白天过度嗜睡(excessive daytime somnolence,EDS);② 猝倒症(cataplexy);③ 睡瘫症(sleep paralysis);④ 入睡前幻觉(hypnagogic hallucination)和(或)醒前幻觉(hypnopompic hallucination)。值得注意的是,患者很少同时存在以上四种症状。

1. 白天过度嗜睡(EDS) EDS 是发作性睡病首发症状。患者在清醒时经常处于波动性的警醒水平低落状态,下午尤为明显。当警醒水平下降到一定程度时,可诱导患者进入短暂睡眠。大多数患者在发作前先感到睡意加重,或曾努力抗拒,仅少数直接由相对清醒状态突然陷入睡眠。患者常在休息或从事单调的活动时发病,如阅读、看电视、驾驶、听课及开会时,严重者可发生于各种活动中,如行走、就餐或交谈时。每次发作

持续十秒钟至数小时,多数则持续十几分钟。睡眠程度不深,容易唤醒。每天可发作数次至数十次,大多患者经过短时间睡眠后感到精神稍振作,但不能维持太长时间。由于嗜睡严重,患者常常难以在课堂上或工作中集中注意力,导致其学习成绩下降、工作表现差。

2. 猝倒症 见于70%患者,多在起病一年至数十年后发生。常由强烈的正性情感刺激诱发,如大笑或意外遇到朋友;但在少数患者中也可由强烈的负性情感刺激如挫折或愤怒诱发。患者的面部、颈部首先受累,接着引起躯干和四肢的无力,麻痹症状在数秒内发展,但呼吸肌通常不受影响。部分性猝倒症患者可仅有构音障碍、头部下垂、面部表情异常;完全性猝倒症患者累及几乎全身骨骼肌,可从直立位突然倒地或被迫坐下,意识清醒但无法活动和预防,甚至可导致严重的骨折,发作多持续1~2 min,最长可持续30 min,患者对整个发作过程都熟知。发作频率因人而异,少则一生中仅有数次发作,多则可达每日数次,随着年龄增长发作次数逐渐减少。体检时可发现患者肌张力低下,腱反射消失,角膜反射消失,瞳孔对光反射保存。患者主诉有猝倒病史对诊断非常重要,伴有猝倒症仅见于发作性睡病1型。

3. 睡瘫症(又称睡眠麻痹) 见于20%~30%的发作性睡病患者,也可单独出现。大多数发生于从REM睡眠中醒来,偶尔也可见于刚入睡时。患者出现短暂性全身活动不能或言语不能,通常伴有焦躁和幻觉,仅呼吸和眼球活动不受影响,可持续数秒至数分钟,少数可长达数小时。别人触及其身体或向他说话常可终止发作,但缓解后如不活动可能复发。睡眠麻痹也可见于睡眠剥夺的健康人群和抑郁患者,患者常伴有濒死感。但发作性睡病患者的睡眠麻痹症发作频率和程度更为严重。

4. 入睡前幻觉和(或)醒前幻觉 入睡前幻觉在觉醒和睡眠之间转换时出现,可能牵涉视、听等五官感觉和触、痛等体觉,内容大多鲜明,常属于日常经历。患者能意识到周围环境,难以辨别现实和幻觉。幻觉可以是愉快的或令人恐惧的。患者可能感到轻飘飘、下降、飞或是有脱离躯体的感觉。约30%的患者有入睡前幻觉,常与睡眠麻痹合并出现。正常人群在睡眠剥夺、药物治疗或饮酒后也可出现类似症状,因此入睡前幻觉和睡眠麻痹并非发作性睡病的特异性症状,在诊断价值方面不如猝倒症。

醒前幻觉较入睡前幻觉在发作性睡病的诊断中更有意义。幻觉多很生动,以至于患者醒后依然不能分辨幻觉和现实。入睡前幻觉、醒前幻觉和梦境三者之间并无确切的界限。在部分尚未诊断为发作性睡病的患者中,因存在白天入睡前幻觉或醒前幻觉,常被误诊为妄想型精神病。

5. 其他症状 自动症约发生于80%的发作性睡病患者,表现为漫无目的的单调、重复的动作,临床上需要与癫痫的复杂部分性发作及失神发作相鉴别。

夜间睡眠紊乱可以是患者的主诉之一,常无入睡困难,但多梦、易醒,入睡后3~4 h即难以维持睡眠,故患者常起床看电视或阅读数小时直至凌晨再入睡,致使早晨起床困难。87%患者存在睡眠中断。约半数患者伴有记忆障碍。

其他如自主神经功能紊乱,包括瞳孔异常、头晕、勃起功能障碍、夜间出汗、胃肠道疾病、体温过低、系统性低血压、口干、心悸、头痛等,在发作性睡病患者中容易被忽视。由于代谢率

下降,多数患者伴体质量增加趋势,在发病初期,儿童可增重9~18 kg,成人的体质量指数(body mass index,BMI)约超过平均值的15%。部分患者还可出现抑郁、焦虑等精神症状。

各种表现形式的概率见表3-8-6-1所见。

表3-8-6-1 发作性睡病各种症状出现的概率

症状	出现概率(%)
EDS	100
睡眠中断	87
猝倒症	70
入睡前幻觉	30
睡瘫症	20~30
记忆障碍	50

【实验室和辅助检查】

发作性睡病患者大多有明显的临床表现,确诊需结合实验室检查。

1. 夜间多导睡眠图(polysomnography,PSG) 在发作性睡病患者中,REM潜伏期常缩短,40%~50%患者出现睡眠初始阶段REM,由于频繁觉醒,睡眠被多次中断,总的睡眠时间减少。

2. 多次睡潜伏期实验(multiple sleep latency test,MSLT) MSLT是一种测定白天过度嗜睡的客观方法。一般选择5个特定的小睡时间点(10,12,14,16,18),每次小睡20 min并对患者进行多导睡眠检测。MSLT主要记录每次小睡的潜伏期、平均睡眠潜伏期及每次小睡时REM存在与否。根据多导睡眠监测结果,在睡眠开始后的15 min内出现的REM被称为睡眠始发快速眼动期(sleep onset rapid eye movement periods,SOREMP)。在20 min的监测结束后,使患者保持清醒直至下次小睡。发作性睡病患者的平均睡眠潜伏期缩短均≤8 min,且经过充足的睡眠(≥6 h)后,次日试验可见≥2次SOREMP。MSLT诊断发作性睡病的敏感度和特异度均可达到70%。由于发作性睡病的确诊很大程度依靠MSLT,故该试验常需在前夜多导睡眠图监测后进行,旨在保证患者在试验前有充足的睡眠,同时需至少提前1周停用可抑制REM睡眠的药物,对于某些半衰期较长的抗抑郁药物需停药3周后再行MSLT。

3. 脑脊液中食欲素水平的检测 ICSD-3仍将脑脊液中食欲素水平的变化作为MSLT和多导睡眠图监测结果阳性的补充诊断标准,即脑脊液中食欲素≤110 pg/ml或为正常值的1/3。对发作性睡病1型患者其诊断的敏感度和特异度均>95%,而2型患者仅40%出现脑脊液中食欲素≤110 pg/ml。对于诊断困难的患者,该检测具有重要的参考价值。

4. 基因亚型的检测 虽然发作性睡病患者中人类白细胞抗原HLA-DQB1*06:02等的阳性率很高,但由于普通人群也有一定的阳性率,这些基因位点的阳性对于诊断发作性睡病既不是充分条件也不是必要条件,故一般不作为常规检查项目。

【诊断和鉴别诊断】

根据ICSD-3的分类标准,发作性睡病可分为发作性睡病1型和发作性睡病2型,具体诊断标准如下。

（一）发作性睡病 1 型

发作性睡病 1 型需同时满足以下条件。

（1）患者存在白天难以遏制的困倦和睡眠发作，症状持续至少 3 个月以上。

（2）满足以下 1 项或 2 项条件：① 有猝倒发作。标准的 MSLT 检查平均睡眠潜伏期≤8 min，或出现≥2 次 SOREMP。推荐 MSLT 检查前夜进行夜间多导睡眠图（nocturnal polysomnogram，nPSG）检查，nPSG 中出现 SOREMP 可以替代 1 次白天 MSLT 中的 SOREMP。② 免疫反应法检测脑脊液中食欲素浓度≤110 pg/ml 或小于正常参考值的 1/3。

儿童期的发作性睡病可能表现为夜晚睡眠时间过长或白天打盹时间延长。如果临床强烈怀疑发作性睡病 1 型，但 MSLT 的诊断标准不能满足，推荐重复 MSLT 检查，患者存在白天过度嗜睡症和脑脊液食欲素水平低下或难以检出时，即使不伴有猝倒发作，仍应诊断为发作性睡病 1 型。

（二）发作性睡病 2 型的诊断标准

发作性睡病 2 型需同时满足：① 患者存在白天难以遏制的困倦和睡眠发作，症状持续至少 3 个月以上。② 标准的 MSLT 检查平均睡眠潜伏期≤8 min，或出现≥2 次 SOREMP。推荐 MSLT 检查前夜进行 nPSG 检查，nPSG 中出现 SOREMP 可以替代 1 次白天 MSLT 中的 SOREMP。③ 无猝倒发作。④ 脑脊液中食欲素浓度没有进行检测，或免疫反应法检测值>110 pg/ml 或大于正常参考值的 1/3。⑤ 嗜睡症状和（或）MSLT 结果无法用其他睡眠障碍如睡眠不足、阻塞性呼吸睡眠暂停综合征（obstructive sleep apnea syndrome，OSAS）、睡眠时相延迟障碍、药物使用或撤药所解释。

如果患者随后出现猝倒发作，应重新诊断为发作性睡病 1 型；如果随后检测脑脊液中食欲素浓度≤110 pg/ml 或小于正常参考值的 1/3，也应重新诊断为发作性睡病 1 型。

发作性睡病需要与睡眠不足、OSAS、睡眠位相后移症候群、周期性肢动症、倒班工作睡眠障碍、应用镇静药物、原发性嗜睡症、抑郁症等疾病相鉴别，其中最重要的一点是，以上这些疾病患者在早上睡醒后总有感到休息不好、脑子不清醒的感觉，而发作性睡病患者经过晚上睡眠休息后会感到警觉性增强。发作性睡病与以上疾病的鉴别要点见表 3-8-6-2。发作性睡病还要与伴有猝倒发作的某些癫痫发作类型鉴别，但癫痫发作时可伴意识丧失，患者对发作过程通常不能回忆，脑电图见痫样放电。而发作性睡病患者意识清晰，发作前常可预感到，并主动采取保护性动作，发作后能回忆发作过程。此外，其他的疾病如甲状腺功能减退症、强直性肌营养不良、周期性麻痹等疾病也可能出现嗜睡、猝倒等症状，应注意鉴别。

表 3-8-6-2 发作性睡病与其他慢性白天嗜睡症的鉴别诊断

疾病	特点
发作性睡病	猝倒发作、入睡前和醒前幻觉、睡眠麻痹、睡眠碎片化
睡眠不足	周末或节假日时增加睡眠后，白天嗜睡症状会减轻
OSAS	鼾症、目击到呼吸暂停事件、扁桃体肥大、悬雍垂过长、巨舌、肥胖

续 表

疾病	特点
睡眠位相后移症候群	早上嗜睡、晚上警觉
周期性肢动症	睡眠被肢体运动打断，通常发生于不安腿综合征、铁缺乏、尿毒症和周围神经疾病等患者
倒班工作睡眠障碍	夜间工作时出现嗜睡，白天睡眠不足
应用镇静药物	催眠类、阿片类、抗焦虑、抗惊厥、抗精神病、抗抑郁、抗组胺等药物
原发性嗜睡症	夜间睡眠时间延长、小睡时间过长、难以从睡眠中醒来
抑郁症	在床上时间增多，但 MSLT 显示有效嗜睡较少

【治疗】

1. 非药物治疗 主要是指行为心理疗法。

（1）规律性日间小睡：尽量保持规律、充足的夜间睡眠，白天可安排午后 15～20 min 的短时间小睡，这样可部分减轻患者的白天嗜睡症状。

（2）注意睡眠卫生：即保持规律的睡眠-觉醒节律、避免睡眠剥夺、戒烟酒、避免不当使用镇静剂、避免过度饮用咖啡和浓茶、避免过度进食高碳水化合物类食物。

（3）社会支持：呼吁整个社会对患者的学业、职业和生活等各方面给予更多的理解和帮助，允许患者根据日间小睡时间安排学习和工作，有助于帮助患者回归正常的社会生活。应让患者尽量避免驾驶、高空及水下作业。

（4）心理支持：对于有心理症状的患者应给予有效的心理疏导治疗，增强患者战胜疾病的信心。

2. 药物治疗 目前的药物治疗主要是改善患者症状，并不能根除病因。主要有改善白天过度嗜睡症状的药物和改善猝倒症的药物，表 3-8-6-3 列举了常用药物的剂量。

表 3-8-6-3 现有的治疗发作性睡病的药物

药物	常用剂量（均为口服）
白天过度嗜睡治疗药物	
莫达非尼	100～600 mg/d
阿莫达非尼	50～250 mg/d
羟丁酸钠	6～9 g/d（分成两顿服用）
哌甲酯	10～60 mg/d
托莫西汀	10～25 mg/d
右旋安非他命	5～60 mg/d
甲基安非他命	20～25 mg/d
其他伴随症状治疗药物（如猝倒症）	
羟丁酸钠	6～9 g/d（分成两顿服用）
无阿托品样副作用的抗抑郁药	
文拉法辛	75～300 mg/d
氟西汀	20～60 mg/d
维洛沙秦	50～200 mg/d
存在阿托品样副作用的抗抑郁药（现已少用）	

药物	常用剂量（均为口服）
普罗替林	2.5～20 mg/d
丙咪嗪	25～200 mg/d
氯米帕明	25～200 mg/d
地昔帕明	25～200 mg/d

注：FDA 未批准抗抑郁药在猝倒症中的治疗；FDA 仅批准莫达非尼和羟丁酸钠治疗发作性睡病。

（1）莫达非尼：于 1998 年获得美国食品药品监督管理局批准，催醒作用机制尚不太明确，其可选择性激活下丘脑催醒位点，可能的主要作用是通过使多巴胺再摄取减少；其不良反应相对较轻，且滥用风险较小，可作为轻中度白天过度嗜睡患者的优先选择用药。阿莫达非是消旋莫达非尼的 R 型异构体，2007 年被批准用于治疗发作性睡病患者的白天过度嗜睡症状，R 型异构体的半衰期为 10～14 h，较莫达非尼的半衰期稍长，清醒状态时血浆浓度远高于莫达非尼，不良反应与莫达非尼类似，包括头痛、恶心、失眠等。

（2）哌醋甲酯、苯丙胺和右旋苯丙胺：其促醒作用较莫达非尼要强，但不良反应也相对更常见，且滥用风险较大，故必须滴定其最低有效剂量，也可通过应用缓释剂型以减少滥用及其他不良反应；这类药物可减少多巴胺的再摄取并促进多巴胺的释放，此外，它们对 5 -羟色胺（serotonin, 5 - HT）和去甲肾上腺素（norepinephrine, NE）也有类似作用，但较对多巴胺的作用稍弱。在成人患者中，哌醋甲酯和苯丙胺的每日最大总剂量为 60 mg，超过 60 mg/d 并不能更大程度改善白天过度嗜睡症状，反而会产生各种不良反应，如夜间睡眠障碍加重、精神症状出现频率增加、酒精或其他药物滥用等。对白天过度嗜睡的程度和治疗效果可通过 Epworth 嗜睡量表进行评定。

（3）低剂量的抗抑郁药物：可减少猝倒发作。文拉法辛缓释片作用时间较长而且不良反应较小，可作为猝倒症的首选用药。氯丙咪嗪等抗胆碱能作用的抗抑郁药物具有镇静、口干等不良反应，有时患者不能耐受，但是该类药物起效较快，如患者需要出席婚礼或聚会等可能会诱发猝倒发作的事件时，可在之前临时服用，对预防猝倒发作起一定作用。抗抑郁剂通过阻断 NE 和 5 - HT 的再摄取来增加它们在突触间的含量，而 NE 和 5 - HT 具有抑制 REM 睡眠的作用，从而减少与 REM 睡眠相关的猝倒症。同时，抗抑郁剂对减轻入睡前幻觉和睡眠麻痹也有一定的作用。应用抗抑郁剂后如撤药需逐步减停，因突然停药可能会导致猝倒症反弹性严重发作。

（4）羟丁酸钠：是 γ-羟基丁酸的钠盐，是一种具有高度镇静作用的液体剂型。其可能通过激活 γ-氨基丁酸 B 型受体诱导很深的非快眼动睡眠。羟丁酸钠既可以减轻白天过度嗜睡，又可减少猝倒发作。因作用时间较短，通常在睡前服用一次，2.5～4 h 后再追加服用一次。该药不良反应较大，包括恶心、头昏、意识模糊，过量时甚至可引起昏迷，因此仅在中重度嗜睡或猝倒发作患者中应用。还有研究显示羟丁酸钠可能会增加睡眠呼吸障碍或肺换气不足的风险，对可能存在这些基础疾病的患者，在服用羟丁酸钠前需要进行 PSG 和血 CO_2 检测，必要时可先采用气道正压辅助呼吸改善通气后再给予羟丁酸钠治疗。

中国发作性睡病诊疗指南还推荐了非苯胺类精神振奋剂用于缓解白天嗜睡和抗抑郁剂不能缓解的猝倒发作。马吲哚（Mazindol）主要通过大脑中隔区拟交感神经作用刺激饱腹中枢，使人产生饱食感，并抑制胃酸分泌。马吲哚最初用于治疗单纯性肥胖，1975 年首次用于治疗发作性睡病，可使 85% 的患者日间嗜睡症状得到改善，并可减少 50% 的猝倒发作。一项针对难治性发作性睡病的眼发现马吲哚对莫达非尼、哌醋甲酯和羟丁酸钠耐药的患者嗜睡症状改善率达 60%。其常见不良反应有口干、心悸、厌食、紧张和头痛等。司来吉兰（Selegiline）是选择性和可逆性的单胺氧化酶 MAO - B 强抑制剂，它在肝脏代谢为苯丙胺和甲基苯丙胺，使用剂量为 5～20 mg/d。在临床上具有缓解嗜睡和抗猝倒效果。当大量服用时，注意需低酪氨酸饮食。

镇静催眠类药物如唑吡坦、佐匹克隆和右佐匹克隆等可用来治疗夜间睡眠不安症状。如果患者合并 REM 睡眠期行为障碍，可首选氯硝西泮治疗，其他可选药物还有褪黑素、阿戈美拉汀、雷美替胺、普拉克索等。

【预后】

发作性睡病多呈慢性过程，不伴自发缓解，严重者可明显影响生活质量，甚至酿成意外事故而危及生命，需早期明确诊断并进行干预。

参 考 文 献

[1] 中华医学会神经病学分会，中华医学会神经病学分会睡眠障碍学组，解放军医学科学技术委员会神经内科专业委员会睡眠障碍. 中国发作性睡病诊断和治疗指南[J]. 中华神经科杂志，2015, 48(6)：445 - 452.

[2] American Academy of Sleep Medicine (AASM). International Classification of Sleep Disorders [M]. 3rd ed. Darien, IL: AASM, 2014.

[3] BAUMANN C R, MIGNOT E, LAMMERS G J, et al. Challenges in diagnosing narcolepsy without cataplexy: a consensus statement[J]. Sleep, 2014, 37(6)：1035 - 1042.

[4] MORGENTHALER T I, KAPUR V K, BROWN T, et al. Practice parameters for the treatment of narcolepsy and other hypersomnias of central origin [J]. Sleep, 2007, 30 (12)：1705 - 1711.

[5] NISHINO S, MIGNOT E. Narcolepsy and cataplexy [J]. Handb Clin Neurol, 2011, 99：783 - 814.

[6] SCAMMELL T E. Narcolepsy[J]. N Engl J Med, 2015, 373(27)：2654 - 2662.

第七节 异 睡 症

汪 昕

异态睡眠症（parasomnia，异睡症），又称为睡眠行为障碍，指觉醒-睡眠转换过程中、睡眠中或从睡眠中醒来时发生的行为异常。据 ICSD - 3，异睡症可分为非快眼动睡眠（non - rapid eye movement, NREM）相关异睡症、REM 相关异睡症、其他类型异睡症(表3-8-7-1),新分类亚型较 ICSD-2 有所调整,将夜食症(sleep-related eating disorder, SRED)也归入了 NREM 相关异睡症中。

表 3-8-7-1 异睡症的 ICSD-3 分类

NREM 相关的异睡症	REM 相关的异睡症	其他类型异睡症
意识模糊性觉醒	REM 睡眠行为异常	头爆炸感综合征
睡行症	复发性孤立性睡瘫症	睡眠相关的幻觉
夜惊症	梦魇	睡眠遗尿症
夜食症		因疾病所致的异睡症
		因药物或物质滥用所致的异睡症
		无法分类的异睡症

一、NREM 相关异睡症

NREM 相关异睡症是从 NREM 睡眠期(多数自慢波睡眠期)不完全觉醒所致的一组觉醒障碍性疾病。多发生于夜间睡眠周期的前 1/3,包括异常的睡眠相关复杂运动和行为、自主神经症状和对外界环境的不认识或不合适的反应,患者通常无梦境的主诉,对发生过程部分或完全不能回忆。

ICSD-3 将 NREM 相关异睡症分为两大类:① 觉醒障碍,包括意识模糊性觉醒、睡行症和夜惊症;② 夜食症。睡眠相关异常性行为(sleep-related abnormal sexual behavior, or sexsomnia)归类于意识模糊性觉醒和睡行症的一个亚型。觉醒障碍在儿童中较为常见,1.5 岁的儿童中夜惊症的发生率高达 34%,10 岁左右儿童中睡行症的发生率达 13%,成人的觉醒障碍发生率约为 2%~4%。目前异睡症病因尚不明确,可能与遗传因素、个体性格特征、精神心理因素有一定关系。此外,发热、药物滥用、烟酒过度、睡眠剥夺和睡眠不规律等也可能是诱因。儿童中起病的觉醒障碍多于青春期缓解。

【临床表现】

意识模糊性觉醒、睡行症和夜惊症具有不同的行为学表现,但这几种状态并非完全独立的疾病,同一患者可能同时存在 2~3 种状态,如多数睡行症患者同时也存在夜惊症和意识模糊性觉醒,睡行症和夜惊症还具有家族聚集性,提示它们可能存在共同的病理生理学基础。

1. 意识模糊性觉醒(confusional arousals) 患者常从床上坐起,睁眼,貌似清醒,但其意识状态并非完全清醒,表现为时间和地点定向力障碍、精神活动迟滞、反应迟钝、说话颠三倒四以及怪异行为。通常伴有躁动表现,可持续数分钟至数小时(常为 5~15 min),次日对夜间发生的事毫不知晓。

2. 睡行症(sleepwalking) 又称梦游症。好发于儿童,成人少见,发生的高峰年龄为 8~12 岁,15 岁后将逐渐消失。无性别差异,常有家族史。患者从睡眠中醒来呈意识模糊状态,也可突然从睡眠中起床,漫无目的地游走,动作缓慢且能避开障碍物,衣衫不整,喃喃自语,有时手中还持有一些物品。某些患者甚至表现为不合适的行为,如爬出窗户或向垃圾筒里小

便。若试图将其叫醒,可能会造成意识混乱并有躁动现象。患者可自行回到床上,并很快继续入睡,清晨醒后对夜间发生的事毫无记忆。

3. 夜惊症(sleep terrors) 多发生于 4~12 岁儿童,男孩多于女孩,可有家族史。患者常于慢波睡眠期突然坐起,尖叫或哭闹、躁动,表情恐惧,并可伴有自主神经系统症状,如心动过速、呼吸加快、面色潮红、大汗、瞳孔散大等。安抚无效是其特征性表现。患儿肌张力增加,并对任何身体接触有抗拒行为。若将患者强行唤醒,可表现为意识混乱、语无伦次,但不久又入睡,次日对夜间发生的事毫不知晓。随着年龄的增长夜惊症可逐渐消失。少数情况下甚至有自伤和伤人行为的报道,多见于有夜惊症的男性成人患者。

约 40% 的觉醒障碍患者可出现白天过度嗜睡,少数研究显示还会出现认知功能轻度受累,主要累及视空间工作记忆和选择性视觉注意力。此外,觉醒障碍患者还可能与焦虑、抑郁等精神疾病共病。

【辅助检查】

1. 多导睡眠图 视频多导睡眠图(video-polysomnography, vPSG)对区分患者是正常睡眠还是 NREM 相关异睡症的作用不大,故不作为常规推荐。仅在需要与 REM 期睡眠行为异常、阻塞性睡眠呼吸暂停综合征、睡眠相关癫痫和睡眠相关分离性障碍等疾病进行鉴别诊断时才推荐检查。觉醒障碍患者的大体睡眠结构多数保持完好,一些病例对照研究显示其睡眠微结构有异常,如微觉醒和觉醒增多、慢波睡眠碎片化增多等等。SRED 患者的 vPSG 显示其进食事件通常在 NREM 2 期睡眠发生。睡眠相关异常性行为通常在慢波睡眠期出现。

伴或不伴有行为异常的睡眠中觉醒在脑电图上通常有 3 种模式:① 弥漫性、节律性 δ 活动;② 弥漫性 δ 和 θ 活动与 α 和 β 波混合在一起;③ 以 α 和 β 活动为主。约 50% 的觉醒障碍事件在慢 δ 波睡眠期发生,20% 左右发生于 NREM 2 期。较慢的脑电活动通常伴有单纯性而非复杂性异睡症事件。

周期性交替模式(cyclic alternating pattern, CAP)是一种由两种交替的 NREM 睡眠脑电长时间周期性出现的脑电图模式:A 指的是睡眠期事件,B 指的是背景节律,它们与觉醒水平的波动有关。CAP 可反映整个 NREM 睡眠维持和碎片化情况。睡行症和夜惊症患者均可观察到 CAP 率增加。此外,高度同步化的 δ 波(hypersynchronous delta wave, HSD)指的是 NREM 睡眠期持续性高波幅(≥150 μV)δ 波,它可能是睡行症患者的脑电图标志,除了行为事件外,睡行症患者通常较对照组有更多的 HSD 活动。但 HSD 并不是诊断觉醒障碍患者的特异性脑电图表现,因为正常人也可出现 HSD,尤其是在睡眠剥夺情况下。

2. 自主神经活动的检查 夜惊症通常伴有明显的自主神经症状,发作时患者的心率和呼吸明显增快,而且这些反应通常是突发性的,无逐步演变的过程。研究显示,在睡行症事件发生前 5 min 其心率变异性功率明显增加,提示交感神经兴奋性增高。

3. 定量脑电图 定量脑电图分析显示觉醒障碍患者存在慢波活动的异常,在患者的中央顶区导联通常存在慢波活动功

率的下降。有研究在睡行症患者的第一个睡眠周期中观察到睡眠纺锤波数量的下降。在复杂的觉醒行为发生前则通常观察到慢波活动的增加。

4. 神经影像学检查　通常无特异性发现。某些研究发现觉醒障碍患者较正常对照组的扣带回灰质容积减少。SPECT检查显示睡行症患者睡眠中行为事件发生时小脑前部和扣带回后部的局部脑灌注增加。

【诊断】

ICSD-3 对 NREM 相关异睡症的诊断标准如下。

（1）反复出现自睡眠中不完全清醒的事件：① 这些事件通常发生于主要睡眠期的前 1/3；② 在该事件发生后的数分钟甚至更长的时间内，患者可能持续呈意识模糊和定向力障碍。

（2）在该事件发生过程中，患者对他人试图干扰或引导其行为无反应或采取不合时宜的反应。

（3）无或非常少的认知或梦境，如有则仅为某个单调的视觉情景。

（4）对事件部分或完全不能回忆。

（5）该事件不能用其他的睡眠障碍、精神疾病、药物应用后状态、药物或物质滥用来解释。

睡眠相关异常性行为和 SRED 通常与意识模糊性觉醒、睡行症和夜惊症伴随出现。SRED 的定义是睡眠中觉醒后出现的反复异常地不自主进食或饮水行为，伴有意识水平下降，事后不能回忆。在某些很罕见的病例中，NREM 相关觉醒障碍与 REM 相关异睡症中的 REM 睡眠行为异常（REM sleep behavior disorder，RBD）共病，使诊断更为困难。据报道，这种情况与 α 突触核蛋白病相关，也可见于其他少见情况，如发作性睡病、脑桥和延髓病变、Machado-Joseph 病和 Creutzfeldt-Jakob 病。

【治疗】

一线治疗包括：① 尽量避免各种促发因素，如睡眠剥夺、使用镇静类药物、睡眠前情绪刺激等；② 环境安全措施，如使用报警装置，建议与患者一起睡眠的同伴尽量采用安静的指导以使患者重新回到床上。

如患者症状严重，经常会出现伤害自己或他人的事件，或者患者白天嗜睡和乏力等症状严重，则要采取行为或药物性治疗措施。父母可规范记录患儿的睡眠日记，在每次可能要出现异睡症事件前半小时定时叫醒患儿；催眠和心理治疗可能也有效，但疗效仍有争议。药物治疗可首选苯二氮䓬类，尤其是小剂量氯硝西泮 0.5~1.0 mg/d 可缓解 74%~86% 的成人患者觉醒障碍症状。其他可应用的药物包括帕罗西汀、地西泮、卡马西平、褪黑素和褪黑素激动剂。

二、REM 相关异睡症

（一）RBD

早在 1966 年就有作者描述，1986 年 Carlos Schenck 正式提出。生理状态下 REM 睡眠期骨骼肌张力处于松弛状态，因此梦境中的动作不会表现在现实中。RBD 指的是患者反复出现 REM 睡眠期与梦境相关的复杂运动行为，同时 PSG 显示快动眼睡眠期无肌张力丧失（REM sleep without atonia，RSWA）。RBD 的发病率约为 0.5%~2%，在 60 岁

以上的人群中更高，可达到 5%~13%。在 50 岁以下人群中男女发病率相等，但 50 岁以上的中老年人群中男性多于女性。

RBD 的病因尚不明确，促使其发病的危险因素有服用抗抑郁剂、精神疾病病史、教育水平低、脑外伤病史、职业杀虫剂暴露、从事农业、吸烟、缺血性心脏病病史、吸入皮质类固醇类药物等。有研究显示服用抗抑郁剂的患者发生 RBD 的风险较普通人群高 5 倍，有精神疾病病史者发生 RBD 的风险为普通人群的 10 倍。RBD 的发病机制多认为是由于脑桥背侧蓝斑核附近的损害导致对延髓控制脊髓前角运动细胞的抑制性作用减弱，导致了 RSWA 的发生。

RBD 的平均发病年龄在 52~62 岁，年轻人少见。常见症状包括挥舞手臂、拳打脚踢，少数患者可表现为拍打床面、在床上跳跃及爬行、奔跑等。部分患者可出现行走，但与 NREM 觉醒障碍不同的是，RBD 患者行走时双眼是闭合的。79% 的患者可伤及自身或床伴，严重者可造成硬膜下血肿、颈椎骨折等。部分患者猛踢墙壁、用空枪射击、企图跳窗或点燃床板，此类患者具有极大危害性。64%~93% 的患者可以回忆梦的内容，57% 为抵抗人的攻击，30% 为抵抗动物袭击，少数为冒险和运动梦境。发作频率少则 3 个月 1 次，多则每晚数次。除了睡眠中异常行为外，患者还可出现其他睡眠障碍如白天过度嗜睡和睡眠期周期性肢动症等。

根据是否有明确的病因可将 RBD 分为原发性和症状性。症状性 RBD 的病因通常包括自身免疫性或炎性疾病、脑部病变及应用抗抑郁剂等。原发性 RBD 与神经变性疾病密切相关，如帕金森病（Parkinson's disease，PD）、路易体痴呆（dementia with Lewy body，DLB）、多系统萎缩（multiple system atrophy，MSA）等 α 突触核蛋白病。研究发现，诊断 RBD 的患者随访 5 年后，38%~45% 的患者发展成神经变性疾病，随访至 10 年，神经变性疾病发病率高达 65%。同时，α 突触核蛋白病类神经变性疾病患者中发生 RBD 的概率也明显增高，MSA、DLB 和 PD 患者发生 RBD 的风险分别高达 90%、70% 和 50%。Braak 假说试图解释了神经变性疾病和 RBD 在发病机制上的联系，早期延髓和脑桥路易体病理改变可能导致了 RSWA 和 RBD 的发生和发展；当路易体病变上升性发展到黑质，PD 的运动症状开始出现，当上升性发展到大脑皮层，就会出现认知功能下降，患者表现为 PD 性痴呆或 DLB，这也可以解释某些患者在 RBD 发生后数年才出现认知损害症状。但是，并非所有 RBD、PD 和 DLB 患者都表现 Braak 假说的上升性进展模式，RBD 也可能会在认知、运动和自主神经症状之后才发生，而且并非所有 α 突触核蛋白病患者均有 RBD，提示可能还存在其他发病模式。

对 RBD 患者的治疗首先要告知其卧室环境安全事项，如尽量降低床垫与地板的高度以防跌落摔伤，床的周围不要放置尖锐危险物品，床边地上可铺软垫等措施。药物治疗方面主要采用氯硝西泮和褪黑素。氯硝西泮的用法为 0.25~2 mg 睡前服用，1 周左右起效，它可能主要是通过减少做梦或复杂运动行为起作用，有研究显示它并不能减少 RSWA；如果患者合并 OSAS 和认知下降要慎用；不良反应包括强镇静、性功能障碍和平衡失调。褪黑素的不良反应相对较小，对于合并 OSAS 和认知障碍的患者可选用，起始剂量一般为 3 mg 睡前服用，可逐

步增加至 6～12 mg。有研究显示褪黑素可增加 REM 睡眠肌张力丧失水平,从而可部分减少 RSWA。普拉克索可能对 RBD 有效,但仍有争议。少数研究支持应用左旋多巴和帕罗西汀,但某些研究认为这两种药物会加重 RBD。其他可能有效的药物包括:多奈哌齐、佐匹克隆、除了氯硝西泮以外的其他苯二氮䓬类、地昔帕明、氯氮平、卡马西平、羟丁酸钠等。抗抑郁剂米氮平、β受体阻断剂和曲马多则可能会加重 RBD,应尽量慎用或必要时停药。

(二) 复发性孤立性睡瘫症(recurrent isolated sleep paralysis,RISP)

该疾病多于青春期开始发生,20～30 岁发作明显。临床表现为患者在刚入睡或觉醒时出现身体欲动不能或无法发声的恐怖性体验,呼吸不受累,患者意识清楚,可伴有视幻觉。持续时间为数秒至数分钟,可被感官刺激终止。该症也可出现于正常人群中,对 15 岁以上人群的研究显示,6.2% 的患者一生只发作 1 次,2.2% 的患者平均每月发作 1 次。睡瘫症是发作性睡病的四大主症之一,但也可独立发生而与发作性睡病无关,可具有家族遗传性。促发该症发生的危险因素有:急性睡眠剥夺、睡醒周期紊乱(如倒时差和夜班轮班工作)、饮酒、白天小睡时间过长等。此类异睡症多无须治疗,主要是养成良好的睡眠习惯、规律睡眠时间及治疗并发的睡眠疾病。

(三) 梦魇(nightmare)

梦魇现象非常普遍,10%～50% 的儿童夜间睡眠中可出现梦魇,约 2/3 的成年人能回忆起一次或数次儿童期发生的梦魇。主要表现为以恐惧或焦躁不安为主的梦境体验。患者在 REM 期出现噩梦而惊醒,对梦境能详细回忆,醒后难以入睡。梦魇的内容多为身体上的威胁或不愉快的感受。尽管梦境很恐惧,但梦中的动作都不会在现实中表现出来。频繁的梦魇发作很少见,主要见于急性外伤或创伤后应激障碍(posttraumatic stress disorder,PTSD)的患者。女性、家庭低收入、失眠、睡眠呼吸障碍等与梦魇发生频率有关,某些药物如左旋多巴、β肾上腺素受体阻断剂、抑制 REM 睡眠药物突然撤药也可导致梦魇的产生。PSG 检测显示患者自 REM 睡眠期中突发觉醒并伴有 REM 睡眠期密度增加以及心率变异性和呼吸频率增快。频繁梦魇的患者精神疾病发病风险为普通人群的 5.74 倍。

对频繁梦魇患者可进行特定的认知行为治疗,如清醒期梦境模拟、脱敏治疗或催眠治疗等。研究显示,认知行为治疗对外伤后梦魇疗效显著。心理治疗无效患者可考虑药物治疗。对 REM 睡眠期有抑制作用的药物如三环类和 SSRIs 类抗抑郁剂可应用。哌唑嗪对外伤后梦魇有效,一般 1 mg 起始,1 周即可见效。50～200 mg 的曲唑酮可改善 PTSD 患者的梦魇症状。此外,奈法唑酮、加巴喷丁、托吡酯、奥氮平对梦魇症状也有效。对 PTSD 后难治性梦魇患者可考虑实验庚苯吡酮(一种内源性阿片受体激动剂)。

三、其他类型异睡症

(一) 头爆炸感综合征(exploding head syndrome,EHS)

任何年龄均可出现,多见于 58 岁左右的女性。在临睡或醒来时感到突发的巨响或头部爆炸样感觉,不伴有明显疼痛,患者常较恐惧。应激或睡眠剥夺时发作次数增多,部分患者可有丛集性发作。

一般无需治疗。如严重,则可影响患者日常生活。氯米帕明、硝苯地平、氟桂利嗪、氯硝西泮、托吡酯治疗可能有效。

(二) 睡眠相关的幻觉(sleep related hallucinations)

女性和年幼者多见。包括入睡幻觉或醒前幻觉,多为视幻觉,可伴有反复的睡瘫发作。患者常难以分清梦境和现实。与梦境无关的复杂、生动的视幻觉(常为动物或人类)是一种不同的亚型,称为复杂夜间幻觉,可见于发作性睡病、PD、DLB、视力丧失、中脑或间脑病变。

该症的诊断主要依据临床表现,如怀疑存在器质性病变,特别是伴有复杂夜间幻觉者,必须进行仔细的神经系统和影像学检查。治疗方面尚无直接研究证据。

(三) 睡眠遗尿症(sleep enuresis)

多见于儿童,青春期前男性发病率是女性的 2 倍,青春期后男女发病率相似。在进入睡眠状态后,膀胱充盈所产生的神经冲动不能唤醒患儿,患儿在非清醒的睡眠状态下排尿。可能与神经系统发育相对滞后,导致脑桥排尿中枢和大脑皮层未能有效地参与排尿反射有关。此外,睡眠过深、觉醒障碍、膀胱功能异常、遗传因素、心理因素可能也是睡眠遗尿症的促发因素。治疗方面主要是给予患儿教育和引导,排查中枢神经系统和泌尿系统的器质性疾病。通过行为治疗无效者可给予米帕明、奥昔布宁、去氨加压素治疗。

参 考 文 献

[1] 何荆贵,张熙,王鲁宁. 睡眠行为障碍[J]. 中国现代神经疾病杂志,2006,6(1):17-19.

[2] 许传亮,宋寄翔,方祖军,等. 儿童夜间遗尿症诊治指南[J]. 中华泌尿外科杂志,2015,36(11):801-805.

[3] AURORA R N, ZAK R S, MAGANTI R K, et al. Best practice guide for the treatment of REM sleep behavior disorder (RBD)[J]. J Clin Sleep Med, 2010, 6(1): 85-95.

[4] AVIDAN A Y, KAPLISH N. The parasomnias: epidemiology, clinical features, and diagnostic approach[J]. Clin Chest Med, 2010, 31(2): 353-370.

[5] CASTELNOVO A, LOPEZ R, PROSERPIO P, et al. NREM sleep parasomnias as disorders of sleep-state dissociation[J]. Nat Rev Neurol, 2018, 14(8): 470-481.

[6] SATEIA M J. International classification of sleep disorders-third edition: highlights and modifications[J]. Chest, 2014, 146(5): 1387-1394.

[7] ST LOUIS E K, BOEVE B F. REM sleep behavior disorder: diagnosis, clinical implications, and future directions[J]. Mayo Clin Proc, 2017, 92(11): 1723-1736.

第九章　神经系统先天性和后天性异常疾病

第一节　神经系统发生与发育

钟春龙

神经系统的发生与发育是随着胚胎的发育逐步完成的。在胚胎早期，由原肠胚背部外胚层所形成的神经管和神经嵴，是整个神经系统的始基。本章主要叙述脑、脊髓、神经节和周围神经的发生。

一、神经管和神经嵴的发生和早期分化

人胚第3周初，已形成一个具有内、中、外三个胚层的扁平盘状结构，称为胚盘。人胚第3周末，在脊索的诱导下，胚盘背部的外胚层沿中轴迅速增厚，形成一个头尾纵行的上皮板，称神经板。继而，神经板凹陷形成一纵沟，称为神经沟。沟两侧的隆起部分称为神经襞。第4周，两侧的神经襞愈合成一纵管，名为神经管（neural tube），并与背部的外胚层脱离，深入于其深方的间充质组织中。此后，神经管的前段膨大，衍化为脑；后段较细，衍化为脊髓。

在由神经沟愈合为神经管的过程中，神经沟边缘与表面外胚层相延续的一部分神经外胚层细胞游离出来，形成左右两条与神经管平行的细胞索，位于表面外胚层的下方，神经管的背外侧，称神经嵴（neural crest）。神经嵴分化为周围神经系统的神经节和神经胶质细胞、肾上腺髓质的嗜铬细胞、黑色素细胞、滤泡旁细胞、颈动脉体Ⅰ型细胞等。另外，神经嵴头段的部分细胞还可变为间充质细胞，并由此分化为头颈部的部分骨、软骨、肌肉及结缔组织。

神经板由单层柱状上皮构成，称神经上皮。当神经管形成后，管壁变为假复层柱状上皮，上皮的基膜较厚，称外界膜。神经上皮细胞不断分裂增殖，部分细胞迁至神经上皮的外周，成为成神经细胞（neuroblast）。之后，神经上皮细胞又分化出成神经胶质细胞（glioblast），也迁至神经上皮的外周。于是，在神经上皮的外周由成神经细胞和成胶质细胞构成一层新细胞层，称套层。原来的神经上皮停止分化，变成一层立方形矮柱状细胞，称室管膜层。套层的成神经细胞起初为圆球形，很快长出突起，突起逐渐增长并伸至套层外周，形成一层新的结构，称边缘层。随着成神经细胞的分化，套层中的成胶质细胞也分化为星形胶质细胞和少突胶质细胞，并有部分细胞进入边缘层。

成神经细胞一般不再分裂增殖，起初为圆形，称无极成神经细胞，以后发生两个突起，成为双极成神经细胞。双极成神经细胞朝向神经管腔一侧的突起退化消失，成为单极成神经细胞；伸向边缘层的一个突起迅速增长，形成原始轴突。单极成神经细胞内侧端又形成若干短突起，成为原始树突，于是成为多极成神经细胞。具有原始轴突和树突的成神经细胞进一步

生长发育成为神经元。

在神经元的发生过程中，最初生成的神经细胞的数目远比以后存留的数目多，那些未能与靶细胞或靶组织建立连接的神经元都在一定时间内死亡。近年来研究发现，神经细胞的存活及其突起的发生主要受靶细胞和靶组织产生的神经营养因子的调控，如神经生长因子、成纤维细胞生长因子、表皮生长因子、类胰岛素生长因子等。大量神经元的生理性死亡，与这些细胞不能获得靶细胞或靶组织释放的这类神经营养因子密切相关。

胶质细胞的发生晚于神经细胞。当神经上皮细胞分化为成神经细胞的过程基本完成后，大量的神经上皮细胞就开始转化为支持性的成胶质细胞，一旦成为成胶质细胞就不再分裂，而是与成神经细胞一起成长、逐步发育成大部分种类的胶质细胞。成胶质细胞首先分化为各类胶质细胞的前体细胞，即成星形胶质细胞和成少突胶质细胞。然后，成星形胶质细胞分化为原浆性和纤维性星形胶质细胞，成少突胶质细胞分化为少突胶质细胞。最近有人在体外培养的研究中发现，两种星形胶质细胞分别由两种不同的前体细胞分化而来，少突胶质细胞与纤维性星形胶质细胞来自同一种前体细胞。也有人提出，少突胶质细胞并非来自神经上皮细胞，而是来自神经管周围的间充质。对于小胶质细胞的起源问题，至今尚有争议，有人认为这种胶质细胞来源于神经管周围的间充质细胞。更多人认为来源于血液中的单核细胞。神经胶质细胞始终保持分裂增殖能力。少数种类的胶质细胞可能在更晚的时候由与神经系统有联系的其他组织中的细胞发育而来。

当成胶质细胞增殖分化过程基本结束后，留在原位的神经上皮细胞最后分化为脑中起被覆作用的室管膜细胞。

二、脑的发生

脑起源于神经管的头段，其形态发生和组织分化过程尽管与脊髓有一些相同或相似之处，但比脊髓更为复杂。

（一）脑泡的形成和演变

胚胎第4周末，神经管头段形成三个膨大，称为脑泡，由前向后分别为前脑泡、中脑泡和菱脑泡。至第5周时，前脑泡的头端向两侧膨大，形成左右两个端脑，以后演变为两侧大脑半球，而前脑泡的尾端则形成间脑。中脑泡变化不大，演变为中脑，菱脑泡演变为头侧的后脑和尾侧的末脑，后脑演变为脑桥和小脑，末脑演变为延髓。

随着脑泡的形成和演变，神经管的管腔也演变为各部位的脑室。前脑泡的腔演变为左右两个侧脑室和间脑中的第三脑室；中脑泡的腔很小，形成狭窄的中脑导水管；菱脑泡的腔演变为宽大的第四脑室。

在脑泡的形成和演变过程中，同时出现了几个不同方向的弯曲。首先出现的是凸向背侧的颈曲和头曲。前者位于脑与

脊髓之间,后者位于中脑部,故又称中脑曲。之后,在脑桥和端脑处又出现了两个凸向腹侧的弯曲,分别称脑桥曲和端脑曲。

脑的两侧壁的演化与脊髓相似,其侧壁上的神经上皮细胞增生并向方侧迁移,分化为成神经细胞和成胶质细胞,形成套层。由于套层的增厚,使侧壁分成了翼板和基板。端脑和间脑的侧壁大部分形成翼板,基板甚小。端脑套层中的大部分都迁至外表面,形成大脑皮质;少部分细胞聚集成团,形成神经核。中脑、后脑和末脑中的套层细胞多聚集成细胞团或细胞柱,形成各种神经核。翼板中的神经核多为感觉中继核,基板中的神经核多为运动核。

(二) 大脑皮质的组织发生

与其他脑组织相比,端脑发育形成两个大脑半球要稍迟一些。大脑皮质由端脑套层的成神经细胞迁移和分化而成。大脑皮质的种系发生分三个阶段,最早出现的是原皮质,继之出现旧皮质,最晚出现的是新皮质。人类大脑皮质的发生过程重演了皮质的种系发生。海马和齿状回是最早出现的皮质结构,相当于种系发生中的原皮质,与嗅觉传导有关。胚胎第 7 周时,在纹状体的外侧,大量成神经细胞聚集并分化,形成梨状皮质,相当于种系发生中的旧皮质,也与嗅觉传导有关。旧皮质出现不久,神经上皮细胞分裂增殖、分批分期地迁至表层并分化为神经细胞,形成了新皮质,这是大脑皮质中出现最晚、面积最大的部分。大脑皮质不断在间脑两侧向上、向后和向前发展,到胚胎第 3 个月时,大脑皮质已经能够盖过间脑的侧壁,此后继续向后发展盖过中脑的背外侧。这时组成大脑半球的各叶也已经基本分化形成,只是表面仍然很光滑。从胚胎第 24 周开始,大脑皮质迅速增生,各层皮质生长速度的差异使半球表面出现皱褶,从而形成脑沟和脑裂。在大脑皮质的生长过程中,细胞一层层地堆积起来,最外面的一层从最初的薄层细胞组建起来,到达的细胞必须穿过新皮层的第一层而形成第二层,穿过新皮层的第一层、第二层而形成第三层等。在成熟的皮层中共有六层,发育中最先到达的神经元群构成皮层中最深的一层,而形成脑表面的皮层最外一层神经元群是最后迁移到的。

生长中的脑不仅仅需要更多的神经细胞,而且这些神经细胞必须出现在正确的位置上,一旦一个前体神经元经历了几次分裂后成为成神经细胞,它就必须能迁移到正确位置上去。在神经元迁移过程中,胶质细胞起着重要的作用,它先于神经元到达正确位置,为神经元的迁移做好准备,在它们的引导下神经元逐步迁移到正确的位置,在这个过程中胶质细胞所起的作用相当于一种临时的脚手架。如果缺少胶质细胞的指引,会引起严重后果。在解剖学上,出生时婴儿已具备了成人脑所具备的沟和回,但比成人的浅,在组织学上也已具备了大脑皮层的六层基本结构。出生后无论在解剖上还是在功能上又得到了迅速发展。具体地讲,自妊娠最后 3 个月至生后 1.5～2.0 岁是脑发育的最快时期,也是最为关键的时期。

(三) 小脑皮质的发生

小脑皮质的形成是较一个漫长的过程。小脑起源于后脑翼板背侧部的菱唇。左右两菱唇在中线融合,形成小脑板,这就是小脑的始基。胚胎第 12 周时,小脑板的两外侧部膨大,形成小脑半球;板的中部变细,形成小脑蚓。之后,由一条横裂从小脑蚓分出了小结,从小脑半球分出了绒球。由绒球和小结组

成的绒球小结叶是小脑种系发生中最早出现的部分,故称原小脑,仍然保持着与前庭系统的联系。起初,小脑板由神经上皮、套层和边缘层组成。之后,神经上皮细胞增殖并通过套层迁至小脑板的外表面,形成了外颗粒层。这层细胞仍然保持分裂增殖的能力,在小脑表面形成一个细胞增殖区,使小脑表面迅速扩大并产生皱褶,形成小脑叶片。至第 6 个月,外颗粒层细胞开始分化出不同的细胞类型,部分细胞向内迁移,分化为颗粒细胞,位居蒲肯野细胞层深面,构成内颗粒层。套层的外层成神经细胞分化为蒲肯野细胞和高尔基细胞,构成蒲肯野细胞层;内层的成神经细胞则聚集成团,分化为小脑白质中的核团,如齿状核。外颗粒层因大量细胞迁出而变得较少,这些细胞分化为篮状细胞和星形细胞,形成了小脑皮质的分子层,原来的内颗粒层则改称颗粒层。小脑在 1 岁内发育很快,到 3 岁时小脑已基本发育至成人状态,能够维持身体的平衡和准确性。

三、脊髓的发生

神经管的下段分化为脊髓,其管腔演化为脊髓中央管,套层分化为脊髓的灰质,边缘层分化为白质。神经管的两侧壁由于套层中成神经细胞和成胶质细胞的增生而迅速增厚,腹侧部增厚形成左右两个基板,背侧部增厚形成左右两个翼板。神经管的顶壁和底壁都薄而窄,分别形成顶板和底板。由于基板和翼板的增厚,在神经管的内表面出现了左右两条纵沟,称界沟。

由于成神经细胞和成胶质细胞的增多,左右两基板向腹侧突出,致使在两者之间形成了一条纵行的深沟,位居脊髓的腹侧正中,称前正中裂。同样,左右两翼板也增大,但主要是向内侧推移并在中线愈合,致使神经管的背侧份消失。左右两翼板在中线的融合处形成一隔膜,称后正中隔。基板形成脊髓灰质的前角,其中的成神经细胞分化为躯体运动神经元。翼板形成脊髓灰质后角,其中的神经细胞分化为中间神经元。若干成神经细胞聚集于基板和翼板之间,形成脊髓侧角,其内的成神经细胞分化为内脏传出神经元。至此,神经管的尾端分化成脊髓,神经管周围的间充质分化成脊膜。

胚胎第 3 个月之前,脊髓与脊柱等长,其下端可达脊柱的尾骨。第 3 个月后,由于脊柱增长比脊髓快,脊柱逐渐超越脊髓向尾端延伸,脊髓的位置相对上移。至出生前,脊髓下端与第 3 腰椎平齐,成年后脊髓下端达第一腰椎下缘,仅以终丝与尾骨相连。由于节段分布的脊神经均在胚胎早期形成,并从相应节段的椎间孔穿出,当脊髓位置相对上移后,脊髓颈段以下的脊神经根便越来越斜向尾侧,至腰、骶和尾段的脊神经根则在椎管内垂直下行,与终丝共同组成马尾。

四、神经节和周围神经的发生

(一) 神经节的发生

神经节起源于神经嵴。神经嵴细胞向两侧迁移,分列于神经管的背外侧并聚集成细胞团,分化为脑神经节和脊神经节。这些神经节均属感觉神经节。神经嵴细胞首先分化为成神经细胞和卫星细胞,再由成神经细胞分化为感觉神经细胞。成神经细胞最先长出两个突起,成为双极神经元,由于细胞体各面的不均等生长,使两个突起的起始部逐渐靠拢,最后合二为一,于是双极神经元变成假单极神经元。卫星细胞是一种神经胶质细胞,包绕在神经元胞体的周围。神经节周围的间充质分化为

结缔组织的被膜,包绕整个神经节。

位于胸段的神经嵴,有部分细胞迁至背主动脉的背外侧,形成两列节段性排列的神经节,即交感神经节。这些神经节借纵行的神经纤维彼此相连,形成两条纵行的交感链。节内的部分细胞迁至主动脉腹侧,形成主动脉前交感神经节。节中的神经嵴细胞首先分化为交感成神经细胞,再由此分化为多极的交感神经节细胞。节中的另一部分神经嵴细胞分化为卫星细胞。交感神经节的外周也有由间充质分化来的结缔组织被膜。

副交感神经节的起源问题尚有争议。有人认为副交感神经节中的神经细胞来自中枢神经系统的原基即神经管,也有人认为来源于脑神经节中的成神经细胞。

(二)周围神经的发生

周围神经包括脑神经、脊神经和自主神经,其主要功能是传导冲动。周围神经由感觉神经纤维和运动神经纤维构成,可分为有髓鞘和无髓鞘两种,除植物神经的节后纤维无髓鞘以外,其余均有髓鞘。神经纤维由神经细胞的突起和施万细胞构成。感觉神经纤维中的突起是感觉神经节细胞的周围突;躯体运动神经纤维中的突起是脑干及脊髓灰质前角运动神经元的轴突;内脏运动神经的节前纤维中的突起是脊髓灰质侧角和脑干内脏运动核中神经元的轴突,节后纤维则是自主神经节节细胞的轴突。施万细胞由神经嵴细胞分化而成,并与发生中的轴突或周围突同步增殖和迁移。施万细胞与突起相贴处凹陷,形成一条深沟,沟内包埋着轴突。当沟完全包绕轴突时,施万细胞与轴突间形成一扁系膜。在有髓神经纤维,此系膜不断增长并不断环绕轴突,于是在轴突外周形成了由多层细胞膜环绕而成的髓鞘。在无髓神经纤维,一个施万细胞与多条轴突相贴,并形成多条深沟包绕轴突也形成扁平系膜,但系膜不环绕,故不形成髓鞘。神经的髓鞘化依神经种类不同而异,由于婴儿时期神经纤维髓鞘形成不全,故兴奋传导易波及邻近神经而引起泛化现象。

参 考 文 献

[1] 吴希如.小儿神经系统疾病基础与临床(第2版)[M].北京:人民卫生出版社,2009.
[2] MENKES J H, SARNAT H B, MARIA B L. Child Neurology [M]. 7th ed. Philadelphia: Lippincott Williams & Wilkins, 2006.

第二节　新生儿神经疾病

钟春龙

新生儿期神经疾病在病因、临床表现、诊断、治疗等各方面均有别于其他年龄组,具有特殊性。新生儿与母体有着千丝万缕的联系,许多脑损伤源于母亲孕期的多种高危因素与合并症;有些疾病带有明显的发育特点,特别是发生在早产儿的神经系统疾病;有些疾病又与新生儿的特殊遗传代谢特点有关。

新生儿神经系统疾病应重视预防,尽早诊治,可在很大程度上改善预后,否则会造成终身残疾。本节将对最常见的新生儿神经系统疾病进行讨论。

一、颅内出血

颅内出血(intracranial hemorrhage,ICH)是新生儿期常见病,与这一阶段自身的解剖生理特点和多种围生期高危因素有关。依不同的病因,可发生不同部位的颅内出血,主要出血类型为脑室周围-脑室内出血、硬脑膜下出血、蛛网膜下腔出血、脑实质出血,小脑及丘脑、基底核等部位也可发生出血。近年来,围生新生儿医学技术不断提高,但因早产儿增加,孕周、出生体质量呈降低趋势,新生儿颅内出血的发生率并无大幅度降低。2005—2006年中华儿科学会新生儿学组曾组织了全国十几家医院参与的有关早产儿颅内出血发病率的多中心研究,经颅脑B超检查的3 769例早产儿中,颅内出血发生率10.8%。

(一)新生儿颅内出血的常见类型

1. 脑室周围-脑室内出血(periventricular-intraventricular hemorrhage,PIVH)　是早产儿最常见的出血类型。胎龄愈小,发病率愈高。早产儿脑室周围出血多始发于侧脑室的腹外侧室管膜下的生发基质。该区血液供应来自大脑前动脉及中动脉,为满足神经发育的需求,在此处形成供血丰富的毛细血管床,其特征为面积相对大而血管走行不规则,血管壁由单层细胞排列而成,易于破损。基质区域的静脉系统由来自脑白质、脉络丛、纹状体的数条静脉在尾状核头部汇合成端静脉,通过"U"字形回路汇入Galen静脉。由于这种特殊走行,易发生血流动力学的变化而致室管膜下出血。当出血量增加,血液经破溃的室管膜流入脑室内则形成脑室内出血。也有些早产儿和足月儿出血直接源于脑室内的脉络丛。此外,由于在各种疾病状态下全身系统血压变化、呼吸机治疗、输液、应用各种血管活性药物等所致的脑血流增加或减少,呈现"涨落"型脑血流,或出凝血机制异常等也是常见的出血的诱因。

【临床表现】

(1)临床表现:早产儿PIVH 50%发生在生后24 h,90%发生在生后72 h内。依据出血程度,临床表现有三种类型。

1)临床无表现型:见于出血量较少的病例。此型最为常见,国外报告此型占50%左右,在我国所占比例更高,与早产儿的孕周、体质量相对较大有关。这些病例多在早产儿出生后常规头颅B超筛查中发现。

2)持续进展型:不多见。由于出血量较大或渐进性出血,症状在数小时至数天内持续进展,先表现为兴奋性增高,如烦躁不安、易激惹、脑性尖叫、肌震颤、惊厥、呕吐,继而出现皮质抑制症状,如神志异常、四肢张力低下、运动减少、呼吸异常,可存活或进一步恶化死亡。

3)急剧恶化型:极少见,发生在严重出血的小儿。在数分钟至数小时内病情急剧进展,出现意识障碍、呼吸暂停、眼球固定、凝视、光反射消失、肌张力严重低下或周身强直性惊厥,前囟紧张、隆起,出现难以纠正的酸中毒,可短时间内死亡。

(2)合并症:PIVH常见的合并症如下。

1)出血后梗阻性脑积水:当侧脑室血液进入第三脑室,经过狭细的中脑水管时可产生梗阻,导致梗阻性脑积水。脑室内大量积水使脑实质受压,甚至变得菲薄,是脑室内出血后的严重并发症,小儿预后极差。

2)脑室扩大所致白质损伤:Ⅲ°以上的颅内出血脑室扩大时,可因挤压或影响局部血流造成脑室旁白质损伤。损伤的最终结局中,一类是脑室周围钙化,另一类是白质软化。

3) 脑室旁出血性脑梗死:见于较严重的 PIVH,影响了局部的髓静脉血液回流而发生的静脉性梗死,易发生在侧脑室前角附近,也可出现在脑室旁其他部位。

【诊断】

结合早产病史及其他围生期高危因素,对 PIVH 高危儿提倡颅脑 B 超筛查,诊断价值优于 CT 与 MRI,可发现不同程度的出血,尤其是对无症状的病例也可及时检出。按 Papile 分度法将出血分为Ⅳ度,其中Ⅰ度为单纯室管膜下生发基质出血或伴极少量脑室内出血,Ⅱ度为出血进入脑室内,Ⅲ度为脑室内出血伴脑室扩大,Ⅳ度为脑室扩大,同时伴脑室旁白质损伤或发生出血性梗死。

2. 硬脑膜下出血(subdural hemorrhage,SDH) 多因机械性损伤使硬脑膜下静脉窦及附近血管破裂而发生的严重出血。所涉及的部位包括上矢状窦、下矢状窦、直窦和横窦,严重时伴大脑镰、小脑幕撕裂。此类出血与产伤有直接的关系,常发生于巨大儿、头大、胎位异常难产或高位产钳助产的新生儿。

【临床表现】

(1)严重后颅凹出血:由横窦和直窦及附近血管损伤所致,常伴小脑幕撕裂,病情发展快,预后凶险。由于压迫脑干,神经系统症状在出生后即刻出现,表现为不安、尖叫、惊厥;由于中脑、脑桥受压,而表现出娃娃眼动作、瞳孔不等大,对光反应异常;经数分钟至数小时,进行性意识障碍加重,昏迷、瞳孔固定、散大,伴心动过缓,中枢性呼吸衰竭,短时间内危及生命。

(2)大脑镰撕裂:常伴随下矢状窦的损伤,使双侧脑半球受累,出现临床神经系统症状,当出血扩展至小脑幕附近,可出现前述的类似结局。

(3)上矢状窦损伤:多与异常的胎吸引产有关。当出血量少,则临床症状轻微,仅表现易激惹等;出血量逐渐增多,则出生后 2~3 d 出现局灶性脑损伤表现,如惊厥、偏瘫、动眼神经受累及眼斜视等;也有些患儿在新生儿期无异常表现,但由于慢性硬膜下渗出,至 6 个月左右发展为头围增大。

【诊断】

结合病史及临床特征可做出初步诊断,并通过影像学检查予以定位确诊,CT、MRI 可显示出血的部位、范围,对后颅凹出血显示更佳,B 超扫描则有助于下矢状窦附近中央部位出血的诊断。

3. 原发性蛛网膜下腔出血(primary subarachnoid hemorrhage,PSAH) 指出血原发部位在蛛网膜下腔,不包括硬膜下、脑室内、小脑等其他部位出血向蛛网膜下腔的扩展。这种出血在新生儿期十分多见,病因与缺氧、酸中毒、低血糖等因素有关,产伤也可致严重蛛网膜下腔出血。出血可来自脑发育过程中软脑膜动脉间错综复杂的吻合处的小血管,也可来自蛛网膜下腔静脉。

【临床表现】

一般分为三种类型。

(1)出血量很少,仅有极轻的或无临床征象,神经系统异常表现为易激惹、肌张力低下,多于 1 周内恢复,此种类型最为常见,预后良好。

(2)间歇性惊厥,常始于出生后 2 d,间歇性发作,发作间期表现正常,90% 预后也是好的。

(3)大量蛛网膜下腔出血并急剧进展,此类出血很少见,分娩时常伴有严重缺氧窒息或产伤。血液存留于脑间隙及后颅凹,表现为嗜睡、反复呼吸暂停、肌张力低下、反复惊厥甚至危及生命。

【诊断】

早年多通过脑脊液检查诊断,表现为红细胞数量及蛋白含量增高,近年来由于影像学检查应用广泛,此类出血首选 CT 检查确诊表现为:① 脑池、脑窦、脑裂部位高密度影;② 颅骨内板下方沿脑沟回呈高密度影;③ 增宽的直窦,窦汇高密度影,呈"Y"形;④ 沿小脑幕上呈"M"形("火山口"形)。

4. 脑实质出血(intracerebral hemorrhage,ICH) 大致分为以下几种情况。

(1)点状出血:由缺氧所致的脑实质出血常呈点状,出血很快即被吸收,不易发现。单纯就点状出血而言,并不会留下神经系统的严重问题。

(2)早产儿多灶性脑实质出血:严重的早产儿Ⅳ度脑室内出血同时,可存在脑实质多处出血,可能与早期严重疾病、特殊治疗及出凝血机制有关,此类早产儿预后不良。

(3)脑血管畸形所致脑实质出血:可发生于新生儿期任何时间,甚至其他任何年龄阶段。临床常表现为新生儿突然发生的难以制止的惊厥,定位体征可有可无。经影像学检查很容易发现脑实质中较大的出血灶。由于此类出血多为突发,预先难以得知畸形的血管,故对血管畸形的具体诊断,常是在外科手术和尸解时做出最后的结论。预后与出血灶部位、大小、周围脑组织受压水肿程度、治疗方式均密切相关。

5. 小脑出血(cerebellar hemorrhage,CEH) 在产伤、缺氧、早产儿等多疾病的病理生理过程中,脑血流动力学改变、枕骨受压等均可引起小脑出血。可以是原发性小脑出血,包括小脑半球和蚓部,也可以由其他部位出血扩展而来,如第四脑室周围生发基质出血,脑室内出血,后颅凹部位硬膜下出血,蛛网膜下腔出血等,早产儿多见。由于病因及出血量不同,症状出现时间不一。严重者除一般神经系统症状外,主要是脑干受压表现,出现严重呼吸功能障碍,短时间内死亡。小脑出血的诊断以 CT、MRI 为佳。早产儿较足月儿预后凶险程度更高,因为部分足月儿病例赢得了手术治疗时间。存活者可留有意向性震颤、共济失调、肌张力低下、运动受限等神经系统后遗症,与小脑损伤及发育不良有关。

6. 丘脑、基底核区域出血 在新生儿期偶可见丘脑、基底核区域出血,原因可能与疾病状态下脑血流动力学改变有关。大脑中动脉在颅底水平段发出的豆纹动脉分支供应此区域的血液,这些小血管细,与主干血管几乎呈 90° 夹角,故很容易受脑血流动力学影响而破裂出血,故又有"出血动脉"之称。此部位出血范围一般局限,急性期临床无特殊表现,出血吸收后可残留肌张力异常及脑瘫等表现。

(二)新生儿颅内出血的预防和治疗

1. 新生儿颅内出血的预防 新生儿颅内出血的主要发病类型是早产儿 PIVH,因此尽可能地增加早产儿孕周、减少早产、避免缺氧和产伤是降低早产儿颅内出血发生率的第一个环节。此外,恰当的医疗与护理措施十分重要,应尽可能维持较稳定的颅内压和脑血流范围,避免颅内压和脑血流大幅"涨落"。在疾病状态下,尤其在应用呼吸机、特殊药物治疗时,更应保持良好的心功能以及正常的体循环。一般不静脉推注高渗液体。在护理方面,应动作轻柔、做好保暖、保持安静,避免新生儿剧烈哭闹。头位保持 15°～30°,可有效减少新生儿颅内出血的发生。

2. 新生儿颅内出血的治疗

(1) 一般性治疗:对颅内出血的新生儿,常规采用止血药物,多用维生素 K_1 5～10 mg,肌内或静脉注射,或应用立止血等其他止血药物。有惊厥时可给予苯巴比妥等对症治疗。按需采用不同形式氧疗,及时纠正缺氧或和酸中毒,维持体内代谢平衡。为预防感染,可选用适当抗生素。

(2) 特殊针对性治疗:对于危及生命的较大血肿,包括严重的硬膜下血肿、脑实质出血、小脑出血等,当出现血肿中线偏移、脑干压迫症状等,需由神经外科紧急清除颅内血肿甚至行去骨瓣减压术。对严重的早产儿 PIVH,强调要进行颅脑超声的动态监测,观察脑室变化,早期发现脑积水,及时给以脱水药物治疗以及脑室外引流、侧脑室-腹腔分流或神经内镜下第三脑室底造瘘等手术治疗,有效缓解脑积水。

(3) 对出血后脑实质损伤的治疗:新生儿颅内出血的危害,除急剧出血短时间内危及生命外,留后遗症的根本原因是出血造成的脑实质损伤,包括前述的脑积水脑室扩张对脑组织的挤压,也见于脑室内出血所致的脑室周围白质损伤。因此,应对脑实质损伤予以积极治疗,如适当的脱水、营养脑细胞药物的选用等。

二、新生儿缺氧缺血性脑病

新生儿缺氧缺血性脑病(hypoxic-ischemia encephalopathy,HIE)是指由于围生期缺氧窒息导致的脑缺氧缺血性损害,包括特征性的神经病理及病理生理过程,并在临床上出现一系列脑病的表现,部分小儿可残留不同程度神经系统后遗症。据统计,我国每年活产婴 1 800 万～2 000 万,缺氧缺血性脑病发生率约为活产儿的 6‰,其中 15%～20% 在新生儿期死亡,而在存活者中 25%～30% 可能留有某种类型的远期后遗症,其成为危害我国儿童生活质量的重要病因之一,多年来受到国内外学者的广泛关注。

【病因】

缺氧是发病的核心,缺氧缺血性损伤可发生在围生期各个阶段。生前缺氧主要是胎儿宫内窘迫,表现为胎心率异常、羊水粪染及胎动减少。生后缺氧的主要原因是严重影响机体氧合状态的新生儿疾病,如胎粪吸入综合征、重度溶血、休克等。缺氧后,一系列病理生理过程造成神经元坏死、脑水肿、脑出血、脑梗死、细胞凋亡等病理改变,逐渐导致不可逆的脑损伤。

【临床表现】

1. 意识障碍 主要表现为不同程度的兴奋与抑制。过度兴奋,即为易激惹,肢体颤抖,睁眼时间长,凝视等;过度抑制,即为嗜睡,失去正常的醒觉睡眠周期,大部分时间在睡眠中,饥饿时不会自然醒来,甚至昏迷。

2. 肌张力异常 如肌张力增强,常表现为肢体过度屈曲,被动活动阻力增高,下肢往往重于上肢,严重时表现为过伸;肌张力减弱则表现为头竖立差,腘窝角>90°,甚至四肢松软。

3. 原始反射异常 主要是吸吮,拥抱反射,轻时表现为活跃,重时减弱、消失。

4. 颅高压 随脑水肿加重,可表现出前囟张力增高,颅缝分离。严重颅高压时常伴不同形式惊厥,以微小型、阵挛型多见,可间断发作或频繁发作,脑损伤更重者,可出现持续强直发作。

5. 脑干症状 重度脑病多出现,如中枢性呼吸衰竭、呼吸节律不整、呼吸暂停。瞳孔对光反射迟钝或消失,也可出现眼球震颤等表现。

【诊断】

1989 年济南会议制定了新生儿缺氧缺血性脑病的临床分度标准,1996 年杭州会议及 2004 年长沙会议先后 2 次对诊断标准予以修订,使我国对新生儿缺氧缺血性脑病的诊断与国际接轨,更具科学性、实用性和先进性。

1. 病史

(1) 有明确的可导致胎儿宫内窘迫的异常产科病史,以及严重的胎儿宫内窘迫表现[胎心<100 次/min,持续 5 min 以上;和(或)羊水Ⅲ度污染]或者在分娩过程中有明显窒息史。

(2) 出生时有重度窒息,指 Apgar 评分 1 min≤3 分,并延续至 5 min 时仍≤5 分;和(或)出生时脐动脉血气 pH≤7.00。

2. 体格检查 出生后不久出现神经系统症状,并持续至 24 h 以上,如意识改变(过度兴奋、嗜睡、昏迷),肌张力改变(增高或减弱),原始反射异常(吸吮、拥抱反射减弱或消失),病重时可有惊厥,脑干症状(呼吸节律改变、瞳孔改变、对光反应迟钝或消失)和前囟张力增高。

3. 鉴别诊断 排除电解质紊乱、颅内出血和产伤等原因引起的抽搐,以及宫内感染、遗传代谢性疾病和其他先天性疾病所引起的脑损伤。

4. 临床分度 神经系统症状在出生后可逐渐加重,一般于 72 h 达高峰,随后逐渐好转,严重者病情可恶化。临床上可根据新生儿神经症状的严重程度将新生儿缺氧缺血性脑病分成轻度、中度和重度。

【治疗】

围生期窒息缺氧后导致全身多脏器缺氧缺血性损害,故确定治疗方案应全面维护机体内环境稳定和各器官功能正常,同时要尽可能及早治疗。主要治疗方法目前被归纳为"三支持""三对症"。

1. 三项支持疗法

(1) 维护良好的通气、换气功能,使血气和 pH 保持在正常范围;酌情予以不同方式的氧疗,并应用 5%碳酸氢钠纠正酸中毒。

(2) 维持各脏器血流灌注,使心率、血压保持在正常范围;根据病情应用多巴胺、多巴酚酊胺及心肌营养药物。

(3) 维持血糖水平在正常高值(5.0 mmol/L),以保持神经细胞代谢所需能源;及时监测血糖,调整静脉输入葡萄糖浓度,根据病情尽早开奶或喂糖水,保证热卡摄入。

2. 三项对症处理

(1) 控制惊厥:首选苯巴比妥,负荷量 20 mg/kg,12 h 后给维持量 5 mg/(kg·d),根据临床及脑电图结果增加其他止惊药物并决定疗程。如苯妥英钠,用量与苯巴比妥相同,也可加用 10%水合氯醛,0.5 ml/kg,稀释后保留灌肠。

(2) 降颅压:如有颅压高表现,可及时应用小剂量甘露醇静脉推注,必要时加用速尿,争取 2～3 d 内使颅压明显下降。

（3）消除脑干症状：当重度 HIE 临床出现呼吸节律异常，瞳孔改变，可应用纳洛酮，静脉注射剂量 0.05～0.10 mg/kg，无效应及时予以恰当的呼吸支持措施。在内环境稳定的基础上，还可酌情选用神经细胞营养药物。

三、胆红素脑病

高胆红素血症是新生儿的常见病症。其主要发病环节是各种原因所致的短时间内红细胞破坏增多，胆红素来源增加，以及肝细胞对胆红素代谢、排出障碍。胆红素经血-脑屏障进入脑后，首先使病变区域黄染，然后发生神经元的坏死过程。胆红素的神经毒性有很强的选择性。早在 1904 年即有报告称，在因严重黄疸而死亡的新生儿尸解时，发现脑基底核被黄染，特别是苍白球损害明显，因此将该病命名为"核黄疸"（kemicterus），在临床沿用多年。以后病理学家不断地发现，除基底神经核以外，脑内还有其他部位的黄染与损伤，包括海马 CA2、CA3 区，黑质，小脑的齿状核、浦肯野细胞，还有动眼神经核，前庭神经核，耳蜗神经，面神经核，脑干网状结构、下橄榄核，甚至脊髓前角细胞也会受累。结合这些神经核团受损，临床常伴有一系列脑病过程，称为胆红素脑病（bilirubin encephalopathy），可造成小儿终身残疾。近年来由于蓝光治疗的普遍应用和换血治疗措施不断改进，胆红素脑病的发生率已明显减少。

【临床表现】

新生儿胆红素脑病一般划分为警告期、痉挛期和后遗症期。随黄疸的加重，神经系统症状逐渐出现，并迅速进展，约 1/3～1/2 死亡，幸存者则留严重后遗症。胆红素脑病临床各期多见以下表现：

1. 警告期　一般在生后 3～5 d 黄疸最重时出现，表现为嗜睡、喂养困难、吸吮无力、原始反射减弱、肌张力低等，持续 12～24 h，渐进入痉挛期。

2. 痉挛期　可出现凝视、肌张力明显增高，甚至角弓反张，常伴有惊厥、尖叫，并发展为呼吸衰竭，持续 12～24 h，死亡病例多发生在此期，存活者生命指征渐趋于稳定。

3. 后遗症期　存活的患儿 1～2 个月后出现后遗症表现，主要为手足徐动、听觉障碍、眼球运动障碍和牙釉质发育不全。

【诊断】

1. 临床诊断　新生儿胆红素脑病一般发生在生后 1 周内，因此时是胆红素增加速度最快、水平最高的阶段，也是新生儿，尤其是早产儿疾病最多，血-脑屏障最不完善，对胆红素的神经毒性易感性最强的阶段。故对血清胆红素迅速上升，并出现神经系统症状的新生儿，即应考虑此病。症状典型时，神经损害已十分严重，因此早期诊断为宜。

2. 胆红素水平的测定　血清胆红素水平是新生儿胆红素脑病发生的重要基础，多年来对生后 1 周内的新生儿进行胆红素水平的测定，已成为临床工作的常规。足月新生儿高胆红素血症的标准是血清总胆红素值≥205.2 μmol/L（12 mg/dl），早产儿≥257 μmol/L（15 mg/dl）。由于胆红素水平越高，上升速度越快，发生胆红素脑病的机会就越多，故人们在了解总胆红素水平的同时，也十分关注胆红素上升的速度。

3. 辅助检查　由于胆红素对听通路中的一些神经核团尤其是脑干的听神经核有选择性损伤现象，故应用脑干听觉偶发电位检查新生儿胆红素脑病具有较高的敏感性。异常表现是 Ⅰ、Ⅲ、Ⅴ波潜伏期及波间期延长，波幅降低，严重时波幅低平甚至消失。Ⅰ、Ⅱ异常提示外周段听传导损害，Ⅲ、Ⅴ波异常反映了脑干神经核团下橄榄核、下丘等损伤，部分小儿存在听阈降低现象。MRI 为新生儿胆红素脑病诊断首选方法，可检测出苍白球、海马等微细结构的改变，表现为受损区异常信号，越到后期异常信号越明显。MRS 则表现出苍白球区域谷氨酸/谷氨酸盐明显增高，N-乙酰天冬氨酸/胆碱比值降低，由此也说明神经兴奋毒作用也参与了胆红素的神经损伤过程。

【治疗】

1. 新生儿黄疸的治疗　对于新生儿高胆红素血症，临床已有成熟的治疗原则，目的是尽快去除体内过多的胆红素，减少其对组织的毒性损伤。

（1）光疗：是近几十年来全世界应用十分广泛的有效治疗新生儿高胆红素血症的方法。未结合胆红素在光的作用下，其结构可发生变化，由 1XaZ 型转化为异构体 1XaE 型。这些异构体属水溶性，可经胆汁排泄至肠腔或从尿中排出，从而起到降低血中胆红素水平的作用。胆红素对波长 450～460 nm 的光吸收作用最强，蓝光（波长 425～475 nm）被认为是最佳的治疗光。绿光及日光的波长分别是 510～530 nm 及 550～600 nm，虽不及蓝光但仍有一定的治疗作用。

（2）药物治疗：应用苯巴比妥，作为肝酶诱导剂；应用有吸附作用的药物减少胆红素在肠道的吸收；应用利胆中药促进胆红素的排泄等。近年国外已有报道，应用锡-原卟啉治疗新生儿黄疸，其原理是抑制血红素加氧酶，从而减少血红素转换成胆绿素，使胆红素生成减少。

（3）换血疗法：换血是从根本上快速降低体内胆红素的最有效方法，但也有其不可避免的不良反应，如感染、贫血等，故应严格掌握换血的适应证：① 换血时间一般掌握在 1 周以内，重度黄疸发生后换血越早对防止胆红素脑病意义越大，超过 1 周，胆红素的神经毒性已发生，滞后换血则失去意义。② 原则上血清总胆红素＞307.8 μmol/L 为警戒线，342 μmol/L 以上即应换血。近年来，换血疗法治疗新生儿高胆红素血症的临床研究时有报道，主要是换血方法的改进。传统换血经脐静脉，出入均为一条通路，现多为双管同步换血法，即血液出与入分路的办法，快捷、安全，减少了换血的合并症。

2. 胆红素脑病的治疗　胆红素脑病一旦发生，目前尚无特异性的治疗方法，主要是对症性治疗，如保持安静，予以足够能量摄入，维持内环境稳定；对惊厥的患儿适时应用抗惊厥药物制止惊厥；酌情应用营养脑细胞药物等。当出现中枢性呼吸衰竭，需采用恰当的呼吸支持措施，以维持生命。后期则需要较长久的康复性治疗。

参 考 文 献

［1］ 韩玉昆.早产儿脑室周围/脑室内出血及其防治[J].小儿急救医学,2004,11(4)：210-212.

［2］ 吴希如.小儿神经系统疾病基础与临床[M].北京：人民卫生出版社,2009.

［3］ 中华医学会儿科学分会新生儿学组.新生儿缺氧缺血性脑病诊断标准[J].中国当代儿科杂志,2005,7(2)：97-98.

［4］ VOLPE J J. Neurology of the newborn[M]. 4th ed. Philadelphia： W B Saunders Company, 2001.

第三节　神经管闭合不全

邱永明　周至宜

在胚胎第二周原始神经板中间形成神经沟,两边突起,最后两者相互融合形成神经管。如果不能如期进行将直接影响后来的脑和脊髓之发生。闭合不全常发生在神经管的头端和尾端。胚胎时期之神经管闭合不足导致生后脑和脊髓的发育不全或畸形生长,这些疾病占到整个新生儿的1/1 000,这个比率随着地域或人种不同而有所差异,比如我国北方的发病率达到3.6/1 000。因神经管闭合不全所致的疾病包括无脑症、水脑症、脑膜膨出、脑膜脑膨出、脊髓裂、脊膜膨出症、脂肪脊髓脊膜膨出症、先天性脊髓拴系等。

一、无脑症

当神经管的头端不能在胚胎的第三～四周之间闭合,脑组织将不能发育,儿童出生时只有原始的脑组织即基底节,没有大脑半球及表面之颅骨称之为无脑症(anencephaly)。这种新生儿出生时没有视力、没有听力、无意识,常于出生后数小时内死亡。

二、脑发育不全性脑积水

脑发育不全性脑积水(hydranencephaly)患者双侧大脑半球因神经管头端未闭合而没有发育,原有半球占有的颅腔由脑积液充填。小脑、脑干和间脑可发育正常。

【临床表现】

在出生时患儿可表现有正常的吸吮、吞咽、哭闹、四肢活动,在数周后患儿逐渐表现出烦躁、四肢肌张力增高、失明、失聪、不能生长、智力不发育等。

【治疗】

目前尚无确切的治疗方法,只能给予一般的支持治疗,患儿常在1岁内夭折。

三、脑膨出

脑膨出(encephalocele)患者神经管闭合不全,由它介导的局部中胚层形成结构如颅骨不能正常发生,局部骨质缺损,脑膜和脑组织可通过局部缺损突出颅骨外,其表面由正常的皮肤覆盖。根据突出的内容不同将其分为两类:脑膜膨出,突出的内容只有脑膜和脑脊液;脑膨出,其内容包括脑膜、脑、脑脊液。根据膨出发生的部位不同将其分为鼻额、鼻筛、鼻眶、筛部、蝶骨等脑膨出,当然顶部或枕部均可发生脑膨出,只是发病率较低而已。

【临床表现】

脑膨出常伴发颅面畸形和脑发育畸形,临床上除突出局部有肿块外,还可表现出颅面畸形,如眶距增宽、眼位不正、颅面发育不全等。严重脑发育畸形患儿可出现精神发育障碍、智力下降、癫痫、视力下降、四肢肌张力增高等。发生在筛部、蝶部的脑膨出患儿可出现鼻塞、鼻咽部肿物。颅骨薄层CT可显示突出部位局部骨质缺损,头颅MRI可精确地刻画出骨质缺损的范围、突出物内容、突出物与周围组织之关系。

【治疗】

尽可能早地修补局部缺损,膨出之脑组织如为相对无功能可手术切除,对于功能重要的脑组织要回纳入颅。少数患者在脑组织回纳入颅后需行分流手术以解除颅内压增高。在鼻筛脑膨出时,筛板因压迫而降低,随着生长可出现长鼻畸形,这些患者治疗的目的除修补脑膨出,还要求预防长鼻畸形的发生。复杂的颅底脑膨出需要用颅底外科技术,多科合作;回纳颅底脑组织时要充分考虑它们回纳后的功能状况,以保证功能为前提条件。

【预后】

单纯的脑膜膨出,只要硬膜修补好,预后较好,可完全恢复正常。脑膜脑膨出者如术前已经出现精神障碍或神经功能障碍,术后很难恢复。其恢复常决定于术中对膨出脑组织的处理。

四、脊膜膨出症

脊膜膨出症最早由 Peter van Forest 在 1587 年描述,1610 年第一次报道手术修补成功。它包括脊膜膨出和脊髓脊膜膨出两种,前者膨出囊内没有神经组织,后者膨出囊内除有脑脊液外还有神经根或(和)脊髓。脊髓脊膜膨出常伴发小脑扁桃体下疝畸形。多发于胸腰部,在腰骶部和颈部报道的为数不少。流行病学调查显示英国、爱尔兰人好发,依次是美国白种人、欧洲白种人、非洲人、亚洲人。

目前被各国推崇的病因学说是先天性神经管闭合不全发生在神经孔的后端时,周围的中胚层组织不能很好地发育,出现局部椎板发育不全,随着硬膜内压力增加和脑脊液的搏动,逐渐形成脊膜向后膨出;当原始中央管不能短暂的闭合时,脑脊液从未闭合的神经管处流出,造成部分脊髓和神经根随脊膜一道向外膨出,与此同时颅内压力下降,后颅窝发育不全变小,小脑幕裂孔增大,脑干、小脑疝入椎管。

【临床表现】

出生后患儿即出现背部肿物,随哭闹张力增加,可同时伴有感觉和运动症状,严重则可有括约肌功能障碍。如行体检时可发现透光实验阳性。MRI可准确地确定骨质缺损的部位和囊内容物的成分。因这些患者常伴发颅内先天畸形,应常规行头颅超声波检查以排除脑积水,必要时可行 MRI 检查。

【治疗】

理论上对于脊膜膨出症的患儿要尽早手术修补,手术的目的是回纳突出的神经组织,恢复正常的脑脊液生理平衡,预防因膨出破溃所致的颅内感染发生。当伴发脑积水时先要行处理,减少椎管内脑脊液的压力。

1. 手术原则　手术时首先要松解疝出的脊膜囊与周围组织之粘连,然后打开疝囊,无神经组织者在近其根部结扎,用周围的筋膜反折加固局部缺损;伴有神经组织者,尽量游离其与周围组织的粘连,然后将其回纳入椎管,修补硬膜,然后加固局部缺损。对有局部脂肪瘤者应尽可能地在显微镜帮助下游离神经根,切除脂肪瘤,以免术后发生脊髓拴系。

2. 并发症

(1) 脑积水:尤其是术前未行分流者,因脑脊液的吸收突然减少,很易发生脑积水,术后要严密观察患儿前囟的变化、头围的增长和意识之变化,必要时行外流或内引流。

（2）局部脑脊液漏：修补不严或伤口缝合不好，尽早重新缝合。

参考文献

[1] DALY S, MILLS J L, MOLLOY A M, et al. Minimum effective dose of folic acid for food fortification to prevent neural tube defects[J]. Lancet, 1997, 350(9092): 1666-1669.

[2] DE WALS P, TAIROU F, VAN ALLEN M L. et al. Reduction in neural tube defects after folic acid fortification in Canada [J]. N Engl J Med, 2007, 357(2): 135-142.

[3] DESROSIERS T A, SIEGA-RIZ A M, MOSLEY B S, et al. Low carbohydrate diets may increase risk of neural tube defects[J]. Birth Defects Res, 2018, 110(11): 901-909.

[4] DUNLEVY L P E, CHITTY L S, BURRE N, et al. Abnormal folate metabolism in foetuses affected by neural tube defects [J]. Brain, 2007, 130(Pt 4): 1043-1049.

[5] FINGLAS P M, WRIGHT A J, WOLFE C A, et al. Is there more to folates than neural-tube defects? [J]. Proc Nutr Soc, 2003, 62(3): 591-598.

[6] GOH Y I, KOREN G. Folic acid in pregnancy and fetal outcomes[J]. J Obstet Gynaecol, 2008, 28(1): 3-13.

[7] GREENE N D, STANIER P, COPP A J. Genetics of human neural tube defects [J]. Hum Mol Genet, 2009, 18(R2): R113-R129.

[8] LE T, BHUSHAN V, VASAN N. First aid for the USMLE Step 1 [M]. 20th ed. USA: The McGraw-Hill Medical, 2010: 127.

[9] LI F, WATKINS D, ROSENBLATT D S. Vitamin B_{12} and birth defects [J]. Mol Genet Metab, 2009, 98 (1/2): 166-172.

[10] LUPO P J, AGOPIAN A J, CASTILLO H, et al. Genetic epidemiology of neural tube defects[J]. J Pediatr Rehabilitation Med, 2017, 10(3/4): 189-194.

[11] MILUNSKY A, ALPERT E. Results and benefits of a maternal serum α-fetoprotein screening program [J]. JAMA, 1984, 252(11): 1438-1442.

[12] MILUNSKY A, JICK H, JICK S S, et al. Multivitamin/folic acid supplementation in early pregnancy reduces the prevalence of neural tube defects [J]. JAMA, 1989, 262 (20): 2847-2852.

[13] MOLLOY A M, KIRKE P N, TROENDLE J F, et al. Maternal vitamin B_{12} status and risk of neural tube defects in a population with high neural tube defect prevalence and no folic acid fortification[J]. Pediatrics, 2009, 123(3): 917-923.

[14] MOSLEY B S, CLEVES M A, SIEGA-RIZ A M, et al. Neural tube defects and maternal folate intake among pregnancies conceived after folic acid fortification in the United States [J]. Am J Epidemiol, 2009, 169(1): 9-17.

[15] PITTMAN T. Spina bifida occulta[J]. J Neurosurg Pediatr, 2008, 1(2): 113.

[16] REHMAN L, FAROOQ G, BUKHARI I. Neurosurgical interventions for occipital encephalocele[J]. Asian J Neurosurg, 2018, 13(2): 233-237.

[17] SALADIN K. Anatomy and physiology: the unity of form and function[M]. USA: The McGraw-Hill Companies, 2010: 485.

[18] SUAREZ L, BRENDER J D, LANGLOIS P H, et al. Maternal exposures to hazardous waste sites and industrial facilities and risk of neural tube defects in offspring[J]. Ann Epidemiol, 2007, 17(10): 772-777.

[19] SUAREZ L, FELKNER M, BRENDER J D, et al. Maternal exposures to cigarette smoke, alcohol, and street drugs and neural tube defect occurrence in offspring[J]. Matern Child Health J, 2008, 12(3): 394-401.

[20] ZHANG Y, LI Z, ZHANG L, et al. Association between severe nausea and vomiting in early pregnancy and the risk of neural tube defects in Northern China[J]. Birth Defects Res, 2018, 110(5): 406-412.

[21] ZHOU F C, FANG Y, GOODLETT C. Peptidergic agonists of activity-dependent neurotrophic factor protect against prenatal alcohol-induced neural tube defects and serotonin neuron loss [J]. Alcohol Clin Exp Res, 2008, 32(8): 1361-1371.

第四节　先天性脑积水

郑　彦

脑脊液的正常循环已参见第一篇第二章。由于分泌过多、循环受阻或吸收障碍而致脑脊液在脑室系统及蛛网膜下腔积聚过多并不断增长称为脑积水。通常伴有颅内压增高，主要变化为脑室大，可发生于任何年龄，但多见于婴幼儿。由于骨缝未闭，患儿头颅因颅内压增高而明显增大，通常把先天性脑积水称为婴儿脑积水。

【分类和病因】

根据脑脊液流通情况可分为两类。

1. 交通性脑积水　一般指脑室与蛛网膜下腔是沟通的，或脑脊液仅能流到脊髓蛛网膜下腔，而不能到达脑表面蛛网膜下腔或脑蛛网膜颗粒。

（1）脑脊液吸收功能障碍：交通性脑积水多属此种情况。常因脑膜炎，出生前、后有蛛网膜下腔出血史，引起蛛网膜粘连，使蛛网膜下腔、蛛网膜颗粒以及其他表浅的血管间隙、神经根周围的间隙发生闭塞，因而脑脊液回吸收失效。

（2）脑池发育不良和静脉闭塞：先天性脑池发育不全，双侧横窦或乙状窦闭塞、狭窄，导致脑脊液回收障碍。

（3）脑脊液分泌过多：极少数病例呈现脉络丛增生，或患脉络丛乳头状瘤。

2. 阻塞性脑积水　此乃脑室系统某一通道上发生完全的或部分的闭锁和阻塞所致，使脑脊液全部或部分不能流至脑池和蛛网膜下腔，出现梗阻以上的脑室系统扩大。其原因可能如下。

（1）先天畸形：如室间孔闭锁，大脑导水管狭窄、分叉、中隔形成或周围胶质增生。第四脑室正中孔和侧孔为先天性纤维网、纤维带或囊肿所闭塞；有时伴有先天性小脑蚓部发育不全（Dandy - Walker 综合征）、小脑扁桃体下疝畸形（Arnold - Chiari 畸形）。偶见枕大池被先天畸形如脑膜膨出、小脑异位、颅底凹陷等所阻塞。少数病例有家族史，其遗传因素的原理尚不清楚。据统计，出生时母亲年龄过大的婴儿的发病率较高。

（2）炎症粘连：新生儿或婴儿期患化脓性、结核性或其他类型脑膜炎以及蛛网膜下腔出血等,均为婴儿脑积水的常见病因。

(3)颅内占位性病变:如肿瘤、寄生虫、囊肿等阻塞脑脊液循环通道等。

【病理】

以上病因造成脑脊液循环障碍,可能是完全性也可以是部分性的,后者可能因脑脊液分泌和吸收重新建立平衡而使疾病过程缓解,但大多数病例是进行性的。脑室逐渐大,脑实质相应变形,脑回平坦,脑沟变浅。胼胝体、锥体束、基底节、四叠体、脉络丛等均因长期受压而萎缩。第三脑室底向下凸出,压迫视神经和脑下垂体。透明隔可能破裂,大脑皮质也可能破溃而使脑室与蛛网膜下腔透通。

【临床表现】

先天性脑积水主要表现为婴儿出生后数周或数月内出现头颅快速增大,少数出生时就明显大于正常。前囟大而张力高,有时后囟、侧囟也开大,颅缝扩开,头形变圆,额、顶部凸出。颅骨变薄甚至透明,叩诊时可出现破壶音(Macewen 征阳性)。患儿头发稀少,额颞部呈现怒张的静脉,双眼球倾向下旋,上部巩膜时常暴露,只见眼球下半部沉落到下眼睑下方——落日征。患婴精神萎靡,头部因增大过重始终不能上抬。由于颅缝未闭头颅不断增大,因此颅内压增高症状一般不明显,头痛、呕吐等仅见于脑积水进展迅速者。尽管脑实质萎缩已达相当程度,但患婴神经功能往往还保持较好,呼吸、脉搏、吞咽运动等延髓功能可无异常。但到晚期则出现视觉、嗅觉障碍,抽搐发作,痉挛性瘫痪,去脑强直,眼球震颤,斜视,表情呆滞,智力迟钝等。

【检查】

1. 头围测量 正常新生儿头周径(额、枕)为 33~35 cm,出生后 6 个月中头围每月增加 1.2~1.3 cm;在本症中则可为正常的 2~3 倍。头围测量一般测 3 个径,即① 周径,为最大头围,自眉间至枕外粗隆间;② 前后径,自眉间沿矢状线至枕外粗隆;③ 横径,两耳孔经前囟连线。

2. 头颅平片 颅腔扩大,颅骨变薄,板障结构稀少甚至完全消失,血管沟浅或不见,脑回压迹可能加深,颅缝分离,前囟增宽,颅与面比例明显增大(图 3-9-4-1)。

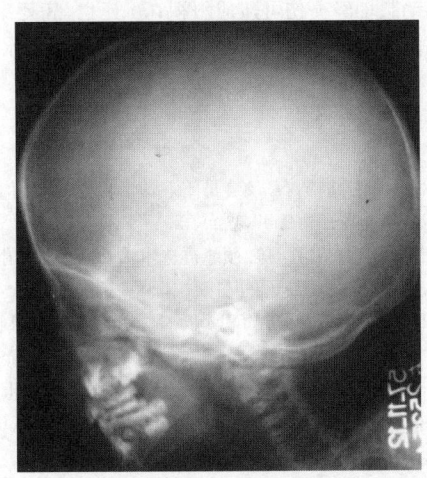

图 3-9-4-1 婴儿先天性脑积水

3. 头颅 CT 或 MRI 检查 显示脑室扩大程度,区别交通

性与梗阻性脑积水,以及显示梗阻性脑积水的梗阻部位。尤以 MRI 检查更为清晰。

4. 放射性核素检查 对了解脑室系统及蛛网膜下腔有无阻塞极有帮助。

【诊断】

依据头颅快速增大及其形态,头颅 X 线平片、头颅 CT/MRI 所见,诊断并不困难。但应与以下疾病相鉴别。

(1)巨脑症:无脑积水征,超声检查脑室波不宽。眼落日征阴性。腰穿脑脊液检查正常。必要时作 CT 脑扫描来鉴别。

(2)佝偻病:头颅不规则或呈方形,有全身骨骼异常,前囟张力不高。

(3)脑脊液增多症:可用透光试验鉴别。

(4)婴儿硬脑膜下血肿:多有视神经乳头水肿,落日征阴性,作前囟穿刺便可鉴别。

【治疗】

1. 手术治疗 本病应以手术治疗为主,可分三类。

(1)病因治疗:解除阻塞病因,此系最理想方法。如大脑导水管成形术或扩张术,第四脑室正中孔切开或成形,枕大孔先天畸形者作颅后窝及上颈椎椎板切除减术等。

(2)减少脑脊液形成:如侧脑室脉络丛切除或电灼术。主要用于大脑导水管无阻塞的交通性脑积水。因收效不显,目前已很少采用。

(3)脑脊液通路改道手术:① 沟通脑室和脑池,如侧脑室枕大池分流术、第三脑室造瘘术、侧脑室环池造瘘术、侧脑室胼胝体周围脑池造瘘术等;② 将脑脊液引入体腔,如侧脑室腹腔分流术、侧脑室胸腔分流术等;③ 将脑脊液引出体外,如侧脑室乳突分流术、侧脑室或腰池输尿管分流术、侧脑室或腰池输卵管分流术等;④ 将脑脊液引入心血管系统,这是符合生理的,也是一种极有效的分流途径,如脑室心房分流术,脑室颈内静脉分流术等;⑤ 在采用分流管方面,希望尽可能选择可调压分流管。这是由于在手术置管中,偏高的压力设置可以减少穿刺后脑室壁塌陷的概率,可以减少脑出血的概率;同时,患儿的成长过程中颅压在不断变化,通过调整分流管压力值来尽可能地符合其实际的压力需求,延长分流手术疗效。

2. 药物治疗 目的在于暂时减少脑脊液的分泌或增加机体的水分排出。因此一般常用利尿药物,如氢氯噻嗪、乙酰唑胺、氨苯蝶啶、氯塞酮等。其中乙酰唑胺抑制脑脊液分泌作用最强,可作为首选药物使用。其他高渗脱水药物因药效时间短暂,不宜作长期应用。对于有蛛网膜粘连的患儿可试用地塞米松口服,或肌内、鞘内注射。

3. 无颅高压症脑积水的治疗 部分患儿偶尔影像学检查发现脑室扩大脑积水,而无颅高压症状,智力及体格发育正常,可作随访。这些患儿大多数可以完成基础教育、就业工作。其中,一部分患者到中年期(40~65 岁)因脑功能代偿机能下降出现认知障碍、步态不稳等症状,及时行脑积水分流手术,症状可以得到缓解。因此,这部分患者需作长期随访。

第五节 颅缝早闭与狭颅症

王 勇

颅缝早闭又称狭颅症或颅缝骨化症,是一种颅骨先天发育障碍疾病,可引起颅骨变形和神经系统功能障碍。除颅骨穹窿部各骨缝的早闭畸形外,在颅底、颌面部、眼眶等骨缝亦可受累而早闭,造成颅面畸形。正常人仅额缝于出生后不久闭合,其他颅顶部骨缝在成年以后才完全融合骨化。正常小儿头颅是沿颅缝不断生长新骨而扩大,而狭颅症时,常在胎儿期或在出生后不久即出现一条或多条颅缝过早闭合,受累颅缝两侧的颅骨在与其垂直的方向停止生长,未受累颅骨则代偿性隆起,以致形成头颅畸形和颅腔狭窄,进而限制脑的正常发育,引起颅内压增高、脑功能受损和其他各种症状。

【病因】

为原因不明的单基因和常染色体隐性遗传性疾病,特别是矢状缝及单侧管状缝早闭,常表现出明显的家族型发病趋势。遗传学研究证实多种基因突变、致畸物质、机械压力或血液、代谢紊乱等与颅缝早闭有关。成纤维细胞生长因子受体(fibroblast growth factor receptor,FGFR)基因突变是颅缝早闭主要的发病原因。目前已有 30 余个基因位点和链接异常被证实与之有关。发病因素可能系胚胎发育期中胚叶的某种发育异常,亦可能为骨缝膜性组织内存在异常骨化中心所致。目前公认的对于颅骨、颅缝发育成熟的理论认为与大脑、硬脑膜和颅盖骨本身之间的复杂的相互作用有关。一旦颅缝周围的生化环境变化及基因遗传的改变干扰了此复杂的生长发育体系,就可导致颅缝的早期闭合。因此认为,至少有三种原因可能引起颅缝早闭症,即原发性颅缝早闭、代谢性和发育不良性颅缝早闭症。部分患者有明显的家族史,但大多数散发。

【病理】

胎儿期头颅的扁平骨及其间相互连接的致密结缔组织,使颅腔柔软而又有一定的可塑性,便于分娩时顺利通过产道。这种结构顺应婴儿迅速增大的脑组织,5 岁的小儿拥有接近成人的颅腔容量。1 岁之内颅腔发育最快,1 岁以后颅缝逐渐相互交错,7 岁以后发育减缓,12 岁以后一些颅缝闭合紧密且不易分开。中年以后颅缝才形成骨链接。一旦骨缝过早愈合失去扩张能力,颅骨则向其他方向代偿性扩大,形成头颅畸形。同时由于颅腔不适应脑的发展,致使颅内压增高及因此产生其他神经损害;部分病例还可能伴发其他颅面畸形或部位畸形。

【临床表现】

狭颅症的临床表现可分头颅畸形及继发症状两大类,具体表现如下。

(1) 头颅畸形:狭颅症约占头颅异样的 38%,其临床表现主要为各种不同形态的头颅畸形。起病越早畸形越显著,畸形的形状与受累颅缝的部位和数目有关。

(2) 颅内压增高:患儿头痛、呕吐,两侧眼球突出呈分离性斜视,眼底视盘水肿或视神经萎缩,视力减退以至失明。

(3) 智力发育障碍:患儿智能低下、反应迟钝,并可因脑皮质的压迫性萎缩而有癫痫、肢体无力、肌张力增高等脑损害症状。

(4) 其他部位畸形:最常见的是双侧并指(趾)畸形,亦可见腭裂、脊柱裂、先天性心脏病及外生殖器畸形等。

【诊断与鉴别诊断】

就诊较晚和年龄较大的患儿,有典型头颅畸形、颅内压增高和智力发育迟缓表现时,临床上一般容易诊断。凡婴儿头颅过小、变形或出现颅缝、囟门过早闭合时,应及时行颅骨影像学检查,以便能早期确定诊断。影像学检查的发展对颅缝早闭的诊断及评估有重要临床价值,其中超声和 MRI 是颅缝早闭产前诊断的主要方法,低剂量 CT 是产后诊断的首选。3D-CT 诊断狭颅症的精确性和准确性要高于常规 CT。通过头面部 CT 三维重建,能直观显示出早闭颅缝和颅内情况,更容易发现骨缝连结处的异常,具有精确定位、多角度及多方向观察、影像无重叠及精准测量等特点。同时,3D-CT 对于罕见、复杂及诊断不明确的病例具有重要作用。另外,狭颅症应与小头畸形鉴别。后者是由于大脑发育障碍,颅骨停止增长所致。其临床表现为头小,前额扁平后倾,颅面比例不相称,智能发育障碍突出,无颅内压增高表现。颅骨 X 线摄片虽可见颅缝闭合,但颅骨增厚、颅腔缩小、脑回压迹消失,因此两者易于区别。

【治疗】

以手术治疗为主。一般以行骨缝再造术为主要手段,不同类型的畸形可选用不同术式。

手术目的为① 扩大颅腔,降低颅内压力,以利于脑发育和防止脑神经受压;② 改善头面部外观畸形;③ 其他,如扩大狭窄的上呼吸道,改善发音困难等。

手术时机方面。手术效果与手术年龄密切相关,对颅内压增高的患儿应尽早手术,从神经发育和头形改善的角度考虑,3 个月之内是最佳时段,1 周岁以后手术效果明显下降。但是,手术不利于面颅的发育,大面积截骨可能造成晚期的小脸畸形,手术可能对鼻窦发育带来不利影响,而且手术的远期效果尚需进一步证实。为避免早期手术的不利因素,可采取分期手术的办法,即早期只进行针对颅压增高的治疗,其余问题等到适当时期再解决。

手术方式主要为① 颅骨重塑,包括额顶部、额眶部和全头颅。② 扩大颅腔,包括前颅及后颅。前颅主要进行一期额眶前移,以期有效扩大前颅底,改善颅腔狭小;后颅采用牵引成骨扩张为主。③ 颌面部截骨,即 Lefort 截骨手术,主要针对综合征型颅缝早闭症合并中面部凹陷患儿。

狭颅症的手术较复杂,手术时间长,创伤大,手术并发症相当严重。目前主要的并发症如下:① 硬脑膜损伤导致术后脑脊液漏(常见为鼻漏),轻者可自行愈合,重者则需开颅修补;② 硬脑膜外血肿;③ 感染;④ 视力及动眼功能障碍,失明为视神经损伤,动眼神经损伤可造成斜视;⑤ 死亡,病死率为 1%～25%,主要由硬脑膜外血肿、急性脑水肿、继发性脑水肿及脑膜炎所致。

参 考 文 献

[1] 沈卫民,王刚,高峰,等. 颅缝早闭症的影像学特点[J].中华临床医师杂志(电子版),2007,1(4):293-295.

[2] 石亚伟,毋江,史建军,等. 颅缝再造术治疗狭颅症(附 13 例临床分析)[J].中国临床神经外科杂志,2007,4(3):136.

[3] DERDERIAN C A, WINK J D, McGRATH J L, et al. Volumetric changes in cranial vault expansion: comparison of fronto-orbital advancement and posterior cranial vault distraction osteogenesis[J]. Plast Reconstr Surg, 2015, 135(6): 1665-1672.

[4] GLASGOW T S, SIDDIQI F, HOFF C, et al. Deformational plagiocephaly: development of an objective measure and determination of its prevalence in primary care[J]. J Craniofac

Surg，2007，18(1)：85-92.

［5］ GREENBERG B M, SCHNEIDER S J. Trigonocephaly：surgical considerations and long term evaluation[J]. J Craniofac Surg，2006，17(3)：528-535.

［6］ NGO A V, SZE R W, PARISI M T, et al. Cranial suture simulator for ultrasound diagnosis of craniosynostosis [J]. Pediatr Radiol，2004，34(7)：535-540.

［7］ PAIGE K T, COHEN S R, SIMMS C, et al. Predicting the risk of reoperation in metopic synostosis: a quantitative CT scan analysis[J]. Ann Plast Surg，2003，51(2)：167-172.

［8］ RAWLINS J T, FERNANDEZ C R, COZBY M E, et al. Timing of Egf treatment differentially affects Tgf-β_2 induced cranial suture closure[J]. Exp Biol Med (Maywood)，2008，233(12)：1518-1526.

［9］ REGELSBERGER J, DELLING G, HELMKE K, et al. Ultrasound in the diagnosis of craniosynostosis[J]. J Craniofacial Surg，2006，17(4)：623-625.

［10］ SIMANOVSKY N, HILLER N, KOPLEWITZ B, et al. Effectiveness of ultrasonographic evaluation of the cranial sutures in children with suspected craniosynostosis [J]. Eur Radiol，2009，19(3)：687-692.

［11］ SPECTOR J A, GREENWALD J A, WARREN S M, et al. Co-culture of osteoblasts with immature dural cells causes an increased rate and degree of osteoblast differentiation[J]. Plast Reconstr Surg，2002，109(2)：631-644.

［12］ SWANSON J W, SAMRA F, BAUDER A, et al. An algorithm for managing syndromic craniosynostosis using posterior vault distraction osteogenesis[J]. Plast Reconstr Surg，2016，137(5)：829e-841e.

第六节　颅颈交界畸形

郭智霖

颅颈交界即头颅与颈椎相衔接处，由下斜坡、枕骨大孔、枕鳞下部、寰椎和枢椎组成，其内有延髓、高位颈髓、椎动脉走行。骨与骨之间靠韧带相连。该区域任何结构发育不佳，即可发生畸形。如斜坡短为扁平颅底；齿状突周围韧带松弛齿状突上移进入枕大孔形成颅底凹陷；后颅窝因各种原因变小，小脑甚至脑干下移进入椎管，引起脑积水、脊髓空洞等。这类畸形病因学上可为先天或后天两大类，常见的有颅底凹陷、寰枢椎脱位、Chiari 畸形等。

一、颅底凹陷

颅底凹陷(basilar invagination)是比较常见的一种颅颈交界处先天畸形，主要表现为齿状突上移进入枕大孔，造成枕大孔前后径缩短，高颈髓及延髓受压。常常与颅颈交界处其他畸形伴发如扁平颅底、寰椎枕化、寰枢融合等，25%～30%的患者同时有神经管发育畸形，如 Chiari 畸形、脊髓空洞症、延髓空洞症等。在发病早期患者可无任何症状，随着病情发展，症状逐渐加重，最后致残甚至死亡。本病多为先天疾患，症状比较阴袭，逐渐加重。一组 80 例的报道中，只有 58%的患者在生命中的第二个 10 年就医；86%的患者到 30 岁左右才寻求治疗。

表现为四肢无力、颈痛、全身感觉异常、括约肌功能障碍等。体检可发现发际低、颈短、斜颈，甚至颈部活动障碍。追问病史时可发现部分患者是在外伤后加重，如 Goel 等总结病例时发现外伤能诱发症状加重者伴发 Chiari 畸形，而无 Chiari 畸形者症状加重与外伤无关。本病的诊断主要依赖于影像学检查。

【影像学检查】

简单有效的影像学检查还是 X 线平片，尤其是颅颈交界处的侧位片更为重要。它能精确测量齿状突上移的程度。通常被大家所接受的是 Chamberlain 线，只要齿突高于此线 5 mm，即可定为有颅底凹陷。该线首先由 Chamberlain 所描述，是指硬腭与枕大孔后缘的连线(图 3-9-6-1)。

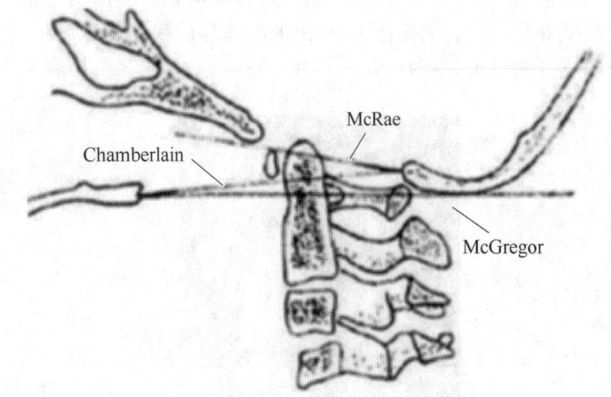

图 3-9-6-1　头颅侧位模式图
Chamberlain 线的测量方法。

近年来随着影像学的发展，颅颈交界处的 CT 三维重建可以精确地显示齿状突的位置及上移的程度，MRI 同时可以判断所伴发的神经管畸形如脊髓空洞、延髓空洞、Chiari 畸形等，为制定手术计划提供帮助。

【治疗】

治疗的目的是使上移之齿状突回归原位，避免以后再次上移。所有术前准备及手术中的处理都围绕此。齿状突的上移分为可回复和不可回复两类，前者经颅骨牵引后上移的齿状突恢复到正常位置；后者是不能或稍有回复，但不能到正常位置。单凭影像学检查无法判断是属于哪一种，必须在术前行颅环牵引，在 X 线的监测下确定齿状突的复位情况。

1. 颅骨牵引　颅环牵引最初的重量应在自身体质量的 5%，而后逐渐加量，到 48 h 加至 4～5 kg，牵引时间两周。如为可复性者，在牵引的维持下行后路固定；如为不可复者则需要先前路磨除齿状突，减除对延髓、脊髓的压迫，然后再行后路固定。

2. 前路减压　患者取平卧位，用开口器将嘴打开，如口咽部小时，还需部分切开软腭，暴露咽后壁，在咽隐窝之间纵行切开咽后壁显露下斜坡，C_1、C_2 前面，在显微镜帮助下磨除寰椎前弓及齿状突，注意保持环枕膜的完整。常规关闭切口。最近随着神经内镜在神经外科的广泛应用，已有不少学者报道经口或鼻在内镜下磨除齿状突，大大减少了手术的创伤。

3. 后路固定　患者取腹卧位，后正中入路，暴露枕骨下部、寰椎、枢椎、C_3 及部分 C_4。传统的方法是直接枕颈融合，C_4 以上颈椎不能活动。近年来越来越多的研究报道单纯 C_1、C_2 固定,先 C_1 侧块置钉,然后置 C_2 椎弓根钉或椎板钉,连接杆固定两者。也有报道用钛丝将两者绑定。笔者认为最好用椎弓根钉,如因其他因素影响,C_2 椎弓根钉不能到位,用椎板钉为好。

二、Chiari 畸形

Chiari 畸形又名小脑扁桃体下疝畸形,发育过程中小脑、脑干甚至部分四脑室因后颅窝容积有限,向下进入椎管,疝入的小脑组织下缘距枕大孔下缘在 4 mm 之上。疝入椎管的组织在枕大孔形成活塞,阻挡颅内脑脊液向椎管流动,长时间的冲击形成脊髓空洞症甚至延髓空洞症。最近有作者在仔细研究该类患者局部 MRI 流体影像电影后认为,脊髓空洞症的形成由于局部梗阻,脑脊液不能流至椎管,脊髓蛛网膜下腔压力降低,脊髓微静脉周围有液体渗出,渗出的液体最后积聚于脊髓中央管形成脊髓积水、空洞(图 3 - 9 - 6 - 2)。

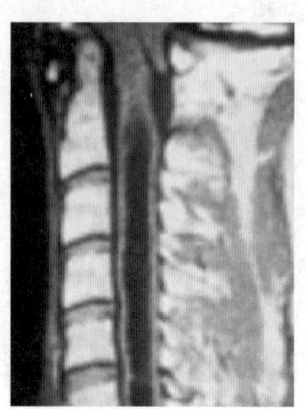

图 3 - 9 - 6 - 2 颅颈交界处 MRI
Chiari 畸形伴发脊髓空洞症。

【分类】

临床上根据疝入程度和所伴发的神经管发育畸形,将本病分为 4 型。Ⅰ型:只有小脑扁桃体下疝,有时伴有部分小脑组织和脊髓空洞症;Ⅱ型:下疝的组织包括小脑、延髓,同时伴有脑积水;Ⅲ型:除Ⅱ型疝出的组织,还有后颅窝脑膜脑膨出;Ⅳ型:下疝的组织包括小脑、脑干甚至四脑室,同时有小脑发育不全,该型发病率非常低。

【临床表现及影像学检查】

临床表现随分型不同,症状相异。常表现为头痛,脊柱侧弯畸形、痛温觉分离、后组脑神经功能障碍。确切的诊断依靠 MRI,它可精确地显示脑干、小脑的位置,扁桃体在枕大孔下缘大于 4 mm,同时能描绘脊髓及脑干内部囊腔之发生状况。制订治疗计划时除依靠影像学检查外,还需考虑患者的临床症状。目前得到大多数学者赞同的手术适应证有剧烈的头痛、出现脊柱侧弯和感觉分离等。有作者指出,对无症状者应行 MRI 评估枕大孔区脑脊液的流动情况,如受影响应予以积极减压手术治疗。

【治疗】

治疗的目的是行颅颈交界区减压,恢复枕大孔区脑脊液正常流动,减除脑积水甚或脊髓积水。对于有脑积水者,要在颅颈交界减压前予以处理,常用的方法是 V - P 分流。

后颅颈交界减压如下。患者取俯卧位,枕下正中切开,咬

除枕大孔周围之骨质包括枕大孔区枕部骨质、C_1 后弓、部分 C_2 椎板。但对于是否要打开硬膜目前争论较多,各家说法不一。笔者认为硬膜不一定要打开,但硬膜外的纤维带要剪断、硬膜外层要切开。对于脊髓空洞之处理目前争论最多,多数主张在枕大孔区减压无效后再行空洞蛛网膜下腔引流术;另有作者认为单纯减压后很大一部分患者脊髓空洞会有所恢复。笔者认为因术前无法预测哪些患者会得益于减压术,在减压的同时一期行脊髓空洞引流。

三、环枢关节脱位

齿状突与寰椎前弓及齿突后的横韧带、环枢侧块维持寰枢椎保持正常位置,这些因素任何一个不健全都可导致寰枢关节脱位。根据病因不同,可将其分为先天性、自发性和外伤性的;根据是否可以用非手术的方法将其复位分为可复的和不可复脱位。

【临床表现及影像学检查】

临床上表现为颈痛、四肢无力、大小便困难,严重时可出现呼吸障碍甚至死亡。诊断主要是依靠影像学检查。颅颈交界动力侧位片上如果寰椎前弓后缘与齿状突前缘的距离在成人大于 3 mm,或儿童大于 5 mm 即可诊断;局部的三维 CT 可以精确地看到脱位的方向及程度,MRI 可以显示高位颈髓及延髓受累的程度(图 3 - 6 - 9 - 3)。

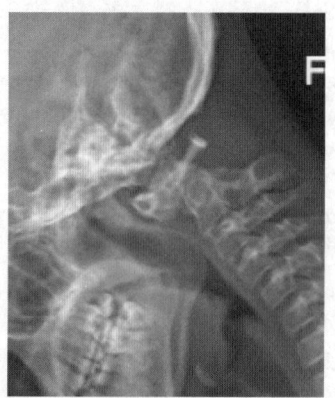

图 3 - 6 - 9 - 3 颈椎动力片
屈曲时齿状突和寰椎前弓距离增大。

【治疗】

治疗的目的是复位已经脱位的环枢关节并加以固定,减除对延髓脊髓的压迫。目前争论比较多的是术前是否先牵引复位,支持者认为术前颅骨牵引可准确判断脱位之类型予以相应的治疗;反对者指出术前牵引增加患者的心理负担和痛苦,手术时在全麻状态下予以牵引,解决脱位和固定。笔者认为两者各有利弊,前者治疗周期长,后者创伤大。

手术的方法一般采用后入路,具体措施同颅骨凹陷。

参 考 文 献

[1] ALDEA S, BRAUGE D, GAILLARD S. How I do it: endoscopic endonasal approach for odontoid resection [J]. Neurochirurgie, 2018, 64(3): 194 - 197.

[2] BOTELHO R V, FERREIRA J A, ZANDONADI FERREIRA E D. Basilar invagination: a craniocervical kyphosis[J]. World

Neurosurg, 2018, 117: e180 - e186.

[3] DE OLIVEIRA SOUSA U, DE OLIVEIRA M F, HERINGER L C, et al. The effect of posterior fossa decompression in adult Chiari malformation and basilar invagination: a systematic review and meta-analysis[J]. Neurosurg Rev, 2018, 41(1): 311 - 321.

[4] FAHEEM M, JAISWAL M, OJHA B K, et al. Clinico-radiological outcome analysis in craniovertebral junction diseases: an institutional experience of 38 patients in a tertiary care centre[J]. World Neurosurg, 2018, 117: e612 - e630.

[5] GOEL A, JAIN S, SHAH A. Radiological evaluation of 510 cases of basilar invagination with evidence of atlantoaxial instability (group A basilar invagination)[J]. World Neurosurg, 2018, 110: 533 - 543.

[6] LAN S, XU J, WU Z, et al. Atlantoaxial joint distraction for the treatment of basilar invagination: clinical outcomes and radiographic evaluation [J]. World Neurosurg, 2018, 111: e135 - e141.

[7] SHKARUBO A N, KULESHOV A A, CHERNOV I V, et al. Transoral decompression and anterior stabilization of atlantoaxial joint in patients with basilar impression and chiari malformation type Ⅰ: a technical report of 2 clinical cases [J]. World Neurosurg, 2017, 102: 181 - 190.

第七节　脑发育不全

王　勇

一、小头畸形

人的头颅分为脑颅和面颅两个部分,小头畸形又称狭颅症,是指人的脑颅部分较同龄正常人的平均大小明显较小的病理情况。用尺带测量婴儿脑颅的周径,新生儿的平均值为34 cm,出生后 5 个月的婴儿为 40~42 cm,1 周岁时可达 42~46 cm,2 周岁时可达 46~48 cm,6~7 岁的学龄儿童应达 50~52 cm,16 岁长足的儿童应达到成人的头围水平(即 54~58 cm)。如患者的头围小于同龄人平均头围下 3 个标准差时,则可判定为小头畸形。因此,接近成人的长足儿童如头围≤42 cm,则小头畸形的诊断基本可以确定。

小头畸形分为原发性和继发性。原发性小头畸形指妊娠期间,脑组织发育明显小于孕周的正常值;继发性小头畸形指脑组织在孕期发育正常,而出生后发育受限导致小于正常。目前的研究认为,原发性小头畸形是因神经元产生时分裂减少致数目减少;继发性小头畸形是指在神经元分化过程中其足突连接和树突数目的减少所致。前者多发生在孕 32 周前(神经元发生主要在胎龄 21 周时),表现为神经细胞的减少;而后者发生在出生后(突触连接和髓鞘的形成发生在出生后),表现为神经元突触连接减少或神经元数目正常而其活性降低。

【病因】

1. 非遗传因素　小头畸形的主要原因是由于脑在围生期受到有害因素的影响,使脑的发育受阻。脑的发育增长使脑颅在颅缝处不断增长。当脑的发育迟缓或停止,脑颅的生长也减慢或停止,颅缝就早期闭合,形成小头畸形。有这种疾患的小儿,头顶小而尖,故有人又称为尖头畸形。产前期母体的病毒、弓形虫感染,酒精、药物、一氧化碳等中毒,贫血、营养不良、损伤、先兆流产等均可不同程度地影响胎儿脑的发育。在分娩过程中由于各种原因引起的难产、产程延长造成婴儿缺氧、窒息,也是造成婴儿脑发育障碍的常见原因。另外,在婴儿期(一般指出生后 3~6 个月以内)的严重脑部感染、窒息、严重颅脑损伤等亦可导致脑的发育不全而使脑颅生长停止。以上各种原因所造成的小头畸形都伴有智能的发育障碍,并出现脑瘫情况。

2. 遗传因素　另一种小头畸形是由于遗传基因所决定的。这是一种常染色体隐性遗传病,患儿出生时表现为头围明显减小和智力障碍,而无其他神经生物学异常。脑扫描显示整个脑减小,影响严重的主要为大脑皮质。近年来的研究发现,由于成纤维细胞生长因子受体 3(fibroblast growth factor receptor 3,FGFR3)基因的突变,能使脯氨酸转化为精氨酸。这一变化可促使颅冠状缝的早期闭合,从而形成多种颅狭窄症,如斜头畸形、短头畸形甚至全颅狭窄症等。由于脑颅的狭小使正常发育中的脑受到很大的限制,故这类患者除了小头畸形外都有颅内压增高,而患者的智力发育中的脑受到很大的限制,故这类患者除了小头畸形外都有颅内压增高,而患者的智力发育不全的症状则不明显,应与脑发育不全性小头畸形严格鉴别。

【治疗】

鉴于小头畸形尚无明确有效的预防措施,一级预防仍然是防控小头畸形的首要措施,如加强育龄妇女出生缺陷健康教育,在最佳的受孕年龄怀孕,避免高龄妊娠,怀孕后增补叶酸,防止蚊虫叮咬,均衡饮食,调离职业危害岗位,同时应利用现有大数据资源,加强致畸危险因素的研究。

小头畸形,以手术治疗为主,目的在扩大颅腔,解除颅内高压,使受压的脑组织及脑神经得到发育和生长。手术治疗主要有两种方式:一是切除过早闭合的骨缝,再造新的骨缝;二是切除大块骨质以达到减压和有利于脑的发育。手术越早越好,出生后 6 个月以内手术者预后较好,一旦出视神经萎缩和智能障碍,即使施行手术,神经功能不易恢复。

二、呆小症

呆小病(cretinism)有地方性和散发性两类。

地方性呆小病见于地方性甲状腺肿流行区,由于地方上的土壤和水源缺乏碘,使得母体缺碘且供应胎儿不足,导致婴儿甲状腺发育不全和激素合成不足。此型甲状腺功能减退对迅速生长的胎儿神经系统,特别是大脑发育,危害极大,以不可逆性神经系统损害为特征。

散发性呆小病见于全国各地,病因不明,可能有以下原因:① 甲状腺发育不全或缺如。患儿甲状腺本身生长发育的缺陷;母体在妊娠期患某种自身免疫性甲状腺疾病,血清中存在抗甲状腺抗体,通过胎盘后可破坏胎儿部分或全部甲状腺;母体在妊娠期服用致甲状腺肿物质,阻碍了胎儿甲状腺的发育和激素合成;偶尔亦可见于婴儿的遗传性原发性甲状腺功能不足,主要由于婴儿体内有促甲状腺素(thyroid stimulating hormone, TSH)抗体生成阻碍了 TSH 对甲状腺内受体的结合,使婴儿不能合成甲状腺素所致。② 甲状腺素合成障碍。

【临床表现及影像学检查】

呆小病可在出生后数周至数月发病，由于大脑和骨骼的生长发育受阻，逐渐出现体格及智能发育迟缓。正常的竖颈、抬头、坐起、站立、行走、语言等功能发育里程碑明显推迟，并伴有精神呆板、动作迟钝、表情淡漠、哭声干哑、皮温降低、毛发稀少、面部浮肿、腹部凸起，有时可见脐疝等。常有听力下降，严重者可出现聋哑。放射学检查可见骨骼骨化明显滞后。

【诊断】

主要依靠上述临床症状和实验室检查。实验室常规检测甲状腺功能及血内碘含量常可正常，对诊断帮助不大。患者面部皮肤较粗、舌大、便秘及神经精神学方面的缺陷常发生较晚，智力发育程度轻重不等。

由于脑的发育在出生后数周内至关重要，如一旦确诊须立即开始治疗，治疗愈早疗效愈好。同时，治疗可根据血液化验结果采取针对性补充替代疗法。

三、巨脑症

巨脑症（macrocephaly）为一少见的家族性或散发性疾病，指初生时婴儿的头部较正常幼儿大。脑的体积及质量都超过正常幼儿，其脑质量为 1 500～2 850 g；智商可能正常，但可有发育迟缓、停滞，肌张力低下。常分为原发性与继发性两类。

原发性指不伴有其他脑变，脑回结构复杂，脑灰质和白质过度发育、增厚，其内含有神经元数增多，但脑室大小正常。

继发性指由于某些进行性疾病所引起的脑膨大，如脑白质海绵状变性、脑弥漫性胶质母细胞瘤病、结节硬化病、异染色性白质营养不良、脑类脂质沉积病等。

患儿头围增长速度增快，头颅外形很像先天性脑积水，有前囟宽大，经久不闭。常有脑积水表现为额骨隆起，囟门塌陷，"落日征"，头皮静脉充盈。X线头颅平片中也不见颅内压增高迹象。头颅 CT 无脑室扩大，脑 MRI 图像示脑回机构复杂，但脑室不大。患儿躯体及智力发育迟缓，抬头、站立、行走、言语均出现较迟，视力常有减退，半数以上伴有癫痫。较少见的尚有单侧大脑半球巨大而另一侧正常，兼有对侧肢体增大。

本病需与先天性脑积水鉴别。患者的躯体及智力发育迟缓无特殊治疗方法，癫痫可用抗癫痫药物控制。如药物治疗效果不佳，则可考虑作胼胝体前部切断术，术后继续抗癫痫药治疗。

四、核黄疸

早在 1904 年，Schmofl 对因重症黄疸而死亡的新生儿进行尸解发现其脑基底核被黄染，并首次命名为核黄疸（kernicterus），该词即为神经核被黄染之意。此种黄染物质经分析确定为未结合胆红素，它能导致神经细胞的中毒性病变，故又称"胆红素脑病"。本病一般以早产儿多见，在我国和东南亚地区亦常见于足月婴儿之中。由于本病患儿体质较弱又伴有多种脏器的严重功能紊乱，本病的病死率很高，幸存者中 75%～90%患有严重的神经系统后遗症，是人类听力障碍、视觉异常和智能落后的重要原因，严重威胁新生儿的生命和健康。因而，核黄疸的预防、诊断、治疗始终是全球儿科、妇幼保健和神经科关注的焦点。

【发病机制】

胆红素脑病患儿的整个中枢神经系统均有胆红素浸润，但不同部位病变轻重不一。最明显处是脑基底核，呈鲜亮黄色或深黄色；其他部位如海马沟、视丘、视丘下核、苍白球、壳核、顶核、尾状核、脑室核、小脑小叶和脊髓前角等均呈淡黄色；小脑、延髓、大脑半球的白质和灰质也可受影响，但相对较轻；镜下病理改变常以神经元细胞线粒体肿胀、苍白最明显。

1. 新生儿临床特点与血清胆红素浓度　胎儿循环系统所拥有的红细胞和血红蛋白比出生后所需要者为多，因而出生后红细胞破坏速度加快，胆红素产量增加，主要为未结合胆红素。未结合胆红素为脂溶性，对神经系统有特殊亲和力，能通过血-脑屏障作用于脑细胞引起脑损伤及中毒性脑病。单纯高未结合胆红素血症对健康新生儿并不会引发核黄疸，除非该新生儿处于窒息状态，尤其当处于某些病理状态下，如未成熟儿或低出生体质量儿、母婴血型（Rh、ABO）不合等溶血病、败血症、低血糖症或高渗血症、高碳酸血症、低氧血症等病理状态下，此时胆红素能大量通过血-脑屏障进入脑内，与含有磷脂成分的神经细胞膜结合，引起脑神经细胞的损害。

临床上，以总胆红素水平及未结合胆红素水平作为胆红素脑病的危险因素来指导新生儿高胆红素血症的防治，一般认为血总胆红素为 342 μmol/L 是临界浓度，超过这一浓度即认为是病理性的。

2. 未结合胆红素与血清清蛋白结合状态　未结合胆红素在血浆中主要以与清蛋白结合胆红素形式存在，仅有很少部分以游离胆红素形式存在。由于血清清蛋白具有与胆红素结合的能力，使未结合胆红素量下降，从而可以保护脑细胞免受胆红素的毒性作用。当清蛋白与胆红素结合力降低，如低出生体重儿、低氧血症、低血容量、高渗血症、高热、高碳酸血症等病理状态下时，或当游离脂肪酸、水杨酸、磺胺类、头孢类及呋塞米等能与胆红素竞争结合清蛋白的竞争性物在体内增多时，均可影响清蛋白胆红素结合力，导致体内游离胆红素水平增高。国外有学者认为游离胆红素＞20.0 μmol/L 是发生胆红素脑病的危险临界值。

3. 血-脑屏障　胆红素脑病的发生取决于脑内胆红素水平，脑内胆红素含量不仅与血浆胆红素浓度相关，更取决于血-脑屏障功能状态。成人的血-脑屏障能阻止胆红素的进入，新生儿血-脑屏障也有相对的防御能力，但在未成熟儿，新生儿缺氧、脱水、高热、高渗血症、高碳酸血症和败血症等病理状态下，血-脑屏障开放，此时不仅游离胆红素可以通过血-脑屏障，清蛋白结合胆红素复合物也可通过血-脑屏障，脑内胆红素含量急剧上升，易引起胆红素脑病的发生。

4. 脑细胞功能状态和能量代谢水平　未结合胆红素对脑细胞有毒性作用，以对最活跃神经细胞影响最大。基底核神经细胞在新生儿期，在生理及生化代谢方面最活跃，耗氧量及能量需要均最大，故基底核最易受损。游离胆红素抑制脑组织对氧的利用，影响细胞的氧化作用。胆红素进入脑细胞后可能使脑细胞的线粒体氧化的偶联作用脱节（解偶联作用），因此脑细胞的能量产生受到抑制，使脑细胞损害。

【临床表现】

胆红素脑病多见于出生后 4～10 d，最早可于出生后 1～2 d 内出现神经症状。新生儿出生后不久即出现黄疸，轻者 24～36 h 出现黄疸，肝、脾肿大，黄疸进行性加重，初期无明显神经症状，严重者在出生时或数小时后出现黄疸，肝、脾、心脏扩大，伴有水肿和贫血,并可有黏膜和皮肤的点状出血。重度黄疸者出生后1～2 d即可出现神经系统症状,轻症者可见精神萎靡、吸乳无力、呕吐及嗜睡等,有时肌张力低下,此时如经及时治疗,可以完全恢复。如黄疸持续加重,则神经症状也可加重,可见哭声高尖,两眼凝视或上翻,四肢张力增强,两手握拳,双臂伸直与外展,或角弓反张,甚至发生呼吸衰竭而死亡。此时即使治疗存活,往往留有智能障碍和锥体外系征象,如舞蹈样动作、肌张力强直等,部分并有痉挛性瘫痪,听力减退和(或)癫痫发作。

Van Praagh将进行性出现的神经症状分为4期,即警告期、痉挛期、恢复期和后遗症期,第1～3期出现在新生儿期,第4期则在新生儿期以后出现。

1期(警告期):持续12～24 h,属于早期,表现为骨骼肌张力减退、嗜睡、吸吮反射减弱或拒乳、精神萎靡、呕吐,可伴有发热和黄疸突然加重,若及时治疗可完全恢复。个别暴发性胆红素脑病,可在本期发生呼吸衰竭和全身肌肉松弛而死亡。

2期(痉挛期):持续时间12～24 h,一般不超过48 h,预后差。主要临床特点是痉挛、角弓反张和发热,还可出现硬肿、鼻腔流出血性泡沫,并发弥散性血管内凝血或中枢性呼吸衰竭而死亡。一般以痉挛的出现作为进入第2期的特征。

3期(恢复期):持续时间约2周,如能度过前两期,大多于出生后第一周末开始抽搐渐渐减轻而后完全消失,随即吸吮力和对外界反应渐渐恢复,继而呼吸好转。

4期(后遗症期):此期约于病后1个月或更晚出现,一般持续终身,对各种治疗均无效。主要表现为相对持久性或持续终身锥体外系异常,是胆红素脑病后遗症的特征,主要表现为手足徐动、眼球运动障碍、听觉障碍、牙釉质发育不全。此外,还有流涎、抽搐、抬头乏力、智力低下等表现。

【辅助检查】

部分患者的临床症状比较轻微或不典型时,临床诊断新生儿核黄疸存在一定的困难。新生儿核黄疸危害性极大,轻者引起患儿听力损害,运动功能发育迟缓,重者引起患儿脑瘫甚至死亡,因此在新生儿期及时发现、及时治疗相当重要。CT对新生儿核黄疸的诊断价值有限,基底核团异常改变不能显示,并且存在辐射损伤;MRI无辐射损伤,能清楚显示苍白球的异常信号并进行分期。核黄疸患儿在急性期T_1加权像(T_1 weighted image,T_1WI)可见苍白球对称性高信号,T_2WI可见苍白球呈等信号。T_1WI苍白球对称性高信号与非结合胆红素选择性沉积在苍白球上,引起神经细胞毒性作用,而壳核受累较少,这种高度选择性及易损性可能与苍白球本身的内在易损性有关。新生儿核黄疸患儿在慢性期T_2WI可见苍白球呈高信号口。需要注意的是,新生儿髓鞘发育期T_1WI上内囊后肢呈对称性稍高信号,与苍白球具有相似信号特征,两者缺乏鉴别点,应注意鉴别;一般内囊后肢高信号边界较清,而苍白球边缘欠清,周围大部白质呈低信号,有助于两者的鉴别。

【治疗】

对新生儿病理性黄疸必须及早治疗,以防止其发展成核黄疸。治疗中应避免应用与胆红素有竞争清蛋白的药物,常用的治疗方法如下。

1. 药物疗法 如苯巴比妥和尼可刹米等能激活葡萄糖醛酰转移酶,使未结合胆红素转化成结合胆红素,并能改善毛细胆管的通透性,有利胆作用。此两种药物以口服为佳,因这样可较优先进入肝脏,有利于激活肝脏的酶系活性,使未结合胆红素较快转化为结合胆红素而从胆道排出。

2. 光照疗法 蓝光照射治疗能降低血清胆红素。

3. 输注清蛋白或血浆 可减少游离胆红素。

4. 及时治疗窒息、低血糖、酸中毒和感染 可减少未结合胆红素发展成胆红素脑病的危险性。

5. 换血疗法 对严重的高胆红素血症要进行换血疗法,以挽救患儿生命。

6. 其他 对于新生儿病理性黄疸引起的核黄疸目前无特殊治疗,根据各期表现给予对症治疗,后遗症期可指导早期干预智能和运动发育。

五、先天性胼胝体发育不良

人脑分成左右两个半球,胼胝体是联系大脑两半球间最大、最主要的有髓神经纤维的集合体,它是从原始终板发生的前脑联合之一,连接着两侧大脑半球,并形成侧脑室的顶。胼胝体形成于胚胎的第12～20周,许多因素会导致胼胝体的发育受到影响,所产生的结果便是所谓的胼胝体发育不良。因胼胝体的发育是从膝部至压部,多表现为胼胝体前部发育而压部缺如,进而导致第三脑室扩大和侧脑室分离。

【病因】

胚胎第7～10周时,终板背侧普遍性增厚,其上方形成联合,后者诱导大脑半球轴突从一侧向另一侧生长,形成胼胝体。胚胎74 d时可在胚胎上见到最早的胼胝体纤维,到115 d胼胝体在形态上成熟。如果联合不能诱导轴突从大脑半球一侧越过中线到达对侧大脑半球,则胼胝体就不能形成。胼胝体分为嘴部、膝部、体部和压部4个部分,其发育顺序由前向后,正好与其成熟顺序相反。胚胎早期的宫内感染、缺血等原因可使大脑前部发育失常,而发生胼胝体缺失,晚期病变可使胼胝体压部发育不良。常首先累及体部和膝部,也可同时累及嘴部和压部,但单独累及膝部的较少,仅见于前脑无裂畸形。也有学者认为胼胝体发育不良,是由于胼胝体形成的前驱阶段受损,并非发生于胼胝体形成期。

怀孕时母体酒精中毒或患有糖尿病,胎儿本身罹患某些代谢性疾病、染色体异常、Aicardi综合征及怀孕初期胎儿的脑部受到感染等因素均与胼胝体发育不良相关。

【病理】

胼胝体发育不良可为完全或部分缺如,最常见的是胼胝体和海马连合完全性发育不良,而前连合保留。在胼胝体所保留的纤维束中,只有Probst束,这是向前后方向投射,不越过中线的纤维束。第三脑室顶向背侧抬高,室间孔明显扩大,使第三脑室和侧脑室形成一个"蝙蝠"形囊腔,侧脑室后角向中间方向扩大。胼胝体发育不全或缺失合并其他脑发育畸形,包括小脑回、脑裂畸形、透明隔缺如、视神经萎缩、脑穿通畸形、脑积水、脑膨出、嗅脑缺如、脑裂畸形、脑回过多症、半球间裂囊肿、脑萎缩以及半球间脂肪瘤和胼胝体脂肪瘤等。

【诊断】

其临床症状、体征与合并的其他脑畸形有关,因为先天性胼胝体发育不全或缺如的本身一般不产生症状。在成人患者中,用复杂的心理测定检查方法,可发现两半球间的信息传递有轻微障碍。新生儿或婴幼儿患者可表现为球形头、眼距过宽和巨脑畸形,多在怀疑脑积水行 CT 和 MRI 检查时才发现有胼胝体发育不良或缺如的特征性影像。可出现智力轻度低下、轻度视觉障碍、交叉触觉定位障碍,严重者可出现精神发育迟缓和癫痫。因脑积水可发生颅内压增高。婴儿常呈痉挛状态及锥体束征。

【治疗】

已经存在的胼胝体发育不良目前无特殊治疗,治疗主要针对伴随发生的癫痫等对症治疗。

参 考 文 献

[1] ANGELASTRO J M, IGNATOVA T N, KUKEKOV V G, et al. Regulated expression of ATF5 is required for the progression of neural progenitor cells to neurons[J]. J Neurosci, 2003, 23(11): 4590 - 4600.

[2] BILGÜVAR K, OZTÜRK A K, LOUVI A, et al. Whole-exome sequencing identifies recessive WDR62 mutations in severe brain malformations [J]. Nature, 2010, 467 (7312): 207 - 210.

[3] BOND J, ROBERTS E, MOCHIDA G H, et al. ASPM is a major determinant of cerebral cortical size[J]. Nat Genet, 2002, 32(2): 316 - 320.

[4] KRAUSS M J, MORRISSEY A E, WINN H N, et al. Microcephaly: an epidemiologic analysis [J]. Am J Obstet Gynecol, 2003, 188(6): 1484 - 1490.

[5] MOCHIDA G H, WALSH C A. Molecular genetics of human microcephaly[J]. Curr Opin Neurol, 2001, 14(2): 151 - 156.

[6] ROBERTS E, HAMPSHIRE D J, PATTISON L, et al. Autosomal recessive primary microcephaly: an analysis of locus heterogeneity and phenotypic variation[J]. J Med Genet, 2002, 39(10): 718 - 721.

[7] ROSENBERG M J, AGARWALA R, BOUFFARD G, et al. Mutant deoxynucleotide carrier is associated with congenital microcephaly [J]. Nat Genet, 2002, 32 (1): 175 - 179.

[8] SHARMA Y, BAJPAI A, MITTAL S, et al. Ovarian cysts in young girls with hypothyroidism: follow-up and effect of treatment [J]. J Pediatr Endocrinol Metab, 2006, 19 (7): 895 - 900.

第八节 脑 瘫

邱永明 周至宜

脑性瘫痪(cerebral palsy,CP),简称脑瘫,是指一组持续存在的导致活动障碍的运动和姿势发育障碍综合征,这种综合征是由于发育中的胎儿或婴儿受到非进行性损伤引起。脑性瘫痪的运动障碍常伴随感觉、认知、交流、感知和(或)行为障碍、癫痫及继发性肌肉骨骼障碍。

【病因】

导致 CP 的病因较多,大致可分为四类:① 产前因素,包括孕期宫内感染、宫内发育迟缓、脐带异常、父母近亲结婚、有智力低下家族史、母亲孕期用药史、X 射线暴露史、先兆子痫、多

胎妊娠等;② 产时因素,包括早产、过期产、出生窒息、缺氧缺血性脑病、颅内出血、低出生体重儿、巨大胎儿等;③ 产后因素,新生儿期颅内出血、败血症、吸入性肺炎、高胆红素血症等;④ 遗传性因素。

【病理】

脑性瘫痪的病因不同,其病理解剖也不完全一样。常见的病理改变有各种脑发育不全,如胎儿型脑回、脑穿通、头小畸形、囊肿、瘢痕、硬化、软化等。如神经系统发育损害发生于胎儿期,颅脑发育障碍为其主要病理变化。

【临床表现】

CP 基本症状为中枢性瘫痪,通常累及两侧,对称分布,其中以截瘫最为常见。瘫痪一般在出生后最初几个月发生,患儿发育落后,坐、立、走都开始较晚。受累肢体的肌张力增高,以下肢内收肌最为显著,故患儿行走时双膝互相摩擦,甚至两腿完全交叉,形成"剪刀步态"。患儿感觉大都无障碍。病情严重的患者,上肢甚至咽喉肌也可同时受累,后者导致发音困难和吞咽困难。病情轻微者,肌力、肌张力可接近正常,仅膝反射和踝反射亢进。瘫痪又常伴随运动过度,如手足徐动或舞蹈运动。少数患者其主要症状为小脑功能不全,表现为眼球震颤、肌张力减低和共济失调。患者可有不同程度的智力障碍。少数患者还可并发全身性或局限性痉挛发作。

【临床分型】

依据瘫痪的特点,主要可分为先天性痉挛性双侧瘫痪、先天性松弛性双侧瘫痪、先天性延髓麻痹和先天性双侧瘫。

1. 先天性痉挛性双侧瘫痪 是为最典型的 CP,也称 Little 病。患儿啼哭或扶立时,两下肢发生痉挛性伸直和内收,膝、踝反射亢进。多数患儿数岁后逐渐学会行走,用双足尖着地,伴有内收痉挛,呈现"剪刀步态"和马蹄内翻足。两侧的瘫痪程度不对称,上肢的障碍较轻,但精细运动如书写常受到影响,感觉和括约肌功能并无障碍。

2. 先天性松弛性双侧瘫痪 主要表现为肌张力松弛,关节活动的幅度异常增加,运动障碍明显,扶起时不能维持体位甚至不能竖颈,腱反射正常或减退,并无肌肉萎缩。

3. 先天性延髓麻痹 表现为吞咽和构音困难,下颌反射和咽反射亢进,常有不自主的哭、笑,并可伴有核上性眼肌麻痹、面瘫和轻度的肢体痉挛性瘫痪。

4. 先天性双侧瘫 可为痉挛性四肢瘫或痉挛性双侧瘫痪不等,上肢的运动障碍比下肢严重,也常伴有一些延髓麻痹的表现。除瘫痪外,许多患儿呈现双侧的不自主动作,如舞蹈样动作、指划动作等。伴发不同程度的智能发育不全者也不少见。部分患者可伴发全身性或局部性癫痫发作,其他如并发小脑性共济失调和视神经萎缩较少见。

【诊断】

依据病史、上述症状及神经系统检查,诊断一般较明确。头颅 CT 尤其是 MR 检查对确定 CP 的病理类型、病因及损伤时间有重要意义。头颅 CT、MR 可明确 CP 患者脑损伤为脑室周围白质软化症(periventricular leucomalacia,PVL)、出血后脑软化、皮质-皮质下梗死、巨脑回畸形、灰质异位、脑穿通畸形等类型。

【治疗】

以康复治疗为主,结合理疗和按摩有望改进下肢的运动功

能。对内收痉挛、肌腱痉挛和马蹄内翻足,可行外科手术治疗。外科手术治疗包括神经性手术和矫形手术,前者包括选择性脊神经后根切除术(selective posterior rhizotomies,SPR)、周围神经选择性切断术等以解除肌肉痉挛,后者包括单纯的肌腱手术(肌腱切断术、肌腱松解术、肌腱延长术、肌腱移位术等)和骨、关节的矫形手术。矫形手术一般仅作为神经性手术后解痉不满意和关节畸形固定的辅助治疗。对合并痉挛的患者予抗癫痫治疗。另外,对偏瘫发生于 1 岁以前,合并难治性癫痫且有智能、性格改变的患儿可考虑行大脑半球切除术。

参 考 文 献

[1] 蒋先惠. 小儿神经外科学[M]. 北京:人民卫生出版社,1994: 273 - 274.

[2] 史惟,杨红,施炳培,等. 国内外脑性瘫痪定义、临床分型及功能分级新进展[J]. 中国康复理论与实践,2009,15(9):801 - 803.

[3] 史玉泉,周孝达. 实用神经病学[M]. 第二版. 上海:上海科学技术出版社,1994:820 - 821.

[4] 王克玲,施荣富,袁会珍,等. 脑性瘫痪的研究进展[J]. 临床荟萃,2007,22(20):1519 - 1521.

[5] 武光丽. 脑性瘫痪患儿 105 例头颅 CT 检查结果分析[J]. 山东医药,2010,50(45):65 - 66.

[6] 徐峰,傅中国,姜保国. 痉挛性脑性瘫痪外科治疗的理论与应用[J]. 中国临床康复,2006,10(20):124 - 126.

[7] 于荣,侯梅. 脑性瘫痪 MRI 研究进展[J]. 中国康复理论与实践,2007,13(12):1124 - 1126.

[8] SMITHERS-SHEEDY H, BADAWI N, BLAIR E, et al. What constitutes cerebral palsy in the twenty-first century?[J]. Dev Med Child Neurol, 2014, 56(4): 323 - 328.

[9] SUN D, WANG Q, HOU M, et al. Clinical characteristics and functional status of children with different subtypes of dyskinetic cerebral palsy [J]. Medicine (Baltimore), 2018, 97 (21): e10817.

[10] WIMALASUNDERA N, STEVENSON V L. Cerebral palsy [J]. Pract Neurol, 2016, 16(3):184 - 194.

第九节　蛛网膜囊肿

徐　铭　周良辅

蛛网膜囊肿(arachnoid cysts)是指脑或脊髓实质外、蛛网膜内、充满脑脊液样液体的囊性占位性病变,属非肿瘤性的,其必不可少的条件是囊肿周边的蛛网膜被分开,囊肿位于内外层蛛网膜之间(图 3 - 9 - 9 - 1),因此确切的描述应该是蛛网膜内的囊肿。

【发病机制】

蛛网膜囊肿的发病机制尚存在争议。普遍被接受的解释是蛛网膜囊肿属于先天性发育异常疾病,而不是继发于其他病理条件。其支持依据包括:囊肿发生在新生儿和兄弟姐妹中、囊肿与脑池关系密切,可合并其他发育异常疾病等。某些遗传性疾病中蛛网膜囊肿的发病率较高,如马方综合征、神经纤维瘤病、戊二酸尿症、常染色体显性遗传性多囊肾病、结节性硬化症等。

蛛网膜囊肿的形成被认为是蛛网膜下腔胚胎发育异常的

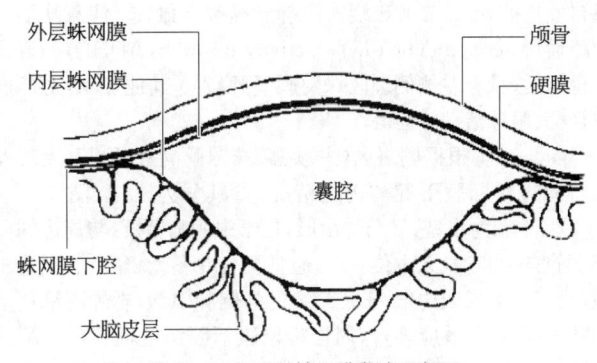

图 3 - 9 - 9 - 1　蛛网膜囊肿示意图
见颅骨局部膨隆,大脑皮层受压。

结果。在胚胎发育早期,神经管周围有一层疏松的结缔组织包绕,称为髓周网,它是软脑膜和蛛网膜的前身。大约在妊娠 15 周时,菱形顶破裂,脑脊液搏动性流入髓周网,促使浅层的蛛网膜和深层的软脑膜分开,形成了蛛网膜下腔。一种假设认为,蛛网膜囊肿的形成跟髓周网的分离异常有关,即形成了封闭的小室,进而发育成囊肿;另一种假设认为,髓周网的形成异常导致了蛛网膜囊肿的形成。如果这些假设成立,蛛网膜囊肿应靠近脑池,事实上大部分病例符合这点。

胚胎发生学只解释了蛛网膜囊肿的形成,但不能解释蛛网膜囊肿是如何扩大的、为什么会扩大。一些蛛网膜囊肿之所以能产生足够的囊内压并压迫脑实质,其确切机制尚不清楚,目前的解释有:① 囊壁细胞分泌学说。临床上发现一些蛛网膜囊肿囊内压增高,但囊肿是完全封闭的,与周边蛛网膜下腔不通,据此推测囊壁细胞能够分泌液体。研究发现,囊壁细胞和蛛网膜颗粒细胞有相似的超微结构;另外囊壁内膜上有 Na^+,K^+ - ATP 酶,外膜上有碱性磷酸酶,提供了液体向囊内转运的证据。然而大多数囊肿保持大小不变,少数甚至自发消失,不支持囊壁持续分泌液体,因此该解释不是普遍的,也不是唯一的机制。② 单向活瓣学说。在蛛网膜囊肿与周边蛛网膜下腔之间存在一个通道,类似于功能性的单向活瓣,脑脊液能够随脑脊液搏动流进囊肿但不能流出,直至囊内压高于脑脊液搏动产生的压力。CT 脑池造影和相位对比 MRI 检查经常能够发现脑脊液缓慢地流进囊肿;另外神经内镜也观察到了裂隙阀门的存在,这是最直接的证据。

【临床表现】

一些无症状的蛛网膜囊肿是在 CT 或 MRI 检查时意外被发现的,随访过程中大多数囊肿保持大小不变,少数出现临床症状,罕见自发消失。有症状的蛛网膜囊肿,大多数在儿童早期即有表现,其临床表现因部位和年龄不同而有差异,一些巨大的囊肿临床症状可以很轻微。

1. 幕上蛛网膜囊肿

(1) 侧裂区(中颅窝)蛛网膜囊肿:侧裂区(中颅窝)是颅内蛛网膜囊肿最好发的部位,占 33%(小儿)~50%(成人),男女比例接近 3:1,好发于左侧。其临床表现为:① 患侧眶上、颞部头痛是最常见的症状,运动后加剧,很少出现其他颅内压增高的症状和体征,如恶心、呕吐、视神经乳头水肿等;② 颅骨局部膨隆;③ 癫痫发作,约 1/3 病例出现,发作类型可为局灶性发作、复杂部分性发作或全身性大发作等,蛛网膜囊肿病例出现癫痫发作的原因尚不清楚;④ 突然恶化,由于轻微的颅脑外伤或自发性的,导致囊肿破裂或桥静脉撕裂出血;⑤ 注意缺陷多动障碍(attention-deficit-hyperactivity disorder,ADHD)和言语发育迟缓(见于左侧侧裂区蛛网膜囊肿);⑥ 其他症状,对侧肢体轻瘫、眼球活动障碍等。

Galassi 等根据侧裂区(中颅窝)蛛网膜囊肿的 CT 表现及其与周边蛛网膜下腔的沟通情况,将其分为三型(图 3-9-9-2):Ⅰ型为小型,呈凸透镜形,位于中颅窝颞极,与周边蛛网膜下腔自由相通,无占位效应,通常不合并颅骨膨隆;Ⅱ型为中型,呈三角形或四边形,累及侧裂的外侧和中部,囊肿内缘位于岛叶表面,占位效应轻,与周边蛛网膜下腔沟通较少,CT 脑池造影囊腔内延迟显现造影剂;Ⅲ型为大型,呈卵圆形,累及侧裂全长,占位效应明显,侧脑室受压、中线移位,颞骨变薄、向外膨隆,蝶骨大小翼向上、向前抬起,婴幼儿可出现颅缝分离,囊肿占据了整个中颅窝,有时可累及前颅窝,并压迫额叶,与周边蛛网膜下腔不通。笔者发现上述三型可有重叠,即囊肿如Ⅱ型或Ⅲ型,但中线却无移位,提示囊肿与周边蛛网膜下腔相通。

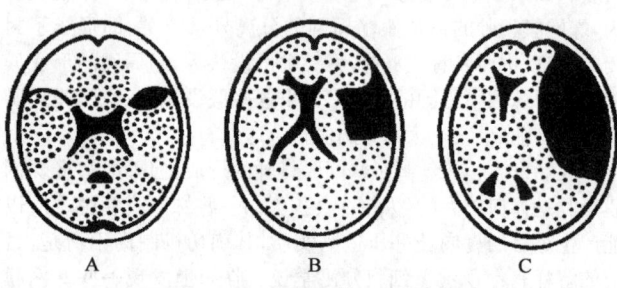

图 3-9-9-2 侧裂区蛛网膜囊肿的分型

A. Ⅰ型,呈凸透镜形,无占位效应;B. Ⅱ型,呈三角形或四边形,占位效应轻;C. Ⅲ型,呈卵圆形,占位效应明显。

(2) 鞍区蛛网膜囊肿:根据囊肿和鞍膈的位置关系,分为鞍上蛛网膜囊肿和鞍内蛛网膜囊肿。

鞍上蛛网膜囊肿较常见,占幕上蛛网膜囊肿的第二位,好发于儿童,5 岁之前的病例占 50%,男性稍多于女性。可向周边扩张:向两侧长入中颅窝;向后长入脚间池、桥前池;向前长入前颅窝;向上长入第三脑室,囊肿扩大可堵塞孟氏孔、基底池,引起梗阻性脑积水,巨大囊肿可压迫中脑,导致中脑导水管狭窄,加重脑脊液循环障碍。其临床表现为:① 脑积水,在婴幼儿尤为突出,表现为头颅增大、生长发育迟缓、可出现智力低下;② 内分泌功能障碍,10%～60%的病例出现,表现为性早熟、生长激素水平低下,与囊肿压迫垂体柄、下丘脑等有关;③ 视力下降、视野缺损,约 1/3 的病例出现,表现为单侧或双侧视力下降、双眼颞侧偏盲,与囊肿压迫视神经和视交叉有关;④ “玩具样点头”综合征(“bobble-head doll” syndrome),约 10%的病例出现,表现为头部无规律不自主地前后运动,每秒钟 2～3 次,往往出现在站立时,睡眠时消失,在自主意识下能短时间停止,男孩多见,可能与囊肿压迫第三脑室及丘脑背内侧核有关;⑤ 步态共济失调、角弓反张,与囊肿压迫中脑,导致中脑移位有关。

鞍内蛛网膜囊肿较少见,仅见于成人,多见于 40～50 岁,囊肿位于硬膜外,与蛛网膜下腔之间虽有针眼通道,但两者互不相通或存在单向活瓣。大部分病例是意外被发现的。最常见的症状是头痛,其他少见的症状有视力视野障碍、内分泌功能障碍。

(3) 四叠体区蛛网膜囊肿:四叠体区囊肿起病年龄多数小于 15 岁,女性稍多于男性。可向周边扩张:向上长入大脑纵裂后部,向两侧长入环池,向下长入小脑上蚓池。由于囊肿压迫中脑顶盖,导致中脑导水管狭窄,引起梗阻性脑积水,婴幼儿进行性头颅增大是最常见的表现。其他症状和体征包括 Parinaud 综合征、眼球震颤、听力下降、滑车神经麻痹、窒息发作等。

(4) 纵裂蛛网膜囊肿:纵裂蛛网膜囊肿常合并胼胝体发育不全,但并非必然合并胼胝体发育不全,两者之间的关系尚不明确。大多数病例是意外被发现的。最常见的症状是巨颅症和颅骨不对称性生长,可引起颅内压增高、生长发育迟缓、肌张力增高或减退、肢体轻瘫、癫痫发作等。

(5) 大脑凸面蛛网膜囊肿:大脑凸面蛛网膜囊肿与脑池之间无解剖关系,较少见,女性稍多于男性。以头痛和癫痫发作为主要表现。不同年龄、大小和部位,临床表现有所不同。局灶性囊肿多见于成人,表现为颅骨局部膨隆、颅内压增高、癫痫发作和局灶性神经功能障碍;半球性囊肿多见于婴幼儿,表现为头颅不对称性扩大、颅缝分离、脑实质和侧脑室受压向对侧移位。

(6) 侧脑室蛛网膜囊肿:侧脑室蛛网膜囊肿较少见,一般位于三角区。其临床表现为颅内压增高、癫痫发作、巨颅症和精神运动发育迟缓(见于婴幼儿)。

2. 幕下蛛网膜囊肿

(1) 小脑蛛网膜囊肿:分为后颅窝中线蛛网膜囊肿和后颅窝侧方蛛网膜囊肿。后颅窝中线蛛网膜囊肿包括小脑后蛛网膜囊肿和枕大池-小脑蚓部蛛网膜囊肿。可向周边扩张:向上长入小脑上蚓部并穿过天幕切迹,向侧方长入桥小脑角。后颅窝侧方蛛网膜囊肿又称为小脑半球蛛网膜囊肿。婴幼儿表现为巨颅症、生长发育迟缓等;成人表现为颅内压增高、小脑症(如共济失调、眼球震颤等)。上述症状和体征可有波动,也可进行性发展。枕骨局部膨隆。

(2) 桥小脑角蛛网膜囊肿:多见于成人,好发于右侧。其临床表现为耳鸣、眩晕、面瘫、面部感觉减退、听力下降或共济失调,其表现与 Meniere 综合征相似,少数病例可出现三叉神经痛或面肌痉挛。

(3) 第四脑室蛛网膜囊肿:原发性第四脑室蛛网膜囊肿较罕见,以颅内压增高和脑积水为主要表现。

3. 椎管内蛛网膜囊肿

(1) 硬膜下蛛网膜囊肿:好发于胸椎,亦可见于颈椎和腰椎,囊肿常位于脊髓后方或后外侧方,囊肿与蛛网膜下腔不通。多见于中老年人,无性别差异。以根痛、感觉减退、肢体无力、括约肌功能障碍等为主要表现,部分病例因体外改变可出现症状加重。

(2) 硬膜外蛛网膜囊肿:大多数病例的硬膜外蛛网膜囊肿与神经根相连,一般位于神经根进入脊髓蛛网膜下腔处,呈膜样憩室,这一特点支持硬膜外囊肿好发于硬膜较薄弱处。好发于骶管,又称神经周围囊肿或 Tarlov 囊肿,大多数囊肿位于脊髓背侧,与蛛网膜下腔相通。多见于年轻人,无性别差异。以腰背痛、根痛、进行性肢体无力等为主要表现,骶管硬膜外蛛网膜囊肿可出现括约肌功能障碍。

【诊断】

根据典型的临床表现和常规的 CT、MRI 检查,即可诊断本病。CT 脑池造影和相位对比 MRI 检查,可以帮助评估蛛网膜囊肿与周边蛛网膜下腔是否相通。

(1) CT:蛛网膜囊肿表现为低密度、密度均匀和脑脊液密度相似,边界清楚、边缘光滑,囊壁无钙化、增强后无强化。可见邻近的颅骨变薄、局部膨隆、邻近的脑组织受压移位(如脑室受压、中线移位等),可合并有脑室扩大(脑室受压引起的梗阻性脑积水)。

(2) MRI:蛛网膜囊肿的信号和脑脊液相似,T_1WI 低信号、T_2WI 高信号,增强后无强化,邻近的脑组织信号正常。MRI 对小的蛛网膜囊肿和后颅窝蛛网膜囊肿的显示要优于 CT,另外 MRI 能够更好地显示囊肿的边界、大小和内容物,三维显示囊肿与周边脑池、脑血管的关系,更清晰地显示邻近脑组织的形态。

(3) CT 脑池造影:CT 脑池造影有助于判断蛛网膜囊肿与周边蛛网膜下腔是否相通,经腰大池或脑室注入造影剂,若两者相通,囊腔和周边蛛网膜下腔同时显现造影剂,囊腔内造影剂的清除要迟于周边蛛网膜下腔和基底池;若两者不相通,早期(2~6 h)囊腔内无造影剂,造影剂堆积在囊肿周边的蛛网膜下腔,形成一个晕环,囊腔内可延迟显现造影剂。

(4) 相位对比 MRI 检查:通过检测脑脊液的流动,判断蛛网膜囊肿与周边蛛网膜下腔是否相通以及沟通的部位,其结果与 CT 脑池造影结果、手术所见相符。

【治疗】

蛛网膜囊肿最佳的治疗方案尚无前瞻性随机对照研究。由于大多数囊肿保持大小不变,少数可自发消失,对无症状的病例,一般主张采取保守治疗。也有主张对无症状的病例进行手术治疗,以减轻囊肿对邻近的发育中的脑组织的压迫,减少因轻微颅脑外伤导致囊肿破裂或出血、导致病情突然恶化的风险。目前被认同的手术指征有:① 有症状的蛛网膜囊肿,包括颅内压增高、梗阻性脑积水、癫痫发作、局灶性神经功能障碍等;② 合并有囊内或硬膜下血肿的蛛网膜囊肿;③ 影像学显示占位征明显。

手术方法如下。

1. 显微囊肿切除术或开窗术 目前该术式仍是一线的治疗方案,采用显微外科手术将囊肿开窗,然后将囊壁与最近的脑池或脑室打通,但因囊壁与正常的神经血管结构粘连紧密,很少能将囊壁完全切除。术后复查,多见囊肿缩小,少见囊肿完全消失,以症状的改善和脑积水的缓解来判断手术疗效,长期随访手术成功率达 75%,手术成功的病例可以避免永久性植入分流装置。囊肿复发往往是由于手术过于保守,囊壁切除过少,囊腔再次闭合。该术式存在突然减压导致颅内出血的风险。

2. 囊肿-腹腔分流术 由于部分病例在囊肿切除或开窗术后,症状无改善或囊肿复发,仍需要行囊肿-腹腔分流术,因此有作者建议直接行囊肿-腹腔分流术,但存在争议。该术式的优点是创伤小、术后囊肿体积缩小更多、复发率低,缺点是需要永久性植入分流装置和分流手术相关的并发症,如分流装置故障、感染等(图 3-9-9-3)。为了降低分流过度引起硬膜下血肿的风险,可选用可调压的或流量控制的分流阀门。合并脑积水的病例,可通过"Y"形接头,行囊肿-脑室-腹腔分流术。对四叠体区的蛛网膜囊肿,可将囊肿引流到枕大池。

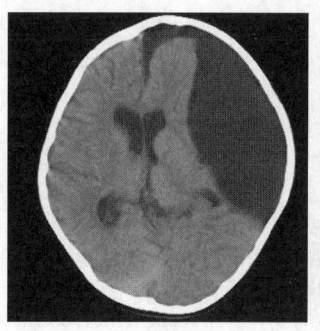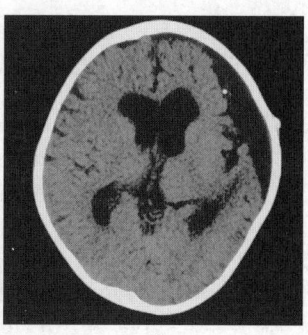

图 3-9-9-3 左侧侧裂区蛛网膜囊肿

A. CT 平扫水平位;B. 囊肿-腹腔分流术后 2 年随访,示蛛网膜囊肿明显缩小。

3. 内镜下囊肿开窗术 该术式已经成为显微囊肿切除术或开窗术的有效替代方法,对于中线部位和脑室内的蛛网膜囊肿具有优势,内镜下能够看清囊肿的边界以及附近重要的结构,避免了显微手术为暴露囊肿而进行的解剖,但面临的困难是蛛网膜囊肿与邻近脑池之间的隔膜经常有增厚和纤维化。相比而言,显微手术有更好的视野,能够更安全地进行更大范围的囊肿开窗术。

参 考 文 献

[1] 周良辅. 现代神经外科学[M]. 第二版. 上海:复旦大学出版社,2015:1164-1171.

[2] AL-HOLOU W N, TERMAN S, KILBURG C, et al. Prevalence and natural history of arachnoid cysts in adults[J]. J Neurosurg, 2013, 118(2):222-231.

[3] BAQUERO G A, MOLERO P, PLA J, et al. A schizophrenia-like psychotic disorder secondary to an arachnoid cyst remitted with neurosurgical treatment of the cyst[J]. Open Neuroimag J, 2014, 8:1-4.

[4] BATTAL B, KOCAOGLU M, BULAKBASI N, et al. Cerebrospinal fluid flow imaging by using phase-contrast MR technique[J]. Br J Radiol, 2011, 84(1004):758-765.

[5] CRESS M, KESTLE J R, HOLUBKOV R, et al. Risk factors for pediatric arachnoid cyst rupture/hemorrhage: a case-control study[J]. Neurosurgery, 2013, 72(5):716-722.

[6] ELLIS J A, McCORMICK P C 2nd, FELDSTEIN N A, et al. Transoccipital endoscopic fenestration of atrial cysts causing ventricular entrapment[J]. J Neurosurg Pediatr, 2015, 15(6):567-572.

[7] GALASSI E, TOGNETTI F, GAIST G, et al. CT scan and metrizamide CT cisternography in arachnoid cysts of the middle cranial fossa: classification and pathophysiological aspects[J]. Surg Neurol, 1982, 17(5):363-369.

[8] GANGEMI M, SENECA V, COLELLA G, et al. Endoscopy versus microsurgical cyst excision and shunting for treating intracranial arachnoid cysts[J]. J Neurosurg Pediatr, 2011, 8(2):158-164.

[9] GIORDANO M, GALLIENI M, SAMII A, et al. Surgical management of cerebellopontine angle arachnoid cysts associated with hearing deficit in pediatric patients[J]. J Neurosurg Pediatr, 2018, 21(2):119-123.

[10] HELLAND C A, LUND-JOHANSEN M, WESTER K.

Location, sidedness, and sex distribution of intracranial arachnoid cysts in a population-based sample[J]. J Neurosurg, 2010, 113(5): 934 - 939.

[11] KLEKAMP J. A new classification for pathologies of spinal meninges, part 1: dural cysts, dissections, and ectasias[J]. Neurosurgery, 2017, 81(1): 29 - 44.

[12] KLEKAMP J. A new classification for pathologies of spinal meninges-part 2: primary and secondary intradural arachnoid cysts[J]. Neurosurgery, 2017, 81(2): 217 - 229.

[13] LEE J Y, LEE Y A, JUNG H W, et al. Long-term endocrine outcome of suprasellar arachnoid cysts[J]. J Neurosurg Pediatr,

2017, 19(6): 696 - 702.

[14] QI W, ZHAO L, FANG J, et al. Clinical characteristics and treatment strategies for idiopathic spinal extradural arachnoid cysts: a single-center experience[J]. Acta Neurochir (Wien), 2015, 157(3): 539 - 545.

[15] WINN H R. Youmans and Winn neurological surgery[M]. 7th ed. Philadelphia: Elsevier, 2017: 1524 - 1530.

[16] ZIVKOVIC B, MICOVIC M, BASCAREVIC V, et al. Simultaneous bone remodeling and surgical decompression of large Sylvian arachnoid cyst[J]. Neurosurg Rev, 2018, 41(2): 683 - 688.

第十章 神经遗传代谢性疾病

第一节 概 述

孙一忞

一、神经遗传病的基本概念

神经遗传病是由于一个或多个基因缺陷导致的神经外胚层分化和功能障碍而导致的神经系统疾病。神经遗传病学是神经病学的重要分支,这门学科近年来发展迅速。

人类很早就掌握了部分神经遗传病的遗传规律,比如亨廷顿病(Huntington disease, HD)(1842)和肝豆状核变性(Wilson disease, WD)(1912)。但长期以来,神经遗传病的诊断主要依赖于患者的临床表现,其真正发展得益于近 30 年来的分子遗传学进展。1988 年,Hoffman 等首先发现了 Duchene 肌营养不良的致病基因 dystrophin;1993 年,WD 的致病基因 ATP7B 得到确认。20 多年来越来越多的神经遗传病的致病基因被找到,并且至今不断有新的发现。2011 年,国内学者吴志英等克隆并报道了发作性运动诱发性运动障碍(paroxysmal kinesigenic dyskinesia, PKD)的致病基因 PRRT2,这是首个由国内学者报道的神经遗传病的致病基因。

从病因角度出发,与其他遗传病一样,神经遗传病也可分为以下几类:染色体病(chromosomal abnormality)、线粒体病、单基因病(single gene disease)和多基因病(polygenic disease)。染色体病是由于染色体畸变,即染色体数目和结构异常所引起的疾病,比如唐氏综合征是由于多了一条第 21 号染色体所致,又称为 21 三体综合征。线粒体病是指线粒体 DNA 突变所引起的疾病,如 Leber 病、线粒体脑肌病等,为母系遗传性疾病。单基因病是一对等位基因控制的遗传病,由于单个基因突变所致,遗传因素占绝对主导地位,符合孟德尔遗传规律。单基因病可分为常染色体显性遗传病、常染色体隐性遗传病、X 连锁显性遗传病、X 连锁隐性遗传病和 Y 连锁遗传病。染色体病和单基因病是经典的遗传病,然而尚有部分疾病虽然存在家族聚集性,但并不严格遵守孟德尔遗传规律或线粒体病遗传规律,

这类疾病是由环境因素和基因异常共同造成的,因此称为多基因病或多因素病(multifactorial disease)。许多以往被认为与遗传无关的神经系统疾病目前正步入神经遗传病学研究的范畴,比如 HLADRB1 * 1501 携带人群发生多发性硬化的风险较高,APOEε 4 可增加患阿尔茨海默病的风险等。相比之下,多基因病已逐步成为神经遗传病学的研究热点,近年来其相关文献远比研究单基因病多。

二、神经遗传病的症状、体征和遗传方式

神经遗传病的症状和体征复杂多样,几乎囊括所有神经系统的临床表现,不能一言以蔽之。其症状和体征可分为:① 普遍存在的,如智能发育不全、行为异常、抽搐等;② 具有特征性的,仅见于某些疾病,如共济失调、肌强直、特殊的面部表现以及某些疾病特定的体征;③ 无特异性的,如肌萎缩、肌无力、感觉异常、运动障碍、运动不耐受等。详见各种疾病的分论部分。相对于症状和体征,更应注意疾病的遗传方式,这是所有遗传病的共同特点。

1. 常染色体显性遗传(autosomal dominant inheritance, AD) 系指致病基因位于常染色体上,父或母辈与子代均有发病,且两性均可罹病,这种遗传形式在神经系统疾病中最为常见,其形式完全符合孟德尔规律。这种遗传模式的疾病具有以下临床特点:① 父(母)子两代连续发病,两系三代均有疾病出现;② 父母中一方患病(杂合子),其子女中约有 1/2 的机会罹病,男性与女性的罹病机会均等;③ 至少有 1 例是由男性向男性遗传。但对于某些常染色体显性遗传性疾病,并不是所有的病例均出现表型,有的甚至完全不显现症状,称为"外显不全(incomplete penetrance)"现象,在一个家系中不同病例的临床表现差异也可以很大。此外,某些类型的遗传病还可出现"遗传早现"现象,即子代的发病年龄提前,症状加重,较常见的有 HD、遗传性共济失调(hereditary ataxia, HA)、强直性肌营养不良等三核苷酸或四核苷酸动态突变导致的疾病。

2. 常染色体隐性遗传(autosomal recessive inheritance, AR) 系指致病基因位于常染色体上,当基因发生纯合突变(homozygote)或复合杂合突变(compound heterozygote)时,携

带该突变的个体可出现临床病理表现而成为患者；当基因仅发生一个杂合突变(heterozygote)时，携带该杂合突变的个体则不出现临床症状而成为携带者(carrier)。这种遗传模式的疾病具有以下临床特点：① 两性均可罹病；② 发病常见于近亲结婚的子代；③ 常染色体隐性遗传病患者与正常人结婚所育子代均为杂合子性质的携带者；两个携带者婚配后的子代有 25% 的发病概率，携带者概率为 50%，正常的概率为 25%；④ 可以隔代或隔数代之后表现出临床症状。这种类型的神经遗传病常通过某些酶或氨基酸、糖、蛋白质、脂质的代谢紊乱而致病，较常见的疾病如 WD、脂质沉积病(lipid storage myopathy, LSM)等。

3. X性连锁显性遗传(X - linked dominant inheritance, XD)　系指致病基因位于性染色体上，临床上较少见。其特征为：① 男性患者的女儿均可发病，而儿子均为正常；② 女性患者的子代中，所有子女不论男女均可患病；③ 整个家族中，女性患者显著多于男性。

4. X性连锁隐性遗传(X - linked recessive inheritance, XR)　系指致病基因位于 X 染色体上，是神经遗传病中较常见的类型之一。这种遗传类型疾病的主要特征为：① 罹病者几乎均是男性；② 男性患者的子代中，儿子正常，女儿为携带者，女儿生出的儿子罹病概率为 50%，这就是所谓的"隔代遗传"；③ 女性为突变基因的纯合子，男性为半合子时，子代均出现临床症状；女性为杂合子，男性为正常的后代中，女儿不会发病，但有 50% 的机会成为携带者，儿子则有 50% 的机会成为患病者。这种遗传模式患者的女儿出现症状时，有下列数种可能：病孩的父亲是患者，母亲是携带者，但这种情况很少见；病孩母亲是携带者，父亲的 X 染色体出现突变；患者为染色体数目异常，即 X45。Duchene 肌营养不良(Duchene muscular dystrophy, DMD)和 Becker 肌营养不良(Becker muscular dystrophy, BMD)即是典型的 X 性连锁隐性遗传病。

5. Y性连锁隐性遗传病(Y - linked recessive inheritance, YR)　突变基因位于 Y 染色体上，这一类型疾病极其罕见。

6. 线粒体遗传　线粒体是细胞中制造能量的器官，越活跃的细胞含有的线粒体数目越多，如肌细胞和神经元含有线粒体的数目最大，而皮肤细胞含有线粒体的数目比较少。因此，线粒体 DNA 突变易造成神经系统损害。

线粒体带有独立的遗传物质，称为线粒体 DNA(mtDNA)。线粒体的遗传方式完全不符合孟德尔遗传规律，其遗传的基本特征如下：① mtDNA 具有半自主性，能够独立地复制、转录和翻译。但由于核 DNA 编码大量的维持线粒体结构和功能的大分子复合物及大多数氧化磷酸化酶的蛋白质亚单位，故 mtDNA 的功能又受核 DNA 的影响。② 线粒体基因组遗传密码与通用密码不同，UGA 不是终止信号，而是色氨酸的密码；多肽内部的甲硫氨酸由 AUG 和 AUA 两个密码子编码，而起始甲硫氨酸由 AUG、AUA、AUU 和 AUC 4 个密码子编码；AGA、AGG 不是精氨酸的密码子，而是终止密码子，因而在线粒体密码系统中有 4 个终止密码子，UAA、UAG、AGA 和 AGG；tRNA 兼并性较强，仅用 22 个 tRNA 来识别 48 个密码子。③ mtDNA 为母系遗传，人类受精卵中的线粒体来自卵母细胞，精子很少提供线粒体给受精卵。这种传递方式称为母系遗传。因此，如果家系中发现一些成员具有相同的临床症状，而且是从受累的女性传递下来的，就应考虑可能是由于 mtDNA

突变造成的。④ mtDNA 在有丝分裂和减数分裂期间都要经过复制分离，一个人的卵母细胞大约有 105 个线粒体，但随着卵母细胞的成熟，线粒体数目急剧下降，确切机制及下降程度尚不清楚。据估计成熟的卵母细胞中线粒体数量从不足 10 个到不超过 100 个。在胚胎开始发育的几天之内，每个细胞的线粒体数量迅速扩增到 1 万个以上。卵母细胞中的线粒体数量从 105 个锐减到少于 100 个的过程称为遗传瓶颈(genetic bottleneck)。⑤ mtDNA 具有阈值效应的特性，即当突变的 mtDNA 达到一定的比例时，才有受损的表型出现。具有 mtDNA 突变的患者，其表型与氧化磷酸化缺陷的严重程度及各器官系统对能量的依赖性密切相关。当含有大量突变型线粒体基因组的组织细胞所产生的能量低于维持各组织正常功能所需能量的最低值时，临床症状就会出现，即线粒体病存在表型表达的阈值。⑥ mtDNA 的突变率极高，mtDNA 的突变率比核 DNA 高 10~20 倍，这是因为 mtDNA 缺少组蛋白的保护，且线粒体中无 DNA 损伤的修复系统。mtDNA 的高突变率造成个体及群体中其序列极大的不同。任何两个人的mtDNA，平均每 1 000 个碱基对中就有 4 个不同。有害的突变会通过选择而消除，故尽管线粒体遗传病并不常见，但 mtDNA 发生突变却很普遍。

三、神经遗传病的诊断

神经遗传病是神经系统疾病中较难诊断的一组疾病，不仅需要询问详细的病史，还要了解家族发病情况并画出详细的系谱图；不仅需要进行仔细的神经系统检查，还需要了解身体的其他系统或其他脏器是否受累；最后确诊则依赖于染色体检测或致病基因检测的结果。神经遗传病不仅影响患者个体，还可影响一个家庭或一个家族的生活质量。因此，该组疾病的早期诊断十分重要，它是提高人口素质，做好遗传咨询和减少神经遗传病的重要途径。

(一) 病史采集

病史询问是诊断神经遗传病最重要的环节。

首先要清楚患者的性别和年龄。因为常染色体遗传病两性罹患机会相等，而 X 连锁隐性遗传病几乎全是男性发病、女性为携带者。发病年龄在各个病种亦存在差异，如脊肌萎缩症(spinal muscular atrophy, SMA)出生不久即可发病；Duchene 肌营养不良患者一般在 10 岁之前发病；WD 患者在 10~20 岁之间发病最常见；HD 患者一般在中年开始起病，少数在青少年起病。

起病方式和病程进展也应详细询问。多数神经遗传病起病隐匿，并呈进行性加重。但也有例外情况，比如伴皮质下梗死和白质脑病的常染色体显性遗传性脑动脉病(cerebral autosomal dominant arteriopathy with subcortical infarcts and leukoencephalopathy, CADASIL)，在每次脑梗死发作后症状更严重，病程呈阶梯状恶化；又如 PKD，在婴幼儿、儿童和青少年时期发作频繁，成人之后发作次数明显减少甚至不再发作；再如 LSM，患者常在运动后会出现症状明显加重。

(二) 家系调查和家系图绘制

遗传病的一个重要特点是部分有血缘关系的家族成员往往会出现类似的症状。在过去，近亲婚配较常见，因此某些隐性遗传疾病发病率较高，现今近亲结婚明显减少，但仍需要注意新出现的社会现象,比如患者是否系领养或其母是否人工授精怀孕产下患者,或者其兄弟姐妹是否存在同父异母或同母异父的情况,上述家系情况均需要详细了解。绘制家系图则可以进一步了解该病的遗传方式及某些特殊情况,有助于疾病的诊断。家系图中常用的标识参见图 3-10-1-1。

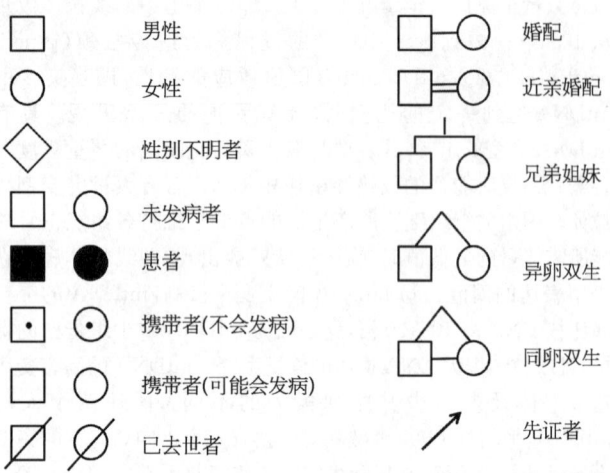

图 3-10-1-1 家系图中常用的标识

进行家系分析时要注意以下问题:① 必须要有一个准确可靠的家系图,否则可能导致错误的诊断;② 由于外显不全常出现隔代遗传现象,可能将显性遗传病误认为隐性遗传病或散发性病例;③ 某些显性遗传病存在迟发现象,以致在绘制家系图时某些患者尚未表现症状,也可能影响分析结果的准确性;④ 某些家族成员共处于同样环境下,可能同时遭受某种损害或食物中缺乏某些成分而出现同样的疾病,这时易误认为是遗传病,应注意排除;⑤ 少数家系可能出现两种或以上的遗传病共存,应注意分开分析。

(三)体检

神经遗传病除了常规的神经系统体检外,应注意某些特定的体征。例如见到角膜凯-弗环(Kayser-Fleischerring)应考虑WD;眼底樱桃红斑应考虑黑矇性痴呆、尼曼-匹克病(Niemann-Pick disease,NPD)等;皮肤上有多发性神经纤维瘤与牛奶咖啡斑则极可能是神经纤维病;中年起病的舞蹈样动作应首先考虑 HD;斧头脸、鹅颈、早秃和肌强直者,应考虑强直性肌营养不良;"鸭步""Gower"征且有明显腓肠肌肥大者,即可诊断 DMD/BMD;"猫脸"和"鱼嘴"是面肩肱型肌营养不良患者的特殊面容;大腿下 1/3 以下出现明显肌萎缩,呈倒花瓶状,应注意腓骨肌萎缩症;对有怪异面容、躯体发育障碍、智力发育不全、皮纹异常的患儿,应想到染色体疾病的可能。除了注意上述体征外,还应注意是否有其他系统受累的情况。

神经遗传病按疾病受累范围大致可分为四类:① 全身多脏器受累为主要表现,神经系统为次要表现。比如 Down 综合征和 Angleman 综合征可有特殊面容、心脏畸形、骨骼畸形等,同时伴有智能障碍;NPD 可有肝脾肿大、血细胞下降、骨骼畸形等,渐出现智能障碍、癫痫发作和共济失调等。上述疾病全身多脏器的异常表现突出,使得神经系统表现反而不引人注意,因此诊断也多不依赖于神经系统表现。② 神经系统受累均为主要表现,同时伴有全身多脏器受累。比如 WD 患者,主要表现为锥体外系症状和肝脏损害,另外还有肾脏、骨骼和血液系统受累;再如家族性淀粉样多发性神经病(familial amyloid polyneuropathy,FAP),主要表现为周围神经损害,另外可有白内障、肥厚性心肌病和体位性低血压等,对于这类疾病,神经系统表现是诊断的重要依据。③ 无其他脏器受累,但累及多个神经部位,比如 Leigh 综合征可以导致基底节区损伤,产生锥体外系症状,也可累及视神经和听神经导致失明和失聪,还能累及肌肉,导致吞咽、发音以及眼球运动困难等,但 Leigh 综合征很少出现神经系统以外的症状。④ 单一累及某个神经部位。比如 Leber 视神经萎缩,该病是线粒体病,主要表现为进行性视力减退,常见突变位点有 mtDNA G3460A, G11778A 和 T14484C 位点突变,三者占所有突变的 90% 以上。本病很少累及视神经以外的部位。理清疾病的受累范围将有助于诊断,对于某些疑难病症,以神经系统以外的症状作为突破口可能使诊断更容易一些。

(四)辅助检查

神经遗传病的辅助检查包括染色体检查、基因检测以及针对疾病性质的特异性检查等。

1. **染色体检查** 是诊断遗传病最古老的方法,系指采取患者外围血、分离白细胞并予以秋水仙素处理后,在细胞有丝分裂期终止并染色,从形态和数量上观察染色体有否畸形、易位、倒错以及总体数目是否异常。此方法仅用于染色体病。

2. **基因检测** 是通过分子生物学和分子遗传学技术,直接检测基因的结构水平及其表达水平是否异常,从而对疾病做出判断。基因分析和基因工程技术的革命性突破主要归功于聚合酶链反应(polymerase chain reaction,PCR)的发展和应用。应用 PCR 技术可以使特定的基因或 DNA 片段在短短的 2~3 h 内体外扩增数十万至百万倍。PCR 技术是基因检测的基础,可直接用于基因诊断,或在扩增的片段的基础上用其他方法进一步检测分析。

基因检测的各种方法详见第一篇第九章第二节。根据患者的临床表现推测可能是哪种神经系统遗传病从而选择相应的基因检测。

(1)动态突变导致的疾病:比如脊髓小脑性共济失调(spinocerebellar ataxia,SCA)、HD、肯尼迪病等,可根据 PCR 扩增的相应基因上目的片段分子量是否增大来判断,如需明确动态突变次数,可对 PCR 产物进行 DNA 直接测序或使用重复引物 PCR(triplet repeat primed PCR,TP-PCR)加毛细管电泳技术。

(2)单基因点突变引起的疾病:如 CADASIL、WD 等,可使用 PCR 扩增相应基因上的外显子区域再用一代测序进行基因检测。该方法优点是直观、特异性高,缺点是检测效率较低。

(3)遗传异质性较高的疾病:即多种基因突变均能导致同一种疾病,如遗传相关的帕金森病、腓骨肌萎缩症(Charcot-Marie-Tooth disease,CMT)、遗传性痉挛性截瘫或早老性痴呆等。一代测序的方法无法满足大量基因的同时测序,这时应选择新一代测序技术(next generation sequencing technology,NGS),对这类疾病相关的基因进行靶向测序甚至全外显子测序。

(4)线粒体相关的疾病:除了对线粒体核基因进行靶向测序外,要对 mtDNA 进行基因检测。

（5）基因外显子重复缺失引起的疾病：如 DMD/BMD，可用多重连接依赖性探针扩增检测。需要注意的是，有一些疾病除了点突变外，也可以有外显子或整个基因的重复缺失导致疾病的发生，检测时不能遗漏，如帕金森病的 *PARK2* 外显子的重复缺失、*SNCA* 整个基因的扩增，CMT 中 *PMP22* 的大片段重复缺失，某些遗传性痉挛性截瘫基因如 *SPAST* 等的外显子缺失。

另外，基因芯片技术近年也得到较大发展，该技术采用大量探针分子固定于支持物上后与标记的样品分子进行杂交，通过检测每个探针分子的杂交信号强度进而获取样品分子的数量和序列信息。基因芯片是一种大规模、高通量检测技术，其优点有以下几个方面：一是高度的灵敏性和准确性；二是快速简便；三是可同时检测多种疾病。

基因检测需要有专门的实验室和技术设备条件，操作人员必须进行专业技术培训，前期准备工作时人力、物力消耗均较大，因此只有在有条件的医院才能进行。基因检测的材料可以取自患者的周围血淋巴细胞、皮肤成纤维细胞、肌细胞、口腔黏膜脱落细胞、羊水细胞、胚胎绒毛细胞等，以周围血淋巴细胞最为常用。若进行产前诊断，可采用绒毛、羊水细胞和脐带血。

3. 其他检查 其他针对疾病性质的实验室、影像学检查和病理也有参考价值。血浆中长链饱和脂肪酸水平增高时，则有利于肾上腺脑白质营养不良症的诊断；血浆中植烷酸水平增高，可为诊断 Refsum 病提供依据。血清铜蓝蛋白降低为诊断 WD 提供依据。头颅磁共振如见到中脑"熊猫眼征"应考虑 WD；出现"虎眼征"应考虑 Hallervorden-Spartz 综合征；出现大脑皮层，特别是枕叶皮层反复脑梗死病灶时需要考虑线粒体脑病。某些遗传性疾病，如 Gaucher 病，是一种全身性遗传病，肝、脾、骨髓均可受累，若能在骨髓或肝穿刺的组织中找到 Gaucher 细胞，诊断即可成立。同样，NPD 者若能在骨髓组织中找到"泡沫"细胞，亦有助于本病的诊断。肌肉活检的病理结果可为各种肌病的基因诊断提供重要依据。

在神经系统疾病中，神经遗传病相对少见，因此临床上除了注意不漏诊外，也应注意许多其他原因导致的神经疾病表现与神经遗传病十分相似，此时应秉持"多见多考虑，少见少考虑"的原则进行分析，不可过多、过滥地诊断神经遗传病。我国人口基数庞大，在神经遗传病研究方面有一定优势，随着国内医务人员和研究人员对神经遗传病认识的逐步提高，相信会有更多的致病基因被国内学者克隆出来。

第二节　溶酶体累积病
孙一忞

体内大分子物质如蛋白、多糖、核酸和脂类等的合成和分解保持动态平衡是长寿细胞（long lived cells）维持正常生理功能的重要保证，其水解主要在溶酶体中进行。当基因突变导致溶酶体内酸性水解酶发生先天性缺陷，作用底物不能有效分解，导致大分子物质在神经元、髓鞘和其他组织中异常沉积，可出现相应的生化改变和临床表现。Henri G. Hers 于 1965 年首先提出溶酶体累积病（lysosomal storage disorder，LSD）的概念。该病的发病率约为 1/20 000～1/100 000，目前已超过 70 种类型，其中 40 多种类型的生化异常特点已明确，包括脂质代谢病、黏多糖代谢病、黏脂代谢病及某些类型的糖原累积病和糖蛋白累积病。

随着基因技术的发展，大部分疾病的致病基因已被克隆，一些疾病的分类根据致病基因的发现有了新的调整，如 NPD、神经元蜡样脂褐质沉积症等。常见的溶酶体贮积病的分类见表 3-10-2-1。

表 3-10-2-1　常见的溶酶体累积病

疾病	突变基因	基因定位	主要缺陷	沉积的代谢物
一、神经鞘脂类				
1. GM1 神经节苷脂沉积病（GM1 gangliosidosis）	*GLB-1*	3p22.3	β-半乳糖苷酶	GM1 神经节苷脂、半乳糖寡糖、硫酸角蛋白
2. GM2 神经节苷脂沉积病				
Tay-Sachs 病	*HEXA*	15q23	N-乙酰己糖胺酶 α 亚单位	GM2 神经节苷脂
Sandhoff 病	*HEXB*	5q13.3	N-乙酰己糖胺酶 β 亚单位	GM2 神经节苷脂、寡糖、葡糖氨基葡聚糖
激活剂缺陷	*GM2A*	5q33.1	GM2 激活蛋白	GM2 神经节苷脂
3. 异染性脑白质营养不良	*ARSA*	22q13.33	芳基硫酸脂酶 A（硫苷脂酶）、硫苷脂活化剂（激活蛋白 B）	半乳糖基硫苷脂、乳糖基硫苷脂
4. Krabbe 病	*GALC*	14q31.3	脑半乳糖苷酶	半乳糖基神经酰胺
5. Fabry 病	*GLA*	Xq22.1	α 半乳糖苷酶 A	三己糖酰基鞘氨醇
6. 戈谢病	*GBA*	1q22	葡萄糖脑苷酶	葡糖神经酰胺
7. NPD				
A 型和 B 型	*SMPD1*	11p15.4	酸性鞘磷脂酶	神经鞘磷脂、胆固醇
C 型	*NPC1*、*NPC2*	18q11.2、14q24.3	胆固醇酯化	游离胆固醇、bis-单酰基酸酯
8. Farber 病	*ASAH1*	8p22	神经酰胺酶	神经酰胺

疾病	突变基因	基因定位	主要缺陷	沉积的代谢物
9. Schindler 病	*NAGA*	22q13.2	α 半乳糖苷酶 B	α-N-乙酰半乳糖胺寡糖和糖肽
二、神经元蜡样脂褐质沉积症				
1. 先天型	*CTSD*	11p15.5	CTSD 缺乏	颗粒状嗜锇沉积
2. 婴儿型(多见)	*PPT1*	1p34.2	棕榈酰硫脂酶-1	颗粒状嗜锇沉积
3. 婴儿型(罕见)	*KCTD7*	7q11.21	未知	颗粒状嗜锇沉积、层状体(指纹样)
4. 晚发婴儿型(经典)	*TPP1*	11p15.4	三肽氨基肽酶	曲线体、线粒体 ATP 合酶 C 亚单位
5. 晚发婴儿型(芬兰)	*CLN5*	13q22.3	未知	层状体(指纹样)
6. 晚发婴儿型(少见)	*CLN6*、	15q23、	未知	曲线体、层状体(指纹样)和直线复合物(rectilinear complex)
	MFSD8、	4q28.2、	未知	曲线体、层状体(指纹样)和直线复合物
	CLN8、	8p23.3、	未知	曲线体、颗粒状嗜锇沉积
	PPT1	1p34.2	棕榈酰硫脂酶-1	颗粒状嗜锇沉积
7. 晚发婴儿型(罕见)	*CTSD*	11p15.5	CTSD 缺乏	颗粒状嗜锇沉积
8. 少年型(经典)	*CLN3*	16p12.1	483 氨基酸膜蛋白	曲线体和层状体(指纹样)、线粒体 ATP 合酶 C 亚单位
9. 少年型(少见)	*PPT1*	1p34.2	棕榈酰硫脂酶-1	颗粒状嗜锇沉积
10. 少年型(罕见)	*TPP1*、	11p15.4、	三肽氨基肽酶、	曲线体、线粒体 ATP 合酶 C 亚单位
	CLN9、	未知、	未知、	曲线体、颗粒状嗜锇沉积
	ATP13A2	1p36.13	P 型 ATP 酶	颗粒状嗜锇沉积
11. 成人型(Kufs 病)(罕见)	*CTSD*、	11p15.5、	CTSD 缺乏、	混合型嗜锇沉积和层状包涵体
	PPT1、	1p34.2、	棕榈酰硫脂酶-1、	颗粒状嗜锇沉积
	CLN3、	16p12.1、	未知、	层状体(指纹样)
	CLN5、	13q22.3、	未知、	层状体(指纹样)
	CLN6、	15q23、	未知、	曲线体、层状体(指纹样)和直线复合物
	CTSF、	11q13.2、	CTSF 缺乏、	层状体(指纹样)
	GRN	17q21.31	未知	层状体(指纹样)
12. 成人型(Parry 病)(极少)	*DNAJC5*	20q13.33	未知	混合型嗜锇沉积
13. Northern 癫痫型(芬兰多见)	*CLN8*	8p23.3	未知	曲线体、颗粒状嗜锇沉积
三、糖蛋白				
1. 天冬氨葡糖胺尿症	*AGU*	4q34.3	天冬氨酰胺基葡糖苷酶	天门冬酰胺葡糖胺
2. 岩藻糖苷累积症	*FUCA1*	1p36.11	α-L-岩藻糖苷酶	岩藻糖基寡糖、岩藻糖基鞘脂
3. 半乳糖涎酸累积症	*GSL*	20q13.12	保护性蛋白(β-半乳糖苷酶和 α 神经氨酸苷酶)	唾酸寡糖、半乳糖寡糖
4. α-甘露糖苷累积症	*MANSA*	19p13.13	α 甘露糖苷酶	α 甘露糖基寡糖
5. β-甘露糖积累症	*MANSB*	4q24	β 甘露糖苷酶	β 甘露糖基寡糖
四、黏多糖症(mucolipidosis)				
1. 涎酸沉积症(Sialidosis)(黏脂累积病Ⅰ型)	*NEU1*	6p21.33	α-神经氨酸苷酶	涎酸寡糖、涎酸糖肽
2. 黏脂累积病Ⅱ型/Ⅲ型	*GNPTAB*	12q23.2	UDP-N-乙酰氨基葡萄糖、溶酶体酶、N-乙酰氨基葡萄糖-磷酸转移酶	涎酸寡糖、糖蛋白、糖脂
3. 黏脂累积病Ⅳ型	*MCOLN1*	19p13.2	黏脂蛋白-1	神经节苷脂、磷脂质、黏多糖
五、黏多糖积累症(mucopolysaccharidosis, MPS)				
1. MPS Ⅰ	*IDUA*	4p16.3	α-L-艾杜糖苷酸酶	硫酸皮肤素、硫酸乙酰肝素
2. MPS Ⅱ	*IDS*	Xq28	艾杜糖醛酸硫酸酯酶	硫酸皮肤素、硫酸乙酰肝素
3. MPS Ⅲ				
MPS ⅢA	*SGSH*	17q25.3	肝素 N-硫酸酯酶	硫酸乙酰肝素

续 表

疾病	突变基因	基因定位	主要缺陷	沉积的代谢物
MPS ⅢB	*NAGLU*	17q21.2	N-乙酰-α-D-氨基葡萄糖苷酶	同上
MPS ⅢC	*HGSNAT*	8p11.2-p11.1	乙酰辅酶 A-α-氨基葡萄糖 N-乙酰转移酶	同上
MPS ⅢD	*GNS*	12q14.3	N-乙酰氨基葡萄糖-6-硫酸酯酶	同上
4. MPS Ⅳ				
MPS ⅣA	*GALNS*	16q24.3	半乳糖 6-硫酸酯酶	硫酸角质素
MPS ⅣB	*GLB1*	3p22.3	β 半乳糖苷酶	同上
5. Scheie syndrome（MPS Ⅴ）	*IDUA*	4p16.3	已停用	
6. MPS Ⅵ	*ARSB*	5q14.1	N-乙酰半乳糖胺、4-硫酸酯酶（芳香基硫酸酯酶 B）	软骨素-6-硫酸盐
7. MPS Ⅶ	*GUSB*	7q11.21	β-葡糖苷酸酶	硫酸皮肤素
六、其他 LSD				
1. 酸性脂肪酶缺乏				
Wolman 病	*LIPA*	10q23.31	酸性脂肪酶	胆固醇酯、三酰甘油
胆固醇酯贮积病	*LIPA*	10q23.31	酸性脂肪酶	胆固醇酯、三酰甘油
糖原累积病Ⅱ（Pompe 病）	*GAA*	17q25.3	α-葡糖苷酶（酸性麦芽糖酶）	糖原
2. 涎酸贮积病（sialic acid storage disease）				
婴儿起病型	*SLC17A5*	6q13	涎酸转运	游离涎酸
Salla 病	*SLC17A5*	6q13	涎酸转运	游离涎酸

LSD 所引起的神经系统病变大致可以归纳为三种情况：① 主要累及脑白质，如 Krabbe 病和异染性脑白质营养不良（metachromatic leukodystrophy，MLD）。这组疾病的共同特点是脑白质髓鞘脱失和脂质在全身组织的异常沉积。② 脑白质和灰质同时受累，如 NPD 和 GD，其共同特点是脂质在脑部和内脏的大量沉积。脑内有神经元的肿胀、空泡形成，亦有广泛的斑块性髓鞘脱失。肝、脾、淋巴结和骨髓中有大量脂质沉积而导致脏器肿大和骨髓功能低下。③ 主要损害脑灰质，如 GM1、GM2 神经节苷脂沉积病均属于此类。病理以脂质广泛沉积于神经元为特点，神经节细胞肿胀和消失，晚期继发髓鞘脱失。

除了 Fabry 病、MPS Ⅱ 为 X 连锁隐性遗传，Parry 病（*DNAJC5* 突变的神经元蜡样脂褐质沉积病）为常染色体显性遗传外，其他均为常染色体隐性遗传。临床上以惊厥、异常惊吓反射、肌阵挛样抽搐和智能减退为本组疾病的共同特征。遗传代谢病的种类繁多，临床表现存在共性及异质性，诊断困难。随着分子生物学的发展，部分疾病的致病基因已被定位或克隆，可进行基因检测以助确诊，但酶学测定仍是临床上确诊疾病的重要手段。本组疾病呈进行性进展，可因呼吸、循环或神经系统并发症而死亡，多数疾病缺乏有效的治疗手段，以对症处理为主。预防措施包括避免近亲结婚、进行相应的遗传咨询、携带者基因检测、产前基因诊断及选择性人工流产等，从而避免患儿出生。

其他少数类脂质沉积病虽不属于溶酶体贮积病，但亦为酶活性降低导致脂质沉积引起疾病发生，如脑腱黄瘤病、肾上腺脑白质营养不良、植烷酸贮积病和 β 脂蛋白缺乏症等，在本章节一并介绍。

一、戈谢病

戈谢病（Gaucher disease，GD）又称葡萄糖脑苷脂酶缺乏症（glucocerebrosidase deficiency）或葡萄糖神经酰胺沉积病（glucosylceramide lipidosis），1882 年由 Gaucher 首次报道，为常染色体隐性遗传病。根据起病年龄可分为成年型（Ⅰ型）、婴儿型（Ⅱ型）和儿童型（Ⅲ型）。所有患者均有肝、脾、淋巴结肿大和长骨受累。婴儿型患者可伴有球部症状、智能发育迟钝和进行性加重的痉挛性瘫痪。

【病因和病理】

GD 由编码葡萄糖脑苷酶（glucocerebrosidase）的 *GBA* 基因突变所致。正常人葡萄糖脑苷脂主要来源于白细胞的脑酰乳酸苷（ceramidelactoside）和衰老红细胞的基质红细胞糖苷（globoside），经脾脏中的葡萄糖脑苷酶分解为葡萄糖和脑酰胺。婴儿型患者的脾脏和神经元中缺乏这种酶；成年型患者的脾脏中，该酶活性仅占正常人的 15%。因此，正常红细胞、白细胞衰老死亡后分解的葡萄糖脑苷，将无法进一步分解而被网状内皮系统丰富的肝、脾、淋巴结、骨髓等吸收，变成脑苷脂的空泡贮积在巨噬细胞内，形成了 Gaucher 细胞，并沉积在这些器官中，此外也沉积在胸腺、甲状腺、肾和中枢神经组织（大脑、小脑、脊髓）中。由于葡萄糖脑苷脂的沉积，继而产生内脏肿大、病理性骨折和神经症状。脑组织的主要病理改变是神经元脱失和反应性胶质细胞增生。

【临床表现】

婴儿型（伴严重神经系统损害）患者常在出生后的 6 个月或 12 个月内出现症状，在 3 个月内发病最多见。多数 3 个月的婴儿型患儿即有脾肿大,同时表现出发育停滞和神情淡漠。至6个月时,患儿可出现头后仰、翻身、坐立等目的性运动能力缺乏,易激惹,眼球活动受限,喉肌痉挛,吮吸、吞咽困难,四肢肌张力增高,或牙关紧闭,四肢抽搐等。晚期患儿则呈痉挛性过伸姿态,眼球斜视,流泪,腹部膨隆而肝、脾巨大。部分患儿进展缓慢,1岁末可掌握部分词汇,双侧锥体束征,持续性斜颈,刺激反应减少,偶有癫痫发作。多数患儿在3岁之内因呼吸道感染或全身脏器功能衰竭而死亡。

成年型(无神经系统症状)患者较常见,起病隐匿。临床上主要表现为无特殊原因的无痛性脾脏肿大、贫血、血小板减少和(或)病理性骨折等,几乎不伴有神经症状。病程进展速度因个体差异很大,可活至60岁以上。贫血、血小板减少和继发性感染是本病的主要死因。X线片中出现骨皮质变薄,骨髓腔变大,骨小梁断裂或呈现蜂窝状变,骨髓穿刺可见到大量的Gaucher细胞,正常骨髓细胞抑制,但肝功能可以正常。

儿童型(慢性神经功能失调)患者极少见,主要表现为进行性发育迟钝、智能减退、眼球运动不灵活、肢体多动、共济失调、吞咽困难或伴癫痫发作,后期出现痉挛性瘫痪。体格检查可见肝、脾肿大,头眼运动时双眼随意侧视消失具有诊断意义。脑电图检查提示异常脑电图,但无特异性改变。

【诊断】

病因不明的脾肿大儿童和不明原因的成年人病理性骨折均应想到本病。血清中酸性磷酸酶活力增高,骨髓中发现大量Gaucher细胞,骨骼X线片提示典型Gaucher细胞侵蚀性变化,白细胞或经组织培养的成纤维细胞中的葡萄糖苷酶活力降低,*GBA*基因纯合或复合杂合突变,即可确诊。

【治疗】

Gaucher病以对症治疗为主,包括输血和脾切除,以减轻症状,缩短病程。酶替代疗法(enzyme replacement therapy,ERT),可以改善Ⅰ型Gaucher患者的症状,但需终身静脉给药,且难以通过血-脑屏障。减少底物治疗(substrate reduction therapy,SRT)是近年来发展的新型方法,可以降低缺陷酶的底物水平,平衡酶活性,口服药麦格司他(miglustat)已获得FDA批准,长期疗效尚待观察。

二、尼曼-匹克病

尼曼-匹克病(Niemann - Pick disease,NPD)又称为神经鞘磷脂沉积病(sphingolipidosis),是神经鞘磷脂酶缺乏所引起的常染色体隐性遗传病。本病分为两大类:① 酸性神经鞘磷脂酶缺乏(acid sphingomyelinase deficiency, ASM deficiency,简称ASM缺乏),包括NPD A型和B型,致病基因是*SMPD1*;② NPD C型(NPC),其中96% C型患者的致病基因是*NPC1*,4%是*NPC2*。

【病因和病理】

ASM缺乏导致神经鞘磷脂进行性沉积在内脏器官或神经细胞内。主要累及网状内皮系统丰富的内脏器官,如肝脏、脾脏、骨髓、肾脏以及肺组织,可见到特异的直径为20~90 μm的泡沫细胞。内脏器官的泡沫细胞中含有神经鞘磷脂和胆固醇。A型患者可有严重的神经系统损害,以小脑、脑干和脊髓受累较明显,大脑皮质较轻。神经元或神经核(如齿状核)的脂质沉积引起神经元明显减少,星形细胞或胶质细胞增生。脑白质正常或发生严重的脑白质脱髓鞘性改变。

C型发病机制为胞内胆固醇代谢和利用的异常导致脂质沉积在非神经系统的组织中。而神经系统内则更加复杂,可能是胆固醇运输的缺陷导致GM2和GM3神经节苷脂的沉积。主要病理特点包括神经元内沉积、神经元丢失(小脑浦肯野细胞为主)、异位树突、轴突营养不良以及阿尔茨海默病样改变。

【临床表现】

A型为急性神经型。常在出生后数月内出现进行性肝、脾、淋巴结肿大,体质量减轻,呕吐,1岁左右出现精神运动发育停滞,自发性运动丧失。间质性肺炎导致反复肺部感染。体检可发现轴性肌张力降低伴双侧锥体束征,后期出现腱反射减弱。大多患儿黄斑区有樱桃红斑点。可有痫样发作。患儿常因反复呼吸道感染而于1~4岁死亡。极少数病例起病后相对稳定,可活至10岁左右。

B型为慢性非神经型。婴儿期后期或儿童期发病,患儿肝、脾肿大,但不伴神经系统体征和智能障碍。病情进展缓慢,肝功能受损情况亦少见。患者一般身材矮小,常伴高脂血症和血小板减少。肺部因弥漫性浸润而容易发生感染。一般不影响寿命。

C型可在出生后到成年各个年龄段起病。主要表现为肝脏损害、进行性神经功能损害或精神异常。围生期和婴儿期起病患儿可出现胎儿水肿或胎儿腹水、新生儿胆汁淤积性黄疸、进行性肝脾肿大、泡沫细胞浸润性肺部。多数婴儿死亡,其余一些出现肌张力低下及精神运动发育迟滞,而另一些症状可缓解,多年后再次出现神经系统症状。儿童期起病者可出现共济失调、垂直性核上性眼肌麻痹(vertical supranuclear gaze palsy,VSGP)、智能减退、肌张力障碍、猝倒发作,1/3患儿有癫痫发作,晚期构音障碍和吞咽困难严重,运动功能减退,出现锥体束征和痉挛状态,20~30岁左右死亡。成年起病患者运动症状与儿童期起病者相似,但病情进展相对缓慢,多伴精神症状。

既往分类中NPD D型(Nova Scotia型)目前归于NPC1。

【诊断】

肝、脾肿大、智能低下、共济失调伴VSGP者应考虑本病的可能。骨髓涂片中见到泡沫细胞和血淋巴细胞空泡化具有重要诊断价值,但确诊仍需依据酶活性检测。由于正常白细胞中的鞘磷脂酶活性比较低,通常培养皮肤成纤维细胞并测定神经鞘磷脂酶活力。基因检测发现*SPMD1*、*NP1*和*NPC2*的纯合突变或复合杂合突变可进一步确诊。

【治疗】

本病无特效治疗方法,主要是支持和对症疗法。基因重组酶替代治疗正在研究中。

三、Krabbe病

Krabbe病又称脑半乳糖苷脂沉积病(galactosylceramide lipidosis)、球形细胞脑白质营养不良(globoid cell leukodystrophy,GCL)或婴儿家族性弥漫性硬化(infantile familial diffuse sclerosis)。1916年由丹麦儿科医师Krabbe首先报道,是一种主要累及脑白质的常染色体隐性遗传病,十分罕见,发生率仅为新生儿的1/100 000。

【病因和病理】

Krabbe病致病基因为*GALC*,突变引起脑半乳糖脑苷脂酶(galactocerebrosidase,GALC)缺乏,使半乳糖脑苷脂不能降解成神经酰胺和半乳糖。主要病理改变局限于中枢神经系统白质,受累白质中见到大量的球状细胞,细胞内有许多未降解的半乳糖脑苷脂的沉积,细胞胞质不规则,有数个细胞核,有光面内质网和许多游离的核糖体。此外,白质中明显髓鞘脱失,继发星形细胞和胶质增生。在中枢神经系统白质受累的同时,周围神经的神经膜亦可受累,出现节段性髓鞘脱失、间质增生和巨噬细胞浸润等病变。视神经可同样受累,但周围神经轴突常可保持完整。

【临床表现】

85%~90%患者为婴儿期起病,进行性神经系统症状恶化,2岁内死亡。出生后数周至数月内可出现易激惹、频繁哭叫、全身僵硬、无故发热、呕吐、发育迟缓,进行性精神运动能力减退,对视、听、触觉等刺激反应过度。此后渐出现快速进展的严重的运动和认知减退,肌张力升高,腱反射亢进,出现下肢伸直上肢屈曲头向后仰的姿势。伴癫痫发作,视神经萎缩。晚期出现盲、聋,去大脑强直,无自发活动,对周围无反应。

10%~15%患者在1~50岁起病,进展相对缓慢。可出现痉挛性单侧下肢瘫或偏瘫,小脑共济失调、视神经萎缩、认知减退。癫痫发作并不多见。半数患儿可见腱反射消失、神经传导速度降低等周围神经损害征象。该型患儿可生存至10岁左右,成人起病患者有报道最晚至73岁去世。

【诊断】

典型的临床症状可为临床诊断提供参考。患者白细胞、培养的成纤维母细胞中测定GALC活性示酶活性明显下降(常为正常酶活性的0~5%)为确诊的主要依据。GALC基因检测发现复合杂合突变或纯合突变能进一步明确诊断。

四、异染性脑白质营养不良

异染性脑白质营养不良(metachromatic leukoencephalopathy, MLD)于1910年由Alzheimer首先报道。因芳基硫酸脂酶A(arylsulfatase A, ASA)缺乏引起髓鞘形成不良的常染色体隐性遗传病。大部分患者由ARSA基因突变引起。此外,位于3p26.1的SUMF1基因突变引起的多种硫酸脂酶缺乏症(multiple sulfatase deficiency)和位于10q22.1的PSAP基因突变引起的激活蛋白B缺乏症(saposin B deficiency)在临床上也可表现为MLD样,前者ASA酶活性低,而后者ASA酶活性正常。MLD发病率为1/13 000~1/40 000。本节主要介绍ARSA突变引起的MLD。

【病因和病理】

正常情况下,硫酸脑苷脂分布于神经组织髓鞘及肾小管上皮细胞等细胞膜中,芳基硫酸酯酶A催化硫酸脑苷脂水解,将半乳糖硫酸脑苷脂分解为半乳糖脑苷脂和硫酸。此酶缺乏时引起硫酸脑苷脂于体内沉积,导致脑白质和周围神经的髓鞘形成不良。主要的病理改变为中枢神经系统髓鞘脱失,周围神经受累轻微。病理切片中,以甲苯蓝、胺蓝和结晶紫染色时,神经细胞、神经胶质和巨噬细胞中可见红黄色的异染物质沉积。肝肾组织亦可同时受累。

【临床表现】

本病是婴幼儿时期脑白质退行性病变较常见的原因。根据起病年龄可分为晚期婴儿型(2.5岁之前起病)、少年型(2.5~16岁起病)和成年型(16岁以后起病)。

50%~60%患者为晚期婴儿型。患儿起病前发育正常,起病后出现无力、肌张力低、腱反射下降、笨拙、经常摔倒、踮脚行走、构音障碍。言语、认知和运动功能衰退,后期出现痉挛状态、疼痛、抽搐、视力听力下降。终末期出现强直性痉挛、去大脑强直,对外界无反应。病程一般5年。

20%~30%患者为青少年型。以行为异常或精神症状起病,有行走困难、震颤,可合并周围神经病,癫痫少见。多在20岁前死亡。

15%~20%患者为成人型,表现为精神症状、个性改变、情绪不稳定,神经系统症状包括认知减退、无力和动作协调性差,后进展为痉挛和尿失禁,可伴癫痫。周围神经病常见。病程可有20~30年。

颅脑MRI表现为弥漫性、对称性脑白质异常高信号,以侧脑室额角和枕角旁显著,一般先出现在额角,呈向后发展趋势,病变呈"豹纹样(leopard skin)"改变,不强化。

【诊断】

晚期婴儿型MLD需与Krabbe病、脑瘫、肾上腺脑白质营养不良(adrenoleukodystrophy, ALD)相鉴别。成年型患者诊断较为困难,需与Pick病、Alzheimer病等鉴别。颅脑MRI对MLD辅助诊断有重要意义。尿硫苷脂升高,白细胞或培养的皮肤成纤维细胞中芳基硫脂酶A活性降低为诊断本病的依据。周围神经活检、直肠黏膜活组织检查中发现异染色性类脂质颗粒可确诊。基因检测发现ARSA基因的复合杂合突变或纯合突变可进一步明确诊断。

【治疗】

本病无特效治疗,主要是对症处理。有报道称造血干细胞移植(hematopoietic stem cell transplantation, HSCT)在青少年型和成人型症状未出现时或早期使用可减缓神经系统症状的发生发展,但仍需大样本系统性研究。酶替代治疗(enzyme replacement therapy, ERT)仍在临床试验中。

五、神经节苷脂沉积病

神经节苷脂沉积病(gangliosidosis)为一组常染色体隐性遗传病。神经节苷脂水解代谢中不同酶的缺乏引起不同物质在神经组织中的沉积而致病,根据酶缺乏的不同分为GM1神经节苷脂沉积病和GM2神经节苷脂沉积病。

【病因和病理】

神经节苷脂为脑酰胺与低聚糖(oligosaccharide)分子和涎酸(sialicacid)结合而组成的葡萄糖脂,分布于神经组织细胞膜上。正常情况下,它的分解路径见图3-10-2-1。

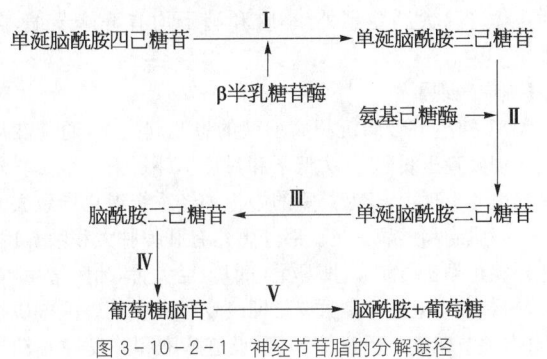

图3-10-2-1　神经节苷脂的分解途径

GM1 神经节苷脂沉积病致病基因是 *GLB-1* 基因。突变引起 3 种 β 半乳糖酶同工酶 A,B 和 C 原发性缺乏,导致上述分解过程的第一步不能进行,从而使单涎脑酰胺四己糖苷沉积。疾病可分为 Ⅰ、Ⅱ、Ⅲ型,以 Ⅰ 型和 Ⅱ 型为主。Ⅰ 型患儿 β 半乳糖苷酶显著缺乏,GM1 神经节苷脂沉积于体内各器官中,特别是脑灰质。小脑损害较重,视网膜变性,脊髓和周围神经均有不同程度的髓鞘脱失。此外,该酶还参与某些酸性黏多糖的降解导致部分降解的酸性黏多糖沉积于组织细胞内,其中以肝细胞内最明显。Ⅱ 型的 pH 活性曲线和同工酶类型与 Ⅰ 型有所不同。

Ⅰ 型的病理改变是所有器官的组织细胞都有气球样空泡,以网状内皮系统细胞和神经元细胞最明显,胞质溶酶体内有糖脂沉积,神经元内沉积物为强嗜苏丹性及 PAS 弱阳性,而胶质细胞和内脏细胞的主要为多糖的特征。在肝实质细胞、肾小球细胞、肾小管上皮细胞、骨髓组织细胞、网织红细胞、心肌细胞、上皮细胞、肺和肠道的结缔组织细胞内部可见到大的溶酶体。电镜检查见膜空泡,内含细小的无定形、轻度亲水性物质,偶含有成层的膜性结构。脑组织内尚有胶质反应和脱髓鞘性改变。神经元包涵体内的沉积物主要由 GM1 神经节苷脂及单涎酸衍生物、胆固醇、少量磷脂和葡萄糖神经鞘磷脂所组成。内脏器官包涵体沉积物主要由糖蛋白和单涎酸黏多糖及少量 GM1 神经节苷脂所组成。

Ⅱ 型的病理改变与 Ⅰ 型相似,但程度较轻。内脏器官可无 GM1 神经节苷脂沉积,而有黏多糖沉积,神经元沉积物也较 Ⅰ 型少。

GM2 神经节苷脂沉积病是由氨基己糖酶(Hex)的缺乏,引起上述第二步分解不能,导致单涎脑酰胺三己糖苷在神经组织的沉积。Hex 有 2 种同工酶,即 Hex A 和 Hex B,两者均由 2 条多肽链组成:Hex A 为 α 和 β 2 条肽链,Hex B 则为 2 条 β 肽链。α 和 β 肽链的编码基因分别为 *HEXA* 和 *HEXB*。Hex A 水解 GM2 必须依赖 GM2 激活蛋白(由 *GM2A* 基因编码)。因此 *HEXA*、*HEXB*、*GM2A* 任何一个基因突变均可引起相应的酶缺陷导致本病。根据突变基因的种类分为 3 型:① B 型(Tay-Sachs 病),α 肽链基因突变,Hex A 活性丧失;② O 型(Sandhoff 病),β 肽链基因突变,Hex A 及 Hex B 活性均丧失;③ AB 型(GM2 激活蛋白缺陷型),*GM2A* 基因突变。根据发病年龄不同分为婴儿型、晚婴型、少年型和成人型 4 型,后三者统称为晚发型。

GM2 神经节苷脂沉积病主要病理改变为大脑皮质中神经细胞内有大量脂质沉积,细胞变性、消失,晚期有髓鞘脱失和胶质细胞增生。电镜检查可见沉积物为圆形分层结构,称为膜状胞质小体。除大脑受累外,小脑和脑干均有普遍萎缩,脑室扩大。

【临床表现】

GM1 神经节苷脂沉积病 Ⅰ 型的患儿起病早,通常在出生时就出现发育迟缓、肌张力低下和过度惊吓反射。至 1 岁左右大多数患儿出现盲、聋及严重的中枢神经系统退化导致去大脑强直。心肌病和癫痫常见。部分患儿有肝脾肿大和喂养困难。患儿外貌粗陋:凸前额,凹鼻梁,低耳,巨大舌,牙龈增生,人中特长,短颈和多毛症。多数有腰椎改变和眼底黄斑区樱桃红斑点,可有关节挛缩。反复惊厥、呼吸道感染和阵发性心动过速

是主要死因。极少活过 2 周岁。

Ⅱ 型患者分为晚婴型(起病年龄 1~3 岁)和少年型(起病年龄在 3~10 岁),面容无特殊。晚婴型患儿多有角膜浑浊,运动功能减退、肝脾肿大、伴或不伴骨骼异常。影像学上提示进行性脑萎缩。少年型患儿有进行性运动和认知功能减退伴脑萎缩。

Ⅲ 型亦称成人型,发病较晚,年幼时可有较轻的全身性神经节苷脂病症状,20 岁后出现进行性智力减退、小脑性共济失调、肌张力障碍、帕金森样表现及视力减退,轻微的脊柱改变,无肝脾肿大和眼底黄斑区樱桃红斑点。可有弥漫性血管角质瘤。头颅 MRI 显示豆状核对称性非特异性高信号。

GM2 神经节苷脂沉积病 Ⅰ 型为婴儿型,即典型的 Tay-Saches 病;Ⅱ 型为急性早期婴儿型,称为 Sandhoff 病。Tay-Sachs 病,亦称家族性黑矇性痴呆,患者起病早、病情重、进展快,出生时正常,出生后 4~6 个月开始出现智力、运动、发育倒退现象,对周围注意减少,运动减少,肌张力降低,听觉过敏、惊跳、尖叫,肌阵挛发作或不自主发笑可能为首发早期表现。起病后 3~4 个月内病程迅速发展,头围增大,视力下降而逐步出现黑矇、视神经萎缩。体检可见瞳孔光反应差,眼震,锥体束征,肝、脾不大,90%以上患儿可见黄斑区樱桃红斑点。1 岁后肢体肌张力增高,去大脑强直样角弓反张体位,痛苦尖叫病容但叫不出声音。2 岁之后完全痴呆,全身频繁肌阵挛和抽搐发作,反应消失,吮吸和吞咽能力消失。脑电图异常。平均病程 2 年左右。多数患儿在 3~4 岁之前夭折。Sandhoff 病与 Tay-Sachs 病表现相似,但前者伴有肝、脾肿大和进展更急的特点。

Ⅲ 型为晚发型,起病晚,以进行性精神、运动衰退为特点,早期表现失语、构音障碍、行走困难、共济失调,而后出现智能减退、癫痫、失明;还可出现下运动神经元和脊髓小脑受累征象。颅脑 MRI 显示脑白质病变。脑、肝、脾、肾内均有 GM2 沉积,但程度较轻、进展较慢,可活至 10~15 岁不等。

【诊断】

特殊外貌和临床症状可为诊断提供参考。X 线中椎骨发育不良,长骨中骨皮质厚薄分布异常,掌骨楔形,蝶鞍鞋形,肋骨薄片状,髂骨外张等可为诊断提供佐证。约有 50% 的周围血淋巴细胞中有空泡,骨髓组织细胞中空泡形成等均可支持诊断。测定血白细胞和皮肤成纤维细胞中的酶活性是确诊神经节苷脂沉积病和进一步分型的重要方法。注意与其他婴儿常见神经遗传代谢性疾病,如 NPD、婴儿型 GD、Krabbe 病、神经元蜡样脂褐质沉积症相鉴别。*GLB-1*、*HEXA*、*HEXB*、*GM2A* 基因检测发现复合杂合或纯合突变可进一步明确诊断。

【治疗】

可对症处理,延长患儿存活期。酶的补充疗法尚在研究中。

六、脑腱黄瘤病

脑腱黄瘤病(cerebrotendinous xanthomatosis, CTX)亦称二氢胆固醇(胆甾烷醇)沉积病(dihydrocholesterolosis),是一种少见的常染色体隐性遗传病。致病基因定位于染色体 2q33,固醇 27-羟化酶基因(*CYP27A1*)突变导致酶缺乏,胆固醇合成胆酸受阻,胆酸和鹅(脱氧)胆酸减少,同时胆汁前体胆醇由胆汁和尿中排出;且由于胆酸合成受阻降低了反馈抑制而使得胆醇

和二氢胆酸增加,使胆固醇和胆甾烷醇在神经组织、肌腱和其他组织内沉积。在神经系统沉积的胆固醇和胆甾烷醇具有神经毒性作用,导致中枢周围神经系统广泛受损。

小脑和脑干最常受累。病理上大脑白质内可见较大的肉芽肿(1.0 cm×1.5 cm),髓鞘破坏、脱失,胶质细胞增生。镜检下可见黄色瘤细胞。脑干、内囊、骨髓等可见类似病变;周围神经活检表现可分为三种类型:轴索型、髓鞘型和混合型,胆固醇含量增多,但没有黄色瘤沉积;在肌腱组织内可发现黄色瘤细胞或胆固醇结晶。

患者常于儿童期(10 岁左右)或青年发病,神经系统症状有:进行性智能减退、痴呆、精神症状,小脑性共济失调,痉挛性截瘫或四肢瘫,以及锥体外系症状。部分患者有肢体远端的肌萎缩和弓形足等周围神经病变,50%的患者有癫痫样发作。头颅 MRI 显示双侧小脑对称病变,弥漫性大脑和小脑萎缩,脑白质变性。全身症状有:① 慢性原因不明的腹泻,婴幼儿期即可出现。② 眼部症状,常有早发性白内障(一般在 10 岁左右),视盘苍白,视网膜过早老化伴网膜动脉硬化和突眼。③ 黄色瘤形成,多于 20~30 岁出现,典型的常发生在跟腱处,肱三头肌腱和手指肌腱处亦常见;也可在眼睑、肺部、骨和中枢神经系统发现。④ 新生儿胆汁淤积性黄疸。⑤ 骨质疏松,本病缓慢进展,通常在中年后死亡。

根据临床病史,血清二氢胆固醇(dihydrocholesterol)含量增高,固醇 27-羟化酶活性下降及病理检查发现肌腱黄色瘤内黄瘤细胞或胆固醇结晶可以确诊,也可通过 CYP27A1 基因检测发现纯合或复合杂合突变确诊。

可试行给无胆固醇饮食、人工补充胆酸(鹅去氧胆酸CDCA)及对症治疗。

七、肾上腺脑白质营养不良

肾上腺脑白质营养不良(Adrenoleukodystrophy,ALD)为 X 连锁隐性遗传病,系由血清极长链脂肪酸(very long chain fatty acids,VLCFA)代谢障碍所引起,主要累及神经系统的白质和肾上腺皮质。男性发病率约为 1/210 000。

ALD 致病基因是定位于 Xq28 的 ABCD1 基因。该基因编码 745 个氨基酸组成的 ATP 结合盒(ATP binding cassette,ABC)超家族中 D 亚家族的 ALDP 蛋白。ABCD1 位于过氧化物酶体膜上,通过转运作用参与 VLCFA 的代谢。基因突变造成 VLCFA(主要是 C23~C30 脂肪酸,尤其 C26)的 β 氧化障碍而在血浆和组织中蓄积。主要病理改变为中枢神经系统中大脑白质广泛髓鞘脱失,由枕叶向额部蔓延,以顶颞叶最为明显。肾上腺皮质萎缩,伴有特殊的大细胞,胞质呈条纹状。大脑皮质、肾上腺皮质和施万细胞中可见巨大包涵体。

临床表现不一,根据发病的年龄和主要受累器官,分为 7 个临床类型:儿童脑型、青春期脑型、成人脑型、肾上腺脊髓神经病型、Addison 病型、症状前型和无症状型,其中儿童脑型和肾上腺脊髓神经病型占 70%~80%。① 儿童脑型:10 岁前起病,3~4 岁以后出现进行性皮质盲、智能减退、行为异常、共济失调和痉挛性截瘫,晚期患者出现四肢瘫痪、去大脑强直、痴呆和惊厥发作,甚至惊厥持续状态。还可伴有耳聋、视神经萎缩、颅内压增高。有的维持去大脑强直状态数年,多死于中枢性呼吸衰竭、脑疝、感染等。② 青春期脑型:10~21 岁起病,临床表现同儿童脑型,进展缓慢。③ 成人脑型:于 21 岁以后起病,脑病进展迅速,炎症反应性脱髓鞘类似儿童脑型。脑型 MRI 检查表现为双侧对称性白质病变,典型者顶、枕叶白质区呈对称性蝶翼状 T_1WI 低信号、T_2WI 高信号,胼胝体压部受累,左右病变区连成片状,增强后病灶边缘强化。④ 肾上腺脊髓神经型:于青春后期至成年期起病,慢性进行性痉挛性截瘫,可伴多发性周围神经病,常有肾上腺皮质功能不全表现,并可见原发性性腺发育不全伴睾酮减低。颅脑 MRI 可见脑桥内锥体束高信号、脊髓萎缩或脑干/小脑受损。⑤ Addison 病型:表现为原发肾上腺皮质功能不全而无神经系统异常,临床可见皮肤发黑、嗜盐、多汗、疲乏、反复呕吐、腹泻等,部分病例仅因肾上腺功能不足而死于 Addison 病。⑥ 症状前型:多为小于 10 岁的男孩,ALD 基因异常或有 ALD 生化缺陷,但无神经系统或内分泌病变。⑦ 无症状型:可在 10 年内无临床表现,少数至 60~70 岁都无症状,需随访。女性携带者可有轻度的痉挛性截瘫和肾上腺功能低下。

根据临床症状、体征、影像学检查、气相色谱质谱分析血 VLCFA 含量及尿中 17-羟皮质类固醇、17-酮皮质类固醇含量,可明确诊断。脑脊液压力及脑脊液蛋白质,特别是球蛋白含量可能增高。早期脑电图检查正常,晚期可有尖波发放。

皮质固醇类激素可以改善肾上腺皮质功能不全症状,但不能改变病程规律。加强支持和对症治疗,如功能锻炼、肌张力调节、延髓功能支持、鼻饲喂养和止惊等,可延长患儿生命。骨髓移植、造血干细胞移植及基因治疗尚在研究之中。

八、神经元蜡样脂褐质沉积病

神经元蜡样脂褐质沉积病(neuronal ceroid lipofuscinoses,NCL)是一组存在高度临床和遗传学异质性的神经系统代谢病,多为常染色体隐性遗传,个别成人起病的 NCL 为常染色体显性遗传(DNAJC5 基因突变),新生儿发病率约为 0.1/100 000~7/100 000。多在儿童期出现进行性智能及神经系统功能减退,多数患者可伴癫痫和视力下降,偶见于成年人发病。大部分 NCL 的致病基因均已定位(表 3-10-2-1),其中 CLN1 编码棕榈酰蛋白硫脂酶 1(PPT1)、CLN2 编码三肽基肽酶 1(TPP1),CLN3、CLN5、CLN6 和 CLN8 编码 4 种跨膜蛋白。可能与脂肪酸过氧化酶缺乏有关,导致线粒体功能异常,使蜡样质和脂褐质沉积在脑组织神经元的溶酶体内。受累部位的脑组织萎缩,神经元死亡、消失。这种改变常分布在大脑皮质和小脑半球、基底节、丘脑和脑干诸核,以小脑受累最为明显。大脑白质可有轻度脱髓鞘改变。视网膜严重色素变性。电镜超微结构检查可见 5 种不同的嗜锇性脂褐质颗粒,包括常规脂褐质、颗粒脂褐质、曲线体、指纹体和微管聚集。神经元内有纹状团块以及被膜包绕的脂褐质。皮肤、内脏和肠肌层神经丛中亦有这种色素沉积。

既往根据发病年龄不同分为婴儿型(INCL)、晚发婴儿型(LINCL)、青少年型(JNCL)、成人型(ANCL)和 Northern 癫痫型(NE)。随着越来越多 NCLs 致病基因被发现,目前的分类综合了致病基因和起病年龄(表 3-10-2-1)。此处仅介绍根据发病年龄分类的各型临床表现。① 婴儿型:于出生后 7~8 个月发病,进行性智能和运动发育落后,视力减退,肌张力降低和共济失调。2 岁时黄斑变性,视神经萎缩,全盲,伴有严重肌阵挛性发作,部分有轻度张力障碍和舞蹈手足徐动。脑电图可见阵发性放电活动,严重患儿逐步变为平波。颅脑 MRI 出现严重的大脑和小脑的萎缩,脑白质 T_2WI 高信号。② 晚发婴儿型:于 2～4 岁起病,进展迅速,常以癫痫起病,多为肌阵挛,也可全面性强直阵挛发作或失神发作,继而智能和发育减退;可伴脑小畸形(microencephaly),手足徐动,出现抓握反射和瘫痪;常在发病后 2～3 年内死亡。脑电图视觉刺激可诱发枕叶棘波。③ 青少年型:5～8 岁起病,病程长。进行性视网膜黄斑变性,视神经萎缩,于数年之内全盲,视力减退可为唯一症状。10 岁以后出现惊厥、痴呆、瘫痪。有明显语言障碍、词汇减少和重复音节;还伴失用、震颤及痉挛性瘫痪等症状。患儿常于15 岁以后死亡。脑电图显示棘慢波混合。④ 成人型:亦称为 Kufs 病,于青春期或成年后起病,存在 2 种主要的临床表型。A 型表现为进行性难治性肌阵挛癫痫、痴呆、共济失调及晚发性锥体和锥体外系症状,多不伴视网膜和黄斑变性;B 型表现为行为异常、痴呆,可伴有运动障碍、共济失调、锥体外系症状及脑干受累症状。此型可存活至中年。⑤ Northern 癫痫型:多于 5～10 岁发病,表现为强直阵挛或复杂部分型癫痫、智力衰退、运动障碍。青春期后癫痫发作减少,但慢性认知功能减退持续终身,部分可存活至 60 岁之后。

本病诊断依赖于临床表现、病理、酶学检查和基因学检测。智能和行为障碍、共济失调、锥体外系表现、癫痫、神经心理异常及视网膜变性、异常脑电图等均有助于诊断。淋巴细胞中空泡形成,多形核白细胞中苯胺蓝颗粒增多,脑脊液中蛋白轻度增高,以及皮肤、肌肉、直肠黏膜活检见到脂色素沉积可予以诊断。白细胞和成纤维细胞的酶学检查有助于确诊。

本病暂无特效治疗方法,以对症处理为主。抗惊厥药可控制癫痫发作,兴奋和行为异常时可用安定剂。酶替代疗法尚在研究中。

九、植烷酸累积病

植烷酸累积病(phytanic acid storage),即雷夫叙姆病(Refsum disease),又称为遗传性共济失调性多发性神经炎样病(heredopathia atactica polynuritiformis),是一种罕见的遗传性脂质代谢缺陷病,目前归为遗传性运动感觉神经病(hereditary motor and sensory neuropathy,HMSN)Ⅳ 型。本病呈常染色体隐性遗传,为单基因突变致植烷酸羟化酶或酶再生系统辅助因子缺陷,使植烷酸(phytanicacid,3,7,11,15 -四甲基-十六烷酸)的 α 氧化障碍,导致其在血液、神经系统和其他组织中积聚。目前已明确有 2 个致病基因,植烷酸辅酶 A 羟化酶(phytanoyl - CoA hydroxylase,PHYH)基因,定位于染色体 10p13,90% 以上患者发现该基因变异;PEX7 基因(peroxisomal biogenesis factor 7),定位于染色体 6q23.3,编码过氧化物酶体定位信号 2(peroxisomal targeting singal 2,PTS2)受体,近 10% 患者携带该基因变异。由于 PAHX 或 PTS2 受体缺陷,引起过氧化酶体代谢障碍,植烷酸 α 氧化障碍,从而贮积在血液、视网膜、周围神经、内耳、骨骼、皮肤、心脏和肾脏等系统,取代其他的不饱和脂肪酸并和固醇结合,导致表皮基底和基底上层脂质空泡形成。最显著的病理改变为植烷酸在脊神经节直至远端小分支的周围神经沉积,神经增粗。镜下可见神经轴突减少、髓鞘变薄和消失,形成"洋葱球"样改变。神经组织内堆积

着苏丹性脂肪颗粒。

本病起病隐袭,常于儿童或青少年起病。通常渐进性进展,有缓解期,突然的质量下降、压力、创伤、感染、妊娠等均可诱发急性发病或病情恶化。夜盲、听觉障碍、肢体无力、鱼鳞病和视力障碍常为本病的早期症状。可于数年之后出现对称性感觉性多发性神经病,表现为四肢肌力减退、肌张力降低、腱反射消失、典型末梢型感觉运动障碍、肌肉萎缩、常伴小脑性共济失调,还可伴有嗅觉丧失、神经性聋、视网膜色素层炎和继发性视神经萎缩、骨骼发育不良、弓形足、脊柱侧弯等。心电图检查可见心律不齐、QRS 波异常、QT 延长。神经传导速度非均匀减慢,呈脱髓鞘性改变。脑脊液压力正常,细胞正常,蛋白质明显增高,可高达 1～6 g/L 之多。

根据夜盲及视网膜色素变性、多发性周围神经病、小脑性共济失调的典型病史,血清中植烷酸浓度增高,皮肤成纤维细胞培养或羊水细胞的 α 羟化酶活性降低可予诊断。

由于植烷酸主要是存在于含叶绿素的食物中,而奶制品及反刍动物脂肪中含量少,建议患者食用无叶绿素食物,如牛奶、牛肉、海洋无脊椎动物等均可使植烷酸浓度降低,有一定治疗作用。血浆置换疗法可试用于重症或迅速恶化及少数饮食治疗失败者。

十、β-脂蛋白缺乏症

β-脂蛋白缺乏症(abetalipoproteinemia,ABL)是在 1950 年由 Bassen Kornzweig 首先报道,又称 Bassen Kornzweig 综合征,系罕见的常染色体隐性遗传病。基本代谢障碍为载脂蛋白 B(apoprotein B)合成缺陷而血清中低密度脂蛋白、胆固醇、三酰甘油均降低。本病有五个基本特征:β-脂蛋白缺乏,脂肪吸收障碍,棘红细胞增多,共济失调和视网膜色素变性。

ABL 致病基因定位于染色体 4q23,编码微粒体三酰甘油转运蛋白(microsomal triglyceride transfer protein,MTP)为肝极低密度脂蛋白(very low density lipoprotein,VLDL)和肠乳糜微粒(chylomicron,CM)组装必需的可溶性脂转运蛋白,具有脂质转移活性,将合成的含载脂蛋白 B 的脂蛋白转运到细胞外。MTP 基因突变导致脂蛋白分子不能被正常组装和分泌,造成血浆内脂质下降而沉积于细胞内致病。同时,脂溶性维生素(尤其是维生素 E)在血浆中的转运与载脂蛋白 B 密切相关,ABL 引起的维生素 E 缺乏是造成神经系统病变的主因。本病的神经病理,主要是脊髓后束、脊髓小脑束纤维的髓鞘脱失,少数小脑浦肯野细胞及颗粒层神经元缺失,周围神经亦可有灶性髓鞘脱失。

患者在新生儿时期正常。出生数月之后出现频繁腹泻、脂肪泻,特别是进高脂食物时加剧。2～17 岁之间出现中枢和周围神经症状,上下运动神经元均可受累,并可伴有肌肉损害,表现为进行性行走不稳,动作笨拙,肌力减退,有不典型脊髓小脑变性的表现,共济失调逐步明显。体检可见肌力减退,肌张力降低,腱反射消失,有或无锥体束征。本体感觉严重障碍,痛、温觉亦可受累而呈现手套袜子型感觉减退。10 岁之后逐步出现视力减退、夜盲、视网膜色素层炎症等,重者失明。眼底检查显示不典型的视网膜色素沉着,还可有眼球震颤、睑下垂、眼外肌麻痹、瞳孔不等大等。少数患者有心脏扩大,心电图异常。

周围血中有大量棘红细胞。血清中缺乏 β 脂蛋白,血维生

素 E 水平降低,血胆固醇和三酰甘油降低等可予诊断,但应与 Friedreich 和 Refsum 共济失调相鉴别。

治疗上主要是减少脂肪的摄入,口服大剂量脂溶性维生素,尤其是维生素 E 可望改善症状,延迟神经系统并发症。

十一、Wolman 病

Wolman 病在 1956 年由以色列神经病理学家 Moshe Wolman 首先报道,为少见的常染色体隐性遗传性溶酶体贮积病。致病基因为 *LIPA*,编码酸性胆固醇酯水解酶(acid cholesterol ester hydrolase),简称酸性脂肪酶(acid lipase),其缺乏导致网状内皮系统的细胞不能清除自身的脂肪酯,转化为泡沫细胞,引起胆固醇和三酰甘油大量沉积于组织内,包括肝、脾、骨髓、淋巴结、肾上腺、肠黏膜等,引起脾肿大和淋巴结病。婴儿或儿童起病,表现为严重呕吐、腹泻、腹胀,肝、脾肿大、黄疸、肾上腺钙化,肠道膨大和腹泻,生长发育迟缓及神经系统发育异常,表现为活动少、腱反射亢进、踝阵挛和角弓反张。多数患儿自发病后半年内死亡。本病诊断依赖于上述典型症状,影像学检查发现双侧肾上腺的增大和钙化,周围血淋巴细胞中出现空泡,骨髓中有泡沫细胞,肠黏膜活检于肌层中见到神经元内的苏丹红性沉积物,粒细胞或皮肤成纤维细胞中溶酶体酸性脂肪酶的缺乏可以确诊。至今尚无有效治疗方法,骨髓移植有见报道。

十二、弥漫性体表血管角质瘤病

弥漫性体表血管角质瘤病(angiokeratoma corporic diffusum)又称为法布雷病(Fabry 病),是第二常见的溶酶体贮积症,为 X 连锁隐性遗传病,在男性新生儿中发病率约为 1/40 000~1/60 000。

Fabry 病的致病基因是 α 半乳糖苷酶 A(α galactoside,*GLA*)基因,定位于 Xq22.1。*GLA* 基因突变或全部缺失,引起体内 α 半乳糖苷酶 A 部分或完全缺失,使该酶底物三聚己糖神经酰胺(globotriaosylceramide,Gb3)、二乳糖苷神经酰胺等不能分解,在肾脏、心血管系统、神经系统、皮肤、眼等部位进行性堆积。神经病理中有少量有髓纤维的脱失,也有无髓鞘纤维的减少。

经典型 Fabry 病一般累及男性,好发于儿童和青少年,间歇发作性手指和足趾的烧灼或刺痛,随着运动、疲劳、精神紧张和环境温湿度的改变而诱发或加剧,也可有手掌和跖的麻木,早期也可出现少汗或无汗。肌力、手足的关节位置觉、神经传导速度均可能正常。皮肤血管角质瘤通常在 10 岁左右出现,在患者的阴部、臀部、腰骶部、下腹、脐周可见到密集的血管扩张性丘疹,紫色或黑色,随年龄增长而增多,体积变大且色泽加深。胃肠道症状主要表现为不规律的轻度慢性腹痛、腹胀或腹泻。眼部检查可见角膜涡轮样浑浊,在裂隙灯下可观察到晶体后囊细小的颗粒物质呈轮辐样沉积,称为"Fabry 白内障"。视网膜和结膜可见动脉瘤和血管扭曲。患者在青春时期,尿液可出现尿蛋白、尿红细胞等,尿蛋白出现较早的患者,肾功能衰竭也相对出现较早。随年龄增长肾小管功能逐渐恶化,发展为氮质血症及终末期肾病。心血管系统损害多在 20 岁后出现,包括肥厚性心肌病、心瓣膜病、房室传导异常、心律失常、高血压和心肌梗死等。神经系统损害有脑供血不足、缺血性或出血性

脑卒中、癫痫等表现。患者还会出现其他系统损害的表现,如高频性听力丧失、眩晕、耳鸣等。

男性儿童期出现间歇性四肢末端剧烈疼痛、皮肤血管角质瘤及肾脏、心血管和神经系统的损害,应考虑到本病。血浆、白细胞或培养的成纤维细胞中测定 α 半乳糖苷酶 A 的酶活性减低有诊断价值。*GLA* 基因检测到突变可以确诊。

神经性疼痛可以采用卡马西平、加巴喷丁对症治疗。α 半乳糖苷酶替代治疗,可减少细胞内三聚己糖神经酰胺的堆积,缓解神经痛。造血干细胞移植治疗目前也有报道。

参 考 文 献

[1] BERGER J, MOSER H W, Forss-Petter S. Leukodystrophies: recent developments in genetics, molecular biology, pathogenesis and treatment[J]. Curr Opin Neurol, 2001, 14(3): 305 - 312.

[2] COOPER J D. Progress towards understanding the neurobiology of Batten disease or neuronal ceroid lipofuscinosis[J]. Curr Opin Neurol, 2003, 16(2): 121 - 128.

[3] ENG C M, FLETCHER J, WILCOX W R, et al. Fabry disease: baseline medical characteristics of a cohort of 1765 males and females in the Fabry Registry[J]. J Inherit Metab Dis, 2007, 30(2): 184 - 192.

[4] GRABOWSKI G A. Phenotype, diagnosis and treatment of Gaucher's disease[J]. Lancet, 2008, 372(9645): 1263 - 1271.

[5] KEMP S, PUJOL A, WATERHAM H R, et al. ABCD1 mutations and the X-linked adrenoleukodystrophy mutation database: role in diagnosis and clinical correlations[J]. Hum Mutat, 2001, 18(6): 499 - 515.

[6] MAEGAWA G H, STOCKLEY T, TROPAK M, et al. The natural history of juvenile or subacute GM2 gangliosidosis: 21 new cases and literature review of 134 previously reported [J]. Pediatrics, 2006, 118(5): e1550 - e1562.

[7] MOGHADASIAN M H, SALEN G, FROHLICH J J, et al. Cerebrotendinous xanthomatosis: a rare disease with diverse manifestations[J]. Arch Neurol, 2002, 59(4): 527 - 529.

[8] MOSER H W, RAYMOND G V, DUBEY P. Adrenoleukodystrophy: new approaches to a neurodegenerative disease [J]. JAMA, 2005, 294(24): 3131 - 3134.

[9] PASTORES G M, LIEN Y H. Biochemical and molecular genetic basis of Fabry disease[J]. J Am Soc Nephrol, 2002, 13(Suppl 2): S130 - S133.

[10] SCHULZE H, SANDHOFF K. Lysosomal lipid storage diseases [J]. Cold Spring Harb Perspect Biol, 2011, 3(6): a004804.

[11] WILLS A J, MANNING N J, REILLY M M. Refsum's disease [J]. QJM, 2001, 94(8): 403 - 406.

[12] ZIMRAN A, ELSTEIN D. Lipid storage diseases [M]// LICHTMAN M A, KIPPS T, SELIGSOHN U, et al. Williams Hematology. 8th ed. New York: McGraw-Hill, 2010: 1065 - 1071.

第三节 氨基酸代谢病

孙一忞

氨基酸代谢障碍所引起的遗传性疾病已超过 100 多种,随

着生物化学检测技术的不断进步,新发现的仍将不断增加。引起氨基酸代谢病的主要原因有两种,即某些酶的缺乏和氨基酸的吸收障碍。前者为已知的某种酶或尚不能肯定的某种酶的活性缺乏或降低,如苯丙氨酸羟化酶的缺乏引起苯丙酮尿症,分支氨基酸 α 酮酸脱羧酶的缺乏或降低引起枫糖浆尿病(maple syrup urine disease),异戊酰辅酶 A 脱氢酶缺乏引起的异戊酸血症,胱硫醚合成酶缺乏引起的同型胱氨酸尿症,精氨酸酶缺乏引起的精氨酸血症,赖氨酸酮戊二酸还原酶缺乏引起的高赖氨酸血症等。后者系由于氨基酸的转运和吸收障碍所引起,如肝-脑-肾(Lowe)综合征、遗传性烟酸缺乏症(Hartnu病)等。

氨基酸代谢病的发病率差异很大,曾有资料分析表明,主要氨基酸代谢病的发病率占每 10 万例活产婴儿中的例数为:苯丙酮尿症 8 例,胱氨酸尿症 7 例,亚氨基甘氨酸尿症 5 例,组氨酸血症 4 例,Hartnup 病 4 例,高苯丙氨酸血症 3 例,高脯氨酸血症 2 例,高赖氨酸血症 0.4 例。

氨基酸代谢病多为常染色体隐性遗传,近亲结婚的后代更为常见。主要临床特征为出生时外表和活动正常,半年或 1 岁以后逐渐出现智能减退,适当补充氨基酸和维生素并控制饮食,不少病例神经症状可以改善。

氨基酸代谢异常有下列数种情况:① 临床没有明显症状的氨基酸尿者,不需要作特殊治疗;② 仅作对症治疗,不能改变预后和氨基酸代谢异常者,如氨基酸代谢异常小孩的抽搐发作必须应用抗痫药物治疗,但不能改善氨基酸代谢异常;③ 试用饮食疗法可以控制的氨基酸代谢异常,包括口服低蛋白饮食有效的氨基酸代谢病(如枫糖浆尿病、尿素代谢障碍的高氨血症),以及限制氨基酸入量(如高赖氨酸血症)等;④ 大剂量维生素治疗可以改善症状的氨基酸代谢病,这组病患者系由某些辅酶缺乏而致代谢异常,补充维生素可改变代谢过程,如大剂量维生素 B_6 用于婴儿惊厥的治疗,大剂量维生素 B_1 用于枫糖浆尿病,维生素 B_{12} 用于同型胱氨酸血症等。氨基酸代谢病种类繁多,本节仅就苯丙氨酸尿症和同型胱氨酸尿症作一介绍。

一、苯丙酮尿症

苯丙酮尿症(phenylketonuria,PKU)是由于肝脏苯丙氨酸羟化酶(phenylalanine hydroxylase,PAH)缺乏或活性减低而导致苯丙氨酸(phenylalanine,Phe)代谢障碍的一种常染色体

隐性遗传性疾病,是先天性氨基酸代谢障碍中最为常见的一种。主要临床特征为智能低下,癫痫发作,皮肤、毛发色素浅淡和鼠尿臭味。本病发病率具有种族和地域差异,我国的发病率总体为 1∶11 000。

【病因和病理】

Phe 是一种人体必需氨基酸,摄入体内的 Phe 一部分用于蛋白质的合成,其余部分被 PAH 转变成酪氨酸并参与多巴→多巴胺→去甲肾上腺素及酪氨酸→对羟苯丙酸＋黑尿酸的生化合成过程。如果 PAH 缺乏,Phe 将不能转化为酪氨酸,致使 Phe 在血液、脑脊液、各种组织中的浓度增高。同时,由于主要代谢途径受阻,Phe 的次要代谢途径则代偿性地增强,Phe 将转化为苯丙酮酸、苯乳酸、正羟苯乙酸和苯乙酸。高浓度的 Phe 及其旁路代谢产物在组织中包括脑组织大量蓄积,并自尿中大量排出,产生苯丙酮尿症。其发病机制见图 3-10-3-1 所示。

在 Phe 的羟化过程中,除了 PAH 之外,还必须有辅酶四氢生物蝶呤(BH4)的参与。人体内的 BH4 来源于三磷酸鸟苷(GTP),在其转化和再生过程中参与作用的酶有三磷酸鸟苷环化水合酶(GTPCH)、6-丙酮酰四氢蝶呤合成酶(PTPS)和二氢生物蝶呤还原酶(DHPR)等。PAH、GTPCH、PTPS、DHPR 等酶的编码基因缺陷都可造成相关酶的活性下降,导致血 Phe 升高。BH4 是 Phe、酪氨酸和色氨酸等芳香氨基酸在催化过程中所必需的共同辅酶,缺乏时不仅 Phe 不能转化成酪氨酸,而且造成多巴胺、5-羟色胺等重要神经递质的合成受阻,加重了神经系统的功能损害。

人类 *PAH* 基因位于第 12 号染色体上(12q22-12q24),基因全长约 90 kb,有 13 个外显子和 12 个内含子,成熟的 mRNA 约 2.4 kb,编码 451 个氨基酸。目前已发现 548 种 *PAH* 基因突变,在中国人群发现了 100 种以上基因突变。据统计,在我国新生儿中发现的高苯丙氨酸血症,大多数为 *PAH* 基因突变所引起,其中 10%~15% 为 BH4 缺乏症,绝大多数是 PTPS 缺乏类型,DHPR 缺陷罕见。

苯丙酮尿症患者的脑部病理为非特异性改变,通常以白质改变为主。大致可有下列数种情况。① 脑成熟障碍:胎儿在妊娠后期即开始有脑发育异常,使脑的白质、灰质分层不清楚,灰质异位到白质中。② 髓鞘生成障碍:以视束、皮质脊髓束、皮质脑桥小脑束纤维的髓鞘形成不全为最明显。③ 灰质和白质囊样变性:多数为婴儿反复惊厥发作导致脑缺氧所引

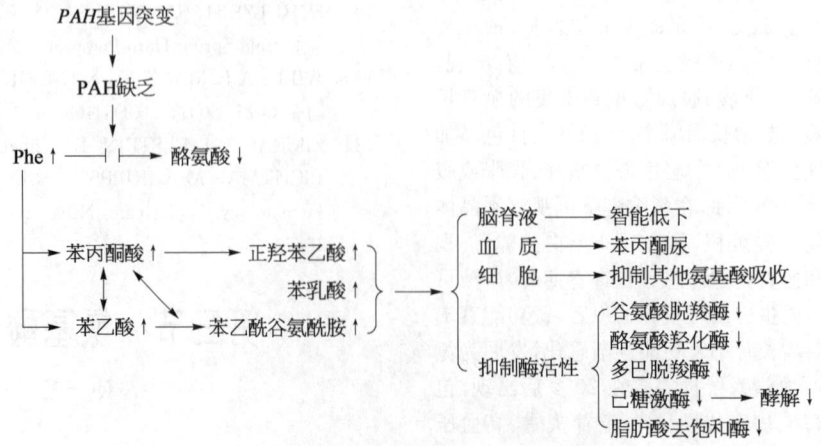

图 3-10-3-1 苯丙酮尿症发病机制模式图

起。此外,还有脑的黑质和蓝斑部的色素消失,脑重量减轻等变化。

【临床表现】

本病为常染色体隐性遗传,父母均为致病基因携带者,以近亲结婚的子代为多见。患儿出生时无异常,3~6 个月时开始出现症状,1 岁时症状最明显。

1. 神经系统 以智能发育落后为主,可有行为异常,如兴奋不安、忧郁、多动孤僻等。可有癫痫发作,表现为婴儿痉挛或癫痫小发作,或其他形式的发作,随年龄长大,癫痫发作减少或转变为小发作或大发作。体检无明显异常,少数呈现肌张力增高和腱反射亢进,严重者可出现脑性瘫痪。脑电图检查 80% 可见异常。CT 可见脑萎缩。BH4 缺乏型 PKU 患儿的神经系统症状出现较早且较严重,常见肌张力减低、嗜睡和惊厥,智能落后明显,如不经治疗,常在幼儿期死亡。

2. 皮肤 患儿在出生数月后因黑色素合成不足,皮肤白嫩、头发细黄。皮肤湿疹较常见。

3. 体味 由于尿和汗液中排出较多苯乙酸,身上有明显鼠尿臭味。

苯丙酮尿症的症状和体征除智能低下外大部分是可逆的。当 Phe 浓度控制后症状可以消失,癫痫可以控制,脑电图异常可以恢复,毛发色素可以加深,身体气味也可以消失。

【诊断】

乳儿期以后出现精神发育迟缓,智商降低,头发细黄,皮肤苍白,伴或不伴抽搐发作者,应考虑本病。可作血浆苯丙氨酸浓度测定,正常人浓度小于 120 μmol/L,患儿可高达 1 200 μmol/L 以上。尿三氯化铁试验用于较大婴儿和儿童的筛查。将三氯化铁滴入尿液,如立即出现绿色反应则为阳性,表明尿中苯丙酮酸浓度增高。尿液三氯化铁试验可能出现假阳性的结果,因为酪氨酸病、枫糖浆尿病和吩噻嗪药物类的尿均可出现三氧化铁的绿色反应,此时可作 2,4-二硝基苯肼试验鉴定之,黄色沉淀为阳性。基因检测发现异常可进一步明确诊断。

【治疗】

诊断一旦明确,应尽早给予积极治疗,主要是饮食疗法。特殊饮食治疗开始的年龄愈小,效果愈好。

1. 限制 Phe 摄入 乳儿采用低 Phe 奶方,主要是母乳,因母乳中 Phe 含量仅为牛奶的 1/3,待血浓度降至理想浓度时,可逐渐少量添加天然饮食。较大婴儿及儿童可加入牛奶、粥、面、蛋等,添加食品应以低蛋白、低 Phe 食物为原则,使 Phe 的供应量维持在 25 mg/(kg·d)(相当于正常儿童的 25%~50%),血中 Phe 浓度控制在 30~100 mg/L。Phe 浓度过高或者过低都将影响生长发育。

2. 药物治疗

(1) 中性氨基酸(LNAAs):大多数中性氨基酸如天门冬氨酸、半胱氨酸、谷氨酸、组氨酸、异亮氨酸、亮氨酸、蛋氨酸、丝氨酸、苏氨酸、酪氨酸、色氨酸、缬氨酸和 Phe 均通过同一种氨基酸转运体在胃肠道吸收,也共用同一种氨基酸转运体通过血-脑屏障,因此补充 LNAAs 能够有效地降低血中和脑内的 Phe 浓度。

(2) 二盐酸沙丙蝶呤(sapropterin dihydrochloride,商品名 Kuvan):是 FDA 于 2007 年批准的首个治疗 BH4 缺乏型 PKU

的特异性药物。初始推荐剂量为 10 mg/(kg·d),治疗 1 个月后,患者血中 Phe 浓度未下降至基线,可将剂量增至 20 mg/(kg·d)。此外,对 BH4 缺乏型还可补充 5-羟色胺和左旋多巴。

3. 基因治疗 遗传性疾病的理想治疗是获取缺陷基因的正常拷贝,然后将其转运至患者的细胞内,通过细胞将基因表达出来。动物实验是将表达 PAH cDNA 的重组腺病毒放置入 PAH 缺陷小鼠的肝循环,10%~80% 的肝脏 PAH 活性得以恢复,进而保持血清中的苯丙氨酸浓度正常。基因治疗研究虽然已初见成效,但离临床应用还很遥远。

【预防】

(1) 加强遗传咨询,避免近亲结婚,提倡母乳喂养。

(2) PKU 高危家庭产前诊断是优生的重要措施,对有本病家族史的夫妇和先证者进行 DNA 分析,并对其胎儿进行产前诊断。

(3) 开展新生儿筛查,及早发现 PKU 患儿,尽早开始治疗,防止发生智力低下。

二、同型胱氨酸尿症

同型胱氨酸尿症(Homocystinuria)又称假性 Marfan 综合征,于 1962 年由 Carson 等首次报道,是含硫氨基酸(如甲硫氨酸、胱氨酸)代谢障碍而引起的遗传性疾病,病变主要累及眼、心血管、骨骼、神经系统等。主要的临床表现是多发性血栓栓塞、智力落后、晶状体异位和指趾过长。多数患者的父母为近亲结婚。

【病因和病理】

本病是常染色体隐性遗传病,至少有三种不同的生化缺陷:① 胱硫醚合成酶缺乏型(简称合成酶型),致病基因 CBS,定位于 21q22.3,基因突变引起酶缺陷导致同型半胱氨酸变为胱硫醚的代谢途径发生停滞。本型最为多见。维生素 B_6 是胱硫醚合成酶辅酶,故应用大剂量维生素 B_6 对部分病例有效。② 甲基四氢叶酸同型半胱氨酸甲基转移酶缺乏型(简称"甲基转移酶型"),是同型半胱氨酸变为蛋氨酸的代谢途径发生紊乱。这个代谢过程由两种甲基转移酶来催化,而维生素 B_{12} 是甲基转移酶的辅酶。③ 5,10-N-甲烯四氢叶酸还原酶缺乏型(简称"还原酶型"),正常时这个还原酶为同型半胱氨酸提供甲基,以转变为蛋氨酸;此酶缺乏时,引起同型胱氨酸甲基化不足而沉积于体内,同时出现同型胱氨酸尿症。

本病的主要病理改变为各种器官内的动静脉内膜纤维化、增生、弹力纤维破坏和管腔狭窄或闭塞。主动脉有缩窄或扩张所致的主动脉瓣关闭不全。大血管中层变薄,动静脉有血栓形成。脑白质内有多灶性脱髓鞘性变、血管损害、多发性栓塞灶形成、脑软化及海绵样变性。硬脑膜窦可见有血栓形成。脑实质内还可见神经元丧失。本病常有晶体异位和骨骼畸形。这些病理改变的原因可能是由于过多的同型胱氨酸激活凝血因子,抑制胶原的形成,引起结缔组织异常。

【临床表现】

典型患者表现为:① 四肢和指趾细长(蜘蛛指趾),易误认为是 Marfan 综合征。脊椎后凸或侧凸、漏斗胸、弓形足等骨骼发育畸形;② 智力低下;③ 眼部异常,可见晶状体异位,常伴青光眼和视网膜剥离;④ 皮肤可见网状青斑,面颊部潮红,毛发细软稀疏;⑤肢带肌及四肢近端肌无力;⑥脏器并发闭塞性血管病,出现脑、肺和肾的血栓形成和梗死。

【诊断】

儿童出现智能低下、眼部异常和骨骼畸形并发肢体肌无力和脑梗死等症状和体征,血清检测含硫氨酸水平降低,尿中同型胱氨酸和同型半胱氨酸水平增高时应考虑本病。

本病需与 Marfan 综合征鉴别。两者的共同点是晶体异位、蜘蛛指趾、心血管症状,但遗传方式和病情发展不同。Marfan 综合征是常染色体显性遗传病,在出生时即可见到指趾细长,常伴发脉夹层动脉瘤,没有同型胱氨酸尿症的生化代谢异常表现;同型胱氨酸尿症为隐性遗传,出生时骨骼正常,数年后骨骼的生长不成比例,四肢加长,可伴发血栓栓塞症状,骨质疏松,椎骨有双凹畸形等。

【治疗】

"合成酶型"同型胱氨酸尿症应限制蛋氨酸和蛋白的摄入量。"甲基转移酶型"和"还原酶型"则不应限制蛋氨酸和蛋白的摄入量。本病各型均可试用大剂量维生素治疗。可先用维生素 B$_6$ 100~500 mg/d,连用数周,有效后渐减量,然后维持于最低有效量(约为 25 mg/d)。维生素 B$_6$ 无效者可加叶酸 10~20 mg/d,维生素 B$_{12}$ 0.5~1.0 mg/d。可酌情联合应用并提高剂量。大剂量维生素完全无效者,应限制蛋氨酸摄入量,补充胱氨酸,并加用甜菜碱。

【预防】

避免近亲结婚,对高危家庭进行产前诊断,可测羊水细胞的相关酶活性。

参 考 文 献

[1] BLAU N, VAN SPRONSEN F J, LEVY H L. Phenylketonuria [J]. Lancet, 2010, 376(9750): 1417 - 1427.

[2] GIOVANNINI M, VERDUCI E, SALVATICI E, et al. Phenylketonuria: dietary and therapeutic challenges [J]. J Inherit Metab Dis, 2007, 30(2): 145 - 152.

[3] HARDING C. Progress toward cell-directed therapy for phenylketonuria[J]. Clin Genet, 2008, 74(2): 97 - 104.

[4] HARDING C O. New era in treatment for phenylketonuria: pharmacologic therapy with sapropterin dihydrochloride [J]. Biologics, 2010, 4: 231 - 236.

[5] LEE S J, LEE D H, YOO H W, et al. Identification and functional analysis of cystathionine β - synthase gene mutations in patients with homocystinuria[J]. J Hum Genet, 2005, 50 (12): 648 - 654.

[6] MAGNER M, KRUPKOVÁ L, HONZÍK T, et al. Vascular presentation of cystathionine β - synthase deficiency in adulthood [J]. J Inherit Metab Dis, 2011, 34(1): 33 - 37.

[7] TARGUM S D, LANG W. Neurobehavioral problems associated with phenylketonuria[J]. Psychiatry, 2010, 7(12): 29 - 32.

[8] WIDAMAN K F. Phenylketonuria in children and mothers: genes, environments, behavior[J]. Curr Dir Psychol Sci, 2009, 18(1): 48.

[9] WILCKEN D E, WILCKEN B. The natural history of vascular disease in homocystinuria and the effects of treatment[J]. J Inherit Metab Dis, 1997, 20(2): 295 - 300.

[10] YAP S, BOERS G H, WILCKEN B, et al. Vascular outcome in patients with homocystinuria due to cystathionine β - synthase deficiency treated chronically: a multicenter observational study [J]. Arterioscler Thromb Vasc Biol, 2001, 21(12): 2080 - 2085.

[11] YAP S. Classical homocystinuria: vascular risk and its prevention[J]. J Inherit Metab Dis, 2003, 26(2/3): 259 - 265.

第四节　重金属代谢障碍疾病

章　悦

许多金属元素是人体不可或缺的物质,按需求大小分为宏量金属元素和微量金属元素。宏量金属元素有钙、钾、钠和镁,微量金属元素有锰、铁、钴、铜、锌、钼、钒、铬和锡等。必需的宏量元素和微量元素的含量不足或过量都会影响人体的健康。目前发现的遗传性重金属代谢疾病主要涉及钙、铁、锌和铜这四种金属元素,病种繁多。表3-10-4-1中所列的是与神经科有关的重金属代谢障碍疾病,主要涉及钙、铁和铜。锌代谢障碍(肠病性肢端皮炎症)主要表现为皮肤症状,故不列在本表中;甲状旁腺相关的一系列疾病的神经科表现不是最主要症状,且神经科表现与低钙血症有关,形式相近,如肢体麻木、搐搦、偶尔癫痫等,内分泌专业书籍有更详尽的阐述,本书亦不详加介绍;MELAS 和 MERRF 可参见本书相关章节;部分罕见病种本书仅列表,不作详细描述,有兴趣的读者可以根据列表中的信息进一步查询。

表 3 - 10 - 4 - 1　重金属代谢障碍疾病的分类

金属种类	异常形式	疾病名称	致病基因	遗传方式	发病率
铜	缺乏	门克斯病(Menke 病)	ATP7A	XD	0.7/100 000
		枕骨角综合征	ATP7A	XD	不详
		ATP7A 相关的远端运动神经病	ATP7A	XD	报道 2 个家系
	过量	肝豆状核变性(Wilson 病)	ATP7B	AR	1/30 000
铁	过量	无铜蓝蛋白血症	CP	AR	0.1/100 000
		神经退行性变伴脑内铁沉积病 3 型	FLT	AR	<50 例
	异常沉积	神经退行性变伴脑内铁沉积病 1 型(Hallervorden - Spatz disease, NBIA 1)	PANK2	AR	1.5/100 000
		神经退行性变伴脑内铁沉积病 2A 型	PLA2G6	AR	>150 例

续 表

金属种类	异常形式	疾病名称	致病基因	遗传方式	发病率
		神经退行性变伴脑内铁沉积病 2B 型	PLA2G6	AR	
		Woodhouse - Sakati 综合征	C2orf37	AR	30 例
		脂肪酸羟化酶相关的神经退行性病变	FA2H	AR	报道 2 个家系
		Kufor - Rakeb 综合征	ATP13A2	AR	数个病例报道
钙	缺乏	家族性孤立性甲状旁腺减退症	CASR	AR	<10 个家系
		假性甲状旁腺减退症 1A 型	GNAS1	AR	0.72/100 000
		假性甲状旁腺减退症 1B 型	GNAS1、STX16	AR	不详
		假性甲状旁腺减退症 2 型	?	AR	不详
	异常沉积	Fahr 病	?	AD	<200 例
		Aicardi - Goutières 综合征	TREX1 RNASEH2A RNASEH2B RNASEH2C	AR	120 例
		二羟蝶啶还原酶缺乏症	QDPR	AR	134 例
		Cockayne 综合征	CSA、CSB	AR	1/200 000
		Nasu - Hakola 病	TREM2、DAP12	AR	0.15/100 000
		Krabbe 病	GALC	AR	0.75/100 000
		MELAS(线粒体脑肌肉病-乳酸血症-中风)	mtDNA	母系遗传	16/100 000
		MERRF(肌阵挛癫痫伴破碎红纤维综合征)	mtDNA	母系遗传	0.9/100 000
		碳酸酐酶Ⅱ缺乏症	CA2	AR	50 例

注：AR 为常染色体隐性遗传；XR 为 X 染色体隐性遗传；AD 为常染色体显性遗传。

金属代谢障碍疾病的机制复杂，有些病种属于金属本身代谢链障碍，如铜蓝蛋白缺乏、铁蛋白缺乏、甲状旁腺激素或受体异常等；有些则是继发于其他问题，如泛酸激酶缺乏、局部组织坏死等；多数疾病已找到致病基因，有些只知道遗传模式，如 Fahr 病；在已找到致病基因的病种里，有些是明确的单基因病，如肝豆状核变性，其致病基因是 ATP7B；而有些则是一种基因能造成多种疾病，如 ATP7A 基因缺陷可导致门克斯病、枕骨角综合征和 ATP7A 相关的远端运动神经病。金属代谢障碍疾病一般都是罕见病或少见病，甚至有些病种只有几个家系报道，因此在诊断时应十分谨慎，在没有充足证据的情况下不应盲目诊断。

一、铜代谢障碍疾病

(一) 肝豆状核变性

肝豆状核变性(hepatolenticular degeneration，HLD)亦称 Wilson 病(Wilson's disease，WD)，是一种常染色体隐性遗传性代谢病，因 Wilson 在 1912 年首次报道而得名。Wilson 将该病描述为"进行性豆状核变性合并肝硬化的一种家族性神经系统疾病"。1913 年，Rumpell 发现 WD 患者的肝和脑中含有大量的铜。之前，Westphal、Strümpell 和 Gower 已经报道类似疾病，命名为"假性硬化症(pseudosclerosis)"。1920 年，Hall 和 Spielmyer 对 Westphal 和 Strümpell 报道的病例进行了肝脏和脑组织的切片检查，发现"假性硬化症"就是 Wilson 所描述的 Wilson 病。1948 年，Mandelbrote 偶然发现 WD 患者尿铜排出量增加，肌内注射二巯基丙醇后，尿铜排出更多。1952 年，

Scheinberg 及 Gitlin 发现 WD 患者血清铜蓝蛋白显著减少。1956 年，Walshe 首次应用青霉胺治疗本病，使其预后大为改观，成为少数几种可有效治疗的遗传病之一。1985 年，有学者采用限制性片段长度多态性(restriction fragment length polymorphism，RFLP)分析方法发现 WD 的致病基因定位于 13 号染色体长臂(13q)的酯酶 D 位点，1991 年进一步定位于 13q14.3。1993 年，WD 的致病基因 ATP7B 被克隆，对 WD 患者进行 ATP7B 基因突变筛查可明确诊断。

【流行病学】

通常认为 WD 的全球发病率约为 1/30 000，致病基因携带者频率为 1/90，但是各项研究表明亚洲国家 WD 的发病率和携带者频率可能更高。韩国发病率估计在 1/3 000～1/30 000，我国香港地区发病率约为 1/5 400，我国台湾地区携带者频率为 3%，我国内地小范围地区进行的流行病学调查得出的发病率为 0.6/10 000～1/10 000。

【病因和发病机制】

目前认为 WD 是 ATP7B 基因突变造成铜代谢异常的单基因遗传病。铜是人体内一种必需的微量元素，是许多含铜酶类的重要辅助因子，但过量的铜会氧化蛋白质和膜脂质，与蛋白质和核酸结合并产生自由基，引起中毒。正常人体内存在着有效的代谢机制来维持铜代谢平衡，运载铜到所需处，同时防止游离的铜离子沉积。正常人每日自饮食中摄取铜量约为 2～5 mg，自肠道吸收的铜经过门静脉进入肝脏，其中一部分铜进入胆汁，由胆管排泄回到肠道，并且不再重吸收，由粪便排出；另有少量的铜进入血液，与铜蓝蛋白、清蛋白以及巨球蛋白结

合,极少量未结合的铜(2%~5%)称为"游离铜",血液中的铜被运送到各器官或者由尿液排出体内。

近20年来,WD发病机制的研究进展较快。以往有多种发病机制假说,如胃肠道铜吸收过多、铜蓝蛋白的结构异常或合成缺陷、金属硫蛋白(metallothione,MT)异常、胆道排铜障碍、溶酶体缺陷等。但随着ATP7B基因的克隆,以上假说已经被部分或全部否定。

ATP7B基因位于13q14.3,共有21个外显子,编码一种铜转运P型ATP酶,ATP7B蛋白N末端有6个铜结合位点,能结合铜离子,此酶参与铜跨膜转运的代谢过程。以肝细胞为例,当肝细胞内铜含量升高时,ATP7B蛋白可将内质网内的铜以内体小泡的形式转移到细胞浆,然后通过两条途径将铜排出细胞:① 融合进入胆汁颗粒,通过胆汁分泌到胆道;② ATP7B蛋白将铜转到铜蓝蛋白上,铜蓝蛋白再分泌进入血液。WD患者由于ATP7B基因突变,铜不能被分泌到胆汁,也不能与铜蓝蛋白结合进入血液,所以淤积在肝细胞内造成肝脏损伤。缺铜的铜蓝蛋白虽然也可以分泌进入血液,但由于没有和铜结合,进入血液后迅速被降解,造成WD患者血清铜蓝蛋白水平降低。铜淤积同样也发生在其他器官,如脑部、肾脏、角膜等。过量铜造成机体损害的具体机制尚不明确,一般认为与过量铜产生的氧自由基有关。大量的实验证据证明体内铜过量时,产生的氧自由基可破坏脂类、蛋白、核酸、线粒体和细胞膜。

近年来,国内外学者对不同种族的WD患者进行了大量的基因突变研究,截至2011年底,已发现了500多种突变形式,以点突变为主,除了极少数为高频突变热点外,大部分为低频散在分布;以复合杂合突变为主,纯合突变少见。不同种族人群的基因突变热点不同,His1069Gln突变是高加索人群的热点突变,频率高达10%~70%;Arg778Leu突变是我国及其他东亚人群的热点突变,频率达到13%~40%。

【病理】

神经系统的主要病理变化发生在豆状核与尾状核,其中以壳核最明显,大脑皮层、黑质、齿状核等处亦可累及。壳核最早发生变性,然后病变范围逐渐扩大到其他结构。具有神经精神症状的患者,脑的外表正常,而切面则见壳核皱缩,岛叶皮层内陷,壳核及尾状核色素沉着加深,严重者基底节可形成空洞。镜下病理表现有神经元变性和数目减少,星形胶质细胞显著增生,局部发生软化甚至形成空洞。有时在丘脑底核、苍白球、丘脑及黑质等处可发现核大并具有细小颗粒细胞质的Opalski细胞。脑皮质的改变以额叶最多见,该区细胞体及纤维减少或消失,呈脱髓鞘及海绵样改变,但胶质细胞则增生。

肝脏早期病理表现为脂肪增生和炎症,以后为肝硬化改变。肝脏通常缩小、质地坚硬、表面有结节,属大结节性肝硬化,红氨酸染色(rubeanic acid stain)镜检可见黑褐色铜颗粒沉着。脾脏可肿大充血。角膜后弹力层切片镜检可见有细小的金黄色铜颗粒,由铜的沉积所引起。

【临床表现】

WD起病隐匿,渐进发展,临床表现复杂多样,常易误诊。临床上主要表现为进行性加重的肝脏损害、神经症状、精神症状、肾脏损害及角膜色素(Kayser-Fleicher,KF)环等。肝脏损害常早于神经精神症状,如持续性或一过性血清转氨酶增高、急性或慢性肝炎、肝硬化(代偿或失代偿)和暴发性肝衰竭(伴

或不伴溶血性贫血),部分患者皮肤黝黑,并出现不明原因的牙龈出血或皮肤出血点。本书着重阐述神经和精神症状。

1. 震颤 是神经症状最常见的首发症状,其次是口咽部症状,如流涎、构音障碍和吞咽困难等。整个病程中最多见、最突出的也是以上症状。印度国家精神神经研究所统计的307名患者中最常见的症状是震颤(31.6%)和构音障碍(15.6%);Leinweber等调查的107例患者中,最常见的症状是上肢姿位性震颤(37.4%),延髓肌受累症状如流涎(31.8%)、吞咽困难(25.2%)和构音障碍(31.8%)等也十分显著。值得注意的是,WD患者的震颤通常是运动性震颤,而不是帕金森病的静止性震颤。Leinweber等的研究表明WD患者上肢姿位性震颤(37.4%)最多见,而静止性震颤(11.2%)相对较少,故有一定鉴别意义。口咽部症状在WD患者中表现得十分突出,患者口唇常常无法合拢,加之咽喉肌群肌张力增高,吞咽困难,所以流涎现象严重;舌肌强直时则引起构音障碍和吞咽困难;有些患者面部表情肌张力增高,可出现不自主的傻笑。Leinweber等报道的其他常见症状(大于20%)还有肌张力障碍、书写困难、步态异常、共济失调、自主神经功能紊乱、记忆力下降、注意力障碍和敌对情绪等。肌张力障碍是本病较严重的临床表现,常在病程中、晚期出现,起初多局限于一个肢体,然后扩展至四肢及躯干。强直持久存在者则出现异常姿势,可有痉挛性斜颈、脊柱可侧凸或后凸、双上肢内收内旋、手指徐动、足跖内翻、步态异常,重者则丧失行动能力。癫痫的发生率不高,约为6%。舞蹈样动作少见。有些学者将神经症状分成几个亚型:① 假性硬化型,表现为震颤和共济失调;② 肌张力障碍型,表现为构音障碍、吞咽困难、不自主傻笑、书写困难、步态和姿势异常等;③ 帕金森综合征型,表现为少动和肌肉僵直;④ 舞蹈手足徐动型,表现为舞蹈样或手足徐动样动作,相对少见;但实际上这些亚型常有重叠。

2. 精神症状 可有性格改变,人格障碍多见。常见有精神亢奋、坐立不安、脾气暴躁、易怒,可因小事或无故与人激烈争执甚至打人;而有些患者表现出回避型人格障碍,如自我隔绝,除了至亲之外,没有好朋友或知心人,对他人也丝毫不关心,对周围环境缺乏兴趣,不愿意参加社会活动或工作。情感障碍相当多见,常无故哭笑且不能自制;后期可发生幻觉等器质性精神病的症状。部分患者出现记忆认知功能减退、学习成绩下降以致退学等。

3. 角膜KF环 1902年眼科医师Kayser和Freischer首先发现角膜异常,后称KF环,是角膜周围铜沉积所导致的铁锈色圆环,是WD的特征性表现。高加索人种KF环较易分辨,一般肉眼就能看出,而中国人虹膜颜色深,有时较难看清,需要借助裂隙灯观察。KF环形成有一定次序,开始出现在角膜上缘,然后出现在下缘,最后两侧也出现形成一个环。KF环很少在7岁前出现;95%以上有神经症状的患者都有KF环;单纯肝型患者可以没有KF环。KF环应该与老年环及高胆固醇血症的角膜环鉴别。极少数情况下,KF环可见于胆汁淤积、原发性胆汁性肝硬化和隐源性肝硬化患者。

除肝脏损害和神经精神症状外,肾脏损害、骨关节肌肉损害也较常见。肾脏损害主要表现为血尿、蛋白尿和管型尿等;骨关节肌肉损害表现为关节酸痛、X型腿或O型腿,关节酸痛发生率高达40%以上。

【临床分型】

WD按起病年龄可分为少年型（<16岁起病）、青年型（16～20岁起病）和晚发型（>20岁起病）；按起病缓急分为急性、亚急性和慢性。更常见的是根据临床表现和起病年龄来分类。

1. 亚临床型 患者无任何临床症状，部分患者可能有轻微的肝功能异常。

2. 临床表现型

（1）Wilson型：是最经典的类型。多在儿童、少年时期出现肌张力障碍型的神经系统表现，如书写困难、构音障碍、吞咽困难、步态和姿势异常、不自主傻笑等，若治疗不及时则预后差。追问病史，患者常在婴幼儿或儿童时期曾有一过性的肝损病史，经对症治疗迅速好转。极少数患者可出现兴奋、欣快或缄默不语等精神症状。

（2）肝型：只有肝脏损害表现，无神经精神系统症状及其他症状，各个年龄段都可能发病。

（3）脑型：以神经精神系统症状为主，多在青、中年时期起病，如假性硬化型和帕金森综合征型；少数在儿童或少年时期起病，如舞蹈手足徐动型，伴或不伴精神症状。肝功能一般正常，但腹部B超常提示有结节样肝硬化，伴或不伴脾肿大。

（4）肾型：多在幼儿或儿童时期发病，只有肾脏损害表现，如肉眼血尿、镜检血尿和蛋白尿等。

（5）骨肌型：多在儿童或少年时期发病，表现为关节酸痛、X型腿或O型腿等，常被误诊而行骨关节矫正术。

（6）混合型：各个年龄段均可发病，同时出现超过一个系统的症状。肝脑混合型最常见，同时出现肝损害症状和神经精神症状；少见的有肝肾混合型、肾脑混合型等。

【实验室检查】

1. 与铜代谢有关的检查

（1）血清铜蓝蛋白（ceruloplasmin, CP）：正常为 0.2～0.5 g/L，WD患者<0.2 g/L。但CP下降未必就是WD，以下情况也可能造成CP降低，包括小于2岁的幼儿，20%的WD基因携带者，各类急慢性肝炎、重症肝病，慢性严重消耗性疾病，肾综合征和营养不良等。根据国内学者以往的经验，WD患者CP一般小于0.08 g/L，而上述情况患者仅轻度下降。此外，WD患者在某种情况下CP也可正常，如妊娠期、接受雌激素治疗、伴甲状腺功能亢进和伴类风湿关节炎以及肝移植术后。

（2）总血清铜（包括结合铜与游离铜）：正常 11～24 mmol/L，患者<10 mmol/L。

（3）血清非铜蓝蛋白结合铜：正常<150 μg/L，患者>250 μg/L。

（4）24 h尿铜：正常<100 μg/d，患者≥100 μg/d；服用青霉胺后患者尿铜会进一步增加。

（5）肝铜量：正常 <40～55 μg/g（肝干重），患者>250 μg/g（肝干重）。

2. 其他检查

（1）肝功能：转氨酶、总胆红素增高，清蛋白降低；有严重肝损时可出现凝血时间延长。

（2）肾功能：常出现尿素氮增高。

（3）白细胞：伴有脾功能亢进者可见白细胞、血小板和红细胞降低。

（4）尿常规：可有红细胞及管型增多，尿蛋白增高。

3. 影像学检查 颅脑CT的主要表现有基底节区低密度、脑萎缩和脑室扩大等。颅脑MRI比CT特异性高，主要表现为双侧对称性豆状核（尤其壳核）、尾状核 T_1WI 低信号和 T_2WI 高信号，常伴中脑、脑桥或丘脑受累，小脑和大脑皮质偶可累及，其他还有不同程度的脑沟增宽、脑室扩大等。肝脏B超常显示肝实质光点增粗甚至结节状改变；肝脏MRI主要表现为网格状改变，提示肝硬化。

4. 基因检查 近年来，随着测序技术的普及和检测成本的降低，对临床疑诊WD患者进行 ATP7B 基因全长编码区测序已成为可能。ATP7B 基因的 R778L 突变是我国及日本、韩国等亚洲国家频率最高的突变点，其他高频突变点还有 P992L 和 T935M，三者占我国患者所有突变的60%左右。对WD的亲属尤其是一级亲属应进行筛查，包括病史、体检、实验室检查等，尽可能做 ATP7B 基因突变检测。

【诊断与鉴别诊断】

1. 诊断标准 具体诊断标准包括：① 有肝损害、肾损害、神经精神症状等临床表现；② 肉眼或裂隙灯下见到角膜KF环；③ 血清CP<0.2 g/L及24 h尿铜>100 μg；④ ATP7B 基因突变筛查检出纯合突变或两种杂合突变。同时具备上述①、②、③或①、④均可确诊为WD患者，不需要进一步检查。

2. 鉴别诊断 主要与下列疾病相鉴别。

（1）急慢性肝炎和肝硬化：肝型WD易与这些疾病混淆，但肝型WD血清CP降低明显，24 h尿铜增高明显，有时需要进行 ATP7B 基因突变筛查才能鉴别。

（2）肌张力障碍和手足徐动症：儿童或少年时期起病的WD易与肌张力障碍或手足徐动症混淆，但后者以肌强直及舞蹈指划动作为特征，无肝脏损害，常为先天性，出生后不久即起病，症状有时可停止进展，血清CP和颅脑MRI一般正常。

（3）帕金森病和原发性震颤：假性硬化型和帕金森综合征型WD易与这些疾病混淆，但这类WD患者一般在裂隙灯下能见到角膜KF环，颅脑MRI也有典型的WD样改变。

（4）家族性纹状体变性疾病：如 Hallervorden - Spatz 病，多在儿童期起病，出现进行性强直、强哭强笑、构音障碍、痴呆等，颅脑MRI有老虎眼征（tiger eyes）可资鉴别。

另外，儿童期的亚急性硬化性全脑炎及弥漫性轴索性脑炎（Schilder病），也可出现不随意运动及肌强直，亦需鉴别。其他原因引起的精神异常、类风湿关节炎、肾炎等也应注意鉴别。

【预防】

WD是少数几种可以预防和治疗的遗传性疾病。尽量避免食用含铜高的食物，如动物内脏及血制品，贝壳类及甲壳类海产品，菌菇类，坚果类，豆类，玉米和麦子等粗粮，巧克力和部分调味品（黑胡椒、咖喱粉和肉桂等）；烹煮食物的汤汁因含铜量较高，也应避免食用；避免使用铜制餐具；家用自来水应避免使用铜制水管。本病是常染色体隐性遗传病，应杜绝近亲结婚；WD患者的婚育对象最好行 ATP7B 基因突变筛查；若已生育一个WD患儿，再生育时建议行产前基因检测。

【治疗】

1. 螯合剂治疗 最早用于治疗WD的螯合剂是二巯基丙

醇(British anti-lewisite，BAL)，后来使用的有 D 青霉胺(D-penicillamine，PCA)、曲恩汀(trientine)、乙二胺四乙酸(ethylene diamine tetraacetic acid，EDTA)、二巯基丙磺酸钠(sodium dimercaptosulphonate，DMPS)、二巯基丁二酸钠(sodium dimercaptosuccinate，Na-DMS)和二巯基丁二酸(dimercaptosuccinic acid，DMSA)，其中青霉胺和曲恩汀是 FDA 批准的一线用药。与 D 青霉胺相比，曲恩汀的不良反应小，但对神经症状的改善作用略逊色。

(1) D 青霉胺：青霉胺分子带有二巯基，能有效螯合铜离子，通过肾脏将铜排出体外。但是其治疗 WD 的机制并不仅限于此，有报道称青霉胺能诱导细胞内 MT 的生成。MT 富含巯基，能螯合游离的铜离子，有解毒作用。青霉胺在肠道吸收的方式特殊，通过双硫键与肠道细胞膜结合后被细胞吞人。口服青霉胺能迅速从肠道吸收，可能由于肝肠循环的关系，血药浓度呈现双峰样曲线。青霉胺宜空腹服用，有研究表明进餐时服用青霉胺，青霉胺的吸收率可减低 50%。被肠道吸收后，80%的青霉胺与血浆蛋白结合，未结合的青霉胺分子结合成二聚体，极少有游离的青霉胺分子存在。80%的青霉胺通过肾脏排泄，排泄的半衰期约为 1.7～7 h。

1) 青霉胺的成人用量一般为 750～1 000 mg/d，儿童为 600～800 mg/d。服药时间应在餐前 1 h 或餐后 2 h 或睡前服，同时注意不要与锌剂混服。肝型 WD 患者服用青霉胺，肝功能、黄疸和腹水常在 2～6 个月内好转。

2) 10%～50%的神经型 WD 患者在服用青霉胺一段时间后，可能加重神经症状，因此建议此类患者服用青霉胺应小剂量(31.25～93.75 mg/d)开始。用药期间应随访 24 h 尿铜水平，用药早期 24 h 尿铜可超过 1 000 μg，维持期间一般为 200～500 μg/d。当低于 200 μg/d 时青霉胺可以减量甚至停药，若患者依从性不佳而漏服青霉胺时，24 h 尿铜也可低于 200 μg。

3) 青霉胺不良反应比较大，使用前应做青霉素皮试。早期不良反应(1～3 周内)有恶心、食欲缺乏、皮疹、发热、淋巴结肿大、血细胞降低和过敏反应等，并能诱发包括红斑狼疮在内的多种自身免疫性疾病。青霉胺可螯合维生素 B₆，因此服药期间应注意补充维生素 B₆。

(2) 曲恩汀：曲恩汀是 FDA 批准的另一种一线用药，但国内目前没有销售。曲恩汀与青霉胺同属螯合剂，但结构不同，它不含二巯基。铜与曲恩汀的四个氨基酸的氨基结合成为稳定的环状物，从肾脏排泄。曲恩汀的药代动力学数据不全，曲恩汀肠道吸收能力差，吸收后容易被代谢为较弱的螯合剂乙酰曲恩汀，通过增加曲恩汀的用量能弥补此缺陷。曲恩汀不良反应小，用药初期神经症状恶化极少，不易引起过敏和血常规改变，当 WD 患者不耐受青霉胺时，可用曲恩汀替代治疗。常规用量为 750～1 500 mg/d，分 2～3 次服用。儿童用量尚不明确，通常用量为 20 mg/(kg·d)。曲恩汀一般在餐前 1 h 或餐后 2 h 或睡前服用。曲恩汀高温环境下不稳定，故在热带地区应注意低温保存。

(3) 二巯丁二酸钠、二巯丁二酸和二巯丙磺酸钠：这三种药物均具有两个巯基，在体内能与游离铜结合成毒性较小的硫醇化合物，从尿排泄。推荐用于有轻中度肝损害症状和神经及精神症状的 WD 患者，尤其 DMSA 可替代青霉胺用于过敏患者作长期口服维持；或与青霉胺交替服用，减轻长期服用青霉

胺的不良反应及长期用药后的衰减作用。

2. 锌制剂　锌制剂治疗 WD 的机制推测是诱导肠黏膜细胞内的 MT 合成。MT 对铜的亲和力大于锌，铜与金属巯蛋白结合后滞留在肠黏膜细胞内，随细胞的脱落经肠道排出体外，除了食物中的铜，唾液和肠道本身也分泌铜，因此锌剂治疗可导致负铜平衡。锌剂也能使肝脏细胞内 MT 合成增加，减少游离的铜离子，有保护肝脏的作用。另外，锌剂还能阻止脂质过氧化而增加体内的谷胱甘肽，逆转 WD 患者体内的氧化型与还原型谷胱甘肽的失衡。

常用的锌制剂有甘氨酸锌、吡啶甲酸锌、葡萄糖酸锌、枸橼酸锌、醋酸锌和硫酸锌等。前五种锌剂为有机螯合锌，吸收率较高。甘氨酸锌是目前吸收最好的锌剂，其次为吡啶甲酸锌。硫酸锌是无机盐，吸收差且肠道刺激性大。不同锌剂实际含锌元素量不同，通常国内标识的是每片药片重量，不是元素锌含量，用药时需注意鉴别。甘氨酸锌实际含锌量为 30%，枸橼酸锌为 33%，吡啶甲酸锌为 21%，葡萄糖酸锌为 14.3%，硫酸锌为 23%，醋酸锌为 30%。目前国内常用的锌制剂是葡萄糖酸锌。

成人的推荐剂量为 150 mg/d(以锌元素计)，分 3 次服；5 岁以下为 50 mg/d，分 2 次服；5～15 岁为 75 mg/d，分 3 次服。为避免食物影响锌的吸收，最好在餐前 1 h 或餐后 1 h 服药，尽量少食粗纤维以及含多量植物酸的食物，因可干扰锌的吸收。另外，锌制剂与驱铜药物的服药时间需间隔 2 h。

锌剂主要用于症状前患者、儿童不典型 WD 患者、妊娠患者、不能耐受青霉胺治疗者以及各型 WD 患者的维持治疗。锌剂对 WD 的疗效确切，主要不良反应是胃肠道的刺激。锌剂缺点是起效较慢(4～6 个月起效)，严重病例不宜作为首选。

3. 特殊情况下的用药选择

(1) 无症状患者：单独使用锌制剂或合并使用青霉胺可预防症状出现。小于 3 岁的症状前患儿推荐单独使用锌制剂。

(2) 维持治疗：驱铜治疗 1～5 年后，如患者症状趋于稳定，24 h 尿铜持续在 200 μg/d 以下，此时可考虑螯合剂减量或单独使用锌剂。

(3) 怀孕和哺乳期的妇女：怀孕期的妇女应坚持治疗，中断治疗可能导致急性肝功能衰竭。怀孕期间，锌剂的用量不必变化，但螯合剂用量应减至最低限度(平时用量的 25%～50%)。特别是准备剖腹产的孕妇在产前 3 个月内应减药，防止伤口愈合不良。服用青霉胺的妇女不应哺乳。曲恩汀和锌剂对哺乳期妇女的影响尚不明确。

(4) 失代偿性肝硬化：对于失代偿性肝硬化，近年来认为应联合应用螯合剂和锌剂。两者间隔 2 h 给药，每日给药 3～4 次，3～6 个月后可改为单药治疗。如果用药无效应考虑肝移植。

(5) 急性肝功能衰竭：WD 患者急性肝功能衰竭十分凶险，应给予肝移植。在一时找不到肝源的情况下，应采用血浆置换、血液过滤等应急方案保护肾脏免遭损害。

4. 对症治疗

(1) 震颤：静止性且幅度较小的震颤，首选苯海索，每次 1 mg，每日 2 次开始，渐加至每次 2 mg，每日 3 次，如症状缓解不明显，可加用复方多巴类制剂。以意向性或姿势性震颤为主，尤其是粗大震颤者，首选氯硝西泮，每次 0.5 mg，每日 1 次

或每日 2 次,逐渐加量,每次不超过 2 mg、每日 3 次。

(2) 肌张力障碍:轻者可单用苯海索,帕金森综合征者可用复方多巴制剂,从小剂量起,渐加至有效量。也可单用或合用多巴胺受体激动剂,如吡贝地尔,每次 50 mg,每日 1～2 次。以扭转痉挛、强直或痉挛性斜颈为主者,除上述药物外,还可选用氯硝西泮等,也可选用巴氯芬片,每次 5 mg、每日 2 次开始,可逐渐加至每次 10～20 mg、每日 3 次;或乙哌立松每次 50 mg、每日 3 次,儿童酌减。经上述治疗无效的局限性肌张力障碍并造成肢体畸形者可试用局部注射 A 型肉毒毒素。

(3) 舞蹈样动作和手足徐动症:可选用氯硝西泮;对无明显肌张力增高者也可用小剂量氟哌啶醇,逐渐增量,合用苯海索。

(4) 精神症状:可选用奋乃静或利培酮等,配用苯海索。对严重躁狂者可选用氯氮平或奥氮平。对淡漠、抑郁的患者可用抗抑郁药物。

5. 肝移植 肝移植比较肯定的适应证是急性肝功能衰竭和用药无效的肝功能失代偿。据统计,肝移植后的一年生存期为 79%～87%,能度过早期阶段的患者生存期很长。

(二) 门克斯病

早在 1937 年有人发现铜缺乏可以导致哺乳动物发生脱髓鞘疾病。澳大利亚部分地区的土壤里因为缺乏铜元素,导致当地怀孕的母羊常常娩出羊毛松脆、行走不稳的小羊,病理发现病羊脑内有脱髓鞘和空洞等异常情况。1972 年,Danks 发现人类也有类似的疾病,患者的血清铜和铜蓝蛋白水平降低,从而确定了铜缺乏与该疾病的联系。然而,Danks 回顾文献后发现他并不是首先报道这种疾病的人。早在 1962 年,Menkes 等学者就已经记录了这种疾病的临床表现,并发现这种疾病有 X 连锁遗传的倾向,只是当时没有将疾病与铜代谢联系起来。因此,Danks 将该病命名为 Menkes 卷毛症,即门克斯病(Menkes 病)。1993 年,Menkes 病的致病基因被克隆。

【发病机制】

Menkes 病的致病基因是 ATP7A,定位于 Xq13.3,包含 23 个外显子,编码 1 500 个氨基酸的 ATP7A 蛋白。目前已经发现多种 ATP7A 基因突变,其中小片段缺失或插入占 22%、无义突变占 18%,剪接连接突变占 18%,大片段缺失占 17% 和错义突变占 17%。有研究发现在外显子 7～10 的这段范围内(超过 700 bp,占整个基因的 15%),集中了 43 种不同的突变(占 34%),而错义突变主要集中在基因的 3'端。

ATP7A 蛋白是铜转运蛋白,负责将肠道细胞吸收的铜转运至血液,变异的 ATP7A 分子转运铜的能力只有正常分子的 0～17%,导致大量铜滞留在肠道细胞内,而血液和其他脏器铜过低。变异 ATP7A 分子的错误折叠和转运也可能与发病有关。铜是机体许多酶发挥活性所必需的元素,Menkes 病的临床表现与铜蛋白酶活性降低或丧失有关。

人体重要的铜蛋白酶有赖氨酰氧化酶、酪氨酸酶、多巴胺 β 羟化酶和肽基甘氨酸 α 酰胺化酶等。赖氨酰氧化酶能够催化细胞外基质蛋白(如胶原和弹性蛋白)交叉连接,对组织的稳固和修复具有重要作用,其活性降低会导致皮肤松弛、关节过曲、骨骼和血管畸形等症状;酪氨酸酶是合成黑色素必需的酶,体内缺乏铜的时候,酶活性降低,黑色素合成障碍,导致皮肤和毛发颜色变浅;多巴胺 β 羟化酶也是一个铜蛋白酶,与重要的神经递质去甲肾上腺素合成有关,酶活性丧失导致血浆和脑脊液中去甲肾上腺素水平下降,并造成神经损害;肽基甘氨酸 α 酰胺化酶也是铜蛋白酶,有脱去甘氨酸残基上羧基的作用,许多神经内分泌肽前体存在甘氨酸残基,必须脱羧后才有生物学效应,酰胺化酶活性降低,导致许多功能肽无法合成,如胃泌素、胆囊收缩素、促糖皮质激素释放素、促甲状腺激素释放素、降钙素、血管紧张素、神经肽 Y 和下丘脑腺苷环化酶激活肽等。

【临床表现和自然病程】

Menkes 病是 X 染色体隐性遗传疾病,发病率 0.7/100 000。患者均为男性,刚出生时除少部分患儿有早产、巨颅、低体温、低血糖和黄疸等异常情况外,多数患儿是正常的,症状直到 2～3 个月龄时才出现;主要神经症状为发育迟滞及退化、喂养困难、肌张力低下和癫痫等。有研究表明大于 2 个月龄的患儿中,93% 的存在癫痫和脑电图异常,部分患儿有视神经萎缩。如果治疗不及时,神经异常表现会越来越明显,数月后可出现脑萎缩、脑血管扭曲和硬膜下血肿等。其他特征性表现有皮肤松弛、肉赘(颈项部、腋窝比较明显)、关节过曲、毛发脱色和卷曲。通过盆腔超声检查,发现几乎所有较大龄患儿存在膀胱憩室。影像学检查可见颅骨(骨缝)、长骨(骨骺)和肋骨成骨不良。其他症状还有胃肠道息肉、肺气肿、动脉瘤和颈部肿块(扩张的颈内静脉)。未经治疗的 Menkes 病患者多数只能活到 2～3 岁。

【辅助检查】

血清铜和血清铜蓝蛋白水平下降是诊断的重要依据,但正常新生儿在 2 周龄前血清铜水平也很低,因此早期无法辨别是患儿还是正常儿。其他血液检查可发现低血糖和去甲肾上腺素水平下降。患者小肠及肾脏细胞铜离子增加,肝细胞中铜离子减少,毛发在显微镜下可以看到头发沿着发根 180° 扭转,呈串珠样毛发等。对于有家族史的患者可行基因检查。

【治疗】

本病需要尽早诊断和治疗,否则预后很差。早期静脉补充铜元素能有效延长患儿寿命,减少癫痫发作,甚至神经发育能够正常。用于治疗 Menkes 病的铜复合物包括氯化铜、葡萄糖酸铜、组氨酸铜和硫酸铜。补充铜元素对 ATP7A 功能没有完全丧失的患者效果较好,ATP7A 的活性只要能达到正常分子的 5%～10%,治疗就可有满意效果。

(三) 枕骨角综合征

枕骨角综合征是 Menkes 病的轻症型,极其罕见,自然病程不详。致病基因也是 ATP7A,多数情况下是由于外显子跳跃剪切或错误剪切导致体内错误的 ATP7A 蛋白增多所致,而正常 ATP7A 蛋白所占比例下降。少数情况下是由于 ATP7A 基因的错义突变和移码突变所致,变异的 ATP7A 的分子活性仅为野生型的 20%～30%。该病因铜缺乏导致胶原生成障碍,所以曾被归类为 Ehlers-Danlos 综合征 9 型。Ehlers-Danlos 综合征是一种遗传性胶原蛋白病,临床表现以皮肤松弛、关节过曲等为主,9 型的特征为 X 显性遗传,伴有铜代谢异常,但自从 ATP7A 基因被发现后,这个病很少再被提及。

枕骨角综合征发病年龄在 3～10 岁间,患者均为男性。和 Menkes 病一样,该病也有皮肤、毛发、结缔组织及骨骼改变。特征性的表现是双侧斜方肌和胸锁乳突肌在枕骨上的肌腱附着点出现局部钙化,形成犄角样形状,并因此得名。神经科症状较轻,常见有轻度的肌无力、自主神经功能紊乱等。实验室检查提示血清铜、铜蓝蛋白、血浆和脑脊液儿茶酚胺水平降低。

本病治疗的经验相当少,补充铜元素可能有效。自主神经功能障碍者,通过补充左旋苏氨酸3,4-二羟苯丙丝氨酸得到改善。

(四) ATP7A 相关的远端运动神经病

本病是新近发现的与 ATP7A 基因相关的疾病,主要累及周围神经,症状与 Charcot - Marie - Tooth 2 型(CMT2)接近。致病基因为 ATP7A,目前仅报道了 2 个家系,分别携带 T994I 和 P1386S 错义突变,突变位于跨膜区或邻近跨膜区,导致分子转运障碍,具体机制并不清楚。虽然都是 ATP7A 基因相关疾病,但与 Menkes 病与枕骨角综合征的发病机制可能并不一样。ATP7A 相关的远端运动神经病没有中枢神经系统表现,没有皮肤、毛发和关节的改变,也没有血清铜、儿茶酚胺下降等异常情况。而 Menkes 病及枕骨角综合征的患者没有周围神经损害或肌电图异常。

本病症状类似于 CMT2,主要表现为进行性远端周围神经病,感觉神经也可累及。最初表现为肢体远端肌无力和肌萎缩,下肢病变早于上肢,触觉和震动觉有减退,深反射常消失。手足常有畸形,如高弓足和鼓槌趾等。多数患者发病年龄在10～35 岁间。肌电图显示运动神经波幅降低,而传导速度基本正常,提示本病为轴索病变,非脱髓鞘病变。目前尚无证据证实补充铜元素能改善该病症状。

(五) MEDNIK 综合征

MEDNIK 综合征是近年来新发现的铜代谢疾病,本病为常染色体隐性遗传病。表现为智能发育迟滞(M),肠病(E),耳聋(D),周围神经病(N),鱼鳞癣(I)和皮肤角化(K)。致病基因为 AP1S1,编码 sigma 1A 蛋白,AP1S1 突变导致铜 ATP 酶转运障碍,导致低铜血症、低铜蓝蛋白血症和肝内铜沉积,锌对本病的肝病表现有改善作用。

(六) Huppke - Brendl 综合征

本病致病基因为 SLC33A1,编码乙酰辅酶 A 转运体,基因突变导致铜蓝蛋白分泌减少。这个疾病是致死性的常染色体隐性遗传疾病,表现为先天性白内障、听力丧失和严重的发育迟滞。头颅 MRI 可见显著的小脑发育不良和髓鞘发育不良。

二、铁代谢障碍疾病

(一) Hallervorden - Spatz 病

Hallervorden - Spatz 病是一种以进行性锥体外系障碍和痴呆为特征性表现的罕见的铁代谢障碍疾病,常在儿童期或青春期起病,成年起病者也有报道。Hallervorden 和 Spatz 于1922 年首次报道这种以脑内铁沉积为典型表现的神经变性疾病,因而得名。近年来的文献认为采用"伴脑内铁沉积的神经退行性病变(neurodegeneration with brain iron accumulation,NBIA)1 型"这一称呼似更为恰当。Hallervorden - Spatz 病可有家族史,也可为散发。有家族史者,遗传形式通常为染色体隐性遗传,大多数病例携带 PANK2 基因突变。PANK2 基因编码泛酸激酶,故有学者认为带有 PANK2 基因变异的病例应该独立命名为"泛酸激酶相关的神经退行性病变(pantothenate kinase-associated neurodegeneration,PKAN)"。

本病属罕见病,发病率约为 1.5/100 000,多呈进行性恶化,一般在儿童或青春期起病,于 20～40 岁死亡,病程约为10～12 年。

【发病机制】

本病确切的发病机制尚未明确。早期假说有神经黑色素累积理论和半胱氨酸双加氧酶缺乏理论。神经黑色素是脂褐质过氧化的产物,具有毒性;半胱氨酸双加氧酶活性降低可以导致基底节区半胱氨酸无法代谢,而半胱氨酸因为含有巯基团,具有螯合铁离子的作用,所以导致异常脑内铁沉积。

近年来,定位于 20p13 的 PANK2 基因突变被认为是导致本病的根本原因,多数患者带有该基因突变。辅酶 A 是维持线粒体功能重要的物质,PANK2 基因编码泛酸激酶,该酶存在于线粒体中,是调控辅酶 A 生成的关键酶。在合成辅酶 A 的过程中,需要泛酸和半胱氨酸的参与(图 3 - 10 - 4 - 1)。泛酸需要经泛酸激酶催化形成 4 磷酸泛酸后,才能和半胱氨酸结合形成辅酶 A,如果泛酸激酶活性下降,辅酶 A 无法合成,且半胱氨酸得不到充分利用,大量半胱氨酸螯合了铁离子沉积在基底节,从而导致本病发生。

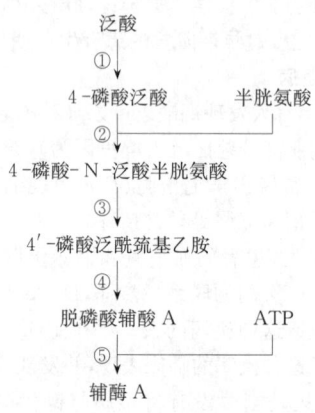

图 3 - 10 - 4 - 1 辅酶 A 的合成过程

① 泛酸激酶;② 磷酸泛酸半胱氨酸合成酶;③ 磷酸泛酸半胱氨酸脱羧酶;④ 磷酸泛酰巯基乙胺腺苷转移酶;⑤ 脱磷酸 CoA 激酶。

【病理】

大体病理改变可见特征性的苍白球和黑质铁锈色改变,可能是铁沉积所致。其他还有广泛的脑萎缩。微观病理表现包括苍白球和黑质神经元脱失、神经纤维脱髓鞘和胶质增生;严重者可呈海绵样改变,在苍白球和黑质中广泛分布球状小体(含空泡而肿胀的神经轴索);铁锈色色素沉着,含铁的脂褐质及神经黑色素沉着;病程较长者可见神经纤维缠结和 Lewy 小体。

【临床表现】

本病临床表现差异很大,多在儿童和青少年时期起病,以缓慢进展的强直、少动、肌张力障碍、锥体束征、痴呆、色素性视网膜炎为主要临床表现,可有视神经乳头萎缩。

2003 年,Susan 根据 PANK2 基因变异情况,将 123 例患者分为纯合突变组、杂合突变组和无突变组。纯合突变组的临床表现最经典,常在 6 岁之内起病,呈现步态异常、构音障碍、肢体强直、肌张力障碍、舞蹈样动作和震颤等锥体外系表现,其中大部分患者存在肌张力障碍(87%)、视网膜变性(68%),但视神经萎缩很少(3%),锥体运动障碍(25%)和痴呆(29%)相对少见,癫痫仅个案报道,该组病程通常小于 15 年。杂合突变组的发病年龄约在 13～14 岁,锥体外系运动障碍也是主要表现,但程度较轻且病程较长,视网膜变性也较少见(20%),这组病例中言语障碍(如构音障碍和重复言语)较突出,精神症状如人格改变、强迫、抑郁等也较纯合突变组多(33%)。无突变组的临床表现与纯合突变组没有明显区别。神经体检主要是锥体外系和锥体系的运动损害表现。如肌肉强直、肌张力障碍、舞蹈样动作、折刀样肌强直、腱反射亢进等。

【辅助检查】

常规和生化检查没有特异变化。

CT 检查对诊断帮助不大,有时可见到基底节低信号和脑萎缩,基底节钙化也有过报道。MRI 检查有诊断价值,典型的 Hallervorden-Spatz 病在 T_2WI 上可见双侧苍白球前内侧区域高信号,伴以周围的低信号,称为"虎眼征"。研究发现高信号区病理表现为胶质增生、脱髓鞘、神经元脱失和轴索水肿,而低信号区病理表现为铁的沉积。"虎眼征"往往出现在携带有 PANK2 基因突变的患者中,无突变者仅有苍白球低信号,没有"虎眼征"。[59]Fe 标记的铁盐如枸橼酸亚铁,静脉注射后 SPECT 显像,基底节区聚集增加,比正常人消退延迟,有一定诊断参考价值。

骨髓巨噬细胞和周围血淋巴细胞的 Gemsa-Wright 染色中可找到海蓝色组织细胞(sea blue histiocytes)。这种细胞在 340 nm 波长的显微镜下,见光中有 PAS 阳性的荧光物质,有诊断意义。

【诊断标准】

Swaiman 等提出的诊断标准要求:患者必须满足全部必备条件,至少要满足两项佐证条件,不存在排除标准中的项目。

(1) 必备条件:① 20 岁之前起病;② 症状进行性加重;③ 存在锥体外系运动障碍,必须满足肌张力障碍、肌肉强直和舞蹈样动作中至少两项。

(2) 佐证条件:① 皮质脊髓束受累;② 进行性智力下降;③ 视网膜色素病变和(或)视神经萎缩;④ 癫痫;⑤ 符合常染色体隐性遗传规律;⑥ MRI 发现基底节区低信号;⑦ 血液淋巴细胞中有异常胞质体和(或)骨髓中存在海蓝色组织细胞。

(3) 排除标准:① 铜蓝蛋白水平异常和(或)铜代谢障碍;② 神经元蜡样质脂褐素沉积病,表现为严重的视觉损害和难以控制的癫痫;③ 癫痫症状特别突出;④ 视觉损害比其他症状先出现;⑤ 有 HD 和(或)其他常染色体显性遗传的神经科疾病;⑥ 有尾状核萎缩的影像学表现;⑦ 氨基己糖苷酶 A 缺乏症;⑧ 单唾液酸四己糖神经节苷脂 1 半乳糖苷酶缺乏;⑨ 非进行性恶化的病程;⑩ 无锥体外系表现。

【治疗】

本病没有特效治疗方法。铁离子螯合剂甲磺酸去铁胺效果没有得到证实。根据本病的发病机制,有学者提出泛酸可能有效,但未经实践证实。目前主要是对症治疗,具体如下。

1. 肌张力障碍 左旋多巴和溴隐亭可略微改善肌张力障碍,罗匹尼罗(ropinirole,国内目前没有)和普拉克索也可试用;当多巴制剂无效时可试用抗胆碱能制剂如苯海索,但效果短暂;肉毒素注射可用于受累特别严重的一块或数块肌肉;立体定向苍白球和双侧丘脑毁损术偶可用于严重的肌张力患者,可缓解部分症状;鞘内巴氯芬注射曾被用于顽固性肌张力障碍,但最终被认为无效。

2. 多巴制剂 对震颤效果良好,也可使用抗胆碱能药物。

3. 流涎和构音障碍 唾液过多可以使用溴甲东莨菪碱和苯海索。

4. 语言康复训练 对部分患者有效。

5. 严重吞咽困难 应进行胃造瘘手术。

6. 痴呆 目前无有效治疗方法。

(二) 伴脑内铁沉积神经退行性病变 2A 型

本病是常染色体隐性遗传病,通常在 2 岁之内发病,临床表现与 Hallervorden-Spatz 病相似,因病理见苍白球区域有过量的铁沉积,故命名为 NBIA 2A 型。本病又因发病年龄小,且存在轴索水肿和中枢神经系统球状小体沉积,因此又称为婴儿神经轴索萎缩(infantile neuroaxonal dystrophy,INAD)。NBIA 2A 曾被认为是 Hallervorden-Spatz 病的严重型,但近年来随着致病基因 PLA2G6 的发现,已将其列为独立的疾病。

【发病机制及病理】

2006 年,Morgan 等发现多数 NBIA 2A 患者带有 PLA2G6 基因突变,但基因突变的致病机制未明确。主要病理表现为轴索水肿和球状小体沉积,与 Hallervorden-Spatz 病有一定类似,但其分布更广泛。这些改变不仅存在于中枢神经系统,同时也存在于外周神经。另外,苍白球可见过量铁沉积。

【临床及影像学表现】

本病极为罕见。1954 年,Seitelberger 首先报道这种以脑内脂质沉积为特征性表现的变性脑病,至今仅报道过 150 余例。本病通常在 2 岁前起病,很少能存活到 10 岁以后。临床表现以锥体运动障碍为主,如痉挛性截瘫、反射活跃等,其他表现有视觉损害、智力发育迟滞、周围神经损害和癫痫等。部分患者有面部畸形,如额前凸、斜视、小鼻、宽嘴、小颌等。

颅脑 MRI T_2 相可见小脑萎缩、小脑皮层高信号、黑质和苍白球信号减低,但没有"虎眼征"。肌电图提示慢性失神经改变。脑电图检查可见高幅快波。

【治疗】

本病缺乏有效治疗方法,对症治疗方法可参照 Hallervorden-Spatz 病。

(三) 伴脑内铁沉积神经退行性病变 2B 型

NBIA 2B 与 NBIA 2A 都是由于 PLA2G6 基因突变所致,与 NBIA 2A 的区别在于发病时间较晚,起病年龄在 2 岁以后,病程较长,可活至 20 多岁。主要临床表现有步态异常、语言发育迟缓和视神经萎缩等。其他包括截瘫、眼震、癫痫、肌张力下降和构音障碍等。颅脑 MRI 表现同 NBIA 2A。PLA2G6 基因突变导致本病,有研究发现 NBIA 2A 型的突变多为纯合型突变,而 NBIA 2B 型多为杂合型突变。由于 NBIA 2A 和 NBIA 2B 的致病基因相同,Kurian 认为两者可以合并为一种病,命名为"PLA2G6 相关的神经退行性疾病"。目前缺乏有效治疗方法,对症治疗方法可参照 Hallervorden-Spatz 病。

(四) 伴脑内铁沉积神经退行性病变 3 型

2001 年,Curtis 等报道了一种症状上类似于 HD 或帕金森病的晚发性显性遗传病,但不存在 HD 相关的基因突变。本病属于极罕见病,目前仅在英国、法国和日本有家系报道。本病约在 40~50 岁之间发病,表现为锥体外系运动异常,如舞蹈样动作、肌张力障碍、肌强直等。其中舞蹈症最多见(50%),其次为下肢肌张力障碍(42.5%)。多数患者认知功能和精神情况正常或轻度影响,借此可与 HD 鉴别。颅脑 MRI 平扫可见基底节区空洞或囊性改变。实验室检查发现血清铁蛋白异常降低,而病理活检可见脑内铁蛋白和铁异常沉积,故命名为NBIA 3型。本病的基因突变位于 FTL 基因,该基因编码铁蛋白的轻链。变异的铁蛋白结合铁的能力较差,铁离子容易从蛋白上脱离而沉积在中枢神经系统中,导致细胞损害。有报道发现部分患者虽然携带该基因突变,且伴有血清铁蛋白降低和MRI相应改变,但不出现临床症状。本病无有效治疗方法,短期金属螯合剂治疗已证实无效。

(五) 无铜蓝蛋白血症

无铜蓝蛋白血症(aceruloplasminemia)是一种成人起病的伴有脑内铁沉积的神经退行性病变,为常染色体隐性遗传病,主要表现有贫血、视网膜蜕变、糖尿病和多种神经症状。本病为罕见病,迄今仅报道了 56 例病例,发病率估计为 1/1 000 000~1/1 200 000。无铜蓝蛋白血症的神经症状有共济失调、不自主运动(如眼睑痉挛、鬼脸、面部颈部肌张力障碍、震颤和舞蹈)、抑郁和认知功能障碍。非神经症状有视网膜变性、糖尿病和贫血。CP 基因突变是导致本病的原因,该基因编码铜蓝蛋白,变异的铜蓝蛋白缺乏亚铁氧化酶的活性,故无法将 Fe^{2+} 氧化为 Fe^{3+},Fe^{2+} 无法被机体利用,则沉积在各脏器中。实验室检查可发现血清铜蓝蛋白水平低或缺乏,血清铜和铁的水平低下,而血清和肝脏铁蛋白的浓度升高。颅脑 MRI 可见脑内(纹状体、丘脑和齿状核)和肝脏 T_1WI 及 T_2WI 相低信号,提示有铁沉积。治疗上可使用铁螯合剂如去铁酮、去铁胺等,能改善糖尿病和神经症状。口服维生素 E 和锌剂可防止组织损伤。由于心脏异常铁沉积可导致心力衰竭,患者常在 60 岁左右死亡。

三、钙代谢障碍疾病

(一) Farh 病

Farh 病又称为家族性特发性纹状体苍白球钙化症。发病率不详,迄今报道的病例数少于 200 例,国内蒋雨平等首先予以报道。

【发病机制和病理】

本病为常染色体显性遗传,致病基因尚不明确。病理上见两侧大脑基底节(尾状核和豆状核)、两侧小脑齿状核,以及大脑深部白质(内囊和放射冠)、小脑深部白质、下丘脑外侧、视丘等处有散在的钙化灶。由于酸性黏多糖沉积在胶质细胞内或细胞外周区域,形成非钙性圆圈体,主要分布在血管周围,最后侵入血管壁。以后发生羟磷灰石的钙盐沉积。基底节钙化是本病造成的结果,少量的铁也随之沉积,病因不明。

【临床表现】

本病男女比例约为 2:1,颅内钙化多在 20 岁时就出现,但临床表现通常在 40 岁后才出现,主要表现为进行性运动障碍,如帕金森样、舞蹈样表现,肌张力障碍,震颤,手足徐动和面部痉挛等,癫痫常见。还可有共济失调、记忆力障碍、人格行为改变及痴呆等症状。常见首发症状有动作笨拙、疲劳、步态不稳、言语含糊、吞咽困难和肌肉痉挛等。

【辅助检查】

CT 是诊断本病的主要手段,双侧对称性的钙化,钙化区域包括基底节、齿状核、丘脑和脑白质。患者儿童期生长发育正常,

脑电图、神经传导速度和视觉诱发电位一般正常。脑干听力诱发电位可有轻度异常。

【诊断】

本病为排他性诊断,必须除外甲状旁腺功能减退、线粒体脑肌病、一氧化碳中毒、铅中毒、Cockayne 综合征、AIDS 病脑病、放疗后、甲氨蝶呤(Methotrexate)治疗后、结节性硬化症等许多原因。有病因可寻的基底节钙化不应诊断为 Fahr 病。

【治疗】

本病没有特殊的治疗方法,可试用血小板凝集抑制剂或脑血管扩张剂,如复方阿魏酸钠胶囊(利脉胶囊)、桂利嗪、尼莫地平等。用美多巴治疗帕金森表现,用硫必利或氟哌啶醇治疗舞蹈症状。由于病例少,预后不详。

(二) Cockayne 综合征

Cockayne 综合征是一种常染色体隐性遗传的多系统遗传病。主要表现有身材矮小、早老、光敏感、进行性神经功能异常和智力障碍。欧洲每年的发病率为 1/200 000。Cockayne 综合征有三种亚型,严重程度和起病年龄各异。经典的 1 型在 1 岁前起病,2 型和 3 型略晚且表型较轻。常见症状有发育不良、智障、小脑共济失调、肢体痉挛、周围神经脱髓鞘病、视网膜色素变性、白内障、感音性耳聋和牙齿畸形。本病是由于细胞 DNA 修复机制异常导致的。紫外线可诱导 DNA 突变,正常情况下细胞可通过与转录偶联的 DNA 修复机制进行修复,而本病患者的细胞缺乏这种功能。本病突变致病基因为定位于 10q11 的 ERCC6 和定位于 5q12.1 的 ERCC8。头颅 CT 可见尾状核钙化。治疗以对症为主,包括理疗、防紫外线等。1 型常于 20 岁前死亡。

(三) Aicardi - Goutières 综合征

Aicardi - Goutières 综合征(Aicardi - Goutières syndrome,AGS)是一种以亚急性脑病为特征的遗传性异常钙沉积的疾病。钙主要沉积在基底节区,伴有脑白质病变和脑脊液淋巴细胞增多。目前只有 120 例报道。患者出生时一般正常,数天到数个月后出现严重的亚急性脑病表现,如喂养困难、易激惹和神经发育迟滞等,伴有癫痫(53%)、肢体远端冻疮样皮疹(43%)和无菌性发热(40%)。症状在持续数月后可趋于稳定。遗传方式主要为常染色体隐性遗传。确定的致病基因有 4 个,分别为 TREX1,编码 $3' \rightarrow 5'$ 外切酶;RNASEH2A,RNASEH2B 和 RNASEH2C,编码核糖核酸酶的 H2 亚基。TREX1 基因突变(占所有病例的 25%)、RNASEH2C 基因突变(占 14%)和 RNASEH2A 基因突变(占 4%)造成的临床表型较重,RNASEH2B 基因突变(占 41%)导致的表型较轻。基底节和脑白质的钙沉积、以额颞叶为主的囊状脑白质病变以及皮层下脑萎缩是本病的主要诊断依据。其他表现还有胼胝体、脑干和小脑萎缩。发病早期,干扰素 - α(interferon - α,IFN - α)水平和脑脊液淋巴细胞增多常见,后期恢复正常。本病没有有效治疗方法,多数患者在 10 岁前死亡。

(四) 碳酸酐酶 II 缺陷症

碳酸酐酶 II(carbonic anhydrase II,CA II)缺陷症是常染色体隐性遗传病。迄今报道了 50 例。本病的临床表现三联征包括:骨硬化、肾小管酸中毒和颅内钙化。本病的骨病表现除了骨硬化外,还有骨折、生长发育障碍和智力障碍等。致病基因为 CA II,编码碳酸酐酶 II。治疗主要为全身碱化治疗。

参 考 文 献

[1] 陈秀珍,杨永范,李采娟,等.体外培养皮肤成纤维细胞中铜含量的测定:肝豆状核变性研究的新途径[J].上海第一医学院学报,1983,10(6):469-473.

[2] 蒋雨平,秦芝九,印美韵.特发性两侧对称性大脑基底节钙化症[J].中国神经疾病杂志,1983,9(2):95-97,129.

[3] 李乃忠,刘道宽.铜生化测定对肝豆状核变性的临床诊断价值[J].中华医学杂志,1983,63:342.

[4] 梁秀玲.肝豆状核变性.梁秀玲.神经系统遗传性疾病[M].北京:人民军医出版社,2001:113-126.

[5] 刘道宽.肝豆状核变性研究的进展[J].中华神经精神科杂志,1985,18:250.

[6] 王柠,吴志英,慕容慎行,等.经DNA测序证实的肝豆状核变性基因突变热区的研究[J].中华神经科杂志,1998,31:20-23.

[7] 吴志英,王柠,慕容慎行.肝豆状核变性[M]//刘道宽,蒋雨萍,江澄川,等.锥体外系疾病.上海:上海科学技术出版社,2000:218-230.

[8] 吴志英,赵振华.客观评价肝移植在Wilson病治疗中的地位[J].中华神经科杂志,2007,40(11):721-722.

[9] 杨月欣,刘建宇,崔红梅.四种锌化合物的生物利用率的比较[J].营养学报,1998,20(2):157-162.

[10] AICARDI J, GOUTIÈRES F. A progressive familial encephalopathy in infancy with calcifications of the basal Ganglia and chronic cerebrospinal fluid lymphocytosis[J]. Ann Neurol, 1984,15(1):49-54.

[11] BARRIE S A, WRIGHT J V, PIZZORNO J E, et al. Comparative absorption of zinc picolinate, zinc citrate and zinc gluconate in humans[J]. Agents Actions, 1987, 21(1/2):223-228.

[12] BARTON J C, EDWARDS C Q, PHATAK P D, et al. Handbook of iron overload disorders[M]. London: Cambridge University Press, 2009.

[13] BEALL S S, PATTEN B M, MALLETTE L, et al. Abnormal systemic metabolism of iron, porphyrin, and calcium in Fahr's syndrome[J]. Ann Neurol, 1989, 26(4):569-575.

[14] BEART R T, PUTNAM C, PORTER K A, et al. Liver transplantation for Wilson's disease[J]. Lancet, 1975, 306(7926):176-177.

[15] BERTOLA D R, CAO H, ALBANO L M, et al. Cockayne syndrome type A: novel mutations in eight typical patients[J]. J Hum Genet, 2006, 51(8):701-705.

[16] CHINNERY P F, CROMPTON D E, BIRCHALL D, et al. Clinical features and natural history of neuroferritinopathy caused by the FTL1 460InsA mutation[J]. Brain, 2007, 30(Pt1):110-119.

[17] COUSINS R J. Absorption, transport, and hepatic metabolism of copper and zinc: special reference to metallothionein and ceruloplasmin[J]. Physiol Rev, 1985, 65(2):238-309.

[18] CROW Y J, HAYWARD B E, PARMAR R, et al. Mutations in the gene encoding the 3′-5′ DNA exonuclease TREX1 cause Aicardi-Goutières syndrome at the AGS1 locus[J]. Nat Genet, 2006, 38(8):917-920.

[19] CURTIS A R, FEY C, MORRIS C M, et al. Mutation in the gene encoding ferritin light polypeptide causes dominant adult-onset basal Ganglia disease[J]. Nat Genet, 2001, 28(4):350-354.

[20] DEVOS D, TCHOFO P J, VUILLAUME I, et al. Clinical features and natural history of neuroferritinopathy caused by the 458dupA FTL mutation[J]. Brain, 2009, 132(Pt 6):e109.

[21] FIGUS A L, LAMPIS R, DEVOTO M, et al. Carrier detection and early diagnosis of Wilson's disease by restriction fragment length polymorphism analysis[J]. J Med Genet, 1989, 26(2):78-82.

[22] GESCHWIND D H, LOGINOV M, STERN J M. Identification of a locus on chromosome 14q for idiopathic basal Ganglia calcification (Fahr disease)[J]. Am J Hum Genet, 1999, 65(3):764-772.

[23] GREGORY A, POLSTER B, HAYFLICK S J. Clinical and genetic delineation of neurodegeneration with brain iron accumulation[J]. J Med Genet, 2009, 46(2):73-80.

[24] GREGORY A, POLSTER B J, HAYFLICK S J. Clinical and genetic delineation of neurodegeneration with brain iron accumulation[J]. J Med Genet, 2009, 46(2):73-80.

[25] HANNA P A, BENBADIS S R. Hallervorden-Spatz disease[J/OL]. http://emedicine.medscape.com/article/1150519-overview, Updated: Dec 1, 2009.

[26] HAYFLICK S J, WESTAWAY S K, LEVINSON B, et al. Genetic, clinical, and radiographic delineation of Hallervorden-Spatz syndrome[J]. N Engl J Med, 2003, 348(1):33-40.

[27] KALER S G, HOLMES C S, GOLDSTEIN D S, et al. Neonatal diagnosis and treatment of Menkes disease[J]. N Engl J Med, 2008, 358(6):605-614.

[28] KALER S G. ATP7A-related copper transport diseases-emerging concepts and future trends[J]. Nat Rev Neurol, 2011, 7(1):15-29.

[29] KHATEEB S, FLUSSER H, OFIR R, et al. *PLA2G6* mutation underlies infantile neuroaxonal dystrophy[J]. Am J Hum Genet, 2006, 79(5):942-948.

[30] KIM G H, YANG J Y, PARK J Y, et al. Estimation of Wilson's disease incidence and carrier frequency in the Korean population by screening *ATP7B* major mutations in newborn filter papers using the SYBR green intercalator method based on the amplification refractory mutation system[J]. Genet Test, 2008, 12(3):395-399.

[31] KOTZBAUER P T, TRUAX A C, TROJANOWSKI J Q, et al. Altered neuronal mitochondrial coenzyme A synthesis in neurodegeneration with brain iron accumulation caused by abnormal processing, stability, and catalytic activity of mutant pantothenate kinase 2[J]. J Neurosci, 2005, 25(3):689-698.

[32] KURIAN M A, MORGAN N V, MacPHERSON L, et al. Phenotypic spectrum of neurodegeneration associated with mutations in the PLA2G6 gene (PLAN)[J]. Neurology, 2008, 70(18):1623-1629.

[33] LEINWEBER B, MÖLLER J C, SCHERAG A, et al. Evaluation of the Unified Wilson's Disease Rating Scale (UWDRS) in German patients with treated Wilson's disease[J]. Mov Disord, 2008, 23(1):54-62.

[34] LETELIER M E, LEPE A M, FAÚNDEZ M, et al. Possible mechanisms underlying copper-induced damage in biological

membranes leading to cellular toxicity[J]. Chem Biol Interact, 2005, 151(2): 71 - 82.

[35] MAIER-DOBERSBERGER T, FERENCI P, POLLI C, et al. Detection of the His1069Gln mutation in Wilson's disease by rapid polymerase chain reaction[J]. Ann Intern Med, 1997, 127(1): 21 - 26.

[36] MAK C M, LAM C W, TAM S, et al. Erratum to: mutational analysis of 65 Wilson disease patients in Hong Kong Chinese: identification of 17 novel mutations and its genetic heterogeneity [J]. J Hum Genet, 2008, 53(4): 375.

[37] MALIK I, TURK J, MANCUSO D J, et al. Disrupted membrane homeostasis and accumulation of ubiquitinated proteins in a mouse model of infantile neuroaxonal dystrophy caused by *PLA2G6* mutations[J]. Am J Pathol, 2008, 172(2): 406 - 416.

[38] MENKES J H, ALTER M, STEIGLEDER G K, et al. A sex-linked recessive disorder with retardation of growth, peculiar hair, and focal cerebral and cerebellar degeneration [J]. Pediatrics, 1962, 29: 764 - 779.

[39] MORGAN N V, WESTAWAY S K, MORTON J E, et al. *PLA2G6*, encoding a phospholipase A2, is mutated in neurodegenerative disorders with high brain iron[J]. Nat Genet, 2006, 38(7): 752 - 754.

[40] OLIVEIRA J R, SPITERI E, SOBRIDO M J, et al. Genetic heterogeneity in familial idiopathic basal Ganglia calcification (Fahr disease)[J]. Neurology, 2004, 63(11): 2165 - 2167.

[41] PERRY T L, NORMAN M G, YONG V W, et al. Hallervorden-Spatz disease: cysteine accumulation and cysteine dioxygenase deficiency in the globus pallidus[J]. Ann Neurol, 1985, 18(4): 482 - 489.

[42] PRASHANTH L K, TALY A B, SINHA S, et al. Wilson's disease: diagnostic errors and clinical implications[J]. J Neurol Neurosurg Psychiatry, 2004, 75(6): 907 - 909.

[43] RILEY D E, LANG A E. Wilson's disease[M]//BRADLEY W G, DAROFF R B, FENICHEL G M, et al. Neurology in clinical practice. 3rd ed. Boston: Butterworth-Heinemann, 2000: 1924 - 1925.

[44] ROBERTS E A, SCHILSKY M L. American Association for Study of Liver Diseases (AASLD). Diagnosis and treatment of Wilson disease: an update[J]. Hepatology, 2008, 47(6): 2089 - 2111.

[45] SCHEINBER H. Wilson disease [M]//FAUCI A S, BRAUNWALD E, KASPER K L, et al. Harrison's principles of internal medicine. 15th ed. New York: McGraw-Hill Professional, 2001: 2274 - 2275.

[46] SCHEINBERG I H, STERNLIEB I, SCHILSKY M, et al. Penicillamine may detoxify copper in Wilson's disease [J]. Lancet, 1987, 2(8550): 95.

[47] SHAH G N, BONAPACE G, HU P Y, et al. Carbonic anhydrase II deficiency syndrome (osteopetrosis with renal tubular acidosis and brain calcification): novel mutations in CA2 identified by direct sequencing expand the opportunity for genotype-phenotype correlation [J]. Hum Mutat, 2004, 24 (3): 272.

[48] SIMON S R. Treatment of Wilson's disease[M]//KURLAN R. Treatment of movement disorders. Philadelphia: Lippincott Co, 1995: 115 - 151.

[49] THOMAS G R, FORBES J R, ROBERTS E A, et al. The Wilson disease gene: spectrum of mutations and their consequences[J]. Nat Genet, 1995, 9(2): 210 - 217.

[50] VAN DEN BERGHE P V, KLOMP L W. New developments in the regulation of intestinal copper absorption[J]. Nutr Rev, 2009, 67(11): 658 - 672.

[51] VIDAL R, GHETTI B, TAKAO M, et al. Intracellular ferritin accumulation in neural and extraneural tissue characterizes a neurodegenerative disease associated with a mutation in the ferritin light polypeptide gene[J]. J Neuropathol Exp Neurol, 2004, 63(4): 363 - 380.

[52] WU Z Y, WANG N, LIN M T, et al. Mutation analysis and the correlation between genotype and phenotype of Arg778Leu mutation in Chinese patients with Wilson disease[J]. Arch Neurol, 2001, 58(6): 971 - 976.

[53] ZHOU B, WESTAWAY S K, LEVINSON B, et al. A novel pantothenate kinase gene (PANK2) is defective in Hallervorden-Spatz syndrome[J]. Nat Genet, 2001, 28(4): 345 - 349.

第五节　遗传性共济失调

邬剑军

遗传性共济失调(hereditary ataxia, HA)是一组以慢性进行性小脑性共济失调为特征的神经系统遗传变性病,约占神经遗传病的10%～15%。阳性家族史、共济失调为主的临床表现及脊髓、小脑、脑干损害为主的病理改变是本病的三大特征。除脊髓、小脑、脑干受损外,其他组织如脊神经、脑神经、交感神经、基底节、丘脑、丘脑底部、大脑皮质均可受累。还可伴有其他系统异常,如骨骼畸形,眼部表现,心脏、内分泌及皮肤病变等。因此,遗传性共济失调是基因型和表型具有显著异质性的一组疾病,小脑共济失调是其共有特征,表型的重叠性较高,确定基因-表型的关系往往很困难,只有少数基因型具有特殊表型,容易临床识别。

HA最早分为Friedreich和Marie型共济失调。1861年Friedreich首先报告一组少年发病,以常染色体隐性遗传为主,病变主要在脊髓,小脑亦有改变的疾病,后称为Friedreich共济失调(Friedreich ataxia, FRDA),该病名一直沿用至今。1893年Marie报告的一组病例比FRDA发病晚,呈常染色体显性遗传,以小脑性共济失调为主,亦有脑干、脊髓症状,并有视力障碍,被称为Marie型共济失调。Déjèrine和Thomas于1900年引入了橄榄脑桥小脑萎缩(olivopontocerebellar atrophy, OPCA)的概念。50年后Greenfield依据病理解剖的特点将遗传性共济失调分为三类:以脊髓型为主的遗传性共济失调、以脊髓小脑型为主的遗传性共济失调以及以小脑型为主的遗传性共济失调。然而,对于临床医生来说对患者进行诊断才是关键,因此这种病理分型并不实用。于是几经更改,Harding在1993年按照临床表现和病理特征对常染色体显性遗传性共济失调(autosomal dominant cerebellar ataxia, ADCA)进行了如下分类:① ADCA Ⅰ型。小脑性共济失调,可伴有其他神经系统症状,包括视力下降、眼肌麻痹、锥体束征、锥体外症状、周围神经病、痴呆等。脊髓小脑性共济失调(spinocerebellar ataxia,SCA)1～4型、SCA17、SCA21、齿状核红核苍白球路易体萎缩(dentatorubral-pallidoluysian atrophy,DRPLA)等属于此型;②ADCA Ⅱ型。小脑性共济失调伴视网膜病变为特征,SCA7属于此型;③ADCA Ⅲ型。表现为纯小脑性共济失调,可伴有凝视性眼球震颤、面部肌肉持续颤动、震动感觉下降等,但很少出现眼肌麻痹、四肢痉挛等,SCA5、SCA6、SCA8、SCA 10、SCA12等属于此型。

随着分子生物学技术的飞速发展,按照遗传方式的不同可将HA分为四种:ADCA、常染色体隐性遗传性共济失调(autosomal recessive cerebellar ataxia,ARCA)、X连锁遗传性共济失调(X-linked hereditary ataxia)及带有线粒体异常的遗传性共济失调(ataxias with mitochondrial disorder)。临床上以前两者,尤其是ADCA多见(表3-10-5-1)。ADCA又可分为SCA多种亚型(SCA1～SCA44)、DRPLA及发作性共济失调(episodic ataxias,EA)1～8型。ARCA中常见的有FRDA、共济失调毛细血管扩张症(ataxia telangiectasia,AT)等。

二代测序的广泛使用使得基因分类的数字编码迅速增加,我们已经很难通过数字快速反应为临床表型,包含尚不确定基因(如SCA4),等位基因病(如SCA19/22),这些使得曾经的优势成为缺陷。2016年MDS对遗传性运动障碍着手新的命名法,即以主要临床表型(或共同重要临床表型)结合基因分类。例如SCA6的致病基因为CACNA1A,新分类将其归为相对单纯共济失调条目下的SCA-CACNA1A。但本章节内我们对于常染色体显性遗传性共济失调仍将沿用数字编码分类,对常染色体隐性遗传性共济失调会尝试介绍新分类法。

小脑发育不良导致的先天性小脑共济失调,如Joubert综合征;虽是遗传性疾病,小脑共济失调症状是症候之一,如无铜蓝蛋白血症,这些情况不在本章节讨论。

表3-10-5-1 遗传性共济失调的分类

疾病	发病年龄	基因突变	相关特征
常染色体显性遗传性共济失调			
SCA 1-47	成年早期至晚期	见表3-10-5-2	见表3-10-5-2
DRPLA	成年早期至晚期	ATN1	舞蹈、癫痫、认知损害
EA 1～8型	婴儿至成人早期	见表3-10-5-4	见表3-10-5-4
常染色体隐性遗传性共济失调			
FRDA	儿童至成年	X25	感觉减退、高弓足、心肌病、糖尿病、轻度小脑共济失调
AT	婴儿至儿童	ATM	眼动失用、舞蹈手足徐动、毛细血管扩张、免疫缺陷、恶性肿瘤罹患风险、血清甲胎蛋白升高
共济失调伴维生素E缺乏(ataxia with vitamin E deficiency,AVED)	儿童至青少年	TTPA	FRDA样表现、头部颤摇
共济失调伴眼球运动不能1型(ataxia with oculomotor apraxia type1,AOA1)	儿童	APTX	眼动失用、严重轴索性运动周围神经病、舞蹈手足徐动、认知损害、低白蛋白血症、高胆固醇血症
共济失调伴眼球运动不能2型(ataxia with oculomotor apraxia type2,AOA2)	儿童至成年早期	SETX	眼动失用、晚发的轴索性感觉运动周围神经病、锥体束征、肌张力障碍、甲胎蛋白升高
婴儿起病的脊髓小脑共济失调(infantile onset spinocerebellar ataxia,IOSCA)	婴儿	C10orf2	肌张力低、腱反射消失、眼外肌麻痹、感音神经性耳聋、轴索性感觉周围神经病、视神经萎缩、自主神经功能障碍、促性腺激素分泌过多性腺功能减退、癫痫、精神障碍
Marinesco-Sjogren综合征(Marinesco-Sjogren syndrome,MSS)	婴儿	SIL1	精神运动发育迟缓、白内障、肌张力低下、肌病、身材矮小、性腺机能减退
常染色体隐性遗传Charlevoix Saguenay型痉挛性共济失调(autosomal recessive spastic ataxia of Charlevoix Saguenay,ARSACS)	儿童	SACS	痉挛、周围神经病、视网膜神经纤维鞘增厚
其他罕见的常染色体隐性遗传性共济失调			
X连锁遗传性共济失调			
脆性X相关震颤/共济失调综合征(Fragile X-associated tremor/ataxia syndrome,FXTAS)	成人	FMR1	震颤、帕金森病、认知下降、女性亦可能受累
X连锁铁粒幼红细胞性贫血及共济失调(X-linked sideroblastic anemia and ataxia,XLSA/A)	婴儿	ABCB7	低色素和小细胞性贫血、血清铁含量正常、骨髓检查见环形铁粒幼红细胞、斜视
线粒体异常的遗传性共济失调			
肌阵挛癫痫伴破碎红纤维(myoclonic epilepsy with ragged red fibers,MERRF)	儿童	MT-TK	癫痫、痴呆、听力下降、身材矮小、视神经萎缩、心肌病
神经病、共济失调及色素性视网膜炎(neuropathy, ataxia and retinitis pigmentosa,NARP)	低龄儿童	MT-ATP6	色素性视网膜炎、感觉性周围神经病

一、常染色体显性遗传性共济失调

ADCA是一组常染色体显性遗传共济失调疾病,累及小脑及其传入和传出结构,可分为SCA亚型、DRPLA及EA。DRPLA因其临床表现、遗传特点与SCA常见亚型类似,而被归为SCA的一种亚型。ADCA中以SCA多见,EA只占极小一部分,因此ADCA这个名称已逐渐被SCA所取代。SCA已有超过40个亚型(其中有部分为等位基因变异,如SCA15/SCA16),根据研究者对致病基因定位的时间顺序,由国际人类基因组组织命名委员会进行统一命名(表3-10-5-2)。

【病因和发病机制】

SCA的突变类型中最常见的是重复序列拷贝数异常增大(表3-10-5-3),包括编码区CAG重复扩增(SCA1、SCA2、SCA3、SCA6、SCA7、SCA17、DRPLA),非编码区CAG重复扩增(SCA12),其他重复扩增(SCA8、SCA10、SCA31、SCA36、SCA37)和其他类型突变。SCA1、SCA2、SCA3、SCA6、SCA7、SCA17及DRPLA这7种亚型的致病基因的编码区域内都有一段CAG重复序列,其可发生异常扩增,当拷贝数超过一定范围时可导致基因的编码蛋白产生多聚谷氨酰胺扩展

突变。此种突变造成的疾病统称为多聚谷氨酰胺(poly glutamine, Poly Q)疾病,除以上7种SCA亚型外,Poly Q疾病还包括HD及脊髓延髓肌萎缩症(spinobulbar muscular atrophy, SBMA)。Poly Q疾病有一个显著的共同特点为遗传早现(anticipation)现象,即在遗传性共济失调家系的连续几代人中,发病年龄逐代提前,症状逐代加重。这种现象在父系遗传的SCA7、SCA3及HD中表现更为明显,其原因为DNA重复序列拷贝数在代间传递过程中发生不稳定持续扩增,下一代患者将表现为CAG重复序列更长、发病年龄更早、疾病症状更加严重。

CAG重复扩增除发生在编码区,还可能在非编码区,如SCA12。其他扩增形式在SCA中也不少见,如SCA8(CTG)、SCA10(ATTCT)、SCA31(TGGAA)、SCA36(内含子区GGCCTG)、SCA37(非编码区插入ATTTC)。

脊髓小脑共济失调和发作性共济失调的发病机制经常涉及离子通道损害,包括重复扩增导致的钙离子通道异常(SCA6的电压依赖P/Q型钙离子通道)、钾通道病(SCA13的电压门控钾通道)、钠离子通道异常(SCA27/FGF14突变影响相互作用的电压门控钠离子通道功能异常)等。

表3-10-5-2　常染色体显性遗传脊髓小脑共济失调的基因分型和临床特点

基因分型	染色体定位	致病基因	突变方式	临床特点
SCA1	6p23	ATXN1	CAG	眼球过度扫视、锥体束征、言语慢
SCA2	12q24	ATXN2	CAG	眼球扫视慢、反射减退
SCA3	14q32.12	ATXN3	CAG	牛眼征、运动神经元损害表现
SCA4	16q22.1	未知	未知	感觉性周围神经病、发病年龄>40岁
SCA5	11q13.2	SPTBN2	错义突变	下跳眼震、痉挛、遗传早现
SCA6	19p13.13	CACNA1A	CAG	下跳眼震
SCA7	3p14.1	ATXN7	CAG	视力下降
SCA8	13q21.33	ATXN8OS/ATXN8	CTG	外显率降低
SCA9	未知	未知	未知	眼外肌麻痹
SCA10	22q13.31	ATXN10	ATTCT	癫痫
SCA11	15q15.2	TTBK2	错义	锥体束征
SCA12	5q32	PPP2R2B	CAG	震颤
SCA13	19q13.33	KCNC3	错义	临床变异大
SCA14	19q13.42	PRKCG	错义	震颤、肌阵挛、面肌颤搐
SCA15&SCA16	3p26.1	ITPR1	缺失	单纯小脑共济失调、震颤、进展缓慢
SCA17	6q27	TBP	CAG	舞蹈样动作、痴呆、精神异常
SCA18	7q31-32	IFRD1	错义	感觉运动周围神经病
SCA19/SCA22	1p21-q21	KCND3	错义、小片段缺失	临床变异较大
SCA20	11q12	DAGLA	260 bp多倍体	单纯小脑共济失调、痉挛性发声困难、软腭震颤
SCA21	7p15.1-21.3	TMEN240	错义	认知损害、锥体外系损害
SCA23	20p13	PDYN	错义	临床变异较大
SCA25	2p15-21	未知	未知	感觉周围神经病、严重小脑萎缩
SCA26	19p13.3	EEF2	错义	单纯小脑共济失调
SCA27	13q33.1	FGF14	错义	精神发育迟缓、震颤
SCA28	18P11.21	AFG3L2	错义	痉挛性共济失调

续 表

基因分型	染色体定位	致病基因	突变方式	临床特点
SCA30	4q34.3-35.1	未知	未知	晚发型单纯小脑共济失调
SCA31	16q21	BEAN1	TGGAA	单纯小脑共济失调
SCA32	7q32-33	未知	未知	认知损害、无精症
SCA34	6q14.1	ELOV4	错义	皮肤过度角化、植物神经损害
SCA35	20p13	TGM6	错义	反射亢进、斜颈
SCA36	20p13	NOP56	GGCCTG	运动神经元损害
SCA37	1p32.2	DAB1	ATTTC	单纯小脑共济失调
SCA38	6p12.1	ELOVL5	错义	单纯小脑共济失调、感觉周围神经病
SCA39	11q21-22.3	未知	未知	痉挛性共济失调
SCA40	14q32	CCDC88C	错义	痉挛性共济失调
SCA41	4q27	TRCP3	错义	单纯小脑共济失调
SCA42	17q21.33	CACNA1G	错义	痴呆、痉挛、肌纤维颤搐
SCA43	3q25.2	MME	错义	周围神经病
SCA44	6q24.3	GRM1	错义、移码突变	痉挛
SCA45	5q33.1	FAT2	错义	单纯小脑共济失调
SCA46	19q13.2	PLD3	错义	感觉周围神经病
SCA47	1p35.2	PUM1	错义	舞蹈、痉挛、视力下降、身材矮小、面部畸形、骨密度降低
DRPLA	12p13.31	ATN1	CAG	舞蹈样动作

表 3-10-5-3　SCA 的重复扩增特征

疾病	基因	重复数			遗传早现
		正常范围	中间次数	致病重复数	
CAG 重复扩增					
SCA1	ATXN1	6~39	40	41~83	+
SCA2	ATXN2	<31	31~33	34~200	+
SCA3	ATXN3	12~44	45~55	56~86	+
SCA6	CACNA1A	<18	19	20~33	−
SCA7	ATXN7	4~19	28~33	34~460 及以上	+
SCA17	TBP	25~40	未知	41~66	
DRPLA	ATN1	6~35	36~48	49~88	+
SCA12	PPP2R2B	7~28	29~66	67~78	−
其他重复扩增					
SCA8	ATXN8	15~34,CTG	34~89	89~250	−
SCA10	ATXN10	8~32,ATTCT	33~799	800~4 500	+
SCA31	BEAN	<400,ATTTT	不详	500~760,TGGAA	+
SCA36	NOP56	3~14,GGCCTG	不详	650~2 500	+
SCA37	DAB1	<400,ATTTT	不详	31~75,ATTTC	−

【临床表现】

SCA 的发生率为 1/100 000~5/100 000,发病年龄约 30~40 岁。SCA 的遗传异质性明显,在不同亚型间、同一亚型的不同家系间及同一家系的不同成员间的临床表现均可不一致。SCA 的共同症状体征为隐袭起病,缓慢进展;下肢共济失调为首发症状,表现走路摇晃、突然跌倒和讲话含糊不清,以及双手笨拙、意向性震颤、眼球震颤、痴呆和远端肌萎缩等;检查可见肌张力障碍、腱反射亢进、病理征、痉挛步态、音叉振动觉及本体觉丧失;通常起病后 10~20 年不能行走。

颅脑 CT 或 MRI 显示小脑明显萎缩,有时可见脑干萎缩,PET 检查可发现无症状 SCA3 致病基因携带者的小脑、脑干和枕叶代谢降低,而顶、颞叶升高;脑干诱发电位可出现异常,肌电图可显示周围神经损害;脑脊液检查正常。除以上常见的共同表现外,SCA 各亚型还有各自的特点(表 3-10-5-2、表

3-10-5-4）。如视网膜色素变性导致的视力下降是 SCA7 的特征性表现，明显的慢眼动、帕金森综合征常提示为 SCA2，舞蹈样动作、癫痫见于 DRPLA，精神异常、舞蹈症等亨廷顿舞蹈病样表现、张力失常、癫痫发作见于 SCA17。除了视网膜色素变性只见于 SCA7 外，以上各亚型的特点或多或少也见于其他亚型。因此 SCA 临床表现复杂多变，各亚型间的表现多有重叠，不易分辨。此外 SCA 的临床表现异质性明显，以下简要介绍 SCA 常见亚型的临床表现。

除上述共同临床表现，各亚型有各自的特点，如 SCA1 眼肌麻痹，上视困难较明显；SCA2 上肢腱反射减弱或消失，眼球慢扫视运动较明显；SCA3 肌萎缩、面肌及舌肌纤颤、眼睑退缩形成凸眼；SCA8 常有发音困难；SCA5 病情进展非常缓慢，症状较轻；SCA6 早期大腿肌肉疼挛、下视震颤、复视和位置性眩晕；SCA10 纯小脑征和癫痫发作；SCA7 视力减退或丧失，视网膜色素变性，心脏损害也较突出。表 3-10-5-2 列举不同亚型 SCA 的临床特点。

表 3-10-5-4　脊髓小脑共济失调的鉴别诊断

临床体征	首选亚型	其他亚型
纯小脑共济失调	SCA6、SCA5	SCA11、SCA14、SCA15、SCA16、SCA22
痉挛	SCA3	SCA1、SCA7
周围神经病	SCA3、SCA4、SCA18、SCA25	SCA1
皮层表现		
痴呆	SCA17、DRPLA	SCA2、SCA13、SCA19、SCA21
精神障碍	DRPLA、SCA17	SCA3、SCA27（周期性）
癫痫	SCA10、DRPLA	SCA17
运动障碍		
舞蹈	DRPLA、SCA17	SCA1（晚期）
肌阵挛	DRPLA	SCA2、SCA19
震颤	SCA2、SCA8、SCA12	SCA15、SCA21、SCA27
帕金森样症状	SCA3、SCA12	SCA2、SCA21
眼部表现		
眼肌麻痹	SCA3、SCA2、SCA1	
眼球扫视慢	SCA2	SCA1、SCA3、SCA7、SCA17
色素性视网膜病	SCA7	

（1）SCA1：发病年龄在 30～40 岁之间，也可见青少年及老年起病者。相对其他亚型，SCA1 在中欧及南亚多见，而在中国较为少见。在中国 SCA 患者中，SCA1 的比率大概为 6%。SCA1 主要临床表现有进展性步态不稳、言语含糊、吞咽困难、眼震及眼球慢扫视幅度明显增加，也可见痴呆、周围神经病、肌张力不全、震颤等表现。SCA1 有遗传早现现象，并与年龄相关。青少年发病时表现为快速进展性共济失调和脑干功能异常，病程仅为 4～8 年。60 岁后发病表现为单纯小脑共济失调，病程 10～30 年。SCA1 影像学上主要表现为脑干及小脑萎缩，

灰质及白质均可受累。

（2）SCA2：发病年龄在 30～50 岁之间。在世界范围内，SCA2 在 SCA 中的比率约为 15%，在韩国较为多见，在中国的比率约为 7%，是除 SCA3 外最常见的亚型。临床表现上除进展性步态不稳、言语含糊及吞咽困难等常见表现外，还有眼球扫视慢和辨距不足特点。SCA2 还可表现为帕金森病，并对左旋多巴治疗有效。CAG 重复扩增 33～36 次表现为 50 岁后发病的单纯小脑共济失调；37～39 次重复扩增临床最为常见；如大于 45 次重复扩增，往往合并存在肌张力障碍、肌阵挛和肌纤维颤搐。

（3）SCA3：又称为 Machado-Joseph disease（MJD），发病年龄在 10～50 岁。SCA3 在 SCA 各亚型中约占 21%，在葡萄牙、巴西、中国、德国最为常见，我国的比例超过 50%，部分地区甚至高达 72%。SCA3 主要表现为小脑性共济失调、眼外肌麻痹、凝视诱发眼震、突眼征、面舌肌束颤、不同程度的锥体和锥体外系症状及周围神经病变。按临床表现 SCA3 又可分为 5 种亚型：① Ⅰ型，除了常见的小脑性共济失调和眼震等体征外，以锥体束征和锥体外系体征最明显，发病年龄相对较轻，一般在 10 多岁到 30 岁；② Ⅱ型，小脑征和锥体束征最常见，眼震和锥体外系体征有时也会出现，发病时近 20 岁，年长的到 40 多岁；③ Ⅲ型，除小脑征等主征外，以周围神经受损为特点，发病较晚，通常在 40～60 之间；④ Ⅳ型，少见，以显著的帕金森样症状和多发性神经病为特点；⑤ Ⅴ型，合并痉挛性截瘫的表现，较为少见。影像学表现为脑干及小脑萎缩导致第四脑室不同程度扩大，且脑干及小脑萎缩同临床表现严重度有一定相关性。SCA3 的 CAG 正常扩增长度是 13～44 次重复；45～60 次重复表现为外显率降低和轻微表型；典型 SCA3 大多为 60～86 次重复。

（4）SCA6：从 19～71 岁均可发病，多数患者在 45 岁以后起病。SCA6 也较为常见，在日本的比率为 31%，而在中国只占 3%。除小脑征、眼震等主要表现外，发病较晚、进展缓慢、预后较好、复视、有时呈发作性共济失调是 SCA6 相对其他亚型更为突出的一些表现。SCA6 的眼活动异常较为常见，表现为注视诱发眼震和下跳性眼震，平滑追踪和前庭-眼反射异常。SCA6 致病基因 CACNA1A 的 CAG 重复在代间相对保守，故 SCA6 无遗传早现现象。由于 SCA6 发病较晚，近 30% 病例表现为散发性，缺乏家族史。影像学上主要表现为脑干及小脑萎缩，主要为灰质受累。SCA6 的 CAG 正常扩增长度是 4～18 次重复；19～33 次 CAG 重复致病。

（5）SCA7：在 SCA 中的比率约为 5%，在墨西哥、北欧及南非较为常见，但在中国的比率不到 1%。从出生至老年均可发病，主要临床表现有进展性小脑性共济失调、视网膜色素变性导致的视力下降、辨色力异常（红绿色盲）、慢眼动、腱反射亢进等，其中视网膜色素变性导致的视力下降是 SCA7 的显著特点，几乎所有的 SCA7 患者均有视力下降表现，可以先于或后于共济失调出现。如果视力下降发生在青少年期，数年内会进展至盲。从共济失调发病至坐轮椅的时间约 5～10 年，疾病进展与发病年龄相关。遗传早现明显是 SCA7 的另一个特点，故可导致在婴儿期发病（发病年龄小于 2 岁），这些病例进展极为迅速，预后极差，多于发病 1 年内死亡。ATXN7 的 CAG 正常大小为 4～27 次重复；异常重复大小为 37～200 次重复；28～

35 次重复不导致表型，但不稳定。父系传递导致 CAG 明显扩增，中位数增加 6 次重复，远大于母系传递（中位数增加 3 次重复）。

（6）SCA8：成年发病，缓慢进展的共济失调，表现为痉挛性构音障碍、眼球震颤、辨距不良、锥体束损害，偶尔出现眼外肌麻痹。SCA8 在芬兰常见，且多伴随认知下降，这在其他地域的患者中少见。MRI 显示小脑半球和蚓部明显萎缩。*ATXN8OS* 基因 3′端非编码区有一段拷贝数为 15～50 的 CTG 重复序列，其上游有一段非病理性的 1～21 次的 CTA 重复序列。CTG·CAG 重复序列与 CTA·TAG 重复序列相邻，CTA·TAG 重复序列高度多态但在代间传递是稳定的。CTA·TAG 联合 CTG·CAG 致病重复扩增最常见为 89～250 次重复，扩增大小与发病年龄不相关。

（7）SCA10：12～48 岁起始，缓慢进展的小脑共济失调，合并癫痫、眼球活动异常、认知和情绪异常、轻度锥体束损害、周围神经病。少量饮酒、妊娠和产褥期会加重共济失调症状。反复发作的癫痫很常见（20%～100%），表现为全面运动性发作和复杂部分性发作。SCA10 在拉丁美洲和南美洲常见，我国罕见。MRI 显示全小脑萎缩，而脑干和半球相对完好。SCA10 的致病基因是 *ATXN10*，其 9 号外显子的内含子区有 ATTCT 五核苷酸重复序列，正常范围为 10～32 次；病理性重复扩增为 800～4 500。

（8）SCA12：通常少年至中年起病，以轻微步态共济失调、肢体辨距不良和突出的头部和肢体动作性震颤为特征，伴有锥体束征、认知损害和感觉或感觉运动周围神经病。SCA12 的震颤以肢体最严重，躯干、颈部、唇和舌均可出现姿势性和（或）意向性震颤。SCA12 的平均发病年龄 34～38 岁，缓慢进展，不影响生存期。头部 MRI 显示皮层和小脑萎缩，基底节、丘脑和脑干相对正常。SCA12 是唯一非编码区 CAG 重复扩增导致的 SCA 亚型。正常人 *PPP2R2B* 基因上游 133 位处重复次数为 7～28 次；扩增数达 67～78 次致病；29～66 次为中间范围。

（9）SCA17：较为罕见，目前报道的家系不超过 100 个，我国有零星家系报道。发病年龄段在 3～55 岁之间，共济失调及精神异常为起始及常见的临床表现。此外，不自主动作（包括舞蹈症及肌张力障碍）、癫痫发作、痴呆及锥体束征也是 SCA17 的常见表现。因有舞蹈症、痴呆、精神异常等表现，且也为常染色体显性遗传，故与 HD 的表现相似。因此，对临床上诊断为 HD 的患者，若 HD 致病基因（*HTT*）分析结果正常时应考虑 SCA17 的可能。遗传早现相对较为常见。影像学表现主要为大脑皮质、脑干、小脑的萎缩。*TBP* 基因 3 号外显子 CAG/CAA 正常重复次数 25～40 次；41～44 次重复外显率 50%；45～48 次重复外显率 80%；49～66 次以上重复完全外显。CAG 重复序列内的 CAA CAG CAA 插入核苷酸对于重复扩增的稳定至关重要。

（10）DRPLA：较为罕见，大部分为日本家系，北美、欧洲及我国有零星家系报道。发病年龄从 1～62 岁，平均发病年龄在 30 岁左右。临床表现同发病年龄有一定相关性，成人发病的患者主要表现为共济失调、舞蹈样动作及痴呆，而青少年起病的患者主要表现为癫痫、肌阵挛、行为改变及智能受损。因其临床表现特点，故同样需与 HD 进行鉴别。遗传早现也较为常见。影像学表现主要为脑干、小脑，尤其是脑桥被盖部的萎缩。萎缩程度与发病年龄及致病基因 *ATN1* 的 CAG 重复数有一定关系，如小于 55 次扩增表现为轻度共济失调，晚期有认知损害。

发作性共济失调为一组具有高度遗传异质性疾病，大多为离子通道病，发生率小于 1/100 000。患者可见发作的肢体和步态共济失调，伴眩晕、恶心，有时合并头痛，持续数分钟至数小时。情绪激动、疲劳、运动、酒精、糖类摄入、发热以及月经期等均可诱发发作，发作间期正常或伴轻微神经系统症状（表 3-10-5-5）。

表 3-10-5-5 发作性共济失调基因和临床表现

亚型	染色体定位	致病基因	蛋白	发病年龄（岁）	发作时间	发作症状	诱发因素	间期表现
EA1	12p13	*KCNA1*	Kv1.1	2～15	秒至分钟	眩晕、构音障碍、无力、震颤、抽搐	用力	肌纤维颤搐
EA2	19p13	*CACNA1A*	Cav2.1	2～20	小时至天	眩晕、构音障碍、复视、无力、强直性上视、头痛、抽搐、肌张力障碍、认知损害	用力	眼震、共济失调
EA3	1q42	未知	未知	1～42	分钟至小时	眩晕、复视、无力、耳鸣、头痛、视力模糊	无	肌纤维颤搐
EA4	未知	未知	未知	23～60	短暂	眩晕、复视	运动	眼震、眼平滑追踪异常
EA5	2q22-23	*CACNB4*	P/Q 型钙通道 β_4 亚单位	>20	小时	眩晕、构音障碍	用力	眼震、共济失调
EA6	5p13.2	*SLC1A3*	兴奋性氨基酸转运体 1	5～14	小时至天	眩晕、无力、抽搐	发热或其他	眼震、共济失调
EA7	19q13	未知	未知	<20	小时至天	眩晕、构音障碍、无力	用力	无
EA8	1p36.13	*UBR4*	泛素蛋白连接酶	婴儿早期	分钟至天	眩晕、无力	疲劳、压力	眼震、共济失调、肌纤维颤搐

二、常染色体隐性遗传性共济失调（autosomal recessive spinocerebellar ataxia, SCAR）

二代测序在临床应用使得隐性共济失调的临床诊断较以往明显增加，SCAR 也有众多亚型，人群中总发生率（3~6）/100 000，绝大多数在 40 岁前发病。与 ADCA 不同，隐性遗传的共济失调大多为散发病例，除小脑症状外，还可能伴随其他神经系统损害。MDS 新分类根据共济失调是突出或主要临床特征，以 ATX 为前缀（见表 3-10-5-6）；共济失调和其他运动障碍（如痉挛性截瘫）均作为主要临床表型，以 ATX/HSP 为前缀；共济失调仅是临床表型的一种，命名中不出现 ATX；命名的后缀为致病基因，如 ATX-ATM 为共济失调毛细血管扩张症（ataxia telangiectasia, AT）。

表 3-10-5-6　常染色体隐性遗传共济失调

新命名	别名	主要临床特征	OMIM 编号	遗传特征	旧简称
ATX-ABCB7	铁粒幼细胞贫血伴脊髓小脑共济失调	意向性震颤、锥体束征、低色素小细胞贫血、异常色素、皮肤萎缩	301310	XR	
ATX-ABHD12	多发性周围神经病、耳聋、共济失调、色素性视网膜炎、白内障（PHARC）	视网膜病、白内障、听力丧失、意向性震颤、锥体束征、周围神经病、弓形足	612674	AR	
ATX-ADCK3		发育延迟、肌无力、弓形足、运动不耐受、肌阵挛、肌张力障碍、头痛、卒中样发作、癫痫	612016	AR	ARCA2、SCAR9
ATX-AHI1		发育延迟、形态学异常、眼动失用、眼震、视网膜病、痉挛、脊柱侧凸、癫痫、肾衰、呼吸障碍	608629	AR	JBTS3
ATX-ALDH5A1	琥珀酸半醛脱氢酶缺乏	发育延迟、智能迟滞、多动、反射亢进、精神症状、眼球活动异常、癫痫	171980	AR	
ATX-ALG6		发育延迟、精神症状、眼震、斜视、周围神经病、肌无力、癫痫、骨骼畸形、凝血异常	603147	AR	
ATX-ANO10		认知损害、眼震、扫视辨距过度、扭曲的结膜血管、锥体束征、意向性震颤、下肢近端萎缩、束颤、癫痫、弓形足	613728	AR	ARCA3、SCAR10
ATX-APTX		扫视辨距不足、眼动失用、眼震、眼肌麻痹、周围神经病、脊柱侧凸、弓形足、舞蹈样手足徐动、震颤、肌张力障碍、认知下降	208920	AR	AOA1
ATX-ARL13B		发育延迟、眼动失用、视网膜病、呼吸功能障碍	612291	AR	JBTS8
ATX-ATM	共济失调-毛细血管扩张	毛细血管扩张、皮肤改变、眼动失用、肌张力障碍、舞蹈、肌阵挛、震颤、周围神经病、远端肌萎缩、身材矮小、性腺机能减退、呼吸功能障碍、免疫缺陷、好发肿瘤、葡萄糖不耐受	208900	AR	
ATX-BCKDHB	槭糖尿病	槭糖尿味、失代偿导致嗜睡、昏迷、低糖血症、酮症、乳酸酸中毒、幻觉、癫痫、智能迟滞、呕吐、胰腺炎	248600	AR	
ATX-BTD4	生物素酶缺乏	发育延迟、视神经萎缩、视力下降、听力下降、癫痫、酮症酸中毒、有机酸尿症、皮肤改变、脱发、肝脾肿大、呼吸障碍	253260	AR	
ATX-C10orf2	线粒体 DNA 缺失综合征肝脑型	精神运动发育迟滞、精神症状、眼外肌麻痹、眼震、视神经萎缩、听力下降、周围神经病、肌病、癫痫持续状态、癫痫脑病、头痛、肝病、高促性腺素性功能减退症	271245	AR	
ATX-CA84	小脑共济失调及精神发育迟滞伴或不伴四肢爬行 3 型	精神发育迟滞、构音障碍、爬行、震颤	613227	AR	
ATX-CEP290		精神发育迟滞、先天性黑矇、眼动失用、视网膜病、视网膜缺损、眼震、肾功能不全、新生儿呼吸失调	610188	AR	JBTS5

新命名	别名	主要临床特征	OMIM 编号	遗传特征	旧简称
ATX‑COX20	线粒体复合体Ⅳ缺乏症或细胞色素氧化酶缺乏	发育延迟、精神发育迟滞、锥体束征、周围神经病、肌张力障碍、乳酸酸中毒、视网膜病、上视神经萎缩、呼吸功能不全	220110	AR/Mi	
ATX‑CWF19L1		发育延迟、智能障碍、震颤、下周反射亢进	616127	AR	SCAR17
ATX‑CYP27A1	脑腱黄瘤病（cerebrotendinous xanthomatosis，CTX）	结节性皮肤、腱黄瘤、黄斑瘤、白内障、慢性腹泻、认知下降、精神症状、周围神经病、帕金森病、肌张力障碍、肌阵挛、痉挛性截瘫、假性球麻痹、癫痫	213700	AR	
ATX‑DNAJC194	3‑甲基谷氨酸尿症Ⅴ型	发育延迟、精神发育迟滞、生长迟滞、视神经萎缩、肌无力、扩张性心肌病、长 Q‑T 综合征、泌尿生殖道畸形	610198	AR	
ATX‑FXN	Friedreich 共济失调	眼震、方波眼球跳动、视神经萎缩、听力丧失、感觉性周围神经病、弓形足、锤状趾、肌无力、肌萎缩、伸性跖反射、痉挛、痉挛性共济失调、舞蹈、脊柱侧凸、肥厚性心肌病、糖尿病	229300	AR	
ATX‑GRID2		发育延迟、认知损害、内斜视、眼震、眼动失用、强直性上视、视盘苍白、视网膜病、锥体束征、肌萎缩、关节挛缩、脊柱侧凸	616204	AR	SCAR18
ATX‑GRN		痴呆、肌阵挛性癫痫、视网膜病、视神经萎缩	614706	AR	CLN11
ATX‑ITPR1	Gillespie 综合征	发育延迟、精神发育迟滞无虹膜或虹膜发育不良、虹膜扇贝状瞳孔缘、眼震、视力损害、姿势性震颤	206700	AR	
ATX‑KCNJ10	癫痫、感音神经性耳聋、共济失调、精神发育迟滞、电解质失衡（SESAME 综合征）	发育延迟、精神发育迟滞、感音神经性耳聋、意向性震颤、周围神经病、癫痫、身材矮小、嗜盐、遗尿、多饮多尿、电解质不平衡	612780	AR	
ATX‑KIAA0226	Salih 共济失调	发育延迟、精神发育迟滞、眼震、异常眼扫视、癫痫	615705	AR	SCAR15
ATX‑L2HGDH	L‑2 羟基戊二酸尿症	精神运动倒退、精神运动发育迟滞、认知损害、听力丧失、斜视、视神经萎缩、眼震、痉挛性四肢瘫、面部异动、强直、肌张力障碍、意向性震颤、动作诱发的负性肌阵挛、锥体束征、癫痫、巨头畸形	236792	AR	
ATX‑MAN2B1	α‑甘露糖苷贮积症	发育延迟、精神发育迟滞、生长迟滞、感音神经性聋、眼震、锥体束征、巨头畸形、面部畸形、骨骼畸形、肝脾肿大	248500	AR	
ATX‑MRE11A	共济失调‑毛细血管扩张样病 1 型	辨距不足扫视、眼动失用、眼震、舞蹈、肌张力障碍、肌阵挛、震颤、反射低下、远端肌萎缩	604391	AR	
ATX‑MSTO1		肌病、发育延迟、生长损害、色素性视网膜病伴视神经乳头苍白、震颤、骨骼异常、弓形足、痛觉过敏	617619	AR	
ATX‑NPC1	尼曼匹克病 C1 型	发育倒退、认知损害、精神症状、言语能力丧失、核上性凝视麻痹、肌张力障碍、意向性震颤、痉挛、癫痫、肝脾肿大、胆汁淤积性黄疸、猝倒发作	257220	AR	
ATX‑NPC2	尼曼匹克病 C2 型	与尼曼匹克病 C1 型相似，肺部症状严重，伴呼吸衰竭	607625	AR	
ATX‑OFD1		发育延迟、精神发育迟滞、反复感染、多毛症、轴后性多指症、囊性肾病、面部畸形、巨头畸形	300804	XR	JBTS10

新命名	别名	主要临床特征	OMIM 编号	遗传特征	旧简称
ATX－OPHN1	X 连锁精神发育迟滞伴小脑发育不良伴独特面部容貌	发育延迟、精神发育迟滞、痉挛、精神症状、癫痫、巨头畸形、面部畸形、小头畸形、阴囊发育不良、隐睾、斜视	300486	XR	
ATX－OTC	鸟氨酸转氨甲酰酶缺乏症	发作性极度烦躁、发作性呕吐、嗜睡、蛋白质回避、昏迷、生长延迟、发育延迟、癫痫	311250	XR	
ATX－PEX7	Zellweger 谱系病或过氧化酶体生物发生病 9B	发育延迟、认知损害、白内障、视网膜病、嗅觉缺失、听力丧失、肌无力、弓形足、周围神经病	614879	AR	
ATX－PEX10	Zellweger 谱系病或过氧化酶体生物发生病 6B	精神发育迟滞、意向性震颤、周围神经病、锥体束征、远端肌萎缩、弓形足、扫视辨距不良、平滑追踪受损、眼震、糖尿病	614871	AR	
ATX－PHYH	植烷酸贮积症	肌无力萎缩、周围神经病、感觉损害、弓形足、嗅觉缺失、感音神经性聋、视网膜病、鱼鳞病、掌骨和跖骨短小、多发性骨骺发育不良、心肌病、猝死	266500	AR	
ATX－PMM2	Jaeken 综合征（先天性Ⅰa 型糖基化障碍）	发育延迟、精神运动迟滞、认知损害、斜视、眼震、视网膜病、周围神经病、卒中样发作、癫痫、小头畸形、形态异常、异常皮下脂肪分布、心包积液、肝大、脂肪肝、腹泻、肾囊肿、肾病综合征、血栓、甲状腺功能减退症、高促性腺激素减退症、脊柱侧凸、骨质疏松症	212065	AR	
ATX－PMPCA		发育延迟、精神发育迟滞、视空间缺陷、眼震、扫视辨距不良、弓形足、反射亢进、痉挛、震颤、身材矮小	213200	AR	SCAR2
ATX－POLR3B	低髓鞘化性脑白质营养不良 8 型伴或不伴少牙畸形及低促性腺素性功能减退症	发育延迟、认知下降、精神发育迟滞、眼震、异常扫视、垂直注视麻痹、近视、痉挛、震颤、少牙、牙发育不全、出牙延迟、身材矮小、性腺功能减退	614381	AR	
ATX－PRKCG		周围神经病、锥体束征、认知损害、抑郁、肌阵挛、震颤	605361	AR	
ATX－PTRH2	婴儿起病的多系统神经、内分泌和胰腺病（IMNEPD）	发育停滞、发育不良、出生后发育差、言语表达困难、周围神经病、远端肌无力、手足畸形、甲状腺功能减退、胰腺分泌不足、面部畸形、短头畸形、身材矮小	616263	AR	
ATX－RNF168	RIDDLE 综合征	学习困难、免疫缺陷、皮肤干燥、进行性肺纤维化和衰竭、眼毛细血管扩张、身材矮小、小头畸形、面貌异常			
ATX－RNF216	Gordon Holmes 综合征	精神发育迟滞、痴呆、精神症状、舞蹈、感音神经性聋、性腺机能减退	212840	AR	
ATX－SETX		急跳性眼球追随、眼动失用、眼震、斜视、意向性震颤、头部震颤、肌张力障碍、舞蹈、锥体束征、周围神经病、远端肌肉萎缩和无力、弓形足、脊柱侧凸	606002	AR	SCAR1、AOA2
ATX－SIL1	Marinesco－Sjögren 综合征	发育延迟或退缩、精神发育迟滞、生长迟滞、小头畸形、面貌异常、身材矮小、先天性白内障、眼震、斜视、痉挛、肌无力和萎缩、周围神经病、脊柱侧凸、骨骼畸形性腺机能减退	248800	AR	
ATX－SLC17A5	Salla 病（唾液酸贮积症婴儿型）	发育延迟、精神发育迟滞、强直、痉挛、癫痫、内脏肿大、面部畸形、皮肤色素减退	604369	AR	
ATX－SLC33A1	先天性白内障、听力丧失、神经退行性病（CCHLND）	精神运动倒退、眼震、先天性白内障、听力丧失、癫痫	614482	AR	

续　表

新命名	别名	主要临床特征	OMIM 编号	遗传特征	旧简称
ATX - SLC52A2	Brown - Vialetto - Van Laere 综合征 2 型	视神经萎缩、盲、耳蜗变性、聋	271250	AR	SCAR3
ATX - SNX14		发育延迟、精神发育迟滞、自闭症行为、巨头畸形、感音神经性聋、眼震、失用、痉挛、伸性跖反射、反射低下、癫痫、多毛症、脊柱侧凸、远端骨骼畸形、面部畸形、先天性短屈指	616354	AR	SCAR20
ATX - SPTBN2		发育延迟、认知损害、说话延迟、意向性震颤、痉挛、反射亢进、辨距不足性扫视、眼震、眼球活动异常伴会聚性斜视	615386	AR	SCAR14
ATX - SRD5A3	先天性 I q 型糖基化障碍	发育延迟、精神发育迟滞、结肠瘤、眼球震颤、面部畸形、多毛症、皮肤异常、凝血异常、小细胞性贫血	612379	AR	
ATX - STUB1		眼震、眼外肌麻痹、锥体束征、震颤、肌阵挛、认知损害、周围神经病、下肢振动觉减退、性腺机能减退	615768	AR	SCAR16
ATX - SYNE1		眼震、扫视异常、缓慢或急跳样眼追随、反射亢进、运动神经元损害、呼吸功能障碍、精神发育迟滞	610743	AR	SCAR8、ARCA1
ATX - TTPA	共济失调伴维生素 E 缺乏	眼震、视网膜病、本体觉丧失、腱反射消失、周围神经病、伸性跖反射、头部颤摇或震颤、肌张力障碍、听觉减退、腱黄瘤、弓形足、锤状趾、脊柱后凸	277460	AR	
ATX - TMEM216		发育延迟、发育停滞、精神发育迟滞、扫视异常、眼动失用、眼震、视神经缺损、脉络膜视网膜缺损、视网膜病、内斜视、多指、肾功能不全、肾囊肿、生殖器发育不良、间歇性高通气或呼吸暂停、面部畸形、巨头畸形	608091	AR	JBTS2
ATX - TMEM67	COACH 综合征	发育延迟、精神发育迟滞、眼动失用、眼缺损、视网膜病变、眼震、面部畸形、多指畸形、锥体束征、癫痫、脾肿大、肾功能衰竭、肝病、呼吸失调	216360	AR	JBTS6
ATX - TMEM231		发育延迟、眼动失用、精神症状、多指畸形、并指畸形、肾囊肿、视网膜病	614970	AR	JBTS20
ATX - TTC19	线粒体复合体 Ⅲ 缺乏（第二核型）	发育延迟、认知损害、失用、精神症状、发音障碍、眼震、运动迟缓、肌张力障碍、肌萎缩和无力、锥体束征	615157	AR	
ATX - VLDLR	小脑共济失调、精神发育迟滞和肌张力障碍综合征 I 型	发育延迟、精神发育迟滞、语言发育障碍、斜视、后天性白内障、眼震、爬行步态、意向性震颤、反射亢进、癫痫、扁平足、身材矮小	224050	AR	
ATX - WDR73	Galloway - Mowat 综合征	精神运动发育延迟、精神发育迟滞、眼动失用、视神经萎缩、视网膜病、癫痫、痉挛性四肢瘫、肌张力障碍、反射亢进、皮肤异常、骨骼畸形、泌尿生殖道感染、面部畸形、小头畸形、身材矮小、宫内生长迟缓	251300	AR	SCAR5
ATX - WDR81	小脑共济失调、精神发育迟滞和肌张力障碍 Ⅱ 型	发育延迟、精神发育迟滞、斜视、面部畸形、四肢爬行、语言发育障碍、震颤、反射低下、多毛症、手足小、驼背、身材矮小	610185	AR	

注：OMIM（Online Mendelian Inheritance in Man），在线人类孟德尔遗传；SCAR，常染色体隐性遗传共济失调；JBTS，Joubert 综合征。

FRDA 由 Friedreich 首先于 1863 年报道，在西方国家的遗传性共济失调中约占半数。FRDA 的致病基因是位于 9q21.11 的 *FXN*。除少数为点突变外，95% 的 FRDA 由该基因 1 号内含子上的一段 GAA 重复序列发生异常扩增所致。

FRDA 为常染色体隐性遗传,绝大多数为 7~25 岁发病,但偶尔可见于 40 岁后发病的。FRDA 主要表现为脊髓和小脑性共济失调,腱反射消失,锥体束征、发音困难、脊柱侧凸、弓形足和心脏损害等。FRDA 缓慢进展,逐渐影响平衡,导致摔倒、生活自理困难、构音和吞咽障碍,通常起病后 15 年不能行走,多于 40~50 岁时死于心脏病。首发症状常为双下肢共济失调,表现为行走不稳、步态蹒跚、容易跌倒,站立时两脚分得很宽、向两侧摇晃。后双上肢也出现共济失调,可有意向性震颤,但上肢症状往往轻于下肢。脊柱侧凸很常见,甚至是首先引起关注的体征。约 1/3 的患者合并心慌气短、心悸、心绞痛、心力衰竭等心脏损害。眼球扫视可见方波急跳(square-wave jerks),眼球震颤并不明显、双下肢无力、肌张力降低、跟膝胫试验和闭目难立征阳性、下肢音叉震动觉和关节位置觉减退。大部分患者有心律紊乱、心脏杂音、下肢浮肿、上胸段脊柱畸形、弓形足、马蹄足内翻。脊柱 X 线片可见骨骼畸形,CT 或 MRI 示脊髓变细、小脑和脑干无明显萎缩。心电图检查常有 T 波倒置、心律紊乱及传导阻滞等,超声心动图示左心室肥大、梗阻。视觉诱发电位可见波幅下降。神经电生理示感觉传导速度减慢。血糖升高或糖耐量异常。脑脊液蛋白正常或轻度升高。

共济失调-毛细血管扩张症(ataxia telangiectasia, AT)又称为 Louis-Bar 综合征,是一种累及神经、血管、皮肤、网状内皮系统和内分泌系统的原发性免疫缺陷病。AT 由定位于 11q22.3 的 ATM 基因调控的 P13 激酶异常所引起,多在 5 岁前起病,男女发病率大致相同。AT 主要表现为在学走路时步态不稳,蹒跚步态,10 岁左右丧失独立行走能力。眼球结膜毛细血管扩张的表现通常在 4~6 岁出现,是其特征性表现,还可见于眼睑、耳郭、颈部、锁骨上部、腋窝、肘部等,但不伴出血。眼动失用为其临床特征之一,追随目标时先是头部旋转,眼球才开始转动,头部较眼更快跟及目标。假性球麻痹,双上肢意向性震颤、舞蹈、手足徐动、肌张力障碍等锥体外系表现和感觉运动轴索性神经病。1/3 患者伴有智能减退,后期可有脊柱前凸或侧凸。皮肤早老、变薄、干燥和不规则的色素沉着。由于免疫球蛋白缺乏,患儿机体抵抗力降低,易反复发生鼻窦、中耳、支气管和肺部感染。半数患儿伴发恶性肿瘤,特别是淋巴瘤和白血病。40%~80% 的患儿血清中分泌型 IgA 缺乏,IgM 代偿性增高。AT 病程进展缓慢,通常至 10 岁左右因共济失调而不能行走。多数患者因反复呼吸道感染和(或)伴发淋巴系统肿瘤而于青春期死亡。

【诊断】

遗传性共济失调的诊断主要依据下列特征:① 发病较慢;② 进行性加重的对称性共济失调症状;③ 有家族遗传史。在对遗传性共济失调的诊断过程中需排除因继发因素造成的共济失调综合征及一些散发的共济失调。一般来说诊断策略如下。

1. 确认为共济失调综合征 典型病例表现进行性步态不稳,伴四肢笨拙、言语障碍、吞咽障碍。眼震、吟诗样语言、辨距不良、震颤和步态共济失调为主要的小脑体征,指鼻试验及跟膝胫试验等共济运动试验多为阳性,并常伴痴呆、锥体束征、锥体外系征及脊髓、周围神经体征。

2. 排除继发性因素引起的共济失调综合征 首先应排除由常规辅助检查如影像和实验检查即可检测出的继发性共济失调综合征,无法确认家族史的病例更应强调。应排除的继发性因素见下。

(1)毒性物质造成的共济失调:如酒精中毒、重金属(水银、铅)中毒、农药中毒及一些抗癫痫药物包括苯妥英钠储积造成的共济失调综合征。

(2)内分泌障碍疾病:如甲状腺功能低下、糖尿病等可伴有共济失调综合征。

(3)神经系统疾病:如多系统萎缩、多发性硬化、多发性脑梗死、酒精性脑病、小脑肿瘤、自身免疫性脑炎(如 GAD 相关小脑共济失调)等也可以合并共济失调症状。

(4)副肿瘤综合征:病程小于 6 个月的进行性共济失调,要考虑排除由副肿瘤综合征引起,如原发于卵巢、前列腺、乳腺及肺部的肿瘤。

(5)可经临床检测的共济失调综合征(多为常染色体隐性遗传或其他罕见的遗传方式),可伴有特异的生化异常,通过相应的特殊实验检查可排除较常见的伴生化异常的共济失调综合征:① 因吸收障碍导致的维生素缺乏,如共济失调伴维生素 E 缺乏(ataxia with vitamin E deficiency, AVED)、无 β 脂蛋白血症等;② 伴肌阵挛或肌阵挛癫痫共济失调,包括线粒体脑肌病、蜡样脂褐质沉积症、唾液酸酸沉积症等;③ 少数伴小脑体征肝豆状核变性;④ 脑腱黄瘤病,是年轻人发病的痉挛共济失调综合征,伴发动脉硬化和白内障,黄腱瘤的存在和血清胆甾烷醇水平增高有助于诊断,颅内可发现黄瘤。

3. 确定特异基因型 排除以上常见或特定病因导致的共济失调综合征后,则需进行基因筛查以助确诊。在基因筛查前应尽可能详细地收集家族史,根据家族遗传特点确定遗传类型后进行相应的基因检测。

(1)常染色体显性遗传家系:首先应依据 SCA 各亚型临床症状和体征特点(表 3-10-5-2)来选择基因筛查顺序。绝大多数情况,由于临床异质性,临床很难确认表型-基因型的关联。这时就需要根据不同群种 SCA 各亚型的发病率高低来选择基因筛查顺序。中国人 SCA 的发病率从高到低依次为 SCA3、SCA2、SCA1、SCA6、SCA7、SCA17、SCA12、DRPLA,其中以 SCA3 的发病率最高,超过 50%。常染色体显性遗传共济失调绝大多数是多聚谷氨酰胺病,毛细管电泳检测能判断重复扩增数。如仍未确诊,使用二代测序确认点突变。

(2)常染色体隐性遗传家系:首先根据发病年龄,10 岁前发病的常染色体隐性共济失调为 AT、ATX-APTX、ARSACS、无 β 脂蛋白血症、ATX-PMM2 和 FRDA,根据临床表现判断临床可能诊断,并筛查最常见的隐性遗传性共济失调 FRDA 的致病基因 FXN,如未见异常则需二代测序筛查。

(3)散发病例:有研究显示在 2%~19% 的散发病例存在 FRDA、SCA6 或 SCA3 的致病基因突变。高度怀疑遗传相关者需进行二代测序筛查。

【治疗】

1. 常染色体显性遗传共济失调 虽然进行了几十个临床试验,但仍然缺乏公认的治疗常染色体显性遗传共济失调有效药物。目前康复治疗和经颅磁刺激是少数认为对小脑共济失调有帮助的治疗方法。部分药物在某些临床研究中显示疗效,但疗效强度和持续时间仍待进一步验证。

(1)他替瑞林(Taltireline):是促甲状腺素释放激素

(thyrotropin releasing hormone，TRH)的类似物，动物研究具有提高运动能力特性。日本临床研究显示，治疗 2 周或 28 周可以改善小脑变性患者共济失调评分。

(2) 利鲁唑(Riluzole)：是治疗肌萎缩侧索硬化的经典药物，抑制谷氨酸释放，降低神经元过度兴奋性可能与其治疗作用相关。2010 年和 2015 年两项临床研究显示，4 周或 12 月 50 mg，每日 2 次口服能改善运动障碍临床评分。

(3) 丁螺环酮(buspirone)：是抗焦虑药物，具有 5-羟色胺 1A(5HT1A)部分激动作用。从每日 1 片(5 mg)始，每周增加一片，直至 1 mg/(kg·d)，可改善 32% 运动评分。然而在 2007 年，20 例共济失调 3 个月临床观察未发现临床疗效。

(4) 支链氨基酸(branched chain aminoacid)：3.0/d 静脉滴注可改善共济失调评分，但在 6.0/d 组未发现临床疗效，因此支链氨基酸的临床疗效尚待验证。

(5) 乙酰唑胺：0.25 g，每日 3 次，可用于 SCA6 或发作性共济失调 2 型的治疗。

部分药物仅对共济失调的某些症状有治疗作用，如 4-氨基吡啶(4-aminopyridine)可改善共济失调患者步态障碍。

目前研究方向是针对致病基因进行基因编辑研究、抑制转录、减少致病蛋白产物和针对下游通路。

2. 常染色体隐性遗传共济失调 部分隐性遗传共济失调(如代谢或离子通道相关)可以通过饮食干预、维生素补充、清除代谢产物或特定药物改善症状、预防进展，甚至逆转疾病进展(表 3-10-5-7)。

表 3-10-5-7 可干预的常染色体隐性遗传共济失调

疾病	致病基因	其他运动表型	其他特征	治疗	结果
脑腱黄瘤病	CYP27A1	痉挛性瘫、肌阵挛、肌张力障碍	肌腱黄色瘤、白内障、周围神经病、癫痫	鹅去氧胆酸	早期治疗预防进展
NPC1	NPC1 或 NPC2	肌张力障碍、肌阵挛、痉挛	痴呆、癫痫、核上性麻痹	美格鲁特	早期治疗减轻症状
无 β 脂蛋白血症	MTTP	共济失调、舞蹈、肌张力障碍、帕金森病	色素性视网膜炎、痴呆、癫痫、棘状细胞增多、脂肪吸收障碍	限制高脂饮食、补充维生素 E、维生素 A	早期治疗预防疾病进展
槭糖尿症	BCKDHA、BCKDHB、DBT	肌张力障碍、震颤	发育延迟、发作性脑病	饮食限制亮氨酸摄入、避免饥饿、减少感染或发热	减少发作
植烷酸贮积症	PAHX		色素性视网膜炎、周围神经病、听力损害、皮肤改变	饮食限制植烷酸、血浆置换	完全或部分预防或减轻症状
维生素 E 缺乏	α-TTP	共济失调、肌张力障碍	周围神经病、视力下降	维生素 E	早期治疗预防症状
发作性共济失调 2 型	CACNA1A	发作性共济失调、肌张力障碍	偏头痛、癫痫	4-氨基吡啶、乙酰唑胺	预防或减少发作

非特异性治疗包括：① 功能锻炼有助于改善患者的行走困难和步态不稳等症状；② 构音障碍及吞咽困难在共济失调患者中很普遍，患者可在专业人员的指导下，进行发音和进食的训练；③ 对视力下降、视物重影等症状可由眼科进行干预。

参 考 文 献

［1］ ANHEIM M，TRANCHANT C，KOENIG M. The autosomal recessive cerebellar ataxias[J]. N Engl J Med，2012，366(7)：636-646.

［2］ ASHIZAWA T，ÖZ G，PAULSON H L. Spinocerebellar ataxias：prospects and challenges for therapy development [J]. Nat Rev Neurol，2018，14(10)：590-605.

［3］ CHOI K D，CHOI J H. Episodic ataxias：clinical and genetic features[J]. J Mov Disord，2016，9(3)：129-135.

［4］ GIORDANO I，HARMUTH F，JACOBI H，et al. Clinical and genetic characteristics of sporadic adult-onset degenerative ataxia [J]. Neurology，2017，89(10)：1043-1049.

［5］ MALLARET M，RENAUD M，REDIN C，et al. Validation of a clinical practice-based algorithm for the diagnosis of autosomal recessive cerebellar ataxias based on NGS identified cases[J]. J Neurol，2016，263(7)：1314-1322.

［6］ RENAUD M，TRANCHANT C，MARTIN J V T，et al. A recessive ataxia diagnosis algorithm for the next generation sequencing era[J]. Ann Neurol，2017，82(6)：892-899.

［7］ RODRÍGUEZ-LABRADA R，VELÁZQUEZ-PÉREZ L，ZIEMANN U. Transcranial magnetic stimulation in hereditary ataxias：diagnostic utility，pathophysiological insight and treatment[J]. Clin Neurophysiol，2018，129(8)：1688-1698.

［8］ ROSSI M，ANHEIM M，DURR A，et al. The genetic nomenclature of recessive cerebellar ataxias[J]. Mov Disord，2018，33(7)：1056-1076.

［9］ ROSSI M，PEREZ-LLORET S，DOLDAN L，et al. Autosomal dominant cerebellar ataxias：a systematic review of clinical features[J]. Eur J Neurol，2014，21(4)：607-615.

［10］ RUANO L，MELO C，SILVA M C，et al. The global epidemiology of hereditary ataxia and spastic paraplegia：a systematic review of prevalence studies[J]. Neuroepidemiology，2014，42(3)：174-183.

［11］ SHAKKOTTAI V G，FOGEL B L. Clinical neurogenetics：autosomal dominant spinocerebellar ataxia[J]. Neurol Clin，2013，31(4)：987-1007.

［12］ SOONG B W，MORRISON P J. Spinocerebellar ataxias [J]. Handb Clin Neurol，2018，155：143-174.

［13］ TEIVE H A，ASHIZAWA T. Primary and secondary ataxias [J]. Curr Opin Neurol，2015，28(4)：413-422.

[14] WALLACE S E, BIRD T D. Molecular genetic testing for hereditary ataxia: what every neurologist should know [J]. Neurol Clin Pract, 2018, 8(1): 27-32.

第六节　线粒体疾病

林　洁

线粒体是位于细胞质的重要细胞器,其作用是为细胞代谢提供能量,参与细胞内信号传导、凋亡等重要反应。线粒体疾病是由线粒体基因和(或)核基因突变导致线粒体功能蛋白合成改变,出现线粒体结构和(或)功能异常所致的一组以神经系统、内分泌系统、心脏、眼、耳等多器官损害的疾病。本节着重于阐述线粒体基因和线粒体疾病特点。

一、线粒体遗传特点

(一) 线粒体基因

线粒体基因,也称为线粒体 DNA(mitochondrial DNA, mtDNA)是独立于核基因的携带遗传物质的基因组。每个 mtDNA 含 16 569 个碱基对,呈双链环状结构。单个体细胞可以含有数百甚至数千个线粒体,而每个线粒体又可含数个至数十个线粒体基因。因此,每个细胞所含的 mtDNA 分子可达数千个以上。

线粒体是双层膜包被结构,外层平滑,内层向线粒体基质突起形成嵴,内外层之间为膜间隙,基质中含有三羧酸循环、氨基酸代谢和脂肪氧化所需要的各种酶。氧化磷酸化(OXPHOS)过程是通过电子传递、H^+ 传递及氧的利用,产生水和 ATP,为机体提供能量。参与 OXPHOS 的酶及复合物位于线粒体内膜上。它们按一定顺序排列成两条电子传递链,即 NADH 氧化呼吸链和琥珀酸氧化呼吸链。来自 NADH 的电子先进入呼吸链复合物 I(还原型烟酰胺腺嘌呤二核苷脱氢酶),然后传递给辅酶 Q(CoQ);来自 $FADH_2$(还原型黄素腺嘌呤二核苷酸)的电子先进入呼吸链复合物 II(琥珀酸脱氢酶),再传递给 CoQ。电子经 CoQ 向下游呼吸链复合物传递。同时复合物 I、II、III、IV 将 H^+ 从线粒体基质泵到线粒体膜间隙,形成电化学梯度,最终通过呼吸链复合物 V 合成 ATP。

每一个呼吸链复合物都由众多亚单位组成,除复合物 II 全部由核基因编码外,其他四个复合物都是由 mtDNA 和核 DNA 共同编码。线粒体基因负责编码 OXPHOS 过程中所需的 13 种多肽,其中包括细胞色素 b、细胞色素 C 氧化酶的三个亚单位(CO I、CO II 和 CO III)、ATP 合成酶的亚单位 6 和亚单位 8 以及 NADH 脱氢酶的 7 种亚单位。mtDNA 还编码 12S 和 18S 两种 rRNA 以及线粒体合成所需的 22 种 tRNA。与核 DNA 相比,mtDNA 有以下主要特点。

(1) mtDNA 基因没有内含子,也没有组蛋白的保护,缺乏相应的修复系统。某一片段线粒体基因同时参与编码一个或两个蛋白的合成。由于线粒体基因经常暴露于氧化应激环境中,因此较核 DNA 更易发生突变。而且,mtDNA 突变可以造成某一个或两个基因表达异常,造成 OXPHOS 功能障碍。

(2) mtDNA 具有半自主性,能够独立地复制、转录和翻译。但由于核 DNA 编码线粒体基因合成所需蛋白并转运至线粒体内,因此 mtDNA 的表达及其稳定性受线粒体外核性 DNA 的调控。同时,核 DNA 编码大量线粒体结构和功能的大分子复合物及大多数氧化磷酸化酶的蛋白质亚单位,故 mtDNA 的功能又受核 DNA 的影响。

(3) 线粒体基因组遗传密码与通用密码不同,UGA 不是终止信号,而是色氨酸的密码;多肽内部的甲硫氨酸由 AUG 和 AUA 两个密码子编码,而起始甲硫氨酸由 AUG、AUA、AUU 和 AUC 4 个密码子编码;AGA、AGG 不是精氨酸的密码子,而是终止密码子,因而在线粒体密码系统中有 4 个终止密码子,UAA、UAG、AGA 和 AGG;tRNA 兼并性较强,仅用 22 个 tRNA 来识别 48 个密码子。

(二) 线粒体基因遗传特点

由于精子中的线粒体基本不能进入卵子,而线粒体基因随着细胞分裂随机分配至子代细胞中,因此,线粒体遗传有着母系传递和高度异质性及表型差异的特点。

异质性是指在生殖细胞和体细胞这两大类细胞的发育和分裂过程中,分布于胞质内的线粒体可以随着细胞的分裂而被随机分配进入不同的子代细胞里,由此新生的子代细胞中所含线粒体的数目或多或少会不一样。另外,每个线粒体所含线粒体基因也不一样。因此,当单个细胞中存在含有突变线粒体基因的线粒体时,其子代中的各个细胞所含变异线粒体与正常线粒体之间的比例不相同。某些子代细胞内的全部或大部分的线粒体可能都属于基因突变型,而另一些子代细胞里带有少量基因突变的线粒体。如果胞质里的线粒体 DNA 都正常或都含有同一突变线粒体基因,称为均质性;如果胞质里既有正常 mtDNA 又有突变 mtDNA,这两者的比例在不同的细胞里也不一样,称为异质性。线粒体的异质性决定了线粒体病表现型的差异。

1. 母系遗传　母系遗传是指线粒体病只能通过母亲向子代遗传的现象。由于精子所携带的线粒体在受精过程中基本不能进入卵子,所以,合子中所有的线粒体都属母源性。女性生殖细胞在进行减数分裂过程中,线粒体可以随机地被动分离并进入任何一个子代生殖细胞里。所以,线粒体病只能通过母系传递。

2. 高度异质性和表型差异　由于 mtDNA 异质性特点,不同细胞、组织中 mtDNA 异质性比例不同,也是造成临床上不同系统或组织表现不同的重要原因。均质性突变通常比异质性突变严重。如果突变 mtDNA 的比例高则出现较严重的表现型。其次,含突变 mtDNA 的体细胞的成活率也是影响表型的因素。如果仅有极少数含基因突变的体细胞成活,表现型就可能轻微。另外,发生线粒体基因突变的细胞类型。如果基因突变发生在生殖细胞系,那么突变的基因可以传递到后代各种不同类型的组织细胞中,使患者产生多器官多系统损害。如果基因突变发生在体细胞,其表现型则可能仅局限于某一组织器官。以上几个因素造成线粒体病表型差异巨大。

(三) 线粒体基因突变类型

线粒体基因突变类型主要包括三种,即点突变、单一/多重片段缺失突变和线粒体基因耗竭。

1. 点突变　在由点突变产生的线粒体病中,mtDNA 突变多属异质性,即细胞质内正常与突变 mtDNA 基因共存。一般来说,线粒体点突变遗传方式只限于母系遗传。几乎所有导致

Leber 遗传性视神经病（Leber's hereditary optic neuropathy，LHON）的基因突变都是点突变，其中以 11 778 位点上的点突变为最常见。

2. 单一/多重缺失突变　单一大片段缺失通常属于个体发育早期的基因突变。最常见的单一片段缺失通常发生在编码细胞色素 b 与 ATP 酶 8 之间的 mtDNA 片段，临床多表现为进行性眼外肌麻痹。多重片段缺失可见于线粒体病，可以仅见于线粒体基因，也可能是由于核基因突变导致线粒体基因出现多重片段缺失。多重片段缺失也可见于衰老。

3. 线粒体基因耗竭　这是一种特殊的线粒体基因突变形式。表现为细胞内检测不出或仅能检测出极低含量的 mtDNA 基因。常常由于编码线粒体基因相关核基因突变所致。线粒体基因耗竭可造成氧化磷酸化作用的活性降低，导致疾病的发生。

（四）线粒体病临床特点

线粒体基因主要参与编码氧化磷酸化过程所需的多肽，所以一旦发生突变，能量需求大的组织器官会首先受累，尤以神经中枢系统损害最严重。在新生儿-儿童期，患者多表现为癫痫、生长迟缓、肌张力降低（软瘫）等临床特征。青少年期多以脑病为主要表现，如癫痫、偏盲、共济失调、进行性眼外肌麻痹，伴耳聋、身材矮小等。成年患者通常以运动不耐受、卒中样发作以及慢性眼外肌麻痹等为特点。多系统/器官受累是线粒体病突出特点。

实验室检查可以发现静止血乳酸升高。肌肉病理可以发现轻度肌源性损害伴或不伴破碎红纤维。头颅 MRI 可见皮层或皮层下或基底节异常信号，部分患者 CT 可见多发钙化。

母系遗传是线粒体病经典遗传方式。因此，在追问家族史时，如果发现母系遗传特点，应高度怀疑线粒体病。

二、神经系统线粒体病

（一）线粒体脑肌病并乳酸血症和卒中样发作

线粒体脑肌病伴乳酸血症与卒中样发作（mitochondrial encephalomyopathies with lactic acidosis and stroke-like episodes，MELAS）是由于线粒体结构和（或）功能异常引起多系统功能损害的临床综合征。

【病因】

约 80% MELAS 患者是由线粒体基因 *tRNAleu（UUR）* m.3243A>G 突变引起；约 10% 是由 m.3271T>C 点突变所致。m.3243A>G 突变的临床表型变异广泛，包括易疲劳、肌病、肌痛、眼肌麻痹、视网膜色素沉着、肥大性或扩张性心肌病、心脏传导阻滞、肌阵挛、痴呆、共济失调、耳聋、乳酸酸中毒、各种内分泌异常和肾脏疾病等，不同的患者有不同的症状组合。与其他病理性点突变比较，m.3243A>G 突变的异质性比例在血液和肌肉中的差异较大，很多情况下难以在血液中检出。

【病理】

肌肉活组织病理检查是诊断 MELAS 的重要方法。目前用于 MELAS 病理诊断的主要方法有改良 Gomori 三色法（MGT）、琥珀酸脱氢酶染色（SDH）、细胞色素 C 氧化酶染色（COX）、油红 O 染色（O. R. O）等。典型的 MELAS 病理表现为，MGT 见破碎红纤维（ragged red fiber，RRF），SDH 见破碎蓝纤维和（或）强反应血管（SDH strengthen vessel，SSV）以及

COX 活性改变。琥珀酸脱氢酶/细胞色素 C 氧化酶（SDH/COX）双染法可以提高阳性检出率。电镜下见到线粒体内晶格状包涵体更具诊断意义（图 3-10-6-1）。

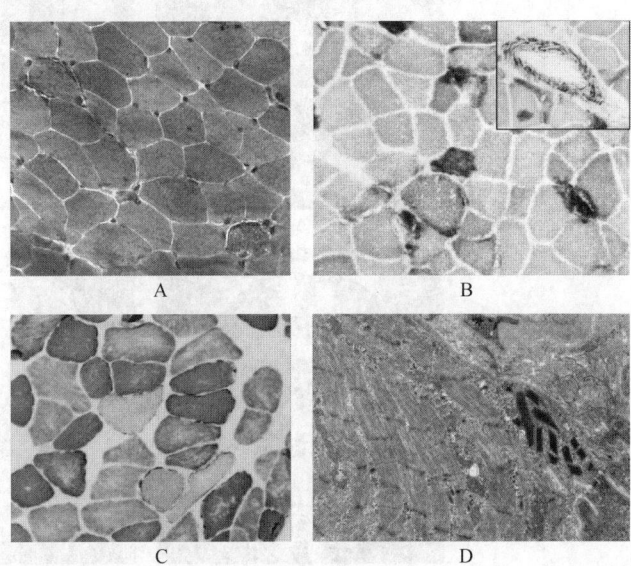

图 3-10-6-1　MELAS 肌肉活检染色特点

A. MGT 法见 RRF；B. SDH 法见破碎蓝纤维，右上角小图为 SSV；C. COX/SDH 法见 COX 活性降低的纤维表现为 SDH 染色阳性；D. 电镜见晶格样排列的异常线粒体。

【临床表现】

MELAS 多在儿童、青少年期起病，早期典型表现为卒中样发作的癫痫和抽搐，可伴有听力下降、偏盲、痴呆、偏头痛样头痛发作，以及血和（或）脑脊液乳酸升高。起病年龄通常为 2～40 岁，平均 10 岁，亦有个别报道 63 岁起病。大多数患者有广泛性脑损害表现，一段时间反复发作的头痛、恶心呕吐，或在局灶性神经功能损害的情况下出现抽搐、偏瘫、偏盲等卒中样发作。

MELAS 常常合并中枢神经系统以外的脏器受累，包括① 内分泌：可以出现发育矮小、糖尿病、性腺功能低下；② 心脏：心脏传导阻滞，心肌肥厚；③ 视力及听力：眼底检查，偶可发现视网膜色素沉着，但视神经萎缩并不多见。听力损害，尤其是高频听力缺失是常见的临床表现。MELAS 患者实验室检查可以发现肌酸激酶（CK），乳酸脱氢酶（LDH）升高，往往有 CK/LDH 倒置现象。

神经影像学是 MELAS 诊断的重要手段（图 3-10-6-2）。头颅 CT 表现为基底节区、丘脑、苍白球、壳核、尾核异常钙化灶。头颅 MRI 表现为两侧半球后部，即顶、颞、枕区靠近皮层及皮层下多发片状异常信号。T_1WI 呈低信号，T_2WI、FLAIR 呈高信号，常不按血管支配区分布。MELAS 在 MRI 和 CT 有病灶反复出现和消退的动态变化，并与临床表现发作间歇期一致。

【诊断】

1992 年，Dimauro 提出 MELAS 诊断标准：① 40 岁以前的卒中样发作；② 以癫痫和（或）痴呆为表现的脑病；③ 有乳酸血症和（或）RRF 的线粒体肌病证据。次要诊断标准还包括：① 早期正常的精神运动发育；② 反复发作的头痛；③ 反复发作的呕吐。2002 年，Iizuka 等提出 MELAS 的诊断标准为：

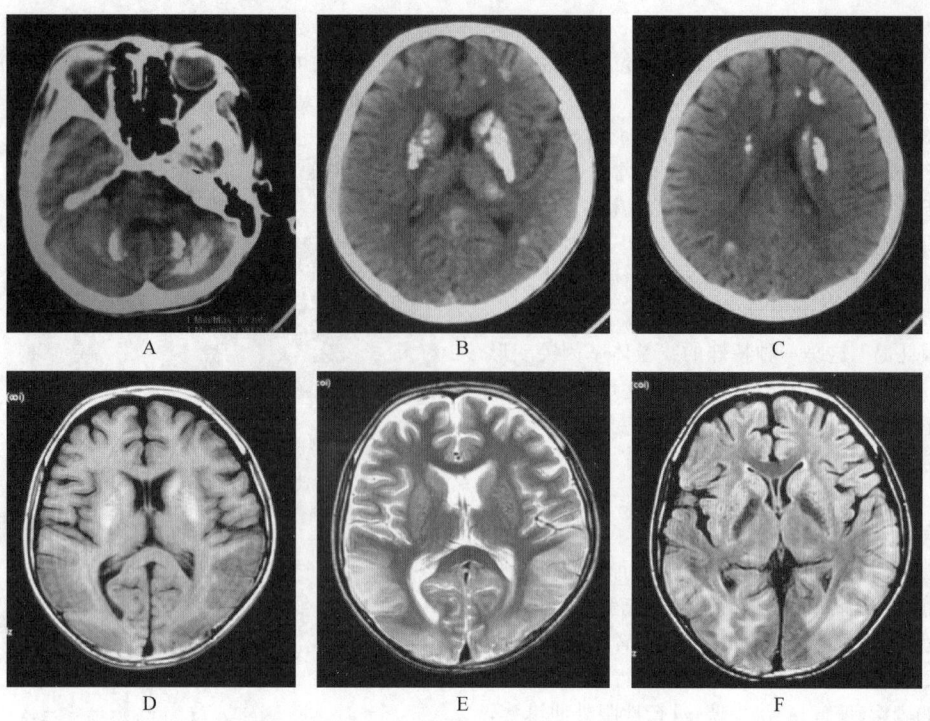

图 3-10-6-2 MELAS影像特点

A~C. 头颅 CT，见小脑、基底节、额叶散在多发钙化；D~F. 头颅 MRI，双侧颞叶、顶叶、枕叶大片状异常信号。
D. T_1WI，见等低信号；E. T_2WI，高信号；F. FLAIR，高信号。

① 至少一次卒中样发作临床表现；② 急性期在 CT 或 MRI 上可见与临床表现相关的责任病灶；③ 脑脊液乳酸升高；④ 肌肉活检 MGT 染色可见 RRF，SDH 染色可见强血管反应。符合前三条为临床诊断，四条均满足为确诊。2012 年，Koga 提出了新的诊断标准，至少两条 A 原则和两条 B 原则；其中，A 原则包括头痛伴呕吐、癫痫、偏盲、皮质盲、影像学上表现的急性局灶性病灶，B 原则包括血或脑脊液乳酸升高、肌肉活检见异常线粒体、MELAS 相关基因阳性。

从诊断标准的演变，不难看出肌肉活检和基因检测对于 MELAS 诊断具有重要的价值。

（二）慢性进行性眼外肌麻痹和 Kearns-Sayre 综合征

慢性进行性眼外肌麻痹（chronic progressive external ophthalmoplegia，CPEO）和 Kearns-Sayre 综合征（Kearns-Sayre syndrome，KSS）是常见的线粒体肌病。1988 年，Holt 第一报道了 CPEO 的病例。

【病因和病理】

CPEO/KSS 致病基因突变方式较复杂，多由线粒体基因单一大片段缺失所致，少数因线粒体基因点突变或多重片段缺失所致。线粒体基因多重片段缺失往往与核基因突变相关。此外，CPEO 也可以由核基因突变所致，尤其是常染色体显性遗传的慢性进行性眼外肌麻痹。

CPEO/KSS 患者肌肉活检表现为经 MGT 法可见 RRF，细胞色素 C 氧化酶染色活性轻度减低。

【临床表现】

慢性进行性眼外肌麻痹主要表现为散发或家族性双眼睑下垂，伴眼球活动障碍或眼球固定。虽然，CPEO 表现为眼睑下垂、眼球活动障碍，但临床较少有复视主诉。需与重症肌无力鉴别。

KSS 多见于 20 岁起病的青少年，临床表现为慢性眼外肌麻痹，视网膜色素变性（图 3-10-6-3），心脏传导阻滞三联征。可伴有小脑共济失调，脑脊液蛋白升高，听力下降，甲减等。

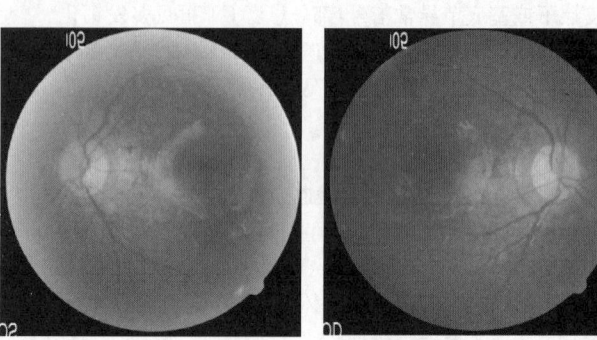

图 3-10-6-3 视网膜色素变性

【诊断】

KSS 主要诊断标准包括：① 起病年龄早于 20 岁；② 视网膜色素变性；③ 进行性眼外肌麻痹。次要诊断标准包括：① 心脏传导阻滞；② 脑脊液蛋白高于 100 mg/dl；③ 小脑共济失调。三条主要诊断标准加至少一条次要诊断标准可以临床确诊。

CPEO 主要符合睑下垂，眼球活动障碍和不同程度近端无力，排除其他疾病，可以诊断。无论 KSS 还是 CPEO，确诊均需基因明确。

（三）肌阵挛癫痫并破碎红纤维

肌阵挛性癫痫和破碎红纤维病（myoclonic epilepsy and ragged-red fiber disease，MERRF）是一种多系统受累的线粒体疾病。1973 年，由 Fukuhara 等第一次报道本病。

【病因和病理】

MERRF 是由线粒体基因突变所致，常见的突变基因包括

$MT-TK$、$MT-TF$、$MT-TL1$、$MT-TI$、$MT-TP$。其中,最重要的突变是位于 $MT-TK$ 基因 m.8344G>A。80%～90%的 MERRF 病例由该突变引起。

肌肉活检是诊断 MERRF 的重要方法。MGT 中可见典型 RRF,这些肌纤维在 SDH 染色中表现为破碎蓝纤维,在 COX 染色中表现为活性上升或降低。但少数 MERRF 患者肌肉活检并不能发现 RRF。不伴破碎红纤维的 MERRF 诊断,基于组织呼吸链酶复合物活性分析和线粒体基因检测。

【临床表现】

MERRF 的发病年龄多在儿童后期至成年期。最早的特征为进行性加重的肌阵挛性癫痫和肌无力。感音性耳聋,痴呆,周围神经病,运动不耐受,视神经萎缩和共济失调也是常见伴随症状。此外,还有一些少见的临床表现,包括心肌病(通常为扩张性心肌病),心脏传导阻滞,眼外肌麻痹,视网膜色素沉着,锥体束征,多发性脂肪瘤。MERRF 特征性的脂肪瘤积聚于肩部或颈部,也称为 Ekbom 综合征。患者脑组织神经病理学分析可发现黑质、小脑皮质及橄榄核下方等部位的退行性改变。

MERRF 可以合并 MELAS,表现出卒中样发作的特点;或合并 KSS,表现为进行性眼外肌麻痹和视网膜色素变性;也有合并脊髓小脑变性、Charcot-Marie-Tooth 和 Leigh 综合征的病例报道。

本病为母系遗传,但家系中携带者的表型可以各异,不全都表现为肌阵挛癫痫伴 RRF。曾有报道,表现为 MERRF 的先证者家庭,可以仅表现为肢带型肌营养不良。

实验室检查中,静止血乳酸和脑脊液乳酸常常会升高。同时,部分患者还会发现,脑脊液蛋白升高。神经电生理检查,包括脑电图、肌电图,都是诊断 MERRF 重要的检查。其中,脑电图可以发现典型的尖波,伴背景慢波,也可以发现灶性痫样放电。肌电图和神经传导检查可以发现(轻度)肌源性损害,或发现周围神经损害的证据,甚至可以在同一患者中发现肌源性合并周围神经损害。头颅影像学检查可以发现脑萎缩和基底节钙化。双侧壳核坏死,脑干小脑萎缩也有报道。

【诊断】

MERRF 没有明确的诊断标准。临床诊断 MERRF 一般基于以下四个临床特点:① 肌阵挛;② 全身强直-阵挛发作;③ 共济失调;④ 肌肉活检发现 RRF。基因检测是非常重要的诊断标准。

(四) 线粒体肌病

线粒体肌病指以骨骼肌损害为主要表现的一组线粒体病,伴或不伴其他脏器受累。

【病因和病理】

该病由线粒体基因点突变或核基因突变所致。常见的线粒体基因突变为 m.3243A>G,致病核基因为 $POLG$、$TK2$ 等。

肌肉病理表现为 MGT 中可见大量的 RRF,SDH 染色中表现为破碎蓝纤维和 SSV,在 COX 染色中表现为活性降低或缺失。

【临床表现】

线粒体肌病儿童和成人均可发病,主要累及四肢肌和躯干肌,也可伴有眼外肌和延髓肌受累,临床表现为运动不耐受、肌无力、肌肉萎缩等。严重者可有呼吸困难,甚至需要呼吸机辅助呼吸。

实验室检查可见 CK 轻度升高,偶见 CK 明显升高(正常值 5 倍以上)。伴 CK/LDH 倒置。肌电图提示肌源性损害,偶伴周围神经损害。

【诊断】

临床选择性累及骨骼肌,不伴肌阵挛、癫痫、脑卒中、视网膜色素变性的临床表现。确诊需要基因明确。

(五) Leber 遗传性视神经病

Leber 遗传性视神经病(Leber's hereditary optic neuropathy,LHON)是一组成年起病,临床表现为双侧无痛性视力缺损的疾病,男性多见。

【病因】

线粒体点突变是 LHON 最主要的致病方式。其中,超过90% 的患者由 $MT-ND4$、$MT-ND6$、$MT-ND1$ 基因的突变所致,最常见的突变位点 m.3460G>A、m.11778G>A、m.14484T>C。本病为母系遗传。

【临床表现】

典型 LHON 表现为青年起病,双侧无痛性视力下降或失明。发病高峰在 20～30 岁,95% 的患者在 50 岁前完全失明。男性多于女性。患者在发病前,视力可以完全正常。病程分为急性发作期和视神经萎缩期。急性发作期一般表现为单眼中心视野缺损,2～3 个月后另一眼出现类似表现。一般起病 6 个月内,双眼受累。25% 患者双眼同时起病。视神经萎缩期,一般出现在失明后 6 周内,表现为视神经萎缩。

LHON 可以伴有视力以外的神经系统症状。比如周围神经病、肌病、运动障碍、Leigh 综合征等。一些女性患者可以发展为“类进展性多发性硬化”样疾病,表现为反复发作的失明,伴眼痛,视力损害可部分恢复。这组患者有中枢脱髓鞘损害表现。

【诊断】

LHON 的诊断基于典型的临床表现和基因检测。在欧洲,70% 的 LHON 患者为 mt.11778G>A 突变,这一突变在亚洲比例更高(90%)。

第七节　神经皮肤综合征

孙一忞

神经皮肤综合征(neurocutaneous disorders)是一组遗传性疾病,是由起源于外胚叶组织的器官发育异常(皮肤和神经系统)所引起的遗传性疾病,也可称为斑痣性错构瘤病(phakomatoses)。目前文献中报道的已有 40 多种疾病,其中以神经纤维瘤病、结节性硬化症、脑面血管瘤病等最为常见。本节仅就其中较常见的几种疾病进行概述。

一、神经纤维瘤病

神经纤维瘤病(neurofibromatosis)包括神经纤维瘤病 1 型(neurofibromatosis 1,NF1)和神经纤维瘤病 2 型(neurofibromatosis 2,NF2),分别由 17q11.2 和 22q12 上的 $NF1$ 和 $NF2$ 基因突变引起,呈常染色体显性遗传。NF1 由 von Recklinghausen 于 1882 年首先报道,是最常见的神经皮肤综合征,年发病率约为 5/100 000,50% 患者有家族史。NF2 在

1822年首次报道,发病率约3/100 000,甚至更低。

【病理】

病理的主要特征为外胚层结构的神经组织过度增生和肿瘤形成,伴有中胚层结构的过度增生。多发性神经纤维瘤分布于脊神经和脑神经。脊神经以肢体远端的周围神经、脊神经根或马尾部为多见;脑神经以听神经、视神经、三叉神经多见。神经纤维瘤由梭形细胞排列组成,细胞核似栅栏状。肿瘤大小不一致,与神经触膜紧密联结,向外附着中胚层的神经束膜及外膜的细胞。多数肿瘤呈良性进展,生长缓慢。有3%~4%可发生恶变。皮肤纤维瘤和纤维软瘤系由纤维组织增生所形成。皮肤色素斑则由表皮基底细胞层内的黑色素沉积而致。

本病常伴有其他神经系统肿瘤,如脊膜瘤或脑膜瘤,脊髓、大脑、小脑、脑干的星形细胞瘤,视神经胶质瘤和脑室管膜瘤等。此外,还可伴发脑膜膨出、脊髓空洞症、脑积水和脊髓先天畸形等神经系统疾病。

【发病机制】

NF1和NF2的致病基因突变外显率均为100%。NF1编码神经纤维瘤蛋白(neurofibomin),该蛋白是鸟嘌呤三磷酸酶激活蛋白,在细胞生长和信号通路中起重要作用,参与调节RAS-细胞丝裂原活化蛋白激酶(mitogen-activated protein kinase, MAPK)肿瘤抑制通路。NF2编码神经膜蛋白(schwannomin),后者是一种肿瘤抑制物,与神经纤维瘤蛋白一样,也是通过RAS-MAPK通路调节细胞信号转导。NF1和NF2基因序列的突变,导致其编码的蛋白异常,引起发病,易产生良性或恶性肿瘤。

【临床表现】

1. NF1患者主要临床表现

(1)皮肤损害:几乎每位NF1患者均出现皮肤的浅棕色斑点,因其颜色而被称为牛奶咖啡色斑。一般在出生时即存在。随年龄增长,斑点数目可增多,范围变大,特别是在青春期和怀孕期。腋窝、腹股沟或广泛的雀斑也为本病皮肤表现之一。

(2)周围神经系统:神经纤维瘤是良性的神经鞘瘤,沿周围神经生长。可生长在表皮或皮下,为本病的主要表现之一。30%患者可合并丛状神经纤维瘤,神经纤维瘤沿神经束或神经丛生长,可位于体表或体内。随着生长,丛状神经纤维瘤可对周围组织造成影响,如压迫周围器官,侵蚀周围骨组织,损伤血管,影响神经功能导致无力、感觉减退和疼痛。丛状纤维瘤有恶变的风险,当肿瘤突然变大、变硬、严重疼痛而出现新的神经系统症状体征时,需要警惕恶变的可能。

(3)中枢神经系统:15%~20%儿童患者出现视觉通路胶质瘤。患者大多有认知和行为缺陷,表现为学习困难,智力低下,30%~50%患儿可出现注意缺陷伴多动障碍(attention deficit hyperactivity disorder, ADHD)。有些患者头颅MRI上有T_2相高信号,为良性改变。

(4)眼球损害:95%患者裂隙灯下可见到虹膜错构瘤(lisch nodules),是NF1特征性改变。

(5)骨骼肌肉系统:患者可出现蝶骨翼发育不良,前胸廓畸形(漏斗胸、鸡胸),胫腓骨弯曲,骨量减少和骨质疏松,容易骨折。某些患者的长骨在婴儿期可出现"假关节"现象。

(6)其他:血管病变相对少见,如肾动脉硬化、moyamoya病、脑动脉瘤、血管狭窄扭曲等。容易出现脑出血、脑梗死。合

并其他肿瘤(如脑肿瘤、乳腺癌、胃肠道肿瘤等)的风险高较普通人群高。

2. NF2患者主要临床表现

(1)皮肤损害:相对不明显。40%患者可出现牛奶咖啡斑。70%患者出现皮肤神经纤维瘤或神经鞘瘤,但一般不超过10个(图3-10-7-1)。

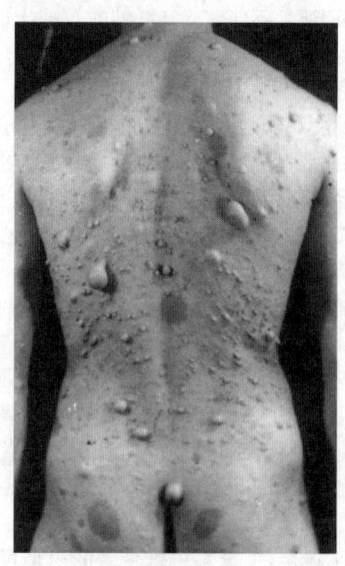

图3-10-7-1 多发性神经纤维瘤病的皮肤和皮下肿瘤
注意皮肤上同时存在着散在的牛奶咖啡色斑。

(2)中枢神经系统和周围神经系统:以单侧或双侧的听神经瘤最为典型,95%的患者均可发生,出现耳聋耳鸣、眩晕等症状,肿瘤增大可压迫脑干及脑室系统。约半数患者可伴发脑和脊髓的脑脊膜瘤、胶质瘤等,神经纤维瘤发生较少。NF2患者可出现轴索损害和脱髓鞘损害的周围神经病(图3-10-7-2)。

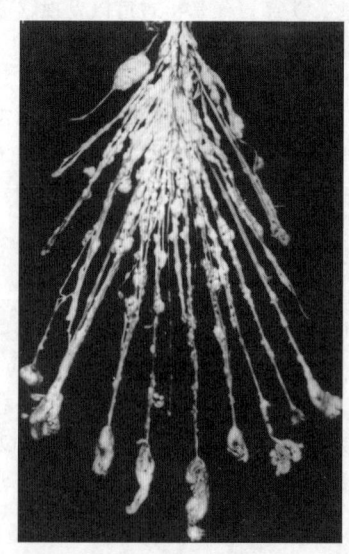

图3-10-7-2 多发性神经纤维瘤病的马尾神经

(3)眼球损害:80%患者可出现,60%~80%患者有白内障,还可出现视网膜错构瘤等。

【诊断】

本病诊断主要根据临床症状。NIH(National Institutes of

Health)1987 年制定的 NF1 诊断标准有以下 7 条：① 患者有 6 个及以上直径＞0.5 cm(青春期前)或 1.5 cm(青春期后)的牛奶咖啡斑；② 存在 2 个及以上神经纤维瘤或 1 个丛状神经瘤；③ 腋下或腹股沟区的雀斑；④ 视神经胶质瘤；⑤ 2 个及以上错构瘤；⑥ 特异性骨骼损害(如楔状骨发育异常或长骨假关节等)；⑦ 一级亲属里有 NF1 患者。如果有≥2 项及其以上为阳性，排除其他诊断时，即可诊断为该病。基因检测可用于诊断不典型病例、鉴别诊断或仅有牛奶咖啡斑但无其他 NF1 相关临床表现的儿童的诊断。

NF2 诊断标准参照 2011 年 Baser 诊断标准(表 3 - 10 - 7 - 1)。该诊断标准敏感度 79%、特异度 100%。根据起病年龄和临床症状计分，总分≥6 分则可确诊。如果总分为 4 分或 5 分，建议行基因检测。

表 3 - 10 - 7 - 1 NF2 的 Baser 诊断标准

临床特点	30 岁前起病	30 岁后起病
一级亲属中有 NF2	2	2
单侧听神经瘤	2	1[a]
第二个听神经瘤	4	1
一个脑膜瘤	2	1
第二个脑膜瘤	2	1
皮肤神经鞘瘤(除外听神经瘤)	2	1
单神经病	2	1
白内障	2	0

注：a. 诊断年龄＞70 的患者合并单侧或 2 个及以上听神经瘤不计分。

【治疗】
对于 NF1 患儿，建议定期进行皮肤、视力、骨骼生长、血压和神经心理发育以及视通路胶质瘤的监测。对于成人 NF1 患者需注意监测和处理良恶性肿瘤、骨骼疾病、血管病和其他儿童时即出现的并发症。

NF2 的治疗需要多学科合作。听神经瘤、脑膜瘤和室管膜瘤仍需手术干预。近年来，随着化学治疗药物的发展，如贝伐单抗，可能可以减小肿瘤体积改善听力，但需要更多研究证实。

二、结节性硬化症

结节性硬化症(tuberous sclerosis complex, TSC)是复杂的累及多系统的疾病。主要临床特征为面部皮脂腺瘤、癫痫发作和智能减退。本病是一种少见病，呈常染色体显性遗传，但临床表现并不相同，相当一部分病例为散发性。年发病率约为 3.3/100 000，男性比女性多 2~3 倍。

【病理】
特征性的病理改变为大脑皮质内散在的多发性硬化结节，结节呈黄白色、质坚硬。数目和大小不一，少则 1~2 个，多则 30~40 个；小者豆粒状，大者可达数厘米，直径超过 3 cm 者可表现巨脑回畸形。结节分布于大脑半球灰质和白质，以额叶为最多见，亦见于丘脑、基底节、小脑、脑干和脊髓。脑室室管膜下的小结节白色闪亮，质地坚硬，似白色蜡烛油滴下所形成，故有称为"蜡滴"状突起。这种结节可以阻塞侧脑室孔、第三脑室等而引起脑积水。组织学检查可见由非常致密的细胶原纤维所组成，内含形态奇异的胶质细胞和不典型的神经元。结节内

可有钙盐沉着而产生钙化或发生囊性变。皮质内的正常结构紊乱；白质内的异位细胞团由胶质细胞和变形的神经节细胞所组成，神经纤维则较少。

TSC 伴发视网膜胶质瘤，称为晶体瘤。还可伴发内脏肿瘤，如肾脏、甲状腺、胸腺、乳腺、胃肠道、卵巢、子宫等肿瘤均有报告，还可见有心脏横纹肌瘤或畸形，肺部有广泛的小空洞或囊腔形成。皮肤的皮脂腺瘤系由皮脂腺、扩张的血管和结缔组织的过度增生所致。此外，还可伴发颅骨的骨质增生和畸形，掌骨、跖骨和趾骨的骨质疏松，脊柱裂，多指(趾)畸形和先天性髋关节脱臼等。

【发病机制】
TSC 的致病基因为 *TSC1* 和 *TSC2*，分别定位于 9q34 及 16p13.3，均为肿瘤抑制基因，编码产物分别为错构瘤蛋白(hamartin)及马铃薯球蛋白(tuberin)，在组织中广泛表达。两者的复合物会抑制哺乳动物雷帕霉素靶位点(mammalian target of rapamycin, mTOR)通路，后者调控细胞的生长和分化。*TSC1* 及 *TSC2* 基因突变，导致其编码的蛋白失活，引起疾病发生。*TSC1* 突变的患者多为家族性，临床症状轻，而 *TSC2* 突变患者多为散发性，临床症状较重。

【临床表现】
男女均可罹病，多系统同时受累的病例以男性居多。全身各系统均可受累，主要表现为癫痫发作、面部皮脂腺瘤和智能减退三组典型症状。

1. 皮肤损害 最具特征意义，几乎 100% 的患者均有皮脂腺瘤，呈粉红色或淡棕红色丘疹，分布于口鼻三角区，蝶形分布(图 3 - 10 - 7 - 3)，质地坚硬，按之不退。丘疹多在 4~5 岁出现，随年龄增长而逐渐增多，且有融合成片趋势，色泽更深，尤以青春期发展最快。丘疹偶见于额、颞部和颈部，呈散在的小结状。约有 20% 患者的皮肤出现鲨鱼斑，以躯体(胸、腰、臀、背)明显，局部皮肤增粗，略高出正常皮肤，呈灰褐色，斑块从数毫米至数厘米大小。指(趾)甲下纤维瘤(Koenen 肿瘤)自甲沟处长出，多在青春期出现，有时该纤维瘤是本病的唯一皮肤损害。

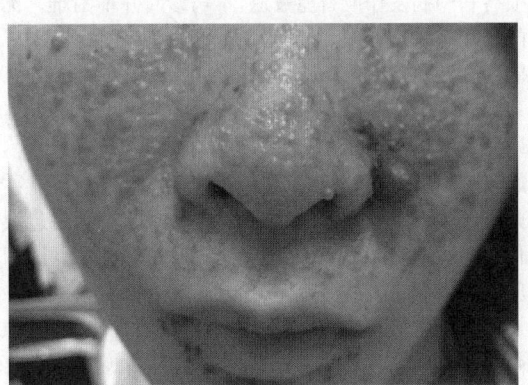

图 3 - 10 - 7 - 3 TSC 患者面部的皮脂瘤

2. 癫痫 是本病的主要症状之一，占 70%~100%。智力正常者 70% 伴发癫痫发作，多在 2~3 岁时开始发病，开始时为婴儿痉挛，以后转为全面性发作、复杂部分性发作或单纯部分性发作等。持续性癫痫发作后，多数患者会出现违拗、固执、黏滞等特征性的癫痫性格。多数患者的癫痫发作先于皮脂腺瘤

或颅内钙化,少数病例可仅有癫痫发作而无皮肤损害表现。癫痫发作且脑电图表现高峰节律异常的患者,几乎均有智能障碍。早期即有癫痫发作的患儿常伴有智能减退和行为障碍,无明显癫痫发作者偶有智能减退。有人格改变和行为紊乱者,常常情绪不稳,易冲动。少数患者出现幻觉和思维紊乱等精神分裂样症状。

3. 其他神经症状 神经系统损害因脑部结节而异。多数患者虽有广泛的大脑半球皮质受累,但很少有定位性的运动和感觉异常。少数患者出现局灶性的定位性神经体征,表现为一侧或两侧的肢体肌力减退,肌张力增高,腱反射亢进,或出现偏瘫、截瘫、手足徐动、舞蹈样动作、共济失调等。局部巨大结节或结节阻断脑室系统则可引起颅内压力增高和颅内占位病变的症状和体征。气脑造影可见脑室壁的"烛泪"样变。头颅 CT 可见大脑半球和脑干多灶性结节状改变,多发性低密度灶。头颅 MRI 可见散在的多灶性高信号病灶,见于白质、灰质、脑室旁和脑干、小脑等部位。

4. 全身其他系统表现 30%～60%的患者伴发视网膜晶体瘤,通常位于眼球的后极,呈黄白色或灰黄色而略带闪光,圆形或椭圆形,表面稍隆起,大小约为视神经乳头的 1/2～2 倍。通常于体检中偶然发现,常误诊为视神经乳头水肿、视神经乳头炎或假性视神经乳头炎等。随年龄增长有逐步增多趋势,故成年人较儿童更为多见。晶体瘤可以囊性变。通常不引起眼部症状,少数可突然失明。患者还可伴发小眼球、眼球突出、青光眼、晶状体混浊、白内障、玻璃体出血、视网膜色素层炎、视网膜出血和视神经萎缩等症状。

此外,患者还可伴发内脏损害,其中以肾脏肿瘤最为常见,表现为无痛性血尿、蛋白尿等症状。其次可累及心脏,产生心力衰竭而死亡。累及肺部者可有呼吸困难、自发性气胸、慢性咳嗽、咯血、支气管哮喘等,逐渐加重,最后因肺部蜂窝状弥漫性浸润,肺功能衰竭而产生肺源性心脏病、肺性脑病或自发性气胸而死亡。

【诊断】

根据典型的面部皮脂腺瘤、鲤鱼斑、指(趾)甲下纤维瘤等皮肤损害和癫痫发作或智能减退,本病诊断并不困难。无皮肤损害的癫痫患者应与其他原因引起的癫痫病因相鉴别。头颅 X 线摄片可见颅内钙化和脑室壁上钙化,头颅 CT 或 MRI 检查见到多灶性结节和低密度改变或钙化可予诊断。发现 TSC1 或 TSC2 基因的致病突变能确诊。

【治疗】

癫痫发作应予抗痫药物治疗,但效果多数不满意。婴儿痉挛发作,或伴高峰节律异常脑电图改变的患者,可以试用促肾上腺皮质激素和氯硝西泮治疗,部分患者可以减轻发作。药物治疗无效的患者手术切除皮质或皮质下结节,可使部分患者暂时控制发作。局灶性巨大脑回或阻塞脑室系统的皮质或脑室结节,亦可手术切除。

mTOR 抑制剂,如雷帕米星或依维莫司,能改善临床症状和并发症。防止意外和内脏并发症可延长患者生命。

三、脑面血管瘤病

脑面血管瘤病(encephalotrigeminal angiomatosis)亦称 Sturge-Weber 综合征(SWS),是一组以面部血管瘤(痣)、同侧软脑膜血管瘤、同侧颅内钙化、对侧肢体抽搐或偏瘫和智能减退为特征的疾病。大多数病例为散发。

【病因和病理】

由定位于 9q21.2 的 GNAQ 基因体细胞嵌合突变引起。该基因在血管发育中发挥重要作用。目前认为胚胎发育至第 6 周左右,原始胚胎血管丛在胚胎神经管头部和即将发育成面部皮肤的外胚层周生长,胚胎发育至第 9 周时,本应退化的血管丛若未退化,则在相应的组织形成血管瘤。

本病主要的病理改变是皮肤毛细血管扩张,并不是真性血管瘤。颅内软脑膜血管静脉内皮细胞增生,病侧脑膜增厚。在血管瘤下面的皮质萎缩和硬化,神经细胞减少,神经胶质增生。钙化时,可见钙质在神经细胞内沉着。

【临床表现】

1. 症状与体征 患者在出生后即表现出下列症状和体征。

(1)面部血管痣:呈红棕色或紫褐色,严格沿三叉神经分布,压之不褪色,周边边界清楚,扁平或略高出表面。血管痣可累及眼睑、结膜,亦可累及口腔黏膜,极少累及颈部或其他部位皮肤。血管痣往往从出生时即出现,此后缓慢扩大。

(2)神经系统症状:约90%的患者伴发癫痫发作,多在出生后三年内发生,多数表现为面部血管痣的对侧肢体局灶性抽搐。30%～50%的患者可出现病灶对侧肢体瘫痪。半数的患者可伴有智力减退,这与癫痫反复发生、脑静脉阻塞或低氧有关。主侧半球病变者可出现失语。一过性的卒中样发作是本病的特征性症状,患者可表现为偏瘫或视野缺损,持续几小时至数天,可能与脑内血管栓塞反复发生有关。30%～45%患者可出现头痛。

(3)眼部病变:约 1/4 的患者在出生后即出现青光眼。血管痣累及眼部球结膜、巩膜外层、视网膜,出现角膜云翳、视网膜血管瘤、视力减退和视神经萎缩等。眼部症状可为先天性,亦可为血管瘤压迫结果。

(4)其他:极少数患者还可合并其他先天畸形,如先天性脊柱裂、隐睾及下颏前突等。亦可伴发内脏血管瘤病而产生消化道出血或血尿等。

2. 影像学检查 X线头颅平片可见颅内钙化灶,呈残状或脑回状。颅内钙化还可分布于脑的各叶。头颅 CT 可见块状混合性病灶,边界不清,有钙化和脑局灶性萎缩,增强 CT 可见血管阴影。头颅 MRI 平扫在 T_1 相和 T_2 相上均呈低信号,增强 MRI 可显示软脑膜上的血管畸形。DSA 造影可见血管畸形。脑电图检查正常或局灶性改变。

【诊断】

根据面部典型的沿三叉神经分布的血管痣、癫痫和青光眼三大主征,诊断并不困难。部分患者仅有癫痫、智力下降或仅有眼部症状、面部症状而没有癫痫者,需作头颅 X 线平片或头颅 CT 等检查予以诊断。由于 GNAQ 基因为体细胞嵌合突变,在血细胞中阳性率极低,需要创伤性操作取病变部位的组织进行基因检测才会有阳性发现,因此不建议常规进行 GNAQ 基因检测。

【治疗】

本病以对症治疗为主。一过性卒中样发作的患者给予抗血小板药物治疗可能有效。凡有癫痫发作者予以抗痫药物治疗。若癫痫难治或有反复颅内出血者应当考虑生酮饮食或手术治疗。病变广泛,或有严重钙化和大脑皮质萎缩者,应当给予大脑半球切除术。大部分患者尚属良性,可长期稳定。

参 考 文 献

[1] BASER M E, FRIEDMAN J M, JOE H, et al. Empirical development of improved diagnostic criteria for neurofibromatosis 2[J]. Genet Med, 2011, 13(6): 576 - 581.

[2] CURATOLO P, BOMBARDIERI R, JOZWIAK S. Tuberous sclerosis[J]. Lancet, 2008, 372(9639): 657 - 668.

[3] ROSSER T. Neurocutaneous disorders [J]. Continuum (Minneap Minn), 2018, 24(1, Child Neurology): 96 - 129.

[4] SHIRLEY M D, TANG H, GALLIONE C J, et al. Sturge-Weber syndrome and port-wine stains caused by somatic mutation in GNAQ[J]. N Engl J Med, 2013, 368 (21): 1971 - 1979.

第八节 先天愚及某些染色体异常性疾病

先天愚,即唐氏(Down's syndrome)综合征,是英国 Langdone Down(1866 年)描述的先天性智能低下性疾病,后被称为 Down's 综合征,亦称伸舌性痴呆。1959 年 Lejeune 和 Jacobs 等发现这些病孩的染色体异常,并以第 23 对染色体的三倍体为特征,此后即被称为三倍体综合征(Jrisomy 21 syndrome)。目前所知的染色体异常性疾病有 100 多种,以智能低下为主要表现的有 Down's 综合征、18 -三倍体 13 -三倍体力、猫叫综合征、脆性 X-染色体综合征和先天性卵巢发育不全(Turner)综合征等,其中以 Down's 综合征最为多见。

一、Down's 综合征

Down's 综合征是一种新生儿疾病,其发生率随产妇年龄而增高。据上海市统计资料统计,30 岁以下产妇分娩的婴儿中,先天愚的发生率为 0.1‰,30～39 岁为 1.45‰,40 岁以上者为 12.8‰。发病机制不清楚,可能与妊娠前 12 周的叶酸-半胱氨酸代谢异常而致染色体发生畸变,近端着丝点部分不能分离而致第 21 对染色发生三倍体畸变,然而该结论仍未证论。根据染色体的异常可有三种情况发生:① 21 -三倍体型,核型为 47,XY(XX),+21。此型病孩的父母几乎完全正常,或父母中的一方有染色体三倍体畸变。在三倍体畸变的母亲与正常三倍体父亲所生的婴儿中,约有半数为先天愚。② 嵌合型,即同一个体中,同时存在正常的二倍体和 21 -三倍体的细胞,先天愚的发生率与 21 -三倍体细胞数的比例相关。一般认为,21 -三倍体的细胞达到 25%～60% 时才出现临床症状。③ 易位型,指染色体断裂后,其片段离开原来的位置而连接到另一个部位,这种染色体片段的易位在先天愚的患者中发生率较高,特别是因同源染色体易位(21q,21q)出生的婴儿中,先天愚的发生率为 100%。

先天愚患者神经病理改变与阿尔茨海默病(Alzheimer's disease, AD)极为相似,均有大量的淀粉样蛋白沉积于神经细胞间和上皮细胞内,这种沉积自 30 岁以后随年龄增加而逐年增多,但应用匹斯堡复合物标记的 PET 显像显示,先天愚患者的病理分布很像进行性核上性麻痹患者的分布,而不像 AD,若应用葡萄糖-^{18}F 标记显像,则标记物主要分布于额叶而不在颞区,这些显像研究显示先天愚与 AD 有所不同,仍属两种疾病。

先天愚主要临床表现为智能减退,发育迟缓,特殊面容,指趾畸形和其他器官发育异常等。① 智力障碍,本病的主要症状为智力障碍,但程度不一,从痴愚到痴呆均有之。多数患儿的智商(intelligence quotient, IQ)在 25～49 之间,比正常儿童平均低 3～4 年,能说爸爸、妈妈、吃饭等词但不成句子,不能计算。患儿性格温顺,易接触,可以行走,但常不能完成简单的日常生活,更不能自己照料自己。② 生长发育迟缓,患儿出生时体质量多数在 3 kg 以下,身长亦在 50 cm 以下,发育过程中出牙晚,囟门闭合延迟,身长、体质量、胸围坐高、指距等均较正常儿童为小。多数患孩在 3～4 岁后才会走路,5 岁后才会讲话。③ 特殊头面形态和畸形,先天愚患孩常有特殊面容,表现为头小而宽而圆、眼裂小、鼻根低平、鼻梁凹陷、眼距增宽、口常张开、舌大而呈半伸状态,因而有伸舌性痴呆之称。此外,耳小而位置低,耳郭过度折叠,小耳垂和耳垂三角形亦为特征。手部可见手掌厚而宽,指短,小指内弯,手掌纹单一,通贯手者可达 70%。此外,常有合并全身其他先天性疾病。曾报道 50% 的患孩合并先天性心脏病。

先无愚患者随年龄增长智能可有些进步,但随年龄增长的认知改善以视觉认知优于语言认知能力,但至 40～50 岁以后则约有 70% 的患者将衍变为 AD 患者。

先无愚患者的脑脊液检查正常,淀粉样 β1～42 进行性降低,而 t - tau 和 Ptau 则随年龄增加而增加。

先天愚的诊断直接依赖于典型的临床体态和智能检查。早期和宫内诊断是预防本病的根本。宫内羊水细胞学的染色体检查为先天愚早期诊断提供直接依据。妊娠前 24 周的血清中甲胎蛋白和促绒毛膜激素水平的升高,均有 1/3 的概率提示先天愚婴儿的可能。

下列情况应特别推荐产前诊断。

(1) 已有先天愚患儿史,年龄 30 岁以下。

(2) 习惯性流产史。

(3) 有先天愚家族史,并具特征手纹、体态。

(4) 父母为 21 -三倍体平衡易位的携带者。

二、脆性 X-染色体综合征

脆性 X-染色体综合征(fragile X syndrome, FXS)是一种致残性疾病,1969 年 Lubs 首先报道,系由第 23 对染色体上的脆性-X 染色体蛋白表达缺失引起。主要临床表现为自闭,智能低下,癫痫发作和继发各种不明原因的自身炎症性疾病(autoinflammation disease),如家族性周期性发热(familial period fever syndrome)综合征等。本病由脆性-X 染色体蛋白 FMR1 区的三核苷酸(CGG)过度表达而致病,是目前认识的唯一的单基因遗传相关的遗传性智残性疾病。

本病的临床表现以男性重女性轻,其临床表现的轻或重与三核苷酸(CCG)的复制次数相关,次数越多症状越重。男性患者的 IQ 常常在 40～50 之间,与 5～6 岁的儿童相当,而女性患者的 IQ 常常可以 70～80 或接近正常人的 80～90 之间。有智能减退或轻度智能减退者,以视觉技巧、工作记忆、执行和程序记忆以及注意力等较差。因此临床上常以男性病孩多见,而女性患者则因亚临床表现而被忽略和漏诊,往往在成年后因不明原因发热或明显认知障碍,误诊为 AD、颅内脑白质病变或周期性发热等疾病,最后被发现和诊断。FXS 患者除智能减退外常有癫痫发作,自闭,睡眠窒息,精神和心理以及胃肠道反流等临床症状。

此外,FXS 患者特别是男性患者还有其特殊的体表特征,例如智能低下、巨睾、特殊面容、巨耳、言语和行为障碍等。智力减退的程度与先天愚相当,抽象思维和推理能力缺陷明显,说话少词或吐词不清,激动时有典型口吃,外表可有动作笨拙、协调困难、肌张力增高和腱反射亢进等。此外,可见脸面瘦长、前额突出,嘴大唇厚,大耳朵,大下颌,大头围,长门牙,眶上饱满和下巴前突等特点。第二性征检查可见睾丸巨大,阴毛分女性化。

FXS 患者常被诊断为低能、自闭症、癫痫和脑发育不全等,成年患者可被诊断为抑郁症、AD 等,应引为注意。

除少数女性患者在年长后相继出现周期性发热和较严重的认知障碍外,多数患者预后尚可,可以婚育和有后代。

本病可以试用叶酸治疗,0.5~2.0 mg/(kg·d)。癫痫发作、精神心理及抑郁等症状应按其症状和表现形式选择相应抗痫药物,抗精神药物及心理治疗。

三、其他染色体异常疾病

其他与智能低下相关性染色体病有:① 13 -三倍体(trisomy 13 syndrome)综合征,多见于 30 岁后初产的婴儿。表现为小头,小眼,圆脸,低位耳朵,有严重智能低下。多数在儿童早期夭折。② 18 -三倍体(trisomy 18 syndrome)见于高龄初产的婴儿。表现为生长缓慢,严重智能低下,低耳朵,小嘴巴,花纹皮肤,宽底足短胸,小骨盆和痫性发作。常于婴儿早期夭

折。③ 猫叫综合征,由第 5 对染色体短臂缺失,称为 Cri - du - chat 综合征。患儿有严重智能低,头小,宽眉距,小下颌,拼指/趾,猴掌纹以及伴发腹股沟疝等。因婴儿哭声似猫叫而得名。④ 先天性睾丸发育制不全(XXY),又称 Klinefelter 综合征。1942 年首先报道。临床表现为自幼起口吃,学习成绩下降,言语简单,性格孤僻,被动,有精神异常和社会抵触行为。青春期后第二性征发育不良,睾丸小而硬,乳房发育,皮肤细腻,第二性征女性化。⑤ 先天性卵巢发育不全(XO),亦称 Turner 综合征。仅见于女性。有轻度智能减退,三角脸,小下颌,身体瘦小,原发性闭经,不孕,不发育为本综合征的诊断标准。

参 考 文 献

[1] 刘焯霖,梁秀龄,张成,主编.神经遗传病学(第2版)[M].北京:人民卫生出版社,2001:396-421.
[2] 吕传真,周良辅,主编.实用神经病学[M].第四版.上海:上海科学技术出版社,2014:798-799.
[3] BAGNI C, TASSONE F, NERI G, et al. Fragile X syndrome: Causes, diagnosis, mechanisms, and therapeutics[J]. JCI, 2012, 122(12): 4314-4322.
[4] DEKKER A D, FORTEA J, BLESA R, et al. Cerebrospinal fluid biomarkers for Alzheimer's disease in Down syndrome [J]. Alzheimer's Dement, 2017, 8(1): 1-10.
[5] GROSS C, HOFFMANN A, BASSELL G J, et al. Therapeutic strategies in fragile X syndrome: from bench to bedside and back [J]. Neurotherapeutics, 2015, 12(3): 584-608.
[6] HARTELY D, BLUMENTHAL T, CARRILLO M, et al. Down syndrome and Alzheimer's disease: common pathways, common goals[J]. Alzheimer's Dementia, 2015, 11(6): 700-709.

第十一章 神经系统退行性疾病

第一节 概 述

赵倩华

神经系统退行性变(neurodegeneration),是指神经元结构或功能的进行性丧失,包括神经元的死亡等。神经系统退行性疾病(neurodegenerative disease,NDD)是一组以神经功能障碍、行为异常、进行性功能衰退及运动障碍等为主要表现的临床综合征,潜在病因是超出生理性衰退程度的神经元细胞死亡和(或)功能丧失。绝大部分累及到大脑,少部分亦有脊髓受累。常见的 NDD 包括肌萎缩侧索硬化(amyotrophic lateral sclerosis,ALS)、帕金森病(Parkinson's disease,PD)、阿尔茨海默病(Alzheimer's disease,AD)及亨廷顿病(Huntington's disease,HD)等均是神经系统退行性变的结果。此类疾病会导致神经元细胞的进行性退化和(或)死亡,目前无法治愈。近来发现,NDD 的各种疾病存在共有的发病机制,包括中枢神经的

固有免疫反应所致的慢性神经细胞程序死亡(apotosis)或自噬(autophagy),错误的蛋白折叠和(或)聚集所致的中枢神经组织的萎缩、变性和死亡等。

【发病机制】

1. 增龄 NDD 的最大危险因素是衰老。起病较早的患者常有更多的遗传因素参与,病情进展更快,预后更差。自由基损伤、线粒体 DNA 突变以及氧化应激反应等都参与了衰老的过程。NDD 大多数为晚发起病,提示一些增龄相关的病理生理改变参与了发病过程。随着年龄的增长,神经元逐渐失去功能。其中,伴随衰老出现的日积月累的 DNA 损伤,可能系 NDD 潜在的原因之一。

2. 遗传因素 遗传基因是诸多 NDD 的重要致病因素,表 3-11-1-1 总结了目前已知比较明确的常见 NDD 的致病基因及其遗传模式。除此之外,尚有大量报道的风险基因,目前认为其绝大部分属微效基因,需与其他遗传或环境因素叠加作用而致病,且存在不少争议,因而未在此章列出。

不少 NDD 的基因突变有一个共同的特征——三核苷酸

(CAG)重复序列。CAG 编码谷氨酰胺，此类疾病被统称为多谷氨酰胺病，最为人熟知的有 HD 和脊髓小脑性共济失调(spinocerebellar ataxia,SCA)。多谷氨酰胺残基可能导致蛋白质错误折叠或降解异常、亚细胞定位改变以及与其他蛋白的异常相互作用等。

人们目前正在线虫(C. elegans)、果蝇(Drosophila)、小鼠和非人类灵长类等动物模型中对 NDD 遗传因素及作用机制进行广泛的研究。

表 3-11-1-1　目前已确定的 NDD 相关基因

疾病	基因	相关蛋白	基因定位	遗传模式	与致病机制的相关性
AD	APP	Aβ 前体蛋白	21q21	常染色体显性遗传	改变 Aβ 生成和聚集
AD	APOE	载脂蛋白 E	19q13	风险基因	影响 Aβ 聚集,脂质代谢
AD	PSEN1	早老素 1	14q24	常染色体显性遗传	改变 Aβ 生成
AD	PSEN2	早老素 2	1q31	常染色体显性遗传	改变 Aβ 生成
PD	SNCA	α-共核蛋白	4q21	常染色体显性遗传	α-共核蛋白导致的神经毒性
PD	PRKN	Parkin	6q25	常染色体隐性遗传	蛋白降解障碍
PD	DJ1	DJ-1	1p36	常染色体隐性遗传	氧化应激反应异常
PD	PINK1	PTEN 诱导假定激酶 1	1p36	常染色体隐性遗传	线粒体功能障碍
PD	LRRK2	富亮氨酸重复激酶 2/dardarin	12q12	常染色体显性遗传	尚未明确
FTD	MAPT	微管相关蛋白 Tau	17q21	常染色体显性遗传	Tau 蛋白生成异常(3R/4R 比例失调),和(或)与微管结合异常
ALS	SOD1	超氧化物歧化酶 1	21q22	常染色体显性和隐性遗传	蛋白错误折叠或异常聚集,和(或)氧化应激反应异常
	ALS2	Alsin	2q33	常染色体隐性遗传	神经保护功能异常
HD	HD	Huntingtin	4p16	常染色体显性遗传	尚未明确
蛋白粒子病	PRNP	Prion	20p13	常染色体显性遗传及风险基因	PrP^c 变为 PrP^{sc}

注：FTD(frontotemporal dementia),额颞叶痴呆。

3. 蛋白质错误折叠　现在认为,NDD 的各种疾病存在共同的发病机制,其中核心的特征是蛋白质的异常改变,造成其理化属性的变化和神经毒性的发生。异常蛋白发生了空间构型的改变,从而更易聚集为寡聚体或不可溶性纤维,进而沉积于细胞内外,或形成包涵体。上述认识主要得益于数十年来病理染色技术的进展和积累,如今分子正电子发射断层成像(positron emission tomography,PET)示踪剂的出现,使得在患者生前进行在体分子显像成为可能。因此,也有人将 NDD 称为"蛋白折叠病"或"蛋白构象病"。NDD 中涉及的异常折叠/聚集的蛋白包括 β-淀粉样蛋白(Aβ)、微管相关蛋白 Tau(MAPT)、α-共核蛋白(α-synuclein)、TAR DNA 结合蛋白43(TDP 43)、FUS 蛋白(fused in sarcoma protein,FUS)、Prion 蛋白(PrP)、Huntingtin 和 ataxin 蛋白。

例如：α-共核蛋白可聚集形成不溶性纤维,后者在病理学上被称为"路易小体",是 PD、路易体痴呆(dementia with Lewy body,DLB)、多系统萎缩(multiple system atrophy,MSA)等多种疾病的共同病理特征。α-共核蛋白是路易体原纤维的主要组成成分。在 AD 的淀粉样斑块中还发现了一种被称为非 Aβ组分的(non-Abeta component,NAC)的物质,其本质是另一种形态的 α-共核蛋白碎片。

又如：β-淀粉样蛋白的错误折叠,形成老年斑,是 AD 的主要病理特征;Tau 蛋白的过度磷酸化,导致神经元纤维缠结,是 AD 的另一特征性表现;Prion 蛋白的异常聚集,导致克雅病等发生。

这些蛋白的聚合物和(或)寡聚体具有神经毒性,或是直接存在神经毒性反应,或是触发了一系列瀑布级联样的病理生理过程。近年,生物标志物检测、分子显像技术以及机制研究的大量结果也都印证了上述观点。表 3-11-1-2 列出了常见 NDD 的主要病理性蛋白。

表 3-11-1-2　常见 NDD 的主要病理蛋白

疾病	Aβ	Tau	TDP-43	α-synuclein	Huntingtin	Prion
AD	+	+	+	+		
PD				+		
DLB	+			+		
MSA				+		
FTD		+	+			
CBD		+				
PSP		+				
CTE		+				
HD					+	
克雅氏病						+
ALS		+				

注：FTD(frontotemporal lobe degeneration),额颞叶退行性病变；CBD(corticobasal degeneration),皮质基底节变性；PSP(progressive supranuclear palsy),进行性核上性麻痹；CTE(chronic traumatic encephalopathy),慢性创伤性脑病。

4. 线粒体功能障碍　NDD 中最常见的细胞死亡形式是通过固有的线粒体凋亡途径。该通路通过调节线粒体膜间空间细胞色素 c 的释放来控制 caspase-9 的活化。线粒体除了产生 ROS 外,还参与维持生命的功能,包括钙稳态、程序性细胞死亡(programmed cell death,PCD)、线粒体分裂与融合、线粒体膜脂质浓度、线粒体通透性转变等。由于神经元具有转录水平高、代谢活性强、耗氧量大而抗氧化防御能力弱等特点，使得其对氧化应激/损伤尤为敏感。有证据表明，线粒体功能障碍和氧化应激在 NDD 的发病机制中起着重要作用。

5. 其他　特定的蛋白构象异常变化与一系列细胞内机制交互作用，最终可导致神经细胞的功能丧失。这些细胞内机制包括基因的表观遗传修饰、翻译后 RNA 水平的改变、内质网相关蛋白修饰（包括磷酸化、泛素化等）、蛋白伴侣（包括金属离子或伴侣蛋白等）、蛋白酶/溶酶体清除障碍等。上述改变破坏细

胞稳态和线粒体能量代谢通路，进而触发下游的小胶质细胞活化和神经炎症反应。一系列瀑布级联反应，最终导致神经细胞的死亡。在 Prion 病中，病理蛋白还可在细胞间传递，类似生物病原体的传播，造成病理改变在脑内的播散，临床症状进行性加重。

【病理改变】

各型 NDD 可见相应受累范围的神经细胞丢失和胶质增生、炎性改变；免疫组织化学染色显示了不同 NDD 的主要致病蛋白（图 3-11-1-1～图 3-11-1-7）。表 3-11-1-2 为常见 NDD 的主要病理蛋白。

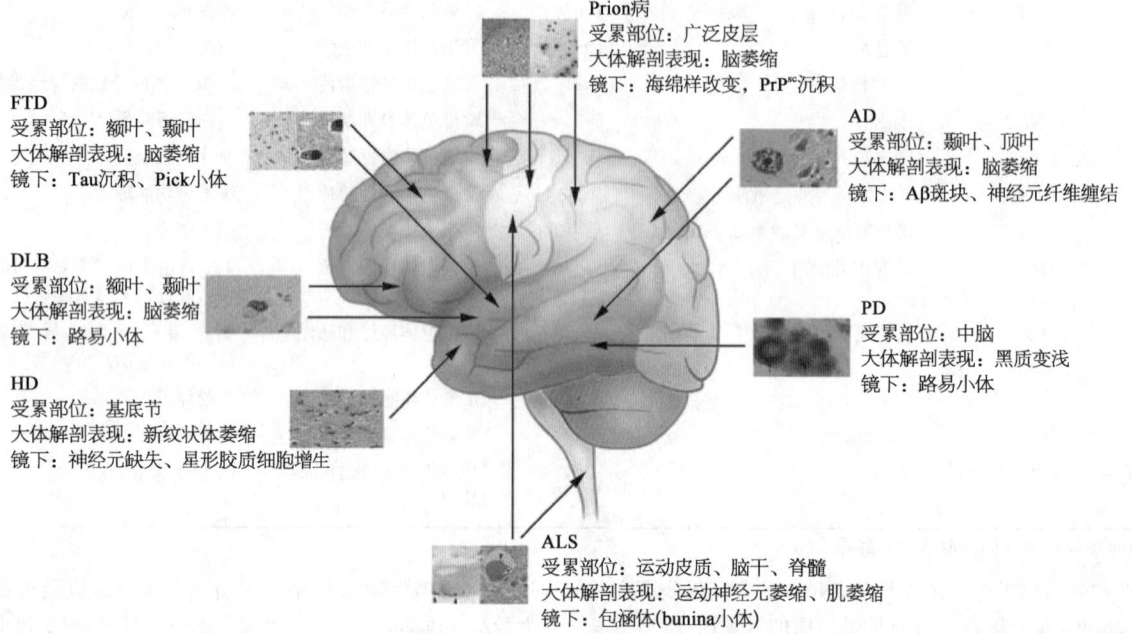

Prion病
受累部位：广泛皮层
大体解剖表现：脑萎缩
镜下：海绵样改变，PrP^sc 沉积

FTD
受累部位：额叶、颞叶
大体解剖表现：脑萎缩
镜下：Tau沉积、Pick小体

AD
受累部位：颞叶、顶叶
大体解剖表现：脑萎缩
镜下：Aβ斑块、神经元纤维缠结

DLB
受累部位：额叶、颞叶
大体解剖表现：脑萎缩
镜下：路易小体

PD
受累部位：中脑
大体解剖表现：黑质变浅
镜下：路易小体

HD
受累部位：基底节
大体解剖表现：新纹状体萎缩
镜下：神经元缺失、星形胶质细胞增生

ALS
受累部位：运动皮质、脑干、脊髓
大体解剖表现：运动神经元萎缩、肌萎缩
镜下：包涵体(bunina小体)

图 3-11-1-1　常见 NDD 主要病理改变的累及区位及相应病理学特征

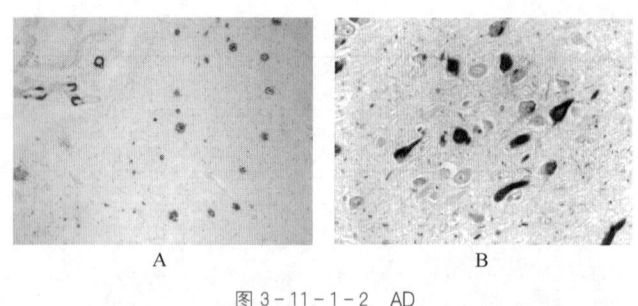

图 3-11-1-2　AD

A. AD 患者脑内神经元丢失和神经炎性斑(neuritic plaque, NP)，也称为"老年斑"；B. AD 患者大脑神经元内见神经元纤维缠结，免疫组织化学染色（复旦大学附属华山医院汪寅教授提供）。

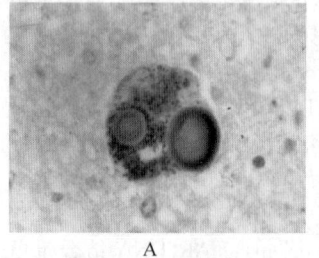

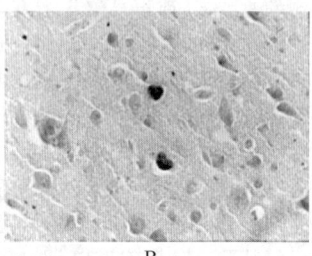

图 3-11-1-4　PD 及 DLB

A. PD 中脑黑质神经元 α-synuclein 阳性路易小体；B. DLB 皮质型路易小体 α-synuclein 免疫组化染色（复旦大学附属华山医院汪寅教授提供）。

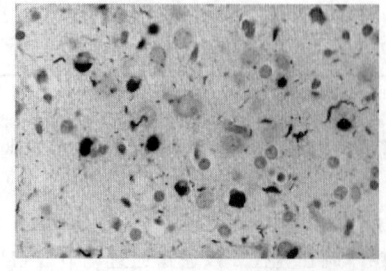

图 3-11-1-3　匹克病

Pick 小体系神经元的胞内包涵体，行为变异型额叶颞叶痴呆(bvFTD)中，皮层可见多个 Pick 小体，伴胶质丝及分枝星形胶质细胞；图中所示 Gallyas-Braak 银染色阳性 Pick 小体（复旦大学附属华山医院汪寅教授提供）。

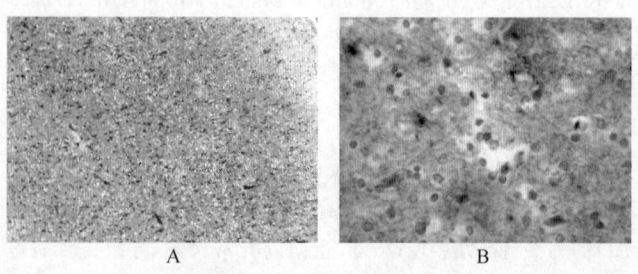

图 3-11-1-5　克-雅病

A. H-E 染色示散发性克-雅病大脑皮层海绵空泡状变性；B. 散发性克-雅病大脑皮层 PrP^sc 突触型沉积（复旦大学附属华山医院汪寅教授提供）。

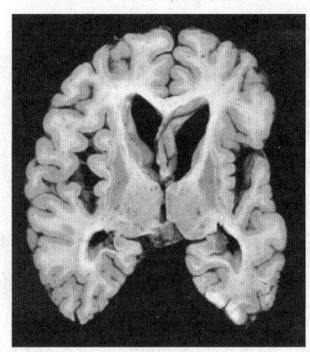

图 3-11-1-6 HD

大体标本示 HD 患者双侧尾状核萎缩(复旦大学附属华山医院汪寅教授提供)。

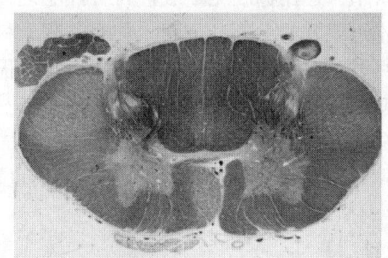

图 3-11-1-7 ALS

ALS 患者颈 7 横断面髓鞘染色显示,双侧侧索髓鞘脱失变性(复旦大学附属华山医院汪寅教授提供)。

【临床特征】

绝大部分的 NDD 患者在认知、运动、精神行为等方面常有不同严重度的损害。根据受累脑区不同,各型 NDD 的临床表现各有侧重。表 3-11-1-3 中列出常见 NDD 的临床、认知、影像学表现及主要治疗。图 3-11-1-1 为常见 NDD 的受累脑区、大体解剖和显微镜下的病理学表现。

1. 认知障碍 隐匿起病、逐渐进展的认知功能障碍,是 NDD 的常见临床表现。部分出现起病初期,如 AD、DLB 等;部分在疾病进展到中晚期后出现,如 PD、ALS 等。认知损害的严重程度及损害特征反映了脑内病理改变的分布特点。例如,记忆衰退是 AD 的特征性表现,情景记忆障碍是 AD 的起病症状,反映了脑内病理改变最早累及的是内侧颞叶脑区,随着疾病进展患者逐渐出现视空间、语言、执行功能障碍等,反映了病理改变在脑内扩散至额、顶、枕叶等区域。再如 FTD 的病理改变主要累及额叶及颞叶,前者可表现为伴随个性改变的显著执行功能障碍,后者可表现为以突出语言障碍为特征的原发性进行性失语。ALS 患者可有不同程度的执行功能障碍。而 PD、帕金森病痴呆(Parkinson's disease with dementia,PDD)、PSP、CBD、MSA 等,病变主要在基底节区,破坏额叶-皮质下神经环路,因而认知损害主要表现为轻至中度的执行功能障碍。FTD 和 CBD 常表现为左右大脑半球的不对称性受累,相应地,其临床表现也呈现单侧为主的损害。值得注意的是,尽管认知障碍的损害特征与受累脑区的解剖定位存在一定的相关性,但临床

表 3-11-1-3 常见 NDD 的临床表现及治疗方法

疾病	起始症状	认知损害特征	运动症状	神经系统体检	影像学表现	治疗用药
AD	健忘、近事遗忘为主	情景记忆减退	早、中期通常无	早、中期一般正常	颞叶、顶叶、Aβ(+)	胆碱酯酶抑制剂、NMDA 受体拮抗剂
bvFTD	个性改变、脱抑制表现	执行功能障碍突出	部分伴随帕金森症候	一般正常、部分伴锥体外系体征	额颞叶、岛叶、基底节	NMDA 受体拮抗剂、5-HT 再摄取抑制剂
DLB	幻觉、谵妄、帕金森症候	视空间能力障碍、注意障碍	通常同期出现帕金森症候	锥体外系体征	可有颞叶轻度萎缩、部分合并 Aβ(+)	胆碱酯酶抑制剂、左旋多巴、多巴受体激动剂等帕金森治疗药物等
PD	少动、强直、震颤等	执行功能、视空间能力损害	帕金森症候群为主要表现	锥体外系体征	PET 上多巴转运体异常	左旋多巴、多巴受体激动剂等
SD	找词困难、命名障碍	突出的语义记忆损害	通常无	一般正常	颞叶前部	尚无有效药物、语言康复治疗
PNFA	言语不畅、语法错误	失语、语汇减少	有时伴帕金森症候	部分伴锥体外系体征	左侧额叶、岛叶、基底节	语言康复治疗、帕金森相关治疗药物
PSP	反复跌倒、帕金森症候	执行功能障碍	以躯干为主的肌强直、上视麻痹	躯干性肌强直等	典型者可有中脑萎缩	帕金森相关治疗药物、康复理疗
CJD	快速进展痴呆、肌阵挛等	表现多样	表现多样	表现多样	皮质"绸带征"、基底节区异常信号	尚无有效药物
ALS	肌无力、肌萎缩	皮质下痴呆表现、执行功能障碍为主	肌无力、肌萎缩等	腱反射亢进、病理征等	脑 MR 无异常	康复训练、力鲁唑
CBD	不对称性帕金森症候群	失用、失认等,顶叶综合征	不对称性帕金森症候、肌张力障碍、异己肢、眼球活动失用	不对称性帕金森症候、肌张力障碍、异己肢、眼球活动失用	额叶、顶叶、基底节	帕金森相关治疗药物、康复理疗

注:bvFTD(frontotemporal dementia-behavioral variant),额颞叶痴呆行为变异型;SD(semantic dementia),语义性痴呆;CJD(Creutzfeldt-Jakob disease),克-雅病;PNFA(progressive non-fluent aphasia),进行性非流利性失语。

表现并不提示分子层面的病理改变。举例来说,bvFTD 及额叶型 AD,均可表现为相似的认知和行为学症状,但两者的分子机制则迥然不同。另一方面,临床表现各异的不同疾病可以由同一种病理分子致病,例如 PSP、CBD、PNFA 均为 Tau 蛋白病。

2. 运动障碍　各种 NDD 在病程的不同阶段多会出现运动症状。AD 患者的早中期一般运动正常,晚期可出现肌强直、肌无力等;帕金森症候群常见于 PD、DLB、PSP、MSA、CBD 等;典型的 CBD 可出现单侧的肌张力障碍、肌阵挛等;CJD 患者常有肌阵挛;部分 ALS-FTD 叠加综合征的患者出现肌无力、肌萎缩、肌束颤动;舞蹈样动作常见于 HD;PD 患者治疗后可出现异动症等运动并发症。

3. 精神行为/情感异常　精神行为异常、个性改变、情感/心境障碍也是多种 NDD 常见的共有症状。淡漠、抑郁、激越尤其常见。淡漠多见于 AD、FTD 和 PSP 中;抑郁状态常见于 AD、DLB、PD、HD、CBD 中;脱抑制是 bvFTD 的典型表现,也见于 AD 和 PSP 中;视幻觉和谵妄发作是 DLB 的特征性表现,部分 AD 患者也可出现。HD 患者常常出现易激惹、脱抑制,部分也可出现强迫症状。绝大部分的 NDD 患者在晚期都会出现激越。睡眠障碍在 NDD 中也很常见,快动眼期行为障碍是 α-共核蛋白病的特征表现,主要包括 PD、DLB 等。AD 患者常有食欲减退,而 bvFTD 患者常有口欲亢进。

4. 进行性进展　由于 NDD 的发病过程比较长,通常是隐匿起病,进行性加重。NDD 的整个病程通常分三个阶段:① 脑内出现病理变化,临床无症状;② 临床出现轻微症状,但未达到诊断标准;③ 出现典型临床症状,符合诊断标准。以 AD 为例,分为:① 临床前 AD 阶段,脑内出现 β-淀粉样蛋白沉积,和神经元纤维缠结,但临床无认知功能损害;② 轻度认知损害阶段,出现确定的认知功能损害,但日常生活能力基本不受影响,达不到痴呆的诊断标准;③ AD 痴呆阶段,认知功能损害已影响到日常生活能力,符合痴呆的临床诊断标准。

【辅助检查】

1. 影像学检查　脑部 MRI 检查可显示各不同脑区的萎缩程度,对于 NDD 的诊断和鉴别诊断很有价值。例如典型的 AD 以颞叶萎缩为主,FTD 以显著的额、颞叶萎缩为表现,尾状核萎缩提示为 HD 等。与结构 MRI 不同,功能 MRI 主要反映脑部各区域的代谢、活动及功能连接,近年进展迅速,目前主要应用于科研领域。

PET 在 NDD 中应用广泛。氟代脱氧葡萄糖(fludeoxyglucose,FDG)PET 显像,反映各脑区局部的葡萄糖利用。AD 患者表现为扣带回后部和双侧顶叶的代谢减低,FTD 患者可见额叶、颞叶的葡萄糖代谢减低。此外,FDG PET 与临床症状密切相关,还可用于监测疾病进展、评估药物疗效。除 FDG 外,显像 β-淀粉样蛋白的分子 PET,正日益广泛用于在体显像 AD 等患者脑内 Aβ 沉积;显像 Tau 蛋白的分子 PET,未来可应用于 Tau 相关的多种疾病,包括 AD、FTLD、PSP、CBD、CTE 等。

2. 生物标志物　生物标志物是指能够反映包括正常生理性过程、病理性过程、和(或)评估疗效的,可客观检测的一系列指标。在 NDD 中,应用较多的生物标志物主要有:影像学[如磁共振、PET、单光子发射计算机断层成像(single photon emission computed tomography,SPECT)等]和体液类(包括但不限于脑脊液、外周血、尿液、唾液等)两大类。体液生物标志物又包括,反映疾病特征的标志物,例如突变基因、基因多态性等;反映疾病状态的标志物,例如脑脊液标志物等。反映疾病特征的生物标志物可用于确定研究患者群(例如突变基因携带者、高危人群等)及研究对象分层;反映疾病状态的生物标志物主要用于疾病的诊断、疗效评估、安全性监测等。譬如在 AD 患者中,检测脑脊液的 β-淀粉样蛋白、总 Tau 蛋白和过磷酸化 Tau 蛋白(p-Tau),可反映神经系统的病理进程。其他 NDD 的生物标志物研究暂不成熟,现正研发及验证中。

3. 神经心理学检查　认知功能评估在神经系统退行性疾病中有重要价值。运用标准化量表进行神经心理评估,是认知障碍诊疗中不可或缺的一部分。西方神经心理学科建立较早,迄今已有数百种测验量表,在选择评估工具的过程中,应注重覆盖各个认知领域和方面,包括总体智力、注意、记忆、语言、视知觉和执行功能,以及有关情绪和精神症状的评估。由于记忆和执行功能障碍在多种 NDD 中常有出现,应侧重这两方面的检测。

【治疗及预后】

NDD 的确切发病机制和过程尚不清楚,至今还无法治愈。目前的药物治疗分为两大类:基于神经递质调节的对症治疗药物;旨在预防、推迟或延缓疾病进展的疾病修饰治疗,也即对因治疗。目前,针对 Aβ 和 Tau 蛋白的主动和(或)被动免疫正在国内外各期临床试验中,验证其对人体的有效性及安全性。近年飞速进展的生物标志物检测手段,例如脑部分子显像,正广泛应用于各种 NDD 的科研及临床试验。各型 NDD 常采纳较为相似的临床试验设计,这是出于对此类疾病共有的发病机制的考虑,也将在很大程度上推动 NDD 的药物研发。

综上,NDD 包含多种疾病,每种疾病都有其独特的生物学及临床表现。然而,不同疾病在病理改变、发病机制、生物标志物、治疗途径等诸多方面有着相似之处。诸如线粒体/能量代谢障碍、细胞凋亡、突触功能障碍等病理生理过程,常常是 NDD 潜在的共通机制。因此,对于 NDD 的机制研究、治疗研发等,不应局限于某一特定疾病或某种特定表型,交叉、融合将推动该领域的诊治更快进展。

第二节　痴　呆

赵倩华

一、概述

痴呆(dementia)是获得性器质性损害所致的智能持续衰退的一组综合征,表现为无明显意识障碍的情况下,记忆、语言、视空间技能及认知(理解、计算、判断力及综合解决问题等)能力降低,同时伴有行为和人格异常。这些功能障碍影响了患者的日常生活、社会交往和工作能力。

(一)流行病学

痴呆是常见的老年期疾病之一,已成为发达国家继心血管疾病、肿瘤、卒中之后的第四位死因。WHO《全球健康报告》指出,神经系统疾病是人类健康的头号敌人,而痴呆则是危害老年人健康的罪魁祸首。我国虽然还是发展中国家,但由于人口众多且老龄化进程迅速,上述疾病谱已类同于发达国家,在某些疾病上更是超过了发达国家。中国的老龄人口居世界之最,痴呆患者的增长速度是发达国家的三倍。

衰老仍是痴呆的首要危险因素。65 岁以后,痴呆患病率每增加 5 岁即增加一倍。在 65 岁以前发病的痴呆患者中,大部分系由 APP、PS1、PS2 之一突变所致。而对于 65 岁以后晚发性痴呆患者,环境因素和遗传因素共同发挥作用。遗传因素方面,APOEε4 等位基因可使罹患痴呆的风险增大。人群中 10%～20% 携带 1～2 个 APOEε4 等位基因。同时,环境因素也起到很重要的作用。横断面研究和病例对照研究提示,脑外伤、低教育等与 AD 相关,但上述因素有待在长期随访的队列研究中得到证实。近期研究提示,血管因素不仅是血管性痴呆(vascular dementia,VAD)的危险因素,也参与 AD 的发病。吸烟既能增加 VaD 的风险,也增加罹患 AD 的风险。长期随访研究还提示,早年的高血压、高胆固醇血症可使晚年发生 AD 的风险增加。短期随访研究提示抑郁也是其危险因素之一。

关于保护因素,有关非甾体类抗炎药物、降血脂药物、激素替代疗法的作用目前正在随机双盲临床试验中进行验证。其中,在绝经期妇女中进行的激素替代疗法试验提示,和预期相反,激素替代治疗不是降低而是增加了罹患 AD 的风险。

(二) 分类

痴呆是一组症状群的描述,现今痴呆分类主要是按以下几种方法进行分类。

(1) 按组织病理变化:分为 AD、DLB、匹克病等。

(2) 按病因:分为慢性酒精中毒所致痴呆、VAD 等。

(3) 按临床症状群:分为 FTD。

(4) 结合病因、病理和临床特点:如 HD。

(5) 根据受累部位:分为皮质性和皮质下痴呆。

(6) 根据发病时间:分为早发性痴呆、晚发性痴呆。

(7) 根据遗传因素:分为家族性痴呆、散发性痴呆等。

应用较多的痴呆分类系统主要有中国精神疾病分类方案与诊断标准第三版(CCMD-Ⅲ)、世界卫生组织的国际疾病分类系统第 10 版(ICD-10)、美国精神科学会的精神障碍诊断分类统计手册第 4 版(DSM-Ⅳ)。

表 3-11-2-1　ICD-10 对痴呆的分类

F00	阿尔茨海默病型痴呆
	F00.0 早发性阿尔茨海默病型痴呆
	F00.1 晚发性阿尔茨海默病型痴呆
	F00.2 阿尔茨海默病型痴呆,非典型或混合型
	F00.9 其他未注明的阿尔茨海默病型痴呆
F01	血管性痴呆
	F01.0 急性发作的血管性痴呆
	F01.1 多发脑梗死性痴呆
	F01.2 皮质下血管性痴呆
	F01.3 混合型皮质和皮质下血管性痴呆

续 表

	F01.8 其他血管性痴呆
	F01.9 血管性痴呆,未特定
F02	见于在他处归类的其他疾病的痴呆
	F02.0 匹克病性痴呆
	F02.1 克-雅病(Crutzfeldt-Jakob 痴呆)
	F02.2 亨廷顿病性痴呆
	F02.3 帕金森病性痴呆
	F02.4 人类免疫缺陷病毒病(HIV)性痴呆
	F02.8 见于在他处归类的其他特定疾病的痴呆
F03	未特定的痴呆
可采用第 5 位编码对 F00-F03 种的痴呆作如下描述:	
	F03.0 不伴其他症状
	F03.1 伴其他症状,以妄想为主
	F03.2 伴其他症状,以幻觉为主
	F03.3 伴其他症状,以抑郁为主
	F03.4 伴其他混合性症状

(三) 痴呆的鉴别诊断

1. 痴呆与其他疾病或状态的鉴别

(1) 正常衰老:在正常衰老过程中,出现的记忆损害称为良性记忆减退。通常程度较轻,日常生活能力并不受损。在衰老的过程中,大脑处理信息的速度减慢,表现为反应时间延长、定势转移缓慢、注意力减退、信息获取和处理变缓、记忆力减弱等。然而,语言、一些已获得的技能、判断力、人格、社会和职业功能均可保留。依据相应的神经心理学测试及划界分,可区分正常衰老的良性记忆减退和痴呆。

(2) 抑郁症:老年期抑郁症患者常伴有不典型的认知损害,部分患者甚至否认自己的消极情绪。因此抑郁症相关的认知损害也被称为假性痴呆,有必要与脑器质性病变导致的真性痴呆相鉴别。尽管两者皆以精神迟缓、淡漠、自我疏忽、易激怒、记忆和注意困难、行为和人格改变为特征,但若细心观察临床表现,两者并不难区分。

通常而言,假性痴呆患者起病较急,自主神经症状如食欲减退、睡眠障碍等躯体表现较为常见,而真性痴呆隐匿起病,躯体症状较少。与真性痴呆患者极力掩饰自身认知损害不同,抑郁相关假性痴呆者常倾向于暴露甚至夸大其认知缺损。对认知检查不是尽力完成,而常常回答"我不知道"。自知力完好,主诉多,频繁抱怨记忆丧失。此外,其远、近事记忆均受累,不同于痴呆患者早期近事记忆受损、远事相对保留的特征。如患者既往存在抑郁症史,则更易诊断。但在临床中,痴呆患者也可继发抑郁,两者共存于同一患者的情况并不少见,给鉴别带来了一定困难。在这种情况下,可对疑似抑郁的患者试用抗抑郁药物,观察其认知功能损害的变化,常有助于最终的正确诊断。

(3) 谵妄状态:痴呆和谵妄均可影响多个认知领域,但谵妄多为急性或亚急性起病,常继发于手术、急性感染等状况,症状波动,持续时间较短,昼轻夜重,注意力显著受损,常有口齿含糊、视幻觉、震颤、肌阵挛等,而这些症状在痴呆中除特定类型外并不常见。谵妄患者脑电图还可见三相波等异常,而痴呆患者仅为轻度弥漫性慢波表现。由于痴呆和谵妄的临床处理截然不同,因此两者的鉴别至关重要。但需要注意的是,痴呆患者在感染、发热和电解质紊乱时易发生谵妄,也即痴呆和谵妄可共存于同一患者,此时痴呆的诊断需等谵妄完全消失后方可确定。

2. 各型痴呆的鉴别 不同类型的痴呆,临床表现各不相同。除认知功能缺损外,精神行为的异常也常有出现,且在多种痴呆综合征中各有侧重,可资鉴别(表3-11-2-2)。

表 3-11-2-2 各种神经精神症状及对应的痴呆综合征

神经精神症状	痴呆综合征
抑郁	AD
	PD
	VAD
	CBD
	路易体痴呆
幻觉	路易体痴呆
	PD,经多巴胺药物治疗后
	VAD,视觉分区梗死
谵妄	路易体痴呆
	AD
	PD,经多巴胺药物治疗后
情感淡漠	PSP
	FTD
	路易体痴呆
	AD
	VAD
失抑制	FTD
激越/攻击	AD
	路易体痴呆
	FTD
REM 期睡眠行为异常	路易体痴呆
	PD

注:REM(rapid eyes movement),快速眼球运动。

(四)痴呆的诊断和鉴别流程

对于痴呆及其各亚型的正确诊断,需综合临床、影像、神经心理、实验室检查、病理等多方面力量共同完成。表3-11-2-3列出了常见类型痴呆鉴别所需的神经心理学测验方法。此外,由于患者首诊选择的并不都是记忆障碍专科门诊,因此最终的确诊需要全科医师、一般神经精神科医师及记忆障碍专科医师的共同努力方可作出。标准化诊疗规范的制定将有助于各型痴呆的合理诊治。认知障碍临床诊疗流程见图3-11-2-1。

表 3-11-2-3 各型痴呆鉴别必需的神经心理学测验

鉴别类型	必需的神经心理学测试方法
痴呆与非痴呆	CERAD(不含 VF 和 BNT),画钟测验,色词测验
非认知损害与非痴呆认知损害	连线测验 A,结构回忆,色词测验,即刻回忆,词表再认,数字符号转换测验,迷宫试验,画钟测验,结构模仿

续 表

鉴别类型	必需的神经心理学测试方法
神经变性疾病所致痴呆(尤其 AD)与血管性痴呆	色词测验,言语流畅性,MMSE,数字符号转换测验,结构模仿,迷宫测验
抑郁症与痴呆	画钟测验,结构回忆,词表延迟回忆,词表再认,数字符号转换测验,即刻回忆,MMSE
AD 与 FTD	词表延迟回忆,色词试验

注:MMSE(Mini-Mental State Examination),简明精神状态量表;CERAD,美国阿尔茨海默病联合登记协作组织成套测试;VF,语言流畅性测验;BNT,波士顿命名测验。

(五)认知障碍的神经心理评估(详细参见第一篇第五章)

运用标准化量表进行神经心理评估,是认知障碍诊疗中不可或缺的一部分。西方神经心理学科建立较早,迄今已有数百种测验量表,覆盖了总体智力、注意、记忆、语言、视知觉和执行功能。有关情绪和精神症状的评估。

在痴呆的大样本流行病学调查和基层医院初步判断是否存在认知障碍的方面,筛查测验由于成本低、耗时少(通常<15 min)、基本上不需要培训(非评估专业人员操作完成)以及对于轻度认知损害(mild cognitive impairment,MCI)和痴呆的识别与随访跟踪有一定的敏感性和特异性而得到广泛的应用,常用的痴呆筛查测验,如 MMSE、蒙特利尔认知评估量表(MoCA)、Blessed 定向-记忆-注意测验(BOMC)、简短精神状态问卷(SPMSQ)、认知能力筛查量表(CCSE)、长谷川痴呆量表(HDS)、Mini-Cog、7 分钟痴呆筛查测验、记忆与执行测验(MES)等。

MMSE 是 Folstein 等编制的用于评估认知工具,简便易行,耗时少,现普遍用于筛查痴呆患者,判断认知损害的严重度并跟踪记录病情变化情况,满分 30 分。中文版 MMSE 通常依据不同教育程度制定划界分(表3-11-2-4)。张振馨通过大样本流行病学调查将划界分定为文盲组≤19 分、小学组≤22 分、中学或以上组≤26 分,低于上述划界分者考虑痴呆可能,应进一步诊查。正常衰老的每年评分减少约 0.25 分,病理衰老约 4 分/年。

表 3-11-2-4 MMSE 中文版——张明园修订版

项目	内容
定向	1. 今年的年份？____ 年 2. 现在是什么季节？____ 季 3. 现在是几月？____ 月 4. 今天是几日？____ 日 5. 今天是星期几？ 6. 现在我们在哪个市(省)？ 7. 你家住在什么区(县)？ 8. 住在什么街道？ 9. 我们现在是第几层楼？ 10. 这儿是什么地方？
登记(词语即刻记忆)	11. 现在我要说三样东西的名称,在我讲完之后,请你重复说一遍,请你记住这三样东西,因为等一下要再问你的:"皮球、国旗、树木"。最多重复 5 次。以第一次回答记分。(1) 皮球__国旗__树木__ (2) 皮球__国旗__树木__ (3) 皮球__国旗__树木__ (4) 皮球__国旗__树木__ (5) 皮球__国旗__树木__

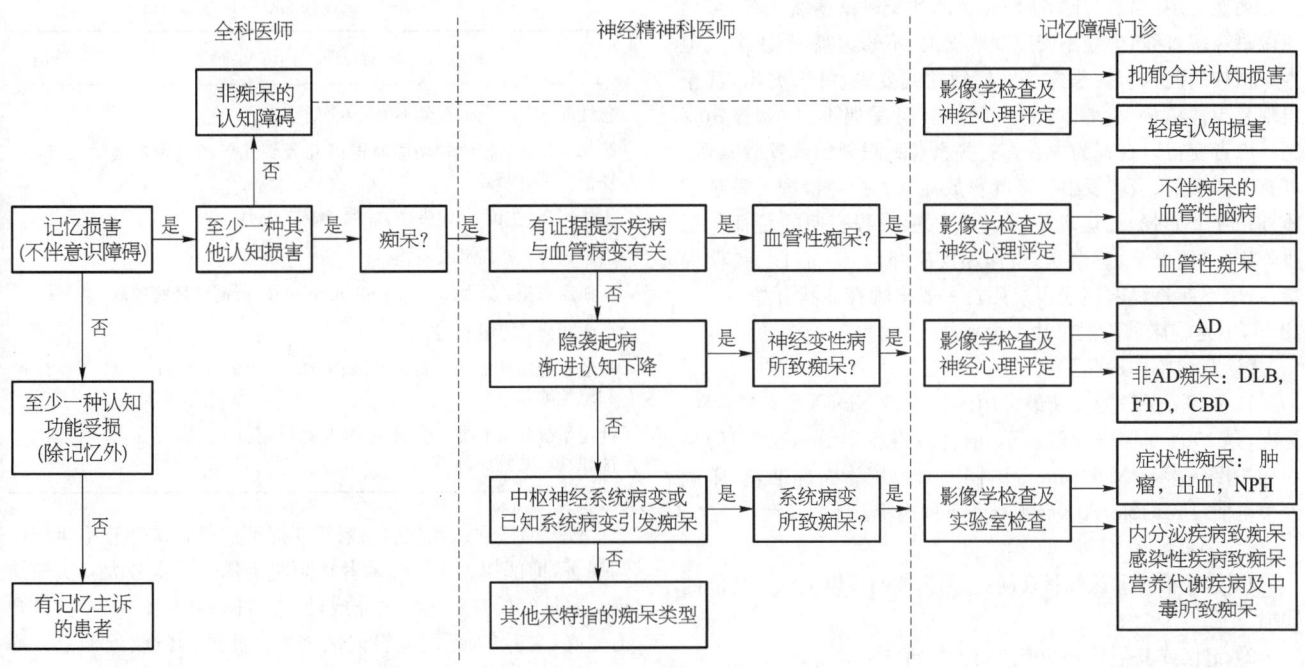

图 3-11-2-1 认知障碍临床诊疗流程

续 表

项目	内容
心算	12. 假如你有 100 元钱,花掉 7 元,还剩下多少?(在被试回答后,不管对错)问,再花掉 7 元,还剩下多少? 如此一直算下去,直到减去 5 次为止。不要重复被试的回答。93____ 86____ 79____ 72____ 65____(注意:当患者忘记减去 7 后的数字,不能给予"93 再减去 7"这样的提示,若前一个答案错了,但据此而得出的下一个答案都是对的,只记一次错误。)
词语回忆	13. 刚才我请你记住的三样东西是什么? 皮球__国旗__树木__
语言能力	14. 请问这是什么? 手表____请问这是什么? 笔____ 15. 请照着这卡片所写的去做。 16. 请你说一句完整的、有意义的句子。记下句子____ 17. 现在我要说一句话,请清楚地重复一遍:"四十四只石狮子"。 18. (访问员说下面一段话,并给被试一张空白纸,不要重复说明,也不要示范):请用右手拿这张纸,再用双手把纸对折,然后将纸放在你的腿上。
结构模仿	19. 请你按样画图。不要解释图形。

其他常用认知筛查和严重度评价工具有:画钟测验、MoCA、总体衰退量表(GDS)、临床痴呆量表(CDR)等。

MoCA 已经在国内不少单位使用,对早期痴呆、轻度认知障碍等较为敏感,对被试的文化程度有一定的要求。值得研究者关注的是,MoCA 只有总分,没有因子分,项目分不能进行独立的分析,因为项目并不反映相应的认知领域。临床医师在使用筛查量表时,应避免过度解读。对于轻度认知损害的患者,应根据需要测查的领域选择相应的测验工具。限于篇幅,不在本章节介绍。有需要的读者请参阅相应神经心理书籍。

二、阿尔茨海默病

阿尔茨海默病(Alzheimer's disease,AD)是一种隐匿起病进行性发展的神经系统退行性疾病,以显著的记忆障碍和其他认知功能损害为主要表现,是老年期痴呆的主要类型,是老年认知衰退的主要病因。

【病因及发病机制】

AD 典型的组织病理学特征包括脑神经细胞外出现 β-淀粉样蛋白(Aβ)聚集形成的老年神经炎斑(SNPs)、脑细胞内 Tau 蛋白的纤维沉积形成神经纤维缠结(neurofibrillary tangles,NFTs)、脑皮层神经细胞减少以及累及皮层动脉和小动脉的血管淀粉样变性。

目前认为,Aβ 沉积和 Tau 蛋白过度磷酸化所致神经元纤维缠结是早期病理生理事件,触发了一系列分子水平上的瀑布级联反应。

【临床表现】

AD 的起病是隐匿的,典型首发症状是近事记忆损害,时常仅被家庭成员注意到,如忘记平时少用的姓名和名称、小时候学会而近来少用的词汇、新近与人定的约会、物品放错地方以及反复问同一个问题。远期记忆相对保持,但准确性略差。随着记忆障碍加重,患者对时间和地点定向先后缺损,由于找词困难使讲话吞吞吐吐。可出现失语(语言的理解和表达均差,没有典型的 Broca 或 Wernicke 失语的特征)、持续性言语、命名不能、计算不能,迫使患者离开工作岗位、放弃家庭财务管理。病程早期明显的抑郁将使患者处于心烦意乱、不能安静的状态。接着出现的失用和视觉空间定向障碍使患者容易迷路。常发现有原始反射。额叶障碍将变得明显,表现为短、慢、曳足而行,歪曲姿势,宽基步态和起步困难。

在晚期,患者忘记了如何使用常见物品和工具,只能完成平时习惯的自动化的动作,不能执行口头指令,有观念性和观念运动性失用。病程开始阶段保持的社交风范荡然无存,可出现做事轻率鲁莽,坐立不安或懒散淡漠,不修边幅,不讲个人卫生。精神病症状包括焦虑、恐惧、幻觉或妄想,可很突出,甚至出现妄想性精神病,常见嫉妒妄想(怀疑配偶不贞)和被窃妄想。患者变得以自我为中心。有些患者睡眠颠倒或饮食紊乱。可有强握反射、吸吮反射等额叶释放症状。神经检查可发现锥体外系体征如强直、运动徐缓。罕见的、病程晚期的特征包括肌阵挛、二便失禁、痉挛状态、伸跖反应和偏瘫。自闭、二便失禁、卧床不起是终末期表现。死亡一般出现在症状开始后 6～12 年,但是临床前阶段可达十余年。

【诊断和鉴别诊断】

1. 诊断　AD 的诊断最常用的标准为 NINCDS - ADRDA 标准,是 1984 年美国神经病学、语言障碍和卒中-老年性痴呆和相关疾病学会 Mckhann 等编制的研究用诊断标准,临床确诊很可能(Probable)AD,必须具备下列内容。

(1) AD 痴呆。

1) 临床检查和认知量表测定,两个或两个以上认知功能的缺损。

2) 记忆或其他认知功能进行性损害。

3) 无意识障碍。

4) 40～90 岁起病。

5) 缺乏系统性疾病或其他引起进行性认知功能损害的脑部疾病。

(2) 支持 AD 诊断。

1) 某一认知功能如言语(失语症)、运动技能(失用症)、知觉(失认症)的进行性损害。

2) 日常生活功能损害或行为方式的改变。

3) 家庭中有类似疾病史,特别是有神经病理学或实验室证据者。

4) 非特异性 EEG 改变,如慢波活动的增强及 CT 有脑萎缩改变。

(3) 排除 AD 特征。

1) 突然起病或卒中后起病。

2) 在病程早期出现局灶性神经系统体征,如偏瘫、感觉丧失、视野缺损、共济失调。

3) 起病时或疾病早期有抽搐发作或步态障碍等。

4) 提示存在其他导致痴呆继发因素。

2. 鉴别诊断　AD 应注意与以下疾病状态鉴别。

(1) 谵妄状态:谵妄多为急性或亚急性起病,症状波动,持续时间较短,注意力显著受损,常有口齿含糊、视幻觉、震颤、肌阵挛等。需要注意的是,痴呆患者在感染、发热和电解质紊乱时易发生谵妄,痴呆和谵妄可共存于同一患者,此时痴呆的诊断需等谵妄完全消失后方可确定。

(2) 血管性痴呆:大血管多发梗死、关键部位脑卒中所致血管性痴呆,常相对突然起病(以天到周计),逐步进展,呈波动性进程的认知障碍。小血管梗死性痴呆、皮质下痴呆的起病相对较为隐匿,发展进程较缓慢。神经心理学测验评估有助于两者的鉴别。Hachinski 缺血评分量表大于 7 分为血管性痴呆,小于 4 分为 AD,4～7 分之间可能为混合型。这一评分标准简明易行,应用广泛,缺点是未包含影像学指标(表 3 - 11 - 2 - 5)。

表 3 - 11 - 2 - 5　Hachinski 缺血指数(HIS)

临床表现	分值
急性起病:起病时程度不等的突然性	2
阶梯式恶化:如认知功能减退以几天到几周的显著进展伴平台期为特点	1
躯体不适(主诉):如头痛、耳鸣、胸痛、无力	1
情感失控:如强笑或强哭	1
高血压病史:如血压超过 160/95 mmHg,或需要药物控制	1
卒中病史:如偏瘫、失语	2
神经系统局灶症状:如构音障碍、咽下困难、局灶性运动和感觉缺陷	2
神经系统局灶体征:如非对称性腱反射亢进、病理征阳性、眼震、共济失调	2

(3) 抑郁性认知损害:老年期抑郁症患者常伴有不典型认知损害,抑郁相关假性痴呆者常倾向于暴露甚至夸大其认知缺损。对认知检查不是尽力完成,而常常回答“我不知道”。自知力完好,主诉多,频繁抱怨记忆丧失。此外,其远、近事记忆均受累,不同于痴呆患者近事记忆受损、远事相对保留的特征。如患者既往存在抑郁症史,更易诊断。

(4) 克-雅病:比 AD 的病程短(常常在 1 年内死亡),有显著的肌阵挛、小脑功能障碍、更多的锥体系和锥体外系体征、视觉紊乱和脑电图以周期性复合波形式为特征。

(5) 其他:如正常颅压脑积水、颅内占位、维生素 B_{12} 缺乏、甲状腺功能低下和神经梅毒等,通过影像学检查、相应血生化或病原学检测,鉴别不难。

【治疗】

当前 AD 的治疗主要集中在神经递质替代。未来治疗则很可能更接近病理水平,以疾病的生物学基础(Aβ 和 Tau 蛋白)为靶点。

现有主要治疗药物如下。

1. 胆碱能制剂　目前,乙酰胆碱酯酶抑制剂是因疗效肯定而较多应用于临床的一类药物,代表性的有多奈哌齐(donepezil)、卡巴拉汀(rivastigmine)、加兰他敏(galantamine)和石杉碱甲(huperzine A)。

2. 美金刚(memantine)　是一种 NMDA 受体拮抗剂,通过阻滞 NMDA 受体部位的结合位点,可以防止或减轻兴奋毒性损害。NMDA -介导的兴奋毒性使 Tau 磷酸化增加,可能具有一定的神经保护作用。

3. 脑血流和脑代谢改善剂　AD 患者的认知损害不仅与胆碱能功能低下有关,也涉及脑灌注的减少和代谢降低。Aβ 可累及软脑膜血管、脑实质内小动脉和微血管。三维测定发现 AD 患者较老年对照组有明显的毛细血管直径和密度改变。常用药物包括西坦类、麦角碱类、钙拮抗剂等。

4. 其他治疗方法　包括维生素 E、司来吉兰(selegiline)和银杏制剂(Ginkgo biloba)等。

AD 的治疗药物种类繁多,但目前还没有确实能逆转认知缺损的药物。针对淀粉样前体蛋白和 β-淀粉样蛋白的药物的开发被认为是一条新的有希望的途径。

病程早期,患者通常能继续保持其家居生活和待人接物、娱乐消遣及有限的职业活动。早期诊断使患者有时间处理好个人事务,并与医师及家庭成员商量将来的医疗安排。随着病程的发展,患者需要护理照顾、使用精神活性药物治疗。这时候,对患者必须给予保护、防止损伤和作出对家庭不明智的行动或决定。通常患者在症状开始出现6~12年后会因营养不良或感染而死亡。

三、血管性痴呆

血管性痴呆(vascular dementia,VaD)是痴呆的常见类型之一,仅次于AD高居第二。在我国VaD较为高发,且绝对数量十分庞大。包括缺血性或出血性脑血管病、心脏和循环障碍引起的低血流灌注均可导致血管性痴呆。

【分类】

VaD不是一个单一的疾病,各亚型有不同的病因、临床特征及治疗选择。

美国国立卫生院国家神经疾病和卒中研究所(NINDS)和瑞士日内瓦的国际神经科学研究协会(AIREN)标准的分类如下。

(1) 多发性梗死性痴呆(多发大面积和完全梗死)。

(2) 关键部位的单个梗死痴呆。

(3) 小血管病变痴呆。

(4) 低灌注性痴呆。

(5) 出血性痴呆。

(6) 其他机制的痴呆。

此外,该标准根据临床、放射和神经病理学特征,进行了亚型和特定条件的分类。

(1) 皮质血管性痴呆。

(2) 皮质下血管性痴呆。

(3) Binswanger病。

(4) 丘脑性痴呆等。

【临床表现】

VaD的临床表现与病损部位、大小及次数有关,主要分为两大类,一是构成痴呆的记忆障碍和精神障碍,二是脑损害的局部症状和体征。VaD的记忆障碍较AD患者略轻,但回忆功能受损,再认功能相对完整。执行功能障碍综合征常与脑额叶-皮层下部位受损有关。信息处理过程减慢。情绪可有改变。这些特征在皮质下损害的病例中尤为典型,皮层受损的患者尚有不同的皮质神经精神综合征表现。性格相对保持完整是轻度到中度VaD患者一个典型的特征。行为和心理综合征,如沮丧、焦虑、情绪不稳定、不能自我控制以及其他精神症状均在VaD中是常见的,其中沮丧、意志力丧失、情绪不能自控、精神运动性迟滞在皮质下血管性痴呆常见。妄想的发生率约50%。幻觉很少见。总的抑郁发生率约占60%,其中重度抑郁约占25%,这是AD患者的4倍,也高于脑卒中后一年内情感障碍的总发生率(约40%)。

【特殊类型的VaD】

1. 伴皮质下梗死和白质脑病的常染色体显性遗传性脑动脉病(cerebral autosomal dominant arteriopathy with subcortical infarcts and leukoencephalopathy,CADASIL) 其特点为4~64岁均可发病,多见于35~45岁,常有家族史,临床表现为反复短暂性脑缺血发作,皮质下缺血性梗死,腔隙性脑梗死,可有偏头痛、痴呆、假性球麻痹、抑郁和尿便失禁,多无高血压病史。CT或MR可见皮质下或脑桥梗死病灶(图3-11-2-2)。但完全鉴别需要脑和皮肤活检,CADASIL可见特征性血管壁变厚,血管平滑肌中层细胞嗜铷颗粒沉积。该病由19号染色体Notch3基因突变所致。目前尚无治疗方法,预后较差。

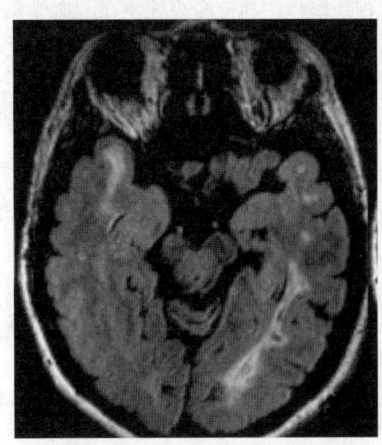

图3-11-2-2 CADASIL患者FLAIR相显示双侧广泛脑白质病变,累及颞极

2. 皮质下动脉硬化性脑病(subcortical arteriosclerotic encephalopathy,SEA) 又称Binswanger病(Binswanger's disease),是脑血管病的一种特殊类型。主要损害为脑深部广泛性动脉硬化和动脉壁严重玻璃样变性和小腔隙灶,以小动脉硬化为主。临床特点为年龄>55岁,男性多见;多有高血压史;隐袭起病多见,开始出现记忆障碍,进行性加重,逐渐出现精神衰弱乃至痴呆,还可以出现单瘫、偏瘫、构音障碍、吞咽困难、饮水呛咳、声音嘶哑、尿失禁以及强哭强笑等症状;病程中常有卒中发作史,症状时有缓解,缓慢发展,最后出现痴呆;CT显示双侧脑室前角周围、侧脑室旁对称性弥漫性边缘不清的低密度灶,MRI则在相应区域显示T_1低信号、T_2高信号。治疗无特殊,主要是控制危险因素,可使用脑血管扩张药和血小板聚集抑制药。

3. 脑淀粉样血管病(cerebral amyloid angiopathy,CAA) 是一种颅内微血管病变,以淀粉样物质在软脑膜和皮层的中小动脉中膜和外膜沉积为主要病理特征,一般不伴有全身血管内淀粉样物质沉积。该病是老年人非外伤、非高血压性脑出血的一个重要病因,其发病率和严重程度均随着年龄增长而增加。轻度患者在正常的老年人脑中不表现任何症状,重度CAA可表现为反复和(或)多发的脑叶出血,快速进展性痴呆和发作性短暂神经功能障碍。

【诊断和鉴别诊断】

临床诊断VaD一般需要如下步骤。

(1) 神经心理学标准定量评估认知能力,证实痴呆症状和排除假性痴呆的抑郁症。

(2) 明确卒中的危险因素。

(3) 用神经影像学(CT、MRI、PET和SPECT)确定脑血管损害。

(4) 排除其他原因的痴呆。

(5) 确定可能的或明确VaD、AD和混合性痴呆。

AD与VaD在临床表现上有不少类似之处,但病因、病理、治疗和预后均不尽相同。鉴别点见"阿尔茨海默病"章节。

血管性认知功能损害(vascular cognitive impairment, VCI)是近年受到重视的新概念。随着社会经济的发展和人口老龄化的进程,老年期疾病如脑血管意外和痴呆愈来愈受到人们的关注。由于痴呆的诊断标准大多数是建立在 AD 特征的基础上,随着神经影像学和神经心理学在脑血管疾病上的广泛应用,人们逐渐觉得原有的 VaD 定义范围过于狭窄,不能完全涵盖各种血管性损伤和认知缺损,因此近年提出了血管性认知损害概念,它包括所有由脑血管病引起的认知损害类型。其识别有助于早期诊断 VaD。

【治疗】

目前,尚无肯定的可以改变 VaD 的整个病程的治疗方法。脑梗死后坏死的脑细胞不可能逆转,但对供血不足的脑细胞的治疗以缓解症状、预防再损害仍是必要的。常用在促知药物的基础上,联合积极改善脑细胞供氧、改善微循环、预防心脏血栓与再梗死的药物等。

四、额颞叶退行性变

额颞叶退行性变(frontotemporal lobar degeneration, FTLD)是一组以进行性加重的失语和(或)神经精神异常为特征的疾病。起病年龄通常在 45~70 岁,绝大部分患者在 65 岁之前发病。病程 2~20 年不等,平均 8 年左右。

近半数的 FTLD 患者的一级亲属中存在家族史。遗传性 FTLD 呈常染色体显性遗传,其中 30% 存在已知的突变。该组疾病可以划分为三种不同的临床综合征:FTLD 行为变异型(frontotemporal dementia-behavioral variant, bvFTD)、语义性痴呆(semantic dementia, SD)和原发性进行性失语(primary progressive aphasia, PPA)。

【病因及发病机制】

额叶和(或)颞叶的局限性萎缩是 FTLD 的形态学特征。但疾病早期,这些改变并不明显,随着疾病的进展,MRI、SPECT 可见典型的局限性脑萎缩和代谢低下(图 3-11-2-3)。FTLD 的病理改变较为复杂,目前主要分为:以泛素和 TAR DNA 绑定蛋白(TDP43)包涵体阳性为特征的 FTLD-TDP 型、以 Tau 蛋白包涵体为特征的 FTLD-Tau 型以及以肉瘤融合蛋白(FUS)细胞质包涵体为特征的 FTLD-FUS 型。匹克病的病理改变是额颞叶痴呆的典型病理表现,受累的皮层神经元脱失,神经元内有特异性球形嗜银包涵体(Pick 小体)。

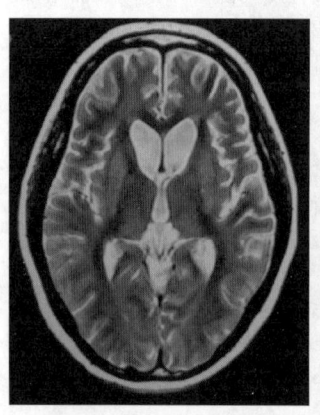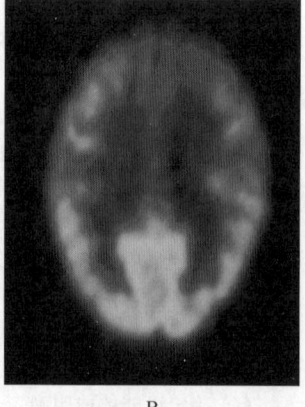

图 3-11-2-3 FTD 患者的(A) MRI 及(B) SPECT 显像

【临床表现】

在视觉空间短时记忆以及词语的即刻、延迟、线索记忆和再认、内隐记忆、注意持续性测验中,额颞叶痴呆患者的表现比 AD 患者好,而 Wisconsin 卡片分类测验、Stroop 测验、连线测验 B 等执行功能相反,额颞叶痴呆患者的表现比 AD 患者差。额颞叶痴呆记忆缺损的模式属于"额叶型"遗忘。尽管认知测验能区分大部分 AD 与额颞叶痴呆,但是单独的神经心理测验表现并不足以诊断。非认知行为,如自知力缺乏、人际交往失范、反社会行为或淡漠、意志缺失等,比认知测验更能区分两者。

SD 患者的语义记忆损害最早、最严重,MRI 表现为下外颞叶皮层严重萎缩而颞叶内侧(即海马系统,包括海马、海马旁回和内嗅皮层)结构相对正常(图 3-11-2-4)。AD 以弥漫性脑萎缩为主,不存在颞叶皮层局限性萎缩。故颞极和颞叶下外侧萎缩程度是 SD 和 AD 的影像学鉴别指标。

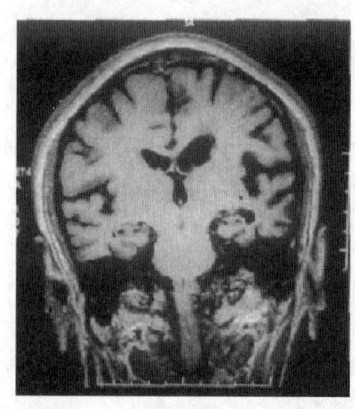

图 3-11-2-4 SD 患者的 MRI 图像

PPA 是一个基于语言损害的痴呆,表现为找词困难、异常言语模式和拼字衰退,至少在起病的开始 2 年,语言的进行性损害是唯一明显的受损领域。语言功能的标准化神经心理测验有助于早期识别。

【诊断和鉴别诊断】

根据典型临床、认知损害和影像学表现,诊断不难。bvFTD 应与 AD 鉴别(表 3-11-2-6)。

表 3-11-2-6 bvFTD 与 AD 的鉴别要点

鉴别要点	bvFTD	AD
自知力丧失	常见,早期即出现	常见,疾病晚期出现
摄食改变	食欲旺盛,喜食碳水化合物类物质	厌食,体质量减轻更多见
刻板行为	常见	罕见
言语减少	常见	疾病晚期出现
脱抑制	常见	可有,但程度较轻
欣快	常见	罕见
情感淡漠	常见,严重	常见,不严重
自我忽视/自我照料能力差	常见	较少,疾病晚期出现
记忆损害	疾病晚期才出现	早期出现,严重
执行功能障碍	早期出现,进行性加重	大部分患者晚期才出现
视空间能力	相对保留	早期受累
计算能力	相对保留	早期受累

【治疗】

目前对 FTLD 尚无针对性治疗药物。美金刚可试用于 bvFTD 患者。SD 和 PPA 患者可进行语言康复训练。

五、路易体痴呆

路易体痴呆(dementia with Lewy body,DLB)主要表现为波动性认知障碍、帕金森综合征和以视幻觉为突出代表的精神症状,是一种常见的退行性认知障碍。

【病因及发病机制】

路易体是圆形的、嗜酸性的、神经元胞质内包涵物,α-共核蛋白(α-synuclein)是其主要成分(图 3-11-2-5)。此外,大部分 DLB 患者也有 AD 的病理变化,即皮层淀粉样老年斑和神经元纤维缠结。

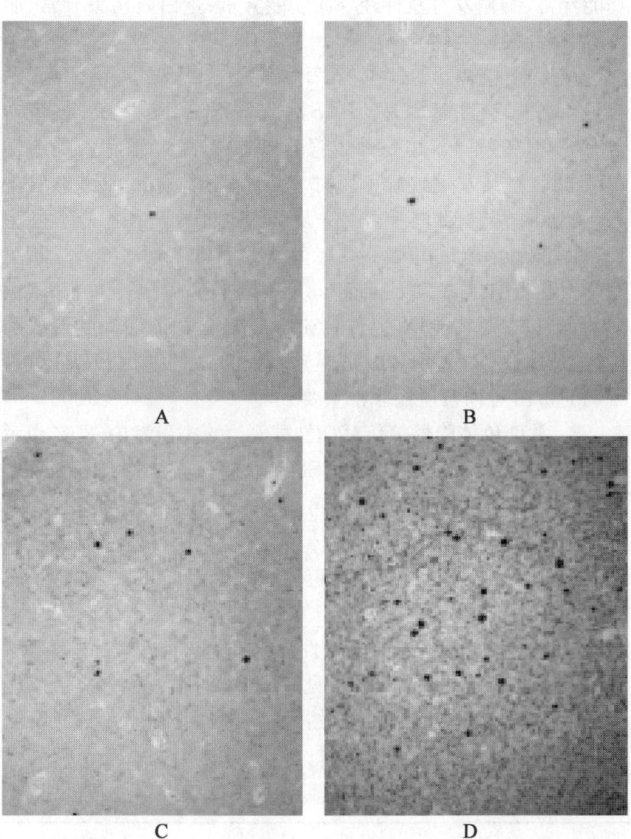

图 3-11-2-5　DLB 患者大脑皮层 α-共核蛋白免疫组化染色

A~D 依次为轻度、中度、重度、最重度的 Lewy 体病理改变。A. 1 级,Lewy 小体或 Lewy 突起稀疏存在;B. 2 级,高倍视野下≥1 个的 Lewy 小体,Lewy 突起稀疏存在;C. 3 级,低倍视野下≥4 个的 Lewy 小体,Lewy 突起零星分布;D. 4 级,弥漫分布的 Lewy 小体及 Lewy 突起(McKeith 等,2005 年)。

【临床表现】

DLB 的核心症状主要有波动的认知功能、反复发作形象生动的视幻觉及自发的帕金森综合征。其他具有提示性价值的表现还有快动眼相睡眠期行为障碍、神经阻断剂的高度敏感性、功能神经影像学显示纹状体多巴胺转运体摄取减少。尚无遗传学或生物化学标志物可作路易体诊断的依据。影像学检查如 DAT 显像、MRI 颞叶体积的测量、SPECT/PET 局部脑血流及代谢检查是比较可靠的辅助检查手段。MRI 可见海马及颞叶中部结构的相对保留、壳核萎缩、SPECT/PET 上灌注及

代谢低下的非萎缩枕叶,对 DLB 的诊断均有一定的提示意义。此外,[123]I-MIBG 心肌显像对 AD 和 DLB 的鉴别也具有较高的敏感性及特异性,但尚需更大样本的验证。

【诊断与鉴别诊断】

DLB 患者较 AD 相比,命名能力、短中期回忆及再认功能均相对保留,而言语流畅性、视觉感知及操作任务的完成等方面损害更为严重。2006 年,McKeith 等发现在认知水平相当的情况下,DLB 患者较 AD 患者相比,功能损害更为严重,运动及神经精神障碍更重。同时,该类痴呆患者的生活自理能力更差。[123]I-MIBG 心肌显像可为鉴别提供一定帮助。整体认知如简明精神状态量表等不能作为 DLB 与其他类型痴呆的鉴别依据。

特发性帕金森病(Parkinson's disease,PD)是神经系统常见疾病之一,随着年龄增长患病率逐渐提高。帕金森病痴呆(Parkinson's disease with dementia,PDD)是指 PD 患者的认知损害达到痴呆的程度。PDD 与 DLB 在临床和病理表现上均有许多重叠。反复的视幻觉发作在两种疾病中均较常见。许多 PD 患者在疾病晚期均可出现认知功能的损害,但痴呆表现通常在运动症状 10 年甚至更长时间以后方才出现。然而,除了症状出现次序、起病年龄的不同以及对 L-多巴制剂反应的些微差别外,DLB 与 PDD 患者在认知损害领域、神经心理学表现、睡眠障碍、自主神经功能损害、帕金森症状、神经阻断剂高敏性以及对胆碱酯酶抑制剂的疗效等诸多方面均十分相似。因此,将两者截然分开是不科学的。

【治疗】

DLB 的治疗围绕帕金森症状群和认知障碍进行治疗,参照 PD 和 AD 的治疗用药,合并精神行为症状者可试用 5-羟色胺再摄取抑制剂、小剂量非经典抗精神病药物。此类痴呆对神经阻断剂高度敏感,应避免使用。

六、其他类型认知障碍

进行性核上性麻痹(progressive supranuclear palsy,PSP)为神经变性疾病,目前病因仍不明确。病理可见在一些皮层下结构中最常见 Hirano 球型神经元纤维缠结、颗粒空泡变性、"鱼雷"、神经元丢失等(图 3-11-2-6)。临床多为隐袭起病,表现为性格改变、情绪异常、步态不稳、视觉和语言障碍。主要特点为核上性眼肌麻痹、轴性肌强直、帕金森综合征、假性

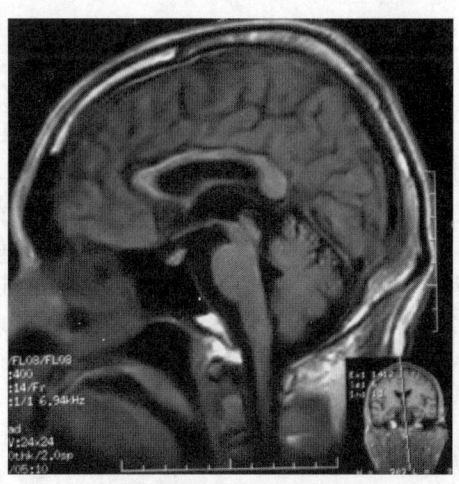

图 3-11-2-6　PSP 患者中脑萎缩,MR 矢状位见"蜂鸟征"

球麻痹和痴呆。典型患者诊断不难,但在疾病早期和症状不典型的病理需与 PD、小脑疾病和基底节疾病相鉴别。

1. 正常颅压性脑积水 以进行性智能衰退、共济失调步态和尿失禁三大主征为特点。部分老年期正常颅压性脑积水可与 VaD 混淆,但前者起病隐匿,亦无明确卒中史。正常颅压性脑积水是可治性痴呆的常见病因,除了病史问询和详细体检外,确定脑积水的类型还需结合 CT、MRI、脑室脑池扫描等才能作出判断。

2. 亨廷顿病痴呆 为常染色体显性遗传病,多于 35~40 岁发病。最初表现为全身不自主运动或手足徐动,伴有行为异常,如易激惹、淡漠、压抑等。数年后智能逐渐衰退。早期智能损害以记忆力、视空间觉障碍和语言欠流畅为主,后期发展为全面认知衰退,运用障碍尤其显著。根据典型的家族史、运动障碍和进行性痴呆,结合 SPECT、PET 等影像学检查手段,诊断不难。

3. 感染、中毒、代谢性疾病 痴呆还可能是多种中枢神经系统感染性疾病如 HIV、神经梅毒、朊蛋白病、脑炎等的表现。维生素 B_{12} 缺乏、甲状腺功能减退、酒精中毒、接触 CO、重金属等毒素的患者也均可出现痴呆。

参考文献

[1] 中华医学会老年医学分会老年神经病学组额颞叶变性专家共识撰写组. 额颞叶变性专家共识[J]. 中华神经科杂志,2014,47(5):351-356.

[2] KHACHATURIAN Z S. Revised criteria for diagnosis of Alzheimer's disease: national institute on aging-Alzheimer's association diagnostic guidelines for Alzheimer's disease[J]. Alzheimers Dement,2011,7(3):253-256.

[3] PETERSEN R C. Mild cognitive impairment as a diagnostic entity[J]. J Intern Med,2004,256(3):183-194

[4] WINBLAD B,PALMER K,KIVIPELTO M,et al. Mild cognitive impairment — beyond controversies,towards a consensus:report of the international working group on mild cognitive impairment[J]. J Intern Med,2004,256(3):240-246.

[5] ZUZANA W,KATHERIN L P,BRADLEY F B,et al. Non-Alzheimer's dementia - 2. Lewy body dementias[J]. Lancet,2015,386:1683-1697.

第三节 运动神经元疾病

陈嬿

运动神经元疾病(motor neuron disease,MND)是一组以锥体系统损害为特征的系统性神经退行性疾病,它包括单纯下运动神经元损害、既有下运动神经元又有上运动神经元损害以及单纯上运动神经元损害的疾病。本组疾病除少数肯定与遗传有关外,其余病因不明,是神经系统疾病中的难治性疾病。

一、上运动单位疾患

(一) 遗传性痉挛性截瘫

遗传性痉挛性截瘫(hereditary spastic paraplegia,HSP)是一组以下肢痉挛和腱反射亢进为特征的遗传及临床异质性很

强的疾病。该病的患病率约为(2.0~9.2)/100 000,其中以常染色体显性遗传最多见,此外还有常染色体隐性遗传或 X 性连锁遗传等,也有部分为散发病例。发病年龄从婴儿至老年均可,临床根据是否合并其他系统损害可分为单纯型和复杂型两大类。

病理改变主要表现为双侧皮质脊髓束轴索变性合并或不合并脱髓鞘,下行至双下肢的长轴突纤维最早受到损伤,有时脊髓小脑束也有受累。

HSP 的具体发病机制尚未确定。近年来,通过基因分析对 HSP 进行了明确的分子遗传学分型,已获得基因分型 70 余种,已定位有 52 个基因。HSP 的基因分型以 SPG(spastic paraplegia,即痉挛性截瘫)命名。表 3-11-3-1 列举了部分常见的 HSP 致病基因的定位及编码蛋白。目前认为发病机制主要是致病基因突变,包括轴浆运输及膜转运机制异常、线粒体功能异常、髓鞘发育及神经导向功能异常、蛋白质构象异常、胆固醇/神经甾体代谢异常。

1. 常染色体显性遗传痉挛性截瘫 以 SPG4 最常见,占 40%~45%,突变基因是 SPAST,编码 Spastin 蛋白。该蛋白含有 616 个氨基酸,是一种微管分离蛋白,属于细胞内高活性 ATP 酶。当其发生致病突变时 ATP 酶不能激活,导致微管聚集,损伤微管骨架调控系统,从而使轴突变性。现已报道 130 余种 Spastin 的基因突变。其次是 SPG3A,占 10%,其突变基因和蛋白是 ATL1/atlastin。该蛋白是一种 G 蛋白偶联性激动蛋白,主要功能是参与神经递质的转运中的囊泡的形成和转运。SPG10 的突变基因是驱动蛋白重链的基因(KIF5A),编码的蛋白对轴索运输非常重要。

2. 常染色体隐性遗传痉挛性截瘫 该类患者中,20%患者携带突变的 KIAA1840 基因(SPG11),编码蛋白为 spatacsin。SPG7 也比较常见,其致病基因是 Paraplegin 基因。Paraplegin 蛋白主要位于线粒体内,致病突变可使线粒体呼吸功能受损,影响蛋白的细胞内定位和锌链区的重要功能活动,导致神经细胞轴索变性凋亡。

3. X 性连锁遗传痉挛性截瘫 该类患者中,SPG1(L1CAM)和 SPG2(PLP)最常见。PLP1 编码一种内源性髓鞘蛋白,表达异常就会影响轴索的髓鞘成熟,继而导致轴索肿胀和变性。

表 3-11-3-1 HSP 常见致病基因的定位及编码蛋白

分型	遗传方式	基因定位	基因/编码蛋白
SPG3A	AD	14q21.3-q22.1	ATL1/atlastin
SPG4	AD	2p24-p21	SPAST/spastin
SPG6	AD	15q11.2	NIPA1/NIPA1
SPG10	AD	12q13.13	KIF5A/kinesin-1
SPG13	AD	2q33.1	HSP60/HSPD1
SPG17	AD	11q12q13.5	BSCL2/seipin
SPG35	AD	16q23.1	FA2H/FA2H
SPG7	AR	16q24.3	Paraplegin/paraplegin
SPG11	AR	15q21.1	KIAA1840/spatacsin
SPG1	XR	Xq28	L1CAM/L1CAM
SPG2	XR	Xq22	PLP1/PLP1

注:AD 为常染色体显性遗传;AR 为常染色体隐性遗传;XR 为 X 染色体隐性遗传。

HSP 按临床表现可分为单纯型和复杂型。单纯型痉挛性截瘫的主要临床表现为儿童或青少年发病，慢性起病并进行性加重的双下肢肌张力增高，行走困难，呈剪刀步态。体格检查可见腱反射亢进和病理征阳性，但不伴感觉异常。约30%患者起病可不对称。部分发病年龄较晚的患者(40～60岁发病)，常可伴随深感觉减退，括约肌功能障碍及动作性震颤。复杂型则除了双下肢的痉挛性瘫痪外，还可以伴肌萎缩、视神经萎缩、视网膜病变、共济失调、耳聋、癫痫、周围神经病、智能发育迟滞、痴呆、鱼鳞病、溶血性贫血等。该疾病预后相对良好，运动功能下降后需借助拐杖或轮椅行动，通常不影响寿命。

本病的诊断依赖于典型的临床表现和家族史。神经影像学检查及血液生化检查主要用以排除了其他如脊髓压迫症、维生素 B$_{12}$ 缺乏症、多发性硬化、多巴反应性肌张力障碍等其他疾病后可以诊断。基因检测可以明确分子诊断。

该疾病目前没有特效药物治疗，体育疗法及物理疗法可减轻痉挛。药物治疗可选用巴氯芬口服 5 mg/次，每日 2 次，逐步增加至 10～20 mg/次，每日 2～3 次。

(二) 原发性侧索硬化

原发性侧索硬化(primary lateral sclerosis, PLS)是一种仅有上运动神经元损害的神经退行性疾病。起病多在成年后，好发于 50～60 岁。病变常先侵犯下胸段的皮质脊髓束，也有少部分患者以延髓麻痹或上肢无力起病。通常先有一侧下肢的僵硬，此后发展至双下肢的上运动神经元性瘫痪，有剪刀样步态，肌张力高，可有膝、踝阵挛。倘若颈段皮质脊髓束也波及，则双上肢也出现痉挛性瘫痪，手指僵硬不灵活。如两侧皮质脑干束也受累，则有假性延髓麻痹症状。肌萎缩通常不明显，不伴肉跳，痉挛往往较无力更突出。不伴感觉症状及体征，50%左右的患者可出现痉挛性的膀胱功能障碍，少数患者可有情绪不稳或轻度的认知功能损害。该型进展缓慢，预后较好，病程可达 10～20 年。

为数不多的 PLS 的病理学研究显示，额叶及前额叶皮质的锥体 Betz 细胞数目减少，皮质脊髓束变性，而脊髓前角及脑干的运动神经元保留。锥体束的损害与典型的肌萎缩侧索硬化(amyotrophic lateral sclerosis, ALS)是相似的。

PLS 患者病程往往很长，病程晚期也可能出现轻度的下动神经元损害。目前最新的 PLS 的诊断标准中，要求肌电图检查在起病后 4 年内没有下运动神经元损害的依据。如在 4 年内出现临床或肌电图检查提示的下运动神经元损害，则诊断为"上运动神经元损害突出的 ALS"。因此，多数学者认为其不是一种独立的疾病，而将其归于 ALS 的一种临床亚型。在广义的 ALS 中，PLS 最少，仅占约 1%～3%。

PLS 缺乏客观的实验室检查依据，因此临床上应与多种表现为双侧锥体束损害的疾病相鉴别。诸如脊髓压迫症、颈椎病、遗传性痉挛性截瘫、亚急性联合变性、原发性进展性多发性硬化等。需要进行相应的影像学和电生理检查以鉴别。

PLS 目前尚无针对性的治疗药物，以对症治疗为主。巴氯芬、替扎尼定等药物可以改善强直及痉挛症状，体育疗法及物理疗法也有一定的益处。

二、上、下运动单位疾患——肌萎缩侧索硬化症

肌萎缩侧索硬化症(amyotrophic lateral sclerosis, ALS)是一组选择性侵犯上、下运动神经元而引起脊髓前角细胞、下位脑干运动神经核及大脑运动皮质锥体细胞或锥体束进行性变性的疾病，也是狭义的运动神经元病。美国称之为"Lou Gehrig病"。本病起病隐匿，病因不明，俗称"渐冻人症"，预后不佳。

患者发病年龄大多在 50～60 岁，男性多于女性，比例约1.5：1。欧洲及美国的发病率每年(1.5～2.0)/100 000，患病率为(4～8)/100 000。通常病程 3～5 年，10%左右的患者可存活超过 10 年。

【病因和发病机制】

目前有众多的假说，主要有下述两方面。

1. 遗传性 ALS   5%～10%的患者有家族遗传史。此类患者的发病机制主要是基因突变所致。1993 年第一个遗传性ALS 的致病基因被发现，即第 21 号染色体上的 Cu/Zn 超氧化物歧化酶 1(superoxide dismutase 1, SOD1)基因。SOD1 基因突变约占家族性 ALS(familiar ALS, fALS)患者的 20%，曾被认为是 fALS 最常见的致病基因。随着遗传学研究的进展，目前已定位的 ALS 致病基因有 24 个，如 TARDBP、FUS、SETX、VAPB、OPTN、C9orf72 基因等(表 3-11-3-2)。其中 2008 年发现的 C9orf72 基因的突变在高加索人群中可占fALS 的 40%，散发患者的 5%～20%，目前被认为是 fALS 最常见的致病基因。但此突变在亚洲人群中少见，通常不超过fALS 的 3%，亚洲人群中仍以 SOD1 突变最为常见。

表 3-11-3-2   ALS 致病基因的定位及临床表型

类型	遗传方式	基因定位	基因名称	临床表型
ALS1	AD & AR	21q22	SOD1	经典型 ALS
ALS2	AR	2q33	ALS2	青少年 PLS、婴儿型 HSP
ALS3	AD	5q35	SQSTM1	Paget 骨病、ALS
ALS4	AD	9q34	SETX	青少年 ALS、伴眼球运动失用的共济失调
ALS5	AR	15q21	SPG11	青少年 ALS、HSP
ALS6	AD&AR	16p11	FUS	ALS、尤文肉瘤
ALS7	AD	20p13	不明	不详
ALS8	AD	20q13	VAPB	SMA、FALS
ALS9	AD	14q11	ANG	FALS、SALS
ALS10	AD	1p36	TARDBP	FTD、ALS

续 表

类型	遗传方式	基因定位	基因名称	临床表型
ALS11	AD&AR	6q21	*FIG4*	CMT、FALS
ALS12	AD&AR	10p13	*OPTN*	ALS、GLC1E、NGP
ALS13	不明	12q24	*ATXN2*	散发性 ALS、SCA2
ALS14	AD	9p13	*VCP*	包涵体肌病伴 Paget 骨病、FTD、ALS
ALS15	XD	Xp11	*UBQLN2*	ALS、伴或不伴 FTD
ALS16	AD	9p13	*SIGMAR1*	ALS、远端型 SMA
ALS17	AD	3p11	*CHMP28*	ALS、FTD
ALS18	AD	17p13	*PFN1*	ALS
ALS19	AD	2q33.3 - q34	*ERBB4*	ALS
ALS20	AD	12q13	*HNRNPA1*	多系统蛋白病
ALS21	AD	5q31.2	*MATR3*	远端肌病 2 型、ALS
ALS22	AD	2q35	*TUBB4A*	ALS、伴或不伴痴呆
ALS - FTD	AD	9p21	*C9orf72*	FTD 和(或)ALS
ALS - PDC	AD	15q21	*TRPM7*	ALS - PD 叠加综合征 1 型

注:AD 为常染色体显性遗传;AR 为常染色体隐性遗传;XR 为 X 染色体隐性遗传。

2. 散发性 ALS 病因不明,目前主要有如下假说:① 蛋白异常聚集和折叠,蛋白异常聚集后可引发伴侣蛋白活性下降、泛素-蛋白酶体通路受损。② 神经细胞外谷氨酸聚集,钙离子过度内流及胶质细胞兴奋性氨基酸转运体异常导致兴奋性氨基酸受体激活,对运动神经元产生兴奋性毒性,导致其变性。③ 氧化应激,代谢中许多氧自由基损害生物膜脂膜类物质、核酸而毒害细胞。④ 自身免疫机制,约 7.4% 患者有脑脊液神经节苷脂 GM1 - IgM 抗体,少数有 CD1B - IgM 带和 M 蛋白,也可合并有单克隆丙种球蛋白病。⑤ 蛋白异常聚集,导致轴索运输障碍,神经传导与神经营养功能损害。⑥ 病毒感染,脊髓灰质炎后数年,患者可出现类似运动神经元病表现的脊髓灰质炎后综合征(post-polio syndrome)。反转录病毒(HIV、HTLV - 1)可造成运动神经元损害。⑦ 环境毒素,铝、锰、硅、汞、铅等过多沉积在中枢神经系统内,破坏神经元细胞骨架而致病。关岛地区高发的肌萎缩侧索硬化-痴呆-帕金森综合征(关岛综合征),现发现与当地寄生于苏铁根部的植物蓝绿藻所产生的神经毒素 β-甲氨基丙酸(β-methylamino - L - alanine,BMAA)有关。⑧ 其他,病前有严重外伤、重体力劳动者或职业运动员可能是疾病的危险因素。

【病理】

肉眼可见脊髓萎缩变小。显微镜下见脊髓前角细胞(颈膨大最明显)及延髓、脑桥的脑神经运动核变性破坏,肌肉显示失神经支配性萎缩;脊神经前根发生轴索断裂、髓鞘脱失;运动皮质的锥体 Betz 细胞和由它们发出的皮质脑干束和皮质脊髓束亦变性破坏。细胞内或轴索近端出现含泛素或 TDP - 43 的胞浆包涵体、磷酸化神经丝聚集、Bonina 小体(胞浆内小的嗜伊红小体)、轴索变性和苍白。

在有额颞叶痴呆表现的患者中,额颞叶皮质神经元中出现含泛素的包涵体及 Tau 阳性的不溶性微丝聚集,类似于额颞叶痴呆的病理改变。

【临床分型】

1. 按病损解剖部位 可分为经典型肌萎缩侧索硬化(上下运动神经元均受累)、进行性(脊)肌萎缩(下运动神经元受累)、进行性延髓麻痹(延髓受累为主)、原发性侧索硬化(上运动神经元受累)。各型之间不是一成不变的,随着疾病的进程会转化,多数最终发展为典型的肌萎缩侧索硬化。近年来,也有按照临床表现的新的分类方法,将其分成包括经典型、球部型、连枷臂综合征、连枷腿综合征、锥体束型、呼吸型、纯下运动神经元型和纯上运动神经元型等。

2. 按遗传因素 可分为散发性和家族性。散发性占本病的 90%～95%,家族遗传性的占 5%～10%。

3. 按是否合并其他系统损害 分为 ALS、ALS 合并额颞叶痴呆、ALS 合并帕金森氏综合征。

【临床表现】

1. 经典型 ALS 此型最多见,常发生在 50 岁以后。脊髓前角细胞(和脑干运动神经核)及锥体束均受累,因此出现上、下运动神经元损害并存的特征。多数典型的患者从一侧上肢远端开始出现手部肌力减退和肌肉萎缩,逐步发展至前臂、上臂和胸背部肩胛带肌群,伴有肉跳。相隔数月累及另一侧上肢,也可两上肢同时发病,但肌肉萎缩的部位和严重程度常不对称。腱反射亢进,霍夫曼征阳性。随着病情的进展,两下肢也可出现无力,多呈痉挛性瘫痪,膝、踝反射亢进,可有 Babinski 征阳性。当病变侵犯延髓时有发音不清、吞咽呛咳、流涎、舌肌萎缩,可见舌肌纤维颤动。两侧皮质脑干束受损时则出现假性延髓麻痹,言语含糊,饮水呛咳,同时出现强哭强笑。体格检查可见下颌反射、掌颏反射、口周吸吮反射及眉心反射等阳性。患者可以有主诉的肢体酸痛麻木,但一般没有客观的感觉障碍的体征,大小便正常。少数患者可从延髓症状起病,逐步发展到肢体。极少数患者首先侵犯呼吸肌,以呼吸困难起病。患者最终通常死于呼吸衰竭及其并发症。平均病程 3～5 年,50% 的患者在 3 年内死亡。

2. 进行性(脊)肌萎缩症(progressive muscular atrophy, PMA) 起病隐匿,大多数病例均先侵犯脊髓颈膨大的前角细胞,少数(10%)从腰膨大开始。首发症状多为一侧或双手肌无力,大、小鱼际肌、骨间肌和蚓状肌萎缩,严重者可出现爪形手。肌无力和萎缩可向上蔓延至前臂、上臂及肩胛带肌,随病情进展逐渐扩展到下肢或延髓。晚期出现抬头无力、呼吸困难。患者肌无力及肌萎缩明显,不伴肌肉痉挛,可有明显的肌束颤动、肌张力减低、腱反射减弱或消失。感觉正常,无大小便障碍。此型病程相对进展较慢。尽管患者临床没有上运动神经元损害的表现,但在尸检病例中也可以发现锥体束损害的病理表现。部分患者在病程进展过程中,出现上运动神经元受累的体征后可转变为经典型的 ALS。

3. 进行性延髓麻痹(progressive bulbar palsy) 约20%的患者可从延髓肌群的受累起病。多在中年后起病,出现咽喉肌麻痹,有声音嘶哑、说话不清、吞咽困难和唾液外流。进食或饮水时,常因食物或汤水误入气管而发生呛咳,或汤水由鼻孔逆流而出。咳嗽无力,痰液不易咳出,呼吸困难。检查可发现软腭不能上提,咽反射消失;一侧或两侧舌肌萎缩,舌面有明显皱褶,质地变软,并有舌肌颤动。少数病例可有胸锁乳突肌或斜方肌萎缩。两侧皮质脑干束受损时则出现假性延髓麻痹。患者有强哭、强笑,咽反射活跃,下颌反射亢进,掌颏反射阳性。延髓的上、下运动神经元损害大多并存。该型病情进展相对较快,平均生存期2~2.5年。

4. 原发性侧索硬化 参见本节"一、上运动单位疾患"。

以上各型感觉检查均正常,仅少数患者主诉有轻度感觉异常,但客观检查皆无感觉障碍。通常不影响患者的意识和括约肌功能。各型之间不是绝对划分的,可以出现转化。

5. 特殊临床亚型

(1) 连枷臂综合征(flail arm syndrome)和连枷腿(flail leg syndrome)综合征:连枷臂综合征也称 Vulpian - Bernhardt 综合征或肌萎缩性双侧臂瘫(brachial amyotrophic diplegia),占 ALS 的10%左右。男性多见,男女比例9:1。临床特点最初颈段脊髓前角细胞损害,导致近端肌进行性无力和萎缩,反射减弱或消失。连枷腿综合征也称肌萎缩性双侧腿瘫(leg amyotrophic diplegia)。最初表现为腰骶髓运动神经元损害,导致腿部逐渐出现无力萎缩,反射减弱或消失。上述临床症状至少在12个月内(通常会在24个月以上甚至更久)局限在颈段或腰骶段,以后才缓慢地向其他区域发展。此类患者大部分进展比较缓慢,临床预后相对较好,生存期较长。有报道连枷臂综合征的从发病至需要使用呼吸机平均时间为51个月,五年生存率从38%~69%。

(2) 孤立性延髓麻痹:此型患者少见,约占 ALS 患者的3%~4%,在起病时仅在球部区域有上和(或)下运动神经元损害,导致进行性的构音障碍和吞咽困难,早期呼吸功能保留。临床症状局限于球部至少6个月以上。此型患者肢体受累比例较低,症状较轻,与经典的延髓起病的 ALS 相比,预后较好。

(3) ALS 合并认知功能障碍:ALS 与额颞叶痴呆(frontotemporal dementia,FTD)在临床、病理及基因方面都有很多的交集。C9orf72、TBK1、VCP 和 TARDBP 基因突变均可导致 ALS 或 FTD,97%的 ALS 和50%以上的 FTD 患者受损的脑组织及运动神经元中有 TDP-43 蛋白的异常聚集。因此这两个疾病不是完全独立的,而是一个联合体。预计有近50%的 ALS 患者有轻度的额叶执行功能损害,通常须经过详细的神经心理学检查才能发现,同时可有人格、语言及行为功

能的损害。约15%的患者可达到 FTD 的诊断标准。认知功能损害与运动症状不同步。50%伴 FTD 的患者有家族史,病程与典型的 ALS 相似。

(4) ALS 合并锥体外系损害:少数 ALS 患者,在上、下运动神经元损害的同时,会出现肌强直、运动徐缓、姿势不稳等锥体外系损害的表现,但几乎没有静止性震颤。个别患者还可伴有痴呆。早期在关岛地区发现 ALS-痴呆-帕金森综合征,经流行病学研究显示这种高发与当地居民大量食用苏铁的种子有关,推测是其中的 BMAA 的兴奋性神经毒性所致。随着当地居民生活方式的改变,该病已显著减少。

【辅助检查】

肌电图检查是运动神经元病诊断中最重要的客观依据。本病患者的肌电图呈广泛的神经源性损害,可发现纤颤电位、正尖波、束颤电位及巨大电位,以及肌肉失神经支配等脊髓前角细胞和脑干脑神经运动核损害的改变。运动及感觉神经传导速度正常。在脊髓的颈、胸、腰骶段及脑干4个节段中有3个节段出现急性失神经改变和慢性神经再生表现可以作为电生理的确诊标准。

其他辅助检查中,血清磷酸肌酸激酶可轻度增高。脑脊液检查通常正常,仅蛋白质可有轻度增高。头颅及脊髓的 CT 和 MRI 无特异性改变。MRI 检查可能会显示受累的脊髓和脑干萎缩变小。MRI 的 T_2 加权相和 FLAIR 相在内囊后肢或脑干可见到锥体束的高信号,弥散加权锥体束成像也可显示颅内锥体束的异常信号。质子磁共振波谱分析双侧大脑中央前回运动区的 N-乙酰门冬氨酸和肌酸比值(NAA/Cr),部分患者中明显低于正常。肌肉活检呈神经源性肌肉损害表现。

【诊断和鉴别诊断】

1. ALS 的诊断

(1) 必须要有:① 临床、电生理或神经病理学检查有 LMN(下运动神经元)变性的征象。② 临床检查有 UMN(上运动神经元)变性的征象。③ 有从全身4个区域(延髓、颈、胸、腰骶段)神经支配的任何一个区域向其他3个区域发展的病史及阳性体征。

(2) 必须没有:① 可用其他上或下运动神经元损害的神经变性病解释的神经电生理或神经病理学改变。② 临床和电生理改变可用其他疾病解释的神经影像证据。

世界神经病学联盟1998年修订的 EI Escorial 改良诊断标准至今仍在沿用。从诊断级别来看,临床确诊:3个区域的 UMN+LMN 体征;临床拟诊:至少2个区域的 UMN+LMN 体征,且 UMN 在 LMN 之上;临床拟诊-实验室支持:只有1个区域的 UMN+LMN 体征或1个区域的 UMN 体征+至少2个肢体的肌电图检查显示 LMN 损害;通过神经影像或临床及实验室方法排除其他疾病。临床可能:只有1个区域的 UMN+LMN 体征或2个及以上区域的 UMN 体征;或 LMN 体征位于 UMN 之上,而又无证据支持"临床拟诊-实验室支持";必须排除其他疾病。此诊断标准特异性高,但由于在诊断级别判定上只采纳临床体征,因此敏感度较低,更适用于临床试验及科学研究,不利于临床上疾病的早期检出。2008年制定的 Awaji 诊断标准则在原有的基础上,强调了电生理检查结果等同于临床检查,可作为诊断下运动神经元性损害的依据,并明确了束颤电位和正锐波、纤颤电位一样都是急性失神经支配

的表现,使诊断敏感度提高(从 62.2% 升至 81.1%),对延髓症状首发的患者则更明显。诊断分级也简化为:临床确诊、临床拟诊和临床可能,更有利于临床实践,现已广泛使用。

2. 鉴别诊断 在 ALS 患者中,不应出现以下肯定的症状和体征:感觉受累的体征,括约肌功能障碍,视觉和眼球运动障碍,自主神经功能损害及锥体外系功能障碍等。易与 ALS 混淆的疾病有很多,通常需作如下鉴别。

(1) 进行性延髓麻痹须与延髓空洞症、脑干肿瘤、重症肌无力鉴别:延髓空洞症有面部感觉障碍、眼球震颤、病程长等特点。脑干肿瘤多见于 5～15 岁的儿童,有交叉性瘫痪、共济失调,可有肿瘤对侧的偏身感觉减退,后期出现颅内压增高,可资鉴别。重症肌无力症状呈波动性,受累肌肉运动疲劳后症状加重,休息后好转,无延髓肌萎缩,重复电刺激检查低频衰减可呈阳性,肌电图检查没有急慢性失神经损害的表现。

(2) 与颈椎病、颈髓肿瘤、脊髓空洞症鉴别:颈椎病引起上肢肌肉萎缩,有时也可无感觉障碍,但肌萎缩只限于某个或几个颈神经根所支配的肌肉。肌电图检查可发现上肢相应节段的慢性神经源性损害,但不累及其他脊髓区域(胸段及腰骶段)。颈髓肿瘤有感觉障碍和(或)神经根痛,可逐渐发展成横贯性脊髓损害。脊髓空洞症有节段性感觉分离现象不难鉴别。脑干及颈髓 MRI 检查对确诊脊髓或延髓空洞症、脑干或颈髓肿瘤以及颈椎病都有很大价值。

(3) 良性青年上肢远端肌萎缩症:良性青年上肢远端肌萎缩症也称平山病(hirayama 病)。目前已明确为一种屈曲性脊髓病,是由于屈颈时颈髓前部硬膜囊和韧带压迫脊髓致脊髓前角细胞缺血而产生症状。好发于青春期男性,主要表现为上肢远端肌肉的无力及萎缩,多在 5 年内停止进展。多数患者有"寒冷麻痹",遇冷环境症状加重,热环境中则症状缓解。伸指时可有震颤。不伴感觉损害,无反射增高及锥体束征。通常单侧受累,也可双侧不对称累及。1/3 的患者出现对侧上肢轻度损害,严重者累及二头肌、三头肌、三角肌;除受累区外的其他肢体腱反射正常;没有脑神经、自主神经或上运动单位损害的表现。电生理检查双上肢 $C_7 \sim T_1$ 节段损害为主的慢性失神经改变。颈髓过屈位 MRI 检查提示下颈段脊髓变扁萎缩,硬膜外间隙增宽及后部硬膜囊前移有助于诊断。治疗主要为物理及职业治疗,部分患者也可行骨科手术治疗。

(4) 多灶性运动神经病(Multi-focal motor neuropathy,MMN):是一类免疫介导的脱髓鞘性周围神经病。男性多见,男女比例 2.7:1。通常中青年起病,临床表现为不对称起病的进行性的肌无力和萎缩,通常上肢为重,无感觉损害的体征,无上运动神经元损害的证据。脑神经通常不受累,呼吸肌受累罕见。50% 的患者可有血清 GM1 抗体阳性。肌电图检查可见典型的多灶的运动传导阻滞。病程相对良性,静脉输注丙种球蛋白和环磷酰胺后有良好疗效。这些特点可有助于ALS 鉴别。

(5) 其他:如肿瘤、内分泌疾病、铅和汞等重金属中毒、HIV 感染、异型球蛋白血症等许多原因可造成类似运动神经元病表现,称为运动神经元综合征,必须详细检查以除外这类疾病。

【治疗】

本病病因不明,至今仍缺乏有效的根治方法,以对症治疗为主。谷氨酸拮抗剂利鲁唑是最早被证实可适当延缓疾病发展的药物,1995 年被批准上市。每次 50 mg,每日 2 次,口服。可延长从疾病发生至呼吸衰竭的时间,延长生存期。针对病程小于 2 年、呼吸功能良好且临床评分高的部分 ALS 患者,自由基清除剂依达拉奉静脉间断注射 6 个月的治疗方案,在近年来的临床试验中显示了延缓疾病进展的疗效,于 2017 年被美国 FDA 批准用于 ALS 的治疗。若有吞咽困难时,应予鼻饲饮食或行经皮胃造瘘,保证营养供给。有呼吸困难者应尽早使用无创正压呼吸机辅助通气。严重的呼吸衰竭需气管切开,人工呼吸机辅助呼吸。对于疾病产生的痉挛、僵硬等症状,可予巴氯芬、加巴喷丁等对症处理。右美沙芬和奎尼丁的合剂(Neudetra)可以改善 ALS 的假性延髓麻痹症状。

三、下运动单位疾患

(一) 脊髓性肌萎缩症

脊髓性肌萎缩症(spinal muscular atrophy,SMA)是一组以脊髓前角运动细胞进行性脱失为特征的常染色体隐性遗传的神经系统退行性疾病。

【病因和发病机制】

人类存在 2 种运动神经元存活基因(SMN),分别是位于 5q13 的 SMN1 基因和位于着丝粒的 SMN2 基因。这两个基因只有 5 个碱基不同。SMN1 基因编码蛋白 SMN,SMN2 基因编码第 7 外显子缺失的截短的 SMN(SMNΔ7),该蛋白无功能且易被快速分解。但 10%～15% 的 SMN2 也会编码第 7 外显子的 SMN。95% 的 SMA 患者存在 SMN1 的 7、8 外显子缺失突变,但患者还存在 SMN2 编码的部分 SMN 蛋白功能,SMN2 能够部分代偿 SMN1 缺失的功能损害,表现出不同的临床症状。SMN2 拷贝数的数量决定了发病年龄及疾病的严重程度。拷贝数越多,临床表现越轻。通常正常个体都有 2 份拷贝的 SMN2 基因,SMA 的 4 个临床亚型中,SMA-I 型患者的 SMN2 的拷贝数为 2,Ⅱ型至少 3,Ⅲ型为 3～4,Ⅳ型至少为 4。SMN 蛋白的作用还未完全明确,发现其主要作用是参与核内小分子核糖核蛋白复合体的形成,该复合体参与前信使 RNA 的剪切过程。另外,SMN 可能参与 RNA 的轴索内运输。

【临床表现】

临床上按基因类型和发病年龄可分为 4 型。

I 型脊肌萎缩症即婴儿型脊髓型肌萎缩,也称韦德尼希-霍夫曼病(Werding-Hoffmann disease),常染色体隐性遗传。新生儿中发病率为 1/6 000～1/10 000,是新生儿中第二位致死性隐性遗传病。出生后即时或 6 个月内婴儿出现全身迟缓性肌无力和肌萎缩。患儿哭声低沉,不能抬头,咳嗽无力,吸奶和吞咽困难,体检可见患儿肌张力低下,舌肌萎缩、纤颤、肋间肌和呼吸肌无力、胸廓塌陷、腹部膨隆,抱起后垂头软腰,俗称软婴儿。通常因为营养障碍和呼吸衰竭引起肺部并发症而于 2 年内死亡。

Ⅱ型为中间型,常染色体隐性遗传。发病年龄为出生后 6～15 个月,表现为运动发育延迟。通常在出生 6～8 个月后逐渐出现肌张力低,四肢无力。下肢无力重于上肢,仅部分患儿能独立坐,个别可以扶持站立,有肌束颤动及肌肉萎缩。后期可出现脊柱弯曲和肢体关节挛缩。一般可存活至 20 岁,多因并发症死亡。

Ⅲ型为少年型,也称 Wohlfart - Kugelberg - Welander 病,常染色体显性遗传或 X 性连锁隐性遗传病。多数患者在 18 个月后的儿童早期发病,少数可晚至 3～18 岁。病程进展十分缓慢。按照起病年龄临床可分为 3 岁前起病的Ⅲa 型和 3 岁以后的Ⅲb 型。临床上以四肢近端对称性无力为主要表现,肌束颤动、痉挛较明显,下肢症状更为突出。患儿运动发育滞后,走路迟,跑步落后,骨盆带肌无力最明显,少数可有腓肠肌的假肥大、肌痛、血清肌醇激酶增高等,与 Becker 型肌营养不良非常相似。此型患者均能独立行走,生活不能自理,呼吸及吞咽困难者较少。生存期与正常人接近。

Ⅳ型为成年起病型(有些分类中称为晚发的Ⅲ型 SMA),18～30 岁隐匿发病,也有 60 岁发病的报道。1/3 患者呈常染色体显性遗传,也有常染色体显性遗传及 X 性连锁遗传。仅部分患者为 SMN 基因突变所致。临床上以进行性骨盆带肌无力和萎缩为主,有明显束颤,很少累及延髓肌,脊柱弯曲和呼吸肌无力少见,血清 CK 水平可升高至正常上限的 5～10 倍。病程缓慢,极少数病例进展较快。常染色体隐性遗传的患者可在 40～60 岁左右发病,可有正常的生存期。

【诊断与鉴别诊断】

依据临床表现和基因诊断能够确诊。EMG 检查可以发现典型的下运动单位急性和慢性损害的表现,自发活动多,有多相波、正尖波和纤颤电位,干扰相减少,而神经传导速度和潜伏期基本正常或轻度异常,感觉神经传导速度正常。

除应与先天性肌病、肌营养不良、先天性重症肌无力、代谢性疾病、遗传性运动神经病、远端脊髓肌萎缩、ALS、慢性炎性脱髓鞘性多发性神经病等区别外,还需与非 SMN 突变的 SMA 相鉴别:

1. 肩腓型 SMA 是常染色体显性遗传的疾病,有遗传早现的现象,即下一代的发病年龄提前且病情严重程度增加。临床表现为慢性缓慢进展性肩腓和咽喉肌肉无力,50 岁后不能独立行走。EMG 检查见巨大电位,神经传导速度正常。疾病连锁位点是 12q24,最新研究提示是编码一过性受体电位阳离子通道第 5 亚族成员 4 的基因突变,与遗传性感觉运动神经病的 CMT2C 型相同。

2. 桥小脑发育不良伴脊髓肌萎缩 为常染色体隐性遗传的疾病,6 个月前发病,齿状核先天缺如,底节神经元脱失,皮质萎缩。

3. 性连锁 SMA 伴多发性关节挛缩 连锁位点位于 X11,出生或婴儿早期发病,很早出现关节挛缩,2 岁内死亡。

【治疗】

SMA 的治疗主要是对症处理,涉及营养支持、呼吸管理、矫形康复及社会支持等。曾开展过妥布霉素、阿米卡星、丙戊酸、羟基脲、丁酸苯脂等治疗试验和观察,均未能证明有效。2016 年 12 月,Nusinersen 成为第一个被美国 FDA 批准上市用于治疗 SMA 的药物,它是一种通过鞘内注射给药的反义核苷酸治疗药物,以 SMN2 为靶点,纠正有缺陷的 SMN2 基因的 RNA 剪接以增加 SMN 的产量,从而达到治疗 SMA 的目的。临床试验显示该药可以延缓Ⅰ型 SMA 患者的生存期,并改善运动功能。还有多项基因及干细胞治疗的临床试验正在进行中。

(二)远端型脊肌萎缩症

远端型脊肌萎缩症(distal spinal muscular atrophy,dSMA)是一组临床异质性很强的下运动神经元损害的疾病,各年龄段都可起病,典型者表现为下肢远端的肌肉无力和萎缩起病,逐渐发展至上肢远端,部分累及近端,没有延髓肌受累及上运动神经元损害的体征。诊断有赖于肌电图和基因检测。这组疾病可分为十余个亚型,临床表现多变。IGHMBP2 基因突变所致的 dSMA1 型,通常婴儿期起病,伴随进展性的呼吸困难,预后很差。dSMA2 型则由 SIGMAR1 基因突变所致,肌无力及萎缩从下肢逐渐波及上肢,进展较缓慢。此组疾病半数为常染色体显性遗传,可以有不对称的分布,现多数学者将其归于遗传性远端型运动神经病。

(三)肯尼迪病

肯尼迪病(Kennedy's disease)亦称 X 性连锁延髓脊髓肌萎缩症(spinal and bulbar muscular atrophy,SBMA),属于 X 连锁隐性遗传疾病。系由雄激素受体(androgen receptor,AR)基因的 N 端转录域第 1 外显子中的 CAG 三核苷酸重复扩增的突变引起。病理上可见脊髓前角神经元萎缩、变性、脱失,细胞中出现含 AR 免疫反应性的包涵体(蛋白聚集)。部分患者的后根神经节有变性和包涵体,因此可有感觉症状。

本病发病率低,国外报道患病率约为男性中的 1/300 000。发病见于成年男性,20～50 岁起病,以中年居多。病程较长,可达 20～30 年。临床表现为四肢近端肌为主的萎缩和无力,多伴有言语含糊、吞咽困难等延髓麻痹症状,舌肌萎缩明显。可有面肌为主的肌束颤动,不对称的面肌无力。肢体远端的震颤常见,少数患者可有轻度的感觉减退。可伴有男性乳房发育(40%～90%)和生殖功能降低等雄激素不敏感表现。女性突变基因携带者通常无临床表现,少数有诸如肌肉痉挛等的轻微症状。

本病的诊断依赖于:① EMG 检查有广泛下运动神经元损害的表现,慢性失神经改变为主,通常伴感觉受累。② 血清 CK 水平通常增高,至正常上限的 10 倍。③ 雄激素受体基因检测 CAG 拷贝数异常增多(一般>35 次)。CAG 拷贝数多者起病早、病情重。

同时,需要与 SMA、ALS、肌营养不良、遗传性感觉运动神经病等鉴别。

治疗主要为对症处理,物理和语言治疗等。日本学者应用亮丙瑞林(促性腺激素释放激素)治疗 SBMA 的临床试验提示,对延缓疾病的进展及运动功能的下降可能有效。姜黄素在动物试验中也有一定的疗效。

(四)脊髓灰质炎后综合征

脊髓灰质炎后综合征(post - polio syndrome,PPS)是一种特指患脊髓灰质炎至少 10 年后出现的下运动神经元损害的临床综合征。临床表现为既往曾患病的某个肢体出现新发的肌无力萎缩、肌痛、疲劳及运动不耐受等表现,也可出现在以往未受累的部位。占所有脊髓灰质炎后患者的 28%～64%。病因不明,可能是存活的、因芽生而扩大肌纤维支配的下运动神经元出现代谢障碍,而导致肌无力、肌萎缩、肌痛及肌肉变性。患者还可以出现抑郁、失眠、疼痛、寒冷不耐受。无力通常不对称,近端受累多见。多数患者起病隐匿,进展缓慢,但少数患者也可以有构音障碍和吞咽困难,睡眠相关的低通气和呼吸困难。EMG 检查多可发现运动单位减少、巨大运动单位等慢性失神经支配的表现,感觉神经传导速度正常。目前无特异性治疗药物,以康复锻炼及对症治疗为主,可试用静脉用丙种球蛋白(IVIg)。

参考文献

[1] BURRELL J R, HALLIDAY G M, KRIL J J, et al. The frontotemporal dementia-motor neuron disease continuum [J]. Lancet, 2016, 388(10047): 919 - 931.

[2] DE CARVALHO M, DENGLER R, EISEN A, et al. Electrodiagnostic criteria for diagnosis of ALS [J]. Clin Neurophysiol, 2008, 119(3): 497 - 503.

[3] FOSTER L A, SALAJEGHEH M K. Motor neuron disease: pathophysiology, diagnosis, and management[J]. Am J Med, 2019, 132(1): 32 - 37.

[4] GORDON P H, CHENG B, KATZ I B, et al. The natural history of primary lateral sclerosis[J]. Neurology, 2006, 66 (5): 647 - 653.

[5] LIEWLUCK T, SAPERSTEIN D S. Progressive muscular atrophy[J]. Neurol Clin, 2015, 33(4): 761 - 773.

[6] NGUYEN H P, VAN BROECKHOVEN C, VAN DER ZEE J. ALS genes in the genomic era and their implications for FTD [J]. Trends Genet, 2018, 34(6): 404 - 423.

[7] ROPPER A H, SAMUELS M A, KLEIN J P. Adams and Victor's principles of neurology [M]. 10th ed. New York: McGraw-Hill Education, 2017, 1109 - 1121.

[8] VISSER J, VAN DEN BERG-VOS R M, FRANSSEN H, et al. Disease course and prognostic factors of progressive muscular atrophy[J]. Arch Neurol, 2007, 64(4): 522 - 528.

[9] VOLK A E, WEISHAUPT J H, ANDERSEN P M, et al. Current knowledge and recent insights into the genetic basis of amyotrophic lateral sclerosis[J]. Med Genet, 2018, 30(2): 252 - 258.

第十二章 脊 髓 疾 病

第一节 概　述

史朗峰

一、脊髓的解剖生理

(一) 脊髓的大体解剖

脊髓与延髓在枕骨大孔水平相连,以 C_1 脊神经根的发出之处为界,下端到达 L_1 椎体的下缘或 L_2 椎体水平,全长在成人为 40~45 cm。脊髓有两个膨大部分——颈膨大与腰膨大。颈膨大相当于 C_4~T_1 节段,是支配上肢神经的起源处。腰膨大相当于 T_{12}~S_2 节段,是支配下肢和盆腔器官神经的起源处。腰膨大以下脊髓逐渐细削,呈锥形,称为脊髓圆锥。圆锥相当于 S_3~Co1 节段,此段发出支配肛门和生殖器周围皮肤的感觉神经。圆锥以下脊髓与称为终丝的细长索状结构相连。终丝的下端穿过 S_2 水平的硬脊膜囊盲端,附着于第 2 尾骨体,有固定脊髓使脊髓不能自由上下活动的功能。从脊髓共发出 31 对脊神经根,颈段 8 对,胸段 12 对,腰段 5 对,骶段 5 对及尾段 1 对。脊神经均由背根与腹根两部分组成。腹根在前、后根在会合之前,形成膨大的神经节,称为脊神经节或称背根神经节。脊神经节内含感觉性假单极神经元。背根传导感觉,将感觉冲动传入脊髓的灰质背柱。腹根司运动功能,将脊髓前角运动细胞的冲动传至各效应器官。 C_1 神经根没有感觉根,只有运动根,它从寰椎的上缘离开椎管。 C_2 神经根从寰椎与枢椎之间的第 1 个椎间孔离开椎管,以下各对颈神经根依次从其相应的颈椎上面的椎间孔离开椎管, C_8 神经根则在 C_7、T_1 之间的椎间孔离开椎管。 T_1 以下的各对脊神经根则都从相应的脊椎下面的椎间孔离开椎管(图 3 - 12 - 1 - 1)。

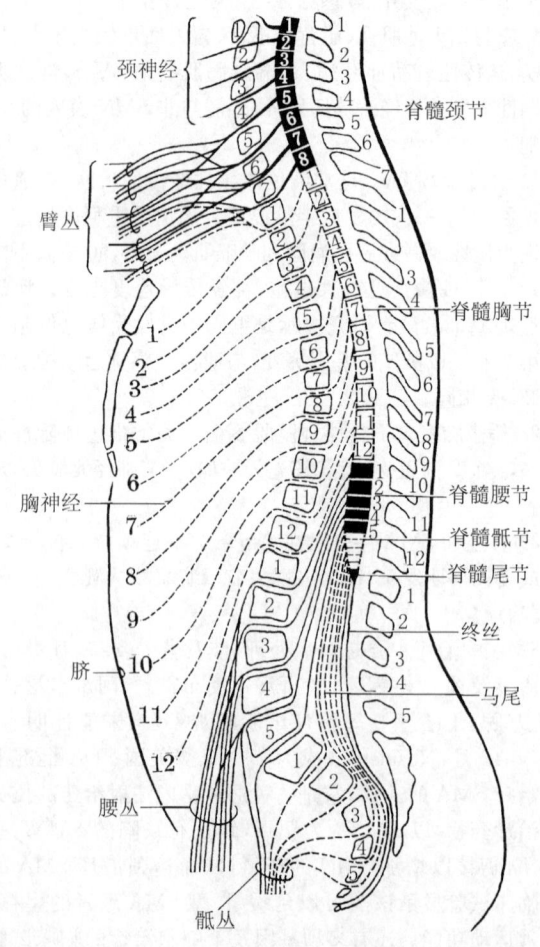

图 3 - 12 - 1 - 1　脊髓节段、脊神经根与椎骨的关系

新生儿脊髓的下端平齐第3腰椎。随着年龄的增长,到成年时脊髓的下端上移达第1腰椎下缘。第2腰椎平面以下则是马尾神经。

每个脊髓节段发出一对脊神经,支配脊髓节段对应一对体节。人体皮肤的感觉神经呈节段性分布,相邻皮节的神经分布,都有部分重叠。每块骨骼肌肉也呈脊髓节段性支配,一块肌肉可以同时受数个脊髓节段的神经支配,一个脊髓节段的运动神经元可同时支配数块肌肉。了解皮肤与肌肉的脊髓节段性分布,不但对于确定脊髓损伤的平面有指导意义,同时对于截瘫患者治疗,也可利用长肌的多脊髓节段分布的特点取得代偿,达到运动功能部分康复的目的。

1. 脊髓的沟裂 脊髓表面有6条纵行的沟裂。① 前(腹侧)正中裂:深达脊髓前后径的1/3。裂内有脊髓前动脉经过。② 后(背侧)正中沟:很浅。沟底有背正中隔伸入脊髓背索,把脊髓对称地分为左、右两侧。③ 前外侧沟:左、右各一条。脊神经的前根纤维从此发出,排列在此纵线上。④ 后外侧沟:左、右各一条。脊神经的后根纤维从此进入,并排列在此纵线上。除以上6条沟裂外,颈段与上胸段的后正中沟与两旁的后外侧沟之间还各有一条浅沟,称后旁正中沟(图3-12-1-2)。

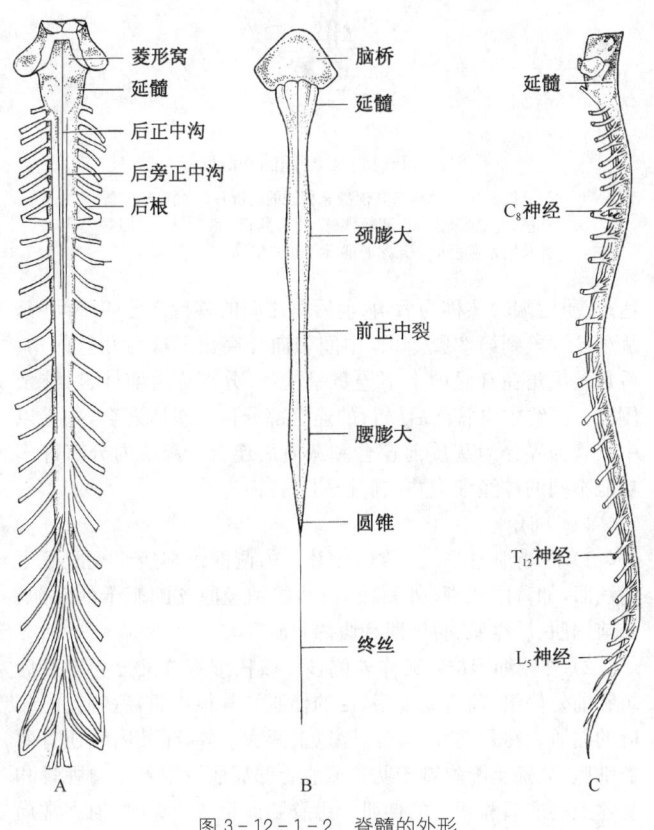

图 3-12-1-2 脊髓的外形
A. 背面;B. 腹面;C. 侧面。

2. 脊髓膜 共有3层,与脑膜相对应。外层为硬脊膜,是硬脑膜在椎管内的延续。硬脊膜的外面有一层松弛的脂肪组织;硬脊膜与椎管内面的骨膜之间有一窄腔,叫硬脊膜外腔,但不与颅腔相通,内含淋巴管、静脉丛、疏松结缔组织和脂肪,有脊神经根穿过。在 S_2 水平以下,硬脊膜形成盲端。在该水平以下的骶管内只有 S_1 以下的神经根、终丝及少量纤维脂肪组织。当脊神经穿出硬脊膜时,硬脊膜也沿着神经根伸延,形成一纤维套,即脊神经根的被膜。

硬脊膜里面是一层薄而透明的蛛网膜,该膜下面为充满脑脊液的间隙,称为脊髓蛛网膜下腔,与脑蛛网膜下腔相通。最内层为一富有血管的薄膜,称软脊膜,又称血管膜,紧包于脊髓的表面,并深入脊髓的沟、裂之中,与脊髓的实质不易分离。在脊髓的两侧,软脊膜形成多个三角形的突起,它的尖端穿过脊髓蛛网膜而附着于硬脊膜的内面,称为齿状韧带。整个脊髓共有19~20对齿状韧带,最上一对附着于枕骨大孔上方,最下一对位于 $T_{12}\sim L_1$ 神经之间,它们具有固定脊髓的作用,使之不能自由地左右前后摆动;齿状韧带也是椎管内施行手术的标志。

3. 脊髓的血供 脊髓的动脉血供有3个主要来源(图3-12-1-3)。

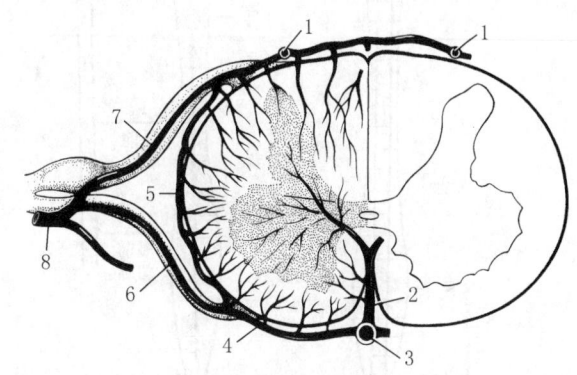

图 3-12-1-3 脊髓的动脉供应
横切面示各动脉的分布范围:1. 脊髓后动脉;2. 沟连合动脉;3. 脊髓前动脉;4. 根前动脉前支;5. 根前动脉后支;6. 根前动脉;7. 根后动脉;8. 根动脉主干。

(1)脊髓前动脉:起源于两侧椎动脉的颅内部分,在延髓的腹侧合并成一支,沿着脊髓的前正中裂下行,供应脊髓的全长。在前正中裂内,它发出一系列分支,伸入前连合,供应脊髓两侧灰质的前半部,这些分支总称沟联合动脉。

(2)脊髓后动脉:左右各一根,起源于同侧椎动脉的颅内部分,走行于脊髓的后外侧沟表面,供应脊髓全长。

(3)根动脉:在颈段接受来自颈部椎动脉的分支及甲状腺下动脉的分支供应。在胸、腰、骶各段接受来自肋间、腰、髂腰和骶外侧动脉的分支供应。这些分支都沿着脊神经根经椎间孔进入椎管,故统称根动脉。每一根动脉进入椎间孔后即分成前、后两股——根前动脉与根后动脉,分别与脊前动脉和脊后动脉吻合,构成脊髓的冠状动脉环。大多数根动脉都比较细小,但在 C_6、T_9、L_2 三处的根动脉较大,它不但供应本节段,还可供应上下邻近多个节段。其中 C_6 的根动脉发自椎动脉主干,供应颈膨大各节段,故又称颈膨大动脉或 Lazorthe 动脉。T_9 附近的根动脉特别显著,发自肋间动脉,供应腰膨大的各节段脊髓,称为腰膨大动脉或 Adamkiewicz 动脉。由于这一补充血供,使脊髓的动脉血供四通八达,十分丰富,不易发生缺血现象。但如在较大营养动脉与脊髓前动脉交界之下结扎,则将严重影响脊髓血供。当脊髓的主要动脉(脊前动脉和脊后动脉)发生血栓形成时,特别是在以上相邻两根动脉的交界处,即 T_4 和 L_1 段易发生血供不足现象。从脊髓的横断面上来看,脊前动脉和根前动脉分布于脊髓的灰质前角、中央管周围灰质、灰质后角的前半部、白质前索、前连合及侧索的深部。脊后动脉、根后动脉及冠状动脉分布于灰质后角的表浅部分、白质后索及白质侧索的浅表部分(图3-12-1-4)。

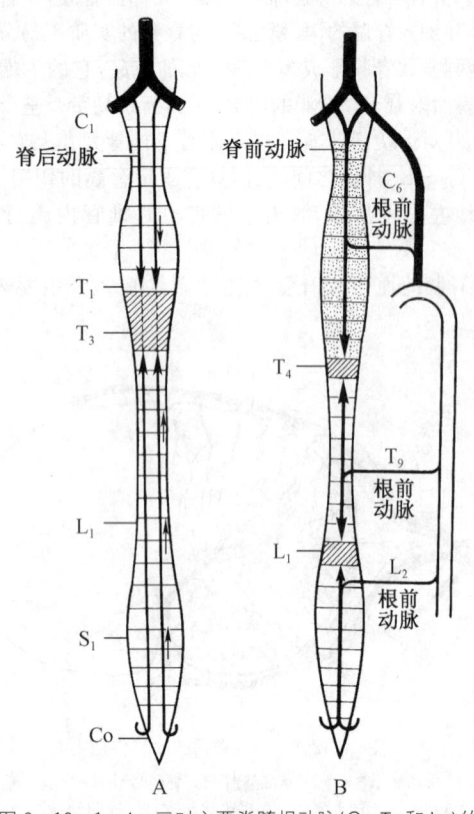

图3-12-1-4 三对主要脊髓根动脉(C₆、T₉和L₂)的重叠供应范围

A. 脊髓背面观;B. 脊髓前面观。

脊髓的静脉与动脉一样可分成脊髓前、后静脉和神经根静脉三个部分,但较动脉多且口径大,主要分布于脊髓的后面,其次是前面,两侧最少。脊髓前静脉与脊髓前动脉伴行于脊髓前正中裂,沿途有深层的脊髓中央静脉或沟静脉注入。脊髓后静脉与脊髓后动脉伴行,位于脊髓后面,形成丰富的静脉丛。神经根静脉与神经根动脉伴行,经根前及根后静脉引流至椎静脉丛,且与脊髓前、后静脉相连。椎静脉丛向上与延髓静脉相通,在胸段与胸腔内奇静脉与上腔静脉相通,从而又与肺静脉有联系。在腹部与下腔静脉、门静脉及盆腔静脉有多处相通。椎静脉丛内的压力很低,没有瓣膜,其血流方向不定,常受胸、腹腔压力的变动(例如举重、咳嗽、屏气等动作时)而改变,这一系统可构成感染及恶性肿瘤转移入颅的潜在通路(图3-12-1-5)。

(二) 脊髓的内部结构

在脊髓的切面上可见脊髓由H形分布的白质和灰质两种组织组成。白质主要包含神经纤维及大量胶质细胞。灰质主要由神经细胞和一部分胶质细胞组成。灰质居于中央,白质包绕于灰质的外围。灰质的中央有小管,称中央管。

1. **脊髓灰质** 由纵贯脊髓全长的细胞柱组成,各脊髓节段上的形态各不相同,但大体上均呈H形。脊髓灰质内含有各种形状、大小、功能不同的神经细胞。

灰质前端扩大部分称为前角,在颈膨大和腰膨大处特别发

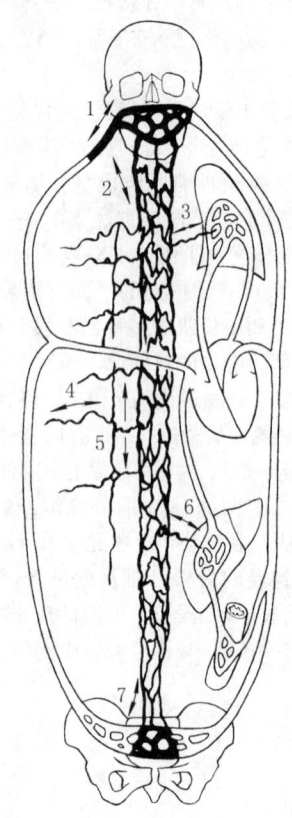

图3-12-1-5 脊髓的静脉回流

图示椎静脉丛与其他静脉相通的情况:1. 颅底延髓静脉丛;2. 颈静脉;3. 肺静脉;4. 奇静脉;5. 腔静脉;6. 门静脉及肠系膜静脉;7. 盆腔静脉相通的情况。

达;灰质后端较狭称为后角;前后角之间的移行部分叫中间带。从第8颈段到第3腰节段,中间带向外突出形成侧角。前角、后角及侧角在脊髓内上下连贯呈柱状,分别称为前柱、后柱及侧柱。围绕中央管前后横行的连合部称为灰质连合,并借以中央管为界分为灰质前连合和灰质后连合。灰质内分布许多功能不同的神经细胞并成群排列。

(1) 前角。

1) 内侧细胞群:又称内侧核。内侧前组神经原支配躯干的浅肌,如背阔肌、腹外斜肌等;后组神经原支配躯干的深肌,如前锯肌、后锯肌、腹横肌和腹内斜肌等。

2) 外侧细胞群:又称外侧核。该核细胞群又分为中央后组和前外侧组,前者支配手、足的伸肌和其他小肌,后者支配相应的屈肌。在颈、腰膨大处,除以上两大群外,在其内侧还有两群细胞,分别支配附着于肱骨或股骨的屈肌及附着于肩胛骨或骨盆上的屈肌和相应的伸肌。患脊髓前角灰质炎时,损害常局限于这些细胞群中的某几个组的细胞群,因此临床上只产生相应的几组肌肉的瘫痪。

在这些细胞群的周围散在分布着许多较小的神经细胞,称为中间神经细胞,起着调节运动、反射及节间联系的作用(图3-12-1-6)。

(2) 后角:后角的神经细胞接受来自后根的冲动。后角尖最表层的弧形区为海绵带。在海绵带的前方有胶状质,胶状质的前方为后角固有核,是脊髓丘脑束的起始核,与触觉、温觉和痛觉传导有关。

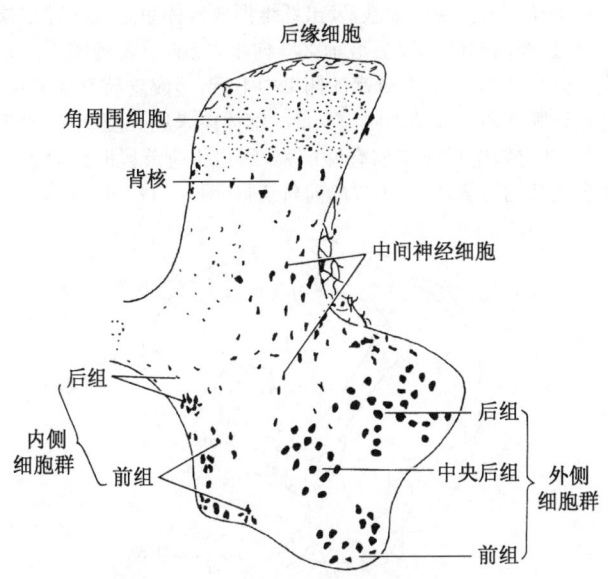

图 3-12-1-6 脊髓灰质内神经细胞的排列情况

（3）侧角：灰质侧角位于胸、腰、骶段脊髓内。位于胸腰段侧角顶端的细胞群称上中间外侧核，是交感神经节前纤维的起始核，也是交感神经的低级中枢，其神经细胞的轴突经前根，由后交通支入交感干。在骶髓 2～5 节段侧角的细胞群叫骶中间外侧核，是骶部副交感神经的低级中枢，$S_2～S_4$ 侧角为性中枢，$S_3～S_5$ 侧角为排尿、排便中枢，也是副交感神经节前纤维的起点，它们的轴突经前根进入盆神经。

2. 脊髓白质 白质包围于灰质的周围，左、右两侧大致是对称，由上下纵行的有髓纤维组成。往往是纤维起始、走行、终止和功能相同的纤维聚集在一起，形成纤维束或传导束，包括：① 上行束，如脊髓丘脑束、脊髓小脑束、薄束、楔束等，是从脊髓传入到脑的纤维。② 下行束，如皮质脊髓束、红核脊髓束、顶盖脊髓束等，是由脑传导到脊髓的通路。③ 节间束，是联系上下节段之间的纤维，大多集中在紧靠灰质的外围，构成一薄层的纤维束，称为固有束。

借脊髓的纵沟，上述各传导束分为前索、外侧索和后索。

（1）前索：在正中裂与前根之间，含有皮质脊髓前束，这是由未交叉的锥体束纤维组成，位于前索的内侧靠近正中裂处。纤维在下行过程中不断越过前连合，支配对侧前角内的运动神经细胞。到上胸段水平，所有纤维都已交叉，故在胸脊髓以下就不再有此束存在。其他的传导束有前庭脊髓前束，位于前索的周边部一狭小区域内；顶盖脊髓前束，位于前庭脊髓前束的内侧；橄榄脊髓束，位于前索与侧索的交界处（图 3-12-1-7）。左、右前索相连之处称白质前连合，是痛温觉纤维交叉处。

（2）侧索：位于前、后角之间。在此索中上行纤维有脊髓小脑前束、脊髓小脑后束、脊髓丘脑侧束。后者束内的纤维是按躯体部位呈层状排列的，自内向外依次为颈、胸、腰、骶。这束纤维是传导痛觉、温度觉、轻触觉及压觉的。各种感觉由不同的纤维传导，在束内可能有一定排列，但其分界不十分清楚。侧索内的下行纤维有皮质脊髓侧束，又名锥体束，其纤维来源于对侧大脑半球的第 4、第 6 区及一部分顶叶的大锥体细胞，一小部分来源于同侧大脑半球的相应区。此外，皮质下各核，如红核、基底核及中脑、脑桥内的网状结构，也发出少量纤维进入

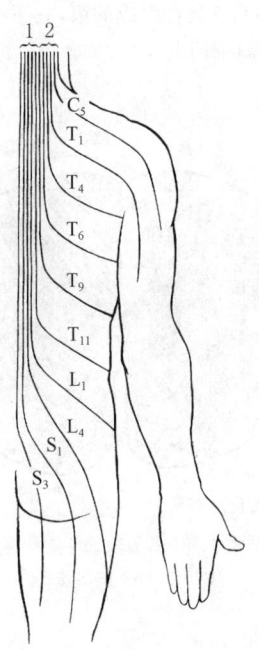

图 3-12-1-7 白质后索内的纤维层状排列示意图
1. 薄束；2. 楔束。

此束。在脊髓上部，此束位于侧索的背部，在下行过程中逐渐外移至脊髓的周边部。皮质脊髓侧束内的纤维也按躯体部位呈层状排列，在颈段水平的次序由内向外是骶、腰、胸、颈。侧索内的其他下行纤维有红核脊髓束，位于皮质脊髓侧束的前方；网状脊髓侧束，位于侧索的中部；顶盖脊髓侧束，位于侧索与前索交界处（图 3-12-1-8）。

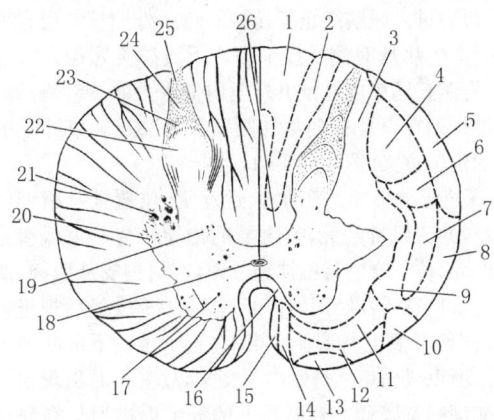

图 3-12-1-8 脊髓白质内各传导束的位置图
1. 薄束；2. 楔束；3. 脊固有束；4. 皮质脊髓侧束；5. 脊髓小脑后束；6. 红核脊髓束；7. 脊髓丘脑侧束；8. 脊髓小脑前束；9. 前庭脊髓侧束；10. 橄榄脊髓束；11. 网状脊髓束；12. 前庭脊髓前束；13 脊髓丘脑前束；14. 顶盖脊髓前束；15. 皮质脊髓前束；16. 白质前连合；17. 前角细胞群；18. 脊髓中央管；19. 背核；20. 侧角细胞群；21. 网状结构；22. 后角；23. 胶状质；24. 海绵带；25. 李氏束；26. 后固有束。

（3）后索：位于背正中隔与后角后根之间，内含薄束、楔束及介于这两束之间的逗点束。前两者是本体感觉的上行纤维，分别终于延髓背侧的薄束核和楔束核。束内纤维按躯体部位呈层状排列，越是来自远端的纤维越靠内侧，因此在颈段水平的纤维排列，自内向外依次为骶、腰、胸、颈（图 3-12-1-9）。在薄束与楔束之间有一分界清楚的致密小束，称为逗点束。这

是后索内长纤维的侧支集合而成的束,它下行进入邻近的脊髓节段,具有节间联系的作用。

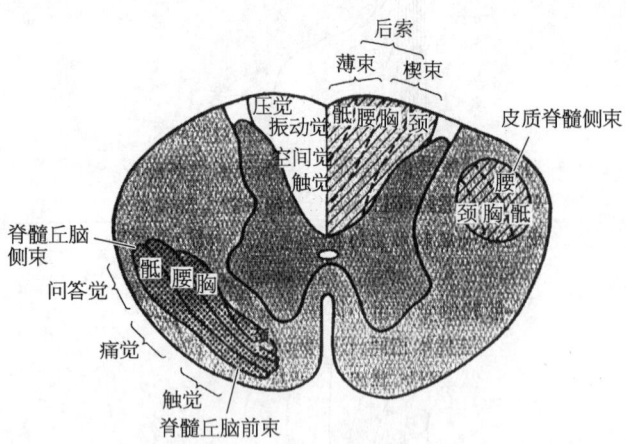

图 3-12-1-9 颈髓白质中各节段的感觉和运动纤维的排列次序
C颈;T胸;L腰;S骶。

(三) 脊髓生理

1. 脊髓的传导性

(1) 感觉传导。

1) 浅感觉传导:痛觉、温度觉和粗略触觉传导途径的第一级神经元位于脊髓后(背)根节内,其周围支经周围神经至皮肤黏膜神经末梢感受器,其中枢支经脊髓后根进入后角,终止后角细胞。在此,位于脊髓后角灰质内的后角细胞(第二级神经元),发出纤维在同侧上升1~2个节段后,经脊髓灰质前联合交叉到对侧侧索的前外侧部——锥体束的前方,形成脊髓丘脑侧束上行,经延髓后外侧,脑桥的内侧丘系或三叉丘系外侧到达中脑,最后进入丘脑终止于丘脑的腹后外侧核。当脊髓丘脑束受损时产生病灶对侧受损平面以下浅感觉障碍。脊髓的横断面上,脊髓丘脑束内纤维由外至内依次为骶、腰、胸、颈,温度觉的纤维排列在背侧而痛觉在腹侧。脊髓丘脑束纤维的排列有重要的定位意义(图 3-12-1-9)。

2) 深感觉的传导:震动觉、运动觉、位置觉及精细触觉的传导途径,共三级神经元,其主要的传导束为薄束或楔束。第一级神经元,位于脊髓背根神经节内,其周围支从肌肉、肌腱和关节神经末梢感受器经周围神经进入;中枢支经后根进入脊髓后索,在同侧脊髓上行形成后束,终止于延髓下部的薄束核和楔束核。薄束或楔束在脊髓内不交叉,故受损时出现损伤平面以下同侧深感觉障碍。横断面上的纤维束排列与脊髓丘脑束相反,由外向内依次为颈、胸、腰、骶。这对髓内、髓外病变的鉴别有重要意义(图 3-12-1-9)。

3) 触觉传导:分两条传导途径,粗略的触觉和精细的触觉。第一级神经元均在脊髓后根神经节内,周围支从皮肤黏膜神经末梢感受器经周围神经进入;中枢支进入脊髓后分为两个部分,传导粗触觉及压觉的纤维进入脊髓后角到达第二级神经元,经前联合到对侧,形成脊髓丘脑前束;传导精细触觉的纤维直接进入同侧脊髓后束,与深感觉的传导通路相同。所以,在脊髓中央管附近的病变仅出现痛温觉障碍而触觉保留,这种分离性感觉障碍,是脊髓空洞症的典型表现。

(2) 运动传导:由二级神经元组成。其主要的传导束是锥体束(皮质脊髓侧束和皮质脊髓前束)。第一级神经元是大脑皮层运动区的大锥体细胞,发出纤维形成锥体束进入半球白质放射冠,经内囊膝部及后肢前 2/3 向下,经脑干在延髓下端形成锥体交叉到对侧,在脊髓的侧束中下行,形成皮质脊髓侧束,终止脊髓前角内前角细胞。少量的锥体束未经延髓交叉,直接下行,在脊髓中形成皮质脊髓前束,到达相应节段时经脊髓前联合交叉到对侧,终止于脊髓前角细胞(图 3-12-1-10)。

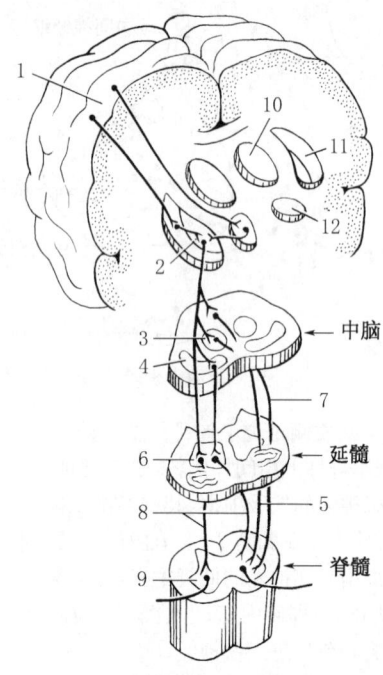

图 3-12-1-10 支配脊髓前角运动神经元的各下行传导束

1. 中央前回;2.苍白球;3. 红核;4. 黑质;5. 红核脊髓束;6. 网状结构;7. 顶盖脊髓束;8. 网状脊髓束;9. 脊髓前角运动神经元;10. 丘脑;11. 壳核;12. 尾状核。

2. 脊髓的节段性

(1) 前角内神经细胞:脊髓前角内的大运动神经细胞(α 运动神经细胞)为运动神经元,每一个运动神经元的轴突及其分支所支配肌纤维构成一个运动单位。运动神经元细胞的受损引起相应运动单位瘫痪。

脊髓角前运动细胞发出的纤维分两类:一类是直径 14~20 μm 的粗纤维,属 α 运动神经细胞的轴突,另一类是直径 2~7 μm 的细纤维,是属于前角内散在小神经细胞(γ 运动神经细胞)的轴突,它的兴奋不引起肌肉收缩,但可导致肌肉内肌梭的梭内纤维收缩,发出动作电位并再传入脊髓,激发 α 运动神经细胞和其他中间节段神经元,使支配拮抗肌的 α 运动神经细胞受到抑制,从而形成随意肌运动的协调,完善反射。脊髓前角细胞对其支配的肌肉还有营养作用。其损伤可引起所支配的肌肉萎缩。

(2) 感觉的节段性支配:每个脊髓后根支配一定区域皮肤感觉,该区域称为皮节,但是每一个皮节通常由 3 个神经根重叠支配,因此脊髓损伤的上界应比查体的感觉平面高一个节段,这对脊髓病变节段的定位有重要意义。

(3) 自主神经中枢:脊髓的自主神经分为交感神经和副交感神经。脊髓通过交感和副交感神经系统对血管、腺体、立毛肌、膀胱、直肠和生殖活动产生影响。

1) 交感神经:交感神经传出纤维起自 C_8~L_2 脊髓侧角的

中央外侧核,节前纤维至椎旁神经节或椎前神经节内与节内神经元发生突触。节后纤维一部分随脊神经分布于躯干和四肢的汗腺、血管、立毛肌等;另一部分在动脉周围形成神经丛,攀附动脉而行,并随动脉分布到所支配的器官,还有一部分由椎旁神经节直接发出到所支配的脏器。脊髓交感中枢受延髓支配,延髓受丘脑下部中枢调节。交感神经兴奋引起被支配器官功能增强,如心跳加快、血压升高、呼吸增快、瞳孔散大、血糖升高等。

2)副交感神经:副交感神经传出纤维发自骶2~4节段灰质侧角脊髓中枢,节前纤维在其支配的脏器旁或脏器内神经节交换神经元,节后纤维支配胸腹腔及盆腔脏器、躯干和四肢的汗腺、血管、立毛肌等。副交感神经兴奋则表现为心跳减慢、血管扩张、血压降低、瞳孔缩小、腺体分泌等。

3. 脊髓的反射活动 脊髓的正常反射活动主要有以下两种。

(1)伸反射:又称牵张反射。当肌肉被牵引时,引起肌张力的增高或收缩动作。有两种情况,一种是在短时间内突然地牵伸肌肉,引起被牵伸肌的突然收缩,如膝反射或各种腱反射均属之。另一种是在较长的时间内持续地牵伸肌肉,引起被牵伸肌肉的张力增高,这种反射对于保持身体的姿势具有重大意义,因此又称为位置性反射。这两种反射弧的径路大致是相同的,其感受部分在肌梭及腱器内,冲动经后根纤维传入脊髓,与脊髓的中间神经元发生突触,后者的轴突又与同节段或多节段的脊髓前角细胞发生联系,将冲动经前根纤维带给反应器官(肌肉),引起收缩或肌张力升高。这一反射的完成不仅有赖于脊髓反射弧的完整,还受到皮质脊髓束的影响。如果皮质脊髓束的作用被阻断,肌张力便增高,反射也变得亢进,这便是锥体束病变的主要征象。

(2)屈反射:当肢体受到损害性刺激时,屈肌发生快速地收缩,以趋向于避开这刺激。这是一种防御反射,在这反射出现时,其他的一切反射都被抑制。例如针刺足底引起快速的屈腿动作。在屈腿活动时,伸反射便被抑制(符合交互支配定律)。屈肌反射也可见于内脏病变时,例如有腹膜炎时,腹壁肌肉有长期的收缩,产生腹壁强直。在脊髓损害的患者,膀胱胀满或炎症时,可引起髋关节的屈曲和强直。解除膀胱内压力或消除膀胱炎后可以改善患者的屈肌痉挛状态。

所有的脊髓反射均与脊髓的节段相联系,损坏某一节段,则与某该节段关的各反射活动就消失。因此了解各种反射的脊髓节段对于脊髓病变的定位具有十分重要的意义。

二、脊髓疾病的临床特征

(一)脊髓病变的临床表现

运动障碍、感觉障碍和自主神经功能障碍是脊髓病变最主要的三大临床表现。

1. 运动障碍 脊髓侧索中的皮质脊髓束受损产生上运动神经元瘫痪,脊髓病变水平以下深反射亢进、浅反射减弱或消失。脊髓前角和(或)前根受损则产生下运动神经元瘫痪。脊髓的侧束和前角同时损害则出现混合性瘫痪。根据脊髓不同受损节段可以有不同表现。详见脊髓节段性病变的临床表现。

2. 感觉障碍 脊髓损害引起的感觉障碍分为传导束型感觉障碍和节段性感觉障碍两种类型。传导束型感觉障碍表现损害节段平面以下的对侧的痛、温觉障碍,深感觉保留。病变节段各种感觉均受损者称为节段性感觉障碍,表现为如果病变侧的痛、温觉障碍,而深感觉及部分触觉保留者称为节段性分离性感觉障碍,这是因为深感觉及部分触觉纤维不进入后角而直接进入后索所致。脊髓不同部位病变引起的感觉障碍见图3-12-1-11。

3. 自主神经障碍 脊髓损害自主神经功能障碍主要表现为血压、皮肤、排汗、膀胱、直肠、生殖功能异常。脊髓交感神经细胞主要在脊髓侧角 C_8~T_2 段,该部位出现刺激病灶时表现病灶区多汗、肢体肥大,出现破坏性病灶时表现病灶区少汗或无汗。T_1 病变可出现同侧 Horner 综合征。脊髓侧角病变还可出现病变水平以下皮肤划痕症中断,立毛反射消失,受损节段出现肌肉、皮肤、指甲营养障碍。双侧胸腰段交感神经切除后,除了出现身体的失神经支配区域部位无汗以外,最显著的异常运动为血管运动反射减弱,直立时经常发生晕厥,血压稳定下降甚至达休克水平而不伴有面色苍白、恶心、呕吐或出汗等晕厥的常见伴随症状,但膀胱和直肠功能保留。脊髓副交感中枢位于 S_2~S_4 侧角,支配膀胱、直肠和性器官,受损时出现真性尿失禁及阳痿。急性脊髓横贯性损害首先出现的症状是损害平面以下的所有运动,感觉和自主神经功能丧失,血压降低、发汗和竖毛运动消失,麻痹性肠梗阻、排尿障碍,这种状态为脊髓休克。持续数周至月余数月。脊髓休克期后,交感和副交感神经功能恢复,这是因为损害平面以下脊髓的自主神经传入和传出连接完整。颈髓病变时,易出现直立性低血压。捏损害平面以下的皮肤可引起邻近部位的皮肤立毛肌反应;给身体加温出现面部和颈部潮红和出汗,但不影响躯干和下肢。膀胱和直肠及其括约肌功能,在初期呈弛缓性,当脊髓反射恢复后,可变为自主节律性。此时,虽然随意控制性活动能力仍丧失,但可以出现反射性的阴茎分泌或勃起甚至射精,女性可以怀孕。

(二)脊髓主要节段横贯性病变的临床表现

脊髓损害的阶段不同,其临床特点亦不同。

1. 高颈段(C_1~C_4)损害 表现为四肢上运动神经元性瘫痪,损害平面以下全部感觉缺失或减退;颈部及后枕部相应区域感觉障碍,大小便障碍,四肢及躯干常无汗。可出现颈、枕部根痛及头颈部活动受限。C_3~C_5 段损害可出现两侧膈神经麻痹,出现咳嗽无力、呼吸困难、腹式呼吸运动减弱甚至消失;该处刺激性损害,则发生呃逆。病变如损害一侧三叉神经脊束核下端则可出现同侧面部外侧痛、温度觉缺失;若累及副神经核则出现胸锁乳突肌和斜方肌瘫痪、萎缩,则可导致头颈活动及提肩胛运动无力。由于该部位病变接近后颅窝,故亦可出现如眩晕、眼球震颤、共济失调、饮水呛咳和吞咽困难等症状。如病变累及延髓下部,则可出现呼吸困难而致呼吸、循环障碍而死亡。上颈段病变常伴发高热。

2. 颈膨大(C_5~T_2)病损 表现为四肢瘫,双上肢呈下运动神经元性瘫痪而双下肢呈上运动神经元瘫痪;病灶平面以下各种感觉缺失,上肢可有节段性的感觉减退或丧失,可有肩及上肢放射性根性神经痛,有括约肌障碍。C_8~T_1 节段侧角细胞受损时,可产生 Horner 综合征。上肢腱反射变化有助于病变节段的定位,如肱二头肌反射减弱或消失,或肱三头肌反射逆转,可提示病变在 C_5~C_6 水平;若肱二头肌反射正常,而肱

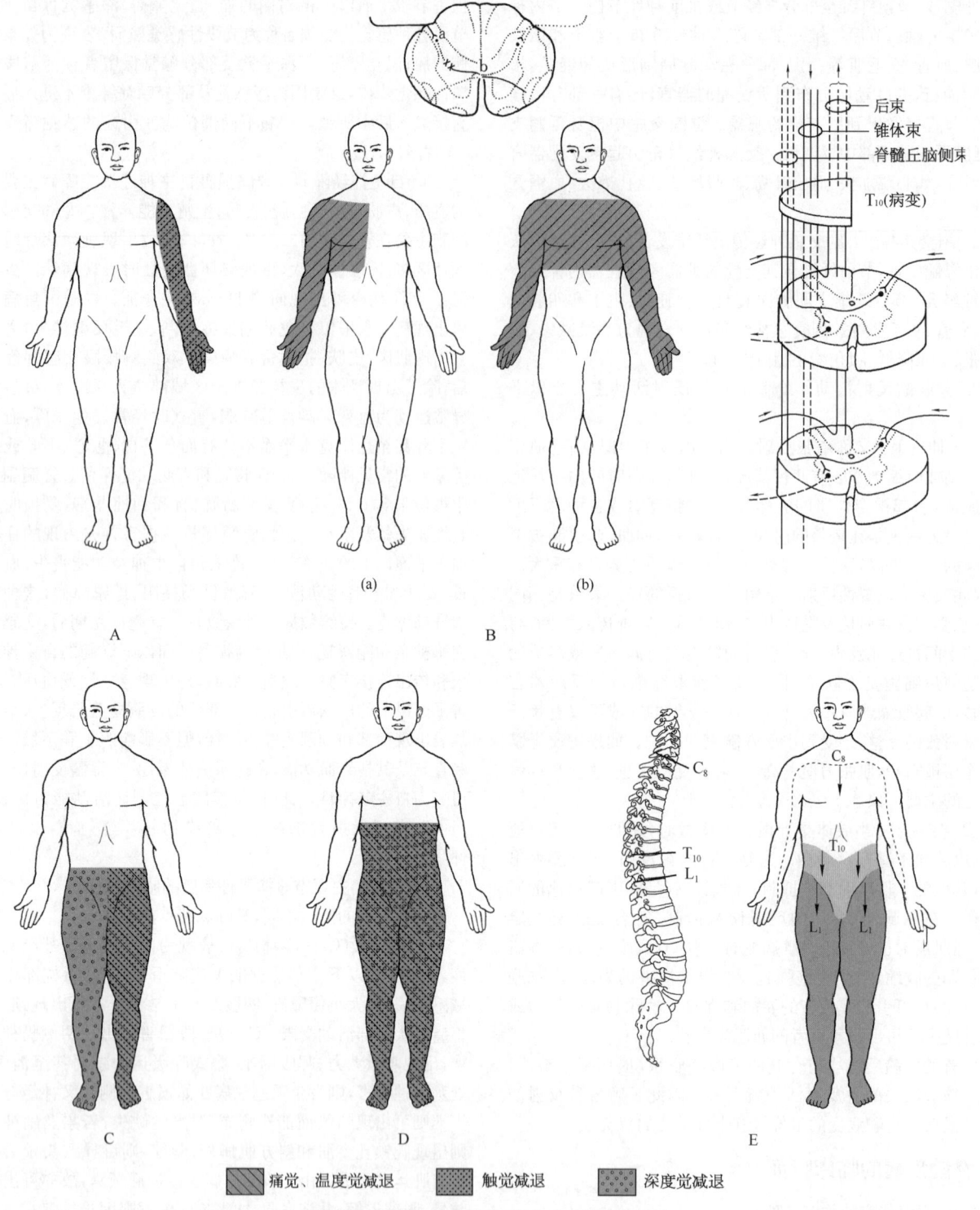

图 3-12-1-11 脊髓不同部位病变的感觉障碍

A. 脊神经根损害；B. 脊髓角损害(a)、前联合损害(b)；C. 脊髓半切损害；D. 脊髓横贯损害；E. 脊髓感觉水平与脊柱节段对应关系。

三头肌反射减弱或消失，可提示病变在 C_7、C_8。

3. 胸段($T_3 \sim T_{12}$)病损　胸段脊髓横贯性损害时，双上肢正常，两下肢呈现上运动神经元性瘫痪(截瘫)，病变平面以下各种感觉缺失，出汗异常，大小便功能障碍，常伴有病损节段相应胸、腹部根性神经痛和(或)束带感。感觉障碍平面是确定脊髓损害平面的重要依据，如胸骨柄水平为 T_2 节段，乳头水平为 T_4 节段，剑突水平为 T_6 节段，肋弓下缘为 T_8 节段，脐水平为

T_{10} 节段，腹股沟水平为 T_{12} 节段。腹壁浅反射变化有助于病损的定位，如上、中、下腹壁反射对应的脊髓中枢节段分别为 $T_7 \sim T_8$、$T_9 \sim T_{10}$、$T_{11} \sim T_{12}$。当病变在 T_{10} 时，脐上部的腹直肌有力而脐下部的腹直肌无力，当患者用力抬头时，脐孔被牵拉而上移称为 Beevor 征。

4. 腰膨大($L_1 \sim S_2$)受损　表现两下肢下运动神经元瘫痪，双下肢及会阴部感觉缺失，大小便功能障碍。损害平面在 $L_2 \sim$

L$_4$ 时膝反射消失,在 S$_1$～S$_2$ 时踝反射消失,损害 S$_1$～S$_3$ 会出现阳痿。腰膨大上段损害时,神经根痛在腹股沟或下背部,下段受损是根痛可表现为坐骨神经痛。

5. 脊髓圆锥(S$_3$～尾端)受损 无肢体瘫痪及锥体束征,表现为鞍区感觉缺失,即肛门周围及会阴部皮肤感觉缺失,肛门反射消失和性功能障碍。脊髓圆锥为括约肌功能的副交感中枢,故圆锥病变可出现真性尿失禁。

6. 马尾受损 与脊髓圆锥病变的临床表现相似,但损害时的症状及体征可为单侧或不对称,常表现为位于会阴部或小腿的根性神经痛,且较为严重;下肢可有下运动神经元性瘫痪,大小便功能障碍常不明显或出现较晚。这种不对称性和下肢症状与体征是与圆锥病变重要鉴别点。

(三)脊髓病变的相关表现及综合征

1. 牵张反射 脊髓颈段的损伤可导致强直性伸肌牵张反射的大幅度增强。刺激可引起长时间运动神经元同步放电,导致肌肉持续性收缩,产生痉挛。

2. 脊髓的节段性肌阵挛 表现为反复发作的躯干肌肉伸直或屈肌阵挛,用力伸展或运动时加重。这被认为是脊髓起源的肌阵挛,可见于带状疱疹性脊髓炎、多发性硬化和脊椎创伤性损伤后。

3. 总体反射 表现为下肢痉挛性屈曲,不自主性膀胱排空,以及血压升高、心动过缓,颈髓平面以下肢体出汗和竖毛反应(自主神经反射)。这些反应可以通过针刺、被动运动、触觉刺激肢体和腹部、压迫膀胱引起。

4. 脊髓半侧损害(brown-sequard syndrome) 表现为脊髓病变平面以下同侧肢体瘫痪和深感觉障碍,对侧痛、温觉障碍,而两侧的触觉均保留。多见于脊髓外伤和髓外肿瘤的早期。

5. 脊髓横贯性损害 出现损害平面以下各种感觉缺失、上运动神经元瘫痪及括约肌功能障碍等。在病变的急性期往往出现脊髓休克症状,即损伤平面以下呈迟缓性瘫痪,肌张力低,腱反射减弱或消失,病理反射不能引出和尿潴留。脊髓休克症状一般持续 3～4 周,以后逐渐转为上运动神经元瘫痪,即肌张力增高、腱反射亢进、出现病理反射和反射性排尿。

6. 脊髓病综合征 见表 3-12-1-1。

表 3-12-1-1 脊髓不同部位受损的临床表现

示意图	病损部位	症状	疾病
	前角	下运动神经元性瘫痪	急性脊髓灰质炎(又称小儿麻痹症)、进行性脊髓性肌萎缩
	锥体束	上运动神经元性瘫痪	原发生侧索硬化
	前角、锥体束	上、下运动神经元性瘫痪	肌萎缩性侧索硬化
	后索、锥体束	深感觉障碍,上运动神经元性瘫痪	亚急性联合变性
	后索	深感觉障碍,感觉性共济失调	脊髓痨、假性脊髓痨(糖尿病)

示意图	病损部位	症状	疾病
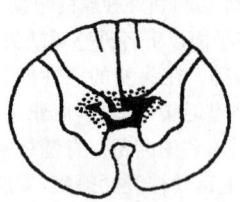	脊髓小脑束、后索、锥体束	共济运动失调,深感觉障碍,上运动神经元性瘫痪	遗传性共济失调
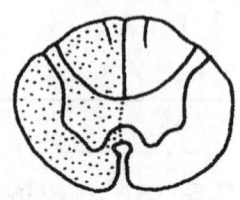	中央管周围包括灰质前连合	痛觉、温度觉缺失,触觉存在(节段性分离性感觉障碍)	脊髓空洞症、髓内肿瘤
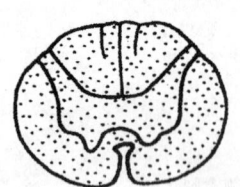	脊髓半侧损害	布朗-塞卡尔综合征	脊髓外伤、脊髓压迫症
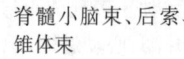	脊髓横贯损害	损害平面以下各种感觉缺失,上运动神经元性瘫痪,括约肌障碍	急性脊髓炎、脊髓外伤、脊髓压迫症、脊髓出血

三、脊髓疾病的诊断与鉴别诊断

脊髓病变的诊断需要进行定位和定性诊断。在定位诊断时,必须根据瘫痪的类型,感觉障碍的性质,分布和平面,是否伴有肌肉萎缩,神经根刺激症状,棘突压痛、叩击痛及相关辅助检查。定性诊断则要根据病史、诱发因素、起病缓急以及有否伴随症状等。

(一) 定位诊断

1. 根据感觉水平与脊椎关系进行定位 脊髓节段与脊椎节段因在生长发育过程中,脊椎的生长速度快于脊髓,因此脊髓较脊椎短并上移,脊髓的节段也较脊椎的节段上移。临床上,往往可根据感觉水平定位脊髓的节段,并推断相应脊椎的节段。实际应用中,可按照以下步骤进行定位:首先根据皮肤感觉障碍的节段推断脊髓病变的上界,然后推算病变在相应脊椎的上界,最后确定病变中心层面脊椎的节段。脊髓病变的上界的确定按(皮节-1),如患者感觉平面皮节为 T_6,脊髓病变的脊椎上界应定位 T_5。脊柱棘突与脊髓节段大致的对应关系如下:$C_1 \sim C_2$,两者节节对应;$C_3 \sim C_8$,两者相差 1 个节段,脊髓高于脊椎一个节段;$T_1 \sim T_8$,两者相差 2 个节段;$T_9 \sim T_{12}$,两者相差 3 个节段。如感觉水平在脊髓 T_6,病变则应在感觉水平上界的两个节段脊椎,即 $T_6 - 2 = T_4$。反之,脊髓病变的中心按脊椎节段+相应节段计算,如脊椎病变上界为 T_3,脊髓病变的水平为 $T_3 + 2 = T_5$(表 3-12-1-2)。腰髓相当于 $T_{10} \sim T_{12}$,骶髓相当于 $T_{12} \sim L_1$ 位置。

表 3-12-1-2 脊髓节段与脊椎节段之间的关系

脊柱棘突	椎体	脊髓节段	脊柱棘突	椎体	脊髓节段
C_3	C_3	C_4	T_6	T_7	T_8
C_6	C_6	C_7	T_9	T_{10}	T_{12}
T_1	T_1	T_3	T_{12}	L_1	$L_4 \sim L_5, S_1$
T_3	T_4	T_5	L_1	$L_1 \sim L_2$	$S_2 \sim S_5$

2. 脊髓病变节段定位

(1) 按运动障碍定位:根据脊髓病变引起的瘫痪类型(肌肉无力的部位和分布进行)来确定脊髓病灶位置。

1) 前角细胞瘫:脊髓前角细胞损害常无感觉障碍,而有肌肉萎缩,无力、肌张力下降、腱反射减低以致消失。

2) 单瘫(monoplegia):指单一肢体的所有肌肉无力或瘫痪。见于成人脊髓灰质炎、脊髓空洞症、肌萎缩侧索硬化、进行性脊肌萎缩症、外伤、放射病迟发反应和脊髓肿瘤的早期。

3) 半侧瘫:累及躯体一侧下肢,或上下肢的瘫痪,见于为 Brown-sequard syndrome。常见脊髓肿瘤或脊髓压迫症。

4) 截瘫(paraplegia):表现双腿无力或瘫痪,由腰段及以上脊髓病变所引起。$T_{12}\sim L_1$ 以上病变可以出现截瘫。

5）四肢瘫（quadriplegia，tetraplegia）：指四肢的无力或瘫痪。常见于颈髓或高颈段疾病。损伤位于下颈段并累及脊髓前半部分，可出现上肢迟缓性瘫痪，下肢痉挛性瘫痪。如果后束损害可出现感觉性共济失调。常见病因有髓脊炎、外伤、类风湿关节炎（齿状的枢椎关节脱位压迫 C_1、C_2）、高位颈髓肿瘤、脊髓脱髓鞘疾病、脊髓前动脉综合征。

6）反射异常：深反射改变常有助于脊髓病变的定位。深反射减弱或消失常提示相应节段神经元受损。锥体束受损则损害平面以下同侧腱反射亢进，出现病理反射，腹壁反射、提睾反射消失。

（2）感觉障碍的平面和差异定位诊断：浅感觉障碍具有节段性分布的特点，因此临床上可以根据感觉障碍平面来定位病变节段。利用痛、温、触觉和位置，震动感觉障碍定位脊髓平面损伤的范围。痛温觉障碍的平面常常是定位和病变平面的标志。感觉病障碍的体表标志见表 3-12-1-3。

表 3-12-1-3　感觉障碍的节段性分布

节段	表现	图示
C_2	头颅后部	
C_3	颈部	
C_4	锁骨上区	
C_5	三角肌区	
C_6	前臂桡侧和拇指	
C_7	示指和中指	
$C_8\sim T_1$	小指及手和前臂尺侧	
$T_1\sim T_4$	是心脏与肺的感觉通路	
T_5	乳头平面	
$T_6\sim T_8$	支配上腹部脏器	
T_{10}	脐平面	
L_1	腹股沟	
L_3	膝内侧	
L_5	大拇趾	
S_1	小趾	
S_2	股后区	
$S_3\sim S_5$	会阴部	

3. 病变范围定位

（1）脊髓病变上界的判断：① 可根据根痛的最上方部位、根性感觉缺失部位、节段性肌无力和肌萎缩的部位确定脊髓病变的上界。② 传导束性感觉缺失的平面。③ 腱反射减弱或缺失的最高部位为病变的上界。

（2）脊髓病变下界的判断可根据下列几项进行区分。

1）腱反射变化：如果瘫痪部位恰好有腱反射可以检查，往往以腱反射亢进的最高节段定为脊髓病变的下界。

2）发汗试验：脊髓病变的相应节段出汗减少或无汗，即可定位脊髓损害下界。

3）反射性皮肤划痕症：病变相应节段皮肤划痕症消失，横贯性损害病灶下方皮肤划痕症增强。

4）立毛肌反射：用冰块或乙醚刺激足底或足背皮肤，立毛肌反射自下而上出现，至脊髓下界终止。据此可判断脊髓病变的下界。

5）脊髓影像学：脊髓 MRI 可以明确病变的范围和性质。

（3）脊髓病变在腹侧或背侧的判断：脊髓腹侧病变常表现较严重运动障碍，背侧病变则感觉障碍较明显。腹侧病变出现脊髓前半侧综合征，表现为病变水平双侧弛缓性瘫痪，病变以下痉挛性瘫痪，双侧痛温觉消失，大小便障碍及自主神经功能紊乱，精细触觉及深感觉存在。脊髓背侧病变表现为病变水平以下深感觉障碍和感觉性共济失调。

（4）脊髓病变在左侧或右侧的判断：根据脊髓病变出现的半切综合征方向来判定。

（5）髓内或髓外病变的判断：临床上常根据患者躯体痛、温觉的变化情况区别髓内髓外病变。躯体的痛、温觉是由脊髓丘脑束传导的。而脊髓丘脑束内的纤维排列是有定位规律的，从内至外分别是颈胸腰骶，所以当髓外病变影响脊髓时首先压迫的是骶腰神经分布区的痛温觉障碍，随着病变的进展逐渐影响到胸颈，痛温觉障碍的进展是由下向上发展。相反，当出现髓内病变时，痛温觉障碍的进展是自病变节段由上向下发展。

（二）脊髓疾病的定性诊断

各种脊髓疾病所引起的脊髓损害常具有特殊的好发部位，因此，确定了病变在脊髓横断面上的位置及其所在解剖层次以后，就可以大体上推测出病变的性质，再通过临床的特殊检查及实验室化验便可确立定性诊断。不同部位病变最常见的原因，可以作为临床诊断的参考。

1. 脊髓横断面上的推断

（1）后根：神经纤维瘤、神经根炎（带状疱疹）、椎间盘后突、继发性椎管狭窄。

（2）后根及后索：脊髓肿瘤、脊髓痨、多发性硬化、脊髓血管性病变。

（3）后索及脊髓小脑束：家族性共济失调症。

（4）后根、后索及侧索：亚急性联合变性、结核性脊膜脊髓炎。

（5）侧索及前角：肌萎缩性侧索硬化、后纵韧带骨化、颈椎病。

（6）前角及前根：脊髓前角灰质炎、流行性乙型脑脊髓炎、脊髓前动脉阻塞。

（7）脊髓中央灰质及前角：脊髓积水症、脊髓血肿、脊髓过伸性损伤、髓内肿瘤。

（8）脊髓半切：脊髓髓外肿瘤、脊髓损伤、脊柱结核。

（9）脊髓横切：脊髓外伤、横贯性脊髓炎、脊髓压迫症晚期、硬脊膜外脓肿、转移癌、结核等。

2. 病变所在的解剖层次推断

（1）髓内病变：室管膜瘤、星形细胞瘤、血管网织细胞瘤、急性脊髓炎、血管畸形。

（2）髓内硬脊膜下病变：神经鞘瘤、脊膜瘤。

（3）髓外硬脊膜外病变：脊索瘤、转移癌、脂肪血管瘤、脓肿等。

四、脊髓病变的实验室检查

（一）脑脊液检查

脊髓病变者原则上均应作脑脊液检查，常规、生化和细胞学检查对脊髓疾病的诊断有重要意义。

1. 生化检查　脑脊液中糖含量降低而细胞数增多常提示化脓性、结核性或真菌性感染，也见于脊膜肿瘤广泛浸润、系统肿瘤或转移瘤。氯化物降低常见于化脓性、结核性或真菌性感染，也见于严重呕吐、长期低钠饮食、各种肾病、其他代谢性疾病如糖尿病等。乳酸脱氢酶及其同工酶增高见于细菌性感染和癌性病变。溶酶体酶增高见于细菌性感染和癌性病变。转氨酶升高多见于缺血缺氧性脑病等。

2. 动力学检查　可确定是否存在椎管梗阻，髓外病变可能会出现脊髓梗阻。梗阻以下脑脊液压力低，压颈试验压力不会上升。脑脊液生化检查蛋白明显增高而细胞数没有明显升高。Froin 征（椎管严重梗阻时蛋白含量超过 10 g/L CSF 呈黄色，流出后可自动凝结）阳性。

3. 细胞学检查　急性炎症疾病早期为中性粒细胞反应，晚期呈单核细胞反应，亚急性炎症可呈淋巴细胞反应。化脓性炎症以中性粒细胞反应为主；结核性可呈混合细胞反应为主；寄生虫感染可出现较多嗜酸性粒细胞。血管性疾病 CSF 中可见大量红细胞及中性粒细胞反应，2~3 d 达高峰，吸收期可见含铁血黄素吞噬细胞。肿瘤性疾病 CSF 中可检测肿瘤细胞。

4. 病原微生物检测　细菌、真菌、结核、梅毒、寄生虫感染均可通过脑脊液病原微生物的涂片、培养和相应抗体的检测来确定诊断。脑脊液病毒抗体 IgM（＋）或恢复期 IgG 较急性期动态升高 4 倍以上有诊断价值。脑脊液病毒核酸检查是诊断病毒性脊髓炎的关键，通过聚合酶链反应发现病毒的 DNA 或者 RNA 可以确诊病毒感染。目前最新的感染病原高通量基因检测可以检测脑脊液中数千种病毒、细菌、真菌、分枝杆菌、支原体、衣原体、寄生虫的核酸，鉴定样本中存在的可疑致病微生物，大大方便了脑脊液中病原微生物的检测，如果常规的检测手段未能明确诊断，可以行脑脊液感染病原高通量基因检测。

5. 免疫指标检测　脑脊液寡克隆带阳性有助于多发性硬化的诊断。Aop4 抗体的检测有助 NMOSD 的诊断。

（二）脊椎及脊髓影像学检查

1. 脊椎 X 线平片　已少有临床应用，常被脊椎 CT、MRI 替代。脊椎 X 线平片检测可观察椎体、椎弓根形态、椎板、棘突、关节及关节面、椎弓根间距、椎管前后径、椎间孔及椎间隙

的变化。根据临床定位拍摄相应部位脊椎的正位、侧位、双斜位片。椎管内肿瘤可见椎弓根变形，椎间距增大，椎体的改变，椎间孔扩张，椎管狭窄，骨质破坏等。脊椎结核可将一个或两个邻近椎体中央骨质破坏，边缘模糊，椎体塌陷，变形，椎间隙变窄，晚期可见沿前纵韧带上下扩展的椎旁脓肿。脊椎肿瘤可显示骨质破坏、椎体楔形变及椎旁软组织肿块等，椎间隙完整。脊椎外伤骨折可见椎体压缩性骨折、椎体裂开性骨折，可见碎骨片侵入椎管压迫脊髓椎管。脊椎退行性关节病可见椎体边缘锐利有骨刺形成，椎间隙变窄。脊椎 X 线平片还可发现脊髓先天性畸形及脊椎纵裂等病变。

2. 脊髓的 CT 及 MRI 检查　脊髓 CT 检查意义不大，MRI 检查最有价值，可清晰显示脊椎，椎管和脊髓，可以明确病灶的位置，病灶与周围结构的毗邻关系，甚至可以明确病因。增强 MRI 检查可以提高影像诊断水平。

脊椎开裂性骨折显示骨折椎体 T_1WI 低信号，T_2WI 高信号。矢状面可见典型楔形改变，常伴有上下椎间盘压缩性损伤。脊柱结核显示 T_2WI 低信号，T_2WI 高信号及骨质破坏。椎间盘突出在脊髓 MRI 矢状面显示突出的椎间盘，横断面显示突出于椎体后方或侧方的软组织块影，周围可见硬膜外静脉丛受压导致血流减慢的高信号。变性的椎间盘在 T_2WI 显示低信号，可观察椎管的状态，判定是否存在椎管狭窄。如有后纵韧带钙化则显示沿椎体后缘齿状低信号。可现实脊髓占位性病变，区分髓内、髓外、硬膜外或硬膜下病变，占位性病变与周边组织相邻关系。髓外硬膜下肿瘤可见邻近脊髓及硬膜囊受压位移，硬膜外肿瘤可见硬膜外软组织肿块伴椎体信号异常。硬膜外及硬膜下脓肿可见呈条索状病灶呈 T_1WI 低信号，T_2WI 高信号改变。脊髓蛛网膜炎可见矢状位与轴位可见蛛网膜下腔内粘连肥厚的软组织影呈 T_1WI 低信号、T_2WI 高信号，形态不规则。急性脊髓炎可显示脊髓内的异常信号影及脊髓萎缩，增强可使病灶斑片状强化。视神经脊髓炎所致的脊髓损害往往表现为＞3 个连续节段的长节段横贯性损害，脊髓肿胀，T_1WI 低信号，T_2WI 高信号，增强后强化。多发性硬化所致脊髓损害往往短节段，病灶＞3 mm 且＜2 个椎体节段，横断面上＜1/2 脊髓面积，水肿一般较轻。病灶 T_2WI 显示斑片状高信号，在病变活动期病灶可增强。脊髓空洞症矢状位可清晰显示脊髓空洞全貌，T_1WI 显示脊髓中央管状扩张，T_2WI 显示空洞内液体高信号。脊髓内血管畸形 T_1WI 显示灶性混杂信号，T_2WI 显示高低不等的同心圆改变，增强可显示畸形血管团。脊髓髓周动静脉畸形则可以看到静脉回流障碍导致的脊髓肿胀，在脊髓表面看到血管流空影，脊髓血管磁共振造影（MRA）或数字减影血管造影（DSA）可帮助诊断。

3. 脊髓血管造影　当疑诊为脊髓血管畸形时应作脊髓血管造影。

4. 其他影像学检查　如 PET、SPECT 等。PET 主要用于组织血流及代谢功能测定。SPECT 不仅能清晰显示形态学异常，还可显示局部血流量、血容量、氧与葡萄糖代谢等变化，对判断各类疾病早期代谢障碍有重要价值。

（三）EMG 及神经传导速度

1. EMG 检查　有助于不同部位神经病变的定位。纤颤波出现常见于单神经根损害，如椎间盘突出、脊髓肿瘤、脊髓血管畸形、脊膜或椎骨病变。前根受损时，纤颤波只出现在受损神

经支配的肌肉,受损水平以上或以下不出现纤颤波。根据这个特点就可以给病变定位。脊髓前角细胞受损时,肌电图呈神经源性损害,典型表现为插入活动延长,可有自发电活动,包括纤颤电位、正锐波及束颤电位,宽时限、高波幅多相运动单位电位,募集不良,放发频率增快。

2. 神经传导速度 感觉神经传导速度(sensory nerve conduction velocity,SCV)较运动神经传导速度(motor nerve conduction velocity,MCV)敏感,周围神经病变出现临床症状之前SCV已有改变,MCV正常。传导速度减慢见于机械压迫引起神经缩窄、各种原因引起肢体缺血、神经纤维脱髓鞘和神经轴突变性等,波幅减低见于纯轴索损害。H反射和F反射应答的丧失和减慢证明病变存在神经、神经丛和神经根近段。

3. 躯体感觉诱发电位(somatosensory evoked potential, SEP) 用脉冲电流刺激混合神经干,在特定的神经通路任何部位均能检出与刺激有固定时间关系变化的电位变化。SEP主要反映的是脊髓后索神经功能的完整性。SEP传导通路如下:周围神经到后索,经过内侧丘系到丘脑,最后到大脑皮层。在此传导通路上的各点记录电位变化,依据SEP各电位的神经发生源,就可以对脊髓病变进行定位诊断。如SEPT(下肢胫后神经)N9(臂丛远端)正常,腰髓以上各电位异常,SEPM(上肢正中神经)各电位正常,定位胸、腰段损害。脊髓空洞症可见N1、N13波幅降低,晚期潜伏期延长。腰骶部髓内肿瘤可见马尾电位、腰髓电位LP和P40潜伏期多正常或延长。LP和P40波幅低于正常。多发性硬化通过SEP可辅助检出亚临床病灶。

(四)脊髓内镜

可在直视下研究脊髓动静脉畸形血流改变,观察椎管内脊髓病。缺点是管径小,物镜视野局限,分辨率较低。

参 考 文 献

[1] 吕传真.神经病学[M].第3版.上海:上海科学技术出版社,2015:120-128.
[2] 吕传真,周良辅.实用神经病学[M].第4版.上海:上海科学技术出版社,2014:830-841.
[3] 王维治.神经病学[M].第4版.北京:人民卫生出版社,2002:103-107.
[4] VICTOR M, ROPPER A H. Adams and Victor's principle of neurology[M]. 7th ed. 北京:科学出版社,2004:1269-1299.
[5] WALTER G B, ROBERT B D, GERALD M F, et al. Neurology in clinical practice [M]. 5th ed. Philadelphia: Butterworth-Heinemann-Elsevier, 2008: 343-344, 346, 360-363, 401-410, 483-507.

第二节 炎性脊髓病

沈建康 史朗峰

一、急性脊髓炎

急性脊髓炎(acute myelitis),又称为特发性横贯性脊髓炎(idiopathic transverse myelitis),是一组原因不明的非特异性炎症性疾病,引起脊髓横贯性损害,导致损害平面以下运动、感觉和自主神经功能障碍。

常继发于病毒感染或免疫接种后,病变常累及几个脊髓节段的灰白质及其周围的脊膜,以胸髓最易受侵害。部分患者起病后,瘫痪和感觉障碍的平面不断上升,最终甚至波及上颈髓而引起四肢瘫痪和呼吸肌麻痹,危及生命安全,称为上升性脊髓炎。随着近年对疾病研究的深入,发现越来越多的急性脊髓炎是免疫因素和血管因素引起的,如视神经脊髓炎和多发性硬化直接累及脊髓,系统性血管炎如系统性红斑狼疮、干燥综合征累及脊髓。在2018年梅奥诊所发表的一组226例怀疑为特发性横贯性脊髓炎的患者,接近70%的患者可以发现明确的病因如多发性硬化、脊髓血管病、视神经脊髓炎等,病因不明的约20%,仅1%明确为水痘-带状疱疹病毒感染。

病理上有的以软脑膜、脊髓周边的白质炎症和变性为主,有的以中央灰质部受累为主,从轴面损害看,有的横贯性,有的以半侧损害为主。以上胸髓最多见。病变部位的脊髓肿胀、充血、变软,软脊膜充血,混浊,脊髓切面灰白质分界不清,可见点状出血。镜下见有软脊膜充血和炎性细胞浸润。严重者脊髓软化、坏死,后期可有脊髓萎缩和瘢痕形成。

【临床表现】

多发生在青壮年,男女发病率相似,起病前数天或1~2周常有发热、全身不适或上呼吸道感染等症状,或有疫苗接种史。起病急,常先有背部疼痛或胸腰部束带感,随后出现麻木、无力等症状,多于数小时至数天内症状发展至高峰,出现脊髓横贯性损害症状。

1. 运动障碍 以胸髓(T_3~T_5)受损害后引起的截瘫最常见,如颈髓受损则出现四肢瘫,并可伴有呼吸肌麻痹。急性期患者出现瘫痪肢体。病变水平以下呈弛缓性瘫痪、肌张力降低、深反射消失,病理反射引不出,尿潴留,此为早期脊髓休克阶段(2~4周)。约3~4周后进入恢复期,脊髓休克现象逐渐消失,过渡到痉挛性瘫痪,肌张力逐渐升高,尤以伸肌张力增高较明显,深反射出现继而亢进,病理反射明显,与此同时有时肌力也可能开始有所恢复。恢复一般常需数周、数月之久,多数患者最终残留一些症状和体征。病变严重者,脊髓休克阶段可能延长,有的可表现为长期弛缓性瘫痪,一些患者脊髓休克期过后出现痉挛性屈曲性肢体瘫痪,此时肢体屈肌张力增高,稍有刺激,双下肢屈曲痉挛,伴出汗、竖毛反应和大小便自动排出等症状,称为脊髓总体反射。以上情况常提示预后较差,一些患者可终生瘫痪致残。

2. 感觉障碍 损害平面以下肢体和躯干的各类感觉障碍均有,为传导束型感觉障碍。重者所有感觉完全消失、系双脊髓丘脑束和后索受损所致。在感觉缺失区上缘可有一感觉过敏带或束带样感觉异常区。随着疾病恢复感觉平面逐渐下降。

3. 自主神经功能障碍 脊髓休克期,由于骶髓排尿中枢及其反射的机能受到抑制,排尿功能丧失,膀胱对尿液充盈无任何感觉,逼尿肌松弛,而呈失张力性膀胱,尿容量可达1 000 ml以上;当膀胱过度充盈时,尿液呈不自主地外溢,称为充盈性尿失禁。当脊髓休克期过后,因骶髓排尿中枢失去大脑的抑制性控制,排尿反射亢进,膀胱内的少量尿液(300~400 ml)即可引起逼尿肌收缩和不自主排尿,称为反射性尿失禁。如病变继续好转,可逐步恢复随意排尿能力。此外,脊髓休克期尚有大便秘结,损害平面以下躯体无汗或少汗、皮肤干燥、苍白、发凉、立毛肌不能收缩;休克期过后,皮肤出汗及皮肤温度均可改善,立毛反射也可增强。可出现阴茎勃起异常,指甲松脆或角化过度。

【实验室检查】

1. 外周血象 急性期外周血白细胞计数可稍增高。脑脊液检查,脑脊液压力正常,脑脊液细胞数,特别是白细胞可正常或轻度增高,[(20~200)×10⁶/L],以淋巴细胞为主。但也可正常。蛋白含量可轻度增高(0.5~1.2 g/L),糖和氯化物含量正常。脑脊液 IgG 指数正常或升高,部分病例可有 OB 阳性。

2. 电生理检查 ① 视觉诱发电位正常,可与视神经脊髓炎及多发性硬化鉴别;② 下肢体感诱发电位阴性或波幅明显降低;③ 运动诱发电位异常;④ 肌电图呈失神经改变。

3. 影像学检查 脊髓 MRI 是目前唯一能直接显示急性脊髓炎病灶的影像学检查手段,对急性脊髓炎的最后确诊有非常重要的意义。急性脊髓炎 MRI 表现为:① 急性期受累节段脊髓增粗。② 受累节段脊髓呈长 T_1 低信号或等 T_1 等信号,长 T_2 高信号且比较均匀。③ 受累脊髓范围长,以上胸段与颈段为主,往以以 T_3~T_4 为中心,上下延至数个节段。④ 增强检查多数轻度增强。⑤ 慢性期可出现脊髓萎缩。

【诊断与鉴别诊断】

1. 诊断 根据急性起病,病前的感染史或疫苗接种史,横贯性脊髓损害症状、脑脊液变化及影像学改变,不难诊断。

(1) 病史及症状:青壮年发病多见,病前两周内有上呼吸道感染症状,或免疫接种史。有受凉、过度疲劳、外伤等发病诱因。首发症状病变相应部位背痛和束带感,病变部位平面以下肢体麻木、无力,感觉障碍,尿潴留和大便失禁。

(2) 体检:有脊髓横贯损害的表现:① 早期因"脊髓休克期"表现为弛缓性瘫痪,休克期后(3~4 周)病变部位以下支配的肢体呈现上运动神经元瘫痪。② 病损平面以下深浅感觉消失,部分患者病损平面上方可有感觉过敏带。③ 自主神经障碍:早期脊髓休克时表现为尿潴留、大量残余尿及充盈性尿失禁,大便失禁。休克期后呈现反射性膀胱、大便秘结,阴茎异常勃起。

(3) 辅助检查:① 急性期外周血白细胞计数正常或稍高。② 脑脊液压力正常,部分患者脑脊液白细胞和蛋白轻度增高,糖、氯化物含量正常。脑脊液病毒抗体 IgM(+)或 IgG 动态升高 4 倍以上,通过 PCR 发现病毒的 DNA 或者目前最新的感染病原高通量基因检测可以有助于诊断病毒性脊髓炎。③ 脊髓 MRI 示病变部位脊髓增粗,信号异常,常有轻度强化。

2. 鉴别诊断 临床需与下列疾病鉴别。

(1) 脊髓压迫症:脊髓椎间盘突出、血肿、脊髓原发性肿瘤或转移性肿瘤、炎症性肿块压迫所致。脊髓磁共振等检查可以确诊,一般不难鉴别。脊髓原发性肿瘤或转移性肿瘤分为髓内肿瘤和髓外肿瘤。临床上髓内肿瘤的发病缓慢,病史较长,脊髓症状和体征逐步显现,逐渐发展成横贯性脊髓损害症状,脑脊液检查多无异常改变;髓外肿瘤进展过程中,常有神经根性疼痛史,椎管有梗阻。髓内肿瘤 MRI 上表现与急性脊髓炎相似,也可表现脊髓增粗,T_1 低信号 T_2 高信号,但下列几点有助于两者鉴别:① 急性脊髓炎病变范围长,脊髓增粗较轻,外缘光滑;而髓内肿瘤一般病变较局限,脊髓呈局限性增粗,外缘不规则,瘤体上下段有时可见脊髓空洞形成。② 增强扫描,急性脊髓炎多不增强或仅有小斑片状轻度增强,而髓内肿瘤则增强

明显,一般来说髓内肿瘤,注射钆喷酸葡胺(Gd-DTPA)后多数能看到增强明显的瘤体。硬脊膜外脓肿(spinal epidural abscess,SEA)起病急,但常有局部化脓性感染灶、全身中毒症状较明显,脓肿所在部位有疼痛和叩痛,瘫痪平面常迅速上升,椎管有梗阻。

(2) 急性脊髓血管病:脊髓前动脉综合征呈超急性发病,患者常可以说出发病的明确时间点,伴有剧烈根性疼痛,临床症状数分钟到数小时达到高峰,损害平面以下肢体瘫痪和痛温觉消失,但深感觉正常。脊髓前动脉综合征的老年患者往往有多种动脉粥样硬化的危险因素,而年轻患者要考虑主动脉夹层导致脊髓前动脉闭塞的可能。脊髓血管畸形如动静脉畸形或海绵状血管瘤可以导致脊髓内出血,出现急性脊髓损害,但磁共振上 T_1、T_2 均为高信号可以与脊髓炎相鉴别。更为少见的脊髓血管畸形如髓周或硬脊膜动静脉瘘发病时可表现为缓慢进展的脊髓症状,有的也可表现为反复发作的肢体瘫痪、根性疼痛且症状常有波动,起病前常有外伤史,磁共振上可以看到长节段的脊髓异常信号,脊髓表面可以看到血管的流空影,表现为"虫蚀样"。有的在相应节段的皮肤上可见到血管瘤或在血管畸形部位所在脊柱处听到血管杂音。磁共振脊髓血管造影可以无创发现动静脉瘘,但最终需要通过脊髓血管造影来确诊。

(3) 视神经脊髓炎:急性或亚急性起病,兼有脊髓炎和视神经炎症状,如两者同时或先后相隔不久出现,易于诊断。如单纯表现为急性脊髓损害则需要做出鉴别。视神经脊髓炎的脊髓损害以横惯性损害较为多见,脊髓相应病变平面以下出现传导束型深浅感觉、运动障碍及便秘、尿潴留,出汗障碍,神经根性疼痛、痛性痉挛,Lhermitte 征,高颈段受累者可出现呼吸肌麻痹症候。本病常有复发。脑脊液白细胞数、蛋白量有轻度增高,少于三分之一的患者寡克隆带阳性;视力减退和(或)视觉诱发电位异常。脊髓 MRI 检查病变横贯性,往往多于 3 个脊髓节段,以颈胸段脊髓联合病变为主。血水通道蛋白 4 抗体阳性的长节段横贯性急性脊髓炎提示视神经脊髓炎。

(4) 多发性硬化:多发性硬化的病情缓解与复发交替或呈波浪状、阶梯式进展,但累及脊髓时,临床上可出现脊髓炎的表现,在脊髓 MRI 上有时两者表现相似。但多发性硬化 T_2WI 表现为散在高信号斑块,病变累及节段范围短,病灶直径>3 mm 且<2 个椎体节段,横断面上<1/2 脊髓面积,水肿一般较轻。颅脑 MRI 检查时,可见多发硬化斑,而脊髓炎一般无颅内异常改变。脑脊液寡克隆带阳性有助于诊断多发性硬化。

(5) 脊髓损伤:放射性损伤和外伤后脊髓水肿在 MRI 上也可类似于急性脊髓炎的表现,但结合病史不难鉴别。

(6) 急性感染性多发性神经炎:这是一种自身免疫性疾病。通常发生在病毒感染或免疫接种后,四肢呈弛缓性瘫痪,可有或不伴有肢体远端套式感觉障碍,病理反射消失;脑神经常受损,一般无大小便障碍,起病 20 d 后常出现脑脊液蛋白-细胞分离现象。肌电图检查可出现神经传导速度下降或神经轴索损害。

【治疗】

(一) 药物治疗

1. 皮质类固醇激素 急性期可以大剂量甲泼尼龙冲击治疗 500~1 000 mg 静脉滴注,每日一次,连用 3~5 d;地塞米松

10~20 mg(溶于 5%或 10%葡萄糖液 500 ml 中),每日一次,7~10 d 一疗程。以后改为口服泼尼松 40~60 mg,每日一次。病情缓解后逐渐减量。在疾病初期无法判断患者的脊髓炎是否为免疫相关,而患者症状严重,可在使用激素同时给予人免疫球蛋白静脉滴注治疗[0.4 g/(kg·d),连用 5 d 为 1 个疗程]或血浆交换治疗。如最终证实急性脊髓炎是免疫相关的,激素减量要更慢以防复发(具体参考相应章节)。使用激素期间要注意血糖,补钾,补钙,保护胃黏膜以减少激素带来的不良反应。

2. 对症治疗　患者出现根痛、痛性痉挛可给予卡马西平、巴氯芬等药物控制症状。

3. 控制并发症　如合并有呼吸道感染或尿路感染可根据药敏结果选择使用抗生素治疗;如患者肢体瘫痪严重可予低分子肝素皮下注射预防下肢深静脉血栓。

4. 改善神经营养代谢机能　VitB 族、VitC、ATP、辅酶 A、胞二磷胆碱、辅酶 Q10 等药物口服,肌内注射或静脉滴注。

(二) 加强护理,防治并发症

1. 呼吸道管理　保持呼吸道通畅,按时翻身、变换体位、协助排痰,必要时作气管切开,如呼吸功能不全,可酌情作呼吸机辅助呼吸。吞咽困难的患者应及时留置胃管,以免吸入性或坠积性肺炎。

2. 褥疮的防治　① 避免局部受压,即每 2 h 翻身一次,同时按摩受压部位。在骨骼突起处及易受压部位用气圈、棉圈、海绵等垫起保护。② 经常按摩皮肤和活动瘫痪肢体。③ 保持皮肤清洁干燥,对大小便失禁和出汗过多者,要经常用温水擦洗背部和臀部,在洗净后敷以滑石粉。

3. 尿潴留及泌尿道感染的防治　尿潴留阶段,在无菌操作下留置导尿管,每 4 h 放尿一次。鼓励患者多饮水,及时清洗尿道口分泌物和保持尿道口清洁。

4. 预防便秘　鼓励患者多吃含粗纤维的食物,并可服缓泻剂,必要时灌肠。

5. 预防肢体挛缩畸形,促进机能恢复　应及时地变换体位和努力避免发生屈曲性瘫痪。

(三) 加强理疗及康复锻炼

病情稳定后应尽早开始康复训练,进行肢体的被动活动和自主运动,并积极配合按摩、理疗和体疗等促进患者功能恢复。

【预后】

如果没有并发症,在发病 3~6 个月后可逐渐恢复,可以生活自理;肢体瘫痪严重,6 个月仍不恢复,脊髓 MRI 显示髓内广泛异常信号,肌电图检查仍为失神经改变则预后不良,遗留严重后遗症;上升性脊髓炎,伴有呼吸功能障碍的患者预后差,甚至可以导致患者死亡。

二、硬脊膜外脓肿

椎管内脓肿是一种急性化脓性感染,可发生于硬脊膜外间隙、硬脊膜下间隙或脊髓内。其中硬脊膜外脓肿(spinal epidural abscess,SEA)最为常见,硬脊膜下脓肿和脊髓内脓肿极为罕见。SEA 为椎管内硬脊膜外间隙的局限性脂肪组织和静脉丛的化脓性感染,引起硬脊膜外间隙内有脓液积聚或大量肉芽组织增生,造成脊髓受压。此外,脊髓动、静脉及硬脊膜外静脉丛的化脓性炎症可引起脊髓血供障碍,造成严重的脊髓功

能障碍。属于神经外科急症,它所引起的脊髓损害往往急剧且严重,如不及时诊治,致残率及致死率均很高。

【病因】

脊髓硬脊膜外脓肿的发病率较低,但近年随着静脉内使用违禁药品的逐年增多及诊断技术的不断提高,其发病率亦逐年增加。脊髓硬脊膜外脓肿可发生于任何年龄,以青壮年多见,男性多于女性。大多数继发于其他部位的感染,以皮肤疮疖或蜂窝组织炎为最常见。也可由其他脏器化脓性感染如肾周脓肿、肺脓肿、乳突炎、卵巢脓肿及细菌性心内膜炎等,或由全身败血症引起。也可由相应或相近节段毗邻的皮肤疮疖、脊椎化脓性骨髓炎等感染直接蔓延。偶见于开放性损伤或经腰椎穿刺直接植入病菌,亦有难以查得原发病灶者。

致病菌以金黄色葡萄球菌为最多见,亦可为肺炎双球菌、链球菌等。致病菌进入椎管的途径可由血行或淋巴转移;椎管附近病灶直接播散或沿脊神经鞘进入;另一甚少见的途径为脊髓腔穿刺时误将致病菌带入而致感染。硬脊膜外间隙开始于枕骨大孔,下达骶椎,腹面硬脊膜与椎体较为紧密相连仅有潜在的间隙,故硬脊膜外间隙以背侧与外侧为明显。颈椎的硬脊膜外间隙不明显,下行到胸段时硬脊膜外间隙较宽大,充满脂肪,并有丰富的血管供应。故由血行性所产生的 SEA 多发生于胸椎的中下段的背侧,腰骶段次之,颈段和上胸段极少见。

【病理分类】

SEA 可分为急性、亚急性及慢性三种,以急性多见。

1. 急性硬脊膜外脓肿　急性期病理改变为组织充血、渗出,大量白细胞浸润,脂肪组织坏死,在硬脊膜外腔有多量脓液积存,常形成大小不同的袋状脓腔,有时病变可累及软膜、蛛网膜,使其血管充血增多。

2. 亚急性硬脊膜外脓肿　在硬脊膜外腔可有脓液与肉芽组织同存。

3. 慢性硬脊膜外脓肿　硬脊膜外为肉芽组织,外观上无感染征象或明显的脓液,但有时可培养出细菌。

由于硬脊膜外腔压力增高,脓液可以纵行扩散,病变可累及数个节段。脓肿可压迫脊髓,同时由于炎性病理变化可引起蛛网膜及脊髓实质不同程度的炎症反应,阻碍了脊髓静脉的回流。脊髓根动脉发生感染性血栓形成,使脊髓实质血液循环障碍加剧,从而出现脊髓水肿、软化和横断性病损。

【临床表现】

本病可发生于任何年龄,以 20~40 岁多见。病原菌可通过多种途径入侵,包括血源性感染、创伤性感染、硬脊膜外穿刺或原因不明。

1. 急性脊髓硬脊膜外脓肿　起病骤急,临床特点为根痛出现后,病情发展迅速,很快出现瘫痪。典型的临床表现可分为三期:

(1) 脊椎痛及神经根痛期:初期仅表现为发热、乏力、胸背部疼痛,临床表现不典型。在全身感染后数日,即可出现感染的脊椎有剧烈的疼痛,局部棘突有压痛、叩击痛,同时可有相应的神经根痛。全身症状有寒战、高热,周围血象中白细胞增多,有时出现败血症。

(2) 脊髓早期功能障碍期:很快出现两下肢无力,病变水平以下感觉减退,括约肌功能障碍。

(3) 完全瘫痪期:自脊髓功能障碍出现后,很快出现瘫痪,

常在数小时或 1～2 d 内出现两下肢完全瘫痪,反射消失、感觉丧失,尿潴留等急性横贯性脊髓损害症状,诊断则比较容易。

脑脊液动力测定有椎管腔阻塞现象。脑脊液中白细胞数可正常或轻度增高,蛋白定量显著增高,而糖定量大多数正常。如腰椎压痛明显,感觉平面很低,估计病变在腰椎部时,则腰椎穿刺时尤须注意。穿刺针达椎板后,应拔出针芯,然后将穿刺针缓慢推入,如有脓液以便流出,防止将病原菌误带入脊膜腔。上海仁济医院曾有 2 例在作腰椎穿刺时遇有脓液流出。

2. 慢性脊髓硬脊膜外脓肿　病程较长,常超过数月甚至可达数年,患者常不能记得急性感染史,有时可忆及发病前曾有高热史,可能有腰疼病史,以后出现束带状痛,下肢肌力减退。常因脊髓根动脉受压或静脉栓塞,引起脊髓病变。其表现与髓外肿瘤相似。

【诊断】

由于有些病例无法找到原感染灶,临床表现多样并缺乏特异性,且该病在临床上相对少见,因此误诊率非常高,而及时的诊断和治疗可大大降低病残率及病死率。目前除了提高广大医师对该病的警惕性外,采取有效特异的检查方法变得非常重要。

特异性的早期诊断有赖于对全部病史的了解,包括易感因素、实验室数据、影像学检查等。血常规检查多数有白细胞总数明显升高,中性核升高,但也有少数为正常表现。怀疑该病时,多不主张行腰穿脑脊液检查。有研究发现,几乎所有患者的红细胞沉降率都明显升高,且升高程度常与患者的临床表现、影响学检查结果一致,可作为评价治疗效果、指导进一步治疗的指标。

脓液细菌培养结果病原菌多为金黄色葡萄球菌,少数为肺炎双球菌及链球菌,部分病例无细菌生长,可能与术前使用抗生素有关。

本病的好发于上、中胸段硬脊膜外腔的后方及侧方,这与胸段较长及其解剖结构特殊有关。病灶累及范围可达数个脊髓节段,在个别情况下可累及椎管全长,甚至向颅内扩展。

凡临床表现有急性全身性感染症状,在数小时或短期内出现根痛及脊髓横断损害的症状,有明显脊椎压痛又能找到感染病灶者,应考虑脊髓硬脊膜外脓肿可能。硬脊膜外穿刺抽出脓液是确诊的直接证据,但有引起蛛网膜下腔感染的危险,操作要十分小心。脊柱 X 线平片多无改变,脊髓造影可见椎管内梗阻,并有充盈缺损。MRI 可显示病变,T_1WI 像呈低信号,T_2WI 像呈高信号。

目前 MRI 是确诊 SEA 的有力工具。通过平扫及增强扫描,可以了解到脊柱椎体及周围软组织情况,脓肿的范围及成分,鞘膜囊受压的情况及脊髓损伤的程度。而且通过复查,还可以作为评价疗效的指标。另外,非侵袭性的 MRI 检查可避免通过注射造影剂或穿刺抽吸而将感染带至蛛网膜下腔的危险,对椎管完全梗阻的患者,还可以避免注射造影剂加重神经损伤。

对于背痛及可能怀疑本病的患者应做全面的体格检查,立即查红细胞沉降率、血培养。经验证实,血培养的阳性结果常与后来的脓液培养结果相一致,从而可以提前确定病原,指导早期治疗。若红细胞沉降率明显升高,应急诊行 MRI 检查。

影像学检查是诊断 SEA 的主要方法,脊柱 CT 扫描使 SEA 的早期诊断成为可能,有助于手术方案的制定;CT 扫描结合脊髓造影能够提高 SEA 的诊断率;MRI 对 SEA 的诊断准确率达 91%,是诊断 SEA 的首选方法。

目前诊断急性硬脊膜外脓肿最为可靠和准确的方法是 MRI,可以显示病变的部位、范围及脊髓受压情况,为手术提供依据。

【鉴别诊断】

本病主要应与急性脊髓炎、脊柱转移癌、椎管内肿瘤、蛛网膜炎等病症相鉴别。

本病需与急性脊髓炎鉴别。后者起病骤急,亦有急性感染史,但无明显脊椎痛及根痛,压颈试验时示脊髓蛛网膜下腔通畅。

对逐渐出现脊髓功能症状,又不能忆及急性感染史的慢性病例,脑脊液检查白细胞数略增,蛋白定量显著增高,脊髓造影显示脊管腔阻断者,须与脊髓肿瘤鉴别。脊髓肿瘤如位于硬脊膜下,往往位于一侧,常有脊髓半切征,脊髓造影呈"杯口状"充盈缺损;脊髓肿瘤如位于硬脊膜外,虽然脊髓造影呈柴束状阻断,但往往以恶性转移性肿瘤较多见。患者年龄较大,发病较快,脊椎平片常可见骨质破坏,结合原发病灶的搜索可资鉴别。

对于背痛及可能怀疑本病的患者应做全面的体格检查,立即查红细胞沉降率、血培养。经验证实,血培养的阳性结果常与后来的脓液培养结果相一致,从而可以提前确定病原,指导早期治疗。若红细胞沉降率明显升高,应急诊行 MRI 检查。

【治疗】

对确诊病例,应尽早作手术处理,其疗效与手术早晚有密切关系。如在脊髓功能障碍的早期进行治疗,预后较好;如在完全瘫痪期进行手术,瘫痪往往不能恢复。为此,对诊断明确的急性硬脊膜外脓肿,应作急诊手术处理。手术目的在于清除脓液和肉芽组织,解除对脊髓的压迫,并作充分的引流。手术时应切除病变部位椎板,上下界达正常硬脊膜,侧方以不损伤小关节为限。硬脊膜不可打开,以免感染向硬脊膜下腔扩散。局部用加抗生素的生理盐水反复冲洗。伤口内不要留置骨蜡、明胶海绵等异物,以免异物反应,使伤口不易愈合。切口部分缝合,伤口内留置橡皮条或硅胶管引流条,术后每天用抗生素盐水向伤口内反复冲洗。按脓液培养所得的细菌敏感试验给以相应的抗生素治疗。亚急性及慢性硬脊膜外脓肿,亦需手术将脓液及肉芽清除。术后采用康复治疗以促进脊髓功能早日恢复。

SEA 一经确诊,即应采取积极有效的治疗措施,其治疗分手术治疗和药物治疗。常用的手术方法为椎板切除术,但仍有通过椎板切除术而加重临床症状或引起脊柱不稳的病例报道。据统计,SEA 平均累及 3 个节段。对于未合并脊柱感染的 SEA,单纯椎板切除术＋脓肿引流术即可,多不需另行后固定术。对于未合并脊柱脊髓炎的 SEA 患者,其脓肿多位于腹侧。必须强调的是,除了腹面减压外,还应根据患者的一般情况、切除椎板的数目及椎体破坏的程度来决定是否采取植骨或后固定术,否则许多患者会因脊柱不稳而逐渐出现坐位时痛,以及进行性加重的脊柱后凸。

药物治疗应于诊断明确后立即进行。根据引起 SEA 的常见病原体为金黄色葡萄球菌,在血培养结果尚未出来时,常选用耐青霉素酶的青霉素类抗生素与氨基糖苷类抗生素联用。

若患者对青霉素过敏,可试用万古霉素。然后根据血培养或脓液培养＋药敏结果,适当更换有效的抗生素。对于未合并脊柱感染的 SEA 患者,药物治疗应持续 4 周左右;若合并脊柱感染,抗生素至少应用 6 周。但在临床上,药物治疗的持续时间应根据患者的临床表现、红细胞沉降率及 MR 检查结果而定。

手术是治疗 SEA 的首选方法,常用的手术方法为：① 椎板切除术,是治疗 SEA 的首选方法。② 椎板切开术,主要适用于儿童 SEA 患者,以防儿童在多个椎板切除后出现脊柱后凸、半脱拉、脊柱不稳定等并发症。③ 在 X 线引导下经皮穿刺脓肿引流也是一种治疗方法,主要应用于腰椎硬脊膜外脓肿的治疗。

保守治疗适用于：① 未出现神经功能障碍的患者。② 患有其他疾病不能耐受手术的患者。尽早确定病原菌以及应用有效的抗生素是十分重要的,选用抗生素的标准是：对金黄色葡萄球菌有效、毒性低以便能够长期应用,能透过骨组织。Ingham 等推荐氟氯青霉素、氨苄青霉素、庆大霉素和甲硝唑联合应用。Mampalam 等推荐第三代头孢菌素和主要对葡萄球菌有效的抗生素(如万古霉素或新青霉素Ⅲ)联合应用。抗生素一般应用 4～6 周,最长可用 12 周,首先应该静脉用药,病情平稳后改为口服用药。

早期诊断和早期治疗是影响预后的关键因素,术前瘫痪的时间和脓肿的范围对预后也有影响,一般认为术前瘫痪时间超过 48 h 者,术后很难完全恢复。所以,早期诊断和在出现神经功能障碍前及时且有效地治疗是提高 SEA 疗效的关键。

三、脊髓梅毒

脊髓梅毒是由苍白密螺旋体感染引起的脊髓疾病,是神经梅毒的重要类型,包括脊髓痨、梅毒性脊膜脊髓炎和脊膜血管性梅毒等类型。在没有抗生素的年代,梅毒是引起脊髓病变的常见原因。随着青霉素的广泛使用,脊髓梅毒逐渐变得比较少见,而其多见于未经治疗或治疗不彻底的梅毒患者。随着艾滋病发生率的升高,神经梅毒的发生率有所上升,这可能是艾滋病患者免疫抑制的结果。脊髓痨为脊髓梅毒的主要形式,是脊髓的实质性受损。典型症状包括闪电样疼痛、感觉性共济失调及自主神经功能障碍(尿失禁等)。梅毒性脊膜脊髓炎和脊膜血管性梅毒均比较罕见,临床表现没有特异性,类似急性脊髓炎和脊髓梗死,诊断有赖于梅毒血清学检测。

【病因及发病机制】

梅毒的中枢感染均开始于梅毒性脑膜炎,通常是无症状性脑膜炎,只有通过腰穿检查才可以发现。如果不进行治疗或治疗不彻底,部分无症状性神经梅毒可以发展为多种类型的症状性神经梅毒,如脑膜血管梅毒、麻痹性痴呆、脊髓痨等,其中大约 1%～5% 发展为脊髓痨。

【病理】

脊髓痨病理改变主要是脊髓的后根与后索的退行性变,病变主要在腰骶区,病理上可见脊髓后根变薄、变灰,后柱退行性变,后根神经节显示神经元轻度减少,炎症可以沿着后根发展,但周围神经变化很少。

【临床表现】

(一) 脊髓痨

通常在患者最初感染梅毒后 15～30 年出现。男性多于女性。主要临床表现包括闪电样疼痛,深感觉障碍,阿-罗瞳孔(Argyll-Robertson pupil),内脏危象,括约肌功能障碍和皮肤和关节病变。

1. 感觉障碍　常先出现病变神经根支配区域的疼痛异常,90% 的病例有闪电样疼痛,或呈撕裂样、敲击样,尖锐而短暂,可以在全身游走,但以腿部为主,也可出现其他感觉异常：如发冷、麻木、刺痛或不同程度的触觉、痛觉、温度觉障碍。随着病程发展,出现深感觉障碍,宽基步态,感觉性共济失调。患者站立或行走时摇晃不定,两腿分开很宽。查体见跟膝胫反射消失,Romberg(＋),但肌力基本保持正常。有病患行走时,会出现腿部猛然上抬,行走用力,撞击在地板上,称为"拍打性脚步"。

2. 眼部病变　瞳孔异常十分常见(90% 以上的病例),可表现为瞳孔不规则、不等大。部分呈现阿-罗瞳孔(对光反射消失,但调节反射存在)。大多数患者有上睑下垂、视神经萎缩、眼肌麻痹。

3. 内脏危象　大约 20% 的病例出现内脏危象,以胃危象最为突出;患者上腹部突然出现疼痛,随后向全身扩散或上达胸部。也有其他少见内脏危象表现,如咽喉危象,伴有吞咽动作和呼吸困难发作;肠危象,急性腹痛、腹泻、里急后重;泌尿道危象,痛性尿不尽、排尿困难等,这些情况可能与不同水平的后根不完全损伤有关。

4. 自主神经功能障碍　骶段脊髓后根受损时还出现括约肌功能障碍,膀胱感觉迟钝,张力下降,出现充盈性尿失禁,尿潴留。部分患者还可出现便秘、巨结肠和阳痿。

5. 皮肤和关节病变　脊髓痨导致的感觉障碍使得患者容易出现 Charcot 关节和足部穿透性溃疡,但并非脊髓痨特有的并发症。Charcot 关节是一种神经性关节病,以膝、髋、踝和腰椎为主。可能是支配关节的感觉神经,尤其是痛、温、位置觉丧失,正常关节的保护性反射消失,使关节反复受损造成。病变先由骨关节炎开始,逐渐出现脱白、骨折、骨质破坏等。足部皮肤容易受压,血液循环差,一旦出现深浅感觉障碍使得足部皮肤的坏死和溃疡更容易发生和进展,严重时会出现穿透性溃疡。

(二) 梅毒性脊膜脊髓炎和脊膜血管性梅毒

少见,临床表现没有特异性,诊断有赖于血和脑脊液的梅毒血清学检测。梅毒性脊膜脊髓炎临床表现与急性脊髓炎类似,磁共振上表现为长节段的横贯性脊髓损害,伴有脊膜强化。大多数病变以双侧皮质脊髓束为主,称为 Erb 痉挛性截瘫。特征为进行性肌无力和痉挛,相比较于脊髓痨,其运动症状明显,而感觉症状较轻。脊膜血管性梅毒类似脊髓梗死,急性起病,可表现为脊髓前动脉综合征。

【辅助检查】

梅毒血清学检查阳性,包括：① 非梅毒螺旋体抗原血清试验,敏感性高且特异性相对低,如快速血浆反应素试验(rapid plasma regain,RPR)、性病研究试验(venereal disease research laboratory,VDRL)等,治疗后滴度可以下降甚至转阴,可用于疗效观察。② 梅毒螺旋体抗原血清试验,敏感性和特异性均高,如密螺旋体抗体荧光吸收试验(fluorescent treponemal antibody absorption,FTA-ABS)、血清梅毒螺旋体明胶凝集试验(treponema pallidum particle assay,TPPA)、免疫定位试验(treponemal pallidum immobilization,TPI)等,经治疗后抗体不会转阴,不能用于疗效观察。

脑脊液检查：活动性病变患者脑脊液异常。大约 10% 的患者脑脊液压力增高；50% 的患者脑脊液淋巴细胞增多（5～165 个/ml）；超过 50% 的患者脑脊液蛋白轻度升高（45～100 mg/dl，但很少到达 250 mg/dl）。脑脊液梅毒螺旋体抗原血清试验阳性具有特异性，但脊髓痨相对其他神经梅毒敏感性较低。腰穿时要尽量避免发生损伤，以免血液流入脑脊液中造成假阳性。

MRI 检查可无特异性改变，梅毒性脊膜脊髓炎磁共振上表现为长节段的横贯性脊髓损害，可见脊髓增粗，T_1 加权等或低信号，T_2 加权高信号，常伴有脊膜强化。

【诊断及鉴别诊断】

临床上出现脊髓后根后索病变，特异性的阿-罗瞳孔，有梅毒感染史，结合特异性的血清及脑脊液梅毒检查的病例，诊断并不困难。但需排除糖尿病、脊柱脊髓损伤、脊髓空洞症、亚急性联合变性、脊髓肿瘤等疾病。患者血糖正常，无外伤史，无节段性分离性感觉障碍表现，有助鉴别，MRI 能更清晰地显示脊髓结构改变。

【治疗】

首选治疗为大剂量青霉素，水溶青霉素 200～400 万 U，静脉用药，每 4 h 一次，持续 10～14 d。也可以使用普鲁卡因青霉素，240 万 U 肌内注射（合并丙磺舒 500 mg 口服，每日 4 次），每日 1 次，持续 10～14 d。

青霉素过敏者使用头孢曲松 2 g，每日 2 次或者强力霉素 200 mg，每日 2 次，共 4 周。

疾病治疗期间需要随访脑脊液，若脑脊液中细胞增多，则每 6 个月复查一次，腰穿直至细胞数正常；若脑脊液中细胞数 6 个月内不下降或 2 年后也未恢复正常，要考虑再次治疗。

大剂量青霉素治疗可出现赫氏反应（Jarisch - Herxheimer reaction），常发生在青霉素治疗 1～2 h，脊髓痨患者较其他神经梅毒患者中易见，皮质类固醇可以预防。

脊髓痨患者在脑脊液正常后还会有残留症状，需要对症治疗。如出现关节畸形时需行矫正手术；内脏危象时应用阿托品；疼痛时应用卡马西平、苯妥英钠、阿米替林等。

四、脊髓结核

脊髓结核是由于结核分枝杆菌引发的脊髓非化脓性炎症，发病较少，临床包括结核性脊髓炎和脊髓结核瘤。由于炎症可以波及脊髓、脊膜、脊髓神经根，前者又称为结核性脊髓脊膜炎。而脊髓孤立性结核瘤则极为罕见。

【病因及发病机制】

最常见的发病原因是邻近器官结核的直接蔓延，如结核性脑膜炎向下扩散或相邻椎体结核向椎管内扩散，前者更多见。其他原因如继发于肺结核的血行播散，而原发于脊髓的结核疾病并不多见。

中枢神经系统结核在结核流行区域有较高风险。在发达国家，近年来其上升趋势不能除外与 HIV 流行有关，事实上结核常是 HIV 感染的首发临床表现。在美国，危险性最高的感染人群是从结核流行区来的移民、AIDS 患者、无家可归者及滥用药物酒精的人群。

【病理】

脊髓结核在胸段最常见，其次是颈、腰段。病理上可见浓稠的渗出物积聚并包绕在脊髓周围，有时可以侵入脊髓实质，或可以累及动脉发生炎症、阻塞甚至造成脊髓梗死。患者可有结核性肉芽肿及粟粒样结节。结节外观呈小而分散的白色，镜下观察如同其他部位的结节病灶：由类上皮细胞和某些巨细胞、淋巴细胞、浆细胞及结缔组织包绕的中心干酪样坏死区构成。严重者可有空洞形成。

【临床表现】

脊髓结核最常见的临床表现依次为：发热，损害以下平面的肢体瘫痪和感觉障碍，尿潴留，大小便失禁和单肢瘫。70% 的患者合并有结核性脑膜炎。在结核感染的过程中，脊髓可以通过几种方式受累，如压迫脊神经和脊膜出现根痛。炎性渗出物可侵袭脊髓实质，引起脊髓横断性损伤，常为不完全性，表现为病变以下肢体无力，感觉障碍及括约肌功能障碍。累及动脉发生脊髓梗死者，则出现血管支配区域的缺血性损伤表现。

脊髓结核瘤孤立性出现较为少见，常伴有脊柱结核性骨炎（Pott 病）一起发生。Pott 病是目前最常见的脊柱肉芽肿性感染，典型症状有椎体破坏和脊柱畸形，脓性或干酪样肉芽组织从受感染的椎体突出，导致硬膜外压迫脊髓（Pott 截瘫）。

【辅助检查】

血白细胞数正常或轻微增加，红细胞沉降率加快，结核菌素试验或结核菌感染 T 细胞斑点试验（T-SPOT）多呈阳性。

腰穿检查示脑脊液压力稍高，但若脊髓蛛网膜下腔狭窄或梗阻，压力会降低。脑脊液中白细胞增多，早期可有多形核白细胞、淋巴细胞，以后主要是淋巴细胞。脑脊液蛋白含量增加，如果脑脊液通路出现梗阻，蛋白含量增高更为明显，脑脊液的糖含量、钠、氯水平均降低。患者若是粟粒状结核或结核瘤，腰穿的结果可以是正常的。

脑脊液抗酸染色可能出现结核菌，但阳性率很低。若进行细胞培养，耗时长，阳性率也不高。现在临床上可以采用 PCR 的方式，使用 DNA 扩增，对少量结核菌进行检测，速度快且阳性率大大提升。

髓内结核 MRI 表现：T_1 加权呈现等信号或低信号病灶，T_2 加权呈现高信号，增强则显示环状或结节状强化，部分患者出现脊膜增厚、脊髓肿胀。如果后期患者脊髓出现萎缩、空洞提示预后不良。伴有脊柱结核的患者 X 片显示脊柱后凸畸形、椎体破坏，常因伴有脓肿而出现的椎旁软组织影。

【诊断及鉴别诊断】

患者出现亚急性或慢性脊髓受累表现，既往一般有结核病史，结合相应 MRI 及脑脊液检查，诊断并不困难。需与脊髓蛛网膜炎和其他原因的亚急性、慢性脊髓炎相区别。

脊髓蛛网膜炎：症状起伏波动，腰穿检查常有椎管部分阻塞，脑脊液细胞正常，蛋白含量正常或轻度升高，糖和氯化物正常。脊髓造影示造影剂呈"点滴状"，呈现特征性"烛泪"表现。其他急性或慢性脊髓炎：应考虑病史，并结合 MRI 及脑脊液的检查。

【治疗】

脊髓结核的治疗要联合应用多种药物。目前推荐的方案为异烟肼、利福平、吡嗪酰胺联合乙胺丁醇或链霉素。利福平、链霉素和异烟肼均能很好地穿透血-脑屏障。若 2 个月后，症状改善较好，3 联或 4 联用药可以减至 2 个药物联用，一般是异烟肼加利福平，维持 10 个月。在抗药性流行区域或 HIV 感染患者中,抗结核治疗起始即联合使用 5～7 个药物直至药物开始出现效果。异烟肼剂量 5～10 mg/(kg·d)口服,该药的不良反应主要是中毒性视神经炎和皮疹,所以需要每月检查视力及红-绿颜色识别能力。链霉素[儿童 30 mg/(kg·d)肌内注射;成人 15 mg/(kg·d)肌内注射,最大 1 g/d],该药可以导致听力下降,内耳平衡功能受损,所以患者应每月检查听力及内耳功能,当出现前庭功能受损表现时立即停药。利福平[儿童 15 mg/(kg·d),成人 10 mg/(kg·d)口服],此药诱导细胞色素酶P450,影响许多药物代谢。异烟肼、利福平、吡嗪酰胺均有肝脏毒性,所以需要随访肝功能。如肝酶升高,但未出现黄疸或其他肝脏毒性,所以需要随访肝功能。如肝酶升高,但未出现黄疸或其他肝脏毒性表现,仍可以继续用药。

治疗中需监测脑脊液指标来判断治疗的效果,并在开始治疗后 2～3 个月检查一次神经影像,随后 3～6 个月复查一次。结合瘤的治疗需要至少 2 年。

对于没有出现脊髓压迫症状的脊髓结核患者,单纯的药物治疗是有效的,但若出现受压症状,则应该在开始化学治疗一段时间以后开始手术探查,尽量切除局部结核灶。

参 考 文 献

[1] 吕传真,周良辅.实用神经病学[M].第 4 版.上海:上海科学技术出版社,2014:841-846.

[2] 吴明,雷万生,祝斐,等.急性硬脊膜外脓肿的诊断和治疗[J].中华神经外科疾病研究杂志,2004,3(2):159-160.

[3] 周良辅.现代神经外科学[M].上海:复旦大学出版社,2001:311-313.

[4] DAVIS D P, SALAZAR A, CHAN T C, et al. Prospective evaluation of a clinical decision guideline to diagnose spinal epidural abscess in patients who present to the emergency department with spine pain[J]. J Neurosurg Spine, 2011, 14(6):765-770.

[5] KARIKARI I O, POWERS C J, REYNOLDS R M, et al. Management of a spontaneous spinal epidural abscess: a single-center 10-year experience[J]. Neurosurgery, 2009, 65(5):919-923.

[6] O'BRIEN C, LENEHAN B, STREET J. Non-operative management of an extensive anteriorly located epidural abscess[J]. J Clin Neurosci, 2011, 18(10):1401-1402.

[7] RABIU T B. Epidural abscesses in Africa[J]. Lancet Neurol, 2009, 8(10):879.

[8] TAHIR M Z, HASSAN R U, ENAM S A. Management of an extensive spinal epidural abscess from C-1 to the sacrum. Case report[J]. J Neurosurg Spine, 2010, 13(6):780-783.

[9] VICTOR M, ROPPER A H. Adams and Victor's principles of neurology[M]. 7th ed. New York: McGraw-Hill Eduction, 2001:757-760, 1309.

[10] WALTER G B, ROBERT B D, GERALD M F, et al. Neurology in clinical practice [M]. 5th ed. Philadelphia: Butterworth-Heinemann Elsevier, 2008: 407 - 410, 419, 1439-1440, 2230-2233.

[11] WANG T C, LU M S, YANG J T, et al. Motor function improvement in patients undergoing surgery for spinal epidural abscess[J]. Neurosurgery, 2010, 66(5):910-916.

[12] ZALEWSKI N L, FLANAGAN E P, KEEGAN B M. Evaluation of idiopathic transverse myelitis revealing specific myelopathy diagnoses[J]. Neurology, 2018, 90(2): e96 - e102.

第三节 脊髓压迫症

包映晖 孙青芳 沈建康

一、概述

脊髓压迫症是神经系统常见疾患,是一组具有占位性特征的椎管内病变,有明显的进展性脊髓受压临床表现。随着病因的发展和扩大,脊髓、脊神经根及其供应血管遭受压迫并日趋严重,造成脊髓水肿、变性、坏死等病理变化,最终将导致脊髓功能的丧失,出现受压平面以下的肢体运动、反射、感觉、括约肌功能以及皮肤营养障碍,严重影响患者的生活和劳动能力。一般而论,本病若能及早诊断和治疗,其预后甚佳。因此,必须普及和提高对脊髓压迫症的认识和重视。

【病因】

以肿瘤最为常见,约占脊髓压迫症总数的 1/3 以上。脊柱损伤的椎体脱位、骨折片错位及血肿,炎性及寄生虫性肉芽肿、脓肿,椎间盘突出,脊髓血管畸形以及某些先天性脊柱病变等均可引起脊髓压迫。

1. 肿瘤

(1) 起源于脊髓组织本身及其附属结构:占绝大多数,包括来自脊神经、脊髓膜、脊髓内胶质细胞、脊髓血管及脊髓周围的脂肪结缔组织的肿瘤。其中近半数(约 47.13%)为神经鞘膜瘤,包括少数的神经纤维瘤,其次为脊膜瘤,被认为是恶性的脊髓内胶质瘤仅占 10.87% 左右。此外,某些先天性肿瘤,如皮样囊肿、上皮样囊肿及畸胎瘤等亦有发生。脊髓硬膜外脂肪组织丰富,因此脂肪瘤的发生亦不少见。肿瘤可发生于椎管腔的任何部位,但神经鞘膜瘤以胸段多见,先天性肿瘤则以腰骶部为多。

(2) 起源于脊柱和其他器官的恶性肿瘤:亦可侵犯、转移到椎管内而累及脊髓。其中以肺、乳房、肾脏、胃肠道的恶性肿瘤为常见,亦偶见淋巴瘤、白血病侵及脊髓而发生脊髓压迫症状者。

2. 炎症 周身其他部位的细菌性感染病灶经血行播散,脊柱邻近组织的化脓性病灶的直接蔓延以及直接种植("医源性")等途径,均可造成椎管内急性脓肿或慢性真性肉芽肿而压迫脊髓,以硬脊膜外多见,硬脊膜下和脊髓内脓肿则极罕见。非细菌感染性脊髓蛛网膜炎,以及损伤、出血、化学性的如药物鞘内注射等和某些不明原因所致的蛛网膜炎,则可引起脊髓与炎性蛛网膜粘连,甚者蛛网膜形成囊肿而压迫脊髓。此外,某些特异性炎症如结核、寄生虫性肉芽肿等亦可造成脊髓压迫。

3. 损伤 脊柱损伤时常合并脊髓损伤,而脊柱损伤又可因有椎体、椎弓和椎板的骨折、脱位、小关节交错、椎间盘突出、椎管内血肿形成等原因而导致脊髓压迫。

4. 脊髓血管畸形 多因先天性胚胎发育上的异常所致。后天疾患如炎症、损伤、动脉硬化症等能否引起脊髓血管畸形迄今尚无有力的资料证实。脊髓血管畸形造成脊髓功能障碍的原因,除畸形血管的扩张膨胀具有压迫作用外,还因动脉短路、静脉淤血导致脊髓缺血性损害。

5. 椎间盘突出 又称髓核突出,亦属较常见的脊髓压迫原因,常因过度用力或脊柱的过伸、过屈运动引起。有谓因打喷嚏或用力咳嗽而导致椎间盘突出者,此乃实属罕见。椎间盘突出亦可因髓核本身的脱水老化所致,可无明显损伤因素,多发生于颈下段,可以同时有一个以上髓核突出,病程长,症状进展缓慢,此乃属脊柱退行性病变的一部分。

6. 其他 某些先天性脊柱疾患,如颅底凹陷、寰椎枕化、颈椎融合症、脊柱裂、脊膜脊髓膨出、脊柱佝偻侧突畸形以及严重的肥大性脊柱骨关节炎等均可造成脊髓压迫。

【病理生理】

脊髓深藏在骨性的椎管腔内,其组织结构和生物学特性与脑组织相类似,含水分丰富,质软而脆弱,不可压缩性,对血氧缺乏较为敏感等特性。这些特性决定了脊髓对压迫性和缺血性损害的病理变化和临床特征。不同的压迫因素及其发展速度,常决定临床表现。一般说来,任何一种压迫病因对脊髓的影响总是两方面的,一是机械压迫,二是血供障碍。机械因素引起的作用快,几乎立即出现症状,致伤性强,压迫解除后功能恢复慢,常需数小时、数天以后才能逐渐恢复。脊髓本身的各种组织对压力的耐受性亦有所不同,灰质的耐受性一般比白质大。传导束中的粗神经纤维对压迫的耐受性比细纤维差,故容易受损。触觉和本体感觉的神经纤维较粗(直径 $12 \sim 15~\mu m$),痛觉和温觉的神经纤维较细(直径 $2 \sim 5~\mu m$),故当两者同时受压时,前者出现症状较早,但解除压迫后,恢复也较快、较完全。一般而言,从脊髓受压至发生完全性功能障碍的过程越长,完全性功能障碍持续时间越短,在解除压迫后功能恢复也越快、越完全。血供障碍因素的作用慢,阻断血供需 $1 \sim 5~min$ 后方出现症状,恢复血供后功能恢复也快。但若供血完全阻断超过 $10~min$,脊髓将产生严重缺血,功能难以恢复。脊髓受压早期,血循环障碍是可逆的,但压迫程度加剧和时间过久后,即变为不可逆。动脉受压后其分布区供血不足,引起脊髓变性和软化而静脉受压后发生淤血,引起脊髓水肿,从而加剧脊髓受压和损害。在耐受缺血方面,白质比灰质耐受性强,细纤维比粗纤维强。由于致病因素发展速度的快慢不同,脊髓压迫的临床表现可分为急性、亚急性和慢性三型。

1. 急性压迫 多因损伤(此处指损伤后椎管内血肿形成或骨折片压迫脊髓而言)、转移性肿瘤、急性硬脊膜外脓肿、椎管内出血等原因引起。其占位体积在较短时间内($1 \sim 3~d$)便超过了压迫部位脊髓腔的储备间隙,便出现下述病理变化。通常静脉血回流首先受阻,静脉压增加导致水分过多地渗透到血管外,细胞间水分增多,受压区域的神经细胞、胶质细胞以及神经轴突水肿肿胀,脊髓体积增大,加剧了压迫。病变进一步发展招致动脉供血障碍,细胞组织缺氧。

2. 慢性压迫 此为椎管内良性肿瘤以及脊柱结核和某些先天性脊柱畸形引起。由于病变发展速度缓慢,脊髓非骤然受压、在病变缓慢发展的同时,脊髓逐渐地、程度不同地获得适应和代偿能力,或因侧支循环的建立而获得足够的血液供应,并可借椎管内脂肪组织消失,椎管扩大,椎板、椎弓根和椎体的变薄,骨质受侵蚀等变化,使脊髓受压得到减轻。慢性受压的病理变化与急性受压者截然不同。压迫病因可存在相当时间,脊

髓腔已完全阻塞,而脊髓仍可无明显水肿肿胀。相反,脊髓变得细小,甚至其大小仅及原有的一半或更小。脊髓被推向一边成弓形弯曲,受压部位呈一凹形压迹,其大小深浅随占位病变大小形状而异。其表面可见轻度充血,与蛛网膜有不同程度粘连。神经根被牵拉或压迫,此系根痛和节段性感觉或运动障碍的病理基础。上述病理变化决定了慢性脊髓受压的下列临床特征。

(1) 代偿性:脊髓受压过程缓慢而逐步获得适应与代偿能力,在相当长一段时间(数月至 1 年以上)可不出现临床症状。随着压迫的加剧其症状的出现亦常井然有序。髓外的压迫常先出现神经根刺激或损害症状,亦可因压迫紧邻的传导束而出现相应的损害症状。随后则为脊髓受压侧的半切症状,最后导致脊髓功能完全障碍。全过程往往长达 $1 \sim 2$ 年以上。

(2) 波动性:慢性脊髓受压病程长,其临床症状总的趋势是不断加重的。但亦见某些病例在某一症状或一组症状出现之后稳定相当时期而不再加重,甚至可有缓解或减轻现象。重而复轻、轻而复重,可有反复。这种症状的波动,常见于肿瘤的囊性变,血管性肿瘤和椎间盘突出症、部分神经鞘瘤患者亦有波动性的临床表现。有的是由于接受了药物和物理治疗症状得到缓解的。此种情况应仔细与脊髓神经根炎相鉴别。但症状的波动若画曲线表示,波峰总是一次比一次高,或者还伴有新的症状或体征出现。最终必将出现脊髓功能的完全性损害。

(3) 节段性:脊髓的运动和感觉神经具有节段性特点。不同节段的脊髓受压出现不同部位的运动、感觉和反射障碍。髓外压迫病变早期出现的根痛、"肉跳",是这种节段装置遭受刺激的表现和特点。这种节段性的临床表现,对脊髓受压的平面和部位的定位诊断帮助很大,因此询问病史和作体格检查时均需仔细查问察看。

(4) 多发性:肿瘤引起的脊髓压迫以单发者多见。但亦偶见多发性肿瘤同时或相继压迫脊髓的不同平面,如多发性神经纤维瘤病和转移性肿瘤。此外,蛛网膜囊肿、炎性肉芽肿亦有多发者。当感觉检查发现其缺失水平与脊髓腔阻塞平面不符,相差 5 个以上节段时,应考虑有多发病变或病变广泛。上述情况应作细致检查鉴别,这对分析病变性质、制订手术方案、判断预后均属重要。

3. 亚急性压迫 其临床表现和病程介于急性与慢性压迫之间,不再赘述。

【临床表现】

1. 病程经过 急性压迫,如外伤性血肿、转移癌、SEA,起病急骤,进展迅速,在数小时至数天内脊髓功能便可完全丧失。急性脓肿患者常以高热寒战起病。慢性压迫,如良性肿瘤、先天性畸形等,起病极为缓慢,早期症状多不明显,或仅有相应部位的不适感,轻微疼痛,又非持续,往往不足以引起患者的注意。多数患者是因疼痛较剧或肢体力弱、感觉障碍出现之后才就医诊治。对症治疗后症状往往有不同程度的减轻,因此可能误诊。脊髓压迫症的自然病程大体可分三个阶段,即早期(根痛期)、脊髓部分受压期和完全受压期。

(1) 根性神经痛期:亦称神经根刺激期。病变较小,压迫尚未及脊髓,仅造成脊神经根及硬脊膜的刺激现象。其主要临床表现是根性痛或局限性运动障碍。疼痛部位固定,局限于受累神经根分布的皮节区域,疼痛异常难忍,被描述为电击样、刀

割样、撕裂样、牵扯样和针刺样。开始为一侧性,突然发作,突然消逝,是间歇性痛。每次发作自数秒至数分钟。当用力、咳嗽、打喷嚏、大便等导致胸、腹腔压力突然增加时可触发或加剧疼痛,改变体位时可加重或减轻。因而患者常常只取一种姿势。在间歇期内可完全正常,或在疼痛部位出现感觉异常,如麻木、蚁走、虫爬、寒冷、针刺、发痒、沉重等感觉。当压迫进一步进展,疼痛加剧,变为持续性、双侧性,以致可以较广泛。神经根受压到一定程度时,其传导功能逐渐低下以致丧失,出现感觉减退或消失。由于相邻的上、下两个感觉神经根所支配的皮节有重叠,故神经根损害所出现的节段性感觉障碍,常是部分性的不完全的,若是完全性感觉丧失,提示有两个以上的感觉根受到损害。根痛并非见于所有患者,以髓外压迫者多见,髓内病变则较少见。病变位于脊髓腹侧者可无根痛症状,可产生运动神经根刺激症状,表现为相应支配肌群的肌束颤动、"肉跳"乃至痉挛,或易疲乏无力。这些早期症状的分布部位对脊髓受压的定位诊断有很大价值。

(2)脊髓部分受压期:病变在椎管内继续发展,脊髓受到压迫,出现脊髓传导束障碍,表现为受压平面以下的肢体运动、感觉和括约肌功能减弱或消失。因运动传导束神经纤维较粗,对压迫和血供影响耐受力差,因此运动障碍可先于感觉障碍。脊髓丘脑束受累产生受压平面对侧2~3节段以下的痛、温觉障碍,压迫平面高者障碍明显。可能在腰骶段脊髓丘脑束的位置已移向背外侧所致。如累及后索,则出现同侧关节运动觉、位置觉、振动觉等深感觉障碍,振动觉易受损害故表现也较早。深感觉障碍时患者在黑暗中行走困难,有如踩在棉花上的感觉。脊髓受压获得的适应和代偿功能,往往在此期间逐步建立,因此临床症状的加重和波动也就较为明显。运动和感觉障碍出现的程序髓内和髓外病变不同,髓内压迫者,运动、感觉障碍呈离心形式,即自受压平面向下、向远侧发展,可有感觉分离现象,根痛较少,括约肌功能障碍较早。髓外压迫者,运动、感觉障碍是向心形式,即自下自远侧向压迫水平发展。这是因为来自下肢痛、温觉传导纤维在脊髓内位于外侧,先于受到压迫之故。根痛较常见,括约肌功能障碍出现则较晚。脊髓受压期历时比根痛期为短,一般为数月左右。但两期常相互重叠,不能截然分开。当出现长传导束症状之后,即应视为脊髓已遭到部分压迫。

(3)脊髓完全受压期:亦即麻痹期、横断期,属本症的晚期。压迫已遍及到脊髓的整个横断面。尽管无肉眼所见的解剖上横断,但其功能已大部或完全丧失,脊髓受压平面以下的运动,感觉,膀胱、肛门括约肌功能以及皮肤、指(趾)甲营养等均出现障碍。

上述脊髓受压的临床发病过程,以慢性髓外压迫性病变表现最为典型。病程越长则此三期的出现越明显。分期并非绝对的,常有交叉重叠,如在脊髓完全受压期,尚存在根痛的病例,也非罕见。但分期对了解和分析脊髓受压一般规律和帮助临床早日发现、抓紧治疗时机都有意义。

2. 症状与体征

(1)感觉障碍:为脊神经后根、脊髓内的各种感觉传导束受到刺激或损害所致。包括疼痛、感觉过敏、感觉减退或缺失、感觉分离和感觉异常等。根性痛最为常见而且剧烈,已于前述。此外亦偶尔可见感觉传导束性疼痛,呈某一个肢体或半身

的弥漫痛或烧灼样、针扎样痛。当髓外压迫波及脊椎时,可产生脊椎椎体性痛,表现为背部肌肉深层钝痛、常合并有局部肌肉痉挛强直,用力、咳嗽或体位改变时加剧,也可因坐位时减轻、卧位时加重等。感觉过敏,常在感觉减退或消失平面的上方有一条感觉减退较轻区域,再上方常存在一狭窄的感觉过敏带。感觉减退较轻区与感觉过敏带之间的界线,代表脊髓受压节段的上缘。当病变在脊髓中央区时,常损害交叉的脊髓丘脑束纤维,而一部分未交叉的触觉纤维及深感觉纤维可免受累及,产生分离性感觉障碍,即痛、温觉丧失而触觉及关节肌肉觉存在。常见于脊髓空洞症、髓内肿瘤,而髓外肿瘤则少见。白质前联合的损害则出现损害水平以下两侧对称性的痛、温觉丧失。后索受损害则产生损害平面以下的触觉、本体觉、振动觉的丧失。此外髓外压迫时出现相应节段的棘突压痛、叩痛亦较常见。感觉障碍是脊髓压迫症的重要体征。对判断髓内还是髓外压迫,特别是对压迫的定位诊断有重要的参考价值。

(2)肌肉运动障碍与肌腱反射改变:病变累及前根、前角及皮质脊髓束时,产生肌力、肌张力和反射改变。早期为乏力、精细动作困难、步行易疲劳等现象,随后出现肌力减退直至完全瘫痪,前根和前角的损害以肌无力、肌张力低、肌萎缩和肌束颤动以及腱反射消失为主要表现,即所谓下运动神经元性瘫痪。病变在颈段及腰骶段尤为明显。当皮质脊髓束以及与运动有关的其他下行传导束受损害时,以肌无力、肌张力增加、腱反射亢进,出现病理反射为主要表现,即所谓上运动神经元性瘫痪。如果病变在脊髓颈膨大部位,既累及支配上肢的前根和前角,又累及支配下肢的皮质脊髓束,因此产生上肢的下运动神经元性瘫痪和下肢的上运动神经元性瘫痪。脊髓压迫症所造成的瘫痪一般为截瘫或四肢瘫,单肢瘫少见,偏瘫更少见。缓慢进行性的完全性截瘫,早期两下肢是伸性痉挛性瘫痪,刺激病变水平以下皮肤,可引出两下肢挺直,肌张力增高。也可出现反射性屈曲,称为屈曲痉挛性截瘫。临床上可把能引出此防御反射区域的上界,作为脊髓受压平面的下缘。晚期则变为松弛性瘫痪。受压水平以下的浅反射消失、腱反射亢进和病理反射出现,则为下行的皮质脊髓束同时受到损害所致。早期仅累及患侧,随后健侧也逐渐出现改变。

(3)括约肌功能障碍:早期表现为排尿急迫、排尿困难,一般在感觉、运动障碍之后出现,而后变为尿潴留,顽固性便秘,最终大小便失禁。病变在脊髓圆锥部位时,括约肌功能障碍常较早出现。病变在圆锥以上时,膀胱常呈痉挛状态,其容积减少,患者有尿频、尿急,不能自主控制,同时有便秘。而病变在圆锥以下时,则产生尿潴留,膀胱松弛,当膀胱充满尿液后自动外溢,呈充溢性尿失禁。肛门括约肌松弛,稀的粪便自行流出,大便失禁。

(4)营养性障碍:继发于肢体的感觉、运动障碍之后,皮肤干燥,易脱屑、变薄,失去弹性,皮下组织松弛,容易发生压迫性溃疡(压疮)。指(趾)甲失去光泽、增厚和脱落。关节呈强直状态。

(5)自主神经功能障碍:脊髓 T_2~L_2 的灰质侧角内有交感神经细胞,在骶段内则有副交感神经细胞。当受压时或与高级中枢失去联系时,出现多汗、无汗、血管舒缩和立毛反射异常等改变,常伴有两下肢水肿,腹胀及发热(当压迫水平较高时导

致大面积体表出汗障碍）。C_8~T_1的灰质侧角有睫状脊髓中枢，损害时产生 Horner 综合征，为有价值的定位体征。

3. 不同水平脊髓压迫症的临床表现　详见第一节，这里不再重复。

【辅助检查】

根据病史和体格检查，判断脊髓病变并不困难，但要精确地确定病变部位、程度和性质却非易事。尽管临床上某些有价值的病灶性体征可供定位诊断，但误差还是常有的，对病变程度和性质的判断与实际情况差距就更大些。因此，一般均需作进一步检查，特别是当考虑施行手术或作放射治疗之前，选择适合的辅助检查是不可缺少的。

1. 脑脊液检查　腰椎穿刺测定脑脊液动力变化和常规、生化检查是诊断脊髓压迫症的重要方法。

（1）脑脊液动力改变：当压迫性病变造成脊髓蛛网膜下腔阻塞时，颅内压不能传递到阻塞水平以下的脊髓蛛网膜下腔。因此出现阻塞水平以下的脊髓蛛网膜下腔压力低下，有时甚至测不出。脑脊液动力检查大致有三种结果：① 脊髓蛛网膜下腔无阻塞。② 部分阻塞。③ 完全阻塞。肿瘤体积的大小是导致蛛网膜下腔阻塞的主要因素，但肿瘤周围的蛛网膜是否有粘连亦有重要影响。此外，胸椎的管腔比颈段和颈下段为狭小，同样大小的肿瘤在胸段比腰段、颈段更早引起完全性阻塞。

（2）脑脊液细胞计数：一般均在正常范围，炎性病变者多有白细胞增加；肿瘤有出血坏死者红细胞和白细胞可有增加。

（3）脑脊液颜色与蛋白质含量：蛋白质含量少者无色透明，蛋白质含量高者呈淡黄至橘黄色。石炭酸试验可自（＋）至（＋＋＋＋）不等，其定量每百毫升中自数百毫克至 1 g 以上，放置一旁可自行凝固，称自凝现象。脊髓压迫症脑脊液蛋白质含量多少与脊髓蛛网膜下腔阻塞的程度、阻塞时间和阻塞水平的高低有关。一般阻塞越完全、阻塞时间越长、阻塞水平越低，蛋白质的含量也越高。肿瘤性压迫比非肿瘤性压迫蛋白质含量高，尤其是神经鞘膜瘤，其脑脊液蛋白质含量又比其他类型肿瘤为高。脊髓压迫引起脑脊液蛋白质含量的增高，亦可因为脊髓供应血管受压迫而淤血缺氧，使血管壁的通透性增加，蛋白质渗出增加；还可因蛛网膜下腔阻塞，使远侧的脑脊液不能参与正常的循环，少量被吸收而浓缩所致。

应该指出，腰椎穿刺作脑脊液动力学检查时，由于可能引起肿瘤位置的移动（如神经鞘膜瘤），使脊髓压迫症状突然加重或疼痛加剧，事前必须估计到。

2. 影像学检查

（1）脊柱 X 线摄片：正位、侧位，必要时加摄斜位。脊柱损伤重点观察有无骨折、错位、脱位和椎间隙狭窄等。良性肿瘤约有 50% 可有阳性出现，如椎弓根间距增宽、椎弓根变形或模糊、椎间孔扩大、椎体后缘凹陷或骨质疏松和破坏。转移性肿瘤常见骨质破坏。病程早期可无任何变化，病程越长骨质改变出现率越高、程度亦重。

（2）MRI：能清楚地显示各不同轴线的断层图像，提供较清晰的解剖结构层次。对脊髓病变的部位，上、下缘界线，位置及性质能提供最有价值的信息，是诊断脊髓病变最有价值的工具。

（3）CT：分辨率较高者，肿瘤小于 5 mm 便能检出，图像较清晰，能确切显示肿瘤位置和肿瘤与脊髓的关系。

【诊断与鉴别诊断】

首先必须明确脊髓损害是压迫性的还是非压迫性的，通过必要的检查便可确定脊髓压迫的部位或平面，进而分析压迫是在脊髓内还是在脊髓外，以及压迫的程度；最后研究压迫病变的性质。这是诊断脊髓压迫症的基本步骤和要求。为此必须将病史、临床检查所得，结合辅助检查有关资料加以综合分析，一般均能正确作出诊断。

1. 脊髓压迫与非压迫的区别　脊髓压迫症的早期常有根痛症状，因此需与能引起疼痛症状的某些内脏疾病相鉴别，例如心绞痛、胸膜炎、胆囊炎、胃或十二指肠溃疡以及肾结石等。当出现脊髓受压体征之后，则需进一步与非压迫性脊髓病变相鉴别。

（1）脊髓蛛网膜炎：本病起病缓慢，病程长，症状时起时伏，亦可有根痛但范围常较广泛。缓解期内症状可明显减轻甚至完全消失。脊柱 X 线平片多正常。脑脊液动力试验多呈现部分阻塞，伴有囊肿形成者，可完全阻塞。脑脊液白细胞增多，蛋白质可明显增高。脊髓造影可见造影剂在蛛网膜下腔分散成不规则点滴状、串珠状，或分叉成数道而互不关联。形态特殊，易于识别。

（2）急性脊髓炎：起病较急，常有全身不适、发热、肌肉酸痛等前驱症状。脊髓损害症状往往骤然出现，数小时至数天内便发展到高峰。受累平面较清楚易检出，肢体多呈松弛性瘫痪，合并有感觉和括约肌功能障碍。应与无明显外伤的急性椎间盘突出作仔细鉴别。脊髓炎者脊髓蛛网膜下腔无阻塞，脑脊液白细胞数增多，以单核及淋巴细胞为主，蛋白质含量亦有轻度增高。若细菌性所致者以中性白细胞增多为主，蛋白质含量亦明显增高。

（3）脊髓空洞症：起病隐袭，病程长。早期症状常为手部小肌肉的萎缩及无力。病变多见于下颈段及上胸段，亦有伸展至延髓者。多数病例属脊髓胚胎发育异常。病变特征是在脊髓中央管附近有一长形空洞，其周边有神经胶质增生。因此临床表现的主要特点是病变水平以下感觉分离，即痛、温度觉缺失，触觉及位置、振动觉保存。下肢有锥体束损害体征。根痛少见，皮肤营养改变常很显著。可有家族史。腰穿无阻塞现象，脑脊液检查一般正常。

（4）脊柱骨关节肥大性改变：多见于中年以上患者。病变以颈下段及腰段最常见。颈段者初期有上肢手部麻木或肩部酸痛、沉重感等症状，棘突或棘突旁有压痛。症状常因颈部位置不当而加重，严重者出现手掌肌群萎缩。弹指（Hoffmann）试验阳性。转动头位时可发生头晕或眩晕等椎基动脉缺血症状。X 线平片可见明显骨关节肥大性改变，脊柱生理弯曲消失，呈强直状，腰椎常见侧突。脑脊液检查一般正常。部分病例可伴有椎间盘突出，蛛网膜下腔呈不完全阻塞现象，脑脊液蛋白质含量亦相应增加。

（5）肌萎缩性侧索硬化症：为一种变性疾病。病变主要累及脊髓前角细胞、延髓运动神经核及锥体束。因此以运动障碍为主，一般无感觉障碍。早期可有根痛，其特征性表现是上肢手部肌肉萎缩和舌肌萎缩，严重者有构音困难。病变以上运动神经元为主时，腱反射亢进。脊髓腔无阻塞，脑脊液常规、生化检查正常。

（6）脊髓压迫症合并几种少见的临床症状：① 压迫病变

在高位颈段时,常伴有脑神经麻痹,特别枕大孔区脊颅型肿瘤,如出现声音嘶哑、吞咽困难、耸肩无力,当三叉神经脊髓束受压迫时则有头面部痛觉减退,角膜反射减弱。偶见于多发性神经纤维瘤病,脊髓肿瘤同时伴有位听神经瘤者。② 水平眼震亦多见于脊颅型肿瘤,由于压迫内侧纵束(该束主要协调眼球运动,可自中脑下达 T_1 水平),或因病变影响小脑,或血循环障碍导致水肿等。③ 脊髓肿瘤伴有视神经乳头水肿,以腰骶部肿瘤较常见,但总发生率并不高。临床检查除发现脑脊液蛋白质增高外,颅内并无异常,肿瘤切除后视神经乳头水肿消失。可能原因为肿瘤影响了脑脊液吸收或同时伴有脑脊髓病理性分泌增加所致。

上述少见情况,在鉴别诊断时宜注意。

2. 脊髓压迫平面定位 早期的节段性症状,如根痛、感觉过敏区、肌肉萎缩以及腱反射减退或消失,均有助于压迫平面的定位。因此必须熟悉脊髓节段与脊柱关系,脊髓节与支配的肌肉、各浅反射和肌腱反射中枢的节段位置。此外感觉障碍平面对定位亦属重要。一般说,感觉减退较轻区与感觉过敏带之间的界线,代表受压节段的上缘。而能引起防御反射区域的上界常可代表脊髓受压的下缘。脊髓造影或 CT、MRI 检查则可准确作出定位诊断。

3. 髓内压迫与髓外压迫的鉴别 临床症状出现的顺序可作鉴别的参考,如根痛,运动、感觉障碍的向心与离心发展,括约肌功能障碍的早晚等。但仅凭临床鉴别,有时难免出现较大误差,因此手术前还得靠 CT 或 MRI 检查来确定(表 3-12-3-1)。

表 3-12-3-1 髓内和髓外病变引起脊髓压迫症的鉴别要点

鉴别点	髓外病变引起的脊髓压迫	髓内病变引起的脊髓压迫
起病与病程	缓慢,多一侧开始,病程长	较快,起病时即常有下肢受损症状,病程较短
症状波动	常有	少见
根痛	早期常有	少见,晚期可偶有
肌萎缩	较常见	少见
运动、感觉障碍顺序	多自远侧开始,向心发展,常有脊髓半横断表现	多自压迫水平向远侧发展,呈离心形式,可有感觉分离现象
棘突压痛	常有	无
括约肌功能障碍	较晚出现	较早
蛛网膜下腔阻塞	较早,较完全	较晚出现,常不完全
脑脊液变化	动力试验多呈部分或完全阻塞,脑脊液颜色呈黄色或金黄色,蛋白质含量高,可有细胞数增加	一般无阻塞或部分阻塞,脑脊液常无色透明,蛋白质增高不明显,细胞数正常
脊柱 X 平片	后期常有变化	无
脊髓造影	造影剂阻断面光滑,常呈杯口状	造影剂阻断面不平整,常呈梭形膨大
预后	良好	差

4. 确定压迫病因性质 对病变性质的分析,有助于手术前准备和预后估计。一般髓内或髓外硬脊膜下压迫以肿瘤为最

常见。髓外硬脊膜外压迫,则多见于椎间盘突出,腰段、颈下段多见,常有外伤史。炎性压迫,如硬脊外脓肿,发病快,伴有发热等其他炎症特征。血肿压迫,常有外伤史,症状、体征进展迅速。转移性肿瘤,如肉瘤、淋巴肉瘤等,起病较快,根痛明显,脊柱骨质常有明显破坏。综合病史、临床体检和辅助检查资料,认真分析,多数病例手术前可得出正确诊断。

【治疗及并发症的预防】

治疗原则是去除压迫病因。手术则是唯一有效的治疗方法。手术病死率极低,而效果大多良好,因此应早期诊断、及时手术。良性肿瘤如神经鞘膜瘤、脊膜瘤、皮样及上皮样囊肿、脂肪瘤和椎间盘突出等,一般均能彻底切除。应用显微手术对髓内肿瘤如室管膜瘤、囊性变胶质瘤等,亦能全切除或大部切除。单纯的静脉血管畸形亦有完全切除的例子。因此不能过于保守。对晚期患者或肿瘤难以全切除者,作椎板减压术常可获得短期疗效。凡存在两个以上压迫病变不能一次手术切除者,原则上应先解除高位压迫,术前对高位压迫定位不够明确或低位压迫比高位压迫严重者例外。手术后应积极辅以药物治疗,物理疗法,加强护理,以加快脊髓功能的恢复。对年迈及瘫痪患者应注意防治肺炎、压疮和尿路感染等并发症,晚期患者多因此类并发症致死,必须有足够的重视。

【预后】

脊髓压迫症的预后取决于以下几种因素。

1. 压迫病因的性质及其可能解除的程度 髓外硬脊膜下肿瘤一般均属良性,能完全切除,其预后比髓内肿瘤和不能切除的其他类型肿瘤为好,脊髓功能可望完全恢复。对可能切除的髓内肿瘤和血管畸形,除少数术后症状加重外,多数病例手术后症状可获相当满意的恢复,单纯作椎板切除,疗效短暂,亦有术后加重者。转移性肿瘤手术效果极差。蛛网膜囊肿、椎间盘突出(胸椎间盘突出手术疗效差)以及能完全切除的某些硬脊膜外炎性或寄生虫性肉芽肿,其手术疗效亦令人满意。因外伤所致的硬膜外血肿及其他异物造成的脊髓压迫,均应尽早施行手术切除,其疗效常取决于脊髓原发损伤的性质及程度。

2. 脊髓功能障碍的程度 在解除压迫之前脊髓功能尚未完全丧失者,手术效果大多良好,而术前脊髓功能完全丧失者,手术效果大多不佳。普遍认为当脊髓功能完全障碍超过半年以上者,即使压迫病变能完全解除,其功能恢复亦不满意。但亦有个别病例完全瘫痪已 1 年以上,手术解除压迫后,脊髓功能仍获得相当恢复。这充分说明脊髓对慢性压迫具有极好的耐受能力。因此,对那些脊髓功能已完全消失但压迫可能完全解除的病例,不应放弃治疗及失去信心。亦有认为瘫痪肢体仍处于痉挛性者,如能解除压迫均有一线恢复的可能。

3. 脊髓受压平面的高低 一般而言,高位的压迫比低位压迫预后差。但亦曾遇到同样大小的肿瘤,在下颈段比胸段手术效果更佳者,这可能是胸段椎管腔比下颈段椎管腔狭窄,手术时脊髓遭受损伤机会较大有关。

4. 压迫病因解除的早晚

5. 急性压迫与慢性压迫 急性压迫,脊髓的代偿功能来不及发挥,因此比慢性压迫预后为差。

6. 解除压迫后脊髓功能恢复程序 一般浅感觉恢复较快,少数病例当压迫解除,痛觉即时有一定程度恢复,或感到原有的束紧感消失。感觉恢复总是自上而下,而运动障碍的恢复往

往自指(趾)端开始,括约肌功能障碍的恢复出现最晚。若术后1个月以上脊髓功能不见丝毫进步者,提示预后不良。

二、椎管内肿瘤

椎管内肿瘤也称为脊髓肿瘤,包括发生于椎管内各种组织如神经根、硬脊膜、血管、脊髓的原发性和转移性肿瘤,为脊髓压迫症的常见病因,如果不加以治疗,就会引起严重的神经学致残和死亡。

【发病率】

原发性椎管内肿瘤是一种不常见的肿瘤,人群每年发病率为(0.9~2.5)/100 000 人,远较颅内肿瘤为低,仅占全部中枢神经系统肿瘤的 4.3%~10.4%。发病年龄,原发肿瘤以中年为多;转移性肿瘤以老年居多;10 岁以下的儿童极少见,大多为恶性肿瘤。2014 年北京天坛医院报告脊髓肿瘤 2 447 例,年龄2~82 岁,平均 39.7 岁;以 30~49 岁发病率最高,占 45.3%,男女差异不大;50 岁以下年龄组,男性占优(男∶女=1.22∶1.00);50 岁以上年龄组,女性占优(女∶男=1.27∶1.00)。

【病理类型】

脊髓肿瘤可起源于脊髓外胚叶室管膜和胶质细胞,如神经胶质瘤、神经纤维瘤;可起源于脊髓的中胚叶间质,如脊膜瘤;亦可由椎管周围组织直接侵入椎管,如淋巴肉瘤;或来自身体其他部位恶性肿瘤的转移,如肺癌、鼻咽癌、乳腺癌、甲状腺癌等。

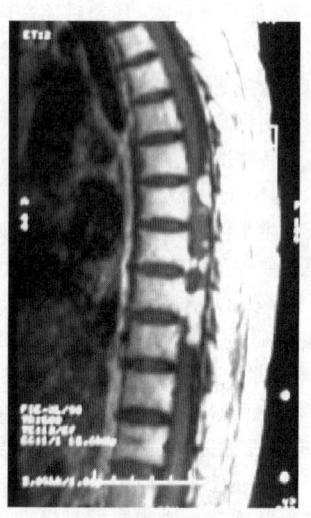

图 3-12-3-1　胸椎管内多发性神经鞘瘤 MR 增强(矢状位)

常见的椎管内肿瘤有神经鞘瘤、脊膜瘤,胶质瘤、先天性肿瘤、转移瘤等,其他病理类型少见。

1. 神经鞘瘤　又名施万细胞瘤,多见于 30~40 岁的中年人,性别差异不大。少数患者有多发肿瘤,即同一时期有两个以上椎管内神经鞘瘤(图 3-12-3-1)。脊神经鞘瘤的大小通常长 1~3 cm,有光滑完整的包膜,并可呈部分囊性变。有时肿瘤沿神经根生长,穿过硬脊膜到达硬脊膜外,或穿过椎间孔长到椎管外,形成葫芦状或哑铃状,造成椎间孔的扩大和破坏(图3-12-3-2)。

2. 脊膜瘤　其发病率仅次于神经鞘瘤,居脊髓肿瘤的第2 位,但远较颅内的脑膜瘤为少。脊膜瘤较多见于中年女性。好发于胸段,其次颈段,腰骶段甚少(图 3-12-3-3)。肿瘤表

面光滑,亦可呈结节状,包膜完整。其血液供应来自脊膜,故常见肿瘤附近的脊膜血管增生粗大。

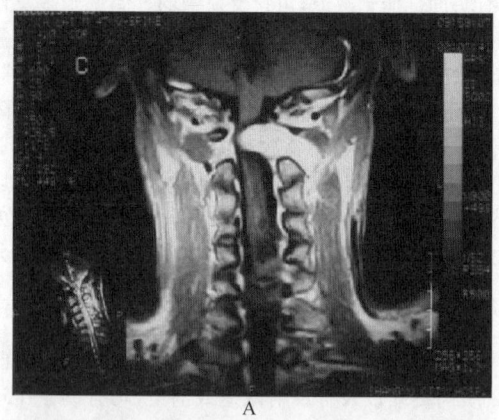
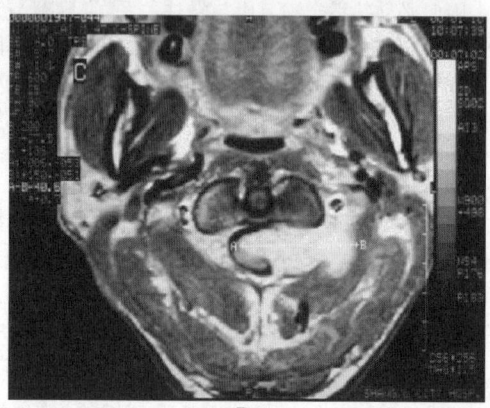

图 3-12-3-2　C_1~C_2 椎管内外神经鞘瘤 MR 增强
A. 冠状位;B. 轴位。

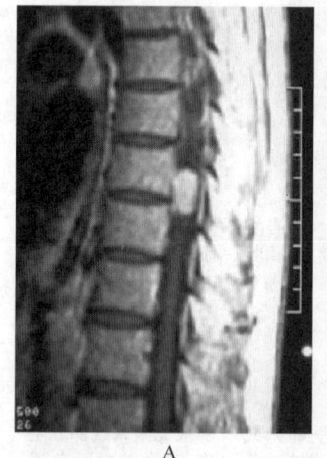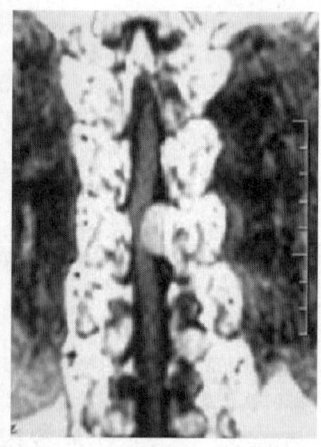

图 3-12-3-3　T_7 髓外硬膜下脊膜瘤 MR 增强
A. 矢状位;B. 冠状位。

3. 胶质瘤　多位于髓内,以室管膜瘤、星形胶质细胞瘤为多,少突胶质瘤、混合性胶质瘤、多形性胶质母细胞瘤偶亦可见。

(1) 室管膜瘤:占脊髓髓内肿瘤的 60%,中年男性较为多见。自脊髓中央管发生,或自终丝长出。多见于颈胸段,约50%的病例伴有脊髓空洞。其次为腰骶段,位于圆锥和终丝。有时肿瘤可累及脊髓多个节段(图 3-12-3-4)。

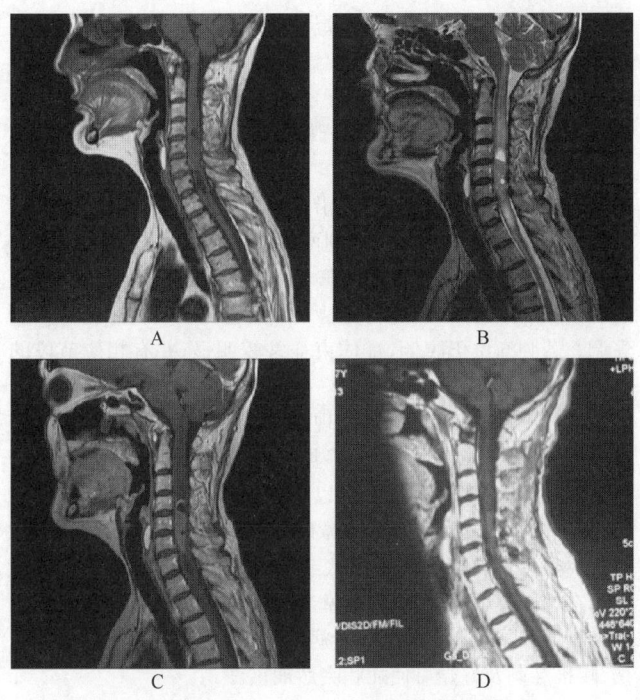

图 3-12-3-4　$C_4 \sim T_2$ 髓内室管膜瘤

A. MR T_1W 矢状位；B. MR T_2W 矢状位；C. MR 增强矢状位；D. 术后 MR 增强矢状位。

(2) 星形细胞瘤：占脊髓髓内肿瘤的 30%，以 20～30 岁女性较多见。多位于脊髓颈胸上段，外观呈梭形肿胀，有时连绵数节，质地较软，可有出血。其横断切面可见肿瘤质地中等，灰红色，有时出血囊变，与脊髓无明显的界限。约 85%～90% 的星形细胞瘤是低级别，而 10%～15% 是高级别（主要是间变性）。

4. 血管母细胞瘤　属真性血管源性肿瘤，但往往以软脊膜为基底，与脊髓组织分界清楚。血管母细胞瘤是最常见的伴随空洞的肿瘤，脊髓水平越高，就越有可能伴随空洞。血管母细胞瘤 75% 左右是散发，25% 为 Von Hippel Lindau 病（VHL），患者的染色体 3p25 短臂上有突变。多发性肿瘤也很常见（图 3-12-3-5）。

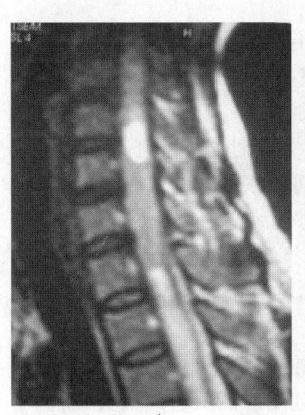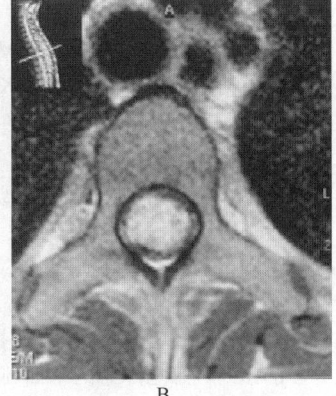

图 3-12-3-5　脊髓内多发性血管母细胞瘤 MR 增强

A. 矢状位；B. 轴位。

5. 先天性肿瘤
(1) 畸胎瘤：脊髓的畸胎瘤甚少，肿瘤可生长在硬膜外、硬膜下或髓内，其部位以脊髓的背侧及背外侧较多。肿瘤表面不规则或分叶状，与周围组织粘连，切面上可见软骨、骨骼或毛发，常伴有并发囊变、自发性出血及中央坏死。

(2) 上皮样及皮样囊肿：好发于腰骶部，可见于髓外或髓内。在中枢神经系统中，上皮样囊肿较皮样囊肿为多。

(3) 脂肪瘤：约占脊髓肿瘤中的 1%，男女差异不大，以 20～30 岁为多见，好发于胸段，可位于硬脊膜外，亦可位于蛛网膜下，后者多为髓内。约有 1/3 的患者伴有先天性畸形，如脊柱裂等，位于髓内者常部分露出表面（图 3-12-3-6）。

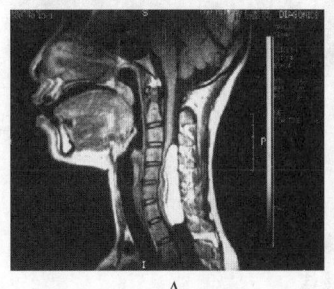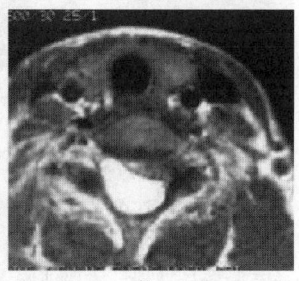

图 3-12-3-6　$C_3 \sim T_1$ 椎管内脂肪瘤 MR T_1W

A. 矢状位；B. 轴位。

手术切除是第一线治疗，肿瘤边缘缺乏分离的平面，神经和纤维脂肪组织混合，使肿瘤的全切除非常困难。

(4) 脊索瘤：起源于胚胎的脊索残余，好发于男性的骶尾部，少数可见于脊柱的其他部位。起于骶骨的脊索瘤常将骶骨大部分破坏，并向前侵入盆腔，向后压迫马尾神经根（图 3-12-3-7）。肿瘤四周有纤维组织包围，质地较脆软，有时呈胶冻状。

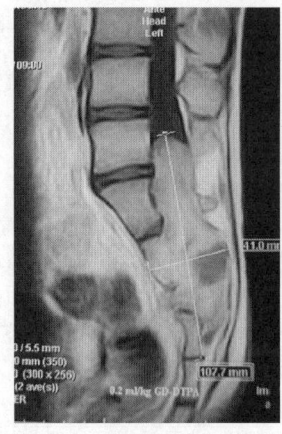

图 3-12-3-7　骶管脊索瘤

6. 转移性肿瘤　好发于硬脊膜外，以中老年人较多见（图 3-12-3-8）。原发病灶最多为肺癌，其次为乳腺癌、前列腺癌、鼻咽癌、肉瘤、甲状腺癌、子宫颈癌及直肠癌等。

【肿瘤的节段分布与解剖分类】

脊髓肿瘤各节段的分布与脊髓各节段的长度大致相同。2014 年北京天坛医院报告按发病率分析肿瘤部位，颈段为 35.02%，颈胸段为 7.97%，胸段为 22.35%，胸腰段为 7.81%，腰段为 21.17%，腰骶段为 3.72%，骶尾段为 1.96%。不同性质肿瘤的节段分布并不相同。神经鞘瘤、脊膜瘤、星形细胞瘤

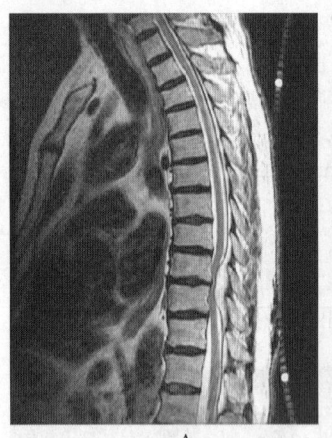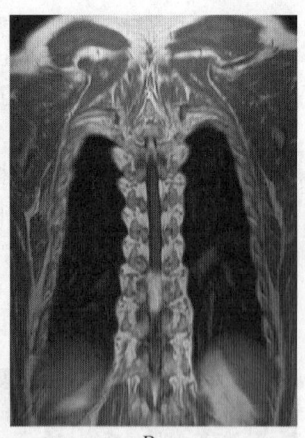

图 3-12-3-8 T₉～T₁₀ 硬膜外转移瘤

A. MR T₂W 矢状位；B. MR 增强冠状位。

和血管瘤基本按各节段脊髓长度比例分布，而先天性肿瘤好发于圆锥和终丝，血管母细胞瘤多发生于颈段。有些髓内肿瘤生长节段较长，跨颈、胸段或胸、腰段。

根据肿瘤生长的部位及脊髓、脊膜的关系，可将脊髓肿瘤分为髓内、硬脊膜下髓外及硬脊膜外肿瘤三类（图 3-12-3-9）。

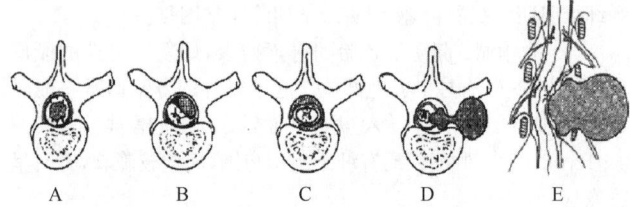

图 3-12-3-9 椎管内肿瘤的解剖分类

A. 脊髓内肿瘤；B. 硬膜下髓外肿瘤；C～D. 硬脊膜外肿瘤；E. 马尾肿瘤。

1. 髓内肿瘤 占椎管内肿瘤的 10%～15%，主要为室管膜瘤、星形细胞瘤，少数为血管母细胞瘤、先天性肿瘤、脂肪瘤、转移瘤或神经鞘瘤。

2. 髓外硬脊膜下肿瘤 最常见，约占 60%，主要为神经鞘瘤和脊膜瘤，少数为先天性肿瘤、肉瘤或转移瘤。

3. 硬脊膜外肿瘤 占椎管内肿瘤的 15%～25%，肿瘤的病理性质繁纷，但多为恶性肿瘤，如转移瘤和肉瘤。此外还有脂肪瘤、血管瘤、软骨瘤、骨瘤、神经鞘瘤、脊膜瘤、胶质瘤和囊肿等。

【临床表现】

脊髓肿瘤的病程长，进展缓慢。一般来说，当有双侧运动和感觉症状并不涉及头部和面部时，就要怀疑脊髓病变。它的主要表现为进行性的脊髓压迫症状，包括病变节段以下的感觉障碍、运动障碍、自主神经系统症状，包括括约肌功能障碍。现将不同部位的脊髓肿瘤之临床表现，分别叙述于下。

1. 髓内肿瘤 好发于中年人，以胸段及颈段多见。发病过程缓慢，首先出现的症状为感觉障碍。由于肿瘤侵及脊髓白质前连合，早期可有感觉分离现象。肿瘤沿脊髓的纵轴发展，故感觉水平的上界常不恒定，根痛少见。当肿瘤逐渐扩大侵及前角及皮质脊髓束时即出现运动障碍，且多呈离心发展，即先出现于病变节段，逐步向远侧扩展。括约肌功能障碍的出现常较

髓外肿瘤为早。脑脊液检查，蛋白定量变化不大，常在正常范围内。

2. 髓外硬脊膜下肿瘤 好发于胸段，次为颈段及腰段。除少数恶性肿瘤外，起病及病程皆极缓慢。根痛为早期较突出的症状，神经鞘瘤患者尤为显著。因肿瘤多发生于脊髓背外侧，早期刺激脊神经根后根，引起沿神经根分布区的放射性疼痛。开始时限于一侧逐渐可扩大到两侧或两侧交替出现。当神经根逐渐破坏，疼痛区出现感觉障碍。肿瘤如位于脊髓背侧，压迫或侵入后索后角，出现病变以下的位置觉丧失及感觉性共济失调。若肿瘤位于腹侧，锥体束征常较明显，并有相应节段的局限性肌肉萎缩。若肿瘤偏于一侧，压迫一侧脊髓，可无根痛，感觉症状出现亦较迟，但可出现脊髓半切综合征，不过临床上典型的脊髓半切综合征并不多见。病程的后期出现脊髓完全横贯性损害，表现为病变水平以下的肢体痉挛性瘫痪、感觉障碍、自主神经功能紊乱及营养障碍，膀胱和直肠的括约肌障碍。亦有少数患者长期不产生症状或仅有轻微的感觉障碍。由于肿瘤在蛛网膜下腔内生长，阻塞现象发生较早。脑脊液中蛋白定量增高，尤其为神经纤维瘤病例，大多在 1.2 g/L 以上。损伤、腰椎穿刺及妊娠可使症状突然加重。

3. 硬脊膜外肿瘤 以 50 岁以上患者最多，其次为中年人，亦有儿童。如系恶性肿瘤或转移性肿瘤，病程较短。发病初期有明显根痛，常伴有局部棘突的剧痛。患者可清楚地指出背部皮肤疼痛区，随即很快出现瘫痪。病变部位棘突有明显叩击痛。原发灶有时不易找到。脊柱平片常有明显的骨质破坏，尤为椎体。由于骨质破坏，局部穿刺可得血性液体及碎块状组织，作显微镜检查常可找到肿瘤细胞。

4. 马尾肿瘤 表现的症状都是下运动神经元及后根受损症状。根痛为其典型症状，常表现为两侧性的坐骨神经痛，而无运动障碍。但由于疼痛，可影响患者行走及睡眠，往往喜向一侧半卧位，甚至彻夜不眠，只能倚椅而坐。稍后会出现会阴部马鞍状感觉丧失及两下肢无力，括约肌障碍，常伴有尿潴留、麻痹性膀胱。

关于在不同脊髓节段的定位诊断及髓内、髓外肿瘤的鉴别诊断不再重复。

【诊断及鉴别诊断】

椎管内肿瘤的诊断依据主要包括以下方面。

1. 病史 详细的病史及完整的神经系统检查为诊断脊髓肿瘤的首要条件。一般病程较长，约 1～3 年，马尾肿瘤可达10 年以上。发病后可出现持续性进行性脊髓受压症状。由于脊髓本身有代偿能力，有些患者可出现一定程度的缓解，然后再恶化，故病程可有波动性。但恶性病变，如肉瘤、癌肿等则于数周至数月出现瘫痪。尚有更快者，如肿瘤出血可在数小时内出现脊髓半切征或脊髓横断损害，称脊髓肿瘤卒中。有恶性肿瘤史则有椎管内转移的可能。

2. 体格检查 完整、反复的神经系统检查可早期作出脊髓肿瘤的诊断。感觉障碍的平面、腱反射的减弱或消失、肌肉萎缩的分布和棘突叩痛可有助于肿瘤的定位。

3. 脑脊液检查 椎管内肿瘤患者进行腰椎穿刺有一定危险性，放液后可使病情突然加重，应慎重行之。脑脊液生化改变呈蛋白细胞分离现象，即蛋白含量增高，而细胞数正常。

4. 脊柱平片 椎管内肿瘤有 50% 可于平片中见骨质变

化,如椎弓向内凹入、变薄,骨质萎缩、稀疏,轮廓模糊,甚至破坏消失,椎弓根间距离增宽,椎体后缘有弧形压迹等。斜位片可见椎间孔扩大,椎板被压薄。

5. CT 平扫的诊断价值不大,于病变部位可见椎管膨胀、扩大,椎体后缘受压,椎管内软组织填充,脊髓被推向一侧。增强扫描可显示某些高血运肿瘤,如血管母细胞瘤。

6. 脊髓血管造影 主要用于血供丰富的椎管内肿瘤,如髓内血管母细胞瘤的诊断。在血管造影中有早期血管出现,并有持续均匀的结节状染色,边界清楚,可伴有血管移位和增粗的引流静脉。

7. MRI 由于 MRI 可提供各个层面的清楚解剖图像,在显示脊髓及椎管内肿瘤方面最为有用,是目前最具诊断价值的方法。它不仅能显示瘤的大小、数目、位置,并可将瘤与脊髓的关系显示清楚。在注射顺磁对比剂 Gd-DTPA 后作增强扫描,能在 T_1W 上显示顺磁效应,肿瘤增强的信号强度,较 CT 扫描更清晰地显示肿瘤及其周围的结构。

椎管内肿瘤常需与椎间盘突出症、脊髓蛛网膜炎、脊椎结核、运动神经元疾病、脊髓空洞症、脊柱肥大性骨关节炎、脊髓血管性疾病、多发性硬化及亚急性联合变性等鉴别。

【治疗和预后】

诊断明确后,应予以早期手术治疗。手术效果与神经症状出现的时间、范围、程度及肿瘤性质、部位有关。显微外科的开展,使脊髓肿瘤切除的效果进一步提高。应用神经监测提供感觉和运动传导束是否完整,可以增加手术的安全性。髓内肿瘤的手术时机最好选择在患者神经系统状态中度障碍时,这样将会取得较好的效果。髓内室管膜瘤的手术全切除率可达90%～100%,术后神经功能障碍得到满意恢复,大部分患者留有不同程度的感觉障碍。全切除后极少复发,术后不必放疗,而未能全切者应常规放疗。髓内星形细胞瘤全切除率低,仅35%～40%。预后主要与肿瘤的恶性程度有关,术后应常规放疗。体感诱发电位和动作诱发电位在缺少清晰界面的浸润性肿瘤切除中非常有用,可以指导手术切除范围和调整术中手术技术。髓内脂肪瘤全切除非常困难的,勉强切除肿瘤会造成严重后果,激光有助于肿瘤内切除。大部分切除肿瘤即可达到有效减压并长期控制肿瘤生长和病情恶化的目的。髓内血管母细胞瘤需做整块肿瘤全切除,远期疗效满意。

对于椎管内的恶性肿瘤,包括转移瘤,应采用综合治疗方法。由于术后脊髓受压症状常不能得到很好的改善,预后较差,因此要掌握好手术适应证。手术原则是作充分的椎板切除减压,并尽可能切除肿瘤,以解除对脊髓的压迫。术后应积极寻找和治疗原发病灶,并进行放射治疗和化学治疗。

髓外硬膜下肿瘤多属良性,有利于全摘除,疗效较佳。与肿瘤紧密粘连的神经根应电凝切断后连同肿瘤一并切除。但在颈膨大和腰膨大部位需注意,过多切断神经根将导致上肢或下肢的部分功能障碍。极少数巨大马尾肿瘤,因与多数神经根粘连甚紧,只能作部分或大部摘除,尽量避免马尾神经损伤,以免造成严重的括约肌障碍。哑铃形肿瘤可分为椎管内部分和椎管外部分,手术可一期或二期切除。但无论是一期或分期手术,均应先切除椎管内部分,否则从椎管外向椎间孔内分离可伤及脊髓。

截瘫患者应加强术后护理,预防褥疮、呼吸道及尿路感染,并加强肢体被动活动,防止挛缩及关节畸形,并辅以康复疗法。

参 考 文 献

[1] 李德志,孔德生,郝淑煜,等. 2 447 例椎管内肿瘤的流行病学特点[J].中华神经外科杂志,2014,30(7):653 - 657.

[2] 孙兵,车晓明.脊髓-和脊柱肿瘤[M]//周良辅.现代神经外科学(第二版).上海:复旦大学出版社,2015:866 - 880.

[3] 王贵怀,杨俊,刘藏,等.脊髓髓内室管膜瘤的显微外科治疗:附173 例临床总结[J].中国神经肿瘤杂志,2007,5(1):9 - 12.

[4] 徐伟,徐启武.脊髓肿瘤[M]//周良辅.现代神经外科学.上海:复旦大学出版社,2001:667 - 680.

[5] ANGEVINE P D, KELLNER C, HAQUE R M, et al. Surgical management of ventral intradural spinal lesions[J]. J Neurosurg Spine, 2011, 15(1): 28 - 37.

[6] CHAMBERLAIN M C, TREDWAY T L. Adult primary intradural spinal cord tumors: a review [J]. Curr Neurol Neurosci Rep, 2011, 11(3): 320 - 328.

[7] DOLECEK T A, PROPP J M, STROUP N E, et al. CBTRUS statistical report: primary brain and central nervous system tumors diagnosed in the United States in 2005 - 2009[J]. Neuro Oncol, 2012, 14(Suppl 5): V1 - V49.

[8] JUTHANI R G, BILSKY M H, VOGELBAUM M A. Current management and treatment modalities for intramedullary spinal cord tumors[J]. Curr Treat Options Oncol, 2015, 16(8): 39.

[9] MECHTLER L L, NANDIGAM K. Spinal cord tumors: new views and future directions[J]. Neurol Clin, 2013, 31(1): 241 - 268.

[10] MENEZES A H, OGDEN A T, HSEIH P, et al. Tumors of the spine[M]//WINN H R. Youmans Neurological Surgery: Vol 3. 6th ed. Philadelphia: Saunders WB Company, 2011: 1234 - 1274.

[11] RACO A, ESPOSITO V, LENZI J, et al. Long-term follow-up of intramedullary spinal cord tumors: a series of 202 cases [J]. Neurosurgery, 2005, 56(5): 972 - 981.

[12] SALA F, BRICOLO A, FACCIOLI F, et al. Surgery for intramedullary spinal cord tumors: the role of intraoperative (neurophysiological) monitoring[J]. Eur Spine J, 2007, 16 (Suppl 2): S130 - S139.

[13] TOBIN M K, GERAGHTY J R, ENGELHARD H H, et al. Intramedullary spinal cord tumors: a review of current and future treatment strategies[J]. Neurosurg Focus, 2015, 39(2): E14.

[14] WIEDEMAYER H, SANDALCIOGLU I E, AALDERS M, et al. Reconstruction of the laminar roof with miniplates for a posterior approach in intraspinal surgery: technical considerations and critical evaluation of follow-up results[J]. Spine, 2004, 29(16): E333 - E342.

[15] ZADNIK P L, GOKASLAN Z L, BURGER P C, et al. Spinal cord tumours: advances in genetics and their implications for treatment[J]. Nat Rev Neurol, 2013, 9(5): 257 - 266.

第四节 脊 髓 损 伤

刘晓东 车晓明

脊髓损伤(spinal cord injury, SCI)是一种严重损伤,可因直接或间接暴力作用于脊柱,造成骨折或脱位而伤及脊髓;也可在无骨折或脱位的情况下,通过挥鞭样运动直接伤及脊髓,或因累及脊髓血液供应而造成脊髓损伤。其发病率每年 11.5/1 000 000~23.0/1 000 000,发病的高峰年龄为 15~40 岁,男性多于女性,比例为 1.4~3.0:1。

【病因】

最常见原因为车祸,约占全部脊髓损伤的 50%,多数发生于颈段。其次为坠跌伤,约占全部脊髓损伤的 30%,损伤可发生于颈段,亦可发生于胸腰段。其他原因有体育意外、杂技事故、自然灾害引起的建筑物倒塌和工矿企业中的各种事故等,以及战时的火器(枪弹、弹片)伤和刀戳伤。

【损伤机制】

脊髓原发性损伤的主要机制包括对应于脊髓的直接持续性或短暂性压迫,椎体骨折和移位以及脊髓撕裂或横断。此外,脊髓损伤的动物研究发现脊髓继发性损伤也存在着多种机制,如再灌注损伤、急性炎症、脊髓局部肿胀(由于细胞内和细胞外水肿导致)、血管舒缩功能障碍、血脊髓屏障破坏、微小出血灶、微血栓形成、兴奋毒性作用(excitotoxicity)、线粒体损伤、脂质过氧化、自由基形成、细胞内钙超载以及凋亡信号激活。急性期损伤后导致的脊髓水肿多在伤后 3~6 d 到达高峰,之后数周逐渐消退。

临床上依据受伤外力的作用方式、椎骨损害的形态、韧带和椎间盘断裂以及神经功能障碍的不同,存在不同受伤机制。

1. 脊柱纵向受力　如在浅水池中跳水,头顶部触及池底,或从高处坠落,足部或臀部着地,或因塌方大块泥石压于颈背部,造成椎体压缩性骨折和(或)脊柱过度屈曲,甚至呈“折刀样”向前屈曲,引起后纵韧带与棘上韧带断裂,椎间盘后突,上段脊柱向前移位(图 3-12-4-1)和(或)骨折片突入椎管内(图 3-12-4-2),进而压迫神经根或脊髓。

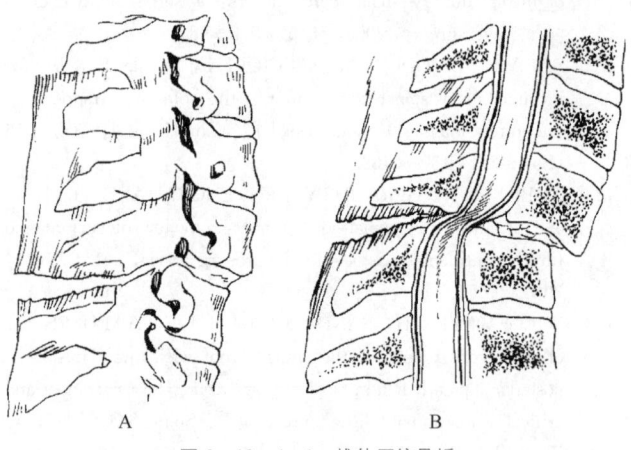

图 3-12-4-1　椎体压缩骨折
A. 脊椎压缩骨折;B. 脊髓受压情况。

2. 脊柱过伸活动　暴力作用使脊柱发生过伸活动,增厚的黄韧带皱褶、向前突入椎管,损伤被挤压于前突黄韧带与骨质增生椎体后缘之间的脊髓(图 3-12-4-3)。

3. 鞭索样运动　外力引起躯干加速运动,使颅颈交界处发生强烈的过伸过屈运动,可引起该部韧带、关节囊、寰枢椎和高位颈髓损伤。

4. 脊柱横向受力　暴力作用方向与脊柱几乎垂直,引起脊

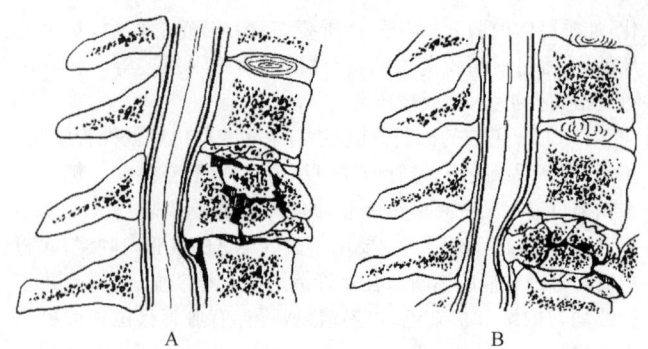

图 3-12-4-2　椎体压缩骨折
A. Ⅲ级压缩骨折(骨折涉及椎体的下缘,并有碎骨片后移者);B. Ⅳ级压缩骨折(整个椎体碎裂并有碎骨片突入椎管者)。

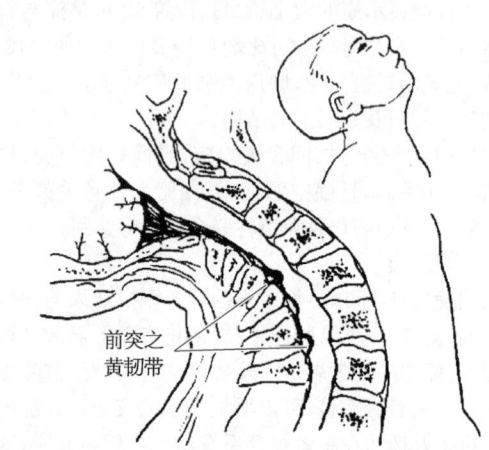

图 3-12-4-3　颈脊髓过伸性损伤

椎的椎板骨折凹陷、关节突骨折、前后纵韧带撕裂和脊柱前后向脱位,因骨折、脱位而损伤脊髓。

5. 产伤　臀位产时,由于臀部先露,任何牵拉胎儿的力量均集中于颈椎,容易使颈脊髓被拉长而受伤,甚至可撕裂硬脊膜。

6. 火器伤或刀戳伤　多见于战时,火器损伤都伴有一处或多处脊柱伤。脊髓的损害多数为完全性;刀戳伤多引起脊髓的半切性损伤。

【分类】

1. 按照与外界的沟通情况区分

(1) 开放性损伤:指脊髓蛛网膜下腔与外界相交通的损伤,多发生在战时。

(2) 闭合性损伤:指脊髓蛛网膜下腔与外界无交通的损伤,多见于平时。

2. 按损伤时限与致伤原因区分

(1) 原发性损伤:指受伤瞬间由脊柱骨折的移位、脱出的椎间盘或移动的骨折片等压迫、冲击或刺入脊髓而造成的不可逆性损伤(撕裂、挫裂或剪切伤等)。

(2) 继发性损伤:由各种因素如脊髓局部出血、水肿、缺血和缺血后再灌注,以及血脊髓屏障破坏、自由基生成、细胞内外离子紊乱和细胞凋亡等引起的脊髓再损伤。

3. 按损伤程度区分　通常可分为以下几类。

(1) 脊髓横断:指解剖学上损伤远近端脊髓完全分离。

(2) 完全(即横贯)性损伤:指脊髓在解剖学上连续,但传导功能完全丧失。临床上表现为损伤平面以下的感觉、运动和括约肌功能呈永久性丧失。

（3）不完全性脊髓损伤：指脊髓在解剖学上连续，但传导功能部分丧失，依脊髓横截面上的损伤部位不同，临床上可出现如下不同表现。

1）脊髓半侧损伤综合征：脊髓半侧损伤时，出现脊髓半切综合征。

2）脊髓前部损伤综合征：损伤后立即出现病损节段以下的完全性瘫痪，伴有痛、触觉减退，但深感觉、位置觉、运动觉及振动觉等保留完好。

3）颈脊髓中央损伤综合征：发生于颈椎的过伸性损伤中，伤后出现四肢瘫痪，上肢呈弛缓型瘫痪，下肢多呈痉挛型瘫痪，另有膀胱功能障碍。

4）脊髓后部损伤：出现损伤部位肢体疼痛、神经根刺激症状和损伤平面以下深感觉障碍，少数有锥体束征。

另外，在 Frankel 分级的基础上，美国脊髓损伤协会（ASIA）将脊髓损伤程度区分为：A＝完全性损伤，无运动及感觉功能存留；B＝不完全性损伤，感觉功能保存，无运动功能；C＝不完全性损伤，损伤水平以下的运动功能部分保存，其主要肌力小于 3 级；D＝不完全性损伤，损伤水平以下的运动功能部分保存，其主要肌力大于或等于 3 级；E＝正常，运动及感觉功能正常。

4. 按损伤脊髓的纵向解剖部位区分

（1）上颈髓（$C_1 \sim C_4$）损伤：损伤后可因波及呼吸中枢而迅速致命，存活者损伤平面以下四肢呈痉挛性瘫痪。

（2）颈膨大部位脊髓（$C_5 \sim T_1$）损伤：① 中颈髓损伤（$C_5 \sim C_7$），表现为上肢弛缓性瘫痪，下肢痉挛性瘫痪。② 下颈髓损伤（$C_8 \sim T_1$），表现为手的小肌肉变化及下肢的痉挛性瘫痪。

（3）胸段脊髓（$T_2 \sim T_{11}$）损伤：表现为损伤平面以下感觉障碍与下肢痉挛性瘫痪。

（4）胸腰段脊髓（$T_{12} \sim S_2$）损伤：表现为损伤平面以下感觉障碍、下肢弛缓性瘫痪，以及膀胱、直肠功能障碍。

（5）圆锥（$S_3 \sim Co1$）及马尾损伤：圆锥损伤表现为肛门及会阴部有鞍状感觉减退，性功能障碍和大、小便失禁或潴留，常无明显的下肢运动障碍与反射障碍。马尾损伤的临床表现与脊髓腰段损伤相似，呈弛缓性瘫痪，感觉障碍呈根性分布，且两侧不对称。

5. 按临床病理区分

（1）脊髓震荡：系脊髓神经细胞受到强烈刺激而发生超限抑制状态所致，是可逆性的生理紊乱，无肉眼和显微镜下可见的病理改变，表现为受伤后立即出现损伤平面以下感觉、运动及反射的完全丧失，病程自数小时至数周，一般为 1~3 d，以后可自行缓解而完全恢复。

（2）脊髓挫伤或挫裂伤：轻者仅有脊髓挫伤，软脊膜保存完好；重者脊髓和软脊膜均有不同程度的破裂、出血和坏死，若整个脊髓连续性中断，就构成脊髓横断伤。脊髓损伤后，立即出现损伤平面以下的脊髓功能障碍，初期表现为弛缓性瘫痪，数周后逐渐转变为痉挛性瘫痪。

（3）脊髓蛛网膜下腔出血：指损伤后出血弥散在脊髓蛛网膜下腔，多数预后良好，少数可因血液分解产物引起脊髓血管痉挛而引起严重脊髓功能障碍。

（4）脊髓内血肿：指脊髓实质内出血、局限性积聚，产生压迫或破坏脊髓，从而引起脊髓功能障碍。

（5）脊髓缺血：当椎动脉因颈椎过伸或脱位受牵拉，或脊髓血管本身受损时，可引起脊髓供血障碍而造成脊髓缺血、缺氧，甚至坏死。

（6）脊髓受压：系脊椎骨骨折、脱位，或椎管内血肿压迫脊髓所致，表现为不同程度的弛缓性瘫痪。

以上各种脊髓损伤类型可以单独存在，也可合并发生。

【影像学检查】

1. X 线检查 正侧位 X 线片可以了解脊髓损伤时伴发脊柱损伤情况。通过侧位片可以评估椎体压缩及脱位程度。椎体压缩程度小于 1/3 为轻度压缩，介于 1/3 与 2/3 之间为中度压缩，超过 2/3 为重度压缩。椎体压缩分级可分为四级，椎体前方仅有小块三角形骨质撕脱者为一级，骨折累及椎体上半部，椎体下缘仍完好者为二级，骨折涉及椎体的下缘，并有碎骨片后移者为三级，整个椎体碎裂并有碎骨片突入椎管者为四级。脱位程度也分为四级，与下位椎体前后径相比小于 1/4 为 I°，介于 1/4 与 2/4 之间为 II°，介于 2/4 与 3/4 之间为 III°，超过 3/4 为 IV°。

2. CT 扫描 可更清晰地显示脊柱骨质的损伤情况，包括椎体骨折程度，椎管有无变形以及上下关节突有无骨折移位。CT 三维重建可以直观反映脊柱损伤情况。

3. MRI 检查 MRI 上，急性脊髓损伤可表现为出血型、水肿型和挫伤型（出血水肿混合型）。晚期脊髓损伤表现为：① 脊髓斑片状信号不匀，提示为不完全性脊髓损伤。② 脊髓低信号增宽，表示脊髓内严重变性，大多数为完全性脊髓损伤，少数为不完全性脊髓损伤。③ 脊髓横断或脊髓损伤段信号很低（表示脊髓损伤段坏死后，由疏松的胶质或纤维组织代替），为完全性脊髓损伤。④ 脊髓内局限性囊腔大者，多近似完全性脊髓损伤，囊腔小者，为不完全脊髓损伤。⑤ 脊髓空洞，多为不完全脊髓损伤。

【临床表现】

1. 脊髓休克 是脊髓受到外力打击以后，在伤平面以下立即发生的完全性弛缓性瘫痪，各种感觉、反射、括约肌功能都消失的一种临床现象。在脊髓轻度损伤如脊髓震荡时，这一现象可于数小时内恢复，不留后遗症。但在大多数较重的损伤如脊髓挫伤或挫裂伤时，这种现象将持续很久，需待 3~6 周后，才逐渐出现损伤水平以下的脊髓功能活动。

2. 感觉障碍 视损伤程度出现损伤平面以下各种感觉完全或部分丧失。

3. 运动功能障碍 脊髓横贯性损伤者，在脊髓休克期过后，损伤平面以下的运动功能仍完全消失，但肌张力增高，反射亢进；脊髓部分损伤者，在脊髓休克期过后，可逐步出现肌肉的自主活动，甚至可以达到自己行走的程度。

4. 反射障碍 在脊髓休克期过后，瘫痪肢体的反射可由消失逐渐转为亢进，并可出现总体反射。

5. 自主神经功能紊乱 可出现直肠膀胱功能障碍、阴茎异常勃起、Horner 综合征、内脏功能紊乱（如腹腔与盆腔内脏感觉缺失和肠道蠕动抑制等）、立毛肌反应及出汗反应异常，甚至引起血压下降（见于颈段脊髓完全性损伤病例）。

【诊断】

根据损伤病史及伤后立即出现的截瘫或四肢瘫，受伤平面以下的感觉障碍等，作出脊髓损伤的诊断并不困难。但需注意下述情况。

(1) 10%以上的颅脑损伤患者伴有脊髓损伤,但由于患者意识不清,不能诉述症状,故必须根据损伤方式分析,以及仔细检查四肢的运动、感觉、反射及脊柱等情况,以免遗漏诊断。

(2) 必须兼顾身体其他部位的合并损伤,不能忽略了更危急的内脏伤、内出血等。腹腔或盆腔内空腔器官穿孔患者,可因脊髓损伤失去内脏感觉而无腹痛症状,需依靠X线检查和腹腔穿刺等来确诊。

(3) 凡疑有脊髓损伤的病例,应尽可能作脊柱的X线摄片与脊柱CT,以了解有无脊椎骨的损伤,及其损伤类型与部位。

(4) 作脊髓MRI,能直观地显示脊柱的稳定性、椎管的形态与大小、脊髓的损伤程度,以及有否脊髓水肿、出血、空洞、蛛网膜下腔梗阻和脊髓受压等继发改变。

【治疗】

由于脊髓原发性损伤是不可逆的,故脊髓损伤的治疗,实际上就是防治脊髓继发性损伤。

1. 防治脊髓继发性损伤

(1) 急救处理:必要时作气管切开和(或)机械通气,以保持呼吸道通畅,保证有效呼吸;防治休克,使平均血压大于90 mmHg。

(2) 手术治疗。

1) 适应证:① 开放性脊髓损伤。在纠治内脏出血、休克等前提下,尽早作清创手术,去除压迫脊髓的碎骨片、异物、血块及脱出的椎间盘等,以及清除无生机组织,促使创口Ⅰ期愈合。② 闭合性脊髓损伤。神经系统症状体征进行性发展,特别是影像学检查显示椎管内存在血肿、异物、碎骨片、脱出椎间盘,和(或)脊椎骨折脱位压迫脊髓者,小关节突交锁经牵引治疗无好转者,以及(脊髓水肿等引起的)蛛网膜下腔阻塞者。③ 马尾损伤。宜早期探查减压,可发现和缝合离断的神经,以利恢复。

2) 不宜手术者:① 伤后立即出现完全性、无反射的截瘫或四肢瘫,辅助检查表明脊髓解剖性横断或脊髓蛛网膜下腔畅通,无脊髓受压者。② 颈脊髓中央损伤综合征。③ 特点为C_2椎弓撕脱性骨折、椎体向前移位,但齿突仍保持完整的悬吊性骨折。④ 神经系统症状体征好转与严重恶化反复交替出现,提示由血管痉挛引起者。⑤ 脊髓损伤已2~3年以上者。

3) 手术方法:通过前、后手术入路施行椎管内血块、异物、碎骨片和脱出椎间盘等清除术,脊椎骨折脱位的整复术或椎板切除减压术,前后路脊柱内固定术,以尽早达到解除脊髓受压和稳定脊柱的目的。手术时应尽量避免牵拉脊髓和损伤脊髓血管。发现脊髓已有中央灰质出血性坏死时,可作损伤区脊髓后索正中切开术,以去除坏死物,并用大量生理盐水冲洗残腔。术中硬脊膜切开者应予缝合,以减少胶质瘢痕形成。

(3) 药物治疗:应用脱水剂、类固醇制剂、神经节苷脂、促进神经再生药物、钙离子通道阻滞剂、促红细胞生成素、抗氧化药和自由基清除剂以及阿片受体拮抗剂等药物,以减轻或消除脊髓损伤性水肿,改善脊髓血供,保护脊髓神经元免遭毁坏,以及促进神经修复,从而改善脊髓损伤患者的神经功能。

(4) 高压氧治疗:高压氧通过抑制自由基介导的脂质过氧化过程,提高细胞膜脂质结构的抗氧张力,减少细胞外钙离子内流,保护脊髓细胞和组织结构,促进神经纤维再生和传导功能的恢复。动物实验证明,在2~3个大气压下给氧,可显著改善损伤后的脊髓功能。

(5) 康复治疗:进行肌力(包括呼吸肌)训练、关节运动、坐位训练、移动训练、步态或轮椅训练,排尿、排便处理,疼痛处理,以及日常生活能力训练等康复治疗,以提高患者生活、工作和回归社会的能力。

(6) 脊髓功能重建的临床研究。

1) 运动功能的重建:应用功能性电刺激方法,促进神经"发芽",避免发生失神经性或废用性肌萎缩,从而改善患者的运动功能;或应用肌腱转移手术和交叉步态矫正术等方法,来改善脊髓损伤后的运动功能。

2) 自主神经功能的重建:可应用选择性骶神经后根切断,并植入刺激器,行骶神经前根刺激来治疗排尿、排便障碍,或应用有正常或接近正常功能神经支配的腹直肌膀胱移植来治疗神经源性膀胱,以及应用阴茎假体植入等治疗勃起功能障碍。

(7) 疼痛处理:应用非固醇类镇痛消炎药、阿片类麻醉止痛药止痛,红外线、激光、超声、中或高频电疗等理疗缓解疼痛,抗抑郁药和各种心理疗法治疗疼痛,局部封闭,神经根或神经干阻滞术止痛,脊髓蛛网膜下腔或硬脊膜外腔注入吗啡镇痛,以及脊神经后根切断术、脊髓背根进入带损毁术和脊髓前外侧束切断术等各种手术止痛。

(8) 肌肉痉挛处理:可应用可乐定与替扎尼定等药物治疗、直肠电刺激治疗,以及选择性脊神经后根切断术或神经切断术等手术治疗。

此外,寻找有效的神经再生方法毫无疑问是在脊髓损伤领域中最为活跃的研究。这些研究有助于慢性脊髓损伤患者的功能状体改善。有关Rho-相关蛋白激酶通路(Rho/ROCK通路)抑制剂和降解硫酸软骨素蛋白多糖的酶是目前为数不多的药物治疗研究。世界各地已有多国多团队对包括多潜能干细胞、神经干细胞、间叶组织来源干细胞、少枝胶质前体细胞、施万细胞以及嗅神经鞘样细胞的胚胎干细胞移植进行研究,但目前尚处于实验阶段。

2. 合并伤处理 脊髓损伤常合并其他组织和器官的损伤,特别是颅脑、胸、腹的损伤,严重者常危及生命,应及时邀请有关科室医生会诊,并积极抢救和处理。

3. 并发症防治

(1) 褥疮:对于脊髓损伤患者,必须置于平软的床垫上,有条件的可用气垫床,特别是一些骨性突出部,更应垫好细心保护,定期翻身,做好皮肤护理,避免发生褥疮。若已发生褥疮,应解除压迫,局部换药,以促进肉芽生长与伤口愈合。必要时可切除坏死组织,修平骨性突起,用转移皮瓣闭合伤口。

(2) 排尿障碍:应用留置导尿法、间歇导尿法、各种功能性电刺激、膀胱训练方法、药物治疗、电刺激或神经吻合等方法,促进膀胱排尿功能恢复,缓解尿潴留。

(3) 泌尿系统感染与结石:维持膀胱排空,防止泌尿系统感染和膀胱结石的产生。对已发生泌尿系感染者,宜选用敏感抗生素治疗。对小膀胱结石,宜多饮水和服用中草药;膀胱结石小于2 cm者,可行膀胱内碎石术;结石较大者,需行膀胱切开取石术。

(4) 呼吸道感染:要注意保暖,定时翻身,鼓励患者咳嗽咯痰、作深呼吸及扩胸动作,以防并发支气管肺炎与坠积性肺炎;

有呼吸肌麻痹者应用人工呼吸机；有呼吸道分泌物引流不畅者，给予祛痰剂，必要时可作气管切开。对已发生肺炎者，应根据痰培养结果，选用敏感抗生素。

（5）应激性溃疡与消化道出血：静脉给予质子泵抑制剂和放置胃管，维持胃分泌物低压引流，以防治应激性溃疡与消化道出血。

（6）便秘：发生便秘时，可应用缓泻剂、中药和灌肠等方法处理；便秘1周以上者，则可戴手套涂以润滑剂，将粪块掏出，并训练患者每日作腹部按摩，以促进肠蠕动；在截瘫后期，应训练患者建立反射性排便，以达到自行排便。

【预防与预后】

1. 一级预防　即伤前预防，指采用一切措施，包括强化交通秩序与交通管理法规，严禁酒后驾车及无证驾车，以及增强生产的安全设施，严格安全操作规章，以预防脊髓损伤的发生。

2. 二级预防　即伤后预防，如现场救护时，需采取多人搬动和应用脊柱板运送，以免不当搬运使骨折、脱位部脊柱移位而引起脊髓再损伤，以及通过积极有效的治疗，避免或减轻脊髓继发性损伤，正确处理各种并发症。

3. 三级预防　脊髓损伤造成功能障碍后，积极开展早期康复，分段进行合理康复措施，最大限度恢复脊髓功能。

脊髓损伤的预后与损伤程度、手术时机和方法，以及术者的经验和操作技巧等有关，其中与脊髓损伤程度的关系最为密切。

脊髓损伤的主要预后因素包括 ASIA 评分、脊髓损伤平面和损伤程度以及 MRI 上脊髓信号的改变。最常推荐的检测方法是脊髓独立测量（spinal cord independence measure，SCIM），常用此方法来分类功能结果和检测患者病情进展。该方法总分 0～100 分，内容包括自理能力、呼吸功能、膀胱直肠功能以及肢体活动。伤后 6～12 个月是脊髓损伤患者死亡的高发期，主要死亡原因有呼吸衰竭、肺栓塞、心血管并发症以及脓毒血症。这种早期死亡在高颈髓损伤的老年患者更为常见。尽管近数十年来做了很多研究，但是脊髓损伤患者的预期寿命并没有明显改变。据估只有 12% 的脊髓损伤患者能够活过一年。由于泌尿系感染、褥疮等原因导致患者再入院的情况也常有发生。

总之，脊髓损伤仍然是一种少有有效治疗方法的严重疾病。早期和晚期死亡率均很高，即使是生存下来的患者常伴有严重功能障碍。毫无疑问，损伤防护是减少脊髓损伤对社会影响最为有效的方法。一旦损伤发生，优先关注防止组织缺氧和低灌注，同时及时转运到具有良好治疗脊髓损伤治疗经验的医学中心。虽然目前尚无有效的神经保护措施，但是保持脊髓组织充分氧供和灌注以防止系统并发症可以改善患者预后。基因治疗和干细胞移植治疗为脊髓损伤后神经再生修复提供了新的窗口，此外多个研究团队的合作和充足的研究经费可以促进研究发现治疗脊髓损伤的有效方法。

参考文献

[1] AHUJA C S, MARTIN A R, FEHLINGS M. Recent advances in managing a spinal cord injury secondary to trauma [J]. F1000Res, 2016, 5.

[2] DEVIVO M J. Epidemiology of traumatic spinal cord injury: trends and future implications[J]. Spinal Cord, 2012, 50(5): 365 - 372.

[3] HAGEN E M. Acute complications of spinal cord injuries [J]. World J Orthop, 2015, 6(1): 17 - 23.

[4] KAMINSKI L, CORDEMANS V, CERNAT E, et al. Functional outcome prediction after traumatic spinal cord injury based on acute clinical factors[J]. J Neurotrauma, 2017, 34 (12): 2027 - 2033.

[5] LITTLE J W, BURNS S P, JAMES J J, et al. Neurologic recovery and neurologic decline after spinal cord injury[J]. Phys Med Rehabil Clin N Am, 2000, 11(1): 73 - 89.

[6] MANELLA K J, TORRES J, FIELD-FOTE E C. Restoration of walking function in an individual with chronic complete (AISA) spinal cord injury[J]. J Rehabil Med, 2010, 42(8): 795 - 798.

[7] MAYNARD F M Jr, BRACKEN M B, CREASEY G, et al. International standards for neurological and functional classification of spinal cord injury. American spinal injury association[J]. Spinal Cord, 1997, 35(5): 266 - 274.

[8] PARENT S, BARCHI S, LeBRETON M, et al. The impact of specialized centers of care for spinal cord injury on length of stay, complications, and mortality: a systematic review of the literature[J]. J Neurotrauma, 2011, 28(8): 1363 - 1370.

[9] VAN DEN BERG M E, CASTELLOTE J M, DE PEDRO - CUESTA J, et al. Survival after spinal cord injury: a systematic review[J]. J Neurotrauma, 2010, 27(8): 1517 - 1528.

[10] WADHWA R, SHAMIEH S, HAYDEL J, et al. The role of flexion and extension computed tomography with reconstruction in clearing the cervical spine in trauma patients: a pilot study [J]. J Neurosurg Spine, 2011, 14(3): 341 - 347.

[11] WALTERS B C, HADLEY M N, HURLBERT R J, et al. Guidelines for the management of acute cervical spine and spinal cord injuries: 2013 update[J]. Neurosurgery, 2013, 60(N_suppl_1): 82 - 91.

[12] WILSON J R, CADOTTE D W, FEHLINGS M G. Clinical predictors of neurological outcome, functional status, and survival after traumatic spinal cord injury: a systematic review [J]. J Neurosurg Spine, 2012, 17(1 Suppl): 11 - 26.

[13] ZHANG S, WADHWA R, HAYDEL J, et al. Spine and spinal cord trauma: diagnosis and management[J]. Neurol Clin, 2013, 31(1): 183 - 206.

第五节　脊髓血管病

孙青芳　沈建康

作为中枢神经系统的一部分，脊髓血管系统一样也可以发生血栓形成、栓塞、缺血、出血、炎症、先天畸形、动脉瘤等情况。脊髓血管病的发生率远低于脑血管病，但其确切的发病率尚不清楚。对脊髓血管病的基础和临床研究亦滞后于脑血管病。虽然两者的疾病谱相似，都可发生出血、缺血、畸形、炎症等病变，但脊髓血液循环有着完全不同的特点，决定了其临床表现及治疗也存在显著差异。

脊髓血液循环呈节段性供血，自颈颅交界到圆锥通常有

6～8 根主要根髓动脉为脊髓提供血流,其充分的侧支循环使脊髓对缺血的耐受性明显高于脑组织。节段性供血的不利因素是在两根动脉供血区域之间存在一个血供的"分水岭"(如 T_4 和 L_2 水平),这一区域血供相对较少,因而更易受到缺血性的损害。实验证明颈段和腰段脊髓血流量明显高于胸段,特别是上胸段。

根髓动脉大多起自肋间动脉和腰动脉,胸、腹腔大动脉的压力变化将直接影响脊髓血供,如手术操作、大动脉的阻断均可反应为脊髓缺血。

脊髓静脉回流入胸腹腔,且回流静脉缺乏静脉瓣,胸腹腔的炎症、肿瘤等病变常能轻易侵入椎管腔静脉丛。可以理解,为什么硬脊膜外转移性肿瘤多来自胸腹腔的原发灶。胸腹腔压力的突然变化,可以直接反应为椎管内静脉压力升高,成为椎管内出血的原因之一。

脊髓供血动脉均穿过骨性孔道进入椎管腔,因而这些动脉可因脊椎骨折和椎间盘突出等原因而造成供血动脉被阻断,并因此产生脊髓缺血性损害。脊髓前动脉亦可因后纵韧带钙化等机械因素造成脊髓缺血。

脊髓位于骨性管道之内,且神经结构紧密,即使是较小的血管损害亦可能造成严重的神经功能障碍。

近 30 年来,由于 MRI 的问世,选择性血管造影及血管内治疗的广泛应用,显微外科技术的发展,特别是对脊髓显微解剖及血流动力学的研究成果,使人们对脊髓血管病有了更正确的认识,使治疗更趋合理。

一、脊髓缺血

【病因】

动脉硬化是脊髓缺血的主要原因,而且近年来缺血性脊髓病的发生率趋于上升,对高龄人群的影响更明显。由于血供不足可以造成短暂的脊髓缺血的症状,严重者可发展成为永久性脊髓损害。因其他病因产生的短暂性血压过低,可以使上述病理过程加重或加速发展。但对于自发性脊髓缺血的危险因素知之甚少,而医源性脊髓缺血更为常见。由于脊髓血供大多数来自肋间动脉和腰动脉,主动脉的血流障碍可直接减少脊髓供血,主动脉病变如夹层动脉瘤、损伤和主动脉手术时临时阻断,均可使脊髓缺血加重,甚至产生脊髓软化,造成永久性截瘫。

【病理】

脊髓缺血相对罕见,临床及实验也均证实脊髓对缺血有较好的耐受性。其明显的抵抗缺血的机制在于大量存在的侧支循环以及脊髓组织对于缺血耐受性的不同。在实验室条件下,狗的脊髓可耐受 20～26 min 的缺血而不致造成永久性神经损害。间歇性供血不足既可因适当的治疗和休息而得到缓解,又可因继发性缺血加重而致病情恶化。轻度神经损害在供血恢复后可完全消失。严重缺血则造成永久性的脊髓梗死。与脑一样,脊髓血管系统有能力自动调节血流来维持稳定的灌注。脊髓不同部位抵抗缺血能力是不一样的。灰质更容易受缺血的影响,它需要白质的 3～5 倍血流。缺血的敏感性在不同节段也是有变化的,在 T_4～T_5 相对血流分布不足,因而容易出现低灌注性缺血。

【临床表现】

下肢远端无力和间歇性跛行为其特点。脊髓也可出现短暂性缺血发作,在腰部表现为短暂性"脊髓性跛行",下肢无力情况在行走后更加明显,同时可以出现下肢腱反射亢进及病理反射。休息或使用扩血管药物可使无力现象缓解,病理反射也可消失。颈髓的短暂性缺血可出现"跌倒发作"。病情继续进展则造成永久性损害,下肢无力不再为休息和药物治疗所缓解,并出现肌肉萎缩、共济失调和感觉障碍,晚期出现括约肌功能障碍。

【诊断】

虽然近年来本病的发生率有所上升,但较之其他脊髓疾病依然较低。因此,当出现脊髓功能损害时,应首先考虑其他常见的脊髓疾病,以免延误诊断。根据足背动脉搏动的存在可以与周围血管疾病所造成的间歇性跛行相区别。

【治疗】

主要针对动脉硬化治疗。轻病例早期增强心脏输出功能和服用扩血管药物都有助于症状的缓解;血压较低的患者可使用腹部束紧的办法,以改善脊髓的血液循环状况。任何原因造成的短暂性低血压均可能使症状加重,应尽量避免。

二、脊髓动脉血栓形成

【病因】

动脉硬化是老年人动脉血栓形成的主要原因。结节性动脉周围炎、糖尿病、大动脉夹层动脉瘤等也可能成为致病原因。梅毒及结核性动脉炎曾经是动脉血栓形成的主要原因。但是,脊髓动脉血栓形成的机会远较脑动脉为少。轻微损伤能够引起脊髓前动脉血栓形成已被尸检证实,但应首先考虑到椎间盘突出、脊髓肿瘤等对动脉压迫所致的闭塞或出血。轻微损伤导致脊髓血管畸形闭塞或出血的报道亦不鲜见。

【病理】

肉眼观察可见脊髓动脉呈节段性或区域性闭塞,动脉颜色变浅。病变的早期有脊髓充血水肿,可以发生脊髓前部或后部的大片梗死,这要依脊髓前或是脊髓后动脉受累而定。脊髓梗死的范围可达数个乃至十数个节段。组织学改变取决于发病时间的长短和侧支循环建立的情况。

【临床表现】

1. 脊髓前动脉综合征　脊髓前动脉综合征(anterior spinal cord arterial syndrome, ASAS)是由于脊髓前动脉血流受阻导致其供应的脊髓腹侧 2/3 区域缺血而引起的临床综合征。其发病特点为:① 多见于中老年,其次为青少年。② 急性起病,症状在几小时内达到高峰。颈椎病致脊髓前动脉综合征,部分患者症状缓慢发展,这可能是因为脊髓前动脉受压程度不严重,脊髓并不是完全性缺血。③ 一般以剧烈神经根痛为首发症状,疼痛的部位一般在受累节段下缘相应的水平。当主动脉夹层合并脊髓缺血时,患者对痛觉的感觉丧失或减弱,故主动脉夹层的表现可不典型。④ 病灶平面以下分离性感觉障碍为特征的脊髓部分损害表现。⑤ 上颈髓受累可出现呼吸困难。

脊髓前动脉综合征的超急性期(6 h 以内)MRI 表现多无异常。在急性期(6～24 h)缺血的脊髓在 T_1WI 也呈等信号,DWI 可以发现病灶超急性期信号变化。在发病 24 h 后的亚急性期,开始出现广泛水肿,脊髓增粗,脊髓缺血节段前 2/3 呈 T_1WI 低信号、T_2WI 高信号,横轴面扫描部分患者出现典型的脊髓前角圆形病灶,呈"鹰眼征"。缺血加重可累及后角、外侧的后侧索,包括交叉的皮质脊髓束,重症患者可有横贯性损害表现。Gd-DTPA 增强 MRI,对脊髓前动脉综合征有很高的诊断价值,发病第 1 周病灶部位就可出现条索状明显强化或斑片状轻度强化,一般持续 6～7 周。

目前对脊髓前动脉综合征的诊断,除个别病例尸检病理诊外,仍以临床症状及体征为主。脊髓血管造影术理论上讲对脊髓前动脉综合征具有确诊价值,但由于急性发病从而限制了这一技术的应用和推广。MRI 能直接显示脊髓缺血性病变的范围,同时在原发病因的鉴别诊断上亦起着重要作用,是脊髓前动脉综合征较有价值的检查手段。

2. 脊髓后动脉血栓形成 脊髓后动脉有较好的侧支循环,因而对血管闭塞有较好的耐受性。当脊髓后动脉闭塞时,经常没有广泛的神经损伤,所以也不构成综合征。临床表现为深反射消失、共济失调、神经根痛和病变水平以下的感觉丧失,但括约肌功能常不受影响。

3. 脊髓中央梗死 梗死可以选择性地累及脊髓中央结构,临床上很难与脊髓前动脉综合征相区别,其介于脊髓前动脉与两条脊髓后动脉之间区域的缺血,可发生于主动脉系统的低灌注条件下。

4. 脊髓的腔隙性梗死 前角的腔隙性梗死可出现亚急性进展性脊髓病的表现,被称为"老年人血管性脊髓病"。典型的症状是下运动神经元性无力,与运动神经元病或脊髓灰质炎相似。

【诊断与鉴别诊断】

能够造成横断性或部分性脊髓损害的疾病很多,因而为脊髓动脉血栓形成的诊断带来困难。急性脊髓炎的感觉丧失是完全的,没有感觉分离现象,同时伴发热及脑脊液中炎性细胞增加等感染征象,有助于鉴别诊断。如果怀疑有脊髓肿瘤或出血,可借助于腰椎穿刺、脊髓造影、CT 或 MRI 加以鉴别。脊髓静脉梗死也是罕见的,其临床表现与动脉梗死相似。静脉梗死的部位是可变的,表现为亚急性的临床过程,也容易发生出血。

【治疗】

脊髓动脉血栓形成与脑血栓形成的治疗原则相同(参见第三篇第二章第三节)。对截瘫患者应注意防止发生褥疮和尿路感染。

三、脊髓血管栓塞

【病因】

脊髓血管栓塞与脑血管栓塞的病因相同,但其发病率远较后者低。血凝块、空气泡、脂肪颗粒、炎性组织碎块、转移性恶性肿瘤组织和寄生虫都可能成为脊髓血管栓塞的栓子。

【临床表现】

来自细菌性内膜炎或盆腔静脉炎的炎性组织块所造成的脊髓血管栓塞,除因动脉梗阻产生的局灶坏死外,还可能因炎性栓子的侵蚀造成弥漫性点状脊髓炎或多发性脊髓脓肿,临床表现为严重的截瘫和括约肌功能障碍。

减压病是高空飞行和潜水作业的常见病,气栓栓塞偶尔成为胸腔手术或气胸的并发症。在游离气泡刺激脊髓神经根时,可发生奇痒、剧痛等不愉快的感觉,进而产生感觉障碍,下肢单瘫或截瘫。

转移性肿瘤所致的脊髓血管栓塞,常伴有脊柱和椎管内的广泛转移、根痛和迅速发生的瘫痪为其特点。

【治疗】

主要治疗措施与脑血管栓塞相同。对截瘫的治疗请参阅有关章节。

四、自发性椎管内出血

椎管内出血不常见。可伴发于外伤特别是脊椎骨折时,或伴发于脊髓血管畸形或椎管内肿瘤等,亦可因腰穿或硬脊膜外麻醉而起病。医源性因素(如使用抗凝剂)或与凝血相关的疾病可使椎管内出血的概率明显增加。患者可因日常活动,如排便、翻身、咳嗽甚至握手等轻微动作而诱发椎管内出血。

(一)硬脊膜外或内血肿

除损伤因素外,硬脊膜外或内血肿的发病大多与抗凝治疗有关,少数与腰穿、肿瘤出血有关。

椎管内血肿大部分为硬脊膜外血肿,血肿几乎全部位于背侧。早期症状为突然发生的背痛,数分钟到数小时之内出现神经根刺激症状,并迅速出现神经损害症状,继而逐步发生脊髓圆锥受累的表现。

除根据典型症状外,腰穿和脑脊液检查、脊髓造影加高分辨率 CT 扫描均有助于确诊。MRI 的诊断意义最大,有条件时可作为首选诊断手段。

所有能引起急性背痛和根性损害的疾病,包括硬脊膜外脓肿及急性椎间盘突出,虽然症状类似,但其感染和外伤史是重要鉴别点。

预后与脊髓损害的程度、患者的年龄及处理是否及时有关。椎管内血肿多采用尽早椎板减压清除血肿的办法。术后近半数病例可望部分或完全恢复。

(二)脊髓蛛网膜下腔出血

自发性脊髓型蛛网膜下腔出血的发病率很低,不及外伤性蛛网膜下腔出血的 1%。常见的出血原因为脊髓动静脉畸形(spinal cord arteriovenous malformation,SCAVM)、血管瘤(包括感染性动脉瘤、海绵状血管瘤等)、主动脉缩窄症及脊髓肿瘤,其中许多病例在接受抗凝治疗中发病。突然起病的背痛并迅速出现截瘫,当血液进入颅内时可产生与颅内蛛网膜下腔出血相似的表现。

症状典型者诊断不难。腰穿可获得血性脑脊液。脊髓造影和 MRI 有助于明确病因。本病需与快速累及脊髓的其他脊髓病相鉴别。

如有血肿存在应考虑椎板减压术,同时需注意纠正凝血功能障碍和病因治疗。

(三)脊髓内出血

脊髓内出血(又称出血性脊髓炎)很罕见。通常的致病原因有:① 脊髓动静脉畸形。② 血友病或其他凝血障碍性疾病。③ 髓内肿瘤。④ 脊髓空洞症。⑤ 其他不明原因。

脊髓内出血起病突然,以剧烈的背痛为首发症状,持续数分钟到数小时后疼痛停止,代之以截瘫、感觉丧失、大小便失控和体温升高。上颈段受累时可发生呼吸停止,重症者可于数小时之内死亡。度过脊髓休克期后出现痉挛性截瘫,轻者可于发病后数日或数周后恢复,但多半会遗留下或轻或重的神经损害,且存在复发的可能性。

急性期主要是对症处理,保持呼吸道通畅,防止并发症。

同时注意病因学检查,以确定进一步的诊治方案。

五、脊髓血管畸形

脊髓血管畸形(spinal cord vascular malformation,SCVM)常与其他原因所致的脊髓病相混淆。其临床表现的多变性给诊断带来许多困难。近年来,对脊髓血流动力学和选择性脊髓血管造影的深入研究,使人们对这种疾病有了更正确的认识,治疗也更趋合理。

【分类】

脊髓血管畸形的分类比较混乱和复杂,常用的有 Heros(1986)的分类,Anson 和 Spetzler(1992)的 4 型分类,以及 Spetzler 等(2002)新的分类系统等。首都医科大学宣武医院根据影像学及临床资料,分析病变的解剖部位、血管构筑、病理生理特点,结合文献中各种分类的优缺点,对以往的分类方法进行改进和补充,提出了新的脊柱脊髓血管畸形的分类标准(表 3-12-5-1)。

表 3-12-5-1　脊柱脊髓血管畸形分类(2006 年宣武医院)

1. 硬膜内病变
   (1) 脊髓海绵状血管瘤
   (2) 脊髓动静脉畸形(spinal cord arteriovenous malformation,SCAVM)
       1) 髓内型
       2) 髓周型
       3) 髓内髓周型
   (3) 髓周动静脉瘘(perimedullary arteriovenous fistula,PMAVF)
       1) Ⅰ型
       2) Ⅱ型
       3) Ⅲ型
   (4) 脊髓动脉瘤
2. 硬脊膜动静脉瘘(spinal dural arteriovenous fistula,SDAVF)
3. 椎管内硬脊膜外病变
   (1) 椎管内硬膜外海绵状血管瘤
   (2) 椎管内硬膜外动静脉畸形
4. 椎管外病变(包括向髓周静脉、硬膜外静脉和椎旁静脉引流的几个亚型)
   (1) 椎旁动静脉畸形(paravertebral arteriovenous malformation,PVAVM)
   (2) 椎旁动静脉瘘(paravertebral arteriovenous fistula,PVAVF)
5. 椎体血管瘤
6. 体节性脊柱脊髓血管畸形(Cobb 综合征)
7. 伴有脊髓血管畸形的综合征
   (1) Klipple-Trenaunay Weber(KTW)综合征
   (2) Rendo-Osler Weber(ROW)综合征
   (3) Robertson 巨肢综合征

【病理生理】

脊髓血管畸形对临床的影响取决于许多因素,而且这些因素可以单独起作用或相互叠加。① 缺血是引起脊髓损害症状的主要因素之一,缺血可以是盗血、静脉高压所致脊髓低灌注状态的结果,缺血对神经功能的影响是长期渐进的。② 压迫作用常来自扩张的引流静脉或动静脉畸形血管团或海绵状血管瘤。脊髓对压迫的反应很敏感,因而导致神经损害。③ 出血可使脊髓血管畸形呈卒中样起病或病情突然恶化。海绵状血管瘤的多次髓内小量出血,可表现为临床症状的反复发作。④ 血栓形成:血黏度升高,血流淤滞及血管损伤可能是造成血栓形

成的基础。动脉血栓形成造成脊髓急性缺血,而静脉受累则加重了静脉淤滞使脊髓低灌注和受压状况进一步恶化。

(一) 脊髓海绵状血管畸形

脊髓海绵状血管畸形(cavernous malformations CM),以往称为脊髓海绵状血管瘤(cavernomas, cavernous hemangiomas, cavernous angiomas),是隐匿性脊髓血管畸形的一种。在 CT 尤其是 MRI 的临床应用后,其病例报道明显增多。

【流行病学】

其发生率文献报道不一,约占脊髓血管性疾病的 3%～16%。颅内的 CM 比脊髓 CM 更常见,据估计发病率占总人群的 0.4%～0.8%,而脊髓的 CM 占中枢神经系统 CM 的 5%。大部分脊髓 CM 是散发的,家族性 CM 在几个大样本的研究中,占全部脊髓 CM 病例的 8%～12%。家族性 CM 常见于神经系统多发 CM 的患者中,接近 50%。自然史尚不明确,其年出血危险性约为 4.5%,一旦破裂出血后,其再出血的年发生率将高达 66%。发病年龄 5～78 岁,以 30～50 岁多见,男女比例相同。

【病因】

起源及机制同颅内 CMs,是一种不完全外显性的常染色体显性遗传疾病,目前多认为是起自毛细血管水平的血管畸形。

【病理】

根据发生位置病变可分为Ⅰ型:髓内型,最多见;Ⅱ型:硬膜内髓外型;Ⅲ型:硬膜外型,最少见;Ⅳ型:椎体型,亦较多见。血管瘤可发生于脊髓的不同节段,多见于胸段(57%),剩下的主要位于颈段(38%),绝大多数位于脊髓背侧。

病变位于脊髓腔内,呈分叶状薄壁窦样结构,其间没有神经组织,窦内充满血液,病灶内有时可见数目不等的片状出血及坏死囊变灶。病变常位于脊髓表面,有时部分突出到脊髓外,呈紫红色或红褐色,界限清楚。显微镜下,脊髓海绵状血管畸形为由单层柱状上皮所组成的窦样结构,由于血管壁菲薄且有明显透明样变性,缺乏弹力纤维和平滑肌,当管腔内血流增加时容易破裂出血。

【临床表现】

Gristante 和 Zevgaridis 等报道本病有如下临床特点:① 病变多发并有家族史;② 女性多见;③ 中青年多见。椎管内的 CM 由于代偿空间小,主要症状是局部的神经压迫引起的感觉、运动以及括约肌功能障碍。

根据发病特点分为 4 型:① 急性起病型。发病后症状迅速加重,严重者可以出现偏瘫或截瘫,可能与出血造成髓内血肿有关。患者病情进展快,神经功能迅速减退,后果严重。② 反复发作型。急性起病,但症状并不十分严重,且有一定缓解,数周或数月后症状又突然加重。可能由于反复微小出血或畸形血管内血栓形成,出现间断,反复发作性神经功能障碍,发作间期神经功能有不同程度的恢复,这是海绵状血管瘤的一个主要特点。③ 慢性进行型。反复小量出血和出血后反应性胶质增生、再管腔化、钙化等使海绵状血管瘤体积增大以及脊髓微循环功能失调,均可能是症状恶化的原因。④ 无症状型。偶然发现。

【诊断】

MRI 是脊髓 CMs 最有价值的诊断方法,可以清晰显示不同时期出血成分的信号变化。瘤腔内的反复慢性出血和新鲜出血内含稀释的游离正铁血红蛋白,使其在所有成像序列中均呈高信号,病灶内胶质间隔和沉积的含铁血黄素表现为网格状

长 T_1W、短 T_2W 信号带，T_2W 最明显，典型者可呈"牛眼征"。陈旧血栓以及反应性胶质增生呈长 T_1W、长 T_2W 信号，由此病灶呈桑葚状混杂信号（图 3-12-5-1）。

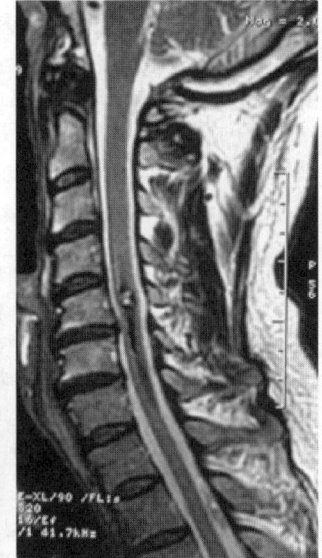
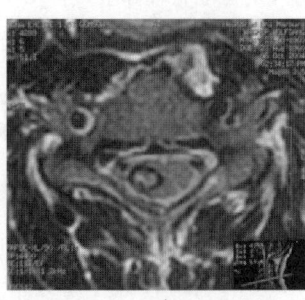

图 3-12-5-1 脊髓海绵状血管瘤
A. MRI 的轴位；B. MRI 的矢状位。

【治疗】

提倡根据临床表现和病灶特征个体化的选择治疗方式。对于无症状或仅轻微症状，病灶又位于髓质深部的患者，随访观察是最安全的方法。反之，对于紧贴髓质表明并导致进行性神经功能下降的外部病灶，推荐仔细的有计划性的切除。对于出血的脊髓 CMs，目前手术切除病灶是治疗的首选方法。与脑 CMs 不同，因脊髓代偿空间狭小，可因急性出血而导致病情急剧恶化。故手术时机也与脑 CMs 不同，一旦出现症状，明确诊断，应急诊手术行病灶根治性切除，早期手术可获得较好疗效。

（二）脊髓动静脉畸形

脊髓动静脉畸形（SCAVM）很少见，真正的髓内动静脉畸形是其最少的一部分，准确的发病率目前尚无精确统计，约占中枢神经系统动静脉畸形的 10%，可见于脊髓任何节段。

【病因病理】

SCAVM 与脑动静脉畸形一样，几乎都是先天性的。髓内的畸形血管团位于脊髓内，可以为一个或多个独立的畸形血管团，由脊髓动脉供血，异常血管团和静脉曲张一般均较小。根据选择性肋间动脉或腰动脉等造影，将 SCAVM 分为团块型（glomus type）和幼稚型（juvenile）。团块型是指畸形团位于脊髓实质内，呈团块状。幼稚型是指畸形团结构疏松，侵及脊髓，范围几乎占据整个椎管。供血动脉可以单纯脊髓前动脉（anterior spinal artery，ASA）、单纯脊髓后动脉（posterior spinal artery，PSA），以及前动脉和后动脉及软膜动脉同时供血。病变可位于颈段、胸段或胸腰段，圆锥部少见。

【临床表现】

与硬脊膜外动静脉瘘、硬脊膜下髓周动静脉瘘相比，无明显的性别差异。常出现在年幼儿童，>50% 的患者首发症状出现在 16 岁以下。症状及体征的出现是由于出血（蛛网膜下腔

出血或脊髓本身出血）、盗血或静脉占位。因此症状及体征是急性的或进行性的。大约 1/3 的患者是以出血为其首发体征，一半的患者在诊断前有出血。由异常血管团、畸形团内动脉瘤和静脉曲张压迫所引起的损害相对要轻。

【诊断】

常规 MRI 在 SCAVM 已是最敏感的方法，而诊断和分型则以选择性脊髓动脉造影检查为金标准。

1. 磁共振 很少报道在 MRI 上能显示真正的 SCAVM，但对 SCAVM 的检出率可达 94%。MRI 上见到典型的血管病变表现位于髓内，可见到脊髓局部扩张，供应及回流血管显示低信号，圆的、长的及蜿蜒的流空信号（由于血流高速）。在冠状位，在 T_2W 及脑脊液的高信号中显示蛇样充盈缺损。在高倍磁共振研究中，有时可见 T_1W 及 T_2W 上显示一个低信号区。这种现象与先前出血后含铁血黄素残留有关。在静脉高压患者中，其脊髓信号与硬脊膜血管瘘患者相似：T_1W 低信号，T_2W 高信号，脊髓由于水肿变粗。SCAVM 的 MRA 研究是 MRI 的重要补充，虽然不能取代 DSA 检查（图 3-12-5-2）。

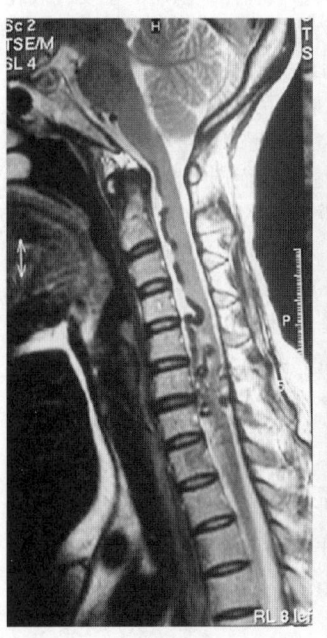
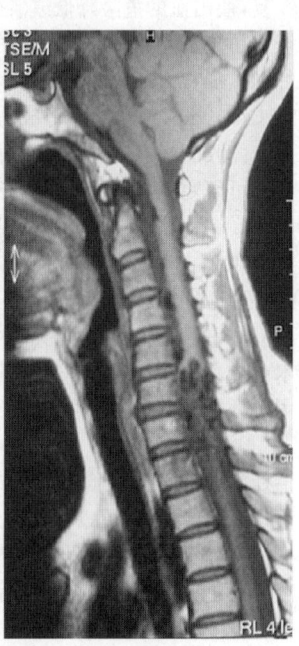

图 3-12-5-2 脊髓髓内 SCAVM 图像
A. MRI 矢状位 T_2WI；B. MRI 矢状位 T_1WI。

2. CT 血管造影 CTA 对畸形血管团的范围和引流静脉显示最清晰、准确，可能是由于增强后畸形血管团本身强化明显及静脉血管直径较粗的缘故，并且对于 SCAVM 的供血动脉也可准确辨认。

3. 脊髓血管造影 SCAVM 治疗前均需先作一个完整的血管造影研究，需要明确供应动脉的数量及位置、伴随血流量、病灶范围及位置、引流静脉数量及位置、与正常脊髓血管的吻合处，以及正常的动脉供应（图 3-12-5-3）。

【治疗】

脊髓髓内动静脉畸形治疗原则是尽早去除出血因素，尽可能完全消除畸形血管团，同时保护脊髓功能。目前主要治疗方法有手术、栓塞及手术联合术前或术中栓塞等。如何选择最佳的治疗方式，关键在于对 SCAVM 的血管构筑进行认真的分

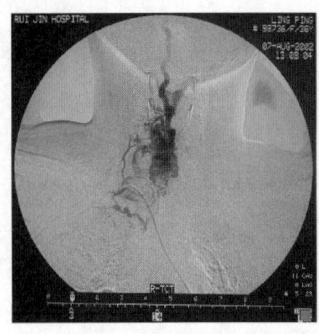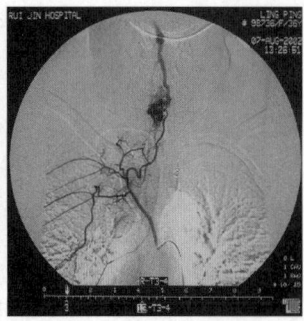

图 3-12-5-3 脊髓髓内 SCAVM 的 DSA

根据供血动脉及畸形血管团与脊髓实质的位置关系选择治疗方式。

1. 血管内栓塞治疗 对大多数髓内 SCAVM 经血管内栓塞治疗是目前首选方法。目前常用两种栓塞材料：微粒栓塞物和液体胶。典型的微粒栓塞物质降低了通过畸形血管的血流量，可以减少盗血及降低脊髓缺血危险，使静脉高压得到缓解、恢复，使出血的危险降低或消灭。微粒栓塞物质的主要代表化合物是聚乙烯醇，有许多不同的直径。使用液体胶可以避免动静脉畸形栓塞后血管再通的缺点。目前常用的液体胶有 NBCA、Onyx 和 Glubran，成功地应用于脊髓血管畸形的治疗。此液体胶的优点为栓塞区域永久的闭塞而被治愈。其缺点是由于可闭塞正常血管及引起炎症反应而产生较多的并发症。

2. 手术治疗 单独作显微外科手术切除 SCAVM 有时会很困难，由于其病变位于髓内及腹侧，会不可避免地发生并发症而引起病情恶化甚至死亡。对已经瘫痪的患者手术也没有帮助。一般完全切除率为 62%，手术前作栓塞更有益手术。手术中应用电生理检查作术中监护，对于保护脊髓功能、降低手术致残情况有很大帮助。

3. 综合性治疗 血管内栓塞和显微外科手术结合是目前治疗颅内动脉畸形常用的方法，也可以用于脊髓 SCAVM 的治疗。术前栓塞，可以减少畸形血管团的张力，减少了术中出血，减小畸形团的体积，也可作为术中的标志，使手术更加安全。对进行了多次单纯栓塞后，造影复查仍有残留的 SCAVM，也可行手术治疗。

4. 放射治疗 对于不能完全切除的脊髓 SCAVM，也可以进行射波刀治疗或外照射治疗。文献报告发生出血的 30 例 SCAVM，经射波刀治疗或外照射治疗后随访 43.5 个月，术后无脊髓再出血，也无任何神经症状恶化。

(三) 髓周动静脉瘘

髓周动静脉瘘（perimedullary arteriovenous fistula，PMAVF）是脊髓动静脉畸形的一种特殊类型，是根髓动脉与脊髓引流静脉之间的直接交通，由脊髓前动脉或（和）脊髓后动脉供血，向髓周静脉引流，其瘘口位于硬脊膜内脊髓表面，不侵犯脊髓实质。男、女性的患病率相差不大，30~40 岁组发病率最高。可发生于颈髓到马尾的任何节段，以胸腰段多见，占同期脊髓血管畸形患者的 11.42%。尽管发病率低，但常导致患者严重的神经功能障碍，且临床表现常常不典型，容易误诊。

本病病因未明，Gueguen 与 Barrow 认为与手术损伤和先天发育异常有关。髓周血管瘘是在脊髓腹侧或背侧的动静脉短路，是脊髓动脉与脊髓静脉的单一分流而无畸形血管团。供应血管是脊髓前动脉或脊髓后动脉，引流通过非常远的升脊髓静脉到上颈段，甚至到后颅窝。

【临床表现】

本病在年轻或中年起病，以脊髓损伤为主要临床表现，可表现不同节段的上升性运动、感觉功能障碍，并有括约肌功能障碍，且呈现为非对称性，部分表现为多节段的脊髓神经功能障碍。有三种发病形式：① 出血，急性起病，表现为髓内或髓外硬膜下血肿；由于瘘管位于硬脊膜下，脊髓蛛网膜下腔出血也是其偶然出现的体征之一；② 缺血表现；③ 髓外硬膜内占位。

【诊断】

PMAVF 早期临床表现不明显，定位症状较弥散，行 MRI 检查血管流空影不明确等因素，容易误诊。在出血急性期 PMAVF 可能不出现血流流空现象，而只表现为髓内或髓外硬膜下血肿，因此应当注意在血肿吸收期复查 MRI，有助于减少误诊。而在缺血表现的病例中，MRI 影像表现可能只发现脊髓软化灶，但 PMAVF 常表现进行性加重，此时应注意进行 DSA 检查明确诊断。以占位效应为主的病例中，MRI 影像表现髓外硬膜内占位，但占位影像不典型，强化后可有细点状流空现象。脊髓动脉造影是髓周动静脉瘘诊断和分型的金标准，对选择恰当的治疗方案至关重要。Merland 等按照其大小、流量及静脉回流，将髓周血管瘘分成三型。

A 型：属于小的动静脉瘘，由一根细长的前脊髓动脉或后侧动脉供应，只有很轻微的血管扩张。血管瘘很小，动脉及静脉的流速也很低（图 3-12-5-4）。

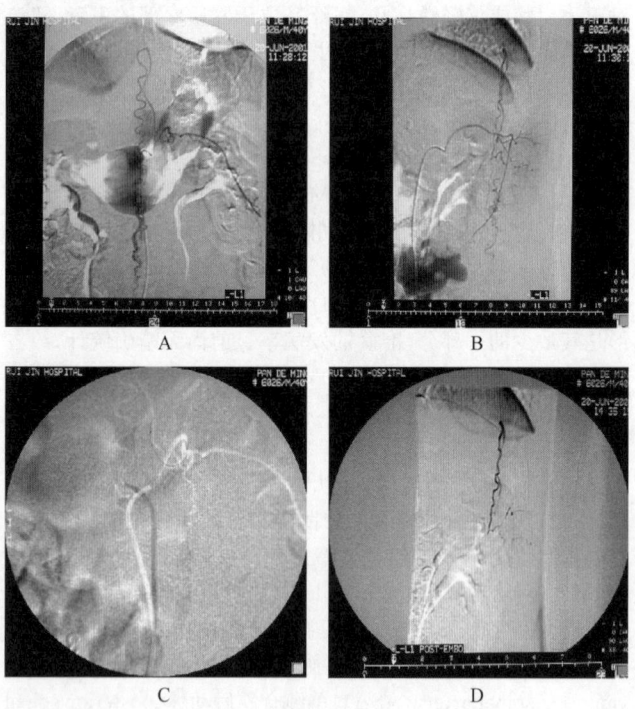

图 3-12-5-4 L₁₁ 髓周动静脉瘘 A 型

A. DSA 造影；B. DSA 造影；C. 置入微导管；D. PVA 栓塞后复查造影。

B 型：属于中等大小的动静脉瘘，由 1~2 条已有明显扩张的动脉供应，血流速度明显增加，引流静脉明显扩张及弯曲（图 3-12-5-5）。

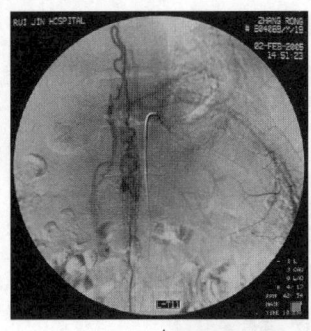
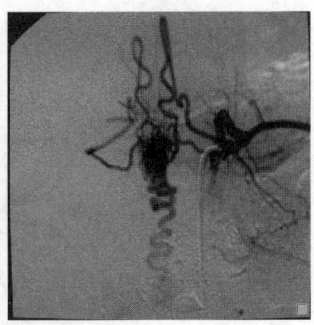
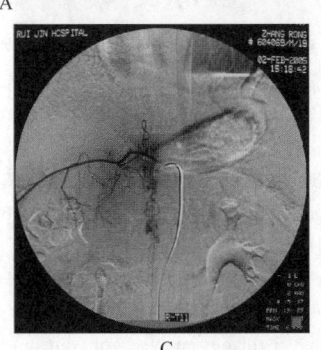

图 3-12-5-5 髓周动静脉瘘 B 型选择性脊髓 DSA 造影

A. 左侧肋间动脉造影；B. 左侧肋间动脉造影放大；C. 右侧肋间动脉造影。

C 型：属于一个大的动静脉瘘，有多根大直径动脉供应，血流速度很快，有大的分流量，并有多根扩张的弯曲静脉。

【治疗】

对治疗方法的选择，主要依据其不同的临床分型。Ⅰ 型和 Ⅱ 型轻度患者，因瘘口小，供血动脉细长，以手术为主。若病灶位于脊髓前方，也可采取血管内介入栓塞瘘口。

对于 Ⅱ 型重度和 Ⅲ 型患者，以栓塞为主或者首先进行栓塞。不强求完全栓塞，大部栓塞即可，避免加重脊髓缺血损伤。对于复杂瘘口的患者如栓塞后效果仍不理想可以在大部栓塞后再行手术切除病灶，可以提高治疗效果。

术后随访半年，根据日本骨科协会评估治疗（JOA 评分）标准进行术前及术后评分，结果显示 Merland 分型 Ⅰ 型效果最好，脊髓神经功能损伤较小的患者神经功能恢复较好。对 Ⅱ 型重度和 Ⅲ 型患者，栓塞治疗效果满意。

（四）硬脊膜动静脉瘘

硬脊膜动静脉瘘（spinal dural arteriovenous fistula，SDAVF）是一种临床最常见的脊髓血管畸形，指供应硬脊膜或神经根的小动脉在椎间孔处穿过硬脊膜时，与脊髓引流静脉直接交通。

SDAVF 的病因尚未明确，一般认为是多因素作用导致的获得性的病变，如感染、脊髓空洞症、外伤和手术等。

脊髓静脉高压是 SDAVF 的主要病理生理学机制。在硬脊膜上形成病理性的慢速、低容量、压力较高的动脉向静脉分流，从而使动脉血直接进入脊髓周围蛛网膜下腔内的静脉。SDAVF 的瘘口常位于硬脊膜内或在神经根袖处，使引流硬脊膜的静脉动脉化，血液流入硬脊膜表面冠状静脉丛，由于该静脉丛与髓内根静脉之间缺乏静脉瓣，血流即可通过根静脉反流至脊髓表面正常的静脉回流系统，使髓周静脉内压力增高而迂曲扩张。这种血管内压力的变化，向邻近的脊髓实质传递，髓周静脉压力增高致使髓内静脉压力也随之增高造成脊髓正常静脉回流障碍，脊髓充血，毛细血管内血液瘀滞，小动脉缺血，脊髓水肿。严重者造成脊髓脱髓鞘或静脉性脊髓缺血坏死，症状突然恶化，逐渐发展成为不可逆损害，称为 Foix-Alajouanine 综合征。

【临床表现】

SDAVF 的发病率大约是每百万人每年 5～10 例，约占所有脊髓动静脉畸形的 70%。发病年龄在 28～83 岁，多见于 40～60 岁。本病男性多见，男女发病率之比为 5∶1。SDAVF 可以出现在硬脊膜的任何部位，最常见的部位是胸椎下段和腰椎上段。通常是单发的，出现双瘘管的机会为 1%～7%，没有发现 2 个以上瘘的患者。

SDAVF 没有特异性的症状，临床过程为隐匿起病，进展缓慢，大多数患者的病程在 2～3 年以内。部分病例在病程中病情突然加重。首发症状是典型的背痛、下肢麻木及肌无力。以两便功能障碍起病的并不常见，但在诊断时常可见到。严重的坏死或急性起病的很少，SDAVF 病例中呈急性、亚急性进展的约占 10%。神经学检查常发现锥体束损害、深浅感觉障碍和周围神经损害。感觉障碍平面常与实际病变水平不一致，因为感觉障碍平面为静脉回流障碍所致的脊髓水肿平面，而非病灶部位本身。

【影像学检查】

1. 脊髓 MRI 检查　SDAVF 的初步诊断需要靠脊髓 MRI，而确诊则有赖于脊髓血管造影。MRI 是诊断 SDAVF 的重要依据，主要表现为：① 脊髓内呈长 T_2W 信号影。② 脊髓周围蚯蚓状迂曲血管流空影，表示扩张的脊髓静脉，可视为 SDAVF 的直接 MRI 征象。③ 脊髓内不均匀斑片状强化。具体表现在 T_2W 上见较长节段脊髓实质的连贯纵行的条状高信号，病灶位于脊髓中心呈"铅笔样"改变和脊髓增粗。在 T_1W 上多呈等信号改变，提示病变以淤血、水肿为主，说明本病具有可逆性。脊髓病变部位与瘘口常不一致，特别是位于颈、腰骶部脊柱两端的 SDAVF（图 3-12-5-6）。

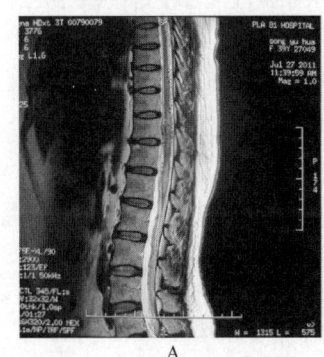
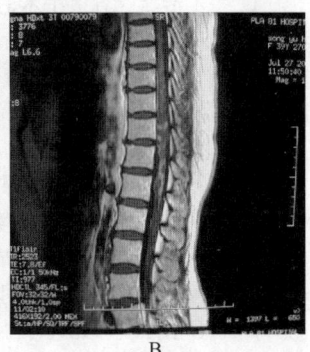

图 3-12-5-6　T_{10} 硬脊膜动静脉瘘的 MRI

A. T_2W 图像；B. T_1W 图像。

2. 脊髓血管造影　脊髓 DSA 显示根动脉的硬脊膜支在神经根袖套穿过硬脊膜形成动静脉瘘口，其特点是：① 位于椎间孔附近的动静脉交通，瘘口多为 1 个，偶可 2 个，多位于上胸段以下至骶段水平，其供血动脉多为 1 支，少数为 2 支。② 瘘口后的引流静脉穿过硬脊膜向脊髓表面走行，引流静脉较长，可以上行或下行很长距离，呈迂曲匍行的血管影，汇入脊髓后或脊髓前静脉(图3-12-5-7)。

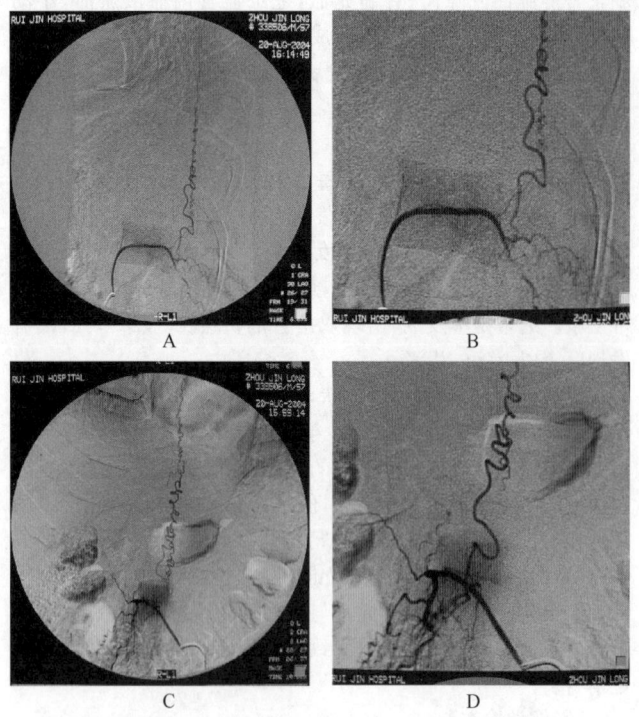

图 3-12-5-7　硬脊膜动静脉瘘右侧 L₁ 选择性脊髓 DSA
A. 斜位；B. 斜位放大；C. 正位；D. 正位放大。

【诊断和鉴别诊断】

根据患者临床表现结合影像学、脊髓血管造影结果可以确诊。临床上和一些急性、亚急性进展的其他脊髓疾病(如感染、出血、脱髓鞘病变、运动神经原病、脊髓肿瘤等)不易区别。

【治疗】

本病的治疗原则是完全永久性封闭瘘管。目前主要是通过外科手术和介入血管内栓塞等方法治疗,目前治疗 SDAVF 首选是手术。

1. 手术治疗　直接手术的方法提供了脊髓 SDAVF 的一种简单及成功的治疗。手术治疗的目的是解除椎管内静脉高压,保持脊髓静脉通畅,促进脊髓功能恢复。该手术在显微外科的条件下进行,对脊髓的干扰非常小,显微手术创伤并不大,手术简单易行,术后无复发。

2. 血管内治疗　可以经根动脉超选择性插管,将 Onxy 或 Glubran 注射进供血动脉封闭瘘口方法来治疗,其优势在于创伤小、诊断和治疗可以一次完成。假如闭塞成功,可以不做手术;假如闭塞不能完全成功,可以作部分闭塞的血管瘘切除术。

3. 联合治疗　即先进行血管内栓塞治疗,然后采用手术治疗。如果瘘口被完全封闭,4/5 的患者部分症状会立即好转,其中以运动障碍和疼痛缓解最为突出。

六、脊髓动脉瘤

脊髓动脉瘤(spinal cord aneurysms)很少见,只有很零星的报道,加上有文献将一些血管瘘病例的静脉扩张误当作是动脉瘤,故其发生率很难判断。真正意义上的单纯脊髓动脉瘤很少见,其常伴有脊髓其他血管病变,尤其是脊髓血管畸形。脊髓动脉瘤多位于脊髓前动脉上,血管壁上常有先天缺陷,有时可

与脑动脉瘤或身体其他部位动脉瘤共存。在伴有脊髓血管畸形的动脉瘤常见于供应血管上,多为囊状的动脉瘤,破裂出血的危险性很大。

脊髓动脉瘤的诊断可用脊髓磁共振、CT 或脊髓椎管造影,但确诊有赖于选择性脊髓血管 DSA。其治疗方法包括载瘤动脉结扎术、动脉瘤夹闭术或动脉瘤切除术等。在伴有脊髓血管畸形的病例中,如切除畸形血管,动脉瘤常会变小或消失。也可以用液体胶 Onxy 直接栓塞动脉瘤,以减少发生出血的危险。

参 考 文 献

[1] 陈功,冷冰.脊髓血管畸形[M]//周良辅.现代神经外科学.第二版.上海:复旦大学出版社,2015:1127-1144.

[2] 丁美修.脊髓血管疾病[M]//史玉泉,周孝达.实用神经病学.第三版.上海:上海科学技术出版社,2004:412-420.

[3] 凌锋,张鸿祺.脊柱脊髓血管畸形[M]//刘承基,凌锋.脑脊髓血管外科学.北京:中国科学技术出版社,2013:624-649.

[4] 张鸿祺.脊柱脊髓血管畸形的分类[M]//凌峰.脑血管病理论和实践.北京:人民卫生出版社,2007:303-325.

[5] CENZATO M, VERSARI P, RIGHI C, et al. Spinal dural arteriovenous fistulae: analysis of outcome in relation to pretreatment indicators [J]. Neurosurgery, 2004, 55(4): 815-823.

[6] FLORES B C, KLINGER D R, WHITE J A, et al. Spinal vascular malformations: treatment strategies and outcome [J]. Neurosurg Rev, 2017, 40(1): 15-28.

[7] GHOBRIAL G M, MAULUCCI C M, DALYAI R T, et al. Radiosurgery for spinal intramedullary arteriovenous malformations: a literature review[J]. J Neurol Surg A Cent Eur Neurosurg, 2015, 76(5): 392-398.

[8] KATAOKA H, MIYAMOTO S, NAGATA I, et al. Venous congestion is a major cause of neurological deterioration in spinal arteriovenous malformations[J]. Neurosurgery, 2001, 48(6): 1224-1230.

[9] KRINGS T, LASJAUNIAS P L, HANS F J, et al. Imaging in spinal vascular disease[J]. Neuroimaging Clin N Am, 2007, 17(1): 57-72.

[10] LEE Y J, TERBRUGGE K G, SALIOU G, et al. Clinical features and outcomes of spinal cord arteriovenous malformations: comparison between nidus and fistulous types[J]. Stroke, 2014, 45(9): 2606-2612.

[11] MUNYON C N, HART D J. Vascular disease of the spine [J]. Neurol, 2015, 19(5): 121-127.

[12] NARVID J, HETTS S W, LARSEN D, et al. Spinal dural arteriovenous fistulae: clinical features and long-term results [J]. Neurosurgery, 2008, 62(1): 159-167.

[13] RUBIN M N, RABINSTEIN A A. Vascular diseases of the spinal cord[J]. Neurol Clin, 2013, 31(1): 153-181.

[14] SANDALCIOGLU I E, WIEDEMAYER H, GASSER T, et al. Intramedullary spinal cord cavernous malformations: clinical features and risk of hemorrhage[J]. Neurosurg Rev, 2003, 26(4): 253-256.

[15] TUBBS R S, BLOUIR M C, Romeo A K, et al. Spinal cord ischemia and atherosclerosis: a review of the literature[J]. Br J Neurosurg, 2011, 25(6): 666-670.

[16] ZOZULYA Y P, SLIN'KO E I, AL-QASHQISH I I. Spinal

arteriovenous malformations; new classification and surgical treatment[J]. Neurosurg Focus, 2006, 20(5): E7.

第六节 亚急性联合变性

史朗峰

亚急性联合变性(subacute combined degeneration, SCD)是指由于维生素 B_{12} 等缺乏引起的一种以脊髓、脊神经根损害为主的神经系统营养、代谢障碍性变性疾病。病变主要累及脊髓后索、侧索和周围神经,部分患者视神经和大脑白质。临床主要表现为肢体无力、共济失调和肢体末端感觉异常。

【病因及发病机制】

维生素 B_{12} 缺乏是本病的主要原因。维生素 B_{12} 的吸收要求有内因子的参与,而内因子是一种胃黏膜壁细胞分泌的糖蛋白,它与维生素 B_{12} 在胃内结合形成复合物,移行至回肠,附在黏膜的特殊受体上,促进回肠上皮对维生素 B_{12} 的吸收。被吸收的维生素 B_{12} 再与转钴胺蛋白结合,转运至组织中被利用。大约有 90% 的维生素 B_{12} 储存在肝脏中,所以即使人体吸收维生素 B_{12} 的功能损害已经非常严重,但体内储存的维生素 B_{12} 也需要很多年才能耗尽。

人体内有两个生化反应依赖于维生素 B_{12}。① 维生素 B_{12} 在甲基丙二酰辅酶 A 变位酶反应中作为辅酶。此反应是丙酸代谢的关键步骤。甲基丙二酰辅酶 A 转化为琥珀酰辅酶 A 后进入三羧酸循环,但它对于神经系统的重要性尚不明了。② 参与叶酸反应。N5 甲基四氢叶酸向四氢叶酸转化中,将甲基转给维生素 B_{12},同时维生素 B_{12} 又将甲基转给同型半胱氨酸,并在蛋氨酸合成酶的作用下转变为蛋氨酸,维生素 B_{12} 的缺乏时这一转化过程受损,影响 DNA 的合成,DNA 不足可以导致轴突变性,髓鞘合成障碍。

维生素 B_{12} 缺乏的常见原因:① 摄入不足,维生素 B_{12} 广泛存在于鱼类、肉类等动物源性食品中,长期严格素食者可以导致摄入量不足。② 吸收不良或障碍,典型维生素 B_{12} 缺乏的患者伴有恶性贫血;其他如胃大部切除术或全胃切除术、萎缩性胃炎、终末回肠盲肠切除、肠道盲袢细菌过度增生、钴胺素代谢性绦虫(阔节裂头绦虫),某些药物如二甲双胍、秋水仙碱等均因阻碍肠道吸收而造成维生素 B_{12} 缺乏。③ 遗传或先天因素,如先天性甲基钴胺素缺乏。

近年来,有不少关于氧化亚氮(N_2O)与维生素 B_{12} 的研究。持续多次应用 N_2O 麻醉后可以产生脊髓后索和侧索和周围神经病变的症状,因为 N_2O 可以干扰依赖于维生素 B_{12} 的生化反应,使得患者在接受 N_2O 麻醉后出现 SCD 的表现。

此外,铜的缺乏亦可出现亚急性联合变性的临床征群。消化道肿瘤手术,Celiac 病等亦可并发此病。

【病理】

以脊髓和周围神经损害为主。疾病的病理表现为弥漫性不均等的脊髓白质变性,以颈段和上胸段多见,最早累及后索,向上、向下并向侧索蔓延,前索受损十分少见。脊髓髓鞘肿胀、断裂,髓内空泡形成,髓鞘板分离,轴突变性,病损为筛状使脊髓横断面上呈现海绵状变化。周围神经有不同程度髓鞘和轴索病变。部分患者有视神经和脑内病变。

【临床表现】

中年多见,多数患者起病隐袭,逐渐缓慢进展;少年 15 岁以下起病者进展可少于 15 d,以蔬食或偏食者多见。患者首先感到的是手指或足趾末端感觉异常,随后出现下肢无力及步态不稳。临床症状及体征的变化依据椎体束和周围神经受损的程度而定。如果侧索变性占主要地位,患者腱反射亢进,Babinski 征(+),但周围神经末梢型感觉障碍仍可存在。若周围神经变性为主,则肌力减退,腱反射减退,早期 Babinski(−)。患者侧索受损出现的运动障碍,在下肢更为明显,从轻度的行走笨拙到肌强直甚至出现痉挛性截瘫。后索病变产生振动觉和关节位置觉缺失,Romberg 征(+)。下肢比上肢更为明显,患者常感脚踩棉花感,不能走夜路。在体检中,患者可以出现 Lhermitte 征现象(患者屈颈时有一种通电样感觉,自颈部沿后背向下达双下肢),Romberg 征(+)。有些患者可出现脑干或小脑症状,甚至出现可逆性昏迷。

常有精神症状,认知功能减退、行为异常、躁狂、抑郁等精神症状可以独立出现或联合出现。突出的精神症状还包括妄想、幻听、幻视。一些患者有痴呆症状,早期及短期的维生素 B_{12} 缺乏导致的认知功能损害是可以改善的。叶酸缺乏导致的临床表现与维生素 B_{12} 缺乏相似。较多的研究发现叶酸缺乏导致更严重的抑郁,而维生素 B_{12} 缺乏有更多的精神症状。

视神经损伤可以出现在疾病的任何时期,甚至在神经症状出现之前。眼科检查发现视神经萎缩,双侧中央暗点。

少数患者有自主神经功能失常的症状,如膀胱括约肌功能障碍、大便失禁等,出现较晚。

除神经系统症状以外,还可以出现贫血等血液系统症状及消化不良、胃肠胀气等消化道症状。

【辅助检查】

周围血常规可见血色素降低,其周围血象表现为巨细胞性贫血,骨髓涂片可见分叶多形核白细胞、巨幼红细胞,但神经系统症状可以出现在血液异常之前。恶性贫血可以通过检测胃泌素水平证实,也可以测定壁细胞抗体和内因子抗体,但前者不具有特异性,后者有诊断意义,但阳性率不高。

脑脊液检查一般正常,少数有蛋白增高。视觉诱发电位(VEP)、躯体感觉诱发电位(SEP)的异常但无特异性。大约 50% 患者的电生理检查显示腓肠神经感觉电位波幅降低或消失,感觉传导速度减慢。

血清维生素 B_{12} 水平测定,测定前两周内应停用或未用族维生素史。如维生素 B_{12} 含量降低,则对诊断有提示意义。注射维生素 B_{12} 1 mg/d,10 d 后网织红细胞升高支持临床诊断。但血清维生素 B_{12} 水平并不是人血清维生素 B_{12} 总含量。即使患者已经停止了维生素 B_{12} 的摄入,但由于体内储备,血清维生素 B_{12} 水平仍可能正常。血清甲基丙二酸和同型半胱氨酸的浓度间接反映了细胞内维生素 B_{12} 水平,给予维生素 B_{12} 治疗后,两者水平降至正常,有助诊断。Schiling 试验可以反映维生素 B_{12} 吸收缺陷。

脊髓 CT 多数正常。脊髓 MRI 检查矢状位可见髓内 T_1 长节段低信号和 T_2 高信号,以上胸段多见且明显;脊髓段面 MRI 检查可见脊髓后索和侧索 T_2 高信号,呈 V 形分布,该特征称为三点征或 V 字征,有特征诊断意义。出现脑病或痴呆的患者头颅 MRI 上 T_2WI 可以出现脑深部白质多个高信号病灶,可以随着病情进展而融合。

【诊断及鉴别诊断】

亚急性或慢性起病,进行性发展的脊髓后索和侧索症状,结合血液检查,诊断一般无困难。若没有血液学异常,则应与脊髓压迫症、多发性硬化、非恶性贫血性合并系统疾病等相区分。

脊髓压迫症有明显的感觉平面,神经根痛,脑脊液蛋白升高,影像学检查可助鉴别。多发性硬化患者,其中枢神经系统白质内有2个或2个以上病灶,整个病程呈现反复发作与缓解的特点。慢性进展型多发性硬化(chronic progressive multiple sclerosis,CPMS)患者,缓慢进展病程长,并有脑脊液蛋白升高,OB阳性及其他多发性硬化特征。视神经脊髓炎(neuromyelitis optica,NMO)患者的脊髓内病灶为长节段,并非选择性地累及后索和侧束,不出现三点征(V字征)而予以鉴别。非恶性贫血性合并系统疾病是一种发生于脊髓内部的变性疾病,与维生素B_{12}和叶酸缺乏无关。

【治疗】

应及时给予大剂量维生素B_{12}治疗,并终身用药。因为可能存在内因子缺乏等吸收障碍,应采用肠外给药方式。开始时维生素B_{12} 1 000 μg肌内注射,每日1次,2~4周后每周肌内注射1次、每次1 000 μg,再以后每月肌内注射1次、每次1 000 μg。尽管治疗剂量明显高于身体的需要量,但有证据显示超剂量治疗可以加速神经恢复,而且可以直接补充维生素B_{12}。

影响治疗效果最重要的因素是治疗之前临床症状出现的时间长短,所以早期诊断、早期治疗十分重要。经过适当的治疗,大部分症状可以在治疗后6~12个月内好转,如果在症状出现的数周内即开始治疗,患者有望完全康复。

针对不同病因的治疗,贫血患者可用硫酸亚铁口服,每次0.3~0.6 g,每日3次,或10%枸橼酸铁胺口服10 ml,每日3次。

N_2O麻醉者应予术前告知并可预防性肌内注射维生素B_{12}治疗。

加强理疗及康复锻炼,促进患者功能恢复。

参 考 文 献

[1] CAO J, SU Z Y, XU S B, et al. Subacute combined degeneration: a retrospective study of 68 cases with short-term follow-up[J]. Eur Neurol, 2018, 79(5/6): 247-255.

[2] ONRUST M R, FREQUIN S T. Subacute combined spinal cord degeneration by recreational laughing gas(N₂O) use[J]. J Cent Nerv Syst Dis, 2019, 11: 1-4.

[3] PATEL K K, MEJIA MUNNE J C, GUNNESS V R N, et al. Subacute combines degeneration of spinal cord following nitrous oxide anesthesia: a systematic review of cases[J]. Clin Neurol Neurosurg, 2018, 173: 163-168.

[4] VICTOR M, ROPPER A H. Adams and Victor's principles of neurology[M]. 7th ed. New York: Internatial Pub, 2001: 1218-1223, 1328.

[5] WALTER G B, ROBERT B D, GERALD M F, et al. Neurology in clinical practice [M]. 5th ed. New York: Buterworth-Heinaman Elsevier, 2008: 1643-1646.

第七节　脊髓积水空洞症

谢　嵘　车晓明

临床上,脊髓积水空洞症是指有进行性神经系统症状,以脊髓髓内囊性损害为共同特征的一组疾病,主要包括两种病理类型:脊髓积水症(hydromyelia)和脊髓空洞症(syringomyelia),前者指有液体蓄积而致脊髓中央管扩大,后者指脊髓实质内被液体充填的异常腔隙,空腔周围均可伴胶质增生。由于临床上难于区分这两种病理类型,故可将这组疾病统称为脊髓积水空洞症(syringohydromyelia)。

【流行病学】

脊髓积水空洞症最早由Olliver d'Angers于1827年提出。但长期以来其病因及发病机制并未明确,临床表现复杂,治疗上存在矛盾和争议。由于无法在分类及定义上达成共识,因此缺乏具有统一标准的大宗病例的流行病学资料。国外曾报道称,该疾病在新西兰的发病率由1962—1971年0.76/100 000增加至1992—2002年的4.7/100 000。这种增长趋势可能与1992年起MR的广泛应用后的诊断率增加有关。俄罗斯的文献报道脊髓积水空洞症的患病率为13/100 000,且伴Chiari畸形Ⅰ型的脊髓空洞症具有明显的种族差异。国内也缺乏大型的流行病学调查资料,现有的文献资料显示国人的发病率为8.4/100 000。

该疾病发病年龄多见于31~50岁,儿童和老年人少见,男多于女,好发于颈胸段,可有家族史,起病较隐匿,病程也较缓慢,经常以手部肌肉萎缩无力或感觉迟钝而引起注意;继发性脊髓积水空洞症者常因为原发疾病进行检查时发现,其表现出来的临床症状也随病变的部位和范围而有所差异。

【临床分类】

不同类型的脊髓积水空洞症的发病机制和治疗方法不同,因而合理的分类对于这类疾病的诊治具有十分重要的意义。目前,脊髓积水空洞症的临床分类繁多,尚无统一的分类依据,可根据患者的临床实际情况选用,以指导临床治疗。

1. 按与脑脊液循环有无关系分类

(1)与脑脊液循环有关:通常指颅颈交界畸形引起的脑脊液动力学改变,造成颅腔与椎管内正常脑脊液循环障碍而产生的脊髓积水空洞症。

(2)与脑脊液循环无关:通常指继发于脊髓髓内肿瘤、脊髓蛛网膜炎或脊髓外伤后引起的脊髓积水空洞症。

2. 按病因区分

(1)继发性:指继发于小脑扁桃体下疝(Chiari畸形)、寰枢椎脱位、颅底凹陷、脑积水、Dandy-Walker畸形、蛛网膜炎、脊髓血管畸形和髓内肿瘤等的脊髓积水症或脊髓空洞症。

(2)特发性:指无任何确切病因的脊髓积水空洞症。

3. 按脊髓空腔与四脑室是否交通区分

(1)交通性:这类患者的脊髓内空腔与四脑室相交通,多为先天性。

(2)非交通性:脊髓内空腔与四脑室无直接交通的证据。

4. Milhorat分类　美国学者Milhorat在2000年根据大样本脊髓积水空洞症病理学和MR资料对本病进行分类,并总结了各种类型脊髓积水空洞症的致病因素。尽管脊髓积水空洞症是否手术以及具体手术方法选择还要结合患者年龄、临床表现和影像学表现等综合评价，但 Milhorat 分类方法对于脊髓积水空洞症手术方法的选择具有重要意义，目前在国内外的文献中多被广泛引用。

（1）交通性脊髓积水空洞症：指由于第四脑室出口阻塞导致脑脊液循环障碍所造成的局部脊髓中央管扩大，且扩大的中央管与第四脑室相通。空洞内壁为室管膜。空洞很少破溃入脊髓实质，因而空洞本身造成的临床症状轻微。交通性脊髓空洞症常见致病因素有脑膜炎及蛛网膜下腔出血造成的脑积水、Chiari 畸形、枕部脑膜膨出、Dandy - Walker 畸形等。

（2）非交通性脊髓积水空洞症：指由于枕骨大孔及以下部位蛛网膜下腔脑脊液循环障碍造成的局部脊髓中央管扩大，但扩大的中央管与第四脑室不相交通。空洞内壁为室管膜。空洞易破溃入脊髓，造成脊髓实质损伤，常引起神经系统症状体征。常见致病因素有 Chiari 畸形、寰枢椎脱位、颅底凹陷、椎管狭窄、栓系综合征、脊髓蛛网膜炎、髓外压迫如髓外肿瘤等。

（3）脊髓实质积水空洞症：脊髓实质积水空洞症是指脊髓损伤后发生在脊髓实质内的空洞（非中央管扩大），空洞不与第四脑室交通。空洞好发于脊髓中央管背外侧分水岭区，内壁为胶质或纤维组织。常见致病因素包括脊髓外伤、缺血或梗死、自发性脊髓出血、脊髓炎及肿瘤压迫等。

（4）萎缩性脊髓积水空洞症：由于脊髓萎缩在脊髓实质内形成小的腔隙及局部中央管扩大称为萎缩性脊髓空洞症，好发于颈胸段或胸腰段结合部。无脑脊液不断进入而使空洞逐渐扩大的趋势，本身可无症状。无手术必要。

（5）肿瘤性脊髓积水空洞症：肿瘤性脊髓空洞症通常由脊髓髓内肿瘤囊性变形成，常见肿瘤有星形细胞瘤和室管膜瘤。空洞可向肿瘤的上方或下方扩展延伸。空洞内壁为肿瘤组织或含有肿瘤成分的胶质组织，内容物为不同于脑脊液的高蛋白液体。肿瘤全切除后空洞往往可自行吸收。

5. 华山医院分类　国内复旦大学附属华山医院徐启武教授根据脊髓内囊性损害的不同性质与治疗选择，将脊髓积水空洞症分为以下四类。

（1）先天性脊髓积水空洞症：以往常被称为单纯脊髓空洞症，这类患者最常继发于 Chiari 畸形、颅底凹陷或寰枢椎脱位，占脊髓内囊性损害的 75% 以上，大多数为非交通性，少数为交通性。

（2）肿瘤性脊髓积水空洞症：常由脊髓髓内肿瘤，如室管膜瘤、血管母细胞瘤、海绵状血管瘤等引起。

（3）继发性脊髓积水空洞症：除先天性与肿瘤性脊髓积水空洞症外，继发于其他疾病的脊髓积水症或脊髓空洞症，如继发于脑积水、脊髓外伤、脊髓蛛网膜炎的脊髓空洞症等。

（4）特发性脊髓积水空洞症：指原因不明的脊髓积水空洞症。

【发病机制】
目前为止，脊髓内积水及空洞形成的机制尚未完全明确，现将主流致病机制阐述如下。

1. 先天性脊髓积水空洞症
（1）Gardner 流体动力学理论：Gardner 认为颅颈交界及枕大孔区域存在梗阻时，脑脊液不能从第四脑室流出或流出减少，迫使脊髓中央管上端开口（闩）开放，且脑脊液在脉络丛动脉源性搏动的作用下，不断冲击脊髓中央管使其扩大，逐渐形成脊髓积水空洞症。

（2）Williams 颅与椎管内压力分离学说：Williams 认为，轻度小脑扁桃体下疝，或四脑室出口及蛛网膜下腔有粘连及轻度梗阻的患者可产生 Valsalva 效应，由于小脑扁桃体或者是四脑室出口的粘连条索组织起了活瓣作用，脑脊液只能流入颅内，而不能返回脊髓蛛网膜下腔，如此反复使枕大池压力进行性增高，脊髓蛛网膜下腔内压力下降，从而使颅内压与椎管内压产生差异，使得脑脊液自第四脑室流向脊髓中央管，久而久之便产生脊髓积水症。

（3）脑脊液脊髓实质渗透学说：Ball 和 Dayan 推测，由于颅颈交界及枕大孔区域存在畸形，静脉压和脊髓蛛网膜下腔压力反复一过性升高，长期作用于脊髓，使脊髓实质内血管周围间隙（Virchow Robin 腔）扩大，脑脊液由此渗入脊髓中央管而形成脊髓积水空洞症。

2. 肿瘤性脊髓积水空洞症或脊髓髓内肿瘤引起脊髓空洞的主要原因
（1）新生物细胞分泌液体在脊髓质内积聚。
（2）引流通路阻塞引起组织液潴留。
（3）肿瘤引起的水肿扩散。
（4）肿瘤平面脊髓质内 Virchow Robin 腔扩大和脑脊液动力学改变。

3. 继发性脊髓空洞的发病机制
（1）脊髓外伤时，局部炎性细胞和巨噬细胞浸润，引起脊髓软化或囊性变，形成多个微型小腔，逐渐扩大、相互融合形成脊髓内空洞。
（2）脊髓炎症或损伤后发生脊髓中心坏死，造成渗出液和破坏产物的积聚，引起渗透压升高，液体不断潴留而使空洞形成并逐渐扩大。
（3）脊髓实质炎症或蛛网膜炎症继发的脊髓空洞，还可能与脊髓缺血和静脉栓塞有关。

【临床表现】
对于先天性、特发性脊髓积水空洞症而言，其最突出的临床表现是积水空洞节段的脊髓症状；而继发性及肿瘤性脊髓积水空洞症除了空洞症状外，尚有原发疾病或脊髓肿瘤的临床症状。

1. 先天性或特发性脊髓积水空洞症　前者多为 Chiari 畸形、颅底凹陷或寰枢椎脱位合并脊髓积水空洞，后者无明确的病因或诱因。病程均缓慢，以始于上肢的痛触觉分离性感觉障碍，以及骨间肌、蚓状肌和前臂肌萎缩为特征。典型的脊髓空洞症状包括感觉障碍、运动障碍及自主神经功能损害。

（1）感觉障碍：由于脊髓空洞最先好发于颈髓下段和胸髓上段，故表现为典型的受累节段性感觉分离，由于交叉至对侧的脊髓丘脑束受累，则可出现如手部和前臂尺侧部的单侧或双侧痛温觉减退或消失。此时，位于侧方的脊髓丘脑侧束不受影响，因此触觉及深感觉可保留或接近正常。随着疾病进展，这种节段性分离性感觉障碍可扩展至双侧上肢及躯干上部，甚至整个躯干和下肢，并可出现痛温觉障碍区内的自发性疼痛、痛觉过敏或其他感觉异常。病变晚期则可引起病变水平以下的所有感觉（痛、温、触觉和深感觉）障碍。

（2）受累节段空洞影响脊髓前角，出现一侧或两侧受累节段支配肌弛缓性瘫痪症状，表现为肌无力、肌萎缩、肌束颤动、肌张力减退、腱反射减弱或消失等，颈胸段空洞时，手部肌肉常早期受累，其时可因骨间肌、蚓状肌和鱼际肌萎缩而呈"爪形手"畸形。如空洞累及延髓，影响三叉神经下行根，可发生同侧面部感觉呈中枢型痛、温觉障碍，面部分离性感觉缺失形成所谓"洋葱样分布"；还可出现吞咽困难、咽喉肌无力、悬雍垂歪斜、舌肌萎缩、颤动、咀嚼肌力弱；若前庭小脑传导束受累，可出现眩晕、恶心、呕吐、步态不稳及眼球震颤，而一侧或双侧肢体发生上运动元性不完全性瘫痪，肌张力亢进，可伴腹壁反射消失及 Babinski 征阳性；晚期病例可出现完全性瘫痪。

（3）自主神经功能损害：空洞累及 C_7 和 T_1 侧角之交感神经脊髓中枢，可出现 Horner 综合征，病变损害相应节段的肢体与躯干皮肤可有分泌异常，初期多汗，后期少或无汗，少汗症可局限于身体的一侧，称为"半侧少汗症"，但更多见于一侧的上半身、一侧上肢或半侧脸面；角膜反射亦可减弱或消失，因神经营养性角膜炎可导致双侧角膜穿孔；可伴皮肤发绀、皮温降低、角化过度、指甲无光泽、易脆裂；由于痛、温觉障碍，易发生烫伤与创伤，晚期患者出现大小便障碍和反复泌尿系感染。

（4）颅颈交界区压迫症状：合并 Chiari 畸形、寰枢椎脱位、颅底凹陷时，可产生颅颈交界、枕大孔区压迫症状。① 神经根症状，颈枕部不适疼痛、枕大神经痛、活动受限。② 小脑症状，共济失调、眼球震颤、构音障碍、肌张力低和腱反射减退。③ 后组脑神经症状，吞咽困难、饮水呛咳、声音嘶哑、转颈和耸肩无力、舌肌萎缩。

2. 继发性或肿瘤性脊髓积水空洞症　除相应受累节段的空洞症状外，尚有原发疾病或脊髓肿瘤的临床症状。空洞症状类似于先天性与特发性脊髓积水空洞症，包括感觉、运动及自主神经功能损害，尚可由延髓空洞而引起延髓功能障碍。除此之外尚有以下区别：① 先发症状往往表现为原发疾病或脊髓肿瘤的症状，定位也并非多在颈胸段，而是视原发病灶的部位

而定。② 典型的痛触觉分离性感觉障碍少见，而大小便功能障碍常见，且往往与原发病有关。③ 通常无 Chiari 畸形和颅底凹陷等颅颈交界区畸形的表现，但可有脊髓肿瘤、外伤、感染等病损的病史与特点。

【诊断】

根据上述表现，可作出临床诊断，但确诊与明确病因及分类需进一步的影像学检查。

1. 脊髓 MRI　对诊断脊髓积水空洞症的帮助最大，具有以下优点：① 三维成像，最为直观地显示脊髓或延髓内空腔，并能精确地显示空腔部位、大小、数目和有无分隔。② 可显示脊髓内空腔与延髓内空腔或第四脑室间是否存在交通。③ 能显示脊髓内空腔是否存在脑脊液流空现象。④ 显示并存的 Chiari 畸形、颅底凹陷或脊髓髓内肿瘤等。⑤ 作为随访和评判疗效的客观依据。各类脊髓积水空洞症在 MRI 上的具体表现如下。

（1）先天性脊髓积水空洞：积水腔在 T_1WI 上表现为脊髓中央边界清楚、形态规则、范围较广泛、沿脊髓矢状轴方向扩展的低信号病灶，T_2WI 上呈高信号，增强后扫描病灶无强化；积水腔内少有横的或纵的分隔，延髓及脑桥空腔少见，若存在，其与脊髓积水腔多无肉眼可见交通；有时可见脑脊液流空，在 T_2WI 上呈低信号，此现象提示疾病处于进展期，腔内压力较高，手术效果较好；可显示 Chiari 畸形、颅底凹陷以及显示有无脊髓肿瘤（图 3-12-7-1）。

（2）肿瘤性脊髓积水空洞：空洞腔在 T_1WI 上表现为形态不规则、偏心的低信号影，空洞腔内有较多的蛋白样液体充填，在 T_2WI 上呈较脑脊液高的信号，空洞腔内可有分隔，但脑脊液流空现象少见，增强扫描空洞腔无强化。肿瘤可清晰显示，增强后可有不同程度的强化；若肿瘤位于颈段，可显示与脊髓空洞存在交通的延髓空洞（图 3-12-7-2）。

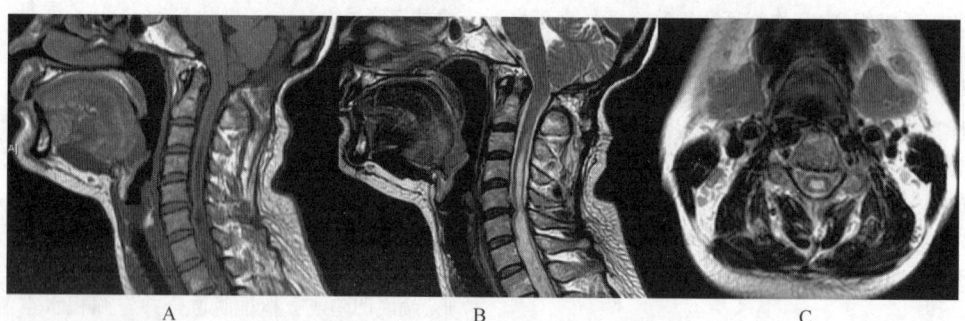

图 3-12-7-1　Chiari 畸形伴颈髓积水空洞
A. T_1 增强矢状位；B. T_2 矢状位；C. T_2 水平位。

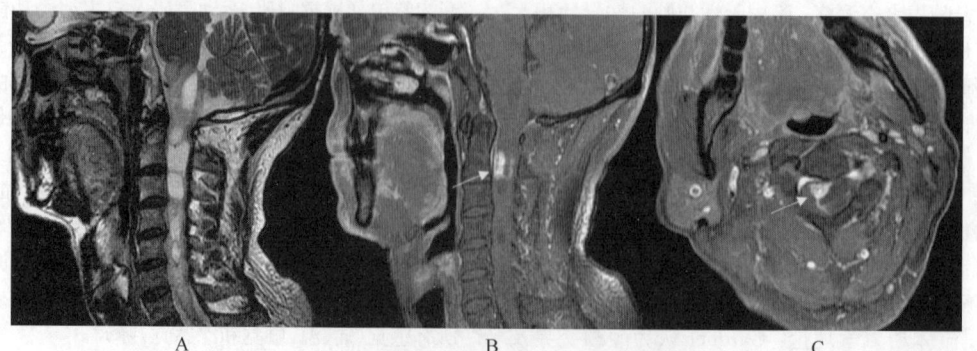

图 3-12-7-2　C_2 血管母细胞瘤伴延颈髓积水空洞
A. T_2 矢状位；B. T_1 增强矢状位；C. T_1 增强水平位；箭头示肿瘤位置。

（3）继发性脊髓积水空洞：脊髓外伤、感染后形成的空洞，典型表现为受累节段上或下段脊髓内呈柱状 T_1WI 低信号和 T_2WI 高信号的病变，横断面上空洞常呈偏心性，受压变薄的脊髓呈"项圈状"增粗或萎缩变细，空洞区域内可显示脑脊液流空信号。

2. MRI 电影相位对比成像（CINE phase contrast MR, PC‑MR）可定量测定脑脊液流速、流量和流动方向，尤其对特发性脊髓积水空洞症不合并明显 Chiari 畸形患者，如存在颅腔、四脑室出口与椎管间脑脊液流动不平衡，则可考虑行探查、粘连松解手术以恢复正常的脑脊液循环。

3. 其他 如脊柱 X 线、脊柱 CT 薄层扫描＋三维重建、颈部 CTA 等，可显示颅颈交界处骨性畸形、寰枢椎脱位、颅底凹陷、脑干或脊髓外伤等，以及椎动脉的行径，对诊断脊髓积水空洞症本身帮助不大，但对于并发的颅颈交界畸形或脊髓外伤时的手术入路和方式的选择具有较大意义。

【鉴别诊断】

1. 脊髓积水症与脊髓空洞症的鉴别 脊髓积水症与脊髓空洞症（以脊髓髓内肿瘤引起的为例叙述）的临床表现相仿，在脊髓 MRI 上均表现为囊性损害，两者容易混淆，临床上一般并不做严格意义的区分。但在判断脊髓积水空洞类型（先天性、肿瘤性或继发性）、选择治疗方式时有一定的意义，鉴别见下表 3‑12‑7‑1。

表 3‑12‑7‑1 脊髓积水症与脊髓空洞症的鉴别

鉴别要点		脊髓空洞症	脊髓积水症
临床表现	痛触觉分离障碍	多见	少见
	大小便功能障碍	少见	多见
	颅底凹陷	多见	偶见
	脊柱侧弯畸形	多见	少见
磁共振影像	小脑扁桃体下疝	常见	偶见
	延髓空腔	偶见	常见
	脊髓内空腔	居中、形态规则	偏心、形态不规则
	延、脊髓空腔间交通	偶见交通	常见交通
	脑脊液流空现象	多见	偶见
	肿瘤影	无	可见
手术所见	脊髓外观	肿胀	局部膨隆、张力大
	脊髓表面异常血管	偶见	常见
	空腔切开后	脊髓完全塌陷	瘤区仍膨隆

2. 与其他疾病鉴别

（1）胸廓出口综合征：本病最常由臂丛下干（$C_8 \sim T_1$）受压引起，表现为上肢和手部尺侧的麻痛、感觉异常、握力减退，手部内在肌肉萎缩和精细动作困难，故可与先天性脊髓积水空洞症相混淆。两者的鉴别在于：胸廓出口综合征的感觉、运动障碍常限于一侧上肢，斜角肌试验时 Adson 征阳性，颅颈交界和脊柱 X 线平片以及脊髓 MRI 检查时除可发现颈肋外，无其他异常；先天性脊髓积水空洞症时，感觉、运动障碍常累及双侧，并可见于下肢，Adson 征阴性，颅颈交界和脊柱 X 线平片可发现颅颈交界处畸形或脊柱侧弯，脊髓 MRI 可见脊髓空洞及

Chiari 畸形等。

（2）颈椎病：本病可引起肩颈部和上肢疼痛、麻木和无力，故可与先天性脊髓积水空洞症相混淆。颈椎病时颈椎 X 线平片或 CT 矢状位重建上可显示颈椎生理曲度消失，椎间隙狭窄，椎体后缘有增生骨赘等退行性改变；MRI 上可显示椎间隙部位有硬性或软性压迫物压迫脊髓，少数严重颈椎病患者可显示压迫节段内脊髓变形或软化灶，但 Chiari 畸形和典型的脊髓积水空洞腔表现。先天性脊髓积水空洞症时，X 线平片或 CT 上无颈椎退行性改变，MR 可清晰显示 Chiari 畸形和脊髓积水空洞腔。

（3）不伴脊髓积水空洞的 Chiari 畸形、寰枢椎脱位、颅底凹陷、脊髓肿瘤等：可伴有与脊髓积水空洞症相似的症状，颅颈交界 MR 或 CT 三维重建可清晰显示原发病以及有无空洞腔，鉴别不难。

【治疗】

脊髓积水空洞症的外科处理始于 1892 年，早期 Abbe 和 Coley 作椎板减压和空洞抽吸术。而现代外科处理始于 1965 年，由 Gardner 行枕大孔减压术和延髓闩填塞术，随后文献报道的手术方法繁多，针对先天性和特发性脊髓积水空洞症可能的病因处理有单纯枕大孔减压术、后颅窝或枕大池成形或重建术、小脑扁桃体下疝切除术、小脑扁桃体皱缩＋四脑室开口探查术；针对脊髓积水空洞腔可行空洞切开缝合术、积水腔原位自体硬膜翻转引流术、积水空洞腔蛛网膜下腔-腹腔或胸腔分流术、脊髓中央管口松解术，以及上述各种方法的不同组合。另外，针对原发病的治疗，可行脊髓肿瘤切除、寰枢椎脱位复位融合、经口齿状突切除等。

1. 手术目的与指征

（1）手术目的：① 对于先天性或特发性脊髓积水空洞症，扩大后颅窝容积，解除延颈髓压迫，松解蛛网膜下腔粘连从而改善颅颈交界区或蛛网膜下腔存在的 CSF 流动不平衡，消除或减轻积水空洞腔的充填机制。② 对于继发性或肿瘤性脊髓积水空洞症，切除脊髓髓内肿瘤，或处理合并存在的 Chiari 畸形、寰枢椎脱位、颅底凹陷、脑积水等病因，消除引起脊髓积水空洞腔的原因。③ 对于所有类型的脊髓积水空洞症，在其他治疗无效的情况下，为减轻积水空洞腔内压力，可通过分流术将腔内液体引至脊髓外，以消除脊髓内空腔对脊髓的压迫与损害。

（2）手术指征：① 临床症状、体征进行性加重。② 存在需要手术治疗的原发疾病（如颅颈交界处畸形和脊髓髓内肿瘤等）并引起相应症状。③ 随访中发现积水空洞腔较大（脊髓内空腔与脊髓的比值大于 50%～70%）或进行性增大。④ PC‑MR 提示颅腔、四脑室出口与椎管间脑脊液流动不平衡。

对于无症状或症状不明显者、脊髓内空洞腔较小者（脊髓内空腔与脊髓的比值小于 30%）、影像学无脑和脊髓受压者、无颅腔与椎管间脑脊液流动不平衡证据者，不宜手术。

2. 手术方案

（1）先天性脊髓积水空洞症。

1）脊髓积水腔不大者，特别当存在枕大孔压迫症状时，应解除枕大孔的压迫。例如颅颈交界区稳定的 Chiari 畸形，可行后颅减压术（posterior fossa decompression，PFD），切除枕骨至

显露枕大池,咬除上位颈椎椎板至疝出小脑扁桃体的下缘,并切除颅颈交界处硬脊膜外纤维束带。如存在寰枢椎脱位等不稳定因素,可考虑同时行复位加内固定融合,同时行 PFD。近年来随着脊髓积水空洞产生机制的认识,越来越多的临床证据表明除了 PFD 外,尚应当重视通过手术解除局部蛛网膜下腔脑脊液循环障碍,例如通过切开硬膜,切除小脑扁桃体或行小脑扁桃体皱缩,重建并扩大枕大池(posterior fossa reconstruction, PFR),良好显露四脑室开口并松解四脑室出口处的粘连,改善脑脊液循环。目前 PFR 已较 PFD 成为 Chiari 畸形合并脊髓积水空洞症的主流手术方法。一般不行脊髓积水空洞腔-蛛网膜下腔分流术(HSS),是为避免因切开积水空洞腔时加重脊髓损伤。

2)脊髓积水腔明显者,宜行 PFD 或 PFR,联合高位 HSS,或先行 PFD 或 PFR,术后复查 MRI,对积水腔无明显缩小者再行 HSS。原因在于若枕大孔区减压满意,在解除脑脊液不全梗阻后也可以收到良好的结果,而且仅行 PFD 或 PFR 可避免 HSS 时因分流管刺激脊神经根或脊髓传导束而引起术后肢体麻木、痛觉过敏和肢体无力等并发症。

(2)肿瘤性脊髓空洞症:应针对肿瘤行切除术,肿瘤全切除后,空洞腔不必另行处理,会自行缩小乃至消失;不提倡仅作空洞腔分流术而不切除肿瘤,因其对症状的改善将不明显或不持久。

(3)继发性或特发性脊髓积水空洞症:根据引起脊髓内空腔的原因,先行病因治疗,如存在颅底凹陷等颅颈交界畸形伴发脊髓积水腔时,酌情作后路或前路经口枕大孔减压术;存在寰枢椎脱位等不稳定因素,可考虑同时行复位加内固定融合;存在脑积水时,作四脑室出口造瘘术或脑室腹腔分流术。对于特发性脊髓积水空洞症或病因治疗后,脊髓内空腔仍明显者可行 HSS,若同时存在蛛网膜粘连者,需作脊髓内空腔-腹腔分流术。

3. 手术的一些注意事项

(1)行 PFD 时,枕骨切除至显露枕大池即可,如切除过多会引起小脑下垂,造成对脑干的牵拉,从而使患者出现新的症状,同时需满意、彻底地去除颅颈交界处所有的骨性与膜性(指硬脊膜外纤维束带)压迫物。

(2)行 PFR 时,切除小脑扁桃体,重建枕大池(即枕大池成形术),松解四脑室出口处的粘连,恢复脑脊液循环是关键,可较单纯 PFD 取得更佳效果。而扩大修补后颅窝硬脑膜(即后颅窝成形术)并非本术式所必须,相反的由于异物植入,会加重术后感染、脑脊液漏发生的概率。

(3)尽可能在同一切口作 PFD、PFR 和高位 HSS,后者宜在 $C_3 \sim C_4$ 或 $C_4 \sim C_5$ 水平进行,以保留 C_2 棘突,避免后期发生颈部后凸畸形。做 HSS 时,所有操作均应在"无血"状态下进行;应尽量避开颈膨大,在积水腔表面脊髓最薄的无血管正中区或背根进入带,切开脊髓长度短于 0.5 cm;分流管的长度以 4 cm 左右为宜,应确保分流管的一端置在脊髓积水腔内,另一端在椎管蛛网膜下腔内,防止因安置不妥而影响分流效果,或造成分流管刺激脊神经或脊髓传导束而引起术后肢体麻木、痛觉过敏等症状;避免或减少血性液体堵塞分流管的概率;需用无损伤缝线将分流管固定在软脊膜上,以防分流管滑脱而影响分流效果。有作者应用原位自体硬膜条翻转技术引流积水腔,

认为具有方法简单、取材方便、操作容易、无异物反应和效果可靠等优点。

4. 疗效　脊髓积水空洞症的疗效与下述因素有关。

(1)病因:有作者统计先天性和特发性脊髓积水,以及脊髓内肿瘤、脊髓蛛网膜炎和脊髓外伤引起的脊髓积水空洞症的手术改善率分别为 73.2%(71/97)、77.8%(7/9)、69.2%(9/13)、57.1%(4/7)和 42.9%(12/28)。另有报道,脊髓蛛网膜炎和脊髓外伤并发的脊髓积水空洞的术后疗效与空洞处是否存在蛛网膜瘢痕有关,瘢痕局限者,术后神经系统状况改善的达 83%,瘢痕广泛者改善率仅 17%。

(2)手术时机:疗效与术前症状持续时间无密切关联,但与术前神经系统症状的严重程度有关。术前神经系统症状越轻,疗效越好,复发率越低。

(3)手术方法:选择合适的手术方法可提高疗效。

5. 并发症　术后并发症占 12%,包括脊髓损伤、出血、蛛网膜粘连、感染、空洞复发,以及分流管滑脱和阻塞等,应注意避免。

【预后】

主要取决于产生脊髓积水空洞的潜在原因及治疗方式。先天性脊髓积水症患者病情稳定、空洞无扩展、即使未经治疗,长期存活者亦可占 35%～50%。手术对大多数病情进展患者,可起到稳定或改善症状的作用,但远期疗效尚不肯定,仍有待于今后大样本临床资料的分析结果。

参 考 文 献

[1] AGHAKHANI N, BAUSSART B, DAVID P, et al. Surgical treatment of posttraumatic syringomyelia[J]. Neurosurgery, 2010, 66(6): 1120 - 1127.

[2] ALFIERI A, PINNA G. Long-term results after posterior fossa decompression in syringomyelia with adult Chiari Type I malformation[J]. J Neurosurg Spine, 2012, 17(5): 381 - 387.

[3] BERRIDGE K C, KRINGELBACH M L. Pleasure systems in the brain[J]. Neuron, 2015, 86(3): 646 - 664.

[4] HEISS J D, SUFFREDINI G, SMITH R, et al. Pathophysiology of persistent syringomyelia after decompressive craniocervical surgery[J]. J Neurosurg Spine, 2010, 13(6): 729 - 742.

[5] HIDA K, IWASAKI Y, KOYANAGI I, et al. Surgical indication and results of foramen magnum decompression versus syringosubarachnoid shunting for syringomyelia associated with Chiari I malformation [J]. Neurosurgery, 1995, 37 (4): 673 - 679.

[6] NAGOSHI N, IWANAMI A, TOYAMA Y, et al. Factors contributing to improvement of syringomyelia after foramen magnum decompression for Chiari type I malformation[J]. J Orthop Sci, 2014, 19: 418 - 423.

[7] OLUIGBO C O, THACKER K, FLINT G. The role of lumboperitoneal shunts in the treatment of syringomyelia[J]. J Neurosurg Spine, 2010, 13(1): 133 - 138.

[8] SRIVATANAKUL K, SONGSAENG D, OZANNE A, et al. Spinal arteriovenous malformation associated with syringomyelia[J]. J Neurosurg Spine, 2009, 10(5): 436 - 442.

[9] TALACCHI A, MENEGHELLI P, BORGHESI I, et al. Surgical management of syringomyelia unrelated to Chiari

malformation or spinal cord injury[J]. Eur Spine J，2016，25
（6）：1836 - 1846.

[10] WANG J，ALOTAIBI N M，SAMUEL N，et al. Acquired
chiari malformation and syringomyelia secondary to space-
occupying lesions：a systematic review[J]. World Neurosurg，
2017，98：800 - 808. e2.

[11] WILLIAMS B. The distending force in the production of
communicating syringomyelia[J]. Lancet，1970，2（7662）：
41 - 42.

第八节　脊柱裂与脊膜脊髓膨出

李士其　寿雪飞　张晓硌

人胚约 18～27 d 时，神经外胚层受诱导形成神经管。神经管形成过程自胸段开始向头、尾端发展，尾端于第 2 周闭合，头端闭合比尾端大约早 2 d。神经管形成后，并与皮肤外胚层分离，移向体壁深部。神经管头端和尾端分别发展为脑泡和脊髓。胚胎第 11 周，骨性椎管完全闭合。叶酸摄取障碍等因素引起的 DNA 甲基化可引起神经管畸形。如中胚层闭合不全，可形成隐形颅裂和脊柱裂。如伴神经外胚层和皮肤外胚层发育障碍，则可出现显性颅裂、脊柱裂（spina bifida）、脊髓脊膜膨出（myelomeningocele）。

一、脊柱裂

支撑人体的脊柱是由 26 块脊椎骨连接组成的，脊柱中央的管腔称为椎管。该管内包有脊膜、神经及脊髓等组织，如椎管先天性发育异常，则可椎管闭合不全，称为脊柱裂。最常见的形式为棘突及椎板缺如，椎管向背侧开放，以骶尾部多见，颈段次之，其他部位较少。脊柱裂根据其严重程度可分完全性脊柱裂（脊柱全裂）和部分性脊柱裂。完全性脊柱裂常常伴有严重的颅骨裂，多为死胎，临床意义不大。部分性脊柱裂则包括隐性脊柱裂、脊膜膨出、脊膜脊髓膨出、脂肪脊膜膨出和脂肪脊膜脊髓膨出、脊膜脊髓囊肿膨出、脊髓外翻等不同严重程度的畸形类型等。脊柱裂畸形的另一种分类方法是根据畸形部位表面有无皮肤覆盖隐性椎管闭合不全是一组以椎管闭合不全和神经、脊膜、脊柱和皮肤畸形为特征并有皮肤覆盖的先天异常。而开放性椎管闭合不全是指在异常的脊柱和脊柱内容物之外没有皮肤覆盖。

隐性脊柱裂的发生率约占人口的 0.1%，多见于腰骶部，有一个或数个椎骨的椎板未全闭合，而椎管内容物并不膨出。绝大多数的隐性脊柱裂终身不产生症状，也没有任何外部表现，偶然在 X 线摄片时被发现，偶尔腰骶部皮肤有色素沉着，皮肤可有脐形小凹、毛发过度生长或合并脂肪瘤。少数情况下由纤维索通过椎板裂隙附着于硬脊膜、神经根甚至发生脊髓栓系，并可伴发脊髓内胶质增生和（或）中央管扩张。少数隐性脊柱裂病例可有腰痛、轻度小便失禁和遗尿。有神经损害症状者，常有局部皮肤改变伴椎管内皮样囊肿。没有症状的隐性脊柱裂无需外科处理，平时在生活和工作中应注意避免外伤和负重。若伴有脊髓栓系而产生神经损害症状，或伴有其他需外科手术的畸形时，则须视情况采取相应的手术。

二、脊膜膨出

脊膜膨出分为脊膜后膨出和脊膜前膨出。

（一）脊膜后膨出

脊膜后膨出是硬脊膜在椎弓缺陷处向后异常突出，好发部位为腰部或腰骶部。脊膜膨出可被全层或部分的正常软组织所覆盖。脊膜膨出附近的皮肤可有小凹、血管瘤等病变。与脊髓囊状膨出、脂肪脊髓脊膜膨出或腰骶部畸胎瘤不同，脊膜膨出的透光试验阳性。女性患者比男性略多。多数患者神经功能正常。脊膜膨出患者很少并发脑积水或 Chiari 畸形。

脊膜膨出患者脊髓的解剖结构没有异常（图 3 - 12 - 8 - 1）。马尾神经可漂浮于凸起的脑脊液囊内。X 线平片可见在病变水平椎管扩大。为进一步了解其结构，可用 MRI 检查。

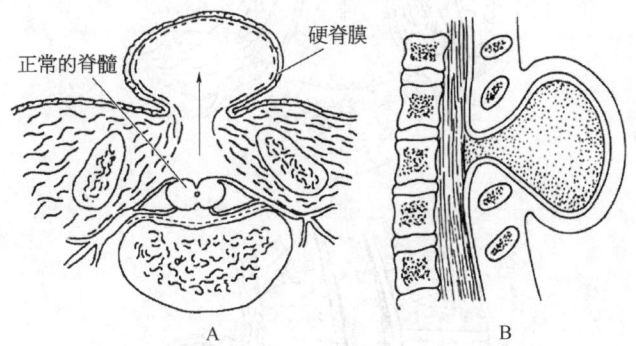

图 3 - 12 - 8 - 1　脊膜膨出示意图
A. 横断位；B. 矢状位。

婴儿期，为防止膨出囊的损伤、脑脊液漏和感染，可行脊膜膨出修补术。取常规后正中入路，切开硬膜探查，证实无其他异常时，硬膜紧密缝合，其外侧的肌肉、筋膜缺损亦予以修补。

（二）骶部脊膜前膨出

骶部脊膜前膨出指脊膜通过骶骨的骨性缺损向腹侧呈囊状膨出。骶部脊膜前膨出无皮肤异常。骶、尾骨缺损可通过肛指检查发现。男女性的发病率之比为 1：9，大多数女性患者是在妊娠超声检查时发现。常见症状为慢性便秘、腹胀或腹部肿块、反复发作的排尿不畅和痛经。几乎所有的患者神经功能均无障碍。

X 线平片可发现骶骨骨质缺损，超声检查可见到不同于盆腔器官的充满液体的块影。CT 可见膨出囊与椎管内的蛛网膜下腔相交通。MRI 检查可进一步明确是否合并其他畸形。

治疗原则是禁止行囊液抽吸术或引流术，以防引起低颅压和继发感染。分娩时因为囊壁破裂、感染引起的病死率较高。因此妊娠时发现这一畸形，需待胎儿肺泡发育成熟后行剖腹产。择期手术采用后入路，切除骶骨椎板，探查硬膜下腔，暴露突入盆腔囊的入口，一般不会有神经根疝入囊内。抽吸囊液，待囊壁塌陷后，缝合硬膜缺陷处，或以筋膜修补。如果向前膨出的囊内有块状组织成分，则必须选用前入路。术后应随访超声或 MRI，以监测是否还有脑脊液存在于脊膜膨出囊内。

三、脊膜脊髓膨出

脊膜脊髓膨出好发于腰骶部，较脊膜膨出的发生率高一倍。多在两个以上椎板闭合不全时，脊髓神经及部分脊髓经脊椎裂突出到椎管外的囊内(图3-12-8-2)。其膨出囊的基底较宽,囊表面的覆盖皮肤菲薄、黑色、透光性差。有时透过皮肤可以看到脊髓膨出部分呈一椭圆形紫蓝色结构,并清楚地看到硬膜血管在皮下通过。脊膜脊髓膨出者发生脊髓栓系的可能性较大。患者神经损害症状最严重,与神经基板的发育停滞有关。往往同时伴有双下肢功能障碍、足畸形、膀胱肛门括约肌功能障碍、脊柱畸形等,脑积水、脊髓积水、脊柱侧弯等也很常见。

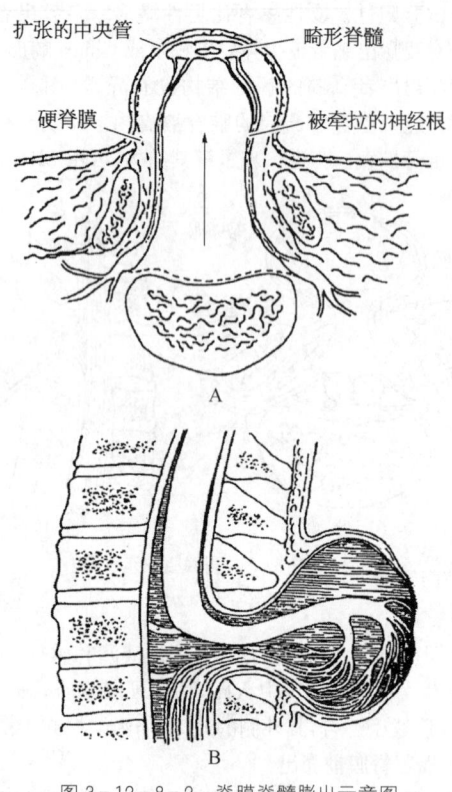

图3-12-8-2 脊膜脊髓膨出示意图
A. 横断位;B. 矢状位。

X线平片可见在病变水平椎管扩大,并可发现骨质缺损,超声检查可见到囊内充满液体,脊髓及神经位于囊内并可黏着于囊壁。CT和MRI检查可见膨出囊与椎管内的蛛网膜下腔相交通,脊髓膨出至囊内,并可进一步明确是否合并其他畸形。

脊膜脊髓膨出的患儿术前应评估脊髓功能异常程度,是否合并其他神经管闭合不全畸形,是否存在脊髓栓系,视具体情况决定手术方案。手术目的是修补膨出部缺损使其获得良好的皮肤覆盖,防止感染,解除脊髓栓系,保护神经组织结构和功能完整。手术最佳时间在出生后48~72 h;手术目的是修补局部缺损、切断引起脊髓栓系的终丝,力争保全神经组织结构和功能的完整性。合并脑积水者应先行分流手术。一般均采用后正中入路,切开皮肤后分离并切开硬脊膜囊,将脊髓及神经回纳至椎管内;切断脊髓栓系的终丝后严密缝合硬脊膜。既要避免硬脊膜张力高,同时防止脑脊液漏。

四、脊髓外翻

脊髓外翻是一种严重的开放性的神经管闭合不全畸形。脊髓外翻的致残率比脊髓灰质炎、肌肉萎缩或损伤引起的截瘫率更高。

【病理和发病机制】

脊髓外翻是开放性椎管闭合不全畸形。脊髓在某个局部平板状且在背部中线处暴露在外。这种解剖异常可起源于原发性的神经胚形成障碍或继发性的脊髓破坏或分裂。

在胚胎发育过程中神经褶未卷起和融合,而形成平板状的神经组织。因为神经管未闭,浅表的外胚层未与神经外胚层分离而仍留存于外侧,所以从外胚层发育而来的皮肤亦处于外侧而未能覆盖中线。间质也不能在神经管与浅表外胚层间迁移,同样也留存于异常的外侧位。因此由间质发育而来的骨质、软骨、肌肉、韧带等成分也位于此部位,在中线处缺如、裂开和外翻。于是未融合的神经板暴露在背部中线处,其上缺乏皮肤、骨质、软骨、肌肉、韧带的覆盖。神经板呈肉红色、血管丰富的卵圆形板,其表面即相当于闭合脊髓的内面,中线处有一条沟向下与神经板中央贯通,这条沟是腹侧神经沟的残迹,在神经板上下与正常脊髓节段的中央管相延续。

神经板浮动于闭合的蛛网膜下腔之上。该处蛛网膜下腔大小不定。如果蛛网膜下腔较小,则指环样的蛛网膜结构较窄,神经板与背部平齐。如果蛛网膜下腔很大,则神经板被抬起高于皮肤。一般情况下,脊髓外翻患者的神经板和指环样蛛网膜无正常皮肤覆盖,但有时可由从周围皮肤边缘长进来的上皮部分被覆(图3-12-8-3)。

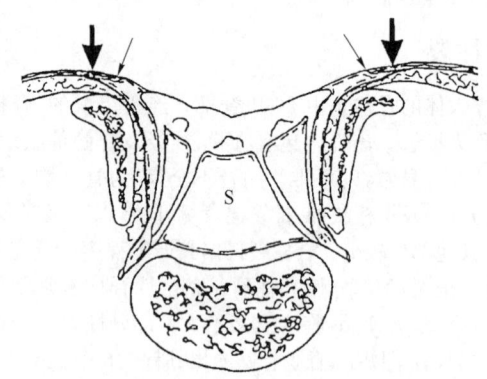

图3-12-8-3 脊髓外翻解剖示意图

S是蛛网膜下腔,虚线表示蛛网膜-软脊膜围绕蛛网膜下腔。大箭头所指为皮肤与硬脊膜交界处,小箭头所指是皮肤与环绕神经组织的上皮交界处。

在深部,神经板的腹侧面是本应形成脊髓外侧部实质的神经组织,从腹侧发出两个神经根,伸向两侧的中间沟。左右两侧的背根也从背根神经节发出并进入神经板腹侧面,位于相应的前根的外侧。这些神经根穿过蛛网膜下腔并从相应的神经孔穿出。

软膜-蛛网膜在神经板腹侧面延续而完整,并包绕整个蛛网膜下腔。硬膜位于蛛网膜的周围,而在背侧皮肤缺损处消失。由于神经板及相关的膜固定于皮肤,因此脊髓是相对稳定不动的。

导致脊髓外翻的发病机制有两种假设:① 神经管未能适时地闭合。② 一度闭合的神经管破裂。广泛的脊髓外翻、颈部脊髓外翻和脊髓外翻伴发前脑无裂畸形等类型可占胎儿脊髓外翻总数的50%以上,但这些严重脊髓外翻畸形的胚胎常因自发性流产而排出。因此新生儿腰骶部脊髓外翻发生率高,反映腰骶部脊髓外翻对胚胎生长影响较小,允许胎儿成长。此外,脊髓外翻畸形常伴有脑积水等先天性疾患。

【诊断】

检查发现新生儿有背部中线部位的皮肤缺损,脊髓神经组织在某个局部(或全部)外翻并且可有膨出,即可明确诊断。此类患儿出生后应检查有无合并其他器官或系统疾病,如严重的心脏或肾脏发育畸形等,则预后不良。

【治疗】

手术的最佳时机是出生后 24 h 或 48 h 之内,手术最晚可延至出生后 72 h,因为这种患儿一般情况可在出生后 72 h 内稳定,而且这段时间内手术不会增加并发症。膨出的神经板可因长时间暴露在空气中而干燥,需用无菌盐水纱布覆盖,并覆以塑料膜以防盐水蒸发过快,可酌情应用抗生素。

手术在显微镜下进行。分离皮肤时严格沿神经板与皮肤交界处进行,以防残留在神经板上的皮肤细胞以后形成皮样囊肿或瘢痕。应特别注意保护神经板周围的血供,尤其是要保护脊髓正常节段与神经板交界处的供应血管。神经组织充分松懈后,将神经板两侧软脊膜缝合形成管状结构,避免神经组织与室管膜及硬脊膜粘连。硬脊膜减张严密缝合,防止脑脊液漏。如有明显的脊柱后突,应在关闭切口前切除凸出的脊椎骨质。

伴有脑积水患儿的分流手术应视脑积水严重程度而定。脑室轻度扩大,不必立即行分流手术。如有明显脑积水,则应在脊髓外翻修补术时行脑脊液分流术,可减少术后脑脊液漏和伤口裂开的风险。约 90% 的患儿需行脑积水分流术。其适应证是:① 急性进行性的脑室和头围扩大。② Chiari Ⅱ型畸形所致的延髓功能障碍,发绀、呼吸暂停或消化道反流物误吸频繁发生。③ 伤口处持续的脑脊液漏。④ 发育迟缓。随着身高的增长,分流装置常需在 6 岁前重新放置。分流术后约 40% 的患儿脑室小于正常,20% 为正常大小,40% 脑室仍大于正常。脑室小于正常的分流装置的重放率是其他的两倍。

【预后及并发症的处理】

脊髓外翻患儿 5 年内死亡的主要死因是延髓功能障碍(11%),后期死亡率增加主要是分流装置的失灵未能及时发现。脊髓外翻患儿的延髓功能障碍是重要死因,主要表现是呼吸暂停、发绀、消化道反流物的吸入等,可随时间发展逐渐好转,因此可作对症处理。

颅内感染是脊髓外翻患儿死亡的另一重要原因。最常见于未修复的患儿。感染发生率与修复时机有关。出生后 48 h 内行修复手术的感染发生率是 7%,48 h 以后行手术者为 37%。因此 48 h 内行修复手术加上合理应用抗生素,有利于控制颅内感染。

脊髓外翻患儿多有排尿障碍。现在随着导尿装置和药物治疗的发展,多数患儿通过训练,都能在洗手间完成自我导尿,避免尿失禁。

多数脊髓外翻患儿在出生时即有神经功能缺陷。约有 1/3 的患儿在修复手术后短期内运动功能即可明显恢复,但很多患者仍需拐杖等支持行走。在 12 岁以前,几乎所有下腰段或骶部的脊髓外翻和约 63% 的较高位的脊髓外翻患者可不借助于轮椅。但是随着年龄增长、体质量的增加,行走越来越困难,最后超过 40% 的患者不得不依赖轮椅。约 10% 的患者成

年后无法独立生活。

参 考 文 献

[1] 中国医师协会神经外科医师分会小儿神经外科专家委员会. 先天性脊柱裂的常见类型及手术对策专家共识[J]. 中华神经外科杂志,2016,32(4): 331 - 335.
[2] 周良辅. 现代神经外科学[M]. 上海:复旦大学出版社,2001.
[3] DI ROCCO C, TREVISI G, MASSIMI L. Myelomeningocele: an overview[J]. World Neurosurg, 2014, 81(2): 294 - 295.
[4] GONSETH S, ROY R, HOUSEMAN E A, et al. Periconceptional folate consumption is associated with neonatal DNA methylation modifications in neural crest regulatory and cancer development genes[J]. Epigenetics, 2015, 10(12): 1166 - 1176.
[5] McCOMB J G. A practical clinical classification of spinal neural tube defects[J]. Childs Nerv Syst, 2015, 31(10): 1641 - 1657.
[6] NORKETT W, McLONE D G, BOWMAN R. Current management strategies of hydrocephalus in the child with open spina bifida[J]. Top Spinal Cord Inj Rehabil, 2016, 22(4): 241 - 246.

第九节 椎管狭窄症

梁玉敏 江基尧

一、概述

椎管狭窄症是一组慢性进行性脊髓及脊神经根疾病,主要由于脊椎骨的增生性改变,导致椎管的继发性狭窄,压迫脊髓、脊神经根、椎动脉及交感神经丛,使之发生退行性变,并出现相应的神经功能障碍。根据狭窄的部位不同,可分为中央型、侧隐窝型与神经孔型狭窄三类;而根据病因不同,又分为先天性(又称发育性)和获得性(又称继发性)椎管狭窄。

正常人椎管腔的大小存在着显著的个体差异,即使同一个人,各不同节段的管腔大小亦很不一致。在解剖学上每一个脊椎骨的椎管大小取决于:① 椎弓根的高低。② 左、右椎弓根的间距。③ 左、右椎板连合角的大小。④ 左、右椎板的厚度(图 3-12-9-1)。此外,椎管的大小在一定程度上取决于上、下关节突的大小及周围软组织,特别是黄韧带的肥厚程度。但

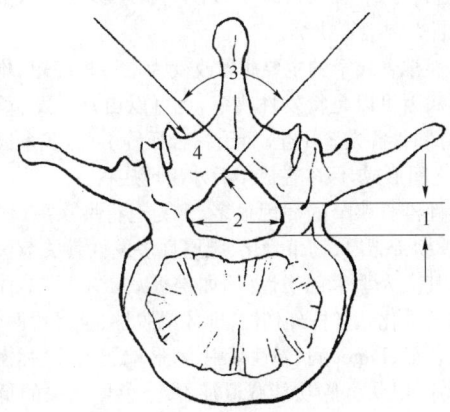

图 3-12-9-1 决定椎管大小的因素

1. 椎弓根的高低;2. 椎弓根间距;3. 左右椎板连合的角度;4. 椎板的厚度。

是单纯先天性的椎管狭小,一般不致产生脊髓及神经根病变;只有在原有椎管先天性狭小的基础上,再附加有其他病变,使管腔有进一步的不规则狭窄时,才产生神经系统的病变。原有的管腔越窄,引起的神经系统病变进展越快,症状亦越重。

一般认为颈椎管腔以 $C_3 \sim C_7$ 段较狭窄,如这段椎管中它的最小矢径在 16 mm 以上,基本上不致发生脊髓病变;如最小矢径小于 14 mm,则多数患者可出现不同程度的脊髓病变;如最小径被缩小至 8 mm 以下,则将无例外地均有脊髓病变的出现。此外,椎管矢径的中径与相应椎体矢径的中径之比,也是决定椎管是否狭窄的指标,正常的比值应为 $\geqslant 0.91$,如此比值 $\leqslant 0.77$ 则表示有椎管狭窄。如测量 $C_3 \sim C_7$ 各椎骨的此比值,有 3 个以上椎骨管腔比值 < 0.75,即可诊断为颈椎椎管狭窄症(图 3-12-9-2)。

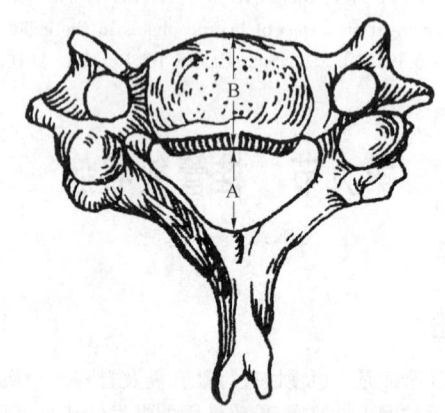

图 3-12-9-2 颈椎管狭窄的测量指标之一

椎管矢径中径(A)与椎体矢径中径(B)之比 A/B≥0.91 正常,A/B≤0.77 狭窄。

对腰椎管来说,狭窄最多见的部位是 $L_3 \sim L_5$ 节段,该处的脊髓已经终止而成为马尾,故狭窄引起的影响只限于马尾神经根,可影响其一部分或全部。正常腰椎椎管的矢径应为 22～25 cm,在这样大的椎管中,即使有明显的骨赘形成,将不致引起马尾神经的损害。如腰椎椎管的矢径减少到 15 mm 以下,则马尾病变的发生机会将大为增加。测定腰椎椎管狭窄的指标,为椎体骨的横径与矢径的乘积与该椎骨管腔的横径与矢径乘积之比(图 3-12-9-3),即(C×D)/(A×B)≤4.5,如此值>4.5 可诊断为腰椎管狭窄。

先天性椎管狭窄的主要病理改变为椎弓根缩短、椎管均匀狭窄。其病因可以是特发性狭窄,也可以由软骨发育不全、黏多糖病、脊髓骨骺发育不全、唐氏综合征等引起,系胚胎 3 个月~3 岁之间形成,但多在成年后才出现症状。

获得性椎管狭窄的病因很多,多为退行性疾患(例如椎间盘变性、黄韧带肥厚、韧带骨化、肥厚性多发性骨关节炎和脊柱侧凸等),其次为手术创伤性(例如椎板减压术后、椎体融合术后和术后纤维化)、脊柱外伤性、椎体滑脱性、全身代谢性(例如库欣氏综合征、Paget 病、慢性氟中毒、肢端肥大症、弥漫性特发性骨肥厚症、甲状旁腺功能减退症、X 染色体相关的低磷酸盐性骨软化症和硬脊膜外脂肪瘤等)疾患,也可导致椎管狭窄。

椎管狭窄的确切发病率尚不清楚。中国康复医学会颈椎病专业委员会发布的《颈椎病诊治与康复指南》报告颈椎病的

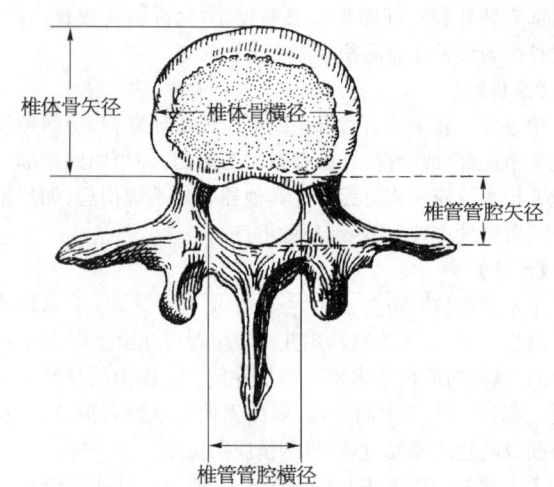

图 3-12-9-3 腰椎管狭窄的测量指标

患病率为 3.8%～17.6%,男女之比约为 6:1。随着现代化的发展,从事低头工作方式人群的增多,造成颈椎病的患病率不断上升,且发病年龄有年轻化趋势。无症状而行 CT 及 MRI 检查者中,4%～25% 可见影像学上的腰椎管狭窄。有研究发现 60～69 岁的年龄组中,有轻或中度腰椎管狭窄者占 47%,重度狭窄者约 17.4%。65 岁以上人群中,腰椎管狭窄是最常见脊椎手术治疗的病因。本节仅对颈椎病、后纵韧带骨化症、胸椎管狭窄症、腰椎管狭窄症和椎间盘突出临床常见的几种疾患进行综合性的介绍。而其他少见类型的疾患,如破坏性脊椎骨关节病变(destructive spondyloarthritis, DSA)、手术及麻醉过程中脊髓或马尾的意外损伤、软骨发育不良症、假性甲状旁腺功能不良症和慢性氟中毒等,请参考相关内容。

二、临床表现

单纯先天性发育不全造成的椎管狭窄,可没有任何临床症状,但继发外伤、骨质增生、椎间盘突出或韧带肥厚等因素时,椎管狭窄进一步加重后才出现相应的损害表现。临床上大多数的椎管狭窄为获得性,多数表现为缓慢进展性发展。病史的长短,与受压部位、程度和有无加重狭窄的诱发因素存在关联。

临床表现根据狭窄节段的不同而有差异,主要是脊髓、神经根和血管受压后的缺血性或刺激性表现。

1. 颈椎病(cervical spondylosis) 是一种常见病和多发病,病变主要累及颈椎骨、椎间盘和周围韧带及纤维结构,伴有较明显的脊神经根和脊髓病变。第二届全国颈椎病专题座谈会(1992 年,青岛)明确了颈椎病的定义,即颈椎间盘退行性改变及其继发病理改变累及其周围组织结构(神经根、脊髓、椎动脉、交感神经等)出现相应的临床表现。仅有颈椎的退行性改变而无临床表现者称为颈椎退行性改变。此疾病好发于 40～60 岁之间,外伤与本病的发生有一定关系,有时可成为促使产生临床症状或使症状加重的诱因。

根据受累组织和结构的不同,颈椎病分为:颈型(又称软组织型)、神经根型、脊髓型、交感型、椎动脉型、其他型(目前主要指食管压迫型)。如果以上两种类型同时存在,称为"混合型"。

(1)颈型颈椎病:① 颈强直、疼痛,可有整个肩背疼痛发僵,不能作点头、仰头及转头活动,呈斜颈姿势。需要转颈时,躯干必须同时转动,也可出现头晕的症状。② 少数患者可出现

反射性肩臂手疼痛、胀麻,咳嗽或打喷嚏时症状不加重。③ 临床检查:急性期颈椎活动绝对受限,颈椎各方向活动范围近于零度。颈椎旁肌、$T_1 \sim T_7$ 椎旁或斜方肌、胸锁乳头肌有压痛,冈上肌、冈下肌也可有压痛。如有继发性前斜角肌痉挛,可在胸锁乳头肌内侧,相当于 $C_3 \sim C_6$ 横突水平,扪到痉挛的肌肉,稍用力压迫,即可出现肩、臂、手放射性疼痛。

(2) 神经根型颈椎病:① 颈痛和颈部发僵,常是最早出现的症状。有些患者还有肩部及肩胛骨内侧缘疼痛。② 上肢放射性疼痛或麻木:疼痛和麻木沿着受累神经根的走行和支配区放射,具有特征性,因此称为根型疼痛;疼痛或麻木可以呈发作性,也可以呈持续性。有时症状的出现与缓解和患者颈部的位置和姿势有明显关系。颈部活动、咳嗽、喷嚏、用力及深呼吸等,可以造成症状的加重。③ 患侧上肢感觉沉重、握力减退,有时出现持物坠落;可有血管运动神经的症状,如手部肿胀等;晚期可以出现肌肉萎缩。④ 临床检查显示颈部僵直、活动受限;患侧颈部肌肉紧张,棘突、棘突旁、肩胛骨内侧缘以及受累神经根所支配的肌肉有压痛;椎间孔部位出现压痛并伴上肢放射性疼痛或麻木,或者使原有症状加重具有定位意义;椎间孔挤压试验阳性,臂丛神经牵拉试验阳性。仔细和全面的神经系统检查有助于定位诊断。

(3) 脊髓型颈椎病:① 多数患者首先出现一侧或双侧下肢麻木、沉重感,随后逐渐出现行走困难,下肢各组肌肉发紧,抬步慢,不能快走,继而出现上下楼梯时需要借助上肢扶着拉手才能登上台阶;严重者步态不稳、行走困难,患者双脚有踩棉感。有些患者起病隐匿,往往是自己想追赶即将驶离的公共汽车,却突然发现双腿不能快走。② 出现一侧或双侧上肢麻木、疼痛,双手无力、不灵活,写字、系扣、持筷等精细动作难以完成,持物易落;严重者甚至不能自己进食。③ 躯干部出现感觉异常,患者常感觉在胸部、腹部或双下肢有如皮带样的捆绑感,称为"束带感",同时下肢可有烧灼感、冰凉感。④ 部分患者出现膀胱和直肠功能障碍,如排尿无力、尿频、尿急、尿不尽、尿失禁或尿潴留等排尿障碍,大便秘结,可能有性功能减退;病情进一步发展,患者须拄拐或借助他人搀扶才能行走,直至出现双下肢痉挛性瘫痪,卧床不起,生活不能自理。⑤ 临床检查显示颈部多无体征;上肢或躯干部出现节段性分布的浅感觉障碍区,深感觉多正常,肌力下降,双手握力下降;四肢肌张力增高,可有折刀感;腱反射活跃或亢进,包括肱二头肌、肱三头肌、桡骨膜、膝腱、跟腱反射;髌阵挛和踝阵挛阳性;上肢 Hoffmann 征、下肢 Babinski 征、Chadock 征可能阳性;腹壁反射、提睾反射减弱或消失。如果上肢腱反射减弱或消失,提示病损在该节段水平。

(4) 交感型颈椎病:① 头部症状,包括头晕或眩晕、头痛或偏头痛、头沉、枕部痛,睡眠欠佳,记忆力减退,注意力不易集中等;偶有因头晕而跌倒者。② 眼耳鼻喉部症状,包括眼胀、干涩或多泪、视力变化、视物不清、眼前好像有雾等、耳鸣、耳堵、听力下降、鼻塞、"过敏性鼻炎",咽部异物感、口干、声带疲劳、味觉改变等。③ 胃肠道症状,包括恶心甚至呕吐、腹胀、腹泻、消化不良、嗳气以及咽部异物感等。④ 心血管症状,包括心悸、胸闷、心率变化、心律失常、血压变化等。⑤ 面部或某一肢体多汗、无汗、畏寒或发热,有时感觉疼痛、麻木但是又不按神经节段或走行分布。以上症状往往与颈部活动有明显关系,坐位或站立时加重,卧位时减轻或消失;颈部活动多长时间低头、在电脑前工作时间过长或劳累时明显,休息后好转。⑥ 临床检查显示颈部活动多正常、颈椎棘突间或椎旁小关节周围的软组织压痛;有时可伴有心率、心律、血压等的变化。

(5) 椎动脉型颈椎病:① 发作性眩晕,复视伴有眼震;有时伴随恶心、呕吐、耳鸣或听力下降;这些症状与颈部位置改变有关。② 下肢突然无力猝倒,但神志清醒,多在头颈处于某一位置时发生。③ 偶有肢体麻木、感觉异常,可出现一过性瘫痪,发作性昏迷。

2. 后纵韧带骨化症(ossification of posterior longitudinal ligament,OPLL) 是日本 Tsukimoto(1960 年)首先报道,临床表现与脊髓型颈椎病相似,现已明确将其作为一种独立的疾病认识。OPLL 的主要病理变化发生于后纵韧带的颈椎上段,沿该韧带向下有不规则的异常骨化。在韧带与椎间盘附着区,骨化可中断或减少,或代之以纤维软骨整个骨化带与其相邻的硬脊膜紧密粘连,并突入硬脊膜腔内,使椎管的矢径明显缩减,造成脊髓的压迫。脊髓前动脉与正中沟动脉亦可被累及,使脊髓前部及两侧的灰质前角供血缺乏,出现两上肢运动障碍重于感觉障碍。由于骨化组织的制动作用,使病变部位的颈椎活动范围受限,而病变以下节段的活动有代偿性增加,容易导致颈椎下段的失稳、劳损,并加速下段颈椎的退行性病变及骨赘形成。由此可见 OPLL 与颈椎病常可同时存在,并互相促进。

OPLL 的发展缓慢,病程很长。自出现初期症状至就诊的时间,常超过 1 年甚至可长达数十年。疼痛常不明显,一般均于颈椎过度活动时出现,只限于颈后、肩部等区。初期症状以神经根受压为主,表现有手指麻木、酸胀、伸屈不便及手指活动不灵活等。神经障碍逐渐向颈、肩、上臂等处发展,可以先在一侧扩张,也可两侧同时出现症状,继而出现两下肢麻木、酸胀、沉重,逐渐上肢无力、持物困难、下肢僵硬、步履艰难、四肢肌张力均有增高并有阵挛。严重者卧床不起,翻身及行动都感困难,排尿功能亦有困难。神经系统的主要体征为四肢的不完全性痉挛性瘫,伴有反射亢进,病理征阳性。感觉障碍常不规则而弥散,无明显的感觉缺失平面。颈部的伸、屈活动常受限制,如超过此限度可引起疼痛。脑脊液动力试验可以正常、部分阻塞或完全阻塞。脑脊液内蛋白质含量多数正常,但亦有增高者,其他生化指标均属正常。

3. 胸椎管狭窄症 胸椎管腔是整个椎管最狭小的部位,它与脊髓之间的剩余空间亦最小,但这里发生椎管狭窄的情况却最少见。胸椎管狭窄症是临床的罕见病,其原因是胸段脊柱的活动幅度比颈、腰段要小得多。由于受两旁肋骨及前面胸骨的支撑,胸段脊柱的前后伸曲、左右侧弯及旋转运动都受到较大的限制,从而使胸椎骨的慢性劳损、骨赘的形成及后关节的退行性增生等改变都发生较迟而缓慢。另外,病变的进展慢、病程长,症状变化小,常引起患者及医师双方的忽视,导致诊断率低。

临床表现大多发病缓慢,开始时常为一侧或双侧下肢发麻、发凉,逐渐发展为无力;下肢活动僵硬不便,出现跛行。约有半数患者可伴有腰背酸痛,并可累及臀部及大腿,但多不严重。大小便障碍及性功能障碍常见,但一般发生较晚。部分病例可发展为不全截瘫或截瘫。多数患者无外伤史。神经系统检查脑神经及上肢均较正常,下肢肌力可有不同程度的减弱,行走缓慢,呈痉挛性步态。膝、踝反射亢进,病理反射呈阳性,腹壁反射及提睾发射较弱或消失。脊柱多数无明显畸形,少数可有轻度佝偻畸形或局部压痛。

4. 腰椎管狭窄 腰椎骨关节肥大性马尾病变(lumbar spondylotic cauda equina neuropathy),简称腰椎管狭窄(lumbar spinal stenosis,LSS)。20世纪50年代,Verbiest最早描述了腰椎管狭窄的症状,并对4例患者采用椎板切除术治疗,获得了缓解根性疼痛的疗效。目前,公认腰椎管狭窄的定义为腰椎管空间缩小引起神经、血管受压而出现的臀部或下肢疼痛的临床综合征,可伴有或不伴有背部疼痛。

与颈椎病一样,本病是由于腰骶段椎管的先天狭小,再加上腰骶椎骨关节的肥大性改变,椎间盘和黄韧带的退行性改变,导致椎管狭窄使马尾神经根受压及血供障碍所致。椎骨腔的狭小主要决定于矢径的减小,与椎弓根间距的宽窄关系不大。

腰椎管狭窄可分为先天性和继发性两类,少数患者可在先天性狭窄的基础上继发狭窄而病情加重。前者相对较少,约占2.6%～4.7%,特点是椎弓根短且矢状面上椎管直径<10 mm,最典型的先天性腰椎管狭窄为软骨发育不全;后者大多数为退行性改变引起,椎管直径最初正常,但随着年龄的增大,腰椎的退行性变如椎板增厚、内侧小关节增生、椎间盘退化或突出、骨赘形成和黄韧带肥厚等可导致椎管狭窄进行性加重。一般退行性变引起的腰椎管狭窄始发于椎间盘的变性(变薄或突出),随后发展为关节面的退行性变。手术后局部瘢痕组织形成、骨质增生、感染或创伤,也是继发性腰椎管狭窄的原因之一。此外内分泌疾病,例如帕吉特病、肢端肥大症和氟中毒等,也可导致腰椎管狭窄。

本病发展缓慢,常影响多个节段,并伴有明显的关节突粗大,椎板增厚,黄韧带肥厚内突及椎间盘后突等。腰椎管狭窄可发生在1个或2个节段,也可影响整个腰椎椎管。狭窄最常见的部位为$L_4 \sim L_5$,其次为$L_3 \sim L_4$、$L_2 \sim L_3$、$L_5 \sim S_1$,$L_1 \sim S_1$较少见。

先天性者的症状出现较早,常在30～40岁左右发病,而继发性者常在50～60岁左右出现根性症状或跛行主诉。病程多较隐袭,发病缓慢。多数患者有长期下背、腰、臀及大腿后部的疼痛史,但疼痛的性质都不很严重,即开始是肌肉的疲劳感,稍休息或更换体位可以好转,逐渐发展为间歇性跛行。疼痛的位置亦可逐渐下移到小腿的前外侧,有时伴有麻木及感觉异常,但很少像坐骨神经痛那样典型。咳嗽、打喷嚏通常并不加重疼痛,与负重关系亦不大。中心型狭窄者疼痛可双侧存在,但多数表现为不对称性。但侧隐窝或椎间孔狭窄者,可表现为单侧神经根受压损害。多数患者都能提供发病是与某一活动或某种体位有关,而且患者发病时可能无法行走,但却可长时间驾车。患者的临床表现,主要可分为位置性跛行及缺血性跛行两种类型。

(1)位置性跛行:发生于行走或长时间地站立不动时。发病后只要改变体位,将身体前屈或蹲下或弯腰行走,疼痛即消失。因此,患者常保持着弯腰的姿势。这种发作与腰椎的伸曲活动有关,因为腰椎背伸时不仅黄韧带的突入增加,马尾的截面积亦加大,增加了压迫的程度,有些患者不能卧下、俯卧或仰卧均可增加疼痛,只有侧卧屈膝才可使疼痛消除。对于某些不

引起伸腰活动的姿势,患者仍能参与,例如骑自行车、打网球等。因此常被误诊为神经症或诈病。这类跛行占LSS的大多数。

(2)缺血性跛行:发生于行走或下肢活动时,疼痛呈肌痉挛性,以两小腿前外侧的肌群受累较多。停止行走或下肢的活动时,疼痛即消失。这种发病与腰椎的伸直无关,改变体位将不受影响,但与血内氧张力有明显关系。改变吸入气体中的氧浓度,常可直接影响发作情况。在肌肉活动时有关的脊髓血供增加,相应神经根在传导冲动时需氧量亦大为增加。马尾神经的血供都来自前、后根动脉,都是末梢终动脉,只供应自身神经根,不与其他血管发生侧枝联系。当腰椎管狭窄时,这些根动脉大多受到部分梗阻或压迫,使在活动时不能扩张,引起马尾神经的血供不足而发生症状,停止活动后症状即可改善。这类跛行占LSS的少数。

5. 椎间盘突出症(herniation of intervertebral disc) 是指椎间盘的髓核或部分软骨盘,通过环状韧带的薄弱点向外突出而言。髓核向椎管内突出,临床上都有不同程度的神经根或脊髓受压的表现。

损伤或突然的负重常为椎间盘突出的直接原因,约半数以上的患者都可以清楚地诉说发病是与一次突然的"扭伤"有关,如发生于拎举重物、扛抬东西、长时间的弯腰活动或摔跌之后。

(1)好发部位:除$C_1 \sim C_2$及骶段因没有椎间盘外,其他部位均可发生。最常见的为颈段,胸段较少见。发生于腰段的椎间盘突出,以$L_4 \sim L_5$最多见,其次为$L_5 \sim S_1$,$L_3 \sim L_4$再次之,$L_1 \sim L_2$及$L_2 \sim L_3$较少见。发生于颈段的椎间盘突出以$C_5 \sim C_6$和$C_6 \sim C_7$最多见,其次是$C_4 \sim C_5$和$C_7 \sim T_1$。发生于胸段的椎间盘突出很少见,发生者以下胸段$T_9 \sim T_{12}$的诸节段相对较多。

(2)髓核突出的程度:自上而下各椎间盘的体积是逐渐增大的。髓核的体积,一般只有整个椎间盘的15%。颈段椎间盘的平均体积约为1.5 ml,而其髓核的体积只有约0.2 ml。腰段椎间盘体积平均为10 ml,髓核的体积可达1.5 ml。由此可见同为髓核突出,发生在颈部者要比腰部者小得多,因此造成的大块突出也少得多。髓核突出不伴有环状韧带破裂者称为部分突出,髓核突出伴有环状韧带破裂,并游离于椎管内者称为完全性突出。后者多见于胸段及腰段,颈段者少见。

(3)神经组织的受压:向后外侧突出的椎间盘,可压迫到该侧的神经根。颈部的神经根走向接近水平,故突出的髓核压迫同节段的神经根;例如$C_5 \sim C_6$椎间盘突出,压迫与此间隙的神经根(即C_6神经根);$C_6 \sim C_7$椎间盘突出压迫C_7神经根,余类推之(图3-12-9-4)。在腰段神经根的走向垂直,且椎间孔的位置高于椎间隙的位置,同节段的神经根都在突出的椎间盘以上离开椎管,故压迫的神经根常为其下一节段的神经根;例如$L_4 \sim L_5$椎间盘突出压迫L_5神经根,$L_5 \sim S_1$椎间盘突出压迫S_1神经根,余类推之(图3-12-9-5)。

(4)常见症状和体征。

1)颈椎间盘突出症:主要表现有颈、背、肩胛前胸等部位疼痛,相应节段的肌萎缩,上臂、前壁及手部有麻木或浅感觉减退,肱二头肌、肱三头肌、肱桡肌等的腱反射减退或消失,有时可出现脊髓半切综合征,严重者可有两下肢的进行性痉挛性瘫痪,双侧锥体束征阳性,及膝、踝反射亢进等。体检可见颈神经

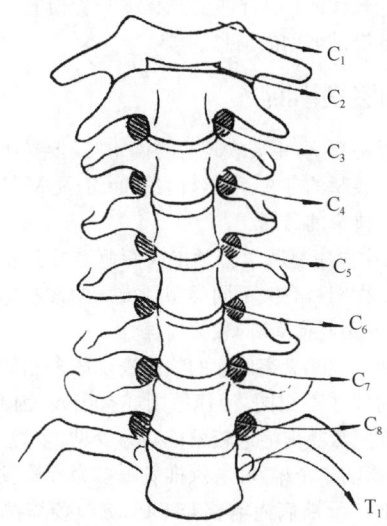

图 3-12-9-4　颈椎间盘突出的部位与颈神经根的关系示意图

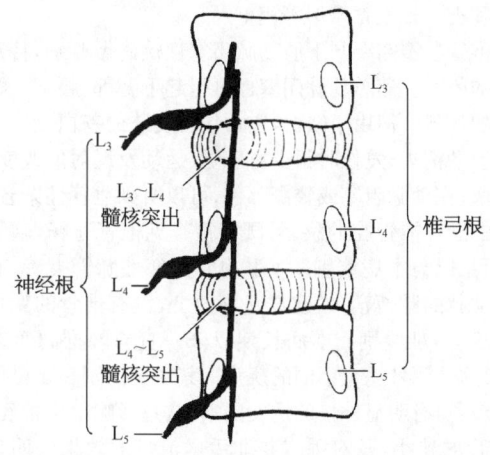

图 3-12-9-5　腰椎间盘突出的部位与马尾神经根的关系

根牵引试验阳性、颈椎间盘孔压迫试验阳性。颈椎牵引试验时,可使根痛缓解。

2) 胸椎间盘突出症:主要表现有神经根痛,常迅速出现下肢的痉挛性截瘫,伴有广泛的感觉、运动与括约肌功能障碍。

3) 腰椎间盘突出症:主要表现为长时间的下背部疼痛病史。劳累、弯腰、负重、咳嗽等均可诱发。发作时在小腿、足背及足底等皮肤上有针刺或麻木样感觉障碍。少数者可有小便困难、尿潴留。体检显示,腰椎的正常前凸曲度消失,椎旁肌肉强直、弯腰动作明显受到限制,背伸动作可诱发或加重疼痛及引起下肢皮肤的麻木感,病变的两旁及棘突处有压痛及叩痛,压迫颈静脉常引起病变部位的疼痛,病侧直腿高举试验不能超过 30°及病侧下肢皮肤有感觉减退等。

三、检查及其他辅助检查

1. X 线片检查　是判断疾患的严重程度、治疗方法选择、治疗评价的影像学基础。X 线片上常见的异常表现包括椎体后缘骨质增生肥大、骨桥形成,椎间小关节肥大,椎管管径变小,后纵韧带骨化或钙化,椎间隙变窄等。

Tsuyama 将 OPLL 的 X 线征象分为四类:① 连续型,骨化阴影呈条索状,跨越数个椎体;虽然厚薄不匀,但呈连续性。

② 间断型,骨化组织呈片状,都位于椎体的后面,在相当于椎间隙处骨化组织中断。③ 混合型,骨化组织的上段呈连续性,其下段呈间断性。④ 孤立型,骨化组织较短,限于颈段且都向后凹,引起脊髓受压(图 3-12-9-6)。

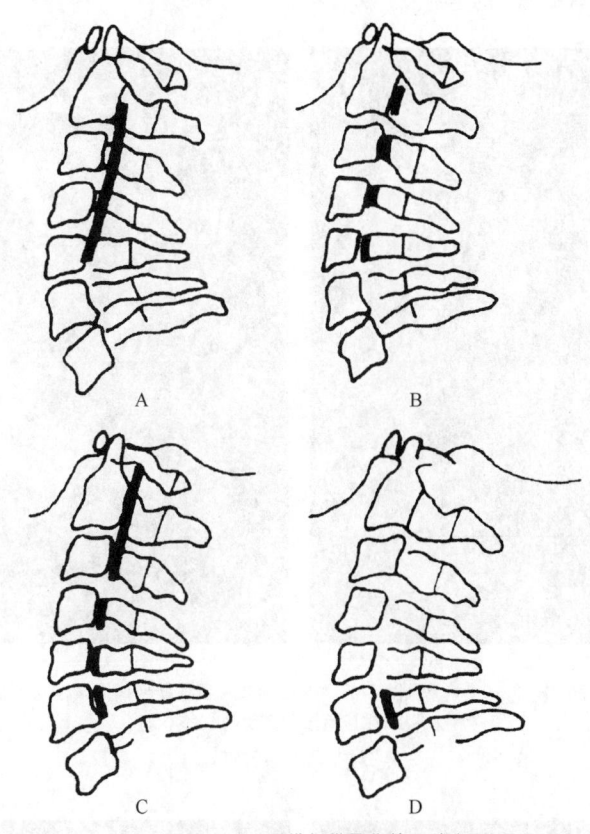

图 3-12-9-6　后纵韧带骨化的四种类型
A. 连续型;B. 间断型;C. 混合型;D. 孤立型。

2. CT 扫描　CT 能清除显示骨赘的部位、范围和大小,以及椎管周围的软组织病变,如椎间盘突出、纤维环膨出、髓核钙化、椎体小关节的关节突骨赘和后纵韧带骨化等,有助于明确导致椎管狭窄的原因、了解脊髓和神经根受压的程度和与脊髓萎缩的鉴别。先天性椎管狭窄时,CT 扫描可见椎弓根发育短小,椎管前后径明显缩短。椎间盘突出时,CT 扫描上可显示突出的部位和程度。

CT 平扫可见椎管管径的窄小。文献报告颈椎椎管<10 mm 即可确立诊断,腰椎椎管前后径≤11.5 mm 时即可确诊,其面积<1.45 cm^2 即为异常。此外,椎管狭窄后椎管正常的形态消失,椎管内的组织结构也可发生继发性改变,如硬脊膜外脂肪层变薄或消失、硬脊膜囊受压变形,严重者可有脊髓缺血软化灶形成。CT 扫描三维重建,可立体评估脊椎骨结构的改变。

3. MRI 检查　MRI 检查则可以清晰地显示出椎管内、脊髓内部的改变及脊髓受压部位及形态改变,由于 MRI 可矢状面、冠状面和横断面三维成像,对显示软组织的改变更清晰和直接。矢状面上可见蛛网膜下腔变窄、闭塞,脊髓受压变形,以及相应神经根受压(图 3-12-9-7)。同时,显示椎间盘突出的部位、程度以及黄韧带肥厚的形态,较 CT 扫描更清晰(图 3-12-9-8)。但对骨质增生、小关节退行性病变及韧带钙化或骨化的观察,则不如 CT 扫描。颈椎病严重者,颈髓可因继发性水肿、炎性改变和缺血性改变而发生软化及胶质增生,在MRI 的 T_1WI 上表现为低信号,而在 T_2WI 上表现为高信号。同时,MRI 检查有助于椎管内占位性病变如肿瘤、脓肿、血肿和血管畸形等的鉴别。

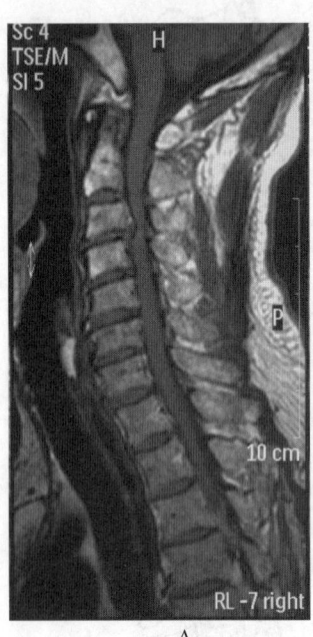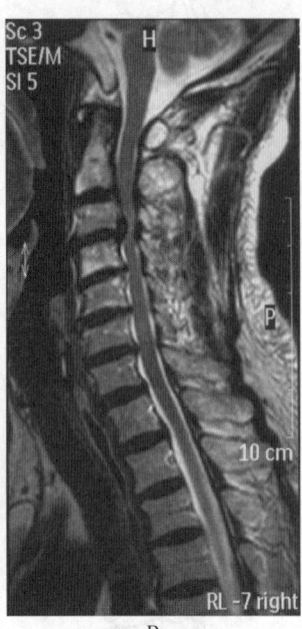

图 3-12-9-7 颈椎病 MRI 所见(颈 3、4 后纵韧带骨化伴椎间盘突出,相应节段颈髓受压呈线状)

A. T_1 加权;B. T_2 加权。

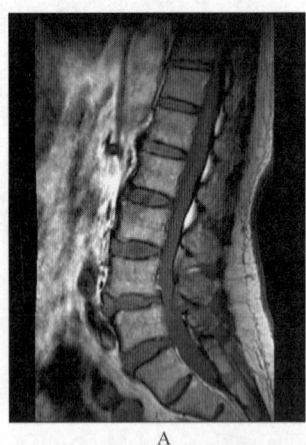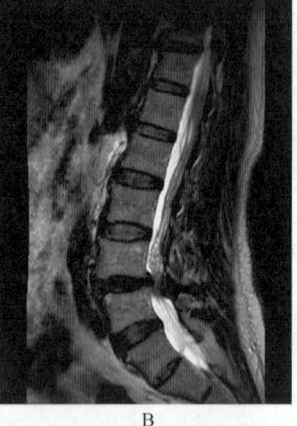

图 3-12-9-8 腰椎间盘突出合并椎管狭窄 MRI 所见

A. T_1 加权;B. T_2 加权。

4. 其他影像学检查 经颅彩色多普勒(TCD)、DSA、MRA可探查基底动脉血流、椎动脉颅内血流,推测椎动脉缺血情况,是检查椎动脉供血不足的有效手段,也是临床诊断颈椎病,尤其是椎动脉型颈椎病的常用检查手段。

5. 脑脊液检查 椎管狭窄患者,腰穿脑脊液检查可见蛛网膜下腔程度不同的狭窄,脑脊液蛋白含量常可有不同程度增高,但细胞数检查无增多。椎管造影可见狭窄的部位,但目前临床上已应用较少。

6. 体感诱发电位(somatosensory evoked potential,

SSEP) 有助于术前了解脊髓受压程度和受损的状态,可为治疗策略的制定提供辅助的信息。

四、诊断和鉴别诊断

临床上缓慢起病,主要表现为脊髓、神经根受压症状者,要高度怀疑椎管狭窄的存在。结合前述的 CT 及 MRI 检查所见,不难做出椎管狭窄的诊断。

2007 年,中国康复医学会颈椎病专业委员会发布了《颈椎病诊治与康复指南》,有关不同类型颈椎病的诊断标准,请参照《颈椎病诊治与康复指南》的相关内容。

颈椎病和颈椎间盘突出症的临床表现颇多相似之处,但两者的病因及病理并不相同,治疗原则亦有出入,因此应注意加以区别。颈椎间盘突出症远较颈椎病为少见,多为外伤后急性发病,一般只影响单个椎间隙;颈椎病则多为缓慢发病,且常为多节段性病变。颈椎病尚需要与 OPLL、肌萎缩侧索硬化、脊髓空洞症、亚急性脊髓炎合并变性、脊髓肿瘤、枕大孔区脑膜瘤、颈肋、前斜角肌综合征、脊柱结核、耳源性眩晕、椎基动脉供血不足和椎弓根发育畸形等相鉴别。

腰椎管狭窄需要与下肢动脉闭塞性疾病做鉴别,特别是髂总动脉的闭塞。髂总动脉闭塞也可引起下背部、腰部、臀部、大腿后部的疼痛。但由于缺血,它常伴有皮肤的苍白发冷;股、腘等动脉波动消失;发作时很少有感觉、运动及反射的改变;没有肌肉痉挛;在动脉阻塞或狭窄部位,可以听到血管性杂音;腰椎X 线片中没有椎管腔的狭小;腰穿检查见椎管通畅,脑脊液检查正常,足以与本病鉴别。下肢血管闭塞性脉管炎者,有足背及胫后动脉的脉搏消失,皮肤色泽改变,没有椎骨的变化及神经根症状,不难鉴别。本病长期以来一直与腰椎间盘突出混淆,其实这是两种完全不同的疾病。其主要区别在于椎间盘突出起病较急,有明显外伤的诱发因素,常只影响单个神经根,不伴有椎管的狭小,及对手术与非手术治疗的效果较明显的特点。其他如马尾肿瘤、脊柱结核、脊柱蛛网膜炎等,一般均不引起间歇性跛行,故亦不难鉴别。糖尿病周围神经病变,可能被误诊为腰椎神经根病或神经性跛行。倾向于糖尿病而非椎管狭窄的临床症状包括突然出现的疼痛、夜间痛、烧灼样疼痛和改变姿势无法缓解疼痛。

五、治疗与预后

椎管狭窄的治疗有手术和非手术之分。大部分患者经非手术治疗效果优良,仅一小部分患者经非手术治疗无效或病情严重而需要手术治疗。

1. 非手术治疗 目前主要是采用中医、西医、中西医结合以及康复治疗等综合疗法。主要包括中医中药治疗(包括中医辨证处方、中药外治疗法、推拿和正骨手法、针灸疗法)、康复治疗(包括物理因子疗法、牵引治疗、手法治疗、运动治疗和矫形器具)和西医的对症、扩张血管、利尿脱水、营养神经等类药物治疗。对椎管狭窄严重者,推拿必须由专业医务人员进行,切忌过度牵引或推拿,以免造成已受压脊髓组织、血管或神经根的急性损害发生。

2. 手术治疗 对非手术治疗无效者,依据造成椎管狭窄的病因不同,采用不同的手术入路和手术治疗策略。总体原则为解除造成椎管狭窄的致病因素,扩大椎管腔,从而缓解脊髓、神经根和相应血管的受压,同时要兼顾脊柱的稳定型,必要时给予植骨固定或(和)异体材料内固定。

主要的手术方法包括前路手术摘除突出的椎间盘、骨化的后纵韧带和骨赘后的椎体融合,后路包括椎板切除术、椎板切开术、椎管扩大成形术、髓核摘除术、椎弓根部分切除术、椎间孔扩大术等。是否同期行椎体融合和内固定术,还缺乏共识性的观点。

微创腰椎管减压术(minimally invasive lumbar decompression, MILD)是一种完全经皮入路,通过去除椎板的一部分以及切除和重塑黄韧带达到减压效果,同时保持腰椎的完整性。这种术式对脊柱解剖结构的破坏最小。

内镜下髓核摘除术,对部分早期椎间盘突出患者和有经验的术者来说,是种创伤相对较小的手术治疗方法选择。

迄今为止,还缺乏非手术和手术治疗腰椎管狭窄症疗效对比的随机对照研究结果。但需要注意的是,手术治疗不良反应的发生率约为10%~24%。

不同术式疗效对比的研究报告,多是回顾性的病例总结。2016年Försth P等报告的一组随机对照研究显示,减压并行椎体融合术组(24例)术后2年和5年的随访结果显示,其临床疗效并不优于单纯减压者(27例)。同年Ghogawala Z等报告的另一组Ⅰ级腰椎滑脱者随机对照研究显示,椎板减压并行椎体融合术组(31例)术后1~4年的随访结果显示,与单纯椎板减压术组相比较,前组患者的健康相关生活质量略有且有临床差异。

因此不同术式治疗腰椎管狭窄症疗效评估,还需要多中心、随机对照和长期随访的研究结果来确定,而微创理念和技术的应用应该是核心研究方向之一,可减少术中出血、缩短手术时间和住院时间。

3. 疗效评估 随着影像诊断技术、微创手术技术、内固定材料和加速康复外科的发展,椎管狭窄患者早期诊断后及时治疗和手术治疗的疗效也不断提高。手术治疗的预后,与术前有无脊髓组织的永久性缺血损害密切相关,术后的早期康复治疗也是影响预后的主要因素之一。少数患者可能术后复发,而再次手术的疗效则明显差于首次手术。因此在初次手术时,要充分评估患者的临床表现和影像学的结果,考虑稳定性的同时做到彻底和充分的减压,尽可能避免再次手术。

参 考 文 献

[1] 沈天真,陈星荣.神经影像学[M].上海:上海科学技术出版社,2003:912-921.
[2] 史玉泉.椎管狭窄性脊髓及脊神经根病变[M]//史玉泉,周孝达.实用神经病学.第三版.上海:上海科学技术出版社,2004:421-442.
[3] 腰椎管狭窄症手术治疗规范中国专家共识组.腰椎管狭窄症手术治疗规范中国专家共识(2014)[J].中华医学杂志,2014,94(35):2724-2725.
[4] BARON E M, YOUNG W F. Cervical spondylotic myelopathy: a brief review of its pathophysiology, clinical course, and diagnosis[J]. Neurosurgery, 2007, 60(Suppl 1): S35-S41.
[5] FÖRSTH P, ÓLAFSSON G, CARLSSON T, et al. A randomized, controlled trial of fusion surgery for lumbar spinal stenosis[J]. N Engl J Med, 2016, 374(15): 1413-1423.
[6] GHOGAWALA Z, DZIURA J, BUTLER W E, et al. Laminectomy plus fusion versus laminectomy alone for lumbar spondylolisthesis[J]. N Engl J Med, 2016, 374(15): 1424-1434.
[7] KLINEBERG E. Cervical spondylotic myelopathy: a review of the evidence[J]. Orthop Clin North Am, 2010, 41(2): 193-202.
[8] MACHADO G C, FERREIRA P H, YOO R I, et al. Surgical options for lumbar spinal stenosis[J]. Cochrane Database Syst Rev, 2016, 11: CD012421.
[9] MATZ P G, ANDERSON P A, HOLLY L T, et al. The natural history of cervical spondylotic myelopathy[J]. J Neurosurg Spine, 2009, 11(2): 104-111.
[10] SIEBERT E, PRÜSS H, KLINGEBIEL R, et al. Lumbar spinal stenosis: syndrome, diagnostics and treatment[J]. Nat Rev Neurol, 2009, 5(7): 392-403.
[11] TRACY J A, BARTLESON J D. Cervical spondylotic myelopathy[J]. Neurologist, 2010, 16(3): 176-187.
[12] ZAINA F, TOMKINS-LANE C, CARRAGEE E, et al. Surgical versus non-surgical treatment for lumbar spinal stenosis[J]. Cochrane Database Syst Rev, 2016, 29(1): CD010264.

第十三章 自主神经系统疾病

第一节 概 述

王 亮 吕传真

自主神经系统,又名植物神经系统,分为来自脊髓胸、腰段的交感神经节及来自脑干、骶髓的副交感神经两部分。两者均与下丘脑紧密联系。自主神经是在大脑皮质的调节下通过下丘脑及脑干、脊髓各节段,以对立统一的规律,支配机体平滑肌及分泌腺,调节诸多生理活动,维持机体内环境的平衡和配合全身躯体神经活动,是整个神经系统不可分割的一部分。

一、中枢自主神经系统

中枢自主神经系统,由脑和脊髓各节段的自主神经元所组成,包括大脑皮质、下丘脑、脑干的神经核及脊髓各节段的侧角区的神经元(图3-13-1-1)。

皮质活动和机体各内脏系统,彼此有着密切的相互联系。动物实验及临床实践证明,自主神经皮质中枢的位置,在相应

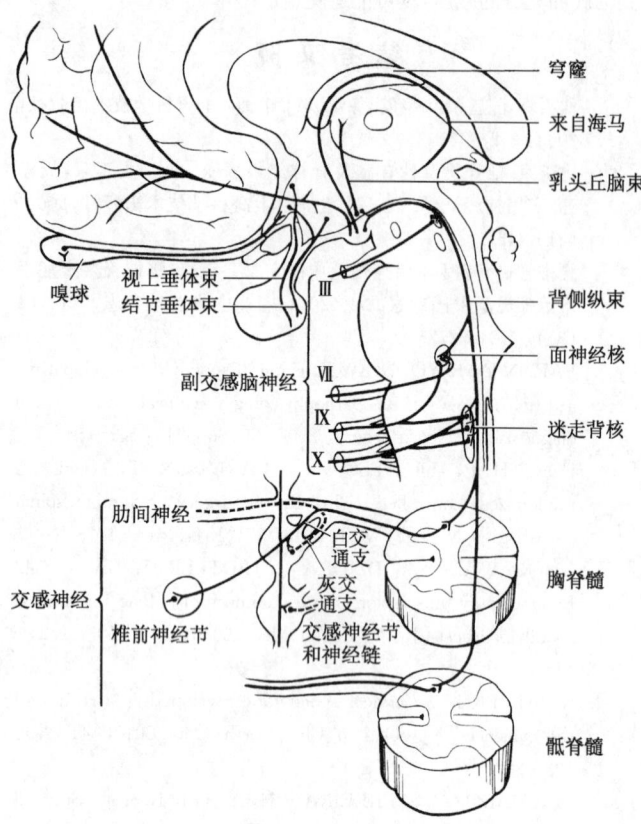

图 3-13-1-1　中枢自主神经系统的组成

的躯体功能区附近或与之重叠,在皮质运动区及运动前区有散在的局限性自主神经代表区。例如刺激眼区可见流泪;刺激舌运动区及面区可见流涎;刺激额极第 8 区可见瞳孔散大,刺激枕部第 19 区又可见瞳孔缩小;岛叶区与内脏的感觉功能有关;一侧大脑半球的病变可引起对侧肢体萎缩,使皮肤变嫩、出汗减少等。

旁中央小叶有肛门和膀胱括约肌的调节中枢;边缘叶(扣带回、穹窿回峡、海马回和海马钩)及额叶后眶回、前岛叶及杏仁核存在与内脏有关的心血管、呼吸、消化系统等相关自主神经中枢,但在大脑皮质代表区定位问题上,目前尚未完全

解决。

下丘脑是自主神经系统重要的皮质下中枢,其复杂性超过一般人所想象,它控制着躯体各种代谢活动,直接或间接关系到垂体内分泌系统,又和体温调节、水及电解质的调节、情感的表达、睡眠调节等功能有关,并对大脑皮质有潜在影响。

(一)下丘脑解剖结构

下丘脑位于第三脑室底部,前起自视交叉,后止于后穿质及大脑脚底,紧连中脑被盖中央灰质,旁有视束为界限。下丘脑的范围包括视交叉、乳头体、灰结节、漏斗。如把下丘脑划区,则可把下丘脑分成前、中和后三区,内部主要为灰质,其中有复杂的纤维联系及广泛散在的核群。

1. 下丘脑的神经核　下丘脑前区为视上部,神经核有位于脑室旁的室旁核,视束上侧旁的视上核、视交叉上核,前端的视前核,特别是视交叉上核,调节体内生理节奏的节律与其关系密切(新陈代谢、内分泌作用等)。它们不仅是神经细胞的集中所在,而且是内分泌神经细胞的混合核,有腺体细胞功能的特征。下丘脑中为结节部,神经核有位于灰结节深部的结节核,其内侧面的腹内侧核、背内侧核及外侧面的外侧核。后部为下丘脑后核,后下方有乳头体,含有乳头体内侧核、外侧核及中间的乳头闰核三种神经核。但乳头体不能找到与下丘脑前区相似的具有神经和内分泌混合功能的神经核(图 3-13-1-2)。

2. 下丘脑的联系　下丘脑有很广泛而复杂的纤维联系,尤其下丘脑前区的核,在功能上特别分化,且很多核与神经系统其他部分有密切联系,这些联系往往是通过神经-内分泌-免疫的传导联系取得的。下丘脑与大脑皮质其他部位的联系极为复杂,大致如图 3-13-1-3。

(1)传入神经纤维。

1)来自大脑皮质:额叶皮质大部(第 6、8、9、10 区)与下丘脑有密切联系,颞叶皮质及海马回、穹窿亦有纤维至下丘脑。这些联系可能直接经皮质乳头纤维与乳头体内外侧核及下丘脑其他核群联系。

2)来自丘脑:丘脑与下丘脑联系亦很密切,如丘脑前核及内侧核与乳头体、下丘脑内侧核有密切联系,特别是其间有往返联系;而丘脑前核及内侧核又有纤维与皮质额叶后眶回及扣带回往返联系。

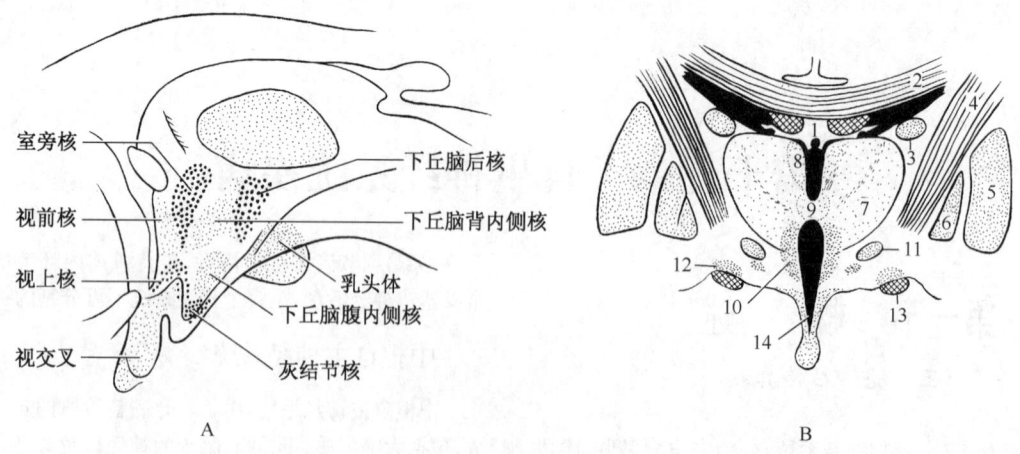

图 3-13-1-2　下丘脑的神经核

A. 矢状切面;B. 冠状切面。1. 穹窿;2. 胼胝体;3. 尾状核;4. 内囊;5. 壳核;6. 苍白球;7. 丘脑;8. 旁中央核;9. 连合核(灰连合);10. 室旁核;11. 丘脑底核;12. 视上核;13. 视束;14. 灰结节核。

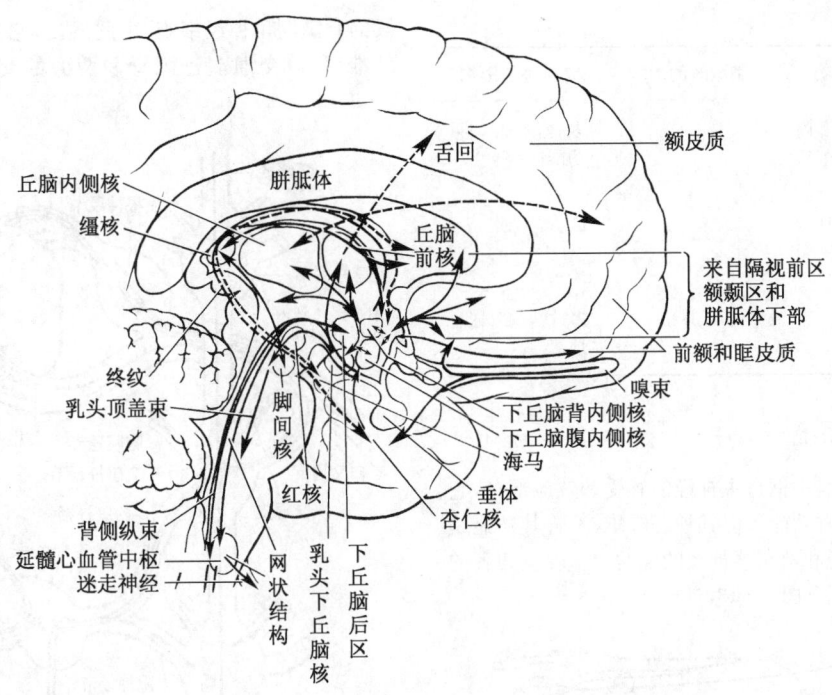

图 3-13-1-3 下丘脑与大脑皮质及其他部位的联系

3）来自丘脑底部及基底神经节：下丘脑与丘脑底部和基底节，特别是苍白球亦有纤维彼此相连，主要与下丘脑前方联系。

4）来自内侧丘系：脑干内侧丘系之躯体感觉通路与乳头体脚联系，使感觉冲动传至下丘脑。

5）其他：视觉分析器可能与下丘脑的视交叉上核、视上核、腹内侧核联系，嗅脑皮质腹内侧区与视前区、下丘脑外侧区联系。

（2）传出纤维到达的主要效应系统。

1）下丘脑至脊髓、至中脑被盖核及延髓的纤维：大部分由下丘脑的前区、小部分由后区发出。下丘脑的前方及结节区可能为副交感神经中枢，来自该处的纤维，经下丘脑外侧区转向后方在大脑导水管腹侧下行，有纤维与中脑被盖核、涎核及迷走神经运动核等相联系；在下丘脑的后方可能为交感神经中枢，起自该处的多数细短神经纤维经下丘脑后外侧区，通过大脑导水管中央灰质带、脑桥、延髓背外侧的网状结构下行（网状脊髓束），达脊髓侧束与脊髓侧角细胞联系。

2）下丘脑垂体纤维：此系统之纤维主要由起源于下丘脑的视上核、室旁核发出的视上垂体纤维和来自灰结节核的结节垂体纤维组成，终止于神经垂体（后叶），小部分终止于腺垂体（前叶）。通过此系统完成神经体液的调节作用。

3）终纹与腹侧杏仁传出通路：从下丘脑外侧区发出的纤维至杏仁核，从内侧区发出的纤维经终纹至杏仁复合体。

（二）下丘脑的功能

下丘脑的功能极为复杂，包括内分泌和外分泌两大方面。

下丘脑是机体内环境调节中极为重要的一个部分。神经内分泌细胞可有两类。① 大细胞性神经元（magnus cellular neurons）：位于视上核和室旁核。视上核以产生血管加压素（抗利尿激素）为主，室旁核产生缩宫素（催产素）为主。两者略有交叉，都是直接进入神经垂体微血管。② 小细胞性神经元：

又称结节漏斗部神经元（tuberous infundibular neurons），位于下丘脑正中隆起，产生各种垂体促激素或抑制激素（或因子）的释放，经垂体门脉系统进入腺垂体，能促进或抑制垂体分泌垂体激素，故下丘脑特别与神经垂体和腺垂体有相互密切的关系。有人发现大脑皮质的某些区域，特别是边缘系统的眶回、海马等均与下丘脑有密切联系，而这些联系又被某些神经细胞释放的递质传递过程所影响。下丘脑的外分泌功能，是自主神经的皮质下最高中枢的作用，可参见间脑病变的临床表现。现概括地列入表 3-13-1-1 以供参考。

表 3-13-1-1 下丘脑功能与结构的关系

功能	丘脑结构	刺激时的影响	破坏时的影响
交感神经	下丘脑后部	心动加速，血压增高，瞳孔扩大，胃肠道蠕动及腺分泌皆抑制，竖毛运动	嗜睡，昏沉，体温降低
副交感神经	下丘脑前部与中部	心动过缓，血压降低，瞳孔缩小，胃肠蠕动及分泌增加	副交感的抑制
	视前区		副交感的抑制，视前性肺水肿
体温调节	下丘脑前部	出汗，皮肤血管扩张，呼吸急促或发作性低温	体温调节作用丧失，体温升高
	下丘脑后部	皮肤血管收缩，竖毛，颤抖	体温降低
觉醒防御	下丘脑后部	防御反应	嗜睡，昏沉
糖代谢	中下丘脑与外侧区	血糖过高症	
	前下丘脑	血糖过低症	

续 表

功能	丘脑结构	刺激时的影响	破坏时的影响
食物吸收	中下丘脑腹内侧核、结节核（饱食中枢）		多食,肥胖,性功能改变
	外侧下丘脑（摄食中枢）;视交叉上核		厌食,不饮
水吸收	前下丘脑	少食,乏尿症	多饮,多尿,烦渴

二、周围自主神经系统

周围自主神经系统是中枢自主神经的感受和效应部分,它亦包括有传入和传出两种功能。但其神经纤维,不管其功能是什么,都包括在交感神经和副交感神经的范畴中。现就两者的解剖和功能简略介绍如下（图3-13-1-4）。

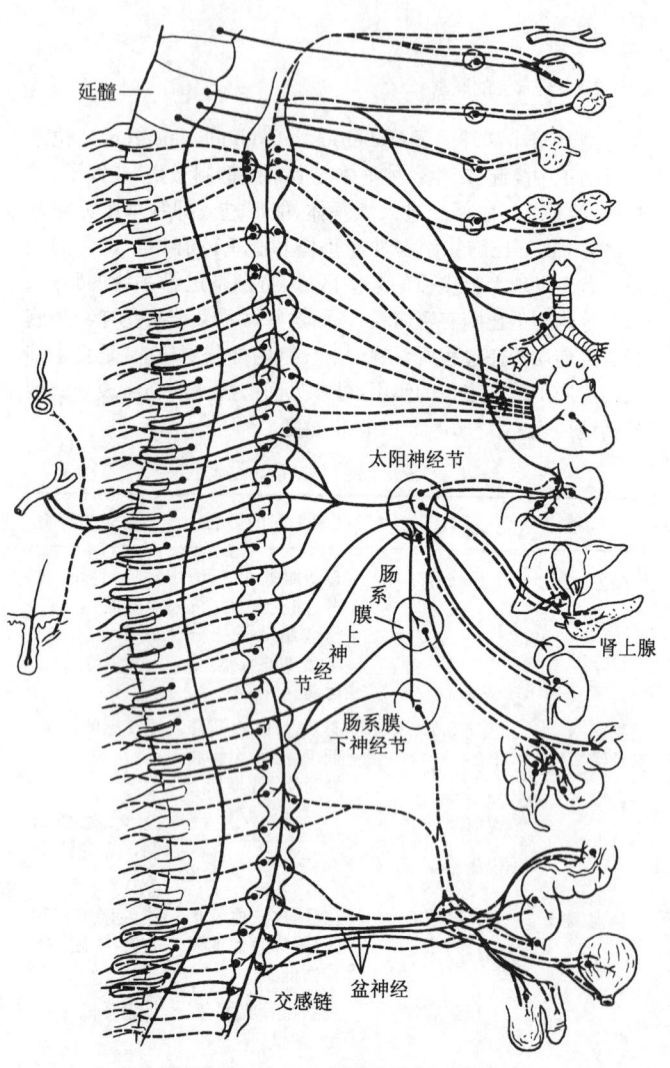

图3-13-1-4 周围自主神经系统

（一）交感神经系统

交感神经的皮质下最高中枢为下丘脑的后部,前已介绍,不再赘述。周围的交感神经的第一神经元起始于 C_8 至 L_2 节

段的脊髓侧角神经细胞,由此发出,它经前根（有髓鞘的神经纤维）和白交通支进入脊髓两旁的交感神经节（图3-13-1-5）。

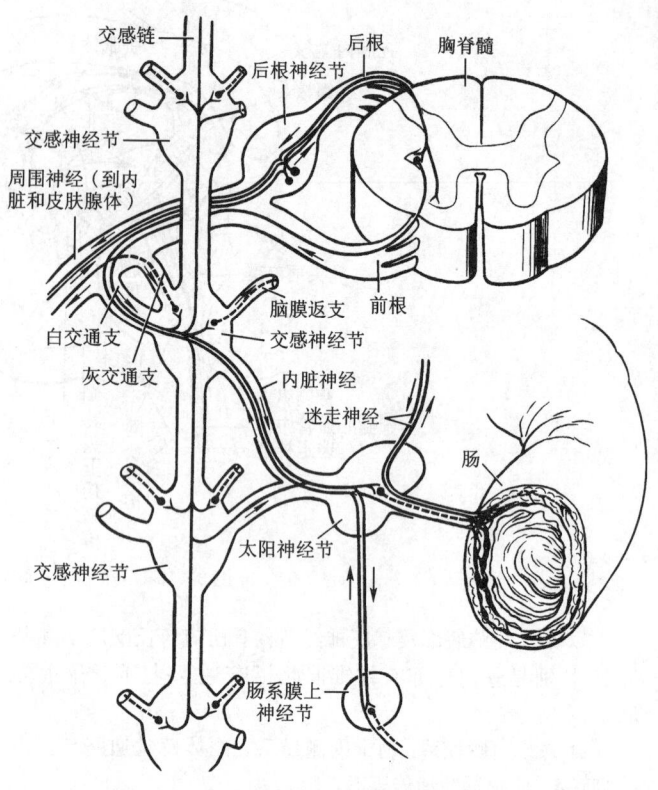

图3-13-1-5 交感神经的联系图

交感神经节依其部位不同可分为两种。

1. 椎旁神经节　共22～24对,其中颈节3对（上、中、下颈节）,胸节10～12对,腰节3～4对,骶节4～5对,尾部可有不成对神经节1个。下颈节往往与第1胸节合并,成星状神经节。椎旁节位于脊椎两旁,节间有神经纤维相连,构成交感神经链。

2. 椎前神经节　位于腹腔与盆腔脊椎之前,如腹腔节、肠系膜上神经节、主动脉肾节、膈神经节和肠系膜下神经节。进入椎旁节后之白交通支纤维可有三种不同去路。① 一部分纤维与神经节内细胞发生突触,换神经元后,节后纤维经同节段的灰交通支进入脊神经,支配皮肤内之汗腺、血管及竖毛肌。② 另一部分纤维于进入的节内沿交感神经链上升或下降几个节段后,再与神经节内的细胞发生突触,发出节后纤维至头面部汗腺、血管、瞳孔散大肌及唾腺;还有一部分纤维组成神经丛,如心神经丛、肺神经丛、食管神经丛,分布至心脏、肺、食管等。③ 小部分纤维仅通过交感神经链,经大、小内脏神经至腹腔各神经丛,终止于椎前神经节（图3-13-1-5）。再发出节后纤维分布至腹腔与盆腔内脏器官及血管。亦有极少数纤维再穿过椎前神经节直至所支配的脏器内部,构成内脏神经节,如膀胱内即有交感神经细胞。

交感神经的兴奋传道递是通过神经终末释放去甲肾上腺素（noadrenaline,NA）来完成,亦有部分交感神经以乙酰胆碱（acetylcholine,Ach）作为递质,如汗腺。此外还有通过神经肽Y（neropeptide Y）Galanin、somatostatin、阿片肽以及ATP作为递质传递神经兴奋完所成,其功能包括传递内脏的痛觉、部分的胀痛和压觉,但由于该纤维的解剖特点,纤维在离开脊髓后不仅终止于本节段交感神经节,而且很广泛地散布于许多节段,而节后纤维及各神经丛间又广泛联系,所以交感神经的冲动常常是弥散的、无明确定位的功能作用。内脏的疼痛可以引起体表的反映和牵涉痛的发生。交感神经的兴奋,引起交感神经末梢交感素即肾上腺素的分泌,因此交感神经亦有肾上腺素能神经之称。交感神经兴奋时,引起所支配器官的弥漫性功能紧张增高,表现为瞳孔散大、眼裂增宽、眼球突出、心跳加快、内脏和皮肤血管收缩、血压升高、呼吸加快、支气管平滑肌松弛、支气管扩张、胃肠道蠕动分泌功能抑制、血糖升高、凝血时间缩短、脾脏收缩及周围血容量增加等一系列反应。因此,简单地说,交感神经的兴奋引起机体的消耗增加,器官功能的活动增强。

(二)副交感神经系统

副交感神经可因其神经元位置不同而分三部分。

1. 中脑部分 该组的副交感神经神经元位于中脑动眼神经的动眼神经副核内,其节前纤维经动眼神经而终止于眶内的睫状节,再由此节的神经细胞发出纤维至瞳孔括约肌及睫状肌。

2. 延髓部分 延髓的上涎核发出的节前纤维经与面神经一部分纤维构成鼓索神经进入颌下神经节,节后纤维自颌下神经节分布至颌下腺及舌下腺;另一部分纤维经岩浅大神经至蝶腭神经节,其节后纤维分布至泪腺及软腭、鼻腔黏液腺。延髓的下涎核发出纤维经舌咽神经及岩浅小神经至耳神经节,其节后纤维终止于腮腺。延髓的迷走神经运动背核发出的纤维经过迷走神经而分别终止于心脏、气管、支气管、胃肠等内脏的终端神经节。迷走神经的神经节皆位于各终末器官内,故其节前纤维甚长,而节后纤维极短。

3. 骶髓部分 自骶2~4节段的侧角细胞发出的节前纤维经前根,构成盆神经,盆神经丛而终止于膀胱、直肠、生殖器内或邻近的神经细胞。故副交感神经亦通过两个神经元而支配有关内脏,但有些神经元位于内脏以外形成神经节,如睫状神经节;有些神经元位于内脏以内,如胃肠、膀胱等的壁内终端神经节。

副交感神经较交感神经具有相对的专一性。副交感神经的兴奋,引起副交感神经末梢乙酰胆碱的分泌,所以副交感神经亦是乙酰胆碱能神经。该神经的兴奋引起所支配脏器的保护作用和功能的抑制,表现为瞳孔缩小、唾液分泌增加、心跳减慢、血管扩张、血压降低、胃肠蠕动和消化腺分泌增加,以增进吸收功能,膀胱与直肠收缩,促进废物的排除。

总之,副交感神经的兴奋可抑制机体的耗损,增加积贮,与交感神经起相拮抗的作用。人体任何器官的神经支配都是由交感、副交感神经这对矛盾着的两个方面相互作用所维持和调节的,任何一方面的太过或不足均可引起机体的功能失调。因此,在大脑皮质影响下的自主神经的功能调节在维持机体的完整、协调中有着极其重要的意义。归纳自主神经功能总有紧张性活动(tonic activity)和位相性活动(phasic activity)两者互有均衡的关系。现列表如3-13-1-2。

表 3-13-1-2 自主神经的紧张性活动和位相性活动

紧张性活动	位相性活动
交感神经	
皮肤血管收缩	出汗(体温或情绪改变)
肌肉血管收缩	立毛反射
肠道血管痉挛	心率增快
肠蠕动抑制	涎液分泌分泌增加
肠道分泌抑制	瞳孔放大
逼尿肌松弛	性活动(射精)
尿道内括约肌收缩	
副交感神经	
静息时心搏出量减少	舒适
瞳孔收缩	哭时流泪
正常的泪液分泌	说话和进食时涎液分泌
正常的涎液分泌	胃感受性松弛
	胃排空
	胰腺分泌
	排尿
	性活动(勃起)

三、自主神经功能障碍的临床表现

自主神经功能紊乱者,常主诉一系列没有定位意义的症状,例如头昏眼花、视物模糊、肩颈不适、乏力、迷糊、说话有气无力、昏厥或昏厥前综合征、恶心、心律不齐或心绞痛、走路飘飘然及夜尿症等,上述症状均可在平卧后改善、运动、饱餐、饮酒、发热、盆浴、过度换气等后均可加重等。各系统的症状体征如下。

1. 眼睛 常常主诉眼干、睑重、睑下垂、瞳孔调节反射异常,常可出现强直性瞳孔。在自主神经功能障碍中,视力多正常。因直立位引起血压过低或脑灌注不足时,可出现视物不清、视物发暗、"眼冒金星"、管状视力等。有时眼底检查能发现眼底血管的极度变细,这也许能解释管状视力。在自主神经功能异常的患者中还发现眼内压变化大,直立位和低血压时眼内压减低,而平躺和高血压时增高,同时还可见瞳孔的变化,但在黑暗环境下,因瞳孔扩大不充分引起的夜盲罕见。

2. 心血管系统 正常情况下,站立时收缩压下降10 mmHg而舒张压升高5 mmHg,心率升高5~20次/min。在站立时血压下降,可伴或不伴心率异常,呼吸时心率不发生改变,还可出现下肢非凹陷性水肿。

3. 消化系统 涎液减少,胃胀,肠内食物通过时间延长,肛门括约肌松弛,便秘也多见,在糖尿病性自主神经功能障碍中严重腹泻和胃瘫多见。

4. 泌尿系统 自主神经功能障碍中小便障碍很常见,表现为尿急、尿频、尿失禁或尿潴留。尿潴留等容易反复感染。夜尿增多也很常见。功能性的自主神经疾病中,尿频、尿急比尿失禁或尿潴留更多见。逼尿肌和括约肌均无力,呈无张力性神经元膀胱。

5. 性功能障碍 男性中晨举消失往往自主神经受累的最早症状,继之出了现勃起障碍、射精困难等自主神经功能障碍的症状。

6. 出汗障碍　自主神经功能障碍,可以出现多汗症或少汗症。多汗症是指对特定刺激出现汗多,可以全身性或局灶性的。全身性多汗症可见于嗜铬细胞瘤或瞻望状态。局灶性多汗症可见于特发性多汗症,或其他器质性疾病如脑梗死、脑炎等。

7. 四肢及皮肤　肢体远端麻木,疼痛,肤色发紫或苍白或角化过度,常室呈手套袜子样分布,可伴肌肉萎缩,还可伴发共济失调、步态不稳等。

8. 其他　可出现不明原因的高热或体温不升,亦可体温随周围的气温而被波动。此外,还有少数患者可出现锥体外系、小脑以及眼球大运动障碍、口齿不清、喉麻痹等。

四、自主神经功能检查

自主神经系统病变,主要可从病史及患者的心跳、血压、呼吸、体温、瞳孔、出汗、唾液分泌、肠蠕动、排尿等情况初步了解自主神经的功能状态,尚可用下列方法进行客观的检查。

1. 皮肤划痕试验　用细的棒状物尖端或叩诊锤的末端稍用力划过前胸、背部或前臂屈侧、大腿内侧皮肤,正常人在 5 s 出现红色划痕,约经过 3 min 后则逐渐消失。若交感神经兴奋,毛细血管张力高时,只有淡红或苍白斑纹,为白色划痕;副交感神经兴奋,毛细血管张力低时,出现明显红斑,甚至红斑肿起成为突起性皮肤划痕症。通常无论白色划痕还是红色划痕,持续时间延长均属病态反应,见于交感神经干病变、甲状腺肿、神经症等患者;突起性皮肤划痕症见于神经兴奋性增高患者或荨麻疹;周围神经或脊髓横断损害均会使相应支配区的皮肤划痕消失。

2. 竖毛反射　对前胸或颈项部皮肤以针尖轻轻划过,或寒冷刺激后,在所划刺激之局部的 0.5～1.0 cm 范围出现"鸡皮"现象,这是正常的竖毛反应。如交感神经兴奋,范围可扩大,甚至出现半身或全身的"鸡皮"现象。

3. 眼心反射　被检查者以安静仰卧数分钟以后,测定 1 min 脉搏数,然后检查者用拇指和示指同时按压被检查者两眼外眦部,以不使引起有痛感为度。施加压力经过 20～30 s 后,测定 30 s 内的脉搏数,换算成 1 min 脉搏数和压眼前的脉搏数相比。正常人压迫后应每分钟减慢 4～12 次,如减慢过多则认为是迷走神经紧张反应;而减慢不及 4 次或不减者,表示迷走神经功能减退或消失;如并不变慢或反而加快,则称为交感神经紧张反应。该反射弧是由三叉神经第一支和迷走神经所构成。

4. 起立-卧倒试验　对被检查者从平卧位测脉搏数,然后直立位迅速测脉搏 1 min,正常人一般每分钟增加 10～12 次。被检查者由垂直立位变为平卧位时出现相反现象,正常人每分钟脉搏数减少 10～12 次。起立时加快过多或卧倒时减少明显,都认为是心脏、神经肌肉装置(交感神经或迷走神经)兴奋增高的现象。

5. 埃尔本(Erben)试验　请被检查者下蹲,用力前屈,最好使颈部与膝相接触,正常人每分钟脉搏数减少 6～12 次,如减少得更多则应认为是迷走神经系统兴奋性亢进现象。

6. 乏氏(Valsalva)试验　令被检查者作深吸气,随之即将手指捏住鼻翼,口、鼻闭住作深呼气,以使咽鼓管及咽喉腔充气。在正常人出现血压升高、心率变慢。自主神经功能障碍者

表现无反应,或发生短暂性血压下降。

7. 出汗试验　汗腺受交感神经支配,通过发汗试验可以检查交感神经功能情况及其病变部位。有脑性出汗反射、脊髓性出汗反射及周围性出汗反射。在被检查者的皮肤上,均匀地涂上复方碘液(纯碘 2 g、蓖麻油 10 ml、乙醇液 100 ml),待皮肤干燥后,在其上面均匀地撒上小量细淀粉。再用下列方法引起人工发汗,由于碘与淀粉起反应,则在出汗的部位显出很深的紫蓝色。

(1) 阿司匹林试验:口服阿司匹林 1 g,同时喝热开水 1 杯,通过丘脑下部汗腺分泌中枢而引起广泛性出汗。当一侧皮质及内囊功能有障碍时,常发生偏身的汗分泌减少;在丘脑下部损害时,则有全身相当广泛区域的汗分泌减少。

(2) 加温试验:将被检查者置于高温环境,或干热的空气浴器中,在皮肤的温度刺激下,通过脊髓侧角细胞引起脊髓的出汗反射。当脊髓的交感神经中枢损害时用加温或阿司匹林试验在相应的区域内均能呈现汗分泌减少。

(3) 毛果芸香碱试验:常用 1‰的毛果芸香碱溶液 1 ml,皮下注射,作用于神经末梢的汗分泌装置,当周围神经或交感神经节损害时,在相应的区域中汗分泌减少;若用阿司匹林或加温试验,也同样发现该区的汗分泌减少。

8. 寒冷性升压试验　被检查者应安静休息片刻,重复测量血压作为对照值,然后将被检查者双手放进 4℃的冷水中至腕关节以上,并测量血压,每 30～60 s 记录下最高的血压;将手从冷水中取出后,每 2 min 测定血压一次,至血压恢复至对照值为止。正常性反应者,血压升高多数在 15 mmHg 以下,试验停止后 2 min 恢复。若收缩压升高 20 mmHg,舒张压升高 15 mmHg 时为病态。

9. 皮肤温度检查　温度调节情况的测定,对判断皮肤血液供给情况及血管自主神经支配的张力和稳定性有一定意义。血管扩张,皮温升高,收缩时皮温降低。自主神经的中枢调节作用,保证体温的恒定,如果皮肤是区域性的改变,可能为交感或副交感神经支配局部的损害。而人体各部血管分布情况与皮肤温度各有差异,但在正常情况下,用晶体管的皮肤温度计检查,两侧对称部位温度相差不超过 0.25～0.5℃,如果皮肤温度相差 1℃以上,这指明是病理现象。

10. 红外线热成像检查　人体是一个天然的生物发热体,体表各处温度不等,当体内某处发生病变时,则该处因其血流及代谢变化而产生高于或低于正常温度的偏离。利用红外线热成像检查,将人体红外线热分布用伪彩图生动显示出来,所得图像称为热像图。目前常用的温度成像法有两种:① 遥控红外线热成像检查法,荧光显示的图像可为假彩色,以不同的颜色来表达温度的高低。一般以蓝色代表冷区,红色代表热区,淡红色至白色为最热区。红外线遥控热像图的优点为不需与患者接触,可检查较大的体表面积。② 液晶热像图法(liquid crystal thermography,LCT),原理是利用胆固醇液晶的特殊物理性能,遇到不同温度时可以反映出不同的颜色,温度最低为深棕色,以深蓝色代表最高温度。

热成像的临床应用,包括① 偏头痛、三叉神经痛、神经症患者热成像特点为额部以温图为主,温差<1℃,额部与颊部正常热温比倒置。② 椎-基底动脉供血不足、高血压,脑动脉硬化等头晕为主者,热成像的特点为额部以低温热像图或偏温热像

图,但以低温热像图为主,范围广,多数温差在 1℃ 以上。③ 纤维肌痛综合征,此病或为非关节性风湿病的一种,特征为多处疼痛或多处有压痛点,无法提供客观的诊断依据,而用红外热成像检查,则可显示在压痛点有高热点图像。④ 反射性交感神经营养不良综合征(reflex sympathetic dystrophy syndrome)患者,有持续性疼痛,常发生于肢体的轻度损伤、感染等之后,也有病例甚至无可寻的原因。热像测定可有早期痛区微小的温度偏低。

11. 肾上腺素及组胺试验 药物试验,一般多采用局部检查法。

(1) 肾上腺素试验:在前臂或躯干的对称部位,用肾上腺素液 0.1 ml 作皮内注射,正常人在注射后 15 min 内局部出现苍白晕,直径为 8~10 mm 及鸡皮现象,持续 45 min 消失。若苍白晕直径扩大,持续时间延长,则为交感神经功能亢进;交感神经周围病变,则反应消失。

(2) 组胺试验:用组胺液 0.1 ml 作皮内注射,正常人在注射 15~20 min 后,局部红斑面积直径可达 30~40 mm,持续 40 min 消失。副交感神经功能亢进者,红斑范围扩大,持续时间长达数小时;副交感神经周围病变,则反应消失。

12. 皮肤吸水试验 将 0.2 ml 的 0.9%生理盐水注入皮内,计算所形成丘疹消退所需的时间,正常人消退时间为 50~90 min,且双侧对称,部位相差不大。副交感神经过度兴奋则吸水时间缩短,交感神经兴奋,则吸水所需时间延长。

13. 瞳孔散大或缩小试验 应用 4%可卡因(cocaine)、1%羟苯异丙胺(hydroxyamphetamine)、1%脱羟肾上腺素(phenylephrine)及 1%肾上腺素(epinephrine)的滴眼剂滴瞳,均可引起瞳孔散大;若用 0.1%毛果芸香碱(pilocarpin)或 2.5%乙酰甲胆碱(methacholine)滴剂滴瞳,均引起瞳孔缩小。

14. 自主神经药物试验 自主神经药物试验见表 3-13-1-3。

表 3-13-1-3 药物试验

药物	组织	结果
阿托品(atropine)	瞳孔	散大
	唾液腺	口腔干燥
	气管	扩张
	心脏	心率加快
	肠道	肠道蠕动及分泌减弱
苯氧苯扎明(phenoxybenzamine)	血管	血管扩张
脱羟肾上腺素(phenylephrine)	血管	血管收缩
哌唑嗪(prazosin)	血管	血管扩张
异丙肾上腺素(isoproterenol)	心脏	增加心率及心肌收缩
美托洛尔(倍他乐克)(metoprolol)	血管	降低心率
特布他林(terbutaline)	气管	气管扩张

参 考 文 献

[1] 吕传真,周良辅.实用神经病学[M].第四版.上海:上海科学技术出版社,2014:1002-1008.
[2] 徐锡殿.头痛头晕红外热成像诊断——附 3 214 例报告[J].激光和红外(Laser and Infrared),1998,28:110-111.
[3] BRADLEY W G, DAROFF R B, FENICHEL G M, et al. Neurology in clinical practice [M]. 5th ed. New York: Butlernorth Heinemnn, 2008:2357-2381.
[4] GIBBINS I. Functional organization of autonomic neural pathways[J]. Organogenesis, 2013, 9(3):169-175.
[5] LOW P A, TOMALIA V A, PARK K J. Autonomic function tests: some clinical applications[J]. J Clin Neurol, 2013, 9(1):1-9.
[6] MCINTOSH N, LOGAN S, HELMS P J, et al. Forfar and Arneil's textbook of pediatrics [M]. 7th ed. Edinburgh: Churchill Living stone, 2008:919-1122.
[7] SHIBAO C, GAMBOA A, DIEDRICH A, et al. Management of hypertension in the setting of autonomic dysfunction[J]. Curr Treat Options Cardiovasc Med, 2006, 8(2):105-109.

第二节　间脑病变

王 亮 吕传真

间脑由丘脑、下丘脑、膝状体及第三脑室周围结构所组成,是大脑皮质与各低级部位联系的重要结构。"间脑病变"一词,一般仅限于和下丘脑有关的自主神经功能障碍、精神症状,和躯体方面的体质量、体温、血压、睡眠调节,水、电解质、脂肪等代谢,以及性功能等异常和发作性的症状群。脑电图中可有特征性变化。

【病因和病理】

引起间脑病变最主要的原因为肿瘤,如颅咽管瘤、垂体瘤或丘脑肿瘤等的压迫,或下丘脑组织细胞增多症——嗜酸性肉芽肿的浸润;其次是感染、损伤、中毒和血管疾患等。据文献报道 160 例的综合性统计中,肿瘤占 52%,炎症(如脑膜炎、脑炎、结核、蛛网膜炎等)占 20%,其余为血管病变、颅脑损伤等。少数病因不明。

间脑病变的症状与间脑破坏的程度不成比例。在动物实验中,破坏第三脑室的底部 1/4 可不发生任何症状;破坏下丘脑后部 2/3 则可引起恶液质而死亡。据对第一、二次世界大战中大量的脑损伤病例的观察,发现间脑损害患者有所谓间脑病变症状的并不多见。有人分析了 2 000 例脑损伤的间脑反应,认为"间脑病"的诊断应当小心。反之,某些患者有较严重的自主神经、心血管系统、水代谢、睡眠觉醒系统的功能紊乱,但在死后的检查中并不一定有严重的间脑破坏和组织学改变,或仅见轻度脑萎缩等。

【临床表现】

间脑病变的临床表现极为复杂,基本可分为间脑损害的定位症状和特殊症状群两大方面。

(一) 定位性症状群

1. 体温调节障碍 正常人体温维持在 37℃,可能轻微波动,在间脑病变的患者中则可表现多变。

(1) 多变体温(poikilothermia):即随环境温度升高或降低可达 2℃ 以上者,尽至出现左右身体皮肤体温差异,见于一侧或两例丘脑病损害,尤以颅脑损伤、枪弹伤者多见。

(2) 发作性低温(paroxysmal hypothermia):可长达 1~2 周的低体温发作,伴有嗜睡、低血压等,病损在下丘脑的视前核;下丘脑的前部和邻近的隔区与身体散热可能有关,主要通过皮肤血管扩张和排汗(副交感神经)调节;而下丘脑后侧部则可能与保热有关,主要通过肌肉的紧张和皮肤血管收缩(交感神经)调节。故当下丘脑前部有刺激性病变时,副交感神经兴奋,散热加强,也可发生体温过低。

(3) 持续高温:下丘脑视前区两侧急性病变或该区域神经外科手术后,散热发生故障,常有体温很快升起,高达 41℃甚至 42℃,但皮肤干燥少汗,肢体冰冷,躯干温暖,且无炎症及中毒表现,解热剂亦无效,体表冷敷及给;安乃近,氯丙嗪,苯巴比妥,体温反应良好。下丘脑占位性病变,可因破坏区域极广而没有体温的明显变化;反之,亦有因下丘脑肿瘤选择性地破坏而引起体温持久升高。

2. 睡眠障碍 是间脑病变的突出症状之一。下丘脑后部病变时,可出现睡眠过多、睡眠异常、睡眠异动、嗜睡等,亦可反之出现失眠,重者整夜不眠。当下丘脑后区、大脑脚或三脑室侧壁等受累时,则表现为发作性嗜睡病和猝倒症等。常见的临床类型如下。

(1) 发作性睡病(narcolepsy):表现为长期的发作性不分场合的睡眠,持续数分钟至数小时,发病年龄常在 15~25 岁,睡眠性质与正常人相似。这是间脑特别是下丘脑病变中最常见的一种表现形式。

(2) 异常睡眠症(parasomnia):发作性睡眠过多,每次发作时可持续睡眠数天至数周,但睡眠发作期常可唤醒吃饭、小便等,饭后又睡,其睡眠状态与正常相同。

(3) 发作嗜睡强食症(Klein‐Levin 综合征):患者不可控制地出现发作性睡眠,每次发作可长达 2 周,醒后暴饮暴食,食量数倍于常量,且极易饥饿。患者多数肥胖,但无明显内分泌异常。数月至数年反复发作一次。发作间期并无异常。起病多在 10~20 岁之间,男性较多,至成年后可自愈。

3. 尿崩症 下丘脑病变损害视上核、室旁核或视上核垂体束,均常发生抗利尿激素分泌过少,可引起尿崩症。各种年龄均可得病。最常见于颅脑外伤或外科手术累及下丘脑者,均急性发作。亦见于 LGI‐1 抗体阳性的自身免疫脑炎。主要症状有多尿(失水)、口渴、多饮。每昼夜排尿总量常在 5~6 L 以上,多则超 10 L。尿比重低(<1.006),但不含糖,血钠升高。每天饮水也多,总量与尿量相接近,如限制喝水,尿量往往仍多而引起失水。患者有头痛、疲乏、肌肉疼痛、体温降低、心动过速、体质量减轻。久病者常因烦渴多饮,日夜不宁,发生失眠、焦虑、烦躁等神经精神症状。若下丘脑前部核群功能亢进,或双侧视交叉上核损害,偶尔亦发生少饮及乏尿症。

4. 善饥 下丘脑病变引起过分饥饿较烦渴症状为少见。善饥曾发现在额叶双侧病变,包括大脑皮质弥散性疾病(如 Alzheimer 等)及双侧前额叶切除后。这些患者对食欲估计不能,在强食症中,表现过分饥饿,伴周期性发作性睡眠过度等症状,常归因于下丘脑病变。双侧额叶病变时,偶亦发生善饥,表现贪食,吃不可食的东西,同时有视觉辨别功能丧失、攻击行为及性活动增加等症状。

5. 性功能和激素代谢障碍 性功能异常表现为性欲减退,儿童病例有发育迟缓或早熟,青春期后女性月经周期改变或闭经,男性则精子形成障碍及阳痿等。

(1) 下丘脑病变:Bauer 分析 60 例下丘脑病变,有 24 例发育早熟,19 例为性功能减退。此种障碍之出现常用下丘脑脊髓纤维及下丘脑垂体纤维通过神经体液的调节紊乱来解释。若下丘脑的乳头体、灰结节部附近患有肿瘤,则来自结节漏斗核的下丘脑垂体纤维受阻,能影响腺垂体的促性腺激素的释放,使内分泌发生异常。缩宫素由下丘脑室旁核合成,少量从视上核合成,下丘脑前区病变,亦可影响女性生育功能。下丘脑的脊髓纤维可调节脊髓各中枢活动,改变性功能活动。成人脑底部肿瘤,刺激下丘脑前方或腹内侧区时,偶亦发生性欲亢旺者。

(2) Kallmann 综合征:为一种嗅觉丧失或嗅觉减退,以及促性腺减弱、促性腺功能减退。临床表现嗅觉缺失及低促性腺激素,MRI 显示嗅球缺失或发育不全。85% 的病例由于基因(Kall)欠缺,嗅觉的蛋白功能损失,波及嗅基板至下丘脑、嗅神经至嗅球。某些病例伴有共济失调、神经性耳聋及色盲等。

(3) 闭经溢乳综合征:常见于垂体瘤及垂体-下丘脑轴严重受累的患者。主要机制是催乳素分泌过多(催乳素正常值 20~30 μg/L),高催乳素血症抑制下丘脑促性腺释放激素的分泌。常由肿瘤、下丘脑与垂体功能障碍或服用多巴胺受体拮抗剂(硫代二苯胺、氟哌啶醇)等各种因素所致。

间脑病时,激素代谢的改变以 17‐酮类固醇最明显。因 17‐酮类固醇类是许多肾上腺皮质激素和性激素的中间代谢产物,正常人每昼夜排出量为 10~20 mg,某些患者可增高到 20~40 mg 以上。17‐羟皮质固醇的测定同样也有很大的波动性,排出量可增高达 14 mg。

6. 脂肪代谢障碍 肥胖是由于下丘脑后方病变累及腹内侧核或结节附近所致,常伴有性器官发育不良症,称肥胖性生殖器官发育不良(Frolich)综合征。继发性者常为下丘脑部肿瘤或垂体腺瘤压迫下丘脑所致,其次为下丘脑部炎症。原发性者多为男性儿童,起病往往颇早,有肥胖和第二性征发育不良,但无垂体功能障碍。肥胖为逐渐进展性,后期表现极其明显,脂肪分布以面、颈及躯干最著,其次为肢体近端。皮肤细软,手指尖细,常伴有骨骼过长现象。

消瘦,往往因下丘脑肿瘤或其他病变引起,如肿瘤破坏双侧视交叉上核、下丘脑外侧区或前方,均可发生厌食症,吞咽不能,体质量减轻。在成人有轻度体质量下降、乏力,但极端恶病质常提示有垂体损害。垂体性恶病质(Simmond 综合征)的特征为体质量减轻、厌食、皮肤萎缩、毛发脱落、肌肉软弱、怕冷、心跳减慢、基础代谢率降低等。本征亦发生于急性垂体病变,例如颅脑外伤、肿瘤、垂体切除术后。垂体性恶病质反映腺垂体促甲状腺素、促肾上腺皮质激素及促性腺激素的损失。近年来研究,下丘脑还能分泌多种释放因子(主要是由蛋白质或多肽组成),如促甲状腺激素释放激素、促性腺激素释放激素、促肾上腺皮质激素释放激素、生长激素释放激素及抑制激素以及泌乳素释放抑制因子等,调节腺垂体各种内分泌功能,因此单纯下丘脑损害时,可以出现许多代谢过程的紊乱。

7. 糖、蛋白质代谢及血液其他成分的改变 下丘脑受损时,血糖往往升高或降低。当下丘脑受到急性损伤或刺激时,可产生高血糖,但血清及小便中酮体往往阴性。在动物实验中,损伤下丘脑前方近视交叉处或破坏室旁核时,能引起低血糖及增加胰岛素敏感性。

蛋白质代谢障碍表现为血浆中清蛋白减低,球蛋白增高,因而 A/G 系数常常低于正常。用电泳法观察,发现球蛋白中

以 α_2 球蛋白的上升比较明显,β 部分等则减低。间脑疾病时血中钠含量一般都处于较低水平,血溴测定常增高。

8. 胃十二指肠溃疡和出血 在人及动物的急性下丘脑病变中,可伴有胃十二指肠溃疡及出血。但在下丘脑的前方及下行至延髓中的自主神经纤维,在其径路上的任何部位,有急性刺激性病变时,均可引起胃和十二指肠黏膜出血和溃疡形成。产生黏膜病变的原理有两种意见,一种认为由交感神经血管收缩纤维的麻痹,导致血管扩张,而使黏膜出血;另一种认为是迷走神经活动过度的结果,使胃肠道肌肉发生收缩,引起局部缺血与溃疡形成。急性脑内出血,严重脑梗死,以及急性颅脑损伤者均可出现消化性溃疡,但颅内手术后并发胃十二指肠溃疡的发病率不高。

9. 情绪改变 动物实验中见到多数双侧性下丘脑病损的动物,都有较为明显的不正常行为。研究指出,下丘脑的情绪反应不仅依赖于丘脑与皮质关系,当皮质完整时,刺激乳头体、破坏下丘脑的腹后外核及视前核有病变时均可引起情绪反应。这些精神症状包括兴奋、紧张、恐慌、病理性哭笑、定向力障碍、幻觉及激怒等。

10. 自主神经功能症状 下丘脑前部及灰结节区为副交感神经调节,下丘脑后侧部为交感神经调节。下丘脑病变时自主神经功能是极不稳定的,表现在心血管方面的症状,如血压大多偏低或有直立性低血压,但较少有血压增高现象。下丘脑后方及腹内侧核病变或有刺激现象时,有血压升高、心率加快、呼吸加快、胃肠蠕动和分泌抑制、瞳孔扩大;下丘脑前方或灰结节区刺激性病变,则血压降低、心率减慢、胃肠蠕动及分泌增加、瞳孔缩小。但新近研究指出,视上核及室旁核或视前区类似神经垂体,有较高浓度的血管加压素(即抗利尿激素)及缩宫素,说明下丘脑前方也可引起高血压。若整个下丘脑有病变,则血压的改变更为复杂、不稳,伴有心率、脉搏减慢,有时出现冠状动脉的供血不足,呼吸浅而慢,两侧瞳孔大小不对称,偶可引起排尿障碍,常有心脏、胃肠、膀胱区不适感,因结肠功能紊乱,偶有大便溏薄、便秘与腹泻交替出现的情况。

11. 其他 在动物实验中,下丘脑腹内侧部、视交叉的损害,可产生视觉障碍或弱视,这种现象说明自下丘脑至视网膜间可能有神经纤维联系。在人类间脑病变时,亦有视野向心性缩小的报告。

视交叉漏斗区病变时,除尿崩症外,偶可有皮肤色素改变,毛发增生。

(二)间脑癫痫

或称间脑性痫样发作,实为下丘脑疾患所引起的阵发性自主神经系统功能紊乱综合征,临床表现如下。

单纯自主神经功能紊乱发作,发作时面色潮红或苍白、流涎、流泪、多汗、战栗、血压骤然升高、瞳孔散大或缩小、眼球突出、体温上升或降低、脉速、呼吸变慢、尿意感及各种内脏不适感,病前可先有情绪波动,食欲改变(增高或低下),头痛,打呵欠,恐惧不安和心前区不适。此外,尚可出现发笑、奔跑、幻觉、意识障碍和精神改变或四肢呈强直性抽搐等。发作后全身无力、嗜睡或伴呃逆。每次发作持续数分钟到数小时。有的则突然出现昏迷,甚至心脏停搏而猝死。

脑脊液检查,除占位病变有压力增高及炎性病变有白细胞增多外,一般均属正常。

X线头颅正侧位摄片,偶有鞍上钙化点、蝶鞍扩大,或后床突破坏情况,需要时做脑成像检查(CT、MRI)、头颅 MRI 可见第三脑室扩大或被压,占位病变者可以定位或可定性,如生殖细胞瘤、垂体瘤等。脑电图检查定位意义帮助不大,常可见 6~14 Hz 的正相棘波或两侧对称性同步 θ 波,偶阵发性发放的、左右交替的高波幅放电,或在深部电位常有来自下丘脑的阵发性局限性棘波有助于诊断。脑血管造影应用有限。

【诊断】

间脑病变的病因较多,临床表现不一,诊断较难,必须注意详细询问病史,并结合神经系统检查及辅助检查,细致分析考虑。时常发现丘脑病理的改变很严重,而临床症状却不明显;亦有间脑病理改变不明显,而临床症状却很严重。必须指出,在亚急性或慢性的病变中,自主神经系统具有较强的代偿作用。因此不要忽略详细的自主神经系统检查,如出汗试验、皮肤划痕试验、皮肤温度测定、红外线热成像检查、眼心反射、直立和卧倒试验及药物肾上腺素试验等,以测定自主神经的功能状况。脑电图的特征性改变有助于确定诊断。

【治疗】

1. 病因治疗 首先要分别肿瘤或炎症。肿瘤引起者应根据手术指征进行开颅切除或深度 X 线治疗。若为炎症,应先鉴别炎症性质,然后选用适当的抗生素、激素及中西药物治疗。若系损伤和血管性病变,则应根据具体情况,采用手术、止血和一般支持治疗。非炎症性的慢性退行性的下丘脑病变,一般以对症治疗为主。

2. 特殊治疗

(1)下丘脑病变:若以嗜睡现象为主者,则选用中枢兴奋药物口服,例如苯丙胺、哌醋甲酯、氯酯醒等。

(2)尿崩症:采用抗利尿激素替代治疗。神经垂体制剂常用者有下列三种。① 垂体加压素:以鞣酸盐剂(又名尿崩停注射剂)的作用时间为最长,每次肌内注射 0.5~1 ml,可维持 7~10 d。② 神经垂体粉剂(尿崩停鼻烟剂):可由鼻道给药,成人每次 30~40 mg,作用时间 6~8 h。③ 呋喃苯胺酸:若对尿崩停类药物有抗药、过敏或不能耐受注射者,则以本品代替。

(3)腺垂体功能减退:可补偿周围内分泌腺(肾上腺、甲状腺、性腺)分泌不足,可合并激素疗法。例如,甲状腺制剂合并可的松适量口服,丙酸睾酮 25 mg,每周 1~3 次肌内注射,高蛋白饮食。若有电解质紊乱可考虑合用去氧皮质酮或甘草。

(4)间脑癫痫发作:可采用丙戊酸钠、德巴金(丙戊酸钠缓释片)、地西泮,或苯妥英钠、卡马西平等口服治疗,但往往疗效欠佳,常需选用妥泰,左乙拉西坦或加用氯丙嗪等药物治疗。精神症状较明显的患者可应用氯丙嗪、氯氮平口服。以自主神经功能紊乱为主者,可服安定类镇定类药物治之。但如有垂体功能低下的病例须注意出现危象。

(5)颅内压增高:用脱水剂,20%甘露醇 250 ml,或 10%甘油果糖七叶皂苷钠等静脉滴注等。

3. 对症治疗 血压偶有升高,心跳快,可给适量降压剂,必要时口服适量倍他乐克或普萘洛尔。

发热者可用中枢退热药物(阿司匹林、氯丙嗪)、苯巴比妥、地西泮、甲丙氨酯等,或物理降温。合并胃及十二指肠出血,可应用适量止血剂,如肾上腺色腙(安络血)、酚磺乙胺(止血敏)及氨甲苯酸、生长抑素(somatostatin)等治疗。

神经症状明显者,应采取综合治疗方法,首先要增强体质锻炼;建立正常生活制度,配合适当可适量服用阿尼西坦、吡拉西坦(脑复康)等。对失眠者晚间使用适量镇定剂、安眠药,如左匹克隆 10 mg,或速可眠等。

参 考 文 献

[1] 蒲传强. 间脑疾病[M]//王新德. 现代神经病学. 北京:人民军医出版社,2008:1231-1302.

[2] 王晔,王琳. 发作性睡病研究进展[J]. 国外医学(神经病学·神经外科学分册),1998(4):177-180.

[3] CLARK D J, LIPWORTH B J. Evaluation of corticotropin releasing factor stimulation and basal markers of hypothalamic-pituitary-adrenal axis suppression in asthmatic patients [J]. Chest, 1997, 112(5): 1248-1252.

[4] COLAK A. Hypothalamic Langerhans's cell histiocytosis[J]. J Neurosurg, 1998, 89(2): 344-345.

[5] D'AVELLA D, GIUSA M, BLANDINO A, et al. Microsurgical excision of a primary isolated hypothalamic eosinophilic granuloma. Case report[J]. J Neurosurg, 1997, 87(5): 768-772.

[6] FREEMAN R, SCHACHTER S C. Autonomic epilepsy [J]. Semin in Neurol, 1995, 15(2): 158-166.

[7] GOLDMAN L, AUSIELLO D. Cecil Medicine [M]. 23rd ed. Philadelphia, London: WB Saunders Company, 2008: 1668-1674, 2799.

[8] KUZNIECKY R, GUTHRIE B, MOUNTZ J, et al. Intrinsic epileptogenesis of hypothalamic hamartomas in gelastic epilepsy [J]. Ann Neurol, 1997, 42(1): 60-67.

[9] MEGHANA A, SRIRANJINI S J, SATHYAPRABHA T, et al. Autonomic function in reflex and non-reflex epilepsy: an exploratory study[J]. Acta Neurol Scand, 2016, 133(6): 459-465.

[10] MILLER K K, PARULEKAR M S, SCHOENFELD E, et al. Decreased leptin levels in normal weight women with hypothalamic amenorrhea: the effects of body composition and nutritional intake[J]. J Clin Endocrinol Metab, 1998, 83(7): 2309-2312.

[11] MOLITCH M E. Medication-induced hyperprolactinemia [J]. May D Clin Proc, 2005, 80(8): 1050-1057.

[12] MUNARI C, KAHANE P, FRANCIONE S, et al. Role of the hypothalamic hamartoma in the Genesis of gelastic fits (a video-stereo-EEG study)[J]. Electroencephalogr Clin Neurophysiol, 1995, 95(3): 154-160.

[13] SAPER C B, SCAMMELL T E, LU J. Hypothalamic regulation of sleep and circadian rhythms[J]. Nature, 2005, 437(7063): 1257-1263.

第三节　自主神经功能障碍性疾病

王　亮　吕传真

一、Shy-Drager 综合征(位置性低血压)

Shy-Drager 综合征属于原发性自主神经变性疾病(primary autonomic failure)及纯自主神经功能障碍(pure autonomic failure),是一种少见原发性进行性变性疾病,常见于多系统萎缩,称为多系统萎缩 Shy-Drager 型、帕金森综合征等神经变性性疾病。因自主神经功能障碍,出现在直立位置时血压降低,导致脑血供量不足,而逐渐/或伴同出现小脑锥体束、橄榄核、脑桥、小脑,或锥体外系(纹状体、黑质)症状和体征。临床表现为头晕、晕厥、视力模糊、全身乏力或共济失调等。

【病因病理】

病因尚不明了。可能为一种原发中枢神经系统或周围自主神经系统的变性疾病,导致中枢或周围自主神经系统的功能失调。Shy-Drager 综合征的病变较早,中期主要位于胸腰段脊髓侧角的交感神经元,脑干和骶脊髓的副交感神经元节前交感神经元及节后神经纤维;中后期累及中枢的脑桥,下橄榄核,小脑,黑质,苍白球,锥体束以及脊髓前角细胞。另有人认为系体内传导功能缺陷,使去甲肾上腺的合成不足。一些作者指出,儿茶酚胺的代谢障碍构成自主神经和锥体外系疾病的基础,并发现多巴脱羧酶及高香草酸等也减少。亦有谓下肢及内脏血管壁内的压力感受器反应失常,因而发生站立时小动脉反射性收缩障碍及静脉回流量降低。

慢性自主神经系统功能不足或伴躯体神经功能障碍,表现神经多系统萎缩(multiple system atrophy, MSA);尸检中所发现的中枢及周围神经系统的改变并非一致。在自主神经节,脊髓侧角细胞,脑干、小脑、皮质、基底节的各核群均有变性改变,特别是壳核背侧部与黑质尾端、蓝斑核、下橄榄核、背侧迷走神经核变化明显。这些指示可能是自主神经功能首先改变,导致反复低血压发作,产生脑缺氧,而神经组织内的病理改变则是继发于缺氧的结果。

【临床表现】

起病隐袭,病程大多进展缓慢,常见于中年男性。

1. 特发性低血压　直立体位出现的主要症状为头昏、眩晕、晕厥、视物模糊、全身无力、发音含糊及共济失调。患者卧位时血压正常或血压很高,收缩压高达 160~190 mmHg,但站立时则收缩压及舒张压较快地下降 20~50 mmHg(3~5 kPa)或更多。除早期患者有代偿性心率增快外,一般发作时无心率变化,也没有一般晕厥患者所常见的先兆症状,如苍白、出汗、恶心等。早期患者症状较轻,需直立相当时间以后才出现症状且较轻微,甚至不能连续站立 1~2 h;严重者,于直立数分钟后即出现头昏、眼前发黑或晕厥,需长期卧床。若直立后进行肌肉运动,以促进静脉血液的回流,有时能预防晕厥的发生。

2. 其他自主神经功能损害　如直肠膀胱功能失调(便秘或顽固性腹泻,尿失禁或尿潴留)、胃肠功能失调(消化不良、吞咽困难)、阳痿、皮肤温度异常、局部或全身出汗障碍、呼吸喘鸣或睡眠窒息,及颈交感神经麻痹的症状等。这些症状与体位改变无关。

3. 躯体神经功能损害　起病数年后,在大部分患者并可先后出现躯体神经系统功能的进行性损害表现,如眼球震颤、构音困难、步态不稳、共济失调、全身乏力、腱反射亢进、锥体束征阳性、震颤麻痹及情绪不稳定、精神异常等。

4. 其他功能损害　① 24 h 尿中去甲肾上腺素和肾上腺素的排泄量可低于正常。放射性核素标记研究显示去甲肾上腺素的代谢正常,提示患者可能系正常程序下不能释放儿茶酚胺。② 肾素释放在直立位时未见明显增多,部分患者醛固酮分泌亦减少,这种肾素醛固酮的活动障碍,可能与钠的贮存量不足有关。③ 自主神经检查有出汗试验,在体表局部受热或服用阿司匹林后的出汗反应消失;皮肤划痕试验减弱或消失;冷试验测压反应消失;Valsalva 试验在正常人出现血压升高,心率变慢,但患者无反应;1‰肾上腺素或 3%可卡因液滴眼,示瞳孔反应异常。④ MRI 检查,在双侧壳核可能显示在 T_2WI 上见高信号区,脑桥区可见"十"字征。⑤ 肌电图检查,本病的进展期,当出现肢体震颤,直肠、膀胱功能失调时,肛门括约肌肌电图检查,表现有神经源性的异常改变,可作为与震颤麻痹作早期鉴别诊断。

【诊断与鉴别诊断】

追问病史中可能有夜晚或白天起床或久站后出现晕厥史。测量卧位及直立位的血压变动。每分钟一次,连续测定 5~10 min,如直立位时收缩压下降达 20~50 mmHg(6.7 kPa)左右,并出现临床症状者,在没有任何足以引起血压降低的原因时,可以作为诊断本症的依据。另外,常可伴有阳痿、无汗及膀胱直肠功能障碍,或出现小脑、锥体外系功能损害等。这种置位性低血压应与下列疾病相鉴别。

1. 自主神经病

(1) 全自主神经功能衰竭单纯性晕厥:晕厥多有明显诱因,如疼痛、恐惧、情绪紧张、空气污浊、疲劳等。晕厥前有短时的前驱症状,如头晕、恶心、苍白、出汗等;晕厥最常发生于直立位,但无上述明显直立体位的特殊关系;晕厥时血压下降,心率减慢而微弱,面色苍白且持续至晕厥后期,恢复较快,无明显后遗症状。

(2) 排尿性晕厥:发生于排尿,或排尿结束时,引起反射性血压下降和晕厥。最常发生在患者午夜醒来小便时,清晨或午睡起来小便时也可发生。

(3) 心源性晕厥:心脏血管疾患,如房室传导阻滞、心动过速、心脏瓣膜病、心肌梗死等,均可因心排出血量减少影响脑供血不足而引起晕厥。心电图检查有异常。

2. 帕金森病 自主神经症状在帕金森病中颇为常见,因迷走神经背核的损害,患者常出现顽固性便秘,或胃及小肠运动减弱。但本病无直立性低血压,不侵犯直肠及膀胱括约肌,由于前列腺肥大等因素引起排尿障碍时,为进一步明确诊断,对患者的会阴肌作肌电图检查,则表现正常肌电图。

3. 发作性昏厥,颈动脉窦昏厥,吞咽性昏厥,舌咽性昏厥和反射性昏厥等。

4. 其他疾病 继发性引起直立性低血压的一些疾病,如肾上腺皮质功能减退、慢性酒精中毒、糖尿病、脊髓痨、脊髓空洞症、卟啉症、原发性淀粉样变性、急性感染性疾病恢复期、脑炎以及交感干切除或损伤后综合征等,均应注意鉴别。有些患者接受某些降压药物治疗,如氯丙嗪、呱乙啶等药物,突然从卧位站立时亦可发生晕厥。

【治疗】

寻找致病因素并作病因治疗。一般患者宜采用下列各项综合治疗。

1. 一般处理 睡眠时可将床头位抬高 20~30 cm;起床下床时动作要缓慢;下地直立后进行全身肌肉运动,促使静脉血液的回流,可预防晕厥的发生。或穿用有弹性的紧身衫裤。

2. 药物治疗

(1) 交感神经兴奋剂:如① 盐酸麻黄素,每次 25 mg,每日 3~4 次。② 苯丙胺,每次 10~20 mg,每日 2~3 次,但疗效不稳定。③ 吲哚美辛(消炎痛)抑制前列腺素合成,减少血液在外周血管积聚,每次 25~50 mg,每日 2~3 次。④ 米多君(midodrine),10 mg/片,每日 2~3次;直接作用于交感神经。

(2) 肾上腺皮质激素:严重者可试服泼尼松等,如 9α 氟氢可的松(9α fludrocortisone)内服,每日 0.1~1 mg,从 0.1 mg 开始,直立时不出现姿位性低血压或体质量明显增加时减量维持。卧位高血压型者宜严密观察。晚上睡前可服适量降压剂。

(3) 美多巴(Madopar)与单胺氧化酶抑制剂合并治疗:美多巴可改善锥体外系症状,开始剂量为每次 125 mg,逐渐增加至每次 250 mg,每日 3~4 次,随时根据患者的反应调整剂量。单胺氧化酶抑制剂如异烟肼、呋喃唑酮等口服,促使交感神经末梢去甲肾上腺的释放和抑制交感神经末梢的重吸收,服用后常使血压增高;严重病例亦可同时应用富含酪胺(tyramine)的食物治疗。但治疗期间,每天早晚测量血压。

3. 注意营养、增强体质 可服用一般强壮剂及各种维生素,也可适量应用中药如补中益气丸或生脉散加减施治,并适当地加强体育锻炼等。

二、家族性自主神经失调症

为一种少见遗传性疾患,或称 Riley - Day 综合征,主要发病在犹太家族或其他种族的小儿。临床特征为丰富多样的自主神经功能失常,如无泪液、异常多汗、皮肤红斑、吞咽困难、偶发高热及舌部蕈状乳头缺失等。

【病因和病理】

本病为神经系统,特别是自主神经系统先天性功能异常,系一种常染色体隐性遗传,基因定位于第 9 号染色体长臂(9q31~9q33)上。新近研究指出,患儿尿中的去甲肾上腺素、肾上腺素代谢产物香草酰扁桃酸降低,高香草酸大量增多,这可能由于体内儿茶酚胺代谢异常,去甲肾上腺素及其衍生物形成障碍;另有认为是由于周围交感神经系统的缺陷。此外,副交感神经有去神经现象,在患儿表现流泪,静脉内注射乙酰甲胆碱反应降低。

病理变化主要表现丘脑背内侧核、颈髓与胸髓侧角灰质细胞、背根神经节及交感神经节的异常改变,脑干网状结构变性、蝶腭神经节、睫状神经节的神经细胞异常;此外,脊髓背柱、背根、脊丘束等有脱髓鞘改变,少数发现脊髓交感神经节有色素变性。

【临床表现】

少见,起病于婴孩或儿童。临床特点为少泪或无泪液、异常多汗、手足发凉或体温偏低、吞咽困难、皮肤红斑、舌部蕈状乳头缺失、味觉障碍及癫痫等。血压趋向不稳定,常有位置性低血压及发作性高血压。有原因不明的高热,或并发吸入性肺炎。情绪常不稳定,偶发呕吐、脱水及胃肠道症状等。

体格检查见智能低下,也可见发育障碍。瞳孔对光调节异常。有广泛性痛、温觉的轻度减退,有角膜反射迟钝,甚至角膜溃疡,构音障碍,行走不稳,共济失调,肌张力降低,运动功能障碍及腱反射减退等。有些神经体征与脊柱明显后侧突可能存在关系。患者偶有 Charcot 病理性关节及口腔溃疡等。脑电图常显示异常,脑干听觉诱发电位也示异常。

患者对去甲肾上腺素异常敏感,少量静脉滴注能引起严重高血压,容易发生意外而死亡。患儿皮内注射组胺常无疼痛及红晕反应;用 2.5%乙酰甲胆碱、毛果芸香碱液滴眼能引起小瞳症,而对去甲肾上腺素液瞳孔反应却正常,此皆可协助诊断。

【鉴别诊断】

本症应与下列两种疾病相鉴别。

1. 急性全自主神经病　急性起病,临床表现为视力模糊,瞳孔对光及调节反应异常,出汗少,无泪液,直立性低血压,尿潴留等。多数病例在数周或数月后逐渐自发恢复。

2. Sjogren 综合征　主要特征为流泪、唾液多、汗腺及胃液的分泌都缺陷,常伴有角结膜炎、鼻炎、咽炎、腮腺浮肿及周围性的脑神经麻痹等。

【治疗】

无特殊药物治疗。若吞咽困难者给鼻饲;肺部感染时应用适当剂量抗生素;多汗可服用阿托品类药剂;各种维生素、镇静剂如地西泮、氯丙嗪,及抗痫药已证实有效。流泪障碍及角膜溃疡可给对症处理,明显脊柱侧突者则考虑手术矫形。

【预后】

因肺炎、呕吐发作、脱水、癫痫,或小儿尿毒症、肺水肿等并发症,多在儿童期死亡。若早期诊断,及时预防并发症及处理,不少患者可以生存至成年。

三、红斑性肢痛症

红斑性肢痛症(erythromelalgia)为一种少见的阵发性血管扩张性疾病。其特征为肢端皮肤温度升高,皮肤潮红、肿胀,产生剧烈灼热痛,尤以足底、足趾为著,环境温度增高时,灼痛加剧。

【病因】

原发性红斑性肢痛症是一种遗传性疾病,它与自为钠通道 SCA9 的 α 亚单位基因有关,该基因的突变可为散发性,亦可家族性,儿童发病的红斑性肢痛可为散发性亦可为遗传性,约 50% 可能是 SCN9A 突变所致。发病率为(0.36～2.00)/100 000/年,发病可分为早发型和晚发型,后者以女性多见,50～60 发病,常在严寒季节突然转暖时发病。起病急,是一种原发性血管疾病。可能是由于中枢神经、自主神经紊乱,使末梢血管运动功能失调,肢端小动脉极度扩张,造成局部血流障碍,局部充血。当血管内张力增加,压迫或刺激邻近的神经末梢时,则发生临床症状。有人认为本症可能是一种末梢性 5-羟色胺被激活的疾病。认为本症是前列腺素代谢障碍性疾病,患者皮损组织中合成前列腺素的能力增加,其皮肤潮红、灼热及阿司匹林治疗有效,皆可能与之有关。营养不良与严寒气候均是主要的诱因。毛细血管血流研究显示这些微小血管对温度的反应增强,形成毛细血管内压力增加和明显扩张。

【临床表现】

主要的症状多见于肢端,常对称地累及足或手,尤以双足最为常见。表现足底及足趾的红、热、肿、痛。疼痛为阵发性,非常剧烈,如烧灼、针刺,夜晚发作次数较多,在发作之间仍有持续性钝痛。温热、行动、肢端下垂或长时间站立,皆可引起或加剧发作。晚间入寝时,常因足温暖而发生剧痛,双足暴露被外

可减轻疼痛。若用冷水浸足,休息或将患肢抬高时,灼痛可减轻或缓解。典型患者可手足远端发红,趾指甲角化过度等神经血管营养障碍。

由于皮内小动脉及毛细血管显著地扩张,肢端的皮肤发红及充血,轻压可使红色暂时消失。患部皮肤温度增高,有灼热感,有轻微指压性水肿。皮肤感觉灵敏,患者不愿穿袜或戴手套。患处多汗,可发生肢端皮肤与指甲变厚或溃破,偶见皮肤坏死,但一般无感觉及运动障碍。

【诊断与鉴别诊断】

注意肢端阵发性的红、肿、热、痛四大症状,其次询问病史中有受热时疼痛加剧,局部冷敷后可减轻疼痛,则大多数病例的诊断并不困难。但应考虑是原发性还是继发性红斑性肢痛,应与闭塞性脉管炎、红细胞增多症、糖尿病性周围神经炎等相鉴别,鉴别的要点在于动脉阻塞或周围神经炎时,受累的足部是冷的。雷诺病是功能性血管间歇性痉挛性疾病,通常有苍白或发绀的阶段,受累时的指、趾呈寒冷、麻木或感觉减退。此外,脊髓痨、亚急性脊髓联合变性、脊髓空洞症等,可发现肢端感觉异常,但它们除轻度苍白外,发作时无客观征象,各病种有感觉障碍等其他特点。

【治疗】

应注意营养,发作时将患肢抬高及施行冷敷可使症状暂时减轻。患者应穿着透气的鞋子,不要受热,避免任何足以引起血管扩张的各种激发因素。适当地选用下列疗法均有较好效果。

1. 局部利度卡因封闭或硬膜外阻滞　患肢用 1%利多卡因(lidocaine)和 0.25%布比卡因(bupivacaine)混合液 10 ml,另加生理盐水 10 ml 稀释后作踝上部环状封闭及穴位注射,严重者或将其液体作骶部硬膜外局封,亦有一定的效果。

2. 药物治疗

(1) 短期肾上腺皮质激素冲击治疗,泼尼松 40 mg/d,至少 3 个月。

(2) 阿司匹林 100 mg/d,噻氯匹定(ticlopidine),或氯比格雷均可应用。

(3) 奥卡西平 300 mg/d,逐步增至 900 mg/d 或更高;儿童剂量为 10 mg/kg,维持量为 30 mg/kg。

(4) 阿米替林 10 mg/d,逐步增量至 100～150 mg/d。

(5) 伽巴喷丁 900～1 800 mg/d 分次口服,最大剂量可达 2 400 mg/d。

四、自发性多汗症

正常人在生理情况下排汗过多,见于运动、高温环境、情绪激动以及进食辛辣食物时。另一类为自发性出汗见于炎热季节。这种出汗多为对称性,且以头颈部、手掌、足底等处为明。本节介绍的自发性多汗症是指非在上述情况下发生的异常出汗过多。病因多数不明。临床常见到有下列情况。

1. 局限性及全身性多汗症　常发生于神经系统的某些器质性疾病,如丘脑、内囊、纹状体或脑干等处的损害时,可见偏身多汗。某些偏头痛、脑炎后遗症亦可见之。此外,小脑、延髓、脊髓、神经节、神经干的损害,炎症及交感神经系统的疾病,均可引起全身或局部多汗。头部一侧多汗,常由于炎症、肿瘤或动脉瘤等刺激一侧颈交感神经节所引起。神经症患者因大

脑皮质兴奋与抑制过程的平衡失调,亦可表现自主神经系统不稳定性,而有全身或一侧性过多出汗。

2. 先天性多汗症 往往局限于腋部、手掌、足跖等处,皮肤经常处于湿冷状态,可能与遗传因素有关。见于一些遗传性综合征,如 Spanlang‐Tappeiner 综合征、Riley‐Day 综合征等。

3. 其他 多种内科疾病皆有促使全身汗液分泌过多的情况,例如结核病、伤寒等传染病,甲状腺功能亢进,糖尿病,肢端肥大症,肥胖症及铅、砷的慢性中毒等。

【临床表现】

多数病例表现为阵发性、局限性多汗;亦有泛发性、全身性,或偏侧性与两侧对称性多汗。汗液分泌量不定,常在皮肤表面结成汗珠。气候变热、剧烈运动或情感激动时加剧。依多汗的形式可有以下几种。

1. 全身性多汗 表现周身出汗,外界或内在因素刺激时加剧,患者皮肤因汗液多,容易发生擦破、汗疹及毛囊炎等并发症。见于甲状腺功能亢进、脑炎后遗症、下丘脑损害后遗症等。

2. 局限性多汗 好发于头、颈、腋及肢体的远端,尤以掌、跖部最易发生,通常对称地发生于两侧,有的仅发生一侧或身体某一小片部位。有些患者的手部及足底经常地淌流冷汗,尤其在情绪紧张时,汗珠不停地渗流。有些患者手足部皮肤除湿冷以外,又呈苍白色或青紫色,偶尔发生水疱及湿疹样皮炎。有些患者仅有过多的足汗,汗液分解放出臭味,有时起泡或脱屑,角化层增厚。腋部、阴部也容易多汗,可同时发生臭汗症。多汗患者的帽子及枕部,可以经常地为汗水中的油脂所污染。截瘫患者在病变水平以上常有出汗过多。颈交感神经刺激产生局部头面部多汗。

3. 偏身多汗 表现为身体一侧多汗,除临床常遇到卒中后遗偏瘫患者有偏瘫侧肢体多汗外,常无明显其他神经体征。自主神经系统检查,可见多汗侧皮温偏低,皮肤划痕试验可呈阳性。

4. 耳颞综合征(auriculotemporal syndrome) 一侧脸的颞部发红,伴局限性多汗症。多汗常发生于进食酸、辛食物刺激味觉后,引起反射性出汗,某些病例常伴流泪。这些刺激味觉所致的出汗,同样见于颈交感神经丛、耳大和舌神经支配范围。颈交感性味觉性出汗常见于胸出口部位病变手术后。上肢交感神经切除无论是神经节或节前切除后数周或数年,约 1/3 患者发生味觉性出汗。

【诊断】

根据临床病史、症状及客观检查,诊断并不困难。

【治疗】

以去除病因为主。有时根据患者情况,可以应用下列方法。

(1) 局限性多汗症,特别是四肢远端或颈部为主者,可用 3%～5% 甲醛溶液局部外搽,每日 2 次;或用 0.5% 醋酸铝溶液肢端部每日 1 次浸泡,每次 15～20 min。全身性多汗者可口服抗胆碱能药物,如阿托品或颠茄合剂、普鲁本辛等以抑制全身多汗症。对情绪紧张的患者,可给氯丙嗪、地西泮、黛安神等。有人采用 20%～25% 氯化铝酊(3 次/周),或 5%～10% 枯矾等收敛剂局部外搽,亦有暂时效果。足部多汗的患者,应该每日洗足及换袜,必要时擦干皮肤后用 25% 氯化铝溶液,疗效较好。

(2) 物理疗法:可应用水离子透入法,每周 2～3 次,以后每月 1～2 次维持,可获得疗效。有人曾提出对严重的掌、跖多汗症,可试用深部 X 线照射局部皮肤,有一定疗效,每次 1 Gy,每日 1～2 次,总量 8～10 Gy;若破坏过度,可引起皮肤过分干燥和萎缩。

(3) 对经过综合内科治疗而无效的局部性顽固性多汗症,且妨碍工作及生活者,可考虑交感神经切除术。术前均应先作普鲁卡因交感神经节封闭,以测试疗效。封闭后未见效果者,一般不宜手术。

五、急性全自主神经病

一种较少见的疾病,常急性起病,呈多数性自主神经麻痹症状,如瞳孔反应异常、出汗少、无眼泪、阳痿、直立性低血压及尿潴留等,多发病于成年人或儿童。

【病因和病理】

病因尚未清楚。已发现本病发生于感染性单核细胞增多症及痢疾之后;部分病例表现对 Epstein‐Barr 病毒的抗体滴定度增高。有人认为本病为自身免疫性自主神经病,类似嗜神经病毒感染;但目前多认为是一种对自主神经节或节后神经纤维的异常免疫反应。

病理改变发生于周围或中枢自主神经系统,直接影响及周围神经节或节后交感神经及副交感神经的功能。腓肠神经活检可见细小的无髓鞘神经纤维增加,伴同再生。

【临床表现】

急性起病,表现为广泛自主神经完全或不全麻痹的症状,包括视力模糊,瞳孔对光及调节反应异常或不等大,眼泪、唾液及汗分泌减少或消失,直立性低血压,固定心率,尿潴留,阳痿,胃肠功能障碍(恶心、呕吐、大便秘结、腹胀或腹泻)及体温异常等。直立性低血压时可引起晕厥。少数明显自主神经功能障碍者并有周围神经的运动或感觉障碍。部分患者腰池穿刺脑脊液蛋白质增多。

X 线检查有胃肠肌张力松弛。颈动脉窦按摩可能无血压及心率改变;毛果芸香碱皮下注射试验出汗反应常减弱;2.5% 醋甲胆碱(乙酰甲胆碱)滴眼常引起瞳孔缩小,而皮内注射组胺反应正常。

【诊断与鉴别诊断】

本病诊断主要依据临床表现的急性多数性自主神经功能不足症状,但常应与吉兰巴雷综合征、糖尿病,或酒精性神经病、家族性自主神经失调症等鉴别。

【治疗】

多数病例常在数月至数年后自发恢复,或部分恢复。急性发病时,应对症处理为主。如排尿不畅,应用碳酰胆碱 25 mg 皮下注射,每日 2～3 次,或用甲基硫酸新斯的明 0.5 mg 皮下注射,每日 1～2 次;瞳孔扩大,对光反应迟钝应用 2.5% 醋甲胆碱滴眼。直立性低血压者应用适量泼尼松、单胺氧化酶,加强体育锻炼。此外,可用维生素 B_1、B_{12} 肌内注射,或弥可保片口服;中药如补中益气丸、至灵胶囊口服,及针刺疗法等。

六、雷诺病

雷诺病(raynaud disease)由于间歇性肢端小血管痉挛或功能性闭塞而局部缺血,肢端皮色发作性苍白、发绀、潮红,或疼痛及感觉异常,重者可发生肢端溃疡、坏疽。寒冷或激动时激发。

【病因和病理】

病因尚不十分明确,可能与下列因素有关:① 中枢及周围交感神经功能紊乱,颈交感神经功能亢进。② 肢端小动脉存在缺陷,小动脉壁上肾上腺受体的密度和敏感性增加,产生血管舒缩冲动,或血流中去甲肾上腺出现异常反应。③ 因寒冷、情绪紧张等诱发,肢端小动脉由于较长期血管痉挛,导致动脉内膜增生,血流不畅。④ 某些患者血浆纤维蛋白原增高,血流变慢,血小板聚集性增高,部分患者家族中有血管痉挛现象的亲属。但常见于自主免疫性疾病,如皮肌炎、硬皮症、系统性红斑狼疮、结节性动脉炎等,亦可见到伴发雷诺病现象。

疾病早期,先是指(趾)动脉发生痉挛,动脉壁中无明显病理改变。随着病程进展,后期动脉壁营养紊乱,动脉内膜增生,中层纤维化,肌层增厚,小动脉管腔狭窄,血流减少。少数患者可有血栓形成,管腔闭塞,发生指(趾)端溃疡和坏死。

【临床表现】

本病青年女性多见。寒冷或情绪激动是诱因。典型患者每次发作可分为三个阶段。

1. 缺血期 间歇性的肢端血管痉挛或功能性闭塞,多见于上肢。常两侧对称性发病。发作性肢端缺血症状,如从指(趾)尖开始肤色苍白、发凉、麻木等异常感觉,逐渐波及手指、手掌(或足掌)。桡动脉及足背动脉正常或减弱。常持续数分钟至数小时。

2. 缺氧期 由于毛细血管被动扩张,此时皮温仍低,疼痛,常继发青紫或蜡状。持续数小时至数日。

3. 充血期 以上症状之后,动脉痉挛解除,动脉充血,皮肤温度上升,皮色潮红,继之恢复正常;也可开始发作即出现青紫而无苍白,或在苍白之后即转为潮红。病情严重者,经过多次发作,指(趾)端偶有溃疡或坏疽,肌肉或骨质可有轻度萎缩。偶可伴有轻度肢端硬化症与硬指症。

【辅助检查】

1. 激发试验 ① 将患者手(足)、指(趾)浸入冷水中1 min,可诱发上述典型症状,而局部加温可使之缓解。② 握拳试验,两手握拳1 min后,松开手指,也可出现上述变化。

2. 甲皱微循环检查 轻型患者毛细血管外形多扭曲、管襻数目减少;重型患者大部分毛细血管扩张,形成星环形或不规则卷曲状,管襻内血流缓慢或停滞。

3. 指动脉造影和浸冰水后低温指动脉造影 先后比较,此法更能明确诊断。

4. X线检查 晚期患者X线中可见指(趾)骨质吸收或萎缩现象。

【诊断与鉴别诊断】

主要根据临床表现为间歇性指(趾)苍白、发绀、局部麻痛、皮温降低及感觉障碍,寒冷或情绪激动为诱因,两侧对称性发作,冷水激发试验可以确诊。本病主要需与其他疾病所致的雷诺现象进行鉴别。后者见于任何年龄,症状不对称,或范围较广泛,而有原发病的各种特征,鉴别一般不难。

【治疗】

1. 预防发作 注意保暖,防寒冷与潮湿,冷天戴手套。避免外伤,忌烟。若有贫血、月经失调者,应加以纠正。试用己烯雌酚与小量甲状腺素治疗。

2. 药物治疗

(1)血管扩张剂:应用烟酸、妥拉苏林、血管舒缓素、抗栓丸等血管扩张剂。

(2)二氢麦角碱(海得静)1 mg,每日1~3次。

(3)甲基多巴(methyldopa):痉挛明显者,应从小量开始,成人0.25 g,每日2~3次;最高不超过2 g/d,分四次服。

(4)镇静剂氯丙嗪、地西泮、黛安神等。

3. 针灸 耳针及针刺疗法。

4. 物理疗法 冷热交替水疗、光疗、直流电疗、推拿、体育疗法等。

5. 外科治疗 星状神经节封闭或交感神经节切除术。

七、进行性脂肪营养不良

进行性脂肪营养不良(lipodystrophy)是一罕见病。主要临床表现为进行性的皮下脂肪组织消失或萎缩,起病于脸部,继之影响颈、肩、臂及躯干。常对称分布,进展缓慢。多数于5~10岁前起病,女性较为常见。

【病因】

病因尚不明,无家族因素。大多数认为本病为自主神经之节后交感神经障碍,或可能与自主神经中枢下丘脑的病变有关,因下丘脑对促性腺激素、促甲状腺激素及其他内分泌腺均有调节作用,并与节后交感神经纤维及皮下脂肪细胞在解剖联系上极为密切。起病前可有急性发热病史,或其他内分泌缺陷。而损伤、精神因素、月经初期及妊娠可为诱因。

【临床表现】

起病及进展均缓慢,常开始于儿童期。首先发现面部脂肪组织消失或消瘦,以后发展到颈肩、臂、胸或腹部,常呈对称性。面部表现为两侧颊部及颞颥部凹入,皮肤松弛,失去正常弹性。由于脂肪消失,眼眶深陷。有些病例脂肪组织的进行性消失仅局限于面部,或半侧面部、半侧躯体。其他部位,尤其臀部、髋部仍有丰富的脂肪沉着,表现特殊肥胖。但手、足部均常不受影响。多数病例在1~2年内病情进展较快,经2~6年后进展自行停止,保持原状不变,少数达10年而呈静止,肌肉、骨质、毛发、乳腺及汗腺均正常。无肌力障碍,多数体力不受影响。

自主神经系统功能异常。不少病例可有血管性头痛、神经过敏、心动过速、腹痛、呕吐、皮温异常、出汗改变,或精神及性格异常等。

内分泌除甲状腺功能异常外,可能有甲状旁腺功能过低、生殖器发育不全、女性月经异常及多尿症等。基础代谢除少数病例外,都正常。

【诊断】

依据脂肪组织消失而肌肉、纤维、皮、骨质正常,即可诊断。应与下列疾病鉴别。① 面肌偏侧萎缩症:表现为一侧面部进行性萎缩,皮肤、皮下组织及骨质全部受累。② 局限型肌营养不良(面肩肱型):面肌消瘦伴肌力软弱,而皮下脂肪仍有保留。

【治疗】

无特殊治疗。若用纯胰岛素针剂直接注入萎缩区,有些患者常逐渐引起局部脂肪组织增长,恢复正常形态。另外,甲状腺、卵巢及垂体激素,紫外线,甲状腺切除术等均曾尝试治疗,已发现无大价值。有些患者在适当注意休息和营养,并作按摩和体疗后可重新获得失去的脂肪。一般强壮剂,各种维生素均可试用。

八、偏侧面萎缩症

参见第四篇面神经疾病。

参 考 文 献

[1] 蒲传强. 自主神经系统疾病[M]//王新德. 现代神经病学. 北京:人民军医出版社,2008:1291-1317.

[2] BIAGGIONI I. The pharmacology of autonomic failure: from hypotension to hypertension[J]. Pharmacol Rev, 2017, 69(1): 53-62.

[3] BROWN L K. Abductor vocal fold palsy in the Shy-Drager syndrome presenting with snoring and sleep apnoea[J]. J Laryngol Otol, 1997, 111(7): 689-690.

[4] FAUCI A S, KASPER D L, BRAUNWALD E, et al. Harrison's principles of internal medicine[M]. 17th ed. New York: McGraw-Hill Professional, 2008: 2200-2204.

[5] GOLDSTEIN D S. Dysautonomias: clinical disorders of the autonomic nervous system[J]. Ann Intern Med, 2002, 137(9): 753.

[6] LEROUX M B. Erythromelalgia: a cutaneous manifestation of neuropathy?[J]. An Bras Dermatol, 2018, 93(1): 86-94.

[7] LOW P A. Diabetic autonomic neuropathy[J]. Semin Neurol, 1996, 16(2): 143-151.

[8] LU X, CHEN J, WANG Y, et al. Correlative studies of MR findings with neuropathology in Shy-Drager syndrome and striatonigral degeneration[J]. Chin Med J (Engl), 1997, 110(8): 628-631.

[9] MATHIAS C J, BANNISTER R. Autonomic failure: a textbook of clinical disorders of the autonomic nervous system[M]. 4th ed. London: Oxford University Press, 2002.

[10] MATHIAS C J. Gastrointestinal dysfunction in multiple system atrophy[J]. Semin Neurol, 1996, 16(3): 251-258.

[11] PARIKH S M, DIEDRICH A, BIAGGIONI I, et al. The nature of the autonomic dysfunction in multiple system atrophy[J]. J Neurol Sci, 2002, 200(1/2): 1-10.

[12] RUNGE M S, GREGANTI M A. Netter's Internal Medicine[M]. 2nd ed. Philadelphia: Saunders, 2009: 867-918.

[13] SEPPI K, SCHOCKE M F, WENNING G K, et al. How to diagnose MSA early: the role of magnetic resonance imaging[J]. J Neural Transm (Vienna), 2005, 112(12): 1625-1634.

[14] THAM S W, GILES M. Current pain management strategies for patients with erythromelalgia: a critical review[J]. J Pain Res, 2018, 11: 1689-1698.

第四节 自主神经病

吕传真

自主神经病(autonomic neuropathies)是一组累及全身周围神经的症状较轻的,主要累及小纤维或无髓鞘神经纤维的神经病,它包括糖尿病性神经病,免疫介导性特发性自主神经病(immune-mediated idiopathathic autoimmune neuropathies),副瘤性神经病综合征,感染或中毒性自主神经病。现介绍常见的下述数种类型。

一、糖尿病性自主神经病

糖尿病性自主神经病(diabetic autonomic neuropathies)有许多综合征,包括糖尿病性全身自主神经病、儿童糖尿病性自主神经病、治疗诱发性痛性神经病、短暂低血糖性神经病等。

糖尿病性全身自主神经病,患病率很高。英国的断面调查显示,若以一种或数种心脏指标统计,自主神经功自能受累占16.7%,10年随访发现心脏受累者占65%以上;24.4%的患者收缩压下降30 mmHg以上。糖尿病性心血管病是糖尿病死亡的主要原因,置位性低血压性为猝死的主要原因,糖尿病心血管神经病的年死亡率为27%~50%。

糖尿病性全身自主神经病的消化道症状,主要临床表现为排空延迟,腹部饱胀感,恶心,餐后呕吐,反流,胃纳减退,腹部胀痛以及便秘。糖尿病神经病中还可出现膀胱功能障碍;男性患者可出现勃起功能障碍,发病率可高达30%~75%。此外,还可出现体温调节障碍和手套-袜子型出了出汗增多,重者全身盗汗。

二、免疫介导性特发性自主神经病

1. 自身免疫性自主神经节病(autoimmune autonomic ganglionopathy, AAG) 是一种由α3-AchR抗体介导的自身免疫病。主要靶点是脊旁神经节细胞的细胞膜上的乙酰胆碱能受体,由受体抗体封闭神经传递功能产生临床症状。

本症发病前常有上呼吸道感染,上消化道感染,疫苗接种,外科手术或使用干扰素的病史。神经症状产生常在前述前驱期后2~4周发病。主要临床症状有交感神经症状,如置位性低血压、昏厥、失水等;副交感神经症状的有口、眼干燥、瞳孔收缩困难、内脏功能紊乱、胃肠麻痹、失动力、便秘和假性肠梗阻等。50%的患者主诉全身或四肢有针刺样感觉异常,但体格检查未见阳性体征。部分以大纤维受累的患者则可出现头面和躯干节段性分布的感觉障碍,可以出现步态不稳。此外,少数患者还可出现发作性咳嗽,疼痛,睡眠呼吸暂停综合征等。

脑脊液检查正常。血清α3-AchR抗体检测可为诊断本病的依据,抗体水平大于0.5 mol/L为阳性,抗体水平的高低与临床症状的严重程度一致,并随临床症状改善而降下;临床症状较轻者,抗体可以阴性。EMG检查可见神经传导速度正常,感觉动作电位降低或消失。腓浅神经活检可见无髓鞘纤维减少。脊髓MRI可见脊髓后索高信号。

本病的治疗以免疫治疗为主,静脉注射丙种球蛋白(IVIg),血浆交换,糖使皮质激素及其他免疫抑制剂均可应用。多数AAG患者疗效满意,部分急性或慢性AAG病患者可自动缓解;慢性进展性AAG患者疗效较差,但应尽早治疗。

2. 肠道神经病(enteric neuropathies, EN) EN是肠道内上亿个神经突触异常所产生的肠道神经功能异常。肠道神经元分布为肠内(myenteric)和黏膜下(submucosal)两大部分。消化道感染等因素引起肠道神经节炎(enteric ganglionitis)。本病常与副瘤综合征伴存。临床特征为肠道运动功能障碍,纳滞,食物通过时间延长,食物不消化,括约肌运动障碍,胃麻痹,假性肠梗阻,结肠无力,巨结肠等。本病应予免疫治疗,但疗效不定。中医中药治疗亦有一定疗效。

3. 炎性脱髓鞘性神经根神经病（inflammatory demyelinating polyradicular neuropathies,IDP） 是常见的自身免疫性周围神经病,无论是急性或慢性形式的神经根神经病,均可出现自主神经受累症状和体征,尤以急性炎性脱髓鞘性神经病(AIDP)中常见,严重。表现为窦性心律异常,传导异常,心肌损害,血压波动,膀胱直肠功能异常,尿潴留,瞳孔舒缩异常,多汗和生殖系统症状等。这些自主神经功能受累的症状多见于 AIDP 的急性期,随疾病的恢复逐步减轻尿潴留等,多数在数天后恢复。若不能恢复者则应除外与本病的关系。

三、遗传性自主神经病

遗传性自主神经病（hereditory autonomic neuropathies）有很大异质性,包括许多亚型,其中以遗传性感觉和自主神经病（hereditory sensory and autonomic neuropathy,HSAN）最为多见（参见第四篇第二章第七节）。

四、周围性自主神经通道病

周围性自主神经通道病（peripheral autonomic channelopathies）系由离子通道基因突变所引起的痛性小神经纤维性神经病。基因突变可分为 Nav 1.7,1.8,1.9 数种类型。临床表现为口干,眼干,反应迟钝,置位性头昏,心悸,出汗增多,大便腹泻便秘交替出现,尿潴留等。统计分析 86％患者多汗,48％患者有心脏神经自主神经功能障碍。德巴金,奥卡西平等钠通道相关抗惊厥药物可以试用。

参 考 文 献

[1] DINEEN J, FREEMAN R. Autonomic neuropathy[J]. Semin Neurol, 2015, 35(4): 458-468.
[2] MAZZEO A, STANCANELLI C, DI LEO R, et al. Autonomic involvement in subacute and chronic immune-mediated neuropathies[J]. Autoimmune Dis, 2013, 2013: 1-7.

第四篇 周围神经、神经肌病及其他

第一章 脑神经疾病

丁 晶

第一节 嗅神经疾病

嗅神经疾病是指由嗅觉传导通路损伤或嗅觉中枢病变所致的嗅觉障碍。其中,嗅觉传导通路损伤可导致嗅觉减退及缺失,嗅觉中枢病变可出现嗅幻觉、嗅觉过敏以及嗅觉异常。

【嗅神经解剖】

嗅神经(特殊感觉神经)起源于鼻腔上鼻甲及鼻中隔间黏膜的双极细胞,其轴突为无髓鞘纤维,穿过筛骨的筛板,于嗅球换元后,经嗅束至前穿质附近分为内侧嗅纹和外侧嗅纹(或称嗅三角)。内侧嗅纹进入颞叶内侧面皮质,外侧嗅纹进入颞叶钩回。前者移行于大脑半球内侧面隔区,连接胼胝体下回,并经前连合与对侧嗅球联系;后者移行于梨状皮质,终止于颞叶、海马沟回内的杏仁复合体;中间嗅纹则进入嗅结节。嗅中枢分为初级嗅觉皮质(包括梨状皮质或梨状叶、前梨状区、前嗅区、杏仁周区和内嗅区)和次级嗅觉皮质(包括眶额皮质、丘脑背内侧核、下丘脑、杏仁核和海马),嗅球与初级嗅觉皮质之间的往返纤维联系在气味的主观识别方面起着主要作用,眶额皮质、岛叶皮质通过丘脑背内侧核将嗅觉冲动与味觉、内脏感觉甚至视觉和一般躯体感觉整合在一起。由于存在这些丰富的神经网络,因此嗅刺激会引起内脏反应和情绪活动。

【病因和临床表现】

许多病因均可导致嗅觉障碍,分述如下。

1. 先天性嗅觉障碍 胚胎期嗅神经发生异常可出现先天性嗅觉缺失。发生在鼻根部的鼻咽部脑膜膨出可出现一侧或双侧嗅觉缺失。家族性嗅神经-性发育不全综合征,或称嗅神经-性发育不全综合征,现多称 Kallmann 综合征(Kallmann syndrome, KS),为 X 性连锁隐性遗传疾病。由于先天性促性腺激素缺乏引起性腺发育不全,伴嗅觉缺失或减退。

2. 颅脑外伤 颅前窝、颅底骨折常可阻断嗅觉传导通路致嗅觉缺失。颅前窝底部骨折时,由于涉及筛板可撕脱嗅丝和脑膜,常可使该侧嗅觉缺失,有时合并有脑脊液鼻漏。后枕部受力的对冲性脑挫裂伤时,由于挫伤主要集中于额叶的眶面,为两侧嗅神经所在,常常出现永久性双侧嗅觉缺失。有时脑损伤导致脑在颅内大块移动,两侧嗅球出现脱位。此外,外伤后颅内局部血肿亦可引起嗅神经的移位或脱位而影响嗅功能。

3. 颅脑占位 许多颅前窝、鞍区、鞍旁的肿瘤可侵犯嗅神经而引起嗅觉的减退或缺失。嗅沟旁脑膜瘤是最早能引起一侧嗅觉缺失者,并常可因这一症状的出现而确立定位诊断。蝶骨嵴的脑膜瘤、鞍旁肿瘤、鞍上肿瘤达到一定程度时均能影响嗅神经、嗅束、嗅三角区而引起嗅觉减退或缺失。垂体肿瘤向前方生长时亦有可能侵犯嗅神经而影响其功能。额叶的脑内病变如胶质瘤、脑脓肿等到达一定程度时亦可影响嗅神经而产生症状。颈内动脉的动脉瘤有时亦可侵及嗅神经而产生单侧的嗅觉障碍。在少见的情况下颅内压的增高、脑积水、狭颅畸形等均可引起嗅神经的压迫而产生嗅觉障碍。嗅觉缺失亦可为某些颅前窝手术后的后遗症。一般说来嗅觉障碍常不引起患者的注意,特别是早期单侧的缺失,但是在诊断上具有重要的定位意义。

4. 鼻腔疾病局部鼻腔病变 上呼吸道感染、慢性鼻黏膜炎症、萎缩性鼻炎均可引起嗅觉缺失。鼻腔炎症或上呼吸道感染引起鼻塞时的嗅觉缺失又称为呼吸性嗅觉缺失(respiratory anosmia)。这种嗅觉缺失常是两侧性及暂时性的。常可合并鼻腔黏膜充血、鼻甲肥大、鼻腔分泌物增多并伴有鼻阻塞。嗅神经母细胞瘤(olfactory neuroblastoma, ONB)起源于嗅神经上皮细胞,又称嗅神经上皮瘤,是一种少见的鼻腔恶性肿瘤。临床上大多数有鼻衄、鼻阻塞症状,少数有嗅觉减退或丧失。当病灶侵犯邻近结构时,可出现相应的突眼、视力减退、头痛及脑神经受损表现。

5. 中枢神经系统退行性疾病 大脑老化的最早迹象发生在嗅区,52 周岁以上的正常人群中约 25% 存在嗅觉丧失。某些伴有痴呆的中枢神经系统疾病,如早老性痴呆、柯萨可夫精神病、遗传性舞蹈病等,可有嗅神经萎缩引起双侧嗅觉减退。96% 以上的帕金森病患者存在功能性嗅觉丧失或严重的嗅觉减退。嗅觉丧失在帕金森病的早期阶段即存在,是帕金森病出现运动障碍前的重要临床表现。

6. 癫痫嗅觉中枢(包括颞叶内侧的海马回、钩回、杏仁核等)的刺激性病变 可致嗅幻觉。患者嗅到客观不存在的特殊气味,如腐烂食品、腐尸、烧焦物品、化学品、臭皮蛋、布帛烧焦等不愉快的难闻气味。嗅幻觉多为颞叶癫痫的先兆症状,随即患者可出现吮嘴、抵舌、咀嚼等动作,有时伴有肢体的抽动,或继发意识不清,梦境状态或自动症,醒来常不能记忆发作的经过。这样的发作称为钩回发作。

7. 抑郁症 患者常伴有嗅觉功能改变。嗅球向边缘系统(杏仁核、海马、岛叶、前扣带回皮质和眶额皮质)的纤维投射可能是抑郁患者合并嗅觉障碍的结构基础。值得注意的是,嗅觉障碍与抑郁的作用可能是相互的。原发性抑郁症患者可出现客观嗅觉障碍。在原发性嗅觉障碍患者中,随着嗅觉功能障碍程度的加重抑郁症状也会加重。

8. 癔症 嗅幻觉、嗅觉过敏、嗅觉异常亦可见于癔症及各种精神病患者,往往合并有其他幻觉和妄想,精神检查多能明确。以下方案有助于鉴别诊断:在神经性嗅觉缺失时,患者对于刺激性强的物质如甲醛液、醋酸、氨水等仍能感受,因这些物质足以引起三叉神经末梢的刺激。而在癔症性嗅觉缺失中,患者对这些强刺激剂都不能辨认其特殊气味。

【治疗】

虽然嗅觉障碍对人们的影响远不如视觉和听觉障碍严重,但是嗅觉功能与饮食、生殖及信息沟通有密切关系。由于嗅觉障碍患者分辨不出异常的气味,可能误食有毒食物或误吸有毒的气味造成中毒,最常见的有煤气中毒,日久可造成精神压力和抑郁症状。嗅觉障碍的患者应作进一步检查以明确原因,然后进行病因治疗。对于非呼吸阻塞性嗅觉障碍,临床上试用药物有:维生素 B_1、维生素 B_{12}、α 硫辛酸(300~600 mg/d),激素,口服或肌内注射 ATP,营养治疗等。目前,临床上对于嗅觉障碍的恢复尚缺乏完全有效的方法。

第二节 视神经疾病

【视神经解剖】

视神经由特殊感觉纤维组成。感觉神经元是视网膜的节细胞,它的轴突在视神经盘处聚集。穿过巩膜筛板后组成视神经。视神经在眶内长 2.5~3 cm,行向后内,经视神经孔入颅中窝。在蝶鞍上方垂体前方,两侧视神经鼻侧纤维进行左右交叉(视交叉),分别与对侧的颞侧纤维构成视束,向后绕过大脑脚外侧,大部分纤维在外侧膝状体换元后经视放射投射到枕叶视觉中枢。

由于视神经是胚胎发生时,间脑向外突出形成视器的一部分,故视神经外面包有三层由脑膜延续而来的被膜,脑的蛛网膜下腔也随之延伸至视神经周围。因此当颅内压增高时,常出现视神经盘水肿。

视觉通路从前向后经全脑过各叶,影响大脑的任何部位,均会产生相应的症状。临床上可依据视路受损所产生的视野缺损或视力障碍而作出病损部位的定位诊断。本章所述的视神经疾病仅指视神经病,不包括视网膜疾病以及视神经通路疾病。

常见的视神经疾病为视神经炎、视神经萎缩以及遗传性视神经疾病。

一、视神经炎

视神经炎泛指累及视神经的各种炎性病变,是青年人中最常见的致盲性视神经疾病。按病因视神经炎可分为以下四类。

1. 特发性视神经炎 其中包括① 特发性脱髓鞘性视神经炎(idiopathic demyelinating opticneuritis,IDON),亦称经典多发性硬化相关性视神经炎(multiple sclerosis related opticneuritis,MS - ON)。② 视神经脊髓炎相关性视神经炎(neuromyelitis optica related neuritis,NMO - ON)。③ 其他中枢神经系统脱髓鞘疾病相关性视神经炎。

2. 感染性和感染相关性视神经炎

3. 自身免疫性视神经病

4. 其他无法归类的视神经炎

【临床表现】

(一)特发性视神经炎

1. 特发性脱髓鞘性视神经炎(idiopathic demyelinating opticneuritis,IDON) 又称为 MS - ON,20~50 岁多见,急性或亚急性起病,病前可有各种前驱因素。典型表现为单眼视力下降,视力损害程度不一,可仅表现为色觉障碍及对比敏感度降低。部分患者有眼痛或眼球转痛。视野损害类型多样,表现为各种形式的神经纤维束型视野缺损。视觉诱发电位(visual evoked potential,VEP)检查表现为潜伏期延长和(或)波幅降低。单侧或两次以上发作后双侧病变程度不对称的视神经炎患者可见相对性瞳孔传入功能障碍(relative afferent pupillary defect,RAPD)。约 1/3 的患者有程度轻重不等的视神经乳头水肿,其余 2/3 的患者为球后视神经炎。IDON 有自愈性,欧美研究报道 80%~90% 的患者视力恢复至 0.5 以上;1/3 甚至半数以上的 IDON 患者会进一步进展为中枢神经系统脱髓鞘疾病多发性硬化症,特别是伴脑白质脱髓鞘病灶的 IDON 患者转化为多发性硬化症的概率可高达 70% 以上。

2. 视神经脊髓炎相关性视神经炎 是一种选择性累及视神经和脊髓的中枢神经系统炎性脱髓鞘疾病。经典的视神经脊髓炎(neuromyelitis optica,NMO)又称为 Devic 病,NMO 以及 NMO 相关视神经炎(NMO - ON)在亚洲国家高发。经典NMO 相关的视神经炎主要表现为双眼同时或相继(双眼相隔数小时、数天甚至数周发病)出现迅速而严重的视力下降,眼痛相对少见。部分患者出现视神经乳头水肿、视网膜静脉迂曲、扩张及视神经乳头周围渗出。患者视功能恢复较差,多数患者会遗留双眼或至少一只眼的严重视力障碍(最终视力低于0.1)。复发性 NMO 相关的视神经炎多为单眼发病,易复发,视功能损害重且恢复差。NMO 的急性脊髓损害可于视力下降之前、之后甚至同时发生,两者可间隔数天、数周、数月甚至数年,表现为截瘫、感觉及括约肌功能障碍,重者可致呼吸肌麻痹。

3. 其他中枢神经系统脱髓鞘病相关的视神经炎 该病国内外研究报道较少。急性播散性脑脊髓炎最多见于儿童接种疫苗后 1~3 个月内,脱髓鞘病灶可累及视神经而发生视神经炎。这种视神经炎通常双眼同时发生,伴有较明显的视神经乳头水肿,视功能损害程度不一,但在糖皮质激素治疗后视功能恢复较好。同心圆硬化和 Scherderman 病相关的视神经炎罕见报道。

（二）感染性和感染相关性视神经炎

与视神经炎相关的病原体种类繁多，包括细菌感染，如梅毒、结核、莱姆病、猫抓病、布鲁杆菌病等，以及各种病毒，如肝炎病毒、人类免疫缺陷病毒1型、水痘带状疱疹病毒等。局部感染如眼内、眶内、鼻旁窦、乳突、口腔和颅内感染等，以及全身性感染均可能成为视神经炎的病因。病原体可以通过直接蔓延、血行播散等途径直接侵犯视神经（感染性视神经炎，如梅毒视神经炎、结核感染性视神经炎），也可通过触发免疫机制导致视神经炎症（感染相关性视神经炎）。值得注意的是，各种病原体感染尤其是病毒感染可以作为特发性视神经炎的诱发因素。感染性或感染相关性视神经炎可单眼或双眼急性、亚急性起病。临床可表现为视神经乳头炎、球后视神经炎、视神经网膜炎或者视神经周围炎。因病原体及感染程度不同，预后差异较大。部分感染性视神经炎有自愈性（如视神经乳头炎、视神经周围炎），或者病情不严重时能早期诊断并给予针对性抗生素治疗，视功能恢复较好；部分病例（如梅毒螺旋体或结核杆菌感染性视神经炎）或重症感染，如治疗不及时，则恢复不佳。感染相关性视神经炎多数视力恢复程度较好。

（三）自身免疫性视神经病

可以是系统性自身免疫性疾病（如系统性红斑狼疮、干燥综合征、白塞病、结节病等）的一部分，也可作为系统性自身免疫病的首发表现。多见于青中年女性，单眼或双眼均可累及。与IDON相比，视力损害程度多较严重且恢复较差；多数有视神经乳头水肿，部分伴有少量小片状盘周出血；可合并多个系统和器官损害以及自身免疫抗体阳性；易复发，部分患者有糖皮质激素依赖现象。

【诊断及鉴别诊断】

1. 视神经炎（optic neuritis，ON）及各病因类型诊断标准相关标准见表4-1-2-1。

表4-1-2-1 不同类型视神经炎诊断标准

疾病类型	诊断标准
ON	1. 急性视力下降，伴或不伴眼痛及视神经乳头水肿 2. 视神经损害相关性视野异常 3. 存在相对性传入性瞳孔功能障碍，异常2项中至少1项 4. 排除其他视神经疾病：如缺血性、压迫性及浸润性、外伤性、中毒性及营养代谢性、遗传性视神经病等 5. 排除视交叉及交叉后的视路和视中枢病变 6. 排除其他眼科疾病：如眼前节病变、视网膜病变、黄斑病变、屈光不正、青光眼等 7. 排除非器质性视力下降
IDON （MS-ON）	1. 符合上述ON诊断条件，并具备MS-ON的临床特点 2. 排除感染性视神经炎或自身免疫性视神经病 可作为MS的首发表现或在MS病程中发生的ON
NMO-ON	1. 符合上述ON诊断条件，并具备NMO-ON的临床特点 2. 排除感染性视神经炎或自身免疫性视神经病 3. 可作为NMO的首发表现，或在MS病程中发生的ON

续 表

疾病类型	诊断标准
感染性视神经炎	1. 符合上述ON诊断条件 2. 具有明确的感染性疾病的临床及实验室[血清和（或）脑脊液]证据：如梅毒、结核、莱姆病、HIV等
自身免疫性视神经病	1. 符合上述ON诊断条件 2. 已合并系统性自身免疫性疾病，或至少1项自身免疫性抗体阳性 3. 排除感染性视神经炎

2. 鉴别诊断 需要与视神经炎进行鉴别的其他类型的视神经疾病包括：非动脉炎性缺血性视神经病、压迫性及浸润性、外伤性、中毒性及营养代谢性、遗传性视神经病等。掌握各种不同类型的视神经病变临床特点，详尽的病史采集以及正确选择相应的辅助检查对于鉴别诊断非常重要。视交叉及视中枢病变主要表现为双颞侧偏盲或不同类型的同向偏盲，一般不容易与视神经炎混淆，但是在少数情况下也可能误诊。其他眼科疾病（屈光不正、青光眼、视网膜病变、眼眶炎症等），甚至癔病或诈病性盲（非器质性视力下降）也需要严格结合病史、体征并正确选用辅助检查才可能进行较为准确的鉴别诊断。

【治疗】

在明确视神经炎诊断后需确认病变的性质和原因，从而选择病因治疗。特别需要注意的是，视功能障碍可能仅为潜在全身性疾病的症状之一。

（一）糖皮质激素

非感染性视神经炎急性期治疗的首选用药。目前国内常用制剂有泼尼松、甲泼尼龙、地塞米松、氢化可的松等。常用用法包括静脉滴注和（或）口服，不推荐球后或球周注射治疗。应用时注意药物不良反应。

1. IDON 尽管部分IDON患者有自愈性，但糖皮质激素治疗可以加快患者视功能恢复，并降低复发率。推荐用法：甲泼尼龙静脉滴注1 g/d共3 d，然后口服泼尼松每日1 mg/kg体质量共11 d，减量为20 mg×1 d，10 mg×2 d后停用。国外研究提示，单纯口服中小剂量糖皮质激素者在2年内的复发率较高，故不推荐对IDON患者进行单纯口服中小剂量糖皮质激素治疗。

2. NMO-ON 目前国内外尚缺乏大样本的临床试验为NMO-ON的治疗提供证据级别较高的依据。结合国内患者的临床特点，参考欧洲神经病学学会、中国视神经脊髓炎诊断治疗指南以及国外关于NMO治疗的权威性述评，建议采用以下治疗方案：首选甲泼尼龙静脉点滴治疗，甲泼尼龙静脉点滴1 g/d×3 d，然后口服泼尼松每日1 mg/kg体质量，并逐渐减量，口服序贯减量治疗应维持不少于4～6个月；如视功能损害严重且合并水通道蛋白-4（aquaporin-4，AQP4）阳性，或者反复发作呈现糖皮质激素依赖现象，可予甲泼尼龙静脉点滴1 g/d×（3～5 d），其后酌情将剂量阶梯依次减半，每个剂量2～3 d，至120 mg以下，改为口服泼尼松片每日1 mg/kg体质量，并逐渐缓慢减量，维持总疗程不少于6～12个月。

3. 自身免疫性视神经病 该类型视神经炎由于诊断和分类尚存在争议，也缺乏治疗研究的证据。鉴于系统性自身免疫病与 NMO 常常伴发,两者间存在某些共同的免疫病理生理机制,建议参照 NMO-ON 方案。部分自身免疫性视神经病患者有糖皮质激素依赖性,口服糖皮质激素应酌情较长期维持,可考虑小剂量维持 1~2 年以上。

(二)免疫抑制剂

主要用于降低视神经炎患者的复发率,以及通过防止或降低脊髓和脑损害发生,降低从视神经炎发展为 MS 或 NMO 的概率。适用于 NMO-ON 以及自身免疫性视神经病患者的恢复期及慢性期治疗。因药物起效较慢(不同药物起效时间不同,多为 2~3 个月开始起效),建议与口服糖皮质激素有 2~3 个月叠加期。但不良反应较大,可有肝肾功能损伤、骨髓抑制、重症感染、生育致畸等。常用药包括硫唑嘌呤、环孢素 A、环磷酰胺、甲氨蝶呤、麦考酚酸酯、利妥昔单抗等。尚无统一用法,推荐综合患者病情、耐受情况、经济条件等选择用药及用量。其中,AQP4 抗体阳性或复发性 NMO-ON 可考虑首先选择硫唑嘌呤。(起始口服 25 mg/次,2 次/d;可耐受者逐渐加量至 50 mg/次,2 次/d;如复发频繁,或已合并脊髓等其他部位受累,可换用环孢素 A、环磷酰胺等药物;但应特别注意硫唑嘌呤的严重骨髓抑制以及肝肾功能损害的不良反应,常规并及时检查血常规以及肝肾功能等,发现不良反应及时停用并酌情考虑更换其他免疫抑制剂;已合并系统性自身免疫病的自身免疫性视神经病患者,应及时转诊至风湿免疫科予以专科免疫治疗。

(三)多发性硬化疾病修正药物治疗

参见第八章多发性硬化的治疗。

(四)其他治疗

1. 血浆置换　可用于重症视神经炎且恢复不佳患者的急性期,包括 NMO-ON 以及自身免疫性视神经病,特别是 AQP4 抗体阳性者或者频繁复发者。参考用法:血浆置换量按 40 ml/kg 体质量,按病情轻重,每周置换 2~4 次,连用 1~2 周。

2. 免疫球蛋白　可考虑作为 IDON 或者 NMO-ON 患者急性期的治疗选择之一。但目前仍缺乏足够证据支持其确切疗效。参考用法:每日(0.2~0.4)g/kg 体质量,静脉滴注,连续 3~5 d。

3. 抗生素　对明确病原体的感染性视神经炎应尽早给予正规、足疗程、足量抗生素治疗。梅毒性视神经炎应参照神经梅毒治疗方案予驱梅治疗(包括青霉素静脉滴注以及长效青霉素肌内注射);结核性视神经炎应予规范抗痨治疗(包括异烟肼、乙胺丁醇、利福平、链霉素、吡嗪酰胺等联合治疗);莱姆病应予长疗程头孢曲松治疗;真菌性鼻窦炎所致视神经炎应在适当外科干预基础上予足量抗真菌治疗等。

4. 营养神经药物　如 B 族维生素、神经生长因子等,对视神经炎治疗有一定辅助作用。

二、视神经萎缩

视神经萎缩一般指发生于视网膜至外侧膝状体之间的神经节细胞轴突变性。任何疾病引起视网膜神经节细胞和其轴突发生病变,均可导致视神经纤维的变性和消失,传导功能障碍,出现视野变化,视力减退与丧失。视神经萎缩可分原发性和继发性两种。原发性视神经萎缩则除了视神经乳头苍白外,

眼底无其他异常。继发性视神经萎缩是指除了视神经乳头苍白外,视网膜或视神经乳头尚有其他改变(如视神经乳头水肿、视网膜病变等),并可有新生的胶质组织代替消失的神经组织。

【病理】

视神经萎缩是视神经纤维变性的临床表现,其主要症状为视力减退和视神经乳头颜色从原来的淡红变为苍白。如病变在于视网膜节细胞,即引起上行性变性,这种变性的发生较速。如变性位于视神经、视交叉或视束者,则引起下行性变性,这种变性的发生较前者为慢。压迫、炎症、变性、外伤和中毒等都可引起视神经萎缩。外侧膝状体以上的视放射至大脑枕叶的病损所引起的失明称中枢性盲,其眼底正常,瞳孔对光反射仍存在,与周围神经元萎缩性视神经乳头苍白及瞳孔对光反射消失者不同。大部分中枢性盲的病例经数年后可发生明显的视神经萎缩,这种萎缩称为视神经元性变性,原因不明。视神经萎缩时必出现视神经乳头苍白。正常神经组织原为灰色,正常视神经乳头所以呈淡红色是由供养视神经乳头的血管所形成。视神经功能障碍时必伴有血液供应的减少,且在正常状态下可以看到的较小血管,此时也不复可见,血液供应减少是引起视神经乳头苍白的主要因素。在继发性视神经萎缩时,神经胶质组织的增生也是视神经乳头苍白的一个因素。此外,视神经乳头苍白亦可见于先天性有髓鞘神经纤维病患者。必须指出,正常人的视神经乳头颜色颞侧较鼻侧稍淡,只有发现视神经乳头颞侧凹陷或鼻侧颜色亦变淡时,方可考虑有视神经萎缩。

【病因和临床表现】

1. 原发性视神经萎缩　视交叉或视束因不同病因而阻断其传导时皆可引起原发性视神经萎缩。常因球后视神经炎、Leber's 遗传性视神经病变(Leber 病)、眶内肿瘤压迫、外伤、神经毒素等原因所致。这些病变发生在球后,萎缩呈下行性。

在原发性视神经萎缩中,视神经头呈白色或灰色,边缘齐整,筛板结构常清晰可见,萎缩经常出现于两眼,但可有迟早和轻重之别。病程若不断进展,最后必致失明,其初期引起的视野缺损以向心性缩小或扇形缺损最为多见。尽管萎缩状态已十分显著,但尚可全无自觉症状,直至后来中心视力及色觉相继发生障碍时,方引起患者注意。

(1)肿瘤:巨大垂体肿瘤是引起两侧原发性视神经萎缩较常见的原因。起初多先有两颞侧偏盲,然后逐渐发生单眼或双眼失明及视神经乳头苍白。颅骨 X 线片如显示蝶鞍扩大,巨大垂体肿瘤的诊断即可确定。垂体瘤出血或破溃入蛛网膜下腔者可引起突然双目失明或蛛网膜下腔出血,称垂体卒中。其他如鼻咽癌向眶内伸展、蝶鞍附近蝶骨嵴上和嗅沟脑膜瘤、视神经胶质瘤及神经纤维瘤病等均可引起同侧视神经萎缩。

额叶底部的肿瘤(如嗅沟脑膜瘤)可压迫视神经引起同侧视神经萎缩和对侧视神经乳头水肿称为福斯特-肯尼迪综合征(Foster Kennedy syndrome,FKS)。颅咽管瘤虽也可引起原发性视神经萎缩,但此瘤多向鞍上发展易阻塞第三脑室而引起颅内压增高,产生视神经乳头水肿。头颅 CT 或 MRI 检查有助于诊断和鉴别。

(2)炎症:球后视神经炎、脱髓鞘病,或由各种原因所致的脑膜炎影响视神经或视交叉时,常引起原发性视神经萎缩。常见于多发性硬化、结核性、化脓性或真菌性脑膜炎,或合并有筛窦炎或蝶窦炎的患者。原因不明的慢性视交叉蛛网膜炎也是

引起双侧视神经原发性萎缩较少见的原因。梅毒特别是脊髓痨发生视神经萎缩者相当多见。

（3）外伤：头颅外伤，特别是颅底骨折或视神经管骨折可撕裂视交叉或视神经，引起原发性视神经萎缩。受伤后患眼立刻失明，3～6周后视神经乳头出现苍白。

（4）血管疾病：因中心动脉血栓形成或栓塞所形成的"血管性萎缩"都有突然失明的病史。其乳头边缘多很清晰，但也可先出现视神经乳头水肿，以后产生视神经萎缩。动脉多极细小，筛板不能见到。颈内动脉血栓形成使眼动脉供血不良或颈内动脉硬化压迫视交叉的两外侧时均可引起视神经萎缩，后者常先产生两鼻侧偏盲。供养视神经的血管循环障碍，在视神经管内受硬化动脉的压迫或大量失血后的严重贫血患者均可出现视神经萎缩。高血压性视网膜病变，早期出现视神经乳头水肿，后期出现视神经萎缩，这类患者早期还可伴有玻璃体或视网膜出血。

（5）中毒：中毒的病理改变虽亦可发生于视网膜，但视神经乳头苍白迟早总要发生。可引起视神经萎缩的有害物质以甲醇和乙醇（特别是甲醇）中毒最为多见，奎宁、卤化羟基喹啉、氯霉素、乙胺丁醇、异烟肼、链霉素、麦角胺、氯磺丙脲及烟草毒有时亦可见到。

（6）眼球和眼眶病变：青光眼可引起视神经萎缩，生理凹陷变深，并常有特征性的鼻侧视野缺损和视力减退。恶性突眼及眼眶假瘤有时也可引起视神经萎缩。畸形性骨炎、小头畸形或眼眶骨膜炎引起视神经管狭窄时均可引起视神经萎缩。

（7）其他疾病：恶性贫血、慢性肾上腺皮质功能减退、慢性病兼有贫血、维生素缺乏症、糖尿病、黄色瘤病、妊娠高血压综合征及大面积烧伤等有时亦可出现视神经萎缩。

2. 继发性视神经萎缩　在继发性萎缩中，视神经乳头呈苍白和边缘模糊，苍白程度常较原发性者稍轻，边缘模糊的程度不等，一般继发于视神经乳头水肿者较重。因胶质组织增生致使筛板结构不能见到，生理凹陷不明显，血管细小，且常有血管周鞘。值得注意的是，按照视神经乳头外观的不同来分类并不能阐明病因。连续性视神经萎缩，视神经乳头苍白合并有视网膜明显的病变，如脉络膜炎、色素性视网膜炎、视网膜中心动脉的血栓形成或栓塞等，此种萎缩系由视网膜节细胞变性引起连续上行发展的萎缩过程，与原发性萎缩中的下行性萎缩不同。视神经乳头水肿、视神经乳头炎和离视神经乳头甚近的球后视神经炎均可引起继发性视神经萎缩，如果先前的视神经乳头病变是明确的，则尚可根据其为视神经乳头炎或视神经乳头水肿而再分为视神经炎后乳头萎缩或水肿后乳头萎缩。

原发性视神经萎缩与继发性视神经萎缩的鉴别见表4-1-2-2。

表4-1-2-2　原发性和继发性视神经萎缩的鉴别要点

鉴别点	原发性萎缩	继发性萎缩
乳头颜色	白色或灰白色	苍白，程度常较原发性轻，呈灰色、灰白色或灰红色
乳头边界	清晰锐利	模糊不清
乳头上胶质组织增生	无	有
筛板结构	清晰	不能见到

续　表

鉴别点	原发性萎缩	继发性萎缩
原因	视神经、视交叉、视束的压迫、炎症、脱髓鞘、外伤、中毒等。遗传性视神经萎缩	视神经乳头水肿、视神经乳头炎或离视神经乳头甚近的球后视神经炎

【诊断】

依据眼底检查发现视盘灰白或苍白结合视功能检查以明确诊断。由于该病可有多种原因引起，必须尽可能同时作出病因诊断。

1. 视觉诱发电位（VEP）检查　可发现P100波峰潜时延迟或/和振幅明显下降。VEP对视神经萎缩的诊断、病情监测和疗效判定有重要意义。

2. 视野检测　可见向心性缩小。如发现双颞侧偏盲应排除颅内视交叉占位病变，巨大中心或旁中心暗点应排除Leber's遗传性视神经病变。

3. 头颅或眼部CT、MRI检查　压迫性和浸润性视神经病变患者可见颅内或眶内的占位性病变压迫视神经，视神经脊髓炎、多发性硬化等病患者可见中枢神经系统白质脱髓鞘病灶。

4. 线粒体DNA（mtDNA）或核基因检测　可见遗传性视神经病变导致的视神经萎缩患者存在相应基因位点的突变，如mtDNA的11778、14484、3460位点，核基因位点 OPA1（3q28q29）、OPA2（Xp11.4p11.2）、OPA3（19q13.2q13.3）、OPA4（18q12.2）、OPA5（22q12.1q13.1）、OPA6（8q21.13q22.1）等。

【治疗】

不论原发性或继发性视神经萎缩，首先应针对病因作局部或全身治疗。例如因肿瘤压迫引起的视神经萎缩，应切除肿瘤使视力恢复。由各种病原菌引起脑膜炎导致视神经萎缩者，应使用相应的抗生素。因多发性硬化而致的球后视神经炎主要用皮质类固醇激素治疗。因眼底中心动脉或颈动脉阻塞所形成的"血管性萎缩"可选用抗血小板聚集剂以及钙离子拮抗剂。中毒或代谢病引起者，应尽快除去中毒原因或治疗代谢病。青光眼应降低眼压。视神经管狭窄用抗炎或手术治疗。继发性视神经萎缩最常由颅内压增高引起，有肿瘤者应尽早切除肿瘤；不能除去引起颅内压增高的病因者，可行颅脑减压或分流术以延长保存视力的时间。对原发性视神经萎缩尚无肯定的有效疗法，可试用ATP 40 mg加于5%或10%葡萄糖液500 ml中静滴，每日1次，1个疗程10～14 d；辅酶A每次100 U，肌内注射，每日1次，1个疗程10～14 d。也可试用高压氧治疗。不论原发性抑继发性视神经萎缩都可使用B族维生素，如维生素 B_1（口服或肌内注射）、维生素 B_{12}（肌内注射或口服）。

三、Leber 遗传性视神经病

在许多家族性疾病［如 Leber 遗传性视神经病（Leber's hereditary optic neuropathy，LHON）、家族性黑矇性痴呆、遗传性共济失调、色素性视网膜炎等］所致的遗传性视神经萎缩综合征中，以 LHON 最为重要。这是一种较少见的家族性疾病，由 Leber 在 1871 年首先描述。20 世纪 80 年代末期以来，LHON 作为一种与 mtDNA 异常有关的母系遗传性疾病受到广泛关注。

【病因与发病机制】

LHON 与线粒体基因点突变相关。所有临床诊断 LHON 的家系都为母系遗传。世界范围内 90%～95% 的 LHON 病例主要为 mtDNA 的三个点突变所致：11778（占病例的 69%）、3460（占病例的 13%）和 14484（占病例的 14%）。近年来亦有报道其他少见的原发位点。mtDNA 突变可以在 LHON 患者的所有母系家族成员中存在，即使无临床症状。

LHON 患者视网膜的神经纤维层、胶质细胞层和视神经明显萎缩。电镜观察发现视网膜胶质细胞层细胞内出现双层膜结构内含钙的包涵体，提示线粒体内钙化。线粒体功能下降后出现 ATP 产生减少和（或）自由基损伤导致视网膜神经节细胞凋亡是主要的发病机制。无髓鞘的视神经板前部分具有高水平的线粒体复合物 I 呼吸活性部分，此部分特别易受线粒体功能障碍影响。LHON 患者视力丧失的时间和程度取决于线粒体功能下降程度，线粒体能量产出随年龄减少，全身性疾病、营养缺乏、用药或毒素通过直接或间接方式抑制线粒体代谢可诱导疾病的表达。

【临床表现】

LHON 起病年龄 2～80 岁，多见于 15～35 岁。男性多于女性。女性为遗传基因携带者而本身发病较少。主要临床表现为单眼中心视力下降，不伴有疼痛，几周或几个月后累及另一眼。亦有报道两眼同时起病，可能是两眼同时累及或者起病初期单眼视力下降未被发现。仅单眼罹患者罕见，97% 的患者在单眼发病一年内另一眼亦受累。

患者视力下降程度可轻度至完全无光感。病程早期即出现严重色觉障碍。视野缺损通常表现为中央视野缺损或中心盲点。未受影响的眼有微小的中心盲点性暗点，用红色视标易于查出。大多数 LHON 患者的视力丧失为永久性，部分患者视力在起病 6～12 个月后逐渐恢复。视力恢复情况与发病年龄和 mtDNA 突变特征相关：20 岁前发病、14484 位点突变者预后较好，11778 位点突变者的视力预后较差。

除视力减退，LHON 缺少其他特异性伴随症状。视力丧失的急性期，可出现视神经乳头充血、膨胀，静脉曲张，视网膜和视盘出血，黄斑水肿、渗出，视网膜条纹，视盘边缘模糊。随着疾病的进展，毛细血管扩张和视盘假性水肿可消退。LHON 患者可有视神经乳头周围毛细血管扩张性微血管征，视盘周围神经纤维层水肿（假性水肿）以及视盘或视神经乳头区荧光血管造影无荧光素渗漏的三联征和 Uhthoff's 综合征，然而特异性不高。非特异性伴随症状包括头痛、眼部不适、肢体轻瘫、头晕等。一些家系成员中可合并有预激综合征。

临床分期主要依据患者的发病时间以及年龄，病程特征划分如下：0. 无症状（基因突变携带者）；1. 亚急性期（发作＜6 个月）；2. 波动期（6～12 个月）；3. 慢性期（＞12 个月）。

特殊的临床类型包括：① 慢性进展型，主要依据患者的临床特征诊断。② 早发型（儿童疾病），＜12 岁儿童期发病。③ 晚发型，＞45 岁发作。

对于早发型患者，需尤其注意视神经乳头大小；对于晚发型患者需考虑是否接触有害物质，如吸烟、饮酒等环境因素以及激素水平。

【诊断与鉴别诊断】

无痛性视力下降结合其遗传特征，需要考虑本病。临床诊断主要依靠临床表现、家族史、mtDNA 基因检测（m. 11778G. A/MTND4，m. 3460G. A/MT - ND1，m. 14484T. C/MT - ND6）阳性可确诊。目前，光相干体层摄影可精确的反应视网膜纤维层丢失以及疾病进程。

本病需与视神经炎，缺血性、中毒和营养相关性的视神经病等相鉴别。尤其是最初的充血消退后，LHON 患者的视盘一段时间内不会呈现苍白。这一特征，加上相对保留的瞳孔反射和眼球活动无疼痛，易致误诊。

【治疗】

2015 年欧洲医药机构（European Medicine Agency，EMA）批准艾迪苯醌用于治疗该病。对于 1 年以内发病的患者推荐尽早使用艾迪苯醌治疗（900 mg/d，tid），对于慢性患者艾迪苯醌治疗证据不足。除此以外，可尝试应用辅酶 Q10、左旋肉碱等改善线粒体代谢的药物，以及多种维生素，如维生素 K_1、维生素 K_3、维生素 C、硫胺素、维生素 B_2 和维生素 E。

目前，基因治疗已经通过临床试验验证，具有可行性。这一疗法主要针对 11778 位点突变引起的 NADH 脱氢酶中 DN4 亚基异常，通过玻璃体注射携带 ND4 基因的 2 型腺相关病毒（rAAV2 - ND4）促进视网膜神经节细胞内正常基因的表达。该病患者在治疗时，建议避免使用已明确对线粒体有损伤作用的药物。包括抗菌药物（红霉素、乙胺丁醇、利奈唑胺、氯霉素、氨基糖胺类、四环素类）、抗病毒药物，精神类药物（抗精神病药物、巴比妥类药物、抗抑郁药、抗惊厥药），复方氯化钠注射液，解热镇痛药，抗心律失常药物，β-受体阻滞剂，降糖药物，化疗药物以及高压氧疗。在日常生活中指导患者避免使用烟草、过度酒精摄入和接触环境毒素等可能影响线粒体代谢的因素。

第三节 动眼、滑车及展神经疾病

动眼神经（Ⅲ）、滑车神经（Ⅳ）及展神经（Ⅵ）三对脑神经都是支配眼球肌肉的运动神经，三者形成一个功能单位，在叙述神经系检查或疾病时，三者总是归在一起讨论。

一、动眼、滑车及展神经解剖

（一）动眼神经

动眼神经（oculomotor nerve）为运动性神经，含有躯体运动和内脏运动两种纤维。躯体运动纤维起于中脑上丘水平的动眼神经核，大脑导水管腹侧的中央灰质内，包括外侧核、缩瞳核及中核，依次排列成行，其中外侧核为主核，左右外侧核头端分开，尾端相靠近，从头到尾依次为提上睑肌核、上直肌核、内直肌核、下斜肌核、下直肌核。其纤维经过红核，由中脑腹侧大脑脚间窝出脑，紧贴小脑幕切迹缘及后床突侧方前行，在大脑后动脉和小脑上动脉之间穿过，与后交通动脉伴行，向前经过海绵窦外侧壁上部，经眶上裂入眶，立即分为上、下两支。上支细小，支配上直肌和上睑提肌；下支粗大，支配下直、内直和下斜肌。由中核发出纤维到两眼内直肌，支配眼球集合运动。动眼神经上端的缩瞳核（Edinger - Westphal 核）发出的内脏运动（副交感）纤维经眶上裂入眶后，进入睫状神经节（ciliary ganglion）交换神经元后，分布于睫状肌和瞳孔括约肌，分别支配缩瞳、晶状体变厚而视近物,参与瞳孔对光反射和调节反射(图4-1-3-1)。

动眼神经麻痹时,出现上眼睑下垂,眼球向内、向上及向下活动受限而出现外斜视和复视,并有瞳孔扩大,调节和聚合反射消失。

(二) 滑车神经

滑车神经核位于中脑下丘平面,动眼神经核下端,大脑导水管腹侧中央灰质中,其纤维走向背侧顶盖,在顶盖与上髓帆交界处交叉后在下丘下缘出脑干,再绕向腹面,穿过海绵窦外侧壁,与动眼神经伴行,经眶上裂进入眶内,越过上直肌和上睑提肌向前内侧行,支配上斜肌。

(三) 展神经

展神经核位于脑桥下部、第四脑室底靠近中线处面丘深部灰质中,其纤维由脑桥腹面与延髓交界处穿出,向前上方走行,越过颞骨岩尖及蝶鞍两侧海绵窦之外侧壁,在颅底经较长的行程后,经眶上裂进入眶内,支配外直肌。展神经在颅内行程较长,最易受损。

在眼外肌中只有外直肌及内直肌是向单一水平方向运动的,其他肌肉都有向几个方向运动的功能,通过相互协同作用,使向某一方向的运动得以完成。如上斜肌、下斜肌帮助外直肌外展时,它们的向下与向上力量、内旋与外旋力量相抵消。上直肌、下斜肌同时收缩时,使眼球向上,而其内收与外展的力量,内旋与外旋的力量相抵消。

二、动眼、滑车及展神经麻痹病因

多种原因均可引起动眼神经、滑车神经、展神经三对脑神经单独或联合受累,列举常见原因如下,并分述其特点。

1. 动脉瘤　脑底动脉环或颈内动脉的动脉瘤常可引起动眼和(或)展神经麻痹。海绵窦内的颈内动脉动脉瘤可引起动眼、滑车、展神经及三叉神经眼支的麻痹,称海绵窦综合征。另外,由于解剖上的关系密切,大脑后动脉、小脑上动脉、后交通动脉的动脉瘤均可导致动眼神经麻痹,但这一区域的动脉瘤从不引起单独的滑车神经麻痹。动脉瘤引起脑神经麻痹的原理可因囊状动脉瘤急性扩张,直接压迫或牵拉神经;或因动脉瘤出血,引起神经的推移;或因静脉淤血而致神经水肿;或因出血引起蛛网膜粘连等。如动脉瘤不继续扩张,而出现血栓形成时,眼肌瘫痪症状亦可因而减轻。瞳孔受累是因缩瞳纤维居动

眼神经上方周边部,来自上方之压迫必引起缩瞳纤维的麻痹。眼睑下垂是因上睑提肌的纤维也居该神经的周边部,易遭受外力压迫。由动脉瘤引起的动眼神经麻痹,几乎均伴有瞳孔扩大及固定(90%~96.8%),患侧眼痛或头痛(92%),患侧眼睑下垂也较常见(约60%)。动脉瘤可由CT增强扫描、MRA、DSA等血管造影确诊。

2. 颅脑外伤　可影响眼外肌及动眼神经、滑车神经和展神经而引起各种形式的眼肌瘫痪。

(1) 眼外肌挫伤,继而肌肉出血,可使受损伤的肌肉瘫痪(以提上睑肌最易受累)。

(2) 眼眶骨折及因此而引起的眶内出血,可导致多个眼外肌瘫痪,上、下斜肌最易受损。

(3) 在眶上裂和视神经孔部位的眶尖骨折可引起视、动眼、滑车、展神经及三叉神经眼支的麻痹;在此区内的动眼神经及交感神经纤维均严重受损时,可因副交感及交感两种神经纤维功能障碍的掺杂作用,而致瞳孔大小仍如常人,但对光反应消失。

(4) 因骨折而损害海绵窦,由于颈内动脉海绵窦瘘,而发生搏动性眼球突出及眼外肌瘫痪。

(5) 床突及颞骨岩尖部位的骨折,展神经最易受损。

(6) 一侧颅内血肿引起的天幕裂孔疝,有同侧动眼神经麻痹和对侧偏瘫。

(7) 眼内肌瘫痪可因眼球被撞伤及睫状神经节受伤所引起。

损伤性脑神经麻痹的预后取决于损伤的性质和程度,一般预后较好。颅内、眶内血肿用CT扫描即可确诊。颈内动脉海绵窦瘘可用CT增强扫描、听诊、MRA或脑血管造影而确诊。

3. 感染　眶内和眶后的炎症都可引起各眼球运动神经的麻痹而产生下列各种综合征。

(1) 海绵窦综合征:是由于海绵窦血栓形成或血栓性海绵窦炎所引起。常继发于面部疖痈、眼眶脓肿、蝶窦炎、筛窦炎、额窦炎、上颌窦炎、中耳炎、乳突炎、扁桃体周炎或拔牙感染等之后。临床表现为眼眶内软组织、上下眼睑、球结膜、额部头皮及鼻根部充血水肿;眼球突出,眼球各方向运动麻痹,瞳孔扩大,对光反应消失及眼与额部疼痛或麻木,伴有寒战和发热。眼球突出是由于球后组织淤血和水肿的结果。如果海绵窦内血栓自身溶解,重新沟通或侧支循环建立,则眼球突出可显著

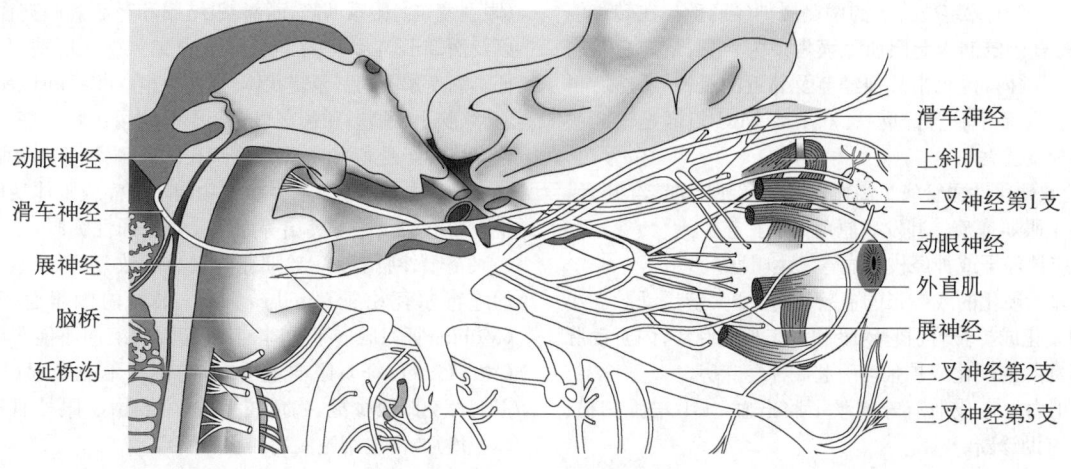

图4-1-3-1　动眼、滑车、展神经支配图

减轻。如眼眶内有化脓感染者,则眼球突出可更加明显,部分患者可出现视神经乳头水肿、视力减退,甚至完全失明。两侧海绵窦由环窦相连,因此一侧海绵窦血栓形成往往可于数日内经环窦扩散至对侧,而出现两侧症状。海绵窦内的炎症可扩散及附近组织引起脑膜炎、脑脓肿等。

(2)眶上裂综合征和眶尖综合征:大多为鼻窦炎的蔓延而引起眶上裂或视神经孔处的骨膜炎所造成。此外,也可为肿瘤,如蝶骨嵴脑膜瘤、脊索瘤、垂体瘤的侵袭此区所引起。眶上裂综合征表现为动眼、滑车和展神经以及三叉神经眼支的功能障碍,但没有局部的炎症性表现。若兼有视力障碍者,则称眶尖综合征。

(3)动眼、滑车和展神经炎:神经麻痹由神经本身炎症所引起,这类患者多数患有鼻窦炎,经鼻旁窦灌洗及抗生素治疗后,神经麻痹症状几乎都可恢复,但也有无鼻窦炎或其他任何可见的原因者。

(4)岩骨尖(Gradenigo综合征):中耳炎或合并有慢性乳突炎患者,若其炎症向颅内发展破坏岩骨尖时,可引起本综合征。表现为患侧眼球内斜及面部疼痛或麻木。后者是因半月神经节受侵引起。根据耳道流脓、X线片上可见岩骨尖骨质破坏等予以诊断。

(5)感染:由各种病原体所引起的颅底脑膜炎(结核性、化脓性、真菌性、梅毒性),可影响动眼、滑车及展神经而使之麻痹。属梅毒性者,尚可有阿·罗(Argyll-Robertson)瞳孔(瞳孔缩小,对光反应消失,调节反应存在)。此外,眼眶蜂窝织炎引起的眼肌瘫痪亦常见。带状疱疹、白喉、猩红热、腮腺炎及水痘等也可引起眼肌瘫痪。脑炎可引起核性眼肌瘫痪。

4. 脑肿瘤 颅内原发性或转移性肿瘤均可引起眼球运动的麻痹。脑干肿瘤是引起动眼、滑车和展神经核型麻痹的常见原因,脑桥肿瘤引起外展和面神经麻痹。中脑肿瘤引起动眼和滑车神经麻痹,大脑半球的肿瘤可因天幕裂孔疝而有同侧动眼神经麻痹和对侧偏瘫。这是由于疝入幕下的肿块把脑干推向下方,使动眼神经受牵拉;也可因大脑后动脉和小脑上动脉随脑干下移而压迫通过其间的动眼神经所引起。蝶骨嵴内侧脑膜瘤涉及眶上裂,鞍旁脑膜瘤压迫海绵窦,斜坡上的脊索瘤、松果体瘤、垂体瘤、颅咽管瘤等,均可因肿瘤的扩大而压迫动眼神经、滑车神经、展神经或三叉神经而发生麻痹。展神经因在颅内的行程较长,最易被压迫在岩骨尖上,或在其行程中的任何部位受牵拉,而产生无定位价值的两侧展神经麻痹。在转移癌中,鼻咽癌的直接浸润引起眼肌瘫痪者最为常见,最先自颅底的破裂孔伸入颅内,侵犯半月神经节及邻近的展神经,然后再向前后蔓延引起多个脑神经麻痹。CT或MRI扫描是诊断颅内肿瘤最方便的方法。

5. 脑动脉硬化性血管病 高血压及动脉硬化的老年患者,常可突然发生眼肌瘫痪。其发病原理如下。

(1)供应神经干或神经核的血管发生阻塞。

(2)受邻近硬化的或扩张的血管压迫,如大脑后动脉和小脑上动脉的硬化或扩张可引起动眼和滑车神经麻痹;内听动脉和小脑前下动脉的硬化或扩张可引起展神经麻痹。

(3)脑干内出血或兼有蛛网膜下腔出血。CT增强扫描、MRI、MRA有助诊断。

6. 糖尿病性眼肌瘫痪 糖尿病并发的脑神经麻痹以动眼神经和展神经麻痹最为多见。在后天性单发的动眼神经麻痹中,糖尿病性者占6%～25%;在单发性展神经麻痹中,糖尿病性者约占15.4%。糖尿病性动眼神经受累时,瞳孔常保持正常,因缩瞳纤维居于动眼神经的上方周边部,不易受到糖尿病性缺血病变的影响,这与动脉瘤所引起的动眼神经麻痹不同。眼肌瘫痪可随糖尿病的被控制而好转或恢复。

7. 骨骼肌肉疾病 肌肉疾病可致多种眼外肌麻痹,需与动眼神经、滑车神经、展神经受累所致眼肌麻痹相鉴别。

(1)重症肌无力:是眼肌瘫痪的常见原因,由神经肌肉接头间传递障碍所引起,只侵犯眼外肌(横纹肌),不侵犯眼内肌(平滑肌),只有眼外肌瘫痪(复视、上睑下垂和眼球运动障碍),而瞳孔反应大致正常。延髓支配的各肌或肢体的横纹肌均可受累,以眼外肌受累多见。本病的特点为肌肉极容易疲劳,症状可因连续运动而加重,休息后减轻。患者常于晨起时症状最轻,每到下午或傍晚症状加重。疲劳试验使症状加重,注射新斯的明后症状立即好转或消失。

(2)慢性进行性眼外肌麻痹(chronic progressive external ophthalmoplegia,CPEO):为少见遗传性线粒体疾病,多在儿童期起病,首发症状为眼睑下垂,缓慢进展为全部眼外肌麻痹,眼球运动障碍,双侧眼外肌对称受累,复视不常见;部分患者有咽肌和四肢肌无力。新斯的明对本病无效,可凭此与重症肌无力鉴别。

8. 眼肌瘫痪性偏头痛 有少数偏头痛患者在头痛发作时或发作后出现同侧程度不等的瞳孔扩大、眼外肌瘫痪(动眼或展神经麻痹,出现复视),持续数天甚至数月后恢复。患者多有反复发作偏头痛或家族史。值得注意的是,眼肌瘫痪性偏头痛,常有颅内器质性病变,如有动脉瘤等,应注意鉴别。

9. 其他

(1)先天性眼睑下垂及眼眶内假瘤:均可出现眼肌麻痹。

(2)Tolosa Hunt综合征:因海绵窦和蝶骨嵴的硬脑膜有非特异性炎症肉芽组织,并延伸至眶上裂,引起眼眶疼痛并出现动眼、滑车、展神经和三叉神经眼支功能障碍。

(3)维生素B_1缺乏:慢性酒精中毒、妊娠呕吐和胃癌患者可因而引起维生素B_1缺乏,脑干的损害(Wernicke脑病),出现复视、眼球震颤、外直肌麻痹、共济失调和精神混乱等症状。应用大量维生素B_1治疗后,症状可迅速消失。

(4)颈交感神经麻痹:可产生同侧瞳孔缩小,眼睑轻度下垂(眼裂变狭),眼球凹陷,面部、眼结膜和鼻腔黏膜充血,鼻道阻塞以及面部干燥无汗等症状,称为颈交感神经麻痹(Horner)综合征。病变累及间脑至睫状体-脊髓中枢(ciliospinal center)之间的通路(脑干、颈髓)和颈交感神经干时均可出现此综合征。反之,若交感神经受刺激时,则产生瞳孔扩大、眼裂开大及眼球突出。

(5)内分泌疾病:甲状腺功能亢进症或垂体功能失常可产生眼肌麻痹及眼球突出等症状。非浸润性突眼,主要因交感神经兴奋眼外肌群和上睑肌张力增高所致,患者眼裂增宽和凝视的施特尔瓦格征(Stellwag征);眼球内侧聚合不能或欠佳(Möbius征);眼向下看时,上眼睑因后缩而不能随眼球下落(Von Graefe征);眼向上看时,前额皮不能皱起(Joffroy征)。浸润性突眼较少见,病情较严重,主要由于眼外肌和球后组织体积增加、淋巴细胞浸润和水肿所致。

(6)强直性(Adie)瞳孔:多为一侧瞳孔扩大,对光反应几乎完全消失,调节反应存在,但收缩迟缓,常伴有腱反射消失。滴入稀释的乙酰胆碱溶液,如2.5%醋甲胆碱(methacholine)溶液能立即反应(对正常人瞳孔则作用甚微)可资鉴别。醋甲胆碱不易迅速失效,故不适用于对老年患者进行试验。本病是因节后副交感神经纤维受累所引起,起因不明,多见于中年女性。

(7)癔症性眼睑下垂:常合并有其他癔症症状。

三、动眼、滑车及展神经麻痹临床表现

动眼、滑车和展神经受损时发生眼球运动障碍(眼肌瘫痪)及瞳孔散缩功能异常。眼球运动神经的损害可分周围型、核型和核上型三种。根据眼肌肉瘫痪的程度和分布,又可分完全瘫痪及部分(不完全)瘫痪。如眼肌瘫痪仅限于眼外肌,而瞳孔散缩功能正常者,称为眼外肌瘫痪。只有瞳孔散缩功能丧失,而眼球运动正常者,称为眼内肌瘫痪。若眼球运动和瞳孔散缩功能均丧失者,则称为完全性眼肌瘫痪。

1. 周围型病变

(1)动眼神经完全性麻痹:表现为上睑下垂,眼球外斜,向上外、上内、下内、同侧方向运动障碍,瞳孔散大,对光反应及调节反应消失,头向健侧歪斜。完全性瘫痪多为周围性,而不完全性多为核性。因眼睑下垂,故复视被掩盖;患者睁眼时,因额肌代偿性收缩,使患侧眉毛高过健侧。患眼外斜是因内直肌瘫痪,外直肌失去拮抗作用所致。患眼不能向上、向下或向内运动,但仍能稍向外下运动,因上斜肌尚正常之故。因缩瞳纤维麻痹导致瞳孔扩大。此外,由于睫状肌的瘫痪则引起晶状体的调节障碍,以致近视模糊(图4-1-3-2)。

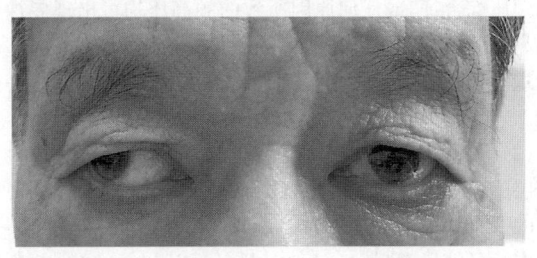

图4-1-3-2 右侧动眼神经不全麻痹

(2)滑车神经完全性麻痹:表现为上斜肌瘫痪。患眼向下及外展运动减弱,眼球偏斜多不明显,往往不易被发觉。患者向前直视及向上注视时无复视,仅于向下及向外注视时出现复视,虚像在实像下方,上端向实像倾斜,在高处向下注视(如下楼)时尤其明显。患者倾向于保持下颌向下,面转向健侧,头倾向健侧的姿势。单独的滑车神经麻痹罕见。

(3)展神经完全性麻痹:因外直肌瘫痪,内直肌失去拮抗作用,患眼内斜视不能外展,出现复视(图4-1-3-3)。

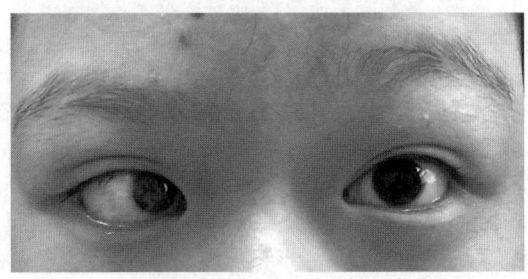

图4-1-3-3 右侧展神经麻痹

(4)动眼、滑车及展神经合并完全麻痹:产生完全性眼肌瘫痪,眼球固定,各方向运动均不能,眼睑下垂,瞳孔散大,对光及调节反应均消失。

2. 核型病变 核型眼肌瘫痪的特点如下。

(1)除展神经外,动眼及滑车神经的核性麻痹都是双侧性但不对称。

(2)多合并有邻近组织的损害,例如动眼神经核的受损,均合并有内侧纵束的损害,出现两侧瞳孔改变,眼肌瘫痪和两眼的同向运动障碍。

(3)选择性地只损害一部分眼肌的功能,产生分离性眼肌瘫痪。

(4)瞳孔常双侧缩小,对光反应消失,调节反应存在。

(5)展神经核受损时,常合并有面神经膝部、三叉神经核及内侧纵束的损害,而出现患侧的外展、面、三叉神经麻痹,两眼的同向运动障碍。

(6)常合并长束(锥体束、感觉束)损害的体征。

3. 核上型病变 核上型眼肌瘫痪时,产生两眼联合运动障碍,但单眼活动没有障碍。因此患者既无斜视又无复视,而是出现双眼在协同动作时不能向上、向下或一侧转动,称凝视麻痹。最常见者有两眼同向凝视麻痹和两眼同向垂直运动麻痹两种类型。枕叶病变时,可引起眼球的跟随动作消失,产生自发性定视(automatic fixation)。

(1)两眼同向凝视:脑桥中枢[脑桥旁正中网状结构(pontine paramedian reticular formation,PPRF)]的核上纤维来自对侧大脑额中回后部的皮质(大脑凝视中枢),当这里或从这里发出至脑桥中枢的纤维受到破坏时则两眼不能转向对侧,即双眼向病灶侧注视(患者凝视自己的病灶)。常见于急性脑血管意外患者。如大脑凝视中枢发生刺激性病变时,则两眼偏向病灶对侧,头部也转向该侧,产生对应偏斜,见于癫痫发作的初期。大脑凝视中枢或由其发出至脑桥中枢的纤维受损所引起的凝视麻痹都是暂时性的,常于数日之内自行恢复。一侧脑桥的同向凝视中枢受破坏时,则两眼不能向病灶侧凝视而转向对侧注视,即患者凝视自己的瘫痪肢体。脑桥的病变(如脑桥胶质瘤)往往影响两侧,引起两侧凝视麻痹,脑桥性凝视麻痹常是持久性的。

(2)核间型眼肌瘫痪:由发生在内侧纵束内的核上型病变所造成。患者向患侧注视时,对侧的内直肌或是同侧的外直肌不能收缩。这种情况发生在基底动脉血栓形成、脑干炎症、肿瘤等。如一侧脑桥被盖部病变引起该侧PPRF和内侧纵束受损,出现一个半综合征,主要表现为双眼辐辏功能存在,侧视时眼球内直肌麻痹,无动眼神经麻痹的其他表现。眼球外展时出现向外展方向的单眼震颤;眼球向健侧注视时,麻痹的眼球停留在中间位,产生复视;同时出现分离性眼球震颤,即外展的健眼比内收的病眼震颤得更明显,多数还可出现轻度垂直性眼震。

(3)两眼同向垂直(上、下)运动的麻痹(Parinaud综合征):由中脑四叠体上丘部的病变引起。最常见者为两眼向上运动瘫痪,向上下或单独向下运动瘫痪者少见,常合并有瞳孔对光反应的消失。

(4)动眼危象(oculogyric crisis):系两眼反复同时向上窜动的痉挛性动作,向下或向两侧窜动则极少见。发作持续数秒

钟至 1～2 h,有时还伴有颈肌、口肌及舌肌的痉挛。动眼危象系脑炎后帕金森综合征的特征性体征,亦可见于吩噻嗪类抗精神病药物过量者,痉挛的发病机制不明。

四、动眼、滑车及展神经单神经麻痹

(一)动眼神经麻痹

1. 核性及束性麻痹　动眼神经核受累出现同侧内直肌、下直肌和下斜肌麻痹,还导致双侧上直肌麻痹。核性损害多引起不全麻痹,为两侧性但不对称。特征的临床表现为病变节段同侧的核及核下性脑神经损害及节段下对侧的锥体束征。然而,小的局灶性损伤也可导致单独出现的上睑下垂或眼外肌麻痹。临床症状因病变节段水平和范围不同而异。同侧动眼神经麻痹和对侧共济失调称为 Claude 综合征,同侧动眼神经束性损伤和对侧偏瘫称为 Weber 综合征,同侧动眼神经麻痹合并对侧肌阵挛或震颤为 Benedikt 综合征。

束性损害多引起一侧动眼神经麻痹,表现为同侧瞳孔扩大,调节功能丧失及上睑下垂,眼球被外直肌及上斜肌拉向外侧并稍向下方。核性及束性损伤的病因包括脑血管病、脱髓鞘病、炎症、非特异性炎症和肿瘤。脑干诱发电位、CT、MRI 可明确诊断。

2. 周围性麻痹

(1)大脑脚间池和蛛网膜下腔病变:颅底动脉瘤为常见原因。脑血管造影多能明确诊断。缩瞳纤维位于动眼神经的内上方,易于受到后交通动脉瘤的压迫,需注意观察瞳孔是否受累,给予及时诊断和处理。颅内压增高导致的颞叶钩回疝可压迫在蛛网膜下腔走行的动眼神经,导致突发瞳孔散大、对光反射消失。

(2)海绵窦综合征:海绵窦血栓形成及窦内动脉瘤可表现为海绵窦综合征,除了动眼神经瘫痪外,合并有三叉神经第一支损害,眼眶充血水肿,眼球突出或视神经乳头水肿。炎症所致者常伴有全身感染症状,结合眶部 X 线片及腰椎穿刺及血常规检查可明确诊断。Tolosa - Hunt 综合征又称痛性眼肌麻痹综合征,是特发性、自限性海绵窦炎症,对激素治疗敏感。

(3)眶上裂与眶尖综合征:眶上裂综合征具有动眼、滑车、展神经与三叉神经第一支功能障碍,眶尖综合征除此三对脑神经损害外,常伴有视力障碍,结合眶部视神经孔 X 线片,血液化验、眶部 CT 等多能明确诊断。

(4)单独动眼神经麻痹:糖尿病性动眼神经麻痹为常见原因。发病机制与微血管病变及代谢障碍有关。约有 1/3 的微血管病所致动眼神经麻痹患者可出现双侧瞳孔不等大,平均相差 0.8 mm,但保留瞳孔对光反射功能。

(二)滑车神经麻痹

1. 核性及束性麻痹　核性及束性损伤均导致对侧上斜肌麻痹,很难鉴别。单独滑车神经损伤罕见,常伴有脑干损伤体征。

2. 周围性麻痹

(1)蛛网膜下腔:滑车神经毗邻小脑幕,轻度的单侧或双侧头颅外伤即可导致损伤。炎症、脑膜癌病均可导致滑车神经受累。

(2)海绵窦:海绵窦综合征,除了滑车神经瘫痪外,合并有动眼神经、展神经以及三叉神经第 1 支损害。垂体卒中导致单独的滑车神经麻痹的情况极为罕见。

(3)眶尖:常合并动眼神经以及三叉神经 1、2 支、视神经同时受累,伴有眼球突出、球结膜水肿。病因多见于炎症、感染。

滑车神经麻痹很少单独出现,多与其他两对脑神经同时受累。

(三)展神经麻痹

1. 核性及束性麻痹　因与面神经在脑桥中关系密切,展神经的核性或束性麻痹常合并面神经麻痹。Millard - Gubler 综合征表现为病侧展神经及面神经的麻痹和对侧偏瘫,起病突然并迅速昏迷,双瞳孔针尖样改变。Foville 综合征为同侧外展麻痹、同侧周围性面瘫和对侧偏瘫。Raymond 综合征表现为同侧展神经麻痹和对侧偏瘫。眼球外展时扫视速度测定有助于鉴别中枢性或外周性展神经麻痹。展神经麻痹急性期(小于 1 个月),中枢性和外周性损伤患者扫视速度均下降,2 个月后外周性损伤患者扫视速度可恢复,而中枢性损伤者不能恢复。主要病因为脑桥血管病、脱髓鞘病、炎症、非特异性炎症和肿瘤。根据临床表现结合 CT、MRI 检查诊断不难确立。

2. 周围性麻痹

(1)蛛网膜下腔:炎症、感染、脑膜炎均可导致展神经单独或合并其他脑神经损伤。展神经邻近斜坡和椎基底动脉,炎症动脉瘤以及基底动脉延长扩张症均可累及展神经。展神经自延髓脑桥沟中线两侧出脑,前行到颞骨岩部尖端穿入海绵窦,此部分在颅内压变化时易于受到牵伸和扭曲。自发性或腰穿后低颅压综合征,或任何原因所致的颅高压均可出现展神经麻痹。鼻咽癌最常侵犯颅底前部的展神经,常伴有鼻衄、鼻塞,可出现颈淋巴结肿大,作鼻咽部检查、活检、颅底 X 线检查可确诊。

(2)Dorello 管:从展神经离开蛛网膜下腔进入岩斜区硬脑膜层的出口处开始到穿过 Gruber 韧带下,进入海绵窦后部之前的一个静脉空间统称为 Dorello 管。Dorello 管位于岩斜静脉腔内,直径(1.93±0.62)mm,长(5.09±1.50)mm。急性中耳炎的岩骨尖部局限性炎症及岩骨尖脑膜瘤均可引起展神经麻痹,并伴有听力减退及三叉神经分布区的疼痛,称为 Gradenigo 综合征;X 线摄片可发现该处骨质破坏或炎症性改变,结合病史及 CT 检查可确立诊断。

(3)海绵窦:可出现单独展神经麻痹或合并动眼神经、滑车神经,三叉神经第 1、2 支及交感神经损伤。展神经麻痹合并同侧 Horner 征,高度提示同侧海绵窦损伤。病因包括炎症、肿瘤、颈动脉海绵窦瘘、颈内动脉海绵窦内段动脉瘤或脑膜瘤。

(4)眶尖:常和滑车神经、动眼神经及三叉神经第 1、2 支,以及视神经同时受累,合并有眼球突出、球结膜水肿。病因多见于炎症、感染(特别是糖尿病患者和免疫缺陷患者中曲霉菌病和毛霉菌病)、肿瘤浸润以及蝶窦黏液囊肿压迫。中老年患者中,单发的、痛性展神经麻痹提示微血管缺血性病变或为岩骨尖局灶炎症所致,多数在 8～12 周会出现自发缓解。颅脑外伤是展神经受累另一个常见原因。单独的展神经麻痹罕见于脱髓鞘及副癌性脑干脑炎。双侧展神经受累多为外伤和颅内压增高,缺少定位价值。眼球外展不能越过中线以及双侧受累均提示预后不良。

五、多脑神经麻痹综合征

(一) Tolosa Hunt 综合征

Tolosa Hunt 综合征又称痛性眼肌麻痹综合征,是特发性、自限性海绵窦炎症,对激素治疗敏感。1954 年由 Tolosa 首先报道,1961 年 Hunt 报道了相似的患者,1966 年起称为 Tolosa Hunt 综合征。主要临床表现为间歇性的眶部疼痛,伴动眼神经、滑车神经和(或)展神经的一支或多支受累。具有自发缓解及复发倾向,经糖皮质激素治疗可完全缓解。临床上仅将病变部位限于眶后、海绵窦、颈内动脉海绵窦段动脉外膜及其附近硬脑膜部位的非特异性炎性肉芽肿所致的痛性眼肌麻痹定为 Tolosa Hunt 综合征。

【病因】

Tolosa Hunt 综合征的主要病变部位是海绵窦,病理改变包括海绵窦段颈内动脉外膜及其附近的硬脑膜增厚,眶上裂硬脑膜组织坏死,淋巴细胞浸润,导致邻近的动眼神经、滑车神经和展神经以及三叉神经的第 1 支受累。部分病例的病理提示存在海绵窦、眶上裂或者眶内的肉芽肿。

【临床表现】

本病发病无性别差异,男性略多,平均发病年龄 40～60 岁。单侧多见,双侧少见,左右无差异。多数患者病前有上呼吸道感染、咽峡炎、上颌窦炎、低热等病史。首先出现单侧眼球后、眶周剧烈疼痛,可放射到额部或颞部,可伴恶心、呕吐。疼痛的性质大多为持续性胀痛、刺痛或撕裂样剧痛。数天后痛侧眼肌出现不同程度的麻痹,以动眼神经受累为主,其次是展神经。眼内肌受累和全眼麻痹罕见。部分病例有三叉神经(大多为第 1 分支)或者视神经、面神经或听神经受累,但少见。少数患者因海绵窦段颈内动脉壁上的交感神经受侵犯,出现 Horner 征,表现为上睑下垂、眼球凹陷、瞳孔缩小。病变亦可使眼球、眼眶部静脉回流受限,产生眼睑浮肿、结膜充血,也可有视神经乳头水肿。病程长短不一,一般为 1～6 个月。少数患者可出现两侧交替病变。本病的预后良好,症状可有自行缓解和再发的倾向。仅个别患者遗留有部分神经功能不全。

脑脊液可表现为蛋白和细胞计数增高,其他各项数值正常。外周血白细胞、红细胞沉降率、血浆 γ 球蛋白、C 反应蛋白可出现增高。通过眼眶和海绵窦水平行冠状位和水平位 MRI T_1W、T_2W、T_1W 增强与脂肪抑制成像,92.1% 的患者可发现病变侧海绵窦形态发生改变,在 T_1W 上呈等或稍低信号,T_2W 呈稍高信号,边缘清楚,颈内动脉被包绕,管腔不同程度变窄,增强扫描病灶明显强化。少数患者脑血管造影表现为颈内动脉末端到虹吸部狭窄。

【诊断】

依据 2013 年头痛分类的国际标准(ICHD‐3)诊断标准如下:A. 单侧头痛并符合标准 C。B. 符合下列 2 项全部:① MRI 或活检证实海绵窦、眶上裂或眶后存在炎性肉芽肿。② 同侧动眼神经的一支或多支、滑车神经和(或)展神经麻痹。C. 符合下列全部 2 项以证明存在因果关系:① 头痛出现在动眼神经、滑车神经和(或)展神经麻痹之前 2 周内,或与其同时发生。② 头痛位于同侧前额和眼睛周围。D. 不能用其他诊断更好地解释。

【鉴别诊断】

本病应与颈内动脉瘤、三叉神经痛、海绵窦血栓形成、海绵窦部肿瘤、眼肌麻痹型偏头痛等疾病鉴别。胶原病、颅底动脉瘤、颅内肿瘤、头部外伤、眶内炎性假瘤、鼻咽癌颅底转移、蝶窦囊肿、垂体卒中等所致的痛性眼肌麻痹也可误诊为 Tolosa Hunt 综合征。因此在诊断前需进行血管造影、CT 及 MRI 检查以鉴别。

【治疗原则与方案】

主要应用大剂量糖皮质激素,一般可给予泼尼松 60～80 mg/d,症状消失后逐渐减量。同时应用抗生素和维生素,对疼痛明显的患者可给予镇痛药物。由于本病对糖皮质激素特别敏感,用药后 24～72 h 内疼痛症状可有显著缓解。眼肌麻痹的恢复较慢,一般需要数周或数月(2～8 周)。个别患者遗留眼外肌不全麻痹或视神经萎缩。糖皮质激素的早期足量应用对促进炎症改善和减少后遗症具有重要意义。对个别不耐受激素治疗患者以及复发患者可选用其他免疫抑制剂及放疗。

(二) 海绵窦综合征

海绵窦综合征(cavernous sinus syndrome,CSS)由 Foix 在 1921 年首次报道,又称为 Foix 综合征、垂体蝶骨综合征、海绵窦血栓形成综合征。海绵窦综合征是由各种损害累及海绵窦所致的一组症状和体征的总称,主要临床表现为眼肌麻痹、球结膜水肿、眼球突出、Horner 综合征及三叉神经第 1、2 支分布区痛觉减退及角膜反射消失。

【病因】

海绵窦综合征多继发于面部感染后的海绵窦血栓形成或血栓性海绵窦炎,其他病因包括外伤性海绵窦动静脉瘘、海绵窦内动脉瘤、肿瘤、颅骨骨折等。

【临床表现】

主要临床表现为同侧眼球突出,上下眼睑和球结膜充血、水肿,眼球向各方向运动麻痹,眼睑下垂,瞳孔扩大,对光反射和调节反射消失,同侧眼及额部疼痛、麻木,角膜反射减弱或消失。

依据病变位于海绵窦的前、中、后部不同的部位,将海绵窦综合征分为前、中、后三类。前海绵窦综合征表现为动眼神经、滑车神经、展神经和三叉神经第 1 支受损并伴有眼球突出;中海绵窦综合征表现为动眼神经,滑车神经,展神经和三叉神经第 1、2 支受损症状;后海绵窦综合征表现为动眼神经,滑车神经,展神经和三叉神经第 1、2、3 支受损症状。

不同病因所致海绵窦综合征的特点分述如下。

1. 海绵窦内动脉瘤　海绵窦动脉瘤的患者都存在持续、痛性、逐渐加重的多脑神经受累。动脉瘤突然扩大时,先有同侧头痛和面痛,继有三叉神经第 1、2 支感觉障碍,复视,眼睑下垂,瞳孔扩大、缩小或固定等异常。

2. 感染　为免疫受损状态、糖尿病、乳突炎及副鼻旁窦感染的致命性并发症。糖尿病及其他免疫系统缺陷患者可表现累及海绵窦和矢状窦区的无痛性感染,多为真菌感染,如白念珠菌、新型隐球菌属、毛霉菌病,并常引起海绵窦血栓形成。病程发展较快,出现完全性眼肌麻痹。球后蜂窝织炎或脓肿向后扩散时,也可累及海绵窦,这些患者通常有感染体征和眼球运动时剧烈疼痛,并可累及视神经。

3. 海绵窦血栓形成 海绵窦血栓形成常由于眶周、鼻部及面部的化脓性感染（如中耳炎、乳突炎、鼻窦炎）或全身性感染所致，极少因肿瘤、外伤、动静脉畸形阻塞等非感染性病因引起。病变累及一侧或两侧海绵窦。急性起病，出现发热、头痛、恶心呕吐、意识障碍等感染中毒症状。眼窝和咽部有感染时，则为亚急性或慢性起病，但也伴有发热和菌血症的全身症状。化脓性血栓形成在病初常累及一侧海绵窦，可通过环窦迅速波及对侧。颈内动脉海绵窦段感染和血栓形成，可出现颈动脉触痛及颈内动脉闭塞的临床表现。

4. 海绵窦内或其邻近结构肿瘤 脑膜瘤、脊索瘤及神经鞘瘤（最常见为三叉神经鞘瘤）是最常见的起源于海绵窦区的良性肿瘤。这些肿瘤通常为良性，生长缓慢，但也有侵袭性类型，易侵蚀颅底和海绵窦，常见动眼神经麻痹等持续性单脑神经病变的表现，如海绵窦外侧壁受压，逐渐出现动眼神经、滑车神经、展神经和三叉神经第1支麻痹，即眼睑下垂，眼睑和结膜水肿，眼球突出以及眼外肌麻痹。邻近结构的肿瘤包括垂体腺瘤、眶部肿瘤、蝶骨其他肿瘤和转移瘤。垂体腺瘤通常为无痛性、非侵袭性病变，缓慢扩展后侵蚀骨性蝶鞍可扩展入海绵窦，较常累及动眼神经及三叉神经眼支。海绵窦转移瘤常表现为快速起病的完全性眼肌麻痹。鼻咽癌与向外侧侵犯的垂体腺瘤不同，较多侵犯展神经及三叉神经下颌支。

5. 颈动脉海绵窦瘘 闭合性头外伤或颅底骨折可导致创伤性颈动脉海绵窦瘘，常可立即引起海绵窦综合征或迟发性海绵窦综合征。临床表现为搏动性突眼、眼肌麻痹和结膜充血，可闻及眶部血管杂音，指压颈动脉突眼可减轻。外伤也可直接造成颈内动脉海绵窦段血管壁损伤而致动脉瘤。动脉瘤向下突入蝶窦，可引起致命性鼻出血。颈内动脉虹吸部动脉瘤引起动眼神经麻痹，破裂后血液直接流入海绵窦也可导致颈动脉海绵窦瘘。

【治疗】
尽早明确海绵窦综合征的原因，针对病因治疗。

第四节 三叉神经疾病

一、三叉神经解剖

三叉神经是最大的脑神经，为一般躯体感觉和运动两种纤维混合神经，主要是感觉神经（图4-1-4-1）。

三叉神经半月神经节位于颞骨岩部尖端，由假单级神经元胞体组成，其中枢突聚集成粗大的三叉神经感觉根，由脑桥基底部与小脑中脚交界处入脑，止于三叉神经中脑核（深感觉）、三叉神经感觉主核（部分触觉）及三叉神经脊束核（痛、温觉及粗触觉）。换神经元后发出纤维交叉至对侧，组成三叉丘系上升至丘脑腹后内侧核，换神经元后，纤维经内囊，终止于中央后回的下1/3区。

三叉神经的周围突在颞骨岩部尖端的三叉神经压迹处，颈内动脉外侧，海绵窦的后方分出三条分支，传导痛、温、触等浅感觉。第1支为眼支（ophthalmic branch），第2支为上颌2支（maxillary branch），第3支为下颌支（mandibular branch）。

眼支是三条分支中最小的一支，在半月神经节处与上颌神经及下颌神经分开后，穿入海绵窦外侧壁，在动眼神经和滑车神经下方经眶上裂进入眶部。眼支又有三条分支，即泪腺神经（lacrimal nerve）、额神经（frontal nerve）、鼻睫神经（nasociliary nerve）。它分布于头顶前部、前额、鼻根及上睑的皮肤，以及眼球、泪腺、角膜、结膜及一部分鼻黏膜和额窦。

上颌支从三叉神经节出发后同样进入海绵窦外侧，在圆孔（foramen rotundum）处出颅后进入翼腭窝上部，经眶下裂进入眶部，延续为眶下神经。它的主要分支有眶下神经（infraorbital nerve）、颧神经、翼腭神经、上牙槽神经（superior alveolar nerves）。它分布于下睑、颧部、面颊及上唇的皮肤，以及上颌的牙齿、硬腭、上颌窦和鼻黏膜。

下颌支是三条分支中最粗大的分支，为混合神经，包括了三叉神经运动支。下颌神经离开半月神经节并从卵圆孔（foramen ovale）出颅后，在翼外肌深面分为前、后两干。前干细小，发出颊神经（buccal nerve）；后干粗大发出耳颞神经（auriculotemporal nerve）、舌神经（lingual nerve）、下牙槽神经（inferior alveolar nerve）、咀嚼肌神经（运动性神经）。它支配面部以及下颌皮肤、下颌的牙齿、舌和口腔黏膜。这三支神经都有返支发出，分布于脑膜。

特殊内脏运动纤维始于脑桥的三叉神经运动核，其轴突组成三叉神经运动根，自脑桥腹侧面与小脑中脚移行处出脑，位于三叉神经下颌支的下内侧，纤维并入下颌神经，经卵圆孔出颅，随下颌神经分布至咀嚼肌、颞肌、翼状内肌、翼状外肌、鼓膜张肌和腭帆张肌。

二、三叉神经痛

三叉神经痛（trigeminal neuralgia，TN）是面颊部三叉神经供应区内的一种特殊的阵发性剧烈疼痛。1756年由法国Nicolas Andri首先报道。由于发作时多数伴有面肌抽搐，故称之为"痛性抽搐"（tic douloureux）。19世纪初，Charles Bill对面部的运动与感觉神经分布作了详尽的研究，清楚地分清了三叉神经主司面部感觉，面神经主司面部运动，使本病得以正名为三叉神经痛。

【病因与病理】
TN按病因分为经典TN、原发性TN、继发性TN。原发性TN根据目前的检查无法发现病因，经典TN是由于血管压迫三叉神经根而产生，继发性TN是继发于神经系统疾病而产生，如肿瘤压迫或MS。

多数研究认为三叉神经痛病变位于三叉神经的外周，包括三叉神经的后根、半月神经节及其周围分支，在这些部位存在的异常或损伤导致三叉神经痛。可能的病因如下。

（1）感染：如病毒感染，这可解释作三叉神经后根切断后，常有该神经供应区内的单纯疱疹出现，表明该神经根有疱疹病毒的感染。

（2）压迫：三叉神经可受到缩窄的神经外膜、较高的岩骨嵴、床突间纤维索带以及邻近或跨过血管的压迫。

（3）颈动脉管顶壁的缺陷：三叉神经后根、半月节及各分支的腹面与颈动脉接触，受到动脉搏动的影响而产生疼痛。这些损伤导致轴突的高兴奋性，发作性放电产生疼痛，在感觉神经中尤为明显。感觉神经的高兴奋性导致了"后放电"（after discharge）现象。"后放电"由各种内源性刺激诱发，并延伸至

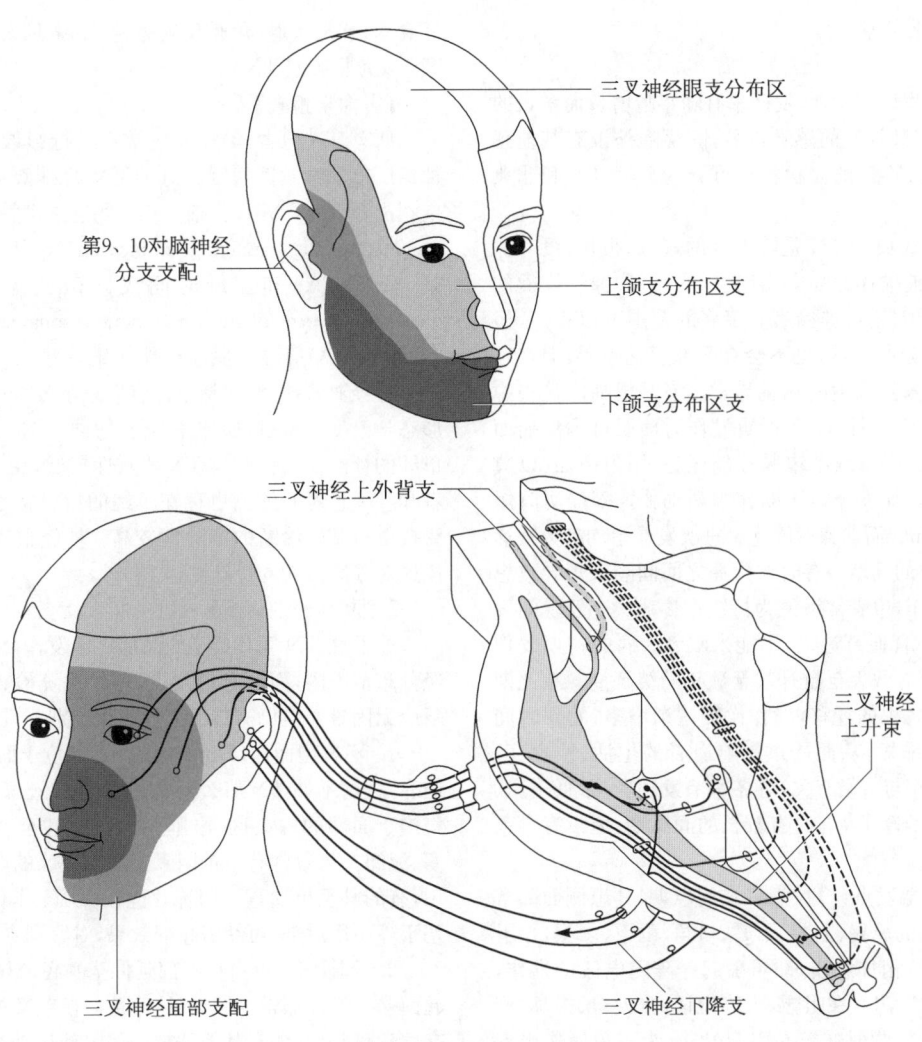

图 4-1-4-1　三叉神经解剖

刺激间期后,在邻近的神经元间传递,导致电活动的叠加,产生一次阵发性的疼痛。由于神经纤维之间的隔离消失,伪突触形成,伪突触之间电流传递进一步将其放大。三叉神经痛的特征是发作性突发的闪电样疼痛。

一次 TN 发作后存在数秒至数分钟的不应期,此时刺激不能促发疼痛发作,Devor 等认为每次发作后钾离子内流,细胞复极化,产生下一次兴奋的不应期。另外,神经纤维脱髓鞘将导致不应期延长,神经根受压后神经内膜缺血,使得线粒体产生 ATP 障碍,导致一次电冲动发生后细胞内外离子浓度的恢复时间延长,在邻近脱髓鞘区域的神经纤维细胞外液离子电流缺乏,产生电流抵抗。以前一直认为在 TN 中,没有明显的病变可见,近年的研究发现三叉神经感觉纤维的脱髓鞘和髓鞘再生是主要的病理变化。大多数患者三叉神经根脱髓鞘发生在神经近端或神经根的中枢神经系统部分,由于该部位被邻近的动脉或静脉压迫所致。受压迫部位局部发生脱髓鞘,脱髓鞘后的轴索互相靠近,由于没有胶质细胞隔离,形成伪突触。伪突触之间电流传递进一步将神经冲动放大。在伴有三叉神经痛的多发性硬化患者及血管压迫的患者中,常有三叉神经根受累。这提示了传导轻微触觉的纤维和产生疼痛的纤维在神经根这个区域相距很近,当这个区域的这两种纤维发生脱髓鞘时即可形成伪突触,并传递电冲动。

由于 TN 发作历时短暂,出现突然,没有预兆,停止亦突然,有明显的阵发性,在间歇期间完全正常;用抗癫痫药如卡马西平等均能有效控制或减少发作,很类似癫痫病发作,故有人认为这是一种感觉性痫病,其病变应在中枢。触碰三叉神经分布区域以外的部位,有时甚至是灯光或者噪声偶尔也可促发疼痛的发生,亦表明中枢传导也可能参与其中。Nashela(1966)曾在 TN 患者发作时成功地记录到在脑干(中脑)有痫样放电。但是目前证据尚不足。

继发性 TN 是由颅内外各种器质性病变引起的三叉神经继发性损害所致的 TN。多见于 40 岁以下的患者。与原发性 TN 的不同,继发性 TN 发作时间通常较长,或为持续性疼痛、发作性加重,多无"扳机点",体检可见三叉神经支配区感觉减退,消失或过敏,部分患者出现角膜反射迟钝、咀嚼肌无力和萎缩。常见病因如下。

(1)脑桥小脑角内的占位病变,如上皮样囊肿(最为常见)、前庭神经鞘瘤、三叉神经鞘瘤、脑膜瘤、血管畸形等。

(2)邻近结构的炎症,如三叉神经炎、蛛网膜炎、岩尖炎、结核等。

(3)颅底骨质的病变,如骨软骨瘤、颅底部转移瘤、颅底骨纤维结构不良症等。

(4)鼻咽癌、中耳癌的转移。

（5）多发性硬化症等。

【临床表现】

TN 常见于 40 岁以上女性，发病率有随年龄增长而增长的趋势。TN 只影响三叉神经的感觉部分，除疼痛外没有其他感觉或运动的障碍。按疼痛的症状特点可分为典型 TN 和非典型 TN。

1. 疼痛的性质　典型 TN 是阵发性的，起病很快，没有先兆而且很严重。痛被描述为如电击、尖锐的刺痛、像被烧烫的针刺一样，痛区犹如刀割或如撕裂。疼痛的范围可以很广，但从不超出三叉神经分布区域，也不会有面部感觉障碍，但在定量感觉测试时常检测到轻微的感觉异常。当常规临床检查中有感觉障碍时，提示继发性 TN。严重发作时面肌可因疼痛而抽搐。有的患者常以手掌或毛巾紧按痛区，并用力擦面，以冀求得缓解。亦有在疼痛发作时不断作咀嚼动作。疼痛历时短暂，仅数秒至 1~2 min 即即骤然停止。每次发作中均有数阵这样的剧痛，随以短暂的间歇。有时候疼痛之间间隔很短导致患者很难区分每次发作，患者常诉说为持续性疼痛。一般晚间发作较少较轻，但偶亦有通宵达旦，不能入眠者。病的初期发作较少，发作一阵后可有数天至数月甚至数年的缓解期。在此期内患者如常。随着病程的迁移，发作次数逐渐增多，发作时间延长而发作间歇期缩短，从而严重影响患者的生活、饮食、营养。许多患者的发作与气候有关，春冬季节发病较多，低气压、风雨天发作亦多。尽管 TN 有时有较长的间歇期，但没有自愈的可能。

2. 诱发因素及触发点　TN 患者在间歇期，其患侧面部常较敏感，特别是患侧的鼻翼、上唇、下唇、口角、眶下、牙根，上下犬齿等处。这些部位稍加触摸，即可引起一阵闪电般的发作，称为"触发点"。另外，患者在咀嚼、大声说话、张大口、擤鼻、刷牙、洗脸、饮食、冷热风吹时亦容易引起发作，为避免发作患者不敢洗脸、刷牙，饮食亦有困难。长期如此使患者的个人卫生每况愈下，营养亦受影响。

3. 疼痛的分布　TN 大多为单侧，偶有双侧者，但起病往往不在同时，发作亦有先后。单侧 TN 以下颌支最多，约占 60%，上颌支次之，占 30%，第 1 支受累者最少见。多支同时发者以 2、3 支并疼痛者为多，约占 80%，三支合并发病者很少见。一般患者都能用手指正确地将疼痛范围圈出。在患者手指时手指不触及脸部皮肤，唯恐引起发作。这与不典型面痛患者不同，后者常以手指紧点压脸部，以表明疼痛位于脸的深部。

4. 体征　TN 患者的体征很少，一般都由于疼痛剧烈使其生活上不便所引起，主要有以下几点。

（1）患者因恐惧发作，不敢洗脸、刷牙、剃须、进食，使面部积垢较多，口腔卫生较差，营养不良，精神萎靡，情绪低落。

（2）长期发作病例由于发作时经常以手抹擦面部，导致面部局部皮肤粗糙、眉毛脱落。

（3）由于起病初期常疑为牙痛，多数患者就诊于牙科，并有多枚磨牙被拔除。

（4）神经系统检查常无阳性体征发现，但病程中如曾作过封闭或射频治疗者，患侧面部可发现有浅感觉的轻度减退、角膜反射减弱或消失。应注意与继发性 TN 作区别。

非典型 TN：疼痛时间延长甚至为持续性疼痛，但可有阵发性加重，无触发点现象，出现三叉神经功能减退的表现，如面部麻木、感觉减退、角膜反射迟钝、咀嚼肌无力和萎缩，继发性 TN 多为非典型 TN。

【影像学检查】

所有 TN 患者，治疗前应常规进行影像学检查，排除血管神经压迫和继发性病因。对于可疑的典型 TN 或继发性 TN，推荐进行 3.0T MRI 扫描。三维稳态进动快速成像序列（three dimensional fast imaging employing steady state acquisition, 3D-FIESTA）和三维时间飞跃磁共振血管成像（three dimensional time of flight magnetic resonance angiography, 3D-TOF-MRA）等磁共振序列能三维重建三叉神经与血管的关系。神经血管接触，包括不伴有形态学改变的单纯接触和伴有形态学改变的接触，如神经移位、扭曲、扩张、凹陷、压扁、萎缩。单纯的神经血管接触与 TN 关联性较低，在没有 TN 病史的患者和 TN 患者的健侧也存在单纯的血管接触。严重的神经血管接触对 TN 诊断的特异性较高。神经根入口处的血管神经压迫对 TN 诊断的特异性达 100%。

【诊断与鉴别诊断】

原发性 TN 凭其典型的面部疼痛发作，疼痛局限于三叉神经分布范围内，面部有触发点，神经系统检查无阳性发现等诊断应无困难。但仍需与下列疾病作鉴别。

1. 不典型面痛（Sluder 病）　疼痛位于面的深部，为持续性钝痛，程度不如 TN 那么剧烈，范围超出三叉神经分布区域，可集中于面部的中央区、眼眶、头后部，甚至背部。发作时有鼻塞、流涕。患者常有精神因素。采用 TN 的药物治疗常不起作用，有的甚至更加重。用棉片蘸以 1% 丁卡因或 4% 可卡因填塞于鼻中甲后部，可获得止痛效果，对鉴别有帮助。

2. 鼻咽癌　可自鼻咽部延伸至颅底，影响及三叉神经而引起面痛。但疼痛常为钝性、持续性。在三叉神经区域内可查到有感觉障碍，并伴有其他脑神经如眼球运动神经障碍。面部无"触发点"。颅底 X 线片可见有骨质破坏，蝶鞍被侵蚀及鼻咽腔有肿块。鼻咽镜检查将有助于鉴别诊断。

3. 牙痛　TN 的早期常被误为牙痛所引起。很多患者都曾就诊于牙科，甚至有将正常的磨牙拔除。但牙痛为持续性疼痛，有牙病根源可见。疼痛性质不像 TN 那么剧烈，脸部没有触发点，一般可以鉴别。

4. 疱疹性疼痛　疱疹初期尚未出皮疹时，有时难以识别。但疼痛为持续性且无明显的间歇期，一旦出现疱疹则可明确诊断。一般疱疹较多影响三叉神经的第 1 支区。

5. 颅内肿瘤　脑桥小脑角内的上皮样囊肿、前庭神经鞘瘤、脑膜瘤及血管畸形等常为继发性 TN 的主要病因，疼痛的性质可以与原发性 TN 非常相似。但患者均有神经系统的体征可见，如患侧听力减退、角膜反射消失、面部浅感觉减退、眼球震颤、前庭功能不正常等。头部 CT 或 MRI 检查可以明确诊断。

6. 舌咽神经痛　痛的性质与 TN 十分相似，呈闪电般突然发作，为短暂的阵发性剧烈疼痛伴有短暂的间歇。痛的消失也很突然，但痛的部位主要在咽喉部、舌根、扁桃体窝，有时可累及外耳道。发作与讲话、吞咽等动作有关。用 1% 丁卡因喷涂于咽喉壁可获得暂时缓解，对鉴别诊断有助。

7. 三叉神经病　病史中有近期上呼吸道感染史或鼻窦炎病史。疼痛为持续性，并不剧烈。在三叉神经分支处可有压痛点,面部感觉检查可有减退或过敏,有时可见三叉神经的运动支亦被累及(参见本节"三叉神经病")。

【治疗】

继发性 TN 应针对病因治疗,原发性 TN 的治疗有下列几种。

1. 药物治疗 对原发性 TN,一般的止痛药物不能达到止痛的目的,即使是吗啡亦不能止痛。可选用以下各药。

(1)卡马西平:为一种抗惊厥药,作用于网状结构丘脑系统,可抑制三叉神经系统(脊核丘脑)的病理性多神经元反射,70%~80%有效。初服每次 100 mg(1 片),每日 2 次。以后每日可增加 100 mg,直至疼痛停止。最大剂量可达每日 1 000~1 200 mg。此药孕妇忌用,使用时需小剂量逐步增加,不良反应有头晕、嗜睡、口干、恶心、皮疹、消化道障碍、血白细胞减少等,停药后可恢复正常。中毒剂量可产生共济失调、复视、再生障碍性贫血、抽搐、昏迷、肝功能损害、心绞痛及精神症状,但应注意过敏性药疹的发生。

(2)奥卡西平:为卡马西平 10 酮基的结构类似物。奥卡西平以及体内代谢的单羟基衍生物可以阻断电压依赖性钠通道,从而阻止病灶放电的散布。开始剂量为 300 mg/d[或 8~10 mg/(kg·d)],分 2 次给药,以后可每隔 1 个星期增加每日的剂量,每次增加剂量不要超过 600 mg。维持剂量范围在 300~1 200 mg/d 之间。其与卡马西平交叉过敏反应为 25%~30%,过敏也可发生在无卡马西平过敏史的患者,一旦发生需立即停药。老年患者使用时需注意低钠血症。

(3)苯妥英钠:亦为一种抗痫药物,早年认为三叉神经痛是一种感觉性痫样放电,而苯妥英钠对突触传导有显著的抑制作用,使用以后确有一定效果。常用剂量为 0.1 g,每日 3 次口服。如无效可加大剂量至每日 4 次,或每日增加 25~50 mg。也可与其他抗癫痫药如苯巴比妥、氯丙嗪、氯氮平等合用,以提高疗效。

(4)加巴喷丁:是 γ 氨基丁酸(GABA)的衍生物。第一次睡前服 300 mg。以后每日增加 300 mg,分 3 次口服,剂量随疗效而定,维持量为每日 1 800~3 600 mg。肾功能不良者须减少剂量。

(5)拉莫三嗪:是一种电压性的钠离子通道阻滞剂,此药需从极小剂量缓慢增加,否则易致皮疹。维持量为 200~400 mg/d。可与卡马西平联用。不良反应的报道包括头痛、疲倦、皮疹、恶心、头晕、嗜睡和失眠。

(6)其他。

1)巴氯芬片 50~80 mg/d,对 MS 所致的 TN 有一定效果。

2)普瑞巴林 150~600 mg,每日 2 次口服,可有一定效果,但缺乏大型随机对照试验研究的证实。

3)中药七叶莲,其为木通科野木瓜属草本植物,又名假荔枝。每片 0.4 g,每次 2~4 片,口服,每日 4 次。既往报道止痛效果约 60%,可与苯妥英钠、卡马西平等药合用。

2. 外科治疗 当药物治疗的疗效减退或者出现患者无法耐受的药物不良反应导致药物治疗失败时,可以尽早考虑外科手术治疗。主要从以下三个部位进行干预:周围支、半月神经节及半月神经节后感觉神经根。外科治疗方法中仅微血管减压术可以保存三叉神经的功能,其他方法均为破坏性的或销毁性的,分述如下。

(1)周围神经外科治疗。

1)周围支切除术或抽出术:由于周围神经支再生较快,疗效短,目前均已弃用。

2)三叉神经节后感觉根部分切断术:这是较早年采用的经典手术,始于 20 世纪 20~30 年代,主要的有经颞和枕下两种手术入路。目前已少用。

3)神经封闭治疗:将药物注射到三叉神经的分支上。使之破坏,以达到阻断其传导作用。注射后面部感觉减退,从而达到止痛的效果。注射的药物有无水乙醇、酚、热水、甘油等。目前均推荐甘油,因其疗效较持久,可封闭三叉神经的各分支,如下额神经、眶下神经、眶上神经、颌孔神经等。因其疗效期短,一般仅 1~6 个月,并缺少 RCT 研究的证据支持,除应用于眶上神经痛外,其他神经分支的疼痛均已少用。

(2)半月神经节手术治疗。

1)三叉神经半月节封闭:将药物注射到半月节处,以破坏节内感觉神经细胞。此法疗效较持久,但注射技术较难,注射药物目前较多推荐甘油。甘油注射前先给患者肌内注射地西泮 10 mg。穿刺采用前路法(Hakanson 法),在针尖抵达颅中窝底后,调整针尖方向,使通过卵圆孔,进入 1~1.5 cm,拔出针芯,当无脑脊液流出,注入 1%丁卡因 0.2 ml,1 min 内患者会感到注射侧三叉神经区域麻木,证明针尖已达到 Meckel 囊内。此时让患者坐起,头部前倾,缓慢注入纯甘油 0.4~0.5 ml,拔针,并局部压迫 5 min,以防止皮下出血。然后根据患者疼痛部位嘱患者保持头位前倾 30°~80°。第 3 支疼痛患者头前倾 30°~40°,第 1 支疼痛患者头前倾 40°~80°,保持此头位 1 h 左右。

甘油为一种黏度较大的化学剂,注射到半月节后能逐渐破坏痛觉细胞,其止痛作用需数小时至数天才能显示。优点是操作简单、可反复注射,适于不能耐受手术和药物治疗的患者。甘油神经根阻滞术的成功依赖于穿刺位置的精确。复发率高,疼痛复发可能与损伤区髓鞘重新修复形成有关。

适应证为:①经药物治疗无效者。②患者拒绝手术治疗,而药物治疗效果又不明显者。③患者身体健康情况不适合做手术者,如年龄过高,有严重心、脑血管疾病及多脏器功能不全者。④因剧烈疼痛影响患者进食及休息,致身体极度衰弱,可作过渡性封闭治疗,为手术治疗创造条件;术前作封闭治疗使患者能习惯于手术后面部异样感觉。⑤作为鉴别诊断之用,对临床表现不典型的病例可作封闭治疗,以与其他面部疼痛情况鉴别。

2)经皮半月节射频热凝疗法:为 Sweet 及 Nugent(1972)首先应用。在 X 线荧屏监视下或在 CT 导向下将射频针经皮穿刺入三叉神经节处,用射频发生器加热,使针头处加热达 65~75℃,维持 1 min。传导疼痛的无髓鞘细纤维在 70~75℃时就发生变性,而传导触觉的有髓鞘粗纤维则较能耐受更高的温度,在控温条件下可只损伤痛觉纤维而不损伤触觉纤维。此温度可选择性地破坏半月节后无髓鞘的 Aδ、C 细纤维(传导痛温觉),保留有鞘的 Aα 及 β 粗纤维(传导触觉),疗效可达 90%以上。因其手术操作简便、安全、效果良好,并发症少,适用于年老体衰有系统性疾患,或不能耐受手术者。射频治疗后的患区麻木感是常见的并发症。如三叉神经中的运动根受损,出现张口受限和咀嚼无力。其他并发症包括角膜炎、复视、带状疱疹等。长期随访复发率 21%~28%。但复发后重复应用仍可有效。触觉部分消失者术后复发率高,触觉完全消失者术后复发率低。

(3)半月神经节后感觉神经根术。

1)三叉神经微血管减压术:又称微血管减压术(microvascular decompression,MDV),是由 Jannetta(1966)首先报道。手术是在显微外科技术下进行。他发现在三叉神经根进入到脑桥处[又称神经根入口处(root entry zone,REZ)],经常可发现有血管袢的压迫使神经根受累,认为是引起 TN 的原因。

三叉神经根 REZ 的异常血管大多为小脑上动脉或其分支(占80.6%),于脑桥前压迫三叉神经根进入区引起三叉神经第2、3支或第2支的疼痛,如果自外侧方压迫三叉神经进入区,则引起三叉神经第2支或第1、2支疼痛。其他有小脑前下动脉(8.1%)、小脑上动脉及小脑前下动脉(7.6%)、基底动脉(1.1%)、小脑后下动脉(0.3%)、无名动脉(2.2%)。另外也有静脉的压迫,压迫来自神经内侧或神经外侧的神经根前部的背根进入区,引起典型的第2支疼痛。

微血管减压术需要在耳后区域行枕下乙状窦后入路,暴露三叉神经,寻找异常血管,移开压迫三叉神经的血管,充分游离神经根,采用减压材料如涤纶片、Tefflon 毡(及明胶海绵)等由神经根近端向远端垫隔于血管与神经之间,隔开血管和神经,垫片位于两者之间。Sindou M 报道 362 例首次接受微血管减压术治疗的 TN 患者,术后 1 年 91% 的患者疼痛完全缓解,15 年随访疼痛完全缓解率仍达 73.38%。目前这一手术已确定为三叉神经痛的推荐治疗,可以使患者获得最长时间的疼痛缓解,是治疗三叉神经痛唯一的非破坏性,但也是侵入性最大的手术。与外科手术有关的死亡率为 0.2%~0.5%。术后并发症较少,包括术后面部感觉异常或减退、早期的脑脊液漏、颅内血肿、无菌性脑膜炎、复视以及面听神经功能障碍。

2)γ刀治疗:目标结构为三叉神经根的 REZ,照射部位、照射剂量尚有待统一。多数将放射线聚焦投射于三叉神经出脑干至进入 Meckel 腔段,单一等中心剂量照射,最大剂量 10~90 Gy,超过 90 Gy 容易造成三叉神经功能障碍。术后 TN 的缓解程度和持续时间各异,部分患者的疼痛延迟到手术后数月才缓解。早期缓解率为 53%,2 年复发率为 15.4%~25.7%。并发症少见,术后 6 个月可出现感觉缺失。适于老年患者,尤其是不能耐受手术的高龄患者。

三、三叉神经麻痹

(一)先天性三叉神经麻痹

先天性三叉神经麻痹(congenital trigeminal anesthesia,CTA)非常罕见。主要症状为婴、幼儿时出现严重角膜溃疡,需要给予眼罩或缝合眼睑。角膜溃疡可随年龄增长好转。本病主要有三个亚型,即单独三叉神经麻痹、三叉神经麻痹伴随间质发育异常、三叉神经合并其他脑神经麻痹。

单独三叉神经麻痹患儿,多为双侧三叉神经受累,具有常染色体显性遗传特征。角膜溃疡发生在 10~12 个月龄。推测病因为三叉神经核团发育不全,但缺少病理证实。

三叉神经麻痹伴随间质发育异常为先天性三叉神经麻痹合并 Goldenhar 综合征或 Mobius 综合征。Goldenhar 综合征又名眼耳椎发育异常综合征,患儿出生后即有程度不等的听力障碍、半侧颜面短小、口面裂、颌发育不良以及皮样瘤、视力障

碍等眼部表现。男性新生儿多见,多为散发病例,偶可表现常染色体显性遗传特征。Mobius 综合征包括先天性面神经麻痹和水平凝视障碍。尸检发现患者脑神经核团正常,肌肉异常,提示间质发育不良可能是主要病理改变。先天性三叉神经麻痹合并其他脑神经麻痹者非常罕见,往往提示脑桥内部局灶性损伤。

(二)继发性三叉神经麻痹

外伤、肿瘤、中毒、外科手术等众多原因均可导致继发性三叉神经麻痹。主要表现为面部感觉减退、角膜反射迟钝和(或)伴有嚼肌、颞肌无力或萎缩。临床表现依据病损原因和部位不同有所差别,有助于定位和定性。最常见病因为水痘带状疱疹病毒感染和外伤,其他常见病因包括桥小脑角肿瘤、颈部肿瘤、麻风病等。鼻咽癌转移浸润三叉神经感觉支可导致剧烈持续性的神经痛,经常合并有其他相邻部位的脑神经麻痹。下颌麻木综合征(numb chin syndrome,NCS),以单侧下颌麻木为主要表现,如排除下颌骨损伤、含牙囊肿等齿科疾病,常常提示转移性肿瘤,以淋巴瘤和乳腺癌常见。治疗黑热病的二脒替、麻醉药三氯乙烯等均可引起双侧三叉神经感觉支为主的受累,偶可伴有运动支受累。化疗药奥沙利铂可导致与剂量相关的急性口周感觉异常、神经性肌强直,可演变为感觉性神经病。

不同部位的损伤临床表现如下。

1. 三叉神经核性损伤 脑干出血、脑干梗死、多发性硬化及延髓空洞症、炎症以及肿瘤所致。三叉神经感觉主核,位于中脑中部被盖的背外侧区,主司触觉和两点辨认觉,如损伤此核可引起三叉神经分布区触、压觉丧失而痛温觉正常;三叉神经脊束核位于中脑到脊髓上段,主司痛温觉,若病变损及此核则出现痛温觉丧失而面部触压觉正常。脊束核与面部感觉分布呈"洋葱皮状"。三叉神经中脑核、主司颞肌和嚼肌的本体觉;三叉神经运动核位于中脑,主司咀嚼肌,还支配腭帆张肌和鼓膜张肌。三叉神经运动核受对侧皮质支配,核上性损害不产生咀嚼功能障碍,如核性损害则影响同侧咀嚼功能。

2. 三叉神经根部损伤 指三叉神经离开脑干到进入半月神经节段。如完全损伤可出现损伤侧面部感觉消失和咀嚼障碍,如不全损伤可出现面部相应区域感觉障碍,运动支不受累时则无咀嚼障碍。

3. 半月神经节损伤 半月节完全损伤可使三叉神经的功能全部丧失,即同侧颜面部、口腔的感觉及咀嚼肌的功能。由于半月节内三叉神经纤维排列顺序由里到外,即第 1 支纤维靠内,其次为第 2 支,第 3 支纤维靠外。因此,根据三叉神经分布区的感觉检查可判定半月节损伤的部位和程度。

4. 三叉神经外周支损伤 第 1 支损伤,可出现同侧额部、角膜的感觉减退或消失。第 1 支完全损伤,由于角膜不能感觉外来刺激产生角膜反射及瞬目反应,多会发生角膜溃疡而导致失明,需予注意。第 2 支损伤后主要产生同侧面颊部感觉减退或消失。第 3 支损伤则发生同侧颏部感觉减退或消失。第 2、3 支损伤后还可出现口腔内相应区域感觉减退或消失。外伤造成三叉神经外周支损害,如未完全离断,多数患者可在数月后恢复三叉神经功能。离断后如三叉神经对位良好,相当一部分患者的功能也能得到恢复。

三叉神经麻痹的诊断需根据临床表现、详细的三叉神经功能检查,结合相关辅助检查,明确三叉神经损伤的部位和程度,

继而甄别引起继发性三叉神经麻痹的病因,从而选择进行手术或药物治疗。继发性三叉神经麻痹的治疗效果,主要取决于损伤原因和程度,以及解除病因的措施是否及时和有效。各种病变压迫三叉神经根、半月节或外周分支者,解除压迫后三叉神经能在一定程度上恢复功能。可辅以神经生长因子、B族维生素、理疗、针刺及血管扩张剂等,有助于神经再生和功能恢复。核性、神经根及半月节的完全性损害造成的三叉神经功能障碍多为不完全损害,较难恢复,需解除病因并进行积极相关治疗,以保留或恢复三叉神经的功能。三叉神经外周支损伤,特别是外周支离断,多数在半年和一年时间左右其功能可有不同程度的恢复。

(三)特发性三叉神经病

特发性三叉神经病(idiopathic trigeminal neuropathy,idiopathic trigeminal sensory neuropathy)是一种少见疾病。临床上表现为一侧面部仅限于三叉神经分布区域的感觉障碍,不伴有其他神经障碍。良性病程,大多慢性。经数月或数年趋向恢复正常。偶见双侧性病变。

多数病例发病缓慢,出现一侧面部进行性感觉丧失,在感觉丧失之前可有感觉异常症状;时常伴同侧一半舌头的烧灼感。感觉丧失通常从上唇及鼻孔周围开始,然后缓慢扩展,多在数月内波及面颊、下颚及口腔内部。痛觉障碍以触觉障碍更为严重。第2支与第3支的发病率大致相等,鼻孔与上唇可以发生无痛性溃疡。第1支较少被累及。

少数病例急性起病,有的伴发面部疼痛,咀嚼肌很少被累及;可能出现眼睑下垂或颈交感神经麻痹综合征。一部分病例在4、5个月之内完全恢复,但亦有经2年之久毫无恢复者。

本病的病因和病理不明。有研究发现全身性红斑狼疮等胶原性疾病中出现三叉神经病,亦有提出血管压迫半月神经节。个别患者起病前有牙源性败血症,或进行过牙科治疗、有鼻窦炎史,怀疑局灶轻度慢性炎症导致半月神经节炎症所致,但缺少病理证实。

本病的诊断为排外性诊断,必须排除导致三叉神经感觉支受累的任何继发性因素,如鼻咽癌、三叉神经节或神经根的神经瘤、脑膜瘤、脑桥肿瘤与脑桥部小的梗死以及多发性硬化等。

本病无特效治疗方案,可考虑予以大量维生素B族、局部按摩、理疗及针刺疗法。亦有报道阿米替林可有效改善麻木症状。

(四)三叉神经节肿瘤

三叉神经半月节肿瘤约占颅内肿瘤的0.2%。起源于三叉神经髓鞘的施万细胞,生长缓慢,诊断时多数直径已达2.5 cm以上。常见囊性变和出血坏死,有包膜,属脑外肿瘤,但易与硬膜或海绵窦粘连。半数起源于三叉神经半月节,居颅中窝的硬膜外,生长缓慢,可向海绵窦及眶上裂扩展。1/4起源于三叉神经根,居颅后窝的硬膜内,可侵犯周围脑神经。另1/4为哑铃形生长,位于颞骨岩部尖端,跨越颅中窝、颅后窝的硬膜内外。除三叉神经鞘瘤外,其他常见的有神经节细胞瘤、脊索瘤以及神经纤维瘤病2型。

多见于中年患者。临床表现多样,首发症状均为三叉神经分布区疼痛、麻木等,其中三叉神经痛常不典型,持续时间长。肿瘤侵犯海绵窦出现相应症状。肿瘤位于后颅窝导致听力下降、耳鸣、共济失调等症状。晚期出现颅高压和视神经乳头

水肿。

影像学表现主要为颅中窝和颅后窝交界处可见卵圆形或哑铃形肿块;有强化,较小的实性者呈均一强化,囊性变者呈环状强化;周围一般无脑水肿;中颅窝三叉神经瘤压迫鞍上池与海绵窦,后颅窝三叉神经瘤压迫桥小脑角与第四脑室;可有颞骨岩部尖端破坏。需与听神经瘤以及脑膜瘤相鉴别。

一旦诊断明确,需要手术治疗。如为神经纤维瘤病2型,则不宜手术。

第五节 面神经病

一、面神经解剖

面神经为混合性神经,含有四种纤维成分:① 躯体运动纤维(为面神经的大部分)起于脑桥的面神经核,支配除了咀嚼肌和提上睑肌以外的所有面肌的运动。面上部各肌(额肌、皱眉肌及眼轮匝肌)的神经元接受双侧皮质脑干束的控制,面下部各肌(颊肌、笑肌等)的神经元只接受对侧皮质脑干束的支配。② 内脏运动纤维(副交感)起于脑桥的上泌涎核,在翼腭神经节和下颌下神经节换元后的节后纤维,分布于泪腺、下颌下腺、舌下腺及鼻和颌部的黏膜腺,控制其分泌。③ 内脏感觉纤维(味觉纤维),其神经元胞体位于面神经管内的膝状神经节,周围突分布于舌前2/3黏膜的味蕾,中枢突则终止于脑干孤束核。④ 躯体感觉纤维传导耳部皮肤的躯体感觉和面部肌的本体感觉至脑干的三叉神经脊束核(图4-1-5-1)。

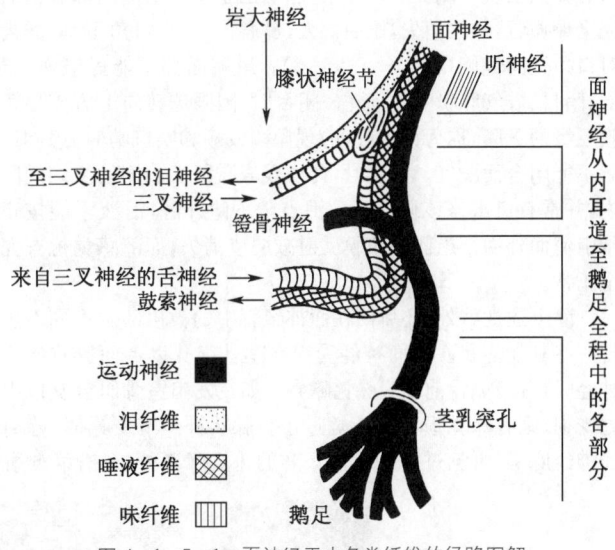

图4-1-5-1 面神经干内各类纤维的径路图解

面神经由较大的运动根和较小的混合根,(也称中间神经)两个根组成,两个根自脑桥小脑角出脑,两根合成一干,穿内耳道底进入面神经管,先水平前行,再垂直下行由茎乳孔出颅。

面神经病损后可出现相关的症状与体征。由于面神经与中间神经的解剖特点,病损部位不同,所出现的症状亦有差异,有助于定位诊断。

(1)面神经核以上至其大脑皮质中枢(中央前回下1/3)间的病损所引起的面肌瘫痪为核上性面瘫,或称中枢性面瘫。其

特点为：① 病损对侧面下部肌肉瘫痪。② 常伴有面瘫同侧的肢体偏瘫。③ 无味觉、涎液分泌障碍。

（2）面神经核及面神经病损所引起的面瘫称周围性面瘫。其特点为：① 病变同侧所有的面肌均瘫痪。② 如有肢体瘫痪常为面瘫对侧的肢体受累，例如脑干病变而引起的交叉性瘫痪。③ 可以有患侧舌前 2/3 的味觉减退及涎液分泌障碍。

引起中枢性面瘫最常见的病因是大脑半球脑梗死、脑出血、肿瘤等。引起周围性面瘫最常见的病因有面神经炎（贝尔麻痹）、脑桥小脑角肿瘤、脑干梗死、出血、肿瘤及炎症等。

二、面神经麻痹

（一）特发性面神经麻痹

面神经管内急性非化脓性炎症，引起周围性面神经麻痹，或称贝尔麻痹（Bell's palsy）。

【病因与病理】

病因未明。一部分患者在局部被风吹或者着凉后发病，可能与局部营养神经的血管受冷而发生痉挛有关，导致面神经分布区域缺血、水肿、受压而发病。一部分患者与病毒感染有关，如疱疹病毒等。病理变化早期主要为面神经水肿，髓鞘或轴突有不同程度的变性，以在茎乳突孔和面神经管内的部分为显著。部分患者乳突和面神经管的骨细胞也有变性。

【临床表现】

任何年龄均可发病，以 20～40 岁最为多见，男性多于女性，绝大多数为一侧性。通常呈急性起病，一侧面部表情肌突然瘫痪，于几小时或数天内达到顶峰。在起病前几天可有同侧耳后、耳内、乳突区的轻度疼痛。多数患者往往于清晨洗脸、漱口时突然发现一侧面颊动作不灵、嘴巴歪斜。患侧面部表情肌完全瘫痪者，额纹消失，眼裂扩大，鼻唇沟平坦，口角下垂，露齿时口角歪向健侧（图 4-1-5-2）。患侧面部不能做皱额、蹙眉、闭目、鼓气和噘嘴等动作。闭目时，因眼球转向上方露出角膜下缘的巩膜，称为贝尔（Bell）现象。鼓颊和吹口哨时，患侧口唇不能闭合而漏气。进食时，食物残渣滞留于病侧的牙颊间隙内，并常有口水自该侧淌下。泪点随下睑外翻，泪液不能按正常引流而外溢。患侧的角膜反射减弱或消失，面部感觉检查完全正常。

除上述症状外，还可因在面神经管中的被侵部位不同而出现一些其他症状。如面神经受损在茎乳突孔以上而影响鼓索神经时，有患侧舌前 2/3 味觉障碍。如在发出镫骨肌分支以上处受损，则有味觉损害和听觉过敏。膝状神经节受累时，除有面神经麻痹、听觉过敏和舌前 2/3 的味觉障碍外，还有病侧乳

突部疼痛，以及耳郭部和外耳道感觉减退，外耳道或鼓膜出现疱疹，构成 Ramsay Hunt 综合征（急性带状疱疹病毒感染所致）。

面神经麻痹如不恢复或不完全恢复时，常可产生瘫痪肌的挛缩、面肌痉挛或联带运动，成为面神经麻痹的后遗症。瘫痪肌的挛缩表现为患侧鼻唇沟加深、眼裂缩小，常易误将健侧认为是患侧。但若让患者作主动运动，如露齿时，即可发现挛缩侧的面肌并不收缩，而健侧面肌收缩正常。面肌痉挛为患侧面肌发生不自主的抽动。常见的联带运动是：当患者瞬目时，即发生患侧上唇轻微颤动；露齿时，患侧眼睛就不自主闭合；或试图闭目时，患侧额肌收缩；更有在进食咀嚼时即有患侧眼泪流下（鳄泪征），或出现颞部皮肤潮红、局部发热、汗液分泌等现象。这些情况可能是由于病损后神经纤维再生时长入邻近的属于其他功能的神经鞘细胞膜管道中所致。面神经麻痹恢复后，少数病例可复发。

【诊断与鉴别诊断】

根据本病的起病形式和临床特点，诊断并不困难，主要需与能引起周围性面肌瘫痪的其他疾病相鉴别。

1. 吉兰-巴雷综合征　可有周围性面神经麻痹，但常为双侧性。其典型的临床表现有前驱感染史，对称性的肢体运动和感觉障碍，四肢下运动神经元性瘫痪，末梢型感觉障碍，及脑脊液中有蛋白质增加而细胞数不增加的蛋白质细胞分离现象。

2. 腮腺炎或腮腺肿瘤、颌后的化脓性淋巴结炎　均可累及面神经而引起患侧周围性面瘫，因有原发病的局部体征不难鉴别。

3. 颅后窝病变　如桥小脑角肿瘤、颅底脑膜炎及鼻咽癌颅内转移等原因所致的面神经麻痹，多伴有听觉障碍、三叉神经功能障碍及各种原发病的特殊表现。脑桥病变如梗死或出血、肿瘤、炎症等所致面神经麻痹常伴有面神经核邻近的脑神经核或长束受损，例如伴有患侧三叉神经、展神经麻痹和对侧肢体偏瘫等体征。

4. 大脑半球病变　例如脑梗死、脑出血和脑肿瘤等出现的中枢性面瘫仅仅限于病变对侧下面部表情肌的运动障碍，而上面部表情肌运动如闭眼、皱额仍正常，且伴有肢体偏瘫，不难鉴别。

5. Lyme病　面神经麻痹也可由蜱叮咬感染引起，但此病常有发热、肌肉痛、慢性游走性红斑等症状。根据流行病学资料和血清学检验可证实。

【治疗】

治疗原则是立即采取措施改善局部血液循环，促使局部水

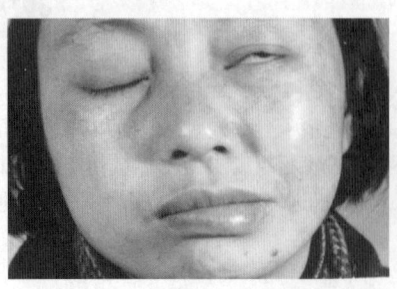 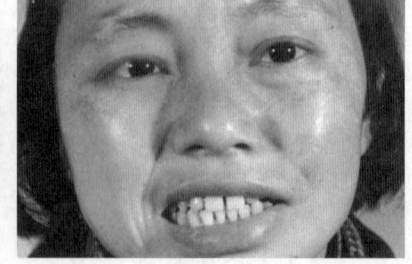

图 4-1-5-2　左侧面神经麻痹

A. 左眼裂闭合不全；B. 露牙时左鼻唇沟浅。

肿、炎症的消退，以免面神经进一步受损，并促进面神经功能的恢复。尚需保护病侧暴露的角膜免受损害或感染，防止瘫痪肌被健侧面肌过度牵拉等。

1. 药物治疗　可选用以下药物。

（1）激素：口服泼尼松，每日总量 30 mg，于起病早期短期应用 1～2 周。也可以静脉滴注地塞米松 5～10 mg/d，连用 7 d，后继以口服泼尼松。

（2）地巴唑：口服，每次 10 mg，每日 3 次。

（3）呋喃硫胺：口服，每次 25 mg，每日 3 次。

（4）维生素 B_{12}：500 μg，肌内注射，每日或隔日 1 次。

（5）抗病毒治疗：对于急性期患者，尽早联合使用抗病毒药物和糖皮质激素可能获益，特别是对于面肌无力严重或完全瘫患者；但不建议单用抗病毒治疗，抗病毒药物可以选择阿昔洛韦或伐昔洛韦，阿昔洛韦口服每次 0.2～0.4 g，每日 3～5 次，或伐昔洛韦口服每次 0.5～1.0 g，每日 2～3 次，疗程 7～10 d。

2. 理疗　急性期在茎乳突孔附近部位给予热敷，或给予红外线照射，或短波透热，有利于改善局部血液循环，消除水肿，并能减轻局部疼痛症状。

3. 体疗　患者自己对镜用手按摩瘫痪的面肌，每日数次，每次 5～10 min，可促进局部血液循环，并可减轻瘫痪肌受健侧的过度牵引，是简便而有效的体疗方法。当神经功能开始恢复时，患者可以对镜练习瘫痪侧面肌的随意运动，加速瘫痪肌的早日康复。

4. 针灸疗法　为最常用的中医治疗，针和灸均可选择，尤以恢复期为多。

5. 眼部、口部护理　保护因面瘫而暴露的角膜及预防结膜炎，可采取眼罩、滴眼药水、涂眼药膏等方法。口轮匝肌括约肌功能的丢失使唇、颊黏膜在咀嚼时易于磨损而出现溃疡，可采取使用吸管，进食软食或流质，在磨牙外侧面使用牙垫等方法。

6. 肉毒素注射　肉毒素 A 注射能减少异常神经支配引起的联带运动，注射位点为瘫痪侧的眼轮匝肌、颈阔肌，选择性注射至健侧的降口角肌、额肌，避免注射至颧肌，以免进一步削弱微笑功能。皮下注射和肌内注射同样有效。

7. 手术治疗　目的在于重建对称的、自然的面部表情。

（1）神经吻合和转移手术：对肯定面神经功能不能恢复的某些病例，可考虑做面副神经或面膈神经吻合术。将面神经的远端与副神经或膈神经的近端吻合，使副神经或膈神经的神经纤维长入面神经远端及其支配的肌肉，以恢复面肌功能。手术的主要目的是恢复瘫痪面肌的张力，使安静时面部外形能对称。其随意动作则需经练习、锻炼才能进行，表情动作更难以建立。由于此种手术疗效尚不甚肯定，且吻合术还需牺牲其他运动神经（如副神经、膈神经）功能，所以不宜广泛采用。也有人主张于早期或病后 5～7 周时面神经功能尚未恢复或面神经瘫痪复发的病例作面神经管减压术，但其疗效并不肯定。

（2）肌肉、肌腱转移手术：面部局部的肌肉转移的效果是即刻的，不需要经过神经再生的时间。颞肌是恢复口角、下唇对称性最为广泛使用的肌肉，但由于颞肌转移使翼点凹陷，颧弓凸起，现已逐渐被颞肌肌腱转移术所替代。将颞肌肌腱远端游离并重新定位于口角部位，改善面部对称性和微笑时的口唇

移动。

（3）游离肌肉移植术：股薄肌最常用，其他肌肉包括背阔肌、腹直肌、胸小肌、胸骨舌骨肌。将股薄肌植入面部，神经供体包括三叉神经咬肌的分支和对侧面神经。这些手术有助于改善患者面部的对称性，重建面部表情，促进患者社会功能的恢复。

【预后】

取决于病情严重程度及处理是否及时适当。约 75% 的病变在 1～3 个月内恢复。在发病后 2 周做面神经的电兴奋性测验，对于预后的估计有帮助。轻症病例多无变性反应，经过 2～3 周后即开始恢复，于 1～2 个月内可恢复。呈部分变性者，需 3～6 个月恢复。若 2 个月后仍有完全变性反应者，则恢复需半年以上或者不能恢复。

（二）先天性面神经麻痹（Mobius 综合征）

Mobius 综合征由 Von Graefe 在 1880 年首先报道，德国学者 Mobius 于 1888 年报道了伴有两侧展神经麻痹的先天性双侧面神经麻痹患者，并提出该病系脑神经发育不全所致，从此命名为 Mobius 综合征，又称先天性眼面麻痹。

【病因与发病机制】

尚未明确。大多认为是局部脑神经核及神经发育不良所致。可能与母亲妊娠 4～6 周受外界有害因素的影响，如孕期患病、用药、感染、酗酒等导致胚胎发育早期有关部位缺血、发育不良。遗传因素也起一定作用，具体染色体的异常各文献报道不一。外胚叶学说认为该病主要是脑神经核发育不良或受损，其中面神经和展神经区域受损最为严重。也有人认为这不能解释同时存在的成骨障碍及血管肌肉的畸形，提出中胚叶发育缺陷学说。

【临床表现】

该病是一种罕见的先天性神经系统疾病，男性多于女性，出生后不久即可发现症状，病程为非进展性。以双侧或单侧面瘫和眼球外展受限为主要症状。如是双侧周围性面瘫，则呈假面具面容，眼裂不能闭合，口不能紧闭，不能做蹙额、皱额、鼓腮、露齿等动作。两侧外直肌瘫痪，内直肌收缩相对增强，眼姿为内收位。两眼垂直运动正常，辐辏反射正常。常伴有其他脑神经的先天性异常，如动眼、三叉、舌咽、迷走、副及舌下神经。除脑神经外，可同时伴有颜面畸形、肌肉畸形、四肢骨骼畸形、牙齿畸形和智力减退。有些患者有指（趾）细长呈蜘蛛状，或多指（趾）、并指（趾）、指（趾）缺少、趾间粘连等；有些有颈、胸、臂、唇和舌肌萎缩或发育不全；有些患者智力低下。

【诊断与鉴别诊断】

根据先天性周围性面神经麻痹和双眼外展受限并伴有其他畸形应考虑本病。需与吉兰巴雷综合征、产伤引起的面神经损害、脑干肿瘤等鉴别。

【治疗】

本病无特效疗法，只能对症处理，可对眼睛、面部和肢体等身体各部分的畸形进行相应的矫正术。

（三）遗传性家族性面神经麻痹

是一罕见疾病，国内外均有数例家系报道。为常染色体显性遗传，一个家系几代中可有数人发病，表现为反复发作的面神经麻痹，单侧或两侧交替出现，治疗有效。

有人将遗传性家族性面神经麻痹与 Mobius 综合征等同，

但目前的病理研究已证实两者是不同的临床疾病,有各自不同的病理改变。家族性面神经麻痹患者的面神经核神经元数量显著减少,未观察到神经元变性坏死以及神经胶质增生或钙化,脑与其他相关结构未见异常,皮质脊髓束发育正常。而Mobius综合征属于更为复杂的脑干发育不全的先天性疾病,有后颅窝异常,并累及贯穿其中的神经束,表现为神经元变性和其他先天性脑部异常。

(四)复发性口面水肿症

复发性口面水肿症又称梅-罗综合征(Melkersson-Rosenthal syndrome,MRS),是一种罕见的神经、皮肤黏膜疾病,是复发性面神经麻痹的一种少见病因。MRS由Melkersson在1928年首先报道,当时仅把唇面部水肿及反复发作的面瘫作为该病的临床特征。1931年Rosenthal将皱襞舌列为该综合征的第三个主要临床表现。

【病因与病理】

目前本病的病因不明,研究提示其可能与自身免疫紊乱、感染、过敏、局部创伤等因素有关。亦有研究认为其与遗传因素有关,并将致病基因定位于9p11,属常染色体显性遗传。此病与免疫功能紊乱相关,活检显示在病变组织浸润的淋巴细胞中,T细胞聚集成灶或弥漫分布现象较B细胞明显,其中CD4细胞明显多于CD8细胞。免疫球蛋白标记IgA阴性、IgG弱阳性、IgM弥漫阳性,故此病的局部免疫反应是以T4细胞为主的细胞免疫反应,T8细胞和B细胞及体液免疫在某种程度上也参与其中。

病理上,MRS患者的病变组织活检显微镜下组织水肿,淋巴管扩张,血管周围可见淋巴细胞、浆细胞及组织细胞浸润,并可出现组织纤维化及朗格汉斯细胞。非干酪样上皮细胞肉芽肿为该病典型的病理改变,若未见也不能排除该病,因肉芽肿的形成与消退与临床表现不完全一致。

【临床表现】

MRS可发生于任何年龄,最常见于20～40岁,无明显性别和种族差异,可呈家族性及散发性存在。多数患者以口面部水肿为首发症状,水肿常为无痛、非凹陷性,多局限于口唇周围,尤以上唇为主,眼睑、鼻部、面颊和下唇也可受累。口面肿胀多发生于周围性面瘫之前,但也有之后或两者同时发生。MRS出现周围性面瘫很常见,可为单侧、双侧或两侧交替。皱襞舌见于大部分患者,为先天性。该病的特征性临床表现为复发性周围性面瘫,复发性唇、面部水肿及皱襞舌。这三主征可同时出现,或分别出现在病程的不同阶段。同时出现者为完全型,较少见。若有三主征中任意两种或只有一种加上典型病理结果(非干酪样上皮细胞肉芽肿)为不完全型。除三主征外,MRS其他相关症状有三叉神经痛、精神障碍、视觉障碍、角膜炎、偏头痛等。由于多数患者不能同时表现出全部特征性的症状,有时诊断比较困难。

【诊断与鉴别诊断】

对于反复发作的唇、面部水肿、周围性面瘫及皱襞舌的患者应考虑到复发性口面水肿症的可能,拟诊为该病的患者都应行病理检查以明确诊断。

临床上需与脑膜炎、肿瘤引起的多脑神经损害、口腔疾病、淋巴管炎、面神经炎、Lyme病、Guillain-Barre综合征、急性过敏反应、接触性皮炎、传染性肉芽肿、唇神经纤维瘤、肉样瘤病

的口腔表现等鉴别。

【治疗】

国内外多数研究认为局部或全身应用糖皮质激素有效。早期治疗效果好,病程长、复发次数多者治疗效果较差。对于反复发生面瘫及水肿严重的患者,应尽早行面神经减压术。

三、面肌抽搐

面肌抽搐又称偏侧面肌痉挛(hemifacial spasm,HFS),为阵发性偏侧面肌的不自主抽搐。通常抽搐仅限于一侧面部,无神经系统其他阳性体征。

【病因】

发病原因不明,有人推测面肌抽搐的异常神经冲动可能是面神经通路上某些部位受到病理性刺激的结果。其中部分患者可能是由于椎基底动脉硬化性扩张或动脉瘤压迫,有的是正常血管变异压迫,有的是面神经炎后脱髓鞘变性以及桥小脑角肿瘤、炎症所致。

【临床表现】

原发性面肌抽搐患者多数在中年以后起病,女性较多。开始时多为眼轮匝肌间歇性抽搐,逐渐缓慢地扩散至一侧面部的其他面肌。抽搐的程度轻重不等,可因疲倦、精神紧张、自主运动而加剧(图4-1-5-3)。入睡后抽搐停止,两侧面肌均有抽搐者甚少见。若有,往往一侧先于另一侧受累。少数患者于抽搐时伴有面部轻度疼痛,个别病例可伴有头痛,患侧耳鸣。神经系统检查除面部肌肉阵发性抽搐外,无其他阳性体征发现。少数病例于病程晚期可伴有患侧面肌轻度瘫痪。

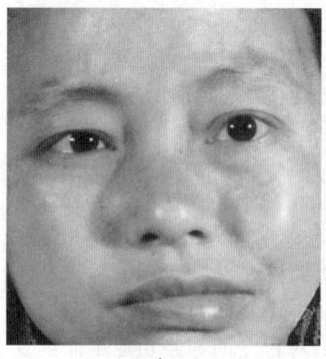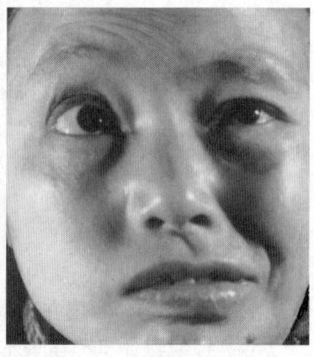

| A | B |

图4-1-5-3 左侧面神经麻痹后遗的面肌挛缩

A. 静止时,右侧鼻唇沟较左侧为浅,可被误认为右侧面瘫,惟左侧眼裂较大;B. 皱眉时,左侧面肌收缩加剧,左额肌无收缩。

根据面肌抽搐的强度,Cohen和Albert的强度分级将其分为5级。0级:无痉挛;Ⅰ级:外部刺激引起瞬目增加;Ⅱ级:眼睑、面肌轻微颤动,无功能障碍;Ⅲ级:痉挛明显,有轻微功能障碍;Ⅳ级:严重痉挛和功能障碍。

本病为缓慢进展的疾病,一般不会自然好转,如不给予治疗,部分病例于晚期患侧面肌瘫痪,抽搐停止。

【辅助检查】

1. 电生理检查 主要包括异常肌反应(abnormal muscle response,AMR)[又称侧方扩散反应(lateral spread response,LSR)]、肌电图(electromyography,EMG)以及脑干听觉诱发电位(brainstem auditory evoked potential,BAEP)。AMR多被用

于 HFS 的鉴别诊断,监测到 AMR 意味着 HFS 的诊断可以确立。BAEP 则被用 MVD 术前检查听觉通路的功能。在面肌痉挛患者中 EMG 可记录到一种阵发性高频率的自发电位(最高每秒可达 150 次)。

2. 影像学检查 MRI 检查可明确可能导致面肌痉挛的颅内病变和与面神经存在解剖接触的血管,三维时间飞跃(three dimensional time of flight,3D - TOF)、三维稳态进动结构相干(three dimensional constructive interference in steady state, 3D - CISS)、FIESTA、3D - FIESTA 等 MRI 成像技术甚至显示血管的类别、粗细以及对面神经的压迫程度,大大提高了血管神经结构的观察识别水平。鉴于任何影像学检查结果都有一定的假阳性率和假阴性率,不足以作为确诊或排除的依据,也不能作为 MVD 手术的适应证或禁忌证。

【诊断与鉴别诊断】

根据本病的临床特点为阵发性、一侧面肌抽搐而无其他神经系统阳性体征,诊断并不困难。肌电图上显示抽搐的面肌有肌纤维震颤和肌束震颤波。脑电图检查正常。头颅 MRA 检查在一部分患者可能发现椎动脉、基底动脉系统血管变异、动脉扩张等病变,造成对面神经的压迫。需与下列疾病鉴别。

1. 继发性面肌抽搐 桥小脑角肿瘤或炎症、脑桥肿瘤、脑干脑炎、延髓空洞症、运动神经元疾病、颅脑外伤等均可出现面肌抽搐,但往往伴有其他脑神经或长束受损的表现。面肌局限性抽搐亦可能是部分性运动性癫痫,其脑电图上可有癫痫波发放,可以鉴别。

2. Meige 综合征 表现为双眼睑痉挛,可伴口、面部对称性不规则多动,常见于老年人。

3. 三叉神经痛 为面部阵发性短暂的剧烈疼痛,疼痛严重时可伴有面部肌肉抽搐。虽然原发性面肌抽搐发展至严重时,抽搐时间较久亦可引起面部疼痛,但面肌抽搐在先,因此不难区别。

【治疗】

对病因明确者应治疗其原发疾病,例如用显微外科手术解除压迫面神经的异常血管,切除肿瘤等。对于多数确切病因不明的患者,只能对症治疗,以下数种方法可选用。

1. 药物治疗 可选用镇静、安定、抗癫痫等药物,如卡马西平、苯妥英钠、氯硝西泮、地西泮、硫必利、巴氯芬、加巴喷丁等。可选用下列药物。

(1)卡马西平:小剂量开始,逐步加量,通常剂量为 0.1~0.2 g/d,分次服。

(2)氯硝西泮:1~2 mg,每日 1 次或每日 2 次。

2. 肉毒杆菌毒素局部注射 A 型肉毒杆菌毒素是梭状芽孢杆菌属肉毒杆菌,在厌氧环境中产生的外毒素,注射后作用于局部神经肌肉接头处,抑制运动神经末梢突触前膜释放乙酰胆碱,使肌肉松弛、麻痹,从而使面肌痉挛的症状得以改善。于面肌痉挛侧面肌做多点注射,疗效可保持 3~6 个月,总有效率可达 80% 以上。注射后部分患者可出现轻微的不良反应,如眼睑下垂或轻度闭合不全,流泪或眼干燥,口角歪斜,咀嚼乏力,食物滞留于注射侧颊部等。不良反应多在注射后半个月至 1 个月左右消失。选择抽搐点部位和适当剂量是提高疗效、预防面肌无力等不良反应的关键。复发者可以重复注射。此法目前国内已广泛使用。

3. 手术疗法 MVD 如果头颅磁共振断层血管成像(magnetic resonance tomographic angiography,MRTA)显示有血管压迫患侧面神经,可用此手术。具体方法为:在患侧乳突后开一小骨窗,在手术显微镜下牵开小脑底部达到脑桥脚,将该处压迫于面神经根部的血管用少量涤纶絮隔开即可。此手术方法成功率高,现已被国内外神经外科医师广泛接受。

四、偏侧面肌萎缩症

进行性偏侧面肌萎缩症(progressive hemifacial atrophy, PHA)亦称为 Parry Romberg 综合征,为一种少见的进行性单侧面部组织(皮下脂肪、皮肤、软骨和骨)萎缩的疾病,少数病变范围累及肢体或躯干,称为进行性偏侧萎缩症。

【病因与病理】

病因未明。脂肪代谢异常和遗传因素、胚胎发生异常、交感神经功能失调、免疫系统功能紊乱、病毒感染可能与本病相关。病理显示表皮萎缩变薄。真皮结缔组织嗜碱变性;胶原纤维同一化、弹力纤维减少,汗腺、皮脂腺、毛囊等均有萎缩,血管减少,皮下脂肪消失。

【临床表现】

好发于 20 岁前的青少年,女性多见。起病隐匿,缓慢进展,患侧面部初期可有感觉异常、感觉迟钝或疼痛等感觉障碍。早期患侧颊部、下颚可呈现白色或褐色皮肤色素改变。萎缩过程可以从面部任何部位开始,多为一侧面颊、额等处。局部皮肤干燥、皱缩,毛发脱落。患侧与健侧分界清楚,起始点称为"刀痕"。患部缓慢萎缩凹陷并逐步扩展至同侧面部及颈部,皮肤因而紧贴肌肉但可以移动,后期可累及舌肌、喉肌、软腭等。严重病例的面部骨骼,甚至大脑半球也可萎缩。由于偏侧组织萎缩,眼、耳、下颌、口腔等均可变形。因肌肉受累较轻,肌纤维尚完好,所以肌力多保持正常。部分病例患侧可出现 Horner 征。有些患者可有癫痫发作。严重病例可发展为偏侧萎缩,偶有对侧躯体交叉萎缩。该病常缓慢进展数年或十余年后停止发展。

【诊断与鉴别诊断】

依据患者出现典型的单侧面部组织萎缩,诊断不难。需与以下疾病鉴别。

1. 运动神经元病 表现为肌无力、肌萎缩、延髓麻痹及锥体束征,较少累及偏侧面部,肌电图可明确诊断。

2. 肌营养不良 有多种类型,表现为对称性的肌无力和肌萎缩,一般有遗传史,肌酶升高,肌电图显示肌病电位。

3. 硬皮病 是一种风湿科疾病。头面部是少发部位,该病的皮肤与下面组织粘连不易移动。

4. 进行性脂肪营养不良 是一种遗传疾病。不仅在面部,四肢和躯干都有脂肪萎缩。

【治疗】

尚无有效的治疗方法。多以对症治疗为主,目的以恢复面部的对称性。治疗需多学科专家的参与,如皮肤科医生、口腔科医生和心理医生。自体脂肪移植、硅胶注射、假体移植、软骨移植、牛胶原、无机材料和脂肪细胞混合血小板凝胶植入都可恢复萎缩部位的外观。计算机辅助手术治疗,可在术前准确模拟面部轮廓整复术后面部外形和皮瓣的形状、位置以及数量,也可辅助评估重建过程。

第六节 耳蜗、前庭神经疾病

前庭蜗神经(vestibulocochlear nerve),又称听神经,是特殊感觉性脑神经,由传导听觉的耳蜗神经(cochlear nerve)和传导平衡觉的前庭神经(vestibular nerve)两部分组成。它们在入颅处紧密相接,在内听道内分成前后两支,前支为耳蜗神经,后支为前庭神经,各自的周围神经分布、中枢联系及功能均不相同,分述如下。

一、耳蜗神经疾病

耳蜗神经的感觉神经元胞体位于耳蜗的蜗轴内的蜗神经节(或称螺旋神经节),为双极神经元,其周围突呈放射状进入骨螺旋板再到达螺旋器的毛细胞接受听觉冲动的刺激。螺旋神经节双极细胞的中枢突穿内耳道底,组成耳蜗神经,与前庭神经伴行,经内耳门于脑桥延髓沟入脑,终于脑干的蜗神经背侧核和腹侧核。蜗神经背侧核和腹侧核发出的第2级神经元发出纤维有部分交叉,形成斜方体和对侧的外侧丘系,止于对侧的上橄榄核,还有部分纤维终止于同侧上橄榄核。自上橄榄核第3级神经元发出传入纤维沿外侧丘系上行,止于下丘,其中大部分纤维经下丘核中继后止于内侧膝状体,少部分纤维直接终止于内侧膝状体。内侧膝状体发出听辐射,即第4级神经元,经内囊后部上行,止于颞横回的听皮质。由于在第2、3级神经元有交叉及不交叉的纤维,当一侧外侧丘系听皮层受损时,可导致两侧听力减退,且对侧较重;当一侧蜗神经或蜗神经核损坏时,可引起同侧全聋。

螺旋器、位觉斑和壶腹嵴还分布有传出纤维,将信号转达到外周听器官或者低位的听觉中枢。这些纤维为抑制性的,对传入的信息起反馈作用。传出神经元起源于脑干的上橄榄核,受高位听觉中枢的下行纤维的控制。按照神经元的起源和路径,耳蜗传出神经系统分为内侧橄榄耳蜗传出神经系统和外侧橄榄耳蜗传出神经系统。内侧橄榄耳蜗传出神经元的胞体位于上橄榄复合体内侧的上橄榄核,它的大部分纤维于第四脑室交叉到对侧,少部分纤维分布到同侧耳蜗,极少数纤维投射到双侧耳蜗。内橄榄耳蜗神经纤维末梢与外毛细胞的传入纤维形成突触联系。外侧橄榄耳蜗传出神经元则大部分投射到同侧耳蜗,少部分投射到对侧,与内毛细胞的传入纤维形成突触联系。

(一) 耳聋

听力损害可分为传导性耳聋和感音性耳聋。传导性耳聋见于外耳和内耳疾病,后者更为多见。常见的病因有中耳炎、耳硬化症和肿瘤。感音性耳聋是由于听觉感音器(包括内耳末梢感受器、位听神经及其中枢通路、听觉皮质中枢)病变所致的听力减退或消失。本节只介绍感音性耳聋。

【病因】

各种急性、慢性迷路炎,药物中毒(如链霉素、新霉素、庆大霉素、奎宁等),损伤(内耳震荡、颞骨骨折),噪声、爆震,梅尼埃病(Ménière disease,MD),听神经炎,脑膜炎、蛛网膜炎,脑桥小脑角肿瘤(特别是听神经瘤,首发症状为一侧耳鸣,缓慢、进行性听力减退或眩晕,随着病变的增大,多破坏周围结构如前庭

神经、小脑、面神经和三叉神经,可产生相应的临床症状),脑桥侧部胶质瘤及老年性动脉硬化性耳聋等,也有突然发生的原因不明的感音性耳聋。此外尚有遗传及妊娠期、分娩期各种病因所致的先天性聋。

产生感音性聋的病损部位多数在耳蜗末梢感受器或耳蜗神经。病变位于脑桥,累及耳蜗神经核团,虽可引起病侧感音性聋,但由于耳蜗纤维进入脑干后分散,常仅部分受损,病侧听力障碍并不严重。脑干内的听觉中枢通路易受血管疾病造成的循环障碍以及炎症和肿瘤的损害,产生听力减退。只有双侧听觉通路损害才导致双侧性耳聋。颞叶病变可造成听觉性失语,颞叶癫痫发作多有听幻觉症状。大脑颞叶听觉中枢受损引起的聋较少发生。

【临床表现】

根据病变解剖部位的不同,感音性聋可分为耳蜗性、神经性、中枢性聋三种。其听力障碍的共同特点是听力减退以高音频率为主;气导大于骨导,骨导偏向健侧,可发生完全性听力丧失(全聋)。

1. 耳蜗性(末梢性)聋 凡病变位于耳蜗,影响内耳末梢感受器所致听力减退,皆属耳蜗性聋。由于蜗管内基底膜上不同区域接受不同频率之音调,耳蜗中局限性病变常引起山谷状之听力缺损,典型的听力曲线为最初出现在4 000 Hz处陡峭形下降,例如噪音性聋。耳蜗性聋常以高音频率听力首先受障碍,其原因可能是感受高音时部位在耳蜗基底部中,而此处接近圆窗与卵圆窗,故易受影响。此外,该区局部血供比较脆弱,因此易受损害。耳蜗性听力障碍电测听检查特点如下:① 复聪现象,又称重振现象,即听力损失的程度因刺激声强增加而减轻或消失。② 强声耐量降低,正常人对于105~110 dB之声强并不感到难受,当声强提高到120 dB以上时即感到耳部疼痛;耳蜗性耳聋的患者则在声强未达到上述阈限时即感耳部难受或有疼痛感。③ 复听,对同种音调(纯音)患者感到两耳听到的不一致,一高一低。④ 病理性听觉适应,在持续性声音刺激时,其听阈显著提高。

2. 神经性聋 凡病变影响发自螺旋神经节至进入脑干处的耳蜗神经所产生的听力障碍称神经性聋。其特点如下:① 高音频率听力首先受影响,然后渐向中低音扩展,造成斜坡向高音的听力障碍曲线,最后普遍下降。② 气导仍大于骨导,但均缩短,BC/AC(骨导/气导)之比例不变。③ 语言审别率常低于正常,并常与纯音听力不相称,即纯音听力尚属正常或仅轻度减退,而语言审别率明显下降。④ 有明显的病理性适应现象。

3. 中枢性聋 凡病变位于脑干或大脑,累及耳蜗核及其中枢通路、听觉皮质中枢所产生的听觉损害称中枢性聋。又可分为两类。

(1) 脑干性:病变位于脑桥、延髓,影响耳蜗神经核可产生病变一侧耳聋,但并不严重。若病损累及一侧耳蜗神经核及对侧的交叉纤维,则可发生两侧性耳聋。因耳蜗神经进入脑干后纤维分散,常为部分受损,因此常呈部分性感音性聋。

(2) 皮质性:由于每侧耳蜗神经核的纤维投射至两侧颞叶皮质听觉区(主要至对侧),因此一侧皮质听觉区受损,或其传导径路一侧性损害,可产生对侧或两侧听觉暂时的减退。例如颞叶肿瘤可引起对侧或双侧部分性耳聋。有时虽然一般的听觉(纯音测定)无明显影响,但对侧耳的语言审别率降低。皮质

性耳聋对于声音的距离、性质难以辨别。若病变程度较轻而范围较广,例如大脑老年性退行性病变,患者难以理解复杂的或速度较快的语言,在噪声较强的环境中对语言的理解也感困难。

【治疗】

耳聋的治疗主要是病因治疗。由于中耳炎并发迷路炎的患者,应由耳科医师作有关的处理及抗感染治疗。因药物中毒性损害引起者,则应立即停药,并给予维生素B族以助神经的恢复。噪音性耳聋患者需佩戴防音器。由于迷路血供不足而引起者,可应用各种抗血小板药物以及扩血管药物。亦可给予高压氧舱治疗。治疗内耳眩晕病,减少发作,以防止听力进一步减退。因脑桥小脑角肿瘤引起的听力减退,需手术治疗。对于不明原因引起的特发性感音性耳聋,初始治疗以短期应用糖皮质激素(口服或静脉)为主,对于初始治疗无效或效果不佳的特发性感音性耳聋患者,予以鼓室内注入类固醇激素。病程在3个月内的特发性感音性耳聋患者,可以予高压氧舱治疗,慎用抗病毒药、溶栓剂、扩张血管药物、血管活性药物及抗氧化药物。

某些严重的听力障碍而又难以恢复的患者可予以助听器、人工耳蜗以及振动声桥等听觉补偿手段。对于聋哑症患者给予听觉训练(以大声如喇叭、铃等强大音响进行刺激,促使尚有功能的听觉细胞"苏醒",然后逐渐减低声音强度),并进行唇语教学。

(二) 耳鸣

耳鸣是指听觉器并未受到外界声响刺激而感觉到不正常声音,如嗡嗡、呜呜、吱吱、嘘嘘、丝丝之声。听觉的传导器、感音器、位听神经传导径路的病损均可发生耳鸣,亦可由全身其他系统疾病所引起。

【病因】

根据病变的部位和病理分类如下。

1. 外耳道　如外耳道耵聍或异物阻塞。
2. 中耳　急性或慢性中耳炎、卡他性咽鼓管炎、耳硬化症。
3. 内耳　迷路损伤、内耳药物性中毒(如奎宁、水杨酸、链霉素、新霉素等)、病毒性或化脓性迷路炎、内耳动脉病变(动脉瘤、动脉痉挛、阻塞)、梅尼埃病(亦称内耳眩晕病)。
4. 耳蜗神经　如听神经瘤、耳蜗神经炎等。
5. 脑干　如脑桥被盖外侧部分的病损(肿瘤)。
6. 全身其他系统疾病　如贫血、高血压、心血管疾病(心脏瓣膜狭窄和闭锁不全及动脉硬化等所造成的杂音可传入耳内)、胃肠道疾病(通过自主神经的反射,引起内耳血管的扩张或痉挛而产生耳鸣)。
7. 神经症　亦常有耳鸣,每在夜晚明显,晨起减轻或消失。
8. 原发性耳鸣　伴或不伴感音性聋的特发性耳鸣,病因不明,多见于老年患者。

【发病机制】

耳鸣发病机制不清,既往多认为由外周听觉系统病变所致。近年来,"耳鸣中枢化"学说被提出,认为外周听觉损伤导致中枢神经系统发生结构和功能重组,从而使耳鸣持续存在。耳蜗核中耳蜗背侧核、腹侧核都存在神经可塑性的改变;下丘作为听觉传导的中继站,控制着整个听觉通路兴奋和抑制的平衡;听皮层的变化直接与耳鸣的感知和调节相关。上述区域作为与耳鸣相关的脑区,其病理变化可能是耳鸣形成和维持的原因;而边缘系统作为与情绪相关的听觉外系统,可能参与耳鸣中枢调节的复杂过程。

【诊断及鉴别诊断】

根据耳鸣的性质、听力、耳部及其他体征予以诊断并甄别病因。

1. 耳鸣的音调　低音性耳鸣,如轰轰、嗡嗡似雷声、飞机声,往往是传导器的病变。高音性耳鸣,如吱吱、丝丝似蝉鸣、鸟叫声,常为感音器的病变。若高低音同时存在或交替出现,则提示传导器与感音器均有病变。
2. 耳鸣的时间　可以短暂,亦可以持久存在,或间歇地出现。传导器病变的耳鸣持续时间随病情而异,可短可长。药物中毒性耳损或听神经肿瘤、损伤等引起的耳鸣常经久存在。内耳眩晕病于发作期耳鸣增加,间歇期耳鸣减轻或消失。颅内动脉瘤或血管畸形的杂音往往为与脉搏搏动节律一致的响声。神经症患者的耳鸣,往往朝轻晚重、时减时增,与其他神经症症状的出现或好转相一致。
3. 听力　耳鸣患者常伴有听力减退,伴有传导性耳聋的耳鸣,提示为传导器病变,伴有感音性耳聋的耳鸣提示由感音器病变所引起。若听力正常者,除可能是早期的传导器或感音器病变外,尚需考虑可能为颅内动脉瘤、血管畸形、颅内动脉狭窄、全身其他系统疾患所引起,应予注意。
4. 耳部及其他体征　有鼓膜穿孔、充血、凹陷、瘢痕等体征,则提示有中耳病变。有颅部血管杂音,常提示有颅内动脉狭窄、动脉瘤或血管畸形的存在。耳鸣侧除听力减退外还有三叉神经、展神经和前庭神经受损的体征,提示有耳蜗神经受累。发现有高血压、心脏杂音或周围动脉硬化体征时,提示这些疾患可能与耳鸣有关。

【治疗】

对于与某种潜在病因(感音神经性耳聋除外)或可确诊的生理状态相关的耳鸣,治疗以解除病因为主。对于影响患者生活质量的持续性的恼人耳鸣(持续时间6个月及以上),首选认知行为疗法,并选择性应用缓解耳鸣所致压力的声治疗(耳鸣掩蔽治疗、耳鸣适应性治疗),避免常规应用抗抑郁药、抗惊厥药、抗焦虑药或鼓室内给药,禁忌常规予以针灸或经颅磁刺激治疗,银杏提取物、褪黑素或其他膳食补充剂没有疗效证明。伴听力损失且有持续性恼人耳鸣的患者应接受助听器验配。

二、前庭神经疾病

(一) 前庭神经解剖

前庭神经(vestibular nerve)传导平衡觉(位置觉)冲动。前庭神经的感觉神经元胞体位于内耳道底的前庭神经节(scarpa's ganglion)内,为双极神经元,其周围突穿内耳道底,分布于内耳三个半规管的球囊斑、椭圆囊斑和壶腹嵴,感受身体和头部的空间移动。前庭上神经的分支有前壶腹神经、外壶腹神经和椭圆囊神经,分别接受来自前半规管壶腹嵴、外半规管壶腹嵴和椭圆囊斑的感觉传入,前庭下神经的分支有后壶腹神经、球囊神经,分别接受来自后半规管壶腹嵴和球囊斑的感觉传入。前庭上、下神经之间,前庭神经和耳蜗神经以及前庭神经及面神经之间还有细小的分支相吻合。其中枢突组成前庭神经,经内耳门入颅,终于脑桥和延髓的前庭神经核群(内侧核、外侧核、上核和脊髓核),一小部分纤维经过小脑下脚止于小脑的绒球小结叶脑干的前庭神经核和小脑。由前庭神经外侧核发出的纤维构成前庭脊髓束,止于同侧前角细胞,调节躯体平衡;来自其他前庭神经核的纤维加入内侧纵束,与眼球运动神经核和上颈髓联系,调节眼球及颈肌反射性活动。

(二) 前庭神经病

前庭神经的功能是反射性调节机体平衡(包括头部、眼球、躯体、肢体),调节机体对于各种加速度(包括角加速度、线加速度、重力加速度)的反应。正常情况下,人们很少感到前庭器在活动,只有在前庭功能障碍时(病变时)或受到异常刺激(各种前庭功能诱发试验),才感受到。

【病因】

1. 耳源性 如迷路炎、MD、晕动病(又称动晕病)、良性发作性位置性眩晕(benign paroxysmal positional vertigo,BPPV)、内耳震荡、迷路动脉供血障碍及药物中毒性损害等疾患。

2. 第Ⅷ对脑神经病损 如听神经瘤、脑桥小脑角其他肿瘤、耳蜗神经炎、耳蜗神经损伤(颞骨骨折)、脑桥小脑角蛛网膜炎。

3. 脑干病损 如血管性病变、肿瘤、延髓空洞症、多发性硬化、前庭神经元炎。

4. 小脑病损 蚓部肿瘤、脓肿、损伤。

5. 血管源性疾病 如高血压、低血压、脑动脉硬化症、后循环血供障碍。

【临床表现】

前庭神经病损的主要表现有眩晕、眼球震颤、过指及倾倒,并可伴有恶心、呕吐、面色苍白、出汗、血压降低等症状。

1. 眩晕 是患者感觉周围环境或自身在旋转或移动的一种幻觉(或称运动幻觉),常伴有眼球震颤、平衡失调、恶心、呕吐。内耳或前庭神经损害时,眩晕常较严重,伴有恶心、呕吐、耳鸣和耳聋等。眼球震颤与身体倾斜均较明显。前庭神经核损害时眩晕多不严重,眼球震颤较恒定,并伴有脑干与其他脑神经损害症状。

2. 眼球震颤 前庭神经病损后常有自发性眼球震颤,为由慢相与快相所组成的节律性眼球震颤。前庭周围性疾病,如内耳眩晕病、急性迷路炎、前庭神经损伤等,出现的眼震多为水平性,持续时间较短(一般不超过2~3周),伴有明显的眩晕,闭眼后并不能使眩晕症状减轻。倾倒与过指向着眼震的慢相侧。前庭神经中枢性病损,如脑桥病变时,眼震方向不一,可为水平、垂直或旋转性,其快相常朝向周围,而慢相则朝向休止位。眼震持续时间常较长。倾倒方向与眼震方向无一定的关系,不一定伴有明显眩晕,可以无听力障碍。

3. 过指 系肢体的平衡失调,亦称自发性上肢偏斜。嘱患者闭目,两上肢向正前方伸直,有前庭神经急性病损时肢体常向患侧偏斜。或嘱患者将上肢在正前方垂直方向内作上下运动,如有肢体平衡失调,可显示其偏斜的情况。

4. 倾倒 系躯体的平衡失调,表现为站立不稳或向一侧倾倒。在作闭目难立试验时,可以观察此种倾倒现象。前庭神经病损时,躯体常向一侧倾倒,通常倒向眼震的慢相侧,而前庭中枢性损害,则方向不定。

【诊断】

前庭神经病的诊断需考虑以下三个方面。

1. 是否是前庭神经损害 凡是前庭神经的病损大部分均有上述临床表现,前庭功能试验常有异常发现。部分患者亦常有听力障碍。

2. 是前庭周围性病变还是前庭中枢性病变 可根据眩晕的性质、自发性眼震的特点,倾倒、过指等情况,再结合各种前庭功能试验的结果来鉴别。

3. 进一步的定位和定性 可根据各个疾病的临床特征及有关的辅助检查确定。

【治疗】

包括病因治疗与对症治疗。

1. 病因治疗 迷路炎者作抗感染治疗,听神经瘤则手术摘除,迷路动脉血供障碍用扩血管药物治疗等。

2. 对症治疗 主要针对眩晕症状进行治疗,可应用前庭抑制药物以减轻其症状,如各种镇静剂、安定剂。伴有恶心、呕吐的患者,同时应用各种止吐剂。抗组胺药物如盐酸苯海拉明、异丙嗪、氯苯那敏、茶苯海明(晕海宁)等,兼有镇静及止吐作用,亦常为临床所应用。

(三) 内耳眩晕病

MD又称内耳眩晕病,可导致外周性平衡障碍和听力损失,主要表现为发作性眩晕、波动性感音性聋,常伴有恶心、呕吐、耳鸣和耳胀满感(参见第二部分第六章)。

【病因、发病机制】

MD病因不明,可能与内淋巴产生和吸收失衡有关。目前公认的发病机制主要有内淋巴管机械阻塞与内淋巴吸收障碍学说、免疫反应学说、内耳缺血学说等。通常认为MD的发病有多种因素参与。

【临床表现】

多数患者于中年起病,发病年龄为40~60岁,女性略多。典型的四联症状为发作性眩晕、波动性感音神经性耳聋、耳鸣和耳胀满感。

1. 眩晕 发作突然,为四周景物或自身在旋转或摇晃的感觉,严重时往往伴有恶心、呕吐、面色苍白、出汗等迷走神经刺激症状,并可出现短暂的水平性眼球震颤。发作时患者多闭目卧床,不敢翻身或转动头部,唯恐因此而加剧眩晕。发作持续时间历数分钟、数小时甚至数天不等,多数患者于1~2d内逐渐减轻而自行缓解。在发作后短期内部分患者仍有轻微的眩晕,特别是在头部转动时易出现。发作间歇期长短不一,多数为数月或数年发作一次,亦有频繁发作达1周数次者。眩晕发作时患者神志清楚。发作频率往往随耳聋的进展而逐渐减少,至完全耳聋、迷路功能消失时,眩晕发作亦常终止。亦有听力障碍虽不甚严重而发作性眩晕经几年自行停止者。

2. 听力障碍 因病变多好发生于一侧,故常为一侧性听力减退。约有半数患者听觉障碍的发生先于眩晕,但在病程早期因其障碍程度较轻而未被注意。每次眩晕发作常使听力进一步减退,发作后可有部分恢复,但难以恢复到原来的水平。早期以低频率听力减退为主的上升型听力曲线,屡发后高频听力亦有影响。听力检查呈典型的感音性耳聋,并有复聪现象。

3. 耳鸣 耳鸣为高音调性,若发生于患侧,常与耳聋同时发生,多为持续性,亦可呈间歇性,在每次眩晕发作前耳鸣常加剧。

发作间歇期检查可发现多数患者有感音性听力障碍,前庭功能冷热水试验于一部分病例中显示功能减退,在间歇期无自发性眼球震颤,闭目难立试验阴性。

【诊断】

分为临床诊断和疑似诊断。

1. 临床诊断

(1) 诊断标准:① 2 次或 2 次以上眩晕发作,每次持续 20 min~12 h。② 病程中至少有一次听力学检查证实患耳有低到中频的感音神经性听力下降。③ 患耳有波动性听力下降、耳鸣和(或)耳闷胀感。④ 排除其他疾病引起的眩晕,如前庭性偏头痛、突发性聋、良性阵发性位置性眩晕、迷路炎、前庭神经炎、前庭阵发症、药物中毒性眩晕、后循环缺血、颅内占位性病变等;此外,还需要排除继发性膜迷路积水。

(2) 临床分期:根据患者最近 6 个月内间歇期听力最差时 0.5、1.0 及 2.0 kHz 纯音的平均听阈进行分期。梅尼埃病的临床分期与治疗方法的选择及预后判断有关。双侧 MD,需分别确定两侧的临床分期。一期,平均听阈≤25 dBHL;二期,平均听阈为 26~40 dBHL;三期,平均听阈为 41~70 dBHL;四期,平均听阈>70 dBHL。

2. 疑似诊断 诊断标准如下:① 2 次或 2 次以上眩晕发作,每次持续 20 min~24 h。② 患耳有波动性听力下降、耳鸣和(或)耳闷胀感。③ 排除其他疾病引起的眩晕,如前庭性偏头痛、突发性聋、良性阵发性位置性眩晕、迷路炎、前庭神经炎、前庭阵发症、药物中毒性眩晕、后循环缺血、颅内占位性病变等;此外,还需要排除继发性膜迷路积水。

【鉴别诊断】

1. 全身性疾病 如高血压、低血压、各种心脏病、贫血、中暑、神经症、尿毒症及低血糖症等均可引起头昏、头晕,但大多数并非为真正的运动幻觉,无眼球震颤及听力减退,症状持续时间往往较长,可根据原发疾病的特点加以鉴别。

2. 急性化脓性迷路炎 多为中耳炎并发症,体检可见鼓膜穿孔、中耳病变,伴有明显的听力障碍,眩晕症状严重者出现明显的眼球震颤。

3. 前庭神经元炎 常发生于上呼吸道病毒感染或胃肠道感染后,一部分患者有身体其他部位的感染症状。起病急,有剧烈眩晕、恶心、呕吐,但无耳聋与耳鸣,前庭功能冷热水试验常显示迷路功能明显减退,症状持续数周至数月,可自行缓解而不再复发。

4. 良性发作性位置性眩晕 为内耳耳石器病变所引起,多见于成年人。患者常于某种头位出现短暂的眩晕,持续数秒至数十秒钟,重复该种头位时眩晕可重复出现。作头位位置试验时,在引起眩晕的同时可有为时短暂的水平性兼旋转性眼震。若于短期内连续多次重复检查,患者可暂时适应而不出现症状,无听力障碍,变温试验正常。

5. 听神经瘤 起病缓慢,听力渐进性减退,呈感音性耳聋,无复聪现象,前庭功能变温试验显示病侧功能早期即明显减退或消失。病变进一步发展则有其他邻近脑神经受损的表现,病侧内听道扩大及脑脊液中蛋白质含量增加均有助于鉴别诊断。

6. 脑干病变 脑干的血管性或肿瘤性病变亦可产生眩晕及轻度听力减退。眩晕症状持续较久,常有眼球震颤并有其他

神经系统体征,例如由于小脑后下动脉血栓形成引起者,除眩晕外尚有面部麻木、吞咽困难、讲话不清、共济失调及病变对侧肢体的痛、温觉减退或消失。

【治疗】

以减少或控制眩晕发作,保存听力,减轻耳鸣及耳闷胀感为主要目的。包括急性发作期的处理和发作间歇期的处理。

1. 发作期的处理 予前庭抑制剂(包括抗组胺类、苯二氮䓬类、抗胆碱能类以及抗多巴胺类药物)控制眩晕急性发作,原则上使用不超过 72 h;如果急性期眩晕症状严重或听力下降明显,可酌情口服或静脉给予糖皮质激素。如恶心、呕吐症状严重,可加用补液支持治疗。对诊断明确的患者,按上述方案治疗的同时可加用甘露醇、碳酸氢钠等脱水剂。

2. 间歇期的处理 规律作息,避免诱发因素,减少盐分摄入。予以倍他司汀、利尿剂(双氢克尿噻、氨苯蝶啶)控制眩晕发作;对于眩晕发作频繁剧烈、上述药物无效的患者,可以予鼓室注射糖皮质激素或庆大霉素,也可予鼓室低压脉冲治疗。对于眩晕发作频繁,剧烈,6 个月非手术治疗无效的患者,可采用内淋巴囊手术、三个半规管阻塞术、前庭神经切断术、迷路切除术。各术式的适应证不同,应个体化选择。

(四) 良性阵发性位置性眩晕

良性阵发性位置性眩晕(BPPV)于 1921 年由 Barany 首次报道,是一种相对于重力方向的头位变化所诱发的、以反复发作的短暂性眩晕和特征性眼球震颤为表现的外周性前庭疾病,常具有自限性,易复发。本病虽为内耳疾病,但常在神经科首诊。

【发病机制】

膜迷路的前庭部分由三个半规管(semicircular canal),即前半规管、后半规管和水平半规管组成。半规管内的壶腹(cupula)是感受运动的器官,可通过感受内淋巴的相对运动起到探测运动的作用。由于椭圆囊斑中的耳石脱落到半规管腔(管结石症)或黏附于壶腹嵴嵴帽(嵴帽结石症),引起发作性位置性眩晕。当头位变化导致耳石在半规管中移动时,引起内淋巴的流动,刺激所在半规管的壶腹部,从而产生眩晕。受累半规管壶腹部所产生神经冲动引起相应眼外肌收缩所产生的方向为眼震的方向。不同的半规管受累,产生的眼震方向不同。内耳迷路包括两种耳石结构:椭圆囊(utricle)和球囊(saccule)。椭圆囊的囊斑(macula)是引起 BPPV 的钙颗粒的主要来源。钙颗粒从囊斑上脱落的原因尚不清楚,推测可能的原因有外伤、病毒感染或骨质疏松。

后、前、水平半规管均可受累,有时多个半规管可同时累及。由于重力的作用,后半规管最常累及,占所有 BPPV 的 70%~90%。水平半规管受累约占有所有 BPPV 的 10%~30%。前半规管受累或多个半规管受累少见。

【临床表现】

平均发病年龄 54 岁,女性多见。患者通常主诉某个特定的动作可诱发眩晕发作,如卧倒、起床或翻身。每次眩晕发作持续 10~30 s,除了恶心外不伴有其他症状。两次发作间多数患者没有不适感,少数患者可有持续头晕、恶心症状。眩晕的主要特征如下:① 潜伏期,头位变化后 1~4 s 后才出现眩晕。② 旋转性,眩晕具明显的旋转感,患者视物旋转或闭目有自身旋转感。③ 短暂性,眩晕在不到 1 min 内自行停止。④ 转换

性,头回到原来位置可再次诱发眩晕。⑤ 疲劳性,多次头位变化后,眩晕症状逐渐减轻。

【诊断】

1. 诊断标准

(1) 相对于重力方向改变头位后出现反复发作的、短暂的眩晕或头晕(通常持续不超过 1 min)。

(2) 位置试验中出现眩晕及特征性位置性眼震。

(3) 排除其他疾病,如前庭性偏头痛、前庭阵发症、中枢性位置性眩晕、MD、前庭神经炎、迷路炎、上半规管裂综合征、后循环缺血、体位性低血压、心理精神源性眩晕等。

2. 眼震特征

(1) 一般表现。

1) 潜伏期:管结石症中,眼震常发生于激发头位后数秒至数十秒,而嵴帽结石症常无潜伏期。

2) 时程:管结石症眼震短于 1 min,而嵴帽结石症长于 1 min。

3) 强度:管结石症呈渐强、渐弱改变,而嵴帽结石症可持续不衰减。

4) 疲劳性:多见于后半规管 BPPV。

(2) 各类 BPPV 位置试验的眼震特点。

1) 后半规管 BPPV:在 Dix - Hallpike 试验或侧卧试验(side - lying test)中患耳向地时出现带扭转成分的垂直上跳性眼震(垂直成分向上,扭转成分向下位耳),由激发头位回复至坐位时眼震方向逆转。

2) 外半规管 BPPV。

A. 眼震分型:① 水平向地性,若双侧滚转试验均可诱发水平向地性眼震(可略带扭转成分),持续时间<1 min,则可判定为漂浮于外半规管后臂内的管石症;② 水平离地性,双侧滚转试验均可诱发水平离地性眼震(可略带扭转成分),若经转换手法或能自发转变为水平向地性眼震,持续时间<1 min,则可判定为漂浮于外半规管前臂内的管石症;若诱发的水平离地性眼震不可转换,持续时间≥1 min,且与体位维持时间一致,则可判定为外半规管嵴帽结石症。

B. 患侧判定:滚转试验中水平向地性眼震诱发眼震强度大、持续时间长的一侧为患侧;水平离地性眼震中诱发眼震强度小、持续时间短的一侧为患侧。当判断患侧困难时,可选择假性自发性眼震(pseudo spontaneous nystagmus, PSN)、眼震消失平面(null plane)、低头-仰头试验(bow and lean test, BLT)、坐位-仰卧位试验(lying down test, LDT)等加以辅助判断。

3) 前半规管 BPPV:在 Dix. Hallpike 试验或正中深悬头位试验(straight head-hanging test)中出现带扭转成分的垂直下跳性眼震(垂直成分向下,扭转成分向患耳),若扭转成分较弱,可仅表现为垂直下跳性眼震。

4) 多半规管 BPPV:多种位置试验可诱发相对应半规管的特征性眼震。

【鉴别诊断】

典型的 BPPV 通常较容易识别,且对手法复位治疗反应好。

如出现以下症状需重视与中枢性疾病的鉴别:① 自发性眩晕;② 持续时间 1~2 min;③ 非头位改变引起;④ 向下的眼

震,或者是那些并非由手法复位诱发,但在头位改变时较明显的眼震;⑤ 手法复位效果不佳。

【治疗】

主要为手法复位治疗,对合并其他眩晕疾病的患者可予相应药物治疗。

1. 后半规管 BPPV 建议首选 Epley 法,其他还可选用改良的 Epley 法或 Semont 法等,必要时几种方法可重复或交替使用。复位后头位限制、辅助使用乳突振荡器等方法并不能明显改善疗效,不推荐常规使用。

2. 外半规管 BPPV ① 水平向地性眼震(包括可转换为向地性的水平离地性眼震),可采用 Lempert 或 Barbecue 法以及 Gufoni 法(向健侧),上述方法可单独或联合使用。② 不可转换的水平离地性眼震,可采用 Gufoni 法(向患侧)或改良的。

3. 前半规管 BPPV 可采用 Yacovino 法,尤其适用于患侧判断困难的患者。

4. 多半规管 BPPV 采用相应的复位手法依次治疗各半规管 BPPV,优先处理诱发眩晕和眼震更强烈的责任半规管,一个半规管复位成功后,其余受累半规管的复位治疗可间隔 1~7 d 进行。

复位后有头晕、平衡障碍等症状时,可给予改善内耳微循环的药物,如倍他司汀、银杏叶提取物等。对于诊断清楚、责任半规管明确,经过 1 年以上规范的耳石复位等综合治疗仍然无效且活动严重受限的难治性患者,可考虑行半规管阻塞等手术治疗。

【预后】

BPPV 手法复位后的 5 年随访复发率为 40%~50%。有些患者会出现多次复发,但手法复位依然有效。

(五) 前庭神经炎

前庭神经炎(vestibular neuronitis, VN)最早于 1952 年由 Dix 和 Hallpike 提出。病灶累及前庭神经,或是前庭神经核及其二级神经元而导致眩晕症状。当前庭神经元炎出现疾病流行时,被称为流行性眩晕(epidemic vertigo)。

【病因与病理】

前庭神经元炎病灶位于迷路中央的前庭神经元,可能是单神经病或是多神经病累及前庭神经及其联接。潜伏于前庭神经节中 1 型疱疹病毒(HSV - 1)的再激活,可能是 VN 的主要发病原因。VN 患者尸检资料表明,2/3 的患者前庭神经节细胞中可检测到 HSV - 1 DNA 的表达,伴随 CD8$^+$ T 淋巴细胞、细胞因子和炎症趋化因子的聚集。其他可能的发病机制包括自身免疫学说和前庭微循环障碍学说。

【临床表现】

前庭神经元炎好发于 20~60 岁的成年人,平均起病年龄 39 岁,男女之间无差异。起病前常有前驱感染病史或合并有感染性疾病,冬、春季节好发。主要临床症状为突发眩晕,通常发作前无任何征兆。发病后眩晕逐渐加重,可持续 2~3 d,甚至 1 周或更长。症状常见于晚上睡醒时。轻症患者仅为发作性不平衡感,重症患者为持续性眩晕伴随严重恶心、呕吐,影响患者正常工作和生活。头部的运动可诱发或加重眩晕。无其他伴随症状。疾病初期症状较为严重,恢复期主要以轻度或逐渐缓解的眩晕,或是不稳感为主,通常持续数天或数周。整个病程平均 6 周,也可持续 9 周甚至更长。可在数个月中反复发作,但每次发作程度都比前一次程度轻。

眼震是前庭神经元炎的主要阳性体征,通常是细微的水平或旋转眼震。眼震方向指向健侧。眼震通常只出现在急性期,一般在发病7～25 d后缓解。患者常出现步态不稳,易向病灶侧倾倒。听力检查正常。前庭神经元炎通常为单侧,但也有可能是双侧,或是相继出现的双侧受累。

诊断需符合以下三条主要临床诊断标准:① 急性起病的眩晕。② 没有耳蜗神经受累的症状及体征(耳聋、耳鸣)。③ 没有伴随其他神经系统受累的症状及体征。次要诊断标准是,冷热试验证实前庭功能损害。

【鉴别诊断】

主要鉴别诊断如下。

1. 脑血管病 包括椎基底动脉供血不足,脑干梗死或出血。椎基底动脉供血不足在老年人中较常见,特别是有高血压病的患者。突发的眩晕是最常见的症状,但通常伴随有其他的脑干症状和体征,比如复视、吞咽困难及偏瘫。部分患者眩晕可能是唯一临床表现。头颅CT、MRI可帮助鉴别诊断。

2. 脑干脑炎 有前驱感染史,但多伴有脑干受累的症状和体征。

3. 内耳眩晕症 在该病早期较少出现听力下降,可能与前庭神经元炎混淆。但是眩晕的性质可资鉴别:内耳眩晕症的眩晕通常是发作性的,持续数小时;而前庭神经元炎中,眩晕通常可持续数天。

4. 急性迷路炎 易于与前庭神经元炎混淆。急性迷路炎具有明确的特定病毒或细菌的感染,眩晕同时伴有听力下降。

5. 听神经瘤 除眩晕外通常会引起耳聋、耳鸣。

6. 耳毒性药物使用 如氨基糖苷类抗生素、苯妥英钠、链霉素等可影响前庭神经引起眩晕,多为双侧性,无自发性眼震,详细的药物使用史可帮助排除诊断。

7. 多发性硬化 年轻患者中需要注意鉴别。但MS较少导致单纯性眩晕。

8. 老年性平衡失调 是由于周围迷路退行性变所致,突然头部运动可致不稳感,渐进性起病,程度不剧。

【治疗】

急性期以对症治疗为主,可予以镇静、抗焦虑治疗。必要时可试用激素。

(六) 前庭性偏头痛

1999年,Dieterich和Brandt首次倡导使用"前庭性偏头痛(vestibular migraine,VM)"这一术语作为反复发作前庭症状伴偏头痛的患者的诊断。2012年国际头痛学会和国际Bárány学会共同制定并发表了统一的概念"前庭性偏头痛"及其诊断标准。

【发病机制】

VM的病理生理机制尚不十分清楚。发病基础可能是离子通道缺陷和皮层扩布抑制,这和遗传易感性有关。扩展性皮层抑制(cortical spreading depressing,CSD)激活三叉神经血管系统,三叉神经节激活,释放降钙素基因相关肽(calcitonin gene related peptide,CGRP)、P物质(substance P,SP)和其他神经肽,引起脑膜血管炎症如血管扩张、血浆渗出及肥大细胞脱颗粒,最终导致偏头痛症状的发生。由于中枢神经系统内负责痛觉和平衡感的传导通路有重叠,三叉神经核和前庭神经核之间

有纤维连接,而且三叉神经同样支配内耳,最终导致前庭症状的发生。

【临床表现】

VM可于任何年龄发病,女性多见,女性平均发病年龄为37.7岁,男性为42.4岁。VM是继良性阵发性位置性眩晕之后,引起反复发作性眩晕的第二大常见原因。

1. 症状

(1) 前庭症状的形式:VM的前庭症状主要为:① 自发性眩晕包括内部眩晕(自身运动的错觉)及外部眩晕(视物旋转或浮动的错觉);② 位置性眩晕,头位变动后发生;VM也会出现位置性眩晕,但大部分患者会合并其他形式的眩晕,单纯的位置性眩晕仅占少数;③ 视觉诱发的眩晕,由复杂或大型活动性视觉刺激诱发;④ 头部活动诱发的眩晕,在头部活动时发生;⑤ 头部活动诱发伴恶心的头晕,头晕的特点是感觉到空间定向受损。

(2) 前庭症状的持续时间:不同的VM患者,前庭症状的持续时间可能会存在较大的差别,多数发作时间为数分钟到数小时,很少超过72 h。

(3) 与头痛的关系:眩晕发作可以出现在偏头痛发作之前、之中或之后,部分患者甚至没有偏头痛发作。总体而言,VM的首次眩晕发作通常出现于头痛发作后数年,此时患者头痛的程度与既往相比通常已呈明显减轻的趋势,眩晕替代偏头痛成为影响患者工作生活的主要因素。

(4) 其他症状:约有20%～30%的患者出现耳蜗症状,听力损害多为轻度且不会进一步加重,其中约20%的患者双耳受累。VM患者,晕动症的发生率明显高于其他前庭疾病。约半数VM患者合并不同程度的焦虑等,精神心理障碍与VM互相影响,可导致病情迁延不愈。VM患者可出现发作性或持续性的姿势性症状,有时需要与精神心理性头晕相鉴别。

2. 体征 在VM发作间期,患者多无相应的异常体征,相对而言,平滑跟踪的纠正性扫视及位置性眼震较为多见,其他异常的表现依次为摇头诱发性眼震、凝视诱发性眼震以及前庭眼反射(vestibular ocularreflex,VOR)抑制失败等。在VM发作期,异常体征的比率相对较高,患者可出现眼球震颤。此种眼震与前庭外周性异常、前庭中枢性异常,或者混合性异常的眼震没有显著性区别。

【诊断】

2018年ICHD-3中明确的VM诊断标准。

(1) 至少5次发作满足标准(3)和(4)。

(2) 无先兆偏头痛或有先兆偏头痛的现病史或既往史(依据ICHD诊断标准)。

(3) 前庭症状中度或重度,持续5 min～72 h。

(4) 至少50%的发作与以下3项中的至少1项相关。

1) 头痛伴随至少符合以下4项中的2项:① 单侧。② 搏动性。③ 中或重度头痛。④ 日常体力活动加重头痛。

2) 畏声和畏光。

3) 视觉先兆。

不能用ICHD-3的其他诊断或其他前庭障碍更好的解释。

【鉴别诊断】

1. MD 在临床上,这两种疾病的诊断主要依赖于病史。MD患者有VM的比例是普通人的两倍,偏头痛患者也更容易患MD。如鉴别确有困难,可进行随访明确诊断。

2. BPPV VM 患者位置性眼震的特点为持续性，不显示单一半规管特点；而 BPPV 眼震具有时间短、潜伏期、疲劳性、角度性变位等特性。

3. 前庭阵发症 表现为发作性眩晕，持续时间为 1 至数分钟，每天多次，卡马西平或奥卡西平治疗有效。

4. 脑干先兆偏头痛（曾用术语为基底型偏头痛） 超过 60%脑干先兆偏头痛患者有眩晕症状，但是脑干先兆偏头痛需首先满足先兆性偏头痛的诊断，再同时合并至少两个脑干症状。VM 患者在发作时极少合并发生构音障碍、复视、双侧视觉症状、双侧感觉障碍、意识水平下降或听觉过敏。

5. 后循环缺血 60 岁以上伴有多种血管危险因素的眩晕患者应警惕小脑或脑干卒中。对老年眩晕患者，长期的偏头痛病史有助于两者鉴别，VM 患者核心症状发作时间不超过 72 h，一旦超过 72 h，应警惕后循环卒中必要时可进行相关的影像检查，排除责任血管的病变。

【治疗】

VM 的治疗可以参考偏头痛的综合管理模式。急性期治疗的药物主要是曲坦类药物。预防性治疗药物主要包括钙通道阻滞剂、β 受体阻滞剂、抗癫痫药物、抗抑郁剂等。

第七节　舌咽，迷走，副神经，舌下神经病

一、舌咽，迷走，副神经及舌下神经解剖

第Ⅸ对脑神经为舌咽神经（glossopharyngeal nerve），是混合性神经。含有内脏感觉、躯体运动、内脏运动（副交感）等纤维成分。① 一般内脏运动（副交感）纤维，起于下泌涎核，在耳神经节内换元，节后纤维控制腮腺分泌。② 躯体运动纤维，起于疑核，支配茎突咽肌。③ 一般内脏感觉纤维，其神经元胞体位于颈静脉孔处的下神经节，周围突分布于舌后 1/3、咽、咽鼓管和鼓室等处黏膜、颈动脉窦和颈动脉小球。④ 特殊内脏感觉（味觉）纤维，其周围突分布于舌后 1/3 的味蕾，中枢突止于孤束核。一侧舌咽神经损伤可出现患侧舌后 1/3 味觉消失，舌根及咽喉部痛觉消失，同侧咽肌无力，腮腺分泌障碍。

第Ⅹ对脑神经为迷走神经（vagus nerve），是混合性脑神经，也是行程最长，分布最广的脑神经。含有四种纤维成分：① 一般内脏运动（副交感）纤维，起于迷走神经背核，在颈、胸、腹部器官旁或器官壁内的副交感神经节交换神经元，节后纤维控制平滑肌、心肌和腺体的活动。② 一般内脏感觉纤维，神经元胞体位于迷走神经下神经节（结状神经节）内，中枢突止于孤束核，周围突分布于颈部和胸、腹部器官，传导内脏感觉冲动。③ 躯体运动纤维，起于疑核，分布于咽喉肌。④ 躯体感觉纤维，神经元胞体位于迷走神经上神经节内，中枢突入脑止于三叉神经脊束核，周围突分布于耳郭及外耳道皮肤，传导一般感觉。迷走神经主干损伤后，出现咽喉感觉障碍和肌肉瘫痪，可有声音嘶哑、吞咽困难，腭垂偏向一侧等症状。

第Ⅺ对脑神经为副神经（accessory nerve），是运动神经，分颅内根和脊髓根。颅内根起自疑核，自橄榄后沟下部、迷走神经根丝下方出脑，与脊髓根同行，经颈静脉孔出颅，并加入迷走神经内，其分支支配咽喉部肌。脊髓根起自颈髓的副神经核，从脊髓前、后根之间出脊髓，经枕骨大孔入颅，与颅内根合成副神经，经颈静脉孔出颅。副神经脊髓根称为外支，支配胸锁乳突肌和斜方肌。副神经损伤时，由于胸锁乳突肌瘫痪，头不能转向患侧。斜方肌瘫痪，患侧肩部下垂。

第Ⅻ对脑神经为舌下神经（hypoglossal nerve），是运动神经，主要由躯体运动纤维组成。该神经起自延髓的舌下神经核，在锥体外侧出脑，经舌下神经管出颅，支配全部舌内肌和大部分舌外肌。一侧舌下神经完全损伤时，患侧舌肌瘫痪，伸舌时舌尖偏向患侧，并伴萎缩。

舌咽神经、迷走神经、副神经和舌下神经受损的原因是延髓内或延髓外的病变，包括血管性、炎症性、肿瘤性或空洞等。

二、舌咽神经痛

舌咽神经痛是一种舌咽神经分布区的发作性剧烈疼痛。疼痛的性质与三叉神经痛相似，呈针刺样、闪电样，间歇发作，每次持续数秒钟，但舌咽神经痛发病率远较三叉神经痛低。疼痛位于扁桃体、舌根、咽、耳道深部。可因吞咽、谈话、哈欠、咳嗽而触发，伴有喉部痉挛感，心律失常如心动过缓、短暂停搏等症状。神经系统检查无阳性体征。本病病因尚不明确，可能为舌咽及迷走神经的脱髓鞘性病变引起舌咽神经的传入冲动与迷走神经之间发生"短路"。近年来显微血管外科不断发展，发现部分患者椎动脉或小脑后下动脉压迫舌咽及迷走神经上，解除压迫后症状可以缓解。这些患者的舌咽神经痛可能与此有关。男性较女性多见，起病年龄多在 40～60 岁。根据本病的临床特点诊断通常并不困难，但若疼痛持续，则需与桥小脑角肿瘤、Arnold - Chiari 畸形、鼻咽癌侵及颅底，及耳咽管肿瘤、扁桃体肿瘤相鉴别。此时即使无神经方面的或鼻咽部黏膜方面的异常改变亦应提高警惕。凡治疗原发性三叉神经痛的药物亦可应用于本病，如卡马西平可使疼痛发作次数减少，疼痛减轻或消失。每次 100 mg，每日 2～3 次口服。最有效及彻底的治疗方法是经颅内切断患侧的舌咽神经根及迷走神经的最上端的 1～2 根丝。有人主张，如在术中发现有血管压迫舌咽神经，作微血管减压术以解除压迫，亦可有效。近年来，也有国内外学者采用 γ 刀对舌咽神经舌咽管段和脑池段进行定向治疗，取得了较好的疗效。

三、舌下神经麻痹

单侧性舌下神经麻痹时患侧舌肌瘫痪萎缩，伸舌时舌尖偏向患侧。两侧舌下神经麻痹则舌肌完全瘫痪，舌不能外伸，并有言语、吞咽困难。舌下神经周围性病变最常见的原因有颅底骨折、颏下损伤（枪弹伤）、颈椎脱位、枕髁前孔骨膜炎以及颈部施行手术时无意或有意（如做舌下神经与面神经吻合术）受到损伤等。近年来，由气管插管引起的舌下神经及迷走神经麻痹屡见报道，被称为 Tapia 综合征，多数可自愈。有些患者病因不清，可能与面神经炎发病有相似之处，预后较好。

四、副神经损伤

见于颈淋巴结结核、颈部恶性肿瘤，但最常见于作颈淋巴结活检时误伤。患侧斜方肌、肩胛提肌、胸锁乳突肌萎缩，肩胛骨向下向前移位。患侧上肢提物、举重乏力，并伴有上述各肌

肉的萎缩。一部分病例可做手术修补神经以改善症状。

五、迷走神经麻痹

以影响其分支喉返神经为主。常见于甲状腺癌、甲状腺切除手术时的误伤。单侧的麻痹有同侧声带的瘫痪,声带位置居于旁正中位,有时借健侧声带的过度内收,可以没有明显的发声困难。双侧喉返神经的损伤则声带位置均居于正中位,使喉门狭窄,声音嘶哑,甚至失声、呼吸困难,有时出现喉鸣。需作喉科手术治疗。

六、延髓麻痹

舌咽、迷走、副、舌下神经皆发源于延髓部位,相互关系甚为密切,可总称谓延髓神经。这些神经因各种病损而发生麻痹,总称为延髓神经麻痹或延髓麻痹。

【病因及临床表现】

1. 下运动神经元性延髓麻痹 又称球麻痹。系延髓的神经核或其周围神经受累所致。常见病因为延髓血管性病变,延髓空洞症,进行性延髓麻痹,颅颈部畸形如颅底凹陷症、先天性延髓下疝(Arnold - Chiari)畸形,颅底部转移癌浸润(如鼻咽癌),枕大孔附近的病变,如肿瘤、骨折、脑膜炎、颈部肿瘤,也可见于神经免疫疾病(如变异型吉兰-巴雷综合征)。此外,白喉常为产生舌咽、迷走神经麻痹的原因。罕见病因如 *SLC52A3* 基因突变引起的 Brown - Vialetto - Van Laere 综合征,表现为进行性球麻痹。临床表现为延髓神经支配的咽、喉、腭、舌的肌肉瘫痪、萎缩。可见吞咽困难,进食时食物由鼻孔呛出,声音嘶哑,讲话困难,构音不清,咽反射消失。核性损害时尚可有舌肌纤维颤动。

2. 上运动神经元性延髓麻痹 又称假性延髓麻痹。系两侧皮质脑干束损害所产生。可由各种病因引起,最常见于数次或数处脑卒中的后遗症,亦可见于肌萎缩侧索硬化症及弥漫性脑血管硬化的患者。此外,尚可见于多发性硬化、多发性脑梗死、进行性核上性麻痹等患者。临床表现为受延髓支配的肌肉瘫痪或不全瘫痪,软腭、咽、喉、舌肌运动困难,吞咽、发音、讲话困难。由于是上运动神经元性瘫痪,因此无肌肉萎缩,咽反射存在,下颌反射亢进,并可出现强哭、强笑。

【诊断与处理】

根据延髓神经麻痹的临床征象,诊断并不困难。上运动神经元性延髓麻痹与下运动神经元性延髓麻痹之鉴别在于前者无肌肉萎缩,咽反射存在,下颌反射亢进。另外,尚需与肌源性延髓麻痹作鉴别,肌源性延髓麻痹的病变部位不在延髓或发自延髓的脑神经,而在延髓神经支配的肌肉。症状与神经源性延髓麻痹相似,一般均为双侧性,无感觉障碍及舌肌颤动,可见于重症肌无力、皮肌炎、多发性肌炎等疾患。病因诊断需根据各个疾病的临床特点并结合必要的辅助检查。延髓麻痹时除针对病因治疗外,对症处理亦很重要。对于吞咽困难、呼吸困难的患者需作相应的处理如鼻饲流质、静脉补液、预防感染,必要时做气管切开等。

七、颈静脉孔综合征

又称 Vernet 综合征。舌咽、迷走、副神经均由颈静脉孔出颅腔。位于该处的病损,例如枪弹伤、骨折、颈静脉球瘤、恶性癌肿浸润、多发性神经纤维瘤等均可损及上述三神经,而出现相应的麻痹症状。

八、后组脑神经麻痹

由于延髓神经在颅后窝及离开颅骨时的密切的解剖关系,病变影响一根神经也往往影响其他诸神经,其中最常见者有以下三种。

(一)颅底(Collet Sicard)综合征

表现为一侧的所有 4 根脑神经均受累,声带及软腭瘫痪(迷走神经),斜方肌及胸锁乳突肌瘫痪(副神经),舌肌瘫痪(舌下神经),病侧软腭、咽喉感觉缺失(舌咽、迷走神经)及舌后 1/3 味觉缺失(舌咽神经),不伴 Horner 征。此综合征常见于颅底的外伤、炎症,亦可见于鼻咽癌或其他恶性癌肿颅底部转移浸润。偶可见于多发性神经纤维瘤病。

(二)腮腺后间隙(Villaret)综合征

病变导致同侧舌咽神经、迷走神经、副神经、舌下神经的麻痹及同侧的眼交感神经受损征象——Horner 征。常见的病因是鼻咽癌或其他恶性肿瘤转移或感染(如扁桃体周围脓肿),也有颈内动脉夹层引起的病例报道。

(三)枕骨大孔综合征

位于枕骨大孔的病变导致舌咽神经、迷走神经、副神经和舌下神经受损,表现为病侧的这些脑神经麻痹征象,常同时有小脑受损及延髓受累、高位颈髓受累的体征,例如病侧肢体共济失调、锥体束征等。枕骨大孔综合征常见于枕骨大孔附近的肿瘤及寰枕部骨骼先天发育畸形。

参 考 文 献

[1] BILBAO I, DOPAZO C, CARALT M, et al. Isolated bilateral Tapia's syndrome after liver transplantation: a case report and review of the literature[J]. World J Hepatol, 2016, 8(36): 1637 - 1644.

[2] BISDORFF A R, STAAB J P, NEWMAN-TOKER D E. Overview of the international classification of vestibular disorders [J]. Neurol Clin, 2015, 33(3): 541 - 550.

[3] CARIATI P, CABELLO A, GALVEZ P P, et al. Tapia's syndrome: pathogenetic mechanisms, diagnostic management, and proper treatment: a case series[J]. J Med Case Rep, 2016, 10: 23.

[4] CRUCCU G, FINNERUP N B, JENSEN T S, et al. Trigeminal neuralgia: new classification and diagnostic grading for practice and research[J]. Neurology, 2016, 87(2): 220 - 228.

[5] DAVIS A, JOSIFOVA D, LLOYD-OWEN S, et al. Brown-Vialetto-Van Laere syndrome: a 28-year follow-up[J]. J Neurol Neurosurg Psychiatry, 2016, 87(6): 681 - 682.

[6] FRANZINI A, MESSINA G, FRANZINI A, et al. Treatments of glossopharyngeal neuralgia: towards standard procedures [J]. Neurol Sci, 2017, 38(Suppl 1): 51 - 55.

[7] GARG N, YUKI N, PARK S B, et al. Acute bulbar, neck and limb weakness with monospecific anti - GT1a antibody: a rare localized subtype of Guillain-Barré syndrome[J]. Muscle Nerve, 2016, 53(1): 143 - 146.

[8] GRECO A, MACRI G F, GALLO A, et al. Is vestibular neuritis an immune related vestibular neuropathy inducing

vertigo？[J]. J Immunol Res，2014，2014：459048.

[9] KIM J K，KIM B J，SHIN H Y，et al. Acute bulbar palsy as a variant of Guillain-Barré syndrome[J]. Neurology，2016，86 (8)：742-747.

[10] LAMETERY E，DUBOIS-TEKLALI F，MILLET A，et al. Pharyngeal-cervical-brachial syndrome：a rare form of Guillain-Barré syndrome with severe acute bulbar palsy[J]. Arch Pediatr，2016，23(2)：176-179.

[11] MUMTAZ S，HENRY A，SINGH M. Tapia's syndrome [J]. Anesth Prog，2018，65(2)：129-130.

[12] OKPALA O，von ESSEN A，CUMMINS G，et al. Teaching Neuro Images：internal carotid artery dissection presenting as Villaret syndrome[J]. Neurology，2014，82(13)：e110-e111.

[13] RAY S，JAIN P C. Acute bulbar palsy plus syndrome：a rare variant of Guillain-Barré syndrome[J]. J Pediatr Neurosci，2016，11(4)：322-323.

[14] STACHLER R J，CHANDRASEKHAR S S，ARCHER S M，et al. Clinical practice guideline[J]. Otolaryngol Head Neck Surg，2012，146(3 suppl)：S1-S35.

[15] TUNKEL D E，BAUER C A，SUN G H，et al. Clinical practice guideline：tinnitus[J]. Otolaryngol Head Neck Surg，2014，151(2 Suppl)：S1-S40.

[16] XIONG N X，TAN D，FU P，et al. Gamma knife radiosurgery for glossopharyngeal neuralgia by targeting the medial cisternal segment of the glossopharyngeal nerve：report of 3 cases [J]. Stereotact Funct Neurosurg，2015，93(4)：292-296.

第二章　脊神经疾病

第一节　概　　述

杜芸兰　王　毅

【解剖与生理】

每个脊髓节段分出一对神经根，即前根和后根，前、后根在椎管内行至相应的椎孔间，并在该孔附近汇合，构成脊神经。脊神经共31对，其中颈神经8对，胸神经12对，腰神经5对，骶神经5对，尾神经1对。在邻近椎间孔处的后根上，有一椭圆形膨大的脊神经节，系由感觉神经元（假单极细胞）的胞体集聚而成。感觉神经元的中枢突构成后根，其周围突则加入脊神经，故后根内含感觉纤维，接受来自各种特异性的感受器的感觉。前根内主要为运动纤维，是脊髓前角运动神经元所发出的躯体运动纤维，终止于肌原纤维浆膜凹陷皱褶处的运动终板。在 T_1～L_3 的脊神经前根内还有来自脊髓侧角运动神经元支配内脏运动的交感纤维，而在 S_2～S_4 脊神经前根内有支配内脏运动的副交感纤维。

脊神经的前根和后根的根丝纤维从离脊髓表面起到组成脊神经为止的中间部分的长短及方向，在脊髓的不同节段，皆不一样。在颈部此段较短而方向近于水平，越到下部越长而方向亦越倾斜，因此腰、骶、尾神经的前、后根丝几乎垂直地在椎管内下降，构成马尾。

31对脊神经与椎间孔的关系，除第8颈神经外，颈神经皆在同节段的颈椎上缘的椎间孔出椎管；胸和腰神经在同节段椎管下缘的椎间孔出椎管；S_1～S_4 神经的前支及后支分别由同节段的骶前孔及骶后孔穿出，S_5 神经及尾神经则皆由骶裂孔穿出。

在椎间孔内，脊神经的前方是椎间盘和椎体，后方是关节突、关节和黄韧带。

脊神经是混合神经，包括四种纤维成分：① 躯体运动（传出）纤维，支配骨骼肌。② 躯体感觉（传入）纤维，分布于皮肤、横纹肌、肌腱和关节等。③ 内脏运动（传出）纤维支配平滑肌、心肌和腺体。④ 内脏感觉（传入）纤维分布于内脏、心血管和腺体。

脊神经离椎管后分为前支、后支。前支粗大，分布于躯干前部、四肢和会阴的皮肤、关节、韧带和肌肉。前支中除 T_2～T_{11} 神经外，均上、下吻合，构成颈丛、臂丛、腰丛和骶丛。在前支的起始处附近有灰、白交通支和交感神经节相连接（图4-2-1-1）。

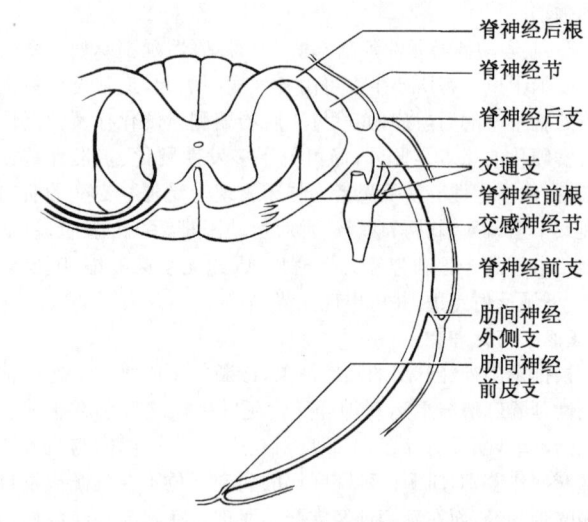

图4-2-1-1　脊神经的组成和分支

脊神经后根
脊神经节
脊神经后支
交通支
脊神经前根
交感神经节
脊神经前支
肋间神经外侧支
肋间神经前皮支

后支一般比前支细而短，主要按节段分布于背部的皮肤、筋膜、韧带和肌肉。C_1 神经的后支名枕下神经，分布于枕下各肌，C_2 神经后支的内侧支为枕大神经，分布于枕部的皮肤。L_1～L_3 及 S_1～S_3 后支的外侧支分别分布于臀上部和臀下部的皮肤，即为臀上皮神经和臀中皮神经。S_4～S_5 和尾神经的后支，分布于尾骨周围的皮肤。

每一对脊神经分布于其相应体节和衍发的结构，称为脊神经的节段性分布。头枕部和后颈部由 C_2～C_3，上肢由 C_4～T_1，胸、腹由 T_2～L_1，下肢由 L_2～S_3，臀周由 S_4～S_5 神经分布。在胸部,每个皮节形成一个基本上与肋间隙相一致的环节,在腹部这些环节逐渐向下内斜行,在四肢则环带不明显。

神经纤维由位于中央的轴突,及其外周的细胞鞘膜(髓鞘和神经膜)所构成。轴突外有髓鞘和神经膜包裹者即称为有髓鞘神经纤维,仅有神经膜而无髓鞘的则称为无髓鞘神经纤维。

有髓鞘神经纤维的髓鞘,每隔 0.2～1.0 mm 距离有中断,形成朗飞(Ranvier)结,在两结之间为结间体,每段结间体的细胞鞘膜成自一个神经膜细胞(施万细胞)。结间体的长短不一,结间距离与纤维的直径成正比;纤维的直径与它的长度比例均为 1:100。髓鞘主要含磷脂,呈白色,周围神经的鞘膜成自施万细胞。轴突开始先沉入施万细胞,为施万细胞膜所形成的双层系膜所悬挂,由于施万细胞的旋转,其细胞膜相互贴合形成了围绕轴突的同心圆板层,即髓鞘。留在外面的施万细胞核和胞质就是上述的神经膜。

一个施万细胞仅形成一段结间体的鞘膜,在朗飞结处是两个邻接的施万细胞之间的空档,在此窄隙的轴突是裸露的,仅被基膜覆盖。

无髓鞘纤维是一个施万细胞包裹数条轴突,每条轴突各有系膜,但不发生旋转,故不产生髓鞘,亦无朗飞结。

周围神经干由许多神经束集合而成,神经干外有结缔组织膜称为神经外膜。各神经束外的结缔组织膜称为神经束膜。神经束内含有许多神经纤维,神经束膜进入束内分布于神经纤维之间,成为神经内膜(图 4-2-1-2)。

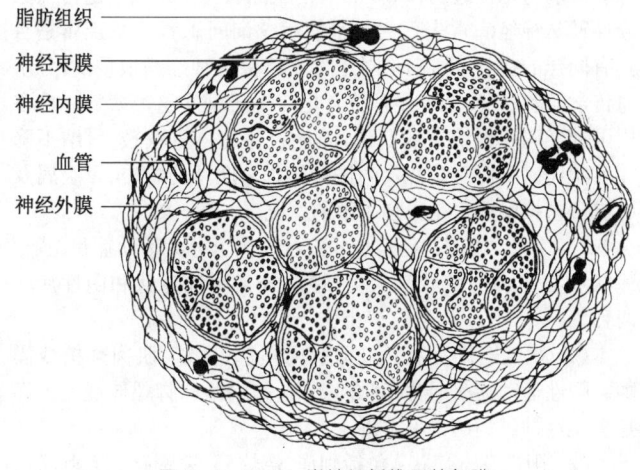

脂肪组织
神经束膜
神经内膜
血管
神经外膜

图 4-2-1-2 脊神经纤维及其包膜

周围神经的血液供应来自局部动脉。吻合动脉位于神经外膜,由局部动脉的分支所组成。微动脉穿过神经束膜成为终动脉。由于血液供应上的特点,大动脉病变除非极为广泛,一般不足以在周围神经中引起梗死。但是小动脉或微动脉病变,如结节性多动脉炎、糖尿病使营养血管闭塞可以引起神经干广泛性点状梗死而产生多数性单神经炎。

神经细胞体及其核对细胞突起的生长、再生及其功能的维持都很重要,大分子物质的合成主要在胞体的核周围,氨基酶、多肽蛋白质、神经递质以及其他物质通过轴质运输到神经末端,也有从神经末端向细胞体的逆行运输,但速度较慢。

神经冲动通过纤维是依靠生物电传导,而在神经肌肉联接点则由化学传导。钾与钠在周围神经动作电位中起主要作用,静止电位是轴突氧化代谢的结果,轴质有高浓度的钾离子和低

浓度的钠离子,神经受激惹时产生动作电流使钠离子进入和钾离子排出,使静止电位暂时逆转。

神经冲动的传导速度与有髓鞘纤维的外径成正比。神经冲动的传导在无髓鞘纤维是沿着神经纤维连续依次前进,而在有髓鞘纤维是由一个朗飞结到另一个朗飞结跳跃式前进的。因此有髓鞘纤维发生脱髓鞘变性或恢复后,施万细胞增殖而朗飞结增多,都可使传导速度变慢。

每条神经含有各类传入、传出的纤维,它们的粗细和功能不同。依据纤维粗细、传导速度等的分类方法见表 4-2-1-1。

表 4-2-1-1 周围神经的纤维分类

纤维分类	功能	纤维直径(μm)	传导速度(m/s)
Aα	本体觉,梭外肌传出	10～20	70～120
β	触压觉	5～12	30～70
γ	梭内肌传出	3～6	15～30
δ	痛、温、触觉	1～5	12～30
B	交感节前纤维	1～3	3～5
C(后根)	痛觉	0.4～1.2	0.5～2
C(交感)	交感节后纤维	0.3～1.3	0.7～2.3

其中 Aδ 和 C 类薄髓和无髓纤维又称为小纤维,值得注意的是小纤维的功能与痛温觉和自主神经功能密切相关,因此小纤维神经病(small fiber neuropathy,SFN)最主要的症状就是感觉症状(疼痛、麻木等)以及自主神经症状(发汗异常等)而运动功能完全保留。这一类大小的纤维在常规的神经传导速度和针极肌电图检查中并没有被包括,因此容易被忽略而误诊,应当选择特殊的电生理或病理技术来补充检查,例如交感皮肤反应(sympathetic skin response,SSR)、定量感觉试验(quantitative sensory test,QST)、痛觉诱发电位(pain evoked potential)和皮肤活检。

在脊神经进程中自近端至远端,经常有分支并有重新组合。因此一根脊神经前根损伤不一定引起整块肌肉完全瘫痪,但是可以累及数条肌肉,除非受损部位很接近其所支配的肌肉。如果切断一条脊神经后根,并不造成该皮节感觉丧失,而只有感觉减退。因为每一皮节由相邻的三条脊神经重叠分布,因此必须切断相邻的三条脊神经后根才能使一个节段的皮肤感觉丧失。神经纤维对各种有害因子的反应不一,例如可卡因,先阻断较细的纤维,使冷觉较温觉先丧失,而压觉与运动尚能保存。此外神经干受压,先影响粗纤维,因此肌无力常是神经受压后最早出现的症状。

神经受损可引起变性,如切断则远端的轴突和髓鞘可同时变性。

【病理】

周围神经的病理表现主要分为以下四种:① 沃勒变性,主要因轴突中断所致。② 轴突变性或轴突病。③ 原发性神经元变性或神经元病。④ 节段性脱髓鞘。

1. 沃勒(Wallerian)变性 任何的机械性损伤引起轴突中断都会在横断面远端导致沃勒变性,其断端远侧的轴突和髓鞘很快自近向远发生变性、碎裂,其发生的时间顺序是呈长度依赖性的,短纤维比长纤维更早受累。病变也导致近端轴突变细和继发性神经元胞体的染色质溶解,10～14 d 后,受损神经支

配肌肉可见 EMG 的典型失神经电位。24 h 后损伤近心端开始神经再生，但速度很慢且不完全。

2. 轴突变性　最常见的周围神经损伤类型，主要因神经元的代谢、中毒或遗传疾病等原因所致。其神经纤维最远端的髓鞘与轴突同时崩解，类似于沃勒变性，逐渐向神经元的近端发展，因此有"逆死性神经病"或"长度依赖性神经病"之称。这种特点是核周体的酶、结构蛋白质合成障碍，轴突运输障碍以及局部能量代谢紊乱等因素造成的。临床的相应症状为手套袜子样感觉减退，远端肌无力和萎缩，以及踝反射下降。肌电图表现为感觉神经动作电位（sensory nerve action potential，SNAP）和复合肌肉动作电位（compound muscle action potential，CMAP）波幅下降，但神经传导速度仅轻度影响。

3. 神经元病　神经元细胞胞体的原发性病变并伴有相应整个周围或中枢轴突的变性，可分为运动神经元病变和感觉神经元病变。前者可累及下运动神经元和远端神经节细胞，如脊髓前角灰质炎和运动神经元病，表现为纯运动受累症状；后者累及神经节细胞，可因一些毒素如有机汞、阿霉素、高剂量的吡啶醇等所致。免疫介导的炎性损害如副瘤感觉运动神经元病或其他自身免疫病也可造成，表现为纯感觉受累症状。

4. 节段性脱髓鞘　髓鞘脱失但轴突多不受影响。多因免疫介导的周围神经脱髓鞘或遗传性髓鞘代谢障碍所致，也可继发于轴突损伤，损伤数周内髓鞘可再生，反复多次的脱髓鞘和髓鞘再生会在轴突外形成多层施万细胞，称为"洋葱球"样改变。脱髓鞘主要引起神经传导阻滞，但轴突保持相对完整，肌肉萎缩少见。传导速度一般低于正常下限的 70%，动作电位相对正常，其他表现还包括 CMAPs 波形异常离散、远端运动和 F 波潜伏期延长。

无论哪种原因引起的周围神经损害，只要胞体仍完好，其神经纤维都有很强的再生能力。如以轴突断裂后发生沃勒变性为例，损伤后远端的施万细胞增殖，近端残留轴突的末端肿胀，形成再生终球后进一步成为一些支芽，称为轴突末端发芽，以每日 1～5 mm 的速度生长。施万细胞和神经膜管为这些再生的轴突支穿提供桥梁和管道，把再生的支芽引导向远端生长。这种再生的轴突镶入施万细胞，并在轴突表面形成髓鞘。通常从一个有髓鞘轴突来的支芽中只有一条能髓鞘化。由于施万细胞和神经膜管是周围神经再生的必要条件，因此周围神经断裂后必须两个断端很好对合，必要时需施行手术。由感染、中毒、代谢障碍等引起的轴突变性疾病，轴突再生方式相似，但其施万细胞和神经膜管正常是有利条件。节段性脱髓鞘后，髓鞘的再生过程与神经发生时髓鞘形成步骤相似，施万细胞分裂增殖，轴系膜围绕轴突，呈螺旋状延长融合形成髓鞘。轴突变性后再生缓慢而不完全，节段性髓鞘脱失后如能恢复则再生迅速而完全。

【病因】

周围神经疾病的病因众多，与其他神经系统疾病定性诊断一样，其病因可循 MIDNIGHTS 原则。① 代谢性（M - metabolism）：各类维生素营养缺乏病。② 炎性（I - inflammatory）：急性炎症性脱髓鞘性多发性神经根神经病（acute inflammatory demyelinating polyradiculoneuropathy，AIDP）、慢性炎症性脱髓鞘性多发性神经根神经病（chronic inflammatory demyelinating polyradiculoneuropathy，CIDP）、伴

有传导阻滞的多灶性运动神经病（multifocal motor neuropathy，MMN）。③ 变性（D - degeneration）：周围神经病中罕见。④ 肿瘤性（N - neoplasm）。⑤ 感染性（I - infection）：病毒、细菌、寄生虫。⑥ 腺体（G - gland）/内分泌：糖尿病、甲状腺疾病以及其他内分泌代谢疾病。⑦ 遗传性（H - hereditary）：腓骨肌萎缩症、淀粉样变性周围神经病、卟啉性周围神经病等。⑧ 中毒（T - toxic）和外伤（T - trauma）：工业和环境毒物、药物等；与机械损害关系密切的卡压疾病如腓神经麻痹、腕管综合征等。⑨ 卒中（S - stroke）：周围神经病中罕见。⑩ 其他：一些现有医学条件暂时无法找到明确病因的周围神经病。

值得注意的是病因分类并非绝对的，例如一些与肿瘤有密切关联的副肿瘤性周围神经病，实际上有着明确的免疫机制背景；而代谢性疾病中又有神经滋养血管的受累。此外，随着学科间病种的交叉，越来越多的内科疾病也被发现有着周围神经的损害，例如血液系统相关的单克隆蛋白病伴有的周围神经病，意义不明的单克隆球蛋白病、骨髓瘤、POEMS 综合征、巨球蛋白血症、原发性系统性淀粉样变性病，风湿科相关的风湿病、血管炎、结节病，以及内科的尿毒症、肝病、慢性阻塞性肺病、烧伤、危重病等都可以出现周围神经损害的症状表现，根据机制不同，也可归入上述分类。

【脊神经疾病的共同特征】

1. 病史　详细询问症状的发生、持续时间以及伴随症状有助于诊断。例如 GBS、急性卟啉病、血管炎和一些中毒性周围神经疾病为急性起病；CIDP、急性卟啉病、Refsum 病、遗传性家族性臂丛神经病常表现为复杂病程。询问患者直系亲属是否具有同样的症状或骨畸形对于诊断遗传性神经病很重要，分子遗传学实验、临床及电生理检查也有助于证实这类疾病。许多周围神经病由系统疾病所致，因此若存在体重减轻、胃纳下降等症状还需要对系统性疾病进行排查。此外药物史、重金属及有机毒物接触史也是必须了解的情况。

2. 症状　周围神经疾病的症状总体可分为运动症状、感觉症状和自主神经症状三大类，性质分为阳性症状和阴性症状两种。

（1）阳性运动症状：包括肌肉痉挛、束颤、肌肉颤搐或震颤。阴性运动症状通常指肌肉无力，如脚趾和脚踝伸展无力即是多发性神经病的常见主诉。

（2）阳性感觉症状：包括刺痛、烧灼感、束带感。无刺激因素下的自发性感觉不适称之为感觉异常。感觉异常的主诉有助于对获得性和遗传性疾病进行鉴别，据报道前者发生率高达 60% 以上，而后者仅 17% 左右。阴性感觉症状指各种深浅感觉减退或缺失。

疼痛是周围神经疾病最突出的症状之一。周围神经病性疼痛是分布在感觉组织（如皮肤）的神经末梢对伤害性刺激所产生的神经冲动所致。刺激 Aδ 有髓小纤维引发尖锐而定位清晰的急性疼痛；刺激 C 无髓纤维引发延迟性、弥散的烧灼样痛。

有别于伤害感受性疼痛（nociceptive pain），神经病理性痛（neuropathic pain）是指在周围或中枢神经损害后多种机制参与下出现的病理性疼痛。当机体应对伤害刺激的原发疼痛、痛觉过敏和（或）触摸痛的部位、持续时间或强度成为适应不良性而不是保护性时，疼痛就不再是疾病中有意义的稳态因素或症状，而是一种独立的疾病。敏化是指对正常传入的伤害感受神

经元的反应性提高和（或）对正常阈下传入的夸大反应，通过神经递质过度释放并沿突触间隙扩散、突触后受体上调、抑制性中间神经元凋亡等方式使得中枢敏化（图4-2-1-3），可能是导致神经病理性疼痛的重要机制。对神经病理性疼痛的认识和研究有助于周围神经病的对症和病因治疗。

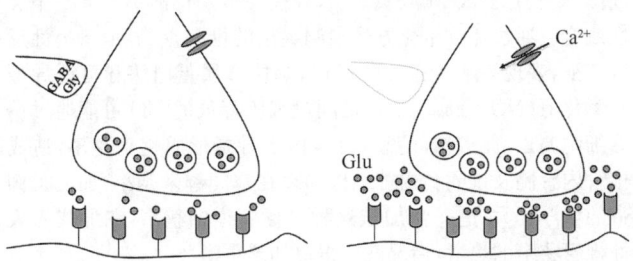

图4-2-1-3 中枢敏化可能的机制
递质过度释放和扩散，突触后膜受体上调以及抑制性神经元凋亡。

3. 神经受累范围

（1）单神经病（mononeuropathy）：指单支神经病变。神经的直接创伤、受压或嵌顿、血管性病变、肿瘤压迫或浸润是最常见的病因。电生理检查较临床体征更能精确定位，且能区分轴突和髓鞘病变。

（2）多数性单神经病（multiple mononeuropathy）：指多支非连续神经的同时或连续发生病变。电生理检查有助于明确原发病程是轴突病性还是节段性脱髓鞘，2/3的患者表现为前者。系统性或非系统性血管炎导致的周围神经缺血或糖尿病性微血管损害是常见的原因，其他感染、肉芽肿、白血病或肿瘤浸润，包括 Hansen's 病（麻风病）和结节病等较少见。

（3）多发性神经病（polyneuropathy）：对称性、多以远端为主的运动感觉障碍以及远端反射降低是重要特征。感觉分布为手套袜子样，下肢感觉症状出现早，当上升至膝部后，上肢（手指先受累及）症状开始出现，最后前肋间神经和腰段受累，在前胸和腹部类似帐篷样分布。运动症状则表现为伸肌首先影响，自主神经功能也一定程度受累。

运动症状为主，多见于 AIDP、CIDP、遗传性运动感觉神经病、与骨硬化骨髓瘤伴发的周围神经病、卟啉病、铅及有机磷中毒等周围神经病。不对称性肌无力且不伴有感觉症状提示运动神经元病或伴传导阻滞的多灶性运动神经病。

感觉症状为主，见于糖尿病、肿瘤、Sjogren's 综合征、AIDS 病、维生素 B12 缺乏、顺铂及吡啶醇中毒、遗传或特发性感觉神经病等。

自主神经障碍，见于急、慢性感觉运动多发性神经病，如GBS、淀粉样或糖尿病性周围神经病。

【辅助检查】

1. 电生理检查 主要作用在于：① 肯定周围神经病的存在；② 对局灶神经病变的精确定位；③ 神经病变的性质，如轴突病变还是脱髓鞘病变的定性。

2. 神经活检 必须在具备活检手术、神经标本处理和有病理检测经验的医疗机构开展。最常选作活检的是腓神经，因为其所造成的活检不良作用如感觉障碍较轻微，且对其健康和病态时的病理学特点了解较为全面。神经活检对于血管炎、淀粉样神经病变、结节病和麻风病的诊断意义最大。神经活检在确认 CIDP、遗传性髓鞘病变、一些少见的轴突病如巨轴突病等

也有一定帮助，分子遗传学的进展已使一些遗传性神经病的诊断不需要依靠活检即可确诊。

3. 皮肤活检 皮肤活检方便微创，可反复检查，免疫组化染色可以观察皮下小纤维，对于电生理不能检查的小纤维神经有很好的补充，皮肤活检计数皮下神经纤维密度（intraepidermal nerve fiber density, IENFD）可作为小纤维损害的"金标准"。

4. 神经超声 神经超声对于卡压性周围神经病有着较好的利用价值，观察神经纤维截面面积（cross-section area, CSA）可作为评估周围神经损害的密度，随着高频超声的应用和分辨率的不断增加，神经超声在其他周围神经病中也有着越来越广泛的应用。

5. 角膜共聚焦显微镜 角膜共聚焦显微镜（corneal confocal microscope, CCM）技术可以无创的观察角膜全层结构，因此可以清晰显示位于 Bowman's 层和基质层交界处的角膜纤维，这些小纤维的密度、扭曲、转折等参数也反映了小纤维的损害与否和严重程度。

6. 其他实验室检查 周围神经疾病患者还需要常规接受的检查包括全血细胞分析、红细胞沉降率、C反应蛋白、血生化检查、空腹血糖、甲状腺功能、维生素 B12 水平、血清蛋白电泳及免疫固定电泳。对于60岁以上不明原因的慢性周围神经病患者进行单克隆蛋白的筛查非常重要，其中10%的患者可能因单克隆γ球蛋白病所致。一些周围神经病与一些特定的血清自身抗体有关，如抗神经节苷脂抗体、抗糖蛋白抗体、抗 RNA 结合蛋白抗体、与肿瘤有关的抗 Hu 抗体、抗 Yo 抗体、抗 Ri 抗体等。分子遗传学检查对遗传性周围神经病有诊断意义。CSF 检查对脱髓鞘性周围神经病和癌症脑膜病或淋巴瘤导致的多发性神经根神经病有价值。

第二节 脊神经根疾病

杜芸兰 王 毅

一、外伤性脊神经根病

（一）根性撕脱

在神经根脊神经神经丛复合体中，神经根的连接非常薄弱，这是由于神经根含有较少的胶原组织，并且缺乏神经外膜和神经束膜的包裹，其抗拉强度只有周围神经的十分之一。因此，在严重的上肢牵拉伤中，神经根常常从脊髓上撕脱。前根比后根更容易发生撕脱，因为后根并入到背根神经节（DRG），并且具有较厚的硬脊膜鞘。在大部分病例中，根性撕脱发生在颈神经根，腰骶神经根撕脱则非常少见，后者常常是并发了骶髂关节骨折伴耻骨联合分离，以及耻骨支骨折。

颈神经根的撕脱常常是完全性撕脱，例如见于摩托车司机的撞伤，也可能表现为部分性撕脱。部分性撕脱包括两组典型临床症状，一组命名为 Erb-Duchenne 瘫，是 C_5 和 C_6 支配肌肉（冈上肌、冈下肌、三角肌和肱二头肌）的瘫痪，表现为肩外展、肘内旋伸展位；另一组命名为 Dejerine-Klumpke 瘫，是 C_8 和 T_1 支配肌肉的瘫痪，表现为手部肌肉的无力萎缩，形成特征性的"爪形手"。Erb-Duchenne 瘫是由于急剧的屈颈动作，产生直线应力作用，从臂丛上部直接传到 C_5 和 C_6 神经根，

摩托车事故是造成这种损伤最常见的原因,但是经典的见于生产中的新生儿。Dejerine-Klumpke 瘫见于上肢举高超过 90°,臂神经丛的下干、C_8 和 T_1 神经根的张力突然下降,可发生于高空坠落时,伸手抓住物体后 C_7、C_8 和 T_1 神经根受到突然、严重的牵拉,或者见于产科牵引新生儿上肢时。

【临床特征及诊断】

在根性撕脱的早期,出现神经根支配区的迟缓性瘫和完全性感觉障碍。结合电生理及影像学检查方法可以鉴别根性撕脱还是髓外神经丛受损。临床特征,例如 C_5 神经根撕脱导致菱形肌、冈上肌和冈下肌的完全性瘫痪(由 C_5 支配),以及三角肌、肱二头肌、肱桡肌和前锯肌不同程度的肌力减退(同时接受 C_6 支配)。T_1 根性撕脱表现为同侧 Horner's 综合征,是由于节前交感神经纤维向颈上神经节延伸过程中,在穿过前根时受损。电生理检测方法包括测定颈部脊旁肌的 SNAP 和肌电图。在 C_5 神经根撕脱早期,尽管相应皮节区出现完全性感觉障碍,SNAP 常无明显变化,这是因为所分出的周围神经和 DRG 细胞体尚无明显损伤。由于脊神经后位于 DRG 旁,支配颈部脊旁肌,因此这部分肌肉的肌电图有助于鉴别神经丛与前根损伤,颈脊旁肌出现纤颤电位支持根性撕脱的诊断。根性撕脱并发脊旁肌损伤也可以通过影像学方法进行检测。颈脊旁肌 MRI 对比增强扫描,如果显示出严重的肌萎缩,对于确诊根性撕脱具有重要意义,多裂肌出现不正常的增强信号更直接提示脊旁肌受损。利用 CT 或 MRI 进行椎管内影像学检测,在撕脱神经根处常显示出硬脊膜外翻,内部充满脑脊液等,这是由于根性撕脱后硬脊膜和蛛网膜持续分泌液体造成。MRI 分辨率的进一步提高,使得直接显示撕脱神经根成为可能,避免了使用脊髓造影术等检测方法。

在绝大多数病例,这些检测手段可以确诊根性撕脱,但是少数病例难以确诊。体格检查因剧烈疼痛而检查受限。SNAP 缺失提示投射到 DRG 的感觉神经丧失,但是不能排除同时存在根性撕脱,即使感觉功能检测提示后根撕脱,但是如果未能检测到脊旁肌的纤颤电位,仍不明确前根是否受损。这种前根受损而纤颤电位缺失的原因有两个:其一,在轴突损伤后 7～10 d,并不显示纤颤电位;其二,即使 EMG 检测时间正确,由于脊旁肌受多个节段的神经支配,这些纤颤电位也可能不出现。

【治疗】

目前常用的治疗方法包括神经松解术、神经移植术或神经移位术、神经根修复再植术。颈神经根撕脱后经常会出现顽固性疼痛,通过凝固进入脊髓对应的后根有可能得到治疗。

(二) 椎间盘突出症

当年龄进入 30～40 岁时,颈或腰椎间盘容易突出至椎管或椎间孔,对脊髓(多见于颈椎间盘)、神经根(见于颈或腰骶部)产生挤压作用,或者两者同时受累(见于颈椎水平,发生位于中央或近中央的大面积椎间盘突出,导致脊髓神经根病)。椎间盘发生病变与两个因素有关:变性和外伤。随着年龄的增长或反复牵拉,围绕在髓核周围的纤维环纤维变长、变脆,使椎间盘膨胀,受到轻微损伤就可以使纤维撕裂,发生椎间盘突出。

纤维环后部的加固主要通过后纵韧带。在腰椎节段,后纵韧带中央部较肥厚,外侧部相对薄弱,因此椎间盘容易向后外侧突出,压迫位于侧隐窝的神经根。向侧方的突出比较少见,容易将椎间孔内的神经根压迫到椎弓板上。偶然也见到比较

严重的椎间盘变性,在纤维环和后纵韧带间形成大的裂缝,容易使椎间盘结构脱落至椎管,向上或向下移行,压迫马尾处神经根。颈椎间盘的突出大部分是向后外侧或斜向椎间孔。

在颈段和腰段,由于脊椎逐渐变性导致椎间盘完整性的改变,称作脊椎病。其特征是椎间盘本身变性,髓核由正常的半固体、凝胶状变成干燥、皱缩状,脊柱关节及脊椎小关节发生炎性改变。通过免疫组化方法检测突出的椎间盘,显示出炎性反应特征,表现为新生血管的形成,基质金属蛋白酶和可诱导型一氧化氮(NO)合成增加。椎间盘细胞释放的 NO 可能通过诱导细胞凋亡,促进椎间盘变性。由于骨赘形成越来越多,造成椎管内脊髓及椎间孔内神经根的存在空间越来越小,加上黄韧带的增厚肥大,进一步加重这种骨性管道的狭窄,在那些先天性椎管狭窄的患者,情况就变得更加严重。

在颈段,对于年龄大于 50 岁的患者,其神经根受压常常是由于椎间盘突出合并慢性脊椎关节硬化所造成。孤立的、"软"的颈椎间盘突出多发生于青年人,常见于颈部外伤。在腰部,急性孤立的椎间盘突出是青年人神经根病变的常见原因。大于 50 岁的患者常常是由于骨性卡压神经根所造成,可伴或不伴椎间盘突出。

【临床表现】

由于椎间盘突出所造成的神经根受压具有特征性的临床表现,包括根性痛、感觉障碍、肌无力以及腱反射减弱或消失。根性疼痛可以呈刀割样,扩散范围广,可放射到由该神经根支配的肌肉及骨骼。更具特征性的是,这种疼痛常常在咳嗽、打喷嚏、便秘等使椎管内压力增高的情况下而明显加重。伴随着疼痛,还常有相应皮节区的感觉丧失,尤其是远端皮节支配区域。实际上,这些感觉异常强烈提示由神经根受压所造成的损害,而不是由脊椎小关节硬化所产生。由于邻近神经根的交叉支配,单神经根受损造成的感觉丧失,往往难定位。

绝大部分神经根病发生在腰骶段,占全部的 62%～90%,发生在颈椎的占 5%～36%。在腰骶段,95% 的椎间盘突出发生在 L_4～L_5 或 L_5～S_1 水平,L_4～L_5 及 L_5～S_1 椎间盘突出常常分别出现 L_5 和 S_1 神经根受压症状。

S_1 神经根病,疼痛会放射到臀部及大腿后部,即经典的坐骨神经痛,这种疼痛常延伸至膝盖以下,并伴有外侧踝和足部的感觉异常,踝反射常减弱或消失,跖屈肌群和臀大肌可能出现肌无力。

L_5 神经根病,其疼痛的分布范围与 S_1 相类似,不同的是足背及腓肠肌的外侧部出现感觉异常。更具特征性的是,踝反射表现正常,但是腘窝肌腱反射可能减弱。由 L_5 支配的肌肉可能出现无力,包括趾伸长肌、胫前肌和腓骨肌(受腓神经支配)、胫骨后肌(受胫神经支配)和臀中肌(受臀上神经支配)无力也可能只限于趾伸长肌。直腿抬高试验对于检测 L_5 或 S_1 神经根受损是一个敏感的指标,当下肢抬高≥60°,如果出现从背部到臀及大腿的放射痛即为直腿抬高试验阳性。直腿抬高试验阳性率达到 95%。交叉的直腿抬高试验是一项敏感性较低但特异性高的检测方法,阳性表现为抬高对侧腿,出现同侧的放射痛。

L_4 神经根病相对少见,表现为膝盖和小腿中间部分的疼痛和感觉异常,膝反射减弱,可能伴股四头肌和股内收肌无力(分别由股神经和闭孔神经支配)。当在 L_4～L_5 或 L_5～S_1 中

线水平出现大范围的椎间盘突出,许多经由这个部位及其下椎间孔穿出的神经可能受压,出现马尾综合征,表现为双侧神经根痛、感觉异常、肌无力、腱反射减弱及尿潴留,这属于外科急症,需要及时减压治疗。

在颈椎节段,由于 $C_5 \sim C_6$ 及 $C_6 \sim C_7$ 的高度灵活性,促进了纤维环磨损及随后的椎间盘突出。颈神经根在脊椎上部发出,并与颈椎节段数命名相同,因此 C_7 神经根位于 $C_6 \sim C_7$ 椎体之间,当出现脊椎关节硬化时,无论伴不伴椎间盘突出,都可能压迫 C_7 神经根。类似地, $C_5 \sim C_6$ 及 $C_7 \sim T_1$ 椎间盘突出可能分别压迫 C_6 和 C_8 神经根。Yoss 等在 1957 年经典的研究中,通过临床及放射学检测发现颈神经根病大部分发生在 C_7(70%),其次 C_6(19%~25%), C_8(4%~10%)和 C_5(2%)较少见。放射学方法显示出 T_1 神经根病变是非常罕见的。

C_6 神经根病伴发的疼痛位于肩膀,可以放射到上臂、前臂外侧部和拇指,伴有拇指和示指的感觉异常;肱桡肌反射和肱二头肌反射出现减弱或消失;也可能出现肌无力,包括肱二头肌(肌皮神经)、三角肌(腋神经)和旋前圆肌(正中神经的骨间前神经分支)。 C_5 神经根病的临床特征与 C_6 的相似,只是斜方肌和棘肌更容易出现肌无力。

C_7 神经根受压迫,疼痛放射的范围更广,包括肩膀、胸、前臂和手,感觉异常包括中指的背侧面,可出现肱三头肌反射减弱或消失,一组或多组肌肉的肌无力,尤其是肱三头肌和桡侧腕屈肌。

C_8 神经根受累较少见,出现的疼痛症状与 C_7 神经根受累相类似,但是感觉异常出现在第四和第五手指,肌无力位于手的内侧肌群,包括指伸肌(桡神经的骨间后神经分支)、指外展肌和内收肌(尺神经)、拇外展肌和对掌肌(正中神经)。

【诊断】

诊断主要依靠影像学手段,包括放射线摄影、脊髓造影术、CT 或 MRI 等方法,以及 EMG 检测。影像学手段显示解剖结构的改变,而肌电图显示神经电生理的变化,两种检测结果在 60% 患者中表现相一致,40% 患者只显示出其中一项结果异常。虽然放射线摄影对辨认颈椎或腰椎椎间盘突出本身没有帮助,但是可以显示出椎关节硬化等,也有助于显示某些少见病引起的神经根病变,如骨转移、感染、骨折或脊椎前移等。

在颈椎节段,明确神经结构与周围纤维骨组织的关系,最好的显像方法是造影 CT 增强扫描(未增强 CT 只显示骨性结构)和 MRI。MRI 与造影 CT 的诊断价值相类似,因为不使用造影剂,因此更具有优势。在腰骶椎节段,CT 对于评估椎间盘疾病是一种有效的方法。由于 MRI 的高分辨率、多维显像,可以显示整个腰椎结构包括圆锥以及无离子辐射等,被认为是更优的显像方法。另外,MRI 对检测结构性神经根病具有高度敏感性,在许多医疗中心,只通过 MRI 及 EMG 检测来确诊临床可能的神经根病。

许多神经电生理的方法被用于检测椎间盘突出,包括感觉、运动神经传导测定,迟发反应,躯体感觉诱发电位,神经根刺激和针电极检测等。感觉传导测定有助于诊断神经根病,因为神经根病即使临床出现感觉缺失,SNAPs 仍表现正常,相对于神经丛和周围神经干的损害,这具有特征性。究其原因,神经根病变相对于背根神经节是位于嘴侧,相对于神经丛、周围神经干则相反,因而对于后者的损害,SNAPs 表现为减弱或消失。但是作为一个特例, L_5 神经根病,由于 L_5 DRG 靠近神经孔,如果椎管内的病变足够严重, L_5 DRG 受压迫会导致浅表腓神经 SNAPs 的消失。

【治疗】

对于颈部椎间盘突出和椎关节硬化引起的神经根病,主要的治疗方法是保守治疗,包括减少体力活动、颈托固定、物理疗法及使用消炎止痛药物等。大部分患者,包括合并轻、中度运动功能缺陷的患者,经治疗后症状有所改善。但是,在下列情况下可以考虑手术治疗:① 经过反复的保守治疗仍有持续性疼痛。② 受压迫神经根支配肌肉的肌力持续下降。③ 表现出新的脊髓病征象。

在腰骶段,保守治疗对 90% 以上的椎间盘突出和椎关节硬化有效。卧床休息、背部牵引治疗,可以更快缓解疼痛,恢复正常功能。利用 MRI 随访研究,发现经过保守治疗,突出的髓核有所减小或者完全消失,与临床症状的改善相一致。硬膜外注射皮质类固醇可能有助于缓解疼痛,但是不能改善神经功能或者避免手术。静脉注射大剂量皮质类固醇(500 mg)可以暂时缓解急性坐骨神经痛(小于 6 周),但是不能有效恢复功能,并且维持时间短,只维持 3 d 左右。对于规律性坐骨神经痛、病史超过 10 年的患者,外科手术治疗,与非手术治疗组相比,可以更好地缓解疼痛,恢复部分功能,并且提高满意度,但是两组在缓解主要症状和运动功能上并无明显差异。

在下列条件下推荐手术治疗:① 出现马尾综合征,可能需要急诊手术。② 神经功能缺。

二、糖尿病性多发性神经根神经病

【临床表现】

糖尿病性神经病在解剖上分为两类:对称性多发性神经病和非对称性局部或多部位性神经病;后者可包括单发性脑神经病,胸腹及腰骶多发性神经根性神经病等。同一位患者常常合并以上几种疾病;少数情况下,几种疾病可以同时发生在颈神经根。

当主要累及胸神经根时,临床症状表现为胸腹壁广泛的疼痛和阵发性感觉异常,可伴有严重的躯干疼痛,描述为烧灼痛、刺痛或搏动样痛等。有时临床表现类似急性心脏病或腹部急诊,也可能类似椎间盘疾病。糖尿病性胸腹多发性神经根性神经病的临床表现包括对轻触觉的高度敏感,躯干的斑片状感觉缺失,以及由于腹壁局部肌肉松弛,可出现单侧腹部膨胀。

当病变累及到下肢,尤其是大腿前面,表现为疼痛、感觉减退、肌无力,提示上部腰神经根受累。用于描述这些病变的词汇比较多,如糖尿病性肌萎缩,近端糖尿病性神经病,糖尿病性腰骶神经丛病,糖尿病性股神经病,以及 Bruns - Garland 综合征等。由于主要累及神经根,因此被命名为糖尿病性多发性神经根性神经病。运动、感觉、自主神经纤维均可被累及。在大部分患者,起病较急,症状在数天到数周内发展。在疾病的早期,常表现为 $L_2 \sim L_4$ 单侧神经根支配肌肉的无力(髂腰肌、股四头肌、髋内收肌群),膝反射减弱或消失,大腿前部感觉轻微减退。病情可呈持续性或阶梯式进展,扩展到肢体或躯干的近端、远端或对侧。病情发展到顶峰可能需要几周的时间,症状从单侧下肢的轻微无力发展到 $L_2 \sim S_2$ 神经根支配区域的双下肢明显无力。有 15% 患者合并最上端神经根受累,表现为单侧或不对称性感觉运动神经病,主要影响手和上肢。罕见地,病灶发展至广泛区域,沿整个脊髓累及到多数神经根,导致全身严重无力,这种情况被命名为糖尿病性恶病质。

糖尿病性多发性神经根性神经病多见于六七十岁的老年人,常合并数年的非胰岛素依赖的糖尿病。当多发性神经根性神经病合并疼痛,不管是否累及胸部或腰骶部神经根,都提示患有糖尿病。在 30%~50%患者中,出现疼痛前常伴有明显的体重减轻。

【诊断】

(1)血糖水平升高。

(2)电生理学表现为感觉、运动神经动作电位减少,末梢潜伏期正常或轻度延长,神经传导速度正常或轻度降低。

(3)EMG 检测发现在脊旁肌、骨盆带肌、下肢肌肉表现出活化或者慢性去神经改变的电生理变化。虽然临床症状表现为单侧受累,但是电生理检测常常提示双侧受累。

(4)脑脊液蛋白水平常升高,平均值约在 1 200 mg/L 水平,部分可达到 3 500 mg/L 水平。

(5)病理学发现轴突丧失和脱髓鞘,更严重的可发现炎性细胞浸润和血管炎表现。

(6)电生理学研究提示糖尿病患者常常伴脱髓鞘性多发性神经病。

本病需要与椎间盘变性、感染、炎症及肿瘤等引起的多发性神经根性神经病相鉴别。

【治疗】

治疗目的常常是为了缓解剧烈的疼痛。常用三环类抗抑郁剂尤其阿米替林,还可以选择 5-羟色胺、去甲肾上腺素再摄取抑制剂(如文拉法辛和度洛西汀)、抗惊厥药(加巴喷丁、普瑞巴林和卡马西平)、氯硝西泮、力奥来素、可乐定、美西律、静脉用利多片因、局部用辣椒碱等,单独或联合使用可能具有治疗作用。

大部分患者的病情会有所好转,但是恢复过程比较漫长,从 1~18 个月不等,平均 6 个月。85%患者的疼痛或感觉减退症状得到缓解或者完全消失,50%患者的麻木症状得到缓解或消失,70%患者的肌无力症状部分或全部缓解。在一部分患者这些异常症状可能再次出现。

三、肿瘤性多神经根神经病

众所周知,许多肿瘤可以扩散到软脊膜,包括乳腺癌、肺癌和黑色素瘤、非 Hodgkin's 淋巴瘤、白细胞增多症、血管内淋巴瘤病等。虽然肿瘤性多发性神经根性神经病常常出现在已经确诊的肿瘤患者,但是脊膜症状可能是首先提示恶性疾病的表征。大约 5%的恶性肿瘤患者会伴发这种疾病,临床表现包括根性痛、下运动神经元瘫、感觉障碍、反射消失。感觉、运动功能障碍分布的区域有时会非常广泛,类似严重的感觉、运动性多发性神经病。一些临床症状,如颈强直、精神症状、颅内多神经炎等,常常是由于脊膜的渗透性增加所造成。

尸检发现马尾上出现散在的神经根瘤或局灶的颗粒状肿瘤。显微镜下发现脊神经根被肿瘤细胞所包绕,可能已经扩散进入神经根。受侵犯的神经出现功能障碍可能源于几个机制,包括神经压迫和缺血等。

对诊断最有帮助的检测方法是腰穿,大多数患者的脑脊液

出现异常,可以表现为:单核细胞增多,葡萄糖水平降低,蛋白质水平升高或发现肿瘤细胞。然而至少有 1/3 软脊膜癌确诊的患者,脑脊液细胞学检测始终无异常。电生理学检测,对神经根受累较敏感的指标主要为 F 波的改变。对于出现临床症状的肿瘤患者,如果 F 波潜伏期延长或者 F 波反应消失,应该考虑到软脊膜发生转移。CT 增强扫描,如果神经根出现多发结节状信号缺损,则进一步支持神经根发生肿瘤转移。脊椎 MRI,尤其是钆增强扫描,应该是肿瘤患者怀疑发生软脊膜转移的首选检测方法,近 50%的患者在这些检测中显示异常。臂丛、腰骶丛 MRI 增强扫描对于神经根、神经丛是否增粗以及肿瘤的侵犯有着重要的价值。脑部 MRI 钆增强扫描亦可能显示异常,表现为基底池、皮层凸面的异常增强信号以及脑水肿。

对肿瘤性多发性神经根性神经病的治疗主要是保守治疗,可以稳定病情,减缓神经疾病恶化。通过对病灶部位的放射治疗,鞘内或侧脑室内注射化学试剂(如氨甲蝶呤、硫替派、胞嘧啶阿糖胞苷)等侵犯性治疗方法,中位生存期可达到 3~6 个月。侵犯性治疗的并发症主要是坏死性脑白质病,见于放射治疗及鞘内注射氨甲蝶呤数个月后出现临床症状。

四、感染性神经根病

(一)脊髓痨

脊髓痨是由于感染螺旋体(苍白密螺旋体)引起的脊膜炎,是神经梅毒最常见的类型。经过 10~20 年的持续感染,对背侧神经根造成广泛而严重的破坏,出现一系列临床症状和体征。临床症状包括电击痛、共济失调、排尿障碍;体征包括阿罗瞳孔、反射消失、本体感觉消失、Charcot 关节、营养性溃疡等。电击痛或刀割痛发作短暂、尖锐,在下肢更容易出现;常伴感觉异常,如寒冷、麻木,与轻触觉、痛觉及温度觉受损有关。约 20%的患者会出现突发的内脏危象,表现为突发的上腹痛,上升到胸部,或者沿整个身体蔓延。

大部分脊髓痨的症状可以通过后根受损来解释。共济失调是由于本体感觉纤维受损造成,痛觉减退与小的有髓或无髓纤维部分缺损有关,膀胱张力减退伴尿失禁、便秘及性无能则是骶神经根受损造成。病理学检测发现后根,尤其是腰骶节段的后根变细、颜色变暗;脊髓后柱也出现变性改变,背根神经节 DRG 神经元轻度减少,但是周围神经无明显的病理改变,炎症可能一直沿着后根蔓延。

在疾病的急性期,脑脊液出现异常。约 10%的患者脑脊液压力升高,50%单核细胞数增加(每毫升 5~165 个),超过 50%的蛋白浓度轻度升高(450~1 000 mg/L,罕见病例达到 2 500 mg/L);72%的患者脑脊液血清学检测阳性。在全部神经梅毒患者中可以检测到针对苍白密螺旋体的特异性抗体。

脊髓痨的有效治疗是使用水溶性青霉素 G,并监测脑脊液指标。治疗 6 个月后脑脊液细胞数应该恢复正常,蛋白质水平降低,否则应该进行新一轮治疗。脑脊液检测应该每 6 个月进行一次,连续两年,或者到脑脊液完全正常为止。

(二)巨细胞病毒或 HIV 感染者合并多发性神经根性神经病

巨细胞病毒(cytomegalovirus,CMV)感染合并多发性神经根性神经病是一种进展快,为机会性感染的疾病,常见于 HIV 感染者的晚期,这个时期 CD4 计数非常低(<200/ml),艾滋病

指征性感染即出现,但 CMV 感染很少以艾滋病的首发表现而出现。患者常常呈全身 CMV 感染的表现,如出现视网膜炎、胃肠炎等,其中以下肢及会阴部急性起病的疼痛、感觉异常、尿潴留以及四肢末端上升性、进展性肢无力为特征。体检发现下肢的弛缓性瘫,腱反射消失,括约肌张力减弱或消失,轻触觉、震动觉和关节位置觉不同程度的减弱或消失。

实验室检测显示脑脊液蛋白水平升高,糖水平降低,多形核白细胞数增加,CMV PCR 检测阳性,脑脊液培养可能分离出 CMV。EMG 检测显示肢端肌肉出现广泛的纤颤电位,感觉诱发电位检测可能显示出远端感觉神经病变的特征。在 HIV 感染的后期,这些表现非常常见。腰骶部影像学检测常正常,也有报道发现粘连性蛛网膜炎。病理学特征表现为明显的炎症反应,背侧、腹侧神经根的广泛坏死;在内皮细胞及施万细胞的胞质及胞核中可见到巨细胞包涵体。

未经治疗的 CMV 多发性神经根性神经病,病情进展迅速,生存期只有近 6 周。如果治疗及时,如使用抗病毒类药物更昔洛韦等,可能对部分患者有效,症状改善常需要数周到数月。如果脑脊液细胞数居高不下,糖水平明显降低,提示病毒对更昔洛韦耐药,应该迅速采用其他治疗方法,如使用膦甲酸。

艾滋病患者合并迅速进展的腰骶多发性神经根性神经病的其他原因,可能是合并脊膜淋巴瘤、结核,或者 HIV 相关的轴突多发性神经根性神经炎。另外,还要考虑到合并急性炎症性脱髓鞘性多发性神经根性神经病。艾滋病合并梅毒,病情进展相对较快,梅毒性多发性神经根性神经病可表现为快速进展的疼痛、下肢轻瘫、肌萎缩、腱反射减弱。实验室指标,除了明显升高的 CSF 蛋白、糖水平降低、白细胞明显增多之外,脑脊液及血清学的性病相关检测指标均阳性。治疗上,静脉给予青霉素,病情会有迅速改善。其他还需要考虑的疾病包括单纯疱疹病毒 2 型及水痘带状疱疹病毒感染,这些病毒会侵犯腰骶神经根和脊髓,表现为脊髓脊神经根病。弓形虫感染也可能导致脊髓炎,表现为亚急性脊髓圆锥综合征,与 CMV 感染所致的多发性神经根性神经病临床表现相类似。弓形虫感染,MRI 检测可能发现脓肿形成。

(三) Lyme 神经根神经病

Lyme 病是由于感染伯氏包柔螺旋体引起,经鹿蜱传播。Lyme 病是一种多系统疾病,可以侵犯皮肤、神经系统、肌肉、骨骼系统和心脏。为了更好地理解这种疾病,临床上将病情发展分为三个阶段。① 蜱叮咬后的 1 个月内,60%～80%患者出现特征性皮疹,称作慢性游走性红斑,即在叮咬区出现椭圆或环状,有清晰中心点的皮疹,伴流行性感冒样症状,如疲乏、发热、头痛、头强直、肌痛和关节痛。② 也称作螺旋体播散期,在出疹后数周显现,可表现为周围神经、关节或心脏的异常。③ 表现为慢性神经系统综合征,如神经病、脑病、脊髓病、精神异常及游走性关节炎等,是由于迟发性或持续性感染所造成,可在叮咬后 2 年内发生。

在美国约 15%未经治疗的患者,在第二阶段出现特征性的神经根及周围神经受损症状。在慢性游走性红斑出现的数周也可能出现一些其他症状,包括头痛伴无菌性脑膜炎、脑神经病(25%的患者双侧面神经受累)、多灶性神经根性神经病、神经根神经丛病、多数单神经炎、脊髓炎、脑病、小脑性共济失调等。神经根受累的临床特征包括烧灼痛伴感觉障碍,支配区反

射减弱。神经传导研究发现本病主要与轴突丧失有关,引起多发性神经病。第三阶段所见的慢性神经螺旋体病,在近 5%未经治疗的患者中可出现,主要表现为轴突变性的多发性神经病,临床症状表现为根性痛或远端感觉异常。利用灵长类神经疏螺旋体病模型进行研究,发现伯氏疏螺旋体可在神经系统内传播,包括软脑脊膜,运动、感觉神经根,背根神经节,但是脑实质不受累。观察该模型的周围神经,在神经束膜也发现了螺旋体。治疗上,通过静脉给予头孢三嗪,也可以头孢菌素和青霉素交替使用来治疗,连续使用 2～4 周,大部分患者的症状和体征得到缓解或消退。

(四) 带状疱疹

带状疱疹是一种常见的、表现为疼痛的水泡样皮疹,呈节段性或根性分布,主要由潜伏在 DRG 的带状疱疹病毒再激活所引发。初次感染疱疹病毒常在儿童时期,出现水泡样皮疹,在易感性高的儿童间传播。病毒可侵犯任何节段的轴突,最常见于胸部皮区,其次是面部,可出现在三叉神经的眼支,常伴角膜炎,是导致失明的一个潜在原因,需要急诊处理;还可以出现在上颌神经、下颌神经支配区。如果影响到第Ⅶ对脑神经,常出现面瘫及同侧的外耳道及硬腭部位出现水泡,称为 Hunt 综合征。比较少见地,病毒感染后只表现为支配区的疼痛,不伴有皮疹,称为无泡型带状疱疹。

人群中 10%～20%会感染带状疱疹病毒,但是发病率仅 0.3%～0.5%。年轻人中发病率相对较低,随年龄增加身体抵抗力下降,其发病率明显增加,大于 75 岁超过 1%。在 HIV 阳性患者中其发病率更高,是对照组的 15 倍。

初次感染疱疹病毒后,病毒潜伏于 DRG,可以潜伏数十年,直到被再次激活。激活可以是自发性,也可以是在病毒特异性细胞介导的免疫反应下降时,常继发于下列情况:淋巴组织增生异常、使用免疫抑制剂、器官移植接受者、HIV 感染者或者正常老年人,并且沿感觉神经蔓延。病理特征表现为在皮肤、DRG 及脊神经根有淋巴细胞浸润和出血。偶尔前根及脊髓也被侵犯,这可以解释一些患者出现的运动症状。

带状疱疹特征性的临床表现为刀割样痛或灼烧样痛,可伴有瘙痒、感觉减退或感觉异常,有时伴发烧、全身不适和皮疹。在受感染的皮肤,表现为感觉减退,但常常有异常疼痛,即对正常刺激产生疼痛感觉。皮疹位于单侧或者中线附近,开始表现为红色斑丘疹,经过 3～5 d 聚集形成边界清晰的囊泡,再经过 3～4 d 演变成脓疱,10 d 左右结痂。在免疫功能正常的人群,病损在 2～4 周消退,常遗留局部感觉减退、瘢痕和色素沉着。囊泡退去后疼痛也消失,但是有 8%～70%的患者会遗留持续性、严重的疼痛,称为带状疱疹后神经痛(post-herpetic neuralgia,PHN),临床治愈后持续疼痛超过 30 d 即为 PHN。这种并发症在老年人更易出现,超过 60 岁的发生率为 50%。合并 PHN 的患者,有一半在 2 个月内缓解,70%～80%的患者在 1 年内无疼痛再发,疼痛持续数年者罕见。

在免疫功能正常的患者,疱疹病毒的扩散非常少见,发生率小于 2%。在免疫缺陷患者,发生率达到 13%～50%,最常扩散至远隔部位的表皮,也可以累及内脏,包括肺、胃肠道和心脏,以及中枢神经系统。眼部带状疱疹的一个严重合并症就是拖延形成大脑血管炎,导致对侧偏瘫,这种合并症常常在感染后 1 周到 6 个月内出现,而且可发生于任何年龄段,其中 50%

的患者有免疫功能受损。合并脑血管病患者的死亡率为 25%，只有近 30% 幸存者可以完全恢复。

另一种皮肤带状疱疹少见的并发症为节段性肌无力，见于 5% 以上的病毒再激活患者。肌无力在上肢和下肢发生率基本相等，伴中线肌无力以及膀胱和肠道系统功能异常，分别提示颈部及腰骶部神经根受累，膈肌和腹部肌肉也可能受累。从出疹到肌无力的平均时间间隔接近 2 周，从 1 d 到 5 周不等，罕见的可在病后 4~5 个月出现膈肌麻痹。无力可在数小时或数天达到高峰，分布区域常常与带状疱疹的分布相一致。预后常较好，经过 1~2 年，55% 的患者完全回复，约 33% 有明显改善，有 20% 留有严重而持久的后遗症。

带状疱疹的病理学特征为炎症反应和 DRG 神经元丧失。当淋巴细胞渗入性炎症及血管炎影响到附近的运动神经根和脊髓灰质时就会导致运动神经纤维变性。另有研究显示，一种低恶性度病毒感染的神经节炎可能与 PHN 发生有关。

治疗的主要目的是缓解局部不适，阻止病毒扩散，减轻 PHN 的严重性。阿昔洛韦、万乃洛韦和伐昔洛韦被指定用于免疫功能正常，年龄大于 50 岁的患者。治疗应该在病毒感染后 48 h 内开始，以获得最佳的治疗效果。这些药物可以缓解疼痛，缩短病毒脱落的持续时间，限制新病灶的形成，加速治愈，使用安全，耐受性好。由于阿昔洛韦的药物代谢动力学特征及便捷的给药方式，因此更具有优势。美国食品与卫生管理部门批准使用带状疱疹疫苗，以降低免疫功能正常的老年人感染带状疱疹病毒的概率。

PHN 可被描述为深部持续痛、烧灼痛、尖痛、刺痛、放射痛，轻触患区皮肤可引发，常使患者全身虚弱，难以治愈。治疗可单用或联合使用三环类抑郁剂（阿米替林或去甲丙咪嗪）、选择性 5-羟色胺再摄取抑制剂（舍曲林或盐酸萘法唑酮）、抗惊厥药（卡马西平或加巴喷丁）、口服类罂粟碱（羟氢可待酮）等，局部使用辣椒辣素膏及利多卡因贴剂在 50% 的患者有效。对于顽固性疼痛，90% 以上的病例鞘内注射甲泼尼龙及利多卡因可以缓解，并且无蛛网膜炎及神经毒性等不良反应发生。最近的一份研究报告显示，静脉注射阿昔洛韦之后口服伐昔洛韦，在 50% 以上的患者可以缓解疼痛。

五、获得性脱髓鞘性多发性神经根性神经病

获得性脱髓鞘性多发性神经根性神经病临床上主要表现为两种形式：一种发展迅速，被称为吉兰巴雷综合征，另一种呈慢性、进展性，或者复发、时轻时重的形式发展，被称为 CIDP。这些疾病在本篇第十四章第七节做详细叙述，由于累及的脊神经根病理变化可能非常明显，尤其是前根，因此在这里作简单介绍。这种疾病的病理特征表现为大量单核、淋巴细胞浸润和血细胞渗出，伴节段性脱髓鞘，而轴突相对保持完整。MRI 影像学显示在 GBS 及 CIDP 腰骶部神经根都有对比增强的信号。由于容易侵犯神经根，因而解释了一些临床特征，包括 CSF 改变、神经电生理变化、自主神经功能改变等，在 GBS 上述改变更明显。

脑脊液蛋白细胞分离是这种疾病的典型特征。腰部脑脊液蛋白浓度升高，而脑池中蛋白浓度正常，支持升高的脑脊液蛋白来源于脊神经根周围的毛细血管渗出的假说。神经传导测定常常显示减慢的运动神经传导速度和部分传导阻滞，其他

异常包括延迟的或者无反应的 F 波反应或 H 反射，提示神经根脱髓鞘。实际上，在 10%~20% 的 GBS 患者中，这些迟发反应可能是发病最初几周的唯一发现。GBS 伴自主神经功能异常可能是由于节前交感神经纤维受累所引起，这些纤维经由前根到达脊旁交感神经节。

六、获得性背根神经节病

背根神经节容易特异性地受到一些恶性肿瘤或非恶性肿瘤疾病的侵犯，导致感觉异常综合征，这些症状的特征与不同大小 DRG 神经元的丧失有关。大神经元丧失导致肌肉运动觉、定位觉异常，手部精细动作丧失，共济失调及反射消失；小神经元丧失与痛觉过敏有关，表现为烧灼痛、痛觉异常。感觉神经异常在电生理上表现为长度非依赖性的 SNAPs 异常，即 SNAP 幅度广泛降低。MRI 的 T_2WI 显示出背侧脊髓的高信号。

最为人们熟悉的相关疾病可能就是类肿瘤性亚急性感觉神经病。病程从数周到数月不等，临床表现为共济失调、痛觉过敏，肌力常正常。一些患者还伴有脑干和大脑受损的症状，提示这种疾病是一种受累范围广的脑脊髓炎。这些病变可在确诊肿瘤前数月到数年出现，常伴发小细胞肺癌。CSF 检测显示蛋白水平升高，单核细胞轻度渗出。神经传导速度检测显示广泛的感觉神经电位缺失。神经病理学特征包括炎症反应和 DRG 感觉神经元被吞噬。这种病变与体内产生抗神经元特异性抗体（anti-Hu）有关，后者属于多克隆 IgG 抗体，与补体结合，并与中枢神经系统神经元及感觉神经节的核发生反应，而与非神经元的核不发生反应。被抗 Hu 抗体辨认的抗原是一种分子量为 35~40 kD 的蛋白。在小细胞肺癌的细胞及神经元的核存在相同抗原，提示这种疾病是由免疫机制介导，受肿瘤抗原刺激产生抗体，发生交叉反应。形态学研究发现这种疾病的发生与具有细胞毒性的 T 细胞介导的细胞及体液免疫有关。让人失望的是，免疫治疗未能取得良好的治疗效果，而早期发现、早期治疗肿瘤，对于争取机会，避免病情恶化具有重要意义。

其他造成 DRG 神经病的原因包括遗传、毒素和自身免疫性疾病。遗传性感觉神经病的特征常表现为慢性肢端营养障碍性溃疡、骨折、发作性脊髓炎，不伴感觉异常。滥用维生素或者顺铂等神经毒素造成的 DRG 病，一般容易发现。干燥综合征可能伴有共济失调和运动觉丧失，这种表现类似于亚急性感觉性神经病，核抗原对应抗体的检测，如抗 Ro(SSA) 和抗 La(SSB) 抗体有助于诊断，但是缺乏这些抗体也不能排除干燥综合征，需要对较小唾液腺进行活检，发现成簇的炎性细胞，可能有助于确诊。一些患者静脉使用丙种球蛋白，可能改善病情。其他急性自身免疫性共济失调综合征包括共济失调性吉兰-巴雷综合征，Fisher 综合征及 Bickerstaff 脑干脑炎。在这些综合征中，血清抗 GQ1B IgG 抗体水平常常升高。这些疾病对丙种球蛋白及血浆交换治疗等可能有效。

七、类似运动神经元病的神经根病

运动神经根疾病的一些临床症状可能与运动神经元病的部分症状相类似。当一个表现为下运动神经元受累的患者出现单克隆免疫球蛋白病时，必须尽可能寻找有无前根受损的体征。脑脊液蛋白水平的升高，单克隆免疫球蛋白的出现以及神

经传导检测显示脱髓鞘病变,表现为多发性运动神经根性神经病。在极少数病例,免疫治疗可以降低血清中抗神经节苷脂GM1抗体,并且发现与改善下运动神经元综合征相关,因此提示抗神经节苷脂抗体可能具有致病作用。

多年来已经知道下运动神经元疾患的一些表现与淋巴瘤具有相关性,并且被命名为亚急性运动神经元病,但是主要的病变部位尚不明确,可能是在神经根或者神经元水平。其特征常表现为亚急性、进展性的斑片状、非对称性下运动神经元瘫,上肢比下肢更容易受累,不伴疼痛。疾病进展速度与淋巴瘤的活动度无相关性,倾向于呈良性病程,有些患者会自发缓解。

放射后下运动神经元综合征,累及到腰骶区,可能是一种多神经根病,据报道在睾丸癌及淋巴瘤放射治疗后的4个月~25年内出现。有些患者MRI增强扫描显示出圆锥和马尾的异常信号,类似于软脊膜肿瘤的表现。对一位睾丸癌患者进行神经病理学研究,发现放射治疗诱发近神经根部位的血管病变,而运动神经元相对保存。这种疾病典型的会进展1~2年,之后趋于稳定。

第三节 脊神经丛疾病

潘元美 王 毅

一、臂丛神经疾病

鉴于臂丛神经位于颈和肩这两个活动度极大的结构间,故易发生损伤,且其易受邻近组织,如淋巴结、血管、肺实质等病变的影响而产生继发疾病,故臂丛神经病变包含着一大类疾病。大多数臂丛神经病变是由创伤、肿瘤浸润、压迫、原因不明的感染(可能为病毒)及放射治疗的迟发效应所致。

(一)特发性臂丛神经病

本病有很多的名称,也称为急性臂神经根炎、神经痛性肌萎缩、臂丛神经炎、肩胛带局限神经炎、Parsonage - Turner 综合征等。

【病因和病理生理】

确切的病因尚不清楚,可在正常人中突然发病,约半数的病例未发现有任何相关事件。有的认为与应用血清或接种伤寒、天花、白喉、流感疫苗以及注射破伤风类毒素有关;也有在患单核细胞增多症、红斑性狼疮、霍奇金病、巨细胞病毒感染、Enters - Danlos 综合征,或产后、外科手术后、外伤及一些精神应激情况下发病。

有以家族形式出现的臂丛神经病变,即所谓的遗传性神经痛性肌萎缩,是一种常染色体显性遗传疾病,其造成受累肢体反复发生剧烈疼痛、无力和感觉异常。和其他的特发性疾病一样,其可能存在相似的一前驱触发事件,刚出生或幼儿时发病者,其每次发作后都将恢复,预后较好,目前发现遗传性神经痛性肌萎缩和常染色体17q25的3个位点突变相关。

发病机制同样不清楚,其急性起病提示似乎其中有缺血的机制,前驱病毒感染史或免疫相关病史提升了免疫介导疾病的可能性,有研究认为补体依赖的、抗体介导的周围神经脱髓鞘病变可能参与其中,有的神经活检发现多灶性的单核细胞浸润,提示同时存在着细胞免疫的介导。在一些迅速好转的病例中,神经的脱髓鞘及髓鞘修复可能为主要机制,而症状持续时间较长的患者则可能存在轴索损伤。

对遗传性神经痛性肌萎缩患者的神经活检可以发现血管周围炎性浸润及血管壁破坏,提示其可能是免疫调节的基因异常而导致的遗传性免疫疾病。

【临床表现】

本病可发生在任何年龄,多见于30~70岁,有的呈家族性,男性得病为女性的2~3倍。疾病的特点是急性发病,有严重的肩区疼痛,有时涉及背、颈、臂和手,疼痛在夜间尤甚,为了避免疼痛,患者尽量减少肩部活动,因此其上肢常处于肘屈、肩内收位,反之则可引起疼痛。但也有个别病例没有疼痛的现象。一般疼痛在肢体无力达到高峰后持续数周,但也有少数患者将间断持续一年甚至更久。本病往往在疼痛后几小时或几天可产生上肢无力,有统计资料报道,大多在疼痛后2~3周后出现乏力和肌无力,主要涉及肩和臂近端的肌肉,大约50%的患者肌无力限于肩带肌肉,1/3患者同时累及臂丛的上下两部分,还有约15%的患者只累及下臂丛。单侧肢体完全瘫痪罕见。如果病变持续时间较久,则可产生肌肉萎缩。

随着识别度的增加,发现臂丛神经病的典型症状不一定和神经干索损伤相关,可以由离散的单个周围神经的受累引起,包括肩胛上、腋、胸长、正中、桡、前骨间神经等,此又可视为单神经性的臂丛神经病,其中腋神经和肩胛上神经是最易受累的。其还可以累及前庭神经、迷走神经及膈神经。通常右侧患病较多见,约1/3患者双侧患病,但很少有对称性的。有少数患者会发生单侧或双侧的膈肌麻痹,故突发的肩痛伴呼吸系统症状提示臂丛神经病的诊断。其中存在很少部分特发性臂丛神经病的患者只有孤立的膈神经病变(有时可为双侧),而肢体未发现临床或电生理检查上的异常。

约2/3的患者可有感觉障碍,主要影响肩和上臂的外侧以及前臂的桡侧,虽然其不如运动乏力明显,但临床或电生理显示的孤立的感觉障碍的病患亦属臂丛神经病变的范围。

【实验室检查】

1. 脑脊液检查　常无异常改变,偶有出现轻微的脑脊液细胞增多(10~50/ml)和蛋白轻度增加。25%的患者血液中被发现存在抗神经节苷抗体,有些患者 CSF 中寡克隆蛋白增高,这些反映了这种疾病可能存在一定的免疫机制的介导。在一些严重的伴有膈神经累及的双侧臂丛神经病患者中,可以发现肝酶的增高。

2. 肝酶　可能是亚临床肝炎的前驱反应。

3. 电生理检查　神经传导速度(never conduction velocity, NCV)示神经的感觉和运动电位振幅降低,而传导速度相对正常。EMG 呈失神经改变,同时可明确病变部位在臂丛、单个周围神经或者周围神经分支。脊神经根无变化。此外 EMG 可在无症状侧亦发现异常改变,提示臂丛神经病可存在亚临床状态。

4. 神经活检　在远端的感觉神经有轴突变性,在复发性的受累神经有的有梭样节段肥大、神经内膜下水肿、局限慢性炎症和洋葱球样形成。

5. 影像学检查　臂丛 MRI 可以显示受累肌肉弥漫性的 T$_2$ 异常高信号及脂肪萎缩,同时可以排除一些症状相似的结构性病变(如肿瘤及肉瘤样病变)。

【鉴别诊断】

有很多上肢无力和疼痛疾病需要加以鉴别。首先要和神经根型颈椎病相鉴别,通常会有持续的疼痛和颈部僵直,且这种根痛不会随着肢体无力的出现而缓解。臂丛上干的臂丛神经病往往和 C_5 及 C_6 神经根的病变相似,伴有神经根受累的颈椎骨质增生或伴椎间盘突出,往往在相应节段发生肌萎缩和感觉障碍,可以通过 EMG 来鉴别。

上肢的无力和萎缩还需考虑运动神经元病,当然疼痛和感觉障碍均非其常见症状。肿瘤性的臂丛神经病也需要鉴别,临床可以表现为持久的疼痛,且多显示下臂丛病变。

胸廓出口综合征亦可有神经根压迫症状,但同时还有血管压迫的症状,颈椎摄片常可见有颈肋等骨结构异常的表现。

上肢的单神经病变如桡神经受损,则有腕垂、手背桡侧针刺觉减退。正中神经受损时则握拳不能,手掌桡侧针刺觉减退。尺神经病变常有爪形手的表现,手背和手掌尺侧有针刺觉减退,因为症状特殊易于鉴别。

【治疗】

目前没有确切的随机对照研究来提供可靠的治疗方法。

(1) 严重疼痛时可应用阿片类镇痛剂。

(2) 使用 2 周的皮质类固醇[泼尼松,$1\,mg/(kg \cdot d)$]可以减轻疼痛及改善预后。

(3) 急性期疼痛时,则尽量减少手臂的活动,必要时可以使用固定装置。

(4) 运动锻炼有助于防止挛缩,可辅以理疗、针灸、推拿等综合措施。康复期特别要预防肩关节活动受限,少数遗留永久性功能障碍的患者,可以使用矫形器。

另外,可应用维生素 B 族药物、ATP、辅酶 A 和中药等协同治疗。

【预后】

预后一般是良好的,36% 的患者在 1 年内恢复,75% 的患者在 2 年内恢复,90% 的患者可在 3 年恢复。2/3 的患者在症状发生后的 1 个月内有明显改善。恢复与疾病在急性期的病程、部位和严重度没有直接关系,存在相当程度肌萎缩的患者也可恢复良好,单侧病变较之双侧者在第一年内恢复较快。75% 的患者可以完全恢复功能。也有存在永久的功能缺陷者。如有下列情况预后较差:① 严重和较长时间的疼痛或反复疼痛。② 发病后 3 个月没有任何改善的迹象。③ 全臂丛或下臂丛病变者。5% 的患者有复发和缓解过程。

(二) 创伤性臂丛神经病

一般分为三类:① 直接损伤,多是由于车祸、运动、枪击等造成臂丛神经剧烈的撞击或牵拉而发生的瘫痪,锁骨上损伤较之锁骨下损伤更为常见且严重,一般预后更差。② 继发于颈或肩部周围结构创伤的病变,如锁骨和第一肋骨的骨折。③ 医源性损伤,多为神经传导阻滞治疗的并发症。还有一种臂丛神经的牵拉伤见于背囊性麻痹,双肩负重物时对臂丛神经上干的局部施加重压而导致肩胛上神经和腋神经所支配的肌肉无力以及 C_5、C_6 分布区感觉减退。

【临床表现】

1. 畸形 上肢呈松弛性瘫痪,肩下垂、变狭,眼裂变小、眼球内陷、瞳孔缩小,呈 Homer 征。

2. 运动 ① 臂丛上干损伤,表现为肩关节不能外展、上举,肘关节不能屈曲,腕关节和手的功能正常,如耸肩活动丧失则是 C_5、C_6 神经根撕脱。② 臂丛下干损伤,表现为手指与拇指不能屈曲和伸直,拇指不能对掌、对指,手不能合拢和分开,而肩、肘、腕关节功能尚正常,如有 Horner 征则为 C_8、T_1 根性撕脱。③ 全臂丛根性损伤,表现为上瘫痪,无任何运动功能。

3. 感觉 ① 臂丛上干损伤表现为肩外侧、上臂及前臂外侧皮肤感觉障碍。② 臂丛下干损伤表现为手及前臂内侧皮肤感觉障碍。③ 全臂丛损伤表现为上臂内侧外皮肤感觉障碍。

【诊断】

(1) 上肢五大神经(腋、肌皮、正中、桡、尺)任何两根神经同时损伤(非切割)即可定位在臂丛部位损伤。

(2) 胸大肌和背阔肌功能障碍,臂丛损伤的部位在锁骨上。该两肌功能正常,臂丛损伤的部位在锁骨下。

(3) 耸肩不能或有 Horner 征,臂丛损伤的部位在臂前或称根性撕脱伤。

(4) 肌电检查上肢五大神经 SNAP 存在而 SEP 消失者为节前损伤,SNAP 与 SEP 均消失者为节后损伤。

【治疗】

(1) 臂丛节后损伤应观察 3 个月,进行保守治疗。

(2) 臂丛损伤的手术指征:① 节前损伤。② 伴有锁骨下动脉(或腋动脉)损伤。③ 开放性损伤。④ 经 3 个月保守治疗,无好转的节后损伤。

(3) 臂丛损伤的手术方法:① 节后损伤按损伤性质不同进行粘连松解、神经减压、神经缝合、神经移植。② 节前损伤进行神经移位术,移位方式为膈神经至皮神经,副神经至肩胛上神经,肋间神经至腋神经或桡神经,健侧 C_7 神经至正中神经。

【预后】

一般情况下,神经移植后,肘部的屈肌和伸肌以及肩胛带肌的预后相对较好,但前臂以及手部肌肉恢复较差。加强物理治疗及矫形器的使用对功能的恢复有很大的帮助。

(三) 放射治疗后的臂丛神经病

乳腺癌等肿瘤的放射治疗时,接受大于 6 000 cGy 的分次剂量,可以造成臂丛神经的放射性损害。机制可能来自放射直接对髓鞘和轴索的破坏,以及放射引起血管闭塞而导致的神经内膜和外膜纤维化。放射治疗与臂丛症状发病之间的潜伏期为 5 个月至 20 年,平均为 6.5 年。感觉症状(疼痛、感觉异常、麻木)远较运动症状为显著,但也有病例在感觉症状出现之前先发生肌肉无力,无力主要发生在臂丛上干神经支配的肌肉。

放射治疗引起的臂丛损害与癌肿转移所引起的臂丛损害在临床上很难区分。若臂丛下干剧烈性的疼痛同时伴有 Horner 征强烈提示癌肿转移引起的臂丛损害;若臂丛上干损害伴有无痛性淋巴水肿,则提示放射性损害的可能性较大。经过长期随访,转移病例都是预后恶劣,放射损伤病例预后较好。电生理检查可发现早期病变为脱髓鞘改变,而晚期则是轴索损伤。肌纤维放电和束颤电位则特别提示放射性损害。MRI 很难准确鉴别两者,其均显示 T_2W 的高信号以及造影剂后存在增强,当然辐射性的纤维化为弥漫性增厚和增大,而不存在局部的肿块。对诊断不明确的病例,可考虑进行手术探查,如证实为放射损害所引起,则可以及早切除挛缩的臂丛神经的纤维组织。根据文献报道,碘塞罗宁(三碘甲状腺氨酸)对放射后纤维化有治疗作用。

（四）转移性臂丛神经病

最常继发于肺癌和乳腺癌，淋巴瘤、肉瘤、黑色素瘤等则相当少见。转移多是通过淋巴途径，腋淋巴结最为常见。转移性的臂丛神经病最突出的病状为剧烈疼痛，一般位于肩部处，可向肘、前臂正中及环指、小指放射，以 C_8、T_1 脊神经和臂丛下干损害为主，一半以上的患者伴有 Horner 征。治病主要通过原发肿瘤的化疗以及臂丛局部的放疗来进行，预后较差。通常约 50％的患者可以缓解疼痛，但对肌力的恢复没有作用。其他止痛治疗包括阿片类镇痛药或非阿片类制剂，如抗抑郁药物及抗痫药物等药物治疗，以及经皮电刺激、椎旁交感神经阻滞、背侧神经根切断术等方法。对于 Pancoast's 肿瘤（肺上沟瘤）患者，一般采取术前放疗并扩大手术切除范围，其 5 年生存率一般为 20％～35％。

（五）胸廓出口综合征

在锁骨及第一肋骨间的狭窄区域中，由前斜角肌、颈肋、肥大的第 7 颈椎横突及正常或先天畸形的第 1 肋骨压迫臂丛，产生感觉运动症状，如锁骨下动脉同时受累则尚伴有上肢循环障碍的表现。不完全性颈肋是最常见的畸形，其末端由一条边缘锐利的前位带与第 1 肋相连，C_7 伸长并下弯的横突由一条拉紧的纤维带与第 1 肋相连，并伴有前中斜角肌的异常，因此 C_8 和 T_1 神经根、下臂丛及血管存在受压的潜在可能性。此外一些非特异性的胸廓出口综合征还可并发于创伤后，如车祸、工作相关性的损伤，有些运动员亦可发生，如举重、游泳、网球及棒球运动员。

【分类】

旧分类：根据存在畸形及其症状的发生机制，分为颈肋综合征、前斜角肌综合征、肋锁综合征等。临床上常以 Adson 试验（锁骨下动脉受压试验）来区分颈肋综合征或前斜角肌综合征。请患者取坐位，两手置于大腿上，掌面向上，作深吸气，将头过度后伸并先后尽量向左右旋转，如果在此过程中病侧桡动脉搏动消失或明显减弱而另一侧搏动正常，则称为 Adson 征阳性。与脉搏消失的同时右锁骨上窝常能听到杂音者，通常提示为颈肋综合征。颈部有时可看到或摸到骨性肿物，此即颈肋。患肢垂直上举后，将头尽量转向患侧，如桡动脉搏动消失而试验另一侧时桡动脉搏动不受影响，则提示为前斜角肌综合征。

新分类：分为神经性、血管性及非特异性胸廓出口综合征。

【临床表现】

儿童、青少年罕见，发病年龄为 30～50 岁，平均年龄为 32 岁，女性多见。有时颈肋是双侧性的，而症状仍以右侧较为多见，这可能是由于右手多提重物，肩关节牵引加速了症状的发生。症状一般逐渐发生，均以疼痛起病，程度不一。轻则有周期性肩胛疼痛，向下放射至手臂内侧。重则疼痛尖锐，可为钻刺或烧灼性质。发作时疼痛位于肩胛后面，但以后即向颈侧放射并下达手臂内侧、前臂及手掌。除疼痛外，尚可伴有手及前臂尺侧的麻木感、针刺感或其他感觉异常。上肢的伸展及外展运动如举物、背物或提物等均可使疼痛加剧。如使手臂置于内收及屈曲位时较为舒适。某些病例中，如将手上举达头部以上，亦可使疼痛减轻。感觉检查时，在手的尺侧及前臂尺侧区可有感觉过敏或减退。运动症状表现为肌力减弱及肌肉萎缩，这常是后期的症状。运动症状通常局限于手部诸小肌，或从正

中神经或尺神经支配的肌群开始。前臂肌群受累较为少见。偶有颈交感神经麻痹综合征出现。因锁骨下动脉受压可出现患侧手发冷，阵发性苍白及发绀，有时还可出现类雷诺现象。在牵引上肢时可使桡动脉明显减弱或消失。

另一类不伴有结构上异常的患者，症状通常较有结构畸形者为轻，而且多属感觉性，运动症状表现较少，体格检查时客观异常表现不明显。有的患者症状几乎全在夜间出现，当平卧一会儿后始发生，称为"静止性感觉异常性臂痛"，常见于中年妇女。

【实验室检查】

1. 影像学检查 X 线检查可确诊颈肋或其他畸形结构的存在，可同时结合正侧位片。对胸廓出口处的 MRI 检查对提示此处神经血管扭曲及受压等异常很有帮助。

2. 电生理检查 需满足以下标准，包括① 尺神经感觉神经动作电位振幅减低（＜12 μV），或前臂内侧皮神经 SNAP 振幅减低（＜10 μV）。② 患侧正中神经复合运动电位振幅的减低（＜5 mV），或尺神经 F 波潜伏期的延长（＞33 ms），或 EMG 发现臂丛下干两条不同神经支配的肌肉均显示去神经改变，而臂丛上干及中干支配肌肉正常，并排除其他局灶神经病变或多神经病变。③ 正中神经的 SNAP 正常（≥15 μV）。④ 肘部尺神经的运动神经传导速度正常（≥50 m/s）。

【鉴别诊断】

本病较为少见，只有当符合临床及肌电图诊断标准时，才能考虑本诊断。本综合征在诊断上需要与颈椎病、肌萎缩侧索硬化症、脊髓空洞症、正中神经和尺神经的损害等相鉴别。本综合征有剧烈的特征性疼痛和感觉障碍而无肌束颤动，借此可与肌萎缩侧索硬化相鉴别。脊髓空洞症有手部小肌肉萎缩，同时有特征性的感觉分离表现，且感觉障碍范围广，并可能有锥体束征而与本综合征相鉴别。正中神经和尺神经的损害可依其运动和感觉的典型分布来决定。

【治疗】

1. 一般治疗 包括肩部伸展和上举运动、患者教育、姿势训练、物理治疗及抗炎药物治疗等。对夜间臂痛患者，可根据患者自己经验，放置垫枕，睡觉时采取适当姿势而获得症状的缓解。

2. 手术治疗 在有结构畸形的严重病例中，及早手术可获得良好的效果。手术的种类有切除纤维带、颈肋、切除肥大的第 7 颈椎横突与第 1 肋骨的中间部或切断前斜角肌以消除对臂丛的压迫，需根据病情的不同而采取不同的手术。

3. 其他 关节或肌肉内注射皮质类固醇可以减轻炎症。对斜角肌注射 A 型肉毒素可以缓解症状，但存在一定技术上的风险和潜在的不良反应。

二、腰骶神经丛疾病

【解剖】

腰骶丛包括腰丛和骶丛，腰丛主要由 L_1～L_4 神经根的前支组合而成，位于腰大肌的深部，通过 L_4 前支连接于骨盆内的骶丛。腰丛的分支包括由 L_1 发出的髂腹下神经和髂腹股沟神经（包括部分 T_{12} 神经）、由 L_2 和 L_3 后支组成的大腿股外侧皮神经，及 L_1 和 L_2 前支组成的生殖股神经。其他分支尚包括由 L_2～L_4 后支组成的股神经，位于腰肌内，及 L_2～L_4 前支组成的闭孔神经。

腰丛通过 L_4 前支与骶丛相联系，L_4 前支与 L_5 在位于骶骨支的腰大肌内侧缘组成腰骶干，后者进入骨盆，在梨状隐窝连接于骶丛。骶丛由 L_4、L_5、S_1 和 S_2 前支在骶髂关节前组成。和腰丛一样，骶丛也分前支和后支，前支主要组成坐骨神经的胫神经部分，后支主要组成其腓神经部分。坐骨神经经骨盆的坐骨大切迹离开骨盆。许多重要的神经都是源于骶丛，臀上神经和臀下神经源于骶丛的后支，分别支配臀大、中和小肌；股后皮神经是由 $S_1 \sim S_3$ 前支组成，通过坐骨大孔进入臀部；会阴神经源于 $S_2 \sim S_4$ 连续的前初级支，通过坐骨大孔伸至臀部。

【临床表现】

腰丛病会出现 $L_2 \sim L_4$ 支配节段的肌无力，感觉障碍和反射异常，骶丛病则导致 $L_5 \sim S_3$ 支配节段相类似的改变。腰丛病的病变特征包括闭孔神经和股神经支配区域的肌无力、感觉障碍，膝反射减退或消失。屈髋、伸膝和髋内收肌均出现无力，伴大腿前内侧面的感觉丧失。髋屈肌及髋内收肌同时无力提示神经丛或神经根疾病。更精细的定位需要借助辅助检测手段，包括肌电图及 CT、MRI。

骶丛病变表现为臀部神经（只有运动纤维受累）、腓神经和胫神经支配区域的肌无力和感觉障碍。可能出现广泛的下肢无力，包括髋伸肌、髋外展肌、屈膝肌、踝跖屈肌和背屈肌。感觉丧失位于大腿后侧面、膝盖以下的小腿前外侧面和后面，以及足背外侧面和跖面。可伴踝反射降低或消失。在这些区域也会出现血管舒缩功能异常及营养障碍。臀肌无力意味着靠近骨盆梨状肌的骶丛纤维受累，甚至神经根受累。至于骶丛病，确诊常需借助于电生理学及神经影像学检测。

【实验室检查】

1. 电生理学检测

（1）首先，EMG 有助于鉴别神经丛或神经根病变。如果 EMG 提示至少两个腰骶节段，并且至少两根不同周围神经支配的肌肉出现变性改变（纤颤电位及正尖波）及减少的募集反应（减少的运动单位数目，快速发放），可以确诊为神经丛病。但是，神经根和神经丛可能同时受侵犯，可见于糖尿病、放射疾病、炎症、血管炎和肿瘤疾病等，产生神经根神经丛病。其次，EMG 有助于明确一个腰骶神经丛病是否同时伴发多发性神经病。如果伴发，去神经和神经再生的 EMG 特征在双侧都出现，尤其在远端肌肉。再次，EMG 示有肌纤维颤搐放电提示放射性神经丛病。

（2）神经传导研究有助于诊断神经丛病。感觉神经，如腓肠神经和腓浅神经，动作电位幅度降低分别提示 S_1 及 L_5 DRG 远端轴突的丧失。F 波潜伏期的延长，而远端运动神经传导速度正常，提示近端的损害，可能是在神经根或神经丛水平。在神经丛疾病，通过刺激神经根测定经腰骶神经丛传导的数据，可能会发现经过神经丛的特定部分，出现潜伏期的延长。

2. 神经影像学检测

（1）X 线片可显示腰、骶椎骨或骨盆骨质破坏病变。

（2）静脉肾盂造影可能显示输尿管或膀胱畸形。

（3）钡剂灌肠可发现肠移位。

（4）CT 或 MRI，从 $L_1 \sim L_2$ 水平的腹部及骨盆到耻骨联合水平以下扫描，可以详细显示整个腰骶神经丛附近的解剖结构，可以显示出腰骶神经丛结构异常的严重程度，但是仍然不能区分良、恶性肿瘤，炎症包块及血肿。如果 MRI 显像正常，

基本不可能是结构性神经丛病。

【诊断】

1. 血肿 血友病或者接受抗凝治疗的患者可能出现髂腰肌群出血。解剖结构上，腰丛、股神经、闭孔神经的主要成分从腰部脊柱旁发出，到达大腿部分，其间覆盖在一层紧的筋膜下，在髂肌之上称作为髂肌筋膜，之后随着下行逐渐增厚，在腹股沟韧带处，形成一个致密而难以扩张的漏斗状结构，包裹在髂肌和腰肌的下段部分。与髂腰肌血肿有关的，在解剖上主要有：① 股神经是腰丛中唯一受累的结构，为髂肌出血导致位于腹股沟韧带之上的致密筋膜膨胀所致。② 腰肌出血或者髂肌出血扩散到腰肌，导致神经丛的其他成分、闭孔神经及股外侧皮神经受累。

腹膜后血肿常常首先表现出严重的疼痛，这种疼痛位于腹股沟，并且放射到大腿前部和腰部，伴逐渐加重的肌无力和感觉异常。当股神经被累及，出现相应支配区域的肌无力和感觉异常；神经丛的其他成分受累，所涉及的范围更广泛，而且与受累神经支配的范围相一致。如果出血量较大，可在下腹部形成肿块，并且伴发一系列全身性症状，如心动过速、低血压和降低的红细胞比容。典型的血肿常从骨盆侧壁产生，CT 扫描可以看到髂骨翼内侧面正常的凹面变得模糊。由于髂肌痉挛，患者常常呈特征性的卧姿，即臀部屈曲侧卧，以避免臀部伸展加重这种疼痛。血肿发生后的几天，在腹股沟及大腿前面可能出现淤青。在一部分患者，尤其是血肿较小、临床症状轻微的患者，通过保守治疗如抗凝治疗，治疗效果可能比较满意，但是有 $10\% \sim 15\%$ 患者的病情改善并不明显。一些医疗中心进行抗凝治疗后行小的腹膜后切口，进行剖腹探查，之后通过髂肌筋膜切开术清除血肿，缓解对股神经的压迫，有利于痊愈。

2. 脓肿 急性非结核性髂肌脓肿可以伴发股神经病。

3. 动脉瘤 背痛和腹部痛往往是腹部动脉瘤的早期表现。一个扩张的腹部动脉瘤可能压迫髂腹下神经和髂腹股沟神经，导致疼痛放射至下腹部及腹股沟区域；对生殖股神经的压迫会产生腹股沟区域、睾丸及大腿前侧的疼痛。$L_5 \sim S_2$ 神经干恰好位于髂内动脉后方，受压迫后会产生坐骨神经痛，13% 髂动脉瘤患者表现出坐骨神经痛。

腹主动脉瘤破裂出血，由于血肿位于腹膜后或者形成假动脉瘤，可能会表现出明显的神经系统症状。如果形成大的腹膜后血肿，可能伤及股神经和闭孔神经，甚至骶丛的一些分支。髂动脉瘤或者髂内动脉瘤破裂，血液会扩散至骨盆，压迫 $S_2 \sim L_5$ 神经干。对于难以解释的背痛、腿痛或者放射至腰丛表皮神经支配区的疼痛，应该怀疑大动脉及其主要分支的动脉瘤。当触诊腹部或者直肠指检时感觉到一个大的搏动性包块，都高度提示动脉瘤。腰骶部放射线检测可能发现曲线状似钙化的高密度影。腹部超声和 CT 扫描可以确诊。

4. 外伤 骨盆、髋臼、股骨骨折，或者股骨及髋关节附近的手术可能伤及腰骶神经丛。骶骨骨折或者骶髂关节分离造成的损伤占外伤性腰骶神经丛的大部分（68%），而髋臼及股骨骨折相对少见，分别占 14% 和 9%，然而后者更容易损伤邻近神经丛所发出的神经。

5. 怀孕 在产程的第二阶段，腰骶神经干可能受胎儿头的压迫，多见于母亲个头小而胎儿相对较大，产程延长并且使用中位产钳旋转的情况下。生产后，当患者起床时会发现由于踝

关节内翻力弱而难以走路;体检发现背屈和内翻肌无力,伴随下肢侧面和足背面的感觉减退。神经传导检测显示小腿浅表的 SNAPs 减弱或消失,EMG 发现膝盖以下受 L_5 支配的肌肉有失神经支配现象。病理特征主要表现为脱髓鞘。预后一般较好,5 个月内能完全恢复。在随后的怀孕中,只要无胎位不正等异常表现,仍可尝试生产,但是应该小心使用产钳。对先前有过产伤造成腰骶干损伤的妇女,使用中位产钳的危险度相对较高。如果生产不成功或者胎儿比较大,应该谨慎行剖腹产手术。

消瘦患者在剖腹产过程中使用自固定牵开器会压迫腰肌,可能伤及股神经导致股神经病。术后患者会出现股神经支配区的肌无力和麻木。恢复常常快速而完全。闭孔神经损伤可能是受近骨盆边缘的胎儿头或者镊子的压迫,表现为腹股沟区及大腿前面的疼痛,以及闭孔神经支配区的肌无力和感觉异常。

6. 肿瘤 腰骶神经丛可以被肿瘤所破坏,可以是腹腔内肿瘤直接扩散或者从其他部位转移所至,直接扩散占大部分(约75%),转移只占约25%。最常见的原发性肿瘤,包括结肠直肠癌、泌尿生殖系肿瘤、颈部肿瘤、乳腺癌、肉瘤和淋巴瘤。临床症状主要表现为三种:上段神经丛病,累及 L_1~L_4 节段(31%),最常见于结肠直肠癌;下段神经丛病,累及 L_4~S_1 节段(51%),最常见于肉瘤;全神经丛病,累及 L_1~S_3 节段(18%),最常见于泌尿生殖器肿瘤。典型的肿瘤性神经丛病起病隐袭,早期主要表现为严重而剧烈的疼痛,似绞痛,从下背部放射到下肢末端。之后的数周到数月,麻木、感觉异常、乏力和下肢浮肿逐渐出现,大小便失禁或性无能在小于 10% 的患者出现。绝大部分肿瘤引起的神经丛病是单侧性,双侧性只见于25% 的患者,常常是由于乳腺癌侵犯所致,预后较差。

三组综合征并不是简单地符合上、下和全神经丛病的分类。在第一组综合征中,可伴有下腹的 1/4 或腹股沟区的感觉异常或疼痛,很少或不伴有运动异常,这些患者被发现在紧靠 L_1 处有肿瘤,导致髂腹股沟、髂腹下或者生殖股神经受累。第二组,在足背内侧和足底有麻木感,伴随反射减弱、踝背屈及旋转力弱,这些患者在骶骨翼水平有损伤,伴腰骶干受累。第三组伴会阴区感觉丧失和括约肌无力,被发现尾丛受肿瘤侵犯,常常是直肠癌转移所致。

通过 CT 或 MRI 显像可以诊断肿瘤性神经丛病,MRI 显像常更为敏感。由于骨盆肿瘤可以扩散到硬膜外空隙,常常低于脊髓圆锥,因此大部分腰骶部 MRI 显像可以显示。在少数情况下,有的神经丛肿瘤即使用最好的显像方法也难以显示。对这种现象的解释如下:首先,之前接受放射治疗的患者可能出现组织的纤维化,后者不能与新发肿瘤相鉴别。其次,一些肿瘤沿神经丛或神经根扩散,未能长成一个可以辨别的包块,在这些情况下,需要借助其他影像学检测方法,如高分辨率MRI、骨扫描、平片、静脉肾盂造影,或者神经丛活检,或者两者联合使用。前列腺癌可以沿着神经束膜扩散至腰骶丛,造成腰骶神经根神经丛损伤,后者与明显的小便功能障碍有关,这个扩散过程一般会持续 8 年左右,到后期 MRI 显示出不均匀的神经增粗,但是骨盆和腹部显像正常。

7. 放射性神经丛病 放射性神经丛病常常起病隐袭,进展缓慢,初期表现为无痛性肌无力。有一半的患者会逐渐出现疼痛,但常常并不严重。大部分患者最终表现为双侧肌无力,症状常不对称,主要影响 L_5~S_1 支配的远端肌肉,伴下肢反射减弱或消失,表浅感觉异常。肠道及泌尿道症状常常是直肠炎或者膀胱纤维化的结果。从接受放射治疗到出现神经系统表征的时间间隔在 1~31 年(平均 5 年),也有小于 6 个月的报道。但是,放疗治疗后到出现相关症状的持续时间,与放射剂量无明显相关性。

在大部分患者,放射性神经丛病是逐渐进展的,最终导致严重的功能障碍。腹部及骨盆 CT 或 MRI 显像正常。EMG 检测,在 50% 患者出现纤颤电位,提示放射线除了破坏神经丛也破坏神经根,因此更恰当的命名应该是放射性神经根神经丛病。在近 60% 的患者,EMG 显示出肌颤搐放电,这个特征在肿瘤性神经丛病非常罕见。

8. 血管炎性神经丛病 血管炎神经病一般与多发的单神经病相联系,但是也可能出现其他类型的神经疾病,包括表现为疼痛的腰骶神经丛病。在周围神经系统,邻近肱骨和股骨中段的神经对血管炎诱发的缺血最敏感,因为这些神经正好位于神经滋养血管的交界区,邻近的神经干和神经根也可能受到影响。当一位已经确诊为血管炎的患者出现腰骶神经丛病的临床表现,例如结节性多动脉炎或风湿性关节炎,很显然要诊断为血管炎性神经丛病。对于一个看起来像特发性多发性神经病或者神经丛病的患者,临床鉴别诊断相对比较困难,因为这种病变可能是单系统性,而且仅限于周围神经系统。在这样的病例,可能需要神经活检来确诊。

9. 特发性腰骶神经丛病 腰骶神经丛病可以在毫无临床症状及体征的情况下发生,因此被认为与特发性臂丛病极其相似。这种疾病可能以突发疼痛起病,经过数天到数周,出现肌无力。在一些患者,病情就此稳定,也有患者缓慢进展,或者复发,或者时轻时重。50% 患者在上部分及下部分腰骶神经丛支配的区域出现肌无力,其中 40% 出现于上腰骶丛,10% 出现于下腰骶丛。大部分患者经过 2 年左右恢复,但症状恢复常不完全。EMG 检测显示受累神经丛支配区域出现斑片状失神经电位表现,但是脊柱旁肌肉常不受累,提示这个病变一般不影响腰骶神经根。Dyck 等(2001)定义特发性腰骶神经丛病为非糖尿病引起的腰骶神经根神经丛病,但是其临床表现(表现为亚急性、非对称性疼痛,恢复延缓,不完全恢复)及病理特征(缺血性损害及小血管炎)与糖尿病性多发性神经根神经丛病非常类似,提示可能有免疫机制参与发病。MRI 检测显示在腰丛有增强信号,使用免疫球蛋白治疗后,随着症状和体征的消失,增强信号也逐渐消失。免疫调节治疗可能只对小部分特发性腰骶神经丛病患者有治疗效果。

参 考 文 献

[1] AMATO A A, BAROHN R J. Diabetic lumbosacral polyradiculoneuropathies[J]. Curr Treat Options Neurol, 2001, 3(2): 139-146.

[2] ANDERS H J, GOEBEL F D. Cytomegalovirus polyradiculopathy in patients with AIDS [J]. Clin Infect Dis, 1998, 27 (2): 345-352.

[3] ASHKAN K, JOHNSTON P, MOORE A J. A comparison of magnetic resonance imaging and neurophysiological studies in the assessment of cervical radiculopathy[J]. Br J Neurosurg, 2002,

16(2)：146－148.

[4] ATLAS S J, KELLER R B, WU Y N, et al. Long-term outcomes of surgical and nonsurgical management of sciatica secondary to a lumbar disc herniation：10 year results from the Maine Lumbar Spine Study[J]. Spine, 2005, 30(8)：927－935.

[5] ATTAL N, CRUCCU G, BARON R, et al. EFNS guidelines on the pharmacological treatment of neuropathic pain：2010 revision[J]. Eur J Neurol, 2010, 17(9)：1113－e88.

[6] CARETTE S, FEHLINGS M G. Clinical practice. Cervical radiculopathy[J]. N Engl J Med, 2005, 353(4)：392－399.

[7] CAZZATO D, LAURIA G. Small fibre neuropathy[J]. Curr Opin Neurol, 2017, 30(5)：490－499.

[8] CRUZ-MARTINEZ A, BARRIO M, ARPA J. Neuralgic amyotrophy：variable expression in 40 patients[J]. J Peripher Nerv Syst, 2002, 7(3)：198－204.

[9] DEYO R A, WEINSTEIN J N. Low back pain[J]. N Engl J Med, 2001, 344(5)：363－370.

[10] DYCK P J, WINDEBANK A J. Diabetic and nondiabetic lumbosacral radiculoplexus neuropathies：new insights into pathophysiology and treatment[J]. Muscle Nerve, 2002, 25(4)：477－491.

[11] FERRANTE M A, WILBOURN A J. Electrodiagnostic approach to the patient with suspected brachial plexopathy[J]. Neurol Clin, 2002, 20(2)：423－450.

[12] FINCKH A, ZUFFEREY P, SCHURCH M A, et al. Short-term efficacy of intravenous pulse glucocorticoids in acute discogenic sciatica. A randomized controlled trial[J]. Spine, 2006, 31(4)：377－381.

[13] FOUYAS I P, STATHAM P F, SANDERCOCK P A. Cochrane review on the role of surgery in cervical spondylotic radiculomyelopathy[J]. Spine, 2002, 27(7)：736－747.

[14] GILDEN D H, KLEINSCHMIDT-DEMASTERS B K, LAGUARDIA J J, et al. Neurologic complications of the reactivation of varicella-zoster virus[J]. N Engl J Med, 2000, 342(9)：635－645.

[15] GLEISSNER B, CHAMBERLAIN M C. Neoplastic meningitis[J]. Lancet Neurol, 2006, 5(5)：443－452.

[16] ISHII K, TAMAOKA A, SHOJI S. MRI of idiopathic lumbosacral plexopathy[J]. Neurology, 2004, 63(2)：E6.

[17] JAECKLE K A. Neoplastic meningitis from systemic malignancies：diagnosis, prognosis and treatment[J]. Semin Oncol, 2006, 33(3)：312－323.

[18] JOLIVALT C G, FRIZZI K E, GUERNSEY L, et al. Peripheral neuropathy in mouse models of diabetes[J]. Curr Protoc Mouse Biol, 2016, 6(3)：223－255.

[19] KIM D H, CHO Y J, TIEL R L, et al. Outcomes of surgery in 1019 brachial plexus lesions treated at Louisiana State University Health Sciences Center[J]. J Neurosurg, 2003, 98(5)：1005－1016.

[20] KUNTZER T, ANTOINE J C, STECK A J. Clinical features and pathophysiological basis of sensory neuronopathies (ganglionopathies)[J]. Muscle Nerve, 2004, 30(3)：255－268.

[21] KÖLLER H, KIESEIER B C, JANDER S, et al. Chronic inflammatory demyelinating polyneuropathy[J]. N Engl. J Med, 2005, 352(13)：1343－1356.

[22] QUAN D N, HAMMACK B N, KITTELSON J, et al. Improvement of postherpetic neuralgia after treatment with intravenous acyclovir followed by oral valacyclovir[J]. Arch Neurol, 2006, 63(7)：940－942.

[23] SANDKÜHLER J. Models and mechanisms of hyperalgesia and allodynia[J]. Physiol Rev, 2009, 89(2)：707－758.

[24] SHARMA K R, CROSS J, FARRONAY O, et al. Demyelinating neuropathy in diabetes mellitus[J]. Arch Neurol, 2002, 59(5)：758－765.

[25] STEERE A C. Lyme disease[J]. N Engl J Med, 2001, 345(2)：115－125.

[26] VAN ALFEN N, VAN ENGELEN B G M. The clinical spectrum of neuralgic amyotrophy in 246 cases[J]. Brain, 2006, 129(2)：438－450.

第四节　单神经干疾病

潘元美　杜芸兰　王　毅

一、桡神麻痹

桡神经可在腋部受压（"拐杖麻痹"），但下部受累更常见，桡神经在肱骨中下 1/3 处贴近骨干，此处切割伤、捆缚过久或应用压力过大的止血带、肱骨骨折骨痂生长过多、钢板固定与去除的不当等，易使桡神经受损，很多患者描述为一觉睡醒后出现垂腕。桡骨头前脱位可压迫牵拉桡神经深支，手术不慎也可伤及此神经。少数患者因前臂处外伤、压迫单纯损伤了桡神经的感觉分支（桡浅神经）。

【临床表现】

1. 畸形　由于伸腕、伸肘、伸指肌瘫痪，手呈"腕下垂"畸形。由于旋后肌瘫痪，前臂旋前畸形。肘以下平面损伤时，由于支配桡侧腕伸肌的分支未受损，故腕关节可背伸，但向桡偏，仅有垂拇、垂指不能和前臂旋前畸形。

2. 感觉　损伤后在手背桡侧、上臂下半桡侧的后部及前臂背侧虎口背侧感觉减退或消失。

3. 运动　桡神经在腋部损伤后，特征性地出现肱三头肌、肱桡肌、旋后肌和腕指伸肌无力，出现伸腕、伸拇、伸指不能。由于肱二头肌的作用，前臂旋后能够完成，但力量明显减退，拇指不能作桡侧外展。如桡神经损伤平面在肘关节以下，主要表现为伸拇、伸指不能。

【诊断】

1. 典型的外伤史　如睡眠压迫、肱骨干中下 1/3 骨折，桡骨小头脱位等。

2. 典型的症状与体征　腕下垂、伸拇、伸指不能。桡神经损害时，分指并指动作常完成困难，有时会误认为同时伴有正中神经、尺神经损害，需要纠正垂腕位置后仔细检查肌力。

3. 肌电图检测　可明确损伤部位性质。

需要鉴别桡神经前臂处的损害，即后骨间神经损害时，仅出现垂指，而腕背屈正常（无垂腕），但向桡侧偏斜（桡侧腕伸肌正常而尺侧腕伸肌损害），桡神经感觉正常。

【治疗】

1. 非手术治疗　包括药物、理疗及功能训练,适合于轻度损伤或病程短者。

2. 手术治疗　适合于经保守治疗 3 个月无恢复或开放性神经损伤。根据损伤性质选择不同手术方式。骨折所致神经损伤一般先保守治疗观察 1～2 个月后再决定治疗方案。

二、尺神经麻痹

在肘部,尺神经可直接受外伤或骨折脱臼合并损伤。严重肘外翻畸形及尺神经滑脱可在损伤数年后引起尺神经损伤,又称慢性尺神经炎,同样,肘关节炎形成的骨赘、腱鞘囊肿、脂肪瘤、Charcot 肘、肱尺腱膜韧带的肥厚、滑车上肘肌的压迫也可造成慢性尺神经炎。尺侧腕屈肌的纤维变性增厚造成尺神经在肘管入口处受压所引起的尺神经病较为常见,称为肘管综合征。本病男女均可发病,男性多见。在尺骨髁上的尺神经沟中延伸的尺神经,可因其位置表浅而易受压迫性损害,如经常长时间地屈肘并置于硬物表面,如课桌、扶手椅等可造成慢性的尺神经受压。颈肋或斜角肌综合征时,尺神经容易受累,造成不全损伤。在腕部,尺神经易受切割伤,卡压性疾病较肘部少见,腕关节退行性变、类风湿关节炎、远端畸形的血管或长时间用手紧握工具可发生该部位的损伤。这些部位损害相对少见。

【临床表现】

1. 畸形　尺神经损伤后可出现手部爪状畸形(大多限于环、小指),低位损伤爪状畸形较高位损伤明显。手内肌广泛瘫痪,小鱼际肌萎缩,掌骨间隙明显凹陷,由此继发掌指关节处过伸和指间关节屈曲。

2. 运动　尺神经在肘损伤时,前臂尺侧腕屈肌和指深屈肌尺侧半瘫痪,不能向尺侧屈腕及屈环指、小指远侧关节。各手指不能内收外展。小指处于外展位,拇指和示指不能对掌成"O"形。由于拇内收肌及第一背侧骨间肌瘫痪,故拇指和示指夹纸试验显示无力;而为弥补这种无力,夹纸时拇长屈肌、正中神经支配的肌肉会无意中愈加灵活,并屈拇指远端指节(Froment's 征)。骨间肌的无力是因手内肌瘫痪,手的握力减少约 50%,手失去灵活性。

3. 感觉　手掌尺侧、小指全部及环指尺侧半感觉障碍,而前臂没有感觉障碍。不完全损伤可出现典型的烧灼性疼痛。轻症时,患者可表现为仅有感觉症状而无运动障碍和畸形。

【诊断】

1. 外伤史　有腕、肘部外伤史。

2. 典型症状和体征　环、小指爪形手,第一背侧骨间肌萎缩,手肌不能内收外展,环、小指感觉障碍。

3. 电生理检查　可明确损伤部位及性质。

4. MRI　肘部损伤 MRI 可发现局部占位性病变及结构异常,并可显示神经增粗及信号增强,特别适用于电生理检查未发现局灶性病变者。腕部损伤 MRI 若发现尺骨管结构性损害者需手术探查。

5. 超声检测　肘部的高分辨率超声可发现尺神经的增厚。

【治疗】

保守治疗包括避免屈肘和肘部压迫、使用护肘等。外科手术前需接受至少 3 个月的保守治疗。外科手术包括尺神经干前移位、尺侧腕屈肌腱膜松解术及内上髁切除术等。尺神经干前移位的并发症高于松解术,而手术的获益取决于手术的方式、神经病变的持续时间及严重程度。一般症状持续 1 年内的患者或电生理检查示脱髓鞘者预后较好,超声显示神经增厚明显者预后较差。

三、正中神经麻痹

腕部的正中神经位置表浅,易被锐器伤,并常伴有屈肌腱损伤。肱骨髁上骨折与月骨脱位,常合并正中神经损伤,多为挫伤或挤压伤。继发于肩关节、肘关节脱位者为牵拉伤。此外,正中神经可因腕部骨质增生、腕横韧带肥厚或旋前圆肌的肥大,而长生慢性神经压迫症状。腕管综合征多见于中年劳动妇女,男性、特殊职业以及糖尿病患者也可见正中神经腕部损害。

【临床表现】

1. 腕部正中神经损伤

(1) 畸形:早期手部畸形不明显,1 个月后可见大鱼际肌萎缩、扁平、拇指内收呈猿掌畸形。伤后时间越长,畸形越明显。

(2) 运动:大鱼际肌即拇对掌肌、拇短展肌及拇短屈肌浅头瘫痪,拇指不能对掌,不能与手掌平面成 90°,不能用拇指指腹接触其他指尖。大鱼际肌萎缩形成猿手畸形。拇短屈肌有时为尺神经支配。

(3) 感觉:正中神经损伤对手部感觉影响最大。在掌侧,拇、示、中指及环指桡侧半,在背侧,示指、中指远节均有感觉障碍,由于感觉障碍,手功能受到严重影响,如无实物感,拿东西易掉,容易受到外伤及烫伤等。

(4) 营养改变:手部皮肤、指甲均有显著营养改变,指骨萎缩、指端变得小而尖,皮肤干燥不出汗。

2. 肘部正中神经损伤

(1) 运动改变:除上述改变外,尚有旋前圆肌、旋前方肌、指浅屈肌、指深屈肌桡侧半、拇长屈肌及掌长肌瘫痪,故拇指和示指不能屈曲,握拳时拇指和示指仍伸直。部分患者的中指仅能部分屈曲,示指和中指的掌指关节部分屈曲,但指间关节仍伸直。

(2) 感觉与营养改变:腕部正中神经断裂、正中神经损伤常可能合并灼性神经痛。

3. 正中神经的卡压综合征

(1) 腕管综合征:为最常见的卡压性神经病变,多由于过度用手和反复的职业损伤所致,诱发因素还包括妊娠、糖尿病、肥胖、高龄、类风湿关节炎、甲状腺功能减退、淀粉样变性、痛风、肢端肥大症、黏多糖增多症、动静脉分路术、腕部骨折史以及腕部肌腱或结缔组织的炎性病变。偶有家族性。常见症状为夜间神经痛和感觉异常,主要累及拇指、示指和中指,疼痛常放射到前臂,甚至到达肩部,患者常因此而从睡眠中转醒。客观体征主要以正中神经分布区的感觉障碍为主,涉及两点辨别觉、针刺觉及轻触觉的减弱,偶有拇指、示指及大鱼际肌的感觉过敏,若压迫持续存在,则可出现大鱼际肌的无力和萎缩。腕管综合征一般是双侧的,但优势手更重。查体时叩击腕管处可引起腕关节远端正中神经分布区的感觉异常,称作 Tinel's 征,在腕管综合征患者中的阳性率约为 60%,但特异性低。患者屈腕关节持续 1 min(哈伦手法)或者过伸腕关节(反哈伦手法)均可诱发上述症状。电生理检查可以明确诊断。治疗方面,症状较轻者可用夹板固定腕部,避免手腕屈曲,使用 NSAID 类药物或腕管内注射皮质类固醇。严重的感觉障碍或鱼际肌的萎缩提示需进行外科腕管松解术。

(2) 旋前圆肌综合征:肘部的正中神经在肥大的旋前圆肌两头间易受压,或被二头肌腱膜压迫而产生旋前圆肌综合征。有时反复从事前臂旋前动作也可引起,外伤性因素包括肘关节脱位、前臂骨折等。患者常出现前臂或肘部掌侧不明原因的疼痛,抓握或前臂旋前动作可加重或诱发,亦可有类似腕管综合征的手掌麻木或感觉异常,但一般无夜间加重现象。查体时可以发现拇长屈肌和拇短展肌无力,触诊时旋前圆肌可有触痛,在肘部亦可引出 Tinel's 征。电生理检查可发现肘腕间的正中神经传导速度减慢,和腕管综合征不同的是腕部远端的正中神经运动和感觉潜伏期均正常。治疗方面可以通过在旋前圆肌内注射皮质类固醇,使用 NSAID 类药物或者将手臂肘屈 90°并轻度旋前位进行固定,均可缓解症状。

【诊断】

1. 外伤史　在腕、肘部有明显外伤史。

2. 典型症状和体征　有典型的猿手畸形,桡侧 3 个半手指感觉障碍,拇指对掌功能丧失,拇、示指末节屈曲不能(肘部受损时)。

3. 肌电图检查　可明确损伤部位及性质。

【治疗】

1. 非手术治疗　包括药物、理疗及功能训练,适合于轻度损伤或病程短者。避免诱因,停止屈曲腕部的劳动以及使用护腕等对患者有积极意义。

2. 手术治疗　适合于经保守治疗 3 个月无恢复者或开放性神经损伤。根据损伤性质选择不同手术方式。

四、腓神经麻痹

腓总神经发自 $L_1 \sim S_2$ 节段的神经根,是坐骨神经的延续,后者走行到大腿下段分出腓总神经。在腓骨小头外侧,分出腓肠外侧皮神经,支配小腿外侧面,之后分出腓浅神经和腓深神经。腓浅神经支配腓骨长肌和腓骨短肌,主要功能是使足外翻和背屈;其感觉纤维分布于小腿下半部的前外侧及足、趾背侧皮肤。腓深神经支配胫骨前肌、趾长伸肌和趾短伸肌,主要功能是足背屈和内收,感觉纤维分布在第 1、2 趾间的小块皮肤。

腓总神经病变好发部位是腓骨小头。最常见的原因是压迫、腓骨头骨折和穿通伤等,如下肢石膏固定时可损伤腓总神经;盘腿坐、蹲位时间长及穿膝部收紧的长筒靴等也可在腓骨小头处压迫腓总神经,其他原因还包括糖尿病及滑囊炎等在腘窝后间隙压迫该神经等。腓深神经可在踝部受损。腓浅神经则常在其穿出前间隔筋膜处(踝以上约 10 cm 处)受损。

(一)腓总神经麻痹

常见病因有机械性压迫、牵拉和穿刺伤等。其他可见于腓神经炎,多见于受寒或者感冒后等。突然地足背屈和内翻是常见的损伤机制;因该神经在腓骨颈处位置表浅,所以也极易受到挤压。若无明显的外伤史,导致腓总神经轻度功能障碍的最常见原因是"交叉腿麻痹",常见于习惯性将两腿交叉而坐的女性或体重急剧下降的肿瘤患者,也可见于因职业原因需要长时间保持蹲位或跪位姿势者以及昏迷或麻醉患者被放置于不良

体位时。全身性疾病,如麻风、糖尿病,偶尔也可为致病原因。

【临床表现】

最常见的症状和体征为足下垂和足背屈及外翻无力及相应肌群的萎缩,走路时呈跨阈步态,不能用足跟行走。小腿前外侧和足背侧的感觉障碍。

电生理学检测对于定位诊断具有一定价值,有助于明确病因及诊断。肌电图可见腓总神经支配的肌肉呈神经源性损害,腓总神经 SCV 和 MCV 减慢及波幅降低,特别是腓骨小头上下最明显。

【鉴别诊断】

应注意与坐骨神经病变及 L_5 节段的神经根病等鉴别。坐骨神经损害时,肌电图可见股二头肌神经源性损害,无局灶性运动神经传导速度的异常改变。L_5 神经根病变时,腓总神经传导速度正常,而 L_5 神经根支配的非腓总神经支配的肌肉可见神经源性损害。单纯的腓总神经麻痹需要与胫前间隔综合征相鉴别,后者主要是前间隔内肌肉,由于外伤、高强度锻炼或缺血等膨胀而压迫腓深神经,导致急性、严重的下肢疼痛、肿胀和足部及趾伸肌无力。这种胫前腔隙的压迫必须通过筋膜切开术迅速缓解压力,以避免不可逆转的神经、肌肉损害。

【治疗】

如果是压迫因素造成的损害,去除这些致病因素,则可使神经功能得到满意的恢复。若不存在上述促发因素,且在排除了一般性的周围神经病或血管炎所致和单神经炎后,应对该神经进行手术探查,有时可发现胫腓关节处腱鞘囊肿所致的神经受压。其他如全身疾病伴发者,给予原发病的对症治疗。

急性受压迫所致的腓神经麻痹,其预后都相对较好,由于牵拉导致的损伤,其恢复则相对缓慢。使用定做的塑料踝足支具在一定程度上可以改善严重的足下垂。对于 3 个月后症状无明显改善的极少数患者,或者伴有疼痛或缓慢进展的腓神经麻痹症状的患者,有必要进行磁共振影像学检测或外科探查。

(二)腓深神经麻痹

腓深神经麻痹相对少见,多为嵌压损害所致,其临床运动症状与腓总神经损害相似,表现为足下垂,最初由 Kopell 与 Thompson 两位学者描述。该神经在踝背侧的嵌压损害发生在前跖管内,通过此管的腓深神经和胫前血管在背侧受到距骨和舟骨上方筋膜的限制,在腹侧受到趾长伸肌纤维、肌腱及下方的伸肌支持带的束缚。前跖管综合征的临床表现包括踝部和足背的疼痛或紧缩感,可有第一趾间隙背面皮肤的感觉异常,而小腿和足背大部分腓浅神经支配区感觉正常。患足呈跖屈、内翻畸形,可见趾短伸肌萎缩和无力。保守治疗或手术减压可以控制症状,包括穿楔形矫形鞋纠正足过度内翻,局部注射类固醇等。

(三)腓浅神经麻痹

Henry 于 1949 年首次报道了腓浅神经的嵌压损害,此后间断有相关报道,腓浅神经通常在其穿出筋膜处,即胫骨前外侧、踝上 10 cm 处受到嵌压及慢性损伤,先天性筋膜缺损、相关的小脂肪瘤或肌腹疝可与上述情况并存。嵌压患者常有踝关节扭伤史。临床表现为小腿外侧和足背的疼痛及麻木感,通常无相关肌肉的肌无力或感觉异常,在该神经穿出筋膜处常有明显的压痛。对腓浅神经嵌压水平的诊断性神经封闭治疗有助

于本病的确诊。

腓浅神经嵌压的手术治疗为切开嵌压处的深筋膜(即该神经穿出筋膜处),直至该神经能自由地走行于腓骨长肌与趾长伸肌之间。

五、股外侧皮神经病

股外侧皮神经为纯感觉神经,发自腰丛,由 $L_2 \sim L_3$ 节段神经根前支组成。在髂嵴水平从腰大肌下方穿过,越过髂肌表面,在髂前上棘的内下方,腹股沟韧带附着点之间的间隙出骨盆。出骨盆后,股外侧皮神经折向下走行形成明显的角度,缝匠肌收缩时是腹股沟韧带受牵拉,导致大腿的伸屈动作,此角度随大腿的屈伸而减小或增大。在腹股沟韧带下方约 4 cm处,股外侧皮神经穿出阔筋膜。股外侧皮神经分为前支和后支,小的后支支配自大转子以下直至前支分布区皮肤的感觉,前支支配大腿外侧至膝部的皮肤感觉。部分正常人股外侧皮神经发自生殖股神经或股神经。

【病因和病理】

股外侧皮神经经过腰大肌外侧缘下行到腹股沟时,走行角度大,而且要穿过腹股沟韧带,因此易受损。在股外侧皮神经出骨盆时,站立、行走或其他使该神经尖锐成角的姿势动作,都可能导致持久而显著的临床症状。受压部位通常在髂前上棘处,常见的原因包括局部嵌压、妊娠、肥胖、腹水、外伤、血肿、骨折或腹膜后肿瘤压迫等。腰带、腹带及背包固定带等局部刺激也是常见的促发因素。也是糖尿病单神经病或酒精中毒性神经病最容易累及的神经。部分患者受损伤的原因不清。其病理改变包括大纤维的局部脱髓鞘和沃勒变性,某些神经纤维存在结间的肿胀断裂以及神经内膜和血管的增厚。

【临床表现】

股外侧皮神经病的发病率约为 0.4%。男性较女性多见,多发生于中年人,通常一侧受累,仅 20% 的患者为双侧症状,左右两侧受累概率相当。部分患者有家族聚集倾向。

大腿外侧感觉异常是最常见的早期症状,表现为麻刺感、烧灼感和疼痛等。另外,股外侧皮神经支配区出现触觉、痛温觉缺失,压觉保留。在久病患者,大腿外侧皮肤可见增厚,汗毛脱失,有时可见皮疹或触及皮下结节。没有肌肉萎缩和无力等运动受累的症状和体征。腱反射正常。感觉检查可见大腿外侧痛觉减退或过敏,部分患者腹股沟外侧有压痛或 Tinel 征,即叩击受损神经部位或其远端,出现相应支配区的放电痛、麻木感或蚁走感。一些患者呈卧位姿势可能缓解疼痛。

【诊断和鉴别诊断】

本病的诊断主要依据病史和体格检查。由于该神经是纯感觉神经,针极肌电图检查无意义,神经传导速度的测定需要检查者的一定的操作经验和熟练手法,并结合双侧对比,对于一些肥胖的患者可能较难引出,皮节刺激体感诱发电位检查,特别是两侧对比对本病的诊断具有重要意义。使用局麻药进行局部神经阻断可能具有一定的诊断价值。

临床上应与股神经病变和 L_2 神经根病变相鉴别。股神经病变同时累及运动支,有相应支配区的肌无力和肌肉萎缩;肌电图可见股四头肌神经源性损害和股神经传导速度减慢及波幅降低等。L_2 神经根病变临床上较少见,感觉障碍分布在大腿的前内侧,可伴有髂腰肌和股二头肌无力等。

【治疗】

通常采用保守治疗,包括去除或避免刺激性因素如腰带、疝带、腹带和野营装备等,建议将腰带换成宽松的工作裤或背带裤,鼓励肥胖者减肥,镇痛,矫正姿势等。如果症状仍持续存在,且对患者工作或生活影响较大时,建议手术治疗。在股外侧皮神经穿出骨盆处行神经切断术是一个简单有效的治疗方法,但这种方法常导致大腿外侧的麻木感。有些外科医生主张在腹股沟韧带下方,该神经受嵌压处切开该韧带,在髂前上棘附着处的下方给予衬套以松解神经,使神经自内侧通过,且减小其成角角度,而且术中要保证该神经不受任何损伤。尽管如此,这种简单的解压术失败率很高,之后往往仍需行神经切断术。

六、坐骨神经痛

坐骨神经痛是指沿坐骨神经通路及其分布区的疼痛,即在臀部、大腿后侧、小腿后外侧和足外侧的疼痛。这是多种疾病所引起的一种症状。在诊断坐骨神经痛时应进一步查出引起坐骨神经的疾病。

【病因】

坐骨神经痛的病因有原发性和继发性(症状性)两大类。原发性坐骨神经痛即坐骨神经炎,临床上少见。主要是坐骨神经的间质炎,多由牙齿、鼻窦、扁桃体等病灶感染,经血液而侵及神经外膜引起,多和肌炎及纤维组织炎伴同发生。寒冷、潮湿常为诱发因素。继发性坐骨神经痛是因坐骨神经通路中遭受邻近组织病变影响引起。按照病理变化的部位又可分为根性和干性坐骨神经痛两种。根性神经痛的病变主要位于椎管内如腰椎间盘突出、椎管内肿瘤等(特别是硬脊膜外的转移癌和硬脊膜下髓外的神经鞘膜瘤)。此外,脊椎本身的疾病,如脊椎骨关节病、骨肿瘤、骨结核、损伤以及蛛网膜炎等也可在椎间孔区压迫神经根,引起根性坐骨神经痛。干性坐骨神经痛的病变主要位于椎管外,常见的为腰骶神经丛及神经干邻近的病变,如骶髂关节炎、骶髂关节半脱位、骶髂关节结核、髂内淋巴结的转移癌、腰大肌脓肿、髋关节炎、盆腔内子宫附件炎、肿瘤、妊娠子宫的压迫、各种损伤、神经本身的肿瘤等。某些代谢疾病如糖尿病和下肢的动脉内膜炎亦可有坐骨神经痛的表现。

【临床表现】

坐骨神经痛以单侧性为多,中年男性多见。起病常急骤,但也有缓起的。急性起病的坐骨神经炎常先为下背部酸痛和腰部僵直感,数日后即出现沿坐骨神经通路的剧烈疼痛。亦有在起病前数周已在步行或运动而牵伸神经时会引起短暂的疼痛,并逐步加重而发展为剧烈的疼痛。疼痛多由臀部或髋部向下扩散至足部。在大腿部大转子内侧、髂后坐骨孔、大腿后面中部、腘窝、小腿外侧和足背外侧最为严重。疼痛呈持续性钝痛并有发作性加剧,发作性疼痛可为烧灼和刀刺样,常在夜间更剧。

为了减轻疼痛,患者常采取各种特殊的减痛姿势,例如在睡眠时喜向健侧侧卧,病侧髋关节和膝关节微屈。如果要求仰卧的患者起坐时,病侧的膝关节弯曲,这是保护性的反射性弯曲,称为起坐症状。当坐下时,首先是健侧臀部着力。站立时身体略向健侧倾斜,病侧下肢在髋、膝关节处微屈,造成脊柱侧凸,多数凸向病侧,即躯干向健侧倾斜以减轻椎间孔处神经根的压力。少数亦可凸向健侧，以减轻神经干的张力。俯拾物件时，患者先屈曲患侧膝关节，以免牵拉坐骨神经。

腰骶椎间盘突出所引起的根性坐骨神经痛临床上最常见根性坐骨神经痛在咳嗽、喷嚏和屏气用力时疼痛加剧并呈放射痛的性质。腰椎棘突和横突的压痛最为明显，而沿坐骨神经通路各点的压痛则较轻微或无疼痛（参见下文）。直腿高举试验也呈阳性，但以下两种试验阳性常为根性坐骨神经痛的特点。① 颈胸试验：患者仰卧，检查者将其头颈被动前屈使下颏触及胸壁，如激发或加剧下肢疼痛称颈胸试验阳性。② 压迫两侧颈静脉至头内出现发胀感时，如激发或加剧下肢疼痛亦提示为根性神经痛。如果 L_4 神经根受损，膝反射可能减低。跟反射多数减低，在严重和慢性期则可消失，这是由于 S_1 神经根受损所致。本书另有详细介绍，这里不再赘述。

干性坐骨神经痛时，可在下列各点测出明显压痛。① 坐骨孔点：在坐骨孔的上缘，相当于针灸穴位的秩边穴。② 转子点：在坐骨结节和转子之间，相当于环跳穴。③ 腘点：在腘窝内，相当于委中穴。④ 腓点：在腓骨小头之下。⑤ 踝点：在内踝之后，胫神经的外显神经处。⑥ 跖中央点：在足底的中央（图 4-2-4-1）。移动患肢使神经牵伸或要求患者仰卧作患肢直腿高举时均可引起疼痛。坐骨神经所支配的肌肉张力松弛和轻微萎缩，常见的有腘腱肌群及腓肠肌等。肌肉压痛以腓肠肌、比目鱼肌肌腹处最为明显。小腿外侧和足背区可有针刺、烧灼和麻木等感觉异常，但客观的感觉障碍较少见。膝反射有时可稍增强，这是由于腘腱肌群（对股四头肌有对抗作用）的肌张力减低的缘故。

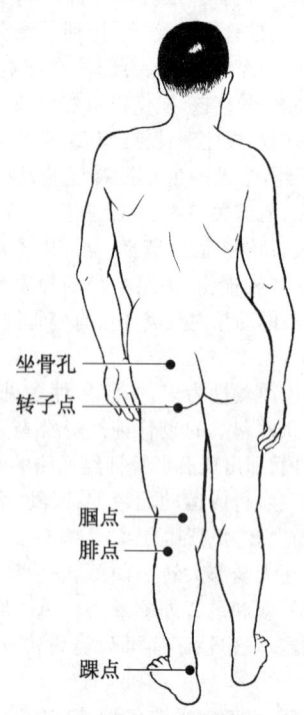

图 4-2-4-1　左侧坐骨神经痛的脊柱侧弯和压痛点

坐骨神经痛的病程依病因而异。疼痛的严重程度和时间长短亦各不相同。一般患者在病后经卧床休息可使疼痛迅速缓解或消失。坐骨神经炎在最初 5～10 d 疼痛最为剧烈，此后逐渐减轻，在恰当的治疗措施下，一般在 6～8 周内恢复。有些

病例变为慢性，时好时坏，常持续至数月。一般说来，急性发作而疼痛剧烈的，其复发机会较亚急性或缓慢性发病者为少。

【诊断】

根据疼痛的分布与性质作出坐骨神经痛的诊断一般不难。但为了确定其原因，需详细询问有关感染、受冷、损伤和肿瘤等方面的病史。检查时应重点注意感染病灶及脊柱、骶髂关节、髋关节等的情况。为排除盆腔内器官疾患所引起的坐骨神经痛常需作肛指检查，有时需请妇科医师协助检查。仔细的神经系检查可区分是神经根还是神经干受损。根性神经痛应考虑腰椎间盘突出、椎管内肿瘤、腰骶神经根炎、脊椎关节炎和肥大性脊椎骨关节病等（详见第十一章）。干性坐骨神经痛在坐骨神经的通路上有压痛，有明显的肌肉压痛，直腿高举试验阳性。病因方面应多注意感染性坐骨神经炎、骨盆内疾病、髋关节病以及臀部肿瘤或损伤等。脑脊液检查在干性坐骨神经痛时无变化，而在根性坐骨神经痛时可有异常。臀部纤维织炎及腰腿部肌肉劳损可引起腿部的牵涉痛，应注意鉴别。两者均无感觉障碍，腱反射不受影响，在臀部或腿部压痛点上作普鲁卡因封闭后，局部及牵涉痛均可消失。X 线检查对查明坐骨神经痛的病因有重要意义，常可发现脊柱、椎间盘、骶髂及髋关节的病变。必要时尚可进行 CT、MRI 或椎管造影以明确有无椎间盘突出、肿瘤压迫或蛛网膜的粘连性病变。急性疼痛时神经电生理检查多正常，病程迁延的坐骨神经病可出现神经源性的改变。

【治疗】

应针对病因进行治疗。坐骨神经炎的急性期需要卧床休息，卧硬板床更为适宜，一般需 3～4 周。止痛药物如阿司匹林、氨基比林、抗炎松（醋柳酸妊娠烯醇酮）、保泰松、安乃近等可选择使用。镇静剂及维生素（维生素 B_1、B_{12}）亦可作辅助应用。坐骨神经炎的急性期可用肾上腺皮质激素治疗，理疗、热敷、红外线、短波透热等方法能消除神经肿胀。坐骨神经干普鲁卡因封闭疗法以及骶骨内硬脊膜外封闭疗法可使疼痛缓解。碘离子透入法亦可应用。推拿和针灸疗法也均有良效。

参 考 文 献

[1] BRADLEY W G, DAROFF R B, FENICHEL G M, et al. Neurology in clinical practice [M]. 5th ed. New York: Butterworth-Heinemann, Elsevier, 2008: 2282-2297.

[2] VICTOR M, ROPPER A H, et al. Adam and Victor's Principle of neurology [M]. 7th ed. New York: McGraw-Hill, 2001: 14271434.

第五节　多发性周围神经病

徐　群　耿介立　王　毅

一、多发性周围神经病的分类与临床症状

多发性周围神经病的周围神经损害不局限于单神经，主要表现为多发的对称或非对称多灶性的感觉、运动和自主神经障碍，典型的多发性周围神经病特点为长度依赖性、远端为重、对称性，近年来许多特殊类型的多发性周围神经病也被发现可有非对称性、非长度依赖性的表现。

【病因分类】

引起多发性周围神经病的原因很多。

1. 感染性疾病　见于带状疱疹、巨细胞病毒、人类免疫缺陷病毒1（human immunodeficiency virus 1，HIV-1）、白喉、Lyme病、麻风、锥虫病、败血症。

2. 免疫介导性疾病　见于吉兰巴雷综合征及其变异（GBS）、慢性炎症性脱髓鞘性多发性神经根神经病（CIDP）、多灶性传导阻滞的运动神经病（MMN）、感觉性神经病或多发性神经病（神经节神经炎）、自主神经病。

3. 血管炎性疾病　见于系统性红斑狼疮、干燥综合征、类风湿关节炎、巨细胞动脉炎、硬皮病、冷沉淀球蛋白血症、Churg-Strauss综合征。

4. 副肿瘤性疾病　见于肺癌、淋巴瘤。

5. 肉芽肿性疾病　见于类肉瘤病。

6. 代谢和内分泌疾病　见于尿毒症、肝功能衰竭、甲状腺功能低下、肢端肥大症、糖尿病。

7. 营养性疾病和酒精中毒　见于酒精中毒、维生素 B_1 缺乏、维生素 B_{12} 缺乏、维生素 B_6 缺乏或过多、维生素E缺乏。

8. 中毒　见于铅、砷、汞、铊、有机磷等中毒。

9. 药物诱发　氯喹、氨苯砜、戒酒硫、呋喃妥英、长春新碱、异烟肼、顺铂、氯霉素、乙胺丁醇、甲硝唑、胺碘酮、苯妥英钠、青霉胺、丙咪嗪、吲哚美辛等引起的嗜酸粒细胞增多症肌痛综合征。

10. 副蛋白血症（IgG或IgA）　见于非恶性肿瘤、骨髓瘤、POEMS综合征、淀粉样变性、冷球蛋白血症及IgM自身抗体（单克隆或多克隆）、抗MAG抗体、抗GM1或GD1a抗体、抗脑硫脂或抗GD1b和双唾液酸神经节糖苷抗体等相关性周围神经疾病。

11. 淀粉样变性

12. 遗传性疾病　见于腓骨肌萎缩症（Charcot-Marie-Tooth disease，CMT）、压力性麻痹的遗传性神经病、卟啉病、Dezerine-Sottas病、遗传性感觉和自主神经病（hereditary sensory and autonomic neuropathy，HSAN）、Refsum病、Krabbe病、无β脂蛋白血症、异染色性脑白质营养不良、脊髓小脑性共济失调伴神经病、原发性红斑性肢痛症、Tangier病、线粒体细胞病的多神经病和巨轴突神经病。

【临床表现】

本病由于病因不同，病程可有急性、亚急性、慢性、复发性之别。本病可发生在任何年龄。大部分患者症状在几周到几个月内发展。其临床症状大致相同。

1. 感觉障碍　在肢体远端有感觉异常，如刺痛、蚁走感、灼热、触痛等感觉。客观检查时可发现有手套袜子型的深、浅感觉障碍，病变区皮肤有触痛及肌肉压痛。

2. 运动障碍　肢体远端对称性无力，其程度可自轻瘫以至全瘫，大多有垂腕、垂足的表现。肌张力减低。如果病程较久则可出现肌萎缩，上肢以骨间肌、蚓状肌、大鱼际肌、小鱼际肌，下肢以胫前肌、腓肠肌为明显。

3. 腱反射　上肢的桡骨膜、肱二头肌、肱三头肌反射，下肢的踝、膝反射常见减低或消失。

4. 自主神经功能障碍　肢体末端皮肤菲薄、干燥、变冷、苍白或发绀，汗少或多汗，指（趾）甲粗糙、松脆。

【辅助检查】

1. 脑脊液　少数患者可见蛋白质增高。

2. 神经传导速度和肌电图　如果仅有轻度轴突变性，则传导速度尚可正常。当有严重轴突变性及继发性髓鞘脱失时则传导速度变慢，肌电图则有去神经性改变。在节段性髓鞘脱失而轴突变性不显著时，则传导速度变慢，但肌电图可正常。

3. 血生化检查　对某些患者可检测血糖、血维生素 B_{12} 水平、尿素氮、肌酐、T3、T4、血清谷丙转氨酶（serum glutamic pyruvic transaminase，SGPT）等。

4. 免疫检查　对疑有免疫疾病者，可作免疫球蛋白、类风湿因子、抗核抗体、抗磷脂抗体等检测，以及淋巴细胞转化试验和花环形成试验等。

5. 神经活检　如怀疑为遗传性的患者，可作腓肠神经活检。

【治疗】

针对不同的病因加以治疗，一般常用的药物有B族维生素药物（如维生素 B_1、B_{12}、B_6）、烟酸、ATP、胞二磷胆碱、辅酶A等。对某些早期的多发性神经病，如感染性、血清性、胶原疾病等引起的则可选用激素治疗。有严重疼痛的则作对症处理，单纯止痛剂作用有限，三环类抗抑郁剂（tricyclic antidepressant，TCA）、抗惊厥药物、钠通道阻滞剂、鸦片类或非麻醉性止痛剂、一些皮肤外用止痛剂被证实疗效确凿且安全性好。TCAs能同时阻滞去甲肾上腺素和5-羟色胺这两种疼痛相关递质的再摄取，并能阻滞钠离子通道。阿米替林、去甲替林或去甲丙咪嗪从10～25 mg小剂量起用，逐渐加量至75～150 mg治疗剂量，对疼痛有效。TCA用于老年患者剂量酌减，对有缺血性心脏病、窄角性青光眼或前列腺肥大患者慎用或禁用。选择性5-羟色胺再摄取抑制剂（selective serotonin reuptake inhibitor，SSRI）对神经病理性痛不如TCA有效。但去甲肾上腺素和5-羟色胺双重再摄取抑制剂（serotonin and norepinephrine reuptake inhibitor，SNRI）如文拉法辛和度洛西汀对神经病理性疼痛疗效好，不良反应较TCA少。与抗抑郁药相比，抗惊厥药（卡马西平、奥卡西平、拉莫三嗪、加巴喷丁和普瑞巴林）是二线用药，但对于刺痛疗效较好。有研究提示非麻醉型中枢止痛剂曲马多对糖尿病引起的神经病理痛有效。有重金属中毒的则用螯合剂。肢体瘫痪严重的则宜维持其功能位，预防破损及发生压疮。理疗、体疗、针灸等方法均可促使其恢复。

二、继发性多发性周围神经病

（一）中毒性周围神经病

周围神经病是神经系统对毒性化学物质的最常见反应。工业性、环境、生物制剂、重金属均会导致中毒性周围神经病，药物是临床实践中导致中毒性周围神经病的最常见原因。神经毒性制剂会导致远端轴突变性（轴突病）、神经细胞体变性（神经元病）或原发性脱髓鞘（髓鞘病）。临床诊断需满足以下两点：① 明确的毒物接触史，且在时间上与临床症状相关，需要有神经系统体征和异常电生理表现。② 去除毒物后症状停止进展，但可能两者之间有一定的滞后，有些轴突病可能在停止接触毒物2个月内症状仍在加重。

临床实践中，需详细询问患者的职业背景、环境及药物接触史。

本节主要介绍药物所致周围神经病(表4-2-5-1)。

表4-2-5-1　药物所致周围神经病

药物	临床及病理学特点	备注
抗肿瘤类		
顺铂	S,DA,N	DNA结合,破坏轴突运输
苏拉明	SM,DA,SD	DA:抑制神经生长因子结合;SD:免疫调节作用
紫杉烷类	S,DA	干扰微管装配,破坏轴突运输
长春新碱	S>M,M,DA	干扰微管装配,破坏轴突运输
抗微生物类		
氯喹	SM,DA	肌病
氨苯砜	M,DA	视神经萎缩
异烟肼	SM,DA	吡多醇拮抗剂
甲硝唑	S,DA	
呋喃妥因	SM,DA	
抗病毒类		
去羟肌苷	SM,DA	可逆性神经病
非阿尿苷	S,DA	不可逆性神经病,肌病
拉米夫定	S,DA	少见核苷类似物反转录酶抑制剂神经病
司他夫定	SM,DA	与脂肪代谢障碍综合征有关
扎西他滨	SM,DA	核苷类似物反转录酶抑制剂神经病
齐多夫定		肌病
心血管类		
胺碘酮	SM,SD	神经肌病,肌酸激酶水平增高
肼酞嗪	SM,DA	吡多醇拮抗剂
哌克昔林	SM,SD	
其他		
秋水仙碱	SM,DA	神经肌病,肌酸激酶水平增高
双硫仑	SM,DA	
金制剂	SM,DA	肌纤维颤搐
他汀	SM,DA	可导致肌红细胞溶解
氧化亚氮	S,DA	抑制维生素B_{12}依赖的蛋氨酸合成酶,脊髓病
苯妥英钠	SM,DA	多数无症状
吡多醇	S,N,DA	大剂量致病($>$250 mg/d)
沙利度胺	S,N	
左旋色氨酸	SM,DA	嗜酸性肌痛综合征

注:DA,远端轴索病;M,运动;N,神经元病;S,感觉;SD,节段性脱髓鞘;SM,感觉运动神经病。

(二) 营养缺乏性和代谢性周围神经病

新中国成立以来,人民生活水平不断提高,营养缺乏性神经病已近绝迹,仅偶见于胃大部切除后和长期消化道疾病的个别病例,因此不作专门介绍。糖尿病、尿卟啉病所致周围神经病,将在某些内科病的神经系统并发症中介绍。本节仅述酒精中毒性周围神经病、低血糖性神经病、黏液水肿性神经病和淀粉样变性多发性周围神经病。

1. 酒精中毒性多发性神经病　慢性酒精中毒主要见于长期饮酒者,如果按其酒龄往往在20年以上,而在国内又以饮用白酒者为多。至于其量目前亦无肯定的数据,一般均在每日250 g以上。

酒精中毒性多发性神经病常隐潜发病,呈慢性进行性,但也有病情在几天内迅速发展。主要症状为肢体无力,感觉异常和疼痛。症状先发生在下肢,然后影响上肢,但通常仅限于下肢,并以远端为主。运动和感觉症状常同时发生,患者诉在足和小腿有疼痛,此常为一种特征性症状,间歇性有锐痛或撕裂痛,也有诉在足底有冷感或烧灼感,严重者不能行走或不能耐受被褥的触碰。2/3的患者有手套袜子型的感觉障碍,深浅感觉常同时受累,也有25%的患者仅有浅感觉障碍,而10%的患者仅有深感觉障碍。无力症状也以肢体远端为主,严重者可有腕垂、足垂,如近端受累则不能起坐,但完全瘫痪者极少见。全身肌肉有明显按痛,但以足和腓肠肌为突出。

腱反射常减退,但踝反射的减退或丧失为最早的征象,因此常早于肌无力症状的出现,并且即使运动和感觉症状均已恢复,而踝反射仍可持久消失。

肢体远端常有出汗异常,通常为出汗减少,但有些患者有手、足过度出汗。

下肢皮肤常变得菲薄,常有淤滞性水肿、色素沉着和发亮。

在严重的酒精性神经病患者可有足底溃疡、吞咽困难、声哑、低血压、食管蠕动障碍或心率变慢等现象。

脑脊液检查大多正常,亦有少数患者可出现蛋白质中度增高现象。慢性酒精中毒性神经病往往伴有全身症状,如有皮肤干燥、面部色素沉着(特别在前额和颧骨突)、痤疮、酒渣鼻、糙皮病、贫血、肝肿大、肝功能异常、黄疸、腹水、蜘蛛痣、肝性脑病、眼震、眼外肌瘫痪、直立性低血压或精神错乱等。

本病的主要病理变化是周围神经非炎症性的变性,神经髓鞘和轴索均有破坏,以神经远端为主,偶有背根神经节细胞丧失,脊髓前角细胞有"轴反应",脊髓后柱、迷走神经、交感神经和神经节亦可有变性。

电生理检查示运动和感觉传导速度有轻到中度的减慢,感觉动作电位明显减低。曾有人研究长期饮酒者,虽然临床上尚未证实有周围神经病,但H反射、F反应、单纤维肌电图已可显示在肢体远端有周围神经功能受累的征象。足趾神经的动作电位也可减低。

关于本症的病因认为是营养不良而非酒精的毒性所致,因为饮酒者常常进食不平衡,缺乏维生素B_1、叶酸。至于其他诱发因素亦可能与肝功能不良、胃肠消化吸收功能减退等有关。

治疗宜补充多种维生素,注意肠胃道疾病,调整饮食结构,宜摄取高碳水化合物,热量每日需12 552 J(3 000 cal)。

药物可应用维生素B_1、烟酸、维生素B_2、维生素B_6等。肢体疼痛可应用镇痛剂如卡马西平、七叶莲片、虎杖方(虎杖30 g,丹参15 g,延胡索15 g,土大黄30 g,银花藤30 g,婆婆针30 g),有足垂可用理疗、推拿、针灸等治疗。宜及时戒酒,使身体早日恢复健康。

2. 低血糖性神经病　胰岛细胞腺瘤患者有低血糖症者,主要表现为中枢神经系统症状,有时尚有周围神经受损症状,如四肢远端麻木、感觉异常、肢体远端肌肉软弱无力,检查时可有感觉减退,甚至有肌萎缩及垂足,肌萎缩可在临床低血糖发生后数周出现。

3. 黏液水肿性神经病 黏液性水肿主要是由于甲状腺功能减退所致,除有全身症状外,在神经系统可产生周围神经病,常见有单神经病,以正中神经受累为主,主要是由于在腕管处受压。另外也可产生多发性神经病,在肢体上有感觉异常和疼痛,在肢体的远端有深、浅感觉障碍。有肌肉痉挛、肌肉收缩和松弛期延长,使动作变慢。肢体远端肌无力或有共济失调现象。腱反射特别是踝反射的松弛期变慢。远端周围神经的运动和感觉传导速度变慢。

脑脊液中蛋白质含量增高,高达 $1\,000\,mg/L$,γ球蛋白明显增高。血清中胆固醇增高,甲状腺¹³¹I吸收率低于正常,24 h低于10%。

病理上出现髓鞘神经纤维的脱髓鞘和复髓鞘变化,轴索可有变性,在施万细胞的细胞质内有糖原颗粒沉积。中枢神经系统尤其在小脑也有糖原的局限性增加。骨骼肌可见肌纤维肥大坏死,大纤维内有糖原增加、线粒体丧失等变化。

本症可应用甲状腺素治疗,可使临床症状及病理变化都得到改善。其他可合用维生素B族药物,有助于神经病变的恢复。

(三) 淀粉样变性多发性神经病

淀粉样变性是一种代谢性疾病,主要是一种淀粉样物质沉积在血管壁及组织中而引起病变。该沉积物主要是微纤维蛋白,其化学特性目前所知有两种,一为轻链免疫球蛋白,另一为非免疫性蛋白质 A,它们沉积在细胞外,随着沉积物的增多而产生血管阻塞或组织被压逐渐引起脏器功能障碍。

【分类】

本病的临床分类较多,下面介绍 Heller 的一种分类法。

1. 血液病伴淀粉样变性

(1) 原发性淀粉样变性。

(2) 多发性骨髓瘤。

(3) Waldenstrom 巨球蛋白血症。

2. 无丙种球蛋白血症伴淀粉样变性

3. 慢性病变淀粉样变性

(1) 慢性感染(如骨髓炎)。

(2) 慢性炎症(如风湿性关节炎)。

(3) 霍奇金病。

(4) 肾癌和其他实质性肿瘤。

4. 遗传性淀粉样变性

(1) 家族性地中海热。

(2) 家族性淀粉样多发性神经病(如 Portuguese 型)。

5. 与内分泌器官有关 甲状腺髓质癌。

6. 老年淀粉样变性:① 心脏;② 心房;③ 脑。

7. 局限性浆细胞瘤(髓外)

【病理】

本病的神经病理变化主要是有淀粉样物质浸润神经上的血管壁,严重者可导致血管阻塞,由于缺血引起神经继发性变性(轴突变性和脱髓鞘),因球样淀粉样物质的沉积,可压迫神经纤维,造成神经纤维扭曲和轴索变性。自主神经节亦可见有结节样沉积物,还可有无髓纤维丧失。

【临床表现】

不管哪一种类型的淀粉样变性,其临床症状取决于淀粉样物沉积部位、程度及器官功能受累的结果。肾脏、消化道、肝、肺、脾、皮肤、神经、肌肉、舌、血液均可产生相应的症状,有关内

科情况此处不再赘述,现将神经系统受累的情况叙述于下。

1. 感觉障碍 常在早期出现,以下肢为主,远端有麻木、过敏、感觉异常,偶尔有不能缓解的疼痛,呈烧灼感或固定的疼痛,亦可整个下肢有尖锐的抽痛发作,在检查时可有温觉丧失而触觉过敏现象。

感觉丧失常呈对称性手套袜子型,疼痛丧失者其皮肤可有萎缩性溃疡出现,随着病情的发展,症状可进而扩展到上肢。

2. 运动障碍 常发生在后期,肢体远端无力,有时有束颤,日久可见手肌萎缩,行走步态蹒跚。由于下肢的运动感觉障碍可并发水肿、溃疡,手足屈曲挛缩甚至骨折。偶有形成 Charcot 关节,导致严重行动不能。当正中神经受压,则常见腕管综合征。

3. 反射 腱反射常减低,以踝、膝反射为主。

4. 自主神经系统 受累时引致自主神经功能不良,常发生在原发性淀粉样变性中,而继发性者少见。其症状可有阳痿、直立性低血压、吞咽不良、间歇性便秘、腹泻、夜间泄泻、出汗减少、味觉减退、声音嘶哑、大小便功能障碍,因此如果患者没有糖尿病而有自主神经障碍伴感觉运动周围神经病时,则应强烈考虑有淀粉样神经病。

5. 体征 在体格检查时如发现有针刺皮肤或者在轻度压迫皮肤后有斑点,可怀疑有淀粉样变性病,这种现象是由于损伤了皮下浅的有淀粉样沉积的血管所致。

【辅助检查】

可作神经传导速度检查,通常变慢,有时患者尚未出现临床症状前即可有此种改变。检查正中、尺和腓神经时常可显示异常。

脑脊液可有轻到中度的蛋白质增加,但亦可正常。

腓肠神经活检常有助于明确诊断。

【诊断】

对本病的确切诊断常要依靠活检,其阳性率直肠为 80%、牙龈 60%、皮肤 50%、肝 90% 和肾 90%。但活检必须慎重,以防出血。有人提出作腹部皮下脂肪活检较为可取。活检后经刚果红染色,在偏振光显微镜下可显示绿色双折光像,可明确诊断。本周蛋白检查或可协助诊断。

【治疗】

本病的防治应积极预防各种伴发病。对系统性者可选用青霉胺、泼尼松、苯丙酸氮芥、环磷酰胺、秋水仙碱等,肾功能严重障碍者可作肾移植。有人局部应用二甲硫氧化物,认为对周围神经病有效。宜防止外伤、烫伤,以免发生溃疡,有时需用广谱抗生素,以控制肠道细菌过度生长。其他亦可辅以理疗、针灸,以改善肢体的症状。

(四) 麻风性神经炎

麻风是麻风分枝杆菌引起的一种慢性传染病,主要侵犯皮肤和周围神经,少数病例也可累及内脏器官。在周围神经的病理变化上可有各种不同类型。在结核型中表现为神经轴突变性、髓鞘破坏,神经膜增生变厚;在瘤型麻风中则有神经受压,神经膜不增生而变薄;在未分类型中表现为神经束膜周围有袖口状浸润,神经束内细胞增多。本病在施万细胞中或可找到麻风杆菌。后根神经节、半月神经节、交感神经节、脊髓前角细胞均可受累。

麻风常侵犯的周围神经依次为尺、耳大、正中、腓总、眶上、

面、桡及胫神经。触摸时可感到神经呈梭状、结节状或均匀粗大，压之有疼痛，以尺神经沟中的尺神经及耳后的耳大神经最易摸到。

本病起病缓慢，神经症状依不同受累神经而异，在受累神经支配区有：① 感觉障碍，主观症状有感觉过敏、感觉异常，客观检查以浅感觉受损较重，依次为温、痛、触觉发生障碍。② 运动障碍，有肌肉萎缩、无力，尺神经受累时呈"爪形手"；正中神经受累时呈"猿手"；桡神经受累呈垂腕形；腓总神经受累呈垂足形；胫神经受累时脚外翻畸形，不能跖屈；面神经受累则有周围性面瘫的表现。③ 反射，受累神经支配的腱反射减低或消失。④ 自主神经障碍，在皮肤上出现发绀、变冷、肿胀、干燥萎缩，易发生水疱或溃疡，指甲增厚，变脆易断裂，或骨质疏松等症。

诊断可根据病史、临床表现，皮损或组织切片内找到麻风杆菌，病理检查中有特异性病变可作出诊断。但本病常需与周围神经损伤、肘管综合征、腕管综合征、脊髓空洞症、进行性脊肌萎缩症、肌萎缩侧束硬化症、颈椎病、周围神经肿瘤、肥大性间质性多发性神经病、颈髓血管畸形、胸腔出口综合征等鉴别。治疗可选用抗麻风杆菌药，认为从氨苯枫、利福平、氯苯吩嗪及丙硫异烟胺等药物中，选用三种联合用药效果较好，可收效快，复发少，并减少对某一种药物的耐药性。

第六节　免疫介导性周围神经病

徐　群　钱可久　吕传真　耿介立

一、吉兰-巴雷综合

吉兰-巴雷综合征（Guillain - Barre syndrome，GBS）是一种急性的或者是亚急性的瘫痪性疾病，最早由 Landry 在 1859 年率先报道。1916 年，Guillain、Barre 和 Strohl 描述了这组疾病的主要临床特点，即瘫痪、反射消失，感觉异常伴轻度感觉缺失，脑脊液细胞蛋白分离，因此又被称为吉兰-巴雷综合征（Landry - Guillain - Barre - Strohl Syndrome，GBS）。该病发病率在欧美国家为每年 0.45～1.50/100 000，南亚发病率较高可达每年 3.4/100 000，我国尚无流行病学资料。随 GBS 疾病认识的提高，疾病亚型亦有不断增多。1938 年 Guillain 认为 GBS 应分为下肢型、中脑型、脊髓—中脑型、中脑型和多发性神经根型。20 年后 Miller - Fisher 报告了特发性神经根炎伴有眼肌麻痹共济失调和腱反射消失的病例，后来被称为 Miller - Fisher 综合征。同期，Bickerstaff 报告了 3 例共济失调，眼肌麻痹和嗜睡的患者，后称为 Bickerstaff 脑干脑炎。1986 年 Ropper 报告一组快速进展的延髓肌，颈肌和肩带肌无力的患者并作为 GBS 的一种亚型。1990 年起，将 GBS 分为纯运动型、纯感觉型、Miller - Fisher 型、局限性延髓肌-颈肌-肩臂型、截瘫型和全自主神经病型等。2001 年国际 GBS 共识小组提出，将 GBS 分为感觉运动型、纯运动型、Miller - Fisher 综合征和延髓肌型。2011 年起将神经传导速的改变纳入分类，并将感觉运动型 GBS 称为急性炎症性脱髓鞘性神经根神经病（acute inflammatory demyelinating polyradiculoneuropathy，AIDP）或急性运动-感觉神经病，纯运动性 GBS。而后者又被分为急性运动脱髓鞘性神经病（acute motor demyelinating neuropathy，AMDN）和急性运动轴索性神经病（acute motor axonalneuropathy，AMAN）。2014 年国际 GBS 分类小组对 GBS 进行了分类，详见后述。

现就最常见的临床类型-急性炎症性脱髓鞘性神经根神经病（AIDP）作一介绍。

【发病机制】

基础和临床研究多表明 GBS 是一个器官特异性的免疫介导反应，由细胞和体液免疫反应共同参与，但其致病抗原至今未完全确认。前驱感染可能因"分子相似"而触发自身免疫反应，起病时激活的 T 淋巴细胞起主要作用，血-神经屏障受到破坏，循环抗体与周围神经抗原得以接触，T 细胞激活标志物（白介素-6、白介素-2，可溶性白介素-2 受体，干扰素-γ）、肿瘤坏死因子α和白介素-23 的血清水平增高，黏附分子和基质金属蛋白酶也参与其过程。细胞介导的免疫反应已在动物模型中被证实。

以下证据表明体液免疫也在自身免疫攻击中起作用：① 患者有髓纤维上免疫球蛋白和补体染色阳性。② MFS 和 AMAN 与特定的抗神经节苷脂抗体密切相关。③ MFS 和 AMAN 患者血清 IgG 抗体能阻滞小鼠的神经肌肉传导。④ 在急性期 GBS 患者血清中发现了补体 C1 固定的抗周围神经髓鞘抗体。⑤ 大鼠髂神经内注射患者血清在引起后肢肌无力时可见注射部位有继发性 T 细胞浸润。⑥ 血浆置换或免疫球蛋白注射对临床症状有改善。

特定种类空肠弯曲杆菌的多糖外壳含有与 GM1 相似的抗原表位，轴索型 GBS 和 AMAN 发病可能与抗体、补体介导的针对运动神经纤维免疫反应有关，最易受到攻击的靶点是位于运动轴索朗飞氏节或节间、与 GM1 和唾液酸-GM1 分子结构相似的神经节苷脂（图 4-2-6-1）。

【病理】

经典 GBS 显示神经内膜血管周围单核细胞浸润及多灶性脱髓鞘。从神经根到肌内神经末梢均可受累，但以前根、脊神经近端和后组脑神经为主。严重的炎症反应可导致继发轴突变性，超微结构研究显示单核细胞在脱髓鞘反应中起主要作用。AMASN 则为广泛的运动感觉原发性沃勒变性，但无显著炎症反应和脱髓鞘表现。

【临床表现】

经典 GBS 可累及任何年龄段，发病亦无季节性，男性发病率略高于女性（1.5：1）。随着脊髓灰质炎的消灭，GBS 是目前西方国家急性弛缓性瘫痪的首要病因。平均发病率持续稳定在 1.8/100 000。

几乎 2/3 的患者有前驱病史，多为上呼吸道或胃肠道感染、手术史，或出现神经系统症状的 1～4 周前有过免疫接种史，但前驱疾病的病原体通常难以确定。与 GBS 相关的特殊病原体包括巨细胞病毒（cytomegalovirus，CMV），Epstein - Barr（EB）病毒，带状疱疹病毒，甲型或乙型肝炎病毒，HIV，肺炎支原体以及嗜血性流感病毒等。与 GBS 相关并且经常被确认的病菌是空肠弯曲杆菌，其与 GBS 的轴突型关系密切。英国的一项研究报道有 26％收治入院的 GBS 患者的粪便中分离出空肠弯曲杆菌，而仅有 2％对照人群分离出该菌。在中国北方，空肠弯曲杆菌在 GBS 的发病中起重要作用。Ho 等报道，空肠弯曲杆菌的感染率在 AMAN 患者中高达 76％，在 AIDP 患者中也

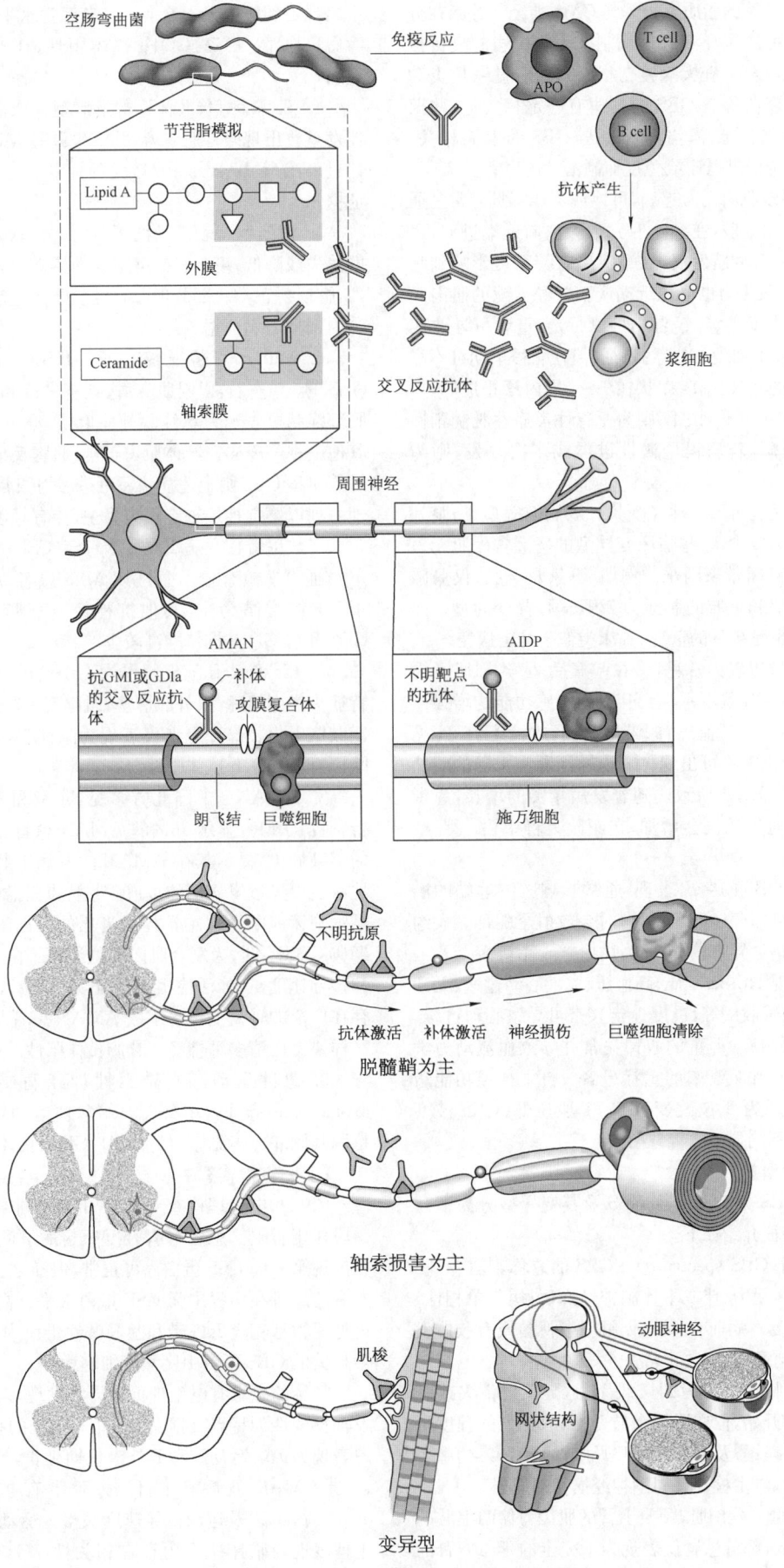

图 4-2-6-1 吉兰-巴雷综合征发病机制示意图

有 42%。空肠弯曲杆菌的脂质寡聚糖与 GM1 神经节苷脂在分子结构上的相似性可能解释其病理机制。一些疾病的疫苗接种,如破伤风和白喉疫苗,狂犬病疫苗以及口服脊髓灰质炎和脑膜炎双球菌复合疫苗等与 GBS 的发病有一定相关;一些药物,如链霉素、神经节苷脂,海洛因等也与 GBS 的发病相关。GBS 还可见于何杰金氏淋巴瘤或免疫抑制治疗的患者。

经典型 GBS 多以肌肉无力起病,可伴或不伴感觉异常。通常先对称性累及双侧下肢,在数小时到数天内向近端进展,可随即向上肢、面部和咽喉肌发展,在重症患者甚至可影响到呼吸肌。在少见病例,肌无力也可从近端或脑神经支配的肌肉起病。肌无力的严重程度不等,轻者仍可以行走,重者可导致四肢全瘫。反射低或缺如是 GBS 的特征,但在病程早期可不显著。根据急性病程的定义,临床症状在 1~4 周内停止进展,如果进展时间延长,在 4~10 周之间则为亚急性炎症性脱髓鞘性多发性神经根神经病,若病程呈慢性进展或多次复发,则为CIDP。

45%~75% 的病例可见脑神经受累。双侧面瘫多见,眼外肌和后组脑神经受累较少,一些临床变异型的病例常因肌无力表现呈局限性而给诊断带来困难。例如,不累及下肢,仅局限于面部、口咽肌、颈部和上肢的肌无力为咽-颈-臂变异型。而肌无力局限于下肢也是少见的情况,临床类似于马尾病变。

自主神经功能障碍较为常见,多在起病后 2~4 周肌无力症状达到高峰时出现,症状不一,为交感、副交感功能的增强或减弱,临床表现为体位性低血压、尿潴留、胃肠收缩乏力、H 见面部肌纤维颤搐,个别病例可出现伴有视神经乳头水肿的假性脑瘤,是因慢性颅内压增高所致。随着发病年龄的增长,患者呼吸肌麻痹需辅助通气的机会增加,在医院人群中占 12%~30% 左右。

感觉障碍不是 GBS 的突出表现,通常影响肢体远端的震动觉。肩胛间或下背部疼痛也常见,有时会放射至腿部。大约一半的患者会出现感觉异常,被描述为烧灼样或针刺感。

有些患者可出现 Horner's 征、高血压、窦性心动过速、无汗或多汗、肢体末端血管收缩等,过度迷走兴奋可导致心动过缓、心脏传导阻滞甚至停搏。严重的心律失常并导致血流动力学紊乱多见于四肢瘫和呼吸衰竭的重症患者。自主神经功能紊乱在心电图上还表现为 T 波改变、ST-T 段压低、QRS 波变宽、QT 间期延长和不同形式的传导阻滞。

【分类与临床亚型】

2014 年国际 GBS 分类小组将 GBS 及其变异型分为下列类型,现将其主要特征介绍如下。

1. GBS 谱系病(GBS spectrum) GBS 的总称,其核心临床特征是对称性肢体无力,伴或不伴脑神经麻痹;病程单相性,2~4 周后稳定或恢复。病前有感染或预防接种史,或有肢体发麻史。脑脊液蛋白增高,细胞数正常。

2. 典型 GBS 临床表现为四肢肌无力,腱反射消失或降低,肌无力常从下肢开始,但亦可从上肢开始;肌无力的程度可轻或中,亦可完全瘫痪;累及脑神经和呼吸肌;约有 10% 的患者腱反射正常或亢进。电生检查有周围神经损伤的证据。

3. 延髓-肌-臂型 延髓肌,颈及上臂的肌无力伴两上肢的腱反射消失或减降低,部分患者仅表现为不完全的延-颈-臂的无力,仅表现为急性延髓肌麻痹或急性颈及上臂的肌无力,而不出现延髓肌的无力麻痹。没有感觉水平,没有膀胱直肠功能障碍。血清 GT1a、GQ1b 抗体阳性。电生理证明为周围神经病。

4. 双侧面瘫伴肢体远端发麻型 双面瘫外还有部分患者伴发重叠出现眼外肌麻痹,共济失调等 Miller-Fisher 症状,或伴过度嗜等 Bickerstaff 脑炎的症状。电生理检查有神经病证据。

5. 截瘫型 表现为两下肢对称性软瘫,肌张力降低,腱反射消失或降低;可有轻交度主观的感觉异常,没侧面瘫,四肢肌力,腱反射正常。部分患者有轻度肢体远端感觉异常。电生理为周围神经病证据。

6. Miller-Fisher 综合征(MFS) 亚洲发病率较高,占 GBS 的 5% 左右,以眼肌麻痹、共济失调和腱反射消失为特征。眼部症状可表现为单纯眼外肌麻痹,亦可累及瞳孔,也可伴有其他脑神经障碍。肢体肌力正常,肌腱反射降低或消失。但若重叠典型 GBS 则上述症状还可进展为四肢瘫,共济失调。电生理表现以感觉神经轴突损害为主,伴有轻度的运动神经传导异常。多数患者在发病 1 周后脑脊液(CSF)出现蛋白细胞分离现象。血清学检查显示急性期 MFS 患者以 GQ1b 神经节苷脂 IgG 抗体增高为主,其他抗神经节苷脂抗体如抗 GT1a、抗 GD3 和抗 GD1b 抗体增高较少。

7. Bickerstaff 脑炎 作为 GBS 的一种变异型,主要临床特征为过度嗜睡,眼外肌麻痹,肌腱反射降低或消失,但不出现四肢肌无力。部分患者仅表现为急性起病的共济失调而无嗜睡。血清 GQ1b 抗体阳性。

8. AMAN 中国北方多见,儿童和青少年好发,夏季流行,血清学研究显示 76% 的 AMAN 患者有前驱空肠弯曲杆菌的感染病史,提示其在 AMAN 的发病中起重要作用。在其他地区也可见散发病例的报道。其特点是急性弛缓性瘫痪,且不显示临床或电生理感觉神经受累的证据。其电生理表现也与经典 GBS 不同,为复合肌肉电位波幅下降,而远端运动潜伏期和传导速度正常,活检报告也证实 AMAN 患者运动神经末梢存在广泛的轴突变性。多数 AMAN 患者与 AIDP 的恢复速度一样快。血清多种神经节苷脂抗体阳性。

9. 急性运动感觉轴索性神经病(acute motor sensory axonal neuropathy,AMSAN) 急性运动轴索神经病的亚型,特别我国北方多见。血清 GM1、GD1a 抗体升高。

【实验室检查】

CSF 和电生理检查对 GBS 的确诊非常重要,其他实验室手段作用有限。患者可有轻度短暂的肝酶升高。神经系统症状出现第一周 CSF 蛋白尚可正常,但随之开始升高,但有 10% 左右的患者在病程中无 CSF 蛋白水平升高。一些患者的 CSF 可见短暂寡克隆 IgG 带和髓鞘碱性蛋白水平增高。与 HIV 感染相关的 GBS 可有中度程度细胞增多。

90% 的患者有电生理检查异常发现,以多灶性脱髓鞘和继发轴突变性为特点。据 Cros 和 Triggs 的报道,最常见的肌电图表现为远端运动波和 F 波潜伏期延长,F 波消失,传导阻滞,远端 CMAP 波幅下降伴或不伴有扩散效应(temporal dispersion),以及运动传导速度减慢。运动轴突传导阻滞的电生理表现与临床肌无力存在相关性。Gordon 和 Wilbourn 报道,在疾病的第一周内,H 反射消失,F 波延迟或消失,SNAP

波幅降低或消失,是 GBS 的电生理支持依据。针极 EMG 一开始显示运动单位募集减少,随着轴突变性的发展,纤颤电位在起病后 2～4 周出现。在轴突变性为主的病例,主要表现为 CMAP 和 SNAP 的波幅下降,而这些患者也较传导阻滞为主的患者症状恢复更为缓慢,并易留有不同程度的后遗症。电生理参数是与预后显著相关的指标,北美 GBS 研究提示,远端 CMAP 波幅低于 20% 正常下限者预后不良。

神经超声检查在发病后 3～4 d 即可见神经根水肿,在截瘫型 GBS 病者具有很好的鉴别价值。脊髓 MRI 可显示神经根水肿,增粗,强化。

血清学检查对 GBS 亚型的诊断有一定意义,AMAN 者 GM1、GD1a、GM1a、GalNac‐GD1a 阳性;远端型者 GM1b 阳性;AMSAN 者 GM1、GM1b、GGD1a 抗体阳性;Fisher 综合征者 GQ1b,感觉共济失调 GBS 者 GD1b,延髓肌颈肌上臂型者 GT1a 阳性,但典型的 AIDP 却尚无特异抗节苷脂抗体的定向意义。Jacob 等报道,前驱空肠弯曲菌感染与轴索变异型与预后差相关,并与血清高滴度抗 GM1、抗 GD1b、抗 GD1a 和抗 GaINAc‐GD1a 节苷脂阳性相关。

【诊断与鉴别诊断】

1. 诊断　根据典型症状和体征、脑脊液和电生理检查,一般诊断并不困难。但严格说应符合国际公认的 GBS 诊断标准。

(1) 必需的临床特征。

1) 进行性肢体无力,以下肢较重,有时仅限于下肢。

2) 肌无力肢体腱反射消失或降低。

(2) AIDP:除上述条件外,还必须具备:① 疾病进展从数天、14 d 持续至 4 周。② 症状体征相对对称。③ 可有轻度的感觉症状和体征。④ 脑神经可受累以面神经多见。⑤ 自主神经功能障碍。⑥ 疼痛。⑦ 电生理检查提示脱髓鞘性改变,远端潜伏期延长,神经传导速度减慢或有传导阻滞,F 波潜伏期延长。

(3) AMAN:除共同的必须条件外,还需具备下列条件:① 病程从数天至 4 周。② 症状和体征极不对称。③ 没有感觉的症状和体征。④ 很少影响脑神经。⑤ 有自主神经功能损害的症状和体征。⑥ 极少疼痛。⑦ 神经传导检查提示没有脱髓鞘性改变,CAMP 波幅<10% 至少有 2 根神经的远端 CAMP<80%;有短暂的远端的神经传导阻滞。

(4) 有下列条件者应怀疑诊断。

1) 脑脊液中单核细胞数>50/μL,或以多核细胞为主者。

2) 肢体无力时伴存严重肺功能不全。

3) 有膀胱直肠功能障碍。

4) 发病时有发烧。

5) 有明确感觉水平。

6) 病程慢缓进展,但不伴呼吸功能障碍者应考虑亚急性或慢性炎性脱髓性神经根神经病。

7) 明确而持续性不对称性肢体肌力或波动性肌无力。

2. 鉴别诊断　GBS 需与任何引起亚急性肌无力的情况进行鉴别。

(1) 急性周围神经病:需与急性卟啉病,白喉和中毒性周围神经病(砷、砣、鼠李、丙烯酰胺、有机磷和正己烷)相鉴别。在败血症和多脏器衰竭的重症监护室患者中,重症疾病周围神经病(critical illness neuropathy)表现为急性全身弛缓性瘫痪和

呼吸衰竭,电生理表现为轴突型损害为主,CSF 检查正常,可与 GBS 相鉴别。脑脊液细胞数增多(>50/μL)提示炎性神经根病变如莱姆病、HIV 感染、AIDS 病合并 CMV 感染等。

(2) 神经肌接头疾病:可与延髓肌型重症肌无力、全身型重症肌无力、肉毒中毒等相鉴别。

(3) 肌病:重症监护急性肌病(acute myopathy of intensive care)常在联用非去极化神经肌肉阻滞剂和皮质激素时发生;代谢性疾病(低钾血症、低磷血症和高镁血症)导致的肌无力无感觉障碍,及时纠正代谢障碍病情即可恢复;多发性肌炎多见于中年女性,肌无力和肌痛以肢体近端为主,也可累及颈项肌和舌咽肌,伴有红细胞沉降率和肌酶增高,肌电图见肌纤颤电位,皮质激素有效。

(4) 中枢神经系统疾病:急性脑干梗死、脊髓压迫症、硬膜外脓肿和急性脊髓炎在上运动神经元体征出现之前、CSF 和电生理检查进行之前也需要与 GBS 鉴别,早期的尿潴留、感觉平面有助于脊髓疾病的鉴别诊断。

【治疗】

1. 一般治疗　病情迅速发展的 GBS 必须收入院观察,随着重症医学的发展,疾病死亡率已降至 5% 以下,重症监护室的严密支持治疗、防治呼吸衰竭和自主神经紊乱等严重并发症是获得良好预后的保证。病情进展快(7 d 内到达高峰)、球麻痹、双侧面瘫和自主神经功能紊乱是机械通气的预测因素。对于存在心律不齐和血压不稳的患者,持续心电监护和血压监测是必须的。此外,对于瘫痪严重病例皮下应用肝素或低分子肝素可预防下肢和肺栓塞。

2. 特殊治疗

(1) 血浆置换和静脉应用大剂量免疫球蛋白(IVIg):Lehmann 等报道,在有 600 多名 GBS 患者参加的六项大型随机对照研究中,均证实了血浆置换对于缩短康复时间确定有效。目前推荐对于中重度瘫痪的 GBS 患者进行血浆置换治疗;起病 2 周内进行血浆置换疗效更佳。整个疗程需进行 5 次血浆置换(按患者体重,40～50 ml/kg),隔日一次,使用生理盐水或白蛋白作为置换液体。该项治疗必须在有条件对重症患者进行血浆置换治疗的医院进行,并发症包括穿刺部位血肿、气胸、败血症等。

(2) 大剂量 IVIg 治疗:在起病 2 周内进行连续 5 d 的治疗[0.4 g/(kg · d)],结果没有证据显示两种方法合用疗效更佳。IVIg 提供的抗特种抗体与病原性抗体结合并中和后者可能是治疗的机制。可能出现一些轻微的并发症,如头痛、发热、肌痛和关节痛、流感样症状等。但对于 IgA 缺乏的个体,可能出现严重的并发症,如无菌型脑膜炎、充血性心衰、卒中或心梗、肾衰等,因此是大剂量 IVIg 的使用禁忌。在每次治疗之前 1 h 使用对乙酰氨基酚 500～1 000 mg 或布洛芬 600 mg 可预防无菌性脑膜炎导致的头痛。

根据最近的一项 Cochrane 综述,已经确认血浆交换与 IVIg 的疗效没有差异,但皮质激素对于急性 GBS 无效。

【病程和预后】

经典的急性 GBS 患者在起病 4 周内到达高峰,如果进展时间更长,小于 2 个月为亚急性,若超过 2 个月则为 CIDP。据 Odaka 等报道,大约 2% 开始诊断为 GBS 的患者发展为类似 CIDP 的病程。30% 的患者在病程中出现呼吸功能不全而需要

机械辅助通气,2%～5%的患者死于并发症。病情停止进展后,患者进入持续2～4周或更长时间的平台期,然后进入恢复期。虽然大多数患者恢复功能,仍有20%左右的患者在1年后仍有不同程度运动障碍后遗症。

GBS的复发率高达5%,总体预后与高龄、疾病高峰时的严重程度、是否应用免疫调节治疗相关。

二、慢性炎症性脱髓鞘性多发性神经根神经病

慢性炎症性脱髓鞘性多发性神经根神经病(chronic inflammatory demyelinating radiculoneuropathy, CIDP)发病率为1.0～8.9/100 000左右,随年龄增长发病率有所增加。CIDP与AIDP之间存在很多相似性:临床表现为CSF细胞蛋白分离的特点,多灶性炎性脱髓鞘的病理表现以及相应的电生理神经传导速度减慢等。两者之间最主要的区别在于病程和对皮质激素治疗的反应。CIDP病程更长,很少有前驱感染史(10%左右),与人类淋巴细胞抗原相关,对皮质激素治疗有反应。CIDP的病程发展主要有两种,60%以上呈持续或阶梯样进展;另1/3呈复发缓解(完全或不完全)病程。

【临床表现】

CIDP是导致一定程度残疾的终生疾病,所有年龄段均可发病,50～60岁发病达到高峰。起病时的症状不一,多数患者有对称性的感觉运动障碍,但也有患者以运动累为主,肌无力须至少持续2个月以上。上下肢均可累及,下肢症状常更严重,肢体近远端的肌无力程度相似;肌肉萎缩少见,这点常有助于将CIDP与其他轴突型周围神经病相鉴别。全身腱反射下降或消失;感觉症状为手套-袜子样感觉障碍,多为麻木或针刺感而疼痛主诉较少,提示大纤维受损更多;儿童较成人起病更急且步态障碍更突出。其他症状还包括:上肢体位性震颤,周围神经变粗,视神经乳头水肿,面瘫和球麻痹等,呼吸衰竭和自主神经紊乱少见。Falcone等报道,有些CIDP患者可与复发性多灶性中枢神经系统脱髓鞘(类似多发性硬化)有关,这些患者有视觉异常,体感诱发电位和脑MRI有异常变化。

CIDP可有许多变异型,大致可分为以下几种。

1. 典型CIDP 约占51%,表现为缓慢起病的对称性肢体近、远端的运动感觉障碍。

2. 感觉型CIDP 占4%～35%。

3. 慢性免疫性感觉性神经根神经病 占5%～12%。

4. Lewis-Sumner变异型 占6%～15%,也称为多灶性获得性脱髓鞘性感觉运动神经病(multifocal acquired demyelinating sensory and motor neuropathy, MADSAM),临床表现为多灶分布的肌无力和感觉障碍,常不对称,以上肢表现多见,有感觉和运动症状和体征。电生理表现为感觉运动神经局部传导阻滞或神经传导速度明显下降,CSF蛋白增高,对皮质激素敏感。

5. 局灶性CIDP 约占1%,可缓慢发展为典型CIDP。

6. 远端获得性对称性脱髓鞘性症状群(distal acquired demyelinating symmetric, DADS) 占2%～17%,表现为慢性远端为主的感觉障碍,可局部开始缓慢发展,最后成典型的CIDP。

7. CIDP急性发作 如典型CIDP表现,占2%～16%。

8. 运动型CIDP 如典型CIDP的病史和临床体征,但不伴肢体感觉障碍,占4%～10%。

【实验室检查】

CIDP的实验室依据主要包括电生理检查、CSF、神经活检。

1. 脑脊液检查 疑为CIDP的患者均需行腰穿检查,80%～90%存在脑脊液蛋白细胞分离现象,即细胞数正常,而蛋白升高,通常在0.75～2 g/L。

2. 周围神经活检 临床怀疑CIDP而电生理标准不符合时需要行神经活检。常规选择腓肠神经进行活检。由于脱髓鞘的不均一,活检完全有可能为非特异性改变,分离单纤维的方法(teased fiber)可提高检出率。另外,神经活检对除外血管炎性周围神经病和遗传性周围神经病有意义。CIDP的病理改变主要有:神经内膜水肿、巨噬细胞介导的髓鞘脱失、髓鞘再生、施万细胞增生形成洋葱皮样改变、单核细胞浸润、轴索变性等。

3. 其他 全血细胞分析,红细胞沉降率和生化检查对排除系统疾病很重要。血清和尿的免疫固定电泳,骨骼检查有助于排除单克隆伽马球蛋白病或骨髓瘤。

【诊断与鉴别诊断】

1. 电生理诊断标准

(1)运动神经传导异常:至少要有两根神经均存在下述内容中的至少1项异常。①远端运动潜伏期延长50%以上或运动神经传导速度下降30%以上。②F波潜伏期延长20%以上(当远端复合肌肉动作电位CMAP负相波波幅下降20%以上时,则要求F波潜伏期延长50%以上)或无法引出F波。③运动神经部分传导阻滞(在常规节段近端与远端比较负相波波幅下降50%以上)。④异常波形离散(在常规节段近端负相波时限较远端延长30%);当最远端CMAP负相波波幅低于1 mV时,难以再准确判断传导阻滞。

(2)感觉神经传导:感觉神经传导速度下降,波幅通常也有下降。

(3)针电极肌电图:异常自发电位(纤颤电位和正锐波)、运动单位电位时限增宽和波幅增高,提示存在轴索损害。据报道,仅有60%的CIDP患者完全符合上述标准。

2. 临床标准

(1)症状进展超过8周,病程为慢性进展或缓解复发。

(2)临床表现为不同程度的肢体无力,多数为对称性,近端和远端均可累及。

(3)四肢腱反射减低或消失。

(4)脑脊液细胞数正常,蛋白升高。

3. 排除标准

(1)系统疾病或毒性物质暴露病史。

(2)周围神经病家族史。

(3)活检结果不支持。

4. 诊断分级

(1)确诊CIDP:符合所有临床入排标准和实验室标准。

(2)很可能CIDP:符合所有临床入排标准和三项实验室标准中的两项。

(3)可能CIDP:符合所有临床入排标准和三项实验室标准中的一项。

【鉴别诊断】

常见的慢性多发性周围神经病如代谢性、营养障碍性、药物性、中毒性、血管炎性周围神经病均以轴索受累为主,通过详

询病史,加上规范的电生理检查和血生化检查,鉴别并不难,其中的血管炎性周围神经病多表现为多数单神经病,临床上也易与典型的CIDP鉴别。

下列是易与CIDP混淆的其他慢性获得性脱髓鞘性多发性神经病(chronic acquired demyelinating polyneuropathy, CADP)。

1. MGUS伴周围神经病 CADP可见于意义未明的单克隆丙种球蛋白病(monoclonal gammopathy of unknown significance, MGUS),最多见的是IgM型MGUS。与CIDP略有不同的是,MGUS伴发的周围神经病感觉症状重于运动症状,远端受累更明显,约50%患者抗髓鞘相关糖蛋白(myelin associated glycoprotein, MAG)抗体阳性。IgM型MGUS伴发的周围神经病对一般免疫抑制剂或免疫调节剂治疗反应差,可能用利妥昔单抗治疗有效。偶尔IgG型或IgA型MGUS亦可伴发CADP,其临床和电生理特点与CIDP无异。免疫固定电泳发现M蛋白是诊断MGUS伴周围神经病的关键。

2. POEMS综合征 相对MGUS伴周围神经病,POEMS更为常见,它的命名体现了疾病的特点,即多发性周围神经病(髓鞘脱失为主)、脏器肿大(如肝、脾、淋巴结肿大)、内分泌异常(糖尿病、甲状腺功能低下等)、M蛋白(通常为IgG型,久轻链增多)和皮肤改变(肤色发黑),需行全身多系统的相应检查方可排除本病。

3. MMN 是一种仅累及运动的不对称的CADP。成人男性多见,初为不对称的上肢远端无力,渐及上肢近端和下肢,也可下肢起病。受累肌分布呈现多数单神经病的特点。EMG有特征性表现,即多灶的运动传导阻滞。

4. 霍奇金淋巴瘤伴发的周围神经病和其他副肿瘤综合征 并非肿瘤直接浸润所致,而是免疫介导的周围神经病,因此临床表现为GBS或CIDP,原发病的诊断有助于鉴别诊断。

【治疗】

1. 糖皮质激素、血浆置换和IVIg 对CIDP疗效肯定。

(1)糖皮质激素:为CIDP首选治疗药物。糖皮质激素推荐使用方法为泼尼松60~80 mg早晨顿服(儿童1~1.5 mg/kg),2个月左右一般可见症状缓解,3个月后约88%的患者可见疗效,起效后剂量每周隔日递减10 mg。高剂量泼尼松隔日口服维持直至缓解或平台期(多数患者在6个月内到达该期),此后激素减量更为缓慢,每月隔日递减10 mg,到达50 mg隔日口服的剂量后,以每月隔日减少5 mg的速度减量,最后以小剂量激素(10~30 mg隔日口服)维持数年以防止复发。也有推荐使用大剂量、间断性静脉应用甲泼尼龙的方法。长期使用激素的副作用主要包括骨质疏松、糖尿病、高血压和白内障等。

(2)静脉注射丙种球蛋白:使用方法为400 mg/(kg·d), ivgtt,连续5 d,每月一次,可连续治疗3个月或更长时间,有条件或病情需要者本药应用可延长数月。

(3)血浆交换:有条件的可选用。通常在治疗开始前2周每周置换3次(50 ml/kg),随后3~6周每周1~2次置换,然后根据临床反应调整治疗频率,整个疗程可持续数月甚至数年。但丙球使用后三周内不进行血浆交换。

(4)其他免疫抑制剂:如上述治疗效果不理想,或产生激素依赖或激素无法耐受者,可选用或加用硫唑嘌呤、环磷酰胺、

环孢素等。硫唑嘌呤:2~3 mg/(kg·d),分2~3次口服。环磷酰胺:500~750 mg/m²,ivgtt,每月一次,连续3~6个月或200~400 mg,biw,ivgtt,2~3 g为一疗程。环孢素:3~6 mg/(kg·d),分2~3次口服。以上免疫抑制剂使用过程中均需随访肝肾功能、血常规等。

2. 神经营养 维生素B₁和甲钴胺是较常应用的神经营养药物。

3. 对症治疗 有神经痛者,可使用卡马西平、加巴喷丁、阿米替林等。

4. 饮食和康复锻炼 建议高蛋白饮食。病情稳定后,早期进行正规的肢体功能康复锻炼,预防废用性萎缩和关节挛缩,关节挛缩明显的,可行矫形手术。

【预后】

与GBS较好的预后相比,CIDP更易遗留残疾,更少有自发缓解。虽然95%的CIDP患者对免疫抑制治疗有效,但复发率高,仅有中度疗效,神经活检显示轴突损伤者预后更差。

三、多灶性运动神经病

多灶性运动神经病(multifocal motor neuropathy, MMN)是一种获得性免疫介导的周围神经病。该病1982年由Lewis首先报道,1988年Pestronk等将此病正式命名为MMN,并最早发现其与GM1-IgM抗体的关系。临床上以慢性或阶梯进展性、非对称性肢体无力,不伴感觉障碍为特点。电生理检查表现为持久性、多灶性部分运动神经传导阻滞(conduction blocks, CBs)。血清抗神经节苷脂(GM1)抗体滴度升高。临床易于慢性炎症性脱髓鞘性多发性神经根神经病(CIDP)混淆。

【发病机制】

尚不明确,基于该病患者血清中抗神经节苷脂GM1抗体升高,应用免疫治疗后临床症状改善,目前多认为此病为一种免疫介导的可治性疾病。抗GM1抗体IgM的致病机制并不明确,可能通过以下途径:血神经屏障破坏后,这些IgM抗体特异性地与周围神经GM1结合,在局部激活补体,补体沉积后破坏朗飞氏节及节旁区域的结构的完整性,阻断Na⁺通道而导致传导阻滞。由于感觉和运动神经GM1分子构成的不同,与抗体的亲和力不同,所以病变选择性侵犯运动神经,临床症状以运动症状为主。但肌萎缩侧索硬化(ALS)及吉兰-巴雷综合征变异型急性运动轴索神经病的患者中也存在高滴度的GM1抗体,而在其他周围神经疾病或非神经症状的自身免疫疾病中罕见GM1抗体。其次,GM1抗体阴性的MMN患者IVIg治疗效果与抗体阳性的患者相似,且后者经治疗后临床症状好转但不伴GM1抗体滴度的下降。所以,GM1抗体与MMN的关系是神经损伤后的继发现象,还是直接的免疫致病因子仍需进一步研究。

【病理】

主要病理改变为脱髓鞘和施万细胞增生形成的洋葱球样结构,无炎症细胞浸润。尽管临床表现及电生理发现均以运动神经受累为主,但病理检查表明感觉神经亦受累。

【临床表现】

多灶性运动神经病是一种少见的周围神经疾病。发病率在1~2/100 000左右,男性较女性多见(比例约为3:1),平均

发病年龄 40 岁,约 80％的患者在 20～50 岁出现首发症状。大多隐袭起病,慢性或阶梯进展,病程长短不一,几年至几十年。该病主要表现如下:

1. 运动症状　肌无力有如下特点。① 多部位非对称性分布。② 远端重于近端。③ 多于上肢起病,腕下垂、握拳无力是最常见的首发症状。④ 肌萎缩在疾病早期较轻。⑤ 肌束震颤和痛性痉挛症状占 50％以上,而肌纤维颤搐只偶见报道。

2. 感觉症状　通常无客观的感觉体征,少数患者有离散的感觉异常或麻木的主诉,但只有 20％的患者查及轻微的振动觉减退。

3. 脑神经症状　脑神经损害少见。少数患者可累及舌下神经。

4. 腱反射　肌无力部位的腱反射通常减弱,但亦可正常甚至活跃。后者与 ALS 较难鉴别。

【实验室检查】

1. 血常规和生化检查　均正常。

2. 血清肌酸激酶(CK)　2/3 的患者轻度增高。

3. 脑脊液检查　细胞数正常,蛋白可轻度升高,一般＜80 mg/dl。

4. 血清学及血清免疫学检查　血清抗 GM1 抗体 IgM 升高(30％～80％)。此外,抗糖脂 GD1a 或 GM2 抗体也可发现,但并不常见。值得注意的是,血清抗 GM1 抗体并不是 MMN 特有的,少数运动神经元病(motor neuron disease,MND)、GBS、CIDP 的患者甚至正常人群中也可出现低滴度的血清抗 GM1 抗体。有意思的是,MADSAM、MND 和 GBS 患者血清中常测得高浓度的抗 GM1 抗体 IgG。总之,抗 GM1 抗体 IgM 的检出能支持 MMN 的诊断,但阴性并不能排除本病。

5. 电生理检查　传导阻滞和局灶性髓鞘脱失对诊断有重大意义。其特征性的改变是常见容易受压区以外的部位出现多灶性、持续性、局灶性运动传导阻滞(PMCBs)。感觉神经不受影响。传导阻滞是指在肢体近端刺激运动神经较远端刺激,所产生的 CMAP 的幅度和面积降低。但 MMN 患者传导阻滞的定义不同。2003 年,美国电生理诊断协会(American Association of Electrodiagnostic Medicine,AAEM)制定的 MMN 诊断标准中指出了部分性传导阻滞的标准(表 4-2-6-1)。传导阻滞可同时发生于多根周围神经,也可发生于同一根神经的不同节段,后者更易被检出。其中,正中神经和尺神经最易检测到传导阻滞。此外,还可见其他脱髓鞘的电生理改变,如 F 波延迟或消失。

表 4-2-6-1　部分传导阻滞推荐标准

当时限离散(TD)≤30％时		
肯定的传导阻滞		
神经节段(近端/远端刺激部位)	波幅下降(％)	面积下降(％)
正中神经		
前臂(肘/腕)	＞50	＞40
臂(腋/肘)	＞50	＞40
近端(EP/腋)	不适用*	不适用*
尺神经		
前臂(肘下/腕)	＞50	＞40

当时限离散(TD)≤30％时		
肯定的传导阻滞		
神经节段(近端/远端刺激部位)	波幅下降(％)	面积下降(％)
经肘(上/下)	＞50	＞40
臂(腋/肘下)	＞50	＞40
近端(EP/腋)	不适用*	不适用*
桡神经		
前臂(肘/前臂远端)	不适用*	不适用*
臂(腋/肘上)	不适用*	不适用*
近端(EP/腋)	不适用*	不适用*
腓神经		
腿(below fibular/踝)	＞60	＞50
经 fibular head(上/下)	＞50	＞40
股(SN/above fibular)	不适用*	不适用*
胫神经		
腿(膝/踝)	＞60	＞50
股(SN/膝)	不适用*	不适用*

注:EP,Erb's 点;SN,坐骨切迹。* 沿用 1999 年的标准,这些节段在肯定的传导阻滞诊断中不适用。

6. 磁共振　40％～50％的 MMN 患者出现臂丛异常信号,表现该神经 T_2 加权相信号增强,T_1 相信号在钆增强后出现强化,与临床肌无力的分布及 CB 部位一致。

【诊断】

诊断依据为临床症状以进行性、多部位、非对称性、肢体远端无力为主,无感觉障碍,血清 GM1 抗体滴度升高,电生理检查表现为多灶性、持续性、PMCBs。

2003 年 AAEM 制定的肯定的 MMN 诊断标准如下:① 在两条以上的运动神经分布区出现肢体无力,不伴客观感觉体征。在症状性无力的早期,病史或体检发现弥散性、对称性无力可排除多灶性运动神经病。② 常见受压区域以外,两条以上运动神经出现肯定的 CB。③ 电生理检查至少检查三条感觉神经,所有检测的感觉神经传导速度均正常。④ 无上运动神经元受损的体征(肌张力增高、阵挛、球麻痹、锥体外系体征)。

2018 年欧洲神经科学协会联盟/周围神经学会(European Federation of Neurological Societies/Peripheral Nerve Society)制定了新的 MMN 诊断标准。

1. 核心条件　两者必均具备下列两条:① 缓慢进展,或阶梯式进展的局灶性,不对称性肢体无力,伴至少有两根或以上神经受累,并逐步进展 1 个月以上(一般为 6 个月)。② 除下肢有轻微抖动外没有客观的感觉障碍。

2. 支持性临床条件　① 主要累及上肢。② 受累肢体肌腱反射降低或消失。③ 不累及脑神经。④ 受累肢体可有肌束颤动或肌痉挛。⑤ 免疫调节治疗可以改善临床症状和体征。

3. 排除标准　① 上运动神经元体征。② 明显的延髓肌受累体征。③ 感觉症状比下肢抖动觉明显。④ 发病初期的数周内出现弥漫性对称性症状体征。

2010 年他们提出下列包括:M 型抗神经节苷脂 GM1 抗体

升高,脑脊液蛋白>1.0 g/L,MRI 显示神经根增强信号,静脉 IGg 治疗有效等为支持性诊断条件。

MMN 临床诊断标准见表 4-2-6-2;传导阻滞的电生理标准见表 4-2-6-3;MMN 支持标准见表 4-2-6-4。

表 4-2-6-2 MMN 的临床标准

核心标准(必须均符合)
1. 慢性进展或阶梯进展,非对称性肢体无力,或至少两条运动神经分布区出现运动症状,病程超过 1 个月[a]
2. 除外下肢轻度振动觉减退,无客观的感觉障碍

临床支持标准
1. 上肢症状突出[b]
2. 受累肢体腱反身下降或消失[c]
3. 无脑神经损害[d]
4. 受累肢体出现痉挛和肌束震颤

排除标准
1. 上运动神经元受损体征
2. 显著的球麻痹
3. 除下肢轻度振动觉减退外出现其他明显的感觉障碍
4. 在疾病开始即出现弥散或对称的股无力
5. 脑脊液蛋白>1 g/L

注:a. 通常为 6 个月以上;b. 近 10%的患者起病时出现明显的下肢症状;c. 有报道患者腱反射轻度增强,尤其在受累上肢。故腱反射轻度增强不能作为排除标准;d. 舌下神经麻痹有报道。

表 4-2-6-3 传导阻滞的电生理标准

1. 肯定的传导阻滞(CB)[a],无论神经段的长度(正中神经、尺神经、腓总神经)近端刺激与远端刺激相比,CMAP 面积下降 50%以上。存在 CB 的神经远端受刺激时,CMAP 波幅必须大于正常下限的 20%且>1 mV(基线负峰),近端 CMAP 波峰持续时间必须≤30%
2. 可能的 CB,上肢神经长节段出现 CMAP 面积下降至少 30%,伴近端 CMAP 波峰时相≤30%;或 CMAP 面积下降至少 50%(同肯定的标准)伴近端 CMAP 波峰时相>30%
3. 出现 CB 处的上肢节段感觉神经传导速度正常,感觉神经动作电位波幅正常(见排除标准)

注:a. 传导阻滞的证据必须在常见的长压综合征或压迫综合征之外的部位获得。

表 4-2-6-4 MM 的支持标准

1. 抗抗体神经节苷脂 IgM 升高(A 级推荐)
2. MRI 显示臂丛增强后强化和(或)T$_2$ 加权相信号增强(good practice point)
3. IVIg 治疗和临床症状明显改善(good practice point)

【鉴别诊断】

1. CIDP ① CIDP 患者的肌无力为对称性近端为主。② 疾病通常为复发-缓解的过程。③ 感觉障碍常见。④ 脑脊液蛋白明显升高。⑤ 血清抗 GM1 抗体 IgM 升高在 CIDP 中少见。⑥ 电生理检查发现 CIDP 患者有广泛的脱髓鞘改变,因此感觉运动神经传导速度明显降低,伴远端潜伏期延长。⑦ 激素及血浆交换治疗对 CIDP 患者显效,而对 MMN 患者无效,且可能加重症状。

2. MND ① MND 病程进行性加重,而 MMN 慢性发展,病程较 MND 长。② MND 可有上运动神经元受损的症状及体征,常出现球麻痹,而 MMN 仅有周围神经受损的表现。③ MND 常出现严重的肌肉萎缩,而 MMN 少见,至少在疾病早期很少出现严重的肌萎缩。④ 血清抗 GM1 抗体 IgM 升高

少见。⑤ 电生理检查发现 MND 虽有 CMAP 波幅的下降,但非局灶性,且肌电图为广泛的失神经改变。⑥ MMN 是一种能够可治性疾病,而 MND 目前尚无有效的治疗方法。

3. MADSAM 也是一种伴传导阻滞的多灶性神经病。但与 MMN 不同,MADSAM 累及感觉神经,常伴有神经痛。此外,MADSAM 患者抗 GM1 抗体阴性,部分患者对激素治疗有效。

【治疗】

虽然,MMN 被定义为免疫介导的疾病,但与 CIDP 不同,激素及血浆交换治疗对 MMN 患者无效,且可能使 20%的患者症状加重。而免疫球蛋白及免疫抑制剂治疗有效。

免疫球蛋白 IVIg 是目前 MMN 治疗的一线药物,其有效性在 4 项随机对照双盲临床研究中被证实。综合了这 4 项的系统综述显示,IVIg 较对照组明显改善患者肌力(NNT 1.4,95%CI 1.1~1.8)。2 个回顾性研究显示 70%~86%的患者使用 IVIg 治疗有效性。与其他神经系统疾病相同,IVIg 治疗的确切机制不明。目前认为 IVIg 可能通过与 B 细胞受体结合,阻止 B 细胞产生抗体,从而减少补体沉积。用免疫球蛋白治疗后,血清抗 GM1 抗体滴度无变化,而电生理检查发现运动传导阻滞的程度减轻或消失与临床症状的改善相平行。IVIg 治疗一周后临床症状出现持续的改善,但数周后疗效逐渐减退,因此需要重复 IVIg 治疗。但长期持续 IVIg 治疗中亦有出现新的传导阻滞点和轴索变性,故需进一步研究。欧洲神经科学协会联盟/周围神经学会推荐的 IVIg 方案如下:疾病初期给予 IVIg 2.0 g/kg,连续 2~5 d(A 级推荐)。如果治疗有效,可以对合适的患者予以重复 IVIg 治疗(C 级推荐),每隔 2~4 周给予 1 g/kg 或每 1~2 个月给予 2 g/kg(good practice point)。

免疫抑制剂仅有的一项随机对照研究显示吗替麦考酚酯不能改善患者的肌无力,也不能减少免疫球蛋白的用量。另一些非对照研究显示环磷酰胺、环孢素、硫唑嘌呤、干扰素 β-1a 和利妥昔单抗等免疫抑制剂有效。

多灶性运动神经病是一种获得性免疫介导的周围神经病。其发病机制尚不明确。目前的一线治疗是 IVIg,但其最佳治疗方案、治疗的长期获益及免疫抑制剂的作用仍需要进一步的临床研究。

四、不明意义的单克隆球蛋白神经病

对于慢性周围神经病变的患者应检测单克隆蛋白(M 蛋白)。M 蛋白的检测能发现潜在的系统疾病。M 蛋白是浆细胞或 B 淋巴细胞单克隆恶性增殖所产生的一种大量的异常免疫球蛋白,其本质是一种免疫球蛋白或免疫球蛋白的片段。根据重链不同分为 IgA、IgD、IgE、IgG 和 IgM。

M 蛋白中包含一种或多种抗髓鞘或轴突膜的抗体如抗 MAG、GM1 和 GD1 抗体。10%的特发性周围神经病患者伴有单克隆丙种球蛋白病。而不明意义的单克隆丙种球蛋白病(monoclonal gammopathy of undetermined significance,MGUS)患者中有 1/3 存在神经病变。所谓 MGUS 是指患者虽然 M 蛋白阳性,但未查及潜在疾病,它是最常见的单克隆丙种球蛋白病,属恶性前期疾患,每年约 1%的 MGUS 患者进展为恶性浆细胞增殖性病变。以骨髓浆细胞含量<10%,血清 M 蛋白浓度≤30 g/L,和无终末器官损害(高钙血症、肾功能不

全、贫血和骨损害)为特征。

MGUS 伴周围神经病变的患者中,最常见的 M 蛋白是 IgM,占 50%,IgG 和 IgA 分别占 35% 和 15%,而不伴周围神经病变的患者中 75% 是 IgG。依据 M 蛋白组成成分不同,MGUS 神经病分为 IgM 相关的周围神经病,IgG 和 IgA 相关的周围神经病两种。

【免疫病理】

MGUS 周围神经病变的原因并不明确,多认为是 M 蛋白介导的自身免疫疾病。IgM 是导致神经病变,尤其是脱髓鞘周围神经病变最主要的 M 蛋白。伴神经病变的单克隆丙种球蛋白病患者存在 IgM 抗体,而无周围神经病变的患者无此抗体。活检发现 IgM 单克隆蛋白沉积在周围神经的髓鞘上,导致髓鞘表面的断裂。约 50% 以上的 IgM MGUS 患者存在抗 MAG 抗体。动物实验证实抗 MAG 抗体与周围神经病变的关系:注射抗 MAG-IgM 能诱发补体介导的脱髓鞘神经病变,且抗 MAG-IgM 滴度下降能改善神经病变。而 IgG 单克隆蛋白除与 MGUS,多发性骨髓瘤,POEMS 相关外与其他神经病变无关。

【临床表现】

神经系统症状多中年以后出现,平均发病年龄 60 岁左右,以男性为主。多为隐袭性起病,进行性发展。表现为远端对称性感觉运动神经病变,不累及脑神经和自主神经。感觉症状包括轻触觉、针刺觉、振动觉和位置觉异常。四肢腱反射减退或消失,下肢症状较上肢早且重。

IgM-MGUS 发病年龄为 60~90 岁,以男性为主。主要临床特征为 DADS,即远端获得性脱髓鞘性感觉神经病(distal-acquired demyelinating sensory neuropathy)英文首字母的缩写。患者多呈隐匿进展,远端感觉症状较突出,而运动症状较轻。因累及粗纤维,感觉症状中震动觉及本体感觉障碍较痛温觉障碍明显,以致患者平衡障碍进行性加重。此外,上肢位置性震颤较明显。少数患者无力症状较突出,且呈侵袭性发展。DADS 患者中绝大多数有 M 蛋白(DADS-M),少数无 M 蛋白(DADS),两者对于治疗的反应不同。电生理检查显示 DADS-M 的运动传导速度减慢伴有远端潜伏期延长均较 DADS 明显。

与 IgM-MGUS 相比,IgG 或 IgA-MGUS 患者较少出现神经病变,但临床表现形式多样,包括远端轴索神经病变、CIDP 和以对称性近、远端无力为特征的自身免疫性周围神经病变。总体来说,肌无力较 IgM-MGUS 常见,而平衡障碍少见。虽然部分患者与 CIDP 的临床症状及实验室检查相似,但与 M 蛋白阴性的 CIDP 患者相比,本病起病更晚,感觉症状更明显,长期预后较差。

【实验室检查】

脑脊液蛋白升高常见,有时 >100 mg/dl,细胞数不高。

肌电图检查表现为脱髓鞘,但脱髓鞘损害和轴索变性同时存在更常见。

腓肠神经活检显示神经脱失,节段性脱髓鞘和轴索变性。约 50% 以上的 IgM-MGUS 患者存在抗 MAG 抗体。15% 的 IgM-MGUS 患者存在抗神经节苷脂自身抗体,抗 GD1b 和 GQ1b。

【治疗】

目前尚无最佳的治疗方案。治疗应根据神经病变的严重程度进行选择。一项持续 8 年的随访研究发现,轻症患者治疗与否其神经功能损害的结局相似,且免疫调节治疗在半数以上的患者中产生严重不良反应。所以,对于轻症患者建议随访,暂时不予治疗。但也有学者认为对于年轻患者应在早期轻症时给予治疗,而老年患者应在出现严重功能障碍时给予治疗。

2006 年的循证回归研究提示,尚无任何免疫治疗具有充分的临床证据。根据发病机制,治疗的主要目标是降低循环中 IgM 或抗 MAG 抗体,治疗方法包括去除抗体(血浆置换、IVIg),减少抗体的合成(皮质激素、免疫抑制剂、细胞毒性药物或 α 干扰素)。

Harati 等建议对于轻症患者暂不予治疗,随访 6 个月。对于进行神经系统缺损的患者,IgM-MGUS 给予 IVIg 治疗 2 g/(kg·d),2~5 d,其他 CIDP 相似的脱髓鞘性神经病变给予血浆置换、IVIg 或皮质激素等治疗。若无改善,可选用口服环磷酰胺或血浆置换联合静脉环磷酰胺,或利妥昔单抗(rituximab)。

2010 年欧洲神经科学协会联盟/周围神经学会对 IgM-MGUS 治疗推荐如下:① 疾病早期无明显神经功能障碍时,仅予对症治疗。② 患者出现慢性或进行性功能障碍时,应予免疫治疗。尤其对于快速进展或临床表现与 CIDP 相似的患者,推荐使用血浆置换或 IVIg 治疗,由于可能仅有短期疗效,可能需要重复治疗。也可选用利妥昔单抗,环磷酰胺联合泼尼松,氟达拉滨(fludarabine),苯丁酸氮芥(chlorambucil)等药物以获得长期获益。

五、POEMS 综合征

POEMS 综合征又称 Crow-Fukase 综合征,是一种少见的多系统病变。POEMS 一字由五个主要临床表现的第一个英文字母组成,即 Polyneuropathy(多发性周围神经病)、Organomegaly(器官肿大)、Endocrinopathy(内分泌病变)、M-protein(M-蛋白血)和 Skin Changes(皮肤改变)。

1956 年 Crow 报道了一位骨髓瘤患者同时伴有周围神经病变、皮肤色素沉着和内分泌系统病变。随后,Fukase 在 1968 年又报道了两例类似病例。1984 年日本学者 Nakanishi 等对 102 例相关症状的日本患者作了详尽的分析,并首次提出了 Crow-Fukase 综合征。而 1986 年 Bardwick 等建议使用代表此综合征最重要的五个特征性表现的英文单词首字母 POEMS 作为名称。其他名称还有 POEMS 综合征、PEP 综合征、Fakatsuki 综合征。目前,在日本及其他一些国家将此命名为 Crow-Fukase 综合征。而我国与欧美国家以 POEMS 综合征最为常用。我国自 1987 年首次报道 POEMS 综合征后,此病逐渐引起关注。

【病因】

尚不明确。目前认为与以下方面可能有关:① 95% 以上的患者血清入轻链水平增高,但是对所累及脏器和神经的组织病理学研究不支持 POEMS 综合征是免疫沉积物所导致的。② 血管内皮生长因子(vascular endothelial growth factor, VEGF):大量研究发现患者血中 VEGF 水平显著增高,且有效治疗后其水平通常下降。VEGF 产生过多引起血管通透性增加可能是器官肿大、水肿、皮肤损害的原因,但是它对周围神经损害的作用还不清楚。③ 病毒感染:Belec 等报道 78% 的伴

Castleman 病的 POEMS 综合征患者血液中发现了抗 HHV-8（人类疱疹病毒）抗体，而不伴 Castleman 病的 POEMS 综合征患者中此抗体的阳性率为 22%，提示 HHV-8 感染与 POEMS 综合征伴发 Castleman 病有关。

【病理】

神经活检发现普遍存在轴突变性和节段性脱髓鞘，并且几乎所有患者有髓纤维的数量减少。通过电子显微镜检查，发现神经内膜上均有免疫球蛋白沉积，沉积数量及部位各有不同，但未发现轴突上有沉积。

【临床表现】

慢性起病，进行性发展。男性与女性的比例为 2∶1。发病从 24 岁至 80 岁均有报道，其中以 50～60 岁多见。病程约 4 个月～7 年。患者多死于心肺功能衰竭、感染、肾功能衰竭。该病主要表现如下。

1. 多发性周围神经病　所有的患者均有周围神经病。首先出现足部的针刺感，麻木感或冰冷感，一些患者出现严重的疼痛。之后出现运动症状，有以下特点：① 远端对称性，并渐向近端发展。② 肌无力较感觉症状突出，50% 以上的患者丧失行走能力。

2. 脏器肿大　肝脾肿大最常见，其次为淋巴结肿大。

3. 内分泌病变　以糖尿病和性功能障碍较为突出。常表现为男子乳房发育、睾丸萎缩、阳痿，女性闭经。约半数患者伴有糖尿病，甲状腺功能低下也有报道。

4. 异常球蛋白血症　包括骨髓瘤、髓外浆细胞瘤、M 蛋白阳性和免疫球蛋白增高。血清蛋白电泳显示 75% 的患者出现 M 蛋白，11.1% 出现本-周蛋白，M 蛋白以 IgG、IgA 型多见。

5. 皮肤改变　50%～90% 的患者有皮肤改变，最常见的表现是色素沉着。其他表现包括毛发异常生长，皮肤增厚粗糙，白甲，杵状指。

6. 骨硬化　约 95% 的患者出现骨质硬化，约半数患者为单一部位骨质硬化，至少 1/3 的患者出现多部位骨质硬化，硬化和溶骨现象常混合出现。

7. 全身水肿　下肢凹陷性水肿比较普通且出现早，可能较周围神经病症状出现早，另外胸膜渗液、腹水等常有发现。

8. 其他　约 55% 的患者出现视神经乳头水肿，多不对称，其他脑神经症状罕有报道。50% 以上的患者出现血小板增多症，与典型的多发性骨髓瘤不同，贫血并不多见，20% 的患者可出现轻度红细胞增多。通过有效的治疗，外周血细胞计数可恢复。肺动脉高压、限制性肺病和一氧化碳弥散障碍也多有报道。Dispenzieri 等报道 90% 以上的患者出现肺功能异常。此外，动脉和静脉都可出现血栓形成，表现为脑卒中、心肌梗死、脾梗死、肺动脉栓塞等。伴 Castleman 病的患者可出现肾功能障碍。

陈小飞等（1995 年）对国内 50 例 POEMS 综合征患者进行了临床分析，总结了我国 POEMS 综合征的特点，具体如下。

（1）视神经乳头水肿的发生率高，可达 72%。

（2）脾肿大更多见，而淋巴结肿大较少见。

（3）男性内分泌改变以阳痿多见，而乳房女性化则较少见。

（4）部分患者伴闭塞性血管病变。

（5）另外，骨骼改变、M 蛋白阳性率（16.6%）明显低于国外组。

章燕幸等（2008 年）对 157 例患者的分析显示，多数患者未进行全面的内分泌检查，且国人性格相对保守，因此性功能障碍报告率较其他两组低。本组色素沉着高于美国报道，与日本报道相同。M 蛋白检出率达 42.4%，可能与血清蛋白电泳不敏感，隐匿泳峰不被识别有关。另有 5 例行血清免疫固定电泳，M 蛋白阳性率提高到 100%，与国外报道一致。

【实验室检查】

1. 血常规　可表现为血小板增多，红细胞轻度增多或贫血。

2. 红细胞沉降率　通常加快（＞30 mm/h）。

3. 尿检查本-周蛋白阳性，但并不多见。

4. 血生化　① 血浆免疫球蛋白电泳显示 75% 的患者 M 蛋白阳性，以 IgGλ 型和 IgAλ 型为主，免疫固定电泳能明显提高 M 蛋白的检出率。② 血糖升高或糖耐量试验异常。③ 血 T_3、T_4 降低。④ 雌二醇下降、睾酮下降、血清泌乳素上升。

5. 脑脊液检查　蛋白水平几乎都升高，极少数患者白细胞数增高（≥1.0×10^7），可有脑脊液压力增高。

6. 骨髓穿刺检查　浆细胞轻微增多。

7. 肌电图检查　上下肢呈神经源性损害，混合性轴索变性和脱髓鞘损害，感觉运动传导速度显著减慢，下肢受累较上肢严重。

8. 骨骼 X 线摄片　骨骼改变多为骨硬化性损害，或溶骨与骨硬化共存，多位于脊柱、骨盆和肋骨。X 线骨髓瘤病灶呈膨胀样透亮区，周围有硬化骨和骨梁形成。

【诊断】

1982 年 Nakanishii 等对 102 位患者进行了临床分析，提出凡具有三项临床特征便可诊断，但多发性神经病及异常免疫球蛋白病最为重要。① 慢性进行性多发性神经病。② 异常球蛋白血症。③ 肝脾淋巴结肿大。④ 内分泌改变。⑤ 皮肤改变。⑥ 视神经乳头水肿。⑦ 低热、肢体水肿、杵状指。

2003 年 Dispenzieri 等将临床症状分为主要和次要症状，认为只有同时符合 2 条主要标准和至少 1 条次要标准才能诊断为 POEMS 综合征。主要标准：多发性神经病变，单克隆浆细胞增生病变。次要标准：硬化性骨病变，Castleman 病，脏器肿大（脾肿大、肝肿大或淋巴结肿大），水肿（外周水肿、胸腔积液或腹水），内分泌病变（肾上腺、甲状腺、垂体、性腺、甲状旁腺及胰腺），皮肤改变（色素沉着、多毛、血管瘤、指甲苍白、多血症），视神经乳头水肿。已知相关：杵状指（趾），体重减轻，血小板增多，红细胞增多，多汗。

2017 年 Dispenzieri 等又将诊断标准分为如下。

（1）最主要的诊断标准为：① 典型的脱髓鞘性多发性神经病。② 单克隆性增殖性浆细胞病。

（2）次要标准，包括骨硬化和 VEGF 升高。

（3）其他标准，包括：① 内脏肿大（肝、脾、淋巴结肿大）。② 血管外容量增大（水肿、渗出）。③ 内分泌病（肾上腺、甲状腺、垂体腺、甲状旁腺、胰腺等）。④ 皮肤趾甲改变（色素沉着、角化过度、发绀、皮肤白斑以及趾甲增厚等）。⑤ 视神经乳头水肿。⑥ 红细胞增多与血栓形成。

（4）其他症状和体征，包括体重减轻、毛发增多、肺高压、局限性肺部疾病、腹泻、维生素 B_{12} 缺乏等。

2018 年日本学者 Tomoki Suichi 等建议如下。

（1）主要诊断标准为：① 典型的多发性神经病。② 单克隆浆细胞增生性疾病。③ VEGF 水平升高。

（2）次要标准条件为：① 血管外容量负荷增加。② 皮肤改变。③ 脏器肿大。④ 硬化性骨病。

【鉴别诊断】

1. 多发性周围神经炎　① 多有感染、营养缺乏、代谢障碍、癌肿等病因。② 临床上感觉、运动症状同样明显，或以感觉障碍为主。③ 辅助检查中，脑脊液多正常。

2. 慢性炎症性脱髓鞘性多发性神经根神经病（CIDP）POEMS 综合征慢性发病，神经症状多以周围神经病变开始，且有脑脊液蛋白质升高，细胞数正常，神经传导速度减慢等特征，因此与 CIDP 相似，较难区别。可通过病程发展、临床运动、感觉症状、伴发症状、血清蛋白电泳、骨髓穿刺检查、神经活检等方面鉴别两病。

目前，POEMS 综合征的诊断率尚低，故对于 CIDP 患者要详细询问病史，认真体检，若发现有神经系统外的其他特殊症状、体征（例如视神经乳头水肿、内分泌功能异常、皮肤色素沉着、下肢水肿、肝脾肿大等），需进一步作辅助检查，包括血尿常规、血清蛋白质电泳、内分泌检查、糖耐量试验、骨骼 X 线片，甚至骨髓穿刺检查等，以明确诊断。

【治疗】

目前尚无特异性治疗。对患者有益的治疗方法包括局部病灶的手术和放射治疗，烷化剂为基础的化学治疗，皮质类固醇激素，外周血干细胞移植，沙利度胺（thalidomide）等。与 CIDP 不同，血浆置换及静脉使用免疫球蛋白对与 POEMS 综合征无改善。

1. 放射治疗　对于孤立或局限的硬化性骨损害首选放射治疗。通常，放射治疗后非神经系统症状，例如色素沉着、水肿等好转，较神经症状好转迅速。

2. 化学疗法　没有前瞻性的研究支持皮质类固醇激素的作用，一些病例报道及回顾性研究提示其可能的疗效。Dispenzieri 观察到 15% 的患者单用皮质类固醇激素治疗后神经症状获得缓解。烷化剂美法仑是抗浆细胞增殖性疾病最有效的药物之一。回顾性资料显示，美法仑与泼尼松联用对 40% 的患者有效。但由于美法仑可能继发骨髓增生异常综合征或急性白血病，所以限制了其使用。对于准备行外周血干细胞移植的患者，应避免在干细胞收集前应用含美法仑的治疗方案。环磷酰胺是另一种能控制病情的抗肿瘤药物。可单独使用或与泼尼松联合使用，对 40% 的患者有显著作用。

3. 全身疗法（systemic treatment）　即大剂量化学治疗联合外周血干细胞移植（high-dose chemotherapy with peripheral blood stem cell transplantation），是一种新的治疗方案。通过联合干细胞移植来增加化学治疗药物的剂量强度，提高症状缓解率和生存率。2003 Dispenzieri 等回顾研究了 26 例使用此方法治疗的患者，发现所有患者的神经病变都得到改善，VEGF 水平下降。Jaccard 等（2010 年）应用此方法治疗了 5 例患者，也发现所有患者浆细胞增殖减缓，经系统症状及其他表现明显改善。对于身体条件较好能够耐受移植手术的 POEMS 综合征患者，可以考虑首选全身疗法。

4. 以烷化剂联合皮质甾体激素的免疫系统调节　如贝伐单抗（bevacizumab）等抗 VEGF 药物以及沙利度胺（thalidomide）等药物的应用，可能是治疗 POEMS 综合征的主要机制。

5. 其他治疗　近年来研究发现，高水平的 VEGF 在发病机制中起到了一个很重要的作用，因此一些药物以 VEGF 为靶点改善 POEMS 综合征的临床症状，这些药物包括贝伐单抗（bevacizumab）、沙利度胺（thalidomide）等。

参 考 文 献

［1］ ROWLAND L P. Merritt's 神经学［M］. 十版. 高旭光, 李坤成, 陈生弟, 等, 译. 沈阳：辽宁科学技术出版社, 2002：584 - 585.

［2］ ARCILA-LONDONO X, LEWIS R A. Guillian-Barré syndrome ［J］. Semim Neurol. 2012, 32(3)：179 - 186.

［3］ BEADON K, RAQUEL GUIMÁRAES -COSTA R, LÉGER J. Multifocal motor neuropathy［J］. Curr Opin Neurol, 2018, 31(5)：559 - 564.

［4］ BOUCHARD C, LACROIX C, PLANTÉ V, et al. Clinicopathologic findings and prognosis of chronic inflammatory demyelinating polyneuropathy［J］. Neurology, 1999, 52(3)：498 - 503.

［5］ BRANNAGAN T H 3rd. Intravenous gammaglobulin (IVIg) for treatment of CIDP and related immune-mediated neuropathies［J］. Neurology, 2002, 59(12 Suppl 6)：S33 - S40.

［6］ BUCHWALD B, AHANGARI R, WEISHAUPT A, et al. Intravenous immunoglobulins neutralize blocking anti-bodies in Guillain-Barré syndrome ［J］. Ann Neurol, 2002, 51(6)：673 - 680.

［7］ CERRI F, FALZONE Y M, RIVA N, et al. An update on the diagnosis and management of the polyneuropathy of POEMS syndrome［J］. J Neurol, 2019, 266(1)：258 - 267.

［8］ DISPENZIERI A, GERTZ M A. Treatment options for POEMS syndrome［J］. Expert Opin Pharmacother, 2005, 6(6)：945 - 953.

［9］ DISPENZIERI A, MORENO-ASPITIA A, SUAREZ G A, et al. Peripheral blood stem cell transplantation in 16 patients with POEMS syndrome, and a review of the literature［J］. Blood, 2004, 104(10)：3400 - 3407.

［10］ DISPENZIERI A. POEMS syndrome：2017 update on diagnosis, risk stratification, and management ［J］. Am J Hematol, 2017, 92(8)：814 - 829.

［11］ DISPENZIERI A. POEMS syndrome［J］. Blood Rev, 2007, 21(6)：285 - 299.

［12］ DONOFRIO P D, BERGER A, BRANNAGAN T H, et al. Consensus statement：the use of intravenous immunoglobulin in the treatment of neuromuscular conditions report of the AANEM ad hoc committee［J］. Muscle Nerve, 2009, 40(5)：890 - 900.

［13］ European Federation of Neurological Societies, Peripheral Nerve Society, VAN SCHAIK I N, et al. European Federation of Neurological Societies/Peripheral Nerve Society guideline on management of multifocal motor neuropathy［J］. Eur J Neurol, 2006, 13(8)：802 - 808.

［14］ GOOCH C L, WEIMER L H. The electrodiagnosis of neuropathy：basic principles and common pitfalls［J］. Neurol Clin, 2007, 25(1)：1 - 28.

[15] GORSON K C. Clinical features, evaluation, and treatment of patients with polyneuropathy associated with monoclonal gammopathy of undetermined significance (MGUS)[J]. J Clin Apher, 1999, 14(3): 149-153.

[16] HARTUNG H P, WILLISON H J, KIESEIER B C. Acute immunoinflammatory neuropathy: update on Guillain-Barré syndrome[J]. Curr Opin Neurol, 2002, 15(5): 571-577.

[17] HUGHES R, BENSA S, WILLISON H, et al. Randomized controlled trial of intravenous immunoglobulin *versus* oral prednisolone in chronic inflammatory demyelinating polyradiculoneuropathy [J]. Ann Neurol, 2001, 50 (2): 195-201.

[18] HUGHES R A, ALLEN D, MAKOWSKA A, et al. Pathogenesis of chronic inflammatory demyelinating polyradiculoneuropathy[J]. J Peripher Nerv Syst, 2006, 11(1): 30-46.

[19] HUGHES R A, SWAN A V, VAN KONINGSVELD R, et al. Corticosteroids for Guillain-Barré syndrome[J]. Cochrane Database Syst Rev, 2006(2): CD001446.

[20] Joint Task Force of the EFNS and the PNS. European federation of neurological societies/peripheral nerve society guideline on management of paraproteinemic demyelinating neuropathies. Report of a joint task force of the European federation of neurological societies and the peripheral nerve society: first revision[J]. J Peripher Nerv Syst, 2010, 15(3): 185-195.

[21] KWAN J Y. Paraproteinemic neuropathy [J]. Neurol Clin, 2007, 25(1): 47-69.

[22] LATOV N. Diagnosis and treatment of chronic acquired demyelinating polyneuropathies [J]. Nat Rev Neurol, 2014, 10(8): 435-446.

[23] LEWIS R A. Chronic inflammatory demyelinating polyneuropathy[J]. Neurol Clin, 2007, 25(1): 71-87.

[24] LUNN M P, NOBILE-ORAZIO E. Immunotherapy for IgM anti-myelin-associated glycoprotein paraprotein-associated peripheral neuropathies[J]. Cochrane Database Syst Rev, 2016, 10: CD002827.

[25] MATHEY E K, PARK S B, HUGHES R A, et al. Chronic inflammatory demyelinating polyradiculoneuropathy: from pathology to phenotype[J]. J Neurol Neurosurg Psychiatry, 2015, 86(9): 973-985.

[26] NOBILE-ORAZIO E, CAPPELLARI A, PRIORI A. Multifocal motor neuropathy: current concepts and controversies [J]. Muscle Nerve, 2005, 31(6): 663-680.

[27] NOBILE-ORAZIO E, MEUCCI N, BALDINI L, et al. Long-term prognosis of neuropathy associated with anti-MAG IgM M-proteins and its relationship to immune therapies[J]. Brain, 2000, 123(Pt 4): 710-717.

[28] OLNEY R K, LEWIS R A, PUTNAM T D, et al. Consensus criteria for the diagnosis of multifocal motor neuropathy[J]. Muscle Nerve, 2003, 27(1): 117-121.

[29] QUEROL L, DEVAUX J, ROJAS-GARCIA R, et al. Autoantibodies in chronic inflammatory neuropathies: diagnostic and therapeutic implications[J]. Nat Rev Neurol, 2017, 13(9): 533-547.

[30] SUICHI T, MISAWA S, SATO Y, et al. Proposal of new clinical diagnostic criteria for POEMS syndrome[J]. J Neurol Neurosurg Psychiatry, 2019, 90(2): 133-137.

[31] UMAPATHI T, HUGHES R A, NOBILE-ORAZIO E, et al. Immunosuppressant and immunomodulatory treatments for multifocal motor neuropathy[J]. Cochrane Database Syst Rev, 2005(3): CD003217.

[32] VAN DEN BERG-VOS R M, FRANSSEN H, WOKKE J H, et al. Multifocal motor neuropathy: diagnostic criteria that predict the response to immunoglobulin treatment [J]. Ann Neurol, 2000, 48(6): 919-926.

[33] WAKERLEY B R, GROUP T G C, UNCINI A, et al. Guillain-Barré and Miller Fisher syndromes: new diagnostic classification [J]. Nat Rev Neurol, 2014, 10(9): 537-544.

[34] WIJDCKS E F M, KLEIN C J. Guillian-Barré syndrome [J]. Mayo Clin Proc, 2017, 92(3): 467-479.

第七节 遗传性周围神经病

王 毅

一、腓骨肌萎缩症

腓骨肌萎缩症,又称夏-马-图(Charcot-Marie-Tooth, CMT)病或遗传性运动感觉神经病(hereditary motor and sensory neuropathy, HMSN),是一组最常见的具有高度临床和遗传异质性的周围神经单基因遗传病,以慢性进行性四肢远端肌无力肌萎缩、末梢型感觉障碍、腱反射减退或消失和高足弓等骨骼畸形为主要临床特征,患病率估计 10/1 000 000~14/100 000,CMT1 大约 15/100 000,其中最常见是 CMT1A,约 10.5/100 000,占脱髓鞘型 CMT 的 60%~70%;CMT2 大约 7/100 000;CMTX 至少占 CMT 的 10%~20%。法国神经科学家 Charcot 和 Marie 于 1886 年首次准确描述了其临床特征,同时英国神经科学家 Tooth 将此疾病定位于周围神经,因此被命名为 CMT。由于腓骨肌萎缩症同时累及周围神经系统的运动和感觉神经,美国神经科学家 Dyck 于 1975 年首次提出了 HMSN 的概念。1980 年,英国神经科学家 Harding 和 Thomas 以正中神经运动传导速度(MNCVs)为依据,将 CMT 分为 CMT1 型(MNCVs 小于 38 m/s)和 CMT2 型(MNCVs 大于 38 m/s)并沿用至今。

【发病机制】

CMT 具有高度的遗传异质性,迄今已有 80 多个致病基因被克隆(http://neuromuscular.wustl.edu/)。CMT 的发病机制目前尚未阐明,可能机制包括:髓鞘和施万细胞的结构和功能异常,比如 PMP22、MPZ、GJB1、PMP2 基因等;轴索功能异常,比如 DCTN1、NEFL 等基因突变;线粒体功能异常,比如 MFN2、GDAP1、MT-ATP6A 等基因突变;热休克蛋白相关的周围神经退行性变,比如 HSPB1、HSPB3 和 HSPB8 基因突变;RNA 代谢异常,比如 AARS、GARS、HARS、KARS、MARS、YARS 基因突变;蛋白酶体异常,LRSAM1、TRIM2、DNAJB2、CCT5 等。

【临床分型】

（一）根据神经电生理和病理的临床分型

根据神经电生理和病理,CMT 可分为两型:脱髓鞘型

(CMT1)，正中神经 MNCVs 小于 38 m/s，周围神经活检显示有髓神经节段性脱髓鞘和髓鞘再生；轴索型(CMT2)，正中神经 MNCVs 大于 38 m/s，但 CMAP 及 SNAP 的波幅均降低，病理特点为慢性轴索变性和再生。随着正中神经 MNCVs 介于 25～45 m/s 之间、周围神经活检显示节段性脱髓鞘及轴索变性共存的中间型 CMT(Intermediate CMT，ICMT，DI - CMT)逐渐被认识，CMT 也可分为正中神经 MNCV < 25 m/s 的 CMT1、正中神经 MNCV 在 25～45 m/s 的 ICMT 和 MNCV ≥ 45 m/s 的 CMT2 共三型。

（二）根据遗传方式和分子遗传学的基因型分型

CMT 的遗传方式包括常染色体显性遗传(AD)、常染色体隐性遗传(AR)、X 连锁遗传，散发病例并不少见。基于不同致病基因，CMT 可进一步分为不同的基因型。

AD - CMT1 有 8 个致病基因被克隆，17p12 区包含 *PMP22* 基因在内的 1.5 Mb 正向串联重复突变导致的 *CMT1A* 型为 CMT 及 AD - CMT1 中最常见的类型，分别约占整个 CMT 和 AD - CMT1 的 60%～70%。AR - CMT1 (CMT4)共有 14 个致病基因被克隆，*SH3TC2* 基因突变导致的 *CMT4C* 最常见，约占 AR - CMT1 总数的 46.7%。

AD - CMT2 目前共 30 个致病基因被克隆。*MFN2* 基因突变导致的 *CMT2A2* 型是最常见的 CMT2 基因型，约占 CMT2 总数的 20%。AR - CMT2 共有 15 个致病基因均被克隆，*GDAP1* 基因突变为 AR - CMT2 常见的基因型。最近有研究报道 *IGHMBP2* 基因突变导致的 CMT2S 型可能是中国 AR - CMT2 最常见的类型，约占中国 AR - CMT2 总数的 6.5%。

ICMT 共 14 个致病基因被克隆。*GJB1* 基因突变所致的 *CMTX* 型为 DI - CMT 中最常见的类型；*GDAP1* 基因突变导致的 RI - CMT1A 型是 RI - CMT 中最常见的类型。

X 连锁的 CMT 目前共有 7 个基因型，其中 5 个致病基因被克隆。绝大多数 CMTX 的基因型为 *GJB1* 基因突变导致的 CMT1X 型，它也是第二常见的 CMT 基因型，约占 CMT 总数的 15%。

1. 脱髓鞘性 CMT

（1）CMT1 型：其中近 95% 的病例是 *PMP22* 过度表达的结果，产生脱髓鞘性周围神经病，但在后期也有轴突损害；有近 5% 的病例是 *MPZ* 的突变导致 CMT1 发病。认为异常的髓鞘蛋白导致髓鞘崩解、脱失，在电生理上表现为神经传导速度减慢，临床上可见肢体无力与麻木。也有研究认为，*CMT1A* 的临床表现是脱髓鞘后继发的大纤维轴索损害的结果，并非脱髓鞘本身的表现。因为无髓鞘的 C 型纤维传到痛温觉，故而临床上并无痛温觉障碍。施万细胞的反复脱髓鞘与髓鞘再生在轴索周围形成异常增厚的髓鞘层，导致病理学上表现为洋葱球样改变。*CMT1A* 为最常见类型常染色体显性遗传，*CMT1A* 疾病严重程度比 *CMT1B* 要轻，根据遗传特征 CMT1 还可分出 *CMT1C*、*CMT1D*、*CMT1E* 与 *CMT1F* 等不同亚型。

（2）CMT 3 型：也称为 Dejerine - Sottas 病，即遗传性肥大性神经病。特征是婴儿期起病，存在严重脱髓鞘与运动功能发育迟缓，比 CMT1 型严重，病理发现轴索外仅仅有薄层髓鞘形成，似乎更接近髓鞘形成障碍，同时也还有节段性脱髓鞘存在。

（3）CMT4 型：是指常染色体隐性遗传的以脱髓鞘为主的周围神经病(AR - CMT1)，可分为至少九型，与 14 个基因相关。值得注意的是，尽管 CMT 分型多数与各型 HMSN 相对，但 CMT4 型与 HMSN Ⅳ 则完全不同。HMSN Ⅳ 是由植烷酸过度堆积造成的伴有共济失调的多发性神经病，又称为 Refsum syndrome，为常染色体隐性遗传，有周围神经病、色素性视网膜炎、小脑体征及 CSF 蛋白含量增加的 4 联征。

2. 轴索损害性 CMT 以轴索损害为主的有 CMT2 型。CMT2 型认为是神经元(轴索)的病变，非脱髓鞘病变，轴索的直接病变与继发的髓鞘崩解导致相应的临床表现。近年，有观点认为不同物质的转运障碍可能是轴突型遗传性周围神经病的共有发病机制之一。*CMT2A2* 为 CMT2 的典型病例，无神经肥大，远端重于近端；*CMT2B* 轴索损害更加严重；CMT2C 存在膈肌与声带损害。

此外，CMT2 合并锥体束神经损害，除了有腓骨肌萎缩症的相关表现外，还可以并存有痉挛性截瘫的临床表现。轴索型 CMT 还可以合并视神经萎缩、色素性视网膜炎和耳聋。

3. 中间型 CMT *GJB1* 基因突变所致的 CMTX 型为中间型 CMT 中最常见的类型，远端症状大于近端，合并中枢受损，可伴有姿势性震颤，听力损害，卒中样发作，并有中枢白质和胼胝体病灶。

【分类】

有关各种亚型的遗传病理类型见表 4 - 2 - 7 - 1。

表 4 - 2 - 7 - 1　腓骨肌萎缩症遗传病理类型

常染色体显性遗传脱髓鞘型	
CMT 1A	PMP22；17p12
CMT 1B	P0；1q23
CMT 1C	LITAF；16p13
CMT 1D	EGR2；10q21
CMT 1E(耳聋)	P0；1q23 和 PMP - 22；17p12
CMT 1F	神经丝轻链(NEFL)；8p21
CMT1	FBLN5；14q32
HNPP	PMP22 缺失；17p12 和 KARS；16p23
HMSN 3(Dejerine - Sottas)	PMP22；P0；8q23；EGR2
热敏	
周围神经系统和中枢神经系统髓鞘形成不足	SOX10；22q13
髓鞘形成不良	ARHGEF10；8p23
感觉性周围神经＋听力损害	GJB3；1p34
CMT - DIF	GNB4
HMSN	HARS；5q31
HMSN	PMP2；8q21
常染色体隐性遗传脱髓鞘型	
CMT 4A	GDAP1；8q21
CMT 4B1	MTMR2；11q22
CMT 4B2	SBF2；11p15
CMT 4B3	SBF1；22q13
CMT 4C	SH3TC2(KIAA1985)；5q32

CMT 4D(Lom)	NDRG1;8q24
CMT 4E	EGR2;10q21
CMT 4F	Periaxin;19q13
HMSN－Russe(4G)	HK1;10q22
CMT 4H	FGD4;12q12
CMT 4J	FIG4;6q21
CMT 4K	SURF1;9q34
HMSN 3(Dejerine－Sottas)	P0;PMP22;EGR2;Periaxin
HMSN＋青少年青光眼	
白内障(CCFDN)	CTDP1;18qter
Cockayne's	5
先天性髓鞘形成不良	P0,PMP22 & EGR－2
法伯(氏)脂肪性肉芽肿病	神经酰胺酶(ASAH);8p22
Glycosylation deficient，Ⅰa	PMM2;16p13
Krabbe	GALC;14q31
MLD	ARSA;22q13
PMP22 点突变	
Refsum 病	
儿童	PHYH; 10pter－p11.2
青少年成年	PEX7;6q22
婴儿	PEX1;7q21
PHARC	ABHD12;20p11
PBD8B	PEX16;11p11
HMSN＋	
CNS	异质性
神经退行性变	DNAJC3;13q32
X 连锁遗传脱髓鞘型	
CMTX1(男性)	GJB1(CX32);Xq13
CMT3	Xq27
锥体束征	
常染色体显性遗传轴突型	
CMT 2A2A	MFN2;1p36
CMT 2A1	KIF1B;1p36
CMT 2B	RAB7;3q21
CMT 2C	TRPV4;12q24
CMT 2D	GARS;7p14
CMT 2E	神经丝轻链(NEFL);8p21
CMT 2F/远端遗传性运动神经病	HSPB1;7q11
CMT 2G	LRSAM1;9q33
CMT 2I	P0;1q22
CMT 2J	P0;1q22
CMT 2L	HSPB8;12q24
CMT2M	DNM2;19p13
CMT2N	AARS;16q22
CMT2O	DYNC1H1;14q32
CMT2P	LRSAM1;9q33

CMT2Q	DHTKD1;10p14
CMT2U	MARS;12q13
CMT2V	NAGLU;17q21
CMT2W	HARS;5q31
CMT2Y	VCP;9p13
CMT2Z	MORC2;22q12
CMT2CC	NEFH;22q12
CMT2DD	ATP1A1;1p13
CMT2	TFG;3q12
CMT2	DGAT2;11q13
CMT2	MME;3q25
巨轴索 2	DCAF8;1q22
HMSN	BAG3
HMSN 近端障碍	TFG;3q12
CMT2＋锥体束征	HMSN5;4q34 和 MFN2;1p36 和 KIF5A;12q13
HMSN＋视神经萎缩	
HMSN＋耳聋	P0;Connexin－31(GJB3);眼耳功能损害
HMSN6A(＋视神经)	MFN2;1p36
HSMN＋溃疡性肢端损伤	
HMSN	SPTLC3;20p12
HSMN＋共济失调	IFRD1;7q31
HMN5B	BSCL2;11q13
CFEOM3	TUBB3;16q24
HSANI	SPTLC1;9q22 和 SPTLC2;14q24
常染色体隐性遗传轴突型	
AR－CMT2	
A(B1)	Lamin A/C;1q22
B(B2)	MED25;19q13.3
F/远端 HMN	HSPB1;7q11－q21
H/锥体束征	8q12.3
K/嘶哑	GDAP;8q21
P	LRSAM1;9q33
R	TRIM2;4q31
S	IGHMBP2;11q13
T	MME;3q25
X	SPG11;15q21
2A2B	MFN2;1p36
HSJ1/DNAJB2	2q35
EGR2	10q21
PNKP	19q13
MCM3AP(GANP)	21q22
Acrodystrophy	ATSV;2q37
Andermann	KCC3;15q13
共济失调＋神经病变	
咳嗽＋感觉	
肝-小脑	SCYL1;11q13
SCAN	

续　表

早期起病	
CMT	SCO2;22q13
新生儿致死性	
NBIA2A	PLA2G6;22q13
Ouvrier	
视力	MFN2;1p36
呼吸衰竭	
REEP1	2p11
MFN2	1p36
严重:	NEFL;8p21
发作性	SGPL1;10q22
巨轴索	Gigaxonin;16q23
神经性肌强直	HINT1;5q31
视神经病	
HMSN±聋	
HMSN6B	SLC25A46;5q22
症状:HMSN+	
童年起病	
中枢神经系统受累	
聋	
X连锁	
半显性遗传	
1	GJB1(CX32);Xq13
6	PDK3;Xp22
隐性	
2	Xp22.2
3	Xq27
4(Cowchock)	AIFM1;Xq26
5	PRPS1;Xq22
感觉性周围神经病+聋	Xq23
线粒体遗传	MT-ATP6
中间型CMT	
显性遗传	
CMT-DIA	10q24
CMT-IB	DNM2;19p13
CMT-DIC	YARS;1p35
CMT-DID	P0;1q22
CMT-DIE	INF2;14q32
CMT-DIF	GNB4;3q26
CMT-DIG	NEFL;8p21
CMT-X(半显性)	
CMT 1C	LITAF;16p13
CMT 2E	NEFL;8p21
髓鞘形成减少	ARHGEF10;8p23
隐性遗传	
CMT RIA	GDAP1;8q21.1
CMT RIB	KARS;16q23
CMT RIC	PLEKHG5;1p36
CMT RID	COX6A1;12q24
CMT XI	DRP2;Xq22

近年有研究表明临床上某些CMT病例病变部位有巨噬细胞浸润,有的甚至类似CIDP样发病过程,并对免疫治疗有反应。Ginsberg等报告了6例有基因诊断证明为CMT1A和CMTX(GJB1)的CMT患者,有多量的淋巴细胞浸润,与炎性反应有重叠,其中5例患者免疫治疗有改善。并认为存在炎性反应的CMT并没有基因型的特异性。动物实验发现,遗传性脱髓鞘神经病的病理过程与免疫反应有关,在P0杂合子小鼠模型的实验中得到了证实。此外,在CMT1A和CMT2患者中可以检测到PMP22的抗体,有阶段性进展的患者比没有阶段进展的患者PMP22抗体的滴度更高。这些结果提示免疫系统和免疫炎性反应参与了CMT的发病机制,尤其是疾病发展的速度超越了常规的速度时要考虑存在炎性机制的参与,此时,应用免疫调节和免疫抑制剂治疗有助于缓解急性或亚急性加重的疾病进展过程。

【临床表现】

CMT有明确家族史,但是各亚型之间并不相同,取决于各型的遗传模式与外显率。部分病例可为自发突变。起病年龄不等,各个亚型不同。首先常常表现为双下肢远端无力、萎缩,呈慢性进展,后渐渐累及双上肢远端,极少部分也可以有近端肌的无力与萎缩。起病年龄不等,多在20岁前起病,但是早期表现常被忽视,未加以注意。只是在疾病进一步加重后,下肢远端无力导致行走不便或踢到不平地面跌跤,此时才引起注意。也可注意到儿童期运动功能发育慢,学龄期体育成绩不好。随年龄增加,无力进一步加重后,出现足下垂,行走时高抬腿行走,为双侧的跨域步态,或称为“鸡步”。足内肌无力引起足部骨骼重建,形成高足弓、Charcot关节、锤状趾与鹰爪趾等。足部皮肤胼胝增厚、溃疡、软组织炎症与淋巴管炎等。手部无力表现为写字、用筷子、用打火机、开瓶盖等动作困难,多是手内肌无力的表现。仔细询问或检查可发现不能踮起脚尖用足跟行走,不能够全足掌落地下蹲,而表现为用足掌前部用力,足跟踮起才能下蹲。患者常无肢体麻木的主诉,CMT患者主观感觉正常或基本正常,而电生理异常明显,临床表现与电生理异常分离。可有疼痛表现,或为神经病理性疼痛,也可以为骨骼肌过度用力的结果。少有自主神经症状,在冬季比常人不耐寒冷,部分男性患者存在阳痿。

体检可以发现下肢远端无力萎缩,出现特征性的鹤腿、倒香槟酒瓶表现。常见骨骼异常,包括高弓足、爪形手、脊柱侧弯等,随病程延长,手足骨骼异常的比例渐渐增多。手足肌肉萎缩以背侧骨间肌、蚓状肌等手内肌明显,下肢小腿前群肌肉比后群肌肉萎缩明显,踮起足尖用足跟行走比踮起足跟用足尖行走更加困难。腱反射常减弱或消失,跟腱反射消失最多,二头肌反射保留比例相对高,CMT1反射消失比CMT2更加常见;振动觉与位置觉常常减退,但是患者却常无感觉症状与主诉。部分患者可有感觉性共济失调,闭目难立征或可以阳性,但程度却比较轻,与电生理明显异常分离。痛温觉正常或有下肢远端为主的轻度痛温觉减退。原发性震颤样表现可见于30%～50%的患者,尤其是轴索损害后上肢远端常见。少部分患者存在听力减退,在肘管内常可触及肥大的尺神经;膈神经受累较少见,表现出膈肌无力,CMT1B患者膈神经与正中神经肥大比例更高。

某些CMT亚型常有特征性伴随症状。比如,MFN2基因热点突变(R94Q)常引起幼年发病、重度肌萎缩的 CMT2A2A，患者常伴有视神经萎缩；CMTX1 型可伴发作性白质脑病或听力丧失；CMT2J 型可出现听力丧失伴 Adie 瞳孔改变；*HINT* 基因突变导致的 AR - CMT2 常伴有神经性肌强直表现；*INF2* 基因突变导致的 DI - CMTE 型常伴蛋白尿或肾衰竭；*FBLN5* 突变导致 CMT1 常出现黄斑变性和皮肤松弛症。

　　各种基因型可以有不同的临床表型，有的有特异性的临床特点，有的仅仅从临床特点还难以鉴别。相关临床特征见表 4 - 2 - 7 - 2。

表 4 - 2 - 7 - 2　　腓骨肌萎缩症的临床特点

疾病	起病年龄	最早表现	腱反射	MNCV
CMT 1：常染色体显性遗传，脱髓鞘为主(占 CMT50%)				
CMT 1A	10 岁内	远端无力	消失	15～20 m/s
CMT 1B	10 岁内	远端无力	消失	<20 m/s
CMT 1C	10～20 岁	远端无力	减退	16～25 m/s
CMT 1D	10～20 岁	远端无力	消失	26～42 m/s
CMT F	10～40 岁	远端无力共济失调	减退	轴索缺失
HNPP	20～30 岁	局灶性发作性无力	消失	卡压部位
HMSN 3	2 岁	严重无力	消失	<10 m/s
中间型 CMT	1～20 岁	远端无力	正常	25～50 m/s
CMT X：X 连锁显性遗传，轴突或脱髓鞘(占 CMT 20%)				
CMT X	10～20 岁	远端无力	消失	25～40 m/s
CMT 2：常染色体显性遗传，轴突损害为主(占 CMT 20%)				
CMT 2A	10 岁左右	远端无力	远端消失	>38 m/s
CMT 2B	10～20 岁	远端无力、感觉缺失	远端消失	轴索缺失
CMT 2C	10 岁前	声带和远端无力	消失	>50 m/s
CMT 2D	16～30 岁	远端无力	减退	轴索缺失
CMT 2E	10～30 岁	远端无力	减退	轴索缺失
CMT 2F	10～20 岁	行走困难	踝反射减退	轴索缺失
CMT 2G	15～25 岁	远端无力	减退	42～58 m/s
CMT 2L	15～33 岁	远端无力	减退	轴索缺失
CMT 2M	0～50 岁	远端无力	减退	轴索缺失
CMT 2N	6～54 岁	远端腿无力，非对称	减退	轴索缺失
HMSNP	17～50 岁	近端无力、肌肉痉挛	消失	轴索缺失
HSMN+ Ataxia	13～27 岁	步态共济失调	消失	轴索缺失
CMT 2 P0	37～61 岁	小腿无力	减退	<38 m/s～正常
CMT 4：隐性遗传脱髓鞘为主(罕见)				
CMT 4A	儿童期	远端无力	减退	慢
CMT 4B	2～4 岁	远近端无力	消失	慢
CMT 4B2	20 岁前	远端无力感觉缺失	消失	15～30 m/s

续　表

疾病	起病年龄	最早表现	腱反射	MNCV
CMT 4C	5～15 岁	学步延迟	减退	14～32 m/s
CMT 4D	1～10 岁	步态障碍	消失	10～20 m/s
CMT 4E	从出生起	婴儿肌张力不全	消失	9～20 m/s
CMT 4F	1～3 岁	运动发育延迟	消失	消失
HMSN - Russe(4G)	8～16 岁	远端小腿无力		适度减退
CMT 4H	10 ～ 24 个月	学步晚，脊柱侧凸	消失	<15 m/s
CMT 4J	先天到成人	非对称近端和远端无力	消失	2～40 m/s
DSD (HMS3)	2 岁	严重无力	消失	<10 m/s
CHN	出生起	严重无力	消失	<10 m/s
CCFDN	20 岁前	远端小腿无力	减退	20～34 m/s
ARCMT2：隐性遗传，轴突损害为主(罕见)				
ARCMT2A	10～20 岁	远端无力	减退	轴索缺失
ARCMT2B	20～40 岁	远端无力	远端消失	轴索缺失
ARCMT2	20～50 岁	远端无力	减退	轴索缺失
ARCMT2 (CMT 2B5)	小于 2 岁	远端无力	消失	轴索缺失
Andermann	10 岁以前	肌张力不全	消失	轻度减慢
Cowchock	10 岁以前	远端无力	消失	轴索缺失
CMTX5	8～13 岁	合并听力、视神经损害	减退	轴索缺失

【实验室检查】

　　常规血液生化检查一般正常。部分患者血清心肌酶轻度升高。脑脊液检查多数正常，特殊类型 CMT 患者可有脑脊液蛋白增高。神经电生理检查具有十分重要的临床诊断分型意义，主要表现神经传导速度减慢和轴索损害证据。临床上，将神经传导速度小于 38 m/s 的为神经传导速度减慢，归为 CMT1 型，病理改变以脱髓鞘改变为主；神经传导速度正常或大于 38 m/s 者归为 CMT2 型，病理改变以轴索变性为主。脑干诱发电位检查在 CMT1A 中可见听神经外周段传导延长，中段和中枢延长者见于 CMTX。

　　分子诊断是 CMT 最终分型和临床诊断的重要手段，检测方法有脉冲电泳、测序和点突变分析等(详见第一篇相关章节)。

　　周围神经活检在 CMT 诊断中有重要意义，其周围神经活检过程和病理诊断参见第一篇第九章。

【诊断与鉴别诊断】

　　临床上根据患者的起病年龄、病初表现、病程的长度和变化特点、临床特点、电生理表现及家族史可以诊断并初步分出亚型，至少作出 CMT1、CMT2 或 CMTX 的考虑，有条件则可以作基因诊断确定亚型。

　　(一) 临床诊断

　　1. 慢性周围神经病的病史特点　①长期或自幼难以跑、跳，运动技能不佳，体育成绩不好。②曾被误诊为关节炎或小儿麻痹。③ 明确的家族史是诊断 CMT 的重要依据,无家族史不能排除 CMT。

2. 体格检查 ① 高足弓、锤状趾或鹰爪趾。② 爪型手。③ 肌萎缩,远端明显;倒香槟酒瓶状。④ 足病,足溃疡。⑤ 用足跟、足趾行走困难。⑥ 下蹲时一侧或双侧足以足趾或足的前部支撑重力,而足跟不接触地面。⑦ 从跪位站起困难。

(二) 电生理诊断

常规神经电生理检查包括神经传导速度测定和肌电图,是 CMT 临床诊断和鉴别诊断的必备检查,也是 CMT 临床分型、疾病严重程度评估(CMTNS)的重要依据和发现亚临床病例的重要手段。

根据电生理改变的特征,将 CMT 分为以脱髓鞘为主的(后期可以伴有轴突的缺失)和以轴突损害为主两大类。随着正中神经 MNCVs 介于 25～45 m/s 之间、周围神经活检显示节段性脱髓鞘及轴索变性共存的中间型 CMT(Intermediate CMT, ICMT)逐渐被认识,CMT 也可分为正中神经 MNCV<25 m/s 的 CMT1、正中神经 MNCV 在 25～45 m/s 的 ICMT 和 MNCV≥45 m/s 的 CMT2 共三型。然而,用传导速度来判断 CMT1 型、用 CAMP 波幅或纤颤电位的发放来估计 CMT2 型的分类和严重程度都有不足。CMT1 主要累及髓鞘,并能继发有轴突改变。遗传性周围神经病早期,轻度脱髓鞘神经传导速度测量并不敏感。CMT1 的 NCV 明显减慢具有相对稳定、均匀一致的特点,但传导阻滞少见,且随病程延长,晚期几乎都继发轴突损害,导致 CMT1 患者腓肠神经的 CMAP 不能引出。同时,SNAP 很低或不能引出,并可先于 CAMP 波幅完全消失。CMT2 以轴突损害为主,伴有胞体损害。电生理检查可见 CAMP 波幅减低,其程度和存活轴突比率大概一致,但用 CAMP 波幅减低程度估计存活轴突数目会低估轴突缺失程度。几乎在所有的 CMT 类型中,SNAP 的波幅减低于 CAMP 的波幅减低。

随着病程延长,大多数 CMT 患者逐渐出现纤颤电位的密度减少和波幅减低,并形成了 MUAP 的波幅增加。长病程的 CMT,还可以表现为 MUAP 波幅和时限的增加及神经源性的募集增加。三重刺激技术(TST)可用于检测 CMT 患者的上运动神经元损害,有助于相关备选基因的筛查;Blink 反射可以用于区别 CMT 的脱髓鞘和轴索病变。

(三) 神经病理

对大多数病例来说,神经病理检查因其有创性并非必不可少。在 CMT 与慢性获得性周围神经病及其他遗传代谢性周围神经病(如家族性淀粉样多发性神经病)的鉴别诊断时,或在 CMT 基因突变分析为阴性时,神经病理有助于明确周围神经病变性质,提供支持/排除的诊断信息。

(四) 磁共振(MRI)

下肢肌肉高分辨 MRI 平扫可用于评估 CMT 患者受累肌群分布规律、肌肉萎缩程度、脂肪浸润的区域和程度以及疾病活动性;磁化传递率(MRT)MR 序列分析近端坐骨神经可能是 CMT 患者近端神经病理改变的一个可行的生物标志物;头部 MRI 的弥散张量成像(DTI)序列可检测到某些 CMT 基因型的与临床表现相关的脑白质病变。

(五) 神经超声

神经超声通常使用 5～12 MHz(甚至 18 MHz)的高频探头

检测,可以清晰地显示周围神经走形连续性、病变神经的形态、部位、范围及与周围组织的关系,有助于区分 CMT1、HNPP 和其他慢性获得性神经病。

(六) 临床测量

1. 腓骨肌萎缩症神经功能障碍评分(CMTNS 和 CMTNS2) CMTNS 为最常用的 CMT 评分量表,根据患者的症状(感觉症状、下肢运动症状和上肢运动症状)、体征(针刺觉、振动觉、下肢肌力和上肢肌力)和神经电生理检查结果(运动神经 CMAP 及感觉神经 SNAP 的波幅)评分,9 项共 36 分,总分小于 10 分为轻度神经功能障碍,11～20 分之间为中度神经功能障碍,大于 20 分评为重度神经功能障碍。然而对 CMT 患者的纵向追踪研究发现 CMTNS 随时间变化很小。为提高其检测随时间变化的敏感性,学界在 CMTNS 的基础上对下肢感觉症状、体格检查下肢感觉障碍水平和肌电图检测上肢感觉神经的选择等方面进行修改,提出 CMTNS2。

2. 总体神经功能限制性评分(ONLS) ONLS 主要用来评价周围神经病患者的运动功能,可以反映周围神经的损害程度和患者的生活质量。将患者上肢运动情况分为 6 级,分别对应 0～5 分;下肢运动情况分为 8 级,分别对应 0～7 分。0 代表无肢体运动功能障碍,上肢 5 分或下肢 7 分分别代表患者对应肢体无法进行有目的的活动,分值越高则肢体运动功能缺损越重。评估建议由 2 名神经科医师和 2 名物理治疗师独立完成,得分取平均值。

3. 其他

(1) 6 分钟步行测试(6 MWT):是测量患者在平地 6 min 内独立步行的距离,嘱患者以最快速度完成,但在无法坚持或不适的时候可以减速或停下休息,计算出患者的步行速度(m/s)。

(2) 0 m 步行测试(10 MWT):是计算患者在平地独立步行短距离所需要的时间,在患者步行到 2 m 时开始计时,步行到 6 m 时嘱患者加速,步行到 8 m 时停止计时,计算出患者的平均速度和最大速度,重复 3 次取平均值。

(3) 九孔柱测试(NHPT):反应手的灵活性,评估手功能情况及对其日常生活的影响。测试时需先检测优势手,再检测非优势手,每只手操作一次,从拿起第一根柱到拔出最后一根柱放回容器为止,记录每次操作时间。

(4) SF-36 量表和 Euro-Qol-5D 量表:用于评估 CMT 患者健康相关的生活质量。

(七) 鉴别诊断

CMT 需与下列疾病间相互鉴别,如表 4-2-7-3 所示。

表 4-2-7-3　CMT 的鉴别诊断

类型	需鉴别的疾病
CMT1	CMTX
	儿童期起病 CIDP
	抗 MAG 神经病
	副蛋白血症神经病
CMT2	慢性特发性轴突性神经病
	中毒、代谢、营养性神经病
	家族性淀粉样多神经病
	Friedreich's 共济失调

续 表

类型	需鉴别的疾病
HNPP	远端性肌病
	脊柱裂
	急性无痛性单一神经病和神经丛病(特发性、压迫性、血管炎性、糖尿病性、尿毒症性、酒精性)
	多发性单神经病
	慢性非对称性多神经病
	散发 Parsonage-Turner 综合征(急性臂丛神经炎)
	家族遗传性痛性肌萎缩

注:CIDP,慢性炎性脱髓鞘性多发神经根神经炎;MAG,髓鞘相关糖蛋白;HNPP,遗传性压力敏感性周围神经病。

(八)基因诊断

在 NGS 技术出现之前,多根据 CMT 的临床表现、电生理特点和遗传方式,并结合 CMT 不同基因型突变频率的高低选择相应基因进行分层分析方法。随着 NGS 技术的发展和广泛应用,同时筛查全部已知 CMT 基因突变成为可能。

结合中国人群 CMT 基因分布特点、成本-效益分析,以及国际 CMT 人群相关研究及分子诊断流程推荐,我们建议如下。

(1)对于 MNCV<35 m/s 的患者,应首选 MLPA 检测 *PMP22* 大片段重复/缺失;如为阴性,则优先采用 Sanger 测序筛查 *GJB1*。

(2)对于 35 m/s<MNCV<45 m/s 的患者,优先采用 Sanger 测序检测 *GJB1*。

(3)对于伴有特征性伴随症状的患者,可以优先使用 Sanger 测序筛查特定基因。

(4)对于以上测序结果阴性或 MNCV>45 m/s 的患者,采用序列捕获芯片进行 NGS 测序。芯片建议包括所有已知 CMT 基因,和合并周围神经病变的遗传代谢性疾病的致病基因。

【治疗】

(一)治疗原则

目前尚无逆转 CMT 病程的治疗方法,以最大限度发挥独立活动能力、提高生活质量和减少残疾的发生与发展为治疗目标。主要包括康复理疗、外科矫形、药物对症和心理治疗等综合支持疗法,需要在 MDT 多学科诊疗模式下完成。

应避免使用对周围神经有损害的药物,如长春新碱、紫杉醇、顺铂、呋喃妥因、替比夫定、沙利度胺等。

(二)支持对症治疗

1. 康复治疗　康复治疗在 CMT 疾病管理中占主导地位,以改善行走能力和生活质量为基本目标。包括运动锻炼和佩戴适当的辅具(矫形器)。运动锻炼包括耐力训练、力量训练和拉伸训练,以维持肌力、高有氧运动能力、改进体能、保持运动幅度、避免关节挛缩为目标。订制个体化矫形器可以提高患者对的姿势控制能力、保持体位稳定、降低运动耗能量。对矫形鞋的关注点是穿戴后的活动能力、疼痛、舒适度、相关鞋类的选择、特定情况下脚踝支持能力等方面,需根据患者肌力、功能状态和当前需求进行个体化订制以达到最佳舒适度。

2. 外科矫形手术　CMT 患者足部畸形是逐步进展的过程,儿童期和青春期患儿表现为柔性高弓内翻足畸形,随着年龄的增长进展为固定畸形。早期以穿戴矫形鞋联合物理治疗为主,尽量避免外科手术;而对于足踝畸形致功能障碍严重患者,可早期予外科手术;已形成固定畸形或畸形严重患者,应采取积极的外科手术治疗。手术治疗原则为纠正足踝畸形,重建和平衡足踝肌力。备选手术方案包括单独或组合的软组织手术、截骨术、关节融合术。由于持续进展的病程以及可能的骨关节病变致疼痛,手术远期预后常不甚理想,术前应与患者或其家属充分沟通,告知手术效果可能随时间的推移而有所变化。有 15%~25% 的患者存在脊柱侧凸,严重者应行外科矫形手术。

3. 药物治疗　B 族维生素和辅酶 Q10 等可能对 CMT 有一定疗效,但目前尚无循证医学证据证明有效。疼痛是 CMT 的常见症状,主要是神经性疼痛,部分为骨关节疼痛。常用的神经疼痛治疗药物疗效通常较差,而通过运动训练和物理治疗可部分缓解疼痛。睡眠障碍如阻塞性睡眠呼吸暂停综合征、不宁腿综合征和睡眠期周期性肢体运动发生率亦较高,其中阻塞性睡眠呼吸暂停综合征予经鼻持续气道正压通气(nCPAP),不宁腿综合征可予拟多巴胺类药物。应避免使用导致外周神经毒性作用的药物如一氧化二氮、甲硝唑、他汀类调脂药、核苷类似物、呋喃妥因,以及化疗药物如顺铂、奥沙利铂、长春新碱和紫杉醇衍生物等。

维生素 C 是施万细胞、后根节神经元一起培养生长的必需物质,试用维生素 C 治疗 CMT1A 小鼠模型的结果表明维生素 C 可以改善髓鞘形成,将 PMP22 的表达水平降低到低于诱发疾病表型的水平。但多个临床实验试用维生素 C 大于 30 g/d,均未能证实有效。

(三)靶向治疗

CMT1A 的 PXT3003 孤儿药是法国 Pharnext 生物制药公司采用网络药理学方法筛选出的一种新型口服药,基于对抑制 *PMP22* 基因转录的多信号转导通路和对神经元保护作用的预测,选择 3 种药物的固定剂量比例组合,即 GABA 受体激动剂巴氯芬,阿片受体阻断剂纳曲酮和天然代谢物 D-山梨醇。PXT3003 Ⅱ期临床试验显示 PXT3003 高剂量组(6 mg 巴氯芬、0.7 mg 纳曲酮、210 mg D-山梨醇)患者 CMTNS 和 ONLS 评分较其他组提高,且 1 年之内无病情恶化的病例数更多,证实了 PXT3003 的安全性和耐受性。目前正在欧美地区进行多中心、随机、双盲、安慰剂对照的 PXT3003 Ⅲ期临床试验,以进一步评价其有效性和安全性。

(四)遗传咨询

遗传咨询是 CMT 的预防重点,明确基因诊断的前提下,通过产前诊断和植入前诊断预防缺陷患儿的出生。应注意社会、心理、伦理和法律等问题,在患者和家庭成员知情和自愿的前提下开展基因诊断和产前诊断。

二、遗传性压迫易感性周围神经病

遗传性压迫易感性周围神经病(hereditary neuropathy with liability to pressure palsies,HNPP),也叫作压迫敏感性神经病(pressure sensitive neuropathy,PSN),由 De Jong 1947 年首先报道。呈常染色体显性遗传。基因定位于是 17p11.2,85% 患者与 PMP22 缺失有关。

临床表现为 2～64 岁起病,以 19～26 岁多见。特征为反复发作的急性单神经或多神经在轻微的牵拉、外伤、受压后出现神经麻痹,持续数天、数周或数月后自行恢复,多数不残留后遗症,9%患者可残留部分神经体征。同一患者可在同一部位或不同部位出现多次神经麻痹。发作为非对称性,好发部位有尺神经肘部、腓总神经的腓骨小头部和正中神经腕部等,有表现为反复发作的臂丛神经麻痹。脑神经受累罕见,可发生于三叉神经、面神经、听神经和后组脑神经。

体格检查可见有受累神经支配区的肌肉无力、萎缩和感觉减退,腱反射降低或消失。病程长,反复发作频繁者还可有杵状指,高足弓等畸形。40%患者可有肌痉挛。

血液的生化、免疫和脑脊液检查一般均正常。电生理检查可见神经传导速度减慢,F 波延长或消失;受累肌群有失神经电位、波幅降低、时限增加等。神经超声可见卡压部位神经肿胀,腓浅神经活检可见有散在的数量不等巨大有髓纤维,髓鞘增厚,但轴索正常。有节段性脱髓鞘性改变伴局灶性增粗,呈腊肠样而有腊肠样神经病之称。

本病的诊断依据:① 反复发作的单神经或多神经病。② 有明确的家族遗传史。③ 电生理检测有广泛的神经传导异常。④ 周围神经活检提示节段性脱髓鞘伴腊肠样变。若作基因检测有 17P11.2 位置上大片段的髓鞘蛋白缺失。

本病的治疗重点在于预防受压。急性发作时,除应用夹板等固定外,可适当应用皮质固醇类激素及大剂量 B 族维生素治之。本病预后良好,生命期限不受影响。

三、遗传性感觉神经根神经病

遗传性感觉神经根神经病(hereditary sensory radicular neuropathy,HSN)又称为遗传性感觉和自主神经病(hereditary sensory and autonomic neuropathy,HSAN),突出表现为足底受压部位反复发生无痛性溃疡。1951 年 Denny Brown 根据其病理特点,正式命名为遗传性感觉神经根神经病,Dyck 和 Chta 于 1975 年将本病分为五个亚型。

Ⅰ型:遗传性感觉神经根神经病。常染色体显性遗传,两性均可罹病,男性多见。

Ⅱ型:Morvon 病或称先天性感觉神经病。常染色体显性遗传。婴儿或儿童起病,表现为四肢末端感觉减退、缺失和营养障碍,伴反复溃疡及骨折。四肢感觉全缺失(痛、温、触、位置觉等),腱反射减退或消失。肌力多数正常。

Ⅲ型:Riley‐Day 综合征,亦称家族性自主神经病(见自主神经病章)。

Ⅳ型:先天性痛觉缺失,亦称伴共济失调性感觉性神经根神经病。常染色体隐性遗传,少数为显性遗传。患者痛觉缺失,但温、触觉正常。临床上,病儿常有咬舌、唇动作。有轻度认知功能障碍。

Ⅴ型:家族性自主神经功能不全或称先天性痛觉缺失和无汗症,常染色体隐性遗传。临床特征为全身痛、温觉缺失而位置觉正常。全身无汗,但泪液分泌正常。有轻度智能低下。

各型的共同临床表现为童年或青年起病,男性多见,病情缓慢进展,下肢远端痛温觉缺失,常有足趾或足底受压部溃疡。严重者可合并足骨髓炎,足关节畸形及病理性骨折等。部分患者伴有远端肌萎缩,腱反射降低或消失,但周围神经不粗。晚

期患者可有耳聋及营养性关节病(夏科关节)。

实验室一般检查正常。部分患者血清免疫球蛋白含量增高。神经传导速度减慢或测不出。足部 X 片检查可有骨质疏松,破坏或畸形。

本病的诊断依据:① 童年或青春期缓慢起病,亦有出生后即有痛觉缺失。② 反复发生足底或足趾无痛性溃疡。③ 痛、触觉减退或消失,肌腱反射减弱或消失。④ 神经传导速度减慢或测不出。⑤ 有明显家族遗传史。但是,临床仍需与麻风、脊髓空洞症等相鉴别。

本病尚无有效治疗措施。足部溃疡应作相应护理与治疗,防止和治疗骨髓炎。

四、遗传性淀粉样多发性神经病

遗传性淀粉样多发性神经病(hereditary amyloid polyneuropathy,HAP)系由蛋白代谢障碍、免疫反应异常引起淀粉样蛋白沉积以及网状内皮系统的异常反应导致的一组遗传性疾病。属常染色体显性遗传。临床表现可分为六个亚型。

Ⅰ型:20～35 岁起病,表现为两下肢对称性感觉异常,麻、痛,针刺样或触电状,进行性加重,部分患者的感觉异常可上升到躯干和上肢。数年后可出现小腿、下肢肌肉无力、萎缩。常有垂足和肌束震颤。腱反射亦可由正常转为减退或消失。随病程进展,还可出现下肢远端皮肤营养障碍,如皮肤光滑,色素沉着,足底溃疡、坏死。此型患者还可有恶心、呕吐、腹泻以及阳痿和其他膀胱、直肠功能障碍。70%的患者可有心电图异常。周围血管损害可表现为发绀、肢体冰凉。眼部受累可有瞳孔不等,虹膜萎缩,周边有淀粉样物沉积。患者极消瘦,病程10～15 年。

Ⅱ型:40～50 岁起病。早期常表现为腕管综合征,此后逐步出现四肢远端感觉减退和心肌病。有白内障,重则失明。常有自主神经症状,表现为胃肠道及括约肌功能障碍。有心力衰竭和肾功能不全表现。病程约为 10～40 年。

Ⅲ型:称为对称性感觉运动性多神经病,30～40 岁起病。双手或双足首先受累,表现为远端周围神经病。常有消化性溃疡、白内障和肾功能不全。进行性肾功能不全为本型主要特征。病程在 12 年以上。

Ⅳ型:亦称脑神经型,多数于 20～30 岁起病。首发为角膜营养不良。10 余年后出现面神经麻痹、延髓麻痹和片状面部感觉障碍。亦可有周围神经病变及肾病综合征。

Ⅴ型:伴脑出血性脑淀粉样血管病。35～65 岁发病。少有周围神经病。

Ⅵ型:家族性伴玻璃体混浊性淀粉样变性。往往突然昏迷,无周围神经病。脑脊液检查可有蛋白质增高。肌电图检查提示神经变性改变,神经传导速度减慢。神经活检可见淀粉样蛋白沉积。心、肾功能检查异常。

本病诊断依据:① 进行性两下肢感觉异常,麻或闪电样疼痛及周围性瘫痪。② 20～50 岁起病,男性为多。③ 有明显自主神经功能症状,包括皮肤、肠胃、括约肌及性功能障碍。④ 脑脊液蛋白质增高。⑤ 家族史阳性。⑥ 神经活检有淀粉样蛋白沉积。然而,临床上仍需与其他慢性神经病相鉴别。

到目前为止,本病仍无特效治疗。对症治疗有改善消化道功能、神经营养药、针灸、理疗等。多数患者预后不良,在起病

后 10 年左右进入终末期。多因继发感染和耗竭而亡。

五、遗传性共济失调性周围神经病

本病亦称 Refsum 病。系由植烷酸代谢障碍引起。除有多发性周围神经损害外，还有小脑性共济失调、夜盲、视网膜色素变性和脑脊液蛋白增高等特点。*PEX7* 等基因检测可以明确诊断，详见遗传代谢疾病章。

参 考 文 献

［1］ 孙博,黄旭升.遗传性运动和感觉神经病的特点及诊断的热点问题[J].中华神经科杂志,2016,49(9)：673 - 677.

［2］ 王新德.现代神经病学[M].北京：人民军医出版社,2008.

［3］ 徐迎胜,张朔,刘小璇,等.三重刺激技术对腓骨肌萎缩症上运动神经元损害的评估[J].中华医学杂志,2016,96(21)：1660 - 1663.

［4］ ATTARIAN S, VALLAT J M, MAGY L, et al. An exploratory randomised double-blind and placebo-controlled phase 2 study of a combination of baclofen, naltrexone and sorbitol (PXT3003) in patients with Charcot-Marie -Tooth disease type 1A[J]. Orphanet J Rare Dis, 2014, 9：199.

［5］ BERCIANO J, GARCÍA A, GALLARDO E, et al. Intermediate Charcot-Marie-Tooth disease: an electrophysiological reappraisal and systematic review[J]. J Neurol, 2017, 264(8)：1655 - 1677.

［6］ BIROUK N, LEGUERN E, MAISONOBE T, et al. X-linked Charcot-Marie-Tooth disease with connexin 32 mutations: clinical and electrophysiologic study [J]. Neurology, 1998, 50(4)：1074 - 1082.

［7］ CARTER G T, ENGLAND J D, HECHT T W, et al. Electrodiagnostic evaluation of hereditary motor and sensory neuropathies[J]. Phys Med Rehabil Clin N Am, 2003, 14(2)：347 - 363.

［8］ CARTWRIGHT M S, BROWN M E, EULITT P, et al. Diagnostic nerve ultrasound in Charcot-Marie-Tooth disease type 1B[J]. Muscle Nerve, 2009, 40(1)：98 - 102.

［9］ CHANCE P F. Survey of inherited peripheral nerve diseases [J]. Electroencephalogr Clin Neurophysiol Suppl, 1999, 50：121 - 128.

［10］ GAETA M, MILETO A, MAZZEO A, et al. MRI findings, patterns of disease distribution, and muscle fat fraction calculation in five patients with Charcot-Marie -Tooth type 2F disease[J]. Skeletal Radiol, 2012, 41(5)：515 - 524.

［11］ GINSBERG L, MALIK O, KENTON A R, et al. Coexistent hereditary and inflammatory neuropathy [J]. Brain, 2004, 127(Pt 1)：193 - 202.

［12］ HOFF J M, GILHUS N E, DALTVEIT A K. Pregnancies and deliveries in patients with Charcot-Marie-Tooth disease [J]. Neurology, 2005, 64(3)：459 - 462.

［13］ IROBI J, VAN IMPE K, SEEMAN P, et al. Hot-spot residue in small heat-shock protein 22 causes distal motor neuropathy [J]. Nat Genet, 2004, 36(6)：597 - 601.

［14］ KRAJEWSKI K M, LEWIS R A, FUERST D R, et al. Neurological dysfunction and axonal degeneration in Charcot-Marie-Tooth disease type 1A[J]. Brain, 2000, 123(Pt 7)：1516 - 1527.

［15］ MORROW J M, SINCLAIR C D, FISCHMANN A, et al. MRI biomarker assessment of neuromuscular disease progression: a prospective observational cohort study [J]. Lancet Neurol, 2016, 15(1)：65 - 77.

［16］ PADUA L, SHY M E, APRILE I, et al. Correlation between clinical/neurophysiological findings and quality of life in Charcot-Marie-Tooth type 1A[J]. J Peripher Nerv Syst, 2008, 13(1)：64 - 70.

［17］ PAREYSON D, MARCHESI C. Diagnosis, natural history, and management of Charcot-Marie-Tooth disease[J]. Lancet Neurol, 2009, 8(7)：654 - 667.

［18］ PAREYSON D, REILLY M M, SCHENONE A, et al. Ascorbic acid in Charcot-Marie-Tooth disease type 1A (CMT - TRIAAL and CMT - TRAUK): a double-blind randomised trial [J]. Lancet Neurol, 2011, 10(4)：320 - 328.

［19］ PASSAGE E, NORREEL J C, NOACK-FRAISSIGNES P, et al. Ascorbic acid treatment corrects the phenotype of a mouse model of Charcot-Marie-Tooth disease[J]. Nat Med, 2004, 10：396 - 401.

［20］ SAIFI G M, SZIGETI K, SNIPES G J, et al. Molecular mechanisms, diagnosis, and rational approaches to management of and therapy for Charcot-Marie-Tooth disease and related peripheral neuropathies [J]. J Investig Med, 2003, 51(5)：261 - 283.

［21］ SEREDA M W, MEYER ZU HÖRSTE G, SUTER U. et al. Therapeutic administration of progesterone antagonist in a model of Charcot-Marie -Tooth disease (CMT - 1A)[J]. Nat Med, 2003, 9(12)：1533 - 1537.

［22］ SHY M E. Charcot-Marie-Tooth disease: an update[J]. Curr Opin Neurol, 2004, 17(5)：579 - 585.

［23］ WANG W, LITCHY W J, MANDREKAR J, et al. Blink reflex role in algorithmic genetic testing of inherited polyneuropathies [J]. Muscle Nerve, 2017, 55(3)：316 - 322.

［24］ WEIS J, CLAEYS K G, ROOS A, et al. Towards a functional pathology of hereditary neuropathies [J]. Acta Neuropathol, 2017, 133(4)：493 - 515.

第八节　周围神经肿瘤

陈 琳

周围神经的基本结构包括神经轴突(axon)以及包绕其外的神经鞘状结构(peripheral nerve sheath)，后者包括神经外膜(epineurium)、神经束膜(perineurium)、神经内膜(endoneurium)以及施万细胞(Schwann cell)组成的髓鞘(myelin sheath)。

虽然周围神经肿瘤的种类有多种，但常见的病变为来源于周围神经鞘状结构瘤(peripheral nerve sheath tumors, PNST)。良性病变以施万细胞瘤(神经鞘瘤)、神经纤维瘤(neurofibroma)多见，恶性病变以恶性神经鞘状肿瘤(malignant peripheral nerve tumor, MPNST)。本章节主要介绍以上三种肿瘤。

一、周围神经良性肿瘤

周围神经鞘状结构肿瘤常见病变为施万细胞瘤(神经鞘瘤)和神经纤维瘤。两者之间的鉴别主要依赖对肿瘤细胞组织免疫学、超微结构检测：当肿瘤细胞构成表现为施万细胞特点时,肿瘤被命名为施万细胞瘤(神经鞘瘤);当肿瘤细胞的构成施万细胞特点相对较少时,肿瘤被命名为神经纤维瘤。

(一) 施万细胞瘤(神经鞘瘤)

【病理】

典型的施万细胞瘤(亦称神经鞘瘤)是一种良性的、有包膜、无色素、来源于神经鞘状结构的肿瘤,细胞的超微结构以及免疫检测证实细胞来源为施万细胞。

神经鞘瘤组织学常分为两种结构 Antoni A 和 Antoni B。Antoni A 区域特点为主要由大量梭形细胞呈栅栏样排列组成,有时细胞围绕着透明的中心呈轮涡状排列形成 Verocay 小体,这些细胞免疫组化检测 S100 蛋白多为阳性。Antoni B 区域的特点为细胞结构较少,具有"水肿"的特征,细胞分布稀疏,间距较大,血管壁较厚,并有透明样或黏液瘤样变。

【临床表现】

施万细胞瘤可在任何年龄段发病,但主要发生在成年人(30~50 岁)。发病率无性别差异。患者主诉为无痛性肿块,有时受累神经支配区有疼痛表现,尤其是多发神经鞘瘤患者。体检时,Tinel 征阳性并向受累神经感觉支配区产生放射痛。MRI 的表现为沿粗大神经生长的纺锤形肿块,并可以看到神经进出肿块的影像。

施万细胞瘤几乎全为单个结节型,当肿块直径达到 3~4 cm 时,往往会出现肿块的囊性变。肿瘤多发于头颈部以及肢体的屈侧。肿瘤多沿粗大神经长轴缓慢生长,容易侵犯脑神经的感觉部分以及脊神经根,而运动神经以及交感神经较少累及。多发神经鞘瘤极为少见。

施万细胞瘤形体大小不一,但在偶然情况下,神经鞘瘤可能很大甚至巨大,特别是生长在骶部、后腹膜及纵隔部位。脊神经来源的施万细胞瘤常表现为感觉异常,但如肿瘤生长在髓腔内压迫脊髓可出现运动障碍。

【治疗】

施万细胞瘤的手术治疗时将受累神经纵行切开神经束膜,将肿瘤自包膜内钝性剥除从而保留受累神经的功能。如肿瘤切除不完全,会发生缓慢的复发,但仍有可能剥除肿瘤。对于骶部巨大的肿瘤,由于有局部复发的倾向,可考虑将受累神经一并切除。累及交感神经的肿瘤,不仅神经症状较重而且也有较高的复发率。施万细胞瘤恶变者很少见。

(二) 神经纤维瘤

【病理】

神经纤维瘤是一种良性的神经鞘状结构肿瘤,细胞来源有多种,如施万细胞、神经束膜样细胞、成纤维细胞或以其中一种细胞为主。肿瘤含有大量的胶原组织,有髓神经或无髓神经纤维散发于肿瘤中。多发神经纤维瘤可表现为 von Recklinghausen 病(神经纤维瘤病)多与 NF1 基因有关。雷克林豪病的诊断标准为以下 7 方面中的有 2 个以上表现为阳性:① 6 个或 6 个以上的牛奶咖啡斑(青春期后,斑块≥1.5 cm;青春期前,斑块≥0.5 cm)。② ≥1 处的丛状神经纤维瘤或≥2 处的各类神经纤维瘤。③ 腋窝或腹股沟的色素沉着。④ 眼部神经胶质瘤。⑤ ≥2 处 Lisch 结节(良性虹膜错构瘤)。⑥ 骨骼发育不良:楔形骨发育不良或长骨骨皮质发育不良。⑦ 病变与 NF1 相关。

【临床表现】

临床上,根据病变累及部位可将神经纤维瘤分为四类。

1. 局部或弥散的皮肤神经纤维瘤　局部皮肤神经纤维瘤中最常见的一种表现。肿瘤可以单发或多发,累及皮肤或皮下组织。肿块多高出皮面,呈结节状、黏液状。肿瘤无痛,生长缓慢,可移动,肿块大小多在 1~2 cm。

90% 的患者为单发肿块,与 NF1 基因无关,发病年龄为 20~30 岁。与 NF1 有关的患者,发病于青春期,肿块往往多发,有色素沉着伴有牛奶咖啡斑。

局限性病变未见恶变者。弥散性皮肤神经纤维瘤多发生于儿童或青年,好发于颈部、头部。与 NF1 相关的其他病变表现多与局部皮肤神经瘤有关,肿瘤面积更大,但恶变罕见。

2. 局部神经纤维瘤　神经纤维瘤中发病第二多见。肿瘤可侵犯局部神经,呈纺锤样生长,肿瘤大小不一。多发肿瘤与 NF1 基因有关。肿瘤位于浅表部分表现为肿块;如位于深部,则引起疼痛或放射痛;如位于椎间孔神经根的肿瘤会呈哑铃状生长。该类病变恶变少见。

3. 丛状神经纤维瘤　该类患者往往有家族史,与 NF1 基因有关。受累神经往往较粗大。当受累神经为臂丛或骶丛等分支较多的神经时,神经表现为一团蠕虫样的病变;而当受累神经为单根神经时,神经表现为增粗的绳状病变。该类病变有恶变可能。

4. 软组织巨块型神经纤维瘤　与 NF1 相关的肿瘤中最少见的。肿瘤侵及皮肤及肌肉软组织,可以巨大,像帽状覆盖肩关节。该类肿瘤较少恶变。

【治疗】

皮肤局部或散在神经纤维瘤可通过手术切除治疗,不会引起神经功能障碍。但肿瘤如体积较大,只能部分切除。

累及神经的神经纤维瘤手术完整或大部分切除均有可能会引起相应神经功能障碍。部分神经纤维瘤切除有时会出现疼痛或肿瘤生长加速。尽管恶变风险不大,但肿瘤持续增大伴有疼痛,提示变为恶性神经鞘膜瘤。

二、原发周围神经恶性肿瘤

原发周围神经恶性肿瘤以恶性周围神经鞘瘤多见。恶性周围神经鞘瘤有以下特点:

【病理】

尽管任何一种构成神经鞘状结构的细胞均有可能成为恶性周围神经鞘瘤的来源,但分化较好的肿瘤大多表现出施万细胞的特性,故又称恶性神经鞘瘤(malignant schwannoma)、神经纤维肉瘤(neurofibrosarcoma)。

恶性周围神经鞘瘤来源或分化自神经内膜或神经束膜的任何细胞,也可以来自神经纤维瘤或正常周围神经组织,但不包括构成神经外膜的软组织以及神经营养血管的血管内皮细胞。恶性周围神经鞘瘤占软组织肿瘤的 5%。

【临床表现】

恶性周围神经鞘瘤发病年龄在 20~50 岁,儿童及青少年少见。有轻度的女性好发倾向。25%~50% 肿瘤患者与 NF1 基因有关,该类患者发病年龄较早。该病也可继发于放射治疗(原发肿瘤可以使不同种类的肉瘤或淋巴瘤)。

肿瘤好发于中、大神经。肿瘤多累及臀部、大腿、臂丛、上臂。以坐骨神经最常受累;约 30% 的恶性神经鞘膜瘤来源于上肢。肿瘤多为单发无痛性肿块,随着肿块的增大可出现疼痛。

【治疗】

治疗以手术治疗为主,需行扩大的整块切除肿瘤及周围软组织。由于肿瘤会沿神经束膜向远处生长,术中建议行冰冻检测以确保切缘阴性。术后辅以放射治疗可以有效减少局部复发,提高生存率。但化学治疗对治疗恶性周围神经鞘瘤作用不明显。

恶性周围神经鞘瘤术后局部复发率在 40%~68%,下肢及臀部复发率较低,脊髓旁肿瘤复发率较高。NF1 阳性的患者远处转移率较高。肿瘤的 5 年生存率为 40%~50%。肿瘤的预后与肿瘤的大小、切除的范围、组织学分类以及肿瘤的分级等因素相关。

参 考 文 献

[1] ALEXANDER R. Judkin. Atlas of tumor pathology:Tumors of the peripheral nervous system[M]. Armed forces institute of pathology. Washington, D. C.:Amazon, 1999, 203-423.

[2] CANALE S T, BEATY J H. Campbell's operative orthopaedics [M]. 12th ed. Philadelphia:Elsevier, 2013:952-971.

[3] WOLFE S W, HOTCHKISS R N, PEDERSON W C. Green's operative hand surgery[M]. 6th ed. Philadelphia:Elsevier, 2011:2167-2175.

第三章 神经-肌肉接头病

第一节 神经-肌肉接头结构与兴奋传导

赵重波

神经-肌肉接头是神经与肌肉的结合处,是一种高度分化的特殊结构。由突触前膜(神经终末)和突触后膜(终板膜)所组成,两者之间还有间隔约 50 nm 的突触间隙。能将神经冲动(电冲动)转化为化学冲动,释放乙酰胆碱(acetylcholine,ACh),引起突触后膜去极化,使肌纤维收缩。

一、神经-肌肉接头的结构

(一) 突触前膜

突触前膜是运动神经的末梢,其内有许多称为突触小泡的囊泡,内含大量以"量子"形式存在的 ACh,每一个直径约为 50 nm 的突触囊泡含有约 10 000 个 ACh 分子,每一个运动神经末梢约有 150 000~300 000 个囊泡。囊泡的磷脂双分子层上有许多跨膜蛋白,其中包括将突触前膜胞浆内合成的 ACh 转运到囊泡内的蛋白转运体,囊泡上的小突触泡蛋白(synaptobrevin)参与神经胞吐过程,突触结合蛋白(synaptotagmin)为钙敏蛋白,两者与突触前膜上的突触小体相关蛋白-25(synaptosome associated protein 25,SNAP-25)和突触融合蛋白(syntaxin)相结合后,在其他蛋白的调节下,促进突触囊泡与突触前膜融合并使得 Ach 释放到突触间隙,此过程为钙离子依赖,主要发生在前膜的活性区(active zone)。电压门控钙离子通道(voltage-gated calcium channel,VGCC)通过其他突触前膜蛋白与突触间隙的层粘连蛋白 β2 结合分布在前膜的活性区,主要位于富含胆固醇的"脂质筏"区域,此间含有 SNAP-25 和突触融合蛋白等重要的信号分子(图 4-3-1-1)。

(二) 突触间隙

突触间隙内含有维持神经-肌肉突触结构和功能的重要蛋白,被锚定于基底层的基质中,其中最重要的是乙酰胆碱酯酶(acetyl cholinesterase,AChE),可将 ACh 分解为胆碱和乙酸。

AChE 有 2 种主要异构体,包括突触型 AChE(AChE-S)和通读型 AChE(read-through AChE,AChE-R),后者为水溶性单体,当使用 AChE 抑制剂或发生应激情况时,AChE-R 会剪切合成增加,反馈性抑制胆碱能传递。实验性自身免疫性 MG(EAMG)和 MG 患者的终板附近和血清里 AChE-R 水平明显增高,推测与在 AChR 功能受影响的情况下乙酰胆碱相对过剩有关。AChE 通过胶原 Q 的尾部嵌入胞外基质中,与基底膜聚糖(perlecan)相连,还可能通过其催化区锚定于层粘连蛋白。此外,肌细胞合成的层粘连蛋白 β2 在突触间隙发挥维系前膜活性区功能的重要作用,而几种突触特异性胶原在神经肌肉接头(neuromuscular junction,NMJ)的成熟和稳定性方面也可能具有重要作用。

(三) 突触后膜

突触后膜就是肌细胞膜,本身形成许多皱褶,隆起部分称为终板栅,终板栅之间的小间隙称为次级突触间隙。突触后膜上有丰富的、具有不同功能的蛋白质存在,它们的分布具有空间特异性,位于皱褶顶部最重要的蛋白为烟碱样 AChR,是一个跨膜成簇大分子,由 5 个同源亚单位组成,成人为 $2\alpha\beta\delta\epsilon$,胎儿为 $2\alpha\beta\delta\gamma$。编码 α、β 和 γ 的基因位于 2q 染色体的不同位点,编码 β 和 ε 的基因则位于 17p 的不同位点。各个亚单位高度同源,次级结构和折叠均极为相似,围绕中央的孔道组合成桶状,其间供阳离子通过。每一亚单位包括胞外氨基端区域(N)、4 个跨膜区域(M1~M4)以及胞内羧基端(N),M2 位于离子通道内形成 α 螺旋并被 β 片层伸展中断。跨膜区域由一个胞外的 M2/M3 和 M3/M4 接头连接。M3/M4 接头形成一个长的胞浆袢,可能为细胞骨架蛋白的附着部位。AChR 有 2 个 ACh 结合位点,分别位于 α/ε(或 α/γ)和 α/δ 界面。簇状 AChR 的降解和更新是动态平衡的,其中蛋白激酶 A 和 C 的拮抗活性在保持 AChR 的密度方面发挥了重要作用。

在皱褶底部有大量的电压门控 Na^+ 通道(Na1.4)分布,突触区域高密度的 Na1.4 使得肌膜的放电阈值降低而易于兴奋。dystrophin 和同源蛋白 utrophin 对于后膜皱褶的超微结构至关重要,dystriophin 位于胞浆内,一端与胞内 actin 相连,另一端

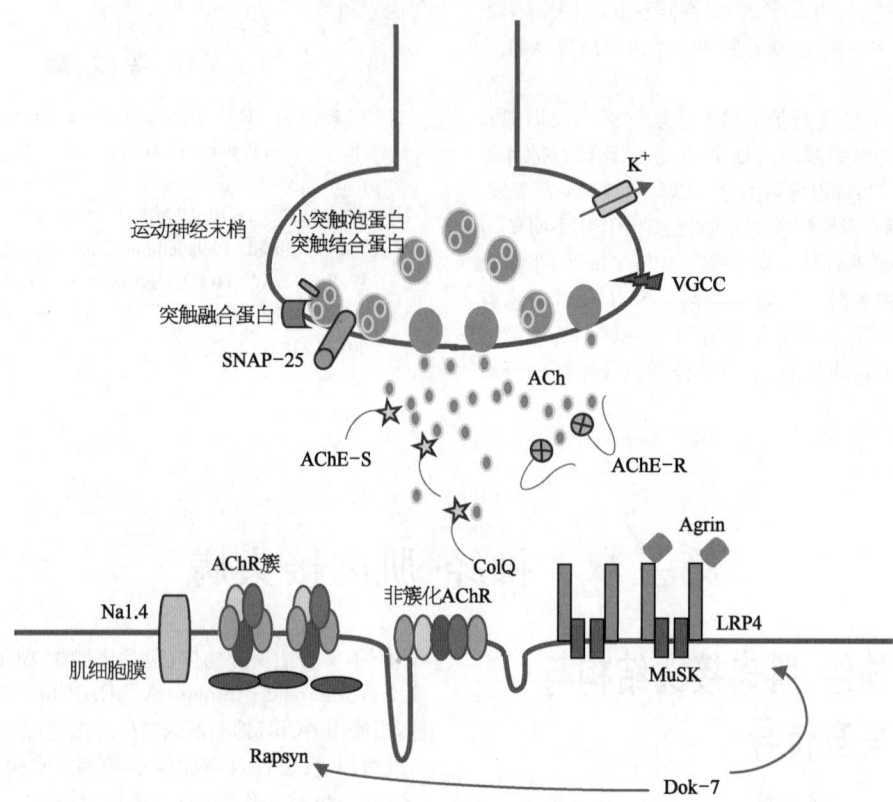

图 4-3-1-1 神经-肌肉接头示意图

通过一系列胞内、跨膜和胞外的蛋白(syntrophin,dystrobrevin 和 dystroglycans)形成复合体,维系后膜的稳定性。

对于维系突触后膜的稳定和 AChR 的簇集,肌肉特异性激酶(muscle-specific kinase,MuSK)、低密度脂蛋白受体相关蛋白 4(low-density lipoprotein receptor-related protein 4,LRP4)和后膜内 DOK7 等一系列重要蛋白形成信号通路发挥重要作用,分泌蛋白 Agrin 从突触前膜释放后与后膜的 LRP4 相结合,促进 LRP4 与 MuSK 的联结并使 MuSK 磷酸化,继而募集 Dok7 使其酪氨酸磷酸化,激活胞浆内信号转导通路后通过锚定 Rapsn 诱导 AChR 的簇集,AGRN-LRP4-MUSK-DOK7 蛋白组的存在有助于维系 NMJ 功能的完整性。

二、神经-肌肉接头的兴奋传递

兴奋从神经末梢传递到肌纤维导致肌肉收缩是一个非常复杂的过程,其机制可简单概括如下:① 神经冲动到达突触前膜的神经终末,引起电压依赖性钙离子通道开放,使末梢内钙离子浓度升高,促使终末内的突触小泡(含 ACh)按照全或无定律释放。② 释放出的 ACh 进入突触间隙,并弥散到突触后膜。③ ACh 与突触后膜上的 AChR 结合,引起突触后膜对钾、钠和钙离子通透性的改变。钠离子大量细胞内移而产生肌细胞膜的去极化并形成终板电位。④ 终板电位沿肌膜向邻近扩散,沿横管系统扩布至终池,同时激活横管膜和肌膜上的 L 型钙离子通道,继而激活终池上的 Ryanodine 受体,使得胞浆内的钙离子升高,并与细肌丝上的肌钙蛋白结合发生构象变化,使原肌球蛋白移动,暴露出肌动蛋白的活化位点,遂使肌球蛋白头部与肌动蛋白暂时结合而引起粗细肌丝相互滑动,肌纤维收缩。由肌膜电位扩散并引起肌纤维收缩的电位称为动作电位。许多

肌纤维的同时收缩则产生了肌肉的兴奋和收缩。肌肉的收缩需要自身代谢所产生的三磷酸腺苷(ATP)提供能量。⑤ 神经兴奋终止后,与 AChR 结合的 ACh 很快被乙酰胆碱酯酶水解而清除,肌细胞的膜通透性和膜电位相继恢复正常,并能接受下一次冲动的到来。肌质网内的肌钙蛋白亦迅速解离钙离子而被泵回终池,粗、细肌丝重新分离,肌肉放松。

参 考 文 献

[1] ANGELINI C, MARTIGNAGO S, BISCIGLIA M. New treatments for myasthenia: a focus on antisense oligonucleotides [J]. Drug Des Devel Ther, 2013, 7: 13-17.

[2] BRENNER T, HAMRA-AMITAY Y, EVRON T, et al. The role of readthrough acetylcholinesterase in the pathophysiology of myasthenia gravis[J]. FASEB J, 2003, 17(2): 214-222.

[3] BURDEN S J, YUMOTO N, ZHANG W. The role of MuSK in synapse formation and neuromuscular disease[J]. Cold Spring Harb Perspect Biol, 2013, 5(5): a009167.

[4] CHAMBERLAIN L H, BURGOYNE R D, GOULD G W. SNARE proteins are highly enriched in lipid rafts in PC12 cells: implications for the spatial control of exocytosis[J]. Proc Natl Acad Sci U S A, 2001, 98(10): 5619-5624.

[5] KONECZNY I, COSSINS J, WATERS P, et al. MuSK myasthenia gravis IgG4 disrupts the interaction of LRP4 with MuSK but both IgG4 and IgG1-3 can disperse preformed agrin-independent AChR clusters[J]. PLoS One, 2013, 8(11): e80695.

[6] TITULAER M J, LANG B, VERSCHUUREN J J. Lambert-Eaton myasthenic syndrome: from clinical characteristics to therapeutic strategies [J]. Lancet Neurol, 2011, 10 (12): 1098-1107.

第二节　重症肌无力

赵重波

重症肌无力(myasthenia gravis, MG)是一种神经-肌肉接头传递障碍的慢性疾病,是认识较为充分的神经系统自身免疫性疾病之一。主要临床特征为受累骨骼肌肉极易疲劳,短期收缩后肌力减退明显,休息和使用抗胆碱酯酶药物后肌无力症状可部分和暂时恢复。目前可根据血清抗体、胸腺异常、发病年龄和疾病严重程度等分为不同临床类型。

【流行病学】

MG 是累及神经-肌肉接头最常见的疾病,就全世界而言,估计其年发病率为 4～12/1 000 000,患病率为 40～180/1 000 000。过去 50 年内 MG 的患病率增加而病死率显著下降,20 世纪 90 年代的患病率至少高于 50 年代 4 倍,美国 1995 年统计 MG 患者为 38 000 例,而 2000 年统计时增至 59 000 例,斯洛伐克的 MG 发病率从 1977—1989 年的 0.36/100 000 上升到 2010—2015 年的 1.74/100 000,这可能与疾病的知晓率增加、检查手段的完善、患者寿命延长等因素有关。我国没有确切统计学资料,台湾地区的 MG 年发病率为 2.1/100 000,患病率为 14/100 000,同属于东亚黄种人的韩国报道年发病率为 2.44/100 000,患病率为 10.66/100 000。

【病因和发病机制】

尽管本病曾被认为是"研究最为彻底的人类自身免疫病",但在发病机制方面仍存在许多争议,近些年来有关非 AChR 抗体机制的研究对原有认识做出了重要补充,目前对于 MG 的认识已从体液介导的自身免疫病转变成为整个免疫系统(抗体介导、细胞调节、补体参与)均有参与的神经-肌肉接头信号传递障碍性自身免疫病,其发病机制可归纳为以下几方面。

1. 自身免疫　在遗传易患性和分子模拟等特殊情形下,抗原呈递细胞(antigen presenting cell, APC)摄取抗原乙酰胆碱受体(AChR),经加工处理后与 APC 产生的主要组织相容性复合体(major histocompatibility complex, MHC)结合成复合物,被 $CD4^+$ T 细胞受体(T cell receptor, TCR)特异性识别,导致 IL-4、IL-6 等细胞因子上调,进而激活 B 细胞分化为浆细胞,产生抗 AChR 的抗体(anti AChR-Ab)。在终板区,AChR-Ab 与 AChR 结合后,经补体的参与加速 AChR 破坏,影响神经与肌肉的信号传递而致病。在此过程中,调节性 T 细胞(Treg)和辅助性 T 细胞 17(Th17)通过 Th1/Th2 之间的细胞因子平衡影响 B 细胞产生抗体。IL-6 影响 Treg 和 Th17 细胞的分化平衡;Th17 细胞分泌 IL-17A、IL-21、IL-22 等因子促进特异性 B 细胞的活化。AChR 抗体影响神经-肌肉接头信号传递主要通过以下三种机制:① 直接与 AChR 结合并影响其功能。② 与 AChR 交联后促进胞饮作用和加速受体的降解。③ 激活补体导致突触后膜的破坏。

大约 20% 左右的全身型 MG 患者 AChR 抗体呈阴性,其中 30% 的患者血清中可检测到 MuSK 抗体,而在 AChR 和 MuSK 抗体双阴性的患者中,有 19% 左右可在血清中检测到 LRP4 抗体。MuSK 的血清抗体主要是 IgG4 型,且滴度与疾病严重程度相关。人类的 IgG4 不激活补体,被认为与 MuSK 呈一价结合,因此补体结合与抗原调节在其发病机制中作用不大。MuSK 的 IgG4 抗体阻断了在 agrin 诱导下 LRP4 与 MuSK 的结合,同时也可能影响了锚定乙酰胆碱酯酶的 ColQ 与 MuSK 的结合。除了 IgG4 抗体之外,IgG1 抗体也有存在,与 MuSK 二价结合并能激活补体,也通过破坏 agrin-LRP4-MuSK 通路致病产生临床上的肌无力。血清 LRP4 抗体主要为 IgG1 型,但其致病性尚未完全阐明。小鼠和兔的主动和被动免疫模型表明 LRP4 抗体有致病作用,但用 LRP4 抗体阳性的患者血清却不能证实。

2. 胸腺异常　临床上,约 80% 的 MG 患者有胸腺异常,约有 70% 患者伴发胸腺增生,即使胸腺大小正常者亦有生发中心增多。10%～15% 的患者伴发胸腺瘤。胸腺增生多伴发于早发型重症肌无力,而在晚发眼肌型和抗体阴性的患者中也有发生。许多 MG 患者胸腺切除术后症状明显改善,AChR 抗体的滴度明显下降。这些现象均表明胸腺与 MG 明确相关。

研究发现,胸腺肌样上皮细胞表面存在 AChR,MG 胸腺组织中可发现数量异常增加的成熟 T 细胞,胸腺瘤和增生胸腺内富含 AChR 反应性 T 细胞。当把患者胸腺移植到严重联合免疫缺陷鼠模型上时可以产生抗人 AChR 抗体,许多 MG 胸腺可见产生 AChR 抗体的 B 细胞。目前认为胸腺是激活和维持 MG 自身免疫反应的重要器官,肌样上皮细胞和抗原提呈细胞是胸腺的主要组分,在早发型 MG 中处于活跃状态,而胸腺瘤细胞含有肌肉特异性抗原,具有抗原提呈的特性。在病毒感染和特定的遗传素质的共同作用下,胸腺内细胞因子和受体的信号通路发生改变,引起 AChR 在胸腺上皮细胞中的过度表达。此外,在环境因素的作用下,微小核糖核酸(microRNAs)在 MG 患者的胸腺中异常表达,介导了这一免疫病理过程。针对 AChR 的自身反应性 T 细胞逃逸了正常状态下胸腺内部的免疫监视并输出到外周,刺激 B 细胞产生自身抗体。

3. 遗传因素　MG 不是孟德尔遗传病,在同卵双生子中,MG 的患病一致率为 30%～40%,而异卵双生子中一致率为 4%～5%。组织相容抗原(HLA)检测发现,欧美高加索人种的早发型 MG 与 HLA A1-B8-DR3-DQ2 单倍型有关,DRB1*15:01、DQB1*05:02 和 DRB1*16 与挪威和意大利的晚发型 MG 有关,DQ9 与中国南方儿童型 MG 有关,DRB1*0901 与中国北方的 MG 有关。此外,近些年的研究表明,蛋白酪氨酸磷酸酶非受体 22 型(PTPN22)、TNFAIP3 互作蛋白 1(TNIP1)、细胞毒性 T 淋巴细胞相关蛋白 4(CTLA-4)等蛋白的基因多态性与 MG 的发病有关。因此,本病可能与多基因易感性有关。

4. 不同肌群受累的机制　MG 患者中眼外肌和提上睑肌最易受累,其可能机制与这些肌肉的解剖生理结构和免疫过程有关。动眼运动神经元放电频率非常高,为 400～500 Hz,容易加重肌肉接头传递异常;支配眼外肌神经纤维突触皱褶较少,因此 AChR 和 Na^+ 通道也较少,在病理情况下容易降低安全因子并加重肌肉接头传递障碍。快收缩纤维和慢收缩纤维的 Na^+ 通道密度有所不同,快收缩纤维的通道密度更高,这些差别可能与除眼外肌的其他肌群受累有关。

此外,眼外肌还包括一部分多重支配纤维,具有强直收缩特性,其力量的产生与终板电位引起的膜去极化相称,多重支配纤维没有安全因子,AChR 的减少会降低这些纤维的收缩力量。眼肌型 MG 的 AChR 抗体滴度很低,针对 AChR 抗原表位的 T 细胞应答弱于全身型 MG。补体调节蛋白在眼外肌的表达要少于其他骨骼肌,在补体介导的病理过程中较易受累。MG 和非免疫性神经-肌肉接头疾病均易累及提上睑肌,其机制不甚明了。提上睑肌与眼外肌不同,为快收缩纤维,具有高度抗疲劳性,没有多重支配纤维,提上睑肌在睁眼时一直受到神经冲动的性刺激,因此在病理情况下更易多比其他肌肉疲劳。此外,提上睑肌的突触皱褶较少,AChR 数目较少所致安全因子降低可能也有关系。

【临床表现】

任何年龄均可罹病,女性略多于男性。儿童型 MG 在不同人种的发病率有很大差异,高加索人 10 岁以下起病者占所有 MG 病例的 10%,日本人 15 岁以前起病者为 29.2%,我国香港地区 15 岁以下起病者为 38.4%,国内 14 岁以下起病者为 47.8%。成年人重症肌无力有两个发病高峰,第 1 个高峰为 30 岁,以女性多见,常伴有胸腺增生;第 2 个高峰为 50 岁,男性较为多见。近年来随着整个人群的年龄老化,55 岁以上人群中的发病率和患病并不少见。

本病常呈慢性或亚急性起病,全身所有骨骼肌,包括眼外肌、面部表情肌、咽喉舌肌、颈肌和肢带肌均可受累,但以脑神经支配的肌肉(眼外肌、表情肌、咽喉肌等)受累更为多见。不管何群肌肉受累,受累骨骼肌肉的无力症状总有波动,晨轻暮重,疲劳后加重。疾病早期常有自发缓解与复发。晚期患者,运动障碍严重,虽经休息后其症状仍不能恢复。成年患者常从一组肌肉无力开始,在一至数年内逐步累及其他肌群。眼外肌受累为最常见的首发症状,表现为眼睑下垂、复视或眼球活动障碍。随病情进展,逐步出现构音困难、进食呛咳、面部表情缺乏、吹气不能、屈颈抬头无力、四肢疲软等。严重患者可因呼吸肌受累而呼吸困难,乃至人工辅助呼吸。也有少数患者以远端肌无力为主,其受累肌群分布、电生理以及免疫情况与典型 MG 有所不同。Werner 等报道 84 例 MG 患者中有 6 例(7%)主要表现为远端肌无力。

【临床分型】

MG 是一种临床异质性明显的疾病,为了便于对患者描述和研究,可根据不同情况进行临床分型。

(一) Ossermann 分型

Ⅰ型为单纯眼外肌受累,无其他肌群受累之临床和电生理所见;Ⅱa 型为轻度全身型,Ⅱb 型为中度全身型;Ⅲ型为激进重症型;Ⅳ型为迟发重症型。

(二) 美国重症肌无力基金会(MGFA)分型

2000 年 MGFA 依据不同的临床特点和严重程度对 MG 进行分型,见表 4-3-2-1。

表 4-3-2-1　MGFA 分型

Class Ⅰ	任何眼外肌无力,可能伴有闭目困难,其他肌力正常
Class Ⅱ	除了眼外肌外的肌肉轻度无力,也可伴有任何程度的眼外肌无力
Ⅱa	主要累及肢体、躯干或两者肌肉,也可轻度累及口咽部肌肉
Ⅱb	主要累及口咽部、呼吸肌或两者,也可累及肢体、躯干或两者肌肉

Class Ⅲ	除了眼外肌外的肌肉中度无力
Ⅲa	主要累及肢体、躯干或两者肌肉,也可累及口咽部肌肉程度相对较轻
Ⅲb	主要累及口咽部、呼吸肌或两者,也可累及肢体、躯干或两者肌肉
Class Ⅳ	除了眼外肌外的肌肉重度无力,也可伴有任何程度的眼外肌无力
Ⅳa	主要累及肢体、躯干或两者肌肉,也可累及口咽部肌肉程度相对较轻
Ⅳb	主要累及口咽部、呼吸肌或两者,也可累及肢体、躯干或两者肌肉
Class Ⅴ	患者插管,有或无机械通气,但术前常规准备除外,有胃管而无插管的患者归为Ⅳb

(三) 临床常用分型

随着对本病认识的深入和临床免疫学的发展,MG 按临床特点和血清抗体可分为不同亚类(表 4-3-2-2)。

表 4-3-2-2　不同亚类 MG 的临床特点比较

抗体靶位	临床亚类	发病年龄	性别比例	HLA	胸腺异常及其他
AChR	早发型	<50 岁	女>男	DR3、B8、A1	胸腺增生
AChR	晚发型	>50 岁	男>女	多种	胸腺正常或增生
AChR	胸腺瘤	不定			胸腺瘤
MuSK	MuSK-MG	不定	女>男	DR14、DR16、DQ5	大多正常、少数增生,罕有胸腺瘤
LRP4	LRP4-MG	不定		无相关数据	无相关数据

1. **AChR-早发型重症肌无力**　患者在 50 岁前起病,血清 AChR 抗体阳性,伴有胸腺瘤的不包括在本类。患者常有胸腺增生,但不作为先决诊断条件,胸腺切除疗效较好。女性多于男性,比例为 3∶1,早发型 MG 与 HLA-DR3、HLA-B8 等免疫相关基因有关联,患者血缘亲属可伴有其他自身免疫病。

2. **AChR-晚发型重症肌无力**　患者于 50 岁后出现 MG 的首发症状,血清 AChR 抗体阳性,不伴有胸腺瘤,但可伴有胸腺增生,对胸腺手术反应欠佳。男性较女性多见,与 HLADR2、HLA-B7 和 HLA-DRB1 * 15∶01 有弱关联。

3. **伴胸腺瘤重症肌无力**　胸腺瘤相关 MG 属于副肿瘤综合征,MG 是胸腺瘤最常伴随的自身免疫病,大约占所有 MG 的 10%~15%。几乎所有患者血清抗体为阳性且为全身型 MG,胸腺瘤中约 30%会发展为 MG,更多比例的患者可能血清 AChR 抗体阳性,但没有 MG 的症状。

4. **眼肌型重症肌无力**　部分患者的肌无力仅限于眼外肌,但仍有可能在病程早期发展为全身型。对于病程超过 2 年的眼肌型患者,90%不再进展。约有 50%的眼肌型 MG 可在血清中检测出 AChR 抗体,MuSK 罕有检出。

5. **MuSK-重症肌无力**　MuSK 抗体在 AChR 抗体阴性患者中的检出率为 0~55%,据估计其年发病率为 0.3/1 000 000,

患病率为 2.9/1 000 000。在荷兰,MuSK MG 可发生于任何年龄的人群,但欧洲南部较欧洲北部多见。这种地域差别可能与遗传因素、感染或饮食有关。MuSK MG 在临床上以脑神经支配肌和延髓肌受累为主要特点,发生危象的风险高,但并非所有患者病情都很严重。患者也可出现眼睑下垂和复视,但相对较轻,四肢肌无力一般不重,但也有严重者的报道。本类 MG 的面肌萎缩和舌肌萎缩发生比例高,是区别与 AChR MG 的重要特征。患者胸腺一般正常,但也有少数胸腺增生和胸腺瘤的报道。

6. LRP4-重症肌无力 LRP4 MG 是近些年报道的重症肌无力亚型,最早由日本学者报道,在 MuSK 抗体阴性 MG 患者血清中检测到 LRP4 抗体,但随后也在其他欧洲中心的 MG 患者中检测到。多数患者表现为眼外肌无力或轻度全身无力,20% 的患者仅表现为单纯眼肌型 MG,有学者认为单纯表现为眼肌型 MG 的患者可检测此抗体。除了同时合并 MuSK 抗体的患者,本型 MG 发生危象的可能性极小。2/3 分患者胸腺萎缩或呈现与年龄相符的改变,但也有胸腺增生的报道。

7. 儿童重症肌无力 我国儿童重症肌无力约占总数的 20%～47%,比例高于白种人。除个别病例之外,绝大多数病例仅表现单纯眼外肌麻痹,为一侧或双侧眼睑下垂、复视等,可呈左右交替发病。进展为全身型甚少见。上呼吸道感染、发热等可能为诱发因素。约有 1/4 病儿可自发缓解,但也常复发。

8. 新生儿重症肌无力 由患病母亲血清中的抗 AChR 抗体经胎盘输入胎儿体内引起,新生儿表现喂食困难、肌张力低下、哭声低弱、动作减少等。

9. 危象 危象系指由于疾病的严重发展,或药物应用不当、感染、分娩、手术等诸多因素所致的肌无力加重,呼吸肌麻痹而不能维持正常的换气功能的危急状态。可分为肌无力危象、胆碱能危象和反拗性危象。

【实验室检查】

80% 左右的 MG 患者血清抗 AChR 抗体阳性,约 30% 的 AChR 抗体阴性患者血清中可检测到 MuSK 抗体,而在抗体双阴性的患者中,约 19% 可检测到 LRP4 抗体。抗体阳性与临床症状的严重性不成比例。伴胸腺瘤患者可测到 Titin、Raynodin 抗体。胸腺 CT 检查常可见到胸腺增生或伴发胸腺瘤。合并甲状腺功能亢进者可有 T_3、T_4 增高,TSH 降低。

肌电图低频重复刺激(3 Hz/s)后,电位依次衰减 10% 以上者视为阳性,全身型 MG 阳性率约为 75%,眼肌型 MG 仅为 50%。单纤维肌电图(single fiber electromyography,SFEMG)表现为 Jitter 增宽和阻滞,是 MG 最敏感的诊断方法,敏感性＞95%,但其特异性欠佳,也可见于其他神经-肌肉疾病,如肌萎缩侧索硬化症、多发性肌炎等,临床应用中需加以鉴别。

【诊断和鉴别诊断】

根据受累骨骼肌的易疲劳性和病情波动,一般诊断并不困难。怀疑者可作疲劳试验,即令患者受累骨骼肌作重复或持续收缩动作,如持续上视(提上睑肌)、重复闭眼睁眼(眼轮匝肌)、咀嚼(咀嚼肌)、举臂(三角肌)等,连续数十次或持续数十秒钟后即可见到被测肌肉肌无力明显加重,即疲劳试验阳性。亦可作药物试验,方法为:记录患者肌无力程度,肌内注射新斯的明 0.5～1 mg(同时加用阿托品 0.5 mg 以减轻新斯的明不良反应),30 min 后比较肌内注射前后肌力改变,有明显改善者可确

诊(图 4-3-2-1)。若仍不能确诊可做重复电刺激肌电图或 SFEMG。诊断过程中一定要紧密结合临床和辅助检查,单凭 AChR 抗体、胸腺 CT 或重复电刺激不能肯定或否定 MG 的诊断。

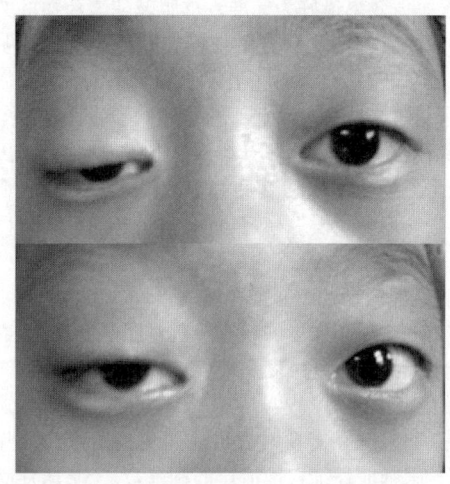

图 4-3-2-1 注射新斯的明前后患者右上睑下垂变化

虽然临床上对 MG 的诊断并不十分困难,但在临床实践中,根据肌无力累及的范围和特征,仍需与下列肌病相鉴别(见表 4-3-2-3)。

表 4-3-2-3 重症肌无力的鉴别诊断

全身型 MG	延髓肌型 MG	眼肌型 MG
1. 其他神经-肌肉接头疾病,包括 Lambert-Eaton 综合征、先天性肌无力综合征,神经毒素中毒,如肉毒毒素、蛇毒 2. 特发性炎性脱髓鞘性多发性神经根神经炎,包括吉兰-巴雷综合征、Miller-Fisher 综合征、CIDP 3. 其他肌病,如特发炎症性肌病、代谢性肌病和肌营养不良	1. 脑干卒中 2. 运动神经元病 3. 多脑神经病变	1. 眼睑痉挛症 2. 动眼神经麻痹 3. 先天性睑下垂 4. 线粒体肌病,如慢性进行性眼外肌麻痹(chronic progressive external ophthalmoplegia,CPEO)、Kearns-Sayre 综合征(KSS) 5. 眼咽型肌营养不良 6. 甲亢性眼病 7. 脑干病变 8. 老年性睑下垂 9. 机械性睑下垂 10. Miller-Fisher 综合征

【治疗】

虽然有关 MG 的治疗缺乏高级别循证医学资料支持,但多年的临床实践证明多种治疗对 MG 均有效。不同治疗方法的疗效、起效时间、不良反应及花费都不相同,临床医师应根据患者的病情、工作性质、经济情况等选择性价比相对较好的治疗方案。

(一) 对症治疗药物

1. 胆碱酯酶抑制剂 几乎适用于所有 MG 患者,虽然患者突触间隙的胆碱酯酶并不增多,但抑制其活性可使 ACh 降解减慢并使 ACh 和受体结合的时间延长,从而代偿结合点的不足而缓解肌无力症状。本类药物的优点为大多数患者症状可获改善且没有明确的慢性不良反应。缺点为仅是暂时、不完全性改善,随时间推移疗效下降,并有加速神经终末变性之可

能性。常用的药物有新斯的明,15 mg/片;溴化吡啶斯的明,60 mg/片。这两种药物剂量相当,新斯的明作用时间短(3 h),溴化吡啶斯的明不良反应小。溴化吡啶斯的明剂量为 180~540 mg/d,分次口服。应强调个体化用药,原则上以不良反应最小、改善肌力效果最好为标准。抗胆碱酯酶药物的共同不良反应为腹痛、腹泻、肉跳和分泌物增加等。不良反应明显者可加服阿托品 0.3~0.6 mg/d,但不宜持续应用。

2. β-受体选择性激动剂 麻黄碱和沙丁胺醇等 β2-肾上腺素能激动剂在 AGRN-LRP4-MUSK-DOK7 基因缺陷的先天性肌无力综合征中均有良好疗效。近期研究表明 β2-肾上腺素能激动剂能代偿性稳定运动终板结构和 AChR 的簇集,部分减轻 MuSK 信号通路的障碍。一项初步研究表明,添加 β2-肾上腺素能激动剂特布他林能改善 MG 患者的定量 MG 临床评分。近期一项小样本的双盲随机对照研究认为,麻黄碱添加治疗可小幅持续改善中度病情 MG 患者的症状。

(二)免疫抑制剂

在诊断明确并在必要时方可应用免疫治疗。治疗方案应"个体化"。医师应仔细权衡治疗的利弊,对于临床症状严重者治疗的风险性会增加。治疗过程中药物剂量要足、疗程要足够长,避免过早停用可能有效的药物。常用药物有以下几种。

1. 糖皮质激素 糖皮质激素能通过多重途径抑制免疫系统,当激素在用到中到大剂量后,MG 症状通常在 2~3 周内出现改善。约 50% 的患者在激素应用早期(7~10 d 内)可有短暂症状加重,一般持续 1 周左右,其中约 10% 的患者需要机械通气,其具体原因不明,可能与激素诱导的神经-肌肉接头功能减退有关。医师和患者均需充分估计和准备,以免危象发生。

常用激素药物为:① 泼尼松,对于合理的泼尼松治疗剂量尚未达成统一认识,可予泼尼松 10~20 mg/d 顿服开始,2 周后增加 10 mg,并逐渐改为隔日给药,在达到目标剂量 0.75~1 mg/kg 后,持续 8~12 周,然后逐渐减量。对于症状较轻的患者,尤其是单纯眼肌型者,初始剂量可予 30~50 mg/d,根据情况可加至 0.75~1 mg/kg,待病情改善后改为隔日疗法。② 甲泼尼龙,500~1 000 mg/d 静脉注射,连续 7~10 d 后改用泼尼松 100 mg/隔天口服,以后逐步减量。此法适用于危重并已有辅助呼吸安排的患者。

有关泼尼松减量没有既成指南,一般在有效后持续 8~12 周后逐步减量,减量后的症状反复需 1~2 周才能有所反映,因而主张每 2 周减 5 mg,当减至 30 mg/隔天后改为每 3 个月减 5 mg,至 10 mg/隔天后维持应用。过早过快减少剂量常引起病情波动。若在减量过程中病情加重可恢复先前用量。糖皮质激素的不良反应与药物日剂量、用药频率以及治疗时间有关,针对不同个体,应予最低有效剂量、最大给药间隙、最短用药时间的短效糖皮质激素。

激素治疗 MG 的性价比较高,起效相对较快,虽无高级别循证医学资料支持,但已有经验反映疗效肯定。激素有诸多不良反应,应用时应予特别注意,如体重增加、柯兴面容、感染、糖尿病、高血压、骨质疏松、精神病等。虽然不可避免,但可采取一些措施减少其程度。患者采用低热量、低碳水化合物、低钠饮食可减少体重增加,服用钙剂(1 500 mg/d)和维生素 D(400~800 IU/d)可减少骨质矿物丢失。如果患者出现骨质疏

松,可予二膦酸盐化合物治疗,如阿伦膦酸盐(alendronate)。H2 受体拮抗剂或质子泵抑制剂不作为常规应用,除非患者出现胃部不适。定期检查电解质、血糖、血压。

2. 硫唑嘌呤(azathioprine) 硫唑嘌呤通过代谢产物 6-巯基嘌呤发挥作用,能竞争性抑制参与细胞 DNA、RNA 合成的次黄嘌呤;主要作用于处于增殖阶段的 T、B 细胞,诱导低淋巴细胞血症。体外研究发现,它可抑制 T、B 细胞表面受体的表达(CD2),阻断丝裂原诱导的反应以及抗体反应。AZA 抑制抗原和丝裂原诱导的体外 T 细胞增殖反应其程度弱于环磷酰胺(CTX)。它具有轻度抗炎效应,可能与单核前体细胞分裂的抑制有关。常用于激素应用无效或有激素反指征者,有的医师同时应用激素和硫唑嘌呤。回顾性研究表明硫唑嘌呤用于一线或二线治疗时,70%~90% 的患者可获改善,但起效相当缓慢,长达 3~12 个月。与单用泼尼松患者相比,联合泼尼松和硫唑嘌呤的患者复发次数减少,缓解率增高,最终服用的泼尼松剂量小。初始剂量为 50 mg/d,1 周后若无不良反应,剂量可增加至每日 2~3 mg/kg,一般为 150~200 mg/d,大多数患者对硫唑嘌呤耐受性良好,但少数患者会出现不良反应。初始治疗数周内约 10% 的患者会出现发热、恶心、呕吐、腹痛等。约 10% 的患者有硫唑嘌呤-甲基转移酶基因突变,酶活性降低,硫唑嘌呤代谢减低,毒性增加。白细胞减少和肝功能损害是重要的不良反应,应该定期监测。AZA 长期应用有致癌作用,有致畸作用,孕妇禁用。

3. 环孢霉素(cyclosporine) 最先用于器官移植,为亲免素结合剂,在细胞内与 cyclophilin 结合,可抑制神经钙蛋白磷酸酶及其底物、NFAT 转导因子,从而防止 IL-2 等重要细胞因子的 mRNA 转录,抑制辅助性 T 细胞。是目前治疗 MG 唯一有随机、双盲、安慰剂对照试验证据的药物,环孢霉素与安慰剂相比能显著改善症状并降低 AChR 抗体水平,与激素合用可减少激素剂量。一般在起始治疗 1~2 个月后起效,比泼尼松慢但快于硫唑嘌呤。起初可予 50~100 mg,每天 2 次,最大剂量为 5~6 mg/(kg·d),维持血药浓度至 75~150 ng/ml,用药期间需监测肾功能和血压。

4. 霉酚酸酯(mycophenolate mofetil) 也是一种用于器官移植的免疫抑制剂,抑制次黄苷单磷酸脱氢酶,耗竭鸟嘌呤核苷酸,从而抑制 DNA 合成,能选择性抑制抗原特异性增殖的 T、B 细胞克隆。每日 2 g,分 2 次服用。2~4 周起效,常见不良作用为腹泻,白细胞减少,需予注意。

5. 环磷酰胺(cyclophosphamide) 属于烷基化物,能够嵌入 DNA 螺旋,主要作用于快速分裂的细胞,可使不同 T 细胞亚群减少和 B 细胞数量、功能降低。在皮质固醇类激素治疗效果不满意时,可用环磷酰胺 200 mg 静脉滴注,每 2~3 d 1 次,连续数周,或口服 50 mg,每日 2~3 次,总量以 3~5 g 为一疗程。起效时间变异较大。用药期间应注意白细胞减少、肝功能损害、出血性膀胱炎和疱疹的发生。

6. 他克莫司(FK-506) 与环孢霉素 A 同属一类免疫抑制剂,但其效应为环孢霉素的 10~100 倍,通过抑制神经钙蛋白磷酸酶通路,减少活化 T 细胞的增殖而发挥免疫抑制作用。FK-506 抑制许多与 Th 细胞相互作用的细胞因子,由此减少 B 细胞所产生抗体。近期的一项 meta 分析纳入 5 个高质量临床研究的结果表明,他克莫司治疗 6 个月后 MG 患者的临床评

分可获明显改善。他克莫司的推荐治疗剂量为 2～3 mg,低于移植后抗排异反应的治疗剂量。

7. 利妥昔单抗(rituximab) 是针对 B 细胞表面抗原 CD20 的人鼠嵌合型单克隆抗体,主要通过抗体依赖细胞毒作用、补体依赖细胞毒作用和凋亡等机制清除循环 B 细胞。目前已有较多观察性研究结果表明,利妥昔单抗可明显改善难治性 MG 的临床症状,且 MuSK - MG 的疗效优于 AChR - MG。然而,有关利妥昔单抗的治疗剂量未有统一,多数参照弥漫大 B 细胞淋巴瘤的治疗剂量。近期有初步研究表明,单次小剂量(600 mg)治疗难治性 MG 半年后,外周血 B 细胞仍维持较低水平,且临床评分可获明显改善。

8. 依库组单抗(eculizumab) 是针对 C5 的人源性单克隆抗体,通过与 C5 特异性结合,抑制 C5 分解为 C5a 和 C5b,进而阻止攻膜复合物(membrane attack complex,MAC)的形成并阻断其对 NMJ 的破坏以及后续促炎因子的产生。一项小样本随机化 II 期临床研究表明依库组单抗可明显改善 MG 治疗组的临床症状,而一项 III 期临床研究虽未证明依库组单抗可改善主要终点,但次要终点和析因分析(post-hoc analysis)均表明其治疗难治性 MG 有效,起效时间平均在 4 周之内,约 12 周达到最大疗效。

(三) 血浆置换(plasmapheresis)

可清除循环抗体和炎性介质。适用于肌无力急性加重者、胸腺切除术前准备或拟大剂量激素冲击者,或激素疗效不满意慢性患者。推荐置换量为 2～3 L/次,每周 3 次,通常换 2～3 次后症状明显改善,5～6 次可达平台期,疗效维持数周后消退。本方法价格昂贵并有引起血液传染病之风险,需在有经验的单位权衡利弊后进行。近来开展的双重血浆置换采用双分离器将 MG 患者血浆中致病抗体和免疫复合物去除,随后再把剩余成分后回输体内,疗效可与血浆置换媲美,且避免了血液传染病风险,值得推广应用。

(四) 免疫球蛋白

其机制尚不清楚,可能与阻断 Fc 受体、中和循环抗体、增加免疫复合物的清除、免疫网络调节等机制有关。适应证同血浆置换,疗效也相当。推荐剂量为 400 mg/(kg·d),5 次为一疗程。多在 1 周内起效,多数患者有效且无明显不良反应。但价格昂贵,要获长期疗效仍需使用激素或免疫抑制剂。

(五) 胸腺切除

为治疗本病的重要手段之一,发现胸腺瘤者均应考虑切除,除非是有手术反指征。非胸腺瘤者实施手术适用于早发型、AChR 抗体阳性和病情稳定者,对 MuSK 和 LRP4 抗体阳性者不作推荐。术后症状不改善者继续应用激素及其他免疫抑制剂继续治疗。

(六) MG 禁用和慎用药物

奎宁、吗啡、氨基糖苷类抗生素、多黏菌素等均有严重加重神经-肌肉接头传递或抑制呼吸肌之作用,应当禁用。苯二氮䓬类药物、苯巴比妥等镇静药物对精神紧张、情绪不稳定的患者常有改善症状之效,但有危象倾向者必须慎用。

【治疗策略】

根据本科多年的临床经验并结合参考文献,提出下列治疗重症肌无力的策略以供参考(图 4-3-2-2),详见如下。

(一) 眼肌型 MG

单纯眼肌型 MG 由于对患者影响较小,治疗时必须考虑患者的病情和生活方式、职业、经济情况等。例如,若家庭妇女患眼肌型 MG 并对吡啶斯的明部分有效,就不必再加用免疫抑制剂。若发生于司机或医师,由于对视力和外观的要求,需要更积极的治疗。激素治疗眼肌型 MG 的方案并无统一,一般主张 10～20 mg 泼尼松每日顿服开始,每隔几日增加剂量直至症状改善。半数以上患者在激素减量时,特别是短程治疗后立即减量者会病情复发。回顾性研究表明激素治疗可以降低发展为全身型的风险,但需要前瞻性研究的证实。

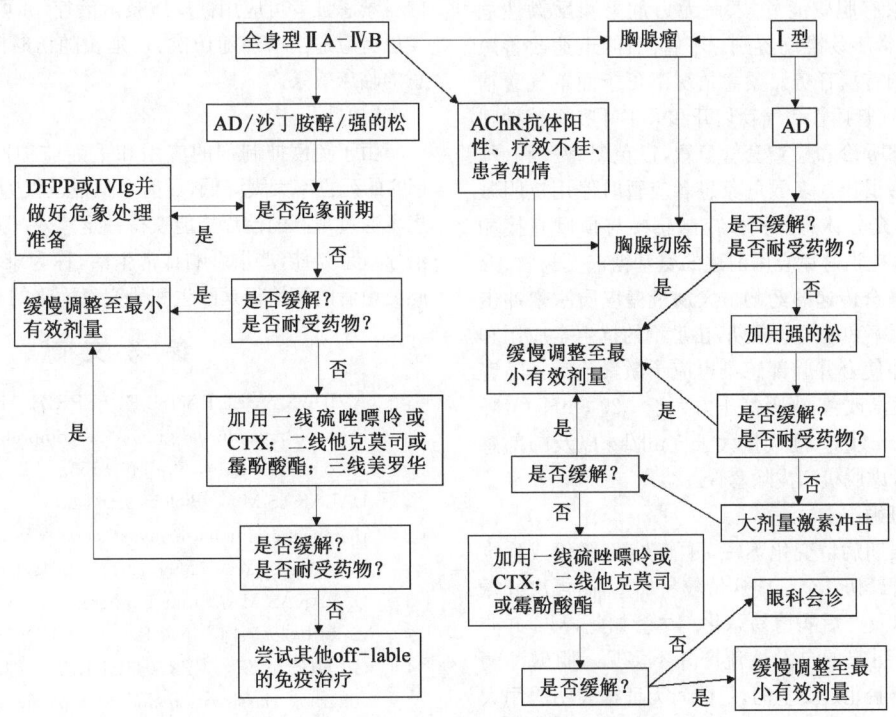

图 4-3-2-2 治疗重症肌无力流程

(二)儿童型 MG

我国儿童型 MG 大多表现为眼肌型,由于部分患儿可自发缓解以及激素可引起发育迟缓等不良反应,使用激素一般较为慎重。主张首先用吡啶斯的明治疗,若 3 个月后症状无改善或出现眼球活动障碍时建议激素治疗,方案基本同眼肌型 MG。

(三)中青年全身型 MG

胆碱酯酶抑制剂为基础对症治疗。若有胸腺异常均应予以切除,累及延髓肌或呼吸肌者可待病情稳定后或术前行血浆置换以减少手术风险。术后若仍有肌无力者可予糖皮质激素、硫唑嘌呤、他克莫司、环孢霉素或霉酚酸酯维持治疗。

(四)年龄>60 岁的全身型 MG

不管有否伴发胸腺瘤,在对此类患者制定治疗方案时应考虑预期寿命和并发其他疾病的问题。首选胆碱酯酶抑制剂,如果疗效欠佳,应考虑给予糖皮质激素,可同时加用硫唑嘌呤,必要时联用血浆置换或静脉丙球,当取得最大疗效后逐渐减少泼尼松的剂量。如有激素反指征者可选用硫唑嘌呤、环磷酰胺、他克莫司、环孢霉素或霉酚酸酯。

(五)伴胸腺瘤 MG

所有伴胸腺瘤者原则上应行胸腺切除,术前应先给予适量泼尼松和或血浆置换治疗直至出现最佳疗效。如果瘤体切除不完全或肿瘤已浸润至胸腺囊外需行放疗。术后的药物治疗与非胸腺瘤者一致。对于年龄较大而瘤体较小的患者,可视身体状况不作肿瘤切除,予药物治疗并密切随访。

(六)AChR 抗体阴性 MG

近 1/4 的 MG 患者 AChR 抗体阴性,以眼肌型多见而胸腺异常(增生或瘤)少见。此类患者的诊断主要依赖于临床症状、胆碱酯酶抑制剂的疗效以及电生理表现。其中儿童期起病的应除外遗传性肌无力。治疗策略与前述一致。

【MG 的特殊情况】

(一)肌无力危象

虽然肌无力危象有胆碱能危象、肌无力危象和反拗性危象,但在临床工作中常不易准确鉴别。不管怎样,迅速改善患者通气是解决危象的首要任务。紧急情况下可予面罩气囊辅助通气,随后立即行气管插管和气切切开和人工呼吸机辅助呼吸。应注意经常肺部听诊和检查套管位置,以免忽略气胸、肺不张等并发症和套管滑出。多数危象患者应暂时停用抗胆碱酯酶药物,以使受体充分休息。积极控制感染与预后直接相关,在抗菌素选择时,应当避免应用前述的氨基糖甙类药物、万古霉素等抑制神经兴奋传递的药物。大剂量糖皮质激素冲击治疗可大大降低病死率和缩短危象期,在足量的抗生素应用和良好的气切护理下即使合并肺部感染也应予激素治疗。随着患者肌无力症状的逐渐改善,当吸气压力大于−20 cmH$_2$O、呼气压力大于 35~40 cmH$_2$O、潮气量大于 5 ml/kg 以及肺部感染控制良好时可以考虑脱机和拔除套管。

(二)MG 合并妊娠

患病妇女在妊娠期病情变化不一,可能改善、恶化或稳定无变化。首次妊娠时最初 3 个月内病情较易加重,而再次妊娠时则是最后 3 个月以及产后病情易恶化。尽管如此,MG 并非妊娠的禁忌证。MG 引起的自发性流产并不多见。胆碱酯酶抑制剂和泼尼松对于胎儿是安全的,目前尚无证据表明服用大剂量泼尼松的妊娠妇女会对婴儿产生不利影响。硫唑嘌呤、环磷酰胺等则可能有致畸作用,妊娠前一定要停用。虽然没有大规模临床试验证实丙球或血浆交换是否对孕妇有影响,但目前的资料表明是安全的。患病妇女的阵痛和分娩通常正常,剖腹产仅用于有产科指征者。分娩或剖腹产时局麻为首选,处理先兆子痫时慎用硫酸镁,可选用巴比妥类药物。虽然理论上母体的致病抗体有通过母乳传给婴儿的风险,但在临床实践中母乳喂养不受限制。

(三)MG 与麻醉

手术的应激以及围手术期应用的一些药物可能会使 MG 病情恶化。一般局麻或脊髓麻醉优于吸入麻醉。神经节肌肉接头阻滞剂应该有选择性地慎用,去极化肌松剂所需剂量可能比非 MG 患者高,但非去极化肌松剂仅需较低剂量就可引起明显且维持时间长的阻滞效应,术后所需辅助呼吸时间也延长。

(四)一过性新生儿肌无力

患病母亲中有 10%～20% 的新生儿会发生一过性 MG。患儿症状的严重程度与母亲的病情无相关性。母体的抗体水平与新生儿发生肌无力的频度和严重性相关。如果患病母亲分娩出有一过性肌无力的婴儿,以后再分娩时可能同样累及。患儿全身张力低并在 3 d 内喂饲困难。有些患儿症状会推迟 1~2 d 出现症状。症状通常持续 2 周~3 个月。新生儿体内的抗体半衰期为 2~3 周,5 个月后不能测出,此过程与临床无力持续时间一致。所有患病母亲所分娩的婴儿均应评价是否有一过性肌无力。如果影响吞咽或呼吸需要给予胆碱酯酶抑制剂对症治疗,必要时应用血浆置换治疗。

(五)MG 合并甲状腺功能亢进

甲亢和重症肌无力可先后或同时发生,重症肌无力可发生在甲亢病程的各个阶段;眼肌病和四肢无力是重症肌无力最常见的主诉。对 MG 并发甲状腺疾病或伴有甲状腺抗体阳性者的治疗要两者兼顾,治疗后 MG 一般无立即变化,少数病例在甲亢治疗后缓解,亦有少数在甲亢治疗后发生 MG。若无内科禁忌证者可应用糖皮质激素治疗,亦可进行胸腺摘除。此类患者应当增加随访次数、延长随访时间,以期达到比较满意的临床效果。

【预后】

由于免疫抑制剂的应用和重症监护医学的发展,全身型 MG 的死亡率大大降低,目前文献报道仅为 3%～4%。大多数患者通过现有的治疗均能获得一定疗效,但也有约 10% 的患者治疗效果欠佳,严重影响日常生活,称为难治性 MG,如何改善此类患者的病情仍是医生和研究者面临的难题。

参 考 文 献

[1] AVIDAN N, LE PANSE R, BERRIH-AKNIN S, et al. Genetic basis of myasthenia gravis: a comprehensive review [J]. J Autoimmun, 2014, 52: 146-153.

[2] DALAKAS M C. Biologics and other novel approaches as new therapeutic options in myasthenia gravis: a view to the future [J]. Ann N Y Acad Sci, 2012, 1274: 1-8.

[3] DALAKAS M C. Immunotherapy in myasthenia gravis in the era of biologics[J]. Nat Rev Neurol, 2019, 15(2): 113-124.

[4] GILHUS N E, VERSCHUUREN J J. Myasthenia gravis: subgroup classification and therapeutic strategies[J]. Lancet Neurol, 2015, 14(10): 1023-1036.

[5] JING S, SONG Y, SONG J, et al. Responsiveness to low-dose rituximab in refractory generalized myasthenia gravis [J]. J Neuroimmunol, 2017, 311: 14 – 21.

[6] LAI C H, TSENG H F. Nationwide population-based epidemiological study of myasthenia gravis in Taiwan [J]. Neuroepidemiology, 2010, 35(1): 66 – 71.

[7] MARTINKA I, FULOVA M, SPALEKOVA M, et al. Epidemiology of myasthenia gravis in Slovakia in the years 1977 – 2015 [J]. Neuroepidemiology, 2018, 50 (3/4): 153 – 159.

[8] PARK S Y, LEE J Y, LIM N G, et al. Incidence and prevalence of myasthenia gravis in korea: a population-based study using the national health insurance claims database[J]. J Clin Neurol, 2016, 12(3): 340 – 344.

[9] PHILLIPS L H 2nd. The epidemiology of myasthenia gravis [J]. Ann N Y Acad Sci, 2003, 998: 407 – 412.

[10] RENTON A E, PLINER H A, PROVENZANO C, et al. A genome-wide association study of myasthenia gravis[J]. JAMA Neurol, 2015, 72(4): 396 – 404.

[11] WANG L, ZHANG S, XI J, et al. Efficacy and safety of tacrolimus for myasthenia gravis: a systematic review and meta-analysis[J]. J Neurol, 2017, 264(11): 2191 – 2200.

[12] WOLFE G I, KAMINSKI H J, ABAN I B, et al. Randomized trial of thymectomy in myasthenia gravis[J]. N Engl J Med, 2016, 375(6): 511 – 522.

[13] ZHOU L, LIU W, LI W, et al. Tacrolimus in the treatment of myasthenia gravis in patients with an inadequate response to glucocorticoid therapy: randomized, double-blind, placebo-controlled study conducted in China [J]. Ther Adv Neurol Disord, 2017, 10(9): 315 – 325.

第三节　肌无力综合征

周　磊

肌无力综合征又称为 Lambert - Eaton 综合征(LEMS),是一种突触前膜 ACh 释放异常导致类似重症肌无力临床表现的综合征,以肌无力、自主神经功能障碍、腱反射下降为主要特点。从发病机制上看为自身免疫性疾病,但常与恶性肿瘤,尤其是小细胞肺癌有关。

【流行病学】

虽然 LEMS 的临床症状与 MG 相似,但其发病率较 MG 更低。Wirtz 等统计了荷兰的 LEMS 流行病学情况,年发病率为 0.48/100 000,患病率为 2.32/100 000。近期北美的流行病学研究中发现,LEMS 在北美退伍军人中的年发病率为 0.6/100 000,目前国内尚未开展关于此病的大型流行病学研究,但持续不断有临床案例报道。国外资料表明,约 3% 的小细胞肺癌患者会发生 LEMS,美国的小细胞肺癌相关 LEMS 患病率粗略估计为 5/1 000 000。由于伴有肿瘤的 LEMS 占一半左右,因此整体 LEMS 的患病率大概为 1/100 000。

【病因和发病机制】

从病因学而言,LEMS 可分为肿瘤性 LEMS(T - LEMS)和非肿瘤性 LEMS(NT - LEMS)两大类型。在已报道的病例中,

T - LEMS 所占比例较大。国内报道中 T - LEMS 占 50%～87%,NT - LEMS 占 13%～50%。在 T - LEMS 中最常见的并发肿瘤是小细胞肺癌(small cell lung cancer,SCLC),占 T - LEMS 的比例为 68%～86%,其他肿瘤有乳腺癌、胃癌、前列腺癌、肾癌等。NT - LEMS 常合并其他自身免疫性疾病,如甲状腺疾病、类风湿关节炎、干燥综合征等。一项大规模的国外临床研究中,T - LEMS 患者的平均发病年龄是 60 岁,其中 65% 患者是男性;然而 NT - LEMS 患者不存在性别差异,并可见于任何年龄,发病峰值多集中于 35 岁和 60 岁左右。

LEMS 的发病机制主要与自身免疫有关。神经递质在神经-肌肉接头及自主神经突触前膜的释放依赖于通过电压门控钙离子通道(voltage - gated calcium channel,VGCC)的钙离子内流。VGCCs 可分为 L、N、P/Q、R 及 T 亚型,神经-肌肉接头乙酰胆碱的释放主要依赖于 P/Q 亚型的 VGCCs。正常情况下,突触前膜 VGCCs 在突触前膜规则平行排列,在 LEMS 患者和注射 LEMS IgG 的小鼠中,抗 VGCCs 的二价 IgG 与钙离子通道交联,VGCCs 失去规则的排列方式而聚集成簇,数目也减少,导致乙酰胆碱释放减少。当肌肉短时间内持续收缩,可使递质累积,从而造成肌肉收缩先无力后有力的现象。有研究表明,小细胞肺癌细胞为神经外胚层来源,与周围神经系统有交叉抗原并含有高浓度的 VGCCs,可诱导自身抗体的产生并与突触前膜发生交叉免疫反应。非肿瘤相关 LEMS 可能是自身免疫介导所致,其原因是血清阴性患者由突触前膜产生的其他自身抗体所致,例如突触结合蛋白、M1 型毒蕈碱 Ach 受体、SOX1(SRY 家族的一种转录因子)抗体等,患者血清中常可检测到器官特异性抗体。

【临床表现】

本病典型的临床三联征包括近端肢体无力、自主神经症状和腱反射减退。多以隐袭性起病,常于起病数月乃至数年后方得确诊。患者以近端肌受累为主,下肢重于上肢,短暂收缩后肌力可获改善,但持续时间较久后却出现病态疲劳。脑神经支配的肌肉也可受累,约 25% 的患者有睑下垂或复视,少数有咀嚼、吞咽困难,但症状轻且短暂,较少出现呼吸肌无力。静止状态下腱反射减弱或消失,但重复肌肉收缩后可出现反射加强。可伴有口干、眼干、阳痿以及体位性低血压等自主神经功能障碍。许多患者瞳孔可扩大并且对光反应迟钝。感觉检查无明显异常,新斯的明试验肌无力改善,但程度远不及重症肌无力明显。

伴小细胞肺癌的 LEMS 患者还可出现其他副癌综合征的表现,如抗利尿激素分泌异常、感觉运动周围神经病或亚急性小脑变性等。相关肿瘤可于本病之前或之后被检出。如果在 LEMS 发病后 2 年内未发现肿瘤,则伴随肿瘤可能性较小。

【实验室检查】

高频(30～50 Hz/s)重复电刺激、病肌持续收缩 15 s 以及寒冷状态下动作电位波幅明显增高是 LEMS 的电生理特点,而 AAEM 规定 CMAP 增量幅度超过 100% 是 LEMS 特异性的,诊断的灵敏度范围为 84%～96%,另有研究提出 60% 的增量幅度同样具有诊断意义,且诊断的灵敏度提高到 97%。而低频(2～3 Hz/s)重复电刺激时电位波幅明显降低。单纤维肌电图可见 jitter 增宽和阻滞,被动刺激时随着刺激频率增

加而 jitter 明显改善,休息后 jitter 增宽。P/Q - VGCC 抗体是导致 LEMS 的直接原因,85%～90%的 LEMS 患者可检测到这种抗体,P/Q - VGCC 抗体检测配合临床症状和电生理检查可确诊 LEMS。另有研究表明,SOX1 抗体与 SCLC - LEMS 相关,是一种潜在的 SCLC - LEMS 病因。使用该抗体检测区分 SCLC - LEMS 与 NT - LEMS 的灵敏度达到 67%,特异性达到 95%。肿瘤相关者胸部 CT 或 PET 检查可发现相应占位病灶。

【诊断与鉴别诊断】

根据中年后起病、肢体肌无力、下肢重于上肢,适当活动后症状反见减轻,伴自主神经功能障碍等可做出临床诊断。肌电图高频重复电刺激的特征性表现和 P/Q 型 VGCCs 抗体的检出可以确诊。应与重症肌无力、周围神经病、多发性肌炎等相鉴别,尤其是与同为神经-肌肉接头病变的重症肌无力相鉴别,如表 4-3-3-1。

表 4-3-3-1　重症肌无力(MG)和 Lambert - Eaton 肌无力综合征(LEMS)的比较

要点	LEMS	MG
病理生理和靶抗原	伴有 VGCC 抗体的神经-肌肉接头突触前膜病变	伴有 AChR 或 Musk 抗体的神经-肌肉接头突触后膜疾病
临床表现	早期累及下肢,程度较重,随后累及眼外肌或延髓肌,程度较轻 腱反射减弱或消失 自主神经功能受累	早期累及眼外肌或延髓肌,较为明显 腱反射正常 无自主神经功能受累
伴随情况	肿瘤性 LEMS 占 50%以上,其中 90%以上为小细胞肺癌 非肿瘤性 LEMS 多伴有其他自身免疫病	AChR 抗体阳性的全身型 MG 中 15%伴有胸腺瘤 早发型 MG 伴胸腺增生者多伴有其他自身免疫病
电生理检查	CMAP 波幅降低 低频 RNS 衰减 高频 RNS 或最大用力收缩后递增(高于 60%～100%)	CMAP 正常 低频 RNS 衰减(>10%) 高频 RNS 无明显递增
血清学检查	90%以上的患者可检测到 VGCC 抗体	85%的全身型和 50%的眼肌型 MG 患者可检测到 AChR 抗体
治疗	磷酸二氨吡啶是最有效的对症治疗药物 手术切除小细胞肺癌 免疫治疗可能有改善	吡啶斯的明是最有效的对症治疗药物 手术切除胸腺增生 免疫治疗明显有改善

【治疗】

LEMS 患者一经确诊,应当首先给予磷酸二氨吡啶进行对症治疗,然后检查有无伴发肿瘤。对于 T - LEMS 患者,应优先治疗其肿瘤,且成功的肿瘤治疗往往能减轻 LEMS 的症状。对于 NT - LEMS 及肿瘤治疗效果不佳的 T - LEMS 患者,根据 LEMS 的发病机制,目前对症治疗主要有:钾离子通道阻断剂、胆碱酯酶抑制剂、钙离子通道激动剂及免疫抑制疗法 4 种治疗方案。其中磷酸二氨吡啶作为优选药物,可视病情配合使用胆碱酯酶抑制剂和免疫抑制疗法进行治疗。

1. 钾离子通道阻断剂　钾离子通道阻断剂通过阻滞神经细胞前膜的钾离子通道使钙离子通道开放时间增多,从而使更多的乙酰胆碱得以释放,延长运动神经末梢动作电位持续时间,以此治疗 LEMS 的肌无力等症状。目前,临床上用于治疗 LEMS 的钾离子通道阻断剂包括磷酸二氨吡啶、4 -氨基吡啶(4 - aminopyridine)和胍(guanidine)。磷酸二氨吡啶和 4 -氨基吡啶同为氨基吡啶(aminopyridine)类化合物。最新研究表明,氨基吡啶类可抑制突触前膜钾离子通道,从而增加乙酰胆碱的释放及改善动作电位的传导;还可增加小脑浦肯野细胞的静息放电率和兴奋性,从而降低由前庭小脑介导的深小脑细胞核 γ-氨基丁酸能抑制作用,使之适用于多种神经系统疾病,如 LEMS、多发性硬化症、下视性眼球震颤及小脑性共济失调等。临床上,磷酸二氨吡啶和 4 -氨基吡啶分别针对不同的适应证。磷酸二氨吡啶用于治疗 LEMS,4 -氨基吡啶因易穿过血-脑屏障,主要用于治疗中枢神经疾病。磷酸二氨吡啶口服 20 min 开始起效,药效持续 4 h 左右。最佳剂量需个体化,一般建议 10 mg 每日口服 3～4 次,连续 2 周,以后每隔 2 周增加 5 mg 直到最佳疗效出现,日剂量不超过 100 mg。磷酸二氨吡啶较安全,在日剂量小于 60 mg 时几乎没有不良反应,但存在剂量限制性不良反应,例如感觉异常、睡眠困难。4 -氨基吡啶也可增加乙酰胆碱在神经-肌肉接头处的释放,但有患者服用 120 mg/d 后出现癫痫发作,这是因为单氨基吡啶容易穿过血-脑屏障,造成严重的中枢神经系统不良反应,限制了其使用。胍是一种具有强碱性的有机化合物,曾用于 LEMS 的治疗。但由于胍存在骨髓抑制、肾功能衰竭等严重不良反应,导致其使用受到限制,已被磷酸二氨吡啶所取代。

2. 胆碱酯酶抑制剂　胆碱酯酶抑制剂通过阻断乙酰胆碱降解,使其积累在突触间隙,导致长期或重复刺激突触后胆碱能受体来达到治疗目的。

3. 钙离子通道激动剂　GV - 58 是一种由细胞周期蛋白依赖型激酶抑制剂开发得到的钙离子通道激动剂,可直接促进钙离子通道从而使更多乙酰胆碱释放。通过 LEMS 小鼠模型的被动转移实验已证实,当更多的钙离子通道开放时,GV - 58 具有更大的激动剂作用;且 GV - 58 与磷酸二氨吡啶的联合用药可引起超相加效应,可完全使受损神经-肌肉接头处乙酰胆碱正常释放。

4. 免疫抑制疗法　鉴于 LEMS 是由 VGCC 抗体介导的自身免疫性疾病,当使用磷酸二氨吡啶无明显效果时,通常会采用免疫抑制疗法。免疫抑制疗法具体通过移除或中和 VGCC 自身抗体、抑制免疫 T 细胞或 B 细胞活性等方式来达到治疗目的。免疫抑制疗法的主要治疗措施如血浆置换、静脉注射免疫球蛋白(ivIg)、硫唑嘌呤、利妥昔单抗在 LEMS 患者的治疗中是有效的。

与重症肌无力一样,干扰神经-肌肉接头传递的药物会加重 LEMS 的肌无力症状,如 d 筒箭毒碱、泮库溴铵(pancuronium bromide)、氨基糖苷类抗生素以及部分抗心律失常药(普鲁卡因酰胺、奎尼丁)、β 肾上腺素能和 Ca²⁺ 通道阻滞剂等。有个例报道应用镁盐和静脉注射碘造影剂后病情也会加重,上述药物应尽量避免。建议患者在应用任何新药后均需观察症状变化。此外,肌无力在环境温度升高或患者发热时会加重,应避免洗桑拿或热水澡。各种系统性疾病也会引起短暂的无力加重,临床医师应予注意。

【预后和前景】

患者的预后取决于是否与肿瘤相关,伴肿瘤者预后差,而不伴肿瘤的 LEMS 预后较好,但需长期应用免疫抑制剂稳定病情。目前,使用磷酸二氨吡啶的对症治疗已是 LEMS 治疗的首选方案。为了降低其剂量限制性不良反应并进一步改善其疗效,未来将需要进一步的试验来评价新的给药模式,以及进一步评估与胆碱酯酶抑制剂和免疫抑制剂的联合治疗效果。GV-58 是一种有潜力的在研药物,GV-58 和磷酸二氨吡啶的联合用药有希望成为 LEMS 的替代治疗方法。

参 考 文 献

[1] ABENROTH D C, SMITH A G, GREENLEE J E, et al. Lambert-Eaton myasthenic syndrome (LEMS): epidemiology and therapeutic response in the national veterans affairs (VA) population[J]. Muscle Nerve, 2017, 56(3): 421-426.

[2] CHIOU-TAN F Y, GILCHRIST J M. Repetitive nerve stimulation and single-fiber electromyography in the evaluation of patients with suspected myasthenia gravis or Lambert-Eaton myasthenic syndrome: review of recent literature[J]. Muscle Nerve, 2015, 52(3): 455-462.

[3] LIPKA A F, VERSCHUUREN J J, TITULAER M J. SOX1 antibodies in Lambert-Eaton myasthenic syndrome and screening for small cell lung carcinoma[J]. Ann N Y Acad Sci, 2012, 1275(1): 70-77.

[4] STRUPP M, TEUFEL J, ZWERGAL A, et al. Aminopyridines for the treatment of neurologic disorders[J]. Neurol Clin Pract, 2017, 7(1): 65-76.

[5] TARR T B, LACOMIS D, REDDEL S W, et al. Complete reversal of Lambert-Eaton myasthenic syndrome synaptic impairment by the combined use of a K^+ channel blocker and a Ca^{2+} channel agonist[J]. J Physiol (Lond), 2014, 592(16): 3687-3696.

[6] TITULAER M J, MADDISON P, SONT J K, et al. Clinical Dutch-English Lambert-Eaton myasthenic syndrome (LEMS) tumor association prediction score accurately predicts small-cell lung cancer in the LEMS[J]. J Clin Oncol, 2011, 29(7): 902-908.

[7] VAN SONDEREN A, WIRTZ P W, VERSCHUUREN J J, et al. Paraneoplastic syndromes of the neuromuscular junction: therapeutic options in myasthenia gravis, Lambert-Eaton myasthenic syndrome, and neuromyotonia[J]. Curr Treat Options Neurol, 2013, 15(2): 224-239.

[8] WIRTZ P W, NIJNUIS M G, SOTODEH M, et al. The epidemiology of myasthenia gravis, Lambert-Eaton myasthenic syndrome and their associated tumours in the northern part of the province of South Holland[J]. J Neurol, 2003, 250(6): 698-701.

第四节 先天性肌无力综合征

奚剑英

先天性肌无力综合征(congenital myasthenia syndrome, CMS)是一组由遗传缺陷导致神经-肌肉接头功能障碍的疾病,常见于新生儿或婴儿,也可见于儿童或成人。本组疾病在临床上十分罕见,在英国 18 岁以下儿童中的平均发病率为 9.2/1 000 000,根据区域不同,发病率在 2.8~15.5/1 000 000,国内未有相关数据报道。由于本组疾病为可治性疾病且诊断明确后可对患者和家属提供遗传咨询,认识此类疾病具有重要意义。基因检测技术的进步使本组疾病的精确分子诊断成为可能。

本组疾病种类较多,可根据遗传方式、缺陷蛋白在突触的位置进行分类。除慢通道综合征及 SYT2 突变所致的突触前 CMS 为常染色体显性遗传外,大多 CMS 为常染色体隐性遗传。自 1977 年 Engel 首次阐明 AChE 缺乏类型后,不断有新的 CMS 致病基因被发现,现至少发现有 30 个致病基因。根据病变损害的部位可分为突出前缺陷(5.6%)、突触间隙异常(13%)、突触后缺陷(76.3)和先天性糖基化缺陷(3.7%)等(见表 4-3-4-1)。

表 4-3-4-1 CMS 的分类及临床电生理特点

分类	基因	临床及电生理特点
1. 突触前		
终板胆碱乙酰转移酶	CHAT	发作性呼吸困难,10 Hz 刺激 5 min 后 RNS 阳
非传统肌球蛋白 9	MYO9A	瞳孔对光反射迟钝
脯氨酰肽链内切酶样蛋白基因	PREPL	
囊泡 Ach 转运体(VAChT)	SLC18A3	
高亲和力胆碱转运体 1(ChT)	SLC5A7	
突触体相关蛋白 25	SNAP25B	
Synaptotagmin 2	SYT2	运动易化
MUNC13-1	UNC13-1	
Synaptobrevin 1	VAMP1	
2. 突触间隙及基底膜		
胶原ⅩⅢα1 链	COL13A1	
终板胆碱酯酶缺陷	COLQ	重复 CMAP

分类	基因	临床及电生理特点
层粘连蛋白 α5	*LAMA5*	
层粘连蛋白 β2	*LAMB2*	眼部畸形、肾病综合征
3. 突触后		
原发乙酰胆碱受体缺陷	*CHRNA，CHRNB，CHRND，CHRNE*	
慢通道综合征	*CHRNA，CHRNB，CHRND，CHRNE*	常显，重复 CMAP
快通道综合征	*CHRNA，CHRNB，CHRND，CHRNE*	
agrin	*AGRN*	部分运动易化
docking protein 7（Dok-7）	*DOK7*	仅肢带和中轴肌无力
LRP4	*LRP4*	
MuSK	*MUSK*	
plectin	*PLEC1*	
Rapsyn	*RAPSN*	发作性呼吸困难
钠离子通道	*SCN4A*	
4. 糖基化		
α-1,3/1,6-甘露糖转移酶	*ALG2*	仅肢带和中轴肌无力
UDP-N-乙酰氨基葡萄糖转移酶	*ALG14*	仅肢带和中轴肌无力
多萜醇磷酸-N-乙酰氨基葡萄糖磷酸转移酶 1	*DPAGT1*	肢带无力伴癫痫和认知功能障碍
谷氨酰胺-果糖-6-磷酸转氨酶 1	*GFPT1*	仅肢带和中轴肌无力
GDP-甘露糖焦磷酸化酶 B	*GMPPB*	肌营养不良表型

CMS 的临床特点包括：① 出生或婴幼儿起病。② 肌肉易疲劳，肌无力症状波动，可呈一天内或季节性波动。③ 肌无力分布范围广，除肢体近远端无力，患儿可因延髓无力出现喂养困难、啼哭声弱；因呼吸困难出现反复肺部感染，甚至需要机械通气；与重症肌无力一样，CMS 也好累及提上睑肌和眼外肌而易出现眼睑下垂和眼球活动障碍症状。④ 可出现先天性肌病样表现，如狭长面容、翼状肩和关节挛缩等。结合上述临床特点、家族史及 AchR 等自身抗体阴性可诊断 CMS。但是，由于其临床上具有高度异质性，部分患者可起病晚、没有家族史、电生理异常仅在发现于部分肌肉或呈间歇性改变，大部分患者仍诊断困难。

一、突触前 CMS

由于二代测序技术的普及，近 2 年对突触前膜 CMS 的认识有了极大的进步。除广被认识的 CHAT 突变所致 CMS 外，还包括 *MYO9A*、*PREPL*、*SLC18A3*、*SLC5A7*、*SNAP25B*、*SYT2*、*UNC13-1* 及 *VAMP1* 等与轴突转运、ACh 的合成再利用、囊泡的胞吐等功能相关基因突变所致的 CMS。本组 CMS 除肌接头功能障碍所致的新生儿起病的呼吸困难、肢体无力和关节挛缩外，患者还可出现中枢受累，包括皮层过度兴奋、共济失调等。如，*SYT2* 编码蛋白 synaptotagmin 2 是神经传导过程中钙离子的感受器，*SYT2* 突变的家系临床为运动轴索型周围神经病的表型，并且症状波动，电生理上类似 LEMS 的改变。这也是迄今发现的第二类常染色体显性遗传测 CMS。*SNAP25B* 与囊泡的胞吐有关，在报道的一个非洲-美国 *SNAP25B* 突变的患者表现为严重的新生儿起病的 CMS，同时伴有肌张力增高、共济失调、认知功能减退和皮层过度兴奋等中枢受累症状。

终板胆碱乙酰转移酶缺陷

终板胆碱乙酰转移酶缺陷（endplate choline acetyltransferase deficiency）是突触前膜 CMS 中最广为认识的一种，以往也称为"新生儿家族性肌无力"或"发作性窒息的先天性肌无力"。该亚型是由染色体 10q11.2 上编码终板胆碱乙酰转移酶的 *CHAT* 基因突变所致。胆碱乙酰转移酶是 ACh 在神经终末再合成的限速酶，*CHAT* 突变可降低其蛋白表达、催化效率或影响结构稳定，引起 Ach 再合成释放减少，突触传递障碍。

本病以感染、发热或应激诱发的突然发作性窒息为主要特征。部分患者在出生时表现为张力低下、严重的延髓肌和呼吸肌麻痹，严重者可能需要持续数周的机械通气，甚至部分患者缺乏自主呼吸。随着年龄增长症状可逐渐改善，但可伴有延髓肌麻痹和窒息复发。部分患者在出生时正常，婴儿期或童年早期发病。发作间歇期患者可有不同程度的睑下垂和肌无力。首次发作后，窒息次数会减少。患者症状的严重程度与 *CHAT* 突变位点的位置有关，位于催化酶活性通道、底物结合部位或发挥别构效应的位点引起的症状更严重。电生理上该病在轻等强度刺激下，CMAP 及 EPP 可下降 50% 以上（正常下降不超过 30%）。但与其他 CMS 可以在 5 min 内恢复不同，*CHAT* 突变需要 5～10 min 后才能恢复正常，提示 ACh 再合成障碍。本病对胆碱酯酶抑制剂反应良好，是常有窒息发作患者的预防性用药。

二、突触间隙及基膜相关 CMS

突触基底膜是位于细胞外基质的一种结构，对突触前后膜的排列、组织和维持起着重要作用，主要成分包括层粘蛋白、胶原、硫酸乙酰肝素蛋白聚糖（Agrin 和 Perlecan）等。在层粘连蛋白（LAMB2 和 LAMA5）和胶原蛋白（COL13A1）突变所致的 CMS 的病例报道之前，COLQ 突变所致的 CMS 是唯一被认识的突触间隙 CMS。目前为止仅有一例 LAMB2 突变的 CMS 报道，患儿表现为 Pierson 综合征（LAMB2 突变的常见表型，先天性肾病及小瞳孔）及新生儿起病的呼吸困难、眼外肌麻痹和肢体无力。LAMA5 突变表现为新生儿起病的 CMS 合并近视、面肌痉挛等，电生理呈 LEMS 样改变。COL13A1 突变所致 CMS 在两个家系中报道，表型为出生后呼吸和喂养困难，伴眼睑下垂。

终板乙酰胆碱酯酶缺陷（endplate acetylcholinesterase deficiency）

该亚型由 Engel 等 1977 年首先报道，为 COLQ 基因突变所致的常染色体隐性疾病。COLQ 编码的胆碱酯酶胶原尾部肽（acetylcholinesterase collagenic tail peptide），可将 AChE 球形亚单位锚定到突触后膜的基底膜上。基因突变可使 COLQ 蛋白不能与 AChE 催化亚单位相连或妨碍 AChE 靠近基底膜，从而导致 AChE 功能异常，引起突触间隙 ACh 过度增多，ACh 与 AChR 接触时间延长、终板电流延长和受体失敏。作为补偿机制，神经末梢以及施万细胞的包绕鞘变细，以减少释放的量子数以保护胆碱能过度活化导致的终板肌病。另外，当突触间隙 AChE 功能缺陷时，突触电位延长，超过肌纤维动作电位不应期，可激发重复发放的 CMAP。

大多数患者于新生儿期起病，致残性较高，也有文献报道有的患者为部分胆碱酯酶缺陷，6 岁以后起病并在 20 岁左右致残。临床可表现为全身肌无力和肌肉发育不良，瞳孔对光反应迟钝，胆碱酯酶抑制剂不但无效反而恶化病情。睑下垂、眼外肌麻痹、吞咽困难、构音障碍以及慢性呼吸肌和四肢肌无力较常见。AChE 功能完全缺陷者症状重于部分缺陷者。同时可出现骨骼畸形，如脊柱侧弯。病史、电生理、瞳孔对光反射延迟及胆碱酯酶抑制剂无效等可为本病诊断提供线索，确诊需行基因检测。麻黄碱及沙丁胺醇治疗本病有效，起效时间需数月甚至更长。

三、突触后 CMS

AChR 位于肌接头褶皱的顶部，其与 Ach 的结合在神经-肌肉传递中起重要作用。成人型 AChR 由 2 个 α，一个 β、δ、ε 亚单位组成，胎儿型 AChR 由 2 个 α，一个 β、δ、γ 亚单位组成，编码 αβδεγ 亚单位的基因分别为 CHRNA1、CHRNB、CHRND、CHRNE 和 CHRNG。每个 AchR 有两个袋状 Ach 结合位点，位于 α/ε（或 α/γ）和 α/δ 亚单位的交界处。袋状结合位点与 Ach 的亲和力取决于与 α 亚单位交界的是何种亚单位。此外，agrin、docking protein 7（Dok-7）、LRP4、MuSK、Rapsyn 等对神经肌接头的发育和功能稳定必不可少。神经末梢分泌的 agrin 可与 LRP4 结合使突触后膜的 MuSK 磷酸化，促进 Dok-7 磷酸化，后者进一步激活 rapsyn，促进 AchR 在突触后膜聚集及神经肌接头的发育分化。上述蛋白的基因突变均可引起突触后 CMS。

（一）慢通道综合征

慢通道综合征（slow channel syndrome）为突触后 CMS，呈常染色体显性遗传，由位于 AChR 配体结合区或核心通道孔的

突变所致。配体结合区的突变使 ACh 结合 AchR 亲和力上升或解离变慢，通道孔的突变使 ACh 的激活能力增加，上述改变可使 AChR 通道开放时间延长。此外，部分通道孔的突变可使通道自发性开放。这些因素导致突触后膜的阳离子超载和终板肌病，病理上表现为接头皱褶变性、AChR 丢失及突触间隙增宽。通道激活的延长引起终板电位的延长，因此一个神经冲动可引起一个或多个 CMAP。

本病临床变异较大，部分患者起病较早并在 10 岁左右致残，部分患者起病较晚且进展缓慢。该病可选择性累及颈部肌、肩胛肌、手部背伸肌，往往眼外肌不受累。部分仅出现轻度眼睑下垂。可根据病史、电生理及选择性的手部背伸肌受累诊断。胆碱酯酶抑制剂治疗本病无效，甚至可能加重。Fukudome 等证实奎尼丁可使过度开放的 AChR 通道正常化从而使患者临床及电生理上均得到改善。该药的起始剂量为 200 mg，每日 3 次，1 周后可以逐渐加量。近年来发现氟西汀因具有与奎尼丁相似的通道阻滞作用被首先推荐使用，其疗效与奎尼丁相当，且作用时间长、不良反应少。文献应用剂量为每日 80～100 mg。

（二）快通道综合征

快通道综合征（fast channel syndrome）为常染色体隐性遗传。位于 AchR 胞外端的突变，如 εPro121Leu 和 εTrp55Arg 等，可使 ACh 与 AChR 的亲和力下降；αVal132Leu、αVal188Met 和 δLeu42Pro 等突变可使配体激活的通道开放失偶连；位于跨膜区的突变，如 αVal285Ile 因降低门控效率而致病；部分位于胞内长袢区的突变，如 εAsn436del，可缩短通道的开放时间；c.1254ins18 和 εAla411Pro 位于胞内长袢区的突变可使短时开放通道比例增加而引起广泛门控动力学改变；有些突变则可综合上述多种因素。快通道综合征的 MEPP 和 MEPC 均很小，但 AChR 数量和终板的超微结构无异常。膜片钳研究发现 AChR 较正常开放次数少和时限短，ACh 与 AChR 的亲和力在通道开放期和不应期均降低。

本综合征临床轻重不一。通常于婴儿期或儿童早期起病，表现为睑下垂、眼外肌麻痹、吞咽困难和肢体劳累性无力，病情重者可有明显脑神经支配肌和呼吸肌受累。查体与 MG 相似，因而诊断较为困难，确诊需依赖于体外神经肌接头终板 AChR 的单通道膜片钳分析。治疗以吡啶斯的明为主，此外还可给予 3,4-DAP。

（三）原发乙酰胆碱受体缺陷（primary AChR deficiency）

为突触后常染色体隐性遗传 CMS，是先天性肌无力中最常见的原因。突变可通过影响受累亚单位的合成和装配而导致突触后膜的 AChR 密度降低（正常的 10%～30%）。由于可通过 γ 亚单位过表达代偿，ε 亚单位突变最为常见。胎儿型受体开放时间较长而电流低，其通道动力学的效率不及成人型，ε 亚单位突变患者仍有 CMS 的症状，但程度较轻。α、β、δ 亚单位突变者临床症状较重。病情严重者表现为出生后张力过低、全身无力、睑下垂、喂食以及呼吸困难；轻症者也可有睑下垂、眼外肌麻痹、吞咽困难以及构音障碍等症状。部分患者因近端肌无力明显可有 Gowers 征，部分患者可因呼吸道感染、其他疾病或应激诱发全身肌无力发作甚至呼吸困难。患者的日常生活常受轻度影响，病情进展相对缓慢，甚至可随年龄有改善。抗胆碱酯酶药物和 3,4-DAP 治疗本类疾病有效，部分患者可通过

服用沙丁胺醇额外获益。

（四）Agrin - LRP4 - MuSK - dok - 7 - rapsyn 通路相关 CMS

本组突变所致 CMS 均十分罕见，临床症状轻重不一。*AGRN* 突变所致 CMS 可表现为肢带肌无力、远端肌无力萎缩、垂头或呼吸困难。*LRP4* 突变所致 CMS 更为罕见，仅有 2 个家系报道，表现为新生儿或儿童起病的肢体无力。*LRP4* 突变还可造成 Cenani - Lenz 综合征（一类遗传性骨骼发育异常疾病）。*MUSK* 和 *DOK7* 突变所致的 CMS 临床相似，均可表现为眼外肌回避，而肢带肌受累明显。*RAPSN* 突变所致的 CMS 表现为出生后张力低下、呼吸费力和喂养困难。患者往往伴有轻度脊柱侧弯、面部畸形、眼睑下垂和斜视。需要注意的是，患者可在婴儿及儿童期出现发作性致命性窒息，随着年龄增长，上述症状可好转。除 RAPSN 突变 CMS 胆碱酯酶抑制剂治疗有效外，本组其余 CMS 胆碱酯酶抑制剂无效，沙丁胺醇可改善临床症状。

四、蛋白糖基化相关 CMS

N-糖基化是真核细胞中普遍存在的一种糖基化途径，糖链可依次附着在脂质多糖上，然后转移至蛋白的天冬酰胺残基。改通路异常可导致症状轻重不一的多系统损害，称为先天性糖基化障碍。二代测序技术的应用发现了 N-糖基化缺陷与 CMS 的关系，但这些广泛表达的蛋白引起特异的肌接头的损害的机制仍不明确。N 糖基化的糖链一般由 2 个葡萄糖、9 个甘露糖和 2 个 N-乙酰葡萄糖胺组成。目前已知引起 CMS 的催化糖基化的酶突变有：α - 1,3/1,6 -甘露糖转移酶（*ALG2*）、UDP - N-乙酰氨基葡萄糖转移酶（*ALG14*）、多萜醇磷酸- N-乙酰氨基葡萄糖磷酸转移酶 1（*DPAGT1*）、谷氨酰胺-果糖-6 -磷酸转氨酶 1（*GFPT1*）和 GDP -甘露糖焦磷酸化酶 B（*GMPPB*）等。糖基化缺陷所致的 CMS 大多表现为躯干肌和肢带肌无力，肌肉病理上部分患者可见管聚集。*DPAGT1* 突变还伴可有认知功能损害。*GMPPB* 则同时催化 O 甘露糖化及 N 糖基化，*GMPPB* 突变可同时出现肌营养不良和 CMS 表型，肌活检可发现 α - dystroglycan 表达下降。

（一）GFPT1 突变相关 CMS

GFPT1 全称谷氨酰胺-果糖- 6 -磷酸转氨酶 1，是合成 N -乙酰葡糖胺的限速酶，而后者是蛋白糖基化的重要原料。*GFPT1* 突变可导致常染色体隐性遗传的肢带型 CMS。目前为止约有 50 余例被报道，是较为常见的 CMS 类型。临床表现为肢体近端肌无力，眼外肌和面肌往往不受累。起病年龄差异很大，儿童或成人起病均可。肌肉活检可发现管聚集。胆碱酯酶抑制剂及 3,4 - DAP 治疗有效。

（二）GMPPB 突变相关 CMS

GMPPB 全称 GDP -甘露糖焦磷酸化酶 B，该酶主要催化 1 -磷酸甘露糖和 GTP 合成 GDP -甘露糖，同时为 O -糖基化和 N -糖基化提供原料。O -甘露糖化缺陷首先在 dystroglycan 糖基化异常的肌营养不良中被发现。GMPPB 突变不仅可引起 dystroglycan 的 O 甘露糖化缺陷，造成肌营养不良样表型，同时可引起 N -糖基化缺陷从而导致先天性肌无力综合征。因此，GMPPB 突变 CMS 可有儿童起病的肢带型肌营养不良样表型，表现为近端无力明显，罕有累及脑神经。该类患者肌酸激酶升高明显，MRI 上可有肌肉选择性脂肪浸润；重复电刺激可发现肌接头功能障碍。肌活检表现为肌营养不良样改变和 dystroglycan 糖基化异常。胆碱酯酶抑制剂 3,4 - DAP 及沙丁胺醇治疗有效。

目前对 CMS 的治疗为对症治疗，包括胆碱酯酶抑制剂（溴吡啶斯的明）、长效通道开放阻滞剂（氟西汀、奎尼汀）和肾上腺能受体激动剂（麻黄碱、沙丁胺醇）。沙丁胺醇和麻黄碱对 *COLQ*、*DOK7*、*LAMB2* 和低表达 AChR 类突变有效。对于 *COLQ* 突变所致的胆碱酯酶缺陷、慢通道综合征及 Dok - 7 缺陷 CMS 应避免使用胆碱酯酶抑制剂，这类 CMS 首选沙丁胺醇或氟西汀（慢通道综合征）。沙丁胺醇对于 AChR 原发缺陷、糖基化异常所致的 CMS 也有额外疗效。与胆碱酯酶抑制达到一定浓度即可起效不同，肾上腺能受体激动剂起效时间较长，需数周到数月，提示其作用机制可能与维持突触结构的稳定及突触的重塑有关。

参 考 文 献

[1] ENGEL A G, SHEN X M, SELCEN D, et al. Congenital myasthenic syndromes: pathogenesis, diagnosis, and treatment [J]. Lancet Neurol, 2015, 14(5): 461.

[2] McMACKEN G, ABICHT A, EVANGELISTA T, et al. The increasing genetic and phenotypical diversity of congenital myasthenic syndromes [J]. Neuropediatrics, 2017, 48(4): 294 - 308.

[3] RODRÍGUEZ CRUZ P M, PALACE J, BEESON D. The neuromuscular junction and wide heterogeneity of congenital myasthenic syndromes[J]. Int J Mol Sci, 2018, 19(6): E1677.

第四章　骨骼肌疾病

第一节　概　　述

赵重波

骨骼肌疾病是指一组由于遗传、代谢、免疫、中毒等诸多因素所致的肌肉本病变，临床上主要表现为慢性起病的肌无力和肌萎缩，有的伴疼痛、强直或痉挛，腱反射和感觉功能正常。本类疾病的研究进展迅速，为使临床医师更好地了解各种疾病的发病机制和临床表现，本章粗略介绍与骨骼肌疾病有关的基础和临床知识，有关基因的内容将在其他遗传性神经系统疾病中予以介绍。

一、肌肉和神经-肌肉接头的解剖生理

骨骼肌是躯体运动的效应器官,亦是机体能量代谢的重要器官之一。它占成人体重的40%～50%,新生儿体重的25%。肌肉的血液供应非常丰富,约占心脏总输出量的12%,占全身耗氧量的18%。剧烈运动时,肌肉耗氧量可增加10～20倍,代谢活动可增加50～100倍。骨骼肌受运动神经支配,一个运动神经元所支配的所有肌纤维统称为一个运动单位。一个运动神经元到达肌肉之前可分出数十至数千个分支,分别与肌细胞膜上特殊分化的膜结构相接触,构成突触(synapse),即神经-肌肉接头。

(一)肌纤维

一块骨骼肌由数个至数百个肌束所组成,每个肌束由数十至数千根并行排列的肌纤维(肌细胞)聚集并经纤维膜包绕而成。一根肌纤维为一个肌细胞,它由细胞膜(肌膜)、细胞核(肌核)、细胞质(肌浆)和线粒体、溶酶体等细胞器所组成。每个肌细胞内都含有上千条沿细胞长轴走形的肌原纤维,肌原纤维沿长轴呈现规律的明带(Ⅰ带)和暗带(A带)交替,暗带中央有一段较亮的区域,称为H带,H带的中央有一条横向的线称为M线,明带的中央也有一条线,称为Z线或Z盘。两个相邻Z线之间的区域称为肌节(图4-4-1-1),是肌肉收缩和舒张的基本单位。暗带主要含有粗肌丝,由肌球蛋白(myosin)组成。亮带主要含有细肌丝,由肌动蛋白(actin)、原肌球蛋白(tropomyosin)和肌钙蛋白(troponin)组成。在肌肉松弛时,粗肌丝与细肌丝间只有部分重叠,细肌丝的两端只伸展到H带,在A带中央没有细肌丝。在明带区域,只有细肌丝,拴缚在Z线上。当肌肉收缩时,细肌丝的游离端沿肌原纤维纵轴在粗肌丝间滑行入H带内,两细肌丝的游离端在滑行中互相接近、靠拢、重叠,H带变窄甚至消失,完成肌节收缩。

肌原纤维表面有两套独立的肌管系统,与肌原纤维平行的称为纵管,也就是肌浆网,它包绕在肌原纤维周围。横向穿行于肌原纤维间者称为横管,它与肌原纤维表面的肌浆网相沟通,沟通部分的肌浆网称为连接肌浆网(终池),终池的钙离子浓度约比肌浆高1 000倍,膜上有ryanodine受体。横管与其两

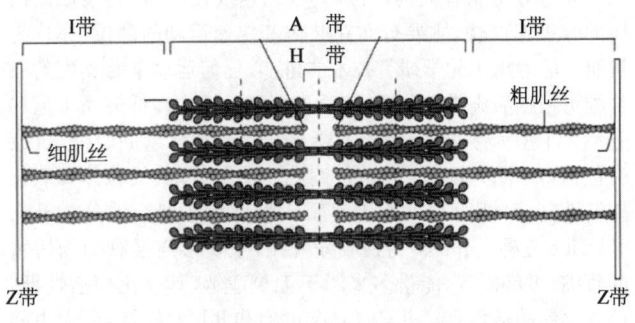

图4-4-1-1 肌节模式图

侧的终池形成三联管结构,在兴奋-收缩偶联过程中有重要作用。

肌纤维膜(sarcolemma)包绕每一根肌纤维,近年来对肌膜上的蛋白组成和功能有了较为深入的了解,见图4-4-1-2。肌纤维膜由于有特殊蛋白聚集因而形成许多功能区,通过跨膜蛋白网络将肌纤维内部结构与胞外基质相连接。dystrophin蛋白位于肌膜胞浆面,与α、β1影细胞蛋白(syntrophin)、锚蛋白(ankyrin)以及踝蛋白(talin)等其他蛋白相连,其氨基末端与肌动蛋白分子结合,羧基端与肌膜糖蛋白复合体(dystroglycan和sarcoglycan复合体)结合。dystroglycan复合体直接连接dystrophin和肌膜外侧面的层粘连蛋白(laminin),α-dystroglycan位于膜外,与laminin-α2链(merosin)相连,而β-dystroglycan为跨膜部分,与dystrophin相连。merosin通过与α-dystroglycan结合的球形区域锚定于胞外基质,merosin同时也和位于肌膜上另一个蛋白复合体αβ1d integrin结合。sarcoglycan有α、β、δ、γ四个部分,跨越肌膜,但其与dystroglycan复合体的关系以及具体功能尚未明确,可能与β-dystroglycan呈松散连接。dystrophin、sarcoglycans、dystroglycans以及merosin等组成一个以dystrophin为核心的功能复合体(DGC),其功能主要在于稳定肌细胞膜。这些蛋白的基因编码缺陷就引起临床上各种类型的肌营养不良。

(二)肌纤维的类型与功能

根据骨骼肌的颜色分为红肌和白肌。红肌主要分布在与

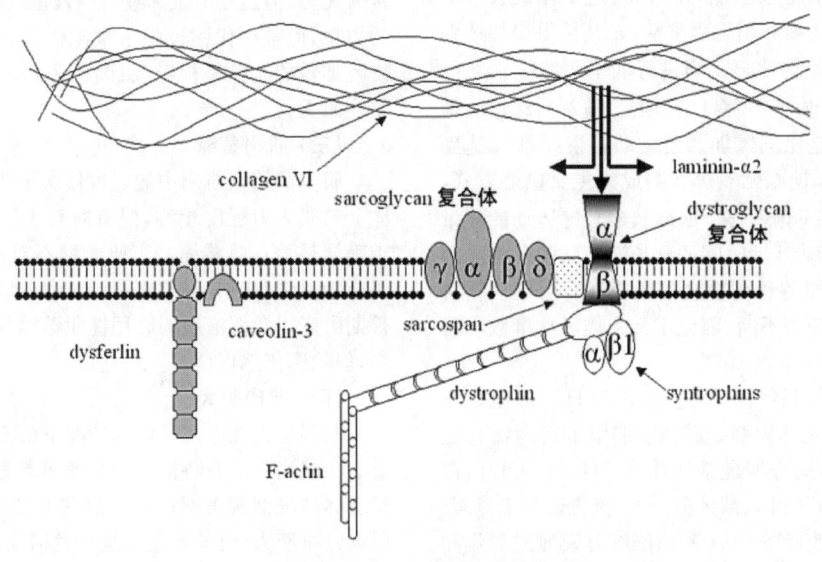

图4-4-1-2 肌纤维膜结构

维持姿势等功能有关的部位,其收缩速度慢,也称为慢肌。白肌的收缩速度快,主要分布在肢体和快速运动的部位,亦称为快肌。随着组织化学研究技术的进步,任何运动单元支配的肌纤维可根据肌肉中氧化酶、糖原水解酶活性的高低分为Ⅰ型和Ⅱ型。Ⅰ型为慢收缩纤维,主要参与缓慢和持续的收缩,抗疲劳性强,能量多来源于有氧代谢和脂质分解,其线粒体和氧化酶活性高,而糖原和糖原水解酶活性低。Ⅱ型纤维分为Ⅱa、Ⅱb、Ⅱc三种。Ⅱb型为快收缩纤维,主要参与强有力而短暂的收缩,极易疲劳,能量多来源于无氧酵解,其氧化酶活性低,糖原水解酶活性高。Ⅱa型兼有Ⅰ型和Ⅱb型的特点,为中间型,相对耐疲劳,氧化酶活性不低,糖原水解酶高。Ⅱc型为未分化纤维,在胚胎组织中最为明显。大多数肌纤维经染色后Ⅰ型和Ⅱ型纤维呈"棋盘"样镶嵌分布,Ⅰ、Ⅱa和Ⅱc各占肌纤维的30%左右。一般来说,每块肌肉都含有Ⅰ、Ⅱ两型肌纤维,但比例有所不同,如比目鱼肌几乎只含有Ⅰ型纤维,而眼轮匝肌Ⅰ型含量最低。在不同人的同名肌肉中,Ⅰ、Ⅱ型纤维的比例也不相同。此外,在疾病过程中肌纤维的分型和比例也会发生改变。人体不同类型肌纤维的组织化学反应不同,见表4-4-1-1。

表 4-4-1-1　肌纤维的特性

项目	Ⅰ型	Ⅱ型
收缩特点	慢	快
颜色	红肌	白肌
ATP 酶染色(pH9.4)		
ATP 酶染色(pH4.3)		
NADH - TR		
PAS		

(三) 肌细胞的能量代谢

肌肉运动所需能量来源主要与运动形式、程度和持续时间有关,亦与饮食和生理状况也有关系。在静息情况下,肌肉主要利用游离脂肪酸供能,而在运动极限(即接近个体最大氧摄取量 $V_{O_2 max}$ 时),供能则主要利用无氧酵解,尤其是很快加速到最大活动量的爆发运动最为明显。当进行低于 $V_{O_2 max}$ 50% 的运动时,能量主要来源于血糖和游离脂肪酸。随着运动量的增大,碳水化合物氧化供能比例增加。当运动量继续增大达到 $V_{O_2 max}$ 的 70%~80% 时,糖原无氧酵解则成为主要供能方式,随着糖原的耗竭,疲劳感逐渐明显。肌肉从事轻度运动的能量来源随时间有所不同,随着运动时间的延长游离脂肪酸供能的比例逐渐超过葡萄糖并最终称为主要能量来源。由于从脂肪组织分解的游离脂肪酸源源不断,因此正常个体可从事数小时的轻-中度运动。

丙酮酸是无氧酵解的最终产物,它与质子(H^+)随电化学梯度同向转运并通过线粒体内膜。游离脂肪酸的转运需要更为复杂的系统,包括肉毒碱棕榈酰基转移酶Ⅰ(CPT Ⅰ)、肉毒碱棕榈酰基转移酶Ⅱ(CPT Ⅱ)、载体分子 L-肉毒碱和肉毒碱-酰基肉毒碱转位酶等。当脂酰 CoA 和丙酮酸分别通过氧化和丙酮酸脱氢酶复合体氧化后,脂类和碳水化合物均变成共同的

代谢产物乙酰 CoA,进一步通过三羧酸循环代谢。三羧酸循环和氧化产生的还原当量由线粒体内膜的电子链传递。电子传递链由四个复合体(Ⅰ~Ⅳ)和两个电子载体(CoQ10 和细胞色素 C)组成,上述化学反应中产生的能量将质子从线粒体基质泵至线粒体内膜和外膜之间的间隙中,在内膜两侧形成质子电化学梯度。第 5 个复合体Ⅴ则通过氧化磷酸化偶合将质子电化学梯度转换为 ATP,为肌肉运动供能。

二、骨骼肌疾病的临床表现

病史和神经系统检查对骨骼肌疾病的诊断和鉴别诊断至关重要,有些肌病的临床表现非常独特,对临床诊断有直接提示作用,例如肌强直、肌颤搐等。有的肌病还需借助进一步的生化、电生理、病理甚至基因检查才能最终明确。因此,认识肌病的临床表现是其诊断的基本要求和重要内容。

(一) 肌肉无力

肌肉无力既是一种主观症状,又是一种客观体征。真性肌无力可由许多疾病引起,如上运动神经元、前角细胞、周围神经、神经-肌肉接头和肌肉病变等。肌病的肌无力分布不能以某一组或某一根神经损害所解释,常以上肢肩带或下肢骨盆带肌无力为特点,有时远端肌也有累及。上肢肩带肌无力表现为举臂过头困难,不能完成梳头、晒衣服及从高处拿东西等动作。远端手肌无力表现为拧钥匙、扣纽扣或使用筷子困难。当指长屈肌受累时,如包涵体肌炎或强直性肌营养不良,可表现为开罐头或转动门把手困难。下肢骨盆带肌无力表现为登楼梯、蹲下后站起以及上公交车困难等。臀大肌无力表现为从坐位或卧位站起困难,常需用手帮助。股四头肌无力表现为下楼梯困难。腓肠肌无力时踮脚尖走路和跳跃困难。真性肌无力需与肌腱、关节挛缩或疼痛造成的肌肉活动受限相鉴别。例如肩痛的患者发生粘连性关节囊炎后不能主动或被动外展手臂。此外,由于营养不良、恶性肿瘤、慢性感染等引起的恶液质也可引起行走、上楼梯及其他活动无力,体检时应注意鉴别。

(二) 疲劳

疲劳是一种与肌无力相伴随的主观症状,临床上较难客观衡量。疲劳几乎见于所有类型肌病,患者在静息时感觉可能正常或无力,但运动时极易疲劳。残留的正常肌肉可以产生正常的力量,但常在代谢极限水平工作,因此极易疲劳。劳累后或夜晚加重的疲劳是神经-肌肉接头疾病的特征性症状,尤其如重症肌无力。

(三) 肌肉萎缩

肌肉萎缩在肌病中的表现仅次于肌无力,肌病的肌萎缩总体上与肌无力程度相称,但有时对于肥胖患者、女性及小孩很难确认是否有肌萎缩。当肌萎缩不对称、累及手部肌肉、肩带肌或骨盆带肌时较容易识别。肌病的肌萎缩需要与关节制动、长期卧床以及恶液质的废用性肌萎缩相鉴别,后者虽然肌肉变细,但轮廓仍然保留。

(四) 肌肉肥大

肌肉肥大在原发性病理情况下很少见,大多为运动强化所致。在肌病中最有特征性的全身肌肉肥大见于先天性肌强直,患者体魄酷似健美运动员。这些非萎缩性肌强直疾病是真性肌肉纤维肥大,可能与肌纤维自发活动增加(肌强直)有关。局部肌肉肥大可见于 Duchenne 和 Becker 型肌营养不良、某些肢

带型肌营养不良以及糖原累积症的腓肠肌和舌肌,这种肌肉肥大与前面提到的不同,被称为假肥大(图4-4-1-3),是由于病变肌肉组织被增生的脂肪和(或)结缔组织所取代,在外形上表现为肥大。局部肌肉肥大在极少情况下还可见于囊尾蚴性肌病和局灶性肌炎等。有时触诊肌肉发现的肿块可能是局部肌肉痉挛、肿瘤或肌腱断裂所致,需与肌肉肥大鉴别。

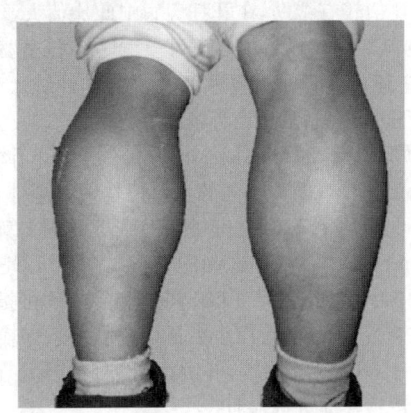

图4-4-1-3 腓肠肌假肥大

(五)步态

步态观察对于肌肉疾病的认识非常重要。肌营养不良、重症肌无力或多发性肌炎等可导致四肢近端无力,由于双侧髋部外展无力,患者行走时腹部前凸,髋部上下晃动,似鸭子走路,称"鸭步"。包涵体肌炎等可出现严重的股四头肌无力,行走时膝部过度伸展(呈"后脆"样)。远端型肌营养不良患者由于胫前肌无力,行走时呈"跨阈步态"或"鸡步"。

(六)疼痛和肌肉痉挛

肌肉疼痛是肌病的一个常见症状。静息状态下的肌痛在多发性肌炎和病毒性肌炎中并不少见,在风湿性多肌痛和纤维性肌痛症中最为常见。伴有肌肉痉挛的肌肉压痛是某些代谢性肌病的重要特点,如McArdle肌病、脂质沉积性肌病以及线粒体肌病等。肌肉痉挛为整块或部分肌肉的痛性不自主收缩,持续数秒至数分钟。通常在痉挛部位可触及一肿块,痉挛停止后消失。肌肉痉挛可见于正常人,称为生理性或良性肌肉痉挛,也可伴随于一些代谢异常疾病,如低钠、脱水、尿毒症、妊娠和甲状腺功能减退等。

(七)异常肌肉活动

检查肌肉在静息、收缩和叩诊情况下的表现是诊断肌病的重要内容,除了注意肌肉的萎缩和肥大,观察肌肉的异常自发活动或异常舒缩亦有一定诊断价值。肌束震颤是肌纤维束或肌群的一种短暂、非同步抽动,由前角运动单位的不自主收缩引起。肌束震颤必须在静息情况下观察,肥胖人群和婴儿由于皮下脂肪的影响不易观察。由于在正常人群中可以出现(如运动后),它作为一种孤立现象无临床意义。虽然肌束震颤表现为肌肉异常活动,但并非肌病表现,有时可见于服用胆碱酯酶抑制剂的患者或伴有甲状腺功能亢进、甲状旁腺功能亢进的肌病患者。肌肉颤搐是肌肉一部分呈反复不自主、虫蠕动样活动,也有描述呈波浪状。有时临床上与肌束震颤难以区分,但可通过肌电图鉴别。肌肉颤搐并非肌病表现,主要见于神经源性疾病,如神经性肌强直、放射性臂丛神经病等。

肌强直表现为肌肉在自主收缩后难以立即放松,由肌膜自

发重复去极化所致并有特殊的肌电图声音和表现。临床上肌强直见于强直性肌营养不良和其他强直性肌病,可被引出为动作性肌强直和叩击性肌强直。在动作性肌强直中,抓握性肌强直最为常见(让患者握拳后立即松开即可引出),患者往往不能放松5~10 s甚至长达1 min。眼睑性肌强直表现为用力闭眼后睁开困难。动作性肌强直在重复运动后可获改善,但副肌强直则会加重,称为反常性肌强直。叩击性肌强直可通过叩诊锤叩击大鱼际肌引出,表现为拇指慢性强直状态,约10 s逐渐放松,在叩击部位会出现一持续约10 s的小凹。

(八)翼状肩

翼状肩用以描述由于骨骼肌肉萎缩、无力而致肩胛骨从其正常位置游离,呈翼状耸起的特殊状态,可在静止时出现,做肩部动作时常更明显。翼状肩胛由肩带固定肌无力引起,如前锯肌、斜方肌、肩胛提肌以及菱形肌。单侧翼状肩多为神经病变所致,双侧翼状肩常见于面肩肱型肌营养不良、肢带型肌营养不良及肩腓综合征等,有时也可见于Emery-Dreifuss综合征、包涵体肌炎及代谢性肌病等。

对于鉴别翼状肩是由前锯肌还是斜方肌萎缩引起有时较为困难。体检时注意以下两个内容会有所帮助。① 静止时肩和肩胛骨的位置,当斜方肌萎缩时,"翼"状非常明显,肩部下凹,肩胛骨从中线向外侧游离;而前锯肌萎缩时肩部没有明显表现,肩胛骨的游离靠背内侧。② 观察肩部主动运动时肩胛骨的情况,斜方肌萎缩时肩外展可使翼状肩胛更为明显,而前锯肌萎缩时上肢前伸对抗阻力(如双手推墙)可使翼状肩明显(图4-4-1-4)。

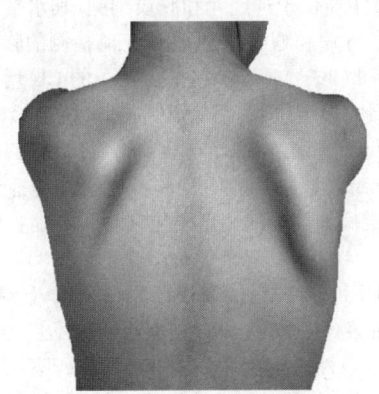

图4-4-1-4 翼状肩

(九)Gowers征

征用以描述肢带肌无力患者从卧位到站立位的一种特殊过程的表现。由于肩带肌和骨盆带肌无力,患者从平卧位起来,务必先翻身,然后呈跪姿,双手从地撑起,并靠双手撑着自己身体而逐步从小腿、大腿上移,最后挺起身子。

(十)骨骼畸形

肌病常见的骨骼畸形有脊柱畸形、关节畸形、足弓过高等表现。脊柱畸形临床常见有:脊柱过度后突时引起的脊柱后凸(kyphosis),俗称驼背(gibbus);脊柱过度向前弯曲时引起的脊柱前凸(lordosis);脊柱偏离正中线向两侧偏曲形成的脊柱侧凸(scoliosis)。脊柱侧凸的检查方法为医师以手指沿脊椎棘突自上而下的划压皮肤,以观察按压出现的红色压痕是否偏离后正中线。高弓足表现为前足固定性跖屈,从而使足纵弓增高,有

时合并足内翻畸形。

三、骨骼肌疾病的实验室和辅助检查

与其他很多疾病一样,实验室和辅助检查对骨骼肌疾病的诊断、治疗和预后有重要指导意义。传统检查以血清肌酶、自身抗体、肌电图和肌肉病理为主。随着检查技术手段的进步和理论认识的深入,近年来免疫病理、蛋白印记以及基因检测等检查发展迅速,使得肌病的诊断从临床深入到分子诊断。本节主要介绍血清肌酶和一些血清自身抗体。此外,对肌肉磁共振成像也做简单介绍。

(一)血清肌酶

1. 肌酸激酶(creatine kinase,CK)　在心肌和骨骼肌细胞中浓度最高,脑、小肠和肺也有分布,它主要在肌细胞的能量运输和储存中发挥重要作用。CK 为二聚体,由单体肌型(M)和脑型(B)两两组成不同的同工酶,骨骼肌中主要为 CK-MM,占 97%~99%,心肌中主要为 CK-MB,占 75%~80%,脑中主要为 CK-BB。正常情况下人体内测到的 CK 主要是骨骼肌的 CK-MM。CK 在出生时升高,可高达 10 倍,可能与分娩的外伤有关,儿童的 CK 水平高于成人,老年人 CK 水平下降。过度紧张、长时间运动以及未经训练进行不当运动后可导致 CK 水平增高,主要为 CK-MM,但随运动时间延长,CK-MB 的成分也会增加。其增高通常在运动后数小时出现,1~4 d 达高峰,3~8 d 恢复至正常水平。有关运动后 CK 水平增加的具体机制不清,可能与组织缺氧、糖原耗竭、脂质过氧化以及自由基堆积有关。

CK-BB 主要位于神经元和胶质细胞,其水平增高可见于脑外伤、中风、癫痫和脑瘤等。CK 同工酶检测的临床价值主要与 CK-MB 和 CK-MM 有关,前者为主的 CK 增高在诊断急性心肌梗死具有重要价值,后者为主的增高是诊断肌病最常规和简便易行的方法,其增高与活动性肌肉坏死有关,如炎症性肌病、Duchenne 型肌营养不良和横纹肌溶解症等。但在一些神经源性疾病如肌萎缩侧索硬化和脊肌萎缩症患者中也可升高。

肌病中 CK 的持续增高取决于以下因素,① 疾病严重程度:如横纹肌溶解症和 Duchenne 型肌营养不良的 CK 水平最高。② 病程:急性进展性肌病(如 Duchenne 型肌营养不良、多发性肌炎)的 CK 水平高于慢性进展性肌病(如面肩肱型肌营养不良、包涵体肌炎)。③ 残存肌组织:某些肌病早期[如杜氏肌肉营养不良症(Duchenne muscular dystrophy,DMD)]可见 CK 显著增高,但随着病情进展残存肌组织减少,CK 水平逐渐下降,晚期甚至可回复到正常水平。④ 肌纤维坏死:坏死或膜漏是 CK 增高的主要原因,与肌细胞破坏无关或肌膜完整的肌病不会出现 CK 增高,如线粒体肌病和类固醇肌病。鉴于后两种情况,CK 正常不能排除肌病诊断。CK-MM 是肌病中增高 CK 的主要同工酶。但也有报道在 DMD、皮肌炎和多发性肌炎中发现 CK-MB 比例升高,可能与再生肌纤维中 CK 的活性有关。此时不应误认为患者合并有心肌梗死。

2. 丙氨酸转氨酶(alanine aminotransferase,ALT)　主要位于肝脏,肾脏中也含量丰富,临床上其水平增高主要反映肝脏疾病,有时也可见于坏死性肌病。天冬氨酸转氨酶(aspartate aminotransferase,AST)的特异性不及 ALT,因为它主要位于线粒体内,在心脏、肝脏、骨骼肌、肾脏、脑、胰腺、肺等脏器中均含量丰富,血清 AST 水平增高的敏感性较高,但特异性差,因此其意义应结合临床背景和其他酶的情况。严重肌病的 CK 和转氨酶水平同时升高并不少见,但由于肌病可能同时合并肝脏损害,尤其是应用硫唑嘌呤或甲氨蝶呤者,因此明确患者是合并肝脏损害还是仅为肌病酶谱表现有一定难度。此时分析 ALT/AST 比值较有帮助,在肝脏疾病中此比值大于 1,而肌病或急性心梗者比值倒置。此外还可以参考谷氨酰氨基转移酶(γ-GT),它有助于区分肌病患者是否合并肝脏疾病,该酶在肌肉中含量较低,对肝脏疾病有较高特异性。

3. 乳酸脱氢酶(lactate dehydrogenase)　有 5 个同工酶,每一种同工酶由一种或两种不同的亚单位构成四聚体,亚单位分为 M(代表骨骼肌)和 H(代表心脏)两种,5 种同工酶依次命名为 LDH1~LDH5。心脏和红细胞富含 LDH1、LDH2,骨骼肌和肝脏富含 LDH4、LDH5。LDH 同工酶的检测可提高诊断特异性。临床上发现 LDH1、LDH2 升高可能提示溶血或急性心肌梗死,LDH5 升高可能提示肝脏或骨骼肌疾病。单独 LDH 升高但 CK 正常往往可排除肌病。

4. 醛缩酶(aldolase)和丙酮酸激酶(pyruvate kinase)　在骨骼肌中含量少且与 actin 结合,其敏感性不及 CK。醛缩酶升高见于原发性肌病或肝脏疾病,肝毒性药物也可导致其水平增高。有研究报道丙酮酸激酶在 dystrophin 肌营养不良和携带者中升高。

5. 肌肉特异性烯醇化酶(enolase)　为非结合酶,在骨骼肌中的浓度低于 CK,肌营养不良和脊肌萎缩症患者中可见升高,它在肌病中的临床价值仍存有争议。

(二)血清抗体

炎性肌病是主要的获得性肌病,但其异质性非常明显,随着近些年的认识深入,皮肌炎、免疫介导坏死性肌病和抗合成酶抗体综合征等主要的炎性肌病都可在患者血清中检测到特异性抗体,虽然部分抗体的致病性并不明确,但通过抗体的检测可将上述炎性肌病进一步进行分类,以下对几种常见的重要抗体作一介绍。

1. 免疫介导坏死性肌病相关抗体

(1) 抗信号识别微粒(signal recognition partical,SRP)抗体:抗原 SRP 是促使新翻译蛋白转位并与内质网结合的胞浆蛋白,主要位于胞质,胞核内也有斑点样分布,本抗体的特异性高达 93%。临床上表现为严重的肌病、吞咽困难,20% 的患者有肺间质病变,不伴有皮损。

(2) 3-羟基-3-甲基-戊二酰-辅酶 A 还原酶(3-hydroxy-3-methyl glutaryl coenzyme A reductase,HMGCR)抗体:抗原为 HMGCR,是催化胆固醇生物合成中的限速步骤,部分患者抗体的产生可能与他汀类降脂药的暴露有关,但具体机制不明。临床上仅有严重的肌肉病变,不伴有皮损和肺间质病变。

2. 皮肌炎相关抗体

(1) Mi-2 抗体:抗原为 NuRD 复合体的蛋白螺旋部分,主要位于胞质内,与细胞核转录有关。临床上起病较急,以轻中度的肌肉症状和典型皮损为主要表现,不伴肺间质病变,几乎所有患者的抗核抗体(ANA)阳性。

(2) TIF-1g 抗体:抗原为转录中介因子 TRIM33,也称为 P155,主要分布于核内,与细胞核转录以及细胞分化有关。临床上与肿瘤强烈关联,男女罹患比例相当,大多 60 岁以上起病,患者肌肉轻度受累,一般伴明显皮疹,有时可表现为无症状皮肌炎。

（3）MDA5 抗体：抗原为 MDA5 蛋白,主要分布于胞质,识别病毒的单链 RNA 并诱发干扰素合成,在固有免疫中发挥重要作用。日本和中国等东亚国家报道较多,临床上表现为严重皮疹伴致死性间质性肺炎,肌肉无受累或受累较轻。

（4）NXP-2 抗体：抗原为 NXP-2 蛋白,主要分布于胞质,参与细胞核的转录,临床上轻-中度肌肉受累伴肌痛和典型皮疹,30%患者的皮损有钙化,容易合并恶性肿瘤。

（5）SAE-抗体：抗原为小泛素样改良酶（SUMO）,参与翻译后的修饰以及核转录,临床上多成人起病,主要表现为轻-中度肌肉受累伴典型皮疹。

3. 抗合成酶抗体综合征相关抗体

（1）Jo-1 抗体：抗原为组氨酰-tRNA 合成酶（Jo-1）,主要分布于胞质,参与转运核糖核酸（tRNA）的合成。临床上大多表现为轻-中度肌肉病变和进展性肺间质病变,多伴有肌痛,约 50%患者有皮肌炎样皮损、技工手和雷诺现象等。

（2）PL-7 抗体：抗原为苏氨酰-tRNA 合成酶（PL-7）,主要分布于胞质,参与 tRNA 的合成。临床上女性约占 60%,平均 60 岁起病,表现与 Jo-1 抗体综合征类似,但肺间质病变更严重。

（3）PL-12 抗体：抗原为丙氨酰-tRNA 合成酶（PL-12）,主要分布于胞质,参与 tRNA 的合成。临床上女性约占 80%,平均 50 岁起病,表现为较重的间质性肺炎,而肌肉病变较轻。

（4）EJ 抗体：抗原为甘氨酰-tRNA 合成酶（EJ）,主要分布于胞质,参与 tRNA 的合成。临床上女性约占 50%,肺间质病变常见,30%有皮损,约一半患者合并有不能归类结缔组织病,有肌肉病变者比例小。

（5）OJ 抗体：抗原为异亮氨酰-tRNA 合成酶（OJ）,主要分布于胞质,参与 tRNA 的合成。临床上几乎所有患者均有间质性肺炎,一半以上有肌肉病变,部分患者合并有类风湿性关节炎,不伴有皮损。

（三）磁共振成像

磁共振（MRI）在肌肉疾病诊断中有重要的价值,由于 MRI 能提供较为清晰的软组织成像,因此肌肉的内部结构得以在 MRI 上呈现。当怀疑肌肉病变的患者行 MRI 检查时,能明确知道哪块肌肉或肌肉的哪部分有异常,敏感性高是其优点,但缺乏特异性则是其局限性,许多引起肌肉病变的情况在 MRI 上有重叠表现。

通过 MRI 判断肌肉组织是否异常需要观察的内容包括受累肌肉、信号改变情况、浅表及深层筋膜以及皮下脂肪等。正常肌肉组织的信号为介于骨皮质与皮下脂肪之间的中等强度信号,即软组织信号影；皮下脂肪、肌间隔内的脂肪组织及骨髓腔于 T_1WI 及 T_2WI 均表现为高信号,骨皮质呈低信号。MRI 可显现肌肉水肿、脂肪浸润以及肿块占位等病变情况,但不能区分由何种原因所致。水肿或炎症于 T_1WI 表现为低信号,T_2WI 或脂肪抑制表现为高信号,细胞内和细胞外水肿具有相同表现；脂肪浸润在 T_1 和 T_2 加权均表现为肌肉组织内高信号

增加。不同 MRI 序列的临床意义见表 4-4-1-2。

表 4-4-1-2 MRI 的序列及临床意义

MRI 序列	临床意义
T_1W	解剖结构、脂肪浸润、肌肉萎缩、出血
T_2W	解剖结构、肌肉水肿、筋膜水肿
STIR/FS T_2W	肌肉水肿、筋膜水肿
FS T_1W	肌肉出血
T_1W 增强	感染灶、肿瘤
MRS	脂肪变或出血
DWI	肌肉水肿、坏死、肿瘤、感染
DTI	肌纤维走形
PWI	缺血、肌肉坏死和肿瘤

肌营养不良由于受累肌群萎缩和脂肪浸润,在 MRI 上显示肌容积减小,T_1WI、T_2WI 上均呈高信号改变（图 4-4-1-5）；炎性肌病由于受累肌群炎症细胞浸润,组织水肿,MRI 上示 T_1WI 低、T_2WI 高的信号,脂肪抑制后呈高信号（图 4-4-1-6）；晚期由于脂肪组织充填还可见受累肌肉内 T_1WI、T_2WI 高信号。

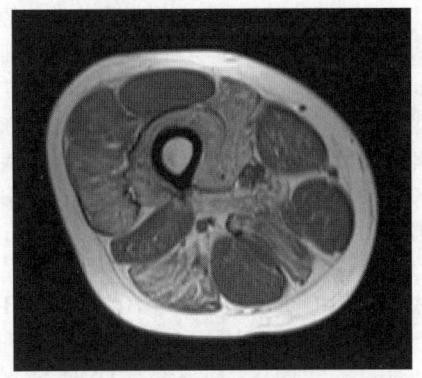

图 4-4-1-5 骨骼肌脂肪化（T_1W）

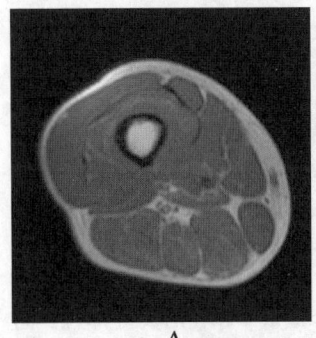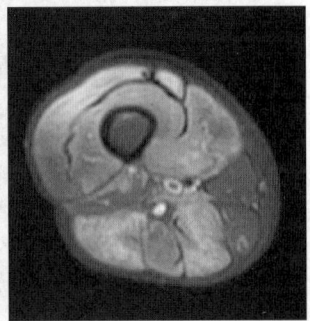

图 4-4-1-6 骨骼肌水肿
A. T_1W；B. STIR。

由于 MRI 检查能清楚地显示病变肌肉的形态和范围,临床上肌肉 MRI 主要用于指导选择肌肉活检的取材部位、鉴别肌肉水肿性病变或脂肪变、了解受累肌群的分布模式而缩小鉴别诊断范围、判断肌肉的受累程度和动态随访病情,目前已经成为非常重要的生物标记。

参 考 文 献

[1] GILMAN S. Clinical examination of the nervous system [M]. New York: McGraw-Hill, 2000.

[2] MIRRAKHIMOV A E. Antisynthetase syndrome: a review of etiopathogenesis, diagnosis and management [J]. Curr Med Chem, 2015, 22(16): 1963 - 1975.

[3] ROSALKI S B. Serum enzymes in disease of skeletal muscle [J]. Clin Lab Med, 1989, 9(4): 767 - 781.

[4] SELVA-O'CALLAGHAN A, PINAL-FERNANDEZ I, TRALLERO-ARAGUÁS E, et al. Classification and management of adult inflammatory myopathies [J]. Lancet Neurol, 2018, 17(9): 816 - 828.

[5] WATTJES M P, FISCHER D. Neuromuscular Imaging [M]. New York: Springer, 2013.

第二节　肌营养不良

朱雯华　陆　珺　罗苏珊　蔡　爽

一、假肥大型肌营养不良

该组疾病为肌营养不良中最常见类型,亦称为假肥大型肌营养不良,目前已明确该组疾病与肌膜骨架蛋白抗肌萎缩蛋白(dystrophin,dys)缺陷有关。该症包括 Duchenne 型肌营养不良和 Becker 型肌营养不良,与孤立性 X 连锁性心肌病、孤立性股四头肌肌病、伴肌红蛋白尿肌痉挛、无症状性高肌酸肌酶以及 DYS 基因缺陷携带者统称为抗肌萎缩蛋白病(dystrophinopathy),其中 DMD 是最常见的儿童型肌营养不良。

【流行病学】

发病率在男婴中约为 1/3 500。国外资料报道 DMD 患病率为 15.9~19.5/100 000 男性,Becker 型肌营养不良(Becker muscular dystrophy,BMD)发病率约为 DMD 的 1/10。约有 1/3 的患者无明确家族史,为散发病例。

【病因和发病机制】

DMD 和 BMD 均为 Xp21 上 DMD 基因缺陷所致,属 X 性连锁隐性遗传。该基因较大,是迄今人类确认的最大基因,有 79 个外显子,由于前体 mRNA 的选择性剪切,可编码数种同型异构 dys 蛋白。骨骼肌和心肌肌膜上表达的是全长 dys 蛋白,位于肌浆内近肌内膜处,分子量约为 427 kD,包括 3 685 个氨基酸。dys 有 4 个重要结构功能区:① 氨基端(N 端)为肌动蛋白结合区域。② 中间为"杆状"区,由血影蛋白(spectrin)样氨基酸序列重复组成。③ 富含半胱氨酸区域。④ 羧基端(C 端)。其中富含半胱氨酸区域是结合形成 DAPs 的关键部位。约 2/3 的患者是由于部分基因缺失或重复拷贝所致。其缺失"热区"位于外显子 45~52 之间,若缺失或突变基因使读码框移位而致转录提前终止,则不能产生 dys 蛋白,导致 dys 蛋白在肌膜上缺失,其表现型为 DMD。99% 以上的 DMD 患者的 dys 完全或近乎完全缺失。若缺失或突变基因位于读码框内,则可产生长度变短而功能部分保留的不完全 dys 蛋白,可见 dys 在肌膜上表达减少,则临床表现型为 BMD。

约有 1/3 的患者无明确家族史,可能与母亲生殖细胞或受精后早期胚胎的自发突变有关。若母亲并非杂合子携带者但却有数个患病后代,可能与"种系镶嵌"现象有关,是由于生殖细胞系发育的有丝分裂阶段发生了突变。如果这种突变发生于女性,其男性后代患病风险很大,如果发生于男性生殖细胞,则女性后代极有可能成为携带者。

骨骼肌细胞的 dys 在稳定肌膜的力学机制中发挥重要作用,在与 sarcoglycans、dystroglycans 等跨膜分子形成的 DAP 中充当轴心作用,使得肌纤维内的肌动蛋白微肌丝系统与肌纤维外的基质保持有机联结。dys 的表达决定着其他 DAP 蛋白的表达,在 DMD 患者和 mdx 鼠模型肌肉组织中可见 DAP 糖蛋白的继发性表达减少。组织病理和动物试验研究发现,dys 的减少导致肌膜的力学稳定性降低。在收缩时局部容易"撕裂",Ca^{2+} 大量内流激活蛋白水解酶,导致肌纤维逐渐坏死。此外,dys 还被认为是一种多功能蛋白,与 DAP 其他相关蛋白在应答细胞外刺激过程中起到信号转导作用,例如细胞外基质的层粘连蛋白与 α-dystroglycan 结合后,在肌动蛋白变形过程中参与 Rac1、NOS 等信号分子的募集。当 dys 蛋白缺失时,肌纤维的信号机制不能正常进行,从而参与变性的病理过程。

【病理】

受累骨骼肌容积缩小,色泽较正常人苍白、质软而脆。光学显微镜下可见肌纤维大小不等,萎缩肌纤维呈小圆形,可伴有肌纤维变性、坏死和吞噬现象;有明显的肌纤维肥大、增生和分裂,伴有核内移;肌纤维间隙明显增宽,并有大量脂肪组织和纤维结缔组织增生。应用 dys 抗体免疫组织化学染色显示肌纤维膜不着色。晚期肌纤维普遍消失、坏死,在残留的肌纤维间充填大量脂肪细胞和结缔组织。

【临床表现】

假肥大型(Duchenne 型和 Becker 型)肌营养不良呈 X 性连锁隐性遗传,男性患病,女性携带。约 5%~10% 的女性携带者有不同程度的肌无力,常不对称,并有腓肠肌肥大。DMD 病情较重,通常在 2~5 岁起病,表现为学步困难,行走缓慢、易跌,跌倒后不易爬起。双小腿腓肠肌肥大、足尖走路、易跌跤,上楼梯、跳跃等运动能力较同龄儿明显落后。臀中肌受累而致骨盆左右上下摇动,腰大肌受累而腹部前凸,头后仰,仰胸凸肚,呈"鸭步"。患儿从平卧位起来,先翻身,然后呈跪姿,两手撑起,并靠两手撑着自己身体而逐步从小腿、大腿上移,然后挺起身子,称为"Gowers 征"。继骨盆带肌受累之后,逐步出现肩胛带肌萎缩、无力,双臂上举不能。菱形肌、前锯肌、斜方肌、肩胛提肌萎缩而使肩胛游离,肩胛骨呈翼状耸起,称"翼状肩"。在病程各期可见因颈部屈肌无力而不能抬头从床上抬起,借此可与早期 BMD 鉴别。踝部跖伸肌和内转肌即使在疾病晚期也可保留良好肌力,而胫前肌群逐渐无力萎缩,导致跟腱挛缩而足跟不能着地,患者呈现"用足尖行走"现象。查体可见患者有腓肠肌肥大,病程早期为代偿性真性肥大,而中晚期则为脂肪和结缔组织增生造成的假性肥大。

病程逐步发展,少数儿童在 3~6 岁时病情相对稳定或好转,这是由于儿童的运动系统发育速度超过了病情进展,此后病情将不断恶化。到 6~11 岁,肌力呈直线下降,多数病孩在 10 岁时丧失行走能力,依靠轮椅或坐卧不起,出现脊柱和肢体畸形。晚期四肢挛缩,脊柱侧弯,生活完全不能自理,呼吸困难,二氧化碳潴留,常因肺部感染诱发呼吸衰竭和心力衰竭。

约 90%的 DMD 患者心电图有异常,可见 V1 导联 R/S 波幅增高,V5、V6 导联 Q 波变窄变深,V1 见 RSR 或多相 R 波。心房内传导异常、窦性心动过速以及其他窦性心律失常较为常见。多数患者可有心肌损害,早期可无症状,但超声心动图常显示左心房和左心室扩大,晚期可出现心衰,可能与患者活动量小而掩盖了早期的心功能不全有关。约 1/3 患者有不同程度智能减退,IQ 平均值 88;部分患者有夜盲症;胃肠道累及少见,可导致肠道动力不足,引起肠道假性梗阻,以急性胃扩张、呕吐、腹痛等为主要表现,若不及时处理可能致命。患儿常因呼吸衰减伴或不伴肺部感染、继发于进展性心肌病的心衰等于 20 岁之前夭折。

BMD 的病程相对良性,起病年龄晚于 DMD,通常于 7 岁以后起病,少数患者于 30~40 岁起病。受累肌群的分布、假肥大和心电图异常与 Duchenne 型相似,但程度较轻。骨盆带肌和大腿肌首先受累,尤以股四头肌受累最明显,部分患者早期即出现腓肠肌假肥大及肌痛,胫前肌群和腓骨肌群受累较轻。颈屈肌肌力相对保留,但晚期也可受累。肩带肌无力常晚于骨盆带肌。关节挛缩和脊柱侧凸相对少见。少数有智能障碍。本病进展缓慢,起病年龄及严重程度与 dys 蛋白的水平相关。有的患者最终在轮椅上生活,但部分患者即使在晚年也没有明显症状,预期寿命略低于正常人。

携带者通常无临床症状,但可有血清 CK 水平增高和轻度腓肠肌假肥大。约有 8%的携带者可有轻度肢带型肌病。心脏受累多为亚临床表现,如心电图或心脏超声的改变。有研究报道 DMD 携带者约 8%合并扩张型心肌病,而 BMD 携带者未见报道。大多数女性携带者无症状,但约有 8%表现为无力,临床表现与 BMD 相似,血清 CK 常增高,肌电图呈肌源性改变,肌肉病理示肌膜上 dys 呈镶嵌或斑片状染色。对所有可能的携带者均应行基因分析。

【实验室检查】

5 岁以前起病的 BMD 患者血清 CK 高于正常值上限 20~100 倍,DMD 为 50~100 倍。有的患儿在出生 1 年内虽无临床表现但 CK 可明显增高,此时不能区分是 DMD 或 BMD。有研究报道,血清 CK 水平以每年递减 20%的速度逐渐降低,晚期患者 CK 水平可能正常。约有 70%的携带者血清 CK 水平增高并随年龄逐渐降低。BMD 和 DMD 患儿的乳酸脱氢酶、血清谷丙转氨酶、谷草转氨酶等均可明显增高,与 CK 水平线性相关,但特异性不及 CK。碱性磷酸酶,γ-谷氨酰转移酶基本正常。肌酶水平的增高可能与肌膜不稳定引起的膜漏有关。

肌电图检查呈典型的肌源性改变,自发电位如纤颤电位和正尖波常见,运动单位电位时限短,波幅小,多相波增多,不易与儿童型多发性肌炎或皮肌炎鉴别。MRI 检查主要表现为短 T_1、长 T_2 信号及长 T_1、长 T_2 信号,前者提示脂肪替代改变,后者提示炎症坏死和(或)水肿病变。受累肌肉出现不同程度的水肿、脂肪浸润和间质增生,呈"蚕食现象"。DMD 患者近端骨骼肌受累的规律以臀大肌最早受累,然后依次为大收肌、股二头肌、股直肌、股外侧肌、半腱肌、半膜肌;股薄肌和缝匠肌相对不受累。

用抗 dys 抗体对患者肌肉活检标本的冰冻切片进行直接免疫荧光染色可观察到肌膜的 dys 表达情况,正常人的 dys 表达完整。BMD 患者的肌膜可见 dys 段性表达减弱和分布异常。DMD 患者的肌膜则为 dys 表达缺失,但部分患者有不到 1%的肌纤维表现为 dys 段性表达减弱和分布异常,与 BMD 患者相似,这一小部分称为"回复突变体纤维"。有学者认为,这是由于患者体细胞的 *dys* 基因在另一位点突变而纠正了原来的读码框移位突变,从而引起少数肌膜的部分表达。

【诊断】

诊断要点包括:① X 连锁隐性遗传,3~5 岁隐袭起病,进行性发展,12 岁后不能行走。② 早期表现为双下肢无力、鸭步、Gowers 征、起蹲困难和腓肠肌肥大;随年龄增长,出现双上肢无力及翼状肩胛;晚期可出现关节挛缩及脊柱畸形。③ 血清肌酸激酶显著升高至正常值的数十倍,甚至上百倍。④ 肌电图提示肌源性受损。⑤ 肌肉活检呈典型肌源性受损,且 dys 抗体染色呈阴性。⑥ 超声心动图可提示左心室扩大,MRI 提示肌肉出现水肿和脂肪浸润。⑦ DMD 基因检测为外显子缺失、重复、微小突变或点突变。

诊断流程如图 4-4-2-1。

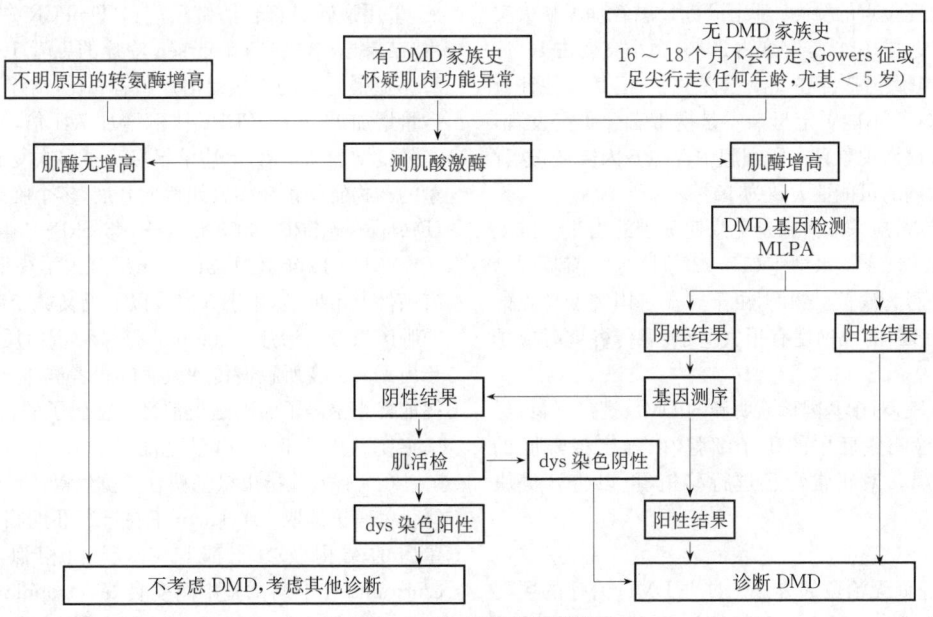

图 4-4-2-1 DMD 诊断流程图

【鉴别诊断】

1. 肢带型肌营养不良　由 dys 之外的多种肌细胞骨架蛋白缺陷引起。其中 2C、2D、2E、2F 型可有腓肠肌假肥大,临床表现和血清 CK 变化可与 DMD/BMD 极为相似,但为常染色体隐性遗传,无明显智能减退,心肌病相对少见,肌肉活检 dys 染色正常,相应的基因检测存在致病突变。

2. 少年型进行性脊肌萎缩症　为常染色体隐性遗传,其发病年龄与 BMD 相似或更迟,临床症状相似,可表现为近端肌无力和萎缩,但可依据血清肌酶不增高或轻度增高、肌电图和肌活检均为神经源性损害等鉴别。

3. 儿童皮肌炎　也以近端肌肉无力和血清 CK 增高为主要表现,但皮肌炎主要表现为眼睑、眼周和关节伸面有红色斑疹,肌肉活检存在束周萎缩,皮肤和肌肉存在免疫反应所致的微血管损害,应用免疫抑制剂治疗有效。

4. 多发性肌炎　也表现为近端肌肉无力和血清 CK 增高,但本病无遗传史,病情进展较快,常有肌痛,肌肉病理符合肌炎改变,用皮质类固醇治疗有效。

【遗传咨询】

由于本病属 X 连锁隐性遗传病,只有男性发病,而携带一个致病基因的女性则成为杂合子,是致病基因携带者。男性后代有 1/2 的概率患病,女性后代有 1/2 的概率是携带者。若能诊断 DMD 基因携带者,对预防 DMD 患儿的出生有重要意义。目前,多种分子生物学方法,如定量多重 PCR、多重短串联重复 PCR、单链构象多态性 PCR 和反转录 PCR 等均可用作 DMD 基因携带者检测。70% DMD 患者为单外显子或多外显子缺失或重复,多重连接依赖性探针扩增(multiplex ligation dependent probe amplification,MLPA)或比较基因组杂交阵列(comparative genomic hybridisation array,CGH)方法可检测 DMD 基因 79 个外显子的缺失或重复;结果阴性时,DNA 测序可明确 DMD 基因的点突变和微小突变。如果基因检测不符合 DMD 的临床诊断,则应通过组织冷冻切片的免疫组织化学或肌肉蛋白提取物的 Western Blot 检测肌肉活检样本是否存在 dys 蛋白。当明确先证者的突变类型后,可应用 PCR 对家系其他成员进行已知突变位点的检测。我国 DMD 患者基因缺失突变占 60%,重复突变占 10%,点突变占 20%,微小突变占 10%。

散发 DMD 的患者男孩存在 dys 基因突变,但其母往往查不到该突变基因,这并不能否定母亲不是携带者。研究发现,部分母亲由于种系镶嵌现象只在卵细胞中存在基因突变,这种情况下传给后代致病的可能性大致为 14%。

对于女性携带者,应采取措施避免患病孩子的出生。绒毛膜绒毛活检(9~12 周)或羊水细胞(17~23 周)行产前基因诊断可以明确胎儿是否为病孩。然而,由于 dys 基因突变位点的多样性,产前基因诊断的准确性有很大差距,遗传咨询时应予以注意。

在有资质的医院,对于基因诊断明确的 DMD 携带者,可经体外人工授精后检测囊胚中的 1 个细胞,以确定该囊胚的 DMD 基因是否正常。对正常囊胚进行移植,可以生育健康后代。

【治疗】

DMD 迄今为止尚无治愈的方法。过去 DMD 治疗的主要目标是延长生存期,现在的重点还包括优化生活质量、功能、独立性。提倡规范的多学科综合治疗,以神经科医生为主,联合呼吸科、心内科、康复科、心理科医生、DMD 专职护理人员和社会工作者,在病情的不同阶段进行相应的处理和指导。建议每半年检查 DMD 患者的身体状况,并对治疗进行评估。

1. 药物治疗

(1) 肾上腺糖皮质激素:推荐的起始剂量为 0.75 mg/(kg·d),疗效包括延长行走能力保留的时间 2~5 年,增加肌力,改善呼吸功能,减少脊髓侧凸手术的需要,推迟心肌病的发作等。长期使用激素的不良反应包括体重增加、骨质疏松、高血压、高血糖、库兴综合征、生长迟缓和白内障等。若患者对激素的不良反应无法耐受,可减量 25%~33%,1 个月后再行评估。有文献报道,10 mg/kg 的周末疗法同样有效,不良反应也相似,但长期效果未确定。1.5 mg/(kg·d) 的效果与 0.75 mg/(kg·d) 相当,但不良反应明显增多。激素的最佳起始治疗时机尚无定论,既往大多推荐用于 5 岁以上,仍保存一定肌力的患者。目前认为更早的启动激素治疗可能获益更多(3~5 岁)。另一方面,目前认为丧失了行走能力的患者仍可使用激素,以保留上肢力量,可适当减量为 0.3~0.6 mg/(kg·d)。作用机制可能与激素的膜稳定性和抗炎作用有关。地夫可特(deflazacort)是合成类糖皮质激素,疗效与泼尼松相似而不良作用仅为泼尼松 1/2,推荐剂量为 0.9 mg/(kg·d),2017 年 2 月美国 FDA 批准地夫可特用于治疗杜氏肌营养不良。

(2) 2016 年 9 月 19 日 eteplirsen 获得美国 FDA 加速批准上市,商品名为 Exondys 51,是首个获批治疗杜氏肌营养不良(DMD)的药物。Eteplirsen 采用了一种磷酸二酰胺吗啉代寡核苷酸和外显子跳跃技术,目的是修复 mRNA 的阅读框来部分纠正遗传缺陷。作为一种反义 RNA,通过跳跃 51 号外显子,产生一种较短、但仍具有功能的抗肌萎缩蛋白,从而稳定或减缓疾病的进程,延长并改善 DMD 患者的生活质量。202 名 DMD 患者参与研究,患者每周接受 1 次 30 或 50 mg/kg 的药物注射。治疗 180 周后,采集上肢肌肉活检标本接受肌萎缩蛋白含量、免疫荧光以及肌营养不良蛋白阳性纤维百分比检测(PDPF)。以未接受药物治疗患者上肢肌肉活检标本结果为对照,采用逆转录聚合酶链反应(RT-PCR)结合 Sanger 测序技术,结果显示,接受 eteplirsen 治疗的患者 100% 的实现外显子 51 表达越过。与未接受治疗患者相比,治疗人群抗肌萎缩蛋白含量增加 11.6 倍,PDPF 比例增加 7.4 倍,肌萎缩蛋白免疫荧光强度增加 2.4 倍,上述结果接受了多次复测验证。目前该类型的药物研发正在如火如荼地开展,多个临床试验正在进行中(Drisapersen、SRP-4053、BMN-045、SRP-4045、DS-5141b 等)。

(3) 2014 年 8 月,ataluren/PTC124 获得欧盟药监当局的有条件上市批准,用于 5 岁及以上无义突变型杜氏肌营养不良非卧床患者的治疗。ataluren 是一种蛋白质修复药物,开发用于由无义突变所致遗传性疾病的患者群体,选择性促进核糖体提前终止密码子而不是正常终止密码子的通读,旨在使含有无义突变的基因,产生功能性蛋白。

(4) 有实验指出氨基糖苷类抗生素,能与核糖体结合,提前终止密码子读取,arbekacin 正在进行Ⅱ期临床试验。Utrophin 蛋白的结构及功能都与 dys 蛋白相似,utrophin 调节剂 ezutromid 在Ⅰ期试验中耐受良好,utrophin 含量增加,目前正在Ⅱ期临床试验。治疗 DMD 试验中的其他药物类别包括还减少细胞损伤（二甲双胍、L-精氨酸）、myostatin 阻断剂、抗炎症和抗氧化分子、抗肌纤维化药物等。成肌细胞移植、干细胞移植也尚处于基础和临床研究阶段。

2. 康复治疗 DMD 的特点是进行性的肌无力、挛缩、畸形及功能丧失。康复管理需要在了解 DMD 病因、病理学、自然史和疾病进展的基础上，考虑个体的目标和生活方式，以优化整个生命周期的生活质量。推荐康复管理从诊断开始，以达到尽量减少挛缩、畸形、功能丧失、皮肤完整性受损、疼痛和心肺功能受损的目的。具体措施有物理治疗、肌肉伸展和关节的管理、胸壁活动性的维持、姿势矫正、各种矫形器、辅助站立及移动设备等。

3. 内分泌 DMD 的内分泌并发症包括生长障碍、青春期延迟和肾上腺皮质功能减退。内分泌护理的目标是监测生长和发育，识别和诊断激素缺乏，必要时提供内分泌激素替代疗法，预防危及生命的肾上腺危象。性腺机能减退导致的青春期延迟是糖皮质激素治疗的一个潜在并发症，14 岁时青春期发育不全，需要立即转诊内分泌科医生。睾酮替代疗法被推荐用于治疗 14 岁以上的患者，为了模拟正常的青春期发育，睾酮替代应在低剂量下开始，并在几年内缓慢增加到成人替代剂量。由于抑制下丘脑-垂体-肾上腺（HPA）轴而导致的肾上腺皮质功能不全是一种罕见但危重的疾病，如果糖皮质激素因疾病或停止治疗而突然停止，则可能会发生这种情况。应向所有服用糖皮质激素的患者介绍肾上腺皮质功能减退症状和治疗方法。糖皮质激素治疗不应突然停止，而是应在数周至数月内逐渐减少，以使 HPA 轴恢复。

4. 胃肠和营养 DMD 患者通常有胃肠道或营养并发症，包括体重增加或减少、饮食或营养失衡、液体失衡、低骨密度和吞咽功能障碍。原因包括糖皮质激素治疗、能量消耗减少等。营养失衡会对呼吸系统、骨骼肌和心脏系统产生负面影响。定期评估膳食钙摄入量和血清 25-羟基维生素 D 浓度，如果钙摄入量低于建议的年龄摄入量，或者血清 25-羟基维生素 D 降至低于 30 ng/ml，则应根据指南提供适当补充。定期评估以及时发现吞咽困难的患者，需要时可咨询胃肠科医生，放置胃造瘘管。便秘是常见并发症，原因包括少动、腹部肌肉无力和脱水等。可使用渗透性泻药如聚乙二醇、氢氧化镁混悬剂或乳果糖进行治疗。

5. 呼吸 呼吸系统并发症是 DMD 患者死亡的主要原因。并发症包括呼吸肌疲劳、黏液堵塞、肺不张、肺炎和呼吸衰竭。治疗方法包括监测呼吸肌功能和及时的辅助咳嗽、夜间辅助通气和日间辅助通气。这些疗法可以减少呼吸并发症，提高生活质量，延长生存期。当患者 5~6 岁时，就应开始进行肺活量测定。2018 年的更新中，开始辅助咳嗽和辅助通气时的肺功能阈值高于 2010 年的推荐，旨在使这些干预措施得到更多的应用，在更年轻的患者中开始治疗。推荐 DMD 患者每年接受肺炎球菌及流感疫苗的接种。

6. 心脏 心血管并发症也是 DMD 患者死亡的主要原因，表现为心肌病。随着疾病进展，心肌不能满足生理需要，出现心力衰竭。衰竭的心肌也有心律失常的风险。早期诊断和积极治疗对于最大限度地延长寿命和提高生活质量至关重要。建议至少在 6~7 岁之前进行超声心动图检查，每年进行一次心脏评估，随着心力衰竭症状的出现或心脏成像首次出现异常

（如心肌梗死、左心室扩大或左心室功能障碍），酌情增加评估频率。

7. 骨骼健康及骨质疏松 接受糖皮质激素治疗的 DMD 患者经常发生骨质疏松症，表现为低创伤性的椎骨或长骨骨折。20%~60% 的 DMD 男孩有肢体骨折（通常是股骨远端、胫骨或腓骨），而高达 30% 的患者有症状性椎体骨折。如果不进行治疗，椎骨骨折可导致慢性背痛和脊柱畸形，而腿部骨折可导致过早、永久性移动丧失。建议对患者进行脊柱射线进行评估。静脉注射而非口服双磷酸盐是治疗骨质疏松的一线治疗。

8. 外科干预 关节挛缩、畸形及脊柱侧凸程度严重时，可考虑手术干预。非卧床阶段的患者获益更多。术后早期活动及使用矫形器以防止挛缩复发。在所有外科手术前，应咨询心脏科医生和呼吸科医生。

9. 心理治疗 患儿经常自暴自弃，情绪波动，不愿与人交往或有破坏性举动，需在早期行心理辅导。在成年期，需要良好的护理、独立人格发挥及平等的教育等。大约 30% 的 DMD 患者需进行抗抑郁治疗。对每个患者要进行具体分析从而制定个体化的治疗方案。

【预后】

DMD 预后较差，患儿常于 10 岁左右丧失行走能力，常于 20 岁前因呼吸衰竭伴或不伴肺部感染、心衰等夭折。随着支持治疗的发展，尤其是矫形技术和机械通气的应用，患者寿命有所延长。有文献报道呼吸支持的患者平均生存期延长 6~25 年。BMD 较 DMD 相对良性，进展缓慢，有的患者最终在轮椅上生活。也有极少数患者即使在晚年也症状不明显，预期寿命略低于正常人。

二、强直性肌营养不良

强直性肌营养不良（myotonic dystrophy，DM）是一组以肌强直、进行性肌萎缩、白内障、心脏传导阻滞、性腺萎缩以及智能低下为主要特点的多系统疾病。

【病因和发病机制】

DM 为常染色体显性遗传性疾病病因尚未完全明确，分为 DM1 和 DM2 2 型：① DM1 型与 19q13.3 上肌强直蛋白激酶（*DMPK*）基因 3′端非翻译区的 CTG 三核苷酸过度重复有关，疾病严重程度随重复拷贝数不同而有差异，正常个体拷贝数为 5~30 个，轻者为 50~80 个，严重者达 2 000 个以上。CTG 拷贝数从双亲到子代有扩增趋势，因此本病有遗传早发现象。② DM2 与 3q21 号染色体上锌指蛋白 9（*ZNF9*）基因的 CCTG 四核苷酸过度重复有关，正常个体与患者 *ZFP9* 基因（CCTG）拷贝数分别为 104~176 个和 75~11 000 个以上（平均 5 200 个），也是目前已知的唯一一种四核苷酸重复突变疾病。

【临床表现】

DM1 最常见。约 10% 的患者自出生后即出现喂食和呼吸困难，成人后可出现精神发育迟缓，称为先天性婴儿 DM1。成人型 DM1 常在青春后期，20~25 岁起病。主要特征为受累骨骼肌肉萎缩、无力和强直，以前两种症状为突出。强直症状在重复运动后可有缓解。全身骨骼肌均可受累，但以远端肌群为主。患者常因易跌、起步困难和肢体僵硬而就医。随着肌萎缩的进展，肌强直可消失。患者常有日间多睡。体格检查可见唇

微翘,颧骨隆起、额肌萎缩而呈斧头状(图4-4-2-2);颈细长,胸锁乳突肌萎缩而头部前倾伸长,称鹅颈;腭弓升高,构音不清或伴吞咽困难,握拳后不能立即放开,手指不能伸直。叩诊槌叩击被检肌肉时出现肌球或肌肉内陷。此外,由于累及心脏、眼部及内分泌系统等,多数患者出现不同程度心脏传导阻滞、白内障和性欲减退、早秃、糖尿病等。半数以上患者晶状体浑浊,但仅有部分患者只表现为白内障。

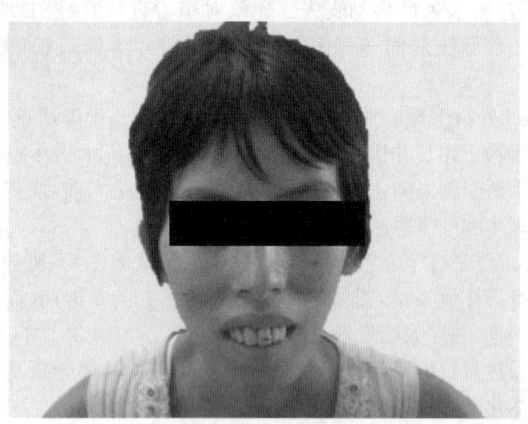

图4-4-2-2 DM患者的斧头脸

DM2曾称为近端强直性肌病,20~40岁起病,遗传方式和临床特点与DM1较为相似,常见白内障和男性性腺萎缩,但DM2肌痛症状发生率高,肌萎缩少见且程度轻,大多数患者主要累及近端肌肉和颈部屈肌,心脏传导阻滞少见,预后相对较好。

DM患者血清CK常见轻度增高。部分患者血清IgG水平下降。肌电图可出现典型的肌强直电位发放,表现为持续性放电,伴有频率和波幅的明显变化,同时可听到类似"轰炸机俯冲"的声响。肌肉病理为非特异性改变,可见肌纤维有核内移现象或出现核链,肌纤维有萎缩也有肥大。

【诊断和治疗】

依据典型的肌强直、进行性肌萎缩和多系统损害的临床特征,一般不难诊断。但亚型的确诊需依赖于基因分析。治疗主要以支持对症治疗为主,可用踝脚矫形器改善足下垂,夹手板改善手功能。对于晚期严重的患者,呼吸训练和体位引流法可以避免肺部感染。奎宁、苯妥英钠、普鲁卡因酰胺、美西律(Mexiletine)、乙酰唑胺可用于改善肌强直症状。莫达非尼(Modafinil)200~400 mg/d,可改善DM1的日间多睡。

【预后】

本病进展缓慢,一部分患者因肌肉萎缩和心、肺等并发症而在40岁左右丧失工作能力,常因继发感染或心力衰竭而死亡。病情较轻者可长期稳定而不危及生命。

三、面-肩-肱型肌营养不良

面-肩-肱型肌营养不良(facioscapulohumeral muscular dystrophy,FSHD)是成人常见的肌营养不良,1884年由两位法国神经病学家Landouzy和Dejerine首先在文献中报道。1992年,Padberg等发现FSHD是由4q35亚端粒区域的D4Z4的巨卫星(macrosatellite)重复片段缩短导致的,随后的研究进一步揭示了其复杂的遗传和致病机制。

【流行病学】

FSHD是继DMD和DM之后第三大常见的遗传性肌病,患病率约为1/8 000~1/20 000。患者多于10~30岁时出现显著症状,两性罹病概率相等,少数婴幼儿起病者症状严重。国内尚无患病率和发病率的资料。

【病因和发病机制】

面-肩-肱型肌营养不良常为常染色体显性遗传,大部分患者是由于染色体4q35亚端粒区D4Z4大片段重复缩短致病。目前研究认为,正常人携带有10个以上D4Z4重复片段,此时该染色体区域处于高甲基化的异染色质状态而不表达;而FSHD患者仅携带有1~10个D4Z4片段,导致该染色体区域变为低甲基化的疏松状态,进而表达促凋亡因子DUX4蛋白。该类患者约占所有FSHD患者的95%,称为面-肩-肱型肌营养不良1型(FSHD1)。Lemmers等还发现D4Z4远端有一个10 kb的等位基因多态性,命名为4qA和4qB,仅发生于4qA等位基因的D4Z4大片段缺失会导致FSHD1。此外,染色体结构维持蛋白SMCHD1突变可导致染色体甲基化程度降低,这样所导致的FSHD称为面-肩-肱型肌营养不良2型(FSHD2)。2016年的研究进一步发现甲基转移酶DNMT3B突变以及18号染色体微缺失伴正常D4Z4片段也会导致FSHD,又增加了该病的遗传复杂性。

【临床表现】

FSHD的临床表现差异较大。轻症者可无临床症状,较重者无法行走,需依赖轮椅。患者常于20岁左右发病,表现为眼睑闭合无力,皱额、鼓腮、吹哨和露齿不能或无力,重者呈面具状脸。嘴唇肥厚而微翘。由于斜方肌、菱形肌、前锯肌等肩胛固定肌早期受累,导致肩胛骨向后竖立呈"翼状肩",两臂平举起时由于肩胛骨失去固定、肩胛下角内移而呈特征性的"蝠翼状"。肩胛带肌肉明显萎缩,胸大肌萎缩内陷,锁骨水平支撑,呈现"衣架肩"(图4-4-2-3)。两上臂肌肉均匀对称萎缩,但三角肌相对保留。前臂无明显肌萎缩,远端肌力较少受累,但腕屈肌力强而腕伸肌力弱。屈髋、伸髋、踝背屈无力,跖屈肌力

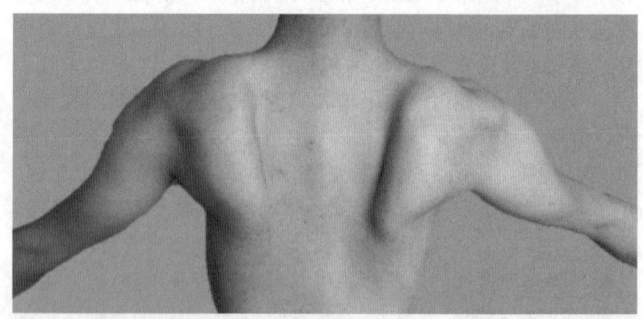

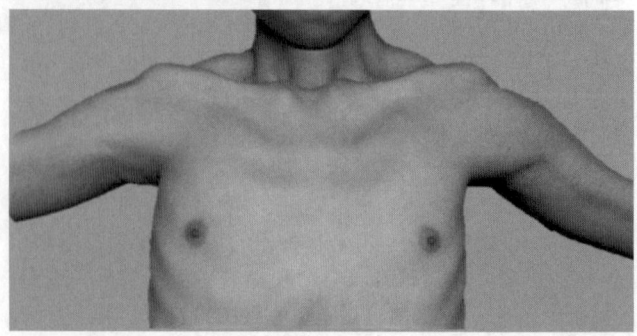

图4-4-2-3 FSHD患者的翼状肩(上)和水平锁骨(下)

常保留。腹肌易受累,出现蛙状腹,由于下部腹肌受累重于上部,可出现 Beevor's 征阳性,对于诊断本病有较高特异性。脊旁肌受累较重,极易继发腰椎前凸,进一步加重患者的行走困难。关节挛缩少见。本病总体发展缓慢,常有顿挫或停止发展。但临床上也可观察到患者在稳定很长时间后某组肌群突然功能下降,往往以肌痛为"先兆"。在 5 岁前出现面肌受累,且在 10 岁前出现肩带肌受累的患者被定义为早发型 FSHD。该组患者中可出现一些非典型表现,包括头下垂、进行性睑下垂、关节挛缩、呼吸受累和心肌病,且容易伴有肌肉系统以外的表现,包括感音神经性听力下降、视网膜血管病变、癫痫、言语迟缓以及精神发育迟滞等。

【实验室检查】

血清 CK 可正常或轻度增高。由于早期受累的肌肉较局限,肌电图检查可正常,当病情继续进展时,可见运动单位电位呈短时限、小波幅的多相波,晚期患者可有失神经表现。

【病理】

FSHD 的肌肉病理改变不具有特异性。肌肉病变轻重不一,轻者仅表现为肌纤维大小不一,少数纤维坏死与再生。可见小角化纤维,无肌纤维群组化。部分患者病理可见灶性炎症细胞浸润,需与炎性肌病相鉴别。重者可表现为重度肌营养不良的病理改变,大量纤维结缔组织增生和脂肪替代。

【诊断与鉴别诊断】

依据典型常染色体显性遗传,面肌、肩、肱肌和踝背屈肌萎缩无力,临床诊断一般不难。肌肉无力萎缩不对称、肌群由上而下逐步受累、三角肌保留、伴有高频听力丧失或视网膜血管病变等也是提示本病的重要线索。但临床上仍需与肢带型肌营养不良、肩腓综合征等鉴别。目前 FSHD 诊断的"金标准"是基因检测,传统的 Southern 印迹法和最近发展的分子梳技术适用于诊断 FSHD1 型的 D4Z4 拷贝数变异,而 FSHD2 型需要基因甲基化水平检测来诊断。

【治疗】

一般来说,FSHD 患者起病时仅有轻微的功能障碍。随着病程缓慢进展,大部分患者都能用适应性的方法代偿,在严重肌肉无力的同时仍能够保持较好的运动功能。FSHD 患者常会在肩部和背部出现疼痛相关的姿位异常,和在受累肌肉所支持的关节出现劳损性疼痛。治疗疼痛时应当个体化,可以采用运动、理疗和药物(如非甾体类抗炎药治疗急性疼痛、联用治疗慢性疼痛的药物)的综合疗法。

1. 肩胛固定术　上臂不能抬举过肩是其引起功能障碍的主要原因之一。肩胛固定术能够增加肩关节的活动度,对于病情缓慢进展、肩部力量仍有一定程度保留的患者,可以考虑进行外科手术固定肩胛骨以改善症状。Twyman 等对 6 名 FSHD 患者实施了双侧肩胛胸融合术,平均随访时间 49 个月,术后肩外展平均增加 28°,所有患者在功能和外观上均有良好改善。

2. 踝足矫形器　垂足是 FSHD 下肢常见的首发症状之一,患者可以使用踝足矫形器(AFO)来矫正。但如果同时存在股四头肌无力,固定的 AFO 会影响膝盖过伸和活动度,从而阻碍行走。这种情况下更恰当的支具是地面作用力型的 AFO,因为它在接触地面时能为伸膝动作提供支撑,避免膝关节不稳。

3. 锻炼　研究发现 FSHD 患者进行有氧运动是安全和有益的,不像其他肌营养不良如杜氏肌营养不良,由于肌细胞膜脆弱,运动实际上会加速病情发展。

4. 早发型患者肌肉系统外表现的处理　早发型 FSHD 听力损害往往更为严重,给予助听器会减少对认知发育的影响。FSHD 患者轻度视网膜血管异常也十分常见,特别是早发型患者会发生渗出性视网膜病变导致视力下降,进行间接检眼镜筛查十分重要,因为早期进行激光光凝术能够预防 Coats 综合征和视力下降。

5. 药物治疗尚无肯定疗效　① 沙丁胺醇(albuterol)动物和人体研究表明 β2 肾上腺素能激动剂有促肌肉合成作用,可防止多种损伤后的肌肉萎缩。推荐剂量为 8～16 mg,每日 2 次,持续治疗 6 个月至 1 年。部分病儿服药后肌力改善,大剂量服用后肌肉容积增加。该药的主要不良反应为震颤、肌肉痉挛和失眠。② 单一水合肌酸(creatine monohydrate)可能改善患者生活质量。

【预后】

由于 FSHD 较少累及延髓肌、呼吸肌和心功能,其预期寿命与正常人相近。约 20% 的患者需依赖轮椅。

四、肢带型肌营养不良

肢带型肌营养不良(limb-girdle muscular dystrophies, LGMD)是由 Walton 和 Nattrass 于 1954 年提出的一组疾病,用以区别 duchenne 型、面肩肱型等已知的肌营养不良的临床综合征。临床上以肩胛带和骨盆带肌不同程度的无力或萎缩为主要特点。由于本组疾病在遗传方式、起病年龄、病情进展以及肌无力程度等方面存在很大差别,因而此后 40 年内对本组疾病的认识无太大进展。直到 20 世纪 90 年代以后,随着分子生物学的发展,对本组疾病的认识获得了较大突破。目前有关对本病的认识日新月异,新理论层出不穷,其临床表型和基因型的关系是许多学者研究的热点。1995 年欧洲神经肌病中心工作组同意根据遗传方式分为 1 型(常染色体显性)和 2 型(常染色体隐性),每一型根据不同基因缺陷又分为许多亚型。随着对于分子学和发病机制的认识逐步加深,神经肌病研究领域更倾向于按蛋白分类疾病而非临床表现。随着新的致病基因的发现,使得 LGMD2Z 之后的新亚型无法继续编号,因此肢带肌营养不良这一大类疾病的分类方法亟待更新。依据 2017 年第 229 届欧洲神经肌病学会的重新分类,目前已确认的有 29 个亚型,LGMD 常显型有 5 个亚型,LGMD 常隐型有 24 个(表 4-4-2-1)。LGMD 所包含的疾病谱系较广,随着今后新家系和缺陷基因的发现还会对其不断修正和补充。目前多倾向将其作为过渡性临床诊断名词,待基因诊断发展成熟后应从分子水平根据缺陷基因或蛋白将本类疾病重新归类,如 Duchenne/Becker 型 MD 可归为 dystrophin 缺陷病(dystrophinopathy),LGMD2B 和 Miyoshi 肌病可归为 dysferlin 缺陷病(dysferlinopathy)。

表 4-4-2-1　LGMD 分型的新命名和基因定位

新分类	基因定位	基因产物	原对应分类
LGMD 显性 1	7q36	DNAJB6	
LGMD 显性 2	7q32	TNPO3	
LGMD 显性 3	4q21	HNRPDL	

续　表

新分类	基因定位	基因产物	原对应分类
LGMD 显性 4	15q15	CAPN3	
LGMD 显性 5	21q22	COL6A1	
	21q22	COL6A2	
	2q37	COL6A3	
LGMD 隐性 1	15q15	Calpain-3	LGMD 2A
LGMD 隐性 2	2p13	Dysferlin	LGMD 2B
LGMD 隐性 3	17q21	α-Sarcoglycan	LGMD 2D
LGMD 隐性 4	4q12	β-Sarcoglycan	LGMD 2E
LGMD 隐性 5	13q12	γ-Sarcoglycan	LGMD 2C
LGMD 隐性 6	5q33	δ-Sarcoglycan	LGMD 2F
LGMD 隐性 7	17q12	Telethonin	LGMD 2G
LGMD 隐性 8	9q33	TRIM32	LGMD 2H
LGMD 隐性 9	19q13	Fukutin 相关蛋白	LGMD 2I
LGMD 隐性 10	2q24	Titin	LGMD 2J
LGMD 隐性 11	9q34	POMT1	LGMD 2K
LGMD 隐性 12	11p14	ANO5	LGMD 2L
LGMD 隐性 13	9q31	Fukutin	LGMD 2M
LGMD 隐性 14	14q24	POMT2	LGMD 2N
LGMD 隐性 15	1p32	POMGnT1	LGMD 2O
LGMD 隐性 16	3p21	DAG1	LGMD 2P
LGMD 隐性 17	8q24	Plectin 1f	LGMD 2Q
LGMD 隐性 18	4q35	TRAPPC11	LGMD 2S
LGMD 隐性 19	3p21	GMPPB	LGMD 2T
LGMD 隐性 20	7p21	ISPD	LGMD 2U
LGMD 隐性 21	3q13	POGLUT1	LGMD 2Z
LGMD 隐性 22	21q22	COL6A2	
LGMD 隐性 23	6q22	LAMA2	
LGMD 隐性 24	3p22	POMGNT2	

【临床类型及表现】

国内近年来多个神经肌病研究中心的建立及与国际的逐步接轨,对于中国人群的 LGMD2A 及 LGMD2B 有部分研究,但对于其他亚型的认识仍较为匮乏,对诊断和与鉴别诊断还存在一定的困难,故有必要对这类疾病进行深入的了解和研究。

1. 常染色体显性遗传 LGMD

(1) LGMD 显性 1 型:本型与染色体 7q36.3 的 DnaJ 热休克蛋白家族 6(DNAJB6)的基因突变相关。DNAJ 蛋白家族结构以高保守序列"J 结构域"而闻名,促进了热休克蛋白 Hsp70 的诸多功能,参与异常折叠蛋白的降解过程,也是多聚谷氨酰胺的抑制剂。截至目前,绝大多数 DNAJB6 突变相关的肌病,突变位点均位于 G/F 结构域。DNAJB6 基因突变较为罕见,仅在美国、日本及欧洲 12 个家系中发现。LGMD1D 为 DNJB6 相关肌病的最常见表型。常在 38(8~50)岁发病,表现为近端无力,下肢重于上肢,腘绳肌重于股四头肌。基因型与表型存在密切关联,与 LGMD1D 相应的基因型多为 G/F 结构域近端的突变 Phe89、Phe91 及 Phe93。LGMD1D 进展缓慢,一

般在发病后 20~30 年需要坐轮椅。20% 患者伴有吞咽困难,部分患者出现肌肉萎缩及痉挛。血肌酸激酶往往正常或轻度升高(5 倍),肌电图呈肌源性损害伴兴奋性增高。下肢肌肉 MRI 平扫表现为大腿以大收肌、半膜肌及股二头肌受累为著;小腿以比目鱼肌受累为著。肌肉病理可见镶边空泡伴 TDP-43、LC3 及 SQSTM1 表达升高,亦可见部分嗜酸性胞浆体沉积。

(2) LGMD 显性 2 型:本型与染色体 7q32.1 上的 Transportin 3(TNPO3)的基因突变有关。Transportin 3 属于 Importin β 家族成员,主要功能为运输富含丝氨酸/精氨酸的蛋白入核,已知为 HIV 病毒转运入核的关键因子。由于富含丝氨酸/精氨酸的蛋白组合为信使 RNA 剪切和转录后处理过程的必须参与蛋白,因此 Transportin 3 基因突变病理机制猜测与强直性肌营养不良 1 型有相似之处,均为 RNA 介导的骨骼肌病。本型非常罕见,仅在一例西班牙大家系中报道。患者平均发病年龄为 16(1~58)岁,表现为对称的下肢近端无力,部分患者伴有翼状肩。到病程后期,远端亦可出现受累,以指伸肌、胫前肌及趾伸肌为著。

(3) LGMD 显性 3 型:本型与染色体 4q21.22 的异质性核糖 D 样蛋白(heterogeneous nuclear ribonucleoprotein D-like protein,HNRNPDL)编码基因突变有关。HNRNPDL 蛋白主要位于肌细胞核内,参与前信使 RNA 转录本特定外显子的剪切过程,也与 Transportin 1 存在相互作用,共同参与 RNA 的后处理。目前已知的与肌营养不良相关的突变位点为 p. D378N 及 p. D378H。LGMD 显性 3 型目前在巴西和乌拉圭等家系 18 个患者中报道。多在 37(15~53)岁起病,表现为四肢近端乏力,近端重于远端。腿部偶有痉挛,可伴屈指及趾曲受限,有 50% 患者合并白内障。亦有部分突变携带者持续无症状。本病发展缓慢,50% 患者在发病 10 年后仍保持行走能力。血清肌酸激酶可正常,亦可轻度升高至 9 倍左右。肌肉活检可发现肌纤维大小不一、肌束周围纤维化及个别坏死纤维。此外,镶边空泡及 2 型纤维占优势亦可见。

(4) LGMD 显性 4 型:本型与染色体 15q15.1 的 Calpain-3 蛋白编码基因 CAPN3 突变有关。同一基因 CANP3 隐性突变所致的 LGMD2A 表型是欧美地区最为常见的肢带表型。而部分携带单一 CAPN3 突变的患者亦会出现症状,因此归为 LGMD 显性 4 型,本型相关的基因突变主要为 21bp 的读码框内删除。Calpain-3 是一个肌细胞胞质内的钙调蛋白水解酶,21bp 的框内删除突变株与 CAPN3 野生型共表达时引起细胞内 Calpain-3 蛋白表达的明显减少(<15% 正常值),提示常染色体显性遗传的突变引起了显性抑制作用(dominant-negative effect),影响正常 Calpain-3 二聚体聚合及行使水解功能。LGMD 显性 4 型发病年龄较晚,多在 34(13~84)岁起病,较 LGMD2A 型的起病年龄晚 16 年。有 50% 的患者合并肌肉和背部疼痛,肢体无力症状较 LGMD2A 轻,但受累肌群相似:均为椎旁肌、大腿近端、小腿内侧肌群及上肢近端。本型患者临床表现差异很大,严重者丧失行走能力,但有部分持续无症状。血肌酸激酶在 90% 患者中升高(169~9 000 U/L)。肌肉磁共振提示椎旁肌、臀肌、腘绳肌、腓肠肌内侧头均出现脂肪化。肌酶在 90% 的患者中均明显升高,但可波动在 169~9 000 U/L。肌肉病理可见核内移、肌纤维大小不等、灶性坏死及束周结缔组织增生。

（5）LGMD 显性 5 型：本型与染色体 21q22.3 上的 COL6A1、COL6A2 基因，及 2q37 上的 COL6A3 基因突变相关，呈常染色体显性遗传。胶原 6 是肌细胞外间质的主要组分，在绝大部分结缔组织中均存在，也在肌细胞与细胞外间质交联中发挥一定作用，支撑着细胞间的黏附、弥散及迁移，以及细胞生存。胶原 6 基因非常庞大，A1、A2 及 A3 亚基编码基因突变所对应的临床表型主要是肌病，目前已知突变多于 50 个，大多发生在第 3 号及第 14 号外显子。肢带型肌营养不良不良显性 5 型，又称为 Bethlem 肌病，主要表现为近端重于远端的肌无力，儿时较轻，逐步加重。在一些严重病例中，亦可出现呼吸费力、心脏传导阻滞（10%）及肌肉显著萎缩。本型与其他肢带型肌营养不良相比，具有两大可供识别的显著特点：① 关节挛缩，即手指关节、腕部、肘部及踝部的痉挛，严重患者甚至可以出现脊柱侧弯。② 皮肤改变，即毛囊角质化、瘢痕体质、膝盖处"雪茄烟纸"般改变。血肌酸激酶可从正常到 1 750 U/L。肌肉磁共振有特殊的模式：股外肌及腘绳肌外周受累、中央豁免。肌肉活检可见肌纤维大小不一、分裂状纤维、核内移及结缔组织增生。

2. 常染色体隐性遗传 LGMD

（1）LGMD 2A 型：本型与 15 号染色体上的肌肉特异性钙激活中性蛋白酶-3（Calpain-3）编码基因突变有关，绝大部分为单一核苷酸突变（60%～70%），其中错义突变占多数。亦有 30%～40% 为小片段插入或缺失突变。所有突变分布在各外显子上，其中不乏一些热区：第 21 号外显子突变最多；点突变在第 5、11 及 21 号外显子为多，删失/插入突变发生最多于第 15、17 及 22 号外显子。Calpain-3 并非骨架蛋白，但与 titin 连接，其功能可能与转录因子的调节有关。Calpain-3 基因敲除鼠和非活性 Calpain-3 转基因鼠可产生凋亡肌核数目增加。此外，钙释放异常、收缩相关蛋白的募集/再塑异常亦可能为 Calpain-3 基因缺陷所致骨骼肌功能失常的病因。本型是 LGMD 中最常见的亚型之一，尤其在东欧，占 LGMD 总人群的 9%～30%。于儿童或成人早期起病，大多数患者表现为轻度至中度的进展性肢体无力，下肢重于上肢，髋部和肩部内收肌群受累较各自外展肌群明显。临床上以鸭步和脊柱过度前凸为主要特点。成年后不能行走，髋关节、膝关节和肘关节迅速出现挛缩。面肌、颈屈伸肌、咽喉肌和眼外肌不受影响，腹直肌早期受累，患者出现腹部松弛。基因型与表型存在一定的关联：严重表型患者往往携带纯合无义突变。血清 CK 早期增高 5～20 倍，以后可恢复正常。肌肉 MRI 可见大腿以后群、小腿以腓肠肌/比目鱼肌内侧头受累为著。肌肉病理呈肌病样表现，多数可见肌内膜结缔组织增生，氧化酶染色可见分叶状纤维以及轮状纤维。肌肉组织的 Western Blot 有助于诊断此病，Calpain-3 的 94 kD 全蛋白及 60 kD、30 kD 降解蛋白均缺失则高度提示 LGMD2A 的诊断，但只占 23% 的患者蛋白条带完全缺失；64 kD 条带完全缺失或严重减少，对 LGMD2A 的诊断的特异性可达 94%，灵敏度达 64%。

（2）LGMD 2B 型：本型与染色体 2p13 的 dysferlin 编码基因突变有关。Dysferlin 是 ferlin 蛋白家族成员之一，但只有 dysferlin 突变才会产生骨骼肌病。Dysferlin 位于肌细胞膜，不与 dystrophin 或 sarcoglycans 直接作用，Dysferlin 肌病可能与膜融合/修复密切相关，而膜损伤后导致的细胞内钙及氧化还原失衡，引起 ATP 及炎性因子异常释放亦是 dysferlin 肌病的病理机制之一。Dysferlin 基因较为庞大，有 55 个外显子，其中约 18% 患者仅发现 DYSF 基因一个突变，而突变类型主要为错义突变（26%～46%），其次为无义突变（18%～26%）。LGMD2B 早期出现下肢无力，腓肠肌肥大少见，但短暂腓肠肌肿胀持续数周至数月常预示本病发生。约有 1/2 患者以上楼、起立困难等下肢近端无力为主，另 1/2 患者以脚背上抬、踮脚尖走路困难等下肢远端无力为主。有报道表明患者以腘绳肌受累为主，但也有报道表明股四头肌受累为主。患者肌无力常不对称，常于出现行走困难后 1～16 年内进展为上肢近端肌无力，但远端手肌即使在疾病晚期也不受累。多数患者病情在 10～20 年内缓慢发展。血清 CK 明显增高，可达 3～150 倍。肌肉 MRI 提示：大腿以后群腘绳肌、小腿以比目鱼肌及腓肠肌内侧头受累为著。肌肉病理改变多样，轻者仅见纤维大小不一、肌内膜结缔组织轻度增生；重者为大量充斥的脂肪组织和纤维变性。有研究报道约 50% 患者的肌内膜结缔组织和血管周围有 CD4+ T 细胞和巨噬细胞浸润，容易误诊为多发性肌炎，但炎性细胞不像多发性肌炎那样侵犯非坏死肌纤维。免疫染色可见肌膜 dysferlin 染色缺失或减少，肌浆染色缺如。Dysferlin 免疫染色异常可继发于其他骨架蛋白缺陷，因此确诊还需进一步依赖蛋白免疫印迹或基因筛查的结果。肌肉组织的 Western Blot 检测可见患者的 dysferlin 蛋白完全减少或降低至正常的 20%。

（3）LGMD 隐性 3、4、5 和 6 型：LGMD 隐性 3 型、4 型、5 型和 6 型分别与 17q21.33、4q12、13q12.12 及 5q33.3 的 α-sarcoglycan、β-sarcoglycan、γ-sarcoglycan 和 δ-sarcoglycan 编码基因突变有关，统称为 sarcoglycan 肌病。其中 α-sarcoglycan 的编码基因 SGCA 突变多位于细胞外结构域，Arg77Cys 为常见突变；β-sarcoglycan 的编码基因 SGCB 突变以 Ser114Phe 常见；γ-sarcoglycanopathy 患者发生的突变位置多导致蛋白 C 端功能丧失；而 δ-sarcoglycan 的编码基因突变多为框移或终止密码子突变，如 del656C，错义突变 Glu262Lys 亦较为常见。β-sarcoglycan 与 δ-sarcoglycan 紧密相连，招募 γ-sarcoglycan 和 α-sarcoglycan 组成一个跨肌膜的异四聚体，与 sarcospan、dystrophin 以及 dystroglycans 连接形成 dystrophin 糖蛋白复合体（DGC），在细胞外基底层、肌细胞膜和细胞内骨架蛋白之间构成机械连接，发挥稳定肌膜作用。此外，DGC 与 nNOS，caveolin-3 协同作用等对细胞信号转导和运输也有重要作用。本亚型约占 LGMD 的 10% 左右，起病于 1～15 岁之间。最初为骨盆带肌无力，随后 1～3 年内累及肩带肌。股四头肌和肱三头肌等近端伸肌受累相对次于近端屈肌。查体常见腓肠肌肥大、翼状肩、巨舌以及脊柱过度前凸。多数患者在起病 10 年后需轮椅帮助。典型者酷似 DMD，轻者起病晚，保留行走能力时间长。心脏受累常见。起病 10 年后仅有 1/3 的患者心功能正常。其中 α-sarcoglycan 突变患者中心脏较少受累。血清 CK 明显升高，可为正常上限 5～120 倍。由于 sarcoglycan 的 α、β、γ、δ 四个亚单位结合紧密，一个亚单位的缺陷会造成其他亚单位的丢失，故免疫染色不能区分上述几种类型。确诊需借助于蛋白免疫印迹或基因诊断。

（4）LGMD 隐性 7 型：1997 年 Moreira 等首先报道，呈常染色体隐性遗传。致病基因定位于 17q12 的 telethonin 基因（Titin-Cap，TCAP）。该类型在巴西及欧洲家系中首先报道，突变类型以点突变及小片段删失为主。Telethonin 位于肌小节的 Z 线上，与 titin 蛋白有交联，可为其他肌节蛋白提供结合位点以保证肌节的装配。LGMD 2G 型起病于儿童期，平均年龄为 12.5 岁。最初表现为行走、奔跑、上楼梯等困难，踝背屈无力表现为足下垂。肌萎缩以上肢近端明显，下肢近端和远端肌群均可累及。报道中有 1 名患者远端肌无力重于近端。眼外肌、面肌和颈肌不受累。查体可见腱反射消失。病情进展缓慢，30 岁左右需以轮椅代步。血清 CK 在疾病早期可增高 3～30 倍，但随病情进展可逐渐正常。肌肉 MRI 提示：股四头肌、胫前肌受累。肌肉活检示肌病样表现，纤维多有边缘空泡。免疫组化可见肌浆 telethonin 缺失而肌核存在，Z 盘的其他肌节蛋白(titin、myotilin 和 α-actinin)表达正常。

(5) LGMD 隐性 8 型：本型由 Shokeir 和 Kobrinsky 于 1976 年首先描述，与位于 9q33.1 上的 Tripartite-motif containing gene 32(TRIM32)基因突变有关，多数患者携带 D487N 纯合点突变。同一基因突变的另一临床表型为肌管肌病(Sarcotubular myopathy)。TRIM32 是一种 E3-泛素连接酶，在正常细胞中，该酶催化泛素转运至靶蛋白。此通路异常将导致正常降解的蛋白不断堆积，引起肌纤维损害。患者于儿童期起病，多在 20～30 岁起病。最初累及股四头肌和骨盆带肌，以后发展至上肢近端肌、肱桡肌和胫前肌群。斜方肌和二头肌较易受累而胸肌较少累及，患者呈"向内耸肩姿势"。面肌可轻度受累。心脏和智能不受累，病情进展缓慢，到中年仍可保留行走能力。肌肉 MRI 平扫可提示：大腿后群重于前群，小腿后群、胫前肌受累显著。血清 CK 正常或增高至十余倍。肌肉活检可见肌病样改变，偶见纤维有空泡形成。

(6) LGMD 隐性 9 型：本型与 19q13.32 上 Fukutin 相关蛋白(FKRP)的基因缺陷有关。本型在丹麦及英国常见，热点为 C826A。FKRP 广泛分布于人体组织中，以骨骼肌、心脏及胎盘组织表达最高。其序列与修饰细胞表面分子(如糖蛋白和糖脂)的蛋白家族极为相似，因此被认为是一种糖基转移酶，在细胞表面的分子修饰中发挥作用。此基因最先在先天性肌营养不良 1C 中发现，随后证实 LGMD2I 也由其突变所致，有人认为后者为前者的另类表型。本型在英格兰北部的一个神经肌病中心内为最多见。0.5～27 岁均可发病，多数患者在症状继续加重前可稳定数年至 10 年，于 30～40 岁仍保留行走能力。病初累及骨盆带肌，随后进展至下肢远端肌和上肢近端肌。常有腓肠肌肥大和脊柱前凸常见，无翼状肩。智能不受影响。病初可出现明显的呼吸和心脏功能异常，多数患者最大肺活量降低 50%以上，心超检查可见左室功能异常。血清 CK 可明显升高，达 1 000～8 000 U/L。肌肉活检示肌营养不良样表现，部分患者有 Ⅰ 型纤维优势。蛋白免疫印迹可见 laminin-α2 和 α-dystroglycan 表达减少。目前在 FKRP 突变小鼠上发现核糖醇可提高糖基化 α-dystroglycan 表达，从而改善肌力，但更多的治疗探索正在进行中。

(7) LGMD 隐性 10 型：本型由位于染色体 2q31.2 的 Titin 基因突变所致，在芬兰人群中有奠基者突变 11 bp 插入缺失(FINmaj)，其余与 LGMD 相关的突变多位于第 364 外显子上。Titin 蛋白从 Z 线到 M 线跨越半个肌节，含有 Calpain-3 的配体结合位点。单一 titin 等位基因突变可引起 Markesbery-Griggs-Udd 肌病，2 个等位基因突变则引起 2J 型肢带型肌营

养不良。于儿童起病，以肩带肌和骨盆带肌无力为主要表现，发病 20 年后患者丧失行走能力。部分患者有心脏病变。血清 CK 水平极少增高 4 倍以上。蛋白免疫印记可见 M 线的 titin 和 Calpain-3 缺失。

(8) LGMD 隐性 11 型：本型由位于染色体 9q34.13 的 O-mannosyltransferase 1(POMT1)基因突变所致，目前仅有 15 例患者确诊，多携带错义突变，土耳其患者常见突变为 Ala200Pro。POMT1 蛋白同样与 α-dystroglycan 糖基化相关，患者的临床表型与 POMT1 蛋白酶活性密切相关。本型患者多于儿童后期起病(1～33 岁)，可出现疲乏，爬楼及奔跑困难等症状，但儿童早期的生长发育正常。早期可出现肌肉假肥大，无力以近端为主，逐渐加重。50%患者可合并踝关节挛缩，60%患者可出现智能发育迟缓(IQ 在 50～60)，偶伴小脑畸形，30%存在扩张型心肌病(左心室扩张)。血肌酸激酶可异常升高达 9～40 倍。肌肉病理提示肌营养不良样改变，α-dystroglycan 染色可见糖基化减少。

(9) LGMD 隐性 12 型：本型与染色体 11p14.3 的 Anoctamin 5(ANO5)基因突变相关，在欧洲地区可占总 LGMD 的 10%～20%，女性较少受累。ANO5 突变以第 13 号外显子区的剪切突变为多(C1295G)，而在北欧地区以 c.191dupA 重复突变为多。ANO5 蛋白位于肌细胞胞内，为整合胞膜糖蛋白，主要作用在于肌细胞再生及骨细胞再生。ANO5 蛋白功能障碍可能导致肌细胞膜修复缺陷。本型患者临床表现异质性较多，可从无症状高肌酸激酶血症到肢带综合征。起病年龄多在 33～43(11～51)岁之间，以股四头肌不对称受累为著。肌无力以下肢重于上肢，肱二头肌受累明显。86%患者有肌肉痉挛性疼痛，部分患者合并腓肠肌假肥大。肌肉 MRI 平扫提示股内肌、腘绳肌及大收肌的早期萎缩。血肌酸激酶可波动在正常至 35 000 U/L。肌肉病理提示：肌细胞坏死及新生，核内移及分裂纤维，在 2 例患者肌肉病理中可见空泡样改变。

(10) LGMD 隐性 13 型：本型与染色体 9q31.2 上的 Fukutin 基因(FKTN)突变密切相关，目前有 5 个家系报道，多在葡萄牙、土耳其及法国。主要突变类型为终止密码子及错义突变。本型临床表现为幼年起病的肌张力降低、运动发育迟滞(最小可在六个月内发病)，多为中轴肌、近端肌无力重于远端肌肉。面肌偶可受累，经激素治疗后可有改善。到病程后期，多数肌肉可出现萎缩，也可有小腿后群及舌体的肥大。部分患者可出现智能轻度下降。血肌酸激酶可显著升高。肌肉活检提示肌营养不良样改变，糖基化 α-dystroglycan 染色可接近完全缺失。

(11) LGMD 隐性 14 型：本型与染色体 14q24.3 上的 O-Mannosyltransferase 2 基因(POMT2)突变密切相关，目前有 16 例患者报道。POMT2 蛋白功能主要也与糖基化相关。本型可于出生后至 55 岁间起病，行走时间延迟。近端肌无力重于远端肌肉，下肢重于上肢，绝大部分患者两侧对称。偶伴有小腿后群肥大及翼状肩。部分患者可出现智能轻度下降。血肌酸激酶可明显升高，波动在 300～5 000 U/L。肌肉 MRI 平扫提示腘绳肌、椎旁肌及臀部肌肉受累。头颅 MRI 平扫提示 30%最为严重的患者有白质异常信号。肌肉活检提示肌营养不良样改变，糖基化 α-dystroglycan 染色明显减少。

(12) LGMD 隐性 15 型：本型与染色体 1p34.1 上的 O-

linked mannose β1，2－N－acetylglucosaminyltransferase（POMTGnT1）基因突变密切相关。该蛋白主要进行 O－Mannosyl 糖基化，负责转移 N－acetylglucosamine 残基到 O－linked mannose，基因突变所致的主要缺陷为酶活性的下降。对应 LGMD 的基因突变位点多为 Asp556Asn 纯合突变。本型相对于同一基因突变所致的先天性肌营养不良较轻，多于12 岁起病，近端无力重于远端，可伴有颈部无力。小腿后群及大腿前群早期可出现肥大，腘绳肌及三角肌萎缩明显。部分患者出现踝关节挛缩。但无智力障碍及心脏受累。血肌酸激酶可显著升高，多大于 5 000 U/L。肌肉活检提示肌营养不良样改变，糖基化 α－dystroglycan 染色可呈不同程度减少。

（13）LGMD 隐性 16 型：本型与染色体 3q21.31 上的 Dystrophin－associated glycoprotein 1（DAG1）基因突变密切相关，主要报道于土耳其和英国家系，以 Thr192Met 纯合突变为主。该蛋白是 dystroglycan complex 的主要组分，突变将影响 dystroglycan 1 蛋白的糖基化，及其与 LARGE 蛋白的交联。本型患者多于 10 岁内起病，可伴有疲乏感，爬楼及跑步时无力明显。大腿和小腿后群可出现轻度肥大，进展缓慢，50% 患者伴有踝关节挛缩。血肌酸激酶显著升高，肌肉病理可见肌纤维显著不等，新生增多及肌束间结缔组织增多明显。α－dystroglycan 免疫染色提示部分减少。

（14）LGMD 隐性 17 型：本型与染色体 8q24.3 上的 Plectin 基因（Plec1）突变有关，多为错义、终止密码子突变，及小片段缺失/重复。Plectin 蛋白含有中介纤维及 Actin 肌动蛋白结合结构域，主要行使细胞骨架连接的功能，维持肌细胞的完整性。本型患者多在儿童期起病，行走年龄延迟。肢体近端无力重于远端，面部及眶周肌肉无受累。多在青春期进展，成人期丧失行走能力。血肌酸激酶可升高至 3 000～5 500 U/L。肌肉病理可见肌营养不良样改变，2 型纤维占优势，免疫组化染色可见 desmin 异常沉积。

（15）LGMD 隐性 18 型：本型与染色体 4q35.1 上的 Trafficking protein particle complex，subunit 11（TRAPPC11）基因突变有关，突变类型多为错义、删失及剪切突变。TRAPPC11 蛋白主要作用为促进内质网至高尔基体的囊泡运输，其突变将导致高尔基体功能丧失，蛋白经高尔基体修饰运输到细胞表面时间延长，囊泡相关蛋白 LAMP1 及 LAMP2 异常，糖基化增加。本型多于幼儿或儿童期起病，近端受累为著，下肢重于上肢，面部肌肉可有轻度肌源性损害，伴轻度翼状肩。部分患者可出现智能障碍，偶伴癫痫、共济失调及下肢肌张力增高等。血肌酸激酶升高至 300～9 000 U/L。头颅 MRI 平扫提示：正常或轻度大脑及小脑萎缩。肌肉病理可见肌纤维大小不一，伴有坏死和新生、核内移，肌束间结缔组织增生。

（16）LGMD 隐性 19 型：本型与染色体 3p21.31 的 Mannose－1－phosphate guanyltransferase beta（GMPPB）基因突变有关，多为错义突变（Asp27His、Arg287Gln、Pro32Leu 及 Cys266Tyr）。GMPPB 蛋白催化 GDP－mannose 生成，而后者为 4 大糖基化通路的关键蛋白。因此 GMPPB 突变可导致糖基化底物蛋白的缺陷。本型发病年龄跨度较大，可由出生至 40 岁左右。肢体无力以近端为著，缓慢进展。部分可出现横纹肌溶解及肌肉痉挛，偶伴小腿肌肉肥大，可有学习困难。由于 GMPPB 蛋白突变亦可导致肌接头障碍，患者可有波动性肌无力。血肌酸激酶异常增高。肌肉病理可见肌病样改变，免疫染色可见 α－dystroglycan 减少。

（17）LGMD 隐性 20 型：本型与染色体 7p21.2 的 Isoprenoid synthase domain containing（ISPD）基因突变有关。ISPD 蛋白与 O－mannosylation 相关，作用于 Lamin 结合糖基的合成第一步中。与 LGMD 相关的 ISPD 突变主要为框内删失 Val372del，亦有错义及终止密码子突变。本型可在儿童早期发病，伴有四肢肌张力降低，步态异常及 Gowers 征阳性。四肢乏力以近端为主，慢性进展，通常在 12 岁内就丧失行走能力。肌肉容积可增大，心脏检查可发现左心功能轻度降低。血肌酸激酶可升高至 700～9 000 U/L。肌肉病理可见肌纤维大小不等，肌束间结缔组织增生，免疫染色可见 α－dystroglycan 完全缺失或严重减少，Laminin－α2 减少。

（18）LGMD 隐性 21 型：本型与染色体 3q13.33 的 Protein O－glucosyltransferase 1（POGLUT1）基因突变有关，与 LGMD 相关的突变多为 D233E 纯合突变。POGLUT1 蛋白主要作用于 Notch 蛋白的翻译后修饰，其突变将导致 Notch 蛋白的 O－glucosyltransferase 激酶活性下降，从而影响肌卫星细胞发育。本型多于 30 岁左右起病，表现为肢体近端无力，下肢重于上肢，到 40 岁左右呼吸肌可能受累。本型进展缓慢，但部分到后期可能需要依赖轮椅。头颅 MRI 平扫多正常。肌肉病理提示肌纤维大小不等，间质增生，卫星细胞减少。免疫染色可见 α－dystroglycan 糖基化减少。血肌酸激酶可正常或轻度升高。

（19）LGMD 隐性 22 型：本型与染色体 21q22.3 上的 Collagen Ⅵ 的 α2 亚基（COL6A2）基因突变所致，与 LGMD 隐性表型相关的突变未 Q819X 的纯合突变。本型多于儿童 2～4 岁起病，伴有关节挛缩。四肢近端及远端肌无力，可有肺功能下降。血肌酸激酶可轻度升高（1.5 倍）。肌肉活检可见肌内膜结缔组织弥漫增生，肌纤维大小显著不一，核内移增多。基底膜 Laminin β1 染色减少。免疫荧光染色可见胶原Ⅵ在基底膜上表达不连续，毛细血管上表达缺失。

（20）LGMD 隐性 23 型：本型与染色体 6q22.33 上的 Laminin α2 亚基（LAMA2）基因突变相关。Laminin α2（Merosin）由 400 kD 的重链及 200 kD 的轻链组成，主要位于肌肉、皮肤、神经系统的基底膜上。与 LGMD 相关的突变多为错义突变。本型临床多在 1～59 岁起病，可有四肢轻度无力，偶伴小腿后群肥大。患者多伴中枢神经系统病变，可表现为癫痫或智能下降。头颅 MRI 平扫提示大部分患者存在白质脑病。血肌酸激酶可升高至 1 000 U/L。肌肉活检提示肌病样改变，可伴镶边空泡，部分有炎性浸润。

（21）LGMD 隐性 24 型：本型与染色体 3p22.1 上的 Glycosyltransferase-like domain-containing protein 2（GTDC2）基因突变相关。GTDC2 蛋白包含 glycosyltransferase 结构域，在脑组织、骨骼肌、心脏及肾脏中高表达，可能参与了 α－dystroglycan 的糖基化过程。本型多在 11 月龄至 13 岁期间起病，表现为近端无力伴小腿假肥大，面部肌肉无受累。2 例患者表现为智能受损。头颅 MRI 平扫提示正常，血肌酸激酶可波动在 300～4 000 U/L。肌肉活检提示肌肉组织纤维化，再生增多，核内移。α－dystroglycan 的糖基化染色可表现为完全缺失。

【诊断与鉴别诊断】

尽管目前对本组疾病有较深刻的认识，但其临床确诊仍十分困难,最终仍需要依赖于基因诊断。LGMD 的诊断要点为:① 有常染色体显、隐性遗传家族史。② 临床上表现为慢性进展的四肢近端无力。③ 血清 CK 不同程度增高。④ 肌电图示肌源性损害。⑤ 肌肉活检示肌营养不良样改变,有时可见边缘空泡。具体的分型诊断仅靠临床资料几乎不可能完成,需依赖于缺陷蛋白的免疫病理、蛋白免疫印迹或 DNA 检测。

尽管如此,LGMD 在临床上需与其他肌营养不良相鉴别:① 假肥大型肌营养不良。该病在临床上与 LGMD 2C、D、E、F 极易混淆,但可借 X-性连锁隐性遗传、男性患病、病情进展快、肌肉病理 dystrophin 免疫染色缺失等相鉴别。② 面肩肱型肌营养不良。可借常染色体显性遗传,典型的面、肩、肱肌萎缩无力,三角肌保留等以资鉴别。

某些神经肌病以四肢近端无力为主要表现,在临床上酷似 LGMD,亦需予以鉴别,如① 近端脊肌萎缩症。② 多发性肌炎。虽以近端肌肉无力为主要表现,但可根据起病急、症状有波动、激素治疗效果佳、血清 CK 增高等做鉴别。③ 慢性吉兰-巴雷综合征。可借有感觉异常、脑脊液蛋白细胞分离、电生理示神经传导速度减慢、激素有效等相互鉴别。

【治疗】

与其他肌营养不良一样,本组疾病无特效治疗。仍以支持治疗为主,关节活动锻炼、跟腱挛缩松解以及矫形器具对维持功能有一定帮助。心脏受累者需密切随访心电图或心超,房室传导阻滞严重者需安装起搏器,扩张型心肌病伴心衰者在条件许可下可行心脏移植。糖皮质激素、合成激素以及氨基糖苷类药物或未进行尝试或无效。干细胞治疗和基因治疗在动物试验中显示了良好前景,但离临床应用还有很长距离。目前部分 LGMD 在儿童患者中开展基因治疗患者招募。相信在不远的将来,基因治疗将给大部分 LGMD 患者带来福音。

五、先天性肌营养不良

先天性肌营养不良(congenital muscular dystrophies,CMD)由 Batten 等于 1903 年首先描述。是一类具有肌纤维坏死、脂肪组织增生以及肌肉纤维化等肌营养不良病理表现的先天性肌病。CMD 在婴幼儿起病,临床表现各异,多以肌无力、肌张力低下、运动发育迟缓等为主要表现。并发症包括进食困难、关节挛缩、脊柱畸形、呼吸衰竭和心脏受累。在某些亚型中,眼睛、中枢神经系统和结缔组织也可能受到累及。CMD 在不同地域的发病情况有所不同,流行病学资料很少,有文献认为该病的总患病率为 0.99/100 000 左右。

目前已知 CMD 主要与编码以下几类蛋白的基因缺陷有关:① 编码骨骼肌纤维基底膜或细胞外基质结构蛋白的基因,包括胶原 6 基因(collagen 6)、层粘连蛋白 α2 链(laminin α2)基因以及整合素 α7(Integrin α7)基因。② 编码与 dystroglycan 糖基化相关蛋白的基因,包括 POMGnT1、fukutin、fukutin 相关蛋白基因和 Large 基因。③ 编码内质网蛋白的基因,如 SEPN1 基因。④ 编码核信封蛋白的基因,如 LMNA 和 SYNE1 基因。⑤ 编码线粒体膜蛋白的基因,如 CHKB 基因。由于本类疾病在基因型和表现型之间的复杂关系,其分类尚未统一。此外,CMD 和先天性肌病、肢带型肌营养不良的部分基因也存在重叠。近来主张结合临床表现、基因以及生化缺陷对

CMD 进行分类。目前 CMD 的分类见表 4-4-2-2。随着认识不断深入,其疾病谱也在不断扩展。由于 CMD 的分类较为复杂,本节仅介绍其中相对常见的几种。

表 4-4-2-2 CMD 的分类

类型	基因	定位	蛋白
Ⅵ型胶原蛋白病:常染色体隐性遗传、常染色体显性遗传			
Ullrich 型 CMD	COL6A1	21q22	Collagen 6α1
	COL6A2	21q22	Collagen 6α2
	COL6A3	2q37	Collagen 6α3
Bethlem 肌病	COL6A1	21q22	Collagen 6α1
	COL6A2	21q22	Collagen 6α2
	COL6A3	2q37	Collagen 6α3
Merosino 蛋白病:常染色体隐性遗传			
Merosin 缺陷型 CMD	LAMA2	6q22	Merosin
Dystroglycan 蛋白病:常染色体隐性遗传			
福山型 CMD	FKTN	9q31	Fukutin
肌-眼-脑病	POMGnT1	1p34	POMGnT1
	FKRP	19q13	Fukutin-related protein
	POMT2	14q24	POMT2
Walker-Warburg 综合征	POMT1	9q34	POMT1
	POMT2	14q24	POMT2
	POMGnT1	1p34	POMGnT1
	FKTN	9q31	Fukutin
	FKRP	19q13	Fukutin-related protein
	LARGE	22q12	LARGE
	ISPD	7p21	ISPD
	POMGnT2/GTDC2	3p22	POMGnT2
	B3GNT1	11q13	β-1,3-N-acetylglucosaminyltransferase1
	SGK196	8p11	Protein-O-mannose kinase
原发 α-dystroglycan 蛋白病	DAG1	3p21	α-Dystroglycan
MDDGA10	TMEM5	12q14	TMEM5
MDDGA11	B3GALNT2	1q42	β-1,3-N-acetylgalactosaminyltransferase2
MDDGA14	GMPPB	3p21	GDP-mannose pyrophosphorylase B
未分类 CMD			
强直脊柱综合征	SEPN1	1p36	Selenoprotein N,1
	FHL1	Xq26	Four-and-a-half LIM domain 1
多微轴空症	SEPN1	1p36	Selenoprotein N,1
L-CMD	LMNA	1q22	Lamin A/C

【临床类型及表现】

1. Merosin 缺陷型 CMD　Merosin 缺陷型 CMD(MDC1A)在欧洲人群中较为多见,约占所有 CMD 的 30%~40%。也有研

究认为其占所有 CMD 的 22%。Merosin 也称为 laminin α2 链，由 6q2 上的 LAMA2 编码，在横纹肌、皮肤、大脑白质和施旺细胞中均有表达。Merosin 在胞外基质和胶原Ⅳ蛋白、跨膜层粘连蛋白受体、dystroglycan、整合素之间起到连接作用，可能在细胞结构、分化、形状、运动以及力量传递等方面发挥作用。根据 Merosin 缺失情况又分为完全缺失型和部分缺失型，前者病情较重，后者较轻。

Merosin 完全缺失型 CMD 常于出生或生后数个月以肌张力低下和无力起病，可有不同程度的呼吸和喂食困难，偶有严重者出现呼吸衰竭而致死亡。肢体无力近端重于远端，躯干肌亦受累明显，病程晚期尚可出现部分眼外肌麻痹。髋、膝、踝和肘的屈曲畸形以及脊柱侧弯强直可随病程而加重。部分患者的肌无力呈非进展性，可长时间保持坐姿并在支持下站立。大多数患者智能正常，较少伴发心脏病变。癫痫是一种常见并发症，在 20%～30% 患者中发生。患儿的头颅 MRI T_2W 和 FLAIR 可见大脑白质弥漫性异常高信号，以出生 6 个月后更为明显，体感和视觉诱发电位可出现改变，部分患者可有脱髓鞘运动周围神经病。肌肉 MRI 可见大腿前群肌受累，股薄肌和缝匠肌豁免。患者血清 CK 中等程度增高。肌肉活检显示典型的肌营养不良样改变，免疫组化分析可见 laminin α2 链的缺失或减少，确诊依赖于 LAMA2 基因检测。Merosin 部分缺失型为非进展性或慢性进展性肌病，致残程度较轻，不伴有智能障碍，90% 的患者在 4 岁时能行走。

2. Ullrich 型 CMD　Ullrich 型 CMD(UCMD) 也是西方国家常见的 CMD，在日本其是继福山型 CMD 之外第二种最常见的 CMD。最早于 1930 年报道。其临床特征为肢体近端关节的先天性挛缩、斜颈、脊柱后侧突以及远端关节过度松弛等为主要表现，患儿智能正常但可有呼吸衰竭。UCMD 与细胞外基质蛋白胶原蛋白 6 编码基因 (COL 6A) 的缺陷有关，其显性或隐性突变均可引起 UCMD。COL 6A 所编码的胶原蛋白 6 是一种广泛存在的细胞外基质蛋白，在维系肌纤维正常功能方面有重要作用。由 α1、α2 和 α3 三条链组成微丝网络，与纤维结合素 (fibronectin) 网络、二聚糖 (biglycan) 和胶原蛋白 4 相互作用。三条链由 21q22 上的 COL 6A1、COL 6A2 和 2q37 上的 COL 6A3 所编码。

典型者于新生儿期起病，表现为肌张力低下和脊柱后凸，常伴有近端关节挛缩 (肘部和膝部)、斜颈和髋关节脱位，远端关节过度松弛 (手指及脚踝)、跟骨突出也很常见。患儿的脊柱后凸、近端关节挛缩及斜颈可在骨科治疗或体疗后改善，但以后可复发，进展并最终累及远端松弛的踝、腕或指关节，指长屈曲关节挛缩尤为明显。患儿运动功能受损程度不一，严重者始终不能行走，大部分能获得独立行走能力，但随着疾病进展，常失去于青少年期。皮肤常呈滤泡性过度角化，其他相对少见的皮肤改变还有瘢痕疙瘩形成、手掌和脚底皮肤柔软等。智力正常，心脏较少受累。患儿起病 10～20 年内可出现呼吸困难，平均于 15 岁时需要无创通气。血清肌酸激酶 (CK) 通常正常或仅轻度升高。肌肉病理可见轻度肌病改变或肌营养不良样改变，COL6 免疫染色缺失或下降可考虑本病，确诊依赖于基因检测。

3. 福山型 CMD　福山型 CMD(FCMD) 呈常染色体隐性遗传，由 Fukuyama 于 1960 年首次报道，本病在日本最为多见，

是日本最常见的常染色体隐性遗传疾病之一，其平均发病率为 7～12/100 000，约为 Duchenne 型肌营养不良的 40%，西方国家本病罕见。本病由 9q31 上的 fukutin 基因缺陷所致，FCMD 患者肌纤维中糖基化的 α-dystroglycan 几乎完全缺失，表明 fukutin 分子参与 α-抗肌萎缩相关糖蛋白的糖基化过程。而 Dystroglycan 在脑组织中也有表达，在皮层神经元的迁移中发挥重要作用。

患儿常在出生后 1 年内出现肌无力和全身肌张力低下，就诊时可发现软瘫和运动发育迟缓。半数以上的患儿在新生儿期表现为吸吮无力、哭声低微。但较少出现喂养困难和呼吸无力。颈肌、肩带肌、上肢肌和下肢远端肌容易受累。可伴有关节挛缩、脊柱侧凸、小头畸形等，婴儿期可见颊部假肥大。中枢神经系统损害较严重，脑部损害以多小脑回、皮质异位、胼胝体缺如、脑桥扁平、小脑发育不全等为主要表现，伴有进行性脑积水。在 MRI 上有相应改变。癫痫发作 (50%) 常是神经系统受损的首发症状。患儿表现为明显精神发育迟滞，多数患儿 IQ 值为 30～50。部分患儿眼部也有累及，表现为近视、斜视、视神经萎缩以及视网膜发育不全或剥离等。少数患儿能短暂获得独立行走能力，但多数患儿始终不能行走，预期寿命明显缩短，常在 10 岁左右因全身肌萎缩和关节挛缩而卧床不起，多于 20 岁之前死亡。患者血清 CK 中等程度增高。肌肉活检示肌病样改变，免疫组化分析可见 laminin α2 链减少，确诊依赖于基因检测。

4. Walker-Warburg 综合征和肌-眼-脑病　Walker-Warburg 型 CMD 于 1942 年首度报道为"无脑畸形"，呈隐性遗传。其临床特征与 FCMD 类似，即为 CMD 伴Ⅱ型无脑回和视网膜异常，但病情最为严重，生存期小于 1 年。POMT1 是第一个报道的 WWS 致病基因，其他还包括 POMT2、FKRP、FKTN、ISPD、GTDC2、LARGE、POMGnT1、B3GNT1、GMPPB 及 SGK196 等。免疫病理可见 α-dystroglycan 表达缺失。

肌-眼-脑病 (Muscle-eye-brain disease, MEB) CMD 于 1977 年在芬兰报道。其临床特征也与 FCMD 相似，但脑部 (如巨脑回畸形、扁平脑干和小脑发育不良等)、眼部 (如先天性近视、视网膜发育不良等) 异常更为突出。本病与 1p3 上编码 O-甘露糖 β-1，2-N-乙酰氨基葡萄糖转移酶 1(POMGnT1) 的基因缺陷有关，POMGnT1 和 fukutin 一样，参与了 α-抗肌萎缩相关糖蛋白的糖基化过程。病理也可见 α-dystroglycan 表达缺失。

FCMD、WWS 以及 MEB 临床表现相似，且有 α-dystroglycan 表达异常的共同特点，故统称为 dystroglycan 病 (dystroglycanopathy)。这三种疾病为 dystroglycanopathy 临床疾病谱中的重型，而轻型的 dystroglycanopathy 可仅表现为肢带型肌营养不良。

【治疗】

与其他肌营养不良一样，本组疾病无特效治疗，仍以支持治疗为主。

六、Emery-Dreifuss 肌营养不良

艾-德肌营养不良 (Emery-Dreifuss muscular dystrophy, EDMD) 发病率约 3:1 000 000，是一组临床以肩-肱-腓为主的

肌萎缩及肌无力,多关节挛缩、脊柱强直、传导阻滞等心脏受累表现的遗传性肌病。大多数是由于核膜蛋白的结构或功能异常引起。按照突变的蛋白不同,EDMD 可分为如下几型(表4-4-2-3)。大约 40% 的 EDMD 患者是 *EMD* 基因或 *LMNA* 基因突变相关。除 *EDMD2/3* 外,*LMNA* 基因突变还有 LGMD1B、L-CMD、扩张性心肌病、脂肪营养不良、CMT2B1 等多种复杂的临床表型。

表4-4-2-3 艾德型肌营养不良的类型

类型	基因	定位	遗传方式
EDMD1	Emerin	Xq28	X 性连锁隐性遗传
EDMD2	Lamin A/C	1q21.2	常染色体显性遗传
EDMD3	Lamin A/C	1q21.2	常染色体隐性遗传
EDMD4	SYNE1	6q25	常染色体显性遗传
EDMD5	SYNE2	14q23	常染色体显性遗传
EDMD6	FHL1	Xq26	X 性连锁隐性遗传或半显性遗传
EDMD7	TMEM43	3p25	常染色体显性遗传

【病因病理】

Lamin A/C 是主要的核纤层蛋白组分,通过与染色质、转录因子相互作用参与 DNA 复制、转录、调节细胞周期。通过结合 LEM 结构域蛋白如核纤层相关多肽(lamina-associated polypeptide,LAP)、emerin、MAN1,与 barrier to autointegration factor(BAF)作用,以参与维持核的形态与稳定,以对抗机械压力。Lamin A/C 还存在于肌卫星细胞与骨骼肌干细胞中,可以调节成肌细胞的分化。TREM43、nesprin-1、nesprin-2 也是核膜蛋白,与 Lamin A 和 emerin 结合,nesprin 与肌纤维发育中核的锚定与定位有关。以上核蛋白突变引起核膜缺陷,导致肌纤维的变性与破坏,肌卫星细胞中异常 lamin A/C 的表达同样影响肌肉再生与分化。编码四加半 LIM 域蛋白 1(four and a half LIM domains protein 1,FHL1)蛋白的 *FHL-1* 基因虽不是核蛋白,但其导致的多种临床表型之一与 EDMD 相一致。

EDMD 的肌肉病理在光镜下多为非特异性改变:肌纤维大小不等,肌周核增加,核内移增多,结缔组织增多。EDMD1 肌肉组织 emerin 染色可见核膜上该蛋白的缺失,女性携带者可见马赛克样缺失;EDMD2 肌肉组织 emerin 及 lamin A/C 染色无缺失。电镜下可见核膜不规则不完整,核基质外溢、异染色质异常浓聚,与核纤层分离,核片段化等程度不等的细胞核破坏。

【临床表现】

EDMD 通常在儿童早期发病,但其发病年龄有较大差异,可早发表现为新生儿低肌张力,也可迟至 30 岁发病。主要表现为早期关节挛缩、肱-腓分布的肌肉无力和心脏受累三联征。挛缩主要累及踝关节、肘关节、躯干伸肌,引起足跟不能着地、肘关节挛缩屈曲和屈颈、弯腰受限,严重的四肢大关节挛缩和强直脊柱可导致患者失去行走能力;早期患者肌肉无力通常呈肱-腓分布,疾病发展后可累及上下肢带肌,肌无力症状通常不重。往往 EDMD1 的首发症状为踝关节或肘关节挛缩,10 岁以内出现,20 岁以内出现肌肉萎缩及无力,肌肉症状早于心脏受

累。EDMD2 中脊旁韧带和后颈部肌肉的受累导致患者屈颈困难而维持头部后仰的固定姿势,强直脊柱和胸部活动受限可导致吞咽困难和呼吸衰竭。

心脏受累是 EDMD 最严重的并发症,是患者的主要病死原因。几乎所有患者在 30 岁前出现心脏受累,可为症状性或非症状性,表现为窦性心动过缓、病态窦房结综合征、室上性或室性异位起搏心律、室上性或室性心律失常、I～Ⅲ度房室传导阻滞、束支传导阻滞、心房麻痹、房颤、房扑、扩张性心肌病等,某些患者可出现心源性晕厥甚至猝死,心肌病引起的慢性心功能不全也是 EDMD 患者的死因之一。EDMD2 的肌肉和心脏受累表现更加多变且更严重,常见扩张性心肌病或限制性心肌病,致死性恶性室性心律失常也更常见,心律失常可早于心肌病出现。*FHL-1* 突变导致的 EDMD6 可见肥厚性心肌病。

肌酶一般中度升高,多见高于正常水平 2～20 倍,少数患者可正常,肌电图提示肌源性损害,肌肉 MRI 可见选择性的肌群脂肪化。基因检测可见相应基因的突变。多数 *EDMD1* 突变为小的缺失或剪切突变,也可见无义、错义突变或大片段缺失,常见的重复位点为存在于 1 号外显子的第 1 个密码子和存在于 2 号外显子的第 34 个密码子。大多数 EDMD2 型为带有 de novo 突变的散发病例,突变在 *LMNA* 基因的 1～11 号外显子均有分布。

【诊断和鉴别诊断】

1. 诊断 EDMD 的诊断和分型主要依靠临床特点和基因检测,EDMD 的临床特点包括:① 儿童早期发病。② 早期出现关节挛缩。③ 早期呈肱-腓分布的肌肉无力。④ 心脏受累。⑤ 肌酶正常至中度升高。⑥ 肌电图提示肌源性损害。⑦ 肌肉病理见非特异性肌源性损害。

2. 鉴别诊断 临床需注意鉴别其他伴有强直脊柱的肌病。

(1) Ullrich 型先天性肌营养不良(Ullrich congenital muscular dystrophy,UCMD)/Bethlem 肌病:往往伴发特有的近端关节挛缩(肩关节、肘关节、膝关节)合并远端关节弹性过度,心脏受累少见。

(2) 晚发型 Pompe 病:7～40 岁起病,多表现为肢带肌无力、萎缩,可早期出现中轴肌无力,并可见晚发型 Pompe 病伴强直脊柱的报道,但该病一般不累及心脏。

(3) 肢带型肌营养不良 2A 型(limb girdle muscular dystrophy 2A,LGMD2A):多见 10～30 岁发病,肩带和盆带肌受累明显,可见跟腱挛缩;部分患者躯干中轴肌(椎旁肌、颈部伸肌)无力引起继发性强直脊柱,但一般出现较晚;且 LGMD2A 一般不累及心脏。

【治疗和预后】

对于 EDMD,目前尚无根治方法,最重要的是预防心源性猝死的发生。EDMD 患者需要常规进行心率和心功能的监测,随访周期小于 1 年。心脏病变在 EDMD2 比 EDMD1 更严重和复杂,大多数 EDMD1 需要植入起搏器,并需要定期监测心电图以早期发现室性心动过速,评估 ICD 植入指征;EDMD2 患者常伴有恶性心律失常,需要植入 ICD;出现房扑、房颤或心房麻痹,需给予华法林预防栓塞;若发现心肌病变,需及时给予药物治疗甚至心脏移植。此外,关节挛缩或脊柱强直严重影响日常功能的需手术矫正治疗,但关节挛缩可能会再次进展以致需要

反复手术。

七、远端肌病

远端型肌病(distal myophies)是一组常染色体显性或隐性遗传的肌病,以肢体远端肌无力和萎缩为主要临床表现。根据起病年龄、受累肌群以及遗传方式分为数种类型,本类肌病主要依赖起病年龄、病理有否边缘空泡以及基因分析互为鉴别。所谓边缘空泡指肌纤维空泡内含有颗粒样物质,苏木精伊红染色呈嗜碱性,Gomori 改良三色法染色呈紫红色。远端型肌病的分类见表 4 - 4 - 2 - 4。

表 4 - 4 - 2 - 4　远端肌病的分类

远端型肌病	遗传方式	基因定位	早期受累肌群	血清 CK	病理
Welander	常染色体显性遗传	2p13	腕、指伸肌	正常或轻度↑	肌病样改变,部分病例有空泡
Markesbery - Griggs - Udd	常染色体显性遗传	2q31	胫前肌群	轻中度↑	空泡性肌病
Nonaka	常染色体隐性遗传或散发	9p1q1	胫前肌群	↑,＜正常值 5 倍	空泡性肌病
Miyoshi	常染色体隐性遗传或散发	2p1213	腓肠肌	↑,＞正常值 10 ～ 150 倍	肌病样改变,无空泡,腓肠肌病变严重
Laing	常染色体显性遗传	14q11	胫前肌群、颈屈肌	轻度↑	中度肌病样改变,无空泡

【临床类型及表现】

1. Welander 远端型肌病　Welander 肌病与染色体 2p13 相关联,其位点与 Miyoshi 远端型肌病和肢带型肌营养不良 2B 型一样,后两者与 dysferlin 编码基因突变有关,称为 dysferlin 肌病。虽然本病致病相关基因产物尚不明确,但推测可能也与 dysferlin 编码基因有关。本病呈常染色体显性遗传,多数患者 40～60 岁起病,30 岁以下发病者罕见。早期见手肌无力,尤以手指和腕伸肌明显。以后出现下肢远端无力,主要影响脚趾和踝背屈肌,引起足下垂,踝反射消失,易与周围神经病相混淆。肌无力进展缓慢,多数患者可一直保持工作能力,预期寿命和正常人相当。血清 CK 正常或轻度增高,肌电图呈肌病改变,神经传导速度正常。肌肉病理可见肌纤维大小不一、脂肪结缔组织增生和肌核居中等肌营养不良样改变,部分肌纤维可见空泡。

2. Markesbery - Griggs - Udd 肌病　Markesbery - Griggs - Udd 肌病基因缺陷定位于 2q31,具体不明,与 titin 编码基因突变有关。本病呈常染色体显性遗传,起病较晚,目前所报道的病例家系主要为英国人、法裔英国人以及芬兰人。症状常于 35～40 岁以后明显,以踝部和足趾背屈肌群受累为主,足下垂为常见表现。病情进展可累及手指和腕部伸肌,表现为腕下垂。晚期可见近端肌无力。血清 CK 正常或轻度增高,肌电图和肌活检示肌病表现,空泡多于 Welander 肌病。

3. Nonaka 肌病　Nonaka 肌病基因缺陷定位于 9p1q1,呈常染色体隐性遗传,也有散发病例,最早在日本人群中报道。本病多起病于成人早期,最初表现为踝背屈和伸趾无力,呈现足下垂和跨阈步态,也可早期出现上肢远端轻度无力,但程度不及下肢。患者可有颈屈肌无力,但脑神经支配肌不受累。随病情进展可累及肢体近端并丧失行走能力,但股四头肌一般不受累。血清 CK 常增高,但低于 5 倍正常值。肌电图可见短棘多相电位和纤颤电位。肌活检可见肌营养不良样改变伴空泡。此外,电镜下可见肌核或肌浆内有 15～18 nm 丝状物质。组织学所见及基因定位与所谓"股四头肌豁免性空泡肌病(vacuolar myopathy sparing the quadriceps)"和家族包涵体肌病一致,故三者可能为同一疾病。

4. Miyoshi 远端型肌病　Miyoshi 肌病与 2p13 上的 dysferlin 编码基因突变有关,和 LGMD 2B 型共称为 dysferlin 肌病。最早由日本学者 Miyoshi 报道,以后许多国家均有病例报道。Illarioshkin 等报道的一个家系中有的成员表现为肢带型肌营养不良,有的表现为 Miyoshi 远端型肌病。本病呈常染色体隐性遗传,有时也可见散发病例,于 15～30 岁起病。最初表现为小腿后部肌群无力,伴有腓肠肌无力和萎缩。患者感觉上楼或用脚尖走路困难,可伴腓肠肌疼痛。早期累及腓肠肌是本病的重要临床特征,可不对称,晚期也可累及小腿前部肌群和上下肢近端肌群。查体可见踝反射消失。病情进展差异较大,有的仅局限于单侧下肢,有的可发展至四肢近远端无力。血清 CK 明显增高,高于正常上限 20～150 倍。肌电图示肌病表现。肌肉活检示肌病样表现,有明显炎性细胞浸润,类似于炎症性肌病。

5. Laing 远端型肌病　Laing 远端型肌病可能与 14q11 上的某一基因相关联,具体尚未阐明。目前仅有 Laing 本人报道的一个家系,可能一些报道中常染色体显性遗传的儿童远端型肌病就是本病,但还需基因研究最终证实。临床上以胫前肌群和颈屈肌无力萎缩为主要表现,起病于儿童或成年早期,晚期也可累及四肢肢带肌。血清 CK 轻度增高,病理呈肌病改变,无边缘空泡。

八、眼咽肌型肌营养不良

眼咽肌型肌营养不良(oculopharyngeal muscular dystrophy,OPMD)临床少见,曾被称为进行性核性眼咽肌麻痹。首先由 Taylor 于 1915 年报道,1962 年 Victor 等认为本病是一种特殊的肌营养不良。其临床特点为进行性眼外肌和咽喉肌麻痹,病理可见丝状核内包涵体。

【流行病学】

本病世界各地均有报道,以加拿大魁北克、法国以及美洲的西班牙裔多见。法国最初估计该病的患病率为 1/200 000,但 20 世纪 90 年代陆续发现许多新的患病家族,其患病率可能为最初估计的 2 倍。西欧患病率大约为 1/100 000 ～ 1/200 000。法裔加拿大人和居住在以色列的布哈拉犹太人分别高达 1/1 000 和 1/600。其隐性遗传型在魁北克、法国和日本也见报道,但较为少见。国内杨巧云等曾报道 1 个家系 6 例患者。

【病因和发病机制】

本病多数为常染色体显性遗传,少数为隐性遗传。显性遗传型与 14q11.213 上编码多聚腺苷结合蛋白 2(*PAB2*)基因的 GCG 过度重复有关。正常个体与患者(GCG)n 拷贝数分别为 6 个和 8～13 个。PAB2 是一种参与 mRNA 多腺苷酸化的核蛋白,在所有组织中均有表达,但肌肉组织中表达较多。其基因缺陷与本病的关系尚未阐明,有学者推测基因缺陷导致 PAB2 的 N 端多聚丙氨酸区域延长,PAB2 携带入核的延长多聚丙氨酸区域具有致病性。多聚丙氨酸寡聚体可抵抗蛋白酶的降解,在体外可形成 β 片层。当 PAB2 的 N 端丙氨酸数目增多后,多聚丙氨酸聚合为稳定的 β 片层,抵制核内蛋白水解酶的降解,随时间聚集增加形成病理上的丝状核内包涵体,核功能可能因此受影响,导致细胞死亡。隐性遗传型部分与(GCG)7 多态性的双重遗传性有关。

【临床表现】

显性 OPMD 的病情程度不一,30～70 岁起病。主要表现为睑下垂和眼外肌无力,早期可不对称,最终发展至双侧睑下垂和眼球固定。部分患者出现头面部、咽喉部、颈部和肢体近端无力、萎缩。晚期出现消瘦,吸入性肺炎是其严重并发症,但患者的寿命较少受到影响。Bouchard 报道的病例中,近端上肢无力占 38%,面肌无力占 43%,上视困难占 61%,构音困难占 67%,近端下肢无力占 71%,舌肌萎缩和无力占 81%。严重者 45 岁以前出现上睑下垂和吞咽困难,60 岁以前出现近端肌无力,最终需依赖轮椅生活。隐性 OPMD 的临床表现与显性型相似,但程度较轻,起病年龄相对较大。Brais 等报道的病例中睑下垂起病晚至 67 岁,吞咽困难在 50 岁才为常见。由于症状轻且家族史不明确常易漏诊。肌肉病理为非特异性肌病表现,可见边缘空泡和核包涵体。

【诊断和鉴别诊断】

Brais 提出的临床诊断依据为:① 有 OPMD 的家族史。② 至少一侧睑下垂。③ 吞咽困难,饮 80 ml 冰水大于 7 s。确诊依赖于基因分析。临床诊断中仍需与以下几种疾病鉴别。

1. 重症肌无力　根据常累及眼肌,无家族史,病情有波动,低频重复电刺激有衰减,抗胆碱酯酶抑制剂反应良好等可与本病轻易鉴别。

2. Kearns Sayre 综合征　借助主要累及眼外肌,咽喉肌受累相对少见,肌肉活检 Gomri 染色阳性,血清/脑脊液乳酸测定以及基因分析以资鉴别。

3. 进行性延髓麻痹　借助中老年起病,进行性咽喉肌无力,病程无波动,可伴口周肌无力萎缩,无眼外肌累及,以及肌电图示神经源性损害等予以鉴别。

【治疗和预后】

本病无特殊治疗。严重病例可行提上睑肌腱膜切除术或上睑前额悬吊术改善上睑下垂,环咽肌切开术可减轻部分严重吞咽困难患者的症状。预期寿命接近正常人。生活质量明显受影响,应加强对患者的护理和关怀。

参 考 文 献

[1] 崔丽英,蒲传强,张成. 中国假肥大型肌营养不良症诊治指南[J]. 中华神经科杂志,2016,49(1):17-20.

[2] 周运鹤,许艺明,何玮璇,等. 单分子荧光原位杂交技术在面肩肱型肌营养不良症精准诊断中的应用研究[J]. 中国临床神经科学,2018,26(3):269-280.

[3] ASHIZAWA T, GAGNON C, GROH W J, et al. Consensus-based care recommendations for adults with myotonic dystrophy type 1[J]. Neurol Clin Pract, 2018, 8(6):507-520.

[4] BIRNKRANT D J, BUSHBY K, BANN C M, et al. Diagnosis and management of Duchenne muscular dystrophy, part 1: diagnosis, and neuromuscular, rehabilitation, endocrine, and gastrointestinal and nutritional management[J]. Lancet Neurol, 2018, 17(3):251-267.

[5] BIRNKRANT D J, BUSHBY K, BANN C M, et al. Diagnosis and management of Duchenne muscular dystrophy, part 2: respiratory, cardiac, bone health, and orthopaedic management[J]. Lancet Neurol, 2018, 17(4):347-361.

[6] CÁRDENAS A M, GONZÁLEZ-JAMETT A M, CEA L A, et al. Dysferlin function in skeletal muscle: possible pathological mechanisms and therapeutic targets in dysferlinopathies[J]. Exp Neurol, 2016, 283 (Pt A):246-254.

[7] FANIN M, ANGELINI C. Protein and genetic diagnosis of limb girdle muscular dystrophy type 2A: the yield and the pitfalls[J]. Muscle Nerve, 2015, 52(2):163-173.

[8] FU X N, XIONG H. Genetic and clinical advances of congenital muscular dystrophy[J]. Chin Med J (Engl), 2017, 130(21):2624-2631.

[9] GLOSS, D, MOXLEY R T 3rd, ASHWAL S, et al. Practice guideline update summary: corticosteroid treatment of Duchenne muscular dystrophy: report of the guideline development subcommittee of the American academy of neurology [J]. Neurology, 2016, 86(5):465-472.

[10] KANG P B, MORRISON L, IANNACCONE S T, et al. Evidence-based guideline summary: evaluation, diagnosis, and management of congenital muscular dystrophy: report of the guideline development subcommittee of the American academy of neurology and the practice issues review panel of the American association of neuromuscular & electrodiagnostic medicine [J]. Neurology, 2015, 84(13):1369-1378.

[11] LoRUSSO S, WEINER B, ARNOLD W D. Myotonic dystrophies: targeting therapies for multisystem disease [J]. Neurotherapeutics, 2018, 15(4):872-884.

[12] MADEJ-PILARCZYK A. Clinical aspects of Emery-Dreifuss muscular dystrophy[J]. Nucleus, 2018, 9(1):268-274.

[13] MAH J K, KORNGUT L, FIEST K M, et al. A systematic review and meta-analysis on the epidemiology of the muscular dystrophies[J]. Can J Neurol Sci, 2016, 43(1):163-177.

[14] MUL K, KINOSHITA J, DAWKINS H, et al. 225th ENMC international workshop: a global FSHD registry framework, 18-20 November 2016, Heemskerk, The Netherlands [J]. Neuromuscul Disord, 2017, 27(8):782-790.

[15] SCHORLING D C, KIRSCHNER J, BÖNNEMANN C G. Congenital muscular dystrophies and myopathies: an overview and update[J]. Neuropediatrics, 2017, 48(4):247-261.

[16] STRAUB V, MURPHY A, UDD B, et al. 229th ENMC international workshop: limb girdle muscular dystrophies-

Nomenclature and reformed classification Naarden, the Netherlands, 17 - 19 March 2017[J]. Neuromuscul Disord, 2018, 28(8): 702 - 710.

[17] WIJMENGA C, HEWITT J E, SANDKUIJL L A, et al. Chromosome 4q DNA rearrangements associated with facioscapulohumeral muscular dystrophy[J]. Nat Genet, 1992, 2(1): 26 - 30.

第三节　先天性肌病

胡超平

先天性肌病(congenital myopathy)是一组临床、遗传及组织异质性均较强的疾病，主要累及肌肉组织，具有特定的组织病理学改变和超微结构特点，而无肌营养不良样的病理改变。患儿于新生儿或婴幼儿期起病，主要表现为不同程度的肌张力低下和肌无力，通常无中枢神经系统受累症状，肌酶正常或轻度升高，呈现出相对稳定或缓慢进展的病程。目前缺乏大样本的流行病学调查数据，据估计发病率约为 1/25 000，有报道指出其在肌张力低下新生儿的病因中约占 14%。

一、先天性肌病的种类、病因、临床表现和病理特点

先天性肌病主要由于编码肌肉结构蛋白的基因缺陷导致，一般依据不同的肌肉病理改变进行分类，主要分为棒状体肌病(亚型包括杆状体肌病、核杆体肌病、帽状体和斑马体肌病)、轴空肌病(亚型包括中央轴空肌病、多微小轴空肌病)、中央核肌病(亚型包括肌管肌病、常染色体中央核肌病)、先天性肌纤维类型失衡、肌球蛋白贮积病等。同一基因的不同突变可导致不同的病理表现，而不同基因的突变也可能引起相似的临床表现。不同类型的先天性肌病，其临床表型可以互相重叠，常常难以区分。

先天性心肌病的临床异质性显著，从致死性的新生儿期起病的严重型，到成年期起病的症状轻微的良性型，呈现一个复杂的临床表型谱。新生儿或婴儿早期起病者，症状较为明显，表现为宫内胎动减少，关节挛缩及足部畸形，出生时或生后数月内即发现严重肌张力低下，伴随蛙腿、吸吮无力及呼吸费力。其他常见的婴儿期症状还包括先天性髋关节发育不良、面部表情缺乏(肌病面容)，随着患儿成长，肌张力低下逐步稳定，出现运动发育落后，可能出现脊柱前凸、脊柱侧弯或强直性脊柱等骨骼畸形。肌容量显著减少、低体重、肌萎缩以及腭弓高尖、胸廓畸形等也可较常见。下面主要介绍各种先天性肌病的病因和发病机制、临床表现及肌肉病理特点。

(一) 杆状体肌病

杆状体肌病(nemaline myopathy, NM)，亦称尼曼林肌病，由 Conen 等和 Shy 等于 1963 年首先报道，其定义为肌纤维结构异常，可在肌纤维中发现尼曼林小体(nemaline body)或称肌棒(rod)，故又称杆状体肌病。国外报道，本病的发病率在活婴中约为 0.02/1 000，国内尚缺乏相关的数据。

【病因和发病机制】

目前报道有 11 种基因突变和杆状体有关。这些基因编码产物大部分是肌纤维细肌丝的组成成分，或在维持细肌丝的稳态中发挥作用。50% 以上的杆状体肌病由 NEB 基因突变导致，该基因编码伴肌动蛋白(nebulin)，遵循常染色体隐性遗传模式；20% 左右的病例与 ACTA1 基因有关，该基因编码 α-肌动蛋白 1，90% 为常染色体显性遗传，10% 遵循常染色体隐性遗传模式；其余相对少见的为 TPM3、TPM2、TNNT1 及 CFL2 等基因突变。近年来随着二代测序技术的开展，更多的新基因被发现与杆状体肌病有关。KBTBD13 突变的表现为儿童期起病，慢性进行性中轴肌无力和运动不耐受，可伴随明显的关节挛缩，部分病例病理上可同时见到轴空及棒状体。KLHL40 突变则相对更为常见和严重，宫内即出现胎动减少，出生时严重肌张力低下、关节挛缩、胸廓畸形，甚至出现呼吸衰竭，多数病例于婴儿早期去世，肌肉病理显示大量的杆状体，且多数出现在大纤维中。KLHL41 突变目前有 5 例患儿报道，临床表型差异较大，严重者宫内即有症状，轻型 12 岁尚可独走。LMOD3 编码 leomodin - 3 蛋白，此蛋白在细肌丝的组装中发挥重要作用，突变者症状非常严重，宫内胎动消失，羊水增多，通常导致早产，多数因延髓肌无力在新生儿期死亡，少数可存活至 10 岁。

【临床表现】

本病的临床表现不一，呈现轻到重度的疾病表现谱。

突出表现是肌无力和肌张力低下，肌萎缩不明显。肌无力以近端肌受累为主，常伴随面肌乏力呈肌病面容，如面部狭长、没有表情、口呈帐篷状、腭弓抬高、下颌退缩和迟发的颌骨固定，新生儿可见"金鱼嘴"。后组脑神经支配肌肉受累程度较轻。远端肌如足背屈肌、趾伸肌较少见，眼外肌一般不受累。脊柱过度前凸，某些患者出生即有明显胸廓畸形，腱反射减弱或消失。关节活动度过大，以后出现关节挛缩和畸形。肌无力程度可不反映呼吸肌受累的程度。检查可见呼吸容量受限，患者具有隐袭发作的夜间缺氧危险，而晨起时无症状，可突然出现呼吸衰竭。婴儿喂食困难，年长的患者可见吞咽困难、胃食管反流、肋间肌和膈肌受累，易患肺炎。少数患者需鼻饲或人工呼吸。偶见心脏受累，以扩张性心肌病常见。

按照严重程度分为不同类型，具体如下。

1. 严重型　占 16%，新生儿期起病，生后严重肌张力低下，全身肌肉无力，自主活动少，吸吮无力、吞咽困难。患儿往往在生后数周或数月内死于吸入性肺炎和呼吸衰竭。心肌病少见，但也有报道。

2. 中间型　占 20%，也表现为生后严重的肌张力低下和肌无力，但出生时可见肢体的自主活动，早期出现关节挛缩是显著特点。患者需要长期依赖呼吸肌和轮椅。

3. 经典型　占 46%，为最常见的临床表型，婴儿期出现近端肌无力，肢带肌、躯干肌和面肌受累，病情相对稳定或缓慢进展。运动发育里程延迟。查体面部呈现典型的肌病面容(即面容狭长，腭弓高尖，上唇上翘呈现金鱼嘴)，有时伴随构音障碍和吞咽困难，患儿往往出现关节挛缩和高弓足，但不影响行走。呼吸肌受累的严重程度是决定预后的主要因素。

4. 儿童型　占 13%，儿童期或青少年期起病的对称性肌无力，足部肌力差导致足下垂，有时易与周围神经病想混淆。成年后可能需要依赖轮椅移动。面肌、呼吸肌和心肌受累罕见。

5. 成年型　占 4%，成年后起病的全身乏力，可能出现疾病快速进展或心肌病。有部分患者颈部力量差，表现为垂头综合征。

帽状肌病和斑马体肌病是罕见的亚型。前者是一种罕见的杆状体肌病表型。1981年至今共报道了20例患儿。有新生儿型和儿童型两种表型,进展非常缓慢,表现为中轴肌和近端肌无力、长脸、腭弓高尖、脊柱侧凸及呼吸困难。后者是一种良性的先天性肌病,特点为生后肌张力低下、肌肉无力。发病率目前尚不清楚,目前仅有10例患儿报道。肌肉活检可见斑马体和肌病的病理改变。

【病理】

杆状体肌病的肌肉病理特征是在多数肌纤维中出现无数微小的棒状颗粒,主要在Gomori三色法染色中显现,呈红色或紫红色,大多数位于肌纤维周边,少部分位于肌纤维中央区域(图4-4-3-1A)。两型肌纤维分布不均匀,Ⅰ型肌纤维萎缩、占据优势。电镜下可见明显的棒状体积聚,其数目与肌病严重程度及发病年龄之间无相关性。

帽状体肌病患者的肌纤维内可见帽状包涵体,在Gomori三色法染色中呈现淡红色或紫色,在H-E染色显示嗜酸样改变,ATP染色可见帽状区域酶活性缺失。电镜下可见帽状区域肌丝紊乱,肌小节原有结构缺失,Z线增厚,而邻近区域肌小节则是正常的。据报道,4%～100%的肌纤维可受累及,且病变肌纤维的比例与疾病严重程度及起病年龄相关。斑马体肌病可在肌纤维内发现粗细相间的深色长丝状结构。

（二）轴空肌病

轴空肌病(core myopathy)的特点是肌纤维中可见氧化酶活性明显下降或缺失的圆形区域。依据缺失区域的不同可以分为中央轴空肌病(central core myopathy)和多微小轴空肌病(multiminicore myopathy),前者是肌纤维中央可见单独的圆形酶活性缺失区域,后者则可见较多的微小缺失区域。轴空肌病是先天性肌病中最常见的类型之一,目前具体的发病率尚不清楚。其临床表型异质性较大。

【病因和发病机制】

中央轴空肌病呈常染色体显性或隐性遗传,大多为19q13.1上的 *RYR1* 基因突变导致。此基因编码 Ryanodine 受

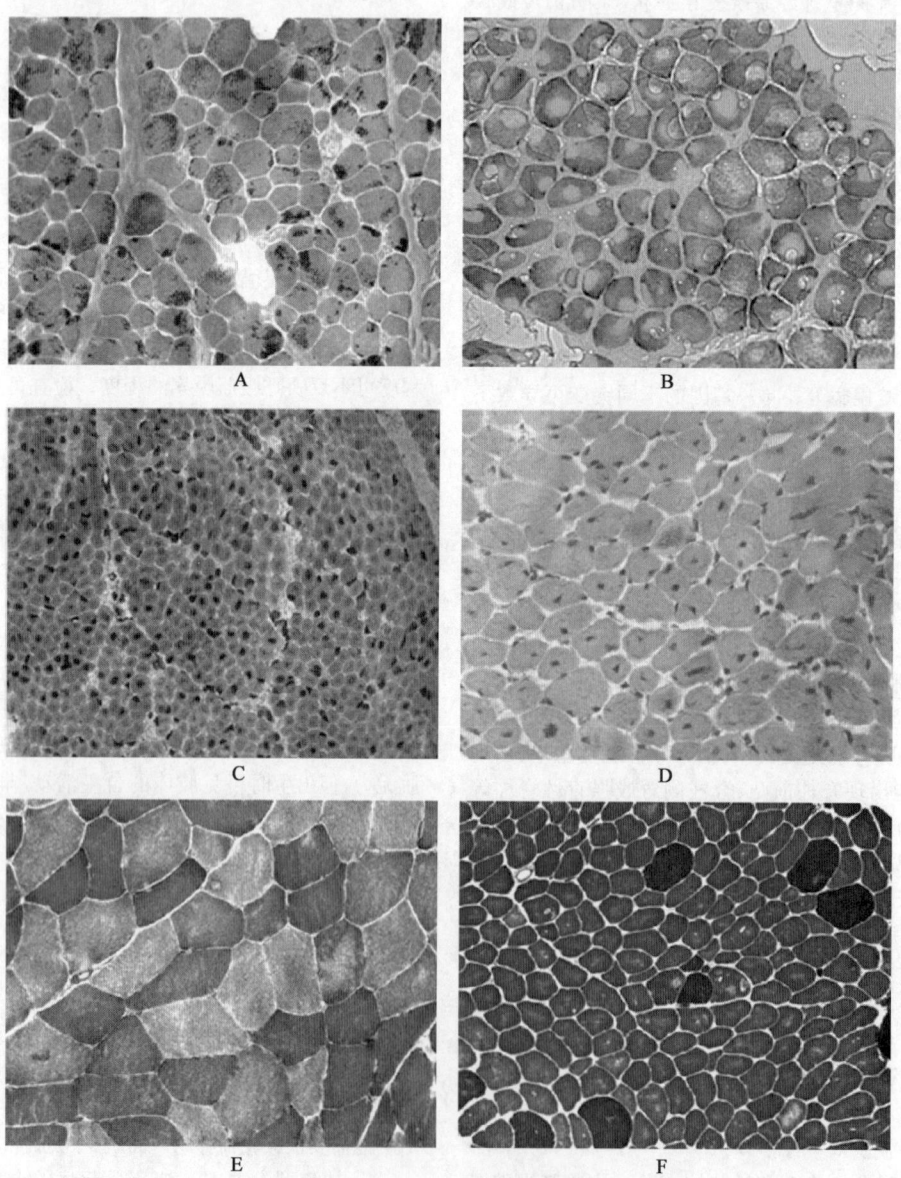

图4-4-3-1 先天性肌病的病理学特点

A. 杆状体肌病(MGT染色);B. 中央轴空肌病(COX染色);C. X-联锁肌管肌病(HE染色);D. 中央核肌病(HE)染色;E. 多微小轴空肌病(NADH染色);F. 先天性肌纤维类型失衡(ATP 9.6染色)。

体,是一个位于肌浆网内的 563.5 kDa 大的四聚体,在骨骼肌肌质网钙离子释放和电生理偶联中发挥重要作用。蛋白的 C 端位于跨膜区,但也包含钙调蛋白的结合位点等其他功能结构域;亲水的 N 端朝向胞浆,组成钙通道的基底;中央区域则形成多个环路与 DHPR 及其他离子通道功能域相连。RYR1 突变也可导致中央核肌病及先天性肌纤维类型失衡,并且与恶性高热的易感性密切相关,但不同的是导致先天性肌病的突变位点大多位于 RYR1 基因的 N 末端,两者发病机制也不相同。然而,RYR1 突变的先天性肌病仍然存在恶性高热的可能。

多微小轴空肌病的遗传异质性更强。目前报道的与本病相关的基因有:RYR1 基因(常染色体隐性遗传)、SEPN1 基因等。SEPN1 基因编码硒蛋白 N1,是一个重达 70 kDa 的肌浆网糖蛋白,在抗氧化过程中发挥重要作用,且与维持钙稳态有关。硒蛋白缺失引起卫星细胞受损,导致细胞再生障碍。SEPN1 基因与强直脊柱型先天性肌营养不良(RSMD)也有关,因此其突变的多微小轴空肌病的临床症状也可与 RSMD 重叠,如出现脊柱强直和呼吸衰竭。也有文献报道 MYH7 基因突变可导致多微小轴空肌病,呈常染色体显性遗传。MYH7 基因编码 β-肌球蛋白重链,突变患儿表现为儿童期起病的,缓慢进展的近端或远端肌无力,也可伴随心肺功能受损,曾有 1 个家系报道猝死的表现。然而,仍有约 50% 的多微小轴空肌病例基因诊断不明。

【临床表现】

中央轴空肌病(central core disease)是最早被描述的先天性肌病。中央轴空肌病多为遗传性疾病,遵循常染色体显性或隐性遗传模式,但外显率跨度较大,同一家系中的患者可呈现不同的疾病表型,且因年龄而异。常染色体隐性遗传的患儿表现相对严重,曾有胎儿期运动减少和先天性关节挛缩的病例报道。除此以外,一般的病例多呈现相对良性的病程。一般为独走时间延迟,偶尔有面部表情淡漠、眼球运动障碍、眼睑下垂以及近端和远端肌肉的松软乏力,呼吸肌一般不受累,很少有严重的病例,如早期出现呼吸衰竭的报道。部分病例仅表现为恶性高热或高 CK 血症。

多微小轴空肌病临床表现差异也较大,部分为遗传因素决定。多在儿童期和青少年期起病,成年起病也可见到。可分为四种临床亚型,但不同亚型的临床症状之间也经常有重叠。最常见的表型(经典型)往往表现为中轴肌无力,脊柱侧凸或强直,斜颈和呼吸肌受累。然而肌肉无力的严重程度并不总是与呼吸肌受累的程度一致。病情一般进展缓慢,有时与强直脊柱先天性肌营养不良症状重叠。第二个亚型存在完全或部分的眼外肌麻痹的现象。第三个亚型表现为近端肌无力,肩胛肌和盆带肌无力,以及关节挛缩。第四种表型最为严重,多在新生儿期起病。本病 4 种表型均起病较早,偶有运动后肌肉疼痛的报道。

【病理】

中央轴空肌病的肌肉病理特征是由于肌纤维中缺乏线粒体,氧化酶活性低而形成轴空状纤维(图 4-4-3-1B);ATP 染色见 I 型纤维占优势。在 Gomori 改良三色法染色中可见肌纤维中央显示模糊的中心圆形浅染区,也不被 NADH、SDH 以及 PAS 染色呈中央空白区。肌纤维大小轻度不等,但也有报道呈现肌营养不良样及纤维化组织取代肌肉组织的病理改变。而

在早期,肌纤维中轴空改变可不明显,提示病理改变的出现可能与年龄相关。电镜下可见轴空区域肌丝结构的各种变化,有的肌节结构破坏。轴空部位线粒体和糖原耗尽,轴空周围则有线粒体聚集。

多微小轴空肌病的病理改变与中央轴空肌病类似,可见肌纤维大小不一,I 型肌纤维占优势,NADH、SDH 及 COX 染色均可见肌纤维内有许多外形不规则或点状的未着色区域(图 4-4-3-1E)。免疫组化可能提示一些蛋白的沉积,如 desmin,myotilin 和 filamin C,但和基因突变类型相关性不明确。电镜下见微小轴空区域肌原纤维裂解,线粒体消失。需要注意的是,中央轴空和多微小轴空并非特异性改变,在失神经状态、某些特定的代谢条件甚至异常运动后也会出现。

(三)中央核肌病(central nuclear myopathy)

中央核肌病由 Spiro 于 1966 年首先报道,特点为肌核位于肌纤维内,一般处于正中位置,且肌核比一般的肌细胞核大,具有空泡样的外观,与胎儿早期的肌管特征相似,因此在最初曾被命名为肌管肌病,然而目前的观点则认为肌管肌病只是中央核肌病中的一个亚型。中央核肌病可分为 X 染色体相关的肌管肌病和常染色体遗传的中央核肌病两个亚型。肌管肌病通常特指 X 染色体相关,而中央核肌病(autosomal centronuclear myopathy)是特指常染色体显性遗传,少数病例也为常染色体隐性遗传的病例。然而,仍有约 30% 的中央核肌病的患儿致病基因未明确,提示仍有新的基因与此有关。

【病因和发病机制】

肌管肌病(myotubular myopathy),是 X-染色体连锁的中央核肌病,发病率在 2/100 000 男婴。MTM1 基因突变可导致 X-连锁肌管肌病,此基因编码肌微管素,由 603 个氨基酸残基组成的磷脂酰肌醇 3-磷酸磷酸酶。肌微管素是一种广泛存在的核基因编码蛋白,在细胞核和胞浆的信号传导通路中发挥作用,极可能与细胞核的分化及成熟有关。

常染色体显性遗传的中央核肌病由 DNM2 基因突变导致,此基因编码发动蛋白(dynamin),与膜内吞作用及细胞器在微管系统中的转运有关,且与中心体的形成有关。此基因也有其他临床表型,如一种常染色体显性遗传的伴有白内障的遗传性周围神经病,而近来报道纯合突变可导致致死性的先天性关节挛缩。

位于 2q14 的 BIN1 基因,与常染色体隐性遗传的中央核肌病有关,但也有常染色体显性遗传或散发成人病例的报道。BIN1 基因编码两性蛋白 2,在胞吐机制中发挥作用,与发动蛋白一起把中空区域移到正确的肌纤维内的位置,促进 T 管的形成。在印第安人和摩洛哥人中曾有报道隐性遗传的病例,具有严重的临床表型,大多出生时即有症状,严重的肌肉萎缩,部分伴随心肌病,血肌酶轻度升高,呼吸功能不受影响,死亡率高达40%。而常染色体显性遗传或散发的患者在欧洲人群中曾有报道,临床较轻,20～50 岁起病,表现为眼睑下垂和眼外肌麻痹,也无呼吸肌受累。

RYR1 基因除了是轴空肌病的常见病因外,也是导致中央核肌病的常见原因。此类患者临床表型多样,以新生儿起病最为常见,表现为关节挛缩和中轴肌的松软无力,病理除了位于肌纤维中央的核以外,还可见轴空病变。相对少见的基因突变为 TTN 基因(编码一种巨大的肌节蛋白 titin),SEPG 基因(编

码一种 Z 线蛋白,与 *MTM1* 相互作用,也可导致扩张性心肌病),*MYF6* 以及 *CCDC7* 基因。

【临床表现】

肌管肌病可能在母体内就出现症状,包括羊水过多和胎动减少。患儿在生后多表现为肌张力低下,呼吸通气不足,也可出现关节挛缩,脊柱和胸廓畸形。吞咽障碍是最常见的问题,需要依赖鼻胃管进食。眼球活动障碍和眼睑下垂多见。患儿往往为巨大儿,伴随幽门狭窄,腹股沟疝,隐睾患等多发脏器问题。心肌病、心脏传导阻滞或心律失常没有报道。患儿往往在生后第一年死于呼吸衰竭或吸入性肺炎,只有小部分的患者可以存活到青少年或成年期,但需要机械通气和胃造瘘营养支持。询问家族史,可能发现母亲的家庭成员中出现多次不明原因的男婴流产。女性携带者往往没有症状,或仅有儿童期起病的轻度缓慢加重的肢带肌无力和表情缺乏。

常染色体相关中央核肌病表现出更大的临床异质性,儿童期或成年早期起病。儿童期起病者表现为肌张力低下,远端或近端肌无力,胸廓畸形(有时出现呼吸通气不足),眼睑下垂,眼球活动障碍,面部表情肌无力从而表现出特定的面容;运动发育迟滞,但可独立行走。成年起病者表现为轻度近端肌无力,疾病进展非常缓慢,不影响寿命,但可能在 50 岁以后丧失独走能力。

RYR1 基因也是中央核肌病的常见病因,但临床表型多样,其中新生儿起病的多关节挛缩表型最常见。

【病理】

肌管肌病的病理特征为肌纤维中央可见巨大的肌核,这与早期未成熟的肌纤维如胚胎肌管类似,肌核外形类似小泡,甚至可以充满整个肌纤维(图 4-4-3-1C)。与胚胎肌管不同的是,成熟的肌纤维已经分化成 I 型和 II 型肌纤维。还有一个突出的特点是在氧化酶和 PAS 染色下,肌核周边一圈区域着色较深,提示线粒体和糖原的聚集。在氧化酶和 ATP 染色下,中央肌核则不着色,显示为空泡样改变。I 型肌纤维大多萎缩,为优势肌纤维。

有报道称,女性携带者或晚发型的轻症患者的特征性病理为在 NADH 和 PAS 染色下,肌纤维周边可见一圈深色的线状结构,即肌原纤维紊乱或重组,称为"项链纤维"。

常染色体遗传的中央核肌病,在氧化酶染色下其肌核周边多有一层光晕,也就是酶活性缺失的地带,且一个肌纤维内可见多个肌核(图 4-4-3-1D)。I 型肌纤维萎缩,并占优势,II 型肌纤维通常肥大。另一个特点 NADH 染色下肌浆内可见放射状线条,为肌原纤维网破坏导致。目前认为基因型和肌肉病理之间有微弱的联系,既往报道放射线仅存在于晚发型的患者中,但目前发现这种现象持续存在于所有中央核肌病的患者中,甚至是新生儿期也可观察到。

(四)先天性肌纤维类型失衡

先天性肌纤维类型失衡(congenital fiber type disproportion)由 Brooke 首先描述和命名。病理特点是 I 型肌纤维较小(直径至少小于 II 型纤维的 12%),且除外其他先天性肌病病理特点,如棒状体、轴空、中央核等。目前发病率不清楚。

【病因和发病机制】

先天性肌纤维类型失衡最常见的病因为 *TPM3* 基因突变,呈常染色体显性或隐性遗传。多数患者症状较轻,在成年后仍可独走。常染色体隐性遗传的 *RYR1* 基因突变,是第二大病因,占约 20%,病理显示肌纤维直径不均衡(较正常纤维增大 30%~40%以上)时大多提示此基因突变。还有其他常染色体显性遗传的基因(*ACTA1*、*TPM2*、*MYH7*)和常染色体隐性遗传的基因(*SEPN1*)。

【临床表现】

大多数患者在出生时或生后 1 年内起病,表现为肌张力低下,轻到重度的全身肌肉无力。发育里程迟滞,控头力量差,面肌、骨盆及肩胛肌无力。腱反射减弱或消失。90%以上的患儿肌无力较稳定,但总体是缓慢进展的。30%左右的患儿有呼吸肌受累。婴儿期起病的患者呼吸通气不足较为明显,但并非提示预后就肯定很差。有些患者,夜间低通气、高碳酸血症,导致晨起头痛、全身乏力、胃纳下降、体重减轻、睡眠障碍或反复的肺部感染。30%左右的患者伴随吞咽障碍。咀嚼和吞咽乏力,可导致吸入性肺炎;与其他先天性肌病类似,可伴随牙列拥挤、腭弓高尖。延髓肌无力严重的患者,如吞咽障碍持续存在,则需要留置肠管或行胃造瘘术,而大部分程度较轻的患者症状会逐渐减轻。关节挛缩可生后就出现,或由于肌肉乏力运动较少而逐渐出现。25%患儿会出现踝关节、膝关节、肘关节、指关节、髋关节的挛缩。部分病例有先天性髋关节脱位或畸形足。25%或更多的患儿由于椎旁肌无力导致椎体旋转,最终脊柱侧凸、脊柱后侧凸或脊柱前弯。

【病理】

肌肉病理可见肌纤维大小不一,I 型纤维占优势,直径明显小于 II 型纤维(图 4-4-3-1F),且除外其他先天性肌病病理特点,如棒状体、轴空、中央核等。由于其他先天性肌病也可出现肌纤维失衡的病理改变,所以先天性肌纤维类型失衡能否作为一个单独的病种,一直有争议。最初此病诊断的标准为 I 型肌纤维直径小于 II 型纤维 12%以上,但目前发现多数患者的 I 型纤维直径在 II 型纤维的 40%~80%,因此认为 35%~40%的比例是诊断先天性肌纤维类型失衡较好的标准。病理改变可能随着疾病的病程而变化,必要的情况下需要二次活检。

(五)肌球蛋白贮积病

肌球蛋白贮积病(myosin storage disease)最初于 1971 年报道而后命名。由于肌球蛋白重链 β 亚型突变导致,肌球蛋白重链 β 亚型主要表达在心脏和 I 型肌纤维。目前报道的表型有以心脏为主的扩张性心肌病、肥厚性心肌病,以及肌病为主的远端肌病、肌球蛋白贮积病、先天性肌纤维类型失调,及多微小轴空肌病。心肌病多单独起病,但也可伴随其他先天性肌病。一个家族内也可出现临床表现迥异的情况。通常儿童期起病,运动发育里程延迟,腓肠肌假性肥大和足下垂多见。病程缓慢进展,最终可出现脊柱侧弯等骨骼畸形以及呼吸衰竭。基因型和临床表型之间无明确的相关性,目前一般认为,可分为 3 种临床亚型:① 早发型含有空泡的远端肌病。② 晚发型无空泡的远端肌病,伴或不伴心肌病/肌纤维类型失衡。③ 肢带肌受累的肌原纤维病,临床最为少见。

二、先天性肌病的诊断

先天性肌病的诊断主要依靠临床表现和肌肉病理和基因检测结果,肌电图多为非特异性改变,肌酶正常或仅轻度升高,而骨骼肌 MRI 显示的骨骼肌受累肌群特点则可能为基因检测提供方向。

（一）肌电图和肌酶

大部分先天性肌病的肌电图显示肌源性损害，但先天性肌纤维类型失衡则可能出现神经源性损害的表现。大部分先天性肌病患者的肌酶正常或轻度升高。

（二）骨骼肌 MRI

近年来，对于这些临床和病理特点重叠易于混淆的先天性肌病而言，肌肉磁共振的鉴别诊断价值获得了重视。由于肌肉 MRI 无创，可反复操作，可用于识别局部或弥漫的肌肉病变，依据受累肌群的模式特点，可帮助临床医师识别一些固定模式的先天性肌病或基因突变类型，也可用于研究新的基因突变的肌群受累特点。表 4-4-3-1 为不同基因突变导致的先天性肌病的骨骼肌 MRI 表现。

表 4-4-3-1　不同基因突变导致的先天性肌病的骨骼肌 MRI 表现

基因	臀大肌	股外侧肌	股内侧肌	股中间肌	股直肌	缝匠肌	股薄肌	长收肌	大收肌	半膜肌	半腱肌	股二头肌	胫前肌	趾伸肌	腓骨肌群	比目鱼肌	腓外肌	腓内肌	胫后肌
RYR1	++	+	+	+	−	++	−	+	++	+	−	−			++	++	+		
SEPN1		+	+	+	−	++	−	++	++	+	++	+	++	++	+		++	++	
NEB		++	+		++		++		+			++		−	++	+			
ACTA1		+								++	+	++	++	++	++				++
MYH7		−	−																
TPM2			−			−				+									
DNM2		−	++		++			++		++	+/−				++			++	
BIN1													++	+				++	
MTM1		++	+	++	++		−	−	++							++		−	

（三）基因检测

随着二代测序等分子诊断技术的进步，基因检测的广泛应用为精准诊断带来了可能。有文献报道，得益于二代测序，40% 的肢带型肌营养不良和先天性肌病可以明确诊断。常见先天性肌病的基因型见表 4-4-3-2。

表 4-4-3-2　常见先天性肌病的基因型

常见先天性肌病	基因												
	ACTA1	NEB	MTM1	MYH7	DNM2	RYR1	TPM2	TPM3	TNNT1	CFL2	SEPN1	BIN1	TTN
杆状体肌病	√	√				√	√	√	√	√			
轴空肌病						√					√		
中央核肌病			√		√	√						√	√
肌管肌病			√										
先天性肌纤维类型失衡	√			√		√		√			√		
肌球蛋白肌病				√									

三、先天性肌病的治疗和预后

除了一些起病早、进展快的特殊类型，大多数先天性肌病患者呈现一个相对良性的病程和预后。目前尚缺乏根治的方法，因此制定合适的康复计划，监测心肺和吞咽情况，维持患者的基本功能，预防并发症，保证更好的日常生活质量显得尤为重要。

（一）康复训练

理疗对于维持关节的功能至关重要。通过鞋垫和背带来尽可能地维持姿态和良好的站姿，而这些又可以延缓脊柱侧弯的发生。常规的有氧运动，如骑脚踏车、水疗、游泳是有益的。此类患者容易出现骨质疏松和骨折，因此建议摄入足够的维生素 D 和钙。骨密度测定可以有效地监测骨质的减少。

（二）心肺功能监测

明确分子诊断对一些疾病的治疗和预后有重要的提示作用。

如 NEB、ACTA1 或 SEPN1 基因突变的患者监测呼吸功能非常重要。对于大多数先天性肌病患者而言，呼吸功能下降是比较常见的问题，可由肋间肌无力或脊柱侧弯等畸形引起。部分患者虽然肢体力量尚可维持，却较早出现呼吸的问题，如夜间低通气、无有效治疗，可能出现猝死。用力肺活量的 60% 是一项阈值，数值低于此则需警惕夜间通气不足。

心脏功能损害在先天性肌病中较少见，但 TTN 和 MYH7 基因突变的患者则应重视心功能的监管。这些患者需要定期监测心功能，在儿童期每 2～3 年，成年时每 3～5 年检查一次心超和心电图，如果有临床症状则缩短随访间隔。

（三）整形手术

骨骼畸形可通过保守治疗或手术来纠正。对于严重脊柱侧弯的患者，建议早期进行手术来维持呼吸功能。跟腱挛缩的患者有时需要进行跟腱延长术。

（四）药物治疗

有少数的文献报道了 β 受体激动剂如沙丁胺醇等在先天性肌病患者的应用，用以改善有运动疲劳现象的患者，促进他们的耐力，同时此药也可扩张支气管。然而由于此类患者呼吸障碍是由于呼吸肌无力引起,故效果甚微。近来也有其他的治疗方法不断出现,一些基因治疗在动物模型中取得了进展。如 *RYR1* 基因突变的中央轴空肌病患者,通过调节钙离子释放,以及抗氧化来发挥作用。*Mtm1* 敲除小鼠中,使用基于 *AAV8* 的基因治疗来改善小鼠临床和组织病理表型,而在犬类模型中也改善了肌力和存活率。

参 考 文 献

[1] CASSANDRINI D, TROVATO R, RUBEGNI A, et al. Congenital myopathies: clinical phenotypes and new diagnostic tools[J]. Ital J Pediatr, 2017, 43(1): 101.

[2] LAWAL T A, TODD J J, MEILLEUR K G. Ryanodine receptor 1 - related myopathies: diagnostic and therapeutic approaches[J]. Neurotherapeutics, 2018, 15(4): 885 - 899.

[3] SCHORLING D C, KIRSCHNER J, BÖNNEMANN C G. Congenital muscular dystrophies and myopathies: an overview and update[J]. Neuropediatrics, 2017, 48(4): 247 - 261.

第四节 骨骼肌离子通道病

罗苏珊

一、概述

原发性骨骼肌离子通道病(ion channelopathies)是一组由骨骼肌细胞生物膜离子通道基因突变引起细胞兴奋性异常所致的遗传性骨骼肌疾病,其中以氯、钠、钙、钾离子通道相关组成蛋白的突变最为常见。该组疾病临床上以反复发作的肌肉无力(周期性麻痹)或肌肉主动收缩后舒张困难(肌强直)为主要特点,常由运动、温度、血钾含量波动等内外因素所诱发,其主要分类见表 4 - 4 - 4 - 1。

表 4 - 4 - 4 - 1 骨骼肌离子通道病分类

Ca^{2+} 通道肌病	低钾性周期性麻痹
	恶性高热
Na^+ 通道肌病	低钾性周期性麻痹
	先天性肌无力综合征
	高钾性周期性麻痹
	先天性副肌强直
	钠通道肌强直、波动性肌强直、持续性肌强直、乙酰唑胺反应性肌强直等
Cl^- 通道肌病	Thomsen 先天性肌强直
	Becker 先天性肌强直
K^+ 通道肌病	Andersen - Tawil 综合征
	甲亢性周期性麻痹
相关综合征	Schwartz - Jampel 综合征

离子通道通过调节离子进出细胞膜以及在不同细胞区域的转运而影响细胞兴奋性。离子通道均为穿膜糖蛋白,通过各自特异的离子导孔,维持着细胞内外各种无机离子特定的电化学梯度。细胞内主要为钾离子(K^+),细胞外则主要为钠离子(Na^+)、氯离子(Cl^-)和钙离子(Ca^{2+})。随着局部生理环境的变化,离子通道可以按106~108个离子 S-1 的速率,按电化学梯度方向精细控制细胞内外各种离子的进出,使膜电位按每离子通道 10 - 12~10 - 10 安培的电流强度发生快速变化。细胞膜上,Ca^{2+} 或 Na^+ 通道开放,细胞外主要阳离子流入细胞内,膜电位去极化;K^+ 或 Cl^- 通道开放,K^+ 外流或 Cl^- 内流,细胞膜超极化或复极化。

离子通道常由多个亚单位组成,每一种亚单位由不同的基因编码。大多数通道基于被激活方式不同可分为电压门控和配体门控两大类。电压门控离子通道由膜电位的变化而激活或失活,常根据其通过的离子命名,如 Na^+ 通道。配体门控离子通道通过特殊的化学神经递质(如乙酰胆碱、谷氨酸等)而发挥生物学活性。离子通道蛋白中,某些片段的氨基酸序列较为保守,与很多其他物种相似。从逻辑上推论这些保守序列对于细胞正常功能非常重要,其突变就有可能产生间歇性甚至是致命的临床症状。

电压门控离子通道在可兴奋组织中无处不在,对静息膜电位和动作电位的产生至关重要。这些通道由一个或多个形成离子导孔的亚单位(通常指 α 亚单位)和不同数目的附属亚单位(指 β、γ 等亚单位)组成。α 亚单位决定离子通过的选择性和介导通道的电压传感功能,而附属亚单位则发挥调控作用。通道以开放、关闭或失活三种形式存在。通过膜电位的变化而开放,此后则关闭或处于失活状态。当膜电位发生适当的变化时,通道可从关闭状态重新开放,若膜电位在失活状态,通道则不能通过任何离子。

在进化上,三种阳离子通道彼此相关。骨骼肌 Ca^{2+} 通道由 α - 1、α - 2、β、γ 以及 δ 五个亚单位组成,其中 α - 1 最为重要,形成离子导孔,离子从中通过。α - 1 亚单位对二氢吡啶类(dihydropyridines)较为敏感,比如硝苯地平。由于该通道开放时间长,称为 L - 型通道。α - 1 亚单位由四个高度同源的跨膜区域组成(D1~D4),每一区域又由 6 个跨膜蛋白(S1~S6)组成,它们连锁成环形并延伸至胞浆或胞外区域。S_4 富含带正电荷的氨基酸,其正极化可能决定通道的电压敏感性。Ca^{2+} 通道异常与低钾性周期性麻痹相关。肌浆网的 Ca^{2+} 通道为 Ryanodine 受体,控制 Ca^{2+} 从肌浆网流向胞浆,在骨骼肌收缩机制中有重要作用。Ryanodine 受体由四个相同的亚单位组成,每一个分子量为 550 kD,生物碱 Ryanodine 在高浓度时可抑制该受体,而低浓度时则可激活。Ryanodine 受体与 L - 型 Ca^{2+} 通道相互影响,它的突变与中央轴空病和恶性高热有关。

骨骼肌的 Na^+ 通道由 α 亚单位和 β1 亚单位组成,α 亚单位是一个 260 kD 的蛋白质,由四个高度同源区域(Ⅰ~Ⅳ)组成,形成离子导孔,每一区域包含 6 个跨膜区(S1~S6)。S_5、S_6 跨膜区以及 S_5~S_6 连接段环绕形成离子导孔,S_4 片段富含带正电荷的氨基酸,对电压改变敏感。Ⅰ~Ⅳ四个区域由胞内环襻连接,其中Ⅲ~Ⅳ连接襻可能包含通道失活因子。Na^+ 通道基因突变可导致低钾性/高钾性周期性麻痹及先天性副肌强直。

K^+ 通道是普遍存在的电压门控离子通道,通常由四个完全一致的 α 亚单位组成,其氨基端和羧基端均延伸至胞质。每一亚单位包含 6 个跨膜区(S1~S6),由胞外和胞内的环襻相连,S_5~S_6 连接襻与通道深部的中央部分连接。与 Ca^{2+} 和

Na^+ 通道相似,S_4 也含有正电荷的氨基酸,发挥电压敏感器作用。K^+ 通道基因突变与低钾性周期性麻痹有关,并可合并有心律失常及骨骼发育畸形(Andersen-Tawil 综合征)。

Cl^- 通道的结构与 Na^+ 和 Ca^{2+} 有所不同。它是一个含有两个阴离子导孔的同源二聚体,即"双管结构",每一个亚单位均富含带正电荷的氨基酸。Cl^- 通道突变与常染色体显性或隐性遗传的先天性肌强直有关。

根据通道内不同位置的基因突变,可改变电压依赖性激活、离子选择性或失活时间等离子通道的生物特性。因此,同一基因的两个不同突变位点可以导致完全不同的功能障碍。例如,防止或减缓通道失活的基因突变可以导致持续性离子流;相反,同一通道内防止激活的基因突变可减少离子流。同一基因的不同位点突变导致不同临床表现型称为表型异质性(phenotypic heterogeneity),如骨骼肌 Na^+ 通道的基因突变可导致低钾性周期性麻痹、高钾性周期性麻痹、先天性副肌强直或其他类型钠通道肌强直。不同位点的基因突变导致相同的疾病表型称为遗传异质性(genetic heterogeneity),如低钾性周期性麻痹可由骨骼肌 Na^+ 通道的不同位点突变引起。

当骨骼肌肌细胞膜上离子通道出现功能障碍,动作电位不能使 Na^+ 通道完全关闭时,则可出现两种相反的症状:① 去极化程度轻和反复自发兴奋则出现肌强直。② 去极化强和无兴奋则出现肌无力。

原发性骨骼肌离子通道功能障碍所致的肌强直不同于肌营养不良性肌强直,不伴有进行性肌肉萎缩或其他系统功能受累表现,为肌肉主动收缩后出现的舒张困难,中重度全身型肌肉受累者常伴有肌容积增加,甚至"运动员体格"。肌强直多在初始运动时最为明显,随重复运动缓解改善(热身现象),部分肌强直患者则表现为随重复运动加重的反常性肌强直。其他诱发因素有血钾浓度、精神紧张、妊娠、甲状腺功能减退、去极化全身麻醉等。骨骼肌 Cl^- 或 Na^+ 通道蛋白突变可引起肌强直表现。

根据在发作时的血钾水平,原发性骨骼肌离子通道功能障碍所致的肌无力可分为低钾性周期性麻痹、高钾性周期性麻痹(包括正钾性周期性麻痹)。发作性无力可持续数分钟到数天不等,并可自发完全缓解;发作频率因人而异,多可每日发作,亦可一生仅发作数次;无力症状可呈局灶性或全身性。部分患者随年纪增长可缓慢进展为下肢近端肌肉为主的固有性肌无力。骨骼肌 Na^+、Ca^{2+}、K^+ 通道蛋白突变皆可引起肌无力表现。

恶性高热为一种可能致死的病理状态,常由吸入性麻醉剂或去极化肌松剂诱发,以肌肉代谢亢进、横纹肌溶解、体温升高、肌肉强直以及心律失常为主要特点,目前认为与 Ryanodine 受体蛋白突变所致细胞内 Ca^{2+} 内流异常有关。几种重要离子通道病的临床特点见表 4-4-4-2。

表 4-4-4-2　几种常见离子通道病的临床特点

项目	HypoPP	HyperPP	PMC	MC	SCM
起病年龄	20 岁左右	10 岁左右	10 岁之前	婴幼儿	10~20 岁
发作持续时间	数小时~数天	数分钟~2 h	数小时~数天	数分钟~数小时	—
发作严重程度	中-重度	轻-中度	轻-中度	轻-中度	轻-重度
诱发因素	运动后、高糖饮食	剧烈运动休息后、高钾饮食	寒冷、运动后	休息后突发运动	高钾饮食
肌强直	多无,少见	有	有	有	有
血清 K^+	常低	正常或高	低或正常	正常	正常
进行性肌无力	部分患者	部分患者	无	无	无
肌无力的治疗	CAI	CAI	CAI	—	—
肌强直的治疗	—	美西律	美西律	美西律,苯妥英钠	CAI

注:HypoPP,低钾性周期性麻痹;HyperPP,高钾性周期性麻痹;PMC,先天性副肌强直;MC,先天性肌强直;SCM,钠通道肌强直。

二、原发性低钾性周期性麻痹

原发性低钾性周期性麻痹(hypokalemic periodic paralysis, HypoPP)是原发性周期性麻痹中最常见的一种类型,为常染色体显性遗传。我国以散发者多见,尚无明确的患病率流行病学资料。国外病例多为家族性,患病率约为 1/100 000。

【病因和发病机制】

原发性低钾性周期性麻痹的致病基因呈多元性,定位于染色体 1q31-q32 上,编码骨骼肌细胞膜 Ca^{2+} 通道 α-1 亚单位(CaV1.1)的 CACNA1S 基因突变,以及 17q 上的编码 Na^+ 通道 α 亚单位(NaV1.4)的 SCN4A 基因突变均与本病有关。虽然突变基因不一样,但两者的临床表型却非常相似,难以区分。周期性麻痹的主要致病机理在于由静息膜电位自发去极化引起的肌肉兴奋性一过性丧失。而目前研究认为 HypoPP 患者出现膜去极化的原因为编码 NaV1.4 或 CaV1.1 S_4 段精氨酸残基基因的错义突变所致的内向阳离子电流。形成内向电流的阳离子并不是由正常离子通道导孔进入膜内,而是从突变所致 S_4 段结构移位所产生的离子通道异常间隙中漏入(gating-pore current)。

肌膜外 K^+ 浓度降低时,K^+ 通过内向整流钾通道外流产生膜的超级化,K^+ 浓度越低,肌膜对外流 K^+ 通透性越小,当 K^+ 浓度降到一定程度时,基因突变所造成的内向漏电流及 Cl^- 通道产生的内向电流超过 K^+ 外向电流,即肌膜的反常性去极化,故患者在低血钾时更易诱发无力发作。

【病理】

轻症患者肌肉病理可正常,部分患者见肌细胞大小不一、少量核内移、散在坏死新生等轻度肌源性病理改变,部分患者有肌细胞内空泡样结构,管聚集,在已发展为固有性肌病患者活检病理中常见。亦有罕见病例报道肌细胞内光环样病理结构。

【临床表现】

一年四季均可发病,秋冬季节较多。男女比约为 3:1。以 20～40 岁男性最为好发,通常在青春期至 20 岁初时发作为最多,40 岁后趋向发作减少而逐渐终止发作,偶见儿童起病者。受冷、过度疲劳、饱餐、酗酒以及月经前期等均为本病发生的诱因。常于清晨起床时发现肢体无力,不能活动。可伴肢体酸痛、重胀、针刺样或蚁走感。肢体无力以下肢为重,常从下肢开始逐步累及上肢和整个躯干肌肉,面颈部肌肉受累少见。严重者可出现四肢软瘫伴腱反射消失。部分患者表现为局部肌肉无力,呈现不对称性。极少累及脑神经支配肌肉和呼吸肌。偶有眼睑下垂、复视和呼吸肌麻痹而危及生命。肌无力或瘫痪持续数小时至数日后逐步恢复,最后累的肌肉最先恢复。每次发作持续时间数天至一周,个别患者可长达数周。发作间歇期完全正常,间歇期为数周至数年,甚至终身仅发 1 次。神经系统检查可见瘫痪肢体近端较重,肌张力降低,腱反射降低或消失。部分反复发作的患者可进展为固有性肌病。女性患者的临床表现常较男性轻,无症状或由于症状较轻而没有察觉者并不少见。低血钾可引起心动过缓或窦性心律失常。

【实验室检查】

血清 CK 可轻度增高。血清 K^+ 浓度降低,严重者可下降至 2 mmol/L 以下。血清 K^+ 浓度的高低与肌肉瘫痪程度不成比例。血 K^+ 浓度的降低先于肌肉瘫痪,但恢复中又以肌力的恢复先于血 K^+ 的恢复。心电图检查可见典型的低钾性心电图改变,P-R、Q-T 延长,QRS 波群增宽,T 波平坦,ST 段降低和 U 波出现等。电刺激瘫痪肌肉无动作电位发生,膜电位低于正常。

【诊断与鉴别诊断】

根据家族史、典型发作史和神经系统检查所见,血清 K^+ 降低,排除甲状腺功能亢进、皮质醇增多症等继发性低血钾因素,一般诊断并不困难。但在首次发作时,仍需与以下可引起急性四肢无力的疾病相鉴别:① 急性感染性多发性神经病,借助主要为近端肌力减退、末梢型感觉障碍、腓肠肌压痛、脑脊液细胞蛋白分离和血 K^+ 正常等可以鉴别。② 急性脊髓炎,借助起病急,有传导束型感觉障碍和排尿障碍等相鉴别。③ 高钾性周期性麻痹,借助血 K^+ 高、补钾后症状无改善甚至进一步加重,伴肌强直可与高钾性周期性麻痹相鉴别。④ 重症肌无力,可借病情有波动、晨轻暮重、新斯的明试验阳性、血钾正常等予以鉴别。⑤ 横纹肌溶解症,可借伴全身症状和肌肉疼痛、尿呈特殊红褐色等予以鉴别。⑥ 癔病,可借有精神诱因、腱反射对称活跃、肌肉电生理反应性正常、无肌酶和血清钾变化以及暗示治疗有效等予以鉴别。

在病史不明确而临床高度怀疑时,可试用低钾诱发试验,但需征得患者同意并住院实施。具体方法为:在心电监护下口服葡萄糖 2～5 mg/kg,最大不超过 100 g,同时可皮下注射胰岛素 0.1 U/kg(目前大多数情况已不用)。反复观察患者无力情况,监测血清葡萄糖和血 K^+ 水平。有心脏病史或肾脏疾病患者应禁用。

低血钾性周期性麻痹,还需与其他原因所致的低钾血症相鉴别。原发性醛固酮增多者伴发高血压;慢性肾患者可伴高血氯、低血钠症及酸中毒等变化;伴发甲状腺功能亢进者可借助 T_3、T_4 增高和每次发作时间短、频率高等予以鉴别;药物或中毒者有明确服药或接触史。常见引起低血钾的原因见表 4-4-4-3。

表 4-4-4-3　其他原因所致的低血钾

病因	具体情况
内分泌	甲状腺功能亢进、原发性醛固酮增多症、皮质醇增多症
胃肠道	胃肠炎
肾脏	肾小管酸中毒
药物/中毒	甘草、利尿剂、泻药、酒精、硫酸钡等

【治疗】

治疗包括急性瘫痪期和间歇期预防发作的治疗。

1. 急性瘫痪期　可予口服氯化钾 0.25 mg/kg,每半小时服用 1 次直至症状改善。瘫痪严重且血钾低者需静脉补钾并严密监测电解质和心电图变化,可予 10% 氯化钾 30～40 ml 加入生理盐水或林格氏液 1 000 ml 静脉滴注,每日 1 次,避免与葡萄糖水混用以免加重低血钾。伴有呼吸肌和延髓肌无力的患者应加强监护,及时改善通气。不完全性瘫痪可鼓励患者自己活动,或瘫痪肌肉电针刺激以加速恢复。

2. 发作间歇期　忌高糖饮食,限制钠的摄入。避免过度疲劳、受寒和酗酒等激发因素。平时多食榨菜、芹菜、橘子等含钾蔬菜水果。亦可口服氯化钾 0.5 g,每日 3 次。多数患者需服用以下药维持治疗。

(1) 乙酰唑胺:为碳酸酐酶抑制剂,可减少发作次数和发作时的严重程度,建议予 125 mg bid 开始,逐渐增加剂量至 250 mg tid。常见不良反应为恶心、食欲不振和感觉异常等,长期服药有发生结石可能。可防止进展为固有性肌病。有统计显示,乙酰唑胺对 50% *CACNA1S* 突变的低钾性周期性麻痹有效,但对 *SCN4A* 突变的患者疗效不明确。

(2) 二氯磺胺:也是碳酸酐酶抑制剂,一项双盲随机对照试验表明可减少发作和减轻发作时程度,剂量为 25 mg,每日 2 次,逐渐增加剂量至 25～50 mg,每日 2～3 次。不良反应与乙酰唑胺相似。

(3) 保钾利尿剂:如螺旋内酯(安体舒通)或氨苯蝶啶,可用于碳酸酐酶抑制剂治疗无效者,与钾剂合用时需慎重。可予安体舒通 20～40 mg,每日 3 次。或予氨苯蝶啶 25～50 mg,每日 2 次。

三、高钾性周期性麻痹

高钾性周期性麻痹(hyperkalemic periodic paralysis, HyperPP)最初于 20 世纪 50 年代描述,并以血 K^+ 增高或正常而与低钾性周期性麻痹相鉴别。本病为常染色体显性遗传疾病,男女两性有较完全的外显率。

【病因和发病机制】

目前认为该病与 17q23 染色体上编码骨骼肌 Na^+ 通道亚单位基因(*SCN4A*)的突变有关。其致病机制主要为 *SCN4A* 功能获得性突变(gain-of-function)所致的 Na^+ 通道失活异常或活化增强。在正常情况下,细胞膜在超极化时,Na^+ 通道处于关闭状态,去极化时钠通道仅开放约 0.5 ms 后马上关闭,成为失活状态,然后膜必须保持 Na^+ 通道的关闭状态以维持超极化以便再次开放。但在 HyperPP 患者中,基因突变会引起 Na^+ 通道功能失调,不能正常失活。通道在电压很低的情况下就大量开放,且开放时间延长,增加去极化内向电流,引发肌细胞重复放电,表现为临床上的肌强直。如果持续时间过长,同时细胞外高 K^+ 水平恶化了 Na^+ 通道的这种失活缺陷,会引起 Na^+ 通道失活和一过性细胞无反应,临床就表现为周期性麻痹的自然发作。

【临床表现】

常于婴儿和儿童期起病。有三种变异类型:① 伴肌强直。② 不伴肌强直。③ 伴副肌强直。各型临床发作基本相似。多在日间运动后休息 20~30 min 后发作。诱发因素包括运动后休息、禁食、情感刺激、寒冷以及食用含钾量过高食物等。肌无力从小腿、大腿以及后背开始,渐发展到手、前臂和肩。只有在较严重时才累及颈部和脑神经支配肌肉,极少影响呼吸肌。发作常持续 15~60 min,偶有持续 1~2 d 以上者,稍事活动可加快恢复。可一天发作数次,也可一年发作数次。发作时腱反射减弱或消失。到中年后发作次数会有所减少。反复发作的患者可遗有固有性肌无力。伴肌强直者可有肌强直症状,程度轻重不一,有的为只有肌电图能发现的亚临床肌强直,有的通过查体即可发现。伴副肌强直者可出现反常性肌强直和寒冷诱发肌强直。

【实验室检查】

血清 CK 轻度增高。发作期间血 K^+ 可升高(>5.5 mmol/L),亦可在正常范围(3.5~5.5 mmol/L)。心电图可显示 T 波高耸。随着尿中 K^+ 的排出增加,血清 K^+ 浓度下降,发作也逐渐停止。发作期间血清 K^+ 正常。肌强直的存在通常由肌电图发现,病理可见空泡性肌病表现,伴肌纤维坏死和变性。

【诊断与鉴别诊断】

根据患者的家族史、发作期高血钾或正常血钾病史、肌肉麻痹和肌肉高兴奋性症状交替、肌强直样肌电图等可作出诊断。临床上应与低钾性周期性麻痹和其他伴肌强直或副肌强直的疾病相鉴别。如果症状不典型,可进行基因检测。

【治疗】

治疗原则是及时终止发作和防止复发。急性发作时主要采用支持疗法,按症状进行处置。预防高血钾的并发症,纠正高血钾。对高血钾的处理与其他类型高血钾疾病相仿,包括降低膜兴奋性、促使钾进入细胞内、帮助机体排除钾,必要时可进行透析。此间患者必须使用不含钾盐的药物和饮食,每 1~4 h 监测血钾水平。有针对性地选择药物处理心律失常。护理时特别应避免患者活动量过大,警惕大量钾的摄入。许多发作因过程短暂和症状轻微并不需要特殊治疗,当症状较严重时可静脉注射葡萄糖酸钙或葡萄糖、胰岛素改善肌无力,噻嗪类利尿剂和吸入 β 肾上腺素能激动剂也会有所帮助。

发作间歇期适宜高糖、低钾饮食。避免剧烈运动后休息等诱发因素,部分患者有发作先兆时,可轻度活动或喝一杯糖水终止发作。氢氯噻嗪、乙酰唑胺、二氯磺胺等可预防发作,后两种药物的用法和注意事项同低钾性周期性麻痹。肌强直症状予对症治疗,以下会进一步介绍。

四、先天性副肌强直

先天性副肌强直(paramyotonia congenita, PMC)由

Eulenburg 于 1886 年首先描述,为常染色体显性遗传,临床上以对温度敏感的遇冷后肌肉强直为主要特点,有时伴发作性肌无力。

【病因和发病机制】

本病与 17q23 染色体上编码骨骼肌 Na^+ 通道亚单位基因(SCN4A)的突变有关。致病机理与高钾性周期性麻痹相似,基因突变可导致 Na^+ 通道功能失调。当肌纤维遇冷时,肌膜静息电位从 -80 mV 下降至 -40 mV,呈现持续性去极化,从而引起过度兴奋和肌强直放电。研究发现,细胞外钾和低温并未对突变的通道产生直接的影响,为什么低温会加重肌肉僵硬还不得而知。但在低温时快速失活常数和持续电流增加的值更大,有可能在低温时突破某些阈值而形成重复地自发放电而引起肌强直。

【临床表现】

本病在国内偶有报道。在临床特征为反常性肌强直和寒冷诱发性肌强直同时伴有发作性无力。与经典肌强直不同,本病在重复肌肉收缩后反而加重,即为反常性肌强直。症状常在出生时就有,可能终生不变。主要累及眼睑、面部和手部肌肉,尤以口轮匝肌最易受累,下肢受累较轻。肌无力常在日间出现,持续数小时到数天,可由寒冷以及运动后的休息所诱发。大多数患者在温暖环境下不会出现症状,寒冷所诱发的肌肉僵硬在温度变暖后可获缓解。患者将双手浸入冷水可诱发肌无力和强直,叩击舌和鱼际肌可出现肌球。本病与高钾性周期性麻痹有相互重叠,有同一家族相同突变携带者临床分别表现为先天性副肌强直及高钾性周期性麻痹的病例报道。

发作中或发作后血清 CK 可轻度升高。部分患者的肌肉病理可见肌核内移、肌纤维大小不一以及肌浆空泡,但诊断本病肌活检并非必需。肌电图提示有肌强直放电,长时程运动实验可见波幅下降明显,短时程运动实验可见波幅衰减,且随重复运动愈加衰减,肌肉遇冷后更加明显。

【诊断和治疗】

根据家族史、寒冷诱发的肌强直、反常性肌强直、发作性无力以及电生理检查特点可诊断本病。轻症患者常不需特别药物处理,注意保暖、避免受凉及剧烈运动可避免发作。如果症状较重,发作较频繁,治疗上可类比先天性肌强直患者,予美西律、苯妥英钠、妥卡胺等钠离子通道阻滞剂缓解。间歇期可予双氯非那胺(diclofenamide)、乙酰唑胺或双氢克尿噻维持治疗以减少发作。

五、钠通道肌强直

钠通道肌强直(sodium channel myotonia, SCM)为一组临床仅有肌强直而无肌无力发作的常染色体显性遗传疾病,也称为钾恶化性肌强直(potassium aggravated myotonia, PAM),临床上易与先天性肌强直混淆。钠通道肌强直为一大类临床症状相似的疾病的统称,其中主要包括波动性肌强直、持续性肌强直、乙酰唑胺反应性肌强直等,可伴有显著肌肉疼痛,多数对温度变化不敏感,少数寒冷可诱发肌强直。

目前认为该病是由于染色体 17q23 上钠通道 α 亚单位基因(SCN4A)的突变所致,不同临床表型的患者突变热点不同。研究发现 Na^+ 通道失活减慢、失活后恢复加快,肌细胞横管内 K^+ 蓄积等因素可能导致肌细胞过度兴奋,继而引发肌强直。

该类突变仅对 Na$^+$ 通道失活速率有影响，而稳态下无持续性 Na$^+$ 内流，被认为是其无肌无力发作的根本原因。

波动性肌强直（myotonia fluctuans）的患者于青少年期起病，表现为肌肉僵硬的发作频率和严重程度有波动性。肌强直可为疼痛性，可由运动诱发，常在运动后 10～30 min 延迟出现。这与运动后立即出现的先天性肌强直或运动数秒后出现的先天性副肌强直不同，摄入钾可加重病情，而对寒冷刺激不敏感。

持续性肌强直（myotonia permanens）于儿童期起病，表现为严重且不易缓解的肌强直。查体可见颈肌和肩部肌肉肥大，摄入钾可明显加重症状，可影响呼吸及吞咽功能。

乙酰唑胺反应性肌强直（acetazolamide responsive myotonia）多于 10 岁以前发病，表现为非温度敏感性肌肉僵硬疼痛，摄入钾后可加重肌强直，乙酰唑胺可迅速缓解症状，美西律也有效。

上述各种类型肌强直的临床表现可以相互重叠。患者血清 CK 正常或轻度增高。肌电图见强直样放电。

患者适宜低钾饮食。肌强直症状处理同先天性肌强直，伴肌肉疼痛者可予非甾体类消炎药对症治疗。患者在麻醉时应慎用去极化肌松剂，以免加重肌强直。

六、先天性肌强直

先天性肌强直（myotonia congenital, MC）是一种遗传性强直性肌病，目前归为离子通道病，为常染色体显性或隐性遗传，前者被称为 Thomsen 型肌强直，后者为 Becker 型肌强直，Becker 型肌强直患者多携带复合杂合突变，更为常见且临床症状更重。两者临床上均以运动诱发的骨骼肌强直和肌肉肥大为主要表现。

【病因和发病机制】

Thomsen 和 Becker 型肌强直均与 Cl$^-$ 通道的异常有关，Cl$^-$ 通道可被肌膜去极化激活，在维持骨骼肌细胞静息电位及复极化过程中起主要作用，其致病基因（CLCN1）定位于 7q35 上。CLCN1 的功能缺失性突变引起 Cl$^-$ 通道蛋白表达异常或功能障碍，在电生理上表现为 Cl$^-$ 传导性降低。肌膜上 Cl$^-$ 传导性的降低导致 K$^+$ 通道代偿性过度激活，K$^+$ 外流带来的 K$^+$ 在肌细胞横管内的蓄积，使横管膜过度去极化而再度激活 Na$^+$ 通道，最终引起肌细胞重复放电，产生了临床和电生理上的肌强直。实验证明，只有在 Cl$^-$ 传导性降低至 50% 以下时才会出现肌强直。目前已发现超过 130 个 CLCN1 突变位点，隐性突变多为无义突变或对 Cl$^-$ 通道活化功能影响较小的突变，其对 Cl$^-$ 通道的负性影响可为野生型等位基因所代偿；显性突变对 Cl$^-$ 通道活化功能影响较显著，对二聚体通道复合体施加显性负效应，表现为突变/突变和突变/野生型通道复合体均为功能异常者。部分位点的突变介于两者之间，既可引起显性遗传，也可引起隐性遗传。

【临床表现】

Thomsen 肌强直及 Becker 肌强直常于婴幼儿期起病，首发症状多为用力闭眼后睁眼困难，后者在临床上比前者多见且累及肌肉范围较广，症状较重。患者表现为肢体活动僵硬，动作笨拙，静止休息后或寒冷环境中症状加重。动作启动困难是本病的特征表现，常因吃饭时第一口咀嚼后张口不能；久坐后立即站起不能，站立后立即起步不能；握手后不能立即放松；发

笑后表情不能立即终止而引起旁人惊异。严重者跌倒时不能用手去支撑，酷似门板倒地。上述症状多在重复运动后减轻或消失，休息或寒冷刺激后加重。Becker 型患者男性症状重于女性，部分在初始运动时可出现 5～20 s 的发作性肌无力，多由休息后的突然运动所诱发，极少数患者可有轻度肌肉酸痛主诉。

体格检查可见骨骼肌肥大，部分可有运动员体格；可诱发握拳性肌强直、闭目肌强直，多伴有热身现象；叩击肌肉（大鱼际肌、舌肌、腿部肌肉等）可出现持久凹陷或肌球（叩击性肌强直）；不伴明显肌肉疼痛。

【实验室检查】

血清 CK 多正常，Thomsen 型可轻度增高，Becker 型可中度增高。肌电图示肌强直样放电，而无肌营养不良样电生理表现，重复电刺激可见肌肉动作电位波幅递减，但与重症肌无力的不同在于波幅持续递减，如用高频刺激则递减更为明显。长时程运动实验无波幅明显下降，短时程运动实验可见波幅明显衰减，随重复运动逐渐回升，肌肉遇冷后衰减更加明显，此现象在 Becker 型患者中更为多见。肌肉病理示 2B 型纤维减少，无特异性，原因不明。

【诊断与鉴别诊断】

依据家族史和典型病史诊断并不困难，但由于基因外显率的不同及新发突变的可能，对于无家族史患者，区分 Thomsen 型和 Becker 型有一定困难。可借助不伴肌肉萎缩、脱发、白内障和内分泌功能障碍等特征与强直性肌营养不良相鉴别；以肌肉肥大、热身现象、没有寒冷刺激亦有肌强直症状可与先天性副肌强直相鉴别。

【治疗】

治疗选择决定于症状严重程度和药物不良反应。轻者不需任何药物治疗，只需避免突发运动及寒冷刺激即可。由于尚未发现有效的选择性 Cl$^-$ 通道激活剂，对于肌强直症状较重或显著影响生活工作的患者，可尝试电压门控 Na$^+$ 通道阻滞剂，首选美西律（mexiletine），部分患者有较好疗效，初始剂量为 150 mg，每日 2 次口服，根据需用逐渐增加剂量，可加至 200 mg，每日 3 次，主要不良反应为胃肠道不适、头痛、皮疹、震颤和心动过缓等，老年或患有心脏传导阻滞的患者需慎用。疗效不佳者可用妥卡胺（tocainide）每日 400～1 200 mg，需严密注意可能引起的骨髓抑制作用。苯妥英钠由于不良反应相对少，可以每日 300～400 mg 分 3 次服用，此外，奎宁、普鲁卡因酰胺也可应用。部分患者应用乙酰唑胺有效，剂量为 125 mg、每日 2 次，根据需用逐渐加至 250 mg、每日 3 次。

七、Andersen - Tawil 综合征

Andersen - Tawil 综合征由 Andersen 于 1971 年首先描述，临床上以周期性麻痹、室性心律失常以及骨骼发育畸形三联征为主要表现。

【病因和发病机制】

本病为常染色体显性遗传，外显率不完全。目前认为部分家系与 17q23 上的编码内向整流（inward rectifying）K$^+$ 通道亚单位 Kir2.1 的编码基因 KCNJ2 缺陷有关。骨骼肌和心肌中的内向整流 K$^+$ 通道由四个 Kir2.1 亚单位组成，该亚单位基因突变引起内向整流 K$^+$ 通道功能异常。当突变与正常 Kir2.1 亚单位按 1:1 组合时，内向整流 K$^+$ 通道的电流低于正

常通道。本病的周期性麻痹可能与静息电位的不稳定有关。

【临床表现】

本病通常于儿童或青春期起病,具有全部或部分上述三联征表现。同一家系中患病严重程度不一致。周期性麻痹可为低钾性、正常血钾性或高钾性。发作可无诱因,也可由运动和饮酒所诱发。部分患者诉有间歇性肌肉疼痛。约 80% 的患者有 QT 间期延长,是最常见的心脏受累表现。部分患者无周期性麻痹但仅有猝死等心脏症状。特征性体格改变包括身材矮小、腭弓过高、耳垂过低、宽鼻、小颌、眼距过大、手指弯曲和并趾畸形等(图 4-4-4-1)。周期性麻痹发作间期查体可发现肢体及颈屈肌无力,无握拳或叩击性肌强直。

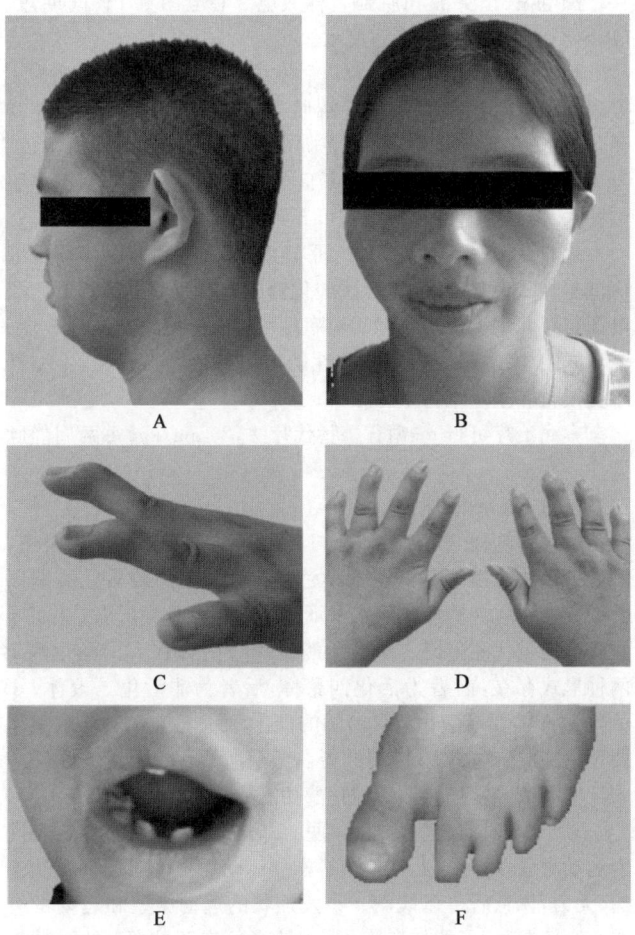

图 4-4-4-1 ATS 患者的小颌畸形(A、B)、远端手指屈曲(C、D)、牙齿发育畸形(E)、并趾畸形(F)

血清 CK 轻-中度增高。肌肉活检正常或呈慢性肌病样改变。心电图可发现 QT 间隙延长。常规肌电图无明显异常,但患者持续运动(3~5 min)后可使 CAMP 波幅突然增高,随后 CAMP 在 20~30 min 内下降约 45%。

【诊断和治疗】

依据患者有周期性麻痹、特殊体格以及室性心律失常病史可诊断本病,需与低钾、高钾性周期性麻痹,伴肌无力的先天性副肌强直等相鉴别。由于本病累及骨骼肌和心肌,通过改变 K^+ 水平治疗其中任何之一可能会加重另一症状。对于控制周期性麻痹发作,可用乙酰唑胺 125 mg、每日 2 次或二氯磺胺 25 mg、每日 2 次,逐渐增加剂量至最小有效量,同时监测心脏

功能。本病的心律失常对传统抗心律失常药物疗效差,且会加重肌无力症状,有报道丙米嗪可改善心律失常但不会加重周期性麻痹发作。本病最严重的后果是猝死,需严密随访心脏情况。

附:甲状腺功能亢进性周期性麻痹

在诸多继发性低钾性周期性麻痹中,与甲状腺功能亢进相关者最为常见。发病机制推测与肌膜去极化后继发 Na^+ 通道失活所导致的肌膜兴奋性下降有关,但肌膜去极化的原因尚不明确。本病多于成人起病,主要临床表现与原发性低钾性周期性麻痹相似,多于进食高碳水化合物饮食、运动后休息或肢体受凉后诱发。与原发性周期性麻痹相比,其发作周期短,发作频率高。尽管甲亢本身女性多于男性,但周期性麻痹却是男性比女性多见,男女比例为 50:1。本病虽在所有人种中均有报道,但在亚洲人群中最多见,且有家族聚集性发病报道,推测与基因易感性有关。KCNJ18 编码的内向整流钾通道蛋白 Kir2.6 突变在少部分甲状腺功能亢进性周期性麻痹患者中被发现。部分甲亢患者甲亢症状轻微,以周期性麻痹和低血钾为主要表现。治疗上,急性期予以口服或静脉补充氯化钾可缓解肌无力症状,间歇期药物或手术治疗不同原因所致的甲状腺功能亢进可从根本上防止周期性麻痹复发。

八、Schwartz-Jampel 综合征

Schwartz-Jampel 综合征(SJS)又被称为软骨营养不良性肌强直、骨软骨肌营养不良以及 Aberfield 综合征等,呈常染色体隐性遗传,少数家系呈显性遗传。临床上以身材矮小、骨骼畸形、面部异常以及肌强直为主要表现。

【病因和发病机制】

本病由串珠素编码基因多态性突变引起,其中包括剪接突变、无义突变、错义突变及大片段缺失。串珠素为在基底膜及细胞外基质中广泛存在的乙酰肝素蛋白多糖,在维持组织结构、细胞黏附、信号传导等方面有着重要作用。其编码基因突变所致的串珠素表达异常被认为是该病的重要发病机制。同一家系中的病情程度不一反映可能受多基因影响。其骨骼畸形可能与肌强直所致肌张力增高有关。患者的肌纤维兴奋性异常增高,即使在入睡状态中也有自发电活动,肌肉肥大与肌纤维过度收缩有关。肌强直机制不明,目前认为与 Na^+、Cl^- 通道基因突变无关,Cl^- 电流的改变不足以引起肌强直。Na^+ 门控有所改变,为回应肌膜去极化,Na^+ 通道开放延迟,并在去极化过程中反复开放,延迟开放表明 Na^+ 通道从关闭到开放状态的转换发生改变,而去极化过程中的反复开放则表明快速不应期状态不稳定,因而 Na^+ 通道可在开放和关闭之间转换。快速不应期状态的失衡可增加肌膜兴奋性,可能是产生肌强直的生理基础。

【临床表现】

患者呈侏儒样身材,干骺端扩大,骨皮质变薄以及四肢长骨变短引起骨发育不良,细长指趾,伴有髋臼异常的髋发育不良,脊柱后凸侧弯,鸡胸。面部异常表现为嘴型过小、翘唇、双眼上斜、睑裂狭小、外斜视、耳垂过低以及眉毛隆凸等,其他体格异常还包括喉部发育不良、短颈、多毛等。患者可有四肢近端肌肉肥大和远端肌无力伴萎缩,与 DMD/BMD 不同,近端肌容积通常增大。部分患者有智能障碍。同一家系中的临床表现各异,按表型分为 1A、1B 和 2 型。1A 为儿童期出现的中度

骨发育不良、肌肉容积增大、肌强直以及面部畸形；1B 与 1A 类似，但于出生时就被发现，骨发育不良更为突出；2 型最为严重，出生时即有关节挛缩、长骨弯曲、肌强直以及严重面、咽部畸形，导致喂饲困难而夭折。

血清 CK 轻-中度增高，肌肉活检大多正常，肌电图可见四肢近、远端肌肉有肌强直样放电。

【诊断和治疗】

由于本病临床表现具有特征性，因而诊断不困难。只要发现患者有特征性身材异常、侏儒以及伴有肌容积增加的肌强直就可考虑。治疗以对症为主，严重睑裂狭小者可行成形手术，普鲁卡因酰胺和卡马西平可减轻肌强直症状。早期对肌强直的治疗可减轻以后的骨骼畸形。

参 考 文 献

[1] CANNON S C. Channelopathies of skeletal muscle excitability [J]. Compr Physiol, 2015, 5(2): 761-790.

[2] COLDING-JØRGENSEN E. Phenotypic variability in myotonia congenita[J]. Muscle Nerve, 2005, 32(1): 19-34.

[3] DAVIES N P, HANNA M G. The skeletal muscle channelopathies: distinct entities and overlapping syndromes [J]. Curr Opin Neurol, 2003, 16(5): 559-568.

[4] SOKOLOV S, SCHEUER T, CATTERALL W A. Gating pore current in an inherited ion channelopathy[J]. Nature, 2007, 446(7131): 76-78.

[5] TAWIL R, McDERMOTT M P, BROWN R Jr, et al. Randomized trials of dichlorphenamide in the periodic paralyses. Working Group on Periodic Paralysis[J]. Ann Neurol, 2000, 47(1): 46-53.

第五节 代谢性肌病

奚剑英 岳冬日

一、糖代谢障碍性肌病(糖原累积症)

肌细胞从外周血中转运葡萄糖并合成糖原，在能量需求增加时进行糖原降解。肌膜不允许葡萄糖自由通过，因而外周血葡萄糖的利用受其通过肌膜的转运速率所限制。糖原是肌肉组织中主要的碳水化合物储备。当肌肉收缩需要能量时，糖原被降解为葡萄糖供能。糖原分解或合成过程中各种酶的缺乏可导致糖原累积症。

本组疾病是一大类遗传性糖代谢障碍性疾病，通常糖原累积在肝、心、肌肉等组织，有时也影响脑组织而出现神经症状，最常见的是低血糖脑病的表现。本组疾病的命名可根据缺陷酶命名，也可根据发现先后顺序以罗马字母命名，目前已发现和报道的有 16 型，可累及骨骼肌的有 14 型，其中以 II 型和 V 型最为常见。

(一) Pompe 病

Pompe 病又称为糖原累积症 II 型，是一种常染色体隐性遗传病，由于 GAA 基因突变造成酸性 α-1,4 糖苷酶(又称酸性麦芽糖酶)缺陷，该酶位于溶酶体内，能将 α-1,4-糖苷键和 α-1,6-糖苷键分解为葡萄糖分子。当其缺乏之时不能分解糖原，致使糖原堆积在溶酶体内，释放不正常的溶酶体酶致亚细胞结构破坏，而糖的代谢无障碍。本型在糖原累积症中相对多见，国内已有多家报道。

临床上根据起病年龄分为婴儿型和晚发型。婴儿型患者于 1 岁以内起病，根据患者病情严重程度又分为经典婴儿型和非经典婴儿型。前者在出生后数周或数月发病，出现全身肌张力低下、无力，呈"布洋娃娃"样表现。常伴有心脏扩大、肥厚性心肌病、喂养困难、呼吸肌无力、听力下降、肝脾肿大和巨舌症。病孩常于 1 岁之内死于左心室流出道梗阻。非经典婴儿型，症状相关较轻，表现为进展性骨骼肌无力，心脏轻度受累，由于呼吸肌无力，常反复呼吸系统感染，最终在儿童期内死于呼吸衰竭。婴儿型患者血清 CK 明显增高。肌电图提示肌源性改变伴纤颤电位、正尖波和肌强直样放电。心电图见 PR 间期短，QRS 波群高大以及左心室肥大。

晚发型 Pompe 病于 1 岁以后发病，以慢性进展性肌病为主要表现。主要累及躯干和近端肌，呼吸肌也可早期选择性受累，但由于患者起病隐匿，常无胸闷、气短等呼吸肌无力主诉。容易被误诊为肢带型肌营养不良或多发性肌炎。本型不伴脏器肿大，但脑血管的糖原堆积可导致颅内动脉瘤的形成。

多数此型患者血清 CK 水平轻度增高，也可正常。前臂缺血试验乳酸正常升高，提示磷酸化糖原分解和糖酵解正常。肌电图与婴儿型相似。肌肉活检病理可见肌纤维呈空泡样改变。空泡样结构在 PAS 染色及酸性磷酸酶染色呈强阳性，I 型纤维受损较 II 型纤维为重。

本病治疗可行 α-糖苷酶替代疗法，20 mg/kg，每两周静脉滴注一次。

(二) McArdle 肌病

也称为糖原累积症 V 型。McArdle 于 1952 年首先报道，为常染色体隐性遗传病。由染色体 11q13 上的磷酸化酶编码基因突变所致。磷酸化酶水平下降引起糖原代谢异常，从而导致肌肉能量代谢障碍。磷酸化酶以磷酸化酶 A 和磷酸化酶 B 两种形式存在，前者为活化四聚体，后者为非活化二聚体。B 活化为 A 需要磷酸化酶 B 激酶的催化，而磷酸化酶 B 激酶又需要环磷酸腺苷(AMP)控制的蛋白激酶所活化。上述级联反应中任何环节异常均导致磷酸化酶功能缺陷。

常于 15 岁前起病，男性多见，5 倍于女性。临床主要表现为运动耐受性下降，尤其是短暂剧烈运动后出现肌肉痉挛性疼痛、无力，休息后可以缓解。诱发症状的运动类型和运动量有明显个体差异，可能与训练及饮食有关。有两种类型的运动较易诱发症状，一种是短暂高强度的运动例如举重，另一种是强度稍低但持续性的动力性运动例如爬山，但上坡散步等中度强度的运动常可以耐受。一定强度的运动常导致痛性肌肉痉挛和水肿，这种症状可持续数小时。不同患者之间的症状差异较大，部分患者仅表现为运动易疲劳，而部分患者表现为进展性近端肌无力，可见腓肠肌肥大，对称或不对称，以起病年龄较大的患者多见。50% 的患者有肌红蛋白尿，部分患者可因横纹肌溶解而出现肾衰。本病是成人复发性肌红蛋白尿常见的运动性疾病，仅次于肉毒碱棕榈酰基转移酶 II (CPT II) 缺乏症。

大多数患者在运动首先诱发了肌痛之后，再运动一段时间后(约 8 min)却会出现运动耐受性增加，心跳减慢，这称为"继减"(second wind)现象，其原因为继续运动时血流增加，运动肌肉从中摄取更多的葡萄糖，从而使糖酵解增加。此现象特异性较强,有助于与其他糖原累积症和脂质代谢性肌病相鉴别。

实验室检查可见 CK 增高(即使是发作间期)。肌电图示肌源性损害也可正常。前臂缺血运动试验提示乳酸水平不升高而血氨水平升高。肌活检可见肌纤维膜下 PAS 染色阳性的糖原空泡、Ⅰ型纤维萎缩以及 NADH 内部结构线性化,常规组化染色正常而肌磷酸化酶染色缺失。

根据运动后肌肉痉挛、疼痛、肌力减退等临床特点可以怀疑本病。前臂缺血运动试验具有筛选价值,但不具特异性。明确诊断需要经过肌肉活检,组织化学染色提示酶活性降低或消失,肌组织匀浆磷酸化酶含量减少等予以确诊。近来发展的基因诊断更能在分子水平精确诊断本病。本病需与其他糖原累积症和脂质代谢性肌病相鉴别。磷酸果糖激酶(PFK)缺乏患者可借有溶血代偿表现与本病鉴别;乳酸脱氢酶(LDH)缺乏患者可借前臂缺血运动试验后伴有血丙酮酸水平升高,以及有无皮肤改变与本病鉴别;CPT Ⅱ缺乏症可借饥饿诱发肌红蛋白尿、无耐受性恢复、前臂缺血运动试验正常等与本病鉴别。

本病尚无特效治疗。患者需要根据运动耐量调整生活方式以维持相对正常的生活。最近报道,运动前口服蔗糖可明显改善运动耐受性并防止肌红蛋白尿出现。肌酸的疗效尚有待进一步证实。基因治疗有一定希望,急性肾功能不全是最重要的并发症,在有肌红蛋白尿的患者应给予液体并适当利尿,肌红蛋白尿严重者应作血液透析。简单的肌红蛋白尿发作后的肾功能不全可以完全恢复。

(三) 磷酸果糖激酶缺乏症

磷酸果糖激酶(phosphofructokinase deficiency,PFK)缺乏症也称为 Tarui 病或糖原累积症Ⅶ型。由 Tarui 等于 1965 年首先报道。临床表现与 McArdle 肌病极为相似。PFK 催化 6 磷酸果糖转化为 1,6 二磷酸果糖,为糖原代谢进行限速。该酶缺乏或活性改变均可调节糖原分解速度。PFK 还通过 ATP 的生成而起作用,因此直接影响能量的供应。PFK 是一个四聚体酶,其亚单位由三个基因位点编码,1 号染色体编码肌型亚单位(M),21 号编码肝型亚单位(L),10 号编码血小板的同工酶。这三种亚单位在不同组织中表达不同,成人肌肉组织中只有 M 亚单位,为 M4 的同源四聚体,红细胞表达 M 和 L 亚单位,有 5 个同工酶。M 亚单位的基因缺陷主要影响肌细胞活性,部分影响红细胞,而不会影响肝细胞和血小板。

本病常呈常染色体隐性遗传,典型临床表现为运动耐受性下降,常伴有运动肌肉的痉挛,休息后可以缓解。多于青春期症状明显后就诊,但仔细询问病史可发现幼年时期即有运动耐受性下降。症状多于一定强度的运动(如爬山)时发生,在摄入大量碳水化合物后更为明显。部分患者有耐受性恢复现象。尽管本病发生肌红蛋白尿的可能性远小于 McArdle 肌病,但如果运动量过大,患者也会出现肌坏死和肌红蛋白尿。PFKM 缺失患者由于有溶血倾向会出现黄疸,部分由于有高尿酸血症而发生痛风性的关节炎。部分早期运动耐量下降的患者会出现进展性近端肌无力。

患者血清 CK 常增高。血网织红细胞记数和血胆红素轻度升高,多数有高尿酸血症。PFKM 缺失患者前臂缺血运动试验提示乳酸水平不升高。肌电图可正常或提示肌病特点。肌肉活检可见肌纤维粗细不均,肌膜下糖原堆积,PAS 染色阳性;

组织化学测定肌肉和红细胞的 PFK 活性降低,6-磷酸果糖在肌肉累积。

当患者前臂运动试验显示异常并有溶血性贫血时提示有 PFK 缺失。红细胞内部分 PFK 缺失支持上述结论。若没有基因检测,明确诊断需要肌肉内酶缺失的生物化学证据。利用从白细胞内分离出的 DNA 检测到 PFKM 基因多分子缺失有助于明确诊断。

大多数患者建立起一种适应于运动受限的生活方式,可以获得接近正常人的生活。到 50 岁或 60 岁的时候,一些患者出现近端肢体无力,但很少出现残疾。患者极少出现血红蛋白尿,但若出现则可能出现急性肾衰,需要加强利尿或透析治疗。单纯的血红蛋白尿发作可以完全恢复。

(四) 乳酸脱氢酶缺乏症

乳酸脱氢酶(lactate dehydrogenase,LDH)缺乏症也称为糖原累积症Ⅺ型。LDH 由 11 号染色体的基因所编码,是 2 个亚单位组成的四聚体酶,在骨骼肌中主要为 M 亚单位。患者表现为运动耐力下降、肌痛、肌红蛋白尿,血清 CK 水平增高或正常,LDH 降低。部分患者有皮肤改变,表现为环形红斑。

二、脂肪代谢性肌病

脂肪代谢性肌病不是一个独立的疾病,而是一组由多种参与脂肪代谢的酶或底物先天缺陷所致的,表现为肌无力、肌红蛋白尿等症状的临床综合征。部分脂肪代谢性肌病在病理上可见脂滴的沉积,称为脂质沉积性肌病(lipid storage myopathy,LSM)。

脂肪对于维持细胞的正常结构和功能是必需的。脂肪酸(fatty acid,FA)作为脂肪的分子形式,是骨骼肌、心肌的能量主要来源,尤其是饥饿、长时间运动状态下。FA 被机体利用产生能量需经过以下步骤:① 三酰甘油(triacylglycerol,TAG)分解成脂肪酸。② 脂肪酸进入细胞膜。③ 脂肪酸进入线粒体内膜。④ 脂肪酸在线粒体内 β 氧化。FA 以 TAG 的形式储存于脂滴中。TAG 经脂肪甘油三酯脂肪酶(adipose triglyceride lipase,ATGL)水解成 FA,ATGL 是该反应的限速酶,其激活需要辅酶 CGI58,激素敏感性脂肪酶(hormone-sensitive lipase,HSL)和单酰甘油脂肪酶(monoacylglycerol lipase,MGL)的参与。随后 FA 进入线粒体进行 β 氧化。在这一过程中,脂肪酸需活化生成的脂酰 CoA 才能进入线粒体。中、短链脂酰 CoA 可通过弥散进入;而长链脂酰 CoA 不能自由通过线粒体内膜,需要肉碱作为载体转运进入线粒体基质,催化此反应的酶为肉碱棕榈酰转移酶 1(CPT1)和 2(CPT2)。此外,还需要线粒体内膜的超长链乙酰 CoA 脱氢酶(very-long-chain acyl - CoA dehydrogenase,VLCAD)和线粒体三功能蛋白(mitochondrial trifunctional protein,MTP)参与。进入线粒体的脂酰 CoA 进行 β 氧化需经过四步反应,即脱氢、加水、再脱氢和硫解,生成一分子乙酰 CoA 和一个少两个碳的新的脂酰 CoA,该反应生成的乙酰 CoA 进入三酸酸循环代谢。脂肪代谢过程见图 4 - 4 - 5 - 1。

脂肪代谢途径中任何一个酶的缺陷均可导致能量生成障碍和底物堆积,引起脂肪代谢性疾病。肌肉、肝脏、心肌是脂肪酸代谢的重要场所,故为最易受累部位,从而产生相应的临床症状。临床上以肌肉受累明显时称为脂肪代谢性肌病。根据

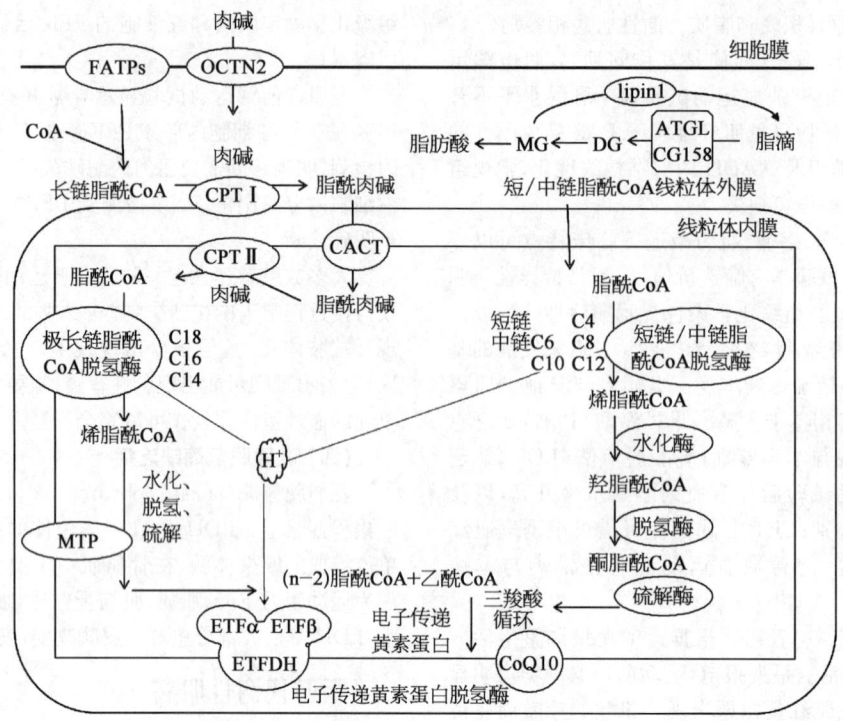

图 4-4-5-1 脂肪的代谢

CPT：carnitine palmitoyl transferase，肉碱棕榈酰转移酶；ATGL：adipose triglyceride lipase，脂肪甘油三酯脂肪酶；DG：diglycerides，甘油二酯；MG：monoglycerides，甘油一酯；ETFDH：electron transfer flavoprotein dehydrogenase，电子传递黄素蛋白脱氢酶；ETF：electron transfer flavoprotein，电子传递黄素蛋白。

临床表现可分为 2 大类：① 固有性肌无力，症状可有波动，病理上可见肌纤维内油红 O 或苏丹黑染色阳性的脂滴沉积。如中性脂肪沉积症、多种酰基辅酶 A 脱氢缺陷（multiple acyl-CoA dehydrogenase deficiency，MADD）和原发性肉碱缺乏症（primary carnitine deficiency，PCD）。② 复发性肌痛、肌痉挛及横纹肌溶解，病理上肌纤维内没有明显脂滴沉积。两种类型均可伴有心脏、肝脏和中枢等其他系统的受累。如肉碱棕榈酰转移酶缺乏（CPT2）、极长链酰基辅酶 A 脱氢酶缺陷（ACAVLD）和 LPIN1 突变所致常染色隐性复发性横纹肌溶解。目前按突变基因对脂代谢性肌病进行分类（表 4-4-5-1）。

表 4-4-5-1　脂肪代谢性肌病的分类

疾病名	遗传方式	基因	OMIM 编码/缩写
肉碱棕榈酰转移酶缺乏	AR	CPT2	255110
原发性肉碱缺乏症	AR	SLC22A5	212140/CDSP
肉碱脂酰肉碱转位酶缺乏	AR	SLC25A20	212138/CACTD
多种酰基辅酶 A 脱氢缺陷（MADD，戊二酸尿症ⅡA）	AR	ETFA	231680/GAIIA
多种酰基辅酶 A 脱氢缺陷（MADD，戊二酸尿症ⅡB）	AR	ETFB	231680/GAIIB
多种酰基辅酶 A 脱氢缺陷（MADD，戊二酸尿症ⅡC）	AR	ETFDH	231680/GAIIC
极长链酰基辅酶 A 脱氢酶缺陷	AR	ACADVL	201475/ACADVLD

续　表

疾病名	遗传方式	基因	OMIM 编码/缩写
伴鱼鳞病的中性脂肪沉积症（Chanarin-Dorfman 综合征）	AR	ABHD5	276630/CDS
伴肌病的中性脂肪沉积症	AR	PNPLA2	610717/NLSDM
常染色隐性复发性横纹肌溶解	AR	LPIN1	268200
婴儿神经轴索营养不良伴中性脂肪沉积	AR	PNPLA8	251950/NMLA
黄素腺嘌呤二核苷酸合成酶缺乏	AR	FLAD1	255100/LSMFLAD

（一）中性脂肪沉积症

编码脂肪酶 ATGL 及其辅酶 CGI58 的基因 PNPLA2 和 ABHD5 突变均可引起中性脂肪沉积症（neutral lipid storage disease，NLSD），前者以骨骼肌无力和心脏损害为主（NLSD with myopathy，NLSD-M），而后者可同时出现鱼鳞病、肝脏损害和肌病（NLSD with ichthyosis，NLSD-I）。中性脂肪沉积症的患者可发现大量脂肪滴沉积于皮肤、肌肉、心脏、甲状腺、中枢神经系统和白细胞中。NLSD-M 患者肢体无力可同时累及近端和远端，甚至部分患者主要表现为上肢远端无力，约一半患者可合并有心脏损害，可出现严重的心功能衰竭。NLSD-I 则表现为先天性非大疱性鱼鳞病样红皮病，肌肉损害较轻，以近端无力为主。部分患者可合并神经性耳聋、精神发育迟滞和肝功能衰竭。NLSD 均表现为慢性进行性加重的肌无力和肌肉萎缩,通常不累及延髓肌和呼吸肌。

NLSD-M 和 NLSD-I 均可在肌肉病理上见到明显的油红 O 染色或苏丹黑染色阳性的脂肪沉积空泡,部分可出现镶边空泡。但是最具诊断价值的还是外周血涂片发现乔丹小体,几乎所有患者可在白细胞内可以看到不同程度的脂滴空泡,称为乔丹小体。患者血尿质谱检测可正常。目前对于 NLSD 尚无有效治疗方法。

(二)原发肉碱缺陷

原发肉碱缺陷是由编码肉碱/有机阳离子转运体 2(carnitine/organic cation transporter 2,OCTN2)的基因 SLC22A5 突变所致的常染色体隐性遗传疾病。OCTN2 在肌肉、心脏、肾脏等多种组织表达,负责将肉碱从血浆转运至胞质内,OCTN2 缺陷可使肾脏重吸收肉碱的阈值下降,导致肉碱肾性丢失及细胞内贮存障碍,出现血浆和组织内的肉碱显著下降。因不同突变导致 OCTN2 残余功能不同,患者临床症状轻重不一。原发性肌源性肉毒碱缺乏症由 Engel 和 Angelini 与 1973 年首先报道。多见于青少年及儿童,临床表现为肌张力低下或慢性进展性近端肌无力。以四肢近端肌为主,可累及颈肌、咀嚼肌、面肌、舌肌等。部分患者死于心肌病或猝死,其主要临床表现为进展性的肥厚性或扩张性心病。部分婴儿表现为伴低酮低血糖的急性脑病,类似于 Reye 综合征的急性脑病,严重者可出现意识障碍和昏迷。

该病肌肉病理光镜下可发现 1 型纤维内大量脂滴沉积和 2 型纤维萎缩,电镜下可发现脂滴附件增大的但结构正常的线粒体。生化检查可发现血浆和多种组织肉碱水平明显降低(<5%)及尿中肉碱丢失增加。需要注意的是,在很多其他脂肪代谢病和获得性肌病中均可出现肉碱的继发下降(<50%),对该病的确诊需检测白细胞/成纤维细胞肉碱水平,或进行基因检测。补充高肉碱可明显改善症状。

(三)多种酰基辅酶 A 脱氢缺陷

多种酰基辅酶 A 脱氢缺陷(MADD),又称戊二酸尿症 II 型,是由编码电子传递黄素蛋白(ETF)的基因 ETFA、ETFB 或编码电子传递黄素蛋白-泛醌氧化还原酶(ETF-QO)的 ETFDH 突变造成的常染色体隐性遗传疾病。ETF 由 α 和 β (ETFA,ETFB)两个亚单位组成,是 FAβ 氧化过程中脱氢反应的共用电子受体,随后在 ETF-QO 的作用下,将电子转移给 CoQ 而进入呼吸链。MADD 分为新生儿型及晚发型,后者又分为幼儿型、青少年型和成人型。新生儿型往往病情危重,多伴巨头、前额高、鼻梁低平、眼距宽等头面畸形、耳畸形以及内脏异位、多囊肾和生殖器畸形。出生后可出现肌张力低下、低血糖、代谢性酸中毒、高氨血症等代谢危象表现,常有汗脚样体臭,多于新生儿早期死亡。幼儿迟发型的特点为间歇性发病,在感染、饥饿、腹泻等应激状态下出现低血糖、代谢性酸中毒及高氨血症。青少年及成人迟发型的特点为起病隐匿,表现为运动不耐受、肌无力,以近端肌群为主,同时可伴有发作性恶心、呕吐或腹泻等消化道症状,但多无低血糖、酸中毒及高氨血症等代谢危象。血清肌酸激酶随病情波动而出现明显升高或正常,发作期血生化检查可发现血中长链脂酰肉碱明显增加和尿典型有机酸谱,而缓解期正常。ETFDH 突变也可引起辅酶 Q10 缺陷,表型为单纯性肌病。因此,MADD 与辅酶 Q10 缺陷为同一突变所致等位疾病。国内 MADD 多为 ETFDH 突变

所致的青少年或成人起病的核黄素敏感性脂质沉积性肌病,临床表型较轻。并且,国内 ETFDH 存在热点突变,南方人群以 c.250G>A 多见,北方人群以 c.770A>G 及 c.1227A>C 杂合突变多见。ETFA 和 ETFB 突变所致的 MADD 罕见,文献认为 ETFA 和 ETFB 突变在新生儿起病的重症患者中更多见。

该病肌肉病理可见肌纤维内程度不等的脂滴沉积,缓解期可正常,部分患者可见到破碎红纤维(ragged red fibers,RRF)和 COX 阴性肌纤维等继发性线粒体代谢异常。生化检查可发现肉碱水平降低同时伴有不同种类的脂酰肉碱水平增高(C4~C18),尿有机酸分析可见戊二酸、乙基丙二酸、3-羟基异戊酸、2-羟基戊二酸、己二酸、辛二酸、异戊酸、异丁酸等有机酸(C5~C10)及酰基甘氨酸衍生物浓度升高。在辅酶 Q 缺陷的 ETFDH 突变患者肌肉中也可发现呼吸链复合物 I、II、III 和 IV 活性下降。基因检测可帮助明确诊断。部分核黄素敏感脂质沉积性肌病并未发现 ETFDH、ETFA 及 ETFB 突变,可能与近年来发现的核黄素转运体(SLC52A1、SLC52A2、SLC52A3 和 SLC25A32)及黄素腺嘌呤二核苷酸合成酶(FLAD1)基因缺陷有关。MADD 是为数不多治疗后有明显改善的脂质沉积性肌病,患者在补充维生素 B2 后症状可出现戏剧性改善。低脂饮食和避免饥饿、长时间运动等可减少该病的发作。

(四)以复发性横纹肌溶解为表现的脂肪代谢病

肉毒碱棕榈酰转换酶 2(CPT2)缺乏症是被较早认识的以复发性横纹肌溶解为主要表现的脂肪代谢病。随着二代测序技术的发展,该组疾病不断得到扩充,LPIN1 突变所致的常染色隐性复发性横纹肌溶解和 ACADVL 突变所致的极长链酰基辅酶 A 脱氢酶缺陷均可出现上述表型。该组病在肌肉病理上往往无明显脂滴沉积或仅轻度增加。

CPT2 缺乏是第一个被发现的遗传性脂肪代谢病。根据发病年龄分:① 新生儿期和婴儿早期病情严重,临床上以低酮低血糖和小脑回、皮质异位、面部畸形等多器官畸形为主要表现,部分致命性。② 婴儿型,表现为低酮低血糖症、肝肿大、心脏肥大、昏睡或昏迷。③ 青少年起病者仅累及肌肉,表现为运动、感染、饥饿和寒冷等因素诱发的反复发作性肌痛和横纹肌溶解。一般不出现固有性肌无力。血脂酰肉碱检测可发现长链脂酰基肉碱(C16,C18:1,C18)升高。该病的确诊依赖基因诊断,在欧洲和美国患者中以 c.338C>T 为热点突变,而亚洲人群尚缺乏相应分子流行病学资料。

VLCAD 缺乏患者常于儿童起病,临床症状与 CPT2 肌病型类似,可伴有心脏、肝脏受累。其横纹肌溶解的发作次数在成人期会有所增加。其诊断依赖于血生化检查发现十四碳烯酸为主的长链脂酰肉碱水平升高和基因检测。

LPIN1 为肌肉特异性磷脂酸化酶作用,与 TAG 和磷脂的合成有关。LPIN1 突变是儿童中常见的严重复发型横纹肌溶解的原因,常在运动、感染、麻醉或饥饿等诱因下发作。发病年龄 15 个月~7 岁,伴有 CK 明显升高,达 20 000~450 000。血脂酰肉碱水平及尿有机酸检测均为正常,确诊需依靠基因诊断。

脂肪代谢性肌病的治疗原则包括避免诱发因素(感染、寒冷、饥饿和避免长时间运动);补充肉碱和维生素 B2 及调整饮食(避免酒精摄入、低脂饮食,摄入中链 TAG 和三庚酸)。对于

原发肉碱缺陷者,推荐静脉补充肉碱 100～400 mg/(kg·d),以后可改用 100～300 mg/kg 口服维持。对于核黄素敏感的 MADD、维生素 B_2(100～400 mg/d)可戏剧性改善症状,包括肌肉和中枢神经系统症状,部分患者对于补充辅酶 Q10 也有一定的效果。对长链脂肪酸代谢障碍的患者,可尝试摄入中链 TAG,但传统的中链 TAG 对复发性横纹肌溶解患者收效甚微。Triheptanoin 是一种七碳的中链 TAG,对 VLCAD 和 CPT2 缺乏的治疗可能有效。过氧化物酶体增殖体激活受体激动剂在脂肪代谢性肌病中的作用还有待研究。

三、线粒体肌病

见第十章第六节。

参 考 文 献

[1] 焉传祝,卢家红.我国脂质沉积性肌病的病因研究历程[J].中华神经科杂志,2011,44(5):300-303.

[2] GODFREY R, QUINLIVAN R. Skeletal muscle disorders of glycogenolysis and glycolysis[J]. Nat Rev Neurol, 2016, 12(7): 393-402.

[3] LAFORÊT P, VIANEY-SABAN C. Disorders of muscle lipid metabolism: diagnostic and therapeutic challenges [J]. Neuromuscul Disord, 2010, 20(11): 693-700.

[4] LIANG W C, NISHINO I. State of the art in muscle lipid diseases[J]. Acta Myol, 2010, 29(2): 351-356.

[5] PENNISI E M, GARIBALDI M, ANTONINI G. Lipid Myopathies[J]. J Clin Med, 2018, 7(12).

[6] TOSCANO A, BARCA E, MUSUMECI O. Update on diagnostics of metabolic myopathies[J]. Curr Opin Neurol, 2017, 30(5): 553-562.

第六节 炎 性 肌 病

朱雯华 蔡 爽

一、概述

炎性肌病(inflammatory myopathies)是指由免疫介导或直接由病原体感染所引起的一大类获得性炎性骨骼肌疾病。特发性炎性肌病是一组异质性的可累积包括肌肉、皮肤、肺、关节在内多个器官的自身免疫性疾病。其分类经过一系列改良,目前分为皮肌炎(dermatomyositis,DM)、多发性肌炎(polymyositis,PM)、免疫介导坏死性肌病(immune-mediated necrotizing myopathy,IMNM)、抗合成酶抗体综合征(anti-synthetase syndrome,ASS)以及散发性包涵体肌炎(sporadic inclusion body myositis,sIBM)几大类。炎性肌病可以合并其他自身免疫性疾病[重叠性肌炎(overlap myositis)]或肿瘤而发生。广义的炎性肌病包括特发性肌炎、结缔组织相关性肌炎、感染性肌炎等(分类见表4-4-6-1),而狭义的炎性肌病一般指特发性炎性肌病。DM 和 PM 在英国每年约有 200 名新发病例,美国年发病率约为 5/100 000～10/100 000,女性多见,男女比为 1:2。在我国也不少见,每年均有一定病例报道。本节着重介绍特发性炎性肌病的发病机制、临床表现及诊疗原则。

表 4-4-6-1 炎症性肌病的分类

(一)特发性
1. DM
2. PM
3. 散发性包涵体肌炎
4. IMNM
5. ASS
(二)结缔组织病相关性
1. 系统性红斑狼疮
2. 混合型结缔组织病
3. 硬皮病
4. 干燥综合征
5. 类风湿关节炎
(三)感染性
1. 病毒感染,如科萨奇、流感病毒等
2. 寄生虫感染
3. 细菌感染
4. 真菌感染
(四)其他类
1. 嗜酸性肌炎
2. 血管炎性肌炎
3. 眼眶肌炎
4. 巨噬细胞性肌筋膜炎

二、特发性炎性肌病

【病因病理】

特发性炎性肌病确切病因和发病机制尚不清楚,可能与免疫因素、遗传因素和环境因素等有关。

1. 免疫因素 免疫学研究发现,DM 主要与补体激活有关,补体激活形成 C3b 和 C4b,形成攻膜复合体 C5b9(MAC)并沉积于肌内膜微血管系统,进一步导致内皮细胞渗透性溶解和毛细血管坏死,引起缺血性微血管梗死、炎性反应、肌纤维坏死和束周萎缩。此外,干扰素诱导蛋白在皮肌炎患者皮肤、外周血及肌肉组织尤其是束周肌纤维的高表达也说明干扰素通路可能参与皮肌炎的发病过程及介导了束周萎缩的进展。PM 主要由抗原特异性细胞毒性 $CD8^+$ T 细胞直接攻击表达 MHC-I类分子的自身肌纤维所致。炎性浸润存在于肌束内,以 T 细胞为主,也包括部分巨噬细胞。$CD8^+$ T 细胞穿越基底膜并趋向非坏死肌纤维,释放包括 TNF-α、穿孔素以及颗粒酶等坏死诱导物质。IMNM 的肌肉组织中观察到大量补体膜攻击复合物沉积于非坏死肌纤维,提示 SRP 及 HMGCR 抗体的致病性。同时,有研究者在体外实验发现 SRP 抗体可以提高 TNF-α及白介素 6 水平,降低白介素 4 和白介素 13 的水平,从而通过诱导肌纤维萎缩,阻止成肌细胞融合再生而引起 IMNM 患者的肌无力。

2. 遗传因素 遗传因素在炎性肌病的发病机制中也起了一定作用。在欧美白种人中,HLADRB1*0301 基因与多肌炎相关,HLADQA1*0501 基因与青少年皮肌炎相关。在合并肿瘤的 TIF1-γ 抗体阳性的皮肌炎患者肿瘤组织中发现 TIF1 基因的突变,推测 TIF1 基因突变可能产生新的抗原表位诱发自身免疫反应。HLA-DRB1*08:03 与 SRP 抗体相关坏死性肌病有关,DRB1*11:01 存在于 70% 的 HMGCR 抗体相关肌病患者中,仅存在于 15% 的对照人群中,因此认为与 HMGCR 抗体相关坏死性肌病有关。

3. 环境因素 紫外线照射可能是诱发 Mi-2 抗体阳性皮

肌炎发病的诱因。他汀类药物的暴露可以导致 HMGCR 合成增多,或他汀与 HMGCR 的结合导致新的抗原表位的暴露,均可破坏机体对 HMGCR 的免疫耐受而致病。许多学者通过电镜在患者的肌细胞、血管内皮细胞和血管周围的组织细胞的胞浆和核内观察到柯萨奇病毒等多种类型的病毒样颗粒,也说明后天的病毒感染可能是炎性肌病发病的诱因。

【临床表现】

1. 皮肌炎　皮肌炎(DM)可在任何年龄发病,女性发病多于男性,以近端肢体无力伴皮疹为临床特点。起病由数天至数月不等,临床特点为肢体近端肌、屈颈肌及咽肌等肌群受累,导致对称性肌无力;皮疹可在肌无力之后出现,但常伴随或先于肌无力出现。成人多以亚急性起病,少数以急性起病。儿童起病急,肌肉水肿、疼痛明显。病程早期临床表现仅为皮疹和血清 CK 增高。皮疹与系统性红斑狼疮相似,多发生于光敏区域,可为红斑、水肿或瘙痒性皮损。皮损稍高出皮面,表面光滑或有鳞屑。皮损常可完全消退,但亦可残留带褐色的色素沉着、萎缩、瘢痕或白斑。皮下钙化。皮疹特征性分布于指关节、膝关节、踝关节、前胸("V"字征)、肩背部("披肩"征)、颊部和鼻梁等部位。60%~80%患者可见眶周水肿伴暗紫红皮疹(向阳征)。丘疹样皮疹位于关节伸面,为 Gottron 疹,肘、掌指、近端指间关节伸面斑疹样皮疹为 Gottron 征,表现为伴有鳞屑的红斑、皮肤萎缩色素减退表现,多为对称性。部分患者可见指甲基底部毛细血管扩张。约 20%的皮肌炎不伴肌无力症状,称为无肌病性皮肌炎(DM sine myositis),有一些患者仅有肌肉表现但没有皮肌炎相关的皮疹,称为无皮疹性皮肌炎(DM sine dermatitis)。

DM 可有心脏、肺、胃肠道、关节炎、关节挛缩等其他系统受累,心脏受累包括传导异常、心律失常、心包炎、心肌炎、冠心病、充血性心力衰竭等。15%~20%皮肌炎可伴有间质性肺炎,通气功能障碍和吞咽功能的异常可能增大吸入性肺炎的风险。胃排空延迟,胃部动力降低。成人皮肌炎患者的肿瘤风险增加。10%~15%的成人皮肌炎患者发病 2~3 年内发现恶性肿瘤。常见的办法皮肌炎的肿瘤包括血液系统和淋巴瘤,以非霍奇金淋巴瘤、白血病、多发性骨髓瘤多见,其次为实质脏器的实体肿瘤,如肺癌、结肠、膀胱、乳腺、卵巢、宫颈、胰腺、食道癌。

2. 多发性肌炎　多发性肌炎(PM)的定义为四肢近端肌无力、肌酶升高及肌肉病理中 CD8$^+$ T 细胞浸润非坏死肌纤维。一般于 20 岁以上的成人。临床上多呈亚急性起病,病前可有或无感染性诱因。常以肩颈部肌无力首发,表现为颈酸、抬头无力和举臂酸痛无力,继之表现为进行性四肢无力或双上肢无力,以近端明显,表现为举臂、提物费力。逐步发展至不能走路、站立。严重病例可出现讲话无力、口齿不清、吞咽困难等症状,偶可累及呼吸肌,但均较少见。四肢腱反射减弱但不消失。一般不累及眼外肌和面部肌肉,偶有心肌受累。5%~10%的患者伴有肌肉疼痛。

约 20%的 DM/PM 患者可伴有其他结缔组织病,如系统性硬化、系统性红斑狼疮、干燥综合征、类风湿性关节炎、结节性多动脉炎等。PM 和 DM 与其他结缔组织病并存,符合各自的诊断标准,称为重叠综合征。该类患者肌无力症状轻于单纯DM/PM,治疗效果也更好。

3. 免疫介导性坏死性肌病　免疫介导性坏死性肌病(IMNM)约占特发性炎性肌病的20%。以四肢近端肌无力、显著升高的肌酸肌酶、肌肉活检提示肌纤维的坏死及新生,但较少淋巴细胞浸润为特点。可表现为急性或亚急性进展的对称性的四肢无力,可有面肌无力。目前发现与 IMNM 相关的自身抗体有 HMGCR 抗体与 SRP 抗体。约 2/3 的 IMNM 患者伴有两种抗体之一。HMGCR 抗体在 IMNM 中的阳性率可达22%~61%,在有他汀类用药史的 IMNM 中阳性率约为 60%。但在无他汀类用药史的儿童患者也可有 HMGCR 抗体发现,此时需注意鉴别肌营养不良。SRP 抗体在 IMNM 中的阳性率为16%,女性患者更多见,往往表现为快速进展的严重的肌无力,可有明显的中轴肌无力,表现为垂头综合征,治疗相对困难,有报道 SRP 抗体相关坏死性肌病的肌无力症状较 HMGCR 抗体相关肌病更严重,肺部受累及吞咽受累较 HMGCR 抗体相关坏死性肌病更常见。20%的抗体阳性病例肌肉活检中存在淋巴细胞浸润,但其他临床表现与肌肉活检表现为坏死性肌病的病例无明显差异。IMNM 也可合并存在其他结缔组织病(混合性结缔组织病、硬皮病)等,可作为副肿瘤综合征的表现之一,或为特发性。

4. 抗合成酶抗体综合征　抗合成酶抗体综合征(ASS)为一组不同器官受累的综合征,其表现包括炎性肌病、间质性肺炎、关节炎、雷诺现象、发热、技工手(手掌干燥、有裂纹、粗糙,同技术工人的手相似,故称"技工"手)等。不同病例可以某个或某几个器官受累为主,而并非一定有全部临床表现。患者血清中测出抗合成酶抗体即可诊断 ASS。根据所抗的合成酶识别的氨基酸不同,目前发现的抗合成酶抗体(ASA)共 11 种,分别为 Jo-1(组氨酸)、PL-7(苏氨酸)、PL-12(丙氨酸)、EJ(甘氨酸)、OJ(异亮氨酸)、KS(天冬氨酸)、Zo(苯丙氨酸)、Ha(酪氨酸)、SC(赖氨酸)、JS(谷氨酸)、anti-tryptophanyl(色氨酸)。其中 Jo-1 为最常见的抗体,且临床表现为较典型的抗合成酶抗体综合征。

【实验室检查】

可见红细胞沉降率增快,CK、肌红蛋白、LDH、天冬酸氨基转移酶和丙氨酸氨基转移酶水平增高。其中以 CK 敏感性最高,常高于正常水平 5~50 倍,约 70%的皮肌炎及绝大多数多肌炎、IMNM 和 ASS 病例 CK 升高。但可有部分患者正常,文献报道为 4.6%,主要为病程早期或病情较轻者,约 30%皮肌炎患者无 CK 升高,仅 LDH 轻到中度升高。皮肌炎患者中可观察到 CK/LDH 倒置。

1/3~1/2 的患者类风湿因子、抗核抗体阳性。近年来,还发现了一系列肌炎特异性抗体,它们与一些特定的临床表型相关。目前主要的肌炎/皮肌炎特异性抗体包括:① 抗信号识别微粒(SRP)抗体:抗原主要位于胞浆,胞核内也有斑点样分布,本抗体的特异性高达 93%。临床上表现为严重的肌病、吞咽困难,20%的患者有肺间质病变,不伴有皮损。② 3-羟基 3-甲基戊二酰辅酶 A 还原酶(HMGCR)抗体:抗原为 HMGCR,是催化胆固醇生物合成中的限速步骤,部分患者抗体的产生可能与他汀类降脂药的暴露有关,但具体机制不明。临床上仅有严重的肌肉病变,不伴有皮损和肺间质病变。③ 抗合成酶抗体,直接攻击各种氨酰 tRNA 合成酶,干扰肌纤维的蛋白合成。这一类中最主要的是抗组氨酰 tRNA 合成酶(Jo1)抗体。④ Mi2 抗体,针对 Mi2 自身抗原(染色质域螺旋酶 DNA 结合蛋白),对 DM 有高度特异性。抗 Mi2 抗体阳性患者往往有典型的皮肌炎表现,对治疗的反应较好。⑤ TIF1γ 蛋白抗体,该抗体所针对的抗原可能是转录中间因子 γ,与伴发恶性肿瘤的成人 DM 相关。⑥ MDA5 抗体,针对的抗原是一种 RNA 螺旋酶(黑色素瘤分化相关蛋白 5),与无肌病性皮肌炎(CADM)相关,可出现溃疡性皮疹,这组患者有时会出现急进性肺间质性病变而危及生命。⑦ NXP-2 抗体,针对的抗原是核基质蛋白,与皮下钙化及伴发恶性肿瘤的成人 DM 相关。⑧ SAE 抗体,抗原为小泛素样修饰物激活酶。

针极肌电图检查可见自发电位增多,运动单位电位窄小、相位增多及早募集,提示存在活动性肌源性损害。存在自发电位对于炎性肌病和类固醇肌病的鉴别有重要意义,但有时两者也可合并存在,需要依赖病理进行鉴别。肌肉 MRI 检查可见受累肌肉以炎症水肿样病变为主,即 T_1 为低或等信号,T_2 为高信号,STIR 相为高信号。

【肌肉病理】

肌肉活检可见肌纤维直径不一,肌纤维的坏死和再生较常见,亦可见空泡变性。根据病情严重程度不同,肌纤维坏死程度轻重不一。皮肌炎的典型肌肉病理表现为束周萎缩,但仅出现于 50% 的肌肉活检中,另外可见束周及血管周围的炎性浸润,浸润细胞为 CD4+ T 细胞和树突状细胞,MHC-I 及 MxA 上调,束周更加明显。皮肌炎中还可以见到梗死灶(成群苍白着色的肌纤维)。电镜中可观察到内皮细胞的管网状包涵体。多肌炎的典型病理表现为肌肉的原发性炎症,即 CD8+ T 细胞围绕或侵犯表达 MHC-I 的非坏死肌纤维。免疫介导性坏死性肌病的肌肉病理表现为散在的坏死及新生肌纤维,伴巨噬细胞为主的炎性浸润。抗合成酶抗体的代表性病理表现为束周

纤维坏死(图 4-4-6-1)。

【诊断和鉴别诊断】

目前普遍承认的炎性肌病诊断标准为 2004 年发表的 119 届欧洲神经肌病中心讨论会所推荐诊断及分类标准(表 4-4-6-2)。

表 4-4-6-2 炎性肌病的诊断和分类标准

一、临床标准
1. 纳入标准
(1) 多大于 18 岁起病,DM 和非特异性肌炎可儿童期起病
(2) 亚急性或隐匿起病
(3) 对称性无力,近端重于远端,颈屈肌重于颈伸肌
(4) 典型 DM 皮疹:眼睑淡紫色皮疹和水肿;Gottron 疹和 Gottron 征,位于关节伸面,多见于肘、掌指、近端指间关节处,表现为伴有鳞屑的红斑、皮肤萎缩和色素脱失;暴露部位皮疹-面、颈、前胸(V 字征)、或肩、背(披肩征)
2. 排除标准
(1) 符合 IBM 的临床特点
(2) 眼外肌无力,孤立性构音障碍,颈伸肌重于颈屈肌
(3) 中毒性肌病(近期毒物暴露史)、内分泌疾病活动期、淀粉样蛋白沉积症、肌营养不良或脊肌萎缩症家族史
二、血清 CK 升高
三、其他实验室标准
(一) 肌电图
1. 纳入标准
(1) 插入电位、自主电位增多
(2) MUP 时限短、波幅低、多相 MUP 多
2. 排除标准
(1) 大量肌强直电位提示强直性肌营养不良或其他离子通道病
(2) MUP 宽大
(3) 募集减少

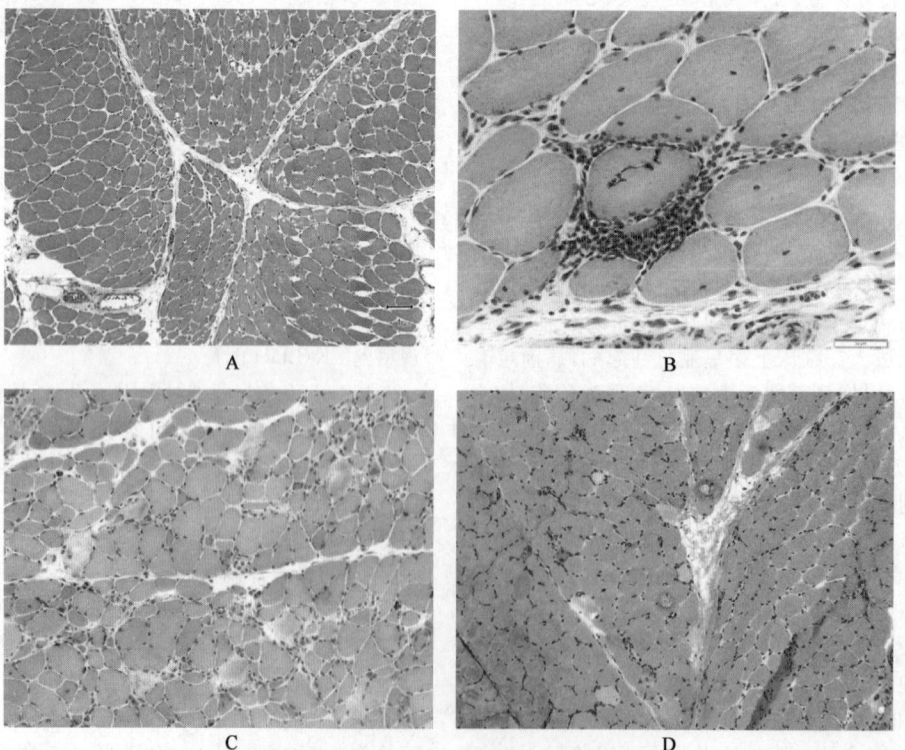

图 4-4-6-1 炎性肌病的代表性病理改变

A. 束周萎缩;B. 单个核细胞围绕侵入非坏死纤维;C. 散在坏死新生纤维;D. 散在束周纤维坏死。

续 表

（二）MRI
　　肌肉组织 STIR 相见弥漫或局灶性高信号（肌水肿）
（三）检测到肌炎特异性抗体
四、肌肉活检纳入和排除标准
　　(1) 肌内膜炎性细胞（T 细胞）浸润，围绕和侵入非坏死纤维
　　(2) 肌内膜 CD8$^+$ T 细胞围绕但不一定侵入非坏死纤维，或 MHC-Ⅰ广泛表达
　　(3) 束周萎缩
　　(4) 膜攻击复合物沉积于小血管，毛细血管密度减低，电镜发现内皮细胞管网状包涵体，束周纤维 MHC-Ⅰ表达
　　(5) 血管周围、肌束膜炎性细胞浸润
　　(6) 肌内膜散在 CD8$^+$ T 细胞浸润，但不围绕或侵入肌纤维
　　(7) 大量坏死纤维为突出病理改变，炎性细胞极少或血管周围少量，肌束膜炎性细胞不明显
　　(8) 镶边空泡，破碎红边纤维，COX 阴性纤维
　　(9) 膜攻击复合物沉积于非坏死纤维肌膜或其他免疫染色提示肌营养不良

多发性肌炎
　确诊多发性肌炎
　　1. 除皮疹以外全部临床标准
　　2. CK 升高
　　3. 肌肉活检标准包括(1)，排除(3)、(4)、(8)、(9)
　可能多发性肌炎
　　1. 除皮疹以外全部临床标准
　　2. CK 升高
　　3. 其他实验室标准（3 条中有 1 条）
　　4. 肌肉活检标准包括(2)，排除(3)、(4)、(8)、(9)
皮肌炎
　确诊皮肌炎
　　1. 全部临床标准
　　2. 肌肉活检标准包括(3)
　可能皮肌炎
　　1. 全部临床标准
　　2. 肌肉活检标准包括(4)或(5)，或 CK 升高，或其他实验室标准（3 条中有 1 条）
　无肌病皮肌炎
　　1. DM 典型皮疹
　　2. 皮肤活检提示毛细血管密度降低、真皮表皮连接处小血管补体沉积
　　3. 无客观肌力减退
　　4. CK 正常
　　5. EMG 正常
　　6. 肌肉活检（如做）无 DM 特点
　可能的无皮疹性皮肌炎
　　1. 除皮疹以外全部临床标准
　　2. CK 升高
　　3. 其他实验室标准（3 条中有 1 条）
　　4. 肌肉活检标准包括(3)或(4)
非特异性肌炎
　　1. 除皮疹以外全部临床标准
　　2. CK 升高
　　3. 其他实验室标准（3 条中有 1 条）
　　4. 肌肉活检标准包括(5)或(6)，排除其他全部
免疫介导坏死性肌病
　　1. 除皮疹以外全部临床标准
　　2. CK 升高
　　3. 其他实验室标准（3 条中有 1 条）
　　4. 肌肉活检标准包括(7)，排除其他全部*

注：* IMNM 的病理诊断标准在 2016 年又得到进一步修订。目前认为，IMNM 典型病理表现包括：① 散在分布的肌纤维坏死（坏死纤维可不多见）。② 坏死的不同阶段（坏死、吞噬、新生）均散布分布，理想状态下在活检的肌肉中可以观察到三种状态。③ 巨噬细胞浸润为主，淋巴细胞浸润少见。其他可符合的特点包括：① 可见非坏死及非新生肌纤维膜 MHC-Ⅰ上调。② 可见斑片状肌膜补体沉积。③ 肌内膜增生和纤维化常较明显。④ 可能见到扩张的毛细血管（少见伴补体沉积的烟杆样毛细血管）。

炎性肌病诊断过程中需与以下疾病相鉴别。

1. 重症肌无力　肌无力具有波动性，晨轻暮重，疲劳试验阳性，血清肌酶、肌活检正常，新斯的明试验和重复电刺激有助诊断。

2. 肌营养不良　特别需注意与合并炎性反应的肌营养不良（如 dysferlin 蛋白缺乏导致的肢带型肌营养不良 2B）相鉴别，可通过家族史、病程、肌群受累的选择性等相鉴别，肌肉免疫组化染色、蛋白免疫印迹和基因诊断是诊断的金标准。

3. 包涵体肌炎　可借助病程缓慢，肌无力不对称，免疫抑制剂疗效差以及肌肉病理特征性改变以资鉴别。

【治疗】

炎性肌病的治疗目标为恢复患者肌力，控制其他肌肉外器官组织受累，并将治疗的不良反应控制在最低限度。目前关于炎性肌病治疗的随机临床实验较少，药物治疗多为经验性及队列研究的支持。一线药物为糖皮质激素，由于激素疗效欠佳或不能耐受激素治疗的不良反应，很多患者需要应用二线用药，更难治的患者需要应用到三线用药。二线药物包括甲氨蝶呤、硫唑嘌呤、霉酚酸酯、环孢霉素、他克莫司、环磷酰胺等免疫抑制剂，三线用药包括美罗华等生物制剂。

1. 肾上腺糖皮质激素　糖皮质激素的具体用药需结合年龄、合并疾病等患者个体差异。常规而言，对一个成人轻、中度无力者予泼尼松每日 1 mg/kg，早上服用，肌无力严重者或伴有严重系统损害者可予甲泼尼龙 1.0 g 静脉冲击 3 d，随后改为口服。常需维持 2~4 个月直至肌力明显改善后逐渐减量，减量方案目前没有统一标准，可每月减 10 mg，20 mg/d 以下时每月减 5 mg，10 mg/d 以下时每月减 1~2.5 mg，直至最低有效剂量。多数患者治疗后症状改善，若 1~3 个月后症状无改善或症状反而加重建议加用二线药物，对于有糖尿病、骨质疏松、肥胖或精神疾病等相对激素应用禁忌证的患者，可早期加用二线药物，以便激素可以更快减量。激素剂量不足时症状不易控制，减量太快则症状容易波动，应予特别注意。整个疗程约为 1~2 年。病程中如出现肌无力加重，需注意鉴别肌炎复发与激素引起的类固醇肌病，肌肉活检中选择性 2 型肌纤维萎缩，肌电图中自发电位减少提示类固醇肌病可能。

2. 硫唑嘌呤　Bunch 等在一项随机安慰剂对照试验中比较了泼尼松和硫唑嘌呤治疗 DM/PM 的疗效，治疗 3 个月后评价无明显差异。随访 3 年后发现服用硫唑嘌呤的患者肌力改善程度大于服用泼尼松者。联用硫唑嘌呤可减少泼尼松剂量，硫唑嘌呤的其实剂量为 50 mg/d，每周加量 50 mg 至目标剂量 2~3 mg/(kg·d)，分 2~3 次服用，用药期间应注意有无白细胞减少、肝功能损害等不良反应。

3. 甲氨蝶呤　甲氨蝶呤联用糖皮质激素治疗儿童皮肌炎比单用糖皮质激素治疗有更好的疗效。应用甲氨蝶呤起始剂量为每周 5~7.5 mg 口服，可间隔 12 h 分 3 次给予，逐渐每周增加 2.5 mg 直至 15~20 mg。主要不良反应为骨髓抑制、肝肾毒性、间质性肺炎、溃疡性口腔炎等。甲氨蝶呤避免用于有间质性肺病的患者。

4. 环孢霉素　环孢素联用糖皮质激素治疗儿童皮肌炎比单用糖皮质激素治疗有更好的疗效。剂量为 4~6 mg/(kg·d)，分 2 次服用。注意监测血药浓度，维持浓度为 50~200 ng/ml。需注意监测血压、肝肾功能、血常规、电解质等以

预防不良反应。

5. 环磷酰胺 常用于合并间质性肺炎、系统性血管炎的病例或其他药物疗效欠佳的病例,用法为每月 500 mg/m²,用药期间应注意肝肾功能损害及出血性膀胱炎的风险。

6. 霉酚酸酯 有回顾性研究及病例系列研究认为霉酚酸酯用于伴有间质性肺炎的炎性肌病是安全且有效的,霉酚酸酯的起始剂量为 500 mg,每日两次,一周后可加量至目标剂量,剂量为 750～1 000 mg,每日 2 次。如肾功能不全可予 500 mg,每日 2 次。

7. 他克莫司 文献报道中部分难治性病例应用他克莫司可降低患者的肌酶并改善肌力,需监测血压、血糖、肝肾功能、电解质及血药浓度,以避免不良反应。

8. 丙种球蛋白 Dalakas 等用丙种球蛋白治疗联用泼尼松和免疫抑制剂治疗疗效欠佳的 DM 患者,治疗后病情明显改善,随后的一项开放性研究证实了丙种球蛋白对 PM 的疗效,随后的研究陆续证实了丙种球蛋白的疗效和安全性。另有文献报道中,丙种球蛋白作为一线用药替代糖皮质激素治疗 IMNM 患者获得良好疗效。丙种球蛋白的应用方法为 1.0 g/(kg·d),连用 2 d 或 0.4 g/(kg·d)静脉注射,连用 5 d,每月 1 次,可连续应用 3 个月,后续使用频率及持续时间因患者的疗效等多种因素而异,若患者疗效呈现丙种球蛋白依赖性,可予每月 1 g/kg 静脉注射治疗。此外,皮下丙种球蛋白注射也可用于炎性肌病的治疗。

9. 新型生物制剂 一些病例系列报道了应用针对 CD20 的单克隆抗体美罗华治疗炎性肌病有效的经验。至今针对美罗华最大型的随机双盲对照研究中,83%的病例达到好转标准。一项随机双盲对照研究报道了依那西普具有安全性且可以减少治疗中激素的用量。应用英夫利昔的随机双盲对照研究未得出阳性结果。应用阿巴西普的一项随机开放性研究报道了阿巴西普可有效控制约 50%患者疾病的活动性,一项开放性研究报道阿那白滞素可使约 50%的患者达到 DOI 标准。此外,还有一些应用托珠单抗治疗炎性肌病成功的病例报道。

10. 物理治疗 一些研究证实了一定程度的康复锻炼对活动性或非活动性的炎性肌病是安全的,虽然随机单盲对照实验没有发现其有效性,但证实了其安全性。因此,推荐炎性肌病患者在监测随访下进行适度的抗阻训练,如每日进行 15 min 的抗阻训练并步行 15 min,每周 5 d。

【预后】

经过有效的治疗,20%～40%的患者可停药且长期缓解(肌力恢复且稳定,CK 正常,其他器官的受累得到有效控制),可从事正常的工作、学习。一些患者可能进展为慢性病程或反复复发,需要长期用药控制。肌炎致死率是人群的 2～3 倍,伴发的肿瘤、肺部病变、心脏受累及继发感染是主要的死亡原因。合并恶性肿瘤的肌炎患者,其预后一般取决于恶性肿瘤的预后。

三、包涵体肌炎

散发性包涵体肌炎(sporadic inclusion body myositis,sIBM)简称包涵体肌炎(IBM),由 Yunis 等于 1971 年首先提出,用以描述类似慢性多发性肌炎而病理上有镶边空泡或包涵体的一种肌病。sIBM 的流行病学资料不甚完全,荷兰估计患病率为 4.9/100 000,美国康涅狄格州一个神经肌病转诊中心估计患病率为 7/100 000,但实际患病率可能更高,因为相当一部分患者被误诊为多发性肌炎等其他疾病。sIBM 是 50 岁以上人群中最常见的炎症性肌病,男女均可发病,但多见于中老年男性,男女之比为 3:1。

【病因病理】

1. 免疫因素 由于病理可见非坏死肌纤维有单核细胞(多数为 CD8⁺ T 细胞)浸润,与多肌炎相似,且 sIBM 常常合并其他自身免疫病及自身免疫抗体,包括近年来发现的 cN-1A 抗体。一些研究证明了 sIBM 与三个 HLA-DRB1 等位基因和 CCR5 的关系,均支持其为原发性炎症的过程。因此传统上仍将 sIBM 归入炎性肌病。

2. 退行性变因素 近年来发现,sIBM 肌纤维中积聚着一些特殊蛋白,如淀粉样物质、磷酸化 Tau 蛋白和 ApoE 等,另有研究发现一些细胞核蛋白 TDP-43 及 P62 在胞浆内异常聚集的证据,提示 IBM 的发病机制可能是一种原发性肌肉变性疾病,存在蛋白的异常折叠及异常的内质网应激,引发了肌纤维内的一系列反应,而继发性的炎症反应参与其中。免疫抑制剂治疗 sIBM 无效也支持后一假说。

【临床表现】

多见于 40 岁以上发病,常隐袭性起病,慢性进展,主要表现为无痛性肌无力,近端或远端肌群均可受累,以股四头肌受累最为多见。患者以单侧或双侧局部无力起病,如股四头肌、手指屈肌、腕屈肌或足背屈肌,随后在数月或数年内扩展至其他肌群,拇长屈肌的选择性肌无力最具特征性。约有 1/3 的患者有面肌无力,眼外肌不受累。由于咽喉肌受累不少患者可有吞咽困难,文献报道发生率约为 60%,吞咽困难症状可早于肢体肌肉无力长达 7 年。感觉大多正常,但约 20%的患者有支持轻度多发性感觉轴索性周围神经病的临床或电生理证据。查体可见手掌前臂肌群和股四头肌萎缩伴膝反射消失,其他腱反射最初正常,但随病情进展可有减弱。

sIBM 可能伴有结节病、干燥综合征等自身免疫病。Koffman 等报道 13%的患者合并有 11 种自身免疫病中的一种或几种,25%有异常蛋白血症或异常蛋白尿症,44%有 9 种自身抗体中的一种或几种滴度增高,20%伴有 Ro 抗体、La 抗体、类风湿因子、Sm 抗体、RNP 抗体等肌炎相关抗体。也有报道 sIBM 与 HCV、HIV 感染有关。

T 大颗粒淋巴细胞性白血病(T-LGL)也与 sIBM 有相关性的报道。60%的 sIBM 伴有 T-LGL,14%的 PM、DM、IMNM 伴有 T-LGL,而年龄匹配的对照中该比例为 0。sIBM 肌肉中有较多的 CD8⁺ CD57⁺ 侵袭性 T 淋巴细胞浸润且与血液内大颗粒 T 细胞的比例正相关。

【实验室检查】

血清 CK 正常或轻度增高,通常不高于正常 10 倍。针极肌电图提示肌源性损害,但少数患者的下肢远端肌表现为轻度多发感觉神经轴索损害。大腿肌肉 MRI 可见股中间肌和股内侧肌严重受累,而股直肌和大腿后群肌相对保留。cN-1A 抗体存在于约 70%的 sIBM 中,但也见于 DM、PM 及健康对照,和 20%的不伴肌肉受累的干燥综合征及系统性红斑狼疮病例,其对 sIBM 诊断的灵敏度可达 70%,特异度可达 92%。

【肌肉病理】

sIBM 的特征性病理表现与 PM 相似,为肌内膜炎症,CD8$^+$ T 细胞和巨噬细胞侵犯表达 MHC-I 的非坏死肌纤维。与 PM 不同的是 sIBM 存在镶边空泡和包涵体,但 20%～30% 的活检病例中没有镶边空泡。电镜下可以发现管状细丝。此外,sIBM 可以出现线粒体异常的病理表现,如 COX 阴性纤维和 RRF 等,刚果红染色可能见淀粉样沉积。反应蛋白沉积的 TDP-43 和 P62 染色对包涵体肌炎的诊断也有鉴别意义。

【诊断与鉴别诊断】

根据 2013 年第 188 次 ENMC 疾病会议,sIBM 诊断标准见表 4-4-6-3。

表 4-4-6-3 包涵体肌炎的诊断和分类标准

临床和实验室特点	分类	病理特点
病程>12 个月 发病年龄>45 岁 伸膝无力≥屈髋无力和(或) 　屈指无力>肩平举无力 CK≤15×ULN	临床-病理 确诊 IBM	满足以下全部条件: 肌内膜炎性浸润 镶边空泡 蛋白聚集或 15～18 nm 　细丝
病程>12 个月 发病年龄>45 岁 伸膝无力≥屈髋无力和 　屈指无力>肩平举无力 CK≤15×ULN	临床确诊 IBM	满足一条以上: 肌内膜炎症 MHC-I 上调 镶边空泡 蛋白聚集或 15～18 nm 　细丝
病程>12 个月 发病年龄>45 岁 伸膝无力≥屈髋无力或 　屈指无力>肩平举无力 CK≤15×ULN	拟诊 IBM	满足一条以上: 肌内膜炎症 MHC-I 上调 镶边空泡 蛋白聚集或 15～18 nm 　细丝

注:ULN 为正常上限。

由于本病在早期和晚期的病理表现分别以炎性细胞浸润和镶边空泡为主,且淀粉样蛋白等染色和电镜在许多机构不作为常规检查,故容易与以下疾病相混淆。

1. 多发性肌炎 最易与本病混淆,国外大多学者认为许多 sIBM 被误诊为多发性肌炎,导致其患病率被低估,可借起病年龄、Jo1 抗体阴性、对激素治疗效果以及病理上的包涵体进行鉴别。

2. 肌营养不良 某些肌营养不良病理上也可有空泡,如 Welander 肌病、眼咽型肌营养不良等,为避免病理上混淆,应重视临床表现和有无炎性细胞浸润以资鉴别。

3. 运动神经元病 起病年龄、远端肌无力、肌萎缩以及肌电图的神经源损害等易在临床上与部分 sIBM 混淆,可借血清 CK、肌电图有无前角细胞损害证据以及病理特点以资鉴别。

【治疗】

目前并无确凿证据支持免疫抑制或免疫调节治疗可明显改善患者的症状。相反,一项对 136 例 sIBM 患者的长期观察研究发现免疫抑制剂会轻度促进患者运动功能的减退。因此,不建议对 sIBM 患者进行免疫治疗。下列药物曾经被用于 IBM 的治疗。

1. 糖皮质激素 Joffe 和 Leff 报道他们的患者中有 40%～58% 部分有效,但无一例完全缓解。多数研究表明激素治疗本病无效。推荐试用剂量为泼尼松 100 mg,每日顿服,2～4 周后改为 100 mg,隔日 1 次,维持 2～3 个月后评价肌力情况。若无改善可逐渐减量并在 2 个月内停用,若有改善可继续应用。

2. 甲氨蝶呤 Joffe 等进行的回顾性研究表明,10 例患者中有 4 例应用小剂量甲氨蝶呤联用泼尼松部分有效。随后进行的开放性前瞻性交叉研究表明,甲氨蝶呤联用泼尼松不能改善临床症状,但可使血清 CK 水平下降并维持病情稳定。每周可试用 7.5 mg,以每周增加 2.5 mg,直至每周 15 mg,可单剂服用,也可间隔 12 h 分 3 次服用。

3. 静脉注射丙种球蛋白 有 2 项双盲随机对照交叉研究表明治疗本病有效。常用方法为每日 0.4 g/kg,5 次为 1 个疗程。它可减少肌内膜的炎性细胞浸润,但肌力无明显改善。

4. 新型药物 Rapamycin 可以调节细胞蛋白合成、自噬、抑制 IL-2,并调节细胞存活,在临床研究中显示了改善肌肉脂肪化等临床指标的疗效。目前,还有针对 myostatin 通路的药物 Bimagrumab 和另一个针对该通路的 follistatin 基因治疗在研究中。

5. 支持治疗 包括物理康复锻炼,踝部足部手术矫正,及吞咽功能管理等。

【预后】

病情逐渐进展,可导致严重残疾,35%～50% 患者在 14 年后需要轮椅行动,但预期寿命与正常人相当。

参 考 文 献

[1] ALLENBACH Y, MAMMEN A L, BENVENISTE O, et al. 224th ENMC international workshop: clinico-sero-pathological classification of immune-mediated necrotizing myopathies Zandvoort, The Netherlands, 14-16 October 2016[J]. Neuromuscul Disord, 2018, 28(1): 87-99.

[2] AMATO A A, RUSSELL J A. Neuromuscular Disorders [M]. New York: McGraw-Hill Companies, Inc., 2008.

[3] HOOGENDIJK J E, AMATO A A, LECKY B R, et al. 119th ENMC international workshop: trial design in adult idiopathic inflammatory myopathies, with the exception of inclusion body myositis, 10-12 October 2003, Naarden, The Netherlands [J]. Neuromuscul Disord, 2004, 14(5): 337-345.

[4] JABARI D, VEDANARAYANAN V V, BAROHN R J, et al. Update on inclusion body myositis[J]. Curr Rheumatol Rep, 2018, 20(8): 52.

[5] McGRATH E R, DOUGHTY C T, AMATO A A. Autoimmune myopathies: updates on evaluation and treatment [J]. Neurotherapeutics, 2018, 15(4): 976-994.

[6] ODDIS C V, AGGARWAL R. Treatment in myositis[J]. Nat Rev Rheumatol, 2018, 14(5): 279-289.

[7] ROSE M R, ENMC IBM Working Group. 188th ENMC international workshop: inclusion body myositis, 2-4 December 2011, Naarden, The Netherlands [J]. Neuromuscul Disord, 2013, 23(12): 1044-1055.

[8] SELVA-O'CALLAGHAN A, PINAL-FERNANDEZ I, TRALLERO-ARAGUÁS E, et al. Classification and management of adult inflammatory myopathies [J]. Lancet Neurol, 2018, 17(9): 816-828.

第七节 其他肌病

周 磊 罗苏珊 孙 翀

一、内分泌性肌病

很多内分泌系统的疾病如甲状腺、甲状旁腺、肾上腺和垂体疾病可以伴发骨骼肌疾病。

(一)甲状腺疾病伴发的骨骼肌疾病

1. 甲状腺功能亢进引起的肌肉病变　主要有急性甲亢性肌病(甲亢危象时可见)、慢性甲亢性肌病、周期性麻痹三种最常见临床表现形式。其中,慢性甲亢性肌病发病率最高,发病机制与甲状腺激素过多,抑制肌酸激酶活性,减少骨骼肌中肌酸和磷酸肌酸的含量,导致氧化磷酸化脱偶联,蛋白质的合成减少,影响到肌球蛋白的代谢,从而使肌肉形态改变,出现肌无力症状。虽然甲状腺功能亢进更多见于女性,甲状腺功能亢进性肌病却更常见于男性。肌肉症状通常出现在轻度甲状腺功能亢进的临床症状显现后数月。肌病的严重程度与甲状腺功能亢进的严重程度无明显关联。61%~82%的甲状腺功能亢进患者存在一定程度的客观肌无力,但仅有约5%有肌无力主诉。甲状腺功能亢进性肌病表现为近端肌无力和萎缩,一些患者有严重的肩带肌萎缩和翼状肩,肌痛和肌疲劳常见。约20%患者以肢体远端肌无力为突出症状。少数患者由于球肌、食管咽肌和呼吸肌无力出现吞咽困难、构音障碍和呼吸抑制。罕见情况下,横纹肌溶解和肌红蛋白尿出现在严重甲状腺功能亢进的病例。体检显示肌腱反射活跃,肌束颤和肌颤搐偶见。血清CK水平一般正常。常规运动和感觉传导检查(神经传导检查)以及肌电图(electromyography,EMG)一般正常。常规肌肉病理通常没有特异性改变。随着甲状腺功能亢进的治疗,肌病症状可在数月内逐步改善。

甲状腺功能亢进常累及眼眶部,导致眼外肌肥大,眼球活动障碍,称眼性Grave's病,除甲状腺功能亢进患者外,还可以出现在无甲状腺疾病史或者无甲状腺功能亢进临床征象的患者中。主要临床征象为眼球突出和眼外肌麻痹,括约肌不受累。眼眶部尤其是眼外肌的水肿以及炎性细胞浸润,造成眶部填塞、结膜水肿、充血和脱垂,导致一定程度的眼球活动受限。视神经偶尔可受累,与炎性细胞浸润、眶尖挤压和眼外肌肥大有关。即使对甲状腺功能亢进进行治疗,眼外肌麻痹仍然可持续存在数月或数年。皮质类固醇激素和环孢霉素的免疫抑制治疗、放疗和眼眶部减压对部分患者有效。人工泪液和眼药膏可以帮助预防严重眼睑挛缩导致的角膜干燥和暴露性角膜炎。

2. 甲状腺功能减退性肌病(hypothyroid myopathy)　甲状腺功能减退性肌病主要累及以肩带肌、骨骼肌、大腿肌为主的近端肌肉,肢体近端肌无力伴肌痛、肌痉挛和肌肉僵直,严重病例可能累及呼吸肌。受累肌群可出现肌肉肥大(Hoffmann's syndrome)和肌丘反应(myoedema),即肌肉在受到用力叩击后出现反应性暂时性局部丘状隆起,无痛且电静息。这种现象见于近1/3的患者。此外肌腱反射有放松延迟现象,该现象在踝关节最易引出。血清CK水平升高,可达正常值的10~100倍。运动和感觉NCS一般正常,严重受累肌肉的针电极EMG可出

现短时限低波幅多相运动单位动作电位(motor unit action potentials,MUAPs)。肌活检无特异性发现。肌病的症状与甲状腺功能减退的病程、严重程度是平行的。肌病可随着甲状腺功能减退的治疗而好转,但有时在甲状腺功能恢复正常一年以后仍有一定程度的肌无力存在。

(二)甲状旁腺疾病伴发的骨骼肌疾病

1. 甲状旁腺功能亢进性肌病(hyperparathyroid myopathy)　2%~10%的孤立原发性甲状旁腺功能亢进患者可出现肌无力,继发性甲状旁腺功能亢进和肌无力则出现在慢性肾衰的患者。隐匿起病,男女比例1∶4~1∶2,以30~50岁多见,肌无力呈进行性加重,易疲劳,可有肌肉痉挛疼痛,肌病表现为对称性肢体近端肌无力和萎缩,累及下肢甚于上肢。颈伸肌受累可以出现垂头综合征(dropped head syndrome)。血钙水平是导致本病发生的主要原因,但血钙水平与疾病的严重程度不一致。甲状旁腺素分泌增加导致的钙代谢紊乱可以导致微小骨折,引起骨痛。此外,29%~57%的患者有手套袜子样痛觉减退伴振动觉减退和腱反射降低,提示存在潜在的周围神经病。肌腱反射通常活跃但无病理征。血清CK水平在原发性和继发性甲状旁腺功能亢进以及软骨病中均正常。原发性甲状旁腺功能亢进的血钙水平通常升高,血磷水平降低,尿钙排出减少,尿磷排出增加。血清甲状旁腺素和1,25-二羟维生素D水平在原发性甲状旁腺功能亢进中升高,而在肾衰导致的继发性甲状旁腺功能亢进中1,25-二羟维生素D水平降低。血钙在软骨病中降低或正常,血磷不同程度降低,25-羟维生素D水平降低,尿排钙减少(除了继发于肾小管性酸中毒的病例)、排磷增加。血清碱性磷酸酶在80%~90%的软骨病中升高。运动和感觉NCS以及针电极EMG正常。肌活检显示无特异性肌病改变伴显著的Ⅱ型肌纤维偶尔Ⅰ型肌纤维萎缩。早期诊断和治疗甲状旁腺功能亢进和软骨病可使肌肉并发症减少以及减轻。如果发现肌无力仅几个月,手术和药物治疗甲状旁腺功能亢进可显著改善肌力。

2. 甲状旁腺功能减退性肌病(hypoparathyroid myopathy)　仅少数甲状旁腺功能减退患者出现轻微的肢体近端肌无力。另有报道称甲状旁腺功能减退可以发生无症状的肌红蛋白尿。继发于低血钙的甲状旁腺功能减退患者可以出现感觉异常和手足抽搐。血清CK水平正常或仅轻微升高。运动和感觉NCS正常。针电极EMG显示正常插入电位,但由于低血钙导致的运动神经兴奋性增高,有时可见束颤电位。补充维生素D和钙剂纠正低血钙和高血磷后,肌无力随之改善。

(三)垂体疾病伴发的骨骼肌疾病

1. 肢端肥大症相关性肌病　肢端肥大症患者可以出现缓慢进展的肢体近端肌无力而不伴肌肉萎缩,偶见肌肉肥大。肌无力的发生及其严重程度与肢端肥大症的病程相关,而与血清生长激素水平无关。肢端肥大症导致的骨骼过度生长可以引起神经根和脊髓受压,并易于发生多种卡压性神经病,如腕管和尺管综合征。关节退行性变产生关节疼痛和活动受限,由此导致肌肉废用和萎缩。血清CK水平正常或轻微升高。运动和感觉NCS正常或显示卡压性单神经病的特征。受累肌群的针电极EMG可见短时限低波幅的MUAPs。如果存在肢端肥大症相关性单神经病或神经根病变,针电极EMG可以出现相应神经源性改变。肌肉活检显示肌纤维大小变异,两种肌纤维类型均有肥大和萎缩。手术切除垂体腺瘤后生长激素水平下

降可以使肌力改善。肢端肥大症相关性肌病的机制不明。

2. 全垂体功能减退性肌病 青春期前的全垂体功能减退可导致矮小和性器官及肌肉组织发育不良。成年人的全垂体功能衰竭经常引起肌无力和疲乏，可能是继发性甲状腺素和皮质类固醇激素缺失所致。但由于仅予甲状腺素和类固醇激素替代治疗并不能使得肌力改善，必须同时补充生长激素，因此推测肌无力与生长激素缺乏也有关联。但单一生长激素缺失是否可导致肌无力尚不清楚。

二、药物相关性肌病和中毒性肌病

药物性肌病（drug-induced myopathy）或中毒性肌病（toxic myopathy）是指一类由药物或毒物引起的肌肉损害。该组疾病临床症状多样，从无症状高肌酸激酶（creatine kinase，CK）血症到危及生命的横纹肌溶解均可出现。尽早识别可以阻止病程进展，促进患者恢复，避免恶性结局的出现。在诊断该类疾病时需遵循以下原则：① 既往无肌肉损害依据，即症状出现在使用药物或毒物后。② 是否使用药物/毒物或药物/毒物的剂量与症状有一定的相关性。③ 撤除药物或毒物后症状得到一定程度的恢复。④ 排除其他肌病。

药物或毒物和可通过多种机制损伤肌肉组织，包括：① 直接损伤肌细胞的细胞器（如溶酶体、线粒体、肌小节等）。② 改变肌肉抗原，引起免疫反应或炎性细胞浸润损伤肌细胞。③ 系统性损伤累及肌肉组织（如电解质紊乱、供氧不足、营养障碍等）。

该组肌病的肌肉病理特点多样，主要可以分为以下几种。

1. 坏死性肌病（necrotizing myopathy） 是典型的肌肉毒性反应，可见散在巨噬细胞浸润的坏死纤维，不伴有 MHC-I 上调及淋巴细胞围绕浸润肌细胞。

2. 炎性肌病（inflammatory myopathy） 与多肌炎病理表现类似，可见 CD8$^+$T 细胞侵入非坏死肌纤维，MHC-I 表达上调。常见于他汀类、D-青霉胺或肌内注射相关肌病。

3. 粗肌丝纤维丢失性肌病（thick filament loss myopathy） 常见于 ICU 中同时使用皮质类固醇激素和非去极化神经肌肉阻滞剂的患者。

4. Ⅱ型肌纤维萎缩（type Ⅱ muscle fiber atrophy） 常见于皮质类固醇肌病。

5. 线粒体肌病（mitochondrial myopathy） 可见破碎红纤维、破碎蓝纤维（ragged blue fiber）、COX 阴性纤维以及脂滴沉积。常见于核苷（酸）类似物相关肌病。

6. 溶酶体贮积肌病（lysosomal storage myopathy） 可见酸性磷酸酶阳性的空泡及髓样体或线样体。常见于两性分子药物性肌病。

7. 抗微管蛋白肌病（antimicrotubula myopathy） 该药物通过抑制微管蛋白聚合造成细胞骨架破坏，产生肿胀的溶酶体和自噬泡。常见于秋水仙碱相关肌病。

8. 肌纤维性肌病（myofibrillar myopeathy） 可见 Z 板结构破坏，肌纤维蛋白堆积。

9. 筋膜炎（fascitis） 可见筋膜炎症和增生，可导致肌痛和肌肉硬结。

（一）降脂药物相关性肌病（lipid-lowering agent-related myopathy）

1. 他汀类（stains）药物 他汀类药物是 3-羟基-3-甲基-戊二酰-辅酶 A 还原酶（3-hydroxy-3-methyl-glutaryl coenzyme A reductase，HMGCR）抑制剂，该酶是胆固醇合成的限速酶。他汀根据是否通过细胞色素 P450（通过 CYP3A4 同工酶）系统代谢分为两类。他汀类药物的肌毒性从大到小排序如下：西利伐他汀（cerivastatin）（已退市）、辛伐他汀（simvastatin）、洛伐他汀（lovastatin）、普伐他汀（pravastatin）、阿托伐他汀（atorvastatin）和氟伐他汀（fluvastatin）。据统计使用他汀患者肌痛的发生率为 2%～7%，肌无力或血清 CK 升高的发生率在 0.1%～1.0%，肌红蛋白尿少于 0.5%。肾功能不全、糖尿病、高龄、合用通过 P450 系统代谢的其他药物及某些基因背景也可增加他汀相关性肌病的发生。

他汀导致肌病的机制尚不明确。目前主流的观点认为他汀通过抑制蛋白的异戊酰化、诱发细胞凋亡导致他汀肌病的产生。此外还有影响细胞膜功能、诱导自身免疫抗体产生、影响线粒体功能、降低辅酶 Q10 水平等观点。

他汀导致的药物性肌病临床可分为以下几种形式。

（1）无症状高 CK 血症：通常不高于 CK 正常上限的 5 倍或 1 000 U/L，停用他汀后常可恢复正常。

（2）肌肉疼痛（肌痛或肌痉挛）：大多数与高 CK 血症相关。也有许多研究认为该症状在他汀使用者和非使用者身上发生率相当或仅有轻度升高。通常在停用他汀后可改善。

（3）停用他汀药物后持续存在的肌病和高 CK 血症：可能是他汀诱发的肌病，也可能是原有肌病在他汀使用后得到暴露。部分患者肌肉病理上可见 MHC-I 上调，提示该类患者存在低级别的免疫反应，可能为他汀诱导。

（4）免疫介导性坏死性肌病：这类患者表现为逐渐进展的肌病症状及 CK 升高，停止使用他汀后症状仍持续进展，免疫治疗有效。该组肌病与他汀诱发自身抗体-HMGCR 产生有关。

（5）横纹肌溶解：临床罕见但症状严重甚至致命，其死亡率在 7.8%。

对于正常 CK 或 CK 轻度升高不伴有无力的患者，可根据患者肌痛的轻重决定是否换药或停药；对于 CK 明显升高（大于 CK 正常上限的 5 倍）或有肌无力的患者，应立刻停用他汀，如果症状持续进展建议行肌肉活检，出现横纹肌溶解应立刻治疗；如果怀疑免疫介导性肌病应行免疫抑制治疗。

2. 贝特类（fibrates）药物 贝特类又称苯氧酸类（fibric acid）是一类支链脂肪酸脂，可降低以极低密度脂蛋白为代表的肝脏来源脂蛋白。常在用药后 2～3 个月出现痛性肌无力、肌酶升高，可有肌红蛋白尿、横纹肌溶解及肾衰竭。吉非贝齐（gemfibrozil）和苯扎贝特（bezafibrate）是两个引起横纹肌溶解的主要药物。撤药后症状通常可以恢复。

3. 烟酸（nicotinic acid） 烟酸是一种维生素，在大剂量应用时可作为广谱调脂药。造成骨骼肌损害较为罕见，可有肌痛、肌痉挛及 CK 升高。曾报道合用洛伐他汀可出现横纹肌溶解。停药后临床症状改善。

4. 依泽替米贝（ezetimibe） 有被报道存在肌肉毒性，但其症状及发生率远远低于他汀使用者。

（二）皮质类固醇相关肌萎缩（corticosteroid-induced muscle atrophy）

皮质类固醇肌病可发生在长期暴露在内源性或外源性皮

质类固醇时。所有合成的皮质类固醇均可造成类固醇肌病,但氟化的皮质类固醇比非氟化皮质类固醇导致肌病的风险更大。泼尼松剂量≥30 mg/d 或等效剂量时可使得肌病风险及萎缩程度增加;而剂量小于 10 mg/d 或等效剂量及隔日应用时,严重肌萎缩的发生风险会降低。肿瘤患者、哮喘患者、高龄患者及运动量少的患者更易发生皮质类固醇肌病。其发生可能与多种信号通路介导的蛋白合成减少、分解增多有关。

皮质类固醇肌病起病隐匿,发生在持续用药数周或更长时间用药后,常表现为无痛性肌无力和肌萎缩,以四肢近端肌受累为主,下肢重于上肢,延髓肌受累少见,肌痛少见,腱反射常正常。CK 通常不高甚至较低。肌肉病理可见 Ⅱ 型肌纤维萎缩,尤其是 ⅡB 型肌纤维。患者同时可伴有其他皮质类固醇的不良反应,如满月脸、多毛、体重增加等。

治疗上应撤药或减少药物剂量,将氟化皮质类固醇改为非氟化皮质类固醇,给药方式改为隔日给药,采用低碳水化合物饮食及加强锻炼以防止废用性萎缩。剂量减半后 2 周内肌力可以得到明显恢复,完全恢复则需要更长时间。

(三) 两性分子药物性肌病(amphiphilic drug myopathy)

两性分子药物是指其化学结构分子同时包含疏水结构域和亲水结构域的药物,具有与细胞膜和细胞器的阴离子磷脂相互作用的能力。该类药物可通过作用于膜结构造成肌纤维坏死、作用于溶酶体形成自噬空泡等机制引起肌病。

1. 氯喹(chloroquine)和氢化氯喹(hydroxychloroquine) 临床上常用于治疗疟疾和风湿类肌病。长期使用该药物后(>6 个月)可引起逐渐进展的无痛性近端肌无力。通常剂量为 500 mg/d,也有 200 mg/d 的报道。CK 正常或轻度升高,电生理检查可见肌源性损害。除了肌肉损害外,还可以造成周围神经损害,表现为腱反射减低、轻度感觉异常及电生理提示神经传导异常。此外还可见视网膜病变及心肌受累。肌肉病理以自噬空泡为主要特点,空泡的酸性磷酸酶染色阳性,提示为溶酶体来源;Ⅰ 型纤维和 Ⅱ 型纤维均受累;同时可见髓样体及坏死。

2. 胺碘酮(amiodarone) 胺碘酮是一类抗心律失常药物,富含磷脂的髓样包涵体是其病理特点,可存在于多种器官细胞,如周围神经、肌肉、心肌等。胺碘酮相关的周围神经病更为多见,但也可引起急性起病、症状轻微的坏死性空泡性肌病。胺碘酮相关性肌病也可由该药物引起的甲状腺功能减退造成。

(四) 抗微管肌病(anti-microtubular myopathy)

秋水仙碱(colchicine)是常用的痛风药物,通过阻止微管蛋白聚合形成微管干扰有丝分裂,可造成肌肉神经损害。患者通常在接受常规治疗剂量的 1~6 个月亚急性起病。血清 CK 明显升高(通常 10~20 倍,最高可到 50 倍),以四肢近端肌受累为主,伴或不伴肌强直。大多数患者伴有轴索性周围神经病。肌活检可见酸性磷酸酶阳性肌脂滴染色阳性的包涵体,提示为溶酶体来源。大多数患者撤药后 4 周血清 CK 水平和肌力都会得到恢复。

类似的药物还有长春新碱(vincristine),但轴索性周围神经病更为多见而肌病相对少见。

(五) 药物性线粒体肌病(drug-induced mitochondrial myopathy)

核苷(酸)类似物(nucleoside analogue/nucleotide analogue)是常见的抗病毒药物,通过竞争性抑制病毒 DNA 聚合酶及 RNA 病毒反转录酶的活性达到抗病毒的作用。常见的该类药物包括应用于 HIV 治疗的齐多夫定(zidovudine),治疗乙肝的克拉夫定(clevudine)、替比夫定(telbivudine)等。核苷(酸)类似物在抑制病毒 DNA 聚合酶的同时也会整合入线粒体 DNA 抑制线粒体聚合酶 γ,引起线粒体 DNA 耗竭,造成线粒体结构功能障碍,因此该类药物在抗病毒的同时会引起肌肉病变。

核苷(酸)类似物引起的线粒体肌病表现为在药物使用数月后出现的进行性的四肢近端肌无力和肌痛,血清 CK 正常到中度升高,少数患者会出现横纹肌溶解和乳酸酸中毒。部分患者还同时存在感觉运动周围神经病。肌肉病理可见破碎红纤维、破碎蓝纤维或 COX 阴性纤维,均提示线粒体功能异常。

撤药或减量后患者的临床症状可得到恢复。在应用克拉夫定的患者中,如果减量或撤药后患者症状不能恢复,应当考虑 HIV 相关炎性肌病的可能。

此外许多其他药物包括锗剂、他汀等均可影像肌肉的线粒体功能。

(六) 药物性炎性肌病(drug-induced inflammatory myopathy)

D-青霉胺(D-penicillamine)可以导致免疫介导的肌病,肌肉病理类似于多肌炎,CD8$^+$ T 细胞围绕浸润非坏死肌纤维,MHC-Ⅰ 上调。用于治疗慢性病毒性肝炎的 α 干扰素和用于治疗多发性硬化的 β 干扰素也早诱发免疫介导的炎性肌病。此外,苯妥英钠、普鲁卡因胺、左旋多巴、甲氰咪胍、丙硫氧嘧啶、卡比马唑、拉莫三嗪等也被报道可引起炎性肌病。停药后多数可恢复,有时需添加免疫抑制剂。

(七) 酒精相关性肌病(alcohol-related myopathy)

酒精相关肌病包括急性坏死性酒精性肌病、急性低钾性酒精性肌病、慢性酒精性肌病和酒精性心肌病。

急性坏死性酒精性肌病表现为急性的局灶或广泛的肌痉挛、肿胀及无力。CK 明显升高,可出现肌红蛋白尿和肾衰竭。其发病机制不详。光镜下可见肌纤维节段性坏死。停止摄入酒精后肌痉挛在 1~2 d 恢复,水肿疼痛在 1~2 周内恢复,肌力在 10~14 d 恢复。

低钾血症是常见的酒精戒断症状,急性低钾性酒精性肌病表现为急性肌无力,血清 CK 明显升高,血钾常低于 2.5 meq/L。肌肉病理可见由扩大的肌浆网或 T 管构成的空泡样改变。通过补钾可使患者症状完全恢复。

慢性酒精性肌病起病隐匿,表现为逐渐进展的肢带肌无力及萎缩,通常与酒精性周围神经病密不可分。血清 CK 正常或轻度升高,电生理检查可见肌源性损害或混合性损害,肌肉病理以 Ⅱ 型肌纤维萎缩为主,可有坏死和再生。

(八) 重症性肌病

重症性肌病(critical illness myopathy,CIM)主要见于 ICU 患者,常有皮质类固醇和非去极化神经肌肉阻滞剂使用史,少数患者有败血症和多器官功能衰竭但未使用过前述两类药物。CIM 发病机制不详。CIM 可单独发生,也可与重症性周围神经病同时出现。临床症状表现为急性的四肢瘫痪,常累及躯干及呼吸肌,通常因呼吸肌麻痹造成脱机困难而被发现。面肌较少受累。感觉缺失少见。CK 可轻度或明显升高。电生理上可见运动神经 CMAP 波幅明显降低,远端潜伏期和传递到速度正常,感觉神经动作电位波幅正常或轻度降低。肌肉病理可见 Ⅱ

型肌纤维萎缩,重症患者在改良 Gomori 法染色上可见肌纤维结构紊乱,电镜下见肌球蛋白丢失。临床上,CIM 需注意与吉兰巴雷综合征及重症肌无力相鉴别。

少数 CIM 患者不经治疗也可自行恢复。大多数患者在数周或数月后可以恢复,支持治疗原发病及康复治疗均有助于患者恢复。

(九) 局灶性肌病(focal myopathy)

局灶性肌病可由局部注射药物造成。局部肌纤维坏死、炎性细胞浸润和局部纤维化可见于局部注射抗生素、麻醉剂及其他药物时。

三、散发的晚发型杆状体肌病

散发的晚发型杆状体肌病(sporadic late onset nemaline myopathy,SLONM)是一种罕见的成人起病的获得性肌病,中轴肌和四肢近端肌受累突出,肌肉病理可见杆状体。SLONM 于 1966 年被 A. G Engel 首次报道,随后 1975 年 W. K. Engel 等进行了更详尽的报道。从 SLONM 被发现至今,有报道的 SLONM 只有 80 余例,可见其十分少见。此外还有一类 HIV 相关的成人杆状体肌病,于 1987 年被发现。与 SLONM 临床表现相似,但起病年龄较早,面肌、呼吸肌和延髓肌受累少见。肌病的症状常早于 HIV 免疫缺陷的症状出现。肌肉病理上杆状体更小,炎性浸润更多见。免疫抑制治疗效果良好。

【临床表现】

患者常于 40 岁以后起病(平均 52 岁),男女比例相当,亚急性肌病,以中轴肌和四肢近端肌受累为主,少数患者远端受累。伸颈无力、呼吸困难、吞咽困难十分常见。少数有面肌受累、肌痛、肌痉挛、束颤及心肌受累。偶有眼外肌麻痹及眼睑下垂。约半数患者可发现意义未明的单克隆免疫球蛋白病(monoclonal gammopathy with undetermined significance,MGUS),主要为 IgG,kappa 和 lambda 均可见。合并 MGUS 的患者男性多见,症状更重,进展更快,预后较差。

血清 CK 值降低、正常或轻度升高,最高不超过正常上限的 3 倍。电生理检查以肌源性损害为主,少数呈神经源性损害、两者皆有或正常。肌肉 MRI 上颈伸肌、椎旁肌、臀肌、大腿后群肌比比目鱼肌受累多见。

【病理】

光镜下以改良 Gomeri 法染色上见成簇的紫红色杆状体为主要特征,多分布在肌膜下,少数可分布在核内。所有患者均有肌萎缩,与先天性杆状体相区别的是该类患者的杆状体主要分布在萎缩的肌纤维中。此外可见坏死纤维、分叶纤维、空泡样结构、线粒体活性异常、炎性浸润等。杆电镜下可见电子密度与 Z 线相似的杆状小体。

【诊断和治疗】

患者的临床特点和辅助检查结果可帮助该疾病的诊断,确诊需依靠肌肉病理。必要时需行先天性杆状体肌病的基因检测,以排除先天性杆状体肌病。

免疫抑制治疗是主要的治疗方法。激素、IvIg、血浆置换均有部分疗效。伴有 MGUS 的患者治疗效果较差。自体干细胞移植联合美法仑化疗对于伴有 MGUS 的患者效果较好。

四、无症状高 CK 血症

磷酸肌酸激酶(creatine kinase,CK)是一种催化肌酸(creatine)及 ATP 转化为磷酸肌酶(phosphocreatine)和 ADP 的酶。CK 主要有三种亚型:CK - MM、CK - BB 及 CK - MB。在不同的组织中,各亚型表达量不同。骨骼肌中表达 98% 的 CK - MM 和 1% 的 CK - MB 亚型;心肌中表达 70% 的 CK - MM 及 25%~30% 的 CK - MB;而 CK - BB 主要高表达在脑组织和平滑肌中。此外,还有两种线粒体 CK 亚型-广泛表达型及胞浆型。高肌酸激酶血症是以血清肌酸激酶增高为共性特征的一组临床综合征。根据 2010 年欧洲神经病学联盟的界定标准,血清 CK 高于正常上限的 1.5 倍可定义为高 CK 血症。然而,血清 CK 正常上限在不同性别及种族中有差异,一项大型健康人群的研究表明,黑种人男性的 CK 平均值为(237.8±492.1)U。因此,高 CK 血症可包括正常人、肌病患者、特发性高 CK 血症以及继发性高 CK 血症人群(药物、过度运动和其他系统疾病)。

无症状/轻症状高 CK 血症是一组在临床上无神经肌肉受累症状或轻微症状而血清 CK 增高的临床综合征,其病因复杂多样。无症状高 CK 血症不伴神经肌肉受累的临床表现或体征,而轻症状高 CK 血症则可伴不确定的主观症状,如肌肉疼痛、疲乏感、运动不耐受、肌肉痉挛或肌肉僵硬等。此外,还包括一类特发性高 CK 血症(idiopathic hyperCKemia),患者的血清 CK 持续增高,但无临床、神经电生理以及组织学异常,部分患者有家族遗传性。

无症状/轻症状高 CK 血症是一组异质性临床综合征,实践中并非少见,除了少数正常个体和特发性高 CK 血症以外,其病因主要与系统性病变、药物性肌病、遗传性肌病、获得性肌病以及非神经肌病的有关。

(1) 系统性病变:结缔组织病、全身水电解质失衡、内分泌疾病、肾病终末期、肿瘤、挤压综合征等。

(2) 药物性肌病:与 HMG - CoA 还原酶抑制剂(他汀类)、氯氮平、替比夫定、维甲酸、秋水仙碱等。

(3) 过度运动:部分正常人在过度运动后亦可出现血肌酶升高,尤其是进行了躯干为主的承重运动后(举重、深蹲等)。

(4) 巨 CK 血症:巨 CK 是指较磷酸肌酸激酶更为庞大的一个血清酶复合体。巨 CK 有两种亚型:① CK - IgG 抗体复合物,多存在于自身免疫病中(0.43%~1.2%)。② 寡聚线粒体 CK,多存在于合并肿瘤或肝病的患者中(0.5%~3.7%)。

(5) 神经肌肉原发疾病:肌营养不良、炎性肌病、代谢性肌病等。

参 考 文 献

[1] AMATO A A, RUSSELL J A. Neuromuscular Disorders [M]. New York: McGraw-Hill Companies, Inc. ,2008.

[2] BRADLEY W G, DAROFF R B, FENICHEL G M, et al. Neurology in clinical practice [M]. 5th ed. New York: Butterworth-Heinemann, 2008.

[3] DALAKAS M C. Toxic and drug-induced myopathies [J]. J Neurol Neurosurg Psychiatry, 2009, 80(8): 832 - 838.

[4] D'ADDA E, SCIACCO M, FRUGUGLIETTI M E, et al. Follow-up of a large population of asymptomatic/oligosymptomatic hyperckemic subjects [J]. J Neurol, 2006, 253(11): 1399 - 1403.

[5] ENGEL A G. Late-onset rod myopathy (a new syndrome?): light and electron microscopic observations in two cases[J]. Mayo Clin Proc, 1966, 41(11): 713-741.

[6] ENGEL W K, OBERC M A. Abundant nuclear rods in adult-onset rod disease[J]. J Neuropathol Exp Neurol, 1975, 34(2): 119-132.

[7] KYRIAKIDES T, ANGELINI C, SCHAEFER J, et al. EFNS guidelines on the diagnostic approach to pauci- or asymptomatic hyperCKemia[J]. Eur J Neurol, 2010, 17(6): 767-773.

[8] MONFORTE M, PRIMIANO G, SILVESTRI G, et al. Sporadic late-onset nemaline myopathy: clinical, pathology and imaging findings in a single center cohort[J]. J Neurol, 2018,

265(3): 542-551.

[9] SCHNITZLER L J, SCHRECKENBACH T, NADAJ-PAKLEZA A, et al. Sporadic late-onset nemaline myopathy: clinico-pathological characteristics and review of 76 cases[J]. Orphanet J Rare Dis, 2017, 12(1): 86.

[10] SILVESTRI N J, WOLFE G I. Asymptomatic/pauci-symptomatic creatine kinase elevations (hyperckemia)[J]. Muscle Nerve, 2013, 47(6): 805-815.

[11] ZOHAR A. Drug-induced neuromuscular disorders[M]//David H J, Martin R. Turner Oxford textbook of neuromuscular disorders. Glasgow: Oxford University Press, 2014: 338-346.

第五章　中毒与物理因素性神经疾病

第一节　食物中毒

郑舒聪　万伟国　徐麦玲

食物中毒可由摄入细菌（真菌）毒素,有毒动、植物以及有毒化学物引起。在此将可致神经系统并发症的常见原因作简要介绍。

一、肉毒杆菌食物中毒

肉毒杆菌食物中毒（简称肉毒中毒）是进食含肉毒杆菌外毒素的食物所致。临床上以神经系统症状为主,有食入性肉毒中毒、婴儿肉毒中毒、创伤性肉毒中毒和吸入性肉毒中毒四型,还可发生于医源性中毒,主要为 A 型毒素注射缓解肌紧张和以美容为目的的注射治疗。

【病原】

肉毒杆菌系厌氧的革兰阳性梭状芽孢杆菌,其芽孢耐高热,干热 180℃ 5~10 min、湿热 100℃ 5 h 以上才能将其杀死。火腿、腊肠、罐头或瓶装食物被肉毒杆菌污染,在缺氧条件下,该菌可大量繁殖生长,产生大量外毒素,人摄入后即可发病。根据外毒素抗原性不同,分为 A、B、Ca、Cb、D、E、F、G 共 8 型。对人体致病的为 A、B、E 型,F 型偶见。肉毒杆菌的外毒素是一种嗜神经毒素,毒力极强。引起人致死的剂量约为 0.1~1 μg。该毒素不耐热,80℃ 30 min 或煮沸 10 min 即被破坏,暴晒于日光下也会迅速失去毒力。毒素在干燥、密封和阴暗的环境下,可保存多年。

【发病机制】

肉毒杆菌外毒素经胃和小肠吸收,通过淋巴和血液循环作用于脑神经核、外周神经肌肉接头以及自主神经末梢,通过与胆碱能神经元的突触前膜结合及细胞内吞,形成包裹毒素分子的酸性小泡,并滞留在运动神经元的突触前膜末端。肉毒杆菌毒素能特异性切割 SNARE 蛋白,阻止转运小泡中的乙酰胆碱（acetylcholine, ACH）释放,阻断神经冲动传导,从而导致肌肉

麻痹。婴儿肉毒中毒的发病年龄一般小于 9 个月,此时婴儿摄入肉毒杆菌芽孢或繁殖体,病菌可在婴儿肠道内大量繁殖,并产生外毒素,经肠道吸收后发病。

【临床表现】

潜伏期约 1~2 d,也有短至 2 h,或长达 8~10 d。潜伏期越短,病情越重。起病突然,以神经系统症状为主。患者全身疲乏无力,头晕头痛等,继而出现眼睑下垂、瞳孔扩大、复视、斜视、眼内外肌瘫痪。重症病例出现咀嚼困难、张口困难、伸舌困难、语言困难、声音嘶哑或失音、吞咽困难和咳呛、抬头困难、共济失调等,不及时治疗,可迅速发生呼吸肌瘫痪。呼吸衰竭和继发肺部感染是主要致死原因。因胆碱能神经传递阻断,患者可出现腹胀、尿潴留和唾液、泪液的减少。患者的神志始终清醒,知觉存在。

骨骼肌无力见于所有患者,出现最早,消失最晚,其中近端肌群的肌力减退更明显,表现为颈项伸屈肌、腹直肌、肩关节肌群、髋关节肌群无力,而导致头下垂,平卧时屈颈困难,上、下肢不能抬举等。

患者可于数日（4~10 d）后逐渐恢复健康,呼吸、吞咽和语言困难先改善,随后其他瘫痪肌肉也渐恢复肌力,视觉的恢复一般较慢。

创伤型肉毒中毒潜伏期为 4~14 d。临床表现与食入型肉毒中毒相似,可同时有发热和毒血症表现,一般无消化道症状。

婴儿肉毒中毒首发症状为婴儿突然便秘,继而出现脑神经麻痹及全身弛缓性瘫痪,包括上睑下垂、眼外肌麻痹、哭闹、哭声改变、吸吮力减弱、咽反射减弱、口腔分泌物增多、失去头部控制以及面部表情麻痹等。严重者可表现为中度嗜睡、严重的肌张力减弱,可导致呼吸衰竭及死亡。

肌电图检查可见复合肌肉动作电位波幅降低,神经传导测定有强直后易化。

【诊断】

根据发病前摄入特殊食物史或集体发病史,神经系统受累的临床表现,可疑食物和粪便作厌氧培养,并检出外毒素,可做出诊断。但由于肉毒杆菌中毒发病率低,临床医师经验不足,

且患者临床表现不典型,常常发生误诊。创伤性肉毒中毒患者的创口可检出肉毒杆菌,血清中可检出外毒素。本病应与急性感染性多发性神经根炎、脊髓灰白质炎、周期性麻痹、低钾血症、有机磷农药中毒、重症肌无力等疾病鉴别。

【治疗】

1. 特效解毒治疗　抗肉毒抗血清治疗应尽早给予,在起病24 h内或瘫痪发生前使用最为有效。已知外毒素类型的应选用相应抗毒素,否则可用混合型抗毒素。国内目前有A、B型肉毒抗毒素血清抗体型($5×10^4～5×10^4$)U,肌内注射,每12 h 1次,用药14～21 d,至症状消失而停药。新型七价马抗毒素(A到G)在美国上市,可取代三价抗毒素,用法为20 ml或50 ml,以1:10稀释后缓慢静脉注射用于成人。对已经结合到神经肌肉末梢的毒素无效,因此已出现的神经系统损害是不可逆转的(只能靠神经末梢的自我修复功能,通常需花费几周甚至几个月),但是抗毒素可以延缓或者减轻病情。所有患者需使用抗毒素必须上报国家卫生行政部门,其后从疾病预防控制中心申请药物,这是抗毒素唯一的来源,医务工作者不能从CDC直接获得抗毒素。抗毒素是自马血清提取,因此可能会出现过敏或血清病,抗毒素应用前应做皮肤过敏试验,如呈阳性必须脱敏后使用。

2. 支持和对症治疗　确诊或疑诊本病时,应立即用水或1:4 000高锰酸钾洗胃和灌肠,可同时服用活性炭吸附剂(活性炭可自胃管内摄入)。患者安静卧床休息,保暖。保持呼吸道通畅,呼吸困难者给予氧疗,必要时进行人工或机械辅助呼吸。吞咽困难者用鼻饲或静脉补充高能量营养,注意体液和电解质平衡;鼻饲为首选进食方法,可刺激肠道蠕动和简化液体、能量管理,避免静脉高营养导致的潜在感染和血管并发症风险。防治肺部继发感染和褥疮。

创伤性肉毒中毒的患者必须彻底清创,并静脉使用抗生素,如青霉素或甲硝唑。

婴儿肉毒中毒主要为对症支持治疗,需住院观察并密切监测。在症状出现后数周至数月内,病原体和毒素可通过大便排出体外,必须遵守相应的接触预防措施。可用人免疫肉毒球蛋白[从具有抗A和(或)B毒素的高滴度抗体的人群提取],一旦疑似诊断即启动治疗,剂量为75 mg/kg静脉缓慢注射一次;马血清抗毒素不建议用于婴儿患者。婴儿肉毒中毒如非必要避免使用抗生素,因其可导致肉毒杆菌分解使毒素活性增加。

若同食者中有发生肉毒中毒症状,或所进食的食品有肉毒杆菌外毒素,则同食者应立即接受多价肉毒杆菌抗毒血清1 000～2 000 U治疗,以防发病。

【预防】

加强饮食卫生宣教,严格执行饮食卫生条例。教育群众对可能产生本病的食品不生食、冷食,必须加热,煮透6～10 min,方可食用。禁止食用发酵或腐烂的食物,对不洁食物应焚化深埋,不可随地抛弃,污染水源。婴幼儿的发病年龄一般在6个月以内,最年轻为2个月,年龄最大可为12个月,常因进食含有毒素的蜂蜜所致,故1岁以下的婴儿不宜喂服蜂蜜。

二、河鲀中毒

河鲀又名鲀鱼,含有剧毒的河鲀毒和河鲀酸。它们主要存在河鲀的睾丸、卵巢、卵、肝脏、肠组织和血液中。有些河鲀的肝脏和肾脏也含有剧毒。河鲀毒素的成分为氨基过氢喹氮杂戊化合物($C_{11}H_{17}N_3O_8$),具有箭毒样作用。毒素的毒性相当稳定,用盐腌、日晒、煮沸,甚至高压15磅,高温121℃均不能被完全破坏。食入河鲀毒素后,极易从胃肠道吸收,并迅速排出体外。对胃肠道有局部刺激作用,经胃肠黏膜吸收后,抑制神经和肌肉的电信号传导,阻止肌肉、神经膜的钠离子通道,阻断运动神经肌肉接头的传导和阻滞神经轴索去极化过程的离子转运,导致随意肌的运动神经末梢发生麻痹,引发四肢无力甚至丧失运动能力,引起感觉障碍,继而发生运动神经麻痹。严重中毒者出现脑干麻痹,导致呼吸、循环衰竭死亡。

进食带有河鲀毒素的河鲀后0.5～3 h内迅速发病。先出现上腹部不适、恶心、呕吐、腹痛、腹泻,甚至便血等胃肠道症状,继而出现神经麻痹症状,包括口唇、舌尖、肢端麻木,甚者全身麻木、四肢无力、眼睑下垂、共济失调、软瘫、腱反射消失、呼吸困难。严重者呼吸表浅不规则、言语不清,甚至呼吸中枢和血管运动中枢麻痹,因呼吸麻痹、心搏骤停或休克而死亡。心电图可显示不同程度的房室传导阻滞。

河鲀中毒无特效解毒药。毒素在体内解毒和排泄甚快,如发病后8 h未死亡,大多能康复。一旦发生河鲀毒素中毒,应尽快给予各种排毒和对症支持治疗,让患者度过危险期。早期可用1%硫酸铜100 ml口服或阿扑吗啡5～6 mg皮下注射,催吐,并以1:5 000高锰酸钾或0.5%药用炭洗胃,再口服硫酸镁15～30 g,导泻。同时给予补液、利尿,以促使河鲀毒素排出体外。肌肉麻痹者可用士的宁2～3 mg肌内或皮下注射,每日3次。重症病例则加用肾上腺皮质激素;呼吸衰竭、休克、心脏骤停时,参照内科学治疗原则进行抢救。

水产部门应严格禁售和销毁河鲀鱼,并加强"河鲀有毒,不能食用"的宣传。

三、毒蕈中毒

毒蕈又称毒蘑菇。毒蕈中毒常由采食毒性较小,但烹调不当的蕈类或误食外观与无毒蕈相似的毒蕈所致。我国发现有190余种毒蕈,能致死的达30余种。已知毒素有150余种。一种毒蕈可含有多种毒素,一种毒素可存在于多种毒蕈中。因此毒蕈中毒引起的临床表现各异。

【作用机制和临床表现】

毒蕈中毒在临床上有6型:胃肠炎型、神经精神型、溶血型和肝脏损害型、呼吸循环衰竭型、光过敏性皮炎型。以肝脏损害型和呼吸循环衰竭型最为严重,常可导致多系统器官功能衰竭,不同类型临床表现有交叉。

1. 胃肠炎型　几乎所有毒蕈中毒首先表现为轻重不一的胃肠炎。已分离出的胃肠刺激物质为类似于树脂毒性物质或含石炭酸、甲酚的化合物等。摄入后0.5～1 h发病,表现为恶心、呕吐、腹痛、腹泻。严重中毒时有腹绞痛、频繁水样腹泻,有时带血。患者可因失水、电解质紊乱、谵妄、昏迷、休克致死。胃肠黏膜呈充血、水肿和出血。单纯胃肠炎型毒蕈中毒一般预后良好。

2. 精神神经型　据报道引起此类型中毒的毒蕈约110种,主要有纹缘鹅膏菌、褐云斑鹅膏菌、毒蝇鹅膏菌、小毒蝇鹅膏菌、角鳞灰鹅膏菌、橙黄鹅膏菌、小美牛肝菌、红网牛肝菌、毒蝇口蘑、钟形花褶伞、花褶伞、大花褶伞、大孢花褶伞、粪生花褶伞、橘黄裸伞、毒光盖伞、古巴光盖伞、粪生光盖伞、裂丝盖伞等。

毒蕈中毒的精神神经症状反应可分为精神错乱以及幻觉、神经兴奋或神经抑制等，一般很少发生死亡。毒蕈毒素主要有以下几类：毒蝇碱、异恶唑衍生物、色胺类化合物、致幻素等。毒蝇碱是一种无色无味的生物碱，其毒理作用似毛果芸香碱，作用机制似乙酰胆碱，主要作用于副交感神经系统，引起心跳减慢、血压降低、瞳孔缩小、视力模糊、流汗、流涎等毒蕈碱样症状，严重者肺部水肿而呼吸困难，昏迷甚至死亡。毒蝇碱潜伏期短，约 10 min～6 h，12～14 h 后恢复正常。异恶唑衍生物包括毒蝇蕈氨酸、鹅膏蕈氨酸和毒蝇鹅膏菌醇，主要作用于中枢神经系统，表现为视力模糊或幻视、肌肉痉挛、精神异常，潜伏期 30 min～2 h，4～24 h 后恢复正常，其中毒蝇蕈氨酸的作用类同毒蝇碱，鹅膏蕈氨酸和毒蝇鹅膏菌醇可致神经错乱，而鹅膏蕈氨酸的中枢兴奋作用能被地西泮逆转。色胺类化合物包括光盖伞素、光盖伞辛、蟾蜍素等，光盖伞素和光盖伞辛可引起交感神经兴奋症状，产生幻视、幻听、幻想。蟾蜍素有明显的对色的幻觉作用。致幻素最早发现于绿褐裸伞和橘黄裸伞，潜伏期约 30 min～3 h，与麦角酸二乙酰胺类似作用于中枢神经，从而刺激中枢神经兴奋，出现头昏眼花、视力不清、幻视、幻想、幻听、共济失调，伴有如醉酒状或手舞足蹈，数小时后恢复正常，还可有小人国的幻视，少数病情严重者出现头昏、谵妄、幻觉，甚至被迫害妄想，以致发生自杀或杀人行为，或类似精神分裂症表现。个别患者发生癫痫大发作。脑电图检查以 θ、δ 波为背景，有较多的棘波、尖波和棘、尖慢波综合。

3. 中毒性肝炎型 主要毒蕈有白毒伞、毒伞、磷柄白毒伞等。主要毒素有两大类：毒肽和毒伞肽，共 11 种化学结构，为环肽类中分子物质，耐热、耐干燥，不为一般烹调所破坏。毒肽主要作用于肝细胞内质网，发生作用快，大剂量摄入 1～2 h 内可致死亡；毒伞肽直接作用于细胞核，作用较迟缓，可能抑制 RNA 聚合酶，并显著减少肝糖原，导致肝细胞坏死。并兼有肾脏、心脏和神经毒作用。α 毒伞肽的毒力为毒肽的 10～20 倍，摄入 0.1 mg/kg 以下即可致死。

肝脏损害型发病过程一般可分为 6 期：潜伏期、胃肠炎期、假愈期、内脏损害期、精神症状期和恢复期。① 潜伏期：潜伏期一般长达 6 h 以上，无明显症状表现。② 胃肠炎期：发病后多有急性恶心和吐泻，多不严重，一般延续 1～2 d 症状基本消失。③ 假愈期：患者经胃肠炎期后似乎病愈，多无症状，其实毒素正通过血液进入肝脏，约 24 h 后病情突然变化。④ 内脏损害期：出现急性肝、肾损害，如黄疸、转氨酶升高、肝肿大、心率快等。⑤ 精神症状期：患者出现严重肝、肾损害，甚至发生肝性脑病、急性肾衰竭、弥散性血管内溶血等，患者情绪表现为烦躁不安、谵语、淡漠、嗜睡，甚至昏迷、惊厥，而严重者会突然昏迷死亡。⑥ 恢复期，轻者经积极治疗，一般 2～3 周后渐趋正常。少数患者呈暴发性经过，因昏迷、呼吸衰竭而死亡。本型是毒蕈中毒中最严重的一型，常可导致多系统器官功能损伤，甚至衰竭。

4. 中毒性溶血型 主要毒蕈有鹿花蕈，尚有纹缘毒伞。所含毒素有马鞍酸、鹿花蕈素、毒伞溶血素等。它们除有破坏红细胞的作用外还可使肌肉溶解，偶可致中毒性心肌炎。溶血型

中毒潜伏期长，一般长达 6～48 h，患者中毒后出现腹痛、恶心、呕吐、进行性贫血、黄疸加深，伴血红蛋白尿。严重溶血或伴肌肉溶解者，可引起继发性肝脏损害、急性肾功能衰竭，甚至死亡。一般可在 5～10 d 恢复正常。某些毒素尚可引起继发性血小板减少，出现出血倾向。

5. 呼吸循环衰竭型 引起中毒的主要是亚稀褶黑菇（russula subnigricans）、稀褶黑菇（russula nigricans），主要毒素是红菇素。主要临床表现为急性肾功能衰竭、中毒性心肌炎和呼吸麻痹，死亡率较高，但肝功能正常。潜伏期短者 20 min～1 h，长则 1～10 d。

6. 光敏性皮炎型 主要毒蕈有胶陀螺菌（bulgaria inquinans）和叶状耳盘菌（cordierites frondosa），毒素作用类似于光过敏性物质卟啉。潜伏期 1～2 d，当毒素经过消化系统吸收后，机体细胞对日光敏感性增高，阳光照射部位出现皮炎，如面部和手臂红肿，嘴唇肿胀外翻，同时出现火烧般或针刺样疼痛，这是此型中毒的特殊症状。病程达数天之久。一般随着毒性的消失或服用抗过敏药物亦可痊愈。

以上六种中毒类型不能截然区分，许多患者中毒兼具其中多种类型，需加以注意。

【诊断】

毒蕈中毒者大多起病有呕吐、腹泻等消化道症状。详细询问采摘、食用鲜蕈史。同食者相继发病，症状类同，应考虑毒蕈中毒可能。如能从现场觅得鲜蕈，加以鉴定，或用以喂食动物，证实其毒性，则诊断更明确。毒蕈中毒需与急性胃肠炎、食物中毒、菌痢、霍乱等疾病相鉴别。发现血清可溶性 CD14 片段（presepsin）水平与毒蕈中毒程度存在一定相关性，且与患者预后有关。

【治疗】

1. 清除毒物 1：5 000 高锰酸钾、1%～4% 鞣酸溶液、0.5% 活性炭混悬液或浓茶反复洗胃，继之予以口服活性炭和硫酸镁导泻，以清除未吸收毒素。同时补液利尿，促使已吸收毒物排出体外。摄入 24 h 后来医院者，给予高位灌肠。近年来，利用血液灌流和血液透析技术清除毒蕈毒素，取得了肯定的疗效，且可治疗并发的肾功能衰竭和水、电解质和酸碱平衡紊乱、横纹肌溶解症，连续性肾脏替代治疗（continuous renal replacement therapy，CRRT）联合血液灌流和血液透析效果更佳。早期血浆置换也可有效改善毒蕈中毒导致的严重肝功能损害。

2. 解毒药

（1）抗胆碱药：对抗毒蕈碱样作用，以选用阿托品为主。剂量 0.5～1.0 mg，皮下注射，每 0.5～6 h 一次。必要时可加大剂量或静脉注射。本品对中毒性心肌炎的房室传导阻滞也有效。

（2）巯基类络合剂：如二巯丙磺钠、二巯丁二钠等的巯基能与毒蕈的肝脏毒素结合，打断毒素分子中的硫醚键，使毒素毒性减弱，从而保护体内巯基酶的活力。可 5% 二巯丙磺钠 5 ml 肌内注射或加入葡萄糖液 20 ml 中静脉注射，每日 2 次，疗程约 5～7 d。

3. 糖皮质激素 适用于溶血型中毒及其他重症中毒患者，需要早期、短程、足量使用。可根据病情轻重，每日给予地塞米松 20～40 mg，连用 3～5 日，必要时可加大剂量或延长使用时

间。光敏性皮炎患者也可予糖皮质激素治疗。

4. 对症治疗 ① 有中毒性心肌炎、严重肝脏损伤和出血倾向的患者,可应用糖皮质激素、细胞色素 C 改善中毒症状;用维生素 K_1,增加凝血因子合成,预防弥散性血管内凝血发生;使用肝细胞生长素,促进受损肝细胞的修复。② 发生溶血者,用 5‰碳酸氢钠 250 ml 静脉滴注,每日 1～2 次。③ 积极纠正水、电解质和酸碱平衡紊乱。④ 组合型人工肝技术可用于治疗肝衰竭型毒蕈中毒。

【预后】

一般来讲,胃肠炎型、精神神经型及溶血型中毒如能积极治疗,病死率不高。唯中毒性肝炎型毒蕈中毒的病死率可达 50%～90%。

【预防】

虽毒蕈与无毒蕈在外观上有差异,但有部分毒蕈与可食蕈外观极相似,一般人仍以不随便采摘、食用野蕈为妥。

当发生毒蕈中毒时,应对同食而未发病的人进行观察,并作相应的排毒、解毒处理,以防其发病或减轻发病的病情。

四、霉变甘蔗中毒

霉变甘蔗中毒是指食用了保存不当而霉变的甘蔗引起的急性食物中毒。甘蔗大多产自南方省市,收割后经长途北运,储存在地窖、库房或在露天放置,甚至储藏过冬,至来年春节前后再上市出售。此时甘蔗可能发生霉变,食用这种甘蔗可引起中毒。霉变甘蔗中毒常发生在我国北方的初春季节。

从霉变的甘蔗中可分离出甘蔗节菱孢霉真菌,产生的毒素为 3 硝基丙酸,是一种神经毒,主要损害中枢神经系统。食用后发病的潜伏期短,最短仅十几分钟,长者可达 3 h。最初的表现为一过性消化道功能紊乱,恶心、呕吐、腹痛、腹泻、黑便等,随后出现神经系统症状。轻度中毒患者仅有消化道症状,但无神经系统表现。中度中毒者,除有消化道症状外,有头昏、头痛、精神萎靡、嗜睡、眼黑和复视等,可有两眼上翻或向一侧凝视,垂直性或水平性眼球震颤、运动性失语等表现。重度中毒者可迅速发生昏迷、阵发性强直性抽搐,可持续发作。脑电图呈弥漫性节律失调,脑脊液检查无异常发现。患者可因呼吸衰竭致死;幸存者则留下严重神经系统后遗症,出现锥体外系神经系统损害的表现,包括扭转痉挛、手足徐动、四肢痉挛、行走困难、指鼻不稳及轮替动作困难等。头颅 CT 显示基底核,特别是头状核和苍白球区有对称性形态相似的低密度区。

霉变甘蔗中毒尚无特效治疗,发生中毒后尽快洗胃、灌肠以排除体内毒物,并对症支持治疗。

霉变甘蔗外观皮色灰暗,失去光泽,瓤部呈浅褐色或深褐色,质软,肉眼有时可见黑霉点或白色菌膜菌丝,入口可无味或稍带酸味、酒糟味。为避免发生霉变甘蔗中毒,甘蔗应随割随卖,不要存放;甘蔗在储藏过程中应防止霉变,并定期对甘蔗进行检查,发现霉变的甘蔗禁止出售;加强对霉变甘蔗的识别宣传,教育群众不买不吃霉变甘蔗。

第二节 农药中毒

万伟国

农药种类繁多。按用途分类,可分为杀虫剂、杀菌剂、杀螨剂、杀鼠剂、除草剂、植物生长调节剂、灭螺剂、杀线虫剂、驱避剂;按化学成分,可分为有机磷类、氨基甲酸酯类、沙蚕毒系类、拟除虫菊酯类、有机氯类、有机氟类、有机硫类、有机胂类等;按作用机制,可分为抗凝血剂、干扰代谢类、中枢神经兴奋类等;按毒性分类,可分为极毒类、高毒类、中等毒性类和低毒类。最常用的方法是按照其用途并结合其毒性分类。农药中毒绝大多数有神经系统损害,有些品种还特别是以神经系统的损害为主。目前绝大多数情况下是以两种或两种以上农药混配后使用,增加了农药的毒性和临床症状的不确定性。以下介绍几类以神经系统病变为主的常见农药中毒。

一、有机磷类杀虫剂中毒

有机磷类杀虫剂是国内外农业生产中使用最广、用量最大的农药,多数品种毒性较大,是引起中毒的最主要的农药品种。

【理化性质、中毒途径】

多为油状液体,有蒜臭味,挥发性强,易溶于有机溶剂,不溶或微溶于水,在碱性环境下易分解破坏。但敌百虫遇碱后会转变为毒性更大的敌敌畏,甲拌磷和三硫磷则较为耐碱。

中毒途径可由皮肤、呼吸道、消化道吸收引起中毒,临床上以服用有机磷自杀占首位,超过中毒总数的 70%,其次为使用过程中喷洒农药不当引起,部分为误服。

【发病机制】

1. 急性中毒 有机磷抑制胆碱酯酶(ChE)的活性,使 ChE 失去分解乙酰胆碱的能力,引起乙酰胆碱酯(AChE)蓄积而产生一系列临床症状,包括毒蕈碱样和烟碱样症状。

2. 迟发性神经病 其中毒机制与抑制胆碱酯酶效应无关,有抑制神经病靶酯酶和钙稳态失衡两种学说。病理变化主要为周围神经及脊髓长束的轴索变性,轴索内聚集管囊样物,继发脱髓鞘改变,属中枢-周围远段型轴索病。有机磷农药迟发性神经病的发病还与有机磷农药影响神经细胞的增殖、分化及干扰微管蛋白等其他非酯类蛋白功能相关。

3. 中间期肌无力综合征 发病机制尚不明确,可能与神经肌接头突触后传递功能障碍有关。中间期肌无力综合征产生临床症状并非如急性期胆碱能危象对乙酰胆碱酯直接抑制所致,而是由于有机磷农药长时间大量刺激烟碱类受体(nicotinic receptors),致使突触前膜接受冲动的正反馈出现显著下降,引发乙酰胆碱释放量明显减少;并出现突触后膜乙酰胆碱受体出现脱敏,对乙酰胆碱反应性明显下降。此外,有机磷农药在体内滞留、神经功能紊乱、肌肉功能失调、特定有机磷农药类型、氧化应激、糖代谢紊乱等多种因素也认为参与了中间期肌无力综合征的发病。

【临床表现】

1. 急性中毒

(1)毒蕈碱样症状:① 腺体分泌亢进,出现多汗、流涎、口鼻分泌物增多和肺水肿。② 平滑肌痉挛:出现呼吸困难、恶心、呕吐、腹泻、腹痛和大小便失禁。③ 瞳孔缩小。④ 心血管抑制:可见心动过缓、血压偏低及心律失常。

(2)烟碱样症状:① 交感神经节和肾上腺髓质兴奋时,出现血压升高和心动过速,常掩盖毒蕈碱样作用下的心动过缓、血压偏低。② 运动神经兴奋时,表现肌束震颤、肌肉痉挛,进而由兴奋转为抑制,出现肌无力、肌肉麻痹。③ 中枢神经系统症状在早期出现头晕、头痛、乏力,随后出现烦躁不安、言语不清及意识障碍,严重者可发生脑水肿,出现癫痫、瞳孔不等大,甚至呼吸中枢麻痹而死亡。

(3)中枢神经系统效应:头昏、头痛、眼花、软弱无力、意识模糊、甚至昏迷、抽搐,可因中枢性呼吸衰竭而死亡。

2. 迟发性神经病变　本病多在急性有机磷重度中毒后1~8周,胆碱能症状消失后出现感觉运动型多发神经病变,特征性表现为肢体共济失调及下肢远端瘫痪;并可伴有认知功能下降,精神行为异常等。主要表现为四肢远端尤其是下肢麻木、刺痛和腓肠肌疼痛,抬腿困难,走路呈跨越步态,双手活动不灵活,难以完成精细动作,严重者足下垂和腕下垂,四肢远端肌肉萎缩,下肢腱反射减弱或消失,随时间的推移,部分患者的症状可得到部分缓解。

神经电生理可出现正锐波肌电图等神经源性受损,显示肢体肌肉出现部分失神经支配。有机磷农药迟发性神经病变患者同时存在外周神经轴索及髓鞘变性,其中以髓鞘损伤更为严重;感觉神经及运动神经均有受累,下肢受累程度重于上肢,感觉神经受累程度重于运动神经。运动神经主要表现为复合肌肉动作电位(compound muscle action potential, CMAP)下降,远端潜伏期延长,而神经传导速度仅轻度延长;感觉神经主要表现为神经传导速度减慢为主。

3. 中间期肌无力综合征　急性有机磷中毒后1~4 d,胆碱能危象基本消失且意识清醒,出现肌无力为主的临床表现者,按病情轻重分类如下。

(1)轻型:出现下列肌无力表现之一,即① 屈颈肌和四肢近端肌肉无力,腱反射可减弱。② 部分脑神经(第Ⅲ~Ⅶ及Ⅸ~Ⅻ对)支配的肌肉无力。

(2)重型:在轻型的基础上或直接出现下列表现之一,即① 呼吸肌麻痹。② 双侧第Ⅸ对及第Ⅹ对脑神经支配的肌肉麻痹造成上气道通气障碍者。高频重复刺激周围神经的肌电图检查可引出肌诱发电位,波幅呈进行性递减。

中间期肌无力综合征者神经电生理相关指标改变,主要表现为重复电刺激波幅异常、单肌纤维肌电图示单肌纤维颤抖(Jitter)值增宽,其中重复电刺激引发 CMAP 的变化最具有代表性。

4. 非神经系统损害的表现

(1)心肌损害:心电图上显现多种异常;心肌酶谱活性均有不同程度升高,持续而极度升高者往往预后不佳,但不能仅根据心肌酶谱,尤其单纯肌酸磷酸激酶(CK)升高而诊断心肌损害,一般 CK-MB/CK 大于10%才可判断为心肌损害;肌钙蛋白判断心肌损伤的价值较心肌酶意义大。近来有多篇文献提示缺血修饰白蛋白(IMA)和心肌型脂肪酸结合蛋白(H-FABP)联合检测在急性有机磷中毒早期心肌损伤的早期诊断中有重要意义。

(2)消化系统:肝脏损害血清转氨酶升高多见,少数严重患者可出现肝脏肿大、黄疸等;肾脏损害有蛋白尿、血尿、尿β微球蛋白增多等,个别重症发生急性肾功能衰竭;急性胰腺炎和腮腺炎,往往呈无痛性,患者出现血清淀粉酶和脂肪酶升高,CT 影像学出现相应改变。

(3)横纹肌溶解症:重度有机磷农药中毒者,横纹肌溶解发生率高,心肌酶尤其 CK-MM 明显升高(CK-MB 绝对值也升高)。此时患者常伴有严重肺水肿并发呼吸肌麻痹、呼吸衰竭、心脏骤停及急性肾功能衰竭。

【诊断与鉴别诊断】

诊断需有以下几条证据:① 确切的有机磷农药接触史。② 典型的临床表现,如多汗、流涎、瞳孔缩小、肌束震颤、肺水肿等。③ 实验室检查,如全血或红细胞胆碱酯酶下降。鉴别诊断主要与急性胃肠炎、中暑、安眠药中毒、乙型脑炎等鉴别。

【治疗】

1. 清除毒物,防止继续吸收　彻底洗胃:① 洗胃后可予50%硫酸镁(钠)60~100 ml 导泻,重症患者可留置洗胃管以备必要时再次洗胃,如饱食后口服农药中毒,必要时可剖腹洗胃;如喷洒农药中毒,需彻底清洗皮肤,尤其要注意指蹼和头发。② 洗胃液可予2%碳酸氢钠液(敌百虫忌用),亦可在洗胃结束后经胃管灌入5%碳酸氢钠液 250 ml 或活性炭/蒙脱石散以吸附残留农药。血液灌流可清除体内残余的有机磷,需重复多次。

2. 特效解毒剂的应用

(1)抗胆碱药:主要是阿托品,使用时要注意用量要足,达阿托品化,但要避免矫枉过正引起阿托品中毒。近年盐酸戊乙奎醚取得了更好的疗效,常与阿托品联合使用。东莨菪碱对中枢神经系统影响疗效相对较好。

(2)胆碱酯酶复能剂:包括碘解磷定、氯解磷定、双复磷和双吡啶单肟(HI-6)等,以前两者使用较广,尤其氯解磷定可以肌内注射,较为方便。使用时需注意,复能剂应尽早使用,剂量要足够,但也应注意复能剂引起复视、肌束震颤、高血压等不良反应。不同有机磷品种对复能剂的治疗反应不一。敌百虫、马拉硫磷等应以阿托品治疗为主。晚近有文献报道氧乐果等虽无胆碱酯酶复能作用,但有"非 AChE 重活化作用",仍应积极给予肟类复能剂治疗。

3. 对症治疗　① 输注新鲜血,可补充胆碱酯酶,库存21 d内的血胆碱酯酶活性并未降低,同样可以输注。② 积极防治脑水肿、中毒性心肌损害、房室传导阻滞、上消化道出血、急性胰腺炎等。③ 中间期肌无力综合征患者如出现呼吸肌麻痹,应立即予机械辅助呼吸。④ 血液净化治疗,包括血液透析、血液灌流以及 CRRT 在有机磷农药中毒的救治中发挥重要作用,但需避免过度使用。

4. 迟发性神经病变的治疗　以对症支持治疗和理疗为主,鼠神经生长因子可能有效。

【预防】

工业生产中注意设备的完好;农业生产中喷洒农药要做好个人防护;流通领域要加强农药的管理,避免农药成为自杀的毒物来源。

二、氨基甲酸酯类杀虫剂中毒

氨基甲酸酯类杀虫剂是和有机磷杀虫剂作用相类似的杀虫剂,具有速效、残留期短、对人畜毒性较有机磷低的特点。

【理化性质、中毒途径】

大多为白色结晶,无特殊气味,易溶于有机溶剂,不溶于水,遇碱易分解,高温时降解加速。

中毒途径以消化道、呼吸道吸收中毒为主，皮肤、黏膜也可少量吸收。

【发病机制】

与有机磷农药中毒类似，主要是抑制体内的乙酰胆碱酯酶，但与有机磷抑制胆碱酯酶不同，作用快、恢复快，对红细胞胆碱酯酶的抑制大于血浆胆碱酯酶，肟类化合物复能剂可以影响氨基甲酰化胆碱酯酶复能等特点。

【临床表现】

急性中毒临床表现与有机磷中毒类似，轻度中毒时有较轻的中枢神经系统表现和毒蕈碱样表现，有的病例有轻度肌束震颤，持续时间短，恢复快。重度中毒表现为癫痫、昏迷、肺水肿、脑水肿或呼吸衰竭。其临床特点为发病急但恢复快，中毒后只要彻底清除毒物，病情通常无反复。一般认为该类农药无迟发性周围神经病变发生，但近来有数例病例报告，需引起注意。

【诊断与鉴别诊断】

明确的氨基甲酸酯类农药接触史，有毒蕈碱样和烟碱样症状及中枢神经系统症状和体征，结合全血胆碱酯酶测定，诊断可以明确。鉴别诊断主要与有机磷农药中毒、中暑、急性胃肠炎、食物中毒和心血管疾病等鉴别。

【治疗】

1. 清除毒物　参见有机磷农药中毒节。

2. 特效解毒剂　以阿托品类抗胆碱能药物治疗为主，但不必阿托品化。肟类复能剂的治疗存在争议，在无明确把握时尽量不要使用。但如和有机磷农药混合中毒，则应按有机磷农药中毒方案治疗，酌情使用肟类复能剂。

3. 对症支持治疗　参见有机磷农药中毒节。

三、拟除虫菊酯类农药中毒

本类农药是人工合成的与天然除虫菊结构类似的化合物，多与有机磷农药混配用以消除农作物害虫，一些低毒类品种作为新型卫生杀虫剂在日常生活中广泛应用。具有高效活性、广谱、低残留的优点，毒性较有机磷毒性低，对人的神经、消化、血液、免疫等多系统有毒性作用。

【理化性质、中毒途径】

多难溶于水，易溶于有机溶剂，遇碱易分解，宜避光保存。

中毒途径以皮肤、呼吸、消化道吸收中毒为主。拟除虫菊酯类卫生杀虫剂毒性很低，室内使用一般对人安全。临床中毒病例绝大多数为口服中毒，含氰类农药毒性相对较强，有少数致死病例报道。

【发病机制】

本类农药属神经毒物，有较强中枢神经和周围神经作用，其机制可能与其减慢神经钠离子通道"M"闸门的关闭、阻滞氯离子通道的开放有关。本类农药可能抑制中枢神经系统的γ-氨基丁酸受体，使γ-氨基丁酸失去对脑的抑制功能，从而使脑兴奋性相对升高。部分品种如溴氯菊酯有兴奋脊髓中间神经元的作用，还可改变局部脑区的多巴胺水平，干扰神经细胞的钙稳态。

【临床表现】

1. 面部感觉异常　是生产性中毒较为常见的症状，如烧灼感、针刺感或发麻、蚁走感，常于出汗或热水洗脸后加重，是周围神经兴奋性增高的表现。

2. 轻度中毒症状　表现头痛、头晕、乏力、厌食、恶心、口腔分泌物增多、精神萎靡或肌束震颤。少数患者可出现低热、胸闷、心慌、肢端发麻、视物模糊、多汗等，瞳孔一般正常。

3. 重度中毒　可有以下三种表现：① 阵发性抽搐，抽搐表现为上肢屈曲痉挛、下肢挺直、角弓反张、意识丧失，其后出现短暂的定向力障碍，持续 30 s～2 min，抽搐频繁者每日可发作 10～30 次，各种镇静剂、止痉剂效果差，可持续 10～20 d。② 意识模糊或昏迷。③ 肺水肿。口服中毒者可有糜烂性胃炎，尚有动眼神经麻痹、视网膜损害等表现。

此类农药常与其他农药混合使用，且其溶媒多为苯、甲苯、二甲苯，急性中毒也表现为中毒性脑病，临床救治时需考虑其他农药或溶媒所致情况。

【实验室检查】

肌电图无周围神经损伤表现，有肌束震颤者可出现肌肉重复放电；对周围神经采用不同间期的成对电刺激，可观察到接触者周围神经兴奋性增高的表现。脑电图大致正常，少数可诱发出阵发高波幅尖波和尖慢波。

近来有文献提出拟除虫菊酯类可以引起胆碱酯酶降低，但作者指出临床中发现，拟除虫菊酯类农药中毒引发胆碱酯酶降低时乙酰胆碱蓄积导致的 M 型胆碱能样症状不显著，与胆碱酯酶降低的程度不成比例，且疾病的严重程度与胆碱酯酶降低无关。小剂量阿托品就可有较好疗效存在矛盾。无法排除混有氨基甲酸酯类或有机磷农药的可能，需进一步收集病例。

【诊断】

有短期大量拟除虫菊酯类农药接触史，具有神经系统兴奋性表现，排除中暑、食物中毒、脑血管病变或其他农药中毒，可作出诊断。

【治疗】

无特殊治疗，清除毒物是基本治疗。对症治疗，阿托品有减轻口腔分泌物和肺水肿的作用，但仅需小剂量，避免出现阿托品中毒。本病单独中毒一般不影响胆碱酯酶，故不应滥用肟类复能剂。出现抽搐者可予抗惊厥剂。一般预后较好，多于数天内痊愈，且无明显后遗症。但最近有文献报道可引起多器官功能衰竭并致死亡的病例，值得引起重视。

四、沙蚕毒系农药中毒

沙蚕毒系农药是从沙蚕毒素衍生出的一系列仿生合成杀虫剂，常见品种有杀虫双、卡特普（杀螟丹）、杀虫环、杀虫磺、多噻烷等，在我国以杀虫双为代表。该系列农药具有高效、广谱、中等毒性和低残留的特点，在我国南方地区有较广泛的使用，时有中毒病例发生。

【理化性质、中毒途径】

多为口服中毒，其次为喷洒农药经皮肤吸收中毒，偶见因误服被杀虫双污染的蔬菜中毒。发病机制主要是沙蚕毒素抑制 N 型胆碱能受体，阻断神经传导；同时沙蚕毒素对 M 型胆碱能受体有兴奋作用，引起内脏平滑肌和腺体兴奋；大剂量沙蚕毒素可通过血-脑屏障，直接作用于中枢神经系统，阻断膈神经膈肌冲动传递而导致呼吸衰竭。大剂量沙蚕毒素对胆碱酯酶可有轻度竞争性抑制。

【临床表现】

口服中毒者多在服药后 0.5～1 h 发病,而生产性中毒者多在 2～4 h 后发病。杀虫双中毒症状与有机磷农药中毒相似,主要为毒蕈碱样症状,是沙蚕毒系农药对 M 胆碱能受体有激动作用和对乙酰胆碱酯酶有轻度竞争性抑制所致。患者多有头晕、乏力、恶心、呕吐、腹痛、腹泻、出汗,部分患者尚有发热、瞳孔缩小、肌束震颤、间歇性四肢抽搐、流涎、意识轻度障碍、胸前区紧缩感;重度中毒主要表现为频繁抽搐、昏迷或严重呼吸困难、急性呼吸衰竭,并有面色苍白、口唇青紫、皮肤湿冷、血压下降等休克表现,亦有呼吸骤停经呼吸机辅助呼吸而恢复自主呼吸的报道。

长期接触杀虫双的生产工人可发生接触性皮炎,主要表现为接触部位奇痒和蚁行感,尚可出现头晕、头痛、失眠、多梦、记忆力减退、乏力等非特异性表现。

胆碱酯酶测定各家报道不尽相同,在中到重度中毒时,胆碱酯酶可被抑制,但抑制的程度较轻,多在正常人的 50% 以上。

【诊断与鉴别诊断】

主要依靠明确的该类杀虫剂的接触史和类似于有机磷农药中毒的毒蕈碱样症状作出诊断。

【治疗】

1. 清除农药　经皮中毒者用肥皂水冲洗皮肤的接触部位;经口者用催吐、洗胃和利尿的方法。1% 的硫酸铜溶液 25～50 ml 口服适用于轻度中毒患者的催吐,该药不仅有中枢反射性的催吐作用,能抑制沙蚕毒系农药转化为沙蚕毒素,且与沙蚕毒素转化形成的二巯基沙蚕毒素生成稳定的络合物,从而降低毒性。洗胃可用 2% 碳酸氢钠溶液,必须彻底、及时;使用利尿剂促进毒物排泄;导泻剂可选择硫酸镁或硫酸钠。

2. 对症支持治疗　沙蚕毒系农药中毒患者可因呕吐、禁食和昏迷等导致脱水,应及时补液,纠正失水、电解质紊乱和酸中毒,可预防性应用抗生素。根据患者情况静脉滴注维生素 C、三磷酸腺苷、辅酶 A、细胞色素 C 等。呼吸骤停时需插管行机械辅助呼吸;休克发生者给予抗休克及糖皮质激素治疗。重症患者注意呼吸、心脏监护和支持治疗。抽搐时可用解痉剂。

3. 抗胆碱能药物治疗　目前认为沙蚕毒系农药中毒仅需小剂量阿托品治疗,禁忌"阿托品化"。东莨菪碱尚有中枢抑制作用,推荐使用。建议在阿托品治疗时,可合并使用地西泮以增强抗惊厥的作用。

4. 肟类复能剂的使用　多数文献认为单纯沙蚕毒系农药中毒时不宜使用,在不能排除有机磷农药中毒的可能时,应给予足量的肟类复能剂,甚至建议给予"阿托品化"治疗。

5. 巯基化合物　常用巯基化合物包括二巯丙醇、L-半胱氨酸、青霉胺、谷胱甘肽、巯乙胺、α 巯辛酸和还原型谷胱甘肽,能恢复沙蚕毒素阻遏的神经肌肉接头的冲动传递。二巯丙磺钠和二巯丁二钠对沙蚕毒素对神经肌肉接头的阻遏作用有良好的解救作用,尤以前者效果更佳。二巯丙磺钠的推荐使用剂量为:中、轻型 0.25 g,每 6 h 肌内注射 1 次,直到临床症状消失,一般仅需使用 1～2 次;重型 0.25 g 静脉内缓慢注射,然后 0.25 g,每 6 h 肌内注射 1 次,直到临床症状消失,一般需使用 2～3 次。但巯基化合物对杀虫双引起的中枢神经毒性无明显

治疗作用。

五、有机氟类杀鼠剂中毒

有机氟类杀鼠剂,常见的有氟乙酰胺、氟乙酸钠和鼠甘氟,前两者虽早已被国家禁止使用,但由于民间散落仍较多,故仍时有中毒发生。以下以氟乙酰胺为代表进行简介。

【理化性质、中毒途径】

氟乙酰胺为白色晶体,易溶于水,易吸潮,性质稳定,为高毒类农药。多为灭鼠时放置不当致误服所致,亦有自杀或投毒的病例。

【发病机制】

主要是干扰机体三羧酸循环,干扰氧化磷酸化过程。氟离子还可和体内钙离子结合,引起血钙降低。氟枸橼酸、氟乙酸对神经系统有直接的毒性作用。

【病理】

国内有 6 例口服中毒死亡病例,尸检见中毒性肝病和肾病,4 例检见脑水肿、神经细胞变性,2 例检见心肌炎或心肌收缩带坏死;此外还检见急性非感染性胃肠炎、肺水肿出血、脾小结增生或萎缩,肾上腺皮质细胞内类脂质含量减少等病理变化。氟乙酰胺对人体实质器官的损害程度因中毒时相的不同而异,早期(<8 h)以心损害为重,晚期(>46 h)则肝、肾受损严重。

【临床表现】

1. 神经系统症状　轻度中毒有头晕、头痛、乏力、肌肉震颤、易激动、烦躁不安;重度中毒可出现昏迷、阵发性抽搐,并因强直性抽搐致呼吸衰竭。

2. 心血管系统症状　心悸、心动过速,重者可出现各种心律失常。

3. 消化系统症状　口服中毒有口渴、恶心、呕吐、上腹烧灼感。

4. 其他　部分重度患者可因横纹肌溶解导致肾脏损害。

5. 实验室检查　血小板减少;肌酶升高,主要为骨骼肌酶升高;心电图有 QT 间期延长、ST 段改变;血氟、尿氟增高,血枸橼酸增高,血钙、血糖降低。

【治疗】

1. 清除毒物　清洗皮肤,口服中毒者予 1∶5 000 高锰酸钾溶液洗胃。氟乙酰胺中毒不能用碱性溶液洗胃。

2. 特效解毒药　乙酰胺又名解氟灵,成人每次 2.5～5 g,每日 2～4 次肌内注射;儿童按每公斤体重 0.1～0.3 g,分 2～4 次肌内注射。危重患者可静脉滴注。无乙酰胺时可考虑试用大剂量谷氨酰胺静脉滴注治疗。

3. 对症支持治疗　控制抽搐,保护心脏,防治脑水肿。

4. 血液灌流治疗　危重者可考虑使用。

六、中枢神经系统兴奋类(毒鼠强)杀鼠剂中毒

中枢神经系统兴奋类杀鼠剂,毒作用强、潜伏期短,病情进展快,临床上以中枢神经系统兴奋、抽搐、痉挛为特征。主要品种有毒鼠强、鼠特灵、毒鼠硅、鼠立死。以下以毒鼠强为例。

【理化性质、中毒途径】

毒鼠强又名没鼠命、四二四、三步倒、神猫、好猫,化学名四

次甲基二砜四胺,为白色粉末,微溶于水。早在 20 世纪 90 年代初国家已明令禁止生产、销售,但市场上仍有地下销售,中毒时有发生,且常为群体性中毒。

中毒途径多为灭鼠时放置不当致误服所致,亦有自杀病例。近来国内常有投毒案件发生。罕见有经皮肤吸收中毒的病例报道。

【发病机制】

中毒机制可能是通过可逆性地拮抗 γ-氨基丁酸受体而起作用,具有强烈的脑干刺激作用,引发阵发性惊厥。也可直接作用于交感神经,导致肾上腺素能神经兴奋,抑制体内某些酶的活性,如单胺氧化酶和儿茶酚胺氧位甲基移位酶,使其失去灭活肾上腺素和去甲肾上腺素的作用,导致兴奋增强,同时具有酪氨酸衍生物胺类作用,使肾上腺作用增强,具有强烈的致惊厥作用。

【病理】

国内尸检报道,可见死者口唇及甲床发绀,口腔、鼻腔有血性液体溢出,食道黏膜无异常;组织病理学检查可见胃壁黏膜浅层出血,下层血管充血扩张;肺泡壁毛细血管高度扩张、充血,部分管腔内可见微血栓形成,大部分肺泡腔内充满粉红色液体及少量红细胞。

【临床表现】

主要表现为神经系统的兴奋表现,如抽搐发作,可反复发生,并可有痉挛,角弓反张,癫痫大发作,可因呼吸衰竭而死亡。另可有精神症状及心、肝等脏器损害。经抢救后治愈者,一般无后遗症。

实验室检查无特异性。部分患者有心肌酶不同程度的升高,但增高的肌酶主要是骨骼肌来源的,不应轻易判断为心肌损害。血、呕吐物可测定出毒鼠强成分而确诊。

【治疗】

1. 清除毒物 口服中毒者可以 1:5 000 高锰酸钾溶液或清水洗胃。洗胃后可用活性炭灌入。血液灌流有助于清除毒物。

2. 控制抽搐 给予巴比妥类和地西泮类药物合用,必要时可硫喷妥钠等静脉给药治疗。

3. 二巯基丙磺酸钠治疗 有文献报道给予二巯基丙磺酸钠治疗可减缓症状,但其后更多文献认为无效。因其无明显不良反应,在不影响巴比妥类和地西泮类药物治疗的前提下,可试用。

4. 精神症状 可予氯丙嗪、氟哌啶醇、咪达唑仑等治疗。

5. 对症治疗 保护心肌,肝脏,维持水、电解质、酸碱平衡。

第三节 生物毒素中毒

万伟国 徐麦玲

一、蛇毒中毒

我国已知有毒蛇近 50 种,有剧毒的毒蛇 10 余种。我国各省都有毒蛇分布,大部分蛇种都集中在长江以南和西南各地,尤以两广、福建、云南为多。我国全年被蛇咬伤者达 10 万人次,死亡率 5%~10%,有剧毒的眼镜王蛇咬伤的死亡率达 90%以上。

【病因和毒作用机制】

我国较常见且危害较大的毒蛇主要有眼镜蛇科的金环蛇、银环蛇、眼镜蛇和眼镜王蛇,主要分布在长江以南;海蛇科的青环海蛇和长吻海蛇,分布在我国东南沿海;蝰蛇科的蝰蛇、五步蛇、烙铁头、竹叶青和蝮蛇,除蝮蛇分布范围广外,其他几种毒蛇主要分布在长江流域和东南、西南各省。

毒蛇咬人时,将毒液注入咬伤的创口,经淋巴和血液循环扩散,引起局部和全身中毒症状。毒液的成分复杂,主要含有蛋白质(有近 30 种酶和毒素),尚含有一些小分子肽、氨基酸、碳水化合物、核苷、生物胺类及金属离子。蛇毒的毒作用机制复杂,主要有神经毒、血循环毒和肌肉毒。金环蛇、银环蛇的毒液以神经毒为主;蝰蛇、五步蛇、竹叶青、烙铁头等毒蛇的毒液以血循环毒为主;海蛇以肌肉毒为主;眼镜蛇、眼镜王蛇及蝮蛇的毒液兼有神经毒和血循环毒(混合毒)。

1. 神经毒 这类毒液具有神经肌肉传导阻滞作用,引起横纹肌弛缓性瘫痪,可导致呼吸肌麻痹,是临床上主要致死原因。

此外,蛇毒的神经毒可作用于自主神经系统,抑制颈动脉窦化学感受器,使缺氧加重,导致呼吸衰竭;兴奋肾上腺髓质中的神经受体,释放肾上腺素,使血压升高;胃肠道平滑肌兴奋性先增高,而后转向抑制,发生肠麻痹;作用于延髓,抑制血管运动中枢,引起外周血管扩张,血压下降;抑制呼吸中枢,引起呼吸衰竭;破伤风样毒作用,引起张口困难,颈强直等症状。

2. 溶血毒 包括凝血毒、抗凝血毒、纤维蛋白溶解毒、溶血毒、出血毒、心脏毒、磷脂酶 A2 和蛋白水解酶等成分。引起患者出血和凝血障碍,发生溶血及心血管系统损害。

3. 肌肉毒 海蛇毒含有肌肉毒作用,破坏全身骨骼肌细胞,引起肌肉疼痛、无力、肌红蛋白尿和高钾血症。

蛇毒中各种蛋白水解酶尚能溶解细胞间基质,加速蛇毒吸收和向全身扩散。

【临床表现】

蛇毒的毒液直接进入血循环,患者可在短时间内死亡。毒蛇咬伤后,首先出现头痛、头昏、恶心、呕吐、出汗和感觉异常等应激反应,此后才出现蛇毒中毒的临床表现。

1. 神经毒表现 主要由金环蛇、银环蛇、眼镜蛇咬伤引起。一般咬伤局部的症状不明显,仅有麻痒感。1~3 h 后出现全身中毒症状,有视力模糊、眼睑下垂、声音嘶哑、言语和吞咽困难、流涎、共济失调和牙关紧闭等。严重患者肢体弛缓性瘫痪、惊厥、昏迷、休克、呼吸肌麻痹,以致呼吸衰竭。呼吸衰竭是毒蛇咬伤急性期的主要致死原因。患者若能度过 1~2 d 的呼吸衰竭的危险期,神经系统症状大多能消失。

2. 血循环毒表现 主要由蝰蛇、五步蛇、竹叶青等毒蛇咬伤引起。咬伤后,局部症状明显,包括肿胀、剧痛等,伴有出血、水肿和组织坏死。肿胀可迅速蔓延到整个肢体,伴附近淋巴结肿痛。蝰蛇常致皮肤局部缺血,呈干性坏死;眼镜蛇毒因有直接细胞毒作用,局部常呈湿性坏疽,伴继发感染。全身症状有畏寒、发热、恶心、呕吐、心悸、烦躁不安、谵妄、便血、血尿,甚至血压下降、少尿、无尿。全身皮肤可出现瘀点、瘀斑、黄疸。心脏受累者,有胸闷、心悸、气短等表现,心电图上可有异位心律,ST-T波改变、QT间期延长、心脏传导阻滞等。严重患者可因肺出血、颅内出血、消化道大出血、循环衰竭、休克及心脏骤停而死亡。

3. 肌肉毒表现 海蛇蛇毒除有神经毒作用外,对横纹肌有严重破坏作用,一般在毒蛇咬伤后2h内出现肌肉酸痛、乏力,继之出现肌红蛋白尿和高血钾,导致急性肾功能衰竭、严重心律失常和周围型呼吸衰竭而发生猝死。病愈后,肌力恢复需数月。

4. 混合毒表现 主要由眼镜蛇、眼镜王蛇、蝮蛇咬伤引起。但各自的临床表现有主次不同,眼镜蛇以神经毒为主,蝮蛇以血循环毒为主。

毒蛇咬伤后,症状的轻重,与毒蛇的种类、咬伤程度的深浅、毒蛇注毒量、毒液的吸收量及中毒时间的长短有关。

【诊断】

有蛇咬伤史,伤口留有2个(或3~4个)大而深的牙痕,并伴有局部和全身症状,有助于毒蛇咬伤的诊断。

【治疗】

有时毒蛇与无毒蛇咬伤不易鉴别,一旦发生蛇咬伤,均应按毒蛇咬伤处理。被咬伤者应保持安静,不要惊慌奔走,以免加速毒液吸收和扩散。

1. 伤口局部处理 立即在伤口近心端、肿胀部位上方缚扎,每隔15~20 min放松2~3 min。同时冲洗、清洁伤口,用负压吸引排毒。然后沿牙痕作"十"字形或"一"字形切开,根据局部反应大小,用胰蛋白酶2 000~5 000 U加0.25%~0.5%普鲁卡因或蒸馏水稀释后,作局部环形封闭,使用过程中出现荨麻疹等过敏反应,可用抗过敏药物治疗,但近来有试验认为其对灭活蛇毒无效。伤口有潜行性坏死时,应尽量切开,清除坏死组织。

2. 特效解毒药的应用 抗蛇毒血清是中和蛇毒的特效解毒药。在蛇咬伤患者中,应尽早足量给予应用。最好在咬伤后24 h内使用。

应用抗蛇毒血清前应作蛇毒血清皮肤过敏试验,反应阴性时才可使用。阳性者应按常规脱敏后使用。国产抗蛇毒血清及其一次注射量为:抗腹蛇毒血清8 000 U,抗五步蛇毒血清10 000 U,抗银环蛇毒血清10 000 U,抗眼镜蛇毒血清10 000 U,抗金环蛇毒血清5 000 U,抗蝰蛇毒血清5 000 U,溶于5%葡萄糖盐水中,缓慢静脉注射或静脉滴注。病情严重者可重复1~2个剂量。皮肤试验阴性者,在使用抗蛇毒血清过程中偶有过敏反应发生,仍需密切观察,及时处理。

眼镜王蛇和海蛇蛇毒中毒时,可用抗眼镜蛇毒血清和银环蛇毒血清联合治疗重型眼镜王蛇蛇毒中毒;用抗眼镜蛇蛇毒血清治疗海蛇咬伤。

3. 对症支持治疗 防治呼吸衰竭,纠正低血压、休克,防治急性肾功能衰竭、心脏骤停等,参照内科处理。防治感染时避免使用对肾脏有毒性的抗菌药物,以免加重肾脏损害。常规注射破伤风抗毒素1 500 U。糖皮质激素的应用可减轻毒血症和组织细胞损伤,减轻炎症反应,消除对蛇毒的过敏反应,抑制溶血和防止DIC发生,对局部肢体肿胀的治疗也有效,应早期应用。低分子右旋醣酐和碳酸氢钠的应用,尚可减轻急性溶血和血红蛋白对肾脏的损害。山莨菪碱(654-2)的应用可改善微循环,增加肾小球滤过率,防止肾功能衰竭。

4. 中医中药 中医认为清热解毒是治疗毒蛇咬伤的关键,基本方含白花蛇舌草、黄连、黄柏、黄芩、大黄等药材;神经毒型加防风、白芷、僵蚕、南星等;血循环毒型加石膏、水牛角、生地黄、赤芍药、栀子等;混合毒型则加玉竹、蝉衣、姜黄、蚤休等,浓煎后喂服。

由中草药制成的蛇药可局部敷贴和口服应用,需注意使用当地相应的蛇药。

【预后】

及时处理伤口,早期足量静脉给予抗蛇毒血清,可使毒蛇咬伤的病死率明显下降。咬伤部位接近心脏者病情多严重。出现呼吸麻痹、心力衰竭、肾功能衰竭、严重出血倾向者,预后不佳。

【预防】

加强个人防护。在毒蛇分布地区,夜间外出或野外作业,要穿厚长裤、长袜、鞋子,头戴帽子,手拿木棒照明用具,以防毒蛇咬伤。

二、蜂毒中毒

蜂类腹部末端有一对毒螯和一根毒刺。毒刺刺入皮肤,将毒液注入人体,引起局部反应和全身症状。蜂毒的成分为多种酶(透明质酸酶、磷脂酶A2、组氨酸脱羧酶等)、肽类、非酶蛋白质、氨基酸和多种生物碱(组胺、儿茶酚胺、5-羟色胺等)的混合物。蜜蜂的毒性呈酸性,毒液中尚含有神经毒素、溶血毒素。胡蜂等的毒液呈碱性。大黄蜂亦可致人蜇伤。蜂刺人后可将毒刺留于刺伤处(黄蜂除外)。

蜂类刺伤后,由于体内生物活性物质大量释放,可使人在短期内出现血压下降、休克、呼吸困难,甚者衰竭。螯伤局部红肿、疼痛、瘙痒,少数有水泡或坏死,数小时后即自愈,很少出现全身中毒症状。群蜂多次螯伤,可迅速出现全身症状,如发热、头痛、恶心、呕吐、腹泻,以到肌肉痉挛、呼吸困难、吞咽困难、发音嘶哑、昏迷。严重者尚可出现肾脏、肝脏、血液、胃肠道、心脏等多器官功能不全甚至衰竭而死亡。极少数病例可以引起中毒性脑病。急性肾功能不全常由血管内溶血、横纹肌溶解或休克引起的急性肾小管坏死所致,也有少数继发于肾小管间质性肾炎;蜂毒所致的AKI的发病机制与蜂毒的直接毒性作用以及过敏反应相关。蜂毒中还含有一种抗原性蛋白,能引起严重变态反应,出现荨麻疹、喉头水肿、支气管痉挛,可因过敏性休克、窒息致死。

受伤者应保持镇静,结扎被刺肢体的近心端。如有毒刺和毒囊遗留在伤口处,即用针挑出,局部用弱酸性或弱碱性溶液冲洗和冷敷。严重过敏发生时,应常规应用1:1 000肾上腺素0.5 ml皮下注射,并静脉注射氢化可的松,服用抗组胺药物。严重呼吸困难者,可同时吸入支气管扩张剂。静脉推注或滴注氨茶碱葡萄糖溶液。肌肉痉挛者用10%葡萄糖酸钙10 ml静脉注射。发生多器官功能障碍综合征的患者应早期应用血液净化(血液灌流或CRRT)治疗,使体内毒素、有害的代谢产物(如肌酐、尿素氮、胆红素)及一些细胞因子不断被清除,减轻多脏器受损程度。

三、蝎毒中毒

毒蝎螯伤主要发生在热带和亚热带地区,东方毒蝎的毒力相当于眼镜蛇蛇毒。蝎子有一对毒腺和尾刺,刺人时毒液通过尾钩进入人体。蝎毒是由蛋白质、某些非蛋白质小分子物质及水分组成,主要成分是多种碱性小分子蛋白质;蛋白质物质主要是脂类、有机酸、游离氨基酸等,有的还含有一些生物碱和多糖类物质。主要毒作用为神经毒、胆碱能作用和肾上腺素能作用;尚有溶血、出血毒作用,凝血素及酶、心脏毒和血管收缩毒作用。其神经毒素与神经细胞钠通道结合,使神经肌肉结合部、副交感神经、肾上腺素能神经末梢和肾上腺髓质的突触前活性增强。

刺伤局部常迅速出现剧烈疼痛,但局部常无明显红肿。全身症状多见于儿童,病情进展迅速,有流泪、流涎、大汗、全身肌肉痉挛、血压升高,重症患者可发生心肌损伤、心律失常、休克、肺水肿、急性肾衰竭,甚至呼吸麻痹而死亡。尚可引起过敏性休克。个别患者有血糖升高,出现糖尿、血尿、黑便等,甚至并发弥漫性血管内凝血。

蝎子蜇伤后,应尽早将蝎子的尾刺取出,用1:5 000高锰酸钾冲洗伤口后,予以局部冰敷,抗生素预防感染。肌肉痉挛时,可用10%葡萄糖酸钙10 ml静脉注射,以缓解肌肉痉挛。可用阿托品、心得安、酚妥拉明等防治低血压、肺水肿及呼吸麻痹等。

四、蜈蚣咬伤

蜈蚣俗称百足。蜈蚣的第一对足又称毒螯。螯人时,毒螯分泌毒液进入人体,毒液呈酸性,含组胺样物质、溶血性蛋白质及蚁酸等有毒物质。螯伤后,临床的严重程度与蜈蚣大小、螯人时注入毒液量的多少有关。螯伤局部红肿、灼痛、奇痒,可引起局部淋巴管炎和组织坏死。全身反应一般较轻微,可有头痛、眩晕、发热、恶心、呕吐等,严重者发生谵语、全身麻木,甚至昏迷。个别患者可发生过敏性休克。轻症患者数日后,症状均可消失;发病严重者多见于儿童,可危及生命。局部处理和全身治疗同蜂类蜇伤,可用肥皂水或3%氨水或5%~10%小苏打溶液冲洗伤口,忌用碘酊或酸性药物冲洗或涂擦伤口。季德胜蛇药在蜈蚣咬伤治疗中有一定疗效。

五、毒蜘蛛蜇伤

绝大多数蜘蛛均有毒。蜘蛛有一对角质螯,分泌少量毒液,其成分主要为胶原酶、蛋白酶、磷脂酶及透明质酸酶等,含有神经毒素和阻滞溶解素。神经毒素可结合到神经肌肉胞突结合膜,刺激中枢神经、周围神经和自主神经;溶解毒素可引起组织坏死、血管炎,并产生全身反应。因排毒量小,毒蜘蛛螯伤一般很少引起致命。

螯伤后30~60 min,局部可有剧痛、红肿,继之出现红斑、水泡,3~5 d后出现坏死的痂皮,痂皮下常有深溃疡,易继发感染。全身反应以颈、胸、腹肌痉挛性疼痛为明显,甚至类似急腹症,一般出现在螯伤后2~3 h。严重者可见血小板减少、溶血性贫血、急性肾功能衰竭、弥漫性血管内凝血及呼吸窘迫等。致死性并发症多见于小儿和老年人。

四肢的伤口近心端立即缚扎,每隔15 min放松1 min,同时伤口进行清创处理:用0.5%普鲁卡因伤口周围作环形封闭,抽吸毒液;在伤口未出现水泡和焦痂前,可用氨丙砜50~100 mg/d口服,对伤口愈合有效。疼痛明显者可给以解热镇痛药。肌肉痉挛明显者,予以10%葡萄糖酸钙10 ml,静脉注射,必要时可重复使用;肌肉松弛剂如地西泮类的应用可减少葡萄糖酸钙的应用次数。肾上腺皮质激素可减轻全身症状和局部反应,用量不必很大。抗菌药物可用于继发感染的预防。积极防治溶血、急性肾功能衰竭及弥漫性血管内凝血。

六、蟾蜍毒中毒

蟾蜍俗称癞蛤蟆,其耳后腺和皮肤腺内含有毒素。毒素的主要成分:① 蟾蜍毒素和蟾蜍配基,统称蟾毒素,其作用类似洋地黄,通过兴奋迷走神经影响心肌,引起心律失常并刺激胃肠道,对皮肤黏膜局部有麻醉作用。② 儿茶酚胺类化合物,可使血管收缩,引起血压升高。③ 吲哚烷基胺类化合物,可引起幻觉,同时对周围神经有类似烟碱样作用。

蟾蜍毒中毒多因摄食污染蟾毒素的蟾肉或服用过量蟾酥引起,蟾酥是蟾蜍科动物中华大蟾蜍或黑眶蟾蜍的耳后腺或皮肤腺分泌物,经加工干燥而成的中药,它是中成药(如六神丸、金蟾丸、沙药水等)的主要成分。一般在进食后0.5~2 h发病,出现剧烈的恶心、呕吐、腹痛、腹泻等消化道症状,神经系统表现有头痛、头昏、嗜睡、口唇、四肢麻木、出汗、膝反射迟钝或消失;可出现酷似洋地黄中毒出现各种心律失常,临床上可发生心源性脑缺血综合征,血压下降和休克。蟾毒素溅入眼内,可引起眼睛红肿甚至失明。少数患者在用药过程中发生剥脱性皮炎。

蟾蜍毒中毒主要给予对症治疗。类似洋地黄中毒表现时,可口服或静脉滴注氯化钾1.0~2.0 g;出现房室传导阻滞时,可用阿托品0.5~1.0 mg肌内或皮下注射,严重病例,尚可加用异丙基肾上腺素静脉滴注;同时纠正水、电解质紊乱,心律失常和循环衰竭等。蟾毒素溅入眼内时,立即用3%硼酸液彻底冲洗。

七、蜱毒中毒

蜱又名壁虱、扁虱,是吸血的体外寄生虫。蜱叮人时,口器刺入皮肤后,固定于宿主皮肤内,停留很长时间,吸取血液。其分泌的唾液可使局部皮肤瘙痒和肿痛,并含有神经毒素,可引起严重神经系统毒性反应。轻者易激动,全身乏力,下肢无力,运动不稳,腱反射减退或消失;严重者可发生上升性瘫痪:由下肢逐渐累及躯干、颈项及吞咽肌,出现语言障碍、吞咽困难、反应迟钝或消失,无感觉障碍的客观表现,但可自觉感觉异常或过敏。如累及延髓可发生呼吸麻痹。蜱吸血后数日内,患者尚可出现发热、畏寒、头痛、腹痛、恶心呕吐等症状。蜱吸血同时,还会传播多种传染病,如回归热、森林脑炎、黄热病、莱姆病等。尚可引起神经性发热伴血小板减少综合征,可能是由蜱叮咬传播的布尼亚病毒所致,病情危重。

发现停留在皮肤上的蜱时,不可用力撕拉,以防撕伤组织或口器折断而发生皮肤继发性损害,可用氯仿、乙醚、煤油、松节油或旱烟涂在蜱头部,待蜱自然从皮肤上落下,然后清创。如口器断在皮内,应予取出。伤口周围用0.5%普鲁卡因局部封闭。出现各种全身中毒症状时,应予对症支持治疗及必要的抢救。神经性发热伴血小板减少综合征需大剂量甲泼尼龙联合丙种球蛋白冲击治疗。

第四节 药物中毒

薛 愉 万伟国 徐麦玲

一、巴比妥类药物中毒

巴比妥类药物主要用于催眠,也有抗癫痫及诱导麻醉作用。误用过量或自杀吞服过量,可引起以中枢神经系统抑制为主的急性中毒。本类药物引起脑内神经元活性普遍抑制,能抑制丙酮酸氧化酶系统,从而抑制神经细胞的兴奋性,阻断脑干网状结构上行激活系统的传导功能,使整个大脑皮层发生弥漫性抑制;与巴比妥受体相互作用,使 γ-羟丁酸介导的氯电流增强,引起突触抑制,从而出现催眠和较弱的镇静作用。稍大剂量则影响条件反射、非条件反射和共济协调等作用。大剂量巴比妥类可直接抑制延髓呼吸中枢,导致呼吸衰竭;抑制血管运动中枢,使周围血管扩张,发生休克。

各种巴比妥类药物作用基本相同,根据它们的活性和服药后的睡眠时间长短,分为长效类,如苯巴比妥(phenobarbital,鲁米那),作用维持 6~12 h;中效类,如异戊巴比妥(amobarbital 或 amytal),作用维持 3~6 h;短效类,如司可巴比妥(secobarbital 或 seconal),作用维持时间 2~3 h 和超短效类,如硫喷妥钠(thiopental),作用维持小于 0.5 h。口服巴比妥类,由肠道吸收快。其中脂溶性高者,如司可巴比妥容易进入脑组织,因而作用发生快;脂溶性低者,如苯巴比妥则发生作用慢。中效和短效巴比妥类药物主要经肝脏代谢,维持时间短。苯巴比妥主要经肾脏,在肾小管被再吸收,排泄较慢,作用时间持久。发生毒作用时的血内药物浓度:中、短效为 30 mg/L,长效为 80~100 mg/L。一次摄入本类药物的 5~6 倍催眠剂量,即会引起中毒;实际吸收的药量超过其本身治疗量 15~20 倍,即可致死。苯巴比妥的口服致死量约 6~10 g;司可巴比妥约为 1~5 g。

【临床表现】

1. 急性中毒

(1) 轻度中毒:口服苯巴比妥 2~5 倍的催眠剂量患者入睡,推之可以清醒,反应迟钝、言语不清、思维迟缓,有判断力和定向力障碍,步态不稳及眼球震颤。

(2) 中度中毒:口服苯巴比妥 5~10 倍催眠剂量后,患者沉睡或进入昏迷状态,强刺激虽能唤醒,但并非全清醒,不能言语,随即又沉睡,呼吸减慢但并不表浅,通常伴有腱反射减退或消失,角膜反射大多存在。

(3) 重度中毒:口服苯巴比妥达 10~20 倍催眠剂量,则患者深度昏迷,呼吸浅而慢,有时呈潮式呼吸。昏迷早期有四肢强直,腱反射亢进,锥体束征阳性;后期则全身弛缓,各种反射消失,瞳孔缩小,对光反射消失,甚至角膜反射和吞咽反射均消失。深昏迷患者中体温降低非常常见,患者的体温低于正常,脉搏细速,血压降低,严重者发生休克。动脉血气分析可证实呼吸抑制。短效类巴比妥类药物中毒偶有肺水肿发生。吸入性肺炎很常见。由于药物对下丘脑垂体系统的作用,抗利尿激素分泌增加,可致少尿。昏迷后,皮肤受压部位可发生表皮水泡。

2. 慢性中毒 大多服用短时间作用巴比妥类药物,如速可眠(seconal)、阿米妥(amytal)等的患者易发生药物依赖性。一般成瘾剂量为治疗量的 4~50 倍,有时一次大剂量服用即可成瘾。患者长期应用本类药物后,停止用药,也可发生成瘾。因服用本类药物后,能解除紧张、焦虑情绪,产生一种忘怀一切的欣悦感,以致产生强烈的继续服药的欲望,甚至达到非服药不可的地步,形成强烈的心理依赖。与此同时出现慢性中毒症状。

(1) 慢性中毒症状:患者思维迟钝、情绪不稳、易激惹、记忆力差、动作笨拙、衣着及起居不羁。神经体征有共济失调、步态不稳、吐字不清、辨距不良、眼球震颤等。偶有发生中毒性精神病者。

(2) 戒断症状:成瘾患者突然停药会出现戒断症状,即停药后数小时至 24 h,出现疲劳、焦虑、血压下降、直立性虚脱、失眠等表现。继而出现全身抽搐发作,甚至呈持续状态,伴意识丧失。其后出现谵妄状态,此时若伴有高热,可危及生命。此后患者可出现数周至数月的幻觉、妄想和情绪不稳。

【诊断】

根据服药史和神经系统表现,诊断一般并不困难。血液、呕吐物及尿液的巴比妥类药物测定,有助于确立诊断。在轻度中毒时,脑电图表现正常波型为 20~30 Hz 快波取代,在额部最显著;中度中毒时,快波呈现不规则现象,中间穿插 3~4 Hz 慢活动;重度中毒时,电活动抑制和阵发型慢波交替出现。

【治疗】

急性中毒应尽早彻底洗胃,活性炭可由鼻饲管反复灌入。治疗重点在于维持呼吸、循环和泌尿系统功能。必要时气管插管,正压辅助呼吸。尽快纠正低氧血症和酸中毒,以利于心血管功能的恢复。静脉补液,每日 3 000~4 000 ml(5%葡萄糖和生理盐水各半),同时密切观察尿量。碱化尿液有利于毒物排出。静脉注射呋塞米(速尿),每次 40~80 mg,要求每小时尿量在 250 ml 以上。对严重的中效类药物中毒或肾功能不全者,可考虑血液透析或血液灌流,促使体内过多毒物排出。对短效类药物中毒,病情严重或有肝功能不全时,可试用活性炭、树脂血液灌流。中枢兴奋药如尼可刹米、戊四氮等如果反复大量注射,可发生惊厥,增加机体耗能、耗氧,加重中枢衰竭,不宜作为常规使用。

慢性中毒者应在医护人员的严密观察下,谨慎地停药,并对于出现的各种症状予以对症治疗。

二、苯二氮䓬类抗焦虑药中毒

本类药物也称弱安定药。本类药物在效力、作用期限、活性代谢产物的存在与否与临床应用中差异很大。主要作用于边缘系统(尤其是杏仁核),其次是间脑。其药理机制主要为与中枢神经系统内特异性苯二氮䓬类受体相结合,激发受体蛋白复合体,促进中枢抑制性递质 γ-氨基丁酸释放并与相应受体相结合,从而增加突触后膜的氯离子通道的开放,产生抑制性突触后电位,出现镇静、抗忧虑和横纹肌松弛作用,达到催眠效应。苯二氮䓬类药物过量则引起脑内 β-内啡肽释放增加,作用于中枢神经系统及心血管系统的吗啡受体,进一步引起中枢抑制、呼吸抑制,心脏抑制导致心率减慢、血压下降,大剂量可导致昏迷和呼吸停止。临床上主要用于镇静、催眠及抗癫痫。

这类药物的中毒剂量和治疗剂量比值非常高，氯氮草（利眠宁）成人的治疗口服量 5～50 mg，最小致死量约 2 g；地西泮的成人最小致死量约 1 g。

【临床表现】

药物过量的症状有嗜睡、眩晕、运动失调，偶有中枢兴奋、锥体外系障碍及一时性精神错乱。老年体弱者易有晕厥。口服中毒剂量后，除上述症状外，尚可有昏迷、血压降低及呼吸抑制。

长期应用本类药物可成瘾。大剂量持续服用数个月，易产生依赖性，突然停药可出现抑郁、精神激动、失眠以及癫痫发作。利眠宁偶可引起胆汁淤积性黄疸及血管脆性增加。地西泮偶可引起粒细胞减少。

【治疗】

本类药物中毒的特异性解毒药是氟马西尼（flumazenil）。氟马尼西是特异的苯二氮草受体拮抗剂，能快速逆转昏迷。静脉注射给药，推荐的首次静脉注射剂量为 0.2～0.3 mg。如果在 60 s 内未达到所需的清醒程度，可重复使用直至患者清醒或达总量 2 mg。如果再度出现昏睡，可以每小时静脉滴注 0.1～0.4 mg，总量＜3 mg，滴注的速度应根据所要求的清醒程度进行个体调整。在重症监护情况下，对大剂量和（或）长时间使用苯二氮草类药物的患者只要缓慢给药并根据个体情况调整剂量并不会引起戒断症状。如果出现意外的过度兴奋体征，可静脉注射 5 mg 安定或 5 mg 咪达唑仑并根据患者的反应小心调整用量。血液透析和血液灌流疗法不能净化血液中的本类药物。一般情况下，对症支持治疗已足够。

氟马西尼可用于鉴别诊断苯二氮草类、其他药物或脑损伤所致的不明原因的昏迷。如果重复使用本品后，清醒程度及呼吸功能尚未显著改善，必须考虑到苯二氮草类药物以外的其他原因。

成瘾患者应在医护人员指导下逐步停药，并对出现的不适反应予以对症治疗。

三、吩噻嗪类抗精神病药物中毒

吩噻嗪类抗精神病药物被广泛用于治疗精神病，抑制狂躁不安。自杀过量是常见的，但由于本类药物具有高的毒性和治疗比值，急性过量引起死亡并不多见。本类药物口服后肠道吸收不稳定，有抑制肠蠕动作用，在肠内可滞留很长时间。这类药物在体内的容积分布大，有长的清除半衰期，如氯丙嗪的半衰期 18～30 h。

吩噻嗪类药物主要作用于网状结构，以减轻焦虑紧张、幻觉、妄想和病理性思维等精神症状。它们被认为是抑制中枢神经系统多巴胺受体，减少邻苯二酚胺生成所致；又能抑制脑干血管运动中枢和呕吐中枢，以及阻断 α 肾上腺素能受体，并具有抗组胺、抗胆碱能作用和奎尼丁样膜抑制作用。

【临床表现】

本类药物过量引起死亡的情况不多，而疗程中的不良反应则较多，最常见的有以下三类：① 震颤麻痹综合征。② 静坐不能。③ 急性肌张力障碍反应，如斜颈、吞咽困难、牙关紧闭、行动迟缓等。尚可有心动过速、体位性低血压、口干、无汗、尿潴留发生。

大量服用时发生急性中毒，出现低温或高温、血压下降甚至休克、昏迷、呼吸停止、心律不齐及癫痫发作等。心电图上常见 QT 间期延长、ST-T 波改变，偶见 QRS 增宽。

患者的呕吐物、洗胃液及尿液分析和血药浓度测定都有助于诊断和判断预后。

用本药治疗的慢性精神病患者可能发展到抗精神病药恶性综合征，出现高热、强直、昏迷，伴大量出汗、乳酸酸中毒及横纹肌溶解。

【治疗】

本类药物中毒尚无特效解毒药，不能有效地用血液透析或血液灌流清除，以对症支持治疗为主。中枢神经系统抑制较重时可用苯丙胺、苯甲酸钠咖啡因等。如进入昏迷状态，可用盐酸哌醋甲酯（利他林）40～100 mg 肌内注射。如有震颤麻痹综合征时可选用盐酸苯海索（安坦）、氢溴酸东莨菪碱等。若有肌肉痉挛及张力障碍，可用苯海拉明 25～50 mg 口服或 20～40 mg 肌内注射。积极补充血容量以提高血压。必要时可考虑用 α 肾上腺素能受体兴奋剂。β 肾上腺素能受体兴奋剂如异丙基肾上腺素及多巴胺，即使小剂量也可加重低血压，应避免应用。治疗奎尼丁样心脏毒作用（QT 间期延长、QRS 波增宽）可用碳酸氢钠静脉输注；纠正心律不齐以利多卡因为最适当。

四、三环类抗抑郁药中毒

本类药物主要用于对抗情绪低落、忧郁消极及解除抑制。它们主要作用于间脑（特别是下丘脑）及边缘系统，在这个被称为"情绪中枢"的部位，发挥调节作用；并具有抗胆碱能作用及抑制神经元摄取儿茶酚胺，引起心动过缓和轻度高血压；阻断周围 α 肾上腺素能神经而致血管扩张；具有奎尼丁样的膜抑制作用，引起心肌抑制和心脏传导紊乱。本类药物可延迟药物在胃内的排空，体内半衰期长，有的活性代谢产物也有毒作用；治疗量和中毒量接近，每日小于 10 倍治疗量的剂量即可引起严重中毒。一般摄入 10～20 mg/kg 可能就有生命危险。血中本类药物的治疗浓度＜0.3 mg/L，药物原型加代谢物的浓度≥1.0 mg/L 时，常提示严重中毒。

【临床表现】

1. 抗胆碱能作用 谵妄、昏迷、瞳孔扩大、视力模糊、眼压增高、皮肤黏膜干燥、出汗减少、体温升高、心动过速、肠鸣音减少或消失、尿潴留，可出现肌肉阵挛或肌颤。

2. 心血管毒性 血压先升高后降低，可突然虚脱或心脏搏动停止。典型心电图改变为窦性心动过速伴 PR、QRS 及 QT 时间延长，各种房室传导阻滞和（或）多型性室型心动过速。可因心室颤动而发生猝死。

3. 癫痫 发作常见且顽固而持久，可致严重高热、横纹肌溶解、脑损伤，甚至因多系统功能衰竭而死亡。

【治疗】

本类药物摄入后 12 h 后仍应积极洗胃和灌肠。本类药物不能通过血液透析和血液灌流予以清除。本类药物无特效解毒药，以对症支持治疗为主。应进行心脏监护。室性心律失常时，以注射利多卡因为好，首次剂量 50～75 mg，静脉注射，然后以 1.0～4.0 mg/min 的滴注速度维持。不宜用普鲁卡因酰胺，因可能加重心脏毒性。有 QRS 间期延长或低血压的患者，可给予 4% 碳酸氢钠静脉滴注，维持动脉血 pH 7.45～7.55 之间。毒扁豆碱不应常规用于三环类抗忧郁药中毒的患者的抗胆碱能表现,因可能加重传导阻滞,引起心肌收缩不全,进一步损伤心肌收缩力,加剧低血压和促使癫痫发作。对缓慢的心律失常和高度房室传导阻滞,应及早考虑心脏起搏。用晶体或胶体溶液静脉滴注扩张血容量,必要时用兴奋 α 肾上腺素能受体药物,以纠正低血压,拟交感神经药物应尽量避免使用,必要时可用重酒石酸去甲肾上腺素。癫痫发作时,可用苯妥英钠治疗,避免应用安定类及巴比妥类药物。对危及生命的严重中毒患者可考虑应用树脂血液灌流联合血液透析。

五、苯丙胺中毒

苯丙胺(安非他命,苯齐巨林)系非儿茶酚胺拟交感神经药物。苯丙胺类兴奋剂包括苯丙胺、甲基苯丙胺(冰毒)、亚甲双氧甲基苯丙胺(摇头丸)和麻黄碱等。主要通过中枢神经系统激活交感神经系统、周围儿茶酚胺释放、抑制神经元对儿茶酚胺的再摄取,或抑制单胺氧化酶,而兴奋 α 及 β 肾上腺素能神经末梢,刺激中枢神经系统、心脏和呼吸。出现血压升高、周围血管收缩、心脏兴奋、支气管和肠道平滑肌松弛、瞳孔散大、膀胱括约肌收缩等作用。治疗剂量可减少疲乏和产生欣快的感觉,临床上用于治疗发作性睡眠、麻醉药及其他中枢神经抑制药中毒,精神抑郁症、儿童注意力不集中、单纯性肥胖等。20 世纪 90 年代以来,苯丙胺类中枢兴奋剂(amphetamine-type stimulants,ATS)滥用增长势头迅猛,超过海洛因、可卡因等传统非法精神活性物质。"摇头丸"较"冰毒"更常被滥用,且其每片的剂量不一,易导致中毒的发生。本药吸收迅速,约 30%～40% 在肝脏经去氨基作用而破坏,其余原型药由尿液排出体外。酸化尿液可促进其从体内排泄。

本药起效时间和服毒后主观感受与服毒剂量和个体敏感性有关。一般为 30 min 左右起效。苯丙胺中毒剂量为 15～20 mg,成人致死量为 0.15～2 g,静脉快速注射 120 mg 即可致死。苯丙胺易导致中毒的发生,本药的中毒量与治疗量接近,敏感者仅用 2 mg 即可发生中毒。一般中毒剂量为一次 15～20 mg,成人最小致死量约为 250 mg,静脉快速注射 120 mg,即可致死。长期应用本药者,可对本药产生耐受性,有报告单次服用 400～500 mg 后仍生存。

【临床表现】

急性中毒以中枢神经系统表现为主,可有情绪激动、欣快、多语、焦虑不安、兴奋躁动、幻想及谵妄。经过一阶段兴奋后,发生神志朦胧和昏迷,呼吸表浅以致衰竭,甚至癫痫发作。心血管方面可有显著高血压或血压偏低、心动过速、心律失常,急性心肌缺血及心肌梗死,甚至晕厥和循环衰竭,可因室性心律失常、癫痫发作、颅内出血或高热致死。常合并酒精中毒。

有作者进行了如下分级:① 轻度中毒,以头痛、激动不安、颜面潮红、多汗、肌肉震颤和腱反射亢进为主要表现。② 中度中毒,以精神错乱、幻觉、恐惧、呼吸短促、发热和心律失常为主要表现。③ 重度中毒,以谵妄、烦躁、高热、脑出血、昏迷、惊厥为主要表现。④ 极重度中毒,以循环衰竭、急性肾功能衰竭为主要表现。

长期滥用本药可致体重下降、心肌病、妄想、偏执狂样精神病(苯丙胺性精神病)。中止本药的习惯性应用后,患者感到乏力、睡眠过多、进食过量及抑制状态,持续数天后消失。反复静脉给药,可引起坏死性血管炎。

【治疗】

轻、中度中毒预后良好,重度、极重度中毒有一定死亡率。本药中毒无特效解毒药,以对症支持治疗为主。急性中毒时可给予口服或鼻饲氯化铵,每次 1～2 g,每日 3 次;或维生素 C 每日 8 g 静脉滴注,以促进毒物排泄。必要时可试用血液透析。对极度兴奋或烦躁的患者,可用氟哌啶醇 2～5 mg,每 4～6 h 肌内注射一次或以 50% 葡萄糖液稀释后缓慢静脉注射。高血压和中枢神经系统兴奋症状可用氯丙嗪治疗。惊厥时可给予短效巴比妥类药物;显著高血压时,可应用酚妥拉明,酚苄明(氧苯苄胺)、硝普钠等血管扩张剂;出现快速心律失常可用普萘洛尔;高温处理同中暑高热。

六、阿托品、颠茄、曼陀罗及莨菪中毒

阿托品是从颠茄、曼陀罗、莨菪等植物中提取的生物碱。曼陀罗即洋金花,其根、茎、叶、花及果实均含有阿托品、莨菪碱、东莨菪碱等。它们为抗胆碱能神经系统的药物,能阻断许多胆碱能节后纤维所引起的效应。阿托品可轻度兴奋高级神经中枢、下丘脑和延髓,特别是运动和语言功能,但大剂量对中枢神经系统则由兴奋转抑制。东莨菪碱的治疗剂量具有安定、镇静作用,但有兴奋呼吸中枢作用。阿托品和东莨菪碱能强烈抑制汗腺、唾液腺、泪腺、支气管腺等腺体的分泌作用,使虹膜括约肌及睫状肌对胆碱能神经不起作用,瞳孔扩大和眼压升高。

过量应用(尤其有机磷农药中毒治疗)或误服阿托品制剂,误食曼陀罗果浆或叶,因外敷曼陀罗叶或颠茄膏等由皮肤吸收均可引起中毒。成人应用阿托品 5～10 mg 即可引起明显中毒症状,成人的最小致死量为 80～150 mg。

我国特产茄科植物山莨菪中提取的生物碱,山莨菪碱(654-2)的作用与本类药物相似。

【临床表现】

阿托品或颠茄中毒时,患者极度口渴、咽喉干燥、充血、瞳孔扩大、皮肤干热发红,动作笨拙,老年患者可有排尿困难。严重中毒者有脉速、体温可升至 40℃ 以上,并有幻觉、谵妄、不安、强直性或阵挛性惊厥,最后出现昏迷、呼吸浅表等危重征象。莨菪碱一般不表现阿托品的中枢兴奋作用。曼陀罗中毒多在吞食果酱、曼陀罗叶或曼陀罗籽泡酒后 0.5～3 h 出现与阿托品相似的症状,但不发热或无高热,皮肤不发红是其特点,可以有明显的神经精神症状,如烦躁不安、静坐不能、生理反射亢进等,重者可表现为神志恍惚、谵妄、反应迟钝、对答不切题、幻视、手脚不自主抖动等,甚至可有精神病样发作,如打人、骂人、语无伦次、乱跑。因其含有东莨菪碱,部分患者可致安定、镇静作用,甚至以反应迟钝、精神异常为首发症状。心电图检查可有频发期前收缩等心律失常,部分可有肌酶升高、呼吸衰竭等。中毒症状可持续几小时或几天。

呕吐物或洗胃液中找到曼陀罗及其果实等残渣,有助诊断。应争取将患者的尿液作阿托品定性分析或猫眼散瞳试验(将患者尿液滴入猫眼中,如果瞳孔散大,可证实尿中至少阿托品含量有 0.3 μg 或东莨菪碱 0.2 μg)。

【治疗】

口服中毒者用 4% 的鞣酸溶液洗胃。水杨酸毒扁豆碱 0.5～2 mg 缓慢静脉注射,每分钟不宜超过 1 mg,以逆转抗胆

能症状,必要时可重复注射,成人总量可用至 5 mg。严重时,也可试用毛果芸香碱、新斯的明。患者出现躁狂、惊厥时,可选用地西泮(安定)、氯丙嗪或副醛。发生中枢神经系统抑制时,可酌情用兴奋剂,如硫酸苯丙胺或苯甲酸钠咖啡因等。高热时选用降温措施。积极防止休克和呼吸衰竭,可考虑呼吸机辅助呼吸。

七、克伦特罗(瘦肉精)中毒

国务院食品安全委员会办公室 2011 年颁布的《"瘦肉精"专项整治方案》规定的瘦肉精目录包括盐酸克伦特罗(clenbuterol hydrochloride)、莱克多巴胺(ractopamine)、沙丁胺醇(salbutamol)、硫酸沙丁胺醇(salbutamol sulfate)、盐酸多巴胺(dopamine hydrochloride)、西马特罗(cimaterol)、硫酸特布他林(terbutaline sulfate)、苯乙醇胺 A(phenylethanolamine A)、班布特罗(bambuterol)、盐酸齐帕特罗(zilpaterol hydrochloride)、盐酸氯丙那林(clorprenaline hydrochloride)、马布特罗(mabuterol)、西布特罗(cimbuterol)、溴布特罗(brombuterol)、酒石酸阿福特罗(arformoterol tartrate)、富马酸福莫特罗(formoterol fumarate)。莱克多巴胺毒性极低,被美国、日本、加拿大、新西兰等国家以及联合国粮食和农业组织、世界卫生组织等国际组织允许添加入猪饲料,饲料添加剂用量约为治疗剂量的 5～10 倍。若动物在屠宰前没有停药,则在动物肝脏、肺、眼球和肌肉组织中有较高的药物残留,通过食用含瘦肉精残留的动物内脏或肉类,可导致人体中毒发生。瘦肉精的代表品种为克伦特罗(clenbuterol,氨哮素,克喘素)。

克伦特罗为强效选择性 β2-受体激动剂,临床上主要用于治疗支气管哮喘。进入人体后肠道吸收快,12～20 min 起作用,2～3 h 血浓度达峰,作用维持时间 2～4 h,半衰期为 35 h,清除 5 个半衰期(97%)约需 5～8 d。主要通过肾脏排除。

20 世纪 80 年代发现在饲料中加入克伦特罗,可促进动物生长,提高畜禽瘦肉比,因此称为瘦肉精。饲料添加剂用量约为治疗剂量的 5～10 倍,若屠宰前没有停药,则在动物肝脏、肺、眼球和肌肉组织中有较高的药物残留,通过食用含瘦肉精残留的动物内脏或肉类,可导致中毒发生。

【毒作用机制】
克伦特罗化学性能稳定,加热到 172℃才分解,一般烹煮加热不能将其破坏。进入人体后肠道吸收快,12～20 min 起作用,2～3 h 血浓度达峰值,作用维持时间 2～4 h。剂量大时,交感神经兴奋,对心血管系统、神经系统产生毒性作用。

【临床表现】
病情的轻重与进食量有关。进食后潜伏期 15 min～6 h 不等。消化道症状一般不明显,而以心血管、神经系统表现为主:有心悸、心动过速、多汗、肌肉震颤、肌无力、肌痛、头痛、眩晕、恶心、口干、失眠、呼吸困难、神经紧张、皮肤瘙痒等,中毒严重者可发生惊厥、高血压危象。症状持续时间 90 min～6 d。心电图检查绝大部分患者出现窦性心动过速,可出现 T 波下降、ST 段下移;严重者可发生室上性期外收缩和心房颤动。部分患者脑电图出现轻度异常。实验室可发现白细胞增多或减少、心肌酶升高、血糖和游离脂肪酸升高,有发生酮症酸中毒的报道。部分患者有谷丙转氨酶(ALT)升高。血钾、血镁、血磷酸盐降低时,可能导致心脏猝死。

【治疗】
克伦特罗中毒无特效解毒药,以对症支持治疗为主。早期可给予洗胃、导泻;对已进入血中的药物采取输液和强化利尿的方法加速药物清除。症状轻者给予一般镇静剂可控制症状。症状严重或为纯克伦特罗中毒时,需根据相关脏器损伤的处理原则进行治疗:惊厥者可给予地西泮静脉推注,血压过高时适当降压治疗,快速心律失常时应用 β 受体阻滞剂等。应检监测血钾和及时补钾。

八、抗肿瘤药物中毒

目前临床上所用的抗肿瘤药物主要引起消化系统、血液系统、心脏、肾脏等毒性反应。个别药物可引起神经系统损害,或在特殊的用药途径时发生严重神经毒性反应。在此略作简要介绍。

1. 甲氨蝶呤 患者在接受鞘内注射后数天,可发生头痛、发热、恶心、呕吐、颈强直和脑脊液中细胞增多;偶尔在鞘内注射后,迅速出现两下肢瘫痪和感觉障碍的脊髓损伤表现。类风湿关节炎等风湿免疫疾病治疗时可因过量服用引起皮肤黏膜病变、血液系统和肝功能明显异常。

2. 阿糖腺苷 静脉使用中约 40% 的患者可出现神经系统症状,如头痛、怠倦、小脑性构音障碍,或伴有眼球水平性震颤、意识错乱、定向力丧失、识别功能障碍等。鞘内给药可引起瘫痪或癫痫发作。

3. 长春碱和长春新碱 应用中患者常出现周围神经炎症状,最常见为指(趾)麻木。高剂量时可出现明显感觉和运动障碍及腱反射减退。曾有报道在静脉滴注时发生癫痫大发作。国内有报道混有长春新碱杂质的甲氨蝶呤鞘内给药引起大批儿童瘫痪。

4. 顺铂 静脉给药时周围神经损伤多见,出现指(趾)麻木、刺痛、运动失调、肌肉疼痛、上下肢感觉异常等。可出现癫痫、眩晕、手足抽搐、定向力障碍、激动、妄想、失语等。

在应用上述药物时出现以上类似情况,以对症支持治疗为主。静脉应用中应予以减缓用药量或停药。甲氨蝶呤中毒可予四氢叶酸钙解救,并予集落刺激因子对症处理血细胞减少,美国 FDA 批准化疗辅助用药羧肽酶(glucarpidase,商品名 Voraxaze)用于治疗甲氨蝶呤中毒。

第五节　工业毒物中毒

万伟国

工业毒物中毒系指许多工业原料或生产工艺过程中产生的毒物对神经系统的损害。毒物种类繁多,包括:① 重金属元素及其化合物,如铅、锰、汞、钡、铊。② 非金属化合物,如磷、二氧化碳。③ 苯系化合物。④ 醇类化合物。⑤ 卤氢类化合物等。这些工业毒物引起的神经损害一般均表现神经症状群、周围神经病、中毒性脑病、脊髓病等。现将常见工业毒物的神经损伤作一简要介绍。详细请参见有关职业病和工业毒理的有关参考书。

一、铅中毒

铅及其化合物在工业上用途很广。多见为无机铅中毒,职业性铅中毒通常为慢性,在蓄电池制造及铅冶炼行业中发病率较多。铅污染环境,可经空气、水、土壤和食物链进入体内;也可通过含铅锡壶饮酒,使用口服含铅药物及含铅化妆品、染发剂等而发生中毒。四乙铅为有机铅化物,主要作为汽油抗爆剂,经呼吸、皮肤或消化道吸收后,可造成急性中毒,出现神经系统及精神症状。由于国内汽油早已不添加四乙铅,故本节从略。

【病因和病理】

铅主要以粉尘、烟雾或蒸气形式经呼吸道吸入,其次是经消化道进入人体。呼吸道吸收完全而迅速。铅是蓄积性毒物。在体内以磷酸氢铅、甘油磷酸化合物、蛋白质复合物或铅离子的状态而循环。主要以不溶性磷酸三铅的形式蓄积于骨骼中,少量贮存于肝、脑、肾、脾、心、肺等脏器和红细胞中。绝大多数铅经尿、粪排泄,唾液、乳汁、月经和汗液中亦有排出。

除烷基铅(如四乙铅等)外,铅的各种化合物的毒性大致相似。铅对全身各组织都有毒性作用,尤以神经、造血和消化系统为著。铅离子可能通过与体内一系列蛋白质、酶和氨基酸内的功能团(如巯基)结合,而扰乱机体各方面的生化和生理活动。铅能破坏许多神经递质功能,如抑制 γ 氨基丁酸,促进儿茶酚胺代谢及细胞外钙离子浓度减少等。早期出现意识、行为等神经功能性改变,晚期可发生器质性脑病和周围神经麻痹。铅麻痹可能与肌肉内磷酸肌酸的再合成障碍有关。铅绞痛的发生有人认为系太阳神经丛病变,使平滑肌痉挛所致。铅毒性贫血与卟啉代谢障碍有关;铅可直接损伤红细胞膜,导致溶血。此外铅可使小动脉痉挛造成高血压、中毒性肾病及肝病,通过母体影响子代,影响维生素 D 及钙、磷代谢而使儿童生长发育受阻等。近来有人认为铅主要通过抑制抗氧化酶活力,产生过多的自由基而造成组织损伤。

铅毒性脑病的病理变化可累及整个中枢神经系统,但以大脑半球和小脑为主,出现明显脑水肿。镜示明显炎症改变,血管周围和脑膜有严重渗出性反应。脑实质可见弥漫性小灶性坏死,常伴毛细血管节段性坏死和血栓形成,蛛网膜下腔内储存过量液体,周围神经及脊髓前角细胞选择性变性。此外,肝、肾可见到细胞核内包涵体。

【临床表现】

1. 急性中毒　主要由口服含铅化合物后引起。严重者引起急性脑病而出现抽搐、谵妄、木僵和昏迷,常伴视神经乳头水肿和颈部强直。脑脊液压力增高,细胞增多,以淋巴细胞增多为主,蛋白质增高;儿童患者则可出现多核细胞增加和糖增加。曾有人发现脑脊液中含铅。神志清醒者可有头痛、眩晕、疲乏、失眠、周围神经麻痹和口内金属味、腹绞痛、吐泻等症状。也可发生贫血、中毒性肾病、中毒性肝病和循环障碍。

2. 慢性中毒　突出症状如贫血、铅绞痛和铅麻痹等,现已罕见,多表现为神经症、腹胀和便秘等不典型症状。

神经系统的症状主要表现为:① 神经症,中毒早期出现。常有头痛、头昏、乏力、记忆力减退、失眠或嗜睡、烦躁等表现。大多数患者有此症状。② 多发性神经炎,表现为对称性多发性神经炎或单一性如腓神经炎等形式。多表现为运动损害为主,极少出现感觉障碍。运动功能障碍以腕下垂和足下垂较多见,称为铅麻痹。动物实验认为"铅麻痹"是由肌肉收缩时产生的乳酸与血液中磷酸铅就地形成醋酸铅,由醋酸铅和不溶性磷酸

铅沉于肌细胞中而引起,所以有人认为确切地讲不是神经炎,应称为"铅毒性肌病"。③ 进行性肌萎缩,萎缩可仅局限于手部小肌肉,常伴垂腕。罕见全身性萎缩。可有肌束颤动,系前角细胞变性所致。④ 中毒性脑病,表现为头痛、精神异常、痫性发作或昏迷等。有时有原发性视神经萎缩、眼球震颤、延髓麻痹或共济失调等局部体征。⑤ 认知障碍,儿童表现为注意力不集中、注意力短暂、多动、冲动、学习障碍和进攻性行为,学业差;老年人则表现为记忆力障碍。

其他表现有口内金属味、纳差、腹胀、便秘、脐周围隐痛和腹部阵发性绞痛("铅绞痛")等。牙龈的"铅线"(牙龈边缘蓝色斑块)由于口腔卫生条件改善现已很少见。肝损害多见于生活性铅中毒。另有贫血、高血压、肾功能减退、生殖、免疫和甲状腺功能减退等。

辅助检查中,血铅增多(正常值 $2.4~\mu mol/L$);红细胞游离原卟啉(FEP 正常值上限 $1.78~\mu mol/L$)和红细胞锌原卟啉(ZPP 正常值上限 $1.79~\mu mol/L$)增多。尿铅增多(正常值上限为 $0.39~\mu mol/L$)和尿 δ 氨基乙酰丙酸(ALA,正常值上限为 $30.5~\mu mol/L$)增加,尿中粪卟啉半定量≥2＋。周围血液点彩红细胞增多(正常值上限 300 个/100 红细胞),但因其计数繁琐大多已不采用。脑病患者脑脊液正常或蛋白质增高、细胞数增多,大多有助于排除其他原因的脑病。肌电图检查显示神经源性改变,神经传导速度轻度减慢(可发生于神经体征出现前)。脑电图检查可见 α 节律减少和弥漫性 θ、δ 波。体感诱发电位有些波也可有波幅改变及潜伏期延长。儿童慢性铅中毒时,X 线可显示长骨皮质边缘有带状密度增加的"铅线"。

【诊断】

铅毒性神经系统表现需排除其他原因引起者后才能成立。有肠胃道症状者需与肠胃炎、急腹症等相鉴别。慢性铅中毒有肝损害时需与病毒性肝炎相鉴别。有铅中毒的其他系统症状时对诊断有重要意义。要明确诊断,除询问铅接触史外还必须作有关铅的实验室检查。诊断分为:铅吸收、轻度中毒、中度中毒和重度重度。分级标准参见职业病诊断国家标准——《职业性慢性铅中毒的诊断》(GBZ 37—2015)。

【防治】

1. 急性中毒　可按一般急救原则处理,口服毒物可用催吐、洗胃和导泻。注意水、电解质平衡。一旦急性症状有所缓解,需立即给予驱铅治疗。脑病者可用脑活素、胞二磷胆碱、三磷酸腺苷、细胞色素 C、维生素 B_6 等处理,并注意脑水肿。

急性铅脑病在儿童中多见,先用二巯丙醇 2.5 mg/kg 肌内注射,每 4~6 h 1 次,共 1~2 d;以后每日 1~2 次,共 5~7 d。接着用依地酸钙钠($CaNa_2EDTA$)治疗,用法参考慢性铅中毒疗法。

2. 慢性中毒　主要为驱铅疗法。常用药物如下。

(1) $CaNa_2EDTA$:0.25~0.5 g 加 2％普鲁卡因 2.0 ml 肌内注射,每日 2 次;或 1 g 加入葡萄糖液作静脉滴注,每日 1 次,用 3 d 后停药 4 d,共 7 d 为 1 个疗程,后再重复使用,一般用药 2~4 个疗程。

(2) 二巯丁二钠(NaDMS):每日 1 g,缓慢静脉注射,疗程安排同 EDTA。

(3) 二乙烯三胺五乙酸三钠钙(促排灵,$CaNa_3DTPA$):每日 0.5~1.0 g 静脉滴注或肌内注射,疗程安排同 EDTA,驱铅

效果比 EDTA 好。

(4) 青霉胺：效果较差。口服 0.3 g，每日 3～4 次，用药 5～7 d，停药 2～3 d，用药前作青霉素皮肤试验，疗程同 EDTA。

(5) 还原型谷胱甘肽(GSH)：0.2 g 口服，每日 3 次，连服 4 周。若与 CaNa₂EDTA 合并使用，有协同作用，疗效更佳。

(6) 在儿童，活性炭片有一定治疗作用。驱铅治疗常引起钙、锌等其他微量元素的缺失，需注意补充。

3. 预防 预防职业性铅中毒主要在于改善生产环境，使车间空气铅浓度降低到允许浓度标准。在生产过程中要处理好"三废"以防止环境污染，加强食品和生活用水的卫生监督。做好宣传教育：作业工人应加强自我保健意识，教育儿童有良好的卫生习惯，勿使用含铅物品等以预防生活性铅中毒。增加膳食钙、锌摄入，为防止铅中毒的有效措施。

二、汞中毒

汞，亦称水银，是一种银色的液体金属，常温下可以蒸发，在工业生产中一旦流散，常难清除。汞矿的开采和冶炼，仪表、电气行业如太阳灯、荧光灯、石英灯、温度计、血压计、流量计等工作者均有接触汞的机会。医疗行业的氯化汞、硫酸汞及口腔科填补牙齿的填充物等均含汞的化合物。许多中成药(尤其含朱砂、雄黄)及美白化妆品中可能含有不等量的汞。

金属汞主要以蒸气的形式由呼吸道进入体内。皮肤不吸收汞，消化道对汞的吸收极少(≤0.01%)。汞的化合物可以通过呼吸道、消化道和皮肤吸收。吸收后的汞主要分布于红细胞中，并随血流分布于全身，其中肾脏含量最高，达 70%～80%。汞能通过血-脑屏障进入中枢后，主要分布于脑干、小脑，其次为大脑皮质和海马。汞可从尿、粪、唾液、汗腺、乳汁中排泄，但以经肾排泄为主(约占 70%)。

人体吸入 1～3 mg/m³ 的金属汞蒸气，在数小时后即可发生急性中毒。口服 0.1 g 氯化汞可致中毒，0.5～1.0 g 可致死亡。

汞中毒的发病机制尚不清楚。可能与汞的蛋白质及酶的巯基具有特殊亲和力以及体内过氧化物 O^{2-} 自由基及谷胱甘肽的过度消耗有关。

【临床表现】

1. 急性汞中毒 见于短期内大量吸入蒸气汞所致，表现为急起头痛、头昏、乏力、低热及口腔炎症，尤以口腔炎为特征。口腔炎可表现为齿龈红肿、出血、糜烂、溢脓等，还可出现流涎、口臭、纳差、恶心、呕吐、腹痛、腹泻等消化道症状。少数患者在发病 1 d 至数天出现皮疹，偶可出现急性肾功能损害和间质性肺炎等。口服中毒者短时间内即可引起明显消化道症状。

2. 慢性汞中毒 是最常见的职业性汞中毒表现。

(1) 神经精神症状：与急性中毒表现相似，早期有头昏、头痛、失眠、多梦、健忘等神经症状，继之出现焦虑、抑郁、情绪不稳、怯懦、易哭、易暴躁等性格改变。此时还可伴心悸、多汗、性功能障碍、月经不调等自主神经和内分泌功能障碍。神经系统体格检查可见四肢反射对称、活跃、有手抖、舌抖和睑震颤，但无神经系统阳性病理性改变证据。肌电图检查可有周围神经炎表现。

(2) 意向性震颤：表现为两手震颤，取物、写字、精细动作困难，端水、持筷夹菜时抖动加大，此后可出现舌、唇抖动和肢

体的粗大震颤，说话抖动，口吃，重者酷似共济失调。上述症状在被注意时加重，镇定时减轻，睡眠时消失。可引起类似帕金森综合征表现。

(3) 口腔及牙龈炎症：是慢性汞中毒的常见表现，可出现牙龈酸痛、充血、红肿、溃疡等，重者出现牙齿松动或脱落。牙龈还可出现深蓝色的"汞线"。

汞中毒的实验室检查可作尿汞测定，慢性汞中毒者尿汞含量可高达 2 mg/L，但与临床症状不呈正相关。血汞水平亦受条件影响，其排泄半衰期为 2～4 d，因此血汞水平仅供近期汞中毒之参考，没有慢性汞中毒之诊断价值。

【诊断】

临床诊断依赖于神经精神症状和口腔牙龈汞线的诊断。

具备下列条件者可考虑汞中毒：① 有急性或慢性汞蒸气暴露史。② 有非典型性神经症症状群表现而找不到阳性神经系统体征或其他原因可以解释的症状。③ 口腔牙龈"汞线"出现。④ 尿汞、血汞升高或正常。

需要注意中成药及所谓偏方引起慢性汞中毒的可能，也有地方性水污染所致中毒的报道。职业性汞中毒参见《职业性汞中毒诊断标准》(GBZ 89—2007)。

【治疗】

1. 驱汞治疗 常用药物为二巯丙磺钠、二巯丁二钠、二巯丁二酸，均获得良好效果，根据体内汞蓄积程度可使尿汞排出增加 2～10 倍甚至以上。

2. 对症治疗 可用镇静、安眠、改善脑细胞代谢药物及多种维生素和微量元素；口腔炎可用 3% 过氧化氢或 0.02% 氯己定(洗必泰)漱口液漱口，并防止继发感染。

三、锰中毒

锰的接触范围广，从锰矿开采、冶炼钢铁、高锰酸钾制造、焊条使用和农业锰肥料使用等过程中都会接触到。

【病因和病理】

锰主要由呼吸道进入体内，消化道吸收慢而不完全，皮肤吸收极微。锰进入机体后很快自血液分布到全身，主要蓄积在线粒体较多的肝、胰、心、脑等组织细胞中，骨骼、肌肉或毛发指甲等中亦含锰。肝为主要储存之处。锰在体内长时间蓄积后脑中含量可增加甚至多于肝储存量，在豆状核和小脑中蓄量较多。绝大多数的锰经胆汁入肠随大便排出，尿中排出少量，唾液、乳汁及汗腺中排出微量。

发病机制仍在探讨中。锰是人体的必须元素，但超量进入体内又可引起中毒。锰对机体的影响主要损害神经系统，特异性蓄积在神经细胞线粒体中，在有线粒体的神经细胞和神经突触中抑制线粒体的功能及神经突触的传导功能。长期接触可以造成锥体外系神经损害，累及中脑黑质神经元，引起多巴胺含量减少。慢性锰中毒早期可有记忆力、情感及运动反应速度等方面的行为功能改变，锰中毒的临床表现可能由多巴胺和 5-羟色胺系统受影响而造成。中毒晚期出现震颤麻痹综合征，发病机制与帕金森病相似，由于锰的毒性作用，使基底节中儿茶酚胺和 5-羟色胺的含量减少，乙酰胆碱递质系统兴奋作用相对增强所致。锰中毒与个体易感性有一定关系。有研究显示 CYP2D6 基因的 L 突变可能是锰致神经系统损害的易感/耐受基因；也有研究认为 XRCC1 基因 26304T 位点的多肽性

与锰中毒相关。

锰中毒的主要病变是丘脑、苍白球、壳核和尾状核的神经细胞变性，有人认为黑质变性最常见。大脑、小脑、脊髓、周围神经和肌肉都可有病变。血管内膜可增厚和血栓形成。个别人脉络丛中有锰沉着。有人认为神经病理变化是直接由锰损害脑组织和由血循环障碍所间接造成。严重中毒者可有心、肝、肾等病理改变。

锰毒性震颤麻痹与帕金森病有不同之点，例如：① 在病理改变中，前者主要累及苍白球和黑质网状带的神经元，而后者主要影响黑质致密带的多巴胺能神经元。② 用正电子发射断层扫描检查纹状体对氟16-多巴的摄取，锰中毒性震颤麻痹患者正常，而帕金森病患者则摄取降低。③ MRI 显示锰中毒者 T_1 加权信号加强，T_2 加权信号无异常，而帕金森患者无特征性改变。因此，慢性锰中毒的发病机制尚未完全阐明。

【临床表现】

1. 急性中毒　吸入高浓度的氯化锰和硼酸锰尘，可出现呼吸道刺激症状，严重时有激动、幻觉和妄想等精神失常、呼吸困难等。吸入大量氧化锰烟雾，除有呼吸道刺激症状外，并有"金属烟热"（寒战和高热）发生。口服1%以上浓度的高锰酸钾溶液，引起口腔、咽喉及胃肠道黏膜糜烂、坏死，出现口、咽、胃和腹部疼痛，以及呕吐、便血及休克等。

2. 慢性中毒　职业性锰中毒为慢性中毒，一般接触锰的烟、尘约5年后发病，已知最短发病期为42 d，最长达20年以上。发病早期可有头昏、头痛、纳差、记忆力减退、睡眠障碍等神经症状；肢体无力，腓肠肌痉挛疼痛；多汗、心悸等自主神经功能紊乱。病情加重时有情绪淡漠、忧郁、易激动、健谈等改变；手指震颤及肌张力增高。重度中毒时出现典型的帕金森综合征，或有不自主的发笑和哭、强迫行为，幻觉等中毒性精神病表现。亦可伴小脑或锥体束损害。脑神经及感觉障碍少见。

锰中毒的症状以行动不便和步态不稳为主，步履不稳表现为大而宽广的步态，尤其以转身和倒退走路为主，不像帕金森的前倾式"小碎步"。锰中毒性帕金森临床表现多为对称性发作，而原发性帕金森为非对称性发作。

患者的脑电图检查有α波指数降低和β指数增高等改变。头颅CT有基底节区腔隙梗死或脑白质脱髓鞘等变化。发、血、尿、粪锰测定值可增高，尿17-酮类固醇、高香草酸含量减少，血铜、铁、镁减少等。

【诊断】

急性中毒诊断比较容易。慢性中毒依靠职业史和临床特征。尿、粪和发的锰量仅作为锰吸收指标，其正常值在各地区相差很大，故需借助辅助检查后才可下诊断。但需与神经症、帕金森病、肝豆状核变性和多发性硬化等相鉴别。

【防治】

1. 急性中毒　吸入中毒应立即脱离接触，作对症处理。口服高锰酸钾中毒者可用温水洗胃及口服牛奶等。

2. 慢性中毒　用金属络合剂依地酸钠钙、二乙烯三胺、五乙酸三钠钙（促排灵）及二巯丁二钠等方法作驱锰治疗，对轻症早期患者有效，对重症疗效差（药物用法分别参见铅及有机汞农药中毒章节）。对氨基水杨酸钠驱锰作用环节尚欠清楚，6 g加入5%葡萄糖溶液500 ml，静脉滴注，每日1次，1周内连续用药3～4 d为1个疗程，4～5个疗程后症状有改善，疗效不如

金属络合剂。尚有使用神经节苷脂、鼠神经生长因子治疗的报道。出现帕金森综合征的治疗参见帕金森病节，但左旋多巴的疗效不如原发性帕金森病。

主要预防措施为：改善生产环境，局部吸风；改革生产设备和工艺，用自动电焊代替手工电焊，尽量采用无锰焊条；个人使用防毒口罩。

四、钡中毒

急性钡中毒临床中较为少见，主要是误服了钡盐或含有较多钡盐的食物所致，亦可由可溶性钡盐通过破损皮肤吸收或呼吸道吸入引起中毒。钡中毒可引起显著的低钾血症，继发呼吸麻痹及恶性心律失常，数小时内导致死亡，产生严重后果。用于临床的硫酸钡不溶于水，因而无毒。某些地区因食盐中含有氯化钡等成分，食后发生中毒被称为"痹病"或"麻脚瘟"。

钡盐的毒性作用：钡中毒事件以氯化钡和碳酸钡中毒最常见。钡盐的毒性与溶解度有关，溶解度愈高毒性愈大，故钡盐中以氯化钡的毒性最强。碳酸钡虽难溶于水，但摄入后和胃酸反应可产生氯化钡。氯化钡对成人估计中毒量为0.2～0.5 g，致死量为0.8～0.9 g。吸入的钡盐粉尘部分可沉积在肺泡，引起金属钡粉尘沉积症。吸入的钡盐粉尘可由支气管、气管黏膜上皮细胞的纤毛运动陆续送到咽部被吞咽入胃；钡盐口服经胃肠道吸收后，1 h内血浆钡浓度达最高峰，随后迅速转移至骨（约占体内总量的65%）、肝、肾和肌肉；钡的排泄较快，主要经粪便，小部分经尿和唾液排泄。当血钡浓度达到540 μg/100 ml时即可出现中毒，大于或等于1 mg/100 ml时即可致死。钡的可溶性盐可经呼吸道、损伤的皮肤及主要经消化道进入体内，钡离子吸收入血液后到达各种组织，以肌肉中含量为最多。钡离子是一种肌肉毒性物质，对各种肌肉组织包括骨骼肌、平滑肌、心肌都有强烈而持久的刺激和兴奋作用。血管平滑肌兴奋使血管收缩，血压升高；胃肠平滑肌兴奋时蠕动增强；骨骼肌兴奋引起肌肉抽搐和颤动，最后导致麻痹性瘫痪；心肌应激性和传导性增强，心跳加快，严重时发生心室纤维颤动。其次，钡离子对细胞膜上的钠-钾泵具有兴奋作用，使钾离子逆梯度由细胞外进入细胞内；与此同时，钡离子又能阻滞钾通道，使细胞内钾不能外移，造成细胞内高钾而细胞外低钾，导致膜电流抑制，肌肉麻痹，严重的低血钾使四肢、躯干及呼吸肌麻痹，可导致各类心律失常发生。另外，钡离子对中枢神经系统可先有短暂的兴奋，而后引起抑制。钡主要经大便和尿排泄至体外。母体内的钡可经胎盘和乳汁影响胎儿及婴儿。

【临床表现】

1. 潜伏期　与钡盐种类、接触剂量及途径有关。多于接触后，0.5～4 h内发病。碳酸钡不溶于水，在胃中经胃酸作用生成氯化钡，故潜伏期略长。

2. 症状体征　口服中毒者消化道刺激症状往往是最早出现的。如上腹部不适、恶心、呕吐、腹痛、腹泻等。继而口周、面部、四肢麻木、四肢无力、肢体软瘫、肌肉痉挛、肌束颤动、肌张力下降、头晕、吞咽困难、胸闷、心悸、呼吸困难、肢体瘫痪以近端为重，远端为轻，伴有肌张力降低，腱反射迟钝或消失。重者出现心律失常甚至呼吸肌麻痹。职业中毒者因较少经口服接触，故有时消化道症状不明显，应引起注意。长期接触钡盐，可出现眼结膜和上呼吸道刺激症状。

3. 实验室检查 最重要的表现为低钾血症,是急性钡中毒的特异性改变。血钾是病情严重程度重要的参考指标,严重的低钾血症往往提示病情危重。血钾降低程度与潜伏期有关,潜伏期越短,血钾降低越显著。此外,还有一些非特异性改变,如血白细胞增高、轻度肝功能损害、血钙降低、酸中毒等。心肌损伤可能源自细胞代谢的中断。

4. 心电图 急性钡中毒心电图表现多样化。轻者仅有低钾改变,ST 段下降、T 波低平、双相、倒置、Q-T 间期延长,出现明显 U 波等;重者显示室性心律失常或传导阻滞;更甚者甚至出现心室扑动、颤动、心室停搏等严重心律失常,是引起患者死亡的主要原因之一。

【治疗】

1. 清除尚未吸收的毒物 首先撤离现场,漱口。口服中毒尽快催吐,然后可选择 2% 硫酸钠溶液洗胃。洗胃宜早,超过 12 h 后,效果多不佳。皮肤污染中毒,应脱去污染衣物,如系被氯化钡熔浆高温灼伤,应在现场即刻进行至少 30 min 的大量硫酸钠、生理盐水或自来水冲洗,以减少毒物的局部吸收,继而用 10% 硫酸钠或硫酸镁溶液湿敷,不断更换敷料,使局部形成硫酸钡沉淀,减少钡经皮吸收所致全身危害的严重性。

2. 补钾 应及时、足量补钾,在心电图及血钾严密的监护下进行直至指标恢复正常,然后酌情减量,稳定后停药。钡中毒补钾可不必拘泥于常规的浓度、速度限制,对于严重低钾血症患者,可超出常规限量补钾。

3. 特异性解毒治疗 硫酸钠、硫代硫酸钠、硫酸镁,首选硫酸钠。可静脉缓注 5% 硫酸钠或 10% 硫代硫酸钠 100 ml,2 次/日;症状控制后半量维持 3~5 d。经口或呼吸道中毒者可口服适量硫酸钠,经皮吸收者可用硫酸钠或硫酸镁溶液湿敷受污染皮肤。注意治疗中可形成硫酸钡由尿排出,因此应注意大量输液和利尿促排以保护肾脏。

4. 促进毒物排出 ① 充分补液、利尿,改善肾灌注,利于毒物排出。② 血液净化,急性钡中毒时病情进展迅速,尽快降低体内钡离子浓度可起到良好的效果。利用血液透析、血液灌流、血液透析滤过等血液净化治疗手段往往立竿见影。

5. 对症治疗 如保护心肌,维持酸碱平衡,呼吸麻痹者及时予以机械辅助通气,心律失常者抗心律失常药物,心搏骤停者行心肺复苏等内科治疗措施。

五、铊中毒

铊为烈性的亲神经毒物,有蓄积性。常用的铊化物有硫酸铊、醋酸铊和溴化铊等。工业上广泛应用于制造合金、光电管、超导材料等许多行业,亦用于医学造影剂,硫酸铊主要用作杀鼠剂和杀虫剂。

【病因和病理】

铊蒸气及烟尘可经呼吸道吸收,可溶性铊盐易经胃肠道和皮肤吸收。在体内铊离子随血流分布于全身各器官和组织,以肾、肝及脑中浓度较高,大部分蓄积在各组织的细胞内。中毒机制尚未阐明:与钠-钾 ATP 酶的亲和力是钾的 10 倍,竞争性抑制钾的生理生化作用;与酶分子或蛋白巯基结合抑制许多酶的活性;与体内核黄素牢固结合,干扰核黄素代谢,导致类似核黄素缺乏症;铊可通过血-脑屏障,在脑内蓄积,产生神经毒作用。动物实验显示铊可通过胎盘屏障影响胎儿发育。有报道

硫酸铊可诱发人染色体改变,表现为外周血淋巴细胞微核率升高。铊主要通过肾和肠道排出体外,少量可从乳汁、汗腺、泪液、毛发和唾液排出。

病理解剖可见大脑皮质、苍白球、黑质、脑桥、延髓、小脑、脑神经、脊髓前角及周围神经都可出现变性坏死等改变。胃、肺、肝、心、肾等都有出血、水肿、坏死和变性等各种病理改变。

【临床表现】

职业性中毒主要由吸入铊蒸汽、烟尘或皮肤吸收可溶性铊盐引起。大多数为非职业性中毒,多为误服、食用被铊污染的水或食物以及使用铊盐药物等引起。国内已有多起投毒事件发生。一般分为急性和慢性中毒两类。

1. 急性中毒 口服后经 12~24 h 的潜伏期,出现恶心、呕吐、腹泻、腹绞痛及出血性胃肠炎等消化道症状。吸入中毒时消化道症状不明显,数天后出现明显的神经系统障碍,可累及中枢神经系统,表现为嗜睡、谵妄、惊厥、昏迷等中毒性脑病症状;出现视、动眼、三叉和面神经等多发性脑神经损害及四肢多发性神经病,下肢重于上肢,严重时发生瘫痪;此外有自主神经功能障碍,出现暂时性高血压及心动过速或过缓等。中毒后 10~14 d,绝大多数患者出现脱发,严重者胡须、腋毛、阴毛和外侧 2/3 眉毛都可脱落,但眉毛内 1/3 常不脱落。中毒后 4 周指(趾)甲出现白色横纹(Mees 纹);部分患者可有关节、肌肉疼痛和压痛,其他可有肝、肾和心肌损害。急性重度中毒后常留有不同程度的后遗症。

2. 慢性中毒 慢性中毒多见于工业含铊废水污染水源或土壤,人们食用污染的蔬菜、瓜果或水引起。起病缓慢,早期症状不典型,似类神经症,随后出现脱发或神经系统症状,以后主要症状有肢体感觉和运动障碍,特点为痛觉过敏,后期有肌肉萎缩;并有癫痫发作、痴呆等脑病症状和视力障碍、视神经萎缩、视神经炎、晶状体混浊等,且可持续达 20 年余。后遗症主要表现为反应迟钝、记忆力和智能减退、性格改变、四肢震颤、共济失调、视力减退及周围神经病变。肌电图显示神经源性损害。另有毛发脱落和纳差、吐泻等消化道症状。

正常人尿中几乎测不到铊,尿铊超过 0.015 mmol/L(0.3 mg/L)有诊断意义。血、尿、头发、指甲、唾液和脑脊液中铊含量增高。肌电图检查显示神经传导速度变慢。脑电图检查可见慢波或痫样放电。头颅 CT 检查可见大脑、小脑都可有萎缩。

【诊断】

急性中毒根据接触史、临床表现和尿铊测定明显增高,诊断较容易。慢性中毒有时较困难,在无明确的职业、环境接触史时,若出现神经系统病变、原因不明的腹痛及脱发时,就应想到有铊中毒的可能,职业性铊中毒的诊断参见《职业性铊中毒诊断标准》(GBZ 226—2010)。

【防治】

经呼吸道或皮肤中毒者,应立即离开中毒现场,用清水冲洗污染的皮肤。急性经口中毒应立即催吐、洗胃、导泻。以 1% 碘化钠或碘化钾洗胃,使其成为不溶性的碘化铊,继之口服活性炭吸附铊,使粪铊含量增加而排出,剂量为 0.5 g/kg,也可口服 50% 硫酸镁 20~30 ml 导泻。

给普鲁士蓝每日 250 mg/kg,溶于 15% 甘露醇 200 ml 中,

分 4 次服用,并用利尿剂以促进铊自大、小便中排出。也可给予巯基类药物(如二巯基丁二酸钠、二巯丙磺钠等)及钾盐。严重患者给血液灌流治疗。

工业生产中要注意个人防护及"三废"处理等,严禁用铊盐作脱发剂和毒鼠剂等,要防止水质和食物等受铊污染等来预防铊中毒发生。

六、砷中毒

砷俗称砒,为银灰色晶体,具有金属性,毒性很小,但其化合物都有毒性。有机砷毒性比无机砷显著高;无机砷中的三氧化二砷(俗名砒霜)比五氧化二砷毒性更大,是引起砷中毒的主要化合物。长期接触砷化物可引起慢性中毒。焙烧含砷矿石、制造合金、玻璃、陶瓷、印染、含砷医药和农药的生产工人和长期服用含砷药物均可引起砷中毒。砷可用于玻璃、印染、制药等工业。有些地方(如新疆、内蒙古)饮水中砷浓度过高,有些中草药处方也含砷,都可造成中毒。砷化物进入人体内途径主要为口及皮肤,也可经创面吸收。含砷的矿石或炉渣等遇水或酸的作用能产生剧毒的砷化氢,可引起吸入中毒。

【病因和病理】

元素砷不易为人体吸收,其化合物可经消化道、呼吸道和皮肤吸收。肠道的吸收率可达 80%,经呼吸道吸收与砷化物的溶解度有关。砷进入体内与细胞内的血红蛋白中的珠蛋白结合,于 24 h 内分布到全身各组织脏器,随血流分布到全身各器官,以骨和毛发贮存量最多,在体内有蓄积作用,三氧化二砷比五氧化二砷更甚。三价砷易与巯基结合,可长期蓄积在富含巯基的毛发和指甲的角蛋白中。砷还可通过胎盘损害胎儿。进入体内的砷多数被还原成三价砷,经肝脏甲基化解毒,生成低毒的甲基胂酸或二甲基胂酸由尿排出,粪、汗液、乳汁、毛发、呼出气也可排出少量砷化物及其代谢产物。砷化氢部分以原形态自肺呼出。

有机砷是低毒性的,在体内不能代谢为砷的有毒形式,并很慢由尿清除,半衰期 4~6 h。无机砷与酶蛋白的巯基和羟基结合,干扰酶活性,如丙酮酸氧化酶、葡萄糖氧化酶、6-磷酸葡萄糖脱氢酶等,并取代生化反应中的磷酸而引起氧化磷酸化解偶联,干扰体内氧化还原反应和能量生成,可导致多脏器系统的损害;可与 DNA 聚合酶结合,干扰 DNA 合成和修复,从而抑制细胞分裂和增殖,造成 DNA 复制和转录错误,被确定为致癌物,可引起皮肤癌、肺癌、膀胱癌;砷可直接导致心肌细胞损伤,而生物膜损伤可能是心肌细胞损伤的重要机制之一;砷可直接损伤小动脉和毛细血管壁,并作用于血管舒缩中枢,导致血管平滑肌麻痹、血管通透性增加,血容量减少,加重脏器损害。人口服三氧化二砷 0.01~0.05 g 可发生中毒,致死量为 0.06~0.6 g。

【临床表现】

1. 急性中毒 多为误服或自杀吞服可溶性砷化合物引起。口服后 10 min~5 h 出现症状:① 急性胃肠炎表现,出现腹痛、恶心、呕吐、腹泻、水样或混有血性大便,可致失水和循环衰竭、肾前性肾功能不全。② 神经系统表现,部分患者出现头痛、头昏、乏力、口周围麻木、全身酸痛,重者出现躁动、谵妄和四肢肌肉痉挛,意识模糊、昏迷等,可因中枢衰竭而死亡。中毒 1~3 周后常出现迟发性多发性神经病,表现为四肢肌肉疼痛或根

痛,针刺样感觉异常、上下肢无力,痛觉过敏或减退,症状由肢体远端向近端呈对称性发展,此后感觉减退或消失,重症患者有垂足、垂腕,伴肌肉萎缩,跟腱反射消失。③ 其他脏器损害,急性吸入砷化物主要表现有咳嗽、喷嚏、胸痛、呼吸困难,甚至咽喉、喉头水肿,以至窒息。消化道症状发生较晚且较轻。皮肤接触部位可有局部瘙痒和皮疹,一周后出现糠秕样脱屑,继之局部色素沉着、过度角化。急性中毒后 40~60 d,几乎所有患者的指、趾甲上都有 1~2 mm 宽的白色横纹(Mess 纹),随指甲生长移向指/趾尖,约 5 个月后消失。此外,尚可发生中毒性肝炎(肝脏肿大、肝功能异常、黄疸等)、心肌炎(心电图上出现 ST-T 改变)、肾脏损害(少尿、尿中出现红细胞、白细胞、管型等)、贫血、白细胞减少或增多等。

2. 慢性中毒 常发生在长期接触砷作业的工人或口服含砷药物引起,地方性砷中毒亦为慢性中毒。① 神经系统表现,有神经症、四肢麻木及周围神经病变(多发性神经病,嗅、视及听神经损害较常见);视神经受损时视觉诱发电位 P100 潜伏期延长、波幅降低。对于无明显临床中毒症状的接砷工人的神经传导速度检查可发现神经传导速度减慢。② 慢性砷中毒突出表现为多样性皮肤损害,好发在胸背部皮肤皱褶和湿润处。皮肤干燥、粗糙,可见丘疹、疱疹、脓疱,少数人有剥脱性皮炎。日久皮肤呈黑色或棕黑色的散在色素沉着斑。毛发有脱落,手和脚掌有角化过度或脱皮;典型的表现是手掌的尺侧缘、手指的跟部有许多小的、角样或谷粒状角化隆起,俗称"砒疗"或"砷疗",亦可融合成疣状物或坏死,继发感染,形成经久不愈的溃疡,尽至可转变为皮肤原位癌。指甲失去光泽,变厚而脆。指甲出现米氏线,为砷吸收的证据。指甲变脆,出现白色横纹(Mess 纹,为砷吸收的证据)。黏膜刺激表现为鼻咽部干燥、鼻炎、鼻出血甚至鼻中隔穿孔;结膜炎、齿龈炎、口腔炎和结肠炎等。③ 还可发生慢性中毒性肝炎,极少数发展成肝硬化;骨髓造血再生不良;长期砷接触的人群中,肺癌发病率较高,现已列为国家职业肿瘤名单,参见《职业性肿瘤的诊断》(GBZ 94—2017)。

【诊断】

急性砷中毒根据病史和临床表现诊断并不困难,在砷中毒早期需与一般的肠胃炎相鉴别。慢性砷中毒根据接触或饮食史,排除由其他病因引起的类似临床表现后,结合血砷、尿砷、毛发砷值超过正常标准后给予诊断。

【防治】

1. 急性中毒 口服者给予生理盐水或 1% 碳酸钠溶液洗胃,后给牛奶或蛋清、活性炭;用 50% 硫酸镁 40~60 ml 导泻。也可立即口服新配制的氢氧化铁,使其与砷形成不溶性的砷酸铁,再给予硫酸钠导泻。解毒剂应用二巯丙磺钠或二巯丁二钠(参见汞中毒节)。应注意防治和纠正脱水、休克及电解质紊乱。重症患者应尽早予以血液透析,血液透析可有效清除血中砷,并防治急性肾功能衰竭。

2. 慢性中毒 解毒剂应用方法参见慢性铅、汞中毒。此外还可用 10% 硫代硫酸钠 10 ml,静脉注射,以辅助砷排泄。皮肤或黏膜病损处可用 2.5% 二巯基丙醇油膏或地塞米松软膏。砷性皮肤原位癌常为多发性,局部切除不能完全防止复发和转移。

急、慢性中毒过程中所出现的脑、周围神经、肾、肝、心及皮

肤等症状,其处理都与其他上述器官组织的有关疾病处理相同。

七、二硫化碳中毒

二硫化碳为油脂、枸橼酸、磷、硫、碘等良好溶剂。工业上主要用于黏胶纤维和赛璐玢(玻璃纸)的生产,其次用于制造四氯化碳的原料;此外,尚用于橡胶、化工、光学玻璃等工业和农药等。

【病因和病理】

二硫化碳主要经呼吸道吸入而中毒,皮肤和胃肠道亦能吸收。经肺、肾排出,也能从汗液、唾液和母乳中排泄。毒理作用尚未完全清楚,主要认为:二硫化碳为一强的单胺氧化酶抑制剂,可使脑内5-羟色胺蓄积,抑制多巴胺β羟化酶活性,干扰儿茶酚胺的代谢。它与蛋白质和氨基酸中的氨基、巯基和羟基等发生作用,形成二硫代氨基甲酸酯和噻唑烷酮,两者与多种微量金属离子铜、钴、锌、锰、镁等形成络合物,影响了体内许多酶发生活力所需的微量金属元素,干扰了神经细胞的能量代谢,使组织受到损害。它与吡哆胺起作用,降低了一系列以维生素B_6作辅酶的酶活性。二硫化碳能影响正常脂质代谢有关的酶,使脂质沉着在血管壁,造成动脉粥样硬化。二硫化碳在体内代谢可以引起氧化应激反应,引起中枢神经损伤。二硫化碳还可以引起神经细胞骨架蛋白改变,使神经元正常功能发生变化。但确切机制尚不明确。

此外,二硫化碳还可使接触工人的血、尿皮质激素及代谢产物量减少。女工月经异常增多,男工妻子自发流产率和子代先天性畸形率增加,其流产率增加可能与男工精子染色体非整倍体率增加有关。

二硫化碳所致周围神经病理改变属远端型轴索性神经病,以前角细胞轴索的远端和背根神经节轴索中枢支的远端病变最重。

【临床表现】

1. 急性中毒 多由意外事故所致。主要影响中枢神经系统,轻者表现为中枢麻醉样症状,重者可有中毒性脑病和中毒性精神病。表现为头痛、眩晕、乏力、恶心、呕吐、欣快感、哭笑无常、癔症样发作、共济失调,甚至谵妄、昏迷和呼吸衰竭等。重者恢复后可残留精神异常、痴呆、肢体震颤等症状。

本品对眼、鼻黏膜和皮肤有刺激作用,皮肤接触足够长时间可引起剧痛、充血、红斑和水泡。

2. 慢性中毒 由于长期接触二硫化碳所致。临床表现是多方面的,而以精神、神经症状为最突出。可表现为头晕、头痛、乏力、失眠或嗜睡、噩梦、健忘、急躁等神经症征象;有多疑、哭笑无常和癔症样发作,或心悸、手心和足底多汗、盗汗、血压不稳定、消瘦和性欲减退或亢进等自主神经功能紊乱症状。也有手套-袜子型感觉减退和运动障碍的多发性周围神经病变症状;偶有球后视神经炎和听神经损害。病重时可有躁狂忧郁症表现,并带有妄想色彩,或有痴呆等精神症状。也可出现言语障碍、假性球麻痹、痉挛性瘫痪、震颤麻痹、舞蹈样或手足徐动症、播散性脑脊髓炎型等中毒性脑病。肌电图检查示神经末端潜伏期延长,以正中神经和腓总神经表现尤为特突出。四肢远端痛触觉减退可能是最易检出的体征,也是轻度中毒最主要的临床表现,神经系统体征中跟腱反射、膝反射异常检出率较高。

长期低浓度接触本品可发生动脉粥样硬化倾向,主要为心血管系统损害,视网膜动脉、脑和肾动脉亦受累,高血压的发生率较高。二硫化碳所致眼底视网膜血管损害要表现为血管迂曲变细、充盈延迟、血管渗漏及微血管瘤形成的逐渐演变过程。临床表现为视觉障碍,如视力减退、视野缩小、中心性视网膜炎等。有蛋白尿,红细胞和尿素氮增加等轻度肾功能受损。消化道症状如胃痛、便秘或腹泻。肝病不多见。

【诊断】

根据职业史和临床表现,急性中毒较易诊断。慢性中毒尚需参考神经传导速度测定、脑电图、眼底荧光摄影、血脂检查和其他有关的生化、电生理检查,排除其他疾病后作出诊断。在有神经症和自主神经功能紊乱的情况下,根据不同程度的精神、中枢和周围神经器质性改变以及视功能变化,测定尿中2-硫代噻唑烷-4-羧酸(2-thiothiazolidine-4-carboxylic acid)对观察接触二硫化碳的程度起参考作用。中毒的诊断分为轻度中毒和重度中毒,参见《职业性慢性二硫化碳中毒诊断标准》(GBZ 4—2002)。

【防治】

急性中毒应立即脱离现场,呼吸新鲜空气,眼污染用清水冲洗;皮肤污染可用大量乙醇清洗,以及作防止脑水肿和呼吸困难等处理。慢性中毒用B族维生素、神经营养剂、血管扩张剂及镇静剂等给予对症和支持疗法。

避免在生产、运输和贮存过程中有二硫化碳逸出;控制车间浓度在国家之一卫生标准内;有神经疾病者不宜从事本作业等,以防止中毒发生。

八、丙烯酰胺中毒

丙烯酰胺($C_2H_3CONH_2$)为白色晶体,可溶于水、甲醇、乙醇和乙酮等,挥发性低,在酸或碱的环境中水解成丙烯酸。多用于生产聚丙烯酰胺、聚丙烯酰酸钙等工业、地下建筑和实验室等。中毒途径主要为皮肤吸收,呼吸道吸入。在体内有蓄积作用,对人和动物都会产生神经系统损害。

丙烯酰胺神经毒作用的临床症状为四肢麻木、共济失调,在病理学上主要表现为末端轴突肿胀及变性、尼氏小体数量减少、细胞核位置改变等,电镜下肿胀的轴突末端有神经丝(neurofilament,NF)堆积。丙烯酰胺的神经毒作用机制中细胞骨架学说得到普遍认可,尤其是细胞骨架蛋白如神经丝、微管(microtube,MT)、微管结合蛋白2、Tau蛋白的表达、修饰、含量与分布等与丙烯酰胺神经毒作用症状表现密切相关。微管结合蛋白2和Tau在细胞骨架蛋白的组装和维持细胞骨架稳定方面有重要作用,丙烯酰胺可能通过影响微管结合蛋白2的表达来破坏细胞骨架的功能。根据动物实验资料,给予致死剂量的丙烯酰胺,可产生严重的强直性、阵挛性抽搐和一般中枢神经系统兴奋现象;给予小剂量或重复剂量的丙烯酰胺时,可产生慢性中毒,表现有明显的共济失调及震颤。大脑皮质、小脑、视丘、苍白球、脊髓前角细胞、薄束核、脊神经节细胞和周围神经远端部均有不同程度的损害,可能为本品与神经系中蛋白质的巯基结合所致。

【临床表现】

主要是神经系统受损表现,其次为皮肤和消化系统症状。

1. 急性中毒 职业性丙烯酰胺急性中毒者,经皮肤和呼吸道途径吸收。多以头晕、乏力、皮肤脱皮、红斑以及站立、步态不稳、持物不稳、双手精细动作受限和不同程度的意识障碍为突出表现,部分患者有幻觉、定向障碍、视野缩小、视力下降、声音嘶哑、饮水呛咳等脑神经损伤表现。口服中毒病例中,恶心、呕吐甚至腹痛、腹泻等消化道症状比较明显。早期神经系统症状多有头晕、乏力、嗜睡、行走站立不稳,并可出现幻听或幻视、定向障碍、抑郁等精神症状。脑脊液、肌电图检查多无异常发现。若在短期内大量吸入本品可出现精神症状和小脑共济失调;重度中毒者先出现小脑症状,随后出现周围神经病;轻度中毒者以周围神经病变为主。癫痫样发作、帕金森综合征和延髓损害表现较少见。

急性中毒病例在急性期症状消失后可出现周围神经损害的症状和体征,表现为四肢功能障碍、肌肉萎缩,并有神经-肌电图改变;口服中毒者一般在中毒后 3 d～1 周患者行走困难、站立不稳、双手及眼球水平震颤,有的记忆力和理解力下降。

2. 慢性中毒　患者的主要临床症状为手足蜕皮、红斑、多汗湿冷,以及头痛、头晕、失眠、记忆力减退和乏力、睡眠异常等神经症综合征以及四肢麻木、精细动作困难等。主要体征表现为构音障碍、肌力降低、肌肉萎缩、四肢远端触痛觉降低及跟腱反射减弱或消失等。肌电图检查可有神经源性改变,神经传导速度减慢;脑电图可有大量 θ 波和 δ 波出现的弥漫异常改变。

应用气相色谱法测定患者血清丙烯酰胺浓度有增高,且与中毒患者接触本品的浓度、方式、时间等因素直接相关。此检查可作为丙烯酰胺中毒的诊断及判断中毒程度的一项重要生化指标。

【诊断】

根据临床表现及职业史,排除其他病因引起的类似疾病,结合现场卫生学调查后可作出诊断,具体诊断分级参见《职业性丙烯酰胺中毒的诊断》(GBZ 50—2015)。

【防治】

目前尚无特殊有效解毒药,对于有神经症状的患者进行对症处理。慢性中毒可用 B 族维生素、神经营养药物及中医中药,并辅以康复治疗及对症治疗。

加强车间内通风排毒设施;做好手、足清洗防护,下班后洗澡、更衣等个人防护;对接触者定期作体格检查,以便早期发现病变及早期调离原工作。

九、一氧化碳中毒

一氧化碳在空气中浓度超过 30 mg/m³ 时就能发生中毒。冬季门窗密闭,火炉取暖,煤气(包括天然气)泄漏,工业中的炼钢、炼焦以及一氧化碳作为原料的化学工业部门,汽车排出废气和火车过隧道时,矿井爆破时,以及消防员救火等都能接触一氧化碳。

【病因和病理】

一氧化碳经呼吸道进入人体与血红蛋白结合成碳氧血红蛋白,其亲和力比氧与血红蛋白的亲和力大 200 倍以上,而碳氧血红蛋白的分解速度仅为氧合血红蛋白的 1/3 600,故造成低氧血症,导致组织缺氧。一氧化碳浓度较高时,还可与细胞色素氧化酶的铁结合,抑制组织的呼吸过程。中毒后离开现场,吸入新鲜空气或氧气,需经数小时至 24 h 方能将一氧化碳完全以原形式自肺排出体外。

孕妇接触一氧化碳后易引起血中碳氧血红蛋白含量增高。动物实验可见一氧化碳能通过胎盘影响子代发育。

中枢神经系统对缺氧最敏感,故急性一氧化碳中毒后可造成脑水肿。部分重度中毒患者可发生迟发性脑病,一般认为是由于脑水肿后继发脑缺血性脑软化或广泛脱髓鞘病变所致;有认为免疫功能紊乱,5-羟色胺及自由基代谢异常在本病的发生及病理发展过程中起着重要作用。

神经系统病理改变以大脑皮质的白质和苍白球等处影响最严重,海马回和小脑则较轻。脑血管有痉挛、出血。严重者出现脑水肿,继发性脑血栓形成,皮质或基底节有局灶性软化及皮质下白质广泛的脱髓鞘病变;周围神经亦有脱髓鞘病变。有报道一氧化碳中毒迟发脑病患者的症状与患者脑脊液中 S100β、JNK1、JNK2、TNF-α、IFN-γ 水平呈负相关($P <$ 0.05),与 IL-4、IL-10、TGF-β1 水平呈正相关。心脏有中毒性心肌病,有报告以左室壁及室间隔为明显。此外可有肺水肿、胸膜及肠黏膜出血。血液呈樱红色,凝结缓慢,所有组织均呈红色等。

【临床表现】

当空气中一氧化碳浓度为 0.02% 时,2～3 h 后即可使人出现中毒症状,当空气中一氧化碳浓度为 0.08% 时,2 h 后即可使人昏迷。临床表现的轻重与其血内碳氧血红蛋白大致成正比。① 轻度中毒者,有头胀、头痛、眼花、耳鸣、恶心、全身乏力、心跳和昏厥感。离开中毒场所,经过或不经过治疗,数小时后或到第 2 日即可好转。② 中度中毒者,除上述症状外,还可出现颜面潮红、口唇樱桃红色、全身多汗、血压先升后降、心率快速、偶有心律不齐等。有时患者出现烦躁不安,进入昏迷状态。一般离开中毒场所经抢救数小时后神志即可清醒,然后出现头痛、乏力等神经症。大多数日后恢复正常。③ 重度中毒者,迅速进入昏迷,并持续数小时至数天。瞳孔缩小或散大,对光反应正常或迟钝,有阵发性抽搐,肌张力和腱反射增高或降低,锥体束征阳性。此外,尚有颜面樱红色,体温升高,脉搏增快,血压下降,心律失常或传导阻滞,肺水肿,呼吸衰竭,消化道出血及肌红蛋白尿性肾病等。有时四肢或躯干有皮肤出现水疱或成片红肿。患者清醒后,经过一段时间的治疗,绝大多数能完全恢复。长期不能离开中毒现场者可因呼吸衰竭而死亡。

少数急性中毒患者可发生迟发性脑病,即在急性期意识障碍恢复后,经 2 d～1 个月"假愈期"后又出现神经、精神症状。神经障碍有锥体外系(帕金森综合征多见,个别表现为舞蹈症或手足徐动症,小脑体征很少出现)、锥体系(失语、偏瘫等)、脑部局灶性损害(癫痫、皮质性失明、顶叶综合征等)及精神障碍(遗忘、痴呆、幻觉、妄想等)症状。昏迷时间是高压氧治疗一氧化碳中毒迟发性脑病的独立因素,当患者昏迷>10 h 时,发生迟发性脑病的概率有明显提高。一氧化碳中毒患者多数能康复,部分留有后遗症,其中痴呆为主要临床表现,并伴震颤麻痹及其他精神症,较少出现局灶损害和舞蹈症。脑电图主要表现为弥漫的慢波改变,在头部 MRI 影像上常见有双侧脑白质异常改变。

周围神经病可在急性中毒时发生,也可为迟发性起病。以运动障碍为主,感觉损害较轻,呈单神经病(正中、尺、桡、腓总、胫及股外侧皮神经炎等)或多发性神经病。有时出现球后视神经炎或其他脑神经麻痹。

长期微量吸入一氧化碳,可产生头痛、头晕、失眠、消化不良等症状;脑电图检查可出现慢波等,但有些人认为接触者除碳氧血红蛋白轻度增高外还缺乏引起慢性中毒的有力依据,目前对一氧化碳慢性中毒的诊断尚有争论。

血白细胞总数及中性粒细胞数、血小板计数增高,淋巴细胞比例降低;血中碳氧血红蛋白浓度增高,轻度中毒时高于10%;中度中毒时高于30%;重度中毒时其浓度增高在50%以上。脑电图检查有轻至高度弥漫性异常。脑诱发电位检查:体感、脑干及视觉诱发电位在一氧化碳接触者、急性中毒及迟发性脑病患者中都有各种异常改变;有认为体感诱发电位对一氧化碳中毒最敏感,脑干诱发电位与患者的昏迷程度相关,在迟发性脑病发生前测定体感和视觉诱发电位中由正常转为异常时,可预测迟发性脑病将发生。中毒性周围神经病时,肌电图呈神经源性改变;神经传导速度减慢。心电图可有心律不齐、阵发性心动过速、传导阻滞和心肌损害,心肌酶谱如 CK、LDH等可以明显升高,但多数是由于横纹肌损伤所致,反映心肌损伤的特异性不高,但需关注 CKMB/CK 的比值。头颅 CT 检查可见大脑皮质下弥漫性或双侧苍白球低密度区;头颅 MRI 检查可见双侧额、颞、顶、枕部皮质下白质,脑室、白质半卵圆中心及双侧苍白球有异常信号,但在急性中毒早期,两者都可显示正常或轻度异常改变。

【诊断】

急性中毒一般不难诊断。当接触史不明确时,需与脑部损伤、感染和血管疾病以及代谢障碍等其他疾病引起的昏迷相鉴别,依靠血碳氧血红蛋白的测定,有助于早期诊断。

【防治】

搞好安全卫生宣教,防止生活中的中毒。加强劳动保护,随时掌握劳动环境空气中一氧化碳的浓度是防止一氧化碳中毒的根本。

对已发生的急性中毒者,应立即搬离中毒场所,使能吸入新鲜空气或给氧气,并注意保暖,观察意识变化。轻度中毒者常可很快好转。中度或重度中毒患者除上述处理外尚需进行持续面罩给氧,若条件许可,首先使用高压氧舱,以积极纠正脑缺氧,中毒后 12 h 内使用高压氧治疗较延迟治疗疗效好。近来有文献提出对危重中毒患者,早期呼吸机辅助呼吸较高压氧治疗的疗效更佳,具体疗效尚待进一步证实。有较多使用纳诺酮治疗的文献,但机制尚未明确。静脉滴注甘露醇或地塞米松等以防治脑水肿;选择使用右旋糖酐 40、尼莫地平、复方丹参液、细胞色素 C、三磷酸腺苷、辅酶 A 及胞二磷胆碱等作静脉滴注,以改善脑血液循环及脑代谢;其他对症处理有抢救呼吸、循环衰竭,维持水、电解质平衡,防治感染,用镇静药及加强护理工作等。患者清醒后仍应卧床休息 2 周,积极治疗,防止迟发性脑病发生。对迟发性脑病的处理也可用高压氧疗法,选用糖皮质激素、扩血管药物、促进脑代谢的药物以及抗震颤麻痹、抗癫痫等药物作对症处理。病情改善后应给予充分休息数月。

十、甲醇中毒

甲醇(methanol)亦称木醇,为无色、透明、易挥发、易燃的液体,是工业生产中重要的溶剂,经常被用作有机溶剂或添加剂,应用于防冻液、汽车挡风玻璃清洁剂及油漆稀释剂等;在医药及化工行业,甲醇用于制造甲醛、甲胺、异丁烯酸酯、纤维素、摄影胶片、汽车燃料和树脂等产品。常因设备陈旧,工艺简陋及违规操作等造成职业中毒,亦因不法商人制造假酒而发生中毒。

甲醇可通过呼吸道、皮肤黏膜和消化道等途径进入人体,导致中毒。在职业活动中,呼吸道是主要的吸收途径。进入胃肠道后吸收达峰时间为 30～60 min,并迅速分布于全身组织和内脏,肝、肾、胃组织中含量最高,其次为眼球玻璃体和视神经。甲醇吸收后主要经肝脏代谢,最终氧化成二氧化碳和水。肝内清除的半减期与摄入剂量有关,高剂量者(＞1.0 g/kg)半衰期大于 24 h,低剂量(＜1.0 g/kg)者约为 3 h。90%～95%经呼吸道和尿排出。

甲醇的毒性作用除其本身的麻醉作用外,还通过对线粒体的呼吸氧化链的抑制,引起细胞色素 C 氧化酶的轴浆运输障碍而致中毒性神经病的发生。

甲醇中毒者的脑部广泛充血、水肿、出血,严重者可继发脑疝而死亡。病理中可见神经元急性缺血、视神经肿胀、髓鞘脱失等。

一般认为,人类口服甲醇的最低中毒量为 100 mg/kg,最低致死量为 100～200 ml。近 20 年来,我国仍有假酒市场,应当特别引起注意。据 1998 年初山西报道有 200 余人饮假酒中毒,其中死亡 22 人。其后有多起散发饮用假酒中毒病例报道。

【临床表现】

甲醇中毒的急性期潜伏期为 12～24 h,少数 2～3 d,同时饮酒(乙醇)者潜伏期可以延长。临床主要有中枢神经精神症状及眼部症状,并可有代谢性酸中毒。

1. 中枢神经精神症状　表现为头痛、头昏、眼花、乏力、步态不稳、嗜睡和醉酒状态,但一般不出现欣快、夸大等精神症状。少数患者在出现神经精神症状的同时可出现锥体束和锥体外系受累的体征。

2. 眼部症状　较多见,常在摄入甲醇后出现视物模糊、眼球疼痛、眼前飞蚊、黑影以及闪光、畏光和幻视等,严重者视力下降、视野缩小甚至失明。眼底检查可见视神经乳头充血、视网膜水肿,视网膜静脉充盈,视野检查有中心和旁中心暗点,图形视觉诱发电位和闪光视觉诱发电位异常。一至数月后则出现视神经萎缩。头颅 CT 和 MRI 检查可见脑白质、基底节低密度,对称性豆状核软化灶。此种改变可见于急性中毒的数天后,并往往借此发现以供诊断依据。

3. 代谢性酸中毒　甲醇中毒出现不同程度的代谢性酸中毒临床表现。轻度代谢性酸中毒临床表现不明显或仅出现乏力、呼吸稍促、食欲不佳等。随着酸中毒程度加重,临床上可见呼吸加快加深(Kussmal 呼吸),血压下降、心律失常等循环功能明显障碍以及意识障碍等表现;动脉血气分析对于代谢性酸中毒的诊断具有重要意义。当动脉血气分析 pH 7.25～7.32,HCO_3^- 15～20 mmol/L 时,为轻度代谢性酸中毒;动脉血气分析 pH 7.15～7.24,HCO_3^- 10～14 mmol/L 时,为中度代谢性酸中毒;动脉血气分析 pH＜7.15,HCO_3^-＜10 mmol/L 时,为重度代谢性酸中毒。

【诊断】

根据甲醇接触或假酒饮用史,出现弥漫性的先抑制后出现代谢性酸中毒、神经精神症状及视力急剧下降等症状体征者当考虑甲醇中毒之可能。具有下列症状者应考虑甲醇急性中毒之可能：① 中、重度意识障碍。② 急性视力减退，黑矇甚至失明，眼底乳头、网膜水肿。③ 代谢性酸中毒。诊断之前，应排除其他药物中毒、糖尿病酮症、脑血管病及肝性脑病之可能。职业性甲醇中毒的诊断可参考《职业性急性甲醇中毒的诊断》(GBZ 53—2017)。

【治疗】

职业中毒者应紧急撤离现场。口服中毒者应立即洗胃并用催吐剂排除甲醇的吸收。纠正酸中毒。

1. 乙醇　将乙醇溶于 5% 葡萄糖液中口服或静滴，使血液的乙醇浓度控制在 $1\,000\sim1\,500$ mg/L，当甲醇浓度低于 6.24 mmol/L 时停用乙醇。

2. 4 甲基吡唑(4 methylpyrazole，4MP)　15 mg/kg，加入 100 ml 盐水或 5% 葡萄糖盐水中静脉滴注。目前国内尚无此药。

3. 血液透析治疗　血液透析能够清除已吸收的甲醇及其代谢产物甲酸，是急性甲醇中毒时的重要治疗手段。血液透析疗法的指征为出现下列情况之一：① 血液甲醇>15.6 mmol/L 或甲酸>4.34 mmol/L。② 中、重度代谢性酸中毒或伴有阴离子间隙增高的轻度代谢性酸中毒。③ 出现视神经乳头视网膜水肿或视力障碍。④ 出现意识障碍。⑤ 出现多脏器功能损伤。

4. 其他　加强支持治疗和护理，防止脑水肿和脑疝发生。

十一、酒精中毒

酒精是常用的工业原料、溶剂和燃料，食用酒精亦是人们主要的饮料之一。过量饮用和长期饮用是酒精中毒的常见原因。

酒精中毒的机制与其代谢途径有关。酒精摄入后进入肝脏，影响糖代谢和各种酶的降解作用，抑制肝脏细胞线粒体的氧化系统而致肝脏和骨骼肌肉的代谢紊乱；进入神经系统后累及中枢并造成周围神经髓鞘溶解和继发神经变性，中枢神经细胞变性、死亡，而出现弥漫性的酒精性脑病、小脑变性、髓鞘溶解、Wernicke 脑病(WE)和酒精性周围神经病等。

【临床表现】

酒精中毒的临床表现可分为急性中毒和慢性中毒两大类。

1. 急性酒精中毒　常因大量饮用高度白酒所引起。主要临床表现如下。

(1) 弥漫性精神神经症状：轻度中毒者兴奋、欣快、颜面潮红或青白、多语、夸大、舌根发硬、口齿不清、动作笨拙、步态不稳(醉汉步态)、判断定向力障碍，或烦躁、眼球震颤、嗜睡。重度中毒者昏迷、呼吸表浅、出现潮式呼吸，重者因呕吐造成吸入性肺炎窒息或继发肺炎而死亡。血液的酒精深度可达 3 000 mg/L 或以上。

(2) 横纹肌溶解症：较少见。常发生在大量饮酒次日或连续数天大量饮酒后。主要临床表现为肢体或全身肌肉酸痛、无力，肌肉肿胀，皮肤光亮、片状红斑，局部发硬并有压痛。实验室检查可见肌酸磷酸激酶、谷草转氨酶升高。尿肌红蛋白阳性。可出现急性肾功能衰竭。

急性酒精中毒可以引起急性心肌梗死、低钾血症、上消化道出血、低血糖表现，心电图检查可出现窦性心动过速、期前收缩、ST-T 变化、心房纤颤、异常 Q 波和 QRS 碎裂波等。

2. 慢性酒精中毒性脑病　根据临床表现、起病急缓、病程长短等临床特征，《慢性酒精中毒性脑病诊治中国专家共识》将

慢性酒精中毒性脑病分为 Wernicke 脑病、Korsakoff 综合征、慢性酒精中毒性痴呆、酒精性震颤谵妄、酒精性癫痫、酒精性精神和行为障碍共 6 种类型，具体内容可参见共识。

(1) Karsakoff 综合征：表现记忆力减退、欣快、思维混乱并有丰富的幻觉、虚弱等精神表现。神经系统检查可有弥漫性额叶损害表现，肌电图检查有周围神经病变。头颅 MRI/CT 可见脑萎缩及脑白质变性之表现，以胼胝体变性为特征性表现。

(2) Wernicke 脑病和小脑共济失调：长期饮酒者继发维生素 B_1 缺乏而出现中脑脑室周边、脑桥及其与小脑联系的神经纤维变性。临床表现为眼球运动受限、步态不稳、共济失调。这些慢性酒精中毒者都有人格改变、自知力丧失、行为障碍等，以致出现打人、毁物或自伤等严重后果。

3. 慢性酒精中毒性肌病　慢性酒精中毒性肌病(chronic alcoholic myopathy，CAM)是由长期酗酒引起的一组肌病综合征，可能与营养失调有关，多缓慢起病，表现为进行性四肢肌无力，以近端肌无力明显，其后可出现肌萎缩，辅助检查无明显特异性；肌肉病理可见坏死、萎缩肌纤维，以 II 型肌纤维萎缩为主，可见不整红边纤维。

4. 慢性酒精中毒的其他临床表现　慢性酒精依赖患者表现为易发生急性酒精中毒症状、易发生慢性酒精中毒症状、易出现慢性酒精性肝病，体内维生素的缺乏情况十分严重，尤以维生素 B_1、叶酸的缺乏最为常见，另外钾和锌也极易出现缺乏。也可以引起股骨头缺血性坏死。

【诊断】

依赖于明确的大量或长期乙醇吸入或过量饮酒史，典型神经精神症状和体征，一般诊断并不困难。但仍需与营养代谢性维生素尤其维生素 B_{12} 缺乏、慢性消化道疾病、遗传性共济失调等变性代谢性脑病相鉴别；应根据其典型临床表现、心理量表检测等与老年性痴呆等相鉴别。慢性酒精性中毒性肝病糖铁缺失转铁蛋白检测有一定价值。

【治疗】

轻度中毒者不必治疗。持续昏迷者可给纳洛酮静脉注射治疗。常用量为 $0.4\sim1.2$ mg 静脉注射，必要时重复给予 $0.4\sim0.8$ mg 静脉推注，直到清醒。并可联合乙酰谷氨酰胺治疗。重度中毒，出现呼吸困难者应作人工辅助呼吸。有骨骼肌溶解症者应进行血液透析或血液灌流。

阿哌立唑联合地西泮可用于治疗急性酒精中毒所致中毒性精神障碍。

慢性酒精中毒者应逐步戒断，切忌突然戒断，以防戒断综合征发生。慢性中毒性脑病治疗首选戒酒，苯二氮䓬类药是解毒治疗的首选药物，并且对癫痫发作、谵妄等症状也具有显著疗效，病因治疗推荐肠外补充高剂量维生素 B_1；周围神经病变可尝试使用硫辛酸、鼠神经生长因子治疗。

第六节　物理性神经损伤

宣丹旦　万伟国　顾映丽

一、放射性损伤

放射性损伤在战争时期可见于原子弹与氢弹爆炸后。在

和平时期通常是由于核工业事故和医疗上的放射治疗所引起。

放射线能使机体组织造成损伤，称为放射损伤，由电离辐射引起。根据辐射剂量大小、受照时间长短及发病的缓急，分为急性和慢性两种。射线从体外照射所引起的损伤称外照射放射病，来自体内沉积的放射性核素引起的称内照射放射病。两种放射病同时存在。电离辐射对机体有低吸收能量引起高生物效应以及作用的短暂性和效应的长期性两个特点，后者称为远后效应。

【病因和病理】

1. 急性放射病　急性放射病见于一次或短时间（数天）内分次受到大剂量照射引起的全身性疾病。根据受照剂量、基本病理改变和临床特点分为脑、肠和骨髓三型。脑型的受照剂量在 50 Gy 以上，起初出现头昏、恶心、呕吐、烦躁不安等，迅速转为意识障碍、定向障碍、震颤、共济失调，大多在数日内出现昏迷，伴发心血管功能衰竭而死亡。肠型的受照剂量在 10 Gy 以上，可以出现胃肠道症状，以剧烈的恶心、呕吐与腹泻为特征，常见并发肠麻痹、肠梗阻、肠穿孔等。骨髓型出现造血系统功能障碍，可以导致严重脱水、酸中毒、尿闭、休克以至死亡。一般全身放射量达 1～10 Gy 后，即可出现造血系统的影响，主要表现为血白细胞减少、出血和感染等。

2. 迟发性放射病　通常指照射后 6 个月以上出现的反应，为远后效应，表现为受照射者本人（包括胎儿）的躯体效应，或对后代的遗传效应。

大剂量放射损伤后的远期并发症有白血病、肿瘤等发病率增高，神经系统变性病等亦增加。二战期间日本广岛原子弹爆炸后，胎儿在母体子宫内受照射幸存者出现小头、智力迟缓、生长发育延缓、低智商和学习成绩差，且与辐射强度相关。我国"6·25"^{60}Co 源辐射事故后 6 年随访观察神经系统远后效应为头晕、头痛、记忆力减退、失眠、注意力不集中等神经症表现。在医疗中进行的放射治疗后，亦可出现放射损害，损伤的临床表现随放射野的不同而异。

神经系统的迟发性放射损伤常见于各种放射源所作的放射治疗之结果，是临床最常见的神经放射损伤。常见的类型有：放射性脑病、脊髓病、脑神经病和臂丛神经等。

【临床表现】

临床症状的出现与接受放射照射的部位直接相关。放射性治疗后出现的急性反应统称放疗后急性脑损伤。根据放射照射的部位出现相应的临床症状和体征。

（一）放射性脑病

中枢神经系统胶质瘤、淋巴瘤、垂体瘤、生殖细胞瘤、鼻咽癌以及众多的颅内转移性肿瘤和白血病的中枢神经浸润患者接受放射治疗后均可发生。

1. 急性放射损伤　急性放射损伤（数小时至 3 周）临床少见，主要由于血-脑屏障受到损害，通透性增加而导致脑水肿、颅内压增高和一过性神经功能受损，一般可以自愈。病理基础为脑水肿。一般临床有颅高压增高，表现包括头痛、恶心、呕吐、体温增高、嗜睡、意识障碍、痉挛、神经症加重等，这些反应一般是可恢复的。一次剂量 2 Gy，总剂量不超过 60 Gy；或 1 周不超过 10 Gy，不会发生急性反应。单次剂量＞3 Gy；或者有较大占位病变、颅压增高时，一次 1.5～1.7 Gy，仅照射一次也会引起急性脑水肿。头颅 MRI 可见病灶周边水肿加重或脑肿胀。

2. 早期迟发放射损伤　脑放疗后数周或 3 个月内出现暂时、可逆性的白质损伤，主要是少突胶质细胞的脱髓鞘病变伴轴索水肿。主要表现为兴奋性增高、食欲不振、头晕、嗜睡、记忆力减退、易怒和乏力等症状，甚至出现肿瘤相关症状和体征的加剧。最多见是急性淋巴细胞白血病儿童接受 18～24 Gy 的预防性全脑照射后，特别是 3 岁以下者，大约有半数在 3～8 周后出现典型的"睡眠症"，表现为嗜睡、恶心、易怒。

3. 晚期放射损伤　晚期放射损伤（3 个月至数年）临床症状和体征以及损伤是否致命取决于照射部位、照射剂量和体积。放射照射区大脑皮质神经元消失，星形细胞肿胀，小动脉纤维坏死及小动脉血栓形成等病理改变，使受累脑组织软化、纤维化形成局灶性或弥漫性病灶，并表现相应部位的神经损伤症状和体征。鼻咽癌患者放射治疗后常出现脑桥小脑角、脑干或小脑损害的症状和体征。全脑放射治疗后可出现弥漫性脑萎缩和进行性认知功能减退，重则痴呆。γ 刀治疗后可出现灶性脑萎缩和软化灶，酷似脱髓鞘性脑病的"黑洞"。

（1）根据治疗性照射的体积范围，将晚期放射损伤分为两类。

1）局限性放射性脑坏死：坏死同局部肿瘤一样，伴有局部神经组织异常和颅压增高，临床表现如一侧肢体运动、感觉和（或）神经反射障碍、失语、癫痫、意识障碍和精神异常等。临床症状一般出现在放疗后 10 个月或数年，约有 70% 局限性的患者在放疗后的 2 年内出现症状。仅根据临床表现很难做出诊断。CT 示影像增高与高剂量体积范围相符的白质低密度区，有不规则增强效应，通常伴有病变周围的弥漫性水肿和不同程度的占位效应；MRI 影像学提示相似的局部改变。通过 MRI 弥散加权、灌注成像、波谱分析等以及近年来应用正电子断层扫描（PET/CT）技术，借助 18 - FDG 和 ^{82}Rb 的 PET 扫描影像观察，可以提高脑放射性坏死的诊断率。

2）弥漫性脑放射性坏死：晚期放射坏死最具特征的组织学改变是嗜酸性细胞和纤维素渗出并沿灰白质交界处蔓延征，常见于同时接受鞘内注射甲氨蝶呤及全脑放疗的急性淋巴细胞白血病患儿，也可以发生在单纯接受全脑或次全脑放疗的患者。放化疗联合治疗后的弥漫性白质损伤的症状，通常出现于放疗后 1 年。严重的弥漫性白质损伤最明显的临床特征是精神症状，包括人格改变、记忆力减退、注意力减低、痴呆，儿童主要表现为生长发育迟延和智力发育障碍。

（2）根据治疗性照射部位，损伤又可分为三类。

1）大脑型：表现为远时记忆力和近时记忆力减退、定向力障碍、幻觉和智力减退，头痛、呕吐等颅内高压症状，发作性昏迷、抽搐等。

2）脑干型：表现为头晕、复视、言语不清、吞咽困难和共济失调等。

3）混合型：同时存在上述大脑型和脑干型放射性脑病的临床表现，多是病程的晚期阶段，预后较差。

（二）放射性脊髓病

对鼻咽癌、食管癌及其他颈、胸部肿瘤进行放射治疗可以造成放射性脊髓损伤。临床上表现可分为以下几型。

1. 早期型　由纯粹主观的症状与很轻微的客观感觉障碍所组成。在大约 3 个月的潜伏期后显露出来，而经过 3 个月左右以后有所消退。

2. 急性截瘫或四肢瘫型 可能由血管性病变导致脊髓梗死所造成，较少见，多见于颈部或上胸部照射后。从无症状到完全性神经障碍的发展时间，从数小时或数天，以后病情稳定。急性起病，常在几小时至几天内发展为四肢瘫痪，表现为脊髓横贯性损害的特征，即双下肢肌张力增高，腱反射亢进，病理反射阳性，损害平面以下深浅感觉障碍及尿便功能障碍。早期可能出现脊髓休克症状。急性放射性脊髓病恢复较困难，预后不良。

3. 早期迟发性放射性脊髓病 主要表现为 Lhermitte 征，典型表现为曲颈时从颈部沿背部向下或四肢放射的触电感，患者诉手足麻木，或有针刺蚁爬感。头复位时，症状可消失。屈颈动作越快越有力，触电感越强烈。颈项与肩部可有疼痛。然后出现一个或多个肢体的无力或瘫痪，进展性的感觉消失。上述症状和体征可能是由于放射性损伤导致脊髓白质髓鞘脱失所致。

4. 晚期迟发性放射性脊髓病 ① 慢性进展放射性脊髓病，最常见，潜伏期 3 个月～5 年，通常隐袭发病，可经潜伏期后急性发病，最早出现的症状以感觉异常为最常见，早期出现 Lhermitte 征，晚期出现不同程度的脊髓横贯性损害症状，晚期患者出现大小便功能障碍。体格检查提示脊髓部分性损害，有时表现为脊髓半切综合征，或完全性截瘫或四肢瘫。部分病例可以有延髓瘫痪症状。脑脊液检查，椎管通畅，蛋白质定量中等度增加。② 下运动神经元病型，表现为上、下肢的下运动神经元损害，由脊髓前角细胞选择性损害所造成。本型极为少见。

(三) 脑神经和臂丛神经损伤

眼、眼眶、鼻窦、鼻咽部或垂体的肿瘤接受放疗后可发生视神经、视交叉和视束损害。偶见报道在垂体受照射后引起第 Ⅲ～Ⅵ 对脑神经受损。有报道恶性腮腺肿瘤接受放疗后发生无痛性面神经下运动神经元性麻痹。放疗后感音性耳聋为耳蜗损害的可能性较听神经受损可能性大。头、颈部癌放疗后造成后组脑神经损伤较易发生，舌下神经最多，迷走和副神经其次。

乳腺癌的放射治疗可以造成臂丛神经的放射性损害。放射治疗与臂丛症状发病之间的潜伏期为 5 个月～20 年，平均为 6.5 年。感觉症状（疼痛、感觉异常、麻木）远较运动症状为显著，但也有病例在感觉症状出现之前先发生肌肉无力。放射治疗引起的臂丛损害与癌肿转移所引起的臂丛损害在临床上很难区分。但约有半数放射伤的病例未有显著疼痛，而转移病例的特征是有剧烈的疼痛，经过长期随访，转移病例都是预后恶劣，放射损伤病例预后较好。

【辅助检查】

放射性脑病患者的脑电图异常改变的出现早于影像学异常改变，因此临床上应用脑电图检查，有早期预测价值。放射性脑病无特征性的 CT 影像表现，给诊断带来一定难度，如确实存在难以诊断者，可建议行 MRI、PET 检查或行立体定向脑组织活检。放射性脑病患者的 CT 影像表现主要是脑水肿坏死、液化及囊变。影像特点为与放射部位基本吻合；以白质受累为主，皮质受累较轻；病灶范围与血管支配的脑组织不相符，其水肿范围，水肿形态、占位效应、强化情况及不符合血管分布的表现，是影像易误诊为转移性肿瘤的原因之一。在 MRI 显像上最常见的放射性脑病的影像学证据是肿块增强效应。在 T_2 加权相上，放射性脑病实质部分是低信号，而中心部位的坏死灶表现为高信号。最常见的放射性脑坏死形式表现为靠近原发灶的一个单发病灶，其他放射性坏死的影像学表现包括：① 多发灶。② 对侧半球病灶。③ 病灶发生在远离原发灶。④ 室管膜下病灶。

X 线片和椎管造影对放射性脊髓病无直接诊断价值，CT 亦难以显示脊髓所发生的放射性病理改变。MRI 检查对放射性脊髓病有重要诊断价值。放射性脊髓病的 MRI 表现有以下特点：① 可见相应椎体 T_1W 信号增强，正常与异常椎体之间出现"分界线"。② 病变脊髓的 MRI 改变呈连续性多节段，轻重程度不同。③ 横断位和（或）矢状位 T_1W 早期显示为脊髓增粗，边缘不整齐，T_1W 呈低信号、T_2W 呈条状或斑片状高信号；慢性期脊髓大小正常或变细萎缩，蛛网膜下腔明显增宽，仍以 T_1W 低信号 T_2W 高信号为主，但不均匀。④ 增强 MRI 显示斑点状或环状强化，若脊髓水肿、液化或囊变则不强化。

【诊断与鉴别诊断】

中枢神经放射损伤的诊断必须具备：① 有放射暴露的病史。② 放射暴露的剂量达到放射损伤的剂量范围内。③ 放射暴露的时间与神经症状出现之间密切相关。④ 神经症状和体征可以排除原发病或复发，或肿瘤的浸润转移引起。

职业性接触放射源而怀疑发生放射病的患者可根据我国职业病诊断标准，至专业的职业病诊断机构申请诊断。

放射性脑病需与脑梗死、病毒性脑炎鉴别。放射性脊髓损伤需与急性脊髓炎、多发性硬化和脊髓转移瘤相鉴别。

【治疗】

放射损伤尚无有效治疗措施。常用的有以下几种疗法。

1. 皮质固醇类激素 无论是急性或慢性放射脑损伤均可应用，并可暂时改善或缓解临床症状和体征。放射性脑病在早期以水肿为主要表现时，激素治疗是有益的，有助于稳定毛细血管的完整性，但并不能影响放射性损伤的临床进程。经常应用的为地塞米松 5～10 mg/d 静脉滴注，或泼尼松 30～40 mg/d 口服，5～7 d 后逐步减少剂量。脱水药物如甘露醇、甘油果糖均可应用，可降低颅内压，改善脑水肿。

2. 高压氧 高压氧可提高组织氧分压，刺激内皮生长因子生成，激发细胞及血管修复机制。高压氧可作为放射性损伤的常规治疗，并与药物治疗同时进行。

3. 活血疗法 为改善放射性脊髓病患者脊髓的缺血性病理改变，可给予抗凝类药物如肝素、阿司匹林等，也可应用维脑路通及胞二磷胆碱静脉注射，钙通道阻滞剂尼莫地平或西比灵口服。活血化瘀类中医中药亦有试用。

4. 对症支持治疗 增加维生素和蛋白质的摄入，特别是维生素 B_1、B_4、B_6、B_{12} 及叶酸均可加倍剂量应用。在截瘫发生后注意预防肺炎、泌尿系感染和褥疮等的发生。截瘫伴有膀胱、直肠功能障碍者可导尿，并需预防感染。有神经痛者按神经痛对症治疗；抽搐者抗惊厥治疗。神经节苷脂可能有促进神经功能的恢复。

5. 其他可能的药物治疗 除类固醇外，还有肝素、苯丙酮香豆素钠、己酮可可碱、低铁饮食、去铁铵、戊巴比妥等。其他有潜能的因子包括血小板激活因子、α-二氟甲基鸟氨酸等。这些因子减弱辐射诱导的趋化作用,因而能减少可生成细胞因子的巨噬细胞。还发现多西环素、美满霉素及头孢曲松可明显减少辐射诱导的乳酸脱氢酶释放及 DNA 分裂,其中美满霉素作用最强且能抑制辐射诱导的微神经胶质细胞增生,从而抑制神经元的凋亡。具体疗效有待证实。

6. **手术治疗** 放射性脑坏死患者如果出现进行性神经功能障碍,颅内压增高,长期依赖激素治疗,影像学提示广泛脑水肿和占位效应,可行手术切除坏死组织。已接受类固醇治疗仍有进展性占位效应者也需要外科切除病灶,大多数患者术后可减少或停用类固醇。当肿瘤复发与放射性坏死难以鉴别,而病灶占位效应又较明显时,也应积极手术切除病灶。臂丛神经损伤时切忌神经分解手术治疗。放射性涎腺损伤可尝试自体颌下腺移植。

二、减压病

减压病是指由于高气压环境作业后减压不当,体内原已溶解的气体超过了过饱和极限,在血管内外及组织中形成气泡所致的全身性疾病。在减压过程中或在减压后短时间内发生者为急性减压病(decompression sickness,DCS;dysbarism);缓慢演变的缺血性骨或骨关节损害为减压性骨坏死,主要病变发生在股骨、肱骨、胫骨及其骨关节。它主要发生在:① 潜水作业(包括在干、湿式加压箱中的模拟潜水),休闲性潜水也可以发生。② 高气压作业(包括沉箱、隧道等施工)。③ 失事潜艇员从海底离艇脱险上浮。④ 飞行人员乘坐无密封式增压座舱的飞机,或在低压舱中模拟飞行上升高空,或增压座舱的密闭性在高空突然破损。⑤ 高压氧治疗舱工作等情况下。

【发病机制】

水下作业时,身体每下潜 10 m,大致相当于增加一个大气压的压力,所增加的压力称附加压。附加压和地面大气压的总和,称总压或绝对压。机体在高气压环境下,肺泡内各种气体的分压随之升高,并立即吸入压缩空气中各种气体的分压相平衡。因肺泡内气体分压高于血液中气体压力,按照波义耳定律,相应地增加了气体在血液中的溶解量,再经血循环运送至各组织。其中大部分氧及二氧化碳迅速被血红蛋白及血浆内成分所吸收,仅少量以物理状态游离于体液中。唯有惰性气体氮在呼吸气中所占比例大,生理上不活泼,在体内既不被机体利用,也不与体内其他成分相结合,仅以物理溶解状态溶于体液和组织中。氮在脂肪中溶解度约为血液中的 5 倍,所以大部分氮集中于脂肪和神经组织中。在呼吸其他人工配制的高压混合气时,惰性气体可能是 N_2、He 或 H_2 等。

当人体由高气压环境逐步转向正常气压时,体内多余的氮便由组织中释放出来,进入血液,并经肺泡逐渐缓慢地排出体外,无不良反应。当减压过速,超过外界总气压过多时,氮在几秒至几分钟内游离为气相,以气泡形式聚积于组织和血液中。小气泡一旦形成,周围组织及体液中的高张力惰性气体以及氧和 CO_2 又会扩散进入气泡,气泡体积逐渐扩大。作业深度越大、工作时间越长、减压速度越快,气泡形成越快,聚积量也越多。

气泡的形成可发生在体内任何组织,可存在于血管内外。血管内气泡主要见于静脉系统及有一定血液灌流而流速较慢的组织。血管内气泡主要形成空气栓子,造成血管栓塞,阻碍

血液循环,并引起血管痉挛。动脉中的气栓会对其远端的供应区造成缺血、缺氧;静脉中的气栓可继发淤血、血管渗透性增高而出现水肿及出血。血管外气泡主要见于溶解惰性气体较多或供血条件较差、脱饱和较困难的一些组织,例如脂肪组织、肌肉韧带、关节囊的结缔组织、肾上腺皮质、周围神经髓鞘、黄骨髓及神经系统白质等。血管外气泡形成后,局部气泡堆膨胀的机械作用可挤压周围组织、血管、神经末梢及疼痛感受器,可使组织产生形态结构上的改变,引起组织损伤。

血管内、外气泡的机械作用是减压病的首要病因。气泡还可引起一系列生物化学的变化,导致血小板聚集;同时血小板释放活性物质,促进血栓形成,并损伤血管壁,使血管壁通透性升高,从而导致血浆外渗,引起血液浓缩,有效循环血量减少,回心血量减少,血压降低,最后可引起低血容量性休克。促凝物质、血液浓缩、酸血症等可促使弥散性血管内凝血的形成。

因游离气泡数量、体积、聚集部位、累及范围和存在时间长短不同,导致临床表现多种多样。

【临床表现】

减压病是一种全身性疾病。根据发病后气泡存在时间的长短和病程迁延的时程,临床上还可分为:急性减压病、慢性减压病、减压病后遗症(减压性骨坏死)。

(一)急性减压病

高气压环境作业减压结束后 36 h 内,出现因体内游离气泡所致的皮肤、骨关节及神经系统、循环系统和呼吸系统等临床表现,结合工作场所职业卫生学调查资料,排除其他原因所引起的类似疾病,方可诊断。通常将急性减压病分为轻、重两型:轻型(Ⅰ型)约占总病例数的 75%~90%,仅表现为肢体疼痛及皮肤症状;重型(Ⅱ型)约占总数的 10%~25%,主要累及中枢神经系统、呼吸和循环系统等重要脏器。

1. **神经系统** 神经减压病(neurological decompression sickness,NDS)大多损害在脊髓。其中以胸段损伤为最多见,特别是下胸段。脊髓型常无前驱症状,开始时可有腰痛,下半身无力,几分钟内即出现截瘫。可引起运动、感觉障碍,影响范围视气泡累及部位而定。最多见的是横断性截瘫。此外,还可出现膀胱直肠功能障碍,表现为严重排尿、排便困难,性功能丧失。

脑部受累表现为:眩晕、头痛、偏头痛、恶心、呕吐、反射异常、全身抽搐、偏瘫、四肢麻痹、颜面麻痹、单瘫、轻瘫、失语、失字、痴呆、一过性谵妄、记忆丧失、舌肌麻痹、共济失调、肌肉震颤、自主神经功能紊乱,甚至休克、昏迷;还可出现暂时性视觉模糊、同侧性闪光性偏盲、眼外直肌麻痹、斜视、复视、眼睑下垂、一过性失明、视野缩小、视网膜、脉络膜及玻璃体出血,晶体混浊、视神经炎等;迷路栓塞可引起眩晕、眼球震颤伴耳鸣、听力减退(内耳眩晕症),若治疗不当可造成永久性神经性耳聋。

2. **皮肤** 瘙痒及皮肤灼热最多见。可见因缺血(苍白色)和静脉淤血(青紫色)共存而呈现的大理石样斑纹,还可见皮下气肿。

3. **肌肉骨骼系统** 约90%的病例出现肢体疼痛。患肢保持弯曲位,以求减轻疼痛,又称屈肢症或弯痛(bends)。局部检查无红肿或压痛。

4. **循环、呼吸系统** 血循环中有多量气体栓塞时,可引起

心血管功能障碍,如心悸、发绀等,严重者出现低血容量性休克。如大量气泡引起肺小动脉及毛细血管内栓塞,可造成肺梗死或肺水肿。

5. 其他　大网膜、肠系膜及胃血管中有气泡栓塞时,可引起腹痛、恶心、呕吐或腹泻,甚至肠穿孔、肠麻痹等,也可出现发热。

(二)慢性减压病

指急性减压病发生后,因种种原因致使急性减压病症状一直未消退,病程迁延数周、数月,甚至数年之久,一旦获得治疗条件,仅通过一次彻底的加压治疗,无须使用任何其他治疗措施即可治愈的病例。

(三)减压病后遗症(减压性骨坏死)

指急性减压病发生后,由于体内组织已出现器质性变化,虽经加压及其他治疗均已不能使其恢复,仍残留相应的症状和体征。主要见于神经系统及骨关节损伤导致的后遗症。其中骨骼系统后遗症称为减压性骨坏死,减压性骨坏死可引起明显疼痛和活动障碍,不仅与潜水经历成正比,也与急性减压病病史成正比。

【诊断】

有高气压暴露史,且未遵守减压规定,出现上述部分症状,在排除损伤或其他潜水疾病如肺气压伤、缺氧、氮麻痹、二氧化碳中毒及氧中毒等后,即可诊断为急性减压病。多普勒超声气泡探测仪可监测出无症状和体征的减压病。对可疑病例进行诊断性加压治疗后,症状和体征减轻或消失者,可以诊断为急性减压病。

减压性骨坏死的诊断需排除能引起缺血性骨坏死的其他病史。有高气压环境作业史,X 射线、CT、MRI 影像学检查见到较特征性的骨质破坏表现,主要发生于肱骨头及上段、股骨上/中/下段、胫骨上段,即四肢长骨的特定部位,而且可以限于一根骨骼的某一部位;关节方面,目前只见肩和髋关节有病变。无关节面破坏的壹期减压性骨坏死一般不引起自觉症状,X 线检查常为可疑阳性。建议对 X 射线检查阴性但有关节疼痛症状者或 X 射线检查可疑阳性者行 CT 检查或 MRI 检查;CT 对骨髓水肿的检出不敏感,MRI 检查为肱骨或股骨头坏死诊断的金标准,推荐的序列为 T_1WI、T_2WI 及 T_2WI 抑脂冠状位及轴位扫描。当 X 射线片符合Ⅲ期减压性骨坏死诊断时,CT、MRI 影像学检查已可以清晰地观察到严重的骨坏死表现。^{99m}锝骨扫描在高压暴露后 2 周能见到"热点",但假阳性较多。

对职业接触高气压怀疑发生减压病的患者,可根据中华人民共和国国家职业卫生标准(GBZ 24—2017)《职业性减压病的诊断》至专业的职业病诊断机构申请诊断。

【治疗】

1. 加压治疗　本病的治疗是及时进入加压舱进行加压处理。绝大多数急性患者均可治愈。加压治疗应由专业潜水医师参照减压病治疗表的规定,根据患者实际病情对症实施。加压治疗分为加压、高压下停留一定时间、减压三阶段。减压中如症状复发、出现新症状,均应再次提高压力,待症状消去后,再重新继续减压,减压时间要作充分的修正延长。减压结束,通常要求患者在加压舱旁观察 6 h,以便症状复发时可立即再次加压治疗。具体加压治疗方案参见 GB/T 17870。加压治疗过程中也需要防止甲苯等有害气体混入造成的二次中毒。

2. 辅助治疗　吸氧可降低肺泡中惰性气体分压,促进体内惰性气体的脱饱和及有利于气泡的消除;低分子右旋糖酐可维持血容量;阿司匹林、噻氯匹定有抗血小板聚集功能,抗血小板药如 GPⅡb/Ⅲa 受体拮抗剂替罗非班等可防止血栓形成;使用糖皮质激素可恢复毛细血管的正常通透性,以减轻脑水肿、缓解脊髓损伤;营养支持治疗以补充加压治疗时消耗的能量;乙醇不但是有效的消泡剂,还能抑制血小板黏附到气泡壁上,使血小板数明显上升,潜水员出水后迅速饮 50 度白酒 75～150 g 治疗急性减压病,在无加压舱的边远地区更有实际意义。

有研究认为静脉注射全氟碳剂(perfluorocarbon,PFC),一种非极性油脂碳-氟化合物,对氧气、氮气、二氧化碳、一氧化氮等气体具有很强的携运能力,可通过提高组织氧供,促进惰性气体排出,降低气泡所致危害而用于减压病治疗;甘油三硝酸酯作为一种短效一氧化氮释放剂,在再加压治疗前静脉注射可显著减少减压病患者血液中的气泡数量,也有用于减压病治疗。尚需得到充分证实。

3. 减压性骨坏死　Ⅰ期、Ⅱ期的减压性骨坏死患者常无自觉症状。对症支持治疗为主。

【预防】

对高气压作业者进行严格执行安全操作法的教育,做好该类工人就业前及就业后的体格检查,如四肢大关节和肱、股及胫骨的 X 线摄片,禁止有神经、皮肤、骨骼、循环、呼吸、消化系统、眼、耳鼻咽喉及前庭器官等疾病,年老及肥胖者等参加就业,以预防减压病的发生。严格按正确选择的减压方法和减压方案进行减压,是预防减压病的根本方法。

高气压环境作业人员应每年体检,如果发生过急性减压病,或者大关节长时间疼痛和活动障碍,可以提前进行应急体检。脱离高气压环境作业者进行健康检查的期限应延长到 3 年。如果发现可疑病灶,应检查到确诊为止;如确诊有减压性骨坏死,以后应每年检查一次。职业潜水员的上岗前体格检查和在岗期间体格检查参照 GB 20827。

三、热损伤(中暑)

中暑是指在高温作业环境下,由于热平衡和(或)水电解质代谢紊乱、有效循环血量减少而引起的以体温升高和(或)中枢神经系统功能障碍和(或)心血管功能障碍等为主要表现的急性全身性疾病。

【发病机制与临床表现】

按发病机制与临床表现的不同,目前国际上将热相关疾病分为热皮疹、热水肿、热晕厥、热痉挛、热衰竭、热射病等,而中暑一般仅指热射病。我国通常将中暑分为热痉挛、热衰竭、热射病三型,且临床表现常相互伴随存在,很难截然分开。

1. 热射病(日射病)　在高温作业环境下从事体力劳动或体力活动,出现以体温明显增高及意识障碍为主的临床表现,表现为皮肤干热、无汗、体温高达 40℃ 及以上、谵妄、昏迷等;可伴有全身性癫痫样发作、横纹肌溶解、多器官功能障碍综合征。热射病由于体内产热和受热超过散热,引起体内蓄热,体温不断增高,致使下丘脑体温调节功能发生障碍。热应激引起的急性时相反应是由内皮细胞、白细胞和上皮细胞参与的抵抗组织损伤促进修复的协调过程,炎症因子和抗炎因子之间的不平衡可能是导致炎症相关性损伤或者难治的免疫抑制的原因。热直接作用于细胞或细胞内结构,以及热对血管内皮直接损害,致全身广泛出血及凝血异常是热射病时普遍的变化,弥散性血管内凝血和血管内皮改变可能是热射病的一个重要病理机制。在突发高温时,几乎所有的细胞都会通过产生热休克蛋白或者应激蛋白来做出反应,热休克蛋白作为压力感受器反射反应的中枢调节器来减轻热射病中的低血压和心动过缓,同时起到对心血管的保护作用。心脏损害可见显著的浦肯野细胞变性、核浓缩、染色质溶解和树突肿胀。几乎所有热射病患者都有不同程度的肾损害,除热的直接作用外,还由于肾血流的减少、失水失盐以及高热状态对氧的需求增加而引起肾缺氧。热应激相关的周围组织的损伤包括急性肾衰竭、局部肠缺血、胃小肠出血、脾胞浆蛋白凝集和骨骼肌的损伤—横纹肌溶解。热射病的多器官系统功能衰竭是由于热细胞毒性、凝血和全身炎症反应综合征(systemic inflammatory response syndrome,SIRS)联合作用所致。神经系统功能障碍是热射病一个特征性的症状,以精神混乱、谵妄、易激惹、癫痫发作、昏迷等精神状态改变为主要表现,尽管给予快速降温治疗,仍有30%的热射病痊愈患者留有永久性的精神病学损伤。

多数患者急性起病,少数有数小时至一天的前驱期,表现为无力、头痛、头晕、恶心、呕吐和多尿。典型症状为急骤高热,肛温常在40℃以上;皮肤干燥、灼热而无汗;有不同程度的意识障碍,表现嗜睡谵妄、昏迷、抽搐。由于高热致全身热损伤,重症患者可有脑水肿、心血管循环衰竭、肺水肿,肝、肾功能损害及弥散性血管内凝血及多器官功能衰竭等。脑脊液检查可见压力增高,蛋白质增加,细胞数增多,早期以多形核白细胞增多为主。血钠、钾降低,也可发生低血糖。心电图可显示心律失常和心肌损害。

日射病是指夏季露天作业,太阳辐射直接作用于头部而引起的中暑,由于日射病的病理和临床表现与热射病基本相同,因而将日射病归于热射病中。

2. 热痉挛 高温作业时大量出汗,水和电解质的平衡失调致肌痉挛。表现为明显的肌痉挛伴有收缩痛。肌痉挛以四肢、咀嚼肌及腹肌等经常活动的肌肉为多见,以腓肠肌最为明显。痉挛呈对称性,时而发作,时而缓解。患者神志清醒,体温多正常。

3. 热衰竭 在高温作业环境下从事体力劳动或体力活动,出现以血容量不足为特征的一组临床综合征,如多汗、皮肤湿冷、面色苍白、恶心、头晕、心率明显增加、低血压、少尿,体温常升高但不超过40℃,可伴有眩晕、晕厥,部分患者早期仅出现体温升高。实验室检查可见血细胞比容增高、高钠血症、轻度肾功能不全。

此型以老年人或心血管疾病患者较多。

【诊断和鉴别诊断】

1. 诊断 按照中华人民共和国国家职业卫生标准 GBZ 41—2002《职业性中暑诊断标准》分为中暑先兆、轻症中暑、重症中暑。但最新版本 GBZ 41—2019《职业性中暑的诊断》则仅区分中暑先兆和中暑。

(1)中暑先兆:指在高温作业场所劳动一定时间后,出现头昏、头痛、口渴、多汗、乏力、心悸、注意力不集中、动作不协调等症状,体温正常或略有升高。

(2)轻症中暑:除中暑先兆的症状加重外,出现面色潮红、大量出汗、脉搏快速等表现,体温升高至38.5℃以上。

(3)重症中暑:分为热射病、热痉挛和热衰竭,也可出现混合型。

2. 鉴别诊断 对热痉挛与热衰竭的鉴别一般不难。热射病主要根据在高温环境中突然发病以及高热、严重的中枢神经系统症状和皮肤干热三特征进行诊断。测体温应以肛温为宜。应与其他引起高热伴有昏迷的疾病作鉴别诊断,如脑炎和脑膜炎、脑型疟疾、产后感染、脑血管意外等。

【治疗】

1. 中暑先兆 立即脱离高温环境,到通风阴凉处休息、平卧。予含盐清凉饮料及对症处理,并密切观察。

2. 轻症中暑 迅速脱离高温现场,到通风阴凉处休息;给予含盐清凉饮料及对症处理。

3. 重症中暑

(1)热射病:快速降温,持续监测体温,保护重要脏器功能,呼吸循环支持,改善微循环,纠正凝血功能紊乱,对出现肝肾功能衰竭、横纹肌溶解者,早期予以血液净化治疗。迅速予以物理降温和(或)药物降温。物理降温有冰水浴、全身冷敷加电扇吹风,头部、双腋下和腹股沟放置冰袋等。热射病患者最主要的治疗就是迅速降低核心体温,降温速度与热射病的死亡率直接相关。两个应用最广的快速降温方法是蒸发降温和冰水浸泡法,以后者效果更佳。热射病一旦发生,单纯的控制体温可能并不能阻止炎症反应、凝血异常和多器官功能障碍的进程。降温药物常用氯丙嗪,并用哌替啶或地西泮等控制寒战。发生横纹肌溶解时血管升压药、利尿药、甘露醇和(或)小苏打能够帮助保护肾功能。降温过程中加强护理,防止发生褥疮和肺炎。一旦肛温降至38℃左右时即停止降温措施,以免发生虚脱。除非有明显脱水现象,不宜大量输液,以免发生肺水肿、脑水肿及心力衰竭。热射病患者要尽量做到强化监护措施,至少要连续监测心律和血氧饱和度。对于意识不清伴有咳嗽或者呕吐反射功能下降的患者可以选择性的进行插管。其他根据不同临床表现作对症处理。连续性血液净化尤其低温滤液血液滤过救治热射病具有其独特的优势,尤其当出现多脏器功能障碍时。

(2)热痉挛:纠正水与电解质紊乱及对症治疗。一般饮含盐清凉饮料就能改善;病情较重者必要时可经静脉输入生理盐水;10%葡萄糖酸钙 10 ml 缓慢静脉推注。

(3)热衰竭:予物理降温和(或)药物降温,并注意监测体温,纠正水电解质紊乱,扩充血容量、防止休克。迅速将患者搬到通风阴凉处平卧,饮含盐清凉饮料以补充水和盐分。出现周围循环衰竭的患者,应静脉输入盐水及补充钾盐。

【预防】

改革生产工艺过程,防止工人与热源接触;加强个人防护;采取卫生保健措施,年老、体弱多病者不宜参加高温工作,及时补充含盐饮料;适当调整夏季高温作业劳动和休息制度。

第六章 系统性疾病神经系统并发症

邬剑军

第一节 循环系统疾病的
神经系统并发症

一、先天性心脏血管畸形

先天性心脏血管畸形的发病率在婴儿中为3/1 000～6/1 000。主要有以下几种：房间隔缺损、肺静脉引流畸形、肺动脉狭窄、室间隔缺损、动脉导管未闭、主动脉狭窄、主动脉弓狭窄、法洛四联症及肺动脉高压分流（eisenmenger）综合征等。其中以房、室间隔缺损，肺动脉高压分流综合征及法洛四联症最易引起神经系统的损害。

韩仲岩综述报道，在1 875例先天性心脏病患者中481例有神经系统并发症，且3.8%先天性心脏病患者中并发脑血管疾病。

【发病机制】

1. 缺血缺氧性损伤 先天性心脏、大血管畸形导致血液的异常分流，动脉血含氧量降低，继发性红细胞增多或贫血等，长期可引起神经系统的并发症，如昏厥、抽搐、偏瘫、脑脓肿、精神智能发育迟缓以及其他一些少见的症状。

先天性心脏病中有许多疾病造成"右→左"分流。如房间隔缺损时左心房压力高于右心房，左房动脉血直接流入心房，但晚期心力衰竭时右心房压力高增加，右心房静脉血直接流入左心房，出现右→左分流。

法洛四联症由于肺动脉高压，右心室压力增高，右心室静脉血通过室间隙缺损流入左心室，出现右→左分流。

上述静脉血从右→左分流，动静脉血在主动脉内混合，使到达全身的动脉血氧下降，全身组织处于缺氧状态。脑组织也缺氧出现抽搐、昏厥、意识障碍、小儿智能发育迟缓等。

2. 心内膜赘生物 由于心脏内出现异常分流（右→左或左→右异常分流），血流的冲击使心脏内膜增厚或纤维化，细菌易侵犯，易造成亚急性细菌性心内膜炎，长久后形成细菌性赘生物。一旦赘生物脱落，造成细菌性栓子，流入体循环，而进入脑，引起脑栓塞或脑脓肿。

3. 体循环动力学改变 血流速缓慢，缺氧后代偿性红细胞增多，血黏度增高发生脑动静脉循环障碍。

【临床表现】

1. 昏厥和意识丧失发作或癫痫 突然大量静脉血进入动脉循环造成低氧血症，多见于先天性法洛四联症和肺动脉高压分流综合征。一般2～3岁发病，患儿常有头昏，哭吵时面色变得青紫和哮喘样呼吸。有时进食、排便或用力可诱发昏厥或癫痫样抽搐发作，但亦有发作无任何诱因者。一般认为动脉血氧浓度低至10%体积以下时，即可引起昏厥或抽搐，血氧浓度低至6%体积以下时，可发生意识丧失。由于同侧侧支循环建立和含铁食物的增加，使贫血和供氧改善，故低氧血症症状常在4岁后减轻。少见的意识丧失发作原因可为先天性室间隔缺损或心脏传导阻滞引起的急性心源性脑缺血发作（Adams - Stokes sydrome）。显性遗传性双侧耳聋、心电图示延长的QT间期、昏厥发作或突然死亡是一种更少见的综合征。

2. 脑卒中 脑血管意外是先天性心脏畸形的常见并发症，主要是脑血栓形成和脑栓塞。先天性心脏缺陷引起低氧血症、贫血及继发性红细胞增多，促使脑血栓形成。大动脉移位、动脉导管未闭、心瓣膜狭窄、手术损伤心肌等，易产生血栓。当室性和房性心动过速或右室和右房压力高于左室左房时，栓子可通过缺损的室间隔或房间隔，从右到左，然后进入脑动脉引起脑栓塞。1～2岁的婴儿，由于生长发育过程中的脑易受低氧血症的伤害，脑血管意外发生率高，至3～10岁脑血管意外发病率逐渐减少。以后因继发性红细胞增多、亚急性感染性心内膜炎的发生及其他因素，促使脑血管意外发生率再次增高。

临床上要区别脑血栓形成和脑栓塞较困难。双侧大脑中动脉供应区为好发部位，左、右侧的发生率无明显差别，偶见于脑干。发病无明显季节优势。发生脑血管意外的儿童，12%～50%将在以后发生局灶性抽搐。2岁以下的婴儿发生脑血管意外偏瘫者，约20%随后有精神、智能发育迟缓。

脑静脉和静脉窦血栓形成可产生颅内压增高，头颅骨缝裂开，可有癫痫、失语等。

当动脉导管未闭或者主动脉狭窄患者突然发生剧烈头痛，需考虑蛛网膜下腔出血可能。

3. 脑脓肿 先天性心脏血管畸形的患者中，约5%并发脑脓肿。心脏畸形，肺微血管床有潜在小道存在，感染栓子可从右心经过左心进入脑部。法洛四联症患者脑脓肿发病率最高。低氧血症患儿，脑因供氧不足而易感染，并发脑脓肿，亦可引起化脓性脑膜脑炎，出现意识障碍，甚至死亡。脑脓肿多在20岁左右发病，2岁以下发病者罕见，这与牙齿发育，继发于牙龈感染和菌血症有关。脑脓肿的临床表现为头痛、发热、局灶性癫痫发作和颅内压增高。青紫型先天性心脏血管畸形患者，急性起病的严重头痛，应考虑脑膜炎可能。当头痛为局限性、持续性并伴有定位体征时，应想到脑脓肿的可能。

4. 智能发育迟缓 先天性心脏血管畸形患者，婴儿期受低氧血症、低氧脑血供的影响，导致智力发育迟缓，甚至不能有正常的智力发育。青紫型心脏血管畸形儿童中，智力减退、精神缺陷发生率较高。

5. 头痛 先天性心脏病患者中5%～13%诉有头痛，但不十分剧烈。严重红细胞增多者，常诉整个头痛或头昏；偏头痛样的头痛多见于主动脉狭窄者。头痛常见于青紫型心脏畸形患儿,常在用力或情绪激动时促发,休息或止痛剂可使头痛减轻。

6. 伴发血管畸形和其他血管异常 主动脉狭窄的患者4%～5%并发基底动脉环的动脉瘤,甚至破裂,造成蛛网膜下腔出血。个别还可有脊前动脉瘤破裂,产生脊髓出血。据统计,主动脉狭窄的成年患者约25%死于脑出血。主动脉狭窄部位易发生无菌性动脉炎,若炎性赘块脱落可引起脑栓塞。

主动脉狭窄为较常见的先天性大血管畸形,一般分为婴儿型和成年型。婴儿型狭窄段较长,常伴有其他先天性心脏畸形,患儿多在儿童期死亡。成年型仅为小段狭窄,通常不伴有心脏畸形,患者可长大成人。约50%的主动脉狭窄患者并发神经系统损害,可以在婴儿期就很明显,也可以直到成年时才表现出来,取决于主动脉狭窄的部位、程度以及是否同时存在心脏其他畸形。

主动脉狭窄段的近心部血压升高,头部及上肢的血液供应相对增加,血管扩张,可引起头痛、头晕、耳鸣、呕吐、失眠及精神紧张等症状。头痛多位于枕部,搏动性,可类似偏头痛,常在早晨发生,以后慢慢减轻。主动脉狭窄患者,心腔内压力升高,易发生心律失常,导致心源性昏厥发作。主动脉狭窄的远心部血液减少,血压降低,同时在狭窄段周围出现侧支循环,下半身的血液部分从肋间动脉和内乳动脉供应。由于下肢血供的不足,可出现缺血症状,下肢易疲劳、束缚感、感觉异常、麻木、发冷、疼痛及间歇性跛行等,症状在活动时加剧,休息时减轻。

7. 合并多系统异常的综合征 先天性心脏血管畸形同时伴有心外缺陷和神经症状,构成特殊的综合征,常与遗传基因有关。如先天性卵巢发育不全综合征(Turner's syndrome),是一组性染色体异常所造成的卵巢发育不全、性发育障碍、翼状颈、广阔胸、斜视、眼震、神经性聋及精神缺陷,常伴发主动脉狭窄、肺动脉狭窄、室间隔缺损、动脉导管未闭或主动脉瓣狭窄等。先天性风疹(rubella)综合征系母亲在妊娠早期患风疹,婴儿患有白内障、耳聋、小头和精神发育迟缓,先天性心脏血管畸形有动脉导管未闭,肺动脉狭窄,房、室间隔缺失等。脑肝肾综合征(cerebrohepatorenal syndrome)患儿肝小叶病变、肾皮质囊肿、肺发育不全、脑皮质萎缩、室间隔缺损和动脉导管未闭。颅后窝脑积水综合征(Dandy Walker's syndrome)为颅后窝囊肿引起阻塞性脑积水,患儿有先天性心脏畸形。染色体4短臂缺失(46XX4p)综合征,患儿小头、肌张力低、抽搐发作,部分患者有房间隔缺失。染色体18短臂缺失(18p-)综合征,患者表现为脑发育障碍,特别是额叶和小脑蚓部,出现脑积水、枕叶缺失、胼胝体异常、视神经发育差、嗅神经缺乏、无嗅脑、脑膜膨出、脑移位、肌张力增高或降低、精神发育迟缓、新生儿期呼吸困难和癫痫发作,50%患儿伴有房、室间隔缺损和动脉导管未闭。

二、后天性心脏病

易并发神经系统损害的后天性心脏疾病主要有二尖瓣狭窄、感染性心内膜炎、心肌梗死、急性心源性脑缺血综合征、心力衰竭及心脏黏液瘤。

(一) 二尖瓣狭窄

二尖瓣狭窄是风湿性心瓣膜损害中最常见的病变。发病年龄一般在10～40岁之间,女性较多。约40%的二尖瓣狭窄患者伴有心房颤动。二尖瓣狭窄引起左心房扩大,当左心房内血液淤滞时易发生左心房壁血栓形成,心房颤动时促使心壁血栓脱落,随血流进入大循环。据统计,20%～40%二尖瓣狭窄患者并发脑栓塞,大脑中动脉供应区是脑栓塞好发部位。临床表现为局灶性神经功能缺失,9%的脑栓塞患者发生头痛,发生头痛的机制不清楚,可能与同侧血管扩张或栓塞动脉的扩张有关。若脱落的心壁血栓发生亚急性主动脉栓塞者,临床表现为间歇性跛行,下肢麻木无力,下肢远端发冷,皮肤温度相应减低,下背部及臀部疼痛。所有症状在休息时减轻,甚至部分症状在休息时消失。此外,二尖瓣狭窄继发的肺动脉高压、肺动脉扩张,可向前压迫喉返神经而使左侧声带麻痹,声音嘶哑。

(二) 感染性心内膜炎

急性或亚急性细菌性心内膜炎,大多数均在心脏原有病损基础上发生,尤其是风湿性心脏病和先天性心脏畸形。亚急性细菌性心内膜炎患者的脑部损害多种多样,主要由细菌性栓塞、感染性动脉瘤及动脉炎引起。大量的细菌性栓子进入脑内可形成多灶性脑脓肿,脑部小动脉和毛细血管的散在性细菌性栓塞可引起弥漫性化脓性脑膜炎。这种病变累及脊髓血管时可引起化脓性脊髓炎。脑内的感染性动脉炎,其内膜增生,可致局部血管闭塞或血栓形成,出现相应的神经系统定位症状;广泛的脑内感染性动脉炎可引起全脑症状,如精神错乱、抽搐及意识障碍。细菌性栓子或感染性动脉炎引起的动脉瘤,若突然破裂则可造成脑出血或蛛网膜下腔出血。此外,少数的细菌性心内膜炎患者,特别是急性期可并发中毒性脑病,主要表现为急性精神症状。有心脏病史,长期发热、贫血、心脏杂音等亚急性细菌性心内膜炎症状和体征的患者,突然或亚急性出现神经精神症状者,应考虑本诊断。

(三) 心肌梗死

心肌梗死是由冠状动脉梗阻引起的。病因很多,主要是由动脉粥样硬化造成。其神经系统并发症的发病率为9.29%～37.3%。心肌梗死时有血压下降和心源性休克,血压下降与梗死面积有关,神经并发症与血压下降程度及时间有关。8%～20%患者产生头晕、头胀、烦躁不安、视力障碍、失语、昏厥等短暂性脑循环障碍。

心肌梗死后心内膜受损,产生附壁血栓,尤其左心室,脱落后导致脑栓塞。心肌梗死的急性期可有癫痫发作,而且可为心肌梗死并发脑损害的唯一表现,以局限性发作或强直阵挛发作为主,有时呈癫痫持续状态。

心肌梗死的急性期尚有自主神经功能紊乱,有面色苍白、心律失常、血压不稳、胸闷、气急、恶心、呕吐、呃逆、嗳气、腹胀、尿频、出冷汗、手足发冷、腹泻或便秘等。

心肌梗死的恢复期(急性梗死后3～16周,偶尔14个月)中,5%～10%患者出现肩手综合征(又称Steinbrocker综合征)。发生原因尚不清楚,可能为心肌梗死瘢痕刺激交感神经,通过颈段脊髓反射性地引起肩部的神经营养障碍。心肌梗死后活动减少也是一个诱因。肩手疼痛首先出现,主要在左侧,少数也累及双侧。出现上肢的感觉、运动和神经营养障碍,手臂麻、针刺感或异常感觉,可向颈部放射,浅感觉减退。患侧肩部的外展、内旋活动受累,运动时剧痛,上肢肌反射亢进,肌力减退。受累侧手背和手指浮肿、冷、出汗多、皮肤变薄、指甲变厚、光泽减退。预后良好。止痛可用醋酸可的松局部封闭、理疗、按摩、针灸等治疗,数个月后能恢复。

(四) 急性心源性脑缺血综合征

完全性房室传导阻滞致心室率突然减慢到 10 次/分左右或心室暂停收缩,心音及脉搏减慢或完全消失,频发期前收缩以及其他严重的心律失常,此时脑血供缺乏而引起昏厥、抽搐等症状为急性心源性脑缺血综合征。此征发作较轻时常突然出现短暂的头晕、黑矇、意识模糊;严重时可出现呼吸暂停、口唇青紫、颈静脉怒张、意识丧失、瞳孔散大、癫痫样发作及大、小便失禁。临床症状的轻重与心室率、心律失常的程度及心脏停搏时间的长短有关。一般认为,心脏停搏 5 s 左右可引起昏厥,停搏 15 s 以上发生昏迷和抽搐。脑的不同部位对缺氧的耐受性不同,以脑皮质最敏感。对于此类患者,应采取积极措施控制和防止发作,并针对心律失常和传导阻滞的病因进行治疗。

(五) 心力衰竭

心力衰竭早期可分为左心衰竭或右心衰竭,后期则常为全心衰竭。心力衰竭时,心排出量减少,引起各器官的组织和功能方面的改变。因此,血液化学成分也发生改变。中枢神经系统由于供血不足和血液内异常的代谢产物积聚引起毒性作用,出现一系列的损害。① 脑梗死:心力衰竭时血流缓慢,血液黏度增加,脑静脉血回流受阻,均可引起脑静脉、静脉窦及小动脉血栓形成,导致脑缺血性和出血性梗死。心力衰竭时,左房壁血栓形成,血栓脱落可引起脑栓塞,加上心力衰竭引起的脑组织供血供氧不足,易发生脑梗死。② 脑皮质弥漫性损害:表现为表情淡漠、精神迟钝、人格改变、谵妄和抽搐发作、焦虑、幻觉,甚至有妄想、兴奋等,以夜间为重。③ 喉返神经损害的声音嘶哑:由于左心衰竭时,左肺动脉扩张压迫左侧喉返神经。

(六) 心脏黏液瘤

是最常见的原发心脏良性肿瘤。75%黏液瘤发生在左心房,少数发生在右心房和心室。黏液瘤长大,在心腔内阻塞血流,或表面瘤块脱落发生栓塞,特别是脑栓塞,导致神经症状。

黏液瘤组织成分有两种类型。① 胶状息肉样,质脆易碎,表面瘤块易脱落。② 坚实含有胶原成分的圆形块物,瘤块不易脱落。前者病程早期即发生脑栓塞。后者主要阻塞心腔血流,表现突发性或进展性二尖瓣或三尖瓣狭窄的症状,用常规治疗心力衰竭的方法,不能缓解症状。血流受阻引起突然脑缺血发作,由于脑缺血的程度不同,出现眩晕、昏厥或癫痫样发作。胶状息肉样黏液瘤,表面瘤块易脱落为栓子,50%患者发生脑栓塞。大脑中动脉供应区以及左侧视网膜动脉是栓塞的好发部位。栓塞往往是多灶的。由于脑栓塞,临床上可表现暂时性脑缺血发作、左眼视力障碍、缺血性脑梗死、多发性脑动脉瘤、脑动脉瘤破裂引起脑出血、癫痫发作及痴呆等。神经症状与体征变化很大,起病方式有时症状为进展性,有时为突发性,甚至完全缺乏心脏症状,使诊断非常困难。因此年轻人发生脑栓塞,尤其是多灶性或频发性脑栓塞,找不到发生栓塞的原因时,或昏厥伴有二尖瓣狭窄,而无房颤者应高度怀疑心脏黏液瘤可能。

(七) 二尖瓣脱垂

二尖瓣脱垂(mitral valve prolapse)是二尖瓣结构异常,造成瓣膜在左心室收缩期异常地突入左心房。其在正常人中的发病率为 5%左右,青春期后发病最多,女性为男性 2 倍。

由于瓣叶异常(过长、过突或肥厚、二尖瓣扩大等)、瓣膜变性,可出现细菌性心内膜炎、各种心律失常(如阵发性房颤),易于在瓣膜上和腱索上形成血栓,所以出现下列神经系统并发症。

1. 间歇性血循环不足 约半数左右患者有胸闷、心悸、气短、无力;少数有头晕、晕厥、虚弱和面色发作性苍白。症状呈间歇、反复、一过性。

2. 短暂或持久性脑缺血 出现短暂脑缺血发作或脑栓塞的表现。缺血区以颈内动脉系多见,椎基底动脉系少见。有报道对不足 45 岁的无原因可查的缺血性脑卒中患者研究发现,二尖瓣膜脱垂发现率高达 20%~61%。

3. 偏头痛样发作 在二尖瓣脱垂病例中,偏头痛样发作占28%~51%;在偏头痛患者中,有 20%左右有二尖瓣脱垂。以女性、青少年多见。

4. 猝死 超声心动图可发现二尖瓣叶在收缩期向后移动大于 2.5 mm 有利于诊断。

(八) 心脏移植

2008 年度美国进行心脏移植 2 163 例。23%~30%心脏移植者可出现一种神经系统并发症,16%出现两种或两种以上的神经系统并发症,20%因神经系统并发症而死亡。

三、周围血管病

由于动脉或静脉血管病变引起血供及血流障碍,使中枢神经组织或周围神经组织的正常血液供应及代谢受影响,因而出现相应的神经系统受损的临床表现,分别叙述于下。

(一) 血栓闭塞性脉管炎(Buerger 病)

本病累及全身中小动脉,甚至静脉。主要是四肢周围血管,以下肢为多见。Silborts(1945)报道本病脑血管累及为0.53/1 000,也有报道为 2%。多见于 20~40 岁男性,渐进缓慢起病,有双下肢活动后疼痛、发麻、间歇性跛行等缺血症状。晚期有足趾和足部的溃疡、坏疽。

本病的神经系统并发症中,约 50%的患者为脉管炎性脑病,突然、急起的偏瘫、单瘫、失语、失明、癫痫、偏身感觉障碍等大脑中动脉闭塞症状,少数有假性延髓麻痹、交叉性偏瘫、意识障碍等椎基底动脉闭塞征。症状可反复发作。约 30%的患者突然起病后,上述症状进行性加重,类似颅内肿瘤病史,最后甚至有颅内压增加。极少部分患者脑部中小动脉广泛累及,缓慢的智能(计算、理解、记忆、判断、分析等)减退,性格变化,反应迟钝,社会活动困难,生活自理困难,最后导致痴呆,其脑部 CT 和 MRI 呈多灶脑梗死,十分类似 Binswanger 病。

在吸烟的男性青壮年伴足背动脉消失,而有脑部缺血性卒中表现者应考虑此病,并与无脉病等区别。下肢 Doppler 超声和动脉血管造影发现栓塞对诊断有意义。

治疗:禁烟,患肢抬高保暖,应用扩血管药物。

(二) 上腔静脉闭塞(上腔静脉综合征)

造成上腔静脉阻塞的原因很多,有慢性纵隔障炎症、支气管肿瘤、纵隔淋巴结病变、转移性纵隔肿瘤、主动脉瘤、结核病、梅毒及上腔静脉本身的炎症等。患者常见症状是头痛、眩晕及头部胀感。头、颈部静脉显得怒张,这是由于头颅及颈部静脉血回流入心脏的通路被阻断,以致颅内静脉淤滞、压力增高及颅内二氧化碳积聚之故。颅内压力增高可引起视神经乳头水肿及癫痫样发作。由于呼吸中枢静脉血淤滞,使患者出现中枢性的呼吸困难——喘息呼吸或潮式呼吸。诊断主要根据胸、腹壁浅静脉的扩张征。头、颈、臂等部的静脉显著扩张,并有水肿,头面部呈充血状态的表现。治疗和预后主要决定于引起阻塞的原因。

四、高血压病

按世界卫生组织规定正常血压的收缩压≤120 mmHg,舒张压≤80 mmHg;收缩压≥140 mmHg,舒张压≥90 mmHg定义为高血压。国内 15 岁以上人群高血压患病率为 24%。

各种病因引起的高血压,诸如慢性肾盂肾炎等肾脏疾病、妊娠高血压综合征、嗜铬细胞瘤、皮质醇增多症(库欣综合征)、醛固酮增多症、肾动脉或主动脉狭窄等以及更为常见的原发性高血压病,都能促使脑血管发生病变(高血压性脑血管小动脉硬化、微动脉玻璃样变)。高血压可促使微动脉瘤的形成,加重脑动脉粥样硬化的发展,加上血压骤升、过低等血流动力学改变,除引起短暂脑缺血发作、脑梗死、脑出血、蛛网膜下腔出血等急性脑血管病外,还会引起其他的神经系统并发症。

高血压造成高血压脑病、脑血管意外尚有高血压间脑综合征。

(一)高血压间脑综合征

多见于青年女性,出现短暂发作性血压增高,此时伴有心动过速和自主神经症状(面、颈、上胸部红斑,继之出汗、四肢苍白发凉甚至发麻)。偶尔有气促、精神性尿频、流涎或泪增多、头昏、耳鸣。本征应与间脑癫痫和嗜铬细胞瘤相鉴别。

(二)高血压脑病

一般认为,高血压脑病是因恶性高血压时,平均动脉压迅速升达 150 mmHg 以上,平均动脉压=舒张压+1/2 脉压,但近年文献认为应=舒张压+1/3 脉压差。脑小动脉发生过强的自动调节反应即普遍的脑血管痉挛,使脑部缺血缺氧而导致脑水肿、毛细血管破裂(点状出血)和组织坏死(微梗死)而产生的症状、体征。主要表现为头痛、抽搐和意识障碍,并可伴有短暂的局灶性神经功能缺失。

高血压脑病发病机制尚不明。有两种学说:① 脑内小动脉痉挛学说。血压极度升高,初期脑内小动脉强烈收缩而痉挛,从而使毛细血管缺血,通透性增加,血管内液体大量渗入脑细胞之间的间隙,引起脑水肿。同时脑外血管如视网膜血管、肢体末端小血管均痉挛。② 血管自动调节机制崩溃学说。正常时存在着脑血流自动调功能,调整脑内血管和血流达到脑内恒定血流量。一旦血压急剧升高,超过脑血流自动调节的上限时,脑内小动脉被动扩张,不再收缩,从而使自动调节功能崩溃导致脑血流增加,脑内过度灌注,出现脑水肿;毛细血管壁出现脑内小点状出血和梗死。

高血压脑病主要临床表现为急起头痛,常为全头或枕部疼痛。随着头痛的加重可伴发呕吐。发病早期常有肌肉颤搐、肌阵挛等神经兴奋性增高的征象。多有全身或局限性癫痫发作。继而呈昏睡、谵妄、精神错乱直至昏迷等意识障碍。可伴有短暂的黑矇、偏瘫、失语等。还常有眼底视盘水肿、网膜出血、渗出、左心室扩大、心功能紊乱等体征。

脑 MRI 示颞枕、额前、小脑皮质等区的 T_2W 呈高信号,也可见小灶出血或梗死。血压迅速恢复正常后 MR 表现可恢复。

高血压脑病的临床诊断要点是:① 有高血压病、肾脏病、妊娠高血压综合征等病史或其他引起血压过高的病因。② 血压增高常达 180/120 mmHg 或平均动脉压达 150 mmHg 以上。③ 有急性头痛、痫样发作、意识障碍三种主征,或伴有黑矇、偏瘫、失语等脑部局灶性症状,如各种急性脑症状随着降低血压的措施奏效而迅速缓解时,更有助于诊断。④ 眼底有高血压性视网膜病变、视神经乳头水肿、出血、渗出,或无此种改变而仅表现为视网膜动脉痉挛。⑤ 脑脊液清晰但压力可能增高,如无尿毒症合并存在则尿中并无蛋白质、管型,血中尿素氮不高。

当高血压脑病的临床诊断一旦成立,迅速地降低血压,使血压维持在 160/100 mmHg 左右,选用:① 氯苯甲噻二嗪每次 0.3 g 溶于专用溶媒内加入 5% 葡萄糖 60 ml 内,于 10~15 s 内推完,0.5 min 后血压就可以下降,多数患者在 3~5 min 内血压就接近正常;若血压下降未达到所希望水平,2 h 后再给一次,一天总量不超过 1 200 mg。② 硝普钠 30 mg 加入 5% 葡萄糖 500 ml 内每分钟 10~30 滴,避光静脉点滴,开始时速度可略快。血压下降后可逐渐减慢。一般用药后 2 min 血压即明显下降。所以用此药时一定要监测血压和心率(律),根据血压情况及时调整滴速,达到治疗目的后可逐渐减量或停药。③ 阿方那特(噻米芬)250 mg 加入 5% 葡萄糖 250 ml 静滴,开始以每分钟 3~5 mg 滴速静脉滴注,3~5 min 后血压开始下降,减慢滴速,血压维持在预期水平缓慢停药。④ 25% 硫酸镁 10 ml 肌内注射,必要时每日 2~3 次。

适当应用脱水药物(甘露醇、清蛋白等),消除脑水肿;纠正水、电解质和酸碱平衡。急性期过后,意识转清,改用口服降压药物,以防再发。并应予查明并进行病因治疗。

第二节 呼吸系统疾病的神经系统并发症

一、呼吸的神经控制

呼吸运动是整个呼吸过程的基础,是呼吸肌的一种节律性的舒缩活动,其节律性起源于呼吸中枢。呼吸运动的深度和频率可随体内外环境的改变而发生相应改变,以适应机体代谢的需要。例如在肌肉活动时,代谢增强,呼吸运动加深加快,肺通气量增大,机体可摄取更多 O_2,排出更多 CO_2。此外,机体在完成其他某些功能活动(如说话、唱歌、吞咽以及喷嚏反射、咳嗽反射等)时,呼吸运动也将受到相应神经调控,使机体得以实现呼吸和与呼吸相关的其他功能活动。

呼吸功能的神经调控很复杂,尚未完全明了。有关的神经解剖及神经生理的知识很大部分来自动物研究。呼吸调节功能是维持气体交换以满足诸如运动、工作、思考和睡眠等的机体代谢的需要。呼吸调控机制是一个反馈系统,它反馈气体交换效率的信息并流向信息延髓调控中枢,中枢的兴奋信号再传送到神经肌肉的动力感受器,从而维持一种高效的氧和二氧化碳的交换。血 pH、氧分压(PO_2)、二氧化碳分压(PCO_2)刺激颈动脉体和肺部神经内分泌小体的传入通路,气道和肺扩张引起的机械性刺激椎尖受体引起的兴奋性传入通路,这两个通路均经第Ⅸ、第Ⅹ对脑神经将兴奋性传递到延髓孤束核,再从孤束核发出的联络纤维将信息传到位于延髓的节律发生中枢。它是由在复杂神经网络中起作用的吸气神经元和呼气神经元组成,但其确切的机制、部位和神经递质的性质尚不明确。

中枢神经系统内神经元节律性放电,其中与呼吸周期相关的这些神经元称为呼吸相关神经元,又称为呼吸神经元。呼吸神经元有不同类型:在吸气相放电的为吸气神经元,在呼气相放电的为呼气神经元,在吸气相开始放电并延续到呼气相的为吸气呼气跨时相神经元,而在呼气相开始放电并延续到吸气相的则为呼气吸气跨时相神经元。呼吸神经元对称地分布于延髓、脑桥的两侧,左右三个区域内:① 延髓背内侧的背侧呼吸核群(dorsal respiratory group,DRG),相当于孤束核腹外侧部,其中主要含吸气神经元,其主要作用是使吸气肌收缩而引起吸气。② 延髓腹外侧的腹侧呼吸核群,从尾端到头端相当于后疑核、疑核和面神经后核及其邻近区域,该区含有多种类型的呼吸神经元,主要作用是使呼气肌收缩而引起主动呼气,还可调节咽喉部辅助呼吸肌的活动以及延髓和脊髓内呼吸神经元的活动。③ 脑桥头端背侧分的脑桥呼吸核群,相当于臂旁内侧核及其相邻的 Kolliker Fuse(KF)核,两者合并为脑桥臂旁内侧核群(PBKF),其作用是限制吸气,促使吸气向呼气转换的调整中枢的呼气神经元部位。

20 世纪 90 年代初以来,有学者发现在脑桥呼吸核群中,相当于疑核头端平面,存在一个被称为前包钦格复合体(pre-Botzinger complex)的区域,该区可能是呼吸节律起源的关键部位。

该节律发生中枢也受到来自脑桥的嘴侧部位、边缘系统、下丘脑、丘脑底部和丘脑区的调控影响。经整合的节律发生中枢的冲动由传出系统传出,该传出系统由一背侧呼吸核群(孤束核)和一腹侧呼吸核群(疑核后侧、疑核旁和面神经核后)组成。发自这些神经元核群的轴突交叉行向对侧的脊髓,然后再到脊髓内支配膈肌和肋间肌的运动神经元,发出神经支配膈肌和肋间肌。此外,来自背侧和腹侧呼吸核群的轴突传至疑核,该核发出神经支配咽、喉部的骨骼肌。网络的作用是通过胸部、喉部、咽部的呼吸肌进行良好的协调以使上呼吸道肌肉的舒张与膈肌、肋间肌的主动收缩同步发生,最后完成呼吸的节律性。

在上述呼吸节律完成和形成机制上有以下两种学说。

1. 起步细胞学说　该学说认为,节律性呼吸是由延髓内具有起步样活动的神经元的节律性兴奋引起的,上述前包钦格复合体可能就是呼吸节律起步神经元的所在部位。

2. 神经元网络学说　该学说认为,呼吸节律的产生依赖于延髓内呼吸神经元之间的相互联系和相互作用。有学者在大量实验研究资料基础上提出了多种模式,其中通常提到的模式是中枢吸气活动发生器和吸气切断机制模式(图 4-6-2-1)。该模式认为,在延髓内存在一些起中枢吸气活动发生器和吸气切断机制作用的神经元。中枢吸气活动发生器神经元的活动引起吸气神经元呈渐增性的放电,继而兴奋吸气肌运动神经元,引起吸气过程;中枢吸气活动发生器神经元的活动还能增强脑桥臂旁内侧核群神经元和延髓吸气切断机制神经元的活动。吸气切断机制神经元在接受来自吸气神经元、PBKF 神经元和迷走神经中肺牵张感受器的传入信息时活动增强,当其活动增强到一定阈值时,就能抑制中枢吸气活动发生器神经元的活动,使吸气活动及时终止,即吸气被切断,于是吸气过程转为

呼气过程。在呼气过程中,吸气切断机制神经元因接受的兴奋性影响减少而活动减弱,中枢吸气活动发生器神经元的活动便逐渐恢复,导致吸气活动的再次发生。如此周而复始,形成节律性的呼吸运动。由于脑桥 PBKF 神经元的活动和迷走神经肺牵张感受器的传入活动可增强吸气切断机制的活动,促进吸气转为呼气,所以在实验中如果损毁 PBKF 并切断迷走神经,动物便出现长吸式呼吸。

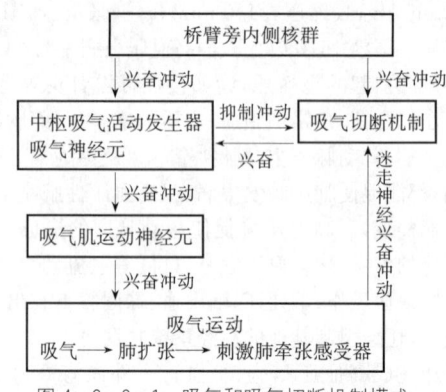

图 4-6-2-1　吸气和吸气切断机制模式

二、肺性脑病

肺性脑病是因慢性肺胸疾病等伴有呼吸功能衰竭,导致低氧血症和高碳酸血症而出现的神经精神症状。

【病因】

肺性脑病的原因有两方面。① 慢性肺部疾病:其中以慢性支气管炎、哮喘伴发肺气肿者为最常见,占 78%～86.4%;重症肺结核者占 3.9%～8.9%;胸廓畸形者占 2.1%～3.9%;此外,尚有纤维肺和少数肺癌病例。② 神经系统疾病:如急性感染性多发性神经炎、多脑神经损伤、脑干肿瘤、脑干脑炎、脑干损伤、颈椎损伤、进行性延髓麻痹、重症肌无力危象等均可引起急性或亚急性的呼吸功能衰竭而发生肺性脑病。

肺性脑病的诱因:80% 的患者为急性肺部感染;痰或咯血等造成急性或慢性呼吸道阻塞;水和电解质的紊乱;慢性肺功能衰竭应用不适量的镇静剂、吗啡类制剂、大剂量皮质类固醇激素等。

【发病机制】

肺源性心脏病呼吸功能衰竭时出现的精神、神经症状,主要由缺氧、二氧化碳贮留产生高碳酸血症以及酸碱平衡和电解质的紊乱所引起。

在肺性脑病中,精神、神经症状与 PCO_2 的高低和 pH 有一定的关系。一般认为 PCO_2 2 倍于正常值(10.64 kPa)时即出现精神抑制、头昏、厌食、无食欲、嗜睡、定向障碍、注意力集中困难、谵妄和半昏迷等症状。3 倍于正常值(15.96 kPa)时即出现"二氧化碳麻痹"而有昏迷、抽搐等症状。然而,PCO_2 和 pH 并不完全与精神神经症状相平行。少数有肺心脑病患者 PCO_2 可正常。

体内二氧化碳积贮所引起的呼吸性酸中毒是肺源性心脏病合并肺性脑病治疗前最常见的一种表现形式。正常人体有一系列的调节功能来维持酸碱的平衡。若因 CO_2 持久积贮不能改善则必将产生失代偿的呼吸性酸中毒。

持续性的呼吸性酸中毒治疗中常伴血容量降低、休克、肾

功能衰竭、高血钾等情况而并发代谢性酸中毒。这种混合性的酸中毒在肺性脑病中亦相当常见,仅次于呼吸性酸中毒。由于代谢性酸中毒的出现使 pH 进一步降低,但又因呼吸衰竭而呼吸兴奋性仍不能提高,进一步增加 CO_2 的积贮,加重呼吸性酸中毒和血钾及血氨的升高。

呼吸性酸中毒后使组织缺氧,造成代谢性酸中毒和血清钙降低而导致抽搐,兴奋性增高,反射亢进,脑组织和神经细胞水肿而兴奋、躁动等。这种呼吸性酸中毒合并代谢性碱中毒占肺性脑病的 15%~25%。

呼吸性酸中毒、混合性酸中毒、呼吸性碱中毒或混合性碱中毒均将引起一系列的水和电解质紊乱。肺性脑病中最常见的表现为低血氯、高血钾症状与体征,系因呼吸性酸中毒中肾小管酸化过度而 H^+、Cl^- 排泄增加,K^+、Na^+ 回收增加;同时因 H^+、Na^+ 的细胞内移和 H^+ 的细胞外溢而产生。血钾的升高与 pH 的降低成比例,若 pH 改变 0.1,则血清 K^+ 就可有 30% 的波动。血 Cl^- 的降低与 HCO_3^- 的增高亦成比例。血 Na^+ 的变化无一定的规律。当然在混合性酸中毒和混合性碱中毒中不一定都有血钾的增高。据统计 81.3% 的肺性脑病患者有不同程度的氮质血症,50% 的病例有低血 Na^+ 和低血 Cl^- 症,20% 有高血 K^+ 症和 16.6% 的患者有低血 K^+ 症等。

慢性肺功能衰竭患者除 CO_2 积贮、继发性酸中毒和电解质紊乱外,缺氧亦是重要的因素。缺氧引起红细胞增生,红细胞数增加,血液黏滞性和外周阻力增加。脑的缺氧产生神经细胞退行性变;肝脏的缺氧产生肝功能损害;肾脏的缺氧产生肾小管肿胀变性,促使肾功能衰竭,加重上述酸碱平衡失调等。

总之,肺性脑病是在肺功能衰竭后造成缺氧和二氧化碳潴留基础上引起一系列代谢障碍,使脑和神经损害。

【病理】

肺性脑病的主要病理改变系由脑部毛细血管的扩张、充血和通透性增高所引起。大体可见软脑膜血管充血、扩张;脑表面渗血和点状出血,蛛网膜下腔亦可有血性渗出。脑切面呈弥漫性水肿和点状出血。镜下有弥漫性神经细胞变性,血管周围水肿和软化灶。

【临床表现】

多见于 50 岁以上的慢性肺气肿、肺源性心脏病者,多数在慢性肺功能不全的基础上由感染、镇静剂的应用、创伤等不同原因而突然起病。少数诱因不清。男性略多于女性。其临床症状可归纳为以下几方面。

1. 精神症状 约见于 50% 的患者中。主要表现为兴奋、烦躁不安、胡言乱语、忧郁,有时还可出现幻觉、妄想等症状。在精神症状出现之前常可早期伴发定向力和判断力的障碍。

2. 神经症状和意识障碍 肺性脑病中常见的症状之一是意识障碍,轻者嗜睡、昏沉,重者昏迷。据国内统计,不同程度的意识障碍占肺性脑病的 62.3%~90.0%。意识障碍的程度与动脉血二氧化碳分压($PaCO_2$)的高低有一定的关系,但不完全一致。

有 30% 左右的患者发生抽搐,多数为全身性,无明显局限症状,亦有少数患者表现局限性抽搐或由局限性发展到全身性癫痫样发作。各种各样的不自主运动亦可见到,如震颤和扑翼样震颤较为常见,不自主的肌阵挛发作和肌束颤动亦可见到。4%~5% 的患者出现偏瘫或单瘫。20%~25% 的患者眼底检查可有视神经乳头水肿和渗出的现象。10%~15% 的患者由于持续性颅内压力增高可以出现脑疝和昏迷、神经精神症状加重、血压下降而死亡。

脑电图检查有不同程度的弥漫性异常,从散在于两半球的少量 δ 波到中度甚至重度的弥漫性异常均可见到。脑电图的异常程度与脑缺氧的程度相一致。

周围血象常见红细胞数增加,血红蛋白亦相应增高。多数患者的血液气体分析时见 $PaCO_2$ 增高,CO_2 结合力增高,标准碳酸氢盐或称标准重碳酸(SB)和剩余碱(BE)的含量增加,血液 pH 降低等。若在继发呼吸性酸中毒合并代谢性酸中毒时则 $PaCO_2$ 升高,CO_2 结合力、SB 及 BE 正常或降低;合并代谢性碱中毒时则 $PaCO_2$ 升高,CO_2 结合力、SB 及 BE 均明显升高,pH 增高,血清钾明显降低为特点。

【诊断和鉴别诊断】

肺性脑病的诊断各家标准不一。1980 年全国第三次肺心病专业会议修订的诊断标准如下。

1. 临床诊断 肺性脑病是由慢性肺胸疾患伴有呼吸功能衰竭,出现缺氧、二氧化碳潴留而引起精神障碍、神经症状的一个综合征。应注意与脑动脉硬化、严重电解质紊乱、单纯性碱中毒、感染中毒性脑病等相鉴别。

2. 临床分级标准

(1)轻型:神志恍惚、淡漠、嗜睡、精神异常或兴奋、多语而无神经系统异常体征。

(2)中型:半昏迷、谵妄、躁动、肌肉轻度抽动或语无伦次、对各种反应迟钝、瞳孔对光反应迟钝而无上消化道出血或弥散性血管内凝血等并发症。

(3)重型:昏迷或出现癫痫样抽搐,对各种刺激无反应;反射消失或出现病理性神经体征,瞳孔扩大或缩小;可合并上消化道出血、弥散性血管内凝血或休克。

【治疗】

1. 解除气道阻塞,保持呼吸道通畅 采取多种综合有效措施,积极改善与调整通气;增加肺泡通气量,纠正缺氧与 CO_2 潴留,降低 $PaCO_2$,是抢救本病的关键。

(1)控制感染:感染诱发本病,而肺性脑病形成后又进一步削弱机体与呼吸道的防御免疫功能,促使感染发展而使疾病难于治疗。应根据临床表现、痰培养与药敏结果选择有效抗生素。

(2)呼吸兴奋剂:由于痰液阻塞气道及支气平滑肌处于痉挛状态,呼吸兴奋剂并非首选。临床多主张用于经抗生素、解痉平喘药物治疗后,气道基本通畅、呼吸机撤离前后、自主呼吸微弱及昏迷者。氨茶碱、地塞米松、抗生素、呼吸兴奋剂等药物组成的肺脑合剂有解痉、抗炎和增加肺泡通气量的作用,可酌情选用。

(3)合理应用平喘药物:解除气道痉挛有利于痰液排出,减少气道阻力,增加肺泡通气量。临床上常用茶碱类和 β 受体兴奋剂。

(4)建立人工气道,实施辅助机械呼吸:是抢救肺性脑病的最佳适应证和有效措施。经短期上述处理后,肺性脑病无明显改善时应及早采用机械通气。经气管插管抢救 3~5 d 无好转时应作气管切开接呼吸机(经鼻插管时间可适当延长)。

2. 纠正酸碱与电解质失衡 肺性脑病为严重呼吸性酸中

毒致脑组织 pH 下降而继发中枢神经系统表现。对呼吸性酸碱失衡及继发的电解质失衡应及时处理。

3. 解除脑水肿 脱水剂可消除或减轻脑水肿，降低颅内压，但对脑组织内 pH 无影响。在利尿治疗无效时可考虑应用。常用 20% 甘露醇或少量地塞米松。

4. 其他对症治疗 如应用抗癫痫、抗精神药物。上消化道出血时可用止血药物、制酸药物及胃肠减压等。

5. 肺移植 美国 2008 年共进行肺移植 1 478 例。肺移植产生的神经系统并发症为 45%～68%。

【预后】

肺性脑病的病死率颇高，据国内报道，其病死率为 40.6%～67.2%。造成肺性脑病的死亡原因主要有：① 持续性的高碳酸血症、缺氧及酸中毒等继发地引起肾功能衰竭。② 慢性缺氧、消化道出血、休克。③ 弥漫性脑水肿、颅内压增高、脑疝。④ 感染不能控制而继发败血症或继发颅内感染等原因而死亡。

第三节　消化系统疾病的神经系统并发症

一、肝性脑病

肝性脑病（hepatic encephalopathy）是由严重的急性或慢性肝病引起的中枢神经系统功能紊乱，以代谢紊乱为基础，意识行为改变或昏迷为主要临床表现的一种综合征。

【病因和分类】

Mullen（1992）将肝性脑病分为急性肝性脑病和慢性肝性脑病。

1. 急性肝功能衰竭性脑病

（1）暴发性肝功能衰竭（1～2 周）。

（2）亚暴发性肝功能衰竭（2～12 周）。

（3）亚急性大片肝坏死（8～24 周）。

2. 慢性肝性脑病

（1）亚临床肝性脑病。

（2）反复发作肝性脑病。

3. 典型慢性肝性脑病

（1）大脑变性。

（2）痉挛性截瘫。

【发病机制】

肝性脑病的发病机制十分复杂，尚不十分清楚。

1. 血-脑屏障通透性可逆性增高学说 急性肝功能损害的动物模型中证实血-脑屏障通透性可逆性增高，因此血氨、低脂肪酸（如硫辛酸等）通过血-脑屏障，使这些有毒物在脑浓度明显高于正常。使正常状态不易通过血-脑屏障的 γ 氨基丁酸（γ-aminobutyric acid，GABA）类的抑制性递质大量通过血-脑屏障，加重肝性脑病。

2. 氨中毒（ammonia neurotoxicity）学说 是一个传统的机制。有人在慢性肝病患者中给予氨制剂可诱发肝昏迷和肝性脑病。

肝功能严重损害或门体侧支循环形成时，血氨明显升高，并可通过血-脑屏障到达大脑而引起昏迷。氨对大脑的毒性作用主要是干扰脑的能量代谢，引起高能磷酸化合物的浓度下降，而人脑的意识有赖于脑干、网状结构上行激活系统代谢的完整性。肝性脑病时脑干内 ATP 及磷酸肌酸的浓度下降，可能是氨中毒产生意识障碍和昏迷的作用机制。

但是血氨水平与肝性脑病的严重程度不一定成比例，而且将血氨去除后，有时肝性脑病也无明显好转。

3. 假性神经递质/血浆氨基酸失衡学说（false neurotransmitter/plasma aminoimbalance） 在肝病患者血中支链氨基酸（亮氨酸、异亮氨酸、缬氨酸）水平降低，芳香氨基酸（酪氨酸、丙氨酸等）水平很高。芳香氨基酸大量透过血-脑屏障，使脑内芳香氨基酸增多，这导致多巴胺和去甲肾上腺素等单胺类递质耗竭，而脑内出现假性"无用"的神经递质（对羟苯 β 羟乙胺、羟苯乙醇胺、phenylthanolamine 等）。在神经末梢中这种假性"无用"的神经递质替代了真正的单胺类神经递质，虚假的神经传递作用无法保证正常神经冲动的传递，造成中枢神经症状。所以，人们提出提高支链氨基酸血浓度避免芳香氨基酸过多进入脑内可能有助于治疗肝性脑病。

此外，谷氨酸"避免"氨对脑的作用，故认为有"解毒"作用。Michel 等（1980）和 Vribe 等（1983）分别用 L-Dopa 和溴隐亭以增加脑内单胺类神经递质的作用，治疗肝性脑病。但是临床试验无效。这学说有待完善。

4. 神经毒物协同学说（synergistic neurotoxins） Zieve 等（1980）提出在肝性脑病中存在许多神经毒物，如氨、氨基酸（色氨酸、甲硫氨酸、苯丙氨酸等）、单胺类物质、酚、脂肪酸（特别是硫辛酸）。肝性脑病就是这些物质协同作用的结果。Phear 等（1954）报道肝病患者口服硫醇的前体甲硫氨酸可引起肝性脑病。Gahl 等（1988）也报道了一例肝甲硫氨基酸腺苷转移酶（methionine adenosyltransferase）缺乏症，有高甲硫氨酸血症，硫醇水平也高，但无脑功能障碍。这说明甲硫氨酸单独增多不引起增高，必须要在肝病条件下，多种神经毒物存在时才发生肝性脑病。

5. γ 氨基丁酸神经递质学说 人脑和哺乳类动物中 25%～65% 的神经末梢属 GABA 能，GABA 为脑内神经抑制性递质。Jones 等（1986）在半乳糖胺造成肝性脑病的兔实验模型中，证实脑内 GABA 能活力增高是由于血浆中 GABA 水平升高，脑内 GABA 能使功能上调，血-脑屏障对 GABA 的通透性增加。用 GABA 能神经元抑制药物可改变视觉诱发电位。GABA 对大脑抑制，产生肝昏迷和神经传导抑制。然而，近年研究发现 GABA 能活动不会单独增高，它必须由类苯二氮样成分强化和参与，所以出现了内源性苯二氮学说。

6. 内源性苯二氮学说（endogenous benzodiazepine hypotheses） Bassett 等（1987）和 Mullen 等（1992）讨论了这学说。在肝性脑病的动物实验中发现了几种药物，它们通过减少 GABA 能张力（GABA-ergic tone），介导其对中枢神经系统的作用，改善实验动物中的电生理和行为表现。这几种药物是 GABA 受体拮抗剂（bicuculline）和氯离子通道阻滞剂（IPPO）。另一种 flumazenil 是一种苯二氮受体拮抗剂，它静脉给药时调节中枢神经的抑制。

以后知道 GABAA/苯二氮受体/氯离子通道复合体构成了位于神经突触后的膜转运单位。它通过调控氯离子从细胞外流向细胞内来调节神经元活动。突触前 GABA 释放入间隙后，它与复合体上 GABAA 位点结合，使氯离子通道开放，细胞外氯离子进入突触后神经端。结果使细胞内阴离子增多（超极化），产生抑制性电位，导致突触后神经端阻断兴奋。这些就可解释 GABA 受体拮抗剂和氯离子通道阻滞剂可改善 GABA 对大脑和神经传导的抑制。许多药物都能与这个复合体结合。药物与复合体结合后来调控 GABA 介导的氯离子通道的方式有 3 种。一种药是对复合体中 GABA 效应的激动剂形式。第二种是减少药物对 GABAA 位点的亲和并减少对 GABAA 位点到氯离子通道的络合，但药物与苯二氮类位点有很高的亲和，结合后起到对抗激动剂的中枢效应，实际上是拮抗作用。第三种形式是药物与苯二氮受体疏松结合，起拮抗作用，但很易被其他底物替代中止这种作用。氟马西尼（flumazenil）就是这类药物。

还有许多依据支持内源性苯二氮学说。Basile 等（1990）以苯二氮受体配体用放射性自显影在肝性脑病患者的脑中证实 GABAA 受体复合体中的苯二氮受体。Mullen 等（1990、1989）在肝性脑病动物和人的脑脊液、血液、脑组织中测出苯二氮类样物质和活性。也证实了人肝性脑病的严重程度与苯二氮样物质浓度有相关性。

7. 锰中毒学说 肝硬化患者 MRS 和 MRI 等发现患者双侧基底节 T_2W 呈高信号，并发现有锰蓄积。肝病时锰不能从肝脏排出体外，而蓄积在体内包括脑部基底节等处。

总之，肝性脑病有许多发病学说，这些学说可解释部分肝性脑病的现象，但是最终能十分完善解释肝性脑病的发病机制的学说，仍然在不断地探索中。

【病理】

急性肝性脑病的病因主要为急性病毒性肝炎和中毒性肝炎。急性病例的脑部病变主要为弥漫性神经细胞变性坏死，胞体肿胀，尼氏小体消失，核浓缩或溶解。这种病变以大脑皮质、基底节、中脑黑质、脑桥、小脑等部位为严重。胶质细胞增生，特别是星形胶质细胞，核圆而大、空而透亮，染色质极细，形成所谓 Alzheimer Ⅱ 型细胞。

慢性肝性脑病常由各种肝硬化失代偿而引起。门脉高压患者接受门腔静脉分流术后常可出现肝性脑病。

慢性病例则为弥漫性片状皮质坏死，皮质、髓质交界处出现腔隙状态。镜检有神经细胞变性及髓鞘脱失，弥漫性原浆型星形细胞增生，有些细胞核内可见到包涵体。

【临床表现】

肝性脑病的临床表现多种多样，包括肝病的症状及脑病的症状两方面。若为急性重症肝炎（急性肝坏死），患者黄疸短期加深，消化道症状明显，肝浊音界缩小，肝功能急速衰竭。

若原发肝病系慢性进行，则常有乏力、纳呆、腹胀、恶心、肝脾肿大、肝掌、蜘蛛痣、黄疸、腹壁静脉曲张等肝硬化和门静脉高压症状。神经、精神症状的出现常有诱因，如感染、上消化道出血、利尿剂应用不当、大量放腹水、手术及损肝药物如安眠镇静剂、抗生素等的使用。

1. 急性肝功能衰竭性脑病 常称为肝昏迷。Mullen（1992）和曾瑞川等（1994）均将肝昏迷分为 4 期。

肝性脑病时的各种精神神经表现的四级分类如下。

Ⅰ级或前驱期：原先庄重者变为欣快表情或举动轻率，如不注意衣着整洁或卫生、或沉默少言、思维变慢、睡眠规律改变，此时易被误为怪癖和不受欢迎的人。一般无神经系统体征。

Ⅱ级：嗜睡，精神错乱，行为失常，时间、地点定向及理解力均减退，语言不清，语无伦次，书写笔画杂乱不清，不能简单计数运算，睡眠习惯颠倒，有幻觉，恐惧或狂躁。此时易误为精神病。腱反射亢进，肌张力增加，有踝阵挛，扑翼样震颤较多，两手常向外侧偏斜，亦可有不随意运动，或取物不准，握物不固，步履不稳，行为不当。可出现脑电图异常。

Ⅲ级：昏睡明显，但仍能唤醒，偶尚可答问，有精神错乱或幻觉，肌张力增加，扑翼样震颤随时出现。病理反射阳性，脑电图异常（对侧性高幅慢波）。

Ⅳ级：深昏迷，不能唤醒。神志完全丧失，对刺激有时可有些反应，有时全无。昏迷较浅时，反射及肌张力仍亢进，扑翼样震颤可引出。深昏迷时，各种反射均消失，肌张力减退，瞳孔散大，可有阵发性抽搐，脑电图异常。有对称性弥漫性高幅 θ 波及 δ 波，部分病例波形不规则。慢波以大脑前部多见。少数病例有典型三相波，异常记录中均见 α 波减少或消失。

在肝昏迷患者中血氨常升高。血清氨基酸测定支链氨基酸/芳香氨基酸水平比值明显降低，降到 1～1.5 时提示病情十分严重（正常为 3～3.5）。

2. 慢性肝性脑病

（1）亚临床肝性脑病（subclinical hepatic encephalopathy）：在肝硬化患者中 50%～85% 是这种类型。一般不引起人们注意，自觉脑病症状不明显。神经系统检查也无肯定异常。如果在这些患者中用数个精神量表测定可发现认知功能等异常。Mullen 等推荐用韦氏成人智能量表（Wechsler adult intelligence scale）。Rikkers 等（1978）在肝硬化亚临床肝性脑病中测血氨，少数为异常。Morgan 等（1989）试用半乳糖果糖（lactulose）治疗亚临床肝性脑病。

（2）反复发作性肝性脑病：呈反复发作的神经精神症状，间歇期略有好转。轻者神志恍惚，目光无神，发呆，思维迟钝，言语刻板缓慢，表情痛苦，带做作色彩，暗示后可稍减轻，好转后能部分回忆。严重者发病后迅速昏睡，呼之不应，推之不醒，甚至进入昏迷。昏迷持续数分钟到数天不等，可反复多次发作。

（3）典型慢性肝性脑病：常在肝昏迷后出现。常见的有智能障碍、健忘、流涎、语言缓慢、发音含糊单调、动作笨拙、共济失调、意向性震颤、头及躯干颤动、手足徐动样不自主动作，锥体束征可出现或不明显，感觉多无障碍。

（4）痉挛性截瘫：也称肝硬化性脊髓病。病理变化主要是脊髓锥体束脱髓鞘，以侧束为著，可有神经轴索变性、消失，神经纤维减少，代之以神经胶质。以胸段最著，脑干和内囊甚至薄束及脊髓小脑侧束等亦有轻度变性。少数患者脊髓前角细胞退行性变。

本病以男性较多，男女之比约为 17:1。86% 年龄在 30～60 岁之间，患者可有反复发作的一过性肝性脑病症状，常为本病出现典型症状之前兆，亦有少数患者一开始即表现为痉挛性截瘫。在肝性脑病出现后发生者占 54%，从肝性脑病到脊髓病变时间为 1～8 个月，平均 1 年；先于肝性脑病出现者约占 17%；肝性脑病同时出现者占 6%；无肝性脑病者占 8%。

双下肢沉重感、活动不灵、僵硬、行走困难,呈剪刀或痉挛步态,继而肌张力增高;腱反射活跃或亢进(双侧对称),锥体束征阳性,肢体痉挛性瘫痪,以下肢为重,可累及上肢。部分患者出现假性球麻痹,深感觉减退。括约肌功能正常。

【诊断】

有肝炎和肝硬化病史者出现神经精神症状者应考虑本病。疑有本病时抽血测血氨、血氨基酸、脑电图检查对诊断和预后有帮助。

肝昏迷时脑电图呈现三相波:双侧同步 1～3 Hz 以二相为主波,呈(-)+(-)或(+)-(+)两种波形。三相波发生于昏迷前期或昏迷早期。静脉滴注谷氨酸钠和谷氨酸钾后大部分患者三相波可消失。

【治疗】

1. 预防及消除诱因 对肝病患者积极控制感染、腹泻、消化道出血等。对放腹水、手术及麻醉等应慎重处理。禁用吗啡、氯化铵、尿素、汞利尿剂等。加强保肝治疗,饮食中限制蛋白质,补充高热量营养(以高渗葡萄糖为主),同时用多种维生素。有凝血障碍者给予维生素 K_1。

2. 消除和抑制肠道有毒物质的产生和吸收 口服抗生素可抑制肠道细菌的繁殖,减少氨的产生和吸收。甲硝唑 0.2 g,每日 4 次口服。

3. 口服乳果糖 可使肠道变为酸性,阻止氨的吸收和产生,用法为每日 3 次,每次 10～40 ml 口服(国产乳果糖,每支 10 ml)。

4. 去氨药物的应用 肝性脑病时,血氨多增高,常用去氨药物有谷氨酸、精氨酸、乙酰谷氨酰胺、门冬氨酸钾镁等。通常谷氨酸与乙酰谷氨酰胺联合应用,后者具有神经传递体和载体的作用,容易通过血-脑屏障,至脑内变成谷氨酸,以降低脑内高氨现象。常用谷氨酸钾、谷氨酸钠各 20 ml,乙酰谷氨酰胺 1 g 加于 10% 葡萄糖液 500 ml,每日静脉滴注 1 次。对有呼吸性或代谢性碱中毒的肝性脑病患者,不宜用谷氨酸治疗。精氨酸为酸性,对肝性脑病碱中毒有一定的治疗作用。门冬氨酸与氨结合可形成门冬酰胺,对氨有解毒作用;用门冬氨酸钾钠 20 ml 加入 10% 葡萄糖液 500 ml,每日静脉滴注 1 次。

应用 L-亮氨酸,L-异亮氨酸、L-缬氨酸等支链氨基酸。用法:每日静脉滴注 250 ml,7～10 d 为 1 个疗程。

5. 治疗脑水肿 临床出现有脑水肿征象时,应立即给予渗透性脱水药物。常用 20% 甘露醇 250 ml,作静脉快速滴注,一般在 30 min 内滴注完毕,根据需要每 4～6 h 重复一次。清蛋白 10～20 g/d,增加血液胶体渗透压。

6. 血浆交换疗法 文献报道 60 例肝性脑病患者(均为暴发性肝炎)用血浆交换治疗,每日血浆交换 2.8～6 L,经血浆交换 2～3 次后,有 56.7%(34 例)的患者昏迷清醒,35%(21 例)的神志完全恢复,13 例一过性好转。经血浆交换后,血清中芳香氨基酸水平下降,血氨可降低 50%,血清蛋白质代谢异常亦见改善。

7. 其他对症治疗 有精神症状者用氟哌啶醇,双下肢痉挛者用乙哌立松、巴氯芬片。

附:肝移植和肾、心及肺等移植后的并发症

肝移植适应证:肝移植可用于治疗 Wilson 病、急性肝功能衰竭(fulminant hepatic failure)、胆汁阻滞、进行性家族性肝内胆汁郁积、肝细胞癌和高酪氨酸血症、免疫性肝炎、Caroli 病、肝胚细胞瘤、非甲非乙型肝炎后肝硬化、家族性淀粉样变性等各种肝病。

Zivovic 等(2010)报道美国 2008 年进行肝移植 6 318 例。肝移植的神经系统并发症发生率为 20%～35%。同一器官移植在不同疾病患者中产生的神经系统并发症也不相同。Erol 等(2007)报道 40 例肝移植病例,其神经系统并发症发生率为 35%,肝豆状核变性为 60%,非 Wilson 病并发症发生率为 26.7%。急性肝功能衰竭患者肝移植神经系统并发症发生率为 44%,而非衰竭时为 35%。

肝、肾、心、肺、胰等移植后的并发症如下。

1. 脑后部白质脑病(posterior leukoencephalopathy) Hinchey 等(1996)首先报道肝移植后脑后部白质脑病发生率为 1%～10%。临床表现为头痛、抽搐、皮质盲、意识障碍(严重时)和展神经麻痹(少数)。头颅 MRI 示大脑双侧枕叶的白质和灰质有异常信号。以白质损害为主。MRI 中 T_1W 低信号,T_2W 高信号;Flair 中病灶更明显。

其主要发病原因:① 已成为公认的主要问题为应用免疫抑制剂导致的白质脑病,如环孢素(cyclosporine)、他克莫司(taclolimus)等多种免疫抑制剂的术后长期应用。② 其次由于手术后出现血压(收缩压和舒张压)增高,可能造成大脑后动脉区的供血异常。由环孢素引起的脑病约占全部脏器移植药物的 5%。

2. 弥漫性脑病(diffuse encephalopathy) 患者出现明显的精神错乱和意识障碍。1993 年,Garg 等报道在儿童肝移植弥漫性脑病的发生率达 33%,但 Erol 等认为罕见。

3. 边缘性脑炎 Seeley 等报道 9 例移植后边缘性脑炎(post-transplant limbic encephalitis),其中 6 例为单胞病毒中 HHV6 感染。9 例同种异体造血干细胞移植后产生急性起病的边缘性脑炎,年龄在 22～60 岁,术后 1～3 d 发病。临床表现以意识混浊等意识障碍表现或记忆力减退、逆行性遗忘、情感障碍、癫痫、全身强直阵挛性发作。脑电图示广泛弥漫性慢波,头颅 MRI 可无异常。病程中,弥漫性脑病可好转后再发。因此认为弥漫性脑病可由高血压病、尿毒症、缺氧、电解质紊乱等造成,有一定的可逆性。

4. 脑桥中央髓鞘溶解症(central pontine myelinolysis) 患者出现假性延髓麻痹、四肢上运动神经元瘫痪,甚至意识错乱。少数患者以小脑损害为主,出现共济失调和震颤等。局灶性脊髓损害可造成四肢瘫痪、截瘫。

如果上述脑病因免疫抑制剂造成,在停药后临床症状可缓解。

5. 移植后患者的中枢神经系统感染 器官移植患者为抑制免疫排斥反应,需要长期服用免疫抑制药物,因此增加了机会性感染的风险。造血干细胞移植(包括骨髓移植和外周血干细胞移植)患者在手术后即存在机会性感染的高风险,虽然此时免疫系统尚未被抑制。在器官移植患者,机会性感染常发生于手术后 2～6 个月,主要原因是免疫系统被抑制。移植后罹患机会性感染的风险依次排序为:肠和多脏器移植(7%),骨髓移植(4%),心脏移植(3%)和肝脏移植(1%)。机会性感染的风险主要取决于感染病原菌的接触密度和免疫抑制程度。

器官移植中,中枢神经系统感染率为5%～10%。中枢神经系感染后病死率为44%～70%。最常见的感染菌为单核细胞增多性利斯特菌(Listeria monocytogenes)、新型隐球菌和曲霉菌。它们造成的中枢神经系统感染占80%。脑脊液白细胞数1～41/mm³(淋巴细胞为主),红细胞0～178/mm³。其中6例脑脊液PCR方法测定发现HHV6 DNA。尽管用阿昔洛韦等治疗,6/9例死亡。

6. 多脏器移植后肉芽肿阿米巴性脑炎症 Mendez等报道1例多脏器移植后,静脉应用抗淋巴细胞多克隆抗体。移植后9个月患者出现急性右侧肢体麻木,4 d后出现右侧肢体无力、意识障碍。6 d后出现局灶性抽搐,每次约2 min。13 d后死亡。实验室检查:血CD4⁺细胞30/mm³(正常值288～1 736/mm³),CD8⁺细胞15/mm³(正常值133～969/mm³)。MRI示左侧顶叶后一水肿区病灶,T_2W高信号,强化后T_1W也呈高信号。脑脊液压力270 mmH₂O(1 mmH₂O = 0.009 8 kPa),其余生化、常规检查无异常。

尸体解剖解示:左侧额顶区有7 cm×7 cm×6 cm病灶。镜检示有多灶的小囊性变,血管周围有大量多形核细胞浸润。用免疫组化检测棘阿米巴(acanthamoeba)抗体呈阳性。

7. 脑血管病 Lentine等报道肾移植后患者累计3年内新发生的脑血管病的发病率,第1年为3.0%,第2年为4.9%,第3年为6.8%,均比一般人群明显增高。肾移植后脑血管病的发生率男女性别比相当。肾移植患者吸烟是发生脑血管病的一个危险因素。

Zierer等报道46例心脏移植的患者,23%出现神经系统并发症。在11例有缺血性脑卒中患者中,有抽搐者7例、短暂脑缺血发作者7例。在脑血管病中,短暂脑缺血发作、脑出血、脑梗死均可见。在机会性感染后,毛霉菌和曲霉菌在脑动脉管壁中生长出现缺血或出血性脑卒中。

在心脏和肾脏移植后缺血性脑卒中多见,在肝脏移植后出血性脑卒中多见。器官移植患者导致脑卒中有3大原因:① 外科手术移植造成。② 感染(心内膜炎、中枢神经系统曲霉菌、毛霉菌等感染)。③ 手术过程加重动脉硬化或影响血流速度和凝血机制。

如果用造血干细胞移植会有血小板减少的风险。在心脏移植时早期因心搏出量减少,术后血压又升高,可造成术中脑出血。在心脏瓣膜或心内手术后可出现脑栓塞。术后败血症可引起细菌性栓塞。骨髓移植时患者有短暂高凝状态存在,此时蛋白质S(protein S)和抗凝血酶Ⅲ(antithrombin Ⅲ)缺乏,可造成缺血性脑卒中。

肝脏移植后一旦出现肝功能衰竭、抗凝功能障碍,可并发脑出血。多囊肾进行同种、异种肾移植后动脉瘤性蛛网膜下腔出血的风险增加10倍。在家族淀粉样多发性神经病患者进行肝移植时可发生脑叶出血。

肾移植患者一旦发生脑血管病,其病死率明显增加。脑血管炎罕见。

8. 器官移植后恶性肿瘤增多 器官移植患者罹患恶性肿瘤的风险比一般人群高,尤其是好发淋巴增殖性肿瘤,常在移植后出现中枢神经系统淋巴瘤,与胶质瘤相比更多见。

9. 脊髓病 移植后脊髓病均为缓慢起病,通常数周才呈四肢瘫或截瘫,伴感觉障碍和大小便障碍。可以是全瘫或不完全瘫,以横贯性脊髓炎多见,并伴脊神经根损害。

脊髓病病因:是机会性病毒感染,如HTLV1病毒(human T-lymphotropic virus 1)、人疱疹病毒6和7、带状疱疹病毒、Epstein-Barr病毒、巨细胞病毒造成。少数系某些化疗药物所造成。

10. 周围神经病和肌病 相对少见,一般由药物造成,或由带状疱疹病毒造成周围神经疼痛。

二、胰腺性脑病

胰腺性脑病(pancreatic encephalopathy)是急性胰腺炎或慢性复发性胰腺炎急性发作期以神经、精神症状为主的神经系统并发症。其发病率占同期急性胰腺炎的9%～20%,平均为10.6%,病死率达40%～66.67%。

【发病机制】

1. 胰酶作用 胰腺炎时大量胰酶,包括胰蛋白酶、弹力纤维酶、磷脂酶A、血管舒张素以及激肽等进入血液,引起神经细胞中毒、水肿、代谢障碍以及静脉瘀血、小出血灶、脑软化等,从而引发形式多样的精神神经症状。尤其是磷脂酶A2 (phospholipase A2)起重大作用。磷脂酶A2有两种:一种是胰性磷脂酶A2(pancreatic phaspholipase A2),另一种为膜偶联性磷脂酶A2(membranous phaspholipase A2)。

磷脂酶A2被胰蛋白酶及胆酸激活后,可将胰液中的卵磷脂与脑磷脂转变成溶血卵磷脂与溶血脑磷脂,两者具有高度细胞毒性,能破坏细胞的磷脂层,并可透过血-脑屏障进入脑循环,引起脑组织出血、脑软化及破坏中枢神经系统白质的髓鞘结构引发脱髓鞘。

2. 炎性物质 肿瘤坏死因子α(tumor necrosis factor-α,TNF-α)和白细胞介素-1β(interleukin-1β,IL-1β)造成急性胰腺炎脑组织损害。TNF-α、IL-1β导致:① 上调黏附分子的表达及白细胞的活化,使白细胞内皮细胞作用加强,白细胞释放氧自由基、一氧化氮、蛋白水解酶、损伤微血管内皮细胞及基底膜,使微血管通透性增加,脑水肿形成。② TNF-α和IL-1β诱导内皮细胞、胶质细胞产生趋化因子,导致白细胞内皮细胞作用,促进白细胞游走至血管外,释放炎性介质,导致间质的炎性损伤。③ 刺激血小板活化因子生成,促使血小板聚集及释放反应,诱导脑微血管血栓形成及内皮细胞的破坏。④ TNF-α、IL-1β刺激免疫细胞活化,造成对髓鞘的破坏。

3. 感染因素 重症急性胰腺炎常合并严重细菌感染,而长期大量应用广谱抗生素、肠道功能障碍、肝功能受损和长期深静脉营养等因素使患者十分容易感染真菌。病原体毒素可直接作用于脑细胞,破坏线粒体,使三磷酸腺苷合成减少,脑细胞代谢障碍,发生细胞性脑水肿,也可通过激活补体系统、激肽系统、凝血及纤溶系统、前列腺素系统等,产生各种血管活性物质,发生感染性休克,继发多脏器功能障碍。中枢神经系统真菌感染会出现精神异常甚至昏迷。

4. 氧自由基 重症胰腺炎时血中超氧化物歧化酶活性降低。而且炎症时氧耗量增高。产生的氧自由基无法被超氧歧化酶还原,脑内自由基大量积聚,产生脑组织损伤。

5. 低氧血症 胰性磷脂酶A2在重症胰腺炎中破坏肺毛细血管内皮膜、Ⅱ型肺泡上皮细胞及肺表面活性物质,从而增加肺泡表面张力,减少肺的顺应性,导致肺水肿和通气功能障碍,使血氧降低,造成脑缺氧。

【病理】

脑部有三种病理改变: ① 多灶毛细血管出血,血管周围水肿,毛细血管玻璃样变及坏死。② 有脑梗死区及弥漫性脱髓鞘化。③ 有巨噬细胞反应,脑室管膜下胶质细胞增生。④ 大脑皮质、丘脑、脑桥、小脑或脑干可有出血点,脑灰质与白质邻近区有脱髓鞘改变。

【临床表现】

精神神经症状多出现在急性反应期,多在胰腺炎发病后1周左右,极少数发生在疾病恢复期,持续1 d至数周。呈一过性精神错乱、意识障碍和神经衰弱样综合征。以烦躁、谵妄、精神异常和定向力障碍最为常见。另患者还有视幻觉和听幻觉、复视,呈现紧张、兴奋;有时呈现反应迟钝、抽搐、浅昏迷,甚至昏迷。

精神症状的严重程度和持续时间与胰腺炎病情严重程度呈正相关。陈隆曲等(2002)综述文献中100例急性胰腺炎患者中3%有幻听和妄想,2%胡言乱语,1%有神经症。

神经系统检查可有脑膜刺激征、颅内压增高以及脑脊髓病综合征;如颈强直、Babinski征阳性、角膜反射迟钝、水平性眼球震颤、耳聋、吞咽困难、运动性或感觉性失语、面瘫、痉挛性瘫痪、四肢强直、肌肉疼痛、反射亢进或消失、腹壁反射消失、锥体束征阳性和局灶性神经损害等。有时可有去皮质状态、共济失调、癫痫样发作和复视等。

脑脊液压力正常或略高。少数淋巴细胞增多,蛋白正常或略高,糖和氯化物正常。有人测定血中髓鞘碱性蛋白(myelin basic protein,MBP),若发现增高于正常值,则作为胰腺炎时脑损害的指标。

MRI检查可见脑室周围及基底节区水肿、小灶性出血和脱髓鞘改变。磁共振波谱分析发现脑水肿区域NAA/Cr比值增高,提示脑细胞受损。如果不断随访该脑区的NAA/Cr比值可判断疾病的动态变化。

【诊断】

确诊胰腺炎的患者,急性胰腺炎或胰腺炎复发几天中出现精神和(或)神经症状,提示脑部损害时,应考虑胰腺性脑病。近年临床应用抑肽酶抑制胰腺分泌后,脑症状可随急性胰腺的临床表现缓解而消失。

【治疗】

1. 病因治疗 积极治疗胰腺炎,纠正代谢紊乱。

2. 生长抑素(施他宁等) 抑制胰腺分泌,防止胰酶对周围组织的损害。

3. 其他 一般在病后3~4周,应作胰腺CT检查有无胰腺组织坏死,若坏死性胰腺炎有脑部症状时,应手术治疗。部分患者,手术治疗胰腺炎后可获好转。

三、结肠的神经系统并发症

溃疡性结肠炎是结肠多见的神经系统并发症。溃疡性结肠炎患者中约7%并发脑栓塞。39%溃疡性结肠炎患者在尸检中发现脑部栓塞病灶。

溃疡性结肠炎患者血液凝血机制增强,包括血小板Ⅲ因子、血小板D、血小板Ⅷ因子水平增加及血纤维蛋白原水平增加。

溃疡性结肠炎成人发病,有多年腹泻史。急起脑部局灶性损害症状多见,如偏瘫、认知障碍或偏身感觉障碍。如果脑栓塞范围面积大且有继发脑水肿,可造成昏迷和死亡。有些患者的脑血管栓塞并无症状。此外,本病尚有并发单个肢体栓塞和肺栓塞。

第四节 肾功能衰竭的神经系统并发症

一、急性和慢性肾功能衰竭

肾功能衰竭可分为急性肾功能衰竭和慢性肾功能衰竭。急性肾功能衰竭系指由于中毒、外伤(挤压伤)等原因使肾功能急性减退,从而产生一系列临床症状,包括少尿或无尿、水肿、高血压以及因氮质潴留、酸中毒、血 K^+ 过高等引起的临床症状。

慢性肾功能衰竭指肾实质慢性毁损,使肾功能缓慢进行性减退。按其病情发展,可分为肾功能不全代偿期、肾功能不全失代偿期以及尿毒症期。在肾功能不全的患者,神经系统的病变常出现在疾病的后期,并常为导致患者死亡的主要原因之一。

慢性肾功能衰竭较急性肾功能衰竭多见。因为导致慢性肾脏损害的原因很多,而且多为常见病。慢性肾小球肾炎、肾盂肾炎、肾结核、下尿路梗阻、全身系统性遗传病(糖尿病肾病、痛风肾病、系统性红斑狼疮等血管炎性肾病、多发性骨髓瘤、先天性多囊肾)、药物或重金属中毒等。

【发病机制】

尚未完全清楚。在肾功能不全时,由于代谢产物排泄障碍及肾脏对水盐、酸碱平衡调节功能障碍等引起体内代谢产物的潴留、酸中毒、渗透压改变、电解质紊乱以及高血压、贫血等都可导致神经系统病变。近年的研究发现,在慢性肾功能衰竭患者的血中,中分子物质与神经系统病变,特别是外周神经组织的病变有很大的关系。这些物质的分子量在300~5 000之间,不易被常规血液透析所清除,而腹膜透析则可降低该类物质的水平。但这些物质的性质以及作用机制尚不很清楚。尿毒症时,继发性甲状旁腺功能亢进,可导致血中甲状旁腺素(parathyroid hormone,PTH)水平增高。PTH被认为是一种重要的尿毒素。PTH可促使细胞 Ca^{2+} 内流,使脑以及外周神经组织 Ca^{2+} 含量增高,改变细胞内、外 Ca^{2+} 的比例,从而使这些组织的正常功能受到影响。PTH还可直接通过抑制线粒体的氧化磷酸化过程,从而影响组织的能量代谢。这些机制都可能与PTH的神经毒性有关。体内铝积聚是透析性脑病发生的重要原因,死于透析性脑病患者的脑内铝含量明显增加。研究认为铝积聚可影响体内一些重要酶系统,还可影响钙、磷的代谢。总之,在肾功能不全时,有很多因素可引起神经系统病变。

【病理】

肾功能衰竭伴发的中枢神经系统病理改变多数为代谢性改变,表现为弥漫性脑水肿,多灶性病损的直径为6~7 mm的白质瘢痕形成等。神经细胞的病理改变有嗜铬细胞增多、色素沉着、空泡形成、基膜肿胀弯曲、染色质消失等特点;若病程为慢性或亚急性者,则细胞固缩、破裂,出现细胞消失区。大脑皮质、皮质下核、脑干核、小脑等均可受累,特别是脑干脑神经核为著,少数可影响脊髓。胶质细胞在血管周围稍有增生或形成胶质细胞结节,血管、脑膜、蛛网膜等本身亦有相应的病理改变。周围神经常有可逆性的脱髓鞘性变化,周围神经远端部分的髓鞘轴突肿胀、破坏,这种变化是由某种不明原因的毒素所引起,经透析后这种变化可以解除。

【临床表现】

肾功能衰竭时神经系统损害的发生率为13%~86%。

1. 急性肾功能衰竭

(1) 精神症状和意识障碍:早期出现易疲劳感、无力、表情淡漠、失眠、计算错误、注意力不集中、记忆力及思考减退、性欲减退等。这些症状随氮质血症的波动而时轻时重。随着尿毒症的加重,而出现领悟、联想、记忆等精神活动减慢。对周围不关心、主动性丧失、语言减少、定向和定时障碍,并有意识混浊、昏睡甚至昏迷。但有些晚期尿毒症患者出现错觉和幻觉,观念奔逸,类似躁狂抑郁症。严重时呈谵妄状态、手足乱动、大叫大闹、不睡、生活不能自理、判断力和自知力障碍、各种妄想等。

(2) 癫痫:大多在尿毒症后期有全身性癫痫发作,如强直阵挛性癫痫、颞叶癫痫(精神运动性发作)。脑电图示颞叶有棘波、棘慢波和尖波。

(3) 肌肉病变:有些呈肌肉神经的应激性增高,出现肌束颤动、阵挛、痉挛、抽搐、肌张力增高、腱反射亢进;有 Chvostek 征或 Trousseau 征阳性(给予钙剂无法缓解阳性体征)。有些患者,尤其伴血清低钾时,四肢无力、肌肉"轻瘫"、肌张力降低、腱反射减退或消失。甚至少数患者四肢近端无力,酷似多发性肌炎,肌电图为神经源性损害。有些患者无周围神经损害的临床表现,但神经的运动传导速度和感觉传导速度变慢,其中以感觉传导速度变慢更早出现。

(4) 脑神经损害:少数有视力障碍(所谓尿毒症性黑矇)。少数患者可有瞳孔缩小或 Horner 征、复视、吞咽不便、舌肌无力、嗅觉丧失;视神经萎缩或水肿。但一般患者脑神经损害症状轻微和波动性。

(5) 不自主运动:急性肾功能衰竭前后,可有面肌多动、舞蹈、指画、强直少动等症状。

(6) 其他少见表现:单瘫、偏瘫、中枢性面瘫、失语、失用、截瘫、共济失调、感觉异常。罕见时有脑膜刺激征。脑脊液中大多蛋白质增多,尿素、肌酐、尿酸、磷含量增高,偶尔淋巴细胞略有增多。

2. 慢性肾功能衰竭 出现尿毒症性脑病、尿毒症性周围神经病、尿毒症性肌病等。

(1) 尿毒症性脑病:临床表现类似于急性肾功能衰竭意识障碍和精神表现。早期对周围环境不感兴趣,不能集中注意力、乏力、精神不佳。以后逐渐加重,出现思维分散、记忆力减退、认知障碍。有时精神欣快,有时情绪低落、抑郁或烦躁不安、激动。

更为严重时可出现昏睡、局限性和(或)全身性癫痫、偏瘫、失语、黑矇、耳聋、眼球震颤、肌张力增高、锥体束征阳性、去皮质或去脑强直状或昏迷。脑电图呈弥漫性慢波中有高幅慢波发放。CT 或 MRI 脑扫描有脑萎缩。

(2) 尿毒症性周围神经病:有13%~86%慢性肾功能衰竭

患者有多发性神经病。

多发性周围神经病变:感觉运动均受损害,四肢末端,尤其是足趾及足底或足后跟的麻木、刺痛等感觉异常。约 1/3~1/4 患者初期患者入睡时双下肢麻、胀、酸等异常感觉,十分难受。起身后在房内来回走动数分钟后缓慢地双下肢症状消失。才平卧入睡一段时间,症状反复发出,致使整个睡眠破碎。这就是不宁腿综合征。此外,10%的患者出现足的烧灼及疼痛感,即所谓烧灼足综合征。运动障碍可产生四肢尤其下肢乏力,走路不稳,肌肉萎缩。腱反射大多减弱或消失。单发性周围神经病变,因消瘦和长期卧床可造成浅表神经压迫性瘫痪,在受压神经支配区出现感觉障碍、运动障碍。肌电图显示运动及感觉传导速度延迟。病理学检查,显示末梢神经轴突变性,节段性脱髓鞘损害。

(3) 尿毒症性肌病:4%左右的患者有肌肉酸痛、肌萎缩、肌无力,尤其是以肢体近端肌无力为明显。肌电图有肌源性损害。血清肌酸磷酸激酶(CPK)升高,血清肌红蛋白升高。偶尔患者四肢近端波动性肌无力。体检时以肩带和骨盆带肌无力。四肢远端肌力正常,腱反射不受影响,感觉正常。EMG 有肌源性损害。此为肢带综合征表现。血生化发现甲状旁腺素高于正常,甲状旁腺素促使肌细胞 Ca^{2+} 内流。

(4) 其他:不少儿童患者有肾性侏儒症。慢性肾功能衰竭的尿毒症也像急性肾功能衰竭时造成脑神经损害、癫痫发作、脑膜刺激征、良性颅内压增高。

3. 自主神经损害 唾液分泌减少、口干和舌干燥;副交感神经兴奋后多汗,后期损害出现皮肤干燥;胃肠症状有恶心、呕吐、腹泻;皮肤苍白(部分原因是贫血),心率快,呼吸深,昼夜体温变动不大。

二、透析后神经系统损害

目前世界上至少有 60 万人依靠血液透析和腹膜透析维持生命,有的甚至活 20~30 年之久。这两种透析成为肾功能衰竭治疗中的一个重要方法。

【发病机制】

腹膜透析和血液透析后血液中尿素和其他非蛋白氮减少,但由于血-脑屏障,脑脊液中这些物质的浓度下降很缓慢,结果造成脑脊液渗透压比血中高,水分便进入脑内,引起脑水肿,产生神经症状。此外,透析后,水和电解质失平衡,CO_2 很快透过血-脑屏障,而 HCO_3^- 则不能透过,使脑内出现酸中毒。

【临床表现】

透析后的神经系统出现损害的危险因素和易感因素:老年人多于青年人;女性多于男性;在各种老年疾病中有糖尿病、冠状动脉性心脏病、慢性阻塞性肺气肿、尿毒症性周围神经病、严重贫血、心脏功能不全等。

1. 透析失衡综合征(dialysis disequilibrum syndrome) 发生率为21.4%~60.9%。透析后 4~5 h 出现症状,少数在透析停止后数小时或长期透析后出现。轻者表现为头痛、呕吐、嗜睡、烦躁不安、肌肉阵挛等。严重者有精神错乱、谵妄状态、癫痫、昏迷等。脑电图呈阵发性高幅慢波。上述表现在透析后 1 d 内消失。严重者必须治疗后好转。

2. 精神症状和意识障碍 长期透析后可出现焦虑不安、抑郁;严重者有焦虑、坐立不安、手足多动、失眠等。部分患者则出现情感淡漠、兴趣减少、言语单调、失眠、抽动、掌颏反射阳性、震颤。严重者则有谵妄状态、精神错乱和昏迷。

3. 头痛 约有 70% 的患者出现双侧性、搏动性血管性头痛（透析头痛）。

4. 多发性神经病表现 长期透析后 11%～16% 的患者出现，下肢比上肢严重。

5. Wernicke 脑病 偶尔发生，表现为双侧眼肌麻痹、共济失调和精神症状。

6. 进行性透析性脑病（progressive dialysis encephalopathy） 平均 37 个月（9～84 个月）的长期透析后少数患者出现智能减退或痴呆；命名不能、口吃、言语断续的言语障碍；肌阵挛性癫痫；焦虑、幻觉、怪异行为、谵妄或偏执妄想等行为错乱的进行性透析性脑病。脑电图呈额叶间歇发放两侧同步 δ 波，两侧额叶中央出现棘慢波综合的痫样放电。

7. 出血 血透时有抗凝药物，而出现硬膜下血肿或脑出血。

三、肾移植后神经系统并发症

美国每年脏器移植超过 27 000 例，多于造血干细胞和骨髓移植。美国在 2008 年共进行肾移植 16 517 例；胰腺和肾合并移植 837 例（Zivovic 等 2010）。器官移植后神经系统并发症发病率约超过 20%。肾移植后主要发生中枢神经系统感染、脑瘤和脑桥中央髓鞘溶解症、脑卒中等（详见消化系统疾病神经系统并发症节中的"附：肝移植和肝移植并发症"）。并发中枢神经系统感染时表现为发热、癫痫、头痛、恶心和（或）呕吐、谵妄或意识障碍，有颈强直、Kernig 征等脑膜刺激征，偏瘫、失语、偏身感觉障碍等脑局灶损害的表现。

中枢神经系统的感染的病因有三种病原：真菌、弓形虫、巨细胞病毒。由于肾移植和应用免疫抑制者，约 45% 肾移植的尸检中有全身真菌感染，其中约 1/3 侵犯中枢神经系统。真菌感染的脑脓肿为多见，弗氏菌最多侵犯脑部，其次为念珠菌、奴卡菌，夹膜组织胞浆菌最少见。

弓形虫感染时出现脑膜脑炎、脑内局灶性炎症，脑脊液中单核细胞增多、蛋白质增高。抗弓形虫 IgM 抗体滴度增高。脑脊液培养或脑活检组织培养可发现弓形虫。肾移植后生存时间愈长的患者，巨细胞病毒感染率增多。死于肾移植的 35% 的患者脑内有巨细胞病毒感染的病理学表现，甚至发现包涵体。

肾移植后中枢神经系统感染总结在表 4-6-4-1。

表 4-6-4-1 肾移植后中枢神经系统感染

临床表现	病原菌
亚急性或慢性脑膜炎	新型隐球菌、结核菌、单核细胞增多性李斯特菌、组织胞浆菌病、球孢子菌、类圆线虫
脑炎或脑膜脑炎	单核细胞增多性李斯特菌、弓形虫、疱疹病毒、JC 病毒、巨细胞病毒、EB 病毒、新型隐球菌、球孢子菌
局灶性脑脓肿	曲霉、弓形虫、诺卡放线菌、单核细胞增多性李斯特菌、新型隐球菌、毛霉

并发脑瘤常在肾移植后 5～46 个月之内。出现颅内压增高和局灶性脑损害症状。恶性淋巴瘤为多见。肾移植后发生淋巴瘤的危险性比正常人大 35 倍，其中网状细胞肉瘤更多见。

由于水和电解质在肾移植后可发生紊乱等原因，少数患者出现四肢瘫，面神经、吞咽和迷走神经麻痹，但意识清醒，只能用眼活动示意的脑桥中央髓鞘溶解症。MRI 中有显示脑桥中央的损害病灶。由于病灶的大小不同。约有 11% 的患者病灶大，而生前出现临床表现。66% 的患者虽有脑桥损害，但可不出现脑桥损害的临床表现。

【治疗】

对于神经精神症状均作对症治疗。如焦虑失眠等用苯二氮类药。严重精神异常者用氯氮平等。有癫痫者用抗痫药。脑实质和周围神经损害可用神经保护剂，如维生素 B_{12} 等。所用药剂量宜小。

急性肾功能衰竭时可用血液透析。

慢性肾功能衰竭血液透析产生神经损害者，可用清蛋白或适量高渗葡萄糖等溶液纠正水和电解质平衡，减少脑水肿和失衡综合征。选择有一定残余肾功能的慢性肾功能衰竭的患者早期进行血液透析，以减少透析的并发症。

在第 1～2 次血液透析开始时静脉输入清蛋白，可减少失衡综合征的发生。易发生失衡综合征者，每次透析时间为 4 h，负压减低、血流速调慢，并且每次尿素氮下降不低于原水平的 20%～30%，以减少综合征出现。一旦出现失衡综合征可输入清蛋白，或 20% 葡萄糖。

第五节 内分泌疾病的神经系统并发症

唐一麟

一、糖尿病性神经病变

糖尿病是一种较为常见的疾病，我国实际发病率为 6.09/1 000，标化发病率为 6.74/1 000。

糖尿病神经系统并发症很多，包括：糖尿病性周围神经病、糖尿病性脊髓病和糖尿病性脑病（糖尿病性酮症酸中毒、糖尿病性非酮症酸中毒）、糖尿病性肌病。其中，糖尿病性肌病十分罕见，而糖尿病性神经病却十分常见。

糖尿病性周围神经病因诊断标准不一，检查方法不同，其并发神经损害的发生率也不一。若以周围神经的电生理检查而言，糖尿病性多发性神经病几乎占糖尿病患者的 90%。若以临床症状和体征来判定，糖尿病性多发生神经病的发生率约为 47%。

糖尿病性神经病的发生率随糖尿病病程增长而增加。Basal 等（2006）报道一组糖尿病患者随访 25 年，其周围神经病发病率从最初的 7.5% 增加到 25%。

胰岛素依赖型糖尿病、非胰岛素依赖型糖尿病和继发性糖尿病均可引起糖尿病性周围神经病。

【发病机制】

发病机制尚未肯定。目前有多种学说。① 微血管病变说：小动脉和毛细血管基底膜增厚、内皮细胞增生、管腔狭窄，血液黏滞度增高等，造成神经营养障碍和变性。② 高血糖时多元醇代谢增多，导致山梨醇和果糖增多，沉积于神经外衣下，损害周围神经。高血糖的自身氧化，产生大量糖基化产物，使细胞内蛋白糖基化和血浆蛋白糖基化,最终产生大量活性氧。多种代谢的障碍产生的活性氧,导致神经的损害。③ 糖尿病引起应激激素增多,使代谢产生的中间产物,影响蛋白激酶 C,进而造成血管内皮生长因子、血管内炎性因子(TGFβ、NFκB)等表达增加,损伤神经滋养血管,导致周围神经缺血性损伤。

【病理】

糖尿病的神经病变主要病理损害是在周围神经及自主神经系统。周围神经的变性,首先累及感觉神经元。可见神经纤维发生节段性髓鞘脱失,在轴索损害中相对少见,严重时才伴有轴索变性,有些纤维则发生髓鞘再生现象。在 Wallerian 变性中常见周围神经鞘髓和轴索断裂现象,而在糖尿病性周围神经病中则少见。一般认为大和小有髓纤维均有不同程度的脱失,但某些糖尿病性周围神经病患者以大有髓纤维脱失明显。

后根神经节细胞变性,尤其在腰段多见。交感神经节细胞及内脏神经节也变性。

【临床表现】

神经症状常见于 40 岁以上血糖未能很好控制和病程较长的糖尿病患者,无明显性别差异。症状的程度与血糖水平、病程长短、糖尿病的治疗等情况不一定平行,有时发生于病史不长和治疗良好的患者,有时为糖尿病首发症状。

糖尿病对周围神经损害多见(表 4-6-5-1),而累及中枢神经者相对少见。在周围神经病中以多发性神经病多见。近端运动神经病、脑神经病中的单神经病、胸腹节段的神经根损害少见。

表 4-6-5-1 糖尿病周围神经病变的分类

对称性多发性周围神经病	非对称性单一或多根周围神经病
(1) 感觉性多发性神经病:麻木型、疼痛型、麻木疼痛型	(1) 肢体或躯干的单神经病
(2) 感觉运动性多发性神经病	(2) 脑神经病
(3) 急性或亚急性运动型多发性神经病	(3) 神经根病
(4) 胰岛素性神经炎	(4) 近端运动神经病
	(5) 自主神经病

对称性多发性周围神经病最为常见,可发生于 1 型胰岛素依赖型和 2 型非胰岛素依赖型以及其他原因的糖尿病(如胰腺切除后、血色素病)。

1. 对称性糖尿病性多发性神经病(diabetic polyneuropathy)

(1) 糖尿病性感觉性多发性神经病(diabetic sensopolyneuropathy):以女性多见,平均发病年龄为 58.7 岁。从感觉症状可以分为麻木型、疼痛型和麻木疼痛型。笔者随访 59 例糖尿病性感觉性多发性神经病,麻木型占 79.6%,疼痛型占 5.6%,麻木疼痛型为 14.8%。麻木型主要为四肢远端对称(尤其以双下肢远端为多见)的麻、木、蚁走感、发冷等异样感觉。疼痛型为下肢肢端、大腿内侧、小腹和会阴部自发性灼痛,手部和全身者少见,呈闪电样疼痛,活动后疼痛加剧,难以忍受,夜间或抚摸时疼痛加重。在神经系统检查中可有手套、袜子样感觉障碍,四肢腱反射减低或消失,其中以髌反射几乎均消失或明显减退,下肢振动觉障碍或消失。在糖尿病性感觉性多发性神经病,患者有感觉性共济失调,出现共济失调步态和

Romberg 征阳性。Simoneau 等(1994)通过站立时位置的稳定性来判断其深感觉的障碍,患者站立时有明显的不稳定性。这一测试十分有意义,因为一旦患者的视力障碍和前庭功能障碍时只有靠位置觉等保持身体平衡。肌肉萎缩一般不明显。病程长久者四肢远端常有皮肤发冷、色素沉着、干燥等营养障碍。晚期严重病例有神经源性关节、缺血性坏疽和足部溃疡。足部溃疡和坏疽可以致死,这种坏疽笔者材料中的发生率仅为 0.3%。

(2) 糖尿病性感觉运动性多发性神经病(diabetic sensorimotor polyneuropathy):少数患者四肢远端有感觉异常(见糖尿病性感觉性多发性神经病),同时合并有四肢远端的肌力减退及肌肉萎缩、腱反射消失或明显减退、四肢远端振动觉和位置觉障碍,这就成为感觉运动性多发性神经病。

(3) 急性或亚急性运动型多发性神经病:本型十分罕见。以四肢远端,尤其是下肢的急性或亚急性起病的肌无力和肌萎缩,也可伴有轻的感觉障碍。

(4) 胰岛素性神经炎:是一种急速控制高血糖后的急性疼痛性神经病。发病于血糖高于 18 mmol/L 以上的依赖或非依赖胰岛素型的糖尿病患者。用胰岛素静脉滴注,急速下降血糖,血糖迅速恢复至正常范围。

在这以后平均约 5 周(2~8 周)出现肢体的严重疼痛。疼痛以下肢为主,呈烧灼样。晚上加重。体检时四肢感觉可以正常或有轻微的下肢远端浅感觉减退。髌反射消失。无肌力减退和肌萎缩。周围神经传导速度可正常。

2. 非对称性单一或多根周围神经病 单神经病一般起病较急。主要表现在受累神经支配区内突然疼痛或感觉障碍、肌力减退。Zorrilla 等(1994)报道糖尿病性单神经病大多在 6 个月内可完全恢复,偶有后遗症,这与糖尿病性多发性神经病不一样,后者很难恢复,甚至病情进展或恶化,有时用醛糖还原酶抑制剂等综合治疗病情仅能控制到稳定,或症状略好转。

(1) 肢体或躯干单神经病:下肢以坐骨神经及股神经为多见。上肢以臂丛神经、正中神经损害多见。Muller 等(1993)报道 58 例胰岛和肾移植的 1 型糖尿病患者,经用甲钴胺 1 500 μg/d,治疗 4 周后疾病改善率为 62.8%。糖尿病患者中,平均 1.7 年后,19 例(33%)发生腕管综合征,经腕管处手术松解后恢复。蒋雨平等用血管扩张药和活血化瘀药脑力隆 1~2 粒,每日 3 次,6 周后疾病改善率为 79.5%。

其余像腓神经、尺神经、冈上神经、胸长神经和闭孔神经等均可累及。

Chammas 等(1995)报道糖尿病性多发性神经病患者可并发 Dupuytren 病(表现为手部关节活动受累、屈肌腱鞘炎、腕管综合征)。

(2) 脑神经病:多见于老年人,起病急骤,以单侧动眼神经损害为多见。其次为展神经、面神经、三叉神经。舌咽神经和迷走神经、副神经障碍十分少见,偶尔发生。极少数患者出现两侧性或多数性脑神经损害,甚至多次复发。

笔者发现糖尿病性神经病患者尽管视力和视网膜功能正常,但视觉诱发电位的潜伏期有延迟,甚至十分明显。所以视觉诱发电位检查对发现隐匿的视神经损害有十分重要的意义。

(3) 神经根病:糖尿病性近端神经病常为急性一侧大腿部的疼痛或双侧大腿部疼痛,逐渐在数周内加重,出现不对称的下肢近端肌萎缩,以股四头肌萎缩最明显,髂腰肌、内收肌和下

肢前外侧肌群也可受累,膝反射消失,感觉障碍可不明显。早期常以一侧下肢近端萎缩为明显,但病情进展后最终有半数以上患者双侧下肢近端均累及,而且合并上肢近端肌萎缩相当常见。

极少数患者有脑脊液蛋白质改变(若增多,则说明神经根也有累及)。大多数患者脑脊液生化常规无异常。受累肌肉肌电图示失神经支配表现。腓神经或股神经传导速度延迟。

罕见病例出现 Babinski 征,此时 Garland 等(1953)称之为"糖尿病性脊髓病"。约有 1/5 患者在 6~18 个月后完全恢复肌力。约有 1/5 可复发。

3. 糖尿病性自主神经病 几乎所有糖尿病患者均有自主神经病,也可与其他类型的多发性神经病或单神经病、脑部疾病等合并发生。

(1) 瞳孔和泪腺分泌的障碍:瞳孔的变化表现多样。瞳孔面积变小、光反应迟钝、瞳孔散大迟缓,就是用扩瞳药物扩瞳也十分缓慢。Argyll Robertson 瞳孔罕见。在糖尿病患者眼部滴入 Mecholyl(乙酰 β 甲基胆碱)可使瞳孔缩小,但对正常瞳孔不起作用。Hendriksen 等(1993)和笔者在工作中发现瞳孔对光反应的潜伏期延迟,可作为糖尿病性自主神经病的早期诊断指标。

(2) 心血管功能障碍:血管失交感神经支配,导致血管运动反射降低。当局部受冷时,表皮血管持续痉挛,四肢发冷,特别是双足部最严重。若出现广泛性血管张力不全,则易发生直立性低血压和晕厥。Hendriksen 等(1993)发现亚临床的糖尿病性多发性神经病中肢体的冷刺激感觉阈值很早就选择性地受累,下肢比上肢又早累及,此可作为早期诊断亚临床的糖尿病性多发性神经病的依据。

Zgur 等(1993)报道用交感皮肤反应(sympathetic skin response, SSR)和 Valsalva 指数测定糖尿病性多发性神经病患者的自主神经功能。发现 SSR 波幅明显降低者占 53%,SSR 波幅消失者占 20%,这说明 SSR 波幅的变化指示交感神经纤维受损,并且该波与病情严重度和电生理的异常有一定关系。Valsala 指数在 37% 的该类患者中有异常,意义较小。

患者在静息时心率加快,正常人直立时心率加快,以后略减慢,但患者这种变化不明显。患者可出现足部浮肿,有研究认为这与心、肾和代谢等疾病造成的浮肿无关,而与自主神经病有关。

(3) 胃肠道功能紊乱:咽肌收缩及食管蠕动收缩幅度减低时,可出现轻度吞咽困难;也可有腹胀、胃张力降低、排空时间延长,有恶心和呕吐等;还有间歇性夜间或清晨泄泻,亦有便秘或与腹泻交替。

(4) 泌尿生殖系统:男性患者有阳痿、早泄、性欲减退,排尿障碍呈无感觉性神经源性膀胱,出现滴沥性尿失禁。膀胱测压提示充盈性感觉缺失。逼尿肌无力,残余尿增多,故容易尿路感染。

(5) 汗液分泌障碍:常与周围神经病同时发生。常见于腰部以下少汗或无汗,上半身则代偿性多汗。有人认为是促汗神经纤维(sudomotor nerve fiber)的节后部分损害。

4. 关节病 关节出现缓慢发生的肿胀。常见于踝关节、指关节和趾关节,偶尔侵犯大关节和脊椎关节。

各种糖尿病性周围神经病患者中脑脊液主要表现为糖增高、细胞数正常。Bischoff、Naik 等发现 57%~66% 糖尿病性周围神经病患者脑脊液蛋白质含量增高,球蛋白与清蛋白比例显著增高,其中以 α2 球蛋白和 γ 球蛋白增高为主,这说明患者血-脑屏障受损。但有时为神经根的损害造成脑脊液蛋白质增高,应注意区别。

糖尿病性周围神经病的电生理检查十分重要。电生理检查可发现神经感觉或(和)运动神经传导速度的减慢。在糖尿病性近端神经病时可发现腰骶神经根或(和)丛的损害。

【诊断】

关于糖尿病性多发性神经病,许多作者曾提出过各种不同的诊断标准。早期均以自主神经和运动传导速度损害指标作为其诊断指标(郑白蒂等 1982)。Dyck 等(1985)、Nealt 等(1991)从动物实验中了解到周围神经中感觉纤维在疾病时比运动神经纤维早受累及,神经越长,越易受累,故下肢症状较上肢为多,这些情况提示必须用新的诊断方法。

笔者和 WHO 糖尿病周围神经病国际协作研究(PNTF)均认为糖尿病性多发性神经病诊断标准必须符合下列条件:① 肯定有糖尿病,即有肯定的符合糖尿病标准的糖耐量曲线和空腹血糖;② 四肢(至少在双下肢)有持续性疼痛和(或)感觉障碍;③ 双拇趾或至少有一拇趾的振动觉异常——用分度音叉在拇趾末关节处测 3 次振动觉的得分均值小于正常同一年龄组的得分均值[如在 50~60 岁组<(6.2±1.2)];④ 双踝反射消失;⑤ 主侧(按利手侧算)感觉运动传导速度低于同一年龄组的正常均值的 1 个标准差。

【治疗】

糖尿病性神经病一旦确诊,应及时治疗。

用胰岛素治疗控制血糖达正常范围,糖尿病周围神经病也可随之好转。胰岛移植后可使原有糖尿病神经病好转或稳定。

1. Alpha 硫辛酸(alpha lipoic acid) 治疗 2 型糖尿病和糖尿病性神经病患者。Jacob 等发现 Alpha 硫辛酸在临床上和实验动物中加强葡萄糖的利用,葡萄糖代谢清除率提高 50%。Alpha 硫辛酸还是一种抗氧剂。故 Vinic 等报道用 Alpha 硫辛酸在多中心双盲对照治疗 328 例非胰岛素依赖型糖尿病性神经病患者,剂量为 60 mg/d,静脉注射,共 3 周。治疗 19 d 后 88% 患者的神经症状改善。增加或减少剂量其疗效并不增加。无明显不良反应。也有 Alpha 硫辛酸口服片,服用时间一年。

2. 神经节苷脂(gangliosides) 治疗糖尿病性周围神经病有一定疗效。神经节苷脂的产品 Gronassial,40 mg,肌内注射,每周注射 5 d,共 6 周。

3. 维生素 B₁₂ Tanaka 等(1981)报道糖尿病神经病患者血清维生素 B₁₂ 含量比正常人略低。肌内注射维生素 B₁₂(氰钴胺)或甲钴胺(mecobalamin)有效。

4. C 多肽(C peptide) 治疗糖尿病性神经病。

5. 肌醇(inositol) 2~3 g/d,服用 4~6 个月。但必须与上述其他药物或胰岛素治疗合用为佳。Gregerson 等(1983)认为肌醇单独长期治疗无效。

疼痛性周围神经病可用卡马西平、苯妥英钠、阿米替林、度洛西汀等治疗。

对于足部应注意保护和保暖,勤修趾(指)甲,穿着较宽松的软底鞋或布鞋,防止外伤、冻伤或烫伤。一旦有溃疡应及时治疗,溃疡常为晚期并发症,常可引起截肢,甚至死亡。

在有排尿障碍者可试用交感神经 α1 受体亚型 α1A 的特异阻断剂盐酸坦洛新(tamsulosin hydrochloride)0. 2 mg,每日 1 次。有直立性低血压者慎用。

二、甲状腺疾病的神经系统并发症

(一)甲状腺功能亢进症

1. 急性甲状腺功能亢进症(简称甲亢)性肌病　因血甲状腺素水平增高,使肌细胞内线粒体氧化加速,大量消耗能量,超氧自由基和活性氧增加,导致线粒体损伤和氧化磷酸化过程受损,最终肌细胞受损。

临床表现:急性起病。在甲亢的全身症状及突眼、眼肌麻痹、震颤等病程中无明显诱因突然数周内病情迅速加重,出现延髓肌麻痹症状,如构音不清、吞咽困难;四肢无力,呈轻瘫状,严重时呼吸肌麻痹,呼吸困难,意识逐渐障碍。严重时导致死亡。

诊断:急性起病的甲亢肌病以全身肌无力伴延髓肌群无力为突出表现,诊断应无困难。新斯的明试验肌无力症状无改善,肌电图无衰减现象,可与重症肌无力区别。

治疗:控制甲亢,减少甲状腺素分泌。保持正常通气量,保持正常饮食的热卡、维生素和水、电解质平衡。必要时鼻饲饮食和应用人工呼吸机。

2. 甲亢性突眼性眼肌麻痹　本病又名 Grave 病。发病机制尚难定论。免疫学说认为,促甲状腺素大量分泌后,到达甲状腺后水解,其中部分水解物到达眼眶,与球后组织的膜受体结合,促使眼后黏多糖合成,产生球后组织和眼外肌的免疫性炎性反应。眼球后结缔组织水肿,细胞浸润、间隙增大;眼肌也可有水肿,炎性细胞浸润。

成人发病,男性多见。多为双侧,或一侧更显著些。多数发生于甲亢之后,亦可为首发症状。少数无明显甲亢症状。可造成轻度或严重突眼。轻度者仅睑裂变大,略有复视。严重者主观症状明显,有流泪、眼内异物感、烧灼感、复视。眼球突出、眼睑肿胀,上、下睑出现弯月形皱纹,结膜充血水肿,眼球运动受限,向侧方尤其明显。结膜水肿严重者突出睑裂之外,眼睑不能闭合,角膜暴露及继发溃疡。少数患者发生视神经乳头水肿、乳头炎、球后视神经炎及视神经萎缩。

Kissel(1992)对突眼严重度的分级如下。

0 度:无眼部突眼症和体征。

Ⅰ度:眼内软组织水肿,有突眼体征。

Ⅱ度:突眼,上眼睑轻度下垂。

Ⅲa:上眼睑下垂 3~4 mm;Ⅲb:上睑下垂 5~7 mm;Ⅲc:上睑下垂≥8 mm。

Ⅳ度:眼外肌麻痹有复视。Ⅳa:眼球向各方向运动受限;Ⅳb:眼固定。

Ⅴ度:角膜炎。Ⅴa:角膜点状云翳;Ⅴb:角膜溃疡;Ⅴc:角膜坏死和明显白斑。

Ⅵ度:视神经和视力损害。Ⅵa:视神经乳头苍白,视野缺失,视敏度 20/20~20/60;Ⅵb:视神经乳头明显苍白,视野缺失,视敏度 20/70~20/200;Ⅵc:失明。

甲亢患者缓慢性的突眼(用突眼计测定可肯定突眼)和(或)复视诊断不难。眼眶 CT 扫描可见球后间隙扩张,眼肌增粗。

早期Ⅰ度的患者可用肾上腺皮质激素等免疫抑制,减少突眼和复视。如果无效可用眶后放射治疗。

3. 甲亢合并其他肌病

(1)甲亢合并周期性麻痹:是肌病中较常见的一种类型,占 1.9%~6.2%,好发于青年男性,其临床表现与一般周期性麻痹相仿,往往劳累、寒冷、高碳水化合物饮食等为诱因,可出现松弛性瘫痪,以下肢为甚。麻痹发作时短则数小时,长则数天,发作频度不一,发作时神志清,脑神经不受累,腱反射迟钝或消失,血钾低。补充钾盐后可缩短发作时间。

(2)甲亢伴发重症肌无力:发病率约为 1/1 000;反之,重症肌无力患者中 1.2%~10%有甲亢。女性多见,和一般重症肌无力的表现类同,在受累肌肉部位的分布上以眼肌麻痹和延髓肌无力最为多见,面部肌肉无力,出现咀嚼、吞咽、说话等无力。延髓肌和呼吸肌麻痹可造成死亡。睡眠和休息后,用抗胆碱酯酶药后可使肌力增强仍然是本病的特点。

4. 慢性甲亢性肌病　发病机制尚不肯定。慢性甲亢性肌病四肢近端肌受累明显。因为近端肌群含红纤维多于白纤维,远端肌群则相反。本病患者的红肌群中线粒体损伤十分明显,是由于甲状腺素和促甲状腺素对线粒体的损伤所致。

多见患甲亢的成人。男性多于女性。60%~80%的甲亢患者作肌电图检查可有异常,有肌源性损害的表现,但无临床症状。

慢性甲亢性肌病的发病率报道不一,从 40.6%~80%不等。但可以说并不多见。进行性四肢无力、四肢近端肌无力更明显,伴肌萎缩。影响上楼、起坐、双上肢上举无力。偶尔有肌肉痛性痉挛。10%~40%有肌束颤动。一般腱反射正常,严重时才减退。肌电图示肌源性损害。

肌活检为肌源性损害,电镜下见肌肉线粒体巨大,内含不平行的崤和横管扩张。甲亢治疗控制后肌力可恢复,但肌电图恢复较为困难。

(二)甲状腺功能减退

甲状腺功能减退(简称甲减)能造成大脑皮质、小脑、周围神经、肌肉的损害,产生相应的临床表现。

无论是先天性或后天获得性的甲状腺功能减退,均有甲状腺素的分泌减少。甲状腺素的减少,使全身各组织的细胞中核酸和蛋白合成受阻,许多酶活性减退,造成多脏器的功能减退,而表现出临床症状。

【临床表现】

1. 中枢神经损害

(1)小脑损害:其发生率 8%~32%。表现为运动性震颤、步态不稳、眼球震颤、暴发性语言等小脑共济失调症状。经补充甲状腺素治疗,小脑共济失调症状明显好转。

(2)脊髓损害:表现为截瘫,下肢感觉障碍等。发病机制不清,但可随甲减被控制而消失。

(3)精神症状:甲减患者有 37.5%可出现精神症状,表现为情绪低落、淡漠、易疲劳、幻觉妄想,常是较固定的被迫害妄想、抑郁状态、木僵状态、昏迷等。

2. 周围神经损害　周围神经损害是甲减的常见并发症,发生率约 83%。

(1)脑神经损害:视神经损害较常见,表现视力减退、偏盲、中心暗点等。听神经损害可引起耳鸣、耳聋、眩晕等。面神经损害导致面神经瘫痪。三叉神经损害有三叉神经痛。

（2）脊神经损害：四肢远端出现感觉异常，如主观的刺痛、麻木、烧灼感，客观的震动觉、痛觉、轻触觉障碍等。

（3）自主神经损害：表现为怕冷、食欲不振、性欲减退等。

3. 甲减性肌病　约 1/3 甲减患者出现甲减性肌病。甲减性肌病可出现在任何年龄。儿童期的甲减性肌病称为 Kocher Deber Semelaigne 综合征（Kocher Deber Semeliaigne syndrome, KDSS）。成人甲减性肌病称为 Hoffmann 综合征（Hoffmann syndrome）。四肢近端肌无力、肌萎缩不明显。有局部肌肉的假肥大、假性肌强直、肌痛和肌痉挛、腱反射减退。肌电图示肌源性损害。甲状腺素治疗后肌力改善，临床症状好转。90% 的患者血 CPK 增高。

根据临床表现分为三型：① 甲减性肌无力。② 甲减性肌强直。③ 混合型。肌活检示肌纤维变性、萎缩的肌源性损害，少数肌纤维代偿性肥大。

KDSS 与 Hoffmann 综合征的鉴别见表 4-6-5-2。

表 4-6-5-2　KDSS 与 Hoffmann 综合征的鉴别

临床表现	KDSS	Hoffmann 综合征
不同点		
起病年龄	儿童	成人
痛性痉挛	−	+
假性肌强直	−	+
相同点		
某些肌肉假肥大	+	+
四肢近端肌无力	+	+
甲状腺素治疗有效	+	+
血 CPK	升高	升高

【治疗】

给予甲状腺素片替代治疗能改善甲减的大部分神经系统并发症的临床症状。但严重者和病程较长的患者，智能、周围神经、脊髓损害的症状不可逆。

三、甲状旁腺疾病的神经系统并发症

（一）甲状旁腺功能亢进

甲状旁腺功能亢进（简称甲旁亢），包括① 原发性：多为甲状旁腺腺瘤或腺癌。② 继发性：慢性肾功能减退、佝偻病、维生素 D 缺乏症等。③ 腺瘤：长期继发性甲旁亢基础上，甲状旁腺对各种刺激，均造成甲状旁腺成为腺瘤。④ 假性甲旁亢：非甲状旁腺本身疾病，而是由于其他脏器的恶性肿瘤，出现高血钙和骨骼改变。

【发病机制】

甲状旁腺分泌过多，造成溶骨性变化，大量钙进入血液，造成高血钙，神经肌肉应激性降低，产生一系列临床表现。

【临床表现】

原发性甲旁亢中 42% 并发神经系统表现，其中 12% 以精神症状为主。

1. 精神症状　一般血钙高于 3.5~4.5 mmol/L。血钙降低到正常水平后精神症状可缓解。主要表现为乏力、工作能力下降、急倦或者焦虑不安、抑郁。但极少数表现为急性出现的幻觉妄想状态或谵妄状态、意识障碍。

2. 肌病症状　多见，呈波动性四肢近端无力，尤以下肢近端无力多见，严重时上下楼梯困难。体检发现四肢近端无力更为明显，可有近端肢带肌轻度萎缩。四肢远端手、足肌群肌无力和肌萎缩很轻。偶见吞咽困难、发音不清、舌肌萎缩和束颤。四肢腱反射亢进。无感觉系统损害。此时十分类似运动神经元病。肌电图呈肌源性损害。血 CPK 可略增高。

3. 躯体疼痛　主要为骨关节损害造成，与纤维多肌痛不同。

4. 高血钙危象（甲状旁腺危象）　因恶心、呕吐造成严重脱水，甚至休克、嗜睡、昏迷，可导致死亡。要迅速纠正电解质和驱除高血钙的病因。

【诊断】

有四肢近端肌无力、腱反射亢进、舌肌萎缩"疑似运动神经元病"者，均应进行电解质检查。发现高血钙、低血磷、高甲状旁腺素水平，均可考虑甲旁亢。然后进一步查找甲旁亢的病因。

【治疗】

（1）血透，使血钙迅速降至正常范围。

（2）查找甲旁亢的病因，予以治疗。

（3）对症治疗精神症状和疼痛等表现。

（二）甲状旁腺功能减退

甲状旁腺功能减退（简称甲旁减）分为原发性和手术后两种。两者均使甲状旁腺素减少。甲旁减时血钙下降，当血钙长期下降或低至 1.25 mmol/L 时可引起神经精神症状。

【发病机制】

甲状旁腺素分泌减少，骨细胞活性降低，骨细胞和甲状旁腺素调节血钙功能明显下降，使血清钙下降，肾小管上皮细胞对磷吸收增高，使血磷增高。

脑内小血管有大量羟磷灰化石的钙盐沉积，尤以基底节最为明显，造成基底节钙化、齿状核等区的钙化。

高血磷、低血钙造成神经肌肉接头处的兴奋性增强，出现手足搐搦。

【临床表现】

1. 中枢神经及精神症状态　原发性甲旁减 24% 有精神症状，18% 有智能障碍。有时精神症状在手足搐搦症之前出现。主要表现为精神不稳、易疲劳、失眠以及情绪低落。亦可出现幻觉妄想状态和错乱谵妄状态，还可伴有全身痉挛发作。严重病例可产生智能障碍或人格衰退。发生于婴幼儿的原发性甲旁减，可引起精神发育不全。

2. 手足搐搦　发生率为 72%~100%。原发性甲旁减搐搦发作常见于出生后 2 年。手术后甲旁减则常见于术后 1~4 d。搐搦以四肢远端肌为明显，常为双侧性，少数亦可有单侧发生。搐搦时一般无意识障碍和膀胱功能障碍。可伴有手或下肢麻木感。可有其他肌肉痉挛现象，如全身肌肉颤动、喉鸣、喘息、气短、吞咽困难、构音障碍、腹痛、便闭、恶心、呕吐等。小儿多发生全身惊厥，发作时表现恐惧，Erb 征/Chvestek 征、Trousseau 征阳性。

严重时患者全身骨骼肌及平滑肌均呈痉挛状态，如支气管痉挛、膈肌痉挛、心肌痉挛时，患者可发生哮鸣、呼吸暂停、心动过速、心电图上 QT 时间延长，甚至可突然死亡。

3. 癫痫发作　见于 40%~78% 的甲旁减患者。为强直阵挛发作,亦可有局限性发作。给予钙剂和维生素 D 治疗后癫痫发作即消失。有些发作无法缓解,如 Fahr 综合征,必须用抗癫痫药。

4. 基底节病变 原发性甲旁减约有 28% 的患者有双侧基底节对称性钙化,但仅有少数的病例出现症状。钙化最常见于苍白球,壳核、视丘诸核、尾状核及小脑齿状核等次之,大脑及小脑的白质较少见。此为 Fahr 综合征。

4% 的患者为少动强直综合征表现。其他尚有舞蹈、肌张力障碍等不自主运动。有些可无症状。

5. 甲旁减并发良性颅内压增高 出现头痛、呕吐、视神经乳头水肿。

【治疗】

急性手足抽搐发作时,可用 10% 的葡萄糖酸钙 10 ml,静脉注射,每日 $1 \sim 3$ 次。以后补充钙盐和维生素 D_2。慢性甲状旁腺功能减退时则用维生素 D_2 $0.225 \sim 10$ mg(1.25 mg＝5 万单位),和大剂量钙盐,以维持血清钙在 $2.1 \sim 2.5$ mmol/L。有低镁血症同时存在者,应给予高镁饮食或注射少量硫酸镁。其他对症治疗也可应用。

四、原发性醛固酮增多症

醛固酮增多症分为原发性醛固酮增多症(Conn 综合征)和继发性醛固酮增多症。

【发病机制】

原发性醛固酮增多症见于肾上腺皮质腺瘤、皮质癌、皮质球状带增生等。这些病变均能产生大量的醛固酮,从而影响肾小管离子交换,促进钠和氯离子重吸收,钾、氢和氨离子排出,血钾下降,血钠增加,二氧化碳结合力增高。由于醛固酮分泌过多,及由此而产生的水和电解质代谢紊乱,导致血压升高,肾功能障碍,神经肌肉应激性改变。

【临床表现】

成人多见。女性好发。

1. 波动高血压和高血压脑病 患者血压波动十分明显。血压增高时可有头痛、眼花、耳鸣、烦躁、视力模糊等表现。血压持续性升高,平均血压＞180 mmHg 可产生高血压脑病。

2. 低血钾性周期性麻痹

3. 肢端麻木和手足抽搐 由于代谢性酸中毒造成低钙,常发生手足抽搐,面肌抽搐,咀嚼肌痉挛,牙关紧闭,束臂加压征(Trousseaus 征)及面神经叩击征(Chvostek 征)阳性。一般认为约有 1/3 的患者可出现该症状,可持续数天或数月。与肌无力交替出现。发作时腱反射亢进,如同时存在镁负平衡,则抽搐和痉挛更加重。本病常有头面部、唇、舌及四肢蚁走、发麻、酸痛等异常感觉,但客观的感觉障碍则往往不明显。

【诊断】

成人有发作性高血压伴剧烈头痛、高血压脑病、周期性麻痹、手足搐搦者均应测血压,查血钾、血钙等。另还有波动性高血压、血钾常低于 3.0 mmol/L、血钙偏低、血钠轻度增加、二氧化碳结合力增高、尿醛固酮增高等。脑脊液多数正常,偶见蛋白质增高。瘫痪发作时心电图有缺钾表现。

血醛固酮水平高于正常,可诊断为本病。

【治疗】

病因治疗。手术切除肿瘤或增生的肾上腺组织。无手术

指征者应限钠补钾,每日口服钾盐 $3 \sim 4$ 次,总量 $4 \sim 9$ g。钠盐可适当限制。同时,给予螺内酯(安替舒通)每次约 $4 \sim 120$ mg($2 \sim 6$ 片),每日 $3 \sim 4$ 次,口服。

五、血卟啉病

血卟啉病为一罕见的原因不明的新陈代谢疾病。

【发病机制】

体内卟啉代谢紊乱,有过多的卟啉产生使排出增多,并积聚在组织中,且有不正常之卟啉及卟啉前体出现。临床上可分为:红细胞生成性血卟啉病,属先天性;肝性血卟啉病,常有家族遗传史。后者可再分为:① 有腹部或(及)神经精神症状者称急性间歇型。② 仅有皮肤光过敏,且发病年龄较迟者称迟发性皮肤型。③ 感光过敏并有腹部或神经精神症状者称混合型。④ 遗传性粪卟啉型,大便排出粪卟啉增多。

【临床表现】

卟啉病的神经精神症状见于急性间歇型及混合型。可以为首发症状。

1. 中枢神经系统症状

(1) 精神症状:可以突然发生或缓慢起病。突然数天内发生类似散发性脑炎。有情绪不稳,表情怪异,躁动不安,意识模糊。有些病例出现幻觉、妄想、猜疑、奔跑、喊叫、傻笑、毁物、伤人等症状,酷似精神分裂症、狂躁抑郁性精神病。脑脊液正常,少数有蛋白质和细胞数略有增加。脑电图轻中度弥漫性异常。

(2) 脑部症状:局限性脑部症状,常见者有癫痫发作(局限性、精神运动性或大发作)、偏瘫、偏盲、失语等。少数患者发生震颤、手足徐动、共济失调。

(3) 颅内压增高:罕见。有头痛、恶心、视神经乳头水肿。

2. 周围神经 部分患者有疼痛性多发性周围神经病,四肢对称性疼痛、刺痛、烧灼感、四肢腱反射活跃或存在,客观感觉障碍不明显。部分患者为感觉运动性多发性周围神经病,四肢无力,肌张力低和腱反射迟钝或消失。久病后肌肉萎缩,有四肢运动感觉障碍。

3. 脑神经症状 有面肌瘫痪、眼肌瘫痪、视力减退,严重者可发生吞咽困难、声音嘶哑,甚至呼吸麻痹等。

实验室检查,有些患者小便呈深红色。有些患者小便虽然解出时颜色未见特殊,但经暴晒、加酸或加热后即呈红色,此系因尿中无色之卟胆原转变为有色之卟啉。检出小便卟胆原阳性即可确诊。

【治疗】

口服大量葡萄糖粉可减少发作和减轻症状。

六、低血糖的神经系统并发症

血糖低于 3.0 mmol/L 所产生的神经精神症状群称为低血糖的神经系统并发症。

【病因】

低血糖的病因很多。

1. 内分泌疾病 由于胰岛素瘤或胰外肿瘤造成胰岛素分泌过多或继发于下列疾病的低血糖、肾上腺皮质功能减退、垂体前叶功能减退、甲状腺功能减退、生长激素缺乏。

2. 肝脏疾病 由于代谢性肝病如糖原累积病、半乳糖血症、糖原合成酶缺乏症等。严重肝病、心衰时肝淤血造成血糖

不能维持正常值。

3. 过多消耗而无法补充正常葡萄糖和营养物质,如妊娠空腹低血糖、长期营养不良和腹泻、肾功能损害。

4. 反应性低血糖　症状在进食后 $2\sim5\,h$ 出现。见于 2 型糖尿病早期、药源性低血糖、胃肠手术后、亮氨酸摄食过多。

【发病机制】

脑和神经组织的能量代谢主要来源于葡萄糖的有氧代谢。糖原酵解产生的能量仅占 $1\%\sim5\%$。因大脑皮质含 $730\,mg/L$ 的糖原,不足以维持中枢神经系统的能量代偿。一旦血糖减少,进入脑代谢的葡萄糖不足以维持脑和中枢神经系统能量供给,造成功能紊乱。长期低血糖,造成脑内充血、出血、神经细胞坏死、脑组织软化。早期先累及皮质灰质,以后累及皮质深部灰质(基底节、下丘脑、间脑等区)。

【临床表现】

多种多样,下列表现可单独出现也可合并出现。

1. 精神症状　可有疲倦、饥饿、头昏眼花、出汗、震颤、恐慌或心慌感、易激惹,进食或饮糖水后即可缓解。严重者有头痛、注意力不集中、记忆力减退、淡漠、梦样状态、人格改变等。

长期反复低血糖并且得不到及时补充糖分,可造成痴呆、谵妄状态、幻觉、妄想,最后木僵或昏迷。

2. 癫痫发作　通常为全身阵挛发作,亦可呈癫痫持续状态。神经系统也可出现偏瘫、轻截瘫、失语等表现,四肢腱反射亢进或阵挛,锥体束征呈阳性。

3. 基底节损害　可出现震颤、强直少动综合征,少见多动表现和肌张力障碍。

4. 脑干和脑神经损害　旋转性眩晕是很常见的表现。系颞叶前庭中枢和脑干前庭神经核受累的表现,可有复视、吞咽不便、视力模糊。

长期严重低血糖患者肢体远端肌无力、萎缩和感觉障碍,类似多发性神经病,或肌萎缩、肌无力的肌病类型。

【诊断】

发病时血糖达到低血糖标准。早期疾病可逆时,注射葡萄糖后症状明显改善。长期严重者仅能部分改善症状。

出现低血性神经精神损害必须要找寻低血糖病因。

【治疗】

(1) 病因治疗。

(2) 口服或静脉注射葡萄糖。

(3) 后遗的神经精神症状如痴呆等予以对症治疗。

第六节　血液病的神经系统并发症

血液病是内科疾病中危重疾病之一,它包括血液成分和造血系统的疾病。由于本系统疾病多数有全身性、浸润性之特点,不少病例并发神经系统损害。

血液病引起神经系统损害的原理,可归纳为下列数种。

1. 血液成分的异常　组成血液的有形或无形成分发生病理改变,包括:① 红细胞数量和质的异常:红细胞数的增多,使血黏度、血容量增加,血流速度缓慢,有利于脑血栓形成,如真性红细胞增多症。红细胞数量和血红蛋白含量的减少则产生贫血的症状。红细胞数量正常,形状变异,血红蛋白内珠蛋白的质和量发生改变,如镰状红细胞性贫血。② 白细胞的质和量的变化:若白细胞极度左移及增生,出现大量的幼稚细胞,可浸润脑膜、脊膜、脑神经、脑实质及眼眶等处而出现神经症状,亦可因占据血液中有形成分的比例增加,造血系统中红细胞系统的抑制而出现贫血和组织缺氧,使脑血管通透性增加而发生脑水肿和脑出血等。③ 血小板数量的减少和质量的异常:导致全身性出血性倾向,也包括神经系统的出血性损害。④ 凝血障碍:血浆中各种凝血因子如凝血酶原、纤维蛋白原的缺乏而致的出血性疾病,亦可造成中枢神经系统、硬膜下和硬膜外等处的出血。

2. 恶性细胞的浸润　血液系统恶性细胞可直接浸润神经系统和浸润神经结构的周围组织而压迫神经,或侵犯脊柱,造成塌陷,压迫脊髓,或浸润血管而导致神经的血供障碍。

3. 代谢物质的缺乏　叶酸、维生素 B_{12} 缺乏所致的营养不良性巨幼细胞性贫血,也可造成神经损害。

4. 免疫因素　特发性血小板减少性紫癜患者血清中血小板相关抗体(PAIgG)含量增高,与血小板膜交叉反应,血小板寿命缩短,导致血小板减少,易出血而造成神经系统损害。骨髓瘤和淋巴瘤的发病中同样存在免疫学的异常,导致神经系统的损害。

血液病的神经系统损害可在病程的任何时期出现,可与血液病的表现同时发生,可为疾病的晚期并发症,有时神经障碍亦可为血液病的初期症状;甚至亦出现于血液系统性疾病的缓解期。以白血病的中枢神经系侵犯为例,可发生在病程的任何时期,约有半数患者在白血病诊断确立 $3\sim7$ 个月前发生,亦有在诊断确立后 4 年才发生。神经损害出现在血液病后和缓解期中的病例,定性诊断尚不困难,若神经症状出现在系统性病变尚不典型时,则其诊断较为困难。

一、传染性单核细胞增多症

传染性单核细胞增多症是由 EB 病毒(Epstein - Barr virus,EB 病毒)引起的淋巴细胞增生性传染病。传染性单核细胞增多症患者血清中嗜异性凝集抗体(heterophile antibody)效价增高,并可检出 EB 病毒抗体。本病主要发病于儿童和青少年。成人少见,40 岁以上人群仅有 10% 对 EB 病毒易感。近年来传染性单核细胞增多症中成人发病率呈上升趋势。本病在美国年发病率为 $345/100\,000\sim671/100\,000$。

【发病机制】

EB 病毒进入易感者口腔后,侵犯扁桃体的 B 淋巴细胞,并通过膜糖蛋白 gp350/220 与 B 淋巴细胞表面的 CR2 (complement receptor type 2)结合而进入其体内增殖,并使 B 淋巴细胞形成有 EB 病毒核抗原(EBNA)、EA、壳抗原阳性的 B 细胞。EBNA 阳性的 B 细胞不断增殖,形成本病早期出现的异型淋巴细胞。EB 病毒使 B 细胞膜的表面改变,产生新的抗原物质,即淋巴细胞识别膜抗原(lymphocyte detected membrane antigen,LYDMA),可能还有 Paul - Bunnell 型嗜异性凝集抗原等。有 LYDMA 的 B 细胞可被细胞毒性 T 细胞(Tc)识别,Tc 因被刺激而增殖。传染性单核细胞增多症的临床表现主要是由 B、T 细胞间的交互作用,及免疫复合物沉积和病毒对细胞的直接损害等免疫病理因素引起神经系统损害等临床表现。

【病理】

中枢神经系统白质的小血管周围有大量炎性淋巴细胞浸润,髓鞘脱失。在髓鞘破坏区可见吞噬脂肪的巨噬细胞。可有星形胶质细胞增生。

【临床表现】

1. 一般表现 感染 EB 病毒后平均[10(5～15)]d 潜伏期后发病。一般在秋冬交接季节多见,全年均可发病。婴幼儿感染后可无症状或不典型表现,血清 EB 病毒抗体阳性。

青春期和成人呈典型表现。先有 1 周前驱症状,乏力、头痛、畏寒、纳差、轻微腹泻。以后出现发热(约 76% 的患者),持续数周或 1 个月。咽喉炎、扁桃体炎(约占 84% 的患者),淋巴结肿(约占 94%),分布在腋下、腹股沟、颈下较多见。约半数患者有肝脾肿大、肝功能损害(AST 升高)。10%～30% 患者有皮疹出现,呈多形红斑、荨麻疹样或猩红热样或出血性皮疹;皮疹在病后 4～6 d 时出现,一周后消退。

本病典型的一般表现为“发热、咽炎、淋巴结炎”三联症。

2. 神经系统并发症 Silverstein 回顾 4 300 例本病急性患者,约 0.5% 有神经系统并发症。

(1) 淋巴细胞性脑膜炎:最多见,约 50% 的患者有头痛、颈强直等脑膜刺激征。脑电图呈中度弥漫性异常。少数仅有头痛、不适,并无神经系统体征。脑脊液检查每升有数十只淋巴细胞或比正常多数个淋巴细胞。糖和氯化物正常。

(2) 脑炎:在急性期时少数出现头痛、头昏、癫痫(全身性发作)、人格改变、定向困难、共济失调或偏瘫、双侧 Babinski 征阳性等局灶性损害体征。一般在起病后出现,均在青少年或成人发生。

脑炎的发生率约 2%,十分少见。脑 CT 可以无异常。脑 MRI T_2W 示皮质散在或颞叶皮质区异常高信号。

(3) 脊髓炎:脊髓炎可与脑炎合并发生,也可单独发生。主要发生于青少年或成人。呈现四肢瘫或截瘫,受损脊段下感觉和运动障碍,也有大小便障碍。

(4) 脑神经和周围神经:脑神经以单侧面神经炎多见,类似 Bell 面瘫。偶尔有双侧面瘫。此外可有多脑神经炎,或神经性耳聋、三叉神经损害或展神经损害。

单侧臂丛神经损害也多见,出现单侧上肢麻痹数周或数个月。偶见腰骶神经受累,急性炎性脱髓鞘性多发性神经根神经炎样表现。直立性低血压自主神经病也有报道。

急性炎性脱髓鞘性多发性神经根神经炎,以四肢无力,伴发脑神经如面神经麻痹等,腰穿脑脊液检查呈蛋白细胞分离。大部分在数个月后逐渐恢复,仅有 6% 的患者留有肢体功能障碍的后遗症。

(5) 传染性单核细胞增多症:是 EB 病毒感染,可能与淋巴瘤的发生相关(见淋巴瘤节)。两者均为 EB 病毒感染的并发症。

【诊断】

儿童和青少年在秋冬交接时间出现发热、咽炎、淋巴结肿大、后有神经系统表现,应注意本病。多次随访外周血常规发现异型淋巴细胞,如果异形淋巴细胞数>10% 可拟诊为本病。EB 病毒抗体测定,其中 VCAIgM 早期出现阳性,有诊断参考意义。

EB 病毒 DNA 的实时定量 PCR 检测阳性能支持本病诊断。

【治疗】

更昔洛韦治疗有效。合用免疫球蛋白 IgG 疗效更好。但也有人认为更昔洛韦、阿昔洛韦、干扰素等治疗传染性单核细胞增多症不能缩短本病病程。本病是一个自限性疾病。

本病出现神经系统并发症尤其是脑炎等危重表现可造成死亡。Bernstein 等报道有神经系统并发症时病死率为 6%;后遗症者为 6%;痊愈者为 80%。

二、朗格汉斯细胞组织细胞增多症

在 1953 年前朗格汉斯细胞病按其临床表现分为三个疾病:① 嗜酸性肉芽肿(eosinphilic granuloma)。② 莱特勒西韦综合征(Litterer - Siwe 病)。③ 汉许柯综合征(Hand - Schüller - Christian syndrome)。1953 年后病理研究证明上述三种疾病均为组织细胞增生,故将上述三个疾病统称为组织细胞增多症 X。以后病理研究发现,组织细胞增多症 X 的细胞确认为朗格汉斯细胞,所以 1987 年将上述三种疾病统称的组织细胞增多症 X 改名为朗格汉斯细胞组织细胞增多症(Langerhans cell histiocytosis)。1987 年后称之为朗格汉斯细胞组织细胞增多症,是对朗格汉斯细胞病的逐步认识的过程。

本病发病率约为每年(2～5)/1 000 000。

【发病机制】

免疫功能的失调造成骨髓来源的单核巨噬细胞发育成朗格汉斯组织细胞。这些细胞可分布于皮下组织、骨和全身各个脏器中。异常成堆增生,侵犯各脏器、皮下组织或骨,出现临床症状。尽管朗格汉斯细胞组织细胞增多症有恶性肿瘤的全身多脏器扩散的行为,并且治疗后易复发,但并不等同于恶性肿瘤。

本病可能是免疫系统功能失调后对外来抗原过度反应的“炎性”反应过程。因为本病患者可伴发自身免疫性疾病;Allen 等(2008)发现 osteopontin、Vanin1、neuropilin1 在朗格汉斯细胞中大量表达,从而激活和吸引大量 T 细胞到达朗格汉斯细胞聚集的病灶,形成“炎性病灶”。这种病灶是有限制的单克隆抗体的免疫反应过程,而不是无限制的肿瘤增生性疾病。

此外,持本病为肿瘤性疾病的学说研究认为朗格汉斯细胞组织细胞增多症是体细胞的基因突变,引起单克隆性朗格汉斯细胞增生,是一种肿瘤性疾病。有许多肿瘤特异性的行为如细胞周期相关蛋白,癌基因产物(P53、H - ras、c - myc)表达增高,端粒长度缩短。

【病理】

镜检可见密集的肉芽肿样的朗格汉斯细胞,同时伴有较多的淋巴细胞和嗜伊红白细胞。在电镜中见朗格汉斯细胞胞质中有特异性的 Birbeck 颗粒。病理免疫组化中朗格汉斯细胞的 CD1a,CD68 和 S100 染色阳性。

【临床表现】

发病于儿童和成人。男性明显多于女性。病程缓慢进展。约有半数以上患者有头颈部皮肤软组织和淋巴结侵犯。

神经系统损害症状包括:① 单发或多发性颅骨和或颞骨缺损。颅骨内或脊柱椎体浸润的肉芽肿扩散,造成硬膜外或硬膜下形成肉芽肿浸润,压迫脑神经或脊神经根。出现突眼和视交叉损害的视野障碍。② 下丘脑垂体的内分泌失调综合征,如糖尿病等。③ 颅内占位病灶，出现头痛或癫痫。④ 小脑脑桥通路损害，出现站立不稳、共济失调、震颤、构音不清、认知损害。⑤ 上述中枢神经系统损害可合并出现。

用红外眼运动图（infrared oculography）记录眼球活动，发现患者存在频率为 41 次/s，平均波幅 1°～7°的方波跳跃（square-wave jerk），眼运动平滑轨迹曲线变成不规则锯齿样轨迹曲线。

脑部 MRI 的异常可在病初发现，也可在病后 1 年出现。颅内 MRI 表现有"颅内（小脑或大脑、白质或灰质）"病灶区仅在 MRI 强化后有异常者占 55%～50%。颅内病灶 T_2W 和强化后均有异常者占 24%，空蝶鞍占 37%，下丘脑肿瘤占 10%，另还见小脑萎缩或弥漫性脑萎缩（Grous 等 1998）。

【诊断】

浸润病灶的活检是重要的依据。

【治疗】

局部病灶的手术切除和放疗为主。也可用 CHOP 方案（见淋巴瘤神经系统并发症节）。

三、白血病

白血病是一种原因不明的恶性病，有造血系统恶性肿瘤之称。近年来有不少人认为与某种病毒或类病毒感染等有关。神经系统并发症的发生率为 8.6%～52.4%。Wolk（1974）报道在病程早期，每个月约有 0.8%患者出现神经系损害。白血病病程 3 年后，每个月有 4%患者出现神经系损害。Yuill（1980）报道在 18 个月后，白血病患者约有半数可陆续出现神经系的损害，每个月约出现其中的 2%～4%。有神经系损害的患者平均存活期为 21 个月。男、女均可受累。近年来白血病造成的神经系统损害似有增高趋势，可能是由于现代抗白血病药物治疗有效地延长了患者的生存期，而现有这些药物大多不能很好地透过血-脑屏障对中枢神经系统起作用，使白血病细胞有充分时间在体内周旋，增加了侵犯神经系统的机会。

（一）急性白血病

急性白血病分为急性淋巴细胞白血病和急性非淋巴细胞白血病。前者多见，约占白血病的 70%左右。急性淋巴细胞白血病根据原淋巴细胞形态，可分为 3 个型：① L₁ 型，以小细胞为主，平均直径 6.6 μm，核染色质均匀，核仁小，胞质少，空泡不明显。② L₂ 型，大细胞为多，平均直径 8.7 μm 且细胞大小不一致。核染色质不均匀，核仁较大，胞质中等，空泡不定。③ L₃ 型，以大细胞为主，细胞大小一致，核染色质均匀，核仁一个或多个，空泡明显。L₁ 型占 80%，L₃ 型仅占不到 4%。

急性非淋巴细胞白血病分为 M1、M2、M3、M4、M5、M6、M7 共 7 个型。M1 为原粒细胞白血病未分化型，M2 为原粒细胞白血病部分分化型，M3 为颗粒增多早幼粒细胞白血病，M4 为粒单核细胞白血病，M5 为单核细胞白血病，M6 为红白细胞病，M7 为急性巨核细胞白血病。

近年联合化疗治疗急性白血病取得明显疗效。患者生命延长，但因化疗药物不能透过血-脑屏障，中枢神经系统浸润，残留的肿瘤细胞成为白血病细胞的"庇护所"，成为中枢神经系统白血病发病率居高不下，在急性淋巴细胞白血病尤其多见。

【病理】

与慢性白血病类似。

【临床表现】

1. 颅内压增高　头痛、恶心、呕吐、嗜睡、视神经乳头水肿等。

2. 脑膜浸润　脑膜刺激征明显。

3. 脑神经损害　由于白血病细胞浸润颅底，累及脑神经根，造成一侧或两侧多根脑神经受损，其中Ⅳ、Ⅴ、Ⅷ、Ⅶ等脑神经损害多见。

4. 脊髓损害　出现横贯性脊髓病，造成截瘫或四肢瘫。

5. 脑实质和血管周围的浸润　出现抽搐、意识障碍甚至昏迷。脑脊液检查压力增高，细胞数增多，蛋白增高。但脑脊液送检脱落细胞学病理染色检查通常发现白血病细胞。

6. 绿色瘤　系儿童急性粒性白血病的特殊表现，最易侵犯眼眶部位，出现一侧或双侧不对称凸眼、复视、眼肌瘫痪、角膜溃疡等眼球炎症、视力减退甚至失明。眼底血管扩张扭曲，视网膜出血、渗出，视神经乳头水肿或萎缩。颅骨受累的发生率约为 75%，以颞骨为多见，造成局限性隆起或颅骨缺损。由于颅骨受累，常引起第Ⅶ、Ⅷ脑神经麻痹，也可有多数脑神经的广泛浸润。有人认为中枢神经系统是全身唯一不发生绿色瘤的部位。但由于颅内硬脑膜浸润，可出现颅内压增高和颅内绿色瘤，生长于硬脊膜外和硬脊膜的肿瘤造成脊髓压迫症。弥漫性脑膜和神经根浸润罕见。

（二）慢性白血病

慢性白血病分为慢性粒细胞性白血病和慢性淋巴细胞性白血病。慢性白血病的中枢神经系统损害系由白血病细胞的淤滞和浸润所引起。它可累及神经系统的任何部位。中枢病变的损害以白质较灰质为重。镜检可见许多白血病细胞形成的浸润灶，在它的周围有时可见出血灶，神经组织发生变性坏死，神经胶质细胞弥漫性增生。周围神经可见髓鞘脱失，神经纤维断裂，神经纤维的内、外膜中均可有白血病细胞的浸润。可浸润脑神经而发生多脑神经麻痹。浸润脊神经而出现神经痛和相应的脊神经麻痹。脑神经中以Ⅱ、Ⅲ、Ⅳ、Ⅴ、Ⅵ、Ⅶ对损害为常见。脊神经中以腰骶神经损害为常见。此外，白血病细胞还可侵犯脑膜、脊膜而产生脑脊膜炎样症状。

【临床表现】

白血病的神经系统症状表现可以多样。

白血病可引起神经系统损害。其中，中枢神经系统受损害的发病率远远高于周围神经，急性白血病对神经系统的损害多于慢性白血病，淋巴细胞性白血病对神经系统损害的发病率多于非淋巴细胞性白血病、儿童多于成年人。特别是儿童急性淋巴细胞白血病的中枢神经系统的发病率最高，可达 50%。另外，尸体解剖发现白血病患者的神经系统损害明显高于临床诊断。

1. 脑的损害　颅内出血是白血病损害的主要表现，以脑内出血较多，蛛网膜下腔出血次之，硬膜外和脑内出血混合发生的极少见。这种并发症多见于急性白血病中，慢性白血病较为少见。颅内出血较为多发，以白质内出血最易发生。根据出血的部位及神经损害情况，出现相应的临床症状。由于白血病患者的血小板减少，纤维蛋白原溶解，肝素抗凝物质的作用，脑血管的通透性增加，所以脑内出血常为弥漫性、点状，且伴明显的脑水肿而无明显的定位症状，常出现头痛、精神异常、兴奋躁动、木僵等弥漫症状。若出血以胼胝体为主者，则出现以精神症状、智能低下等突出的症状。颞叶出血者可出现幻觉、偏盲等症状,额叶为主者出现偏瘫、失语或有欣快,摸索等精神症状;基底节大量出血则类似高血压性脑出血的典型症状,少量出血出现强直或震颤;影响脑干者可发生昏迷、去大脑强直、共济失调、构音困难等,在小脑齿状核等处有白血病细胞浸润时可有肌阵挛表现。少数患者有脑血管内血栓形成,Collins(1975)、Yuill(1974)报道这种患者有偏瘫、昏迷、失语等脑弥漫损害症状,有些患者有凝血酶原时间缩短、纤维蛋白原增多,纤维蛋白裂解产物增加等高凝状态。

进行性多灶性白质脑病、淋巴细胞型白血病时,大脑皮质可出现多发性脱髓鞘性病变。病变呈弥漫性,临床表现多样化,为进行性两侧大脑功能障碍。患者有意识变化,语言及视力障碍,四肢瘫痪或痉挛性偏瘫,出现锥体束征,肌张力增高,腱反射亢进以及出现病理反射,最后逐渐形成痴呆。脑神经麻痹及感觉障碍也可发生。1~2 个月后可死亡。

2. 脑膜浸润 常发生在急性白血病中,特别以儿童的急性淋巴性白血病为最常见。其发病率为急性淋巴细胞白血病的50%,急性粒细胞白血病的 10%。脑膜白血病多数产生恶心、厌食、嗜睡、呕吐、头痛、惊厥、昏迷及视神经乳头水肿等颅内压增高的症状。其次表现为颈强直、脑神经麻痹的症状。也可以在生前无任何症状,仅于尸检时偶尔发现。脑脊液的检查常有压力增高、细胞增多、蛋白质增多和糖降低的现象。脑脊液细胞离心,然后用 Wright 或 Giemsa 染色可发现异常白细胞,有重大诊断意义。头颅 X 线平片中,在儿童中有颅缝分离现象。脑电图呈弥漫性异常改变。

3. 脊髓损害 较少见。可由白血病细胞浸润脊膜及硬脊膜外间隙而压迫脊髓所引起。而硬脊膜外出血引起的脊髓压迫机会较少。供应脊髓的血管因白血病细胞浸润可引起脊髓内出血,或血管阻塞而引起脊髓水肿、软化。白血病细胞的脊髓内浸润可出现脱髓鞘性或脊髓炎样表现,亦可有亚急性联合变性样表现。偶尔有肌萎缩侧束硬化症样表现。

4. 周围神经损害 脑神经损害从第Ⅱ到第Ⅷ对均可受累,但以Ⅱ、Ⅲ、Ⅳ、Ⅵ、Ⅷ对损害较多见,尤以第Ⅵ、第Ⅶ对损害为最常见,常与白血病脑膜浸润相伴存。周围神经的损害可以类似急性感染性多发性神经炎,也可为单神经炎,如腓神经麻痹等。浸润脊神经节者可出现带状疱疹,但很少发生。

自主神经的受浸润可出现呃逆、心动过速等症状。极少数患者有肌肉损害,像重症肌无力样表现或肌强直肌营养不良样表现。

5. 眼底改变 约 70%的白血病患者有眼底变化,特别以急性粒细胞白血病为最多。白血病患者的眼底变化包括由白血病的颅内损害、颅内压增高引起的眼底改变和白血病本身直接引起的眼底改变。眼底改变常为双侧性,表现为视网膜静脉怒张,伴出血及渗出;或呈典型的白血病视网膜病变。眼底呈橘黄色,视网膜浮肿,静脉怒张如蚯蚓状,静脉的周围有灰白色的鞘膜,视网膜中心出血及浸润结节等表现。有时则表现贫血性眼底。

此外,白血病可在脑内浸润特殊结构而发生继发症状。例如浸润垂体,一般并无症状,但偶可并发糖尿病,急性淋巴细胞白血病对下丘脑的侵犯可引起嗜睡、食欲亢进、病理性体重增加等。由于白血病的浸润,患者机体抵抗力降低而易于感染,发生败血症、化脓性脑膜炎、脑炎、脑脓肿等继发性颅内感染。

无症状型,无中枢神经系统受损的临床表现,但腰穿脑脊液可发现白血病细胞,有时死后尸检能证实神经系统有白血病细胞浸润。

【诊断】

对于白血病神经系统损害的诊断,除神经系统症状、体征外,必须结合白血病的其他表现和实验室材料。脑脊液中可发现细胞数增多,蛋白质含量增高,糖含量有 20%~50%患者增高。多次脑脊液脱落细胞病理染色通常发现白血病细胞,予以确诊。

【治疗】

在全身用药的同时,进行中枢神经系统白血病的预防性治疗是白血病患者能够长期存活的重要步骤。对于急性淋巴细胞性白血病、急性未分化性白血病、儿童急性粒细胞性白血病、成人高危性急性粒细胞白血病患者完全缓解后 10 d 内进行预防治疗。

1. 全颅和脊髓放疗治疗 用 60Co γ 射线或 4~6 MeV 直线加速器。2 岁以上儿童用 1 800~2 400 cGy,分 14~15 次,在 3 周内照完。2 岁以下可降为 1 200~1 800 cGy。此外,尚可对肝、肾、脾、胸腺、性腺扩大放射。

2. 鞘内化疗 MTX+阿糖胞苷+地塞米松三联鞘内注射。第 1 周 3 次,第 2 周和第 3 周各 2 次,第 4 周 1 次,总共 8 次。一般在鞘内注射 3 次后脑脊液常转为阴性。在完成整个鞘内三联治疗后,应巩固髓外白血病治疗。鞘内注射 MTX,剂量每次 8~12 mg/m²。鞘内注射阿糖胞苷,剂量每次 30~50 mg/m²。鞘内地塞米松 5 mg。

3. 先三联鞘内注射完成后作颅脑放射治疗 有研究主张用此方法。三联鞘内注射,脑脊液正常后立即以全颅 2 400~3 000 cGy 照射,分 14~18 次,在 3 周内完成;脊髓照射 1 200~1 800 cGy,分 6~12 次完成。这种方案,持续完全缓解最长,毒性最小,而且骨髓和睾丸的复发率最低。

4. 其他 颅内出血者予肾上腺皮质激素和脱水治疗;有血小板减少者可输血小板。

【预后】

目前,急性淋巴细胞白血病 5 年无病生存率 70%~80%,急性非淋巴细胞白血病初治完全缓解率达 80%。中枢神经系统白血病预后不佳,仅 65%患者存活 3 年。

四、骨髓瘤病

浆细胞病系指浆细胞或产生免疫球蛋白的 B 淋巴细胞大量增殖所引起的一组疾病。血清或尿中出现单克隆球蛋白(M 蛋白)、轻链片段或重链片段为特征。本组疾病的大部分可累及神经系统,如多发性骨髓瘤(也称骨髓瘤)、未定性单克隆免疫球蛋白血症、POMES 综合征、原发性巨球蛋白血症、浆细胞白血病等。

骨髓瘤是浆细胞的一种恶性肿瘤,其特征为异常浆细胞无限增殖并浸润骨骼及软组织。发生于 40 岁以上的成人,多见50~70 岁。骨髓瘤侵犯神经系统时其平均年龄为 55~57 岁,男性 2 倍于女性。年发病率为(2.9~3)/100 000。病程 5~24 个月,平均 20 个月,偶有长达 28 个月者。

【发病机制】

1. 浸润　骨髓瘤细胞大量增生和浸润神经系统。

2. 压迫　骨髓瘤细胞在扁骨等骨髓中大量增殖、破坏骨髓和骨骼,导致溶骨性变性,骨质塌陷或骨折,造成脊髓、脑神经等受压。

3. 免疫反应　在浆细胞中,能产生对髓鞘的髓碱基蛋白(MBP)、髓鞘糖蛋白的 IgM、IgG 等造成髓鞘破坏。体液免疫的缺陷导致神经系统易感染。

4. 出血　骨髓瘤细胞大量浸润骨髓引起血小板减少,M蛋白影响血小板第Ⅷ因子,M蛋白与纤维蛋白单体结合影响纤维蛋白聚集,所以导致神经组织内出血。

5. 中枢神经系统内小血管的淤血　因为血中 M 蛋白增多,易聚合成多聚体,使血液黏度增高,血流缓慢,尤其在小血管中更明显,引起神经组织的淤血和缺氧。

【临床表现】

骨髓瘤神经系损害主要分为三大组(表 4-6-6-1):① 由于肿瘤和破坏骨骼压迫神经组织。② 骨髓瘤浸润神经系统。③ 由于肿瘤的其他因素而伴发神经损害。

表 4-6-6-1　骨髓瘤神经系损害

病理类型	临床表现
(一) 肿瘤压迫神经组织或破坏骨骼	(1) 脊髓、神经根、马尾受压
	(2) 脑神经、颅底组织的受压和破坏
	(3) 颅内组织如脑、脑膜(硬膜、静脉窦)等受压
	(4) 颅骨和脊柱椎体破坏压迫脑神经或脊髓
(二) 骨髓瘤浸润下列部位	(1) 硬膜、软脑膜损害
	(2) 中枢神经系统损害
	(3) 周围神经单发或多发性神经病
(三) 伴发的神经损害	(1) 代谢性:高钙血症(精神症、抽搐、昏迷)、尿毒症
	(2) 血液病性神经损害:由贫血、出血、高血黏度引起
	(3) 中枢神经系统感染:带状疱疹、单纯疱疹、弓形体病、隐球菌和真菌感染
	(4) 淀粉样变、多发性神经病、腕管综合征

1. 颅骨或脊柱椎体受损和破坏　骨髓瘤主要侵犯扁骨。颅骨的侵犯约占 70%。颅顶盖骨破坏引起头痛、颅骨局部病灶处的压痛。CT 或颅骨平片可见病灶。颅底骨的破坏,压迫脑神经,以中颅窝底更明显,如 V、Ⅵ、Ⅶ脑神经损害。侵及眶内膜状骨者可有眼球突出、视力减退、复视、眼球活动受限等症状。此外,骨髓瘤亦常侵犯躯体骨骼而出现骨质缺损和疼痛。

2. 脊髓损害　骨髓瘤造成的脊髓损害可分为脊髓压迫症和非压迫性脊髓损害两类。

(1) 脊髓压迫症:发生率约为 20%。其发生率较霍奇金病的脊髓压迫症为高。好发于胸段,大多继发于脊椎的骨髓瘤,向椎管内伸展,围绕硬膜造成压迫,可能伴有椎体的塌陷,也可继发于硬膜或硬膜腔内的淋巴组织。常首先表现为胸背部的根痛,然后有肢体或躯干麻木、感觉异常、无力、括约肌功能障碍、截瘫。腰椎穿刺可发现椎管的阻塞和脑脊液蛋白质含量增高。X 线平片常可表现骨质疏松、压缩性骨折,有时有肥皂泡

状的扩张性或椎旁阴影。

(2) 非压迫性脊髓损害:极为少见。可表现为非特异性脊髓变性病、脊髓前角细胞变性及上升性脊髓病等。若侵犯脊髓血管则出现脊髓软化。

3. 周围神经损害　发生率在 15% 左右,常继发于脊椎骨和椎旁的肿瘤,特别以腰骶神经根的损害为多见。多发性周围神经炎和单发性周围神经病较淋巴瘤和白血病更为常见,可出现腕管综合征。并发带状疱疹亦有报道。

4. 颅内损害　较少见。其发生率约为 3%。颅底发生骨髓瘤浸润时可出现单一或多数脑神经麻痹的症状,以第Ⅵ对损害为最常见,其次为第 V、Ⅶ、Ⅷ对脑神经损害,亦可出现脑桥小脑角综合征。

脑实质的损害系由颅骨或颅内硬膜的骨髓瘤向内生长的结果,亦可因骨髓内浆细胞的畸形增生,抑制了血小板的形成及体内免疫球蛋白异常增加,改变了血液化学和有形成分而致血黏度改变,促使血栓形成或出血。出血包括脑出血、蛛网膜下腔出血、硬膜外血肿、脊髓出血。血栓形成包括脑血栓形成和静脉窦血栓形成。海绵窦血栓形成引起动眼神经、滑车神经、展神经障碍,临床表现为眼球固定。直窦血栓引起昏迷、肢体僵直、惊厥、手足徐动、舞蹈样运动,并伴有颅内压急骤升高。上矢状窦血栓形成患者有精神失常、嗜睡、昏迷。

【诊断】

40 岁以上的成人若有胸段脊髓压迫症伴压缩性骨折、颅中窝的脑神经麻痹、颅骨缺损等表现,应考虑骨髓瘤之可能。尤其骨髓瘤的神经系统并发症出现在骨髓瘤的典型症状之前更应警惕。结合骨髓瘤之其他表现,如尿 M 蛋白阳性及骨髓穿刺等可作出诊断。

【治疗】

若有脊髓压迫症,可及时作椎板减压,术后予以放射治疗。化疗方面可用 N 甲酰溶肉瘤素、环磷酰胺、氯乙基环己亚硝脲(CCNU)、甲基苄肼等。也可与肾上腺皮质激素合用。目前常用多种药物联合治疗,如环磷酰胺、CCNU、泼尼松合用 7 d,间歇 1 个月,再重复。

骨髓移植、周围血干细胞移植等均可试用。

五、恶性淋巴网状细胞增生症

恶性淋巴网状细胞增生症,简称恶性淋巴瘤,为原发性淋巴网状组织的恶性增生性疾病,是我国常见的恶性肿瘤。肿瘤进行性增大或经血液和淋巴向远处转移,压迫和浸润其他器官和组织,也可产生神经系统症状。淋巴瘤分类法分为霍奇金病(Hodgkin's disease)和非霍奇金淋巴瘤(non-Hodgkin's lymphoma)两大类。85% 的恶性淋巴瘤为非霍奇金淋巴瘤。

其他少见类型有血管内 B 细胞淋巴瘤,结外自然杀伤/T细胞淋巴瘤[extranodal natural kill (NK)/T-cell lymphoma]鼻型和非鼻型等。

不同类型的淋巴瘤,临床表现差异不大,均有浅表淋巴结肿大、脾、肝肿大及各脏器受累症状,晚期出现发热、消瘦、乏力等全身症状。神经系统并发症也颇类似,仅于病理检查才能确定淋巴瘤类型。淋巴瘤可见于任何年龄(多发于 50～60 岁),但按其肿瘤细胞类型亦略有不同。男性多于女性。神经系统并发症发生率在 25% 左右。其发生原因是肿瘤压迫神经组织

致使神经组织的血液供应受到影响,肿瘤直接浸润或播散,神经组织变性等。各型淋巴瘤均可侵犯脊髓、颅内、脑脊膜、脑神经和脊神经等,出现相应症状。

1. 脊髓损害 为淋巴结压迫或恶性淋巴细胞的浸润。表现为神经根受累出现背痛、神经放射性痛、受损平面下不完全或完全性四肢瘫或截瘫,伴损害平面下感觉障碍,可有大小便障碍。腰穿发现椎管阻塞、脑脊液蛋白增多。脊髓 MRI 示脊髓压迫的占位。

2. 颈交感神经节受压 常由颈部淋巴结肿瘤造成。表现为同侧瞳孔缩小,眼裂变小,眼球内陷,同侧面部少汗等现象。

3. 喉返神经受压 常由颈部淋巴结肿瘤造成。造成声音嘶哑、受累侧声带活动麻痹。

4. 脑神经损害 由于颅底受肿瘤细胞浸润,累及Ⅴ、Ⅵ、Ⅶ、Ⅸ、Ⅹ等脑神经。

5. 周围神经损害 由于恶性淋巴细胞浸润神经丛、神经周围的血管,造成周围神经损害或由于抗肿瘤药物的不良反应所致。表现为臂丛损害、腰骶丛损害和多发性神经病。周围神经内淋巴瘤大多属 B 细胞淋巴瘤,少数为 NK/T 细胞淋巴瘤。

6. 脑部白质的浸润 少见。尚有脑内占位,表现为原发性中枢淋巴瘤,此种肿瘤不伴脑外淋巴瘤的表现。

7. 皮肌炎或多发性肌炎 同时可伴发巨球蛋白血症。

8. 恶性淋巴瘤中枢神经系统感染 Casazza 等报道患者病程中有 70%～75% 发生感染,约半数淋巴瘤患者可因感染而死亡。在所有淋巴瘤的中枢神经系统感染中细菌性占 40%,其中最常见的为单核细胞增多性李斯特菌、链球菌及周围血象中白细胞不增高的革兰阴性菌脑膜炎以及星形奴卡菌脑胀肿。真菌感染中以新型隐球菌、白念珠菌为多见。晚期患者有曲菌、毛霉菌的脑胀肿。此外有弓形体病。带状疱疹常是淋巴瘤侵犯神经系统(特别是脊髓)的预兆。另外,尚有单纯疱疹伴发的脑血管炎、亚急性麻疹性脑炎、嗜酸性脑膜炎(eosinophilic meningitis)。

9. 恶性淋巴瘤伴发脑血管病和心脏损害 Somasandaram 等尸解中发现,约 10% 的患者中枢神经系统存在血管病变。Chernik 等报道患者的脑动脉硬化症发生率极低,患者可有脑缺血性血管病、静脉窦梗死,在 1/3 淋巴瘤患者中有弥散性血管内凝血;Rosen 等报道由于脑梗死的死亡约占患者总数的 20%。也可有脑出血性血管病,其中包括蛛网膜下腔出血、硬膜下或硬膜外出血。由于肿瘤造成的脊髓血管阻塞以及血小板减少和腰穿后造成脊髓出血也有报道。患者的非细菌性心内膜炎的发生率较一般人群为高。在霍奇金病中这种心内膜炎占 7%,非霍奇金淋巴瘤中占 1%。

(一) 非霍奇金淋巴瘤的神经系统损害

脊髓损害最为常见。原因是:① 椎旁淋巴结的肿瘤经过椎间孔,侵入脊管的硬膜外腔,使脊髓受压。② 受肿瘤浸润的脊椎破坏和塌陷,使脊髓受压。③ 原发于硬膜外的淋巴组织肿瘤,直接使脊髓受压。④ 在椎间孔中血管受机械性压迫,造成脊髓缺血性损害。⑤ 由于毒性或代谢改变等原因,使脊髓变性。

1. 脊髓损害 常以硬膜外的脊髓压迫症为多见。首先表现为神经根性疼痛,咳嗽和喷嚏时加重。经数周或数月后在损害平面以下出现不同程度的感觉、运动障碍和直肠、膀胱功能障碍。可有同一节段水平处的淋巴结肿大或周围淋巴结肿大。

腰椎穿刺可发现有脊管阻塞和脑脊液蛋白质含量增高。脊管造影可显示硬膜外压迫表现。肿瘤浸润马尾可出现两下肢部分性运动障碍和感觉减退。少数病例还可有类似亚急性联合变性的表现。

2. 颅内侵犯 非常少见。肿瘤先侵犯硬脑膜及软脑膜,然后沿着神经或脑血管进入脑内形成病灶。患者表现出不同程度的意识障碍、惊厥,或脑部局灶性损害(如额叶、嗅球、下视丘等)症状。头颅平片可正常,也可有颅骨 X 线平片上的溶骨性损害。脑脊液蛋白质含量可增高或有中等度细胞增加。肿瘤侵犯颅底常引起脑神经麻痹,直接侵犯脑膜或脑神经者少见。第Ⅴ、Ⅵ、Ⅶ脑神经最常受累。也可有眼眶部表现(常为Ⅱ、Ⅲ、Ⅴ)等神经损害。

3. 多发性周围神经病 发生率比骨髓瘤或白血病为少,是少见的并发症。主要是肿瘤广泛浸润引起,罕见脱髓鞘性改变。

非霍奇金淋巴瘤累及周围神经比霍奇金病多见,而且非霍奇金淋巴瘤恶性分级越高发病率也多,可达 6.5%～17.5%。非霍奇金淋巴瘤的周围神经病发生在 50 岁以上,75% 的患者年龄＞50 岁。男女均可累及。表现为亚急性感觉运动性多发性神经病、脑神经病变、单神经病变或一孤立性正中神经或坐骨神经麻痹等。也可能像吉兰巴雷综合征或马尾症候群。

非霍奇金淋巴瘤与霍奇金病的周围神经损害的区别见表 4-6-6-2。

表 4-6-6-2 非霍奇金淋巴瘤和霍奇金病周围
神经损害的不同点

综合征	非霍奇金淋巴瘤	霍奇金病
神经根型	+++	−
神经丛型	+++	+
(自身免疫)单一神经病变	++	−
周围神经病	+++	++(自身免疫)
运动神经病	++	+
吉兰巴雷综合征/慢性炎症性脱髓鞘性	+	++
多发性神经病感觉神经病	−	+

(二) 霍奇金病的神经系统损害

1. 脊髓受侵 较颅内为多。主要是硬脊膜外脊髓压迫。多见于胸段,腰段次之。脊髓受压后的血供障碍及脱髓鞘变化而产生类似亚急性联合变性、横贯性脊髓炎或前角细胞脊髓病变。病程进展迅速者常由于血供障碍致脊髓软化。

2. 脑部损害 少见。大多由颅底淋巴组织或鼻咽部淋巴结穿过颅底,向颅内扩散,浸润硬脑膜和脑组织。肿瘤偶尔侵犯下丘脑和垂体,出现多饮、多尿症状。原发性脑部的淋巴瘤极为罕见。脑脊液中蛋白质含量增高,白细胞数略增多,有时可发现肿瘤细胞。霍奇金病可产生与非霍奇金淋巴瘤相同的周围神经系统并发症,不予重复。

伴有脑部症状的患者中约 20% 可无脑部组织学改变。偶尔有进行性多灶脑白质病表现,累及大脑半球(后部明显)、基底节、脑干、小脑等部位。白质内有大小不一的软化灶,多粟粒状或融合在一起;显微镜下可见病灶区呈广泛性脱髓鞘并有星形细胞及少支胶质细胞出现。临床表现取决于病灶的解剖部位,可有意识障碍、痴呆、言语障碍、视力损害、脑神经麻痹、舞蹈样动作等。脑脊液正常。脑电图呈弥漫性节律异常。

3. 周围神经损害　见表4-6-6-2。

六、鼻型结外自然杀伤/T细胞淋巴瘤

由于EB病毒感染,导致自然杀伤(NK)/T淋巴细胞的恶变,属于EB病毒阳性的淋巴瘤。NK/T恶化起初呈局限性,以后可扩散至多脏器。

【临床表现】

本病主要分布在亚洲、中美洲、南美洲。男性易受累,女性少见。成人多见。主要累及面和躯体中轴的结构。如鼻腔、副鼻窦、上腭等,出现头痛或颜面痛,鼻塞、流分泌物、咽部肿痛等症状。少数也可出现皮肤广泛斑片样皮疹、呼吸道症状(咳嗽、胸闷、胸痛等)、胃肠道症状(腹痛、腹胀、食欲减退、便秘/腹泻、便血等)、睾丸肿大、淋巴结肿大(锁骨上、腋窝或腹膜后),甚至偶有肝脾肿大、骨髓象中有异常淋巴细胞。

周围神经是其最突出的损害。在60岁以上为多见。亚急性损害的多发性神经炎、四肢无力、腱反射消失、四肢远端浅感觉障碍。脑脊液蛋白增多,细胞数不增多,糖和氯化物正常。肌电图常示轴索损害为主的神经损害。

【诊断】

对鼻型结外自然杀伤/T细胞淋巴瘤诊断,周围神经活检的病理(H-E染色)和EB病毒原位杂交测定肿瘤细胞核呈阳性是诊断的核心材料。

七、血管内淋巴瘤

血管内淋巴瘤主要是在中小血管内B细胞淋巴瘤的增殖而造成神经系统损害。

本病罕见。估计发病率小于1/1 000 000。

【病理】

病理中显示大脑、小脑及脑干白质内中、小血管内大量B细胞增生成团,阻塞血管。管壁外也有少量异常淋巴细胞浸润。阻塞血管的供应神经变性,脑和脊髓区出现梗死或点状出血。

【临床表现】

发病于60～70岁成人。男女均可受累。可有全身性症状,发热、消瘦、出汗、气急。常有皮疹和神经系统受累。也有肾脏、肺、肝、脾、肾上腺和心脏损害表现,但较少。2/3的患者有中枢神经损害,出现脑血管意外、亚急性脑病、脊髓和脊神经根的血管受累症状及脑神经和周围神经损害症状。

1. 脑梗死　76%的患者表现为急性或亚急性的多灶性脑梗死,出现意识混浊、幻觉、烦躁、记忆力和注意力减退。甚至有迅速进展性痴呆的表现。可有复视、构音困难、吞咽困难、偏

瘫、偏身感觉障碍、共济失调、抽搐。

MRI发现幕上梗死灶多于小脑和脑干。

2. 脑病和迅速进展性痴呆　27%的血管内淋巴瘤出现,亚急性进行性脑病。可有头痛、癫痫发作、嗜睡、偏身无力、脑神经损害等局灶性脑损害表现。MRI的T_2W呈脑室周围白质异常高信号。有些呈迅速加重的注意力、记忆力减退,在数个月内进行性加重,少数伴幻觉、命名困难,呈典型的迅速进展性痴呆的脑病,MRI T_2W示颞叶异常信号,可伴皮质下白质,小脑白质损害。

3. 脊髓和脊神经根损害　由脊髓和脊神经根的供血血管壁的淋巴瘤细胞浸润或脊髓血管内B淋巴瘤的生长,导致供血受阻,脊髓和脊神经根受损,患者出现缓慢进行性下肢麻木、无力或迅速加重的截瘫。MRI、T_2W示病损节段高信号、钆强化。

4. 脑神经和周围神经病　最常受损的脑神经是Ⅶ、Ⅵ、Ⅷ、Ⅲ、Ⅴ等。周围神经损害可为单根多神经病或多发性神经病,EMG示轴索损害为主。

5. 脑出血　管内淋巴瘤造成脑出血罕见。

6. 大脑静脉、静脉窦(直窦、乙状窦等)血栓形成　有报道,但较少见。

【诊断】

通过体检、B超和胸部CT扫描发现周围淋巴结肿大,纵隔和腹膜淋巴结肿大,则容易考虑到淋巴瘤。目前用[18]F-FDG PET全身扫描可提高异常淋巴结的发现,以及对治疗反应的评估。

发现肿大的淋巴结应做病理检查,肿瘤切片可用H-E染色、免疫组化染色、EB病毒原位杂交等方法确定淋巴瘤,或进行淋巴瘤的分型。也可行脑内活检以证实原发性中枢性淋巴瘤等。周围神经(如腓神经等)活检以证实周围神经的淋巴瘤。如果伴有皮疹的淋巴瘤可以作皮肤活检以证实淋巴瘤。然而有些患者生前难以确诊,尸解后才予明确淋巴瘤诊断。

【治疗】

淋巴瘤的神经系统损害,可按不同情况选择外科手术、放射、化学疗法或对症治疗。当出现脊髓压迫时可作椎板减压术,术后加深度X线放射或60Co照射。颅内局灶性损害时,可用放射线直接外照射。颅骨减压术有时也可采用。霍奇金淋巴瘤和非霍奇金淋巴瘤有神经系统损害时,均应在常规放射治疗基础上加用化学疗法。某些患者也可选用鞘内注射甲氨蝶呤、阿糖胞苷、环磷酰胺等,可使中枢神经症状暂时缓解。

治疗中枢神经淋巴瘤或淋巴瘤的神经系统并发症,约有70%的患者选用全身化疗。联合化疗的(表4-6-6-3)MOPP方案为首选;非霍奇金淋巴瘤以COP方案为首选。

表4-6-6-3　恶性淋巴瘤联合化疗方案

淋巴瘤类型	方案名称	药物	一般剂量用法	说明
霍奇金病	MOPP	(M) 氮芥	6 mg/m² 静脉注射第1日及第8日	如氮芥改为环磷酰胺600 mg/m² 静脉注射即为COPP,泼尼松仅于第1、4个疗程应用,两个疗程间隔21周
		(O) 长春新碱	2 mg 静脉注射第1日及第8日	

续 表

淋巴瘤类型	方案名称	药物	一般剂量用法	说明
		(P) 甲基苄肼	100 mg/m² 口服第 1～14 日	
		(P) 泼尼松	40 mg/d 口服第 1～14 日	
	COP	(C) 环磷酰胺	800 mg/m² 静脉注射第 1 日	5 日 1 个疗程，间歇 16 日
		(O) 长春新碱	2 mg 静脉注射第 1 日	
		(P) 泼尼松	60 mg 口服第 1～5 日	
非霍奇金淋巴瘤	CHOP	(C) 环磷酰胺	500 mg/m² 静脉注射第 1 日	5 日 1 个疗程，间歇 16 日
		(H) 阿霉素	30 mg/m² 静脉注射第 1 日	
		(O) 长春新碱	2 mg 静脉注射第 1 日	
		(P) 泼尼松	40 mg/d 口服第 1～5 日	
淋巴瘤	BACOP	(B) 博莱霉素	4 mg/m² 静脉注射第 15 日及第 21 日	每个疗程为 28 日，可连续治疗 6 个疗程
		(A) 阿霉素	15 mg/m² 静脉注射第 1 日及第 8 日	
		(C) 环磷酰胺	400 mg/m² 静脉注射第 1 日及第 8 日	
		(O) 长春新碱	2 mg 静脉注射第 1 日及第 8 日	
		(P) 泼尼松	40 mg/d 口服第 15～28 日	

麻省总医院回顾 1972—2000 年 72 例淋巴瘤，其中 43 例（59.7%）用全身化疗，31 例（72.1%）有效（完全和部分临床好转或治疗后影像学变化好转）。

八、贫血

贫血是有许多原因引起的一组症状（表 4-6-6-4），贫血对神经系统的损害有着共同的症状，但由于贫血的病因不同，对神经系统的损害又有其特点。

表 4-6-6-4 贫血的病因

原因	疾病
1. 失血性贫血	急性或慢性失血性贫血
2. 红细胞和血红蛋白产生不足	
(1) 造成物质缺乏	全身铁缺乏（缺铁性贫血）、维生素 B_{12} 和叶酸缺乏（巨幼红细胞贫血）、维生素 B_6 缺乏贫血、铜缺乏、维生素 C 缺乏、蛋白质缺乏等
(2) 骨髓造血障碍	再生障碍性贫血、单纯红细胞障碍性贫血
(3) 其他	感染性贫血、慢性肾病、铅中毒、癌症后等贫血
3. 溶血性贫血	
(1) 红细胞内因	① 红细胞膜结构异常：如遗传性球形或椭圆形红细胞增多症、棘红细胞病、镰状细胞贫血
	② 红细胞酶缺乏：如葡萄糖-6-磷酸脱氢酶、丙酮酸激酶等缺乏
	③ 血红蛋白异常：地中海贫血、血红蛋白病等
(2) 红细胞外因	① 免疫因素：新生儿溶血及自身免疫性、药物性溶血性贫血
	② 其他：脾功能亢进、弥漫性血管内凝血、毒素、感染、物理或化学因素

在溶血性贫血中由于红细胞葡萄糖 6-磷酸脱氢酶缺乏（如蚕豆病、先天性非球形细胞性溶血性贫血、新生儿黄疸、伯氨喹型药物过敏等），广泛分布于全球，包括中国 8 个多省和自治区，患者估计 2 亿以上（方建培 2008）。所以，贫血应该受到各级医生的重视。

【发病机制】

贫血后会发生组织缺氧、细胞水肿和代谢障碍，造成神经细胞损害或脑水肿、颅内压增高。缺铁、缺乏维生素 B_{12} 和叶酸者，使线粒体单胺氧化酶活性降低或使甲基丙二酸辅酶 A 等酶活性障碍，使神经细胞损伤。

【临床表现】

贫血所致的神经系统损害常见的共同表现有以下诸方面。

1. 脑部损害　头晕、耳鸣、注意力不集中、失眠、健忘、眼花、嗜睡、表情淡漠等，严重者可有昏厥、意识障碍、浅反射或深反射消失，儿童可有智力下降、学习成绩下降，婴儿可有喂养困难、易激惹。

2. 失血性贫血　可造成类似上述的脑部症状。此外，严重失血者缺氧的大脑皮质有广泛损害，可致患者意识障碍；当皮质下中枢及脑干受累时，各种反射如瞳孔对光反射迟钝或消失。部分患者尚可出现癫痫发作或肢体瘫痪。严重者可引起呼吸和循环衰竭。

3. 颅内压增高　严重患者腰穿均有不同程度的颅内压力增高，但患者少有头痛、恶心、呕吐、眩晕、视神经乳头水肿，甚至失明。婴儿因颅骨发育不全，颅内高压征象更难发现。

4. 周围神经损害　有些贫血患者由于周围神经发生营养障碍，可发生类似多发性神经炎的表现，如四肢远端对称性运动、感觉及自主神经功能障碍。运动障碍的程度一般较轻。

5. 脊髓损害　贫血引起脊髓损害的典型表现为亚急性联合变性，尤以缺乏维生素 B_{12} 的恶性贫血为常见。其他重度贫血患者亦可发生脊髓改变。

6. 视神经损害　部分患者可出现视力模糊。少数患者可因视神经的变性而引起继发性视神经萎缩，出现视力障碍或视野缺损。

7. 精神症状　较常见。贫血时，患者对外界刺激因素的抵抗减低，容易产生类神经症的症状。恶性贫血及重症贫血可伴发精神障碍。临床表现有谵妄、妄想、幻觉、躁狂、精神混乱、健忘、注意力不集中、忧郁状态以及痴呆等。精神症状可以出现在贫血的早期、晚期和贫血改善后。

【治疗】

及时对贫血及其病因通过临床和实验室检查作出诊断，及时治疗，可减少其神经系统并发症。但患者以神经系统损害为首发症状时对贫血的病因诊断尤其重要。

病因治疗尤为重要，贫血治疗后其神经系统损害大多减轻或消失。输血或红细胞等成分输血对于失血性贫血和其他贫血有暂时疗效。此外，尚可应用神经细胞营养剂，如辅酶 A 和 Q10，多种维生素等。

(一) 溶血性贫血

溶血性贫血可分为：① 由于红细胞内在缺陷者，如阵发性睡眠性血红蛋白尿、珠蛋白生成障碍性贫血、异常血红蛋白血症、遗传性球形细胞增多症等。② 由于红细胞外部因素如感染(疟疾、败血症等)、化学品和毒物(铅、苯、硝基苯等)、物理因素(如烧伤等)、免疫反应(新生儿溶血病、血型不合的输血等)。

1. 阵发性睡眠性血红蛋白尿　通常发生于睡眠时或晨起时，出现血红蛋白尿、寒战、发热、四肢和背部疼痛等急性溶血症状，并发脑血栓形成。

2. 珠蛋白生成障碍性贫血　我国见于华南地区，大多为 2 岁以下幼儿，有慢性贫血，伴肝脾肿大。年龄较大的患儿有特殊面容：头颅较大、颧骨突起、鼻梁低陷、眼睑浮肿、内眦赘皮。X 线上颅骨内、外骨板变薄，板障增厚，骨质疏松，板障中有无数新骨形成的垂直条纹。神经系统异常不明显。

3. 异常血红蛋白血症　本病并发神经系统症状的发生率约为 18%。含有血红蛋白 S 者神经系统并发症较高。我国广西地区具有血红蛋白 E 型造成的镰状细胞贫血。在发热、镰状细胞危象、妊娠、手术等情况下容易发生神经系统并发症。神经症状的出现是由于静脉窦和脑实质内小血管血栓形成，其次是硬脑膜下和蛛网膜下腔出血，而颅内大量出血罕见。神经症状可有全身或局限性惊厥、精神运动性癫痫、眩晕、视力减退、脑膜刺激征、脑神经麻痹、偏瘫、失语、昏迷、蛛网膜下腔出血、单发或多发的神经根病变、合并神经系统的继发感染等。脑脊液检查压力正常或增高，蛋白质含量增高。脑出血或蛛网膜下腔出血时可有血性脑脊液，偶有镰状红细胞出现。

4. 遗传性球形红细胞增多症　儿童期发病。临床上有贫血、黄疸、脾肿大，神经系统有塔头畸形、鞍状鼻等先天畸形，并可有智力迟钝。偶有脊髓后索和侧索变性。

5. 新生儿溶血病　系发生于胎儿或新生儿的一种溶血性贫血。患儿和父亲的血液 Rh 因子阳性，母亲的血液 Rh 因子阴性；罕见情况下，由母亲的 A、B、O 系统血型和胎儿的 A、B、O 系统血型不同所造成。

(二) 巨幼红细胞性贫血

1. 恶性贫血　本病多见于 40 岁以上的成人，但国内罕见。

神经系统改变有脊髓变性，主要在后索及侧索，有时除固有束外所有白质都有变性。早期有轴索及髓鞘的损坏，常伴有格子细胞，但无胶质细胞增生。所有周围神经都有髓鞘及轴索变性。临床症状常在贫血后发生，偶尔亦可出现于贫血之前，与贫血程度无关。80%～90% 恶性贫血患者伴有神经系统障碍。可累及脑、脊髓和周围神经，其中以脊髓的亚急性联合变性为最多见。当亚急性联合变性进展时发生横贯性脊髓损害。脑部症状较脊髓病变少见。精神症状多种多样，以谵妄多见。周围神经受损时出现多发性神经炎表现。其次亦可出现抽搐、脑神经麻痹、球后视神经炎及视神经萎缩。虽然脊髓症状可单独出现，但临床上常见的则为混合症状。脑电图检查为非特异性异常。脑脊液检查正常。大剂量维生素 B_{12} 持续应用半年以上有相当疗效。

2. 婴儿期或妊娠期巨幼红细胞性贫血　本病发生于孕妇或婴儿。除婴儿外一般起病缓慢。神经症状在婴儿中发生率高达 62.5%。其中震颤最为多见，因而妨碍喂奶，熟睡时症状消失。其次为表情淡漠，终日嗜睡，反应迟钝，不爱哭、笑等。可有腱反射亢进，踝阵挛出现。少数有周围神经炎。给予叶酸或维生素 B_{12} 治疗有效。

九、真性红细胞增多症

真性红细胞增多症是一种罕见的、原因不明的、慢性进行性的骨髓增殖症，主要发生于中年或老年，男性多于女性。临床表现有皮肤红紫(特别是唇、颊、鼻尖、耳和颈部)，多种血管疾病症状(静脉血栓疾病、动脉出血或血栓性疾病)、胃和十二指肠溃疡、四肢痛、脾脏肿大。20% 左右的晚期患者呈现粒细胞白血病危象。某些患者始终无症状，血象改变为唯一的表现。

【病理】

骨髓明显增生，尤以幼红细胞为甚。白细胞和血小板也有一定程度的增多。因红细胞增多，使血容量和血黏度增加，造成血流缓慢、血栓形成和血管扩张。中枢神经系统特别是脑，可有弥漫性小出血点。在神经节细胞中有血管充血，血管周围出血、水肿、梗死及退行性变。

【临床表现】

70% 以上的真性红细胞增多症患者有神经精神症状和体征，表现为头痛、头晕、耳鸣、视力模糊、乏力、嗜睡、昏厥、感觉异常等。约 1/3 的患者有神经系统的局灶性损害，其中以梗死性脑血管病变为多见。有偏瘫、偏身感觉障碍、失语、局限性癫痫、舞蹈症等脑部局灶性损害的症状。亦可有短暂脑缺血发作。若以颈动脉为主，则出现数秒至数分钟的一侧短暂失明、偏瘫、偏身感觉障碍、失语。若以影响椎基底动脉系统为主，则出现猝倒、眩晕、发音含糊等表现。偶尔蛛网膜下腔出血。眼底检查可见视网膜静脉粗大紫色、视神经乳头水肿。

红细胞增多症常可并发静脉窦血栓形成，产生视神经乳头水肿、脑脊液压力增高的假脑瘤综合征。脊髓血管的血栓形成，出现横贯性脊髓损害症状。偶有脑神经或周围神经受损害，为单发性面神经麻痹或多发性周围神经病变。多发性周围神经病变时可有四肢远端的感觉障碍和疼痛。

小脑血管网织细胞瘤患者可并发真性红细胞增多症。切除肿瘤后血象可恢复正常。有研究报道肿瘤复发时红细胞增多症又可出现。此类患者应与假脑瘤综合征的红细胞增多症鉴别。

红斑性肢痛症：四肢发红，剧烈疼痛，遇冷加剧。以下肢为明显。病程分 3 个阶段，早期为肢体感觉过敏，疼痛及发绀。中期四肢疼痛，以下肢为重，足背动脉搏动增强。晚期引起足趾溃烂。

【诊断】

中老年患者出现缺血性脑血管病变或发作性脑供血不足现象，皮肤发紫，视网膜静脉粗大色紫，脾脏肿大者应考虑本病，宜作真性红细胞增多症方面的血液学检查，并与继发性红细胞增多症相区别。

【治疗】

及时对真性红细胞增多症作出诊断。早期治疗能防止或减少并发症的发生，真性红细胞增多症产生神经系统症状后，积极治疗，减少血容量后可使症状减轻。红细胞分离或每隔 $1 \sim 3$ d 由静脉放血 $400 \sim 500$ ml，直至红细胞数在 $6 \times 10^{12}/L$ 以下，红细胞比容在 50% 以下。放射性磷（32P）、Myleran（白血福恩）、苯丁酸氮芥、苯丙酸氮芥等均可试用。当真性红细胞增多症控制以后，颈动脉和椎基底动脉系统短暂供血不足依然发生并无减轻者则可用抗凝等治疗。

第七节 传染病的神经系统并发症

一、艾滋病的神经系统并发症

自 1981 年美国首次报道获得性免疫缺陷综合征（acquired immunodeficiency syndrome，AIDS，简称艾滋病）以来，全世界 AIDS 病患者或携带者与年俱增。

我国国务院艾滋病工作委员会 2003 年底估计现存感染人数 840 000。2004 年 9 月底累计报告艾滋病毒感染者 89 067 例。2007 年 10 月底我国累计报告艾滋病病毒感染者和艾滋病患者 22 350 例，其中艾滋病患者 62 838 例，死亡报告 22 205 例。2007 年新发艾滋病病毒感染者 50 000，其中异性性传播占 44.7%，同性传播占 12.2%，注射吸毒传播占 42.0%，母婴传播占 1.1%（谢鹏 2008）。目前，我国艾滋病处于总体低流行和局部地区高流行态势。

【病因和发病机制】

AIDS 病是由于人类免疫缺陷病毒（human immunodeficiency virus，HIV）感染的结果。HIV 是反转录病毒科慢病毒亚科中的一种。人们已经熟知的四种人类反转录病毒可以分为两组：① 嗜人 T 细胞性病毒 I 型及 II 型（human T-lymphotropic virus type I and II，HLTV I 及 II）。② 人类免疫缺陷性病毒 I 及 II 型（HIV I 及 II）。HIV I 造成世界广泛流行的艾滋病。HIV II 仅在西非如几内亚等地方性流行。

从电镜中观察到的 HIV 颗粒是一个 20 面体结构，具有许多外棘。由两层蛋白质组成的外膜包裹，外层为 GP120 蛋白，中层为 GP41 蛋白。从被感染的细胞表面可以看到病毒发生的芽突，带着宿主细胞的各种蛋白质，包括 I 及 II 类抗原和主要组织相容复合物（major histocompability complex，MHC），结合

在病毒的质膜层内。病毒的核心部分由染色体组的 RNA、反转录酶、P18 内膜蛋白及 P24 核心蛋白。HIV 活性的主要特点是将染色体组的 RNA 反转录成 DNA。活动起始于具有高度结合性的 GP120 蛋白与宿主细胞表面的受体 CD4 阳性细胞相结合。CD4 细胞为 T 辅助细胞，除 T 细胞外，CD4 受体也存在于单核巨噬细胞的表面。HIV 与宿主细胞结合后其中间层 GP41 即与细胞膜融合，使 HIV 的染色体组完全暴露。HIV 所含有的反转录酶即引发转录活动，使染色体组 RNA 反转录成双链的 DNA。转录好的 DNA 移入宿主细胞核内，通过另一编码酶——整合酶（integrase）将它整合入染色体中。经过整合后的基因组将成为长久的构筑。它可以没有活动保持静止，亦可具有较高的基因表达性能而积极参与病毒生产。

HIV 的靶细胞为 CD4 细胞（Th 细胞），由于此细胞受损，导致免疫功能破坏，产生一系列机会感染临床表现和恶性肿瘤等。

HIV 存在病毒的变异，如从非洲分离出来的 JYI、ELI、MAL 等。由于抗 HIV 药物应用，也出现耐药性突变株，如耐 AZT 株，耐 ddI 株等。

【临床表现】

HIV I 感染后出现急性感染、无症状感染、持续淋巴结肿大综合征等。艾滋病期可出现各脏器的损害，本节只阐述神经系统损害的表现，详见表 4-6-7-1。

表 4-6-7-1 HIV I 感染的神经系统损害

（一）与 HIV I 直接相关的疾病
1. 脑膜炎
    发生于血清转换期的急性脑膜炎
    慢性脑膜炎
2. 脑病
    艾滋痴呆综合征
3. 空泡性脊髓病
4. 周围神经病
    远端型多发性神经病
    多根单神经病
5. 肌病
（二）继发性神经损害
1. 机会感染
    巨细胞病毒、弓形虫感染、隐球菌进行性多灶性白质脑病、单疱病毒脑炎、毛霉菌感染、带状疱疹病毒脑炎、组织胞浆菌病、曲霉感染
2. 肿瘤
    原发性中枢神经淋巴瘤、淋巴瘤、Kapposi 肉瘤及转移灶
3. 血管病
    继发性血小板减少、血管炎的脑梗死、脑出血
4. 营养和代谢性疾病
    Wernicke 脑病、维生素 B_{12} 缺乏和其他维生素缺乏
5. 药物不良反应
    继发于抗反转录病毒药（ddl、ddc、d4T）等的周围神经病
    继发于齐多呋啶的肌病
    神经恶性综合征

1. 与 HIV I 直接相关的疾病

（1）HIV 无菌性脑膜（脑）炎：见于 AIDS 病早期多见，亦见于晚期。患者主要症状为头痛、怕光、恶心、呕吐，有的尚可有明显的脑炎症状，如抽搐、失语等。CSF 可有淋巴细胞增多，蛋白质增高，糖量正常。有的患者可有脑神经麻痹，最多见的

为面神经,其次为三叉神经或听神经。以上症状可于 2～4 周自行消散。随 AIDS 的不断发展至晚期,此病的发生机会将越来越小。

(2) AIDS 痴呆综合征:一般见于疾病的晚期,约占 AIDS 患者中的 10%。主要表现为进行性认知功能减退,注意力不能集中,记忆力减退,时间及空间定向障碍,运动功能减弱,行为异常。由于共济失调及震颤使步履困难,书写不能,平衡功能不良,快复及轮替动作不能。如脊髓受累及时,可出现肌张力增高,腱反射亢进,感觉障碍。晚期可出现大小便失禁。行为改变有淡漠,缺乏兴趣,消沉,缄默,处境性抑郁(situational depression)。随着病情发展,患者逐步向植物性生存发展。与中毒或代谢障碍所引起的痴呆不同的是以上症状的出现都是在意识清醒的情况下发生的。

引起本综合征的真实原因尚不清楚。用蛋白印迹或原位杂交技术及电镜观察可见 HIV 存在于脑内的吞噬细胞、多核巨细胞及小胶质细胞内。组织学检查示病灶主要位于脑皮质下,这与帕金森病、亨廷顿病(Huntington disease, HD)及阿尔茨海默病(Alzheimer's disease, AD)中所见的痴呆相似。受损害的脑白质显得较苍白伴有胶质增生,有多核巨细胞性脑炎及空泡性脊髓病变存在。偶可见白质内有局灶性海绵样变性。本综合征无特殊诊断标准,对患者轻微的认知力减退能及早察觉很重要,经常测定患者的智力状态对诊断亦有帮助。

(3) 肌病:AIDS 中并发肌病者称为 HIV 性肌病,以多发性肌炎居多。表现为急性或亚急性的肢体近端肌无力,血清肌酸激酶增高,活检可显示肌纤维坏死和炎症细胞浸润。从病肌取得的活体标本可检查到 HIV I 抗原及抗体。有报道本病可自发缓解,给予皮质激素类药物有治疗作用。

(4) 周围神经疾病:见于 15%～20% 的 AIDS 患者。常见的有单纯疱疹及带状疱疹,巨细胞病毒(CMV)感染,HIV I 感染等都可发生,多见于 AIDS 的早期。一般认为血浆交换治疗有效。另外,有一种称远端对称性多神经炎的,在 AIDS 患者中常有发生。患者以患部感觉异常为主要表现。病理变化主要为末梢神经远端的轴索损害。恢复较困难。只能对症治疗,以缓解疼痛为主。

2. 艾滋病的机会感染

(1) 脑弓形体病:见于隐性 HIV 感染的患者中,发病率 5%～20%。由于缺乏弓形体抗体 IgG 而得病。病变呈多灶性,脑 CT 或 MRI 可显示脑皮质、基底核等处有多发环状增强的病灶。CSF 检查无特异性发现。尚无特殊治疗可试用氯林可霉素、磺胺嘧啶和乙氨嘧啶。

(2) 新型隐球菌脑膜炎:2%～13% 并发此病。表现为亚急性脑膜炎的症状,有头痛、发热、疲乏,CSF 涂片可找到真菌。治疗可用两性霉素或 5 氟尿嘧啶。

(3) 进行性多灶性白质脑病(progressive multiple leukoencephalopathy, PML):约见于 2% 的 AIDS 患者中,为多泡病毒科的 JC 病毒感染所致。其特征性病理改变为脑的亚急性脱髓鞘变性。病变多发,多为皮质下局灶性损害,分布于顶枕区为多,偶可累及脑灰质。起病隐袭,常先有精神症状、视野缺损、轻偏瘫、步伐不稳。CSF 无特殊变化。脑 CT 及 MRI 可见多发的脑损害。治疗可用鞘内注射阿糖胞苷。

3. 艾滋病的继发性神经系统损害

(1) 原发性脑淋巴瘤:见于 2%～3% 的 AIDS 患者中。发病较快,主要表现为颅内压增高症状。脑 CT 及 MRI 可见脑部有单发或多发的肿瘤结节,增强明显。O'Mallery JP 等(1994)报道用 201Ti 单光子发射体层扫描(SPECT)技术对诊断本病效果较好。13 例 AIDS 患者有颅内肿瘤,经用此法检测,7 例阳性,其中 6 例活检证实,另一例为多发病变,仅一个结节放射量摄取增多,后作尸检未发现肿瘤,而为巨细胞病毒脑炎合并弓形体病及脑结核。另 6 例 201Ti SPECT 阴性,经脑活检亦均阴性。经抗生素治疗,2 例症状缓解,2 例 MRI 病变消失,1 例最后诊断为 PML,另 1 例为静脉性脑血管畸形。此病对放射线敏感,治疗可用全脑放疗。

(2) 脑血管性病:AIDS 患者可并发脑血管意外。一般脑血管可发生于脑内、蛛网膜下腔、硬脑膜外、脑室内,均与患者血小板减少,凝血机制障碍有关。脑梗死则多为微小栓塞,其病因可为非细菌性血栓性心内膜炎、弥散性血管内凝血障碍及脉管炎等。针对病因进行内、外科综合治疗。

【诊断】

实验室检查是诊断本病的关键。

1. HIV I 血清学试验　HIV I IgM 出现于感染后 2～4 周,8 周左右达高峰,以后下降。6 个月内 HIV I IgG 测定,6 个月内均为阳性,所以后者更其敏感。此外,尚有 HIV I 抗原的测定法,用于 AIDS 感染外周单核细胞内 HIV I 病毒的 DNAPCR 的测定。

2. 血 CD4$^+$ T 淋巴细胞的计数　HIV I 感染者 CD4$^+$ T 细胞计数<2.0×10^9/L 或 CD4$^+$ T 细胞占总淋巴细胞百分比<14%;患者又伴神经系统或其他系统损害、感染等应考虑 AIDS 的诊断。

【治疗】

(1) 预防为主,切断 HIV 传染途径。分低感染区域、重感染区域。以更严重措施控制重感染区。

(2) 抗 HIV 药物:① 核苷酸反转录酶抑制剂:齐多呋定、拉米呋啶等。② 非核苷反转录酶抑制剂:奈韦拉平等。③ 蛋白酶抑制剂:即地那韦等。目前应用几种不同类药物合并治疗,所谓"鸡尾酒疗法"。

二、流行性出血热的神经系统并发症

流行性出血热是由汉坦病毒(Hantaan virus)引起的自然疫源性病,以鼠类为主要传染源。局部性流行于亚洲、欧洲和非洲等地。中国的发病人数最多。

【病因】

汉坦病毒的核酸为单链 RNA 病毒。有 8 个血清型来自不同鼠类和地区,见表 4-6-7-2。

表 4-6-7-2　汉坦病毒血清分型和分布

血清型	名称		宿主来源	地区来源
I	Hantaan virus	汉坦病毒	黑线姬鼠	亚洲
II	Seoul virus	汉城病毒	褐家鼠、大白鼠	亚洲
III	Pummala	普马拉病毒	棕背鼠平	欧洲

续 表

血清型	名称		宿主来源	地区来源
Ⅳ	Prospect hill	希望山病毒	田鼠	美洲
Ⅴ	Thaivirus	泰国病毒	黄颈姬鼠	亚洲
Ⅵ	Dobravavirus	多布拉伐病毒	不详	欧洲
Ⅶ	Thottapalaym	索托帕拉病毒	提鼠	欧洲
Ⅷ	Mverto canyon	莫尔拉峡谷病毒	鹿鼠	美洲

【病因】

1. 病毒学说 病毒由上述表中鼠的唾液、尿和粪排出后,污染尘埃,经呼吸道吸入。动物排泄物污染食物由消化道进入人体。革螨、恙螨咬鼠后,再叮咬人,成为虫媒传播。此外可通过人的污染伤口及直接通过人口等方式传染。通过上述方式病毒进入人体,经病毒血症期后易侵犯的脏器,如脑、肝、肾、肺、肾上腺等。病毒在脏器细胞内繁殖,造成细胞伤害。

因病毒血清型不同,造成临床表现的严重度不同。血清Ⅰ型汉坦病毒造成严重型感染。Ⅱ型病毒以中、轻型为主。Ⅲ型病毒表现为轻型。

2. 免疫学说 由于一些病毒未感染组织仍有小血管和毛细血管出血的病理表现,所以病毒学说不能完全解释。应用免疫荧光技术观察到许多组织的小血管和毛细血管壁上有特异性免疫复合物沉积,所以产生免疫性损害,造成这些血管通透性增加或损害,结果使血浆渗出和出血,循环血量减少,引起休克。红细胞表面有免疫复合物沉积,血液在小血管内淤积。血液内大量免疫球蛋白增加等造成疾病加重。

肾脏血管除有上述病变外,肾小管和肾小球基底膜也有免疫复合物沉积,产生免疫反应,造成肾小球、肾小管和肾脏小血管的渗出和出血。肾实质的上述病损十分严重,而出现肾功能衰竭。

【病理】

许多脏器小血管(包括小动脉、小静脉和毛细血管)广泛损害,内皮细胞肿胀,血管壁纤维样坏死和破裂。许多脏器毛细血管扩张淤血、血栓形成。在肾脏、肾上腺、脑垂体前叶、心脏和胃肠道等均有如此损害。

【临床表现】

青壮年易发病。在春夏季(5~6月)和秋冬季(10月~次年1月)有两个流行好发时间。呈散发性或同一局限地区流行。10%~20%有前驱症状,表现为呼吸道和胃肠道症状,出现发热期、低血压期、少尿期、多尿期、恢复期等5期。也有两期交叉者。

外周白细胞增高,以淋巴细胞为主或有异常淋巴细胞,血小板减少。尿液似肾病,尿蛋白增多,出现红细胞和白细胞管型增多。

1. 发热期神经症状 乏力、头痛、全身肌肉酸痛、嗜睡。个别有脑出血,有谵妄状态、昏迷,可伴发癫痫、偏瘫、Babinski征阳性。脑脊液压力增高,生化常规可无异常。若脑出血时,脑脊液有大量红细胞。

2. 低血压期神经症状 此时有低血压,患者有头痛、恶心、呕吐、烦躁不安、谵妄状态或嗜睡、朦胧、精神错乱、昏迷等,可有皮肤出血点。30%左右可发生休克,少数造成死亡。少数有锥体束征、视力模糊、眼底网膜出血。

3. 少尿期神经症状 乏力、全身肌痛。1/3患者在少尿期发生尿毒症(见急性尿毒症节)。此期易发生脑出血。

4. 多尿期神经症状 神经症状明显减少,原有神经症状逐渐好转。但在重症患者或脑出血后患者,则烦躁不安、精神错乱或昏迷、偏瘫等从少尿期一直持续至本期。

【诊断】

在流行区和流行季节出现高热、肾脏损害、出血应考虑本病。血清抗汉坦病毒IgM阳性或两次测定抗汉坦病毒IgM滴度增加4倍以上,可以诊断本病。

用RT-PCR可作病毒分型。

【治疗】

流行性出血热无特殊疗法,主要是支持疗法及对症治疗。若能积极控制出血热的发展,针对出血、低血压和肾功能不全运用肾上腺皮质激素、环磷酰胺;补充血容量,肾功能衰竭用血液透析或腹膜透析,纠正水和电解质平衡。

利巴韦林为广谱抗病毒药。抗血清治疗出血热在新疆试用有效。

三、布鲁菌病神经系统并发症

布鲁菌病是由布鲁菌造成的急性或慢性自然疫源病,以发热、多汗、关节痛为主要表现,世界各地均有本病报告。每年约有5 000 000例之多。主要在牧区或近牧区的城镇。我国见于内蒙古、东北、西北等牧区和大城市。

【病因及发病机制】

6种布鲁菌中4种可感染人,它们是马尔他(羊)布鲁菌、流产(牛)布鲁菌、猪布鲁菌及犬布鲁菌。布鲁菌从皮肤或黏膜进入人体,到达局部淋巴结繁殖。以后侵入血循环出现菌血症,产生内毒素和毒血症,出现高热和全身临床表现。病菌进入血循环后,到肝、脾、骨髓、淋巴结等网状内皮系统中部分被杀灭,部分繁殖成感染灶。此灶多次释放杆菌进入血液造成症状复发,反复发热,故本病又称波状热病。

急性期以细菌和大量内毒素发病。

慢性期除上述作用外,迟发性变态反应在发病机制起一定作用。

【病理】

重要脏器(脑、肝、脾、肾等)小血管和毛细血管受累,呈血管内膜炎,血管内血栓形成,形成微小坏死区。

【临床表现】

多见于春末、夏,秋季发病。青壮年多见。神经系统损害发生率很高,约占50.6%,也有报道为2%~5%。中枢神经系统损害占16%,周围神经损害占81.8%,精神症状占2.2%。神经损害多见于本病晚期。本病病程一般为1~4个月,慢性者长达1年以上。

1. 脑神经和周围神经损害 单神经病和多根单神经病多见,主要累及坐骨神经(42.5%),其次为腰骶神经根(30.6%)。多根脑神经损害,以眼部支配神经为多见(Ⅲ、Ⅵ、Ⅳ等),造成眼肌麻痹。此外三叉神经和面神经损害也可出现。视神经、听神经较为少见。

多发性神经根神经病可造成四肢远端感觉和运动障碍。

2. 自主神经病 系由下丘脑、脑干或脊髓的交感或副交感纤维受影响之结果,表现为多汗、心律失常、性功能减退、括约肌功能障碍等。

3. 脑膜炎　有发热、头痛,仅 1/3 的患者有脑膜刺激征。脑脊液中以淋巴细胞增多为主,蛋白增多,糖和氯化物正常。

4. 中枢神经系统损害　① 脑膜脑炎、脑脊髓炎:头痛、嗜睡或兴奋、癫痫、偏瘫或双侧肢体瘫。严重时可昏迷。② 脊髓炎:截瘫或四肢瘫,大小便障碍,损害平面下的完全性感觉障碍。③ 脑血管炎造成的脑卒中。④ 晚期有脑积水和正常压力性脑积水。

5. 精神症状　重症患者或毒血症时有兴奋或抑郁、幻觉、强迫思维及柯萨科夫综合征症状群。

【诊断】

流行地区或好发季节的青壮年出现神经症状时应考虑本病。

ELISA 测定本病的 IgM 抗体早期诊断。病后 2～3 周出现 IgG 抗体,第 8 周达高峰。本病 IgG 抗体阳性可有诊断价值。如果 IgG 抗体持续高滴度,表示活动性感染持续存在。一般治愈后 IgG 抗滴度下降。

骨髓培养布鲁菌阳性发现高于血培养。

【治疗】

选用敏感抗菌药物治疗,如链霉素、复方磺胺甲恶唑、氯霉素等。其次可对症治疗。

第七章　神经康复与高压氧治疗

第一节　神经康复的理论基础

一、神经康复的机制(可塑性)

神经系统分为中枢和外周两部分,一般认为,周围神经损伤造成的远端神经纤维段的变性可以再生,具有良好的重塑功能;而中枢神经元损伤恢复困难,大脑往往通过"代偿""替代"等方式实现功能的重建,大脑可塑性成为改变脑损伤预后差的突破点。

(一) 周围神经的可塑性

周围神经的损伤主要指神经纤维的损伤,神经纤维由神经元的轴突和长树突外包绕神经胶质细胞[主要是施万细胞(Schwann cell),又称为神经膜细胞]组成,周围神经纤维损伤后有两种归宿,一种是完全变性消失,见于损伤严重程度大的情况,另外一种是趋向恢复,这主要是由于周围神经具有再生能力,包括以下步骤。

1. 轴突再生微环境的建立　周围神经损伤后,其远端神经发生沃勒(Wallerian)变性,轴突和髓鞘崩溃,巨噬细胞浸润,清除轴突和髓鞘的碎片,施万细胞增生形成细胞带(即 Büngner 带)为再生轴突从近端长进神经远端作好准备。

2. 轴突芽生与延伸　伤后大约 1 周可见偏位核周出现尼氏(Nissl)物质并逐渐增多,大概 1 个月左右,胞体肿胀,其内充满 RNA、蛋白质和脂质等物质,并合成新的细胞器和蛋白向轴突远端运输,轴突随着营养成分的到来,逐渐长出新的枝芽,其中只有顺着 Büngner 带延伸的枝芽得以保留,并可一直延伸到原来靶器官的部位。挤压伤后,再生轴突的生长速度为 1～3 mm/d,轴突切断后再生速度大约为 1 mm/d。

3. 再生轴突的髓鞘化和成熟　成功再生的轴突与靶细胞建立联系并逐渐形成髓鞘。

(二) 中枢神经的可塑性

1930 年 Bethe 提出脑具有可塑性,即中枢神经的结构和功能具有随着内外环境变化而不断修饰和重组的能力。脑可塑性是一个多因素综合影响的结果,虽然其生物学机制及过程尚未完全清楚,但这一逐步完善的理论不仅为理解诸多极为复杂的神经康复现象提供了理论依据,亦为将来的临床治疗提供了可行的途径。

1. 康复技术促进神经细胞的可塑性

(1) 结构可塑性。

1) 神经发芽:2008 年,Saijilafu 等首次在体实验证明物理牵引有利于损伤神经的再生性发芽。他们将大鼠坐骨神经切除 10 mm 后,神经近端末梢外接牵引装置并在其上位 1 mm 处与远端神经重新缝合,牵引装置每天给予 1 mm 的外向牵拉,20 d 后与对侧正常坐骨神经相比,损伤处无神经瘤形成,有大量轴突再生。其他研究证明,突触可以以再生性发芽、旁侧发芽、突触性发芽、终端发芽等形式再生,较长轴突难以再生不仅在于胶质增生性瘢痕的机械阻碍,也可能在于受损神经失去对营养物质的敏感性。

神经发芽的主要形式包括:① 再生性发芽,消失或受损的轴索再生。② 旁侧发芽,神经纤维上生成新的轴索支,其末端与另外的神经元形成新的突触。③ 突触性发芽,仅出现突触末端接触面扩大,突触的接触点增多。④ 终端发芽,现存突触的末端某部分膨出,又形成新的突触。

2) 突触结构重塑:突触结构可塑性是指突触在一定条件下改变形态、增加或减少数目的能力。研究证明,运动训练等康复手段可以促进损伤脑区突触数量增加和突触前后膜面积增大、致密物聚集、囊泡数量增加、突触素表达增加、突触间运输能力增强等。

3) 神经元凋亡抑制:凋亡是神经细胞失去功能的最终表现形态,是氧自由基、钙超载、谷氨酸兴奋毒性、炎性因子等介导的级联反应过程,而康复训练被证实可以延缓甚至阻滞该活动进程,避免神经凋亡的发生发展,对维持神经功能状态至关重要。

4) 神经干细胞再生与分化:1992 年 Reynolds 和 Weiss 在成年哺乳动物脑纹状体内分离出能够自我更新分化的神经干细胞,否定了成体神经元不可再生的观念。大脑损伤后能够快速刺激神经干细胞再生并向损伤部位迁移,选择性地分化为神经元或各种胶质细胞,康复训练能够加强该过程,但是康复治疗是通过何种机制干预神经干细胞的功能仍有待研究。

(2)功能可塑性。

1)兴奋性突触功能调节:突触是神经可塑性最敏感的部位,主要体现在突触保持长时间兴奋或抑制状态的长时程增强(long time potentiation,LTP)和长时程抑制(long time depression,LTD),以及失去传入神经后突触后膜对特定神经递质反应敏感性增强的失神经过敏(denervation supersensitivity,DS)。

LTP是指当有一个高频刺激作用于突触后或低频刺激与其他神经联合作用,引起突触传递效能增强,突触后电位幅度增加,并保持长时间兴奋状态的现象。LTP认为是反复再学习强化疗法和药物成瘾等经验依赖性神经活动模式维持的基础,主要由谷氨酸/N-甲基-D-天冬氨酸受体(N-methyl-D-aspartate receptor,NMDAR)介导。

LTD与LTP相反,是指突触传递效率(兴奋性)的持续减低,目前认为主要与Ca^{2+}内流有关。

DS是失神经经过一定的时间后,局部的兴奋性异常增高的现象,其意义在于使失神经后的组织保持一定的兴奋性,使局部对将来的神经再支配处于易于发生反应的状态,同时减少失神经组织的变性和萎缩。

突触可塑性不只存在于神经元之间。2006年,Ge等首次发现NG2胶质细胞(少突胶质前体细胞)与海马神经元之间存在谷氨酸/α-氨基-3-羟基-5-甲基-4-异噁唑丙酸受体(α-amino-3-hydroxy-5-methyl-4-isoxazole-propionicacid receptor,AMPAR)介导的快速突触传递,也能产生LTP。

2)沉默性突触变性:神经网络中只有突触结构而没有信息传递功能的沉默突触在一定条件下可以激活为有功能的兴奋性突触。一般认为,沉默突触休眠是由于突触后膜只表达NMDAR而缺乏AMPAR,无法感受到激活信号所致,而某些刺激因素将使这些原本存在但没有活性的"沉睡"状态的突触释放出来,1971年,Wall和Egger第一次提出这种假说,他们观测到损伤薄束核后,大鼠失去后肢感觉传入,但其前肢在丘脑的反应区明显加大是由于来自楔束核(前肢传入)的原本存在但没有活性的突触从薄束核突触的抑制作用下释放出来。

2. 康复技术促进神经网络的变通性

(1)损伤通路恢复:残存功能恢复学说认为,发病早期大脑病损部位仍有部分神经细胞发放冲动,早期康复介入有助于挽回病损部位残存的功能。这可能与康复训练利于减少细胞凋亡,促进神经干细胞增殖分化,缩小病灶体积有关。

(2)潜在通路启用:潜在通路是正常情况下由于阈值高而处于休眠状态的储备通路,其激活机制目前主要与沉默突触激活有关。

(3)平行通路替代:神经系统中相同或类似功能的通路称为平行通路,当其中起主导作用的通路受损后其平行功能的二级通路往往功能增强起部分代偿作用。平行通路替代的基础是胼胝体、古旧皮层、锥体束等处神经纤维双侧支配的形态学特征以及神经网络间广泛的突触联系。

(4)对侧或同侧周边代偿:即病灶周围或后方脑区、对侧对等位置及次级功能代表区激活,是最多见的代偿形式。

(5)古旧脑的代偿:哺乳动物脑的最外层为新脑,损伤时可由内层的古旧脑承担部分功能,但动作较粗糙,认为只是对侧或同侧周边代偿的辅助方式。

(6)感觉的替代:最经典的例子是盲人用触觉代替视觉做空间定位,其触觉投射对应的皮质远大于正常人,而视觉区域缩小。

3. 脑内微环境的调节　大脑微环境不仅是脑神经细胞生存的空间,更时刻通过多种细胞、蛋白、基因"串话",影响脑神经细胞和神经网络的功能活动。

(1)细胞水平:神经组织内的胶质细胞、免疫细胞、血管内皮细胞等细胞与神经细胞相互作用,形成了错综复杂的结构网,并对神经修复利弊兼有,其研究有待进一步深入。

胶质细胞参与神经营养修复、信息调控、免疫调节等过程以及髓鞘、血-脑屏障的形成,但脑损伤后形成的胶质瘢痕严重阻碍神经的再生和重塑,脑损伤后未成熟小胶质细胞、星形胶质细胞的聚集和少突胶质细胞的持续激活加速了神经元凋亡和胶质瘢痕的形成。

免疫细胞在脑组织损伤后或血-脑屏障受损时能通过血-脑屏障进入脑组织引起炎性损伤,但部分免疫细胞则利于维持神经再生能力、利于稳定免疫微环境和神经的重塑。

血管内皮细胞不仅构成血-脑屏障、维持血管内外的物质交换、防止脑水肿、促进多种生长因子的表达,还同时作为血流剪切力的感受器,介导内皮细胞凋亡等信号转导通路的启动,影响内皮细胞的生物学活性。

(2)蛋白水平:自从1948年Bueker E发现神经生长因子(nerve growth factor,NGF),直到现在各种神经因子等被认为是神经修复中最重要的调控因子。神经营养因子包括神经营养素家族(如NGF、脑源性神经营养因子等)、胶质细胞源性神经营养因子家族、睫状神经营养因子家族、趋化因子、表皮生长因子家族等,可以增强神经细胞生存、分化、生长的能力。同时,神经抑制因子(如MAG、Omgp和Nogo家族)抑制轴突过度生长,利于消除错误分支保证轴突生长的正确性;神经生长导向因子(如Ephrins家族、Netrins家族、Semaphorins家族和Slits家族)通过接触吸引和接触排斥、化学吸引和化学排斥四种机制为轴突投射和神经元生长迁移提供导向,保证轴突生长的方向性;神经细胞黏附分子介导细胞之间的黏附和识别,沟通细胞间的信号联系。

除了神经网络,血管网络同样在脑损伤修复中发挥主要作用。例如,损伤血管内皮细胞的增殖有赖于血管生成素家族(angiogenin,简写ANG)与血管内皮细胞生长因子(vascular endothelial cell growth factor,VEGF)激活的PI3K/AKT、MAPK/ERK等信号转导通路。近年来有学者指出神经网络与血管网络相关蛋白并没有严格的界限,如神经源性营养因子NGF、BDNF等的受体也表达于血管内皮细胞影响血管的再生,同样VEGF等血管源性生长因子也有神经营养作用。

(3)基因水平:基因水平研究最多的是细胞的凋亡通道,如 bcl-2 基因家族、MAPK 家族、Caspase 家族、神经营养因子(NTS)家族、核转录因子 NF-κB、p53 基因、Ras、c-myc、Fas、热休克蛋白基因等可以通过 PI3K-AKT 途径、Ras-MAPK 途径以及减少钙超载的 PLCr-PKC、Ca/CaM-CaMPK Ⅳ 信号途径抑制凋亡,而通过 JAK/STAT 通路、ATM/p53 通路、

MAPK/JNK/p38 通路介导细胞凋亡。另外,神经干细胞增殖分化、神经形态和功能调节也受到多种基因的调控,如 *Rb*、Necdin 和 *E2F* 家族与干细胞增殖有关,*Olig* 基因决定少突胶质细胞的分化,*Insc* 基因调节干细胞的不对称分裂;microRNA 提供基因转录后的调控,可能与神经生成、形态调控和非神经系统的 mRNAs 沉默有关等。

二、影响康复结局的因素

(一)影响周围神经损伤康复结局的因素

影响周围神经再生的因素,主要包括再生微环境、损伤类型(切割、挤压、牵拉等)、损伤部位、年龄、手术时间和方法等因素。一般认为,神经内膜管保持完整的轴突损伤能够完全再生,而神经干的断裂损伤,往往会有不同程度的瘢痕形成,再生往往不完全;损伤部位距离靶器官越近,神经损伤越短,再生效果越好;运动神经纤维尤其是支配较大肌肉的纤维再生能力强于感觉纤维和支配较小肌肉的神经纤维;年龄越小,再生能力越强;手术断端对位良好,周围血供营养丰富,再生能力也越好。

(二)影响中枢神经损伤康复结局的因素

脑损伤后功能康复的预后受到多种因素的影响,其中比较主要的方面如下。

1. 客观因素

(1)脑功能及结构的复杂程度:脑功能及结构的复杂程度是影响康复结局的客观条件之一,这包括两方面的含义:一是生物物种进化程度的影响,越是低等的物种,脑结构和功能越简单,其受损后脑功能重建能力越强,而作为物种进化较为复杂的人类,脑损伤后相对来说,重组能力受限;二是对于同一物种,其损伤的脑区越重要,功能越复杂,其损伤后出现的功能障碍越严重,修复也越困难。

(2)脑的成熟度和老化:在生命周期中,脑的成熟度越高,损伤后康复结局越差,因此,对于同样的脑损伤部位,老年脑的症状大于成年脑,更大于幼儿脑。年龄对于康复结局的影响具有明确的神经解剖学基础。研究认为,神经突触的密度与年龄的关系遵循高斯曲线,婴幼儿期迅速增加,成年人处于平稳状态,老年则缓慢降低。其意义在于,不同年龄的个体脑可塑性的机制不同,婴幼儿能够实现结构的重组,而成年和老年个体则主要以功能替代为主。

(3)脑损伤的程度和性质:脑组织损伤的部位、起因、进程和损伤的程度等是决定康复结局的重要参数。一般来说,重复性的损伤较一次性损伤更难恢复,卒中、肿瘤等病理性损伤较创伤性损伤更难恢复,渐进性损伤较急性损伤更难恢复,多部位损伤较单部位损伤更难恢复。

(4)康复介入的时机:脑损伤后功能修复具有"时间窗"效应,损伤早期是脑可塑期,脑的结构和功能对外部刺激应答敏感,此时康复训练、药物治疗等效果最为显著。随着时间的延长,脑将进入"后遗症期",其对外界的应答和自我修复能力逐渐减弱。因此,在临床中,我们强调患者在生命体征稳定的前提下,越早介入治疗越好。对于卒中、外伤等患者,治疗的敏感时期为病后半年到一年左右。

2. 主观及外在影响因素

(1)康复训练的程度:研究证明,脑损伤后功能的修复是一个中枢神经系统的再学习、再适应过程,它强调了外界刺激信息的传入量,无论是感觉替代,还是网络重组,在治疗的敏感期,外来传入刺激越多,修复程度越大,因此康复训练是脑重塑的主要手段。

(2)外在因素的干扰:营养神经等类药物作为脑损伤后的临床常用药,具有促进神经可塑性的作用。

由于神经损伤、应激状态或长期卧床,脑损伤后可能出现一些临床急需处理的并发症,主要包括肺炎、癫痫、脑水肿与脑疝、上消化道出血、下肢深静脉血栓与肺栓塞、神经源性肺水肿等,这些急症一般需要早预防、早发现、早治疗,否则可能危及患者生命,并延迟了康复介入的时机。

脑损伤患者同样由于神经功能障碍及训练期间可能出现的废用、误用,可引起多种并发症,常见的包括骨质疏松、肩关节半脱位、复杂性区域性疼痛综合征(complex regional pain syndrome,CRPS)、肌肉痉挛、压疮、自主神经紊乱、疲劳综合征等,给患者造成不必要的痛苦,延缓康复过程,也影响了康复效果。

(3)自我康复的意愿:患者自身主观康复的意愿作为影响康复结局的因素尚不完全确定,但由于其包含了复杂的心理和生理机制,总是被认为对治疗效果具有明显的效应。患者乐观的心理状态和积极的康复动机等主观能动性被认为能够更好地促进康复疗效。

参 考 文 献

[1] BUEKER E D. Implantation of tumors in the hind limb field of the embryonic chick and the developmental response of the lumbosacral nervous system[J]. Anat Rec, 1948, 102(3): 369 – 389.

[2] GE W P, YANG X J, ZHANG Z J, et al. Long-term potentiation of neuron-glia synapses mediated by Ca^{2+}-permeable AMPA receptors[J]. Science, 2006, 312(5779): 1533 – 1537.

[3] REYNOLDS B A, WEISS S. Generation of neurons and astrocytes from isolated cells of the adult mammalian central nervous system[J]. Science, 1992, 255(5052): 1707 – 1710.

[4] SAIJILAFU, NISHIURA Y, HARA Y, et al. Gradual stretching of the proximal nerve stump induces the growth of regenerating sprouts in rats[J]. J Orthop Res, 2008, 26(7): 1012 – 1017.

[5] WALL P D, EGGER M D. Formation of new connections in adult rat brains after partial deafferentation[J]. Nature, 1971, 232(5312): 542 – 545.

第二节　神经系统疾病后常见功能障碍康复的评定和治疗方法

一、肌力障碍的康复评定和治疗

(一)肌力障碍的康复评定

上下肢徒手肌力评定(MMT)　区分不同肌力分级应采取正确的体位,根据患者主动完成情况,进行记录分级。常用

Lovett 分级法(表 4-7-2-1)或 MRC 分级法(表 4-7-2-2)评定肌力等级。

表 4-7-2-1 徒手肌力评定 Lovett 分级法

级别	表现
0	无可见或可感觉到的肌肉收缩
1	可触摸到肌肉轻微收缩,但无关节活动
2	在消除重力姿势下能作全关节活动范围的运动
3	能抗重力作全关节活动范围的运动,但不能抗阻力
4	能抗重力和一定阻力的运动
5	能抗重力和充分阻力的运动

表 4-7-2-2 徒手肌力评定 MRC 分级法

级别	表现
5	能对抗与正常肌肉相同的阻力,且能作全范围的活动
5-	能对抗与 5 级相同的阻力,但活动范围在 50%～100% 之间
4+	在活动的初、中期能对抗的阻力与 4 级相同,但在末期能对抗 5 级阻力
4	能对抗阻力,且能完成全范围的活动,但阻力达不到 5 级水平
4-	能对抗的阻力与 4 级同,但活动范围在 50%～100% 之间
3+	情况与 3 级相仿,但在运动末期能对抗一定的阻力
3	能对抗重力运动,且能完成全范围的活动,但不能对抗任何阻力
3-	能对抗重力运动,但活动范围在 50%～100% 之间
2+	能对抗重力运动,但运动范围小于 50%
2	不能对抗重力,但在消除重力影响后能作全范围运动
2-	消除重力影响时能活动,但活动范围在 50%～100% 之间
1	触诊能发现有肌肉收缩,但不引起任何关节运动
0	无任何肌肉收缩

除了上述常用的徒手肌力评定方法外,临床上偶尔采用等速方法来定量测试肌肉力量。

(二)肌力障碍的康复治疗

1. 上下肢肌力训练

(1)肌力诱发:患者无任何运动时,治疗师可以利用原始反射、联合反应、共同运动、本体感觉刺激和皮肤触觉刺激增加肌张力,诱导运动出现。例如患者仰卧位时,治疗师让患者健侧上肢抗阻伸展,引起患侧上肢伸展。治疗师也可以轻叩胸大肌,牵拉前臂肌群。

(2)助力训练:患者肌力达到 1 级或 2 级,在治疗师辅助下,完成各个方向的助动训练。根据患者疲劳程度调整训练量。在训练上肢力量时,治疗师可以托住患肢,辅助患者完成四肢前屈、后伸、外展、内收以及肘、膝、踝等关节各方向的动作。辅助力量根据患者肌力改善状况逐渐减小。

(3)主动训练:患者肌力达到 3 级时,在治疗师指导下,完成各个方向的主动运动。根据患者疲劳程度调整训练量。患者在治疗师指导下自行完成运动。

(4)抗阻训练:患者肌力达到 3 级以上时,利用辅助设备或治疗师徒手施加阻力,指导患者完成各个方向的抗阻训练。根据患者疲劳程度调整训练量。也可以使用上下肢康复机器进行定量的训练。

2. 躯干肌肌力训练 治疗师使患者维持于坐位,训练其维持平衡的能力,锻炼躯干肌。如果患者躯干肌肌力有所进步,在此基础上,向前、后、侧方轻推患者。治疗师可以指导患者完成躯干前屈、后伸、侧屈、旋转活动以加强躯干肌肌力。

二、感觉障碍的康复评定和治疗

感觉障碍可包括浅感觉、深感觉、复合感觉等一种或多种感觉的减弱、缺失、过敏或辨别障碍等,是神经系统疾病患者中较常见且对患者生活质量有明显影响的功能障碍类型。

(一)感觉障碍的评定

临床上针对不同的感觉障碍有相对应的评定方法;而对于神经康复而言,除了对感觉障碍的有无、程度、性质等做出评估外,还应注意感觉障碍对康复训练的影响,以及对患者总体功能水平的影响做出评估。

(二)感觉障碍的治疗

感觉障碍是由于各种疾病累及感觉系统所致,应在针对原发疾病治疗的基础上辅以积极康复治疗。目前主要康复治疗方法如下。

1. 修复/恢复 包括:① 被动感觉训练,如多次重复的感觉刺激拿毛巾拍、刷子刷等。② 主动的感觉训练,感觉再教育,如进行一些桌面活动,采用不同材质、形状的物品,采用镜像治疗结合传统的运动疗法可促进上肢恢复改善轻触觉。

2. 去敏感化 包括:① 利用逐渐改变刺激来增加对刺激的忍受度,原则是从较细的材质到粗糙的材质。② 理疗方法,如经皮电神经刺激疗法、微粒热疗等。

3. 代偿方法 针对永久性的感觉丧失患者,专注于残存能力,重复进行功能性任务学习,采用各种措施保障安全,其主要目标在于教导避免伤害。临床上常见的代偿方法如下。

(1)使用坐垫、鞋垫来分散压力,避免骨头突起处的皮肤发生压疮。

(2)小心尖锐物,加大抽屉与钥匙的握把。

(3)教育患者注意日常生活中的冷热物品,如洗澡水、冰块、烤箱、暖炉、茶壶等,器具的握把选择木制或塑胶制,比金属制品安全。

(4)日常活动穿戴手套,减少皮肤和物品摩擦。

(5)依赖身体或其他感觉正常的部位来测试水温、用视觉和听觉等辨别物品有无危险性。

(6)使用乳液来加强皮肤保湿,需每天检查皮肤是否有异样。

针对临床上表现为神经病理性疼痛的患者,可以根据国际疼痛学会(International Association for the Study of Pain, IASP)最近的建议,治疗神经病理性疼痛的一线药物包括三环类抗抑郁药(阿米替林、地昔帕明)、钙离子通道亚基配体(普瑞巴林、加巴喷丁)和外用利多卡因。

三、肌肉痉挛的康复评定和治疗

(一)痉挛的定义

痉挛(spasticity)是一种因牵张反射兴奋性增高所致的速

度依赖性肌肉张力增高为特征且伴有腱反射亢进的运动障碍，是"上运动神经元综合征（upper motor neuron syndrome, UMNS）"的症状之一。

（二）痉挛的康复评定

1. 改良 Ashworth 分级法　该方法是按照对关节进行被动运动时所感受到的阻力来进行分级评定的，是临床评定痉挛的主要手段。评定标准详见表 4-7-2-3。

表 4-7-2-3　改良 Ashworth 分级评定标准

级别	评定标准
0	无肌张力增加
1	肌张力略增加：受累部分被动屈伸时，在关节活动范围之末时呈现最小阻力或者突然卡住和释放
1+	肌张力轻度增加：在关节活动范围后 50% 范围内出现突然卡住，然后在关节活动范围的后 50% 均呈现最小阻力
2	肌张力较明显地增加：通过关节活动范围的大部分时，肌张力均较明显地增加，但受累部分仍能较易地被移动
3	肌张力严重增高：被动运动困难
4	僵直：受累部分被动屈伸时呈现僵直状态，不能活动

2. 反射检查评定　参见第一篇第一章。

3. 生物力学评定方法　痉挛肢体在外力驱动关节运动时阻力异常，这一阻力可随牵拉角度和肢体运动速度的增大而增大。痉挛的生物力学评定方法试图量化痉挛患者肢体的位相性牵张反射和紧张性牵张反射。生物力学评定方法的观察指标包括：力矩、阈值、肌电信号。主要方法包括钟摆实验、屈曲维持实验、便携式测力计法和等速装置评定法等。

（1）钟摆试验：当肢体从抬高位沿重力方向下落时，观察肢体摆动和停止摆动的过程，通过分析痉挛妨碍自由摆动的状态来进行评定的方法。痉挛越重，摆动受限越显著。钟摆试验常用于下肢痉挛评定，尤其是股四头肌和腘绳肌，它的特点为重测信度较高，与改良 Ashworth 分级法相关性较好，并可应用于普通的装置上；此试验也可区分偏瘫痉挛和帕金森强直，但必须进行多次检查，并计算其平均值。

（2）等速装置评定：主要有等速摆动试验和等速被动测试两种方法。前者为一种在等速装置上模拟摆动试验的评定方法，后者可认为是一种在等速装置上完成类似改良 Ashworth 评定的量化评定方法，并能较好地体现痉挛速度依赖的特征。

4. 电生理评定方法　参见第一篇第四章。

（三）痉挛的治疗

1. 运动疗法　治疗痉挛的重要手段之一，特别是在肌张力≥3 级时。痉挛与运动控制功能的作用是相反的，为达到运动功能的恢复，应促进痉挛肌的拮抗肌以抑制痉挛，并提高主动肌的协调性和技巧性。

此外，Bobath 疗法认为偏瘫患者的肌肉痉挛、共同运动和异常的姿势反射等将妨碍正常运动模式的形成，因此通过关键点的控制及设计的反射抑制模式和肢体的恰当摆放来抑制肢体痉挛。待痉挛缓解之后，通过反射、体位平衡诱发其平衡反应，再让患者进行主动的、小范围的、不引起联合反应和异常运动模式的关节运动，然后再进行各种运动控制训练，逐步过渡到日常生活动作的训练，最终达到最佳运动功能恢复。该疗法

将偏瘫患者恢复阶段划分为三个不同时期：弛缓期、痉挛期和相对恢复期。在偏瘫患者的弛缓期，应加强高级姿势反应和患侧肢体的负重训练来刺激运动功能的恢复。在训练时，不要使用任何阻力，因为过强的阻力将增强肌肉的张力，对于大多数患者，应该以缓解患侧的痉挛作为治疗目的。对于偏瘫患者的痉挛期，应尽可能应用反射抑制性抗痉挛模式来缓解肢体的肌张力。而在相对恢复期，应促进肢体的分离运动，如以手指的分离运动等作为训练目的。

正确的姿势和体位也可减轻肌痉挛。应从疾病发生早期就开始采取抗痉挛的姿势体位，预防肌张力的异常增高。如脑卒中、颅脑外伤患者在软瘫期就应开始采取抗痉挛模式体位，可预防肌痉挛。

2. 物理因子疗法　分为温热疗法、电刺激疗法、水疗法和振动疗法。具体如下。

（1）温热疗法：具有镇痛及改善末梢循环作用，有温水浴、超短波、红外线等。

（2）电刺激疗法：在痉挛肌的拮抗肌给予电刺激，出现抑制痉挛肌的效果及拮抗肌的随意运动改善。

（3）水疗法：水压对肌肉持久的压迫与按摩有利于肌痉挛的缓解。治疗时室温保持在 25℃，水温宜在 30℃左右。

（4）振动疗法：因相反抑制原理可使痉挛减轻、阵挛消失、腱反射减弱。

3. 肌电生物反馈治疗　该治疗可减少静止时肌痉挛及其相关反应，也可抑制被动牵伸时痉挛肌的不自主活动。利用肌电生物反馈再训练痉挛肌的拮抗肌，也能起到交替抑制的作用。

4. 支具治疗　支具治疗痉挛的目的是保持抑制痉挛的肢位和防止及矫正痉挛导致的挛缩。其中，常用支具有针对手指屈曲、腕掌屈痉挛的分指板和预防踝关节跖屈痉挛的足托。

5. 药物治疗

（1）口服药物治疗：如地西泮、巴氯芬、曲丹林等。抗痉挛药不能直接改善运动障碍，但可间接改善运动的灵活性，特别是轻度痉挛性瘫痪。

（2）肉毒毒素局部注射法：肉毒毒素（botulinum toxin, BT）是肉毒梭状芽胞杆菌在无氧条件下产生的外毒素，近几年来已用于斜颈、面肌痉挛、脑瘫、脑血管疾病等引起的肌张力异常的治疗。其机制是：局部注射后，通过干扰神经末梢的钙离子代谢，在突触前阻断乙酰胆碱在神经肌肉接头处的释放，造成肌肉的化学性失神经支配，达到降低肌张力的目的。

6. 手术治疗　可通过切断脊神经背根或肌腱延长和移位来矫正长期痉挛导致的关节挛缩变形，改善运动功能。

四、平衡障碍的康复评定和治疗

（一）平衡障碍的康复评定

1. 定性平衡测试

（1）静态平衡测试：常用方法如下。

1）Romberg 测试：患者双脚并拢站立。让患者先睁眼再闭目 30 s，当患者出现摇晃甚至摔倒时表示 Romberg 测试阳性，提示患者本体觉出现问题。

2）强化 Romberg 测试：患者足尖靠足跟，一脚在前、一脚在后站立。观察患者闭眼 60 s 的平衡维持状况。当患者出现

摇晃甚至摔倒时,提示患者平衡功能受限。

3) 单腿平衡测试:患者单脚站立,双臂交叉于胸前并且悬空的腿不能靠住支撑腿。患者先闭眼后睁眼。每条腿测试 5 次,每次 30 s,当患者出现摇晃或摔倒时提示患者平衡功能受限。

(2) 动态平衡测试:常用方法如下。

1) 自动态平衡测试:常用为① 5 次坐立测试(5×STS),即患者坐在椅子上,双手交叉于胸前,然后尽快连续地完成 5 次坐站。患者需要完成 3 次测试,间隔休息 1 min,取 3 次测试平均值为结果。在完成动作时,患者需要注意站立时膝关节要达到伸直位。当 5 次坐立测试得分大于 15 s 时,提示患者有经常跌倒的风险。② 功能性前伸试验,即患者取站立位,前臂抬平并尽可能向前伸,测试三次,取三次测试的平均值,伸展距离小于 15 cm,表示跌倒风险增高。

2) 他动态平衡测试:推测试(Push Test)是从各个不同方向推患者,可以在患者肩膀、胸廓、骨盆处施加推力。如果不能维持平衡,则为阳性。

2. 定量平衡测试 常用 Berg 平衡量表、Tinnetti 活动能力量表、Fugl - Meyer 平衡量表、"起立-行走"计时测试(TUGT)等对患者的平衡功能进行量化评定。

(二) 平衡障碍的康复治疗

1. 静态平衡训练

(1) 可使患者保持坐位、半跪位、高跪位或站位来训练静态平衡。

(2) 可以让患者练习前后脚站立、单腿站立或在软的平面上练习站立。

(3) 可以采用闭眼,携带造成视觉干扰的物品以减少患者视觉的输入。

2. 动态平衡训练

(1) 自动态平衡训练:常用方法如下。

1) 患者完成在不稳定平面上的活动,可以采用平衡球、平衡垫等器材。可以通过以下动作增加难度,即在平衡器材上完成转身、转头、移动上肢等动作。也可以让患者在平地上前后脚站立或单腿站立时完成四肢的抗阻运动。

2) 让患者在站位、坐位下向各个方向触碰物体。

3) 让患者逐渐增加晃动的幅度来加强踝策略、髋策略和跨步策略训练。

4) 让患者在站立位下完成重心转移,缓慢进行。从固定平面到不稳定平面逐渐加强。此外,治疗师可与患者进行抛接球训练。

(2) 他动态平衡训练:患者取坐位或站立位,治疗师轻推患者胸廓、肩部、骨盆等位置,让患者保持平衡。

3. 任务导向型训练 可以在生活中以完成任务为目的进行平衡训练,比如让患者伸手拿杯子。此外,同时完成多个任务可以增加训练难度。为了增加趣味性,可以让患者参加一些娱乐健身活动,比如打太极拳。任务导向型训练的方案需要由物理治疗师和作业治疗师根据患者的平衡状况设计,在回归家庭前,需要检查患者能否进行正确的训练,以避免意外发生。

4. 仪器治疗 包括经颅直流电刺激、虚拟现实(visual reality,VR)训练、下肢机器人训练等。

五、构音障碍的康复评定和治疗

构音障碍是指神经-肌肉系统器质性损害所致言语动作控

制失常而产生的表达障碍。临床上表现为发音不准、咬字不清、声响、音调、速度和节奏的异常和鼻音过重等言语听觉特性的改变。

(一) 构音障碍的分类及临床表现

根据受损区域的不同,可将构音障碍划分为痉挛型构音障碍、弛缓型构音障碍、共济失调型构音障碍、锥体外系型构音障碍及混合型构音障碍(见第二篇第十六章)。

(二) 构音障碍的评定

针对构音障碍的评定应包括 4 个方面:自然交谈中观察患者的言语行为、构音器官检查、构音量表评定及语音声学测量等。

1. 自然交谈中观察 在言语交谈时观察患者是否有发音功能亢进、发音功能低下、呼吸支持不足、口腔运动受限等。通过这种自然情境下的交谈,能够对患者的构音障碍有初步认识,并为进一步的言语评定指明方向。

2. 构音器官的检查 有些构音障碍的病因是解剖结构异常所致,因此有必要进行构音器官的常规检查,通常可以邀请耳鼻咽喉科医生会诊,并给出相应检查报告。一旦检查出有相应的解剖结构异常,则通常应先接受手术治疗给予矫正,然后再进行术后的言语康复训练。

3. 构音量表评定 言语量表侧重于评定构音器官的运动功能以及言语能力。目前临床常用的言语评定量表主要有:Frenchay 评定法、中国康复研究中心构音障碍评定法、黄昭鸣言语评定法等。

4. 言语声学测量 通过声学方法研究和评定言语的产生、传递、感知和转化的过程,既往采用语图仪进行测量,当前计算机技术和电子技术的进步使该测量取得突破性进展。

(三) 构音障碍的康复治疗

构音障碍的治疗主要是提高声母和韵母及声韵调组合的构音清晰度,可通过构音语音训练完成,但下颌、唇、舌的运动异常是导致构音不清的主要原因,因此还要包括口部运动治疗和构音运动治疗,帮助患者掌握目标音位。

六、失语症的康复评定和治疗

失语症指由于大脑语言中枢病变造成的后天习得性语言功能受损或丧失,表现为自发言语、听理解、复述、阅读、书写等不同程度的语言交流功能障碍,但并不包括下列疾病:语言发育性疾病;单纯运动性言语障碍,如口吃、构音障碍、言语失用;因精神分裂症等原发性精神障碍所致的语言障碍。

(一) 失语症的分类及临床表现

根据脑损伤的不同区域,可划分为外侧裂失语和非外侧裂失语。其中,外侧裂失语包括 Broca 失语、Wernicke 失语、完全性失语及传导性失语;非外侧裂失语包括命名性失语、经皮质感觉性失语、经皮质运动性失语及经皮质混合性失语。以上各种类型失语的特征见第二篇第十六章。

(二) 失语症的康复评定

对于失语症患者来说,首先需要解决的问题是对残存语言功能进行评估,然后根据功能评估结果指导康复训练。

标准化评估的方法有筛查或粗查、综合评估、单项语言能力测试、实用性语言交流能力检查。临床上常用的评估方法有西方失语成套测验(western aphasia battery,WAB)、汉语失语症成套测验(aphasia battery of Chinese)、Token 测验、日常生活交流能力检查(communicative ability in daily living,CADL)等。

(三) 失语症的康复治疗

失语症的治疗方法按治疗目标可分为两大类:一类以改善语言功能为目的,包括刺激促进法(stimulation-facilitation)、阻滞去除法(deblocking)、旋律语调治疗(melodic intonation therapy,MIT);另一类以改善日常生活交流能力为目的,包括交流效果促进法(promoting aphasics communication effectiveness,PACE)、功能性交际治疗方法(functional communication therapy,FCT)、代偿手段训练(手势语训练、交流板/交流册训练、画图训练、辅助沟通系统)。

失语症的康复治疗均应首先明确病因,其处理包括治疗原发疾病和言语训练。言语训练最好由专业的言语治疗师进行训练,并高度注意患者情绪和心理的巨大变化,给予相应的药物和心理干预。训练应在疾病稳定后有计划、有步骤尽早进行。坚持言语训练,即使在病后 2～3 年,仍有好转的可能。家庭和社会的积极参与是取得进步的重要条件。

七、吞咽障碍的康复评定和治疗

吞咽障碍是指由于下颌、双唇、舌、软腭、咽喉、食管等器官结构和(或)功能受损,不能安全有效地把食物输送到胃内的过程,可引起脱水、营养不良、误吸、吸入性肺炎甚至窒息等。因此,早期诊查患者是否存在吞咽障碍尤其重要。

(一) 吞咽障碍的分类

吞咽障碍按照有无器质性病变分为器质性吞咽障碍和功能性吞咽障碍,按照吞咽障碍发生的阶段分为口腔前期吞咽障碍、口腔期吞咽障碍、咽期吞咽障碍及食管期吞咽障碍。

(二) 吞咽障碍的评定

吞咽障碍的评定与诊断一般包括筛查、临床检查和仪器检查。

1. 吞咽困难的筛查　吞咽筛查需要方便快速,最常用的筛查方法包括洼田俊夫饮水试验和反复唾液吞咽试验。其不能代替进一步的临床吞咽障碍评估和仪器检查。

2. 床边吞咽检查　床边评估是通过详细的临床检查,发现结构和功能损伤,明确吞咽困难的原因,选择吞咽策略和康复方法,并筛选出需要进一步进行仪器评估的患者。

床前检查的内容包括:① 详细询问与吞咽有关的病史。② 一般体检。③ 咽部形态结构检查。④ 喉功能评定。⑤ 吞咽临床评定。⑥ 染料测试。其他的临床检查包括对于吞咽中喉提升、减慢或减弱、不能发声或构音障碍、口内唾液积聚、异常咳嗽、吞咽后咳嗽和吞咽后声音改变的检查。

3. 吞咽仪器检查　各种吞咽仪器检查能更详细地了解吞咽病理机制,根据使用仪器的不同,分为改良吞钡试验(modified barium swallow)、纤维喉镜吞咽检查(flexible endoscopic evaluation of swallowing,FEES)、X 线检查、电生理检查、内镜检查和压力计检查等。

(三) 吞咽障碍的康复治疗

吞咽障碍的治疗策略可分为恢复性治疗策略和替代性治疗策略。恢复性治疗策略是指患者通过其他动作的训练提高与吞咽有关的神经肌肉的控制能力;替代性治疗策略是指通过替代性的方法,改善吞咽的病理生理状况的治疗方法。

1. 恢复性治疗策略　主要包括如下几个方面。

(1) 口面感觉运动训练:包括下颌、口唇及舌的运动训练。下颌运动训练通过主动或被动运动让患者体会下颌的开闭,再松弛下颌向两侧运动,可促进患者的咀嚼功能;口唇运动训练有助于改善食物或水从口中漏出,对无法主动闭口唇的患者,可予以辅助;舌的运动训练可以促进对食团的控制及向咽部输送的能力。

(2) 冰刺激:冰刺激能有效强化吞咽反射,反复训练可使之易于诱发且吞咽有力。

(3) 呼吸与构音训练:由于吞咽困难常伴有构音障碍,通过构音训练可以改善吞咽有关器官的功能。

(4) 咳嗽训练:咳嗽训练用于咳嗽无力的患者,强化咳嗽有利于排出吸入或误吸的食物,促进喉部闭锁。

(5) 声门上吞咽训练:也称屏气吞咽,要求患者在吞咽前和吞咽过程中自主屏住呼吸,然后关闭真声带进行空吞咽,吞咽后立即咳嗽,清除滞留在咽喉部的食物残渣。

(6) 门德尔松(Mendelsohn)训练:该方法增加了舌的驱动力与喉的上提,增加了环咽肌开放的时间和程度,用于喉上提及环咽肌开放障碍的患者。

(7) Shaker's 训练:增加食道上括约肌的开放,同时能够减少下咽腔食道内的压力,使食团通过上括约肌入口时阻力较小。

(8) 舌制动(Masako)训练:患者舌尖放于上、下齿之间,用力吞咽唾液。这种吞咽方法可以促进舌底部和后咽壁的接触,对会厌谷有大量食物残留的患者尤其有效。

(9) 球囊扩张术:环咽肌开放障碍是咽期吞咽障碍常见机制之一。导尿管球囊扩张术是治疗环咽肌开放障碍的常用治疗方法。

(10) 经颅磁刺激(transcranial magnetic stimulation):通过加强或削弱中枢神经系统的代偿功能,促进脑皮质重建,从而改善吞咽功能。但治疗频率和刺激强度还有待确定和统一,疗效的持续和治疗机理等均有待进一步研究。

2. 替代性治疗策略　又称为代偿性策略,包括饮食器具的选用、进食体位、食团入口位置、食团性质(大小、结构、温度和味道等)的选择和进食环境等。通过改变食物通过的渠道(如鼻饲、胃造瘘等)和特定吞咽方法使吞咽变得安全,可用于最广泛的患者人群。

八、认知障碍的康复评定和治疗

评定认知障碍时有必要先评估患者可能存在的言语功能障碍、听觉缺失、运动障碍、感觉缺失、视觉障碍对认知评定结果的影响,否则很有可能因为以上其他功能障碍导致测试结果不准确。

(一) 认知障碍的康复评定

1. 认知筛查检验　常用的认知筛查测验包括简易精神状态检查(MMSE)、蒙特利尔认知评估量表(MoCA)等(见第一篇第五章)。这两个测验对患者的语言理解和表达能力有一定要求,对于失语症患者,可采用非言语认知评估量表(non-language-based cognitive assessment,NLCA)(刘晓加等)进行认知筛查。

2. 针对不同认知领域的评定　对认知功能的全面评定还应分别对注意、记忆、视空间能力、执行功能等认知领域进行分别评定,并注意评估认知功能障碍对患者日常生活能力的影响。此外,除各认知领域受损的模式和严重程度外,评估患者现有认知功能水平对于制定康复训练方案也有重要意义。常用的评估方法参见第一篇第五章、第二篇第十七章。

(二)认知障碍的康复治疗

认知障碍的康复治疗主要包括两大类策略。第一类是恢复性策略,目的在于改善患者某(几)种功能;第二类是代偿性策略,目的是使患者利用残存的功能(及辅助工具)达到功能代偿和环境适应。认知治疗的一般模式主要包括认知活动刺激、基本认知能力训练、认知功能技巧训练、环境改良等四类。治疗过程中应注意训练计划的个体化,训练难度应循序渐进,并且注意训练环境的选择(从安静、少干扰的环境,过渡到接近日常生活的环境),以及对家属的宣教。针对各种常见的认知障碍具体训练方法如下。

1. 注意缺损　常用训练方法包括以下几种。

(1)猜测游戏:将物体用不透明的杯子罩住,快速移动杯子,让患者指出物体所在的杯子。

(2)删除作业:在无序列的字母、数字或汉字中删去指定内容。

(3)时间感训练:用秒表计时,让患者心算 10～60 s 的不同时间。

(4)环境适应:执行相同任务,由易到难,从封闭环境慢慢到开放环境。

2. 记忆障碍　常用训练方法包括以下几种。

(1)联想法:包括① 视觉想象,即患者将信息在脑中形成对应的视觉图像。② 自身参照,即患者将信息和自身联系起来。③ 精细处理,即患者对信息详细分析,找到各种细节。

(2)背诵法:患者反复大声记忆需要记住的信息。

(3)分解-联合法:帮助患者将复杂信息分解为简单信息单元进行记忆。在此基础上,通过联想、组合简单信息单元的方式,完成对复杂或大信息的记忆。

(4)提示法:提供视觉或言语提示。

(5)记忆技巧法:包括① 首词记忆法,即将信息的头一个词字编成容易记忆的短语或句子。② 编故事法,即将信息编成自己所熟悉的故事等。

(6)代偿:外辅助记忆方法(记事本、闹钟等)。

3. 执行功能障碍　执行功能障碍的康复治疗效果很大程度上依赖于患者的主观意志,往往只有当患者自己意识到问题所在,矫正治疗才有效果。常用训练方法包括以下几种。

(1)读报纸:取一张普通报纸,询问患者报纸有关信息。如大标题、报纸名称、日期等;假如回答正确,再去找专栏如美食、明星、政治等内容;再由他决定一些信息,如喜欢吃什么、今天是否想吃,如果想吃该怎么解决。

(2)健身操:根据节奏变动作,需要每 2～3 min 变化一个自己想出来的动作,持续 20 min,每周 2 次,坚持 6 个月。

(3)问题状况处理:给患者纸和笔,写下自己最喜欢的一件事情。比如做饭,写出步骤。问患者哪些步骤在前,哪些步骤在后。

(4)代偿:让患者在一个安静的环境专心完成一件自己需要完成的任务,从而减少使用执行功能的需求。

九、意识障碍的康复评定和治疗

(一)意识障碍的康复评定

1. Glasgow 昏迷量表评估法　见第一篇第一章。

2. 昏迷康复量表(CRS-R)　包括听觉、视觉、运动、言语、交流和觉醒 6 个分量表,适用于急性和慢性期严重意识障碍患者的意识判断,可有效鉴别植物状态和最小意识状态。听觉功能量表有 0～4 分 5 个分级,视觉功能量表为 0～5 分,运动功能量表分为 0～6 分,言语反应功能量表分为 0～3 分,交流功能量表为 0～2 分,唤醒功能量表为 0～3 分,满分为 23 分。

(二)意识障碍的康复治疗

1. 听觉刺激　音乐为意识障碍患者提供一种特别的听觉刺激。患者所熟悉的音乐对患者脑部的刺激大于不熟悉的音乐。不同风格的音乐对于脑部的刺激也不同。患者家属也可以在患者身旁呼唤患者名字来给予听觉刺激,家属呼唤患者名字比陌生人呼唤患者名字更有效。家属还可以对患者讲述快乐的日常生活。

2. 视觉刺激　患者家属可以用颜色鲜艳的笔在纸上绘画、写字给患者看,也可以把照片翻给患者看。

3. 嗅觉刺激　可以采用类似于香水、醋、柠檬等有刺激气味的东西给患者闻。

4. 味觉刺激　给予患者酸、咸、甜和热感觉刺激。

5. 触觉刺激　分开给予患者触摸、温度和疼痛的感觉输入。

6. 关节活动度训练　对患者进行关节活动度训练同样可以给予感觉输入。

7. 正中神经电刺激　正中神经电刺激是一种非侵入性神经调节手段,电极的正极与负极从手腕开始沿着正中神经走行放置。观察到手指轻微收缩即可。

8. 经颅直流电刺激(transcranial direct current stimulation,tDCS)　tDCS 是一种非侵入性脑刺激技术。治疗时将两个或多个电极贴于患者头皮上。电极与皮肤不可直接接触,可通过浸润电解质的海绵作为缓冲。

9. 经颅磁刺激(transcranial magnetic stimulation,TMS)　TMS 利用交变磁场来诱发电流,使皮质区域小面积的神经细胞去极化。重复经颅磁刺激(repetitive transcranial magnetic stimulation,rTMS)为刺激频率大于 5 Hz 时,属于高频刺激,被刺激皮质兴奋性增强。当 rTMS 刺激频率小于或等于 1 Hz 时,属于低频刺激,被刺激皮质兴奋性降低。

参 考 文 献

[1]　韩冰,王铭维.意识障碍评估量表有效性的比较[J].临床神经病学杂志,2013,26(5):383-385.

[2]　张瑛,何敏慧,黄仙红,等.中文版 CRS-R 量表在严重意识障碍患者意识检测中的实用性研究[J].护理与康复,2015,14(4):359-361.

[3]　CARVALHO S, FRENCH M, THIBAUT A, et al. Median nerve stimulation induced motor learning in healthy adults: a study of timing of stimulation and type of learning[J]. Eur J Neurosci, 2018. DOI: 10.1111/ejn.13990.

[4]　LA GATTUTA E, CORALLO F, LO BUONO V, et al. Techniques of cognitive rehabilitation in patients with disorders of consciousness: a systematic review[J]. Neurol Sci, 2018, 39(4): 641-645.

[5]　LUBER B, LISANBY S H. Enhancement of human cognitive performance using transcranial magnetic stimulation (TMS)

[J]. Neuroimage, 2014, 85 (Pt 3)：961-970.

[6] OH H, SEO W. Sensory stimulation programme to improve recovery in comatose patients[J]. J Clin Nurs, 2013, 12(3)：394-404.

[7] WOODS A J, ANTAL A, BIKSON M, et al. A technical guide to tDCS, and related non-invasive brain stimulation tools [J]. Clin Neurophysiol, 2016, 127(2)：1031-1048.

第三节　脑卒中康复

脑卒中是危害中老年人生命与健康的常见疾病,我国城乡脑卒中年发病率为 200/100 000,年死亡率为 80~120/100 000,70% 以上存活者有不同程度的功能障碍,重度残疾为 40%,复发率为 40%。

1. 临床特点　脑卒中的患者由于脑损伤的部位、大小和性质等不同,其临床上可以表现出不同的症状,包括感觉和运动功能障碍、交流功能障碍、认知功能障碍、心理障碍、吞咽困难、二便控制障碍、性功能障碍等。

2. 三级康复　为了最大限度地降低脑卒中的致残率,提高患者的生存质量,应在及时抢救治疗的同时,积极开展早期康复治疗。一级康复是指脑卒中急性期在神经内科或神经外科住院期间进行的康复治疗,二级康复是指脑卒中恢复早期在康复医学科或康复中心进行的康复治疗,三级康复是指脑卒中恢复中后期和后遗症期在社区或家庭开展的康复治疗。

一、常见功能障碍的康复评定和治疗

(一) 常见功能障碍的康复评定

1. 脑损害严重程度的评定　常用方法如下。

(1) 格拉斯哥昏迷量表(Glasgow Coma Scale, GCS)：见第一篇。

(2) 脑卒中患者临床神经功能缺损程度评分标准：该量表评分为 0~45 分,0~15 分为轻度神经功能缺损,16~30 分为中度神经功能缺损,31~45 分为重度神经功能缺损。

(3) 美国国立研究院脑卒中评定量表(NIHSS)：NIHSS 共有意识与定向力、凝视功能、视野、面瘫、上肢运动、下肢运动、肢体共济失调、感觉、忽视、语言、构音等 11 项检测内容。得分越低说明神经功能损害程度越重,得分越高说明神经功能损害程度越轻。

2. 运动功能评定　常用方法如下。

(1) Brunnstrom 运动功能评定方法：Brunnstrom 将脑卒中偏瘫运动功能恢复分为 6 期。1 期为患者无随意运动;2 期为患者开始出现随意运动,并能引出联合反应、共同运动;3 期为患者的异常肌张力明显增高,可随意出现共同运动;4 期为患者的异常肌张力开始下降,其共同运动模式被打破,开始出现分离运动;5 期为患者的肌张力逐渐恢复,并出现精细运动;6 期为患者的运动能力接近正常水平,但其运动速度和准确性比健侧差。

(2) Fugl-Meyer 评定法：主要包括肢体运动、平衡和感觉积分以及关节被动活动度积分(包括运动和疼痛总积分)。

3. 平衡功能评定　常用方法如下。

(1) 三级平衡检测法：Ⅰ级平衡即静态平衡,是指在静态下不借助外力,患者可以保持坐位或站立位平衡;Ⅱ级平衡即自动态平衡是指在支撑面不动(坐位或站立位),身体某个或几个部位运动时可以保持平衡;Ⅲ级平衡即他动态平衡,是指患者在外力作用下仍可以保持坐位或站立平衡。

(2) Berg 平衡评定量表：是脑卒中评估肢体运动功能的常用量表。小于 40 分有摔倒危险,0~20 分限制轮椅,21~40 分辅助下步行,41~56 分完全独立。

4. 日常生活活动能力的评定　常用评定方法包括 Barthel 指数和功能独立性评定(functional independence measure, FIM)。

5. 生存质量(quality of life, QOL)评定　QOL 评定分为主观取向、客观取向和疾病相关的 QOL 三种,常用量表有生活满意度量表、WHO-QOL100 和 SF-36 等。

6. 其他功能障碍的评定　其他功能障碍评定的量表还有感觉功能评定、认知功能评定、失语症评定、构音障碍评定和心理评定等。详见本篇第一章第二节。

(二) 康复治疗

根据脑组织受损的程度不同,临床上脑卒中可有相应中枢神经受损的表现。脑卒中康复主要是针对不同功能问题进行相应的处理,早期康复介入,采取综合有效的措施,循序渐进及患者的主动参与,才能最大限度地减轻其中枢神经受损的功能,提高脑卒中患者的生存质量。

1. 脑卒中的康复目标与时机选择

(1) 康复目标：采用一切有效的措施预防脑卒中后可能发生的并发症(如压疮、坠积性或吸入性肺炎等),改善受损的功能(如运动、语言、认知等),提高患者的日常生活活动能力和适应社会生活的能力。

(2) 康复时机：早期康复有助于改善脑卒中患者受损的功能,减轻残疾的程度,提高其生存质量。通常主张在生命体征稳定 48 h 后,原发神经病学疾患无加重或有改善的情况下,开始进行康复治疗。

2. 脑卒中康复治疗的基本原则　脑卒中康复治疗的基本原则如下。

(1) 早期康复。

(2) 以功能评定为基础,康复治疗小组共同制订康复治疗计划,实施过程中酌情加以调整。

(3) 循序渐进。

(4) 综合康复治疗要与日常生活活动和健康教育相结合,并有脑卒中患者的主动参与及其家属的配合。

(5) 积极防治并发症,做好二级预防。

3. 急性期康复治疗　脑卒中急性期通常是指发病后的 1~2 周,相当于 Brunnstrom 分期 1~2 期,此期患者从患侧肢体无主动活动到肌肉张力开始恢复,并有弱的屈肌与伸肌共同运动。治疗主要包括如下几类。

(1) 良肢位摆放和体位的转换：如翻身等,是预防压疮的重要措施。

(2) 偏瘫肢体被动活动：床上运动如双手抓握上举运动(Bobath 握手),桥式运动等可保持关节活动度,预防关节肿胀和僵硬,促进偏瘫侧肢体主动活动的尽早出现。

(3) 物理因子治疗：如冰刺激、功能性电刺激、肌电生物反馈和局部气压治疗等可使瘫痪肢体肌肉通过被动引发的收缩与放松,逐步改善其张力。

(4)传统疗法:常用的有按摩和针刺治疗等,通过深浅感觉刺激,有助于局部肌肉的收缩和血液循环,从而促进患侧肢体功能的改善。

4. 恢复早期康复治疗 脑卒中恢复早期(亚急性期)是指发病后的 3~4 周,相当于 Brunnstrom 分期 2~3 期,患者从患侧肢体弱的屈肌与伸肌共同运动到痉挛明显,患者能主动活动患肢,但肌肉活动均为共同运动。治疗主要包括以下几方面。

(1)运动疗法:床上活动,如上肢上举运动、双下肢交替屈伸运动、桥式运动;坐位活动,如坐位平衡训练、患侧上肢负重;站立活动,如站立平衡训练、偏瘫侧下肢负重;减重步行训练;平行杠内行走训练;室内行走与户外活动训练;上下楼梯训练等功能训练抑制肌痉挛,促进分离运动恢复,加强患侧肢体的主动活动并与日常生活活动相结合。

(2)物理因子治疗:常用方法有功能性电刺激、肌电生物反馈和低中频电刺激等改善偏瘫侧上肢伸肘、伸腕、伸指功能及下肢屈膝和踝背屈功能。

(3)传统康复疗法:常用的有针刺和按摩等方法。部位宜选择偏瘫侧上肢伸肌和下肢屈肌,以改善其相应的功能。

(4)作业治疗:根据患者的功能状况选择适应其个人的作业活动,提高患者日常生活活动能力和适应社会生活能力。作业活动一般包括日常生活活动、运动性功能活动、辅助用具使用训练、步行架与轮椅的应用。

(5)言语治疗:对有构音障碍或失语的脑卒中患者应早期进行言语功能训练,提高患者的交流能力,有助于其整体功能水平的改善。

5. 恢复中期康复治疗 脑卒中恢复中期一般是指发病后的 4~12 周,相当于 Brunnstrom 分期 3~4 期,此期患者从患肢肌肉痉挛明显,能主动活动患肢,但肌肉活动均为共同运动到肌肉痉挛减轻,开始出现选择性肌肉活动。治疗主要包括以下几个方面。

(1)上肢和手的治疗性活动:如反射性抑制模式、功能性电刺激或肌电生物反馈等降低患侧肢体的肌张力,改善主动活动。

(2)下肢的治疗性活动:如腰椎旋转、偏瘫侧躯干肌的持续牵伸、跟腱持续牵拉、下肢的运动控制能力训练、跟膝胫踝运动等能有效地降低下肢肌张力。

(3)作业性治疗活动:针对患者的功能状况选择适合的功能活动内容,如书写、画图、下棋,系鞋带、穿脱衣裤和鞋袜、家务活动、社区行走等。

(4)认知功能训练:认知功能训练应与其他功能训练同步。

6. 恢复后期康复治疗 脑卒中恢复后期一般是指发病后的 4~6 个月,相当于 Brunnstrom 分期 5~6 期,此期患者大多数肌肉活动为选择性的,能自主活动,不受肢体共同运动影响,到肢体肌肉痉挛消失,肌肉活动为选择性的,分离运动平稳,协调性良好,但速度较慢。治疗主要包括以下几个方面。

(1)上肢和手的功能训练:综合应用神经肌肉促进技术,抑制共同运动,促进分离运动,提高运动速度,促进手的精细运动。

(2)下肢功能训练:抑制痉挛,促进下肢运动的协调性,增加步态训练的难度,提高实用性步行能力。

(3)日常生活活动能力训练:加强修饰、用厕、洗澡、上下楼梯等日常生活自理能力训练,增加必要的家务和户外活动训练等。

(4)言语治疗:增加与日常生活有关的内容。

(5)认知功能训练:结合日常生活活动进行相关的训练。

(6)心理治疗:鼓励和心理疏导,加强患者对康复治疗的信心。

(7)支具和矫形器的应用:必要的手部支具、患足矫形器和助行器等的应用,有助于提高患者的独立生活能力。

7. 后遗症期的康复治疗 脑卒中后遗症期一般指在发病 6 个月后。此期应加强残存和已有功能的恢复,即代偿性功能训练,包括矫形器、步行架和轮椅等的应用,以及环境改造和必要的职业技能训练,以适应日常生活的需要。同时,注意防止异常肌张力和挛缩的进一步加重。避免废用综合征、骨质疏松和其他并发症的发生,帮助患者下床活动和进行适当的户外活动,注意多与患者交流和必要的心理疏导,激发其主动参与的意识,发挥家庭和社会的作用。

8. 脑卒中特殊临床问题的处理

(1)肩部问题:肩手综合征可通过抬高患侧上肢,主动活动,向心性气压治疗或线缠绕加压治疗、类固醇制剂局部注射治疗等方式进行治疗。肩关节半脱位可通过挤压、局部拍打或冰刺激、电针治疗刺激三角肌和冈上肌的主动收缩,预防肩部损伤。肩部软组织损伤治疗上应在肱骨外旋位做肩部活动,可加用局部理疗、中药外用和口服非甾体消炎镇痛药物等。

(2)肌痉挛与关节挛缩:治疗痉挛常用的治疗方法有正确的体位摆放和紧张性反射的利用、口服肌松药物、局部注射肉毒素等。治疗挛缩常用的治疗方法有抗痉挛体位和手法的应用,被动活动与主动活动,矫形支具的应用,必要时可用手术治疗。

(3)下肢深静脉血栓:常用预防方法包括下肢主动运动和被动运动、抬高下肢(卧床时)和穿压力长筒袜、下肢外部气压循环治疗、下肢肌肉功能性电刺激;对已出现下肢深静脉血栓者可采用肝素抗凝治疗、尿激酶溶栓治疗、血管外科手术治疗或介入治疗。

(4)肺炎:吸入性肺炎可以通过治疗原发病和吞咽功能训练预防,坠积性肺炎可以通过呼吸功能训练、主动咳嗽和体位排痰以减少其发生。

二、康复结局

一般来说,脑卒中后有三种结局:① 经常规治疗,其受损功能完全恢复,临床痊愈。② 经治疗后仍留有不同程度的功能障碍好转。③ 经积极抢救治疗无效,死亡。对于存活并有功能障碍的脑卒中患者来说,由于干预措施等因素的影响,其功能结局仍有较大差异。影响脑卒中功能结局的因素如下。

1. 年龄 年龄越大,脑卒中患者受损功能恢复难度越大。

2. 合并症与继发性功能损害 继发的吞咽困难、失语、智力下降二便失禁和抑郁,也可影响其受损功能恢复的速度,从而使其生存质量下降。

3. 病灶部位与严重程度 在损害程度相同的情况下,脑卒中患者左、右半球病变对其功能结局没有明显影响。一般来说,脑卒中后受损功能程度越重,持续时间越长,其功能结局越差。

4. 早期与综合康复治疗 规范康复治疗可以促进脑卒中患者的功能恢复,早期康复治疗不仅可以预防并发症的发生,缩短住院日,其效果也较非早期康复者为好。

5. 家庭与社会的参与 在脑卒中患者的功能恢复过程中,家庭成员的积极配合和社会相关因素的参与,都对其功能结局产生积极的影响。

三、健康教育

脑卒中的健康教育主要是针对易患人群和已患病者。对于脑卒中易患人群应采取各种有效的措施,对脑卒中可调控的危险因素(如高血压、心脏病、糖尿病、高脂血症等)加以控制,对可改变的因素(如不良饮食习惯、大量饮酒、吸烟等)加以纠正,预防脑卒中的发生。

对于脑卒中患者积极开展早期康复干预和综合康复治疗,提高患者日常生活自理能力,同时控制相关的危险因素,预防脑卒中的复发。在脑卒中恢复期或后遗症期,采取有效措施,减轻患者功能障碍的程度,进一步改善其日常生活的自理能力,提高其主动参与社会生活的能力。

参 考 文 献

[1] 倪朝民. 神经康复学[M]. 2版. 北京:人民卫生出版社,2013:41-52.

[2] CUCCURULLO S J, Physical medicine and rehabilitation board review[M]. 3rd Edition. New York: Demos Medical Publishing, 2015:12-44.

[3] DIENER H C, BOGOUSSLAVSKY J, BRASS L M, et al. Aspirin and clopidogrel compared with clopidogrel alone after recent ischaemic stroke or transient ischaemic attack in high-risk patients (MATCH): randomized, double-blind, placebo-controlled trial[J]. Lancet, 2004, 364(9431): 331-337.

第四节 颅脑损伤康复

颅脑损伤(traumatic brain injury,TBI)也称脑外伤,是一种由于外来的机械性暴力撞击而导致的脑部损伤,可造成永久性或暂时性的认知、运动和社会心理等功能损伤,并伴有不同程度的意识障碍。颅脑损伤主要临床表现为意识障碍,头痛、呕吐和眼部症状,以及神经系统局灶症状与体征等;主要类型分为脑震荡,脑挫裂伤,弥漫性轴索损伤,原发性脑干损伤,颅内血肿(包括硬膜外血肿、硬膜下血肿、脑内血肿和迟发性外伤性颅内血肿)等。颅脑损伤主要根据创伤病史及体征,结合特殊神经系统检查,可作出诊断。特殊的神经系统检查有CT及MRI、脑电图、诱发电位等。

一、常见功能障碍的康复评定和治疗

(一) 常见功能障碍的康复评定

存活下来的颅脑损伤患者中,40%常有不同程度的神经功能障碍,如意识、认知、运动、言语等神经功能障碍。在对颅脑损伤患者进行康复治疗之前,必须首先要对各种功能障碍进行

科学、精准的评定。康复评定,不仅能了解患者功能障碍的存在及其程度、判断其预后,而且能以此为依据制订出合理的康复方案,并且确定康复治疗的疗效。

1. 颅脑损伤严重程度评定 临床最常用的评定方法为格拉斯哥昏迷量表(Glasgow coma scale,GCS),主要用于评估患者的醒觉程度,脑损伤后立即可以使用。第二种常用的评估方法是根据伤后患者的昏迷时间进行判断,昏迷时间≤30 min者为轻型,昏迷时间在30 min～6 h者为中型,>6 h者为重型。第三种常用的方法是根据外伤后逆行性遗忘持续的时间长短进行判断。逆行性遗忘持续时间的长短与脑外伤严重程度呈正比关系。逆行性遗忘可用盖尔维斯顿定向及遗忘检查表(Galveston orientation and amnesia test,GOAT)进行检查。

2. 认知功能评定 认知功能障碍是脑外伤后的主要功能障碍之一,如记忆丧失或减退、注意力不集中、思维和解决问题能力差等。初期可采用MMSE进行初测和筛选,以后根据临床需要选择有关的测验,主要包括Rancho Los Amigos(RLA)认知功能分级评定、认知障碍的成套测验[如韦氏成人智力量表(Wechsler adult intelligence scale,WAIS)、Halstead-Reitan神经心理成套测验和Luria-Nebraska神经心理成套测验、神经行为认知状况测试、洛文斯顿作业治疗用认知评定等];记忆功能评定有韦氏记忆量表(Wechsler memory scale,WMS)、Rivermead行为记忆测试(Rivermead behavioral memory test,RBMT)、临床记忆量表等;此外还有对注意的评定和对思维的评定等。另外,还有失认症的评定(包括疾病失认、视觉失认、Gerstmann综合征的评定)、失用症的评定(包括结构性失用、运动性失用、穿衣失用、意念性失用等评定)。

3. 运动功能评定 对脑外伤后的运动功能障碍一般用Brunnstrom分期来评定,了解功能水平和恢复的进程。另外,还常用简式Fugl-Meyer评定法,对临床科研观察有很大帮助,也可使用其中的分量表测量相关的部位或专项功能,如上肢功能或平衡等。

4. 言语障碍评定 包括言语错乱、构音障碍、失语评定等。

5. 行为障碍评定 包括发作性失控、额叶攻击行为、负性行为障碍评定等。

6. 情绪障碍评定 对于颅脑损伤患者的焦虑,可用汉密尔顿焦虑量表(Hamilton anxiety scale,HAMA)进行评定。对于抑郁,则可用汉密尔顿抑郁量表(Hamilton depression scale,HAMD)进行评定。

7. 日常生活活动能力评定 颅脑损伤者由于运动、认知等功能障碍的存在,经常导致日常生活活动(activity of daily living,ADL)能力的下降。评定基本ADL(basic ADL,BADL),可用Barthel指数(BI)或改良Barthel指数(MBI),更推荐使用功能独立性评定(FIM)。因为颅脑损伤者多有认知障碍,而FIM不仅评估躯体功能,而且还评定了言语、认知及社会功能,显然比BI或MBI更客观、全面。

8. 其他功能障碍评定 部分颅脑损伤患者还可能涉及以下功能障碍或损伤,如吞咽障碍、感觉障碍、脑神经损伤(如面神经、位听神经、动眼神经、滑车神经、展神经、视神经等)、迟发性癫痫等,它们也需要进行相应的评定。

(二) 康复治疗

1. 急性期治疗 主要包括药物和手术治疗,维持营养,保

持水和电解质平衡,翻身和合理体位,促醒治疗,预防呼吸系统感染、泌尿系统感染、压疮、下肢深静脉血栓形成和关节挛缩等并发症的治疗。

2. 恢复期治疗 脑外伤恢复期康复目的是促进患者的运动功能和认知能力,使患者恢复生活自理,甚至重新工作,以提高生活质量。康复治疗内容包括运动功能训练、感知觉和认知能力训练、言语障碍的治疗、行为障碍的治疗和心理与情感障碍的治疗等。

二、颅脑损伤后特殊问题的康复

(一)外伤后癫痫

外伤后癫痫发作是脑外伤后严重的并发症之一,可分为大发作、小发作和失神发作等。应进行血生化、适当的影像学检查,如 CT、MRI 和脑电图等。当诊断明确时给予口服药物,如卡马西平或丙戊酸钠等片剂,尽量采用不影响运动和认知功能的药物。

(二)脑积水

脑积水的临床表现一般有恶心、呕吐、头痛、视神经乳头水肿、反应迟钝、痴呆、共济失调和小便失禁。根据临床表现和 MRI、CT、放射性核素脑池造影等影像学检查可确诊。脑外伤后认知与行为能力在恢复过程中出现停顿或恶化,要及时作颅脑 CT 扫描或颅内压测试是否存在脑积水。治疗主要包括脑脊液分流术,初期也可应用脱水药物。

(三)深静脉血栓

在脑外伤患者中的发生率高达 54%,且情况危急。当肺部栓子完全阻塞肺血管系统可引起肺功能急剧下降而导致猝死。脑外伤患者深静脉血栓的危险因素包括制动、下肢骨折和留置导尿管。

深静脉血栓的预防越早越好。要采取一些措施降低深静脉血栓的发生率,比如长筒弹力袜、间歇充气加压治疗,被动和主动的肢体活动,以及华法林、肝素、低分子肝素等药物的应用等。上述药物预防深静脉血栓的方法可能增加脑出血的危险。

(四)异位骨化

是指关节周围的软组织发生骨化。在脑外伤患者中神经性异位骨化的发生率为 11%~76%,其中 10%~20% 有临床表现。神经性异位骨化通常引起关节疼痛和关节活动度下降,同时伴有低热、关节周围水肿、关节周围发热、关节周围红斑等表现。轻度异位骨化可没有明显临床表现而在放射学检查时偶然发现,严重的可导致关节强直。

异位骨化多见于髋关节,然后依次是膝关节、肘关节、肩关节、手部和脊柱。脑外伤后异位骨化的危险因素包括外伤后昏迷持续时间>2 周、肢体痉挛、活动减少等。伤后 3~4 个月是异位骨化的高发期。

虽然异位骨化的患者仍存在一定的关节活动范围,但异位骨化造成功能障碍,需要手术切除。以往为了减少复发,手术通常延迟 12~18 个月,等待骨化成熟以后再施行。

(五)痉挛

在康复病房,25% 的脑外伤患者出现肢体痉挛。痉挛是肌张力增高的表现,是由于肌张力增高引起的运动速率异常。当痉挛引起功能受限和疼痛时需要治疗,对于痉挛的处理有助于预防挛缩,在处理痉挛时应辅以正确的姿势处理。持续的牵张

肌肉及放松训练可降低肌痉挛。另外,冷疗、热疗、水疗也可缓解痉挛,在治疗的同时进行肌肉牵张效果更好。肌电生物反馈及功能性电刺激也有助于降低肌痉挛。

用于痉挛的其他药物有巴氯芬、替扎尼定、可乐定和苯二氮䓬类,但使用时要考虑认知和镇静方面的不良反应。痉挛的局部治疗,包括使用苯酚、无水乙醇和肉毒毒素 A 或 B 进行神经阻滞,它们之间的区别在于药物起效时间和作用机制不同。

三、康复结局

颅脑损伤的预后主要受伤情严重程度、脑损伤的性质与部位等影响,但也与患者受伤至接受治疗的时间、临床与康复治疗、患者的年龄与身体状况等因素有关。颅脑损伤的病情不同,临床与康复处理不同,其最终的结局可以完全不同。

在进行结局评定时,除了神经学表现外,更重要的是要考虑到患者的功能表现,如生活自理能力、恢复工作、学习能力等。评价颅脑损伤患者的治疗结局,临床上常使用 GOS 和残疾分级量表(disability rating scale,DRS)。特别需要指出的是,颅脑损伤患者的康复结局并不是依靠患者出院当时的情况作出判断,而是在伤后至少半年(一般为一年)通过随访,根据患者的恢复情况按照下述标准来进行评定。

(一)GOS

它根据患者是否恢复工作、学习、生活自理,将颅脑损伤者的恢复及其结局分为死亡、持续植物状态、重度残疾、中度残疾、恢复良好 5 个等级,见表 4-7-4-1。

表 4-7-4-1 格拉斯哥结局量表(GOS)

分级	简写	特征
Ⅰ 死亡(death)	D	死亡
Ⅱ 持续性植物状态(persistent vegetation state)	PVS	无意识、无言语、无反应,有心跳呼吸,在睡眠觉醒阶段偶有睁眼,偶有呵欠、吸吮等无意识动作,从行为判断大脑皮质无功能。特点:无意识但仍存活
Ⅲ 重度残疾(severe disability)	SD	有意识,但由于精神、躯体残疾,或由于精神残疾而躯体尚好而不能自理。记忆、注意、思维、言语均有严重残疾,24 h 均需他人照顾。特点:有意识但不能独立
Ⅳ 中度残疾(moderate disability)	MD	有记忆、思维、言语障碍、极轻偏瘫、共济失调等,可勉强利用交通工具,在日常生活、家庭中尚能独立,可在庇护性工厂中参加一些工作。特点:残疾,但能独立
Ⅴ 恢复良好(good recovery)	GR	能重新进入正常社交生活,并能恢复工作,但可遗留有各种轻的神经学和病理学的缺陷。特点:恢复良好,但仍有缺陷

(二)DRS

该量表(见表 4-7-4-2)主要用于中度和重度残疾的颅脑损伤患者,目的是评定其功能状态及其随时间的变化。DRS 的最大优点是覆盖面广,从昏迷到社区活动,从睁眼、言语、运动反应到认知、心理、社会活动,全面反映了 WHO 有关残疾的最新国际功能分类。此外,该量表评定简单,约 5 min 即可完成。

表 4-7-4-2　残疾等级评分表(DRS)

分类	项目	评分/分	分类	项目	评分/分
Ⅰ睁眼	自发睁眼	0	Ⅴ如厕的认知能力	完好	0
	呼唤睁眼	1		部分完好	1
	疼痛刺激睁眼	2		极少	2
	无反应	3		无	3
Ⅱ语言	回答正确	0	Ⅵ梳洗方面的认知能力	完好	0
	回答错误	1		部分完好	1
	语言不恰当	2		极少	2
	不可理解	3		无	3
	无反应	4	Ⅶ功能水平	完全独立	0
Ⅲ运动	执行指令动作	0		在特定环境中独立	1
	疼痛时定位	1		轻度依赖	2
	疼痛时回撤	2		中度依赖	3
	屈曲反应	3		重度依赖	4
	伸直反应	4		完全依赖	5
	无反应	5	Ⅷ工作能力	不受限制	0
Ⅳ进食方面的认知能力	完好	0		选择地工作	1
	部分完好	1		保护的工作	2
	极少	2		不能工作	3
	无	3			

该量表共有 8 项，前 3 项(睁眼反应、言语反应、运动反应)GCS 的简化，反映身体的功能和结构(body function and structure)的损伤；第Ⅳ～Ⅵ项(认知水平在进食、如厕、梳洗方面的表现)和第Ⅶ项(功能水平)反映活动(activity)的受限；第Ⅷ项(工作能力)反映参与(participation)的受限。

依 DRS 评分将颅脑损伤患者的残疾水平分为从无残疾到死亡共 9 个等级，见表 4-7-4-3。若动态评定，则能连续反映患者的病情与功能的变化。

表 4-7-4-3　残疾分类

DRS 总分/分	残疾水平	DRS 总分/分	残疾水平
0	无	12～16	重度
1	轻微	17～21	极重度
2～3	轻度	22～24	植物状态
4～6	中度	25～29	永久植物状态
7～11	中重度		

四、健康教育

颅脑损伤后的神经功能恢复具有一定的局限性。因此，最为重要的是应努力做好预防工作，加强生产安全、交通安全和运动安全等的教育，提高全社会的防范意识，如驾驶汽车或坐车时要系安全带，开摩托车时要戴头盔，进入建筑工地要戴安全帽，体育运动时注意安全、预防意外的发生等。

患者家属应尽早参与患者的康复计划，并应对颅脑损伤康复的长期性和艰巨性有清醒的认识。首先要使他们熟悉患者的残疾情况，并接受残疾存在的现实。其次要让家庭成员能为患者康复做出贡献。为此须教会家属在家中能应付复杂局面、掌握为患者提供帮助的技能。当患者出院后，家属还需继续得到康复专业人员的指导和支持。

颅脑损伤因其损伤部位的多发、损伤的复杂性，其康复不仅是单纯的肢体运动障碍的康复，还牵涉中枢高级功能障碍的康复，而且其康复疗程长，所需费用多，所以颅脑损伤的康复是神经康复学中难度最大的康复之一。颅脑损伤的康复可能是长期的，少数患者甚至终生都需要康复。患者本人与家属对这些应有充分、清醒的认识。除了伤情与临床处理之外，颅脑损伤的预后与康复治疗的介入、家庭的支持、患者的体质及对康复治疗的配合等众多因素有关。

参 考 文 献

[1] 胡永善. 新编康复医学[M]. 上海：复旦大学出版社,2005.
[2] 倪朝民. 神经康复学[M]. 2版. 北京：人民卫生出版社,2013.

第五节　脑性瘫痪康复

脑性瘫痪(cerebral palsy, CP)简称脑瘫，是指一组运动和姿势发育障碍症候群，这种导致功能与活动受限的症候群是由于发育中的胎儿或婴幼儿脑部受到非进行性损伤而引起的。脑瘫主要表现为中枢性运动障碍及姿势异常，常伴随感觉、认知、交流、感知、行为障碍，癫痫和继发性肌肉骨骼关节畸形障碍等。

一、病因

有许多原因会引起胎儿或婴儿脑部损伤，从而导致脑瘫的发生，根据脑损伤发生的时间可以分为以下几种类型。

(1)出生前原因：染色体异常，母亲患风疹病毒感染，一氧化碳中毒，妊娠中毒症及胎盘异常等。

（2）围生期原因：颅内出血，早产，过期分娩，缺血缺氧性脑病等。

（3）出生后原因：中枢神经系统感染，头部外伤等。

目前，临床上最常见的原因为窒息、早产与核黄疸。

二、分型与临床特征

（一）分型

1. 按运动障碍性质

（1）痉挛型：为最常见的类型，占 70%～80%。以锥体系受损为主，常见皮质运动区损伤。牵张反射亢进是本型的特征，还可表现为肢体肌张力增高、腱反射亢进和锥体束征等。

（2）手足徐动型：肌张力呈波动状，运动为非对称性，难以保持稳定的姿势，缺乏平衡反应。咀嚼和吞咽困难、说话费力、语句不连贯，表情异常，常因情绪变化使症状加重。主要表现为肢体或面部出现不自主运动，紧张或活动时增多，安静时减少，入睡后消失。婴儿期多表现为软瘫，竖颈迟，颜面、肢体末梢不自主运动，运动发育迟缓。

（3）共济失调型：以小脑受损为主，可合并锥体系、锥体外系损伤。主要特点是由于运动感觉和平衡感觉障碍造成不协调运动。主要表现为肌张力偏低，肢体动作不协调，辨距不准确，关节活动度过大；步距宽，步态蹒跚，方向性差；运动笨拙，可伴有意向性震颤，眼球震颤及平衡障碍。

（4）弛缓型：两岁以下的脑瘫患儿表现出身体与头颈发软、无力，肌张力低下，仰卧时呈青蛙状。随着年龄增长也会转变成痉挛型或手足徐动型。

（5）混合型：表现为两种或两种以上各类型的特点，最常见的是痉挛型与手足徐动型同时存在。

2. 按运动障碍类型及瘫痪部位

（1）痉挛型四肢瘫：四肢、躯干均受累，上下肢程度相似。

（2）痉挛型偏瘫：一侧肢体及躯干受累。

（3）痉挛型双瘫：四肢受累，下肢较重。

（4）不随意运动型。

（5）共济失调型。

（6）混合型。

（二）临床特征

1. 运动发育落后或异常　主要表现在粗大运动和精细运动两方面，运动发育不能达到同一年龄段儿童运动发育水平，可出现固定的运动模式，抗重力运动、分离运动困难，存在异常的感觉与运动模式，联合反应和代偿运动持续存在等。

2. 肌张力异常　表现为肌张力增高或降低或不均衡，同时伴有肌力的改变。

3. 姿势异常　脑瘫患儿的异常姿势与肌张力异常、原始反射延迟消失有关。

4. 反射异常　多种原始反射消失延迟，痉挛型脑瘫患儿腱反射活跃甚至亢进，可引出踝阵挛和阳性 Babinski 征。

三、康复时机与目标

早诊断早康复干预是取得最佳康复效果的关键。婴幼儿时期脑生长发育快，代偿性和可塑性强，是康复的最佳时期。在这一时期给予综合的康复功能训练，可使患儿在康复过程中，不断纠正异常模式，学习和建立正常的模式。

康复的主要目标就是帮助脑瘫患儿获得更多的生活自理能力。所以脑瘫康复应以提高患者各项功能为主。近期目标应按发育里程碑及患儿的运动年龄、生理年龄综合确定。远期目标应以回归社会为主。对于功能水平较低，病情程度严重的患儿，应尽早使用辅助器械，注意避免只关注运动功能，而忽视患儿心理及社会能力发展。

四、康复评定

脑瘫的评定是脑瘫患儿康复的重要环节，通过评定可以全面了解脑瘫患儿的生理功能、心理功能和社会功能，为分析患儿运动功能状况、潜在能力、障碍所在，设计合理的康复治疗方案、判定康复治疗效果提供依据。

1. 评定目的和原则

（1）评定目的：脑瘫康复评定的主要目的包括：① 收集患儿的身体状况、家庭和社会环境相关信息，掌握患儿功能障碍的特点。② 分析和量化患儿所具有的能力。③ 分析功能障碍程度与正常标准的差别。④ 提出功能障碍的特点及关键因素。⑤ 为制订康复治疗方案提供依据。⑥ 对康复治疗效果提供客观指标。⑦ 对判定功能障碍和残疾等级提供依据。⑧ 为患者享有平等权利、义务及判断其参与社会的能力提供客观依据。

（2）评定原则：脑瘫康复评定主要原则为：① 强调身心全面的重要性，进行身心全面评定。② 重视脑瘫患儿异常发育特点，即脑的未成熟性和异常性，同时重视患儿的能力及潜在功能。③ 正确判断原发损伤和继发障碍。④ 在进行运动功能评定时，判定是否存在癫痫，是否伴有智力、视觉、听觉、言语语言障碍等。⑤ 遵循循证医学原则，重视量化指标及客观依据。⑥ 以评定为前提，将动态评定贯穿于康复治疗全程的不同阶段。

2. 身体结构与功能评定　主要包括：① 体格发育的评定。② 运动功能和运动障碍的评定。③ 肌张力与关节活动度的评定。④ 反射和发育性反应的评定。⑤ 肌力的评定。⑥ 特殊感觉障碍的评定。⑦ 言语功能障碍的评定。⑧ 智力障碍程度的评定。

3. 常用的脑瘫治疗康复评估

（1）脑瘫粗大运动功能分级系统（gross motor function classification system，GMFCS）：是以自发运动为依据，尤其注重于坐（躯干控制）和行走功能。按照 0～2 岁、2～4 岁、4～6 岁、6～12 岁、12～18 岁 5 个年龄段的标准，功能从高至低分为 Ⅰ 级、Ⅱ 级、Ⅲ 级、Ⅳ 级、Ⅴ 级。各级运动功能水平之间的区别是根据以下三个方面来判断的：① 功能受到的限制。② 是否需要辅助技术，包括移动辅助器具。③ 活动质量降低程度。

（2）粗大运动评估：粗大运动包含抬头、翻身、坐位、爬与跪、站立位、行走、跑和跳等运动发育。

婴幼儿期粗大运动发展迅速，是人类最基本姿势和移动能力发育的关键时期，是其他系统发育的基础，反映中枢神经系统发育状况，是评价脑损伤或发育障碍的重要依据。

常用量表为粗大运动功能评定量表（GMFM - 88 或 GMFM - 66）。

（3）脑瘫患儿手功能的分级系统（manual ability classification system，MACS）MACS 是针对脑瘫患儿在日常生

活中操作物品的能力进行分级的系统,旨在反映患儿在家庭、学校和社区中最典型的日常能力表现,通过分级评估在日常活动中的双手参与能力。MACS 参照 GMFCS 的分级方法,同样有 5 个级别,Ⅰ级最高,Ⅴ级最低,适用于 4~18 岁患儿。

(4) 精细运动评估:精细运动是指凭借手等部位小肌群的运动,在感知觉、注意等心理活动的配合下完成特定任务的能力。姿势和移动、上肢、视觉功能相互作用才能促进其发育。三岁前是精细运动能力发育迅速时期。常用评估量表为FMFM 量表等。

(5) 儿童发育评估:通常采用丹佛发育筛查测验量表(DDST)进行筛查测试,采用格塞尔发育诊断量表(Gesell)进行发育商检测。这两个量表是以对运动发育、社会性发育以及语言发育的全面评价方法,反映儿童特别是婴幼儿整体发育的大范围评定表。常用量表为 DDST 量表、Gesell 发育量表。

(6) 儿童功能独立性评定(Wee-FIM):可动态地记录综合功能变化情况,作为评定患儿康复效果的方法之一被广泛采用。Wee-FIM 的内容有 3 个区,6 个板块。每个板块又分为 2~6 项,总共 18 项,将各项分数相加得出总分数,根据分数标准划分 7 个级别。

五、康复治疗

各种康复治疗方法相整合是目前脑瘫康复的主要策略。常用的方法有神经发育疗法、牵拉、肌力训练、神经肌肉电刺激、各类矫形器和辅助具、精细运动训练、感觉统合训练、引导式教育、脊神经后根切断和软组织及骨骼矫形手术等。新的治疗方法包括肉毒素注射、强制性运动诱导疗法、马术疗法等。国内还多采用中医疗法,包括针灸、推拿等。

1. 神经发育疗法　按照神经发育规律实施:卧位头部控制、翻身、坐、爬、跪、站、走、跑、跳等训练。科学合理评价,确定训练目标。反复训练,达成目标。再评估,重新确定新的训练目标。

2. 作业治疗　目的在于通过各种手段提高孩子的日常生活能力,这些能力包括游戏、自理、精细运动、认知、交流、知觉(特别是视觉运动整合)等。随着以家庭为中心的儿童康复理念的形成,家庭化模式的康复训练受到越来越多的重视,尤其在作业训练中被广泛采用。

3. 感觉统合训练　脑瘫儿童由于脑损伤造成大脑对各种传入的感觉进行统合后再传出的过程出现缺陷,表现为运动的不协调、不灵活、失平衡,以及由此引发的心理异常。

感觉统合训练指将人体器官各部分感觉信息组合起来,经大脑的统合作用,产生对身体内外知觉的反应,使个体与环境顺利接触。治疗的主要目的是促进感觉情报的组织化,促进运动与环境之间顺应性的关系。

4. 马术疗法　一般适用于 2 岁以后各类脑瘫患儿,可以改善姿势,降低肌张力,提高平衡能力和粗大运动功能。

5. 音乐治疗　音乐的节奏与音调对脑瘫患儿有特殊的感染力,可最大限度地诱发患儿的主动活动。

6. 功能性电刺激　以痉挛型患儿临床应用较多,可以增加肌力和关节活动度,调整肌张力,改善上下肢与手功能、身体姿势与步态。

7. 强制性诱导运动疗法　采用强制装置控制健肢的活动,

强迫其使用患肢,强制装置保留几天或更长时间后,促使上肢的运动能力和感觉功能改善。目前运用于 7 个月~13 岁痉挛型偏瘫患儿。

8. 生物力学疗法　主要目的是通过保持肌肉的长度和力量来改变肌肉的性质,以及增加关节的活动度,常用的方法有通过手法或石膏牵拉,配置各种矫形鞋垫与核心躯干矫形器。

9. 矫形器　适合各年龄段、以痉挛型为主。抵抗痉挛,预防畸形,改善步态,保持骨骼对线,降低运动能耗,提高运动功能。下肢的踝足矫形器最为常用和有效。

10. 手术　适用于严重的剪刀步、膝关节屈曲挛缩、马蹄内翻足、尖足等畸形及因严重痉挛不能进行正常活动与康复治疗,或日常照护困难的脑瘫患儿;有助于恢复和改善肌力平衡,恢复下肢正常的负重力线,给康复训练创造条件。常用的矫形手术主要有三类:选择性脊神经后根切断术、肌肉或肌腱切断延长术、截骨术和关节融合术。

值得注意的是,各种矫形手术后必须适时密切配合精准的康复训练以保证手术的效果。

11. 药物

(1) 口服巴氯芬:适合于肌张力显著增高的孩子,但是由于作用部位难以集中、有一定的不良反应以及停药反应等诸多因素,在国际上已逐步被鞘内给药的方法所取代。

(2) 巴氯芬鞘内给药:采用药物泵的方式直接作用于中枢神经系统,因此可以用较小剂量达到相似或更大效应,从而缓解肌肉痉挛。多用于 3~4 岁以后痉挛型和肌张力障碍型,以往多应用于不能行走的运动功能较差的儿童,最近也应用于能行走的脑瘫患儿,可以降低肌张力,改善肢体功能,易于照料,但上肢疗效不明确。

(3) 肉毒毒素注射:通常用于 18~24 个月以后痉挛型脑瘫患儿,可以短期内降低肌张力,改善关节活动度和步态,减轻疼痛,与其他治疗方法相结合会取得更佳效果。

12. 传统中医疗法

(1) 针灸疗法:有体针、头针、舌针等,可达到调理气血、益血养血、祛瘀通络等功效。

(2) 运动发育推拿法:以中国传统小儿推拿手法为主,与国外儿童运动疗法中的姿势诱发和姿势控制的操作手法相融合,在患儿已经或将来可能发生肌肉挛缩以及骨骼畸形的部位进行推拿手法治疗。适合各年龄、类型脑瘫患儿,可以有效地提高粗大运动功能,也可以预防和控制肌肉挛缩和骨骼畸形。

(3) 中医中药治疗:有缓解痉挛,疏经通络,活血化淤,益智醒脑,改善脑部血液循环,激活脑细胞,促进神经细胞生长等作用。

13. 交流和参加集体活动　通过运动能力、日常生活能力和社交能力的统合训练,努力使患儿获得独立的技能。训练常通过唱歌和节律性活动来开展,以集体训练为主。患儿尽量与其他儿童一起游戏,参加集体活动,认识周围环境,使用公共设施和学习更多的知识,培养其形成健康的人格,融入社会生活。

六、康复结局

脑瘫的康复结局,关键在于康复治疗介入时间的早晚、大脑损害程度的轻重以及是否有并发症等。发现越早,治疗越及时,康复效果会越明显。

脑瘫患儿的预后与以下因素有关。

1. 脑损伤的程度　如重症脑瘫患儿运动功能障碍严重,进食困难,身体虚弱,加之合并有一种或多种合并症,预后较轻症脑瘫患儿差。

2. 是否早期发现、早期干预　脑瘫的早期发现和早期干预,是抑制异常运动发育,促进正常运动,防止挛缩和畸形的关键。

3. 康复治疗　早期康复介入,同时应该做到循序渐进、持之以恒、精确的、综合性的康复治疗。

4. 康复预防　做好脑瘫的"医院-社区-家庭"三级预防和康复、预防继发损伤与畸形发生,对于脑瘫的预后十分重要。

5. 社会因素　脑瘫患儿自身和家庭成员在内的全社会对残疾和康复的认识;家庭的文化、经济状况、社会发展水平;开展社区康复,将医疗康复、教育康复、职业康复和社会康复有机结合,对于脑瘫患儿的康复效果以及将来能否真正回归社会,成为主流社会成员都十分重要。

脑瘫康复治疗的目的是减轻致残因素所造成的后果,尽量提高患儿的运动、生活自理、言语和认知能力,争取达到生活自理和能够接受正常教育或特殊教育,为将来参与社会活动,劳动和工作奠定基础。

七、健康教育

康复治疗要与游戏、教育相结合;与有效药物和必要手术相结合;中西医结合,如中医针灸、按摩、中药等。采用综合手段,全面康复。训练内容要精准化、个体化。训练患儿的同时也要培训家长。康复治疗要循序渐进、长期坚持。

参 考 文 献

[1] 李初阳,史惟,周美琴,等. 脑瘫粗大运动功能分级系统修订扩展版(中文版)的信度和效度研究[J]. 中国康复理论与实践,2011,17(12):1112-1115.

[2] 李晓捷,唐久来,马丙祥等. 脑性瘫痪的定义、诊断标准及临床分型[J]. 中华实用儿科临床杂志,2014,29(19):1520.

[3] 史惟,杨红,施炳培,等. 国内外脑性瘫痪定义、临床分型及功能分级新进展[J]. 中国康复理论与实践,2009,15(9):801-803.

[4] 徐开寿,麦坚凝. 脑性瘫痪的诊断、评价与治疗[J]. 实用儿科临床杂志,2010,25(12):950-952.

[5] GUNEL M K, MUTLU A, TARSUSLU T, et al. Relationship among the Manual Ability Classification System (MACS), the Gross Motor Function Classification System (GMFCS), and the functional status (WeeFIM) in children with spastic cerebral palsy[J]. Eur J Pediatr, 2009, 168(4):477-485.

第六节　脊髓炎康复

脊髓炎是由病毒、细菌、螺旋体、立克次体、寄生虫、原虫、支原体等病原体感染或变态反应引起的炎性病变。急性非特异性脊髓炎起病急、发展迅速,常以肢体瘫痪、感觉障碍和植物神经功能障碍为其临床特征。脊髓炎的患者经神经内科治疗,病情稳定后,应尽早进行康复治疗。

一、康复评定

1. 对脊髓炎神经受损情况的评定　脊髓神经受损水平是指保留身体两侧正常运动和感觉功能的最低脊髓节段水平。例如,C_6 损伤,意味着 C_6 及以上($C_2 \sim C_6$)仍然完好,C_7 以下出现功能障碍,评定方法见表 4-7-6-1。确定损伤平面时应注意以下几个方面。

表 4-7-6-1　受损水平的确定

运动(3级以上的肌力)水平	感觉水平(针刺、轻触)
C_2	枕骨粗隆
C_3	锁骨上窝
C_4	肩锁关节顶部
C_5 屈肘肌(肱二头肌、肱桡肌)	肘前窝的外侧面
C_6 伸腕肌(桡侧伸腕肌)	拇指近节背侧皮肤
C_7 伸肘肌(肱三头肌)	中指近节背侧皮肤
C_8 中指末节指屈肌(指深屈肌)	小指近节背侧皮肤
T_1 小指外展肌	肘前窝内侧面
T_2	腋窝顶部
T_3	第 3 肋间
T_4	第 4 肋间(乳头水平)
T_5	第 5 肋间
T_6	第 6 肋间(剑突水平)
T_7	第 7 肋间
T_8	第 8 肋间
T_9	第 9 肋间
T_{10}	第 10 肋间(脐水平)
T_{11}	第 11 肋间
T_{12}	腹股沟韧带中点
L_1	$T_{12} \sim L_2$ 连线的 $\frac{1}{2}$ 处
L_2 屈髋肌(髂腰肌)	大腿前内侧,T_{12} 与 L_3 连线中点处
L_3 伸膝肌(股四头肌)	股骨内侧髁
L_4 踝背伸肌(胫前肌)	内踝
L_5 趾长伸肌(踇长伸肌)	足背第 3 跖趾关节
S_1 踝跖屈肌(腓肠肌与比目鱼肌)	足跟外侧
S_2	腘窝中点
S_3	坐骨结节
$S_4 \sim S_5$	肛周 1 cm 范围内

注:①膈肌以有无自主呼吸运动为准。②运动项目检查以徒手肌力检查法 0~5 级评定打分。③感觉项目主要检查针刺觉和轻触觉,并按 3 个等级打分:0 分缺失,1 分障碍(感觉减退或感觉过敏),2 分正常,NT 为无法检查;用一次性针头查针刺觉,用棉签查轻触觉,在针刺觉检查时,不能区别钝性和锐性刺激时应评为 0 分。

(1)脊髓病损水平:主要以运动受损平面为依据,但 $T_2 \sim L_1$ 节段,运动损伤平面难以确定,故主要以感觉受损平面来确定。

(2)运动平面和感觉受损平面:是通过检查关键性肌肉的

徒手肌力和关键性感觉点的痛觉(针刺)和轻触觉来确定。

(3) 确定受损水平：该平面关键性肌肉的肌力必须为≥3级,该平面以上关键性肌肉的肌力必须≥4级。

(4) 损伤平面的记录：评定时需同时检查身体两侧的运动损伤平面和感觉损伤平面,并分别记录(右-运动,左-运动,右-感觉,左-感觉)。

脊髓炎神经病损程度评定可参照 ASIA 的损伤分级(表4-7-6-2)。

表4-7-6-2　AISA 损伤分级

损伤程度		临床表现
A	完全损伤	$S_4 \sim S_5$ 无任何感觉和运动功能保留
B	不完全损伤	损伤水平以下,包括至 $S_4 \sim S_5$,保留感觉功能但无运动功能
C	不完全损伤	损伤水平以下,保留运动功能,且损伤平面以下至少一半以上的关键肌肌力<3级
D	不完全损伤	神经水平以下保留运动功能,且损伤平面以下至少一半的关键肌肌力≥3级
E	正常	运动与感觉功能正常

部分保留带(zone of partial preservation,ZPP)：是指感觉和运动平面以下保留部分神经支配的皮节和肌节,仅当 $S_4 \sim S_5$ 感觉或运动功能消失时,需评定 ZPP。保留部分感觉或运动功能的节段即为相应的感觉或运动 ZPP,且应按照左侧和右侧以及感觉和运动分别记录。注意记录 ZPP 时,运动与感觉功能不一定一致。例如,某病例根据运动和感觉平面,得出神经损伤平面为 T_4,左侧感觉保留至 T_7,但运动 ZPP 仍为 T_4。ZPP中不包括非关键肌。

2. 运动功能的评定

(1) 肌力的评定：常用的有脊髓损伤学会提出的运动评分法或称运动指数评分(motor score,MS,表4-7-6-3)。

表4-7-6-3　运动评分表

右侧的评分 (1~5分)	平面	代表性肌肉	左侧的评分 (1~5分)
	C_5	肱二头肌、旋前圆肌	
	C_6	桡侧伸腕肌	
	C_7	肱三头肌	
	C_8	中指指深屈肌	
	T_1	小指外展肌	
	L_2	髂腰肌	
	L_3	股四头肌	
	L_4	胫前肌	
	L_5	趾长伸肌	
	S_1	腓肠肌、比目鱼肌	

评定时分左、右两侧进行评定。评定标准：采用 MMT 法测定肌力,从1~5分不等。如测得肌力为1级则评1分,5级则评5分。最高分左侧50分,右侧50分,共100分。评分越高肌肉功能越佳,据此可评定运动功能。

(2) 肌张力的评定：一般按对关节进行被动活动时所感觉的阻力进行肌张力评价。目前,临床上多采用改良 Ashworth量表评定。

3. 感觉功能的评定　采用 ASIA 的感觉指数评分(sensory index score,SIS)来评定感觉功能,选择 $C_2 \sim S_5$ 共 28 个节段的关键感觉点。每个关键点要检查针刺觉和轻触觉,并按等级分别评定打分：0=缺失,1=障碍(部分障碍或感觉改变),2=正常,NT=无法检查。

4. 反射的评定　球海绵体反射是判断脊髓休克消失的指征之一,此反射的消失为休克期,反射的再出现表示脊髓休克的终止。其他神经反射和病理反射均同于神经科检查。

5. 功能恢复的预测　对完全性脊髓损伤的患者,根据不同损伤平面预测其功能恢复情况(表4-7-6-4)。

表4-7-6-4　损伤平面与功能恢复的关系表

损伤平面	不能步行,在轮椅上仍需依赖程度				在轮椅上独立程度		有步行的可能性用矫形器加拐杖或独立步行
	完全依赖	大部分依赖	中度依赖	小部分依赖	基本独立	完全独立	
$C_1 \sim C_3$	★						
C_4		★					
C_5			★				
C_6				★			
$C_7 \sim T_1$					★		
$T_2 \sim T_5$						★	
$T_6 \sim T_{12}$							★①
$L_1 \sim L_3$							★②
$L_4 \sim S_1$							★③

注：① 可进行治疗性步行;② 可进行家庭功能性步行;③ 可进行社区功能性步行。

二、康复治疗

(一) 康复治疗原则与方法

1. 康复治疗原则

(1) 患者生命体征稳定后即可根据病情开始康复治疗。

(2) 根据患者目前功能情况,制订及调整康复方案。

(3) 循序渐进,由易到难。

(4) 全面康复。

2. 康复目标及康复治疗方法的制订　不同的病因、神经病损水平、病变范围、病变程度、病变时期的脊髓炎患者,康复目标、治疗方法有所区别。下面以急性横贯性脊髓炎为例,分别叙述脊髓炎急性期、恢复期及常见并发症的康复治疗。

(1) 脊髓炎急性期康复治疗：主要采用床边训练的方法,主要目的是及时处理并发症、防止废用综合征,为以后康复治疗创造条件。主要包括以下内容。

1) 良肢位摆放：卧床时保持肢体处于良肢位,防止肢体畸形的发生。

2) 防止压疮：应用气垫床,并根据患者情况定时变换体位。

3) 坐位训练：颈段及高胸段患者在保护下应尽早训练坐位,从 30°开始,如无不良反应,每天升高 15°,每次 30~60 min,

直至达 90° 为止。每日 2 至数次，注意不能太疲劳。胸段以下者早期即可坐起。

4) 站立训练：从患者可耐受的角度开始，如无不良反应，逐渐增加角度，每日 2～3 次，每次 20～30 min，直至直立达 90°。

5) 关节被动活动训练：对瘫痪肢体每日应进行 2 次以上的全范围、全关节被动活动，防止关节挛缩等并发症。

6) 主动运动训练：对残留部分的肌肉进行主动运动训练，可以采取主动助力训练、自身抗重训练、自身对抗训练、沙袋或弹力带抗阻训练等。另外，还可进行呼吸肌力量训练及呼吸功能训练。

7) 物理因子治疗：急性期可消炎，改善病损区血液循环及物质代谢，促进脊髓神经功能恢复，预防压疮等并发症。可选用超短波或短波，减轻水肿、改善循环及镇痛等作用。另外，使用低频电刺激及神经肌肉电刺激治疗瘫痪肢体的肌肉，预防肌肉萎缩，促进运动功能的恢复。

(2) 脊髓炎恢复期的康复治疗。

1) 肌力训练：肌力 3 级及以上的肌肉，可采用主动或主动抗阻运动；肌力 2 级时可以采用主动助力训练，如悬吊、滑轮训练、助力性生物反馈仪等；肌力 1 级时主要采用功能性电刺激、被动运动的方式进行训练。脊髓损伤患者为了应用轮椅、拐或助行器，在卧床、坐位时均要重视训练肩带肌力。对使用低靠背轮椅者，还需要进行腰背肌的训练。

2) 坐位训练：坐位训练需要患者能控制躯干。在坐位时，可进行坐位平衡训练、转移训练、日常生活活动能力训练等。

3) 转移训练：转移是脊髓炎患者必须掌握的技能，包括在帮助下转移和独立转移。转移训练包括床与轮椅之间的转移、轮椅与坐便器及浴缸之间的转移等。

4) 轮椅训练：患者能独立坐起、上肢力量及耐力是轮椅操纵的前提。轮椅训练包括向前驱动、向后驱动、左右转训练，上斜坡训练和跨越障碍训练等。

5) 步行训练：步行训练包括治疗性步行训练、家庭功能性步行训练和社区步行训练等。治疗性步行是指佩戴截瘫步行器，借助双腋拐进行短暂步行。家庭功能性行走是指可在室内行走，但行走距离不能达到 900 米。社区功能性行走是指 L_4 以下平面损伤患者穿戴踝足矫形器，能上、下楼，能独立进行日常生活活动，能连续行走 900 米以上。

(3) 矫形器的应用：配用适当的下肢矫形器是很多截瘫患者站立步行所必需的。通常 L_5 平面以下损伤的患者建议选用踝足步行器，L_1·L_3 平面损伤的患者建议选用膝踝足步行器。T_8～T_{12} 平面损伤的患者建议选用互动截瘫步行器 (walkabout)，T_4 平面以下受损的患者可选用往复式截瘫步行器 (advanced reciprocating gait orthosis，ARGO) 或向心的往复式截瘫步行器 (isocentric reciprocating gait orthosis，IRGO)。随着辅助器具的发展，C_6 以下脊髓损伤的患者可以通过装配新型的站立架或外骨骼机器人来帮助站立或短距离行走。

(二) 常见并发症的处理

1. 排尿障碍

(1) 脊髓休克期：膀胱呈完全的弛缓性麻痹，全部反射功能和肌肉功能均丧失，表现为尿潴留，此时，可暂时留置导尿以防止膀胱过度膨胀。长期留置导尿，泌尿系感染概率大，可诱发膀胱结石、膀胱萎缩等并发症，故应及早进行间歇导尿。

(2) 脊髓恢复期：逼尿肌张力逐渐恢复，可开始膀胱排尿功能训练。常用包括间歇导尿、排尿意识及手法训练、直肠电刺激疗法、中医针灸及耻骨上膀胱造瘘术等方法。

2. 排便障碍 当脊髓损伤伤及与排便有关的神经时，导致大便排出困难，临床称为神经源性肠道功能障碍。治疗目的为使患者尽量能控制大便和有规律地排便 (1～3 日排便 1 次)。

目前对于排便、排尿障碍，临床中尝试使用骶神经电刺激、磁刺激等神经调控技术，具有一定疗效，但仍需更多循证医学证据。

3. 痉挛 痉挛是脊髓损伤的常见并发症。痉挛治疗应是综合性的，包括预防伤害性刺激、早期的预防体位运动疗法和其他物理治疗法、药物、神经阻滞及手术等。

4. 疼痛 为脊髓炎主要并发症之一，国际疼痛学会将疼痛分为神经性疼痛、中枢性疼痛和外周性疼痛。治疗方法包括电刺激镇痛疗法、认知行为疗法、神经阻滞疗法、药物疗法等，常选用的药物包括镇痛药、镇静药、抗痉挛药、糖皮质激素、血管活性药物和中草药等。

三、康复结局

急性脊髓炎、脊髓灰质炎若无并发症，通常 3～6 个月基本恢复生活自理。完全性瘫痪 6 个月后肌电图仍为失神经改变，累及脊髓节段长且弥漫者，预后较差。合并压疮、呼吸或泌尿系统感染将影响恢复，可遗留后遗症或死于并发症。

四、健康教育

对已经患病者要早诊断、早治疗，同时还应积极地、早期地进行康复治疗，预防和治疗各种并发症。脊髓炎的护理非常重要，有条件者可使用气垫圈或气垫床。勤翻身拍背，保持皮肤清洁，以防压疮和坠积性肺炎。对于高颈位脊髓炎和进展性脊髓炎有呼吸困难及不易咳痰者，应早行气管切开或予呼吸机辅助呼吸。

参 考 文 献

[1] CARTER G T. Spinal cord injury rehabilitation[J]. Phys Med Rehabilitation Clin N Am，2014，25(3)：xiii - xiv.

[2] DORWARD N. Spinal cord medicine：principles and practice [J]. JRSM，2003，96(4)：201.

[3] KAISER A，REID D，BOSCHEN K·A. Experiences of parents with spinal cord injury [J]. Sex Disabil，2012，30 (2)：123 - 137.

[4] KIRSHBLUM S C，WARING W，BIERING -SORENSEN F，et al. Reference for the 2011 revision of the international standards for neurological classification of spinal cord injury [J]. J Spinal Cord Med，2011，34(6)：547 - 554.

[5] NIGHTINGALE H，WITHERICK J，WILKINS A. Diagnosis of longitudinally extensive transverse myelitis. [J]. BMJ Case Rep，2011：bcr1020103444.

[6] WASAY M，ARIF H，KHEALANI B，et al. Neuroimaging of tuberculous myelitis：analysis of ten cases and review of literature[J]. J Neuroimaging，2006，16(3)：197 - 205.

第七节 多发性硬化康复

多发性硬化（multiple sclerosis，MS）是一种以脑和脊髓多发性白质脱髓鞘为特征的中枢神经系统自身免疫性疾病，确切病因不明。症状、体征的空间多发性和病程的时间多发性为多发性硬化的主要临床特点。空间多发性是指病变部位的多发和症状体征的多种多样，时间多发性是指"缓解-复发"的病程，整个病程可复发数次或十余次，缓解期可长可短。多发性硬化的每次复发均残留部分症状和体征，逐渐累积使病情加重。早期康复介入对减轻症状、降低复发率、减少或延缓各种功能障碍的发生、提高患者的生活质量有一定的作用。（详见第三篇第七章第二节）。

一、康复评定

（一）临床评估

MS的症状与体征取决于中枢神经系统白质损伤的部位，皮肤感觉异常和步态障碍常为首发表现。MS患者最常见的临床表现为以下异常情况的组合：① 膀胱、肠道和性功能障碍。② 中枢性的疲劳。③ 疼痛。④ 视觉障碍，即视神经炎、复视、眼球震颤及核间性眼肌麻痹。⑤ 麻痹。⑥ Uhthoff现象，即热浴等使体温升高后出现症状加重。⑦ 认知受损，即记忆力、注意力及处理速度受损。⑧ 小脑和基底节，即共济失调、意向性震颤、步态紊乱和言语不清。⑨ 后索受累表现为感觉异常（皮肤感觉异常）、深感觉损害、本体觉异常。⑩ 皮质脊髓束受累表现为无力和痉挛状态。⑪ 前额叶功能障碍，即认知缺陷、记忆力、学习能力受损、情感反应受损、抑郁，言语异常。⑫ 脑干异常，即肌纤维颤搐、耳聋、耳鸣、头晕、呕吐、短暂性面部麻木和吞咽障碍。

MS的经典体征为Lhermitte征，这种体征很可能是髓鞘对牵拉敏感性增高的结果。同时，MS还常见反射亢进、霍夫曼征和巴宾斯基征阳性、痉挛状态等上运动神经元体征，以及肌力和感觉的减退。

临床评估中需要注意，并非所有新症状都是由新的病变所引起。发热、应激、疲劳或其他医学问题，尤其是肺部或尿路感染、脱水或药物的不良反应等，都可能导致陈旧性病变的一过性加重，以及先前无症状的病损出现症状。在评估的时候必须及时确定有无诱发症状加重的因素并予以治疗。

MS的辅助检查、诊断、临床分型及药物治疗详见本书MS章节。目前MS的最新诊断标准为2017年版McDonald诊断标准。所有针对MS的检查结果都是非特异的，都需要结合症状和体征来分析说明问题。

（二）功能评定

MS患者的功能损伤评估可以根据损伤的功能使用相应的量表，如Fugl-Meyer量表、改良Ashworth痉挛评定量表、Barthel指数等。FIM量表可以评估残疾程度和所需要的辅助程度。

最小残疾记录（minimal record of disability，MRD）包括不同类型的、用以描述MS主要功能障碍的等级评定量表，如Kurtzke功能系统量表（Kurtzke functional system，FS）、无能力状态量表（incapacity status scale，ISS）、环境状态量表（environmental status scale，ESS），可以在临床上评估MS的功能障碍水平。最常用的量表是Kurtzke残疾状态量表扩展版（Kurtzke expanded disability status scale，EDSS），这是一个用于检查MS患者8个不同的神经学系统的等级评定量表，共分10级。1985年多发性硬化国际联盟协会制定了MS最小残疾记录（minimal record of disability for MS，MRDMS），为临床较好的MS评定量表。其残疾部分是根据Kurtzke残疾状态量表扩展版所制定，可以对MS的功能障碍和个人能力障碍进行详细的评定。

MS患者会出现假性延髓麻痹（pseudobulbar palsy），可以使用神经病学研究中心-情绪不稳量表（the Center for Neurologic Study Emotional Lability Scale）对假性延髓麻痹进行筛查。临床医师可以考虑使用贝克抑郁量表（the Beck depression inventory）来筛查抑郁症，一般健康问卷（the general health questionnaire）来筛查广义的情绪障碍。

二、康复治疗

康复训练可以改善MS的预后。MS患者的康复目标是预防去适应作用、失用性萎缩和肌肉无力，以使潜在功能最大化。值得注意的是，MS患者下肢无力和易疲劳的症状远比上肢更常见。

（一）运动训练

对于MS导致的轻到中度残疾，运动可提高有氧代谢能力，增加肌力、灵活性，减轻疲劳。有氧训练可以增加MS患者的耐力。轻负荷渐进性抗阻训练可以用来预防失用性萎缩。在练习过程中患者可以多次休息，以不加重疲劳感为宜。训练的强度、类型和频率应根据患者的身体情况来决定。肌张力高的患者避免抗阻训练以免诱发痉挛加重。在MS患者的训练中，升高温度、增加应激和活动量都会加重疲劳感。训练应在较低温度下进行（低于28℃），避免温度升高。应用金刚烷胺、哌甲酯、莫达非尼对缓解疲劳感有所帮助，选择性5-羟色胺再摄取抑制剂或许也有一定作用。

（二）痉挛状态的管理

痉挛状态是MS的主要症状之一。痉挛可以限制患者活动，影响日常生活和护理，不利于运动疗法进行，伴有疼痛者甚至影响睡眠、情绪和精神心理状态。痉挛加重表明也许有感染、创伤、皮肤破损伤害性刺激存在。对于痉挛状态，首先需要结合膀胱、肠道和皮肤的管理方案，排查并移除伤害性刺激。痉挛状态的评定与治疗详见本篇第一章第二节。

（三）协调不能，共济失调，震颤，辨距不良的治疗

辨距不良是指在随意运动时，肌肉间缺乏协调性，患者不能在所需的位点停止运动。针对此症状的康复治疗包括平衡训练和针对放松技巧的物理治疗及作业治疗。Frenkel训练可以用于治疗共济失调。使用有重量的踝套等辅具可以协助本体感觉异常的患者进行移动和日常活动，但是国内难以配到此类辅具。可使用异烟肼、扑米酮、氯硝西泮、丙戊酸钠、普萘洛尔等药物，但疗效有限。

（四）感觉紊乱疼痛综合征

通过物理因子治疗、行为矫正和各种药物可以控制MS相关的疼痛及痛觉过敏。其中药物包含加巴喷丁、得理多、三环

类抗抑郁药(阿米替林、去甲替林)、苯妥英和辣椒碱。

（五）疲劳

MS 患者的疲劳表现为有别于正常疲劳的极度疲惫，早晨稍轻，可由于抑郁、环境过热、剧烈运动、应激和痉挛状态而加重。疲劳可以影响运动功能、认知和自我照顾等，是 MS 患者自述影响日常生活活动能力的最主要症状之一。对于主诉疲劳的 MS 患者，首先要排除贫血、甲状腺功能减退、药物和抑郁等其他原因，在日常生活中和康复训练中应当注意教育患者遵循一定的节奏，适当休息、简化工作、节约体力。莫达非尼、金刚烷胺、氟西汀和利他林等药物可用于改善疲劳。

（六）视力损伤/眼部表现

约 1/4 的 MS 患者可见数小时到数日内的急性脱髓鞘性视神经炎，临床表现为视物模糊，可出现单眼部分或全部视觉丧失。可能存在疼痛，通常表现为单眼疼痛，随眼球运动而加重。视觉损害发生于眼球疼痛之前。常见中心视野缺损暗点，其余部位会出现视敏度下降、畏光。可采用甲泼尼龙静脉注射治疗某些患者，但该方案不能改善患者视力的长期预后。

核间性眼肌瘫痪指的是内侧纵束脱髓鞘损害导致内直肌麻痹致眼球不能内收，常表现为自发向侧方凝视。此损伤常伴随眼球震颤，表现为眼震、复视、视物模糊及视力下降。可使用眼罩和棱镜治疗。

（七）膀胱/肠道功能障碍

MS 的神经源性膀胱类型包括储存障碍、排空障碍以及逼尿肌括约肌协同失调。其中，储存障碍最为常见，为膀胱过度活动伴随小膀胱以及括约肌无力，表现为尿失禁和尿淋漓不净。逼尿肌松弛药物托特罗定等可以改善储尿障碍。尿动力学检查有助于判断神经源性膀胱的类型，确定治疗方案及判断治疗效果。同时 MS 患者常见便秘，推荐患者在早期即采用肠道管理计划。膀胱/肠道功能障碍的治疗可参考脊髓损伤的膀胱/肠道管理模式。

（八）吞咽/构音障碍

MS 导致的 V、VI、IX、XI 脑神经损害可致吞咽异常。可见吞咽延迟、吞咽困难或食物滞留。在给 MS 患者进行言语治疗时，需同时进行吞咽评估，以预防误吸等并发症。治疗包括口腔及舌的运动训练、正确的进食体位摆放，以及调整食物的黏稠度。MS 患者常见构音障碍，在病程后期由于呼吸肌的受累可导致患者发音短促含糊。针对口腔颌面肌的力量训练以及呼吸训练可以改善构音障碍。

（九）认知/情感障碍

MS 患者认知障碍的发生率为 40%～50%。在疾病的早期，MS 患者的智商通常不受影响，但信息的处理速度常会延迟。MS 患者的皮质萎缩与认知受损有关，常见短时记忆力下降，推理能力下降，信息处理速度减慢。MS 患者的智力会随着病程推移而改变，语言能力所受的影响一般少于执行功能所受的影响。康复治疗以代偿、代替和直接训练为主导。

多达 70% 的 MS 患者有神经精神异常，MS 的自杀率比正常人群高 7.5 倍。MS 患者常见抑郁，会影响记忆力、注意力和专注力，需行心理康复治疗。可以考虑采用电话治疗、认知行为疗法来治疗抑郁症状。

三、康复结局

根据不同的临床分型，MS 病程差异较大，预后迥异。约 85% 的 MS 患者寿命正常，但仍有一部分患者病情不断进展和加重，甚至在数年内死亡。大多数患者经过康复治疗能够减轻功能障碍，改善和提高残存功能，减缓复发，提高生存质量。然而，疾病结局的不可预测性和损伤性质的多变性增加了预测结局的难度。在 MS 诊断后的首个 10 年内，1/3 的患者移动时需要辅助，2/3 的患者不需要。由于疾病本身病情多变，以及康复治疗并不能从病因治愈，因此 MS 的康复结局不容乐观。

四、健康教育

让患者及家属正确认识疾病，了解 MS 的疾病演变过程，了解自己的疾病分型及可能预后。MS 尚无根治方法，每一次发作都会使患者病情加重，因此预防再发是最重要的。指导患者注意预防感染，避免过度疲劳、精神紧张、疫苗接种、妊娠和分娩等促发因素。应当避免热水浴等促使体温升高情况的出现，夏天应当在有空调的室内活动。饮食以高蛋白、低脂肪、易消化、富含纤维素、无刺激的饮食为主。教育患者认识到康复治疗的重要性，早期、积极配合康复治疗，以改善功能障碍，提高日常生活活动能力。

对于大多数患者而言，MS 不会影响寿命。但是 MS 会使患者产生神经精神异常，提高患者的自杀率。应该使患者及家属知晓患者当前功能情况、可能面临的生活困难以及解决方案。患者应当积极调整心态，规律作息，多参加家庭活动和各种社会活动。如患者或家属发现患者病情出现变化或者出现抑郁症状时，应当及时就医。

参 考 文 献

[1] 倪朝民. 神经康复学[M]. 2 版. 北京：人民卫生出版社，2013：162-171.

[2] AMATYA B, GALEA M P, KESSELRING J, et al. Effectiveness of telerehabilitation interventions in persons with multiple sclerosis: a systematic review[J]. Mult Scler Relat Disord, 2015, 4(4): 358-369.

[3] CUCCURULLO S J. 康复科医师进阶精要[M]. 第 1 版. 李放，译. 北京：人民军医出版社，2016：900-910.

[4] MINDEN S L, FEINSTEIN A, KALB R C, et al. Evidence-based guideline: assessment and management of psychiatric disorders in individuals with MS: report of the guideline development subcommittee of the American academy of neurology[J]. Neurology, 2014, 82(2): 174-181.

[5] THOMPSON A J, BANWELL B L, BARKHOF F, et al. Diagnosis of multiple sclerosis: 2017 revisions of the McDonald criteria[J]. Lancet Neurol, 2018, 17(2): 162-173.

第八节　急性炎症性脱髓鞘性多发性神经病康复

急性炎症性脱髓鞘性多发性神经病，又称吉兰-巴雷综合征(Guillain-Barre syndrome, GBS)，是一种免疫介导的急性或亚急性周围神经病,其病理类型和临床表现具有一致性,经典型主要累及脊神经根和周围神经,以脱髓鞘病变为主,可伴有神经轴索损害,但也可主要累及脑神经(如米-费综合征)、自主神经,或以轴索损害为主(如急性运动-感觉/运动轴索神经病)。由于病变累及范围不同,GBS患者可有四肢、躯干乃至呼吸肌等的肌无力、感觉异常、眼肌麻痹、共济失调、自主神经功能紊乱等症状。

康复干预是GBS多学科综合干预的重要组成部分,在发病早期即可介入,主要目标是减轻患者临床症状(如疼痛、肿胀)、减少卧床并发症、预防肌萎缩和关节挛缩,可在神经内科病房床旁进行。当患者病情基本稳定、功能开始逐渐恢复时,GBS康复干预的主要目标是通过训练促进神经再生和运动、感觉功能恢复,并最大限度减少患者功能障碍程度、帮助患者恢复生活能力和社会活动能力;此时期患者可转入康复病房或专门的康复机构进行系统康复干预,或结合康复门诊康复和家庭康复进行干预;具体方式选择可依患者的功能障碍程度、家庭支持情况和康复服务的可及性综合考虑。

一、康复评定

GBS患者的康复评定主要包括以下几个方面。

(一) 全身功能状态评估

GBS患者全身功能状态的评估包括心肺功能状况、是否使用呼吸机、并发症情况等的综合评估;另外电生理检查对于GBS的诊断、分型和判断病情严重程度、神经功能恢复情况均有重要意义,常用方法包括肌电图检查和神经传导速度测定(参见第一篇相关内容)。可使用残疾评定6分功能量表(表4-7-8-1),该量表适用于病程为6~12个月的患者,可反映患者总体功能状态和恢复程度。

表4-7-8-1 残疾评定6分功能量表

分值	功能
0	健康
1	有轻微症状和体征
2	不需辅助可步行5 m
3	需辅助可步行5 m
4	轮椅或卧床生活,需束缚保护
5	白天或夜间部分时间需呼吸机辅助呼吸
6	死亡

此外,GBS扩展分级量表(Expanded Grading Scale for GBS,EGS)是由Gibbels等在残疾评定功能量表基础上修订、针对GBS患者功能状态的更为特异的评定量表(表4-7-8-2);YS Ng等通过对31例新加坡GBS患者的回顾性分析结果显示,EGS量表分级与患者的日常生活能力具有较好的相关性,并且患者在疾病高峰期的EGS分级可独立预测患者的功能预后。

表4-7-8-2 GBS扩展分级量表

等级	评定标准
0级	健康
1级	仅有轻微症状或体征,无运动障碍

续 表

等级	评定标准
2级	仅累及脑神经
3级	累及远端肢体的轻度症状或体征
4级	可独立步行
5级	可在帮助下步行
6级	无法步行,但是无完全四肢瘫,可能需要机械通气
7级	需要机械通气,无完全四肢瘫
8级	完全四肢瘫,不需机械通气
9级	完全四肢瘫,需要机械通气
10级	死亡

除上述评定外,GBS患者的全身功能状态评估还应包含对患者功能水平的全面评定,包括肌力测试、关节活动范围测量、感觉测试、运动控制和协调能力、姿势和步态、疼痛、精神心理状态、日常生活技能等。

(二) 运动功能评定

GBS患者的运动功能评定包括肌力评定、关节活动度测定、患肢周径测量等,应对各主要关节的关键肌群进行分别评估和测量,以全面评估患者运动能力。此外,由英国医学研究会(British Medical Research Council,BMRC)提出的运动功能恢复等级评定法也是评定运动功能恢复的常用方法(表4-7-8-3)。

表4-7-8-3 运动功能恢复等级评定表

恢复等级	评定标准
0级(M0)	肌肉无收缩
1级(M1)	近端肌肉可见收缩
2级(M2)	近、远端肌肉可见收缩
3级(M3)	所有重要肌肉功能抗阻力收缩
4级(M4)	能进行所有运动,包括独立性的或协同的运动
5级(M5)	完全正常

(三) 感觉功能评定

虽然感觉障碍不是典型GBS的突出表现,但感觉障碍(包括感觉减弱、过敏等)可能影响患者对康复训练的配合度,并且常是影响患者生活质量的重要因素,因此也应进行评定和针对性干预。感觉功能恢复的评定可参考BMRC的等级评定表(表4-7-8-4)。

表4-7-8-4 感觉功能恢复BMRC等级评定表

恢复等级	评定标准
0级(S0)	感觉无恢复
1级(S1)	支配区深感觉恢复
2级(S2)	支配区浅感觉和触觉部分恢复
3级(S3)	皮肤痛觉和触觉恢复且感觉过敏消失
4级(S4)	到S3水平外,两点辨别觉部分恢复
5级(S5)	完全恢复

(四) 自主神经检查

自主神经功能障碍在GBS患者中较为常见,可表现为体位性低血压、高血压、尿潴留、胃肠收缩乏力、心律失常、无汗或多汗等。自主神经功能障碍是影响 GBS 患者生活质量、延长住院时间的重要因素,严重的心律失常和血流动力学紊乱多见于重症患者,是导致患者死亡的重要原因之一。因此,应全面评估患者有无上述自主功能障碍存在,必要时可采用24 h 心电图、尿动力学、发汗试验等检查判断功能障碍的类型和程度。

(五) 日常生活能力评估

GBS 康复干预的远期目标是最大限度地恢复患者的日常生活和社会活动能力,在康复治疗开始前、治疗过程中和治疗结束后均应对患者进行相应能力进行评估。目前应用最为广泛的日常生活能力评定量表,包括 FIM 和改良 Barthel 指数。但由于部分 GBS 患者除显著的运动和感觉障碍外,还存在认知功能受损情况,而 MBI 不对认知功能进行单独评定,因此部分学者认为采用 FIM 评定可能可更好地反映 GBS 患者的功能状态。

二、康复治疗

GBS 的康复治疗应遵循个体化干预的原则。在症状仍在进展的疾病早期,康复干预的主要采取呼吸管理、良肢位摆放、被动运动和物理因子治疗等方法,改善呼吸功能、减轻疼痛和肌萎缩、减少卧床并发症并预防关节挛缩畸形。当患者病情逐渐稳定,肌力下降不再加剧,可开始进行肌力、平衡、步态等综合康复训练,促进患者功能的逐渐恢复。当患者病情稳定,各项功能逐渐恢复时,可更积极地进行功能训练,促进患者运动、感觉等功能和日常生活和社会活动能力的最大恢复。需要注意的是,GBS 患者对于过度运动引起的疲劳非常敏感,在康复训练过程中需要注意避免过度训练。以下介绍 GBS 患者各项功能障碍和主要问题的常用康复治疗技术。

(一) 运动治疗

主要包括增加关节活动度的训练和增强肌力的训练。

1. 增强关节活动度的训练 可在疾病早期介入,具体方法可根据患者运动障碍严重程度选择。如患者肢体瘫痪较为严重,可对受累肢体的各关节做全范围各轴向的被动运动,以保持关节正常的活动范围,预防关节挛缩,但应注意在无痛范围内进行关节被动运动;并注意将受累关节保持于功能位,预防关节变形。如患者肌力受损较轻,可依患者功能情况选择辅助下的主动运动或主动运动。

2. 增强肌力训练 原则是根据瘫痪肌肉的功能情况,选择被动、助力、主动或抗阻运动,循序渐进,并注意尽量做到全范围运动。训练过程中应特别注意适量原则,避免过度疲劳;一般来说,低负荷、低密度和高重复次数的训练方案比较容易耐受,等张收缩训练有助于训练最大肌力,而等长收缩训练可用于训练肌肉耐久力。当受累肌肌力达到 4 级时,可增加速度、耐力、协调性、灵敏度、平衡等训练。

(二) 物理治疗

物理治疗对于预防 GBS 患者肌萎缩、促进肌力恢复,减轻疼痛、肢体肿胀、预防关节挛缩等均有一定效果。最常用的物理因子治疗是电刺激疗法,可早期用于瘫痪肌肉,有助于减轻或减缓肌萎缩;当肌肉出现主动运动后,可使用肌电生物反馈疗法,结合运动疗法,共同促进受累肌肌力恢复。其他可选的物理因子治疗包括超短波、微波、红外线等温热疗法、激光、水疗等,有助于改善局部血液循环和组织营养,减轻炎症反应和促进神经再生。

(三) 作业治疗

可根据患者受累肌的分布和功能状态,制定适宜的作业治疗方案,增加患者受累肌的灵活性和耐力;并通过尽早开始翻身、转移、进食、如厕等日常生活能力训练,改善患者的生活自理能力。作业治疗方案设计除根据患者功能障碍程度外,还可结合患者的兴趣爱好、职业需求等进行制定。

(四) 日常生活能力训练

对 GBS 患者的日常生活能力训练应开始于康复干预早期,与运动治疗、作业治疗等综合训练结合进行,着重进行进食、转移、个人卫生等日常生活能力训练。部分 GBS 患者经历一段时间系统、规范康复训练后,可能仍残留一定程度的运动功能障碍,需要借助支具等完成主要日常活动,则根据患者能力选择合适的康复辅具,并进行应用辅具的适应性训练。

(五) 感觉训练

GBS 患者的感觉功能障碍可包括感觉缺失/减退和感觉过敏/疼痛。对于前者,可提供丰富的感觉刺激以帮助功能恢复。对于后者,可结合药物治疗和脱敏疗法进行治疗。GBS 患者疼痛的控制不良不仅可严重影响患者生活质量,还可阻碍患者参与和配合康复训练,应予以重视。

(六) 呼吸管理和肺康复

呼吸功能障碍是 GBS 主要的致死原因,也是预后不良的预测因素。GBS 患者的呼吸功能障碍包括呼吸肌麻痹导致的呼吸功能障碍、长期卧床相关的肺部感染、气管切开和机械通气相关的呼吸障碍等。对于呼吸肌麻痹或肌力减弱者,主要训练患者进行腹式呼吸、缩唇呼吸及配合身体屈曲伸展的呼吸训练、胸部扩张练习等。对于长期卧床或已存在肺部感染的患者,可进行咳嗽训练、体位引流等干预。

(七) 神经源性膀胱和直肠功能障碍的康复

神经源性膀胱和肠道功能障碍在 GBS 患者中较常见,是影响患者生活质量的重要因素;可联合药物治疗、行为干预、物理因子治疗等多种干预手段进行治疗。常用的行为干预方法包括制定固定的白天排尿/排便时间表、调整饮水习惯、调整饮食结构等。(自行)间歇导尿也是目前常用的治疗方法。

(八) 心理干预

GBS 患者除躯体功能障碍外,还常伴有焦虑、抑郁和虚弱等心理问题。这些问题不仅可能影响患者参与康复训练,并且可能在患者躯体功能逐渐恢复后,仍长期存在并影响患者的生活质量。因此,在康复治疗过程中应关注患者存在的心理问题,并及时给予治疗和疏导;常用的干预方法包括支持性心理治疗、放松训练等,必要时可联合药物治疗。

(九) 康复工程

GBS 患者由于突出的运动功能障碍,在康复训练的不同时期,常需利用各类辅助器具帮助康复训练,包括各类支具、矫形器、拐杖、轮椅等。

(十) 中国传统医学治疗

针灸、推拿以及中药辨证治疗也可用于 GBS 的综合康复干预,有一定的治疗价值。

（十一）康复护理

GBS 患者的康复护理除一般常规护理内容外,还应注意加强呼吸管理、皮肤护理、心理疏导,以及观察、指导患者进行良肢位摆放、安全转移等。

（十二）遗留神经功能障碍的康复

虽然多数 GBS 患者经康复治疗后,可基本达到肌力、关节活动范围、感觉功能等的完全恢复,但仍有部分患者在发病数年乃至更长时间后,仍存在明显的神经功能障碍,包括肌力减弱、疼痛和虚弱等。目前,已有部分研究针对 GBS 遗留的功能障碍开展康复研究;如 Khan 等的研究发现,在康复门诊加强康复训练与患者在家自行康复相比,仍可更好地改善发病数年后的 GBS 患者的日常生活能力;Garssen 等的研究发现,有氧运动可改善此类患者的虚弱状态。这些研究结果提示维持性康复训练可能有助于改善 GBS 患者长期的功能状态,但仍需进一步研究予以验证。

三、康复结局

GBS 是一种自限性疾病,多数患者疾病过程呈单相型,约 5% 患者可有复发。据既往报道,大约有 10%～20% 的 GBS 患者死于呼吸肌麻痹,但在常规开展人免疫球蛋白/血浆置换、呼吸机辅助通气等治疗后,病死率已降低至 2%～5%。据现有随访研究报道,采用常规干预下,GBS 患者的功能障碍在发病后的 3 或 6 个月内恢复速度最快,在 6～18 个月内仍有明显恢复,在 18 个月后功能恢复较为缓慢。在起病后 2 年内,约 90% 患者可完全恢复,即肌力可达 4～5 级,接近全范围的关节活动,各项感觉功能基本正常,并可独立进行基本日常生活和社会活动。大约 7%～15% 的 GBS 患者在发病数年乃至更长时间后,仍然存在神经功能障碍或不适;高龄、起病急骤、疾病高峰时严重功能障碍、辅助通气等是预后不良的相关因素。

四、健康教育

GBS 患者的健康教育应注重预防和功能保护。平时需注意饮食卫生,避免可能诱发 GBS 的感染性疾病。如已患病,应注意呼吸管理,保持呼吸道通畅,及时排痰,必要时指导家属帮助患者进行呼吸训练。同时,应指导家属帮助患者进行良肢位摆放,及帮助患者进行被动肢体活动,以减轻肌萎缩、预防关节挛缩和畸形,并促进患者功能恢复。此外,还应关注对患者和家属的心理支持,以及指导患者进行长期的家庭自我康复和适当锻炼以维持功能,使患者最大限度地恢复和维持良好的生活能力和社会活动能力。

参 考 文 献

［1］ 倪朝民. 神经康复学［M］. 2 版. 北京:人民卫生出版社,2016: 201-208.

［2］ 王茂斌,O'YOUNG B J, WARD C D. 神经康复学［M］. 北京: 人民卫生出版社,2009.

［3］ MULLINGS K R, ALLEVA J T, HUDGINS T H. Rehabilitation of Guillain-Barré syndrome［J］. Dis Mon. 2010, 56(5): 288-292.

［4］ SELZER M E, CLARKE S, COHEN L G, et al. Textbook of neural repair and rehabilitation, volume Ⅱ - medical neurorehabilitation［M］. Cambridge University Press, 2014.

［5］ VEDELER C A, WIK E, NYLAND H. The long-term prognosis of Guillain-Barré syndrome. Evaluation of prognostic factors including plasma exchange［J］. Acta Neurol Scand, 1997, 95(5): 298-302.

第九节　帕金森病康复

帕金森病(Parkinson disease,PD),又称震颤麻痹(paralysis agitans),是常见的中老年神经变性疾病之一,临床特征为静止性震颤、运动迟缓、肌强直和姿势步态异常等。目前,我国 65 岁以上的老年人群患病率为 1 000/100 000。患病率随年龄增加而升高,男性稍高于女性。该病的致残率较高,发病 1～5 年后,致残率为 25%,5～9 年时达 66%,10～14 年时超过 80%。

一、康复评定

（一）身体功能评定

为 PD 患者基础评定,主要包括关节活动范围测量、手法肌力评定、改良 Ashworth 痉挛量表肌张力评定、平衡能力评定(主观评定和客观评定)、步行能力评定(10 m 步行时间评测和 Hoffer 步行能力分级及步行功能分类)、吞咽功能评定(反复唾液吞咽测试、洼田饮水试验、电视内窥镜吞咽功能检查和吞咽造影检查)、构音障碍评定等。

（二）认知功能评定

PD 患者的认知功能常用评定量表有简易精神状态检查法(MMSE)、Rivermead 行为记忆功能测验(RBMT)、韦氏成人智力量表等。

（三）心理功能评定

采用抑郁量表和焦虑量表,分别包括汉密尔顿抑郁量表(HAMD)、抑郁自评量表(SDS)和汉密尔顿焦虑量表(HAMA)、焦虑自评量表(SAS)等。

（四）日常生活活动能力评定

PD 患者日常生活活动能力评定主要包括 Barthel 指数和 FIM。BI 涉及大便控制、小便控制、修饰、用厕、进食、转移、步行、穿着、上下楼梯及洗澡等 10 个子项,总分为 100 分,得分越高代表生活独立性越好;FIM 包括自理活动 6 项、括约肌控制 2 项、转移 3 项、行走 2 项、交流 2 项及社会认知 3 项,总分为最高 126 分、最低 18 分,得分越高说明独立水平越好。

（五）PD 综合评定

1. 统一帕金森病评分量表(unified Parkinson's disease rating scale,UPDRS)　UPDRS 是一种较为系统的 PD 综合评定量表,广泛应用于 PD 临床研究和疗效评估中,评定项目多且细,包括精神、行为和情绪,日常生活,运动检查,治疗的并发症四大项;评分高低与 PD 功能障碍程度成正比。

2. Hoehn - Yahr 分级法　根据 PD 患者临床症状的程度及自主生活能力综合评定,分为 Ⅰ～Ⅴ 级;其中,Ⅰ～Ⅱ 级为早期 PD,Ⅲ 级为中期 PD,Ⅳ～Ⅴ 级为晚期 PD。Ⅰ 级——单侧震颤、强直、运动减缓或仅表现为姿势异常;Ⅱ 级——双侧震颤、强直、运动减缓或姿势异常;Ⅲ 级——存在 Ⅱ 级所有症状和体征,程度加重,出现平衡功能的减退,不同程度地影响日常活动能力,但仍完全独立,在静态站立位下突然被他人向后拉,不能保持原位,后退2步以上;Ⅳ级——日常活动在努力下也需要部分、甚至全部的帮助;Ⅴ级——需借助轮椅或被限制在床上。

3. 韦氏帕金森病评定法(Webster's Parkinson's disease evaluation form) 对PD患者手运动障碍、肌强直、姿势、上肢伴随运动、步态、震颤、面部表情、坐位起立、言语、生活自理能力等10项进行评分,每项评分为0~3分;其中,0为正常,1为轻度,2为中度,3为重度,总分0~10分为轻度,11~20分为中度,21~30分为重度。

二、康复治疗

PD作为一种慢性进展性神经变性疾病,目前的治疗措施只能改善症状,并不能阻止病情的发展,因此PD的治疗原则为采取包括药物治疗、手术治疗、康复治疗、心理治疗及护理等在内的综合治疗措施。临床治疗措施可详见前述章节,本章节主要介绍PD的康复治疗原则及措施。

PD的康复治疗不能改变疾病本身的进程与结局,只是改善症状的辅助治疗手段。目前研究显示通过采取综合性的康复治疗方法,可延缓PD病情发展,推迟药物的应用时间节点,在减轻功能障碍的程度,提高患者活动能力及延长生活自理的时间,预防畸形的发生上有着突出作用,认为康复治疗是适用于所有PD患者,尤其是早中期患者效果更佳。

(一)康复治疗的近期目标

(1)保持主被动关节活动度,满足患者功能性活动的需求。

(2)加强患者躯干旋转、重心转移和平衡功能。

(3)改善患者运动幅度、速度和灵活性。

(4)通过进行扩胸训练,维持或增加肺活量及说话能力。

(5)纠正异常姿势,改善步态。

(6)维持或增加患者运动耐力。

(7)维持或改善患者的独立生活能力和生活质量。

(8)教会患者工作简化技术以节省能量。

(9)改善患者心理状况及适应生活方式的调整。

(二)康复治疗的远期目标

(1)预防和减少继发性损伤的发生。

(2)教会患者代偿策略。

(3)维持患者日常生活活动能力,延长寿命、提高生命质量。

(4)帮助患者和家属调整心理状态。

(三)康复治疗措施

1. 物理训练

(1)运动疗法:通过做头、下肢及双肩的反向运动进行肌肉和关节的松弛训练;通过关节牵伸训练维持和改善关节活动度,注意避免过度牵拉导致疼痛和软组织损伤;通过坐立位持棒体操等进行姿势训练,按照静态平衡、动态平衡、他动平衡的三级平衡原则训练平衡功能;通过模仿治疗师的手足交互运动、坐位下伸腿击掌等进行协调训练,上下肢协同运动、足离地、迈步击掌、上肢摆动和躯干旋转等方法矫正异常步态。除以上常规运动训练,还包括面肌训练、呼吸功能训练等相关功能的运动疗法。

(2)物理因子治疗:主要采取水疗、热疗、离子导入治疗、神经肌肉电刺激治疗、肌电生物反馈治疗的常见的物理因子治疗方案,改善PD患者肌张力异常,缓解肌强直。

2. 作业训练 主要包括手功能训练和日常生活活动能力训练,手功能训练主要包括旋前、旋后和抓放训练及任务导向的手精细运动功能训练,日常生活活动能力训练早期训练重点为穿脱衣物,坐、立位转换,进出厕所、淋浴间或浴池,携物行走,上下车等活动,中晚期训练主要是维持其原有的功能和活动能力,加强安全性防护,提供简单、易操作、省力的方法完成活动,鼓励患者按照原有的习惯继续安全地从事家务活动及自我料理。

3. 构音训练 主要包括呼吸训练、放松训练、改善构音的训练、克服鼻音化的训练、韵律训练等综合训练,改善患者的言语功能,增加交流能力。

4. 吞咽训练 通过舌的灵活性训练,舌肌力量训练,头、颈及肩关节活动范围训练改善吞咽功能,常采用用力吞咽法、门德尔森(Mendelsohn)吞咽手法、用力憋气练习和假声练习增强声带内收能力,如患者存在严重僵直,姿势改变困难,需在训练过程中调整饮食性状或采用肠内营养等非经口进食的方法。

5. 心理训练 研究显示大约有40%~50%的PD患者会产生抑郁情绪和依赖倾向,因此心理干预很必要,向患者讲解疾病的相关知识,使其了解自己的病情并能正确对待疾病,促进患者对现实情况的适应,训练中可采取团体治疗,定期举行病友交流会,增加来自家庭和社会的支持力度。

6. 认知训练 采用视觉记忆、地图作业训练法、彩色积木排列训练法提高PD患者的记忆力,通过训练PD患者获取信息的能力、排列数字、处理问题的顺序、从一般到特殊的推理、分类、做预算等促进智力障碍的康复。

7. 传统康复训练 中药、针灸、按摩、气功等传统体育活动也可以一定程度地改善PD患者的各类功能障碍。

8. 辅助装置的应用和环境改造 PD患者可穿戴必要的矫形支具来预防畸形,给患者配备合适的助行稳定用具来预防跌倒,患者训练或生活中应用的桌面高度要保证患者在直腰和保持头部颈部稍屈曲(10°)体位下工作,尽量去掉房间内的地毯和垫子,防止患者被绊倒,卫生间安装无障碍和防护设施,如墙壁上安装把手利于患者独立如厕。

(四)康复训练注意事项

(1)康复治疗的同时要继续进行药物治疗,康复治疗的疗效有赖于正确及时的药物治疗支持。

(2)康复治疗对患者功能障碍的改善是渐进性的,需要鼓励患者及家属主动参与,保持长期、规律的训练。

(3)要循序渐进,避免疲劳造成不必要的损伤。

(4)避免抗阻运动,加重肌张力的异常。

(5)要结合心理疏导,增加康复训练的疗效。

(6)要注意对患者的保护,仔细观察患者的反应,及时调整训练方案。

三、康复结局

PD被证实为一种慢性进展的神经系统变性疾病,尚无法治愈,生存期为5~10年,一般来说,PD患者确诊后并接受正确治疗,可在病程的前几年继续正常工作或保证一定的生活质量,病程后期患者逐渐丧失正常工作能力或日常生活活动能力,疾病晚期,患者多ददादाल全身僵硬而活动困难,最终卧床失去主动活动,常见死因为肺炎、压疮等慢性并发症。

四、健康教育

PD目前尚无法治愈，病程可长达数十年，给家庭成员带来很大的身心压力和经济负担，相关医疗工作者应给予患者家属更多的倾听与理解，帮助他们舒缓压力，走出身心困境，更好地对患者进行服药与日常生活照顾，督促患者遵医嘱定时定量用药，积极预防并发症。另外由于患者需长期服用药物，需督促患者定期至门诊复查，随访肝肾功能、血常规等指标，如患者出现外伤、骨折和运动障碍等不适及精神障碍加重，应及时就诊。

指导患者进行鼓腮、噘嘴、龇牙、伸舌等面肌运动训练，改善患者面部表情及吞咽困难，家属需督促患者进食后及时清洁口腔，注意保持个人卫生，维护患者形象与自尊。PD整体病程中都要鼓励患者培养个人兴趣爱好，坚持适当的运动和体育锻炼，分担家中力所能及的家务活动和日常生活活动，可有效延缓患者身体功能障碍的发展，提高生活质量。

PD患者存在各类运动功能与认知功能障碍，需加强患者的安全护理与皮肤护理。指导患者避免登高及解除危险物品，避免患者进食带刺的食物和使用易碎的工具，患者外出需专人陪护或在口袋中放置写有姓名、联系方式、地址等个人信息的安全卡片。患者因不自主的震颤与活动，出汗较多，易造成皮肤刺激，导致破损和继发皮肤感染、压疮等并发症，应在家庭护理中注意勤翻身及擦洗，勤换贴身衣物，保持皮肤干燥与清洁，防止皮肤受压与改善皮肤血液循环。

参考文献

[1] 倪朝民. 神经康复学[M]. 2版. 北京：人民卫生出版社，2008.

[2] CUCCURULLO S J. Physical medicine and rehabilitation board review[M]. 3rd Edition. New York: Springer Publishing Company, 2019.

[3] LAUZÉ M, DANEAULT J F, DUVAL C. The effects of physical activity in Parkinson's disease: a review[J]. J Parkinsons Dis, 2016, 6(4): 685-698.

[4] ODIN P, CHAUDHURI K R, VOLKMANN J, et al. Viewpoint and practical recommendations from a movement disorder specialist panel on objective measurement in the clinical management of Parkinson's disease[J]. NPJ Parkinsons Dis, 2018, 4: 14.

[5] SÄRKÄMÖ T, SIHVONEN A J. Golden oldies and silver brains: deficits, preservation, learning, and rehabilitation effects of music in ageing-related neurological disorders[J]. Cortex, 2018, 109: 104-123.

第十节 高压氧治疗

丁 晶

高压氧(hyperbaric oxygen，HBO)是指机体在高气压(高于标准大气压)环境中呼吸100%的纯氧。血液(血浆)氧气浓度在海平面为每分升0.3 ml。在环境(常压)压力下施用100%氧气会使溶解在血液中的氧气量增加五倍，达到每分升1.5 ml，而在3个大气压下，溶解氧含量上升至每分升6 ml。

高压氧治疗(hyperbaric oxygen therapy，HBOT)是指在进行治疗的房间内，其内气体充满100%被压缩的氧气，压力值超过一个绝对大气压(atmosphere absolute，ATA)，患者通过吸入高压力、高浓缩的氧气达到治疗目的。

HBOT可通过原发效应和继发效应发挥治疗作用。原发效应包括增加机体对氧的摄取和利用，使血氧含量增加、血氧分压增高、氧弥散能力增加，从而改善全身的缺氧状况。继发效应是氧化应激的结果，HBOT产生的活性氧物质和活性氮物质可作用于多种途径中的信号分子、改善白细胞功能、改善缺血再灌注损伤、发挥抗微生物效应，由于局部生长因子增加和自体干细胞释放可导致新生血管形成。高压氧治疗作为一种重要的辅助治疗手段，现已被广泛用于多种疾病。许多神经系统疾病的病理生理学涉及缺氧和缺血机制，而高压氧对脑代谢、脑血流、血-脑屏障和脑脊液中的氧张力均会产生影响，因此高压氧在神经系统疾病综合治疗中具有较为重要的地位。

一、高压氧舱

高压氧的基本装置为一密封的房间，其内治疗使用的压力值多设置在2～2.5 ATA之间。目前主要有两种不同设计类型的氧舱，一种为多座型，另一种为单座型。多座型房间内充满被压缩的空气，通过独立的面罩传送高压氧给治疗对象，可供多人使用；单座型房间内被压缩气体的为单一的氧气，治疗时只有一个患者可进入(图4-7-10-1)。

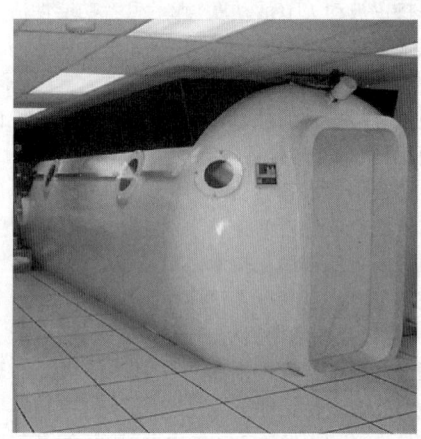

图4-7-10-1 高压氧舱示意图

二、高压氧的作用机制

1. 缓解缺氧 HBO治疗神经系统疾病的机制包括：缓解缺氧，改善微循环，通过血管收缩作用缓解脑水肿，保护局部受损组织，防止大脑病变继发进展并改善脑代谢。其中，缓解缺氧是HBO最显著的作用。脑损伤和缺氧时大脑和脑脊液中乳酸含量增加，在HBO暴露期间脑脊液乳酸/丙酮酸比率降低，无氧代谢减少，有利于有氧代谢。此外，HBO治疗减轻脑水肿，其不仅直接减轻血管源性脑水肿，并且由于向缺氧组织输送氧，也缓解了细胞毒性脑水肿。HBO(1.5 ATA)治疗严重脑损伤患者可降低颅高压并改善有氧代谢。

2. 减轻脑水肿 机制包括减少脑血流量的同时维持氧合，同时减轻脑水肿导致的缺血缺氧。

3. 对脑血流量的影响 氧气具有收缩血管并降低脑血流

量的作用,其中细胞外超氧化物歧化酶通过对一氧化氮(NO)的调控起到关键作用。细胞外的超氧化物歧化酶通过清除 O_2^- 来促进 NO 对血管的舒张,而高氧则通过增加内源性 O_2^- 的产生和降低 NO 的血管舒张作用来促进血管收缩。脑血管对 HBO 的具体反应是根据压力程度、暴露时间、受损区域以及脑和血管中的病理过程而变化。

4. 对血-脑屏障的影响 血-脑屏障在一些疾病如缺血性脑血管疾病中被破坏,HBO 可降低血-脑屏障的渗透性。

5. 神经保护作用 研究表明,HBO 可以促进脊髓损伤后的神经保护作用,可能与一氧化氮(NO)及 NO 合成酶(iNOS)相关。

三、高压氧治疗在神经系统疾病中应用的适应证

美国水下及高气压医学协会(Undersea and Hyperbaric Medical Society)提出了高压氧治疗临床有效的 14 类疾病,包括空气栓塞、一氧化碳中毒、气性坏疽、植皮术、挤压伤及其他急性缺血性外伤辅助治疗、减压病、促进慢性伤口愈合、特发性失血性贫血、颅内脓肿、坏死性软组织感染、迟发性放射性损伤、难治性骨髓炎、感觉神经性听力损失、热灼伤。此外,高压氧治疗可能有效的其他适应证还包括:协助康复、窒息、心血管疾病,如心肌缺血等;牙科疾病,如难治性牙周炎;内分泌疾病,如糖尿病;增强恶性肿瘤的放射敏感性;胃肠道疾病,如胃溃疡、坏死性小肠结肠炎、麻痹性肠梗阻、肝炎等;头颈部手术,如下颌骨骨质疏松症和骨髓炎等;血液系统疾病,如镰状细胞危象、严重失血性贫血;肺部疾病,如肺脓肿、肺栓塞;神经系统疾病,如卒中、多发性硬化、偏头痛、脑水肿、血管性痴呆、脊髓损伤和脊髓血管性疾病、脑脓肿、周围神经病、放射性脊髓炎、植物人昏迷等;产科疾病,如高危妊娠-糖尿病、子痫、心脏病、胎盘缺氧、胎儿缺氧、新生儿先天性心脏病;眼科疾病,如视网膜中央动脉闭塞;骨科疾病,如难以愈合的骨折、植骨、放射性骨坏死;耳鼻喉科疾病,如突发性耳聋、迷路炎、梅尼埃病、恶性外耳炎;周围血管疾病,如缺血性坏疽、缺血性腿病等。

高压氧是一种相对较安全的治疗手段,但由于增高的压力和组织内氧蓄积过多,使得治疗也存在一定的风险。主要并发症包括中耳气压伤,鼻窦疼痛,眼部并发症如加重已有的眼部疾病,年龄相关黄斑变性、白内障、近视、视网膜氧中毒、晶状体后纤维性增生等,以及肺气压伤等。心理并发症最常见的为幽闭恐惧症。高压氧治疗的绝对禁忌证是未经处理的张力性气胸;相对禁忌证包括上呼吸道感染、肺气肿、胸部或耳部手术史、高热、妊娠等。在治疗前应询问患者有无胸部或耳部手术史,进行胸片检查,测试肺功能,检查中耳等。

高压氧主要治疗的神经系统疾病如下。

1. 一氧化碳中毒 高压氧是公认的治疗一氧化碳(CO)中毒的方法。CO 中毒患者的管理包括:① 将患者从暴露部位移除。② 如果可能,在采集血液样本后立即给予氧气。③ 昏迷患者气管插管以促进通气。④ 如有需要,将患者移至 HBO 设施。⑤ 一般支持治疗:包括减轻脑水肿以及酸碱失衡等。⑥ 让患者保持冷静,避免患者消耗体力。在新鲜空气中的大气压下,碳氧血红蛋白(COHb)半衰期为 5 h 20 min,而在 3 ATA 的高压氧环境下,这个时间减少到 23 min。治疗 CO 中毒的目

标包括:加速消除 CO,缓解缺氧以及消除组织毒性。因此 HBO 治疗 CO 中毒的机制如下:① 尽管有高浓度的 COHb,但是足够的氧气可立即使血浆饱和,从而维持生命并抵抗组织缺氧。② 促进血液中 CO 快速减少。③ 减轻脑水肿。④ 在 3 ATA 时 100%氧气阻止 CO 引起的脑脂质过氧化。⑤ HBO 可防止免疫介导的神经功能障碍。美国海底和高压氧医学会建议对患有严重 CO 中毒(主要表现为短暂或长期无意识、异常神经系统症状、心血管功能障碍或严重酸中毒)、年龄在 36 岁及以上、24 h 或更长时间(包括间歇性)暴露或检测到 25%以上的碳氧血红蛋白浓度的患者,应进行 HBO 治疗。

2. 缺血缺氧性脑病 高压氧治疗已用于许多以全脑缺血和缺氧为特征的疾病,如脑损伤引起的昏迷以及溺水、自缢等所致的缺血缺氧性脑病等。HBO 的剂量至关重要,应根据每位患者的反应决定。然而,由于缺乏适宜的给药方案,对于急性或慢性全局缺血/缺氧和昏迷的个体患者,HBO 的理想剂量是尚未明确。研究表明,在疾病的早期使用较高压力(2 ATA 或更高)和较少次数治疗,后期选择较低压力(2 ATA 或更低)和较多次数的治疗。多项研究显示 HBO 的积极作用是由于逆转缺氧以及对细胞能量代谢、线粒体、离子稳态、膜完整性等的影响。HBO 干预越早,疗效越显著,脑损伤 3 h 以内予以 HBO 治疗,超过 75%的患者得到显著改善。

3. 脑血管疾病 高压氧可用于急性脑闭塞性脑血管病、卒中恢复期、痉挛治疗、康复辅助及辅助用于脑血管手术。鉴于 HBO 缓解缺血和缺氧的作用,其在缺血性卒中起到重要作用。此外,HBO 在改善微循环障碍方面也具有重要作用。高压氧改善脑缺血的机制如下:氧气由高氧张力的毛细血管向低张力的闭塞血管扩散,在血管闭塞后向脑组织提供氧合作用;降低血液黏度、减少血小板聚集并增加红细胞可变形性,促进组织供氧;减轻脑水肿;减少血-脑屏障的通透性;改善神经元代谢,减少神经元肿胀;改善缺血半暗带的氧合作用,防止糖酵解和细胞内乳酸酸中毒。有研究显示,高压氧治疗的改善率为 40%～100%,高于自然恢复率。多数研究显示,在卒中患者中使用等于或低于 2 ATA 压力的 HBO,1.5 ATA 的压力对于脑缺血性损伤的恢复是最佳的。HBOT 作为一种辅助方法,已被提议用于治疗缺血性卒中患者。治疗包括加压至 1.5～3.0 ATA,持续 60～120 min,每日一次或两次。值得注意的是,高剂量的氧气也可能通过产生氧自由基增加氧化应激,具有潜在的毒性。通过文献检索分析纳入 11 项随机对照研究中的 705 名患者后发现,与对照组相比,接受 HBOT 的患者在 6 个月的病死率没有显著差异($RR=0.97$,$P=0.96$)。没有发现令人信服的证据表明,HBOT 在急性缺血性卒中时应用可改善预后。由于文献报道中的高压氧治疗方案多种多样,无法就氧气给予方案作出结论。HBOT 的有效性仍然存在争议,目前还缺乏强有力的证据支持常规在缺血性卒中患者中使用 HBOT。鉴于目前临床研究的异质性,试验的参与者人数较少,在 HBOT 的时间和剂量方面,目前还很难得出确切的结论,仍无法确定 HBOT 的益处,特别是对于治疗时机。不同氧剂量和同时施用的其他疗法的效果尚不清楚,尚待进一步研究以更好地确定 HBOT 在这种情况下的作用。

4. 脑空气栓塞 高压氧治疗是最有效的治疗空气栓塞的方法,能减少气泡大小,抵消继发的影响。关于压力的共识倾

向于 6 个 ATA 的压力,若患者病情不允许暴露于此高压,则 2.8 ATA、100％纯氧也可以接受。

5. 脑外伤　脑外伤导致脑组织缺血、缺氧、水肿、颅内压增加、脑血流量增加以及代谢和酶促改变,致 pH 降低和乳酸产生增加,自由基释放导致血管舒张,二氧化碳反应性受损和脑血管内皮损伤。高压氧治疗可以通过血管收缩减少脑血流量,增加血液中氧合作用以减轻脑缺血,而血流量的减少是降低颅内压的主要因素。脑外伤并非所有损伤都发生在受伤时,之后可能会发生血流和氧气供应的减少,并导致继发性脑损伤。因此,在受伤后的早期阶段,必须努力使继发性脑损伤最小化以提供最佳的恢复机会。HBOT 通过改善对大脑的氧供应来最小化继发性脑损伤的治疗。然而,HBOT 对脑损伤患者康复的有效性尚不确定。研究者通过归纳了 7 项符合条件的研究,包括 571 名患者(288 人接受 HBOT,286 人为对照组)。最终的汇总数据表明,当使用 HBOT 时,死亡风险显著降低($RR = 0.69, 95\% CI\ 0.54 \sim 0.88, P = 0.003$);两项试验表明,接受 HBOT 治疗的患者颅内压降低;两项小型试验显示,接受 HBOT 治疗的患者 GCS 评分显著改善($P < 0.000\ 1$);两项研究报告,HBOT 组肺损伤发生率为 13％,而非 HBOT 组为 0($P = 0.007$)。综合结果表明,HBOT 可降低死亡风险并提高昏迷程度;然而,没有证据表明这些幸存者在生活质量方面有改善的结果。因此,高压氧的总体效果可能是使人们在受伤后更容易在严重残疾中存活,无法证明 HBOT 在脑损伤患者中的常规使用是合理的。然而这些研究很小并且存在显著的偏倚风险,今后需要进一步大规模,高质量的试验来确定 HBOT 的真正益处。

6. 脊髓损伤　HBO 可应用于发生急性创伤性截瘫 4 h 内、脊髓减压病、脊髓缺血性疾病、辅助截瘫和四肢瘫痪的康复。HBO 用于脊髓损伤的原理与其在脑损伤中的应用相似。脊髓损伤的特点是缺血和水肿,高压氧治疗可以减轻水肿和缺血。然而,中枢神经系统创伤的复杂性涉及多个层面,包括细胞完整性和代谢、血流、酶促破坏及其所有影响。因此,多模式治疗不仅对中枢神经系统创伤至关重要,而且必须仔细监测效果,需要多中心前瞻性临床试验来进一步明确。

7. MS　对于慢性 MS 患者的长期研究结果表明,高压氧治疗对于 MS 患者可能有益。其机制包括以下方面:MS 中缺氧诱导因子转录蛋白的发现为缺氧引起的复杂变化提供了解释,特别是缺氧和炎症的作用。多发性硬化典型病变的局灶性水肿不可避免地增加了氧气的扩散距离,并为在高压条件下输送氧气增加血浆中氧气转移的梯度提供了合理的理由。高压氧使血浆氧张力显著增加,增加了向组织输送氧气的梯度,从而能够缓解组织缺氧并恢复正常的有氧代谢。早在 1982 年就有学者提出在 MS 患者中是 HBO 治疗,早期报告在很大程度上支持 HBOT 在预防进展方面的作用。在 20 世纪 80 年代后期,Kindwall 为予以 HBO 治疗 MS 的患者启动了一项为期 2 年的纵向研究,共招募了 312 名患者。仅有 76％的患者完成了 20 次的初始治疗,并且在 2 年研究期结束时,最初的 312 名

患者中只有 28 名仍在接受治疗。从治疗开始到最后一次评估,EDSS 评分没有得到改善。这些令人失望的结果导致了海底和高压医疗协会建议 MS 不应该是批准的适应证。另一方面,仅在网上发表的非正式纵向病例系列表明,对于具有多种 MS 表现的患者应用高压氧有显著益处。然而,对照试验的证据远没有那么积极。例如在一项涉及 51 名患有慢性进行性和复发性缓解性疾病的患者的非随机交叉试验中,在 20 次高压氧治疗期间只发现了一些微小的益处。汇总了 9 项试验分析发现,在 504 名患者中 260 名接受高压氧治疗,244 名对照组。施用的最低氧气剂量为 1.75 ATA,持续 90 min,最高剂量为 2.5 ATA,持续 90 min,其他人使用 2.0 ATA 持续 90 min。所有试验均使用了超过 4 周的 20 个疗程。20 次治疗完成后,平均 EDSS 评分没有显著改善。然而,其中有 2 个试验发现在完成高压氧治疗 1 年后,患者的 EDSS 评分有显著获益。但是这个结果是不确定的,因为只有两个试验报告了这一结果(占该评价总参与者的 16％),今后需要在未来精心设计的试验中得到进一步的证实。

8. 其他　一些研究发现 HBO 在一些周围神经病中是有效,此外在变性神经疾病如阿尔茨海默病也有研究尝试 HBO 治疗,但没有证明其有效果。其他疾病如多发梗死性痴呆、脑脓肿、脑膜炎、放射性脊髓病和脑病、视神经缺血、视网膜中央动脉闭塞、面瘫、突发性耳聋、前庭功能障碍、偏头痛、脑瘫等,在一些小型研究中提示 HBOT 可能有一定作用,均尚待进一步研究明确。

综上,高压氧治疗在神经系统疾病,尤其一氧化碳中毒中具有重要的作用。但是高压氧治疗的规范化和个体化治疗选择还有待进一步明确。此外,由于其存在治疗方式的复杂性、舱内治疗条件的约束,束缚了高压氧医学的发展,需今后进一步改进治疗方案并开展多中心大规模研究进行验证。

参 考 文 献

[1] BENNETT M, HEARD R. Hyperbaric oxygen therapy for multiple sclerosis [J]. CNS Neurosci Ther, 2010, 16(2): 115 - 124.

[2] BENNETT M H, TRYTKO B, JONKER B. Hyperbaric oxygen therapy for the adjunctive treatment of traumatic brain injury [J]. Cochrane Database Syst Rev, 2012, 12: CD004609.

[3] BENNETT M H, WEIBEL S, WASIAK J, et al. Hyperbaric oxygen therapy for acute ischaemic stroke [J]. Cochrane Database Syst Rev, 2014(11): CD004954.

[4] HEYBOER M 3rd, SHARMA D, SANTIAGO W, et al. Hyperbaric oxygen therapy: side effects defined and quantified [J]. Adv Wound Care, 2017, 6(6): 210 - 224.

[5] JAIN K K. The history of hyperbaric medicine [M]//Textbook of hyperbaric medicine. New York, Springer International Publishing, 2017: 3.

[6] TIBBLES P M, EDELSBERG J S. Hyperbaric-oxygen therapy [J]. N Engl J Med, 1996, 334(25): 1642 - 1648.

专业术语缩写词英汉对照

英文缩写	英文全称	中文全称
3D‑CISS	three dimensional constructive interference in steady state	三维稳态进动结构相干
3D‑FIESTA	three dimensional fast imaging employing steady state acquisition	三维稳态进动快速成像序列
3D‑TOF	three dimensional time of flight	三维时间飞跃
3D‑TOF‑MRA	three dimensional time of flight magnetic resonance angiography	三维时间飞跃磁共振血管成像
5‑HT	5‑hydroxytryptamine	5-羟色胺
6‑PTS	6‑pyruvoyl tetrahydrobiopterin synthase	6-丙酮酰四氢蝶呤合成酶
^{11}C‑DTBZ	^{11}C‑dihydrotetrabenazine	^{11}C-二氢丁苯那嗪
^{123}I‑IMP	^{123}I‑iodoamphetamine	^{123}I-安菲他命
^{18}F‑FLT	$3'$‑deoxy‑$3'$‑fluorothy‑midine	$3'$-脱氧-$3'$-氟胸腺嘧啶脱氧核苷
^{1}H MRS	^{1}H magnetic resonance spectroscopy	氢质子磁共振波谱
^{99m}Tc‑ECD	^{99m}Tc‑ethylcysteinate dimer	^{99m}Tc-双半胱乙酯
^{99m}Tc‑HMPAO	^{99m}Tc‑d,1‑hexamethylpropylene amine oxime	^{99m}Tc-六甲基丙二胺肟
α‑MSH	α‑melanocyte stimulating hormone	α促黑激素

A

英文缩写	英文全称	中文全称
Aβ	amyloid β‑protein	β-淀粉样蛋白
AAEM	American Association of Electrodiagnostic Medicine	美国电生理诊断协会
AAG	autoimmune autonomic ganglionopathy	自身免疫性自主神经节病
AAMI	age associated memory impairment	年龄相关记忆损害
AAP	American Academy of Pediatrics	美国儿科协会
AASM	American Academy of Sleep Medicine	美国睡眠医学会
ABC	ATP‑binding cassette	ATP 结合盒
ABL	abetalipoproteinemia	β-脂蛋白缺乏症
ABN	acute brachial neuropathy	急性臂丛神经病
ABR	auditory brainstem response	听觉脑干反应
ACA	anterior cerebral artery	大脑前动脉
aCGH	array comparative genomic hybridization	微阵列比较基因组杂交
ACh	acetycholine	乙酰胆碱
AChE	acetyl cholinesterase	乙酰胆碱酯酶
AChE‑R	read‑through AChE	通读型 AChE
AChR	acetylcholine receptor	乙酰胆碱受体
ACMG	the American College of Medical Genetics and Genomics	美国医学遗传学与基因组学学会
AD	Alzheimer's disease	阿尔茨海默病
AD	autosomal dominant inheritance	常染色体显性遗传
ADA	adenosine deaminase	腺苷脱氨酶
ADAPT	a direct aspiration first pass technique	一次通过直接抽吸技术
ADAS	Alzheimer's disease assessment scale	阿尔茨海默病评估量表
ADC	apparent diffusion coefficient	表观弥散系数
ADCA	autosomal dominant cerebellar ataxia	常染色体显性遗传性共济失调
ADCC	antibody-dependent cytotoxicity	抗体依赖的细胞毒
ADEM	acute demyelinating encephalomyelitis	急性脱髓鞘性脑脊髓炎
ADEM	acute disseminated encephalomyelitis	急性播散性脑脊髓炎

ADH	antidiuretic hormone	抗利尿激素
ADHD	attention deficit hyperactivity disorder	注意缺陷多动障碍
ADL	activity of daily living scale	日常生活能力量表
ADNFLE	autosomal dominant nocturnal frontal lobe epilepsy	常染色体显性遗传夜发性额叶癫痫
AE	autoimmune encephalitis	自身免疫性脑炎
AED	anti-epileptic drug	抗癫痫药物
AEEG	ambulatory EEG	携带式脑电图
AEP	auditory evoked potential	听觉诱发电位
AFP	α-fetoprotein	甲胎蛋白
AGS	Aicardi‐Goutières syndrome	Aicardi‐Goutières 综合征
AH	ataxic‐hemiparesis	共济失调性轻偏瘫
AHI	apnea hypopnea index	呼吸暂停低通气指数
AIDP	acute inflammatory demyelinating polyradiculoneuropathy	急性炎症性脱髓鞘性多发性神经根神经病
AIDS	acquired immunodeficiency syndrome	获得性免疫缺陷综合征
AIMS	abnormal involuntary movement scale	异常不随意运动评分
AJ	adhering junction	黏着连接
ALD	adrenoleukodystrophy	肾上腺脑白质营养不良
ALS	amyotrophic lateral sclerosis	肌萎缩侧索硬化
ALT	alanine aminotransferase	丙氨酸转氨酶
AMAN	acute motor axonal neuropathy	急性运动轴索性神经病
AMDN	acute motor demyelinating neuropathy	急性运动脱髓鞘性神经病
AMPAR	α‐amino‐3‐hydroxy‐5‐methyl‐4‐isoxazole propionate receptor	α‐氨基‐3 羟基‐5 甲基‐4 异噁唑受体
AMR	abnormal muscle response	异常肌反应
AMSAN	acute motor sensory axonal neuropathy	急性运动感觉轴索性神经病
ANAM	automated neuropsychological assessment metrics	自动神经心理评估体系
ANP	atrial natriuretic peptide	心房钠尿肽
AOA	ataxia with oculomotor apraxia type	共济失调伴眼球运动不能
AP	action potential	动作电位
APC	antigen presenting cell	抗原呈递细胞
APP	amyloid precursor protein	淀粉样前体蛋白
APS	antiphospholipid antibody syndrome	抗磷脂抗体综合征
APS	automatic positioning system	自动摆位系统
AQP4	aquaporin‐4	水通道蛋白 4
AR	augmented reality	增强现实
AR	autosomal recessive inheritance	常染色体隐性遗传
ARAS	ascending reticular activating system	上行网状激活系统
ARCA	autosomal recessive cerebellar ataxia	常染色体隐性遗传性共济失调
ARCD	age related cognitive decline	年龄相关认知减退
ARF	acute renal failure	急性肾衰竭
ARI	autoregulatory index	自动调节指数
ARMD	age related memory decline	年龄相关记忆减退
ARSACS	autosomal recessive spastic ataxia of Charlevoix Saguenay	常染色体隐性遗传 Charlevoix Saguenay 型痉挛性共济失调
AS‐PCR	allele specific PCR	等位基因特异性 PCR
ASA	anterior spinal artery	脊髓前动脉
ASA	arylsulfatase A	芳基硫酸酯酶 A
ASAS	anterior spinal cord arterial syndrome	脊髓前动脉综合征
ASD	autism spectrum disorder	孤独症谱系障碍
ASI	autoregulatory slope index	自动调节斜坡指数

ASS	anti-synthetase syndrome	抗合成酶抗体综合征
AST	aspartate aminotransferase	天冬氨酸转氨酶
AT	ataxia telangiectasia	共济失调毛细血管扩张症
AT/RT	atypical teratoid/rhabdoid tumor	非典型畸胎样/横纹肌样瘤
ATA	atmosphere absolute	绝对大气压
ATGL	adipose triglyceride lipase	脂肪甘油三酯脂肪酶
ATS	amphetamine-type stimulants	苯丙胺类中枢兴奋剂
AVED	ataxia with vitamin E deficiency	共济失调伴维生素 E 缺乏
AVLT	auditory verbal learning test	听觉词语学习测验
AVM	arteriovenous malformation	动静脉畸形
AVS	acute vestibular syndrome	急性前庭综合征

B

BAEP	brainstem auditory evoked potential	脑干听觉诱发电位
BAL	British anti-lewisite	二巯基丙醇
BBB	blood-brain barrier	血-脑屏障
BCB	blood-cerebrospinal fluid barrier	血-脑脊液屏障
BCPC	brain cancer-propagating cell	脑肿瘤进展细胞
BDNF	brain-derived neurotrophic factor	大脑衍生神经营养因子
BF	blood flow	血流量
bFGF	basic fibroblast growth factor	碱性成纤维细胞生长因子
BFNC	benign familial neonatal convulsion	良性家族性新生儿惊厥
BH4	tetrahydrobiopterin	四氢生物蝶呤
BIHS	benign intracranial hypertension syndrome	良性颅内压增高综合征
BLT	bow and lean test	低头-仰头试验
BM	basement membrane	基底膜
BMD	Becker muscular dystrophy	Becker 肌营养不良
BMI	brain-machine interface	脑机接口
BMRC	British Medical Research Council	英国医学研究会
BNT	Boston naming test	Boston 命名测验
BOLD	blood oxygen level dependent	血氧水平依赖性成像
BOMBS	brain observer microbleed scale	脑微出血观测量表
BPPV	benign paroxysmal positional vertigo	良性发作性位置性眩晕
BSCB	blood-spinal cord barrier	血-脊髓屏障
BSF	benign senescent forgetfulness	良性老年性遗忘
BSMA	bulb-spinal muscular atrophy	延髓脊髓肌萎缩症
BSPDC	bilateral striopallidodentate calcinosis	对称性纹状体-苍白球-齿状核钙化
BT	botulinum toxin	肉毒毒素
BTSC	brain tumor stem-like cells	脑肿瘤干细胞样细胞
BV	blood volume	血容量
bvFTD	frontotemporal dementia-behavioral variant	额颞叶痴呆行为变异型

C

CA	central apnea	中枢性呼吸暂停
CA	cerebral autoregulation	脑血流自动调节
CAII	carbonic anhydrase II	碳酸酐酶II
CAA	cerebral amyloid angiopathy	脑淀粉样血管病
CAD	cervicocephalic arterial dissections	颅颈动脉夹层
CADASIL	cerebral autosomal dominant arteriopathy with subcortical infarcts and leukoencephalopathy	伴皮质下梗死和白质脑病的常染色体显性遗传性脑动脉病
CADL	communicative ability in daily living	日常生活交流能力检查

CADP	chronic acquired demyelinating polyneuropathy	慢性获得性脱髓鞘性多发性神经病
CAM	cell adhesion molecules	细胞黏附分子
CAM	chronic alcoholic myopathy	慢性酒精中毒性肌病
CAMCI	computer assessment of mild cognitive impairment	轻度认知损害计算机评估
CANS-MCI	the computer-administered neuropsychological screen for mild cognitive impairment	计算机实施的轻度认知损害筛查
CANTAB	Cambridge neuropsychological test automated battery	剑桥神经心理测验自动化版
CAP	cyclic alternating pattern	周期性交替模式
CARASIL	cerebral autosomal recessive arteriopathy with subcortical infarcts and leukoencephalopathy	伴皮质下梗死及白质脑病的常染色体隐性遗传性脑动脉病
CAS	carotid artery stenting	颈动脉支架成形术
CAS	Das-Naglieri cognitive assessment system	Das-Naglieri 认知评估系统
CASI	cognitive abilities screening instrument	认知能力筛查测验
CASPR2	contact associated protein 2	接触蛋白相关蛋白样蛋白 2
CATT	card agglutination test	卡片凝集实验
CB	conduction block	传导阻滞
CBA	cell-based assay	以细胞为背景的检测
CBB	cerebrospinal fluid-brain barrier	脑脊液-脑屏障
CBCT	cone beam CT	锥形束 CT
CBD	corticobasal degeneration	皮质基底节变性
CBI	caregiver burden inventory	照料者负担问卷
CBIT	comprehensive behavioral intervention for tics	综合行为干预治疗
CBS	corticobasal syndrome	皮质基底节综合征
CC	chorionic carcinoma	绒毛膜细胞癌
CCF	carotid cavernous fistula	颈动脉海绵窦瘘
CCH	chronic cerebral hypoperfusion	慢性脑缺血
CCK	cholecystokinin	缩胆囊素
CCM	cerebral cavernous malformation	大脑海绵状血管瘤
CCM	corneal confocal microscope	角膜共聚焦显微镜
CCSVI	chronic cerebrospinal venous insufficiency	慢性脑脊髓静脉供血不足
CDC	Center for Disease Control	疾病控制中心
CDFI	color Doppler flow imaging	彩色多普勒血流显像
CDNF	conserved dopamine neurotrophic factor	保守型多巴胺神经营养因子
CDT	clock drawing test	画钟测验
CE	comparative effect	比较性疗效
CEA	carotid endarterectomy	颈动脉内膜切除术
CED	convection-enhanced delivery	经导管对流强化给药
CEH	cerebellar hemorrhage	小脑出血
CES-D	center for epidemiological survey depression scale	流调用抑郁自评量表
CFS	complex febrile seizure	复杂型热性惊厥
CFT	complex figure test	复杂图形测验
CGH	comparative genomic hybridisation array	比较基因组杂交阵列
CGRP	calcitonin gene-related peptide	降钙素基因相关肽
CHE	cholinesterase	胆碱酯酶
CIDP	chronic inflammatory demyelinating polyradiculoneuropathy	慢性炎症性脱髓鞘性多发神经根神经病
CIM	critical illness myopathy	重症性肌病
CIND	cognitive impairment no dementia	非痴呆认知损害
CIS	clinical isolated syndrome	临床孤立综合征
CJD	Creutzfeldt-Jakob disease	克-雅病
CK	creatine kinase	肌酸激酶
CK	cytokeratin	细胞角蛋白

CKD	chronic kidney disease	慢性肾脏疾病
CM	cavernous malformation	海绵状血管瘤
CM	chylomicron	乳糜微粒
CMAP	compound muscle action potential	复合肌肉动作电位
CMB	cerebral microbleed	脑微出血
CMCT	central motor conduction time	中枢运动传导时间
CMD	congenital muscular dystrophies	先天性肌营养不良
CML	canthomeatal line	眦耳线
CMS	congenital myasthenia syndrome	先天性肌无力综合征
CMT	Charcot－Marie－Tooth disease	腓骨肌萎缩症
CMV	cytomegalovirus	巨细胞病毒
CNAP	compound nerve action potential	复合神经动作电位
CNR	calcineurin	钙调磷酸酶
CNSV	central nervous system vasculitis	中枢神经系统血管炎
CNTB	computerized neuropsychological test battery	计算机辅助成套神经心理测验
CNV	contingent negative variation	伴随性负变化
CNV	copy number variations	拷贝数变异
COGDRAS	cognitive drug research computerized assessment system	认知药物研究计算机评估系统
COMT	catechol-O-methyl transferase	儿茶酚氧位甲基转移酶
COMTI	catechol-O-methyl transferase inhibitor	儿茶酚氧位甲基转移酶抑制剂
COWA	controlled oral word association	受控词语联想测验
CP	cancer procoagulant	癌促凝血剂
CP	cerebral palsy	脑性瘫痪
CP	ceruloplasmin	铜蓝蛋白
CPEO	chronic progressive external ophthalmoplegia	慢性进行性眼外肌麻痹
CPK	creatine phosphokinase	肌酸磷酸激酶
CPM	central pontine myelinolysis	脑桥中央髓鞘溶解症
CPMS	chronic progressive multiple sclerosis	慢性进展型多发性硬化
CPR	curved planar reformation	曲面重建法
CPT	carnitine palmitoyl transferase	肉碱棕榈酰转移酶
CPZ	cuprizone	双环己酮草酰双腙
CR	Sinemet	息宁
CRD	complex repetitive discharge	复杂重复放电
CRIgH	clonally rearrange immunoglobulin heavy chain	克隆重聚集重链免疫球蛋白
CRPS	complex regional pain syndrome	复杂性区域性疼痛综合征
CRRT	continuous renal replacement therapy	连续性肾脏替代治疗
CRV	cerebroretinal vasculopathy	脑视网膜血管病
CsA	cyclosporine A	环孢素 A
CSA	central sleep apnea	中枢性睡眠呼吸暂停
cSAH	convexity subarachnoid hemorrhage	皮质蛛网膜下腔出血
CSAS	central sleep apnea syndrome	中枢性睡眠呼吸暂停综合征
CSD	cortical spreading depolarization	皮质扩布抑制
CSD	cortical spreading depressing	扩展性皮层抑制
CSE	convulsive status epilepticus	惊厥性癫痫持续状态
CSF	cerebrospinal fluid	脑脊液
cSS	cortical superficial siderosis	皮质表面含铁血黄素沉积
CSS	cavernous sinus syndrome	海绵窦综合征
CStI	caregiving stress inventory	照料压力问卷
CSVD	cerebral small vessel disease	脑小血管病
CSWS	cerebral salt-wasting syndrome	脑性耗盐综合征
CT	computerized tomography	计算机体层摄影

CT	conduction time	传导时间
CTA	congenital trigeminal anesthesia	先天性三叉神经麻痹
CTA	CT angiography	CT 血管造影
cTCD	contrast-enhanced transcranial Doppler sonography	增强经颅多普勒超声
CTS	carpal tunnel syndrome	腕管综合征
CTTH	chronic tension type headache	慢性紧张型头痛
CTW	cytoprotective time window	神经细胞保护时间窗
CTX	cerebrotendinous xanthomatosis	脑腱黄瘤病
CV	conduction velocity	传导速度
CVD	cerebrovascular diseases	脑血管疾病
CVLT	California verbal learning test	California 词语学习测验
CVO	circumventricular organ	室周器官
CVR	cerebral vascular reactivity	脑血管反应性
CVR	cerebrovascular reserve	脑血管储备
CVS	cerebral vasospasm	脑血管痉挛
CVST	cerebral venous sinus thrombosis	颅内静脉窦血栓形成
CVT	cerebral venous thrombosis	颅内静脉系统血栓形成
CXCL13	C - X - C motif chemokine 13	B 淋巴细胞趋化因子 13
CyP	cyclophilin P	环嗜蛋白 P

D

D2R	Dopamine2R	多巴胺 2 型受体
DA	dopamine	多巴胺
DADS	distal acquired demyelinating symmetric	远端获得性对称性脱髓鞘性症状群
DAI	diffuse axonal injury	弥漫性轴索损伤
DART	data adaptive reprojection technique	数据适应重投影技术
DAT	dopamine transporter	多巴胺转运蛋白
DAVF	dural arteriovenous fistula	硬脑膜动静脉瘘
DBS	deep brain stimulation	脑深部刺激术
DCHS	dysarthric - clumsy hand syndrome	构音困难手笨拙综合征
DCS	decompression sickness	急性减压病
DCT	dynamic CT	动态 CT 扫描
DESH	disproportionately enlarged subarachnoid space hydrocephalus	蛛网膜下腔不成比例扩大的脑积水
DFMO	eflornithine	依氟鸟氨酸
DG	diglycerides	甘油二酯
DHPLC	denaturing high performance liquid chromatography	变性高效液相色谱分析
DIAG	desmoplastic infantile astrocytoma and ganglioglioma	促纤维增生性婴儿星形细胞瘤和神经节细胞胶质瘤
DID	delayed ischemic deficits	迟发性缺血性障碍
DIP	decrement-increment pattern	先衰减后递增
DIPG	diffuse intrinsic pontine glioma	弥漫内生型脑桥胶质瘤
DIR	double inversion recovery	双反转恢复
DL	distal latency	远端潜伏期
DLB	dementia with Lewy body	路易体痴呆
DLPFC	dorsal-lateral prefrontal cortex	背外侧前额叶
DM	dermatomyositis	皮肌炎
DM	myotonic dystrophy	强直性肌营养不良
DMD	Duchenne muscular dystrophy	杜氏肌营养不良
DMPS	sodium dimercaptosulphonate	二巯基丙磺酸钠
DMSA	dimercaptosuccinic acid	二巯基丁二酸
DMT	disease-modifying therapies	疾病调整治疗

DNT	dysembryoplastic neuroepithelial tumor	胚胎发育不良性神经上皮肿瘤
DOPAC	dihydroxyphenylacetic acid	二羟基苯乙酸
DPC	dynamic perfusion curve	动态灌注曲线
DPPX	dipeptidyl-peptidase-like protein	二肽基肽酶样蛋白
DRBD	dopamine receptor blocking drug	多巴胺受体阻滞剂
DRD	dopa-responsive dystonia	多巴反应性肌张力障碍
DRPLA	dentatorubral-pallidoluysian atrophy	齿状核红核苍白球路易体萎缩
DRS	dementia rating scale	痴呆评定量表
DRS	disability rating scale	残疾分级量表
DS	denervation supersensitivity	失神经过敏
DSA	destructive spondyloarthritis	破坏性脊椎骨关节病变
DSA	digital subtraction angiography	数字减影血管造影
dSMA	distal spinal muscular atrophy	远端型脊肌萎缩症
DTI	diffusion tensor imaging	弥散张量成像
DUS	color Doppler ultrasonography	彩色多普勒超声
DWI	diffusion weighted imaging	弥散加权成像
DYN	dynorphin	强啡肽

E

E	epinephrine	肾上腺素
EA	early active	早期活动性
EA	episodic ataxias	发作性共济失调
EAA	excitatory amino acid	兴奋性氨基酸
EAE	experimental allergic encephalomyelitis	实验性变态反应性脑脊髓炎
EAM	endoscope assisted microneurosurgery	内镜辅助显微神经外科手术
EAMG	experimental autoimmune myasthenia gravis	实验性自身免疫性重症肌无力
EAN	experimental autoimmune neuritis	实验性自身免疫性神经炎
EBM	evidence-based medicine	循证医学
EC	embryonal carcinoma	胚胎癌
ECM	endoscope controlled microneurosurgery	内镜监视显微神经外科手术
ECM	extracellular matrix	细胞外基质
ECT	electroconvulsive therapy	电休克疗法
EDAMS	encephalo-duro-arterio-myo-synangiosis	脑-硬脑膜-动脉-肌肉血管融合术
EDAS	encephalo-duro-arterio-synangiosis	脑-硬脑膜-动脉血管融合术
EDC	extensor digitorum communis	指总伸肌
EDMD	Emery–Dreifuss muscular dystrophy	艾-德肌营养不良
EDMS	encepho-duro-myo-synangiosis	脑-硬脑膜-肌肉-血管融合术
EDS	excessive daytime sleepiness	日间过度思睡
EDS	excessive daytime somnolence	白天过度嗜睡
EDSS	Kurtzke expanded disability status scale	Kurtzke 残疾状态量表扩展版
EDTA	ethylene diamine tetraacetic acid	乙二胺四乙酸
EDV	end of diastolic velocity	舒张末期流速
EEEA	expanded endoscopic endonasal approach	内镜扩大鼻颅底手术
EEG	electroencephalogram	脑电图
EESBS	endoscopic endonasal skull base surgery	内镜鼻颅底外科
EF	executive function	执行功能
EHS	exploding head syndrome	头爆炸感综合征
EIA	enzyme immunoassay	酶联免疫分析法
ELIB	enzyme linked immunoblotting	酶联免疫印迹法
EMA	epithelial membrane antigen	上皮细胞膜抗原
EMAS	encephalo-myo-arterio-synangiosis	脑-肌肉-动脉血管融合术

EMB	ethambutol	乙胺丁醇
EMCS	emergency minimally conscious state	边缘微意识状态
EMG	electromyogram	针极肌电图
EMS	encephalo-myo-synangiosis	脑-肌肉血管融合术
EN	enteric neuropathies	肠道神经病
ENK	enkephalin	脑啡肽
ENU	ethylnitrosourea	乙基亚硝脲
EP	evoked potentials	诱发电位
EPC	epilepsia partialis continue	部分连续发作状态
EPGA	eosinophilic granulomatosis with polyangiitis	嗜酸性肉芽肿性多血管炎
EPSP	excitatory postsynaptic potential	兴奋性突触后电位
ERD/ERS	event-related desynchronization/synchronization	事件相关去同步化/同步化
ERP	event-related potential	事件相关电位
ERT	enzyme replacement therapy	酶替代疗法
ESS	environmental status scale	环境状态量表
EST	endodermal sinus tumor	内胚层窦瘤
ET	essential tremor	特发性震颤
ETF	electron transfer flavoprotein	电子传递黄素蛋白
ETFDH	electron transfer flavoprotein dehydrogenase	电子传递黄素蛋白脱氢酶
ETTH	episodic tension type headache	发作性紧张型头痛
EVS	episodic vestibular syndrome	发作性前庭综合征

F

FAP	familial amyloid polyneuropathy	家族性淀粉样多发性神经病
FBDS	faciobrachial dystonic seizure	面-臂肌张力障碍发作
FBV	familial bilateral vestibulopathy	家族性双侧前庭神经病
FCT	functional communication therapy	功能性交际治疗方法
FDG	fludeoxyglucose	脱氧葡萄糖
FDRI	field dependent R2 increase	磁场依赖性 R2 增值
FEES	flexible endoscopic evaluation of swallowing	纤维喉镜吞咽检查
FES	functional electrical stimulation	功能性电刺激
FFI	fatal familial insomnia	家族性致死性失眠症
FGA	first-generation antipsychotic	第一代抗精神病药
FGF-b	fibroblast growth factor-basic	碱性成纤维细胞生长因子
FGFR	fibroblast growth factor receptor	成纤维细胞生长因子受体
FGFR3	fibroblast growth factor receptor 3	成纤维细胞生长因子受体 3
Fib	fibrillation	肌纤维颤动
FIBGC	familial idiopathic basal ganglia calcification	家族性特发性基底节钙化
FIM	functional independence measure	功能独立性评定
FIRES	febrile infection-related epilepsy syndrome	发热感染相关性癫痫综合征
FKS	Foster Kennedy syndrome	福斯特-肯尼迪综合征
FLAIR	fluid attenuated inversion recovery	液体衰减反转恢复
FLiS	functional locked in syndrome	功能性闭锁综合征
FMD	fibromuscular dysplasia	肌纤维发育不良
FMNS	fusional maldevelopment nystagmus syndrome	融合子发育不良眼震综合征
fMRI	functional magnetic resonance imagine	功能磁共振成像
FQPCR	fluorescence quantitative PCR	荧光定量 PCR
FRDA	Friedreich ataxia	Friedreich 共济失调
FS	Kurtzke functional system	Kurtzke 功能系统量表
FS$^+$	febrile seizure plus	热性惊厥附加症
FSE	febrile seizure epilepticus	热性惊厥持续状态

FSHD	facioscapulohumeral muscular dystrophy	面-肩-肱型肌营养不良
FTA - ABS	fluorescent treponemal antibody absorption	密螺旋体抗体荧光吸收试验
FTD	frontotemporal dementia	额颞叶痴呆
FTDP - 17	frontotemporal dementia and Parkinsonism linked to chromosome 17	17 号染色体连锁额颞叶痴呆-帕金森综合征
FTLD	frontotemporal lobar degeneration	额颞叶退行性变
FXS	fragile X syndrome	脆性 X-染色体综合征
FXTAS	Fragile X - associated tremor/ataxia syndrome	脆性 X 相关震颤/共济失调综合征

G

G - CSF	granulocyte colony-stimulating factor	粒细胞集落刺激因子
GA	glatiramer acetate	醋酸格拉替雷
GABA	γ - aminobutyric acid	γ-氨基丁酸
GABAb	γ - aminobutyric acid - b	γ-氨基丁酸-b
$GABA_BR$	γ - amino butyric acid type B receptor	γ-氨基丁酸 B 型受体
GAD	glutamic acid decarboxylase	谷氨酸脱羧酶
GAE	granulomatous amoebic encephalitis	肉芽肿性阿米巴脑炎
GAK	granulomatous amebic keratitis	肉芽肿性阿米巴角膜炎
GALC	galactocerebrosidase	半乳糖脑苷脂酶
Galc	galactocerebroside	半乳糖脑苷脂
GAN	giant axonal neuropathy	巨轴索神经病
GBE	glycogen branching enzyme	糖原分支酶
GBS	Guillain - Barré syndrome	吉兰-巴雷综合征
GCH I	GTP cyclohydrolase I	GTP 环化水解酶 I
GCI	glial cytoplasmic inclusion	胶质细胞包涵体
GCL	globoid cell leukodystrophy	球形细胞脑白质营养不良
GCS	generalized convulsive seizures	一次全身惊厥性发作
GCS	Glasgow coma score	格拉斯格昏迷评分
GCT	germ cell tumor	生殖细胞肿瘤
GD	Gaucher disease	戈谢病
GDC	Guglielmi detachable coil	电解可脱性弹簧圈
GDNF	glial cell line derived neurotrophic factor	胶质细胞源性神经营养因子
GDS	geriatric depression scale	老年抑郁量表
GDS	global deterioration scale	总体衰退量表
GE	germinoma	生殖细胞瘤
$GEFS^+$	generalized epilepsy with febrile seizures plus	全身性癫痫伴热性惊厥附加症
GET	germ cell tumors	生殖细胞瘤
GFAP	glial fibrillary acidic protein	胶质纤维酸性蛋白
GJ	gap junction	间隙连接
GJA12	gap junction protein a12	间隙连接蛋白 a12
GLCS	Glasgow - Liege coma scale	格拉斯哥-莱吉昏迷量表
Glu	glutamic acid	谷氨酸
GluR	glutamate receptor	谷氨酸受体
GlyR	glycine receptor	甘氨酸受体
GM - CSF	granulocyte-macrophage colony-stimulating factor	粒细胞巨噬细胞刺激因子
GMFCS	gross motor function classification system	脑瘫粗大运动功能分级系统
GOAT	Galveston orientation and amnesia test	盖尔维斯顿定向及遗忘检查表
GOT	glutamic-oxaloacetic transaminase	谷草转氨酶
$GRE - T_2WI$	gradient - echo magnetic resonance imaging	磁共振 T_2 加权梯度回波成像
GSS	Gerstmann - Sträussler syndrome	吉斯特曼-斯召斯列综合征
GTCS	general tonic clonic seizure	全身性强直-阵挛性发作
GTP	guanosine triphosphate	三磷酸鸟苷

GTS	Gilles de la Tourette syndrome	抽动秽语综合征
Guam‐ALS‐PDC	Guamanian amyotrophic sclerosis Parkinsonism dementia complex	关岛肌萎缩侧索硬化-帕金森征-痴呆综合征
GWAS	genome wide association study	全基因组关联分析

H

H	histamine	组胺
HA	hereditary ataxia	遗传性共济失调
HALD MUP	high amplitude long duration MUP	高波幅长时限运动单位电位
HAMA	Hamilton anxiety scale	汉密尔顿焦虑量表
HAMD	Hamilton depression scale	汉密尔顿抑郁量表
HAP	hereditary amyloid polyneuropathy	遗传性淀粉样多发性神经病
HBO	hyperbaric oxygen	高压氧
HBOT	hyperbaric oxygen therapy	高压氧治疗
HbS	sickle-cell hemoglobin	镰状细胞血红蛋白
HCG	human chorionicgonodotropin	人绒毛膜促性腺激素
HD	Hirayama disease	平山病
HD	Huntington disease	亨廷顿病
HDC	histidine decarboxylase	组氨酸脱羧酶
HERNS	hereditary endotheliopathy with retinopathy, nephropathy, and stroke	遗传性内皮细胞病伴视网膜病、肾病和卒中
HFS	hemifacial spasm	偏侧面肌痉挛
HGF	hepatocyte growth factor	肝细胞生长因子
HGHA	hypothalamic‐growth‐hormone axis	下丘脑-垂体-生长素轴
HGP	human genome project	人类基因组计划
HI	hemorrhagic infarction	出血性梗死
HIE	hypoxic-ischemia encephalopathy	缺氧缺血性脑病
HIF‐1	hypoxia-inducible factor‐1	缺氧诱导因子1
HITS	high intensity transient signal	高强度、短持续时间的信号
HIV	human immunodeficiency virus	人类免疫缺陷病毒
HLD	hepatolenticular degeneration	肝豆状核变性
HMGCR	3‐hydroxy‐3‐methyl glutaryl coenzyme A reductase	3-羟基-3-甲基-戊二酰-辅酶 A 还原酶
HMSN	hereditary motor and sensory neuropathy	遗传性运动感觉神经病
HNPP	hereditary neuropathy with liability to pressure palsies	遗传性压力易感性周围神经病
HNRNPDL	heterogeneous nuclear ribonucleoprotein D‐like protein	异质性核糖 D 样蛋白
HP	hypertrophic pachymeningitis	肥厚性硬膜炎
HPAA	hypothalamic pituitary adrenal axis	下丘脑-垂体-肾上腺轴
HPGA	hypothalamic‐pituitary‐gonad axis	下丘脑-垂体-性腺轴
HPTA	hypothalamic‐pituitary‐testicle axis	下丘脑-垂体-甲状腺轴
HRS	high frequency repetitive stimulation	高频重复刺激
HSCT	hematopoietic stem cell transplantation	造血干细胞移植
HSD	hypersynchronous delta wave	高度同步化的 δ 波
HSE	herpes simplex virus encephalitis	单纯疱疹病毒性脑炎
HSL	hormone-sensitive lipase	激素敏感性脂肪酶
HSN	hereditary sensory radicular neuropathy	遗传性感觉神经根神经病
HSP	hereditary spastic paraplegia	遗传性痉挛性截瘫
HSPG	heparan sulfate proteoglycan	硫酸肝素蛋白多糖
HVA	homovanillic acid	高香草酸
HVR	hereditary vascular retinopathy	遗传性视网膜血管病
HyperPP	hyperkalemic periodic paralysis	高钾性周期性麻痹

I

| IADL | instrumental activities of daily living scale | 工具性日常生活活动量表 |

IASP	International Association for the Study of Pain	国际疼痛学会
IBD	inflammatory bowel disease	炎症性肠病
ICH	intracerebral hemorrhage	脑出血
ICH	intracranial hemorrhage	颅内出血
ICH	intracranial hypotension	低颅压
ICHD	international classification of headache disorders	国际头痛疾病分类
ICP	intracranial pressure	颅内压
ID	idiopathic hypersomnia	特发性睡眠增多
IDH	isocitrate dehydrogenase	异柠檬酸脱氢酶
IDON	idiopathic demyelinating opticneuritis	特发性脱髓鞘性视神经炎
IDP	inflammatory demyelinating polyradicular neuropathies	炎性脱髓鞘性神经根神经病
IENFD	intraepidermal nerve fiber density	皮下神经纤维密度
IFN - γ	interferon - γ	γ-干扰素
IGS	image-guided surgery	影像导向外科
IHP	idiopathic hypertrophic pachymeningitis	特发性肥厚性硬脑膜炎
IHS	International Headache Society	国际头痛协会
IIF	indirect immune fluorescence assay	间接免疫荧光法
IL	interleukin	白细胞介素
ILEA	International League Against Epilepsy	国际抗癫痫联盟
IMNM	immune-mediated necrotizing myopathy	免疫介导坏死性肌病
iMRI	intraoperative magnetic resonance imaging	术中磁共振成像
INAD	infantile neuroaxonal dystrophy	婴儿神经轴索萎缩
InDel	insertion/deletion	插入缺失
INH	isoniazid	异烟肼
iNOS	inducible nitric oxide synthase	诱导型一氧化氮合酶
iNPH	idiopathic NPH	特发性正常压力脑积水
INS	infantile nystagmus syndrome	婴儿眼震综合征
IONM	intraoperative neurophysiological motoring	术中电生理监测技术
IOSCA	infantile onset spinocerebellar ataxia	婴儿起病的脊髓小脑共济失调
IP3	inositol triphosphate	三磷酸肌醇
IPI	interpotential interval	电位间间隔
IPSP	inhibitory postsynaptic potential	抑制性突触后电位
IQCODE	informant questionnaire for cognitive decline in the elderly	认知功能减退知情者问卷
IRE	implementation research effect	循序性研究疗效
ISS	incapacity status scale	无能力状态量表
ITP	idiopathic thrombocytopenic purpura	原发性血小板减少性紫癜
IVIg	intravenous immunoglobulin	静脉注射免疫球蛋白
IVL	intravascular lymphoma	血管内淋巴瘤

J

JHD	Juvenile Huntington disease	青少年型亨廷顿病
JME	juvenile myoclonic epilepsy	青少年肌阵挛

K

KAR	kainite receptor	海人藻酸受体
KDSS	Kocher Deber Semeliaigne syndrome	Kocher Deber Semelaigne 综合征
KLS	Kleine - Levin syndrome	克莱恩-莱文综合征
KPS	Karnofsky performance scale	卡氏功能状态评分
KS	Kallmann syndrome	Kallmann 综合征
KSS	Kearns - Sayre syndrome	Kearns - Sayre 综合征

L

LA	later active	晚期活性
LA	latex agglutination test	乳胶凝集试验
LACI	lacunar infarction	腔隙性脑梗死
LAP	lamina-associated polypeptide	核纤层相关多肽
LCMV	lymphocytic chrorimeningitis virus	淋巴细胞性脉络膜炎病毒
LCT	liquid crystal thermography	液晶热像图法
LDH	lactic dehydrogenase	乳酸脱氢酶
LDT	lying down test	坐位-仰卧位试验
LET	long exercise test	长时运动试验
LFA	lateral flow immunoassay	侧流免疫层析法
LGI-1	leucine-rich glioma-inactivated protein-1	富含亮氨酸胶质瘤失活蛋白1
LGMD	limb-girdle muscular dystrophies	肢带型肌营养不良
LGMD2A	limb girdle muscular dystrophy 2A	肢带型肌营养不良2A型
LHON	Leber's hereditary optic neuropathy	Leber遗传性视神经病
LI	lacunar infarction	腔隙性脑梗死
LI	Lindegaard index	Lindegaard指数
LM	logical memory	逻辑记忆测验
LP	lumbar puncture	腰椎穿刺
LRP4	low-density lipoprotein receptor-related protein 4	低密度脂蛋白受体相关蛋白4
LRS	low frequency repetitive stimulation	低频重复刺激
LSD	lysosomal storage disorder	溶酶体累积病
LSM	lipid storage myopathy	脂质沉积病
LSR	lateral spread response	侧方扩散反应
LSS	Lewis-Sumner syndrome	Lewis-Sumner综合征
LSS	lumbar spinal stenosis	腰椎管狭窄
LTD	long time depression	长时程抑制
LTM	long-term monitoring	长时监测
LTP	long-term potentiation	长时强化
LTP	long time potentiation	长时程增强
LYDMA	lymphocyte detected membrane antigen	淋巴细胞识别膜抗原

M

MAC	membrane attack complex	攻膜复合物
mAChR	muscarine acetylcholine receptors	毒蕈碱型乙酰胆碱受体
MACS	manual ability classification system	脑瘫患儿手功能的分级系统
MADD	multiple acyl-CoA dehydrogenase deficiency	多种酰基辅酶A脱氢缺陷
MADSAM	multifocal acquired demyelinating sensory and motor neuropathy	多灶性获得性脱髓鞘性感觉运动神经病
MAF	minor allele frequency	最小等位基因频率
MAE	myoclonic-astatic epilepsy	肌阵挛站立不能性癫痫
MAG	myelin-associated glycoprotein	髓鞘相关糖蛋白
MAO-B	monamine oxidase B-type	B型单胺氧化酶
MAO-BI	monoamine oxidase B inhibitor	B型单胺氧化酶抑制剂
MAPK	mitogen-activated protein kinase	丝裂原活化蛋白激酶
MARS	microbleed anatomical rating scale	脑微出血解剖评估量表
MBP	myelin basic protein	髓鞘碱性蛋白
MC	molecular combing	分子梳
MC	myotonia congenital	先天性肌强直
MCA	middle cerebral artery	大脑中动脉
MCD	malformation of cortical development	皮质发育畸形

MCD	mean of consecutive difference	连续差均值
MCD	mild cognitive disorder	轻度认知障碍
MCI	mild cognitive impairment	轻度认知损害
MCP-1	monocyte chemotactic protein-1	单核细胞趋化因子-1
MCS	minimally conscious state	微意识状态
MCV	motor nerve conduction velocity	运动神经传导速度
MD	muscular dystrophies	肌营养不良
MD	Ménière disease	梅尼埃病
MDD	major depressive disorder	重度抑郁症
MDR	multidrug resistance	多药耐药
MDV	microvascular decompression	微血管减压术
MEB	Muscle-eye-brain disease	肌-眼-脑病
MEG	magnetoencephalography	脑磁图
MELAS	mitochondrial encephalomyopathy, lactic acidosis, and stroke-like episodes	线粒体脑肌病伴乳酸血症和卒中样发作
MEP	motor evoked potential	运动诱发电位
MERRF	myoclonic epilepsy and ragged-red fiber disease	肌阵挛性癫痫和破碎红纤维病
MES	memory and executive screening	记忆与执行筛查量表
MES	microembolic signal	微栓子信号
MFS	mossy-fiber sprouting	苔藓状纤维发芽
MG	microglia	小胶质细胞
MG	monoglycerides	甘油一酯
MG	myasthenia gravis	重症肌无力
MGL	monoacylglycerol lipase	单酰甘油脂肪酶
mGluR	metabotropic glutamate receptor1	代谢型谷氨酸受体
MGMT	methylguanine-DNA methyltransferase	甲基鸟嘌呤-DNA 甲基转移酶
MGUS	monoclonal gammopathy of undetermined significance	不明意义的单克隆丙种球蛋白病
MHC	major histocompatibility complex	主要组织相容性复合体
MILD	minimally invasive lumbar decompression	微创腰椎管减压术
MIP	maximum intensity projection	最大密度投影法
MIP-1β	macrophage inflammatory protein-1-beta	巨噬细胞炎性蛋白 1β
MIT	melodic intonation therapy	旋律语调治疗
MJD	Machado-Joseph disease	马查多-约瑟夫病
MLD	metachromatic leukodystrophy	异染性脑白质营养不良
MLPA	multiplex ligation-dependent probe amplification	多重连接依赖性探针扩增
MMN	mismatch negativity	失匹配负波
MMN	multifocal motor neuropathy	多灶性运动神经病
MMP	matrix metalloproteinase	金属基质蛋白酶
MMSE	mini-mental state examination	简易精神状态检查
MN	mirror neurons	镜像神经元
MND	mild neurocognitive disorder	轻度神经认知障碍
MND	motor neuron disease	运动神经元病
MNU	methylnitrosourea	甲基亚硝脲
MOBP	myelin basic associated oligodendrocyte protein	髓鞘相关少突胶质细胞碱性蛋白
MoCA	Montreal cognitive assessment	蒙特利尔认知评估量表
MOG	myelin oligodendrocyte glycoprotein	髓鞘少突胶质细胞糖蛋白
MOSP	myelin oligodendrocyte special protein	髓鞘少突胶质细胞特异蛋白
MOTSA	multiple overlapping thin slab acquisition	多层重叠薄块采集
MPA	mycophenolic acid	麦考酚酸
MPNST	malignant peripheral nerve tumor	恶性神经鞘状肿瘤
MPPP	1-methyl-4-phenyl-propionoxy-piperidine	1-甲基-4-苯基-丙氧哌啶

MPS	mucopolysaccharidosis	黏多糖积累症
MPS	myofascial pain syndrome	肌筋膜疼痛综合征
MPTP	1 - methyl - 4 - phenyl - 1,2,3,6 - tetrahydropyridine	1-甲基-4-苯基-1,2,3,6-四氢吡啶
MR	mixed reality	混合现实
MRA	magnetic resonance angiography	磁共振血管造影
MRD	minimal record of disability	最小残疾记录
MRI	magnetic resonance imaging	磁共振成像
MRP	multidrug resistance-associated protein	多药耐药相关蛋白
MRS	magnetic resonance spectroscopy	磁共振波谱
MRS	Melkersson - Rosenthal syndrome	梅-罗综合征
MRTA	magnetic resonance tomographic angiography	磁共振断层血管成像
MS	multiple sclerosis	多发性硬化
MS - ON	multiple sclerosis related opticneuritis	多发性硬化相关性视神经炎
MSA	multiple system atrophy	多系统萎缩
MSA - C	cerebellar form of multiple system atrophy	多系统萎缩小脑型
MSLT	multiple sleep latency test	多次睡眠潜伏期实验
MSN	medium spiny neuron	中型多棘神经元
MSPCR	methylation specific PCR	甲基化特异性 PCR
MSS	Marinesco - Sjogren syndrome	Marinesco - Sjogren 综合征
MST	multiple subpial transection	多处软脑膜下横行纤维切断术
MT	metallothione	金属硫蛋白
MTA	medial temporal lobe atrophy	内侧颞叶萎缩
MTC	magnetization transfer contrast	磁化传递对比
mtDNA	mitochondrial DNA	线粒体 DNA
MTI	magnetic transfer imaging	磁化传递成像
MTLE	mesial temporal lobe epilepsy	难治性颞叶内侧癫痫
mTOR	mammalian target of rapamycin	哺乳动物雷帕霉素靶位点
MTP	microsomal triglyceride transfer protein	微粒体三酰甘油转运蛋白
MTP	mitochondrial trifunctional protein	线粒体三功能蛋白
MTT	mean transit time	平均通过时间
MUNE	motor unit number estimation	运动单位数目分析
MUP	motor unit potential	运动单位电位
MuSK	muscle-specific kinase	肌肉特异性激酶

N

NA	neuralgic amyotrophy	神经痛性肌萎缩
NA	neuroacanthocytosis	神经棘红细胞增多症
NA	noradreoaline	去甲肾上腺素
Na - DMS	sodium dimercaptosuccinate	二巯基丁二酸钠
NALD	neonatal adrenoleukodystrophy	新生儿肾上腺脑白质营养不良
NBIA	neurodegeneration with brain iron accumulation	伴脑内铁沉积的神经退行性病变
NBTE	non-bacterial thrombotic endocarditis	非细菌性血栓性心内膜炎
NCL	neuronal ceroid lipofuscinoses	神经元蜡样脂褐质沉积病
NCS	numb chin syndrome	下颌麻木综合征
NCSE	non-convulsive status epilepticus	非惊厥性癫痫持续状态
NCV	never conduction velocity	神经传导速度
NDD	neurodegenerative disease	神经系统退行性疾病
NDS	neurological decompression sickness	神经减压病
NE	noradrenalin	去甲肾上腺素
NECR	noise equivalent counting rate	噪声相当计数率
NF	neurofilaments	神经微丝蛋白

NF - AT	nuclear factor of activated T cell	T 细胞核因子
NF - κB	nuclear factor kappa - B	核因子 κB
NF1	neurofibromatosis 1	神经纤维瘤病 1 型
NFT	neurofibrillary tangle	神经纤维缠结
Ng - CAM	neuron-glia cell adhesion molecule	神经胶质细胞黏着分子
NGF	nerve growth factor	神经生长因子
NGGCT	nongerminoma germ cell tumor	非生殖细胞性生殖细胞肿瘤
NGS	next generation sequencing technology	新一代测序技术
NHL	non-hodgkin lymphoma	非霍奇金淋巴瘤
NLCA	non-language-based cognitive assessment	非言语认知评估量表
NLSD	neutral lipid storage disease	中性脂肪沉积症
NM	nemaline myopathy	杆状体肌病
NMDA	N - methyl - D - aspartate	N-甲基-D-天冬氨酸
NMDAR	N - methyl - D - aspartate receptor	N-甲基-D-天冬氨酸受体
NMJ	neuromuscular junction	神经肌肉接头
NMO	neuromyelitis optica	视神经脊髓炎
NMO - ON	neuromyelitis optica related neuritis	视神经脊髓炎相关性视神经炎
NMOSD	neuromyelitis optical spectrum disease	视神经脊髓炎谱系病
NMT	neruromuscular transmission	神经肌肉传递
NOS	nitric oxide synthase	一氧化氮合酶
NPD	Niemann - Pick disease	尼曼-匹克病
NPH	normal pressure hydrocephalus	正常压力脑积水
NPI	neuropsychiatric inventory questionnaire	神经精神量表
nPSG	nocturnal polysomnogram	夜间多导睡眠图
NREM	non - rapid eye movement	非快眼动睡眠
NS	neurosarcoidosis	神经结节病
NSC	neural stem cells	神经干细胞
NSE	neuron specific enolase	神经元特异性烯醇化酶
NTD	neglected tropical disease	被忽视的热带病

O

OA	obstructive apnea	阻塞性呼吸暂停
OCB	oligoclonal band	寡克隆区带
OCD	obsessive compulsive disorders	强迫症
OCT	optical coherence tomography	光学相干断层扫描
OH	obstructive hypopnea	阻塞性低通气
OH	orthostatic hypotension	直立性低血压
OHS	obesity-hypoventilation syndrome	肥胖-低通气综合征
OKN	optokinetic nystagmus	视动性眼震
OM	ophthalmoplegic migraine	眼肌麻痹性偏头痛
ON	optic neuritis	视神经炎
ONB	olfactory neuroblastoma	嗅神经母细胞瘤
OPCA	olivoponto-cerebellar atrophy form	橄榄体脑桥小脑萎缩
OPLL	ossification of posterior longitudinal ligament	后纵韧带骨化症
OPMD	oculopharyngeal muscular dystrophy	眼咽肌型肌营养不良
OSA	obstructive sleep apnea	阻塞性睡眠呼吸暂停
OSAHS	obstructive sleep apnea hypopnea syndrome	阻塞性睡眠呼吸暂停低通气综合征
OSAS	obstructive sleep apnea syndrome	阻塞性呼吸睡眠暂停综合征
OSMS	optical spinal multiple sclerosis	视神经脊髓性多发性硬化
OVLT	organum vasculosum of laminae terminalis	终板血管器

P

PACAP	pituitary adenylate cyclase-activating polypeptide	垂体腺苷酸环化酶激活多肽
PACE	promoting aphasics communication effectiveness	交流效果促进法
PACI	partial anterior circulation infarct	部分前循环梗死
PACNS	primary angiitis of the central nervous system	原发性中枢神经系统血管炎
PAF	pure autonomic failure	纯自主神经功能衰竭
PAH	phenylalanine hydroxylase	苯丙氨酸羟化酶
PAM	potassium aggravated myotonia	钾恶化性肌强直
PAM	primary amoebic meningoencephalitis	原发性阿米巴脑膜脑炎
PAN	periodic alternating nystagmus	周期性交替性眼震
PANK2	pantothenate kinase 2	泛酸激酶 2
PAS	periodic acid Schiff	过碘酸雪夫
PC	phase contrast	相位对比
PC-MR	CINE phase contrast MR	电影相位对比成像
PCA	D-penicillamine	D青霉胺
PCA	posterior cerebral artery	大脑后动脉
PCA	posterior cortical atrophy	皮质后部萎缩
PCD	primary carnitine deficiency	原发性肉碱缺乏症
PCNSL	primary central nervous system lymphoma	原发性中枢神经系统淋巴瘤
PCR	polymerase chain reaction	聚合酶链反应
PCRASO	PCR allele specific oligonucleotide	PCR 产物结合等位基因特异性寡核苷酸
PCT	procalcitonin	降钙素原
PD	Parkinson disease	帕金森病
PD	power Doppler	能量多普勒
PD	proton density	质子密度
PDD	Parkinson's disease with dementia	帕金森病痴呆
PDGF	platelet-derived growth factor	血小板源性生长因子
PE	plasma exchange	血浆置换
PEC	primer extension capture	引物延伸捕获
PEMA	phenylethylmalonamide	苯乙基二酰胺
PEN	pure endoscopic neurosurgery	单纯内镜神经外科手术
PERM	progressive encephalomyelitis with rigidity and myoclonus	伴有肌强直及阵挛的进行性脑脊髓炎
PET	position emission tomography	正电子发射体层成像
PFC	perfluorocarbon	全氟碳剂
PFD	posterior fossa decompression	后颅减压术
PFK	phosphofructokinase deficiency	磷酸果糖激酶
PGC	primordial germ cell	原始多能细胞
PGE-2	prostaglandin E-2	前列腺素-2
Pgp	P-glycoprotein	P-糖蛋白
PHA	progressive hemifacial atrophy	进行性偏侧面肌萎缩症
PHACTR1	phosphatase and actin regulator 1	肌动蛋白调控因子 1
Phe	phenylalanine	苯丙氨酸
PHN	post-herpetic neuralgia	带状疱疹后神经痛
PHYH	phytanoyl-CoA hydroxylase	植烷酸辅酶 A 羟化酶
PiD	Pick disease	Pick 病
PIVH	periventricular-intraventricular hemorrhage	脑室周围-脑室内出血
PKAN	pantothenate kinase-associated neurodegeneration	泛酸激酶相关性神经变性病
PKD	paroxysmal kinesigenic dyskinesia	发作性运动诱发性运动障碍
PKU	phenylketonuria	苯丙酮尿症
PL	proximal latency	近端潜伏期

PLAP	placenta alkaline phosphatase	胎盘碱性磷酸酶
PLED	pseudoperiodic lateralized epileptiform discharge	假性周期性单侧性痫性放电
PLMD	periodic limb movement disorder	周期性肢体运动障碍
PLMI	periodic limb movement index	周期性肢体运动指数
PLP	proteolipid protein	蛋白脂质蛋白
PLS	primary lateral sclerosis	原发性侧索硬化
PM	polymyositis	多发性肌炎
PMA	progressive muscular atrophy	进行性(脊)肌萎缩症
PMAVF	perimedullary arteriovenous fistula	髓周动静脉瘘
PMC	paramyotonia congenital	先天性副肌强直
PMCT	peripheral motor conduction time	周围运动传导时间
PMD	Pelizaeus – Merzbaeher disease	佩-梅病
PME	progressive myoclonic epilepsy	进行性肌阵挛癫痫
PMH	pure motor hemiparesis	纯运动性轻偏瘫
PML	progressive multiple leukoencephalopathy	进行性多灶性白质脑病
PMLD	Pelizaeus – Merzbaeher – like disease	佩梅样病
PNET	primitive neuroectodermal tumors	原始神经外胚叶肿瘤
PNFA	Progressive nonfluent agrammatic aphasia	进行性非流利性失语
PNSAH	perimesencephalic SAH	中脑周围蛛网膜下腔出血
PNST	peripheral nerve sheath tumors	周围神经鞘状结构瘤
POCI	posterior circulation infarct	后循环梗死
PPA	primary progressive aphasia	原发性进行性失语
PPMS	primary progressive MS	原发性进展性多发性硬化
PPN	pedunculopontine nucleus	脚桥核
PPRF	paramedian pontine reticular formation, pontine paramedian reticular formation	脑桥旁正中网状结构
PPS	post – polio syndrome	脊髓灰质炎后综合征
PrPc	cellular prion protein	正常细胞朊粒蛋白
PrPsc	scrapie prion protein	羊瘙痒病朊粒蛋白
PS	permeability surface	表面通透性
PSA	posterior spinal artery	脊髓后动脉
PSAH	primary subarachnoid hemorrhage	原发性蛛网膜下腔出血
PSG	polysomnography	多导睡眠图
PSIR	phase-sensitive inversion-recovery	相位敏感反转恢复
PSMS	physical self – maintenance scale	躯体生活自理量表
PSN	pressure sensitive neuropathy	压迫敏感性神经病
PSN	pseudo spontaneous nystagmus	假性自发性眼震
PSP	postsynaptic potential	突触后电位
PSP	progressive supranuclear palsy	进行性核上性麻痹
PSS	pure sensory stroke	纯感觉性卒中
PSV	peak systolic velocity	峰值流速
PSW	positive sharp wave	正相锐波
PTD	primary torsion dystonia	原发性扭转痉挛
PTH	parathyroid hormone	甲状旁腺素
PTSD	posttraumatic stress disorder	创伤后应激障碍
PTV	planning target volume	计划靶体积
PV	polycythemia vera	真性红细胞增多症
PVAVF	paravertebral arteriovenous fistula	椎旁动静脉瘘
PVAVM	paravertebral arteriovenous malformation	椎旁动静脉畸形
PVL	periventricular leucomalacia	脑室周围白质软化症
PVS	persistent vegetative state	持续植物状态

| PWI | perfusion weighted imaging | 灌注加权成像 |
| PZA | pyrazinamide | 吡嗪酰胺 |

Q

QD	questionable dementia	可疑痴呆
QOL	quality of life	生存质量
QSM	quantitative susceptibility mapping	磁化率定量成像
QST	quantitative sensory test	定量感觉试验

R

RAPD	relative afferent pupillary defect	相对性瞳孔传入功能障碍
RAS	reticular activating system	网状激活系统
RAVLT	Rey auditory verbal learning test	Rey 听觉词语学习测验
RBD	rapid eye movement sleep behavior disorder	快眼动睡眠期行为障碍
RBMT	Rivermead behavioral memory test	Rivermead 行为记忆测试
rCBF	regional cerebral blood flow	局部脑血流量
RCVS	reversible cerebral vasoconstriction syndrome	可逆性脑血管收缩综合征
RE	refractory epilepsy	难治性癫痫
REM	rapid eye movement	快速眼球运动
RERA	respiratory effort related arousal	呼吸努力相关性脑电觉醒反应
REZ	root entry zone	神经根入口处
RF	radio frequency	射频
RFLP	restriction fragment length polymorphism	限制性片段长度多态性
RFP	rifampin	利福平
RISP	recurrent isolated sleep paralysis	复发性孤立性睡瘫症
RLS	restless legs syndrome	不宁腿综合征
RLS	right to left shunt	右向左分流
RNF213	ring finger protein 213	环指蛋白 213
RNS	repetitive motor nerve stimulation	重复运动神经电刺激
ROC	receiver operating characteristic curve	接受者操作特征曲线
RP	resting potential	静止电位
RPR	rapid plasma reagin	血清快速试验
RRF	ragged red fibers	破碎红纤维
RRMS	relapsing remitting multiple sclerosis	复发缓解型多发性硬化
RSWA	REM sleep without atonia	快动眼睡眠期无肌张力丧失
rt-PA	recombinant tissue type plasminogen activator	重组组织型纤溶酶原激活剂
rTMS	repetitive transcranial magnetic stimulation	重复经颅磁刺激
RTPCR	reverse transcription PCR	逆转录 PCR
RTW	reperfusion time window	再灌注时间窗
RVCL	retinal vasculopathy with cerebral leukodystrophy	视网膜血管病伴脑白质营养不良
RWA	REM sleep without atonia	快动眼睡眠期肌电失弛缓

S

SA	sarcoidosis	结节病
SAH	subarachnoid hemorrhage	蛛网膜下腔出血
SAS	self-rating anxiety scale	焦虑自评量表
SB	spectral broadening	频谱宽度
SBMA	spinobulbar muscular atrophy	脊髓延髓肌萎缩症
SC	Sydenham chorea	Sydenham 舞蹈病
SCA	spinocerebellar ataxia	脊髓小脑性共济失调
SCAR	autosomal recessive spinocerebellar ataxia	常染色体隐性遗传性共济失调

SCAVM	spinal cord arteriovenous malformation	脊髓动静脉畸形
SCD	sickle-cell disease	镰状细胞病
SCD	subacute combined degeneration	亚急性联合变性
SCI	spinal cord injury	脊髓损伤
SCI	subclinical cognitive impairment	亚临床认知损害
SCI	subjective cognitive impairment	主观认知障碍
SCIM	spinal cord independence measure	脊髓独立测量
SCLC	small cell lung cancer	小细胞肺癌
SCM	sodium channel myotonia	钠通道肌强直
SCV	sensory nerve conduction velocity	感觉神经传导速度
SCVM	spinal cord vascular malformation	脊髓血管畸形
SD	semantic dementia	语义性痴呆
SDAVF	spinal dural arteriovenous fistula	硬脊膜动静脉瘘
SDH	subdural hemorrhage	硬脑膜下出血
SDMT	symbol digit modalities test	符号数字模式测验
SE	status epilepticus	癫痫持续状态
SEA	spinal epidural abscess	硬脊膜外脓肿
SEA	subcortical arterioslerotic encephalopathy	皮质下动脉硬化性脑病
SEEG	stereoelectroencephalography	立体三维脑电图
SEEG	stereotactic electroencephalography	立体定向电极脑电图
SEMI	severe myoclonic epilepsy in infancy	婴儿期严重肌阵挛性癫痫
SEP	somatosensory evoked potential	躯体感觉诱发电位
SET	short exercise test	短时运动试验
SFEMG	single fiber electromyography	单纤维肌电图
SFN	small fiber neuropathy	小纤维神经病
SFS	simple febrile seizure	单纯型热性惊厥
SGA	second-generation antipsychotic	第二代抗精神病药物
SGPT	serum glutamic pyruvic transaminase	血清谷丙转氨酶
SIADH	syndrome of inappropriate secretion of antidiuretic hormone	抗利尿激素分泌失调综合征
sIBM	sporadic inclusion body myositis	散发性包涵体肌炎
SIH	spontaneous intracranial hypotension	自发性低颅压
SIMP	summed intensity or maximum projection	强度累积或最大投影
SIRS	systemic inflammatory response syndrome	全身炎症反应综合征
SIT	the suggested immobilization test	下肢制动实验
SLBAEP	short-latency BAEP	短潜伏期脑干听觉诱发电位
SLE	systemic lupus erythematosus	系统性红斑狼疮
SLONM	sporadic late onset nemaline myopathy	散发的晚发型杆状体肌病
SM	streptomycin	链霉素
SMA	spinal muscular atrophy	脊肌萎缩症
SMA	supplementary motor area	辅助运动区
SMR	standard mortality ratio	标化死亡比
SMRT	single molecule real time	单分子实时
SMS	sensorimotor stroke	感觉运动性卒中
SMUP	single motor unit action potential	单个运动单位电位
SNAP	sensory nerve action potential	感觉神经动作电位
SNAP - 25	synaptosome associated protein 25	突触小体相关蛋白 - 25
SNc	substantia nigra, pars compacta	黑质致密部
SND	striatonigral degeneration	纹状体黑质变性
SNP	single nucleotide polymorphism	单核苷酸多态性
sNPH	secondary NPH	继发性正常压力脑积水
SNr	substantia nigra, pars reticulata	黑质网状部

SNRI	serotonin and norepinephrine reuptake inhibitor	5-羟色胺双重再摄取抑制剂
SNS	spasmus nutans syndrome	点头样痉挛综合征
SOD1	superoxide dismutase 1	超氧化物歧化酶 1
sOPCA	sporadic olive-pont-cerebellar atrophy	散发性橄榄体-脑桥-小脑萎缩
SOREMP	sleep onset rapid eye movement periods	睡眠始发快速眼动期
SP	senile plaque	老年斑
SP	substance P	P 物质
SPECT	single photo emission computerized tomography	单光子发射计算机断层成像
SPM	statistical parametric mapping	统计参数图
SPR	selective posterior rhizotomies	选择性脊神经后根切除术
SQUID	superconducting quantum interference device	超导量子干扰器
SR	sepiapterin reductase	墨蝶呤还原酶
SRBD	sleep related breathing disorders	睡眠相关呼吸障碍
SRED	sleep-related eating disorder	夜食症
SRP	signal recognition partical	抗信号识别微粒
SRS	sterotatic radiosurgery	立体定向放射外科
SRT	selection reminder test	选择提醒测验
SRT	substrate reduction therapy	减少底物治疗
SS	somatostatin	生长抑素
SSCP	single strand conformation polymorphism	单链构象多态性
SSD	threshold shaded surface display	表面覆盖显示法
SSEP	short-latency somatosensory evoked potential	短潜伏期躯体感觉诱发电位
SSEP	somatosensory evoked potential	体感诱发电位
SSPE	subacute sclerosing panencephalitis	亚急性硬化性全脑炎
SSR	sympathetic skin response	交感皮肤反应
SSRI	selective serotonin reuptake inhibitor	选择性 5-羟色胺再摄取抑制剂
SSVEP	steady state visually evoked potentials	稳态视觉诱发电位
STA-T6	signal transducer and activator of transcription 6	信号转导因子和转录激活因子 6
STIR	short time inversion recovery	短时反转恢复
STN	subthalamic nucleus	丘脑底核
STR	short tandem repeat	短串联重复序列
SUV	standard uptake value	标准摄取率
SV	structure variation	结构变异
SWI	susceptibility weighted imaging	磁敏感加权成像
SY	synaptophysin	突触囊泡蛋白

T

TAC	trigeminal autonomic cephalgia	三叉神经自主神经性头痛
TACI	total anterior circulation infarct	完全前循环梗死
TACS	total access communication system	神经系统全网络
TAG	triacylglycerol	三酰甘油
TAG-1	transient axonal glycoprotein-1	短暂表达的轴突糖蛋白-1
TBA	tissue based assay	基于组织底物的检测
TBI	traumatic brain injury	创伤性颅脑损伤
TCA	tricyclic antidepressant	三环类抗抑郁剂
TCD	transcranial Doppler	经颅多普勒超声
TCR	T cell receptor	T 细胞受体
TD	tardive dyskinesia	迟发性运动障碍
TD	temporal dispersion	时间离散
TDC	time-density cure	时间-密度曲线
tDCS	transcranial direct current stimulation	经颅直流电刺激

TE	teratoma	畸胎瘤
TEAA	trithylamonium acetate	三乙胺醋酸盐
TEMSO	teriflunomide multiple sclerosis oral trial	多发性硬化口服特立氟胺试验
TER	transendothelial electrical resistance	跨内皮细胞电阻
TF	tissue factor	组织因子
TFNE	transient focal neurological episode	短暂性局灶性神经系统症状发作
TGA	transient global amnesia	短暂全面性遗忘
TGF	transforming growth factor	转化生长因子
TGF - β	transforming growth factor - β	转化生长因子-β
TGR	tumor to gray matter ratio	肿瘤灰质比
TH	tyrosine hydroxylase	酪氨酸羟化酶
THS	Tolosa-Hunt syndrome	Tolosa - Hunt 综合征
TIA	transient ischemic attack	短暂性脑缺血发作
TIC	tumor-initiating cell	肿瘤起源细胞
TK21	thymidine kinase 21	胸腺嘧啶核苷激酶 21
TLI	terminal latency index	远端潜伏期指数
TMS	transcranial magnetic stimulation	经颅磁刺激
TMT	trail making test	连线测验
TMZ	temozolomide	替莫唑胺
TN	trigeminal neuralgia	三叉神经痛
TNF - α	tumor necrosis factor - α	肿瘤坏死因子-α
TNK	tenecteplase	替奈普酶
TNS	trigeminal nerve stimulation	三叉神经刺激
TOBS	top of basilar artery syndrome	基底动脉尖综合征
TOF	time-of-flight	时间飞跃
TOS	thoracic outlet syndrome	胸廓出口综合征
TOWER	teriflunomide oral in people with relapsing remitting multiple sclerosis	复发缓解型多发性硬化患者口服特立氟特试验
TP - PCR	triple repeat-primed PCR	三引物 PCR
TPI	treponemal pallidum immobilization	免疫定位试验
TPMT	thiopurine S - methyltransferase	巯基嘌呤甲基转移酶
TPPA	treponema pallidum particle assay	梅毒螺旋体明胶凝集试验
TPR	trigeminoparasympathetic reflex	三叉神经副交感神经反射
TRH	thyrotropin releasing hormone	促甲状腺素释放激素
TS	Tourette syndrome	图雷特综合征
TSC	tuberous sclerosis complex	结节性硬化症
TSE	transmissible spongiform encephalopathy	可传递性海绵状脑病
TSH	thyroid stimulating hormone	促甲状腺素
TTH	tension type headache	紧张型头痛
TTP	time to peak	峰值时间
TTR	transthyretin	转甲蛋白
TTS	tarsal tunnel syndrome	跗管综合征
TTW	therapeutic time window	治疗时间窗
TVS	trigeminovascular system	三叉神经血管系统

U

UARS	upper airway resistance syndrome	上气道高阻力综合征
UCMD	Ullrich congenital muscular dystrophy	Ullrich 型先天性肌营养不良
UK	urokinase	尿激酶
UML	uncompacted myelin lamellae	非紧密性髓鞘层状结构
UMNS	upper motor neuron syndrome	上运动神经元综合征

UPDRS	unified Parkinson's disease rating scale	统一帕金森病评分量表
UUS	unawareness unawakefulness syndrome	无觉知无觉醒综合征
UWS	unresponsive wakefulness syndrome	无反应性觉醒综合征

V

VaD	vascular dementia	血管性痴呆
VBD	vertebrobasilar dolichoectasia	椎-基底动脉延长扩张症
VBM	voxel-based morphometry	像素形态分析方法
VCI	vascular cognitive impairment	血管性认知损害
VDRL	venereal disease research laboratory	性病研究试验
VEEG	video – EEG	视频脑电图
VEGF	vascular endothelial growth factor	血管内皮生长因子
VEP	visual evoked potential	视觉诱发电位
VFT	verbal fluency test	词语流畅性测验
VGCC	voltage – gated calcium channel	电压门控钙离子通道
VGKC	voltage-gated potassium channel	电压门控钾离子通道
VLCAD	very-long-chain acyl – CoA dehydrogenase	超长链乙酰 CoA 脱氢酶
VLCFA	very long chain fatty acids	极长链脂肪酸
VLDL	very low density lipoprotein	极低密度脂蛋白
VM	Valsalva maneuver	瓦尔萨瓦动作
VM	vestibular migraine	前庭性偏头痛
VMAT2	vesicular monoamine transporter 2	囊泡单胺转运体 2
VMR	vasomotor reactivity	血管运动反应性
Vm MCA	mean flow velocity of MCA	大脑中动脉平均血流速度
VN	vestibular neuritis	前庭神经炎
VNS	vagus nerve stimulation	迷走神经刺激
VNTR	variable number tandem repeat	可变数目串联重复序列
VP	vascular Parkinsonism	血管性帕金森综合征
VPL	ventral posterolateral nucleus	腹后外侧核
VPM	ventral posterior medial nuclear	腹后内侧核
vPSG	video-polysomnography	视频多导睡眠图
VR	volume rendering	容积重建法

W

WAB	western aphasia battery	西方失语成套测验
WAIS	Wechsler adult intelligence scale	韦氏成人智力量表
WASO	wake after sleep onset	入睡后清醒时间
WBRT	whole brain radiotherapy	全脑放疗
WCST	Wisconsin card sorting test	Wisconsin 卡片分类测验
WD	Wilson disease	肝豆状核变性
WES	whole exome sequencing	全外显子测序
WGS	whole genome sequencing	全基因组测序
WIS	Wechsler intelligence scale	韦克斯勒智力量表
WML	white matter lesion	脑白质病变
WMS	Wechsler memory scale	韦克斯勒记忆量表

X

X - ALD	X - linked adrenoleukodystrophy	X-连锁遗传
XD	X - linked dominant inheritance	X 性连锁显性遗传
XDR - TB	extensively drug-resistant tuberculosis	广泛耐药结核病
XR	X - linked recessive inheritance	X 性连锁隐性遗传

Y

YR	Y－linked recessive inheritance	Y 性连锁隐性遗传病

Z

ZBI	Zarit caregiver burden interview	Zarit 照料者负担量表

索　引

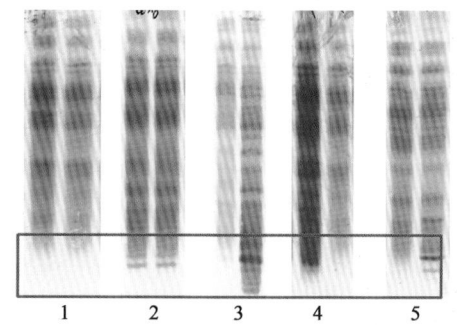

图1-2-3-2 血清和脑脊液电脉

1.血清和脑脊液中均未见OB；2.血清和脑脊液中OB数相同；3.仅于脑脊液中见到OB；4.仅于血清标本中见OB；5.脑脊液中OB数多于血清。

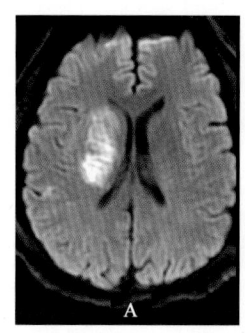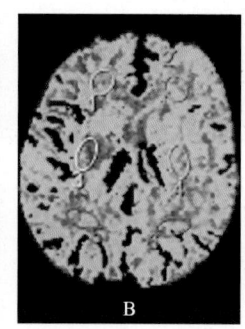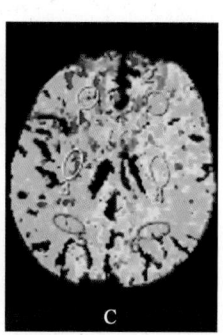

图1-3-3-10 急性脑梗死功能MRI影像

A.DWI示右侧基底节区团状高信号影；
B、C.灌注加权成像显示脑血容量减低、平均通过时间延迟。

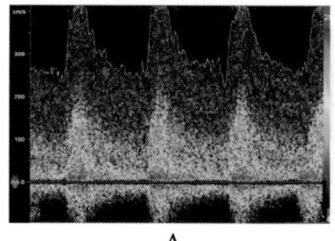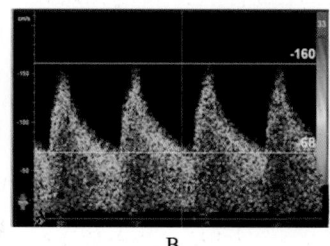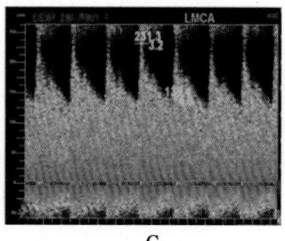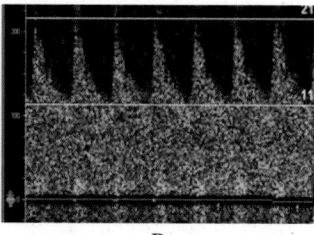

图1-3-6-1 脑血流速度增快的常见典型频谱

A.动脉狭窄；B.代偿增快；C.动静脉畸形的供血动脉；D.血管痉挛。

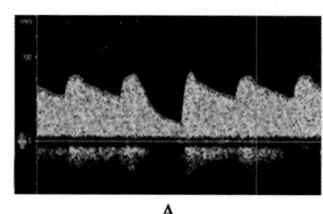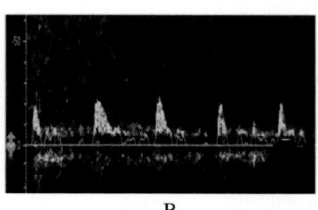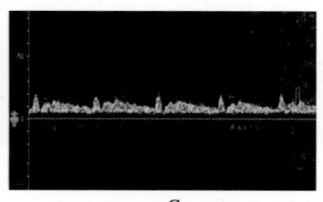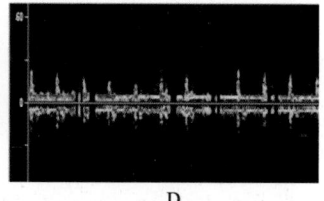

图1-3-6-2 脑血流速度减慢的常见典型频谱

A.狭窄后低流速低搏动频谱；B.狭窄前低流速高阻力频谱；C.锁骨下动脉Ⅰ期盗血频谱；D.脑死亡的小钉子波。

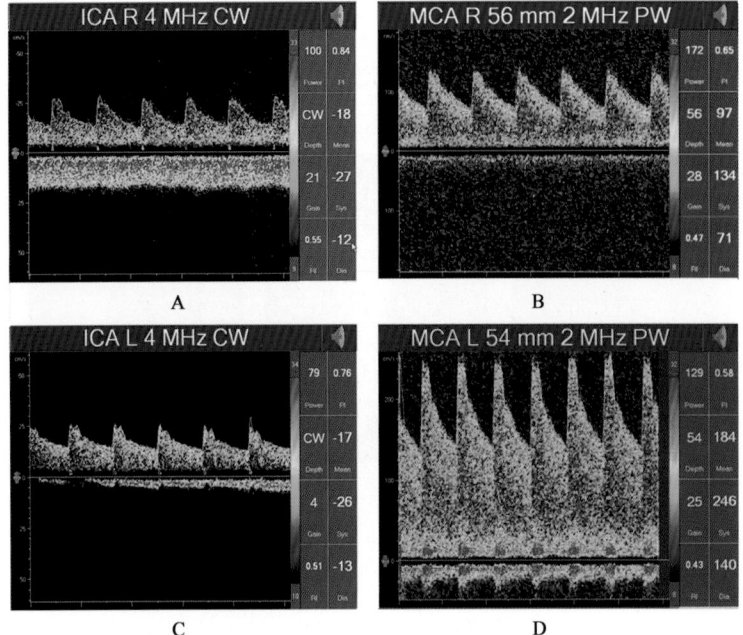

图 1-3-6-3　SAH 后 13 d Lindegaard 指数（LI）

右侧（A、B.）LI:5.4(97/18)，左侧（C、D.）LI:10.8(184/17)。

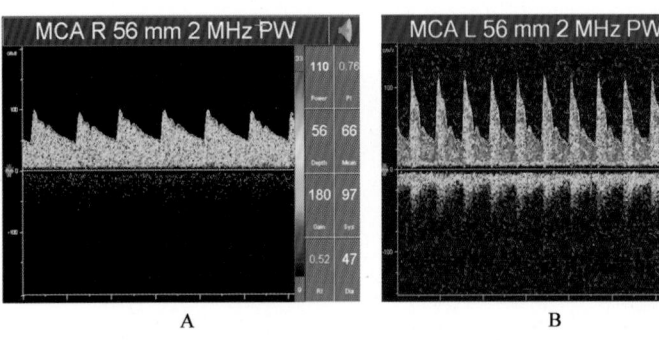

图 1-3-6-4　正常时 MCA 及颅内压增高时 MCA 的血流动力学参数及频谱形态

A. 频谱形态正常，Vm MCA 66 cm/s，PI 为 0.76；B. 频谱示收缩峰升高且高尖、舒张峰相应减低，Vm MCA 57 cm/s，PI 为 1.4。

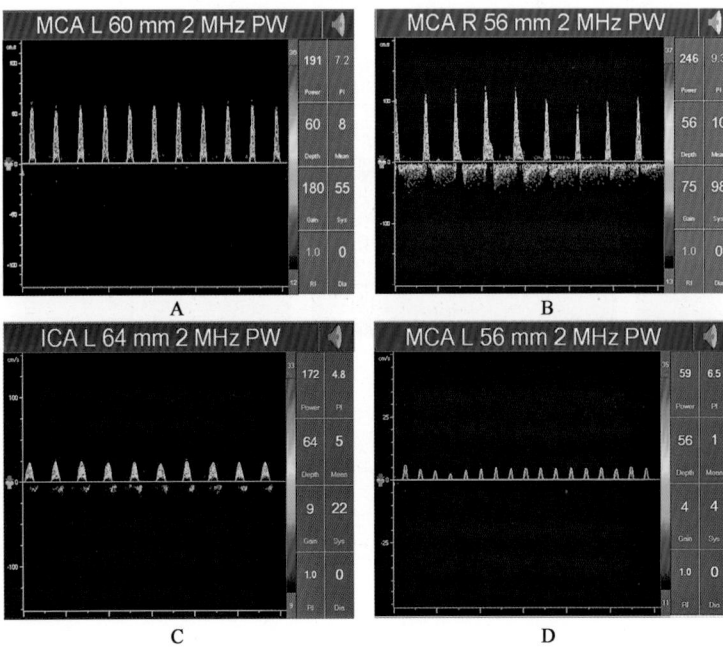

图 1-3-6-5　TCD 提示脑循环停止可能的特殊频谱

A. "钉子波"；B. "振荡波"；C、D. 微弱的收缩期血流信号甚至无血流信号。

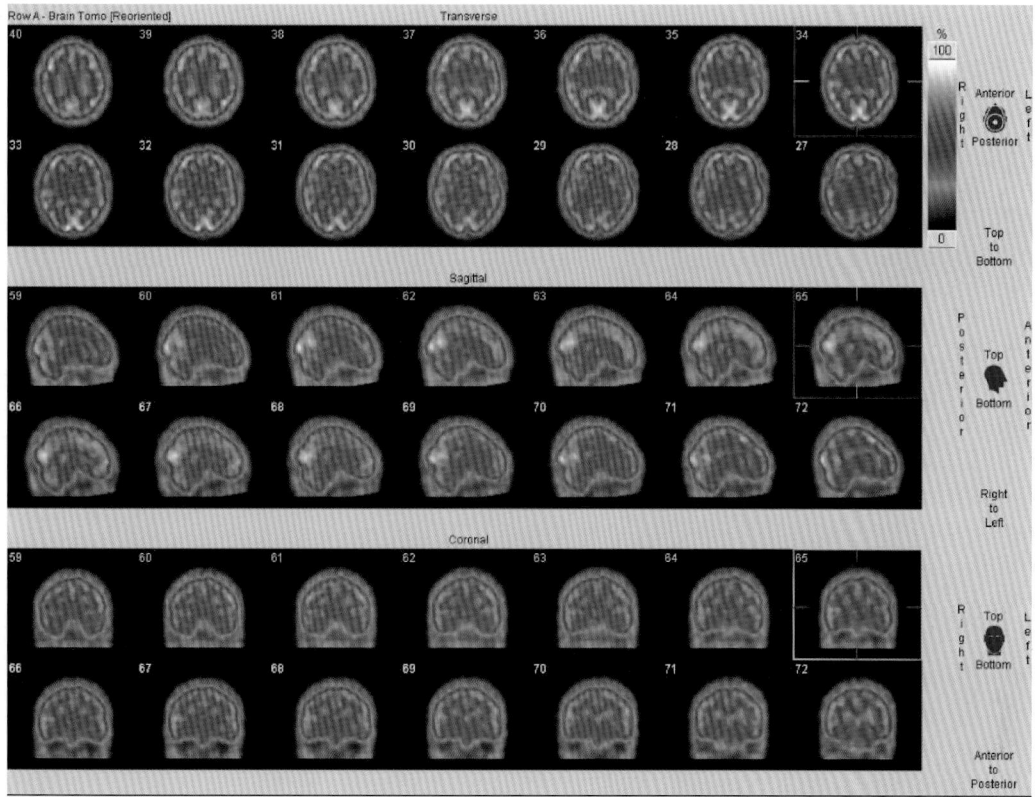

图 1-5-1-1　^{99m}Tc-ECD SPECT正常脑血流灌注断层显像

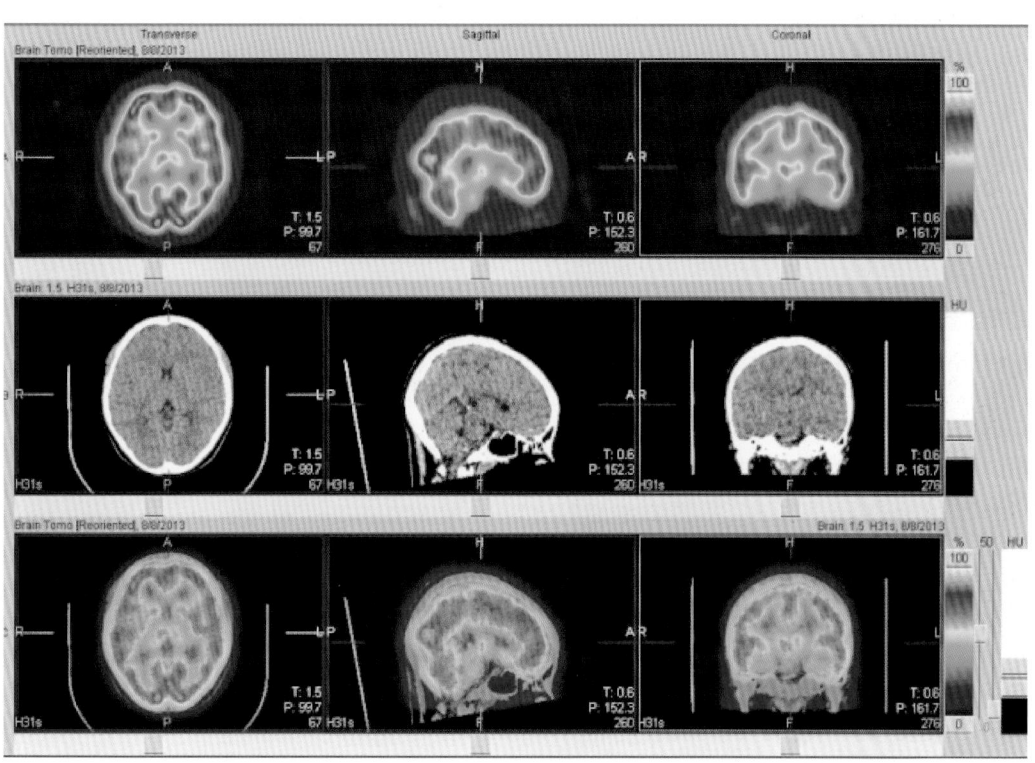

图 1-5-1-2　^{99m}Tc-ECD SPECT/CT 融合的正常脑血流灌注断层显像

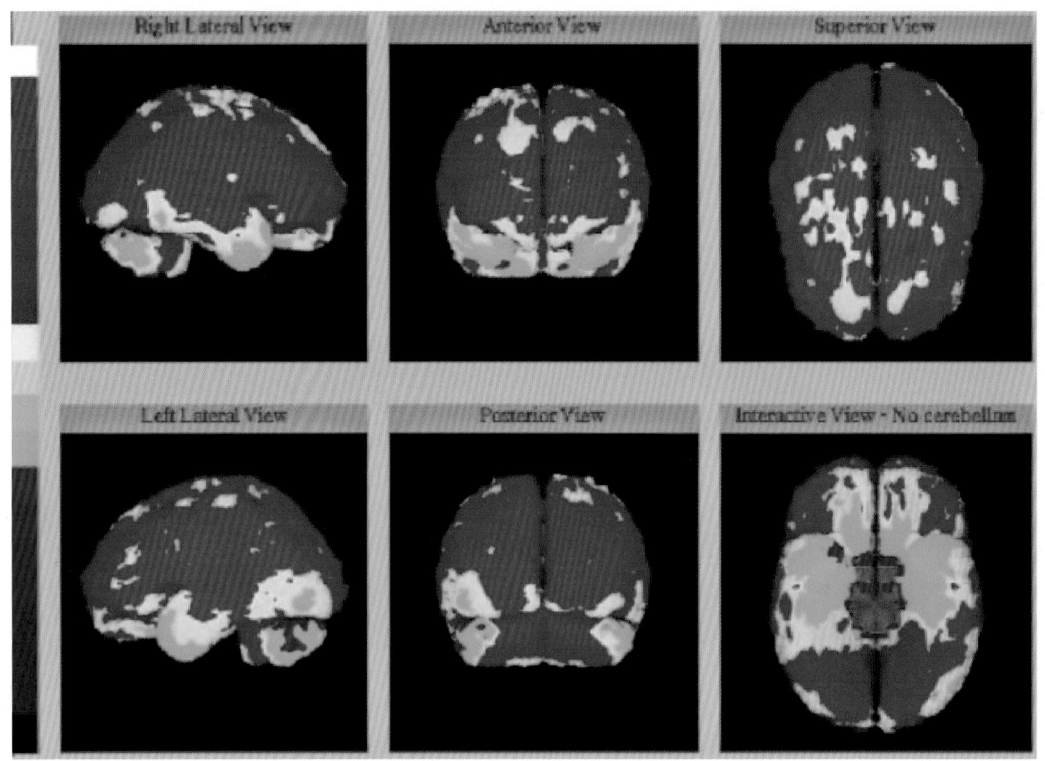

图 1-5-1-3 ^{99m}Tc-ECD SPECT 正常脑血流灌注使用 NeuroGam 处理后图像

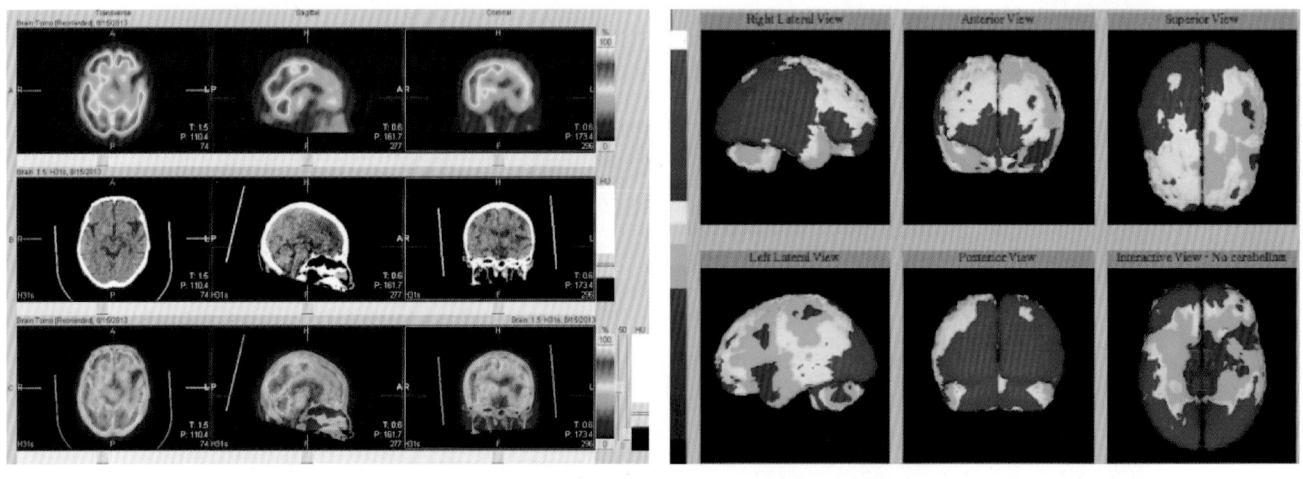

图 1-5-1-4 脑梗死 ^{99m}Tc-ECD SPECT/CT 脑断层显像

左侧额叶、左侧顶叶、右侧颞叶、左侧基底节及丘脑及左侧小脑血流灌注减低,提示右侧小脑有失联络现象。临床诊断为左侧脑梗死。

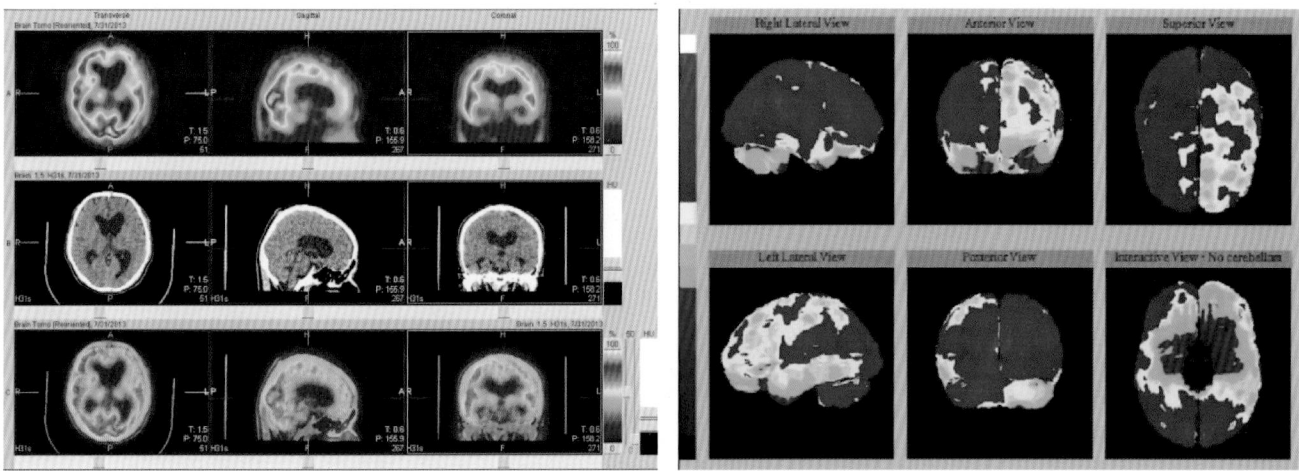

图 1-5-1-5 脑出血 ^{99m}Tc-ECD SPECT/CT脑断层显像

左侧额叶、左侧顶叶、右侧颞叶、左侧基底节及丘脑、右侧小脑血流灌注减低,提示右侧小脑交叉失联络。临床诊断为脑出血。

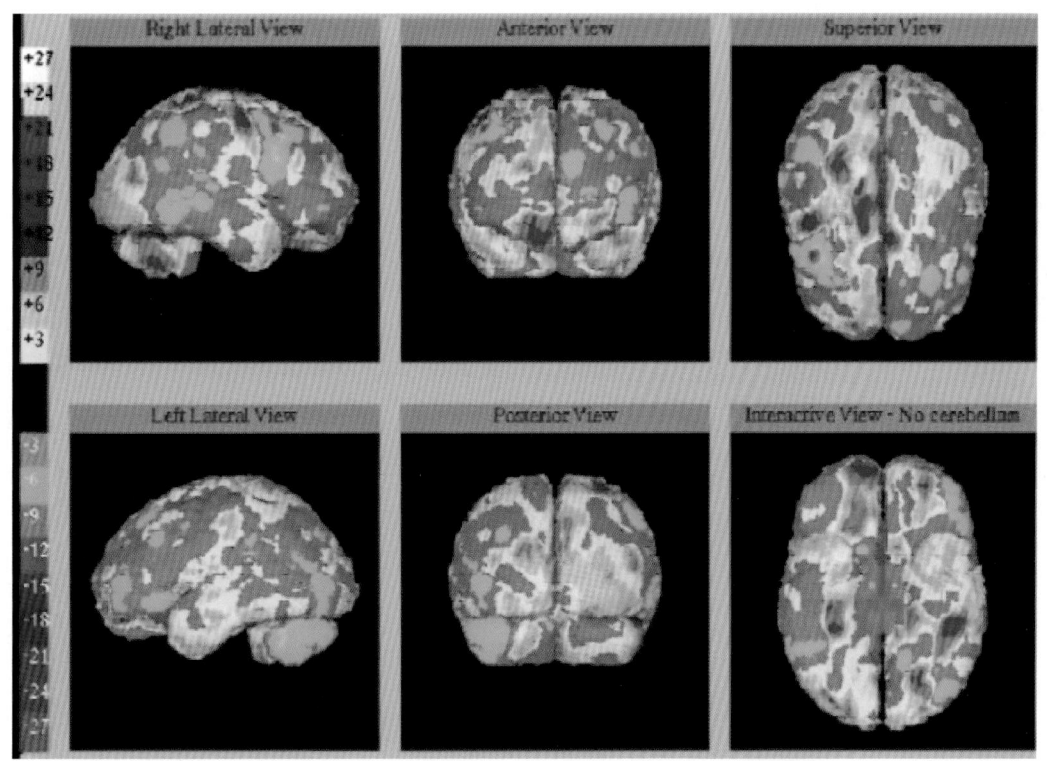

图 1-5-1-6 烟雾病 ^{99m}Tc-ECD SPECT/CT脑断层显像

右侧额、顶叶、双侧颞叶、右侧基底节及丘脑、右侧小脑血流灌注增加。临床诊断烟雾病,术后血流灌注好转。

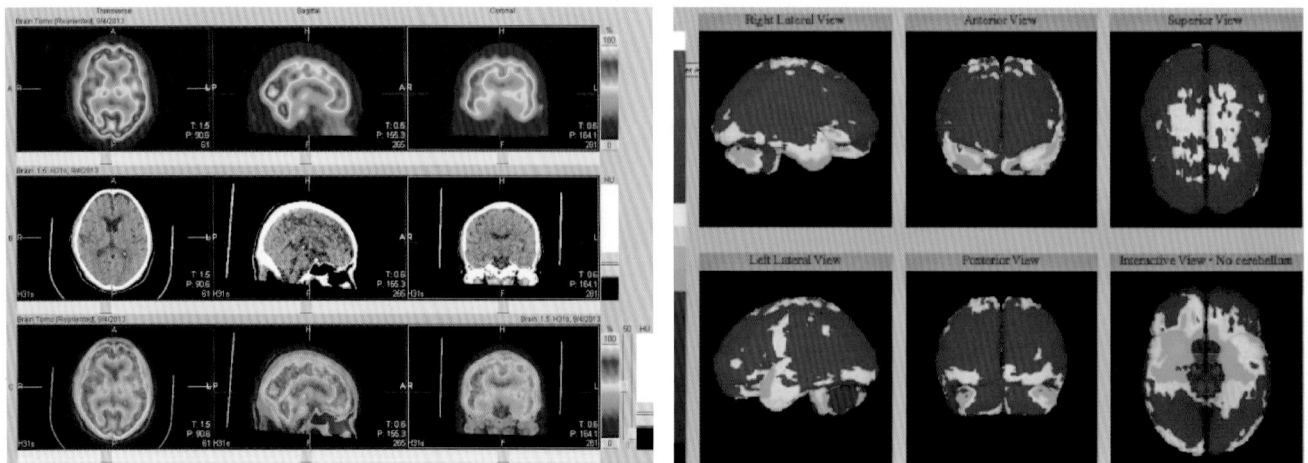

图 1-5-1-7　CEA 后 ^{99m}Tc-ECD SPECT/CT 脑断层显像

全脑各叶血流灌注增加。临床诊断为颈动脉内膜剥脱术后高灌注。

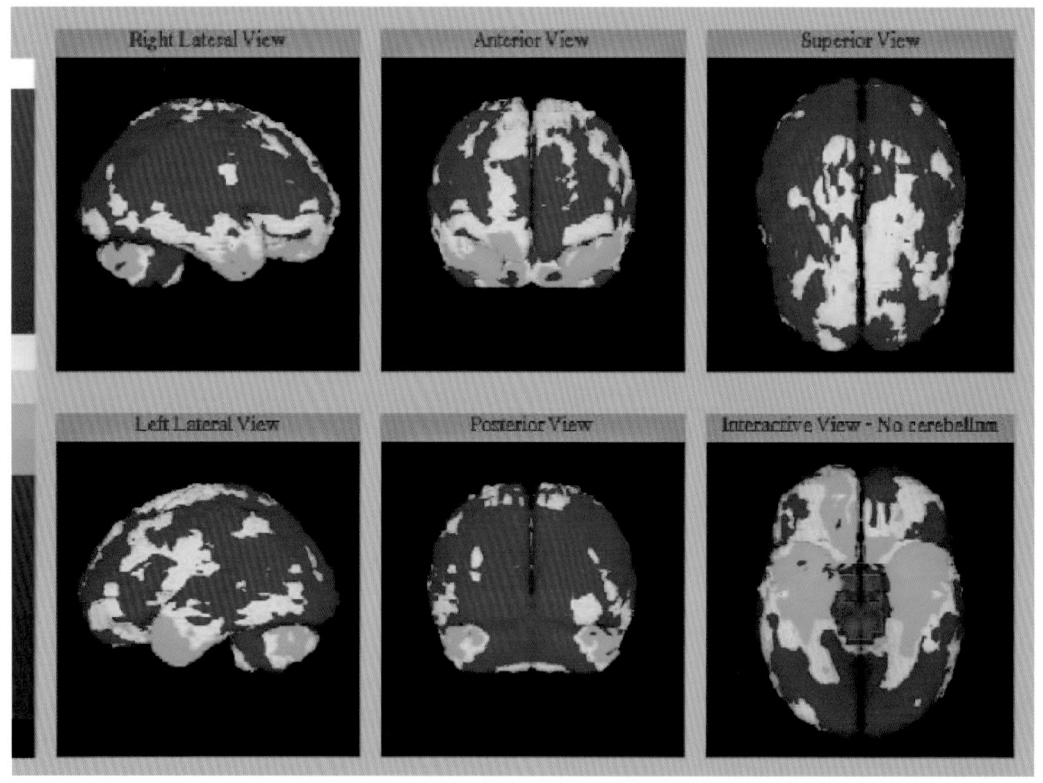

图 1-5-1-8　癫痫发作间期 ^{99m}Tc-ECD SPECT NeuroGam 图像

双侧额叶局部放射性分布减低。

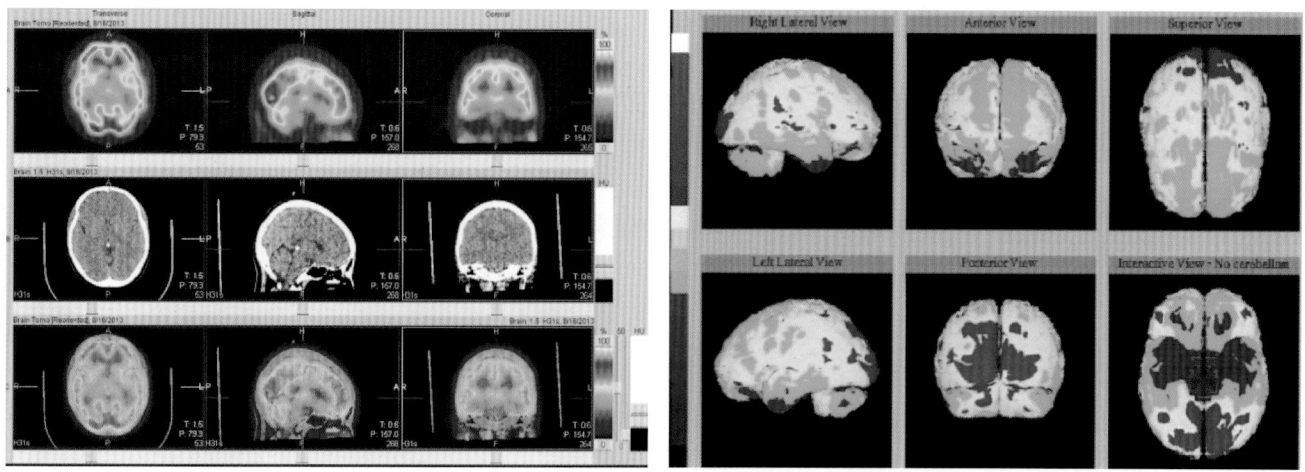

图 1-5-1-9 抑郁症患者^{99m}Tc-ECD SPECT/CT 脑断层显像

双侧额、顶、颞叶对称性血流灌注减低,右侧部分丘脑血流灌注减低。

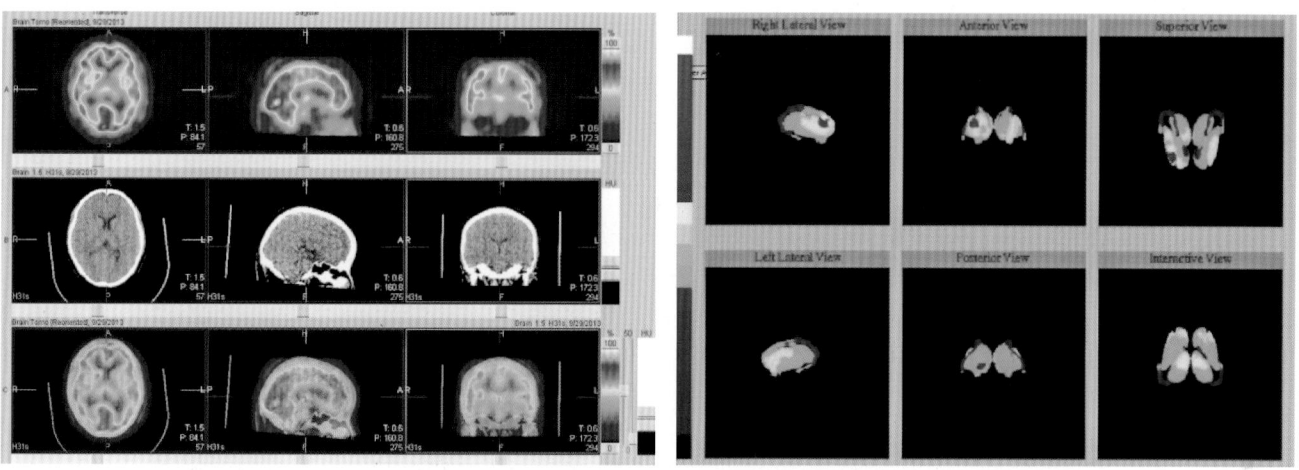

图 1-5-1-10 ^{99m}Tc-ECD SPECT/CT 脑断层显像

患者脑血流灌注显像可见双侧基底节局部脑血流量下降。

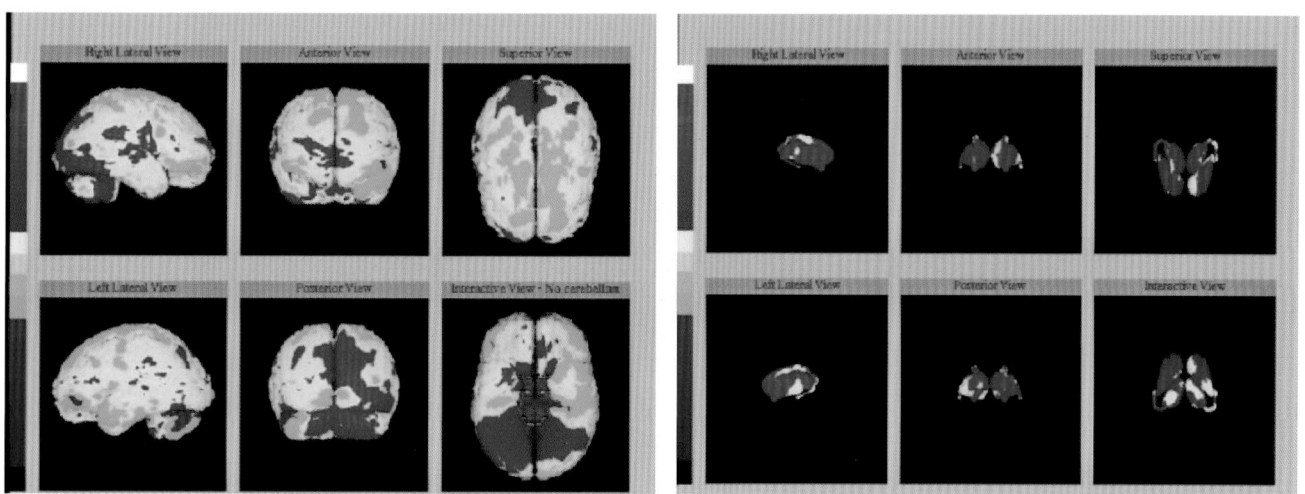

图 1-5-1-11 帕金森病^{99m}Tc-ECD SPECT/CT 脑断层显像

全脑皮质放射性对称性分布明显减低,基底节及丘脑放射性分布明显增加。

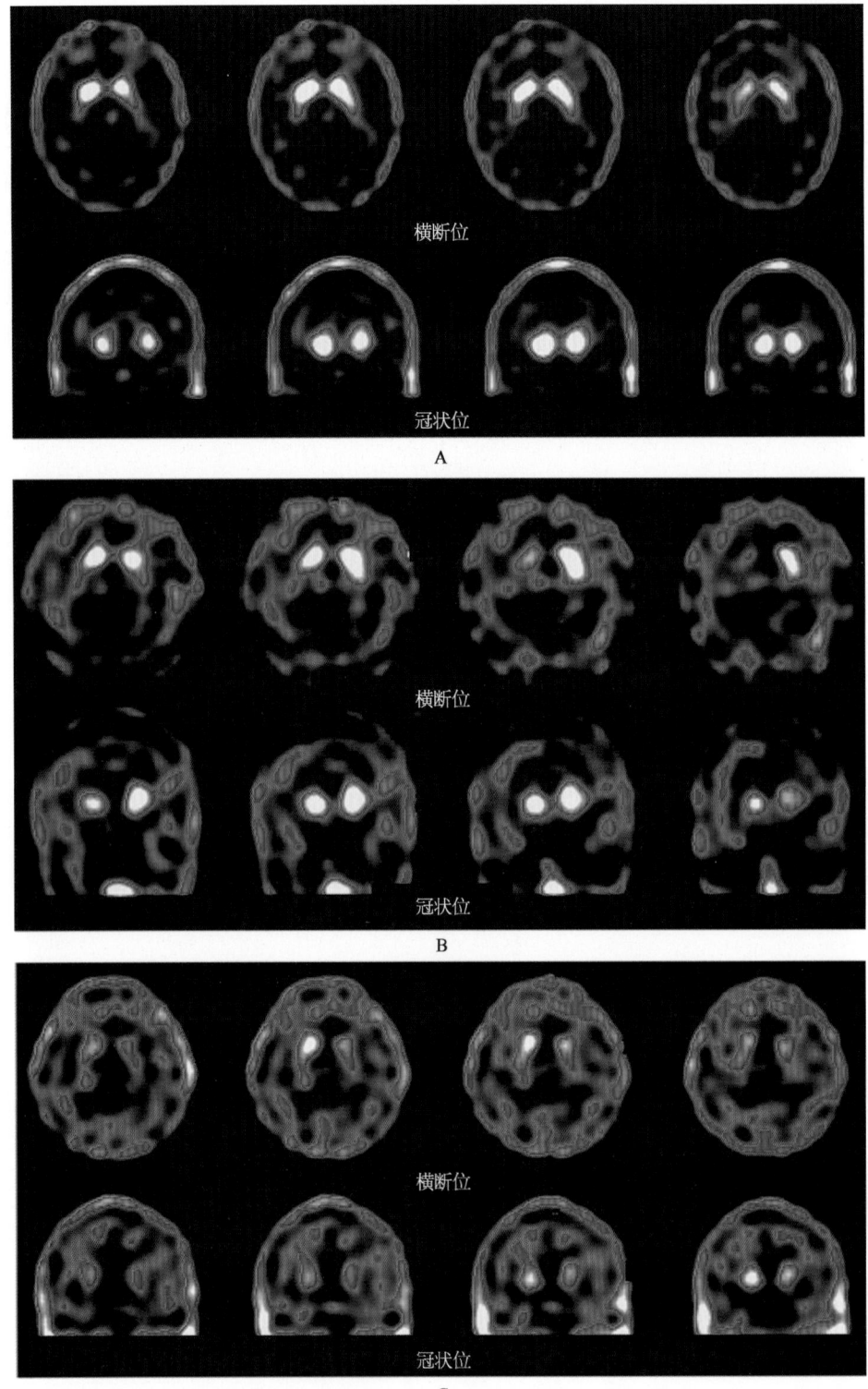

图1-5-1-12　99mTc-TRODAT-1 SPECT脑多巴胺转运蛋白（DAT）断层图像

A. 正常人脑；B和C分别为1级、1.5级帕金森病患者脑。图像显示症状对侧的基底节（BG）
（B为右侧BG，C为左侧BG）受损较明显。

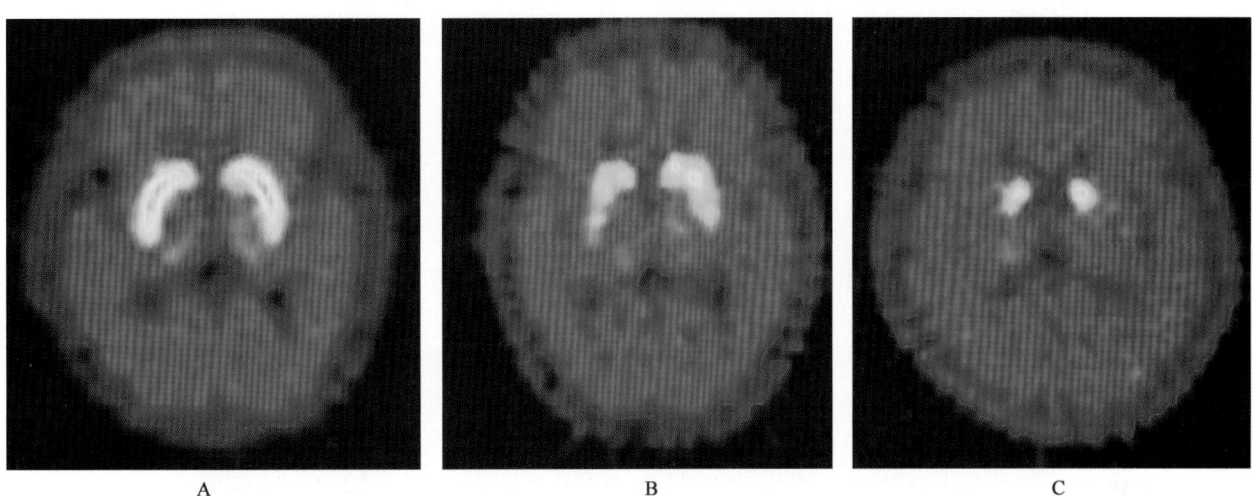

A   B   C

图 1-5-2-1　帕金森病患者 DAT 显像（^{18}F-FP-β-CIT）

A. 正常对照；B. 早期 PD 患者可见右侧基底节壳核后部转运体密度减低；C. 晚期 PD 患者双侧基底节转运体密度明显减低。

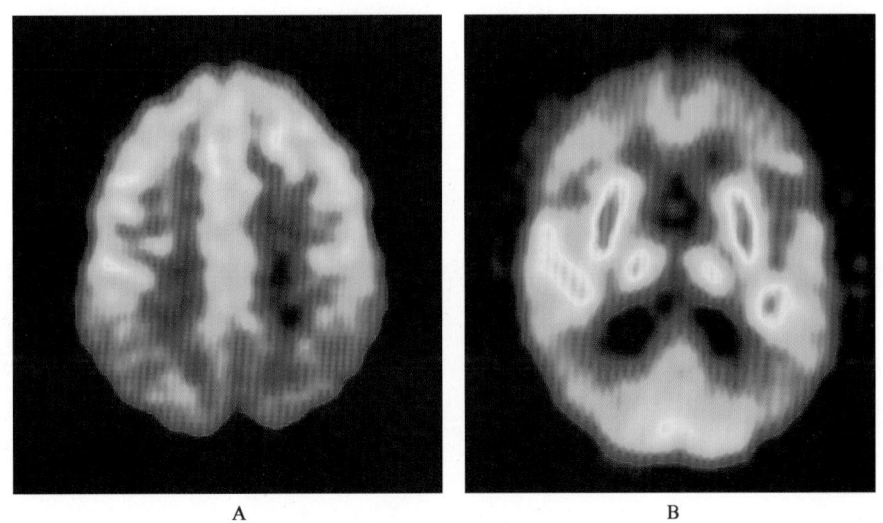

A   B

图 1-5-2-2　早期 AD 可见双侧顶枕叶代谢减低

A. 正常对照者；B. 进展期 AD 可见病变范围明显广泛。

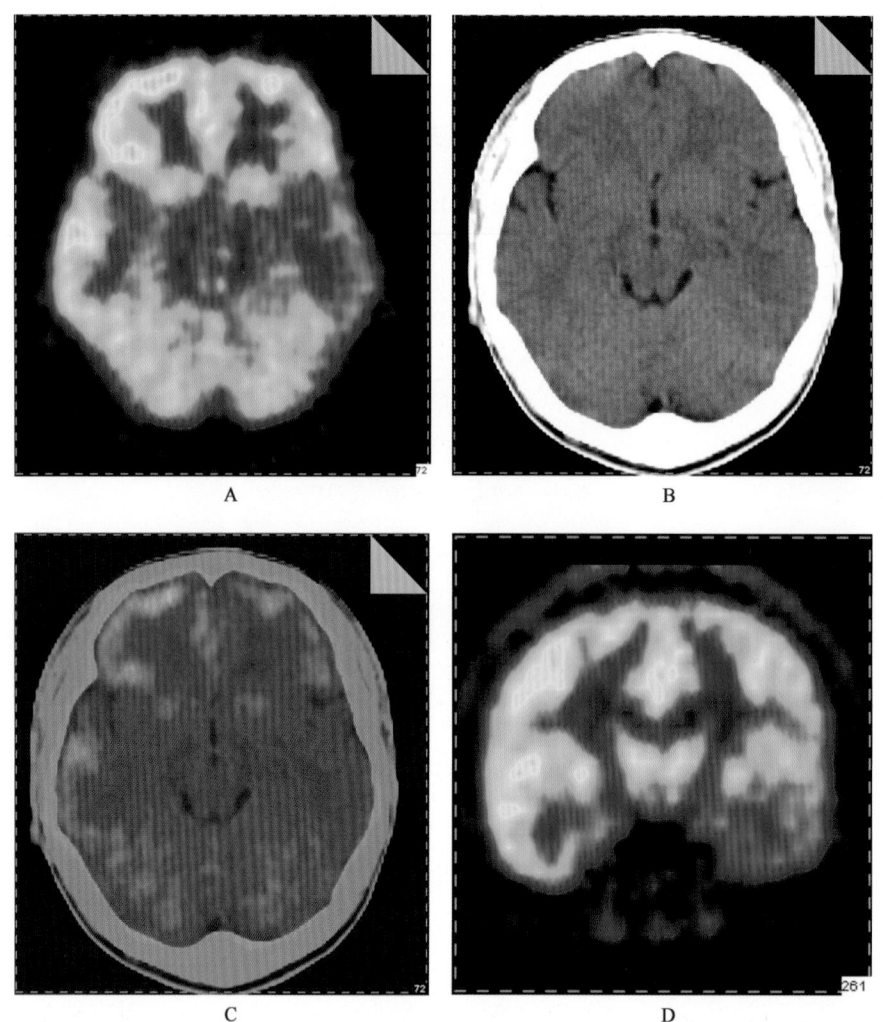

A ~ C.横断面；D.冠状面。

图 1-5-2-3　左侧颞叶癫痫患者见左侧颞叶及海马葡萄糖代谢减低

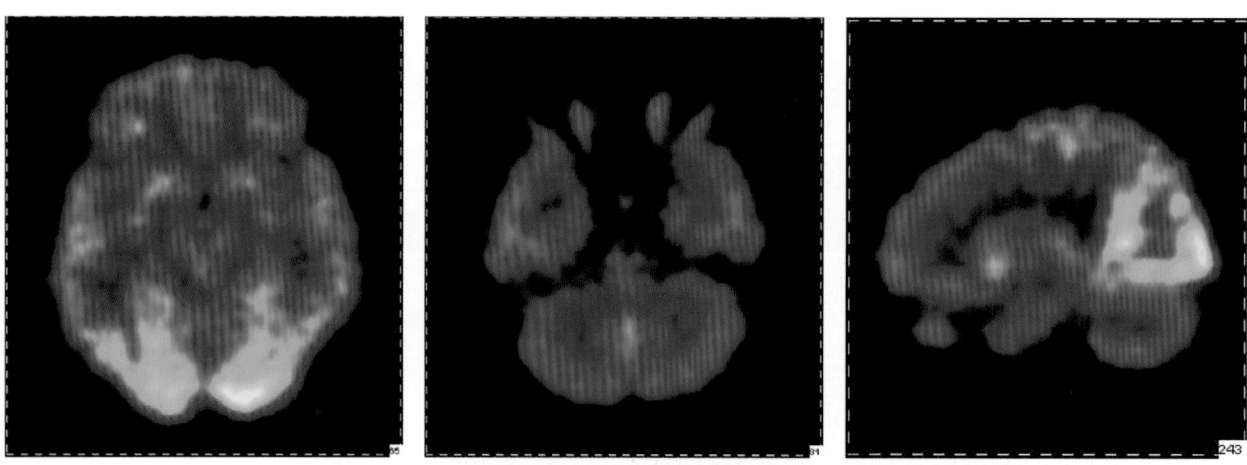

图 1-5-2-4　ALS 患者 FDG PET

双侧额叶、颞叶、双侧基底节及小脑 FDG 代谢弥漫减低，以额叶最为明显。

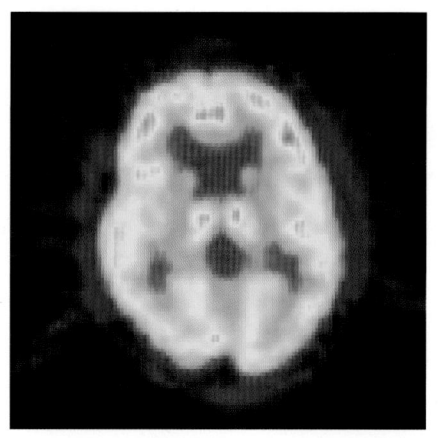

图 1-5-2-5　慢性进行性舞蹈病患者 FDG PET
可见双侧尾状核头部葡萄糖代谢明显减低。

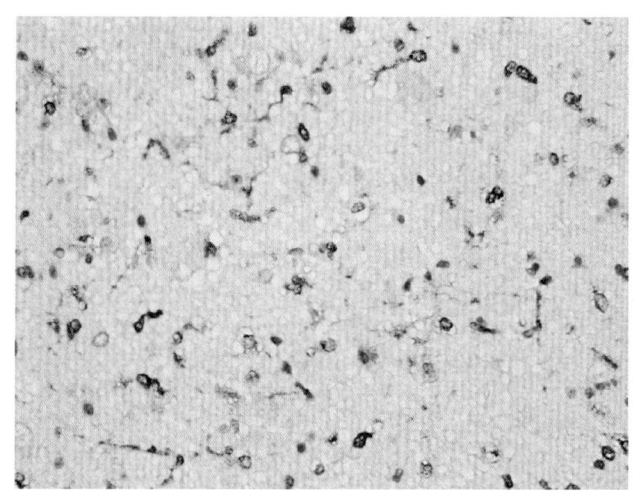

图 1-10-1-2　WHO Ⅱ 级星形细胞瘤的瘤细胞对 IDH1 呈强阳性表达（IDH1-R132H 免疫组织化学染色，×400）

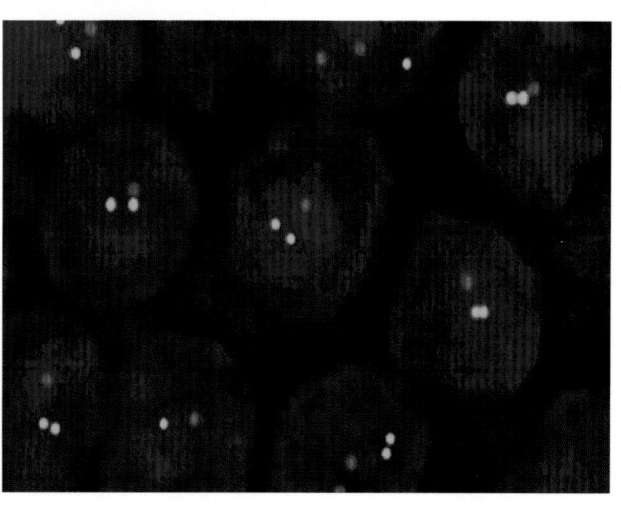

图 1-10-1-3　WHO Ⅱ 级少突胶质细胞瘤 1p/19q 杂合性缺失（FISH 检测法，红色为标记信号，绿色为指示信号）

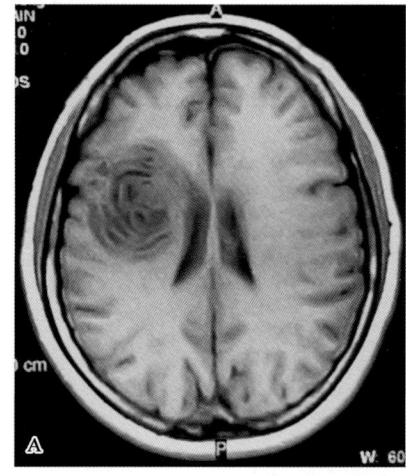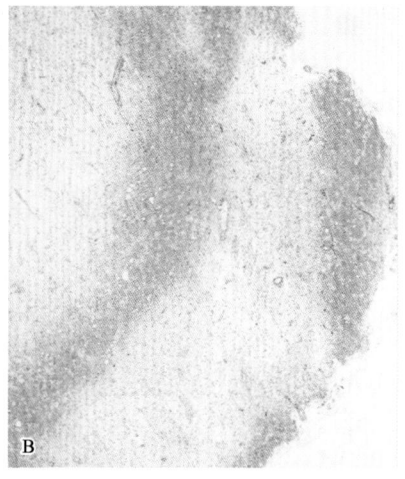

图 1-10-1-4　同心圆样脱髓鞘病（Balo 同心圆硬化，35 岁女性）
A. 头颅 MRI 提示右额同心圆样病灶；B. 年轮状髓鞘脱失（K-B 染色，×40）。

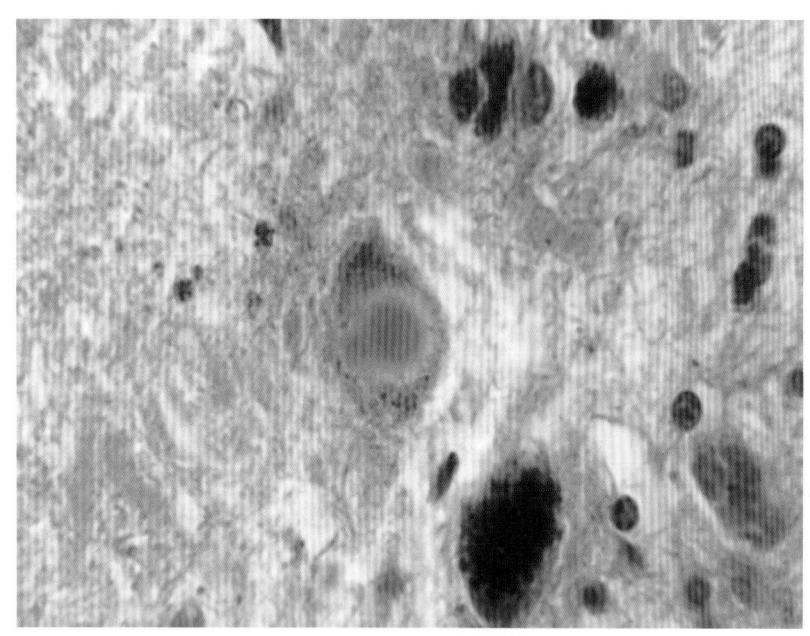

图 1-10-1-5 Lewy 小体 (64 岁男性,帕金森病)

中脑黑质色素神经元脱失伴脑干型 Lewy 小体形成 (HE 染色, ×400)。

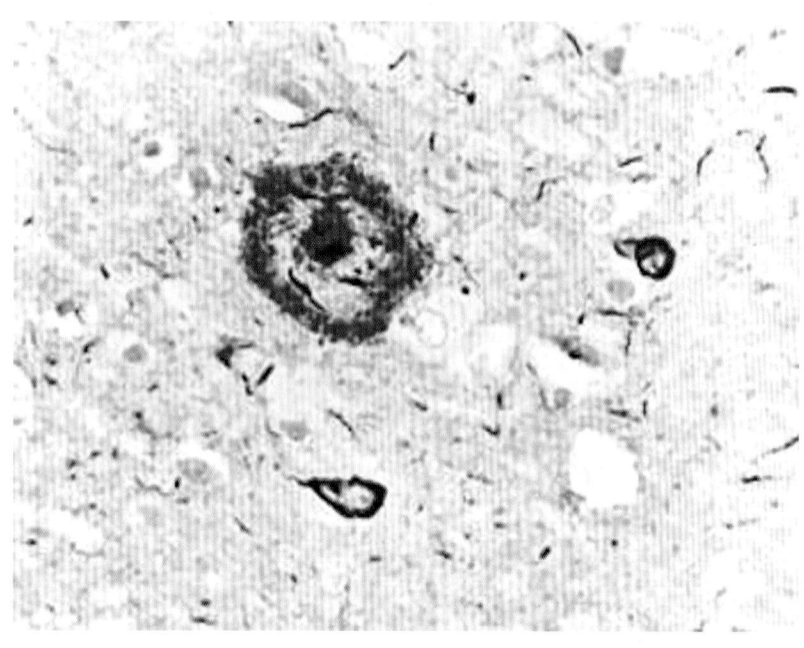

图 1-10-1-6 老年斑 (82 岁女性,阿尔茨海默病)

老年斑内有 β-淀粉样蛋白沉积伴有大量 Tau 标记阳性的神经突起变性及神经原纤维缠结 (β-amyloid+Tau 双重免疫组织化学染色, ×400)。

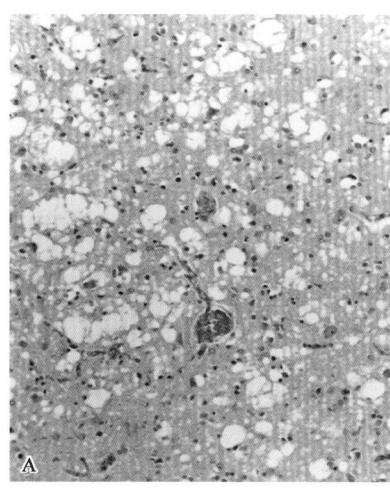
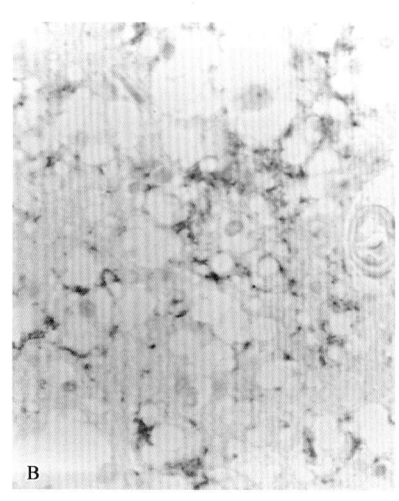

图 1-10-1-7 神经细胞海绵空泡状变性 (48 岁男性,克-雅病)

A. 大脑皮质层状结构消失伴海绵空泡状变性 (HE 染色, ×200); B. 神经毡内见 PrP^Sc 异常沉积 (Prion 免疫组织化学染色, ×200)。

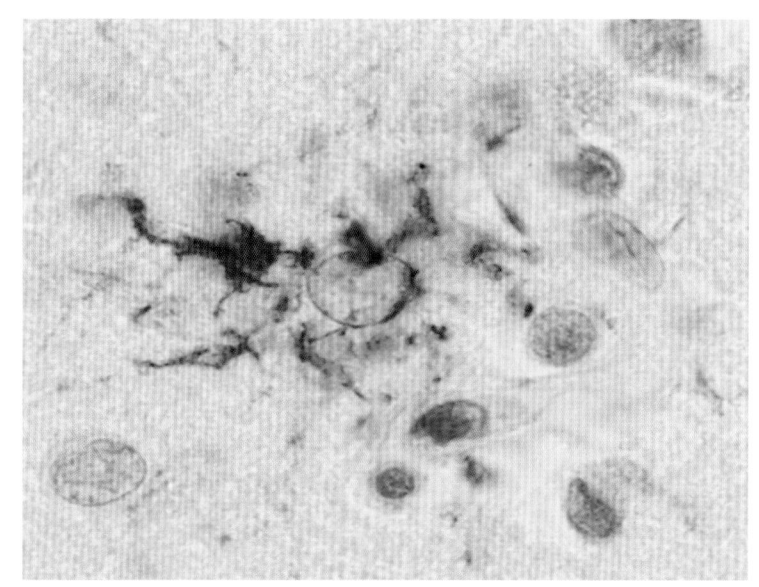

图 1-10-1-8　毛丛状星形胶质细胞

PSP患者中脑导水管周围的灰白质内出现毛丛状星形胶质细胞，对Tau呈强阳性表达（Tau免疫组织化学染色，×400）。

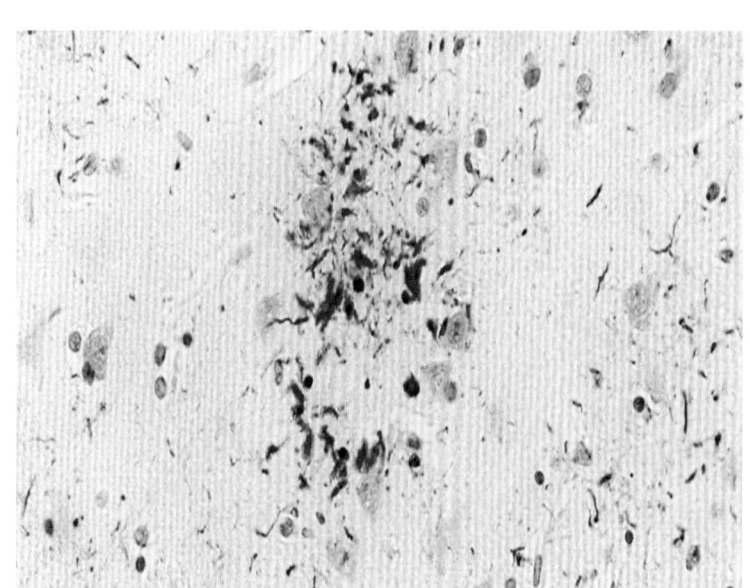

图 1-10-1-9　星形胶质斑

CBD患者中央前回皮质内出现星形胶质斑，对Tau呈强阳性表达（Tau免疫组织化学染色，×400）。

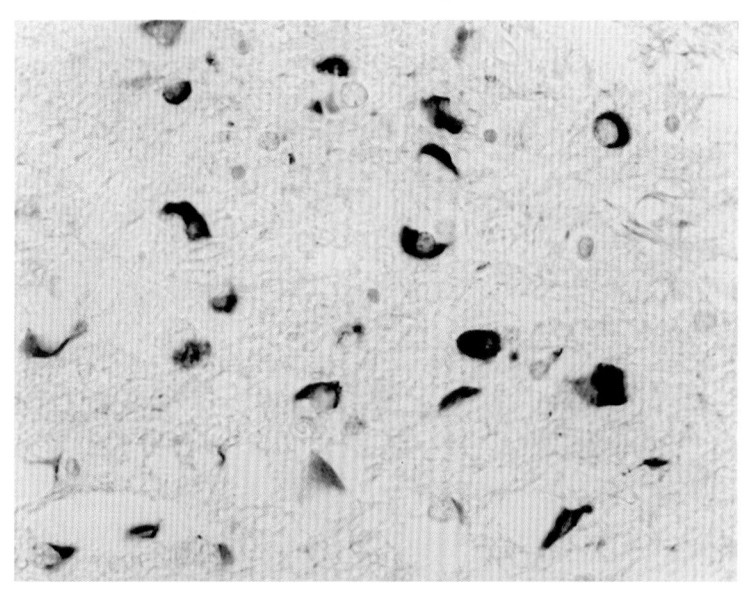

图 1-10-1-10　月牙状嗜银性胶质细胞包涵体

MSA患者脑桥基底部出现月牙状胶质细胞包涵体（G-B嗜银染色，×400）。

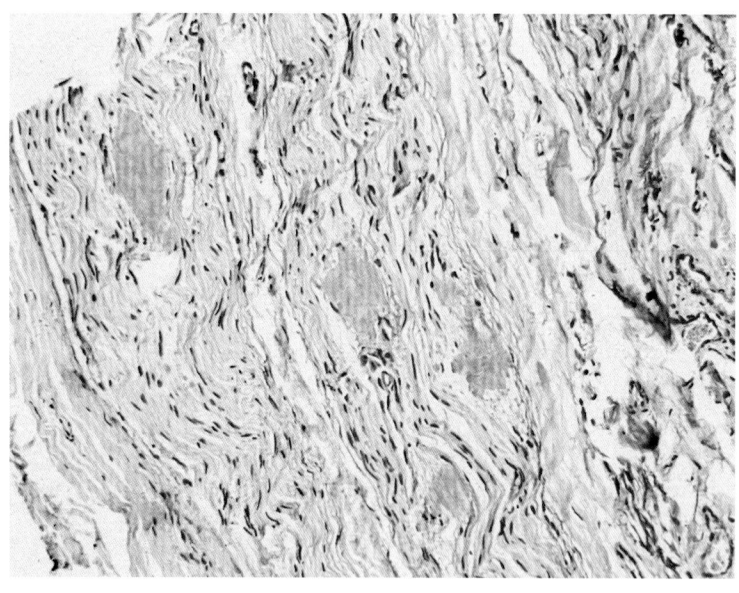

图 1-10-1-12　淀粉样蛋白斑块沉积

36岁女性，淀粉样蛋白沉积性周围神经病，腓肠神经活检（刚果红染色，×400）。

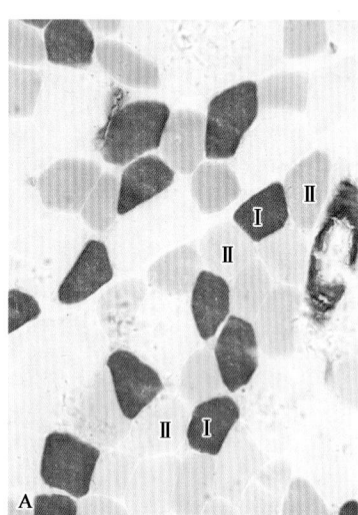
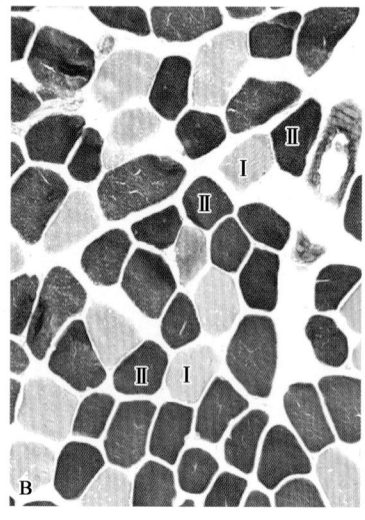

图 1-10-1-14　ATPase染色清晰显示肌纤维类型

A. pH 4.6；B. pH 9.6。

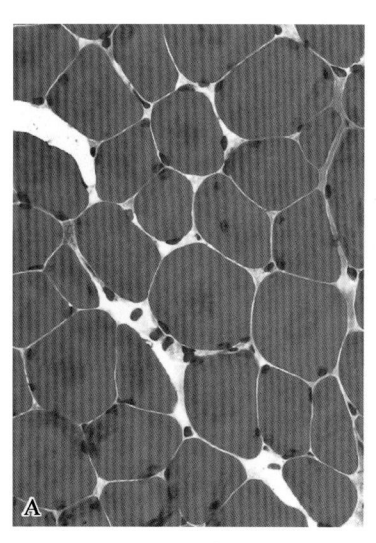
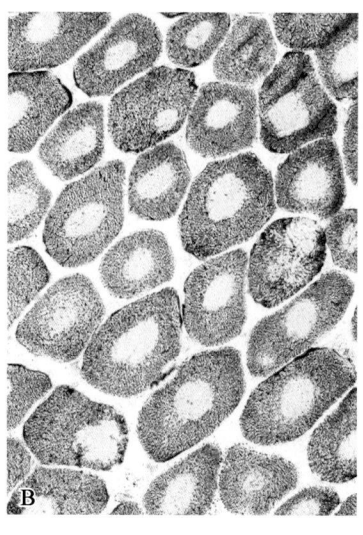

图 1-10-1-15　中央轴空病 (19岁女性)

A. 肌纤维大小不均等，中央见嗜碱性球形结构形成 (HE染色，×400)；B. 肌纤维中央呈圆形酶活性缺失 (NADH染色，×400)。

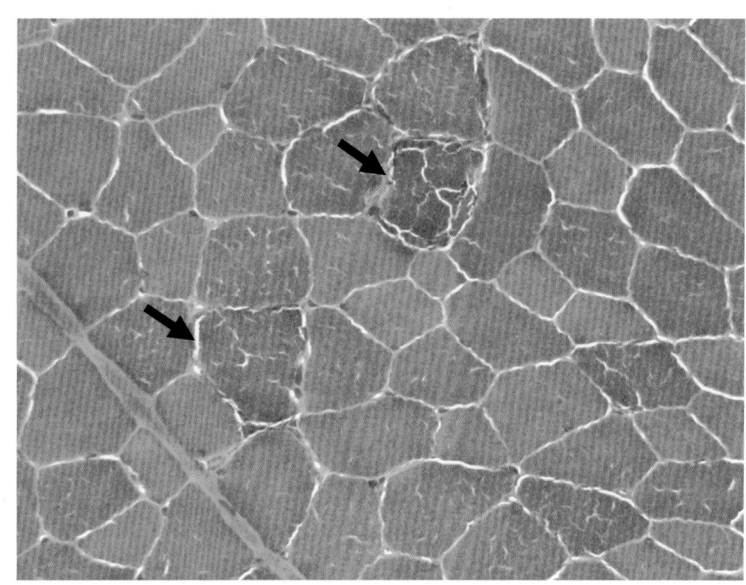

图 1-10-1-16 线粒体肌病脑病伴乳酸中毒及卒中样发作（MELAS）(17岁男性)

示破碎红边纤维（Gomori三色染色，×400）。

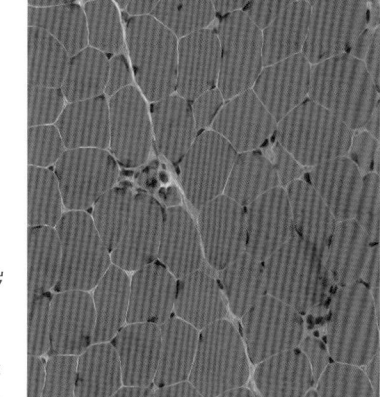 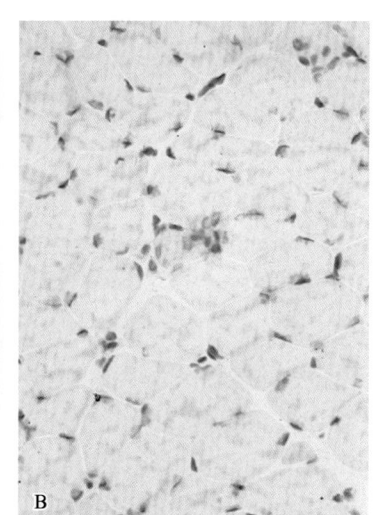

图 1-10-1-17 肢带型肌营养不良ⅡB型(24岁女性)

A. 肌纤维大小不均等伴变性、坏死及再生(HE染色，×400)；B. Dysferlin蛋白完全缺失（免疫组织化学染色，×400)。

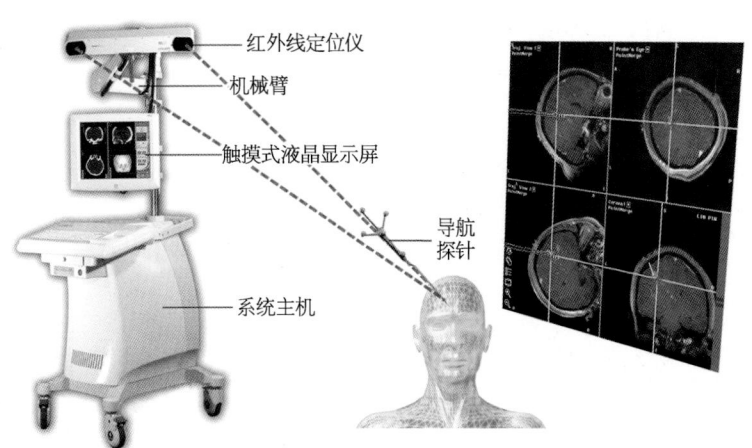

图 1-11-3-2 复旦数字医疗 Excelim-04™ 手术导航系统

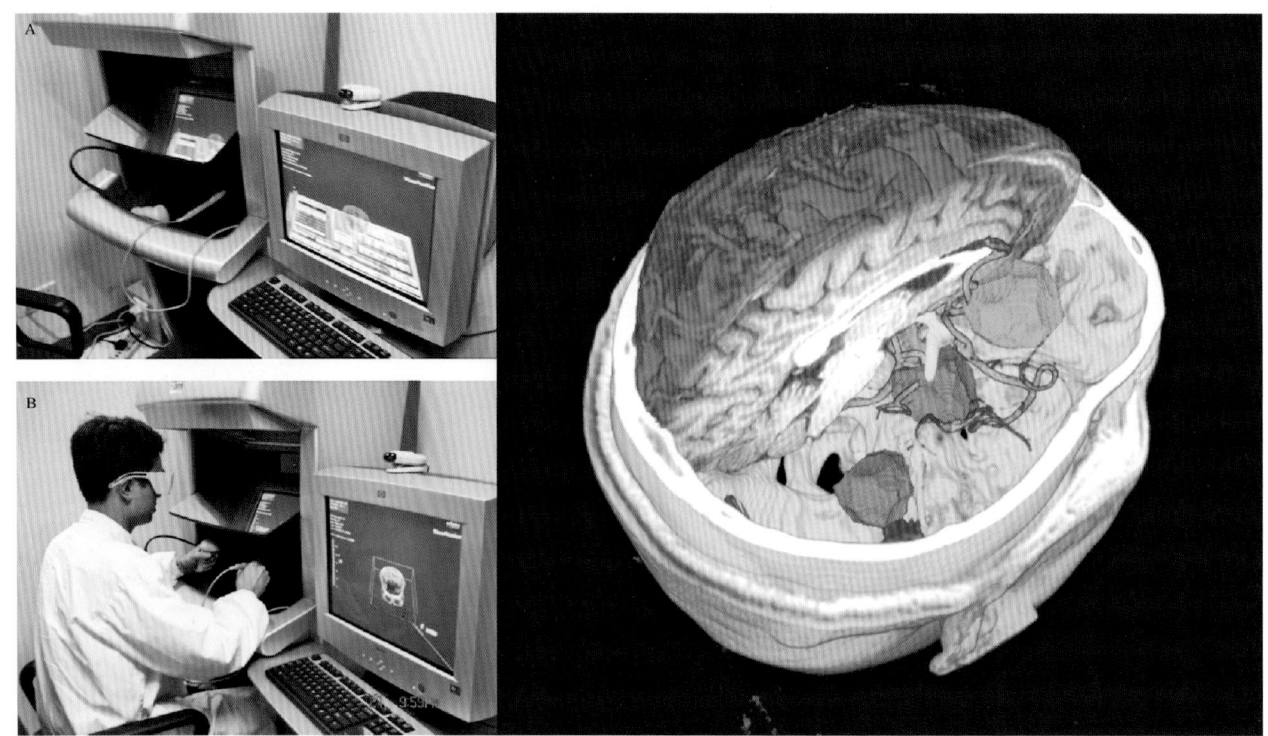

图 1-11-3-3　虚拟现实（VR）技术手术预演

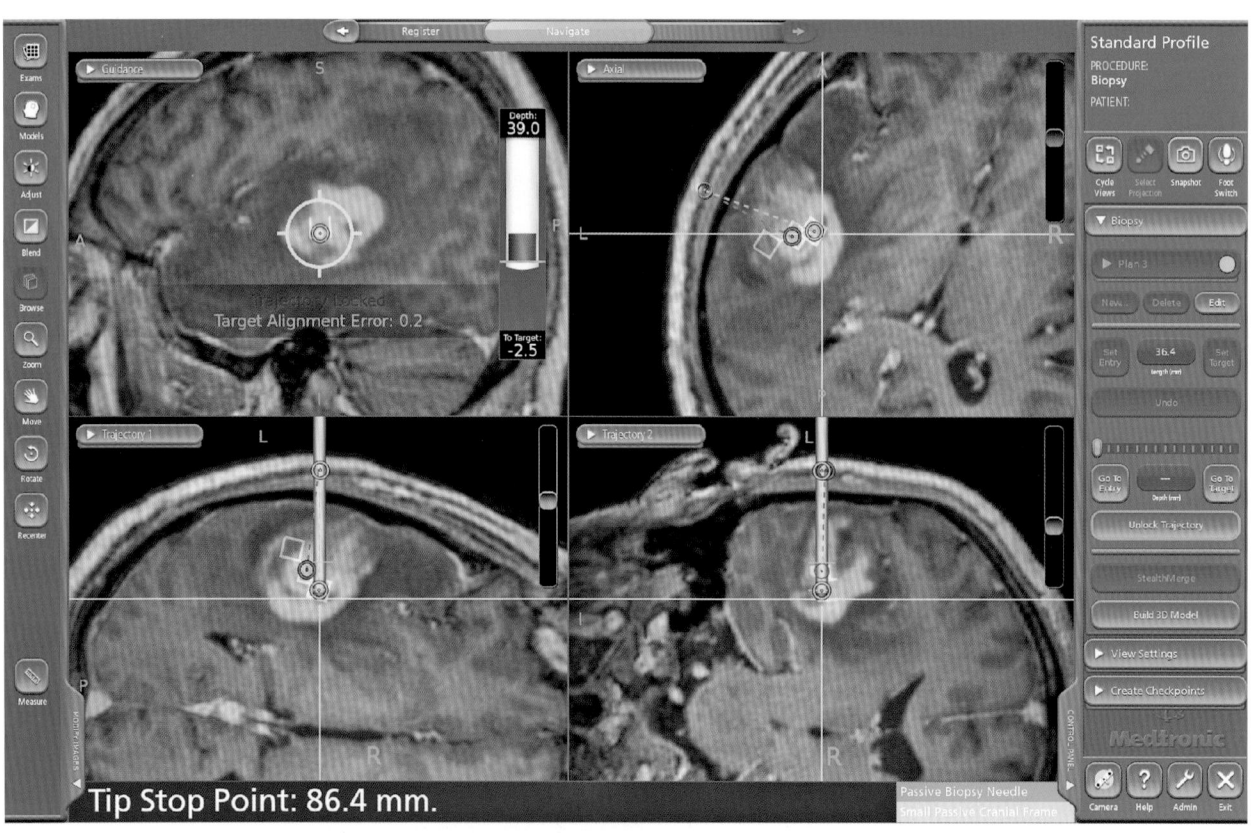

图 1-11-3-4　导航下设计手术入路和靶点

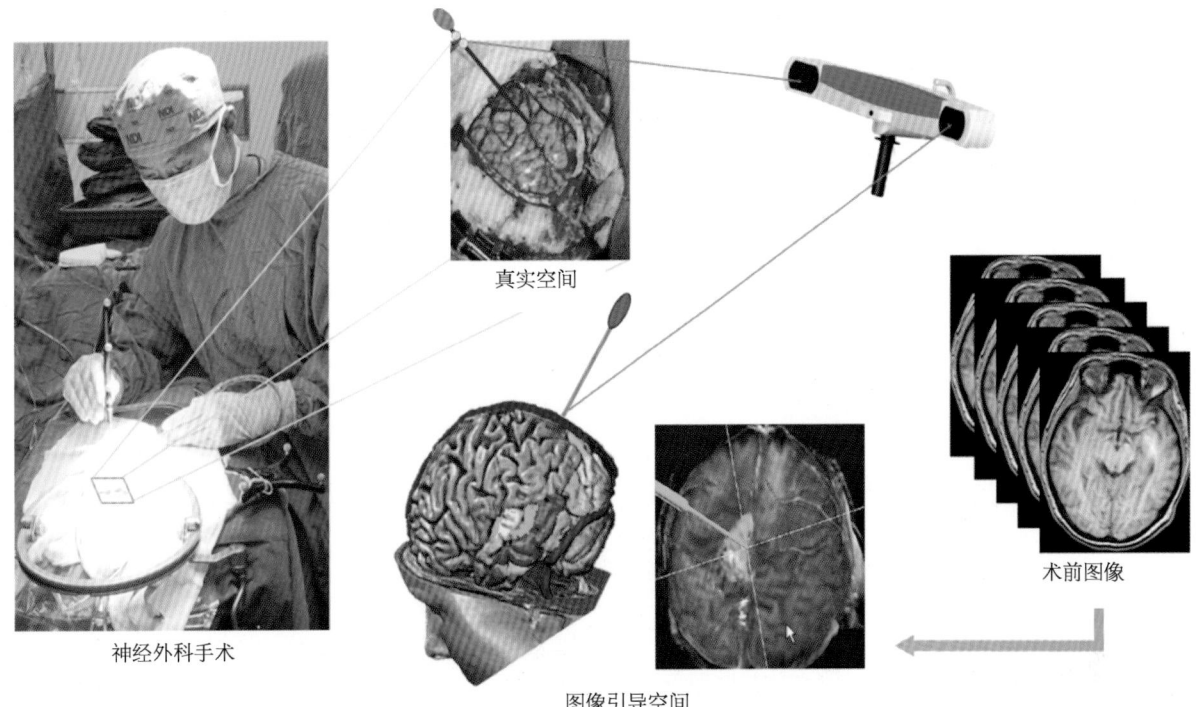

图 1-11-3-5　神经导航手术的常规工作流程

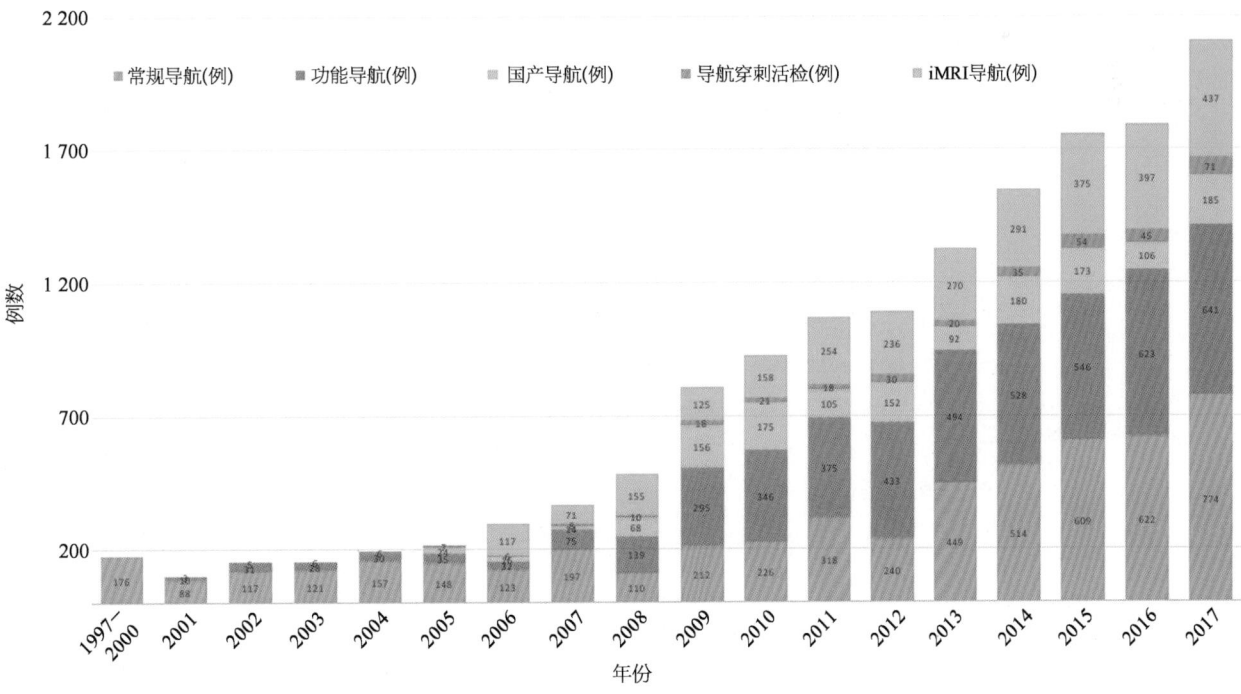

图 1-11-3-6　复旦大学附属华山医院各类神经导航外科年手术量统计

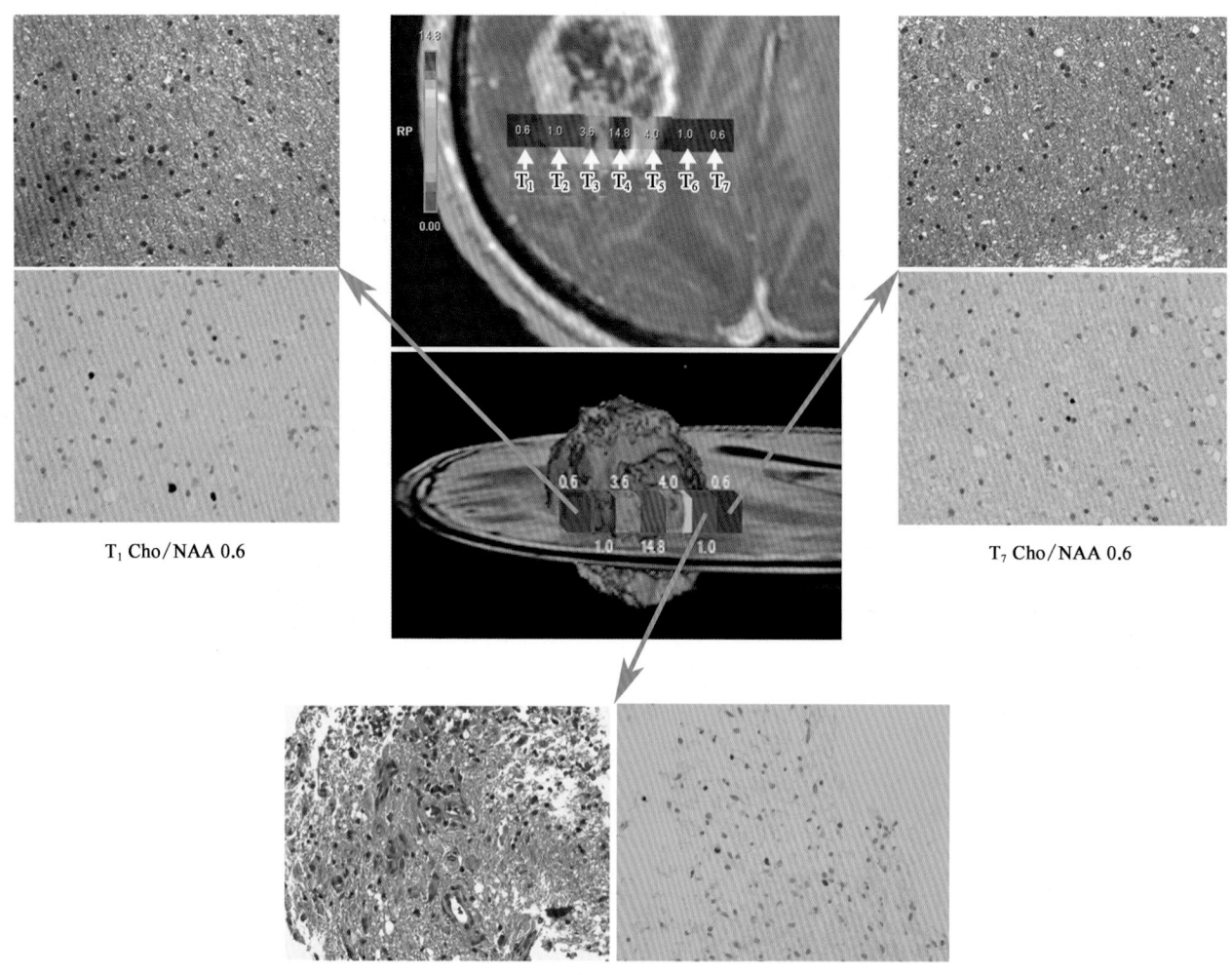

T₁ Cho/NAA 0.6

T₇ Cho/NAA 0.6

T₆ Cho/NAA 1.0

图 1-11-3-8　三维磁共振波谱成像引导弥漫性脑胶质瘤的多靶点穿刺术,证实肿瘤空间异质性

引自：Guo J, et al. Acta Neurochirurgica, 2012, 154：1361-1370。

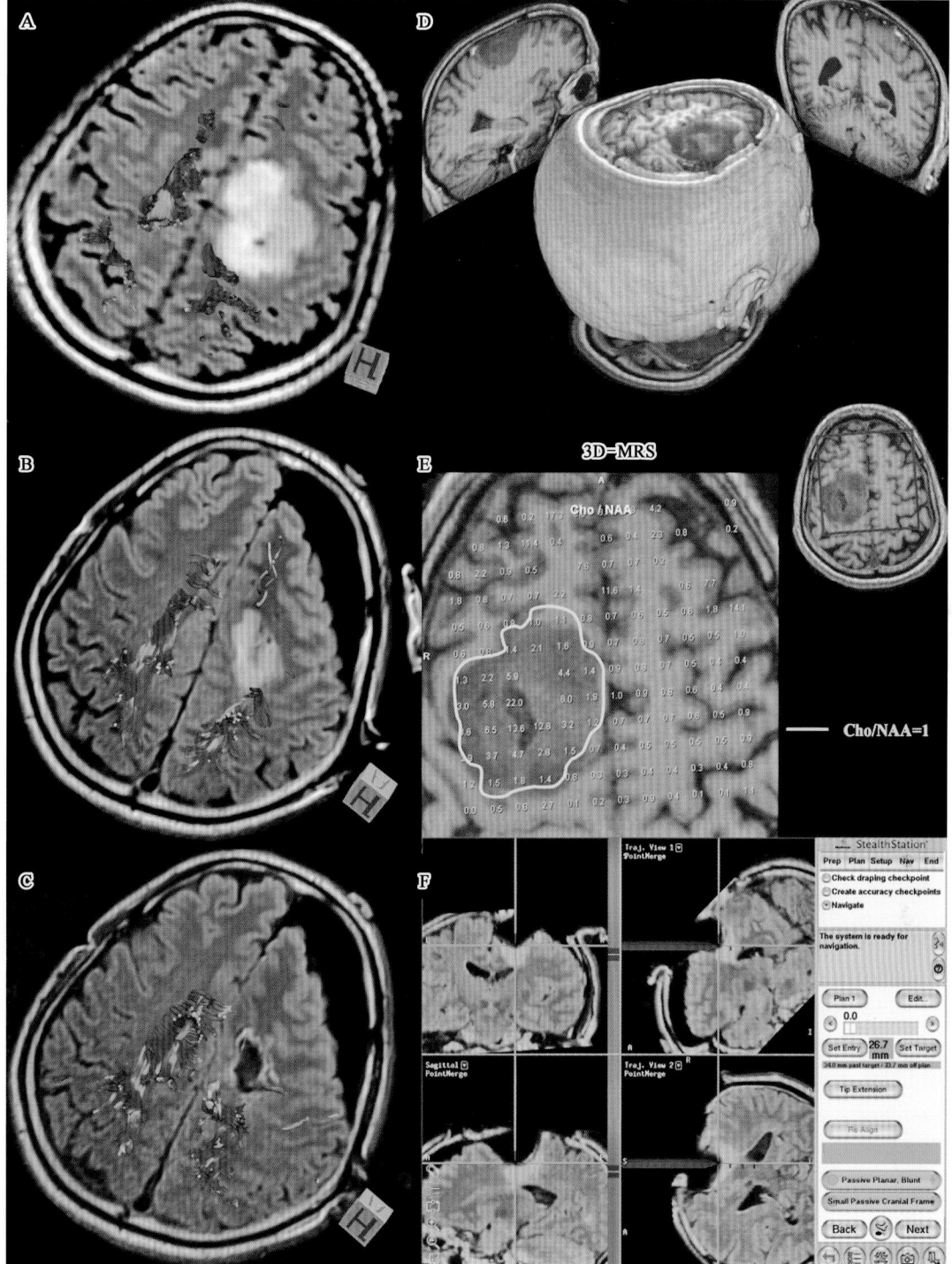

图1-11-3-10　功能区低级别脑胶质瘤（星形-少突混合胶质瘤WHO Ⅱ级）3T iMRI系列结构、功能与代谢影像

A. 术前肿瘤；B. 术中发现肿瘤残余，同时DTI功能成像显示肿瘤后界的锥体束未损伤；C.术后扫描证实肿瘤全切，同时DTI功能成像显示手术切缘后界的锥体束保护良好；D. 术前BOLD功能成像显示运动皮质（橙色高亮激活区）与肿瘤病灶的三维空间关系；E. 术前MRS代谢成像显示Cho/NAA的三维波谱比值图，以Cho/NAA=1为临界值，勾勒出手术计划切除范围（黄色高亮线条轮廓）；F. 术中依据iMRI扫描更新的影像导航精确定位手术残腔深部的残余肿瘤，定量切除。引自：吴劲松，等. 中华外科杂志，2011，49（8）：693-698。

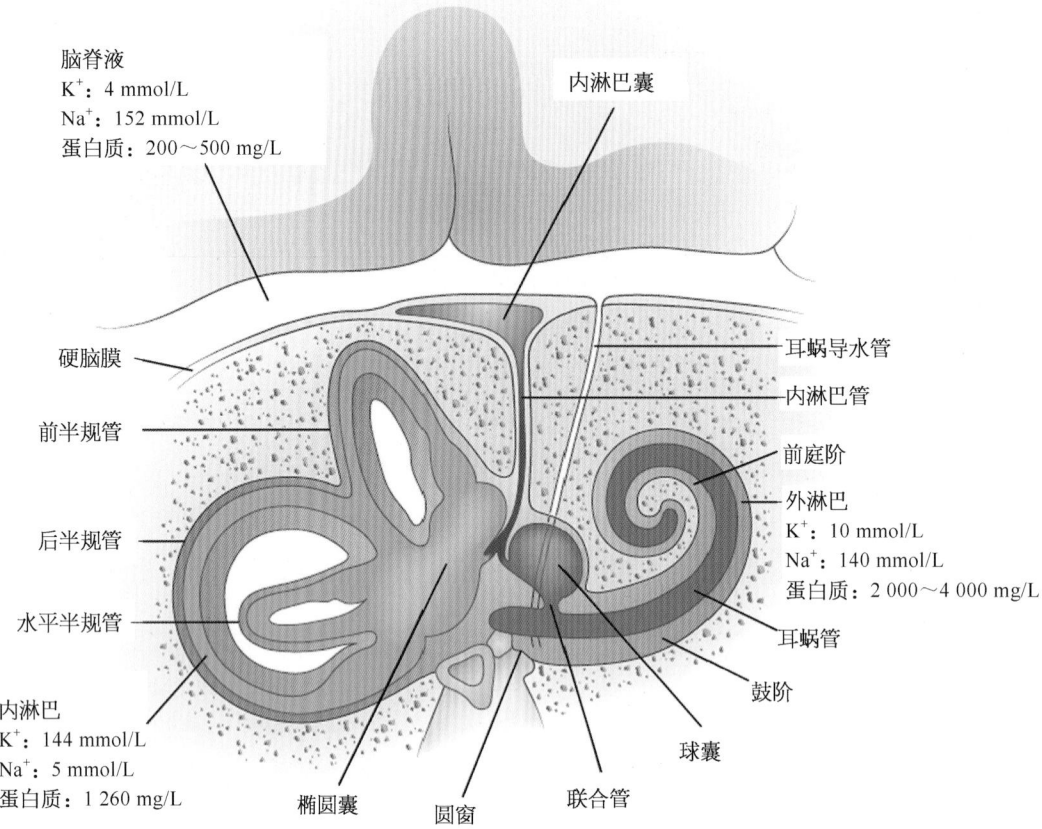

脑脊液
K$^+$: 4 mmol/L
Na$^+$: 152 mmol/L
蛋白质: 200～500 mg/L

内淋巴囊

硬脑膜

前半规管

后半规管

水平半规管

内淋巴
K$^+$: 144 mmol/L
Na$^+$: 5 mmol/L
蛋白质: 1 260 mg/L

椭圆囊

圆窗

联合管

球囊

鼓阶

耳蜗管

外淋巴
K$^+$: 10 mmol/L
Na$^+$: 140 mmol/L
蛋白质: 2 000～4 000 mg/L

前庭阶

耳蜗导水管

内淋巴管

图 2-6-1-1　前庭系统的解剖示意图

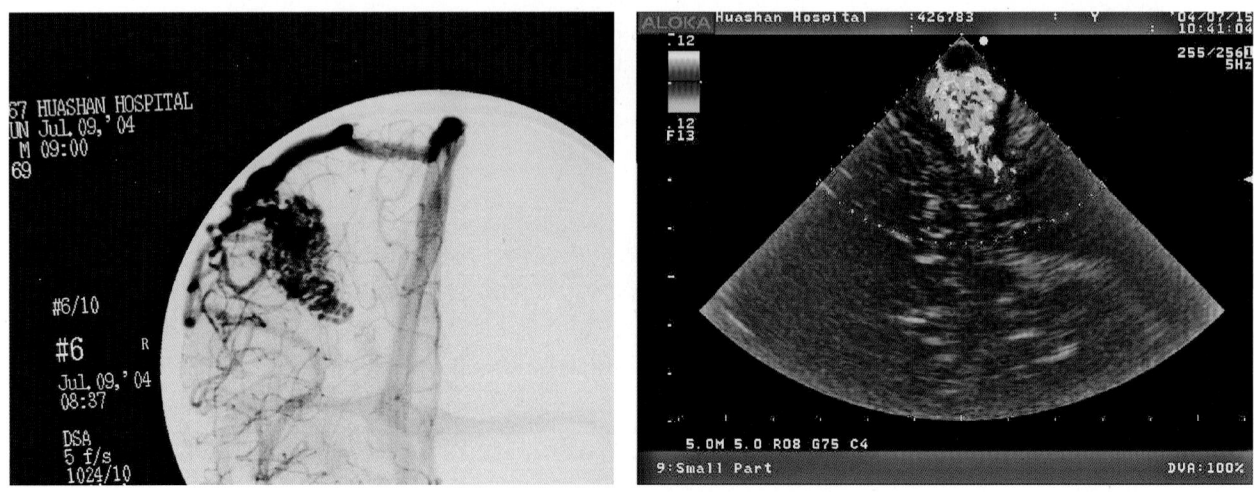

图 3-2-6-6　AVM 的 DSA 与术中 B 超图像

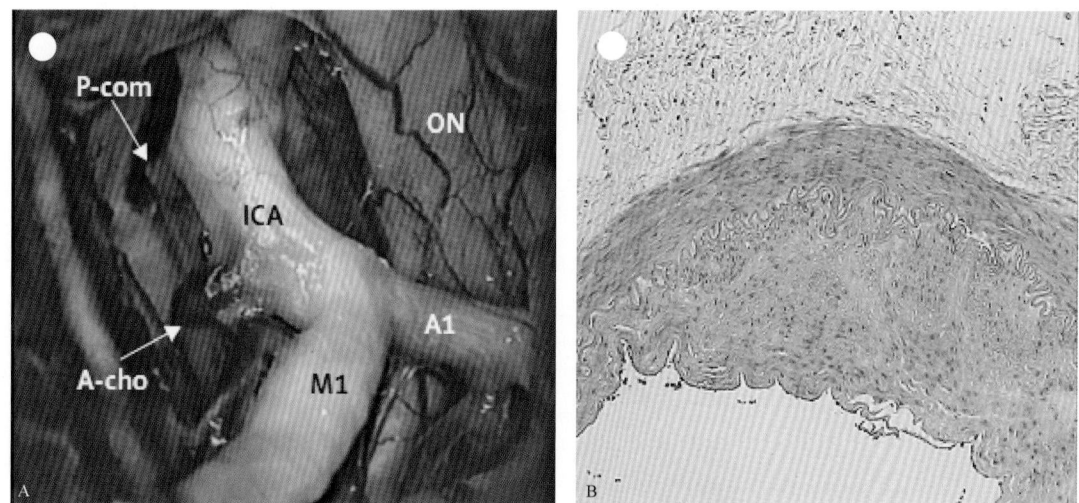

图 3-2-11-3　烟雾病脑血管外观与病理表现

A. 烟雾病患者颈内动脉（ICA）末端及其分叉部术中照片，可见颈内动脉末端及大脑前动脉（M1）、大脑中动脉（A1）起始段外径变细，但前交通动脉、后交通动脉（P-com）及A1发出的穿通支直径正常；B. 烟雾病患者颈内动脉末端组织学检查（HE染色），显示颈内动脉末端内膜增厚、内弹力层不规则及中膜变薄。P-com，后交通动脉；A-cho，前脉络膜动脉；ICA，颈内动脉；ON，视神经；M1，大脑前动脉M1段；A1，大脑中动脉A1段。

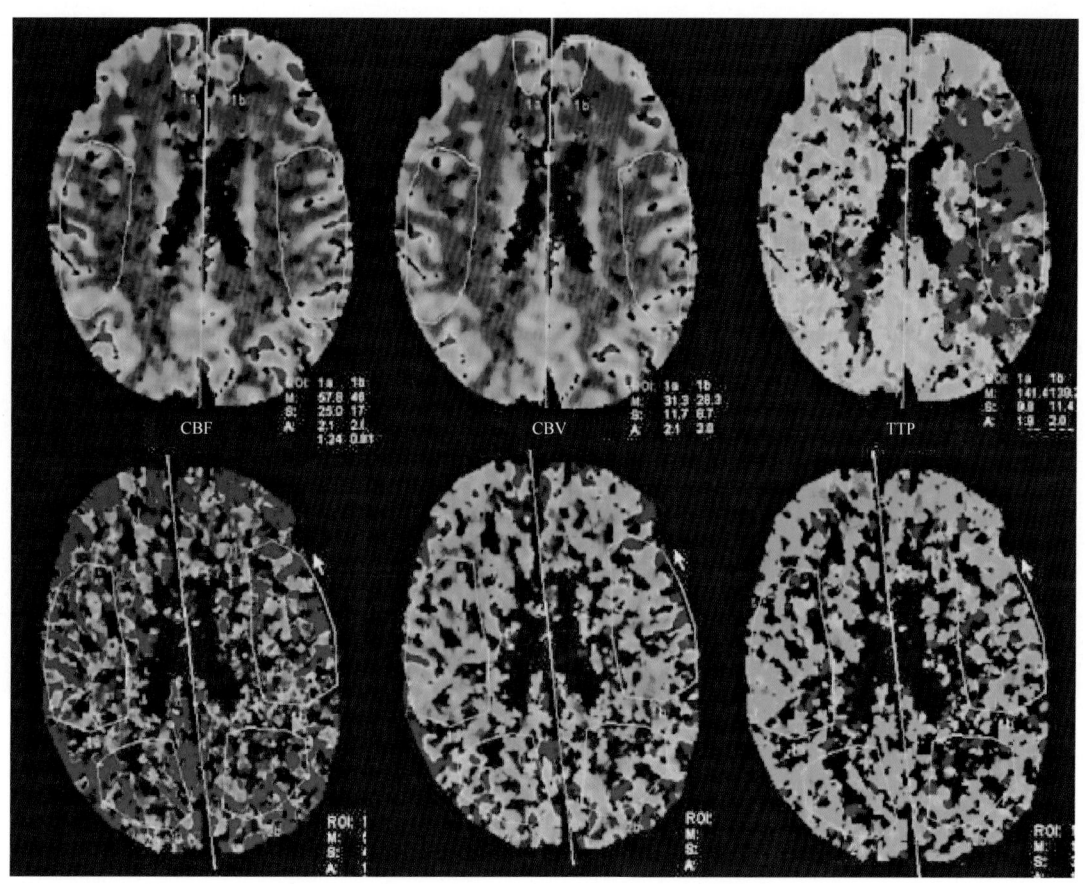

图 3-2-11-7　烟雾病 V 期患者术前与术后CT灌注影像

手术侧为左侧（白色箭头侧）。上排为术前，见左侧血流达峰时间明显延长；下排为术后，显示术后双侧血流量（CBF）、
血容量（CBV）明显增加，血流峰值时间（TTP）明显缩短，恢复正常。

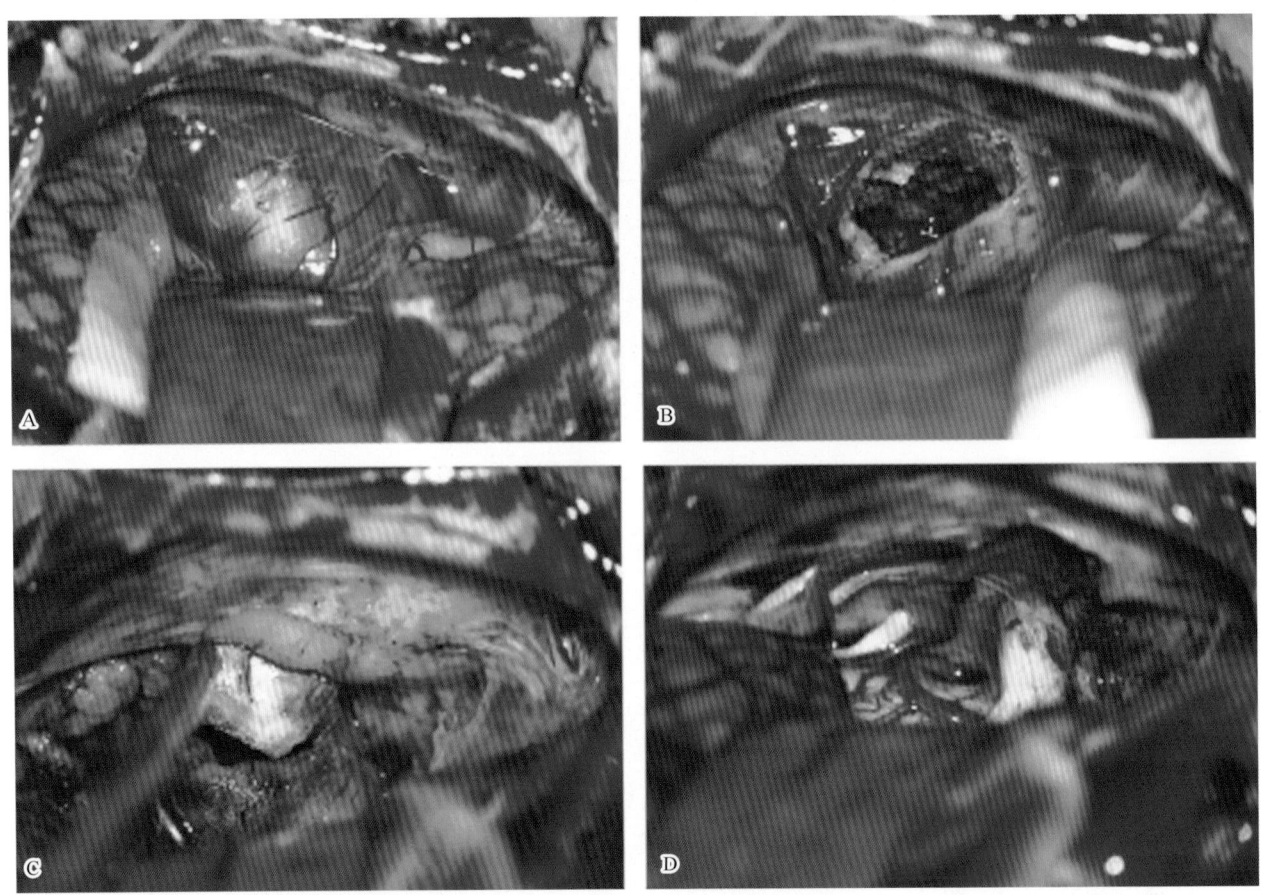

图3-3-4-5 手术切除大前庭神经瘤

A.暴露肿瘤；B.囊内切除肿瘤；C.磨开内听道；D.肿瘤全切除后。

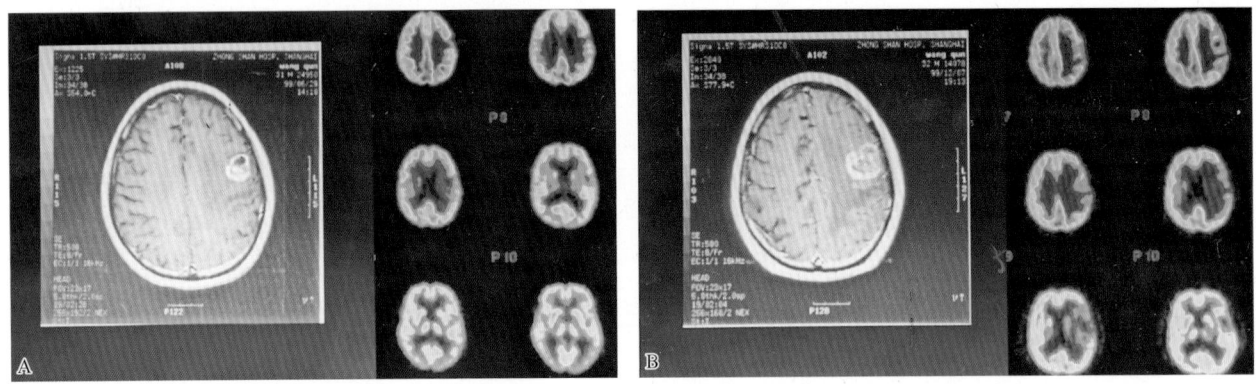

图3-3-7-4 脑转移瘤行放疗和γ刀治疗术后MRI与PET影像

A.术后1年MRI显示肿瘤体积缩小，脑PET显像怀疑肿瘤仍有活性；B.6个月后再复查MRI发现病灶扩大，
脑PET显像证实肿瘤复发。手术后病理为转移性小细胞肺癌。

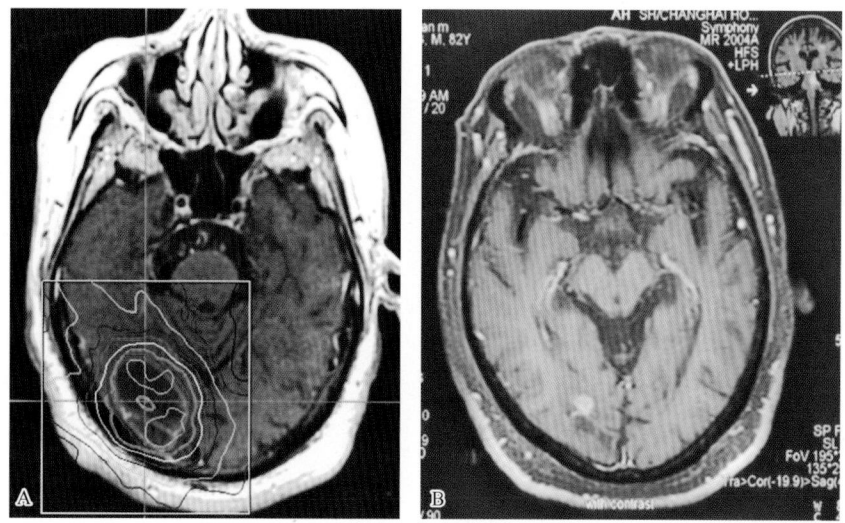

图 3-3-7-7　射波刀治疗巨大脑转移瘤(肺癌)

患者年龄 82 岁。A. MRI 显示巨大脑转移瘤,最大径 5 cm;

B. 行射波刀治疗(10 Gy×3 次)后 7 个月,MRI 随访肿瘤接近消失。

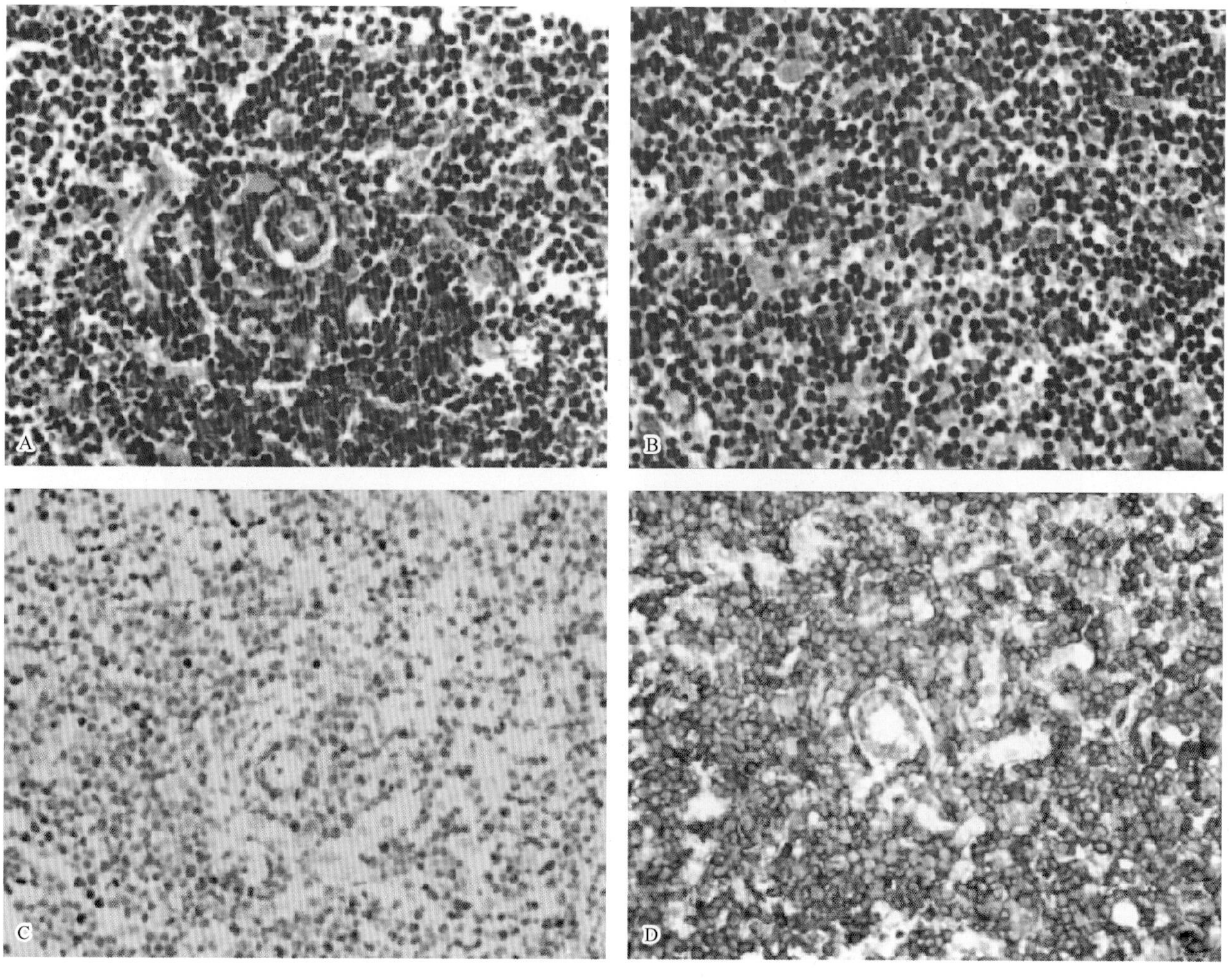

图 3-3-8-1　颅内淋巴瘤病理

A、B. 颅内淋巴瘤 HE 病理;C、D. 颅内淋巴瘤免疫组化病理。

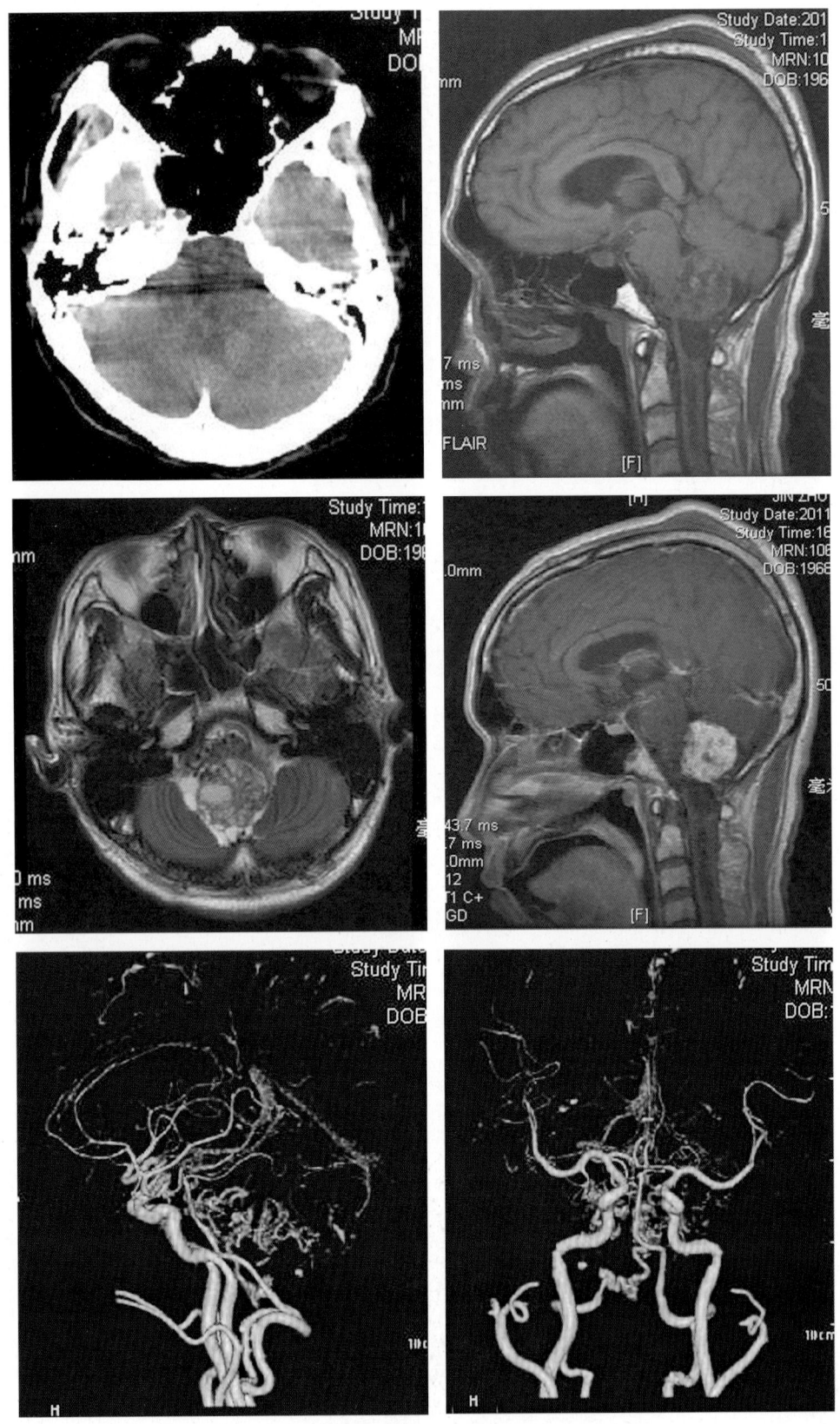

图 3-3-10-2 血管母细胞瘤 (实质性) 影像检查

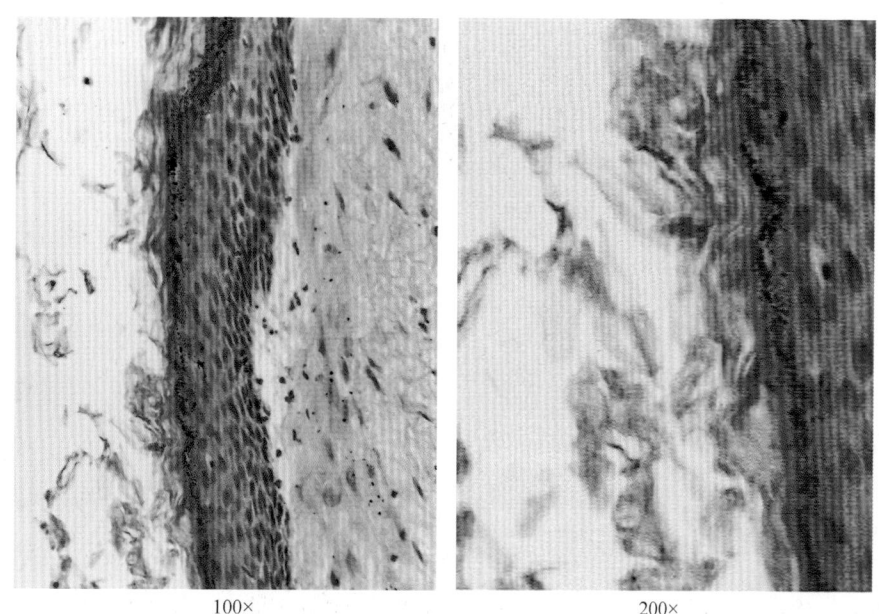

100×   200×

图3-3-10-3   上皮样囊肿的显微结构形态

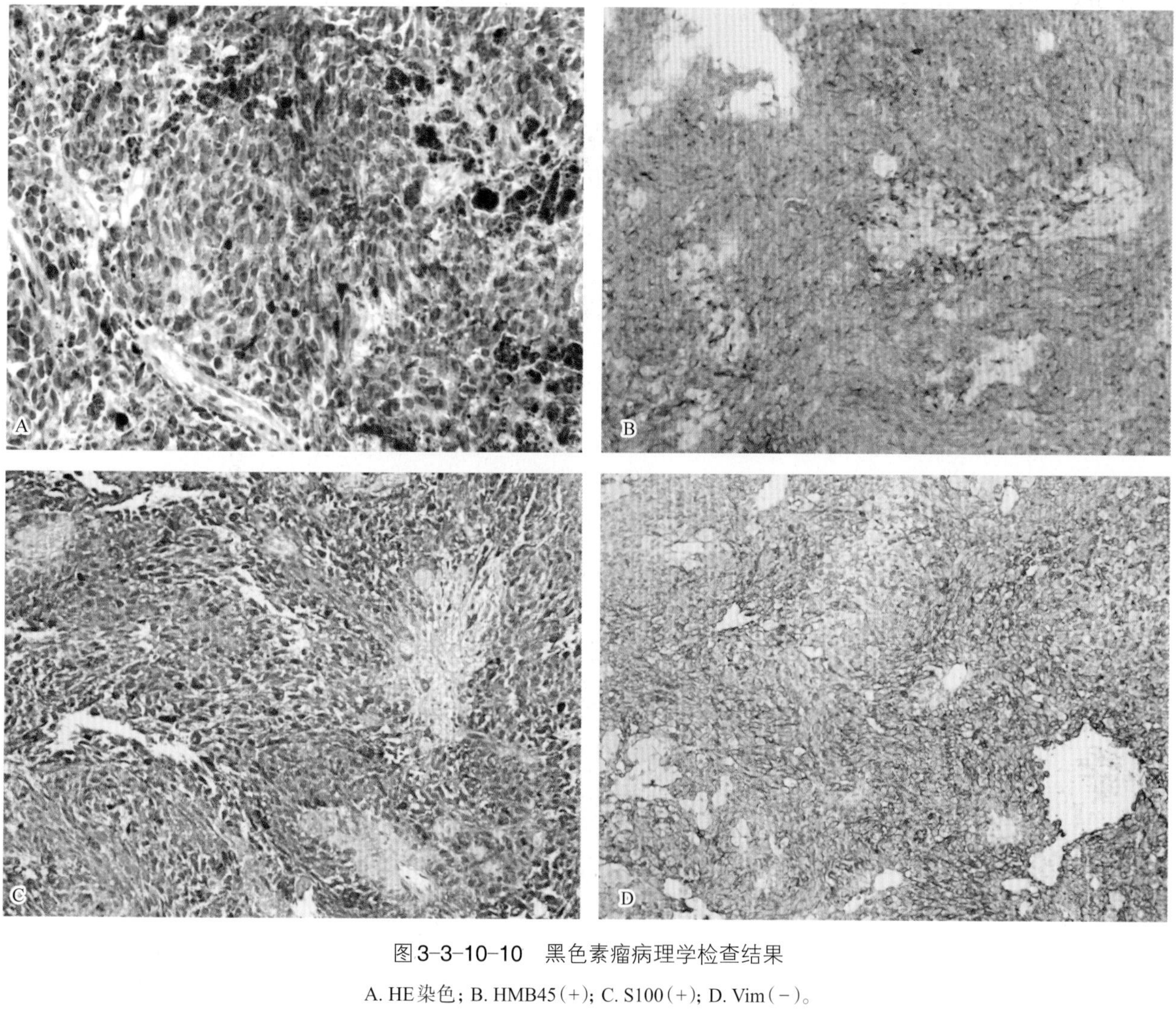

图3-3-10-10   黑色素瘤病理学检查结果

A. HE染色；B. HMB45（+）；C. S100（+）；D. Vim（-）。

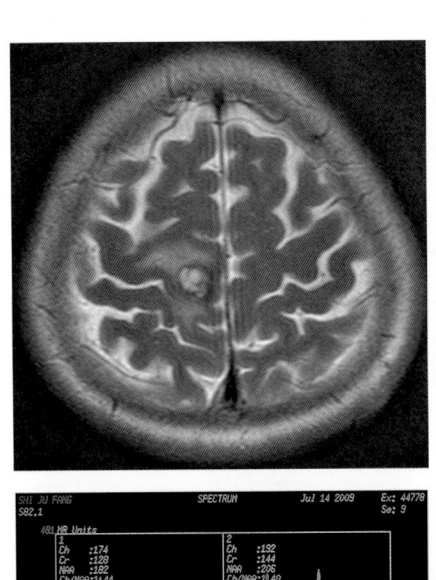
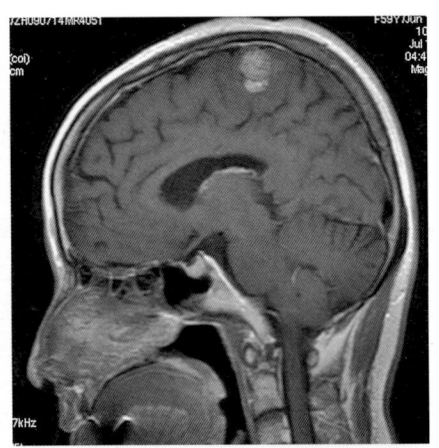

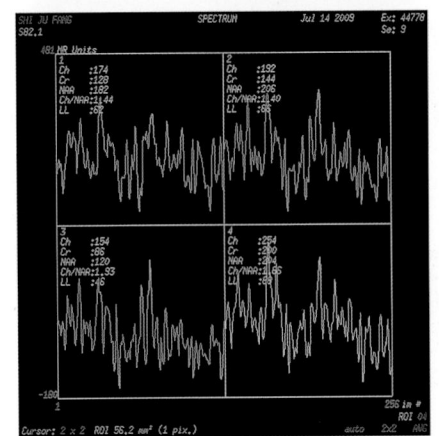
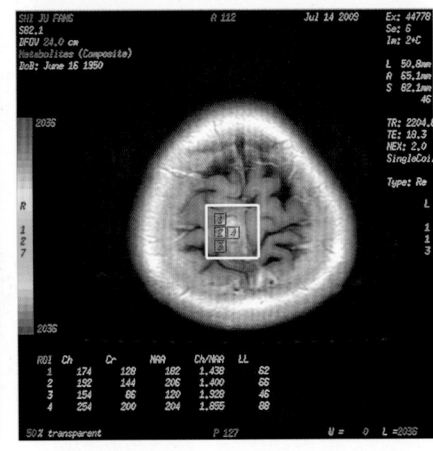

图3-3-10-11 颅内黑色素瘤(女性,
59岁)的头颅MRI及
MRS影像

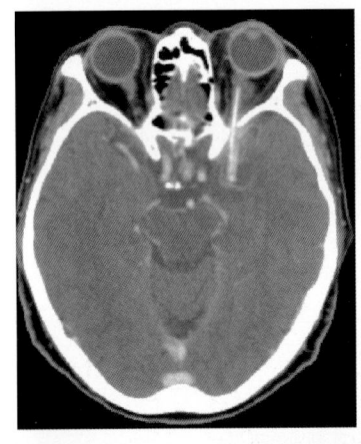
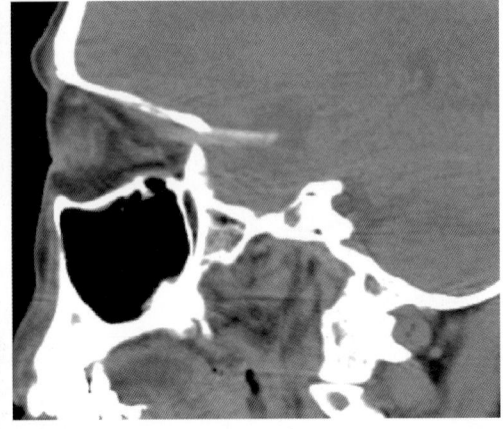

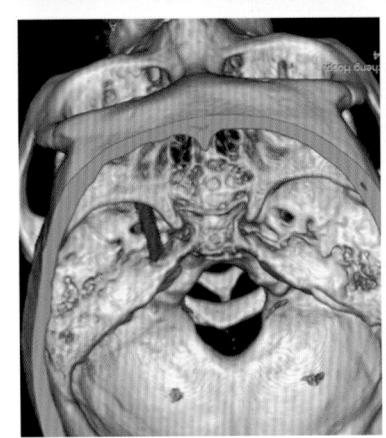
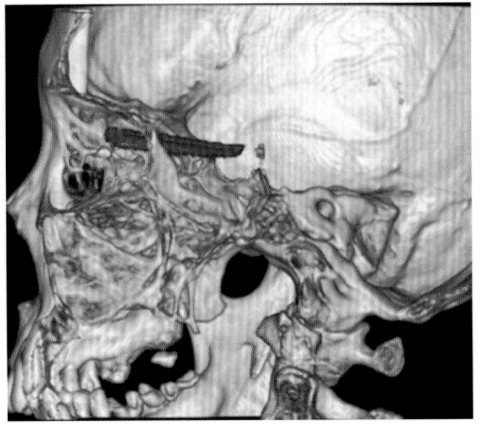

图3-5-6-2 一例非火器性开放性
颅脑损伤

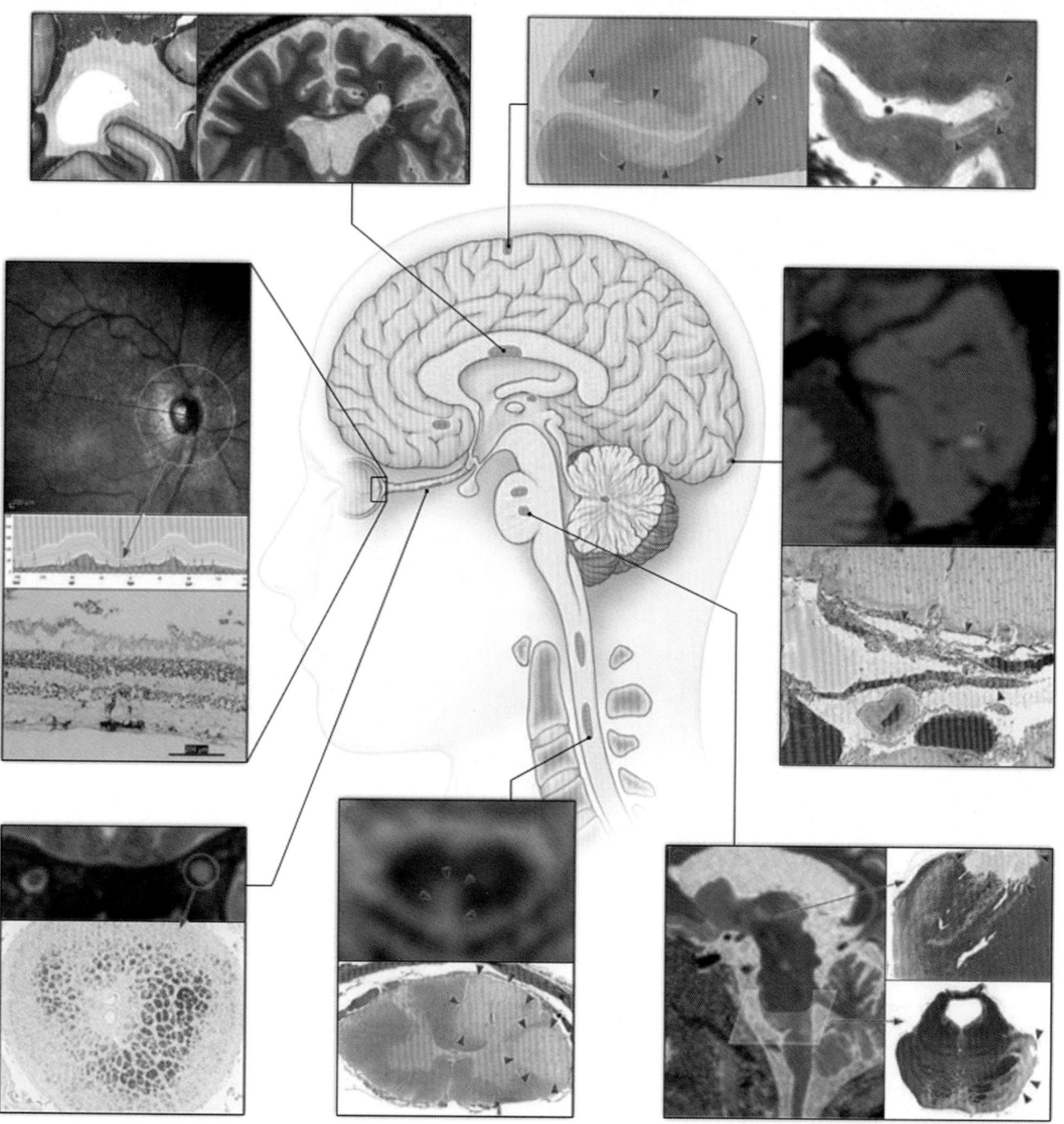

图3-7-2-1　多发性硬化的硬化灶分布

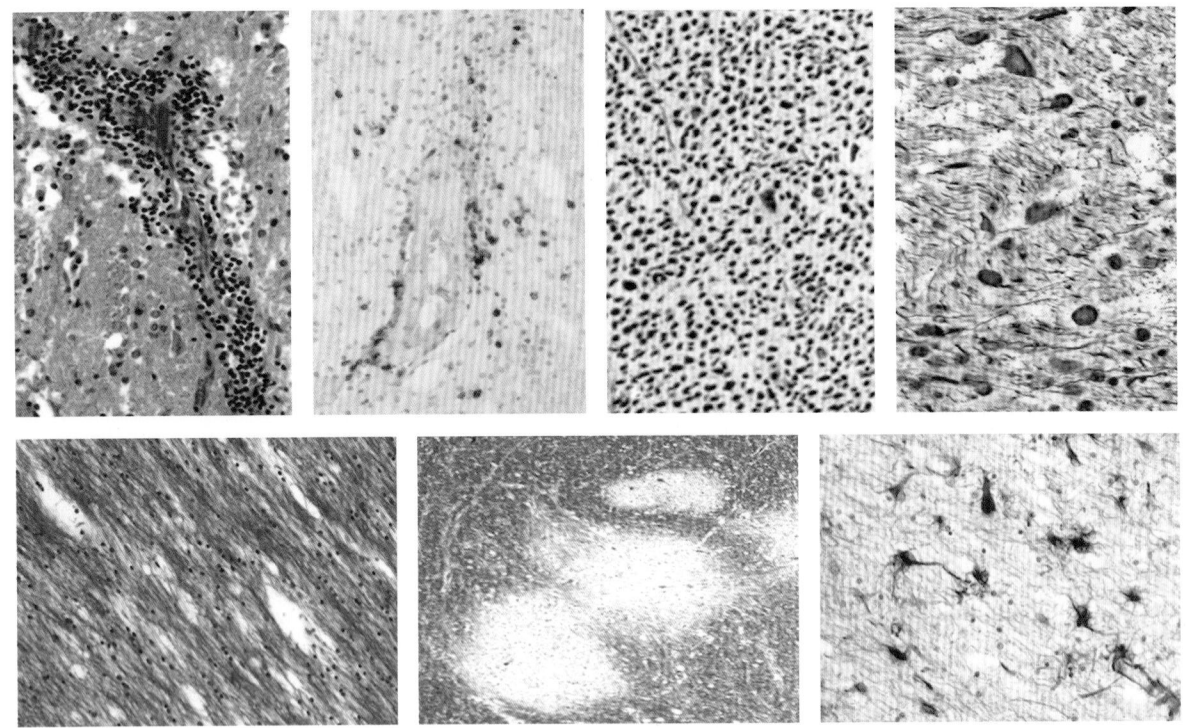

图 3-7-2-2 多发性硬化病灶的显微镜下改变

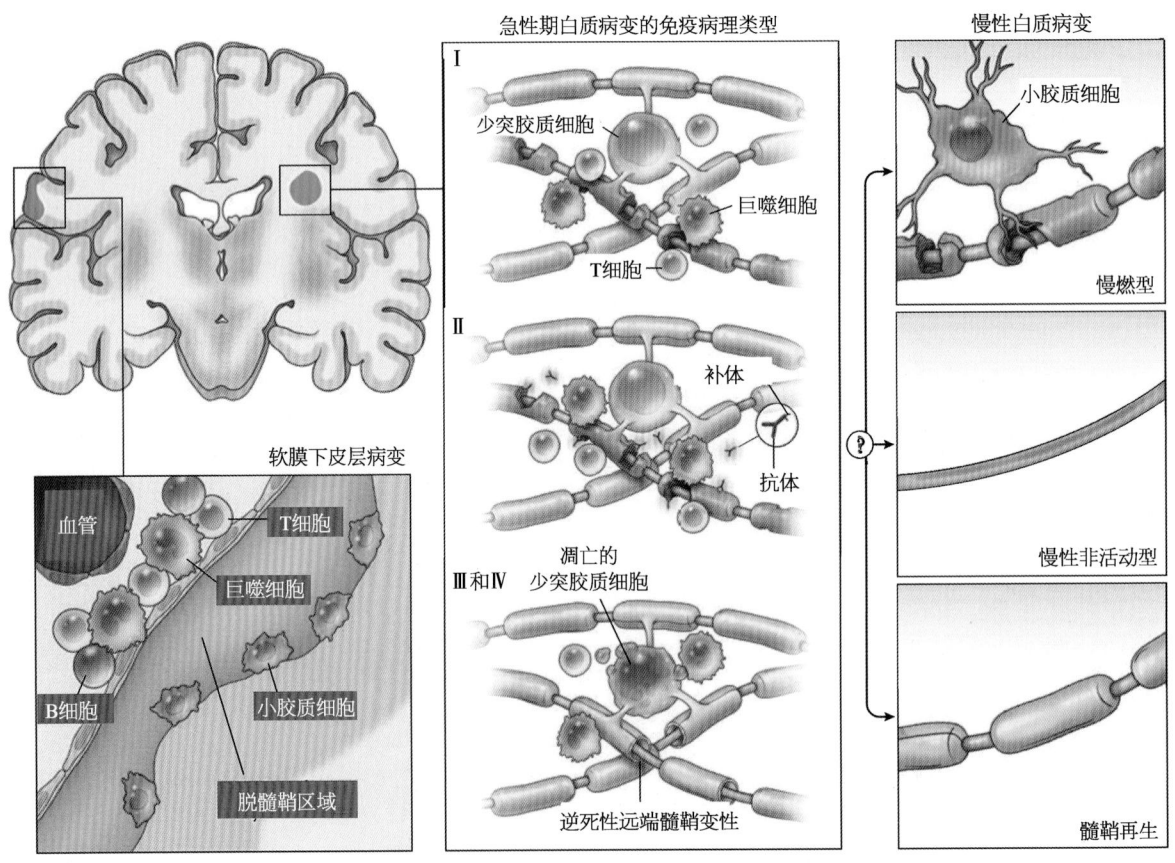

图 3-7-2-3 多发性硬化急性期的免疫病理类型

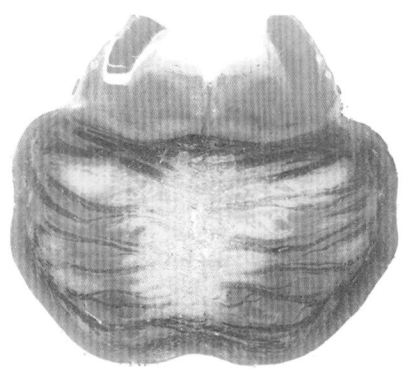

图 3-7-9-3　脑桥中央髓鞘溶解症病理

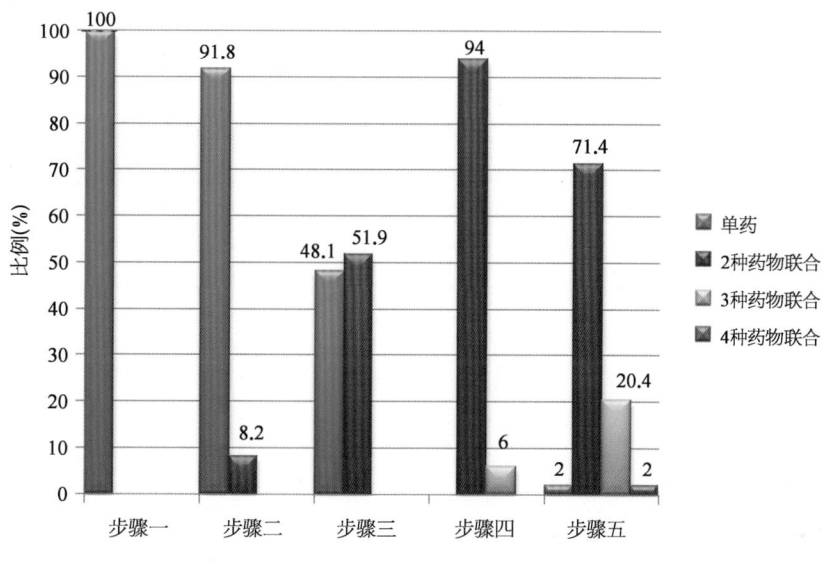

图 3-8-3-2　特发性全身性癫痫的治疗策略

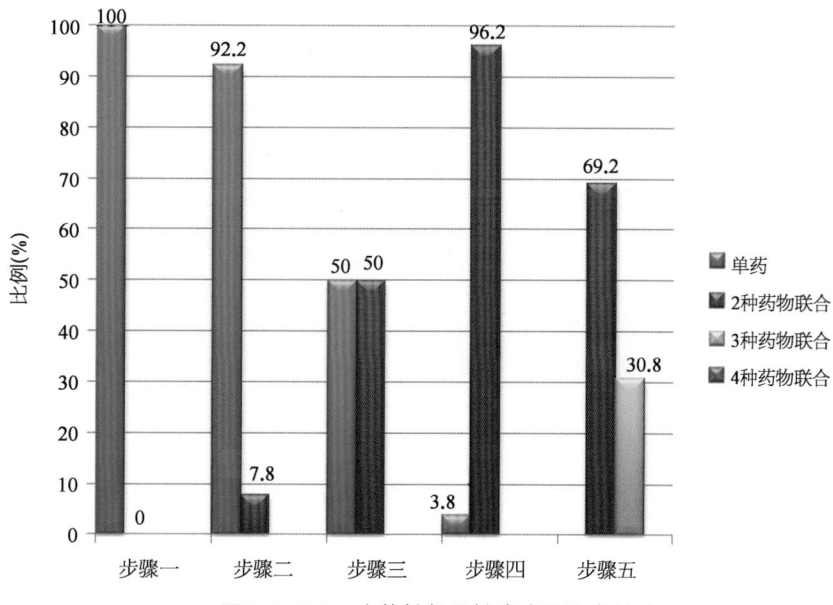

图 3-8-3-3　症状性部分性癫痫的治疗策略

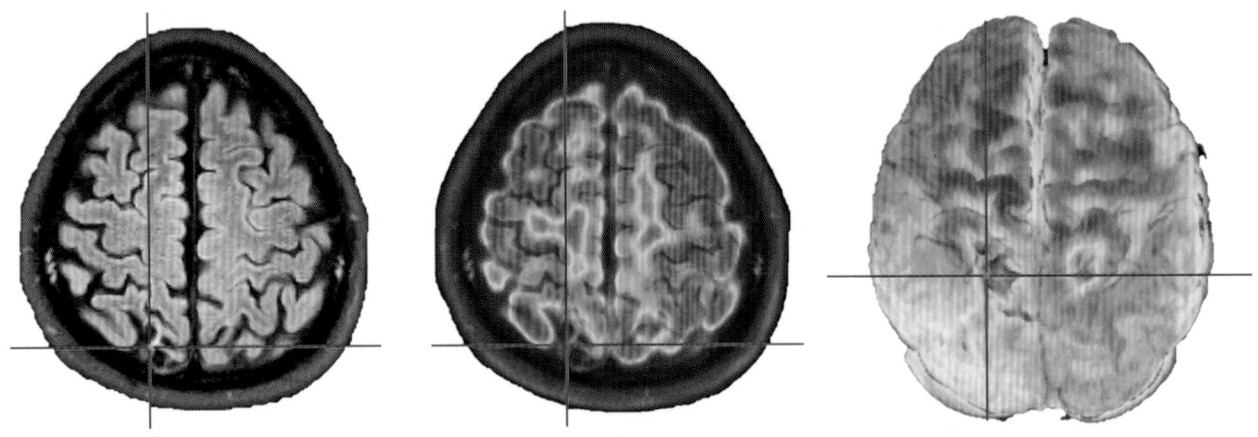

图 3-8-4-2　多模态影像融合图像

左侧为 FLAIR 序列显示双侧顶叶软化灶，中间为 FLAIR 序列图像与 PET-CT 图像融合，
右侧为将 FLAIR 序列和 PET-CT 图像进行三维重建后再次融合显示软化灶和低代谢灶的位置。

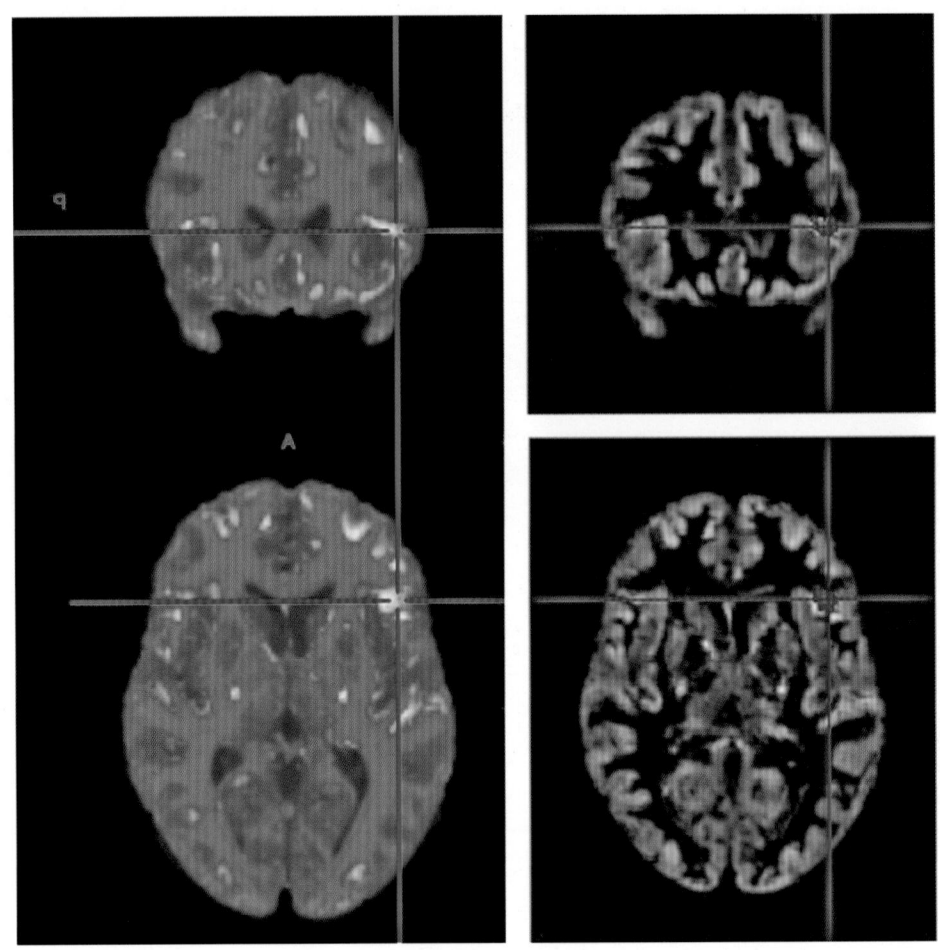

图 3-8-4-3　基于体素的磁共振成像和 PET 数据融合分析结果

左侧图像为磁共振 T_1WI 数据进行体素分析的结果，可见左侧眶回灰质密度增厚；右侧图像为将该数据
与正常对照组进行对比分析的结果，可见左侧眶回差异有统计学意义。这些结果提示癫痫病灶可能位于
该区域。

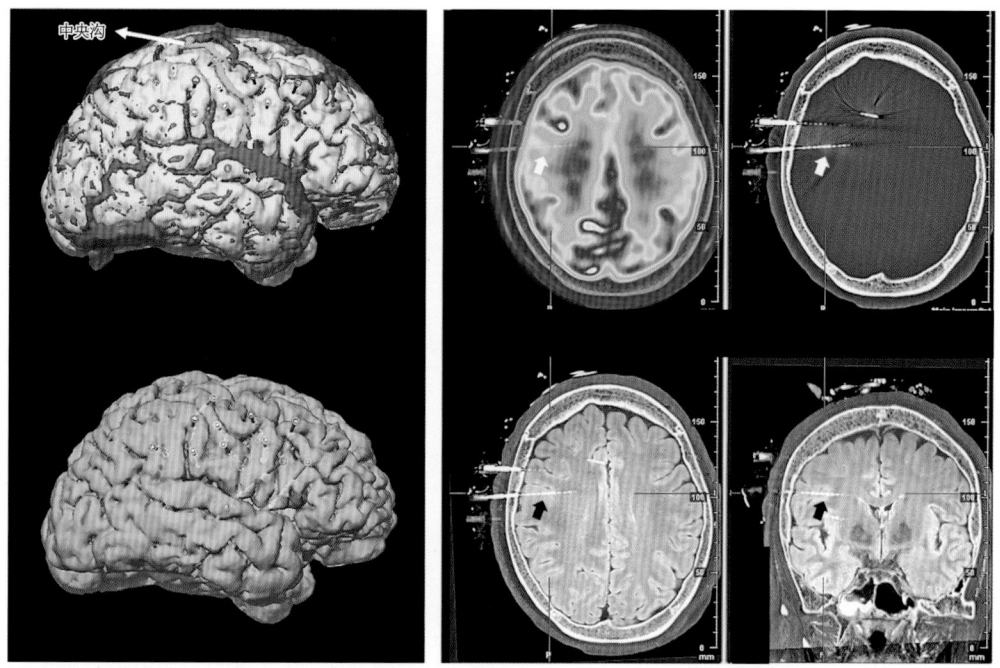

图 3-8-4-5　立体定向电极脑电图定位癫痫灶 3D 和 2D 图像

左侧上方为重建的大脑皮质、颅内动静脉血管模型和设计的立体定向电极路径；左侧下方为电极植入术后重建的
电极触点（红色）与路径的关系；右侧为电极植入术后 CT 与 MRI、PET 融合后的图像。箭头所示为 MRI 显示皮质
发育不良区域，PET 显示低代谢区域及电极触点的位置对应关系。

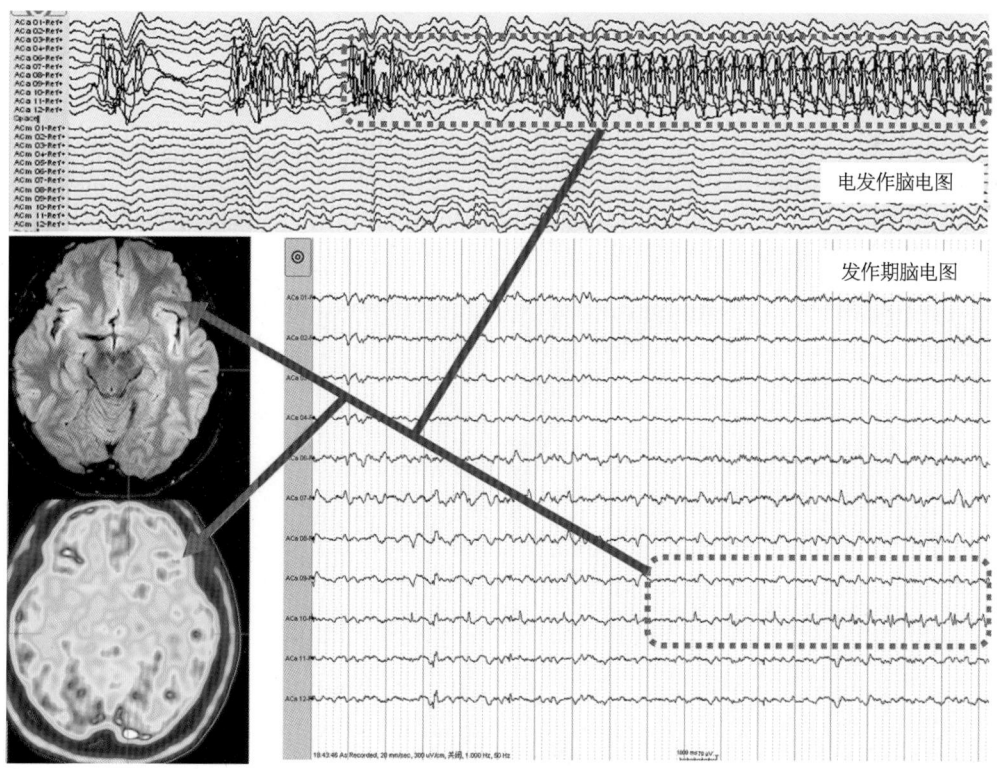

图 3-8-4-6　颅内电极植入准确性评估结果

上方为发作间期 SEEG 电发作图，下方为发作期 SEEG 图；
箭头所示 FLAIR 及 PET-CT 图像区域为电发作及发作起始的触点位置，位于左侧额叶眶回区。

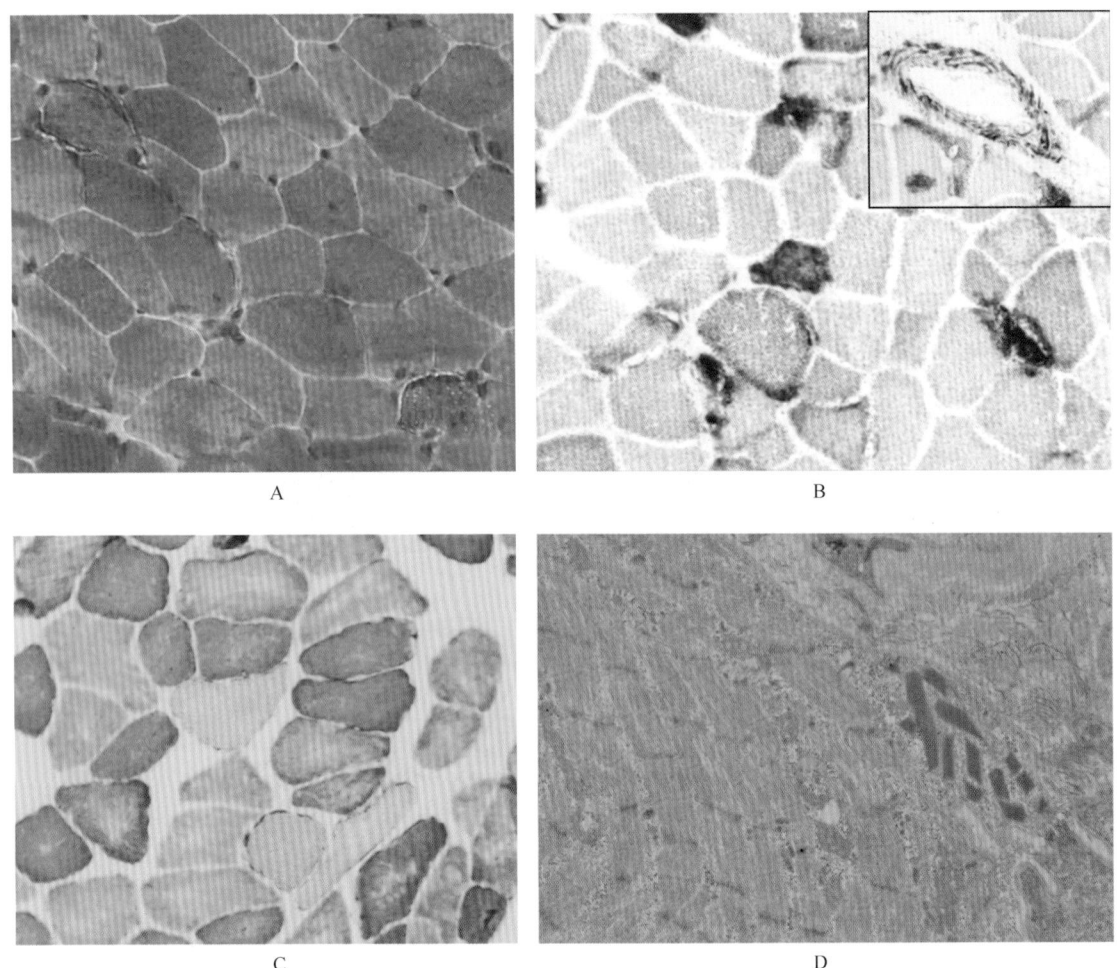

A

B

C

D

图3-10-6-1 MELAS肌肉活检染色特点

A. MGT法见RRF；B. SDH法见破碎蓝纤维，右上角小图为SSV；
C. COX/SDH法见COX活性降低的纤维表现为SDH染色阳性；D. 电镜见晶格样排列的异常线粒体。

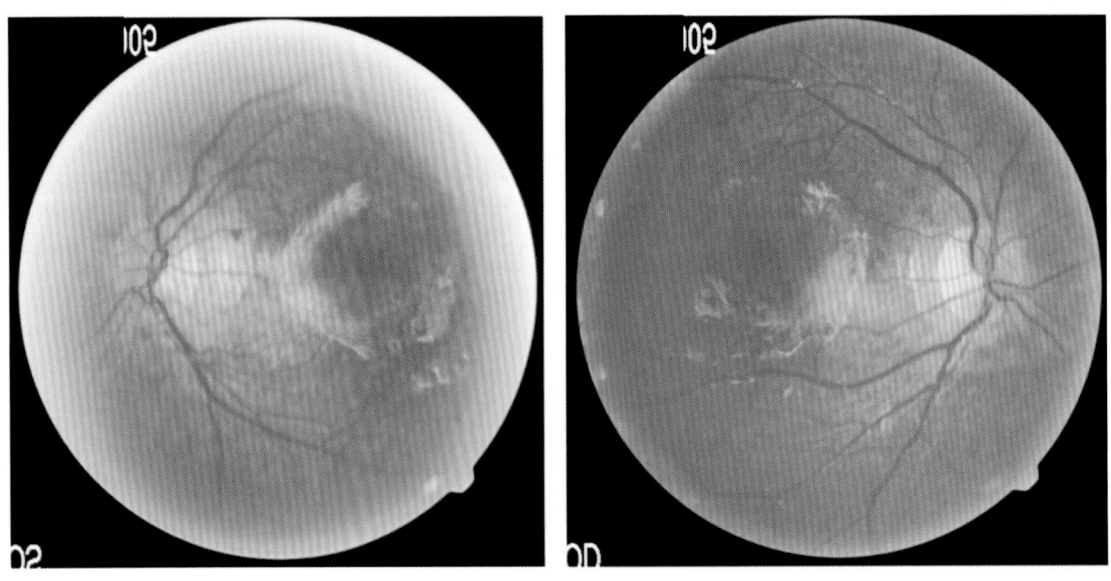

图3-10-6-3 视网膜色素变性

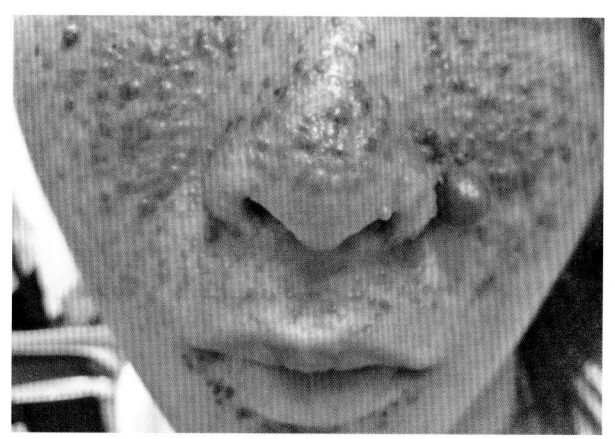

图3-10-7-3 TSC患者面部的皮脂瘤

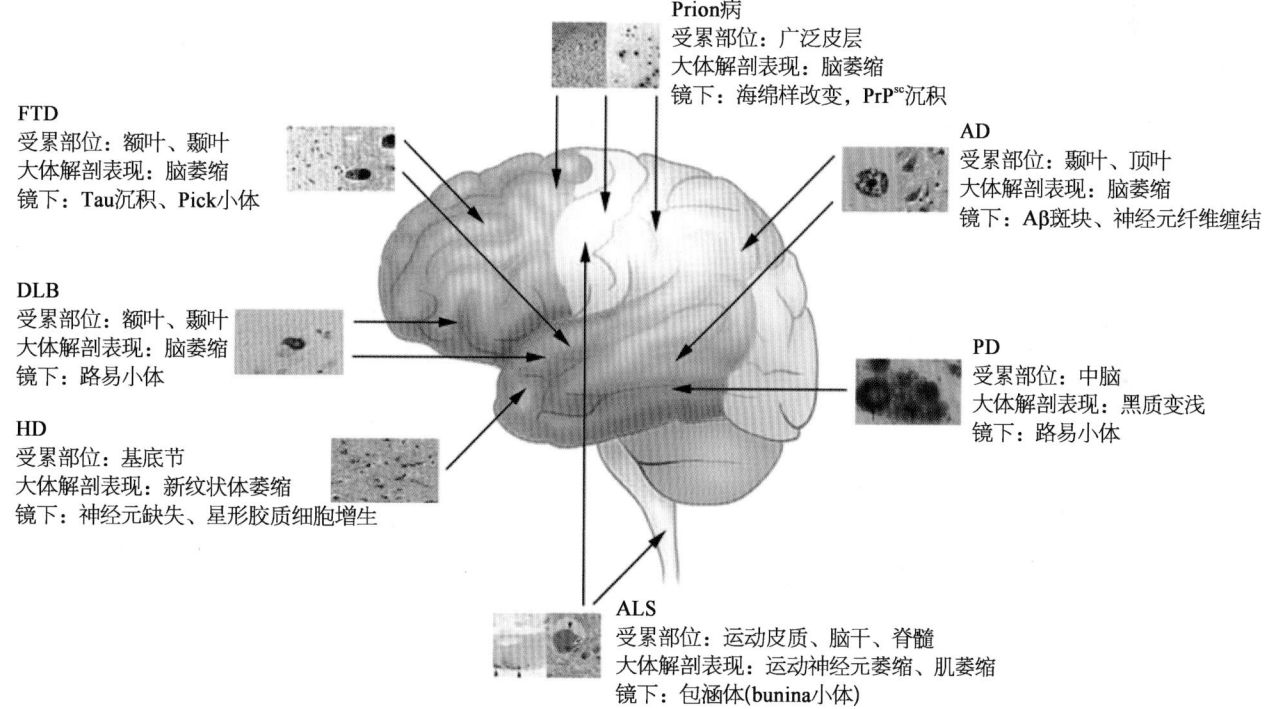

图3-11-1-1 常见NDD主要病理改变的累及区位及相应病理学特征

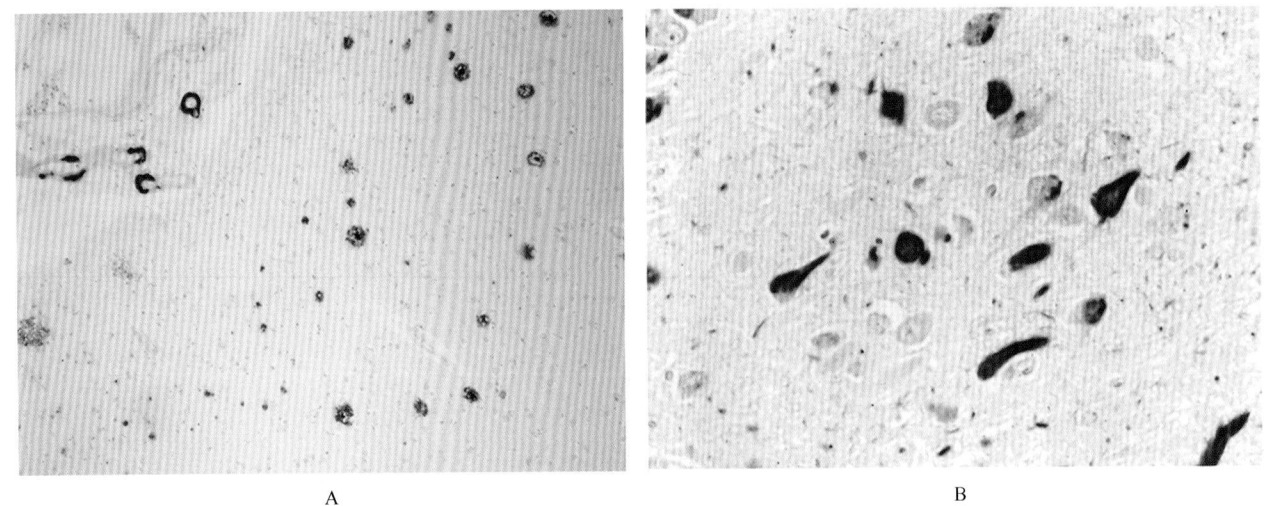

A

B

图 3-11-1-2　AD

A. AD患者脑内神经元丢失和神经炎性斑（neuritic plaque, NP），也称为"老年斑"；
B. AD患者大脑神经元内见神经元纤维缠结，免疫组织化学染色（复旦大学附属华山医院汪寅教授提供）。

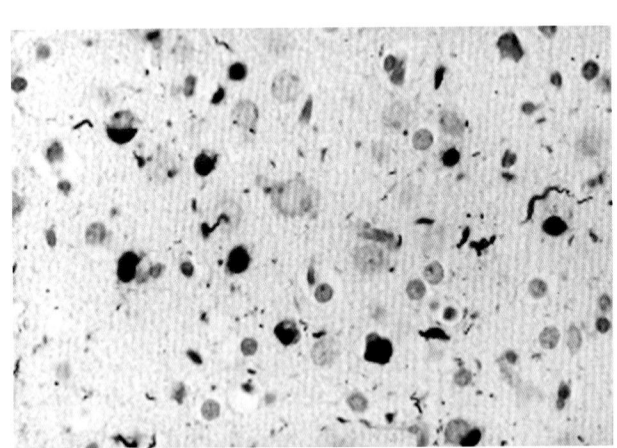

图 3-11-1-3　匹克病

Pick小体系神经元的胞内包涵体，行为变异型额颞叶痴呆（bvFTD）中，皮层可见多个Pick小体，伴胶质丝及分枝星形胶质细胞；图中所示Gallyas-Braak银染色阳性Pick小体（复旦大学附属华山医院汪寅教授提供）。

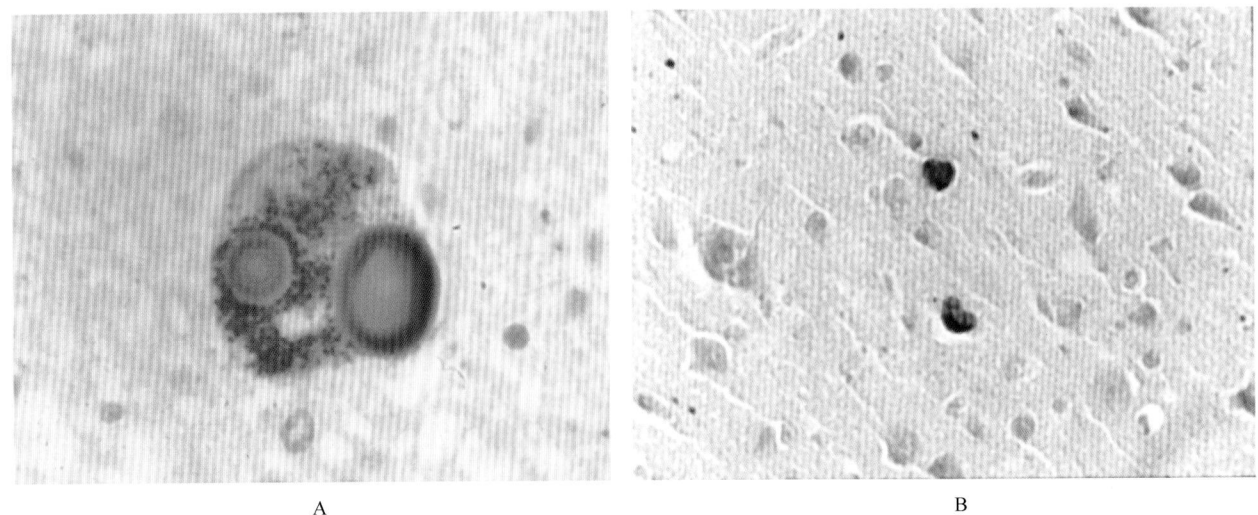

A

B

图 3-11-1-4　PD 及 DLB

A.PD中脑黑质神经元 α-synuclein 阳性路易小体；B. DLB皮质型路易小体 α-synuclein 免疫组化染色（复旦大学附属华山医院汪寅教授提供）。

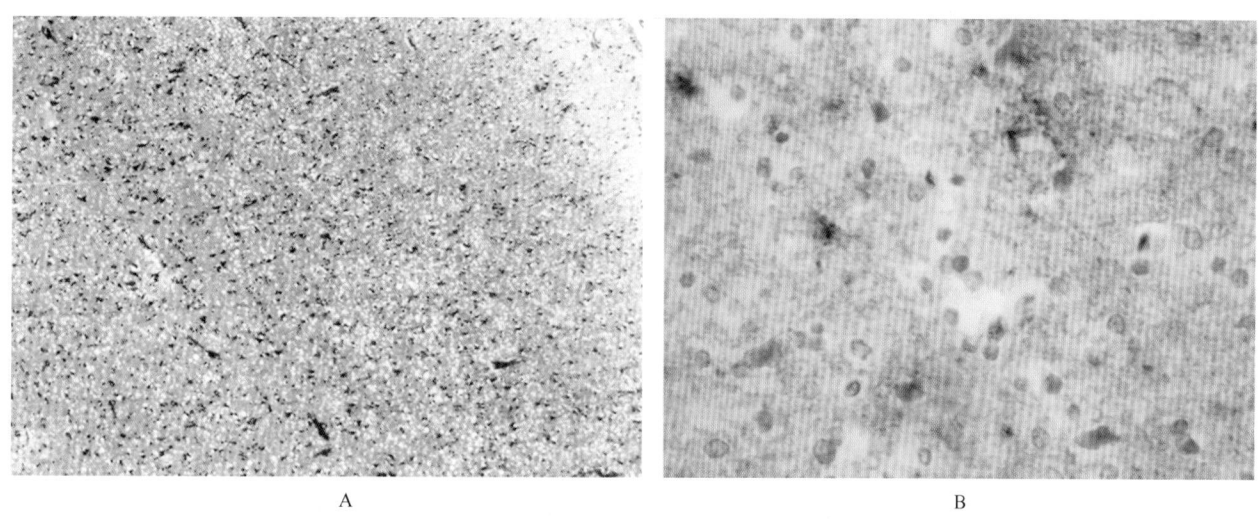

A   B

图 3-11-1-5　克-雅病

A. H-E染色示散发性克-雅病大脑皮层海绵空泡状变性；B.散发性克-雅病大脑皮层 PrP^{sc} 突触型沉积（复旦大学附属华山医院汪寅教授提供）。

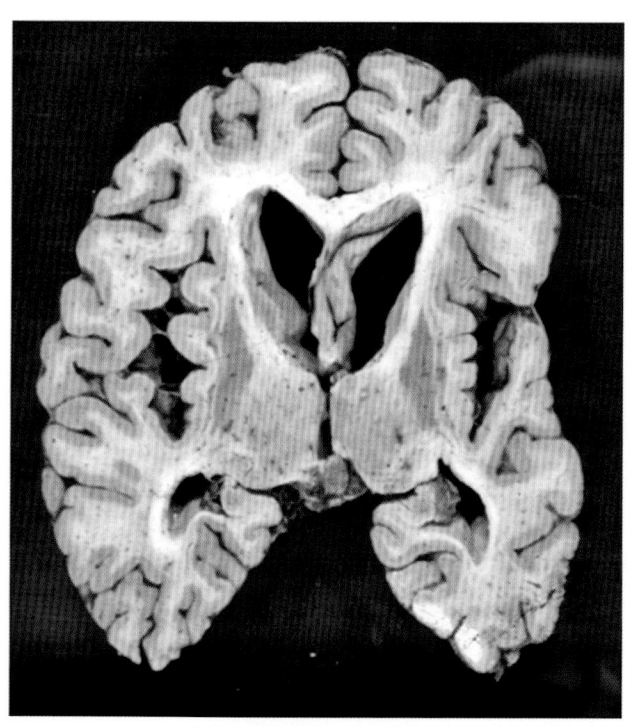

图 3-11-1-6　HD

大体标本示HD患者双侧尾状核萎缩
（复旦大学附属华山医院汪寅教授提供）。

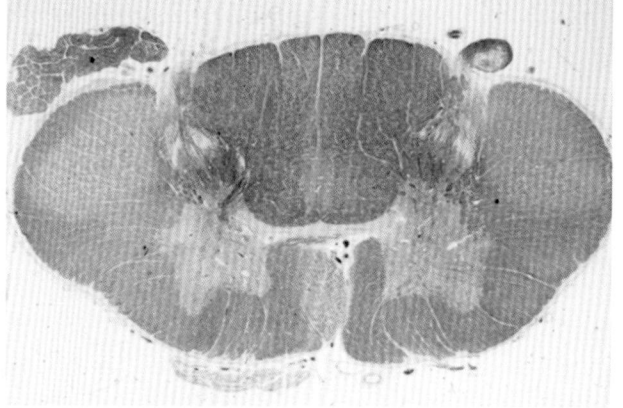

图 3-11-1-7　ALS

ALS患者颈7横断面髓鞘染色显示，双侧侧索髓鞘脱失变性
（复旦大学附属华山医院汪寅教授提供）。

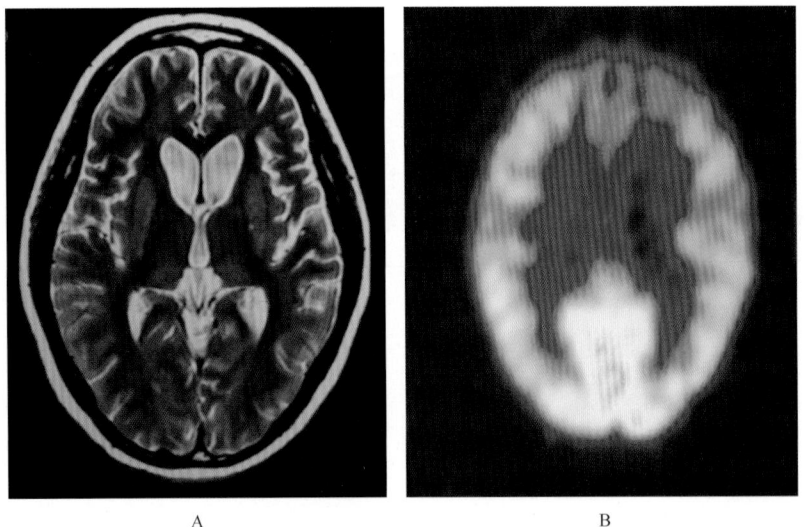

图3-11-2-3 FTD患者的(A) MRI及(B) SPECT 显像

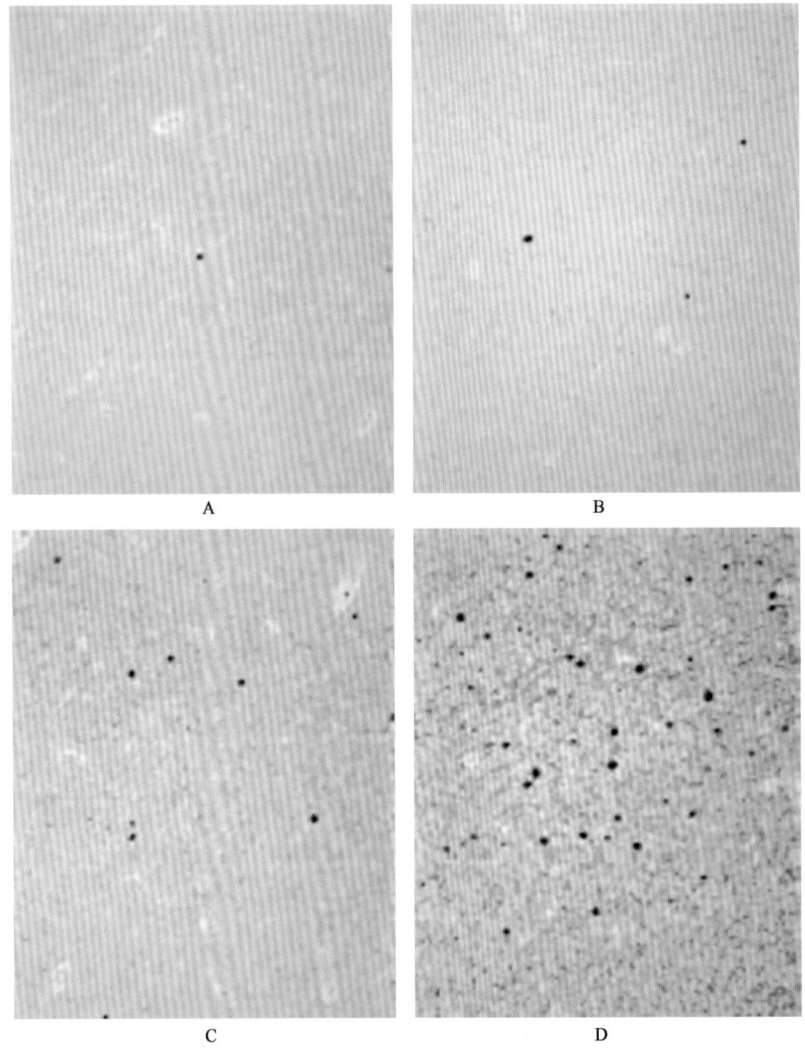

图3-11-2-5 DLB患者大脑皮层 α-共核蛋白免疫组化染色

A ~ D依次为轻度、中度、重度、最重度的Lewy体病理改变。A. 1级,Lewy小体或Lewy突起稀疏存在;B. 2级,高倍视野下≥1个的Lewy小体, Lewy突起稀疏存在;C. 3级,低倍视野下≥4个的Lewy小体,Lewy突起零星分布;D. 4级,弥漫分布的Lewy小体及Lewy突起(McKeith等,2005年)。

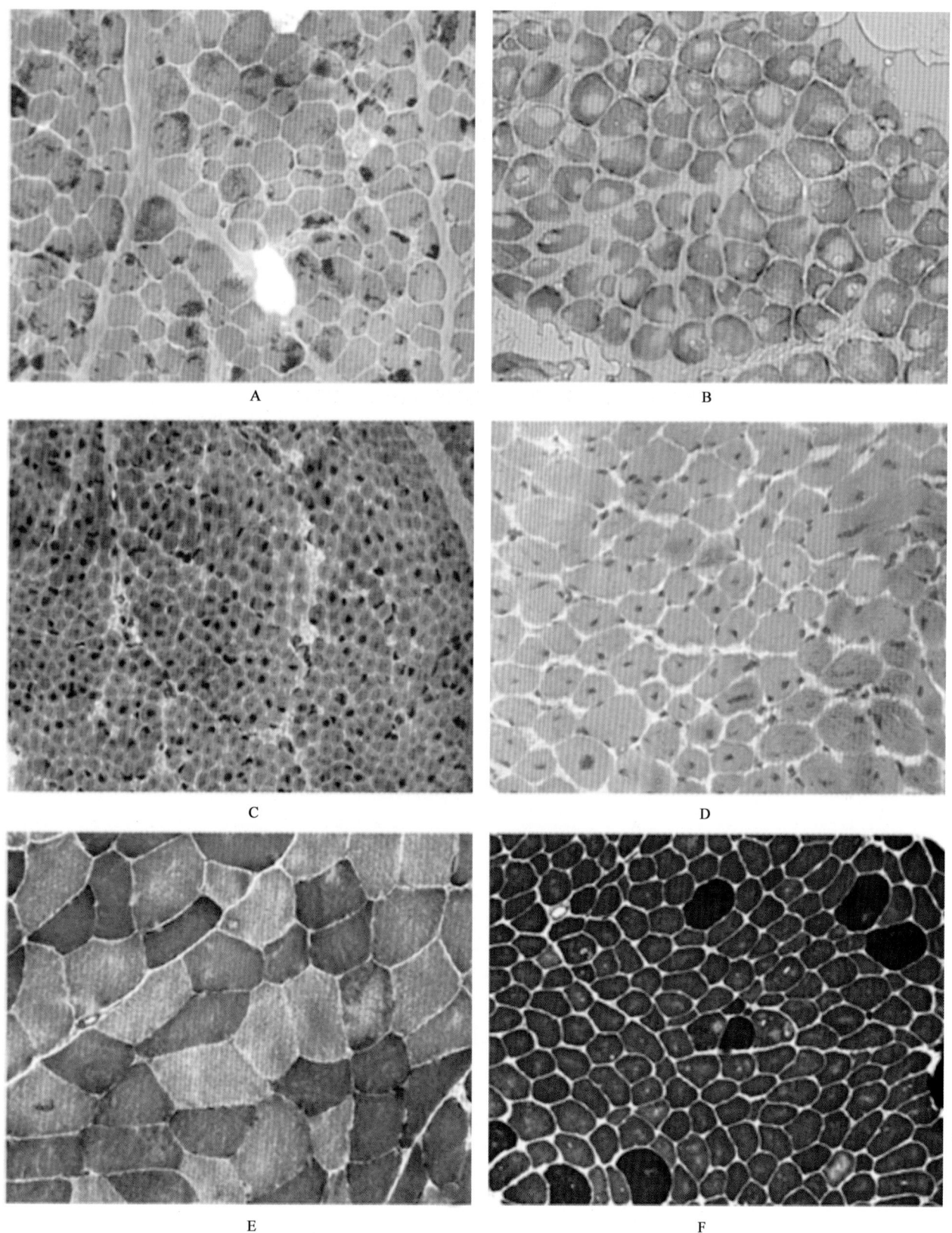

图4-4-3-1　先天性肌病的病理学特点

A. 杆状体肌病（MGT染色）；B. 中央轴空肌病（COX染色）；C. X-联锁肌管肌病（HE染色）；
D. 中央核肌病（HE）染色；E. 多微小轴空肌病（NADH染色）；F. 先天性肌纤维类型失衡（ATP 9.6染色）。

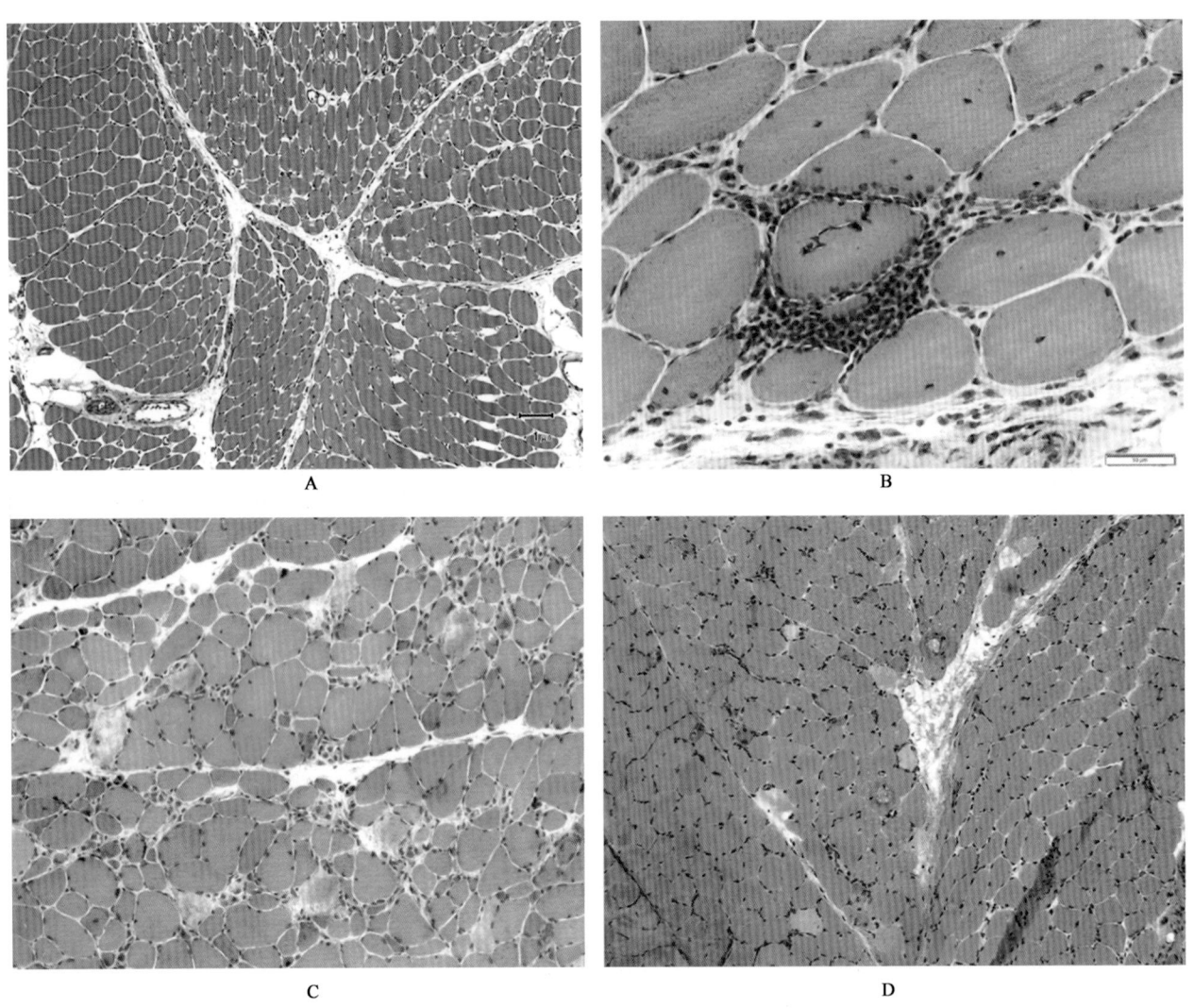

图4-4-6-1　炎性肌病的代表性病理改变

A.束周萎缩；B.单个核细胞围绕侵入非坏死纤维；C.散在坏死新生纤维；D.散在束周纤维坏死。